D1746510

G. Höfler, H. Kreipe, H. Moch (Hrsg.)
Pathologie

G. Höfler, H. Kreipe, H. Moch (Hrsg.)

Pathologie

Das Lehrbuch

7. Auflage

Mit 1.300 meist farbigen Abbildungen und rund 150 Tabellen

Mit Beiträgen von: Abbas Agaimy, Erlangen; Kerstin Amann, Erlangen; Hideo A. Baba, Essen; Gustavo Baretton, Dresden; Daniel Baumhoer, Basel; Felix Beuschlein, Zürich; Hendrick Bläker, Leipzig; Peter Karl Bode, Winterthur; Beata Bode-Lesniewska, Zürich; Rainer M. Bohle, Homburg; Antje Bornemann, Tübingen; Michael Brockmann, Köln; Lukas Bubendorf, Basel; Gieri Cathomas, Bern; Carsten Denkert, Marburg; Frank Dombrowski, Greifswald; Hans-Christoph Duba, Linz; Irene Esposito, Düsseldorf; Matthias Evert, Regensburg; Inke S. Feder, Bochum; Falko Fend, Tübingen; Stephan Frank, Basel; Ariana Gaspert, Zürich; Katharina Glatz, Basel; Markus Glatzel, Hamburg; Gregor Gorkiewicz, Graz; Arndt Hartmann, Erlangen; Wolfgang Hartmann, Münster; Johannes Haybäck, Innsbruck; Ekkehard Hewer, Lausanne; Lars Christian Horn, Leipzig; David Horst, Berlin; Wolfram Jochum, St. Gallen; Danny Jonigk, Aachen; Renate Kain, Wien; Wolfram Klapper, Kiel; Frederick Klauschen, München; Viktor Kölzer, Zürich; Glen Kristiansen, Bonn; Hans Michael Kvasnicka, Wuppertal; Carolin Lackner, Graz; Rupert Langer, Linz; Sigurd F. Lax, Graz; Thomas Menter, Basel; Peter Meyer, Basel; Annette M. Müller, Köln; Christian Münz, Zürich; Manuela Neumann, Tübingen; Aurelia Noske, Zürich; Felix A. Offner, Feldkirch; Sven Perner, Tübingen; Aurel Perren, Bern; Marco Prinz, Freiburg; Christoph Röcken, Kiel; Sabine Rohrmann, Zürich; Andreas Rosenwald, Würzburg; Wilfried Roth, Mainz; Niels Rupp, Zürich; Guido Sauter, Hamburg; Spasenija Savic Prince, Basel; Peter Schirmacher, Heidelberg; Alex Soltermann, Ittigen; Karl Sotlar, Salzburg; Michael R. Speicher[†], Graz; Annette Staebler, Tübingen; Werner Stenzel, Berlin; Philipp Ströbel, Göttingen; Andrea Tannapfel, Bochum; Sarah Theurer, Essen; Michael Trauner, Wien; Eva Wardelmann, Münster; Achim Weber, Zürich; Wilko Weichert[†], München; Joachim Weis, Aachen; Martin Werner, Freiburg; Claudia Wickenhauser, Halle; Peter Johannes Wild, Frankfurt a. Main; Jeremias Wohlschläger, Flensburg; Kurt Zatloukal, Graz; Bettina Zelger, Innsbruck.

Ausgeschieden in der 7. Auflage: Elisabeth Bruder, Basel; Martin-Leo Hansmann, Frankfurt; Frank Heppner, Berlin; Georg A. Holländer, Basel; Beat A. Imhof, Genf; Thomas Kirchner, München; C. James Kirkpatrick, Mainz; Ruth Knüchel-Clarke, Aachen; Paul Komminoth, Zürich; Alexander Marx, Mannheim; Roland Moll, Marburg; Peter Möller, Ulm; Christoph Müller, Bern; Kurt Werner Schmid, Essen; Bence Sipos, Tübingen; Giatgen A. Spinas, Zürich; Otmar D. Wiestler, Berlin; Dieter R. Zimmermann, Zürich.

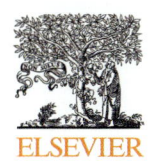

ELSEVIER

Elsevier GmbH, Bernhard-Wicki-Str. 5, 80636 München, Deutschland
Wir freuen uns über Ihr Feedback und Ihre Anregungen an kundendienst@elsevier.com

ISBN 978-3-437-42391-8
eISBN 978-3-437-05426-6

Alle Rechte vorbehalten, auch für Text- und Data-Mining, KI-Training und ähnliche Technologien.
Elsevier nimmt eine neutrale Position in Bezug auf territoriale Meinungsverschiedenheiten oder Zuständigkeitsansprüche in seinen veröffentlichten Inhalten ein, einschließlich Landkarten und institutionellen Zugehörigkeiten.

7. Auflage 2024
© Elsevier GmbH, Deutschland

Wichtiger Hinweis
Die medizinischen Wissenschaften unterliegen einem sehr schnellen Wissenszuwachs. Der stetige Wandel von Methoden, Wirkstoffen und Erkenntnissen ist allen an diesem Werk Beteiligten bewusst. Sowohl der Verlag als auch die Autorinnen und Autoren und alle, die an der Entstehung dieses Werkes beteiligt waren, haben große Sorgfalt darauf verwandt, dass die Angaben zu Methoden, Anweisungen, Produkten, Anwendungen oder Konzepten dem aktuellen Wissensstand zum Zeitpunkt der Fertigstellung des Werkes entsprechen.
Der Verlag kann jedoch keine Gewähr für Angaben zu Dosierung und Applikationsformen übernehmen. Es sollte stets eine unabhängige und sorgfältige Überprüfung von Diagnosen und Arzneimitteldosierungen sowie möglicher Kontraindikationen erfolgen. Jede Dosierung oder Applikation liegt in der Verantwortung der Anwenderin oder des Anwenders. Die Elsevier GmbH, die Autorinnen und Autoren und alle, die an der Entstehung des Werkes mitgewirkt haben, können keinerlei Haftung in Bezug auf jegliche Verletzung und/oder Schäden an Personen oder Eigentum, im Rahmen von Produkthaftung, Fahrlässigkeit oder anderweitig übernehmen.

Für die Vollständigkeit und Auswahl der aufgeführten Medikamente übernimmt der Verlag keine Gewähr.
Geschützte Warennamen (Warenzeichen) werden in der Regel besonders kenntlich gemacht (®). Aus dem Fehlen eines solchen Hinweises kann jedoch nicht automatisch geschlossen werden, dass es sich um einen freien Warennamen handelt.

Bibliografische Information der Deutschen Nationalbibliothek
Die Deutsche Nationalbibliothek verzeichnet diese Publikation in der Deutschen Nationalbibliografie; detaillierte bibliografische Daten sind im Internet über https://www.dnb.de abrufbar.

24 25 26 27 28   5 4 3 2 1

Für Copyright in Bezug auf das verwendete Bildmaterial siehe Abbildungsnachweis

Das Werk einschließlich aller seiner Teile ist urheberrechtlich geschützt. Jede Verwertung außerhalb der engen Grenzen des Urheberrechtsgesetzes ist ohne Zustimmung des Verlages unzulässig und strafbar. Das gilt insbesondere für Vervielfältigungen, Übersetzungen, Mikroverfilmungen und die Einspeicherung und Verarbeitung in elektronischen Systemen.

In ihren Veröffentlichungen verfolgt die Elsevier GmbH das Ziel, genderneutrale Formulierungen für Personengruppen zu verwenden. Um jedoch den Textfluss nicht zu stören sowie die gestalterische Freiheit nicht einzuschränken, wurden bisweilen Kompromisse eingegangen. Selbstverständlich sind **immer alle Geschlechter** gemeint.

Planung: Sonja Frankl, München
Projektmanagement: Birgit Pietzsch, München
Redaktion: Sonja Hinte, Bremen
Rechteklärung: Katja Sieger-Schauer, München
Herstellung: Hildegard Graf, Germering
Satz: Thomson Digital, Noida/Indien
Druck und Bindung: EGEDSA, Sabadell (Barcelona)/Spanien
Umschlaggestaltung: SpieszDesign, Neu-Ulm

Aktuelle Informationen finden Sie im Internet unter **www.elsevier.de**

Vorwort zur 7. Auflage

Pathologie, d. h. die Lehre von den Erkrankungen, ihrer Erkennung und Behandlung, umfasst eigentlich das gesamte Medizinstudium. Dass ein Fach, nämlich die pathologische Anatomie, im Alltag und in den Stundenplänen hiermit zumeist gleichgesetzt wird, erklärt sich aus der Geschichte. Am Anfang der wissenschaftlichen Medizin standen anatomische Untersuchungen, die aus dem Organsitz und den Veränderungen der regulären Anatomie, Krankheiten und ihre Ursachen definiert haben. Für zentrale Begriffe der Allgemeinen Krankheitslehre besteht eine pathologisch-anatomische Definition, und Lernziel der **allgemeinen Pathologie** ist es, diese zu vermitteln, z. B. akute und chronische Entzündung, Thrombose und Embolie, Infarkt und Malignität eines Tumors. Hierzu findet sich online unter https://else4.de/LBPathologie_Glossar ein Glossar der 70 Zentralbegriffe der Allgemeinen Pathologie. Einen QR-Code für den direkten Zugriff finden Sie am Ende des Inhaltsverzeichnisses.

Auch viele organspezifische Erkrankungen sind durch die begleitenden anatomischen Veränderungen definiert, z. B. Gastritis oder Speichererkrankungen. Die diagnostisch relevanten anatomischen Veränderungen vollziehen sich in der mikroskopischen Dimension. Die Biopsie, d. h. die Gewebegewinnung zur histologischen Untersuchung hat aus der **pathologischen Anatomie** eines der zentralen diagnostischen Fächer gemacht, das viel eher am Anfang einer klinischen Behandlung steht als mit einer Obduktion an deren Ende. In keinem Teilgebiet der Medizin ist das so deutlich wie in der Onkologie, in der nahezu jede Diagnose eine histo- oder zytomorphologische und damit pathologisch-anatomische Grundlage hat.

Mit der Erkennung und dem Nachweis genetischer Veränderungen, die dem histopathologischen Erscheinungsbild zugrunde liegen, beschäftigt sich die Molekularpathologie, die im diagnostischen Alltag und auch in der erneuerten Auflage dieses Lehrbuchs zunehmend an Stellenwert gewinnt.

Eine weitere neue Dimension stellt die **„prädiktive" Pathologie** dar, die es ermöglicht, anhand einer Gewebeuntersuchung durch den Nachweis von Proteinen oder von Mutationen die Wirksamkeit von zielgerichteten Medikamenten, insbesondere in der Onkologie, vorherzusagen. Auf diese neue und wachsende Aufgabe der Pathologie wird in den Organkapiteln der vorliegenden Auflage des Lehrbuchs besonders eingegangen.

Der Umgang mit Medien zur Informationsvermittlung hat sich in den letzten Jahren stark verändert, besonders auch medizinische Inhalte betreffend. Das Lehrbuch hat eine besondere Funktion, es kann einen Überblick bieten, der derzeit noch von keinem anderen Medium erreicht wird. Die größte Stärke liegt dabei in den von vielen Fachleuten überprüften und validierten Inhalten, wodurch der Anteil an richtiger, relevanter Information wesentlich höher ist, als in den vielen anderen Informationsquellen.

Graz, Hannover, Zürich, im Frühjahr 2024
Gerald Höfler
Hans Kreipe
Holger Moch

Aus dem Vorwort zur 1. Auflage

*Sichere Wahrheit erkannte kein Mensch
und wird keiner erkennen
Über die Götter und alle die Dinge,
von denen ich spreche.
Sollte einer auch einst die
vollkommenste Wahrheit verkünden,
Wissen könnt´ er das nicht: Es ist
alles durchwebt von Vermutung.*
Xenophanes, um 500 v.Chr.

Eine wichtige Triebfeder des Fortschritts ist die Suche nach Erkenntnis. Erkenntnis ist aber nicht „sichere Wahrheit". Es ist daher nicht Ziel dieses Buches, „sichere" Wahrheit zu verkünden. Zu sehr ist das, was zum jeweiligen Zeitpunkt als „wahr" und „richtig" empfunden wird, vom Wissensstand und vom „Zeitgeist" abhängig.

Die Anliegen dieses neuen Pathologiebuches sind:
- den Weg zum Verständnis prinzipieller Mechanismen des „Krankhaften" im Vergleich zum „Normalen" auf der Basis aktueller wissenschaftlicher Erkenntnisse zu ebnen.
- Krankheitsbilder und Krankheitsabläufe systematisch und einfach darzulegen, dabei aber der Komplexität der Biologie gerecht zu werden und Schwarzweißmalerei zu vermeiden.
- Verständnis zu wecken für die Krankheit als dynamischer, aber doch nach Regeln ablaufender Prozess.
- die aktuellen morphologischen, biochemischen, genetischen und molekularbiologischen Informationen und klinisches Wissen zu integrieren.
- die Suche nach Erkenntnis als dynamischen Vorgang zu erleben, der nie abgeschlossen, sondern ebenso veränderbar ist, wie das zu Erkennende selbst.

Wir haben versucht, durch systematische Gliederung des Textes, gute Lesbarkeit, informative Bebilderung und zusammenfassende Tabellen der rasanten Zunahme des Wissens und damit auch den gestiegenen Anforderungen an Lehrende und Lernende gerecht zu werden. Auf klinisch-pathologische Korrelationen wurde besonderer Wert gelegt, im Sinne der heutigen Stellung der Pathologie als zentrale klinische Disziplin.

Die Kenntnis der Pathologie ist Voraussetzung für das Verständnis von Krankheiten, damit aber auch wichtig für die Interpretation der klinischen Symptomatik und für eine rationale (kausale) Therapie.

Oft (ja fast immer) betreffen krankhafte Zustände nicht nur ein Organ, sondern Organsysteme oder den ganzen Menschen. Dem wurde in organüberschreitenden Kapiteln Rechnung getragen. Überschneidungen und Wiederholungen sind daher durchaus beabsichtigt. Sie zeigen, dass Erkrankungen, wie in der täglichen ärztlichen Praxis auch, aus unterschiedlichen Blickwinkeln betrachtet werden können.

W. Böcker, H. Denk, Ph. U. Heitz
im November 1996

Adressenverzeichnis

Herausgeber

Prof. Dr. med. univ. Gerald Höfler
Medizinische Universität Graz
Institut für Pathologie
Neue Stiftingtalstraße 6
8010 Graz
Österreich

Prof. Dr. med. Hans Kreipe
Medizinische Hochschule Hannover
Institut für Pathologie
Carl-Neuberg-Straße 1
30625 Hannover

Prof. Dr. med. Holger Moch
Universitätsspital Zürich
Institut für Pathologie und Molekularpathologie
Schmelzbergstrasse 12
8091 Zürich
Schweiz

Autoren

Prof. Dr. med. Abbas Agaimy
Friedrich-Alexander-Universität
Pathologisches Institut
Krankenhausstraße 8–10
91054 Erlangen

Prof. Dr. med. Kerstin Amann
Friedrich-Alexander-Universität
Pathologisches Institut
Abt. Nephropathologie
Krankenhausstraße 8–10
91054 Erlangen

Prof. Dr. med. Hideo A. Baba
Universität Duisburg-Essen
Medizinische Fakultät
Institut für Pathologie und Neuropathologie
Hufelandstraße 55
45147 Essen

Prof. Dr. med. Gustavo Baretton
Universitätsklinik Carl G. Carus
Medizinische Fakultät / TU Dresden
Institut für Pathologie
Fetscherstraße 74
01307 Dresden

Prof. Dr. med. Daniel Baumhoer
Universitätsspital Basel
Institut für Medizinische Genetik und Pathologie
Schönbeinstrasse 40
4031 Basel
Schweiz

Prof. Dr. med. Felix Beuschlein
Universitätsspital Zürich
Klinik für Endokrinologie, Diabetologie und Klinische Ernährung
Rämistrasse 100
8091 Zürich
Schweiz

Prof. Dr. med. Hendrik Bläker
Universität Leipzig
Medizinische Fakultät
Institut für Pathologie
Liebigstraße 26
04103 Leipzig

Priv.-Doz. Dr. med. Peter Karl Bode
Kantonsspital Winterthur
Institut für Pathologie
Brauerstrasse 15
8401 Winterthur
Schweiz

Prof. Dr. med. Beata Bode-Lesniewska
Pathologie Institut Enge
Hardturmstrasse 133
8005 Zürich
Schweiz

Prof. Dr. med. Rainer M. Bohle
Universitätsklinikum des Saarlandes
Institut für Allgemeine und Spezielle Pathologie
Kirrberger Straße 100
66421 Homburg

Prof. Dr. med. Antje Bornemann
Universitätklinikum Tübingen
Institut für Pathologie und Neuropathologie
Calwerstraße 3
72076 Tübingen

Prof. Dr. med. Michael Brockmann
Universität Witten / Herdecke
Institut für Pathologie
Ostmerheimer Straße 200
51109 Köln

Prof. Dr. med. Lukas Bubendorf
Universitätsspital Basel
Institut für Medizinische Genetik und Pathologie
Schönbeinstrasse 40
4031 Basel
Schweiz

Prof. em. Dr. med. Gieri Cathomas
Universität Bern
Institut für Gewebemedizin und Pathologie
Murtenstrasse 31
3008 Bern
Schweiz

Prof. Dr. med. Carsten Denkert
Universitätsklinikum Giessen und Marburg
Institut für Pathologie
Baldingerstraße 1
35043 Marburg

Autoren

Prof. Dr. med. Frank Dombrowski
Universitätsmedizin Greifswald
Institut für Pathologie
Friedrich-Loeffler-Straße 23e
17475 Greifswald

Prim. Univ.-Doz. Dr. med. Hans-Christoph Duba
Kepler Universitätsklinikum
Institut für Medizinische Genetik
Med Campus IV
Krankenhausstraße 26–30
4020 Linz
Österreich

Univ.-Prof. Dr. med. Irene Esposito
Universitätsklinikum Düsseldorf
Institut für Pathologie
Moorenstraße 5
40225 Düsseldorf

Prof. Dr. med. Matthias Evert
Universität Regensburg
Institut für Pathologie
Franz-Josef-Strauß-Allee 11
93053 Regensburg

Inke S. Feder
Georgius Agricola Stiftung Ruhr – Institut für Pathologie
der Ruhr-Universität Bochum am
BG Universitätsklinikum Bergmannsheil
Bürkle-de-la-Camp-Platz 1
44789 Bochum

Prof. Dr. med. Falko Fend
Universitätsklinikum Tübingen
Institut für Pathologie und Neuropathologie
Liebermeisterstraße 8
72076 Tübingen

Prof. Dr. med. Stephan Frank
Universitätsspital Basel
Institut für Medizinische Genetik und Pathologie
Schönbeinstrasse 40
4031 Basel
Schweiz

Dr. med. Ariana Gaspert
Universitätsspital Zürich
Institut für Pathologie und Molekularpathologie
Schmelzbergstrasse 12
8091 Zürich
Schweiz

Prof. Dr. med. Katharina Glatz
Universitätsspital Basel
Institut für Medizinische Genetik und Pathologie
Schönbeinstrasse 40
4031 Basel
Schweiz

Prof. Dr. med. Markus Glatzel
Universitätsklinikum Hamburg-Eppendorf
Institut für Neuropathologie
Martinistraße 52
20246 Hamburg

Univ.-Prof. Dr. med. univ. Gregor Gorkiewicz
Medizinische Universität Graz
Institut für Pathologie
Neue Stiftingtalstraße 6
8010 Graz
Österreich

Prof. Dr. med. Arndt Hartmann
Friedrich-Alexander-Universität
Pathologisches Institut
Krankenhausstraße 8
91054 Erlangen

Prof. Dr. med. Wolfgang Hartmann
Universitätsklinikum Münster
Gerhard-Domagk-Institut für Pathologie
Albert-Schweitzer-Campus 1
48149 Münster

Univ.-Prof. Dr. med. Dr. sc. nat. Johannes Haybäck
Medizinische Universität Innsbruck
Institut für Pathologie, Neuropathologie und Molekularpathologie
Müllerstraße 44
6020 Innsbruck
Österreich

Prof. Dr. med. Ekkehard Hewer
Centre hospitalier universitaire vaudois
Institut universitaire de pathologie
Rue de Bugnon 25
1011 Lausanne
Schweiz

Prof. Dr. med. Lars Christian Horn
Universität Leipzig
Medizinische Fakultät
Institut für Pathologie
Liebigstraße 26
04103 Leipzig

Prof. Dr. med. David Horst
Charité – Universitätsmedizin Berlin
Institut für Pathologie
Charitéplatz 1
10117 Berlin

Prof. Dr. med. Wolfram Jochum
Kantonsspital St. Gallen
Institut für Pathologie
Rorschacher Strasse 95
9007 St. Gallen
Schweiz

Univ.-Prof. Dr. med. Danny Jonigk, FRCPath
RWTH Aachen
Pauwelstraße 30
52074 Aachen

Univ.-Prof. Dr. Renate Kain, PhD
Medizinische Universität Wien
Klinisches Institut für Pathologie
Währinger Gürtel 18–20
1090 Wien
Österreich

Prof. Dr. med. Wolfram Klapper
Universitätsklinikum Schleswig-Holstein
Campus Kiel, Institut für Pathologie
Sektion Hämatopathologie und Lymphknotenregister
Arnold-Heller-Straße 3
24105 Kiel

Prof. Dr. med. Frederick Klauschen
Ludwig-Maximilians-Universität München
Medizinische Fakultät
Pathologisches Institut
Thalkirchner Straße 36
80337 München

Prof. Dr. med. Viktor Kölzer
Universitätsspital Zürich
Institut für Pathologie und Molekularpathologie
Schmelzbergstrasse 12
8091 Zürich
Schweiz

Prof. Dr. med. Glen Kristiansen
Universitätsklinikum Bonn (UKB)
Institut für Pathologie
Venusberg-Campus 1
Gebäude 62
53127 Bonn

Prof. Dr. med. Hans Michael Kvasnicka
Helios Universitätsklinikum Wuppertal
Universität Witten/Herdecke
Institut für Pathologie und Molekularpathologie
Heusnerstraße 40
42283 Wuppertal

Prof. Dr. med. Carolin Lackner
Medizinische Universität Graz
Institut für Pathologie
Neue Stiftingtalstraße 6
8010 Graz
Österreich

Univ.-Prof. Dr. med. Rupert Langer
Kepler Universitätsklinikum
Med. Campus III
Institut für Pathologie und Molekularpathologie
Krankenhausstraße 9
4021 Linz
Österreich

Prof. Dr. med. Sigurd F. Lax
Landeskrankenhaus Graz II
Institut für Pathologie
Göstingerstraße 22
8020 Graz
und
Johannes Kepler Universität Linz
Medizinische Fakultät
Altenberger Straße 69
4020 Linz
Österreich

Priv.-Doz. Dr. med. Thomas Menter
Universitätsspital Basel
Institut für Medizinische Genetik und Pathologie
Schönbeinstrasse 40
4031 Basel
Schweiz

Prof. Dr. med. Peter Meyer
Universitätsspital Basel
Augenklinik
Mittlere Straße 91
4056 Basel
Schweiz

Prof. Dr. med. Annette M. Müller
Zentrum für Kinderpathologie an der Uniklinik Köln
Kerpener Straße 62
50937 Köln

Prof. Dr. Christian Münz
Universität Zürich UZH
Institut für Experimentelle Immunologie
Winterthurerstrasse 190
8091 Zürich
Schweiz

Prof. Dr. med. Manuela Neumann
Universitätsklinikum Tübingen
Institut für Pathologie und Neuropathologie
Calwerstraße 3
72076 Tübingen

Prof. Dr. med. Aurelia Noske
Pathologie Zentrum Zürich medica
Hottingerstrasse 9/11
8024 Zürich
Schweiz

Univ.-Prof. Dr. med. Felix A. Offner
Landeskrankenhaus Feldkirch
Institut für Pathologie
Carinagasse 47
6807 Feldkirch
Österreich

Prof. Dr. med. Sven Perner
MVZ Zentrum für ambulante Onkologie GmbH
Paul-Ehrlich-Straße 23
72076 Tübingen

Prof. Dr. med. Aurel Perren
Universität Bern
Medizinische Fakultät
Institut für Pathologie
Murtenstrasse 31
3010 Bern
Schweiz

Prof. Dr. med. Marco Prinz
Universitätsklinikum Freiburg
Institut für Neuropathologie
Breisacherstraße 64
79106 Freiburg

Prof. Dr. med. Christoph Röcken
Universitätsklinikum Schleswig-Holstein
Christian-Albrechts-Universität Kiel
Institut für Pathologie
Arnold-Heller-Straße 3 / Haus U33
24105 Kiel

Prof. Dr. oec. troph. Sabine Rohrmann
Universität Zürich
Institut für Epidemiologie, Biostatistik und Prävention
Hirschengraben 82
8001 Zürich
Schweiz

Prof. Dr. med. Andreas Rosenwald
Universität Würzburg
Institut für Pathologie
Josef-Schneider-Straße 2
97080 Würzburg

Prof. Dr. med. Wilfried Roth
Johannes-Gutenberg-Universität
Institut für Pathologie
Langenbeckstraße 1
55101 Mainz

Prof. Dr. med. Niels Rupp
Universitätsspital Zürich
Institut für Pathologie und Molekularpathologie
Schmelzbergstrasse 12
8091 Zürich
Schweiz

Prof. Dr. med. Guido Sauter
Universitätsklinikum Hamburg-Eppendorf
Institut für Pathologie
Martinistraße 52
20251 Hamburg

Prof. Dr. med. Spasenija Savic Prince
Universitätsspital Basel
Institut für Medizinische Genetik und Pathologie
Schönbeinstrasse 40
4031 Basel
Schweiz

Prof. Dr. med. Peter Schirmacher
Universität Heidelberg
Institut für Pathologie
INF 224
69120 Heidelberg

Prof. Dr. med. Alex Soltermann
Pathologie Länggasse
Worblentalstrasse 32
3063 Ittigen
Schweiz

Prim. Prof. Dr. Karl Sotlar
Uniklinikum Salzburg
Universitätsinstitut für Pathologie der PMU
Müllner Hauptstraße 48
5020 Salzburg
Österreich

Prof. Dr. med. Annette Staebler
Universitätsklinikum Tübingen
Institut für Pathologie und Neuropathologie
Liebermeisterstraße 8
72076 Tübingen

Prof. Dr. med. Werner Stenzel
Charité - Universitätsmedizin Berlin
Institut für Neuropathologie
Charitéplatz 1
10117 Berlin

Prof. Dr. med. Philipp Ströbel
Georg-August-Universität Göttingen
Institut für Pathologie
Robert-Koch-Straße 40
37075 Göttingen

Prof. Dr. med. Andrea Tannapfel
Georgius Agricola Stiftung Ruhr – Institut
für Pathologie
der Ruhr-Universität Bochum am
BG Universitätsklinikum Bergmannsheil
Bürkle-de-la-Camp-Platz 1
44789 Bochum

Dr. med. Sarah Theurer
Universitätsklinikum Essen (AöR)
Institut für Pathologie
Hufelandstraße 55
45147 Essen

Prof. Dr. med. Michael Trauner
Medizinische Universität Wien
Univ. Klinik für Innere Medizin III
Klinische Abteilung für Gastroenterologie
und Hepatologie
Spitalgasse 23
1090 Wien
Österreich

Prof. Dr. med. Eva Wardelmann
Universitätsklinikum Münster
Gerhard-Domagk-Institut für Pathologie
Albert-Schweitzer-Campus 1
48149 Münster

Prof. Dr. med. Achim Weber
Universitätsspital Zürich
Institut für Pathologie und Molekularpathologie
Schmelzbergstrasse 12
8091 Zürich
Schweiz

Univ.-Prof. Dr. med. Joachim Weis
Universitätsklinikum Aachen
Institut für Neuropathologie
Pauwelsstraße 30
52074 Aachen

Prof. Dr. med. h. c. Martin Werner
Universität Freiburg
Institut für Klinische Pathologie
Breisacher Straße 115A
79106 Freiburg

Prof. Dr. med. Claudia Wickenhauser
Universitätsmedizin Halle (Saale)
Medizinische Fakultät der Martin-Luther-Universität Halle-Wittenberg
Institut für Pathologie
Magdeburger Straße 14
06112 Halle (Saale)

Prof. Dr. med. Peter Johannes Wild
Universitätsklinikum Frankfurt
Dr. Senckenbergisches Institut für
Pathologie
Theodor-Stern-Kai 7
60590 Frankfurt am Main

Prof. Dr. med. Jeremias Wohlschläger
MVZ für Pathologie
DIAKO Krankenhaus gGmbH Flensburg
Knuthstraße 1
24939 Flensburg

Univ.-Prof. Dr. med. univ. Kurt Zatloukal
Medizinische Universität Graz
Institut für Pathologie
Neue Stiftingtalstraße 6
8010 Graz
Österreich

Ao. Univ.-Prof. Dr. med. univ. Bettina
Zelger
Medizinische Universität Innsbruck
Institut für Pathologie, Neuropathologie
und Molekularpathologie
Müllerstraße 44 A
6020 Innsbruck
Österreich

Abbildungsnachweis

E554	Kumar V et al. Robbins and Cotran Pathologic Basis of Disease. 8th ed. Elsevier/Saunders, 2009.
E1192	Fritsch P et al. Tumoren der Haut. In: Dermatologie und Venerologie. Springer, 1998.
F1006-001	Lusis AJ. Atherosclerosis. In: Nature. 2000, Volume 407, Issue 6801, pages 233–241.
G422	Kumar V et al. Robbins and Cotran Pathologic Basis of Disease. 9th ed. Elsevier/Saunders, 2014.
G899	Kumar V et al. Robbins & Cotran Pathologic Basis of Disease. 10. A. Elsevier, 2021.
H059-001	Demetrius AJ et al. Banff schema for grading liver allograft rejection: An international consensus document. In: Hepatology. 1997, Volume 25, Issue 3, pages 658–663.
L106	Henriette Rintelen, Velbert
L231	Stefan Dangl, München
P461	Prof. Dr. med. Achim Weber, Institut für Pathologie und Molekularpathologie, Universitätsspital Zürich (CH)
P462	Prof. Dr. med. Wolfgang Hartmann, Gerhard-Domagk-Institut für Pathologie, Universitätsklinikum Münster
P528	Prof. Dr. Spasenija Savic Prince, Institut für Medizinische Genetik und Pathologie, Universitätsspital Basel (CH)
P1315	Univ.-Prof. Dr. med. Danny Jonigk, RWTH Aachen
P1329	Prof. Dr. med. Antje Bornemann, Institut für Pathologie und Neuropathologie, Universitätsklinikum Tübingen
P1330	Univ.-Prof. Dr. med. univ. Gregor Gorkiewicz, Institut für Pathologie, Medizinische Universität Graz (A)
P1388	Univ.-Prof. Dr. med. Felix A. Offner, Institut für Pathologie, Landeskrankenhaus Feldkirch (A)
P1389	Prof. Dr. med. Sigurd F. Lax, Institut für Pathologie, Landeskrankenhaus Graz II (A)
P1391	Univ.-Prof. Dr. med. Rupert Langer, Institut für Pathologie und Molekularpathologie, Kepler Universitätsklinikum (A)
R398	Höfler, Kreipe, Moch (Hrsg.). Lehrbuch Pathologie. 6. A. Elsevier/Urban & Fischer, 2019.
T589	Prof. Dr. med. Falko Fend, Institut für Pathologie und Neuropathologie, Universitätsklinikum Tübingen
T973	Institut für Pathologie der Ruhr-Universität Bochum
T1016	PathoPic Basel (https://alf3.urz.unibas.ch/pathopic/srch-f-thu.cfm)
T1327	Institut für Medizinische Genetik und Pathologie des Universitätsspitals Basel (CH)
T1347	Indiana University School of Medicine, Office of Strategic Communications and Visual Media, Bloomington (USA)
W798-004	WHO – International Agency for Research on Cancer (IARC)

Fehler gefunden?

An unsere Inhalte haben wir sehr hohe Ansprüche. Trotz aller Sorgfalt kann es jedoch passieren, dass sich ein Fehler einschleicht oder fachlich-inhaltliche Aktualisierungen notwendig geworden sind.
Sobald ein relevanter Fehler entdeckt wird, stellen wir eine Korrektur zur Verfügung. Mit dem nebenstehenden QR-Code gelingt der schnelle Zugriff.

https://else4.de/978-3-437-42391-8

Wir sind dankbar für jeden Hinweis, der uns hilft, dieses Werk zu verbessern. Bitte richten Sie Ihre Anregungen, Lob und Kritik an folgende E-Mail-Adresse: kundendienst@elsevier.com

Abkürzungsverzeichnis

AA	Amyloidprotein A (Akute-Phase-Protein)	BMP	basic myelin protein
AAT	α₁-Antitrypsin	BOOP	Bronchiolitis obliterans mit organisierender Pneumonie
ABL	Abelson murine leucaemia virus (Onkogen)	BPI	bactericidal permeability increasing protein (lysosomales Enzym)
AC	Adenylatzyklase	BRCA	breast carcinoma gene (Onkogen oder Suppressorgen)
ACAT	Acyl-Koenzym-A-Cholesterin-Acyltransferase	BRU	bone remodeling unit
ACE	angiotensin converting enzyme	BSE	bovine spongiforme Enzephalopathie
Ach	Acetylcholin	BSG	Blutkörperchensenkungsgeschwindigkeit
AchR	Acetylcholinrezeptor	BSU	bone structural unit
ACIS	Adenocarcinoma in situ	CAB	Chromotrop-Anilinblau (Färbung)
ACTH	adrenokortikotropes Hormon	CaMK	Ca-Calmodulin-abhängige Kinase
ADA	Adenosin-Deaminase	cAMP	zyklisches AMP
ADCC	antibody dependent cellular cytotoxicity	c-ANCA	cytoplasmatic anti-neutrophil cytoplasmatic antibodies
ADEM	akute demyelinisierende Enzephalomyelitis	CAO	chronic airway obstruction
ADH	antidiuretisches Hormon	CB-CCL	zentroblastisch-zentrozytisches Lymphom
ADP	Adenosin-5'-diphosphat	CBL	zentroblastisches Lymphom
AFP	α-Fetoprotein	CCK	Cholezystokinin
Ag	Antigen	CCL	zentrozytisches Lymphom
AID	aktivierungsinduzierte Cytidin-Deaminase	CCT	kraniales Computertomogramm
AIDS	acquired immunodeficiency syndrome	CdK	zyklinabhängige Kinase
AILD	angioimmunoblastische Lymphadenopathie	CDLE	chronisch diskoider Lupus erythematodes
AIP	akute interstitielle Pneumonie (Hamman-Rich-Syndrom)	cDNA	Copy-DNA
Ak	Antikörper	CEA	karzinoembryonales Antigen
AL	Amyloidprotein L (Immunglobulin-Leichtketten)	CFTR	cystic fibrosis transmembrane conductance regulator (Gen)
ALCL	anaplastisches großzelliges Lymphom vom B-Zell-Typ	CFU	colony forming unit
ALL	akute lymphoblastische Leukämie	CGH	komparative genomische Hybridisierung
ALPS	autoimmunes lymphoproliferatives Syndrom	CIN	zervikale intraepitheliale Neoplasie
ALS	amyotrophe Lateralsklerose	CIPA	kongenitale Insensitivität für Schmerz mit Anhidrose
AMA	antimitochondriale Antikörper	CIS	Carcinoma in situ
AML	akute myeloische Leukämie	CJD	Creutzfeldt-Jakob-Disease
AMML	akute meylomonozytäre Leukämie	CK	Kreatinkinase
AMP	Adenosinmonophosphat	CLIS	Carcinoma lobulare in situ
ANA	antinukleäre Antikörper	CLL	chronische lymphozytische Leukämie
ANCA	anti-neutrophil cytoplasmatic antibodies	CML	chronische myeloische Leukämie
AP	alkalische Phosphatase	CMML	chronische myelomonozytäre Leukämie
APAAP	alkaline phosphatase-anti-alkaline phosphatase (Markierung)	CMV	Zytomegalie-Virus
APC	adenopolyposis coli (Gen)	CNSLD	chronic non-specific lung disease
APC	antigenpräsentierende Zelle	CoA	Coenzym A
APECED	autoimmune polyendocrinopathy ectodermal dystrophy syndrome	C-ONC	zelluläres Onkogen
APO-E	Apolipoprotein E	COPD	chronic obstructive pulmonary disease
APP	amyloid precursor protein (M. Alzheimer)	COVID	coronavirus disease
APUD	amine precursor uptake and decarboxylation	CPK	Kreatin-Phosphokinase
ARDS	acute respiratory distress syndrome	CRH	corticotropin releasing hormone
ARVCM	arrhythmogene rechtsventrikuläre Kardiomyopathie	CRP	C-reaktives Protein
ASD	Atriumseptumdefekt	CSF	colony stimulating factor (Wachstumsfaktor)
ASR	age-standardized rate (Standardaltersverteilung)	CT	Computertomogramm, Computertomografie
ASS	Acetylsalicylsäure	CTLA	cytotoxic T-lymphocyte-associated molecule (Rezeptor)
AT	Angiotensin	CUP	Cancer of unknown primary
ATP	Adenosintriphosphat	CURS	chronisches unspezifisches respiratorisches Syndrom
ATTR	Amyloidproteinvorläufer Transthyretin	DCIS	duktales Carcinoma in situ
AVM	arteriovenöse Malformation	DCM	dilatative Kardiomyopathie
BALT	bronchus associated lymphoepithelial tissue	DDT	Dichlor-Diphenyl-Trichlorethan
BAB (bax)	Bcl associated X protein (Onkogen)	DES	Diethylstilbestrol
BCG	Bacillus Calmette-Guérin	DHS	Dermatophyten-Hefen-Schimmelpilze (-System)
BCL	B Cell Lymphoma/Leukemia (Onkogen)	DHT	Dihydrotestosteron
BCR	break point cluster region (Fusionsgen) oder B-Zell Rezeptoren	DIC	disseminierte intravasale Gerinnung
		DIG	disseminierte intravasale Gerinnung
β-HCG	humanes Choriongonadotropin	DIP	diapedetic interstitial pneumonia
BFGF	basischer Fibroblastenwachstumsfaktor	DM	Dystrophia myotonica
BFU	burst-forming units	DNA	Desoxyribonukleinsäure
BIP	bronchiolitic interstitial pneumonia	DOPA	Dihydroxyphenylalanin
BL	Burkitt-Lymphom	dsDNA	double-stranded deoxyribonucleic acid
BM	Basalmembran	DTH	delayed-type hypersensitivity

EBV	Epstein-Barr-Virus	Hb	Hämoglobin
ECF	eosinophil chemotactic factor	HBcAg	Hepatitis-B-core-Antigen
ECHO-V	enteric cytopathogenic human orphan virus	HBeAg	Hepatitis-B-envelope-Antigen
ECL	enterochromaffin-like (cell)	HbF	fetales Hämoglobin
EEG	Elektroenzephalogramm	HBsAg	Hepatitis-B-Oberflächenantigen (s = surface)
EGF	epidermal growth factor	HBV	Hepatitis-B-Virus
EKG	Elektrokardiogramm	HCG	humanes Choriongonadotropin
ELAM	endothelial-leukozytäres Adhäsions-Molekül	HCL	Haarzellenleukämie
ELISA	enzyme-linked immunosorbent assay	HCM	hypertrophe Kardiomyopathie
EMA	epitheliales Membranantigen	HCV	Hepatitis-C-Virus
EMG	Elektromyogramm, Elektromyografie	HD	Huntington Disease (Chorea Huntington)
EMT	Epithel-Mesenchym-Transition	HDL	High-density-Lipoprotein
ENG	elektroneurogramm, Elektroneurografie	HDV	Hepatitis-D-Virus
EPO	Erythropoetin	HE	Hämatoxylin-Eosin (Färbung)
ER	endoplasmatisches Retikulum	HER	human epidermal growth factor receptor (Onkogen)
ERB	erythroblastic leukemia viral oncogene	HEV	Hepatitis-E-Virus
ERCP	endoskopisch-retrograde Cholangiopankreatikographie	HGV	Hepatitis-G-Virus
EvG	Elastin-van Gieson (Färbung)	HHV	humanes Herpesvirus
FAP	familiäre adenomatöse Polyposis coli	HIV	humane immunodeficiency virus
FAS	Fibroblast-associated (hormonähnlicher Faktor bei der Apoptose)	Hkt	Hämatokritwert
FDP	Fibrinogen-Degradations(spalt)produkt	HL	Hodgkin-Lymphom
FDZ	follikuläre dendritische Zellen	HLA	humanes Leukozytenantigen
Fe	Berliner-Blau-Reaktion (Fe 3+: Hämosiderin); Ferrum = Eisen	HMN	hereditäre motorische Neuropathie
FGF(R)	fibroblast growth factor (receptor)	HMSN	hereditäre motorisch-sensorische Neuropathie
FIGO	Fédération Internationale de Gynécologie et d'Obstétrique	HMV	Herzminutenvolumen
FISH	Fluoreszenz-in-situ-Hybridisierung	HNCM	hypertrophe nichtobstruktive Kardiomyopathie
FMS	McDonough feline sarcoma virus (Onkogen)	HNPCC	hereditary nonpolyposis colorectal carcinoma
FP	Fibrinopeptid	HOCM	hypertrophe obstruktive Kardiomyopathie
FRAX	fragiles X-Syndrom	HPF	high power field (mikroskop. Gesichtsfeld bei 400facher Vergrößerung)
FSGN	fokal sklerosierende Glomerulonephritis		
FSH	Follikel-stimulierendes Hormon	HPGF	human prostatic growth factor
FTLD	frontotemporale Lobärdegenerationen	HPRT	Hypoxanthin-Guanin-Phosphoribosyltransferase
G-6-PD	Glukose-6-Phosphat-Dehydrogenase	HPV	humanes Papillomavirus
GABA	Gammaaminobuttersäure	HSAN	hereditäre sensorisch-autonome Neuropathie
GAD	glutamic acid decarboxylase	HSIL	high-grade squamous intraepithelial lesion (s. CIN, PAP)
GAG	Glukosaminoglykan *oder* Gen, das für ein gruppenspezifisches virales Antigen (gag) kodiert	HSN	hereditäre sensorische Neuropathie
		HSP	heat-shock-protein
GALT	gut associated lymphoid tissue	HSV	Herpes-simplex-Virus
GAP	GTPase-aktivierendes Protein	HTLV	Human T-cell leukemia virus
GAPDH	Glycerin-Aldehyd-Phosphat-Dehydrogenase	HUS	hämolytisch-urämisches Syndrom
GAVE	gastrale antrale vaskuläre Ektasie	HUS-E	hämolytisch-urämisches Syndrom des Erwachsenenalters
GBM	Glioblastoma multiforme	HUS-K	hämolytisch-urämisches Syndrom des Kindesalters
GCSF	granulocyte colony stimulating factor	HVGR	host versus graft reaction
GDP	Guanosin-5'-diphosphat	IAPP	Inselamyloid-Polypeptid
GEMM	granulocyte, erythrocyte, monocyte, megakaryocyte	IARC	International Agency for Research on Cancer, Internationale Agentur für Krebsforschung
GFAP	glial fibrillary acidic protein, Gliafaserprotein		
GFR	glomeruläre Filtrationsrate	ICAM	Interzelluläres Adhäsionsmolekül
γ-GT	γ-Glutamyl-Transferase	ICD	International Classification of Diseases, Injuries and Causes of Death
GH	growth hormone		
GHRH	growth hormone releasing hormone	IDDM	insulin-dependent diabetes mellitus
GIP	gastric inhibitory peptide	IDZ	interdigitierende dendritische Zellen
GIP	giant-cell interstitial pneumonia	IE	Internationale Einheiten
GIST	gastrointestinaler Stromatumor	IFN	Interferon
GlyCAM	glykosyliertes Zelladhäsionsmolekül	Ig	Immunglobulin
GMCSF	granulocyte monocyte colony stimulating factor	IGF	insulin-like growth factor (Wachstumsfaktor)
GMP	Guanosin-5'-monophosphat	Ihh	Indian hedgehog
GN	Glomerulonephritis	IL	Interleukin
GnRH	gonadotropin releasing hormone	ILO	International Labor Office
GOT	Glutamatoxalacetattransaminase; Aminotransferase	IM	intestinale Metaplasie
GP	Glykoprotein	INH	Isoniazid
GPT	Glutamatpyruvattransaminase; Aminotransferase	INK	Inhibitor der zyklinabhängigen Kinase (CDK)
GRP	gastrin releasing peptide	InsP3	Inositol-triphosphat
GSS	Gerstmann-Sträussler-Scheinker-Erkrankung	INT	provirus integration site in tumors induced by mouse mammary tumor virus (Onkogen)
GTP	Guanosin-5'-triphosphat		
GVHR	graft versus host reaction	IPEX	Immune dysfunction polyendocrinopathy, enteropathy, X-linked)
H.p.	Helicobacter pylori	IRDS	infant respiratory distress syndrome
HAART	hochaktive antiretrovirale Therapie	ISFC	International Society and Federation of Cardiology
HAV	Hepatitis-A-Virus	ITKZNU	intratubuläre Keimzellneoplasie, unbestimmt

Abkürzungsverzeichnis

ITP	idiopathische thrombozytopenische Purpura
JAK-Kinase	Just Another Kinase oder Janus Kinase
JC-Virus	Polyoma-Virus (nach den Initialen des ersten Patienten benannt)
Jo-1-Antigen	Jo (erster Patient) Antigen, s. Dermatomyositis, Polymyositis
JUN	aus dem japanischen „ju-nana" = „17" (Onkogen)
kg KG	Kilogramm Körpergewicht
KI	künstliche Intelligenz
KIR	killer inhibitory receptors
KM	Knochenmark
KPG	Koproporphyrinogen
KPT	Karnitin-Palmitoyl-Transferase
La-Antigen	Lane (erster Patient) Antigen, s. SS-B-Antigen
LAD	linke anteriore deszendierende Koronararterie
LAD	Leukozyten-Adhäsionsdefizienz
LAD-D	diagonale Äste der LAD
LAK	lymphokine activated killer cell
LAM	Leukozyten-Adhäsions-Molekül
LAS	Lymphadenopathie-Syndrom
LBL	Lymphoblastisches Lymphom
LCA	left coronary artery
LCAT	Lezithin-Cholesterin-Azyltransferase
LDH	Laktat-Dehydrogenase
LDL	Low-density-Lipoprotein
LFA	leucocyte function associated antigen, Adhäsionsmolekül
LGL	large granular lymphocytes
LH	luteinisierendes Hormon
LIF	leukocyte inhibitory factor
LIP	lymphoid interstitial pneumonia
LKM	liver-kidney microsomal (antigen)
LL-Form	lepromatöse Verlaufsfom der Lepra
LOH	loss of heterozygosity
LP	liver-pancreas (antigen)
LPS	Lipopolysaccharide
LSD	Lysergsäurediäthylamid
LSIL	low-grade squamous intraepithelial lesion (s. CIN, PAP)
LT	Leukotrien oder Lymphotoxin
LTR	long terminal repeats (virales Onkogen)
M	Mukosa-Typ (Magenfrühkarzinom)
MAC	membrane attack complex oder macrophage antigen alpha (Adhäsionsmolekül)
MadCAM	mucosal addressin cell adhesion molecule
MAF	Makrophagenaktivierungsfaktor
MAK	Membran-attackierender Komplex
MALT	mucosa-associated lymphoid tissue
MAMP	microbe-associated molecular patterns
MAP	microtubule associated proteins
MAP-Kinase	mitogen-aktivierte Proteinkinase
MBL	Mannan-bindendes Lektin
MBP	major basic protein (lysosomales Enzym)
MCBL	monozytoides B-Zell-Lymphom
MCF	monocyte chemotactic factor
MCL	Mantelzell-Lymphom
MCP	macrophage chemotactic protein (s. MCF)
MCSF	makrophage colony stimulating factor
MCV	mittleres korpuskuläres Volumen
MDF	makrophagendeaktivierender Faktor
MDM2	murine double minute (Gen)
MDR	multiple drug resistance
MDS	Myelodysplastisches Syndrom
MEA	multiple endokrine Adenomatose
MEN	multiple endokrine Neoplasie
MERS	middle-east respiratory syndrome
MET	Mesenchym-Epithel-Transition
MF	Mycosis fungoides
MFF	Makrophagenfusionsfaktor
MFH	malignes fibroses Histiozytom
MG	Myasthenia gravis
MGUS	monoklonale Gammopathie unbestimmter Signifikanz
MHC	Major histocompatibility complex; der Hauptkomplex im HLA-System des Menschen
mib	Proliferationsantigen
MIF	migration inhibitory factor
MJT	Monojodtyrosin
ML	maligne Lymphome
MLH	MutL homologue (Gen), s. hereditäre nichtpolypöse kolorektale Karzinome
MM	Muscularis mucosae
MMP	membranständige Metalloproteinase
MMS	Monozyten-Makrophagen-System
MODY	maturity onset diabetes of the young
MOS	Moloney murine sarcoma virus (Onkogen)
MPGN	Diffuse membranoproliferative Glomerulonephritis
MPNST	maligner peripherer Nervenscheidentumor
MPO	Myeloperoxidase
MPS	monozytäres phagozytisches System
mRNA	Messenger-RNA
MS	multiple Sklerose
ms	Millisekunde
MSA	multiple Systematrophie
MSH	MutS homologue (Gen), s. hereditäre nichtpolypöse kolorektale Karzinome
MTI	malignes Teratom intermediär
MTM	myotubuläre Myopathie
MTT	malignes trophoblastisches Teratom
MTU	malignes Teratom undifferenziert
MTX	Methotrexat
MYB	avian myeloblastosis virus (Onkogen)
MYC	avian myelocytomatosis virus (Onkogen)
MYF	myogenic factor (Onkogen)
MYOD	myogenic determination gene (Onkogen)
NADH	Nicotinamid-adenin-dinucleotid
NADPH	Nicotinamid-adenin-dinucleotid-phosphat
NASH	Nichtalkoholische Steatohepatitis
NBTE	nonbakterielle thrombotische Endokarditis
NCAM	Neuralzelladhäsionsmolekül
NCF	neutrophil chemotactic factor
NF	Neurofibromatose
NGF	neural growth factor
NGS	Next-Generation Sequencing
NHL	Non-Hodgkin-Lymphom
NID	neuronale intestinale Dysplasie
NIDDM	non-insulin-dependent diabetes mellitus
NK	natürliche Killerzelle
NLG	Nervenleitgeschwindigkeit
NLPHL	noduläres, lymphozytenprädominantes Hodgkin-Lymphom
NM	non-metastatic (Onkogen), z.B. NM23
NMR	nuclear magnetic resonance (Kernspinresonanz)
NNM	Nebennierenmark
NNR	Nebennierenrinde
NO	Stickstoffmonoxid
NOMI	nichtokklusive mesenteriale Ischämie
NOR	Nukleolusorganisierende Regionen
NOS	not otherwise specified (maligne Tumoren); s. Kap. Mamma, oder NO-Synthetase
NPC	Nasopharynx-Karzinom
NPI	Nottingham-Prognose-Index
NSAR	nichtsteroidale Antirheumatika
NSE	neuronenspezifische Enolase
NSIP	nichtspezifische interstitielle Pneumonie
NSKT	Nichtseminomatöser Keimzelltumor
OBL	Osteoblasten
OKL	Osteoklasten
OMS	Osteomyelosklerose
OPCA	Olivopontozerebellare Atrophie
OPG	Osteoprotegerin

OSM	Oncostatin M		PTH	Parathormon
PA	Plasminogenaktivator		PTHrP	PTH-related Peptide
PAF	Plättchen-aktivierender Faktor, Platelet-Activating-Factor		PTLD	posttransplant lymphoproliferative Disease
PAI	Plasminogen-Aktivator-Inhibitor		pTNM	postoperative histopathologische Ergänzung des TNM-Systems
PAMP	pathogen-associated molecular patterns		PTT	partielle Thromboplastinzeit
PAN	Panarteriitis nodosa		PVC	Polyvinylchlorid
p-ANCA	perinuclear anti-neutrophil cytoplasmatic antibodies		PVL	periventrikuläre Leukomalazie, proliferative verruköse Leukoplakie
PAP	Papanicolaou (Färbung, Abstrich)		PVP	Polyvinylpyrrolidon
PAS	Perjodsäure-Schiff-Reaktion (Färbung) oder Paraaminosalicylsäure		RA	Refraktäre Anämie (s. FAB-Klassifikation)
PBC	primär biliäre Leberzirrhose		RAEB	Refraktäre Anämie mit Blastenvermehrung (s. FAB-Klassifikation)
PBG	Porphobilinogen		RAEBT	Refraktäre Anämie mit Blastenvermehrung in Transformation (s. FAB-Klassifikation)
PCNA	proliferating cell nuclear antigen (Gen)		RAF	3611 murine sarcoma virus (Onkogen)
PCP	primäre chronische Polyarthritis		RANK	Receptor Activator of Nuclear Factor-κB
PCR	polymerase chain reaction, Polymerase-Kettenreaktion		RANKL	Receptor Activator of Nuclear Factor-κB-Ligand
PCR-SSCP	polymerase chain reaction single strand conformation polymorphism		RANTES	regulated on activation, normal T cell expressed and secreted (Zytokin)
PDA	persistierender Ductus arteriosus Botalli		RARS	Refraktäre Anämie mit Ringsideroblasten (s. FAB-Klassifikation)
PDGF	platelet derived growth factor (Wachstumsfaktor)		RAS	rat sarcoma (Onkogen)
PET	Positronenemissionstomografie		Rb	Retinoblastom
PF	Plättchenfaktor		RB1	Retinoblastomgen
PG	Prostaglandin		RBP	Retinolbindendes Protein
PGA	pluriglanduläres Autoimmunsyndrom		RCA	right coronary artery
PH	Prostatahyperplase		RCM	restriktive Kardiomyopathie
pH	„Pondus Hydrogenii", als übliche Kurzbezeichnung des negativen dekadischen Logarithmus der Wasserstoffionenkonzentration [H+]		RCX	Ramus circumflexus der linken Koronararterie
			RDS	respiratorisches Distress-Syndrom
PHPV	primärer hyperplastischer persistierende Glaskörper		REAL	Revidierte europäisch-amerikanische Lymphomklassifikation
PI	Proteaseinhibitor, s. α1-Antitrypsinmangel		RES	retikuloendotheliales System
PID	pelvic inflammatory disease		RET	receptor tyrosine kinase (Onkogen)
PiM	normales Allel des Pi-Gens		Rh	Rhesus-Faktor
PIN	Prostatische intraepitheliale Neoplasie		RHS	retikulohistiozytäres System
PIP2	Phosphatidylinosito-biphosphat		RIVA	Ramus interventricularis anterior der linken Koronararterie
PiS	abnormes S-Allel des Pi-Gens		RNA	Ribonukleinsäure
PiZ	abnormes Z-Allel des Pi-Gens		RNP	ribonuclear protein complex (Antigen)
PK	Proteinkinase		Ro-Antigen	Rose (erster Patient) Antigen, s. SS-A-Antigen
PL	Phospholipase		ROS	reactive oxygen species (reaktive Sauerstoffverbindungen)
PLAP	placental-like alkaline phosphatase		RR	Relatives Risiko (Stat.)
PLL	Prolymphozytenleukämie		RSV	respiratory syncytial virus
PLP	Phospholipoprotein		RSV	Rous-Sarkom-Virus
PLTL	Pleomorphzellige T-Zell-Lymphome		RT-PCR	reverse transcriptase PCR (Variante der PCR)
PML	progressive multifokale Leukenzephalopathie		SAA	Serum-Amyloid-A-Voläuferprotein
PMMA	Polymethylmethacrylat (Plexiglas)		SAB	Subarachnoidalblutung
PMP 22	peripheres Myelinprotein 22		SARS	severe acute respiratory syndrome, schweres akutes rspiratorisches Syndrom
PN	Pyelonephritis			
PNE	pulmonale neuroendokrine Zellen		SBMA	spinale und bulbäre Muskeldystrophie
PNET	primitiver neuroektodermaler Tumor		SCA	spinozerebelläre Ataxie
PNP	Purin-Nukleotid-Phosphorylase		SCD	sudden cardiac death
PNS	peripheres Nervensystem		SCF	stem cell factor
POB	Präosteoblasten		SCID	severe combined immunodeficiency disease
POL	Gen, das die virale RNA-Polymerase kodiert (Onkogen)		SDH	subdurales Hämatom
POMC	Proopiomelanocortin		SHT	Schädel-Hirn-Trauma
PP	Protoporphyrin		SIAD	syndrome of inappropriate antidiuresis
PPG	Protoporphyrinogen		SIS	simian sarcoma virus (Onkogen)
PP-Heilung	Heilung per primam intentionem		SIV	Simiane-Immundefizienz-Virus
PRF	prolactin releasing factor		SLE	systemischer Lupus erythematodes
PRR	pattern-recognition receptors		sLeA	Sialyl-Lewis-A (Adhäsionsmolekül)
PRL	Prolaktin		sLeX	Sialyl-Lewis-X (Adhäsionsmolekül)
PrP	Prion-Protein		SM	Submukosa-Typ (Magenfrühkarzinom)
PSA	prostataspezifisches Antigen		SNOMED	Klassifikation, Systematized Nomenclature of Medicine
PSAP	prostataspezifische saure Phosphatase		SOD	Superoxiddismutase
PS-Heilung	Heilung per secundam intentionem		SOX	Sry-type HMG box
PSS	progressive systemische Sklerose		SPC	sickle-form particles containing (cell), s. M. Whipple
PTCA	perkutane transluminale Koronarangioplastie		SR	Sternberg-Reed-(Zellen)
PTCH	human homologue of Drosophila patched (Gen)		SRC	Rous sarcoma virus (Onkogen)
PTEN	Phosphatase and tensin homologue deleted on chromosome 10 (Mutation)		SRH	somatotropin releasing hormone
			SRS-A	slow-reacting substance of anaphylaxis
PTG	progressiv transformierte Keimzentren		SSCA	single strand conformation analysis

SSCP	single strand conformation polymorphism	TSH	thyreoidea stimulating hormone
ssDNA	single stranded deoxyribonucleic acid	TSI	Thyroidea-stimulierendes Immunglobulin
SSPE	subakute sklerosierende Panenzephalitis	TSS	toxic shock syndrome
SSS	sick sinus syndrome	TSTA	tumor-specific transplantation antigens
SSW	Schwangerschaftswoche	TTP	Thrombotisch-thrombozytopenische Purpura
STH	somatotropes Hormon	TUR	transurethrale Prostataresektion
SUR	sulfonylurea receptor	TX	Thromboxan
SV	Simian-Virus	T-Zelle	der dem Thymus entstammende T-Lymphozyt
SZS	Sézary-Syndrom	UDP	Uridindiphosphat
T3	Trijodthyronin	UICC	Union Internationale Contre le Cancer
T4	Tetrajodthyronin (Thyroxin)	UIP	usual interstitial pneumonia
TAB1	TAK1 (transforming growth factor-β-activated kinase 1)-binding protein 1	UMP	Uridinmonophosphat
		UMP	uncertain malignant potential
TAF	Tumor-Angiogenese-Faktor	UPG	Uroporphyrinogen
TAK1	transforming growth factor-β-activated kinase 1	UTP	Uridintriphosphat
TAP	Transportermolekül	UV	ultraviolett (Strahlung)
TBG	thyroxinbindendes Globulin	VAIN	vaginale intraepitheliale Neoplasie
TCR	T-Zell-Rezeptoren	VCAM	vaskuläres Zelladhäsionsmolekül
TD	Teratom differenziert	VEGF	vascular endothelial growth factor
TDLE	terminale duktulolobuläre Einheit	VHL	Von-Hippel-Lindau-Syndrom
TG	Thyreoglobulin	VIN	vulväre intraepitheliale Neoplasie
TGA	Transposition der großen Arterien	VIP	vasoaktives intestinales Polypeptid
TGF	transforming growth factor (Wachstumsfaktor)	VLDL	Very-low-density-Lipoprotein
TGI	thyroid growth immunglobuline	V-ONC	virales Onkogen
TH	T-Helfer-Zelle	VSD	Ventrikelseptumdefekt
TIA	transient ischemic attack	VZV	Varicella-Zoster-Virus
TIB	immunoblastisches Lymphom vom T-Zell-Typ	waf	wilde type activating fragment (Gen)
TIL	tumorinfiltrierende Lymphozyten	WDHA	watery diarrhoea hypokalaemia and achlorhydria (syndrome), s. Verner-Morrison-Syndrom
TIMP	Tissue inhibitor of metalloproteinase		
TLB	lymphoblastisches Lymphom vom T-Zell-Typ	WES	Whole Exome Sequencing
TLR	toll-like receptor	WF	Wachstumsfaktor
TMB	Tumor Mutational Burden	WGS	Whole Genome Sequencing
TNF	Tumornekrosefaktor	WHO	World Health Organization (Weltgesundheitsorganisation)
TNM	TNM-System: Tumorgröße (T), Lymphknotenmetastasen (N), Fernmetastasen (M)	WPW	Wolff-Parkinson-White (-Syndrom)
		WT	Wilms-Tumor (Gen)
TPHA-Test	Treponema-pallidum-Hämagglutinationstest	ZAP	Phosphoprotein, das mit der Z-Kette von T-Zell-Rezeptoren chemisch assoziiert
TRAIL	TNF-related apoptosis inducing ligand		
TRH	thyreotropin releasing hormone	ZES	Zollinger-Ellison-Syndrom
TRKA-NGF	Tyrosinkinaserezeptor für NGF	ZNS	zentrales Nervensystem
tRNA	Transfer-RNA		
TSC	Tuberöse Sklerose		

Inhaltsverzeichnis

I	Allgemeine Pathologie	1

1	Pathologie: Aufgaben und Methoden	3
	H. Moch, H. Bläker, F. Klauschen, V. Kölzer, S. Rohrmann	
1.1	Gesundheit	3
1.2	Krankheit und Tod	4
1.2.1	Ätiologie	4
1.2.2	Pathogenese	5
1.2.3	Tod	5
1.3	Diagnostik	5
1.3.1	Intravitale Diagnostik	5
1.3.2	Postmortale Diagnostik	6
1.4	Forschung	6
1.5	Aus-, Weiter- und Fortbildung	6
1.6	Methoden in der Pathologie	6
1.6.1	Makroskopie	7
1.6.2	Asservierung von Gewebe und Zellen	7
1.6.3	Mikroskopie	7
1.6.4	Zytopathologie	8
1.6.5	Intraoperative Schnellschnittuntersuchung	10
1.6.6	Digitale Pathologie und Künstliche Intelligenz	11
1.6.7	Durchflusszytometrie	11
1.6.8	Elektronenmikroskopie	11
1.6.9	Enzymhistochemie	12
1.6.10	Immunhistologie	12
1.6.11	Molekularbiologische Techniken	14
1.7	Epidemiologie	17
1.7.1	Zielsetzungen	17
1.7.2	Epidemiologische Maße	17

2	Zell- und Gewebereaktionen	19
	K. Zatloukal, W. Roth, A. Weber	
2.1	Zellteilung (Mitose) und Zellproliferation	19
2.1.1	Zellzyklus	20
2.1.2	Regulatorische Mechanismen	20
2.1.3	Zellzyklus bei unterschiedlichen Zelltypen	21
2.2	Zelldifferenzierung	21
2.2.1	Mechanismen der Differenzierung	21
2.2.2	Transdifferenzierung	22
2.2.3	Entdifferenzierung (Dedifferenzierung)	22
2.3	Regeneration	22
2.4	Adaptation, Zellschädigung, Zelltod	22
2.4.1	Adaptation	22
2.4.2	Zellschädigung	25
2.4.3	Zelltod	29
2.4.4	Zelleinschlüsse	35
2.4.5	Pathologie der Zellorganellen	37
2.5	Pathologie des Bindegewebes	39
2.5.1	Pathologie der Basalmembran	39
2.5.2	Pathologie des Elastins	39
2.6	Abnorme Verkalkung von Zellen und Geweben	39
2.7	„Hyaline" Veränderungen	40
2.8	Proteinfaltungserkrankungen	40
2.9	Altern	40
2.9.1	Altersveränderungen	40
2.9.2	Ursachen und Mechanismen	40

3	Entzündung	43
	C. Münz, G. Höfler, K. Sotlar	
3.1	Ablauf und Formen	43
3.1.1	Ablauf	44
3.1.2	Formen	44
3.2	Akute Entzündung	44
3.2.1	Vaskuläre Reaktionen	45
3.2.2	Zellen und zelluläre Reaktionen der Entzündung	46
3.2.3	Effektormechanismen der Entzündung	54
3.2.4	Mediatoren der Entzündung	55
3.2.5	Morphologische Formen der akuten Entzündung	59
3.2.6	Ausbreitungswege einer Entzündung	64
3.2.7	Systemische Auswirkungen der Entzündung	65
3.3	Chronische Entzündung	66
3.3.1	Primär chronische Entzündung	66
3.3.2	Sekundär chronische Entzündung	66
3.3.3	Morphologische Merkmale der chronischen Entzündung	67
3.4	Regeneration und Reparation	71
3.4.1	Definition	71
3.4.2	Beispiel: Wundheilung	71

4	Pathologische Immunreaktionen	75
	Ch. Münz, G. Höfler, H.A. Baba, K. Sotlar	
4.1	Aufbau des Immunsystems	76
4.1.1	Angeborenes und erworbenes Immunsystem	76
4.1.2	Antigene, Antigenpräsentation und Histokompatibilitätsantigene	77
4.1.3	Primäre, sekundäre und tertiäre lymphatische Organe (Immunorgane)	79
4.1.4	Zellen des Immunsystems	79
4.2	Entstehung und Kontrolle einer spezifischen Immunantwort	84
4.2.1	Zytokine	84
4.2.2	Korezeptoren auf Lymphozyten	85
4.2.3	Periphere Differenzierung von B-Lymphozyten	85
4.2.4	Periphere Differenzierung von T-Lymphozyten	87

4.2.5	Primäre und sekundäre Immunantwort, immunologisches Gedächtnis	90	6	**Tumorerkrankungen** H. Moch, S. Lax, A. Tannapfel	131
4.2.6	Grundlagen und Mechanismen der immunologischen Toleranz	90	6.1	**Grundlagen der Tumorpathologie**	132
4.2.7	Apoptose	91	6.1.1	Grundbegriffe	132
4.3	**Fehlleistungen des Immunsystems: Überempfindlichkeitsreaktionen, Transplantatabstoßung und Autoimmunität**	91	6.1.2	Pathologisch-anatomische Klassifikation	135
			6.2	**Tumorwachstum**	142
			6.2.1	Klonales Wachstum	142
			6.2.2	Krebsstammzellen	143
4.3.1	Überempfindlichkeitsreaktionen	91	6.2.3	Tumorstroma	144
4.3.2	Transplantatabstoßung und Immunsuppression bei Transplantationen	97	6.3	**Invasion und Metastasierung**	144
			6.3.1	Lymphogene Metastasierung	145
4.3.3	Risiken nach Organtransplantationen	102	6.3.2	Hämatogene Metastasierung	145
4.3.4	Immunabwehr gegen Tumoren	103	6.3.3	Kavitäre Metastasierung	146
4.3.5	Autoimmunität – Autoimmunerkrankungen	103	6.3.4	Impfmetastasen	146
4.4	**Autoimmunerkrankungen**	105	6.4	**Epidemiologie**	146
4.4.1	Mechanismen der Gewebeschädigung	106	6.4.1	Inzidenz und Mortalität	146
4.4.2	Entstehung von Immuntoleranz und Pathogenese mangelnder Immuntoleranz	106	6.4.2	Altersverteilung	146
			6.4.3	Geschlechtsverteilung	146
4.4.3	Spektrum der Autoimmunerkrankungen	106	6.4.4	Geografische Faktoren	147
4.4.4	Kollagenosen	106	6.4.5	Genetische Faktoren	147
4.4.5	Systemische nichtinfektiöse Vaskulitiden	111	6.4.6	Chronische Entzündungen	149
4.4.6	Sarkoidose	111	6.5	**Molekulare Pathologie der Krebsentstehung**	149
4.5	**Defekte des erworbenen Immunsystems**	112	6.5.1	Molekulare Mehrschritt-Theorie der Tumorprogression	149
4.5.1	Störungen der B-Zell-vermittelten Immunität	114			
4.5.2	Störungen der T-Zell-vermittelten Immunität	115	6.5.2	Protoonkogene, Onkogene und Onkoproteine	149
4.5.3	Schwere kombinierte Immundefekte	115	6.5.3	Tumorsuppressorgene	155
4.5.4	Erworbene Immundefektsyndrome	116	6.5.4	Apoptoseresistenz	157
			6.5.5	Unbegrenztes Replikationspotenzial: Telomere, Telomerase	158
5	**Angeborene genetische Erkrankungen** M.R. Speicher†, H.C. Duba	117	6.5.6	DNA-Reparaturgene	159
5.1	**Struktur des Genoms**	117	6.5.7	Metabolische Veränderungen: der Warburg-Effekt	160
5.2	**Störungen des Genoms**	118			
5.2.1	Somatische und Keimbahnmutationen	118	6.5.8	Mikro-RNAs und Krebs	160
5.2.2	Mutation von Genen	119	6.5.9	Tumorangiogenese	161
5.2.3	Instabilität repetitiver Sequenzen (Polymorphismen und pathogene Trinukleotidexpansion)	120	6.6	**Molekulare Mechanismen von Invasion und Metastasierung**	162
			6.6.1	Invasion	162
5.2.4	Inaktivierung des X-Chromosoms und Imprinting	120	6.6.2	Metastasierung	163
5.2.5	Numerische und strukturelle chromosomale Aberration	120	6.7	**Tumorimmunität – Tumorantigene**	165
			6.8	**Kanzerogene**	166
5.3	**Vererbung von Merkmalen**	121	6.8.1	Chemische Kanzerogene	166
5.3.1	Autosomal-dominante Vererbung	122	6.8.2	Ernährung	168
5.3.2	Autosomal-rezessive Vererbung	124	6.8.3	Mikrobielle Kanzerogene	168
5.3.3	X-chromosomale Vererbung	125	6.8.4	Strahlen	170
5.3.4	Extrachromosomale (mitochondriale) Vererbung	127	6.9	**Klinische Aspekte von Tumorerkrankungen**	171
5.3.5	Vererbung von multifaktoriellen Merkmalen und Erkrankungen	127	6.9.1	Lokale Auswirkungen	171
			6.9.2	Systemische Auswirkungen	172
5.4	**Chromosomale Aberrationen**	128	6.10	**Pathologie und Tumordiagnostik**	175
5.4.1	Numerische Anomalien der Autosomen	128	6.10.1	Zytologische und histologische Diagnosesicherung	175
5.4.2	Numerische Anomalien der Gonosomen	128			
5.4.3	Uniparentale Disomie (UPD)	129	6.10.2	Tumorgraduierung (Grading) und Stadieneinteilung (Staging)	175
5.4.4	Störungen der Ploidie	129			

7	**Kreislauferkrankungen**	179
	H.A. Baba, J. Wohlschläger, D. Jonigk	
7.1	Grundformen der kardialen Überbelastung	180
7.1.1	Chronische Druckbelastung	181
7.1.2	Chronische Volumenbelastung	182
7.2	**Herzinsuffizienz**	182
7.2.1	Akute Herzinsuffizienz	183
7.2.2	Chronische Herzinsuffizienz	183
7.3	**Hyperämie**	184
7.3.1	Aktive Hyperämie	184
7.3.2	Passive Hyperämie	184
7.4	**Ödem**	185
7.5	**Störungen der Blutstillung und Blutgerinnung**	187
7.5.1	Komponenten der Hämostase	188
7.5.2	Blutungen	189
7.5.3	Thrombose	190
7.6	**Embolie**	193
7.6.1	Thromboembolie	193
7.6.2	Fettembolie	194
7.6.3	Septische Embolie	194
7.6.4	Tumorembolie	194
7.6.5	Luftembolie	195
7.6.6	Fruchtwasserembolie	195
7.6.7	Parenchymembolie	195
7.6.8	Fremdkörper- und Cholesterinembolie	195
7.7	**Ischämie**	195
7.8	**Infarkt**	195
7.8.1	Anämischer Infarkt	195
7.8.2	Hämorrhagischer Infarkt	196
7.8.3	Hämorrhagische Infarzierung	196
7.9	**Hypertonie**	197
7.9.1	Hypertonie im großen Kreislauf	197
7.9.2	Hypertonie im kleinen Kreislauf	199
7.9.3	Portale Hypertonie	199
7.10	**Schock**	199
7.10.1	Klassifikation des Schocks	200
7.10.2	Pathogenese des Schocks	200
7.10.3	Organveränderungen bei Schock	203
7.11	**Disseminierte intravasale Gerinnung (DIG)**	204
II	**Spezielle Pathologie**	207
8	**Zentrales Nervensystem**	209
	M. Glatzel, J. Haybäck, M. Neumann, M. Prinz	
8.1	**Hirnödem und intrakraniale Drucksteigerung**	210
8.1.1	Hirnödem	210
8.1.2	Intrakraniale Druckerhöhung und Massenverschiebungen	212
8.2	**Zerebrovaskuläre Erkrankungen**	213
8.2.1	Fokale zerebrale Ischämie	213
8.2.2	Globale zerebrale Ischämie	214
8.2.3	Zerebrale Hypoxie	216
8.2.4	Venöse Infarzierungen	216
8.2.5	Arterielle Hypertonie	216
8.2.6	Gefäßfehlbildungen	218
8.2.7	Intrakraniale Blutungen bei Koagulopathien	219
8.2.8	Perinatale Hirndurchblutungsstörungen	220
8.3	**Entwicklungsstörungen und Fehlbildungen**	222
8.3.1	Dysrhaphien	223
8.3.2	Differenzierungsstörungen des Prosenzephalons	224
8.3.3	Fehlbildungen des Rhombenzephalons	225
8.3.4	Migrationsstörungen	225
8.3.5	Hydrozephalus	227
8.4	**Schädel-Hirn-Trauma (SHT)**	228
8.4.1	Commotio cerebri	228
8.4.2	Schädelfraktur	229
8.4.3	Epidurales Hämatom	229
8.4.4	Subdurales Hämatom	229
8.4.5	Traumatische Subarachnoidalblutung	230
8.4.6	Contusio cerebri	230
8.4.7	Intrazerebrales Hämatom	231
8.4.8	Diffuse traumatische axonale Schädigung und traumatische Balkenblutung	231
8.4.9	Ischämische Läsionen	232
8.4.10	Carotis-Sinus-cavernosus-Fistel	232
8.4.11	Schussverletzungen	232
8.4.12	Posttraumatische Infektion	232
8.4.13	Liquorfistel	233
8.5	**Entzündungen**	233
8.5.1	Bakterielle Entzündungen	233
8.5.2	ZNS-Tuberkulose	235
8.5.3	Sarkoidose	236
8.5.4	Neurosyphilis	236
8.5.5	Pilzinfektionen	237
8.5.6	Parasitäre Infektionen	237
8.5.7	Virale Infektionen	238
8.5.8	Prion-Erkrankungen	242
8.6	**Neuroimmunologische Erkrankungen**	243
8.6.1	Multiple Sklerose	244
8.6.2	Para- und postinfektiöse Enzephalomyelitiden	245
8.6.3	Paraneoplastische Enzephalomyelopathien	246
8.7	**Toxische und metabolische ZNS-Schädigung**	246
8.7.1	Metalle	246
8.7.2	Alkohol (Ethanol)	246
8.7.3	Zytostatika	249
8.7.4	Vitaminmangel	250
8.7.5	Angeborene metabolische Enzephalopathien	251
8.7.6	Erworbene metabolische Enzephalopathien	252
8.8	**Neurodegenerative Erkrankungen**	253
8.8.1	Altersveränderungen des Gehirns	253
8.8.2	Alzheimer-Erkrankung	253
8.8.3	Frontotemporale Demenz	255
8.8.4	Chorea Huntington	256
8.8.5	Parkinson-Erkrankung	257
8.8.6	Olivopontozerebellare Atrophie (OPCA)	258
8.8.7	Friedreich-Ataxie	258

8.8.8	Degenerative Erkrankungen des Motoneurons	259		11.3	**Bindehaut (Konjunktiva)**	287
8.9	**Epilepsie**	259		11.3.1	Entzündungen (Konjunktivitiden)	287
8.10	**Hirntumoren**	260		11.3.2	Degenerationen	288
8.10.1	Astrozytome	261		11.3.3	Tumoren	288
8.10.2	Ependymom, ZNS-WHO-Grad 1, 2 oder 3	264		11.4	**Hornhaut (Kornea)**	288
8.10.3	Plexuspapillom, ZNS-WHO-Grad 1	265		11.4.1	Entzündungen (Keratitis)	288
8.10.4	Neuronale Tumoren	265		11.4.2	Degenerationen	289
8.10.5	Tumoren der Glandula pinealis	265		11.4.3	Dystrophien	289
8.10.6	Embryonale Tumoren	266		11.4.4	Tumoren	289
8.10.7	Meningeome, ZNS-WHO-Grad 1–3	266		11.5	**Lederhaut (Sklera)**	289
8.10.8	Primäre ZNS-Lymphome	268		11.5.1	Entzündungen (Skleritis und Episkleritis)	289
8.10.9	Metastasen	268		11.5.2	Intra- und episklerale Fremdkörper	290
8.10.10	Tumoren der Schädelbasis	268		11.6	**Vorderkammer**	290
8.10.11	Erbliche Tumorsyndrome	269		11.7	**Linse**	290
				11.7.1	(Sub-)Luxationen	290
9	**Peripheres Nervensystem**	273		11.7.2	Grauer Star (Katarakt)	290
	St. Frank, J. Weis			11.7.3	Kunstlinsen (Pseudophakos)	291
9.1	**Normale Struktur**	273		11.8	**Glaskörper**	291
9.2	**Grundlagen von Neuropathien**	273		11.9	**Netzhaut (Retina)**	291
9.2.1	Definitionen und Diagnostik	273		11.9.1	Ursachen retinaler Veränderungen	291
9.2.2	Pathologische Reaktionsmuster bei Neuropathien	274		11.9.2	Vaskuläre Erkrankungen	292
9.3	**Wichtige ätiologische Gruppen von Neuropathien**	275		11.9.3	Retinitis pigmentosa	292
				11.9.4	Netzhautablösung und Netzhautspaltung	292
9.3.1	Vaskuläre und interstitielle Neuropathien	275		11.9.5	Makuladegeneration	293
9.3.2	Hereditäre Neuropathien	275		11.9.6	Retinoblastom	293
9.3.3	Entzündliche Neuropathien/Neuritiden	277		11.10	**Gefäßhaut (Uvea)**	293
9.3.4	Immunpathologisch bedingte Neuritiden (speziell Guillain-Barré-Syndrom)	277		11.10.1	Regenbogenhaut (Iris)	293
				11.10.2	Ziliarkörper	294
9.3.5	Metabolische Neuropathien	277		11.10.3	Aderhaut (Chorioidea)	294
9.3.6	Toxische Neuropathien	277		11.11	**Sehnerv (N. opticus)**	295
9.4	**Tumoren des peripheren Nervensystems**	277		11.11.1	Sehnerventzündung (Neuritis nervi optici)	295
9.4.1	Neurinom	277		11.11.2	Vaskuläre Erkrankungen	295
				11.11.3	Optikusatrophie bei Glaukom	295
10	**Skelettmuskulatur**	279		11.11.4	Tumoren	295
	A. Bornemann, St. Frank, W. Stenzel			11.12	**Augenhöhle (Orbita)**	296
10.1	**Normale Struktur**	279		11.12.1	Entzündungen	296
10.2	**Neurogene Muskelatrophien**	279		11.12.2	Tumoren	296
10.3	**Primäre Muskelerkrankungen**	280		11.13	**Grüner Star (Glaukom)**	296
10.3.1	Muskeldystrophien	280		11.14	**Verletzung (Trauma)**	296
10.3.2	Kongenitale Myopathien	283		11.14.1	Verletzungsformen	296
10.3.3	Myofibrilläre Myopathien	283		11.14.2	Sympathische Ophthalmie	296
10.3.4	Myositiden	283		11.15	**Schrumpfung des Augapfels (Atrophia bulbi und Phthisis bulbi)**	296
10.3.5	Metabolische Myopathien	284				
10.3.6	Toxische/medikamenteninduzierte Myopathien	284		11.15.1	Atrophia bulbi	296
				11.15.2	Phthisis bulbi	297
11	**Auge**	285				
	P. Meyer			**12**	**Ohr**	299
11.1	**Normale Struktur und Funktion**	286			A. Agaimy	
11.2	**Lider (Blephara, Palpebrae)**	286		12.1	**Normale Struktur und Funktion**	299
11.2.1	Entzündungen	286		12.2	**Äußeres Ohr**	299
11.2.2	Xanthelasmen	286		12.2.1	Entzündliche Erkrankungen	299
11.2.3	Fehlstellungen (Ektropium und Entropium)	286		12.2.2	Nichtinfektiöse Erkrankungen	300
11.2.4	Tumoren	287		12.2.3	Tumoren	300

12.3	Mittelohr	300	15.3.1	Primärer Hyperparathyreoidismus	334
12.3.1	Entzündliche Erkrankungen	300	15.3.2	Sekundärer und tertiärer Hyperparathyreoidismus	335
12.3.2	Nichtneoplastische tumorartige Läsionen	300	15.4	Hypoparathyreoidismus	336
12.3.3	Tumoren	301			
12.3.4	Morbus Menière	303	**16**	**Nebennieren**	**339**
12.3.5	Tinnitus	303		A. Perren	
			16.1	Nebennierenrinde	339
13	**Hypophyse**	**305**	16.1.1	Normale Struktur und Funktion	339
	A. Perren, E. Hewer		16.1.2	Fehlbildungen	341
13.1	Normale Struktur und Funktion	305	16.1.3	Stoffwechselstörungen	341
13.1.1	Aufbau, Funktion und Steuerung der Hypophyse	305	16.1.4	Kreislaufstörungen	341
13.1.2	Physiopathologie neuroendokriner Regelkreise	306	16.1.5	Entzündungen	342
13.2	Adenohypophyse (Hypophysenvorderlappen)	307	16.1.6	Zysten und Pseudozysten	342
13.2.1	Hyperpituitarismus	307	16.1.7	Atrophie	342
13.2.2	Hypopituitarismus	310	16.1.8	Hyperplasie	342
13.3	Neurohypophyse (Hypophysenhinterlappen)	310	16.1.9	Tumoren	343
13.3.1	Diabetes insipidus und Syndrom der inadäquaten ADH-Sekretion (SIADH)	310	16.1.10	Überfunktionssyndrome	345
			16.1.11	Unterfunktionssyndrome	348
			16.2	Nebennierenmark und Paraganglien	350
14	**Schilddrüse**	**313**	16.2.1	Normale Struktur und Funktion	350
	A. Perren, S. Theurer		16.2.2	Tumoren des Nebennierenmarks	350
14.1	Normale Struktur und Funktion	313			
14.2	Kongenitale Anomalien	315	**17**	**Disseminiertes neuroendokrines System**	**353**
14.2.1	Allgemeines	315		A. Perren, H. Bläker	
14.2.2	Agenesie/Aplasie	315	17.1	Normale Struktur und Funktion	353
14.2.3	Ductus-thyreoglossus-Zyste	315	17.2	Nichtneoplastische Veränderungen	355
14.2.4	Ektopie der Schilddrüse	315	17.2.1	Magen	355
14.3	Struma	315	17.2.2	Endokrines Pankreas	355
14.4	Thyreoiditis	316	17.3	Neoplasien	355
14.4.1	Subakute granulomatöse Thyreoiditis	316	17.3.1	Neoplasien des Bronchialsystems, des Magen-Darm-Trakts, des Urogenitaltrakts und der Haut	355
14.4.2	Autoimmunthyreoiditis Hashimoto	318	17.3.2	Neoplasien des Pankreas	357
14.4.3	Invasiv-sklerosierende Perithyreoiditis	319			
14.5	Funktionsstörungen	319	**18**	**Polyglanduläre Störungen**	**361**
14.5.1	Hypothyreose	319		A. Perren, H. Bläker	
14.5.2	Hyperthyreose	320	18.1	Grundlagen	361
14.6	Solitärer Knoten der Schilddrüse	323	18.2	Multiple endokrine Neoplasie Typ 1 (MEN 1)	361
14.7	Tumoren der Schilddrüse	324	18.3	Multiple endokrine Neoplasie Typ 2 (MEN 2)	363
14.7.1	Allgemeines	324	18.4	Pluriglanduläre endokrine Insuffizienz	366
14.7.2	Gutartige Tumoren mit Follikelepithelzelldifferenzierung	326			
14.7.3	Low-risk-Tumoren mit Follikelepithelzelldifferenzierung	327	**19**	**Herz**	**367**
				H. A. Baba, D. Jonigk, J. Wohlschläger	
14.7.4	Bösartige Tumoren mit Follikelepithelzelldifferenzierung	327	19.1	Normale Struktur und Funktion	368
14.7.5	Tumoren mit C-Zell-Differenzierung	331	19.2	Fehlbildungen	369
14.7.6	Nichtepitheliale Tumoren	331	19.2.1	Herzentwicklung	369
14.7.7	Metastasen in der Schilddrüse	331	19.2.2	Blutzirkulation vor der Geburt	370
			19.2.3	Einteilung der Herzfehlbildungen	370
15	**Nebenschilddrüsen**	**333**	19.2.4	Arteriovenöse Shuntvitien	371
	A. Perren		19.2.5	Venoarterielle Shuntvitien	373
15.1	Normale Struktur und Funktion	333	19.2.6	Obstruktive Erkrankungen	375
15.2	Agenesie und Aplasie	334	19.3	Störungen des Reizleitungssystems	376
15.3	Hyperparathyreoidismus	334	19.3.1	Erregungsbildungsstörungen	377
			19.3.2	Erregungsleitungsstörungen	378

19.4	Endokard	379	21.2	Nichtneoplastische Störungen der Erythropoese	430
19.4.1	Endokarditis	379	21.2.1	Anämien	430
19.4.2	Erworbene Herzklappenfehler	384	21.2.2	Polyglobulie	436
19.5	Koronare Herzkrankheit	387	21.3	Nichtneoplastische Störungen der Granulopoese, Monozytopoese und Lymphozytopoese	436
19.5.1	Angina pectoris und relative Koronarinsuffizienz	388	21.3.1	Morphologische Störungen der Granulopoese	436
19.5.2	Myokardinfarkt	390	21.3.2	Quantitative Störungen der Granulopoese	436
19.6	Kardiomyopathien	394	21.3.3	Quantitative Störungen der Monozytopoese	437
19.6.1	Primäre Kardiomyopathien	395	21.3.4	Quantitative Störungen der Lymphopoese	437
19.6.2	Sekundäre Kardiomyopathien	398	21.4	Nichtneoplastische Störungen der Thrombopoese	437
19.6.3	Erworbene Kardiomyopathien	398			
19.7	Plötzlicher Herztod	402	21.4.1	Kongenitale funktionelle Defekte der Thrombozyten	437
19.8	Perikard	403			
19.8.1	Perikarderguss	403	21.4.2	Quantitative Störungen der Thrombopoese	438
19.8.2	Perikarditis	403	21.5	Infektionen und reaktive Veränderungen in Blut und Knochenmark	438
19.9	Tumoren des Herzens	404			
19.9.1	Primäre Tumoren des Herzens	404	21.5.1	Infektionskrankheiten	438
19.9.2	Sekundäre Tumoren des Herzens	405	21.5.2	Sonstige reaktive Knochenmarkveränderungen	438
19.10	Beteiligung des Herzens im Rahmen einer SARS-Cov-2-Infektion	405	21.6	Myelodysplastische Syndrome	439
			21.7	Myeloproliferative Neoplasien	440
20	**Gefäße**	**407**	21.8	Akute myeloische Leukämie	445
	G.B. Baretton, C. Wickenhauser		21.9	Maligne Lymphome im Knochenmark	447
20.1	Normale Struktur und Funktion	408	21.9.1	Multiples Myelom (Plasmazellmyelom)	447
20.1.1	Zelltypen	408	21.9.2	Akute lymphoblastische Leukämie	448
20.1.2	Arterien und Arteriolen	408	21.9.3	Chronische lymphozytische Leukämie	449
20.1.3	Kapillaren, postkapilläre Venolen, Venen	409	21.9.4	Haarzellenleukämie	449
20.1.4	Lymphgefäße	409	21.9.5	Weitere Lymphome	450
20.2	Reaktionen von Zellen der Gefäßwand auf Schäden	409	21.10	Metastatische Knochenmarkinfiltration	450
			21.11	Hämatopoetische Stammzelltransplantation	450
20.3	Arteriosklerose	410	21.12	CAR-T-Zelltherapie	450
20.3.1	Atherosklerose	410			
20.3.2	Mediasklerose Mönckeberg	416	**22**	**Lymphatisches System**	**453**
20.4	Arteriolosklerose	416		F. Fend, W. Klapper, A. Rosenwald, P. Ströbel	
20.5	Arteriolonekrose	417	22.1	Normale Struktur und Funktion des lymphatischen Systems	454
20.6	Idiopathische Medianekrose	417			
20.7	Aneurysmen	418	22.1.1	Primäre lymphatische Organe	454
20.7.1	Atherosklerotisches Aneurysma	418	22.1.2	Sekundäre lymphatische Organe	454
20.7.2	Kongenitales Aneurysma	419	22.2	Lymphknoten und extranodales lymphatisches System	456
20.7.3	Aortendissektion (Aneurysma dissecans)	419			
20.7.4	Entzündliches Aneurysma	420	22.2.1	Entzündungen und andere reaktive Veränderungen	456
20.7.5	Arteriovenöses Aneurysma	420	22.2.2	Maligne Lymphome	460
20.8	Vaskulitiden	420	22.3	Milz	471
20.8.1	Arterien	420	22.3.1	Normale Struktur und Funktion	471
20.8.2	Venen	425	22.3.2	Fehlbildungen	472
20.9	Gefäßtumoren	426	22.3.3	Splenomegalie	472
			22.3.4	Kreislaufstörungen	473
21	**Blut und Knochenmark**	**427**	22.3.5	Hyperplasie, Entzündungen	473
	H.M. Kvasnicka, F. Fend, C. Wickenhauser, H.A. Baba		22.3.6	Generalisierte Erkrankungen	475
21.1	Normale Struktur und Funktion der Hämatopoese	428	22.3.7	Tumoren	475
			22.4	Thymus	476
21.1.1	Erythropoese	428	22.4.1	Normale Struktur und Funktion	476
21.1.2	Granulopoese	428	22.4.2	Fehlbildungen	476
21.1.3	Monopoese	428	22.4.3	Entzündungen	477
21.1.4	Thrombopoese	428	22.4.4	Tumoren	478

23 Obere Atemwege ... 481
A. Soltermann, A. Agaimy, W. Weichert†

23.1 Nase und Nebenhöhlen ... 481
- 23.1.1 Äußere Nase ... 481
- 23.1.2 Innere Nase und Nebenhöhlen ... 481

23.2 Nasopharynx ... 483
- 23.2.1 Entzündungen ... 483
- 23.2.2 Tumoren ... 483

23.3 Oro-/Hypopharynx ... 484
- 23.3.1 Entwicklung und Fehlbildungen ... 484
- 23.3.2 Entzündungen ... 484
- 23.3.3 Tumoren ... 485

23.4 Larynx ... 485
- 23.4.1 Fehlbildung ... 485
- 23.4.2 Traumen ... 486
- 23.4.3 Ödem und Entzündung ... 486
- 23.4.4 Tumoren ... 486

24 Lunge ... 489
S. Savic Prince, D. Jonigk, L. Bubendorf

24.1 Normale Struktur und Funktion ... 490
24.2 Belüftungsstörungen der Lunge ... 492
- 24.2.1 Atelektase ... 492
- 24.2.2 Emphysem ... 493

24.3 Bronchiale Erkrankungen ... 496
- 24.3.1 Bronchiale Obstruktion ... 496
- 24.3.2 Akute Bronchitis/Bronchiolitis ... 496
- 24.3.3 Bronchiolitis ... 496
- 24.3.4 Bronchiektasen ... 497
- 24.3.5 Asthma ... 498
- 24.3.6 Erkrankungen der Trachea ... 499

24.4 Raucherbedingte Lungenerkrankungen ... 500
- 24.4.1 Chronische obstruktive Lungenerkrankung (COPD) ... 500
- 24.4.2 Pulmonale Langerhans-Zell-Histiozytose ... 501
- 24.4.3 Respiratorische Bronchiolitis und respiratorische Bronchiolitis mit interstieller Lungenerkrankung ... 502
- 24.4.4 Desquamative interstielle Pneumonie (DIP) ... 502

24.5 Kreislaufstörungen der Lunge ... 503
- 24.5.1 Blutstauung der Lungen („Lungenstauung") ... 503
- 24.5.2 Lungenödem ... 504
- 24.5.3 Pulmonale Hypertonie ... 504
- 24.5.4 Lungenembolie ... 505
- 24.5.5 Cor pulmonale ... 506

24.6 Entzündliche Lungenerkrankungen/Pneumonien ... 506
- 24.6.1 Alveoläre Pneumonien ... 507
- 24.6.2 Interstielle Pneumonien ... 509
- 24.6.3 Granulomatöse Lungenerkrankungen ... 514

24.7 Alveolarproteinose ... 517
24.8 Pneumokoniosen ... 518
24.9 Tumoren der Lunge ... 519
- 24.9.1 Epidemiologie ... 519
- 24.9.2 Ätiologie ... 519
- 24.9.3 Klinik und Diagnostik ... 519
- 24.9.4 Topografie und makroskopische Befunde ... 520
- 24.9.5 Histologische Klassifikation der Lungentumoren ... 520
- 24.9.6 Genetische Untersuchung von Lungenkarzinomen ... 525
- 24.9.7 Lungenmetastasen ... 525

24.10 Zytopathologie von Lungenerkrankungen ... 526
- 24.10.1 Bronchoalveoläre Lavage (BAL) ... 526
- 24.10.2 Tumoren ... 526
- 24.10.3 Bedeutung der Zytologie in der Diagnostik von Lungenerkrankungen ... 527

25 Pleura ... 529
A. Tannapfel, M. Brockmann, I.S. Feder

25.1 Normale Struktur und Funktion ... 529
25.2 Inhaltsveränderungen ... 530
- 25.2.1 Pneumothorax ... 530
- 25.2.2 Pleuraerguss ... 530
- 25.2.3 Pleuraplaques ... 531

25.3 Entzündungen ... 531
- 25.3.1 Fibrinöse, serofibrinöse und granulomatöse Pleuritis ... 531
- 25.3.2 Pleuraempyem ... 531

25.4 Tumoren ... 532
- 25.4.1 Primäre benigne Pleuratumoren ... 532
- 25.4.2 Primäre maligne Pleuratumoren ... 533
- 25.4.3 Sekundäre Pleuratumoren: Metastasen ... 533

26 Mundhöhle, Zähne und Speicheldrüsen ... 535
A. Agaimy, N. Rupp, D. Baumhoer

26.1 Mundhöhle ... 536
- 26.1.1 Normale Struktur und Funktion ... 536
- 26.1.2 Fehlbildungen und Anomalien ... 536
- 26.1.3 Zysten ... 537
- 26.1.4 Stomatitis ... 537
- 26.1.5 Veränderungen der Mundhöhle bei anderen Erkrankungen ... 539
- 26.1.6 Tumoren ... 539

26.2 Zähne ... 542
- 26.2.1 Normale Struktur und Funktion ... 542
- 26.2.2 Zahnkaries ... 544
- 26.2.3 Pulpaentzündungen ... 544
- 26.2.4 Erkrankungen des Zahnhalteapparats ... 544
- 26.2.5 Tumorartige Gingivawucherungen ... 544
- 26.2.6 Kieferzysten ... 544
- 26.2.7 Tumoren ... 547

26.3 Speicheldrüsen ... 549
- 26.3.1 Normale Struktur und Funktion ... 549
- 26.3.2 Fehlbildungen ... 550
- 26.3.3 Sialolithiasis ... 550
- 26.3.4 Sialadenitis ... 550
- 26.3.5 Sialadenose ... 553
- 26.3.6 Zysten ... 553
- 26.3.7 Tumoren ... 554

27 Ösophagus ... 561
W. Jochum, G. Baretton, M. Werner

- 27.1 Normale Struktur und Funktion ... 561
- 27.2 Fehlbildungen ... 562
- 27.3 Achalasie ... 562
- 27.4 Veränderungen der Ösophaguslichtung ... 563
  - 27.4.1 Divertikel ... 563
  - 27.4.2 Ösophagusmembran/-ring ... 563
  - 27.4.3 Intramurale Pseudodivertikulose ... 563
  - 27.4.4 Dysphagia lusoria ... 563
- 27.5 Hiatushernie ... 564
- 27.6 Ösophagitis ... 564
  - 27.6.1 Refluxösophagitis ... 564
  - 27.6.2 Verätzungsösophagitis ... 565
  - 27.6.3 Herpesösophagitis ... 565
  - 27.6.4 Zytomegalieösophagitis ... 565
  - 27.6.5 Soorösophagitis ... 565
  - 27.6.6 Eosinophile Ösophagitis ... 566
  - 27.6.7 Andere Ösophagitisformen ... 566
- 27.7 Blutungen ... 566
- 27.8 Ösophagusruptur/-perforation ... 566
- 27.9 Weitere nichtneoplastische Epithelveränderungen ... 567
- 27.10 Tumoren ... 567
  - 27.10.1 Papillom ... 567
  - 27.10.2 Barrett-Mukosa ... 567
  - 27.10.3 Dysplasie ... 568
  - 27.10.4 Plattenepithelkarzinom ... 568
  - 27.10.5 Adenokarzinom ... 569
  - 27.10.6 Mesenchymale und andere Tumoren ... 570

28 Magen ... 571
W. Jochum, G. Baretton

- 28.1 Normale Struktur und Funktion ... 571
- 28.2 Fehlbildungen ... 572
- 28.3 Motilitätsstörungen ... 572
- 28.4 Lichtungsveränderungen, abnormer Mageninhalt ... 572
- 28.5 Stoffwechselstörungen ... 572
- 28.6 Kreislaufstörungen ... 572
  - 28.6.1 Blutstauung ... 572
  - 28.6.2 Magenblutungen ... 572
- 28.7 Gastritis ... 572
  - 28.7.1 Klassifikation ... 572
  - 28.7.2 Autoimmune Gastritis ... 573
  - 28.7.3 Bakterielle Gastritis ... 574
  - 28.7.4 Chemisch-reaktive Gastritis ... 575
  - 28.7.5 Weitere Gastritis-Formen ... 575
- 28.8 Schleimhautdefekte: Erosion und Ulkus ... 576
  - 28.8.1 Erosion ... 576
  - 28.8.2 Ulkus ... 576
- 28.9 Hyperplasien der Magenschleimhaut ... 577
  - 28.9.1 Umschriebene Hyperplasien ... 578
  - 28.9.2 Diffuse Hyperplasien ... 578
- 28.10 Metaplasien der Magenschleimhaut ... 579
  - 28.10.1 Intestinale Metaplasie ... 579
  - 28.10.2 Gastrale Metaplasie ... 580
- 28.11 Tumoren ... 580
  - 28.11.1 Adenom ... 580
  - 28.11.2 Dysplasie ... 580
  - 28.11.3 Magenkarzinom ... 580
  - 28.11.4 Neuroendokrine Tumoren ... 582
  - 28.11.5 Mesenchymale Tumoren ... 582
  - 28.11.6 Maligne Lymphome ... 582

29 Duodenum ... 583
W. Jochum, G. Baretton

- 29.1 Normale Struktur und Funktion ... 583
- 29.2 Fehlbildungen ... 583
- 29.3 Duodenitis ... 583
  - 29.3.1 Chronisch aktive Duodenitis ... 583
  - 29.3.2 Weitere Duodenitisformen ... 584
- 29.4 Ulcus duodeni ... 584
- 29.5 Tumoren ... 585
  - 29.5.1 Adenom ... 585
  - 29.5.2 Karzinom ... 585
  - 29.5.3 Neuroendokrine Tumoren ... 585
  - 29.5.4 Mesenchymale Tumoren ... 585

30 Jejunum und Ileum ... 587
Ch. Röcken, R. Langer

- 30.1 Normale Struktur und Funktion ... 587
- 30.2 Kongenitale Fehlbildungen ... 588
  - 30.2.1 Rotations- und Fixationsanomalien ... 588
  - 30.2.2 Atresien und Stenosen ... 588
  - 30.2.3 Meckel-Divertikel ... 588
  - 30.2.4 Hamartien, Phakomatosen ... 589
- 30.3 Mechanisch verursachte Krankheitsbilder ... 589
  - 30.3.1 Invagination ... 589
  - 30.3.2 Volvulus ... 590
- 30.4 Ileus ... 590
  - 30.4.1 Mechanischer Ileus ... 590
  - 30.4.2 Paralytischer Ileus ... 591
- 30.5 Vaskulär verursachte Erkrankungen ... 591
  - 30.5.1 Arterielle Verschlüsse ... 591
  - 30.5.2 Durchblutungsstörungen ohne arteriellen Verschluss ... 593
  - 30.5.3 Venöse Hyperämie und Mesenterialvenenthrombose ... 593
  - 30.5.4 Intestinale Lymphangiektasie ... 593
- 30.6 Malassimilation ... 594
  - 30.6.1 Maldigestion ... 594
  - 30.6.2 Malabsorption ... 594
  - 30.6.3 Zöliakie ... 595
  - 30.6.4 Seltene Malassimilationssyndrome ... 598
- 30.7 Entzündliche Erkrankungen ... 598
  - 30.7.1 Bakterielle Enteritiden ... 599
  - 30.7.2 Virale Enteritiden ... 602
  - 30.7.3 Enteritiden durch Pilze ... 602

30.7.4	Enteritiden durch Protozoen	603		32.9.1	Entzündliche Erkrankungen	634
30.7.5	Enteritiden durch Helminthen	603		32.9.2	Condyloma acuminatum, bowenoide Papulose	634
30.8	**Tumoren**	603		32.9.3	Anale plattenepitheliale Dysplasie	634
30.8.1	Epitheliale Tumoren	604		32.9.4	Analkanalkarzinom	635
30.8.2	Mesenchymale Tumoren	604		32.9.5	Weitere Tumoren und tumorartige Läsionen	635

31 Appendix 605
Ch. Röcken

31.1	Normale Struktur und Funktion	605
31.2	Fehlbildungen	605
31.3	Entzündliche Erkrankungen	605
31.3.1	Akute Appendizitis	605
31.3.2	Chronische bzw. rezidivierende Appendizitis	607
31.4	Neurogene Appendikopathie	607
31.5	Mukozele	608
31.6	Tumoren	608

32 Kolon, Rektum und Analkanal 611
W. Jochum, A. Weber, G. Baretton, D. Horst

32.1	Normale Struktur	612
32.2	Divertikel	612
32.3	Vaskulär bedingte Erkrankungen des Kolons und Rektums	613
32.3.1	Ischämische Kolopathie	613
32.3.2	Hämorrhagische Infarzierung	613
32.4	Kolitis	614
32.4.1	Infektiöse Kolitis	614
32.4.2	Idiopathische chronisch-entzündliche Darmerkrankungen	615
32.4.3	Mikroskopische Kolitis	619
32.4.4	Allergieassoziierte Kolitis	621
32.4.5	Medikamentenassoziierte (Entero-)Kolitis	621
32.4.6	Strahleninduzierte (Entero-)Kolitis	622
32.5	Weitere, nichtneoplastische Dickdarmerkrankungen	622
32.5.1	Melanosis coli	622
32.5.2	Pneumatosis intestinalis	623
32.5.3	Amyloidose	623
32.5.4	Rektaler Mukosaprolaps	623
32.5.5	Malakoplakie	623
32.6	Kolorektale Tumoren	624
32.6.1	Serratierte Läsionen und Polypen	624
32.6.2	Adenom	625
32.6.3	Karzinom	625
32.6.4	Lynch-Syndrom	628
32.6.5	Neuroendokrine Tumoren	629
32.6.6	Nichtepitheliale Tumoren	629
32.7	Tumorartige Läsionen	630
32.7.1	Hamartomatöse Polypen	630
32.7.2	Lymphoider Polyp	630
32.7.3	Endometriose	631
32.8	Polypose-Syndrome	631
32.9	Analkanal	634

33 Leber und intrahepatische Gallenwege 637
P. Schirmacher, M. Trauner, C. Lackner, A. Weber, H.A. Baba, M. Evert

33.1	Normale Struktur und Funktion	638
33.1.1	Struktur	638
33.1.2	Funktion	639
33.2	Fehlbildungen und Entwicklungsstörungen	639
33.2.1	Fehlbildungen der Leber und der intrahepatischen Gallengänge	639
33.2.2	Vaskuläre Anomalien	640
33.3	Bilirubinmetabolismus und Ikterus	640
33.3.1	Bilirubin und Bilirubinstoffwechsel	640
33.3.2	Hyperbilirubinämie, Ikterus (Gelbsucht) und Cholestase	641
33.4	Entzündliche Lebererkrankungen	645
33.4.1	Akute Virushepatitis	645
33.4.2	Chronische Hepatitis	650
33.4.3	Nichtvirale Infektionen der Leber	652
33.4.4	Granulomatöse Entzündungen („granulomatöse Hepatitis")	654
33.5	Toxische und medikamentöse Leberschäden	655
33.5.1	Definitionen und biochemische Grundlagen	655
33.5.2	Toxisch bedingte pathologische Veränderungen	655
33.5.3	Alkoholischer Leberschaden	657
33.6	Fettlebererkrankung	658
33.7	Entzündung der intrahepatischen Gallenwege (Cholangitis)	659
33.7.1	Akute eitrige Cholangitis	660
33.7.2	Primär biliäre Cholangitis (vormals: primär biliäre Zirrhose)	660
33.7.3	Sklerosierende Cholangitis	661
33.8	Folgezustände von Lebererkrankungen	662
33.8.1	Leberfibrose	662
33.8.2	Leberzirrhose	663
33.8.3	Leberversagen	664
33.9	Zirkulationsstörungen in der Leber und im Pfortadersystem	665
33.9.1	Anatomische Vorbemerkungen	665
33.9.2	Störung des Pfortaderblutflusses	665
33.9.3	Arterielle Verschlüsse (A. hepatica)	665
33.9.4	Leber bei Schock	665
33.9.5	Störung des Blutabflusses aus der Leber	665
33.9.6	Portale Hypertonie	666
33.10	Metabolische Erkrankungen	667
33.10.1	Eisenspeicherkrankheiten	667
33.10.2	Morbus Wilson	668
33.10.3	α_1-Antitrypsin-(AAT-)Mangel	669

33.10.4	Andere Stoffwechselstörungen	670	35.5.2 Seltene Pankreastumoren	691
33.11	**Neoplastische Erkrankungen**	670	35.6 **Tumoren der Papilla Vateri**	693

33.10.4 Andere Stoffwechselstörungen 670
33.11 **Neoplastische Erkrankungen** 670
33.11.1 Benigne epitheliale Tumoren 670
33.11.2 Maligne epitheliale Tumoren 671
33.11.3 Mesenchymale Tumoren 674
33.11.4 Leberbeteiligung bei Neoplasien des blutbildenden und lymphoretikulären Systems 674
33.11.5 Lebermetastasen 674
33.12 **Lebererkrankungen und Ikterus im Kindesalter** ... 674
33.12.1 Neugeborenenikterus 675
33.12.2 Pathologische Form des Neugeborenenikterus 675
33.12.3 Hepatitis 675
33.12.4 Gallengangsveränderungen (infantile obstruktive Cholangiopathie) 675
33.12.5 Reye-Syndrom 676
33.12.6 Andere Ursachen des Ikterus in der Neugeborenenperiode 677
33.12.7 Leberzirrhose im Kindesalter 677
33.12.8 Stoffwechselstörungen 677
33.13 **Schwangerschaft und Leber** 677
33.13.1 Icterus e graviditate 677
33.13.2 Icterus in graviditate 677
33.14 **Pathologie der transplantierten Leber** 677

34 Gallenblase und extrahepatische Gallenwege 679
P. Schirmacher, W. Jochum, C. Lackner
34.1 **Normale Struktur und Funktion** 679
34.2 **Anomalien** 679
34.2.1 Gallenblase 679
34.2.2 Ductus choledochus: Choledochuszyste 679
34.3 **Gallensteine** 680
34.3.1 Cholesterinsteine 681
34.3.2 Pigmentsteine 681
34.4 **Entzündungen** 682
34.4.1 Akute Cholezystitis 682
34.4.2 Chronische Cholezystitis 682
34.5 **Lipoidose** 683
34.6 **Entzündungen der extrahepatischen Gallenwege** 683
34.7 **Tumoren** 683
34.7.1 Maligne Tumoren 683

35 Pankreas 685
I. Esposito
35.1 **Normale Struktur und Funktion** 685
35.2 **Kongenitale Anomalien** 685
35.3 **Genetisch bedingte Erkrankungen** 685
35.4 **Pankreatitis** 686
35.4.1 Akute Pankreatitis 686
35.4.2 Chronische Pankreatitis 687
35.5 **Tumoren des exokrinen Pankreas** 690
35.5.1 Duktales Adenokarzinom 690

35.5.2 Seltene Pankreastumoren 691
35.6 **Tumoren der Papilla Vateri** 693

36 Peritoneum 695
F.A. Offner, E. Wardelmann
36.1 **Normale Struktur und Funktion** 695
36.2 **Peritonitis** 696
36.2.1 Akute Peritonitis 696
36.2.2 Chronische Peritonitis 696
36.2.3 Tuberkulöse Peritonitis 697
36.3 **Tumoren** 697
36.3.1 Malignes Mesotheliom 697
36.3.2 Primäres Karzinom des Peritoneums 697
36.3.3 Peritonealkarzinose 697
36.3.4 Pseudomyxoma peritonei 697
36.3.5 Mesenchymale Tumoren 698
36.4 **Tumorähnliche Läsionen** 698
36.4.1 Papilläre mesotheliale Hyperplasie 698
36.4.2 Zysten 698
36.4.3 Retroperitoneale Fibrose 698
36.5 **Abnormer Inhalt der Bauchhöhle** 698
36.5.1 Aszites 698
36.5.2 Hämaskos 699
36.5.3 Pneumoperitoneum 699
36.6 **Hernien** 699
36.6.1 Äußere Hernien 699
36.6.2 Innere Hernien 700
36.6.3 Komplikationen der Hernien 701

37 Niere 703
H. Moch, K. Amann, A. Gaspert, R. Kain
37.1 **Normale Struktur und Funktion** 704
37.2 **Fehlbildungen** 704
37.3 **Zystische Nierenerkrankungen** 706
37.3.1 Nierenzysten 706
37.3.2 Zystennieren 706
37.4 **Glomeruläre Erkrankungen** 707
37.4.1 Glomerulonephritis 707
37.4.2 Glomerulopathie 718
37.5 **Tubulopathien** 719
37.5.1 Akutes ischämisches Nierenversagen 719
37.5.2 Akutes toxisches Nierenversagen 720
37.5.3 Nephrokalzinose 720
37.5.4 Uratnephropathie 720
37.5.5 Tubuläre Speicherungen 721
37.6 **Interstitielle Nephritiden** 721
37.6.1 Bakterielle interstitielle Nephritiden 721
37.6.2 Obstruktive Nephropathie 723
37.6.3 Sonderform Refluxnephropathie 723
37.6.4 Abakterielle interstitielle Nephritiden 723
37.6.5 Nierentuberkulose 724
37.7 **Kreislaufstörungen** 724
37.7.1 Arterielle Störungen 724

37.7.2	Venöse Störungen	724	39.3.1	Normale Struktur und Funktion	754
37.7.3	Allgemeine Kreislaufstörungen	724	39.3.2	Nichtneoplastische Erkrankungen	754
37.8	**Gefäßerkrankungen**	**725**	39.3.3	Tumoren	754
37.8.1	Atherosklerose	725	**39.4**	**Prostata**	**755**
37.8.2	Arteriolosklerose	725	39.4.1	Normale Struktur und Funktion	755
37.8.3	Thrombotische Mikroangiopathie (TMA)	725	39.4.2	Prostatitis	755
37.8.4	Fibromuskuläre Dysplasie (FMD)	726	39.4.3	Benigne Prostatahyperplasie (BPH)	755
37.9	**Schrumpfnieren**	**726**	39.4.4	Tumoren	756
37.10	**Nierentransplantation**	**726**	**39.5**	**Penis und Skrotum**	**759**
37.10.1	Akute Abstoßung	726	39.5.1	Normale Struktur und Funktion	759
37.10.2	Chronische Abstoßung	727	39.5.2	Kongenitale Anomalien	759
37.11	**Nierentumoren**	**728**	39.5.3	Zirkulationsstörungen	759
37.11.1	Benigne epitheliale Tumoren	728	39.5.4	Unspezifische Entzündungen und venerische Infektionen	760
37.11.2	Nierenzellkarzinom	728	39.5.5	Tumoren	760
37.11.3	Nierenbeckenkarzinom	732			
37.11.4	Nephroblastom	732	**40**	**Weibliche Geschlechtsorgane**	**761**
37.11.5	Mesenchymale Tumoren	732		S.F. Lax, L.C. Horn, A. Noske, A. Staebler	
37.11.6	Metastasen	732	**40.1**	**Ovar**	**762**
			40.1.1	Normale Struktur und Funktion	762
38	**Ableitende Harnwege**	**733**	40.1.2	Fehlbildungen	763
	A. Hartmann, G. Sauter, P.J. Wild		40.1.3	Erworbene Funktionsstörungen (Endokrinopathien)	763
38.1	**Normale Struktur und Funktion**	**733**	40.1.4	Zirkulationsstörungen	763
38.2	**Fehlbildungen**	**733**	40.1.5	Nichtneoplastische und funktionelle Ovarialzysten	763
38.2.1	Nierenbecken und Ureteren	733	40.1.6	Tumoren	765
38.2.2	Harnblase und Urethra	734	**40.2**	**Tube**	**774**
38.3	**Entzündungen**	**734**	40.2.1	Normale Struktur und Funktion	774
38.3.1	Infektiöse Entzündungen	734	40.2.2	Fehlbildungen	774
38.3.2	Nichtinfektiöse Entzündungen	735	40.2.3	Adnexitis	775
38.4	**Obstruktive Läsionen der ableitenden Harnwege**	**735**	40.2.4	Tumorartige Läsionen und Tumoren	775
38.5	**Urolithiasis**	**735**	**40.3**	**Uterus**	**775**
38.6	**Tumoren der ableitenden Harnwege**	**736**	40.3.1	Normale Struktur und Funktion	775
38.6.1	Tumorähnliche Läsionen	736	40.3.2	Fehlbildungen	776
38.6.2	Tumorvorstufen	736	40.3.3	Endometrium	776
38.6.3	Benigne epitheliale Tumoren	737	40.3.4	Myometrium	784
38.6.4	Maligne epitheliale Tumoren	737	40.3.5	Cervix uteri	786
			40.4	**Vagina**	**793**
39	**Männliche Geschlechtsorgane**	**741**	40.4.1	Fehlbildungen	794
	G. Kristiansen, P.K. Bode, S. Perner		40.4.2	Kolpitis	794
39.1	**Hoden**	**741**	40.4.3	Tumoren und tumorartige Läsionen	794
39.1.1	Normale Struktur und Funktion	741	**40.5**	**Vulva**	**795**
39.1.2	Kongenitale Anomalien	742	40.5.1	Normale Struktur und Funktion	795
39.1.3	Kreislaufstörungen	743	40.5.2	Fehlbildungen	795
39.1.4	Hodenentzündung (Orchitis)	743	40.5.3	Vulvitis	795
39.1.5	Hypogonadismus (männliche Infertilität)	745	40.5.4	Chronische Vulvaerkrankungen	796
39.1.6	Hodentumoren	747	40.5.5	Tumorähnliche Läsionen	796
39.2	**Nebenhoden, Samenleiter, Samenstrang, Hodenhüllen**	**752**	40.5.6	Tumoren	796
39.2.1	Normale Struktur und Funktion	752	**41**	**Schwangerschaft, Perinatalperiode und Kindesalter**	**799**
39.2.2	Kongenitale Anomalien	753		P.K. Bode, T. Menter, A.M. Müller	
39.2.3	Spermatozele, Hydrozele	753	**41.1**	**Normaler Aufbau und Funktion der Plazenta**	**800**
39.2.4	Entzündungen	753	**41.2**	**Pathologie der Plazenta**	**800**
39.2.5	Paratestikuläre Tumoren	754			
39.3	**Samenblase**	**754**			

41.2.1	Plazentationsstörungen	800	42.5.6	Papillom	834
41.2.2	Extrauterine Gravidität	801	42.5.7	Adenomyoepitheliome	834
41.2.3	Trophoblasterkrankungen	801	42.5.8	Phyllodes-Tumor	834
41.2.4	Mehrlingsschwangerschaften	803	42.5.9	Karzinome	834
41.2.5	Kreislaufstörungen	804	42.5.10	In-situ-Karzinome	836
41.2.6	Plazentainsuffizienz	806	42.5.11	Invasives Mammakarzinom	839
41.3	**Intrauterine und perinatale Infektionen**	**807**	42.5.12	Sarkome und maligne Lymphome der Mamma	843
41.3.1	Infektionswege	807	**42.6**	**Männliche Mamma**	**844**
41.3.2	Bakterielle Infektionen	807	42.6.1	Gynäkomastie	844
41.3.3	Protozoen und Pilze	809	42.6.2	Mammakarzinom des Mannes	844
41.3.4	Virale Infektionen	810			
41.4	**Kongenitale Anomalien und Fehlbildungen**	**812**	**43**	**Haut**	**845**
41.4.1	Epidemiologie und Ursachen	812		K. Glatz, B. Zelger	
41.4.2	Einteilung und Definitionen	812	**43.1**	**Normale Struktur und Funktion**	**845**
41.4.3	Fehlbildungssyndrome	812	43.1.1	Aufbau der Haut	845
41.4.4	Entwicklungsstörungen des Skeletts	816	43.1.2	Pathophysiologische Grundmechanismen	847
41.5	**Hydrops des Fetus und der Plazenta**	**817**	43.1.3	Die histologische Musteranalyse der entzündlichen Dermatosen (nach A. B. Ackerman)	848
41.6	**Adaptationsstörungen des Neugeborenen**	**818**	43.1.4	Dermatopathologische Grundbegriffe	848
41.6.1	Anpassungsstörungen der Lunge	818	**43.2**	**Entzündliche Dermatosen mit epidermaler Spongiose**	**848**
41.6.2	Neonatale Enzephalopathie	820	43.2.1	Ekzeme	848
41.6.3	Nekrotisierende Enterokolitis	820	**43.3**	**Entzündliche Dermatosen mit Veränderung der dermoepidermalen Junktion**	**850**
41.6.4	Angeborene Lungenerkrankung	820	43.3.1	Lichen planus	850
41.7	**Kongenitale Fehlbildungen des Kolons, Rektums und Analkanals**	**821**	43.3.2	Kollagenosen	850
41.7.1	Anorektale Atresien und Stenosen	821	43.3.3	Arzneimittelreaktionen	850
41.7.2	Angeborene Störungen der kolorektalen Innervation	821	**43.4**	**Entzündliche Dermatosen mit psoriasiformer Epidermishyperplasie**	**851**
41.8	**Tumoren im Kindesalter**	**823**	43.4.1	Psoriasis vulgaris	851
41.8.1	Neuroblastom	824	**43.5**	**Entzündliche Dermatosen ohne epidermale Beteiligung**	**852**
41.8.2	Nephroblastom	825	43.5.1	Lyme-Borreliose	852
41.8.3	Hepatoblastom	826	43.5.2	Urtikaria	853
41.8.4	Pleuropulmonales Blastom (PPB)	826	**43.6**	**Vaskulitis**	**853**
41.8.5	Retinoblastom	827	43.6.1	Kutane Kleingefäßvaskulitis	853
41.8.6	Teratome	827	**43.7**	**Dermatosen mit granulomatöser Entzündung**	**853**
41.8.7	Langerhans-Zell-Histiozytose (LCH)	828	43.7.1	Granuloma anulare	854
			43.8	**Dermatosen mit Blasenbildung**	**854**
42	**Mamma**	**829**	43.8.1	Intraepidermale Blasen (Pemphigusgruppe)	854
	H. Kreipe, C. Denkert		43.8.2	Subepidermale Blasen (Pemphigoidgruppe)	854
42.1	**Normale Struktur und Funktion**	**829**	**43.9**	**Infektiöse Hautkrankheiten**	**855**
42.2	**Fehlbildungen**	**830**	43.9.1	Bakterielle Infektionen	855
42.3	**Entzündungen**	**831**	43.9.2	Virusinfektionen	856
42.3.1	Infektiöse Mastitis	831	43.9.3	Pilzinfektionen	858
42.3.2	Periduktale Mastitis	831	**43.10**	**Neoplasien**	**859**
42.3.3	Fettgewebsnekrosen	831	43.10.1	Epitheliale Neoplasien	859
42.4	**Benigne proliferative Mammaläsionen**	**831**	43.10.2	Mesenchymale Neoplasien	863
42.5	**Tumoren**	**832**	43.10.3	Melanozytäre Neoplasien	863
42.5.1	Fibroadenom	832	43.10.4	Kutane Lymphome	865
42.5.2	Adenome	832	43.10.5	Mastozytosen	865
42.5.3	Duktale Hyperplasie	832			
42.5.4	Adenose/sklerosierende Adenose	833			
42.5.5	Radiäre Narbe	833			

44 Knochen 867
D. Baumhoer, E. Wardelmann, W. Hartmann, B. Bode-Lesniewska

- 44.1 Normale Struktur und Funktion 867
- 44.1.1 Knochenzellen 867
- 44.1.2 Knochenbildung und -umbau 869
- 44.1.3 Kalziumstoffwechsel 871
- 44.2 Entzündliche Knochenerkrankungen 871
- 44.2.1 Osteomyelitis 871
- 44.2.2 Osteitis deformans 875
- 44.3 Generalisierte Osteopathien 876
- 44.3.1 Osteoporose 876
- 44.3.2 Vitamin-D-abhängige Osteopathien 879
- 44.3.3 Parathormonabhängige Osteopathien 880
- 44.4 Aseptische Knochennekrosen 880
- 44.4.1 Juvenile Knochennekrosen 881
- 44.4.2 Aseptische Knochennekrosen im Erwachsenenalter 881
- 44.5 Fraktur und Frakturheilung 882
- 44.5.1 Frakturen 882
- 44.5.2 Frakturheilung 882
- 44.6 Tumoren des Knochens 883
- 44.6.1 Knochenbildende Tumoren 885
- 44.6.2 Knorpelbildende Tumoren 888
- 44.6.3 Riesenzelltumor 890
- 44.6.4 Tumoren anderer Herkunft 891
- 44.6.5 Skelettmetastasen 894

45 Gelenke 897
E. Wardelmann, F. Dombrowski

- 45.1 Normale Struktur und Funktion 897
- 45.2 Arthritis 898
- 45.2.1 Infektiöse Arthritis 898
- 45.2.2 Allergische Arthritis 899
- 45.2.3 Akute rheumatische Polyarthritis 899
- 45.2.4 Chronisch entzündliche Gelenkerkrankungen 899
- 45.2.5 Arthritiden durch Kristallablagerung 903
- 45.3 Degenerative Gelenkerkrankungen 906
- 45.3.1 Arthrosis deformans 906
- 45.3.2 Andere Arthropathien 908
- 45.4 Erkrankungen der Sehnen und Sehnenscheiden 910
- 45.4.1 Anatomische Grundlagen 910
- 45.4.2 Degenerative Veränderungen 910
- 45.4.3 Traumatische Sehnenruptur 910
- 45.4.4 Tendovaginitis stenosans 910
- 45.4.5 Karpaltunnelsyndrom 911
- 45.4.6 Entzündliche Erkrankungen 911
- 45.5 Bursen 911
- 45.5.1 Entzündungen 911
- 45.5.2 Baker-Zyste 911
- 45.6 Tumoren und tumorähnliche Veränderungen 911
- 45.6.1 Benigne Tumoren 911
- 45.6.2 Maligne Tumoren 912
- 45.6.3 Tumorähnliche Läsionen 914

46 Weichgewebe 917
Ph. Ströbel, E. Wardelmann

- 46.1 Normale Struktur 917
- 46.2 Grundlagen der Weichgewebstumoren 917
- 46.3 Grundlagen der Klassifikation von Weichgewebstumoren 920
- 46.3.1 Tumoren mit lipomatöser Differenzierung 920
- 46.3.2 Tumoren mit (myo-)fibroblastärer und fibrohistiozytärer Differenzierung 923
- 46.3.3 Tumoren mit glattmuskulärer Differenzierung 926
- 46.3.4 Tumoren mit skelettmuskulärer Differenzierung 927
- 46.3.5 Tumoren mit vaskulärer Differenzierung 928
- 46.3.6 Sarkome ohne linienspezifische Differenzierung 930

47 Stoffwechselerkrankungen 933
Ch. Röcken, F. Beuschlein

- 47.1 Interaktion von Krankheitsgenen und Umwelteinflüssen 933
- 47.1.1 Einteilungskriterien und Klassifikationen 934
- 47.1.2 Angeborene vs. erworbene Stoffwechselerkrankungen 934
- 47.2 Genetisch bedingte Stoffwechselerkrankungen (geringgradige bis keine Umwelteinflüsse) 934
- 47.2.1 Mukopolysaccharidosen 935
- 47.2.2 Morbus Gaucher 936
- 47.2.3 Glykogenosen 937
- 47.2.4 Oxalose (primäre Hyperoxalurie Typ 1) 939
- 47.2.5 Zystinose 940
- 47.3 Durch genetische Disposition und Umwelteinflüsse bedingte Stoffwechselerkrankungen 940
- 47.3.1 Porphyrie 940
- 47.3.2 Diabetes mellitus 943
- 47.3.3 Amyloidose 947
- 47.4 Erworbene Stoffwechselerkrankungen (geringgradige bis keine genetischen Einflüsse) 949
- 47.4.1 Überernährung 949
- 47.4.2 Unterernährung 949
- 47.4.3 Vitaminmangel 950

48 Erregerbedingte Erkrankungen 955
G. Gorkiewicz, G. Cathomas

- 48.1 Wechselwirkungen zwischen Mensch und Mikroorganismen 956
- 48.2 Viren 957
- 48.2.1 Virus-Zell-Wechselwirkung 959
- 48.2.2 Virusinfektion 960
- 48.2.3 Abwehrmechanismen 960
- 48.2.4 Diagnostik einer Virusinfektion 960
- 48.2.5 Erkrankungen durch RNA-Viren 960
- 48.2.6 Erkrankungen durch DNA-Viren 967
- 48.3 Bakterien 971
- 48.3.1 Morphologie von Bakterien 971
- 48.3.2 Aufbau eines Bakteriums 971

48.3.3	Pathogenese bakterieller Erkrankungen	972
48.3.4	Abwehrmechanismen	973
48.3.5	Akute Erkrankungen durch Bakterien	973
48.3.6	Chronische Erkrankungen durch Bakterien	980
48.4	**Pilze**	**985**
48.4.1	Morphologie der Pilze	985
48.4.2	Abwehrmechanismen	985
48.4.3	Erkrankungen durch Pilze (Mykosen)	986
48.4.4	Candidosen	986
48.4.5	Kryptokokkose	987
48.4.6	Aspergillose	987
48.4.7	Mukormykose – Zygomykose	988
48.4.8	Pneumozystose	989
48.4.9	Außereuropäische Mykosen	990
48.5	**Protozoen**	**990**
48.5.1	Abwehrmechanismen	990
48.5.2	Erkrankungen durch Rhizopoden	991
48.5.3	Erkrankungen durch Sporozoen	991
48.5.4	Erkrankungen durch Flagellaten	992
48.6	**Helminthen**	**993**
48.6.1	Abwehrmechanismen	993
48.6.2	Erkrankungen durch Zestoden (Bandwürmer)	994
48.6.3	Erkrankungen durch Nematoden (Fadenwürmer)	994
48.6.4	Erkrankungen durch Trematoden (Saugwürmer)	997
49	**Fremdmaterialimplantate**	**999**
	F.A. Offner, R.M. Bohle	
49.1	Allgemeine Reaktionsmuster nach Fremdmaterialimplantation	999
49.2	Blutgefäße, Liquordrainage	1000
49.3	Herz	1001
49.3.1	Schrittmacher	1001
49.3.2	Herzklappenprothesen	1001
49.4	Gelenke	1003
49.5	Mamma	1003
49.6	Bauchwand	1004
50	**Umweltbedingte Erkrankungen**	**1005**
	A. Tannapfel, I.S. Feder	
50.1	Schäden durch physikalische Einwirkungen	1005
50.1.1	Mechanische Einwirkungen	1005
50.1.2	Schäden durch Temperaturänderungen	1007
50.1.3	Schäden durch Änderungen des atmosphärischen Drucks	1008
50.1.4	Schäden durch elektromagnetische Energie	1009
50.2	Umweltbedingte Schäden der Lunge und der Atemwege	1010
50.2.1	Obstruktive Atemwegserkrankungen	1010
50.2.2	Pneumokoniosen	1010
50.3	Schäden durch chemische Einwirkungen	1015
50.3.1	Umweltgifte	1015
50.3.2	Luftverschmutzung	1015
50.3.3	Nanopartikel	1016
50.3.4	Medikamente	1016
50.4	Umweltbedingte Tumorerkrankungen	1017
50.5	Ernährungsbedingte Schäden	1017
50.5.1	Überernährung und Fettsucht	1018
50.5.2	Unterernährung und Kachexie	1018
50.5.3	Schadstoffe in der Nahrung	1018
50.6	Schäden durch Tabakrauchen	1019
50.7	Schäden durch Alkohol	1019
50.8	Schäden durch illegale Drogen	1019
50.8.1	Schäden durch Rauschmittel: allgemeine Auswirkungen	1020
Register		**1021**

Glossar

Ein ausführliches Glossar mit Erklärungen zu wichtigen Fachbegriffen finden Sie unter https://else4.de/LBPathologie_Glossar. Schnellen Zugriff haben Sie über den nebenstehenden QR-Code.

I Allgemeine Pathologie

1 Pathologie: Aufgaben und Methoden 3
2 Zell- und Gewebereaktionen 19
3 Entzündung 43
4 Pathologische Immunreaktionen 75
5 Angeborene genetische Erkrankungen 117
6 Tumorerkrankungen 131
7 Kreislauferkrankungen 179

KAPITEL 1

H. Moch, H. Bläker, F. Klauschen, V. Kölzer, S. Rohrmann

Pathologie: Aufgaben und Methoden

1.1	Gesundheit	3
1.2	Krankheit und Tod	4
1.2.1	Ätiologie	4
1.2.2	Pathogenese	5
1.2.3	Tod	5
1.3	Diagnostik	5
1.3.1	Intravitale Diagnostik	5
1.3.2	Postmortale Diagnostik	6
1.4	Forschung	6
1.5	Aus-, Weiter- und Fortbildung	6
1.6	Methoden in der Pathologie	6
1.6.1	Makroskopie	7
1.6.2	Asservierung von Gewebe und Zellen	7
1.6.3	Mikroskopie	7
1.6.4	Zytopathologie	8
1.6.5	Intraoperative Schnellschnittuntersuchung	10
1.6.6	Digitale Pathologie und Künstliche Intelligenz	11
1.6.7	Durchflusszytometrie	11
1.6.8	Elektronenmikroskopie	11
1.6.9	Enzymhistochemie	12
1.6.10	Immunhistologie	12
1.6.11	Molekularbiologische Techniken	14
1.7	Epidemiologie	17
1.7.1	Zielsetzungen	17
1.7.2	Epidemiologische Maße	17

Zur Orientierung

Pathologie bedeutet ursprünglich „Lehre von den Leiden", d. h. Lehre der krankhaften Organ- und Gewebeveränderungen. Sie beinhaltet noch heute das wissenschaftliche Studium sowie die Erfassung der Ursachen, der Entstehung und der Auswirkungen von Krankheiten.

Der Begriff „Pathologie" wird häufig nur mit der Auseinandersetzung mit dem Tod und der Autopsie (postmortale Diagnostik) assoziiert. Die Tätigkeit in diesem Fach umfasst heute jedoch eine wesentlich erweiterte und intensivere Auseinandersetzung mit **Krankheiten, deren Entstehungsursachen und Symptomen**. Dazu gehören überwiegend die **intravitale Diagnostik**, aber auch die **Forschung** und die **Lehre**.

Die diagnostische Tätigkeit in der Pathologie setzt morphologische Erfahrung und klinische Kenntnisse voraus. Die gestellte Diagnose bedeutet oft einen Einschnitt im Leben eines Menschen, ist aber gleichzeitig die Grundlage für die Planung der weiterführenden Diagnostik und der Therapie. Für eine optimierte Diagnostik steht heute eine Reihe von **Untersuchungstechniken** zur Verfügung. Eine sorgfältige Indikation des Einsatzes dieser Methoden erfordert es, sie zu beherrschen, d. h. ihre Möglichkeiten und Grenzen zu kennen. Aus-, Weiter- und Fortbildung müssen auf das Verständnis von Ätiologie und Pathogenese gesundheitlicher Störungen sowie von Grundlagen der Therapie ausgerichtet sein.

Die **Weiterbildung zur Erlangung des Facharzttitels für Pathologie** schließt eine Ausbildung in der Beurteilung von Biopsien, zytologischen Präparaten, Autopsien und in Molekularpathologie ein und dauert mindestens 5 Jahre.

1.1 Gesundheit

Die Weltgesundheitsorganisation (WHO) definiert Gesundheit als „Zustand völligen körperlichen, seelischen und sozialen Wohlbefindens". Diese sehr umfassende, zunächst einleuchtende Definition ist in der Praxis schwierig nachvollziehbar, da die Übergänge von Gesundheit zu Krankheit fließend und selbst beim subjektiv „Gesunden" Zustände „völligen Wohlbefindens" schwierig zu definieren sind (➤ Abb. 1.12).

Eine wesentliche Voraussetzung für Gesundheit sind intakte Regulationsmechanismen. Der Organismus kann sich durch Regulationsmechanismen an neue Anforderungen, die die Bandbreite der Normalbelastung über- oder unterschreiten, anpassen (**Adaptation**). Ziel der Adaptation ist es, die Funktion des Gesamtorganismus zu erhalten. Die funktionelle Reserve des Organismus bzw. des betroffenen Organsystems wird bei einer Adaptation gegenüber der Norm geringer. Ist die Belastung hoch oder dauert sie über lange Zeit an, kann dies die Regulationsmechanismen des Organismus überfordern: Es entstehen Regulationsstörungen und/oder Schädigungen, die zunächst reversibel sind, aber auch in Irreversibilität und damit in eine Krankheit übergehen oder zum Tod führen können.

Einen zunehmend höheren Stellenwert nimmt die **Prävention** von Krankheiten ein. Ihr wird in Zukunft auf der Basis der Kenntnisse des menschlichen Genoms und der Kausalkette vom genetischen Schaden zu präklinischen Veränderungen der Genprodukte (Genomics und Proteomics) bis zur gesundheitlichen Störung eine entscheidende Rolle zukommen.

1.2 Krankheit und Tod

Krankheit ist eine Störung der Lebensvorgänge, die den Organismus oder seine Teile so verändert, dass das betroffene Individuum subjektiv, klinisch oder sozial hilfsbedürftig wird. Bei der Entstehung von Krankheiten können verschiedene Phasen unterschieden werden.

1.2.1 Ätiologie

Unter Ätiologie werden die auslösenden Faktoren einer Störung verstanden. Pathologische Veränderungen und Symptome umfassen die aus der Störung entstehenden **Läsionen** und deren klinische Auswirkungen. Aus den Läsionen können **Komplikationen** oder dauerhafte **Schäden** entstehen (➤ Tab. 1.1, ➤ Tab. 1.2).

Grundsätzlich lassen sich die Ursachen von Erkrankungen in 2 Gruppen – genetisch und erworben – einteilen:
- **Genetisch bedingte Krankheiten** können von mutationstragenden Eltern auf die Kinder übertragen werden oder durch De-novo-Mutationen erst beim Kind entstehen. Ursache sind numerische (z. B. Trisomie) bzw. strukturelle chromosomale Läsionen (z. B. Translokation, Deletion) oder DNA-Mutationen. Diese Krankheiten äußern sich oft bereits vor oder unmittelbar nach der Geburt (**kongenitale** Krankheiten). Andere genetisch bedingte Erkrankungen manifestieren sich erst später (z. B. Muskeldystrophien, familiäre Kolonpolypose).
- Die meisten **erworbenen Krankheiten** treten erst im Lauf des Lebens auf. Auch sie können durch (teilweise exogen bedingte) somatische Mutationen verursacht sein. Einige erworbene Krankheiten können auch schon während der embryonalen oder fetalen Entwicklung (kongenital, angeboren) entstehen. Beispiele dafür sind die Schädigung des Kindes bei Infektion der Mutter durch das Rötelnvirus während des 1. Trimesters der Schwangerschaft und die maternofetale Inkompatibilität.

Eine Kombination genetischer und erworbener Faktoren kann die Fähigkeit zur Adaptation der Regulationsmechanismen (Anpassungsfähigkeit) vermindern, sodass bereits geringe Abweichungen von der Norm in einer Überforderung resultieren. Führen beispielsweise Enzymdefekte dazu, dass weniger Jod in Schilddrüsenhormone eingebaut wird, prädisponiert dies zur Entwicklung eines Kropfes selbst bei nur geringgradigem Jodmangel (der bei normaler Hormonsynthese nicht zu einer Struma führt, ➤ Kap. 14.3).

Tab. 1.1 Gruppen ätiologischer Faktoren von Krankheiten und relevante Kapitel der klinischen Pathologie

Faktor	Kapitel
genetische Ursache	➤ Kap. 5
Sauerstoffmangel	➤ Kap. 2.4.2
Mangel- oder Fehlernährung	➤ Kap. 47.4, ➤ Kap. 50.5
physikalische Ursache (Trauma, Hitze, Kälte, ionisierende Strahlen, abrupte Druckänderungen)	➤ Kap. 50.1
Chemikalien inkl. Medikamente	➤ Kap. 33.5, ➤ Kap. 50.3
Infektion (Viren, Bakterien, Pilze, Parasiten)	➤ Kap. 24, ➤ Kap. 32, ➤ Kap. 33, ➤ Kap. 40, ➤ Kap. 48
neuroendokrine und immunologische Fehlsteuerung	➤ Kap. 3, ➤ Kap. 13, ➤ Kap. 14, ➤ Kap. 15, ➤ Kap. 16, ➤ Kap. 17, ➤ Kap. 18
psychogener Faktor	➤ Kap. 8

Tab. 1.2 Beispiele der Sequenz und des Zusammenhangs zwischen Ätiologie, Pathogenese, pathologischen Veränderungen/Symptomen und Komplikationen

Ätiologie	Pathogenese	Pathologische Veränderungen/Symptome	Komplikationen
Staphylococcus aureus	entzündliche Reaktion des Organismus	eitrige Gewebeeinschmelzung, Abszess	Septikämie, Narben
Zigarettenrauch (polyzyklische aromatische Kohlenwasserstoffe)	Mutationen in der DNA von Zellen des Bronchusepithels	Bronchuskarzinom	Metastasen (v. a. Gehirn, Knochen, Nebennieren)
Hepatitis-B-Virus	zytotoxische Immunreaktion gegen virusbefallene Hepatozyten	Entzündung (Hepatitis) mit Gewebedestruktion und Vernarbung → Leberzirrhose	Leberversagen, hepatozelluläres Karzinom

1.2.2 Pathogenese

Die Pathogenese beschreibt den Ablauf der Reaktionen des Organismus, beginnend mit der primären Schädigung durch den schädigenden (ätiologischen) Faktor und die Folgereaktionen (➤ Tab. 1.2).

Die Dauer der Reaktion des Organismus auf einen Schaden kann kurz, d. h. **akut** (Tage oder wenige Wochen), oder lang, d. h. **chronisch**, sein. Dies hängt überwiegend, aber nicht ausschließlich von der Dauer und dem Schweregrad der Einwirkung des ätiologischen Faktors ab. Die Störung kann mit völliger spontaner oder therapieinduzierter Wiederherstellung, d. h. mit einer **Heilung** (Restitutio ad integrum; sog. Regeneration), enden, zu einer **Defektheilung** (bleibender morphologischer und/oder funktioneller Defekt; sog. Reparation) oder zum **Tod** führen.

Ein vorübergehender Rückgang oder ein vorübergehendes Verschwinden der Symptome und abnormer Befunde einer Krankheit werden als **Remission** bezeichnet. Dieselbe Krankheit kann wieder auftreten, d. h., es kann zu einem **Rezidiv** kommen.

1.2.3 Tod

Der Tod wird definiert als ein in Phasen ablaufender Vorgang des Sistierens der Lebensfunktionen:
- In der 1. Phase kommt es zum **klinischen Tod.** Es tritt ein Herz- und Atmungsstillstand ein mit grundsätzlicher Möglichkeit der Wiederbelebung innerhalb weniger (ca. 3) Minuten.
- Es folgt die 2. Phase des „intermediären Lebens", die sog. **Vita reducta.** Diese beinhaltet erheblich reduzierte Lebensvorgänge infolge Versagens oder Dysfunktion vitaler Zentren. Als Extremfall gilt das auf Umweltfaktoren nicht mehr ansprechende, nur apparativ erhaltbare „Leben" bei Dezerebration.
- In der 3. Phase erfolgt der **biologische Tod,** d. h. der zentrale Hirntod. Die obligaten **Kriterien** des zentralen Hirntodes sind:
  – Bewusstlosigkeit
  – Erloschene Spontanatmung
  – Fehlen zerebraler Reflexe und umweltbezogener Lebensäußerungen
  – Hirnelektrische Inaktivität (isoelektrisches Elektroenzephalogramm)
  – Kreislaufstopp in A. vertebralis und A. carotis

Die Todeszeichen sind in ➤ Tab. 1.3 zusammengefasst.

1.3 Diagnostik

Die Diagnostik dient der Erkennung und Klassifikation von Krankheiten anhand zytologischer, histologischer und molekularpathologischer Untersuchungen und muss zu einer möglichst präzisen Diagnose oder Differenzialdiagnose führen. Sie schafft dadurch eine wichtige Grundlage für die Einleitung einer adäquaten Therapie. Sie umfasst einerseits die intravitale, andererseits die postmortale Diagnostik (Methoden, ➤ Kap. 1.6).

1.3.1 Intravitale Diagnostik

Zur intravitalen Diagnostik der Pathologie gehört die **mikroskopische Untersuchung von Zellen (Zytopathologie) und Geweben (Histopathologie).** Alle operativ entnommenen Gewebestücke (**Biopsien und Operationspräparate**) sollten zur Untersuchung an die Pathologie gesandt werden. Die makroskopische und mikroskopische Beurteilung von Biopsien und Operationspräparaten ist heute eine der Hauptaufgaben der Pathologie. Zunehmend werden auch Methoden der **Molekularpathologie** (molekulare Diagnostik) eingesetzt.

Unter **Biopsien** versteht man kleine Gewebeproben, die zur histopathologischen Untersuchung entnommen werden. Sie umfassen Nadelbiopsien, endoskopische oder offene, d. h. im Verlauf eines chirurgischen Eingriffs entnommene Biopsien. Ziele der Untersuchung von Biopsien und Operationspräparaten sind die präzise Artdiagnose einer Läsion (z. B. Tumor, Entzündung, immunologische Erkrankung) und die möglichst genaue Beurteilung ihres biologischen Verhaltens und somit ihrer klinischen Bedeutung bzw. Prognose. Bei Tumoren wird dazu die Abweichung der Gewebearchitektur, der Zell- und Kernmorphologie sowie der Proliferationszeichen (Mitosen) von der Norm beurteilt und zur sog. histologischen Graduierung („**Grading**") genutzt. Darüber hinaus muss die Ausbreitung eines Tumors im Hinblick auf eine Aussage zur Prognose definiert werden, d. h. ein „**Staging**" erfolgen (➤ Kap. 6.10.2; Zytopathologie, ➤ Kap. 1.6.4, intraoperative Schnellschnittuntersuchungen, ➤ Kap. 1.6.5). Grading und Staging sind sog. **prognostische Marker.** Die Molekularpathologie liefert zudem mit biochemischen und molekularbiologischen Methoden oft Hinweise auf das Ansprechen auf Therapien (**prädiktive Marker**).

Tab. 1.3 Unsichere und sichere Todeszeichen

Unsichere Todeszeichen	Sichere Todeszeichen
• Totenblässe • Kälte des Körpers • Atemstillstand • Fehlen von Herz- und Pulsschlag • Erweichung der Bulbi • Austrocknung der Kornea • Ausbleiben der Hautrötung bei Hitzereiz oder künstlicher Stauung	• Totenstarre, auftretend am Kiefergelenk nach 2–3 Stunden, am ganzen Körper nach ca. 8–10 Stunden, Beginn der spontanen Lösung nach ca. 2 Tagen, vollständige Lösung nach ca. 3–4 Tagen • Totenflecke an abhängigen Körperpartien ab ca. 30 Minuten, am übrigen Körper ab ca. 1 Stunde • konfluierende Totenflecke ab ca. 2 Stunden; voll ausgeprägt und konfluiert ab ca. 4 Stunden; die Totenflecke sind bis ca. 10 Stunden post mortem wegdrückbar (Fingerdruck) und ab 12 Stunden post mortem nicht mehr wegdrückbar • Fäulniserscheinungen (grüne Bauchdecke) ab ca. 2 Tagen

1.3.2 Postmortale Diagnostik

Die postmortale Diagnostik beinhaltet autoptische Untersuchungen. **Ziele der autoptischen Untersuchung** sind die Erfassung von (teilweise zuvor nicht erkannten) Krankheiten und die Erarbeitung klinisch-pathologischer Korrelationen. Die Autopsie ist somit eine ärztliche Untersuchung, die an den Untersucher hohe fachliche und ethische Anforderungen stellt. Sie umfasst analog der intravitalen Diagnostik Makroskopie, Histologie und Zytopathologie sowie zusätzliche mikrobiologische, biochemische und molekularbiologische Untersuchungen.

Die **klinische Autopsie** befasst sich mit der Bestimmung der Todesursache bei natürlichem Tod. Dabei sind die Erfassung von Therapie- und Nebeneffekten sowie häufig eine Absicherung bzw. Korrektur klinischer, röntgenologischer, biochemischer, zytologischer und bioptischer Befunde von großer Bedeutung für die Entwicklung zukünftiger Therapiekonzepte.

Die **Autopsiediagnose** soll ein zuverlässiges Bild der im Laufe des Lebens durchgemachten Krankheiten vermitteln. Die Formulierung einer Diagnose folgt diagnostischen Algorithmen und muss Anamnese, Symptome, Befunde, Alter, Geschlecht, Beruf, durchgeführte Untersuchungen und Therapien sowie Umweltbedingungen berücksichtigen.

Die Autopsie dient daher nicht nur der Diagnostik, sondern ebenso der Forschung, Ausbildung, Epidemiologie, Vorsorge- und Arbeitsmedizin. Die Durchführung einer Autopsie ist auch wichtig bei der Abklärung vermeintlicher sog. medizinischer Kunstfehler und oft notwendig aus epidemiologischen Gründen (z. B. für die epidemiologische Überwachung von Infektionskrankheiten; sog. Seuchensektion).

Die autoptische Abklärung rechtsmedizinischer Fragen, z. B. des Verdachts auf einen unnatürlichen Tod, wird heute meist durch Institute für Rechtsmedizin oder in Zusammenarbeit von Pathologie und Rechtsmedizin übernommen.

Obduktionen sind damit ein notwendiges **Instrument der Qualitätssicherung und -kontrolle** in der Medizin. Da die Autopsierate in allen europäischen Ländern fällt, müssen Maßnahmen eingeleitet werden, um Angehörige, Ärzte und Politiker von der Notwendigkeit der Autopsie zu überzeugen.

1.4 Forschung

Forschung erweitert nicht nur unser Wissen, sie erlaubt auch, mit diesem Wissen umzugehen und es in die Praxis umzusetzen. In der Forschung werden Hypothesen formuliert, getestet und dadurch verworfen oder bestätigt. Aus den Resultaten wird die nächste Hypothese abgeleitet, die die vorhergehende ersetzen oder verbessern soll (deduktive Wissenschaft).

Die Forschung in der Pathologie beschäftigt sich vor allem mit der Aufklärung der Ursachen, der Entstehungsweise sowie mit den Auswirkungen von Erkrankungen. Sie beinhaltet auch die Epidemiologie (➤ Kap. 1.7). Sie beschränkt sich wie die Diagnostik heute keineswegs nur auf morphologische Phänomene, sondern ist vielmehr zell- und molekularbiologisch orientiert und bedient sich einer Vielzahl moderner Techniken.

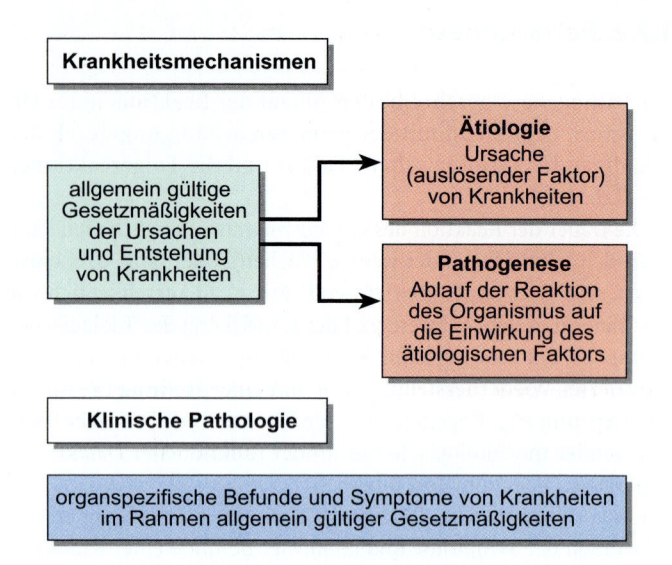

Abb. 1.1 Krankheitsmechanismen und klinische Pathologie sind nicht voneinander zu trennen. Bei den Krankheitsmechanismen liegt der thematische Schwerpunkt auf allgemeingültigen Gesetzmäßigkeiten, bei der klinischen Pathologie dagegen auf organspezifischen Krankheitsabläufen. [L106]

Dabei wird der Technologietransfer von der Grundlagenforschung zur klinischen Forschung bzw. zur Diagnostik und Therapie zunehmend rascher und komplexer. Daher müssen sich Grundlagenforschung, klinisch orientierte Forschung und Diagnostik mehr denn je ergänzen und stimulieren.

1.5 Aus-, Weiter- und Fortbildung

Ziel ist es, das biologische Verständnis der Krankheiten bei Studierenden und Ärzten zu wecken und zu fördern. Diagnostik, klinische Auswirkungen sowie der neueste Stand der Forschung müssen stufengerecht in die Lehre und Ausbildung integriert werden. Sie bilden eine wichtige Basis zum Verständnis klinischer Symptome, biochemischer Befunde oder röntgenologisch gestellter Diagnosen sowie von Therapieeffekten und -nebenwirkungen, d. h. von Krankheitsverläufen.

Dementsprechend müssen Ätiologie und Pathogenese von Krankheiten systematisch vermittelt werden. Die Studierenden müssen zellbiologische Mechanismen und Regulationsstörungen, die zu gesundheitlichen Störungen und Krankheiten führen können, verstehen lernen. Verwendung klarer Begriffe und Definitionen sowie systematische Diskussion klinisch-pathologischer Korrelationen sind dabei ausschlaggebend. Die Lehrinhalte der „Krankheitsmechanismen" und der „Klinischen Pathologie" gehen ineinander über (➤ Abb. 1.1).

1.6 Methoden in der Pathologie

Während der letzten Jahrzehnte wurden zunehmend enzymhistochemische, immunhistologische, biochemische und molekularbiologische Methoden in die Krankheitsdiagnostik eingeführt. Diese Methoden tragen dazu bei, die Diagnostik zu verfeinern, und eröffnen zudem ein breites Spektrum für die Forschung. Mit Spezialmethoden (Immunhistochemie, Molekularbiologie) wird versucht, den Verlauf einer Erkrankung (prognostische Marker) bzw. das Ansprechen auf eine bestimmte Therapie (prädiktive Marker) besser vorherzusagen.

1.6.1 Makroskopie

Beschreibung, Dokumentation und Interpretation makroskopisch sichtbarer Gewebe- bzw. Organveränderungen sowie die Entnahme repräsentativer Gewebeproben für die mikroskopische Untersuchung sind wichtige Schritte in der Diagnostik von Biopsien, Operationspräparaten oder autoptisch entnommenen Organen. Die makroskopische Beurteilung erfordert sehr viel Erfahrung, denn von ihr hängt ab, ob die krankhaften Veränderungen der mikroskopischen Diagnostik zugeführt werden.

Für die makroskopische Begutachtung wird das Präparat zunächst ausgemessen und gewogen. Anschließend werden **makroskopisch erkennbare Abweichungen von der Norm** bezüglich Form, Farbe, Oberfläche und Konsistenz festgehalten und die Befunde gewertet. Bei Tumoren wird spezielles Augenmerk auf die Dokumentation von Größe, Eindringtiefe, Resektionsrändern, Lymphknotenbefall und Metastasierung gelegt, da diese Befunde entscheidend für die Stadieneinteilung vieler Tumortypen sind (➤ Kap. 6.10.2). Oft müssen zur Dokumentation Skizzen, die Makrofotografie und andere bildgebende Verfahren herangezogen werden.

Zur histologischen Untersuchung werden **Gewebeproben aus makroskopisch veränderten Bezirken** entnommen und verarbeitet. Basierend auf der makroskopischen und mikroskopischen bzw. klinischen Verdachtsdiagnose wird die Indikation für die Durchführung von Spezialfärbungen und -untersuchungen gestellt.

Ein präzise und **vollständig ausgefülltes Einsendeformular** mit klinischen Angaben sowie klar formulierte **Fragestellungen** an den Pathologen garantieren eine rasche und optimale Verarbeitung der eingesandten Gewebeproben.

1.6.2 Asservierung von Gewebe und Zellen

Ob das Gewebe fixiert oder nativ eingefroren und welche Form der Fixierung gewählt wird, bestimmt letztlich mit, wie umfangreich und mit welchen Untersuchungsverfahren eine Diagnostik überhaupt möglich ist.

1.6.3 Mikroskopie

Für die lichtmikroskopische Beurteilung von Gewebeschnitten müssen diese zuerst in Xylol oder anderen organischen Lösungsmitteln entparaffiniert, in einer absteigenden Alkoholreihe rehydriert und anschließend gefärbt werden (➤ Tab. 1.4). Die in der Pathologie am häufigsten verwendete Färbemethode ist die HE-Färbung (HE = Hämatoxylin-Eosin), in der Zytologie werden die Papanicolaou-Färbung (➤ Abb. 1.2) und die Giemsa-Färbung häufig eingesetzt. Gewisse Gewebekomponenten oder Zellprodukte können mittels sog. Spezialfärbungen selektiv dargestellt werden (➤ Abb. 1.3, ➤ Abb. 1.4, ➤ Abb. 1.5, ➤ Abb. 1.6).

Tab. 1.4 Auswahl histologischer Färbungen in der Pathologie

Färbung	Abkürzung	Ergebnis	
Übersichtsfärbungen			
• Hämatoxylin-Eosin (Histologie)	HE	blau	Zellkerne, Bakterien, Kalk, basophiles Zytoplasma, Knorpelgrundsubstanz
		rot	Zytoplasma, Kollagen, Erythrozyten
• Papanicolaou (Zytologie)	PAP	blau	Zellkerne, Bakterien
		blaugrün	Zytoplasma
		rot bis gelb	Zytoplasma mit Keratin
		braunrot	Schleim
		gelb	Schleim im sauren Milieu
		grün	Kollagen
• Giemsa (Zytologie)		blau	Zellkerne, Bakterien, basophile Stoffe
		rot	eosinophiles Zytoplasma, Granula, kollagene Fasern
		violett	Mastzellen
		grün	Melanin
Spezialfärbungen			
Bindegewebe und Knochen			
• Van-Gieson-Elastin	EvG	gelb	Muskulatur, Zytoplasma, Fibrin, Amyloid
		rot	Bindegewebe, Hyalin
		schwarz	elastische Fasern, Zellkerne

Tab. 1.4 Auswahl histologischer Färbungen in der Pathologie (*Forts.*)

Färbung	Abkürzung	Ergebnis	
• Chromotrop-Anilinblau	CAB	blau	Bindegewebe, Mallory-Denk-Körper
		rotviolett	Zellkerne
		rot	Muskel, Erythrozyten, Mitochondrien
		rot, blauer Saum	α_1-Antitrypsin
Muzine			
• Alcianblau-PAS, Perjodsäure-Schiff-Reaktion	AB-PAS	rot	neutrale Glykosaminoglykane, Kohlenhydrate, Glykogen
		blau	saure Glykosaminoglykane, Zellkerne
Lipide			
• Sudan-Fettfärbung (Gefrierschnitt)	Sudan	rot	Neutralfette
		blau	Zellkerne
Pigmente			
• Berliner-Blau-Reaktion	Fe	blau	Hämosiderin (Fe^{3+})
		rot	Zellkerne
• Kupfer	Cu	grünschwarz	kupferhaltige Verbindungen
• Melanin (Masson-Fontana)		schwarz	Melanin (und weitere silberreduzierende Substanzen)
		rot	Zellkerne
Mikroorganismen			
• Bakterien (Gram)		blauviolett	grampositive Bakterien
		rot	gramnegative Bakterien
• Mykobakterien (Ziehl-Neelsen)		rot	säurefeste Stäbchen
		blau	Hintergrund
• Spirochäten (Warthin-Starry)		schwarz	Spirochäten
		gelbbraun	Hintergrund
• Pilze (Grocott), *Pneumocystis jirovecii* (vormals *carinii*)		schwarz	Pilze, *Pneumocystis jirovecii*
		grün	Hintergrund
• HBsAg (Orceinfärbung nach Shikata)		dunkelbraun	Hepatitis-B-Oberflächenantigen (s = **s**urface)
		schwarz	elastische Fasern
Ablagerungen			
• Kongorot (Puchtler)		rot	Amyloid (β-Fibrillen): flaschengrün in polarisiertem Licht
		blau	Zellkerne
• Glykogen (Best) (Alkoholfixation)		rot	Glykogen
		blau	Zellkerne
• Kalk (von Kossa)		braun-schwarz	Kalk
		rot	Zellkerne
• Fibrin (Picro-Mallory)		rot	Fibrin, Fibrinoid
		orange	Erythrozyten
		braunrot	Zellkerne
		grün	Zytoplasma

1.6.4 Zytopathologie

Während bei der Biopsie Gewebeschnitte untersucht werden, basiert die zytologische Diagnostik (➤ Abb. 1.7) auf der Untersuchung weniger Zellverbände oder Einzelzellen. Diagnostische Beurteilungskriterien sind dabei zytoplasmatische und nukleäre Veränderungen.

Zytologische Untersuchungen haben stark an Bedeutung zugenommen, da sie rasch, kostengünstig und zuverlässig sind, d. h. eine hohe diagnostische Aussagekraft aufweisen.

Hauptaufgaben der Zytopathologie sind das prophylaktische Screening von Tumorvorstufen (Reihenuntersuchungen; sekundäre Prävention, ➤ Kap. 1.7.1) und die minimalinvasive Tumordiagnostik.

Abb. 1.2 Papanicolaou-Färbung. Zytologischer Ausstrich einer Feinnadelpunktion der Brustdrüse. Große Zellen eines Mammakarzinoms mit unterschiedlich großem und geformtem Zellkern und deutlich erkennbarem Nukleolus. Vgl. dazu die Größe eines neutrophilen Granulozyten (Pfeil). Vergr. 1000-fach. [R398]

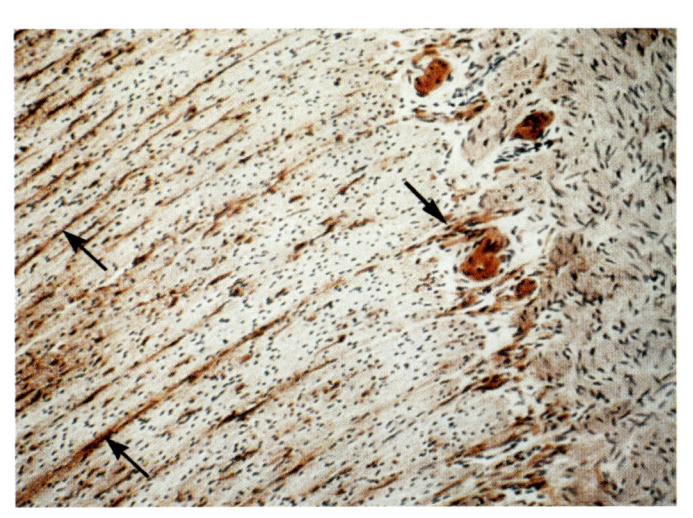

Abb. 1.4 Enzymhistochemie. Nachweis der Acetylcholinesterase: Orangebraune Farbreaktion in Ganglienzellen und cholinergen Nervenfasern in der Muskelschicht einer Kolonbiopsie (Pfeile). Vergr. 200-fach. [R398]

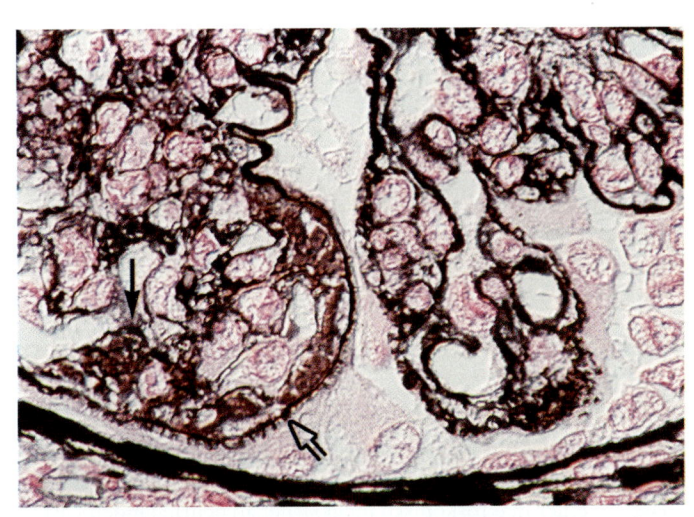

Abb. 1.3 Spezialfärbung. Silber-Methenamin-Färbung zum Nachweis glomerulärer Veränderungen bei membranoproliferativer Glomerulonephritis. Es findet sich eine Aufsplitterung der Basalmembran (schwarz dargestellt; Pfeil) mit sog. Spikes (Ablagerungen von Immunkomplexen und Intrusionen des Mesangiums; Doppelpfeil). Vergr. 1000-fach. [R398]

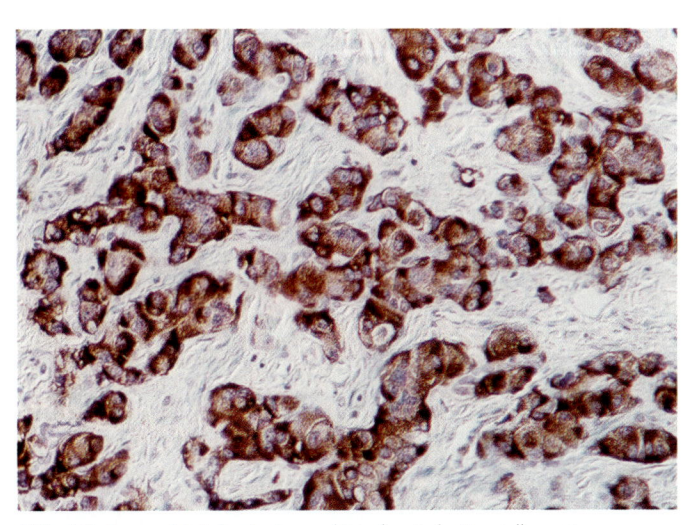

Abb. 1.5 Immunhistologie. Immunhistochemische Darstellung eines Sekretionsprodukts – Insulin – in Zellen eines neuroendokrinen Pankreastumors mithilfe eines Antiserums und einer indirekten immunhistochemischen Technik (Avidin-Biotin-Technik). Der Marker ist Meerrettichperoxidase, das unlösliche Reaktionsprodukt ist braun. Vergr. 400-fach. [R398]

Exfoliativzytologie

Bei der Exfoliativzytologie werden Zellen untersucht, die entweder spontan abgeschilfert sind oder mechanisch mit Bürsten, Spateln oder bei Spülungen gewonnen wurden (➤ Abb. 1.7). Am wichtigsten sind Untersuchungen zur Krebsvorsorge, Therapieverlaufskontrollen, Reihenuntersuchungen von Hochrisikopatienten (z. B. Urinzytologie bei Chemiearbeitern mit Karzinogenexposition, Sputumzytologie bei symptomatischen Rauchern) und die Abklärung tumorverdächtiger Erkrankungen.

Feinnadelpunktionen

Feinnadelpunktionen werden hauptsächlich zur **morphologischen Erstabklärung** von tumorverdächtigen Herdläsionen eingesetzt (z. B. bei mammografisch suspekten Brustdrüsenbefunden oder tumorverdächtigen Schilddrüsen- und Lymphknotenveränderungen). Klinisch tumorverdächtige Läsionen werden mit einer dünnen Punktionsnadel mehrmals fächerförmig angestochen. Zellen und Zellverbände werden durch feine Schneidebewegungen der Nadel und einen leichten Unterdruck der aufgesetzten Injektionsspritze in die Nadel aspiriert. Bei äußerlichen, palpablen Läsionen erfolgen

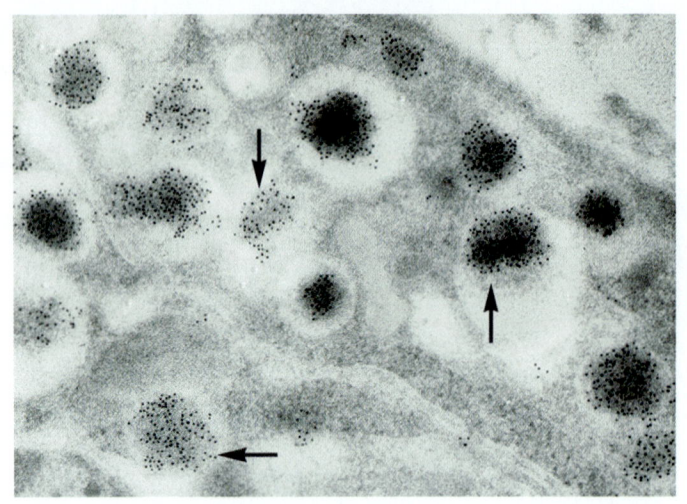

Abb. 1.6 Immunelektronenmikroskopie. Nachweis von Insulin in Sekretgranula (Pfeile) einer Insulinom-Tumorzelle anhand von goldmarkierten Antikörpern. Die kolloidalen Goldpartikel sind als kleine schwarze Punkte zu erkennen. K4M-(Lowicryl-)Einbettung. Dünnschnitt. Vergr. 5000-fach. [R398]

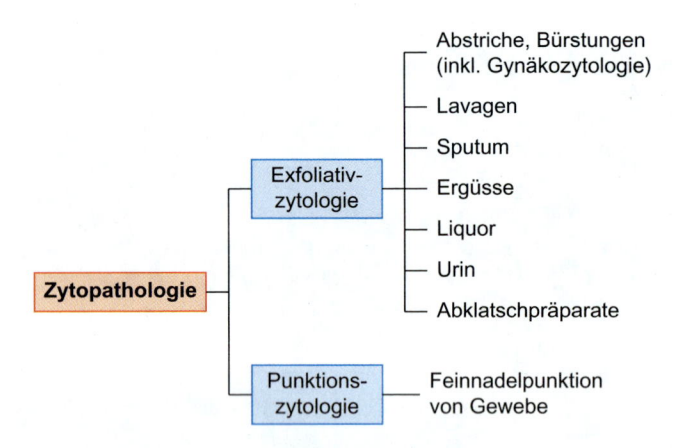

Abb. 1.7 Zytopathologie: Aufteilung in die Exfoliativ- und die Punktionszytologie. [R398, L231]

Führung und Lokalisation der Punktionsnadel unter der manuellen Kontrolle des Tastbefundes oder mithilfe des Ultraschalls. Bei der Feinnadelpunktion innerer Organe werden regelmäßig bildgebende Verfahren (Ultraschall, Computer- oder Magnetresonanztomografie) eingesetzt.

Die **mikroskopische Beurteilung** von Feinnadelpunktionen setzt umfassende Kenntnisse der Läsionen des betreffenden Organs voraus. Während eine Malignitätsdiagnose oft mit großer Sicherheit gestellt werden kann, sind Aussagen über den Tumortyp, den Ursprung und die Ausdehnung schwieriger und oft nur in groben Kategorien möglich (z. B. Karzinom, Lymphom bzw. Sarkom). Für die exakte Typisierung, vor allem von malignen Lymphomen, muss eine primäre Läsion zusätzlich biopsiert werden.

In vielen Institutionen haben sich **Patienten-Ambulatorien** bewährt, in denen Feinnadelpunktionen durch den beurteilenden Zytologen durchgeführt werden. Dadurch kann mit dem Patienten ein Gespräch geführt, die Läsion makroskopisch beurteilt und die Feinnadelpunktion technisch einwandfrei durchgeführt werden. Da die Herstellung von gefärbten Ausstrichen lediglich wenige Minuten benötigt, kann die Qualität des hergestellten Präparats sofort kontrolliert und die Punktion bei Bedarf wiederholt werden.

Technische Aufarbeitung

Die durch Zentrifugation aus Körperflüssigkeiten, Abstrichen, Bürstungen oder Feinnadelpunktionen gewonnenen Zellen und Zellverbände werden auf einen Objektträger ausgestrichen, fixiert, gefärbt, eingedeckt und anschließend unter dem Lichtmikroskop beurteilt. Zytologische Präparate werden in der Regel nach Papanicolaou oder Giemsa gefärbt (➤ Tab. 1.4), was die Identifizierung von nukleären und zytoplasmatischen Details ermöglicht (➤ Abb. 1.2).

Die erfolgreiche Interpretation von zytologischen Präparaten hängt nicht nur von der Erfahrung des Zytologen, sondern ebenso entscheidend von der fachgerechten, ausreichenden Gewinnung des Zellmaterials und der korrekten Herstellung der Ausstriche einschließlich rascher Zellfixation ab. Ausgetrocknete Zellen oder zu spärlich entnommene, blutdurchsetzte Punktate können nicht zufriedenstellend beurteilt werden.

> **KLINISCHE PATHOLOGIE**
> **Exfoliativzytologie** Krebsvorsorge: Portioabstrich ➤ Kap. 40.3.5; Bronchuszytologie ➤ Kap. 24.10; tumorverdächtige Erkrankungen: Bronchuszytologie ➤ Kap. 24.10; Zytopathologie von Pleuraergüssen ➤ Kap. 25.2.2.
> **Feinnadelpunktion** Schilddrüse ➤ Kap. 14.7; Mamma ➤ Kap. 42; Blutausstriche ➤ Kap. 21.

1.6.5 Intraoperative Schnellschnittuntersuchung

Als intraoperative Schnellschnittuntersuchung wird die mikroskopische Untersuchung an entnommenen Gewebeproben während eines operativen Eingriffs bezeichnet. Ziel ist die rasche histologische Diagnose einer makroskopisch nicht sicher zu beurteilenden Läsion innerhalb von Minuten. Das Verfahren ist indiziert, wenn die Beantwortung das weitere operative Vorgehen unmittelbar beeinflusst. Die häufigsten Fragestellungen des Operators an den Pathologen lauten:
- Feststellung der **Artdiagnose** eines Prozesses (z. B. Tumor, Entzündung, degenerative Veränderung)
- Bestimmung der **Dignität** eines Tumors (bös- oder gutartig)
- Beurteilung des Tumortyps und der **Vollständigkeit der chirurgischen Entfernung** (Exzision im gesunden umgebenden Gewebe)

Intraoperativ entnommene Gewebestücke müssen möglichst rasch ins Schnellschnittlabor des Instituts für Pathologie überbracht werden (z. B. mittels Rohrpostanlagen). Die Verarbeitung umfasst in der Regel 4 Schritte:
- Makroskopische Beurteilung.
- Herstellung eines Gefrierschnitts: Exzision eines kleinen Gewebestücks aus der makroskopisch sichtbaren Läsion, rasche Tiefgefrierung, Schnitt (Schnittdicke 5–7 µm), schnelle Färbung.
- Mikroskopische Beurteilung: Trotz der etwas schlechteren Qualität der Schnittpräparate (im Vergleich zu Schnittpräparaten

von fixiertem, paraffineingebettetem Gewebe) und der etwas schlechteren Auflösung (infolge der höheren Schnittdicke) kann meist eine Diagnose gestellt werden.
- Mitteilung der Diagnose: Unbedingt mündlich via Gegensprechanlage oder Telefon direkt an den Operateur – der daraufhin über das weitere operative Vorgehen entscheidet.

Der Zeitbedarf für die Herstellung der histologischen Präparate und die anschließende mikroskopische Beurteilung beträgt etwa 20 Minuten.

1.6.6 Digitale Pathologie und Künstliche Intelligenz

Die digitale Pathologie umfasst die Verwaltung, Nutzung und Interpretation pathologischer Informationen – einschließlich klinischer Daten und diagnostischer Berichte – in einer digitalen Umgebung. In den letzten Jahren hat sich die Digitalisierung in der Pathologie, insbesondere durch immer bessere Scannerhardware und Softwarelösungen sowie die neuesten Entwicklungen im Bereich der künstlichen Intelligenz (KI), rapide entwickelt. Dadurch werden nicht nur Prozessoptimierungen möglich, sondern auch eine präzisere Diagnostik und die Identifikation neuartiger KI-basierter Biomarker. Die digitale Pathologie erlangt damit eine **zentrale Bedeutung für die Weiterentwicklung des Fachs.** Neben dem Nutzen für die Routinediagnostik ergeben sich durch die Interoperabilität von morphologischen, molekularen und klinischen Daten vielfältige Perspektiven für die integrative Analyse von Krankheitsprozessen, und es entsteht eine wichtige Grundlage für die datengetriebene Forschung. In der Lehre wird durch die digitale Verfügbarkeit, insbesondere von histologischen Schnittpräparaten, eine weite Verbreitung von Fachwissen erreicht, und es entstehen interaktive Werkzeuge für eine bessere Aus- und Weiterbildung.

Anwendungsbeispiele der digitalen Pathologie sind die integrative und ortsungebundene Visualisierung von mikroskopischen und makroskopischen Befunden für die Routinediagnostik sowie für Expertenkonsultationen. Anwendungen dieser Art sind bereits weit verbreitet und zeigen Effizienzvorteile gegenüber der konventionellen Befundung. Wichtige Neuerungen ergeben sich auch durch strukturierte Befundungssysteme, die die Kommunikation zwischen den Spezialdisziplinen verbessern, und die systematische Auswertungen großer Befunddatensätze ermöglichen.

Die Zulassung und der Einsatz diagnostischer Assistenzsysteme nehmen rapide zu in der digitalen Pathologie, und bereits heute werden KI-gestützte Anwendungen für die Detektion und Graduierung von Tumoren sowie die Quantifizierung von Gewebeeigenschaften, z. B. in der Prostata- und Brustkrebsdiagnostik, eingesetzt. Methoden der Bildanalyse werden verwendet, um diagnostische, prognostische und prädiktive Biomarker für die Präzisionsonkologie quantitativ, standardisiert und reproduzierbar auszuwerten. In der **Forschung** fokussieren aktuelle Entwicklungen auf die Anwendung maschinellen Lernens für die integrative Analytik multimodaler Datensätze. Anwendungen dieser Art erlauben die Verknüpfung morphologischer Daten mit molekularen und radiologischen Charakteristika und eröffnen damit die Möglichkeit für die Entwicklung völlig neuartiger Anwendungen für den klinischen Einsatz.

Auch wenn KI-basierte Verfahren zur Vorhersage molekularer Merkmale aus der Histologie bisher nicht die Präzision von genetischen Sequenzierverfahren erreichen (z. B. *DNA-Mismatch Repair-*Defizienz oder *aktivierende Mutationen in Onkogenen*), können sie einen wichtigen ergänzenden Beitrag leisten. Weitere Entwicklungen dienen der quantitativen Beschreibung räumlicher Beziehungen von Zellpopulationen (z. B. Immun- und Tumorzellen) als prognostische und prädiktive Biomarker sowie der Korrelation von Gewebeeigenschaften mit der funktionellen Bildgebung in der Präzisionsdiagnostik von Tumoren. Trotz des großen Potenzials der KI für die Pathologie bestehen Limitationen hinsichtlich der für das Training notwendigen großen Datenmengen. Da viele Krankheitsentitäten sehr selten und morphologisch variabel sind, müssen immer sehr viele Datensätze vorhanden sein, um aktuelle KI-Verfahren robust und generalisierbar zu entwickeln.

1.6.7 Durchflusszytometrie

Die Durchflusszytometrie (Flow Cytometry) ist eine computerunterstützte Technik zur Erfassung, Quantifizierung und Sortierung von Einzelzellen, Chromosomen oder anderen zellulären Strukturen anhand verschiedener physikalischer oder fluoreszenzassoziierter Parameter. Es können mit dieser Methode lediglich Suspensionen von Einzelzellen oder deren Bestandteile untersucht werden. Aus Geweben müssen diese deshalb zuerst mithilfe physikalischer oder enzymatischer Methoden herausgelöst werden. Je nach Fragestellung werden ganze Zellen oder Zellbestandteile mittels **fluoreszierender Farbstoffe** oder **immunhistochemischer Methoden** markiert und in einem dünnen Flüssigkeitsstrahl an einem gebündelten Laserstrahl vorbeigeführt. Aufgrund der Farbe und Intensität des reflektierten Lichts oder anhand physikalischer Parameter wie Größe und Struktur werden die Zellen oder Zellbestandteile registriert, ausgezählt und, falls gewünscht, auch sortiert.

Anwendungsbeispiele der Durchflusszytometrie sind die Identifizierung und Auszählung von Lymphozytentypen nach spezifischer Immunfluoreszenzmarkierung (z. B. zur Bestimmung des Verhältnisses von T-Helfer- zu T-Suppressorzellen bei an AIDS erkrankten Patienten oder zur Phänotypisierung von Leukämien und Lymphomen im peripheren Blut), die Analyse des DNA-Gehalts (Ploidie), z. B. in Zellen von frischem oder formalinfixiertem, paraffineingebettetem Tumorgewebe, oder für Zellzyklusanalysen zur Charakterisierung von Zellpopulationen bezüglich ihres DNA-Gehalts und Proliferationsgrades. Durchflusszytometrische Untersuchungen spielen vor allem in der Hämatologie und Forschung eine wichtige Rolle.

1.6.8 Elektronenmikroskopie

Die Elektronenmikroskopie kann subzelluläre Strukturen (Organellen) und in der Zelle angereicherte Substanzen analysieren. Ultradünn geschnittene Gewebe und Zellen werden in einem gebündelten

Elektronenstrahl betrachtet, was vieltausendfache Vergrößerungen ermöglicht.

Das Gewebe wird hierzu meist in **Glutaraldehyd** oder einer Mischung von Paraformaldehyd und Glutaraldehyd fixiert, in Osmiumtetroxid nachfixiert und anschließend in Kunststoff (z. B. Araldit, Epon, Lowicryl) eingebettet. Da die eingesetzten Kunststoffe wesentlich härter als Paraffin sind, können mit einem Diamantmesser sehr dünne **Schnitte** (Dicke 60–80 nm) hergestellt werden. Zur Kontrastierung der Zellstrukturen werden Uranylacetat und Bleicitrat oder andere Schwermetallsalze eingesetzt.

Anwendungen der Elektronenmikroskopie in der diagnostischen Pathologie sind die Darstellung submikroskopischer Glomerulusläsionen der Niere (> Kap. 36.4), der Nachweis von Viruspartikeln, intrazellulären Sekretgranula (> Abb. 1.6) oder Organellenveränderungen, was bei gewissen Fragestellungen zur Diagnose einer Krankheit (z. B. Artdiagnose eines Tumors, Stoffwechselstörungen) beitragen kann.

Da die Technik einen erheblichen technischen und zeitlichen Aufwand erfordert, wird sie heute zunehmend durch raschere und präzisere immunhistochemische Methoden (> Kap. 1.6.9) ersetzt. Sie spielt aber in der zellbiologischen Forschung, vor allem in Kombination mit immunhistochemischen Techniken, weiterhin eine wichtige Rolle.

1.6.9 Enzymhistochemie

Die Enzymhistochemie dient der Lokalisation und dem Aktivitätsnachweis von Enzymen im Schnittpräparat und in Zellausstrichen. Die Technik nutzt die Aktivität der gesuchten Enzyme aus, um zugegebene spezifische (natürliche oder artifizielle) Substrate in mikroskopisch sichtbare, unlösliche Farbstoffe umzusetzen.

Enzymhistochemische Methoden können meist nur an **frischem Gewebe oder Zellen** durchgeführt werden, da sie auf der noch erhaltenen Aktivität von Enzymen beruhen. **Anwendungsbeispiele** sind die Charakterisierung von weißen Blutzellen (Chloracetat-Esterase-Nachweis in neutrophilen Granulozyten) und der Nachweis der Acetylcholinesterase, Laktat- und/oder Succinat-Dehydrogenase bei Innervationsstörungen des Darms (Dysganglionose, z. B. Morbus Hirschsprung des Kolons; > Abb. 1.4, > Kap. 32.2.2).

1.6.10 Immunhistologie

Die Immunhistochemie nutzt die Spezifität und Affinität immunologischer Reaktionen zur präzisen **Lokalisation von Epitopen gesuchter Antigene** (Epitop: Sequenz von 5–10 Aminosäuren, gegen die die Antigenbindungsstellen des eingesetzten Antikörpers gerichtet sind; > Abb. 1.5, > Tab. 1.5).

Die Techniken haben in den letzten Jahren maßgeblich zur effizienteren **Phänotypisierung** von Tumoren in Diagnostik und Forschung beigetragen.

Im Prinzip bestehen immunhisto- und zytochemische Techniken aus 2 Schritten:

- Zuerst wird ein sog. **primärer Antikörper** eingesetzt, der sich spezifisch an das Epitop eines gesuchten Antigens im Gewebe oder in der Zelle bindet. Mögliche primäre Antikörper sind einerseits polyklonale Antiseren (oder gereinigte Antikörper) und anderseits monoklonale Antikörper.
- Danach werden diese gebundenen primären Antikörper, d. h. die Antigen-Antikörper-Bindungsstellen, mit verschiedenen direkten und indirekten Methoden lokalisiert und dadurch **sichtbar gemacht** (> Abb. 1.8). Bei den indirekten Methoden sind zahlreiche Variationen beschrieben worden. Alle führen durch den sequenziellen Ablauf mehrerer Reaktionen zu einer kaskadenartigen Verstärkung (Amplifikation) des Nachweissignals.

Tab. 1.5 Auswahl wichtiger immunhistologischer Marker in der Pathologie

Antigen	Nachweis
Leukozyten	
α_1-Antichymotrypsin	Makrophagen, Retikulumzellen
*CD 45	Leukocyte Common Antigen, Leukozyten
*CD 20	B-Lymphozyten
*CD 3	T-Lymphozyten
*CD 15	myeloische Zellen
CD 30 (Ki-1)	aktivierte Lymphozyten, Sternberg-Reed-Zellen, Subtyp anaplastischer, großzelliger Lymphome
*Immunglobuline	B-Lymphozyten, Plasmazellen, schwere Kette, Typ A, D, G oder M
*Leichtketten	Leichtketten der Immunglobuline in B-Lymphozyten, Plasmazellen κ oder λ
Intermediärfilamente	
*Pan-Zytokeratin	alle 20 bekannten Zytokeratine („epitheliale" Zellen)
einzelne Zytokeratintypen	Epitheltypen (z. B. Drüsen- und Plattenepithelien) aufgrund des Nachweises von einzelnen oder von Gruppen von Zytokeratintypen
*Desmin	Intermediärfilamente glatter und quer gestreifter Muskelzellen
*Glial Fibrillary Acidic Protein (GFAP)	Intermediärfilamente von Astrozyten
*Neurofilament (NF)	Intermediärfilamente von Neuronen und deren Ausläufern
*Vimentin	Intermediärfilamente „mesenchymaler" Zellen

Tab. 1.5 Auswahl wichtiger immunhistologischer Marker in der Pathologie (*Forts.*)

Antigen	Nachweis
Hormone/Neurotransmitter/Rezeptoren	
*Chromogranin A	Matrix der Sekretgranula (neuro)endokriner Zellen
*Kalzitonin	C-Zellen, medulläre Schilddrüsenkarzinome
*Synaptophysin	präsynaptische Vesikel (neuroendokrine Zellen und Tumoren)
β-human chorionic gonadotropin	Zellen des Zytotrophoblasten
*Thyreoglobulin	Follikelepithelzellen der Schilddrüse, follikuläres und papilläres Schilddrüsenkarzinom
Hormone/Neurotransmitter/Rezeptoren	
Hormonrezeptoren	Östrogen- und Progesteronrezeptoren
Her-2/neu	Herceptinrezeptor
Extrazelluläre Matrix	
Typ-IV-Kollagen	Basalmembrankollagen
Onkofetale Antigene	
*karzinoembryonales Antigen	Kolonkarzinom, medulläres Schilddrüsenkarzinom
*α-Fetoprotein	fetales Gewebe und Tumoren (Leber, Dottersack, Keimzellen)
Mikroorganismen	
humanes Papillomavirus Zytomegalievirus Hepatitis-B-Virus Herpes-simplex-Virus humanes Immundefizienzvirus	Hüllproteine des Virus
Diverse	
*prostataspezifisches Antigen	Epithelzellen und Karzinome der Prostata
*α-Aktin	glatte Muskelzellen
*zytoplasmatisches Protein S-100	Zytoplasma von glialen Zellen, Schwann-Zellen, myoepithelialen Zellen, Melanozyten, Melanomzellen, Chondrozyten, dendritischen Retikulumzellen, Satellitenzellen des Nebennierenmarks u. a.
*CD31	endotheliale Zellen
*Ki-67 (MIB 1)	Proliferationsantigen
Myosin/Myoglobin	Skelettmuskelzellen
CD = internationales Klassifikationssystem von Leukozyten-Antigenen * Wichtige, häufig gebrauchte Antikörper	

Abb. 1.8 Spezifische Darstellung von Proteinen in Gewebe und Zellen (Immunhistologie) oder in Extrakten (Western-Blot). Für die direkte Methode trägt der primäre Antikörper ein Markermolekül (M = Enzyme, Fluorochrome oder kolloidales Gold), das nach der Immunreaktion im Gewebe nachgewiesen werden kann (bei fluoreszierenden Farbstoffen z. B. im Auflichtmikroskop mit Farbfiltern). Bei den indirekten Methoden wird an den primären Antikörper ein zweiter Antikörper gebunden, der aufgrund seiner Markierung visualisiert werden kann. Ist eine weitere Verstärkung des Signals erforderlich, wird z. B. ein biotinylierter (B) sekundärer Antikörper verwendet, der von einem Komplex aus Avidin und einem biotinylierten Enzymmarker erkannt wird. Da eine höhere Zahl von Markermolekülen an der Reaktion beteiligt ist, wird das Signal verstärkt (Amplifikation). [L106, L231]

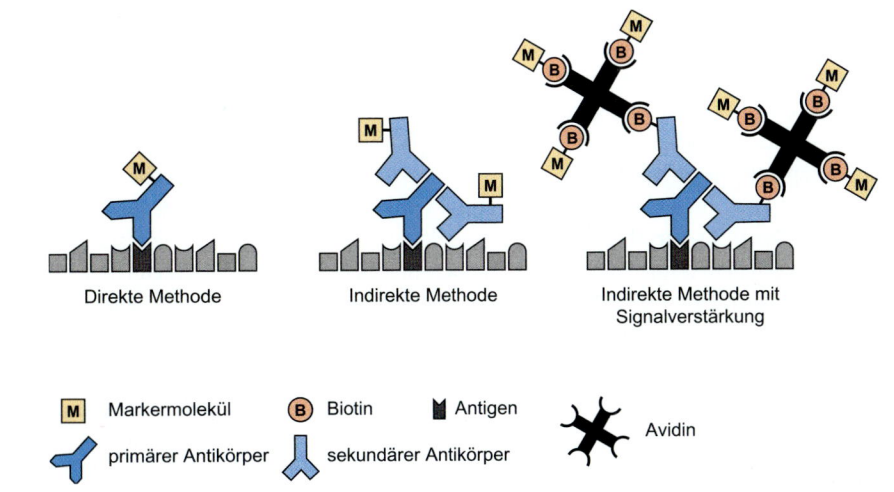

KLINISCHE PATHOLOGIE

Phänotypisierung von Tumoren Zentralnervensystem ➢ Kap. 8; neuroendokrines System ➢ Kap. 13, ➢ Kap. 14, ➢ Kap. 15, ➢ Kap. 16, ➢ Kap. 17, ➢ Kap. 18; lymphatisches System ➢ Kap. 22; Weichgewebe ➢ Kap. 46.
Nachweis von Immunglobulinen/Komplement/Immunkomplexen Glomeruläre Erkrankungen ➢ Kap. 37.4.

1.6.11 Molekularbiologische Techniken

Molekularpathologische Methoden dienen dazu, krankhafte Veränderungen von DNA und RNA zu untersuchen. Aktuelle molekularbiologische Methoden sind z. B.:
- Hybridisierungstechniken wie die In-situ-Hybridisierung, Southern- und Northern-Blot-Verfahren
- DNA-Amplifizierungstechniken wie die Polymerasekettenreaktion (PCR; ➢ Abb. 1.10) und assoziierte Methoden
- DNA-Sequenzanalyse-Verfahren

Die meisten dieser Methoden erfordern eine spezielle Asservierung des Untersuchungsgutes (###) und können nur in spezialisierten Laboratorien durchgeführt werden. Wegen der Komplexität der Methoden ist eine enge Zusammenarbeit zwischen Pathologen und Molekularbiologen erforderlich.

Hybridisierungsmethoden

Analog zum Nachweis von Antigenstrukturen durch markierte Antikörper (Antigen-Antikörper-Bindung) können DNA- und RNA-Sequenzen mittels markierter, komplementärer DNA-, RNA- oder Oligonukleotidstücke (sog. Proben oder Sonden) nachgewiesen werden. Die sog. Hybridisierung von Proben an DNA- oder RNA-Sequenzen beruht hierbei auf der **komplementären Basenbindung** der Nukleotide Adenin und Thymin (bzw. Uracil) sowie Cytosin und Guanin.

Unter **In-situ-Hybridisierung** versteht man den Nachweis von Nukleinsäuresequenzen in Schnitt- und Zellpräparaten. Sie wird in vielen Laboren bereits zum Nachweis viraler DNA (z. B. Zytomegalievirus, Herpesviren) in Gewebeschnitten und Zellen eingesetzt (➢ Abb. 1.9). Die In-situ-Hybridisierung von RNA hingegen ist wegen deren geringerer Stabilität und Kopienzahl schwieriger und erfordert meist eine spezielle Gewebeasservierung und -vorbehandlung. Auch der Nachweis von numerischen und groben strukturellen chromosomalen Veränderungen mittels fluorochrommarkierter chromosomenspezifischer Proben (**FISH**) in Metaphasen- oder Interphasenpräparaten ist möglich.

DNA und RNA aus Zell- oder Gewebeextrakten können mittels spezifischer **Blotting-Verfahren** untersucht werden. Die Analyse von DNA wird nach dem Namen des Erstbeschreibers Southern-Blotting genannt, der Nachweis von RNA in Analogie Northern-Blotting. Verfahren, bei denen die Nukleinsäuren direkt auf eine Filtermembran gegeben und anschließend hybridisiert werden, nennt man Dot- oder Slot-Blotting. Southern-Blotting ist die traditionelle Methode zur Untersuchung von Gen-Rearrangierungen (Umplatzierung von DNA-Sequenzen), die z. B. den Klonalitätsnachweis lymphoproliferativer Erkrankungen ermöglicht. Das Verfahren wird auch diagnostisch eingesetzt.

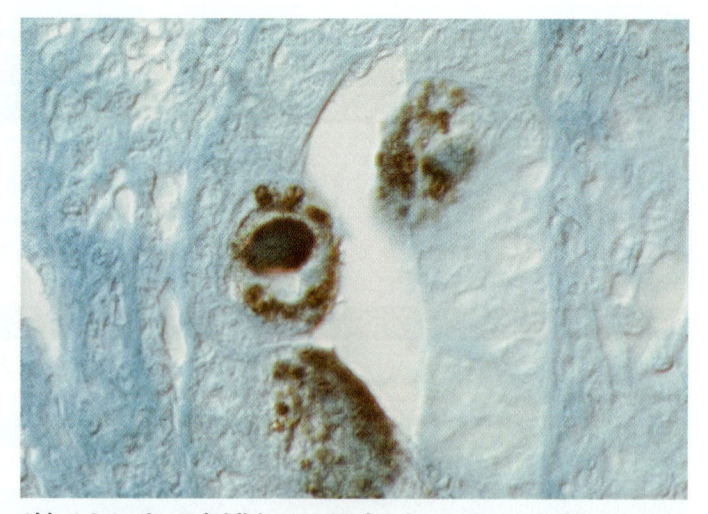

Abb. 1.9 In-situ-Hybridisierung: Nachweis von Zytomegalievirus-DNA im Zellkern und Zytoplasma von Epithelzellen eines Pankreasausführungsgangs. Hierzu wurde eine zur Virus-DNA komplementäre biotinmarkierte DNA-Probe verwendet. Die an die Virus-DNA gebundene Probe wurde mittels immunhistochemischer Methoden sichtbar gemacht. Vergr. 1000-fach. [R398]

Spezifische Hybridisierungsverfahren werden auch in Nukleinsäure-Analysen mittels Array-Technologie eingesetzt. Expressionsarrays ermöglichen z. B. die simultane Bestimmung relativer Anteile zahlreicher mRNAs in Geweben und Zellisolaten. Tatsächlich weisen Tumorzellen im Vergleich zu normalen Zellen veränderte Genexpressionsprofile auf, die sowohl auf Ebene der Transkription (mRNA) als auch der Translation (Proteine) erfasst werden können. Für Untersuchungen der mRNA-Profile, wird ein mRNA-Isolat in cDNA retrotranskribiert und gleichzeitig mit einem Fluoreszenzfarbstoff versehen. Prinzipiell spiegelt diese **lösliche cDNA-Probe** das gesamte Transkriptom der zu untersuchenden Zellen oder Gewebe wider. Diese Probe wird dann auf einen Expressionsarray aufgetragen, der an der Oberfläche in einem exakt definierten Muster genspezifische Oligonukleotide trägt. Die Fluoreszenzintensität der cDNA – gebunden an den entsprechenden Stellen auf dem Chip – reflektiert das Expressionsniveau der einzelnen Gene. Unter Verwendung verschiedener probenspezifischer Fluorophore können Vergleiche der Markerintensitäten quantitative Aufschlüsse über Expressionsunterschiede verschiedener Zell- oder Gewebepräparationen aufzeigen. Gene, deren Expressionsprofile sich gleichen oder ähnlichen Veränderungen unterworfen sind, können in den folgenden Analysen in Gruppen (Cluster) zusammengefasst werden. Dieses **Clustering** gibt verschiedentlich Hinweise auf eine funktionelle Verknüpfung der einzelnen Genprodukte und ermöglicht in gewissen Fällen eine clusterbasierte Subklassifizierung morphologisch nicht weiter unterscheidbarer Tumortypen mit unterschiedlichen klinischen Verläufen (Prognose). In der Praxis werden heute solche Gen-Expressionsanalysen teilweise in der Prognostik von Mammakarzinomen genutzt.

KLINISCHE PATHOLOGIE

FISH Neuroendokrine Tumoren ➢ Kap. 18.1; Nierentumoren ➢ Kap. 37.10.2; Harnblasentumoren ➢ Kap. 38.6; Her-2/neu-Rezeptoren in Mammatumoren ➢ Kap. 42.6.3.
In-situ-Hybridisierung Nachweis von Viren: Cervix uteri ➢ Kap. 40.3.5; Plazenta ➢ Kap. 41.2.

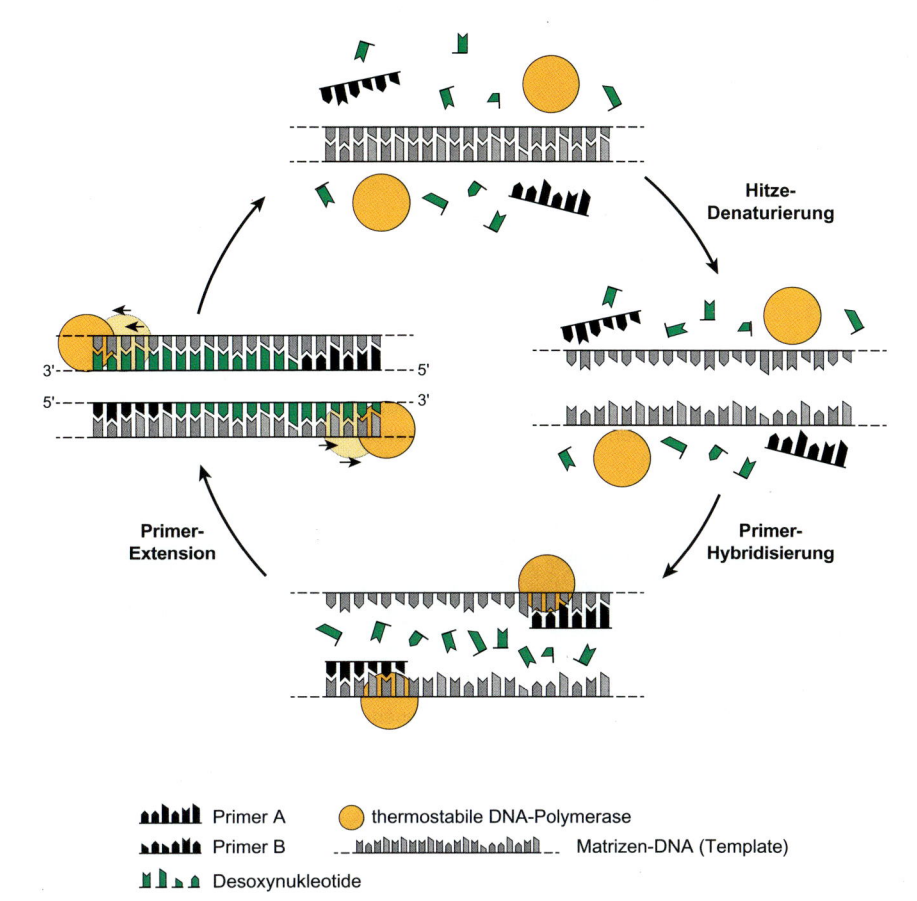

Abb. 1.10 Prinzip der Polymerasekettenreaktion (PCR). PCR-Zyklus. Ein Zyklus der PCR-Reaktion umfasst 3 Temperaturschritte: Der 1. Schritt besteht aus der Hitzedenaturierung des DNA-Extrakts durch Erwärmen auf 94–96 °C. Im 2. Schritt wird das Reaktionsgemisch abgekühlt, sodass die zwei Primer an ihre spezifische Komplementärsequenz hybridisieren können (Primer-Hybridisierung). Der 3. Temperaturschritt ist auf die optimale Aktivität der Polymerase eingestellt. In diesem sog. Primer-Extensions-Schritt liest die thermostabile Polymerase, ausgehend von den Primern, die jeweiligen Matrizenstränge und synthetisiert unter Einbau von Desoxynukleotiden die Komplementärstränge. Die Synthese erfolgt nur in der sog. 5' → 3'-Richtung. Am Ende jedes Zyklus kommt es zur Verdoppelung der spezifischen Matrizen-DNA. [L106]

Mikrodissektionsmethoden

Unter Mikrodissektion versteht man die Gewinnung und Asservierung von **Einzelzellverbänden** oder **Einzelzellen** aus Schnittpräparaten oder Zellpräparationen mittels Lasertechniken oder mechanisch mittels Mikromanipulatoren zur molekularbiologischen Analyse (meist mittels PCR). Die Mikrodissektion stellt ein Bindeglied zwischen Pathologie und Molekularbiologie dar. Derzeit wird diese Methode hauptsächlich in der Forschung eingesetzt, es sind aber viele potenzielle Anwendungen auch in der Diagnostik denkbar.

DNA-Amplifizierungstechniken

Gewisse Nukleinsäuresequenzen sind in derart geringer Kopienzahl vorhanden, dass die oben beschriebenen Methoden sie weder in situ noch in Zellextrakten nachweisen können. Deshalb haben sich Amplifizierungsmethoden wie die **Polymerasekettenreaktion** (PCR) durchgesetzt. Diese Technik imitiert in vitro die Replikation von Nukleinsäuren und ermöglicht es, eine bestimmte Gensequenz im Reagenzglas millionenfach zu kopieren. Bei der PCR (➤ Abb. 1.10) wird die Zahl der Kopien in jedem durchgeführten Zyklus verdoppelt, was zu einer exponentiellen Amplifizierung des gesuchten Genabschnitts (z. B. 2^{30} Kopien nach 30 Zyklen) führt. Die Qualität und Spezifität des PCR-Produkts kann direkt während der Amplifikation durch Hybridisierung mit einer fluoreszenzmarkierten internen Probe (Realtime-PCR) oder nachträglich mittels elektrophoretischer Fragmentanalyse und anschließender Sequenzierung oder Southern-Blot-Hybridisierung überprüft werden.

Typische **Anwendungsmöglichkeiten** der PCR für die Diagnostik ist der Nachweis von Erreger-DNA oder RNA (Viren, Bakterien, Mykobakterien) in Geweben. Die PCR kann auch zur Identifizierung von qualitativen genetischen DNA-Veränderungen wie Mutationen, Deletionen, Insertionen, Rearrangierungen oder Translokationen angewendet werden. Diese Untersuchungen können auch an DNA oder RNA durchgeführt werden, die aus paraffineingebettetem Gewebe extrahiert worden ist. Das Spektrum der PCR-Anwendungen in der Diagnostik wächst insbesondere seit der vollständigen Entschlüsselung des humanen Genoms rasant.

DNA-Sequenzanalyse-Verfahren

Die Nukleinsäuresequenz eines DNA-Strangs kann mittels Sequenzanalysemethoden bestimmt werden. Heute stehen automatisierte Sequenzierungssysteme zur Verfügung. Am häufigsten durchgeführt wird die **Basenterminationsmethode** (nach Sanger), bei der neben den Desoxynukleotiden auch fluoreszenzmarkierte Didesoxynukleotid-Derivate aller 4 Basen während der In-vitro-Replikation in die Produkte eingebaut werden, was den Replikationsvorgang spezifisch abstoppt.

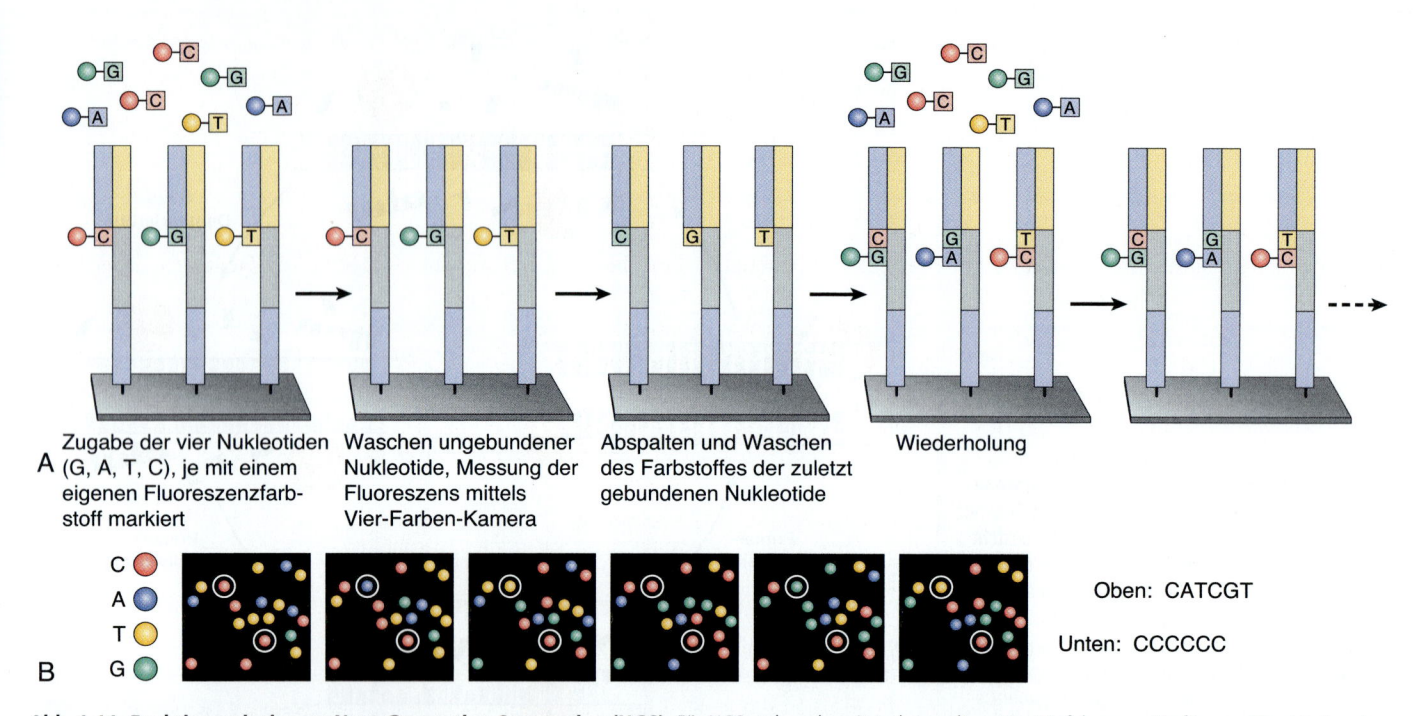

Abb. 1.11 Funktionsprinzip von Next-Generation Sequencing (NGS). Für NGS stehen derzeit mehrere alternative Verfahren zur Verfügung. Hier ist eine der am häufigsten verwendeten Ansätze dargestellt.
(**A**) Kurze, einzelsträngige Fragmente genomischer DNA (Template) mit einer Länge von 100 bis 500 bp werden auf einem festen Untergrund, z. B. einem Glasobjektträger, mit universellen Capture-Primern immobilisiert, die komplementär zu Adaptoren sind, die zuvor an die Enden der DNA-Fragmente angefügt wurden. Der komplementäre Strang der gebundenen DNA-Fragmente wird mit Hilfe von fluoreszenzmarkierten Nukleotiden synthetisiert. Dabei erfasst eine Vier-Farben-Kamera die Fluoreszenz, die von jeder Stelle der Matrize ausgeht (entsprechend dem spezifisch eingebauten Nukleotid), woraufhin der Fluoreszenzfarbstoff abgespalten und weggewaschen wird und der gesamte Zyklus wiederholt wird. Da Millionen einzelsträngige DNA-Fragmente gleichzeitig auf der festen Phase immobilisiert sind, finden ebenso viele Synthesezyklen und deren Messungen parallel statt. Daher hat sich für diese Technologie im englischen Sprachgebrauch auch die Bezeichnung „massive parallel sequencing" etabliert.
(**B**) Leistungsstarke Computerprogramme entschlüsseln die seriellen Bilder der Vier-Farben-Kamera, um DNA-Sequenzen zu erzeugen. Diese sind komplementär zur Template-DNA, und werden mit einer genomischen Referenzsequenz verglichen, um DNA-Veränderungen (zum Beispiel Mutationen) zu identifizieren. [G899]

Die dadurch resultierenden unterschiedlich langen Fragmente werden durch Kapillarelektrophorese aufgetrennt und analysiert. Als Alternative wird verbreitet auch die **Pyrosequenzierung** eingesetzt. Sie beruht auf einer bioluminometrischen Messung von freigesetztem Pyrophosphat, das beim Nukleotideinbau während der In-vitro-Replikation entsteht.

Neben diesen direkten Sequenzierungsverfahren von PCR-amplifizierten oder klonierten Einzelsequenzabschnitten, erlauben verschiedene Methoden des **Next Generation Sequencing (NGS)** Millionen von Sequenzen durch massive parallele Sequenzierung gleichzeitig zu bestimmen (➤ Abb. 1.11). Diese neueren Technologien halten deshalb zunehmend Einzug in die molekulare Diagnostik der Pathologie. Es existieren unterschiedliche NGS-Technologien mit Vor- und Nachteilen für die molekulare Diagnostik. Ausgangspunkt dieser Verfahren ist in der Regel eine DNA-Bibliothek, die sich aus einer enormen Vielzahl an kurzen DNA-Fragmenten zusammensetzt. Diese DNA-Bibliotheken oder -banken können für ein **Whole Genome Sequencing (WGS)** das vollständige Genom beinhalten, sie können Anreicherungen aller codierenden Genomsequenzen **(Whole Exome Sequencing; WES)** umfassen oder sie repräsentieren (umgeschrieben in cDNA) das gesamte Transkriptom eines Gewebes oder eines Zelltyps **(RNA Sequencing).** Daneben gibt es verschiedene zielgerichtete Ansätze **(Targeted Sequencing),** bei denen die Bibliotheken durch selektive Hybridisierung **(Target Enrichment)** oder durch Multiplex-PCR **(Amplicon Sequencing)** auf ein enges Panel von ausgewählten Sequenzabschnitten begrenzt wird. Generell werden die Fragmente einer DNA-Bank an den Enden mit kurzen spezifischen Erkennungssequenzen, sog. Linkern, versehen. Über diesen Linker werden die Fragmente an komplementäre Oligonukleotide auf einer festen Oberfläche (Mikroflüssigkeitskanäle auf Glas oder Mikrobeads umhüllt in einer Emulsion) hybridisiert und dann mittels PCR einzeln und somit klonal amplifiziert. Die dabei anfallenden, lokal uniformen Produkte bilden Cluster auf der Glasoberfäche (Brückenamplifikation) oder sie bleiben am Mikrobead gebunden in der Mizelle eingeschlossen (Emulsions-PCR). Erst danach findet der eigentliche Sequenzierschritt statt. Die Verfahren dazu sind Modifikationen der Sanger- bzw. der Pyrosequenzierungstechniken. Bei Ersterem werden die fluoreszierenden Didesoxynukleotid-Derivate nach Einbau im Cluster zunächst detektiert und danach die Strangsyntheseblockade sowie die Fluorezenzmarkierung chemisch entfernt. Beim zweiten Ansatz werden die fragmentbeladenen Beads auf einen mikroporösen Halbleiterchip aufgetragen und die beim Nukleotideinbau der Strangsynthese, neben dem Pyrophosphat, anfallenden Wasserstoffionen (Protonen) in Form der pH-Änderung lokal erfasst.

Bei der Sequenzierung der 3. Generation werden je nach Verfahren auch frei gesetzte Protonen oder Fluorophore (mit hochsensitiven Fluoreszenzdetektoren) aufgezeichnet. Dadurch kann das Genom einzelner Zellen untersucht werden.

Insgesamt werden durch NGS große Sequenzdaten produziert, deren Auswertung erhebliche Anforderungen an die **Bioinformatik** stellt. Beispielsweise kann ein neueres Instrument über 500 Millionen DNA-Cluster analysieren und produziert damit mehr als 180 Milliarden Basenpaare an einem Tag. Dadurch können qualitativ hochwertige Sequenzdaten des gesamten menschlichen Genoms produziert werden. Die Analyse dieser Daten ist äußerst aufwendig und komplex, sodass dafür ausgebildete Bioinformatiker zur Interpretation benötigt werden. Neben dieser notwendigen bioinformatischen Expertise müssen die Einrichtungen mit ausreichender Datenspeicherkapazität und Rechnerleistung für die NGS-basierte Genanalyse ausgestattet werden. Somit gewinnt der Datenschutz eine zunehmende Bedeutung bei der Speicherung dieser immensen Datenmengen.

In der Praxis werden daher weiterhin krankheitsspezifische „Ein-Gen-Tests" eingesetzt, aber auch **Targeted Sequencing**, bei dem größere Panels von Genen (bis zu 100 und mehr) in einem kurzen Zeitraum analysiert werden können. Im Gegensatz zum Targeted Sequencing erlaubt das **WES** einen Überblick über eine Vielzahl von proteinkodierende Mutationen, die klinisch relevant sind. Dies ist häufig in der Onkologie oder bei der Analyse von Erbkrankheiten notwendig. Das **WGS** hat noch nicht den Weg in die klinische Praxis gefunden, da es heute noch sehr aufwendig und teuer ist. Im Rahmen der Krebsdiagnostik ist aber WGS die einzige NGS-Anwendung, die neue bzw. unbekannte strukturelle Re-Arrangements (Insertionen, Deletionen, Translokationen) gleichzeitig nachweisen kann. Diese Methode hat aber häufig nicht die ausreichende Tiefe für den klinischen Einsatz. Neben Methoden der DNA-Sequenzierung ist die **RNA-Sequenzierung** des Transkriptoms eine potenziell wichtige Technologie, die möglicherweise für Blutuntersuchungen (Liquid Biopsy) in der Früherkennung von Krebserkrankungen eingesetzt werden kann.

KLINISCHE PATHOLOGIE
Typisierung von Bakterien ➤ Kap. 48.3; Typisierung von Viren ➤ Kap. 19.6.3, ➤ Kap. 40.3.5 und ➤ Kap. 41.3.4; Nachweis genetischer Erkrankungen ➤ Kap. 5; Nachweis von Translokationen in Non-Hodgkin-Lymphomen und in Weichgewebesarkomen ➤ Kap. 22.2.2 und ➤ Kap. 46; molekulargenetische Untersuchungen von Familien mit genetisch bedingten Tumoren ➤ Kap. 18. Vorhersage des Therapieansprechens bei soliden Tumoren.

1.7 Epidemiologie

1.7.1 Zielsetzungen

Die Epidemiologie untersucht zum einen die Häufigkeit und Verteilung von Gesundheitszuständen in der Bevölkerung und zum anderen Faktoren, die die Verteilung dieser Gesundheitszustände beeinflussen. Aus den Erkenntnissen dieser Untersuchungen sollen Präventionsmaßnahmen auf Bevölkerungsebene (Gesundheitsförderung) abgeleitet werden. Erst in jüngster Zeit verfolgt die molekulare Epidemiologie auch vermehrt individualisierte Präventionsansätze (➤ Kap. 1.1). Je nach Zeitpunkt der Präventionsmaßnahmen unterscheidet man:
- **Primärprävention:** Beseitigung von Risikofaktoren, die längerfristig zu einer Erkrankung führen können, z. B. in Form von Impfungen gegen Infektionskrankheiten oder einer Verhinderung der Inhalation von Zigarettenrauch zum Schutz vor bösartigen (malignen) Bronchustumoren.
- **Sekundärprävention:** Möglichst frühzeitige Erfassung und Behandlung von Vorstufen zu einer Krankheit.
- **Tertiärprävention:** Vermeidung von Folgestörungen bestehender Krankheiten.

Eine der frühen Maßnahmen zur Primärprävention war der Befehl der britischen Admiralität, ab 1795 den Seeleuten der Kriegsflotte Zitronensaft zu verabreichen, um dem Skorbut vorzubeugen. Dies war möglicherweise einer der Faktoren für die Erfolge der Flotte Admiral Nelsons bei den entscheidenden Seeschlachten von Abukir (1798) und Trafalgar (1805).

Gesundheit und Krankheit sind in einer Bevölkerung nicht zufällig verteilt. Häufigkeitsunterschiede werden dazu verwendet, Hypothesen zur Ätiologie von Krankheiten zu erstellen bzw. Einflussfaktoren auf die Gesundheit (➤ Abb. 1.12) und Risikofaktoren der Krankheiten zu definieren.

1.7.2 Epidemiologische Maße

Es gibt verschiedene Möglichkeiten, die Krankheitshäufigkeiten zu messen und zwischen Bevölkerungsgruppen zu vergleichen (➤ Tab. 1.6). Welche dieser Maßzahlen am besten geeignet ist, wird durch die interessierende Krankheit bestimmt. So genügt die **Prävalenz** für den Vergleich von Krankheitshäufigkeiten, die zu einer Immunität führen oder mit denen man viele Jahre leben kann. Hingegen sind für Krankheiten mit sehr kurzer oder unterschiedlich langer Erkrankungsdauer (z. B. Krebs) gültige Vergleiche nur anhand von **Inzidenzen** möglich (die Mortalität kann dabei als Sonderfall der Inzidenz betrachtet werden). Generell gilt die Beziehung Prävalenz = Inzidenz mal Erkrankungsdauer.

Erkrankungs**risiken** können entweder **absolut** – z.B. als Wahrscheinlichkeit, in den nächsten 5 Jahren eine bestimmte Krankheit zu entwickeln – oder **relativ** – z. B. im Vergleich mit einer nicht exponierten Bevölkerung – ausgedrückt werden. Hohe relative Risiken sind nicht gleichzusetzen mit einer hohen Wahrscheinlichkeit, eine bestimmte Krankheit zu entwickeln.

Der Vergleich von Krankheitshäufigkeiten zwischen Bevölkerungsgruppen zielt auf die Identifizierung modifizierbarer Risiko-, Präventions- und Prognostikfaktoren ab. Nicht modifizierbare Einflussfaktoren wie Geschlecht und Alter sollten dabei standardmäßig berücksichtigt werden. Zeitliche Trends und geografische Unterschiede sind weitere nicht direkt beeinflussbare Einflussgrößen.

Geschlecht

Fast alle nichtinfektiösen Krankheiten zeigen mehr oder weniger ausgeprägte Häufigkeitsunterschiede zwischen Männern und Frauen. In den Industrieländern übertrifft das Sterberisiko der Männer das bei Frauen z. T. um ein Mehrfaches, was zu einer deutlich höheren Lebenserwartung der Frauen führt. Aus diesen Gründen werden Analysen häufig nach Geschlechtern getrennt durchgeführt.

1 Pathologie: Aufgaben und Methoden

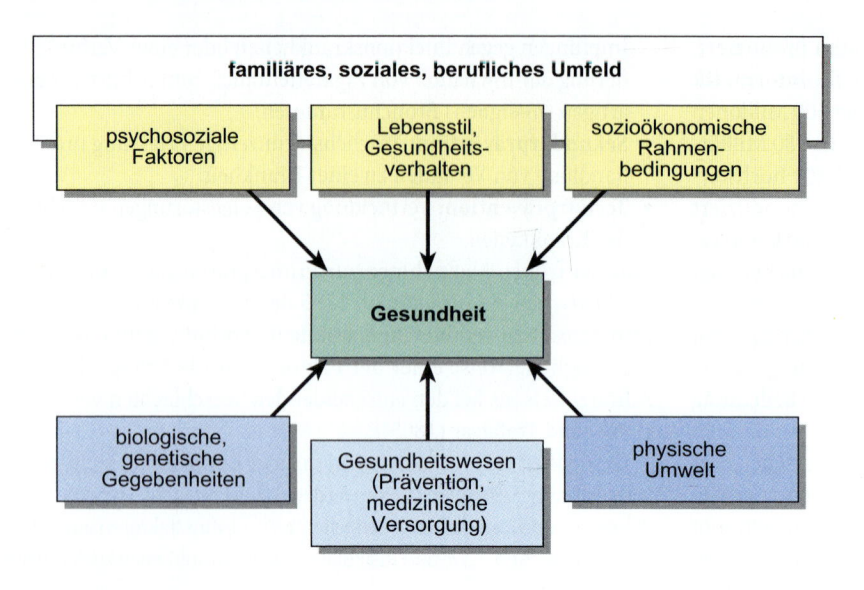

Abb. 1.12 Einflussfaktoren auf die Gesundheit. [L106]

Tab. 1.6 Epidemiologische Maßzahlen

Prävalenz	Anzahl der Fälle einer bestimmten Krankheit oder eines Zustands in einer zahlenmäßig definierten Bevölkerung (in % oder pro 100.000 Personen), i. d. R. an einem definierten Stichdatum (Punktprävalenz).
Inzidenz(rate)	Neuerkrankte an einer bestimmten Krankheit in einer zahlenmäßig definierten Bevölkerung und innerhalb einer bestimmten Zeitspanne (meist pro 100.000 Personenjahre).
Mortalität(srate)	Verstorbene an einer bestimmten Krankheit in einer zahlenmäßig definierten Bevölkerung und innerhalb einer bestimmten Zeitspanne (meist pro 100.000 Personenjahre).
Letalität	Anteil der an einer bestimmten Krankheit Verstorbenen, bezogen auf die Gesamtzahl der von dieser Krankheit betroffenen Personen.
Überleben (survival)	Die Überlebenskurve gibt, startend bei 100 %, für ein bestimmtes Kollektiv für jeden Zeitpunkt der Beobachtung den Prozentsatz der Überlebenden an. Die häufig verwendeten 5- oder 10-Jahres-Überlebensraten sind ausgewählte Zeitpunkte dieser Kurve.

Alter

Die meisten chronischen Krankheiten treten mit zunehmendem Alter häufiger auf, das Gesamtsterberisiko verdoppelt sich ab einem Alter von 50 Jahren rund alle 5 Lebensjahre. Je nach Altersstufe dominieren verschiedene Todesursachen. Für den Vergleich von Krankheitshäufigkeiten in Bevölkerungen mit unterschiedlicher Altersstruktur muss deshalb eine mathematische Korrektur für die unterschiedliche Altersverteilung durchgeführt werden (sog. **Altersstandardisierung**).

Zeitliche Trends

Wenn Krankheitshäufigkeiten zeitliche Trends aufweisen, kann dies Hinweise auf Änderungen im Risikoprofil einer Bevölkerung geben. Durch die Analyse von Mortalitätstrends kann z. B. der Erfolg von Screeningprogrammen beurteilt werden. Langfristige Zu- oder Abnahmen bedeuten aber nicht automatisch eine Veränderung der Exposition, sondern können auch durch Behandlungsfortschritte, konkomitierende Krankheiten oder einen Wechsel bei den Diagnosekriterien bedingt sein. Die Interpretation wird zusätzlich durch die jahre- bis jahrzehntelange **Latenzzeit** zwischen Exposition, Erkrankung und Tod kompliziert (bei einzelnen Tumorarten 50 Jahre und mehr, ➤ Kap. 6).

Geografische Unterschiede

Erkrankungen können aus mehreren Gründen geografisch unterschiedlich gehäuft auftreten, z. B. durch genetische Faktoren, Unterschiede in der Verteilung modifizierbarer individueller Risikofaktoren oder in der Umweltbelastung, aber auch durch Unterschiede in Gesundheitsversorgung oder -statistik. Beispiele für geografische Unterschiede sind:

- Entstehung einer **Struma** infolge natürlichen Jodmangels in während der Quartärzeit vereisten Berggebieten (➤ Kap. 14.3).
- **Burkitt-Lymphom** in malariaverseuchten Zonen Afrikas: Auslösung durch das Epstein-Barr-Virus und Stimulation durch chronischen Malariabefall (➤ Kap. 22.2.2).
- **Migrantenstudien:** Nach Hawaii und Kalifornien ausgewanderte Japaner zeigen bei der Magenkrebshäufigkeit erst nach 2 Generationen ähnlich tiefe Risiken wie die Amerikaner, während die Angleichung an die höheren Risiken beim Darmkrebs und beim Mammakarzinom schneller erfolgt. Auch in Europa lassen sich z. B. bei Migranten aus dem Balkan charakteristische Unterschiede im Krankheitsspektrum feststellen.

KAPITEL 2

K. Zatloukal, W. Roth, A. Weber

Zell- und Gewebereaktionen

2.1	Zellteilung (Mitose) und Zellproliferation	19	2.4.4	Zelleinschlüsse	35
2.1.1	Zellzyklus	20	2.4.5	Pathologie der Zellorganellen	37
2.1.2	Regulatorische Mechanismen	20			
2.1.3	Zellzyklus bei unterschiedlichen Zelltypen	21	2.5	Pathologie des Bindegewebes	39
			2.5.1	Pathologie der Basalmembran	39
2.2	Zelldifferenzierung	21	2.5.2	Pathologie des Elastins	39
2.2.1	Mechanismen der Differenzierung	21			
2.2.2	Transdifferenzierung	22	2.6	Abnorme Verkalkung von Zellen und Geweben	39
2.2.3	Entdifferenzierung (Dedifferenzierung)	22			
2.3	Regeneration	22	2.7	„Hyaline" Veränderungen	40
2.4	Adaptation, Zellschädigung, Zelltod	22	2.8	Proteinfaltungserkrankungen	40
2.4.1	Adaptation	22			
2.4.2	Zellschädigung	25	2.9	Altern	40
2.4.3	Zelltod	29	2.9.1	Altersveränderungen	40
			2.9.2	Ursachen und Mechanismen	40

Zur Orientierung

Zell- und Gewebekomponenten sind an allen Erkrankungen beteiligt. Auf zellulärer Ebene kann eine **Erkrankung** als Folge einer Störung des Gleichgewichts der zellulären Prozesse angesehen werden. **Heilung** bedeutet Wiederherstellung dieses Gleichgewichts.

Die **Zelle** dient der Aufrechterhaltung von Struktur und Funktion der diversen Gewebe und Organe und damit des gesamten Organismus. Sie ist ein komplexes Gebilde, das auf den gesamten Organismus fein abgestimmte spezifische Funktionen erfüllt. Dies erfordert Kommunikation mit anderen Zellen sowie differenzierte Steuerung der zellulären Prozesse.

Zell-, Gewebe- und **Organschädigungen** resultieren aus mikrobiell, chemisch, physikalisch oder immunologisch verursachten Beeinträchtigungen der Zellbestandteile, was eine Störung von Energieproduktion, Transport von biologisch wichtigen Molekülen (Elektrolyte, Aminosäuren, Glukose), Syntheseleistungen (z. B. von Makromolekülen), Abbauprozessen (Biotransformation), Zellteilung und Differenzierung sowie den Zelltod zur Folge haben kann. In diesem Kapitel werden wichtige Mechanismen von Zell- und Gewebeschädigungen beschrieben, wie sie bei Stoffwechselerkrankungen, degenerativen Veränderungen, Entzündungen und Tumoren vorkommen.

2.1 Zellteilung (Mitose) und Zellproliferation

In den meisten Geweben und Organen finden zur Erhaltung der normalen Funktion eine kontinuierliche **Proliferation und Erneuerung der Zellen** statt. Davon ausgenommen sind Gewebe, die aus nicht mehr teilungsfähigen Zellen bestehen (z. B. Nervengewebe). Die Zellproliferation wird normalerweise streng kontrolliert und insbesondere durch Wachstumsfaktoren sowie Zell-Zell-Interaktionen, aber auch Zell-Matrix-Interaktionen reguliert.

Im Rahmen der **Mitose** kommt es zur Replikation der DNA und damit zur Weitergabe der diploiden genetischen Information an die Tochterzellen. Kontrollmechanismen sorgen dafür, dass die synthetisierten DNA-Kopien identisch sind und korrekt auf die Tochterzellen aufgeteilt werden. Bei der Produktion von Gameten (Eizelle, Spermien) im Rahmen der **Meiose** wird hingegen der diploide Chromosomensatz zu einem haploiden reduziert.

2.1.1 Zellzyklus

Unter Zellzyklus werden die Vorgänge zwischen Zellteilungen (Mitosen) verstanden. Der Zellzyklus besteht aus 4 Schritten, wobei die Mitosephase und die Interphase (bestehend aus G_1-, S-, G_2-Phase) unterschieden werden (➤ Abb. 2.1):
- **G_0-Phase:** In dieser Phase erfüllen die Zellen ihre spezifischen Funktionen.
- **G_1-Phase:** Äußere Faktoren induzieren den Zellteilungsprozess.
- **S-Phase:** Verdoppelung (Replikation) der DNA.
- **G_2-Phase:** Vorbereitung für die Mitose.
- **M-Phase:** Pro-, Meta-, Ana- und Telophase der Mitose mit dem Resultat von 2 Tochterzellen.

2.1.2 Regulatorische Mechanismen

Die Teilung einer Zelle ist eine besonders kritische Phase, in der Störungen schwerwiegende Folgen haben können, z. B. Mutationen, unkontrollierte Zellvermehrung, Tumorentwicklung oder Zelltod. Daher ist es erforderlich, dass die einzelnen Phasen des Zellzyklus exakt gesteuert und kontrolliert werden.

G_0-G_1-Übergang

Der erste kritische Schritt ist die Einleitung des Teilungsvorgangs, bei dem eine ruhende Zelle von der G_0-Phase (ein besonderer Abschnitt der G_1-Phase, in der sich Zellen oft jahrelang befinden und ihre spezifischen Funktionen erfüllen) in die G_1-Phase eintritt. Dieser G_0-G_1-Übergang wird z. B. durch **Wachstumsfaktoren** ausgelöst (➤ Tab. 2.1). Wachstumsfaktoren binden an die entsprechenden Rezeptoren an der Zelloberfläche und lösen in der Zelle Reaktionen aus, wodurch Proteinkinasen aktiviert werden (➤ Abb. 2.2). Diese

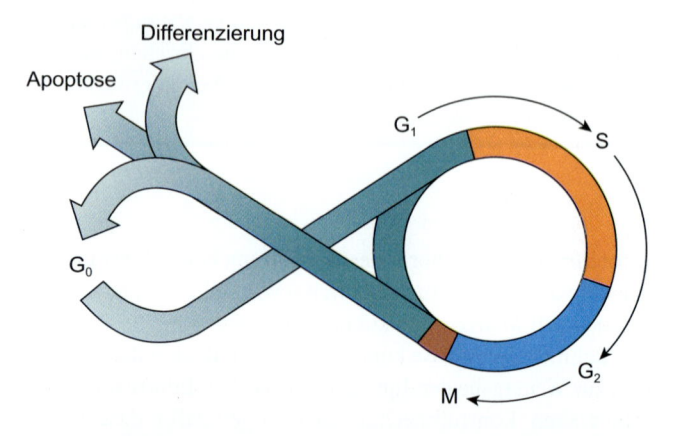

Abb. 2.1 Zellzyklus. G steht für Gap, S für Synthese und M für Mitose. [L231]

Tab. 2.1 Wachstumsfaktoren (Beispiele)

epidermaler Wachstumsfaktor (EGF)
Plättchenwachstumsfaktor (PDGF)
insulinähnlicher Wachstumsfaktor (IGF)
Fibroblastenwachstumsfaktor (FGF)
transformierender Wachstumsfaktor (TGF)
koloniestimulierender Faktor (CSF)
Interleukine
Erythropoetin
Tumornekrosefaktor (TNF)
Nervenwachstumsfaktor (NGF)
Bombesin

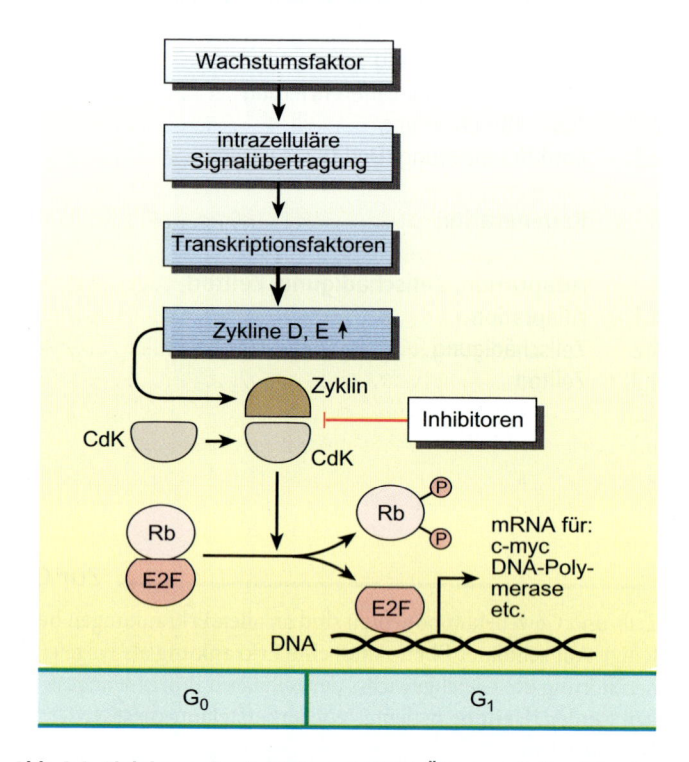

Abb. 2.2 Einleitung der Zellteilung (G0-G1-Übergang). Eine Folge der Wirkung von Wachstumsfaktoren ist die Synthese der Zykline D und E. Die Zykline bilden gemeinsam mit zyklinabhängigen Kinasen (CdK) Proteinkinasekomplexe, die das Retinoblastomprotein (Rb) phosphorylieren. Dadurch wird der an Rb gebundene Transkriptionsfaktor E2F frei und kann jene Gene induzieren, welche die Zelle für die Replikation der DNA benötigt. Die Aktivität des Zyklin-CdK-Komplexes kann durch mehrere Proteine wie p16, p21 oder p27 gehemmt werden. Über diese Inhibitoren können wachstumshemmende Faktoren wie TGF-β oder, im Falle von vorliegenden DNA-Schäden, das p53-Protein die Zellproliferation blockieren. [L106]

Proteinkinasen steuern die einzelnen Phasen des Zellzyklus und setzen sich aus 2 Untereinheiten zusammen:
- Die **regulatorische Einheit** (Zyklin) wird in bestimmten Phasen des Zellzyklus in der Zelle akkumuliert und aktiviert.
- Die **katalytische Einheit** (= zyklinabhängige Kinase, CdK) phosphoryliert Transkriptionsfaktoren und viele Zellproteine und reguliert dadurch die DNA-Replikation und den Teilungsvorgang.

DNA-Replikation

Die Replikation der DNA ist die kritischste Phase im Zellzyklus. Kontrollmechanismen gewährleisten, dass die DNA nur dann repliziert wird, wenn keine schwerwiegenden DNA-Schäden (wie sie etwa durch Bestrahlung ausgelöst werden) vorliegen, und dass der Übergang in die G_2-Phase und Mitose nur dann stattfindet, wenn die DNA-Replikation vollständig und auf Fehlerfreiheit überprüft ist.

G_2-M-Übergang

Der Übergang von der G_2- in die M-Phase wird durch Zyklin B-CdK1 (= „mitosis promoting factor") gesteuert. Zyklin B-CdK1 bewirkt die Phosphorylierung von Histonen, Laminen und anderen Zellkernbestandteilen und ist somit für Chromosomenkondensation, Auflösung der Kernmembran und weitere zelluläre Veränderungen maßgeblich.

2.1.3 Zellzyklus bei unterschiedlichen Zelltypen

Schnell teilende Zellen zeigen eine kurze, sich langsam teilende Zellen eine lange G_1-Phase (unterschiedlich lange Verweildauer in der G_0-Phase). Manche Zellen, z. B. Leberzellen, sind sehr stabil und verbleiben nach der Mitose lange in der Ruhephase (G_0). Sie treten erst wieder nach Stimulation (z. B. Organschädigung mit Zelluntergang) in den Zellzyklus ein. Andere Zellen (z. B. Nervenzellen) können nach Ausdifferenzierung keinen Zellzyklus mehr durchmachen. Demnach lassen sich Zellen (und damit Gewebe) nach ihrer proliferativen Potenz unterteilen in:

- **Labile Zellen/Gewebe (Wechselgewebe)** mit kontinuierlicher Zellerneuerung sind z. B. die Schleimhäute des Gastrointestinal-, des Urogenital- und des Respirationstrakts, die Epidermis, das blutbildende Knochenmark und das lymphatische System. In diesen Geweben durchlaufen aber nicht alle Zellen den Zellzyklus. Kontinuierlich erneuert werden die Zellen eines Gewebes durch Teilung von **Reservezellen.** Aus ihrer Teilung können wieder Reservezellen oder Tochterzellen hervorgehen, die terminal differenzieren und damit in den meisten Fällen nicht mehr teilungsfähig sind. Neben den Reservezellen gibt es noch die **Stammzellen,** die sich wesentlich seltener als Reservezellen teilen und nur in besonderen Situationen zur Erneuerung von Reservezellen beitragen.
- **Stabile Zellen/Gewebe (Expansionsgewebe)** mit langsamer, aber bei Schädigung stimulierter Zellerneuerung sind z. B. die Leber und die endokrinen Organe. In ihnen finden sich normalerweise nur wenige mitotische Zellen. Die Mitoserate kann aber bei Schädigung drastisch stimuliert werden und damit zur Regeneration führen.
- **Permanente Zellen/Gewebe (Ruhegewebe)** mit terminaler Differenzierung ohne Möglichkeit der Zellteilung und damit des Zellersatzes sind z. B. Nerven-, Herzmuskel- und Augenlinsenzellen.

2.2 Zelldifferenzierung

Unter Differenzierung wird die Entwicklung verschiedener Zelltypen mit spezialisierten Funktionen und damit auch unterschiedlicher Morphologie verstanden. Im reifen Organismus lassen sich ca. 200 verschiedene Zelltypen unterscheiden.

2.2.1 Mechanismen der Differenzierung

Die Entwicklung von der befruchteten Eizelle zum reifen Organismus verläuft über Zellvermehrung (durch Zellteilung) und Differenzierung mit der Bildung neuer Zelltypen. Im erwachsenen Organismus finden sich dann einerseits Zellen, die normalerweise nicht mehr teilungsfähig sind (z. B. Nervenzellen), während sich andere Gewebe durch Zellteilung erneuern. Diese Regeneration geht im Allgemeinen von Stamm- und Reservezellen aus.

Stammzellen

Formen Stammzellen sind in allen Entwicklungsphasen des Menschen vorhanden und haben – abhängig von der Art der Stammzelle – die Fähigkeit, sich in nahezu alle (**pluripotente** Stammzellen) oder mehrere Zelltypen (**multipotente** Stammzellen) eines Organismus zu entwickeln. **Embryonale** Stammzellen (ES) können aus menschlichen Embryonen um den 5. Tag nach der Befruchtung aus der inneren Zellmasse von Blastozysten gewonnen werden, wobei die Blastozysten zerstört werden müssen. ES können sich zwar nicht mehr zu einem Menschen entwickeln, haben jedoch das Potenzial, sich zu allen Zelltypen eines Menschen zu differenzieren und zum Aufbau bzw. zur Regeneration diverser Organe und Gewebe, wie Herz, Leber, Gehirn oder Knorpel- und Knochengewebe, beizutragen. Pluripotente Stammzellen können auch noch zu einem späteren Entwicklungszeitpunkt (bis zur 9. Woche) von abgetriebenen Feten aus den Anlagen der Keimgewebe isoliert werden (primordiale Keimzellen oder Urgeschlechtszellen). Neben ES und primordialen Keimzellen gibt es im Nabelschnurblut sowie auch noch in diversen Organen des Erwachsenen, wie Knochenmark, Gehirn und Bindegewebe, Stammzellen mit großem Entwicklungspotenzial (multipotente Stammzellen).

Teilung und Differenzierung Für Teilung und Differenzierung der Stammzellen sind Zell-Zell-Interaktionen und Wachstumsfaktoren wichtig. Somit sind Stammzellen für die Zellerneuerung in den Geweben während der ganzen Lebenszeit des Individuums verantwortlich. Die Differenzierung geht mit Aktivierung oder Hemmung der Expression von Genen einher, gesteuert durch DNA-Sequenzen, die als Promotor oder Verstärker dienen. Die Differenzierungsrichtung von Zellen ist bereits einige Zeit vor der Ausbildung der Differenzierungscharakteristika in der Zelle festgelegt. Dieser Zustand wird als **Determination** bezeichnet. Wird eine determinierte Zelle in einem Embryo an eine andere Stelle transplantiert, so entwickelt sie sich zu einer differenzierten Zelle, die der ursprünglichen Position (Determination) entspricht. Bei nicht determinierten Zellen entwickelt sich hingegen nach Transplantation eine Zelle mit den Differenzierungscharakteristika der neuen Position. Für die Differenzierung sind einerseits zytoplasmatische Determinanten noch unbekannter Art und andererseits auch die Wirkung umgebender Zellen und Gewebe verantwortlich. Dieser letztgenannte Effekt wird als **Induktion** bezeichnet. Dabei dürften diverse Wachstumsfaktoren, wie bei der Induktion mesenchymaler Gewebe der Fibroblastenwachstumsfaktor, aber auch der transformierende Wachstumsfaktor (TGF-β) eine Rolle spielen.

Beeinflussung der Differenzierung

Bei der Teilung differenzierter Zellen im reifen Organismus bleiben die Differenzierungscharakteristika in den Tochterzellen erhalten. Der Differenzierungsstatus wird aber von Umweltfaktoren beeinflusst. Dies zeigt sich in der Modifikation von Zellen unter Zellkulturbedingungen in vitro, wobei es zu einer Änderung der Syntheseleistungen (z. B. Verminderung der Albuminsynthese durch Leberzellen) oder von Zytoskelettkomponenten (z. B. Vimentinsynthese durch Epithelzellen) kommt. Durch Änderung der Kulturbedingungen (z. B. andere Nährstoffe oder Substrate, Kokultivation mit anderen Zellen) kann eine Änderung der Genexpression erreicht werden. Damit können auch Einsichten in Regulation und Grundlagen der Genexpression im Rahmen von Differenzierungsvorgängen gewonnen werden.

2.2.2 Transdifferenzierung

Unter Transdifferenzierung wird die direkte Umwandlung eines differenzierten Zelltyps in einen anderen verstanden, wobei es zu Änderungen der Genexpression und damit auch der Zellmorphologie und Zellfunktion kommt. Eine wesentliche Rolle spielen dabei die extrazelluläre Matrix und die gegenseitige Beeinflussung von Zellen (Zell-Zell-Interaktion). Transdifferenzierungsvorgänge finden sich im Rahmen der Embryonalentwicklung (z. B. Umwandlung von Epithelzellen in Mesenchymzellen) und auch unter Zellkulturbedingungen. Eine Metaplasie (Umwandlung einer differenzierten Gewebeart in eine andere) wird hingegen meist nicht direkt durch Transdifferenzierung sondern über Stammzellen (s. o.) vermittelt.

2.2.3 Entdifferenzierung (Dedifferenzierung)

Darunter wird ein Verlust von Differenzierungsmerkmalen verstanden. Derartige Veränderungen werden z. B. im Rahmen der Tumorentstehung und bei länger dauernder Kultivierung differenzierter Zellen beobachtet (z. B. Knorpelzellen, die unter Zellkulturbedingungen fibroblastenähnliche Eigenschaften annehmen).

2.3 Regeneration

Unter Regeneration wird die Summe von Vorgängen verstanden, die zu **Erneuerung und Ersatz** von Zellen und Geweben führen. Die Regenerationsprozesse umfassen Zellproliferation, Zellmigration, Änderungen der Zellform, Zellkontakte und Differenzierung. Bei Regenerationsprozessen spielen Wachstumsfaktoren (➤ Tab. 2.1), Hormone (Insulin, Glukagon, Schilddrüsenhormone), aber auch Matrixkomponenten (Fibronektin, Laminin) eine Rolle. Auslösende Faktoren sind Verlust von Zellen, Zellprodukten oder Zellfunktionen. In einigen Organen, z. B. in der Leber, ist die Regeneration ein sehr effizienter und schneller Prozess. Eine wichtige Rolle spielt die Regeneration im Rahmen der Wundheilung (➤ Kap. 3.4.2).

2.4 Adaptation, Zellschädigung, Zelltod

Zellen und Organe reagieren auf schädliche Einflüsse zuerst im Sinne einer Adaptation oder Anpassung (**Kompensation**). Wird die Adaptationskapazität überschritten (**Dekompensation**), kommt es zur Schädigung, die anfangs vielfach noch **reversibel**, später aber **irreversibel** ist. Adaptive Veränderungen und reversible oder irreversible Schädigungen hängen somit von Art und Intensität des schädigenden Einflusses (Noxe) und von der Resistenz der Zellen und Gewebe ab. **Noxen** können zu strukturell und funktionell charakteristischen Veränderungen in Zellen, Geweben, Organen und schließlich im Gesamtorganismus führen. Für das Verständnis von krankhaften Veränderungen sind Ätiologie und Pathogenese (Mechanismen der Entstehung) sowie die resultierenden strukturellen und funktionellen Konsequenzen von Bedeutung.

2.4.1 Adaptation

Unter Adaptation wird die Reaktion auf physiologische oder pathologische Reize, einschließlich vermehrter oder verminderter Belastungen, verstanden (➤ Abb. 2.3). Eine stärkere mechanische oder metabolische Belastung führt dazu, dass Zellen oder ihre Organellen größer werden (**Hypertrophie**) und sich damit auch das jeweilige Organ vergrößert. Verminderte Leistung oder Beanspruchung der Zelle dagegen führt zu einer Zell- und Organverkleinerung, zur **Atrophie.** Bei der **Hyperplasie** kommt es zu einer reaktiven Zellvermehrung als Folge einer vermehrten Stimulation (z. B. Hyperplasie der Schilddrüsenfollikel bei vermehrter TSH-Produktion).

Atrophie

Definition Unter **einfacher Atrophie** wird eine reversible Verkleinerung der Zelle (und damit auch eines Gewebes oder Organs) durch Verminderung der Zellmasse verstanden. Die **numerische Atrophie** bedeutet die Verkleinerung eines Organs oder Gewebes durch Verminderung der Zellzahl. Sie kann Folge physiologischer oder pathologischer Ursachen sein.

Ursachen Gewebe oder Organe atrophieren, wenn sie weniger belastet oder durchblutet werden, wenn die endokrine Stimulation durch Hormone oder Wachstumsfaktoren ausbleibt, wenn die Innervation gestört ist oder bei Unterfunktionen, Abmagerung oder im Alter (➤ Abb. 2.4).

Folgen Im Rahmen der Atrophie sind entweder die Zellorganellen (z. B. Mitochondrien, endoplasmatisches Retikulum) oder die ganze

2.4 Adaptation, Zellschädigung, Zelltod

Zelle verkleinert oder deren Zahl verringert. Ganze Zellen können durch Apoptose (> Kap. 2.4.3) zugrunde gehen. Es werden weniger Zellkomponenten synthetisiert und/oder mehr abgebaut. Der erhöhte Abbau äußert sich im Auftreten von autophagen Vakuolen, in denen der lysosomale Abbau stattfindet. Nicht völlig degradierbares Material bleibt in Form sog. **Residualkörper** (z. B. Lipofuszingranula) in der Zelle liegen. Dadurch erhalten atrophe Organe häufig eine schokoladenbraune Verfärbung (braune Atrophie, z. B. beim Herz). Die funktionelle, insbesondere akute Belastbarkeit der atrophischen Zellen und Organe ist herabgesetzt und kann sich in vielfältiger Weise manifestieren (z. B. als Knochenfrakturen, Muskelschwäche, verminderte Leistungsfähigkeit des Gehirns).

Hypertrophie

Definition Hypertrophie bedeutet reversible Zellvergrößerung und damit auch Vergrößerung eines Gewebes oder Organs, bedingt durch Vermehrung von Zellkomponenten. Sie kann physiologische oder pathologische Ursachen haben.

Ursachen Gewebe oder Organe hypertrophieren, wenn sie stärker belastet werden und mehr arbeiten müssen (z. B. Hypertrophie der Skelett- oder Herzmuskulatur bei körperlicher Arbeit, Training, Hypertonie [> Abb. 2.5]), wenn die hormonelle Stimulation ansteigt oder sie funktionell stärker belastet werden. Letzteres kann z. B. auch zur Hypertrophie von Organellen führen, z. B. des glatten endoplasmatischen Retikulums bei gesteigerter Biotransformation (> Abb. 2.6).

Folgen Im Rahmen der Hypertrophie vergrößert sich der Zellkern und vermehren sich die Organellen als Folge von erhöhter DNA-, RNA- und Proteinsynthese. Unter bestimmten Bedingungen entstehen **Riesenzellen** (> Kap. 3.3.3). Riesenzellen sind große ein- oder vielkernige Zellen, die häufig durch Zellfusion entstehen und als Reaktion auf Fremdkörper, Infektionen mit spezifischen Erregern (Bakterien, Viren, Pilze) oder bei Stoffwechselstörungen auftreten. Zur Riesenzellbildung mit mehreren Zellkernen kann es auch bei Kernteilung mit Ausbleiben der Zytoplasmateilung (Zytokinese) kommen. Wenn eine Zelle mehr als zwei Chromosomensätze enthält, so wird dieser Zustand als Polyploidie bezeichnet. Polyploide Zellen haben häufig vergrößerte Zellkerne, was u. a. Kardiomyozyten im Rahmen der Herzmuskelhypertrophie kennzeichnet.

Hyperplasie

Definition Als Folge erhöhter Anforderungen kommt es zu einer Zellvermehrung durch Mitosen und damit zu einer Organvergrößerung. Dabei kann eine physiologische von einer pathologischen Hyperplasie unterschieden werden. Hypertrophie und Hyperplasie treten oft als Folge identischer Stimuli gemeinsam oder konsekutiv auf. Hyperplasie setzt Zellen mit der Fähigkeit zur DNA-Synthese und damit zur Mitose voraus. Beispielsweise haben Hepatozyten, Fibroblasten und die Zellen des Knochenmarks eine ausgeprägte Neigung zur Hyperplasie, während Nervenzellen diese Fähigkeit fehlt.

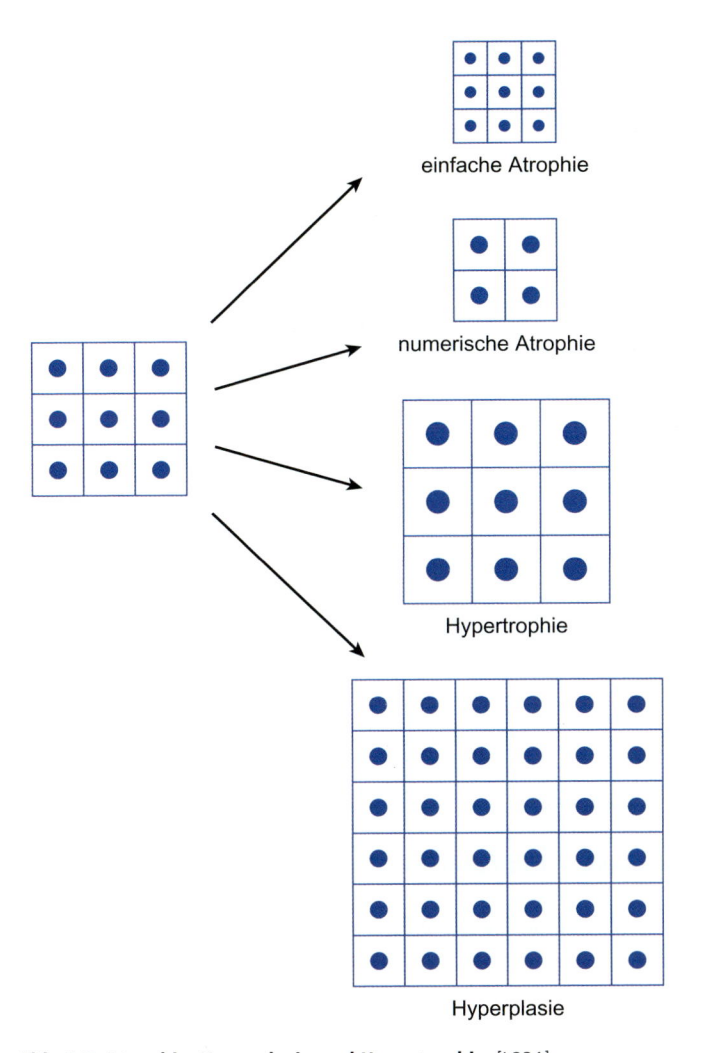

Abb. 2.3 Atrophie, Hyperplasie und Hypertrophie. [L231]

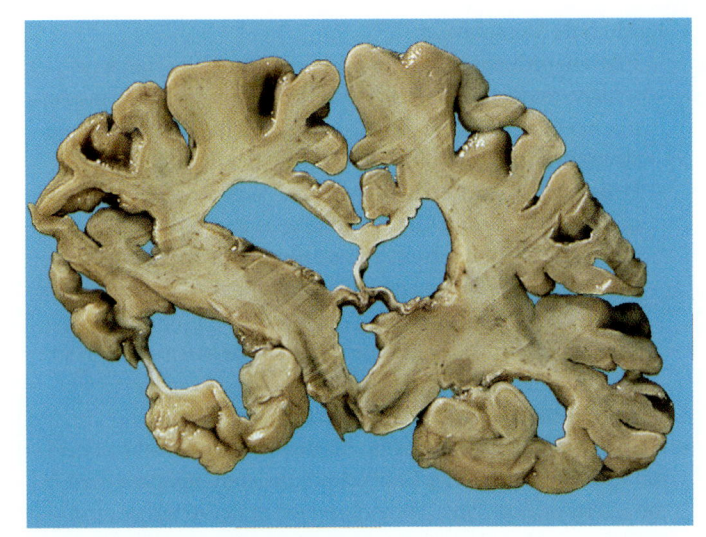

Abb. 2.4 Altersatrophie des Gehirns. Verschmälerung der Gyri und Ausweitung der Ventrikel („Hydrocephalus e vacuo"). [R398]

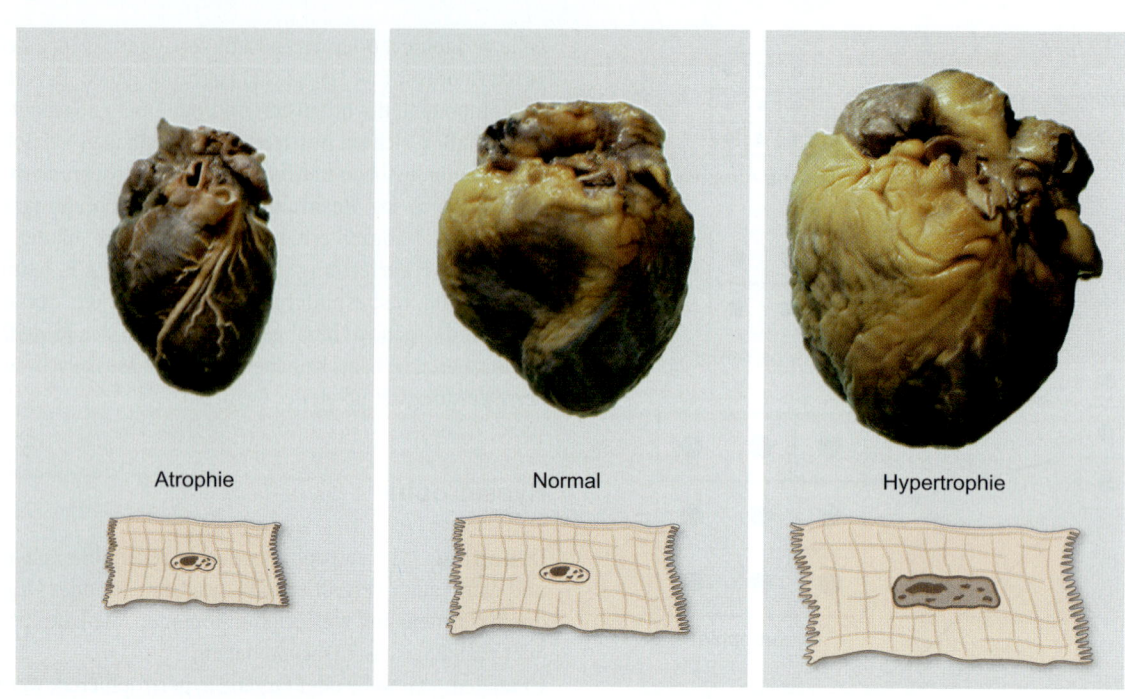

Abb. 2.5 Hypertrophie und Atrophie des Herzens. Veränderung der Herzgröße bei Hypertrophie und Atrophie. Atrophie und Hypertrophie werden durch entsprechende Veränderungen der Herzmuskelzelle verursacht. [L231]

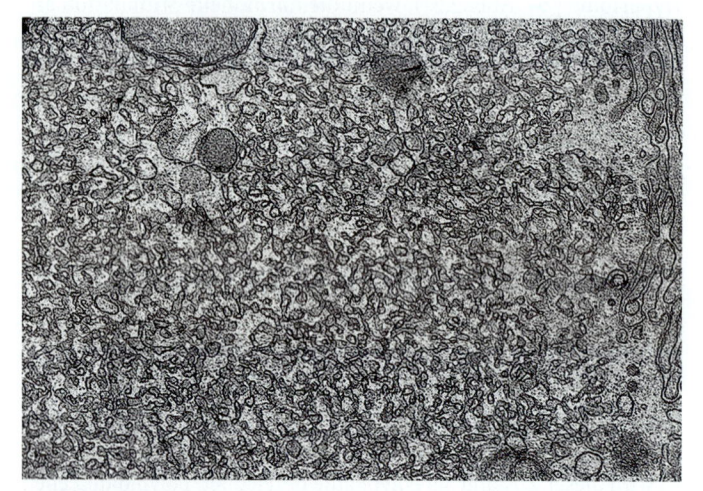

Abb. 2.6 Vermehrung des glatten endoplasmatischen Retikulums. Leberzelle bei Enzymminduktion. [R398]

Ursachen Die Zellproliferation wird durch Wachstumsfaktoren und Hormone initiiert. Bei der **hormonellen Stimulation** vermehren sich z. B. die Zellen endokriner Organe durch übergeordnete hormonelle Stimuli (z. B. Hyperplasie der Schilddrüse durch TSH-Einfluss). **Kompensatorisch** ist eine Hyperplasie z. B. bei der Wundheilung oder der Leberregeneration nach partieller Hepatektomie. In jedem Fall geht die Hyperplasie mit der verstärkten Expression von zellulären Protoonkogenen (z. B. c-fos, c-myc, c-ras) einher, die unter dem regelnden Einfluss von Inhibitoren (z. B. TGF-β) stehen.

Metaplasie

Definition Unter dem Begriff Metaplasie wird eine reversible Veränderung verstanden, in deren Rahmen ein reifer (differenzierter) Zelltyp (oder Gewebetyp) durch einen anderen reifen (differenzierten) Zelltyp (oder Gewebetyp) ersetzt wird. Im Allgemeinen ist das metaplastische Gewebe widerstandsfähiger, aber gegenüber dem ursprünglichen Gewebe funktionell minderwertig.

Ursachen Metaplasien treten bei verschiedensten chronischen Irritationen (mechanisch, toxisch) und chronischen Entzündungen auf.

Formen Metaplasien kommen im Epithel- und im Bindegewebe vor:

- **Epitheliale Metaplasien:**
    - **Plattenepithelmetaplasie:** Zylinderepithel wird durch geschichtetes Plattenepithel ersetzt, häufig als Folge von mechanischer oder toxischer Belastung, z. B. Plattenepithelmetaplasie im Bronchus (> Abb. 2.7) oder in der Cervix uteri.
    - **Drüsige Metaplasie:** Im Magen kann sich die Magenmukosa in eine Mukosa vom intestinalen Typ (intestinale Metaplasie) umwandeln. Andererseits ist im Dünndarm als Folge von Entzündungen eine magentypische Mukosa möglich (gastrale Metaplasie). Im Ösophagus kann es durch die Wirkung der Magensäure im Rahmen einer Refluxösophagitis zum Ersatz des Plattenepithels durch Drüsenepithel (spezialisiertes Epithel der Barrett-Mukosa) kommen.
- **Bindegewebsmetaplasie:** Fibroblasten können Knochen (auch mit Knochenmark) oder Knorpel produzieren. Beispiele sind die arteriosklerotischen Veränderungen in der Arterienwand (knöcherne Metaplasie).

Von der Metaplasie muss die **Heterotopie** abgegrenzt werden, bei der im Rahmen der embryonalen Entwicklung ein Gewebe an einer

2.4 Adaptation, Zellschädigung, Zelltod

Plattenepithel gegenüber mechanischen Einflüssen resistenter. Eine Metaplasie kann auch Grundlage für eine Dysplasie sein und damit eine Rolle in der Tumorentstehung spielen.

KLINISCHE PATHOLOGIE

Atrophie Gehirn, Morbus Alzheimer ➤ Kap. 8.8.2; neurogene Muskelatrophie ➤ Kap. 10.2; chronische lymphozytäre Thyreoiditis ➤ Kap. 14.4.2; Schrumpfnieren ➤ Kap. 37.9.
Hypertrophie Kardiale Überbelastung ➤ Kap. 7.1; alkoholischer Leberschaden ➤ Kap. 33.5.3.
Hyperplasie Struma ➤ Kap. 14.3; Hyperthyreose bei diffuser Struma (Morbus Basedow) ➤ Kap. 14.5.2; myoglanduläre Prostatahyperplasie ➤ Kap. 39.4.3.
Metaplasie Chronische Bronchitis ➤ Kap. 24.4; Barrett-Mukosa des Ösophagus ➤ Kap. 27.10.2; intestinale Metaplasie der Magenmukosa ➤ Kap. 28.10.

2.4.2 Zellschädigung

Ursachen und Mechanismen

Noxen führen zu komplexen Störungen des Zellstoffwechsels, die je nach Art und Ausmaß zu vorübergehenden (**reversiblen**) Funktionsstörungen, zu permanenten (**irreversiblen**) Funktionsstörungen, zu erblichen Zellalterationen oder zum Zelltod (**z. B. Apoptose oder Nekrose**) führen. Mit den Störungen der Zellfunktion gehen morphologisch fassbare Zellveränderungen einher. In der pathologisch-morphologischen Diagnostik wird oft aus der Morphologie auf die zugrunde liegenden Funktionsstörungen geschlossen. Dies ist allerdings nicht immer mit Sicherheit möglich.

Die Reaktionen einer Zelle oder eines Gewebes auf schädigende Einflüsse werden einerseits von Art, Dauer und Schweregrad der Schädigung und andererseits von der Resistenz der betroffenen Zelle oder des Gewebes bestimmt.

Der Effekt einer Schädigung hängt auch von der **Interaktion zwischen Noxe und Zelle** ab. Einerseits beeinflusst die Noxe die Zelle und andererseits die Zelle die Noxe. So kann z. B. die Zelle das schädigende Agens modifizieren, z. B. im Rahmen einer chemischen Schädigung durch Umwandlung in ein toxischeres oder nichttoxisches Produkt. Die Zelle verfügt über diverse Möglichkeiten, Schädigungen zu reparieren oder schädigende Agenzien unschädlich zu machen (z. B. Biotransformation, Phagozytose, Abbau, Ausscheidung). Der Effekt einer Schädigung hängt somit auch vom metabolischen Zustand, von der Sauerstoffversorgung und vom Ernährungsstatus der Zelle ab. Hochaktive Zellen sind häufig gegenüber Schädigungen empfindlicher als weniger aktive. In Abhängigkeit von der Art der Schädigung kommt es zur Störung der Zellmembranen, des Energiehaushalts, der Syntheseleistungen oder der genetischen Kapazität der Zelle mit morphologischen und funktionellen Folgen. Das Schädigungsmuster ist häufig komplex, da die einzelnen Zielstrukturen der Schädigung (z. B. Plasmamembran, Zellkern, Mitochondrien, endoplasmatisches Retikulum) wegen der gegenseitigen Abhängigkeit auch sekundär beeinträchtigt werden können (**direkte und indirekte Schädigung**).

Schädigende Noxen können in eine oder mehrere der nachfolgenden Gruppen fallen: Sauerstoffmangel (Hypoxie), Erreger, chemische

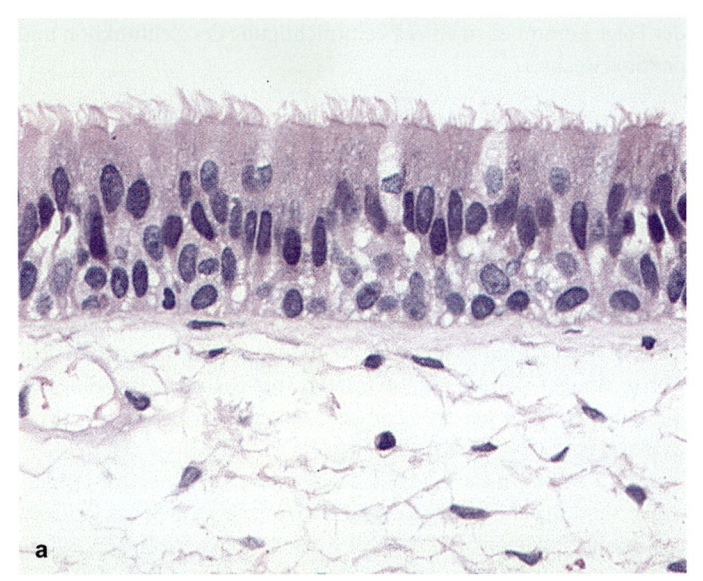

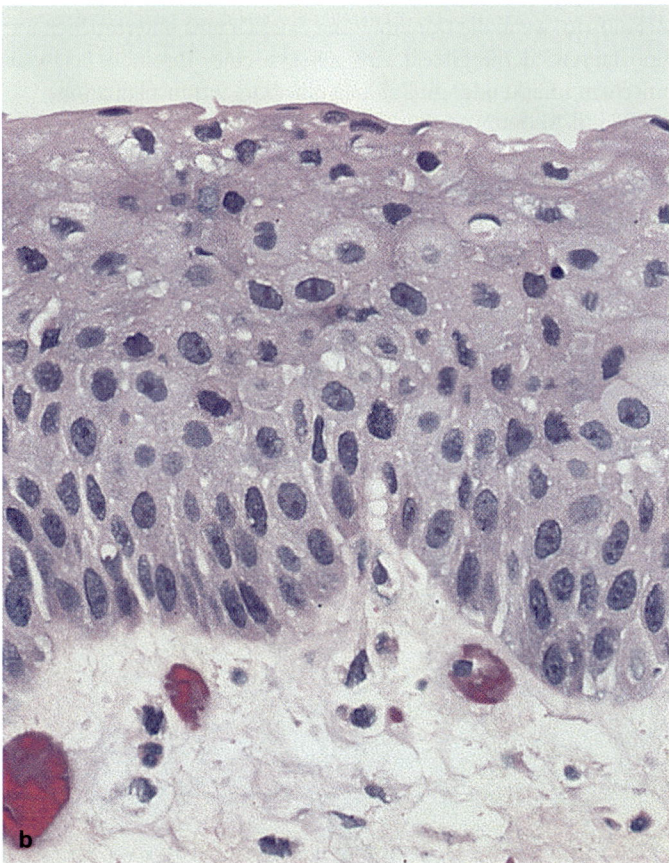

Abb. 2.7 Plattenepithelmetaplasie. Ersatz des Flimmerepithels **(a)** in einem Bronchus durch Plattenepithel **(b)**. [R398]

ungewöhnlichen Stelle angelegt wurde (z. B. Magenschleimhautinsel im Ösophagus oder im Duodenum).

Folgen Der Ersatz des Flimmerepithels und der Becherzellen der Bronchialmukosa durch Plattenepithel als Folge chronischer Irritationen (z. B. chronische Bronchitis des Rauchers) hat den Verlust wichtiger Reinigungsfunktionen zur Folge. Andererseits ist das

2 Zell- und Gewebereaktionen

Substanzen, physikalische Faktoren, immunologische Faktoren, genetische Defekte, Ernährungsstörungen.

Allgemeine Mechanismen der Zellschädigung

Sauerstoffmangel (Ischämie, Hypoxie)

Sauerstoffmangel ist eine der wichtigsten und häufigsten Ursachen einer reversiblen oder irreversiblen Zellschädigung. Das Ausmaß der ischämischen Schädigung hängt von der Sauerstoffabhängigkeit der betroffenen Zellen und Gewebe sowie der Ischämiedauer ab. Bei irreversiblen Schäden kommt es trotz Wiederherstellung der arteriellen Durchblutung zur Nekrose. Hypoxie kann durch mangelhafte arterielle Blutversorgung, venöse Abflussstörung, zu geringe Oxygenierung des Blutes, Hämoglobin- und Erythrozytenmangel (Anämie) oder CO-Vergiftung hervorgerufen werden.

Membranschädigung Durch die Hypoxie können die Membranen direkt geschädigt werden. Aber auch eine indirekte Schädigung ist möglich, weil die oxidative Phosphorylierung beeinträchtigt und dadurch die ATP-Produktion vermindert wird, was die Membranintegrität und Membranpermeabilität beeinträchtigt.

Zellödem, Kalziumerhöhung ATP-Mangel beeinträchtigt die Funktion der Natriumpumpe. Dadurch strömt mehr Na^+ in die Zelle ein und mehr K^+ aus. Den Natriumionen folgt durch einen osmotischen Effekt Wasser, die Zelle schwillt an (Zellödem). Zusätzlich versagt die Kalziumpumpe, intrazellulär ist damit das Ca^{2+} erhöht, und Ca^{2+} wird außerdem aus den intrazellulären Ca^{2+}-Speichern (endoplasmatisches Retikulum und Mitochondrien) freigesetzt. Die intrazellulären Kalziumionen wirken zytotoxisch:

- Sie aktivieren Ionenpumpen mit ATPase-Wirkung (Na^+- und Ca^{2+}-aktivierte ATPasen), was den **ATP-Verbrauch** weiter erhöht. Die Zelle schaltet auf ATP-Gewinnung durch anaerobe Glykolyse um, was die Glykogenspeicher aufbraucht, Laktat und anorganische Phosphate anhäuft und dadurch den intrazellulären pH-Wert senkt.
- Phospholipasen, Proteasen, Transglutaminasen und Endonukleasen werden aktiviert und bauen Membranen, Zytoskelett und Chromatin enzymatisch ab. Die Schädigung der Lysosomenmembran führt zum Ausstrom lysosomaler Enzyme, die aufgrund des sauren zellulären pH-Wertes aktiviert sind.

Der Übergang vom reversiblen in den irreversiblen Zellschaden ist fließend und besteht in einer weiteren Verstärkung des Membranschadens und dem Zusammenbruch der Protein- und Lipidsynthese.

Interferenz mit endogenen Substanzen oder Kofaktoren

Diverse toxische Substanzen können Zellkomponenten inaktivieren, hemmen oder vermindern. Dies kann Zellmembranen, Strukturproteine, Nukleinsäuren, Stoffwechselprodukte, Enzyme und deren Kofaktoren betreffen oder Zellkomponenten, die primär für die Steuerung zellulärer Vorgänge verantwortlich sind, wie Rezeptoren, Ionenkanäle, Signalübertragungsmoleküle und Transkriptionsfaktoren. In der Folge kommt es zu einer Beeinträchtigung der Zellfunktion und des Stoffwechsels.

Aktivierter Sauerstoff und reaktive Sauerstoffintermediärprodukte

ROS-Entstehung Aktivierter Sauerstoff und Sauerstoffintermediärprodukte („reactive oxygen species", ROS) sind äußerst reaktive Moleküle, die Proteine, Lipide und DNA schädigen. ROS entstehen als Nebenprodukt bei **Stoffwechselreaktionen** wie der Atmungskette, der Zytochrom-P-450-vermittelten Biotransformation und dem Abbau von Fettsäuren in Peroxisomen (peroxisomale β-Oxidation; ➤ Abb. 2.8). Eine weitere wichtige Quelle für ROS ist die **Xanthinoxidase,** ein Enzym, das normalerweise als Dehydrogenase den Abbau von Xanthin zu Harnsäure katalysiert (➤ Abb. 2.9). Beim Sauerstoffmangel in der Zelle wird die Xanthindehydrogenase zur Oxidase, und in der Folge entstehen beim Abbau von Xanthin ROS. Diese Reaktion spielt eine wesentliche Rolle beim Reperfusionsschaden, der auftritt, wenn die Durchblutung eines Organs unterbrochen war und dann wiederhergestellt wird, z. B. Lyse eines Thrombus bei ischämischem Infarkt oder im Rahmen einer Organtransplantation.

ROS sind Nebenprodukte, die auch physiologisch bei den oben angeführten Reaktionen entstehen. In speziellen pathologischen Situationen kommt es jedoch zu einer Vermehrung, die die Inaktivierungskapazität der Zelle übersteigt, sodass sie zu einem zentralen Faktor der Gewebeschädigung werden.

ROS-Inaktivierung Das Ausmaß der Gewebeschädigung hängt aber nicht nur von der ROS-Entstehung, sondern auch von der Fähigkeit zur ROS-Inaktivierung ab. So entsteht bei der Atmungskette durch Cytochrom P450 und durch Wirkung der Xanthinoxidase aus

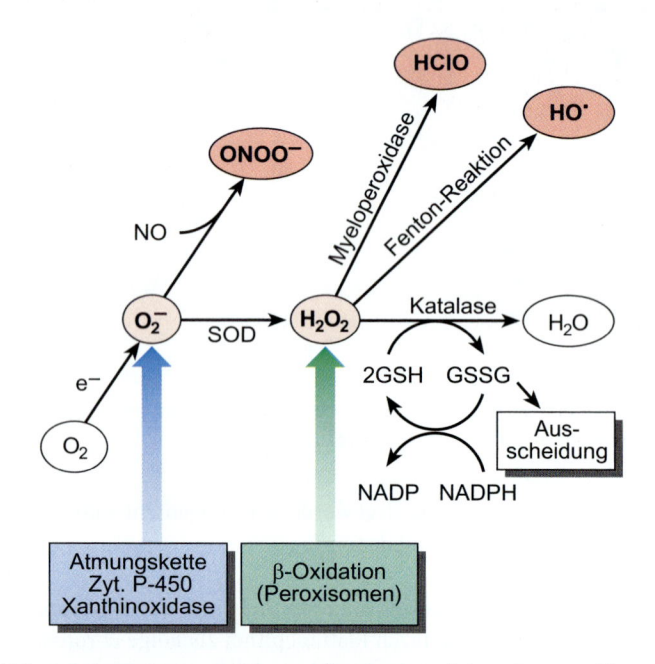

Abb. 2.8 Entstehung und Umwandlung von reaktiven Sauerstoffverbindungen. [L106]

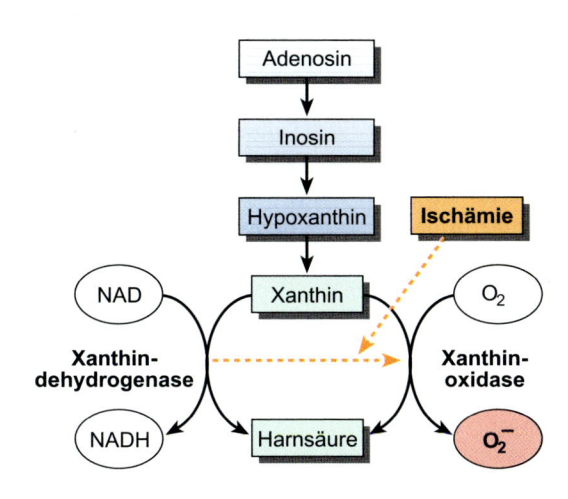

Abb. 2.9 Umwandlung der Xanthindehydrogenase in eine Oxidase durch Ischämie. [L106]

Sauerstoff (O_2) Superoxid (O_2^-). Superoxid kann entweder durch Reaktion mit Stickstoffmonoxid (NO) zu $ONOO^-$ oder durch Wirkung der Superoxiddismutase (SOD) zu H_2O_2 (Wasserstoffperoxid) umgewandelt werden (> Abb. 2.8). H_2O_2 wird normalerweise durch die peroxisomale Katalase zu Wasser und Sauerstoff konvertiert oder durch Interaktion mit Antioxidanzien (Glutathion, Vitamin E) eliminiert. Bei zu großem Anfall von H_2O_2 kann der Abbau zu harmlosen Produkten nicht mehr mithalten und es werden sehr schädliche Hydroxylradikale ($OH^\bullet$) gebildet. $OH^\bullet$ entstehen durch Reaktion von H_2O_2 mit Superoxid ($O_2^- + H_2O_2 \leftrightarrow O_2 + OH^- + OH^\bullet$), aber auch im Rahmen einer Reaktion von H_2O_2 mit Fe^{2+} ($H_2O_2 + Fe^{2+} \leftrightarrow OH^- + OH^\bullet + Fe^{3+}$; = Fenton-Reaktion). Außerdem entstehen $OH^\bullet$ direkt durch Einwirkung ionisierender Strahlung auf Wasser.

ROS-Wirkungen $OH^\bullet$ und andere ROS wirken auf Lipidmembranen, reagieren mit Proteinen, verändern Proteinstrukturen und beeinflussen die DNA:

- **Lipidmembranen:** ROS setzen die peroxidative Zerstörung von Lipidmembranen in Gang. Die durch Peroxidation von Membranlipiden entstehenden Peroxide sind selbst reaktiv, sodass die Zerstörung der Membranen in einer Kettenreaktion weiterläuft. Besonders empfindlich sind die Membranen des endoplasmatischen Retikulums und der Mitochondrien.
- **Proteinmodifikation:** Freie Radikale reagieren auch mit Proteinen und führen zu deren Modifikation. Die Modifikation freier Sulfhydrylgruppen (SH-Gruppen) in Proteinen, z. B. Umwandlung von Sulfhydrylgruppen in Disulfidbrücken, spielt bei der Zellschädigung eine wichtige Rolle, da freie SH-Gruppen für die Aktivität vieler Enzyme und Proteine essenziell sind. Außerdem kommt es durch Oxidation von Proteinen zur Veränderung der Proteinstruktur (Fehlfaltung). Fehlgefaltete Proteine sind inaktiv und werden von Zellen entweder wieder rückgefaltet, abgebaut oder in Form von Proteinaggregaten abgelagert (> Kap. 2.8).
- **DNA-Veränderung:** Ein weiteres Ziel der Wirkung freier Radikale ist die DNA, bei der es insbesondere zu Strangbrüchen kommt. Besonders empfindlich ist diesbezüglich die mitochondriale DNA. Dies führt wiederum zu Defekten in mitochondrialen Enzymen und zu einer Störung der Mitochondrienfunktion.

Besonders relevant ist die Störung der Atmungskette, was zur Folge hat, dass aufgrund des gestörten Elektronentransfers in der Atmungskette Mitochondrien selbst zur Hauptquelle der ROS-Bildung werden und gleichzeitig der ATP-Gehalt in der Zelle sinkt. Eine weitere Folge des radikalinduzierten DNA-Schadens kann das Auftreten von Mutationen in der nukleären DNA und die Entstehung von malignen Tumoren sein.

ROS spielen bei zahlreichen Erkrankungen eine wesentliche Rolle bei der Gewebeschädigung. Beispiele hierfür sind ischämische Erkrankungen (Reperfusionsschäden), Entzündungen, chronisch metabolische Erkrankungen (Typ-2-Diabetes, alkoholische und nichtalkoholische Steatohepatitis), neurodegenerative Erkrankungen, Tumoren und Altersschäden.

Viren

Eine Zellschädigung (= zytopathischer Effekt) im Rahmen viraler Infektionen kann entsprechend den verschiedenen Virusarten auf unterschiedliche Weise zustande kommen. Die Art der Schädigung hängt auch von der infizierten Zelle ab. Neben dem direkten schädigenden Einfluss des Virus auf die Zelle kann auch die Immunabwehr des Organismus gegen virusinfizierte Zellen für die Zellschädigung verantwortlich sein.

- **Zytopathischer Effekt:** Die virusbedingte Zellschädigung wird größtenteils dadurch verursacht, dass Viren für ihre Vermehrung die gesamte synthetische Maschinerie der Wirtszelle für die Synthese ihrer eigenen Komponenten benutzen. Im Extremfall kann das zur Lyse der Wirtszelle führen. Andererseits kann es durch den Einbau viraler Proteine zu Membranschäden und erhöhter Membranpermeabilität kommen. Funktionen der Wirtszelle werden auch durch die Bildung nukleärer (Herpes-simplex-Virus, Adenoviren) oder zytoplasmatischer (Vacciniavirus, diverse RNA-Viren) Viruseinschlusskörper beeinträchtigt. Das Zytomegalievirus verursacht kombinierte Einschlüsse mit der Ausbildung von Riesenzellen mit eulenaugenartigen Zellkernen. Einige Viren greifen auch in die Regulation der Apoptose ein. Das Coronavirus SARS-CoV-2 induziert ebenfalls zytopathische Effekte, vor allem in Epithel- und Endothelzellen des Respirationstrakts. Hier kommt es zu einer Zerstörung von Zell-Zell-Kontakten, Funktionsstörungen der Zilien und überwiegend apoptotischem Zelltod. Dies hat in der Lunge eine Destruktion der alveolokapillären Membranen und eine erhöhte vaskuläre Permeabilität zur Folge, was zu einer diffusen Alveolenzerstörung (> Kap. 24.6.2) führt.
- **Induktion einer Immunantwort:** Durch Immunreaktionen kann es zur Schädigung und Zerstörung virusinfizierter Zellen kommen. Ziele für die immunologische Attacke sind dabei an der Zelloberfläche exprimierte Virusantigene. In der Frühphase setzt eine **unspezifische Abwehrreaktion** über Interferon und Natürliche-Killer-Zellen ein. Eine wesentliche Rolle für die Abwehr der Virusinfektion spielen dann T-Lymphozyten. Zytotoxische T-Lymphozyten entfalten ihren antiviralen Effekt indirekt, indem sie virusreplizierende Zellen abtöten. Dabei spielt Perforin, ein Protein, das die Plasmamembran durchlöchert, eine wichtige Rolle. Die **humorale Immunantwort** (Antikörper)

setzt erst später ein und ist dann durch Neutralisation von Viren für die Immunität gegenüber einer erneuten Virusinfektion verantwortlich.
- **Zytoskelettschäden:** Poxviren und REO-Viren führen zur Zerstörung von Intermediärfilamenten und Desorganisation von Mikrotubuli. Verschiedene respiratorische Viren, wie auch SRAS-CoV-2, beeinträchtigen die Funktion von Kinozilien über die Veränderung der Zahl von Mikrotubuli.
- **Riesenzellen:** Synzytiale (= mehr- oder vielkernige) Riesenzellen entstehen durch den Einbau fusogener viraler Proteine in die Plasmamembran als Folge der Infektion mit HIV, SARS-CoV-2, Masern- oder Herpesviren.

Chemische Substanzen und Medikamente

In entsprechenden Konzentrationen können nicht nur die bekannten Zellgifte, sondern alle chemischen Substanzen auf direktem oder indirektem Weg eine Zellschädigung bewirken. Dies gilt auch für Medikamente. Nach dem Zurückdrängen von Infektionen und Mangelernährung als wesentliche Krankheitsursachen gewinnen heute umweltbedingte Schädigungen, Stress, Arzneimittelnebenwirkungen und Schädigungen durch Chemikalien immer größere pathogenetische Bedeutung in den Industrieländern. Als Antwort des Organismus auf die Verabreichung von Medikamenten oder anderen chemischen Agenzien lassen sich vorhersehbare und (bisher) nicht vorhersehbare Reaktionen unterscheiden. Medikamentenreaktionen können sich in einer Vielzahl von Organen manifestieren.
- **Vorhersehbare Reaktionen:** Sie entsprechen einer verstärkten pharmakologischen Wirkung des Medikaments oder der chemischen Substanz und hängen vom pharmakologischen Wirkungsmechanismus sowie von Metabolismus, Resorption, Verteilung im Organismus und Exkretion ab (z. B. tetrachlorkohlenstoffinduzierte Leberschädigung). Die Schädigung kann entweder direkte (**primäre Wirkung**) oder indirekte Folge der Medikamentenwirkung sein (**sekundäre Wirkung**). Diese Reaktionen sind häufig im Tierversuch reproduzierbar, dosisabhängig und von charakteristischen Organveränderungen begleitet.
- **Nicht vorhersehbare Reaktionen:** Es handelt es sich um Schädigungen, die nicht nur auf die pharmakologische Wirkung der Substanz zurückzuführen sind (z. B. halothaninduzierte Leberschädigung). Die Reaktionen treten nur bei vereinzelten Menschen auf, sind nicht dosisabhängig, im Tierversuch nicht reproduzierbar und zeigen unterschiedliche Organveränderungen. Es kann sich dabei einerseits um toxische Wirkungen handeln, andererseits kommen genetisch oder immunologisch determinierte Mechanismen infrage. Hinsichtlich der genetischen Ursachen wurden bereits mehrere Genpolymorphismen identifiziert, die den Metabolismus der Substanzen oder deren Wirkung beeinflussen. Dadurch kann die Medikamentenwirkung verstärkt werden oder es können abnorme Stoffwechselprodukte als Antigene wirken und Immunreaktionen der Typen I und III hervorrufen. Die systematische Suche nach derartigen genetischen Faktoren, die die Wirkung von Arzneimitteln beeinflussen (Pharmakogenomik), sollte zukünftig einen gezielteren (individuellen) Einsatz von Medikamenten zulassen und das Auftreten von Reaktionen vermindern.

Toxische Chemikalien können entweder direkt auf zelluläre Komponenten wirken oder erst durch Biotransformation zu einem Zellgift umgewandelt werden. In vielen Fällen spielen reaktive Radikale und Intermediärprodukte eine Rolle, wobei eine Membranzerstörung durch Lipidperoxidation häufig ist. Auch protektive Mechanismen können beeinträchtigt werden (z. B. Verminderung von Glutathion). Dies ist z. B. bei einer Reihe von Hepatotoxinen (z. B. Paracetamol) der Fall. Bei direkt zytotoxisch wirksamen Substanzen kommt es zu einer direkten Interaktion des Toxins mit Zellkomponenten.

Physikalische Faktoren

Infrage kommen mechanische, thermische, elektrische und bestrahlungsbedingte Schädigungen sowie Luftdruckveränderungen. Diese Schädigungen spielen in der Praxis und versicherungstechnisch eine sehr wichtige Rolle. Sie werden in ➤ Kap. 50.1 besprochen.

Immunologische Faktoren

➤ Kap. 3.3.

Genetische Defekte

Bei Gendefekten und damit zusammenhängenden Fehlsteuerungen im Zellstoffwechsel entstehen direkt oder indirekt Zellschädigungen (➤ Kap. 5). Minimale Veränderungen wie Punktmutationen können weitreichende systemische Schäden verursachen, z. B. CFTR-Mutation bei zystischer Fibrose, Tumorentstehung durch Mutation des Ras-Protoonkogens. Generell müssen unterschieden werden:
- **Verminderte Proteinfunktion** durch Mutation: Beispielsweise verminderte Aktivität des Faktors VIII bei Hämophilie oder der Verlust der wachstumshemmenden Wirkung von Tumorsuppressorgenen bei Tumoren.
- **Gesteigerte Proteinfunktion** durch Mutation: Beispielsweise verhindert die Mutation des Ras-Protoonkogens die Inaktivierung des Ras-Proteins und führt somit zu einem kontinuierlichen Wachstumsstimulus.

Als Folge mancher Genmutationen werden in Zellen auch **falsche Proteine** gebildet, die aufgrund ihrer abnormen Struktur die Zellen unspezifisch schädigen. So führt z. B. die Mutation des α_1-Antitrypsins einerseits wegen des Verlusts der proteasehemmenden Wirkung zum Lungenemphysem und andererseits wegen der Produktion von abnormem α_1-Antitrypsin zur Leberzirrhose.

Ernährungsstörungen

Fehlerhafte Ernährung (z. B. Protein- oder Vitaminmangel) ist eine wichtige Ursache von Zell- und Gewebeschäden. Gleichermaßen stellt die Überernährung mit Adipositas oder pathologischer Fettsucht die Ursache mannigfaltiger Schäden dar (z. B. Organverfettungen, Arteriosklerose, Diabetes mellitus, Hypertonie).

Morphologische Konsequenzen der Zellschädigung

Ultrastrukturelle Veränderungen Störungen der Membranpermeabilität und des intrazellulären Milieus äußern sich in Schwellung der Mitochondrien und Lysosomen, Dilatation des endoplasmatischen Retikulums, Dissoziation der Polyribosomen und Ribosomenverlust des rauen endoplasmatischen Retikulums. Bei irreversiblen Zellschädigungen kommt es zur Fragmentation der Organellen und zur intrazellulären Anhäufung von Abbauprodukten.

Lichtmikroskopische Veränderungen Bei reversiblen Läsionen sind Zellschwellung und Vakuolenbildung, die eine Zell- und Organvergrößerung nach sich ziehen (hydropische Degeneration, vakuoläre Degeneration, Zellödem), das lichtmikroskopische Korrelat der erwähnten ultrastrukturellen Veränderungen. Störungen des Stoffwechsels (z. B. der Proteinsynthese oder der Sekretion) können sich auch in Form einer Zellverfettung manifestieren. Die irreversible Zellschädigung führt zum Zelltod im Sinne von Nekrose oder Apoptose.

KLINISCHE PATHOLOGIE

Sauerstoffmangel Ischämie, Infarkt im Gehirn ➤ Kap. 8.2.1 bzw. Myokard ➤ Kap. 19.5.2; Hypoxie im Gehirn ➤ Kap. 8.2.3; Anämie ➤ Kap. 21.2.1; Kohlenmonoxidvergiftung ➤ Kap. 50.3.
Erreger Virushepatitis ➤ Kap. 33.4.1; HPV-assoziierte Läsionen der Cervix uteri ➤ Kap. 40.3.5; Infektionskrankheiten durch Bakterien, Viren und Pilze ➤ Kap. 48.
Chemische Substanzen und Medikamente Medikamentöse Leberschädigungen ➤ Kap. 33.5; Schäden durch chemische Einwirkungen ➤ Kap. 50.3.
Physikalische Faktoren Schäden durch mechanische, thermische, atmosphärische, elektromagnetische Einwirkungen ➤ Kap. 50.1.
Immunologische Faktoren Überempfindlichkeitsreaktionen und Autoimmunität ➤ Kap. 4.3; generalisierte immunologische Erkrankungen ➤ Kap. 4.4.
Genetische Defekte Genetische Mechanismen von Krankheiten ➤ Kap. 5.
Ernährungsstörungen Erworbene Stoffwechselerkrankungen ➤ Kap. 47.4; ernährungsbedingte Schäden ➤ Kap. 50.5.

2.4.3 Zelltod

Definition Der Zelltod ist das irreversible Endstadium einer Zellschädigung als Folge mechanischer, physikalischer, chemischer, immunologischer oder mikrobieller Ursachen. Der Zelltod kann aber auch physiologisch im Rahmen der Embryonalentwicklung oder des normalen Gewebeumsatzes eine wichtige Rolle spielen. Traditionell wurde der Zelltod anhand der Morphologie in **Apoptose** und **Nekrose** unterschieden. Diese rein auf der Morphologie basierende Einteilung wurde inzwischen von einer biochemisch und genetisch definierten Klassifikation des Zelltods abgelöst (➤ Abb. 2.10). Konzeptionell unterscheidet man den **akzidentellen Zelltod („accidental cell death", ACD)**, der als Folge extremer Stimuli (Schädigungen) auftritt und unmittelbar und unkontrollierbar abläuft, von dem **regulierten Zelltod („regulated cell death", RCD)**. Der regulierte Zelltod ist

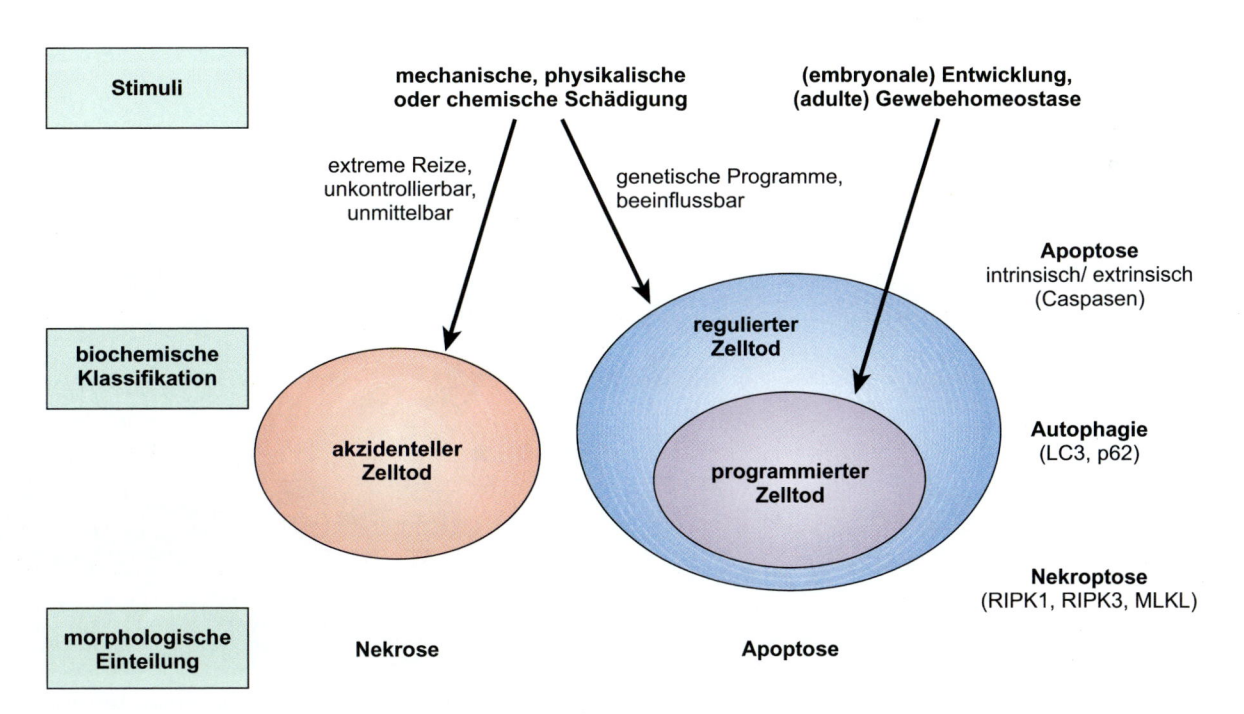

Abb. 2.10 Konzept des Zelltods. Der Zelltod kann pathologisch als Folge einer Zellschädigung oder physiologisch im Rahmen der Homeostaste oder der Entwicklung auftreten. Der akzidentelle Zelltod tritt als Folge einer extremen Zellschädigung auf und verläuft unmittelbar und unkontrollierbar. Beim regulierten Zelltod werden in Abhängigkeit von den Schlüsselmolekülen biochemisch verschiedene Formen voneinander abgegrenzt – einschließlich der Apoptose, der Nekroptose und der Autophagie. Diese zeigen stereotypische morphologische Veränderungen, die aber nicht direkt mit der morphologischen Klassifikation des Zelltods korrelieren. [L106]

ein aktiver, nach einem genetischen Programm ablaufender Prozess, der z. B. eingeleitet wird, wenn zelluläre Anpassungsreaktionen erfolglos waren. Eine Sonderform des regulierten Zelltods stellt der **programmierte Zelltod ("programmed cell death", PCD)** dar, der als Teil eines physiologischen Programms im Rahmen der (embryonalen) Entwicklung oder zur Gewebehomeostase abläuft. Der regulierte Zelltod wird nach jeweils typischen biochemischen Reaktionen klassifiziert in **Apoptose** (Caspasen), **Nekroptose** (RIPK1, RIPK3, MLKL) und **Autophagie** (LC3, p62).

Apoptose

Definition Die Apoptose (griech.: Abfallen, Abtropfen – z. B. das Abfallen der Blätter im Herbst) ist eine Form des **regulierten Zelltods,** für dessen Ausführung eine Gruppe von Zysteinproteasen, die Caspasen, zentral verantwortlich sind. Die Apoptose kann durch extrazelluläre Stresssignale wie z. B. Fas-Ligand oder TNF-α, die an entsprechende Rezeptoren an der Zellmembran (z. B. Fas oder den TNF-Rezeptor) binden, ausgelöst werden (extrinsisch). Bei starkem intrazellulärem Stress z. B. in Form von oxidativem Stress oder einer DNA-Schädigung kann es zur Aktivierung einer in den Mitochondrien lokalisierten Signalkaskade kommen, die dann in der Permeabilisierung des äußeren Mitochondrienmembran resultiert und konsekutiv zur Apoptose führt (intrinsisch). Die Apoptose induziert keine wesentliche Entzündungsreaktion. Sie ist die natürliche Form der Zellmauserung, die das Gleichgewicht zwischen Zellvermehrung und Zellelimination ermöglicht. Apoptose tritt physiologischerweise im Rahmen der Embryonalentwicklung, zur Aufrechterhaltung der Gewebehomeostase und bei Involutionsprozessen auf (**programmierter Zelltod**). Außerdem spielt sie in vielen pathologischen Situationen eine zentrale Rolle (> Abb. 2.11), wie

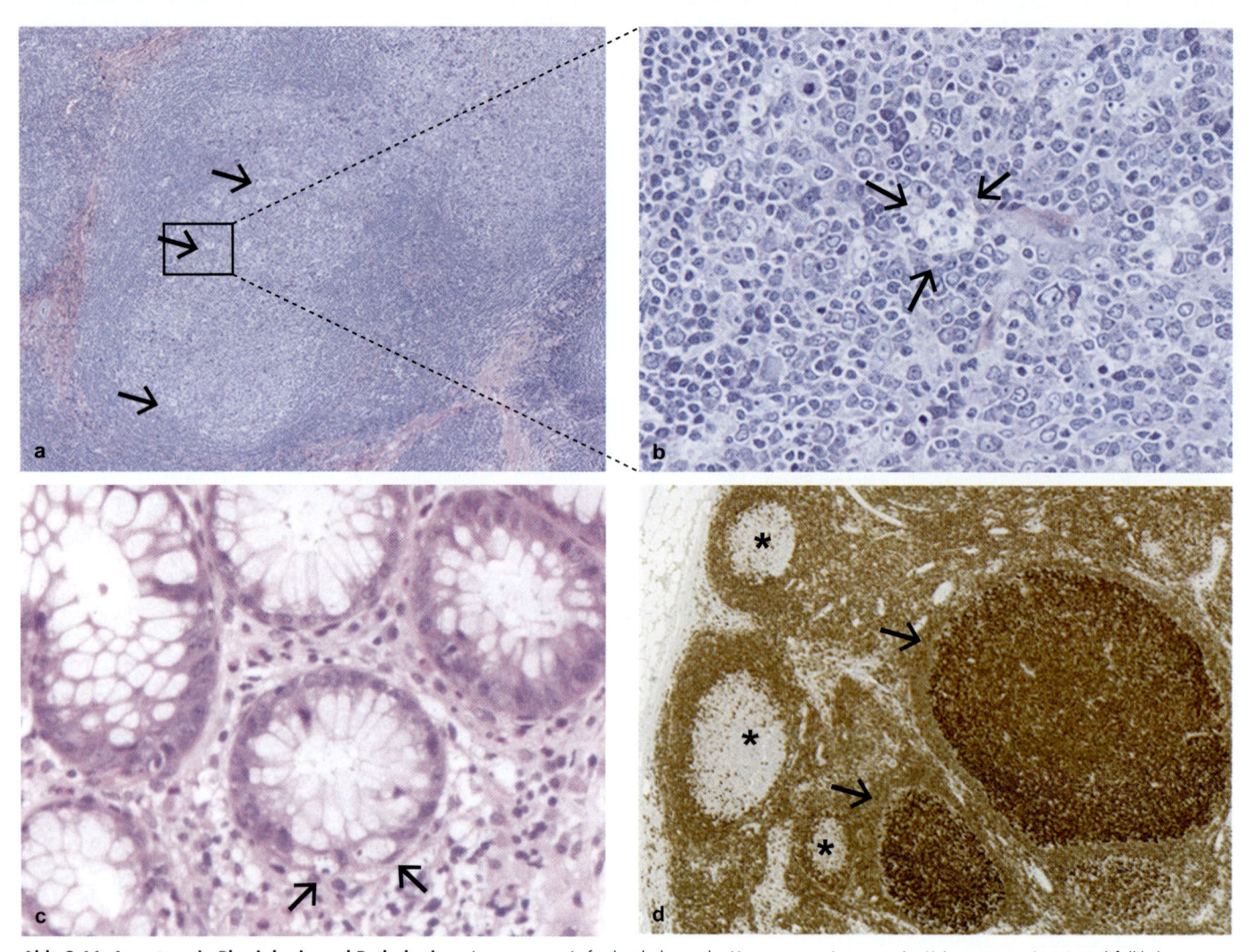

Abb. 2.11 Apoptose in Physiologie und Pathologie. a Apoptose zur Aufrechterhaltung der Homeostase: Apoptose im Keimzentrum eines Lymphfollikels zur Elimination von B-Zellen, die im Rahmen der B-Zell-Reifung ihre Immunglobulingene nicht erfolgreich rearrangiert haben (Pfeile: Sternhimmelmakrophage; Giemsa-Färbung). **b** Detail aus **a**: Sternhimmelmakrophage (Pfeile) mit Trümmern apoptotischer Lymphozyten (Giemsa-Färbung). **c** Pathologie mit vermehrter Apoptose: Medikamenteninduzierte apoptotische Kolopathie mit vermehrten Apoptosen von Kolonepithelzellen in basalen Kryptenabschnitten (Pfeile; HE-Färbung). **d** Pathologie mit verminderter Apoptose: Keimzentren mit Befall neoplastischer B-Zellen (Pfeile) einer follikulären Neoplasie (follikuläres Lymphom) mit Überexpression von Bcl-2 (Sterne: nichtbefallene Keimzentren; Immunhistochemie für Bcl-2). [R398]

bei der Elimination infizierter Zellen, bei Autoimmunerkrankungen, degenerativen Erkrankungen, ischämischer Gewebeschädigung und insbesondere bei der Krebsentstehung (die Hemmung der Apoptose führt zu einer Zunahme der Zellzahl!).

Morphologie

Die Apoptose läuft in mehreren definierten Stadien ab (➤ Abb. 2.12). Die apoptotische Zelle verliert zunächst ihre Zellverbindungen und löst sich damit aus dem Zellverband. Apoptotische Zellen werden kleiner und zeigen in der HE-Färbung ein homogen eosinophiles Zytoplasma, das im Gegensatz zur Nekrose weitgehend intakte Zellorganellen enthält. Außerdem verändert sich die Zellmembran: Sie bildet kleine Blasen („blebs"), verliert Mikrovilli und exponiert Phosphatidylserin an ihrer Außenseite. In Zellkernen apoptotischer Zellen wird in der Folge das Chromatin kondensiert und fragmentiert, sodass diese Zellen entweder einen pyknotischen Zellkern, Kernfragmente oder keinen Zellkern mehr enthalten. Apoptotische

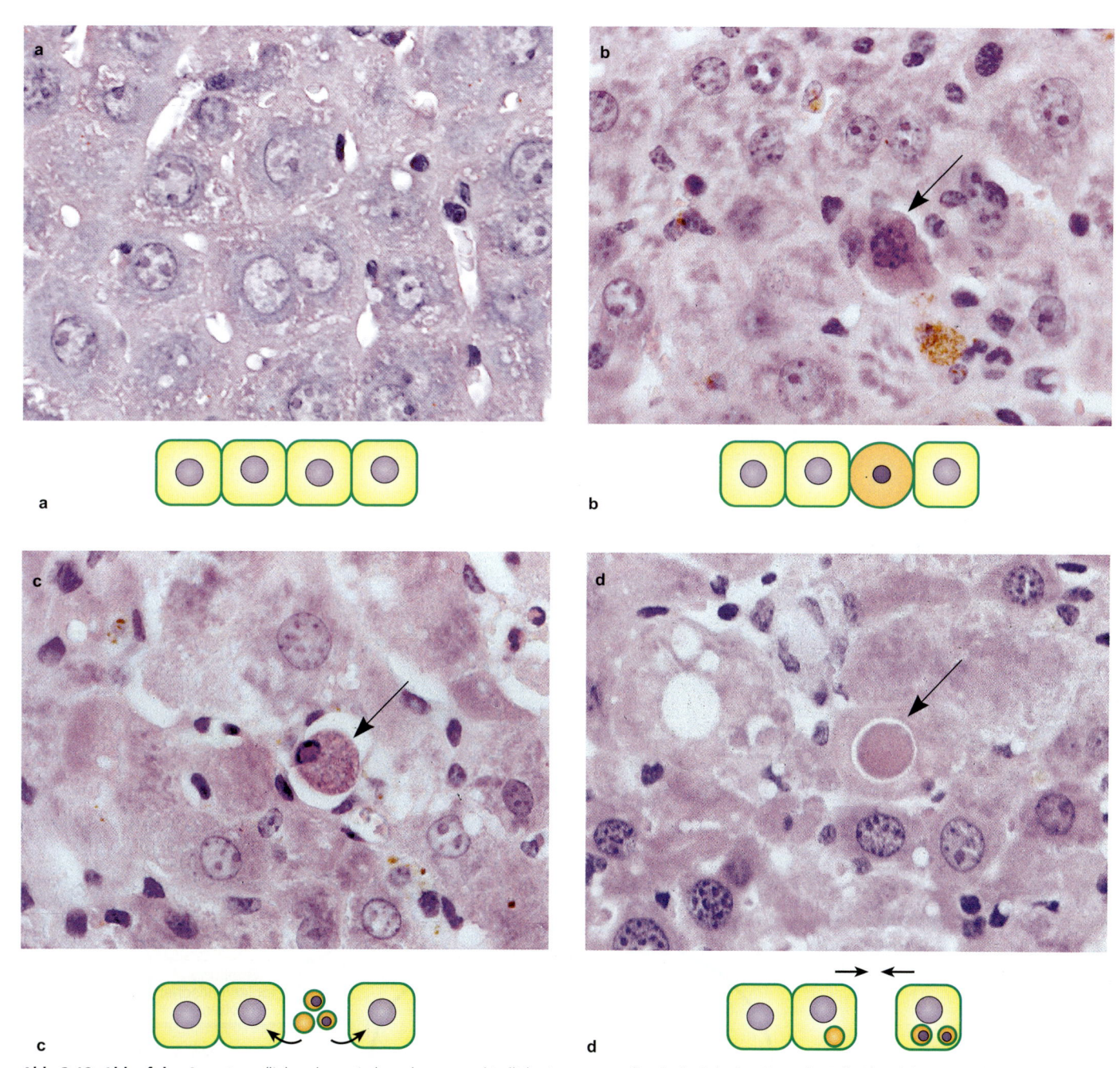

Abb. 2.12 Ablauf der Apoptose (links schematisch, rechts unterschiedliche Apoptosestadien in der Leber). **a** Normaler Zellverband. **b** Lösung der Zellverbindungen und Kondensation des Chromatins. **c** Fragmentierung und Pyknose des Zellkerns in der apoptotischen Zelle. **d** Entzündungsfreie Elimination der apoptotischen Zellteile durch Phagozytose. Pfeile in b–d: Zellen in unterschiedlichen Phasen der Apoptose. [L106, R398]

Zellen werden durch Phagozytose eliminiert, wobei eine umgebende zelluläre entzündliche Reaktion fehlt. Ein typisches Beispiel für apoptotische Zellen sind die eosinophil veränderten Leberzellen und rote (oxyphile) Körper bei Virushepatitis, die sog. Councilman-Körper (➤ Kap. 33.4.1).

Mechanismen Apoptose kann durch zahlreiche unterschiedliche Mechanismen ausgelöst werden (➤ Abb. 2.13):
- **Zellschädigungen** wie Hypoxie, Radikale, Toxine, Chemotherapeutika und Bestrahlung induzieren die Freisetzung von Cytochrom C aus den Mitochondrien.
- **Spezifische Signale** (TRAIL, FAS-L, TNF-α) bewirken durch Bindung an „Death"-Rezeptoren (DR 4/5, FAS, TNF-R) die Aktivierung der Caspase 8, die einerseits Caspase 3 aktiviert und anderseits über Bid zur Freisetzung von Cytochrom C aus den Mitochondrien führt.
- **Zytotoxische T-Zellen** (CTL) geben Granzym B ab, das durch Perforinporen in die Zielzelle gelangt und ebenfalls Bid aktiviert und zur Freisetzung von Cytochrom C aus den Mitochondrien führt.

Die Cytochrom-C-Freisetzung hängt vom Verhältnis der in der Zelle vorhanden apoptosehemmenden Faktoren (Bcl-2-Proteine) und apoptosefördernden Faktoren (Bax-Proteine) ab. Das freigesetzte Cytochrom C aktiviert – mit dem Kofaktor Apaf-1 und unter ATP-Verbrauch – aus der inaktiven Vorstufe Procaspase 9 die Caspase 9, die wiederum die Caspase 3 aktiviert, die für viele der bei der Apoptose ablaufenden Zellveränderungen verantwortlich ist. Aktivierte Caspasen führen das apoptotische Programm aus, indem sie eine Reihe von Zellproteinen und die DNA an charakteristischen Stellen spalten. In der Folge kommt es zu einem Einstrom von Ca^{2+} in die Zelle, wodurch Ca^{2+}-abhängige Enzyme wie Transglutaminase aktiviert werden und eine Quervernetzung von Proteinen bewirken.

Das apoptotische Programm wird jedoch nicht nur bei Zellschädigung, sondern auch beim Fehlen von Wachstumsfaktoren und bei inadäquater Wachstumsstimulation ausgelöst. Apoptose ist somit auch ein biologischer Sicherungsprozess, durch den Zellen mit dereguliertem Wachstum eliminiert werden. Dies erklärt, warum im Rahmen der Krebsentstehung mehrere Gendefekte, welche die Regulation der Zellteilung und der Apoptose betreffen, zusammenwirken müssen.

Nachweis von Apoptosen Apoptotische Zellen können anhand ihres charakteristischen morphologischen Erscheinungsbildes in der **HE-Färbung** erkannt werden. Zusätzlich gibt es jedoch eine Reihe von Nachweismethoden, wie die Bindung von fluoreszenzmarkiertem Annexin V an Phosphaditylserin an der Zelloberfläche, die Darstellung der durch Caspasen gespaltenen DNA mittels Einbau von markierten Nukleotiden (TUNEL-Reaktion), den Nachweis von aktivierten Caspasen und den Nachweis der charakteristischen DNA-Fragmente (Nukleosomen-Pattern).

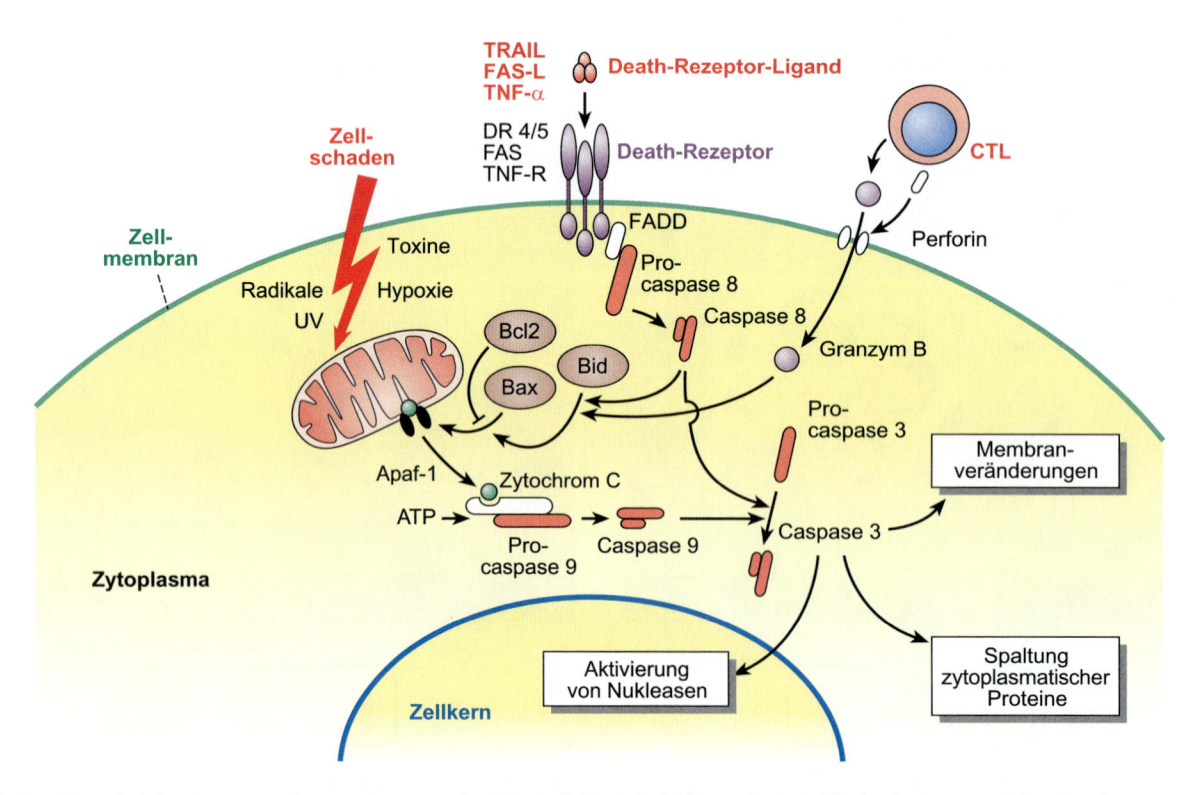

Abb. 2.13 Vorgänge bei der Apoptose. Apoptose kann u. a. durch intrazelluläre Zellschädigung (intrinsisch) oder durch extrazelluläre Signale wie TRAIL-L, FAS-L, TNF-α oder auch Kontakt mit zytotoxischen T-Zellen (extrinsisch) ausgelöst werden und führt letztlich zur Aktivierung von Caspasen, die das apoptotische Programm ausführen. [L106]

Nekrose

Definition Nekrose ist der durch eine **Noxe** in einem lebenden Gewebe verursachte Zelltod, der mit Denaturierung **(Koagulation)** von Proteinen und/oder der enzymatischen Auflösung **(Kolliquation)** von Zell- und Gewebekomponenten einhergeht. Das Erscheinungsbild hängt von der Art der Noxe, dem betroffenen Zelltyp und der Reaktion des Organismus auf den Zelltod ab.

Morphologie

Die nekrotische Zelle zeigt im Lichtmikroskop in der HE-Färbung anfangs ein eosinophil homogenisiertes Zytoplasma durch Verlust der RNA und vermehrte Bindung von Eosin an denaturierte zytoplasmatische Proteine. Der Zellkern schrumpft (**Kernpyknose**) und wird aufgelöst (**Karyolyse**). Es kann aber auch zum Zerfall des Zellkerns in einzelne Bruchstücke kommen (**Karyorrhexis**), die dann später aufgelöst werden (➤ Abb. 2.14).

Im Rahmen der Zellschädigung kommt es früh zu Zellschwellung, Zellmembranausbuchtungen, Erweiterung der Zisternen des glatten und Ribosomenverlust des rauen endoplasmatischen Retikulums sowie Schwellung und Matrixveränderungen der Mitochondrien. Es folgen Zerstörungen der Plasmamembran und der intrazellulären Organellenmembranen und damit die Zellauflösung. Die Nekrose ist üblicherweise von einer **entzündlichen Reaktion** mit Überwiegen von neutrophilen Granulozyten begleitet.

Nekrosetypen Die makroskopisch und histologisch unterscheidbaren Nekrosetypen hängen von den für die Nekrose maßgeblichen Noxen und vom betroffenen Gewebe ab.

- **Koagulationsnekrose:** Dieser Nekrosetyp ist häufig die Folge einer plötzlichen Ischämie, aber auch von ätzenden Chemikalien (z. B. Säure). Es kommt zur Denaturierung zellulärer Proteine. Dies gilt auch für lytische Enzyme der Zelle. Die Zelle wird daher nicht durch eigene Enzyme lysiert. Das makroskopische und mikroskopische Aussehen hängt vom Alter der Nekrose ab. In frühen Phasen sind die nekrotischen Zellen histologisch in der HE-Färbung eosinophil, wobei aber noch zelluläre

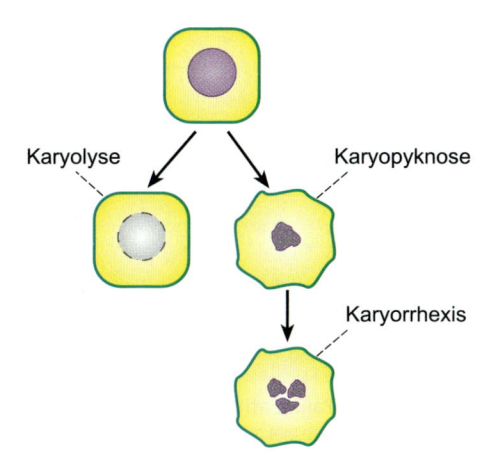

Abb. 2.14 Veränderungen des Zellkerns. [L106]

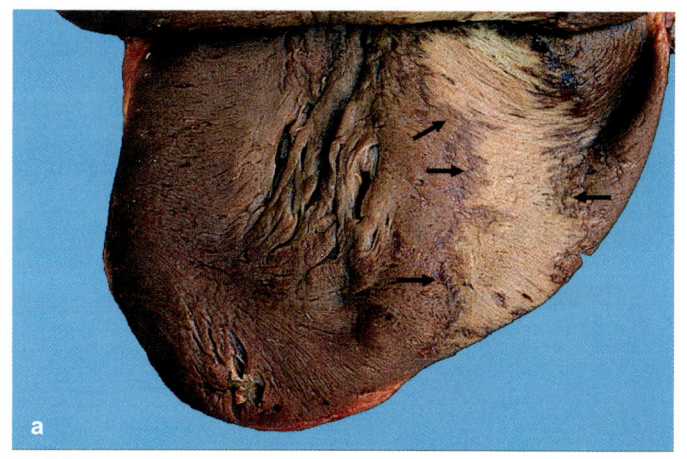

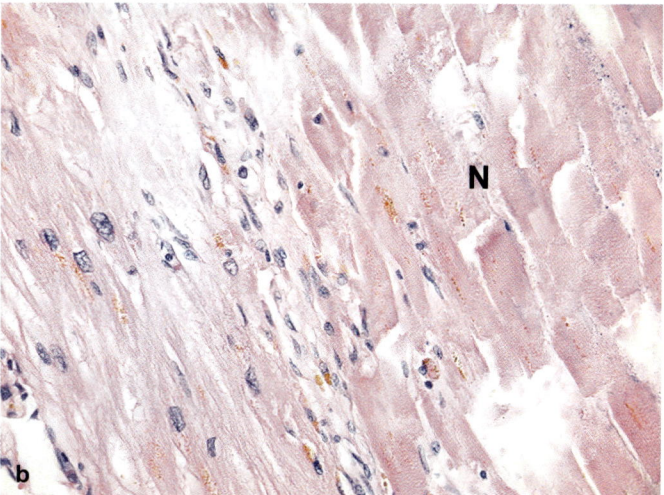

Abb. 2.15 Akuter Myokardinfarkt. a Makroskopisches Bild: lehmfarbene Abblassung des Myokards im Infarktgebiet und rötliches, resorptives Granulationsgewebe im Randbereich (Pfeile). **b** Histologisches Bild: eosinophile Nekrosen (N) des Infarkts. [R398]

Details zu erkennen sind (➤ Abb. 2.15). Makroskopisch ist der Nekrosebezirk abgeblasst, fest und geschwollen. Später wird das nekrotische Gewebe gelb und weicher, bedingt durch Einwanderung von Leukozyten und proteolytische Degradation. Dieser Nekrosetyp findet sich klassischerweise in Herz, Milz, Niere und Leber (➤ Abb. 2.16).
- **Fibrillogranuläre Nekrose:** Es handelt sich dabei um eine Sonderform der Koagulationsnekrose, bedingt durch spezielle Mikroorganismen, z. B. *Mycobacterium tuberculosis*. Makroskopisch sind die Nekroseherde graugelb und gegenüber dem umgebenden normalen Gewebe scharf abgegrenzt. Das nekrotische Gewebe ist weich, krümelig und erinnert an die Konsistenz von vertrocknetem Frischkäse („käsige" Nekrose). Histologisch zeigt sich eosinophiles granuläres bis fibrilläres Material (➤ Abb. 2.17). In der Peripherie findet sich Granulationsgewebe.
- **Fibrinoide Nekrose:** Dabei kommt es zu einer Fragmentation von kollagenen und elastischen Fasern. Die Bruchstücke sind in Zelldetritus, Serumbestandteilen und Fibrin eingebettet. Das Nekroseareal ist in der HE-Färbung intensiv rot gefärbt (➤ Abb. 2.18). Derartige Nekrosen finden sich in Gefäßwänden

34   2 Zell- und Gewebereaktionen

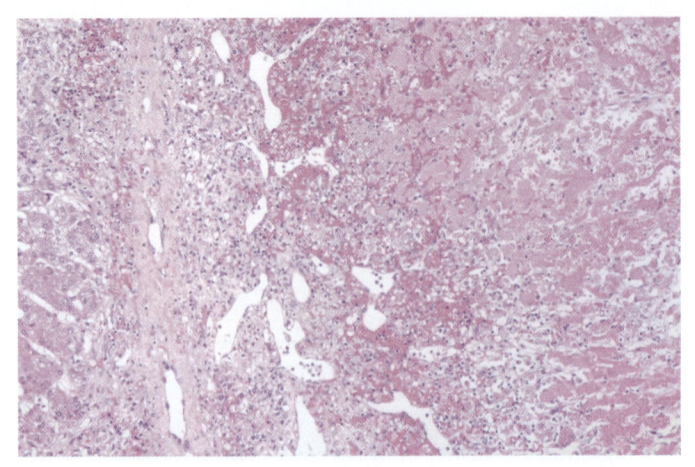

Abb. 2.16 Frische ischämische Nekrose nach arteriellem Gefäßverschluss. Histologisches Bild: eosinophile Nekrose (rechts), hämorrhagischer Randsaum (Mitte) und vitales Lebergewebe (links). [R398]

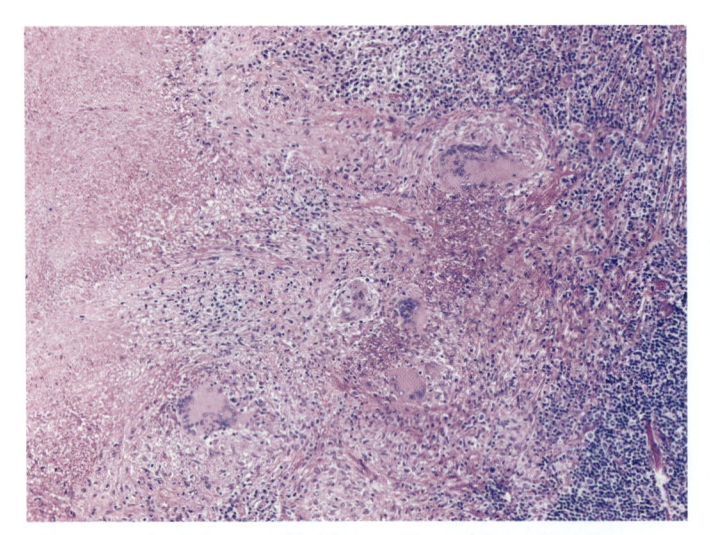

Abb. 2.17 Tuberkulose mit fibrillogranulärer („käsiger") Nekrose (links), Granulome mit epitheloiden Makrophagen und Langhans-Riesenzellen (zentral, rechts). [R398]

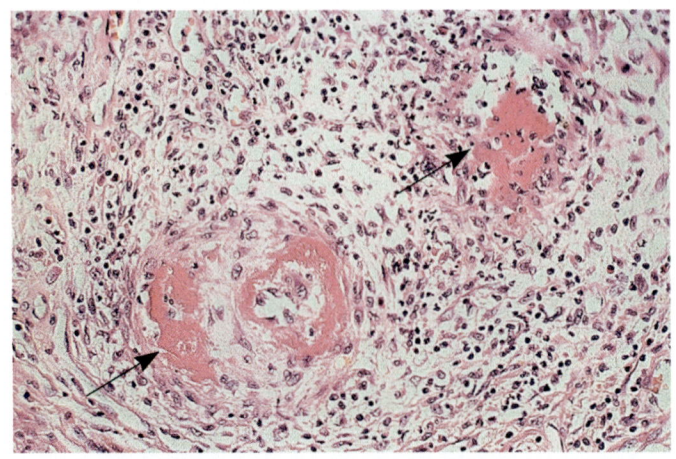

Abb. 2.18 Fibrinoide Nekrose bei Vaskulitis. Gefäßabschnitte mit fibrinoider Nekrose (Pfeile). [R398]

(häufig immunologisch bedingt) und bei peptischen Ulzera (v. a. des oberen Gastrointestinaltrakts).

- **Kolliquationsnekrose:** Dieser Nekrosetyp ist die Folge der Wirkung hydrolytischer Enzyme bei Autolyse (Selbstverdauung durch zelleigene Enzyme) und/oder Heterolyse (z. B. Verdauung durch bakterielle Enzyme). Kolliquationsnekrosen entstehen also dann, wenn Zell- und Gewebeauflösung gegenüber Proteindenaturierung überwiegen. Dieser Nekrosetyp findet sich vornehmlich in proteinärmeren, lipidreicheren Geweben, wie z. B. im Gehirn, oder auch im Rahmen bakterieller Infektionen. Der nekrotische Gehirnbezirk ist weich („malazisch") und wird schließlich verflüssigt, sodass eine von Detritus (Zelltrümmern) und Flüssigkeit erfüllte Höhle (Pseudozyste) entsteht.
- **Fettgewebsnekrose:** Sie ist eine Sonderform der Kolliquationsnekrose. Es handelt sich um eine durch Lipasen verursachte, also enzymatische Nekrose des Fettgewebes. Sie findet sich häufig im Pankreas oder in Pankreasnähe und ist Folge des Freiwerdens von Lipasen aus dem Pankreas im Rahmen einer akuten Pankreatitis (> Abb. 2.19). Dabei werden Triglyzeride zu Fettsäuren und Glycerin hydrolysiert. Die freien Fettsäuren reagieren dann mit Ca^{2+}, Mg^{2+} und Na^+ unter Bildung von Seifen. Makroskopisch sind die nekrotischen Herde derb und kalkweiß. His-

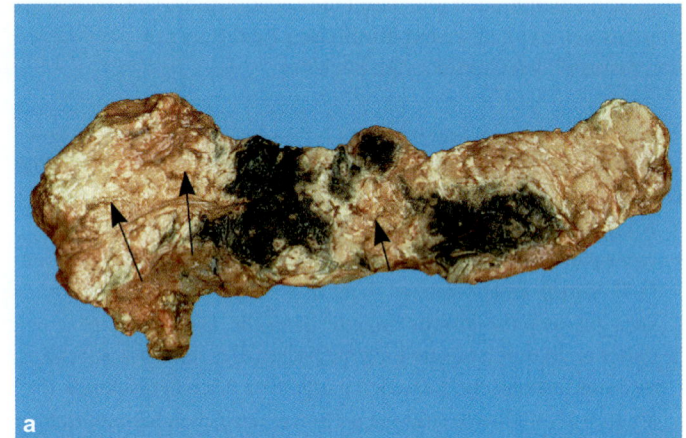

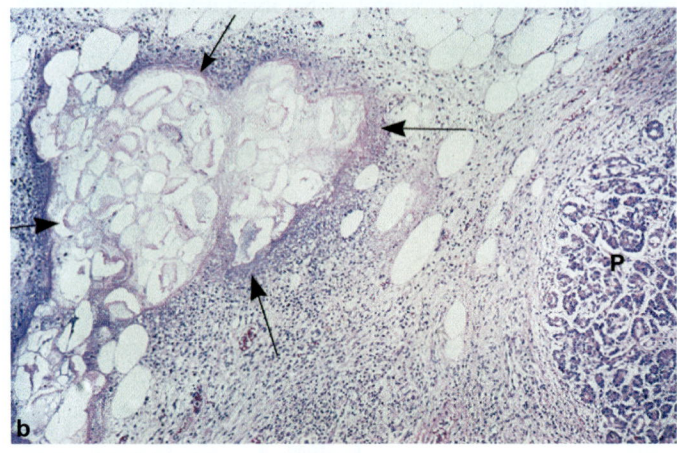

Abb. 2.19 Schwere akute Pankreatitis. a Hämorrhagische Nekrosen und zahlreiche kleine gelbe Fettgewebsnekrosen (Pfeile). **b** Frische autodigestive Fettgewebsnekrose (Pfeile) am Rande des Pankreasparenchyms (P) bei akuter Pankreatitis. [R398]

2.4 Adaptation, Zellschädigung, Zelltod

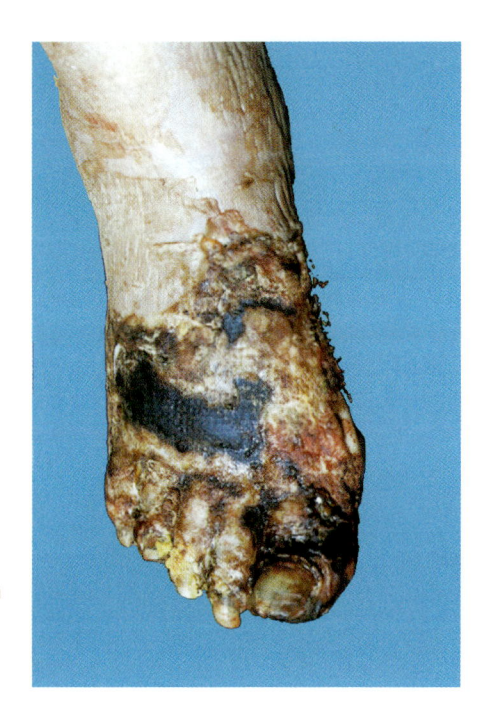

Abb. 2.20 Zehengangrän durch arteriellen Gefäßverschluss bei Diabetes mellitus.
[R398]

tologisch lässt sich noch schattenhaft das nekrotische Fettgewebe mit Einlagerung von amorphem, leicht basophilem Material und umgebender Entzündungsreaktion erkennen.
- **Gangrän:** Dies ist eine meist ischämische Nekrose einer Extremität, z. B. aufgrund von Gefäßverschlüssen (➤ Abb. 2.20). Die Koagulationsnekrose wird sekundär durch lytische Enzyme von Bakterien und Leukozyten modifiziert und verflüssigt. Ist die Verflüssigung stark ausgeprägt, wird von feuchter, ist sie wenig ausgeprägt, von trockener Gangrän gesprochen (➤ Kap. 3.2.5, nekrotisierende Entzündung).

Schicksal der Nekrose Nekrotisches Gewebe (v. a. bei Koagulationsnekrosen) wird vornehmlich durch Leukozyten abgebaut, durch Granulationsgewebe organisiert und schließlich durch Narbengewebe ersetzt. Kolliquationsnekrosen führen oft zu Pseudozystenbildung durch Abbau und Resorption nekrotischen Materials. Diese Endstadien werden als Defektheilung (Reparatio) bezeichnet. Bei gering ausgedehnten Nekrosen und guter Abwehrlage des Organismus kann das nekrotische Gewebe durch Zellproliferation ersetzt werden, sodass der ursprüngliche Gewebezustand wiederhergestellt wird (Heilung mit Restitutio ad integrum).

> **PRAXIS**
> **Koagulationsnekrose** Myokardinfarkt ➤ Kap. 19.5.2.
> **Fibrillo-granuläre („käsige") Nekrose** ➤ Kap. 3.3.3 und ➤ Kap. 48.3.6.
> **Fibrinoide Nekrose** Vaskulitiden ➤ Kap. 20.5.
> **Kolliquationsnekrose** Gehirninfarkt ➤ Kap. 8.2.1.
> **Fettgewebsnekrose** Schwere akute Pankreatitis ➤ Kap. 35.4.1.
> **Gangrän** Atherosklerose ➤ Kap. 20.2.1.

Unterschiede zwischen Nekrose und Apoptose

Nekrose ist die Folge einer extremen Zell- oder Gewebeschädigung. Es finden sich zytoplasmatische Veränderungen mit Vakuolisierung und Schwellung der Organellen (v. a. des endoplasmatischen Retikulums und der Mitochondrien). Der folgende Zellzerfall führt zum Freiwerden von Enzymen, aber auch von chemotaktisch wirksamen Zellkomponenten, die eine Entzündungsreaktion hervorrufen.

Apoptose kann infolge einer Gewebeschädigung oder auch durch spezifische exogene Signale ausgelöst werden. Bei der Apoptose bleiben Zelle und Organellen lange Zeit intakt („Zellmumie") oder die Zelle zerbricht in größere Bruchstücke. Das apoptotische Material wird phagozytiert ohne wesentliche zelluläre Entzündungsreaktion.

Häufig treten bei Organschäden (z. B. Infarkten) Apoptose und Nekrosen nebeneinander auf.

2.4.4 Zelleinschlüsse

Im Rahmen von strukturellen und funktionellen Störungen kann es in Zellen oder Geweben zur abnormen Anhäufung von Substanzen im Zytosol oder in Zellorganellen (v. a. Lysosomen) kommen. Dabei handelt es sich entweder um vermehrt vorkommende normale Zellbestandteile (z. B. Triglyzeride, Glykogen, Pigmente), um abnorme Produkte des Zellstoffwechsels oder um aufgenommene exogene Substanzen (z. B. Schwermetalle, Mineralstoffe).

Ursachen Substanzen häufen sich an, wenn
- sie vermehrt gebildet werden (und Ausscheidung oder Abbau nicht Schritt halten können),
- sie chemisch falsch zusammengesetzt sind, sodass ein Abbau durch zelleigene Enzymsysteme nicht oder nur ungenügend möglich ist,
- eine Punktmutation oder freie Radikale eine abnorme Proteinfaltung bewirken, sodass Transport oder Abbau behindert sind oder
- Defekte oder inadäquate Abbaureaktionen auftreten (z. B. durch genetisch determinierte Enzymdefekte).

Folgen Durch die Anhäufung von normalem oder abnormem Material in der Zelle kann die Zelle sekundär geschädigt werden, wie dies z. B. bei einer Reihe von genetisch bedingten Speicherkrankheiten der Fall ist. Andererseits können Zelleinschlüsse **biologisch inert** und harmlos sein (z. B. anthrakotisches Pigment, ➤ Abb. 2.21).

Einlagerung von Lipiden

Die vermehrte Einlagerung von **Triglyzeriden** in Zellen wird als Verfettung bezeichnet. Die Triglyzerideinlagerung zeigt sich in Form unterschiedlich großer **Fettvakuolen** im Zytoplasma. Unter normalen Fixierungs- und Gewebeeinbettungsbedingungen bei Verwendung fettlösender Reagenzien (Alkohol) wird Fett herausgelöst, sodass in den Gewebeschnitten nur mehr leere Vakuolen zurückbleiben. Fett lässt sich aber in unfixierten oder in formalinfixierten Gefrier-

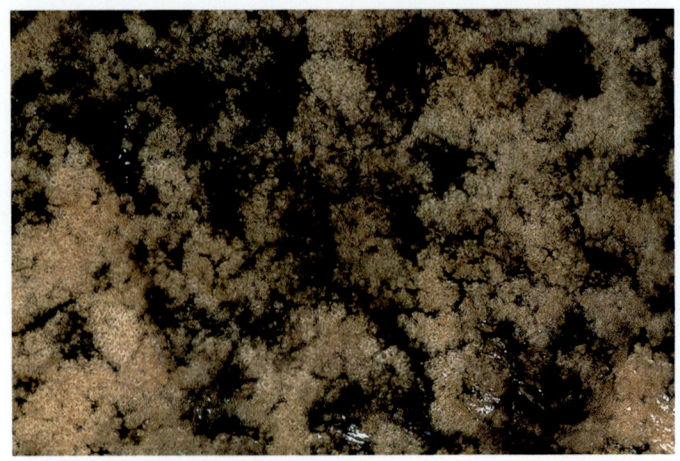

Abb. 2.21 Anthrakose der Lunge. Einlagerung von schwarzem Pigment (Kohlenstaub). [R398]

schnitten mit der Sudan- oder Ölrotfärbung direkt nachweisen. Neben Triglyzeriden (Neutralfetten) kann es im Rahmen pathologischer Veränderungen auch zu verstärkter Einlagerung von **Cholesterin** und **Cholesterinestern** in Makrophagen und anderen Mesenchymzellen (z. B. glatte Muskelzellen) und damit zur Ausbildung von Zellen mit schaumigem Zytoplasma (**„Schaumzellen"**) kommen.

Einlagerung von Kohlenhydraten

Pathologische intrazelluläre Ansammlungen von **Glykogen** finden sich bei Diabetes mellitus, bei hereditären Glykogenosen und Mukopolysaccharidosen. Die glykogenreichen Zellen sind vakuolisiert und ähneln in der HE-Färbung Pflanzenzellen, bedingt durch schlechte Anfärbbarkeit des Zytoplasmas bei deutlicher Konturierung der Zellperipherie. Wegen der Wasserlöslichkeit des Glykogens lässt sich der beste direkte Glykogennachweis in alkoholfixiertem Gewebe durch PAS- oder Best-Karmin-Färbung erzielen.

Einlagerung von Proteinen

Vermehrte intrazytoplasmatische Speicherung von Proteinen findet sich bei Proteinurie, in Plasmazellen, Hepatozyten und bei Amyloidose (➤ Kap. 2.8).

Einlagerung von Pigmenten

Allen Pigmenten ist eine Eigenfarbe gemeinsam. Sie unterscheiden sich aber hinsichtlich Ursprung und chemischer Zusammensetzung. Nach dem Ursprung lassen sich von außen kommende (exogene) und im Körper selbst produzierte (endogene) Pigmente unterscheiden.
- **Endogene Pigmente:** Tyrosin- und Tryptophanderivate (z. B. Melanin), Hämoproteinderivate (Hämoglobin, Hämosiderin, Porphyrine, Bilirubin) sowie lipidreiche Pigmente (Lipofuszin, Ceroid)
- **Exogene Pigmente:** Kohlenstoffpartikel (anthrakotisches Pigment), Farbstoffe (z. B. im Rahmen von Tätowierungen; ➤ Abb. 2.22), Schwermetalle und Schwermetallverbindungen und Mineralstäube

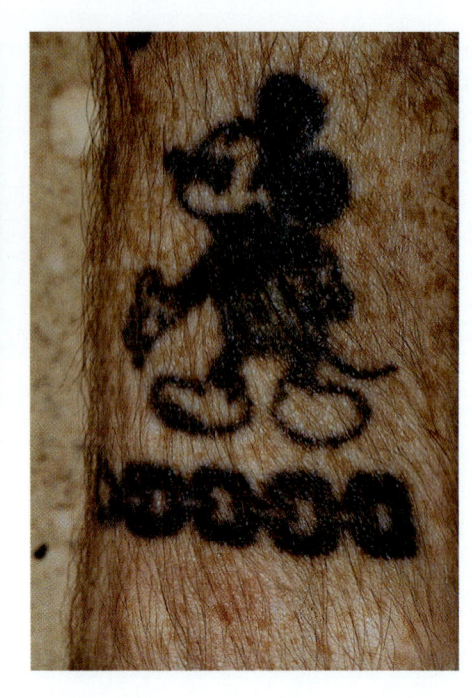

Abb. 2.22 Tätowierung. [R398]

Einige praktisch wichtige Pigmente werden gesondert besprochen.

Anthrakotisches Pigment (Kohlenstaub) und Mischstäube

Kohlenstaub ist eine nahezu ubiquitär in unserer Umwelt vorhandene Verunreinigung. Nach Aufnahme über die Lunge wird er von den Makrophagen in den Alveolen phagozytiert, gelangt in das Interstitium und wird über die Lymphgefäße in die regionären Lymphknoten abtransportiert. Er ist für die Schwarzfärbung des **Lungeninterstitiums,** v. a. subpleural, und der **Lymphknoten** verantwortlich (➤ Abb. 2.21). Bei anthrakotischem Pigment handelt es sich um ein inertes, harmloses Pigment. Im Gegensatz hierzu führen **inhalierte Mischstäube** (Kohlenstaub, Eisenverbindungen, Beryllium, Siliziumoxid) zu schweren Lungenerkrankungen, den Pneumokoniosen (➤ Kap. 50.2.2).

Lipofuszin

Lipofuszin ist eine chemisch komplexe Substanz und besteht aus Lipiden, Phospholipiden und Proteinen. Es wird in Form von braunen lysosomalen Granula im Zytoplasma vornehmlich in Zellkernnähe abgelagert. Es entsteht häufig als Folge lipidperoxidativer Prozesse und ist ein Endprodukt des Abbaus von Zellorganellen. Lipofuszin findet sich vor allem in **Leber-, Herzmuskel-** und **Nervenzellen** und nimmt mit dem Alter und bei Gewebeatrophie zu („braune Atrophie"), ohne die Zellfunktionen negativ zu beeinflussen.

Melanin

Es handelt sich um ein braunschwarzes Pigment, das in Melanozyten über mehrere Zwischenprodukte aus Tyrosin gebildet wird. Es ist für die Hautpigmentierung verantwortlich und hat eine Schutzfunktion gegenüber Sonnenlicht (UV). Die Melanogenese steht unter Kontrolle des Melanozyten stimulierenden Hormons (MSH) des Hypophysenvorderlappens (beim Menschen auch durch ACTH stimuliert). **Albinismus** (Fehlen von Melanin) ist die Folge einer Störung des Melaninstoffwechsels. Bei Albinismus fehlt die Pigmentierung entweder diffus oder fleckförmig. Dieser Zustand ist mit ausgeprägter Empfindlichkeit gegenüber Sonnen- und UV-Bestrahlung verbunden. Folgen sind Hautrötung und die Ausbildung von Hautneoplasien. Beim **Morbus Parkinson** sind die Substantia nigra und der Locus coeruleus als Folge des Verlustes melaninhaltiger Neuronen depigmentiert. Ein melaninähnliches Pigment wird in großen Mengen bei **Alkaptonurie** gebildet.

Hämosiderin

Hämosiderin ist ein gelbbraunes grobgranuläres Pigment, das aus Ferritin-Aggregaten besteht (➤ Kap. 33.10.1). Der histologische Nachweis erfolgt mittels der Berliner-Blau-Reaktion. Bei saurem pH bildet Hämosiderin mit K-Ferrocyanid die blaue Verbindung Ferri-Ferrocyanid. Die Ablagerung von Hämosiderin in den Zellen findet sich bei vielen pathologischen Situationen, in denen es zum **Eisenüberschuss** kommt:

- Ein lokaler Eisenüberschuss tritt nach Blutungen auf. Dabei wird Hämosiderin in Zellen des histiozytären Systems *(Syn.: hämosiderinspeichernde Makrophagen, Siderophagen, siderophere Zellen)* eingelagert.
- Eine generalisierte Hämosidereinlagerung in phagozytierenden Zellen, aber auch in Parenchymzellen findet sich bei systemischer Eisenüberladung und wird als **Hämosiderose** bezeichnet.
- Bei der **Hämochromatose** liegt eine genetisch bedingte erhöhte Eisenaufnahme in Zellen vor, die zu einer massiven Eisenüberladung insbesondere in Leber, Herz, Haut und endokrinen Organen führt. Vermehrt eingelagertes Eisen wirkt zytotoxisch.

Bilirubin

Bilirubin an sich wirkt, wenn es intrazellulär an Ligandin (Glutathion-S-Transferase) gebunden ist, nicht zellschädigend. Jedoch kann **freies Bilirubin** bei durchlässiger Blut-Hirn-Schranke für Nervenzellen, die kein Ligandin haben, toxisch sein. Bei verschiedenen Lebererkrankungen kommt es zur Bilirubinablagerung in der Haut und den Schleimhäuten (Ikterus).

> **KLINISCHE PATHOLOGIE**
> **Lipide** Enzephalomalazie ➤ Kap. 8.2.1, Atherosklerose ➤ Kap. 20.2.1, Leber ➤ Kap. 33.6, Nierentubuli ➤ Kap. 36.6.5, genetisch bedingte Stoffwechselerkrankungen ➤ Kap. 47.2.
> **Kohlenhydrate** Genetisch bedingte Stoffwechselerkrankungen ➤ Kap. 47.2, Diabetes mellitus ➤ Kap. 47.3.2.
> **Proteine** α₁-Antitrypsin-Mangel ➤ Kap. 5.3.2 und ➤ Kap. 33.10.3, Amyloidose ➤ Kap. 47.3.3.
> **Pigmente** Kohlenstaub, Pneumokoniosen ➤ Kap. 50.2.2, Melanin ➤ Kap. 43.1.1 und ➤ Kap. 43.7.2, Homogentisinsäure ➤ Kap. 45.3.2, Hämosiderin, Blutung ➤ Kap. 8.2.5, Lungenstauung ➤ Kap. 24.5.1, Hämosiderose und Hämochromatose ➤ Kap. 33.10.1, Bilirubin, Kernikterus ➤ Kap. 33.3.2, Ikterus ➤ Kap. 33.3.2.

2.4.5 Pathologie der Zellorganellen

Die Zellschädigung äußert sich in einem variablen Spektrum von morphologischen und funktionellen Veränderungen.

Zellkern

Im Rahmen unterschiedlicher Aktivitätszustände der Zellen, aber auch als Folge von Schädigungen, kann der Zellkern lichtmikroskopisch erfassbare Veränderungen zeigen:

- **Kernzahl:** Zwei- und Mehrkernigkeit finden sich bei reaktiven und neoplastischen Veränderungen.
- **Kernform:** Unregelmäßigkeiten der Kernkontur, Aus- und Einstülpungen oder Einkerbungen finden sich oft bei neoplastischen Zellen, bei Virusinfektionen und Strahlenschäden.
- **Kerngröße:** Normalerweise steht die Kerngröße in Relation zur Zellgröße. Bei Tumorzellen kommt es häufig – relativ zur Zellgröße – zu einer Größenzunahme des Zellkerns, d. h. zu einer Verschiebung der Kern-Plasma-Relation zugunsten des Zellkerns. Da die Kerngröße weitgehend vom DNA-Gehalt abhängt (normalerweise diploid), ist eine DNA-Vermehrung (Polyploidie) mit einer Kernvergrößerung verbunden. Dies findet sich bei gesteigerter Funktion der Zelle und bei neoplastischen Prozessen. Bei degenerativen Prozessen kann es ebenfalls zur Kernvergrößerung kommen („degenerative Kernschwellung"). Eine Atrophie der Zelle geht mit einer Kernverkleinerung einher.
- **Kernchromatin:** Bei Hyperplasie und Zellregeneration kommt es überwiegend zu einer Verschiebung des Heterochromatin-Euchromatin-Verhältnisses zugunsten des Euchromatins, während bei Zellschädigung das Heterochromatin-Euchromatin-Verhältnis zunimmt. Bei Zelltod verklumpt das Chromatin, der Kern wird klein, dicht und basophiler. Diese Veränderung wird als **Kernpyknose** bezeichnet. Pyknotische Kerne können zerbrechen **(Karyorrhexis)** oder sich auflösen **(Karyolyse).**
- **Kerneinschlüsse:** Neben echten intranukleären Einschlüssen können auch Zytoplasmaeinstülpungen in den Kern im histologischen Präparat Kerneinschlüsse vortäuschen (Pseudokerneinschlüsse, Lochkerne). Als Kerneinschlüsse kommen u. a. Glykogen, Lipide und Viruskomponenten infrage. Besonders häufig finden sich Kerneinschlüsse in malignen Tumorzellen und virusinfizierten Zellen.
- **Nukleolus:** Morphologische Veränderungen des Nukleolus äußern sich in Variationen von Größe, Form, Zahl oder Lage. Sie finden sich als Folge von neoplastischer Transformation, Virusinfekten, metabolischen und toxischen Zellschädigungen.

Mitochondrien

Mitochondrien sind gegenüber Hypoxie oder toxischen Einwirkungen besonders empfindlich und reagieren darauf mit funktionellen und morphologischen Veränderungen, z. B. Kondensation, Schwellung, Verlust der Cristae. Daneben kann es auch zu Vermehrung oder Verminderung der Mitochondrienzahl oder zu einer Größenzunahme kommen, z. B. Megamitochondrien bei alkoholischer Leberzellschädigung oder im Verlauf des Zelltodes. Vermehrte Mitochondrien verleihen dem Zytoplasma der Zellen in der HE-Färbung ein eosinophil feingranuläres Aussehen. Diese Zellen werden als **Onkozyten** bezeichnet, die auch bei Tumoren vermehrt auftreten können.

Endoplasmatisches Retikulum

Zellschädigungen führen häufig zu einer **Erweiterung der Zisternen** des glatten endoplasmatischen Retikulums (ER) durch Flüssigkeitsansammlung oder Anhäufung von Sekretionsprodukten („hydropische" Zytoplasmaveränderung, Zellödem). Nach länger dauernder Chemikalien- oder Medikamentenexposition kann das glatte ER vermehrt sein, weil die Enzymsysteme ausgebaut werden (Enzyminduktion), die für den Metabolismus dieser Substanzen verantwortlich sind (z. B. das Cytochrom-P450-abhängige mischfunktionelle Oxidationssystem). **Vermehrtes glattes ER** verleiht Zellen (z. B. Leberzellen) ein milchglasartig homogenisiertes Zytoplasma. Die Ablösung von Ribosomen von den Membranen des rauen ER und die Dispersion von Polyribosomen sind Ausdruck einer Störung der Proteinsynthese bei toxischen Zellschädigungen. Bei Proteinmangel und Hunger kommt es zu einer **Verminderung des glatten und rauen ER**. Das raue ER ist in Zellen mit aktiver Proteinsynthese (z. B. Plasmazellen, Azinuszellen des Pankreas) besonders stark entwickelt.

Prä-Golgi-Intermediate

Bei bestimmten Virusinfektionen und im Gefolge der Synthese nicht korrekt gefalteter Virusproteine zeigen die Prä-Golgi-Intermediate eine Hypertrophie.

Golgi-Apparat

Der Golgi-Apparat reagiert auf Situationen, die mit Störungen der Proteinsynthese oder der Sekretion einhergehen (z. B. Hunger, Proteinmangel oder chemisch-toxische Schädigungen) mit **Atrophie** und Kollaps der Zisternen. Andererseits führt die Aktivierung der Syntheseleistungen oder abnorme Syntheseleistungen (Tangier-Krankheit und Niemann-Pick-Krankheit Typ-C) zu einer **Golgi-Hypertrophie** und Zisternendilatation. Zellgifte wie das Kolchizin, aber auch Hitzeschock (Fieber) führen zu einer Vakuolisierung der Golgi-Zisternen. Bei der amyotrophen Lateralsklerose ist der Golgi-Apparat der betroffenen Motoneurone fragmentiert. Solche **Fragmentierungen** beobachtet man auch beim Morbus Alzheimer. **Funktionelle Defekte** des Golgi-Apparats, wie ein Phosphotransferasemangel, manifestieren sich nicht primär in dieser Organelle, sondern wegen des fehlenden Mannose-6-Phosphat-Markers sekundär an lysosomalen Enzymen als Mukolipidose II (I-Cell-Disease).

Lysosomen

Lysosomen spielen eine Rolle beim Abbau von exogenem (Heterophagozytose) und endogenem (Autophagozytose) Material. Im Rahmen der Autophagozytose kann es durch Abbau von zelleigenem Material (z. B. Zellorganellen) zu einer **Reduktion der Zellmasse** kommen. Zellbestandteile werden nach ihrer Schädigung z. B. durch Bestrahlung, Toxine oder Hypoxie abgebaut. Das phagozytierte Material findet sich in Vesikeln (Phagosomen), die mit Lysosomen unter Bildung von Phagolysosomen verschmelzen. Der Inhalt der Phagosomen kann entweder enzymatisch abgebaut, aus der Zelle ausgestoßen werden oder in der Zelle als Residualkörper verbleiben (**Lipofuszingranula**). Ist die Lysosomenfunktion gestört, kann einerseits dieser Abbau, aber auch die Abwehr gegenüber Infektionen beeinträchtigt sein; z. B. ist das **Chediak-Higashi-Syndrom** durch das Ausbleiben der Fusion von Lysosomen mit Phagosomen charakterisiert. Bei lysosomalen Enzymdefekten kommt es zur Anhäufung der nicht degradierten Produkte, z. B. Glykogen, Glykoproteine oder Lipide, in den Lysosomen (lysosomale Speicherkrankheiten).

Peroxisomen

Bei Beeinflussung des Zellstoffwechsels, v. a. des oxidativen und des Fettstoffwechsels, kommt es häufig zu Peroxisomenveränderungen. Mehr Peroxisomen findet man bei Einnahme lipidsenkender Medikamente, fettreicher Diät und Alkohol, weniger Peroxisomen v. a. bei Fettleber sowie unter Einwirkung von Kataleaseinhibitoren und einigen Bakterientoxinen. Das **Zellweger-Syndrom** beruht auf einer angeborenen Peroxisomenbildungsstörung.

Mikrotubuli

Mikrotubuli sind labile Strukturen, die durch antimikrotubuläre Agenzien, wie z. B. Kolchizin oder Vinblastin, depolymerisiert werden. Folgen sind Störungen der Sekretion, des intrazellulären Transports und Mitosehemmung und Zelltod. Dies macht man sich in der Krebstherapie durch Einsatz der sog. Spindelgifte (z. B. Vincristin und Paclitaxel) zunutze. Durch die komplexe Morphologie und Funktion der Zilien ergeben sich diverse Störungsmöglichkeiten, die die Zahl und Form der Zilien, Mikrotubuluszahl, Struktur, Schlagrichtung und -frequenz, Dyneinarme und Radiärspeichen betreffen. Diese Abnormitäten können das Substrat für das **Immobile-Zilien-Syndrom** (Ziliendyskinesiesyndrom) sein. In den meisten Fällen findet sich dabei ein (erblicher) Defekt der Dyneinarme. Der Defekt betrifft Zilien und Flagellen im gesamten Organismus und führt zu Infektionen des Respirationstrakts durch defekte Reinigungsmechanismen, zu Bronchiektasien sowie – durch Fehlen der Spermienmotilität – zu Sterilität. Das **Kartagener-Syndrom** ist durch die Trias Dextrokardie (mit oder ohne Situs inversus), Bronchiektasien und Sinusitis charakterisiert. Der Aufbau sowie die Interaktion von Mikrotubuli mit anderen Zellkomponenten werden durch Proteine beeinflusst, die an Mikrotubuli binden (mikrotubuliassoziierte Proteine, MAP). Eines dieser mikrotubuliassoziierten Proteine, das sog. Tau-Protein, ist beim **Morbus Alzheimer** verändert, indem es als abnorm phosphoryliertes Tau in Form der „neurofibrillary tangles" in den Nervenzellen des ZNS akkumuliert.

Intermediärfilamente

Neurologische Erkrankungen (z. B. amyotrophe Lateralsklerose, Morbus Parkinson) können mit einer gestörten Architektur des Intermediärfilament-(Neurofilament-)Zytoskeletts und der Bildung von abnormen intrazellulären Einschlüssen einhergehen. In manchen **Astrozytomen** werden ebenfalls Intermediärfilament-(GFAP-)Zytoskeletteinschlüsse (= Rosenthal-Fasern) gefunden. Ebenso kommt es bei **hypertrophen Myopathien** zu abnormen Zytoplasmaeinschlüssen mit Beziehung zum Zytoskelett (Desmin). Auch die im Rahmen der alkoholischen Hepatitis und anderer chronischer Leberzellschädigungen auftretenden **Mallory-Denk-Körper** (➤ Kap. 33.5.3) bestehen z. T. aus Komponenten des Intermediärfilament-Zytoskeletts vom Keratintyp und sind mit einer Störung der Zytoskelettstruktur in der Leberzelle (Ballonierung) assoziiert.

- Mutationen von **Keratingenen** der Leber werden vereinzelt bei Leberzirrhose gefunden.
- Mutationen von **epidermalen Keratingenen** sind die Ursache einiger bullöser Dermatosen.
- Mutationen in **Lamingenen** sind die Ursache bestimmter Muskel- und Lipodystrophien. Lamine sind Hauptbestandteil der Kernlamina und gehören ebenfalls in die Gruppe der Intermediärfilamente.

2.5 Pathologie des Bindegewebes

Störungen der einzelnen Schritte der Kollagensynthese und des Kollagenabbaus können zu krankhaften Veränderungen führen. Defekte und Störungen betreffen z. B. die Kollagengene, das Prokollagen, die Abspaltung von Propeptiden, die Anordnung in Fibrillen und schließlich die Quervernetzung der Fibrillen. Der Kollagen-, aber auch der Elastinabbau ist bei Entzündungen unterschiedlicher Ursachen sowie bei Proteinaseinhibitordefekten (z. B. α_1-Antitrypsin-Mangel) erhöht. Bei einer Reihe von immunologischen Erkrankungen (sog. Kollagenosen) finden sich Autoantikörper gegen Kollagen.

KLINISCHE PATHOLOGIE
Ehlers-Danlos-Syndrom, Marfan-Syndrom, Osteogenesis imperfecta ➤ Kap. 5.3.1, α_1-Antitrypsin-Mangel ➤ Kap. 5.3.2, Skorbut ➤ Kap. 47.4.3, Kollagenosen ➤ Kap. 4.4.4.

2.5.1 Pathologie der Basalmembran

Eine Reihe von Erkrankungen immunologischer (z. B. Glomerulonephritiden, Hauterkrankungen) und metabolischer (Diabetes mellitus, Amyloidose) Natur gehen mit Veränderungen der Basalmembran einher, die sich in einer Verbreiterung, einer Verschmälerung oder Aufsplitterung äußern können.

KLINISCHE PATHOLOGIE
Immunologische Erkrankungen Glomeruläre Erkrankungen ➤ Kap. 37.4, bullöse Dermatosen, Pemphigusgruppe ➤ Kap. 43.8.1.
Metabolische Erkrankungen Diabetes mellitus ➤ Kap. 47.3.2, Amyloidose ➤ Kap. 47.3.3.

2.5.2 Pathologie des Elastins

Pathologische Veränderungen der elastischen Fasern gehen auf Bildungs- oder Abbaustörungen des Elastins oder auf die Einlagerung abnormen Materials in elastischen Fasern zurück (➤ Kap. 5.3.1).

- **Verminderung der Elastinbildung:** Neben altersbedingt eingeschränkter Bildung elastischer Fasern, die zum Elastizitätsverlust der Gewebe, insbesondere der Haut (gerunzelte Altershaut), der Aorta (Ektasie durch Elastizitätsverlust) und der Lunge (Altersemphysem) führt, sind auch vererbte Defekte der Elastogenese bekannt.
- **Bildung abnormer elastischer Fasern**
  - **Aktinische solare Elastose:** Als Folge ausgeprägter Sonnenbestrahlung findet sich bei älteren Menschen in der exponierten Haut eine Ablagerung von abnorm strukturiertem Elastin.
  - **Fibroelastose:** Dabei kommt es im Endokard oder in der Gefäßwand zu einer vermehrten Ablagerung von fragmentierten und dissoziierten elastischen Fasern (aber auch von kollagenen Fasern), wodurch es zu einer Verdickung und makroskopisch porzellanähnlichen Veränderung kommt.
  - **Elastofibroma dorsi:** Es findet sich eine vermehrte Produktion von abnorm strukturiertem elastischem Material durch Fibroblasten als Folge von mechanischen Reizen. Typische Lokalisation ist das Bindegewebe zwischen Skapula und Brustwand.
  - **Elastoderma:** Dieser Erkrankung liegt die Vermehrung abnorm quervernetzten elastischen Materials mit Störung der elastischen Eigenschaften zugrunde.
- **Störung der Elastolyse:** Eine Steigerung der Elastolyse findet sich im Rahmen entzündlicher Erkrankungen (besonders bei Vaskulitiden) und bei Mangel an Proteaseinhibitoren (z. B. bei α_1-Antitrypsin-Mangel).
- **Einlagerung abnormen Materials:** Im Rahmen regressiver Veränderungen kann es zur Einlagerung von Kalziumsalzen und Lipiden in elastische Fasern kommen.

2.6 Abnorme Verkalkung von Zellen und Geweben

Pathologische Verkalkungen lassen sich als dystrophische und metastatische Verkalkungen klassifizieren.

- **Dystrophische Verkalkung:** Dabei handelt es sich um eine Kalkeinlagerung (Ca^{2+}-Phosphat) in schwer geschädigten oder nekrotischen Geweben (z. B. Herzklappen, Arterienwand, Tuberkulose, Mammakarzinom).
- **Metastatische Verkalkung:** Die Kalkablagerung entsteht in vitalen Geweben meist als Folge einer Hyperkalzämie, z. B. bei Knochenmetastasen, Hyperparathyreoidismus, Vitamin-D-Hypervitaminose, Knochendemineralisation. Auch in diesem Fall scheint aber eine Gewebeschädigung Voraussetzung der Verkalkung zu sein (z. B. Lungenalveolarsepten, Basalmembran der Nierentubuli).

Pathogenese

- Ca^{2+}-Einstrom über geschädigte Plasmamembranen und Störung der intrazellulären Ca^{2+}-Sequestration in Mitochondrien und endoplasmatischem Retikulum.
- Bei Sekretion von Säure (z. B. in Lungenalveolen, Nierentubuli, Magenschleimhaut) begünstigt die lokale OH^--Erhöhung die Präzipitation von Ca^{2+} in Form von Kalziumhydroxid und Hydroxylapatit.

2.7 „Hyaline" Veränderungen

„Hyalin" ist ein rein deskriptiver Begriff und bezeichnet zelluläre oder extrazelluläre Veränderungen, die sich in der HE-Färbung als homogene eosinophile Massen darstellen lassen. Diesem färberischen Verhalten liegt keine spezifische chemische Struktur oder Pathogenese zugrunde.

2.8 Proteinfaltungserkrankungen

Damit ein Protein seine Funktion erfüllen kann, muss es einerseits aus den richtigen Aminosäuren in der richtigen Reihenfolge bestehen, andererseits aber auch korrekt gefaltet sein. Diese Faltung (Tertiärstruktur) erlangen die Proteine mithilfe von Chaperonen (Heat-Shock-Proteinen), wobei Disulfidbrücken und ionische Bindungen die Konformation stabilisieren. Nicht korrekt gefaltete Proteine werden von der Zelle rückgefaltet, abgebaut oder abgelagert. Der Abbau ist besonders dann erschwert, wenn ständig Proteine synthetisiert werden, die – z. B. durch eine Mutation oder durch freie Radikale bedingt – falsch gefaltet werden. Irgendwann ist der zelluläre Abbaumechanismus erschöpft und die abnormen Proteine lagern sich typischerweise als Proteinaggregate im Zytoplasma, ER, Zellkern oder extrazellulär ab (➤ Tab. 2.2).

2.9 Altern

Definition Unter dem Begriff Altern wird ein physiologisches Geschehen verstanden, das mit einer Abnahme der Zell- und Organfunktionen einhergeht und schließlich mit dem Tod endet. Altern ist durch das Auftreten von regressiven Veränderungen in Geweben und Organen charakterisiert. Sie haben unterschiedliches Ausmaß und verlaufen asynchron. Durch die geringere funktionelle Reservekapazität steigt mit zunehmendem Alter das Risiko von Erkrankungen an. Die Fortschritte der Medizin haben nicht zu einer signifikanten Erhöhung der maximalen Lebensspanne des Menschen, wohl aber zu einer Zunahme der durchschnittlichen Lebenserwartung geführt.

2.9.1 Altersveränderungen

Im Rahmen des Alterungsprozesses nimmt – neben den vaskulären Veränderungen (Atherosklerose, ➤ Kap. 20.2.1) – in allen Geweben und Organen der Wassergehalt ab und das Fettgewebe zu. Die bindegewebige Matrix wird in verstärktem Maße quervernetzt. Der Mineralgehalt der Knochen sinkt. Im Zytoplasma wird vermehrt Lipofuszinpigment eingelagert. Als weitere Konsequenz vermindern sich die Kontraktionskraft der Skelett- und Herzmuskulatur, Nervenleitung, Vitalkapazität der Lunge, glomeruläre Filtrationsrate und Gefäßelastizität. Die Adaptationskapazität gegenüber veränderten Umweltbedingungen, Stress oder Stoffwechselbelastungen und die Wundheilungskapazität sinken. Atmungs-, Kreislauf- und Nierenfunktion nehmen im Alter deutlich ab, wobei die Funktionseinschränkungen bei Belastung besonders deutlich werden. Die zellulären Immunreaktionen sind im Alter eingeschränkt. Hirngewicht und Hirnfunktionen sind aber bei Fehlen degenerativer Erkrankungen nur geringfügig vermindert. Eine altersabhängige Funktionseinschränkung des Hypothalamus-Hypophysen-Systems kann zu einer zusätzlichen Minderfunktion des Organismus führen.

2.9.2 Ursachen und Mechanismen

Alterung und schließlich Tod hängen eng mit einem **Verlust der Teilungsfähigkeit** von Zellen und damit der Regenerationskapazität des Organismus zusammen. So finden sich in postmitotischen (teilungsunfähigen) Zellen biochemische und morphologische Hinweise auf Alterungsprozesse. In Zellkulturexperimenten wurde festgestellt, dass menschliche Fibroblasten nach etwa 52 Zellteilungen ihre Teilungsfähigkeit verlieren und schließlich absterben. Bei Zellen älterer Individuen ist die Zahl der noch möglichen Zellteilungen geringer als bei Zellen jüngerer Individuen. Dies zeigt eine begrenzte Vermehrungs- und damit Regenerationsfähigkeit der Zellen des adulten Organismus. Eine Ursache für die normalerweise begrenzte Teilungsfähigkeit von Zellen liegt in den sich bei jeder Zellteilung verkürzenden Endabschnitten der Chromosomen (**Telomere**). Wird aufgrund der durchgemachten Zellteilungen eine kritische Telomerlänge

Tab. 2.2 Beispiele für Proteinfaltungserkrankungen

Erkrankung	Protein	Aggregat	Lokalisation
α_1-Antitrypsin-Mangel	α_1-Antitrypsin	Einschlüsse	ER
alkoholische Hepatitis	Keratin	Mallory-Denk-Körper	Zytoplasma
Morbus Alzheimer	Tau	Alzheimer-Fibrillen	Zytoplasma
Morbus Alzheimer	βA4-Protein	neuritische Plaques	extrazellulär
Morbus Parkinson	α-Synuclein	Lewy-Körper	Zytoplasma
Chorea Huntington	Huntingtin	Huntingtin-Einschlüsse	Zellkern
amyotrophe Lateralsklerose	Neurofilamente	hyaline Einschlüsse	Zytoplasma
Creutzfeldt-Jakob-Erkrankung	Prionprotein	Amyloidplaques	extrazellulär
systemische Amyloidosen	Serumamyloid A	Amyloid	extrazellulär

erreicht, ist keine regelrechte Teilung mehr möglich und die Zelle stirbt. Hingegen können Tumorzellen ein Enzym (Telomerase), das normalerweise nur in Keimzellen vorhanden ist und verloren gegangene Telomerabschnitte ergänzt, produzieren. Dies trägt zur Fähigkeit der Tumorzellen bei, sich unbegrenzt zu teilen (Immortalisierung).

Die **Fehlertheorien** der Alterung gehen von der Annahme aus, dass die kontinuierliche Stabilität der genetischen Information nicht gegeben ist und sich **DNA-Schäden** (insbesondere in den Mitochondrien) mit zunehmendem Alter anhäufen. Dafür sind einerseits freie Radikale, andererseits Störungen diverser Reparaturmechanismen ursächlich. Da altersbedingt die Zahl der kumulierten DNA-Replikationszyklen steigt, ist selbst bei einer geringen Rate an spontan auftretenden Replikationsfehlern pro Zyklus – als stochastisches Phänomen – über die Zeit eine Anhäufung an DNA-Replikationsfehlern im Genom zu erwarten. Auch der fehlerfreie Informationsfluss bei Transkription und Translation ist nicht gesichert, sodass defekte Proteine entstehen. Folge ist ein Circulus vitiosus („Fehlerkatastrophe"). Auch Immundefekte sind auf diese Weise erklärbar. Ferner kann es zu funktionseinschränkenden posttranslationellen Modifikationen (Oxidation, Denaturierung, Glykosylierung) von Proteinen (z. B. von Kollagen, Elastin) und Veränderungen in der Zusammensetzung der Zellmembran kommen. Neben dem normalen Alterungsprozess gibt es auch **vererbte Störungen,** die zu vorzeitiger Vergreisung führen (Progerie; Werner-Syndrom; Hutchinson-Gilford-Syndrom).

KAPITEL 3

C. Münz, G. Höfler, K. Sotlar

Entzündung

3.1	Ablauf und Formen	43	3.3 Chronische Entzündung	66
3.1.1	Ablauf	44	3.3.1 Primär chronische Entzündung	66
3.1.2	Formen	44	3.3.2 Sekundär chronische Entzündung	66
			3.3.3 Morphologische Merkmale der chronischen Entzündung	67
3.2	Akute Entzündung	44		
3.2.1	Vaskuläre Reaktionen	45		
3.2.2	Zellen und zelluläre Reaktionen der Entzündung	46	3.4 Regeneration und Reparation	71
3.2.3	Effektormechanismen der Entzündung	54	3.4.1 Definition	71
3.2.4	Mediatoren der Entzündung	55	3.4.2 Beispiel: Wundheilung	71
3.2.5	Morphologische Formen der akuten Entzündung	59		
3.2.6	Ausbreitungswege einer Entzündung	64		
3.2.7	Systemische Auswirkungen der Entzündung	65		

Zur Orientierung

Die **Entzündung (Inflammatio)** ist ein **Schutzmechanismus** des Organismus. Sie stellt eine Reaktion des Körpers auf einen Reiz dar, der zu einem Gewebeschaden führt. Als **Noxen** wirken dabei Mikroorganismen, physikalische und chemische Reize, Fremdkörper oder auch fehlregulierte Immunreaktionen. Das Abwehrsystem des Menschen hat im Laufe der Evolution eine Reihe von Mechanismen zur Erkennung und Beseitigung dieser Noxen entwickelt. Dabei werden humorale und zelluläre Komponenten der Abwehr rasch aus der Zirkulation an den Entstehungsort der Entzündung gebracht, um die Integrität des Gewebes und dadurch gleichzeitig auch des Individuums sicherzustellen. Die Entzündung ist in erster Linie eine Reaktion des angeborenen Immunsystems, das bei Bedarf auch das erworbene Immunsystem aktiviert. Entsprechend der Vielzahl schädigender Faktoren, der Vielfalt belebter und unbelebter Noxen und der Zahl von Organen, die betroffen sein können, ist das Erscheinungsbild von Entzündungen zwar vielfältig, doch der grundlegende Entzündungsablauf immer gleichartig. Wird durch die Entzündung keine vollständige Heilung (Restitutio ad integrum) erreicht, kann es zu einer Defektheilung (Reparatio) kommen.

3.1 Ablauf und Formen

Definition und Einteilung Unter einer Entzündung versteht man eine körpereigene Abwehrreaktion der Leukozyten und der Blutgefäße auf Noxen, also pathogene Faktoren, die eine Gewebeschädigung hervorrufen können.
- Die Abwehr des Organismus kann normal (normerg), überschießend (hypererg), zu wenig (hyperg) oder gar nicht (anerg) **reagieren.**
- Nach **Dauer und Verlauf** der Reaktion lassen sich perakute, akute, subakute, chronische und rezidivierende Entzündungen unterscheiden.
- Entsprechend der vorherrschenden **Schädigungs- und Reaktionsform** können exsudative, nekrotisierende, proliferative und granulomatöse Entzündungen vorliegen.

Die komplexe Entzündungsreaktion betrifft das Gefäßsystem sowie Blutzellen (zelluläre Effektormechanismen) und Bestandteile des Blutplasmas (humorale Effektormechanismen, Entzündungsmediatoren). Ziel der Entzündungsreaktion ist die Beseitigung der Noxe bzw. ihrer Folgen und die Wiederherstellung des ursprünglichen Gewebezustandes. Die Entzündung übt somit eine **Schutzfunktion** aus.

3.1.1 Ablauf

Jede Entzündungsreaktion wird ausgelöst durch **Noxen** (> Abb. 3.1). Als Noxen wirken:
- Mikrobielle Erreger: Viren, Bakterien, Pilze, Protozoen, Würmer
- Chemische Substanzen: Säuren, Laugen, Fremdstoffe, z. B. Metalle, endogene Substanzen
- Physikalische Faktoren: Hitze, Kälte, UV/radioaktive Strahlung, Trauma
- Immunreaktionen

Die Erkennung der Noxen durch Zellen und Mediatoren des Abwehrsystems setzt weitere **Entzündungsmediatoren** frei, die eine Reihe von kaskadenartig ablaufenden vaskulären und zellulären Reaktionen auslöst. Dies wird als Entzündungsprozess verstanden.

Im optimalen Fall kommt es nach einer Entzündung zur Heilung **(Restitutio ad integrum)**. Bei schwerer Gewebeschädigung resultiert allerdings ein Ersatz durch Bindegewebe entsprechend einem Narbengewebe **(Defektheilung, Reparatio)**. Bei einer Reihe von Erkrankungen kann die entzündliche Reaktion selbst eine zusätzliche Gewebeschädigung, z. B. eine Gewebeeinschmelzung (Abszess), verursachen.

3.1.2 Formen

Akute Entzündung Sie tritt plötzlich auf und zeigt einen raschen, oft heftigen Verlauf über wenige Stunden oder Tage. Der Höhepunkt der Reaktion ist in kurzer Zeit erreicht und klinisch oft auffällig. Die **klassischen Kardinalsymptome** der akuten Entzündung (> Abb. 3.2) sind bereits seit den Beschreibungen von Celsus und Galen bekannt:
- **Rubor:** Rötung durch Vasodilatation
- **Tumor:** Gewebeschwellung durch entzündliches Exsudat

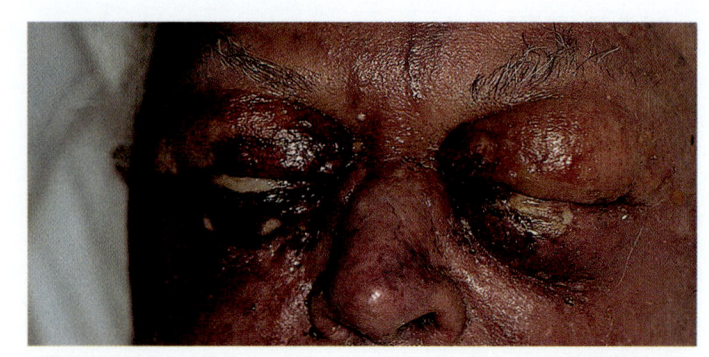

Abb. 3.2 Akute Entzündung der Gesichtshaut und der Augenlider. Starke Rötung und Schwellung der Haut bei einer schweren bakteriellen Entzündung. [R398]

- **Calor:** Erwärmung aufgrund der vermehrten Gewebedurchblutung
- **Dolor:** Schmerz durch Nervenreizung

R. Virchow fügte die **Functio laesa** (gestörte Funktion) als fünftes Symptom hinzu.

Chronische Entzündung Sie verläuft über Wochen, Monate oder gar Jahre. Häufig ist der Beginn schleichend mit sich allmählich entwickelnder Symptomatik **(primär chronische Entzündung)**. Andererseits kann sie sich aber auch aus einer akuten Entzündung herausbilden **(sekundär chronische Entzündung)**. Die chronische Entzündung wird durch die Persistenz der Schädigung unterhalten. Sie führt sehr häufig zu Gewebeuntergang (z. B. durch Nekrose) und Defektheilung durch Bildung von kollagenem Bindegewebe (Fibrose, Narbe; > Abb. 3.12; > Abb. 3.26), die häufig mit einem Funktionsverlust des betroffenen Gewebes oder Organs gekoppelt ist.

Besondere Verlaufsformen
- **Rezidivierende Entzündung:** Sie verläuft schubweise. Krankheitsfreien Intervallen (Remission) folgt ein Wiederaufflackern der Entzündung (Exazerbation). Der Verlauf der rezidivierenden Entzündung spiegelt oft die jeweilige individuelle Abwehrlage wider.
- **Perakute Entzündung:** Sie verläuft extrem kurz und unter Umständen tödlich. Ausgelöst wird sie durch eine hohe Virulenz oder Dosis eines Erregers, andere Noxen (z. B. Strahlung). Sie kann aber auch durch eine schlechte Abwehrlage des Organismus ausgelöst werden.
- **Subakute** oder **subchronische Entzündung:** Sie liegt in ihrem zeitlichen Verlauf zwischen akuter und chronischer.

3.2 Akute Entzündung

Eine akute Entzündung ist begleitet von einer raschen Gewebeschädigung. Die Entzündungsantwort läuft ziemlich stereotyp ab, obwohl die Art und das Ausmaß der schädigenden Noxen eine enorme Vielfalt morphologischer und klinischer Bilder ergeben. Die Entzündung umfasst vaskuläre und leukozytäre Reaktionen, die zeitlich überlappend ablaufen und durch lösliche oder membranständige Faktoren reguliert werden.

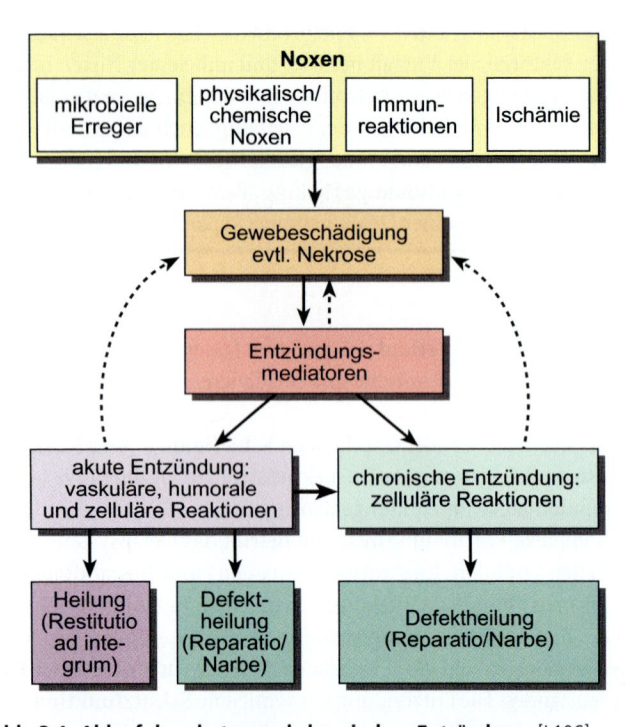

Abb. 3.1 Ablauf der akuten und chronischen Entzündung. [L106]

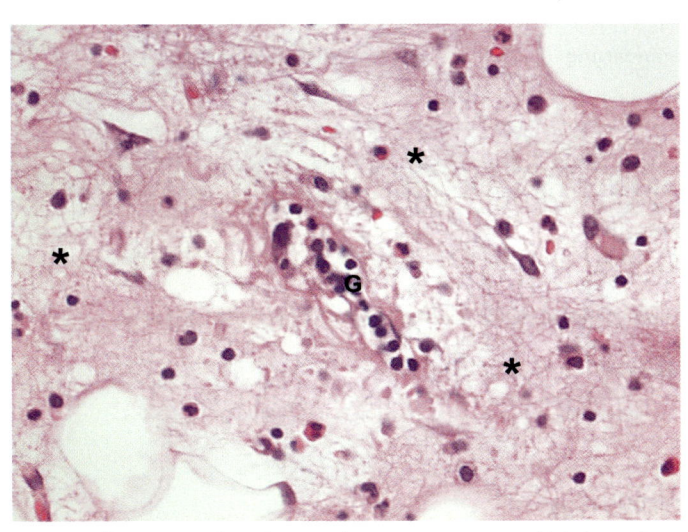

Abb. 3.3 Ödem. Histologischer Ausschnitt aus einer Nasenschleimhaut mit ausgeprägtem proteinreichem Exsudat (Sternchen). Zentral ein kleines Blutgefäß (G), wenige Entzündungszellen im Exsudat. HE, Vergr. 200-fach. [R398]

3.2.1 Vaskuläre Reaktionen

Die Veränderungen der Blutgefäße des geschädigten Gewebes stehen am Beginn einer akuten Entzündungsreaktion. Sie werden hervorgerufen durch sog. **vasoaktive Entzündungsmediatoren.** Die wichtigsten Folgen sind
- Vasodilatation mit vermehrter Gewebedurchblutung und
- Permeabilitätssteigerung der Gefäßwand.

Dies führt zur Ausbildung eines entzündlichen Ödems.

Vasodilatation

Direkt nach einem Reiz und ausgelöst durch Endotheline, **kontrahieren sich die Arteriolen** und stoppen kurzfristig den Blutfluss. Dies führt zum Erblassen des betroffenen Gewebes. Diese Reaktion findet allerdings nicht notwendigerweise bei jeder Entzündung statt.

Wenige Minuten später kommt es unter dem Einfluss von Entzündungsmediatoren wie Histamin, Serotonin, Prostaglandinen, Kininen oder PAF („plättchenaktivierender Faktor") zu einer **Erweiterung der Arteriolen.** Es resultiert eine Dilatation der Kapillaren mit einer bis auf das Zehnfache des Ausgangswertes gesteigerten Durchblutung (aktive Hyperämie, ➤ Kap. 7.3.1). Eine tiefrote Verfärbung (**Rubor**) und Erwärmung (**Calor**) des Entzündungsherdes sind Zeichen dieser erhöhten Durchblutung. Durch die entstehende Hyperämie erhöht sich der hydrostatische Druck und führt zu einem vermehrten Flüssigkeitsausstrom in das Interstitium (**Ödem**). Dadurch wird die Schwellung (**Tumor**) des geschädigten Gewebes eingeleitet. Das Ödem ist zunächst eiweißarm (Transsudat: Dichte < 1020 g/l), wird aber schnell durch eine zunehmende vaskuläre Permeabilität zu einem proteinreichen Ödem (entzündliches Exsudat: Dichte > 1020 g/l, ➤ Kap. 7.4, ➤ Abb. 3.3).

Permeabilitätssteigerung

Eine erhöhte Permeabilität führt schon nach etwa 1–2 Stunden (die mehrere Stunden andauert) dazu, dass Blutplasma ins Interstitium austritt. Die Viskosität des Blutes nimmt lokal zu, was seine Strömungsgeschwindigkeit verlangsamt (**Prästase**) bzw. bei starken Entzündungsreizen sogar stoppt (**Stase**). Hierbei lagern sich die Erythrozyten teilweise geldrollenförmig aneinander. Die Thrombozyten können auf den freigelegten Basalmembranen Plättchenthromben (➤ Kap. 7.5.3) bilden.

Für das Verständnis ist entscheidend, dass die Gefäßwand für Wasser und Moleküle bis zu 10 kD (überwiegend Elektrolyte) durchlässig ist – aber nicht für Proteine. Die Gesamtwirkung der gegenläufigen hydrostatischen und kolloidosmotischen Drücke des Blutes und des Gewebes führt normalerweise zu einem leichten Nettoausstrom eines (eiweißarmen) Transsudats, das über die Lymphbahn abtransportiert wird. Bei einer Entzündung ist die Permeabilität erhöht, weil die Endothelzellen der Gefäße geschädigt sind oder sich kontrahieren, wodurch jeweils Öffnungen entstehen (➤ Abb. 3.4).

- **Endothelkontraktionen** entstehen, weil Mediatoren wie Histamin, Leukotriene, Kinine oder die Komplementfaktoren C3a und C5a im geschädigten Gewebe freigesetzt werden. C3a und C5a fördern die Histaminfreisetzung durch Mastzellen und werden deshalb auch als Anaphylatoxine bezeichnet (➤ Tab. 3.1). Folge dieser Kontraktionen sind Lücken zwischen den Endothelzellen von 0,5–1,0 μm Durchmesser, durch die proteinreiche Flüssigkeit aus dem Blut ins Interstitium strömen kann (**Exsudat**). Die Endothelkontraktionen können unmittelbar nach Reizeinwirkung oder verzögert auftreten:
  - Eine sofort einsetzende, kurzfristige (ca. 30 Minuten) Permeabilitätssteigerung kann z. B. durch **Histamin** (➤ Kap. 3.3.1, ➤ Kap. 3.2.4) im venulären Gefäßabschnitt ausgelöst werden und führt zur Bildung von Quaddeln in der Haut oder zur Schwellung von Schleimhäuten der Atemwege.
  - Eine verzögert einsetzende, lang anhaltende (Stunden bis Tage) Permeabilitätssteigerung wird verursacht durch **Leukotriene,** proinflammatorische **Zytokine** (z. B. Tumornekrosefaktor-α [TNF-α], Interleukin-1, ➤ Kap. 3.2.4) oder direkte toxische Einwirkung auf Endothelzellen. Dieser Typ der Permeabilitätsstörung wird, z. B. beim „Sonnenbrand", bei Hitzeschäden und im Rahmen bakterieller Toxinschäden beobachtet.
- **Endothelzellschädigungen** entstehen durch starke zytotoxische Noxen (z. B. Verbrennungen, chemische und bakterielle Toxine) und Schädigungen durch leukozytäre Enzyme oder Sauerstoffradikale. Dadurch lösen sich Endothelzellen von der Basalmembran, es bilden sich subendotheliale Blasen und bei sehr starker Schädigung Endothelnekrosen.

Folge der Permeabilitätsstörungen ist eine Exsudation hochmolekularer Eiweiße und evtl. auch der Austritt von Erythrozyten. Darüber hinaus kann die Gerinnungskaskade aktiviert werden und eine intravasale Gerinnung (**Thrombose**) auslösen. Dies wiederum führt zu Durchblutungsstörungen des Gewebes (Ischämie) und schließlich zu Gewebenekrose (➤ Kap. 7.7).

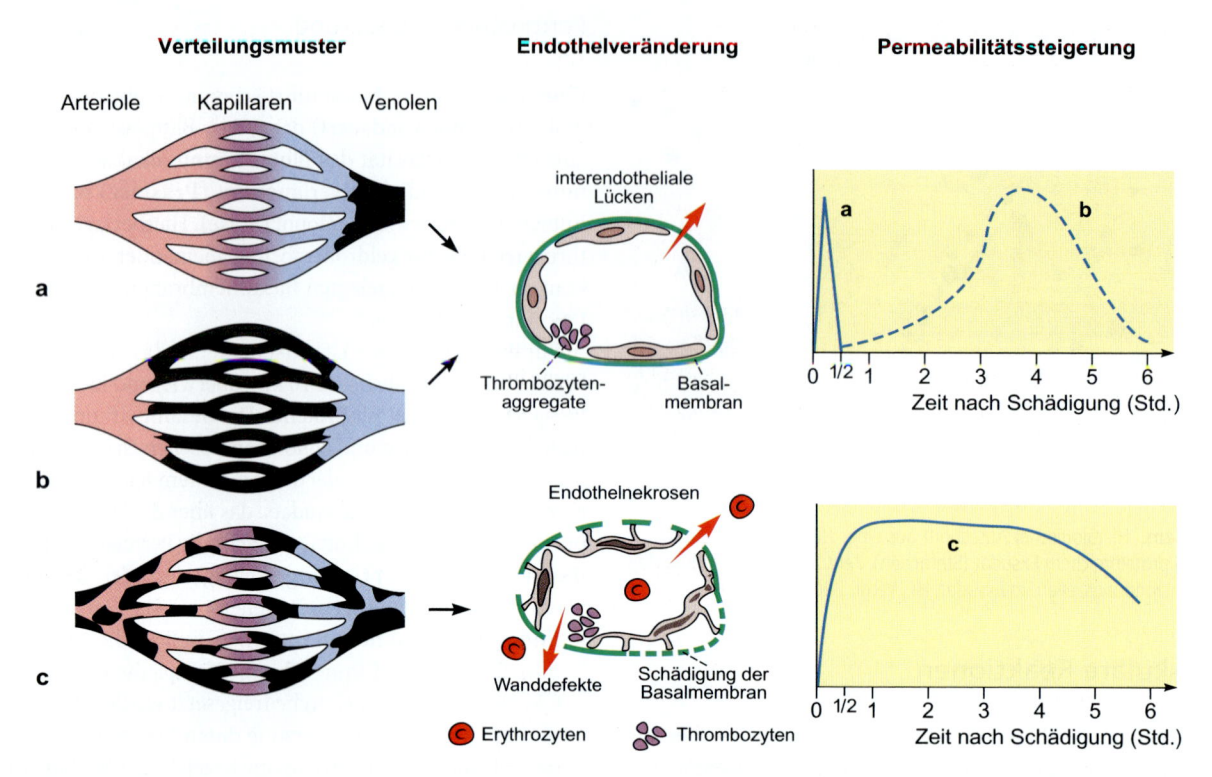

Abb. 3.4 Korrelation zwischen endothelialem Schädigungsmuster und Permeabilitätssteigerung. Nach dem zeitlichen Ablauf der Permeabilitätsstörung und der Ödembildung unterscheidet man 3 Typen: **a** Akut einsetzende, kurzfristige Permeabilitätssteigerung. **b** Verzögert einsetzende, lang anhaltende Permeabilitätssteigerung. Sie kann sich aus **a** entwickeln oder aber als Sonderform einer Kapillarschädigung entstehen. **c** Akut einsetzende, lang anhaltende Permeabilitätssteigerung. [L106]

Tab. 3.1 Mediatoren der Vasodilatation und Gefäßpermeabilität

Wirkung	Mediator
Vasodilatation	Histamin, Serotonin, Prostaglandine, Kinine, PAF
erhöhte Permeabilität	Histamine, PAF, Leukotriene, Kinine, C3a, C5a
PAF = plättchenaktivierender Faktor	

3.2.2 Zellen und zelluläre Reaktionen der Entzündung

Im Mittelpunkt der akuten Entzündung steht die **Auswanderung** von **Leukozyten** (neutrophile und eosinophile Granulozyten, Monozyten und Lymphozyten) aus der Blutbahn in das geschädigte Gewebe.

Diese zellulären Reaktionen lassen sich in 4 sequenzielle Schritte gliedern:
- Margination (Wanderung aus dem zentralen, schnell fließenden in den randnahen, langsam fließenden Strombereich)
- Interaktionen mit dem Endothel (endothelial-leukozytäre Interaktion)
- Chemotaxis/Emigration
- Phagozytose oder andere Effektorfunktionen der Entzündungszellen

Zellen der Entzündung

An einer entzündlichen Reaktion sind folgende Zellen beteiligt: Endothelzellen, Thrombozyten, neutrophile, eosinophile und basophile Granulozyten, Mastzellen, Monozyten, Makrophagen, dendritische Zellen, NK-Zellen, B- und T-Lymphozyten und Plasmazellen (> Kap. 3.2.2).

Endothelzellen

Endothelzellen beeinflussen den Verlauf von Entzündungs- und Immunreaktionen in entscheidender Weise:
- Die Beschichtung der Endothelien mit Heparansulfat und Glykoproteinen (Glycocalix) bewirkt einen antithrombogenen Effekt (→ Aktivierung von Antithrombin III).
- Die Permeabilität des Endothels ist bei Entzündungsreaktionen erhöht (> Kap. 3.2.1).
- Die induzierte Oberflächenexpression von Adhäsionsmolekülen (z. B. ICAM-1, VCAM-1, E- und P-Selektin) und MHC-Molekülen und die Sekretion chemotaktischer Zytokine (Chemokine) wird durch proinflammatorische Zytokine (z. B. TNF-α, IFN-γ, IL-1) in Endothelzellen erhöht (→ verstärkte Rekrutierung, Adhäsion, Aktivierung und Transmigration von Entzündungszellen).
- Endothelzellen bilden vasokonstriktorisch und vasodilatatorisch wirkende Substanzen (z. B. Endotheline bzw. Stickstoffmonoxid [NO]).

- Spezialisierte Endothelzellen („hochendotheliale Venolen") vermitteln permanent die selektive Rekrutierung naiver Lymphozyten in sekundäre lymphatische Organe auch unter nichtpathogenen Bedingungen.

Thrombozyten (Blutplättchen)

Blutplättchen sind von herausragender Bedeutung für die Blutstillung. Diese kleinen, kernfreien Zellen enthalten viele Enzyme und Granulakomponenten. Sie spielen im Entzündungsgeschehen insofern eine Rolle, als sie chemotaktische Faktoren (z. B. PAF, Serotonin, Arachidonsäurederivate) und Wachstumsfaktoren (TGF-α und -β, basischer Fibroblastenwachstumsfaktor [bFGF] und Plättchenwachstumsfaktor [PDGF]) beinhalten.

Neutrophile Granulozyten

Erwachsene Menschen bilden täglich 9×10^8 neutrophile Granulozyten pro kg Körpergewicht. Diese Anzahl entspricht ungefähr 60 % der täglich neu gebildeten Zellen des Knochenmarks. Die Anzahl neutrophiler Granulozyten im Blut kann im Verlauf einer Entzündung drastisch ansteigen, obwohl ihre mittlere Verweildauer im Blut lediglich 6–8 Stunden beträgt und viele dieser Granulozyten in entzündete Gewebe auswandern. Dieser Anstieg beruht auf einer Aufhebung der Gefäßmargination und einer verstärkten Neubildung der neutrophilen Granulozyten im Knochenmark, die bei akuten Infekten in kurzer Zeit um das 10-Fache gesteigert werden kann. Im Gewebe ist die Überlebenszeit von aktivierten neutrophilen Granulozyten sehr kurz.

Eosinophile Granulozyten

Eosinophile Granulozyten finden sich vornehmlich in der Haut und im Bereich der Mukosa der Lunge und des Gastrointestinaltrakts. Sie werden mit dem Farbstoff Eosin nachgewiesen, der ihre zytoplasmatischen Granula rot färbt. Nur ein kleiner Anteil (1–4 % aller Leukozyten) hält sich bei Gesunden im peripheren Blut auf. Es wird geschätzt, dass für jeden zirkulierenden eosinophilen Granulozyten ungefähr 200 dieser Zellen im Knochenmark und 500 im Bereich der Mukosa und im Bindegewebe vorhanden sind. Die Halbwertszeit zirkulierender eosinophiler Granulozyten beträgt 6–18 Stunden. Im Gegensatz dazu können die ins Gewebe ausgewanderten eosinophilen Granulozyten einige Tage überleben.

Basophile Granulozyten

Im peripheren Blut machen basophile Granulozyten weniger als 1 % aller Leukozyten aus und finden sich hauptsächlich im Bindegewebe unterschiedlicher Organe. Sie enthalten große Granula, die durch anilinhaltige Farbstoffe metachromatisch anfärbbar sind. Basophile Granulozyten werden hauptsächlich durch die Vernetzung der hochaffinen **Rezeptoren für IgE** (FcεRI) an der Zelloberfläche aktiviert, die sie zur Ausschüttung ihres Granulainhalts veranlasst. Zu den freigesetzten Mediatoren gehören unterschiedliche proinflammatorische Effektormoleküle einschließlich Histamin, Lysophospholipase, MBP („major basic protein") und Tryptase. **Histamin** vermittelt über 3 spezifische Rezeptoren (H1, H2, H3) seine biologische Wirkung. Hierzu gehören eine erhöhte kapilläre Permeabilität, die Kontraktion glatter Muskulatur, die vermehrte Schleimproduktion, die gezielte Attraktion sowie teilweise Aktivierung von Leukozyten und die Produktion von Prostaglandinen.

Mastzellen

Mastzellen sind gewebeständige Effektorzellen, die sich bevorzugt in unmittelbarer Nähe zu Gefäßen, entlang peripherer Nervenfasern sowie im Bereich der Haut und der Mukosaoberfläche der Atemwege und des Gastrointestinaltrakts sowie im Knochenmark befinden. Charakteristisch für jede Mastzelle sind die 50–200 eng gelagerten metachromatischen Granula, die bei Färbung mit Toluidinblau aufgrund des hohen Heparingehalts eine purpurne Farbe erhalten (➤ Kap. 3.2.2). Mastzellen werden durch antigenvermittelte (z. B. Helminthen, Allergene) Quervernetzung der IgE Antikörper auf ihrer Zelloberfläche, aber auch durch mechanischen Stress, Hitze oder Kälte aktiviert. Sie setzen Histamin, Zytokine, Leukotriene und verschiede Proteasen frei und lösen dadurch eine Entzündung aus.

Natürliche-Killer-Zellen (NK-Zellen) und angeborene lymphoide Zellen (ILC)

10–15 % aller Lymphozyten im peripheren Blut entsprechen NK-Zellen, sie sind auch im Knochenmark, in der Mukosa von Lunge und Darm, in der Leber, in der Marginalzone von Lymphknoten und in der Milz zu finden. Auf ihrer Zelloberfläche befinden sich verschiedene Rezeptoren, die entweder inhibitorisch oder aktivierend auf die Zellfunktionen wirken. Eine Klasse inhibitorischer NK-Rezeptoren erkennt insbesondere die auf allen Körperzellen exprimierten MHC-Klasse-I-Moleküle (➤ Kap. 4.1.2). Wenn Zellen mit einer verminderten MHC-Klasse-I-Antigen-Expression (z. B. onkogentransformierte oder virusinfizierte Zellen) durch NK-Zellen erkannt werden, fällt die Hemmung der NK-Zell-Aktivierung durch den inhibitorischen Rezeptor weg. Wenn zusätzlich Liganden für aktivierende NK-Rezeptoren exprimiert werden, kommt es zur Stimulation der NK-Zelle und zur Lyse der Zielzelle. Die NK-Zell-vermittelte Zerstörung erfolgt vor allem durch die Ausschüttung **zytotoxischer Proteine** (➤ Abb. 3.9). Gleichzeitig produzieren aktivierte NK-Zellen auch proinflammatorische **Zytokine** wie Interferon-γ (IFN-γ) und Tumornekrosefaktor-α (TNF-α). Damit nehmen NK-Zellen bedeutende Funktionen bei der Abwehr infektiöser Erreger, der Beseitigung transformierter Zellen, der Pathogenese der Graft-versus-Host-Reaktion (➤ Kap. 4.3.2) und der Abstoßungsreaktion von allogenen (typischerweise hämatopoetischen) Transplantaten wahr. Die bedeutende Rolle von NK-Zellen als **antivirale Effektoren** wurde bei viralen Infektionen ausführlich dokumentiert und korreliert mit der Beobachtung, dass eine verminderte NK-Aktivität mit einer erhöhten Empfänglichkeit für disseminierte Herpes-simplex-, Epstein-Barr-, Zytomegalie-, Varicella-Zoster- sowie anderen Virusinfektionen einhergeht.

Das Fehlen eines antigenspezifischen Rezeptors haben die NK-Zellen mit den sog. angeborenen lymphoiden Zellen („innate lymphoid cells" – ILC) gemeinsam. Die weiteren ILC-Subpopulationen (ILC1,

ILC2 und ILC3) unterscheiden sich durch die von ihnen produzierten Zytokine und die Expression der entsprechenden Transkriptionsfaktoren, und sind im Gegensatz zu NK-Zellen nicht zytotoxisch. Diese ILC-Subpopulationen sind an der frühen Abwehr infektiöser Erreger beteiligt und erkennen und eliminieren infizierte Zellen. Aufgrund ihrer rasch einsetzenden Sekretion von Zytokinen beeinflussen sie bei einer Immunreaktion auch die lokale Differenzierung und Funktionen der Zellen des adaptiven Immunsystems.

Monozyten

Monozyten entsprechen ca. 1–6 % der zirkulierenden Leukozyten des peripheren Blutes und entstehen im Knochenmark im Verlauf von 1–3 Tagen aus hämatopoetischen Stammzellen. Unter physiologischen Bedingungen bildet das Knochenmark täglich 6×10^6 Monozyten pro Kilogramm Körpergewicht. Bei Entzündungen steigt die Produktion um ein Mehrfaches. Monozyten verweilen 1–4 Tage im peripheren Blut. Bis zu zwei Drittel aller Monozyten haften an Gefäßendothelien (**Margination**) und bilden so einen intravaskulären Zellpool. Monozyten exprimieren viele unterschiedliche **Zelloberflächenmoleküle**, die für ihre Funktionen der Antigenerkennung, Zellaktivierung und Phagozytose von wesentlicher Bedeutung sind. Hierzu gehören neben CD14, einem membranständigen Rezeptor für Lipopolysaccharide (LPS), auch Rezeptoren für Komplementspaltprodukte (CR1/CD35, CR3/CD11b) und für IgG (CD16, CD32, CD64). Aufgrund unterschiedlicher Zelloberflächenmoleküle kann man residente und inflammatorische Monozyten unterscheiden. „Residente" Monozyten patrollieren permanent das Lumen der Blutgefäße auf der Suche nach Antigenen und differenzieren nach dem Übertritt ins Gewebe zu sessilen Gewebemakrophagen, inflammatorische Monozyten zu Exsudatmakrophagen.

Makrophagen

Gewebemakrophagen sind in der Regel organständige Effektorzellen, die in vielen Geweben angesiedelt sind und sich durch ihre Fähigkeit zur Phagozytose auszeichnen. Sie sind ca. 400-mal häufiger als Monozyten und bilden sich bereits während der Embryogenese aus. Lokale Faktoren beeinflussen ihre Funktion und ihren Phänotyp. Die langlebigen und metabolisch äußerst aktiven Gewebemakrophagen sezernieren sowohl konstitutiv als auch als Folge spezifischer Stimuli unterschiedliche Moleküle (s. u.). Diese stimulieren nicht nur das angeborene und das erworbene Immunsystem sowie den Umbau von Gewebe, sondern tragen auch zur extrazellulären Abtötung von Pathogenen und Tumorzellen bei. Außerdem beseitigen sie sterbende Zellen und totes Zellmaterial und sequestrieren schädigende Fremdpartikel.

Während lokaler Entzündungsreaktionen werden Monozyten rekrutiert. Unter dem Einfluss der proinflammatorischen Umgebung differenzieren sich diese Monozyten zu kurzlebigen **Exsudatmakrophagen**, die zur Verstärkung der Entzündungsreaktion beitragen. Im Gegensatz zu Gewebemakrophagen sind sie in der Regel nicht in der Lage, vor Ort zu proliferieren, und ihre Lebenszeit ist mit weniger als 2 Wochen relativ kurz.

Makrophagen bilden mehr als 100 unterschiedliche, **biologisch aktive Substanzen**. Einige dieser Produkte werden konstitutiv, andere erst nach entsprechender Zellaktivierung synthetisiert. Zu den von Makrophagen gebildeten Molekülen gehören neben dem antimikrobiell wirkenden Lysozym und der sauren Phosphatase auch Enzyme wie Elastase, Kollagenase und Metalloproteasen. Diese beeinflussen nicht nur die Wundheilung, sondern ermöglichen bei Entzündungen auch den Abbau und die Zerstörung von extrazellulären Bestandteilen des Bindegewebes. Gleichzeitig können Makrophagen Faktoren (z. B. IL-10) bilden, die zum Schutz vor Gewebezerstörung von Bedeutung sind, indem sie das Ausmaß der Entzündung und der Lymphozytenaktivität regulieren. Im Rahmen von reparativen Gewebeprozessen fördern Makrophagen die Angiogenese, die Bildung von Granulationsgewebe und die Reepithelialisierung. Gemeinsam und in geordneter Weise bewirken diese Vorgänge das „**tissue remodeling**", d. h. den regenerativen Umbau von verändertem Gewebe.

Bei der natürlichen und erworbenen Immunität nehmen Makrophagen folgende **Funktionen** wahr:

- Phagozytose und Elimination von Erregern, insbesondere bei der Opsonisierung der Erreger mit IgG oder dem Komplementspaltprodukt C3b.
- Synthese und Sekretion verschiedenster Mediatoren, z. B. zytotoxische Mediatoren, proinflammatorische Zytokine und Chemokine, Komplementfaktoren C1 – C5, Koagulationsfaktoren, fibrogene Zytokine, Kollagenasen.
- Entfernung apoptotischer Zellen in primären und sekundären lymphatischen Organen und an Orten der Entzündung, Beseitigung von gealterten Erythrozyten in der roten Pulpa der Milz.
- Funktion als integraler zellulärer Bestandteil von Granulomen.
- Aktivierung von CD4-positiven TH1-Zellen bei der Typ-IV-Überempfindlichkeitsreaktion (➤ Kap. 4.3.1).
- Prozessierung phagozytierter Antigene zur Präsentation mit MHC-Klasse-II-Molekülen zur Aktivierung von CD4-positiven T-Lymphozyten (➤ Kap. 4.1.2).
- Einzelne residente Makrophagen aktivieren bevorzugt regulatorische T-Zellen und tragen dadurch zur Regulation der lokalen T-Zell-Antwort bei.

Dendritische Zellen

Dendritische Zellen sind funktionell und morphologisch heterogen. Sie entstehen aus Vorläuferzellen des Knochenmarks, können sich jedoch auch aus Monozyten entwickeln. Ihre **Morphologie** ist von der Gewebelokalisation abhängig: Im peripheren Blut ähneln sie Monozyten, während sie im Gewebe häufig ihre charakteristischen zytoplasmatischen Fortsätze ausbilden.

Die **Hauptaufgabe** der migratorisch aktiven dendritischen Zellen besteht darin, eine primäre T-Zell-Antwort auszulösen. Dabei spielt die Aufnahme von Antigenen durch Phagozytose und die darauf folgende Spaltung (Prozessierung) dieser Antigene in immunstimulierende Peptide eine sehr wichtige Rolle (➤ Kap. 4.1.2). Gemeinsam bilden die migratorischen dendritischen Zellen ein funktionelles Netzwerk, das sicherstellt, dass Antigene aus nicht lymphatischen Organen in bereits prozessierter Form in lymphatische Organe gelangen.

Nachdem sie Antigene mittels Phago- oder Pinozytose aufgenommen haben, folgen dendritische Zellen (z. B. die Langerhans-Zellen der Haut) einem chemotaktischen Gradienten und gelangen aus ihren Organen über die afferente Lymphe zu den drainierenden Lymphknoten. Durch die Erkennung pathogenassoziierter Moleküle „pathogen-associated molecular patterns" (PAMPs), z. B. bakterieller Zellwandkomponenten, wird die Reifung der dendritischen Zellen ausgelöst: Ihre Kapazität zur Antigenaufnahme nimmt daraufhin ab und die Funktion als professionelle **antigenpräsentierende Zellen** wird ausgebildet (> Kap. 4.1.2). Dadurch wird sichergestellt, dass bevorzugt antigene Peptide aus der Eintrittspforte der Erreger durch dendritische Zellen präsentiert und in die drainierenden Lymphknoten transportiert werden. Die Wanderung in die sekundären lymphatischen Organe und die parallel hierzu stattfindende Aufbereitung der Antigene zu Peptiden erlaubt es, unter den Millionen von T-Zellen diejenigen zu finden, die das antigene Peptid mit höchster Affinität erkennen können und daraufhin von den dendritischen Zellen durch Ko-Stimulation und Zytokine aktiviert werden.

Follikuläre dendritische Zellen

Follikuläre dendritische Zellen haben morphologische Ähnlichkeit mit den dendritischen Zellen, sind aber hinsichtlich Herkunft und Funktion klar von den dendritischen Zellen zu unterscheiden. Die meisten – wenn nicht alle – follikulären dendritischen Zellen entwickeln sich aus Stromazellen der Lymphknoten. Sie sind ausschließlich in Keimzentren (> Abb. 4.6) lokalisiert und binden über ihre Fc-Rezeptoren und Komplementrezeptoren opsonisierte Antigene und Immunkomplexe, die von antigenspezifischen B-Zellen erkannt werden (→ Affinitätsreifung der B-Zellen; > Kap. 4.2.3).

B-Lymphozyten

B-Lymphozyten stellen rund 10–20 % der peripheren Blutlymphozyten. Ihre zentrale Bedeutung für das Immunsystem beruht auf ihrer Fähigkeit, **Antikörper** (Immunglobuline, Ig) zu bilden. B-Lymphozyten sind deshalb vornehmlich für die humorale Immunabwehr verantwortlich, können aber auch als antigenpräsentierende Zellen an der Auslösung einer sekundären Immunantwort beteiligt sein (> Kap. 4.1.4).

T-Lymphozyten

T-Lymphozyten stellen rund zwei Drittel aller Lymphozyten im peripheren Blut. Ihre wesentliche Aufgabe besteht in der hochspezifischen Erkennung einer größtmöglichen Anzahl von Fremdantigenen. Nach Abschluss ihrer funktionellen Differenzierung sind T-Zell-Populationen an allen wesentlichen Funktionen der zellvermittelten Antwort des erworbenen Immunsystems beteiligt. Dazu zählen die **T-Zell-Zytotoxizität** (z. B. gegenüber virusinfizierten Zellen), die **Aktivierung von Makrophagen** und die Beeinflussung der **humoralen Immunantwort,** aber auch die Regulation von Immunreaktionen (> Kap. 4.1.4).

Zelluläre Reaktionen der Entzündung

Margination

Um im Gewebe Noxen bekämpfen zu können, müssen Leukozyten von der Blutbahn ins Gewebe auswandern können (Transmigration, Emigration). Dieser Prozess beginnt mit der Margination von Leukozyten. Darunter versteht man die Verlagerung von Leukozyten aus dem axialen Strom der Kapillaren in deren Randstrom. Dies ist ein physikalischer Effekt, bedingt durch verlangsamte Mikrozirkulation (Prästase und Stase).

Endothel-Leukozyten-Interaktionen

Rollen – Aktivierung – stabile Adhäsion
Infolge der Margination kommt es zu vermehrten – über Adhäsionsmoleküle (s. u.) regulierten – Interaktionen zwischen Endothelzellen und Leukozyten. Sie laufen in **3 sequenziellen Stufen** ab (> Abb. 3.5a):
- **Initiale Bindung (primäre Adhäsion):** Die initiale Adhäsion wird durch auf Leukozyten und Endothelien vorhandene Selektine und deren Bindungspartner vermittelt. Die daraus resultierende schwache Bindung dieser beiden Zelltypen führt zunächst, wegen der Schubspannung des Blutflusses, noch zum Rollen der Leukozyten auf dem Endothel **(Leukozytenrollen).**
- **Aktivierungsphase:** Leukozyten und Endothelien können durch Entzündungsmediatoren (> Tab. 3.2) aktiviert werden, was zu einer vermehrten Expression von Adhäsionsmolekülen führt. So werden auf der endothelialen Seite innerhalb von Sekunden nach Einwirkung des schädigenden Reizes P-Selektine aus Weibel-Palade-Granula in die Zellmembran verlagert. Später kommt es zusätzlich zu einer Neusynthese von weiteren endothelialen Adhäsionsmolekülen (z. B. E-Selektin, ICAM-1 und VCAM-1, s. u.), die normalerweise nur in geringer Zahl exprimiert sind. Diese Aktivierungsphase führt zur stabilen Adhäsion und Immobilisierung der Leukozyten auf dem Endothel.
- **Aktivierungsabhängige stabile Adhäsion:** Durch die zusätzlichen Rezeptor-Liganden-Bindungen haften die Leukozyten schließlich fest am Endothel (stabile Adhäsion, Leukozytensticking). Für die stabile Adhäsion ist, neben der erhöhten Zahl der Rezeptoren, die Affinität der leukozytären Integrine von besonderer Bedeutung (> Abb. 3.5b). So führt die Aktivierung von Leukozyten durch Mediatoren (z. B. Chemokine) zu einer Konformationsänderung des LFA-1-Integrins und dadurch zu einer hochaffinen Bindung an ICAM-1 auf dem Endothel. Gleichzeitig flachen sich die Leukozyten ab und entziehen sich damit weitgehend den mechanischen Kräften des Blutstroms. Die Endothelien der Venolen haben eine pflastersteinartige Zellform und sind mit Leukozyten besetzt (> Abb. 3.6).

Eine aktive amöboide Bewegung leitet schließlich die Emigration der Zellen zwischen 2 Endothelzellen in den extravasalen Raum ein – ein Prozess, der auch als Transmigration oder Diapedese bezeichnet wird.

Adhäsionsmoleküle
Die Rekrutierung von Leukozyten aus dem Blut ins geschädigte Gewebe ist entscheidend für die Entzündungsreaktion. Sie wird gesteuert

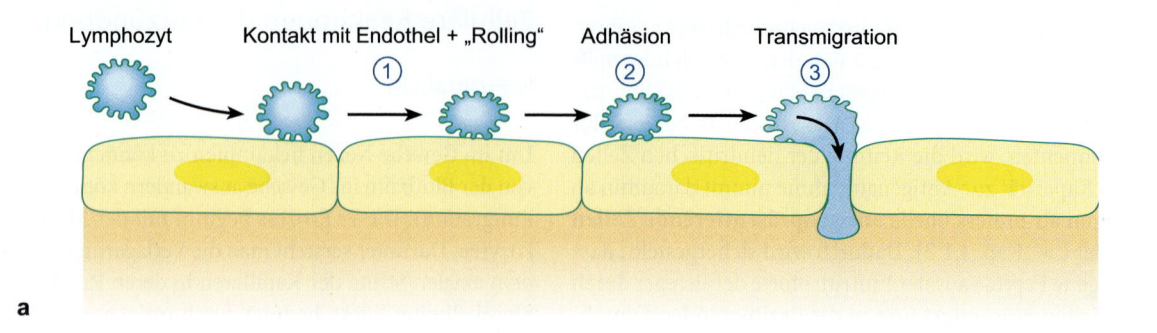

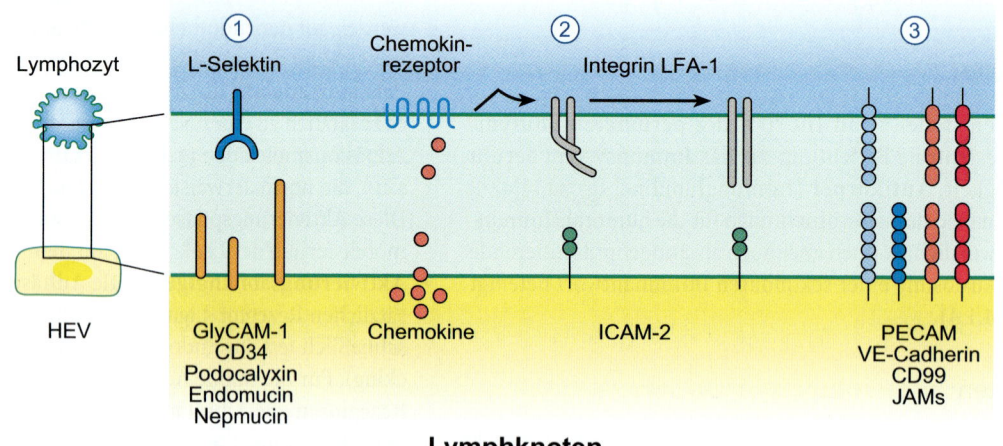

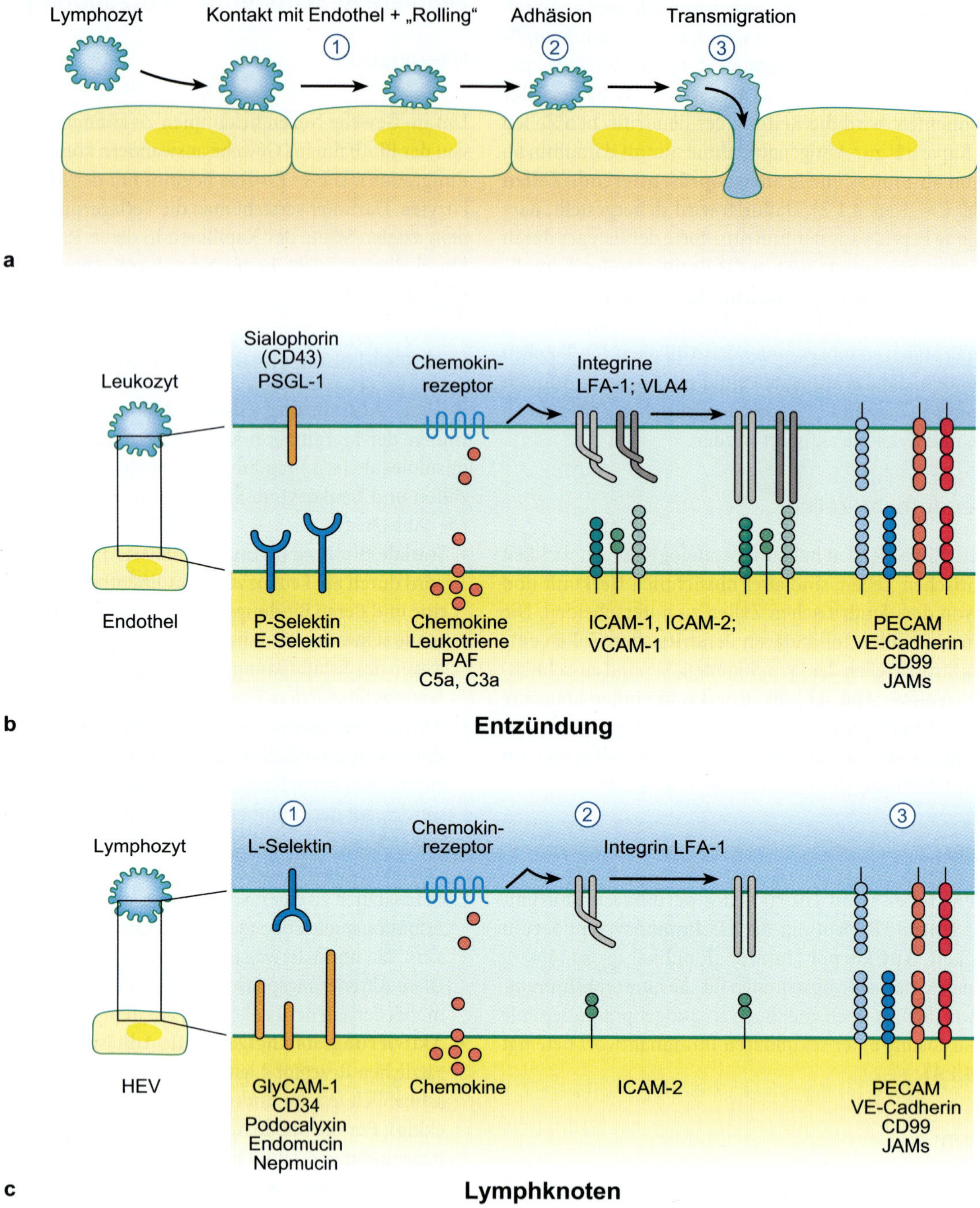

Abb. 3.5 Dreistufenmodell der Leukozyteninteraktion mit dem Endothel der Blutgefäße. a Generelles Prinzip: Leukozyten treten zuerst über Selektine mit dem Endothel in Kontakt, dies führt zu einem Rollen („Rolling") der Leukozyten entlang des Endothels (1). Trifft der rollende Leukozyt auf ein Chemokin, für das er spezifische Rezeptoren aufweist, aktiviert dies die Integrine auf dem Leukozyten. Diese aktivierten Integrine binden mit hoher Affinität an die Adhäsionsmoleküle des Endothels (2). Aktivierte, adhärierende Leukozyten wandern schließlich durch das Endothel ins Gewebe (Transmigration) (3). **b Entzündung:** Molekulare Interaktionen, die bei einer Entzündungsreaktion die Transmigration (Emigration, Diapedese) der Leukozyten und Lymphozyten an den Entzündungsherd kontrollieren.
c Lymphknoten: Molekulare Interaktionen, die die konstitutive, nichtinflammatorische Einwanderung von naiven Lymphozyten in den Lymphknoten während der 3 Phasen der Migration regulieren. PAF = plättchenaktivierender Faktor, LFA-1 = „leucocyte function associated molecule" 1, ICAM = „intercellular adhesion molecule", VCAM-1 = „vascular cell adhesion molecule" 1, sLeX = Sialyl-Lewis-X, PECAM = „platelet endothelial cell adhesion molecule", JAM = „junction adhesion molecule". [L106]

3.2 Akute Entzündung

Tab. 3.2 Lösliche Mediatoren der endothelial-leukozytären Interaktion

Mediatoren	• bakterielle Produkte (Endotoxin) • Komplementfragmente (C5a) • chemotaktische Peptide • Leukotrien B$_4$ (LTB$_4$) • plättchenaktivierender Faktor (PAF) • Transferrin • Zytokine (u.a. IL-1, TNF-α)
Mechanismen	• Stimulierung leukozytärer Adhäsionsmoleküle (Arachidonsäurederivate, PAF, C5a, TNF-α) • Stimulierung endothelialer Adhäsionsmoleküle (Endotoxin, Histamin, Thrombin, Zytokine wie IL-1, TNF-α)

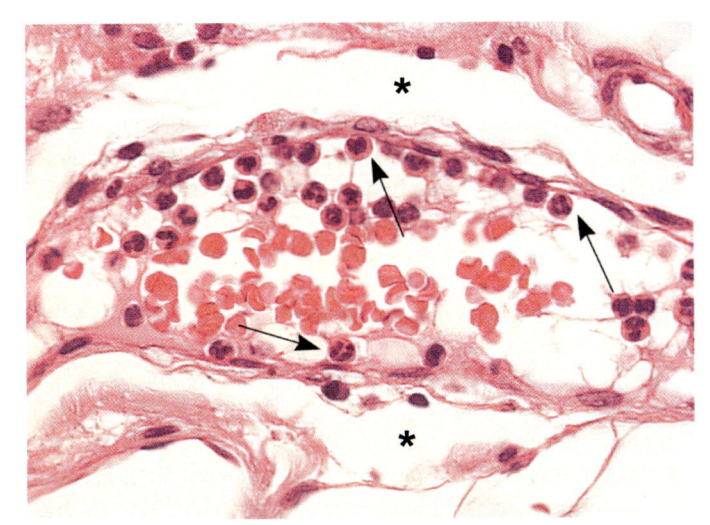

Abb. 3.6 Emigration von neutrophilen Granulozyten aus dem Blutgefäß.
Kleines dilatiertes Blutgefäß mit zahlreichen, am Endothel adhärierenden, neutrophilen Granulozyten (Pfeile). Perivaskuläres Ödem (Sternchen). Bei der „Leukocyte Adhesion Deficiency Type 2" (LAD2) wird das sLex/CD15-Molekül auf neutrophilen Granulozyten nicht exprimiert, sodass diese Leukozyten unter Flussbedingungen nicht ans Endothel binden. Die Folgen sind häufige Infektionen durch Pilze und Bakterien bereits im Kindesalter. HE, Vergr. 200-fach. [R398]

Tab. 3.3 Adhäsionsmoleküle

Molekülgruppe	Lokalisation	CD-Nomenklatur
Selektinfamilie		
P-Selektin (Plättchenselektin) (GMP 140, „granule membrane protein" 140; PAGDEM, „platelet activation dependent granule external membrane protein")	Endothel, Thrombozyten	CD62P
E-Selektin (endotheliales Selektin) (ELAM-1, „endothelial-leucocyte adhesion molecule")	Endothel	CD62E
L-Selektin (Leukozytenselektin) (LECAM-1, „lectin adhesion molecule"; MEL 14, LAM-1, Leu 8)	neutrophiler Granulozyt, Makrophage, Lymphozyt	CD62L
Immunglobulinfamilie		
ICAM-1 („intercellular adhesion molecule 1")	Endothel, T- und B-Lymphozyten, Makrophagen	CD54
ICAM-2	Endothel u.a.	CD102
ICAM-3	Lymphozyt	CD50
VCAM-1 („vascular adhesion molecule 1")	Endothel u.a.	CD106
PECAM-1 („platelet endothelial cell adhesion molecule")	alle Leukozyten, Endothel	CD31
JAM-C	Endothel	–
VE-Cadherin („vascular endothelial cadherin")	Endothel	CD144
Integrinfamilie		
LFA-1 („lymphocyte function associated antigen 1")	Lymphozyt, Makrophage, neutrophiler Granulozyt	CD11a/CD18
Mac-1 („macrophage antigen alpha polypeptide")	Makrophage, neutrophiler Granulozyt, NK-Zellen	CD11b/CD18
VLA-4 („very late antigen alpha-4")	Lymphozyt, Makrophage	CD49d/CD29
p150/95 (alpha-X)	Monozyten, Granulozyten, NK-Zellen, Lymphozyten	CD11c/CD18
LPAM-1 („lymphocyte Peyer's patch adhesion molecule 1"), auch **alpha4beta7**	mukosale T-Lymphozyten	CD49d
Sonstige Glykoproteine		
GlyCAM („glykosylation-dependent cell adhesion molecule")	Endothel	CD34
Glykosyliertes CD34 (Sialomucin)	HEV-Endothel in Lymphknoten	CD34
MadCAM-1 („mucosal vascular addressin cell adhesion molecule-1")	mukosales Endothel	–
sLeA (sialyl Lewis A)	Lymphozyt	–
sLeX (sialyl Lewis X)	neutrophiler Granulozyt, Makrophage, T-Lymphozyt	–

über sog. Adhäsionsmoleküle. Diese befinden sich an der Oberfläche der Leukozyten und des Endothels der Venolen und vermitteln über eine Ligand-Rezeptor-Erkennung die Bindung der Leukozyten an das Endothel (> Tab. 3.3).

- **Selektinfamilie:** Es gibt 3 Selektine, die mit L, P, und E bezeichnet werden. L-Selektin wird von Leukozyten konstitutiv exprimiert. P- und E-Selektine dagegen werden von inflammatorischen Endothelien exprimiert. P-Selektin wird nach Aktivierung durch Histamin, Thrombin, Endotoxin oder Zytokine innerhalb von Minuten aus den Weibel-Palade-Granula rekrutiert und an die Zelloberfläche gebracht, während E-Selektin von inflammatorischem Endothel (z.B. IL-1, TNF-α) neu synthetisiert wird. Dies dauert einige Stunden.
- **Immunglobulin-(Ig-)Superfamilie:** Die verschiedenen ICAM und das VCAM-1 sind vaskuläre Adhäsionsmoleküle, die zur Ig-Superfamilie gehören und Integrine binden. ICAM-2 wird konstitutiv exprimiert, während ICAM-1 und VCAM-1 von inflammatorischem Endothel neu gebildet wird. ICAM-Moleküle

kommen auch auf Leukozyten und Lymphozyten vor und stabilisieren die Zell-Zell-Adhäsion während Immunreaktionen.
- **Integrinfamilie:** Die Integrine LFA-1, MAC-1, p150/95 und VLA-4 werden auf Leukozyten exprimiert. Die drei ersten sind Liganden für ICAM-1 und -2, während VLA-4 an VCAM-1 bindet. Das Integrin LFA-1 wird von allen Leukozytenpopulationen exprimiert, während VLA-4 nur von Lymphozyten und Monozyten/Makrophagen, und Mac-1 nur von Granulozyten und Monozyten/Makrophagen produziert wird.

Transmigration und Chemotaxis

Als **Transmigration** (Emigration, Diapedese) wird die Bewegung der Leukozyten durch die Wand der Kapillaren und Venolen verstanden. Sie beginnt etwa 15 Minuten nach der Gewebeschädigung und erreicht ihr Maximum in den ersten 6–24 Stunden (➤ Abb. 3.6, ➤ Abb. 3.7). Daran beteiligt sind die Moleküle PECAM-1, VE-Cadherin und JAM-C, alle interagieren mit sich selbst und befinden sich im Zell-Zell-Kontakt der Endothelzellen. JAM-C scheint dafür verantwortlich zu sein, dass die Leukozyten das Blutgefäß verlassen und nicht mehr zurück in die Blutbahn wandern können. Da sehr viele neutrophile Granulozyten aus dem Blut und dem Knochenmark schnell verfügbar sind, stehen diese Leukozyten im Zentrum der wichtigen 1. Welle der Abwehr (**1. Abwehrwelle**). Die eingewanderten neutrophilen Granulozyten töten und degradieren die durch Phagozytose aufgenommenen Bakterien. In der Folge gehen sie selbst zugrunde und Eiter entsteht.

Im Gewebe wandert der Leukozyt durch **Chemotaxis** zum Ort der Noxen. Er bewegt sich dabei in Richtung höherer Konzentration von Chemotaxinen (positive Chemotaxis). Chemotaxine können exogener (z. B. bakterielle Produkte) oder endogener Herkunft sein. Die wichtigsten Chemotaxine sind: Komplementfaktor C3a und C5a, niedermolekulare N-Formylpeptide aus Bakterien und Mitochondrien geschädigter Zellen, Fibrinogenspaltprodukte, plättchenaktivierender Faktor (PAF), Produkte des Lipidmetabolismus (z. B. Leukotrien B_4).

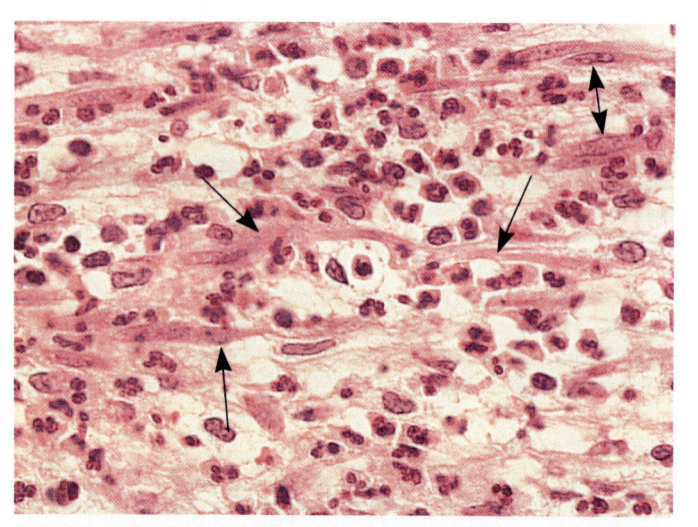

Abb. 3.7 Eitrige Entzündung bei akuter Appendizitis. Im Exsudat sieht man zahlreiche segmentkernige Granulozyten zwischen glatten Muskelzellen (Pfeile). HE, Vergr. 100-fach. [R398]

oder Chemokine. Chemokine bilden eine Familie von mehr als 40 Proteinen. Chemokine, die neutrophile Granulozyten zum Wandern anregen, sind CXCL-8 (IL-8), CXCL1 (KC) oder CXCL2 (MIP-2). Die Migration der Monozyten wird durch CCL2, CCL3, CCL5 CCL7, CCL8, CCL13, CCL17 oder CCL22 reguliert. T- und NK-Zell-Infiltration von Entzündungsherden wird oftmals durch CXCL9, CXCL10 und CXCL11 vermittelt.

Die **Emigration von Blutmonozyten** ins Gewebe stellt die spätere, 2. Linie der unspezifischen zellulären Abwehr dar. Sie erreicht ihr Maximum nach 24–48 Stunden (**2. Abwehrwelle**). Als Exsudatmakrophagen bilden die Blutmonozyten die Spätphase der zellulären Reaktion einer akuten Entzündung und beteiligen sich ebenfalls an der Phagozytose von Bakterien.

Phagozytose

Der Prozess der Aufnahme von Fremdmaterial (z. B. Bakterien, nekrotische Zellen) wird als Phagozytose bezeichnet. Zellen mit dieser Fähigkeit nennt man Phagozyten. Sie werden unterteilt:
- Phagozyten, die überwiegend kleine, partikuläre Substanzen aufnehmen (neutrophile Granulozyten/Mikrophagen)
- Phagozyten, die auch größere, korpuskuläre Elemente phagozytieren können (Makrophagen, Histiozyten)

Ziel der Phagozytose ist die Elimination der Noxe durch Aufnahme in die Phagozyten und der nachfolgende intrazelluläre Abbau.

Phagosombildung

Die Phagozytose von Mikroorganismen wird durch die Erkennung von „pathogen-associated molecular patterns" (PAMPs) verstärkt. PAMPs sind molekulare Strukturen der Mikroorganismen, kommen nicht auf körpereigenen Zellen vor (z. B. endständige Mannose oder Lipopolysaccharide) und werden von den Leukozyten durch „pattern recognition receptors" (PRR) erkannt. Beispiele dafür sind die „toll like receptors" (TLRs, ➤ Abb. 3.8a, ➤ Kap. 4.1.1). Außerdem besitzen neutrophile Granulozyten und Makrophagen an ihrer Oberfläche Rezeptoren für die C3b-Komplement-Komponente. Der C3b-Rezeptor (CR3) ist identisch mit dem β_2-Integrin Mac-1. Mikroorganismen, die durch C3b markiert sind, haften über die entsprechenden Rezeptoren an der Zellmembran des Phagozyten (Immunadhärenz). Allgemein bezeichnet man Substanzen, die an Partikel binden und damit die Phagozytose erleichtern oder ermöglichen, als Opsonine. Im Bereich der Haftungsstelle entsteht über eine endozytotische Invagination der Zellmembran eine digestive Tasche, die sich schließlich als Phagosom von der Oberfläche ins Zellinnere absetzt. Bereits während der Phagosombildung können in neutrophilen Granulozyten azurophile (primäre) Granula (enthalten saure Hydrolasen, neutrale Proteasen, kationische Proteine, Myeloperoxidase und Lysozym) und spezifische (sekundäre) Granula (enthalten Lysozym und Laktoferrin) mit dem Phagosom fusionieren. Dadurch entstehen sog. Phagolysosome.

Bakterizide

Der Phagozyt verfügt für mikrobielle Keime über eine Reihe von Abtötungsmechanismen. Den bei der Phagozytose entstehenden hochaktiven, reaktiven Sauerstoffverbindungen kommt dabei besondere Bedeutung zu. Die wichtigsten Bakterizide werden im Phagolysosom

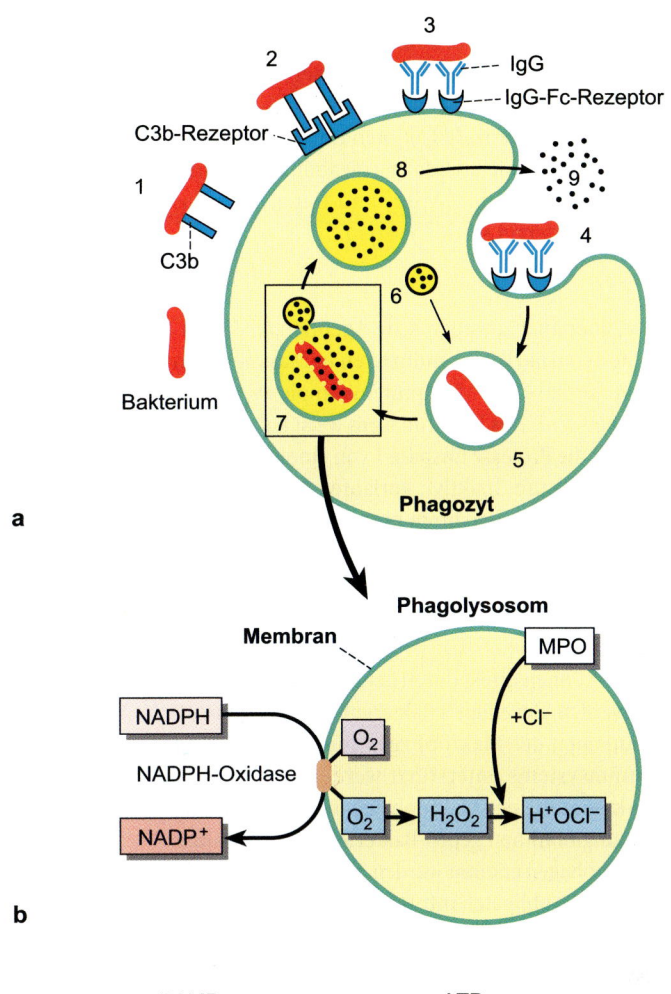

Abb. 3.8 Phagozytose eines Bakteriums (Schema).
a Das Bakterium wird entweder über C3b-vermittelte Bindung an den C3b-Rezeptor (Mac-1) (1, 2) oder durch die spezifische Haftung der mit Antikörpern (Ig) beladenen Bakterien über entsprechende Fc-Rezeptoren (3) an den Phagozyten gebunden. Nach der Haftung stülpt sich die Zellmembran ein und bildet eine digestive Tasche (4). Nach deren Abschnürung bildet sich im Zytoplasma ein membranbegrenzter Hohlraum, der das phagozytierte Bakterium enthält (Phagosom, 5). Daraufhin entleeren sich primäre Lysosomen (6) in das Phagosom mit Ausbildung eines sog. Phagolysosoms (7). Im Phagolysosom wird das Bakterium abgetötet und enzymatisch aufgelöst (8). Seine Überreste werden dann in das Interstitium abgegeben (9). **b** Die Bildung von Sauerstoffradikalen („respiratory burst") in Phagolysosomen über das H_2O_2-Halogenid-Peroxidase-System ist eine wichtige Voraussetzung für das Abtöten von Bakterien. MPO = Myeloperoxidase. **c** Das Inflammasom ist ein Multiproteinkomplex in myeloiden Zellen. Nach Aktivierung der Zelle durch Bestandteile infektiöser Erreger (PAMP), extrazelluläres ATP, aber auch durch kristalline Strukturen (z. B. Harnsäurekristalle, Cholesterinkristalle → „sterile Entzündung") wird das Inflammasom im Zytoplasma aus den einzelnen Komponenten zusammengebaut. Durch die Bildung des Inflammasoms wird die Pro-Caspase 1 in die proteolytisch aktive Caspase 1 gespalten, die danach die als inaktive Vorläufer produzierten Zytokine der Interleukin-1-Familie (z. B. IL-1β und IL-18) in die biologisch aktiven Formen spaltet, die anschließend freigesetzt werden und eine Entzündungsreaktion auslösen und verstärken können. [L106]

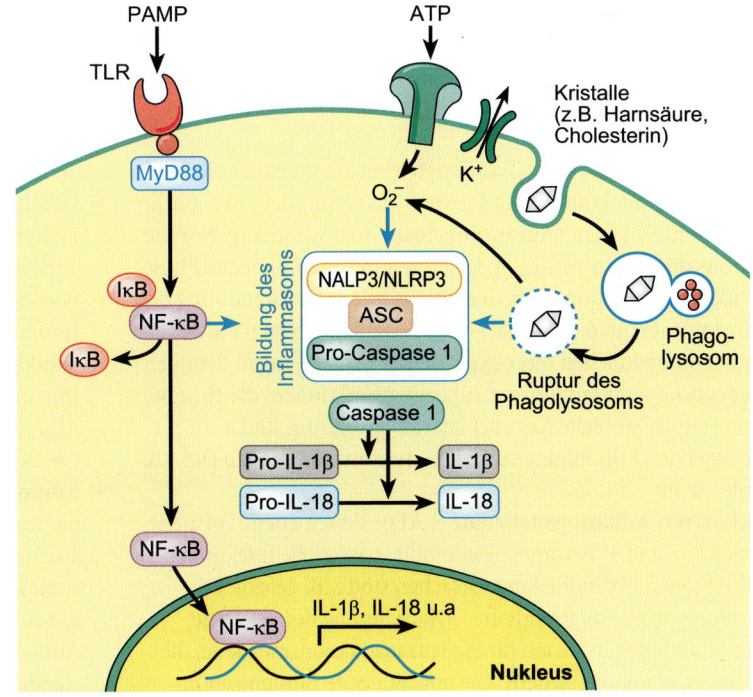

über das H_2O_2-Halogenid-Peroxidase-System gebildet (➤ Abb. 3.8b). Dieses generiert mithilfe von NADPH-Oxidase aus Sauerstoffsuperoxid (O_2^-) Wasserstoffperoxid (H_2O_2). H_2O_2 wird durch die lysosomale Myeloperoxidase des neutrophilen Granulozyten in Anwesenheit von Cl^- in Hypochlorid (HOCl) umgewandelt. Wasserstoffperoxid und insbesondere Hypochlorid sind zwei besonders wirksame bakterizide Substanzen. Andere bakterizide Faktoren im Phagolysosom sind kationische Proteine (z. B. „bactericidal permeability increasing protein" [BPI], „major basic protein" [MBP] und Defensine), das eisenbindende Protein Laktoferrin sowie Lysozym.

Inflammasom

Mikrobielle Antigene, aber auch anorganische Agentien wie Harnsäurekristalle oder Cholesterinkristalle, induzieren in Makrophagen und Granulozyten den Aufbau eines Multiproteinkomplexes, der als Inflammasom bezeichnet wird. Das Inflammasom weist katalytische Aktivität auf und wandelt die Protease Caspase 1 von einem inaktiven Vorläufer in die aktive Form um. Inaktive Vorläufer der IL-1-Zytokinfamilie (z. B. IL-1β, IL-18) werden durch proteolytische Spaltung durch die Caspase 1 aktiviert. Dadurch kommt dem Inflammasom eine wesentliche Rolle bei der Auslösung entzündlicher Reaktionen zu, wie beispielsweise bei der Gicht, aber auch bei atherosklerotischen Läsionen.

Die meisten Bakterien können direkt durch neutrophile Granulozyten effektiv bekämpft werden. Bei einigen Bakterienstämmen müssen die Abtötungsmechanismen des Makrophagen durch Funktionen des erworbenen Immunsystems unterstützt werden, z. B. bei der T-Zell-vermittelten Aktivierung der Makrophagen oder der Bildung von spezifischen Immunglobulinen gegen Bakterien, die dann über Fc-Rezeptoren auf Makrophagen erkannt werden. Zu diesen Stämmen gehören die fakultativen und obligaten intrazellulären Bakterien wie die Mykobakterien und Listerien. Von besonderer Bedeutung ist außerdem, dass einige Bakterien, wie z. B. die Listerien sich durch Zell-zu-Zell-Infektion dem Zugriff durch Antibiotika entziehen können.

Defekte neutrophiler Granulozyten

Die Wichtigkeit neutrophiler Granulozyten bei der Infektabwehr wird durch gehäufte Infektionen belegt, wenn sie vermindert sind (**Granulozytopenie**), fehlen (**Agranulozytose**) oder wenn **angeborene Funktionsstörungen** vorliegen. Einbußen in praktisch jeder Phase der Leukozytenfunktion – von der Adhärenz am Gefäßendothel bis hin zur mikrobiziden Aktivität – sind möglich. Obwohl sie selten auftreten, unterstreichen diese genetischen Erkrankungen dennoch die Bedeutung der komplexen Leukozytenfunktionen, die für eine effiziente antimikrobielle Antwort überlebenswichtig sind.

Bei folgenden Erkrankungen sind die zugrunde liegenden Defekte gut untersucht:
- **Leukozyten-Adhäsionsdefizienz (LAD):** Verschiedene Formen (Typen 1, 2 und 3) bewirken wiederholte bakterielle Infektionen und verzögerte Wundheilung. Ursachen sind z. B. defekte Integringene bzw. eine fehlerhafte Glykosylierung der Selektine oder Mutationen in Genen für Signaltransduktionsmoleküle, die die Integrinfunktion steuern. Die ungenügende Bindung an Integrinliganden (Mitglieder der Immunglobulin-Superfamilie, die von zytokinaktiviertem Endothel exprimiert werden, respektive Selektinrezeptoren auf den Leukozyten) bedingt eine gestörte Adhäsion, Ausbreitung und Phagozytenaktivität der Neutrophilen.
- **Phagozytosedefekte:** Der bekannteste Defekt, die **Chediak-Higashi-Erkrankung,** ist eine autosomal-rezessive Erkrankung mit Neutropenie, fehlerhafter Degranulation von Granulozyten und verzögerter Abtötung von Mikroorganismen. Das Syndrom wird durch eine Mutation im *LYST* (lysosomaler Verkehrregulator; auch als *CHS1* bekannt)-Gen verursacht. Die Neutrophilen und andere Leukozyten enthalten Riesengranula, die bereits in Blutausstrichen zu sehen sein können und durch eine fehlerhafte Organellenfusion zustande kommen. Bei diesem Syndrom kommt es zu einer reduzierten Verlagerung lysosomaler Enzyme in Phagosomen.
- **Defekte der mikrobiziden Aktivität:** Kongenitale chronische granulomatöse Erkrankungen entstehen, wenn die sauerstoffabhängigen antibakteriellen Mechanismen beeinträchtigt sind. Durch die verminderte bakterizide Funktion sind die Patienten gegenüber rezidivierenden bakteriellen Infekten empfindlich. Die zugrunde liegenden Defekte finden sich im Myeloperoxidase-System oder in Genen, die verschiedene Komponenten der NADPH-Oxidase codieren.

3.2.3 Effektormechanismen der Entzündung

Humorale und zelluläre Effektoren

Die Entzündung ist als komplexer Abwehrprozess zum Schutz des Organismus wesentlich an humorale und zelluläre Effektormechanismen gekoppelt.

Die **humoralen Effektoren** werden mit dem Exsudat in das geschädigte Gewebe transportiert.
- Das Exsudat wirkt indirekt protektiv, indem es schädigende Noxen verdünnt und zum Abtransport dieser über die Lymphgefäße führt. Darüber hinaus enthält es **Entzündungsmediatoren** (Komplementfaktoren, Gerinnungsfaktoren, Kinine und andere), welche die Entzündungsreaktion in Gang halten.
- Durch die Drainage des Entzündungsexsudats in die regionären Lymphknoten werden bakterielle Fremdantigene, zumeist durch dendritische Zellen, in sekundäre lymphatische Organe transportiert. Hier wird die spezifische Abwehr des erworbenen Immunsystems durch Bildung von Effektor-Lymphozyten und Antikörpern innerhalb von wenigen Tagen bis Wochen aktiviert. Das spezifische System unterstützt seinerseits die unspezifische Abwehr bei der Elimination entzündungsauslösender Agenzien (➤ Kap. 3.1.1).
- **Komplementfaktorfragmente** (C3b) und spezifische Antikörper unterstützen die Elimination von mikrobiellen Erregern oder Toxinen (Opsonin). So werden Mikroorganismen nach Opsonierung spezifisch phagozytiert oder durch antikörpervermittelte, mit Komplementaktivierung einhergehende Lyse abgetötet. Antikörper können darüber hinaus Toxine, Viren und virale Bestandteile neutralisieren und damit gesunde Zellen schützen.

- **Fibrinogen** aggregiert im Exsudat unter dem Einfluss von Gewebethromboplastin (Faktor III) zu Fibrin, das eine Barriere gegen bakterielle Ausbreitung darstellt.
- Über die Exsudation kann die Konzentration von Abwehrstoffen im Entzündungsbereich erhöht werden.
- **Plasmin** und freigesetzte lysosomale Enzyme unterstützen schließlich die Auflösung des Exsudats (Lyse).

Die **zellulären Effektormechanismen** hängen wesentlich von der Art des schädigenden Agens ab (➤ Kap. 4.1.4):

- **Neutrophile Granulozyten** und **Makrophagen** sind die beiden wichtigsten Zelltypen bei der Abwehr von pyogenen (eiterbildenden) bakteriellen Infektionen. Ihre primäre Aufgabe ist die Phagozytose. Später tragen die frei werdenden lysosomalen Enzyme auch zur Lyse des Entzündungsexsudats bei.
- **Aktivierte, zytotoxische T-Zellen** lösen bei viralen Infekten, die zur Expression von Neoantigenen auf den infizierten Zellen führen, eine akute Immunreaktion aus, die zu lymphozytären Entzündungen und schließlich zur Elimination befallener Zellen führt.
- **Makrophagen** können zusätzlich zur Phagozytose von Erregern auch absterbende Zellen und/oder Fibrin resorbieren. Im Rahmen von Gewebenekrosen sind sie für die Resorption zuständig und induzieren durch die Sekretion von Zytokinen die Bildung von Granulationsgewebe, sodass die Nekrose organisiert werden kann (Reparation).
- **Mastzellen** setzen über eine IgE-vermittelte Degranulierung eine große Zahl von Entzündungsmediatoren frei.

Gewebeschädigungen durch Effektormechanismen der Entzündung

Die angeführten Effektormechanismen können auch schwere Gewebeschädigungen mit u. U. letalen Auswirkungen hervorrufen. Die Gewebeschädigungen entstehen einerseits durch die Schwellung, andererseits durch Nekrosen:

- Die **Schwellung** des Gewebes durch das entzündliche Exsudat wird vor allem durch Entzündungsmediatoren (z. B. Arachidonsäurederivate wie Leukotriene und Prostaglandine) unterhalten. Betrifft sie die respiratorischen Schleimhäute (z. B. Larynx, Tracheobronchialsystem), z. B. im Rahmen einer allergischen Reaktion (➤ Kap. 23.4.3), entwickelt sich ein Ventilmechanismus mit vorwiegender Behinderung der Exspiration, der zur Erstickung führen kann. Ein entzündliches Hirnödem bei einer Enzephalitis führt über einen erhöhten Hirndruck und Zirkulationsstörungen zum Funktionsausfall lebenswichtiger Hirnzentren, zum Koma und im Extremfall zum Hirntod.
- **Gewebenekrosen** können durch freigesetzte Substanzen (lysosomale Enzyme und Sauerstoffradikale), entzündlich bedingte Gefäßverschlüsse oder durch zytotoxische Lymphozyten verursacht werden:
  – Lysosomale Enzyme werden zunächst freigesetzt, indem – in der frühen Phase der Phagozytose – der Inhalt leukozytärer Granula in das Interstitium sezerniert wird. Auch Antikörperablagerungen in Basalmembranen von Blutgefäßen (z. B. in den Glomerula) aktivieren die Phagozytose, was ebenfalls mit einer Freisetzung der Inhaltsstoffe der leukozytären Granula einhergeht. Schließlich kann es durch Phagozytose membranschädigender Substanzen (z. B. bei Silikaten) zur Zelllyse mit entsprechender Freisetzung ihrer lysosomalen Enzyme kommen.
  – Entzündungsbedingt freigesetzte lysosomale Enzyme und Sauerstoffradikale der Leukozyten können schwere Gewebeschäden mit Nekrosen verursachen. Darüber hinaus kann die **Schädigung kleiner Gefäße** im Entzündungsgebiet zu einer Thrombose mit Gefäßverschluss und nachfolgender Durchblutungsstörung (Ischämie) führen.
  – Zytotoxische T-Lymphozyten oder NK-Zellen können bei viralen Erkrankungen und Autoimmunerkrankungen **Parenchymnekrosen** verursachen.

3.2.4 Mediatoren der Entzündung

Entzündungsmediatoren regulieren in Abhängigkeit von Art und Intensität der Schädigung entzündliche Reaktionen. So steuern sie zu Beginn der Entzündung die vaskulären Reaktionen, später die zelluläre Phase mit der Emigration von Leukozyten.

Aufgrund ihrer Herkunft werden Mediatoren in zwei Gruppen unterteilt:

- **Zelluläre Mediatoren** werden im Rahmen der Entzündung von Zellen sezerniert. Zu ihnen gehören biogene Amine (Histamin, Serotonin), Arachidonsäurederivate (Leukotriene, Prostaglandine, Prostazyklin und Thromboxan), plättchenaktivierender Faktor (PAF), inflammatorische Zytokine (IL-1, IL-8, TNF-α), NO, Sauerstoffradikale und Proteasen.
- **Plasmamediatoren** werden aus inaktiven Vorstufen gebildet, die im Blutplasma vorhanden sind. Zu ihnen gehören Produkte des Komplementsystems (C5a, C3a), Plasmin, und Kinine).

Zelluläre Mediatoren

Die zellulären Mediatoren liegen entweder präformiert in zytoplasmatischen Vakuolen vor oder werden auf den Entzündungsreiz hin neu synthetisiert. Quellen der zellulären Mediatoren sind Endothelzellen, Mastzellen, basophile, neutrophile und eosinophile Granulozyten, Monozyten/Makrophagen, T Lymphozyten, angeborene lymphoide Zellen (NK-Zellen, ILC), Fibroblasten und schließlich auch geschädigte Parenchymzellen.

Biogene vasoaktive Amine

Zu den biogenen Aminen gehören **Histamin** und **Serotonin.** Histamin ist das klassische vasoaktive Amin und gleichzeitig auch der klassische Mediator einer akuten Entzündung. Innerhalb von Minuten erweitert Histamin die Arteriolen und steigert kurzfristig die Permeabilität der Venolen. Die wichtigsten Histaminquellen sind die weit verbreiteten Gewebemastzellen, die zumeist in perivaskulären Stroma von Schleimhäuten lokalisiert sind. Auch basophile und eosinophile Granulozyten sowie Thrombozyten enthalten in ihren Vesikeln Histamin. Die Histaminausschüttung erfolgt nach Stimulation durch Komplementfaktoren C3a und C5a, lysosomale Proteine von Leukozyten, durch direkte Zellschädigung (Trauma oder Hitze) und schließlich durch IgE im Rahmen von Typ-1-Überempfindlichkeitsreaktionen (> Kap. 4.3.1). Die Wirkung von Histamin wird über Bindung an H_1-Rezeptoren hervorgerufen. Histamin wird kurz nach Freisetzung von der Histaminase inaktiviert.

Arachidonsäurederivate

Die Arachidonsäurederivate sind sehr wirksame zelluläre Entzündungsmediatoren, die bei Schädigung insbesondere in Endothelzellen, neutrophilen Granulozyten, Mastzellen und Thrombozyten gebildet werden. Zu ihnen zählen Leukotriene (LT), Prostaglandine (PGE_2, PGD_2, PGF_2), Prostazyklin (PGI_2) und Thromboxan A_2. Viele klassische Symptome der akuten Entzündung lassen sich durch die biologischen Wirkungen dieser Mediatoren erklären:

- **Vaskuläre Reaktionen:** PGE_2 und Prostazyklin verursachen eine verzögerte, jedoch lang anhaltende Vasodilatation der Arteriolen. Den gleichen Effekt hat PGD_2, das z. B. von Mastzellen sezerniert wird. Die Leukotriene LTC_4, LTD_4 und LTE_4 steigern die Gefäßpermeabilität durch Kontraktion der Endothelien im venösen Teil der Endstrombahn. Die Leukotriene LTC_4 und LTD_4 sind mit ihrer starken bronchokonstriktorischen Wirkung wichtige Mediatoren der Überempfindlichkeitsreaktionen vom Typ 1 beim Asthma bronchiale.
- **Chemotaxis:** LTB_4 ist ein starker chemotaktischer Faktor für neutrophile Granulozyten und Monozyten. Ferner werden durch LTB_4 die Haftung der Leukozyten an das Endothel und die Diapedese in das Entzündungsfeld gefördert.
- **Schmerzen und Fieber:** PGE_2 erhöht die Schmerzsensibilisierung der Nozizeptoren für Bradykinin. Darüber hinaus wird Fieber durch die Aktivierung der PGE_2-Rezeptoren im Hypothalamus induziert.

Plättchenaktivierender Faktor (PAF)

PAF wird in Endothelzellen, in basophilen Granulozyten, neutrophilen Granulozyten und in Monozyten aus Membranphospholipiden synthetisiert. PAF hat eine plättchenaktivierende Wirkung (Aggregation und Sekretion von Histamin/Serotonin). In extrem niedriger Konzentration bewirkt er bereits eine Vasodilatation und Permeabilitätssteigerung mit 100- bis 10.000-fach stärkerer Wirkung als Histamin.

Aufgrund seiner starken bronchokonstriktorischen Wirkung gehört PAF zu den wichtigsten Mediatoren des Asthma bronchiale. Außerdem steigert PAF über eine verstärkte Expression von Adhäsionsmolekülen sowie durch eine Konformationsänderung in Integrinen (erhöhte Affinität) die Leukozytenadhäsion und die Leukotaxis.

Zytokine

Zytokine sind überwiegend niedermolekulare Mediatormoleküle, die im Verlauf einer Entzündung insbesondere von Lymphozyten, Makrophagen und Endothelzellen gebildet werden. Zu den wichtigen inflammatorischen Zytokinen zählen das IL-1, IL-8, IL17, IL-23 und IFN-γ und TNF-α. Zytokine sind in ihrer Funktion vielfältig (pleotrop). Sie wirken bei akuten Entzündungen größtenteils synergistisch und aktivierend auf Leukozyten und vaskuläre Endothelzellen und haben deshalb lokale und systemische Wirkungen.

Chemokine

Chemotaktisch wirkende Zytokine werden als **Chemokine** bezeichnet. Sie werden aufgrund ihrer Struktur in 4 Familien (CC; CXC; CX3C, und XC) unterteilt, die sich in der Position der Cysteinreste am N-Terminus unterscheiden. Viele Zellen (Endothel, Leukozyten, Fibroblasten) produzieren Chemokine konstitutiv. Entzündungsmediatoren steigern die Menge und die Vielfalt der sezernierten Chemokine. Diese induzieren die chemotaktische Wanderung von Leukozyten im Gewebe in Richtung der Läsionen, Infektionsherde oder Noxen. Einige binden an Proteoglykane auf dem vaskulären Endothel und aktivieren Integrine auf rollenden Leukozyten. Dies führt zur stabilen Adhäsion der aktivierten Leukozyten auf dem Endothel und leitet ihre Transmigration ein.

Beispiele für entzündungsinduzierte Chemokine sind: IL-8/CXCL8, CCL2, CCL3, CCL5, CCL11 oder CXCL10.

Stickstoffmonoxid (NO)

Stickstoffmonoxid wird vom Endothel und von den Makrophagen mithilfe des Enzyms NO-Synthetase (NOS) synthetisiert. NO hat vasodilatatorische Wirkung, fördert die endotheliale Leukozytenadhäsion, inhibiert die Plättchenaggregation und -adhäsion und hat als Radikal zytotoxische Effekte (Bakterien, Zellen). Die endotheliale NOS wird dabei durch einen zytoplasmatischen Ca^{2+}-Anstieg aktiviert, die NOS in Makrophagen Ca^{2+}-unabhängig durch Zytokine wie TNF-α und IFN-γ.

Die relaxierende parakrine Wirkung von NO auf die Gefäßmuskulatur wird durch Induktion der Guanylatzyklase vermittelt, welche die Bildung von cGMP aus GTP katalysiert. Die Bildung von bakteriziden Stickstoff-Sauerstoff-Radikalen wird durch Aktivierung von Makrophagen induziert. Stickoxid spielt auch in der Pathogenese des Schocks eine wichtige Rolle (> Kap. 7.10.2).

Lysosomale Bestandteile der Leukozyten

Die **neutrophilen Granulozyten** setzen selbst eine Reihe von chemischen Substanzen frei, die entzündungssteigernd wirken.

- **Kationische Proteine** (z. B. das Cathelicidin LL-37) erhöhen die Gefäßpermeabilität teils direkt, teils über eine Histaminfreisetzung und wirken chemotaktisch auf Monozyten und Granulozyten.
- **Saure Proteasen** bauen insbesondere Bakterien und Zelltrümmer in Phagolysosomen ab.
- **Neutrale Proteasen** bauen extrazelluläres Kollagen, Basalmembranen, Fibrin, Elastin, Knorpel etc. ab. Diese Reaktionen können zum Gewebeuntergang (z. B. zur Abszessbildung) führen, andererseits sind sie bei der Lyse des Entzündungsexsudats und damit für die Heilung einer akuten Entzündung von Bedeutung.

- **Sauerstoffradikale** können neben ihrer antimikrobiellen Aktivität extrazellulär eine Gewebeschädigung verursachen.
Lymphozyten produzieren eine Reihe von **Zytokinen** mit entzündungsmodulierender Wirkung. Hierzu gehören das Monozytenchemotaktische Protein (MCP-1, CCL-2), das Chemokin RANTES (CCL5) und der Migrationshemmfaktor (MIF).

Plasmamediatoren

Plasmamediatoren liegen als inaktive Vorstufen im Blut bzw. im entzündlichen Exsudat vor. Nach Aktivierung entfalten sie ihre Wirkungen im Entzündungsfeld sowie im Blutplasma. Die drei wichtigen, teilweise interagierenden Systeme sind:
- Komplementsystem (C-System)
- Gerinnungs- und fibrinolytisches System
- Kallikrein-Kinin-System

Komplementsystem (C-System)

Die Namensgebung verdankt dieses System der einmaligen Fähigkeit, Antikörper in ihrer antibakteriellen und zytolytischen Wirkung zu komplementieren, d. h. zu vervollständigen.

Das Komplementsystem besteht aus über 30 verschiedenen Plasmaproteinen und umfasst die **Komplementproteine C1–C9** des klassischen Aktivierungswegs und Faktoren des alternativen Aktivierungswegs wie **Faktor B** und **D, Serinproteinasen** und weitere regulatorische Proteine. Die meisten Proteine des Komplementsystems werden von Hepatozyten produziert und sezerniert, aber auch Makrophagen, Monozyten oder Epithelzellen tragen zur Bildung von Komplementproteinen bei. Die Komplementkomponenten C1–C9 liegen im Plasma als inaktive Vorstufen vor, die durch proteolytische Spaltung aktiviert werden.

Die **Aktivierung** des Komplementsystems geschieht auf 3 unterschiedlichen Wegen, dem klassischen, dem alternativen und dem lektinvermittelten Aktivierungsweg (➤ Abb. 3.9). Alle 3 Aktivierungsmöglichkeiten führen zur Bildung der Komplementkomponente C3b. Wird C3b an die Membran von Zellen (oder Bakterien) gebunden, kann bei Verfügbarkeit der notwendigen weiteren Komplementkomponenten ein multimolekularer Komplex in die Lipiddoppelmembran der Zielzelle eingebaut werden. Dieser **Lysekomplex** hebt die osmotische Barriere zwischen Zelläußerem und Zytoplasma auf und verursacht dadurch die Zytolyse (oder Bakteriolyse). Der Komplex setzt sich aus den Komplementkomponenten C5b, C6, C7, C8 und C9 zusammen und wird auch als **membranattackierender Komplex (MAK)** bezeichnet. Diese terminalen Schritte der Komplementaktivierung, die zur Bildung des MAK führen, sind für alle 3 Aktivierungswege identisch.
- **Klassischer Aktivierungsweg:** Die humanen IgG-Subklassen besitzen ein unterschiedliches Potenzial zur Komplementaktivierung, wobei IgG3 und IgG1 die klassische Komplementkaskade am effizientesten aktivieren können.
- **Alternativer Aktivierungsweg:** Die Freisetzung der **Anaphylatoxine C3 und C5** über den alternativen Weg und die Entfaltung ihrer biologischen Aktivitäten sind wesentliche Voraussetzungen für eine effektive Abwehr bakterieller Infektionen.
- **Lektinvermittelter Aktivierungsweg:** Die Bedeutung der Lektinaktivierung wurde bei Kindern mit pyogenen Infekten und Defekten der Opsonisierung erkannt. Bei diesen Patienten konnte im Serum eine verminderte Konzentration des **Mannosebindenden Lektins** (MBL) nachgewiesen werden.

Neben der Bildung des Lysekomplexes werden während der proteolytischen Spaltung der verschiedenen Komplementkomponenten auch Produkte generiert, die selbst wesentliche biologische Funktionen ausüben. Durch die Bindung an Komplementrezeptoren auf Phagozyten oder den follikulären dendritischen Zellen wirkt **C3b** auf der Oberfläche von Zellen und Bakterien als Opsonin. Die Bindung von **C3a** an ihren spezifischen Rezeptor (C3aR) stimuliert unter anderem die Kontraktion von glatten Muskelzellen und die Freisetzung von Prostaglandinen durch Makrophagen, die Chemotaxis von eosinophilen Granulozyten und Mastzellen und die Degranulation von eosinophilen Granulozyten. Die Aktivierung über den Rezeptor für **C5a** (C5aR, CD88) führt ebenfalls zur Chemotaxis, verbesserten Zelladhäsion, vermehrten Bildung von Sauerstoffradikalen und zur Freisetzung unterschiedlicher Entzündungsmediatoren (➤ Abb. 3.10).

Klinische Relevanz Ein Fehlen von mittleren (C3, C5) und terminalen (C6, C7, C8) Faktoren führt zu rezidivierenden pyogenen Infektionen. Ein Mangel an frühen Komplementfaktoren (C2, C3) wird bei einigen Autoimmunerkrankungen beobachtet, z. B. beim Lupus erythematodes und bei der membranösen Glomerulonephritis.

Gerinnungs- und fibrinolytisches System

In diese Gruppe gehören Plasmaenzymsysteme, die durch Kontaktaktivierung ihre Wirkungen auf das Gerinnungs- und fibrinolytische System entfalten (➤ Abb. 3.11). Am Anfang des Aktivierungsprozesses steht der **Faktor XII** der Blutgerinnung, der Hageman-Faktor (HF). Er bindet zusammen mit 2 weiteren Plasmafaktoren, dem **hochmolekularen Kininogen** („high-molecular-weight kininogen", HMWK) und dem **Präkallikrein,** aufgrund seiner positiv geladenen Außenfläche an negativ geladene Oberflächen wie Kollagen, Basalmembranbestandteile oder Endotoxin. Die Hauptwirkung des entstehenden aktivierten Faktor XII (XIIa) ist die Spaltung, d. h. die Aktivierung von Faktor XII (autokatalytische positive Rückkopplung), von Präkallikrein und Faktor XI. Faktor XIIa aktiviert damit sowohl die Gerinnung (mit Bildung von Fibrinthromben) als auch die Fibrinolyse. Mit dieser parallelen Aktivierung bleibt ein für den Organismus lebenswichtiges Gleichgewicht erhalten (➤ Kap. 7.5.1).

Das System der Kontaktaktivierung der Koagulation wird durch mehrere Mechanismen kontrolliert. Proteinaseinhibitoren im Plasma hemmen die aktiven Enzyme Faktor XIIa, Kallikrein und XIa. Hierzu zählen der C1-Esteraseinhibitor (C1-INH) und Antithrombin III. Weitere Inhibitoren sind α_1-Antitrypsin (XIa) und α_2-Antiplasmin (β-HFa).

Kallikrein-Kinin-System

Kallikreine sind Kininogenasen (Gruppe der Serinesterasen), die hochmolekulares Kininogen in die Kinine Methionyllysylbradykinin, Lysylbradykinin und Bradykinin spalten.

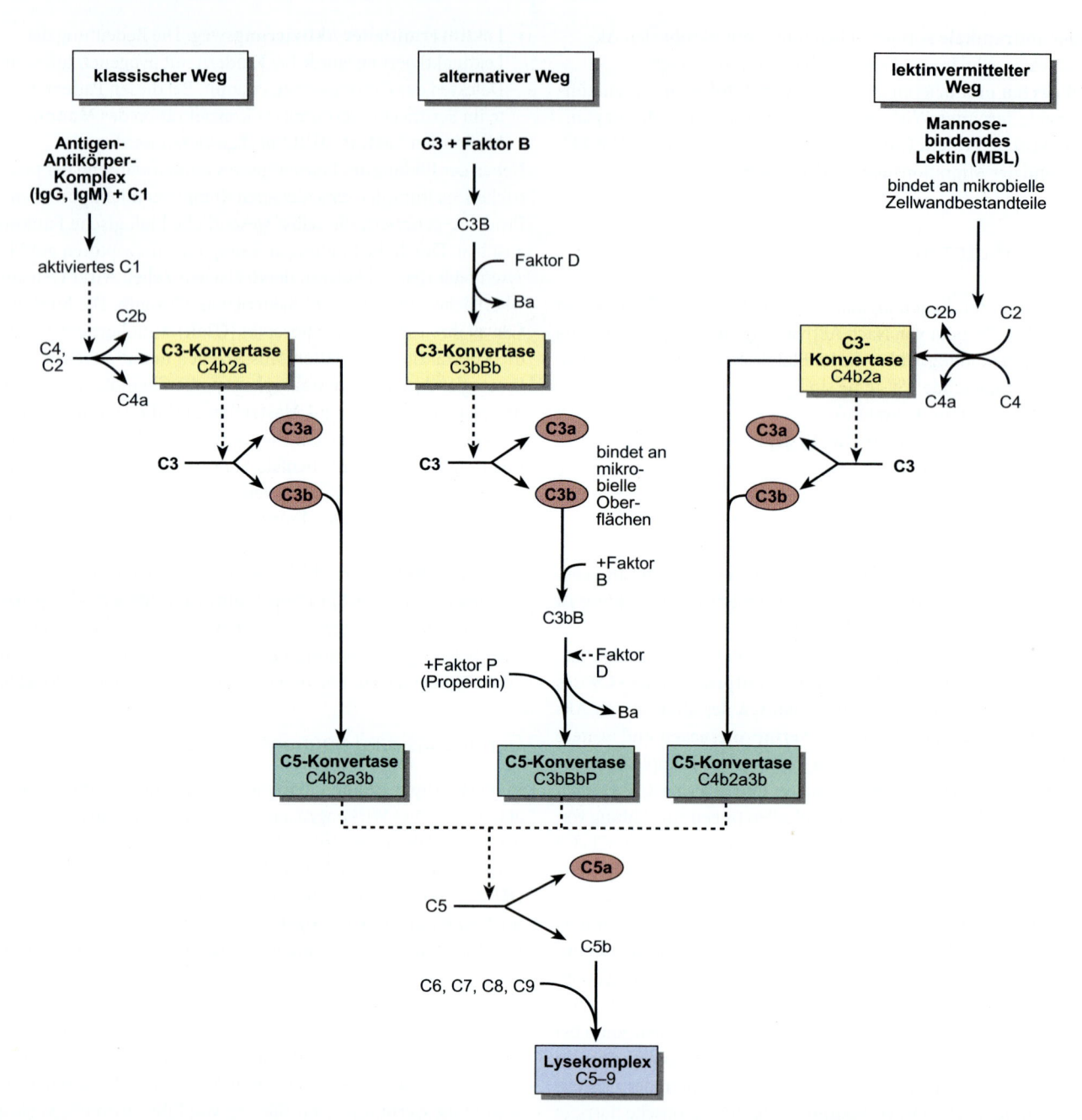

Abb. 3.9 Aktivierung des Komplementsystems. Klassischer Weg: Antikörper binden an Antigene, für die sie spezifisch sind. An den Fc-Teil des Antikörpermoleküls wird dann der C1-Komplex gebunden. Dies aktiviert C4 und C2, die zur C3-Konvertase C4b2a werden, die C3 in ein größeres Fragment C3b und ein kleineres Fragment C3a spaltet. C3b entfaltet enzymatische Aktivität gegenüber C5 (= C5-Konvertase) und spaltet dieses in C5a und C5b. Durch Ankopplung von C6 und C7 an C5b entsteht zunächst eine Verbindung mit hoher Zellaffinität, die durch weitere Anlagerung von C8 und C9 den Lysekomplex (MAK) bildet. **Alternativer Weg:** Bakterielle Proteasen, lysosomale Enzyme, Plasmaproteinasen und Granulozytenelastase können C3 proteolytisch spalten. Aktiviertes C3b bindet an mikrobielle Oberflächen. Diese Bindung wird durch weitere Plasmaproteine stabilisiert (Faktor B, Faktor D, und Faktor P). Über Zwischenschritte wird die Oberflächenkonvertase C3bBb gebildet. **Lektinvermittelter Weg:** Das mannosebindende Lektin (MBL) ist ein „pattern-recognition receptor" (PRR) des natürlichen Immunsystems (➤ Kap. 4.1.1) und weist strukturelle Ähnlichkeiten mit C1q des klassischen Weges der Komplementaktivierung auf. MBL bindet an Glykoproteine und Glykolipide mikrobieller Erreger. Dies aktiviert die MBL-assoziierte Serumprotease MASP-1,2. MASP-2 vermittelt die proteolytische Bildung von C2a und C4b, die gemeinsam die C3-Konvertase bilden. [L106]

Die **Kinine** sind hochwirksame Vasodilatatoren. Sie entfalten ihre Wirkung über die Rezeptoren der Gefäßmuskulatur und durch Stimulierung der Prostaglandinsynthese. Bei systemischer Wirkung steigen Herzfrequenz und Schlagvolumen. Darüber hinaus erhöhen sie durch Kontraktion der Endothelzellen in den Venolen die Gefäßpermeabilität.

Bradykinin wirkt auf die Bronchialmuskulatur teils über Prostaglandine konstriktorisch. Es bewirkt durch die Aktivierung von

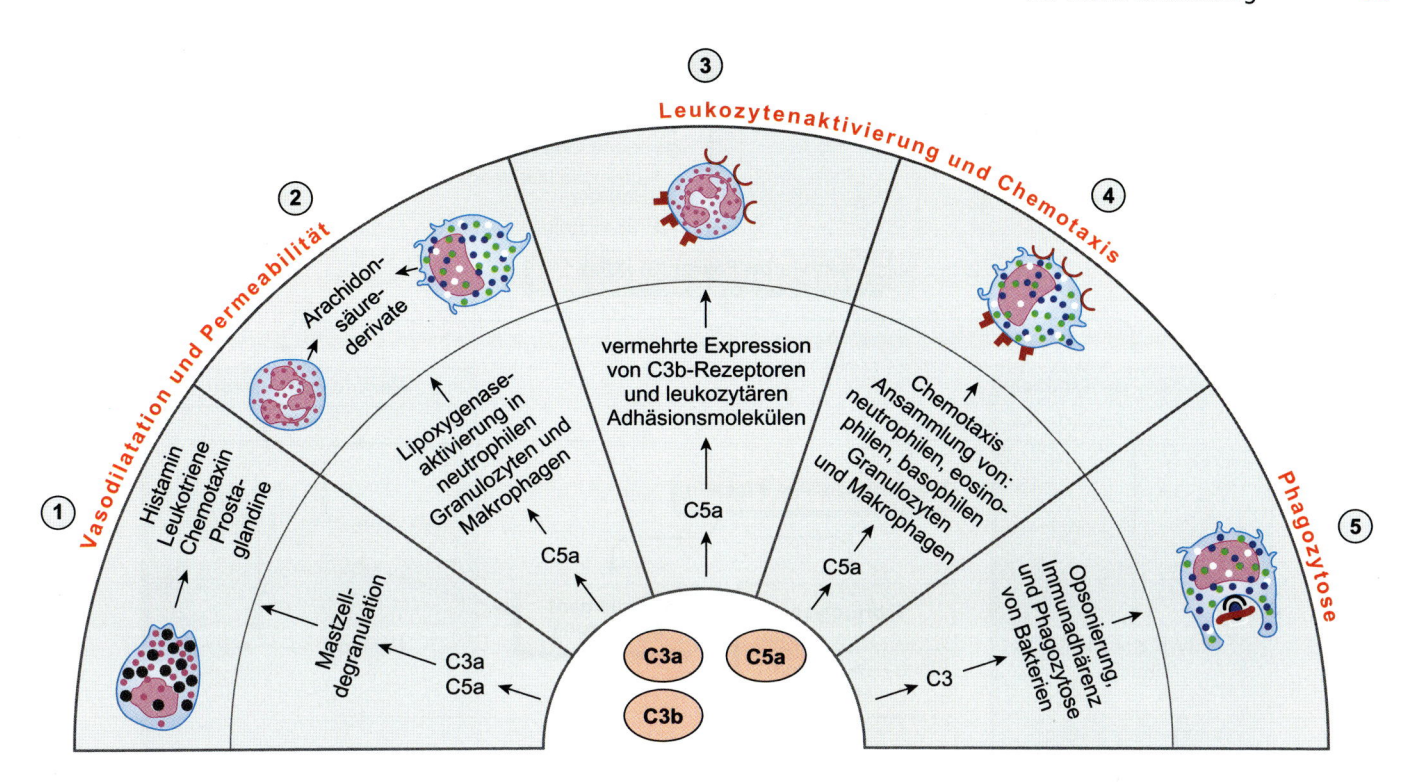

Abb. 3.10 Wirkung der Komplementfaktoren C3a, C3b und C5a: Die Auswirkungen der Bruchstücke C3a und C5a lassen sich unterteilen in: Auswirkungen auf Gefäßdilatation und -permeabilität, überwiegend durch Aktivierung von Mastzellen **(1)**, neutrophilen Granulozyten und Monozyten/Makrophagen **(2)** sowie auf die Ansammlung von Entzündungszellen im Gewebe **(3 und 4)**. C3b bindet kovalent an Zelloberflächen, an denen die Komplementaktivierung stattgefunden hat. C3b ist der Initiator bei der Bildung des Lysekomplexes (MAK) C5b-9 und wirkt als Opsonin bei der Phagozytose von Bakterien **(5)**. Der MAK C5b–9 führt zur Lyse der Zielzellen (z. B. Bakterien, Tumorzellen). [L106, L231]

Nervenendigungen den Schmerz. Aufgrund der sehr kurzen Halbwertszeit ist die Wirkung des Bradykinins äußerst flüchtig.

3.2.5 Morphologische Formen der akuten Entzündung

Obwohl der Ablauf einer akuten Entzündung stereotyp ist, sind das makroskopische und histologische Bild äußerst vielfältig. Nach dem Ausmaß der Gewebeschädigung und der Art des Exsudats lassen sich folgende Formen der akuten Entzündung unterscheiden:
- **Exsudative** Entzündung
  - Seröse bzw. katarrhalische Entzündung
  - Eitrige Entzündung
  - Hämorrhagische Entzündung
- **Nekrotisierende** Entzündung und Mischformen mit eitrigen Entzündungen (ulzerierende, abszedierende und gangräneszierende Entzündung)
- **Akute lymphozytäre** Entzündung

Exsudative Entzündung

Charakteristisch für diesen Entzündungstyp ist die Bildung eines entzündlichen Exsudats. Je nach vorwiegendem Bestandteil werden die seröse, eitrige oder hämorrhagische Entzündung unterschieden. Mischformen sind häufig und die Typen können sequenziell ineinander übergehen. So kommt es bei bakteriellen Entzündungen über die seröse und fibrinöse schließlich zu einer eitrigen Entzündung. Bei allergischen Entzündungen dagegen bleibt die Reaktion auf der Stufe der serösen Entzündung stehen. Stärke, Dauer und Art der Schädigung sowie die Lokalisation bestimmen Ausmaß und Typ der Entzündung.

Seröse Entzündung

Im Vordergrund steht der **Austritt einer eiweißreichen Flüssigkeit,** die vor allem Albumin und Globuline enthält, dagegen wenig oder kein Fibrin. Beim Übertritt dieser Flüssigkeit ins Gewebe entsteht ein Ödem, bei Entzündung seröser Oberflächen in vorgebildeten Hohlräumen entsteht ein Erguss in Form hellgelber, durchsichtiger Flüssigkeit. Bei Austritt an die Oberfläche von Schleimhäuten entsteht ein seröser Katarrh (griechisch: katarrhein = herunterfließen). Überwiegt dabei die Schleimbildung, spricht man von einem schleimigen Katarrh.

Ätiologie
- Physikalische und chemische Noxen
- Virale und bakterielle Infektionen
- Überempfindlichkeitsreaktionen vom Typ I (Soforttyp, ➤ Kap. 4.3.1)

Folgen Die seröse Entzündung verschwindet nach Entfernung der Noxe, kann jedoch auch ein Übergangsstadium zu fibrinösen

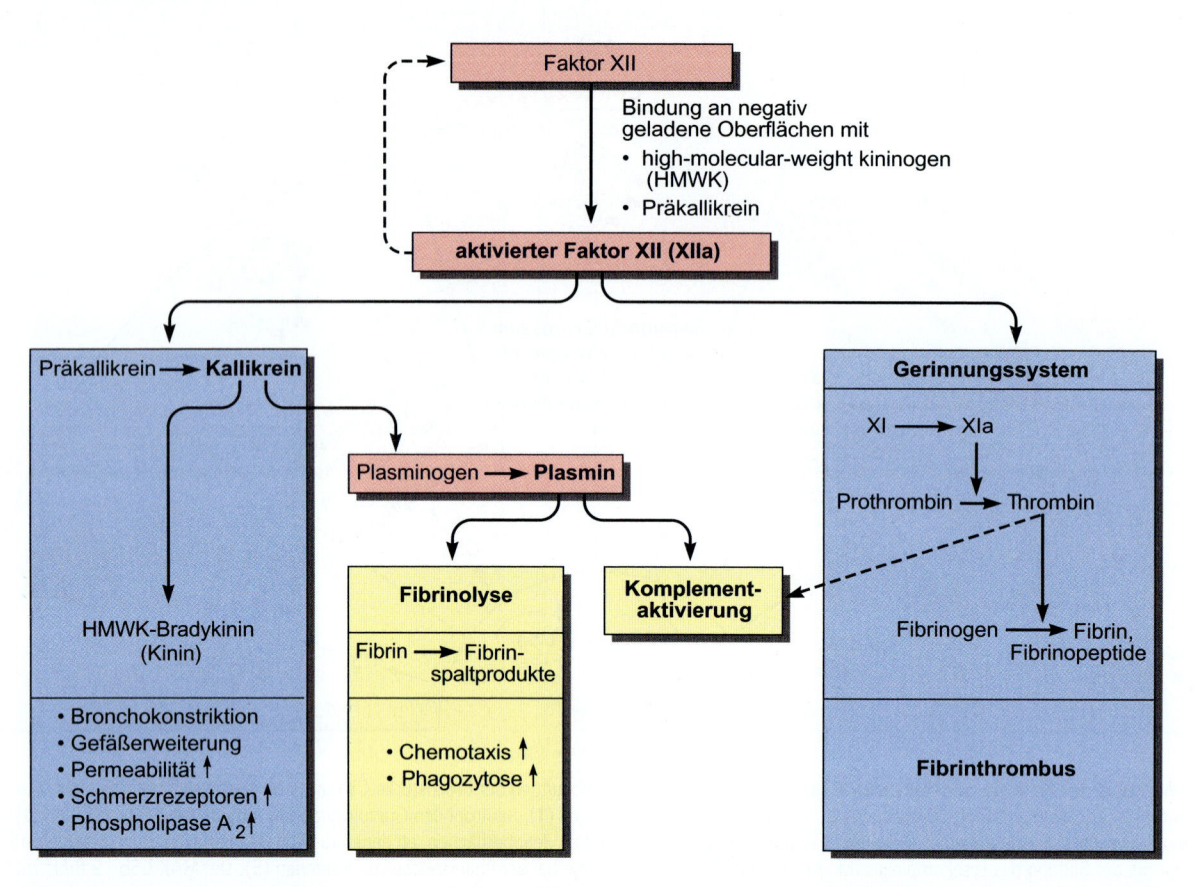

Abb. 3.11 Plasmamediatorsystem, das durch den Faktor XII (Hageman-Faktor) aktiviert wird. Der erste Schritt ist die Aktivierung des Faktors XII zu Faktor XIIa. XIIa aktiviert das Kallikrein-System (Bildung von Kininen), das Plasmin-System und das Gerinnungssystem. Sowohl Plasmin als auch Thrombin zeigen Querverbindungen zum Komplementsystem mit Aktivierung von C3 und Bildung von C3b und der Anaphylatoxine C3a und C5a. Die Permeabilität der Blutgefäße steigt (Kinine), die Chemotaxis ist erhöht, Leukozyten und Phagozytose sind aktiviert (Fibrinolyse) und es bildet sich ein Thrombus (Gerinnungssystem). [L106]

und fibrinös-eitrigen Entzündungen darstellen, z. B. bei bakteriellen (Super-)Infektionen. Ein chronisches Gewebeödem führt zur Aktivierung ortsständiger Fibroblasten und damit zur Bildung extrazellulärer Matrix. Folge ist eine Fibrose (> Abb. 3.12).

KLINISCHE PATHOLOGIE
Seröse Entzündungen mit Gewebeödem Urtikaria > Kap. 43.5.2, Pemphigus > Kap. 43.8.1, Perikard- und Pleuraergüsse > Kap. 19.8.1 und > Kap. 25.2.2.
Katarrhalische Entzündungen Gewöhnlicher Schnupfen (Rhinitis catarrhalis, „common cold") > Kap. 23.1.2, Cholera > Kap. 30.7.1.

Fibrinöse Entzündung

Für diese Form der Entzündung sind der **Austritt von Fibrinogen** und die Bildung eines **Fibrinnetzes** charakteristisch. Die mechanische Barriere des Fibrinnetzes dient als Schutzschild, um eine weitere Ausbreitung der Noxe zu verhindern.

Ätiologie
- Physikalisch-chemische Faktoren
- Infektiös-toxische Noxen (z. B. bei Urämie, Autoimmunerkrankungen, bakteriellen und viralen Infekten u. a.)

Folgen Fibrinöse Exsudate an der Oberfläche seröser Höhlen (z. B. Pleurahöhle) können Reibegeräusche („Lederknarren") als auskultatorischen Befund auslösen. Werden die fibrinös belegten Oberflächen durch Flüssigkeit voneinander getrennt, resultiert eine Schalldämpfung. An Schleimhautoberflächen macht sich die fibrinöse Entzündung durch Bildung von **„(Pseudo-)Membranen"** bemerkbar. Die Nomenklatur dieser Veränderungen ist in der Literatur uneinheitlich; so wird von kruppöser, pseudokruppöser, diphtherischer oder diphtheroider (ohne dabei notwendigerweise die Diphtherie zu meinen!), membranöser, pseudomembranöser und verschorfender Entzündung gesprochen. Wichtig ist zu unterscheiden, ob der darunterliegende Oberflächenschaden nur bis zur Basalmembran (Erosion) oder aber darüber hinaus (Ulkus) reicht:

- Bei einer **pseudomembranös-nekrotisierenden** Entzündung entsprechen die „Membranen" einem Schorf aus Exsudat, nekrotischem Gewebe und ggf. Fremdmaterial. Beim Versuch, diesen Schorf abzulösen, wird der Gewebeschaden nur verstärkt. Wie jedes Ulkus heilt die pseudomembranös-nekrotisierende Entzündung unter Narbenbildung ab. Dadurch können narbige Strukturen an Hohlorganen die Folge sein.
- Bei der **pseudomembranös-nichtnekrotisierenden** Entzündung kann der Schaden durch Reepithelisierung entlang der noch intakten Basalmembran im Sinne einer Restitutio ad integrum ausheilen.

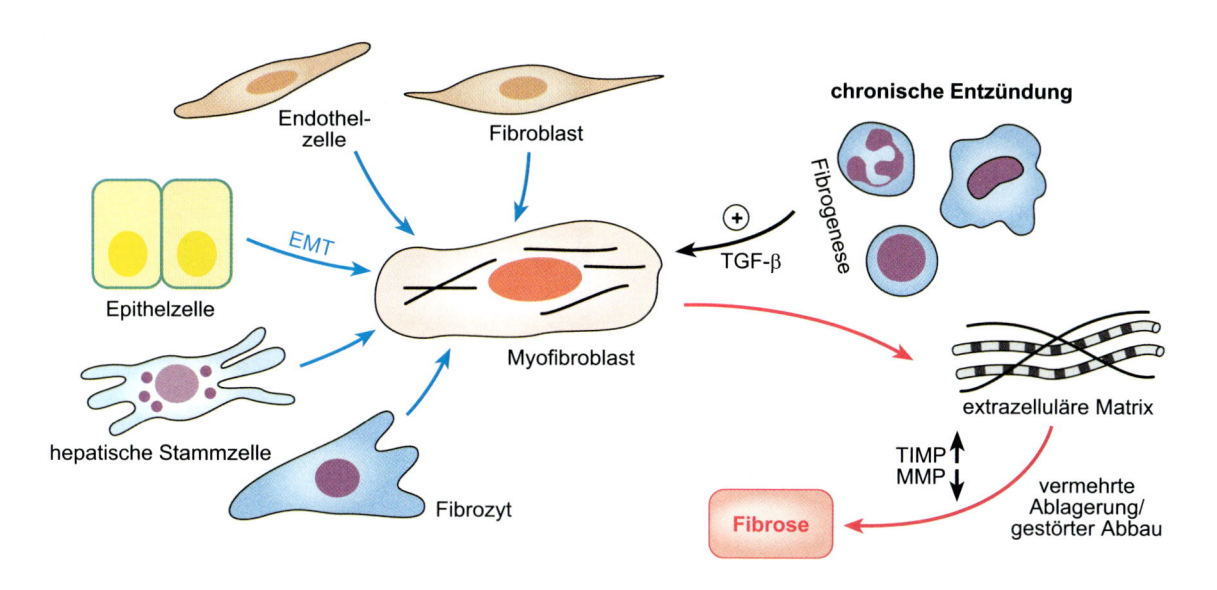

Abb. 3.12 Fibrose. Myofibroblasten differenzieren sich aus verschiedenen Zelltypen wie Endothel- und Epithelzellen (durch Epithel-Mesenchym-Transition, EMT), Fibrozyten und Fibroblasten, oder hepatische Sternzellen (Ito-Zellen). Sie weisen charakteristische kontraktile Fasern auf und sezernieren nach Aktivierung große Mengen an extrazellulären Matrixproteinen, die im Interstitium abgelagert werden. Extrazelluläre Matrixproteine können durch Matrixmetalloproteasen (MMP) abgebaut werden, dieser Prozess kann durch entsprechende Inhibitoren gehemmt werden („Tissue Inhibitors of Metalloproteinases", TIMPs). Die kontinuierliche Ablagerung extrazellulärer Matrixproteine führt zum Ersatz der normalen Gewebearchitektur durch Bindegewebe und dadurch zu einem zunehmenden Funktionsverlust des betroffenen Organs. [L106]

Normalerweise wird das Fibrinnetzwerk durch leukozytäre Enzyme aufgelöst. Besteht ein Leukozytenmangel, z. B. unter antibiotischer Therapie, oder unterbleibt der Fibrinabbau aus anderem Grund, wird das Fibrinpolymer durch Granulationsgewebe organisiert (➤ Abb. 3.13; ➤ Kap. 3.3.3, ➤ Abb. 3.19).

KLINISCHE PATHOLOGIE
Fibrinöse Exsudate Fibrinöse Begleitperikarditis bei Myokardinfarkt ➤ Kap. 19.8.2, Pneumonie ➤ Kap. 24.6, fibrinöse Begleitpleuritis bei Pneumonie ➤ Kap. 24.6.
Schwerwiegende pseudomembranös-nekrotisierende Entzündungen Schürfwunde mit bedeckendem Schorf.
Pseudomembranöse, nichtnekrotisierende Entzündungen Grippetracheitis ➤ Kap. 24.3.6, bakterielle Ruhr ➤ Kap. 32.5.1, fibrinöse Verklebung ➤ Kap. 19.8.2, fibröse Adhäsionen, Briden ➤ Kap. 30.4.1, Schwartenbildung im Perikard ➤ Kap. 19.8.2, Schwartenbildung an der Pleura ➤ Kap. 25.2.2.

Hämorrhagische Entzündung

Diese Entzündungsform kommt bei schwerer Schädigung der terminalen Strombahn mit Gefäßwandnekrosen und **Austritt von Erythrozyten** in das geschädigte Gewebe zustande.

Ätiologie Hochtoxische Erreger, immunologisch bedingte Gefäßschäden und enzymatisch bedingte Entzündungen.
Folgen Die Heilung erfolgt über eine granulierende Entzündung mit Vernarbung. Im Zuge des Erythrozytenabbaus kommt es zur Ablagerung von Eisenpigment im Gewebe und gelegentlich zur Bildung von Cholesterinpräzipitaten.

KLINISCHE PATHOLOGIE
Akute hämorrhagische Pankreatitis ➤ Kap. 35.4.1, Goodpasture-Syndrom ➤ Kap. 37.4.1, ➤ Kap. 4.4.3, perakuter bakterieller septischer Schock ➤ Kap. 7.10.2.

Eitrige Entzündung

Kennzeichen der eitrigen Entzündung ist das **leukozytäre Exsudat**. Eiter (lat.: pus) ist eine gelblich grünliche, rahmige Flüssigkeit (➤ Abb. 3.14), die aus abgestorbenen Granulozyten, Gewebedetritus, serös-fibrinösem Exsudat und Erregern besteht. Mischformen mit katarrhalischen (eitriger Katarrh), fibrinösen (fibrinös-eitrig), hämorrhagischen (hämorrhagisch-eitrig) Entzündungen sind häufig, desgleichen Mischformen mit nekrotisierenden Entzündungen (s. u.). Nach dem Ausbreitungsmuster der eitrigen Entzündung unterscheidet man die Phlegmone, das Empyem und den Abszess (➤ Abb. 3.15).

Ätiologie Pyogene Keime wie Streptokokken, Staphylokokken, Pneumokokken, Meningokokken, Gonokokken, gramnegative Keime sowie Chlamydien und Pilze. Phlegmonen werden überwiegend durch Streptokokken ausgelöst.
Folgen **Phlegmonen** entstehen bevorzugt durch Erreger, die sich im Gewebe leicht ausbreiten können. So besitzen Streptokokken das Enzym Hyaluronidase, das die Mucopolysaccharide des Bindegewebes abbaut. Unter antibiotischer Therapie kommt es meist zu einer schnellen Rückbildung des entzündlichen Infiltrats mit Heilung. Bei zunehmender granulozytärer Infiltration kann es durch die Wirkung der granulozytären Enzyme und anderer Noxen zu einer lokalen Gewebeeinschmelzung kommen (Abszess, s. u.). Die mit Ulzerationen

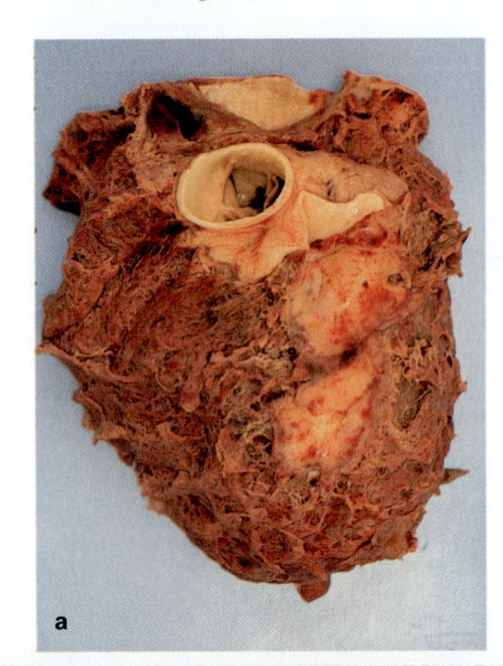

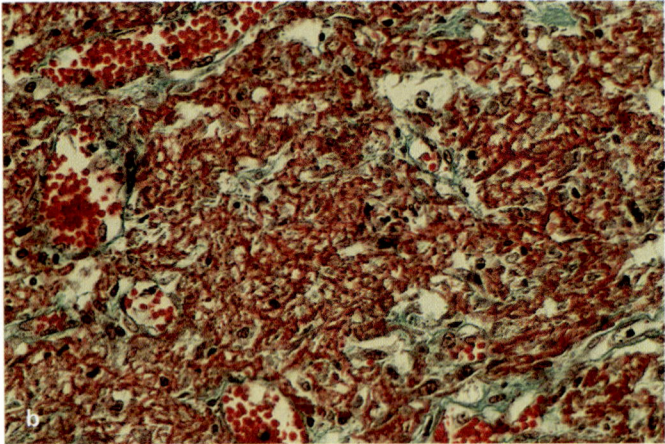

Abb. 3.13 Fibrinöse Entzündung. a Makroskopisches Bild einer schweren fibrinösen Perikarditis mit zottenartigen grauen Fibrinbelägen auf dem viszeralen Perikard (Zottenherz, Cor villosum). **b** Histologie des Fibrinexsudats mit einem Netz rot angefärbter Fibrinfäden. Masson-Goldner-Färbung, Vergr. 30-fach. [R398]

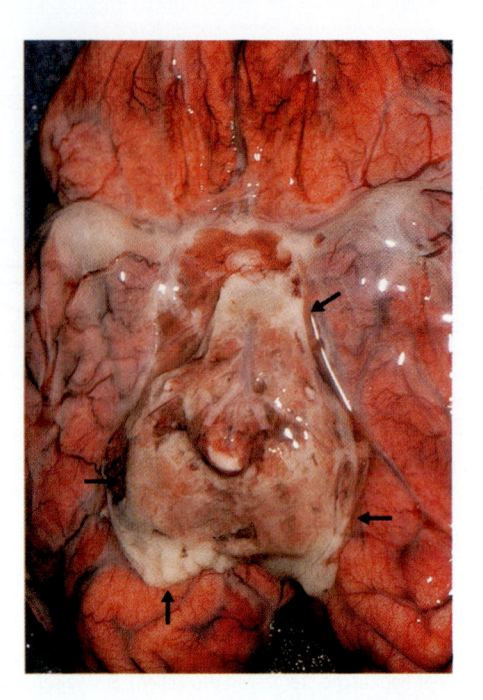

Abb. 3.14 Eitrige, basale Meningitis. Die Arachnoidalräume der Meningen sind mit Eiter ausgefüllt und geben so den typischen makroskopischen Aspekt mit gelber Verfärbung der Meningen (Pfeile). [R398]

Nekrotisierende Entzündung

Hierbei steht der Strukturschaden, die Nekrose, im Vordergrund. Die Nekrosen können als **Einzelzellnekrosen** über das ganze Organ verteilt sein oder als zusammenhängende **Gewebenekrose** innerhalb eines Organs oder an der Oberfläche von Haut und Schleimhäuten auftreten. Einzelzelluntergänge können aber auch im Zuge einer akuten lymphozytären Entzündung in Form von Apoptose ausgelöst werden (s. u.).

- Bei einer **ulzerierenden (ulzerösen) Entzündung** entsteht durch Abstoßung umschriebener Nekrosen an den Oberflächen von Haut und Schleimhäuten ein **Ulkus.**
- Bei einer **abszedierenden Entzündung** entsteht eine Nekrose durch Gewebeeinschmelzung, die durch granulozytäre Enzyme auf dem Boden einer eitrigen Entzündung bewirkt wird (**Abszess, Furunkel;** ➤ Abb. 3.16).
- Die Infektion nekrotischen Gewebes mit Bakterien (Fäulnisbakterien) führt zu einer **gangräneszierenden (gangränösen) Entzündung.**

Ätiologie Das Ursachenspektrum umfasst chemische und physikalische Noxen (Säuren, Laugen, Traumatisierung, Druck, Verbrennungen, Strahlenschäden), Erreger (Viren, Bakterien, Pilze, Parasiten), Durchblutungsstörungen und Immunreaktionen.

Folgen
- Einzelzelluntergänge in parenchymatösen Organen, Haut und Schleimhäuten heilen vorwiegend durch **Regeneration** folgenlos aus.

verbundene phlegmonöse Entzündung an Haut und Schleimhäuten wird als ulzerophlegmonöse Entzündung bezeichnet.

Empyeme heilen nicht spontan aus, sondern müssen in der Regel punktiert oder eröffnet werden. Bei chronischem Verlauf bilden sich flächenhafte Fibroseareale (Schwarten) mit abgekapselten Herden des „Restempyems".

KLINISCHE PATHOLOGIE
Phlegmone Eitrige Meningitis ➤ Kap. 8.5.1, phlegmonöse Appendizitis ➤ Kap. 31.3.1, phlegmonöse Cholezystitis ➤ Kap. 33.4.1, Erysipel (Wundrose) ➤ Kap. 43.9.1, Weichteilphlegmone ➤ Kap. 48.3.5.
Empyem Pleuraempyem ➤ Kap. 25.3.2, Gallenblasenempyem ➤ Kap. 33.4.1.

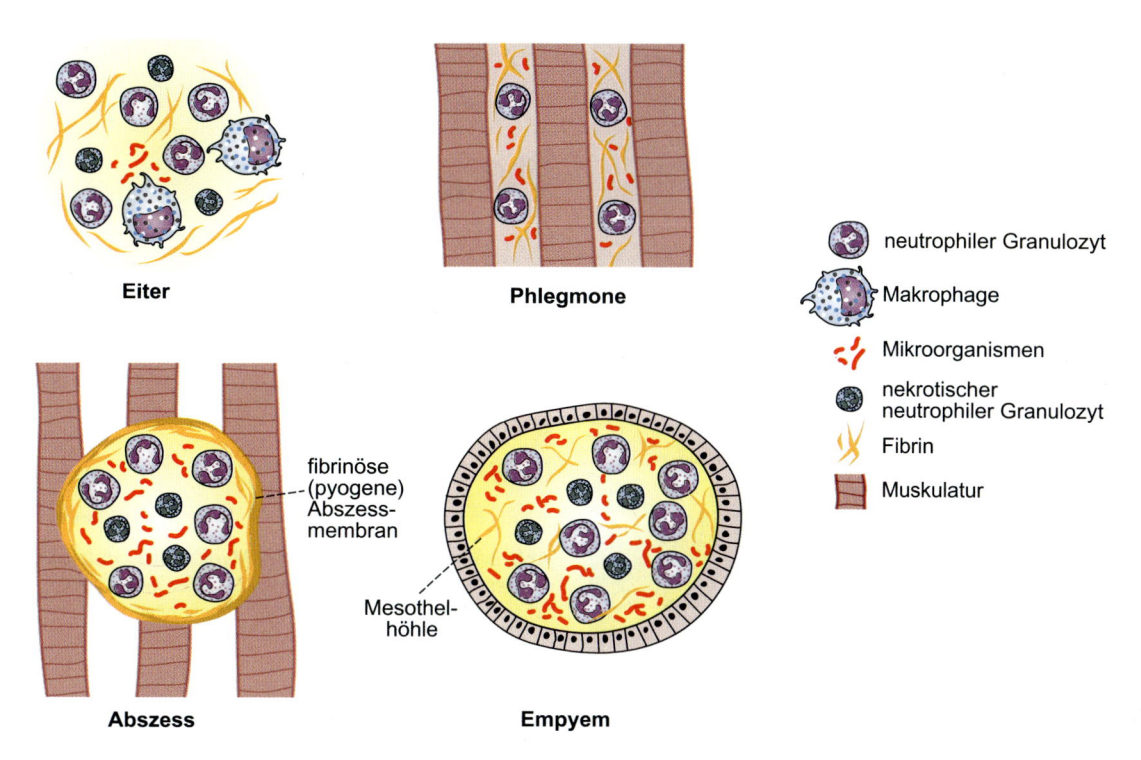

Abb. 3.15 Formen der eitrigen Entzündung. Bei der **Phlegmone** breitet sich das von Granulozyten dominierte leukozytäre Infiltrat diffus im Gewebe aus, das zudem durch ein seröses bzw. serös-fibrinöses Exsudat aufgelockert ist. Als **Empyem** werden Eiteransammlungen in vorbestehenden Körperhöhlen bezeichnet. Sie entstehen vorwiegend durch fortgeleitete bakterielle Entzündungen angrenzender Organe. Der **Abszess** ist eine neu gebildete, mit Eiter gefüllte Höhle als Folge einer entzündlichen, lokalisierten Gewebeeinschmelzung. [L106]

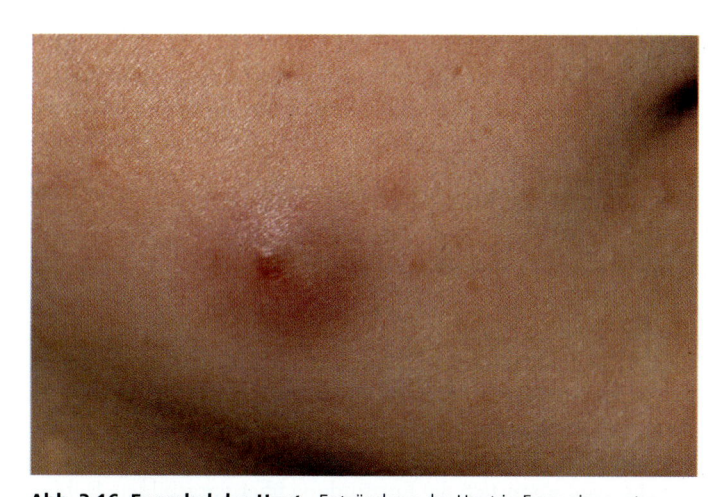

Abb. 3.16 Furunkel der Haut. Entzündung der Haut in Form eines roten Hofes, zentral über die Oberfläche vorspringende Eiteransammlung. (Bild: G. Burg, Dermatologische Universitätsklinik, Zürich). [R398]

- Die Abszessbildung ist Folge einer Schädigung durch granulozytäre Enzyme, bakterielle Faktoren und lokale Ischämie durch Thrombosierung kleiner Blutgefäße. Es findet sich ein mit Eiter gefüllter Hohlraum, der noch kompakte nekrotische Gewebeanteile (Sequester) enthalten kann. Der Abszess wird vom umgebenden vitalen Gewebe durch eine sog. **Abszessmembran** abgegrenzt. Diese Membran besteht anfangs aus dem Produkt einer fibrinös-eitrigen, später einer granulierenden und resorptiven Reaktion. Schließlich bildet sich eine fibröse Kapsel aus (chronischer Abszess). Liegt der Abszess an der Oberfläche eines Organs, kann er nach außen durchbrechen (**Fistel**). Den Perforationskanal bezeichnet man als Fistelgang. Auf diesem Wege können Verbindungen zwischen verschiedenen Abszesshöhlen und Hohlorganen entstehen (fistelnde Entzündung).
- Bei einer Gangrän infolge einer Superinfektion durch Fäulniserreger zerfällt das befallene Gewebe zundrig (d. h. wie vermoderndes Holz) und übel riechend (**feuchte Gangrän**).

- Eine Gewebenekrose mit Zerstörung des mesenchymalen Gerüsts kann dagegen nur unter **Narbenbildung** (Defektheilung) ausheilen. Die Folgen einer ulzerösen Entzündung hängen von Lokalisation und Schädigungsdauer ab. Bei rascher Beseitigung der Noxe heilen die akuten Ulzera in der Regel schnell und mit kleineren Narben aus. Persistiert die Noxe, entsteht ein chronisches Ulkus mit heftiger granulierender und vernarbender Entzündung und schlechter Heilungstendenz (> Abb. 3.17).

> **KLINISCHE PATHOLOGIE**
>
> **Einzelzellnekrosen** Virushepatitis > Kap. 33.4.1, Parotitis epidemica (Mumps) > Kap. 26.3.6, Transplantatabstoßung > Kap. 4.3.2, Knollenblätterpilzvergiftung > Kap. 33.5.2, akute Pankreatitis > Kap. 35.4.1.
> **Ulzerierende Entzündungen** Duodenalulkus > Kap. 29.4, Colitis ulcerosa, Morbus Crohn > Kap. 32.5.2.
> **Abszedierende Entzündungen** Abszesse an Haarfollikeln und Schweißdrüsen > Kap. 43.9.1.
> **Gangräneszierende Entzündungen** Fuß- und Unterschenkelnekrosen > Kap. 2.4.3, Lungengangrän > Kap. 24.6.1.

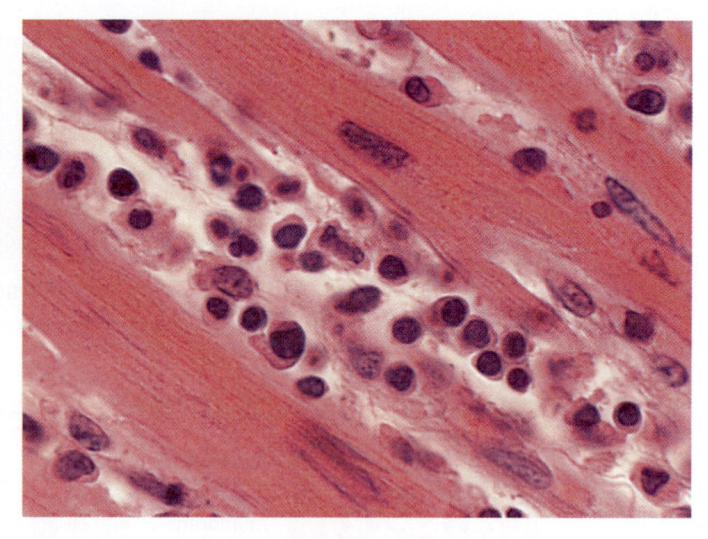

Abb. 3.18 Akute lymphozytäre Myokarditis. Histologischer Ausschnitt aus dem Myokard eines 20-jährigen Patienten mit akuter Virusmyokarditis. Zwischen den Muskelfasern zahlreiche T-Lymphozyten. HE, Vergr. 100-fach. [R398]

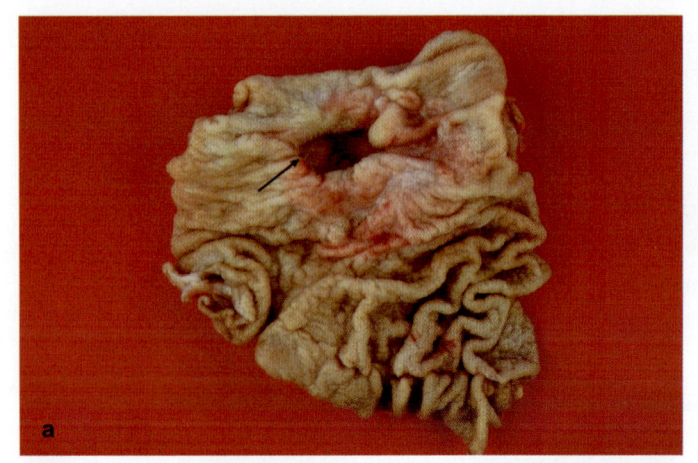

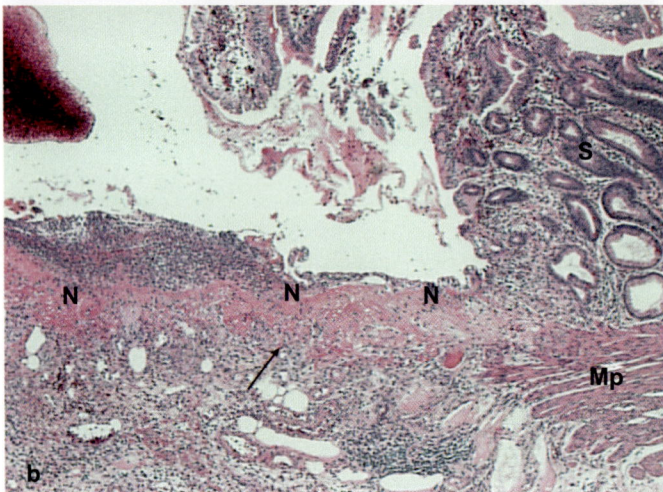

Abb. 3.17 Magenulkus. a Makroskopisches Bild eines akuten Ulkus mit einem wie ausgestanzt erscheinenden Schleimhautdefekt (Pfeil). **b** Histologisches Schnittpräparat durch das Ulkus mit erhaltener Schleimhaut (S) und Muscularis propria (Mp) im Randbereich. Ulkusgrund mit frischer Nekrose (N). Im Ulkusbereich ist die Muscularis propria durchbrochen (Pfeil). HE, Vergr. 20-fach. [R398]

Akute lymphozytäre Entzündung

Es handelt sich um eine akute Entzündung, die durch eine überwiegend **lymphozytäre Infiltration** des betroffenen Gewebes oder Organs gekennzeichnet ist (➤ Abb. 3.18).

Ätiologie Virusinfektionen, immunologisch vermittelte Entzündungen bei Autoimmunerkrankungen und Transplantatabstoßung bzw. Graft-versus-Host-Erkrankung.

Folgen Durch die Aktivität zytotoxischer T-Zellen (Überempfindlichkeitsreaktion Typ IV) werden einzelne Zellen durch Apoptose eliminiert (➤ Kap. 2.4.3). Apoptotische Zellen werden aufgrund ihrer veränderten Zellmembran durch Phagozyten erkannt und eliminiert. Abhängig vom Umfang der Zellausfälle und von der Reservekapazität des betroffenen Organs kann eine organ- und gewebetypische Insuffizienz auftreten.

KLINISCHE PATHOLOGIE
Virale Myokarditis ➤ Kap. 19.6.3, Virushepatitis ➤ Kap. 33.4.1.

3.2.6 Ausbreitungswege einer Entzündung

Komplikationen einer Entzündung ergeben sich durch ihre Ausbreitung (insbesondere bei bakteriellen Entzündungen) und durch Übergang in eine chronische Entzündung (➤ Kap. 3.3). Bakterielle Entzündungen können sich kontinuierlich, lymphogen und hämatogen ausbreiten.

Kontinuierliche Ausbreitung

Die Entzündung kann sich diffus im Interstitium (Stroma) eines Organs **(per continuitatem)**, durch unmittelbaren Kontakt auf ein benachbartes Organ **(per contiguitatem)** oder über vorgebildete Wege wie über das Bronchialsystem oder die Gallenwege ausbreiten **(kanalikuläre** Ausbreitung). Von einer **kavitären** Ausbreitungsform spricht man, wenn sich die Entzündung über vorgebildete Höhlen ausbreitet (z. B. Bauchhöhle).

Lymphogene Ausbreitung

Erfolgt über die Lymphbahnen des betroffenen Organs zu den regionären Lymphknoten. Dort können Lymphozyten aktiviert und die Bildung spezifischer Antikörper induziert werden. Pyogene Bakterien können zu einer eitrigen, evtl. sogar abszedierenden Lymphadenitis führen.

Hämatogene Ausbreitung

Die Einschwemmung von Bakterien in die Blutbahn wird als **Bakteriämie** bezeichnet. Dies ist ein häufiges Ereignis, das aufgrund der bakteriziden Eigenschaften des Blutes meist ohne allgemeine Krankheitserscheinungen verläuft. Die Erreger werden von den Zellen des phagozytären Systems, vor allem in der Milz, aufgenommen und abgebaut. Bei virulenten Erregern und/oder einer Abwehrschwäche kann es jedoch zu einer Überschwemmung des Organismus mit Erregern und der Entwicklung einer **Sepsis** oder einer **Septikopyämie** kommen.

Sepsis

Die durch pathogene Keime (Bakterien, seltener Viren oder Pilze) und deren Toxine verursachten Veränderungen, die mit einer ungehemmten Freisetzung von Mediatoren des Entzündungs-, Gerinnungs- und Komplementsystems einhergehen, werden im klinischen Alltag als **Sepsis** bezeichnet. Ein ähnlicher Symptomenkomplex, **SIRS** („systemic inflammatory response syndrome"), kann auch ohne Erreger nach einem schweren Trauma oder bei anhaltender Gewebehypoxie entstehen.

Für die Diagnose einer Sepsis müssen mindestens 4 der folgenden Befunde vorliegen:
- Nachweis einer Bakteriämie durch die Blutkultur
- Hohes Fieber
- Stark erhöhte (oder stark verminderte) Leukozytenzahl im peripheren Blut
- Thrombozytopenie
- Metabolische Azidose

Ausgangspunkt einer Sepsis ist bei bakteriellen Erkrankungen ein lokaler Entzündungsherd (z. B. Haut, Zähne, Magen-Darm-Trakt, Urogenitaltrakt, Injektionskanülen, Venen- und Herzkatheter), der als **Sepsisherd** oder Eintrittspforte bezeichnet wird.

Häufige Erreger sind Kokken, Klebsiellen, Enterobacter, Serratien, *Pseudomonas aeruginosa*. Die Bakterientoxine verursachen direkt oder über Mediatoren Störungen der Durchblutung (Mikrozirkulationsstörung bis hin zum generalisierten septischen Kreislaufschock, ➤ Kap. 7.10.2) und Fieber. Durch den septischen Schock kann es zu einer Schädigung von Lungen, Nieren, Leber, Darm und anderen Organen kommen (sog. Schockorgane, ➤ Kap. 7.10.3).

Septikopyämie

Die Septikopyämie ist als hämatogene Ansiedlung von Bakterien in verschiedenen Organen mit Ausbildung meist **multipler eitriger Entzündungsherde** (Abszesse) definiert.

Diese Herde können ihrerseits Ausgangspunkt weiterer septikopyämischer Streuungen werden. Die Milz zeigt häufig eine entzündliche Reaktion der Milzpulpa mit Organvergrößerung bis zu etwa 300 g und eine weiche Konsistenz.

3.2.7 Systemische Auswirkungen der Entzündung

Entzündungen führen zu einer Reihe von Allgemeinreaktionen des Organismus wie:
- Fieber
- Leukozytose
- Veränderungen der Plasmaproteine
- Gewichtsverlust

Fieber

Fieber entsteht durch Erhöhung des Sollwerts im hypothalamischen Wärmeregulationszentrum. Um die Körpertemperatur auf den erhöhten Sollwert anzuheben, wird die Muskelaktivität erhöht. Bei schweren Infektionen entwickelt sich hieraus der Schüttelfrost. Die Erweiterung von Hautgefäßen und die erhöhte Schweißproduktion (warme, feuchte Haut) führen zu einer vermehrten Wärmeabgabe mit subjektiver Kälteempfindung.

Endogene Pyrogene (fiebererzeugende Substanzen) wie IL-1 und TNF-α lösen die Sollwertverstellung der Temperatur aus. Sie werden von Leukozyten am Entzündungsort sezerniert und üben ihre Wirkung auf den Hypothalamus über die Freisetzung von PGE_2 aus. Die Bildung der endogenen Pyrogene in Leukozyten kann auch durch verschiedene exogene Substanzen (**exogene Pyrogene**), zu denen z. B. die Endotoxine gramnegativer Bakterien zählen, stimuliert werden.

Leukozytose

Die Leukozytose ist ein vorübergehender reaktiver Anstieg der Leukozytenzahl im peripheren Blut über die Norm ($4{,}3-10 \times 10^9$/l). So steigt bei akuten eitrigen Entzündungen die Zahl der neutrophilen Granulozyten massiv über 10×10^9/l an: Man spricht dann von einer **Granulozytose**. Dabei kann es auch zur Ausschwemmung unreifer Formen kommen, die als **Linksverschiebung** des Blutbilds bezeichnet wird.

Eine Erhöhung der eosinophilen Granulozyten (**Eosinophilie**) wird bei parasitären Infektionen (➤ Kap. 48.5) und allergischen Reaktionen (➤ Kap. 4.3.1) beobachtet.

Virale Infektionen gehen mit einer Vermehrung von Lymphozyten im peripheren Blut einher (**Lymphozytose**).

Veränderungen der Plasmaproteine

Während der **akuten Entzündung** kommt es zu einer Vermehrung von verschiedenen Plasmaproteinen. Zu ihnen gehören das C-reaktive Protein (ein β-Globulin, das mit dem C-Polysaccharid von Pneumokokken reagiert), das Serumamyloidprotein A, Komplementfaktoren und Fibrinogen.

Bei **chronischen Entzündungen** steht die Vermehrung der Immunglobuline im Vordergrund (Hypergammaglobulinämie). Diese ist polyklonal im Gegensatz zum Plasmozytom (monoklonale Hypergammaglobulinämie).

Die Verschiebung des Mengenverhältnisses der Plasmaproteine bewirkt eine erhöhte Blutkörperchensenkungsgeschwindigkeit (BSG).

Gewichtsverlust

Als pathogenetischer Mechanismus nimmt wird ein kataboler Stoffwechsel durch die chronische systemische Wirkung von Mediatoren wie IL-1, IL-6 und TNF-α angenommen.

3.3 Chronische Entzündung

Die chronische Entzündung wird durch Persistenz des Entzündungsreizes hervorgerufen und kann über Wochen, Monate oder Jahre anhalten.

Histologisch steht die **histiozytenreiche Entzündung** im Vordergrund. Die Histiozyten/Gewebemakrophagen sezernieren Zytokine, die ihrerseits eine Proliferation von Fibroblasten und Endothelzellen (Angiogenese) auslösen. Das Ergebnis ist ein **Granulationsgewebe.** Es besteht aus:
- Zellulären Infiltraten: Makrophagen, Lymphozyten, Plasmazellen und segmentkernige Granulozyten
- Kapillaren
- Fibroblasten und Myofibroblasten

Mit zunehmender Dauer entstehen bei der chronischen Entzündung Gewebedestruktion, Gewebeumbau und Vernarbung.

Man unterscheidet die primäre chronische Entzündung, die von Beginn an chronisch verläuft, von der sekundären chronischen Entzündung, die sich aus einer akuten Entzündung bei Persistenz des Entzündungsreizes entwickelt.

3.3.1 Primär chronische Entzündung

Pathogenese

Viele Auslöser führen von Beginn an zu einer chronischen Infektion (➤ Tab. 3.4):
- Persistierende Mikroorganismen (z. B. *Mycobacterium tuberculosis*, *Staphylococcus epidermidis* bei Polymer-Implantaten)
- Nichtdegradierbare Fremdmaterialien (Asbest, Quarzkristalle)
- Autoimmunerkrankungen (z. B. chronische Polyarthritis)

Morphologie

Vorherrschende Zelltypen bei einer primären chronischen Entzündung sind **Histiozyten/Makrophagen, Lymphozyten** und **Plasmazellen.** Das morphologische Reaktionsmuster ist vielfältig. Es reicht von einer vernarbenden Entzündung, bei der die Bindegewebebildung (Fibrose) und die Narbenbildung (Sklerose) im Vordergrund stehen, über eine lymphoplasmazelluläre Entzündungsreaktion bis zur granulomatösen Reaktion.

Tab. 3.4 Beispiele primär chronischer Entzündungen

Ursachen der Entzündung	Beispiel
Resistenz von infektiösen Agenzien gegen Phagozytose und intrazelluläre Abtötung	Brucellose, Tuberkulose, virale Infektionen (z. B. Hepatitis B)
• Fremdkörperreaktionen – endogene Fremdkörper – exogenes Material	Nekrosen (z. B. Fettgewebe- und Knochennekrosen), Cholesterinkristalle, Harnsäurekristalle, Silikate, Nahtmaterial, Prothesen
• Autoimmunerkrankungen – organspezifische Autoimmunerkrankungen – nichtorganspezifische Autoimmunerkrankungen	chronische lymphozytäre Thyreoiditis, chronische atrophische Gastritis mit perniziöser Anämie (Autoimmungastritis), chronische Polyarthritis
• deregulierte Immunantwort gegen Antigene aus dem Darmlumen	Colitis ulcerosa, Morbus Crohn

3.3.2 Sekundär chronische Entzündung

Pathogenese

Nach Art der Noxe und der akuten Entzündungsform lassen sich folgende sekundär chronische Entzündungen unterscheiden:
- **Chronisch eitrige Entzündung:** Sie entwickelt sich aus einer akuten bakteriell-eitrigen Entzündung.
- **Abszess:** Es besteht eine erhebliche Störung des Abwehrprozesses. Ein mit Eiter gefüllter, gefäß- und strukturloser Hohlraum bietet den neutrophilen Granulozyten weder den chemotaktischen Gradienten noch die Matrix zur Fortbewegung, um gezielt die im Abszess vorhandenen Bakterien bekämpfen zu können. Der Abszessinhalt seinerseits verursacht im angrenzenden gesunden Gewebe eine chronische granulierende Entzündung, die sich zunehmend in eine dicke narbige **Abszesskapsel** umwandelt. Die fibröse Abszesskapsel enthält häufig Lymphozyten und Plasmazellen als Ausdruck einer lokalen immunologischen Reaktion.
- **Fremdkörperassoziierte, bakteriell-eitrige Entzündungen:** Sie sind häufig Ausgangspunkt sekundärer chronischer Entzündungen. Bakterien vermehren sich auf oder im Fremdkörper und entziehen sich den Abwehrmechanismen des Organismus. Fremdkörper sind entweder **exogene** Fremdmaterialien (bei chirurgischen Eingriffen eingebrachtes, nicht resorbierbares Nahtmaterial, Metalle, Plastik) oder **endogene** Fremdkörper (nekrotischer Knochen bei einer eitrigen Knochenentzündung). So kann z. B. *Staphylococcus epidermidis* auf Polymeroberflächen zu Zellrasen auswachsen und sich mit einem Kohlenhydratschleim umgeben, der den Zugriff von neutrophilen Granulozyten verhindert.
- **Persistenz von Viren oder chemischen/physikalischen Noxen:** Die meisten sekundären chronischen Entzündungen entstehen nicht auf dem Boden einer bakteriell-eitrigen Entzündung, sondern sind Folge chronischer Schädigung durch verschiedenste Noxen. Derartige chronische Entzündungen finden sich bei nicht abheilenden Haut- und Schleimhautnekrosen infolge chemischer oder physikalischer Noxen (z. B. chronisches Magen- oder Duodenalulkus) oder bei der Persistenz von Viren (z. B. chronische Hepatitis B, ➤ Kap. 33.4.2).

Morphologie

Häufig lässt sich das Nebeneinander akuter (Nekrosen, Exsudation) und chronischer (Lymphozyten, Granulationsgewebe, Vernarbung) Reaktionen nachweisen.

3.3.3 Morphologische Merkmale der chronischen Entzündung

Die chronische Entzündung lässt sich in 3 Subtypen unterteilen:
- Chronische granulierende (resorbierende) Entzündung
- Chronische lymphozytäre Entzündung
- Granulomatöse Entzündung

Chronische granulierende Entzündung

Bei diesem Subtyp steht das **Granulationsgewebe** (➤ Abb. 3.19) im Mittelpunkt. Der vorherrschende Zelltyp sind **Makrophagen.** Neben der phagozytischen Funktion üben diese Zellen über sezernierte Zytokine eine stimulierende Wirkung auf Endothelzellen und Fibroblasten aus (➤ Abb. 3.20). Resultate sind die Neubildung von Gefäßen (Angiogenese) und von kollagenem Bindegewebe (sog. Organisation).

Die **Angiogenese** beginnt mit der Ausbildung solider endothelialer Knospen, die sekundär Lumina ausbilden und miteinander anastomosieren. Die Kapillaren besitzen zunächst keine Basalmembran und sind deshalb extrem permeabel. Hierdurch entsteht ein ausgeprägtes proteinreiches, erythrozytenhaltiges Ödem.

Die ebenfalls aktivierten **Fibroblasten** und **Myofibroblasten** bilden kollagene Fasern. Resorbiertes Exsudat und nekrotisches Gewebe werden zunehmend durch kollagenes Bindegewebe ersetzt. Das Kapillarnetz erfüllt vor allem nutritive Funktionen für Makrophagen und Fibroblasten.

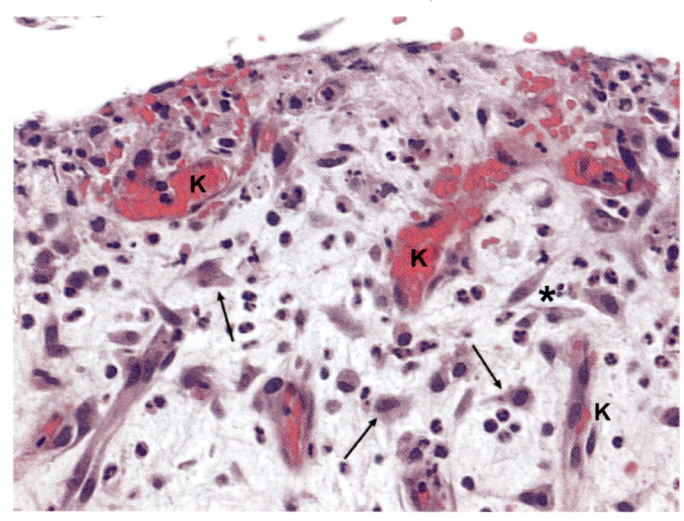

Abb. 3.19 Granulationsgewebe mit den typischen Kapillarsprossen (K), Makrophagen (Pfeile) und Fibroblasten (Sternchen). HE, Vergr. 200-fach. [R398]

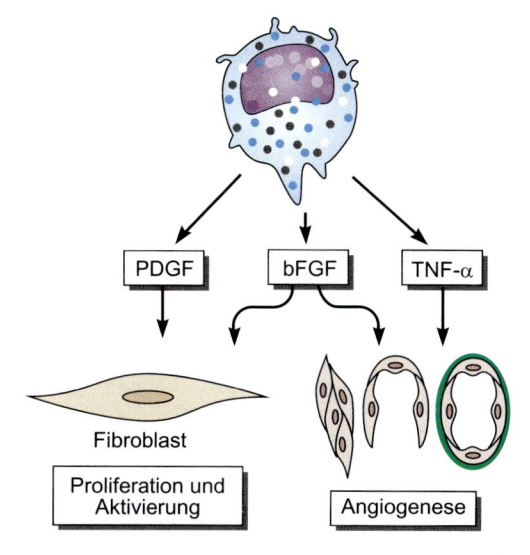

PDGF: platelet derived growth factor
bFGF: basic fibroblast growth factor
TNF-α: tumor necrosis factor α

Abb. 3.20 Makrophagenfunktion. Stimulation der Fibroblastenproliferation und der Angiogenese durch eine Reihe von Zytokinen. [L106]

Morphologie

Histologisch ist die granulierende Entzündung durch Makrophagen, Fibroblasten und Kapillaren gekennzeichnet (➤ Abb. 3.19).

Bei einigen Entzündungen, z. B. dem chronischen Magenulkus, kann das durch nekrotisches Gewebe überlagerte Granulationsgewebe eine Gliederung in 3 Zonen aufweisen (➤ Abb. 28.5):
- **Resorptionszone** mit Makrophagen (Front des Granulationsgewebes)
- **Reparationszone** mit Kapillarsprossen und Fibroblasten
- **Bindegewebezone** mit kollagenem Bindegewebe (Narbe)

Eine verstärkte resorptive Leistung ist am Reichtum an Gewebemakrophagen zu erkennen. Das resorbierte Material lässt sich teilweise im Zytoplasma der Makrophagen nachweisen. Nach Phagozytose von Fetten weist das Zytoplasma der Makrophagen z. B. feine Vakuolen auf (sog. **Schaumzellen;** ➤ Abb. 3.21a). Durch den Abbau von Erythrozyten (z. B. bei einem Hämatom) kommt es zur Ablagerung von Hämosiderin in den Makrophagen (sog. **Siderophagen;** ➤ Abb. 3.21b).

Je nach Ausbildung der resorptiven oder der reparativen Komponente ergeben sich folgende Varianten der granulierenden Entzündung:
- Die **chronische xanthomatöse Entzündung** ist gekennzeichnet durch einen Reichtum an Schaumzellen und fällt daher bereits makroskopisch durch ihre gelbe Farbe auf. Beispiele sind die xanthomatöse chronische Pyelonephritis und die sog. Lipophagengranulome nach Fettgewebenekrosen (➤ Abb. 3.21a).
- Die **hypertrophische granulierende Entzündung** zeichnet sich durch eine besonders starke Granulationsgewebebildung mit meist deformierenden Narben aus. Beispiele sind das Narbenkeloid und die sog. Granulationspolypen.

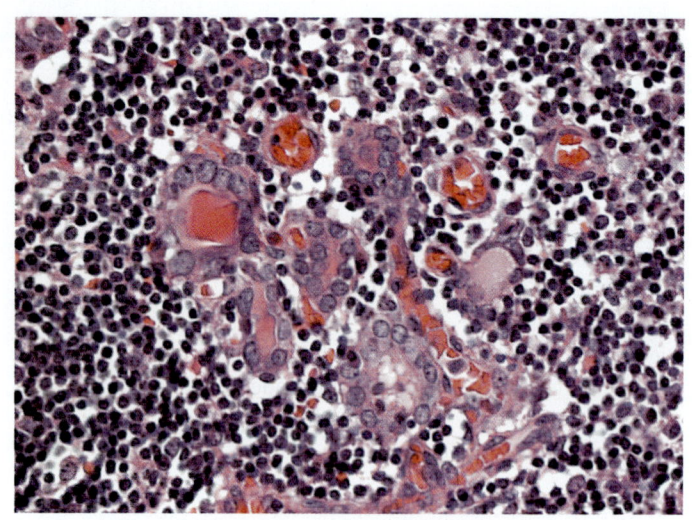

Abb. 3.22 Chronische lymphozytäre Thyreoiditis. Ausschnitt aus der Schilddrüse mit ausgeprägter lymphozytärer Entzündungsinfiltration mit Ausbildung von Lymphfollikeln. Die Entzündung führt im Laufe der Zeit zu einem zunehmenden Parenchymverlust mit Fibrose. HE, Vergr. 40-fach. [R398]

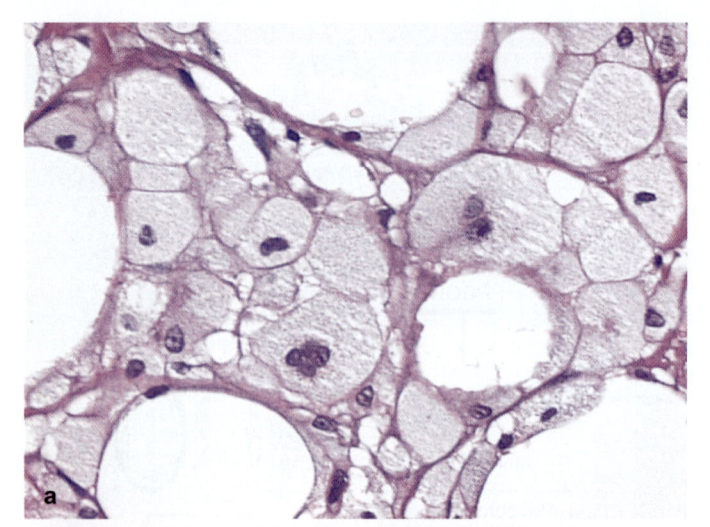

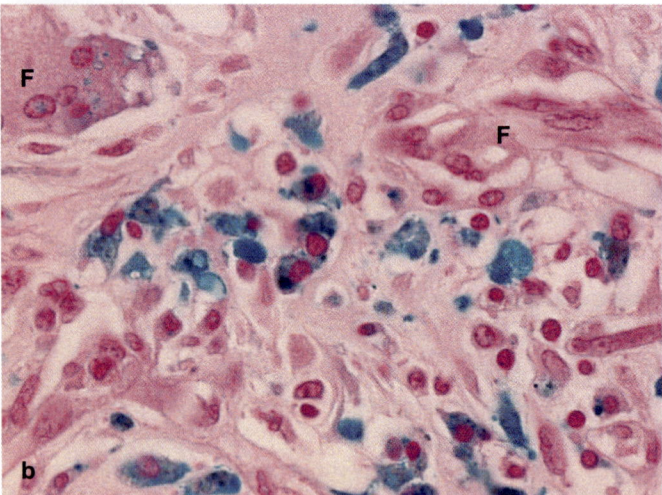

Abb. 3.21 Schaumzellen und Siderophagen. a Histiozytäre Entzündung nach Fettgewebenekrosen mit Ausbildung von Schaumzellen (zytoplasmatische Fettspeicherung der Histiozyten). HE, Vergr. 200-fach. **b** Histiozytäre Entzündung mit Fremdkörperriesenzellen (F) und eisenspeichernden Makrophagen, sog. Siderophagen (blau). Berliner Blau, Vergr. 100-fach. [R398]

mit ausgeprägter Vernarbung, Fibrose (➤ Abb. 3.12) und Funktionsverlust (➤ Abb. 3.22).

KLINISCHE PATHOLOGIE
Chronische lymphozytäre Thyreoiditis ➤ Kap. 14.4.2, autoimmune (myoepitheliale) Sialadenitis ➤ Kap. 26.3.6, Autoimmunhepatitis ➤ Kap. 33.4.2, Lupus erythematodes visceralis ➤ Kap. 4.4.4, Sklerodermie ➤ Kap. 4.4.4, chronische Polyarthritis ➤ Kap. 45.2.4.

- Die **fibroplastische bzw. sklerosierende Entzündung** ist charakterisiert durch eine Proliferation von Fibroblasten mit Bildung von kollagenem Bindegewebe. Ein Beispiel ist das sog. Kapselfibrosesyndrom nach Einsatz einer Mammaprothese. Hierbei handelt es sich um eine erhebliche Vernarbung und Schrumpfung einer sich in der Umgebung einer Silikonprothese bildenden fibrösen Kapsel.

Chronische lymphozytäre Entzündung

Diese Entzündung weist eine überwiegend **lymphozytäre Infiltration** als Ausdruck eines immunologischen Prozesses auf. Die Folgen sind Parenchymdestruktion und Vernarbung.

Zu dieser Entzündungsform zählen in erster Linie die Autoimmunerkrankungen (➤ Kap. 4.3.4). Zumeist führen sie über einen Verlauf von vielen Jahren zu einer zunehmenden Parenchymdestruktion, z. T.

Granulomatöse Entzündung

Granulome bestehen aus knötchenförmigen Zellansammlungen, die sich – abhängig vom Granulom-Typ – aus Makrophagen und ihren Abkömmlingen, Epitheloidzellen und mehrkernigen Riesenzellen sowie aus weiteren Zelltypen zusammensetzen. Dazu zählen z. B. Lymphozyten, Granulozyten und Fibroblasten. Der Begriff „Granulom" leitet sich vom lateinischen granulum (= Körnchen) her. Dieser Stamm findet sich auch in 2 anderen Wortbildungen, Granulozyt und granulierende Entzündung bzw. Granulation.

Die 3 Begriffe sind streng voneinander zu trennen:
- Die Bezeichnung **Granulozyt** bezieht sich auf die Zytomorphologie: Granulozyten enthalten viele Granula.
- Bei der Bildung von **Granulationsgewebe** entstehen an einem Wundgrund makroskopisch sichtbare, körnchenähnliche Proliferate von Kapillaren und Fibroblasten.
- **Granulome** bilden sich nur bei einem speziellen Spektrum von Erkrankungen, sodass man auch von „spezifischen" Entzündungen spricht. Verschiedene Erreger und unbelebte Noxen können die Bildung von Granulomen induzieren, z. B. toxische (Asbest, Quarz), nichttoxische, schwer abbaubare exogene (Plastik, Nahtmaterial, Talkumpuder) und endogene (Cholesterinkristalle, Harnsäurekristalle, Hornschüppchen) Fremdkörper sowie einige

Mikroorganismen (z. B. Mykobakterien, Yersinien, Listerien, Leishmanien). Aus dem unterschiedlichen histologischen Aufbau der Granulome können sich Hinweise auf ihre Ätiologie ergeben. Beweisend für eine bestimmte Ätiologie ist allerdings nur der Nachweis des verursachenden Agens bzw. Erregers im Gewebe. Die Pathogenese von Granulomen ist in ➤ Kap. 3.3.1 erläutert.

Granulomzellen

Epitheloidzellen entwickeln sich unter dem Einfluss von CD4-positiven T-Zellen aus Monozyten bzw. Histiozyten. Histiozyten-Ansammlungen sind daher u. U. Vorstufen epitheloidzelliger Granulome. Die Epitheloidzellen zeigen eine enge Verzahnung ihrer Zellmembranen untereinander und weisen daher ein epithelähnliches („epitheloides") Bild auf. In den voll ausgebildeten Granulomen umschließen die Epitheloidzellen wallartig das Granulomzentrum, sodass einerseits Erreger bzw. Noxen vom übrigen Gewebe abgegrenzt und andererseits Enzyme, u. a. bakterizide Stoffwechselprodukte, lokal konzentriert werden können.

Mehrkernige **Riesenzellen** sind oft Bestandteile von Granulomen, ihr Nachweis ist für die Diagnose eines Granuloms jedoch nicht erforderlich. Diese Riesenzellen entstehen durch Konfluenz zahlreicher Monozyten bzw. Gewebemakrophagen unter Ausbildung eines Synzytiums. Die vielen Kerne können geordnet oder ungeordnet vorliegen:
- **Geordnete** Riesenzellen (z. B. Langhans-Riesenzellen) in Granulomen vom Tuberkulose-Typ
- **Ungeordnete** Riesenzellen in Granulomen vom Fremdkörper-Typ

Als begleitende Zellen enthalten Granulome **Lymphozyten** und **Plasmazellen** in unterschiedlicher Anzahl und Verteilung, meist in der Peripherie. Die außerhalb gelegenen T-Lymphozyten produzieren verschiedene für die Granulombildung wichtige Zytokine (z. B. TNF-α; Makrophagen-Migrationshemmfaktor, MIF). In Granulomen vom Pseudotuberkulose-Typ treten **neutrophile Granulozyten** hinzu.

Reaktionsformen der granulomatösen Entzündung

Man unterscheidet **epitheloidzellige und histiozytäre granulomatöse** Reaktionsformen (➤ Tab. 3.5, ➤ Abb. 3.23, ➤ Abb. 3.24).

Tab. 3.5 Die verschiedenen Granulomtypen und ihre Besonderheiten

Granulomtyp	Besonderheiten	Vorkommen
Epitheloidzellige Reaktionsformen		
kleinherdige Epitheloidzellansammlungen („sarcoid-like lesions")	–	Lymphknoten: Abflussgebiet von Tumoren, Toxoplasmose (Piringer-Lymphadenitis), verschiedene Lymphome
Epitheloidzellgranulome vom Sarkoidose-Typ (➤ Abb. 3.23a)	keine zentrale Nekrose, ggf. Untergliederung durch fibröse Septen	Sarkoidose, Morbus Crohn, primäre biliäre Zirrhose (PBC), nach Inhalation von Beryllium-, Aluminium- oder organischen Stäuben
Epitheloidzellgranulome vom Tuberkulose-Typ (➤ Abb. 3.23b, ➤ Abb. 3.24a)	zentrale „verkäsende" Nekrose	Tuberkulose, Lepra, andere Mykobakteriosen, Syphilis; nekrotisches Tumorgewebe, Prostatasekret (granulomatöse Prostatitis), Beryllium-Staub, Polyvinylpyrrolidon (PVP), Stärkekörner, Talkum (Handschuhpuder)
Epitheloidzellgranulome vom Pseudotuberkulose-Typ (➤ Abb. 3.23c)	zentraler Mikroabszess	Lymphadenitis mesenterialis durch *Yersinia pseudotuberculosis*, Katzenkratzkrankheit, Lymphogranuloma venereum, Hasenpest (Tularämie), Pilzinfektionen (z. B. Kokzidioidomykose), verschiedene Parasitosen
Histiozytäre granulomatöse Reaktionsformen		
Granulome vom rheumatoiden Typ (➤ Abb. 3.23d)	zentrale „fibrinoide" Nekrose	„Rheumaknoten" bei chronischer Polyarthritis; Granuloma anulare, andere Hauterkrankungen
Granulome vom Typ des rheumatischen Fiebers	Makrophagen (Anitschkow-Zellen) mit „raupenähnlichem" („caterpillar cells") bzw. „eulenaugenähnlichem" Nukleolus, Makrophagen mit basophilem Zytoplasma (Aschoff-Zellen), nach spindelförmiger Narbe	rheumatisches Fieber
Granulome vom Fremdkörper-Typ (➤ Abb. 3.23e, ➤ Abb. 3.24b)	mehrkernige Riesenzellen mit ungeordneten Kernen, Auslöser: sowohl kristalline als auch nichtkristalline, körpereigene und körperfremde Stoffe und Partikel, körpereigene Stoffe (Kristalle: Urat und Cholesterin; nichtkristallin: Hornlamellen, Schleim, nekrotisches Fettgewebe, Talg); körperfremde Stoffe (Nahtfäden, Insekten- und Zeckenanteile, Holzsplitter, Dornen, Stein- und Metallstäube, Endoprothesenabrieb, Silikonöl aus Mammaimplantaten)	Nahtfadengranulome, Cholesteringranulome, Muziphagen-Granulome, Ölzysten
gemischtzellige Granulome	Epitheloidzellen, Histiozyten, Riesenzellen	Typhus abdominalis, Brucellosen, Listeriosen, Mykosen

KLINISCHE PATHOLOGIE

Kleinherdige Epitheloidzellansammlungen Toxoplasmose des Lymphknotens (Piringer-Kuchinka-Lymphadenitis) ➤ Kap. 22.2.1.
Epitheloidzellgranulome vom Sarkoidose-Typ Sarkoidose (Morbus Boeck) ➤ Kap. 24.6.3, ➤ Kap. 4.4.6, Morbus Crohn ➤ Kap. 32.5.2.
Epitheloidzellgranulome vom Tuberkulose-Typ Tuberkulose ➤ Kap. 24.6.3, ➤ Kap. 48.3.6.
Epitheloidzellgranulome vom Pseudotuberkulose-Typ *Yersinia pseudotuberculosis*, Katzenkratzkrankheit ➤ Kap. 22.2.1, Lymphogranuloma venereum ➤ Kap. 40.5.3.
Granulome vom rheumatoiden Typ Chronische Polyarthritis ➤ Kap. 45.2.4.
Granulome vom Typ des rheumatischen Fiebers Rheumatische Myokarditis ➤ Kap. 19.4.1.
Granulome vom Fremdkörper-Typ Chalazion (Gerstenkorn) ➤ Kap. 11.2.1, Muziphagengranulome um Schleimextravasate ➤ Kap. 26.3.4.
Gemischtzellige Granulome Typhus abdominalis ➤ Kap. 30.7.1, Listeriosen ➤ Kap. 48.3.5.

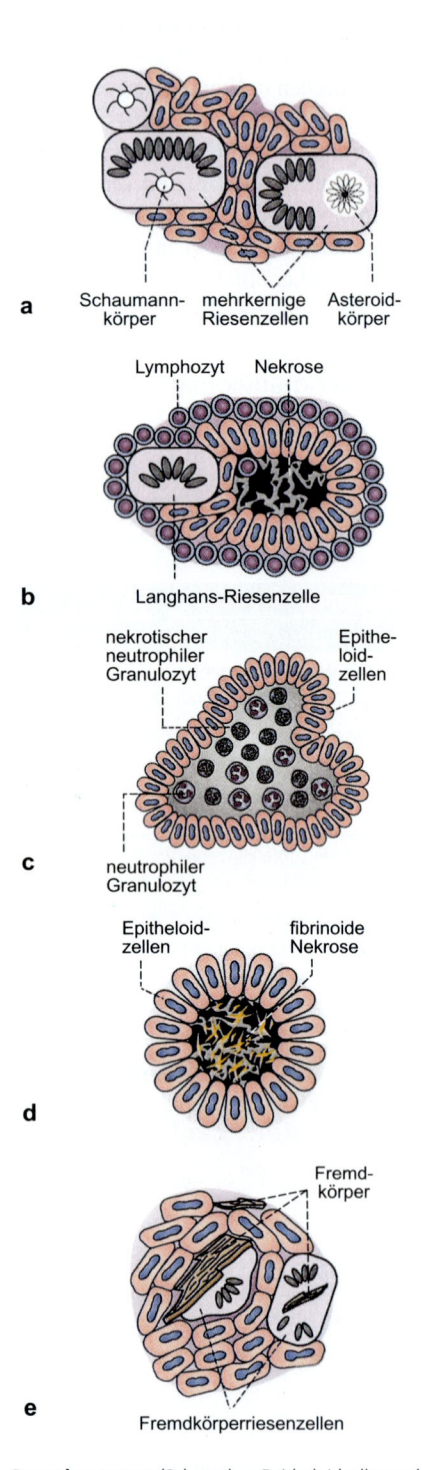

Abb. 3.23 Granulomtypen (Schema). **a** Epitheloidzellgranulom vom Sarkoidose-Typ; **b** Epitheloidzellgranulom vom Tuberkulose-Typ; **c** Epitheloidzellgranulom vom Pseudotuberkulose-Typ; **d** Granulom vom rheumatoiden Typ; **e** Granulom vom Fremdkörpertyp. [L106]

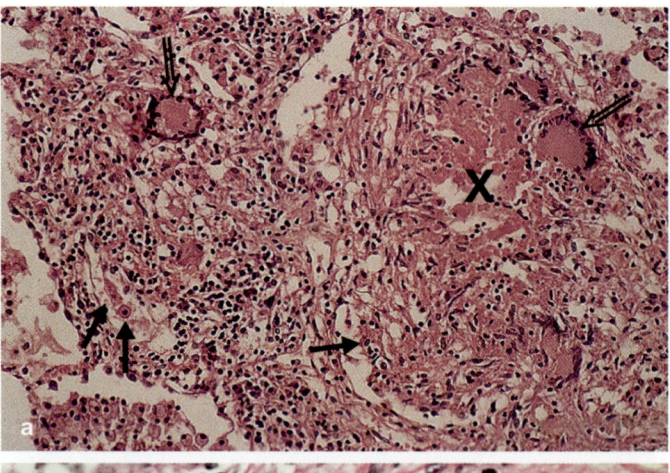

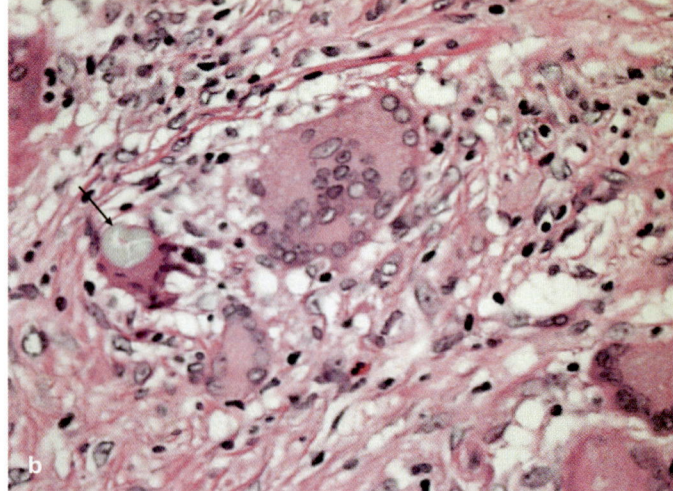

Abb. 3.24 Granulome im histologischen Bild. a Epitheloidzellgranulom vom Typ eines verkäsenden tuberkulösen Granuloms. Knötchenförmige Ansammlung von Epitheloidzellen (Pfeile) und mehrkernigen Riesenzellen (Doppelpfeile) mit zentraler Nekrose in einem Granulom (Kreuz). HE, Vergr. 10-fach. **b** Granulom vom Fremdkörper-Typ mit Histiozyten und ungeordneten Fremdkörperriesenzellen. Im Zytoplasma eingeschlossene Fadenreste (Pfeil). HE, Vergr. 100-fach. [R398]

3.4 Regeneration und Reparation

3.4.1 Definition

Bei jeder Entzündung oder bei traumatischen Gewebeschäden kommt es zu einer Zerstörung von Zellen, z. B. Parenchymzellen in Organen oder Epithelzellen in Haut und Schleimhäuten. Der vollwertige Ersatz von Parenchymzellen wird als **Regeneration,** bei oberflächenbedeckenden Epithelien als Reepithelisierung bezeichnet. Ist eine Regeneration nicht möglich, werden die zerstörten Parenchymzellen durch kollagenes Bindegewebe ersetzt (**Reparation,** Defektheilung, Narbenbildung).

Regeneration (vollständige Heilung)

Vollständige Heilung nach einem Gewebeschaden bedeutet die Wiederherstellung des ursprünglichen Zustandes („Restitutio ad integrum") durch:
- Elimination der Noxe
- Auflösung des Entzündungsexsudats
- Vollwertigen, funktionellen Ersatz der zugrunde gegangenen Parenchymzellen

Die Beseitigung der Noxen und damit der Ursache der Gewebeschädigung führt zu einer Abnahme der Entzündungsmediatoren. Die Gefäßfunktionen normalisieren sich. Das entzündliche Exsudat wird durch freigesetzte Enzyme aufgelöst. Für die Degradation des Fibrins ist das aus dem Proenzym Plasminogen gebildete Plasmin von besonderer Bedeutung. Dieses kann durch Faktoren der Makrophagen aktiviert werden. Das verflüssigte Exsudat wird über die Lymphbahnen und teilweise über die Blutgefäße abtransportiert. Zelltrümmer (Detritus) werden schließlich von Makrophagen phagozytiert. Mit der Auflösung des Exsudats beginnt die Regeneration durch neue Parenchymzellen. Der ursprüngliche Gewebezustand wird ohne Narbe wiederhergestellt.

Reparation (Defektheilung)

Syn.: Reparatio, Organisation
Eine Heilung durch Reparation ist die Folge einer unvollständigen Abräumung des Exsudats oder Folge größerer Gewebenekrosen in Geweben mit unzureichender Regenerationsfähigkeit.

Nekrosen führen zur Bildung von Granulationsgewebe mit Abbau der Nekrose und Ersatz durch kollagenes Bindegewebe (Narbe). Diesen Prozess bezeichnet man auch als **Organisation.** Die Narbe ist makroskopisch durch ihre grau-weiße Farbe und histologisch durch kollagenes Bindegewebe gekennzeichnet (➤ Abb. 3.25).

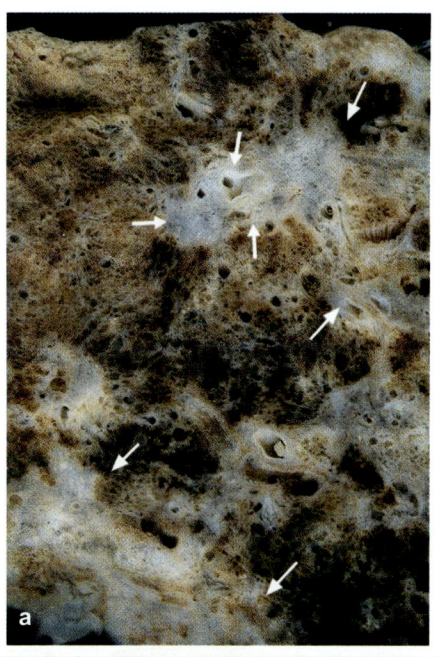

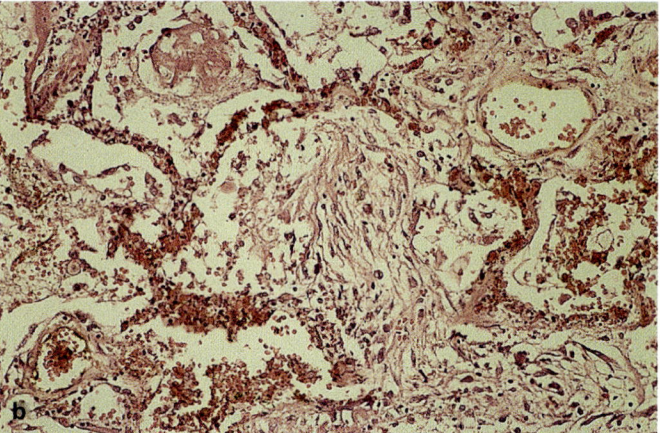

Abb. 3.25 Chronisch vernarbende Entzündung: karnifizierende Pneumonie. **a** Schnittfläche der Lunge mit flächenhaftem Narbengewebe (Pfeile). **b** Histologie mit fibrösem Narbengewebe, das die Alveolen ausfüllt. HE, Vergr. 40-fach. [R398]

3.4.2 Beispiel: Wundheilung

Phasen der normalen Wundheilung

Die Wundheilung an der Haut veranschaulicht die Prinzipien des Ineinandergreifens von Entzündung, Regeneration und Reparation (➤ Abb. 3.26).

Jede chirurgische Hautinzision führt zu Zellnekrosen der Epidermis und der Dermis sowie zur Eröffnung von Blutgefäßen. Trotz optimaler Adaptation der Wundränder im Rahmen der chirurgischen Wundnähte kommt es daher zu folgenden Veränderungen:
- **Exsudative Phase:** Der Defekt wird mit koagulierendem Blut und Fibrin aufgefüllt (Blutschorf). **Fibronektin,** ein homodimeres Glykoprotein mit Querverbindungen zwischen Fibrin und Kollagen sowie anderen extrazellulären Matrixkomponenten, ermöglicht eine Stabilisierung der Wunde. Im angrenzenden

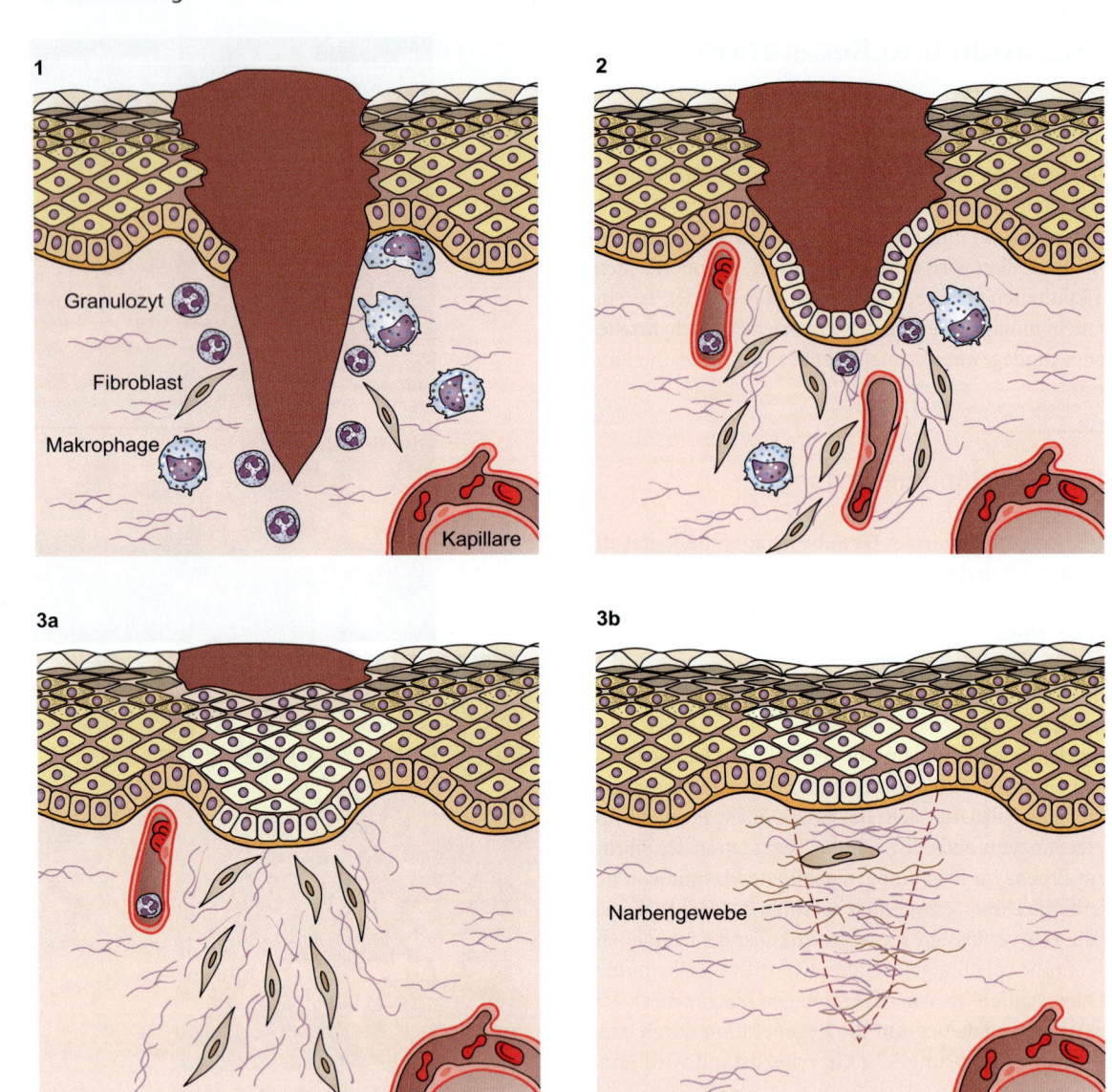

Abb. 3.26 Wundheilung am Beispiel einer Hautwunde. 1 = exsudative Phase, 2 = resorptive Phase, **3a** = reparative Phase, **3b** = Hautnarbe (Details s. Text). [L106]

Gewebe entsteht eine entzündliche Reaktion mit Anreicherung von neutrophilen Granulozyten und Makrophagen.

- **Resorptive Phase:** Neutrophile Granulozyten und insbesondere Monozyten/Makrophagen wandern in den Defekt ein und beginnen mit dem Abbau des Exsudats. Im Randbereich entwickelt sich ein Granulationsgewebe aus neu gebildeten Kapillaren und Fibroblasten. Gleichzeitig kommt es zu einer Migration des basalen Epithels zwischen Blutschorf und Granulationsgewebe.
- **Reparative Phase:** Die Bildung von Granulationsgewebe durch Proliferation von Kapillaren (Angiogenese) und Fibroblasten leitet die **Reparation** ein. Die Umwandlung des Granulationsgewebes in reifes Narbengewebe nimmt Wochen bis Monate in Anspruch. Sie geht mit einer Resorption des Exsudats und einer ausgeprägten **Kollagensynthese** einher. Kollagenes Bindegewebe sorgt für die mechanische Stabilität der Narbe. Bei der Wundheilung wird zunächst Typ-III-Kollagen gebildet, das mit zunehmender Reifung der Narbe abgebaut und durch Typ-I-Kollagen ersetzt wird. In der reifen Narbe besteht dann ein Verhältnis Typ I/Typ III von 8,5 : 1,5. Dieses Narbengewebe bzw. die Fibrose kann sich in parenchymatösen Organen (z. B. Lunge, Leber, Niere) als Diffusionshindernis bemerkbar machen und zu einer Funktionsminderung des Organs beitragen.
- **Regeneration/Reepithelisierung:** Die Regeneration der Epidermis setzt gleich zu Anfang der reparativen Phase ein mit einer vom Wundrand ausgehenden Migration der Basalzellschicht zwischen oberflächlichem Blutschorf und Granulationsgewebe. Aus der Basalzellschicht differenziert eine mehrschichtige Epidermis. Im Gegensatz zur normalen Epidermis besitzt die neu gebildete keine Reteleisten, enthält keine Melanozyten (eine Hautnarbe bleibt zumeist weiß) und keine Hautanhangsgebilde. Der Blutschorf an der Oberfläche wird nach dieser Phase abgestoßen. Eine unkomplizierte Wundheilung mit nur geringer Narbenbildung (z. B. nach chirurgischen Eingriffen) wird als **Heilung per primam intentionem** (PP-Heilung) bezeichnet.

Tab. 3.6 Komplikationen der Wundheilung

- Wunddehiszenz
- Narbenbruch
- hypertrophische Narben (Caro luxurians, „wildes Fleisch")
- Keloidbildung
- Narbenkontraktur
- Wundinfektion
- Serombildung
- Hämatombildung
- Granulombildung
- Epidermiszysten

Komplikationen der Wundheilung

Unter Komplikationen der Wundheilung werden lokale (Größe, Instabilität der Wunde, Ausmaß der Kontrakturen; Infektionen und Fremdmaterial, Narbenhypertrophie) und systemische (Blutversorgung, Ernährung, Grundleiden, z. B. Diabetes mellitus, Medikamente, Immunstatus) Faktoren und Prozesse zusammengefasst, die den Heilungsverlauf und das Ergebnis der Narbenbildung negativ beeinflussen. Dies kann zu großen, deformierenden Narben, insuffizienten Narben (Narbenbruch) oder auch nicht heilenden Wunden führen (➤ Tab. 3.6).

Lokale Faktoren

- **Größe:** Die Größe der Hautwunde bestimmt das Ausmaß der Exsudation, Letztere wiederum die Ausdehnung des Granulationsgewebes und damit der Narbe. Die zeitliche Verzögerung des Heilungsprozesses über das makroskopisch bereits erkennbare Granulationsgewebe nennt man **Heilung per secundam intentionem** (PS-Heilung).
- **Instabilität:** Die natürliche Instabilität von Hautwunden in frühen Phasen der Wundheilung kann bei mangelnder Ruhigstellung (frühzeitige Belastung) zu einer Wunddehiszenz führen. Folgen davon sind erneut eintretende Exsudation, Wund- und Narbeninsuffizienz mit Ausbildung eines Narbenbruchs.
- **Kontrakturen:** Durch die Wundkontraktion erfährt die Narbe mit der Zeit eine erhebliche Volumenreduktion. Verantwortlich dafür sind sog. **Myofibroblasten,** die durch ihre kontraktilen Eigenschaften (Aktin, Myosin) das Bindegewebe zusammenziehen. Durch diesen Prozess kann es zu entstellenden Narbenkontrakturen kommen.
- **Infektionen und Fremdmaterial:** Infektionen führen zu einer exsudativen Entzündung, Fremdkörper zu einer Fremdkörperreaktion. Beide Faktoren verhindern die Reparation, sodass der Heilungsverlauf verhindert oder verzögert wird. Zusätzlich wird die Granulations- und Narbenbildung gefördert.
- **Narbenhypertrophie:** Auch bei optimalen Bedingungen kann es gelegentlich zu einer überschießenden Reaktion, d. h. zu einer inadäquat regulierten Proliferation von Bindegewebe kommen. Die dafür verantwortlichen Faktoren sind derzeit noch unbekannt. Folgen sind hypertrophische Narben und sog. **Keloide.**

Systemische Faktoren

- **Blutversorgung:** Eine ausreichende Blutversorgung ist eine wesentliche Voraussetzung einer guten Wundheilung. So ist die Aktivität der Fibroblasten von einem Sauerstoffdruck von mindestens 15 mmHg abhängig. Dieser wird nur bei einem intakten Kapillarnetz erreicht. Die Atherosklerose bei älteren Patienten ist eine häufige Ursache für die Verzögerung der Wundheilung.
- **Ernährung:** Die Ernährung hat ebenfalls einen erheblichen Einfluss auf die Wundheilung. Der wichtigste Faktor ist dabei das **Vitamin C.** Es ist an der Aktivierung der Enzyme Prolyl- und Lysylhydroxylase beteiligt. Vitamin-C-Mangel führt daher zu unterhydroxylierten Aminosäuren und dadurch zur Bildung instabiler Kollagene.
- **Diabetes mellitus:** Aufgrund der Gefäßveränderungen und der erhöhten Infektionsneigung bei Diabetes mellitus kommt es zur Verzögerung oder Beeinträchtigung der Wundheilung (➤ Kap. 47.3.2).
- **Medikamente:** Glukokortikosteroide hemmen die Wundheilung.
- **Abwehrzellen, Immunstatus:** Granulozytopenie und angeborene Defekte in der Leukozytenchemotaxis oder Phagozytose wirken sich negativ auf die Wundheilung aus.

KAPITEL 4

Ch. Münz, G. Höfler, H.A. Baba, K. Sotlar

Pathologische Immunreaktionen

4.1	Aufbau des Immunsystems	76	4.3.1	Überempfindlichkeitsreaktionen	91
4.1.1	Angeborenes und erworbenes Immunsystem	76	4.3.2	Transplantatabstoßung und Immunsuppression bei Transplantationen	97
4.1.2	Antigene, Antigenpräsentation und Histokompatibilitätsantigene	77	4.3.3	Risiken nach Organtransplantationen	102
4.1.3	Primäre, sekundäre und tertiäre lymphatische Organe (Immunorgane)	79	4.3.4	Immunabwehr gegen Tumoren	103
4.1.4	Zellen des Immunsystems	79	4.3.5	Autoimmunität – Autoimmunerkrankungen	103
4.2	Entstehung und Kontrolle einer spezifischen Immunantwort	84	4.4	Autoimmunerkrankungen	105
4.2.1	Zytokine	84	4.4.1	Mechanismen der Gewebeschädigung	106
4.2.2	Korezeptoren auf Lymphozyten	85	4.4.2	Entstehung von Immuntoleranz und Pathogenese mangelnder Immuntoleranz	106
4.2.3	Periphere Differenzierung von B-Lymphozyten	85	4.4.3	Spektrum der Autoimmunerkrankungen	106
4.2.4	Periphere Differenzierung von T-Lymphozyten	87	4.4.4	Kollagenosen	106
4.2.5	Primäre und sekundäre Immunantwort, immunologisches Gedächtnis	90	4.4.5	Systemische nichtinfektiöse Vaskulitiden	111
4.2.6	Grundlagen und Mechanismen der immunologischen Toleranz	90	4.4.6	Sarkoidose	111
4.2.7	Apoptose	91	4.5	Defekte des erworbenen Immunsystems	112
			4.5.1	Störungen der B-Zell-vermittelten Immunität	114
4.3	Fehlleistungen des Immunsystems: Überempfindlichkeitsreaktionen, Transplantatabstoßung und Autoimmunität	91	4.5.2	Störungen der T-Zell-vermittelten Immunität	115
			4.5.3	Schwere kombinierte Immundefekte	115
			4.5.4	Erworbene Immundefektsyndrome	116

Zur Orientierung

Die Hauptaufgabe des Immunsystems ist der Schutz der körperlichen Integrität des Individuums, einschließlich der Abwehr von Infektionen und Tumoren. Das System ist funktional eng mit weiteren Regulationssystemen, einschließlich dem Nervensystem und dem endokrinen System, verknüpft. Das Immunsystem besteht aus einer **angeborenen** und einer **erworbenen** Komponente. Diese beiden Systeme ergänzen sich und bilden eine funktionelle Einheit.

Fremdstoffe, die eine antigenspezifische Immunantwort auslösen können, werden als **Immunogene** bezeichnet. Das Immunsystem erkennt sie mithilfe von Rezeptorsystemen, welche die Ausrichtung der jeweiligen Abwehrreaktion definieren und ihre Spezifität gewährleisten. Das Zusammenwirken von angeborener und erworbener Immunabwehr resultiert in einer koordinierten und präzise regulierten Reaktion auf die Immunogene. Dabei unterstützt und vervollständigt die antigenspezifische Abwehr des erworbenen Immunsystems die Abwehrleistung des angeborenen Systems, die vorwiegend auf der Erkennung mikrobieller Sequenzmuster durch Mustererkennungsrezeptoren („pattern recognition receptors", PRR) beruht. Gleichzeitig verhilft die gezielte Reaktion des erworbenen Immunsystems gegen Antigene auch zur Fähigkeit, bei erneuter Exposition gegenüber demselben Immunogen schneller, stärker und spezifischer reagieren zu können. Dieses Phänomen wird als **immunologisches Gedächtnis** bezeichnet.

Aufgrund seiner hohen Komplexität ist das Immunsystem ein effektives und überlebenswichtiges, jedoch auch fehleranfälliges System. Einzelne Komponenten des angeborenen oder des erworbenen Immunsystems können aufgrund genetischer Veränderungen Defekte aufweisen (primäre Immundefizienz). Ferner kann das Immunsystem durch eine unverhältnismäßige (z. B. Allergie) oder eine falsch gerichtete Antwort (z. B. Autoimmunität) große und gelegentlich irreversible Schäden verursachen, die zu **schweren Erkrankungen** führen.

4.1 Aufbau des Immunsystems

Das Immunsystem erkennt schädliche Substanzen durch unterschiedliche, miteinander kooperierende **zelluläre** und **humorale Abwehrmechanismen**. Diese lebensnotwendigen Aufgaben werden beim Menschen durch 2 Abwehrsysteme wahrgenommen, die in engem Kontakt stehen und miteinander kooperieren (➤ Tab. 4.1):
- Natürliches System der angeborenen Immunität (unspezifisches Immunsystem, „innate immune system")
- Adaptives System der erworbenen Immunität (spezifisches Immunsystem, „adaptive immune system")

Die meisten Zellpopulationen des Immunsystems stammen von **hämatopoetischen Stammzellen** des Knochenmarks ab. Die verschiedenen Zellpopulationen werden entweder dem angeborenen oder dem erworbenen Immunsystem zugeordnet, stehen jedoch durch lösliche Faktoren (Zytokine) und über Zell-Zell-Kontakte (auch über membranständige Rezeptoren und ihre Liganden) in einem vielfältigen Wechselspiel, das für die adäquate Auslösung und Begrenzung einer Immunantwort entscheidend ist.

Tab. 4.1 Eigenschaften des angeborenen und erworbenen Immunsystems

	Angeborenes Immunsystem	Erworbenes Immunsystem
physikochemische Barrieren	• Haut und Schleimhäute	• Haut und mukosaassoziiertes lymphatisches Gewebe • sekretorische Antikörper (vorwiegend IgA)
humorale (lösliche) Komponenten	• Komplementsystem • Akute-Phase-Proteine • Zytokine (von Zellen des angeborenen Immunsystems)	• Antikörper • Zytokine (von Lymphozyten)
zelluläre Komponenten	• Granulozyten • Monozyten/Makrophagen • dendritische Zellen • natürliche Killer (NK)-Zellen und weitere angeborene lymphoide Zellen („innate lymphoid cells", ILC)	• B-Lymphozyten • T-Lymphozyten
Erkennungsmechanismen	• PRR (Mustererkennungsrezeptoren)	• spezifische Antigenrezeptoren • B-Lymphozyten: Immunglobuline (als membrangebundene Proteine dienen sie auch als B-Zell-Antigen-Rezeptoren, BCR) • T-Lymphozyten: T-Zell-Antigen-Rezeptoren, TCR
biologische Eigenschaften	• rasche Verfügbarkeit	• hohe Spezifität • immunologisches Gedächtnis

PRR = „pattern recognition receptors"

4.1.1 Angeborenes und erworbenes Immunsystem

Angeborenes (unspezifisches) Immunsystem

Syn.: natürliches Immunsystem

Das angeborene Immunsystem ist bereits bei Geburt fast vollständig funktionell, weist aber nur eine **beschränkte Spezifität** gegenüber den abzuwehrenden Erregern auf. Im Gegensatz zum erworbenen Immunsystem braucht das angeborene Immunsystem für seine Funktion keinen früheren Kontakt mit den Antigenen, um seine Effektorzellen zu aktivieren, da die humoralen und zellulären Erkennungsmechanismen der angeborenen Immunität konstitutiv vorhanden sind und deshalb zu jedem Zeitpunkt für die Abwehr bereitstehen. Allerdings zeigt das angeborene Immunsystem im Verlauf seiner Abwehrleistung **geringere Adaptation („trained immunity")** an die spezifischen Gegebenheiten des Erregers, insbesondere können Mutationen infektiöser Erreger nicht unterschieden und spezifisch erkannt werden.

Die **zentrale Funktion** des angeborenen Immunsystems ist darauf ausgerichtet, Erreger rasch zu beseitigen oder zu kontrollieren und – im Bedarfsfall – die antigenspezifischen Effektorzellen des erworbenen Immunsystems koordiniert zum Ort der Abwehr zu führen. Die Haut und die Schleimhäute bilden eine erste physische Barriere für Erreger und sind von Zellen des angeborenen Immunsystems durchsetzt. Diese können Erreger phagozytieren und zerstören.

Die Strategie des angeborenen Immunsystems bei der Identifizierung von Erregern besteht darin, dass konstitutiv exprimierte und gut konservierte Produkte des mikrobiellen Metabolismus von sog. **Mustererkennungsrezeptoren („pattern recognition receptors", PRR)** erkannt werden. Als Fremdstoffe dienen dabei Polysaccharide, Nukleinsäuren und Lipide von Erregern. Die zellständigen PRR finden sich vielfach auf der Oberfläche von Phagozyten, wo sie für die direkte Erkennung von bestimmten Strukturmerkmalen an der Oberfläche mikrobieller Pathogene verantwortlich sind. Einige PRR sind jedoch auch im Zellinneren lokalisiert. Dort erkennen sie entweder phagozytierte mikrobielle Liganden oder Erregerbestandteile nach Infektion und können so die Funktion der Effektorzellen des angeborenen Immunsystems regulieren. Viele der auf diese Weise erkannten Moleküle stammen von Mikroorganismen, wodurch die wesentliche Unterscheidung zwischen „nichtinfektiösem Selbst" und „infektiösem bzw. gefährlichem Fremd" möglich ist. Die für die PRR-Bindung relevanten Strukturen, z. B. Lipopolysaccharide (LPS), Lipoproteine, Peptidoglykane, virale DNA und RNA, wie auch andere Moleküle werden als **„microbe-associated molecular patterns" (MAMP)** oder als **„pathogen-associated molecular patterns" (PAMP)** bezeichnet. Es wird angenommen, dass PRR solche MAMP/PAMP bereits früh in der Evolution (vor ca. 1 Milliarde Jahren) erkennen konnten. Über die PRR ist das angeborene Immunsystem in der Lage, unterschiedlichste MAMP/PAMP zu binden, wobei Virulenzfaktoren nicht über dieses Rezeptorsystem erkannt werden können. Dies hat zur Folge, dass PRR beispielsweise nicht zwischen pathogenen und kommensalen Erregern unterscheiden können.

Bei den löslichen Faktoren spielt das **Komplementsystem** (➤ Kap. 3.2.4) als Mediator eine wichtige Rolle. Es besitzt die einmalige Fähigkeit, Antikörper in ihrer antibakteriellen Wirkung zu

"komplementieren" (ergänzen) und hat dadurch seinen Namen erhalten. Dieses System spielt eine wesentliche Rolle bei der
- Lyse von antikörperbeladenen Bakterien und Zellen,
- Opsonisierung von Fremdpartikeln (Bakterien, Parasiten, Pilzen, Viren) und Zellen zur erleichterten Phagozytose durch Komplementrezeptor tragende Effektorzellen,
- gezielten Beseitigung von Immunkomplexen,
- chemotaktischen Rekrutierung von Entzündungszellen,
- Präsentation von Antigenen in komplementhaltigen Immunkomplexen, insbesondere auf follikulären dendritischen Zellen im Keimzentrum der sekundären lymphatischen Organe (Lymphknoten, Milz)

Erworbenes (spezifisches) Immunsystem

Syn.: adaptives Immunsystem
Das erworbene Immunsystem zeichnet sich durch ein **hohes Maß an Spezifität** aus und besitzt zudem die Eigenschaft, bei einem Zweitkontakt mit einem als fremd erkannten Antigen rascher und präziser als bei Erstkontakt reagieren zu können (**immunologisches Gedächtnis,** ➤ Kap. 4.2.5). Die Aktivierung des erworbenen Immunsystems löst eine komplexe Reihe von zeitaufwendigen Differenzierungsschritten aus und führt entweder zur vollständigen Beseitigung des Erregers bzw. des Antigens oder zur Kontrolle derselben in Form einer latenten Infektion. Für eine optimale Funktion benötigt das erworbene Immunsystem vielgestaltige Kooperationen mit den Zellen und löslichen Mediatoren des angeborenen Immunsystems.

Die **Aufgaben** der erworbenen Immunität werden durch humorale und zelluläre Immunreaktionen gewährleistet:
- Die **humorale Immunität** beruht darauf, dass B-Zellen Antikörper (Immunglobuline) bilden und sezernieren. Antikörper sind wesentlich an der Abwehr gegen Infektionen durch extrazelluläre Erreger beteiligt und können auch Toxine neutralisieren.
- Die **zelluläre Immunität** wird durch T-Zell-Subpopulationen gewährleistet, die einerseits infizierte oder transformierte Zellen direkt eliminieren können (CD8-positive T-Zellen) und andererseits Zellen des angeborenen Immunsystems (insbesondere Makrophagen) aktivieren und bei der Elimination von Fremdstoffen mittels Phagozytose unterstützen, die Funktion CD8-positiver T-Zellen erhalten oder die Differenzierung von B-Zellen unterstützen (CD4-positive T-Zellen).

Hauptmerkmale einer Immunantwort des erworbenen Immunsystems sind:
- Spezifität.
- Diversität der Antigenrezeptoren: Sie erlaubt eine spezifische Immunantwort gegen ein weites Spektrum von Antigenen.
- Immunologisches Gedächtnis: Es ermöglicht eine verstärkte Immunantwort bei wiederholtem Kontakt mit dem gleichen Antigen.
- Funktionelle Spezialisierung der Effektorzellen.
- Begrenzung der Immunantwort: Nach der Eliminierung des auslösenden Antigens wird die Zahl der spezifischen Effektorzellen reduziert. Bei erneutem Auftreten und Erkennen der Antigene werden sie jedoch wieder reagieren und expandieren.
- Toleranz gegenüber körpereigenen Antigenen.

4.1.2 Antigene, Antigenpräsentation und Histokompatibilitätsantigene

Antigene

Als **Antigene** oder Immunogene werden jene Stoffe definiert, die eine spezifische Immunantwort auslösen können. **Epitope** bzw. antigene Determinanten sind diejenigen Bereiche der Antigene, die durch Antikörper oder T-Zell-Rezeptoren erkannt und gebunden werden. Epitope bestehen in der Regel aus einigen wenigen Aminosäuren oder repetitiven Zuckerresten. Als **Haptene** werden niedermolekulare Stoffe definiert, die erst von Antikörpern erkannt werden, wenn sie an hochmolekulare wirtseigene oder fremde Trägerpeptide gebunden werden. Fremdantigene entsprechen Bestandteilen von körperfremden Molekülen, während Selbstantigene (oder Autoantigene) Bestandteile von körpereigenen Zellen sind.

Antigenpräsentation und Histokompatibilitätsantigene

Membranständige Antikörper dienen B-Lymphozyten als Antigenrezeptoren und können gemeinsam mit ihren löslichen Formen sowohl lösliche als auch nicht prozessierte membranständige Antigene erkennen. Im Gegensatz hierzu sind die Antigenrezeptoren der T-Lymphozyten immer membranständig und können die für sie spezifischen Antigene ausschließlich dann erkennen, wenn sie an MHC-Moleküle (MHC = „major histocompatibility complex") gebunden sind. MHC-Moleküle werden auch als **Histokompatibilitätsantigene** bezeichnet. CD4-Moleküle binden an MHC-Klasse-II- und CD8-Moleküle an MHC-Klasse-I-Moleküle auf der Oberfläche von antigenpräsentierenden Zellen. Diese Bindung von CD4- bzw. CD8-Molekülen als Korezeptoren des T-Zell-Rezeptors stabilisiert die Interaktion zwischen dem T-Zell-Rezeptor und dem MHC-Antigen-Komplex. Der T-Zell-Rezeptor erkennt je nach assoziiertem Korezeptor (CD4, CD8) stets einen MHC-Klasse-II- bzw. Klasse-I-Antigen-Komplex auf der Zelloberfläche.

MHC-I- und -II-Moleküle dienen der **Präsentation von antigenen Peptiden** an der Zelloberfläche. Die Gene, die für die MHC-Moleküle codieren, sind beim Menschen auf Chromosom 6 in einem Genkomplex (Cluster) zusammengefasst und werden auch als HLA (Human Leukocyte Antigen) bezeichnet. Zusätzlich zu den Genen für HLA-Klasse-I- und -II-Moleküle sind auch Gene für einige ebenfalls immunologisch relevante Proteine (Komplementfaktoren, Stressproteine und Zytokine) sowie für Proteine, die an der Antigenprozessierung beteiligt sind, in diesem Chromosomenabschnitt lokalisiert.

Aufgrund ihrer Struktur, Verteilung auf den verschiedenen Zellen und ihrer Funktion lassen sich die Produkte des MHC-Genlocus in 3 Klassen unterteilen:
- **MHC-Klasse-I-Moleküle:** Sie sind auf der Oberfläche aller kernhaltigen Zellen exprimiert und umfassen beim Menschen die sog. klassischen HLA-A-, -B- und -C-Molekülfamilien in drei Genloci. Zusätzlich sind nicht-klassische HLA-E-, F- und G-Moleküle bekannt, von denen zumindest HLA-E und -G Liganden für inhibitorische Rezeptoren der NK-Zellen darstellen. Die in

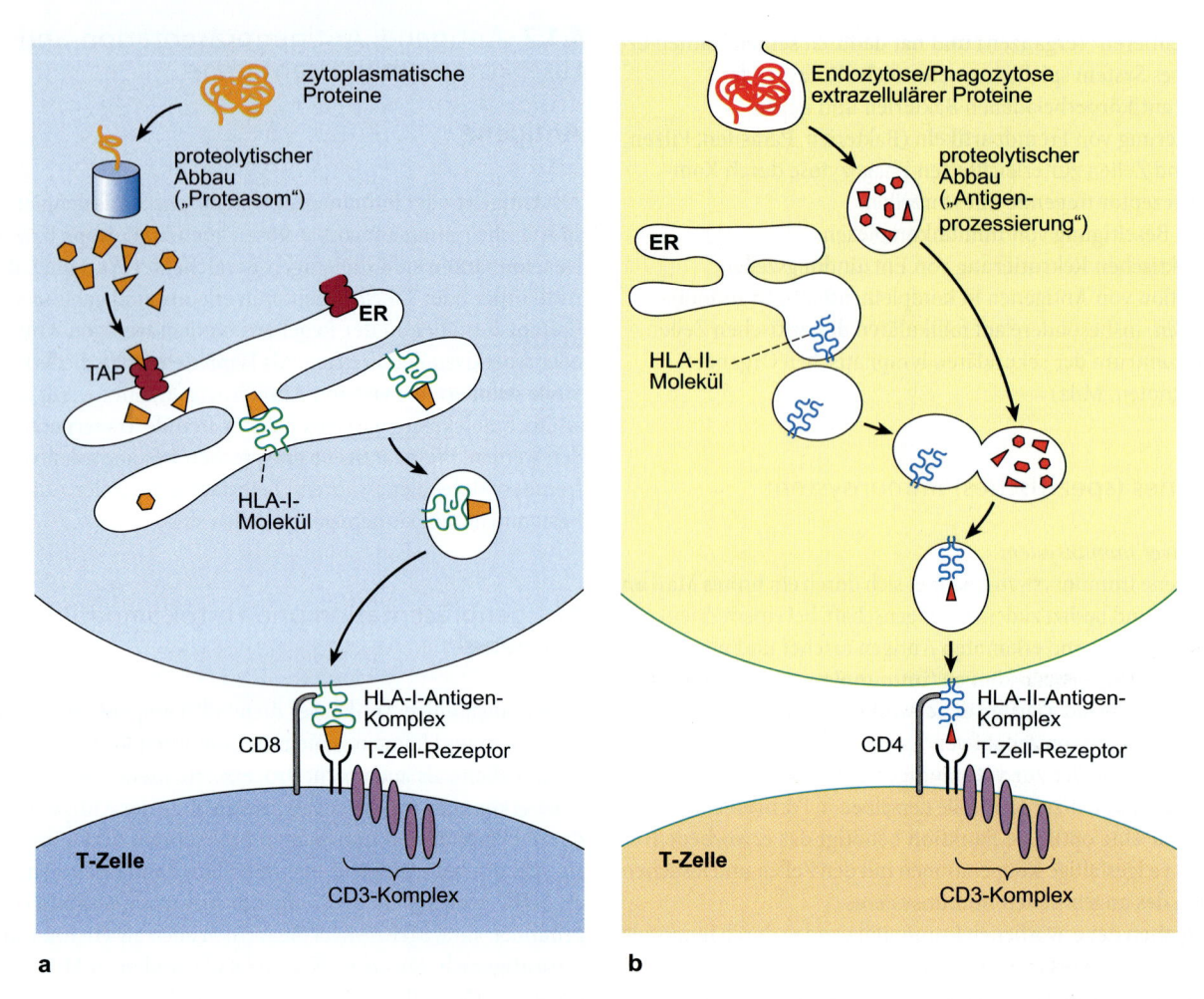

Abb. 4.1 Der MHC-Komplex des Menschen und seine Bedeutung bei der Antigenerkennung durch MHC-restringierte T-Zellen. a HLA-Klasse-I-Moleküle (HLA-I) werden im endoplasmatischen Retikulum mit Peptiden beladen, die durch den proteolytischen Abbau von zelleigenen oder pathogencodierten Proteinen im Zytoplasma in einem Proteasenkomplex (sog. Proteasom) generiert wurden. Diese Peptide werden mithilfe von Transportermolekülen (TAP) ins endoplasmatische Retikulum gebracht, wo sie an neugebildete HLA-I-Moleküle binden und anschließend auf der Zelloberfläche „präsentiert" werden. **b HLA-Klasse-II-Moleküle** (HLA-II) werden nach ihrer Synthese im endoplasmatischen Retikulum in Vesikeln transportiert, die mit Endosomen/Phagolysosomen fusionieren, die antigene Peptide extrazellulären Ursprungs und Autophagieprodukte enthalten. Nach der Beladung der HLA-II-Moleküle mit den antigenen Peptiden werden die entstandenen HLA-II-Antigen-Komplexe auf der Zelloberfläche „präsentiert". [L106]

der Grube der MHC-Klasse-I-Moleküle gebundenen antigenen Peptide stammen normalerweise von Proteinen, die von der Zelle selbst hergestellt und abgebaut werden (➤ Abb. 4.1a).

- **MHC-Klasse-II-Moleküle:** Die MHC-II-Gene codieren für HLA-DP-, DQ- und DR-Molekülfamilien in vier Genloci (zwei HLA-DR Genloci). Diese Moleküle werden unter physiologischen Bedingungen konstitutiv nur auf wenigen spezialisierten Zellpopulationen exprimiert, zu denen die dendritischen Zellen, thymische Epithelzellen, Makrophagen/Monozyten oder B-Zellen gehören. Diese Zellen werden funktionell als antigenpräsentierende Zellen bezeichnet. Unter Einfluss proinflammatorischer Zytokine (z. B. IFN-γ oder TNF) können auch andere Zelltypen wie Endothel- oder Epithelzellen zur Expression von MHC-Klasse-II-Molekülen angeregt werden. Die auf MHC-Klasse-II-Molekülen präsentierten antigenen Peptide von etwa 13–20 Aminosäuren Länge sind extrazellulären Ursprungs und werden mittels Endozytose aufgenommen und in Endosomen/Phagolysosomen abgebaut („Antigenprozessierung"; ➤ Abb. 4.1b). Alternativ können auch Autophagiesubstrate intrazellulären Ursprungs auf MHC-Klasse-II-Molekülen präsentiert werden.

- **MHC-Klasse-III-Moleküle:** Es handelt sich hier um lösliche Serumproteine des Komplementsystems, Stressproteine und Tumornekrosefaktoren (TNF und TNF-β = Lymphotoxin), die keinen funktionellen Zusammenhang zur Antigenpräsentation besitzen, deren Gene aber zwischen MHC-Klasse-I und MHC-Klasse-II gefunden werden können.

Alle HLA-Moleküle der Klasse I und II werden von hochpolymorphen **Genen** codiert. Diese existieren bezüglich Sequenz und damit Struktur in alternativen Formen (sog. Allelen). Die kodominante Expression der MHC-Gene des maternalen und paternalen Allels führt dazu, dass die meisten Menschen für die HLA-Loci heterozygot sind. Somit exprimieren die meisten Menschen sechs MHC-Klasse-I-Moleküle und acht MHC-Klasse-II-Moleküle. Für HLA-A sind mehr als 200 Allele, für HLA-B mehr als 400 Allele und für HLA-C mehr als 100

Allele nachweisbar. Die Kombinierbarkeit der einzelnen Allele führt bei der HLA-Klasse I zu einer rechnerischen Vielfalt von mehreren Milliarden Möglichkeiten. Für die HLA-Klasse II findet sich eine ähnliche **kombinatorische Vielfalt.** Daraus wird ersichtlich, dass für ein Individuum als Transplantempfänger mit einem bestimmten HLA-Klasse-I- und HLA-Klasse-II-Typ allgemein eine nur sehr geringe Chance besteht, einen vollständig passenden (d. h. HLA-identischen) Transplantatspender zu finden. In Bevölkerungsgruppen können aber bestimmte HLA-Molekülkombinationen (sog. Haplotyp) mit erhöhter Frequenz vertreten sein, weshalb die Wahrscheinlichkeit, einen gänzlich HLA-identischen Spender zu identifizieren, deutlich erhöht ist.

4.1.3 Primäre, sekundäre und tertiäre lymphatische Organe (Immunorgane)

Zu den **primären lymphatischen Organen** zählen Knochenmark und Thymus. Sie bilden eine geeignete Mikroumgebung, in welcher aus B- bzw. T-Vorläuferzellen über definierte Zwischenstufen reife Lymphozyten entstehen. Nach ihrer Differenzierung verlassen die ausgereiften Zellen die primären Immunorgane durch verschiedene Stimuli und siedeln sich in peripheren, **sekundären lymphatischen Organen** an, wo eine spezifische Abwehrantwort gegen Pathogene durch das erworbene Immunsystem stattfinden kann. Zu diesen Organen zählen Milz, Lymphknoten sowie solitäre Lymphfollikel, z. B. in Luftwegen, und Peyer-Plaques im Darm. Sie dienen dem Kontakt zwischen myeloischen und lymphatischen Effektorzellen an einem Ort, an dem Antigene angereichert werden, die vornehmlich durch dendritische Zellen aus peripheren Organen herbeigebracht oder durch Lymphgefäße eintransportiert werden. Das gerichtete Einwandern in sekundäre lymphatische Organe von dendritischen Zellen sowie von naiven T- und B-Zellen wird durch chemotaktisch wirkende Zytokine (sog. Chemokine; ➤ Kap. 3.2.4) reguliert. Der histologische Aufbau der sekundären lymphatischen Organe zeigt eine klare Aufteilung in funktionell unterschiedliche Kompartimente, die den geeigneten Kontakt mit mikrobiellen Antigenen so fördern, dass eine effiziente adaptive Primärantwort möglich wird.

Orte bzw. Gewebe, an denen sich während langanhaltender Immunantworten zusätzliche Strukturen für T- und B-Zell-Aktivierung ausbilden, werden oft auch als **tertiäre lymphatische Organe** bezeichnet. Dazu zählen z. B. lymphoepitheliale Gewebe der Haut, des Gastrointestinaltrakts, der Atemwege und der Harnwege. Diese Strukturen sind besonders häufig und intensiv potenziell pathogenen Keimen ausgesetzt, sodass die Aktivierung adaptiver Immunzellen in diesen Geweben optimiert wird und mit residenten Zellen die lokale Immunüberwachung sicherstellt.

4.1.4 Zellen des Immunsystems

Zellen des angeborenen Immunsystems

Zu den Zellen des angeborenen Immunsystems (➤ Kap. 3.2.2) zählen:
- Polymorphonukleäre **Granulozyten** (neutrophile, eosinophile und basophile Granulozyten)
- **Mononukleäre Phagozyten** (Monozyten, Makrophagen, dendritische Zellen)
- **Natürliche-Killer-Zellen** (NK-Zellen) und weitere angeborene lymphoide Zellsubpopulationen („innate lymphoid cells", ILC)

Granulozyten, Monozyten und NK-Zellen zirkulieren im Blut. Makrophagen und dendritische Zellen finden sich in Geweben und differenzieren entweder aus Monozyten oder spezifischen, für Makrophagen oft embryonalen, Vorläuferzellen, die in das Gewebe eingewandert sind. Diese Zellen tragen an ihrer Oberfläche die bereits erwähnten PRR (Mustererkennungsrezeptoren) und können dadurch die molekularen Motive der PAMP spezifisch erkennen. Oft reichen die Effektormechanismen der angeborenen Immunität nicht aus, invasive Pathogene zu beseitigen. In dieser Situation wird das erworbene Immunsystem für eine spezifische Abwehrleistung ebenfalls aktiviert.

Mononukleäres phagozytisches System (MPS)

Monozyten des zirkulierenden Blutes und deren Vorläufer im Knochenmark (Promonozyten), die im Gewebe ausdifferenzierten **Makrophagen** und die **dendritischen Zellen** bilden gemeinsam ein System phagozytierender Zellen, das gelegentlich als mononukleäres Phagozytensystem (MPS) bezeichnet wird. Typische funktionelle Eigenschaften umfassen die Phagozytose von Mikroorganismen und Zelltrümmern, die Sekretion von regulatorisch aktiven Zytokinen der Entzündung und die Proliferation und Differenzierung von Immunzellen. Wesentliche Bedeutung kommt dem MPS auch bei der Beeinflussung der zellulären und molekularen Ereignisse zu, die zu einer antigenspezifischen T-Zell-Antwort durch das erworbene Immunsystem führen.

Eine funktionelle Abgrenzung gegenüber anderen phagozytierenden Zellen (z. B. neutrophilen und eosinophilen Granulozyten) besteht für das MPS aufgrund der zelllinienspezifischen Differenzierung, der Zellmorphologie, der Verteilung in den Geweben und ihrer Fähigkeit zur effizienten Antigenpräsentation.

Zirkulation von Leukozyten des angeborenen Immunsystems

Unter homöostatischen Bedingungen zirkulieren die meisten Leukozyten im Blut. Nur wenige fließen am Rand der Gefäße entlang, bleiben am Endothel haften (Margination), rollen anschließend der endothelialen Zelloberfläche entlang und wandern schließlich durch das Blutgefäß aus (transendotheliale Migration). Die Kinetik dieses Vorgangs ändert sich drastisch bei lokalen Entzündungsreaktionen (➤ Kap. 3.2.2). Die ersten Zellen, die einige Stunden nach Auslösung einer **Entzündung** in großer Zahl aus dem Gefäß auswandern, sind die **neutrophilen Granulozyten.** Ab dem 2. Tag nach Auslösung der Entzündung erscheinen **Monozyten** und schließlich etwa ab dem 3. Tag **Lymphozyten.** Diese Reihenfolge kommt zustande, weil das Knochenmark ständig Granulozyten in das Blut nachliefert, größere Mengen an Monozyten aber erst nach entzündlicher Stimulierung zur Verfügung stehen.

Myeloische Leukozyten, die einmal in ein Gewebe eingewandert sind, kehren in der Regel nicht mehr in die Blutbahn zurück, d. h. sie sind nicht in der Lage, zu rezirkulieren. Dies ist auf die **„Einbahnfunktion"** der Transmigration und die relativ kurze Überlebensdauer der neutrophilen Granulozyten und Monozyten zurückzuführen (➤ Kap. 3.2.2). Das verzögerte Erscheinen der Lymphozyten am Entzündungsherd ist dadurch zu erklären, dass zu Beginn einer Entzündungsreaktion nur einige wenige antigenspezifische Lymphozyten vorhanden sind, die jedoch nach Antigenkontakt rasch proliferieren, sodass ihre Frequenz rasch ansteigt. Gleichzeitig sind Lymphozyten, insbesondere Gedächtniszellen, langlebig und zur Rezirkulation befähigt (s. u.).

Zellen des erworbenen Immunsystems

Zu den Zellen des erworbenen Immunsystems (➤ Kap. 3.2.2) zählen:
- B-Lymphozyten
- T-Lymphozyten

Sie entstehen aus einer lymphatischen Vorläuferzelle, die sich aus einer pluripotenten hämatopoetischen Stammzelle im Knochenmark differenziert. Die Differenzierung von Vorläuferzellen zu funktionell reifen T-Lymphozyten findet im **Thymus** statt (T = Thymus). Der Ausdruck „B-Zelle" leitet sich ursprünglich ab von „Bursa Fabricii", einem primären Immunorgan bei Vögeln, das dem Menschen jedoch fehlt. Da die B-Zell-Reifung beim Menschen im **Knochenmark** stattfindet, wird das „B" nun auch als Akronym für „bone marrow" angesehen.

B-Lymphozyten

Die von B-Lymphozyten sezernierten **Antikörper** (Immunglobuline, Ig) bestehen in ihrer monomeren Form aus 4 Polypeptidketten: 2 identische schwere H-Ketten (H für „heavy", wobei sich das auf das molekulare Gewicht bezieht) und 2 identische leichte L-Ketten (L für „light"), die durch Disulfidbrücken (-S-S-) zusammengehalten werden (➤ Abb. 4.2):
- Die **H-Ketten** bestimmen aufgrund ihrer Aminosäuresequenz (bzw. Antigenizität), Glykosylierung und biologischen Effektor-

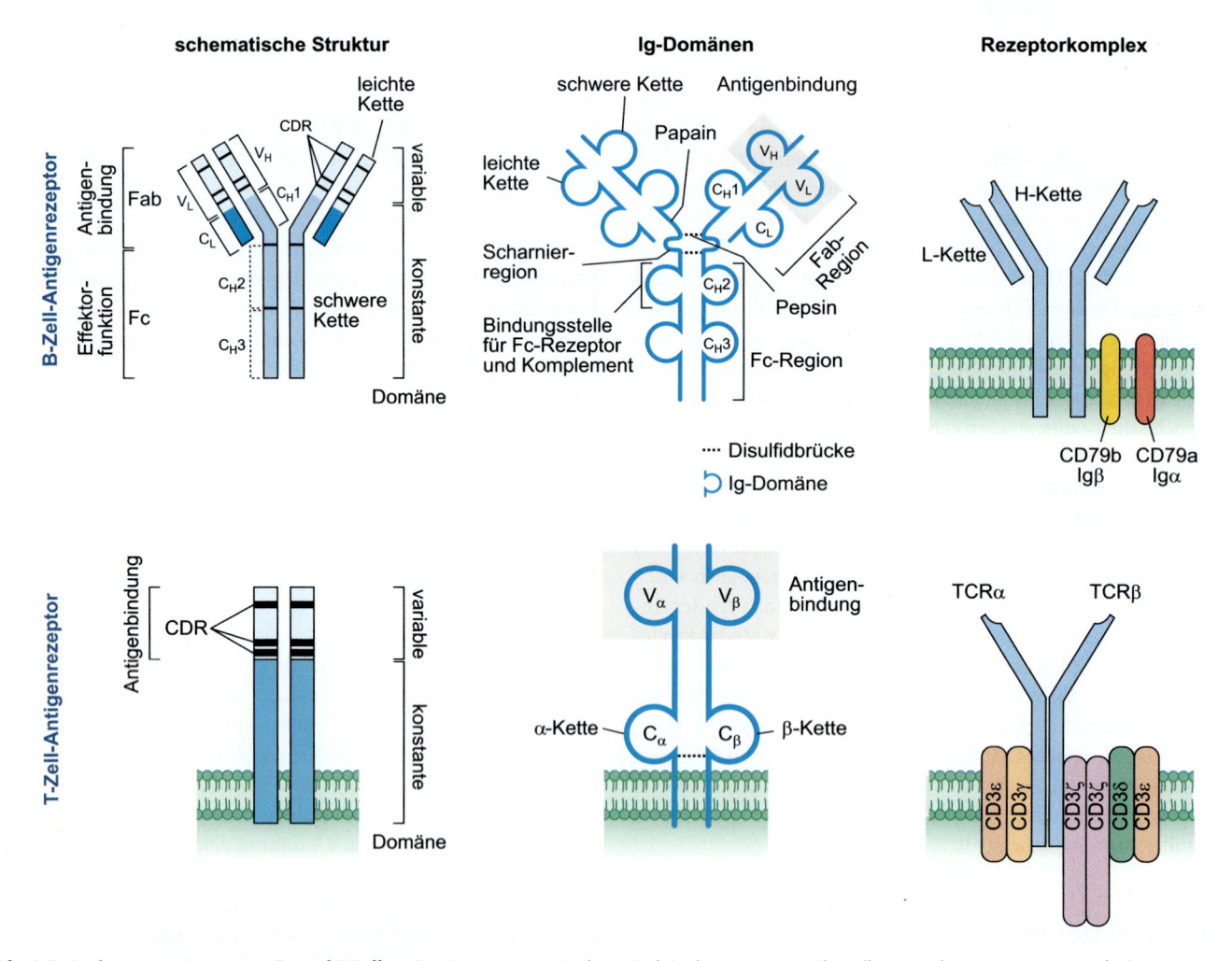

Abb. 4.2 Antigenrezeptoren von B- und T-Zellen. Das Immunsystem ist theoretisch in der Lage, gegenüber allen Fremdantigenen eine spezifische Immunantwort auszubilden. B-Zellen erkennen native Antigene über ihre membranständigen Antikörper, während T-Zellen prozessierte Antigene, die an HLA-Moleküle gebunden sind, erkennen. Unabhängig davon sind beide Rezeptorentypen ähnlich aufgebaut: Zwei unterschiedliche Rezeptorketten (B-Zellen: H- und L-Kette; T-Zellen: α- und β- bzw. γ- und δ-Ketten) bilden als Heterodimere eine gemeinsame Antigenbindungsstelle (Antikörpergrundstruktur: 2; T-Zell-Antigenrezeptoren: 1). Die einzelnen Rezeptorketten von B- und T-Zell-Rezeptoren besitzen eine unterschiedliche Anzahl an sog. Ig-Domänen. Diese Untereinheiten, die aus ungefähr 110 Aminosäuren gebildet werden und intramolekuläre Disulfidbrücken besitzen, verleihen diesen Abschnitten eine globuläre Struktur mit unterschiedlichen Funktionen. Zur Signalübermittlung ins Zellinnere assoziieren die Antigenrezeptorketten an der Zelloberfläche mit weiteren Molekülen: Der B-Zell-Antigenrezeptor verwendet hierzu Igα- (CD79α) bzw. Igβ-Kette (CD79β), während T-Zell-Antigenrezeptoren sich mit CD3-γ-, -δ-, -ε- und -ζ-Polypeptiden vereinen. [L106]

Tab. 4.2 Immunglobuline und ihre Eigenschaften (Serumkonzentration bei Erwachsenen)

	IgG1	IgG2	IgG3	IgG4	IgM	IgA1	IgA2	IgD	IgE
IgH-Schwerketten	γ_1	γ_2	γ_3	γ_4	μ	α_1	α_2	δ	ε
Molekulargewicht (kD)	146	146	165	146	970	160	160	184	188
Serumkonzentration (g/l)	2,8–9,50	1,2–4,5	0,17–1,8	0–1,3	0,9–2,5	0,64–3,4	0,1–0,6*	0,003–0,145	0–0,005
Anteil am Gesamt-Immunglobulin im Serum (%)	15–50	5–25	1–10	0–5	2–15	4–20	0,5–3	Spuren (< 1)	Spuren (< 1)
Halbwertszeit (Tage)	21	20	7	21	10	6	6	3	2
Biologische Eigenschaften									
IgG1, IgG3, IgM					Komplementaktivierung (klassisch)				
IgG1, IgG4					Plazentatransfer				
IgA1, IgA2					Transzytose durch Schleimhautepithel				
IgD					Expression auf naiven B-Zellen				
IgE					Bindung an Mastzellen und basophile Granulozyten				

* IgA2 wird vor allem in den Schleimhäuten produziert. Deshalb ist beim Menschen die gesamte tägliche Produktion von sekretorischem IgA2 trotz geringer Konzentration im Serum mengenmäßig höher als diejenige aller anderen Antikörperklassen.

funktion die 5 Antikörperklassen (Isotypen) IgM, IgD, IgG, IgA und IgE entsprechend der sog. μ-, δ-, γ-, α- und ε-Ketten. Diese Klassen können weiter in Subklassen mit unterschiedlichen biologischen Funktionen eingeteilt werden (> Tab. 4.2).

- Die **L-Ketten** können aufgrund ihrer konstanten Region in 2 unterschiedliche Typen, k und λ, eingeteilt werden.

Sowohl H- als auch L-Ketten setzen sich aus einer genetisch konstanten (C-Region) und einer variablen Region (V-Region) zusammen, die jeweils durch unterschiedliche Gene codiert werden.

Antikörper finden sich an der Oberfläche von B-Lymphozyten und als lösliche Effektormoleküle in unterschiedlichen Körperflüssigkeiten. Die membranständigen Antikörper bilden mit weiteren Proteinen einschließlich **CD79a** (Igα-Kette) und **CD79b** (Igβ-Kette) funktionelle Komplexe, die nach Antigenkontakt die entsprechenden Signale ins Innere der B-Zelle weiterleiten und so die Zellaktivierung und damit deren Differenzierung ermöglichen. Die membranständigen Antikörper werden deshalb auch als **B-Zell-Rezeptoren (BCR)** bezeichnet.

Antikörper können Antigene direkt und mit hoher Affinität binden. Die wichtigsten Faktoren bei der Charakterisierung von Antikörpern sind:

- Antigenspezifität
- Affinität der Antikörper für das entsprechende Antigen
- Titer (Konzentration)
- Isotyp (Antikörperklasse)

Die große Vielfalt des Antikörperrepertoires wird während der Reifung der B-Zell-Vorläuferzellen im Knochenmark durch eine genetische Umlagerung **(Rearrangement)** jener DNA-Segmente erreicht, die für die unterschiedlichen Abschnitte der Antikörper codieren.

T-Lymphozyten

T-Lymphozyten tragen auf ihrer Oberfläche Antigenrezeptoren, sog. **T-Zell-Rezeptoren (TCR),** mit denen sie Fremdantigene spezifisch erkennen können. T-Zell-Rezeptoren bestehen aus jeweils 2 unterschiedlichen Eiweißketten ($\alpha\beta$- oder $\gamma\delta$-Ketten). Sie sind in der Zellmembran verankert und bilden gemeinsam mit einem aus 5 Untereinheiten bestehenden Komplex **(CD3-Komplex)** die funktionelle Grundeinheit zur antigenspezifischen Signaltransduktion (> Abb. 4.2). Während $\alpha\beta$-**T-Zellen** ihre Antigene nur erkennen, wenn sie von MHC-Molekülen präsentiert werden, können $\gamma\delta$-**T-Zellen** (beim Menschen allerdings nur 0,5–5 % aller T-Zellen) Antigene, die auch kleine Nichtpeptidantigene wie Phospholipide, Metaboliten und Vitamine umfassen, direkt erkennen. Aufgrund dieser Eigenschaften, ihrer bevorzugten Lokalisierung zwischen Epithelien und der raschen Ausbildung von Effektorfunktionen nach Aktivierung sind $\gamma\delta$-T-Zellen wichtig für die **frühe Abwehr von Erregern,** insbesondere auch von Mykobakterien.

Aufgrund ihrer dominierenden Stellung im erworbenen Immunsystem des Menschen bezieht sich im Folgenden der Begriff „T-Zellen" bzw. „T-Lymphozyten" ausschließlich auf die $\alpha\beta$TCR tragenden T-Lymphozyten.

Lymphozytenreifung in primären lymphatischen Organen

Reifungsschritte

Die einzelnen Reifungsschritte von hämatopoetischen Vorläuferzellen in den primären lymphatischen Organen zu B- und T-Lymphozyten laufen ähnlich ab:

- **Proliferation:** Bildung früher linienspezifischer Vorläuferzellen, sog. Pro-Lymphozyten.
- **Bildung eines Antigenrezeptor-Repertoires:** Aufgrund somatischer Rekombination (Genumlagerung, auch als Rearrangement bezeichnet) entsteht eine enorme Vielfalt an Antigenrezeptoren. Dabei werden in der Regel von einer individuellen B- oder T-Zelle nur Antigenrezeptoren mit gleicher Spezifität gebildet.
- **Zentrale Selektion:** Das gebildete Antigenrezeptor-Repertoire wird mithilfe der vorhandenen Selbstantigene und der neu gebildeten Rezeptorspezifitäten durch verschiedene Selektionsschritte angepasst. Insbesondere werden hier jene B- und T-Zellen entfernt, die spezifische Antigenrezeptoren gegen Selbstantigene exprimieren.

B-Zellen

Die zentrale B-Zell-Differenzierung erfolgt ab der 16. Schwangerschaftswoche im Knochenmark, führt zur Eliminierung von B-Zellen, die Selbstantigene erkennen, und zur Bildung von reifen B-Zellen mit einem primären B-Zell-Rezeptor-Repertoire. Der B-Zell-Rezeptor besteht aus einem funktionsfähigen monomeren Antikörper des IgM- und IgD-Isotyps.

T-Zellen

Die als Thymozyten bezeichneten T-Vorläuferzellen durchlaufen verschiedene Entwicklungsschritte, die durch lösliche und zellgebundene Mediatoren vermittelt werden, die vor allem von hämatopoetischen und epithelialen Stromazellen des Thymus bereitgestellt werden. Diese intrathymische **T-Zell-Differenzierung** läuft in mehreren Phasen ab:

- Oberflächenexpression des **CD3-Komplexes,** der für die Signaltransduktion ins Zellinnere notwendig ist (➤ Abb. 4.2), mit gleichzeitiger **Umlagerung** (Rearrangement) der T-Zell-Rezeptor-Gene und der Oberflächenexpression der **CD4-** und **CD8-Korezeptoren.**
- **Selektion:** Die Affinität des T-Zell-Rezeptors der αβTCR-tragenden Thymozyten bestimmt über das weitere Überleben. Nur Thymozyten mit einem T-Zell-Rezeptor, der die HLA-Antigen-Komplexe mit einer niedrigen, aber ausreichenden Affinität erkennt, überleben den Selektionsprozess **(positive Selektion).** T-Zellen mit einem für den HLA-Antigen-Komplex hochaffinen T-Zell-Rezeptor werden intrathymisch eliminiert **(negative Selektion).** Die funktionell reifen T-Zellen verlassen den Thymus als naive T-Zellen und gelangen in die sekundären lymphatischen Organe. Hier können sie nach Antigenerkennung in Effektor-T-Zellen ausdifferenzieren.

Der komplexe intrathymische Selektionsprozess stellt gemeinsam mit anderen Mechanismen sicher, dass reife T-Zellen Fremdantigene ausschließlich im Kontext mit eigenen MHC-Molekülen erkennen und dass gleichzeitig eine Immunantwort gegen Selbstantigene ausbleibt. Die Erkennung von prozessierten Antigenfragmenten ausschließlich auf MHC-Molekülen wird auch als **MHC-Restriktion** bezeichnet. In diesem Zusammenhang wird das antigenpräsentierende MHC-Molekül gelegentlich auch als Restriktionselement bezeichnet (➤ Abb. 4.1).

Entstehung der Antigenrezeptorvielfalt durch genetische Rekombination

Jede individuelle B- und T-Zelle besitzt in der Regel nur Antigenrezeptoren einer einzelnen Spezifität. Die Vielfalt der von der Gesamtheit der Zellen hergestellten Antigenrezeptoren ist enorm und wird durch den Vorgang der **somatischen Rekombination** einzelner Gene erreicht. In allen Körperzellen liegen die genetischen Abschnitte, die für die einzelnen Abschnitte der Antigenrezeptoren codieren, in der sog. Keimbahnkonfiguration vor. Nur in Lymphozyten werden durch genetische Rekombination die einzelnen Gensegmente modular zu einem rekombinierten Locus zusammengefügt, der für einen funktionellen Antigenrezeptor codiert.

B-Zellen

Bei den B-Zellen werden die für die variable Region der H-Kette notwendigen **DNA-Abschnitte** als variable (V)-, Diversity (D)- und Joining (J)-Gensegmente bezeichnet. Die variable Region der L-Ketten der Immunglobuline wird hingegen nur durch V- und J-Gensegmente gebildet. Die **Umlagerung der Gensegmente** („recombination") geschieht für die B-Zell-Reihe im Knochenmark während der Reifung zu Prä-B-Zellen und benötigt die Aktivität von Rekombinasen. Die DNA-Abschnitte, die für eine H-Kette codieren, werden dabei zufällig aus einzelnen Gensegmenten der verschiedenen V-, D-, J- bzw. C-Abschnitte zusammengestellt. Damit sind etwa 10.000 unterschiedliche Einzelgene möglich, die eine H-Kette bilden können. Für die L-Ketten ergeben sich nur etwa 300 verschiedene Kombinationsmöglichkeiten, da die D-Gensegmente fehlen. Die freie Kombination von H- mit L-Ketten erlaubt die Bildung von mehreren Millionen verschiedenen Antikörpern. Zusätzlich wird die Vielfalt der Antigenspezifitäten durch die sog. **somatische Hypermutation** während der peripheren Differenzierung von B-Zellen in Keimzentren sekundärer lymphatischer Organe erhöht. Kommt es in der Folge dieser Mutationen, die vor allem in den für die Antigenbindungsstelle codierenden Gensegmenten auftreten (hypervariable Region; ➤ Abb. 4.2), zu einer Zunahme der Affinität gegenüber dem Antigen, das die B-Zell-Differenzierung ausgelöst hat, spricht man von **Affinitätsreifung** (➤ Kap. 4.2.3).

T-Zellen

Nach der **Rekombination** der TCR-Gensegmente im Thymus ist die endgültige Antigen-Spezifität der T-Zelle gegeben und es finden – im Gegensatz zu den B-Zellen (➤ Kap. 4.2.3) – im Rahmen der weiteren funktionellen Ausdifferenzierung in den peripheren lymphatischen Organen keine weiteren Anpassungen der T-Zell-Rezeptor-Spezifität statt.

Klonale Umlagerung

Wichtig ist der Nachweis einer klonalen Umlagerung bei der **Diagnostik von malignen Lymphomen.** Da sich maligne Lymphome in der Regel von einer neoplastischen T- bzw. B-Zelle ableiten, tragen alle Lymphomzellen denselben T- bzw. B-Zell-Rezeptor und damit die gleiche Umlagerung der Rezeptorgene. Bei einer reaktiven Expansion von T-Zellen (bzw. B-Zellen) dagegen expandieren verschiedene Zellklone (polyklonale Zellpopulation). Diese Tatsache kann mithilfe der Polymerasekettenreaktion (PCR) und durch Sequenzanalyse der PCR-Produkte untersucht und zu diagnostischen Zwecken eingesetzt werden (> Kap. 1.6.10).

Entwicklung der B- und T-Lymphozyten in sekundären lymphatischen Organen

Nach ihrer Reifung in den primären lymphatischen Organen von Knochenmark bzw. Thymus verlassen die naiven Lymphozyten (die noch keinen Antigen-Kontakt hatten) ihren Entstehungsort und wandern in sekundäre lymphatische Organe oder Gewebe aus, wo sie nach Antigenkontakt aktiviert werden und zu **Effektorzellen** differenzieren können:

- **B-Zell-Reihe:** Keimzentrum-B-Zellen (Zentrozyten), Plasmazellen und **B-Gedächtniszellen.** Letztere erlauben bei einem erneuten Kontakt mit dem gleichen Antigen die beschleunigte Bildung hochaffiner Antikörper (> Kap. 3.2.3, > Kap. 3.2.5).
- **T-Zell-Reihe:** Nach der antigenspezifischen Aktivierung der naiven T-Zellen in sekundären lymphatischen Organen differenzieren sich die T-Zellen in verschiedene Effektor-T-Zell-Subpopulationen (v. a. CD4-positive TH1-, TH2-Zellen, follikuläre Helfer-T-Zellen (T_{FH}), TH17-Zellen, regulatorische T-Zellen (T_{reg}), zytotoxische CD8-positive T-Zellen (> Abb. 4.7). Ein Teil der antigenspezifisch aktivierten T-Zellen differenziert in langlebige **T-Gedächtniszellen** (> Kap. 4.2.4). Die nicht aktivierten Lymphozyten verlassen hingegen das organisierte lymphatische Gewebe und zirkulieren weiter zu anderen lymphatischen Geweben.

Zirkulation von Lymphozyten

B- und T-Lymphozyten, die noch keinen Kontakt mit ihrem Antigen hatten, werden als **naive Lymphozyten** bezeichnet. Sie zirkulieren permanent von der Blutbahn in sekundäre lymphatische Organe (z. B. Milz, Lymphknoten, Peyer-Plaques), von dort durch die efferenten lymphatischen Gefäße zum Ductus thoracicus und schließlich zurück in die Blutbahn (> Abb. 4.3). Dieser als **Rezirkulation** bezeichnete Vorgang erhöht die Wahrscheinlichkeit, dass naive B- und T-Lymphozyten mit den für sie spezifischen Antigenen in Kontakt treten, die sie aufgrund ihrer Rezeptorspezifität erkennen können. Die antigenspezifische Aktivierung erlaubt die funktionelle Differenzierung zu Effektor-Lymphozyten und ihre proliferative Expansion.

Lymphozyten können entweder über die Blutbahn oder über die lymphatischen Gefäße in die sekundären lymphatischen Organe

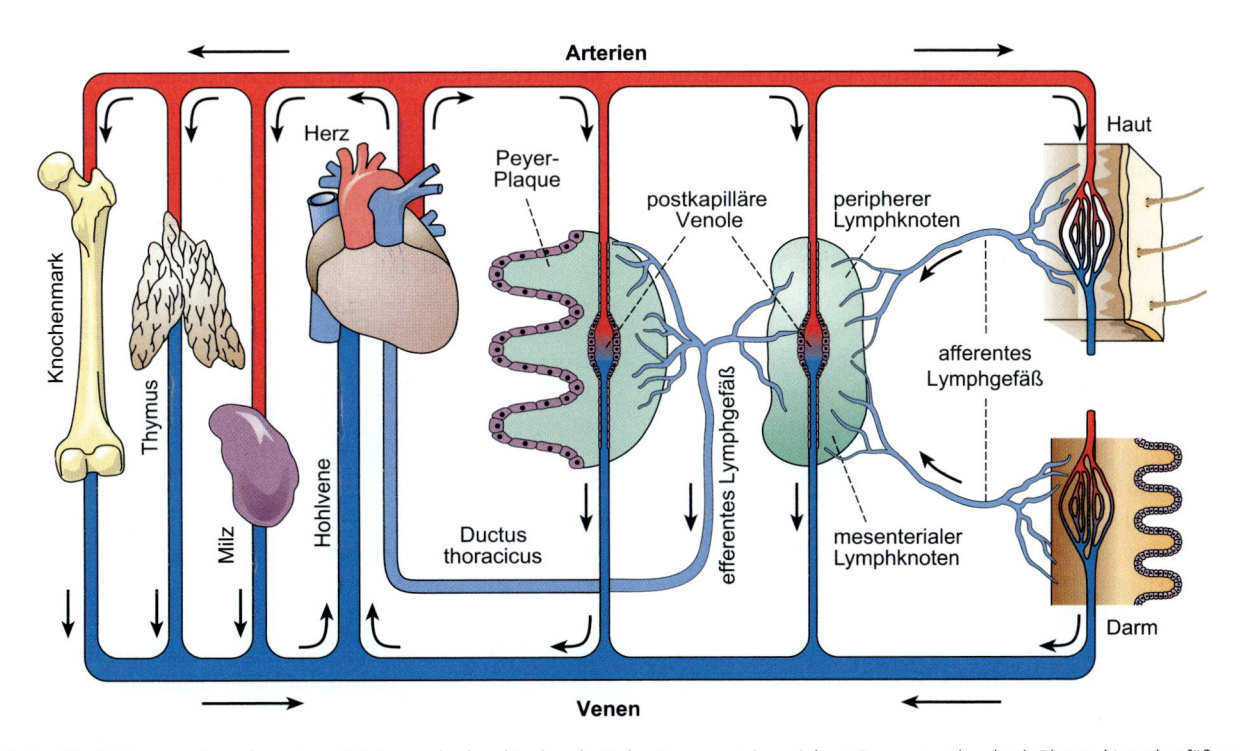

Abb. 4.3 Rezirkulation von Lymphozyten. Primäre und sekundäre lymphatische Organe sowie periphere Organe werden durch Blut und Lymphgefäße miteinander verbunden. **Naive Lymphozyten** stammen aus dem Thymus (T-Zellen) oder dem Knochenmark (B-Zellen) und erreichen die sekundären lymphatischen Organe über die Blutbahn. Sie wandern über hochendotheliale Venolen (HEV) in die sekundären lymphatischen Organe ein. Bei dieser selektiven Einwanderung spielen erneut Adhäsionsmoleküle eine entscheidende Rolle. Aus lymphatischen Organen können Lymphozyten über efferente lymphatische Gefäße zum Ductus thoracicus gelangen, der zurück in die Blutbahn führt. In die Milz können sowohl Lymphozyten wie auch myeloische Zellen ohne speziellen Mechanismus durch Öffnungen in den Blutgefäßen (Fenestrierung) eintreten. **Gedächtnis-** wie auch **Effektor-Lymphozyten** wandern über postkapilläre Venolen in periphere Organe ein. Auch dieser Vorgang wird durch Adhäsionsmoleküle kontrolliert. Von den peripheren Organen können diese Lymphozyten über drainierende, afferente Lymphgefäße wieder in Lymphknoten bzw. Peyer-Plaques gelangen. Von dort gelangen die Gedächtnis- und Effektor-Lymphozyten ebenfalls über **efferente Lymphgefäße** wieder in den Ductus thoracicus. Unterschiedliche, gewebespezifische **Adhäsionsmoleküle** und **Chemokine** kontrollieren den Eintritt von Zellen in die jeweiligen Organe. [L106]

gelangen. Sie erkennen organspezifische Adhäsionsmoleküle und Chemokine auf postkapillären hochendothelialen Venolen („high endothelial venules", **HEV**). Naive Lymphozyten docken selektiv an diese HEV an und gelangen nach ihrer Transmigration in den Parakortex sekundärer lymphatischer Organe.

Spezifische Einwanderung von naiven Lymphozyten in sekundäre lymphatische Organe

Die Interaktion von Lymphozyten mit dem Endothel findet in 3 Stufen statt, die ähnlich den zellulären Reaktionen bei Entzündungen ablaufen (> Kap. 3.2.2; > Abb. 3.5). Im Unterschied zur Entzündung werden die beteiligten Moleküle konstitutiv exprimiert.

- **1. Lymphozyten-Rolling:** Nach dem „Andocken" auf den HEV „rollen" die naiven Lymphozyten entlang der HEV der sekundären lymphatischen Organe, indem ihr L-Selektin mit den endothelialen Molekülen GlyCAM-1 („glycosylated cell adhesion molecule") und CD34 interagiert. CD34 ist auf allen Blutgefäßen vorhanden, aber die von L-Selektin speziell erkannte Zuckerverbindung sLex von CD34 ist ausschließlich auf HEV nachweisbar, denn nur in diesen Endothelien ist die hierfür notwendige Glykosyltransferase exprimiert. Das ebenfalls auf Lymphozyten exprimierte Integrin α4β7 erkennt als Ligand MadCAM-1 („mucosal addressin cell adhesion molecule"), ein Molekül, das im sekundären lymphatischen Gewebe ausschließlich in Peyer-Plaques und mesenterialen Lymphknoten exprimiert wird.
- **2. Adhäsion:** Die 2. Stufe der Gewebeeinwanderung von Lymphozyten wird von den in sekundären lymphatischen Geweben produzierten **Chemokinen** (CCL19 und CCL21) kontrolliert. Diese Chemokine binden ihren entsprechenden Chemokinrezeptor (CCR7) auf naiven Lymphozyten und aktivieren entweder das Integrin αLβ2 (LFA-1) auf Zellen, die in Lymphknoten einwandern, oder das Integrin α4β7, falls die Zelle in Peyer-Plaques migriert. Aktiviertes αLβ2 erkennt ICAM-2 auf den HEV von Lymphknoten und Peyer-Plaques, während α4β7 nur MAdCAM-1 auf den HEV in den Peyer-Plaques erkennt. Dieser Vorgang bindet die rollenden naiven Lymphozyten stärker an die Endotheloberfläche, unterbricht ihre Bewegung und leitet den nächsten Schritt ein:
- **3. Transmigration:** Dieser Vorgang findet vor allem an der Kontaktstelle zwischen 2 Endothelzellen statt.

Nachdem die naiven T- und B-Lymphozyten durch die HEV in die lymphatischen Organe eingewandert sind, positionieren sie sich optimal, um mit dendritischen Zellen, die die entsprechenden Antigene präsentieren, in Kontakt zu treten. Diese **Positionierung** wird durch Chemokine gesteuert, die von Stroma und dendritischen Zellen produziert werden. Werden die naiven Zellen durch spezifische Antigene aktiviert und differenzieren zu Effektor- oder Gedächtnis-T-Lymphozyten bzw. zu Immunglobulin produzierenden B-Lymphozyten (Plasmazellen) und Gedächtnis-B-Zellen, verlassen sie anschließend die lymphatischen Organe und gelangen schließlich über die Lymphe zum Ductus thoracicus und dadurch wieder in die Blutbahn. Findet binnen einigen Stunden kein Antigenkontakt statt, so verlassen auch die naiven Zellen das lymphatische Organ auf dem gleichen Weg, um erneut in andere lymphatische Organe zu wandern (Rezirkulation).

Einwanderung von aktivierten Lymphozyten in periphere Organe

Die **IgG-produzierenden Plasmazellen** wandern von der Blutbahn vor allem in das Knochenmark und in die Milz, während **IgA-produzierende Plasmazellen** in die Mukosa des Darms einwandern. Die Kontrolle dieser spezifischen Wanderungsbahnen ist auf molekularer Ebene unvollständig aufgeklärt, basiert aber vermutlich auf gewebespezifischer Produktion von Chemokinen.

Die **Effektor- und Effektor-Gedächtnis-T-Lymphozyten** wandern über den Blutweg ebenfalls zu peripheren Organen, während die **zentralen Gedächtnis-T-Lymphozyten** für sekundäre Immunantworten weiter durch sekundäre lymphoide Organe zirkulieren. Interessant ist dabei, dass Lymphozyten, die z. B. aus mesenterialen Lymphknoten stammen, bevorzugt in den Darm einwandern, während Lymphozyten aus den drainierenden Lymphknoten der Haut selektiv in die Haut migrieren. Der Mechanismus dieser Einwanderungen ist gut untersucht und basiert auf dem bereits für die Migration naiver Lymphozyten beschriebenen Dreistufenmodell, mit dem Unterschied, dass unterschiedliche Adhäsionsmoleküle auf Lymphozyten und Endothelien verwendet werden und andere Chemokine (und deren Rezeptoren) involviert sind.

Treffen die Gedächtniszellen im Gewebe nicht auf ihr spezifisches Antigen, bleibt ein für das Verbleiben vor Ort notwendiges Aktivierungssignal aus und die Zellen wandern über **afferente, lymphatische Gefäße** wieder in die drainierenden lymphatischen Organe zurück, um von dort über efferente Lymphgefäße und den Ductus thoracicus erneut in die Blutbahn zu gelangen. Dieser Vorgang der **Rezirkulation** von Gedächtniszellen dient der ständigen Überwachung des Organismus in Bezug auf eindringende Pathogene.

Kommt es zu einer lokalen **Entzündung,** wandern **Gedächtnis-** und vor allem **Effektor-Lymphozyten** in großer Zahl zum Ort der Schädigung. Diese ausgeprägte Wanderung kommt zustande, weil die Endothelzellen der Blutgefäße sowohl Adhäsionsmoleküle als auch Chemokine in stark erhöhter Menge zur Verfügung stellen. Die Lymphozyteninteraktion mit dem Endothel wird dabei zu höchster Effizienz hochgefahren, um die Ursache der Entzündung mit der größtmöglichen Zahl an Effektor-Lymphozyten möglichst rasch beseitigen zu können (> Kap. 3.2.2; > Abb. 3.5).

4.2 Entstehung und Kontrolle einer spezifischen Immunantwort

Die Ausreifung naiver B- und T-Lymphozyten zu hochdifferenzierten Zellen ist für die Wahrnehmung ihrer mannigfaltigen Funktionen im Rahmen einer antigenspezifischen Immunantwort notwendig. Sie wird durch **zellgebundene Rezeptor-Ligand-Interaktionen** („cognate cell-interactions"; > Abb. 4.4) und durch **Zytokine** kontrolliert, die über membrangebundene Rezeptoren wirken.

4.2.1 Zytokine

Zytokine bilden eine in ihren Funktionen vielgestaltige Familie von meistens sezernierten, gelegentlich auch membrangebundenen Pro-

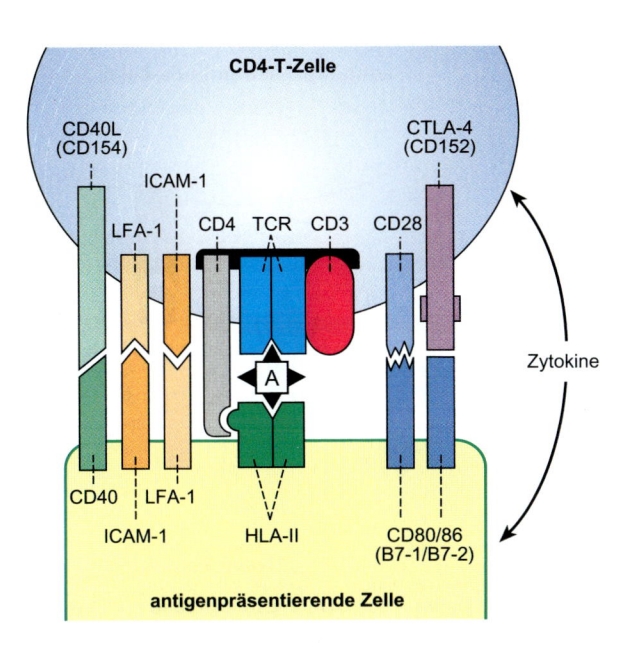

Abb. 4.4 Zell-Zell-Interaktionen zwischen T-Zellen und antigenpräsentierenden Zellen. Neben der HLA-restringierten Erkennung des Antigens durch den T-Zell-Rezeptor bestehen zwischen T-Zellen und antigenpräsentierenden Zellen eine Vielzahl weiterer Interaktionen, die den Zellkontakt verstärken (z. B. LFA-1 – ICAM-1) und die Aktivierung und funktionelle Differenzierung der T-Zelle entscheidend beeinflussen (z. B. CD28 – CD80/86; CTLA-4 – CD80/86) bzw. auch die Aktivierung und funktionelle Differenzierung antigenpräsentierender Zellen (Makrophagen, dendritische Zellen, B-Zellen) durch T-Effektorzellen vermitteln (CD40L – CD40). [L106]

teinen, die alle Aspekte einer Immunantwort beeinflussen können. Diese Moleküle werden als Antwort auf mikrobielle Pathogene und andere Antigene von aktivierten Zellen des natürlichen und des erworbenen Immunsystems gebildet. Epithelzellen oder Fibroblasten und andere Zellen sind außerhalb des Immunsystems ebenfalls zur Zytokinproduktion fähig. Synthese und Sekretion von Zytokinen werden auch durch endogene Rhythmen (zirkadianer Rhythmus, Lebensalter) und durch Krankheiten (z. B. Autoimmunerkrankungen, Neoplasien) beeinflusst. Zytokine können ihre Funktion autokrin, parakrin oder endokrin ausüben. Das gleiche Zytokin wirkt oft auf verschiedene Zielzellen, ein Umstand, der als **Pleiotropie** bezeichnet wird. Die Wirkung bestimmter Zytokine auf unterschiedliche Zielzellen ist auch oft **redundant,** d. h. spezifische Funktionen können von verschiedenen Zytokinen ausgelöst werden.

Die Wirkung der Zytokine kann auf verschiedenen Stufen reguliert werden. Neben der transkriptionellen und posttranskriptionellen **Regulation** der Zytokinbildung bestehen auch auf posttranslationeller Ebene verschiedene Möglichkeiten einer Regulation. So kann beispielsweise die biologisch aktive Form eines Zytokins erst durch proteolytische Modifikation aus einer inaktiven Vorstufe des Moleküls hervorgehen (z. B. TGF-β, Interleukin-1β, Interleukin-18, Interleukin-33). Andererseits kann die Wirkung von Zytokinen auch durch lösliche Rezeptoren neutralisiert werden, da diese wohl das Zytokin binden, aber die entsprechenden zellaktivierenden Signale nicht auslösen können. Diese Form einer posttranslationellen Regulation ist insbesondere bei proinflammatorischen Zytokinen von Bedeutung

(z. B. lösliche TNF-Rezeptoren). Zusätzlich kann auch die Expression der spezifischen Zytokinrezeptoren auf der Zelloberfläche moduliert werden. Eine ähnliche Neutralisierung von Zytokinen kann auch durch Antikörper erfolgen, die sich in einzelnen Individuen ausbilden und Immunantworten dämpfen. Entsprechende Antikörper werden auch therapeutisch, z. B. in der Behandlung von Autoimmunerkrankungen, eingesetzt.

4.2.2 Korezeptoren auf Lymphozyten

Die Differenzierung und Proliferation von B- und T-Zellen wird zusätzlich zu löslichen Zytokinen auch durch zellständige Rezeptor-Ligand-Interaktionen reguliert, die während der Antigenrezeptor-vermittelten Aktivierung weitere Funktionen der Lymphozyten wesentlich beeinflussen. Neben **aktivierenden Korezeptoren** (z. B. **CD28**) weisen T-Zellen auch Korezeptoren auf, die nach Bindung an ihre Liganden eine weitere Differenzierung und proliferative Expansion der T-Zelle hemmen. Beispiele für solche **inhibitorischen Korezeptoren** sind **CTLA-4/CD152,** der die gleichen Liganden (CD80/86) bindet wie der aktivierende Korezeptor CD28, sowie ein als **PD-1** bezeichneter Rezeptor. Diese hemmenden Korezeptoren sind für die Beschränkung einer zellulären Immunantwort von wesentlicher Bedeutung (➤ Abb. 4.5). Die Inhibierung hemmender Korezeptoren ist Grundlage der in den letzten Jahren enorm erfolgreich entwickelten sog. Immun-Checkpoint-Therapie.

4.2.3 Periphere Differenzierung von B-Lymphozyten

Nach der zentralen Differenzierung im Knochenmark weisen die **reifen, aber noch naiven B-Zellen** membranständiges IgM und IgD gleicher Antigenspezifität auf ihrer Oberfläche auf. Sie verlassen das Knochenmark und wandern über die Zirkulation in sekundäre lymphatische Organe, wo die **periphere Differenzierung** zu antikörpersezernierenden Plasmazellen und B-Gedächtniszellen stattfindet. Diese Entwicklung kann in folgende Schritte unterteilt werden:

- **Migration:** Die naiven B-Zellen wandern in die parafollikulären Zonen der sekundären lymphatischen Organe. Sollten die B-Zellen dort nicht unmittelbar auf das für sie spezifische Antigen treffen und aktiviert werden, verlassen sie das Organ wieder über die efferente Lymphe (➤ Abb. 4.3).
- **Antigenabhängige Aktivierung:** Je nach Beschaffenheit des Antigens können naive B-Zellen entweder ohne Hilfe von T-Zellen oder nur unter Mithilfe von antigenspezifischen TH-Zellen eine humorale Immunantwort bilden. Ohne T-Zell-Hilfe funktioniert dies, wenn gewisse repetitive Motive (insbesondere Antigene von kapseltragenden Bakterien) die B-Zellen zur Produktion von Antikörpern stimulieren. Dabei werden mehrere Antigenrezeptoren gleichzeitig durch diese multivalenten Antigene an der Oberfläche der B-Zelle gebunden. Die dabei entstehende Quervernetzung der B-Zell-Antigenrezeptoren erübrigt die Bereitstellung eines von T-Zellen vermittelten Signals, wird jedoch durch PRR-Stimulation, z. B. durch TLRs, begünstigt. Ist eine

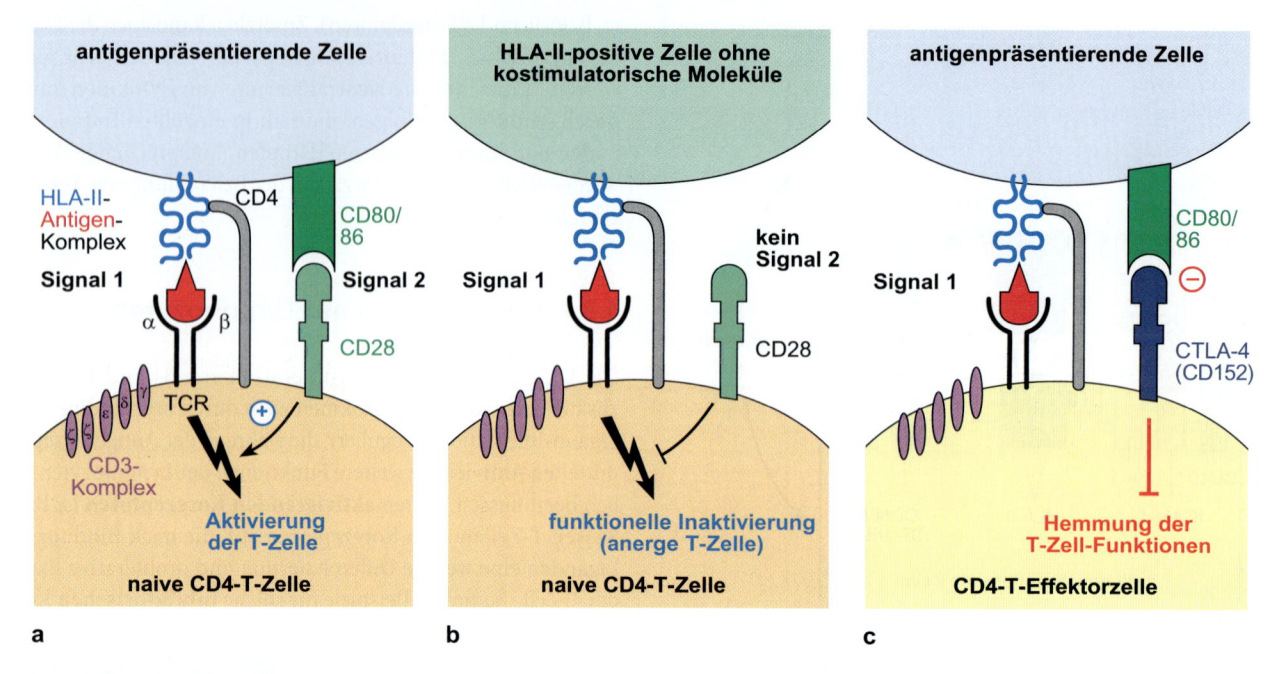

Abb. 4.5 Beeinflussung der T-Zell-Funktionen durch kostimulatorische und inhibitorische Rezeptoren. a Die Aktivierung naiver T-Zellen erfolgt aufgrund der Erkennung des HLA-Antigen-Komplexes durch den T-Zell-Rezeptor (Signal 1). Darüber hinaus wird auch ein kostimulatorisches Signal (Signal 2) benötigt, das z. B. durch die Bindung von CD28 an die entsprechenden Liganden (CD80, CD86) auf der Oberfläche professioneller antigenpräsentierender Zellen zur Verfügung gestellt wird. **b** Fehlt diese Kostimulation, werden die nur unvollständig aktivierten T-Zellen funktionell inaktiviert („anerg"). **c** Falls auf der Oberfläche von T-Effektorzellen anstelle von CD28 das inhibitorische Molekül CTLA-4 (CD152) exprimiert wird, führt die Aktivierung dieses Moleküls durch Bindung an CD80/86-exprimierende Zellen zur Hemmung der zellulären Funktionen von allen T-Zell-Populationen. Die Interaktion zwischen PD-L1 oder PD-L2 mit dem PD-1-Rezeptor auf T-Zellen hemmt deren Aktivierung und kann zur Apoptose der T-Zelle führen (➤ Kap. 4.2.6). Einige Tumoren exprimieren auf ihrer Oberfläche oder in ihrer Umgebung ebenfalls PD-L1/L2, was zu einer Inhibition der T-Zell-Antwort gegen Tumoren führen kann (Immun-Checkpoint-Inhibitoren, ➤ Kap. 4.3.3). [L106]

antigenvermittelte Quervernetzung der Oberflächenrezeptoren nicht gegeben, müssen CD4-positive T-Zellen dieses weitere Signal bereitstellen: B-Zellen nehmen Proteine auf, die spezifisch an ihren Antigenrezeptor gebunden haben, prozessieren diese zu Peptiden, um sie anschließend auf MHC-Klasse-II-Molekülen den CD4-positiven T-Zellen zu präsentieren. Die Erkennung dieses MHC-II-Antigen-Komplexes durch T-Zellen auf den B-Zellen führt zur gegenseitigen Aktivierung beider Zellen. Die B-Zell-Aktivierung erfolgt hierbei unter Einbezug von CD40, das an den CD40-Ligand (CD40L, CD154) auf T-Zellen bindet.

- **Proliferation und funktionelle Differenzierung:** Die antigenvermittelte Aktivierung von B-Zellen durch T-Zellen führt einerseits zu einer proliferativen Expansion der B-Zellen und andererseits zur weiteren Differenzierung in B-Zell-Subpopulationen, die entweder die Produktion großer Mengen von Antikörpern (**Plasmazellen**) oder die Bildung von **B-Gedächtniszellen** ermöglichen (➤ Kap. 4.2.5). Bleibt das T-Zell-vermittelte 2. Signal bei der B-Zell-Aktivierung aus, werden B-Zellen anerg, d. h. sie können auch bei Antigenexposition zu einem späteren Zeitpunkt nicht weiter stimuliert werden und werden schließlich eliminiert (➤ Kap. 4.2.6). Antigenaktivierte B-Zellen können in den parafollikulären Zonen zu großen **B-Zell-Blasten** differenzieren, aus denen überwiegend IgM-sezernierende, **kurzlebige Plasmazellen** hervorgehen. Diese Zellen sind für die frühe Produktion von Antikörpern verantwortlich und gelangen bevorzugt aus dem perifollikulären Bereich der sekundären lymphatischen Organe ins Knochenmark zurück. Eine kleinere Zahl der B-Zell-Blasten wandert unter dem Einfluss von Chemokinen innerhalb des peripheren lymphatischen Gewebes zu den primären Follikeln, wo sie unter Mithilfe von CD4-positiven T-Zellen zu **Keimzentren-B-Zellen** (Zentrozyten) ausreifen. Die über CD40 vermittelten Aktivierungssignale sind für die Bildung der Keimzentren wesentlich, denn sie ermöglichen die klonale B-Zell-Expansion, das Überleben der B-Zellen in Follikeln, die Ausreifung sowie die Ausbildung zu B-Gedächtniszellen (➤ Abb. 4.6, ➤ Kap. 4.2.5).
- **Hypermutation, Affinitätsreifung, Isotypenwechsel:** Proliferierende B-Zellen in Keimzentren weisen eine **hohe Mutationsrate** ihrer Immunglobulingene auf. Diejenigen B-Zellen, die aufgrund dieser Mutationen Immunglobuline mit erhöhter Affinität für das Antigen aufweisen, haben den kompetitiven Vorteil, bereits durch geringere Antigenmengen zur Proliferation stimuliert zu werden, während B-Zellen mit niedrigaffinen Immunglobulinen über Zeit eliminiert werden (**Affinitätsreifung**). Während der Isotypenwechsel und die somatische Hypermutation stattfinden, stehen die neu generierten B-Zellen kontinuierlich mit dem für sie spezifischen Antigen in Kontakt. Dieses wird durch **follikuläre dendritische Zellen** innerhalb der Keimzentren präsentiert. Die meisten, wenn nicht sogar alle, dieser follikulären dendritischen Zellen sind nichthämatopoetischen Ursprungs und funktionell nicht mit den dendritischen Zellen verwandt, die aufgrund ihrer Fähigkeit zur intrazellulären Antigenprozessierung (➤ Abb. 4.1) besonders zur T-Zell-Aktivierung prädestiniert sind. Follikuläre dendritische Zellen

exprimieren an ihrer Oberfläche Fc- und Komplementrezeptoren und präsentieren deshalb die unprozessierten Antigene an B-Zellen in den Keimzentren.

Die meisten der zufällig durch somatische Hypermutation verursachten Sequenzänderungen führen zu einer verminderten Antikörperaffinität oder gar zu einem gänzlichen Verlust der Bindung an das entsprechende Antigen. In der Folge wird es diesen B-Zellen unmöglich gemacht, über die oberflächenständigen, niedrigaffinen Antikörper die notwendige Überlebenssignale zu erhalten. Beim Vorgang der somatischen Hypermutation können jedoch gelegentlich einzelne Mutationen zu einer **erhöhten Antikörperaffinität** führen. Die auf diese Weise mutierten B-Zellen sind nun bevorzugt in der Lage, über eine verbesserte Antigenbindung und deren Prozessierung für MHC-Klasse-II Präsentation die entsprechenden Wachstums- und Überlebenssignale zu erhalten. Durch diesen Vorgang kommt es zur Diversifizierung des Antikörperrepertoires, zur Produktion von hochaffinen Antikörpern durch Plasmazellen und zur Bildung von antigenspezifischen B-Gedächtniszellen (➤ Abb. 4.6). Interessanterweise steht die katalytische Funktion der aktivierungsinduzierten **Cytidin-Deaminase (AID)** sowohl beim Isotypenwechsel als auch bei der Hypermutation im Zentrum der molekularen Vorgänge. AID wird spezifisch in Zentroblasten der Keimzentren exprimiert und ist der einzige B-Zell-spezifische Faktor für diese beiden wichtigen molekularen Ereignisse. Patienten mit einem Defekt in der AID-Funktion sind deshalb weder in der Lage, einen Isotypenwechsel vorzunehmen, noch ihre Antikörperantwort durch Affinitätsreifung zu verbessern (sog. **Hyper-IgM-Syndrom Typ II**).

4.2.4 Periphere Differenzierung von T-Lymphozyten

Nach der erfolgreichen intrathymischen Differenzierung weisen die nun funktionell reifen αβTCR-tragenden T-Zellen beim Verlassen des Thymus auf ihren Oberflächen entweder den CD4- oder den CD8-Korezeptor auf. Dadurch können αβ-T-Zellen phänotypisch grob in funktionell unterschiedliche Subpopulationen eingeteilt werden:

- Die **CD4-positiven T-Lymphozyten** gelten funktionell in der Regel als **T-Helferzellen** (TH-Zellen) und besitzen einen Rezeptor, der prozessierte Antigene ausschließlich im Kontext von MHC-Klasse-II-Molekülen erkennt.
- Die **CD8-positiven T-Lymphozyten** besitzen in der Regel die Funktion von **zytotoxischen Effektorzellen** und tragen an ihrer Oberfläche einen auf MHC-Klasse I restringierten T-Zell-Rezeptor.

Die Aktivierung von **dendritischen Zellen** durch Erreger oder inflammatorische Stimuli führt nicht nur zur Präsentation von Peptiden auf MHC-Molekülen, sondern auch zur Oberflächenexpression von **CD80** und **CD86**. Dies erlaubt sowohl die Aktivierung von T-Gedächtniszellen wie auch von naiven T-Zellen, die für ihre vollständige Aktivierung neben dem T-Zell-Rezeptor-vermittelten Signal (Signal 1) zwei weitere Signale benötigen, die durch kostimulatorische Moleküle, z. B. CD80 oder CD86, auf der Oberfläche der reifen dendritischen Zellen (Signal 2, ➤ Abb. 4.5) und durch deren Zytokinsekretion (Signal 3) bereit gestellt werden.

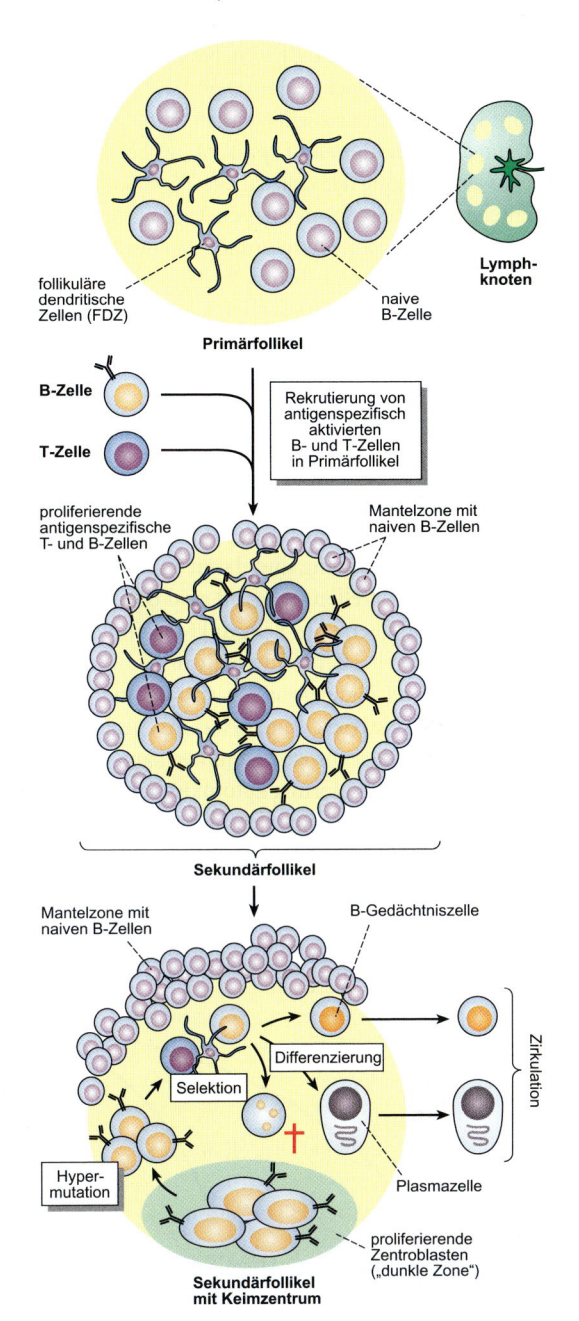

Abb. 4.6 Architektur des Lymphknotens: Bildung von Sekundärfollikel und Keimzentrum. Nach antigenspezifischer B-Zell-Aktivierung im Parakortex wandern sowohl die daran beteiligten B- als auch T-Zellen zu den **primären Follikeln**. Wird das auslösende Antigen von follikulären dendritischen Zellen präsentiert, beginnen die spezifischen T- und B-Zellen zu proliferieren. Dabei drängen sie diejenigen B-Zellen an den Rand der Follikel, die das Antigen nicht erkennen. Dadurch entsteht eine sog. **Mantelzone.** Bei fortgesetzter antigenvermittelter Stimulation und mit T-Zell-Hilfe entsteht ein **Keimzentrum,** in dem nun die als **Zentroblasten** bezeichneten B-Zellen expandieren („dunkle Zone"). Antigenspezifische Zentroblasten durchlaufen anschließend eine Phase der **Hypermutation** der Immunglobulingene und wechseln ihren Immunglobulinisotypen (**Isotypenwechsel**) zu IgG, IgA oder IgE. Die nun als **Zentrozyten** bezeichneten B-Zellen werden in der hellen Zone der Keimzentren so selektioniert, dass nur diejenigen B-Zellen mit der höchsten Affinität für das für sie spezifische Antigen überleben und sich weiter zu **Plasmazellen** bzw. **Gedächtniszellen differenzieren können.** Plasmazellen und B-Gedächtniszellen verlassen anschließend, vorwiegend über efferente Lymphgefäße, den Lymphknoten und rezirkulieren. [L106]

Die Zahl der naiven T-Zellen, die für ein bestimmtes nominales Antigen spezifisch sind, ist mit einer Frequenz von 1:10^4 bis 1:10^6 verhältnismäßig gering. Deshalb folgt nach erfolgreicher Stimulation der T-Zellen eine Phase von **enormer klonaler Expansion,** wobei für CD8-positive T-Zellen eine Verdopplung der Zellzahl alle 4,5–8 Stunden errechnet wurde. Während der ersten 48 Stunden nach Antigenstimulation sind die T-Zellen außerdem am Ort ihrer Aktivierung gebunden („antigen-specific trapping") und gelangen erst danach in die Zirkulation, von wo sie schließlich in unterschiedliche Gewebe auswandern können (➤ Kap. 4.1.4).

Funktionelle Differenzierung der CD4-positiven T-Zellen

Die Bedingungen, unter denen naive CD4-positive T-Zellen in peripheren lymphatischen Geweben aktiviert werden, entscheiden über ihre weitere Ausdifferenzierung und damit über ihre funktionelle Ausrichtung als Effektorzellen. Prägend sind dabei die zellulären und molekularen Vorgaben zum Zeitpunkt der immunologischen Primärantwort, also, ob bei der Immunantwort

- hauptsächlich über die Bildung von sog. CD4-positiven TH1-Zellen auch **Makrophagen aktiviert** werden, was zur Ausbildung einer Typ-IV-Überempfindlichkeitsreaktion führen kann (➤ Kap. 4.3.1),
- die funktionelle **Differenzierung zytotoxischer CD8-positiver T-Zellen** und NK-Zellen in potente Effektorzellen durch die Gegenwart von TH1-Zellen gefördert wird,
- vornehmlich in Gegenwart von CD4-positiven TH2-Zellen **neutralisierende Antikörper gebildet** werden oder
- das Verhältnis der lokal vorhandenen regulatorischen T$_{reg}$- und entzündungsfördernden TH17-T-Zellen zugunsten der T$_{reg}$- oder der TH17-T-Zellen ausfällt.

Diese Ausdifferenzierung von naiven CD4-positiven T-Zellen wird wesentlich durch die bei der Antigenstimulation bereitgestellten Zytokine (Signal 3) beeinflusst (➤ Abb. 4.7): **CD4-positive TH1-Zellen** entstehen in Gegenwart von IFN-γ und IL-12, **CD4-positive TH2-Zellen** in Gegenwart von IL-4. Eine Dominanz antigenspezifischer TH1-Zellen fördert eine zelluläre Immunreaktion, eine TH2-dominierte CD4-positive T-Zell-Antwort dagegen eine humorale Immunantwort, wobei beide zur Unterstützung von B-Zell-Antworten in Keimzentren einwandern und in **follikuläre Helfer-T-Zellen (TFH)** ausdifferenzieren können. Sowohl im Gewebe als auch im peripheren Blut können auch T-Zellen mit einem Zytokinmuster nachgewiesen werden, das typisch sowohl für TH1- als auch für TH2-Zellen ist, weshalb diese Zellen gelegentlich auch als **TH0-Zellen** bezeichnet werden. Eine weitere CD4-positive T-Zell-Subpopulation sind **CD4-positive TH17-Zellen,** die Interleukin 17 (daher ihr Name) und Interleukin 22 freisetzen und mehrheitlich entzündungsfördernde Wirkungen haben, die speziell bei der Immunantwort gegen Pilze von Bedeutung sind. **Regulatorische CD4-positive T-Zell-Subpopulationen** (CD4-positive T$_{reg}$-T-Zellen), die oft neben CD4 auch CD25 (d. h. die α-Kette des IL-2-Rezeptors) in hohem Maß an ihrer Zelloberfläche tragen, sezernieren die Zytokine IL-10 und TGF-β.

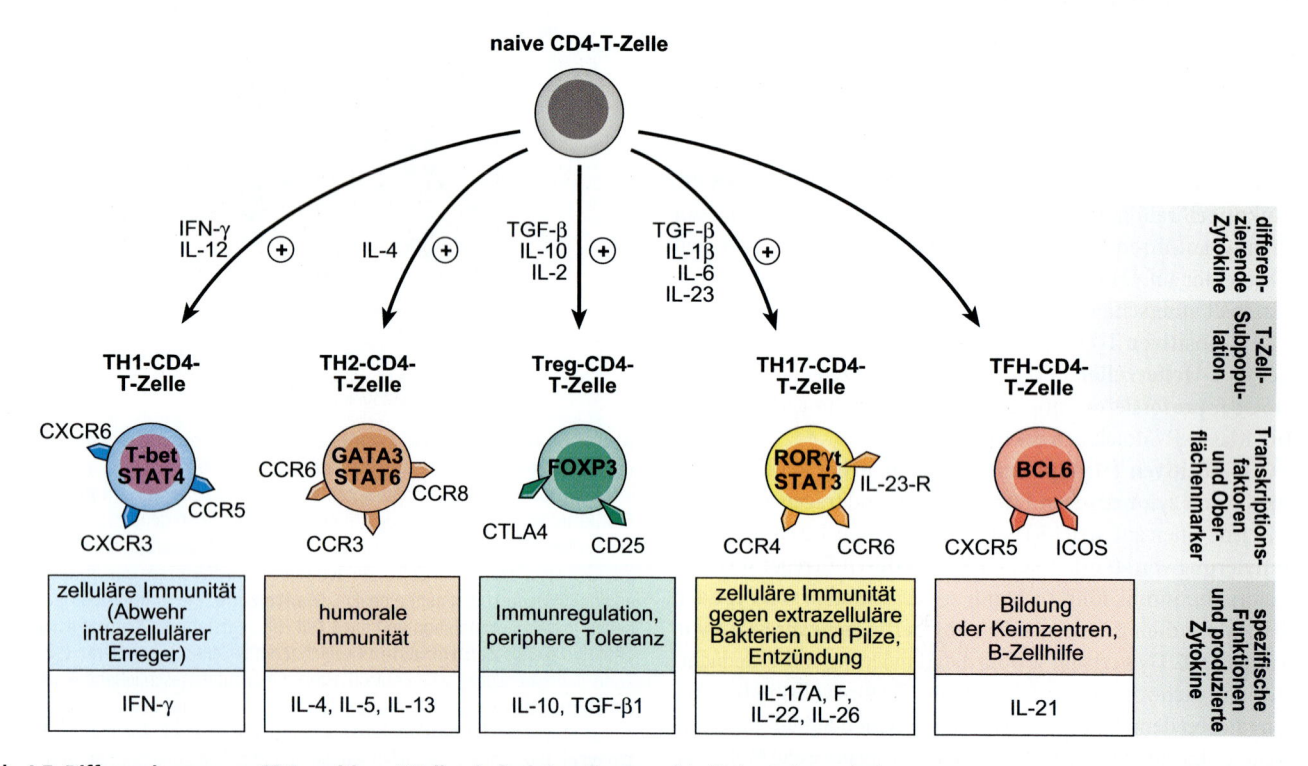

Abb. 4.7 Differenzierung von CD4-positiven T-Zellen in funktionell unterschiedliche Subpopulationen. Naive CD4-positive T-Zellen können sich nach antigenspezifischer Aktivierung in funktionell unterschiedliche Subpopulationen differenzieren. Diese Differenzierung wird mitbestimmt durch die lokal vorhandenen Zytokine. Die selektive Expression von Transkriptionsfaktoren in den verschiedenen T-Zell-Subpopulationen bestimmt deren Funktionen. Die verschiedenen CD4-positiven T-Zell-Subpopulationen weisen auch unterschiedliche Oberflächenmarker auf, insbesondere Rezeptoren für CC- oder CXC-Chemokine (➤ Kap. 3.2.4). [L106]

Diese Zytokine vermindern die Aktivierung sowohl von TH1- als auch von TH2-gerichteten T-Zell-Antworten und wirken auf diese Weise immunregulatorisch. **TGF-β** wirkt direkt hemmend auf die Proliferation und Aktivität von T-Zellen, während **IL-10** die Makrophagen zur Bildung von TGF-β anregt. Eine wiederholte antigenspezifische Aktivierung in der Anwesenheit von IL-10 und TGF-β führt zur Differenzierung zu T_{reg}-T-Zellen, während die Aktivierung naiver CD4-positiver T-Zellen in Anwesenheit von TGF-β, IL-6, und/oder IL-23 die vermehrte Bildung von TH17-CD4-T-Zellen ermöglicht. Das unterschiedliche Repertoire der durch TH17 und T_{reg}-T-Zellen gebildeten Zytokinen wird durch Transkriptionsfaktoren (RORγt bzw. FOXP3) kontrolliert, die selektiv in diesen beiden T-Zell-Populationen exprimiert sind, während TH1-, TH2- und TFH-Zellen mit den Transkriptionsfaktoren T-bet, GATA3 und BCL6 assoziiert sind.

Funktionelle Differenzierung von CD8-positiven T-Zellen

Die funktionelle Differenzierung naiver CD8-positiver T-Zellen zu potenten zytotoxischen Effektorzellen erfolgt nach der Erkennung von antigenen Peptiden, die mittels **MHC-Klasse-I-Molekülen** präsentiert werden. Dazu treten T-Zellen in Kontakt mit professionellen antigenpräsentierenden Zellen, die zusätzlich zu den an der Oberfläche exprimierten MHC-I-Antigen-Komplexen auch die notwendigen kostimulierenden Moleküle wie **CD80** und **CD86** exprimieren.

Die zytotoxische Aktivität der T-Zellen kann durch **Zytokine** (v. a. IFN-γ, IL-12) weiter verstärkt werden, die von TH1-Zellen sowie dendritischen Zellen oder Makrophagen bereitgestellt werden. Infolge der T-Zell-Aktivierung werden zytotoxische Proteine (Perforin, Granzyme) gebildet und in zytoplasmatischen Granula gespeichert. Diese Granula geben ihren zytolytischen Inhalt schließlich bei der Erkennung der Zielzelle in die gemeinsam durch die Zell-Zell-Bindung gebildete Kontaktzone ab (> Abb. 4.8).

Die Apoptose der Zielzelle kann auch durch Rezeptoren, z. B. den **Fas-Ligand** (CD95L), induziert werden, die nach Aktivierung auf der Oberfläche zytotoxischer Zellen exprimiert werden und Fas auf der Zielzelle stimulieren.

T-Gedächtniszellen

Die aus naiven T-Zellen differenzierten Effektorzellen besitzen in der Regel eine relativ kurze Lebensspanne und werden meist nach Ablauf einer Immunantwort durch Apoptose eliminiert (> Kap. 2.4.3, > Kap. 4.2.7). Eine offensichtliche Ausnahme sind die wenigen, während einer spezifischen Immunantwort gebildeten T-Gedächtniszellen (≤ 5 % aller T-Effektorzellen), die längere Zeit persistieren und teilweise auch ihre funktionelle Differenzierung beibehalten können.

Mit der Differenzierung von naiven T-Zellen zu Effektor- und T-Gedächtniszellen geht auch eine **Änderung des Zell-Phänotyps** einher. So exprimieren naive T-Zellen die CD45RA-Isoform, wäh-

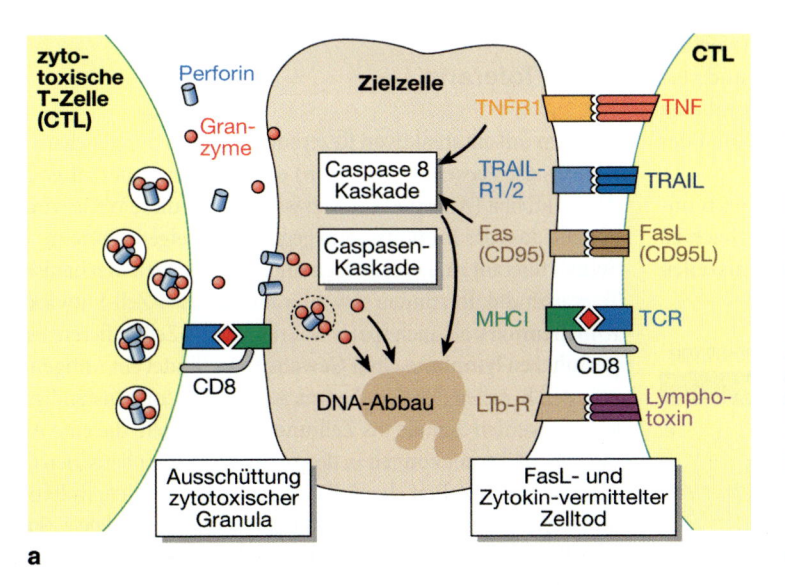

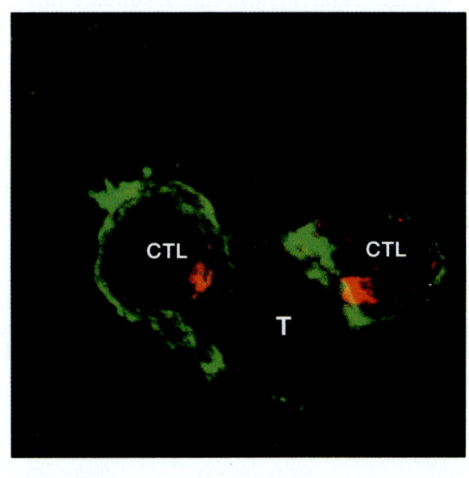

Abb. 4.8 Zellvermittelte Zytotoxizität. a Nach der antigenspezifischen Erkennung einer Zielzelle (z. B. virusinfizierte oder transformierte Zelle) werden Proteasen **(Granzyme)** und porenbildende Proteine **(Perforin)** aus den zytoplasmatischen Granula der zytotoxischen T-Zellen (CTL) in den gemeinsamen Interzellularraum zwischen T-Zelle und Zielzelle („immunologische Synapse") gezielt freigesetzt (Exozytose). Diese Reaktionen induzieren in der Zielzelle jene apoptotischen Prozesse, die schließlich zur Elimination der Zielzelle führen. Caspasen, die als Proteasen in ihrem aktiven Zentrum die Aminosäure Cystein enthalten und Proteine nach der Aminosäure Aspartat schneiden, spielen bei diesem Prozess eine wesentliche Rolle. Die Apoptose von Zielzellen kann auch durch die auf der Oberfläche zytotoxischer Zellen vorhandenen **Fas-Liganden** (CD95L) ausgelöst werden, sofern die Zielzelle den entsprechenden Rezeptor (Fas, CD95) auf der Zelloberfläche exprimiert. Weitere lösliche und membrangebundene Mitglieder der TNF-Familie wie TRAIL, Lymphotoxin oder TNF können durch Bindung an ihre Rezeptoren auf Zielzellen ebenfalls den apoptotischen Zelltod erwirken. [L106] **b** Nach der T-Zell-Rezeptor-vermittelten Erkennung einer Zielzelle (hier: eine Tumorzelle, T) werden die zytoplasmatischen Granula (rot) der zytotoxischen T-Zellen (CTL) an die Kontaktzone zwischen Ziel- und Effektorzelle transportiert und durch Exozytose in den Interzellularraum freigesetzt (Bild: G. M. Griffiths, Cambridge, UK). [R398]

rend infolge einer T-Zell-Aktivierung sowohl Effektorzellen als auch Gedächtniszellen die CD45RO-Isoform auf ihrer Oberfläche tragen. Die funktionelle Bedeutung dieser einzelnen Spleißvarianten des CD45-Gens, das für eine Phosphatase codiert, die die Lymphozytenaktivierung reguliert, ist noch unklar. Die Varianten CD45RA und CD45RO können jedoch zur Unterscheidung von naiven und T-Effektor-/T-Gedächtniszellen in der Diagnostik eingesetzt werden.

4.2.5 Primäre und sekundäre Immunantwort, immunologisches Gedächtnis

Humorale Immunität

Die **primäre humorale Immunantwort** ist durch die Bildung von IgM-Antikörpern mit geringer Affinität gekennzeichnet, da die Prozesse der Affinitätsreifung und des Isotypenwechsels erst spät nach Erstkontakt einer B-Zelle mit ihrem spezifischen Antigen stattfinden. Hingegen stehen bei erneutem Antigenkontakt im Rahmen einer Zweitreaktion (sog. booster) bereits **B-Gedächtniszellen** zur Verfügung, die in der Endphase der Primärreaktion durch Affinitätsreifung selektioniert wurden und deshalb bei erneutem Antigenkontakt bereits Antikörper hoher Affinität sezernieren können. Nach Kontakt mit T-Gedächtniszellen expandieren diese B-Zellen rasch, bilden ein Keimzentrum und können dort wiederum durch Affinitätsreifung so selektioniert werden, dass Antikörper mit weiter verbesserter Affinität für das spezifische Antigen gebildet werden. Gleichzeitig sind weitere Isotypenwechsel möglich **(sekundäre humorale Immunantwort)**. Diese Vorgänge erklären, dass eine sekundäre Immunantwort im Vergleich zu einer Primärantwort ausgeprägter und aufgrund vorselektionierter Gedächtniszellen schneller verlaufen kann und dass eine solche Antwort durch die Bildung von Immunglobulinen der Klasse IgG, IgA und IgE gekennzeichnet ist (➤ Tab. 4.3).

Die Dauer des immunologischen Gedächtnisses wird durch unterschiedliche Einflüsse bestimmt. Dazu zählen die im Vergleich zu Effektor-Lymphozyten erhöhte Lebensdauer von Gedächtniszellen und die Persistenz von Antigenen auf follikulären dendritischen Zellen der Keimzentren.

Zelluläre Immunität

Analog für die bei den B-Zellen beobachteten Vorgänge ist ebenfalls die T-Zell-Antwort bei erneuter Exposition gegenüber einem Antigen deutlich stärker ausgeprägt, als dies bei der Primärantwort beobachtet wird. Für dieses Phänomen ist vornehmlich die erhöhte Anzahl von antigenspezifischen **CD45RO-positiven T-Gedächtniszellen** verantwortlich.

Die T-Gedächtnisfunktion persistiert nach ausreichender Aktivierung viele Jahre lang und kann bei gewissen Antigenen, beispielsweise Impfstoffen, sogar lebenslang sein. Da jedoch auch T-Gedächtniszellen nur eine begrenzte Lebenszeit besitzen, scheint die Aufrechterhaltung ihrer zellulären Funktion durch die homöostatische Proliferation dieser Zellen gesichert zu werden.

4.2.6 Grundlagen und Mechanismen der immunologischen Toleranz

Da die Umlagerung der Genabschnitte für die Antigenrezeptoren einem zufälligen und ungerichteten Prozess entspricht, entstehen bei der Bildung des B- bzw. T-Zell-Rezeptor-Repertoires auch Rezeptorspezifitäten, die körpereigene Strukturen erkennen (potenziell **autoreaktive B- und T-Zellen**).

B-Zell-Toleranz

B-Zellen mit autoreaktiven Rezeptoren müssen durch negative Selektion physisch beseitigt **(Deletion)** oder in einen dauerhaften Zustand der Inaktivität **(Anergie)** versetzt werden. Auf diese Weise wird sichergestellt, dass das Immunsystem gegen körpereigene Proteine, das sog. **Selbst,** tolerant ist. Diese beiden unterschiedlichen Mechanismen der Toleranzinduktion finden sowohl während der B-Zell-Entwicklung im **Knochenmark** als auch später während der B-Zell-Differenzierung im **peripheren lymphatischen Gewebe** statt. Bindet ein Antigen auf den unreifen B-Zellen des Knochenmarks an die membranständigen Antikörper, werden Signale ins Zellinnere übermittelt, die eine Apoptose induzieren. Ferner können in den sekundären lymphatischen Organen autoreaktive B-Zellen ebenfalls ausgeschaltet werden, indem das für ihre weitere Differenzierung und Expansion notwendige 2. Signal der B-Zell-Aktivierung nicht durch T-Helferzellen bereitgestellt wird. Diese B-Zellen werden funktionell inaktiviert (Anergie) und erleiden schließlich den Zelltod durch Apoptose.

T-Zell-Toleranz

Aufgrund ihrer zentralen Mitbeteiligung bei der Induktion von humoralen und zellulären Immunreaktionen ist die Aufrechterhaltung der Toleranz vor allem von CD4-positiven T-Zellen von wesentlicher Bedeutung. Dabei gilt es durch zusätzliche Mechanismen in der Peri-

Tab. 4.3 Unterschiede zwischen humoraler Primär- und Sekundärantwort

Eigenschaften	Primärantwort	Sekundärantwort
Zeitabstand zwischen Immunisierung und Antikörperantwort	5–10 Tage	1–3 Tage
Titerverlauf	kurze Zeitdauer	längere Zeitdauer
Antikörper-Isotyp	IgM > IgG	relative Zunahme von IgG und unter gewissen Bedingungen von IgA und IgE
Antikörperaffinität	niedrig	hoch
Antigentyp	thymusunabhängige und -abhängige Antigene	thymusabhängige Antigene (Proteine)
Antigenmenge	relativ hohe Dosis	niedrige Dosis
Bedeutung eines Adjuvans (z. B. Aluminiumhydroxid)	in der Regel für Proteinantigene notwendig	nicht zwingend notwendig

pherie zu verhindern, dass T-Zellen mit einem autoreaktiven Antigenrezeptor, die der negativen Selektion im Thymus entgangen sind, Schaden verursachen. Die **periphere T-Zell-Toleranz** wird durch die folgenden **Mechanismen** aufrechterhalten:

- Ein Zustand der **Anergie** autoreaktiver T-Zellen wird durch das Fehlen eines 2. Signals bei der T-Zell-Aktivierung erreicht (z. B. keine CD80- oder CD86-vermittelte Kostimulation der T-Zellen; ➤ Abb. 4.5). Anerge T-Zellen können auch durch nachfolgende antigenspezifische Aktivierung nicht mehr reaktiviert werden. Eine solche Situation ist überall dort gegeben, wo Selbst-Antigene ohne entsprechende Aktivierung der antigenpräsentierenden Zelle und damit der Bereitstellung von kostimulierenden Liganden durch T-Zellen erkannt werden.
- Die **Deletion** autoreaktiver T-Zellen ist nach repetitiver, antigenvermittelter Stimulation möglich. Dieser als „activation-induced cell death" bezeichnete Zustand hat seine Ursache in einer erhöhten Sensitivität dieser T-Zellen gegenüber Fas-Ligand-(CD95L)-vermittelter Apoptoseinduktion.
- Die **Suppression** autoreaktiver T-Zellen kann auch durch regulatorische CD4-T-Zellen (T_{reg}-T-Zellen) vermittelt werden. T_{reg}-T-Zellen sezernieren die Zytokine IL-10 und TGF-β, die sowohl die Aktivierung anderer T-Zellen als auch deren Proliferation und die funktionelle Differenzierung der T-Effektorzellen (T-Helferzellen, zytotoxische T-Zellen) hemmen. Sie können jedoch auch stimulatorische Zytokine, z. B. IL-2 durch CD25, abfangen, und mittels CTLA-4 kostimulatorische Liganden von antigen-präsentierenden Zellen entfernen.
- Die Aktivierung von T-Zellen kann auch durch Signale membranständiger Rezeptoren blockiert werden. So wird z. B. das inhibierende Molekül CTLA-4 (CD152) 3–4 Tage nach der T-Zellaktivierung exprimiert und kann an CD80/86 binden. Das durch CTLA-4 vermittelte Signal führt dann zur Hemmung der Proliferation und zu einer Einschränkung der funktionellen Aktivität von T-Effektorzellen (➤ Abb. 4.5).

4.2.7 Apoptose

Der phylogenetisch konservierte Prozess der Apoptose (Apoptose und Nekrose, ➤ Kap. 2.4.3) führt **ohne lokale Entzündungsreaktion** zum Zelltod. Die Apoptose ist für ein funktionierendes Immunsystem von zentraler Bedeutung, vor allem bei der Selektion von Lymphozyten im primären lymphatischen Gewebe, bei der Homöostase peripherer Lymphozyten und bei der Beseitigung von infizierten oder maligne transformierten Zellen durch zytotoxische T-Zellen.

4.3 Fehlleistungen des Immunsystems: Überempfindlichkeitsreaktionen, Transplantatabstoßung und Autoimmunität

Das Immunsystem ist komplex und daher fehleranfällig. Einzelne Komponenten des angeborenen oder des erworbenen Immunsystems können aufgrund genetischer Veränderungen Defekte aufweisen (primäre Immundefizienz) oder durch eine unverhältnismäßige (z. B. Allergie) oder eine falsch gerichtete Antwort (z. B. Autoimmunität) große und gelegentlich irreversible Schäden verursachen (➤ Kap. 4.3.4). Eine genaue Kenntnis der zellulären und humoralen Ursachen einer Immunpathologie ist eine notwendige Voraussetzung für gezielte therapeutische Eingriffe.

Überschießende krankheitsinduzierende Immunreaktionen werden auch als **Überempfindlichkeitsreaktionen** bezeichnet (Syn.: Hypersensibilitätsreaktionen, Hypersensitivitätsreaktionen). Der Begriff der Überempfindlichkeitsreaktion ist missverständlich, da die zugrunde liegende Immunantwort durchaus physiologischer Natur sein kann. Es sind die Beschaffenheit der auslösenden Antigene und Erreger bzw. die genetische Prädisposition des reagierenden Individuums, die mitentscheiden, ob eine Immunantwort zum Gewebeschaden führt.

Bei Überempfindlichkeitsreaktionen kann die Immunantwort **gegen Fremdantigene** gerichtet sein, die wegen einer Dysregulation oder aufgrund eines partiellen oder vollständigen Fehlens immunologischer Kontrollmechanismen zur Schädigung von körpereigenen Geweben führt. Die Immunantwort kann aber auch **gegen Selbstantigene** gerichtet sein, was voraussetzt, dass die Selbsttoleranz gegenüber diesen Antigenen aufgehoben worden ist oder nie bestanden hat. Unter solchen seltenen Umständen kann eine Immunantwort zur **Autoimmunität** und zu den entsprechenden organspezifischen, systemischen oder generalisierten Schäden führen (➤ Kap. 4.3.4).

4.3.1 Überempfindlichkeitsreaktionen

Die verschiedenen Formen der Überempfindlichkeitsreaktionen können nach Gell und Coombs in 4 Typen eingeteilt werden. **Typ-I- bis Typ-III**-Reaktionen werden durch **Antikörper** vermittelt, während die **Typ-IV**-Reaktion durch **T-Zellen** ausgelöst wird (➤ Tab. 4.4). Obwohl sich diese Einteilung an pathophysiologischen Mechanismen ausrichtet, sind bei einem Krankheitsgeschehen zumeist verschiedene Überempfindlichkeitsreaktionen gleichzeitig beteiligt. Die zellulären und molekularen Folgen der 4 Reaktionstypen können ebenfalls oft ähnlich sein, sodass eine klare Abgrenzung der einzelnen Kategorien gelegentlich schwierig sein kann.

Wie alle anderen Immunreaktionen wird die Überempfindlichkeitsreaktion in ihrem Ausmaß zusätzlich durch körperliche Belastung, Stress, Schlafmangel und Ernährungsgewohnheiten (Mangeldiät) beeinflusst. Schließlich bestimmt auch das Lebensalter das Ausmaß einer Überempfindlichkeitsreaktion, denn die Immunabwehr ist bei Kindern und Adoleszenten deutlich stärker ausgeprägt als bei älteren Menschen.

Immunpathologische Reaktionen sind abhängig vom Typ der Immunantwort, nicht jedoch von der Natur des Antigens. Dies bedeutet, dass unterschiedliche Antigene gleichartige Immunreaktionen mit identischem Krankheitsbild auslösen können. Das klinische Bild des Heuschnupfens kann beispielsweise sowohl durch Birkenpollen als auch durch Hausstaub ausgelöst werden. Andererseits vermag ein und dasselbe Antigen unterschiedliche Immunreaktionen mit unterschiedlichen Krankheitsbildern hervorzurufen. So können identische Allergene in unterschiedlichen Individuen eine Urtikaria (Typ-I-Reaktion) oder ein Ekzem (Typ-IV-Reaktion) auslösen.

4 Pathologische Immunreaktionen

Tab. 4.4 Überempfindlichkeitsreaktionen und dadurch ausgelöste Erkrankungen

Typ	Erkrankungen	Mechanismen/immunvermittelte Gewebeschädigung
Typ I IgE-vermittelte Immunreaktion (anaphylaktische Reaktion)	• Asthma bronchiale (➤ Kap. 24.3.5) • akute Rhinitis (➤ Kap. 23.1.2) • Urtikaria (➤ Kap. 43.5.2) • medikamenteninduzierte Allergien vom Soforttyp	allergenvermittelte Vernetzung der IgE-Antikörper auf der Zelloberfläche führt zur Freisetzung von vasoaktiven Aminen und anderen Mediatoren aus Mastzellen und Basophilen → Erhöhung der vaskulären Permeabilität → Initiation einer Entzündungsreaktion durch Rekrutierung weiterer Entzündungszellen
Typ II antikörpervermittelte Immunreaktion (zytotoxische, blockierende oder aktivierende Effekte)	• Goodpasture-Syndrom (➤ Kap. 37.4.1, ➤ Kap. 4.4.3) • Rhesus-Inkompatibilität (➤ Kap. 40) • Pemphigus vulgaris (➤ Kap. 43.8.1) • chronische lymphozytäre Thyreoiditis (➤ Kap. 14) • chronische atrophische Gastritis (➤ Kap. 28.7) • megaloblastäre (perniziöse) Anämie (➤ Kap. 21.2.1) • Myasthenia gravis (➤ Kap. 22.4.3) • Hyperthyreose (➤ Kap. 14.5.2)	• humorale Antikörper (IgM, IgG) binden an Zielantigene auf der Zelloberfläche • Komplementaktivierung • antikörpervermittelte Zytotoxizität (v. a. durch Aktivierung von NK-Zellen) • Antikörper gegen Rezeptoren
Typ III immunkomplexbedingte Immunreaktion (Antigen-Antikörper-Komplex-Erkrankungen)	• Farmerlunge (➤ Kap. 50.2.2) • Glomerulonephritis (➤ Kap. 37.4.1) • generalisierter Lupus erythematodes (➤ Kap. 4.4.4) • Vaskulitiden (➤ Kap. 20.5)	• Antigen-Antikörper-Komplexe lagern sich in Gefäßen ab • Komplementaktivierung • Rekrutierung von Granulozyten und Freisetzung ihrer lysosomalen Enzyme
Typ IV zellulär bedingte Immunreaktion vom verzögerten Typ	• Mantoux-Reaktion = Tbc-Test • Virusinfektionen (akut, chronisch; z. B. Virushepatitis, ➤ Kap. 33.4) • Transplantatabstoßung (➤ Kap. 50.2) • Sarkoidose (➤ Kap. 4.4.4) • Kontaktdermatitis (➤ Kap. 43.2.1)	• Aktivierung von Makrophagen und T-Zellen durch Zytokine • sensibilisierte T-Lymphozyten setzen Zytokine frei • T-Zell-vermittelte Zytotoxizität • Entzündung

Typ-I-Überempfindlichkeitsreaktion: IgE-vermittelte Reaktion

Die Typ-I-Überempfindlichkeitsreaktion wird auch als **Atopie** oder **Allergie** bezeichnet und ist die Folge einer erneuten Exposition gegenüber Antigenen, die bereits zu einem früheren Zeitpunkt zur Bildung spezifischer IgE geführt haben.

Diese IgE-vermittelten Immunreaktionen treten rasch nach Antigenexposition auf. Davon leitet sich auch der Begriff **„Sofortreaktion"** („immediate-type hypersensitivity") ab.

Die Reaktion verläuft in 3 Schritten (➤ Abb. 4.9):
- **1. Sensibilisierungsphase:** Durch Allergene werden CD4-positive TH2-Zellen aktiviert, die daraufhin Zytokine (insbesondere IL-4) sezernieren und dadurch die Stimulation und Differenzierung von B-Zellen zu IgE-produzierenden Plasmazellen ermöglichen. Die sezernierten IgE-Antikörper gelangen in das umgebende Gewebe, von wo sie in die Blutbahn und in unterschiedliche Körperflüssigkeiten gelangen können. IgE binden mit ihrem Fc-Teil an Rezeptoren (Fcε-Rezeptor) basophiler Granulozyten und Mastzellen. Dort bleiben sie für längere Zeit an der Oberfläche nachweisbar und können dann bei entsprechender Antigenexposition die weiteren immunpathologischen Ereignisse vermitteln.
- **2. Erneute Allergenexposition:** Mastzellen und basophile Granulozyten tragen auf ihrer Membran nach Sensibilisierung bis zu 60.000 IgE-Moleküle. Bei erneuter Antigenexposition binden die Allergene an die zellständigen IgE-Moleküle, deren Quervernetzung zu einer Zellaktivierung und Freisetzung von **Mediatoren** führt. Beispiele sind: Histamin, Proteasen, chemotaktische Faktoren aus den Granula. Direkt sekretiert werden mit thrombozytenaktivierendem Faktor (plättchenaktivierender Faktor, PAF), Leukotriene, Lipoxine, Prostaglandine oder Thromboxan A_2. Schließlich setzen aktivierte Mastzellen auch die in ihren Granula gespeicherten **Zytokine** frei (z. B. TNF, IL-1, IL-4, IL-6).
- **3. Anaphylaktische Reaktion:** Dieser Begriff umfasst die Folgen einer Typ-I-Überempfindlichkeitsreaktion, die durch die Freisetzung von Entzündungsmediatoren (insbesondere Histamin) entstehen können. Je nach Ausmaß unterscheidet man **lokale** anaphylaktische Reaktionen (z. B. allergische Konjunktivitis, allergische Rhinitis/Sinusitis, Asthma bronchiale) von **systemischen** anaphylaktischen Reaktionen (z. B. nach Medikamentenapplikation bei entsprechender Sensibilisierung). **Histamin** verursacht eine erhöhte Durchlässigkeit der Blutgefäße, eine Kontraktion der glatten Muskulatur des Magen-Darm-Trakts (abdominelle Krämpfe, Diarrhöen und Erbrechen) und der Bronchien (Bronchokonstriktion) sowie eine Erschlaffung der Gefäßmuskulatur (Vasodilatation). Ein Asthma bronchiale mit Bronchokonstriktion, Schleimhautödem und vermehrter Schleimsekretion oder ein Ödem der Larynx-/Pharynxschleimhaut (➤ Abb. 4.10) mit Obstruktion der oberen Luftwege kann zu hochgradiger Atemnot und Tod durch Ersticken führen. Bei systemischen anaphylaktischen Reaktionen können Patienten durch Blutdruckabfall (Vasodilatation) innerhalb weniger Minuten in einen lebensbedrohenden Zustand (sog. anaphylaktischer Schock) gelangen.

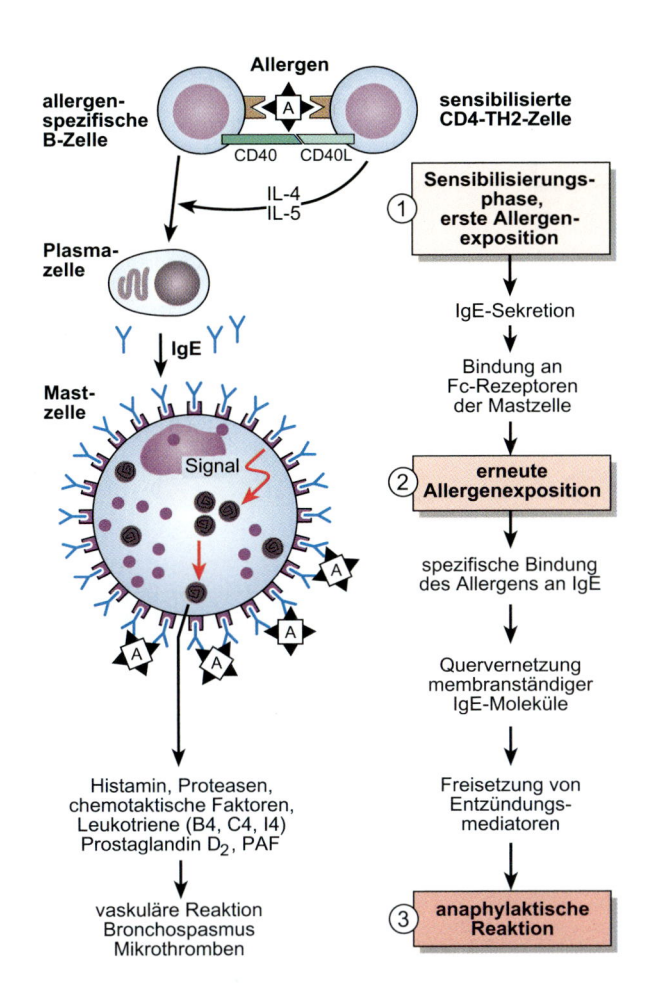

Abb. 4.9 IgE-vermittelte Reaktion (Typ-I-Reaktion nach Gell und Coombs). Dieser Reaktionstyp verläuft in 3 Phasen: **1) Sensibilisierung** mit Bildung von allergenspezifischem IgE und dessen Bindung an Fcε-Rezeptoren auf Mastzellen. **2) Erneute Allergenexposition** mit Degranulation von Mastzellen. **3) Anaphylaktische Reaktion.** [L106]

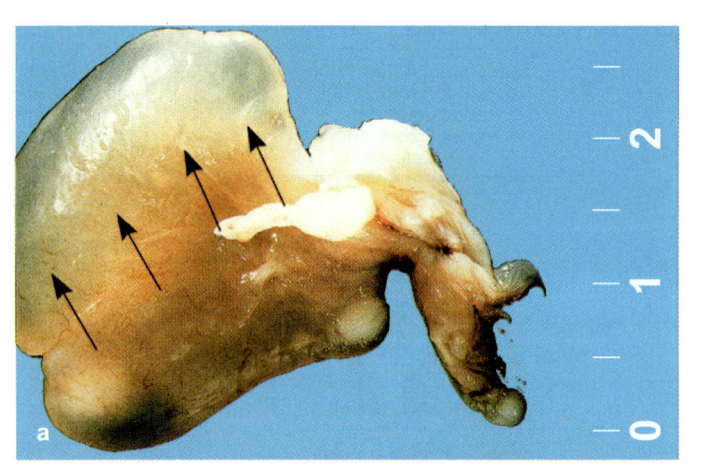

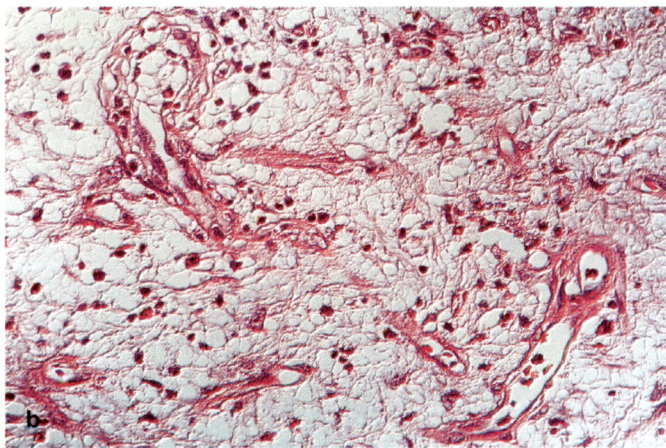

Abb. 4.10 Lokale allergische Reaktion. a Makroskopisches Bild einer lokalen allergischen Reaktion der Nasenschleimhaut mit Ausbildung einer polypös-serösen Entzündungsreaktion: polypoide, ödematöse Schleimhauthyperplasie (Pfeile). **b** Allergische Reaktion mit einem ausgeprägten Ödem zwischen den Gefäßen, dazu reichlich Entzündungszellen im Exsudat; oft eosinophile Granulozyten, die durch IL-5 rekrutiert und aktiviert werden. HE, Vergr. 20-fach. [R398]

Typ-II-Überempfindlichkeitsreaktion: antikörpervermittelte Reaktionen

Bei der Typ-II-Überempfindlichkeitsreaktion haben Antikörper, die eine gegen **Zelloberflächenantigene** gerichtete Spezifität besitzen, eine pathogenetische Bedeutung. Die dabei ausgelöste Zellschädigung kann über 3 unterschiedliche Mechanismen erfolgen (➤ Abb. 4.11):
- Antikörpervermittelte Zytotoxizität mit Komplementaktivierung (➤ Abb. 4.11a – c; meist werden zirkulierende Blutzellen durch diese Typ-II-Überempfindlichkeitsreaktionen geschädigt).
- Antikörperabhängige zellvermittelte Zytotoxizität („antibodydependent cellular cytotoxicity", ADCC, ➤ Abb. 4.11d).
- Antikörpervermittelte Funktionsstörung (➤ Abb. 4.11e – f).

Typ-II-Reaktionen scheinen für einen Teil der Wirkungen verantwortlich zu sein, die bei der therapeutischen Verabreichung monoklonaler Antikörper gegen membrangebundene Proteine beobachtet werden. So wird angenommen, dass die rasche Wirkung eines humanisierten Anti-TNF-Antikörpers (Remicade®, Isotyp IgG1) bei der Therapie chronisch entzündlicher Darmerkrankungen dadurch zu erklären ist, dass neben der Neutralisation von löslichem TNF durch diesen Antikörper auch Zellen zerstört werden, die TNF intermediär als Zellmembranprotein exprimieren.

Einige Krankheiten, die durch Antikörper bzw. durch antikörper- und komplementvermittelte Mechanismen bedingt werden, sind in ➤ Tab. 4.5 zusammengefasst.

KLINISCHE PATHOLOGIE

Antikörperabhängige zellvermittelte Zytotoxizität Hyperakute Abstoßungsreaktion bei allogener Organtransplantation ➤ Kap. 4.3.2, chronische lymphozytäre Thyreoiditis (Hashimoto) ➤ Kap. 14.4.2.
Antikörpervermittelte Zytotoxizität Blockierung des Acetylcholinrezeptors bei Myasthenia gravis ➤ Kap. 22.4.3, Blockierung der Bindung von Vitamin B$_{12}$ an den sog. Intrinsic-Faktor bei perniziöser Anämie ➤ Kap. 21.2.1, Stimulierung des TSH-Rezeptors bei autoimmuner Hyperthyreose (Morbus Basedow, ➤ Kap. 14.5.2).

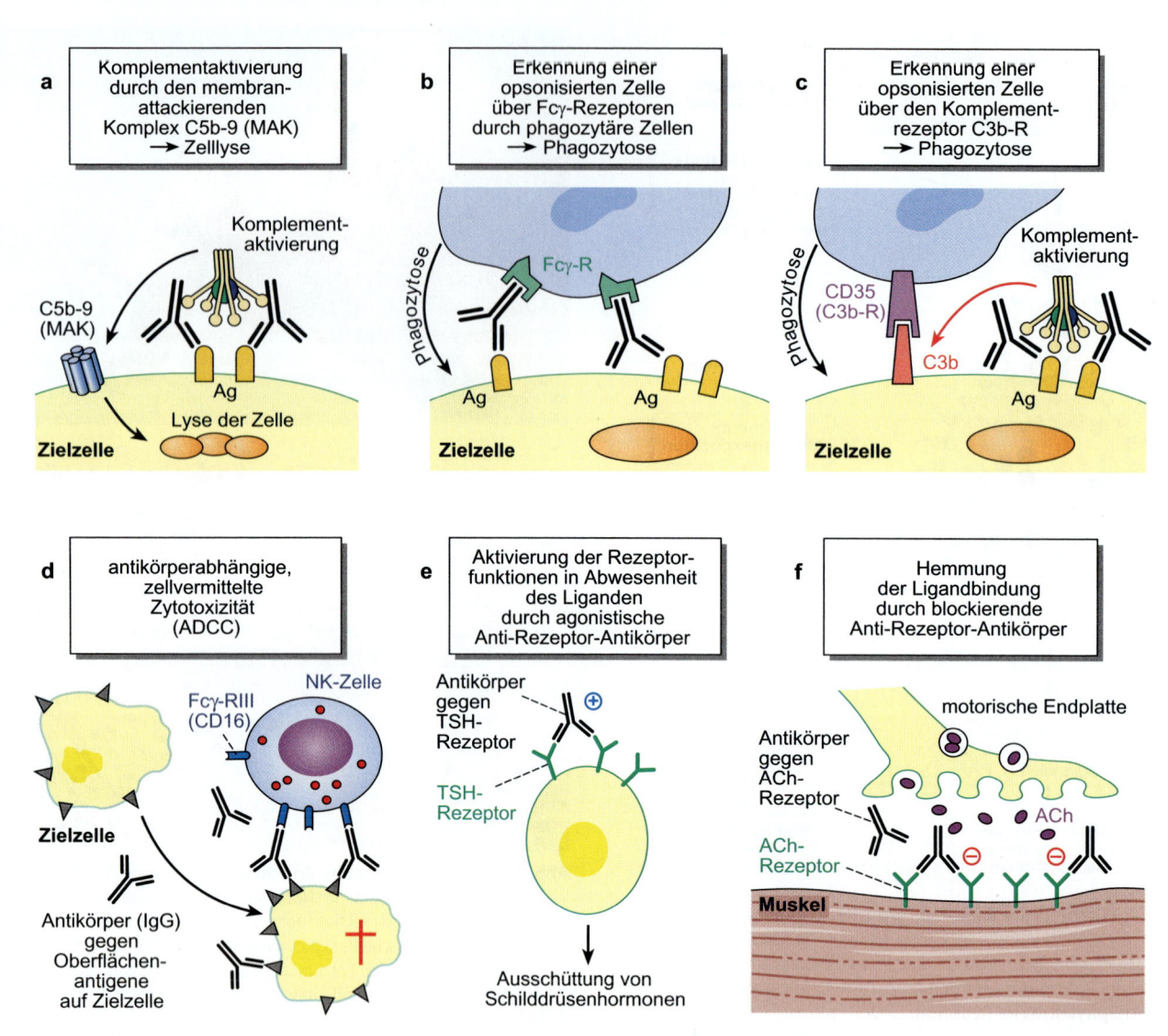

Abb. 4.11 Typ-II-Überempfindlichkeitsreaktionen mit Mechanismen, die zur antikörpervermittelten Schädigung einer Zelle führen. **a–c** Die Erkennung von Oberflächenantigenen durch komplementfixierende Antikörper kann zu einer **komplementvermittelten Lyse** dieser Zelle führen, indem entweder ein membranattackierender Komplex (MAK, bestehend aus den Komplementkomponenten C5b-9) gebildet wird (a), die Antigene durch Antikörper opsonisiert und anschließend über Fc-Rezeptoren erkannt werden (b) oder die bei der Komplementaktivierung gebildeten Komplementfaktoren **C3b** (Opsonin) über C3b-Rezeptoren (CR1/CD35 und CR3/CD11b/CD18) auf Makrophagen erkannt werden (c). **d** Die Opsonisierung einer Zielzelle durch IgG erlaubt auch deren Erkennung durch **NK-Zellen**. Diese über Fc-Rezeptoren (Fcγ-RIII) vermittelte Erkennung führt zur Aktivierung von NK-Zellen und – über die Exozytose zytolytischer Proteine (Granzyme, Perforin), die die Membran der opsonisierten Zelle permeabilisieren und Apoptose auslösen – zur Lyse der opsonisierten Zielzelle. **e, f** Antikörper, die gegen zellständige Rezeptoren gerichtet sind, können auch in Abwesenheit des Liganden den **Rezeptor stimulieren** (z. B. Antikörper gegen Thyreoidea-stimulierendes Hormon [TSH] bei der autoimmunen Hyperthyreose) oder antagonistisch die Bindung des Liganden an den erkannten Rezeptor verhindern (z. B. Antikörper gegen Acetylcholin-Rezeptoren [ACh] bei Myasthenia gravis). Folge ist eine Funktionsstörung der betreffenden Zelle, ohne dass die Zelle zytotoxisch geschädigt wird. [L106]

Typ-III-Überempfindlichkeitsreaktion: Immunkomplexreaktionen

Definitionsgemäß wird als **Immunkomplex** die Verbindung zwischen **Antikörper** und **löslichem Antigen** bezeichnet. Die Bindung von Antikörpermolekülen an Antigene mit mehreren Bindungsstellen (Epitope) führt zur Bildung von Immunkomplexen, deren Größe vom Verhältnis der relativen Konzentrationen von Antikörper zu Antigen abhängt. Ob die Bildung von Immunkomplexen zu deren Ablagerung und anschließenden Gewebeschäden führt, hängt von der Größe der zirkulierenden Komplexe ab: Große Komplexe werden durch Phagozyten entfernt, während kleinere länger in Zirkulation bleiben und sich dadurch bevorzugt in kleinen Gefäßen ablagern. Die **Verweildauer** der Immunkomplexe hängt demnach neben der Größe der Komplexe auch von der Effizienz des mononukleären Phagozytensystems (MPS) ab. Zirkulierende Immunkomplexe lagern sich in Geweben an anatomischen Grenzflächen (z. B. Körperhöhlen) oder an der inneren Oberfläche von Gefäßwänden (insbesondere von Arteriolen und Nierenglomeruli) ab. Falls komplementbindende Antikörper (> Tab. 4.2) an der Bildung der Immunkomplexe beteiligt sind, kann es zur Aktivierung der Komplement- und Gerinnungskaskade sowie zu Thrombozyten- und Granulozytenaggregation

4.3 Fehlleistungen des Immunsystems: Überempfindlichkeitsreaktionen, Transplantatabstoßung und Autoimmunität

Tab. 4.5 Krankheiten, die durch antikörpervermittelte, komplementabhängige, zytotoxische Reaktionen vom Typ II verursacht werden

Krankheitsbild	Pathomechanismus
Transfusionszwischenfall	Zerstörung von Erythrozyten eines inkompatiblen Spenders durch zirkulierende Blutgruppen-Antikörper
Rhesus-Inkompatibilität (Morbus haemolyticus neonatorum, Erythroblastosis fetalis)	Rhesus-negative Mutter wird durch Erythrozyten eines Rhesus-positiven Kindes sensibilisiert; maternale Rhesus-Antikörper können die Plazentaschranke passieren und die roten Blutkörperchen des Kindes zerstören
Autoimmunhämolyse Autoimmunleukopenie, Autoimmunthrombopenie (Morbus Werlhof, ITP) Autoimmunpanzytopenie (selten)	Autoantikörper gegen Bestandteile der Oberflächenstrukturen von Blutzellen und/oder auch Stammzellen können zu Anämie, Leukopenie (Agranulozytose), Thrombopenie und Panzytopenie führen; häufig werden Fremdsubstanzen (z. B. Arzneimittel) als Haptene an Oberflächenproteine gebunden, die dann eine Antikörperproduktion auslösen
Goodpasture-Syndrom (destruierende Glomerulonephritis und rezidivierende Lungenblutungen)	Antikörper gegen Prokollagen 4 der Basalmembranen von Nieren und Lungen
Pemphigus/Pemphigoid, blasenbildende Dermatosen	Zerstörung der Interzellularsubstanz oder der Basalmembran der Haut durch Antikörper, die gegen Intermediärfilamente gerichtet sind

kommen und dadurch **Immunkomplexerkrankungen** auslösen (➤ Tab. 4.5).

Die **Komplementaktivierung** führt zur proteolytischen Spaltung von C3 und C5 und dabei zur Bildung der Anaphylatoxine C3a und C5a, welche die Rekrutierung von **Granulozyten** und die Degranulierung von **Mastzellen** ermöglichen. Über diesen Vorgang werden lysosomale Enzyme und Sauerstoffradikale freigesetzt, die eine Nekrose des Gewebes bewirken können. Die Freisetzung von Histamin und die Aktivierung von Phospholipasen führt zur Bildung der Entzündungsmediatoren Leukotrien C4, D4, E4 und PAF (plättchenaktivierender Faktor). Die Anaphylatoxine bewirken auch eine Vasodilatation und erhöhte vaskuläre Permeabilität. Folgen sind ein Ödem und eine Störung der Mikrozirkulation (Hypoxie). Durch die Aktivierung der Gerinnungskaskade und die Aggregation von Thrombozyten bilden sich hyaline Mikrothromben, die schließlich zu einer umschriebenen Ischämie Anlass geben. Eine Hypoxie kann anschließend weitere Entzündungsreaktionen auslösen. Eine solche Entzündungsreaktion entwickelt sich 4–8 Stunden nach Bildung der Immunkomplexe und ist am Beispiel der allergischen Alveolitis in ➤ Abb. 4.12 wiedergegeben.

Eine Auswahl von Immunkomplexerkrankungen ist in ➤ Tab. 4.6 aufgeführt.

Typ-IV-Überempfindlichkeitsreaktion: zellvermittelte Immunreaktionen

Unter der Typ-IV-Überempfindlichkeitsreaktion werden alle durch **T-Lymphozyten** verursachten Gewebeschädigungen zusammengefasst. Aufgrund der funktionellen Eigenheiten der an diesen Reaktionen hauptsächlich beteiligten T-Zell-Subpopulationen lassen sich zwei wesentliche Formen unterscheiden:
- Zytotoxische T-Zell-vermittelte Reaktion
- TH1-vermittelte Überempfindlichkeitsreaktion vom verzögerten Typ („delayed type hypersensitivity", DTH)

Zytotoxische T-Zell-vermittelte Reaktion

Bei den durch zytotoxische T-Zellen verursachten Zell- und Gewebeschäden werden **endogene,** d. h. von den Zellen produzierte, **Fremdantigene,** gegen die keine Toleranz besteht (z. B. viruskodierte Fremdproteine oder onkofetale Proteine von Tumorzellen), prozessiert und durch HLA-Klasse-I-Moleküle an der Zelloberfläche präsentiert. Als Folge der Erkennung dieser Antigene durch **CD8-positive T-Zellen** kommt es zur Aktivierung ihrer zytolytischen Aktivität und somit zur Lyse der Zielzellen.

Dieser Vorgang ermöglicht es, dass virusinfizierte Zellen selbst dann eliminiert werden können, wenn der Erreger selbst nicht zytopathisch ist. Auf diese Weise kann die Ausbreitung einer Virusinfektion noch vor Beendigung des gesamten Virusreplikationszyklus gestoppt werden. Zytotoxische T-Zell-vermittelte Reaktionen spielen ferner bei der akuten Abstoßung allogener Transplantate eine zentrale Rolle (➤ Kap. 4.3.2).

Überempfindlichkeitsreaktion vom verzögerten Typ

Die Typ-IV-Reaktion vom verzögerten Typ entsteht als Antwort des Wirts auf bestimmte **Fremdantigene** (typisches Beispiel: *Mycobacterium tuberculosis*). Dabei erkennen **CD4-positive TH1-Zellen** zu Beginn der Ereignisse das Fremdantigen, das in geeigneter Form auf der Oberfläche von professionellen antigenpräsentierenden Zellen präsentiert wird. Über die T-Zell-Rezeptor-vermittelte Aktivierung kommt es zur proliferativen Expansion dieser Zellen und schließlich zur Ausschüttung verschiedener Zytokine, insbesondere von **IL-2, IFN-γ, TNF** und **Lymphotoxin,** die an der Reaktion vom verzögerten Typ wesentlich beteiligt sind (➤ Abb. 4.13, ➤ Kap. 4.2.4). Differenzierte CD4-positive TH1-Zellen (T-Gedächtniszellen) können oft über sehr lange Zeit im Körper überleben und jederzeit und schnell durch Antigenpräsentation aktiviert werden.

Die bereitgestellten Zytokine führen gemeinsam mit CD40-vermittelten Signalen zur **Aktivierung von Makrophagen** und so zur erhöhten Sekretion proinflammatorischer Zytokine wie IL-12, IL-23 und TNF:
- **IL-12** stimulieren zytotoxische T-Zellen und NK-Zellen und verstärken auf diese Weise das Potenzial zur Gewebezerstörung.

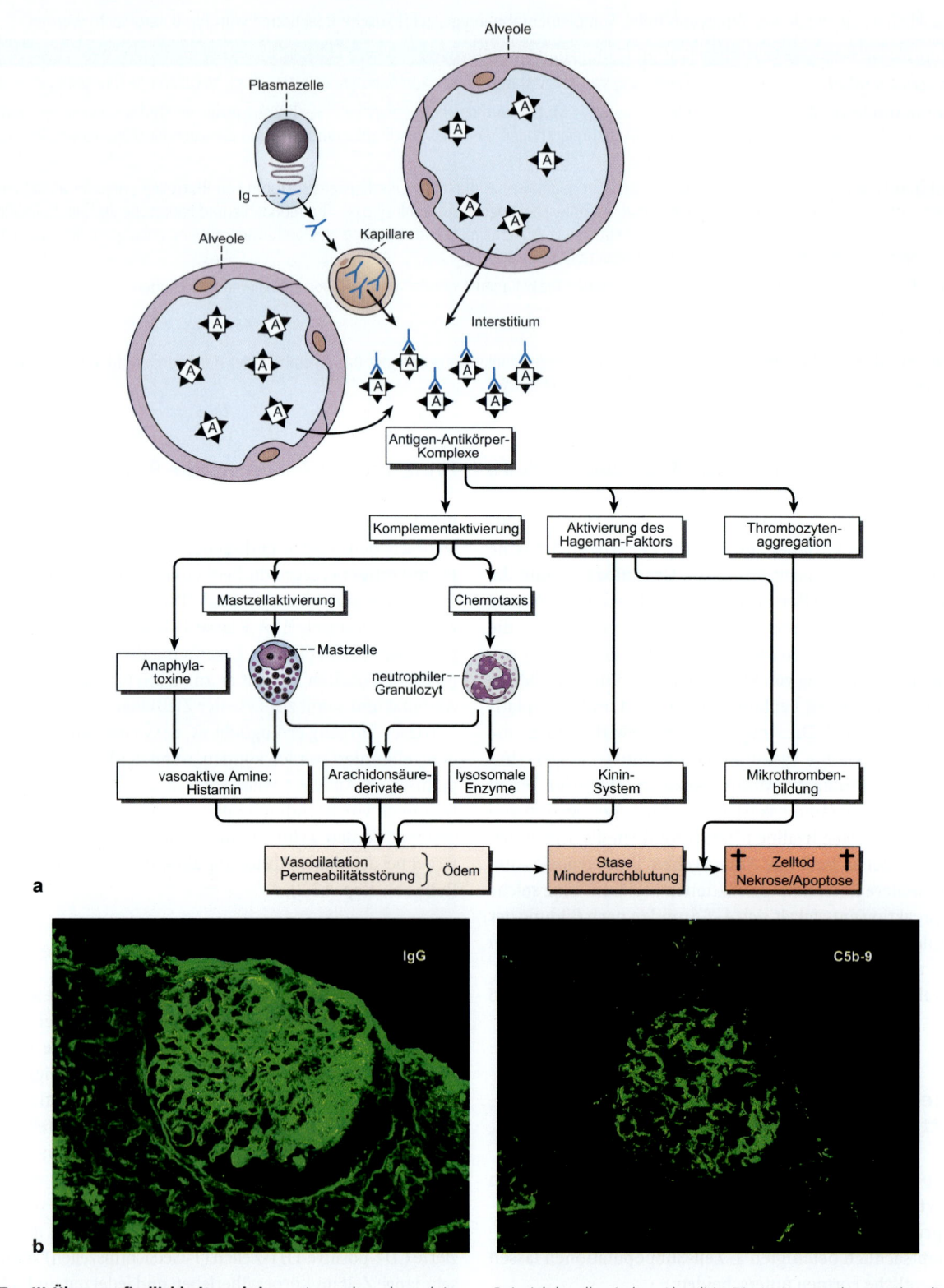

Abb. 4.12 Typ-III-Überempfindlichkeitsreaktion. a Immunkomplexreaktion am Beispiel der allergischen Alveolitis: Die Antigene gelangen über die Alveolen in das Interstitium und bilden mit den über die Kapillaren herangeführten Antikörpern Immunkomplexe (Antigen-Antikörper-Komplexe). Diese führen zu einer Komplementaktivierung mit Mastzelldegranulierung und chemotaktischer Rekrutierung von neutrophilen Granulozyten. Die Folgen sind eine Vasodilatation, Permeabilitätsstörungen und schließlich die Bildung eines Ödems sowie, infolge der Freisetzung von lysosomalen Enzymen, die Ausbildung einer Nekrose. [L106] **b** Immunkomplex-Glomerulonephritis: Nachweis von IgG (links) und des membranattackierenden Komplexes C5b-9 (rechts) mittels Immunfluoreszenz in einem Glomerulus einer Patientin mit generalisiertem Lupus erythematodes. Das Färbemuster weist auf die Ablagerung von IgG enthaltenden Immunkomplexen bzw. Komplementaktivierung in Kapillarschlingen hin (Bilder: A. Kappeler und M. Gugger, Institut für Pathologie der Universität Bern). [R398]

4.3 Fehlleistungen des Immunsystems: Überempfindlichkeitsreaktionen, Transplantatabstoßung und Autoimmunität

Tab. 4.6 Immunkomplexerkrankungen

Erkrankungen	Auslöser/Eigenschaften
Farmerlunge	Antigene von Schimmelpilzen im feuchten Heu → exogen allergische Alveolitis
iatrogene immunkomplexvermittelte Vaskulitis (Arthus-Reaktion)	Reapplikation von Antigenen in ein immunisiertes Individuum → lokale Immunkomplexbildung, Präzipitation und schwere nekrotisierende Vaskulitis
Glomerulonephritis	Folge bakterieller Infekte, bei SLE oder Periarteriitis nodosa → Ablagerung von Immunkomplexen und Komplementaktivierung in glomerulären Gefäßschlingen der Niere
Serumkrankheit	Seren, Medikamente, Kryoglobuline → nekrotisierende Vaskulitis mit unterschiedlicher Ausprägung in Nieren, Gelenke, Haut, Herz, serösen Häuten (Polyserositis) und kleinen Gefäßen
generalisierter Lupus erythematodes (SLE)	Immunkomplexe aus Autoantikörpern und Autoantigenen; mögliche zugrunde liegende Mechanismen sind dysregulierte polyklonale und antigenspezifische T- und B-Zell-Aktivierung; ungenügende Entfernung von Immunkomplexen → immunkomplexvermittelte Vaskulitis oder Glomerulonephritis, die Vaskulitis oft mit fibrinoider Nekrose der Gefäßwand mit Thrombose oder sekundärer Fibrose und Stenose

- Das durch aktivierte T-Zellen sezernierte **IL-2** hält die Proliferation von T-Zellen aufrecht und ermöglicht die Ausbildung von spezialisierten regulatorischen (i. d. R. FOXP3-positiven) CD4-T_{reg}-T-Zellen.
- **TNF** fördert die Rekrutierung proinflammatorischer Lymphozyten und Makrophagen an den Ort der Typ-IV-Reaktion, indem es die Bildung und Ausschüttung chemotaktischer Faktoren verstärkt und die Expression von Adhäsionsmolekülen auf Endothelzellen erhöht. TNF ist ferner essenziell für die Differenzierung von Makrophagen zu Epitheloidzellen, die anschließend zu vielkernigen Riesenzellen fusionieren können.

Riesenzellen sind an der Bildung von **Granulomen** wesentlich beteiligt und so auch für das typische histologische Merkmal einer Typ-IV-Reaktion vom verzögerten Typ verantwortlich (➤ Abb. 4.13; ➤ Kap. 4.3.1). Zahlreiche Krankheiten, die charakteristischerweise mit Granulombildung einhergehen, entsprechen deshalb einer Typ-IV-Reaktion. Typische Beispiele sind Tuberkulose, Sarkoidose, verschiedene Pilzerkrankungen und Kontaktdermatitis. Die TNF-abhängige Bildung von Granulomen wirkt bei chronischen Infekten einer Ausbreitung persistierender intrazellulärer Erreger (z. B. Mykobakterien) entgegen, doch führt die Freisetzung von gewebeschädigenden Enzymen gelegentlich auch zu Nekrosen. Die bei der Granulombildung ebenfalls erfolgte Aktivierung von Fibroblasten kann zu pathologischem Gewebeumbau mit anschließender Vernarbung führen.

4.3.2 Transplantatabstoßung und Immunsuppression bei Transplantationen

Die Mechanismen, die zur Transplantatabstoßung führen, sind immunologischer Natur und werden deshalb in diesem Kapitel erklärt.

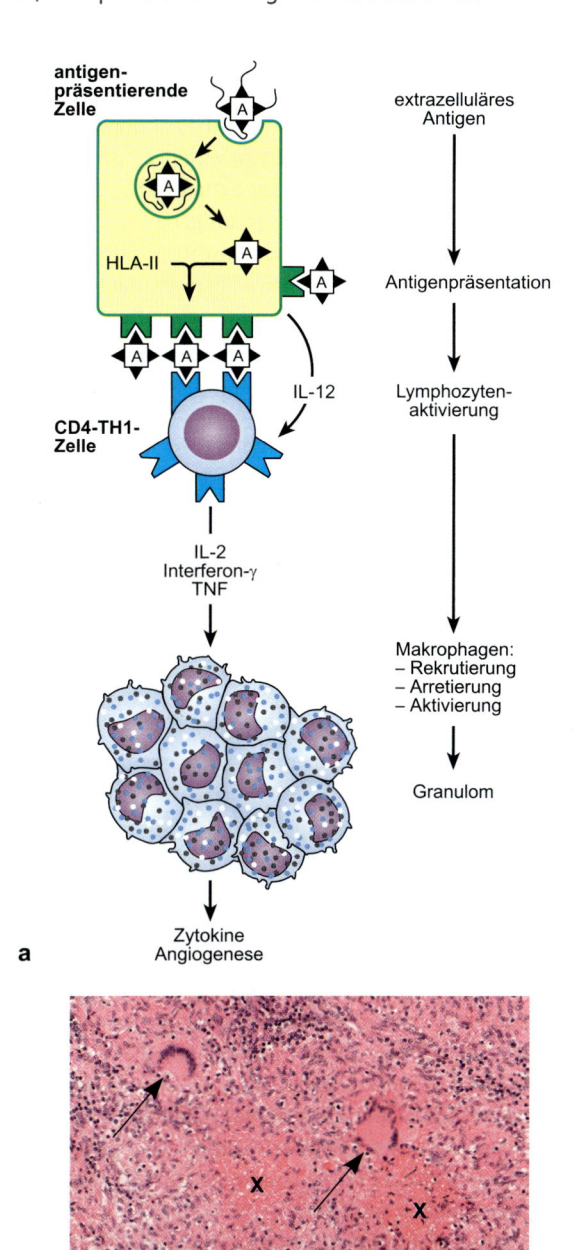

Abb. 4.13 Typ-IV-Überempfindlichkeitsreaktion. Zellvermittelte verzögerte Immunreaktion. **a** Die über den HLA-II-Antigen-Komplex aktivierten CD4-positiven TH1-Lymphozyten stimulieren mittels Zell-Zell-Interaktionen (z. B. CD40-CD40L) und durch Ausschüttung von Zytokinen die Makrophagen. Es folgt eine histiozytäre Entzündungsreaktion, deren Ziel die Retention und abschließende Beseitigung des Antigens im Gewebe ist. [L106]
b Granulomatöse Lymphadenitis bei einer Infektion mit Mykobakterien als Zeichen einer chronischen Typ-IV-Reaktion vom verzögerten Typ mit Riesenzellen (Pfeile) und zentralen Nekroseherden (X) (Bild: M. Gugger, Institut für Pathologie, Universität Bern). [R398]

Organspezifische Aspekte der Abstoßung solider Organtransplantate werden in den entsprechenden Kapiteln behandelt (➤ Kap. 37.10 Niere, ➤ Kap. 19 Herz, ➤ Kap. 33 Leber, ➤ Kap. 24 Lunge und ➤ Kap. 21.11 hämatopoetische Stammzelltransplantation).

Abstoßungsreaktionen beruhen auf Immunreaktionen gegen als körperfremd wahrgenommene Antigene des Transplantats, d. h. zumeist gegen allogene HLA-Antigene. Für die Transplantatabstoßung sind sowohl zellvermittelte als auch antikörpervermittelte Immunreaktionen bedeutsam (Host-versus-Graft-Reaktion, HvGR/HvGD). Um die Akzeptanz des Transplantats zu verlängern, wird häufig eine Immunsuppression durchgeführt. Die aktuell dazu eingesetzten Biologika und Medikamente wirken aber antigenunspezifisch und supprimieren gleichzeitig die Immunantwort nicht nur gegen allogene Gewebe, sondern auch gegen infektiöse Erreger und beeinträchtigen nicht selten auch die normale Zellproliferation. Das Auftreten einer chronischen Abstoßungsreaktion wird zudem durch die Immunsuppression kaum beeinflusst. Werden bei der Transplantation insbesondere von hämatopoetischen Stammzellen auch immunkompetente Zellen des Spenders auf den Empfänger mit übertragen, kann dies eine schwere Komplikation, Graft-versus-Host-Reaktion (GvHR/GvHD), zur Folge haben.

Aufgrund ihrer genetisch definierten Unterschiede, maßgeblich in den Allelen der MHC-Moleküle (HLA Lokus), werden die Transplantate aus klinisch-immunologischer Sicht in die folgenden Kategorien eingeteilt:

- **Autologe Transplantation:** Zellen oder Gewebe desselben Individuums werden dabei oft von einer anatomischen zu einer anderen Stelle verpflanzt. Beispiele: Hautlappen nach Verbrennung, hämatopoetische Stammzellen nach aplasierender Zytostatikatherapie.
- **Syngene Transplantation:** Spender und Empfänger sind genetisch identisch (z. B. monozygote Zwillinge oder Inzuchttierstämme).
- **Allogene Transplantation (Allotransplantation):** Bei dieser häufigsten Form der Transplantation solider Organe werden Organe zwischen verschiedenen Individuen der gleichen Spezies (z. B. Mensch zu Mensch) transplantiert, die jedoch immungenetisch verschieden sind. Nach allogener Transplantation kommt es regelmäßig zu immunologischen Abstoßungsreaktionen, die eine entsprechende immunsuppressive Therapie erfordern.
- **Xenotransplantation:** Die Übertragung von Organen zwischen verschiedenen Spezies (z. B. Schwein zu Mensch) befindet sich im experimentellen Stadium.

Die Einteilung in hyperakute, akute, und chronische Abstoßungsreaktionen erfolgt aufgrund des klinischen Verlaufs, des histologischen Bildes und der beteiligten Mechanismen der Abstoßung (> Abb. 4.14).

Hyperakute Abstoßung

Die hyperakute Abstoßung wird durch vorbestehende **alloreaktive Antikörper** gegen Blutgruppenantigene (AB0) oder Histokompatibilitätsantigene (HLA) ausgelöst. Sie kann sich innerhalb weniger Minuten oder nach Stunden und Tagen entwickeln und führt praktisch ausnahmslos zum Verlust des Transplantats. Die alloreaktiven Antikörper binden an Antigene der Spenderzellen, insbesondere an das Endothel, was zu einer Aktivierung der Komplementkaskade und des Gerinnungssystems führt (Typ-II-Überempfindlichkeitsreaktion (> Kap. 4.3.1). Es bilden sich Mikrothromben, welche die Kapillaren verschließen, sodass hämorrhagische Nekrosen entstehen (> Abb. 4.15). Durch die verbesserte Typisierung der Transplantate ist diese Form der Abstoßung selten geworden.

Akute zelluläre Abstoßung

Die akute Abstoßung ist die häufigste Form der Abstoßung eines allogenen Organtransplantats. Sie entwickelt sich oft während der ersten Wochen nach Transplantation. Diese Form der Abstoßung allogener (in der Regel solider) Organe und wird hauptsächlich durch eine T-Zell-Antwort des Empfängers eingeleitet. Dies geschieht entweder direkt, indem dendritische Zellen des Spenders aus dem transplantierten Organ in die Lymphknoten des Empfängers wandern, wo sie den T-Zellen des Empfängers ihre allogenen HLA-Moleküle präsentieren (**direkte** allogene Antigenerkennung). Gleichzeitig können aber dendritische Zellen des Empfängers als Teile des entzündlichen zellulären Infiltrats Bestandteile von Spenderzellen aufnehmen. Dabei werden Spender-HLA-Moleküle oder andere polymorphe Proteine zu Peptiden prozessiert und können im Komplex mit Empfänger-HLA-Molekülen den Empfänger-T-Zellen präsentiert werden (**indirekte** Alloantigenerkennung). Interessanterweise ist die Frequenz von T-Zellen, die Alloantigene **direkt** erkennen können, mit 1:100 bis 1:200 deutlich höher als für Alloantigene, die **indirekt** erkannt werden ($1:10^4$–$1:10^6$). Die Frequenz indirekt erkannter Alloantigene liegt somit im Bereich der Frequenz von T-Zellen, die für nominale HLA-restringierte Antigene spezifisch sind (> Kap. 4.2.4). Bei einer vorangegangenen Sensibilisierung der T-Zellen gegenüber Spenderantigenen sind sowohl Auftreten als auch Verlauf der Abstoßungsreaktion beschleunigt („second set rejection", akzelerierte Abstoßungsreaktion). An der akuten zellulären Transplantatabstoßung sind beide Mechanismen einer Typ-IV-Überempfindlichkeitsreaktion, d. h. die CD4-positive T-Zell-Antwort vom verzögerten Typ („delayed type hypersensitivity", DTH) und zellvermittelte Zytotoxizität durch CD8-positive T-Zellen (> Kap. 4.3.1) wesentlich beteiligt.

Morphologie

Histomorphologisch findet man eine vorwiegend lymphozytäre Entzündung mit begleitender Schädigung der Parenchymzellen im Transplantat. Zusätzlich ist in einigen Organen eine vaskuläre Endothelzellschädigung durch eine lymphozytäre Endothelialitis zu beobachten. Diese Form der Entzündung ist meistens auf das Endothel beschränkt, wobei in der Niere die Entzündung auch tiefer liegende Anteile der Arterien betreffen kann (z. B. Niere > Abb. 37.18, > Abb. 37.19; Leber > Abb. 33.42, > Abb. 33.43).

Neben der T-Zell-Antwort können auch alloantigenspezifische Antikörper an der akuten Allotransplantat-Abstoßung beteiligt sein.

Akute humorale Abstoßung Die akute humorale Abstoßung (vaskuläre Abstoßung) wird durch alloantigenspezifische Antikörper vermittelt, die an Endothelien in den Spenderorganen binden.

4.3 Fehlleistungen des Immunsystems: Überempfindlichkeitsreaktionen, Transplantatabstoßung und Autoimmunität

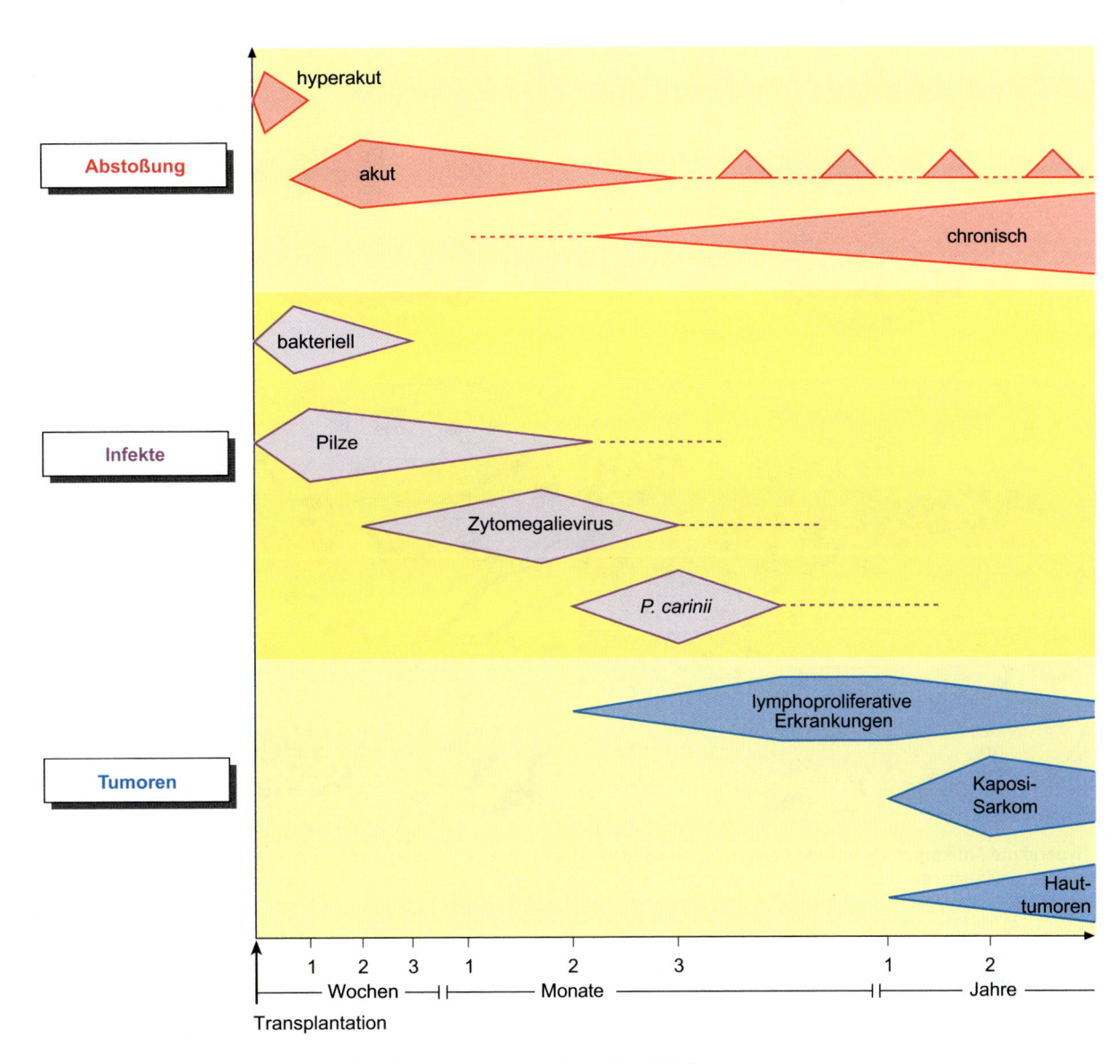

Abb. 4.14 Zeitliche Abfolge der wichtigsten Erkrankungen nach Transplantation. [L106]

Morphologie

Die entstehende nekrotisierende Vaskulitis führt zu Endothelzellnekrosen mit Thrombosen und einer lymphozytären Endothelialitis. Außerdem ist eine transmurale Entzündung der Gefäßwand mit fibrinoiden Nekrosen typisch.

Chronische Abstoßung

Die chronische Transplantatabstoßung tritt frühestens nach dem 2. Monat der Gewebeverpflanzung auf, doch kann diese Komplikation auch oft erst nach mehreren Monaten bis Jahren einsetzen und langsam progredient verlaufen. Die geringe, aber andauernde lokale Sekretion von pro-inflammatorischen Mediatoren durch T-Zellen und deren Wirkung auf Zellen der Gefäßwand, insbesondere Makrophagen, scheint dabei ein bedeutender pathogenetischer Faktor zu sein. **Ablagerungen von Antikörpern und Antikörper-Antigen-Komplexen** an den Gefäßwänden des Transplantats können ebenfalls an dieser Form der der Abstoßungsreaktion beteiligt sein (> Abb. 4.16). Nichtimmunologische Faktoren wie Bluthochdruck und Fettstoffwechselstörungen als Nebenwirkung der Immunsuppression können die chronische Abstoßungsreaktion zusätzlich negativ beeinflussen.

Morphologie

Morphologisch findet man bei chronischen Abstoßungsreaktionen eine konzentrische, lumenobliterierende Intimaverbreiterung, die durch Infiltrate mit schaumzellig transformierten Makrophagen fibromuskulärer Intimafibrose gekennzeichnet sein kann. Im Gegensatz zur allgemeinen Atherosklerose ist die Lamina elastica interna der Arterien typischerweise intakt. Die daraus resultierende Min-

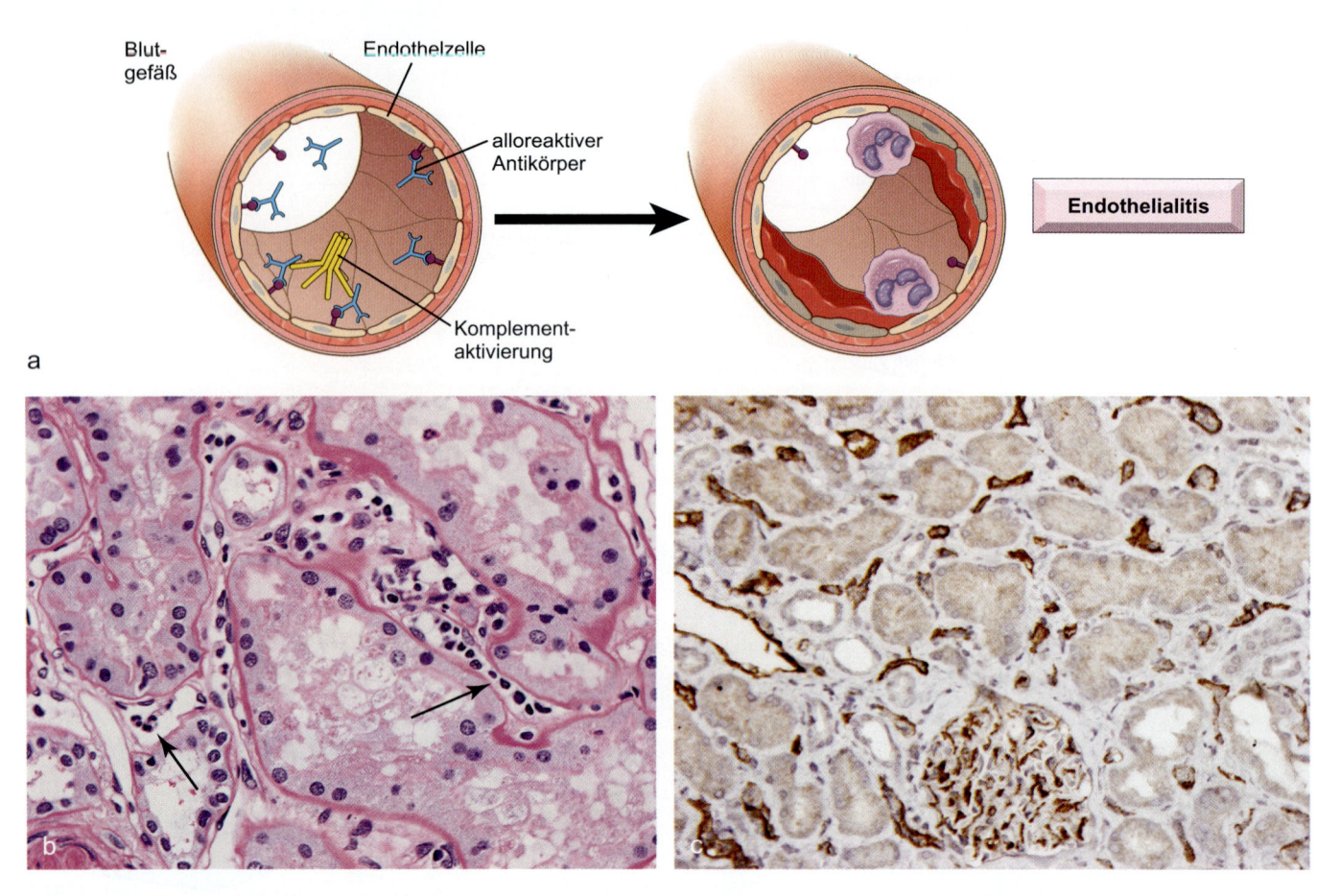

Abb. 4.15 Hyperakute Antikörper-vermittelte (humorale) Abstoßung. a Durch Antikörperablagerungen in den Gefäßen verursachte Transplantatschäden. **b** Lichtmikroskopische Aufnahme mit Entzündung (Kapillaritis) in peritubulären Kapillaren (Pfeile) in einem Nierentransplantat. **c** Die Immunoperoxidase-Färbung zeigt Komplement C4d-Ablagerungen in peritubulären Kapillaren und einem Glomerulus. (Courtesy Dr. Zoltan Laszik, Department of Pathology, University of California, San Francisco, USA) [G899]

derdurchblutung führt zu schleichendem Parenchymverlust mit zunehmender Fibrosierung und entsprechendem Funktionsverlust des betroffenen Organs. Typische Veränderungen chronischer Transplantatabstoßung sind in der Niere die Transplantatglomerulopathie, der eine chronische Schädigung der Kapillaren zugrunde liegt, in der Leber der Verlust der Gallengänge und in der Lunge die Bronchiolitis obliterans.

Transplantation hämatopoetischer Stammzellen

Im Vergleich zur Transplantation solider Organe können nach der Transplantation hämatopoetischer Stammzellen vermehrt **Graft-versus-Host-Reaktion** und **Immundefizienz** als schwere Komplikationen auftreten.

Graft-versus-Host-Reaktion

Immunkompetente Zellen, vor allem T-Zellen, des Spenders können typischerweise bei der Transplantation von hämatopoetischen Stammzellen (aber auch bei soliden Organen als „resident leukocytes") auf den immunkomprimierten Empfänger übertragen werden und dort Empfängergewebe als „fremd" erkennen. In der Folge kann es zu lebensbedrohlichen Gewebeveränderungen kommen, die histopathologisch und klinisch als **Graft-versus-Host-Reaktion** bezeichnet werden und eine der Hauptkomplikationen der hämatopoetischen Stammzelltransplantation darstellen. Aufgrund des Verlaufs wird zwischen **akuter** GvHD (Hauptmanifestationen: Haut, Gastrointestinaltrakt und Leber) und **chronischer** GvHD unterschieden, die erst nach 100 Tagen oder später eintritt.

Morphologie

Bei einer **akuten GvHD** finden sich in der **Haut** zu Beginn einzelne apoptotische Zellen in der basalen Epidermis bei häufig nur geringgradigem entzündlichem Infiltrat. Mit zunehmendem Schweregrad kommt es zu subepidermalen Spaltbildungen, die bis zu vollständiger Ablederung der Epidermis führen können. Differenzialdiagnostisch ist vor allem eine medikamentöse Schädigung der Haut in Erwägung zu ziehen.

Auch im **Gastrointestinaltrakt** beginnen die Veränderungen mit dem vermehrten Auftreten apoptotischer Zellen. Durch die absterbenden Zellen der Kryptenepithelien entstehen Lakunen, die

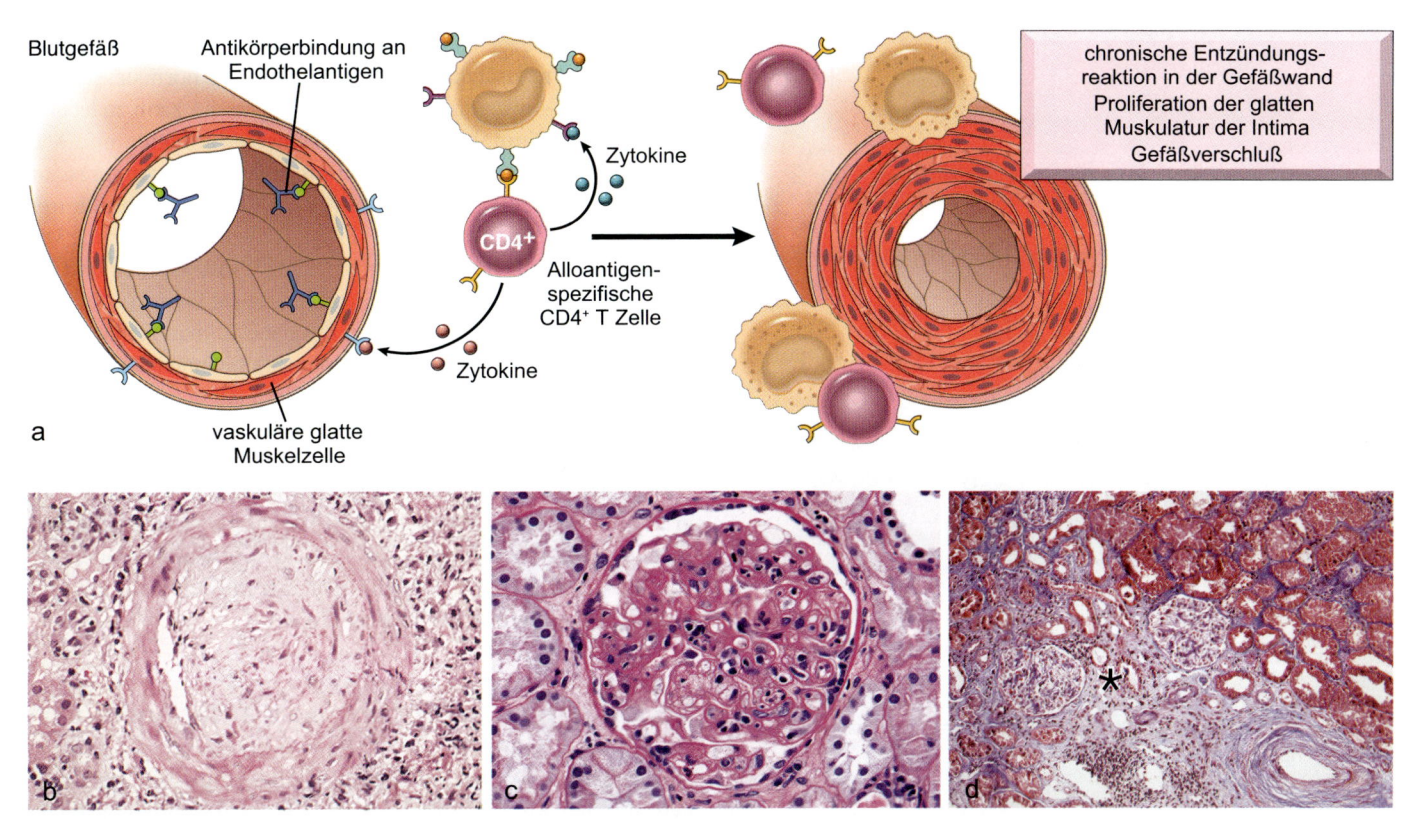

Abb. 4.16 Chronische Abstoßung. a Transplantat-Arteriosklerose, verursacht durch T-Zell-Zytokine und Antikörperablagerungen. **b** Transplantat-Arteriosklerose bei einer Herztransplantation. **c** Transplantatglomerulopathie, die charakteristische Manifestation der chronischen Antikörper-vermittelten Abstoßung in der Niere. Der Glomerulus zeigt Entzündungszellen in den Kapillarschlingen (Glomerulitis), eine Ansammlung von Mesangialmatrix und eine Verdoppelung der Kapillarbasalmembran. **d** Interstitielle Fibrose und tubuläre Atrophie als Folge der Arteriosklerose von Arterien und Arteriolen in einem chronisch abstoßenden Nierentransplantat. In dieser Trichromfärbung zeigt der blaue Bereich (Sternchen) die Fibrose, im Gegensatz zur normalen Niere (oben rechts). Eine Arterie mit ausgeprägter Arteriosklerose ist abgebildet (unten rechts). (Courtesy of Dr. Richard Mitchell, Department of Pathology, Brigham, and Women's Hospital, Boston/Mass, USA) [G899]

mit Zelltrümmern gefüllt sind (> Abb. 4.17). Sie werden auch als „implodierende Krypten" bezeichnet. Nimmt der Schweregrad der GvHD zu, gehen immer mehr Krypten verloren, bis sich schließlich flächenhafte Ulzerationen bilden.

In der Leber sind die Gallengänge geschädigt, es finden sich lymphozytäre Infiltrate in den Portalfeldern und gelegentlich zusätzliche zentrolobuläre Nekrosen. Ein zunehmender Verlust von Gallengängen kann zu einem Gallengangsverlustsyndrom führen.

Neben den bereits für die **akute** GvHD erwähnten Organen sind bei einer **chronischen GvHD** oft zahlreiche weitere Organsysteme betroffen. In der Haut findet man eine zunehmende dermale und subepidermale Fibrosierung mit Pigmentverschiebungen und Atrophie der Epidermis sowie der Hautanhangsdrüsen. Der Befall der Speichel- und Tränendrüsen führt zu trockenem Mund bzw. zu trockenen Augen (Sicca-Syndrom).

Andere Erkrankungen, die nach Knochenmark- oder hämatopoetischer Stammzelltransplantation gehäuft auftreten, sind interstitielle Pneumonien und ein Verschluss der Zentralvenen der Leber (venookklusive Erkrankung).

Immundefizienz als Folge hämatopoetischer Stammzelltransplantation

Die Immundefizienz nach hämatopoetischer Stammzelltransplantation kann eine Folge der Vorbehandlung des Empfängers, der myeloablativen Vorbereitung des Transplantats, durch eine verzögerte Rekonstitution des Immunsystems des Empfängers durch die transplantierten Zellen oder durch eine GvHD transplantierter Lymphozyten gegen Empfängerzellen einschließlich thymisches Stroma sein. Betroffene Individuen zeigen eine schwere Immundefizienz mit einer ausgeprägten Anfälligkeit für opportunistische Infekte, insbesondere mit Zytomegalievirus, die durch die Transplantation im Empfänger reaktiviert wurden.

Graft-versus-Leukemia-Effekt

Die bei der Transplantation übertragenen allogenen Zellen des transplantierten Knochenmarks greifen die hämatologischen Tumorzellen des Empfängers wirkungsvoll an und leisten dadurch einen wesentlichen Beitrag zum Langzeiterfolg der Stammzelltransplantation (Graft-versus-Leukemia-Effekt = GvL-Effekt). Dies wird auch da-

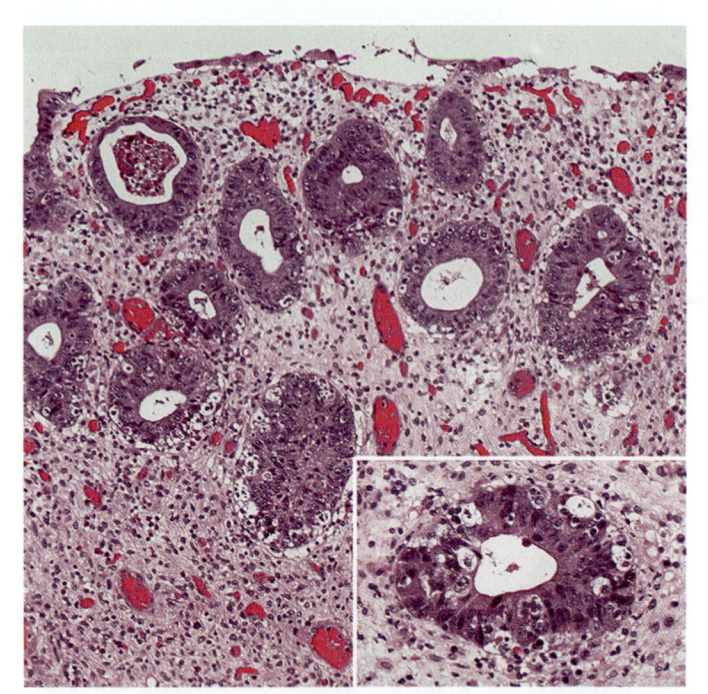

Abb. 4.17 Graft-versus-Host-Reaktion nach Knochenmarktransplantation. Entzündliches Infiltrat der Lamina propria des Rektums sowie Kryptenveränderungen mit herdförmigen Nekrosen der Kryptenepithelien. HE, Vergr. 70-fach. Inset: Krypte mit apoptotischen Zellen, charakterisiert durch Lakunen mit Zelltrümmern. HE, Vergr. 360-fach. [R398]

durch belegt, dass Infusionen von T-Lymphozyten des ursprünglichen Stammzellspenders beim Rezidiv einer Leukämie oder eines Lymphoms zu einer vollständigen Remission führen können.

Möglichkeiten zur Verminderung des Abstoßungsrisikos

Um eine hyperakute Abstoßung des Transplantats zu vermeiden, werden Spender und Empfänger mit identischen AB0-Blutgruppenantigenen ausgewählt.

Die Bedeutung der Übereinstimmung des HLA-Haplotyps zwischen Empfänger und Spender für den Verlauf einer Allotransplantation hängt vom transplantierten Organ ab: Während bei Nierentransplantaten das Abstoßungsrisiko durch eine Übereinstimmung in beiden Allelen der polymorphen HLA-A, -B und DRB1 und DQB1 Genloci stark reduziert werden kann, wird dieser Effekt bei der Allotranplantation anderer Organe, insbesondere von Herz und Leber, nicht beobachtet. Bei allogenen hämatopoetischen Stammzelltransplantationen wird ein sorgfältiges HLA-Matching mittels Sequenzierung der relevanten HLA-Genloci (v. a. HLA-A, -B, -C und DRB1 und DQB1) durchgeführt. Dadurch wird insbesondere auch das Risiko einer GvHD stark verringert. Zudem werden aus dem Stammzelltransplantat T-Zellen entfernt.

Immunsuppression Um die Akzeptanz des Transplantats zu verbessern, wird häufig prophylaktisch als auch therapeutisch eine Immunsuppression durchgeführt. Alle die für diese Intervention heute zur Verfügung stehenden Biologika und Medikamente wirken aber unspezifisch, supprimieren sie doch gleichzeitig sowohl die Immunantwort gegen allogene Gewebe wie auch die Infektabwehr und behindern zusätzlich nicht selten auch die normale Zellproliferation. Die Anwendung von Immunsuppressiva kann zu lebensbedrohlichen Komplikationen wie schweren Infekten und Malignomen führen. Zu den heute klinisch zur Immunsuppression verwendeten Medikamenten gehören die Calcineurininhibitoren Cyclosporin A und Tacrolimus (FK506), die die Aktivierung von NFAT („nuclear factor of activated T cells") unterbinden und die Transkription unterschiedlicher Zytokingene regulieren (z. B. *IL-2*). Inhibitoren des mTor-Komplexes („mechanistic/mammalian target of Rapamycin"), wie Rapamycin (Sirolimus), hemmen die IL-2-Signaltransduktion in T-Zellen und behindern auf diese Weise deren Proliferation. Azathioprin und Mycophenolatmofetil hemmen die Differenzierung unreifer Lymphozyten und induzieren den Zelltod reifer T-Zellen, die durch Alloantigene stimuliert worden sind. Aufgrund ihrer anti-inflammatorischen Wirkung werden auch Kortikosteroide zur Immunsuppression eingesetzt und hemmen dabei auch die Bildung anderer Entzündungsmediatoren wie Prostaglandine, Sauerstoffradikale und Stickstoffmonoxid.

4.3.3 Risiken nach Organtransplantationen

Nach Organtransplantationen kann akut ein ischämischer Organschaden auftreten. Kurz- bis langfristig erhöht sich das Risiko für Infektionen und die Entwicklung von malignen Tumoren (> Abb. 4.14).

Ischämischer Organschaden

Er entsteht einerseits bei Insuffizienz der anastomosierten Blutgefäße und führt zur ungenügenden arteriellen Blutversorgung. Mögliche Folgen sind Infarkte, die bis zum Verlust des Organs führen können. Andererseits kann bei soliden Organen schon während der Organkonservierung – d. h. in der Zeit zwischen Transplantatentnahme, Transport und Verpflanzung – durch die damit verbundene Ischämie eine Gewebeschädigung auftreten. Diese kann durch die Reperfusion nach Anschluss des Organs an den Empfängerkreislauf noch verstärkt werden („Ischämie-/Reperfusionsschaden").

Infektionen

Die Immunsuppression erhöht das Risiko für Infektionen. In den ersten Wochen nach Transplantation gilt dies – insbesondere bei knochenmarktransplantierten Patienten – für bakterielle und mykotische Infekte (speziell durch Candida und Aspergillus), aber auch für Reaktivierungen des Herpes-simplex-Virus. Besonders im 2. und 3. Monat treten Reaktivierungen persistierender Zytomegalievirus-Infektionen auf. Zudem ist nach einer Transplantation auch ein erhöhtes Risiko für *Pneumocystis-carinii*-Infekte gegeben (> Abb. 4.14). Virale Infektionen scheinen sich außerdem direkt oder indirekt negativ auf die Transplantatfunktion auszuwirken, dies gilt vor allem für das

Zytomegalievirus und bei Nierentransplantaten für das BK-Virus (Polyomavirus).

Tumoren

Nach Transplantation treten Tumoren infolge der Immunsuppression häufiger auf, wobei benigne Tumoren (z. B. Epstein-Barr-Virus-assoziierte Leiomyome) deutlich seltener sind als maligne Tumoren (z. B. lymphoproliferative Erkrankungen, Kaposi-Sarkom, Plattenepithel- und Basalzellkarzinome der Haut).

Lymphoproliferative Erkrankungen Posttransplantations-lymphoproliferative Erkrankungen (Post-Transplant Lymphoproliferative Disorder, PTLD) können bei Empfängern aller Transplantate als Folge der Immunsuppression auftreten. Das Risiko nach Transplantation eines soliden Organs liegt langfristig bei 1–5 %. Rund 80 % der PTLD sind mit dem Epstein-Barr-Virus (EBV) assoziiert und die Mehrzahl stammt von Zellen des Transplantatempfängers. Lymphoproliferative Erkrankungen nach Transplantation können bereits schon nach wenigen Wochen und Monaten manifest werden oder aber auch erst nach Jahren auftreten. Es handelt sich überwiegend um B-Zell-Proliferationen (➤ Abb. 4.18). Eine Reduktion der Immunsuppressiva kann die lymphoproliferative Erkrankung, insbesondere während der Frühphase, zum Verschwinden bringen.

Kaposi-Sarkom Ein weiterer Tumor, der nach Transplantation auftritt, ist das Kaposi-Sarkom, das durch das *humane Herpesvirus 8 (HHV 8)* ausgelöst wird. Die Tatsache, dass diese Tumoren durch Reduktion der immunsuppressiven Therapie zumindest teilweise zurückgehen, weist auf die pathogenetische Bedeutung einer reduzierten Immunabwehr bei der Entstehung dieser Tumoren hin.

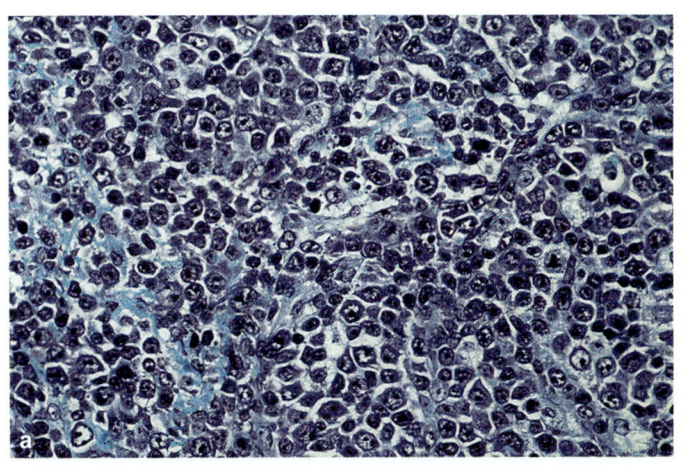

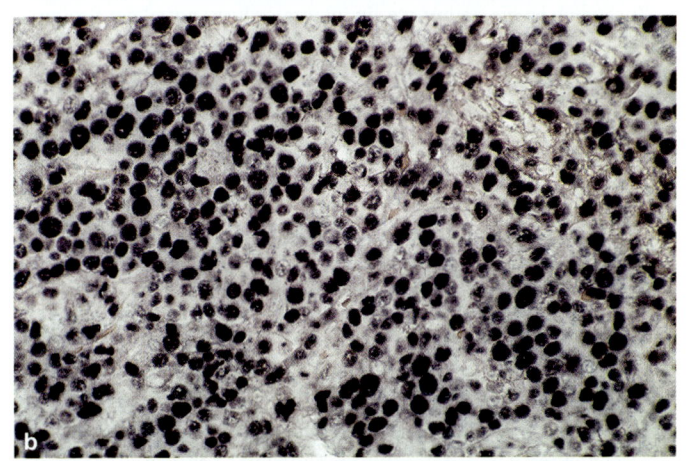

Abb. 4.18 Posttransplantations-lymphoproliferative Erkrankung (PTLD). a Monomorphes Infiltrat von blastären, lymphozytären Zellen. Giemsa, Vergr. 400-fach. **b** Der EBV-Nachweis zeigt, dass die große Mehrheit der blastären Zellen EBV-infiziert ist. In-situ-Hybridisierung für EBV, Vergr. 400-fach. [R398]

4.3.4 Immunabwehr gegen Tumoren

Experimentelle und klinische Beobachtungen deuten darauf hin, dass das Immunsystem die Entstehung transformierter Zellen überwacht (sog. „immunological surveillance"). Zytotoxische CD8-positive T-Zellen sind hauptverantwortlich für die immunologische Tumorüberwachung, doch können gelegentlich auch antikörpervermittelte Abwehrmechanismen wie Typ-II-Überempfindlichkeitsreaktionen (➤ Kap. 4.3.1) eine Rolle spielen (v. a. komplementabhängige Lyse opsonisierter Tumorzellen, antikörpervermittelte zelluläre Zytotoxizität durch NK-Zellen).

Einige Tumorzellen sind fähig, die kostimulierenden Faktoren zur Aktivierung von zytotoxischen T Zellen zu blockieren und regulatorisch wirkende Faktoren auf T-Zellen vermehrt zu induzieren. Dadurch entgehen sie der Erkennung und Elimination durch T-Zellen. Die Verabreichung von monoklonalen Antikörpern gegen diese in der Tumorabwehr als **inhibitorische** Checkpoints wirkenden Moleküle und deren Liganden wie **PD-1** – PD-L1/PD-L2 oder **CTLA-4** – CD80/86 kann eine potente T-Zell-Antwort gegen die Tumorzellen wiederherstellen (Immun-Checkpoint-Inhibitoren) (➤ Abb. 4.5).

4.3.5 Autoimmunität – Autoimmunerkrankungen

Autoimmunität ist die Folge des Verlustes immunologischer Toleranz. Da die Antigenrezeptoren von T- und B-Zellen nach dem Zufallsprinzip generiert werden, bedarf es zentraler und peripherer Mechanismen, die sicherstellen, dass autoreaktive Lymphozyten beseitigt (Deletion) bzw. neutralisiert (Anergie) werden (➤ Kap. 4.2.6).

Für die Population der **B-Zellen** wird dieses Ziel erreicht durch:
- Klonale Deletion unreifer B-Zellen im Knochenmark
- Deletion autoreaktiver B-Zellen aufgrund fehlender T-Zell-Hilfe in Milz und Lymphknoten
- Induktion der Anergie
- Vorgang des Rezeptor-„editing", d. h. die Möglichkeit, auf Stufe der unreifen B-Zelle eine neue L-Kette des Immunglobulins zu bilden und dadurch der negativen Selektion als Folge der Selbsterkennung zu entgehen

Autoreaktive **T-Zellen** können im Thymus wie auch im peripheren Gewebe durch unterschiedliche Selektionsmechanismen eliminiert werden:
- Deletion unreifer, autoreaktiver T-Zellen im Thymus (sog. negative thymische Selektion)

- Immunologische Ignoranz durch physische und funktionelle Sequestration des Antigens in der Peripherie
- Anergie durch ungenügende Kostimulation (fehlendes 2. Signal) bei der Antigenerkennung durch periphere T-Zellen
- Homöostatische Kontrolle über membranständige Moleküle (z. B. CTLA-4/CD152)
- Aktivität regulatorischer T-Zellen

Gemeinsam stellen diese unterschiedlichen Mechanismen sicher, dass die meisten autoreaktiven Lymphozyten zum Zeitpunkt ihrer Reifung in den primären lymphatischen Organen beseitigt werden oder dass die trotz negativer Selektion in die peripheren lymphatischen Gewebe entwichenen autoreaktiven Lymphozyten durch die Vorgänge der peripheren Toleranz-Induktion und -Aufrechterhaltung in Schach gehalten werden.

Zusätzlich ist die **Apoptose** ein integraler Bestandteil der Ereignisse, welche die immunologische Toleranz aufrechterhalten. Einerseits führt sie zur entzündungsfreien Deletion von Lymphozyten, andererseits stellt sie sicher, dass die Freisetzung von Selbstantigenen infolge des Zelltodes nicht zur Stimulation einer Immunantwort führen.

Mechanismen, die zum Verlust der Immuntoleranz und zur Autoimmunität führen

Die genauen Mechanismen, die zum Verlust der Immuntoleranz führen, sind noch kaum bekannt. Allgemein darf angenommen werden, dass verschiedene **genetische, mikrobielle** und **immunologische Faktoren** zum partiellen Zusammenbruch der Immuntoleranz und zur Entstehung von Autoimmunkrankheiten beitragen.

Genetische Faktoren

Eine genetische Prädisposition zur Entwicklung von Autoimmunität und Autoimmunerkrankung ist bekannt. So beeinflussen bestimmte HLA-Allele die Ausbildung von Autoimmunkrankheiten wesentlich. In der Tat sind eine Reihe von Autoimmunerkrankungen durch eine unverhältnismäßig hohe Frequenz bestimmter **HLA-Allele** gekennzeichnet (> Tab. 4.7). Ferner sind bisher auch **nicht-HLA-assoziierte Gene** als Ursache für zumindest 3 monogene Autoimmunerkrankungen identifiziert worden:

- **IPEX** („immune dysfunction polyendocrinopathy", „enteropathy", „X-linked") wird durch einen funktionellen Mangel des Transkriptionsfaktors **FOXP3** bedingt, der die Funktion der immunregulatorisch wirkenden Zytokine IL-10 und TGF-β kontrolliert.
- **APECED** („autoimmune polyendocrinopathy ectodermal dystrophy syndrome"), auch als APS1 („autoimmune polyendocrinopathy syndrome, type 1") bezeichnet, wird durch die fehlende Expression des Transkriptionsfaktors **AIRE** („autoimmune regulator") ausgelöst, der im Thymus die Expression der meisten körpereigenen Gene auslöst, die für die negative thymische Selektion autoreaktiver T-Zellen notwendig sind.
- **ALPS** („autoimmunes lymphoproliferatives Syndrom") entsteht durch mangelnde Apoptose, vorwiegend lymphatischer Zellen, aufgrund funktioneller Defekte von **Fas** (CD95), **Fas-Ligand** (FasL, CD95L) oder **Caspase-8** und **-10**.

Eine erhöhte Bereitschaft zur Ausbildung von Autoimmunerkrankungen kann ferner auch bei bestimmten, genetisch definierten Komplementdefekten (z. B. SLE) und bei einigen primären Immundefizienzen beobachtet werden.

Mikrobielle Faktoren

Infektionen können die Entstehung von Autoimmunreaktionen und -erkrankungen auf verschiedene Weise beeinflussen:

- **Expression kostimulatorischer Moleküle:** Infektiöse Erreger liefern die notwendigen Gefahrensignale („danger signals"), insbesondere Toll-ähnliche Rezeptorliganden (z. B. LPS, Peptidoglykane, bakterielle und virale Nukleinsäuren), die ruhende dendritische Zellen, aber auch Epithelzellen zur Expression kostimulatorischer CD80/CD86-Moleküle anregen. Dadurch werden autoreaktive T-Zellen, die ihre Selbstantigene auf diesen Zellen erkennen, nun nicht mehr toleriert oder deletiert.
- **Molekulares Mimikry** (s. u.).
- **Freisetzung sequestrierter Selbstantigene:** Durch zytopathische Infektionen oder Zellnekrosen könnten normalerweise

Tab. 4.7 Zusammenhang zwischen dem HLA-Genotyp und der Anfälligkeit für Autoimmunkrankheiten

Krankheit	HLA-Allel	Relatives Risiko	Geschlechterverhältnis (Frauen : Männer)
Spondylitis ankylosans	B27	90	1 : 3
akute anteriore Uveitis	B27	10	< 1 : 2
Goodpasture-Syndrom	DR2	16	ca. 1 : 1
multiple Sklerose	DR2	3	10 : 1
Autoimmunthyreoiditis (Basedow-Krankheit)	DR3	4	10 : 1
Myasthenia gravis	DR3	2,5	ca. 1 : 1
generalisierter Lupus erythematodes	DR3	6	10–20 : 1
insulinabhängiger Typ-1-Diabetes	DR3/DR4-heterozygot	3	ca. 1 : 1
chronische Polyarthritis	DR4	4	3 : 1
Pemphigus vulgaris	DR4	14	ca. 1 : 1
chronische lymphozytäre Thyreoiditis (Hashimoto)	DR5	3	8–10 : 1

„kryptische" zytoplasmatische und nukleäre Proteine freigesetzt werden, gegen welche während der B- und T-Zell-Differenzierung in den primären Immunorganen normalerweise keine zentrale Toleranz aufgebaut wurde. Dadurch kann es zu einer Autoimmunreaktion kommen (z. B. Augenkammer, Hoden).
- **Polyklonale Lymphozytenaktivierung:** Einige Viren (insbesondere EBV) können eine polyklonale Aktivierung von B-Zellen bewirken, die ebenfalls die Aktivierung autoreaktiver B-Zellen mit einschließt, die wiederum autoreaktive T-Zellen stimulieren können. Ebenfalls können Staphylokokken-Enterotoxine (als sog. Superantigene) T-Zellen polyklonal aktivieren und so zur Aktivierung autoreaktiver T-Zellen beitragen.
- **Beeinflussung der Immunzellen durch mikrobielle Metaboliten:** Mikrobielle Stoffwechselprodukte können die Differenzierung von Zellen des Immunsystems maßgeblich beeinflussen. So können kurzkettige Fettsäuren (Azetat, Propionat, Butyrat), die von Darmbakterien aus komplexen Kohlenhydraten hergestellt werden, nicht nur als Energiequelle für die intestinale Mikrobiota und die intestinalen Epithelzellen dienen, sondern können durch ihre Bindung an G-Protein-gekoppelte Rezeptoren (GPR) auf Immunzellen deren Funktionen entscheidend regulieren. Gleichzeitig können diese kurzkettigen Fettsäuren die Histon-Deazetylasen inhibieren und durch diese epigenetischen Veränderungen anti-inflammatorisch wirken.

Immunologische Faktoren

Eine fehlerhafte T-Zell-Toleranz bildet die Grundlage für die Entwicklung von Autoimmunerkrankungen, da den T-Helferzellen eine zentrale Bedeutung in der Regulation humoraler und zellulärer Immunreaktionen zukommt.

Fehlerhafte zentrale T-Zell-Toleranz: Bisher gibt es mit einer wesentlichen Ausnahme nur wenige Hinweise, dass eine fehlerhafte negative Selektion im Thymus zur Entwicklung von Autoimmunkrankheiten führt. Diese Ausnahme ist das autosomal-rezessive APECED-Syndrom, das auf einer defekten Produktion und Präsentation organspezifischer Proteine im Thymus und somit auf einer eingeschränkten negativen Selektion beruht (s. o.).

Fehlerhafte periphere T-Zell-Toleranz: Verschiedene Mechanismen können zu einer fehlerhaften peripheren Toleranzinduktion von autoreaktiven T-Zellen beitragen:
- **Umgehung der Anergieinduktion** von autoreaktiven T-Zellen: Dieser Zustand wird durch die vermehrte Expression von kostimulatorischen Molekülen (CD80/86) auf Zellen möglich, die unter physiologischen Bedingungen solche Moleküle nicht oder nur in ungenügenden Mengen bilden und deshalb nicht in der Lage sind, eine naive T-Zelle zu aktivieren (z. B. während lokaler Entzündungsreaktionen und Gewebenekrose).
- **Polyklonale Aktivierung von T-Zellen:** Mitogene, einschließlich Superantigene (z. B. Staphylokokken-Enterotoxine), können T-Zellen unabhängig von der Antigenspezifität, aber in Abhängigkeit von bestimmten TCR-Vβ-Genabschnitten aktivieren.
- **Beeinträchtigte Elimination von T-Zellen** nach wiederholter (auto)antigenspezifischer Stimulation („activation-induced cell death"). Unterschiedliche funktionelle Defekte von Fas (CD95), Fas-Ligand (FasL, CD95L) oder der Caspase-10 können einem als autoimmunes lymphoproliferatives Syndrom (ALPS) bezeichneten Krankheitsbild zugrunde liegen (s. o.).
- **Molekulares Mimikry:** Kreuzreaktionen zwischen mikrobiellen Antigenen und ähnlichen Selbstpeptiden könnten während einer Immunantwort gegen Pathogene zur Aktivierung autoreaktiver T-Zell-Klone führen. Die Aktivierung solcher T-Zellen wird dadurch gefördert, dass aufgrund der Infektion auch die notwendige Kostimulation (CD80/86-Expression) auf antigenpräsentierenden Zellen verfügbar wird. Dennoch ist die Annahme, dass eine Ähnlichkeit von mikrobiellen Antigenen mit körpereigenen Peptiden (sog. molekulares Mimikry) bereits ausreicht, um **allein** eine Autoimmunerkrankung auszulösen, keine ausreichende Erklärung für den bei Infektionen beobachteten Verlust der Immuntoleranz. Beim **rheumatischen Fieber** ist eine Kreuzreaktivität zwischen Streptokokken-Antigenen der Gruppe A und körpereigenen Molekülen in Gelenken und im Herzen beschrieben worden. Ferner finden sich Hinweise, dass Oberflächenantigene von *Campylobacter jejuni* mit Gangliosiden des peripheren Myelins kreuzreagieren und dass dieser Mechanismus für eine Form des **Guillain-Barré-Syndroms** verantwortlich sein könnte (> Kap. 9.3.4).
- **Fehlerhafte Regulation** durch regulatorische T-Zellen. Eine Defizienz des FOXP3-Transkriptionsfaktors, der die funktionelle Aktivität der CD4 und CD25 exprimierenden, regulatorischen T-Zellen kontrolliert, führt zu einer erhöhten Inzidenz von Autoimmunkrankheiten (IPEX, s. o.). Dies unterstreicht die Bedeutung regulatorisch wirkender T-Zellen für die Aufrechterhaltung der peripheren Toleranz.
- **Pharmakologische Modifikation von Proteinen.** Dabei werden Selbstantigene strukturell durch pharmakologische Wirkstoffe und ihre Metaboliten so verändert, dass sie zu Neoantigenen werden, gegen welche eine humorale Immunantwort gerichtet sein kann. Diese modifizierten Proteine können u. U. die B-Zellen zur Differenzierung in autoantikörperproduzierende Plasmazellen aktivieren.

Autoimmunerkrankungen werden wesentlich häufiger bei Frauen beobachtet. Diese Beobachtung beim Menschen korreliert mit tierexperimentellen Untersuchungen und mit der Tatsache, dass Frauen im Vergleich zu Männern eine robustere Typ-I-polarisierte Immunantwort ausbilden, höhere IgM-Konzentrationen und eine größere Anzahl von CD4-positiven T-Zellen im Blut besitzen und schließlich gegen verabreichte Antigene einen höheren Antikörpertiter generieren und dadurch wohl auch gegen Selbstantigene eine verstärkte Immunreaktion ausbilden. Die Tatsache, dass Östrogene eine immunstimulierende Wirkung besitzen und immunrelevante Gene des kondensierten X-Chromosoms nicht vollständig inaktiviert sind, könnte einen Teil dieser Phänomene erklären. Es bleibt aber weiterhin ungeklärt, weshalb Frauen eine höhere Inzidenz an Autoimmunerkrankungen zeigen.

4.4 Autoimmunerkrankungen

Ein entscheidender Mechanismus zur Bekämpfung von schädlichen Fremdeinflüssen, z. B. Erregern, ist die Fähigkeit des Organismus, zwischen „selbst" und „fremd" zu unterscheiden. Diese komplexe Fähigkeit ist bei Autoimmunerkrankungen, bei denen sich Abwehrchanismen gegen körpereigene Gewebe richten, gestört. Zahlreiche, teils genetisch bedingte Faktoren können dafür verantwortlich sein und sowohl generalisierte als auch lokalisierte Gewebeschädigungen hervorrufen. Die Untersuchung der Ursachen dieser Erkrankungen hat entscheidend mitgeholfen, zahlreiche grundlegende Vorgänge der normalen Immunabwehr zu verstehen.

Unter **Autoimmunität** wird eine Immunantwort gegen Komponenten des eigenen Körpers verstanden. Diese Komponenten werden als **Autoantigene** bezeichnet. Die Immunantwort wird durch autoreaktive T-Zellen oder durch Autoantikörper vermittelt. Sie kann, muss jedoch nicht zu einer Krankheit führen. So hat das Auftreten von Autoantikörpern nicht immer Krankheitswert. Autoreaktive T-Zellen und Autoantikörper werden auch bei gesunden Personen gefunden. Sie können physiologische Funktionen haben, z. B. die Entfernung gealterter Erythrozyten infolge Autoantikörperbeladung.

Autoimmunkrankheiten sind Erkrankungen, bei denen pathogenetisch relevante Autoantikörper oder autoreaktive T-Lymphozyten nachweisbar sind. Um die Kriterien einer Autoimmunerkrankung zu erfüllen, muss die **Autoimmunreaktion dauerhaft und primär** zur Gewebeschädigung führen.

4.4.1 Mechanismen der Gewebeschädigung

Die Mechanismen, die bei Autoimmunerkrankungen zur Gewebeschädigung führen, entsprechen den bekannten Überempfindlichkeitsreaktionen Typ II bis IV (➤ Kap. 4.3.1).

Interessanterweise sind keine Autoimmunkrankheiten bekannt, die durch eine IgE-vermittelte Typ-I-Überempfindlichkeitsreaktion hervorgerufen werden.

4.4.2 Entstehung von Immuntoleranz und Pathogenese mangelnder Immuntoleranz

➤ Kap. 4.2.6, ➤ Kap. 4.3.4.
Alle in den angegebenen Kapiteln genannten Mechanismen können pathogenetisch zur Entstehung von Autoimmunerkrankungen beitragen, wobei oft mehrere Mechanismen zusammenwirken. Infolge der Komplexität der Prozesse lassen sich die Einzelfaktoren für den individuellen Erkrankungsfall häufig nicht genau bestimmen.

4.4.3 Spektrum der Autoimmunerkrankungen

Autoimmunerkrankungen weisen ein weites Spektrum auf (➤ Abb. 4.19). Sie können ein einzelnes Organ oder Gewebe spezifisch betreffen, z. B. bei der chronischen lymphozytären Thyreoiditis (➤ Kap. 14.4.2) oder beim juvenilen (insulinabhängigen) Diabetes mellitus Typ 1 (➤ Kap. 47.3.2). Autoimmunkrankheiten können jedoch auch viele Organe einbeziehen (generalisierte Erkrankungen), z. B. der systemische Lupus erythematodes. Zwischen diesen Extremfällen liegen Erkrankungen wie das Goodpasture-Syndrom, bei dem die Antikörper gegen Basalmembranstrukturen der Lunge und der Niere gerichtet sind.

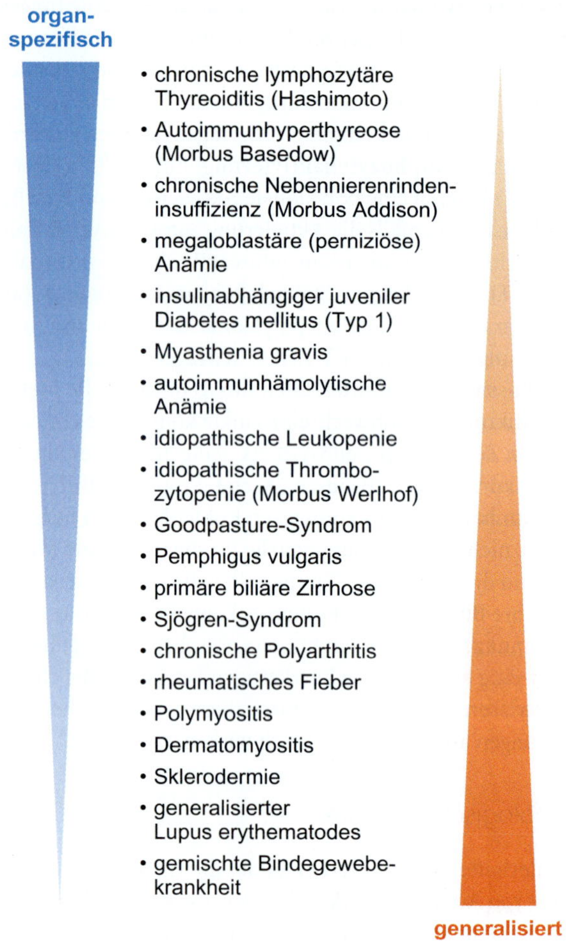

organspezifisch
- chronische lymphozytäre Thyreoiditis (Hashimoto)
- Autoimmunhyperthyreose (Morbus Basedow)
- chronische Nebennierenrindeninsuffizienz (Morbus Addison)
- megaloblastäre (perniziöse) Anämie
- insulinabhängiger juveniler Diabetes mellitus (Typ 1)
- Myasthenia gravis
- autoimmunhämolytische Anämie
- idiopathische Leukopenie
- idiopathische Thrombozytopenie (Morbus Werlhof)
- Goodpasture-Syndrom
- Pemphigus vulgaris
- primäre biliäre Zirrhose
- Sjögren-Syndrom
- chronische Polyarthritis
- rheumatisches Fieber
- Polymyositis
- Dermatomyositis
- Sklerodermie
- generalisierter Lupus erythematodes
- gemischte Bindegewebekrankheit

generalisiert

Abb. 4.19 Spektrum der Immunerkrankungen. [L106, L231]

Nicht selten können mehrere organspezifische Autoimmunerkrankungen bei einem einzelnen Patienten gleichzeitig diagnostiziert werden. Dieser Umstand lässt sich einerseits durch die zugrunde liegenden immunpathologischen Mechanismen (z. B. Immunkomplexablagerungen) und andererseits durch die zugrunde liegenden genetischen Ursachen der Autoimmunerkrankungen erklären.

Chronische Polyarthritis ➤ Kap. 45.2.4, rheumatisches Fieber ➤ Kap. 19.4.1.

4.4.4 Kollagenosen

Definition Unter diesem Sammelbegriff werden Erkrankungen zusammengefasst, die nicht organspezifisch sind und durch Vaskulitis, fibrinoide Nekrosen und das Auftreten von Autoantikörpern (➤ Tab. 4.8) gekennzeichnet sind. Häufig werden bei diesen generalisierten Autoimmunkrankheiten Autoantikörper gegen Strukturen der Zellkerne gefunden.

Tab. 4.8 Häufigkeit von Autoantikörpern bei systemischen Autoimmunerkrankungen

Erkrankung	Antinukleäre Antikörper	Anti-DNA (doppelsträngig)	Anti-Histon-Antikörper	Anti-Smith-Antigen (SM)	Anti-Ribonukleoprotein (U1-RNP)	AntiRNP (Ro/SS-A)	AntiRNP (La/SS-B)	Anti-DNA-Topoisomerase (Scl-70)	Antizentromer	Antiphospholipid	Anti-Jo1 (t-RNA-Synthase)
generalisierter Lupus erythematodes	> 90 %	40–90 %	50–70 %	10–30 %	10–40 %	20–60 %	10–40 %	–	–	10–30 %	–
medikamenteninduzierter LE	> 95 %	–	> 90 %	–	–	–	–	–	–	–	–
Sklerodermie	> 70 %	–	–	–	15 %	–	–	30–70 %	20–40 %	–	–
CREST-Syndrom	70–90 %	–	–	–	10 %	–	–	10–20 %	80–90 %	–	–
Dermatomyositis	30–60 %	–	–	–	–	5–10 %	–	5–10 %	–	–	20–30 %
gemischte Bindegewebekrankheit	> 90 %	–	–	–	> 90 %	–	–	–	–	–	–
Sjögren-Syndrom	90 %	–	–	–	–	40–70 %	30–50 %	–	–	–	–

Generalisierter Lupus erythematodes

Definition Der generalisierte (systemische) Lupus erythematodes (SLE) ist eine Autoimmunerkrankung, die in ihrem chronisch-rezidivierenden Verlauf alle Organe betreffen kann und besonders an Haut, Gelenken, Nieren und serösen Häuten zu Schädigungen führt. Sie ist durch Autoantikörper charakterisiert, die gegen Zellkernkomponenten (antinukleäre Antikörper, ANA), doppelsträngige DNA (Anti-ds-DNA-Antikörper) oder Histone (Anti-Histon-Antikörper) gerichtet sind und keine Organspezifität aufweisen. Daneben können Autoantikörper gegen Protein-Phospholipid-Komplexe (Antiphospholipid-Antikörper) bzw. gegen Erythrozyten, Leukozyten oder Thrombozyten vorkommen. Die Autoantikörper können über Typ-III- (Immunkomplextyp) oder Typ-II-Überempfindlichkeitsreaktionen (zytotoxischer Typ) Zell- und Gewebeläsionen verursachen.

Epidemiologie Die Inzidenz des SLE beträgt in den USA und Europa 2–8 pro 100.000 Einwohner pro Jahr. Über 85 % der Betroffenen sind Frauen, wobei die Altersstufen von 20–40 Jahren überwiegen.

Pathogenese

Die Anti-dsDNA-Antikörper und Anti-Histon-Antikörper sind typische Autoantikörper bei SLE. Doppelstrang-DNA und Histone sind Bestandteile der Nukleosomen. Die Nukleosomen entstehen durch die Endonukleaseaktivität als Chromatinbruchstücke bei der Apoptose. Störungen bei der Entfernung apoptotischer Zellen durch Phagozytose könnten für die Entstehung des SLE wesentlich sein. Die dabei anfallenden Bestandteile der Nukleosomen könnten eine Autoantigenquelle darstellen, die zusammen mit dem Verlust der Immunregulation autoreaktiver T- und B-Zellen die Bildung autoreaktiver Antikörper induziert.

Vieles spricht dafür, dass der Prozess der geänderten und zum Toleranzverlust führenden Immunregulation komplex ist. Genetische Faktoren (Häufung bei Familien und eineiigen Zwillingen), hormonelle Faktoren (Häufung bei Frauen im Fortpflanzungsalter), Infektion (Assoziation mit humanen Herpesviren) und Umweltfaktoren (Medikamente wie Hydralazin, Procainamid und D-Penicillamin) können für die Pathogenese des SLE bedeutsam sein.

Die meisten Organläsionen erklären sich durch die Bildung und Ablagerung von Immunkomplexen (Typ-III-Hypersensitivität), die von Autoantigenen und Autoantikörpern gebildet werden und über die Komplementaktivierung eine schwere Entzündung verursachen. So lassen sich DNA-Anti-DNA-Komplexe in kleinen Gefäßen und Glomeruli nachweisen, wo sie eine Vaskulitis oder Glomerulonephritis vom Immunkomplextyp hervorrufen. Die Vaskulitis zeigt fibrinoide Nekrosen der Gefäßwand mit Thrombose oder sekundärer Fibrose und Stenose. Die Anti-dsDNA-Antikörper verursachen die Glomerulonephritis. Zytotoxische Reaktionen (Typ-II-Hypersensitivität) kommen durch Antikörper gegen Erythrozyten, Leukozyten oder Thrombozyten zustande.

Morphologie

Krankheitsmanifestation und Gewebeschäden betreffen vor allem Gelenke, Haut, Niere, seröse Häute, Herz und ZNS.

- **Niere:** Die Niere zeigt lichtmikroskopisch in 60–70 % eine Glomerulonephritis vom Immunkomplextyp (> Abb. 4.20).
  Sehr häufig sind immunhistochemisch und/oder elektronenmikroskopisch Alterationen zu erkennen. Dabei wird angenommen,

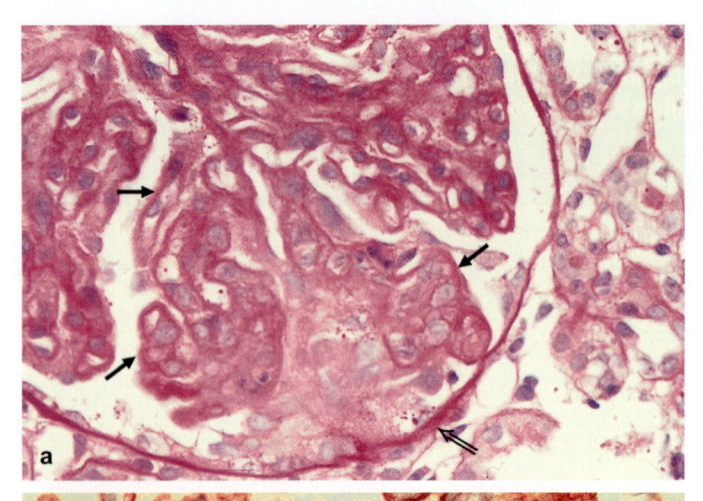

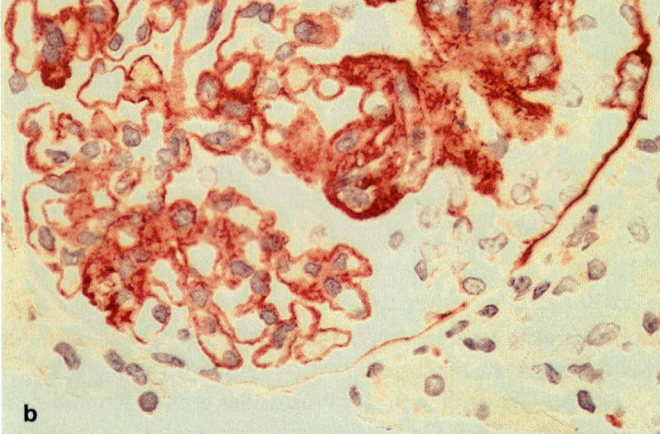

Abb. 4.20 Lupusnephritis mit typischem Drahtschlingenphänomen (wire loops). a Histologie: Deutliche Verdickung der glomerulären Kapillarschlingen (Pfeile), die sich typischerweise in das Mesangium fortsetzen. Außerdem fokale Nekrosen mit einer deutlichen Proliferation des Kapselepithels (Doppelpfeil). PAS-Färbung, Vergr. 250-fach. **b** Immunhistochemischer Nachweis von IgG: granuläre Ablagerungen von IgG in den Kapillarschlingen und im Mesangium des gleichen Glomerulus wie in (a) (Stufenschnitt). Vergr. 250-fach. [R398]

dass sich **in situ** DNA-anti-DNA-Komplexe ausbilden. Nach der WHO-Nomenklatur sind 5 Reaktionsklassen zu unterscheiden:
– **Klasse I:** lichtmikroskopisch, immunhistochemisch und elektronenmikroskopisch normale Niere (selten)
– **Klasse II:** leichte mesangiale Lupusglomerulonephritis (mesangiale Ablagerungen von Immunglobulin und Komplement)
– **Klasse III:** fokal-segmentale proliferative Glomerulonephritis (weniger als 50 % der Glomeruli betroffen)
– **Klasse IV:** diffuse proliferative Glomerulonephritis (betrifft 40–50 % der SLE-Patienten)
– **Klasse V:** membranöse Glomerulonephritis (meist schwere Proteinurie mit nephrotischem Syndrom)

Eine pathognomonische Nierenveränderung gibt es nicht. Die glomerulären Läsionen gehen häufig – vor allem bei Klasse IV – mit tubulointerstitiellen Veränderungen einher.
- **Haut:** Histologisch findet man eine Vaskulitis oder perivaskuläre Infiltrate sowie Ablagerungen von Immunglobulin und Komplement an der dermoepidermalen Grenze.
- **Gelenke:** Die Synovialitis ist mit Auftreten von Neutrophilen und Fibrin verbunden, jedoch nicht destruktiv wie bei der rheumatoiden Arthritis.
- **Seröse Häute:** Akut besteht eine fibrinöse oder mit Erguss einhergehende serofibrinöse Entzündung, die zu Fibrosen und Verwachsungen führen kann.
- **Herz:** Außer der Perikarditis kommt eine nichtbakterielle verruköse Endokarditis (Libman-Sacks) vor, die jede Klappe betreffen kann. Selten ist eine Myokarditis. Zudem wird ein gehäuftes Vorkommen von Koronarsklerosen beschrieben.
- **Lunge:** Selten kommt es zu einer interstitiellen „Lupuspneumonie" oder Alveolitis mit Übergang in eine chronische interstitielle Lungenfibrose.
- **Andere Manifestationen:** Grundsätzlich kann jedes Organ beteiligt sein. Die Autoantikörper gegen Blutzellen bewirken Anämie, Leuko- und/oder Thrombozytopenie als hämatologische Komplikationen.

Klinische Relevanz Der charakteristische Befund an der Haut ist das schmetterlingsförmige Erythem im Gesicht (> Kap. 43.3.2). Ähnliche Erytheme kommen an Extremitäten und Rumpf vor. Sie werden durch Sonnenlicht verstärkt. Daneben können urtikarielle, bullöse, makulopapuläre und ulzeröse Exantheme auftreten. Außer den Hautveränderungen sind auch Allgemeinsymptome (z. B. Leistungsschwäche), Gelenkschmerzen und der Befall der serösen Häute (Pleuritis, Perikarditis oder Peritonitis) häufig. Neuropsychiatrische Symptome können auf Intimaproliferationen und Thrombosen kleinerer Gefäße zurückgehen, für die wahrscheinlich Antiphospholipid-Antikörper (s. u.) bedeutsam sind.

Antiphospholipid-Antikörper-Syndrom

Definition 40–50 % der SLE-Patienten entwickeln Autoantikörper gegen Protein-Phospholipid-Komplexe. Erkrankungen, bei denen diese Autoantikörper ohne SLE auftreten, werden als primäres Antiphospholipid-Antikörper-Syndrom bezeichnet.

Epidemiologie Es handelt sich vermutlich um die häufigste Autoimmunerkrankung des Weichteilgewebes.

Pathogenese

Die bei diesem Syndrom gebildeten Autoantikörper richten sich gegen Plasmaproteine, die mit Phospholipiden Komplexe bilden, wie z. B. Prothrombin, Annexin V, β_2-Glykoprotein I, Protein S und Protein C.

Morphologie

Das Antiphospholipid-Antikörper-Syndrom ist durch eine Hyperkoagulabilität mit gehäuften venösen und arteriellen Thrombosen gekennzeichnet. Arterielle Thrombosen führen vor allem zu zerebralen Ischämien, aber auch zu Herz-, Mesenterial- und Niereninfarkten. Venöse Thrombosen betreffen vorrangig die tiefen Beinvenen, aber auch Niere, Leber und Retina. Darüber hinaus werden gehäuft Aborte, eine verruköse Endokarditis oder eine Thrombozytopenie gefunden.

Klinische Relevanz Einige der Antikörper binden auch das Cardiolipinantigen, das in der Syphilisserologie gebraucht wird, sodass falsch positive Reaktionen vorkommen. Diese „falsch positive" Reaktion kann diagnostisch für das Antiphospholipid-Antikörper-Syndrom genutzt werden. Eine exakte Diagnosestellung ist sehr wichtig, da eine gerinnungshemmende Therapie und nicht eine Immunsuppression wie bei anderen Autoimmunerkrankungen zweckmäßig ist.

Sklerodermie

Definition Das Kennzeichen dieser Erkrankung ist eine im gesamten Körper anzutreffende Ablagerung von Kollagen, weshalb die Bezeichnung **progressive systemische Sklerose** (PSS) deskriptiv besser zutrifft. Nach dem vorherrschenden klinischen Erscheinungsbild werden verschiedene Verlaufsformen unterschieden:

- Die **generalisierte Sklerodermie** ist durch großflächige Hautbeteiligung, frühe Beteiligung innerer Organe (in absteigender Häufigkeit: Gastrointestinaltrakt, Lunge, Niere, Skelettsystem, Speicheldrüsen, Herz, Muskulatur, Nervensystem) sowie einen rasch progredienten Verlauf gekennzeichnet.
- Die **lokalisierte Sklerodermie** (auch als **Akrosklerose** bezeichnet) bleibt lange auf bestimmte Hautregionen (mit Betonung der Akren) beschränkt. Meist kommt es nach längerem Verlauf schließlich doch zur viszeralen Beteiligung. Als Sonderformen werden eine plaqueartige (**Morphaea**), eine lineare sowie eine subkutane Form abgegrenzt.
- Das **CREST-Syndrom** umfasst den Symptomenkomplex aus **C**alcinosis cutis, **R**aynaud-Phänomen, ö(**e**)sophageale Dysmotilität, **S**klerodaktylie und **T**eleangiektasie. Hautveränderungen stehen bei dieser Verlaufsform nicht im Vordergrund. Die Lebenserwartung ist etwas höher als bei der diffusen Sklerodermie (durchschnittlich 10–20 Jahre).

Epidemiologie Die Inzidenz beträgt ca. 0,5–1,5 pro 100.000 Einwohner pro Jahr. Frauen erkranken fünfmal häufiger als Männer.

Ätiologie und Pathogenese

Die Ursache der Erkrankung ist unbekannt. Obwohl eine hochgradige Ablagerung von Kollagen besteht, konnte kein Defekt der Kollagensynthese oder des Kollagenabbaus festgestellt werden.

Ebenso wenig wurden Mutationen im Bereich der Kollagengene gefunden. Es wird postuliert, dass die Fibrose als Folge einer gestörten Aktivierung des Immunsystems zu betrachten ist. Die Aktivierung von CD4-positiven T-Lymphozyten (Helferzellen) führt zur Ausschüttung von Zytokinen, die ihrerseits Fibroblasten aktivieren und/oder Kapillaren schädigen können. Entzündungsmediatoren wie PDGF („platelet derived growth factor") und TGF-β können die Transkription von Kollagen und anderen extrazellulären Matrixproteinen induzieren und im Endstadium zu Fibrose führen. Pathogenetisch beteiligt sind auch durch Entzündungsmediatoren verursachte Endothelschäden, die zur Plättchenaggregation führen. Diese wiederum hat ebenfalls die Freisetzung von PDGF und TGF-β zur Folge. Der Verschluss kleiner Gefäße führt im Endstadium zu Ischämie und lokalen Nekrosen

Morphologie

Veränderungen der Kapillaren und kleinen Arterien finden sich schon in den frühesten Krankheitsstadien, wobei immer eine Intimafibrose der Fingerarterien zu beobachten ist. **Histologisch** zeigen sich in der Anfangsphase ein Ödem mit perivaskulären Infiltraten von CD4-positiven T-Lymphozyten und eine Degeneration von Kollagenfasern. In den Kapillaren ist die Basalmembran verdickt und es finden sich evtl. Stenosen. Mit Fortschreiten der Erkrankung kommt es zur Vermehrung von Kollagenfasern und schließlich zur ausgeprägten Fibrose. Die morphologischen Veränderungen und ihre klinische Relevanz sind in > Tab. 4.9 gegenübergestellt.

Klinische Relevanz Durch den erwähnten Mechanismus können fast alle Organe geschädigt werden. Fast alle Betroffenen weisen antinukleäre Antikörper auf (> Tab. 4.8), von denen die Antikörper

Tab. 4.9 Veränderungen bei der progressiven systemischen Sklerose

Organ	Morphologie	Klinik
Haut (100 %)	• dünne Epidermis, atrophische Hautanhangsgebilde (insbesondere Akren der oberen Extremitäten) und Gesicht (> Abb. 4.21), Gefäßveränderungen (Kapillarschlingen sind im Anfangsstadium deformiert, später veröden sie)	• im Endstadium evtl. Verschluss von Kapillaren → Nekrosen, Ulzera und Verlust von Fingergliedern
Gastrointestinaltrakt (90 %)	• Fibrose insbesondere des Ösophagus	• Schluckstörungen und Refluxösophagitis, evtl. auch Ulzera
	• Atrophie der Darmmukosa	• Durchfälle, Malabsorptionssyndrom
Lunge (70 %)	• Gefäßveränderungen	• pulmonaler Hochdruck
	• interstitielle Fibrose	• restriktive Ventilationsstörung, Zeichen einer Diffusionsstörung
Skelettsystem (50 %)	• Synovialitis, später Fibrose	• Gelenkschmerzen
Niere (45 %)	• Gefäßveränderungen besonders der kleinen Arterien und Arteriolen mit ausgeprägter Intimafibrose (> Abb. 4.22) und Proliferation der Intimazellen	• arterieller Bluthochdruck • terminales Nierenversagen (zählt zu den häufigsten Todesursachen bei PSS)
Speichel- und Tränendrüsen (15 %)	• fortschreitende Fibrose	• Xerostomie und Xerophthalmie
Muskulatur (10 %)	• Myositis (ähnlich wie bei Polymyositis, s. u.)	

Tab. 4.9 Veränderungen bei der progressiven systemischen Sklerose (*Forts.*)

Organ	Morphologie	Klinik
Herz (weniger als 10 %)	• Myokardfibrose • Perikarditis mit Perikarderguss • Gefäßveränderungen	• Herzinsuffizienz und Arrhythmien

gegen DNA-Topoisomerase (Scl 70) fast ausschließlich bei der PSS vorkommen. Zentromerantikörper treten insbesondere bei Patienten mit CREST-Syndrom auf. Das gemeinsame Auftreten beider Antikörper wird nur selten beobachtet.

Dermatomyositis

Definition Diese seltene Erkrankung ist durch eine Entzündung und segmentale Nekrose der Muskulatur mit gleichzeitiger Dermatitis charakterisiert. Sie kann isoliert oder im Rahmen anderer Autoimmunerkrankungen auftreten. Sie wird sie auch als paraneoplastisches Syndrom beobachtet.

Ätiologie und Pathogenese

Obwohl die genauen Ursachen der Erkrankung unbekannt sind, scheinen Kapillaren der Hauptangriffspunkt der Autoimmunreaktion zu sein. Die Entzündungsreaktion führt zu Gefäßverschlüssen, die lokalisierte Nekrosen der Muskulatur zur Folge haben.

Morphologie

Histologisch findet sich eine fokale, manchmal auch ausgedehnte Infiltration durch Lymphozyten mit deutlicher Betonung um Kapillaren. Typisch sind das Auftreten von perifaszikulären atrophischen Muskelfasergruppen sowie eine Verminderung intramuskulärer Kapillaren. Eine nennenswerte Infiltration durch Lymphozyten im Bereich der Muskeldegeneration wird nicht beobachtet.

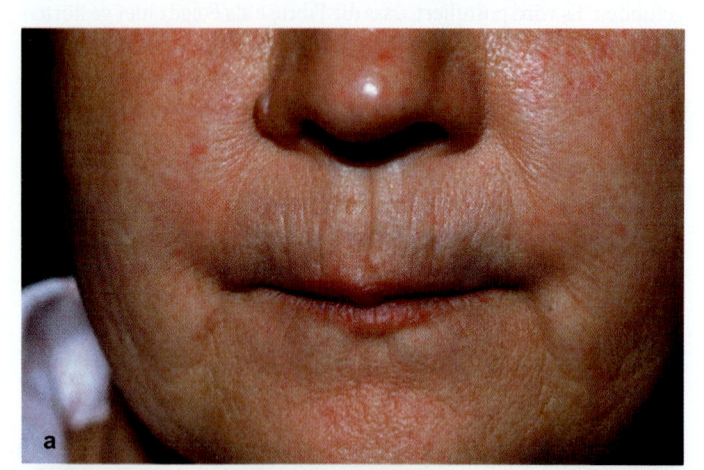

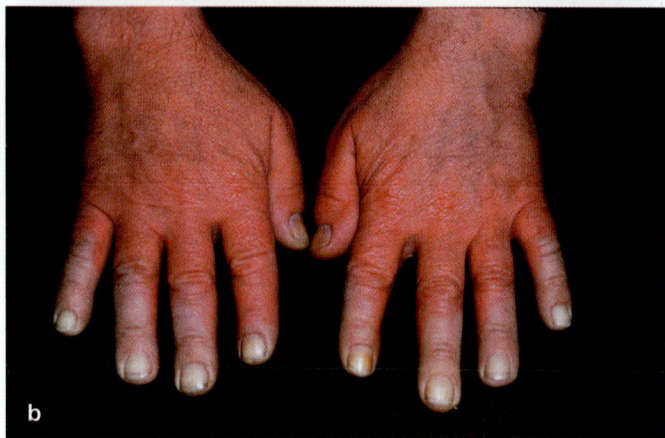

Abb. 4.21 Sklerodermie. a Schmaler kleiner Mund mit senkrecht stehenden Falten, „Tabaksbeutelmund". **b** Raynaud-Phänomen: (Anfallsartige) Verengung der Fingerarterien mit Ischämie der Akren. [R398]

Klinische Relevanz Charakteristisch ist das **Erythem** im Gesichtsbereich, das als „fliederfarben" beschrieben wird. Daneben finden sich auch Erytheme an den Streckseiten der Arme und Finger. Die **Muskelveränderungen** äußern sich als plötzliche Muskelschwäche und Druckschmerzhaftigkeit mit Betonung proximaler Muskelgruppen. Später kommt es zu Atrophie, Kontrakturneigung sowie in einem Teil der Fälle zu Schluckstörungen durch Beteiligung der Ösophagusmuskulatur. Seltener findet sich eine Beteiligung von Herz, Niere, Gastrointestinaltrakt oder Lunge. Wegen der oft fokalen Infiltration schließen Muskelbiopsien ohne wesentliche inflammatorische Veränderungen eine Dermatomyositis nicht aus. Muskelfasernekrosen führen zu einer Erhöhung der Kreatinphosphokinase im Blut. Antinukleäre Antikörper werden bei einem Drittel der Patienten gefunden (➤ Tab. 4.8). Relativ spezifisch sind Antikörper (Jo-1) gegen die Histidyl-Transfer-RNA-Synthetase. Daneben kann noch eine Vielzahl anderer Autoantikörper auftreten. Eine immunsuppressive Therapie führt meist zur Besserung. Die Inzidenz von Tumoren des Gastrointestinaltrakts ist bei Patienten mit Dermatomyositis erhöht.

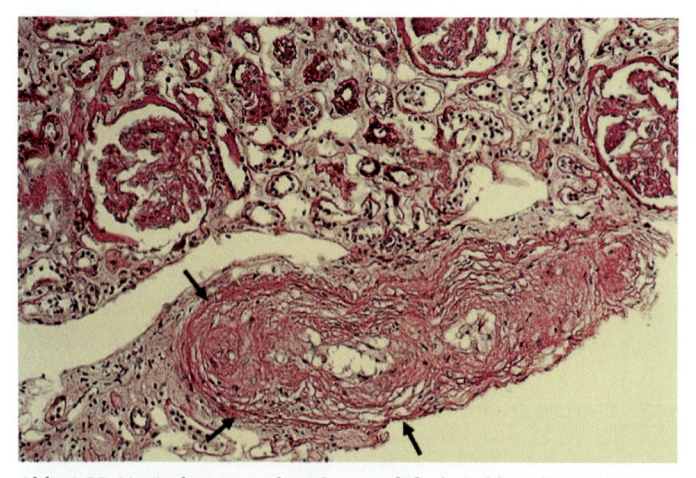

Abb. 4.22 Veränderungen der Nierengefäße bei Sklerodermie. Stanzzylinder. Mittelgroße Nierenarterie mit ausgeprägter stenosierender Intimafibrose (Pfeile). HE, Vergr. 60-fach. [R398]

Polymyositis

Definition Die Polymyositis unterscheidet sich von der Dermatomyositis durch das Fehlen von Hauterscheinungen. Das Muster des Muskelbefalls mit Betonung proximaler Muskelgruppen ist aber sehr ähnlich. Eine Beteiligung anderer Organe wie Herz und Lunge kann ebenfalls vorkommen.

Ätiologie und Pathogenese

Im Gegensatz zur Dermatomyositis scheinen Muskelzellen der direkte Angriffspunkt der Autoimmunreaktion zu sein. CD8-positive T-Lymphozyten (zytotoxisch) sind in der Umgebung von Muskelfasern deutlich vermehrt.

Morphologie

Im Bereich der geschädigten und der angrenzenden normalen Muskelzellen zeigen sich dichte lymphozytäre Infiltrate (> Abb. 4.23). Nennenswerte Gefäßveränderungen werden in der Regel nicht beobachtet. Eine Muskelbiopsie ermöglicht die exakte Diagnosestellung.

Gemischte Bindegewebekrankheit

Definition Der Begriff umfasst ein Krankheitsbild, das Symptome des SLE, der Polymyositis sowie der progressiven systemischen Sklerose zeigt. Ob es sich bei diesem Syndrom um eine eigenständige Erkrankung handelt, ist umstritten.

Morphologie

Die morphologischen Veränderungen entsprechen einer Kombination der zuvor genannten Erkrankungen.

Klinische Relevanz Klinisch stehen Gelenkbeschwerden, Muskelschwäche und Raynaud-Phänomen im Vordergrund. Serologisch ist die Erkrankung durch obligate Autoantikörper gegen ein Ribonukleoprotein (Anti-U1-RNP) gekennzeichnet (> Tab. 4.8). Auffällig ist das gute Ansprechen auf Steroide. Die Prognose ist besser als bei den vorher erwähnten Erkrankungen, was unter anderem auf das Fehlen von Nierenveränderungen zurückzuführen ist.

4.4.5 Systemische nichtinfektiöse Vaskulitiden

Zu diesen Erkrankungen zählen die Granulomatose mit Polyangiitis, Polyarteriitis nodosa und Hypersensitivitätsangiitis (> Kap. 20.5.1).

4.4.6 Sarkoidose

Definition Generalisierte granulomatöse Entzündung unbekannter Ätiologie mit bevorzugtem Befall von Lymphknoten, Lunge, Haut, Knochen u. a. Sie ist durch nicht verkäsende Granulome mit zunehmender Vernarbung gekennzeichnet.

Epidemiologie Die Inzidenz liegt in Deutschland bei 20–30 Neuerkrankungen pro 100.000 Einwohner pro Jahr. Frauen sind häufiger betroffen als Männer.

Pathogenese

Diskutiert wird eine Immunantwort auf noch unbekannte (virale?) Antigene, die wahrscheinlich über den Respirationstrakt in den Organismus gelangen. T-Lymphozyten induzieren eine Aktivierung des Makrophagensystems mit Bildung von epitheloidzelligen Granulomen zunächst in Lunge und Lymphknoten, später auch in zahlreichen anderen Organen.

Morphologie

Prinzipiell kann nahezu jedes Organ betroffen sein. Am häufigsten (90 %) manifestiert sich die Sarkoidose **intrathorakal.**
- **Lymphknoten:** Bevorzugt sind Hiluslymphknoten, mediastinale und zervikale Lymphknoten vergrößert. **Histologisch** findet man dicht gepackte, jedoch nicht konfluierende, nicht verkäsende Granulome aus Epitheloidzellen und Langhans-Riesenzellen (> Abb. 4.24, > Kap. 3.3.3). Die Riesenzellen enthalten z. T. laminare Kalzium-Protein-Körper (Schaumann-Körper) oder sternförmige Einschlüsse (Asteroidkörper). Beim chronischen Krankheitsverlauf entwickeln sich eine zunehmende Fibrose und schließlich eine knotenförmige Vernarbung.
- **Lunge:** Die Lunge ist meist betroffen, der Befund ist jedoch häufig unauffällig. Selten findet man 1–2 cm große knötchenförmige Indurationen. Im akuten Stadium können Granulome in der Nachbarschaft von Blut-, Lymphgefäßen und Bronchien nachgewiesen werden, die später vernarben und zum Narbenemphysem mit konsekutivem Cor pulmonale führen können (> Abb. 4.25).
- **Haut:** In 5–40 % liegt eine granulomatöse Dermatitis mit ca. 5 mm großen Läsionen vor. Sind diese im Gesicht lokalisiert,

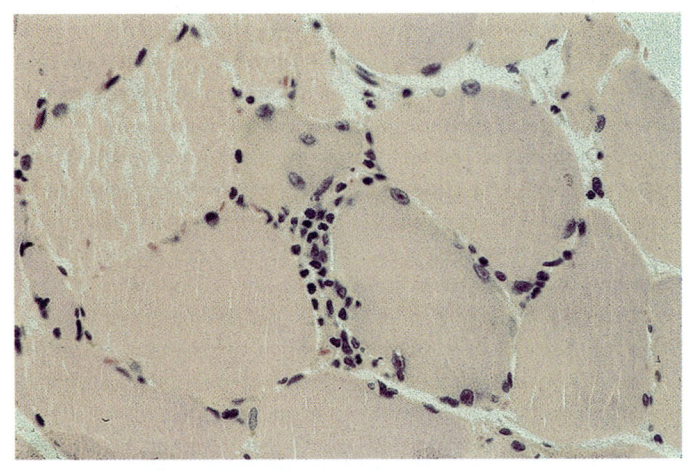

Abb. 4.23 Myositis. Lymphozytäre interstitielle Entzündungsreaktion der quer gestreiften Muskulatur. HE, Vergr. 125-fach. [R398]

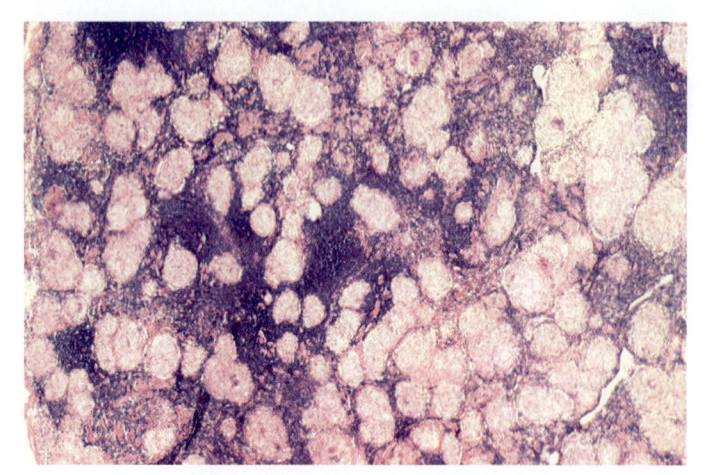

Abb. 4.24 Lymphknotensarkoidose. Granulomatöse Lymphadenitis eines Halslymphknotens mit multiplen nicht verkäsenden tuberkuloiden Granulomen. HE-Färbung, Vergr. 40-fach. [R398]

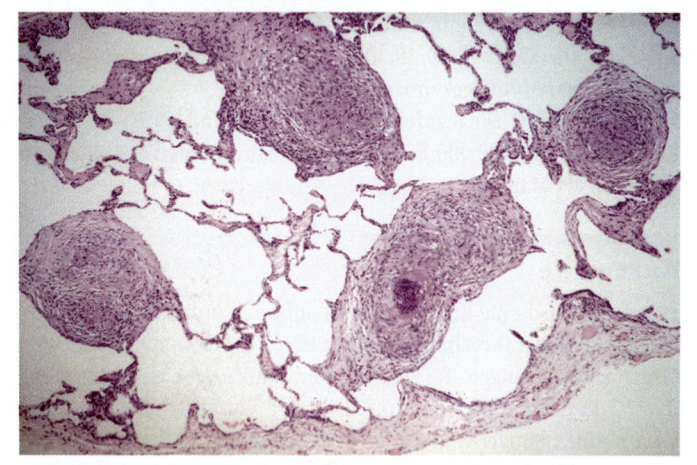

Abb. 4.25 Lungensarkoidose. Fortgeschrittenes Krankheitsstadium mit Ausbildung eines Narbenemphysems. HE-Färbung, Vergr. 200-fach. [R398]

spricht man von **Lupus pernio.** Ein Erythema nodosum kann ebenfalls im Rahmen einer Sarkoidose auftreten.
- **Augen** und **Parotis:** Das sog. Uveo-Parotis-Syndrom (**Heerfordt-Syndrom**) tritt mit einer Häufigkeit von 5–20 % auf und ist durch eine granulomatöse Iridozyklitis, Uveitis, Kalkablagerungen in Horn- und Bindehaut sowie durch eine granulomatöse Parotitis gekennzeichnet.
- **Knochen:** In 10 % der Fälle werden granulomatöse Knochendestruktionen (**Ostitis multiplex Jüngling**) nachgewiesen.
- **Gelenke:** In 15 % kann eine granulomatöse Arthritis in Sprung-, Knie- und Handgelenken die ersten Symptome hervorrufen.
- **Sonstige Manifestationen:** Leber und Milz sind in 20–70 % betroffen. Meist handelt es sich dabei um leichte Verläufe, die mit einer Hepatosplenomegalie verbunden sein können. Im Rahmen eines ZNS-Befalls können Hirnnerven betroffen sein. Eine Herzbeteiligung ist extrem selten.

Eine akute Sarkoidose mit radiologisch bihilärer Lymphknotenschwellung, Erythema nodosum und Polyarthritis wird als **Löfgren-Syndrom** bezeichnet.

Klinische Relevanz Die Krankheitssymptome sind zumeist gering ausgeprägt. Häufig wird die Sarkoidose zufällig im Rahmen einer Röntgenuntersuchung des Thorax festgestellt, bei der eine bilaterale Hiluslymphadenopathie auffällt. Viele Patienten suchen den Arzt wegen Atemnot, Brustschmerzen, Hämoptoe oder Allgemeinbeschwerden wie Fieber, Gewichtsverlust und Nachtschweiß auf. Bei 60–70 % der Patienten heilt die Sarkoidose ohne Folgen aus. 20–30 % zeigen einen Verlauf, der von Remissionen und Rezidiven geprägt ist. Seltener kommt es zu einer Progression mit Entwicklung einer Fibrose.

Eine typische **Befundkonstellation** beim Sarkoidosepatienten zeigt:
- Reduzierte Anzahl von T-Lymphozyten im peripheren Blut mit einem verminderten CD4:CD8-Quotienten von 0,8 : 1 (normal: 2 : 1)
- Beeinträchtigte T-Zell-Aktivität in betroffenen Organen mit einem Verhältnis von CD4-positiven T-Zellen zu CD8-positiven T-Zellen von 10 : 1
- Vorkommen von hyperreaktiven B-Lymphozyten im peripheren Blut

Zur **Diagnosesicherung** wird zumeist eine Lymphknotenbiopsie durchgeführt, die die typische granulomatöse, nicht nekrotisierende Lymphadenitis zeigt. Differenzialdiagnostisch müssen Tuberkulose und andere granulomatöse Erkrankungen ausgeschlossen werden.

4.5 Defekte des erworbenen Immunsystems

Vererbte Defekte des Immunsystems sind sehr seltene Erkrankungen, die die B- oder T-Zell-vermittelte Immunität betreffen. Durch die enge Interaktion dieser beiden Systeme sind oft beide Funktionen beeinträchtigt. Derzeit sind mehr als 350 Gendefekte bekannt, die zu einer primären Immunschwäche führen können.

Immundefekterkrankungen entstehen durch das Fehlen oder eine Funktionsstörung einer oder mehrerer Komponenten des erworbenen Immunsystems. Zu diesen Komponenten zählen in erster Linie B- und T-Lymphozyten und ihre Produkte zur spezifischen Erkennung von Pathogenen, die B- und T-Zell-Rezeptoren. Daneben gibt es auch Störungen der nichtadaptiven Elemente des Immunsystems wie der Phagozyten und des Komplementsystems. Durch Untersuchungen der Immundefekte konnten zahlreiche wichtige Rückschlüsse auf die normalen Funktionen des menschlichen Immunsystems gewonnen werden.

Während **primäre Immundefekte** genetisch determiniert sind, werden **sekundäre** (erworbene) Immundefekte durch exogene Faktoren verursacht. Zu diesen zählen z. B. Medikamente, deren supprimierende Wirkung auf das Immunsystem einerseits eine unerwünschte Nebenwirkung darstellen kann, andererseits z. B. bei Organtransplantationen auch notwendig ist. Weitere erworbene Immundefekte können durch Infektionen (z. B. HIV) oder radioaktive Strahlung verursacht werden. Schließlich haben maligne Tumore Mechanismen entwickelt, um die körpereigene Immunantwort zu unterdrücken. Dazu zählen unter anderem die Expression von PD-L1. Die Blockierung dieses Moleküls oder seines Rezeptors PD-1 ist der Mechanismus für die sehr erfolgreiche Therapie mit Immun-Checkpoint-Inhibitoren.

4.5 Defekte des erworbenen Immunsystems

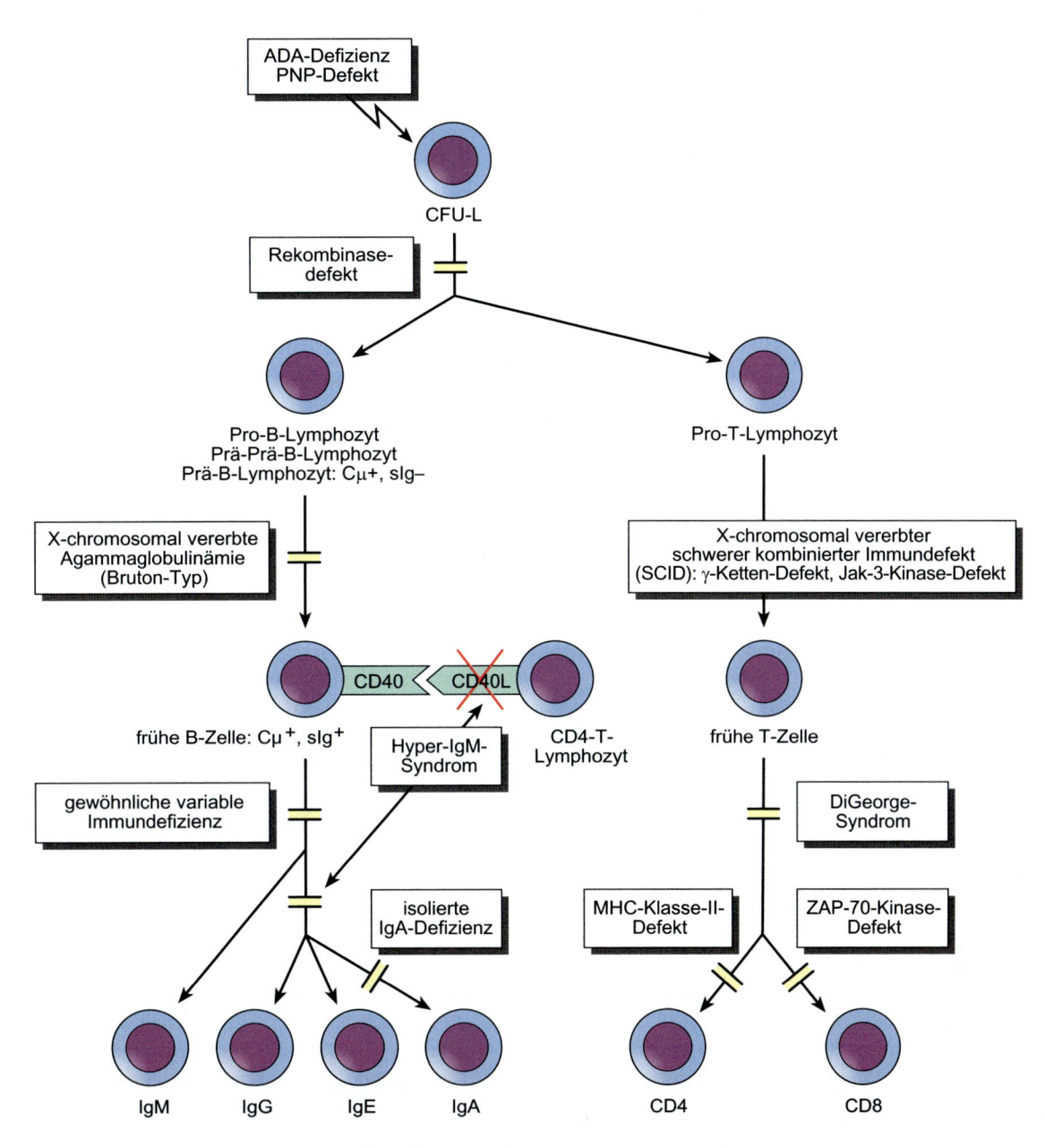

Abb. 4.26 Defekte des erworbenen Immunsystems. [L106]

Immundefekte werden traditionell in B- und T-Zell-Defekte unterteilt, wobei jedoch eine Grenzziehung aufgrund des komplexen Zusammenspiels eigentlich nicht möglich ist (> Abb. 4.26). So sind z. B. fast alle T-Zell-Defekte von Störungen der Immunglobulinproduktion begleitet und dann oft nicht von kombinierten Immundefekten zu unterscheiden.

Immundefekterkrankungen gehen mit einer **erhöhten Infektneigung** einher und führen zu wesentlich schwereren Verlaufsformen von Infektionserkrankungen als bei Personen mit intaktem Immunsystem. Bei Defekten des B-Zell-Systems stehen bakterielle Infekte im Vordergrund, da keine, zu wenige oder zu langsam B-Zell-Rezeptoren bzw. Immunglobuline gebildet werden. Dies führt in erster Linie zu eitrigen Entzündungen wie Pneumonien und Entzündungen im Bereich der oberen Luftwege. Wiederholte Bronchopneumonien bewirken oft irreversible Lungenparenchymzerstörungen und Bronchiektasen. Patienten mit einer Störung der T-Lymphozyten-Funktion weisen Defekte der zellvermittelten Immunität auf und sind insbesondere empfänglich für Pathogene, gegen die normalerweise eine Immunität erworben wird. Zu diesen zählen vor allem „opportunistische" Mikroorganismen (*Candida, Pneumocystis jirovecii* u. a.) und Viren.

4.5.1 Störungen der B-Zell-vermittelten Immunität

X-chromosomal vererbte Agammaglobulinämie (Bruton-Typ)

Definition Dieser „Modellfall" einer B-Zell-Defizienz ist durch eine Entwicklungsstörung der B-Zell-Vorstufen gekennzeichnet. Die Patienten produzieren keine reifen B-Lymphozyten, wobei der Defekt nach der Umlagerung des Gens auftritt, das für die schwere Kette des Immunglobulins codiert. Leichtketten werden nicht gebildet, im Serum fehlen IgA, IgM, IgD und IgE vollständig, IgG ist nur in geringen Mengen vorhanden.

Pathogenese

Als molekulare Ursache wurde ein Defekt einer Tyrosinkinase („Bruton tyrosine kinase", BTK) festgestellt, der eine Störung der Signaltransduktion der B-Lymphozyten-Vorstufen zur Folge hat. Die Zellen sind dadurch während ihrer Differenzierung im Prä-B-Stadium blockiert und die Leichtketten-Gen-Umlagerung (Rearrangement) findet nicht statt. Plasmazellen fehlen. Das Gen für die BTK ist am langen Arm des X-Chromosoms im Abschnitt Xq21.2–22 lokalisiert, wodurch der X-chromosomale Erbgang erklärt ist.

Klinische Relevanz Lymphknoten und Tonsillen sind deutlich verkleinert, das mukosaassoziierte lymphatische Gewebe (MALT) ist unterentwickelt. Die Erkrankung manifestiert sich im Alter von ca. 6 Monaten, da die Kinder bis zu diesem Zeitpunkt durch mütterliche Antikörper geschützt sind. Die Betroffenen erkranken an bakteriellen Infekten, hervorgerufen durch Erreger, die normalerweise nach Antikörperbindung durch Phagozytose unschädlich gemacht werden. Infolge des Mangels an neutralisierenden Antikörpern kann es auch zu erhöhter Anfälligkeit gegenüber Virusinfektionen kommen. In der Regel werden jedoch Virusinfektionen sowie Infektionen mit Pilzen oder Parasiten durch das funktionsfähige T-Zell-System beherrscht. Die Diagnose erfolgt durch eine Sequenzanalyse des BTK-Gens. Der Defekt kann durch hohe Dosen intravenös verabreichter Gammaglobuline teil- und zeitweise ganz kompensiert werden. Eine Korrektur des Defekts (wie auch der anderen genetisch bedingten Immundefekte) ist nur durch eine Knochenmarktransplantation möglich. Diese hat sich für die meisten schwer verlaufenden Formen als Standardtherapie etabliert. Interessanterweise besteht ein gesteigertes Erkrankungsrisiko für Autoimmunerkrankungen wie SLE und Dermatomyositis.

Gewöhnliche variable Immundefizienz

Definition Unter diesem Sammelbegriff wird eine heterogene Gruppe von Erkrankungen zusammengefasst. Die Diagnose beruht in erster Linie auf dem Ausschluss anderer definierter Ursachen für einen Antikörpermangel. Es gibt sowohl sporadische als auch familiäre Formen.

Pathogenese

Der gemeinsame Nenner ist eine Hypogammaglobulinämie, die meist alle Antikörperklassen betrifft. Diese tritt zum Teil erst im Adoleszentenalter oder noch später auf, manchmal auch als Folge einer Epstein-Barr-Virus-Infektion. Die Patienten weisen im Gegensatz zur X-chromosomal vererbten Agammaglobulinämie vom Bruton-Typ eine normale B-Lymphozyten-Zahl auf, entwickeln jedoch ebenfalls keine Plasmazellen. Die Ursache liegt in einer Vielzahl unterschiedlicher Gendefekte, die meist im Detail noch ungenügend untersucht sind. Bekannt ist z. B. eine Assoziation mit Polymorphismen im *TAC1*-Gen.

Morphologie

Die B-Zell-Areale des lymphatischen Systems sind hyperplastisch, wahrscheinlich aufgrund eines fehlenden Rückkopplungsmechanismus.

Klinische Relevanz Die klinische Symptomatik beruht wie bei der X-chromosomal vererbten Agammaglobulinämie vom Bruton-Typ auf dem Antikörpermangel und ist mit dieser weitgehend identisch. Beide Geschlechter sind jedoch gleichermaßen betroffen, und das Manifestationsalter liegt in der Kindheit oder der Adoleszenz. Es besteht ebenfalls ein erhöhtes Erkrankungsrisiko für Autoimmunerkrankungen, insbesondere für die megaloblastäre (perniziöse) Anämie. Darüber hinaus zeigt sich ein erhöhtes Erkrankungsrisiko für maligne Lymphome. Therapeutisch werden wie bei der Agammaglobulinämie vom Bruton-Typ intravenös Gammaglobuline verabreicht.

Isolierte IgA-Defizienz

Definition Die isolierte IgA-Defizienz ist der häufigste Defekt des humoralen Immunsystems. Die Prävalenz liegt in Europa bei 60–100 pro 100.000 Einwohner. Die Betroffenen weisen extrem niedrige Serum-IgA-Spiegel auf und produzieren auch fast kein sekretorisches IgA. Die Zahl der IgA-positiven Lymphozyten ist meist normal, sie können jedoch nicht zu IgA-Plasmazellen differenzieren. Die molekulare Ursache hierfür ist nicht bekannt. Eine Assoziation besteht zu kongenitalen Rötelinfekten.

Klinische Relevanz Erstaunlicherweise sind die betroffenen Personen meist völlig gesund, bei nur wenigen treten gehäuft sinunasale, intestinale und urogenitale Infektionen auf. Diese sind durch den fehlenden Schutz des IgA als hauptsächliches Immunglobulin der Schleimhäute bedingt. Bei einem Teil der Patienten besteht auch ein zusätzlicher Mangel an einzelnen oder mehreren IgG-Subklassen, weshalb diese Patienten öfter von Infekten betroffen sind. Ein Teil der Patienten besitzt Antikörper gegen IgA, was bei Transfusionen zu u. U. tödlichen anaphylaktischen Reaktionen führen kann. Auch bei der isolierten IgA-Defizienz kommen Autoimmunerkrankungen häufiger vor.

4.5.2 Störungen der T-Zell-vermittelten Immunität

DiGeorge-Syndrom

Definition Die Patienten mit dieser nicht hereditären Erkrankung weisen zusätzlich zum Fehlen der T-Lymphozyten charakteristische Defekte auf, die durch eine fehlerhafte Entwicklung der 3. und 4. Schlundtasche bedingt sind, was auch zur fehlenden Ausbildung des Thymus führt (> Kap. 15.4).

Pathogenese

Als zugrunde liegende Störung findet sich eine Deletion in der 22q11-Region. Heterozygotie für diese Deletion findet sich im velokardiofazialen Syndrom, das bis auf die Thymushypoplasie ein ähnliches klinisches Bild zeigt.

Klinische Relevanz Die T-Zell-Defizienz wird durch Fehlen oder Hypoplasie des Thymus hervorgerufen. Daher sind virale Infektionen und Mykosen häufiger als bei Gesunden. Ob eine zusätzliche Störung der Immunglobulinproduktion vorliegt, hängt vom Schweregrad des T-Zell-Defekts ab. Zusätzlich zur Störung des Immunsystems finden sich eine Tetanie (durch ein Fehlen der Nebenschilddrüse bedingt), Fehlbildungen des Herzens und des Aortenbogens und eine charakteristische Fehlbildung des Gesichtsschädels (Hypertelorismus, tiefsitzende Ohrmuscheln, Verkürzung des Philtrums). Der T-Zell-Defekt ist durch eine meist erfolgreiche Thymustransplantation korrigierbar.

Wiskott-Aldrich-Syndrom

Definition Dieses Syndrom zeichnet sich durch Immundefekte, Ekzemneigung und Thrombozytopenie aus und wird X-chromosomal vererbt. Neben einer Verminderung der T-Lymphozyten findet sich auch ein Mangel an IgM, weshalb die Erkrankung teilweise auch zu den kombinierten Immundefekten gerechnet wird.

Pathogenese

Die Ursache liegt in Mutationen des *WAS*-Gens. Das entsprechende Protein (WASP, Wiskott-Aldrich-Syndrom-Protein) ist ein Faktor in der Signaltransduktion, die in hämatopoetischen Zellen die Regulation des Aktinzytoskeletts steuert.

Morphologie

Der Thymus ist makroskopisch unverändert, die Parakortikalregion der Lymphknoten ist mikroskopisch jedoch verschmälert. Ultrastrukturell fällt eine drastisch reduzierte Zahl von Mikrovilli an den Lymphozyten auf.

Klinische Relevanz IgM-Serumspiegel sind vermindert, IgG-Spiegel in der Regel normal, IgA- und IgE-Spiegel oft (evtl. kompensatorisch) erhöht. Die Patienten erkranken gehäuft an eitrigen Infekten und entwickeln schwere ekzematöse Hautveränderungen. Des Weiteren zeigt sich eine erhöhte Rate an malignen Erkrankungen, insbesondere malignen Lymphomen.

Hyper-IgM-Syndrom

Definition Bei diesem X-chromosomal vererbten Syndrom fehlen bis auf das IgM alle Immunglobuline. IgM liegt allerdings in erhöhten Serumkonzentrationen vor. Die B- und T-Zell-Entwicklung läuft normal ab.

Pathogenese

Der Defekt beruht auf Mutationen im *CD40L*-Gen, das den Liganden des kostimulierenden Rezeptors CD40 kodiert. Das Fehlen dieses Proteins bedingt eine Funktionsstörung der T-Helfer-Lymphozyten und hat neben dem T-Zell-Defekt auch einen Verlust der „Gedächtnisfunktion" der B-Lymphozyten zur Folge.

Morphologie

Aufgrund der fehlenden T-Helfer-Funktion entwickeln sich in Lymphfollikeln keine Keimzentren, B-Lymphozyten differenzieren nicht zu Plasmazellen und der Immunglobulinklassenwechsel findet nicht statt.

Klinische Relevanz Dass die Patienten öfter an bakteriellen und parasitären Infekten erkranken, zeigt, wie wichtig die CD40-CD40L-Interaktion für die Bereitstellung genügender Mengen von IgG (z. B. für die Opsonisierung) und die Entwicklung funktionsfähiger zytotoxischer (CD8-positiven) T-Lymphozyten ist (Abwehr von Erregern wie z. B. *P. jirovecii*). Die überschießende IgM-Produktion kann durch Autoantikörperbildung zu hämolytischen Anämien, Thrombo- und Neutropenien führen. Auch eine massive Proliferation polyklonaler IgM-produzierender lymphoplasmozytoider Zellen kann in späteren Krankheitsstadien Probleme hervorrufen.

4.5.3 Schwere kombinierte Immundefekte

Definition Unter diesem Sammelbegriff („severe combined immunodeficiency disease", SCID) werden Erkrankungen zusammengefasst, die durch genetisch bedingte Defekte sowohl der humoralen als auch der zellvermittelten Immunität entstehen. Die Patienten erkranken daher schon im frühen Lebensalter an zahlreichen rezidivierenden, schweren bakteriellen, viralen und parasitären Infekten.

Pathogenese

Die zugrunde liegenden Defekte sind sehr unterschiedlich, betreffen meist jedoch Funktionen der T-Lymphozyten.

X-chromosomal vererbte Form: Die Ursache der häufigsten Form der SCID (über 50 %) liegt in Mutationen der γ-Kette mehrerer Zytokinrezeptoren. Dadurch fällt die Funktion von Zytokinen aus, die als Wachstumsfaktoren für die Entwicklung und Funktionsfähigkeit von T- und B-Lymphozyten unentbehrlich sind. Die Zahl der T-Lymphozyten und die Immunglobulinsynthese sind hochgradig vermindert.

Adenosin-Deaminase (ADA)-Defekt: Die häufigste autosomal-rezessiv vererbte Form der SCID wird durch den Defekt eines Enzyms des Purinabbaus verursacht. Die Ansammlung der Stoffwechselmetaboliten dATP und dGTP ist für die lymphatischen Stammzellen besonders toxisch, da sie einen Mangel an Enzymen aufweisen, die in anderen Zellen für den Defekt kompensatorisch einspringen.

Purin-Nukleotid-Phosphorylase (PNP)-Defekt: Diese (seltenere) Form einer Purinabbaustörung zeigt im Wesentlichen den gleichen Phänotyp wie die ADA-Defizienz.

Seltenere **autosomal-rezessiv** vererbte SCID-Formen:
- Defekte des **IL-2-Gens** zeigen eine mildere Verlaufsform.
- Defekte der **JAK-3-Kinase,** einer Komponente der Signaltransduktionskette der γ-Rezeptor-Untereinheit, zeigen eine schwere Verlaufsform.
- Defekte der **ZAP-70-Kinase** führen zu einem Fehlen von CD8-positiven T-Lymphozyten. Die Kinase spielt in der T-Zell-Rezeptor-Signaltransduktion eine Rolle.
- Defekte im **T-Zell-Rezeptor/CD3-Komplex** haben ebenfalls eine Reduktion der CD8-positiven T-Lymphozyten zur Folge.
- Für das Rearrangement der Genloci für die T- und B-Zell-Rezeptoren ist eine **Rekombinase** verantwortlich. Mutationen von Genen, die diese Rekombinase aktivieren, blockieren T- und B-Lymphozyten in ihrer Entwicklung, da sie das Gen-Rearrangement verhindern.
- Mutationen von Transkriptionsfaktoren, die die Expression von **MHC-Molekülen der Klasse II** verhindern, blockieren die Entwicklung von CD4-positiven T-Lymphozyten, da diese von der Antigenpräsentation durch MHC-II-Moleküle im Thymus abhängig ist.

Alle diese Defekte und die Veränderungen in analogen Maus-Gen-„knock-out"-Modellen haben sehr viel zur Aufklärung der normalen Funktion des Immunsystems beigetragen. Die Kenntnis der zugrunde liegenden pathogenetischen Mechanismen ist für das Verständnis der Komplexität des Immunsystems von großer Bedeutung, obwohl die meisten Erkrankungen sehr selten sind.

Morphologie

Die **histologischen** Veränderungen entsprechen dem jeweiligen zugrunde liegenden Defekt. Thymus und andere lymphatische Organe und Gewebe sind hypoplastisch, wobei die T- und/oder B-Regionen betroffen sind.

Klinische Relevanz Eine Knochenmarktransplantation ist in den meisten Fällen die einzige Therapiemöglichkeit. Bei der ADA-Defizienz besteht auch die Möglichkeit einer Enzymsubstitution. Diese Erkrankung hat insofern Berühmtheit erlangt, als bei Patienten mit ADA-Defizienz zum ersten Mal eine **Gentherapie** in der Humanmedizin durchgeführt wurde. Zu diesem Zweck wurden Knochenmarkstammzellen mit einem Vektorkonstrukt transfiziert, das eine normale Kopie der ADA enthielt, und diese Stammzellen dem Patienten rücktransfundiert.

4.5.4 Erworbene Immundefektsyndrome

Definition Sekundären Defekten des Immunsystems liegen andere Grunderkrankungen oder die Einwirkung von Umweltfaktoren zugrunde.

Ätiologie Ein **Immunglobulinmangel** kann z. B. entstehen, wenn Proteine bei chronisch-entzündlichen Darmerkrankungen in das Darmlumen verloren gehen oder Verbrennungen großflächige Hautdefekte verursachen. Auch führen maligne B-Zell-Lymphome bzw. Plasmozytome zu sekundären Defekten des Immunsystems, die durch den Ausfall der jeweiligen Funktion bedingt sind. Eine **T-Lymphozyten-Defizienz** wird z. B. durch Chemo- oder Strahlentherapie bei malignen Erkrankungen verursacht.

Proteinmangel ist, weltweit gesehen, sicherlich die häufigste Ursache eines Immundefekts im Kindesalter. Im Erwachsenenalter stehen Infektionserkrankungen (v. a. AIDS, ➤ Kap. 48.2.5) und Tumorerkrankungen im Vordergrund (v. a. maligne Lymphome, aber auch Karzinome).

KAPITEL 5

M.R. Speicher†, H.C. Duba

Angeborene genetische Erkrankungen

5.1	Struktur des Genoms	117	5.3.3 X-chromosomale Vererbung	125
			5.3.4 Extrachromosomale (mitochondriale) Vererbung	127
5.2	Störungen des Genoms	118	5.3.5 Vererbung von multifaktoriellen Merkmalen und Erkrankungen	127
5.2.1	Somatische und Keimbahnmutationen	118		
5.2.2	Mutation von Genen	119		
5.2.3	Instabilität repetitiver Sequenzen (Polymorphismen und pathogene Trinukleotidexpansion)	120	5.4 Chromosomale Aberrationen	128
5.2.4	Inaktivierung des X-Chromosoms und Imprinting	120	5.4.1 Numerische Anomalien der Autosomen	128
5.2.5	Numerische und strukturelle chromosomale Aberration	120	5.4.2 Numerische Anomalien der Gonosomen	128
			5.4.3 Uniparentale Disomie (UPD)	129
			5.4.4 Störungen der Ploidie	129
5.3	Vererbung von Merkmalen	121		
5.3.1	Autosomal-dominante Vererbung	122		
5.3.2	Autosomal-rezessive Vererbung	124		

Zur Orientierung

Erkrankungen und Phänotypmerkmale können beim Menschen durch Varianten in einem oder mehreren Genen verursacht werden. Bei Erkrankungen bzw. Phänotypmerkmalen, die durch Mutationen in einem einzelnen Gen verursacht werden, spricht man von einer **monogenen Erkrankung,** bei mehreren involvierten Genen von einer **polygenetischen Erkrankung.** Im Gegensatz dazu werden **multifaktorielle Merkmale und Erkrankungen** sowohl durch genetische als auch nichtgenetische Faktoren, z. B. Umweltfaktoren, ausgelöst. Monogene Erbkrankheiten folgen den Mendel-Regeln, wenn das verursachende Gen auf einem Autosom liegt. Grundsätzlich muss zwischen **Keimbahnmutationen,** die in allen Körperzellen vorliegen und an die Nachkommen vererbt werden können, und **somatischen Mutationen,** die erst postzygotisch auftreten und je nach Zeitpunkt und Entwicklungsstadium in verschiedenen Körperarealen vorkommen, unterschieden werden. Wenn somatische Mutationen die Gonaden nicht mit einbeziehen, werden sie nicht weitervererbt. Beispiele für somatische Mutationen mit drastischen Konsequenzen finden sich in malignen Tumoren, die häufig eine hohe Zahl von Mutationen aufweisen. Neben Genmutationen können auch **Genommutationen,** bei denen die Gesamtzahl der Chromosomen verändert ist, und **Chromosomenmutationen,** Veränderungen der Struktur eines einzelnen Chromosoms, auftreten. Die bekannteste Genommutation ist die Trisomie 21, die zum Down-Syndrom führt.

5.1 Struktur des Genoms

Träger der genetischen Information ist die DNA. Die DNA enthält die Purinbasen Adenin (A) und Guanin (G) sowie die Pyrimidinbasen Cytosin (C) und Thymin (T). Die DNA ist doppelsträngig und besteht aus zwei antiparallelen Nukleotidsträngen, wobei ein Adenin immer einem Thymin und ein Guanin immer einem Cytosin gegenüberliegt. Die Abfolge dieser Nukleotide in der DNA bildet den **genetischen Code,** der vorgibt, wie die Nukleotidsequenz in eine Abfolge von Aminosäuren überführt wird. Jeweils drei Nukleotid-Basenpaare (Triplet-Codon) codieren eine Aminosäure. Das menschliche Genom besteht aus ca. $3,2 \times 10^9$ Nukleotidpaaren. Die DNA ist beim Menschen und bei Eukaryoten mit kernspezifischen Proteinen (Histone) in den **Chromosomen** organisiert. Der Komplex aus DNA und Proteinen wird als **Chromatin** bezeichnet. Der Botaniker Emil Heitz prägte 1928 die Begriffe **Euchromatin** und **Heterochromatin,** um unterschiedliches Färbeverhalten von Chromatin zu beschreiben. Heterochromatin besteht in erster Linie aus dicht gepackten, repetitiven DNA-Sequenzen und enthält nur wenige Gene, während im

Euchromatin die DNA in weniger dicht gepackter Form vorliegt und es die meisten Gene des Genoms enthält.

Eine normale Körperzelle hat 46 Chromosomen. Auf den Chromosomen befinden sich die **Gene.** Die Definition eines Gens unterliegt einem stetigen Wandel und ein Gen könnte als ein DNA-Abschnitt beschrieben werden, der die Informationen für die Herstellung einer biologisch aktiven RNA enthält. Das menschliche Genom enthält ca. 20.000 **proteincodierende Gene,** von denen die Basensequenz (Nukleotidabfolge) im Kern zunächst auf Messenger-(Boten-)RNA-Moleküle (mRNA) kopiert wird **(Transkription).** Im Zytoplasma der Zelle erfolgt anschließend an den Ribosomen die **Translation,** wobei die Nukleotid-Basensequenz der mRNA in eine entsprechende Abfolge von Aminosäuren überführt wird, aus der sequenziell die Polypeptidkette eines Proteins aufgebaut wird. Zusätzlich gibt es mehr als 25.900 **nichtcodierende Gene,** die transkribiert, aber nicht in Proteine übersetzt werden. Die resultierenden RNA-Moleküle haben unterschiedliche Bezeichnungen (z. B. miRNA, rRNA, scRNA, snlRNA, snoRNA, snRNA) und übernehmen oft regulatorische Funktionen im Zellkern, die teilweise bislang nicht gut charakterisiert sind. Zusätzlich verfügt das menschliche Genom über ca. 15.200 **Pseudogene,** die eine gemeinsame evolutionäre Vergangenheit mit proteincodierenden Genen haben, aber durch Mutationen so verändert wurden, dass sie kein funktionierendes Produkt mehr bilden. Da viele Pseudogene starke Sequenzhomologien zu proteincodierenden Genen aufweisen, können sie die molekulargenetische Analyse wesentlich erschweren.

Anhand großangelegter internationaler Genomprojekte und neuester Sequenzierverfahren konnten bereits tausende menschliche Genome sequenziert werden. Dabei muss berücksichtigt werden, dass das menschliche Referenzgenom nur den euchromatischen Teil des Genoms abdeckt und heterochromatische Regionen, die ungefähr 8 % des Genoms ausmachen, nicht enthalten sind. Der Grund dafür ist, dass Heterochromatin überwiegend aus Wiederholungssequenzen (repetitiver DNA) besteht, die schwer zu sequenzieren und kartieren sind. Dem Telomere-to-Telomere(T2T)-Konsortium ist erst 2022 die erste lückenlose Zusammenstellung eines gesamten menschlichen Genoms, bis auf das Y Chromosom, gelungen. Somit beziehen sich bisherige Genomsequenzierungen in der Regel auf das Euchromatin, in dem sich nach unserem heutigen Verständnis jedoch alle relevanten Abschnitte des Genoms für klinische Diagnosestellungen befinden. Diese Analysen zeigten eine erhebliche Variabilität von einem menschlichen Genom zum anderen. Eine der am besten charakterisierten Varianten sind **Einzelnukleotid-Polymorphismen (SNP, „single nucleotide polymorphism"),** d. h. eine Variation eines einzelnen Basenpaars, die im menschlichen Genom alle ~700–1000 Basen vorkommt. Zusätzlich hat jedes Genom zahlreiche strukturelle und numerische Varianten wie **Indels** (Deletionen oder Duplikation mit einer Größe von ~50–100 bp), **Kopienzahlvarianten (CNV, „copy number variants";** Deletionen und Duplikationen, deren Größe von 100 bp bis zu mehreren Megabasen reichen kann), **Inversionen** (Umdrehen eines DNA-Abschnitts), **Insertionen** (Einbau eines DNA-Abschnitts in einen anderen Bereich des Genoms) oder **Translokationen** (Austausch von DNA-Abschnitten zwischen zwei oder mehr Chromosomen). Große internationale Sequenzierungsinitiativen wie das **Exome Aggregation Consortium (ExAC)** zeigten die Existenz zahlreicher Mutationen in proteincodierenden Genen, die zu keinem funktionellen Produkt mehr führen sollten, aber trotzdem für die betreffenden Personen ohne erkennbare klinische Konsequenzen blieben. Zusammengefasst weist das menschliche Genom eine so starke Variabilität auf, dass es kein „normales Genom" gibt und jede Variante, die bei Analysen nachgewiesen wird, mit entsprechender Vorsicht interpretiert werden muss, um eine Pathogenität sicher nachzuweisen.

5.2 Störungen des Genoms

Prinzipiell muss zwischen **Genommutationen,** bei denen die Gesamtzahl der Chromosomen verändert ist, **Chromosomenmutationen,** was sich auf Veränderungen der Struktur eines einzelnen Chromosoms bezieht, und **Genmutationen,** wie Punktmutationen oder Indels im kodierenden Bereich, unterschieden werden. In diesem Abschnitt werden zunächst mögliche Umwelteinflüsse auf das Genom, gefolgt von Genmutation, Chromosomenmutationen und schließlich Genommutationen diskutiert.

5.2.1 Somatische und Keimbahnmutationen

Mutationen häufen sich während des Lebens eines Menschen aufgrund unterschiedlicher endogener und exogener Faktoren an. Diese können durch die Umwelt bedingt sein oder durch bestimmte erbliche Varianten (z. B. Mutationen in DNA-Reparaturgenen) gehäuft auftreten. Am häufigsten sind zufällige Mutationen, die während der S-Phase der Zellteilung entstehen; pro Zellteilung treten ~3 neue Mutationen auf. Besonders relevant sind Mutationen in **adulten Stammzellen,** also in Zellen, aus denen für Organe neue spezialisierte Zellen gebildet werden, um ältere, absterbende Zellen zu ersetzen. Mutationen, die in Stammzellen entstehen, sind dann auch in allen Tochterzellen nachweisbar. Studien zeigten, dass Stammzellen bis zu 36 neue Mutationen pro Jahr ansammeln können. Da diese dann nur in Körperzellen vorkommen, handelt es sich um **somatische** Mutationen, werden also nicht an die nächste Generation weitervererbt. Mutationen können aber auch in den Zellen der Gonaden vorkommen, sodass sie dann in den **Keimzellen** vorhanden sind **(Keimzellmosaik).** Solche Keimzellmosaike haben Konsequenzen bei Folgeschwangerschaften, da sie das individuelle Wiederholungsrisiko, diese Mutation auch an das nächste Kind weiterzugeben, erhöhen. Aufgrund der hohen Mutationsfrequenz weist jeder Mensch Mosaike auf, also das Nebenher von Zellen mit unterschiedlichen Genomen. Da der Anteil der proteincodierenden Gene am menschlichen Genom aber weniger als 2 % ausmacht, ist die Wahrscheinlichkeit, dass eine Zelle durch eine Mutation funktionell beeinträchtigt wird, relativ gering. Durch die ständige Akkumulation neuer Mutationen steigt aber die Wahrscheinlichkeit, dass für Zellprozesse wichtige Abläufe in Zellen und Organen beeinträchtigt werden, sodass die im Laufe des Lebens sich ansammelnden Mutationen einen essentiellen Faktor für die reduzierte Funktion von Organen bei älteren Menschen verglichen mit jüngeren Menschen darstellen. Neben Alterungsprozessen können Umweltfaktoren, wie Strahlung (z. B. Röntgenstrahlen), Sonnenexposition oder mutagene Chemikalien (z. B. Rauchen, Zytostatika), die Mutationsrate drastisch erhöhen. Zusätzlich können Umwelteinflüsse und Alterung auch die **Methylierung** an Promoterregionen an Genen verändern, sodass auch durch solche **epigenetischen Faktoren** (strukturelle Anpassung chromosomaler Regionen ohne Veränderung der DNA-Sequenz) Signalwege und Funktionen in Zellen verändert werden können.

5.2.2 Mutation von Genen

Die ursprüngliche Form eines Gens wird als **Wildtypallel** bezeichnet. Durch Veränderungen kann die Ausprägung des Gens beeinflusst werden, sodass am gleichen Genlocus alternative Formen eines Gens vorliegen können, die als **Allele** bezeichnet werden. Eine **Genmutation** bezeichnet eine dauerhafte Veränderung in der Nukleotidabfolge eines Gens, die sehr unterschiedliche Auswirkungen haben kann. Bei Basensubstitutionen wird innerhalb eines Gens ein Nukleotid ausgetauscht. Wenn eine Basensubstitution aufgrund der Degeneration des genetischen Codes die Aminosäuresequenz des codierten Proteins nicht verändert, spricht man von einer **stillen Mutation (Silent-Mutation;** in der englischsprachigen Literatur auch „**synonymous mutation**"). Eine Basensubstitutionen, die zum Einbau einer anderen Aminosäure führt, wird als (**Missense-Mutation,** ➤ Abb. 5.1) bezeichnet. Andere Basensubstitutionen können Stopkodons codieren, die zum vorzeitigen Abbruch der Translation führen und (**Nonsense-Mutationen**) genannt werden. Das offene Leseraster beschreibt den Bereich eines Gens zwischen dem Start- und dem Stopkodon. Der Leserahmen kann durch **Deletionen,** dem Verlust von einem oder mehreren Nukleotiden, oder durch **Insertionen,** dem Einfügen von Nukleotiden, beeinträchtigt werden, wenn die Zahl der deletierten oder inserierten Nukleotide nicht ganzzahlig durch 3 teilbar ist.

Abb. 5.1 α_1-**Antitrypsin**-Gen mit Mutationen und deren Auswirkung. **a** Beim Basenaustausch in Kodon 217 wird Adenin in der 1. Position des Triplets durch Thymin ersetzt (AAG→TAG), woraus ein Kettenabbruch des Polypeptidstrangs resultiert. Das durch diese sehr selten vorkommende Mutation entstandene Allel trägt die Bezeichnung „Q0". Das bis zur Stelle des Kettenabbruchs entstehende Protein ist funktionslos und wird schnell abgebaut; bei Homozygoten findet sich daher kein α_1-Antitrypsin im Blut. [L231] **b** Beim Basenaustausch im Kodon 264 wird Adenin in der 2. Position des Triplets durch Thymin ersetzt (GAA→GTA), was für Valin statt Glutaminsäure im Genprodukt codiert. Dieses Allel ist in der europäischen Bevölkerung häufig und trägt die Bezeichnung „S". Das vom S-Allel codierte Protein unterliegt einem langsameren intrazellulären Transport; der heterozygote Zustand ist biochemisch allerdings nicht zu erkennen; es findet sich eine normale α_1-Antitrypsin-Konzentration von 90–180 mg/dl im Blut. Bei Homozygotie für das S-Allel ist die Serumkonzentration auf 60 % reduziert. [L231] **c** Beim Basenaustausch im Kodon 342 wird Guanin durch Adenin ersetzt (GAG→AAG), was zum Einbau von Lysin anstelle von Glutaminsäure im Protein führt. Dieses häufige Z-Allel (Genfrequenz 1 : 25) führt zu einem intrazellulär weitgehend unlöslichen, nicht transportierbaren Protein und im homozygoten Zustand zur Reduktion der α_1-Antitrypsin-Konzentration im Blut auf weniger als 15 % des Normalen. [L106] **d** Das schlecht lösliche Genprodukt akkumuliert in der Leber: Periportale Hepatozyten mit durch eine PAS-Färbung rot hervorgehobenen kugeligen Einschlüssen verschiedener Größe (Pfeile); PAS-Färbung, Vergr. 200-fach. [R398] **e** Wegen der Transportbehinderung ist die Konzentration des Proteaseinhibitors im Blut zu gering; das empfindliche Lungenparenchym wird zerstört und ein Lungenemphysem (Pfeile) ausgebildet. [R398]

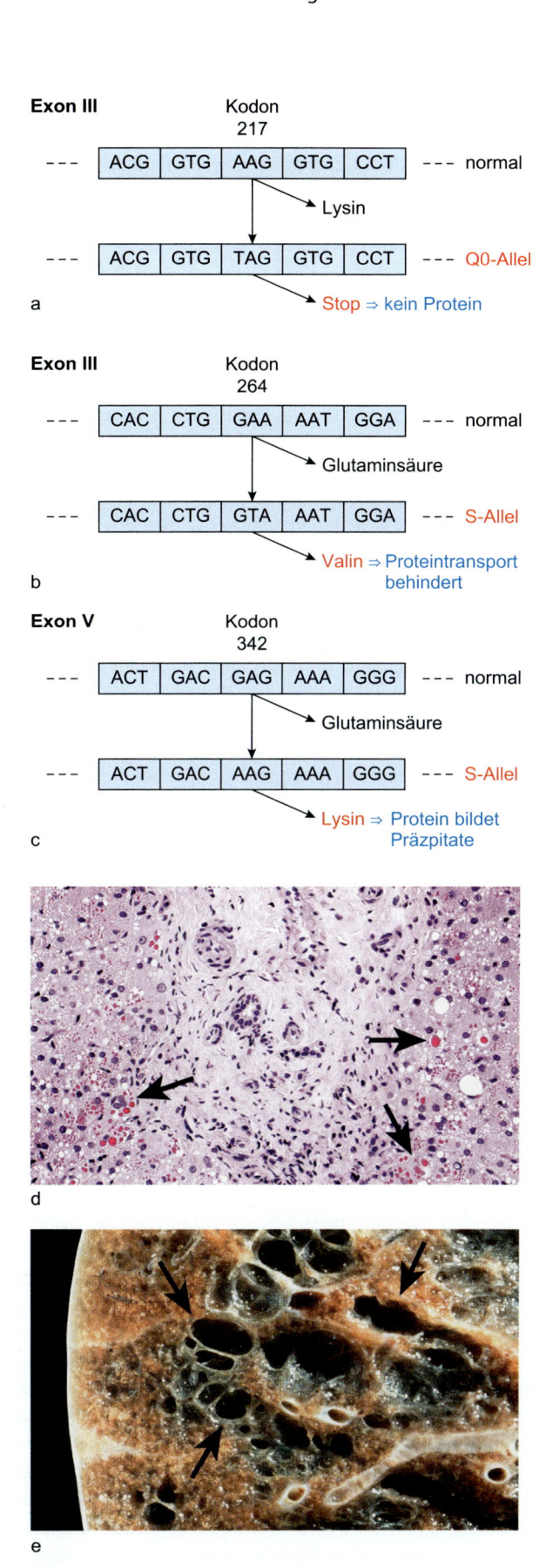

Veränderungen, die zu einer Verschiebung des Leserasters führen, sind **Frameshift-Mutationen,** bleibt das Leseraster erhalten (z. B. 3-Basen-Deletion bei zystischer Fibrose), spricht man von einer „in frame mutation". In der englischsprachigen Literatur werden Mutationen, die die Aminosäurensequenz verändern, also Missense- und Nonsense-Mutationen sowie Insertionen/Deletionen, häufig als **Non-synonymous Mutation** zusammengefasst.

Mutationen, die sich im Laufe der Evolution im Genom in Populationen verbreitet haben und welche die zugehörige Funktion des entsprechenden Gens i. d. R. nicht verändern, werden als **Polymorphismus** bezeichnet.

Die **Interpretation von Mutationen** bezüglich möglicher funktioneller Konsequenzen oder ihres Krankheitswerts stellt häufig eine Herausforderung dar. Selbst stille Mutationen können manchmal, z. B. wenn sie in der Nähe von Exon-Intron-Grenzen liegen und Splice-Sites aktivieren, krankheitsverursachend sein. Deshalb müssen zur Befunderstellung häufig Informationen aus Datenbanken hinzugezogen werden. Ein weiteres häufig verwendetes Hilfsmittel sind Vorhersageprogramme, die aufgrund verschiedener Charakteristika der Mutation (z. B. Lokalisation der Mutation, konservierter Teil des Gens) mögliche Auswirkungen auf das Proteinprodukt ableiten. In einigen Fällen werden Segregationsanalysen durchgeführt, d. h. in einer Familie wird getestet, ob die vermutete pathogene Mutation mit dem entsprechenden Phänotyp bei betroffenen Familienmitgliedern segregiert. Zur Befundinterpretation haben sich die Empfehlungen des American College of Medical Genetics international durchgesetzt, nach denen Varianten als „pathogen", „wahrscheinlich pathogen", „unklare Bedeutung" („uncertain significance"), „wahrscheinlich benigne" und „benigne" eingestuft werden. Auch mit allen heute zur Verfügung stehenden Techniken und Methoden wird immer noch eine beträchtliche Anzahl an Varianten als „uncertain significance" klassifiziert, was die Schwierigkeiten einer eindeutigen Interpretation in vielen Fällen reflektiert. In diesen Fällen sollte eine Reanalyse der Variante nach 2–3 Jahren angestrebt werden, weil durch zunehmende Erkenntnisgewinne eine eindeutige Klassifizierung zu einem späteren Zeitpunkt möglich werden kann.

5.2.3 Instabilität repetitiver Sequenzen (Polymorphismen und pathogene Trinukleotidexpansion)

Eine besondere Relevanz haben DNA-Abschnitte, die aus der vielfachen Wiederholung einer Nukleotidsequenz bestehen. Dabei handelt es sich oft um Wiederholungen von 3 Nukleotiden (z. B. CAG oder CGG), sodass diese auch als **Trinukleotidsequenzen oder Trinukleotidrepeats** bezeichnet werden. Viele Wiederholungssequenzen haben variable Längen und können deshalb als sog. **Sequenzpolymorphismen** u. a. für Kopplungsanalysen (z. B. indirekte Pränataldiagnostik) oder für forensische Anwendungen („DNA-Fingerprint") genutzt werden. Repetitive Trinukleotide, die innerhalb oder in der Nähe von Genen vorkommen, sind relativ stabil, solange eine bestimmte Zahl nicht überschritten wird. Die Anzahl dieser Trinukleotidrepeats kann aber während der Meiose durch Verrutschen der neu synthetisierten DNA-Stränge steigen und ab einer bestimmten Länge die Methylierung der betroffenen Gene so beeinflussen, dass es zur Erkrankung kommt. Bekannte Beispiele sind CAG-Repeats im *Huntingtin*-Gen (*HD*) oder CGG-Repeats im *Fragile-X-mental-retardation-1*-Gen (*FMR1*), die ab einer bestimmten Länge zur Chorea Huntington (➤ Kap. 8.8.4) bzw. zum Fragilen-X-Syndrom führen. Die Meiose in männlichen oder weiblichen Keimzellen ist für solche Trinukleotidverlängerungen unterschiedlich anfällig. Beispielsweise sind CAG-Repeats während der Oogenese relativ stabil, können aber während der Spermatogenese verlängert werden. In nachfolgenden Meiosen kann die Länge der Trinukleotidrepeats weiter zunehmen, wobei mit zunehmender Repeat-Verlängerung auch die Schwere der Erkrankung in nachfolgenden Generationen zunimmt und das Erkrankungsalter früher liegt, was **Antizipation** genannt wird.

5.2.4 Inaktivierung des X-Chromosoms und Imprinting

Während weibliche Zellen zwei X-Chromosomen enthalten, haben männliche Zellen nur ein X-Chromosom und das deutlich kleinere und genärmere Y-Chromosom. Um die größere Anzahl an X-chromosomalen Genen in weiblichen Zellen zu kompensieren, wird eines der beiden X-Chromosomen in weiblichen Zellen inaktiviert. Während des Blastozystenstadiums wird in einzelnen Zellen entweder das paternale oder das maternale X-Chromosom inaktiviert (**„Lyonisierung"),** die Auswahl des Chromosoms erfolgt dabei zufällig. Wenn sich aber eine Zelle auf die Inaktivierung eines der beiden X-Chromosomen festgelegt hat, bleibt es bei dieser Festlegung, d. h. in den beiden Tochterzellen nach einer Zellteilung ist jeweils wieder das gleiche X-Chromosom inaktiv. Eine wesentliche Rolle spielt dabei das **XIST-Gen** („X-inactive specific transcript"), das eine nichtcodierende RNA transkribiert. Die XIST-RNA umhüllt ein X-Chromosom, was zu dessen Inaktivierung führt. Weitere Faktoren, die zur X-Chromosom-Inaktivierung beitragen, sind Hypoacetylierung der Histone und DNA-Methylierung von Promotoren.

Auch auf Autosomen können einzelne Gene inaktiviert werden. Für eine normale Entwicklung ist es essenziell, dass von einigen Genen entweder nur das maternale oder das paternale Allel exprimiert wird. Diese physiologische Inaktivierung (**Imprinting, Prägung**) in einzelnen Genen, je nachdem ob sie von der Mutter oder vom Vater abstammen, findet über Methylierung der entsprechenden Promotorregionen statt. Diese Prägung kann auch gewebe- oder entwicklungszeitpunktspezifisch sein. Alle geprägten Gene dieses Chromosoms werden dann in der jeweiligen elterlichen Expressionsform benutzt (➤ Abb. 5.2).

5.2.5 Numerische und strukturelle chromosomale Aberration

Bei **Genommutationen** ist die Gesamtzahl der Chromosomen verändert, was auch als **numerische Aberration** bezeichnet wird. Aufgrund der X-Chromosom-Inaktivierung unterscheiden sich die Konsequenzen einer aberranten Anzahl von Autosomen und Geschlechtschromosomen (Gonosomen) grundlegend. Während das

5.3 Vererbung von Merkmalen

vereinbar und nur für die Chromosomen **13 (Pätau-Syndrom), 18 (Edwards-Syndrom)** und **21 (Down-Syndrom)** beschrieben. Bei einer **Chromosom-X-Trisomie (Triple-X-Syndrom)** werden zwei der drei vorhandenen X Chromosomen inaktiviert, sodass die Konsequenzen für den Phänotyp gering sind.

Bei **Chromosomenmutationen** ändert sich nicht die Chromosomenzahl, sondern die Struktur eines oder mehrerer Chromosomen. Bei **strukturellen Chromosomenaberrationen** muss zwischen **balancierten,** bei denen die Gesamtmenge der DNA erhalten bleibt, und **unbalancierten,** bei denen chromosomale Abschnitte verloren oder vermehrt werden, unterschieden werden. Bei **balancierten Translokationen** kommt es zum Austausch von Chromosomenmaterial zwischen zwei oder mehreren Chromosomen und die betroffenen Personen sind i. d. R. weitgehend symptomlos. Falls Translokationsbruchpunkte jedoch Bereiche von codierenden Sequenzen eines Gens beeinträchtigen, können diese zu Phänotypauffälligkeiten führen. Zusätzlich steigt während der Gametogenese bei einer balancierten Translokation die Wahrscheinlichkeit, dass Keimzellen mit einem unbalancierten Chromosomensatz entstehen. Konsequenzen können ein unerfüllter Kinderwunsch, eine erhöhte Abortrate oder ein Kind mit Fehlbildungen sein. **Unbalancierte Translokationen** oder andere unbalancierte strukturelle Chromosomenaberrationen (z. B. Deletionen) führen häufig zu Phänotypauffälligkeiten, wobei der Schweregrad von Faktoren wie der Größe und dem Gengehalt der involvierten Regionen abhängig ist.

5.3 Vererbung von Merkmalen

Der Begriff „Erbgang" beschreibt, wie ein oder mehrere Merkmale an nachfolgende Generationen weitergegeben werden. Ein wichtiges Werkzeug zur Festlegung des Erbgangs in der Humangenetik ist die **Stammbaumanalyse,** bei der die relevanten genetischen Informationen einer Familie übersichtlich grafisch dargestellt werden. Bei monogenen Erbkrankheiten muss unterschieden werden, ob das kausale Gen auf einem **Autosom** (Chromosom 1–22) oder auf einem **Gonosom** (Chromosom X und Y) liegt. Nur monogene Erbkrankheiten, deren Gene auf den Autosomen liegen, folgen den Mendel-Regeln. Die mütterlichen und väterlichen Allele eines Gens, die an beiden homologen Chromosomen an der gleichen Stelle lokalisiert sind, sind **homozygot,** wenn sie gleich sind bzw. die gleiche Wirkung haben. Dagegen liegt ein **heterozygoter Zustand** vor, wenn sich die beiden Allele unterscheiden. Der **Phänotyp** ergibt sich aus der Merkmalsausprägung der Gene bzw. Allele. Im heterozygoten Zustand kann ein Allel gegenüber einem anderen **dominant** ausgeprägt sein, d. h. nur dieses dominante Merkmal ist erkennbar. Wenn sowohl das maternale wie auch das paternale Allel gleich stark ausgeprägt werden, spricht man von **Kodominanz.** Ein Allel, das anders als das dominante Allel nicht zur Ausprägung kommt, ist **rezessiv.** Ein rezessives Allel kommt nur zur Ausprägung, wenn es homozygot vorliegt. Gene, die auf den Geschlechtschromosomen lokalisiert sind, folgen dagegen der **X-gebundenen Vererbung.** Weitere Erbgänge von hoher Relevanz in der Humangenetik sind die **mitochondriale Vererbung** und die Vererbung von **multifaktoriellen Merkmalen und Erkrankungen.**

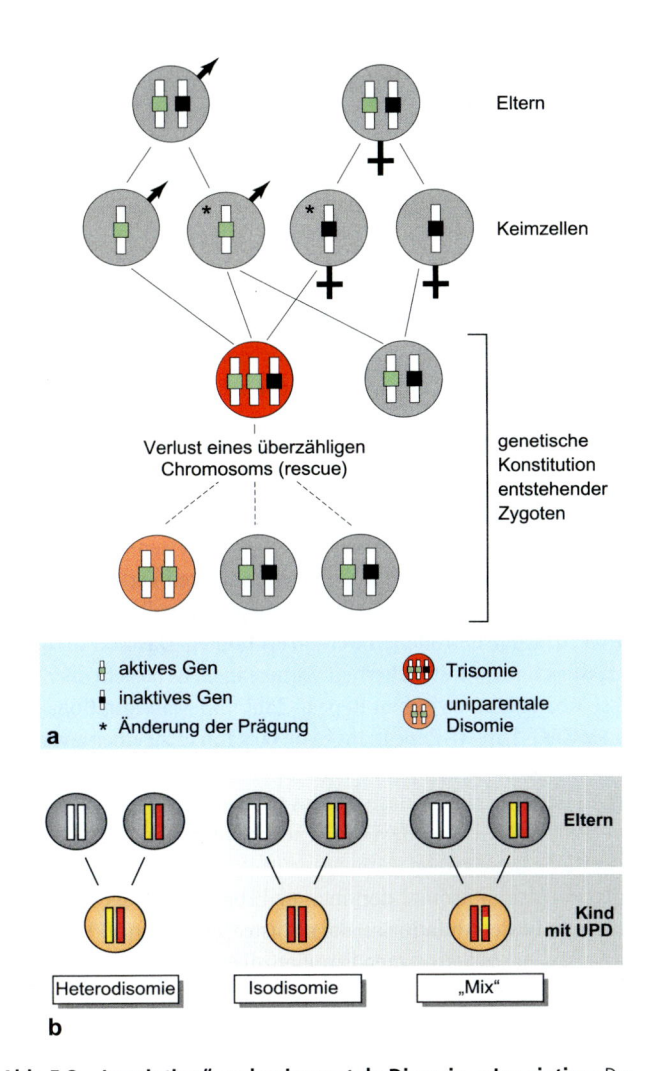

Abb. 5.2 „Imprinting" und uniparentale Disomie. a Imprinting: Dargestellt sind 2 Allele eines Gens, die bei den Eltern in dem von den Großeltern ererbten Prägezustand sind. Erst in den Keimzellen erfolgt die Änderung der Prägung auf „maternal" in allen Eizellen und „paternal" in allen Spermien. In der Nachkommenschaft können durch Fehlverteilung von Chromosomen in einem gewissen Prozentsatz Trisomien entstehen, von denen die meisten letal sind. Manchmal kommt es zu einer „Rettung" (rescue) dadurch, dass eines der überzähligen Chromosomen verloren geht. Dabei verbleiben in einem Drittel der Zygoten beide Chromosomen vom gleichen Elternteil („uniparental") in der Zelle. In dem abgebildeten Beispiel resultiert für alle maternal geprägten (d. h. physiologisch inaktivierten) Gene eine doppelte Gendosis durch die zweifache paternale Expression. **b Uniparentale Disomie (UPD)** beschreibt die Herkunft beider Homologen eines Chromosomenpaars von nur einem Elternteil: **Heterodisomie** = beide Homologe eines Elternteils sind vorhanden, **Isodisomie** = 2 Kopien nur eines elterlichen Homologen sind vorhanden, „Mix" = Mischung hetero- und isodisomer Abschnitte aufgrund meiotischer Rekombinationen. Es besteht kein Gendefekt, die Pathologie resultiert aus der „falschen" elterlichen Herkunft der Gene und dadurch bedingter falscher genomischer Prägung („genomic imprinting"). [L106]

Fehlen eines Autosoms (Chromosomen 1–22, **(Monosomie)** nicht mit dem Leben vereinbar ist, kann eine Monosomie des X-Chromosoms zur Lebendgeburt führen. Frauen mit einer Monosomie X haben ein **Turner-Syndrom.** Auch überzählige Chromosomen **(Trisomie)** sind – wenn es sich um Autosomen handelt – selten mit dem Leben

5.3.1 Autosomal-dominante Vererbung

Darunter versteht man die Vererbung von Merkmalen oder Krankheiten, deren ursächliche Gene auf **Autosomen** (Chromosom 1–22) liegen. Das betreffende Merkmal wird bereits manifest, wenn **nur ein Allel** eine Variante bzw. eine Mutation aufweist, die das andere Wildtypallel, das auf dem homologen Chromosom liegt, „dominiert". Ein Stammbaum mit einem autosomal-dominanten Erbgang weist mehrere **Charakteristika** auf:

- Durch das geschlechtsunabhängige Auftreten des Merkmals in jeder Generation ergibt sich ein 50-prozentiges Erkrankungsrisiko der Kinder eines Merkmalsträgers (➤ Abb. 5.3).
- Häufig finden sich Betroffene über mehrere Generationen.
- Die Übertragung ist geschlechtsunabhängig.
- Merkmalsfreie Überträger kommen bei vollständiger Penetranz nur in Ausnahmefällen vor. Bei einer variablen Expressivität muss auf Minimalsymptome geachtet werden.
- Bei sporadischem Auftreten einer autosomal-dominanten Erkrankung handelt es sich oft um eine Neumutation, die das Risiko für weitere Nachkommen nicht erhöht, falls bei keinem der Eltern ein Keimbahnmosaik vorliegt.
- Der Anteil der Neumutationen erhöht sich mit der Schwere der Erkrankung.

Manifestationen von autosomal-dominant vererbten Krankheiten können auch erst im Erwachsenenalter auftreten (Beispiele: hereditäre Tumorerkrankungen; Chorea Huntington). Manche autosomal-dominanten Krankheiten können sich von Generation zu Generation früher und schwerer manifestieren, der bekannteste molekulare Mechanismus für dieses als „Antizipation" bezeichnete Phänomen ist eine zunehmende Trinukleotidexpansion (➤ Kap. 5.2.3).

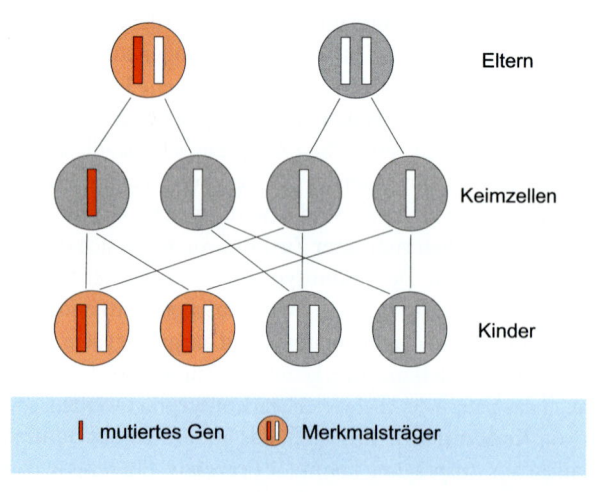

Abb. 5.3 Autosomal-dominante Vererbung. Die Mutation führt bereits bei Heterozygotie zu einem Phänotyp bzw. Ausprägung eines Merkmals. Die Hälfte aller Keimzellen eines Merkmalsträgers enthält das Chromosom mit der Mutation, daher erkranken theoretisch 50 % der Kinder. [L106]

Chorea Huntington

Die Chorea Huntington (Huntington-Krankheit) ist eine neurodegenerative Erkrankung, die autosomal-dominant vererbt wird und eine Prävalenz von ca. 1:16.000 hat. Das Huntingtin-Gen liegt am distalen Ende des kurzen Arms von Chromosom 4 (4p16.3). Die verursachende Mutation ist ein verlängertes **CAG-Triplett-Repeat** in Exon 1 des Gens. Ein CAG-Triplett-Repeat mit einer Länge von maximal 26 Tripletts wird stabil, d. h. ohne Veränderung der Länge, an die nachfolgende Generation weitervererbt. CAG-Repeats mit einer Länge zwischen 27 bis 35 verursachen die Erkrankung nicht, da sie aber in der Meiose instabil sind, kann sich ihre Länge verändern (sowohl verkürzen als verlängern), sodass bei dieser Konstellation das Risiko für Neumutationen bei Nachkommen erhöht ist. Bei einer CAG-Repeatlänge zwischen 36 bis 39 liegt eine unvollständige Penetranz vor, d. h. nicht alle Personen erkranken und wenn, dann i. d. R. in einem relativ späten Alter und mit einer milderen Verlaufsform. Ab einer Repeatlänge von 40 CAG-Tripletts liegt eine vollständige Penetranz vor, d. h. alle Betroffenen werden erkranken. Das Erkrankungsalter lässt sich nicht mit Sicherheit vorhersagen, es besteht aber eine gewisse Korrelation zwischen Repeat-Zahl und Manifestationsalter. Ab einer CAG-Triplett-Repeatlänge von 60 kann es zu einer juvenilen Form der Chorea Huntington kommen. In der männlichen Meiose, während der Spermatogenese, ist das CAG-Repeat instabiler als in der weiblichen Meiose, sodass die Repeatvermehrung meistens über die väterliche Linie erfolgt.

Aufgrund des autosomal-dominanten Erbgangs beträgt das Risiko der Weitergabe der Mutation an die nächste Generation 50 %. Jungen Risikopersonen aus betroffenen Familien, die noch symptomfrei sind, kann eine **prädiktive molekulargenetische Diagnostik** angeboten werden, die mit hoher Sicherheit Auskunft darüber geben wird, ob die Erkrankung zu einem späteren Zeitpunkt ausbrechen wird. Da es zurzeit noch keine effektiven Therapieformen gibt, stellt die humangenetische Beratung für solche prädiktiven molekulargenetischen Testungen eine besondere Herausforderung dar.

Hereditäre Tumorerkrankungen

Die meisten hereditären Tumorerkrankungen, die bei Betroffenen die Prädisposition für die Entwicklung von Tumoren während des Lebens in einem oder mehreren Organen drastisch erhöhen können, folgen einem autosomal-dominanten Erbgang. Prinzipiell muss unterschieden werden, ob es sich um eine aktivierende Mutation in einem **Onkogen** oder um eine inaktivierende Mutation in einem **Tumorsuppressorgen** handelt.

Ein Beispiel für eine aktivierende Mutation in einem Onkogen ist die **multiple endokrine Neoplasie Typ 2A (MEN2A)**, die durch Keimbahnmutationen im *RET*-Onkogen verursacht wird. Das Risiko, an einem medullären Schilddrüsenkarzinom zu erkranken, liegt bei Mutationsträgern bei nahezu 100 %, oft tritt dies auch in Kombination mit einem Phäochromozytom auf. Da diese Tumoren zu einer frühen Metastasierung neigen, ist in betroffenen Familien eine **prädiktive molekulargenetische Testung** außerordentlich wichtig, weil eine prophylaktische Thyreoidektomie die Prognose deutlich verbessert.

Bei inaktivierenden Mutationen in einem **Tumorsuppressorgen** wird die Mutation in einem Allel des betreffenden Gens weitervererbt. Damit es zur Tumorentstehung kommt, muss aber auch das zweite Allel durch eine Mutation oder einen Verlust ausgeschaltet werden. Dies geschieht i. d. R. durch einen zufälligen Prozess (➤ Kap. 5.2.1) in einer somatischen Zelle. Tumorsuppressorgene wirken somit auf zellulärer Ebene rezessiv, da beide Allele ausgeschaltet werden müssen, damit es zur Tumorentstehung kommt. Da die Wahrscheinlichkeit für dieses zweite Mutationsereignis aber relativ hoch ist, ist der Erbgang für die erhöhte Tumorprädisposition autosomal-dominant. Die häufigsten diesbezüglichen Syndrome sind das **erbliche nicht polypöse kolorektale Karzinom (HNPCC)** und das **erbliche Mamma-/Ovarialkarzinom.** Das HNPCC mit Nachweis einer Keimbahnmutation in einem der DNA-Reparaturgene *MLH1, MSH2, MSH6* oder *PMS2* wird als **Lynch-Syndrom** bezeichnet. Betroffene Personen mit Keimbahnmutationen in den oben genannten Reparaturgenen haben nicht nur ein erhöhtes Risiko für kolorektale Karzinome, sondern auch für Endometrium- und Ovarialkarzinome, hepatobiliäre Tumoren, Urothelkarzinome, Magenkarzinome und seltener für ZNS-Tumoren. Beim erblichen Mamma-/Ovarialkarzinom spielen Keimbahnmutationen in den Genen *BRCA1* und *BRCA2* eine besonders wichtige Rolle. Keimbahnmutationen in diesen beiden Genen erhöhen nicht nur das Risiko für Mamma- und Ovarialkarzinome, sondern auch für Pankreaskarzinome und bei Männern neben Mammakarzinomen auch für Prostatakarzinome. Aus diesem Grund sollte die **genetische Beratung in einem interdisziplinären Format,** also zusammen mit Fachleuten aus der medizinischen Genetik und den jeweiligen klinischen Fachdisziplinen gemeinsam stattfinden. Die Identifizierung betroffener Familien ist außerordentlich relevant, weil für viele der bisher beschriebenen Tumorsyndrome Vorsorgeprogramme definiert sind, die eine Früherkennung bei möglichem Auftreten von Tumoren ermöglichen und so die Prognose verbessern können. Noch nicht erkrankte Familienmitglieder können **prädiktiv getestet werden,** um ihr jeweiliges Tumorrisiko zu bestimmen und ihnen gegebenenfalls ebenfalls engmaschige Vorsorgeuntersuchungen bzw. eine chirurgische Prophylaxe anzubieten.

Familiäre Hypercholesterinämie (Hyperlipoproteinämie Typ IIa)

Die Hyperlipoproteinämie Typ IIa ist mit einer Inzidenz von 1 : 500 die häufigste autosomal-dominante Krankheit des Menschen. Heterozygote haben stark erhöhte Blutcholesterinwerte, die diätetisch nicht beeinflussbar sind, und entwickeln schon früh eine Atherosklerose, Herzinfarkte treten häufig bereits zwischen dem 40. und 50. Lebensjahr auf. Einer unter 1 Mio. Menschen ist homozygot; die Betroffenen erleiden oft bereits um das 20. Lebensjahr einen Herzinfarkt. Die Krankheit beruht auf verschiedenen Mutationen des Low-Density-Lipoproteine-Rezeptor-Gens (LDL). Die mangelhafte Entfernung von cholesterinbeladenen LDL aus dem Blut bedingt schon im Kindesalter einen Phänotyp mit Xanthomen der Haut, insbesondere an den Augenlidern und im Bereich der Sehnenscheiden.

Osteogenesis imperfecta

Die Osteogenesis imperfecta basiert auf unterschiedlichen Veränderungen im **Gen für das Kollagen I**, die meist als Neumutationen auftreten. Obwohl Kollagen I überall im Bindegewebe benötigt wird, stehen bei den klinischen Auswirkungen der Mutationen im Kollagen-I-Gen ganz überwiegend die Knochenveränderungen im Vordergrund (➤ Abb. 5.4b, c). Weitere mögliche Symptome beinhalten blaue Skleren oder Herzklappeninsuffizienz. Der dominante Effekt einer Mutation im Kollagen-I-Gen resultiert aus der komplexen Weiterverarbeitung entstehender Proteinketten zu tripelhelikalen Makromolekülen (➤ Abb. 5.4a). Die Mutation kann auch die Geschwindigkeit der Synthese der Kollagenmoleküle verändern oder aber enzymatische Veränderungen an der Kollagenkette, noch intrazellulär vor der Ausschleusung in den Extrazellularraum, bewirken. Durch Kombination dieser Einflüsse führen unterschiedliche Mutationen des Kollagen-I-Gens zu Abstufungen im Schweregrad einer Osteogenesis imperfecta, die je nach Verlaufsform in sieben verschiedene Typen eingeteilt werden.

Ehlers-Danlos-Syndrom und Marfan-Syndrom

Diese beiden Bindegewebserkrankungen zeigen wegen der komplexen Weiterverarbeitung verkürzter oder räumlich gestörter Kettenmoleküle einen dominanten Erbgang. Es bestehen eine große Variabilität und Überlappung der Symptome und für eine Klassifizierung nehmen – neben der klinischen Beschreibung – genetische Tests zunehmend eine wichtige Rolle ein. Der Begriff **Ehlers-Danlos-Syndrom** bezeichnet eine Gruppe von Krankheiten mit dem Leitsymptom einer hyperelastischen, gleichzeitig aber auch leicht verletzbaren Haut mit deutlich verzögerter Heilung sowie überstreckbaren Gelenken. Primäre Ursache sind Mutationen unterschiedlicher Gene. Beispielsweise ist beim vaskulären Typ, dem Ehlers-Danlos-Syndrom Typ IV, das *COL3A1*-Gen betroffen, woraus die Synthese eines von den produzierenden Zellen nur schlecht sezernierbaren Typ-III-Kollagen-Moleküls resultiert, das dann in der extrazellulären Matrix in zu geringer Konzentration vorhanden ist. Zur klinischen Festlegung der Hypermobilität wird der Beighton-Score verwendet. Für den häufigsten Ehlers-Danlos-Syndrom-Subtyp, den hypermobilen oder Typ-3-Subtyp, sind die genetischen Ursachen jedoch nicht geklärt, sodass in diesen Fällen keine genetische Diagnostik angeboten werden kann und sich die Diagnose rein auf klinische Kriterien stützt.

Das **Marfan-Syndrom** (Prävalenz ca. 1 : 10.000) ist durch Skelettveränderungen (dysproportionierter Großwuchs mit einem Verhältnis Armspannweite : Größe > 1,05), kardiovaskuläre und Augensymptome gekennzeichnet. Die Schwäche und abnorme Dehnbarkeit von Sehnen, Bändern und Gelenkkapseln kann häufig zu Augensymptomen mit Linsenluxation und Netzhautablösung sowie Todesfällen durch Ruptur der Aorta ascendens führen. Die Expressivität ist auch intrafamiliär unterschiedlich und reicht vom Vollbild bis hin zu einem fast unauffälligen Erscheinungsbild mit z. B. nur milder Subluxation der Linse. Ursache eines Marfan-Syndroms sind Mutationen im *Fibrillin-1*-Gen (*FBN1*), das über 237 kB groß ist und für 66 Exons codiert. Fibrillin ist ein Bestandteil von Mikrofibrillen, die in der

Struktur elastischer Fasern vorkommen. Führt die Mutation des Fibrillin-Gens nicht zum Wegfall, sondern zur Herstellung eines falschen Bausteins für den weiteren Aufbau elastischer Fasern, ergibt sich ein dominanter Effekt der Mutation. Zur klinischen Diagnostik wird die Gent-Nosologie verwendet.

KLINISCHE PATHOLOGIE
Erbliche Tumorsyndrome (Neurofibromatosen, ➤ Kap. 8.10.12), Dystrophia myotonica ➤ Kap. 10.3.2; multiple endokrine Neoplasie Typ 1 ➤ Kap. 18.2, multiple endokrine Neoplasie Typ 2 ➤ Kap. 18.3; hypertrophe Kardiomyopathie ➤ Kap. 19.6.1; Kugelzellenanämie ➤ Kap. 21.2.1; familiäre adenomatöse Polypose des Kolons ➤ Kap. 32.9, autosomal-dominant erbliches Kolonkarzinom ohne Polypose (HNPCC) ➤ Kap. 32.7.3.

5.3.2 Autosomal-rezessive Vererbung

Beim autosomal-rezessiven Erbgang liegen die codierenden Gene für die Vererbung von Merkmalen auch auf Autosomen und geschlechtsunabhängig treten Merkmale erst dann auf, wenn beide Allele eines Gens die Variante bzw. Mutation aufweisen (**homozygoter Zustand**). Der typische Stammbaum bei einem autosomal-rezessivem Erbgang hat folgende Charakteristika:

- Die Erkrankten haben i. d. R. phänotypisch gesunde Eltern (➤ Abb. 5.5), nicht selten besteht eine Konsanguinität, die das Auftreten autosomal-rezessiver Erkrankungen begünstigen kann.
- Autosomal-rezessive Erkrankungen treten häufig nur innerhalb einer Generation auf.
- Wenn beide Partner Anlageträger für eine autosomal-rezessive Erkrankung sind, beträgt das Risiko für ein Kind mit dieser Erkrankung 25 %; die Wahrscheinlichkeit, dass das Kind wieder gesund, aber auch Anlageträger ist wie jeweils die Eltern, beträgt

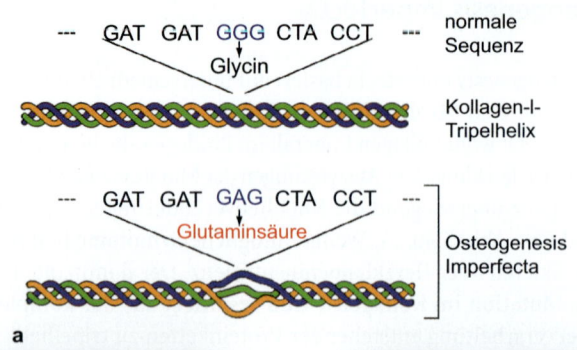

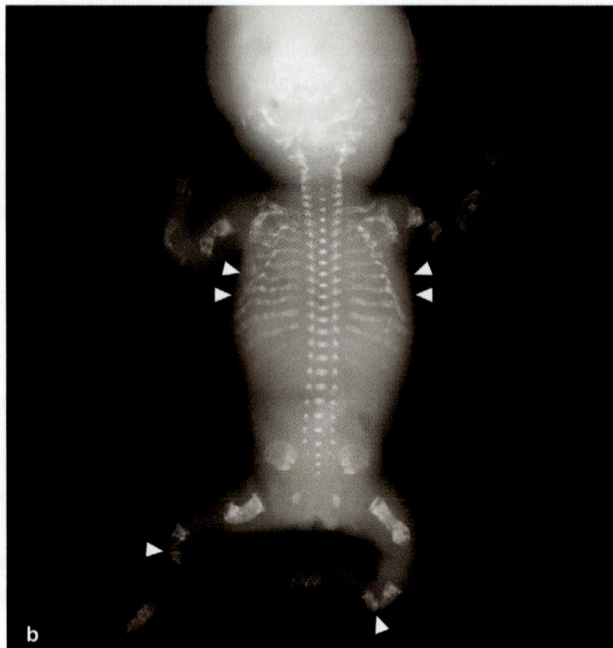

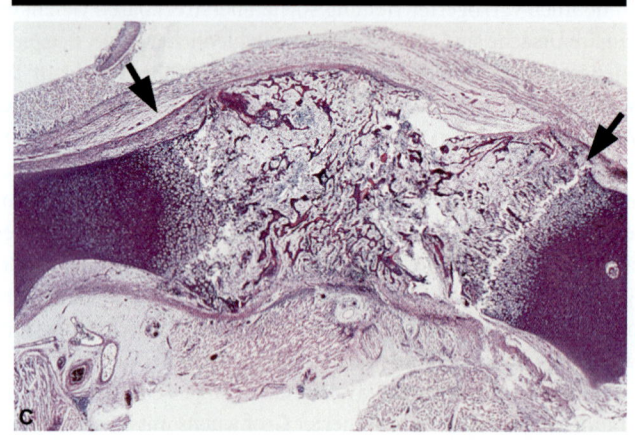

Abb. 5.4 Osteogenesis imperfecta. a Gestörte Tertiärstruktur der Kollagenkette als Konsequenz eines Basenaustauschs in nur einem Allel: Normalerweise liegen kleine Glycinmoleküle im Innern der Kette; Glutaminsäure ist größer und stört den Aufbau der Tripelhelix. Es können kaum normale Kollagen-I-Moleküle entstehen, wenn 50 % der produzierten Polypeptidketten Störstellen verursachen. [L106] **b** Das Röntgenbild eines Fetus der 21. Schwangerschaftswoche zeigt zahlreiche Frakturen an den Röhrenknochen und an den Rippen (Pfeilspitzen), obwohl intrauterin nur geringe Kräfte auf die Knochen einwirken. **c** Ein fetaler Röhrenknochen bei Osteogenesis imperfecta ist im Bereich des ruhenden und des wachsenden Knorpels unauffällig. An den Stellen der enchondralen Ossifikation (unterhalb der Pfeile) findet sich nur eine sehr spärliche Knochenbildung. [R398]

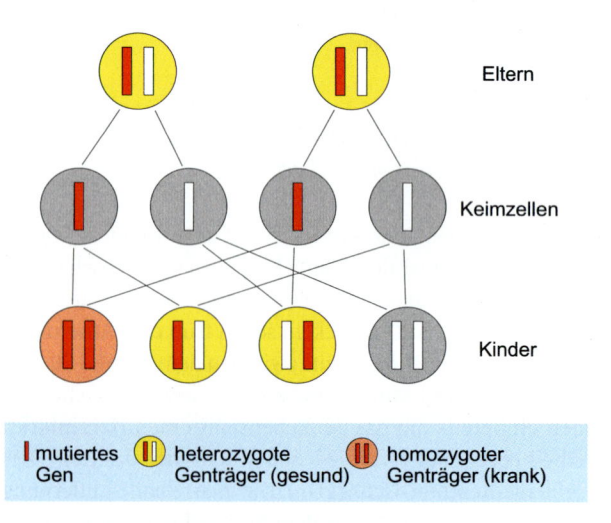

Abb. 5.5 Autosomal-rezessive Vererbung. Ein Phänotyp tritt nur dann auf, wenn von den Eltern, die heterozygote Träger der Mutation sind, je ein mutiertes Gen geerbt wird. Theoretisch sind 25 % der Kinder aus einer solchen Verbindung homozygot und zeigen einen Phänotyp. Rund 50 % der Kinder sind wiederum gesunde heterozygote Träger und 25 % sind homozygot gesund. [L106]

50 % und die Wahrscheinlichkeit, dass es homozygot gesund und nicht Anlageträger ist, 25 %.
- Aus Verbindungen zwischen zwei Homozygoten gehen 100 %, zwischen homozygoten und heterozygoten Personen statistisch 50 % Betroffene hervor.
- Bis auf wenige Ausnahmen folgen fast alle Stoffwechselerkrankungen dem autosomal-rezessiven oder X-chromosomalen Erbgang.

Für viele autosomal-rezessiv vererbbaren Krankheiten liegt die **Heterozygotenfrequenz**, definiert als der Anteil der heterozygoten Träger eines krankheitsverursachenden Allels in einer Bevölkerung, zwischen 1 : 100 und 1 : 200, woraus sich eine Wahrscheinlichkeit von 1 : 10.000 bis 1 : 40.000 ergibt, dass bei einer rein zufälligen Verbindung beide Partner Anlageträger sind, sodass die Häufigkeit für autosomal-rezessive Erkrankungen bei 1 : 40.000 bis 1 : 160.000 liegt. Wenn jedoch bei einer Beziehung eine **Konsanguinität** besteht und beide Partner gemeinsame Vorfahren haben, ist auch ein Anteil der Genome der beiden Partner identisch, was die Wahrscheinlichkeit, dass beide Anlagetragende für die gleiche autosomal-rezessive Erkrankung sind, erhöht. Whole-Genome-Sequenzierungsstudien haben ergeben, dass jeder Mensch Anlageträger für ~15–20 autosomal-rezessive Erkrankungen ist. Einige rezessive Allele haben aber eine Häufigkeit von 1 : 10 (primäre Hämochromatose) oder 1 : 20 (α_1-Antitrypsin-Mangel und zystische Fibrose). Der Grund, dass diese Allele sich in der Population ausbreiten konnten liegt darin, dass sie für Heterozygote Vorteile hatten (Heterozygoten-Vorteil).

α1-Antitrypsin-Mangel

Das α_1-Antitrypsin ist ein Proteinaseinhibitor und sein Mangel hat eine verstärkte Proteolyse zur Folge. Die daraus resultierende fehlende Hemmung der proteolytischen Wirkung der Elastase in den Granulozyten kann das Lungengerüst zerstören. Der Wegfall dieser **Protease-Inhibition** (der Genort wurde entsprechend dieser Funktion als **PI-Locus** bezeichnet) führt zum schweren Lungenemphysem im Alter von ca. 45 Jahren. Bei Rauchern tritt das Lungenemphysem bereits mit durchschnittlich 35 Jahren auf, was deutlich macht, dass genetisch bedingte Krankheiten nicht selten durch zusätzliche Umwelteinflüsse modifiziert werden. Auch in Hepatozyten kann es zu Zellschäden, Fibrose und Leberzirrhose kommen. Der PI-Locus des menschlichen Genoms ist sehr polymorph; es wurden bereits über 60 Genvarianten gefunden, die jeweils für ein in seiner Aminosäuresequenz variiertes α_1-Antitrypsin codieren. Schwere Erkrankungen weisen nur diejenigen Individuen auf, die homozygot für das sog. **Z-Allel** sind. Das vom Z-Allel codierte Protein ist in vitro voll wirksam; allerdings führt der Austausch nur einer Aminosäure (➤ Kap. 5.2.2; ➤ Abb. 5.1) dazu, dass das entstandene Protein intrazellulär im glatten ER der Hepatozyten aggregiert und dadurch den Blutstrom nicht erreicht (➤ Abb. 5.1). Heterozygote Träger eines Z-Allels weisen jedoch aufgrund des gleichzeitig vorhandenen gesunden Allels eine fast normale Konzentration von α_1-Antitrypsin im Blut auf. Die Inzidenz liegt bei 1:2000–1:5000, ist aber wahrscheinlich unterdiagnostiziert.

Zystische Fibrose

Aus der schweizerischen Volksmedizin des Mittelalters ist der Satz überliefert: „Wehe dem Kind, das beim Kuss auf die Stirn salzig schmeckt; es ist verhext und muss bald sterben." Seit 50 Jahren wird diese Erkenntnis in quantitativer Form im Schweißtest genutzt. Erwachsene Patienten mit zystischer Fibrose (ZF) scheiden mehr als 70 mmol Chloridionen pro Liter Schweiß aus (Normalpersonen < 30 mmol/l). Die zystische Fibrose ist der Prototyp einer Ionenkanalkrankheit: Durch eine Transportstörung für Chloridionen und die damit auch verbundene verminderte Flüssigkeitsausscheidung durch Epithelzellen sind die Sekrete u. a. des exokrinen Pankreas und der Bronchialdrüsen visköser als üblich, woraus sich die alte Krankheitsbezeichnung Mukoviszidose ableitete.

Molekularpathologie

Das CFTR-Protein wird von einem Gen auf Chromosom 7 (7q31) codiert. Etwa 70 % der Mitteleuropäer mit zystischer Fibrose weisen in einem der beiden Allele des verantwortlichen Gens eine Mutation mit der traditionellen Bezeichnung **ΔF508** auf. Etwa 50 % aller Betroffenen sind homozygot für die Delta-F508-Mutation. Der Grund für die relative Häufigkeit der Delta-F508-Mutation in der Bevölkerung mag in einem Vorteil während Choleraepidemien gelegen haben. Die durch das Choleratoxin bedingte Diarrhö, d. h. der Flüssigkeitsverlust, fiel geringer aus, sodass heterozygote Genträger eine größere Überlebenschance hatten. In Bevölkerungsgruppen außerhalb Mitteleuropas weichen sowohl die Häufigkeit der Erkrankung und der heterozygoten Überträger als auch das Mutationsspektrum von Mitteleuropa stark ab. Mittlerweile sind um die 2000 Mutationen im CFTR-Gen beschrieben, die je nach ihrem Pathomechanismus in 6 verschiedene Klassen eingeteilt werden. Bei einer Klasse-I-Mutation wird kein CFTR-Protein mehr gebildet, während bei einer Klasse-VI-Mutation ein funktionsfähiges Protein entsteht, das häufig eine verminderte Stabilität aufweist. Je nach Mutation kann sich der Schweregrad der Erkrankung erheblich unterscheiden, sodass die zystische Fibrose eine erhebliche klinische Heterogenität aufweisen kann.

Klinische Relevanz Die klinische Hauptsymptomatik besteht in einer durch die Pankreasveränderungen bedingten Malabsorption und Gedeihstörung sowie chronisch-rezidivierenden Bronchitiden. Die Sekretretention lässt sich aber auch in der Nasenschleimhaut beobachten. Bei Neugeborenen führt das in seiner Konsistenz veränderte Mekonium manchmal zu einem Ileus.

KLINISCHE PATHOLOGIE
Sichelzellenanämie ➤ Kap. 21.2.1, Hämochromatose ➤ Kap. 33.10.1, Morbus Wilson (Kupferspeicherkrankheit) ➤ Kap. 33.10.2, Mukopolysaccharidosen ➤ Kap. 47.2.1, Glykogenosen ➤ Kap. 47.2.3.

5.3.3 X-chromosomale Vererbung

Auch beim X-chromosomalen Erbgang wird zwischen rezessiven und dominanten Erbgängen unterschieden. Wesentliche Unterschiede im Vergleich zu den autosomalen Erbgängen beinhalten, dass die Vererbung geschlechtsgebunden verläuft und bei Frauen mögliche Auswirkungen durch die X-Inaktivierung moduliert werden. Frauen können eine X-chromosomal-rezessive Mutation durch ihr zweites X-Chromosom so kompensieren, dass es häufig nicht zur Ausprägung kommt und sie dann gesunde **Konduktorinnen** sind. Da Männer für das X-Chromosom **hemizygot** sind, d. h. sie haben nur ein statt zwei X-Chromosomen, kommt es bei ihnen immer zur Ausprägung der rezessiven Mutation. Beim X-chromosomal-dominanten Erbgang ist die Merkmalsausprägung bei heterozygoten Frauen aufgrund der X-Chromosom-Inaktivierung immer leichter als bei hemizygoten Männern. Insgesamt ergeben sich folgende Charakteristika des X-chromosomalen Erbgangs:

- Ist der Vater von einer X-chromosomal-rezessiven Erkrankung betroffen und seine Partnerin nicht Konduktorin, werden alle Kinder gesund sein, aber alle Töchter sind Konduktorinnen.
- Ist die Mutter Konduktorin für eine X-chromosomal-rezessive Erkrankung, wird statistisch die Hälfte der Söhne erkranken und die Hälfte der Töchter werden wie die Mutter wieder Konduktorinnen sein.
- Hat der Vater eine X-chromosomal-dominante Erkrankung, wird diese an alle Töchter vererbt, die Söhne werden dagegen alle gesund sein.
- Ist die Mutter von einer X-chromosomal-dominanten Erkrankung betroffen, werden statistisch die Hälfte der Söhne und Töchter diese Erkrankung auch wieder haben.
- Eine Vater-Sohn-Vererbung ist ausgeschlossen.

Bekannte Beispiel für X-chromosomal-rezessiv vererbte Erkrankungen sind die Rot-Grün Sehschwäche, die Bluterkrankheit (Hämophilie A und B) und die Muskeldystrophie vom Typ Duchenne/Becker (➤ Kap. 10.3.1). Im Stammbaum ist das Auftreten der Krankheit beim männlichen Geschlecht in verschiedenen Generationen charakteristisch. Beispiele für X-chromosomal-dominante Erkrankungen sind die Vitamin-D-resistente Rachitis und das Rett-Syndrom.

Anhidrotische ektodermale Dysplasie

Die zufallsmäßige Inaktivierung eines X-Chromosoms bei weiblichen Individuen führt zu Zellklonen, die die Eigenschaft des einen oder des anderen X-Chromosoms exprimieren. Ein Beispiel beim Menschen, bei dem dies unmittelbar sichtbar gemacht werden kann, ist die anhidrotische ektodermale Dysplasie. Konduktorinnen der Krankheit zeigen Hautareale ohne Schweißdrüsen neben Bereichen mit einer normalen Anzahl von Schweißdrüsen. Den erkrankten männlichen Individuen fehlen Schweißdrüsen in der Epidermis fast völlig. Weitere Symptome können spärliches Kopfhaar, das Fehlen der Augenbrauen, Wimpern, Achsel- und Pubesbehaarung, brüchige Nägel sowie Anodontie bzw. Hypodontie sein.

Hämophilie

Sowohl die Hämophilie A als auch die seltenere Hämophilie B werden X-chromosomal-rezessiv vererbt. Die **Hämophilie A** betrifft 1 unter 5000 Männern und beruht auf Mutationen im Gen für den Gerinnungsfaktor VIII (➤ Kap. 7.5), der auf Chromosom Xq28-ter liegt. Neumutationen sind erstaunlich häufig, was durch besondere Merkmale der Genstruktur erklärt wird. Außerdem kann es vorkommen, dass sich bei ungünstiger Lyonisierung die Hämophilie A auch bei Konduktorinnen manifestiert. Die Hämophilie A ist durch Gabe des fehlenden Gerinnungsfaktors therapierbar, trotzdem ist die Morbidität durch Blutungen hoch. Der Gerinnungsfaktor VIII wird heute meist gentechnisch hergestellt, sodass kein Infektionsrisiko durch Blutkonserven und Derivate besteht. Die bei dieser Krankheit erforderliche Betreuung und Therapie ist wegen der hohen Kosten nur in Wohlstandsregionen möglich.

Die **Hämophilie B** kommt nur etwa einmal unter 30.000 männlichen Neugeborenen vor und beruht auf Mutationen im Gen für den Blutgerinnungsfaktor IX, das auf Xq27 liegt. Viele Erkrankungen beruhen auf einer Neumutation in den mütterlichen Keimzellen. Von der Hämophilie B waren in der Vergangenheit Mitglieder des europäischen Hochadels betroffen, z. B. war Königin Victoria von Großbritannien gesunde Konduktorin und ihre Enkelin Alix von Hessen-Darmstadt, die mit dem Zaren Nikolaus II verheiratet war, übertrug die Hämophilie auf den gemeinsamen Sohn Alexei, den letzten Zarewitsch.

Fragiles-X-Syndrom

Das Fragile-X-Syndrom ist eine der häufigsten Ursachen erblicher intellektueller Beeinträchtigungen und tritt aufgrund des X-chromosomalen Erbgangs v. a. bei männlichen Individuen auf. Neben der intellektuellen Beeinträchtigung kommt es zu einer typischen Gesichtsdysmorphie (längliches grobschlächtiges Gesicht mit prominenter Stirn und markantem Kinn sowie abstehenden Ohren) sowie auffällig vergrößerten Hoden.

Molekularpathologie

Die Krankheit beruht auf der **Expansion eines CGG-Trinukleotids** im *Fragile-X-mental-retardation-1*-Gen *(FMR1)*, von dem sich bei Normalpersonen 6–44 Kopien finden. Das Vorliegen von 45–58 bzw. 59–200 Kopien beschreibt einen Intermediärbereich bzw. stellt eine sog. **Prämutation** dar, deren Träger meistens symptomlos sind. Im höheren Lebensalter können Repeatlängen zwischen 59–200 jedoch mit dem sog. Fragilen-X-assoziierten Tremor-/Ataxie Syndrom (FXTAS) einhergehen. Zusätzlich besteht bei der Prämutation eine Neigung zur weiteren Verlängerung des repetitierten CGG-Abschnitts während der Meiose, sodass ein Risiko für das Auftreten einer Vollmutation (> 200 Wiederholungen) gegeben ist. Ab 200 oder mehr CGG-Wiederholungen kommt es zur Methylierung und nachfolgend zur fehlenden Expression des vom *FMR1*-Gens codierten Proteins. Im Gegensatz zu dem CAG-Triplett-Repeat im Huntingtin-Gen, kommt es zur Verlängerung des CGG-Trinukleotids, vornehmlich in der maternalen Meiose.

Incontinentia pigmenti (Bloch-Sulzberger-Syndrom)

Wenn eine Mutation, die nur eines der beiden bei Frauen vorhandenen X-Chromosomen betrifft, zu einem klinischen Phänotyp führt, spricht man von einem X-chromosomal-dominanten Erbgang. Eine der wenigen Krankheiten dieser Art ist die Incontinentia pigmenti (auch unter Bloch-Sulzberger-Syndrom bekannt), bei der weibliche Individuen von Geburt an streifenförmige Hautefloreszenzen und später typische Pigmentierungsstörungen aufweisen. Daneben bestehen Störungen der Hautanhangsgebilde (Alopezie) und im Zentralnervensystem (Intelligenzminderung). Wenn im männlichen Geschlecht das einzige verfügbare X-Chromosom eine Mutation trägt, führt dies immer zum frühen Absterben des Embryos. Ein Familienstammbaum ist bei dieser Krankheit dadurch gekennzeichnet, dass 50 % der Töchter einer Merkmalsträgerin Symptome zeigen. Geborene Söhne sind gesund und vererben die Krankheit auch nicht weiter. Da die Hälfte der männlichen Embryonen abstirbt, haben kranke Frauen im Durchschnitt halb so viele Söhne wie Töchter. Das verursachende Gen (IKBKG, früher NEMO) liegt auf dem langen Arm des X-Chromosoms (Xq28) und besteht aus 12 Exons. Das Genprodukt aktiviert einen Transkriptionsfaktor (NF-kB), der bei vielen Immun-, Entzündungs- und Apoptosevorgängen eine wichtige Rolle spielt.

KLINISCHE PATHOLOGIE
Muskeldystrophien, Myopathien ➤ Kap. 10.3, Favismus (Glukose-6-Phosphat-Dehydrogenase-Mangel) ➤ Kap. 21.2.1, Mukopolysaccharidose Typ II ➤ Kap. 47.2.1.

5.3.4 Extrachromosomale (mitochondriale) Vererbung

Die Mitochondrien sind Organellen im Zytoplasma, die dem oxidativen Energiestoffwechsel dienen. Sie enthalten ringförmige DNA-Moleküle (mtDNA). Während das Kerngenom aus 3,2 Milliarden DNA-Basenpaaren besteht, setzt sich ein einzelnes mtDNA-Molekül aus 16.569 DNA-Basenpaaren zusammen. Das mitochondriale Genom enthält 37 Gene, wovon 13 Proteine kodieren werden, die Untereinheiten der Enzymkomplexe des oxidativen Phosphorylierungssystems bilden. Durch diese essenzielle genetische Information für die Enzyme der Atmungskette können die Mitochondrien als Kraftwerke der Zellen fungieren. Ein Mitochondrium kann dutzende mitochondriale Genome enthalten, in einer Zelle wiederum können sich Hunderte bis Tausende Mitochondrien befinden. Die mtDNA wird ausschließlich mit dem Zytoplasma der Mutter übertragen („**maternale Vererbung**"), die Segregation der Mitochondrien folgt dabei einer Zufallsverteilung. Die mtDNA kann Mutationen aufweisen, die zu Störungen der Atmungskette führen können. Das gleichzeitige Vorliegen von mutierten und nicht mutierten mtDNA-Molekülen in Zellen wird als **Heteroplasmie** bezeichnet; liegen nur mutierte mtDNA-Moleküle vor, spricht man von **Homoplasmie**. Aufgrund der Heteroplasmie und der zufälligen Segregation der Mitochondrien sind mitochondriale Erkrankungen oft äußerst heterogen und manifestieren sich v. a. in einer Reihe seltener Myopathien und Enzephalopathien. Während die Vererbung ausschließlich maternal erfolgt, können Kinder beiderlei Geschlechts erkranken.

Klinische Manifestationen von mitochondrialen Mutationen und Krankheitsverläufe sind aufgrund des komplexen Zusammenspiels zwischen mitochondrialem und nukleärem Genom oft schwer vorherzusagen, selbst bei homoplasmatischen mitochondrialen Mutationen. Beispielsweise ist eine klassische mitochondriale Erkrankung, die Lebersche hereditäre Optikusneuropathie (LHON), die zu einem Verlust des Sehvermögens auf beiden Augen führen kann, am häufigsten mit einer homoplasmatischen mitochondrialen DNA-Mutation assoziiert, wobei auch heteroplasmatische Übertragungen vorkommen können. Obwohl alle Kinder einer homoplasmatischen Mutter die LHON-Mutation erben, entwickeln nur 50 % der männlichen Nachkommen und 10 % der weiblichen Nachkommen diese Sehnervenkrankheit, was auf eine zusätzliche Beteiligung anderer Gene und/oder Umweltfaktoren hindeutet.

KLINISCHE PATHOLOGIE
Mitochondriale Myopathien ➤ Kap. 10.3.5.

5.3.5 Vererbung von multifaktoriellen Merkmalen und Erkrankungen

Der Begriff **Polygenie** wird benutzt, wenn die Ausprägung eines Merkmals durch mehrere Gene bestimmt wird. Wird ein Merkmal zusätzlich von Umweltfaktoren geprägt, spricht man von **multifaktorieller oder komplexer Vererbung**. Multifaktorielle/komplexe Erkrankungen sind deutlich häufiger als monogene und beinhalten ein extrem breites Spektrum an Erkrankungen und Merkmalen. Beispiele für multifaktoriell bedingte qualitative Störungen sind die Lippen-Kiefer-Gaumen-Spalten, die Hüftgelenksdysplasie und Neuralrohrdefekte; Beispiele für multifaktoriell bedingte quantitative Merkmale sind Cholesterinspiegel, Körpergröße, Körpergewicht und Intelligenz. Zur Bestimmung möglicher genetischer Faktoren für multifaktorielle Merkmale wird die **Heritabilität**, ein Maß für die Erblichkeit von Eigenschaften, die sowohl durch Gene als auch durch Umwelteinflüsse ausgebildet werden, bestimmt. Durch **genomweite Assoziationsstudien (GWAS)** mit großen Fall- und Kontrollkohorten konnten für zahlreiche multifaktorielle Merkmale im letzten Jahrzehnt Loci im Genom identifiziert werden, die mit dem untersuchten Phänotyp assoziiert sind.

Beispielsweise haben **Übergewicht** und **Typ-2-Diabetes** eine Heritabilität von 30 % bzw. 40 %. Die relevantesten Umweltfaktoren, die zu diesen Merkmalen beitragen, sind körperliche Inaktivität und eine zu hohe Kalorienaufnahme, wobei noch viele weitere Faktoren diskutiert werden. GWAS identifizierte zahlreiche Loci im Genom, für die eine Assoziation zu Übergewicht oder Typ-2-Diabetes besteht (> 200 für Übergewicht und > 330 für Typ-2-Diabetes). Die überwiegende Mehrheit dieser Loci erhöht das Risiko jedoch nur sehr gering, für Typ-2-Diabetes liegen beispielsweise die jeweiligen Odds Ratios nur zwischen 1,05 und 1,75. Deshalb erklären trotz dieser enormen wissenschaftlichen Anstrengungen die Ergebnisse der GWAS nur einen geringen Anteil des genetischen Risikos. Aus diesen Gründen werden zurzeit komplexe Erkrankungen in der Praxis nur selten unter genetischen Gesichtspunkten betrachtet, wobei sich dies wahrscheinlich durch weitere Studien und Erkenntnisgewinne künftig ändern wird. Deshalb ist davon auszugehen, dass auch multifaktorielle Merkmale und Erkrankungen zum Gegenstand der humangenetischen Beratung werden.

5.4 Chromosomale Aberrationen

Verteilungsstörungen von Chromosomen treten häufig in der Meiose der Keimzellen sowie bei den ersten Teilungen nach der Befruchtung auf. Unter Einbeziehung sehr früher, von der Frau oft unbemerkter Aborte schätzt man beim Menschen, dass bis zu 30 % aller Konzeptionen mit einer fehlerhaften Chromosomenzahl beginnen. Von klinisch festgestellten Schwangerschaften enden ca. 15 % aufgrund einer fehlerhaften Chromosomenzahl in einem Frühabort. Da von allen Lebendgeburten nur 0,5 % Chromosomenaberrationen aufweisen, besteht eine erhebliche pränatale Selektion, sodass nur eine geringe Anzahl von numerischen Chromosomenaberrationen mit einer Lebendgeburt vereinbar ist. Einige numerische Chromosomenaberrationen treten häufiger mit steigendem Alter der Mutter auf. Zum Beispiel beträgt die Wahrscheinlichkeit, ein Kind mit einer Trisomie 21 zu bekommen, ca. 1 : 1000, wenn die Mutter 20 Jahre alt ist, aber ca. 1 : 100, wenn sie 40 Jahre alt ist. Zum Teil ist dies auf eine zunehmende Fehlerrate bei der Trennung der Chromatiden in der mütterlichen Meiose zurückzuführen. Beim Klinefelter-Syndrom (Chromosomenkonstellation: 47,XXY) dagegen kommt das überzählige X-Chromosom zu jeweils 50 % von der Mutter oder vom Vater. Syndrome aufgrund von chromosomalen Aberrationen sind meist während der Schwangerschaft im Ultraschall durch Abweichungen von der normalen Entwicklung durch intrauterine Dystrophie (Abweichungen in den Körpermaßen und -proportionen), Fehlbildungen (Architekturstörung mit funktioneller Konsequenz) und Anomalien (Architekturstörungen ohne funktionelle Konsequenz) zu erkennen. Die traditionellen Verfahren zur **invasiven pränatalen Diagnostik (Amniozentese, Chorionzottenbiopsie)** wurden in den letzten Jahren zunehmend durch **nichtinvasive pränatale Tests (NIPT)** ergänzt, die auf der Untersuchung der fetalen DNA beruhen, die im mütterlichen Blutkreislauf zirkuliert, und Aufschlüsse über Aneuploidien der Chromosomen 13, 18 und 21 des Fetus erlauben.

5.4.1 Numerische Anomalien der Autosomen

Monosomien eines ganzen Autosoms sind mit einer Entwicklung zur Lebendgeburt nicht vereinbar. Die einzigen autosomalen Trisomien, die zur Lebendgeburt führen können, sind die der Chromosomen 13, 18 und 21. Treten diese Trisomien als **Mosaik** (gleichzeitiges Nebeneinander von Zellen mit normaler Chromosomenzahl und von Zellen mit Trisomien) auf, kann der Phänotyp eine erhebliche Variabilität aufweisen. In Mosaikform wurden auch schon Trisomien anderer Autosomen beschrieben (z. B. Trisomie 8), dabei handelt es sich fast ausschließlich um postzygotische mitotische Teilungsfehler. Monosomien bzw. Trisomien von kleinen Chromosomenabschnitten (Deletionen/Duplikationen) eines Autosoms können mit dem Leben vereinbar sein, haben aber je nach Lokalisation und Genen der betroffenen Regionen ein erhöhtes Risiko für Fehlbildungen.

Trisomie 21 Die Trisomie 21 (Down-Syndrom) hat eine Inzidenz von ca. 1:700 unter Neugeborenen. Menschen mit Down-Syndrom haben eine mittelgradige intellektuelle Beeinträchtigung, fakultativ angeborene Fehlbildungen, ein Wachstumsdefizit und sehr charakteristische Dysmorphiezeichen: Brachyzephalie, kleine, wenig modellierte Ohren, nach außen ansteigende Lidachsen, Epikanthus (Falten im inneren Lidwinkel), große dunkelrote Zunge, kurzer Nacken, kurze Finger und eine sog. Vierfingerfurche. Die häufigste schwere Fehlbildung beim Down-Syndrom ist mit ca. 50 % ein Herzfehler, der oft operationspflichtig ist.

Trisomie 18 Die Trisomie 18 (Edwards-Syndrom) findet sich bei ca. 1 : 3000 der Neugeborenen. Die Wahrscheinlichkeit für einen Abort oder eine Totgeburt ist bei der Trisomie 18 sehr hoch. Das Edwards-Syndrom ist gekennzeichnet durch eine starke Mangelentwicklung (durchschnittliches Geburtsgewicht 2 kg), eine Mikrozephalie mit wenig profiliertem Gesicht und wechselnde, zum Teil schwere Fehlbildungen. Von den Lebendgeburten verstirbt fast die Hälfte innerhalb der 1. Lebenswoche und weniger als 10 % erreicht das 1. Lebensjahr.

Trisomie 13 Die Häufigkeit der Trisomie 13 (Pätau-Syndrom) unter Neugeborenen liegt bei ca. 1:6000. Im pränatalen Ultraschall finden sich regelmäßig eine beidseitige Lippen-Kiefer-Gaumen-Spalte, eine Holoprosenzephalie (das Gehirn bildet keine Hemisphären aus), eine Mikrophthalmie und ein Wachstumsrückstand. Ein weiterer charakteristischer Befund ist eine postaxiale Hexadaktylie (zusätzliche Finger und/oder Zehen). Von Neugeborenen mit einer Trisomie 13 leben nach einem Monat noch ca. die Hälfte, ein Überleben bis zum Erwachsenenalter ist selten.

5.4.2 Numerische Anomalien der Gonosomen

Weibliche Zellen haben zwei X-Chromosomen und männliche Zellen ein X- und ein Y-Chromosom. Eine abweichende Zahl der Chromosomen X und Y wird relativ häufig beobachtet. Der wahrscheinlichste Grund für die hohe Inzidenz gonosomaler numerischer Störungen ist, dass Zellen aufgrund der Inaktivierung aller überzähligen X-Chromosomen keinen wesentlichen Nachteil erleiden. Da das Y-Chromosom v. a. Gene enthält, die für die Differenzierung zum männlichen Geschlecht und zur Spermienbildung notwendig sind, ist es für die Entwicklung entbehrlich bzw. sind die Auswirkungen bei überzähligen Y-Chromosomen ebenfalls gering.

Karyotyp 47,XYY Ein zusätzliches Y-Chromosom tritt mit einer Inzidenz von 1 : 900 im männlichen Geschlecht auf. Betroffene sind im Vergleich zu ihren Brüdern im Durchschnitt 10 cm größer und ihre Intelligenz ist im Vergleich zu Geschwistern leicht vermindert, aber im Normalbereich. In einigen Fällen kann es zu leichten Verhaltensstörungen wie Kontaktschwäche und Impulsivität kommen.

Karyotyp 47,XXY Ein zusätzliches X-Chromosom beim männlichen Geschlecht (Klinefelter-Syndrom) tritt mit einer Inzidenz von 1:1000 auf. Das überzählige X-Chromosom wird zwar inaktiviert, trotzdem kommt es zu Störungen wie einer Azoospermie, sodass eine

Unfruchtbarkeit besteht. Bei manchen Männern entwickelt sich eine Stamm-Adipositas oder Pseudogynäkomastie. Hormonal zeigt sich ein hypergonadotroper Hypogonadismus mit Testosteronmangel. Es liegt ein relativer Großwuchs im Vergleich zu Brüdern vor und der üblicherweise im Normalbereich liegende IQ liegt durchschnittlich 10 Punkte unter dem von Geschwistern. Aufgrund der X-Inaktivierung wurden auch schon Fälle mit mehr als zwei X-Chromosomen beschrieben (z. B. XXXY, XXXXY), in diesen Fällen ist die Symptomatik ausgeprägter und eine intellektuelle Beeinträchtigung wahrscheinlich.

Karyotyp 47,XXX Die Trisomie X stellt die klinisch unauffälligste Abweichung der Gonosomenzahl dar. Viele Frauen mit dieser Chromosomenkonstellation (Häufigkeit ca. 1:1000) werden vermutlich nicht oder nur zufällig diagnostiziert. Betroffene Frauen können einen relativen Großwuchs und sehr selten eine Fertilitätsstörung aufweisen.

Karyotyp 45,X Die Anzahl der Schwangerschaften, die mit einer Monosomie X (Turner-Syndrom) beginnen, ist hoch, der größte Teil dieser Feten wird aber spontan abortiert und zeigt in diesen Fällen meist eine große Nackenblase, häufig auch Ödeme und Ergüsse in den Körperhöhlen sowie eine charakteristische Entwicklungsstörung der Plazenta. Der Karyotyp 45,X findet sich bei weiblichen Neugeborenen dann nur noch mit einer Inzidenz von 1 : 2500. Äußere Merkmale können sehr gering sein. Charakteristisch ist eine Hautfalte von den Ohren zu den Schultern (Pterygium colli), die möglicherweise den Restzustand der durch die Nackenblasen gedehnten Haut darstellt, ein Kleinwuchs (Erwachsene bleiben meist unter 150 cm) sowie das Ausbleiben von Pubertätszeichen mit primärer Amenorrhö und Sterilität bei bindegewebigen Ovarien (Streak-Gonaden). Herzfehler, wie eine Aortenisthmusstenose, sind leicht gehäuft; die Intelligenz ist üblicherweise im Normbereich. Häufig finden sich auch numerische Mosaike (46, XX/45,X), strukturelle Veränderungen an einem X-Chromosom oder Mosaike einer normalen Zelllinie und einer Zelllinie mit einer strukturellen Veränderung eines X-Chromosoms. Je nach Aberration ist der Phänotyp mehr oder weniger ausgeprägt.

5.4.3 Uniparentale Disomie (UPD)

Trisomien von Autosomen sind mit einer normalen Entwicklung nicht vereinbar und wenn sie in Frühstadien der Embryonalentwicklung vorkommen, stirbt die Fruchtanlage i. d. R. ab, was zu häufigen Frühaborten führt. Gelegentlich kann aber eine Zelle die normale Chromosomenzahl wieder herstellen und das überschüssige Chromosom entfernen, was auch als **Trisomy Rescue** bezeichnet wird. Dabei ist relevant, welches Chromosom entfernt wird: im Falle einer Trisomie hat die Zelle entweder zwei maternale und ein paternales Chromosom oder umgekehrt ein maternales und zwei paternale Chromosomen. Wird das Chromosom entfernt, das nur einmal von einem Elternteil vorhanden ist, resultiert eine Zelle, die für das betreffende Chromosom nur zwei maternale oder zwei paternale Chromosomen aufweist, eine Konstellation, die als **uniparentale Disomie (UPD)** des betroffenen Chromosoms bezeichnet wird. Sind die beiden parentalen Chromosomen identisch, liegt eine **Isodisomie** vor, sind die beiden parentalen Chromosomen unterschiedlich, eine **Heterodisomie**. Eine UPD kann auch durch die Befruchtung einer normalen Gamete mit einer für dieses Chromosom nullisomen Gamete entstehen. In der überwiegenden Mehrheit der Fälle wird diese Konstellation letal sein, sollte es aber doch in der frühen embryonalen Entwicklung zur mitotischen Reduplikation dieses Chromosoms kommen, entsteht ebenfalls eine UPD, in diesem Fall immer eine Isodisomie. Es gibt zwei mögliche Konsequenzen einer UPD. Erstens: Zwei Kopien eines elterlichen Chromosoms können im Fall der Isodisomie zu einer **Homozygotisierung** autosomal-rezessiver Mutationen führen. Zweitens: Liegt eine UPD von einem Chromosom vor, auf dem geprägte „Imprinted"-Gene liegen, also von einem Chromosom mit einer genomischen Prägung bzgl. der elterlichen Herkunft, können die entsprechend geprägten Gene entweder völlig „stumm" sein oder in doppelter Dosis exprimiert werden. Dies würde sowohl im Fall einer Isodisomie als auch einer Heterodisomie zutreffen. In der Folge können schwere Entwicklungsstörungen auftreten. Ein Beispiel ist die UPD des Chromosoms 15: Liegt ein paternale UPD 15 vor, kommt es zum Angelman-Syndrom, liegt eine maternale UPD 15 vor zum Prader-Willi-Syndrom.

5.4.4 Störungen der Ploidie

Liegt in einem Zellkern jedes Chromosom nur in einfacher Zahl vor, spricht man von einem **haploiden Chromosomensatz**. Beim Menschen weisen die Keimzellen nach der Meiose einen haploiden Chromosomensatz auf. Haploide Embryonen sind im menschlichen Abortmaterial bisher nicht beschrieben worden. Es ist aber möglich, dass sich eine haploide Zygote durch Reduplikation des genetischen Materials ohne anschließende Zellteilung diploidisiert. Ein Beispiel ist die **komplette Blasenmole**, bei der der mütterliche haploide Chromosomensatz der Eizelle verloren geht und der väterliche Chromosomensatz verdoppelt wird (**uniparentale Diploidie**). Bei der Blasenmole handelt es sich um eine Schwangerschaftsanlage ohne Embryo, durch Erweiterung der Plazentagefäße kommt es zu blasig aufgetriebenen Chorionzotten. Bei der **inkompletten (partiellen) Blasenmole** liegt eine **Triploidie** (d. h. $3 \times 23 = 69$ Chromosomen) vor, das zusätzliche haploide Genom kann paternal oder maternal sein. Bei paternalem Ursprung kommt es in erster Linie zur Degeneration der Plazenta, beim maternalem Ursprung steht eine ausgeprägte fetale Wachstumsretardierung im Vordergrund. Trotzdem sind menschliche Embryonen mit einer Triploidie in einem gewissen Maß entwicklungsfähig, in seltenen Fällen sogar bis zur Geburt. Triploidien entstehen durch Fehler bei der Keimzellbildung und Befruchtung und dürften bei ca. 1 % aller Zygoten zu finden sein; bis zur Geburt wird die Inzidenz durch negative Selektion auf nur noch 1 : 20.000 vermindert.

KLINISCHE PATHOLOGIE
Dilatative Kardiomyopathien ➤ Kap. 19.6.1, hereditäre Hyperbilirubinämien ➤ Kap. 33.3.2, hereditäre Störungen der Gallesekretion ➤ Kap. 33.3.2, Porphyrien ➤ Kap. 47.3.1.

KAPITEL 6

H. Moch, S. Lax, A. Tannapfel

Tumorerkrankungen

6.1	**Grundlagen der Tumorpathologie**............	132	6.5.5	Unbegrenztes Replikationspotenzial: Telomere,
6.1.1	Grundbegriffe.................................	132		Telomerase................................ 158
6.1.2	Pathologisch-anatomische Klassifikation........	135	6.5.6	DNA-Reparaturgene......................... 159
			6.5.7	Metabolische Veränderungen: der Warburg-Effekt. 160
6.2	**Tumorwachstum**..............................	142	6.5.8	Mikro-RNAs und Krebs....................... 160
6.2.1	Klonales Wachstum............................	142	6.5.9	Tumorangiogenese.......................... 161
6.2.2	Krebsstammzellen.............................	143		
6.2.3	Tumorstroma.................................	144	6.6	**Molekulare Mechanismen von Invasion und**
				Metastasierung........................... 162
6.3	**Invasion und Metastasierung**................	144	6.6.1	Invasion................................... 162
6.3.1	Lymphogene Metastasierung....................	145	6.6.2	Metastasierung............................. 163
6.3.2	Hämatogene Metastasierung....................	145		
6.3.3	Kavitäre Metastasierung.......................	146	6.7	**Tumorimmunität – Tumorantigene**........... 165
6.3.4	Impfmetastasen...............................	146		
			6.8	**Kanzerogene**............................. 166
6.4	**Epidemiologie**...............................	146	6.8.1	Chemische Kanzerogene..................... 166
6.4.1	Inzidenz und Mortalität........................	146	6.8.2	Ernährung................................. 168
6.4.2	Altersverteilung...............................	146	6.8.3	Mikrobielle Kanzerogene..................... 168
6.4.3	Geschlechtsverteilung..........................	146	6.8.4	Strahlen................................... 170
6.4.4	Geografische Faktoren.........................	147		
6.4.5	Genetische Faktoren...........................	147	6.9	**Klinische Aspekte von Tumorerkrankungen**... 171
6.4.6	Chronische Entzündungen......................	149	6.9.1	Lokale Auswirkungen........................ 171
			6.9.2	Systemische Auswirkungen.................. 172
6.5	**Molekulare Pathologie der Krebsentstehung**.	149		
6.5.1	Molekulare Mehrschritt-Theorie der		6.10	**Pathologie und Tumordiagnostik**........... 175
	Tumorprogression.............................	149	6.10.1	Zytologische und histologische Diagnosesicherung 175
6.5.2	Protoonkogene, Onkogene und Onkoproteine....	149	6.10.2	Tumorgraduierung (Grading) und Stadieneinteilung
6.5.3	Tumorsuppressorgene..........................	155		(Staging).................................. 175
6.5.4	Apoptoseresistenz.............................	157		

Zur Orientierung

Tumorerkrankungen sind weltweit sehr häufig und stehen nach den Herz-Kreislauf-Erkrankungen an zweiter Stelle der Todesursachenstatistik. In Deutschland, Österreich und der Schweiz erkranken pro Jahr etwa 500 pro 100.000 Menschen an einem malignen Tumor. Hinsichtlich des Verlaufs und der klinischen Symptomatik sind Tumorerkrankungen heterogen: Das Spektrum reicht von Tumoren, die bei entsprechender Behandlung mit einer normalen Lebenserwartung der Patienten verbunden sind, bis hin zu solchen, die unabhängig von der Therapie schnell zum Tod des Patienten führen.

Kenntnisse von Entstehungsmechanismen, Wachstum und biologischen Eigenschaften von Tumoren bilden die unerlässliche Basis für das Verständnis von Symptomen sowie diagnostischen und therapeutischen Maßnahmen bei Tumorerkrankungen. Die morphologische Diagnostik ist nach wie vor die Grundlage für Klassifikation, Prognose und Therapie von Tumoren. Sie bildet den Ausgangspunkt für eine Reihe biochemischer und molekularbiologischer Untersuchungen.

6.1 Grundlagen der Tumorpathologie

6.1.1 Grundbegriffe

Als **Tumor** *(Syn.: Geschwulst, Neoplasma [= Neubildung], Neoplasie)* wird eine abnorme Gewebemasse bezeichnet, die durch eine progressive Vermehrung von körpereigenen entarteten Zellen (transformierte Zellen, Tumorzellen) entsteht. Die molekularen Entstehungsmechanismen dieses Prozesses liegen in Regulationsstörungen von Genen, die v. a. Wachstum (Proliferation), Zellverlust (Apoptose) und Differenzierung von Zellen kontrollieren. Zusätzliche Eigenschaften der Tumorzellen betreffen Invasion und Streuung von Tumorzellen im Körper mit Bildung von Absiedlungen (Metastasierung).

Tumorwachstum

Die Transformation von normalen Körperzellen zu Tumorzellen geht also mit Störungen wichtiger zellulärer Regulationsmechanismen einher. So können z. B. Tumorzellen proliferieren, ohne dass die für eine normale Zelle notwendigen externen Wachstumsstimuli vorliegen. Man spricht in diesem Zusammenhang auch von **autonomem Tumorwachstum.** Da dieser Prozess progressiv und nicht mit dem normalen Gewebe koordiniert ist, entsteht schließlich eine abnorme Gewebemasse (Tumor). Für das Tumorwachstum spielt die durch die Tumorzelle induzierte Gefäßneubildung (Tumorangiogenese) mit Ausbildung eines Tumorstromas eine entscheidende Rolle. Jeder Tumor besteht somit aus den eigentlichen Tumorzellen (Tumorparenchym) und einem gefäßhaltigen Stützgewebe (Tumorstroma). Das Stroma dient als Stütze und ist wichtig für die Blutversorgung des Tumors.

Klinische Relevanz Die klinischen Symptome eines Tumors entstehen durch lokales Wachstum (z. B. Druck, Gewebedestruktion), durch Stoffwechselprodukte der Tumorzellen (z. B. Hormone oder hormonähnliche Substanzen) sowie durch fortschreitende Streuung im Gesamtorganismus. Ein Tumor kann schließlich Schädigungen verursachen **(Tumorerkrankung),** die den Tod herbeiführen können.

Tumorprogression

Als Tumorprogression wird das Fortschreiten eines Tumors mit Zunahme der Größe und/oder seiner Metastasierungsneigung bezeichnet.

Tumorregression

Unter Tumorregression versteht man die Rückbildung oder Verkleinerung eines Tumors. Sie ist spontan möglich
- durch ein Missverhältnis zwischen Tumorwachstum und Gefäßversorgung mit Ausbildung einer Tumornekrose (➤ Kap. 6.2.3),
- durch eine Zunahme des Differenzierungskompartiments und der Apoptoserate.

Von besonderer Bedeutung ist der therapeutisch induzierte Regressionsgrad (z. B. nach einer Chemotherapie), der bildgebend am Rückgang des Tumorvolumens oder morphologisch (Operationspräparat) am Ausmaß der Nekrosen und der Fibrose zu erkennen ist.

Klinische Relevanz Klinisch spricht man in diesen Fällen von partieller oder kompletter Remission, wobei Letztere vorübergehend oder in bestimmten Fällen auch dauerhaft sein kann.

Dignität eines Tumors

In der klinischen Praxis ist die Einteilung einer Tumorerkrankung in gutartig (benigne) und bösartig (maligne) entscheidend (➤ Tab. 6.1). Das Verhalten eines Tumors (Dignität) ist häufig aus der Morphologie abzuleiten, sodass die morphologische Beurteilung von Tumorgewebe eine besondere Bedeutung hat (➤ Abb. 6.1).

Benigne Tumoren

In soliden Organen wachsen benigne Tumoren überwiegend langsam und expansiv-verdrängend, d. h. die durch das Zellwachstum entstehende zusammenhängende Tumormasse verdrängt und komprimiert das angrenzende normale Gewebe und verursacht dort eine Druckatrophie. Meist sind benigne Tumoren gut begrenzt (ggf. mit einer fibrösen Kapsel) und zeigen histologisch einen hohen Differenzierungsgrad, d. h. sie ähneln ihrem Ursprungsgewebe. Überwiegend enthalten sie gleichförmige (monomorphe) Zellen (➤ Abb. 6.2). Eine Invasion und Metastasierung erfolgt grundsätzlich (definitionsgemäß) nicht.

Klinische Relevanz Gelegentlich verursachen benigne Tumoren schwerwiegende Komplikationen, z. B. wenn ein benigner Tumor des Gehirns oder der Meningen lebenswichtige Zentren komprimiert und zum Tod führt oder wenn Hämangiome der Leber rupturieren und zu Blutungen in den Bauchraum führen. Tumoren der endokrinen Organe können **Überfunktionssyndrome** auslösen, z. B. können Tumoren des Nebennierenmarks (Phäochromozytome) Noradrenalin und/oder Adrenalin ausschütten und Hochdruckkrisen verursachen oder Tumoren des endokrinen Pankreas (Insulinome) Insulin sezernieren (Hyperinsulinismus) und Hypoglykämien auslösen (➤ Kap. 17.3.2).

Maligne Tumoren

Maligne Tumoren zeichnen sich durch invasives und destruierendes Wachstum aus. Ihre Zellen können in andere Gewebe und/oder Organe verschleppt werden und sich dort absiedeln, wodurch Tochtergeschwülste entstehen **(Metastasierung).** Histologisch zeigen maligne Tumoren im Vergleich zum Normalgewebe meist stärkere Kern- und Zellveränderungen, sog. **Atypien** (➤ Tab. 6.1).

Invasion und Destruktion
Das entscheidende Merkmal maligner Tumoren liegt in der Fähigkeit ihrer Tumorzellen, das normale Gewebe zu infiltrieren (Invasion, ➤ Kap. 6.3) und zu zerstören (Destruktion). Dementsprechend

6.1 Grundlagen der Tumorpathologie

Tab. 6.1 Unterscheidungsmerkmale zwischen benignen und malignen Tumoren

Merkmal	Benigner Tumor	Maligner Tumor
Wachstumsrate	• langsam wachsend • Mitosefiguren selten	• langsam bis schnell wachsend • Mitosefiguren können zahlreich sein • atypische Mitosen
lokale Ausbreitung (Makroskopie)	• meist zusammenhängender, gut begrenzter Tumor • expansives, verdrängendes Wachstum • oft fibröse Tumorkapsel	• meist schlecht begrenzter Tumor • invasives, destruierendes Wachstum
Histologie	• hoher Differenzierungsgrad (Tumorgewebe entspricht häufig dem Ursprungsgewebe) • Zellen meist monomorph	• Differenzierungsverlust (Ähnlichkeit zum Ursprungsgewebe geht in unterschiedlichem Ausmaß verloren) • Zellatypien
umgebendes Gewebe	• Kompression • Druckatrophie	• Invasion • Destruktion
Klinik	• Kompressionssymptome • Hormonsekretion • Heilung durch chirurgische Exzision	• Rezidive • Metastasen • Heilung in Frühfällen durch chirurgische Exzision
Metastasierung	• nein	• ja

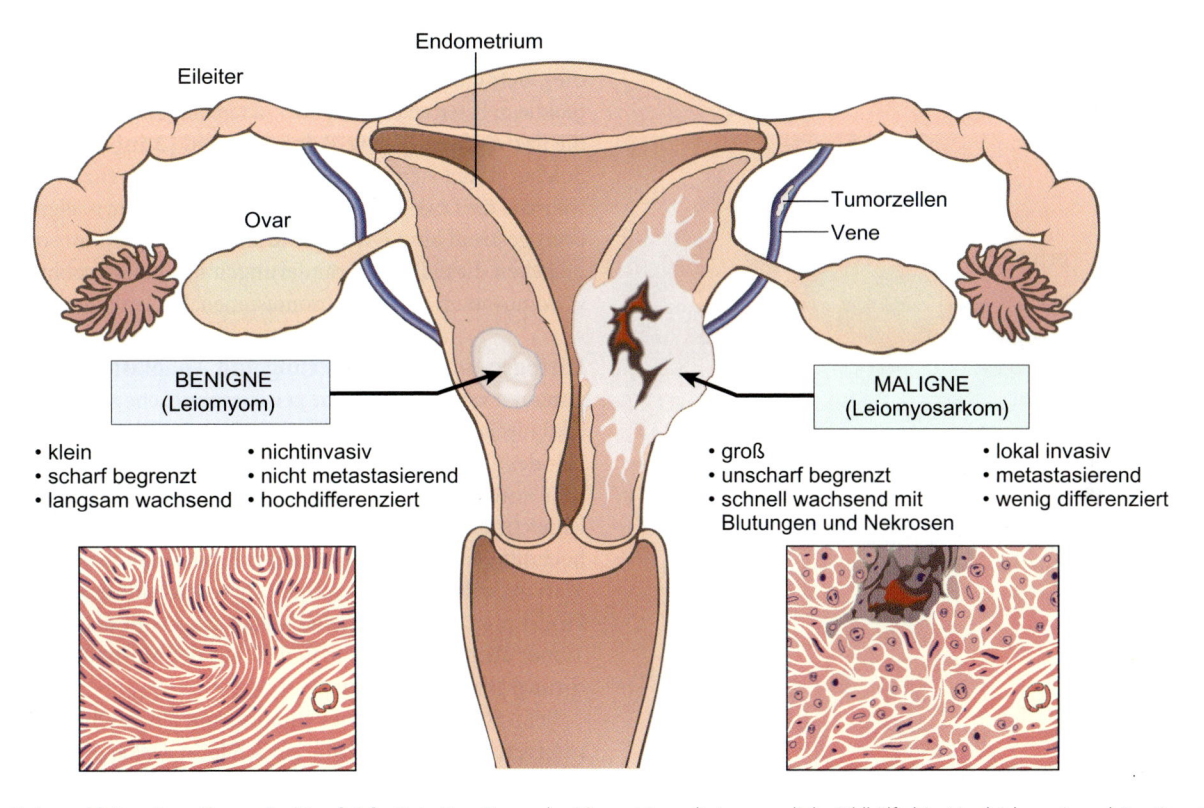

Abb. 6.1 Gut- und bösartiger Tumor im Vergleich. Gutartiger Tumor des Myometriums (Leiomyom, linke Bildhälfte) im Vergleich zu einem bösartigen Tumor in gleicher Lokalisation (Leiomyosarkom). [E554]

ist das normale Gewebe schon makroskopisch unscharf vom Tumorgewebe abzugrenzen und die Struktur des Parenchyms zerstört (➤ Abb. 6.3). Die vollständige chirurgische Entfernung ist schwieriger als bei benignen Tumoren, weil das Tumorgewebe mit dem umgebenden Gewebe durch die Infiltration verwachsen ist und eine Kapsel häufig fehlt. Bleiben Tumorzellen bei der Entfernung zurück, kann der Tumor weiterwachsen und erneut auftreten **(Tumorrezidiv).** Die Fähigkeit der Tumorzellen zum invasiven Wachstum führt darüber hinaus zu Einbrüchen in Lymph- und Blutgefäße. Auf diese Weise können Tumorzellkomplexe verschleppt werden und an anderer Stelle weiterwachsen **(Metastase,** ➤ Kap. 6.3).

Atypie
Für die morphologische Diagnostik sind bestimmte zelluläre Merkmale von Bedeutung, die besonders die Zellkerne betreffen und als Atypie (➤ Abb. 6.4) zusammengefasst werden:
- Zellpolymorphie: Variabilität von Zellgröße und -form.
- Anisonukleose (Anisokaryose): Auftreten unterschiedlich großer Kerne.

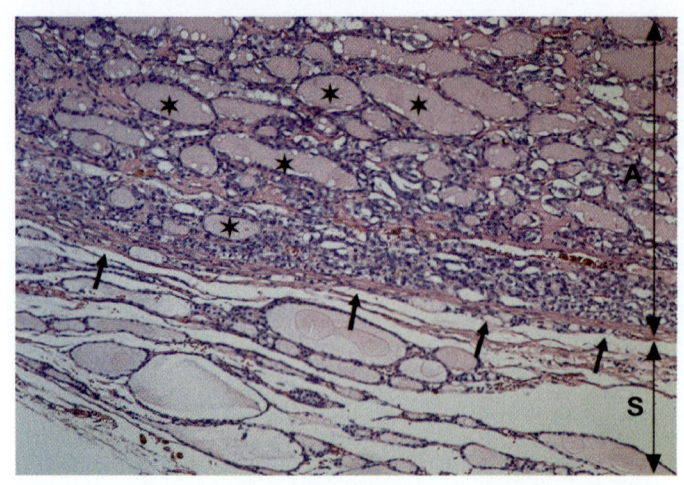

Abb. 6.2 Follikuläres Schilddrüsenadenom (A) und normales Schilddrüsengewebe (S). Der Tumor ist scharf begrenzt, von einer sehr zarten Kapsel (Pfeile) umgeben und zeigt eine ähnliche follikuläre Differenzierung wie das angrenzende normale Schilddrüsengewebe mit unterschiedlich großen Follikeln (Sterne). HE, Vergr. 50-fach. [R398]

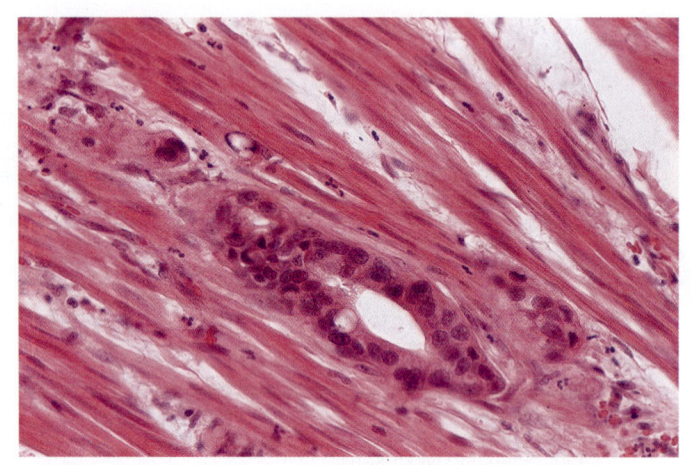

Abb. 6.3 Magenkarzinom. Histologische Darstellung eines atypischen Drüsenkomplexes, der die glatte Muskulatur der Muscularis propria infiltriert. HE, Vergr. 320-fach. [R398]

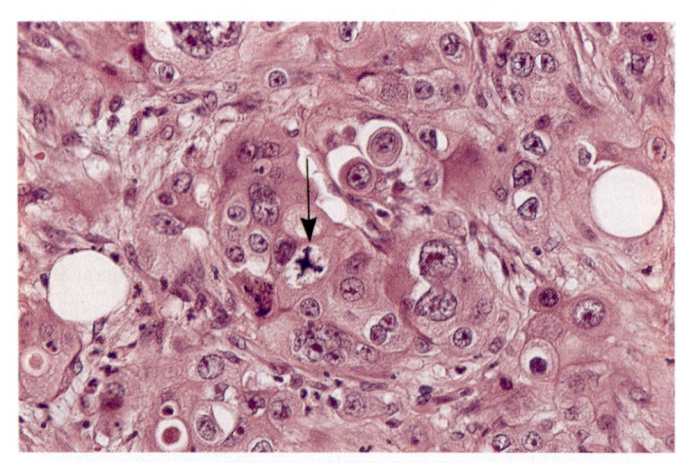

Abb. 6.4 Mammakarzinom. Histologische Merkmale eines wenig differenzierten Karzinoms mit starken zellulären Atypien: Zellpolymorphie, Anisonukleose sowie deutliche Kernhyperchromasie. Im Zentrum eine atypische Mitose (Pfeil). HE, Vergr. 400-fach. [R398]

- Kernpolymorphie: Unterschiede in der Kernform.
- Kernhyperchromasie: Vergröbertes und stärker anfärbbares Kernchromatin aufgrund eines erhöhten DNA-Gehalts der Tumorzellkerne.
- Mitosefiguren: Vermehrtes Auftreten normaler sowie insbesondere atypischer Kernteilungsfiguren, z. B. tri- oder tetrapolarer Mitosen. Die Zahl der Mitosen ist bei einer Reihe von Tumoren für die Bestimmung der Dignität (z. B. bei leiomyomatösen Tumoren) und des Malignitätsgrades (z. B. bei Mammakarzinomen) von großer Bedeutung.
- Nukleolenvergrößerung.
- Verschiebung der Kern-Plasma-Relation zugunsten des Kerns.
- Vermehrte zytoplasmatische Basophilie der Tumorzellen: Umstellung vom Funktionsstoffwechsel zum Proliferationsstoffwechsel mit Vermehrung des zytoplasmatischen RNA-Gehalts.

Im Vergleich zum Normalgewebe ist der **DNA-Gehalt maligner Zellen** erhöht, was sich mit der Durchflusszytometrie messen lässt (➤ Kap. 1.6.6). Im histologischen Schnitt manifestiert sich dies als Kernhyperchromasie. Während normale menschliche Zellen einen doppelten Chromosomensatz (2n) besitzen (Diploidie oder Euploidie), beträgt er bei malignen Zellen ein Mehrfaches davon (Polyploidie, z. B. tetraploid [4n] oder oktaploid [8n]) oder weist Werte auf, die dazwischenliegen (z. B. hyperdiploid [2,5n] oder triploid [3n]). Solches findet sich insbesondere in hochdifferenzierten Tumoren, während die DNA-Werte bei wenig differenzierten malignen Tumoren breit gestreut sind **(Aneuploidie)**. Auf der chromosomalen Ebene gehen diese DNA-Veränderungen mit einer erhöhten Zahl von Chromosomen und mit Chromosomenabnormitäten einher.

Histogenese, Differenzierung und Anaplasie
Tumoren weisen häufig eine gewebespezifische zelluläre, histoarchitektonische und funktionelle Ausreifung auf, die sich in der Ähnlichkeit des Tumorgewebes zum Normalgewebe ausdrückt. Den – teils sehr unterschiedlichen – Grad der Ausreifung bezeichnet man als Differenzierung. Ein vom Follikelepithel der Schilddrüse ausgehender hochdifferenzierter Tumor kann z. B. histologische und funktionelle Merkmale des Normalgewebes (Thyreoglobulinproduktion) zeigen. Findet man also primär eine Metastase, kennt den ursprünglichen Tumor aber nicht, kann man u. U. aus der Morphologie auf das Ursprungsgewebe schließen.

Beim Fortschreiten eines Tumors kann die gewebliche Differenzierung verloren gehen. So kann ein Schilddrüsenkarzinom die Fähigkeit zum kohäsiven Wachstum und zur Follikelbildung verlieren und eine zunehmende Gewebeanarchie zeigen. Darüber hinaus verliert es auch die Fähigkeit der Thyreoglobulinsynthese. Dieses Phänomen bezeichnet man als **Entdifferenzierung** oder **Anaplasie.** Entdifferenzierte oder anaplastische Tumoren zeichnen sich somit aus durch:
- Ausgeprägte Zell- und Kernpolymorphie sowie vermehrte Mitosefiguren
- Starke funktionelle Abweichungen vom Ursprungsgewebe mit Vereinfachung des Stoffwechsels und Verlust organtypischer Funktionen
- Zunehmende Gewebeanarchie

Präkanzerosen

Unter dem Begriff Präkanzerosen werden genetisch, klinisch und/oder morphologisch definierte Erkrankungen zusammengefasst, die mit einer erhöhten Inzidenz von malignen Tumoren einhergehen. Man unterscheidet:
- **Präkanzeröse Kondition:** Dazu zählen familiäre (vererbbare) Dispositionen und/oder erworbene Erkrankungen, z. B. die chronisch atrophe Gastritis bei perniziöser Anämie, die solare Keratose der Haut, die Colitis ulcerosa und die Leukoplakie der Mundschleimhaut. Bei einem Teil der familiären Dispositionen handelt es sich um bekannte genetische Defekte. Bei den erworbenen Erkrankungen sind insbesondere chronische Infektionen zu nennen.
- **Präkanzeröse Läsion:** Hierbei handelt es sich um histologisch definierte Läsionen, die mit einer erhöhten Inzidenz maligner Tumoren einhergehen. Zu den **obligaten Präkanzerosen** gehören die intraepithelialen Neoplasien (Dysplasien) der Cervix uteri, deren Entartungsrisiko relativ hoch ist. **Fakultative Präkanzerosen** umfassen benigne proliferative Läsionen, die selten und meist erst nach langer Zeit zu malignen Tumoren führen oder aber ein geringes allgemeines Karzinomrisiko für das betroffene Organsystem darstellen.

Die präkanzerösen Konditionen führen meist über präkanzeröse Läsionen zu einem Karzinom.

6.1.2 Pathologisch-anatomische Klassifikation

Die Eckpfeiler der heute gültigen Klassifikation sind die Dignität (> Kap. 6.1.1) und die phänotypische Differenzierung. Phänotypisch lassen sich folgende Hauptgruppen unterteilen:
- Epitheliale Tumoren (entstehen aus epithelialen Ursprungszellen, also Drüsen-, Plattenepithel, Urothel; die Tumorzellen synthetisieren [Zyto-]Keratine)
- Neuroendokrine Tumoren (Expression neuroendokriner Marker, z. B. Synaptophysin; meist epithelialer Phänotyp außer beim Phäochromozytom)
- Neuroektodermale Tumoren (Expression von Vimentin und S100-Protein, manchmal auch von saurem Gliafaserprotein [„glial fibrillary acidic protein", GFAP])
- Mesenchymale Tumoren (gehen aus mesenchymalen Zellen wie glatten Muskelzellen oder Fettzellen hervor)
- Hämatologische Neoplasien (gehen vom blutbildenden Knochenmark und vom lymphatischen System aus)
- Keimzelltumoren
- Embryonale Tumoren

Darüber hinaus gibt es einige wenige Tumoren, die durch epitheliale und mesenchymale Komponenten charakterisiert sind **(Mischtumoren)**. Im Folgenden wird die in > Tab. 6.2 aufgeführte Tumorklassifikation, die in ihren wichtigsten Grundzügen dargelegt ist, in ihrer Systematik besprochen. Neuroendokrine und neuroektodermale Tumoren werden bei den entsprechenden Organen abgehandelt.

Tab. 6.2 Klassifikation von Tumoren

Vergleichbares Normalgewebe	Benigne Tumoren (Beispiele)	Maligne Tumoren (Beispiele)
I. Epitheliale Tumoren		
Plattenepithel	Plattenepithelpapillom	Plattenepithelkarzinom
Urothel	Urothelpapillom	Urothelkarzinom
Drüsen/Zylinderepithel	Adenom Milchgangspapillom Zystadenom	Adenokarzinom papilläres Adenokarzinom Zystadenokarzinom
	Nebennierenrindenadenom	Nebennierenrindenkarzinom
Sonderformen: gemischte epithelial-mesenchymale Tumoren	Fibroadenom der Mamma	maligner Phylloidtumor der Mamma
	(Zyst-)Adenofibrom des Ovars	Adenosarkom des Uterusendometriums
		Karzinosarkom des Uterusendometriums
II. Neuroendokrine Tumoren		
endokrine epitheliale Zellen in verschiedenen Organen	Insulinom	neuroendokrine Tumoren und Karzinome
Nebennierenmark	Phäochromozytom	malignes Phäochromozytom
Adenohypophyse	Prolaktinom	
III. Neuroektodermale Tumoren		
Gliazellen	gutartige Gliome	Astrozytom
		Glioblastom
Melanozyten	melanozytärer Nävus	malignes Melanom
IV. Mesenchymale Tumoren		
Bindegewebe und Derivate	Fibrom	Fibrosarkom
	fibröses Histiozytom	undifferenziertes pleomorphes Sarkom
Fettgewebe	Lipom	Liposarkom
Knorpel	Chondrom	Chondrosarkom
Knochen	Osteom	Osteosarkom
Muskulatur	Leiomyom	Leiomyosarkom
	Rhabdomyom	Rhabdomyosarkom*
Gefäße	Hämangiom Lymphangiom	(Häm-)Angiosarkom (Lymph-)Angiosarkom
periphere Nerven	Schwannom Neurofibrom	maligner peripherer Nervenscheidentumor
Mesothel	mesotheliomatöser Tumor	Mesotheliom
Meningen	Meningeom	
V. Hämatologische Neoplasien		
Knochenmark		myeloische Leukämien
		Plasmozytom
lymphatisches System		maligne Lymphome

6 Tumorerkrankungen

Tab. 6.2 Klassifikation von Tumoren (*Forts.*)

Vergleichbares Normalgewebe	Benigne Tumoren (Beispiele)	Maligne Tumoren (Beispiele)
VI. Keimzelltumoren		
Keimzellen	reifes Teratom	unreifes Teratom
		Seminom
		Dysgerminom
		embryonales Karzinom
		Chorionkarzinom
		Dottersacktumor
VII. Tumoren der embryonalen Gewebe		
		Neuroblastom
		Nephroblastom (Wilms-Tumor)
		Medulloblastom
		Retinoblastom
		Hepatoblastom

* Entsteht nicht aus quer gestreifter Muskulatur, sondern aus unreifen mesenchymalen Zellen

Epitheliale Tumoren

Benigne epitheliale Tumoren

Adenom

Adenome sind benigne Tumoren mit epithelialem und drüsigem Phänotyp (➤ Abb. 6.5, ➤ Abb. 6.6). Sie entstehen hauptsächlich in endo- und exokrinen Drüsen, in der Leber, in der Niere, im Ovar und in der Schleimhaut des Magen-Darm-Trakts.

Papillom

Das Papillom ist ein von oberflächenbildendem Epithel (Urothel-, Platten- und Drüsenepithel) ausgehender gutartiger Tumor mit fingerförmigen Strukturen mit bindegewebigem Grundstock. Papillome treten hauptsächlich in den ableitenden Harnwegen, in Ausführungsgängen der Mamma und anderer Drüsen sowie in den Schleimhäuten des Kopf-Hals-Bereichs und des Magen-Darm-Trakts (= villöses Adenom) auf.

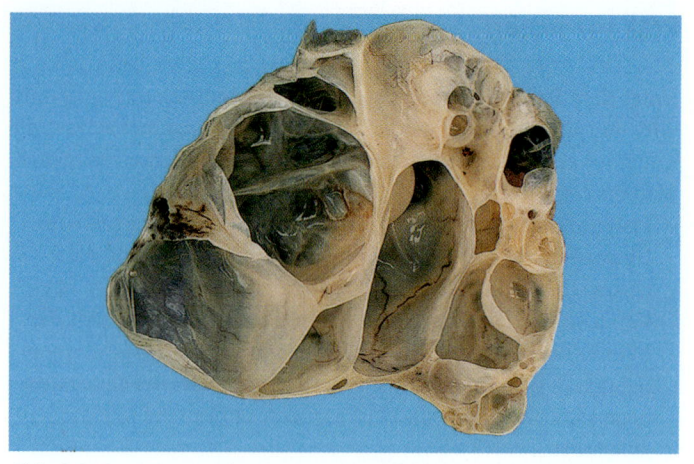

Abb. 6.6 Zystadenom des Ovars mit Ausbildung großer Hohlräume. [R398]

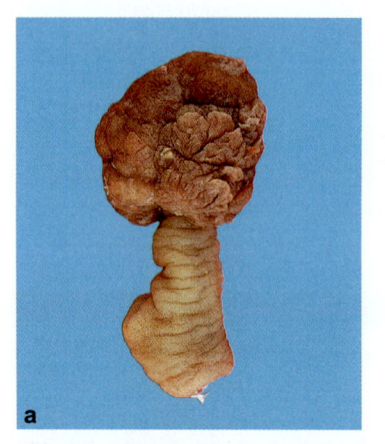

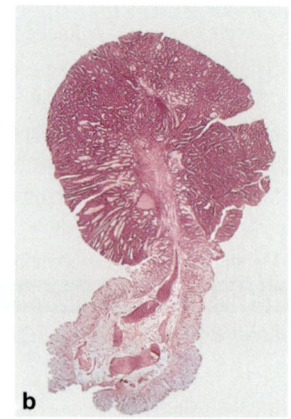

Abb. 6.5 Adenom. a Makroskopischer Aspekt eines tubulären Adenoms des Kolons. Der eigentliche Tumor befindet sich im Bereich des Pilzkopfes. Der Stiel wird von normaler Schleimhaut bedeckt. **b** Histologisches Bild eines tubulären Adenoms. Das Adenom besteht aus tubulären Drüsenverbänden. HE, Vergr. 2,5-fach. [R398]

Morphologie

Makroskopisch ist das Papillom eine warzenförmige Verdickung mit zottiger Oberfläche.

Maligne epitheliale Tumoren

Die Unterteilung der Karzinome nach ihrem Phänotyp steht heute ganz im Vordergrund der Nomenklatur maligner Tumoren. Demnach unterscheidet man folgende hauptsächlichen Karzinomtypen:
- Plattenepithelkarzinom
- Urothelkarzinom
- Adenokarzinom
- Undifferenziertes (anaplastisches) Karzinom
- Mischtypen

Plattenepithelkarzinom

Es handelt sich um plattenepithelial differenzierte Karzinome mit oder ohne Verhornung. Sie entstehen hauptsächlich im Plattenepithel (Haut, Mund-, Rachen-, Ösophagusschleimhaut, Vagina) oder in Schleimhautepithelien mit der Potenz zu Plattenepithelmetaplasien (Cervix uteri, Bronchialschleimhaut, Urothel und Gallenblasenschleimhaut).

Morphologie

Makroskopisch liegt meist ein endophytisch wachsender, knotiger, oberflächlich ulzerierter Tumor vor. Seltener wachsen hochdifferenzierte Plattenepithelkarzinome exophytisch-papillär (sog. verruköses Plattenepithelkarzinom).

Histologisch sind die Tumorzellen groß, polygonal oder spindelzellig mit Kernatypien und atypischen Mitosefiguren. Der **verhornende Typ** zeigt die Verhornung in Form von konzentrischen

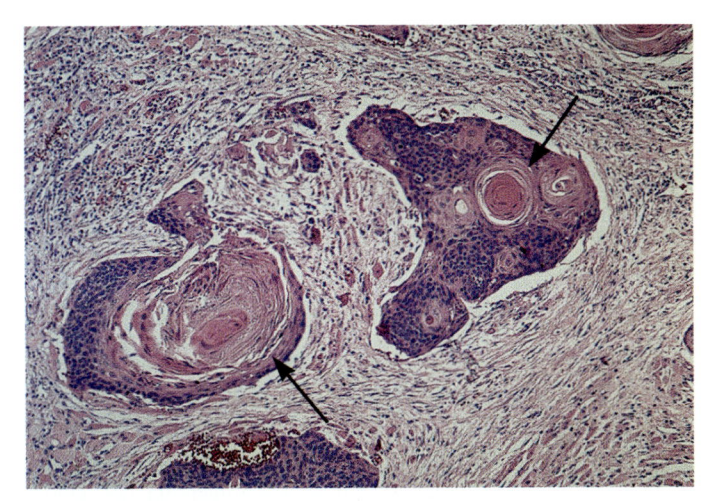

Abb. 6.7 Verhornendes Plattenepithelkarzinom mit Ausbildung unterschiedlich großer Hornperlen (Pfeile) innerhalb der Tumorverbände. HE, Vergr. 200-fach. [R398]

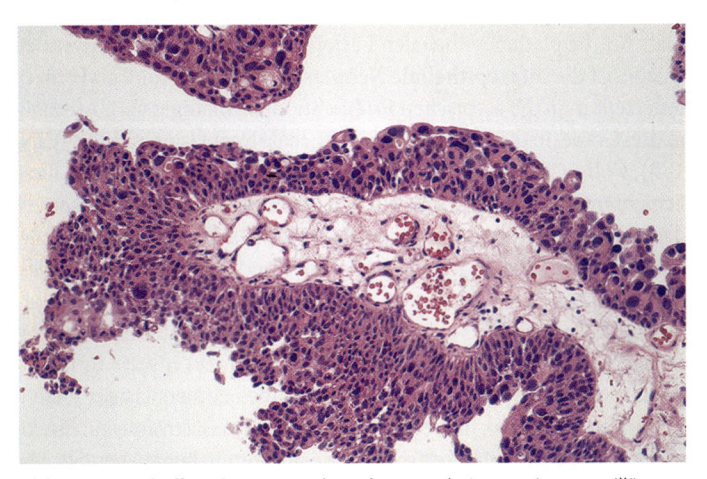

Abb. 6.8 Urothelkarzinom. Histologischer Ausschnitt aus einem papillären Urothelkarzinom mit einer Papille, die oberflächlich von einem atypischen Urothel bedeckt wird. HE, Vergr. 200-fach. [R398]

Hornperlen und als Einzelzellverhornung (➤ Abb. 6.7). Daneben gibt es aber auch das **nicht verhornende** Plattenepithelkarzinom.

Es werden drei histologische Differenzierungsgrade unterschieden (G1–3: G1 hoch/gut differenziert, G2 mittelgradig/mäßig differenziert, G3 niedrig/schlecht differenziert); an den Enden dieses Spektrums finden sich somit das hochdifferenzierte verhornende Plattenepithelkarzinom und das niedrigdifferenzierte Plattenepithelkarzinom ohne erkennbare Ausreifung und Verhornung.

Urothelkarzinom

Das Urothelkarzinom geht vom Urothel der ableitenden Harnwege (Nierenbecken, Ureter, Harnblase, Urethra) aus. In den meisten Fällen liegt ein papillär-exophytisches Wachstum vor (➤ Abb. 6.8). Bei niedrig differenzierten invasiven Urothelkarzinomen wächst der Tumor solide.

Adenokarzinom

Adenokarzinome sind epitheliale Tumoren mit drüsigem Phänotyp. Sie finden sich in zylinderepithelialen Schleimhäuten (Magen-Darm-Trakt, Respirationstrakt, weibliches Genitale), Leber, Niere sowie in exokrinen Drüsen.

Morphologie

In Organen bilden die Adenokarzinome **makroskopisch** sichtbare knotenförmige Tumorinfiltrate. Ein vom Oberflächenepithel ausgehendes Karzinom kann endophytisch oder exophytisch wachsen. Zusätzlich können Ulzerationen bestehen.

Mikroskopisch sind Adenokarzinome je nach Differenzierungsgrad unterschiedlich ausgereift: Hoch (gut) differenzierte Adenokarzinome (G1) sind überwiegend drüsig (glandulär) oder papillär, niedrig (schlecht) differenierte Adenokarzinome (G3) überwiegend solide aufgebaut. Die mittelgradig (mäßig) differenzierten Adenokarzinome (G2) liegen dazwischen.

Nach der histologischen **Wuchsform** wurden Adenokarzinome früher in glanduläre, papilläre, tubuläre, trabekuläre, azinäre, kribriforme und solide Adenokarzinome unterteilt. Die neueren organspezifischen Nomenklaturen verzichten aber vielfach auf diese rein deskriptiven Zusatzbezeichnungen, weil sie keine wesentlichen klinischen Zusatzinformationen liefern. Bei der Klassifikation kann zusätzlich berücksichtigt werden, welche **Substanzen** die Tumorzellen bilden, insbesondere Schleimsubstanzen (Muzine). Nach der Schleimproduktion unterscheidet man:

- **Muzinöse Adenokarzinome** mit ausgeprägter extrazellulärer Verschleimung wurden traditionell auch als Gallertkarzinome bezeichnet. Die Tumorzellen liegen häufig in den Schleimseen. Makroskopisch haben diese Karzinome ein glasig-transparentes Aussehen. Sie kommen im Magen-Darm-Trakt, in der Mamma und im Ovar vor.
- **Siegelringzellkarzinome** sind durch intrazelluläre Schleimakkumulation gekennzeichnet. Der von den Tumorzellen gebildete Schleim liegt im Zytoplasma der Zellen und drängt dabei den Kern siegelringartig an den Rand der Zellen. Siegelringzellkarzinome kommen bevorzugt im Magen vor (➤ Abb. 6.9).

Bestimmte Adenokarzinome können ein kollagenfaserreiches Stroma ausbilden, wodurch eine derbe Konsistenz entsteht (Mamma, Pankreas, Magen, Prostata). Ein Teil dieser Karzinome (Mamma, Magen) wurden früher als „Szirrhus" oder „szirrhöses Karzinom" bezeichnet.

Undifferenzierte (anaplastische) Karzinome

Undifferenzierte (anaplastische) Karzinome sind maligne epitheliale Tumoren, die durch vollständigen Differenzierungsverlust und hochgradige Zellanaplasie charakterisiert sind und keinem Normalgewebe mehr ähnlich sehen (G4). Oft lassen sie sich nur aufgrund ihrer immunhistochemisch nachweisbaren Keratine z. B. noch als epitheliale Tumoren identifizieren.

Karzinosarkom

Diese Tumoren bestehen aus einer malignen epithelialen und einer malignen mesenchymalen Komponente. Der Prototyp ist das

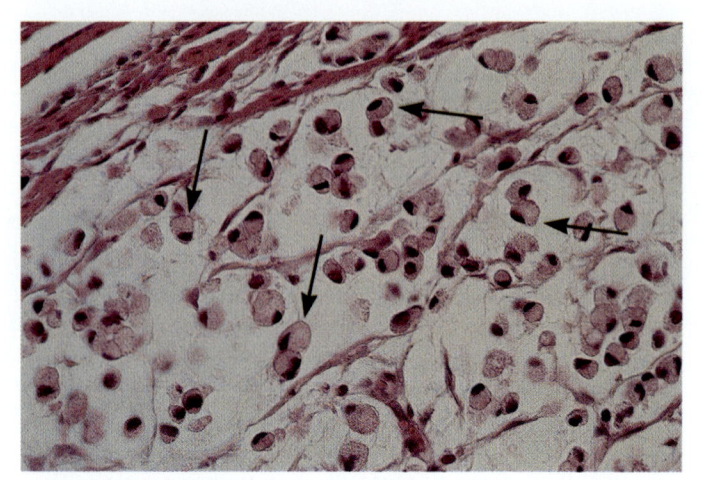

Abb. 6.9 Schleimbildendes Adenokarzinom des Magens mit Siegelringzellen (Pfeile). HE, Vergr. 200-fach. [R398]

Karzinosarkom des Uterus, ein seltener Tumor des Endometriums der älteren Frau (auch bezeichnet als sog. maligner mesodermaler Mischtumor bzw. maligner Müller-Mischtumor). Der Tumor besteht aus einem typischen endometrialen Adenokarzinom, das zusätzlich unterschiedlich differenzierte sarkomatöse Anteile (Fibro-, Chondro-, Rhabdomyosarkom u. a.) ausbildet. Beide Tumorkomponenten zeigen eine enge molekulargenetische Beziehung. In anderen Organen sind diese Tumoren äußerst selten.

Vorstufen maligner epithelialer Tumoren

Zu dieser Gruppe von Tumoren zählen unterschiedliche epitheliale Läsionen, die durch
- eine Proliferation atypischer neoplastischer Zellen und
- eine Störung der normalen Gewebearchitektur

charakterisiert sind. Die Proliferation der atypischen Zellen liegt innerhalb des ursprünglichen Epithelverbandes und ersetzt diesen (intraepithelial oder in situ). Zum angrenzenden bindegewebigen Stroma ist die Läsion, die definitionsgemäß kein invasives Wachstum ausbildet, durch eine Basalmembran abgegrenzt. Die zelluläre Atypie kommt durch Verlust der Uniformität und der polaren Ausrichtung der Zellen und durch atypische Zellkernveränderungen zum Ausdruck.

Geschichtlich bedingt haben sich in verschiedenen Organen für diese Läsionen unterschiedliche Begriffe entwickelt. Traditionell wurden die Veränderungen in zahlreichen Organen als **Dysplasie** bezeichnet. Obwohl die Dysplasie als Vorläufer einer malignen Transformation angesehen wird, erfolgt nicht immer ein Übergang in ein Karzinom. Die Dysplasie wird abhängig vom Ausmaß der Atypien und von der Architekturstörung weiter unterteilt in gering-, mittel- und hochgradig (bzw. leicht, mäßig, schwer). Die hochgradige (bzw. schwere) Dysplasie wird heute aus praktischen Gründen meist mit einem **Carcinoma in situ (präinvasives Karzinom)** gleichgesetzt, da eine Abgrenzung histologisch nicht reproduzierbar ist. Eine neuere Bezeichnung, die erstmals für die plattenepithelialen Läsionen der Cervix uteri verwendet wurde, ist die **intraepitheliale Neoplasie:** An der Portio/Cervix uteri unterteilt man die atypischen Proliferationen abhängig vom Ausmaß in drei Grade, in die zervikale intraepitheliale Neoplasie Grad 1–3 (**CIN 1–3**), wobei CIN 3 das Carcinoma in situ mit atypischen Zellen in allen Schichten einschließt. Die atypischen Zellen verdrängen und ersetzen das normale Plattenepithel. Sie weisen die zytologischen Merkmale maligner Tumorzellen auf und gehen mit einer Architekturstörung des Epithels einher (> Abb. 6.10). Auch in einer Reihe anderer Organe, wie der Vulva und der Vagina, wird im Bereich des Plattenepithels der Begriff der intraepithelialen Neoplasie verwendet (vulväre intraepitheliale Neoplasie = **VIN;** vaginale intraepitheliale Neoplasie = **VAIN**) und wie in der Zervix in drei Grade eingeteilt. Im Gastrointestinaltrakt werden atypische nichtinvasive Epithelproliferate heute ebenfalls als

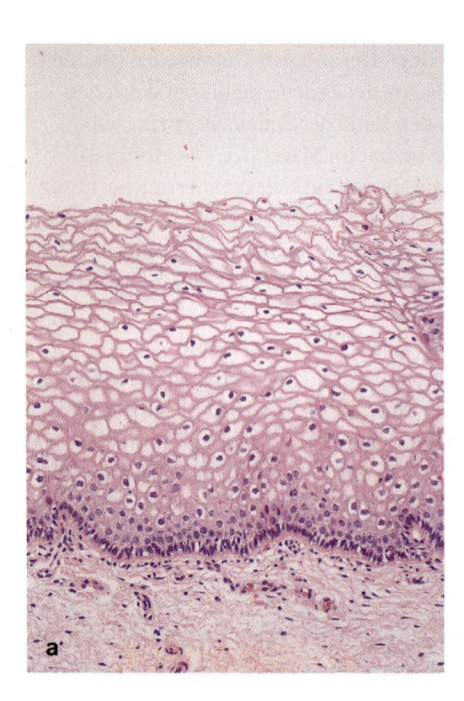

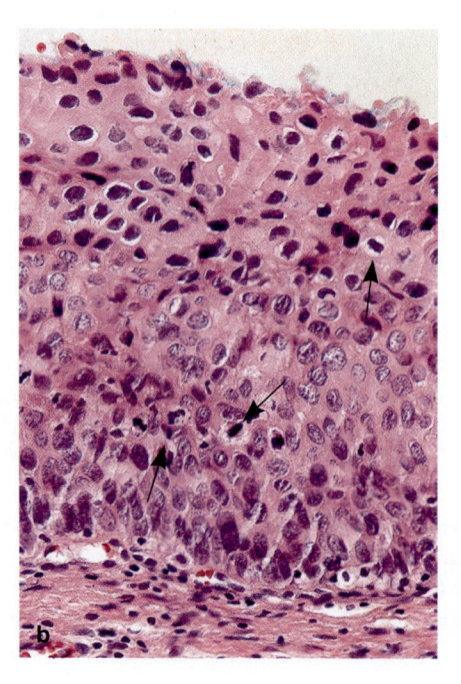

Abb. 6.10 Zervikale intraepitheliale Neoplasie (CIN). a Normales, nicht verhornendes Plattenepithel der Portio-Zervix-Schleimhaut. HE, Vergr. 400-fach. **b** Zervikale intraepitheliale Neoplasie mit Ersatz des gesamten normalen Epithels durch atypische neoplastische Zellen mit deutlicher Kern- und Zellpolymorphie sowie Mitosen in suprabasalen Zellschichten (Pfeile). HE, Vergr. 400-fach. [R398]

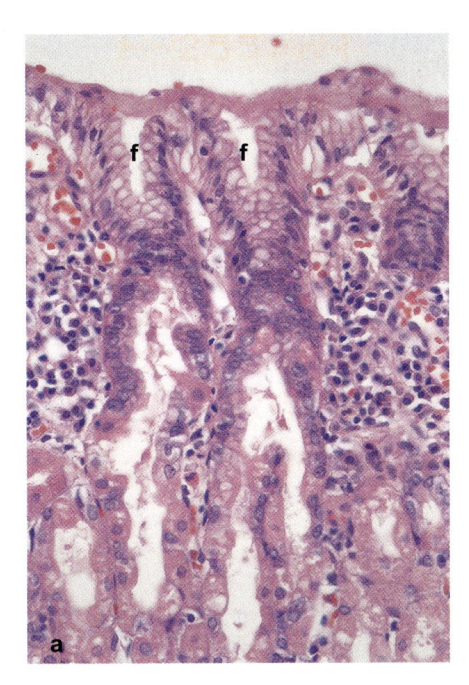

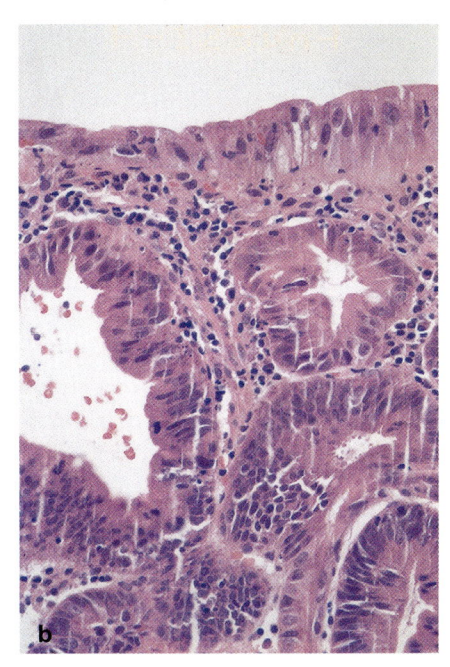

Abb. 6.11 Intraepitheliale Neoplasie der Magenschleimhaut. a Normale Schleimhaut mit Foveolae (f) und Drüsenkörper zur Tiefe. HE, Vergr. 400-fach. **b** Unregelmäßige Drüsenverbände, die durch ein atypisches Epithel ausgekleidet werden („low grade" intraepitheliale Neoplasie). HE, Vergr. 400-fach. [R398]

intraepitheliale Neoplasie bezeichnet, aber in zwei Grade („low grade" [➤ Abb. 6.11], „high grade") unterteilt.

Dysplasien bzw. intraepitheliale Neoplasien des Plattenepithels gehen häufig mit einer abnormen Verhornung und einer makroskopisch erkennbaren fleckförmigen weißen Verfärbung des Epithels einher (sog. **präkanzeröse Leukoplakie**). Histologisch handelt es sich hierbei um ein atypisches verhorntes Plattenepithel mit Differenzierungsstörungen und oberflächlicher Verhornung.

Sehr wichtig bei den oben beschriebenen Vorstufen ist die mögliche Progression zu einem invasiven Tumor. Aus diesem Grund bezeichnet man diese Läsionen auch als **präkanzeröse (prämaligne) Läsionen** (➤ Kap. 6.1.1). Die Wahrscheinlichkeit der Progression steigt mit dem Grad und der Ausdehnung der Dysplasie bzw. der intraepithelialen Neoplasie, ebenso wie die Wahrscheinlichkeit einer Rückbildung sinkt.

Mikroinvasives Karzinom und Frühkarzinom

Das **mikroinvasive Karzinom** ist ein invasives Karzinom, das durch eine frühe, meist umschriebene Invasion gekennzeichnet ist. Das **Frühkarzinom** des Magens stellt ein Adenokarzinom mit Invasion von Mukosa und/oder Submukosa dar. Diese Läsionen zeichnen sich durch eine exzellente Prognose (nach Operation) aus, da die Wahrscheinlichkeit von Lymphknotenmetastasen sehr gering ist.

Wuchsformen epithelialer Tumoren

Die Wuchsformen sind von der Lokalisation abhängig. In soliden Organen wachsen Karzinome i. d. R. als mehr oder weniger unscharf begrenzte Knoten. In manchen Organen (z. B. Ovar) kommen zystische Karzinome vor. Bei den vom Oberflächenepithel der Hohlorgane und der Haut ausgehenden Karzinomen unterscheidet man folgende Wuchsformen (➤ Abb. 6.12):

- **Endophytisch:** Tumorwachstum mit Infiltration der Wand eines Hohlorgans oder Gewebes mit unterschiedlich großen soliden oder knotigen Tumorformationen. Es gibt gelegentlich auch endophytisch wachsende Karzinome, bei denen die Tumorzellen das Organ diffus durchsetzen und makroskopisch eine diffuse Wandverdickung hervorrufen (z. B. diffus wachsendes Magenkarzinom).
- **Exophytisch:** Vom Oberflächenepithel ausgehende Tumoren können auch ein nach außen (in das Lumen oder an die Oberfläche) gerichtetes Wachstum zeigen; sie haben dann eine ins Lumen vorgewölbte, glatt konturierte oder leicht unregelmäßige (polypöse) oder fingerartig verästelte (papilläre) Oberfläche.
- **Ulzerös:** Tumoren von Hohlorganen können sowohl bei exophytischem als auch bei endophytischem Wachstum im Zentrum eine Tumornekrose ausbilden, die zum Aspekt eines schüsselförmig ulzerierten Tumors führt. Diese Veränderung ist auch im Röntgenbild und in der Endoskopie gut sichtbar.

Mesenchymale Tumoren

Es handelt sich um Tumoren mit einer mesenchymalen Differenzierung. Sie kommen hauptsächlich im Binde- und Stützgewebe sowie in der Muskulatur vor, d. h. in den Abkömmlingen des pluripotenten Mesenchyms des Embryos.

Benigne mesenchymale Tumoren

Benigne mesenchymale Tumoren werden nach der vorherrschenden Differenzierung benannt. Die Bezeichnungen enden mit dem Suffix -om (z. B. Lipom, ➤ Abb. 6.13), das Präfix kennzeichnet die jeweilige Gewebedifferenzierung. Die Tumoren sind meist gut begrenzt. Bei hohem Kollagenfasergehalt zeigt die Schnittfläche eine wirbelförmige Struktur. Beispiele für mesenchymale Tumoren sind:

- **Fibrome:** Tumoren, die aus hochdifferenzierten Bindegewebezellen und kollagenen Fasern bestehen. Sie kommen beispiels-

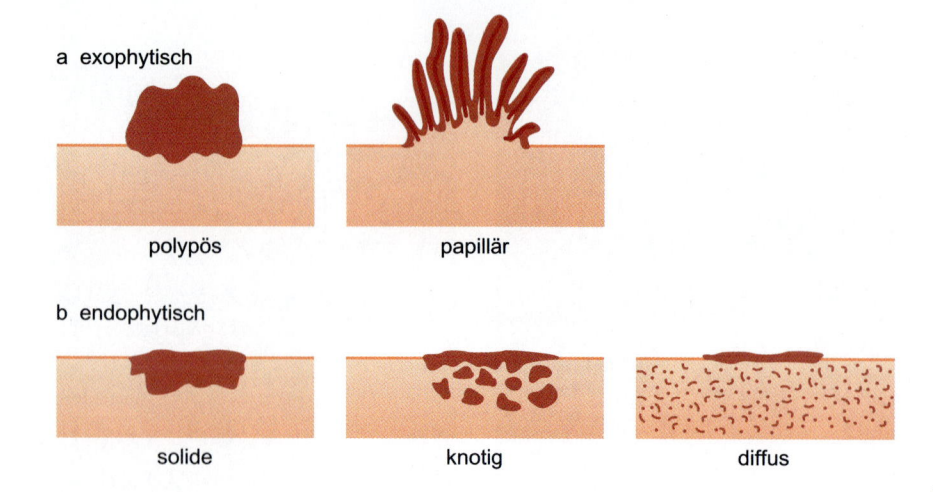

Abb. 6.12 Makroskopische Wuchsformen von Tumoren der Hohlorgane und der Haut. a Exophytisch wachsende Tumoren mit polypösem und papillärem Wachstumsmuster. **b** Endophytisch die Wand infiltrierende Tumoren mit solidem, knotigem oder diffusem Tumorwachstum. **c** Tumor mit zentraler Ulzeration. [L231]

weise an den Sehnenscheiden und im Ovar vor. Makroskopisch handelt es sich um faserige, weiße Knoten. An der Haut kann man ein Fibroma durum (Dermatofibrom) von fibrohistiozytärem Charakter und ein Fibroma molle (eine Hautausstülpung) unterscheiden.

- Lokalisierte, oberflächliche **Fibromatosen** sind gutartige Proliferationen fibroblastärer Zellen, die als Knoten in Erscheinung treten und im Bereich der Palma manus (Dupuytren-Kontraktur), der Planta pedis (Morbus Ledderhose) sowie des Penis vorkommen. Tiefe Fibromatosen in abdomineller oder extraabdomineller Lokalisation können ausgedehnt sein (aggressive Fibromatosen).

Maligne mesenchymale Tumoren (Sarkome)

Maligne mesenchymale Tumoren werden i. d. R. als **Sarkome** bezeichnet. Analog zu den benignen Varianten gibt auch hier das Präfix die zelluläre Differenzierung der Tumorzellen an (> Abb. 6.14). Allerdings geht man heute davon aus, dass mesenchymale Stammzellen bei Sarkomen Ausgangspunkt der Entartung sind. Dies erklärt die große morphologische Heterogenität dieser Tumoren. Sarkome metastasieren überwiegend auf dem Blutweg. Mit Ausnahme der Chondro- und Osteosarkome sind die Sarkome oft weich und von fischfleischartigem Aussehen (griech.: sarx = Fleisch). Histologisch sind die Tumorzellen oft spindelförmig, nicht kohäsiv und durch extrazelluläre Matrix voneinander getrennt. Sarkome sind wesentlich

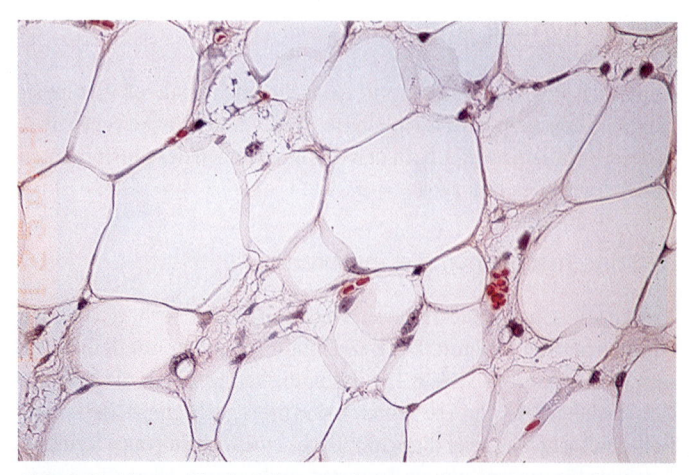

Abb. 6.13 Lipom. Histologischer Ausschnitt aus einem Lipom mit reifen Fettzellen, die nicht von normalen Fettzellen unterschieden werden können. HE, Vergr. 400-fach. [R398]

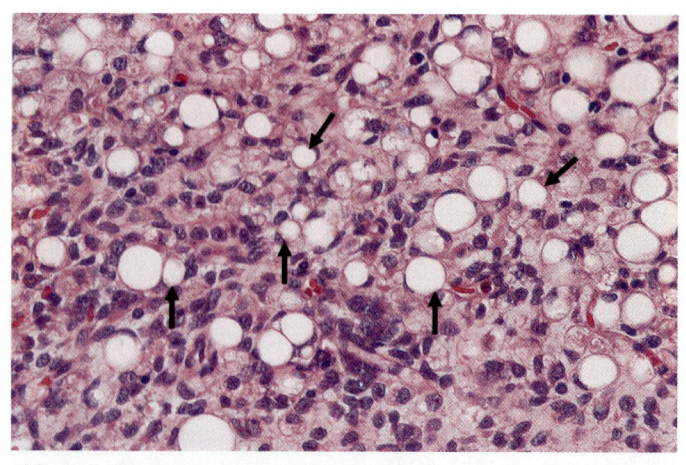

Abb. 6.14 Liposarkom. Histologischer Ausschnitt mit einem relativ zellreichen Tumor mit zahlreichen Lipoblasten, die Fettvakuolen in ihrem Zytoplasma enthalten (Pfeile). HE, Vergr. 400-fach. [R398]

seltener als die benignen mesenchymalen Tumoren. Für ihre Prognose ist der Grad der histologischen Differenzierung von Bedeutung, die durch den Grad der zellulären Ausreifung, die Mitoserate sowie Vorkommen und Ausdehnung von Nekrosen bestimmt wird. Sarkome kommen bevorzugt im Weichteilgewebe vor, daneben im Bereich des Skelettsystems und verschiedener Organe. Die Tumorzellen enthalten meist spezifische Antigene, die mittels Immunhistochemie dargestellt und somit für die Differenzialdiagnose verwendet werden können.

Hämatologische Neoplasien

Neoplasien des Knochenmarks

Neoplasien des Knochenmarks leiten sich von den einzelnen zellulären Komponenten des Knochenmarks her – d. h. Stammzellen sowie Zellen der erythrozytopoetischen, granulozytären, megakaryozytär-thrombozytären und myelomonozytären Reihe. Die Tumorzellen sind entsprechend ihrer Differenzierungsreihe unterschiedlich ausgereift und werden sehr oft in das Blut ausgeschwemmt. Die Ausschwemmung bezeichnet man als Leukämie (= Weißblutigkeit).

Tumoren des lymphatischen Systems

Tumoren des lymphatischen Systems sind durch eine autonome neoplastische Proliferation lymphatischer Zellen charakterisiert. Die grundsätzliche Unterteilung der malignen Lymphome (ML) unterscheidet
- Hodgkin-Lymphome (Morbus Hodgkin; ➤ Abb. 6.15a) und
- Non-Hodgkin-Lymphome, unterteilt in B- und T-Zell-Lymphome mit jeweils unterschiedlichen Subtypen hohen oder niedrigen Malignitätsgrades (➤ Abb. 6.15b, c).

Keimzelltumoren

Keimzelltumoren sind von Keimzellen des Hodens oder des Ovars ausgehende Tumoren. Die Differenzierungspotenz der Keimzellen spiegelt sich auch in ihren Tumoren wider.
Teratome (griech.: teras = Ungeheuer, Missgeburt) sind Neubildungen, in denen häufig Abkömmlinge aller drei Keimblätter (tridermale Differenzierung) entwickelt sind. Morphologisch unterscheidet man reife (adulte) und unreife Teratome:
- **Reife Teratome** enthalten gut differenzierte, ausgereifte Gewebearten wie Fettgewebe, Knorpel, Knochen, Zähne, Hirngewebe, Bronchialschleimhaut, Gastrointestinalschleimhaut bzw. Haut und sind gutartig. Sonderformen sind die monodermale **Dermoidzyste,** eine aus Haut und Hautanhängen bestehende zystische Neubildung, und die sog. **Struma ovarii,** die aus reifem Schilddrüsengewebe aufgebaut ist.
- **Unreife Teratome** sind meist aus unreifen und partiell aus ausgereiften Gewebearten aufgebaut und sind maligne.
- Primitiver aufgebaute Keimzelltumoren wie **Seminom** und **embryonales Karzinom** dominieren beim männlichen Geschlecht und sind stets maligne.

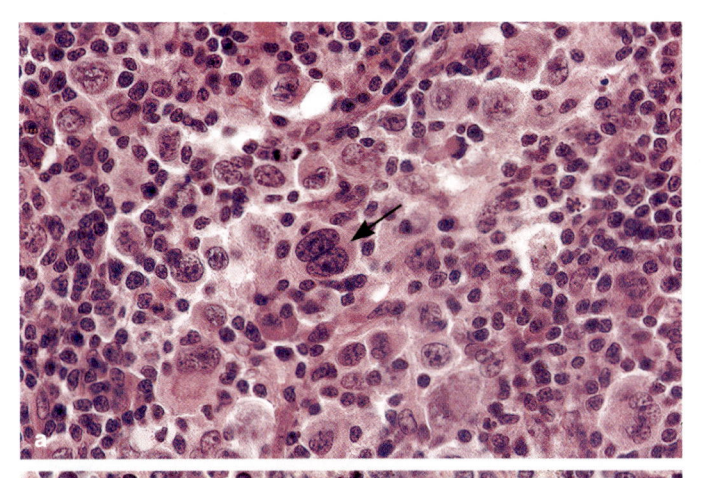

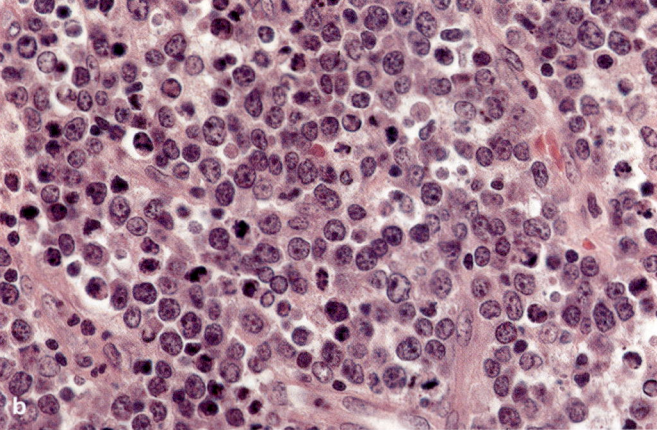

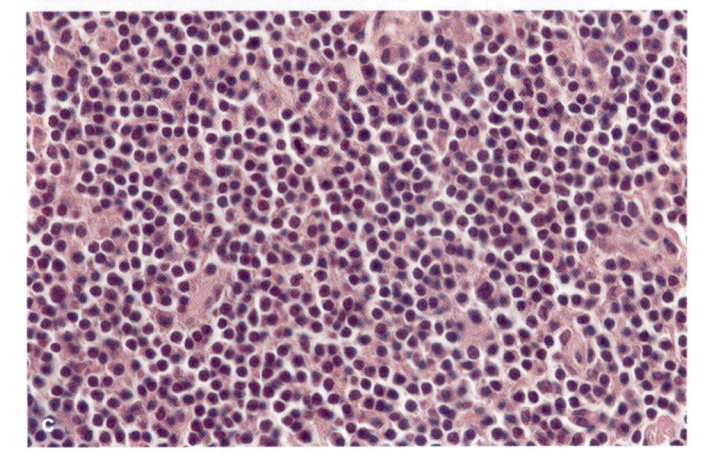

Abb. 6.15 Lymphome. a Morbus Hodgkin: typische große Tumorzellen sowie zweikernige Tumorzelle (Reed-Sternberg-Zelle) mit spiegelbildlich angeordneten Kernen mit prominenten Nukleolen (Pfeil). HE, Vergr. 400-fach. b Hochmalignes Lymphom: große Blasten. HE, Vergr. 400-fach. c Niedrigmalignes Lymphom: kleine Lymphozyten. HE, Vergr. 400-fach. [R398]

Tumoren der embryonalen Gewebe (Blastome)

Als embryonale Tumoren werden Tumoren zusammengefasst, die sich wahrscheinlich während der embryonalen Organ- und Gewebereifung entwickeln. Entsprechend zeigen diese Tumoren Ähnlichkeiten mit embryonalen Gewebeformen und können aus mesenchymalen

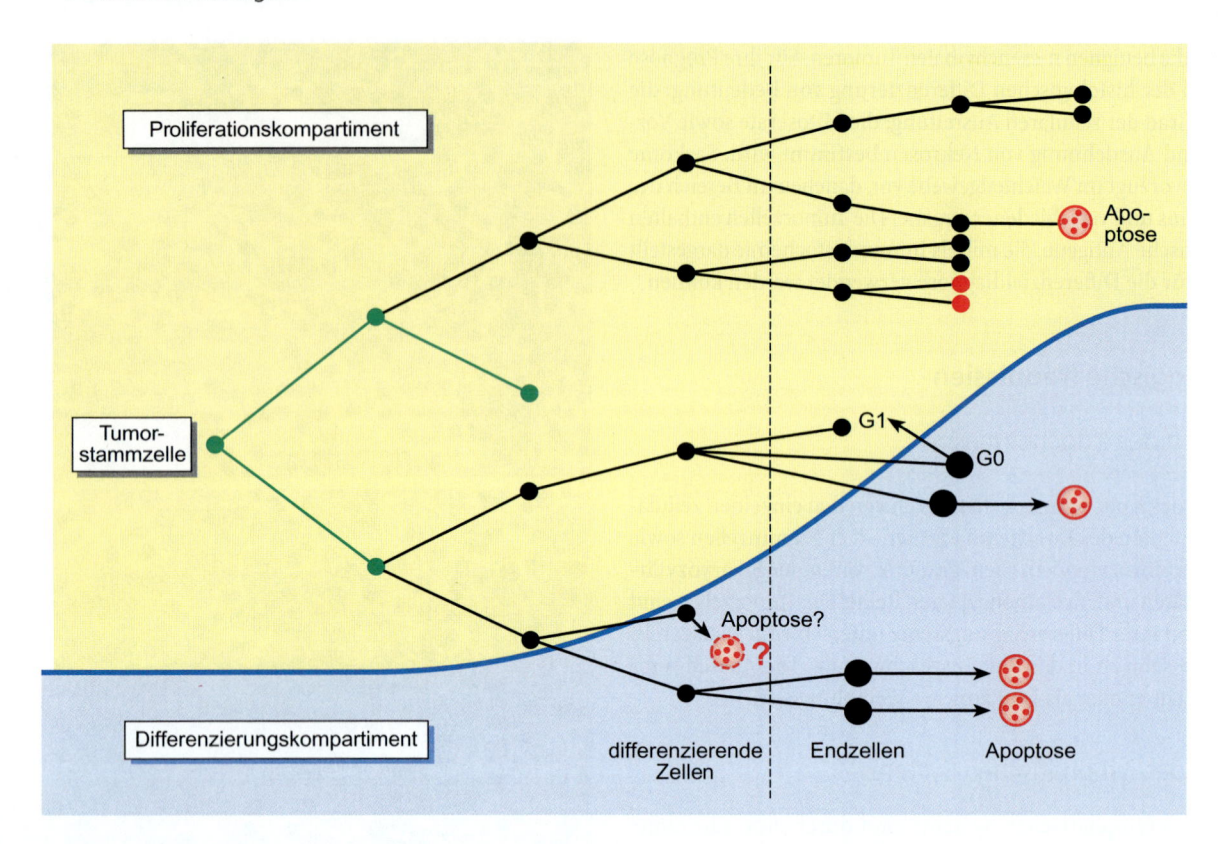

Abb. 6.16 Entwicklung eines differenzierten Tumors. Eine normale Körperzelle transformiert zur Tumorstammzelle, proliferiert und bildet eine homogene monoklonale Zellformation. Im Rahmen der weiteren Tumorprogression differenziert ein Teil der Tumorstammzellen ähnlich wie das Muttergewebe, ein anderer Teil ist für die weitere Proliferation verantwortlich. Das Differenzierungskompartiment umfasst bei vielen Tumoren 75–90 % aller Zellen. Die sich differenzierenden Zellen sind einerseits nur noch in begrenztem Ausmaß zur Zellteilung befähigt und unterliegen andererseits dem programmierten Zelltod (Apoptose; rote Kugeln). Vereinzelte Zellen können aus der Differenzierungsphase G0 möglicherweise wieder in das Proliferationskompartiment eintreten. Im Proliferationskompartiment können durch wiederholte Mutationen unterschiedliche Zellklone entstehen, die für den Tumor vorteilhafte Eigenschaften haben, weil sie z. B. gegenüber Sauerstoffmangel weniger empfindlich sind, erhöhte invasive und metastatische Eigenschaften haben oder resistent gegen Zytostatika werden. [L106]

und epithelialen Komponenten bestehen (z. B. Nephroblastom). Zu den embryonalen Tumoren gehören das Neuroblastom, das Nephroblastom und andere Tumoren, die vorwiegend im Kindesalter auftreten. Als **Ausnahmen** sind das Osteoblastom, das Lipoblastom und das Chondroblastom nicht zu den embryonalen Tumoren zu rechnen, sondern stellen unreife mesenchymale Tumoren dar.

6.2 Tumorwachstum

6.2.1 Klonales Wachstum

Bei der Entstehung intraepithelialer Neoplasien akkumulieren genetische Veränderungen. Aus dem zunächst heterogenen Pool an Zellen kann sich ein Zellklon mit einem malignen Potenzial selektionieren. Das Tumorwachstum geht damit i. d. R. von einer transformierten somatischen Zielzelle (Tumorstammzelle) aus (**klonale Entwicklungstheorie;** > Abb. 6.16).

Das **Wachstum eines Tumors** hängt anfänglich v. a. vom Verhältnis zwischen Zellzuwachs und Zellverlust ab. Geht man bei einem monoklonalen Tumorwachstum von einer Tumorzellgröße von 1,0 µm aus, entsteht der Tumor über 30 Verdopplungszyklen mit 10^9 Tumorzellen, was einer Masse von 1 g oder einem Durchmesser von 1 cm entspricht. Bei einer Zellzyklusdauer von 3 Tagen würde diese Tumorgröße in 3 Monaten erreicht werden. Klinische Erfahrungen zeigen aber, dass Jahre bis Jahrzehnte von der Transformation bis zur klinischen Manifestation eines Tumors vergehen. Das Tumorwachstum wird also von einer Reihe weiterer Faktoren beeinflusst.

Bei Tumoren überwiegt der Zellzuwachs i. d. R. den Zellverlust:
- Der **Zellzuwachs** wird wesentlich durch die Zahl proliferierender Zellen bestimmt. Hinweise für die Größe des Proliferationskompartiments geben z. B. Einbauraten von ^{3}H-Thymidin in Tumorzellen (**Wachstumsfraktion**). Quantitative Untersuchungen mithilfe dieser Methode haben gezeigt, dass die Markierungsindizes (Anteil der in DNA-Synthese befindlichen Zellen zur Gesamtzellzahl des Tumors) bei hochdifferenzierten Tumoren 2–8 % betragen, bei anaplastischen, rasch wachsenden Tumoren 30 % und mehr. Die Wachstumsfraktion wird heute üblicherweise immunhistochemisch (nukleäres Ki-67-Antigen) bestimmt.
- Die **Zellverlustrate** ist durch die Apoptoserate und durch das Ausmaß der ischämisch oder therapeutisch ausgelösten Tumorzellnekrose bedingt.

Mathematisch wird das Tumorwachstum als Zellzahlverdopplungszeit (die für die Verdopplung der Gesamtzahl der Tumorzellen erforderliche Zeit) bzw. Volumenverdopplungszeit angesehen (> Abb. 6.17).

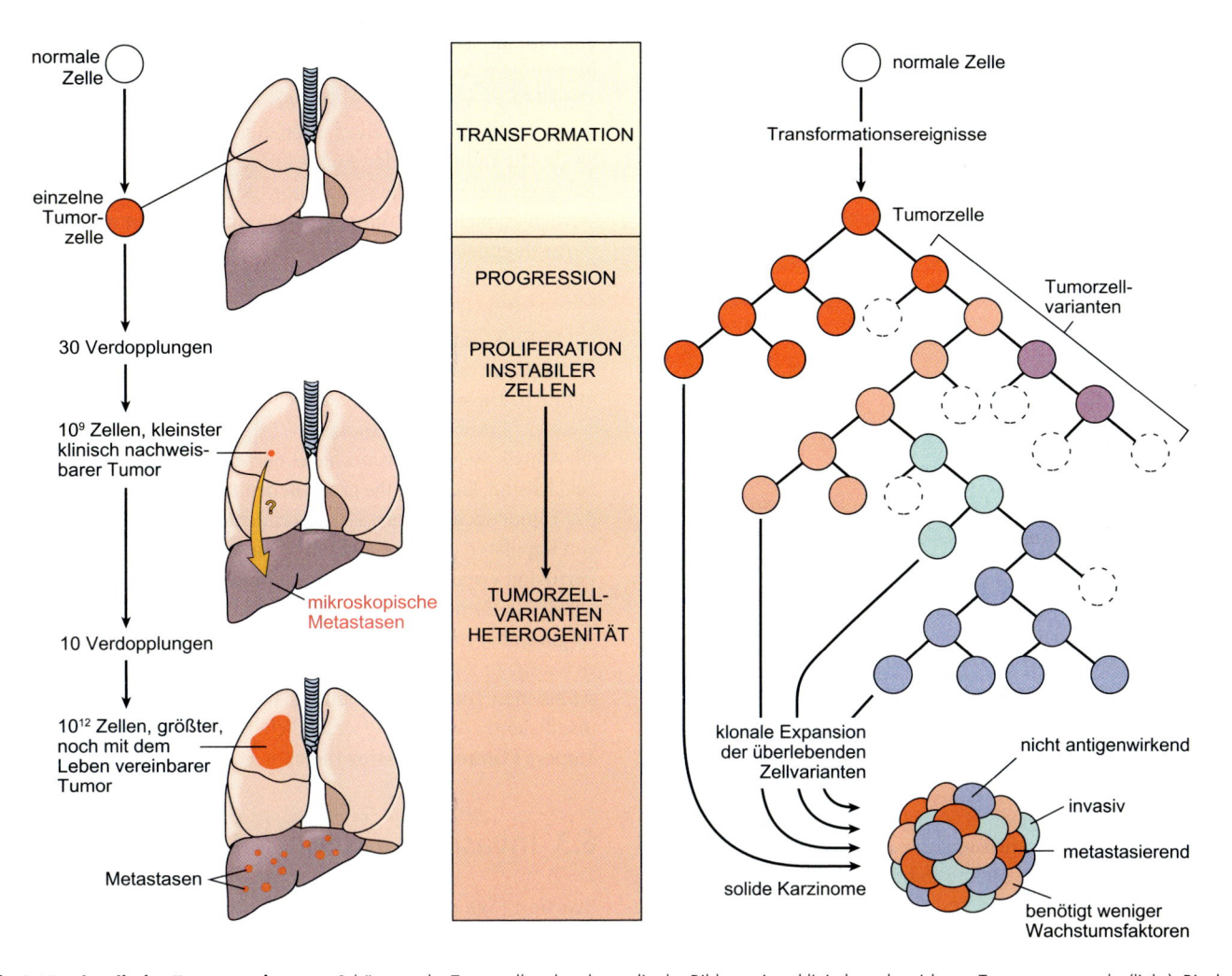

Abb. 6.17 Kinetik des Tumorwachstums. Schätzung der Tumorzellverdopplung, die der Bildung eines klinisch nachweisbaren Tumors vorausgeht (links). Bis der Tumor klinisch nachgewiesen werden kann, ist bereits viel Zeit vergangen (links). Die klonale Evolution eines Tumors und die Ausbildung der Tumorzellheterogenität (rechts) beinhaltet die Bildung von zahlreichen neuen Tumorzellklonen. Aus der primär transformierten Zelle entstehen mehrere neue Subklone, die sich im Verlauf des Tumorwachstums verändern. In einem Tumor überwiegen Varianten, die einerseits weniger vom Immunsystem des Wirtes bekämpft werden können und andererseits ein aggressiveres biologisches Verhalten zeigen. [L106]

6.2.2 Krebsstammzellen

Blut, Epithelien des Gastrointestinaltrakts und die Haut sind Beispiele für Gewebe mit kurzlebigen Zellen. Damit solche Gewebe kontinuierlich wachsen und erhalten werden können, ist eine Population von **Gewebestammzellen** erforderlich, die lange leben und sich selbst erneuern können. Solche Gewebestammzellen sind selten und existieren in Nischen, die von unterstützenden Zellen gebildet werden. Diese Zellen produzieren parakrine Faktoren, die die Stammzellen erhalten. Gewebestammzellen teilen sich asymmetrisch und produzieren zwei Typen von Tochterzellen: Ein Typ hat ein limitiertes proliferatives Potenzial, differenziert sich und stirbt, der andere Typ behält das Stammzellpotenzial.

Krebszellen haben eine nahezu endlose proliferative Kapazität. Daraus ist zu schlussfolgern, dass auch in malignen Tumoren Zellen vorhanden sind, die „stammzellähnliche" Eigenschaften besitzen. Man geht heute davon aus, dass sich Tumoren aus teilungsfähigen Zellen normaler Gewebe oder aber aus differenzierteren Zellen entwickeln, d. h. aus dem Stammzell- oder Proliferationspool der labilen und aus potenziell teilungsfähigen Zellen der stabilen Gewebe. Für diese Theorie sprechen klinische und experimentelle Erfahrungen, dass sich Tumoren überwiegend als einzelne fokale Läsion entwickeln, sowie molekulargenetische Untersuchungen, die ein monoklonales Zellwachstum nachweisen konnten. Angenommen wird, dass die **Tumorstammzellen** analog den Stammzellen in normalen Geweben nur wenig proliferieren, aber für die Erhaltung des Tumors entscheidend sind (> Abb. 6.18). Das Stammzellkonzept lehnt sich an die Verhältnisse bei den hämatopoetischen Stammzellen und den Vorläuferzellen des Knochenmarks an und wurde bei den Leukämien charakterisiert. Kürzlich sind sog. tumorinitiierende Zellen auch in soliden Tumoren wie Mammakarzinomen, Glioblastomen und Kolonkarzinomen identifiziert worden.

Das Konzept der Krebsstammzelle hat wichtige **Konsequenzen:** Wenn Krebsstammzellen notwendig sind, um neoplastisches Wachs-

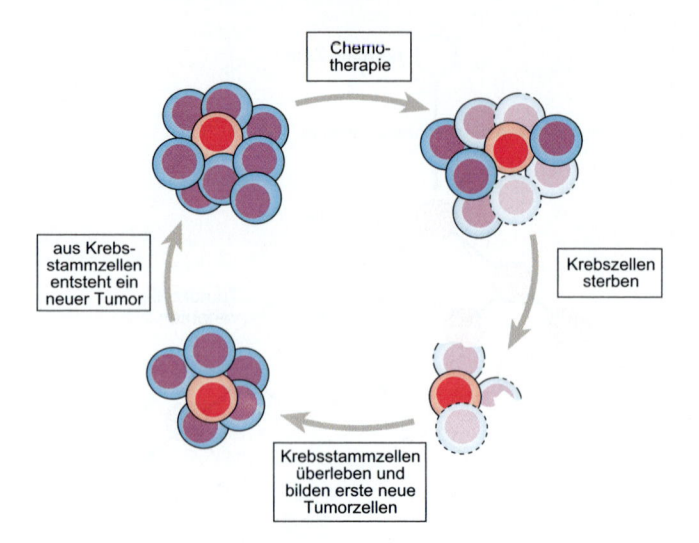

Abb. 6.18 Tumorstammzellen. Verschiedene Forschungsergebnisse postulieren heute ein Stammzellkonzept des malignen Tumorwachstums, das sich am Modell pluripotenter hämatopoetischer Stammzellen und differenzierter Vorläuferzellen des Knochenmarks orientiert. Sogenannte „Tumorstammzellen" können die Entstehung der Chemoresistenz von Tumoren, bestimmte Metastasierungseigenschaften, aber auch die Entstehung von Tumoren mit verschiedenen histologischen Komponenten erklären. Morphologisch unterschiedliche Tumorzellkomponenten eines Tumors können beispielsweise über heterologe Differenzierungsprogramme einer gemeinsamen Tumorstammzelle entstehen. [L106]

tum zu gewährleisten, müssen sie vernichtet werden, um Karzinompatienten zu heilen. Vermutlich besitzen Krebsstammzellen jedoch eine hohe intrinsische Resistenz gegenüber konventionellen Therapien, weil sie sich einerseits nur selten teilen und andererseits bestimmte Faktoren exprimieren (z. B. „multiple drug resistance-1", MDR1), die die Wirksamkeit chemotherapeutischer Medikamente reduzieren. In Tumoren mit einer hohen Anzahl tumorinitiierender Zellen gelingt es daher oft nicht, die Krebsstammzellen zu beseitigen.

6.2.3 Tumorstroma

Ein manifester Tumor enthält zahlreiche unterschiedliche Zelltypen, neben den eigentlichen Tumorzellen auch Entzündungszellen, Fibroblasten, Endothelzellen und andere. Letztere bilden zusammen mit extrazellulärer Matrix das Tumorstroma. Zwischen den Tumorzellen und den mesenchymalen Zellen des Tumorstromas bestehen enge Interaktionen, sodass sämtliche Zelltypen sich gegenseitig beeinflussen können. Die Zellen des Tumorstromas können Wachstumsfaktoren wie PDGF, TGF-β und bFGF freisetzen, die die Tumorzellen parakrin beeinflussen. Dies hat sehr wahrscheinlich einen Einfluss auf die Proliferation, das Überleben und die Metastasierung von Tumorzellen. Möglicherweise muss das Tumorstroma auch bei der Behandlung von Tumoren berücksichtigt werden.

Zum Wachstum benötigt der Tumor ab einer Größe von 2 mm eine eigene Gefäßversorgung, deren Bildung er selbst induzieren kann **(Tumorangiogenese)**. Das Tumorwachstum ist in hohem Maße von einer tumoreigenen Gefäßversorgung abhängig. Tumorzellen können bis zu einem Tumordurchmesser von 1–2 mm durch Diffusion aus der Umgebung ernährt werden. Das weitere Wachstum hängt dann allerdings von der Bildung eines eigenen gefäßführenden Tumorstromas ab. Die Induktion der Angiogenese wird durch angiogenetische Faktoren ausgelöst, die von Tumor- und von Wirtszellen sezerniert werden können. Nach ihrer Wirkung unterscheidet man:
- **Angiogenese-Stimulatoren** wie saurer und basischer Fibroblastenwachstumsfaktor (FGF), Angiogenin, vaskulärer endothelialer Wachstumsfaktor (VEGF), transformierender Wachstumsfaktor (TGF)-β und Tumornekrosefaktor (TNF)-α
- **Angiogenese-Inhibitoren** wie Angiostatin, Interferon (INF)-α und β, Thrombospondin, Gewebeinhibitor von Metalloproteinase-2 (TIMP-2), Heparanase

Obwohl die Regulationsmechanismen der Angiogenese bislang nicht geklärt sind, lässt sich die große Bedeutung der Gefäßversorgung für das Tumorwachstum aus Tierexperimenten ableiten. Das Einsprossen von Kapillaren und Fibroblasten bewirkt, dass die Tumorzellen durch Perfusion ernährt werden können. Unter optimalen Bedingungen würde ein Tumor zunächst exponentiell wachsen. Da die Gefäßversorgung aber mit dem Tumorwachstum oft nicht Schritt hält, kommt es häufig zu ischämischen Nekrosen. Die Angiogenese ist bei verschiedenen Tumoren sehr unterschiedlich entwickelt und kann bei insuffizienter Ausbildung wesentlicher Faktor einer Rückbildung des Tumors **(Tumorregression)** sein.

6.3 Invasion und Metastasierung

Invasion *(Syn.: Infiltration)* und Metastasierung sind die beiden wichtigsten Merkmale maligner Tumoren. Bei der **Invasion** wachsen Tumorzellen in das normale Gewebe ein und zerstören dabei die normale Gewebestruktur. Die **Metastasierung** (griech.: metastasis = Wegzug) ist die Folge des invasiven Wachstums: Tumorzellen werden vom Primärtumor durch verschiedene Mechanismen (s. u.) in einen anderen Bereich des Körpers verschleppt, wachsen dort an und weiter und bilden so eine Tochtergeschwulst (Metastase). Häufig überleben – nach erfolgreicher Behandlung des Primärtumors – metastasierte Tumorzellen oder mikroskopisch kleine Tumoren aber auch jahrelang, ohne zu wachsen („tumor dormancy" = Tumorschlaf), ehe sie dann als Spätrezidiv klinisch manifest werden können. Die Metastasierung ist auf dem Lymphweg (lymphogen), auf dem Blutweg (hämatogen) oder über Flüssigkeit in Körperhöhlen (kavitär) möglich.

Für die Invasion und Metastasierung von Tumorzellen spielt der Prozess der **Epithel-Mesenchym-Transition** (EMT) eine Rolle. Während der EMT werden bestimmte epitheliale Marker (z. B. E-Cadherin) herunter- und bestimmte mesenchymale Marker (z. B. Vimentin und glattmuskuläres Aktin) heraufreguliert (➤ Abb. 6.19). Dies führt dazu, dass epitheliale Tumorzellen einen spindelförmigen (mesenchymalen) Phänotyp annehmen können, der ihnen bessere Migrationseigenschaft verleiht. Dieser Prozess ist wichtig für die Metastasierung. Insgesamt ist dieser Prozess auch umkehrbar, was als Mesenchym-Epithel-Transition (MET) bezeichnet wird.

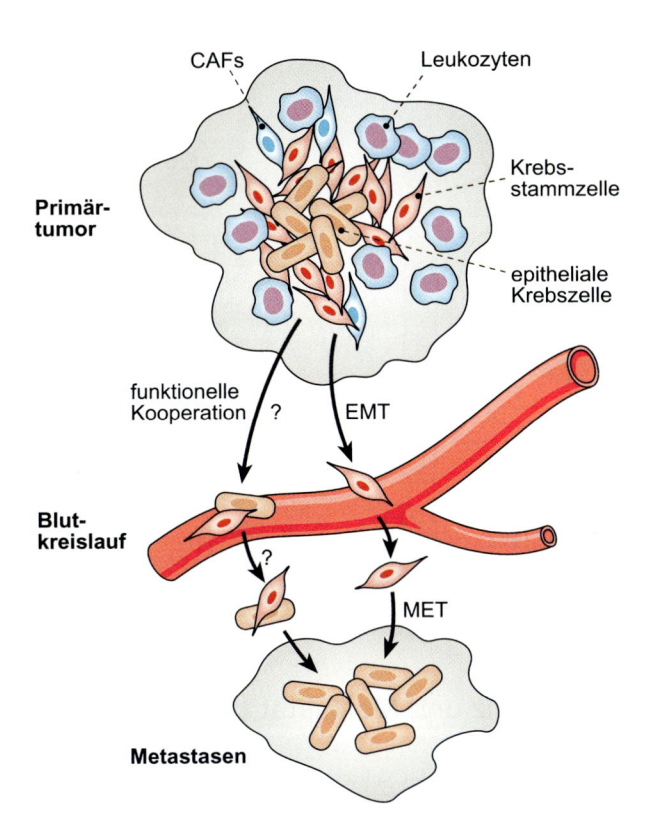

Abb. 6.19 Epithel-Mesenchym-Transition. Ein Karzinom besteht aus Epithelzellen, tumorinfiltrierenden Lymphozyten und „Cancer Associated Fibroblasts" (CAFs). Einzelne Epithelzellen des Tumors nehmen einen spindelzelligen Phänotyp an (sog. Epithel-Mesenchym-Transition; EMT). Diese Zellen haben eine erhöhte Fähigkeit zur Invasion von Blutgefäßen und damit zur Metastasierung. Am Metastasierungsort können diese Zellen wiederum einen epithelialen Phänotyp annehmen (Mesenchym-Epithel-Transition; MET). [L106]

6.3.1 Lymphogene Metastasierung

Die lymphogene Metastasierung erfolgt vergleichbar der hämatogenen Ausbreitung (s. u.). Aufgrund ihres invasiven Potenzials können die Tumorzellen in Lymphgefäße eindringen und hier einerseits nach Ablösen einzelner Tumorzellen oder kleiner Tumorzellkomplexe in der nächsten „Filterstation", dem Lymphknoten, Absiedlungen, Metastasen bilden oder andererseits sich per continuatem innerhalb der Lymphgefäße ausbreiten, was früher als Lymphangiosis carcinomatosa bezeichnet wurde. Die erste Lymphabflussstation wird klinisch als „Wächter"-Lymphknoten (= „sentinel node") bezeichnet. Der im Lymphknoten wachsende Tumor verdrängt und infiltriert das lymphatische Gewebe und führt schließlich zu einer tumorösen Vergrößerung der Lymphknoten (**Lymphknotenmetastase;** ➤ Abb. 6.20). Im Laufe einer Tumorerkrankung können weitere Lymphknotenstationen hintereinander befallen, aber auch Lymphknotenstationen übersprungen werden. Schließlich gelangen die Tumorzellen über den Ductus thoracicus ins Blut.

Klinische Relevanz Je nach Infiltrationstiefe können auch kleine Karzinome Lymphknotenmetastasen aufweisen. Hieraus ergeben sich wichtige Konsequenzen für die Tumorbehandlung (Lymphadenektomie und Bestrahlung).

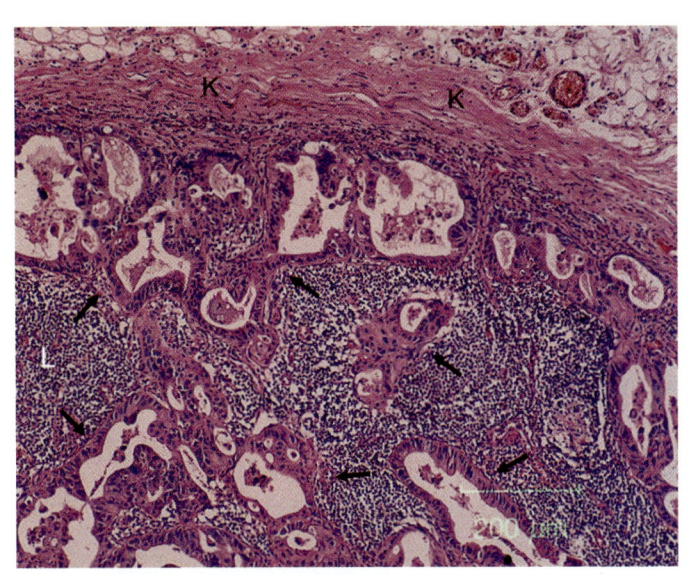

Abb. 6.20 Lymphknotenmetastase eines Adenokarzinoms. Tumorausbreitung vom Randsinus des Lymphknotens aus mit Destruktion des lymphatischen Gewebes. K = Lymphknotenkapsel, L = lymphatisches Gewebe, Pfeile = Tumor. HE, Vergr. 250-fach. [R398]

6.3.2 Hämatogene Metastasierung

Nach den wesentlichen weiterleitenden venösen Gefäßgebieten unterscheidet man vier Metastasierungstypen (➤ Abb. 6.21):
- **Cava-Typ:** Tumorzellen aus Primärtumoren von Organen, die im Einflussbereich der V. cava inferior oder superior liegen, gelangen über das rechte Herz in den Kapillarfilter der Lungen und führen zur Entwicklung von Lungenmetastasen. Hierzu gehören Tumoren des Kopf-Hals-Bereichs, der Schilddrüse, der Niere, der Leber, des unteren Rektums (Abfluss über die V. cava inferior!) und der Weichteilgewebe der Extremitäten.
- **Pfortader-Typ:** Tumorzellen von Organtumoren im Einzugsbereich der Pfortader (Magen-Darm-Trakt, Pankreas und Gallenwege – Ausnahme: unteres Rektum) gelangen im Rahmen des Pfortaderkreislaufs in die Leber.
- **Lungenvenen-Typ:** Tumorzellen von Primärtumoren der Lunge werden über die Lungenvenen in den linken Ventrikel und von dort über das arterielle Gefäßsystem in Kapillarfilter von Organen des großen Kreislaufs verschleppt.
- **Vertebral-venöser Typ:** Tumorzellen metastasieren retrograd über das paravertebrale Venengeflecht. Dieser Metastasierungsweg erklärt u. a. die häufigen Knochenmetastasen z. B. von Nieren-, Prostata- und Schilddrüsenkarzinomen.

Im Verlauf einer Tumorerkrankung kann auch eine hämatogene Metastasierungskaskade entstehen, die beim Kolonkarzinom z. B. zunächst über den Pfortader-Typ (Lebermetastase), dann den Cava-Typ (Lungenmetastase) und schließlich den Lungenvenen-Typ zur Generalisation des Tumorleidens führt. Darüber hinaus kann auch ein Organfilter (z. B. Lunge) übersprungen werden. So findet man gelegentlich eine generalisierte Skelettmetastasierung beim Prostatakarzinom ohne nachweisbare Lungenmetastasen. Außerdem können Tumorzellen auch aus Lymphbahnen über Querverbindungen direkt in Blutgefäße gelangen und auf diese Weise zur Metastasierung führen.

| Cava-Typ | Pfortader-Typ | Lungenvenen-Typ | vertebral-venöser Typ |

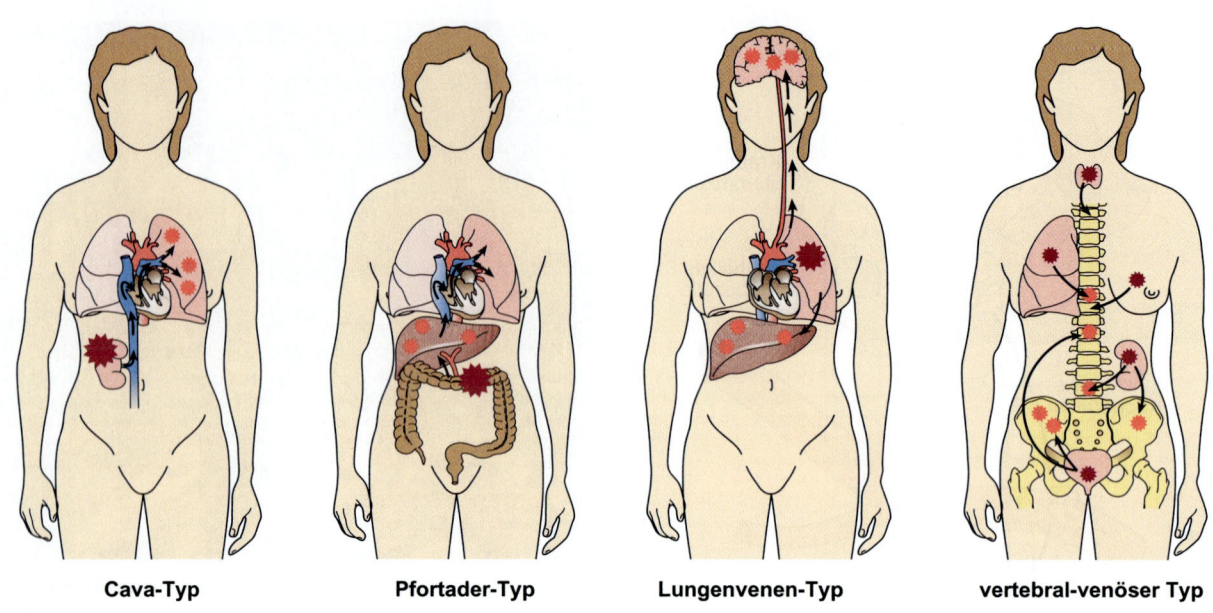

Abb. 6.21 Hämatogene Metastasierungswege. Primärtumor: dunkelrot; Metastasen: hellrot. [L106]

6.3.3 Kavitäre Metastasierung

Den Einbruch eines Tumors in einen Hohlraum und das An- und Weiterwachsen an anderer Stelle dieses Hohlraums bezeichnet man als kavitäre Metastasierung. Infrage kommen die serösen Höhlen (Pleura, Perikard, Peritoneum) und die Liquorräume des Gehirns. So entstehen meist multiple Abtropfmetastasen, die sich flächenhaft ausbreiten können (klinisch sog. **Karzinose**). Beim Magen- und Ovarialkarzinom kommt es bevorzugt zu einer kavitären Ausbreitung im Peritoneum mit Entwicklung einer **Peritonealkarzinose,** bei Lungen- und Mammakarzinomen zur **Pleurakarzinose.** Glioblastome können z. B. über die Liquorräume Abtropfmetastasen bilden.

6.3.4 Impfmetastasen

Metastasen können auch durch eine direkte mechanische Verschleppung von Tumorzellen entstehen, z. B. nach Stanzbiopsien oder bei Operationen. Nicht selten treten deshalb z. B. auch Metastasen in der Nähe chirurgischer Zugangswege nach offenen Eingriffen von malignen Knochen- und Weichgewebstumoren auf.

6.4 Epidemiologie

Zuverlässige epidemiologische Daten zum Vorkommen und Verlauf von Tumorerkrankungen sind die Basis für jede nationale oder regionale Krebsbekämpfungsstrategie. Die Daten werden in Krebsregistern gesammelt und ausgewertet; darüber hinaus können durch die Auswertung der Todesursachenstatistiken wertvolle Aussagen über die Krebsmortalität in der Bevölkerung gewonnen werden.

6.4.1 Inzidenz und Mortalität

In Deutschland und in der Schweiz betrug die altersstandardisierte **Inzidenz** (> Kap. 1.7.2) im Jahr 2012 für alle malignen Tumoren zusammen für Männer 309–322 und für Frauen 248–271 (Quelle: IARC: Cancer Over Time). Die altersstandardisierte **Mortalität** für alle malignen Tumoren betrug im Jahr 2017 in Deutschland und in der Schweiz für Männer 96–116 und für Frauen 67–81. In asiatischen und afrikanischen Ländern sind Tumorerkrankungen seltener.

Bei malignen Tumoren mit beschränkter Therapiemöglichkeit (z. B. Lungenkarzinom) ist der Unterschied zwischen Inzidenz (45,6 bei Männern in Deutschland; 2018) und Mortalität (28,2 bei Männern in Deutschland; 2018) geringer als bei Tumoren mit günstigerer Prognose. So liegt bei Mammakarzinomen die Inzidenz (91,2 bei Frauen in Deutschland 2018) wesentlich höher als die Mortalität (15,2 bei Frauen in Deutschland 2018); eine entsprechend hohe Prävalenz ist die Folge.

6.4.2 Altersverteilung

Obwohl maligne Tumoren bevorzugt in höherem Alter entstehen, gibt es dabei doch erhebliche organspezifische Unterschiede: Keimzelltumoren, embryonale Tumoren, bestimmte Sarkome und einige Formen hämatologischer Neoplasien manifestieren sich bevorzugt im Kindes- und frühen Erwachsenenalter, Karzinome hingegen im höheren Lebensalter. Beim Vergleich altersspezifischer Inzidenzen ist es wichtig, die Daten für jede Altersgruppe populationsbezogen zu standardisieren (> Abb. 6.22).

6.4.3 Geschlechtsverteilung

Geschlechtsgebundene Unterschiede in der Tumorinzidenz (> Abb. 6.23) beschränken sich nicht auf Neoplasien des männlichen und weiblichen Genitaltrakts, sondern spiegeln auch eine unterschiedliche Exposition gegenüber Risikofaktoren wider. Dazu zählt die durch Rauchen oder durch Schäden am Arbeitsplatz verursachte höhere Inzidenz von Tumoren von Mund, Rachen, Lunge, Ösophagus und Harnwegen bei Männern. Eine ätiologisch nicht erklärbare Bevorzugung des weiblichen Geschlechts findet sich u. a. bei Meningeomen, beim malignen Melanom und beim Schilddrüsenkarzinom, während Männer u. a. eine höhere Inzidenz von malignen Gliomen, Leukämien, Magenkarzinomen und hepatozellulären Karzinomen aufweisen.

6.4.4 Geografische Faktoren

Inzidenz und Mortalität maligner Tumoren zeigen eine erhebliche geografische Variabilität, weil sich die Krebsrisikofaktoren, die Qualität der Krebsfrüherkennung (**Screening**) und die Qualität der Therapie unterscheiden. In früh industrialisierten Ländern (Nordamerika, Westeuropa, Australien) ist die Inzidenz von Lungen-, Darm-, Mamma- und Prostatakarzinomen hoch, während primäre Leberkarzinome bevorzugt in Afrika und Asien vorkommen. Die Mortalität an Zervixkarzinomen ist in Zentral- und Südamerika, Ostafrika, Indien und benachbarten asiatischen Ländern am höchsten.

6.4.5 Genetische Faktoren

Eine genetische Prädisposition ist nach heutiger Kenntnis für bis zu 5 % aller menschlichen Tumoren verantwortlich oder mitverantwortlich. Diese Annahme stützt sich weitgehend auf die zunehmende Kenntnis familiärer Tumorsyndrome (➤ Tab. 6.3), die meist durch eine **Keimbahnmutation** in einem Tumorsuppressorgen mit hoher Penetranz und nachfolgendem Verlust des zweiten Allels verursacht werden (➤ Kap. 6.5.3). Darüber hinaus kann eine erhöhte Suszeptibilität auch durch das individuelle Expressionsmuster verschiedener Gene mit geringer Penetranz bedingt sein, z. B. die Suszeptibilität gegenüber tabakrauchinduzierter Kanzerogenese.
Beispiele sind:
- **Familiäre Polyposis coli:** Sie stellt eine autosomal-dominante Disposition (prämaligne Kondition) dar, die durch eine Mutation des APC-Gens (Chromosom 5q21) verursacht ist. Die Mutation des APC-Gens führt zu einem Funktionsverlust des APC-Proteins, das in der normalen Zelle den Abbau von β-Catenin einleitet. Der Anstieg des β-Catenins führt zu einer Zunahme der Proliferationsrate der betroffenen Zellen (➤ Kap. 32.9).
- **Xeroderma pigmentosum** (prämaligne Kondition): Es handelt sich um eine autosomal-rezessive Störung der DNA-Reparaturmechanismen (verminderte Endonukleaseaktivität mit der Entstehung von Thymin-Dimeren). Morphologisch findet man früh Dysplasien und In-situ-Karzinome der Epidermis (präkanzeröse Läsionen) an sonnenexponierten Stellen, aus denen sich schließlich invasive Plattenepithelkarzinome entwickeln.

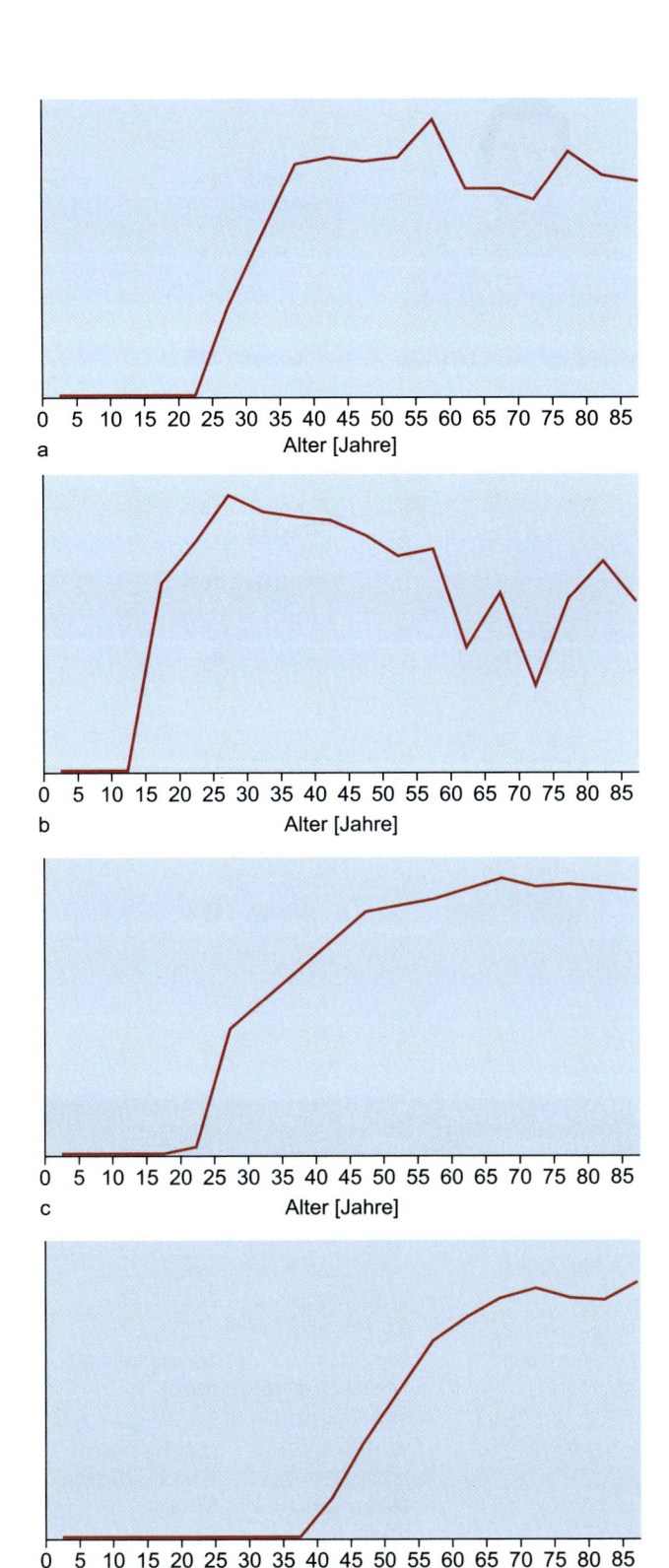

Abb. 6.22 Unterschiede in der altersbezogenen Inzidenz maligner Tumoren. a Bei Frauen nimmt die Inzidenz des Zervixkarzinoms bis zum 40. Lebensjahr steil zu und erreicht dann ein Plateau, während dieses Plateau beim Mammakarzinom erst nach dem 65. Lebensjahr erreicht wird (**c**). **d** Bei Männern nimmt die Inzidenz des Prostatakarzinoms bis ins hohe Alter zu, wohingegen die Inzidenz der Hodentumoren nach dem 35. Lebensjahr deutlich fällt (**b**). [W798-004, L231]

6 Tumorerkrankungen

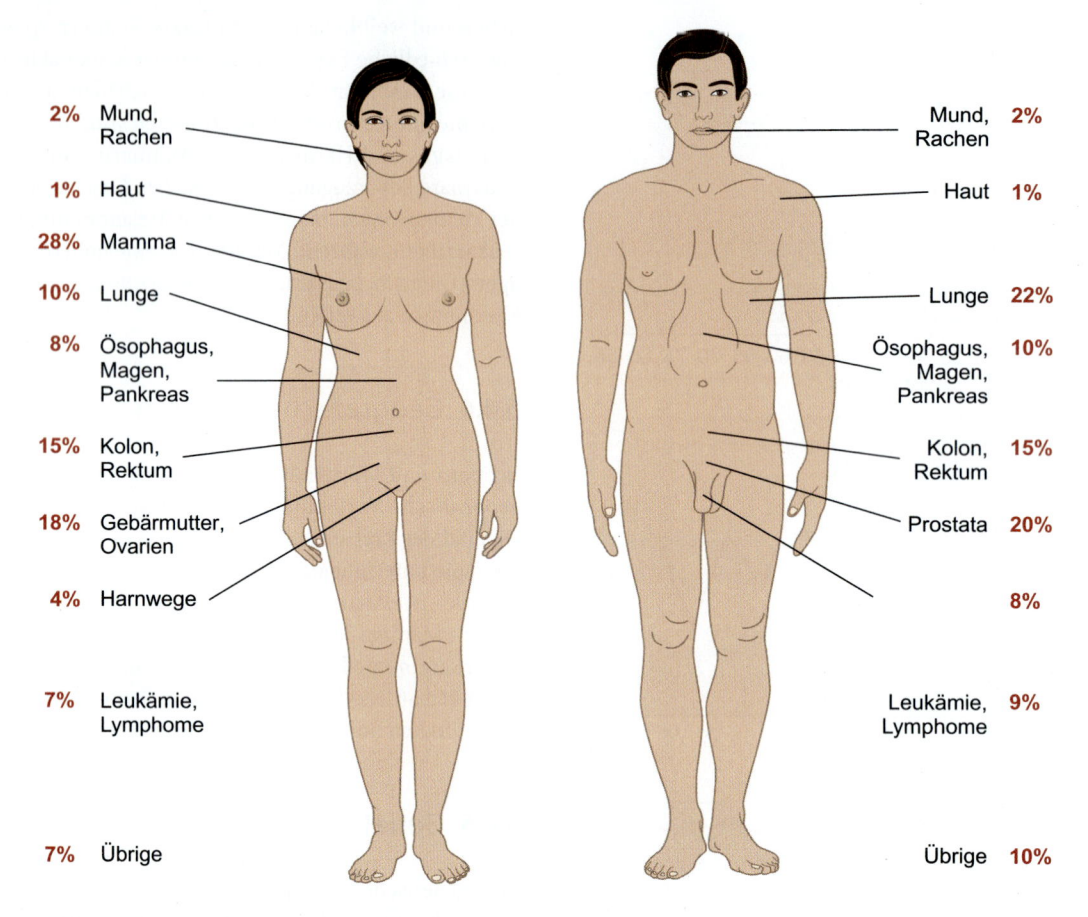

Frau:
- 2% Mund, Rachen
- 1% Haut
- 28% Mamma
- 10% Lunge
- 8% Ösophagus, Magen, Pankreas
- 15% Kolon, Rektum
- 18% Gebärmutter, Ovarien
- 4% Harnwege
- 7% Leukämie, Lymphome
- 7% Übrige

Mann:
- 2% Mund, Rachen
- 1% Haut
- 22% Lunge
- 10% Ösophagus, Magen, Pankreas
- 15% Kolon, Rektum
- 20% Prostata
- 8% (Harnwege)
- 9% Leukämie, Lymphome
- 10% Übrige

Abb. 6.23 Relative Häufigkeit maligner Tumoren bei Mann und Frau. [L231]

Tab. 6.3 Präkanzeröse familiäre Konditionen

Erkrankung	Gen	Chromosom	Vererbungsmodus	Lokalisation des Genprodukts	Pathomechanismus	Tumoren
familiäre Polyposis coli 1 : 8.000	APC	5q21	autosomal-dominant	Zytoplasma	β-Catenin/APC, Zelladhäsion/Proliferation	kolorektales Karzinom
Neurofibromatose 1 1 : 3.500	NF1	17q11	autosomal-dominant	Zytoplasma	Neurofibromin (GAP) stimuliert GTPase	Neurofibrome, Schwannome
Neurofibromatose 2	NF2	22q12	autosomal-dominant	Zytoplasma	Merlin, wachstumsinhibierender Effekt?	Schwannome, Meningeome
Li-Fraumeni-Syndrom	TP53	17p13.1	autosomal-dominant	Zellkern	Wächter des Zellzyklus, DNA-Repair-Mechanismen, Apoptose	Mamma-, Kolon-, Lungenkarzinome, Sarkome
familiäres Retinoblastom 1 : 8000	RB	13q14.2	autosomal-dominant	Zellkern	Transkriptionsfaktor	Retinoblastom, Osteosarkom
multiple endokrine Neoplasie Typ 2	RET	10q11.2	autosomal-dominant	Zellmembran	Rezeptor-Tyrosinkinase	Schilddrüsenkarzinome, Phäochromozytom
Nephroblastom	WT1	11q13	heterogene Mechanismen	Zellkern	Transkriptionsfaktor	Nephroblastom
Xeroderma pigmentosum	unterschiedlich	unterschiedlich	autosomal-rezessiv	Zellkern	Endonukleasen u. a.	Plattenepithelkarzinom der Haut

6.4.6 Chronische Entzündungen

Schon Rudolf Virchow vermutete 1863, dass maligne Tumoren durch chronische Entzündungen ausgelöst werden können. Obwohl der Zusammenhang zwischen chronischer Entzündung und Karzinomentstehung für viele Tumorarten gesichert ist, sind die zugrunde liegenden Entstehungsmechanismen oft noch unklar. Unter anderem spielen hier bestimmte Erreger eine Rolle:
- Helicobacter-pylori-Gastritis → Magenkarzinom/MALT-Lymphom
- Hepatitis B und/oder C → hepatozelluläres Karzinom
- Urozystitis durch Schistosomiasis → Blasenkarzinom

Karzinome können aber auch durch Entzündungen ohne definierten Erreger hervorgerufen werden, z. B. das Adenokarzinom der Speiseröhre bei Refluxösophagitis (Barrett-Ösophagus), das Pankreaskarzinom bei chronischer Pankreatitis, das Vulvakarzinom bei Lichen sclerosus, das Mundhöhlenkarzinom bei Lichen planus und das Kolonkarzinom bei Colitis ulcerosa. Diese Erkrankungen zählen ebenfalls zu den präkanzerösen Konditionen.

6.5 Molekulare Pathologie der Krebsentstehung

6.5.1 Molekulare Mehrschritt-Theorie der Tumorprogression

Die Krebsentstehung ist ein in Schritten ablaufender Prozess (Mehrschritt-Theorie der Krebsentstehung): Der maligne Tumor entwickelt sich durch eine Reihe von Defekten in verschiedenen Genen aus Vorstufen, die zunächst nur über molekulargenetische Analysen und später (histo)morphologisch und klinisch fassbar sind (> Abb. 6.24; > Kap. 32.7). Am besten dokumentiert ist dies in epithelialen Geweben. Vermutlich wird der Prozess eingeleitet, indem sich eine einzige Zelle zu einer **Tumorstammzelle** umwandelt (> Kap. 6.2.2). Diese transformierte Zelle proliferiert, und die Tumorzellen verdrängen und ersetzen die normalen Zellen. So entwickelt sich in Epithelien eine intraepitheliale Neoplasie (= Dysplasie; > Kap. 6.1.2), die klinisch als flache oder polypöse Läsion in Erscheinung treten kann. Der maligne Phänotyp, definiert durch Invasion und Potenz zur Metastasierung, kann sich aus diesen Läsionen entwickeln. Die Tumorentwicklung vollzieht sich in Schritten und meist über viele Jahre und Jahrzehnte, wobei Veränderungen in einer Reihe von Genen und deren Genprodukten schließlich für den malignen Phänotyp verantwortlich sind.

Die beiden wichtigsten **antagonistischen Systeme** des Tumorwachstums werden von den Onkogenen bzw. Tumorsuppressorgenen und ihren Genprodukten repräsentiert. Untergruppen dieser Gensysteme sind z. B. Apoptosegene, Telomerasegene und DNA-Reparatur-Gene (> Abb. 6.25).

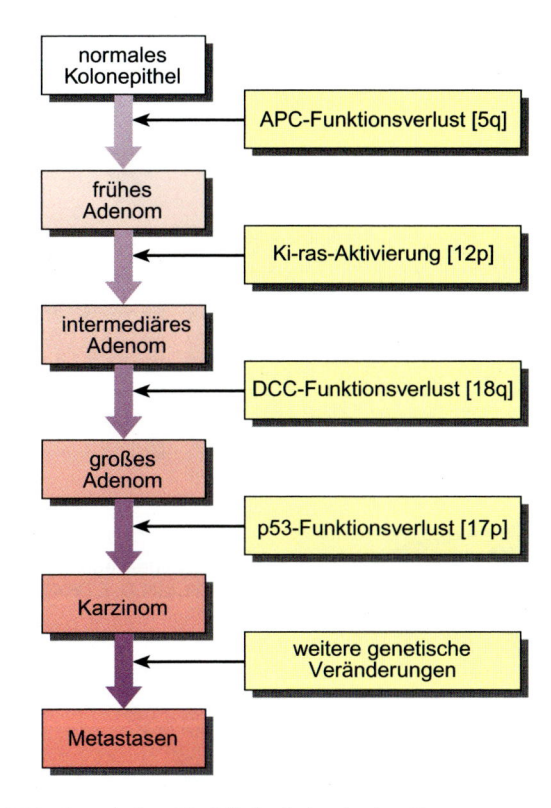

Abb. 6.24 Genetisches Modell der kolorektalen Kanzerogenese. Es ist weniger eine bestimmte Reihenfolge genetischer Veränderungen bedeutsam, sondern vielmehr deren Kumulation bis zu einer kritischen Gesamtzahl, die zur Karzinomentstehung führt. [L106]

6.5.2 Protoonkogene, Onkogene und Onkoproteine

Onkogene sind normale zelluläre Gene, deren Expressionsprodukte Proliferation, Mobilität und Differenzierung von Zellen regulieren. Onkogene spielen bei der Entstehung und Progression von Tumoren eine zentrale Rolle. Zurzeit sind etwa 200 Onkogene bekannt. Ihre Entdeckung geht auf die Erkennung tumorbildender RNA-Viren Anfang des 20. Jahrhunderts zurück. Inzwischen sind mehr als 25 RNA-Tumorviren bekannt (> Tab. 6.4). In diesen RNA-Viren konnten die für eine Tumorentwicklung verantwortlichen Gensequenzen nachgewiesen werden, die als **virale Onkogene** (v-onc) bezeichnet wurden. In der Folgezeit stellte sich heraus, dass entsprechende Sequenzen in normalen Zellen aller Wirbeltierspezies einschließlich des Menschen (**zelluläre Onkogene** = c-onc) vorkommen und dass sich die viralen Onkogene in der Evolution durch Transduktion aus den zellulären Onkogenen entwickelt haben müssen.

Für das Verständnis der Tumorentwicklung ist von Bedeutung, dass viele Onkogenprodukte Komponenten eines komplizierten Netzwerks von Schaltelementen der intrazellulären Signalvermittlung sind, an dessen Ende die mitotische Teilung steht (> Abb. 6.26). Der Wachstumsstimulus kommt in der normalen Zelle nur nach entsprechender Rezeptor-Liganden-Bindung zustande. Mutationen von Protoonkogenen dagegen führen zu Proteinen (sog. **Onkoproteine**), bei denen diese Regulationsmechanismen gestört sind, da sie

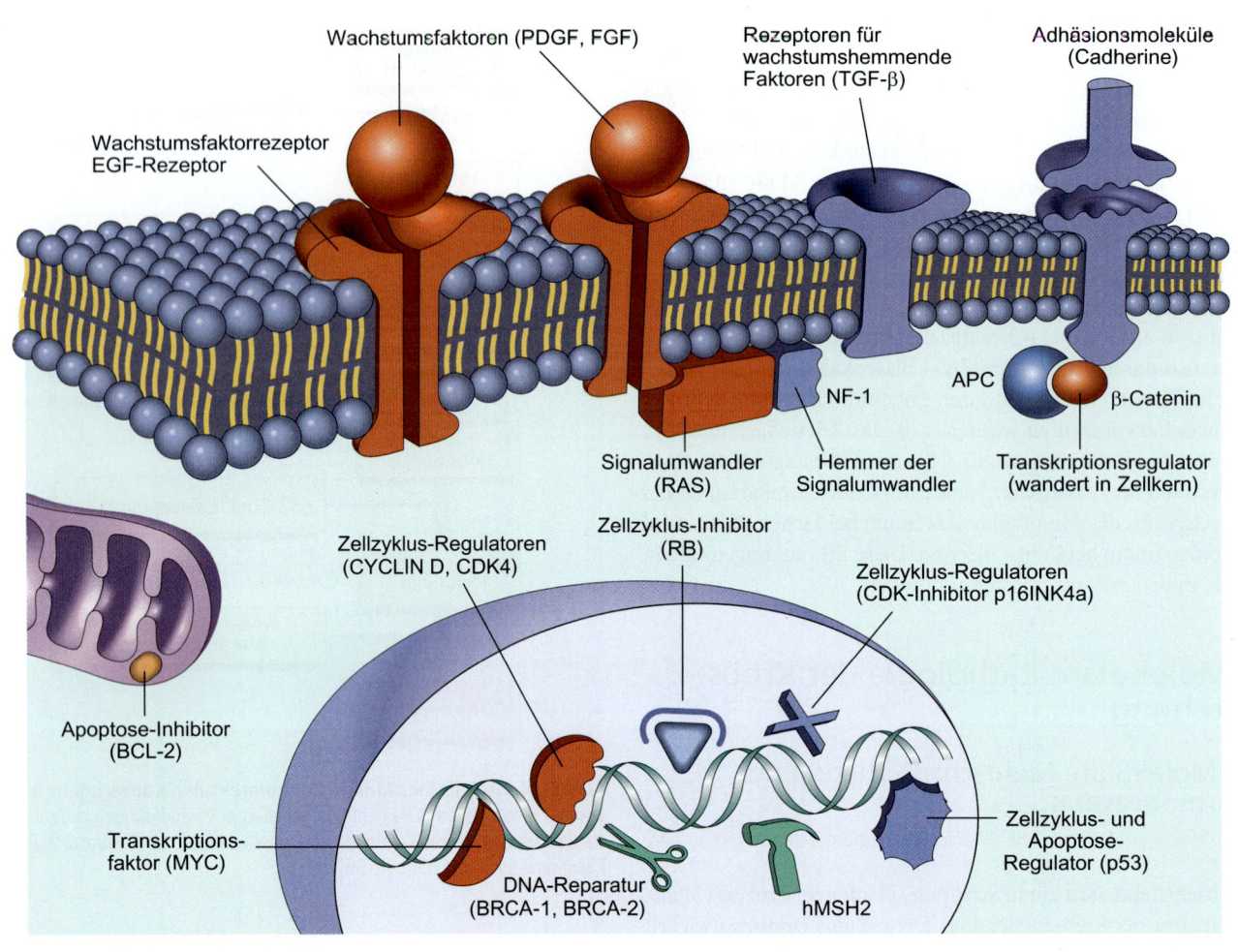

Abb. 6.25 Lokalisation und Funktion der wichtigsten krebsassoziierten Gene. Protoonkogene sind in Rot dargestellt, Tumorsuppressorgene in Blau, DNA-Reparaturgene in Grün und Apoptose-Regulationsgene in Violett. [E554]

Tab. 6.4 Beispiele zellulärer Onkogene (c-onc). Die retroviralen Onkogene (v-onc) sind mit aufgeführt

Funktion	Onkogen	Protein	Retrovirales Onkogen	Virusstamm/Quelle
Wachstumsfaktor (WF)	PDGFB (SIS)	B-Kette des Thrombozytenwachstumsfaktors (PDGF-B)	v-SIS	Simian-Sarkom-Virus (Affe)
	FGF3(INT2), FGF4	Fibroblastenwachstumsfaktor FGF3, FGF4		
Wachstumsfaktorrezeptoren (R)	ERBB1	epidermaler Wachstumsfaktorrezeptor (EGFR)		
	ERBB2 (HER2/neu)	erbB2(HER2)-Rezeptor		
intrazelluläre Signalvermittlung	RAS-Familie (HRAS, KRAS, NRAS)	ras-Proteine (GTP-bindende Proteine)	v-Ha-RAS	Harvey murine sarcoma virus (Ratte)
			v-Ki-RAS	Kirsten murine sarcoma virus (Ratte)
	BRAF	B-Raf Serin/Threonin-Proteinkinase	v-RAF	v-Raf murine sarcoma virus (Maus)
	SRC	src (Proteinkinase)	v-SRC	Rous sarcoma virus (Ratte)
	ABL	abl (Proteinkinase)	v-ABL	Abelson murine leukemia virus (Maus)
nukleäre Transkriptionsfaktoren	MYC-Familie (z. B. MYCN, MYCL1, MYC)	myc-Proteine [N-myc, L-myc-1, (c-)myc]	v-MYC	Avian myelocytomatosis virus (Huhn)
	FOS	fos	v-FOS	F87 osteosarcoma virus (Maus)
	MYB	myb	v-MYB	Avian myeloblastosis virus (Huhn)

Die Kurzbezeichnungen der viralen Onkogene leiten sich vom entsprechenden Virusnamen oder der virusinduzierten Erkrankung ab. In der Regel wird das Gen durch große Buchstaben gekennzeichnet (z. B. RAS), das Genprodukt durch kleine Buchstaben (ras).

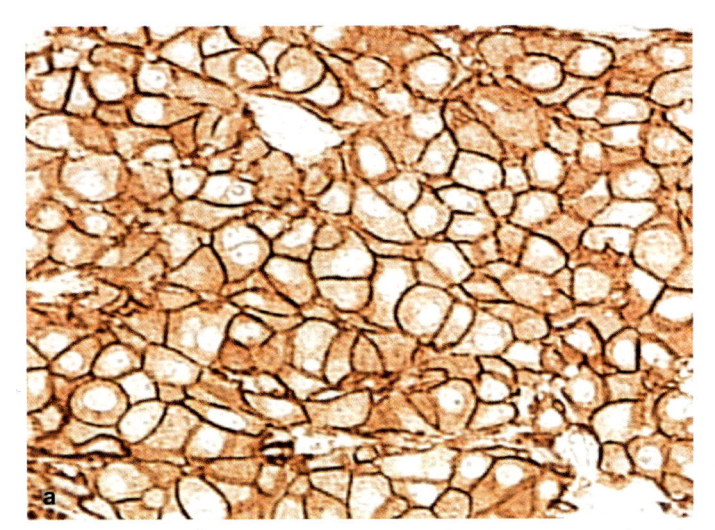

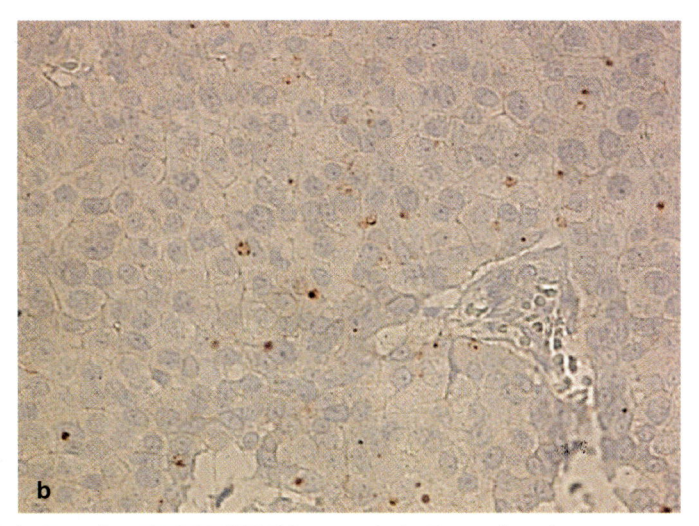

Abb. 6.26 erbB2-Überexpression in Mammakarzinomen. Immunhistochemische Darstellung des ErbB2(HER2)-Rezeptors in den Tumorzellmembranen. **a** Mammakarzinom mit starker Expression. **b** Mammakarzinom mit fehlender Expression. HER2-Immunhistochemie, Vergr. 200-fach. [R398]

modifiziert und damit konstitutiv aktiviert sind. „Konstitutiv" aktiv bedeutet, dass das qualitativ veränderte Genprodukt eine autonome biologische Aktivität entfaltet, zur Aktivierung also beispielsweise keine Bindung eines Wachstumsfaktors benötigt wird. Andererseits können aktivierte Onkogene zu einer übermäßigen Synthese ihrer strukturell nicht veränderten Proteine führen (Überexpression eines normalen Onkoproteins) und damit zur Überfunktion im entsprechenden Signalweg.

Im Ergebnis entsteht durch beide Mechanismen eine deregulierte, gesteigerte Funktion des Gens bzw. seines Expressionsprodukts (**„gain of function"**). Dabei ist es nicht von Bedeutung, ob nur ein oder beide Allele betroffen sind (**„dominantes Verhalten"**).

Tab. 6.5 Aktivierte Onkogene (c-onc) mit prognostischer Aussagekraft bzw. als therapeutische Zielstrukturen (HER2) in menschlichen Tumoren (Auswahl)

Tumor	Aktiviertes c-onc	Aktivierungsmechanismus
Neuroblastom	MYCN	Amplifikation
Mammakarzinom	ERBB2 (HER2)	Amplifikation, Überexpression (➤ Abb. 6.27)
Magenkarzinom	ERBB2 (HER2)	Amplifikation, Überexpression

Onkogengruppen

Basierend auf der Wirkung der Onkoproteine hat sich die in ➤ Tab. 6.4 dargestellte Einteilung der Onkogene bzw. Onkoproteine als praktisch erwiesen.

Autokrine Wachstumsfaktoren

Von autokriner Wachstumsstimulation spricht man, wenn Tumorzellen den Wachstumsfaktor sezernieren, für den sie auch einen entsprechenden Rezeptor besitzen. Eine Überexpression dieser Onkoproteine spielt eine Rolle bei Astrozytomen, Osteosarkomen (PDGF-B), Magen- (FGF4), Blasen- und Mammakarzinomen sowie bei Melanomen (FGF3). Eine autokrine Sekretion von Bombesin/GRP („gastrin releasing peptide") ist in kleinzelligen Lungenkarzinomen, von IGF1 („insulin growth factor 1") in Kolon- und Pankreaskarzinomen beschrieben worden. Von Bedeutung ist, dass derartige Wachstumsstimuli aber nicht allein für die maligne Transformation der entsprechenden Zellen ausreichen.

Wachstumsfaktorrezeptoren

Eine Gruppe von Onkogenen codiert für Wachstumsfaktorrezeptoren. Es handelt sich um transmembranöse Moleküle mit einer extrazellulären Ligandenbindungsdomäne und einer intrazellulären katalytischen Domäne, die i. d. R. Tyrosinkinase-Aktivität aufweist. Die Überexpression von Wachstumsfaktorrezeptoren oder die Expression von mutierten Wachstumsfaktorrezeptoren, die konstitutiv aktiv sind, spielen bei einer Reihe von Tumoren eine Rolle (➤ Tab. 6.5). Die Überexpression von **erbB2** *(Syn.: her2/neu)*, eine Rezeptortyrosinkinase, die unter normalen Umständen mit den anderen Mitgliedern der erbB-Familie verschiedene Wachstumsfaktorrezeptoren bildet, findet man bei einer Reihe von Adenokarzinomen, z. B. der Mamma (➤ Abb. 6.26) und des Magens. Häufig liegt dieser Rezeptorüberexpression eine Genamplifikation zugrunde (➤ Abb. 6.27). Die Überexpression führt durch Dimerisierung (ohne Ligandenbindung) des entsprechenden Wachstumsfaktors zu einer wirksamen mitogenen Stimulation.

Klinische Relevanz Mammakarzinome, die ErbB2 (HER2) überexprimieren, sprechen auf eine Therapie mit einem gegen das Onkogen gerichteten Antikörper an. Gleiches gilt auch für fortgeschrittene Magenkarzinome.

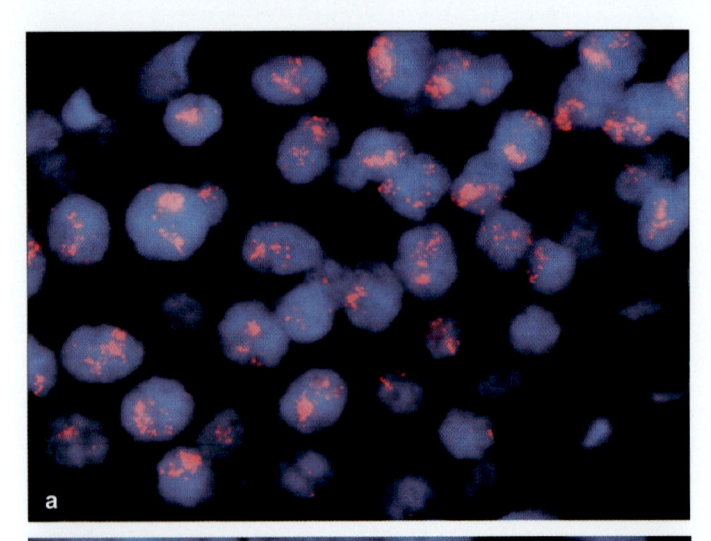

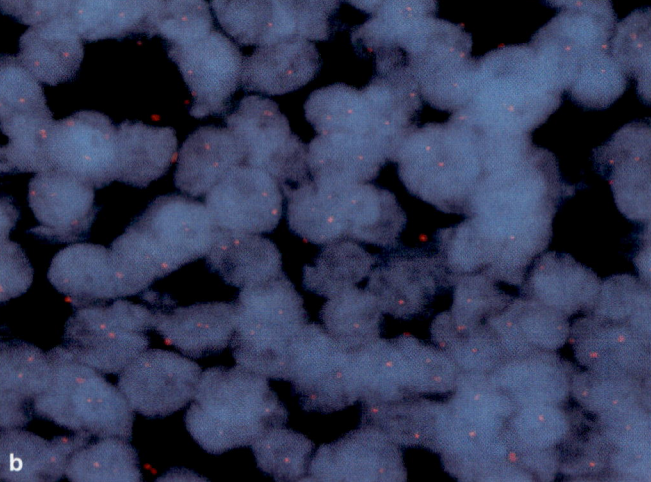

Abb. 6.27 ERBB2(HER2)-Amplifikation in Mammakarzinomen. In-situ-Hybridisierung mit einer ERBB2-Sonde. **a** Darstellung zahlreicher roter Signale innerhalb der Tumorzellkerne, die auf eine Amplifikation hinweisen. **b** Tumorzellen mit 2 roten Signalen (= Allelen): keine Amplifikation. In-situ-Hybridisierung, Vergr. 400-fach. [R398]

Weitere Tyrosinkinaserezeptoren

Bei einem anderen Tyrosinkinaserezeptor, der vom RET-Onkogen codiert wird, stehen dagegen Punktmutationen mit konstitutiver Aktivierung des Rezeptors im Vordergrund. Dieses Gen nimmt insofern eine Sonderstellung ein, als in ihm dominante Keimbahnmutationen auftreten können, die mit den multiplen endokrinen Neoplasien (MEN) Typ 2A und Typ 2B assoziiert sind (➤ Kap. 18.3). Beim papillären Schilddrüsenkarzinom ist dagegen ein somatisches Rearrangement des RET-Gens als eine wichtige genetische Aberration entdeckt worden (➤ Kap. 14.6.2).

Ein weiterer klinisch sehr relevanter Tyrosinkinaserezeptor ist der Stammzellfaktor-Rezeptor c-Kit (CD117), der u. a. bei der akuten myeloischen Leukämie und beim gastrointestinalen Stromatumor typischerweise durch eine Mutation im KIT-Gen aktiviert ist. Dies erklärt die Pathogenese dieser Tumorerkrankungen und eröffnet darüber hinaus die therapeutische Option einer spezifischen c-Kit-Hemmung durch einen sehr gut wirksamen Small-Molecule-Inhibitor.

Elemente der Signaltransduktionskette

In der Signaltransduktion, also dem Weg vom Wachstumsfaktorrezeptor bis zu den Transkriptionsfaktoren im Zellkern (➤ Abb. 6.28), kann jedes Element als molekularer „Ein-Aus-Schalter" wirken und in der „Einschalt-Position" die nachgeschalteten Elemente aktivieren. Jedes Protein dieser Kette ist somit als potenzielles Onkogenprotein zu betrachten, da es über die nachfolgende Kaskade Wachstumsstimuli zum Zellkern sendet.

Aufgrund der zentralen Position der ras-Proteine ist es nicht verwunderlich, dass die **RAS-Gene** in der Onkogenese bei vielen Tumoren eine zentrale Bedeutung haben (➤ Abb. 6.28). Die RAS-Gene (HRAS, KRAS, NRAS) codieren für GTP-bindende Proteine von ca. 21 kD (p21 ras). Aktiviert wird das RAS-Protein durch Beladung mit GTP, inaktiviert mittels Hydrolyse durch eine intrinsische GTPase, die das ras-GTP in das inaktive ras-GDP überführt. Die Wirkung der GTPase kann durch das GTPase-aktivierende Protein (GAP), das vom Neurofibromatose-Gen-1 (NF1) codiert wird, auf das mehr als Tausendfache verstärkt werden. Somit stellt das GAP eine molekulare Bremse für das ras-Protein dar.

Punktmutationen der RAS-Gene können zu einer konstitutiven Aktivierung des entsprechenden ras-Proteins führen, ohne dass eine Rezeptor-Liganden-Bindung vorliegt. Häufig liegen Mutationen vor, bei denen die Inaktivierung zu ras-GDP defekt ist.

Klinische Relevanz Etwa 20 % aller Tumoren zeigen RAS-Mutationen, sie treten aber besonders häufig in Tumoren des exokrinen Pankreas und des Kolons auf. Eine KRAS-Mutation als prädiktiver Marker bei einem kolorektalen Karzinom zeigt an, dass eine gegen den EGF-Rezeptor gerichtete Antikörpertherapie nicht ansprechen würde; nur bei KRAS-Wildtyp-Fällen ist eine derartige Behandlung sinnvoll. Der Nachweis von BRAF-Mutationen ist derzeit bedeutsam für die Behandlung des malignen Melanoms.

Transkriptionsfaktoren

Transkriptionsfaktoren sind nukleäre Proteine, die an regulatorische DNA-Sequenzen von Zielgenen binden und damit die Transkription (mRNA-Synthese) regulieren. Aktivierte Onkogene, die nukleäre proliferationsaktive Transkriptionsfaktoren codieren, sind in Tumoren häufig nachweisbar. Beispiele hierfür sind die Onkoproteine der MYC-, FOS- und JUN-Gen-Familien sowie der E2F-Transkriptionsfaktor.

Die Funktion von **myc** liegt in der Induktion von Proliferation unter Hemmung der terminalen Differenzierung. Die mitogene Wirkung von myc besteht wahrscheinlich in der Transaktivierung von Zielgenen mit Bildung von aktiven zyklinabhängigen Kinasen (CDK) sowie Zyklin D1 und Zyklin A, die wiederum regulatorische und fördernde Bestandteile des Zellzyklusablaufs (Übergang zur G_1-Phase) darstellen. Das myc-Protein benötigt allerdings ein weiteres Protein, **max,** mit dem es Heterodimere bildet, um wirken zu können. Diese Heterodimere binden dann spezifische proliferationsaktivierende Zielgene. Das myc-Protein allein kann Zellen zwar immortalisieren, zur malignen Transformation ist allerdings die Kooperation mit anderen zytoplasmatischen Onkoproteinen, wie z. B. ras, notwendig. Die Komplexität dieses Proteins zeigt sich

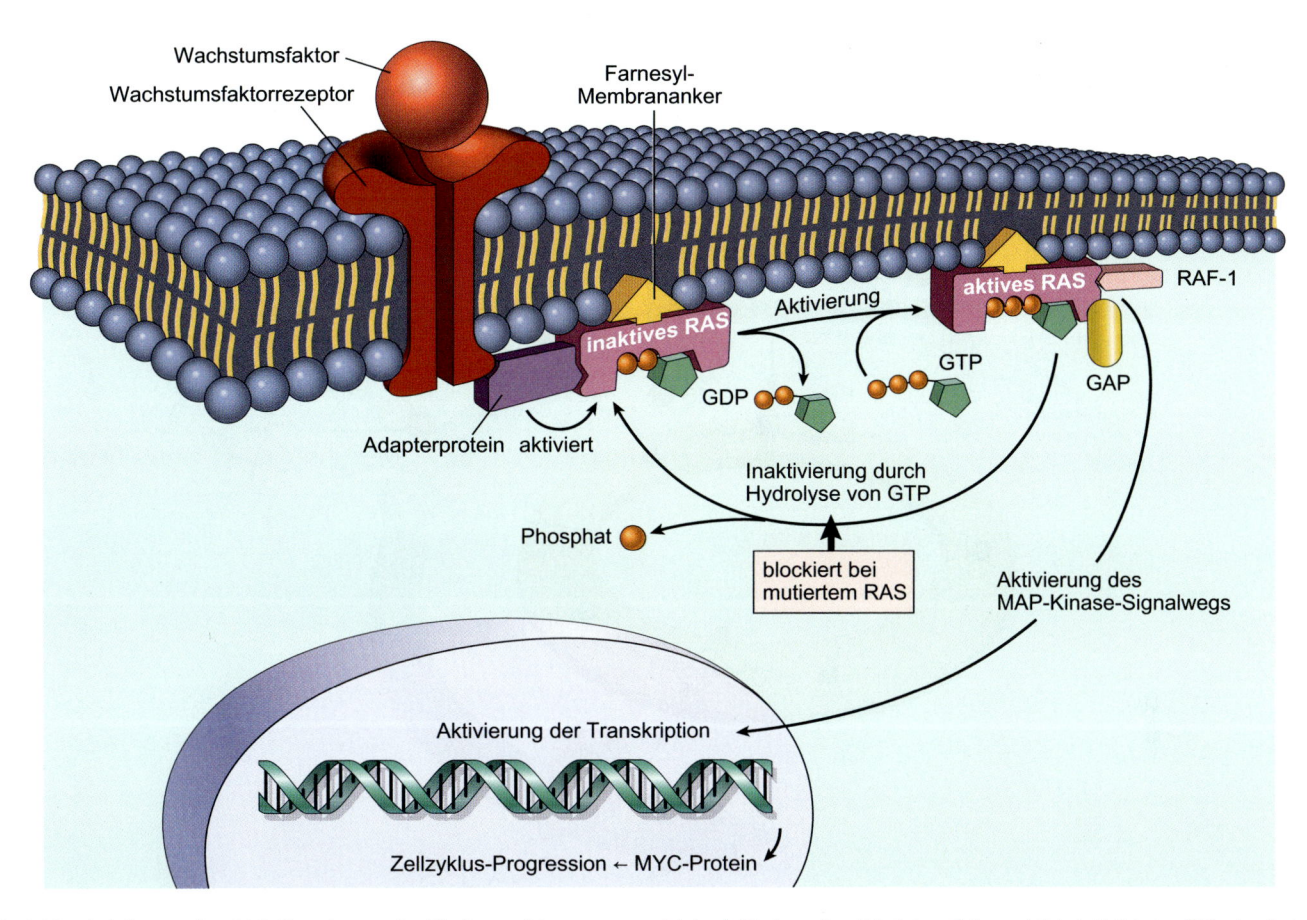

Abb. 6.28 Aktivierung des RAS-Signalwegs. Der Wachstumsfaktorrezeptor wird durch Bindung eines Wachstumsfaktors aktiviert. Aktiviertes RAS stimuliert den MAP-Kinase-Signalweg und übermittelt wachstumsfördernde Signale in den Zellkern. Mutiertes RAS-Protein ist permanent aktiviert wegen der fehlenden Möglichkeit, GTP zu hydrolysieren. Damit besteht auch ohne Signale von extern ein permanenter Proliferationsstimulus der Zelle. [E554]

darin, dass an der Regulation myc/max andere Proteine, wie z. B. das **mad**-Protein, beteiligt sind und dass myc bei fehlender Stimulation durch Wachstumsfaktoren auch zum programmierten Zelltod führen kann.

Klinische Relevanz Amplifikationen des MYC-Onkogens mit Überexpressionen des myc-Proteins kommen in zahlreichen Tumoren vor, z. B. den Neuroblastomen, den Astrozytomen, den kleinzelligen Lungenkarzinomen sowie auch einzelnen Lymphomen.

Zykline und zyklinabhängige Kinasen

Der Zellzyklus unterliegt einer präzisen Regulation durch extrazelluläre Wachstumsfaktoren (➤ Kap. 2.1). Von besonderer Bedeutung bei der Zellzyklusregulation sind regulatorische Proteine **(Zykline)**, die phasenspezifisch hochreguliert werden und durch Bindung an inaktive zyklinabhängige Proteinkinasen (CDK) zur Aktivierung der Kinasen führen (➤ Abb. 6.29). Die in der G_1-Phase regulierenden D- und E-Zykline sind besonders bedeutsam, da sie für den Übergang in die wachstumsfaktorunabhängige Phase des Zellzyklus und in die S-Phase verantwortlich sind. Gemäß dem klassischen Modell beruht der Wirkmechanismus darauf, dass Zyklin D/CDK4 und 6 sowie Zyklin E/CDK2 das Retinoblastomprotein inaktivieren und damit den mitogenen Transkriptionsfaktor E2F freisetzen.

Die Aktivität der CDK wird andererseits von **Inhibitoren** (CKI) reguliert. Eine Familie dieser Inhibitoren umfasst u. a. die Proteine p15, p16, p18 und p19, die selektiv Zyklin D/CDK4 und Zyklin D/CDK6 inhibieren („inhibitors of CDK4 und CDK6") und daher als INK-Proteine bezeichnet werden.

Vor diesem Hintergrund wird deutlich, dass die oben aufgeführten Zykline als Onkoproteine wirken können. In der Tat ist Zyklin D1 bei einem hohen Prozentsatz von Ösophagus- und Mammakarzinomen überexprimiert, wobei eine Amplifikation des Genlokus 11q13 als Ursache angenommen wird. Die auf Chromosom 12 liegende zyklinabhängige Kinase 4 (CDK4) ist ebenfalls bei einigen Tumoren überexprimiert (z. B. Melanome und Sarkome). Folge der Überexpression von Zyklin D1 bzw. CDK4 ist die Inaktivierung des rb-Proteins (s. u. und ➤ Kap. 41.8.5).

Aktivierungsmechanismen von Onkogenen

Die Veränderungen genetischer Informationen sind vielfältig und umfassen folgende Möglichkeiten:

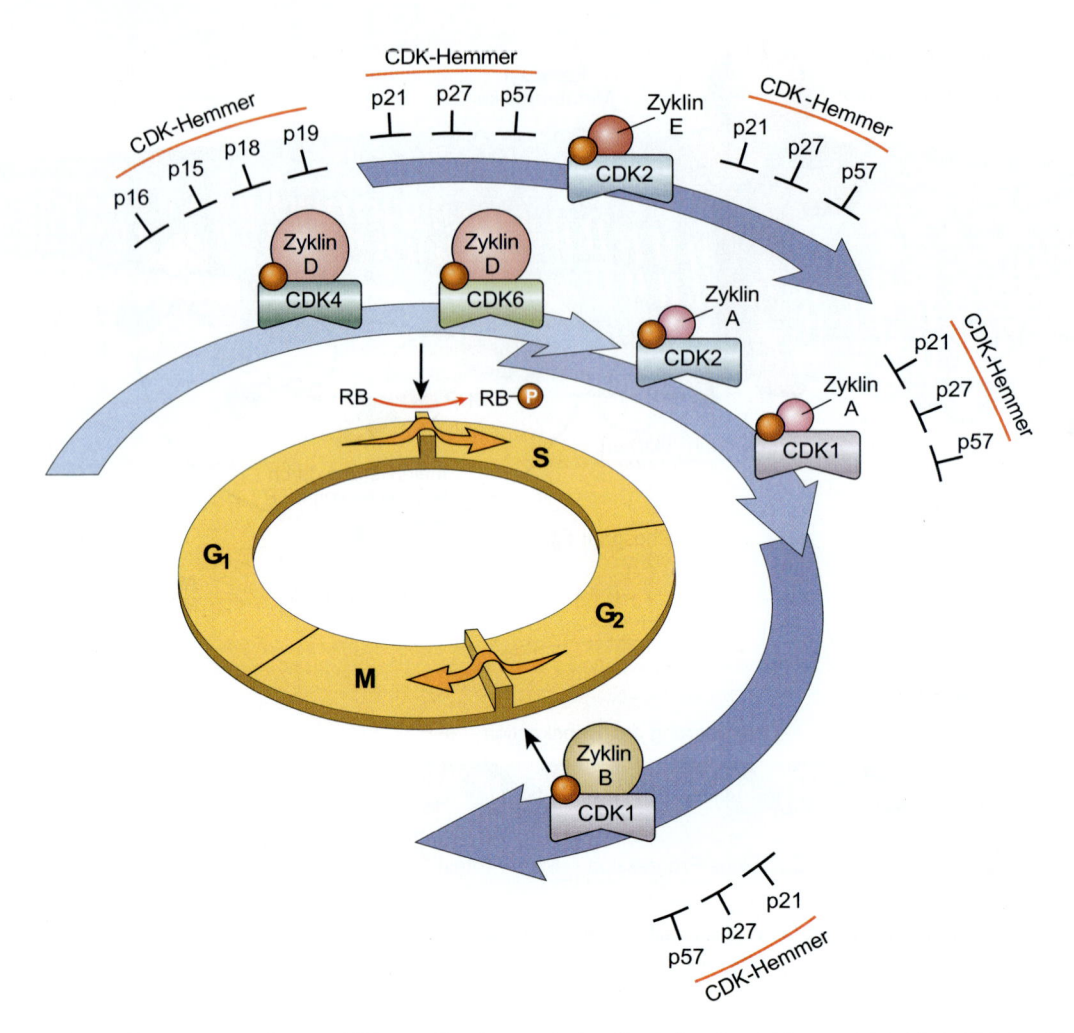

Abb. 6.29 Bedeutung der Zykline, CDKs und CDK-Inhibitoren für die Regulation des Zellzyklus. Zyklin D-CDK4, Zyklin D-CDK-6 und Zyklin E-CDK2 regulieren den Übergang von der G$_1$- in die S-Phase des Zellzyklus. 2 Familien der CDKIs blockieren die Aktivität der CDKs und die Progression während des Zellzyklus. Sog. INK4-Inhibitoren (z. B. p16, p15, p18 und p19) wirken auf Zyklin D-CDK4 und Zyklin D-CDK6. Die 2. Familie besteht aus 3 Inhibitoren (p21, p27 und p57) und hemmt alle CDKs. [E554]

Amplifikation

Darunter versteht man die Vermehrung der Kopienzahl eines Gens (normale Kopienzahl n = 2), z. B. MYCN in Neuroblastomen, MYCL1 in kleinzelligen Lungenkarzinomen, ERBB2 in Mamma- und Magenkarzinomen. Der Nachweis der Amplifikation dieser Protoonkogene besitzt neben einer prognostischen Relevanz v. a. auch eine prädiktive Bedeutung, da das Ansprechen auf bestimmte Therapien vorhergesagt werden kann. Die Amplifikation von Genen kann mit zytologischen Veränderungen wie Aneuploidie und chromosomalen Abnormitäten einhergehen (➤ Abb. 6.30).

Chromosomale Translokationen

Chromosomale Translokationen (Rearrangement) können entweder zur Überexpression von strukturell nicht veränderten Onkogenprodukten führen – z. B. bei der „klassischen" Translokation t(8,14) in Burkitt-Lymphomen – oder durch eine direkte Veränderung der Chromosomenstruktur Fusionsgene („Zusammenfügung" von 2 unterschiedlichen Genen) bilden, die zur Entstehung sog. chimärer Proteine führen. Letztere Form der Translokation t(9,22) wird bei chronisch myeloischen Leukämien auf mikroskopischer Ebene als sog. **Philadelphia-Chromosom** beobachtet: Hierbei entsteht ein BCR-ABL-Fusionsgen (bcr = „breakpoint cluster region") und führt zur Expression eines entsprechenden chimären BCR-ABL-Fusionsproteins mit abnormaler Tyrosinkinaseaktivität. Die chromosomale Translokation t(14,18) in humanen follikulären Lymphomen rekombiniert das BCL2-Gen von Chromosom 18 mit dem Immunglobulin-Schwerkettenlokus auf Chromosom 14. Diese Translokation führt zu einer Überexpression des bcl-Gen-Produkts (➤ Kap. 22.2.2) (➤ Abb. 6.31).

Punktmutationen

Ein weiterer wichtiger Mechanismus der Onkogenaktivierung sind die Punktmutationen von bestimmten Kodons (bes. 12, 13 und 61) innerhalb der Familie der RAS-Gene. Etwa 90 % der duktalen Adenokarzinome des Pankreas (KRAS), 50 % der kolorektalen Karzinome (KRAS), 30 % der Adenokarzinome der Lunge (KRAS), 50 % der

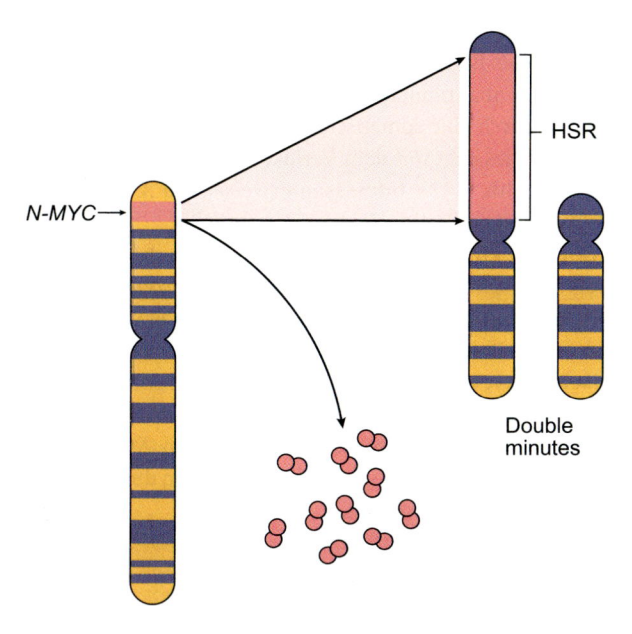

Abb. 6.30 Amplifikation von N-MYC in Neuroblastomen. Das N-MYC-Gen auf Chromosom 2p kann amplifiziert sein. Diese Amplifikation besteht entweder in Form von extrachromosomalen „double minutes" oder als chromosomal integrierte „homogenous staining regions (HSR)." Diese Integration kann auch andere Autosomen betreffen (z. B. Chromosom 4, 9 oder 13). [E554]

follikulären und undifferenzierten Schilddrüsenkarzinome (HRAS, KRAS und NRAS) und 30 % der myeloischen Leukämien (NRAS) weisen aktivierende Punktmutationen auf. Etwa 50 % der malignen Melanome zeigen eine aktivierende Punktmutation (meistens V600E) von BRAF. Bei 10–20 % der Patienten mit Adenokarzinomen der Lunge liegt eine EGFR-Mutation vor. Punktmutationen treten auch bei hereditären Tumoren auf, z. B. bei der multiplen endokrinen Neoplasie Typ 2 (MEN 2) im RET-Gen (Chromosom 10p11.2).

Klinische Relevanz   Wird bei einem Patienten mit einem Adenokarzinom der Lunge die Mutation des EGFR-Gens nachgewiesen, erlaubt dies eine Vorhersage, ob er auf neue Therapieformen zur Hemmung der Tyrosinkinaseaktivität anspricht. Bei KRAS-mutierten kolorektalen Karzinomen ist hingegen eine EGFR-Hemmung wirkungslos. BRAF-mutierte maligne Melanome sprechen gut auf einen spezifischen Inhibitor an.

6.5.3 Tumorsuppressorgene

Tumorsuppressorgene sind normale zelluläre Gene, deren Genprodukte negative („supprimierende") Regulatoren z. B. von Wachstum sind. Geht diese Funktion verloren (**„loss of function"**), weil das Genprodukt nicht mehr gebildet wird oder fehlerhaft ist, können Tumorzellen ungehindert wachsen. Die tumorpromovierende Wirkung kommt dabei durch Veränderungen beider Allele eines Tumorsuppressorgens zustande. Tumorsuppressorgene zeigen also ein rezessives Verhalten. Bisher wurden mehr als 70 Tumorsuppressorgene untersucht (➤ Tab. 6.6).

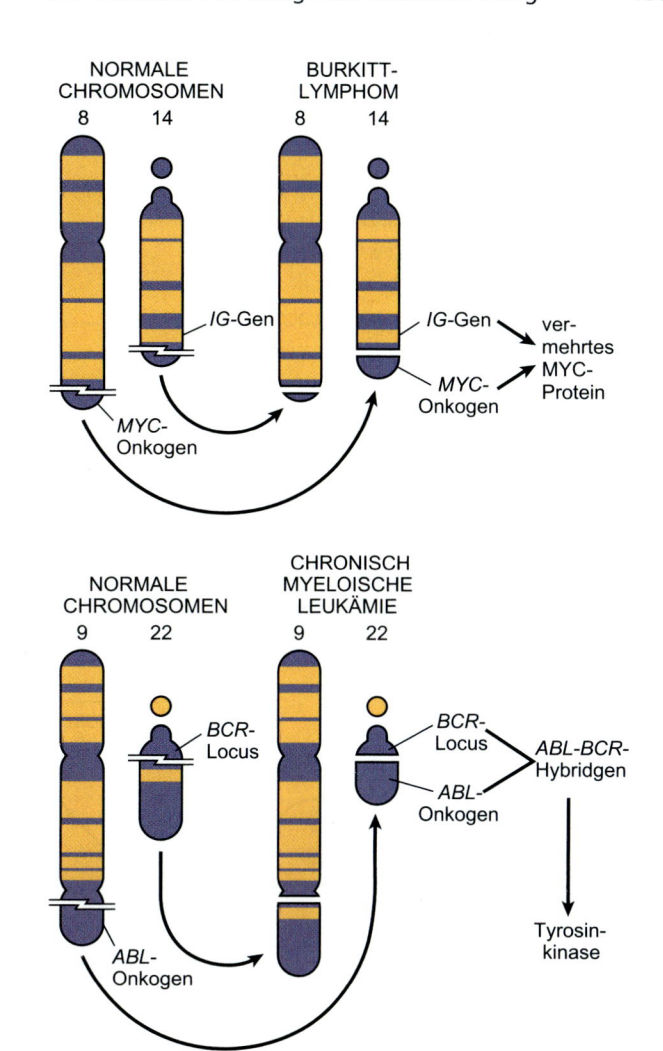

Abb. 6.31 Translokationen. Chromosomale Translokation der distalen Enden von Chromosom 8 und 14 beim Burkitt-Lymphom bzw. der Chromosomen 9 und 22 bei der chronisch myeloischen Leukämie (CML). [E554]

Retinoblastomgen

Das „klassische" Tumorsuppressorgen ist das für die Entstehung des Retinoblastoms verantwortliche Retinoblastomgen (RB1). Das Genprodukt prb (rb) ist normalerweise die molekulare „Bremse" des Zellzyklusablaufs in der G_1-S-Phase – ohne diese Bremse ist der Ablauf des Zellzyklus beschleunigt.

Gendefekt   Nachdem zytogenetisch erkennbare Deletionen am langen Arm des Chromosoms 13 bei 15 % aller Retinoblastomträger gefunden worden waren, wurde diese Region mit molekularen Techniken genauer analysiert. Der Defekt (Deletionen oder Punktmutationen) konnte einem in der Region 13q14 liegenden Gen, dem RB1-Gen, zugeordnet werden. Dieser Defekt des RB1-Gens liegt immer in beiden Allelen der Tumorzellen vor, z. B. als Deletion der gesamten Region 13q14 des einen und als Punktmutation des anderen Allels. Diese Erkenntnis bestätigt die **Two-Hit-Hypothese**

6 Tumorerkrankungen

Tab. 6.6 Spezifischer Verlust von wichtigen Tumorsuppressorgenloci in humanen Tumoren (Auswahl)

Gen	Locus	Tumor
RB1	13q14	Retinoblastom, Osteosarkom u.a.
TP53	17q13	Mamma-, Kolon- und Lungenkarzinom, Osteosarkom u.a.
WT1	11p13	Wilms-Tumor
DCC	18q21	Kolonkarzinom
NM23	17q11	Mammakarzinom u.a.
NF1	17q11.2	Neurofibromatose Typ 1
NF2	22q12	Neurofibromatose Typ 2
APC	5q21	familiäre adenomatöse Polyposis coli, Kolonkarzinom
MEN1	11q13	Tumoren der endokrinen Organe
VHL	3p25	Nierenkarzinom
BRCA1	17q21	Mamma-, Ovarial-, Prostatakarzinom
BRCA2	13q12–13	Mamma-, Ovarial-, Prostatakarzinom
E-Cadherin	16q21–22	diffuses Magenkarzinom

von Knudson, nach der das familiäre Retinoblastom das Ergebnis von zwei Mutationen ist, wobei der Defekt an einem Allel (in allen Körperzellen) als Keimbahnmutation vererbt, die maligne Transformation jedoch erst durch eine somatische Mutation des zweiten Allels ausgelöst wird. Dies geht mit dem Verlust der Funktion des RB1-Gens einher (➤ Abb. 6.32). Interessanterweise sind Alterationen des RB1-Gens nicht auf Retinoblastome beschränkt.

Funktion und Funktionsverlust des Rb1 Das rb1-Protein ist ein nukleäres Phosphoprotein (p105rb), das den Zellzyklus kontrolliert (➤ Abb. 6.33). Der Verlust oder die Inaktivierung von rb1 bewirkt einen Kontrollverlust in der wichtigsten Phase des Zellzyklus.

Klinische Relevanz In menschlichen Tumoren sind RB1-Mutationen außer beim Retinoblastom bei Mammakarzinomen, kleinzelligen Lungenkarzinomen, Glioblastomen, Melanomen und Sarkomen nachweisbar, wobei die Veränderungen durch somatische Mutationen zustande kommen.

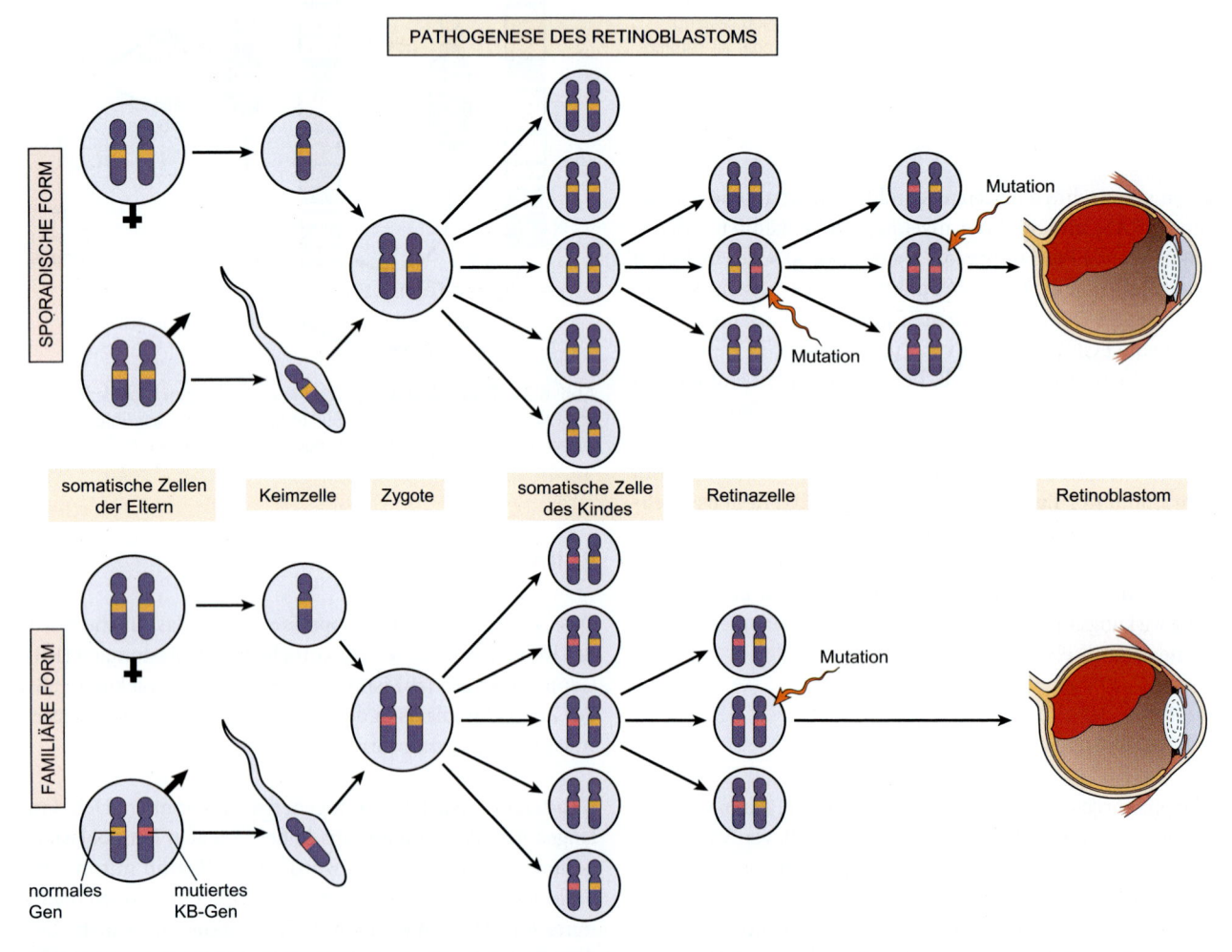

Abb. 6.32 Pathogenese des Retinoblastoms (Zwei-Treffer-Hypothese der Krebsentstehung nach Knudson). Zwei Mutationen innerhalb des Retinoblastom-Gens auf Chromosom 13q14 führen zur neoplastischen Proliferation von Retinazellen. Der erste Treffer (Hit) bedeutet Inaktivierung des ersten Allels, der zweite Hit bezeichnet die funktionelle Zerstörung des zweiten, noch vorhandenen und aktiven Allels. Bei der sporadischen Form (oben) betreffen beide Mutationen den Retinoblastom-Locus innerhalb der Retinazellen nach der Geburt. Bei der hereditären Form (unten) enthalten alle somatischen Zellen ein mutiertes Retinoblastom-Gen von einem Elternteil. Die zweite Mutation betrifft den Retinoblastom-Locus in einer Retinazelle nach der Geburt. [E554]

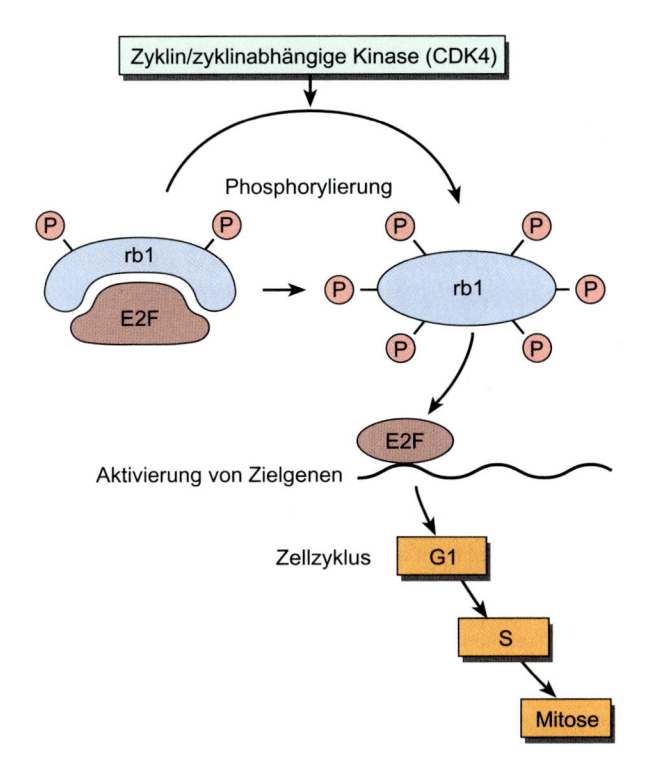

Abb. 6.33 Funktion des Retinoblastom-1-Proteins. In der G_0-G_1-Phase liegt ein hypophosphoryliertes rb1-Protein vor, das an einen Proteinkomplex bindet, der u. a. den Transkriptionsfaktor E2F enthält; durch diesen Komplex werden S-Phase-Gene inhibiert (Zellzyklusbremse). Bei entsprechendem Wachstumsstimulus wird rb1 durch zyklinabhängige Kinasen (CDK) phosphoryliert. Im hyperphosphorylierten Zustand dissoziiert der nukleäre Transkriptionsfaktor E2F aus dem Komplex und kann die für die Synthesephase wichtigen Gene aktivieren, die z. B. für Zyklin E, DNA-Polymerase, Dihydrofolatreduktase kodieren. [L106]

TP53

Gen und Genlokalisation Aufgrund der zellbiologisch wichtigen Funktionen wird das Tumorsuppressorgen TP53 als „Hüter des Genoms" bezeichnet. Es ist verantwortlich für die Entscheidung, ob eine Zelle nach einem DNA-Schaden reparabel ist und damit im Zellverband bleibt oder der programmierte Zelltod (Apoptose) eingeleitet wird. Mutationen des TP53-Gens können zu einem Verlust oder aber zu einer Fehlfunktion des Proteins p53 führen, sodass diese Zellen ihre DNA-Reparaturmechanismen nicht aktivieren können, andererseits aber auch der programmierte Zelltod nicht ausgelöst wird. Das TP53-Gen ist auf dem Chromosomenort 17p13 lokalisiert.

Funktion des p53 Das TP53-Gen kodiert für den kurzlebigen nukleären Transkriptionsfaktor p53. p53 wird bei einem genetischen Schaden im Genom einer Zelle kurzfristig hochreguliert und aktiviert eine Reihe von Zielgenen, die folgende Wirkungen haben:
- Arretierung des Zellzyklus in der G_1-Phase
- Aktivierung von DNA-Reparaturmechanismen
- Aktivierung des programmierten Zelltods (wenn der DNA-Schaden nicht behoben werden kann)

Die Molekularbiologie dieser Funktionen ist heute in den Grundzügen bekannt (> Abb. 6.34).

Kann der Schaden nicht behoben werden, induziert p53 die Transkription von Genen, die die Apoptose einleiten. Dabei spielt das **BAX-Gen** eine große Rolle, dessen Produkte als Homodimere den Apoptoseablauf in Gang setzen können (> Kap. 2.4.3).

Funktionsverlust des p53 Kommt es durch Mutationen zum Funktionsverlust des p53-Proteins, häuft es sich infolge der verlängerten Lebensdauer im Zellkern an und ist dadurch immunhistochemisch nachweisbar. Weil die Zellzykluskontrolle (Zellzyklusblockade) ausfällt, haben die transformierten Zellen Wachstumsvorteile. Die chromosomale Instabilität nimmt zu, weil die DNA-Reparaturmechanismen nicht mehr zur Verfügung stehen. Dadurch kann es zur Akkumulation von genetischen Schäden kommen, die für zahlreiche maligne Tumoren typisch sind. Darüber hinaus können Tumorzellen gegenüber Chemo- und Strahlentherapie resistent werden, weil der Apoptoseweg nicht aktiviert werden kann.

Klinische Relevanz In zahlreichen Tumoren, z. B. Kolon-, Lungen-, Mamma- und Magenkarzinom, werden Mutationen (Missense-Mutationen) gefunden, die zum Funktionsverlust des p53-Proteins führen.

6.5.4 Apoptoseresistenz

Apoptoseaktivierung Apoptose (> Kap. 2.4.3) bezeichnet den Prozess des programmierten Zelltods. Neoplastische Zellen entstehen nicht nur, weil Onkogene aktiviert oder Tumorsuppressorgene inaktiviert werden, sondern auch durch Mutationen in Genen der Apoptoseregulation. Es gibt zwei unterschiedliche Programme zur Apoptoseaktivierung, die extrinsische und die intrinsische Signalkaskade. Sie induzieren jeweils eine Abfolge von molekularen Veränderungen, die zur Apoptose führen (> Abb. 6.35):
- Die **extrinsische Signalkaskade** wird über CD95/Fas initiiert, der an seinen Liganden CD95-L/Fas-L bindet. Dadurch wird ein „death-inducing"-Signalkomplex gebildet. Die Aktivierung verschiedener Kaskaden führt dann zum Zelltod.
- Die **intrinsische Signalkaskade** wird durch verschiedene DNA-Schäden und eine Vielzahl von anderen Reizen aktiviert. Es kommt zu einer Permeabilisation der äußeren Mitochondrienmembran. Dies führt zu einer Freisetzung verschiedener Moleküle, wie z. B. Cytochrom C. Dadurch wird die Apoptose eingeleitet.

BCL2 und B-Zell-Lymphom Wichtig für die Aufrechterhaltung der äußeren Mitochondrienmembran sind verschiedene pro- und antiapoptotische Angehörige der bcl-2-Proteinfamilie. Dazu gehören z. B. bax und bak. Sehr gut ist die Bedeutung von bcl-2 für den Schutz von Tumorzellen vor der Apoptose untersucht. Etwa 85 % der B-Zell-Lymphome des follikulären Typs haben eine charakteristische t(14; 18) (q32; q21)-Translokation. Durch die Überexpression des bcl-2-Proteins durch diese Translokation, bei der das BCL2-Gen

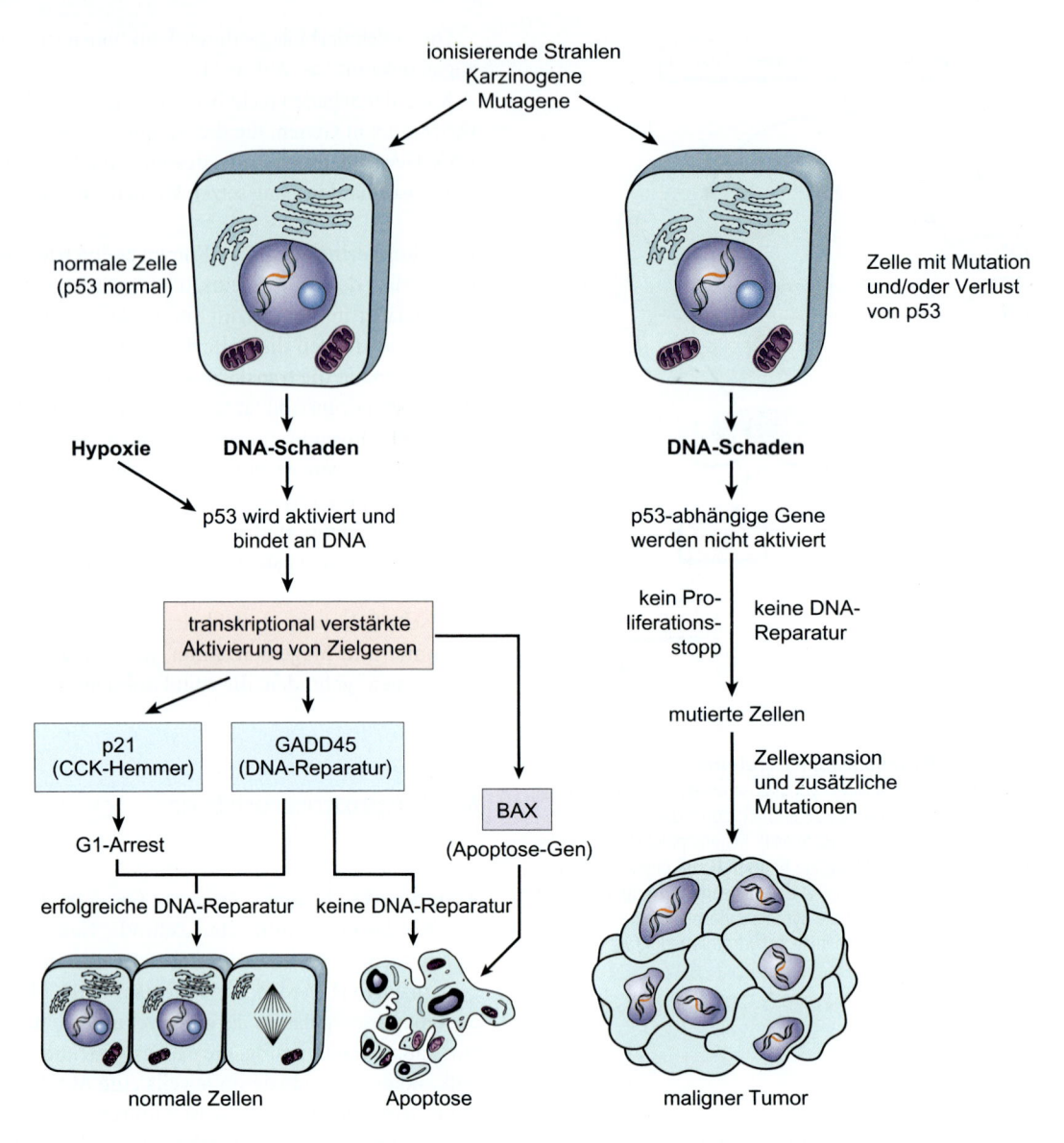

Abb. 6.34 Die Bedeutung von p53 als Wächter des Genoms. p53 kann durch DNA-Schädigungen aktiviert werden und einen Arrest in der G₁-Phase des Zellzyklus mit nachfolgender DNA-Reparatur bewirken (linke Bildhälfte). Dies erfolgt durch transkriptionale Regulation der zyklinabhängigen Kinase-Inhibitoren p21 und des GADD45-Gens. Nach erfolgreicher DNA-Reparatur kann die Zelle weiter proliferieren. Kann der DNA-Schaden nicht repariert werden, induziert p53 BAX und fördert damit die Apoptose der Zelle. Mutiertes p53 kann DNA-Schäden nicht reparieren bzw. die Zelle nicht in den G₁-Arrest überführen (rechte Bildhälfte). Damit können Zellen mit einem DNA-Schaden ungehindert proliferieren und Neoplasien bilden. [L106]

nahe an den Immunglobulin-Schwerketten-Lokus verlagert wird, werden Lymphozyten vor der Apoptose geschützt und können dadurch sehr lange überleben. Die Akkumulation oder Vermehrung von B-Lymphozyten führt zur Bildung von Lymphomen und auch zur Infiltration des Knochenmarks. Da bcl-2-positive Lymphome mehr durch den reduzierten Zelltod als durch eine explosive Steigerung der Zellproliferation charakterisiert sind, wachsen bcl-2-positive Lymphome im Vergleich zu anderen Lymphomtypen relativ indolent und langsam.

6.5.5 Unbegrenztes Replikationspotenzial: Telomere, Telomerase

Die meisten menschlichen Zellen können sich 60- bis 70-mal verdoppeln. Danach verlieren sie ihre Fähigkeit zur Teilung und beginnen zu altern. Dieser Prozess ist verbunden mit einer Verkürzung von Telomeren an den Enden von Chromosomen (> Abb. 6.36). Telomere sind nicht codierende Sequenzen, die für die chromosomale Stabilität essenziell sind. Da ab einer bestimmten Telomerlänge weitere Zellteilungen nicht mehr möglich sind, stellen sie eine Art „mitotische Uhr" der Zelle dar. Telomere können durch DNA-Reparaturmechanismen erkannt werden als DNA-Brüche. Dies führt zu einem durch p53 und Retinoblastom vermittelten Zellzyklus-Stopp.

lonkarzinomen beobachten, dass frühe Läsionen einen hohen Grad der genomischen Instabilität mit niedriger Telomerase-Expression besitzen. In fortgeschrittenen malignen Läsionen bestehen komplexe Karyotypen mit hohen Telomeraseaktivitäten, sodass von einer telomerabhängigen Karzinogenese gesprochen werden kann.

6.5.6 DNA-Reparaturgene

DNA-Reparatur Der Begriff DNA-Reparatur bezeichnet zelluläre Mechanismen zur Reparatur von DNA-Schäden. Wenn also während der DNA-Replikation oder als Folge mutagener Einflüsse Basenfehlpaarungen in der DNA (z. B. C-T statt C-G) entstehen, stellen die DNA-Reparaturmechanismen die Genomintegrität der Zelle wieder her. Sie erkennen die Fehler, entfernen die veränderten Sequenzen und ersetzen sie durch Replikation am gesunden Gegenstrang.

Defekte des Reparaturmechanismus Fehlfunktionen dieses Reparaturmechanismus durch einen angeborenen Defekt in einem der Reparaturgene prädisponieren zur Anhäufung von Mutationen in „Krebsgenen" und zur Entwicklung von malignen Tumoren. Es entsteht ein **„Mutatorphänotyp"**, der mit einer 100-fach höheren Mutationsrate einhergeht und damit die Tumorentstehung erleichtert. Inzwischen sind Defekte in drei Typen der DNA-Reparatursysteme bekannt, die zu verschiedenen Karzinomtypen führen können:

- **DNA-Mismatch-Repair:** Dieser Defekt verursacht z. B. das hereditäre nichtpolypöse kolorektale Karzinom („hereditary nonpolyposis colorectal carcinoma", HNPCC, Lynch-Syndrom). Von den zahlreichen Mismatch-Repair-Genen sind 4 Mutatorgene beim HNPCC-Syndrom betroffen – MSH2 (2p21), hMSH6 (2p16), MLH1 (3p21.3) und PMS2 (7p22). HNPCC-Patienten haben Keimbahnmutationen eines dieser Gene in einem der beiden Allele (heterozygot). Eine zusätzlich in einer Zelle auftretende Mutation im zweiten Allel führt zu Defekten der spezifischen Reparaturproteine. Obwohl diese nicht direkt mutagen wirken, verursachen sie eine genetische Instabilität der betroffenen Zellen mit Anhäufung von Mutationen in kritischen Genen. Die Folge ist die frühe Entwicklung von Dickdarmkarzinomen, insbesondere im Zökum (➤ Kap. 32.8.2).
- **Nucleotide-Excision-Repair:** Verschiedene Proteine des Nucleotide-Excision-Repair-Systems reparieren durch UV-Strahlung ausgelöste DNA-Schäden. Die autosomal-rezessiv vererbte Erkrankung Xeroderma pigmentosum mit vermehrten Karzinomen der Haut nach Sonnenexposition entsteht bei einem Verlust dieses Reparaturmechanismus.
- **Recombination-Repair:** Verschiedene autosomal-rezessiv vererbte Erkrankungen sind durch eine erhöhte Disposition gegenüber ionisierender Bestrahlung oder Chemotherapie charakterisiert. Neben einer erhöhten Disposition können bei den Betroffenen neurale Symptome (Ataxia teleangiectasia), Knochenmarkaplasien (Fanconi-Anämie) und Entwicklungsdefekte (Bloom-Syndrom) entstehen. Bei der Ataxia teleangiectasia ist das ATM-Gen mutiert, das durch Bestrahlung induzierte DNA-Schäden reparieren kann. Das defekte Gen codiert eine Helicase, die für die DNA-Reparatur durch homologe Rekombination verantwortlich ist. Für den gleichen Reparaturmechanismus

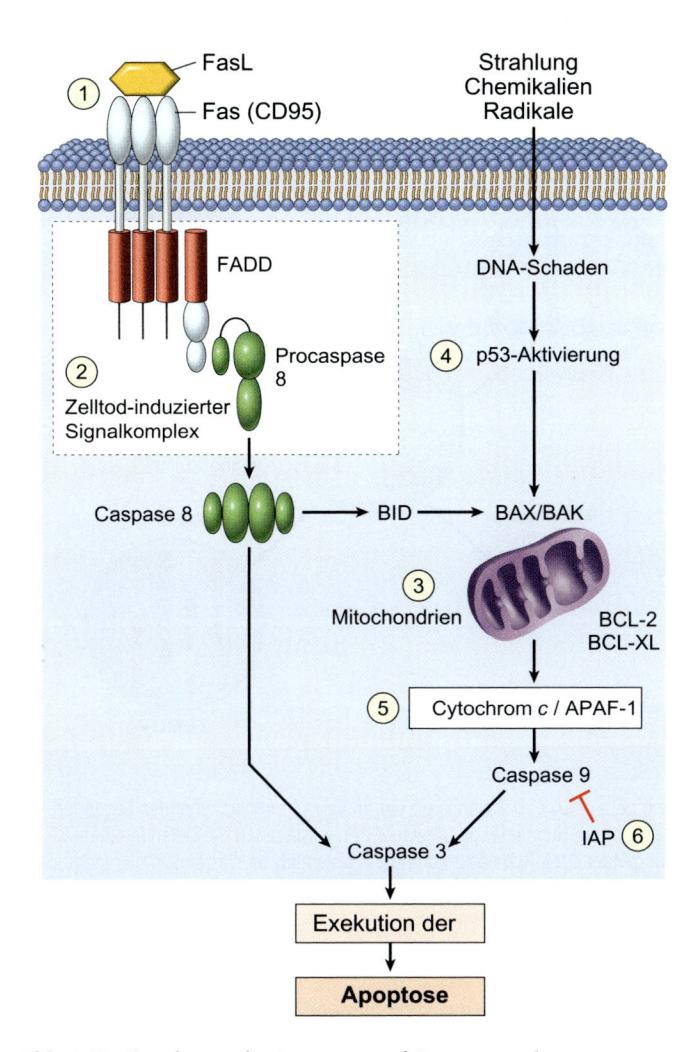

Abb. 6.35 Signalwege der Apoptose und Apoptoseresistenz.
1. Der Fas-Ligand bindet an den Fas-Rezeptor.
2. Das intrazytoplasmatische Adapterprotein FADD aktiviert über Procaspase 8 die Caspase 8. Über die Caspase 3 wird die Apoptose ausgelöst.
3. Ein weiterer Weg zur Apoptose betrifft die Freisetzung von Cytochrom C aus den Mitochondrien. BCL2 verringert die Permeabilität der Mitochondrienmembran für Cytochrom C und wirkt dadurch antiapoptotisch.
4. BAX erhöht die Permeabilität der Mitochondrienmembran und ist damit ein proapoptotischer Faktor. Bei DNA-Schädigung wird p53 aktiviert, das über die Erhöhung von BAX proapoptotisch wirkt.
5. Verlust von apoptotischen Peptidase-Aktivierungsfaktor 1 (APAF1) führt zur Aktivierung von Caspase 9 und Caspase 3.
6. Regulation durch einen Inhibitor der Apoptose (IAP). [E554]

Telomerase Tumorzellen wachsen unbegrenzt und müssen dafür eine zelluläre Alterung vermeiden. Sie aktivieren dazu die Telomerase, einen Ribonukleoproteinenzymkomplex, der die Telomeren verlängern und somit stabilisieren kann. Man geht heute davon aus, dass Telomerasen außer in Gewebestammzellen in normalen somatischen Zellen nicht aktiviert sind. Die genomische Instabilität von Tumorzellen aktiviert sie jedoch, sodass sich Tumorzellen trotz multipler Mutationen vermehren können. Die Telomeraseaktivität verleiht Tumorzellen also eine unendliche Teilungsfähigkeit (Immortalität, Unsterblichkeit).
In 85–95 % der Karzinome ist die Telomerase aktiviert. Interessanterweise kann man bei der Progression von Kolonadenomen zu Ko-

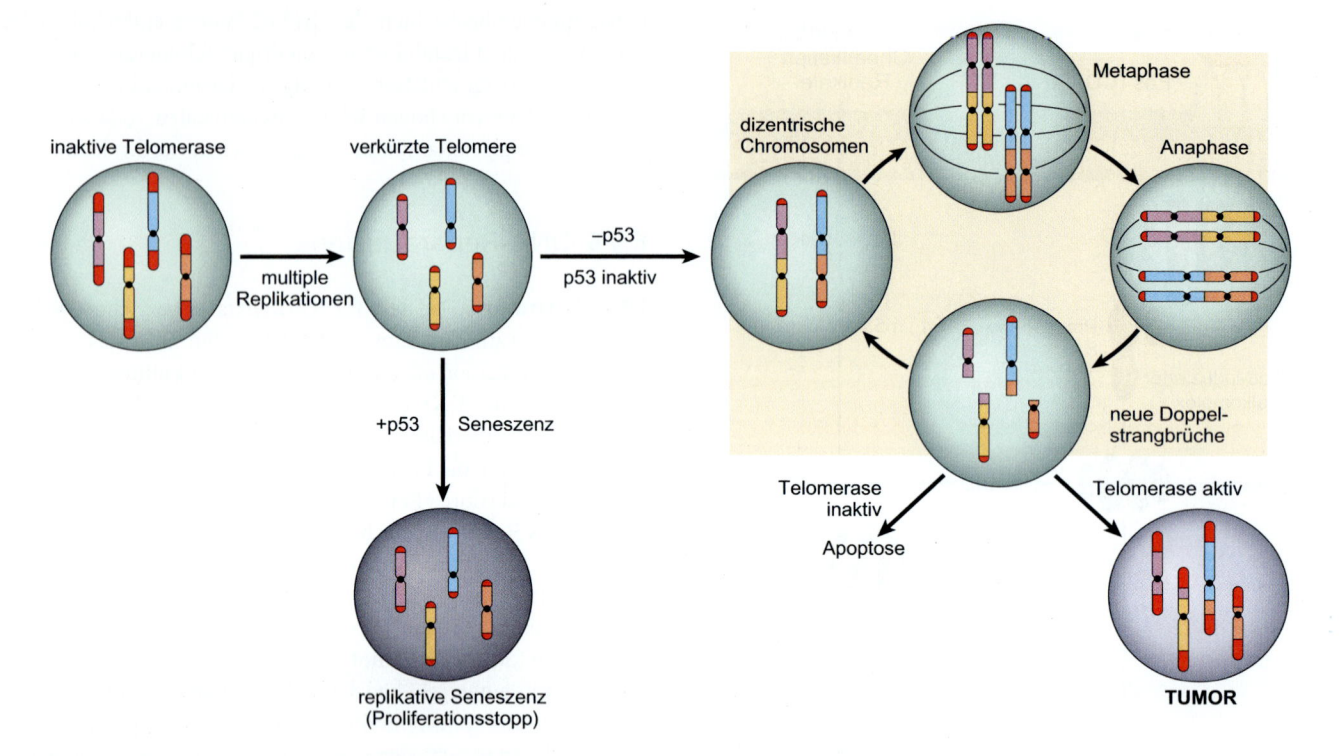

Abb. 6.36 Unbegrenztes Replikationspotenzial eines Tumors. Bei jeder Zellteilung gehen 50–100 Basenpaare der an den Chromosomenenden liegenden Telomere verloren, sodass sie bei inaktiver Telomerase immer kürzer werden. Wenn eine bestimmte Telomerlänge unterschritten wird, gehen die Zellen in einen Zustand der replikativen Seneszenz über. Ohne die Wächterfunktion von p53 und bei ungenügender DNA-Reparatur kommt es zu vermehrter chromosomaler Instabilität und vermehrten Mutationen. Die Re-Expression der Telomerase in malignen Tumoren erlaubt der Zelle, die repetitiven Sequenzen der Telomere zu ergänzen. Dies ist die Voraussetzung, dass Tumoren trotz vermehrter Mutationen ein unbegrenztes Replikationspotenzial erhalten. [E554]

sind die Genprodukte von BRCA1- und BRCA2 verantwortlich. Mutationen dieser Gene sind die Ursache verschiedener familiärer Tumoren, z. B. familiäre Mamma- und Ovarialkarzinome (➤ Kap. 42.6.1). Der Nachweis von Defekten in diesem Reparaturmechanismus (BRCAness) ist auch relevant für den Einsatz neuartiger Therapieansätze.

6.5.7 Metabolische Veränderungen: der Warburg-Effekt

Glykolyse Normale Zellen gewinnen ihre Energie hauptsächlich durch den oxidativen Abbau von Glukose in den Mitochondrien (aerobe Glykolyse), aber auch durch anaerobe Vergärung. Otto Warburg erhielt 1931 den Nobelpreis für die Entdeckung, dass Tumorzellen ihre notwendige Energie aus der anaeroben Vergärung von Glukose gewinnen und daher Sauerstoff nicht unbedingt zum Tumorwachstum notwendig ist. Tumorzellen verbrauchen aufgrund ihres erhöhten Stoffwechsels besonders viel Glukose. Dabei ist die Beziehung zwischen Glykolyse und Tumorprogression noch nicht ganz aufgeklärt, jedoch geht man davon aus, dass Tumorzellen sehr frühzeitig metabolische Veränderungen aufweisen. Allgemein ist in der Tumorprogression von einem hypoxischen Milieu auszugehen, das einerseits die Angiogenese beeinflusst, andererseits über verschiedene Faktoren, z. B. den hypoxieinduzierbaren Faktor 1α (HIF-1α), die Expression verschiedener metabolischer Enzyme und damit die Glykolyse induziert. Bestimmte Mutationen in Onkogenen und Tumorsuppressorgenen, z. B. RAS, TP53 und PTEN, stimulieren ebenfalls metabolische Veränderungen in den Tumorzellen.

Klinische Relevanz Der Glukosestoffwechsel der Tumorzellen wird diagnostisch bei der Positronenemissionstomografie (PET) in der Bildgebung ausgenutzt. ^{18}F-Fluordesoxyglucose (FDG) wird von Zellen genauso aufgenommen wie Glukose, obwohl an einer Stelle des Moleküls eine Hydroxylgruppe durch das Radionuklid ^{18}F ersetzt ist. Da FDG-6-Phosphat nach der Phosphorylierung nicht weiter verstoffwechselt wird, reichert es sich an. Dies gilt bereits für normale Gewebe mit erhöhter Zellteilung, aber umso mehr für schnell wachsende Tumoren. Die Verteilung von FDG im Körper erlaubt somit generell Rückschlüsse auf den Glukosestoffwechsel von Geweben, ermöglicht aber auch das Auffinden von Tumoren und Metastasen.

6.5.8 Mikro-RNAs und Krebs

Mikro-RNAs (miRNA) sind kleine, nicht codierende einzelsträngige RNAs mit einer Länge von 18–25 Nukleotiden. Mikro-RNAs vermitteln die sequenzabhängige Erkennung von komplementären mRNAs und können damit posttranskriptional deren Funktionen regulieren. Damit spielen mikro-RNAs eine Rolle bei der Kontrolle von Zellwachstum, Differenzierung und Überleben (➤ Abb. 6.37).

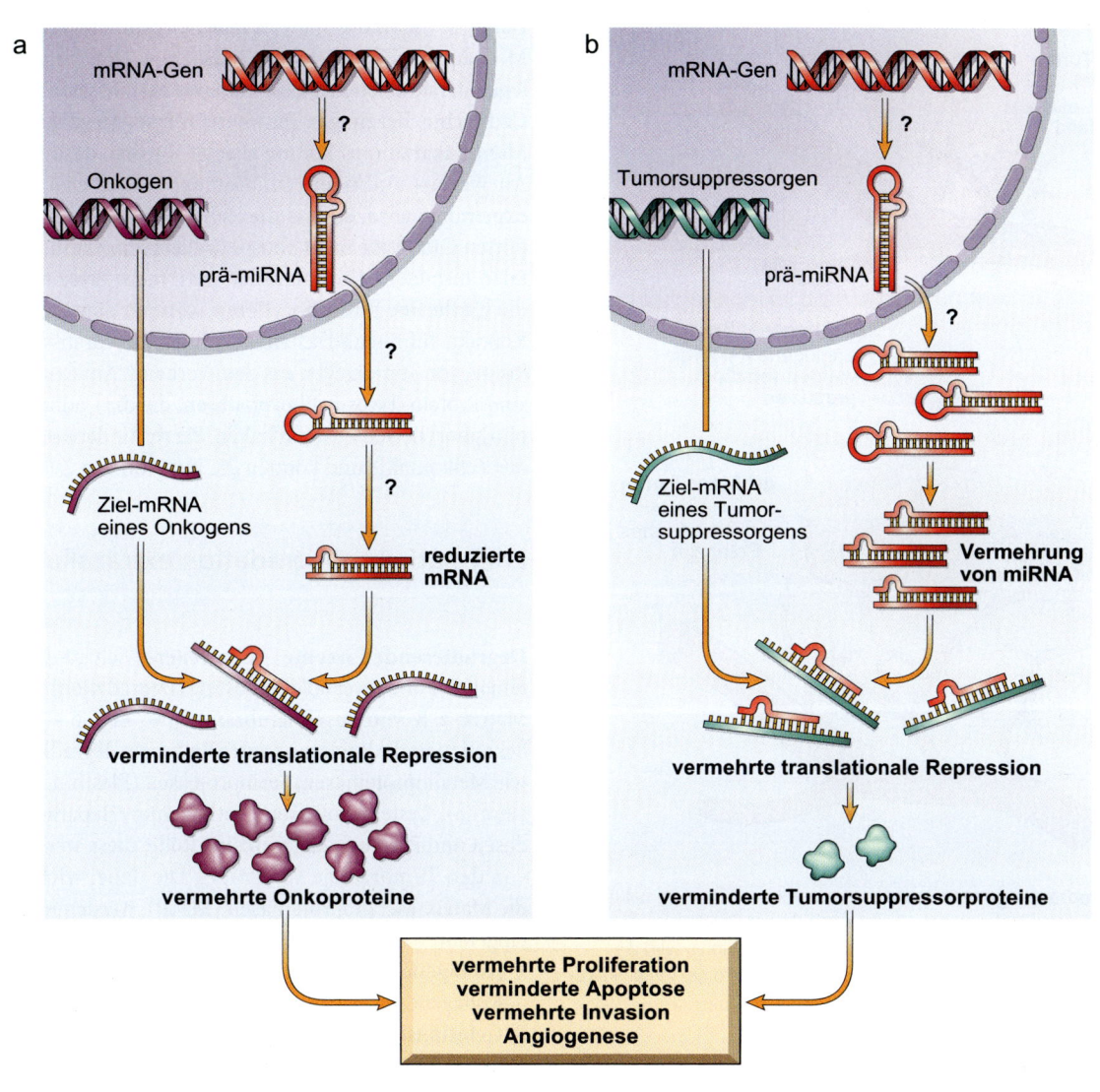

Abb. 6.37 Bedeutung von Mikro-RNAs bei der Tumorentstehung. a Die reduzierte Aktivität von Mikro-RNAs (miRNA) hemmt die Translation eines Onkogens und führt damit zum Überschuss eines Onkoproteins. **b** Die Überaktivität einer Mikro-RNA führt zu verminderter Produktion eines Tumorsuppressorproteins. Die exakten Mechanismen der Regulation der Mikro-RNAs sind noch nicht vollständig aufgeklärt. [E554]

Sie haben somit einen Einfluss auf die Karzinogenese. Veränderungen der Transkriptionsrate bestimmter mikro-RNAs in Karzinomzellen können die neoplastische Transformation über die Verstärkung von Onkogenen oder verminderte Expression von Tumorsuppressorgenen beeinflussen. Diese Mechanismen sind z. B. für BCL2, RAS und MYC beschrieben worden.

6.5.9 Tumorangiogenese

Wird ein Tumor größer als 1–2 mm, bildet er eigene Gefäße für die Sauerstoff- und Nährstoffzufuhr. Diese Angiogenese ist auch wichtig für eine potenzielle Metastasierung. Die durch Angiogenese entstehenden Tumorgefäße unterscheiden sich von normalen Blutgefäßen, sind häufig dilatiert und durchlässig.

Angiogenic Switch Im frühen Tumorstadium induzieren Tumorzellen noch keine Angiogenese, sodass sie über Jahre klein bleiben können und sich über Diffusion ernähren bzw. mit Sauerstoff versorgen. In einer bestimmten Phase tritt jedoch ein Angiogenic Switch auf, bei dem angiogene Faktoren verstärkt produziert werden (> Abb. 6.38, > Abb. 6.39). Neue Blutgefäße sprossen aus existierenden Kapillaren aus und neu geformte Endothelzellen stimulieren ihrerseits das Wachstum der Tumorzellen über die Sekretion von IGF, PDGF und GM-CSF. Der Angiogenic Switch wird durch verschiedene physiologische Faktoren induziert, z. B. intratumorale Hypoxie. Ein relativer Mangel an Sauerstoff stimuliert die Bildung von HIF-1α, ein sauerstoffsensitiver Transkriptionsfaktor, der die Transkription weiterer proangiogener Zytokine, z. B. VEGF und BFGF, aktiviert. Die Transkription von VEGF ist auch durch andere Signale, z. B. durch den RAS-MAP-Kinase-Signalweg, beeinflusst,

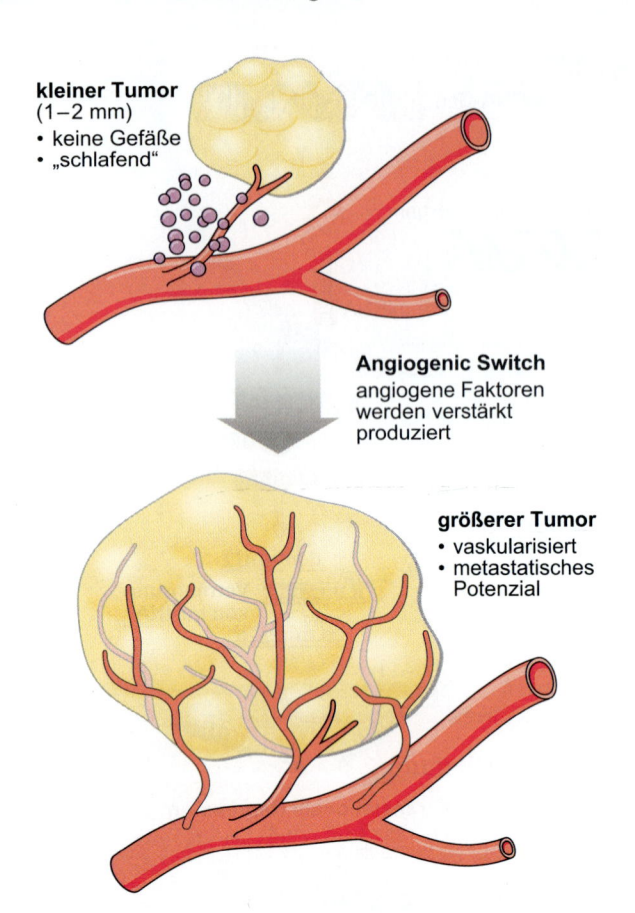

Abb. 6.38 Tumorangiogenese. In kleinen „avaskulären" Tumoren halten sich proangiogene und antiangiogene Faktoren die Waage. Die Tumorzelle „schläft". Bei verstärkter Produktion von proangiogenen Faktoren wird die Angiogenese „eingeschaltet" (Angiogenic Switch). Damit wird der Tumor vaskularisiert und kann dadurch wachsen und metastasieren. [L106]

sodass Mutationen von RAS oder MYC die Produktion von VEGF stimulieren.

Klinische Relevanz Zunehmend werden monoklonale Anti-VEGF-Antikörper in der Behandlung verschiedener Karzinome eingesetzt.

6.6 Molekulare Mechanismen von Invasion und Metastasierung

6.6.1 Invasion

Das invasive Wachstum lässt sich in folgende Schritte untergliedern:
- Auflösung von Zell-Zell-Kontakten
- Enzymatische Degradation und Umbau extrazellulärer Gewebematrix
- Aktive Bewegung (Lokomotion) der Tumorzellen

Auflösung von Zell-Zell-Kontakten

Voraussetzung für Invasion und Metastasierung ist die Herauslösung einzelner maligner Zellen aus ihrem Zellverband (> Abb. 6.40). Dabei ist die Auflösung von Zell-Zell-Kontakten der entscheidende Mechanismus. Eine wichtige Klasse von Proteinen, die durch homologe Interaktionen Zell-Zell-Kontakte ausbilden und unterhalten, sind **Cadherine.** Bei einigen Tumoren (diffuses Magenkarzinom, lobuläres Mammakarzinom) konnte gezeigt werden, dass E-Cadherin durch Allelverlust und/oder Mutation des E-Cadherin-Gens nicht mehr exprimiert wird, sodass die Zelladhäsion abnimmt. Andererseits dürfen Cadherine nicht phosphoryliert sein, damit sie Zell-Zell-Kontakte ausbilden. Wachstumsfaktoren (meist Protein-Tyrosinkinasen), die Cadherine phosphorylieren, können damit zur Auflösung der Kontakte führen und schaffen dadurch die Voraussetzung für die Ablösung von Tumorzellen aus dem Verband. Antagonist dieser Kinasen sind Protein-Tyrosin-Phosphatasen, die die Cadherine in einem dephosphorylierten Zustand halten. Sie verhindern somit die Auflösung der Zellkontakte und können die Invasion von Zellen unterdrücken.

Enzymatische Degradation extrazellulärer Matrix

Degradierende Enzyme Ein weiterer Schritt der Invasion ist die temporäre und reversible Auflösung (Degradation) von extrazellulärer Matrix, z. B. von Basalmembranen (> Abb. 6.40). Hierbei spielen Sekretion und Aktivierung einer Reihe von degradierenden Enzymen wie Metalloproteinasen, Serinproteasen (Plasmin, Plasminogenaktivatoren), Cysteinproteasen (Kathepsine), Heparanasen, Hyaluronidasen und Proteoglykanasen eine Rolle; diese werden zum Teil auch von den Tumorzellen sezerniert. Die dabei wichtigsten Enzyme, die Matrix-Metalloproteinasen (MMP), werden in 4 Hauptgruppen eingeteilt:
- **Kollagenasen:** Sie degradieren interstitielle Typ-I-, II- und III-Kollagene.
- **Gelatinasen:** Sie degradieren Basalmembrankollagen Typ IV und Gelatin (denaturiertes Kollagen).
- **Stromelysine:** Sie degradieren v. a. Typ-IV-Kollagen.
- **Membranständige Metalloproteinasen (MT-MMP):** Sie vermitteln eine gerichtete Degradation.

Die verschiedenen MMP hängen nach Art einer Kaskade voneinander ab. Da nicht alle Bestandteile von einer Zelle produziert werden, ist die MMP-Wirkung ein Ausdruck von Zell-Zell-Interaktion und Kooperation.

TIMPs Degradierende Metalloproteinasen können ihrerseits durch Inhibitoren gehemmt werden, die sowohl von Tumorzellen als auch von normalen Zellen gebildet werden. Experimentell lässt sich das invasive Wachstum durch derartige Inhibitoren unterdrücken. Diese als Gewebeinhibitoren von Metalloproteinasen („tissue inhibitors of metalloproteinase 1 and 2" = TIMP-1 und TIMP-2) bezeichneten Proteine hemmen sowohl inaktive (latente) als auch aktivierte Metalloproteinasen und verhindern damit die Degradation der extrazellulären Matrix. Aufgrund ihrer Wirkung werden die TIMPs auch als Suppressorproteine der Invasion und Metastasierung bezeichnet. Das invasive Tumorwachstum ist somit auch eine Regulationsstörung zwischen degradierenden Enzymen und ihren Regulationsproteinen (z. B. TIMPs).

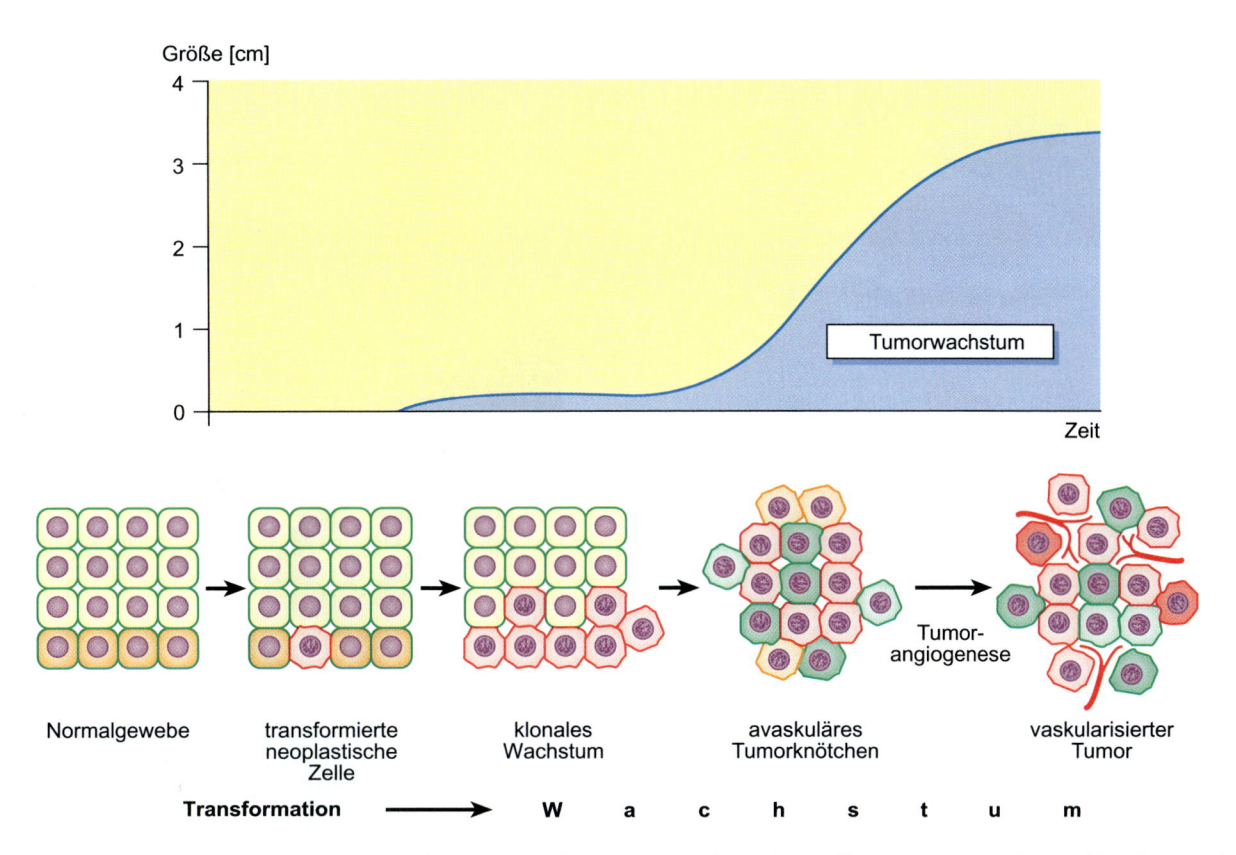

Abb. 6.39 Entwicklung eines Tumors nach Entstehung einer transformierten neoplastischen Zelle (Tumorstammzelle) mit klonalem Wachstum und Differenzierung. Die Tumorstammzelle (rot) zeigt mit zunehmendem Wachstum eine Differenzierung analog dem Ursprungsgewebe (gelb). Aus dem zunächst avaskulären Tumorknötchen entsteht ab einer Größe von 2 mm³ durch Angiogenese ein vaskularisierter Tumor. [L106]

Aktive Lokomotion der Tumorzellen mit Invasion des Gewebes

Der letzte Schritt besteht in der aktiven Bewegung (Lokomotion) der Tumorzellen mit Invasion des Gewebes. Unter Migration (**Lokomotion**) versteht man die auf dem Aktinfilamentsystem beruhende aktive amöboide Fortbewegung der Tumorzellen in die enzymatisch eröffneten Gewebsräume. Dieser Vorgang wird durch membranständige, extrazelluläre Matrixrezeptoren (EM-Rezeptoren) der Tumorzellen unterstützt, die sich an Komponenten der Basalmembran und des Stromas (Kollagene, Laminin, Fibronektin oder Vitronektin) anheften (➤ Abb. 6.40). Zu den Rezeptoren zählen die große Gruppe der Integrine (z. B. α6β4-Integrin als Lamininrezeptor und α5β1-Integrin als Fibronektinrezeptor) und der Hyaluronsäurerezeptor CD44 mit seinen Spleißvarianten. Die intrazelluläre Domäne der Rezeptoren ist dabei der Fixpunkt für das Angreifen der Aktinfilamente bei der Lokomotion. Zusätzlich zur mechanischen Zell-Matrix-Adhäsion werden über diese Rezeptor-Liganden-Bindung auch Signale zum Zellkern transduziert, die zur Induktion von Synthese und Sekretion degradierender Enzyme (s. o.) und zur Motilität der Tumorzellen beitragen.

6.6.2 Metastasierung

Metastasierungskaskade

Metastasierung bedeutet Verschleppung von Tumorzellen vom Primärtumor an einen anderen Ort mit Ausbildung einer Tochtergeschwulst (Metastase) ohne Kontinuität mit dem Primärtumor. Die Metastasierung verläuft in mehreren Schritten, die als Metastasierungskaskade bezeichnet werden. Hierbei kommt es zu verschiedenen Interaktionen der Tumorzellen mit Komponenten des Wirtsgewebes. So müssen sich die Tumorzellen mit immunologischen und spezifischen Tumorabwehrmechanismen auseinandersetzen.

Bei der Metastasierungskaskade lassen sich folgende Stufen unterscheiden (➤ Abb. 6.41):
- **Eindringen in die Metastasierungswege (Intravasation):** Das Eindringen in die Metastasierungswege (Lymphwege, Blutwege, Körperhöhlen) unterliegt den gleichen Prinzipien wie die Invasion.
- **Verschleppung der Tumorzellen:** Die Verschleppung der Tumorzellen durch Lymphe, Blut oder Körperflüssigkeit ist zunächst durch die anatomischen Strukturen (z. B. Verlauf der Gefäße) vorgegeben.
- **Austritt aus den Metastasierungswegen (Extravasation):** Für die Aggregation der Tumorzellen in Lymphbahnen, im Lymph-

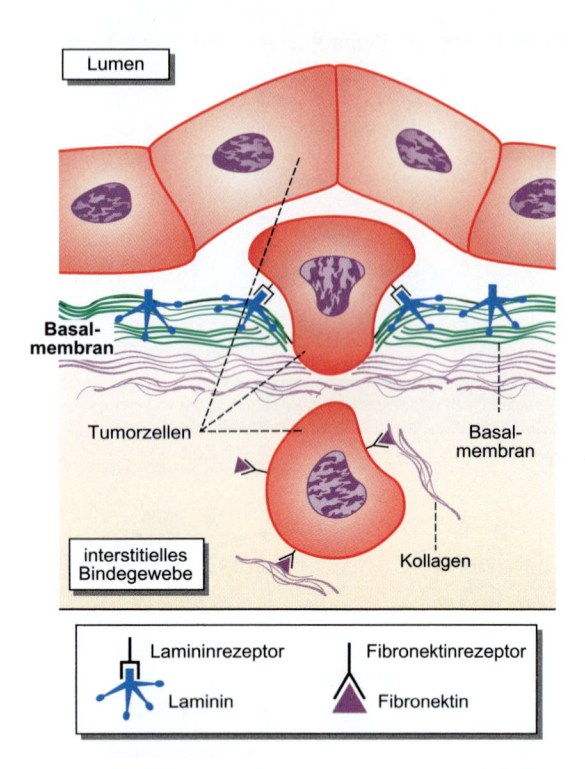

Abb. 6.40 Invasion eines malignen Tumors (Schema). Aufgrund verminderter Zell-Zell-Adhäsion löst sich die Tumorzelle aus dem epithelialen Tumorverband. Über ihre Laminrezeptoren kommt es zu einer hochaffinen Bindung der Tumorzelle an die Lamininmoleküle der Basalmembran. Die Rezeptor-Liganden-Bindung induziert wiederum u. a. die Sekretion der inaktiven Prokollagenase IV, die durch Plasmin in das aktive Enzym (Kollagenase IV) überführt wird. Die Basalmembran wird dadurch enzymatisch fokal aufgelöst. Anschließend wandert die Tumorzelle aktiv durch die Basalmembran hindurch, um dann mithilfe von Fibronektinrezeptoren einen Halt im interstitiellen Bindegewebe zu finden. Die weitere Infiltration des Bindegewebes erfolgt in analoger Weise. [L106]

knoten oder im Kapillarfilter von Geweben und Organen und die nachfolgende Extravasation spielen verschiedene Faktoren eine begünstigende Rolle. Um z. B. der letalen tumoriziden Wirkung des Blutes zu entgehen, umgeben sich Tumorzellkomplexe über einen lokalen Gerinnungsvorgang mit Fibrin und Thrombozyten (**Tumorzellenembolus**). Durch diesen Vorgang werden die Tumorzellen geschützt und darüber hinaus wird dadurch die Anhaftung an das Gefäßendothel gefördert. Insofern kommt diesem lokalen Gerinnungsprozess ein unspezifischer „Pförtnereffekt" für die Emigration der Tumorzellen in das Gewebe zu.

Vaskuläre Aussaat und Homing von Tumorzellen

Organotropismus Die Metastasierung folgt im Allgemeinen den in ➤ Kap. 6.3 genannten Metastasierungswegen. Zahlreiche klinische Erfahrungen belegen aber, dass viele Tumoren bevorzugt in bestimmte Zielorgane metastasieren (Organpräferenz bzw. Organotropismus). Beispielsweise metastasiert das Prostatakarzinom vorwiegend in die Knochen, Lungenkarzinome in Nebennieren und Gehirn und das Neuroblastom in Leber und Knochen, was nicht ohne Weiteres mit den hämatogenen Metastasierungswegen allein erklärbar ist.

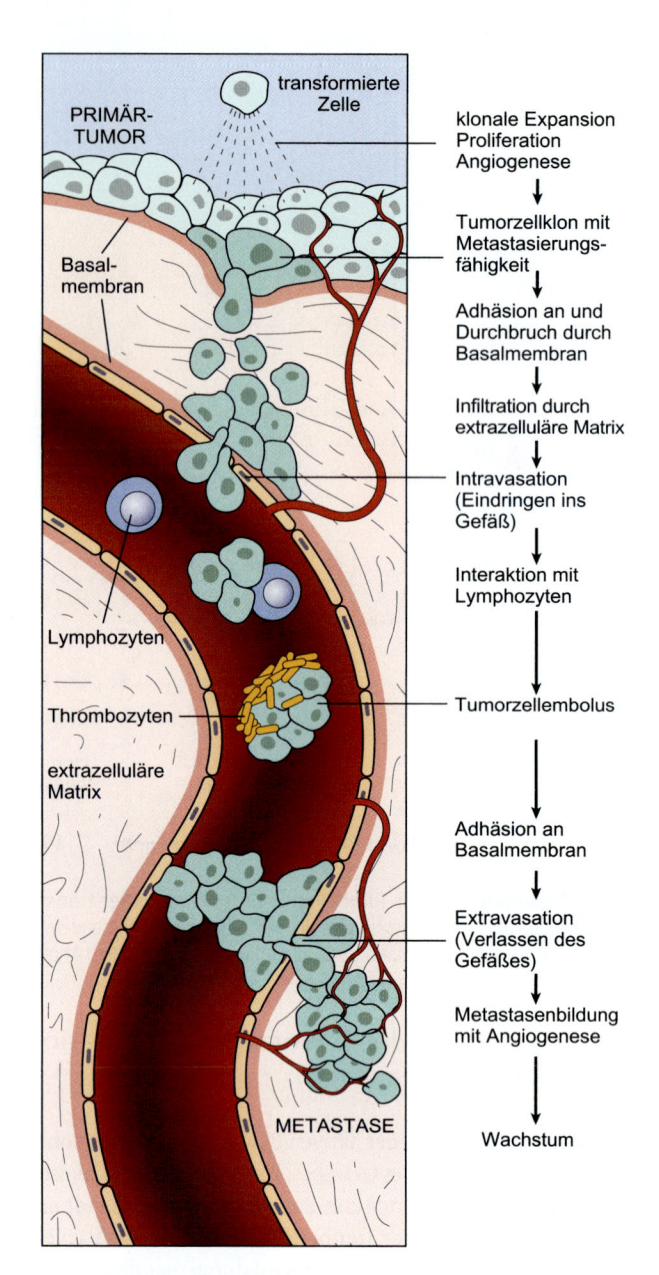

Abb. 6.41 Metastasierungskaskade. Schematische Illustration der Schritte bei der hämatogenen Metastasierung. [E554]

Mechanismen Dieser Organotropismus kann durch folgende Mechanismen erklärt werden:
- Tumorzellen können bestimmte **Membranrezeptoren** (Lektinrezeptoren, Adhäsionsmoleküle, Sialylsäureliganden u. a.) exprimieren, deren Liganden vorzugsweise auf den Endothelzellen des Zielorgans exprimiert werden (z. B. bestimmte Adhäsionsmoleküle der Immunglobulin-Superfamilie oder der Selektine). Endothelzellen verschiedener Gewebe weisen dabei Unterschiede in der Expression der Liganden bestimmter Adhäsionsmoleküle auf. Das CD44-Adhäsionsmolekül ist z. B. auf normalen T-Lymphozyten exprimiert und erleichtert die Migration zu bestimmten lymphoiden Organen. Auch bei soliden Tumoren kann die Expression von CD44 die metastatische Ausbreitung zu bestimmten Organen beeinflussen.

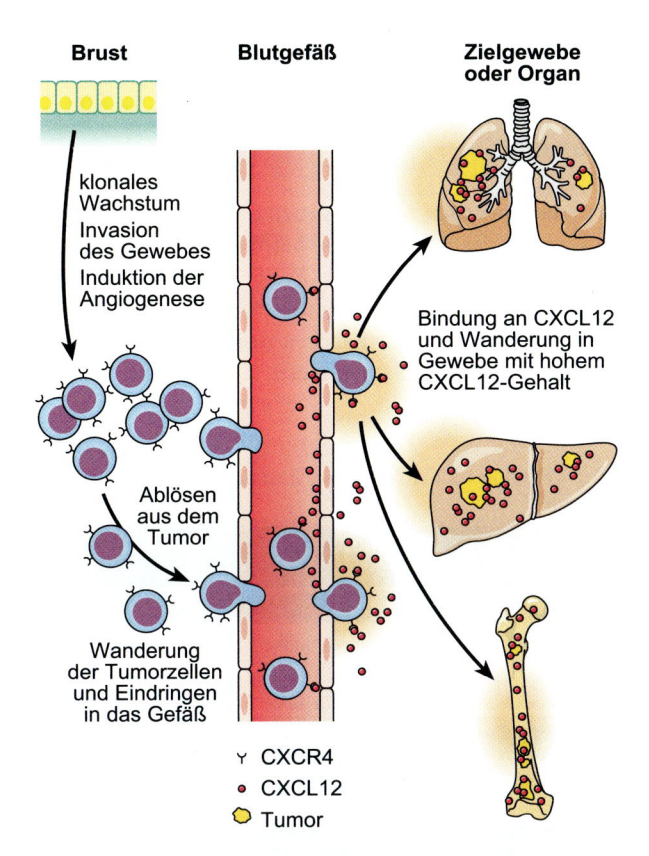

Abb. 6.42 Organpräferenz von Karzinomzellen. Einzelne Tumoren haben bevorzugte Metastasierungsorte (Organpräferenz), z. B. metastasieren Bronchialkarzinome bevorzugt in Nebennieren, Gehirn und Knochen, Prostatakarzinome in den Knochen. Dieses Phänomen bezeichnet man auch als „Homing". Neben einer Interaktion der Tumorzellen mit den Endothelzellen am Metastasierungsort spielt die sog. Chemokin-Rezeptor-Theorie eine Rolle. Tumorzellen mit dem Chemokin-Rezeptor CXCR4 wandern bevorzugt in Organe mit hoher Konzentration von CXCL12, dem entsprechenden Liganden des Chemokin-Rezeptors. Dies kann u. U. die häufige Metastasierung von Mammakarzinomen in Lunge, Leber oder Knochen erklären. [L106]

- **Chemokine** spielen eine große Rolle in der Beeinflussung der Zielgewebe der Metastasierung. Beispielsweise konnte für Mamma- und Nierenzellkarzinome gezeigt werden, dass Tumorzellen die Chemokinrezeptoren CXCR4 und CCR7 exprimieren. In bestimmten Geweben sind Chemokine vermehrt exprimiert, an die diese Rezeptoren binden (➤ Abb. 6.42).
- Bestimmte Gewebe zeigen trotz guter Vaskularisierung selten Metastasen, z. B. die Skelettmuskulatur. Insofern beeinflusst das **Gewebemilieu** (Wachstumsfaktoren, Wachstumsfaktorrezeptoren, Durchblutung u. a.) ebenfalls die Metastasierung.

6.7 Tumorimmunität – Tumorantigene

Antigene Tumorassoziierte Antigene können aufgrund ihres Expressionsmusters, ihrer Quantität und ihrer Herkunft in unterschiedliche Klassen eingeteilt werden:
- **Genprodukte tumorspezifischer Onkogene und Tumorsuppressorgene:** Diese Proteine spielen in nicht mutierter Form normalerweise bei der Zellproliferation bzw. beim Zelltod eine Rolle. Verändert durch Punktmutationen, Deletionen, Translokationen oder Insertionen, können diese Genprodukte zur Onkogenese bzw. zum Überleben maligner Zellen beitragen.
- **Mutanten von Genprodukten, die nicht am Prozess der Onkogenese beteiligt sind:** Diese Klasse von Tumorantigenen werden auch als tumorspezifische Transplantationsantigene oder „tumor-specific transplantation antigens" (TSTA) bezeichnet. Sie können vermehrt in Tumorzellen nachgewiesen werden, die infolge Bestrahlung oder Exposition gegenüber Karzinogenen entstanden sind.
- **Tumorassoziierte Überexpression regulärer zellulärer Proteine:** Diese Antigene können in transformierten Geweben hochreguliert werden. Zu dieser Klasse gehören sowohl die Rezeptor-Tyrosinkinase HER2/neu (erbB2) als auch der nicht mutierte Tumorsuppressor p53. Gegen diese Antigene besteht normalerweise keine immunologische Toleranz, da sie wahrscheinlich unter physiologischen Bedingungen in zu geringer Konzentration gebildet werden, um dem Immunsystem zur Toleranzinduktion effektiv präsentiert werden zu können.
- **Genprodukte, die normalerweise nicht im Gewebe oder nur in einer Frühphase der Ontogenese exprimiert werden:** Sogenannte Cancer-testis-Antigene werden wohl als Folge der Zelltransformation entweder im falschen Gewebe oder zum falschen Zeitpunkt exprimiert, doch steht ihre zellbiologische Funktion nicht im Zusammenhang mit den Ereignissen der Tumorbildung. Die reguläre Expression dieser Proteine durch nicht transformierte Zellen in sog. immunologisch privilegierten Orten wie Hoden und Plazenta führt normalerweise nicht zu einer T-Zell-Toleranz.
- **Genprodukte onkogener DNA- und RNA-Viren:** Zu dieser Klasse von Antigenen gehören virale Proteine wie sie vom *Epstein-Barr-Virus (EBV)*, von humanen Papillomaviren (HPV) oder vom *humanen T-cell lymphotrophic virus 1 (HTLV-1)* codiert werden. Diese Antigene können i. d. R. den CD8-T-Zellen präsentiert werden.
- **Anormal modifizierte Glykolipide und Glykoproteine:** Die unvollständige Glykosylierung von Molekülen wie Blutgruppenantigenen und Muzinen ist für diesen Typ von Tumorantigenen verantwortlich und kann im Vergleich zu normalem Gewebe deutlich vermehrt auf Tumorzellen nachgewiesen werden. Gegen die Proteingrundstruktur von Muzinen können sowohl eine Antwort zytotoxischer T-Zellen als auch Antikörper gerichtet sein.
- **Differenzierungsantigene, die normalerweise auf Zellen gleichen Ursprungs exprimiert werden:** Zu dieser Kategorie zählen z. B. die in Melanozyten nachweisbare Tyrosinase, Glykoproteine von Epithelzellen und die neutrale Endopeptidase (CD10) auf lymphoiden Vorläuferzellen. Einige dieser Antigene können eine zytotoxische T-Zell-Antwort auslösen, die außer gegen Tumorzellen auch gegen normales Gewebe gerichtet sein kann. Zusätzlich dienen Proteine dieser Kategorie von Tumorantigenen auch als Marker, um eine richtige Zuordnung der Tumorzellen zum Ursprungsgewebe vorzunehmen.

Immunität Tumorzellen sind ebenfalls befähigt, sich durch unterschiedliche Mechanismen den abwehrenden Einflüssen des

Immunsystems zu entziehen, ein Vorgang, der für unterschiedliche infektiöse Erreger gut bekannt ist. Die hierzu verwendeten zellautonomen Strategien beinhalten:
- Verminderte MHC-Klasse-I-Expression an der Zelloberfläche.
- Verlust von Komponenten zur Antigenprozessierung und -präsentation.
- Mangel an kostimulatorischen Signalen, die für die Aktivierung naiver T-Zellen notwendig sind.
- Maskierung von Tumorantigenen auf der Zelloberfläche und die Bereitstellung von Zytokinen wie TGF-β, welche die Effektorfunktion von Lymphozyten und Makrophagen einschränken.
- Aktivierung von immunregulatorischen Signalkaskaden.

Einige Tumoren können die zellulären Immunreaktionen gegen Tumorzellen auch aktiv verhindern. Dies geschieht, indem sie auf ihrer Oberfläche CD95L (FasL) exprimieren. Dieser Ligand kann an CD95 auf der Oberfläche von T-Zellen binden und die Apoptose in Effektor-T-Zellen auslösen. Es ist jedoch anzufügen, dass gegenwärtig ein derartiger Mechanismus einzig für ein Mausmodell des Melanoms bekannt ist.

Das immunsuppressive Milieu, welches das Tumorüberleben fördert, erzeugen viele Tumoren durch eine Hochregulation koinhibitorischer Immun-Checkpoint-Signalwege. Dieses neue Konzept beinhaltet die Fähigkeit der Tumorzellen, aktiv eine Hemmung der Tumorimmunität durch Nutzung normaler Signalkaskaden der Immunregulation herbeizuführen, die als Checkpoints der Immunantwort dienen. Relevante Immun-Checkpoint-Proteine sind CTLA-4, PD-1 und PD-L1. Tumorzellen können zum Beispiel PD-L1 oder PD-L2 exprimieren, die den PD-1-Rezeptor („programmed cell death protein 1") auf T-Zellen aktivieren. PD-1 hemmt die T-Zell-Aktivierung. Gegen PD-1 oder PD-L1 sind inzwischen monoklonale Antikörper, die sog. Immun-Checkpoint-Inhibitoren, entwickelt worden, die diese Hemmung der T-Zell-Aktivierung aufheben. Solche Therapieansätze werden bereits beim malignen Melanom, Lungenkarzinomen und weiteren Tumoren mit Erfolg eingesetzt. Die Menge an erworbenen Veränderungen im Erbgut im Tumorgewebe, die sog. hohe Mutationslast („Tumor Mutational Burden"; TMB), wird von Onkologen zunehmend als Biomarker genutzt, um Patienten zu identifizieren, die von einer Immuntherapie profitieren. Je mehr erworbene Genveränderungen sich im Tumor finden, desto höher ist die Wahrscheinlichkeit, dass die körpereigene Immunabwehr aktiviert wird und die sogenannten Checkpoint-Inhibitoren wirken. Um die Mutationslast im Tumorgewebe zu bestimmen, werden aktuell vor allem zwei Verfahren eingesetzt: Bei der Whole-Exome Sequencing (WES) werden alle circa 20.000 Gene entschlüsselt, die für die Eiweißmoleküle in einer Zelle codieren. Bei einer Gen-Panel-Untersuchung werden mehrere hundert Gene in kürzerer Zeit analysiert. Die Methode lässt auf Basis der untersuchten Genabschnitte eine Schätzung der Mutationslast im Tumorgewebe zu.

6.8 Kanzerogene

6.8.1 Chemische Kanzerogene

Substanzen

Unter den chemischen Kanzerogenen (> Tab. 6.7) ist **Rauchen** (Komponenten des Rauchtabaks) bei Weitem am wichtigsten. In Westeuropa ist Tabakkonsum für 30–35 %, weltweit für etwa 15 % aller menschlichen Tumoren verantwortlich, mit noch immer steigender Tendenz. Die mit dem Rauchen assoziierten Tumortypen sind weitaus zahlreicher als früher vermutet.

Tab. 6.7 Wichtige, für den Menschen karzinogene chemische Substanzen

Karzinogene Verbindungen	Tumor	Quelle
Aromatische Kohlenwasserstoffe		
Ruß, Teer, Mineralöle	Plattenepithelkarzinom der Haut	berufsbedingte Exposition
3,4-Benzpyren	Lungenkarzinom	Zigarettenrauch
Aromatische Amine		
2-Naphthylamin, Benzidin	Harnblasenkarzinom	Farbstoff- und Gummiherstellung
Nitrosamine		
Dimethylnitrosamin, Diethylnitrosamin	Magen-, Darm-, Leberkarzinom	Nitrate und Nitrite in Nahrung (Konservierungsstoffe), Kunstdünger, Tabakrauch
Azofarbstoffe		
2-Acetylaminofluoren	Harnblasen-, Leberkarzinom	Farbstoffherstellung
Alkylierende Substanzen		
Cyclophosphamid, N-Lost	Leukämie, Lymphom	Zytostatika, Kampfgifte
Organische Substanzen/Lösungsmittel		
Vinylchlorid	Angiosarkom der Leber, Glioblastom	PVC-Herstellung
Benzol	Leukämie	chemische Industrie
Anorganische Substanzen		
arsenhaltige Verbindungen	Haut-, Lungen-, Leberkarzinom	Erzverarbeitung
Asbest	Pleuramesotheliom, Lungenkarzinom	Wärmetechnik, Bauindustrie
Anorganische Substanzen		
Chromverbindungen	Lungenkarzinom	Industrie, Bergbau
Nickelverbindungen	Nasenhöhlenkarzinome	Raffinerie
Biologische Substanzen		
Aflatoxin	Leberkarzinom	*Aspergillus flavus*
Diethylstilböstrol	Vaginalkarzinom	synthetisches Östrogen

6.8 Kanzerogene

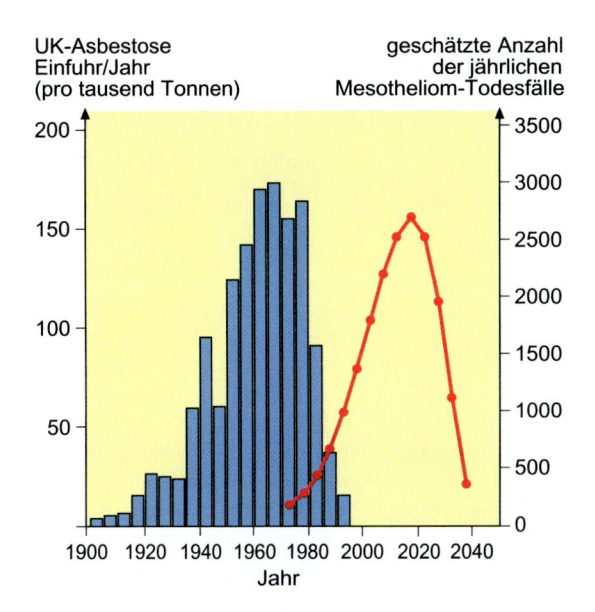

Abb. 6.43 Spätfolgen der Asbestexposition. Zunahme des Verbrauchs von Asbest in Großbritannien bis Ende der 1970er-Jahre (Säulen) und beobachtete (bis 1990) sowie geschätzte Zunahme der Todesfälle an Pleuramesotheliomen bei Männern bis zum Jahr 2040. [L106]

Ein anderes gefährliches Kanzerogen ist **Asbest,** das gegen besseres Wissen bis Ende der 1970er-Jahre in der Bauindustrie verwendet wurde. Mit der typischen Verzögerung von 20–40 Jahren ist jetzt der Höhepunkt der Inzidenz von Pleuramesotheliomen erreicht bzw. überschritten (> Abb. 6.43).

In Zentralafrika und einigen Ländern Asiens ist **Aflatoxin B$_1$,** das von Schimmelpilzen bei der Lagerung von Getreide in tropischem Klima gebildet wird, allein oder in Kombination mit einer *Hepatitis-B-Virus*-Infektion für eine sehr hohe Inzidenz von Leberzellkarzinomen verantwortlich. Unter den Pharmaka sind einige **Zytostatika** kanzerogen und können für das spätere Auftreten eines zweiten Primärtumors nach Zytostatikatherapie ursächlich sein; die Zahl der betroffenen Patienten ist jedoch relativ gering.

Pathogenese

Die kanzerogene Aktivität aller chemischen Verbindungen bzw. ihrer aktiven Spalt- oder Endprodukte beruht auf der Fähigkeit, mit zellulären Makromolekülen, insbesondere DNA und RNA, zu reagieren. Diese Reaktionsprodukte (Addukte) sind Auslöser einer Reihe zellulärer Fehlfunktionen wie DNA-Alkylierungen, DNA-Fehlpaarungen im Rahmen der Replikation und Transkription und Beeinträchtigung der DNA-Reparatur. Als gesichert gilt, dass v. a. Onkogene und Tumorsuppressorgene Ziele der für die Initiation infrage kommenden Noxen sind.

Prokanzerogen Chemische Kanzerogene sind Substanzen, die direkt oder als Prokanzerogen nach metabolischer Konversion in das wirksame (ultimale) Kanzerogen im Organismus ihre Wirksamkeit entfalten (> Abb. 6.44). Die kanzerogene Wirkung der Prokanzerogene hängt in erster Linie vom Ort ihrer Metabolisierung ab: Aus den aus der Umwelt aufgenommenen, zunächst biologisch

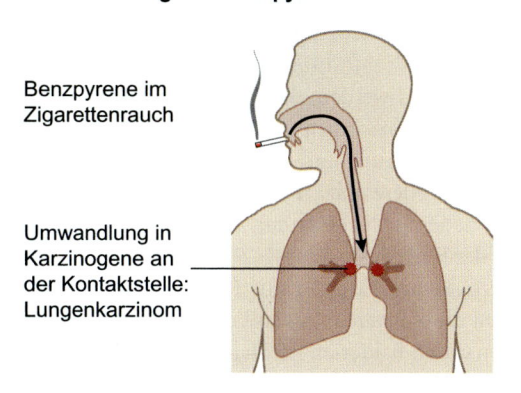

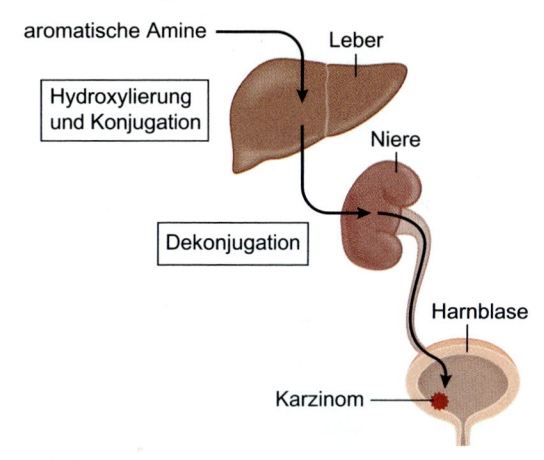

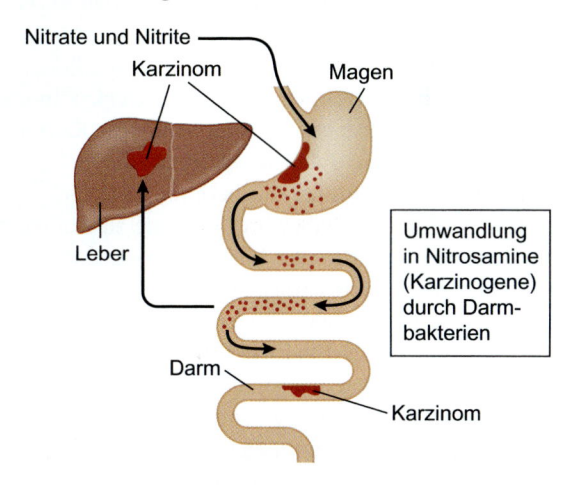

Abb. 6.44 Chemische Kanzerogenese. [L231]

inaktiven Prokanzerogenen werden im Organismus biologisch aktive, instabile Spaltprodukte und schließlich sehr reaktionsfähige Kanzerogene.

Enzymatische Umwandlung in ein Kanzerogen Wenn die für die Metabolisierung erforderlichen Enzyme im Organismus ubiquitär vorkommen, kann das Prokanzerogen an Ort und Stelle in ein Kanzerogen umgewandelt werden. Die induzierten Tumoren können dann bereits an der Eintrittspforte auftreten. So induzieren z. B. polyzyklische aromatische Kohlenwasserstoffe an der Kontaktstelle Hautkrebs oder mit dem Zigarettenrauch inhalierte Benzpyrene Lungenkarzinome. Verbindungen, die durch organspezifische Enzyme transformiert werden, führen zu Tumoren, die fernab der Eintrittspforte liegen. So werden Spaltprodukte aromatischer Amine (s. u.) nach Hydroxylierung und Konjugation in der Leber und Dekonjugation in der Niere erst im Harn kanzerogen und entwickeln ihre Wirkung daher auch erst in den ableitenden Harnwegen, insbesondere in der Harnblase.

Bakterielle Umwandlung in ein Kanzerogen Besondere Bedeutung hat die Konversion über die Nahrung aufgenommener Verbindungen durch Bakterien im Magen-Darm-Trakt. So können Nitrate und Nitrite bei Anwesenheit von Proteinen durch Bakterien (z. B. Helicobacter) zu kanzerogenen Nitrosaminen umgewandelt werden und die Entstehung von Karzinomen des Gastrointestinaltrakts begünstigen.

Die Vielfalt der möglichen Reaktionsmechanismen chemischer Noxen sowie die unterschiedlichen zellulären DNA-Reparatursysteme sind für die Organ- und Speziesspezifität chemischer Kanzerogene verantwortlich. Die Übertragung von Erkenntnissen aus Tierexperimenten auf den Menschen ist allerdings nur mit Vorbehalt möglich.

Typen chemischer Kanzerogene

Aromatische Kohlenwasserstoffe Sie bilden die wichtigste Gruppe chemischer kanzerogener Noxen (➤ Tab. 6.7). Bereits seit Anfang des 20. Jahrhunderts ist bekannt, dass Teerpinselungen im Tierexperiment Hautkarzinome induzieren. Da die Bioaktivierung (Hydroxylierung) polyzyklischer aromatischer Kohlenwasserstoffe nach Resorption in allen Organen möglich ist, tritt der kanzerogene Effekt auch in zahlreichen Organen auf (z. B. Lungen- und Blasenkarzinome bei Rauchern). Die größte Bedeutung haben chemische Kanzerogene im Tabakrauch. Vor allem **3,4-Benzpyren** ist für die signifikant häufigeren Lungenkarzinome bei Rauchern verantwortlich.

Aromatische Amine Sie haben im Gegensatz zu aromatischen Kohlenwasserstoffen keinen lokalen Effekt, da sie erst durch Enzyme der Leber und Niere aktiviert werden (s. o.).

Andere Substanzen Das schwangeren Frauen verabreichte synthetische Östrogen Diethylstilböstrol führte bei den Töchtern in hoher Inzidenz zu Adenokarzinomen der Vagina. Synthetische Androgene und anabole Steroide sowie Kontrazeptiva können zu Leberadenomen führen. Von Pilzen produzierte Toxine (Mykotoxine) wie das Aflatoxin B_1 des *Aspergillus flavus* sind als Verursacher von Leberkarzinomen bekannt. Bei Parasiten ist die enge Assoziation von Infektionen durch *Clonorchis sinensis* (chinesischer Leberegel) mit Cholangiokarzinomen und von *Schistosoma mansoni* mit Plattenepithelkarzinomen der Harnblase gut dokumentiert.

6.8.2 Ernährung

Die hohe Tumorinzidenz in industrialisierten westlichen Ländern ist zu etwa 30 % auf ungesunde Ernährung zurückzuführen, v. a. auf eine zu kalorienreiche, ballaststoffarme Diät mit hohem Gehalt an tierischen Fetten, unzureichendem Anteil von frischem Obst und Gemüse, verbunden mit Bewegungsarmut. Konsequenterweise ist ein hoher Body-Mass-Index (BMI > 25) signifikant assoziiert mit einer hohen Inzidenz von Karzinomen des Kolons, des Rektums, der weiblichen Brust, der Ovarien und der Prostata.

6.8.3 Mikrobielle Kanzerogene

Epidemiologie

Weltweit wird der Anteil der Tumoren, die durch chronische Infektionen hervorgerufen werden, auf 15 %, in westlichen Ländern auf etwa 10 % geschätzt. Wichtigste Erreger sind *Helicobacter pylori* (Karzinome und maligne Lymphome des Magens), *Hepatitis-B- und C-Virus* (Leberzellkarzinom), *humane Papillomviren* (Zervixkarzinom, ein Teil der Oropharynxkarzinome) und das *Epstein-Barr-Virus*, das mit Hodgkin-Lymphomen, malignen B-Zell-Lymphomen, ferner in Asien mit Nasopharyngealkarzinomen und in Afrika mit dem Burkitt-Lymphom assoziiert ist (➤ Tab. 6.8).

Virale Infektionen

Auf eine mögliche Rolle von Viren haben schon Rous (1911) und Shope (1932) hingewiesen. Heute ist ihre Rolle in der Kanzerogenese unbestritten, wenn auch Details bislang nicht völlig geklärt sind.

DNA-Tumorviren

Pathogenese

Die mit DNA-Viren (➤ Tab. 6.9) assoziierte Transformation verläuft latent, d. h. meist über Jahre. Die Ursache für diesen protrahierten Effekt der DNA-Viren ist auf die verschiedenen, komplizierten Pathomechanismen zurückzuführen:
- Beim lytischen Infektionszyklus (Lyse der befallenen Zellen) replizieren sich die Viren.
- Wenn die virale DNA nach dem Befall der Wirtszellen fest in das zelluläre Genom integriert wird, unterbleibt eine Lyse der befallenen Zellen. Die in das Genom integrierte virale DNA interferiert – in Abhängigkeit vom Ort der Insertion im Genom – mit der Expression anderer zellulärer Gene. Dadurch kann das sehr komplexe Gleichgewicht der Regulation der Genexpression gestört werden und z. B. die abnorme Expression von wachstumsfördernden Onkogenproteinen zur Folge haben.
- Bei Adeno-, Polyoma- und Papillomviren bilden die von der infizierten Wirtszelle produzierten viralen Proteine Komplexe mit „zelleigenen" tumorsupprimierenden Proteinen und inaktivieren diese. Das Adenovrusprotein E1A bildet z. B. Komplexe mit dem Genprodukt des Retinoblastomgens (rb1), ein Polyomavirusprotein (large-T) sowie zwei Proteine (E6 und E7) der Papillomviren binden rb1- und p53-Protein.

Tab. 6.8 Durch chronische Infektionen verursachte Tumoren und ihr weltweiter Anteil an der Krebsmortalität

Tumor	Neue Fälle/Jahr	Erreger	Krebsmortalität (%)
Magen	505.000	*Helicobacter pylori*	5,4
Zervix und Vulva	447.000	Papillomviren (HPV)	4,8
Leber	399.000	Hepatitisviren (HBV, HCV)	4,3
Lymphome und NPC[1]	105.000	*Epstein-Barr-Virus* (EBV)	1,1
Kaposi-Sarkom	44.000	*HIV, humanes Herpesvirus 8* (HHV 8)	0,5
Harnblase	10.000	*Schistosoma*	0,1
Leukämie	3.000	HTLV-1[2]	< 0,1
Cholangiokarzinom	4.000	Leberegel[3]	< 0,1
insgesamt	1.517.000		16

[1] Einschließlich Burkitt-Lymphom (Afrika) und Nasopharynxkarzinom (NPC, Südchina)
[2] Humanes T-Zell-Leukämie-Virus
[3] Vorwiegend in Asien

Tab. 6.9 Für den Menschen onkogene DNA-Viren

Virus	Tumor
Humane Papillomviren (HPV)	
verschiedene Typen	benigne Hautwarze
Typen 6, 11	Zervixkondylom, Larynxpapillom
Typen 16, 18, 31, 33, 45	Zervixkarzinom, Oropharynxkarzinom
Herpesviren	
Epstein-Barr-Virus (EBV)	Burkitt-Lymphom (in Afrika), Nasopharynxkarzinom
humanes Herpesvirus Typ 8	Kaposi-Sarkom bei AIDS
Hepatitisviren	
Hepatitis-B-Virus	hepatozelluläres Karzinom
Polyomaviren	
Merkelzell-Polyomavirus	Merkelzellkarzinom

Humane Papillomviren (HPV) Die wohl wichtigste Familie ist die Gruppe der humanen Papillomviren (HPV), der mittlerweile über 150 Typen zugerechnet werden. HPV-Typen verursachen die häufigen Hautwarzen (Verrucae vulgares). Unter den zahlreichen HPV-Subtypen zeigen einige eine besondere Assoziation mit venerisch übertragenen Tumoren des weiblichen Genitaltrakts. Die Low-risk-HPV-Typen 6 und 11 werden in benignen Kondylomen der Portio gefunden, die High-risk-Typen HPV 16, 18, 31, 33 und 45 sind in über 80 % der zervikalen intraepithelialen Neoplasien II und III und in invasiven Plattenepithelkarzinomen der Cervix uteri nachweisbar. Der kanzerogene Effekt beruht wahrscheinlich auf einer Komplexierung viraler Proteine mit dem rb1- und dem p53-Protein und deren Inaktivierung (➤ Kap. 6.5.3). HPV sind auch in Tumoren des Plattenepithels anderer Lokalisation nachweisbar, z. B. Low-risk-HPV in spitzen Kondylomen der Glans penis und in Larynxpapillomen und High-risk-HPV – korreliert mit bestimmten Sexualpraktiken – in einem Teil der Plattenepithelkarzinome des Oropharynx.

Herpesviren Das Epstein-Barr-Virus (EBV) spielt eine Rolle bei verschiedenen menschlichen Tumoren, z. B. bei der afrikanischen Form des Burkitt-Lymphoms, bei B-Zell-Lymphomen immunsupprimierter Patienten (z. B. bei HIV-Infektion oder nach Organtransplantationen), bei einem Teil der Hodgkin-Lymphome, bei nasopharyngealen und einigen Magenkarzinomen. Außerdem wird eine Beteiligung bei seltenen Formen der T-Zell-Lymphome und Natürliche-Killerzell-Lymphome diskutiert. EBV infiziert B-Lymphozyten und möglicherweise Epithelzellen des Oropharynx. B-Lymphozyten, die mit EBV infiziert sind, können sich unendlich vermehren, sodass Lymphome und andere o. g. Neoplasien entstehen können. HHV-8 (humanes Herpesvirus 8) wurde als auslösendes Agens für das AIDS-assoziierte Kaposi-Sarkom identifiziert.

Hepatitis-B-Virus (HBV) Das einzige DNA-Virus aus der Gruppe der Hepatitisviren, das Hepatitis-B-Virus, ist mit der Entstehung des hepatozellulären Karzinoms eng assoziiert. Diese Assoziation wird durch die Häufigkeit des Leberzellkarzinoms in Ländern mit hoher Hepatitis-B-Durchseuchung und durch den Nachweis von in die Karzinomzellen integrierter HBV-DNA gestützt. Diese Integration einer – primär nicht onkogenen – HBV-Sequenz führt zu einer Überexpression des die Zellproliferation aktivierenden Gens Zyklin A und damit zu einer unregulierten gesteigerten Proliferation der infizierten Leberzellen.

Merkelzell-Polyomavirus Das Merkelzell-Polyomavirus scheint eine wichtige Rolle in der Pathogenese des Merkelzellkarzinoms, eines hochmalignen neuroendokrinen Tumors der Haut älterer oder immunsupprimierter Patienten, zu spielen.

RNA-Tumorviren

Onkogene RNA-Viren (Onkornaviren) gehören in die Gruppe der Retroviren. Im Gegensatz zu den DNA-Viren führen sie akut (innerhalb weniger Wochen) zu einer Transformation.

Wie alle Retroviren haben sie eine einheitliche genomische Strukturierung (➤ Abb. 6.45). Ihre einsträngige RNA enthält:

- ein **gag**-Gen, das für ein gruppenspezifisches Antigen (GAG) codiert,
- ein **pol**-Gen, das für die RNA-Polymerase (POL), eine reverse Transkriptase, codiert,
- ein **env**-Gen, das für das Hüllprotein (env = envelope) des Virus codiert,
- 2 **LTR**-Sequenzen (LTR = „long-terminal-repeats"), die die 3 obigen Strukturgene flankieren.

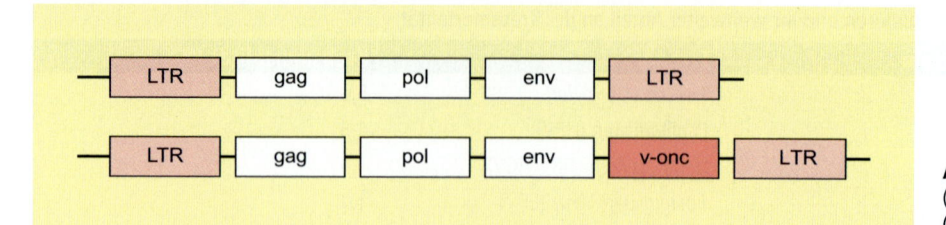

Abb. 6.45 **Struktur retroviraler Genome** ohne (oben) und mit (unten) akut transformierender Sequenz (Ausschnitt aus der Virus-RNA). [L106]

Die Virus-RNA echter Retroviren wird in der Zelle durch eine virale reverse Transkriptase in die Virus-DNA transkribiert. Diese wird als **Provirus** bezeichnet. Bei der Integration der proviralen DNA in das Wirtsgenom wie auch bei der Steuerung ihrer Transkription sind die LTR-Sequenzen involviert. Akut transformierende RNA-Viren enthalten neben gag, pol und env ein zusätzliches Gen (virales Onkogen = **v-onc**), das für diese Wirkung verantwortlich ist. Sowohl die genetische Sequenz als auch die Funktion der Translationsprodukte der meisten heute bekannten ca. 50 viralen Onkogene ist weitgehend geklärt. Die viralen Onkogene codieren für Rezeptoren von Wachstumsfaktoren oder DNA-bindende Proteine, die die Differenzierung oder den Ablauf des Zellzyklus steuern. Obwohl diese Viren in der Tierwelt weit verbreitet sind und ihre kanzerogene Potenz erwiesen ist, spielen sie beim Menschen nur eine untergeordnete Rolle: Lediglich im Fall des Hepatitis-C-Virus wird eine Assoziation mit Leberzellkarzinomen beobachtet, und für das zur Familie der HI-Viren gehörende humane T-Zell-Leukämie-Virus (HTLV-1) ist die kanzerogene Wirkung in Form der Induktion von T-Zell-Lymphomen erwiesen.

Helicobacter pylori

Eine *Helicobacter-pylori*-Infektion spielt in der Entstehung von Magenkarzinomen und Magenlymphomen eine Rolle. **Magenkarzinome** entwickeln sich ähnlich wie HBV- und HCV-induzierte Leberkarzinome: über eine vermehrte epitheliale Zellproliferation im Zusammenhang mit einer chronischen Entzündungsreaktion. Wie bei der Virushepatitis enthält das entzündliche Milieu zahlreiche genotoxische Substanzen, z. B. reaktive Sauerstoffradikale. Über eine initiale chronische Gastritis, die in eine chronisch atrophe Gastritis und eine intestinale Metaplasie übergeht, entwickelt sich über eine Dysplasie/intraepitheliale Neoplasie das Karzinom. Dieser Mechanismus verläuft über Jahrzehnte und tritt bei etwa 3 % der infizierten Patienten auf. Wie bei HBV und HCV enthält das Helicobacter-Genom Gene, die in unmittelbarem Zusammenhang mit der Onkogenese stehen. Bei der Entstehung von **Magenlymphomen** durch eine Helicobacter-Infektion ist die molekulare Pathogenese weitgehend unklar. Diese bei einer Helicobacter-Infektion beobachteten MALT-Lymphome können durch Eradikation des Keims mit Antibiotika zum Teil geheilt werden.

6.8.4 Strahlen

Hinsichtlich der Zahl der induzierten Tumoren ist die **UV-Strahlung** von größter Bedeutung. Chronische Strahlenexposition verursacht epitheliale Tumoren der Haut (Basalzell- und Plattenepithelkarzinome), intermittierend intensive Sonnenbestrahlung (Ferien!) auch maligne Melanome. Veränderte Freizeitgewohnheiten mit starker Sonnenexposition haben in nordischen Ländern mit hellhäutiger Population während der letzten 10–15 Jahre zu einer Verdoppelung der Inzidenz dieser Tumoren geführt.

Die kanzerogene Wirkung von **ionisierenden Strahlen** ist seit Langem bekannt. Für fast alle Tumoren wurde eine erhöhte Inzidenz nach hohen Dosen ionisierender Strahlung beobachtet, jedoch ist das relative Risiko deutlich geringer als bei UV-Strahlen. Allerdings gibt es eine unterschiedliche Empfindlichkeit gegenüber ionisierender Strahlung. Eine kanzerogene Wirkung von **elektromagnetischen Strahlen** (z. B. Mobiltelefone) gilt derzeit als unbewiesen.

Ionisierende Strahlen

Pathogenese

Die onkogene Wirksamkeit ionisierender Strahlen basiert wahrscheinlich überwiegend auf einer mutagenen Wirkung intrazellulär entstehender O_2-Radikale an der DNA. Ein indirekter Wirkungsmechanismus über eine passagere Phase einer strahlungsbedingten Immunsuppression hat sich zumindest für die Atombombenüberlebenden nicht nachweisen lassen.

Zur Frage des Tumorrisikos nach Einwirkung ionisierender Strahlen wurden nicht nur aus Tierexperimenten, sondern auch aufgrund von Studien an strahlenexponierten Personen viele Daten gewonnen, die als Basis für die Risikoabschätzungen zum Strahlenschutz der Bevölkerung und am Arbeitsplatz dienen. Der Nachweis strahleninduzierter DNA-Alterationen (z. B. an Tumorsuppressorgenen) durch molekularbiologische Untersuchungen dürfte künftig zur Früherkennung des individuellen Risikos beitragen.

Das Risiko eines im Rahmen der Diagnostik durch **Röntgenstrahlen** induzierten Tumors ist aufgrund der heute sehr guten apparativen Ausstattung und entsprechender Sicherheitsvorkehrungen für Arzt und Patient minimal.

Die **γ-Strahlung** ist ein wesentlicher Anteil des onkogenen Wirkungspotenzials von Atombombenexplosionen. Dabei werden am häufigsten Leukämien, ganz besonders bei Kindern, aber auch Magen-, Lungen- und Mammakarzinome induziert. Der unmittelbare Zusammenhang von lokaler Strahlenbelastung und Tumorrisiko geht aus der Erfahrung mit Zweittumoren nach der Strahlentherapie maligner Tumoren hervor. Exakte Risikowerte zur Induktion von Zweittumoren können nicht angegeben werden, das Risiko ist jedoch in jedem Fall wesentlich geringer als der Nutzen. Nach Strahlentherapie des Beckens bei Karzinomen der Gebärmutter machen Knochensarkome z. B. ca. 5 % aller Osteosarkome aus.

β-Strahlen sind in ihrer onkogenen Wirksamkeit mit den Röntgenstrahlen vergleichbar. Im Zusammenhang mit Atombombenversuchen und Reaktorunfällen besteht die Gefahr einer Inkorporation des kurzlebigen β-Strahlers ^{131}Jod in die Schilddrüse von Jugendlichen. Das signifikant häufigere Auftreten von papillären Schilddrüsenkarzinomen ist durch die Tschernobyl-Katastrophe gut belegt. Die Schilddrüse kann durch kurzfristige therapeutische Verabreichung von (nicht radioaktivem) Jod abgesättigt und damit die Aufnahme von radioaktivem ^{131}Jod verhindert oder stark reduziert werden (Jodprophylaxe).

Wesentlich (etwa 10-fach) wirksamer als die locker ionisierenden Röntgen-, γ- und β-Strahlen sind die dicht ionisierenden, energiereicheren **α-Strahlen**. Infolge der geringen Reichweite dieser Strahlen können sie nur lokal nach Inkorporation der entsprechenden Radionuklide wirksam werden. Die Gefahr einer Strahlenbelastung besteht besonders im Uranbergbau. Langlebige Radiumisotope wurden von den Leuchtzifferblattmalerinnen in der Uhrenindustrie, aber auch von sonst in der Radiumindustrie Tätigen inkorporiert. Ab einer mittleren Skelettdosisbelastung von 10 Gy entwickelten 30 % der Personen Osteosarkome, z. T. bereits 4 Jahre nach Inkorporationsbeginn. Auch das kurzlebige ^{224}Radium (Halbwertszeit 3,64 Tage), das zur Behandlung der Knochentuberkulose bei Kindern eingesetzt wurde, induzierte in den therapeutisch üblichen Dosen in 30–40 % Knochensarkome. Die besonders hohe onkogene Wirksamkeit des in der Kerntechnik eingesetzten langlebigen α-Strahlers ^{239}Plutonium ist experimentell bewiesen. Die Belastung mit dem langlebigen α-Strahler ^{232}Thorium infolge Speicherung des früher verwendeten kolloidalen Röntgenkontrastmittels Thorotrast in Makrophagen und die Induktion von Angiosarkomen waren dramatisch.

Die onkogene Wirkung von **Neutronen** ist erst experimentell nachgewiesen.

Ultraviolette Strahlen

Pathogenese
Die mutagene Wirkung ultravioletter Strahlung wird durch direkte Schädigung der DNA durch Ausbildung von Thymin-Dimeren vermittelt.

Epitheliale Tumoren der Haut (Basalzell- und Plattenepithelkarzinome) treten bevorzugt an der dem Sonnenlicht ausgesetzten Haut auf. Besonders wirksam ist das den Sonnenbrand verursachende „UV-B" (Wellenlänge 290–320 nm). Ein sehr drastisches Beispiel sind Plattenepithelkarzinome der Haut bei Kindern mit Xeroderma pigmentosum, einer Hauterkrankung, bei der vererbte Gendefekte von Enzymen zur Reparatur von Thymin-Dimeren vorliegen. Auch die in den letzten Jahrzehnten signifikant häufigeren malignen Melanome werden der zunehmenden Sonnenexposition in der Freizeit zugeschrieben.

6.9 Klinische Aspekte von Tumorerkrankungen

6.9.1 Lokale Auswirkungen

Die lokalen Auswirkungen sind Folge von Expansion und/oder Invasion des Tumors sowie von Nekrosen des Tumors und/oder des angrenzenden normalen Gewebes (➤ Abb. 6.46).

Funktionsstörungen Tumoren führen zu Funktionsstörungen von Organen und Geweben. Funktionsstörungen von Organen wie z. B. dem Gehirn sind meist direkte Folgen des komprimierenden oder destruierenden Tumorwachstums. Zusätzliche tumorbedingte Kreislaufstörungen oder Ödeme im Randbereich des Tumors können diese Störungen weiter verstärken.
- Primäre Hirntumoren und Hirnmetastasen führen bei entsprechender Lokalisation zu Lähmungen.
- Der Befall parenchymatöser Organe wie Leber und Nieren bewirkt häufig erst im Endstadium einen Funktionsausfall mit entsprechender Leber- oder Niereninsuffizienz, da für die Funktion dieser Organe meist 15 % des Parenchyms ausreichen.
- Das Tumorwachstum im Knochen ist nicht selten Ursache eines Knochenabbaus mit mechanischer Instabilität. Diese kann dann schon bei kleinen mechanischen Einwirkungen eine Fraktur zur Folge haben (pathologische Fraktur).

Stenose Tumoren von kanalikulären Organen führen zur Stenose. Darunter versteht man die durch intraluminales Tumorwachstum, Wandinfiltration oder auch durch Kompression von außen bedingte Einengung bis hin zum Verschluss (Obstruktion). Die Folgen sind Störungen des intraluminalen Transports mit Rückstau von Inhaltsstoffen (Nahrung, Sekrete, Exkremente). Beispiele sind Tumorstenosen des Magen-Darm-Trakts, der Ureteren, des Gallenwegs- und des Tracheobronchialsystems mit den entsprechenden funktionellen Konsequenzen (mechanischer Ileus, Hydronephrose, mechanischer Ikterus und Atemwegsbehinderung).

Gefäßläsion Von den Gefäßen sind ganz vorwiegend die Venen durch Kompression und/oder Infiltration betroffen, was zu einer lokalen Blutabflussstörung führt. Auf der Basis einer Gefäßwandinfiltration bildet sich häufig ein Thrombus, der später von Tumorzellen durchsetzt wird **(Tumorthrombus)**. Von diesem können **Tumoremboli** in andere Organe verschleppt werden.

Tumornekrosen Tumornekrosen können Ulzerationen, Blutungen und Fisteln verursachen. Die bei größeren Tumoren oft unzureichende Gefäßversorgung sowie tumorbedingte Gefäßverschlüsse sind die Ursachen für Nekrosen des Tumors sowie des angrenzenden normalen Gewebes. Bei Tumoren der Hohlorgane entstehen häufig **Ulzerationen** mit **Gefäßarrosionen** und Blutungen.

Fistelung Bei tumorösem Befall benachbarter Hohlorgane können Tumornekrosen zu Verbindungen zwischen diesen beiden Hohlorganen (Fistelung) führen. Beispiele hierfür sind die Ösophagotracheal-, die enterokolische, die Rektovaginal- oder die Rektovesikalfistel bei fortgeschrittenem Karzinom der ent-

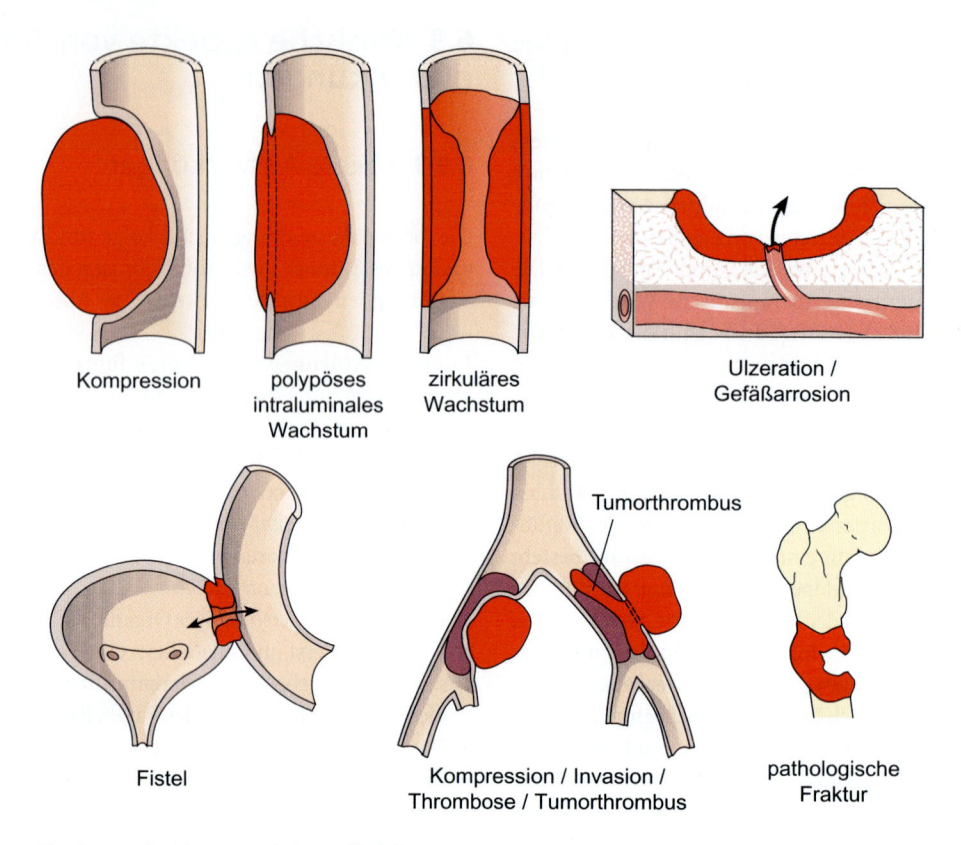

Abb. 6.46 Lokale Komplikationen des Tumorwachstums. [L106]

Kompression — polypöses intraluminales Wachstum — zirkuläres Wachstum — Ulzeration / Gefäßarrosion — Fistel — Kompression / Invasion / Thrombose / Tumorthrombus — pathologische Fraktur — Tumorthrombus

sprechenden Hohlsysteme. Derartige Fisteln können auch Folgen von Tumornekrosen nach Chemo- oder Strahlentherapie sein.

6.9.2 Systemische Auswirkungen

Die systemischen Auswirkungen von Tumoren werden durch den metastasierenden Tumorprozess, durch organspezifische oder ektope Hormone, durch Stoffwechselprodukte (Immunglobuline u. a.) sowie durch den Tumorstoffwechsel ausgelöst.

Hormonelle Überfunktionssyndrome endokriner Tumoren

Wenn benigne oder maligne endokrine Tumoren organspezifische Hormone sezernieren, unterliegt diese Sekretion oft gar nicht mehr oder nur noch teilweise der normalen Hormonregulation (Funktionsautonomie der Tumorzellen). Die entstehenden systemischen Tumorauswirkungen sind ein Spezialfall der Paraneoplasie (Definition s. u.).

Klinische Relevanz Das klinische Krankheitsbild entwickelt sich meist langsam mit der Größenzunahme des Tumors und der dadurch steigenden Sekretionsleistung. Die Symptome sind hormonspezifisch. So ist das Krankheitsbild bei Tumoren der Schilddrüsenfollikel (folikuläres Adenom) durch das Schilddrüsenhormon Thyroxin, bei Tumoren der Inselzellen des Pankreas (z. B. Insulinom, Gastrinom) durch die Wirkung entsprechender Hormone wie Insulin oder Gastrin geprägt. Das klinische Bild der Adenome und Karzinome der Nebennierenrinde kann durch ein Spektrum von unterschiedlichen steroidalen Wirkungen charakterisiert sein (➤ Kap. 16.1.9). Wenn die hormonellen Syndrome das Krankheitsbild beherrschen, führt die vollständige chirurgische Entfernung der Tumoren meist zur Normalisierung.

Paraneoplastische Syndrome (Paraneoplasien)

Definition Unter dem Begriff Paraneoplasien (griech.: neos = neu; plasein = bilden) werden Funktionsstörungen und Krankheitszustände zusammengefasst, die weder durch das lokale und metastatische Tumorwachstum noch durch eine für das Muttergewebe des Tumors charakteristische Hormonsekretion zu erklären sind. Die paraneoplastischen Syndrome (➤ Tab. 6.10) werden hervorgerufen durch gestörte Bildung und Abgabe von Wirkstoffen durch die Tumorzellen, die tumorfern ihre Wirkung ausüben. Zu den Wirkstoffen gehören Hormone, Gerinnungsfaktoren, Wachstumsfaktoren u. a. Paraneoplastische Syndrome werden bei 10–15 % der Patienten mit Tumorerkrankung beobachtet. Man unterscheidet:
- Paraneoplastische Endokrinopathien
- Paraneoplastische neurologische und muskuläre Syndrome
- Paraneoplastische hämatologische Syndrome

Tab. 6.10 Paraneoplastische Syndrome

Klinische Syndrome	Neoplasmen	Wirkungsmechanismen
Endokrinopathien		
Cushing-Syndrom	kleinzelliges Lungenkarzinom, Pankreaskarzinom, neurale Neoplasien	ACTH oder ACTH-ähnliche Substanz
Hyponatriämie	Lungenkarzinom, intrakraniale Neoplasien	ADH oder ADH-ähnliche Substanz
Hyperkalzämie	Lungenkarzinom	parathormonähnliches Peptid
	Mammakarzinom, Nierenkarzinom, adulte T-Zell-Leukämie/Lymphom	TGF-α
Hyperparathyreoidismus	hämatologische Neoplasien, Lungenkarzinom, Prostatakarzinom	Parathormon oder parathormonähnliches Peptid
Hypoglykämie	Fibrosarkom, andere Weichteiltumoren, Leberzellkarzinom	Insulin oder insulinähnliche Substanz (IGF-II)
Karzinoidsyndrom	neuroendokrine Tumoren z. B. im Dünndarm	Substanz P, Bradykinin, Histamin, Serotonin
Polyzythämie	Nierenkarzinom, zerebelläres Hämangiom, Leberzellkarzinom	Erythropoetin
Neurologische und muskuläre Syndrome		
Myasthenie	Lungenkarzinom	immunologisch?, toxisch?
Störungen des ZNS und des peripheren Nervensystems	Mammakarzinom	unbekannt
Myasthenia gravis	Thymom	Autoantikörper gegen Acetylcholinrezeptoren
Dermatologische Störungen		
Acanthosis nigricans	Magenkarzinom, Lungenkarzinom, Uteruskarzinom	immunologisch?, toxisch?
Dermatomyositis	Lungenkarzinom, Mammakarzinom	immunologisch?, toxisch?
Vaskuläre und hämatologische Veränderungen		
Venenthrombose (Trousseau-Phänomen)	Pankreaskarzinom, Lungenkarzinom, weitere Karzinome	Hyperkoagulabilität?
nichtbakterielle thrombotische Endokarditis	fortgeschrittene Karzinome	Hyperkoagulabilität
Anämie	Neoplasmen des Thymus	unbekannt
leukämoide Reaktion	Neoplasmen des Thymus	unbekannt
Weitere		
nephrotisches Syndrom	verschiedene Karzinome	Immunkomplexe (Tumorantigene)

Ätiologie und Pathogenese

Eine einheitliche Deutung ist heute noch nicht möglich. Die am besten erklärten Krankheitsbilder sind die **paraneoplastischen Endokrinopathien,** die durch Hormone oder hormonähnliche Substanzen ausgelöst werden. Da diese Tumoren in nicht endokrinen Organen ihren Ursprung haben, spricht man von **ektoper Hormonbildung.** Eine Erklärung hierfür könnte in der Derepression von Genen liegen, die für das betreffende ektope Hormon codieren. Häufig treten Tumoren mit paraneoplastischen Endokrinopathien in Epithelien auf, in denen auch Zellen des disseminierten neuroendokrinen Systems (➤ Kap. 17) lokalisiert sind. Bei **neuromuskulären paraneoplastischen Syndromen** spielen insbesondere autoimmunologische Prozesse eine Rolle (➤ Kap. 22.4.3, ➤ Kap. 22.4.4). **Hämatologische Paraneoplasien** entstehen z. B. durch Adenokarzinome, die thromboseförderende oder fibrinolytische Substanzen sezernieren und damit Thrombosen oder Blutungen auslösen. Anämien werden möglicherweise durch zytotoxische oder die Hämolyse fördernde Faktoren ausgelöst. Leukämoide Reaktionen schließlich können durch myelopoetisch aktive Substanzen hervorgerufen werden.

Tumormarker

Tumormarker sind Substanzen, die von Tumorzellen unter abnormen Bedingungen produziert (zelluläre Marker) oder sezerniert werden (Serummarker). Sie lassen sich immunhistochemisch im Tumorgewebe und biochemisch im Blut und teilweise in Exkrementen nachweisen und können als Spürsubstanzen in der Tumordiagnostik und im Tumorverlauf eingesetzt werden (➤ Tab. 6.11).

- **Onkofetale Antigene:** Zwei der bestetablierten Marker sind das CEA (karzinoembryonales Antigen) und das AFP (α-Fetoprotein). CEA wird normalerweise nur im embryonalen Gewebe des Darmtrakts, des Pankreas und der Leber gebildet. Dieses

Tab. 6.11 Ausgewählte immunhistochemische Tumormarker

Tumormarker	Vorkommen
Onkofetale Antigene	
α-Fetoprotein (AFP)	Leberzellkarzinom, Keimzellneoplasien des Hodens (v. a. Dottersacktumor)
karzinoembryonales Antigen (CEA)	Adenokarzinome von Kolon, Pankreas, Lunge, Magen und Mamma
Hormone	
humanes Choriongonadotropin (HCG)	Trophoblastenneoplasien, Keimzelltumoren des Hodens (v. a. Chorionkarzinom)
Kalzitonin	medulläres Schilddrüsenkarzinom
Katecholamine und Metaboliten	Phäochromozytom und verwandte Neoplasien
ektopische Hormone	paraneoplastische Syndrome (> Abb. 6.1)
Isoenzyme	
saure Prostataphosphatase	Prostatakarzinom
neuronenspezifische Enolase	z. B. kleinzelliges Lungenkarzinom, Neuroblastom
Spezifische Proteine und Glykoproteine	
Immunglobuline	Plasmozytom und andere Gammopathien
prostataspezifisches Antigen (PSA)	Prostatakarzinom
Thyreoglobulin	Schilddrüsenkarzinom
Sonstige Glykoproteine	
CA-125	Ovarialkarzinome
CA-19–9	Karzinome von Kolon und Pankreas
CA-15–3	Mammakarzinome
Intermediärfilamente	
(Zyto-)Keratine	Karzinome (selten in Sarkomen)
Vimentin	Sarkome (selten in Karzinomen)
Neurofilament	neurale Tumoren
Desmin	Muskeltumoren
Aktin	Muskeltumoren
Leukozytenantigen	Lymphome/Leukämien

komplexe Glykoprotein kann von einer Reihe von Tumoren sezerniert werden und dient damit als Verlaufsmarker. Die Erwartungen, diese Substanz auch in der Primärdiagnostik von Tumoren einsetzen zu können, sind leider gescheitert, weil erhöhte CEA-Werte auch bei benignen Erkrankungen gefunden wurden (z. B. Hepatitis, Leberzirrhose, chronisch entzündliche Darmerkrankungen u. a.). Ein ähnlicher Marker ist AFP, das v. a. bei Leberzellkarzinomen und verschiedenen Keimzelltumoren nachweisbar ist.

- **Hormone:** Hierbei handelt es sich einerseits um gewebetypische Hormone, andererseits um eine ektope Bildung von Hormonen im Rahmen paraneoplastischer Syndrome.
- **Isoenzyme:** Eines der wichtigsten Isoenzyme ist die saure Prostataphosphatase, die als Verlaufsmarker des Prostatakarzinoms eingesetzt wird.
- **Spezifische Proteine und Glykoproteine:** Hierzu zählt z. B. das prostataspezifische Antigen (PSA), das man immunhistochemisch in Prostatakarzinomen sowie im Serum von Karzinompatienten nachweisen kann. PSA ist ein organspezifisches Protein. Das Gleiche gilt für das Thyreoglobulin (TG), ein Glykoprotein, das im Kolloid der normalen Schilddrüse vorkommt, aber auch von differenzierten Karzinomen des Follikelepithels gebildet und sezerniert wird. TG kann somit als Verlaufsmarker bei Schilddrüsenkarzinomen eingesetzt werden.

Tumorkachexie

Definition Unter Kachexie (griech.: kachexia = schlechter Zustand) versteht man die zunehmende Auszehrung des Patienten bei fortgeschrittener Tumorerkrankung mit Abmagerung, allgemeinem Kräfteverfall, Appetitlosigkeit, Anämie und Apathie.

Pathogenese

Die Entstehungsmechanismen der Kachexie sind bislang nicht im Einzelnen geklärt. Diskutiert werden Stoffwechselprodukte des Tumors, die zu

- katabolem Proteinumsatz,
- erhöhter Mobilisierung von Lipiden aus Fettgewebe und
- vermehrtem Energieverbrauch (Hypermetabolismus) der Körperzellen

führen. Verantwortlich für einen Teil dieser Wirkungen ist möglicherweise der Tumornekrosefaktor α (TNF-α).

Weitere Faktoren sind unzureichende Nahrungsaufnahme durch lokale Tumoreinwirkungen wie Behinderung der Nahrungsaufnahme, der Verdauung (Maldigestion) oder der Resorption (Malresorption), durch depressive Verstimmungen und schließlich auch durch Störungen der Geschmacksempfindungen und/oder Störungen im zentralen Hungerzentrum. Ein weiterer Faktor kann der übermäßige Verlust von Proteinen im Rahmen rezidivierender Blutungen (z. B. ulzeriertes Karzinom im Magen-Darm-Takt) oder bei polypösen Tumoren des Magen-Darm-Trakts (Proteinverlustsyndrom) sein.

Die Kachexie ist häufig mit einer erhöhten Infektanfälligkeit verbunden, sodass viele Tumorpatienten an interkurrierenden Infekten sterben. Derartige Infekte sowie auch die resorbierende Entzündung bei Tumornekrosen sind im Zusammenspiel mit Wirkungen von Tumorzellprodukten auf die Temperaturregulierung Ursachen des Tumorfiebers.

Tumoranämie

Hierbei handelt es sich um eine Blutarmut, die durch Blutverlust, Mangel an Aufbaustoffen (Aminosäuren, Vitamine), durch vermehrte Hämolyse oder durch Verdrängung der Hämatopoese bei Tumorwachstum im Knochenmark entsteht.

6.10 Pathologie und Tumordiagnostik

6.10.1 Zytologische und histologische Diagnosesicherung

Voraussetzungen für jede Krebstherapie sind der sichere histologische Nachweis des Tumors, die Bestimmung des Tumortyps, des Malignitätsgrades und der Tumorausbreitung. Diese Parameter bestimmen wesentlich Art und Ausmaß der Therapie (Operation, Strahlentherapie, Chemotherapie sowie neue Therapieformen) und die Prognose. Je nach Untersuchungsgut werden zytologische und histologische sowie immunhistologische Untersuchungen unterschieden. Zunehmend werden auch molekularbiologische Methoden eingesetzt. Entscheidend ist, dass der Tumor in einem möglichst frühen Stadium erkannt wird. Bei bestimmten Tumoren ist dies durch regelmäßige Screeninguntersuchungen der Bevölkerung mit zuverlässigen und preisgünstigen Methoden möglich geworden.

Zytologie

Die Gewinnung von Zellausstrichen und deren zytologische Untersuchung ist eine sehr effektive Suchmethode. Die aus dem Zellverband gelösten Zellen können z. B. durch eine Feinnadelbiopsie (Punktionszytologie) oder durch direkte Abstrichentnahme (Exfoliativzytologie) gewonnen werden (> Kap. 1.6.4). Auch desquamierte Zellen in Körper- oder Spülflüssigkeiten oder in Ergüssen können zytologisch untersucht werden. Bei der mikroskopischen Untersuchung der gefärbten Zellausstriche oder Zellzentrifugate werden die Zellen auf Atypien untersucht. Nach dem Grad der Atypien (> Kap. 6.1.1) werden die Präparate in unverdächtige, zweifelhafte, verdächtige und positive Befunde unterteilt.

Durch die zytologische Vorsorgeuntersuchung kann heute das Zervixkarzinom häufig schon im Vorstadium (zervikale intraepitheliale Neoplasie [CIN], Carcinoma in situ) erkannt werden. Ein kleiner therapeutischer Eingriff (Konisation) verhindert bei diesen Patientinnen die Progression der Präkanzerosen zu einem invasiven Karzinom. Auf diese Weise konnte die Inzidenz invasiver Plattenepithelkarzinome der Portio und Cervix uteri erheblich reduziert werden.

Punktionszytologische Untersuchungen können heute unter Einsatz bildgebender Verfahren auch schon bei kleinen Tumoren verschiedener Organe durchgeführt werden. Die Punktionszytologie eignet sich auch als schnelle und einfache Methode, um fortgeschrittene maligne Tumoren und maligne Ergüsse nachzuweisen.

Histologie

Die histologische Diagnosesicherung eines Tumors umfasst die Dignitätsbestimmung (> Kap. 6.1.1) und seine Typisierung (> Kap. 6.7), die Beurteilung von Malignitätsgrad (Grading) und Tumorausbreitung (Staging) sowie schließlich die Frage, ob und in welchem Ausmaß ein Tumor im Gesunden entfernt wurde.

Immunhistochemie

Die Immunhistochemie (Immunhistologie) spielt in der Tumorpathologie nach wie vor eine überragende Rolle. Immunhistochemisch werden häufig Intermediärfilamente und tumorassoziierte Antigene nachgewiesen (> Tab. 6.11). Der immunhistochemische Nachweis von **Intermediärfilamenten** ermöglicht beispielsweise, epitheliale und verschiedene mesenchymale Tumoren voneinander abzugrenzen.

Molekularpathologie

In der Molekularpathologie, deren klinischer Stellenwert kontinuierlich steigt, werden an bioptischem Gewebematerial molekularbiologische Analysen von spezifischen DNA- und RNA-Molekülen bzw. -Sequenzen durchgeführt, um mutierte, amplifizierte oder translozierte Onkogene (> Kap. 6.5) in den Tumoren nachzuweisen. Ziel ist die gezielte, personalisierte Therapie, die auf den individuellen Tumor eines Patienten abgestimmt ist. Methodisch werden hier Analysen am Schnittpräparat (In-situ-Hybridisierung mit mikroskopischer Auswertung) und In-vitro-Analysen nach morphologischer Mikrodissektion (PCR-Reaktion, Nukleinsäure-Sequenzierungen) angewendet.

Mit dem zunehmenden Einsatz von „Next Generation Sequencing" (> Kapitel 1.6.10) ist ein signifikanter Anstieg des Wissens über molekulare Veränderungen in Tumoren zu erwarten. Dies wird zu einer besseren Phänotyp-Genotyp-Korrelation der bisher rein morphologisch definierten Tumortypen führen. Gleichzeitig ist zu erwarten, dass die neuen „zielgerichteten" Therapieformen nur nach Kenntnis spezifischer genetischer Veränderungen eingesetzt werden (prädiktive Marker). Es wird daher zunehmend eine molekulare Aufarbeitung der Tumoren unabhängig von ihrer Histogenese erfolgen, da die Therapie sich dann spezifisch auf die nachgewiesenen Mutationen ausrichtet (> Abb. 6.47). Beispielsweise lassen sich schon heute in histo-morphologisch unterschiedlichen Tumoren verschiedener Lokalisation gleiche aktivierende Mutationen der Serin/Threonin-Proteinkinase BRAF nachweisen, die eine Komponente der RAS-Signalkaskade ist (> Abb. 6.48). Im Prinzip sind somit alle diese „BRAFome" Kandidaten für eine Behandlung mit BRAF-Inhibitoren. Einschränkend muss man jedoch sagen, dass BRAF-Inhibitoren je nach histologischem Subtyp und Lokalisation des Tumors eine unterschiedliche Wirksamkeit zeigen. Die genaue morphologische Charakterisierung der Tumoren bezüglich Grad und Stadium sowie die Beschreibung der Tumorheterogenität bleiben daher weiterhin Aufgabe der Pathologen.

6.10.2 Tumorgraduierung (Grading) und Stadieneinteilung (Staging)

Die Graduierung eines Tumors beinhaltet die Einstufung des Malignitätsgrades aufgrund histologischer und zytologischer Kriterien. Die wichtigsten Kriterien zur Bestimmung des Malignitätsgrades sind:
- Kernatypien (Hyperchromasie, Kernpolymorphie, Anisonukleose u. a.)
- Mitosezahl pro 10 definierte Gesichtsfelder (40er-Objektiv)
- Differenzierung (d. h. Ähnlichkeit zum Ursprungsgewebe)

Für die meisten Organ- und Weichgewebetumoren sind Gradingsysteme erstellt worden, die eine Korrelation zur Prognose aufweisen. Die gängigste Einteilung ist:
- Grad 1 (G1) = gut (hoch) differenziert
- Grad 2 (G2) = mäßig (mittelgradig) differenziert
- Grad 3 (G3) = schlecht (niedrig) differenziert
- Grad 4 (G4) ggf. – für undifferenzierte anaplastische Tumoren

Das zurzeit am weitesten verbreitete Verfahren für die Stadieneinteilung von Tumoren ist das sog. **TNM-System.** Hierbei werden die lokale Ausbreitung des Primärtumors (T), die regionäre Lymphknotenmetastasierung (N) und die hämatogenen Fernmetastasen (M) berücksichtigt (> Tab. 6.12).

Abhängig von der Methode, mit der die Ausdehnung des Tumors bestimmt wurde, unterscheidet man:
- **Klinische TNM-Klassifikation** (prätherapeutische klinische Klassifikation, TNM): Sie ergibt sich aufgrund klinischer Untersuchungen, z. B. bildgebende Verfahren, Endoskopie, Biopsie oder chirurgische Exploration. Nach der Zuverlässigkeit der angewandten Methode (z. B. Röntgenaufnahme vs. chirurgische Exploration einschließlich Biopsie) werden 3 Grade der Diagnosesicherheit von C1 bis C3 (C = „certainty") unterschieden.
- **Pathologische TNM-Klassifikation** (postoperative histopathologische oder autoptische Klassifikation; pTNM): Die Ausbreitung des Tumors wird am chirurgischen Tumorresektat und an den resezierten Lymphknoten oder aber im Rahmen einer Autopsie bestimmt. Die Feststellung von Fernmetastasen (M) erfordert eine histologische Untersuchung der als klinisch oder autoptisch als Metastase eingeordneten Läsion. Anhand dieser histopathologischen Untersuchungen werden dann die pT-,

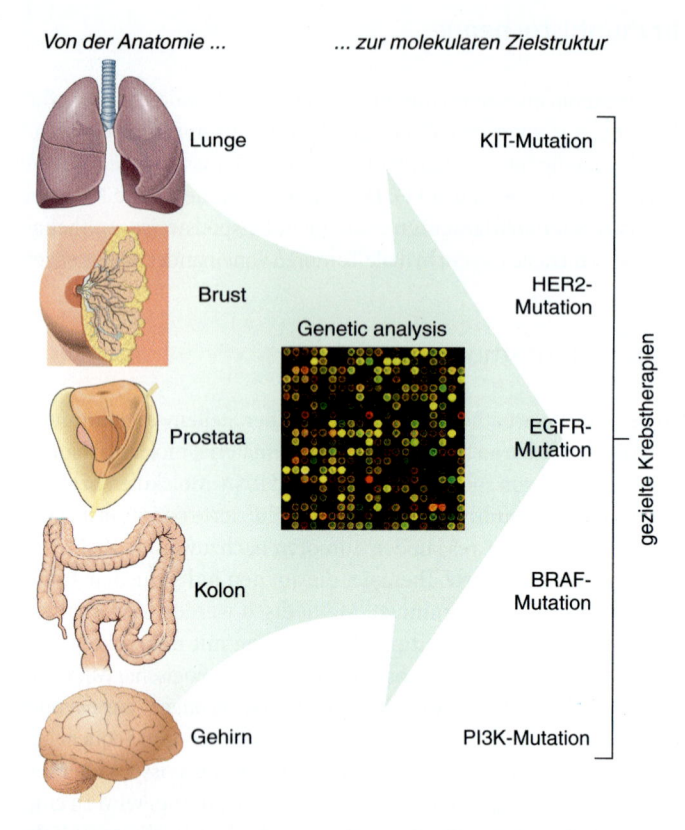

Abb. 6.47 Paradigmenwechsel der Tumorklassifikation. Zunehmend werden Tumoren nach molekularen therapeutischen Zielstrukturen klassifiziert. Histogenetische und morphologische Aspekte bleiben weiterhin Grundlage der Klassifikation. [G422]

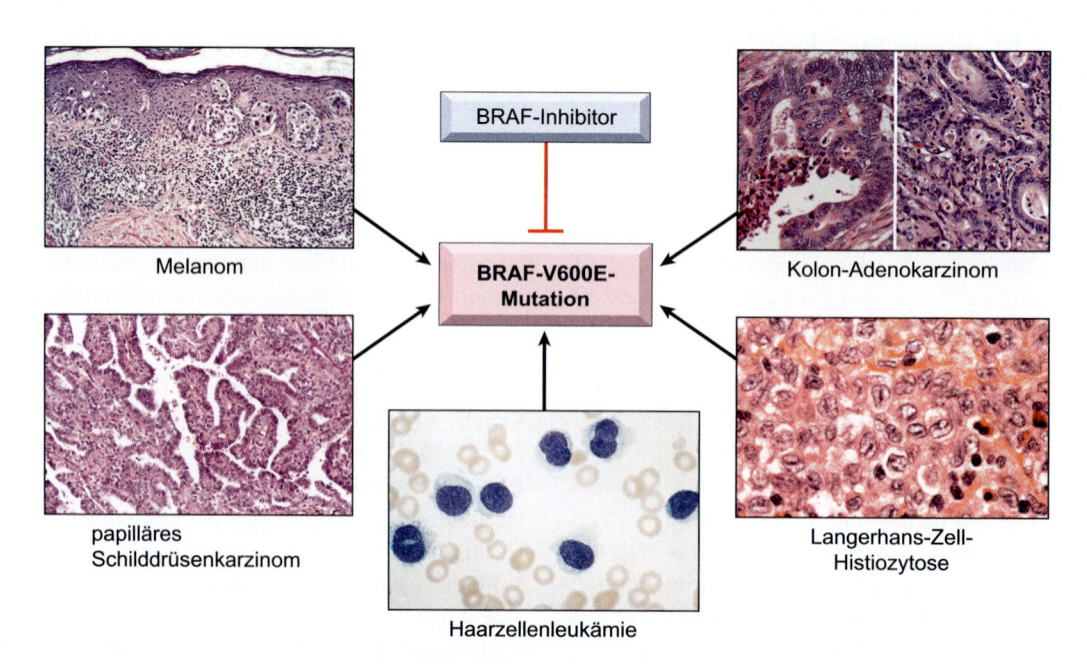

Abb. 6.48 Verschiedene Tumoren können eine gleiche molekulare Pathogenese aufweisen. [G422]

Tab. 6.12 pTNM-Klassifikation

pT – Primärtumor	
pTis	präinvasives Karzinom (Carcinoma in situ)
pT0	keine histologische Evidenz für einen Primärtumor
pT1, pT2, pT3, pT4	zunehmende Ausbreitung des Primärtumors
pTX	die lokale Tumorausbreitung kann histopathologisch nicht bestimmt werden
pN – regionäre Lymphknoten	
pN0	kein Befall regionärer Lymphknoten
pN1, ggf. pN2, pN3, pN4	zunehmender Befall regionärer Lymphknoten
pNX	Befall regionärer Lymphknoten kann nicht bestimmt werden
pM – Fernmetastasen	
pM0	keine Fernmetastasen
pM1	Fernmetastasen
pMX	das Vorliegen von Fernmetastasen kann nicht bestimmt werden

pN- und pM-Kategorien ermittelt (> Tab. 6.12). Der Grad der Ausdehnung wird durch Zahlen bestimmt, die für jedes Organ festgelegt sind. Ein Carcinoma in situ wird als pTis klassifiziert. pT1 – pT3 bezeichnen organabhängig die Größe des Primärtumors oder seine Beziehung zu Organstrukturen (z. B. Infiltration der Muscularis propria oder des angrenzenden Fettgewebes bei Magen- oder Kolontumoren) oder der Organkapsel. pT4 bedeutet ein organüberschreitendes Wachstum mit Infiltration benachbarter Organe. Der Diagnosesicherheitsgrad kann mit C4 (pathologische Untersuchung des definitiven Tumorresektats) oder C5 (Autopsie) symbolisiert werden.

Die pTNM-Klassifikation wird durch die Angabe des Fehlens oder Vorhandenseins eines **Residualtumors** (Resttumor) nach der operativen Behandlung ergänzt. R0 bedeutet, dass kein Residualtumor vorhanden ist (Entfernung im Gesunden). R1 beinhaltet den mikroskopischen und R2 den makroskopischen Nachweis eines residuellen Tumorgewebes. Ein vorangestelltes y (z. B. ypT2) bedeutet die Tumorausdehnung nach vorangegangener neoadjuvanter Radio- und/oder Chemotherapie und lässt dabei auf das Therapieansprechen schließen.

KAPITEL 7

H.A. Baba, J. Wohlschläger, D. Jonigk

Kreislauferkrankungen

7.1	**Grundformen der kardialen Überbelastung**	180	7.6.5	Luftembolie	195
7.1.1	Chronische Druckbelastung	181	7.6.6	Fruchtwasserembolie	195
7.1.2	Chronische Volumenbelastung	182	7.6.7	Parenchymembolie	195
			7.6.8	Fremdkörper- und Cholesterinembolie	195
7.2	**Herzinsuffizienz**	182			
7.2.1	Akute Herzinsuffizienz	183	7.7	**Ischämie**	195
7.2.2	Chronische Herzinsuffizienz	183			
			7.8	**Infarkt**	195
7.3	**Hyperämie**	184	7.8.1	Anämischer Infarkt	195
7.3.1	Aktive Hyperämie	184	7.8.2	Hämorrhagischer Infarkt	196
7.3.2	Passive Hyperämie	184	7.8.3	Hämorrhagische Infarzierung	196
7.4	**Ödem**	185	7.9	**Hypertonie**	197
			7.9.1	Hypertonie im großen Kreislauf	197
7.5	**Störungen der Blutstillung und Blutgerinnung**	187	7.9.2	Hypertonie im kleinen Kreislauf	199
7.5.1	Komponenten der Hämostase	188	7.9.3	Portale Hypertonie	199
7.5.2	Blutungen	189			
7.5.3	Thrombose	190	7.10	**Schock**	199
			7.10.1	Klassifikation des Schocks	200
7.6	**Embolie**	193	7.10.2	Pathogenese des Schocks	200
7.6.1	Thromboembolie	193	7.10.3	Organveränderungen bei Schock	203
7.6.2	Fettembolie	194			
7.6.3	Septische Embolie	194	7.11	**Disseminierte intravasale Gerinnung (DIG)**	204
7.6.4	Tumorembolie	194			

Zur Orientierung

Die Hauptaufgabe des Herz-Kreislauf-Systems liegt in der Versorgung des Organismus mit Sauerstoff und Nährstoffen. Voraussetzung für diese Funktion sind ein intaktes Herz (Pumpfunktion) und Gefäßsystem (Arterien, Venen, Kapillaren, Lymphgefäße; Verteilerfunktion), Blut (Transport- und Gerinnungssystem) sowie eine Lunge ohne wesentliche pathologische Veränderungen (Gasaustausch) (➤ Abb. 7.1). Die Aufrechterhaltung einer adäquaten Kreislauffunktion (Blutdruck, Gefäß-/Blutvolumen, Sauerstoffversorgung) unterliegt komplexen, teilweise neurohumoralen Regulationsmechanismen, deren Kenntnis Voraussetzung ist für die Diagnostik und Therapie der Herz-Kreislauf-Erkrankungen. Organbezogene oder systemische Störungen der Kreislauffunktion führen zu schwerwiegenden klinischen Krankheitsbildern, z. B. akute oder chronische Herzinsuffizienz, Schock, Thromboembolien sowie disseminierte Blutgerinnungsstörungen. Herz-Kreislauf-Erkrankungen sind sehr häufige Erkrankungen mit einer hohen Mortalitätsrate, die zu erheblichen sozioökonomischen Belastungen führen.

7.1 Grundformen der kardialen Überbelastung

Einer kardialen Überbelastung passt sich das Myokard zunächst an, indem es physiologische Reserven ausnutzt. Die Muskelmasse nimmt zu, es entsteht bei vorherrschender Druckbelastung eine **konzentrische** (➤ Abb. 7.2), bei vorherrschender Volumenbelastung eine **exzentrische** (➤ Abb. 7.3) kardiomyozytäre Hypertrophie. Bei fortbestehender Überbelastung kommt es durch Muskelzellnekrosen und -apoptosen und der hieraus resultierenden interstitiellen Fibrose zu einem „maladaptiven" Umbau des Myokards (**„kardiales Remodeling"**) mit zunehmender Herzdilatation (➤ Abb. 7.4), die sich klinisch als **Herzinsuffizienz** (➤ Abb. 7.5) manifestiert.

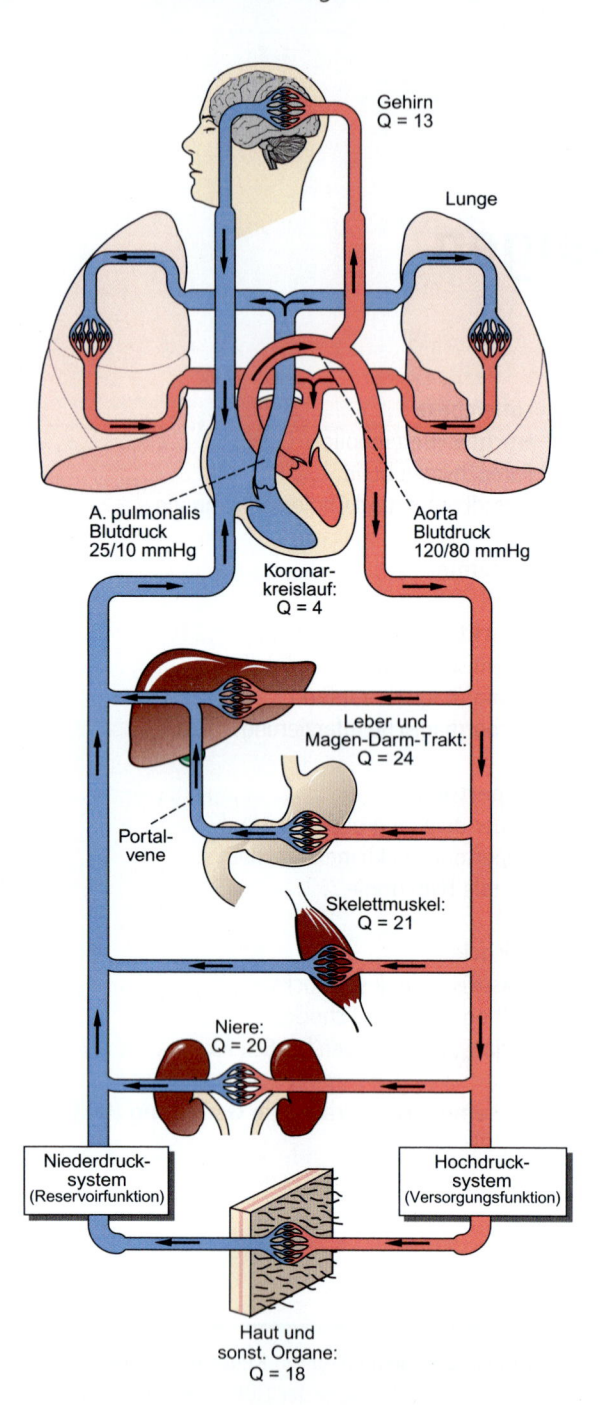

Abb. 7.1 Herz-Kreislauf-System (Schema). Der linke Ventrikel pumpt das Blut in das arterielle Hochdrucksystem mit parallel geschalteten Organen. Der muskelschwächere rechte Ventrikel pumpt das Blut in den Lungenkreislauf, der dem Niederdrucksystem angehört. Der Blutfluss im großen Kreislauf wird durch die Druckdifferenz in der Aorta (systolisch 120 mmHg) und in den großen Venen (5 mmHg) aufrechterhalten. Der Stoffaustausch erfolgt im Kapillarsystem. Die Organdurchblutung (Q) wird als prozentualer Anteil des Herzzeitvolumens angegeben. [L106]

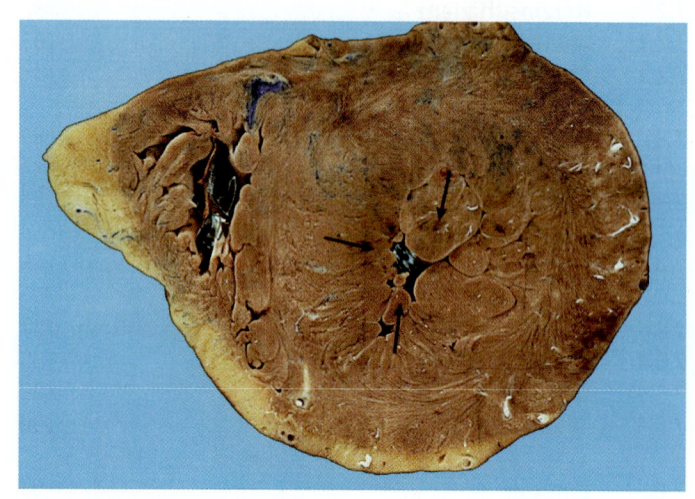

Abb. 7.2 Konzentrische Hypertrophie des linken Ventrikels. Im Vergleich zum normal großen Lumen des rechten Ventrikels (RV) ist das Lumen des linken Ventrikels (LV) verengt (Pfeile). Die blaue Verfärbung ergibt sich durch Injektion von Farbstoff zu diagnostischen Zwecken. [R398]

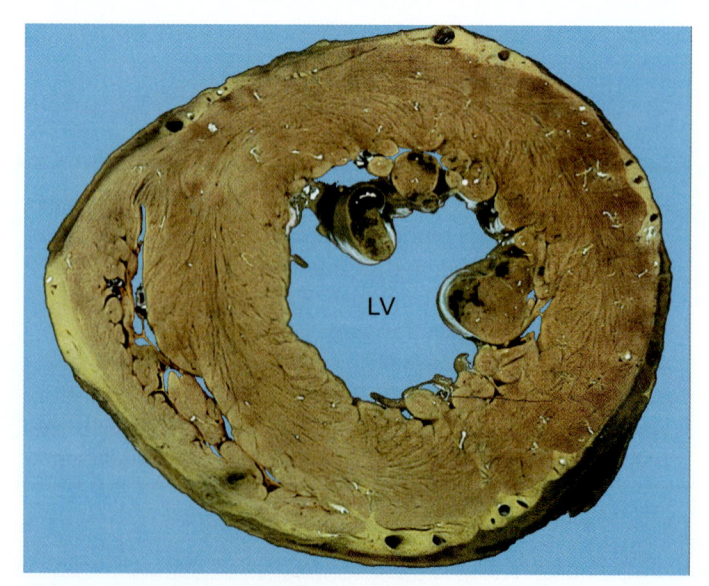

Abb. 7.3 Exzentrische Hypertrophie des linken Ventrikels. Das Lumen des linken Ventrikels (LV) ist dilatativ erweitert (Dilatation). [R398]

7.1 Grundformen der kardialen Überbelastung

Zwei Grundformen der chronischen Überbelastung werden unterschieden:
- Druckbelastung
- Volumenbelastung

7.1.1 Chronische Druckbelastung

Ätiologie Klappeneinengungen oder arterielle Hypertonie im großen Kreislauf erfordern eine Mehrarbeit des Myokards des linken und/oder des rechten Ventrikels.

Pathogenese

Die Muskulatur der Ventrikel passt sich einer Mehrbelastung an, indem Masse und Volumen der Kardiomyozyten zunehmen. Organellen werden infolge eines erhöhten ATP-Bedarfs neu gebildet, insbesondere kontraktile Elemente (Aktin und Myosin) und Mitochondrien. Makroskopisch nimmt die Muskelwanddicke zu (Ventrikelhypertrophie).

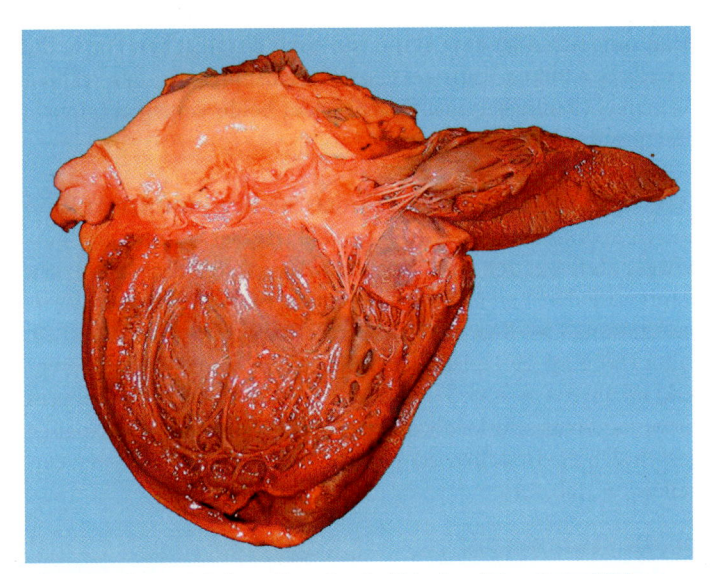

Abb. 7.4 Akute Linksherzdilatation bei Myokarditis mit Ausbildung eines „romanischen Bogens". [R398]

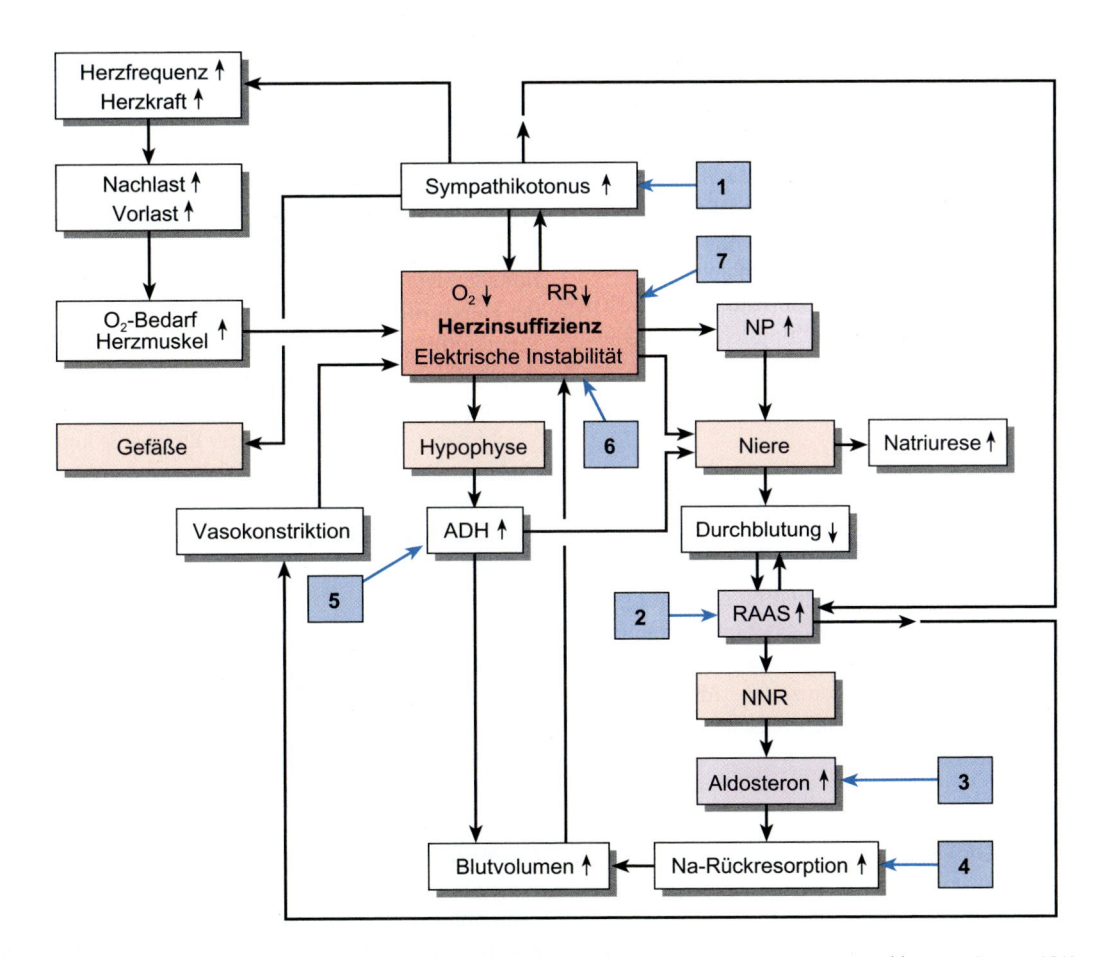

Abb. 7.5 Circulus vitiosus der Herzinsuffizienz und therapeutische Interventionen. RAAS = Renin-Angiotensin-Aldosteron-System, ADH = antidiuretisches Hormon (Vasopressin), NP = natriuretische Peptide, NNR = Nebennierenrinde. Therapieansätze: 1 = β-Blocker, 2 = ACE-Inhibitoren, AT1-Blockade, 3 = Aldosteronantagonisten, 4 = Diuretika, 5 = ADH-Antagonisten, 6 = antiarrhythmische Therapie, 7 = positiv inotrope Substanzen (modifiziert nach U. Quast, Abt. Molekulare Pharmakologie, Universitätsklinikum Tübingen). [L106]

Bei einer **Aortenklappenstenose** (> Kap. 19.4.2) ist die Durchflusskapazität verringert. Um ein adäquates Auswurfvolumen zu erreichen, muss der systolische Druck ansteigen. Dies wird durch kardiomyozytäre Hypertrophie erreicht. Diese aufgrund von Druckbelastung entstehende zirkumferentielle Ventrikelwandverdickung wird als **konzentrische Hypertrophie** bezeichnet und ermöglicht eine fortgesetzte Pumpfunktion über längere Zeit (> Abb. 7.2). Diese Hypertrophieform kann zu konzentrischer Einengung des Ventrikelvolumens führen, und so Störungen der diastolischen Füllung mit konsekutiver Blutstauung hervorrufen (> Kap. 7.3.2).

Wird unter der Druckbelastung eine kritische Muskelmasse des linken Ventrikels überschritten, führen diese adaptiven Vorgänge zu pathologischen Veränderungen des Ventrikelmyokards. Hierbei ist insbesondere das zunehmende Missverhältnis zwischen zunehmender Muskelmasse und Koronargefäßquerschnittsfläche ein limitierender Faktor, sodass bei Belastung das hypertrophierte Myokard nur mehr unzureichend mit Sauerstoff versorgt wird (relative Koronarinsuffizienz, > Kap. 19.5.1), was durch Hypoxie zu **Einzelfasernekrosen** führen kann. Diese werden insbesondere im subendokardialen Myokard aufgrund der hohen Vulnerabilität gegenüber Hypoxie durch kollagenes Bindegewebe ersetzt, sodass sich eine netzförmige interstitielle Fibrose ausbildet, die zu systolischen und diastolischen Störungen führen kann. Wird das sog. kritische Herzgewicht (> 500 g) überschritten, kommt es zu Überdehnung hypertrophierter Herzmuskelfasern und Veränderungen der Ventrikelgeometrie mit Ventrikelerweiterung (**sog. Gefügedilatation**). Diese Veränderungen der Herzgeometrie sind mit einem erhöhten enddiastolischen Volumen vergesellschaftet, wodurch die **exzentrische Hypertrophie** entsteht (> Abb. 7.3). Die Dilatation führt zu zunehmender Linksherzinsuffizienz (> Kap. 7.2).

Analoge Veränderungen zeigen sich auch im rechten Ventrikel bei fortgesetztem Druckanstieg im pulmonalen Kreislauf, die klinisch in einer Rechtsherzinsuffizienz münden und zu chronischer Blutstauung in vorgeschalteten Organen (z. B. Leber und Milz) führen.

7.1.2 Chronische Volumenbelastung

Bei chronischer Volumenbelastung (z. B. bei Klappeninsuffizienz oder Shunt) kommt es durch die volumenbedingte Dehnung der Herzkammern bei gleichzeitiger Kardiomyozytenhypertrophie zu einer **exzentrischen Hypertrophie.** Dabei nehmen sowohl die Wanddicke als auch das Ventrikelvolumen zu (> Abb. 7.3). Die histomorphologischen Veränderungen bei chronischer Druck- oder Volumenbelastung sind identisch.

7.2 Herzinsuffizienz

Definition Dieses klinische Syndrom beruht auf einem Missverhältnis zwischen dem kardialen Auswurfvolumen und dem von den Organen bzw. Geweben des Organismus zur Aufrechterhaltung struktureller und funktioneller Prozesse benötigten Blutvolumen.

Man unterscheidet eine akute von einer chronischen Form, die jeweils den linken Ventrikel (Linksherzinsuffizienz), den rechten Ventrikel (Rechtsherzinsuffizienz) oder beide Ventrikel (globale Herzinsuffizienz) betreffen kann.

Ätiologie Eine akute oder chronische Herzinsuffizienz kann durch strukturelle oder funktionelle Herzerkrankungen hervorgerufen werden (> Kap. 19). Hauptursachen umfassen kardiovaskuläre und nichtkardiovaskuläre Faktoren: koronare Herzerkrankung (> Kap. 19.5), arterielle Hypertonie (> Kap. 7.9), Alter (> Kap. 19.1), Diabetes mellitus (> Kap. 47.3.2), Nierenerkrankungen (> Kap. 37), Adipositas, Alkohol- und Nikotinabusus sowie kardiotoxische Medikamente (> Kap. 51). Pathophysiologisch lassen sich die Ursachen der Herzinsuffizienz in drei Gruppen einteilen (> Tab. 7.1).

Pathogenese

Die Herzleistung wird physiologischerweise durch die Schlagfrequenz, die Kontraktilität des Myokards, die **Vorlast** (maximale enddiastolische Wandspannung) und die **Nachlast** (maximale systolische Wandspannung zur Überwindung des enddiastolischen Aorten- bzw. Pulmonalisdrucks) bestimmt.

Jede Schädigung des Herzmuskels (z. B. Myokardinfarkt, Myokarditis) **vermindert** das systolische Schlagvolumen und **erhöht** das enddiastolische ventrikuläre Füllungsvolumen (**Vorlast**). Diese Vorlasterhöhung löst beim gesunden Herzen über den Frank-Starling-Mechanismus einen Regulationsmechanismus aus: Durch die gleichzeitige Zunahme der Herzkraft wird mit Zunahme der Vorlast das Schlagvolumen vergrößert. Die durch eine strukturelle oder funktionelle Myokardschädigung verminderte Kontraktilität führt bei der Herzinsuffizienz jedoch zu einer verminderten Perfusion und Sauerstoffversorgung aller Organe. Daraus resultieren folgende pathophysiologische Vorgänge (> Abb. 7.5).

- **Sympathisches Nervensystem:** Durch Aktivierung der Chemo- und Barorezeptoren peripherer Blutgefäße kommt es zu einem chronisch erhöhten Sympathikotonus mit Anstieg der Herzfrequenz und der Kontraktionskraft des Herzens, zu generalisierter Vasokonstriktion und gesteigerter Reninsekretion. Aus diesen Faktoren resultiert ein erhöhter Sauerstoffbedarf des vorgeschädigten Herzens.
- **Renin-Angiotensin-Aldosteron-System** (RAAS, > Kap. 16.1.1): Die initiale Minderperfusion der Nieren mit Reduktion des effektiven glomerulären Filtrationsdrucks und der erhöhte Sympathikotonus aktivieren das RAAS. Folge ist eine Vasokonstriktion und auch vermehrte Natriumresorption (über vermehrte Aldosteronsekretion der Nebennierenrinde), was zu (herzbelastender) Hypervolämie führt.
- **Antidiuretisches Hormon** (ADH, > Kap. 13.3.1): Die globale Minderperfusion führt zu erhöhter hypophysärer ADH-Sekretion mit resultierender zusätzlicher Hypervolämie.

Kardioprotektive Regulationsmechanismen umfassen die natriuretischen Peptide (> Kap. 19.1 und > Kap. 37.1), endothelabhängige regulierende Faktoren (> Kap. 20.1.5), z. B. Stickstoffmonoxid (NO) und Prostazyklin (PGI_2).

7.2 Herzinsuffizienz

Tab. 7.1 Ursachen der Herzinsuffizienz

Ursachen	Linksherzinsuffizienz	Rechtsherzinsuffizienz
Myokardial	Myokardinfarkt Myokarditis Kardiomyopathie	Myokardinfarkt Myokarditis Kardiomyopathie
Druck- und Volumenbelastung des Herzens	arterielle Hypertonie Aortenklappenstenose Aortenklappeninsuffizienz Mitralklappeninsuffizienz	• pulmonale Hypertonie bei: • Linksherzversagen • chronischer Lungenerkrankung • Lungenembolie • arteriovenösen Shuntvitien
Diastolische Behinderung der Ventrikelfüllung	Perikarderkrankungen, z. B. chronisch fibrosierende Perikarditis (➤ Kap. 19.8.2) Endokardfibrose Mitralklappenstenose (➤ Kap. 19.4.2)	Perikarderkrankungen, z. B. chronisch fibrosierende Perikarditis (➤ Kap. 19.8.2) Mitralklappenstenose (➤ Kap. 19.4.2)

Diese unter physiologischen Bedingungen sinnvollen Regulationsmechanismen führen bei der Herzinsuffizienz über eine Zunahme von Nachlast und Vorlast zur Reduktion des Auswurfvolumens und über das kardiale Remodeling, u. a. begleitet durch elektrische Instabilität (Rhythmusstörungen), zu kardialer Dilatation.

Klinische Relevanz Klinisch wird die Herzinsuffizienz traditionell nach der Klassifikation der New York Heart Association (NYHA, 1964), abhängig von der körperlichen Belastbarkeit eines Patienten, in vier Schweregrade eingeteilt. 2001 wurde diese NYHA-Klassifikation auf Vorschlag des American College of Cardiology (ACC) und der American Heart Association (AHA) durch die Hinzunahme ätiologischer, struktureller und pathophysiologischer Faktoren ergänzt. Es wurden diagnostische und therapeutische Richtlinien für die verschiedenen Stadien der Herzinsuffizienz festgelegt, die heute international akzeptiert sind. Ziel der heutigen Pharmakotherapie (➤ Abb. 7.5) ist eine Beeinflussung der neurohumoralen pathophysiologischen Regulationsmechanismen durch eine meist kombinierte Therapie mit β-Blockern, ACE-Inhibitoren, AT1-Rezeptorblockade, Aldosteronantagonisten, Diuretika und ADH-Antagonisten. Durch Einsatz von AT1-Rezeptorblockern und ACE-Inhibitoren kann die Vor- und Nachlast gesenkt, die endotheliale Dysfunktion verbessert und das kardiale Remodeling gehemmt werden.

7.2.1 Akute Herzinsuffizienz

Akute Linksherzinsuffizienz

Ätiologie Ursachen der akuten Linksherzinsuffizienz sind:
- Myokardinfarkt
- Akute Klappeninsuffizienz, z. B. bei akuter Endokarditis oder Papillarmuskelabriss
- Akute Myokarditis
- Elektrolytstörungen oder Pharmaka

Pathogenese

Entscheidend für das akute Herzversagen ist meist eine Verminderung energiereicher Phosphate bei ungenügender Sauerstoffzufuhr.

Die Folgen der akuten Linksherzinsuffizienz bei erhaltener Leistung des rechten Ventrikels sind:
- **Rückwärtsversagen:** Der Rückstau von Blut in die Lungenstrombahn führt zur Erhöhung des hydrostatischen Drucks und dadurch zur Ausbildung einer akuten Blutstauung und eines Lungenödems.
- **Vorwärtsversagen:** Durch die ungenügende Auswurfleistung kann ein kardiogener Schock entstehen (➤ Kap. 7.10.1).

Morphologie

Das pathologisch-anatomische Substrat der akuten Linksherzinsuffizienz ist eine Linksherzdilatation mit rundbogiger Herzspitze (sog. romanischer Bogen; ➤ Abb. 7.4).

Akute Rechtsherzinsuffizienz

Ätiologie Ursachen der akuten Rechtsherzinsuffizienz ist eine akute Druckbelastung ausgelöst in erster Linie durch:
- Lungenembolien (z. B. Thrombembolien aus Becken- und/oder Beinvenen, Fettgewebsembolie)
- Akutes Lungenemphysem

Pathogenese

Steigt der Druck im kleinen Kreislauf akut auf 50–80 mmHg an, werden der rechte Ventrikel und der rechte Vorhof überdehnt. Das Blut staut sich im Venensystem der inneren Organe (z. B. Leber, Niere), Haut und Schleimhäute sind zyanotisch. Da die Leber das dem rechten Herzen unmittelbar vorgeschaltete Organ ist, kommt es bei der Rechtsherzinsuffizienz vor allem zu einer ausgeprägten klinisch palpablen Hepatomegalie.

7.2.2 Chronische Herzinsuffizienz

Häufigste Ursache einer chronischen Herzinsuffizienz sind eine chronische Volumen- und Drucküberlastung eines oder beider Ventrikel.

Chronische Linksherzinsuffizienz

Ätiologie Ursachen der chronischen Linksherzinsuffizienz sind:
- Koronare Herzkrankheit
- Dekompensierter arterieller Hypertonus
- Mitralklappeninsuffizienz
- Aortenklappeninsuffizienz oder -stenose
- Kardiomyopathien

Pathogenese

Das Herz zeigt unterschiedliche Grade der Linksherzhypertrophie und -dilatation oder eine konzentrische Hypertrophie, bei der das Ausmaß der Hypertrophie eine ausreichende diastolische Füllung nicht mehr zulässt. Es entsteht eine interstitielle, vorwiegend perivaskuläre Myokardfibrose, u. a. infolge eines sekundären Hyperaldosteronismus (➤ Kap. 16.1.10 und ➤ Abb. 16.2). Bei chronischer Linksherzinsuffizienz wird Aldosteron von Endothelzellen und glatten Muskelzellen der Tunica media kleiner Myokardarterien produziert und sezerniert – zusätzlich zur Produktion und Sekretion durch die Nebennierenrinde.

Die Folgen sind:
- **Chronische Lungenstauung:** Es entsteht eine Siderose (hämosiderinspeichernde intraalveoläre Makrophagen und Fibrose der Lunge, braune Lungeninduration, ➤ Kap. 24.5.1), die klinisch zu Atemnot (Dyspnoe) führt. Zumeist entwickelt sich bei der chronischen Linksherzinsuffizienz eine konsekutive Rechtsherzüberlastung mit Hypertrophie und schließlich auch Dilatation des rechten Herzens (konsekutive Rechtsherzhypertrophie).
- **Vermindertes Herzminutenvolumen:** Regulationsmechanismen ➤ Kap. 7.10.2 und ➤ Kap. 7.10.3.

Chronische Rechtsherzinsuffizienz

Ätiologie Ursachen der chronischen Rechtsherzinsuffizienz sind:
- Chronisches obstruktives Lungenemphysem
- Staublungenerkrankungen
- Schwere Kyphoskoliosen mit Beeinträchtigung der Atemtätigkeit
- Rezidivierende Lungenembolien
- Chronische Linksherzinsuffizienz

Pathogenese

Das rechte Herz ist hypertrophiert und dilatiert. Das Blut staut sich im gesamten Venensystem des großen Kreislaufs mit chronischer Blutstauung in Leber und Milz sowie Zyanose und Blutstauung in Haut und Schleimhäuten.

Die Erhöhung des hydrostatischen kapillären Drucks führt zu Ödemen der unteren Extremitäten, Aszites und mangelhafter Nierendurchblutung sowie zu Anasarka (generalisiertes Ödem des subkutanen Weichgewebes).

7.3 Hyperämie

Definition Als Hyperämie wird ein vermehrter Blutgehalt eines Organs oder eines Organbezirks bezeichnet. Sie kann durch einen erhöhten Bluteinstrom (aktive Hyperämie) oder einen verminderten Blutausstrom (passive Hyperämie) entstehen. Die **aktive Hyperämie** ist durch eine Dilatation von Arteriolen mit dadurch ausgelöster vermehrter Durchblutung der Endstrombahn gekennzeichnet. Eine **passive Hyperämie** oder **Blutstauung** resultiert aus einem verminderten venösen Abfluss mit Blutrückstau.

7.3.1 Aktive Hyperämie

Die aktive Hyperämie wird entweder durch sympathische neurogene Mechanismen oder durch sog. vasoaktive Substanzen verursacht. Eine Erweiterung der arteriolären Sphinkteren mit einer Zunahme des Blutflusses in die Endstrombahn ist die Folge. Der erhöhte Blutfluss führt zur Rötung und Überwärmung des betroffenen Gewebebezirks.

Beispiele sind die Rötung bei Erwärmung der Haut bei körperlicher Aktivität und/oder emotionaler Alteration, die Hyperämie der Muskulatur bei Belastung sowie insbesondere die aktive Hyperämie im Rahmen akuter Entzündungen (➤ Kap. 3.2.1).

7.3.2 Passive Hyperämie

Syn.: Blutstauung

Allgemeine passive Hyperämie

Definition Unter allgemeiner passiver Hyperämie versteht man eine Blutstauung im venösen Anteil des großen und/oder kleinen Blutkreislaufs.

Ätiologie und Pathogenese

Die Ursache der Blutstauung ist eine Herabsetzung der Pumptätigkeit des Herzens. Diese kann sowohl den rechten wie auch den linken oder beide Ventrikel betreffen:
- **Linksherzinsuffizienz:** Eine **akute** Linksherzinsuffizienz ruft bei intakter rechtsventrikulärer Pumpfunktion eine Blutstauung im Lungengefäßbett hervor. Dadurch steigt der intrakapilläre Gefäßdruck und das kapilläre Gefäßbett ist in beiden Lungen erweitert. Durch den erhöhten hydrostatischen Druck treten Blutflüssigkeit und im weiteren zeitlichen Verlauf auch korpuskuläre Blutbestandteile, insbesondere Erythrozyten, in das Lungengewebe aus. Die Erythrozyten werden von den Alveolarmakrophagen phagozytiert und lysosomal abgebaut. Das Hämoglobin der Erythrozyten wird dabei in Hämosiderin umgewandelt. Die hämosiderinspeichernden Alveolarmakrophagen werden als **Herzfehlerzellen** bezeichnet. Durch diese Ablagerung des Hämosiderins in den Alveolarepithelien und im Interstitium entsteht eine Lungenhämosiderose. Bei **chronischer** Linksherzinsuffizienz entwickelt sich schließlich eine

Fibrose der Alveolarsepten mit Störung der Diffusion und damit des Gasaustauschs. Makroskopisch zeigt die chronische Stauungslunge durch Fibrose und Hämosiderineinlagerung eine konsistenzvermehrte „rostbraune" Schnittfläche (**braune Induration**).
- **Rechtsherzinsuffizienz:** Bei Rechtsherzinsuffizienz führt der verminderte venöse Abfluss zu einer allgemeinen passiven Hyperämie im großen Kreislauf. Durch den verminderten Blutfluss kommt es darüber hinaus zu einer vermehrten Deoxygenierung des Hämoglobins im Blut. Dadurch zeigen die Haut, die Schleimhäute und die parenchymatösen Organe eine blaue Verfärbung (**Zyanose**). Die passive Hyperämie bei Rechtsherzinsuffizienz betrifft besonders die direkt vorgeschaltete Leber (klinisch Lebervergrößerung, erhöhte Leberwerte; > Kap. 33.9.5).

Die Blutstauung im kleinen Kreislauf kann auch durch **Einstromhindernisse** in den linken Ventrikel (z. B. Mitralklappeneinengung = Mitralklappenstenose) oder einen **Rückfluss** des Blutes in der Systole bei unzureichendem Mitralklappenschluss (Mitralklappeninsuffizienz) hervorgerufen werden.

Lokale passive Hyperämie

Definition Die lokale passive Hyperämie betrifft ein Organ/Gewebe oder einen Teil eines Organs/Gewebes. Sie ist Folge einer Venenobstruktion.

Ätiologie Ursachen sind Venenthrombosen oder Kompression der abführenden Vene von außen, z. B. durch Tumoren, arterielle Aneurysmen oder Narbenschrumpfung. Die Folgen sind abhängig von der Lokalisation. **Akute Verschlüsse** führen zu einer akuten lokalen passiven Hyperämie, zu Ödem und Kapillarblutungen. **Chronische Verschlüsse** führen zusätzlich zu Fibrosierung.

> **KLINISCHE PATHOLOGIE**
> Femoral- und Beckenvenenthrombose > Kap. 20.5.2; portale Hypertonie > Kap. 33.9.6.

7.4 Ödem

Definition Als Ödem bezeichnet man eine abnorme Flüssigkeitsansammlung im Gewebe. Demgegenüber wird eine abnorme Flüssigkeitsansammlung in präformierten Höhlen als Erguss bezeichnet (z. B. Aszites = Flüssigkeit in der Bauchhöhle, Hydrothorax = Pleuraerguss, Hydroperikard = Perikarderguss, Hydrozele = Flüssigkeit in der Tunica vaginalis testis). Ein Ödem kann je nach Zusammensetzung eiweißarm (= **Transsudat**; Dichte < 1020 g/l) oder eiweißreich sein (= **Exsudat**; Dichte > 1020 g/l). Ein erhöhter hydrostatischer oder ein verminderter kolloidosmotischer (onkotischer) Druck im Gefäß führt zum Transsudat, eine erhöhte Permeabilität der Gefäßwand begünstigt die Entwicklung eines Exsudats. Eine Sonderform des Ödems ist die intrazelluläre Wasseransammlung (hydropische Zellschwellung oder Zellödem), die auf eine Membranschädigung mit Versagen der Natrium-Kalium-Pumpe zurückzuführen ist. Die Ursache der hydropischen Zellschwellung ist meist Sauerstoffmangel (Hypoxie, > Kap. 2.4.2).

Physiologische Grundlagen Zum Verständnis der Ödementstehung ist die Kenntnis der normalen Flüssigkeitsverteilung im Körper wichtig. Etwa 60 % des Körpergewichts eines normalgewichtigen Erwachsenen bestehen aus Wasser. Etwa 70 % der Gesamtflüssigkeit des Körpers befinden sich intrazellulär, 30 % extrazellulär (20 % im Interstitium und 10 % in den Gefäßen). Da die Kapillarwände für Proteine i. d. R. undurchlässig sind, richtet sich die Flüssigkeitsverteilung im Extrazellularraum, also zwischen Interstitium und Gefäßen, nach dem Starling-Gesetz (> Abb. 7.6). Der **Flüssigkeitsstrom längs einer Kapillare** wird somit durch die intrakapilläre Druckdifferenz des hydrostatischen und kolloidosmotischen Drucks bestimmt (> Abb. 7.7).

Pathogenese

Ein Ödem entsteht (> Abb. 7.8), wenn der hydrostatische Druck in den Gefäßen erhöht ist, wenn der onkotische Druck in den Gefäßen erniedrigt ist, wenn der Lymphabfluss behindert wird oder sich die Gefäßpermeabilität ändert (z. B. bei Entzündungen; > Kap. 3.2.1). Diese Veränderungen können auch kombiniert vorkommen.
- **Erhöhung des intravasalen hydrostatischen Drucks:** Diese häufigste Ursache eines Ödems geht auf eine verminderte Leistung des linken und/oder des rechten Ventrikels, auf Ein-

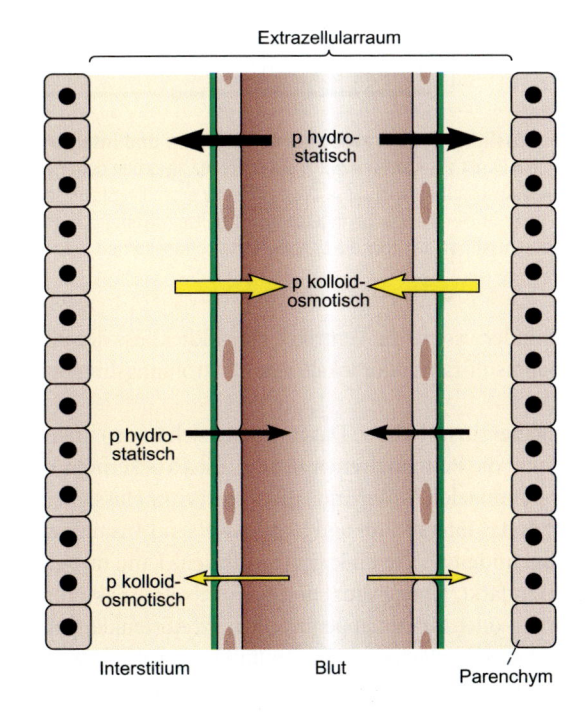

Abb. 7.6 Flüssigkeitsverteilung zwischen den Kompartimenten des Extrazellularraums nach dem Starling-Gesetz. Der intravasale hydrostatische sowie der interstitielle kolloidosmotische (onkotische) Druck begünstigen den Flüssigkeitsstrom aus dem Gefäß in das Interstitium, der intravasale kolloidosmotische Druck (durch Plasmaproteine, am wichtigsten ist dabei Albumin) und der interstitielle hydrostatische Druck den Einstrom von Flüssigkeit in das Gefäß. Sowohl unter physiologischen als auch unter pathologischen Bedingungen sind die entgegengesetzt wirkenden hydrostatischen und kolloidosmotischen Drucke innerhalb der Kapillaren die entscheidenden Größen, da die anderen beiden Drucke wenig ins Gewicht fallen. [R398]

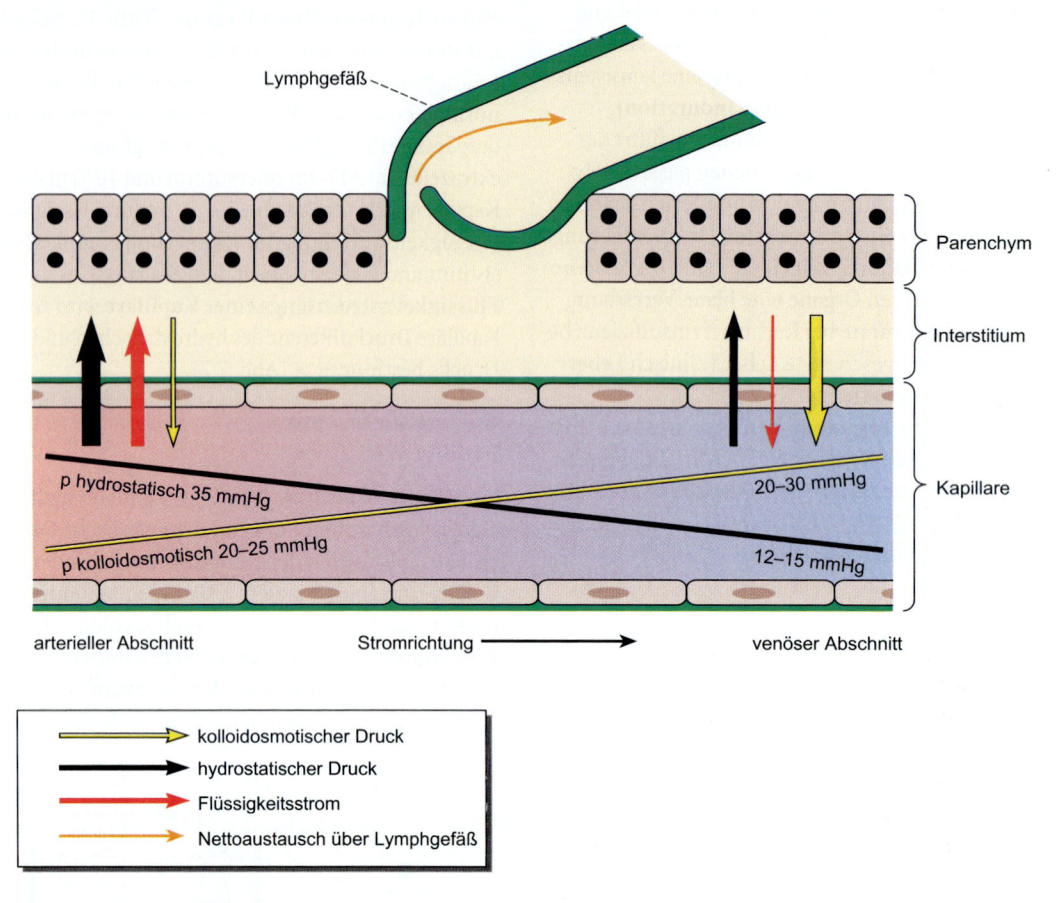

Abb. 7.7 Flüssigkeitsstrom zwischen Gefäßlumen und Interstitium längs einer Kapillare unter physiologischen Bedingungen. Der Flüssigkeitsstrom wird an jedem Punkt der Kapillare durch die Differenz zwischen dem hydrostatischen (schwarze Pfeile) und dem kolloidosmotischen Druck (gelbe Pfeile) bestimmt. Im arteriellen Abschnitt bewirkt diese Druckdifferenz einen Flüssigkeitsausstrom aus dem Kapillarlumen in das Interstitium (roter Pfeil aus dem Gefäß heraus), im venösen Abschnitt einen etwas geringeren Flüssigkeitseinstrom (roter Pfeil ins Gefäß hinein). Über die gesamte Kapillare ergibt sich durch die Druckverhältnisse ein leichter Nettoausstrom, der über die Lymphgefäße abtransportiert wird (brauner Pfeil). Die Dicke der Pfeile soll die jeweilige Druckgröße symbolisieren. [L106]

stromhindernisse in die Ventrikel, einen Rückfluss des Blutes bei Klappeninsuffizienz oder lokale venöse Strömungshindernisse zurück:
- **Linksherzinsuffizienz:** Das Blut staut sich in den linken Vorhof und die Pulmonalvenen zurück. Die Druckerhöhung in der pulmonalen Mikrozirkulation führt zum Flüssigkeitsaustritt in das Interstitium und in die Alveolen (Ausbildung eines **Lungenödems**). Die Linksherzinsuffizienz kann myogene (Herzinfarkt, Myokarditis) und/oder valvuläre Faktoren (z. B. Aorten- oder Mitralklappeninsuffizienz, Aortenklappenstenose) als Ursache haben. Ein Einflusshindernis in den linken Ventrikel wie z. B. bei Einengung der Mitralklappe (Mitralklappenstenose) kann über eine Druckerhöhung im Lungenkreislauf direkte Ursache eines Lungenödems sein.
- **Rechtsherzinsuffizienz:** Der verminderte Bluteinstrom in den rechten Ventrikel (auch bei konstriktiver Perikarditis) führt durch Abflussstörung im venösen Kreislauf zu peripheren Ödemen der Extremitäten und/oder Ergüssen (z. B. Aszites).
- **Lokale venöse Druckerhöhung:** Ursache kann z. B. eine umschriebene Lumeneinengung der venösen Strombahn sein (z. B. Thrombose, Druck von außen). Folge ist der Blutrückstau in der zugehörigen Mikrozirkulation und dadurch ein lokales Ödem, wie z. B. ein Ödem des rechten Beins bei einer Thrombose der rechten Femoralvene.
• **Erniedrigung des intravasalen (onkotischen) kolloidosmotischen Drucks:** Die Aufrechterhaltung des kolloidosmotischen Drucks im Blutgefäßsystem hängt von einer adäquaten Menge an Plasmaproteinen, insbesondere Albumin, ab. Mögliche Ursachen für eine Hypoproteinämie (Plasmaproteingehalt < 2,5 g/dl) sind die Reduktion der Proteinsynthese in der Leber (z. B. bei Leberzirrhose), Mangelernährung, Verlust von Proteinen bei Erkrankungen der Niere mit Ausbildung eines nephrotischen Syndroms (> Kap. 37.4.1) oder Verlust von Proteinen bei Erkrankungen des Gastrointestinaltrakts. Die länger dauernde ausgeprägte Hypoproteinämie führt zum generalisierten Ödem und zu Ergüssen. Das hypoproteinämische Ödem manifestiert sich klinisch frühzeitig insbesondere im Gesicht als Lidödem.
• **Erhöhung des intravasalen osmotischen Drucks:** Der osmotische Druck wird durch die Natriumkonzentration bestimmt; sie ist für das Blut- und interstitielle Flüssigkeitsvolumen mitverantwortlich. Bei normaler Herz- und Nierenfunktion wird vermehrt aufgenommenes Natrium in kurzer Zeit wieder über die Nieren

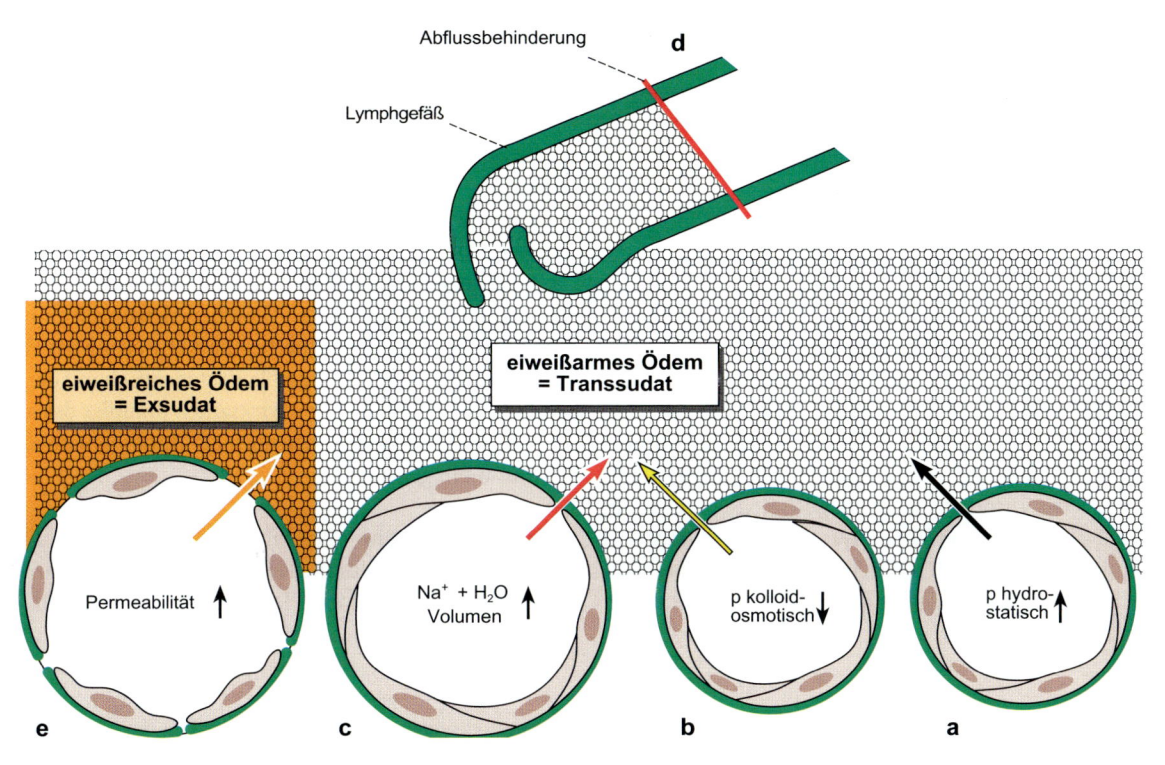

Abb. 7.8 Pathogenese des Ödems. Pathogenetisch entsteht ein eiweißarmes Ödem durch eine Erhöhung des intravasalen hydrostatischen Drucks **(a)** oder eine Erniedrigung des intravasalen kolloidosmotischen Drucks **(b)**. Die Erhöhung des osmotischen Drucks im Blut führt über ein vermehrtes Blutvolumen zu einem Ausgleich mit dem Interstitium und damit zu einem osmotischen Ödem **(c)**. Auch eine Abflussbehinderung in den Lymphgefäßen **(d)** durch Verstopfung oder Fehlbildung kann zu einem eiweißarmen Ödem führen. Die Erhöhung der Gefäßwandpermeabilität ist nahezu immer mit einer Gefäßdilatation verbunden und kommt im Rahmen von akuten Entzündungen vor **(e)**. Die Folge ist ein eiweißreiches Ödem. [L106]

ausgeschieden. Eine verminderte Nierenfunktion (z. B. Glomerulopathien, akutes Nierenversagen) führt jedoch zur Natriumretention mit Vermehrung des Blutvolumens und konsekutiver Erhöhung des interstitiellen Flüssigkeitsvolumens. Eine Natrium- und Wasserretention tritt bei reduzierter Nierenperfusion mit Erhöhung der Renin- und Angiotensin-I-Produktion und konsekutiver Aldosteronfreisetzung oder bei Hyperaldosteronismus durch vermehrte Aldosteronproduktion in der Nebenniere auf.

- **Abflussbehinderung in den Lymphgefäßen:** Ist der Lymphabfluss z. B. durch Fehlbildung der Lymphgefäße oder durch Verlegung regelrecht ausgebildeter Lymphgefäße behindert, nimmt die Menge der Flüssigkeit ab, die aus dem interstitiellen Raum abtransportiert werden kann. Dadurch sammelt sich Flüssigkeit im Interstitium an. Eine Abflussbehinderung der Lymphgefäße kann bedingt sein durch:
  – Tumorzellen (Lymphangiosis carcinomatosa) und/oder Lymphknotenmetastasen
  – Traumen
  – Entzündlich bedingte narbige Obliteration der Lymphgefäße
  – Parasiten (z. B. Filariasis, eine Wurmerkrankung durch Filaria [Wuchereria] bancrofti, bei der die Parasiten in den Lymphgefäßen leben und zu einem massiven Ödem der Extremitäten führen – Elephantiasis)
  – Iatrogene Ursachen (z. B. chirurgische Entfernung von Lymphknoten; z. B. nach Axilladissektion bei Mammakarzinom)

Klinische Relevanz Art und Lokalisation der Ödeme haben diagnostische Bedeutung, weil sie auf bestimmte Krankheiten hinweisen. Bei Beteiligung lebenswichtiger Organe wie Zentralnervensystem oder Lunge können Ödeme zum Tod führen. Bei den beiden häufigsten systemischen Ursachen, der generalisierten biventrikulären Herzinsuffizienz und der Niereninsuffizienz, bilden sich unterschiedliche Ödemmuster aus. So führt die biventrikuläre Herzinsuffizienz zur Flüssigkeitsansammlung in abhängigen Körperpartien (untere Extremitäten bzw. bei liegenden Patienten in der Sakralgegend). Ödeme renalen Ursprungs manifestieren sich in allen Körperregionen gleichermaßen.

KLINISCHE PATHOLOGIE
Biventrikuläre Herzinsuffizienz ➤ Kap. 7.2, Lungenödem bei Linksherzinsuffizienz ➤ Kap. 24.5.2, Rechtsherzinsuffizienz ➤ Kap. 7.2.2; nephrotisches Syndrom ➤ Kap. 37.4.1; Hydrops des Fetus und der Plazenta ➤ Kap. 41.5; Becken- oder Femoralvenenthrombose ➤ Kap. 20.5.2; Hirnödem ➤ Kap. 8.1.1.

7.5 Störungen der Blutstillung und Blutgerinnung

Das Blutgerinnungssystem (Hämostase = Blutgerinnung) schützt den Körper vor Blutungen und Blutverlusten mittels der physiologischen Blutgerinnung, bei der Gefäßwand, Thrombozyten und die im Plasma und in der interstitiellen Flüssigkeit vorkommenden gerinnungsfördernden und -hemmenden Faktoren zusammenwirken. Störungen der Blutgerinnung können einerseits Ursachen für Blutungen sein, andererseits kann durch fehlerhafte Aktivierung des Hämostasevorgangs eine gefäßobliterierende Thrombose entstehen.

7.5.1 Komponenten der Hämostase

Verletzungen von Gefäßen (Endotheldefekte, Intimaaufbrüche, Gefäßzerreißungen) erfordern schnelle reparative Prozesse. Hierbei spielen die Thrombozyten zur sofortigen Abdichtung eines Gefäßes (**primäre Hämostase**) innerhalb von Sekunden und die langsamere plasmatische Blutgerinnung durch enzymatische Bildung eines Fibringerüsts (**sekundäre Hämostase**) eine besondere Rolle. Andererseits muss der Thrombus nach endgültiger Reparatur des Defekts wieder abgebaut werden (**Fibrinolyse**). Darüber hinaus darf das Gerinnungssystem auch nicht überschießend aktiviert werden, da es sonst zu gefäßverschließenden Thromben kommt. Die an der Hämostase beteiligten Systeme werden im Folgenden besprochen.

Thrombozyten (Blutplättchen)

Blutplättchen sind 2,5–5 μm große, kernlose, korpuskuläre Blutelemente mit einer Lebensdauer von ca. 10 Tagen. Sie bestehen aus einer Plasmamembran, einem Hyalomer (äußerer Teil) und einem Granulomer (innerer Teil). Ihre Zellmembran enthält ca. 15 verschiedene Glykoproteine (z. B. GP Ia, IIa), die Rezeptoren darstellen, sowie verschiedene Enzyme. Von der Oberfläche aus entwickelt sich ein dichtes tubuläres Membransystem, das reich an Enzymen des Arachidonsäurestoffwechsels ist und mit dessen Hilfe Prostaglandine, insbesondere Thromboxan A_2, gebildet werden (➤ Kap. 3.2.4). Thrombozyten haben zwei Arten von Granula:
- Die **dichten Granula** enthalten Serotonin, ATP, ADP und Kalziumionen.
- Die **α-Granula** enthalten spezifische Plättchen- und Plasmaproteine wie Plättchenfaktor III, α-Thromboglobulin, Wachstumsfaktor, Thrombospondin, Fibrinogen, Faktor V, Von-Willebrand-Faktor und Fibronektin.

Die Thrombozyten sind die wichtigsten Träger der primären Hämostase. Bei jeder Schädigung adhärieren sie im Bereich des Gefäßwanddefekts mit Bildung eines Thrombozytengerinnsels und aktivieren durch Freisetzung ihrer Inhaltsstoffe gleichzeitig das Gerinnungssystem.

Gerinnungs- und Fibrinolysesystem

Die Hämostase wird im Körper von zwei Kaskadensystemen im Blut kontrolliert, von der Gerinnungskaskade und dem Fibrinolysesystem.

Gerinnungskaskade Die Gerinnungskaskade wird über ein endogenes und ein exogenes System aktiviert (➤ Abb. 7.9).
- Im **endogenen System** der Gerinnungskaskade kommt es über den Kontakt der Thrombozyten mit geschädigten Endothelzellen, Kollagen und negativ geladenen Oberflächen zur Aktivierung des Faktors XII (Hageman-Faktor): sog. **Kontaktaktivierung**. Die nachfolgenden Reaktionen bilden eine Kaskade, in der die Faktoren XI, IX, VIII und schließlich X aktiviert werden. Am Ende steht das aktive Enzym Thrombin (Faktor IIa), das Fibrinogen (Faktor I) zu Fibrinmonomeren spaltet. Durch Polymerisierung entsteht ein Fibrinnetz. Das endogene Gerinnungssystem führt zu einem lokalen Gerinnungsthrombus.
- Das **exogene System** wird durch Freisetzung von Phospholipiden (Gewebefaktor) bei Gewebeverletzungen aktiviert. Der wesentliche Schritt ist hierbei die Aktivierung des Faktors VII. Der weitere Aktivierungsablauf ist identisch mit demjenigen des endogenen Systems. Den wirksamen Komplex des aktivierten Faktors X bezeichnet man auch als Thromboplastin, da er Thrombin generiert.

Fibrinolysesystem Das fibrinolytische System dient dem Abbau von Fibrin. Über eine Kette von Aktivatoren wird Plasmin gebildet, das aus inaktivem Plasminogen gebildet wird. Die Protease Plasmin spaltet das Fibringerüst zu Fibrinspaltprodukten und löst den Thrombus auf. Plasminogen wird über ein exogenes System von Gewebeaktivatoren und ein endogenes System von Plasmaaktivatoren aktiviert. Einen ähnlichen Effekt der Thrombolyse hat auch Streptokinase, die therapeutisch zur Thrombolyse eingesetzt wird.

Gefäßendothel

Durch die Produktion sowohl gerinnungsfördernder als auch hemmender Faktoren kommt der **Endothelzelle** eine wesentliche Rolle bei der Hämostase zu.

Intaktes Endothel hat eine **antithrombogene Wirkung**. Sie wird hervorgerufen durch:
- Prostazyklin (ein Arachidonsäure-Metabolit mit einer hemmenden Wirkung auf die Thrombozytenaggregation)
- Inaktivierung von Thrombin und anderen Gerinnungsfaktoren durch Antithrombin III, das an der Glykokalixmembran der Endothelfläche gebunden ist
- Thrombinbindende Moleküle wie Heparansulfat und Thrombomodulin
- Plasminogenaktivatoren (PA)

Die antithrombogenen Wirkstoffe werden zum Teil vom Endothel sezerniert, z. B. Adenosin, Prostazyklin und Stickstoffmonoxid (NO). Dies macht deutlich, dass Endothelschäden zu Thrombozytenadhäsionen und zu einer Fibringerinnung führen können.

Zu den wichtigsten **prokoagulatorischen (gerinnungsfördernden) Substanzen** des Endothels gehören Gewebethromboplastin, plättchenaktivierender Faktor (PAF), Fibronektin (FN), Thrombospondin, die Gerinnungsfaktoren V und VIII, die Rezeptoren für die Gerinnungsfaktoren IX und X und Plasminogenaktivator-Inhibitor (PAI-1).

Unter normalen Bedingungen überwiegt die gerinnungshemmende Aktivität. Dieses Verhältnis wird unter pathologischen Bedingungen durch vielfältige modulierende Faktoren zugunsten der Gerinnungsförderung verschoben. Dies kann auch ohne erkennbare morphologische Veränderungen der Endothelzellen geschehen. So

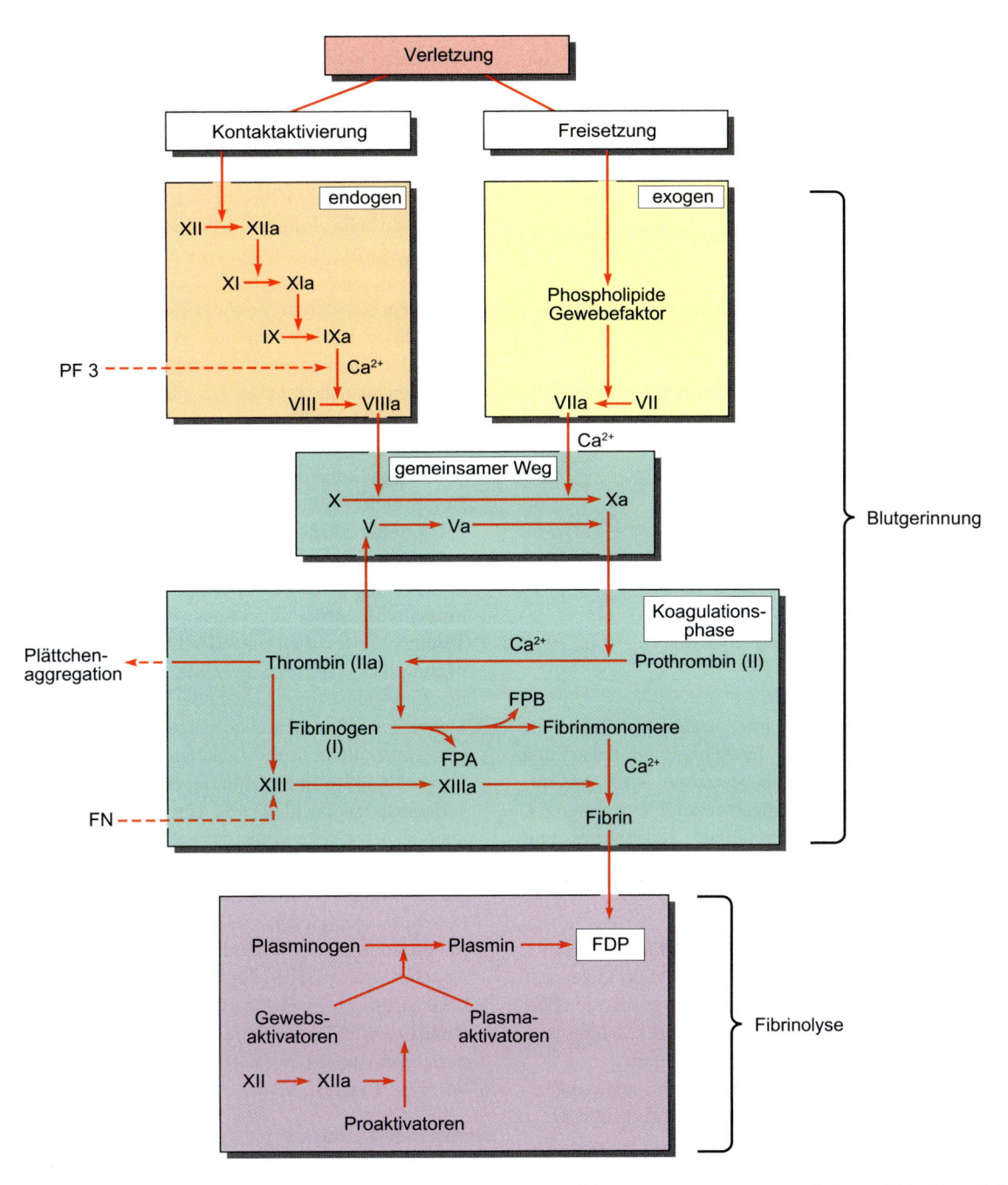

Abb. 7.9 Gerinnungs- und Fibrinolysesystem mit Darstellung des endogenen und des exogenen Wegs. FPA = Fibrinopeptid A, FPB = Fibrinopeptid B, PF 3 = Plättchenfaktor 3, partielles Thromboplastin, FDP = Fibrinogen-Degradations(spalt)produkte, FN = Fibronektin. [L106]

können z. B. Zytokine aus aktivierten Monozyten wie Interleukin-1 und der Tumornekrosefaktor (TNF) ebenso wie Endotoxine aus Bakterien die Bildung von Gewebethromboplastin anregen.

7.5.2 Blutungen

Definition Kleinere Blutungen in der Haut, den Schleimhäuten oder serösen Oberflächen bezeichnet man, abhängig von ihrer Ausdehnung, als **Petechien** (punktförmige Blutungen), **Purpura** (Blutungen bis 1 cm Durchmesser) oder **Ekchymosen** (flächenhafte Blutungen). Blutungen in Organen oder Geweben führen zur Bildung eines **Hämatoms.** Ansammlungen von Blut in serösen Höhlen bezeichnet man als **hämorrhagischen Erguss,** je nach Lokalisation als Hämatothorax, Hämatoperikard oder Hämatoperitoneum (Hämaskos).

Ätiologie Die Blutung ist Folge einer Gefäßverletzung **(Ruptur)** oder einer Störung der Hämostase. Eine erhöhte Blutungsneigung wird als **hämorrhagische Diathese** bezeichnet. Nach den Ursachen unterscheidet man plasmatische, thrombozytäre und vaskuläre hämorrhagische Diathesen.

Folgen und physiologischer Abbau von Blutungen   Jede extravasale Blutansammlung wird durch Granulationsgewebe abgebaut und organisiert. Durch den Erythrozytenreichtum kommt es hierbei nach ca. 5 Tagen zu einer starken Eisenablagerung in Makrophagen (Siderose, Siderophagen), die auch im späteren Narbengewebe als Blutungsresiduum nachweisbar ist.

Klinische Relevanz   Die klinische Symptomatik wird durch die Größe und die Geschwindigkeit des Blutverlusts sowie durch die Lokalisation der Blutung bestimmt. Blutverluste bis zu 15 % des gesamten Blutvolumens haben nur eine geringe klinische Bedeutung, größere Blutverluste verursachen einen hämorrhagischen (hypovolämischen) Schock (➤ Kap. 7.10). Periodische Blutungen nach außen können zur Blutungsanämie führen.

KLINISCHE PATHOLOGIE
Intrakraniale Blutungen ➤ Kap. 8.2.5, ➤ Kap. 8.2.6, ➤ Kap. 8.2.7, ➤ Kap. 8.2.8; Herzbeuteltamponade ➤ Kap. 19.8.1; Aneurysmablutungen ➤ Kap. 20.4; akute Nebennierenrindeninsuffizienz ➤ Kap. 16.1.11.

7.5.3 Thrombose

Definition   Die Thrombose ist eine intravasale, intravitale Blutgerinnung (in einem Gefäß oder einer Herzhöhle) unter Entstehung eines Blutgerinnsels, das als **Thrombus** bezeichnet wird. Der Aufbau des Thrombus ist vom Entstehungsmechanismus abhängig. Danach unterscheidet man den Abscheidungs-, Gerinnungs- und den hyalinen Thrombus. Postmortale Gerinnselbildungen (Leichengerinnsel) werden je nach ihrer Zusammensetzung als Cruor- oder sog. Speckhautgerinnsel bezeichnet.

Ätiologie   Die abnorme Blutgerinnung kann durch Gefäßwandveränderungen, Störungen der Hämodynamik, Änderungen der Blutzusammensetzung oder eine Kombination dieser Faktoren hervorgerufen werden. Die drei Faktoren (Gefäßwand-, Strömungs-, Blutfaktor) werden als **Virchow-Trias** zusammengefasst.

- **Gefäßwandveränderungen:** Thromboseauslösend sind strukturelle und funktionelle Veränderungen des Endothels und der darunterliegenden Basalmembran. Von besonderer Bedeutung sind hier Endothelschädigungen im Rahmen der Atherosklerose (➤ Kap. 20.2.1). Schädigungen können darüber hinaus durch erhöhte mechanische Belastungen (Hypertonus, Turbulenzen an Gefäßabgängen), Traumen, exogene Substanzen (z. B. bakterielle Toxine, ionisierende Strahlen, Rauchen, Chemotherapeutika), endogene Substanzen (Hypercholesterinämie, Hypoxie) oder immunologische Reaktionen (Transplantatabstoßung, Immunkomplexkrankheiten) und Entzündungen ausgelöst werden. In jedem Fall fördert eine Endothelschädigung, unabhängig von ihrer Ursache, die **Thrombogenese.**
- **Störungen der Hämodynamik:** Unter **Stase** versteht man eine verlangsamte Blutströmung. Sie ist die wichtigste Ursache der Thrombogenese in erweiterten (varikösen) Venen, in Aneurysmen sowie im dilatierten linken Herzvorhof bei lange bestehender, ausgeprägter Mitralstenose. Bei der Rechtsherzinsuffizienz entstehen durch die Verlangsamung des venösen Rückstroms Thromben in den Extremitätenvenen, vor allem in den tiefen Wadenvenen. Wadenvenenthrombosen sind der häufigste Ausgangspunkt von Lungenarterienembolien und deswegen klinisch außerordentlich bedeutsam. Bei Leberzirrhose kann der verlangsamte Blutstrom Thrombosen im Pfortadergebiet begünstigen. **Wirbelbildungen** (Turbulenzen) treten in Aneurysmen, bei chronischer Herzinsuffizienz nach Myokardinfarkt sowie im Bereich atherosklerotischer Plaques und von Gefäßabgängen auf und verursachen umschriebene Endothelschädigungen und eine lokale Stase. Die Ansammlung aktivierter Gerinnungsfaktoren sowie der Kontakt von Thrombozyten mit dem Endothel verursachen lokal die Bildung eines Thrombus.
- **Änderungen der Blutzusammensetzung:** Änderungen der Zellzahl und der Zellzusammensetzung im Blut sowie Änderungen des Plasmas können Thrombosen verursachen. Je mehr **zelluläre Bestandteile** im Blut vorhanden sind, desto visköser ist es und desto größer ist auch sein Strömungswiderstand. Insbesondere in kleinen Gefäßen manifestiert sich dies in Form einer Stase. Eine Erhöhung der Thrombozytenzahl ist z. B. bei verschiedenen myeloproliferativen Neoplasien (➤ Kap. 21.7.1) Ursache einer Thrombose. Ursachen einer erhöhten Thromboseneigung durch **plasmatische Faktoren** des Blutes sind in ihren Mechanismen nur zum Teil bekannt: So geht der hereditäre Antithrombin-III-Mangel mit einer Thromboseneigung im frühen Erwachsenenalter einher. Beim nephrotischen Syndrom dürften die erhöhte Plasmakonzentration gerinnungsfördernder Faktoren und die vermehrte Ausscheidung von Antithrombin III eine Rolle spielen. Von besonderer klinischer Bedeutung ist die postoperative, postpartale und die im Rahmen ausgedehnter Verletzungen oder Verbrennungen zu beobachtende erhöhte Gerinnungsneigung des Blutes, die möglicherweise mit der Freisetzung von gerinnungsfördernden Gewebefaktoren zusammenhängt. Schließlich ist noch die als paraneoplastisches Syndrom auftretende Thromboseneigung bei einigen metastasierenden Karzinomen (z. B. Pankreas- oder Prostatakarzinom) anzuführen. Hierbei sind durch den Tumor freigesetzte thrombogene Faktoren Ursache der Hyperkoagulabilität.

Pathogenese

- **Abscheidungsthrombus:** Die Endothelaktivierung oder -schädigung mit Freilegung subendothelialer Strukturen (fibrilläre Kollagene, Elastin, Glykosaminoglykane, Fibronektin, Laminin, Thrombospondin) ist entscheidend für die Einleitung der Thrombenbildung. Über die Vermittlung des endothelialen Faktor-VIII-related-Antigens (Von-Willebrand-Faktor), der an den GP-1-Rezeptor der Thrombozyten bindet, kommt es zu einer Thrombozytenadhäsion an Gefäßwandstrukturen (➤ Abb. 7.10a). Nach der Thrombozytenadhäsion werden verschiedene endotheliale und thrombozytäre Substanzen freigesetzt: Thromboxan A_2, ADP, Kalziumionen, Plättchenfaktor 3 (PF 3), Fibrinogen u. a. (➤ Abb. 7.10b). Dies führt dazu, dass sich die Thrombozyten zu einem irreversiblen grauweißen **Plättchen-**

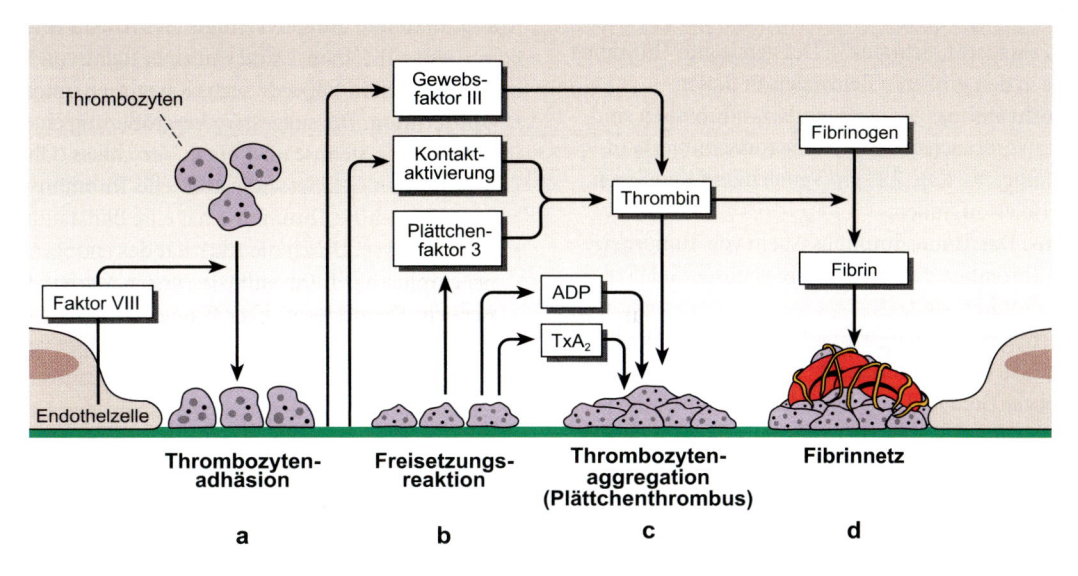

7.5 Störungen der Blutstillung und Blutgerinnung

Abb. 7.10 Thrombogenese. a Adhäsion von Thrombozyten an Gefäßwandstrukturen unter Vermittlung des endothelialen Faktors VIII. **b** Hierdurch kommt es zur Aktivierung der Thrombozyten mit Freisetzung von in Granula gespeicherten Substanzen. Diese fördern einerseits die Plättchenadhäsion, andererseits die Fibrinbildung. **c** Die Thrombozyten bilden einen irreversiblen grauweißen Plättchenthrombus. Die endogene Aktivierung der Blutgerinnung führt schließlich zu einem darüber gelagerten Fibrinthrombus, in den Erythrozyten (rote Farbe!), weitere Thrombozyten und auch segmentkernige Leukozyten eingelagert sind. **d** Der voll aufgebaute Thrombus besteht aus korallenstockähnlich angeordneten roten und grauen Lamellen aus Plättchenthromben und Fibrinnetzen mit eingelagerten Erythrozyten und segmentkernigen Leukozyten (➤ Abb. 7.1). [L106]

thrombus (visköse Metamorphose) zusammenballen (**Thrombozytenaggregation;** ➤ Abb. 7.10c). Von Bedeutung hierbei ist, dass die Thrombozyten diesen Prozess autokrin unterstützen. Die Gerinnungsfaktoren IXa und VIIIa sowie Kalzium binden sich an Plättchenfaktor 3 und führen zur Bildung von Thrombin. Thrombin bewirkt einerseits die Fibrinbildung und fördert andererseits die Thrombozytenaggregation. Das Fibrin lagert sich in Form eines Netzes auf dem Plättchenthrombus ab; in dieses werden auch Erythrozyten und Leukozyten eingebaut. Durch Wirbelbildungen kann sich der Thrombus um weiße Plättchenaggregate und rote Fibrinnetze (Erythrozyten!) vergrößern und so einen in das Lumen hineinragenden Abscheidungsthrombus mit unterschiedlich ausgeprägter partieller Gefäßobliteration entwickeln (➤ Abb. 7.10d).

- **Gerinnungsthrombus:** Der Gerinnungsthrombus entwickelt sich aus einer stagnierenden Blutsäule (daher auch **Stagnationsthrombus**). Die gerinnungsaktivierenden Substanzen werden dabei aus geschädigten Thrombozyten und Endothelzellen freigesetzt und führen zu einer Fibrinausfällung mit Gerinnung der gesamten Blutsäule.

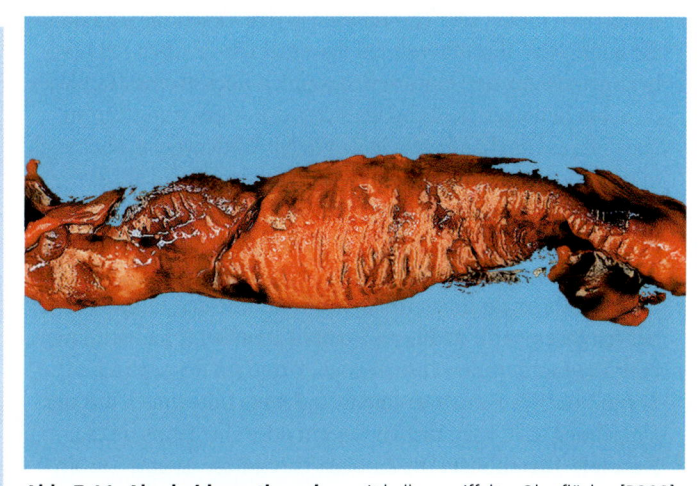

Abb. 7.11 Abscheidungsthrombus mit heller, geriffelter Oberfläche. [R398]

ben sind vorzugsweise im Bereich aufgebrochener atherosklerotischer Beete und bei Vaskulitiden zu beobachten. Außerdem findet man sie in arteriellen Aneurysmen, in Herzwandaneurysmen und im Herzen bei Endokardläsionen nach Endokarditis oder Herzinfarkt (sog. parietale Thromben).

- **Gerinnungsthrombus (Stagnationsthrombus):** Er ist in der Frühphase noch elastisch und flüssigkeitsreich. Der Flüssigkeitsgehalt nimmt aber mit dem Alter des Thrombus ab. Im Gegensatz zum Abscheidungsthrombus ist der Gerinnungsthrombus stets obturierend, d. h., er füllt die Gefäßlichtung vollständig aus. Er besteht aus einem lockeren, gleichmäßigen, feinen Fibrinnetz mit dazwischenliegenden Erythrozyten und einzelnen Leukozyten.
- **Gemischter Thrombus:** Beim gemischten Thrombus handelt es sich um einen Thrombus, der als Abscheidungsthrombus

Morphologie

- **Abscheidungsthrombus:** Makroskopisch hat der Abscheidungsthrombus eine grauweiße bis graurote Farbe, seine Oberfläche ist rau (geriffelt) und die Konsistenz je nach Alter mehr oder weniger brüchig. Er haftet der geschädigten Gefäßwand an (➤ Abb. 7.11). Histologisch zeigt der Thrombus einen schichtweisen Aufbau aus Fibrinnetzen mit Erythrozyten und weißen Blutzellen sowie Thrombozytenlamellen. Abscheidungsthrom-

(„Kopf" des Thrombus) beginnt, an den sich dahinter ein Gerinnungsthrombus anlagert („Schwanz"). Der gemischte Thrombus ist insbesondere in den größeren Beinvenen zu finden.
- **Hyaliner Mikrothrombus:** Die hyalinen Mikrothromben sind vor allem bei der Verbrauchskoagulopathie (disseminierte intravasale Gerinnung, > Kap. 7.11) in Venolen und Kapillaren, seltener in Arteriolen zu finden.
- **Tumorthrombus:** Der Tumorthrombus ist ein von Tumorgewebe durchsetzter Thrombus. Er findet sich in venösen Gefäßen, die vom Tumor invadiert sind.
- **Postmortale Gerinnsel (Leichengerinnsel):** Bei postmortaler Blutgerinnung findet man lockere, schwarzrote (sog. **Cruorgerinnsel**) oder zähere, gelbliche Gerinnsel (sog. **Speckhautgerinnsel**). Im Gegensatz zu den intravitalen Gerinnseln (= Thromben) sind Leichengerinnsel glatt und elastisch. Sie zeigen keine Wandhaftung, füllen das Gefäß nicht aus und lassen sich leicht aus den Gefäßen entfernen.

Lokalisation von Thrombosen
- **Arterielle Thrombose:** Abscheidungsthromben über atherosklerotischen Plaques haben die größte klinische Bedeutung. Sie sind am häufigsten in den Koronararterien, in der atherosklerotisch veränderten Aorta (v. a. Bauchaorta) und in den Beckenarterien lokalisiert.
- **Venöse Thrombose:** Bei bis zu 30 % der Obduktionen von Erwachsenen finden sich Thrombosen in den Venen; sie sind damit die häufigsten Thrombosen. Infolge einer chronischen Rechtsherzinsuffizienz und eines verlangsamten Rückstroms des Blutes (z. B. bei Bettlägerigkeit) bilden sich i. d. R. Gerinnungsthromben. Sie sind am häufigsten in den tiefen Wadenvenen, aber auch in den Beckenvenen, seltener in den Nierenvenen lokalisiert. Venenentzündungen (Thrombophlebitis) oder chronische Venenerweiterungen (Varizen) verursachen dagegen meist oberflächliche Beinvenenthrombosen.
- Eine blande (nicht infizierte) Sinusthrombose des Zentralnervensystems tritt häufig als Komplikation bei Schädeltraumen oder raumfordernden Tumoren auf. Ursachen der septischen Thrombose der Hirnsinus sind fortgeleitete Infektionen aus der Umgebung, z. B. Furunkel im Gesicht oder eine Otitis media.
- **Kardiale Thrombose:** Die kardiale Thrombose ist eine Thrombose in einer der vier Herzhöhlen. Zumeist handelt es sich um Thrombosen des **linken Herzens**. Diese entstehen im Rahmen einer Entzündung des Endokards (Endokarditis, > Kap. 19.4.1) oder im Bereich parietaler Endokardschädigungen (z. B. bei Myokardinfarkt, in Herzwandaneurysmen oder bei der Entzündung des Myokards [Myokarditis]). In den Vorhöfen spielt die Störung der Hämodynamik für die Bildung von Thromben eine große Rolle, z. B. als Folge einer Mitralstenose in Kombination mit Rhythmusstörungen. Thromben sind häufig im Herzohr lokalisiert. Im **rechten Herzen** sind Thromben selten im erweiterten Vorhof bei Rechtsherzinsuffizienz zu beobachten.
- **Hyaline Mikrothromben** bilden sich im Rahmen des Schocks und der disseminierten intravasalen Gerinnung in der Endstrombahn.

Komplikationen und physiologischer Abbau von Thromben Die Folgen einer Thrombose sind von einer Reihe von Faktoren abhängig und lassen sich in folgende sechs Kategorien untergliedern:
- **Obliteration:** Die sukzessive Vergrößerung eines Thrombus bewirkt eine Stenose oder einen Verschluss (Obliteration) des betreffenden Gefäßes. Eine arterielle Thrombose führt zur Ischämie, eine venöse Thrombose hat eine Blutstauung zur Folge.
- **Thrombolyse:** Durch die Aktivität des endogenen Fibrinolysesystems kann der Thrombus aufgelöst werden. Im Thrombus wird das Plasminogen-Plasmin-System aktiviert. Ob es zu einer vollständigen Auflösung kommt, hängt von der Größe des Thrombus ab. In kleinen Venen ist eine Auflösung häufig, während eine Lyse von Thromben in den großen Extremitätenvenen die Ausnahme darstellt. Der Auflösung der Thromben dient auch die therapeutisch durchgeführte Thrombolyse, die vor allem bei jungen Thromben wirksam ist. Eine unvollständige Thrombolyse mit Ablösung eines Thrombus oder Thrombusteils kann Ursache einer Embolie sein.
- **Organisation:** Die Organisation eines Thrombus wird vor allem in den Venen beobachtet. Dabei beginnt schon am 1. Tag eine Endothelialisierung, indem Endothelzellen aus der Nachbarschaft über den Thrombus wachsen. Die eigentliche Organisation des Thrombus beginnt um den 5. Tag mit dem Einwandern von Makrophagen aus dem Blut sowie mit dem Einsprossen von Kapillaren und Fibroblasten aus der Gefäßintima. Die Makrophagen bauen mit ihren proteolytischen Enzymen das thrombotische Material ab. Im weiteren Verlauf kommt es zur bindegewebigen Organisation mit unterschiedlich ausgeprägter **Rekanalisation.** Nach 4–6 Wochen ist eine Narbe entstanden, die entweder die Gefäßlichtung verschließt (Obturation) oder netzförmig von der Intima in die Gefäßlichtung ausgespannt ist (sog. **Strickleiterphänomen**). Sind die Venenklappen in den organisierten Thrombus mit einbezogen, entsteht eine Klappeninsuffizienz. In arteriellen Gefäßen bleibt das thrombotische Material häufig Monate und Jahre unorganisiert liegen und bildet einen hyalinen Thrombus.
- **Puriforme Erweichung:** Granulozyten und Proteasen lösen das thrombotische Material auf.
- **Verkalkung:** Die Verkalkung eines Thrombus führt zur Entstehung von Phlebolithen („Venensteine"). Dabei kann im Rahmen der Organisation auch metaplastisches Knochengewebe entstehen.
- **Embolie:** Der Thrombus kann sich ablösen und als Embolus verschleppt werden (> Kap. 7.6). Die häufigste Komplikation einer Beinvenenthrombose ist eine Lungenembolie. Bei Obduktionen werden bis zu 14 % Lungenembolien gefunden, davon haben 5 % einen tödlichen Verlauf.

Klinische Relevanz Die klinischen Folgen werden durch Lokalisation und Ausmaß der Thrombose bestimmt:
- **Arterielle Thrombose:** Arterielle Thrombosen können Gefäße verschließen und so einen Infarkt im betroffenen Versorgungsgebiet verursachen. Klinische Relevanz haben insbesondere Thrombosen der Koronar-, Hirn- und Femoral- sowie der Mesenterialarterien.

- **Venöse Thrombose:** Venöse Thromben, die insbesondere in großen Venen der unteren Körperhälfte vorkommen, führen zur lokalen Blutstauung. Da die Venenklappen im Rahmen der Organisation der Thromben oft zerstört werden, führt die venöse Stauung zu einer Umleitung des Blutes über Kollateralen zu den oberflächlichen Venen, die Varizen ausbilden. Weitere Folgen sind ein chronisches Ödem und Sklerosierung des Bindegewebes (Ödemsklerose) mit Ernährungsstörungen des Gewebes bis hin zum Hautgeschwür (Ulcus cruris) mit sehr schlechter Heilungstendenz.
- **Kardiale Thrombose:** Thromben in den Herzhöhlen sind gefährlich, weil durch Ablösung linkskardialer Thromben eine arterielle Embolie entsteht.

KLINISCHE PATHOLOGIE

Arterielle Thrombosen
Fokale zerebrale Ischämie ➤ Kap. 8.2.1, kardiale Thrombose ➤ Kap. 19.4.1, ➤ Kap. 19.5.2, Myokardinfarkt ➤ Kap. 19.5.2, Aortenaneurysmen ➤ Kap. 20.4, primäre Vaskulitiden ➤ Kap. 20.5.1.

Venöse Thrombosen
Venenthrombosen ➤ Kap. 20.5.2, hyaline Mikrothromben ➤ Kap. 7.11, Mesenterialvenenthrombose ➤ Kap. 30.5.3.

7.6 Embolie

Definition Die Embolie ist eine hämatogene Verschleppung von korpuskulärem Material, Luft oder Gas in andere Gefäßbereiche mit Ausbildung von Gefäßverschlüssen. Beim korpuskulären Material kann es sich um Thromben (Thromboembolie), Fetttropfen (Fettembolie), Cholesterin (Cholesterinembolie), Zellen oder Zellverbände, z. B. Tumorzellen (Gewebe- oder Tumorembolie), Fruchtwasserbestandteile (Fruchtwasserembolie) oder Fremdkörper (z. B. Katheterspitzen; Fremdkörperembolie) handeln.

7.6.1 Thromboembolie

Die Thromboembolie als hämatogene Verschleppung thrombotischen Materials ist die häufigste Embolieform. Nach dem Ausgangspunkt werden eine venöse, eine arterielle und eine sog. paradoxe Thromboembolie unterschieden.

Venöse Thromboembolie

Definition Die venöse Thromboembolie ist eine von einer venösen Thrombose ausgehende Embolie.

Lokalisation und Ausgangspunkte In den meisten Fällen handelt es sich bei venösen Thromboembolien um die häufigen **Lungenarterienembolien,** seltener um Pfortaderembolien. Ausgangspunkte für eine Lungenembolie sind i. d. R. die tiefen Beinvenen, die Beckenvenen, der periprostatische oder periuterine Venenplexus sowie gelegentlich Arm- und Halsvenen, z. B. bei Subklaviakathetern.

Morphologie

Die Thromboembolien werden wie die Thromben organisiert. Typische Residuen sind die sog. Strickleitern („Komplikationen und physiologischer Abbau von Thromben" in ➤ Kap. 7.5.3).

Die Entstehung der Venenthrombose und die Entstehung der Embolie liegen zeitlich meist dicht beieinander. In der Lunge können folgende Formen der Embolie unterschieden werden:
- **Zentrale (fulminante) Lungenembolie:** Verlegung des Truncus pulmonalis und der Pulmonalarterienhauptäste (➤ Abb. 7.12; akutes Cor pulmonale).
- **Embolie in mittelgroßen Pulmonalarterien:** Bei gleichzeitig bestehender Lungenstauung infolge Linksherzinsuffizienz entwickelt sich ein hämorrhagischer Lungeninfarkt (➤ Kap. 7.8.2).
- **Periphere Mikroembolien** haben als Signalembolie klinische Bedeutung, da sie einer massiven Lungenembolie vorausgehen können. Bei rezidivierenden Mikroembolien kommt es durch zunehmende Verlegung der Pulmonalarterienstrombahn schließlich zu einer Hypertonie im kleinen Kreislauf mit Ausbildung eines chronischen Cor pulmonale.

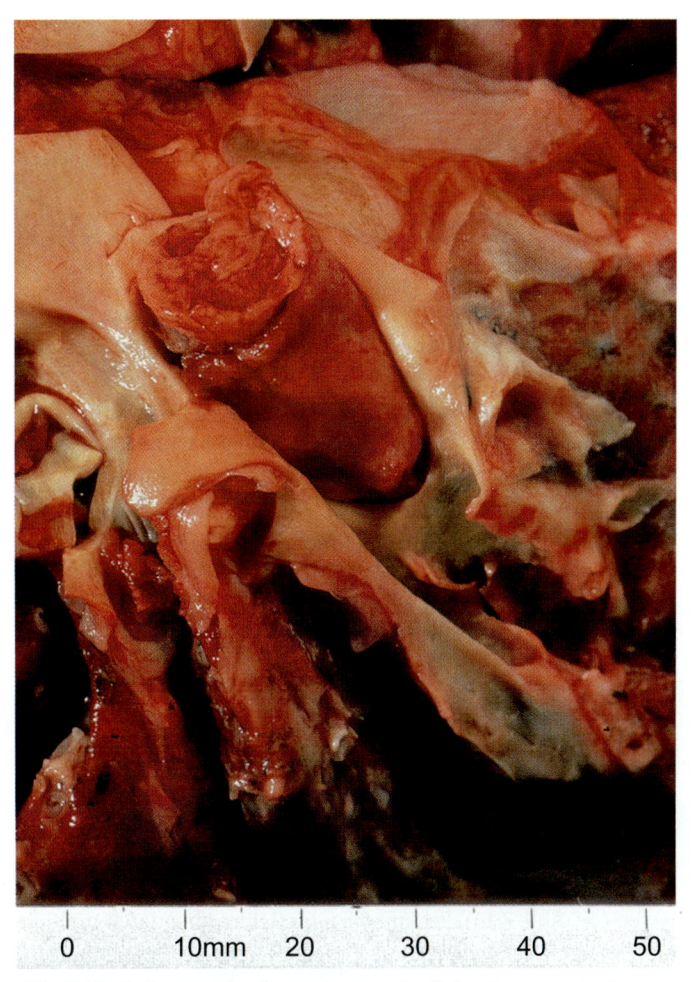

Abb. 7.12 Verlegung des Hauptstamms der linken Lungenarterie durch einen Thrombembolus. [R398]

7 Kreislauferkrankungen

Arterielle Thromboembolie

Definition Arterielle Thromboembolien sind Embolien, die von einer arteriellen oder linkskardialen Thrombose ausgehen.
Lokalisation und Ausgangspunkte Bevorzugter Ausgangspunkt arterieller Embolien ist das linke Herz (80 %). Die Organisation parietaler Thromboembolien in den Arterien verläuft im Vergleich zu den Venen meist verzögert.

Paradoxe (gekreuzte) Thromboembolie

Ausgesprochen selten kann ein venöser Thrombembolus über ein offenes Foramen ovale aus dem rechten Herzvorhof in den linken Herzvorhof gelangen. Diese gekreuzte oder paradoxe Embolie setzt voraus, dass der Blutdruck im rechten Herzen höher ist als im linken, wie es z. B. bei einer rezidivierenden Lungenarterienembolie der Fall sein kann.

> **KLINISCHE PATHOLOGIE**
> Fokale zerebrale Ischämie bei Embolie ➤ Kap. 8.2.1, Lungenembolie ➤ Kap. 24.5.5, akuter Mesenterialarterienverschluss ➤ Kap. 30.5.1.

7.6.2 Fettembolie

Definition Die Fettembolie ist eine embolische Verschleppung von Fetttropfen (Triglyzeride) in die Lungenstrombahn und von dort in den arteriellen Kreislauf.

Pathogenese

In den meisten Fällen gelangt das Fett nach Traumen infolge traumatischer Ruptur kleiner Blutgefäße aus Fettgewebe oder dem Fettmark (bei Knochenbrüchen) in die Venen und wird in die Lungenstrombahn verschleppt. Es hat sich jedoch gezeigt, dass Fettembolien auch ohne vorausgegangene Traumen auftreten können. Die Pathogenese dieses Vorgangs ist im Einzelnen bislang ungeklärt. Diskutiert wird eine Instabilität der Fettemulsion im Blut mit einer Aggregation von Chylomikronen und Fettsäuren zu Fetttropfen.

Arterielle Fettembolien entstehen dadurch, dass nicht alles Fett in der terminalen Lungenstrombahn zurückgehalten wird und in den großen Kreislauf gelangen kann.

Morphologie

Arterielle Fettembolien sind am häufigsten in den Glomeruluskapillaren der Nieren, im Gehirn und in der Herzmuskulatur nachweisbar.

Bei Fettembolien in der Lunge findet man im **histologischen** Schnitt in den Lungenkapillaren verzweigte und rundliche Fetttropfen, die sich meist nur mit speziellen Fettfärbungen darstellen lassen (➤ Abb. 7.13). Fettembolien im Gehirn sind durch multiple hämorrhagische, oft perivaskulär gelegene Nekrosen charakterisiert.

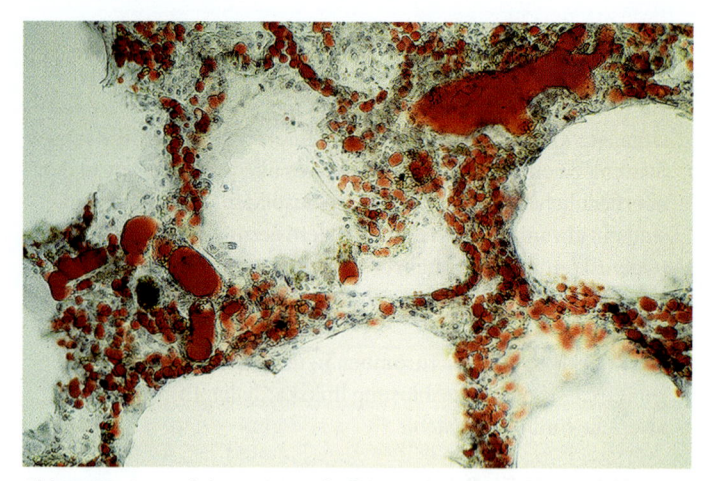

Abb. 7.13 Ausgedehnte Fettembolien (rot) in der Lunge nach ausgeprägten traumatischen Knochenbrüchen. Zahlreiche Fetttropfen in den erweiterten Alveolarkapillaren der Lunge. Sudan-Färbung, Vergr. 100-fach. [R398]

Klinische Relevanz Klinisch können arterielle Fettembolien im Gehirn schwere zentralnervöse Symptome hervorrufen. Fettembolien in der Lunge führen zu einer Lungenfunktionsstörung mit Hypoxie und Tachypnoe. Dank der verbesserten Schocktherapie sind die Folgen der Fettembolie besser beherrschbar.

7.6.3 Septische Embolie

Definition Zu septischen Embolien kommt es durch Verschleppung von nekrotischem Material, Bakterien und neutrophilen Granulozyten.

Ätiologie und Pathogenese

Jede bakteriell-eitrige Entzündung im Körper ist ein potenzieller Streuherd für septische Embolien. Häufigste Ursache ist eine **bakterielle Endokarditis,** insbesondere die durch virulente Erreger bedingte akute Form.

Klinische Relevanz Durch septische Embolien können Infarkte mit Abszedierung in verschiedenen parenchymatösen Organen (sog. metastatische pyämische Abszesse) auftreten. Eine weitere Komplikation der septischen Embolien ist die Destabilisierung der Wand der embolisierten Arterie durch Nekrosen (bakterielle Entzündung) und bindegewebigen Umbau. Es kann ein embolisch bedingtes sog. mykotisches Aneurysma entstehen.

7.6.4 Tumorembolie

Definition Durch Verschleppung von Tumorzellen hervorgerufene Embolie.

Pathogenese

Die hämatogene Verschleppung von Tumorzellen ist ein sehr wichtiger Mechanismus der Metastasierung. Es handelt sich i. d. R. um kleine Verbände von Tumorzellen, sehr häufig von Fibrin und Thrombozyten durchsetzt, die nach dem Eindringen in das Gefäßsystem bis in die Mikrozirkulation getragen werden. Selten werden größere Venen invadiert, wobei wesentlich größere Tumorteile abgerissen und abtransportiert werden können.

7.6.5 Luftembolie

Definition Durch Eindringen von Luft in das Gefäßsystem hervorgerufene Embolie.

Ätiologie und Pathogenese

Nach einem Trauma sowie bei Operationen besteht die Gefahr der Luftembolie. Sie ist jedoch selten, da kleinere Mengen von Luft im Blutstrom rasch resorbiert werden. Wenn jedoch mehr als 100 ml Luft in die Venen gelangen und über den rechten Ventrikel in die Pulmonalarterien verschleppt werden, können große Gefäßbezirke in der Lunge blockiert werden. Größere Luftmengen sammeln sich bereits im rechten Ventrikel an. Durch die Herzaktion kommt es im Ventrikel zur Schaumbildung, wodurch der Blutfluss in die Pulmonalarterien blockiert wird. Daher kann eine solche Luftembolie tödlich sein. Bei der Caissonkrankheit (Taucherkrankheit) führt eine rasche Senkung des Überdrucks beim schnellen Auftauchen (Dekompression) zu einer Freisetzung der unter Druck vermehrt gelösten Gase (Stickstoff) in Blasenform im Blut, was zur Verlegung kleiner Gefäße führt.

7.6.6 Fruchtwasserembolie

Definition Durch Eindringen von Fruchtwasser in das mütterliche Gefäßsystem hervorgerufene Embolie.

Pathogenese

Bei lang andauernder Wehentätigkeit bei der Geburt können nach Einrissen in der Plazenta über die uterinen Venen Fruchtwasserbestandteile in das mütterliche Blut gelangen. Diese Bestandteile sind z. B. Plattenepithel der Epidermis oder Mekonium. Sie können in der Lunge zu einer eventuell tödlichen Embolie führen. Wenn das Ereignis überlebt wird, droht als zweite Gefahr die Aktivierung der Blutgerinnung und der Fibrinolyse durch die Fruchtwasserbestandteile.

7.6.7 Parenchymembolie

Obwohl selten, können nach schwerem Trauma verschiedene Gewebearten in die Venen gelangen und so verschleppt werden. Beispiele sind Knochenmark- und Pankreasembolien (akute Pankreasnekrose).

7.6.8 Fremdkörper- und Cholesterinembolie

Fremdkörper, die in den Körper eingedrungen sind, oder Cholesterin aus atheromatösen Plaques können durch das Gefäßsystem verschleppt werden und Embolien hervorrufen.

7.7 Ischämie

Definition Unter Ischämie (Blutleere) versteht man eine verminderte arterielle Durchblutung eines Organs oder eines Gewebes infolge unzureichender (**relative Ischämie**) oder völlig fehlender (**absolute Ischämie**) Blutzufuhr.

Ätiologie Eine Einengung oder der Verschluss der Gefäßlichtung im Rahmen einer Atherosklerose sind typische Beispiele für **lokale Ursachen** einer Ischämie. Die Arterien können auch durch Thrombosen, Embolien oder durch Kompressionen eines Gefäßes von außen (Tumor oder Ligaturen) eingeengt werden. Funktionelle Arterienverschlüsse im Sinne eines Angiospasmus sind dagegen selten. Sie können durch exogene Faktoren (Nikotin, Ergotamin), aber auch durch vegetativ-nervöse Reize verursacht sein. Spasmen der Herzkranzarterien können Ursache einer Angina pectoris sein. Als **systemische Ursache** ist ein Blutdruckabfall zu verstehen, der im Rahmen eines Kreislaufschocks oder bei starrer (atherosklerotisch veränderter) Gefäßwand entsteht und zu einer reduzierten Perfusion der Organe führt. Dabei kann eine Ischämie in Organbereichen auftreten, die in der Grenzzone zweier Versorgungsbezirke („letzte Wiesen") liegen oder wegen atherosklerotischer Vorschädigung a priori geringer versorgt werden.

Folgen Als Folgen einer anhaltenden Ischämie entstehen abhängig von der Dauer der Ischämie und des Sauerstoffbedarfs des betroffenen Organs Gewebenekrosen, die als **Infarkte** bezeichnet werden.

7.8 Infarkt

Definition Ein Infarkt ist eine intravitale Gewebenekrose, die durch Sauerstoffmangel (Hypoxie oder Anoxie) infolge einer raschen Verminderung des Blutflusses (**Ischämie**) durch arteriellen Verschluss verursacht wird. Der Ischämie liegt ein thrombotisch oder thromboembolisch bedingter vollständiger (absolute Ischämie) oder partieller (relative Ischämie) Verschluss einer Arterie zugrunde.

7.8.1 Anämischer Infarkt

Pathogenese

Der anämische Infarkt entsteht durch einen Gefäßverschluss in Organen mit Endarterien oder funktionellen Endarterien. Im nachgeschalteten Versorgungsgebiet entsteht eine Koagulations- oder Kolliquationsnekrose (➤ Kap. 2.4.3).

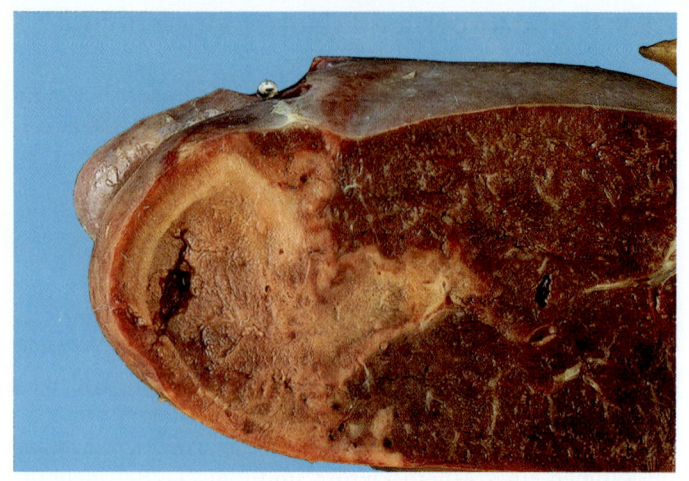

Abb. 7.14 Anämischer Milzinfarkt mit graugelber, lehmartiger Verfärbung. Im Randbereich findet sich bereits eine resorbierende Entzündung. Daran grenzt normales Milzgewebe an. [R398]

Morphologie

Die **Koagulationsnekrose** ist makroskopisch durch eine lehmgelbe Abblassung (➤ Abb. 7.14) mit erhöhter Brüchigkeit des Gewebes charakterisiert. Im Gehirn verflüssigt sich die Nekrose mit Pseudozystenbildung. Diese Nekrose wird als **Kolliquationsnekrose** bezeichnet.

7.8.2 Hämorrhagischer Infarkt

Pathogenese

Der hämorrhagische Infarkt entwickelt sich durch einen Gefäßverschluss in Organen mit doppelter Blutversorgung (z. B. Lunge). Wie bei der Entwicklung der anämischen Infarkte entsteht zunächst durch eine absolute oder relative Ischämie eine Nekrose. Zusätzlich kommt es jedoch zur Blutung im Infarktbezirk.

- **Hämorrhagischer Lungeninfarkt:** Die Lunge verfügt über einen nutritiven (Bronchialarterien-) und einen funktionellen (Pulmonalarterien-)Kreislauf. Beide stehen über Anastomosen miteinander in Verbindung. Beim embolischen Verschluss eines mittleren oder kleinen Pulmonalarterienastes reicht die Blutzufuhr über die Bronchialarterien aus, den Blutfluss in der Endstrombahn und in den Pulmonalvenen in Gang zu halten. Es entsteht kein Lungeninfarkt. Liegt jedoch gleichzeitig eine Druckerhöhung im Pulmonalvenensystem (z. B. Linksherzinsuffizienz) vor, ist die Blutzufuhr über die Bronchialarterien nicht mehr in der Lage, den Blutfluss aufrechtzuerhalten (➤ Abb. 7.15a). Es kommt zur Stase (Hypoxie) und zu einer Gewebenekrose (➤ Abb. 7.15b), in die aber über das offene Gefäßgebiet der A. bronchialis eine Sickerblutung erfolgt.
- **Hämorrhagischer Darminfarkt:** Die peripheren Darmarterien stehen über Kollateralen miteinander in Verbindung. Ein Verschluss eines größeren Arterienastes führt im Zentrum zu einer Durchblutungsstörung mit Ausbildung einer Gewebenekrose, in die es aus den randständigen Kollateralen einblutet.

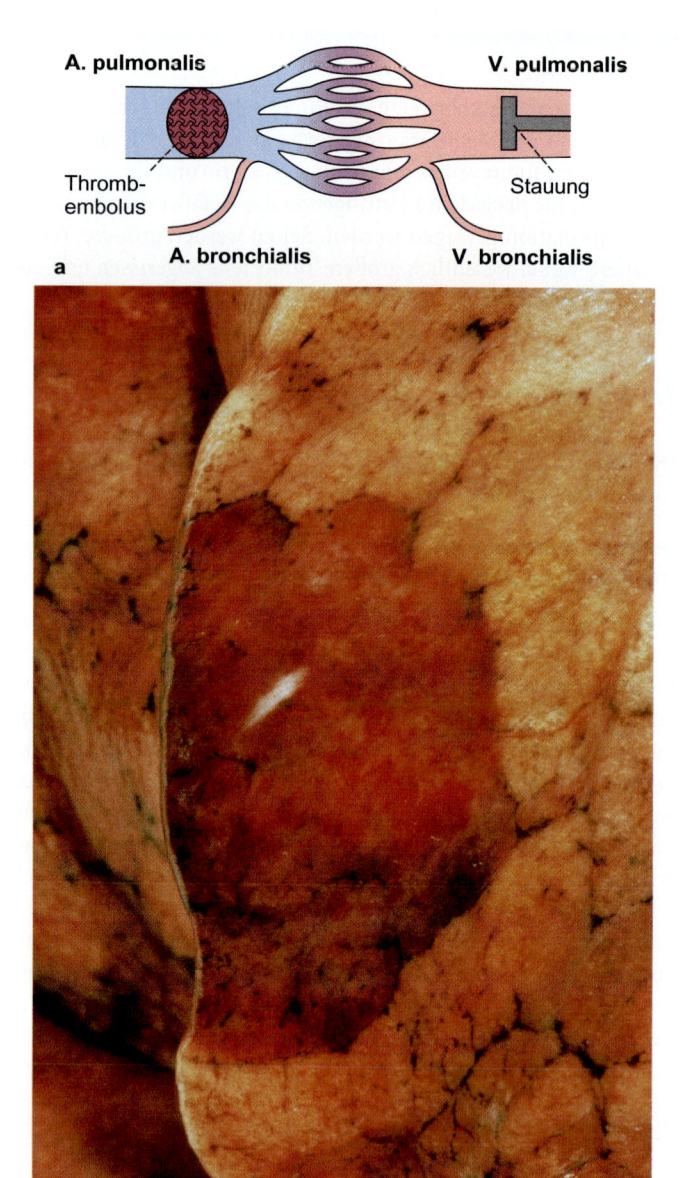

Abb. 7.15 Hämorrhagischer Lungeninfarkt. a Pathophysiologie (Schema). Bei Verschluss eines Pulmonalarterienastes wird der Blutfluss durch das Blut der Aa. bronchiales aufrechterhalten, was für eine Versorgung des Lungengewebes ausreicht. Erst bei zusätzlicher Stauung in der V. pulmonalis (Linksherzinsuffizienz!) entsteht ein hämorrhagischer Infarkt. **b** Makroskopischer Aspekt eines hämorrhagischen Lungeninfarkts. [L106, R398]

Morphologie

Der hämorrhagische Infarkt entspricht dem anämischen Infarkt, ist aber zusätzlich durch den Austritt von Blut in das nekrotische Gewebe dunkelrot verfärbt.

7.8.3 Hämorrhagische Infarzierung

Definition Bei der hämorrhagischen Infarzierung handelt es sich um eine Nekrose durch **Störung des venösen Abflusses** bei erhaltenem arteriellem Zufluss.

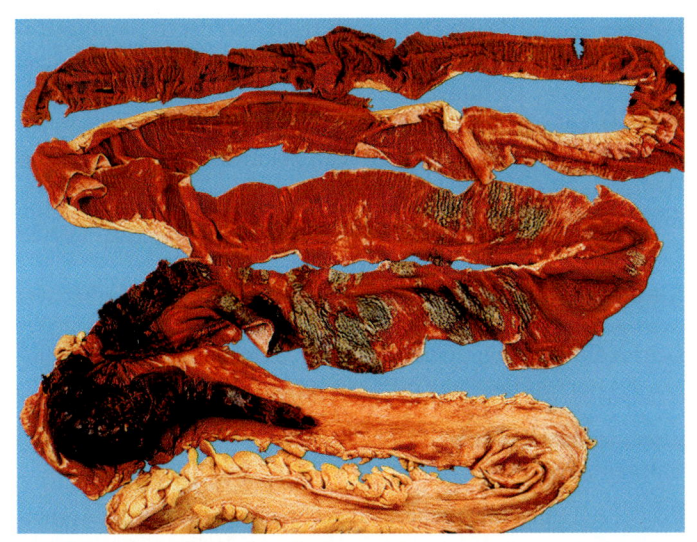

Abb. 7.16 Hämorrhagische Dünndarminfarzierung bei einer Einklemmung dieses Darmabschnitts in einem Leistenbruch. [R398]

Pathogenese

Die Folge der venösen Abflussstörung ist eine lokale passive Hyperämie, die in ein hämorrhagisches Ödem mit Diffusionsstörung, Hypoxie und Gewebenekrose übergeht.

Morphologie

Das Gewebe ist durch Nekrose und hämorrhagisches Ödem dunkelrot (> Abb. 7.16).

KLINISCHE PATHOLOGIE
Anämischer Infarkt
Hirninfarkt > Kap. 8.2.1, Myokardinfarkt > Kap. 19.5.2, Milzinfarkt > Kap. 22.3.5, Polyarteriitis nodosa > Kap. 20.5.1, Niereninfarkt > Kap. 37.8.1.

Hämorrhagischer Infarkt
Lungeninfarkt > Kap. 24.5.5, Mesenterialinfarkt > Kap. 30.5.1.

Hämorrhagische Infarzierung
Venöse Infarzierung des Gehirns > Kap. 8.2.4, Mesenterialvenenthrombose > Kap. 30.5.3, Hodentorsion > Kap. 39.1.3.

7.9 Hypertonie

Die Hypertonie ist eine Blutdruckerhöhung über den Normwert. Nach der Lokalisation wird die Hypertonie im großen Kreislauf von der im kleinen Kreislauf (pulmonale Hypertonie) unterschieden.

7.9.1 Hypertonie im großen Kreislauf

Definition Der arterielle Blutdruck ist das Produkt des kardialen Blutauswurfvolumens und des peripheren Gefäßwiderstandes.

Einteilung Nach **pathogenetischen Gesichtspunkten** unterscheidet man:
- **Widerstandshochdruck:** Die periphere Vasokonstriktion ist Ursache eines meist stark erhöhten systolischen **und** diastolischen Blutdrucks. Der diastolische Blutdruck liegt über 95 mmHg.
- **Volumenhochdruck:** Er ist Folge eines vermehrten Herzzeit- und/oder Blutvolumens mit meist nur geringgradig erhöhten Blutdruckwerten.
- **Elastizitätshochdruck:** Im Alter ist die Windkesselfunktion der Aorta vermindert. Folge ist die Erhöhung des systolischen Blutdrucks bei normalem diastolischem Blutdruck.

Nach **ätiologischen Gesichtspunkten** (s. u.) unterscheidet man die primäre (essenzielle) Hypertonie, deren Ursache noch nicht geklärt ist (ca. 95 %), von der sekundären Hypertonie, deren Ursache bekannt ist (ca. 5 %).

Epidemiologie Die arterielle Hypertonie gehört zu den häufigsten Erkrankungen. Laut dem WHO-Report von 2019 sind weltweit circa 1,4 Milliarden Menschen von essenzieller Hypertonie betroffen; in Deutschland sind ca. 12 % der Gesamtbevölkerung betroffen. In der Altersgruppe über 45 Jahre liegt die Häufigkeit bei 25 %, in derjenigen über 65 Jahre bei über 50 %. 95 % aller Fälle von Bluthochdruck sind durch essenzielle Hypertonie bedingt. Betroffene Individuen zeigen erhöhte Blutdruckwerte ohne zugrunde liegende andere Erkrankungen wie Nieren- und endokrine Erkrankungen oder Schilddrüsendysfunktion.

Die eminente klinische Bedeutung der Hypertonie liegt darin, dass sie einen Risikofaktor erster Ordnung für die Atherosklerose und ihre Folgeschäden an Gehirn, Herz und Nieren darstellt (> Kap. 20.2.1).

Primäre (essenzielle) Hypertonieformen

Bei der primären Hypertonie ist die auslösende Ursache nicht geklärt. Die Diagnose kann damit erst gestellt werden, wenn alle Hypertonieformen mit bekannter Ursache ausgeschlossen sind.

Ätiologie und Pathogenese

Die Ätiologie und Pathogenese der Hypertonie sind nicht geklärt. Es handelt sich um eine heterogene Erkrankung mit unterschiedlichen Risikofaktoren, wobei genetische und Umweltfaktoren, Geschlecht, Ethnizität und Lebensbedingungen wie Ernährungsweise, Mangel an körperlicher Aktivität, niedriger sozioökonomischer Status, Stress und Nikotinabusus eine Rolle spielen. Bei der multifaktoriellen Pathogenese der essenziellen Hypertonie spielen das sympathische Nervensystem (SNS) und das Renin-Angiotensin-Aldosteron-System (RAAS) eine Rolle. Das synergistische Zusammenwirken des RAAS und des SNS erhöht den vaskulären Tonus und die Kontraktilität. Eine Überaktivierung dieser Systeme führt zu strukturellen und funktionellen Veränderungen der glatten Muskulatur und der Endothelzellen der Gefäße. Das vasokonstriktive Peptid Angiotensin II (ANG II) führt über die Bindung an den ANG-II-Typ-1-Rezeptor zu veränderter Aktivität der Nebennieren und anderer Gewebetypen. So kommt es zu vermehrter Sekretion von Mineralokortikoiden durch die Nebennieren, was zur Erhöhung der kardialen Kontraktilität, des Blutvolumens und des systemischen Gefäßwiderstands führt. In den Arterien des muskulären Typs kommt es über ANG II über die vermehrte Synthese von reaktiven Sauerstoffradikalen zur Aktivierung von Matrixmetalloproteasen, was zu Umbau und verminderter Elastizität der betroffenen Arterien führt. Auch Mikro-RNAs regulieren Komponenten des RAAS, beeinflussen das vaskuläre Remodeling und sind mit endothelialer Dysfunktion assoziiert, was mit einer Erhöhung des vaskulären Gesamtwiderstands vergesellschaftet ist.

Sekundäre Hypertonieformen

Die sekundären Hypertonieformen werden nach ihrer Ätiologie unterteilt.

Renale Hypertonie

Verschiedene Nierenerkrankungen (vor allem die Glomerulonephritis und Pyelonephritis) sowie Erkrankungen der Nierenarterien (Nierenarterienstenose, Atherosklerose, fibromuskuläre Dysplasie, Polyarteriitis nodosa) und Schwangerschaftsnephropathien sind mit Hypertonie assoziiert.

Pathogenese

Pathogenetisch ist eine Minderdurchblutung der Nieren der adäquate Reiz für eine vermehrte Ausschüttung des Renins aus den sekretorisch aktiven Zellen des juxtaglomerulären Apparats. Das Renin-Angiotensin-Aldosteron-System (➤ Kap. 16.1.1) wird aktiviert. Das dabei entstehende Angiotensin II bewirkt eine starke direkte Vasokonstriktion der Arteriolen und erhöht den totalen peripheren Gefäßwiderstand (Anstieg des arteriellen Blutdrucks). Außerdem bewirkt Angiotensin II eine vermehrte Sekretion von Aldosteron aus der Nebennierenrinde mit dadurch bedingter Erhöhung des Blutvolumens (Volumenhochdruck). Beide Faktoren führen damit zur Entstehung des renalen Hypertonus.

Endokrine Hypertonie

Eine Überproduktion bestimmter Hormone kann in seltenen Fällen (3 % der sekundären Hypertonieformen) zu einer Hypertonie führen.

Pathogenese

An erster Stelle ist hier die Überproduktion von Noradrenalin bzw. Adrenalin durch ein **Phäochromozytom,** einen Tumor des Nebennierenmarks, zu nennen. Diese Hormone führen über eine Konstriktion der peripheren Gefäße zu einem Widerstandshypertonus.

Dagegen bewirkt der **Hyperkortisolismus** bzw. der Hyperaldosteronismus über eine vermehrte renale Natrium- und Wasserresorption eine Erhöhung des Blutvolumens und damit einen Volumenhypertonus. Der gleiche Pathomechanismus gilt auch für manche Formen des adrenogenitalen Syndroms. Der Volumenhypertonus bei der Hyperthyreose ist Folge eines erhöhten Herzzeitvolumens (Herzfrequenzsteigerung).

Kardiovaskuläre Hypertonien

Den kardiovaskulären Hypertonien liegen anatomische Veränderungen des Herzens und/oder der Gefäße zugrunde.

Pathogenese

Bei der Aortenisthmusstenose (angeborene Verengung des Aortenbogens vor oder nach dem Abgang der A. subclavia sinistra) entsteht im Gefäßsystem proximal der Stenose eine Hypertonie. Die Folge ist eine schwere vorzeitige Atherosklerose der betroffenen Gefäße. Die Atherosklerose der großen Gefäße geht mit einer sog. **Windkesselhypertonie** einher. Die Aortenwand verliert an Elastizität; dadurch sind die systolischen Blutdruckwerte erhöht und die diastolischen normal oder erniedrigt.

Neurogene Hypertonie

Traumatische oder entzündliche Veränderungen im Bereich der Barorezeptoren im Karotissinus lösen den Entzügelungshochdruck aus. Eine neurogene Hypertonie kann auch durch eine Schädigung zentraler Vasomotorenzentren hervorgerufen werden.

Folgeveränderungen und Komplikationen

Die Hypertonie führt zu schwerwiegenden Schäden des Gefäßsystems und verschiedener Organe. Unbehandelt sterben 50 % der Betroffenen an den Folgen der koronaren Herzkrankheit, 30 % an zerebrovaskulären Komplikationen und 20 % an einer Niereninsuffizienz.

- **Kardiale Schäden:** Der arterielle **Widerstandshypertonus** im großen Kreislauf bedeutet eine vermehrte Druckarbeit des linken Ventrikels. Hieraus resultiert eine adaptive konzentrische Herzmuskelhypertrophie des linken Ventrikels, die lange Zeit kompensiert bleibt. Da es bei dieser pathologischen Hypertrophie nicht zu einer gleichzeitigen Kapillarproliferation im Herzen kommt, wird das Myokard minderperfundiert und es kommt zu Nekrose und/oder Apoptose von Kardiomyozyten. Diese führt schließlich zu einer Linksherzinsuffizienz (dekompensierter Hypertonus). Der **Volumenhochdruck** führt dagegen primär zu einer dilatativen (exzentrischen) Hypertrophie.
- **Atherosklerose:** Die fortgeschrittene Atherosklerose der Organgefäße ist Ursache der Schäden an lebenswichtigen Organen (➤ Kap. 20.2.1).
  - Die Koronararteriensklerose führt zu einer Myokardischämie mit Entwicklung eines Myokardinfarkts (➤ Kap. 19.5.2, ➤ Kap. 19.7).

– Die Zerebralarteriensklerose ist die häufigste Ursache zerebrovaskulärer Erkrankungen mit ischämischen ZNS-Infarkten sowie hypertensiven Hirnmassen- und Subarachnoidalblutungen (➤ Kap. 8.2.6).
– Die Nierenarteriensklerose sowie Veränderungen der großen und kleinen intrarenalen Gefäße haben eine Niereninsuffizienz zur Folge (➤ Kap. 20.2.3, ➤ Kap. 20.2.4, ➤ Kap. 37.8.2, ➤ Kap. 37.8.3).
• **Netzhautveränderungen:** Fundus hypertonicus (➤ Kap. 11.9.2).

7.9.2 Hypertonie im kleinen Kreislauf

Syn.: pulmonale Hypertonie

Definition Unter Hypertonie im kleinen Kreislauf versteht man eine Erhöhung des Pulmonalarteriendrucks über 30/15 mmHg in Ruhe. Die Ursachen hierfür liegen in pulmonalen und extrapulmonalen Erkrankungen.

Ursachen der pulmonalen Hypertonie

Pulmonale Ursachen

Bei den pulmonalen Ursachen unterscheidet man die primäre und die sekundäre pulmonale Hypertonie (➤ Kap. 24.5.6).

Die **primäre** oder **idiopathische pulmonale Hypertonie** ist sehr selten. Die Pathogenese ist im Einzelnen nicht geklärt. Es handelt sich um eine Ausschlussdiagnose. Frauen sind häufiger betroffen als Männer. Wahrscheinlich handelt es sich um eine neurohormonell ausgelöste vaskuläre Hyperreaktivität mit Vasokonstriktion und daraus resultierender pulmonaler Hypertonie, die unterschiedliche morphologische Veränderungen an den Pulmonalarterien hervorruft (Intimaproliferation, Mediahypertrophie).

Den **sekundären pulmonalen Hypertonien** liegen folgende Ursachen zugrunde:
• Hypoxisch-ventilatorische Perfusionsstörungen (ca. 70 %)
• Mechanisch-obstruktive (okklusive) Perfusionsstörungen
• Restriktive Parenchym- und Gefäßveränderungen

Beispiele dafür sind Zustand nach Lungenoperationen, COPD (chronic obstructive pulmonary disease), rezidivierende Lungenarterienembolien und Pneumokoniosen (➤ Kap. 24.8, ➤ Kap. 50.2.2) sowie das Lungenemphysem.

Extrapulmonale Ursachen

Die extrapulmonalen Ursachen einer pulmonalen Hypertonie sind zumeist durch Erkrankungen des linken Herzens gegeben. Die wichtigsten Erkrankungen, die mit einem pulmonalen Widerstandshochdruck einhergehen, sind Linksherzinsuffizienz aus myogener Ursache und Klappenvitien des linken Herzens sowie Kurzschlüsse zwischen großem und kleinem Kreislauf auf Ventrikelebene (z. B. Ventrikelseptumdefekt) oder auf arterieller Ebene (z. B. offener Ductus arteriosus Botalli). Ein Kurzschluss auf Vorhofebene (z. B. Vorhofseptumdefekt) führt dagegen zu einem Volumenhochdruck.

Folgen der pulmonalen Hypertonie

Unabhängig von der Ursache der Druckerhöhung führt die pulmonale Hypertonie aufgrund der vermehrten Druckarbeit des rechten Ventrikels zu einer adaptiven **Rechtsherzhypertrophie.**

Die adaptiven Veränderungen auf eine erhöhte Volumenarbeit sind zumeist geringgradig ausgeprägt.

Liegt die Ursache der Rechtsherzhypertrophie in einer Lungenerkrankung, spricht man von einem **chronischen Cor pulmonale,** bei primär extrapulmonalen Erkrankungen (z. B. chronische Linksherzinsuffizienz) dagegen von einer **konsekutiven Rechtsherzhypertrophie.** Diese kann lange Zeit die Kreislauffunktion aufrechterhalten. Schließlich kommt es aber zu einer zunehmenden Funktionseinschränkung mit Ausbildung einer Rechtsherzinsuffizienz und einer Stauung vor dem rechten Ventrikel.

> **Morphologie**
>
> Morphologisches Äquivalent einer Rechtsherzinsuffizienz ist die **Rechtsherzdilatation.**

Klinische Relevanz Bei einer akut entstehenden pulmonalen Hypertonie, z. B. bei fulminanten Lungenembolien, kann es zu einem akuten Rechtsherzversagen mit letalem Ausgang kommen.

7.9.3 Portale Hypertonie

Die portale Hypertonie ist gekennzeichnet durch eine Druckerhöhung im Pfortadersystem, unabhängig von der zugrunde liegenden Lebererkrankung (➤ Kap. 33.9.6).

7.10 Schock

Definition Der Schock ist ein generalisiertes lebensbedrohliches Kreislaufversagen der Mikrozirkulation mit Gewebeschädigung durch Hypoxie. Trotz der Vielfalt der Ursachen haben alle Formen des Schocks eines gemeinsam, nämlich eine Mangeldurchblutung der terminalen Strombahn. Die daraus resultierende Beeinträchtigung der Funktion wichtiger Organsysteme stellt eine lebensbedrohliche Situation dar, die sich über verschiedene Stadien progressiv entwickelt. Wesentliche pathogenetische Faktoren sind die Verminderung des Flüssigkeits-(Blut-)Volumens, der Pumpkraft des Herzens und eine Erhöhung des Gefäßvolumens.

7.10.1 Klassifikation des Schocks

Eine regelrechte Funktion des Kreislaufs mit ausreichender Sauerstoffversorgung des Gewebes setzt voraus:

- eine ungestörte Pumpfunktion des Herzens mit ausreichendem Herzzeitvolumen und
- eine dem Blutvolumen angepasste Kapazität des Gefäßsystems.

Störungen ergeben sich bei unzureichender Herzleistung, bei unzureichendem Blutvolumen und/oder mangelhaftem Spannungszustand (Tonus) der Blutgefäße. Hieraus leiten sich folgende Schockformen ab:
- Hypovolämischer Schock
- Kardiogener Schock
- Septisch-toxischer Schock
- Anaphylaktischer Schock
- Endokriner Schock
- Neurogener Schock

Der Ablauf eines Schocks ist durch einen kontinuierlichen Übergang von einer zur nächsten, schwerwiegenderen und lebensbedrohlicheren Phase charakterisiert, falls die Ursache nicht behoben werden kann. Der Schock ist zunächst reversibel und kann – muss aber nicht – in eine irreversible Phase übergehen.

Hypovolämischer Schock

Diese Schockform ist Folge eines akuten Verlusts von zirkulierendem Blut (Hypovolämie). Ein akuter Verlust von 50 % des Blutes führt zum Koma und Tod des Patienten.

Ursachen der Hypovolämie sind:
- Massiver Blutverlust (hämorrhagischer Schock), z. B. nach Trauma, gastrointestinalen Blutungen, Tumorblutungen, Gefäßrupturen
- Flüssigkeitsverlust oder Störungen der Flüssigkeitsverteilung bei schwerem rezidivierendem Erbrechen, Diarrhö (z. B. Cholera), Verbrennungen, akuter Pankreatitis, Aszites oder Peritonitis

Kardiogener Schock

Der kardiogene Schock stellt ein Pumpversagen des Herzens mit verminderter Durchblutung der Kreislaufperipherie dar. Die Ursachen können intra- oder extrakardialer Natur sein.
- **Intrakardiale Ursachen:**
  - Erkrankungen des Myokards: Myokardinfarkt, Entzündungen des Myokards (Myokarditis, > Kap. 19.6.3), degenerative Erkrankungen des Myokards (Kardiomyopathie, > Kap. 19.6.1)
  - Erkrankungen des Klappenapparats: akute Mitral- oder Aortenklappeninsuffizienz infolge einer akuten Endokarditis, eines Papillarmuskelabrisses, eines Traumas oder einer Aortendissektion
- **Extrakardiale Ursachen:**
  - Perikardtamponade mit Behinderung der diastolischen Füllung der Herzventrikel, z. B. bei Ruptur eines dissezierenden Aortenaneurysmas mit Blutung ins Perikard/Hämatoperikard (> Kap. 19.8.1), Perikarditis mit entzündlichem Perikarderguss (> Kap. 19.8.2), Perikardkarzinose mit tumorbedingtem Erguss
  - Akute Obstruktion großer Gefäße, z. B. bei schweren Lungenembolien (> Kap. 24.5.5), oder akute Obstruktion der Vorhofkammerklappe, z. B. bei Vorhofmyxom (> Kap. 19.9.1) oder Kugelthrombus im linken oder rechten Vorhof

Septisch-toxischer Schock

Der septisch-toxische Schock ist eine häufige und mit einer hohen Letalität verbundene Schockform bei bakterieller Sepsis (überwiegend durch gramnegative Bakterien) oder Verbrennung. Die Bakterien geben toxische Lipopolysaccharide (Endotoxine) in die Blutbahn ab, die zu einer Dilatation der peripheren Gefäße mit einer daraus resultierenden Fehlverteilung des Blutvolumens führen („redistributive shock"). Eine wesentliche Auswirkung dieser Endotoxine ist eine Aktivierung und schließlich eine Schädigung des Endothels. Die aktivierten Endothelzellen verlieren das physiologische Gleichgewicht zwischen pro- und antikoagulatorischen Funktionen. Es überwiegt die prothrombotische Aktivität, welche die disseminierte intravasale Gerinnung (DIG) fördert (> Kap. 7.11).

Anaphylaktischer Schock

Der anaphylaktische Schock ist Folge einer IgE-vermittelten Immunreaktion mit Freisetzung vasoaktiver Substanzen (z. B. Histamin, Arachidonsäurederivate), die zur Erweiterung der Gefäßperipherie führen. Die Symptome treten Sekunden bis Stunden nach Allergenexposition auf und betreffen das Herz-Kreislauf-System, die Atemwege und/oder den Gastrointestinaltrakt und die Haut (> Kap. 3.3.1).

Sonstige Schockformen

Seltene **endokrine Schockformen** kommen z. B. bei Ausfall der Hypophyse, der Nebenniere oder der Schilddrüse mit Störung des Zellstoffwechsels und der Flüssigkeitsverteilung sowie bei Insulinüberdosierung vor.

Zum **neurogenen Schock** kommt es bei einer zentralen oder peripheren Vasomotorenschädigung (z. B. Schädel-Hirn-Trauma), die zu einer Störung der Mikrozirkulation führt.

7.10.2 Pathogenese des Schocks

Hypovolämischer Schock

Reversibles Schockstadium

Eine akute Hypovolämie führt zu einem verminderten venösen Rückstrom des Blutes (> Abb. 7.17). Das Herzzeitvolumen nimmt ab und der Blutdruck sinkt. Zentrale und periphere Druckrezeptoren registrieren diese Veränderungen und lösen eine sympathiko-adrenale Reaktion aus: Noradrenalin (sympathisches System und Nebennieren) und Adrenalin (Nebenniere) werden sezerniert und bewirken eine starke Arteriolen- und geringere Venolenkonstriktion (adrenerge, über α-Rezeptoren vermittelte Vasokonstriktion) der Haut (kalte Haut), des Splanchnikusgebiets und der Nieren. Das Blut verlagert sich aus diesen Organen in den „geöffneten" Kreislauf von Hirn und Herz (β-Rezeptoren) **(Zentralisation des Kreislaufs)**. Durch die Minderdurchblutung der Niere wird das Renin-Angiotensin-Aldosteron-System über den juxtaglomerulären Apparat eingeschaltet. Dies

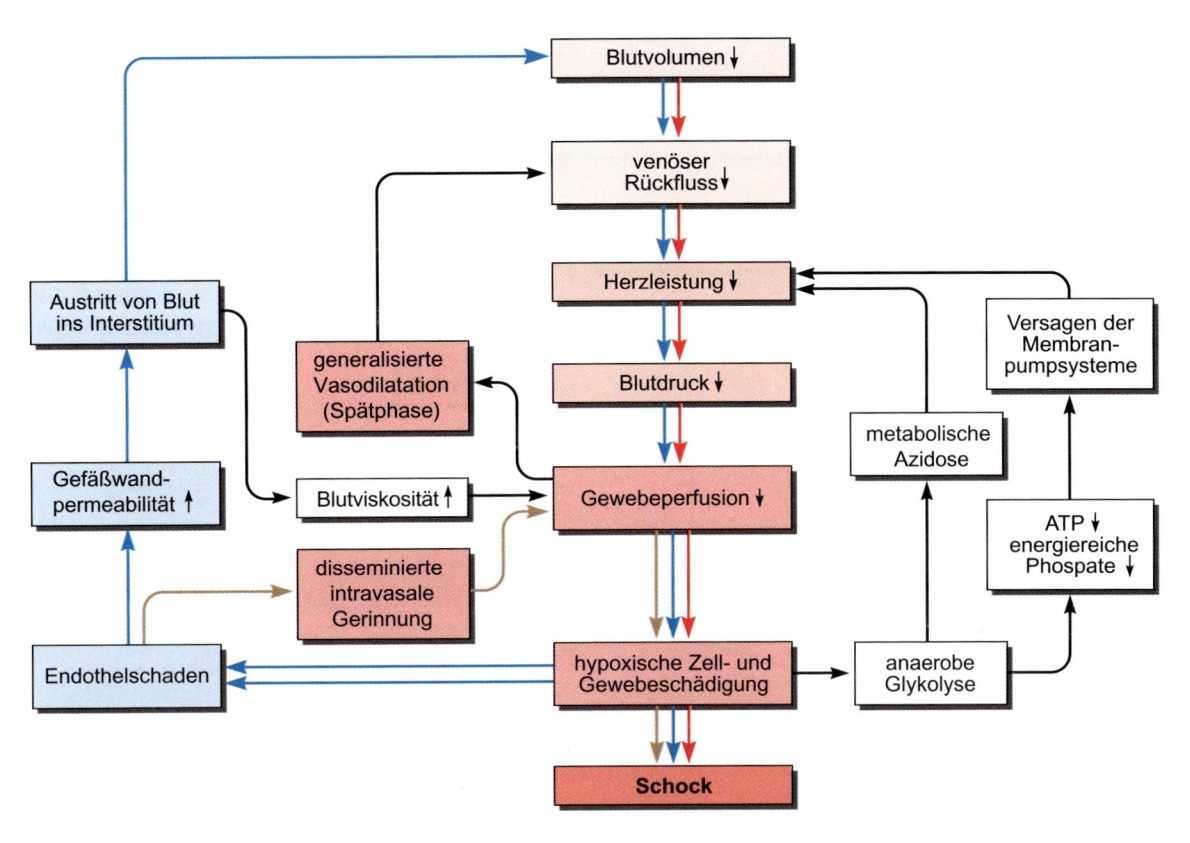

Abb. 7.17 Pathogenese des hypovolämischen Schocks.[L106]

verstärkt einerseits über das Angiotensin II die adrenerge Vasokonstriktion und führt andererseits über die Sekretion von Aldosteron zu einer vermehrten tubulären Rückresorption von Natrium und Wasser mit dem Ziel, das Blutvolumen wieder aufzufüllen (> Abb. 7.17, > Kap. 16.1.1). Durch diese Adaptationsmechanismen kann der Blutdruck bei Blutverlusten bis etwa 25 % (ca. 1 l) noch stabil gehalten werden.

Irreversibles Schockstadium

Reichen die oben aufgeführten gegenregulatorischen Maßnahmen nicht aus, kommt es bei persistierender Schocksituation zur **Minderperfusion der Organe** (> Abb. 7.17). Dies hat zur Folge, dass der arterioläre Widerstand nachlässt (während die venuläre Kontraktion erhalten bleibt) und eine Hypoxie entsteht, die u. a. das Endothel schädigt. Dadurch steigt der hydrostatische Druck im Kapillarbett und das Endothel wird durchlässiger: Blutflüssigkeit tritt in das Interstitium aus und vermindert damit das Blutvolumen weiter.

Aus der Gewebehypoxie ergeben sich weitere **metabolische Störungen,** nämlich eine ungenügende ATP-Produktion, ein Versagen ATP-abhängiger membrangebundener Transportsysteme und eine Azidose. Zunächst schalten die Zellen aufgrund der Hypoxie auf die anaerobe Glykolyse um. Dadurch kann die ATP-Produktion noch notdürftig aufrechterhalten werden. Dennoch fallen Transportsysteme in den hypoxischen Zellen aus, sodass Natrium und Wasser in die Zellen ein- (hydropische Schwellung) und Kalium ins Interstitium und ins Blut ausströmt (Hyperkaliämie). Schließlich führt der Sauerstoffmangel zu Zellnekrosen. Der Preis dafür ist eine Azidose, die sich u. a. negativ auf die Herzfunktion auswirkt.

Die hypoxische Schädigung von Endothel und Gewebe führt zur **Freisetzung thrombosefördernder Faktoren** wie Thromboplastin und Enzymen, z. B. PAT-1 (Plasminogenaktivator-1), ins Blut. Letztere können das Komplement- und Kininsystem aktivieren und so die Exsudation und Vasodilatation weiter verstärken. Thromboplastin fördert die Plättchenaggregation und damit die disseminierte intravasale Gerinnung (> Kap. 7.11). Da die Endothelschädigung auch eine Entzündungsreaktion nach sich zieht und daher Leukozyten ins Gewebe emigrieren, kann der Gewebeschaden weiter verstärkt werden.

Durch eine Progression der oben aufgeführten Mechanismen kommt es schließlich zu schweren **ischämischen Organschädigungen,** insbesondere von Herz, Gehirn, Lungen, Nieren, und schließlich zum Tod des Patienten im irreversiblen Schock.

Kardiogener Schock

Am Anfang des kardiogenen Schocks steht die **akute Herzinsuffizienz.** Die Folgen entsprechen denen des hypovolämischen Schocks.

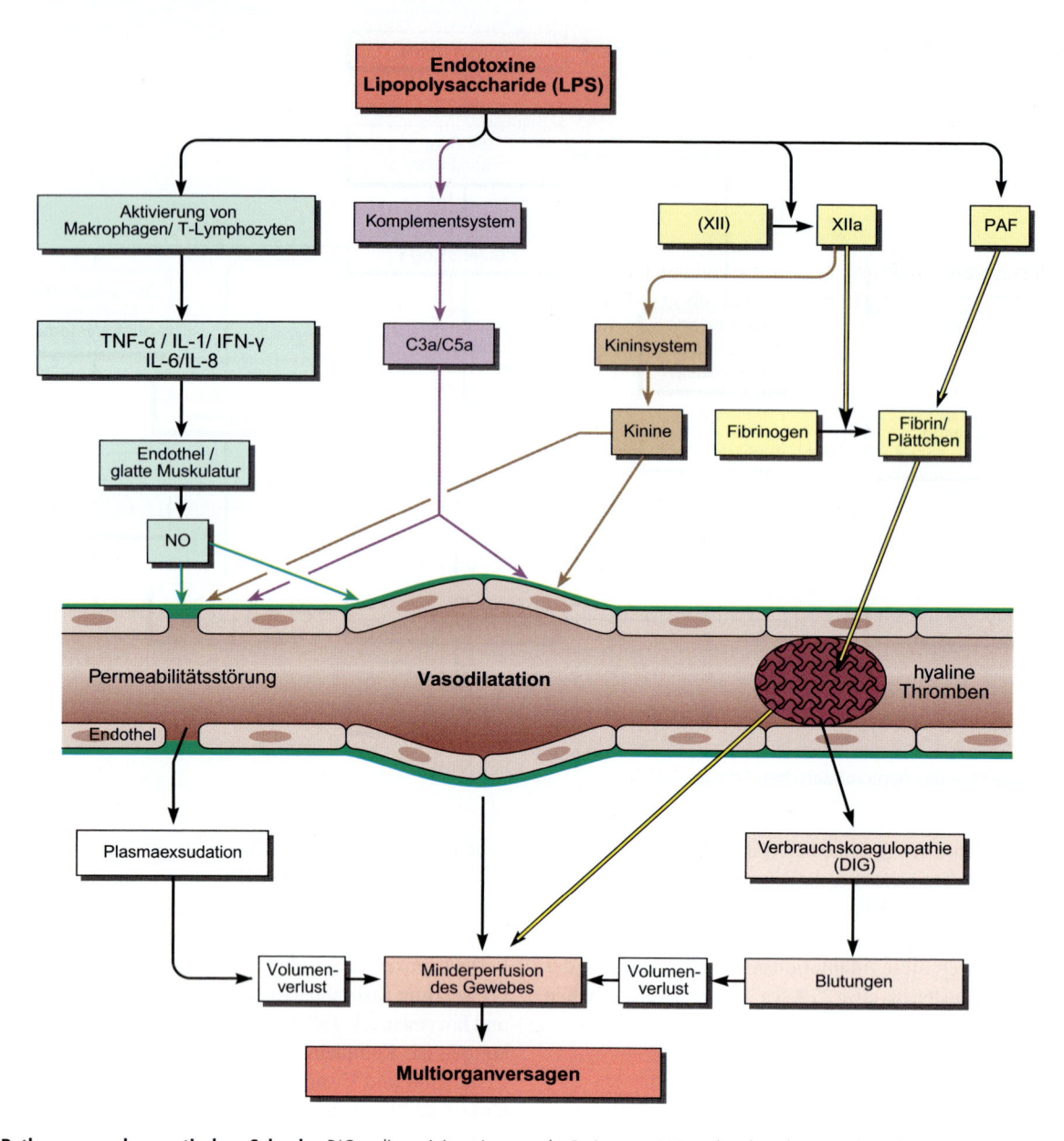

Abb. 7.18 Pathogenese des septischen Schocks. DIG = disseminierte intravasale Gerinnung, PAF = plättchenaktivierender Faktor. [L106]

Septisch-toxischer Schock

Eine kompliziertere Pathogenese liegt dieser Schockform zugrunde, die aufgrund einer **Weitstellung der Gefäßperipherie bei normalem Blutvolumen** und zumeist initial erhöhter Herzleistung (Tachykardie) zu einem Blutdruckabfall führt. Ursache des septischen Schocks sind Infektionen durch gramnegative und grampositive Bakterien, seltener durch Viren und durch Pilzinfektionen, z. B. die generalisierte Candidiasis. Der septische Schock manifestiert sich als „Multiorganversagen" mit unterschiedlich ausgeprägter Beteiligung folgender Organe: Nieren, Lungen, Herz, Magen-Darm-Trakt, Hirn. Das Vollbild des septischen Schocks hat eine Letalität von 80 %.

In der Pathogenese spielen bakterielle **Endotoxine** (Lipopolysaccharide) eine entscheidende Rolle. Sie sind Bestandteil aller gramnegativen Bakterien. Endotoxine aktivieren verschiedene Kaskadensysteme im peripheren Blut wie das Komplementsystem und den Faktor XII, verursachen eine Freisetzung von Zytokinen aus Makrophagen und T-Lymphozyten und wirken zudem direkt zytotoxisch auf Endothelzellen (> Abb. 7.18). Der aktivierte Faktor XII setzt verschiedene humorale Mediatorenketten im Plasma in Gang wie z. B. das Gerinnungssystem, das fibrinolytische System und das Kininsystem. Die Aktivierung der Komplementkaskade führt zur Bildung der Komplementfaktor-Fragmente C3a und C5a, außerdem aktiviert Endotoxin die zellulären Mediatorensysteme (besonders in neutrophilen Granulozyten und Makrophagen) wie Sauerstoffradikale, Arachidonsäure-Metaboliten (Prostaglandine, Leukotriene) und Proteasen (z. B. Elastase). Darüber hinaus wird durch Endotoxin direkt und mittelbar über Zytokine (TNF-α, IL-1, IL-6, IFN-γ) die NO-Synthase von Endothelzellen und glatten Muskelzellen aktiviert mit vermehrter Ausschüttung von NO. NO wirkt vasodilatierend und ist wahrscheinlich ein wesentlicher Faktor für die therapierefraktäre Vasodilatation des septischen Schocks.

Ähnliche Wirkungen wie Endotoxin haben **Zellwandbestandteile** (Peptidoglykane, Lipoteichoiensäure) und Exotoxine grampositiver Bakterien (z. B. Staphylokokken, Enterotoxin, Toxic-Shock-Syndrom-Toxin 1 = TSST-1).

Das Zusammenwirken dieses „Mediatorenorchesters" führt zu:
- **Generalisierter Vasodilatation:** NO wirkt vasodilatierend (s. o.), der Gefäßwiderstand der Endstrombahn ist herabgesetzt, der Blutdruck fällt, die Haut ist rosig und warm.
- **Plasmaexsudation:** Entzündungsmediatoren bewirken letztlich auch, dass die Gefäßwand der Kapillaren permeabler wird (➤ Kap. 3.2.1). Die so entstehende Exsudation hat eine weitere Verminderung des Blutvolumens zur Folge.
- **Disseminierter intravasaler Gerinnung** (DIG; Verbrauchskoagulopathie): Das Gerinnungssystem ist überall aktiviert, es entstehen hyaline Thromben. Der Verbrauch der Gerinnungsfaktoren bei diesem Prozess wiederum führt zur allgemeinen Blutungsneigung und dadurch zu weiterem Blutverlust.

Folge dieser Veränderungen ist trotz adaptiver Erhöhung der Herzmuskelleistung über eine Tachykardie schließlich ein Blutdruckabfall, aus dem eine Minderperfusion der Organe und Gewebe resultiert.

Morphologie

Die pathologischen Veränderungen in diesen Organen sind gekennzeichnet durch:
- **Mikrothromben** aus Fibrin und Thrombozyten. Sie finden sich in den Arteriolen, Kapillaren und Venolen.
- **Blutungen** in Haut, Schleimhäuten und parenchymatösen Organen. Sie werden sowohl durch lokale Faktoren als auch durch Verbrauch der Gerinnungsfaktoren im Blut verursacht (Verbrauchskoagulopathie).
- **Gewebenekrosen:** Sie sind Folge von Hypoperfusion und Ischämie. Die Gewebenekrosen können zum Funktionsausfall des Organs führen.
- **Exsudation von eiweißreicher Flüssigkeit:** Die Schädigung der Endstrombahn führt zu einer generalisierten Exsudation mit Ausbildung eines Ödems. Am deutlichsten wird die Exsudation in der Lunge sichtbar, wo sich ein Lungenödem und ein hyalines Membransyndrom ausbilden können (Schocklunge). Die Folge des hyalinen Membransyndroms ist eine akute respiratorische Insuffizienz.

7.10.3 Organveränderungen bei Schock

Der schwere Schock führt zu einer Schädigung aller Organe, insbesondere aber des Herzens, des Gehirns, der Lunge, der Nieren und des Magen-Darm-Trakts.

Todesursachen, insbesondere beim septischen Schock, sind die schweren Organschäden in Lungen, Herz und Gehirn.

Akutes Lungenversagen und „Schocklunge"

Syn.: akute respiratorische Insuffizienz, akutes Atemnotsyndrom, acute respiratory distress syndrome, ARDS

Die **Schocklunge** (➤ Kap. 24.5.4) stellt das morphologische Korrelat des klinisch wichtigen Atemnotsyndroms (ARDS: **a**cute **r**espiratory **d**istress **s**yndrome) dar. Sie ist heute mit etwa 50 % aller Schockfälle die häufigste und oft letale Schockkomplikation.

Herz

Das Herz ist mit etwa 35 % der letal ausgehenden Fälle das zweitwichtigste Schockorgan. Im Herzen können einzelne Kardiomyozyten zugrunde gehen (Myozytolysen) oder es kann zu kleineren oder größeren subendokardialen Myokardinfarkten kommen (➤ Abb. 7.19). Auch findet man charakteristischerweise subendokardiale Blutungen.

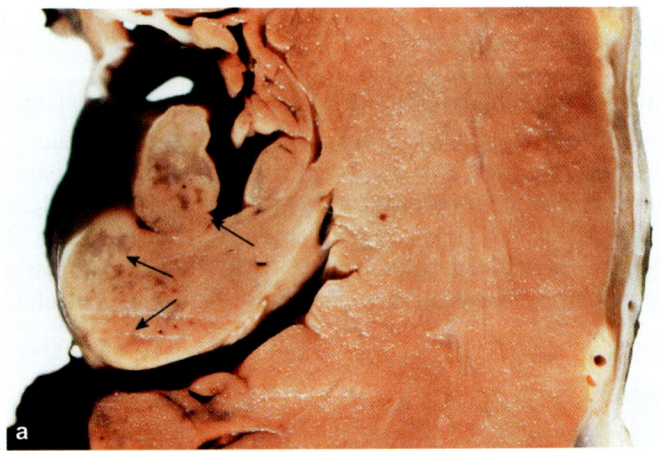

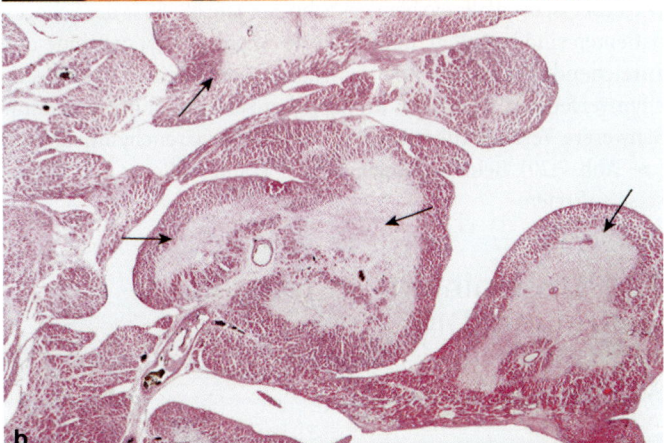

Abb. 7.19 Subendokardiale Nekrosen bei protrahiertem Schock. a Ausgedehnte lehmfarbene Bezirke subendokardial (Pfeile). **b** Nekrosen subendokardial (Pfeile). Die unmittelbare subendokardiale Schicht ist nicht nekrotisch, da sie durch Diffusion mit Sauerstoff versorgt werden kann. HE, Vergr. 10-fach. [R398]

Gehirn

Im Gehirn manifestiert sich der Schock in etwa 10 % in Form einer **hypoxischen Enzephalopathie.** Wie bei den anderen Organen ist das Ausmaß der Schädigung von der Dauer und Intensität des Schockzustands abhängig. Besonders empfindlich sind die Ganglienzellen des Sommer-Sektors des Hippocampus und die Purkinje-Zellen des Kleinhirns. In der Großhirnrinde sind die Grenzgebiete zwischen den arteriellen Versorgungsgebieten, z. B. von A. cerebri anterior und media, am meisten gefährdet (sog. Grenzzonen- oder Wasserscheideninfarkte, > Kap. 8.2.2).

Schocknieren

Die Nieren sind mit etwa 20 % häufig bei Schockzuständen betroffen. Die Folge ist eine akute Niereninsuffizienz mit Oligo- oder Anurie. Typisch sind hierbei Tubulusnekrosen und hyaline Mikrothromben (> Kap. 37.5.1).

Gastrointestinaltrakt

In etwa 15–25 % der Patienten mit letal ausgehendem Schock findet man Schädigungen im Gastrointestinaltrakt. Sie können im gesamten Gastrointestinaltrakt auftreten. Prädilektionsstellen sind der Dünn- und Dickdarm mit Ausbildung einer unregelmäßigen, fleckförmigen ischämischen (häufig hämorrhagisch imbibierten) Schleimhaut- und Wandnekrosen. Die aus Nekrosen und Blutungen bestehenden Läsionen führen in schweren Fällen zu einer Durchwanderungsperitonitis.

Leber

Die Leber ist ebenfalls ein häufiges Schockorgan: 45–55 % der Schockpatienten sind betroffen. In der Leber bedingt die Hypoxie eine unzureichende β-Oxidation der Fettsäuren, sodass eine Leberparenchymverfettung, besonders im Läppchenzentrum, auftreten kann. Schwerere Verläufe führen zu zentralen Leberparenchymnekrosen (> Abb. 7.20). Beim septischen Schock können Ikterus und Cholestase auftreten.

7.11 Disseminierte intravasale Gerinnung (DIG)

Syn.: Verbrauchskoagulopathie

Definition Die disseminierte intravasale Gerinnung (DIG) ist ein multifaktorielles Ereignis, bei dem es zur Bildung von zahlreichen Mikrothromben in der Gefäßendstrombahn mit Verbrauch von Thrombozyten und Blutgerinnungsfaktoren kommt („Verbrauchskoagulopathie").

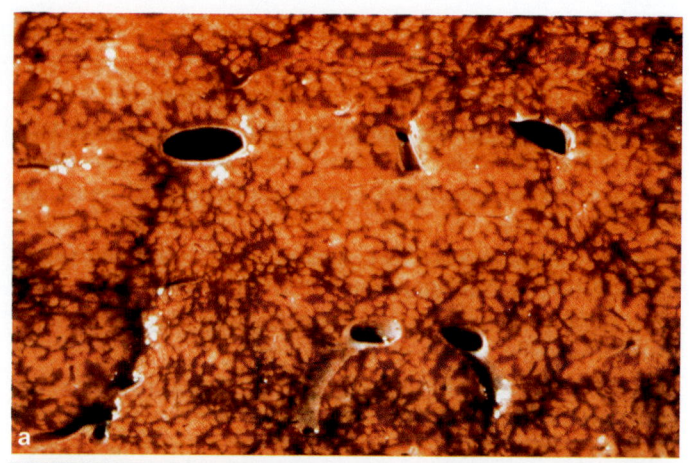

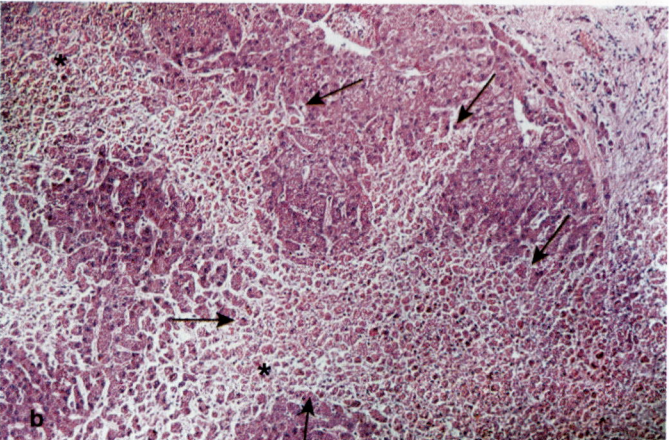

Abb. 7.20 Leber bei protrahiertem Schock. a Multiple läppchenzentrale Nekrosen (gelbe Herde) der Leber. **b** Vorwiegend läppchenzentrale (Pfeile) und Brückennekrosen (Stern). HE, Vergr. 20-fach. [R398]

Ätiologie Es handelt sich nicht um eine primäre Erkrankung, sondern um die Folge unterschiedlicher Krankheitsbilder. In den meisten Fällen tritt die DIG auf als Folge
- von Infektionen (z. B. gramnegative Sepsis),
- eines Schocks,
- eines paraneoplastischen Syndroms bei Karzinomen,
- einer Komplikation der Schwangerschaft.

Beispiele für die Auslösung der endogenen Aktivierung der Blutgerinnung sind Verbrennungen, schwere Quetschtraumen und Tumoren, Adenokarzinome von Lunge, Prostata, Pankreas und Magen sowie Leukämien. Im Rahmen einer Schwangerschaft kann es durch vorzeitige Plazentalösung zu einer DIG kommen, da die Plazenta große Mengen an Gewebethromboplastin enthält, das dann ins mütterliche Blut gelangt. Auch ein ausgeprägter Endothelschaden kann die DIG in Gang setzen. Solche Endothelschäden spielen insbesondere eine Rolle bei Schockzuständen auf dem Boden einer Sepsis. In seltenen Fällen können ausgeprägte Vaskulitiden ebenfalls eine DIG hervorrufen.

Pathogenese

Unabhängig von der Ursache wird bei der DIG die **Blutgerinnungskaskade** durch Freisetzung von Gewebethromboplastin aktiviert (> Kap. 7.5.1), sodass zahlreiche Mikrothromben aus Fibrin und Plättchenaggregaten entstehen. Diese werden aufgrund ihres Aussehens als **hyaline Thromben** bezeichnet (> Abb. 7.21). Die rasche Bildung von Mikrothromben führt zu einem Verbrauch der Blutgerinnungsfaktoren und Thrombozyten (daher auch „Verbrauchskoagulopathie"). Dadurch besteht eine generalisierte Blutungsneigung, die als **hämorrhagische Diathese** bezeichnet wird. Parallel zur Aktivierung der Gerinnungskaskade findet eine Aktivierung der Fibrinolyse statt. Bei der Fibrinolyse werden Fibrin- und Fibrinogenspaltprodukte freigesetzt, die ihrerseits die Blutgerinnung hemmen, sodass die Blutungsneigung noch verstärkt wird. Die Blutgerinnung entsteht also parallel zu einer verstärkten Blutungsneigung. Entwickelt sich die DIG rasch, überwiegt die Blutungsneigung, entsteht sie langsam, überwiegt die Gerinnung.

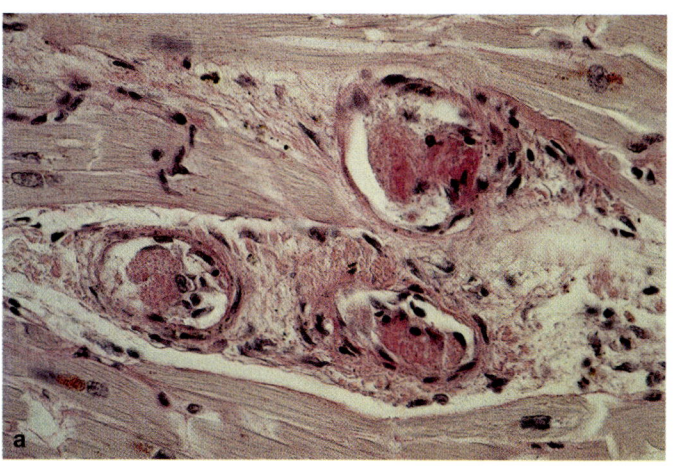

Abb. 7.21 Hyaline Mikrothromben in Kapillaren bei DIG. Eosinophile intravasale Gerinnsel in Kapillaren des Myokards. HE, Vergr. 400-fach. [R398]

Folgen der DIG Die oben beschriebenen Pathomechanismen erklären die scheinbar paradoxe Situation des gleichzeitigen Auftretens einer Hyperkoagulabilität und einer Blutungsneigung. Die Auswirkungen der DIG sind abhängig
- von Ausmaß und Dauer der Mikrothrombosierung mit Gewebeischämie sowie
- vom Ausmaß der Blutungsneigung.

Mitbestimmend für die Prognose sind ferner die Art und Schwere des Organbefalls. Obwohl fast jedes Organ befallen sein kann, stellen Gehirn, Lunge, Herz, Nieren, Leber und Nebennieren die Prädilektionsstellen dar.

II Spezielle Pathologie

8	Zentrales Nervensystem	209
9	Peripheres Nervensystem	273
10	Skelettmuskulatur	279
11	Auge	285
12	Ohr	299
13	Hypophyse	305
14	Schilddrüse	313
15	Nebenschilddrüsen	333
16	Nebennieren	339
17	Disseminiertes neuroendokrines System	353
18	Polyglanduläre Störungen	361
19	Herz	367
20	Gefäße	407
21	Blut und Knochenmark	427
22	Lymphatisches System	453
23	Obere Atemwege	481
24	Lunge	489
25	Pleura	529
26	Mundhöhle, Zähne und Speicheldrüsen	535
27	Ösophagus	561
28	Magen	571
29	Duodenum	583

30	Jejunum und Ileum	587
31	Appendix	605
32	Kolon, Rektum und Analkanal	611
33	Leber und intrahepatische Gallenwege	637
34	Gallenblase und extrahepatische Gallenwege	679
35	Pankreas	685
36	Peritoneum	695
37	Niere	703
38	Ableitende Harnwege	733
39	Männliche Geschlechtsorgane	741
40	Weibliche Geschlechtsorgane	761
41	Schwangerschaft, Perinatalperiode und Kindesalter	799
42	Mamma	829
43	Haut	845
44	Knochen	867
45	Gelenke	897
46	Weichgewebe	917
47	Stoffwechselerkrankungen	933
48	Erregerbedingte Erkrankungen	955
49	Fremdmaterialimplantate	999
50	Umweltbedingte Erkrankungen	1005

KAPITEL 8

M. Glatzel, J. Haybäck, M. Neumann, M. Prinz

Zentrales Nervensystem

8.1	**Hirnödem und intrakraniale Drucksteigerung.**	210	8.5.5	Pilzinfektionen	237
8.1.1	Hirnödem	210	8.5.6	Parasitäre Infektionen	237
8.1.2	Intrakraniale Druckerhöhung und Massenverschiebungen	212	8.5.7	Virale Infektionen	238
			8.5.8	Prion-Erkrankungen	242
8.2	**Zerebrovaskuläre Erkrankungen**	213	8.6	**Neuroimmunologische Erkrankungen**	243
8.2.1	Fokale zerebrale Ischämie	213	8.6.1	Multiple Sklerose	244
8.2.2	Globale zerebrale Ischämie	214	8.6.2	Para- und postinfektiöse Enzephalomyelitiden	245
8.2.3	Zerebrale Hypoxie	216	8.6.3	Paraneoplastische Enzephalomyelopathien	246
8.2.4	Venöse Infarzierungen	216			
8.2.5	Arterielle Hypertonie	216	8.7	**Toxische und metabolische ZNS-Schädigung**	246
8.2.6	Gefäßfehlbildungen	218	8.7.1	Metalle	246
8.2.7	Intrakraniale Blutungen bei Koagulopathien	219	8.7.2	Alkohol (Ethanol)	246
8.2.8	Perinatale Hirndurchblutungsstörungen	220	8.7.3	Zytostatika	249
			8.7.4	Vitaminmangel	250
8.3	**Entwicklungsstörungen und Fehlbildungen**	222	8.7.5	Angeborene metabolische Enzephalopathien	251
8.3.1	Dysrhaphien	223	8.7.6	Erworbene metabolische Enzephalopathien	252
8.3.2	Differenzierungsstörungen des Prosenzephalons	224			
8.3.3	Fehlbildungen des Rhombenzephalons	225	8.8	**Neurodegenerative Erkrankungen**	253
8.3.4	Migrationsstörungen	225	8.8.1	Altersveränderungen des Gehirns	253
8.3.5	Hydrozephalus	227	8.8.2	Alzheimer-Erkrankung	253
			8.8.3	Frontotemporale Demenz	255
8.4	**Schädel-Hirn-Trauma (SHT)**	228	8.8.4	Chorea Huntington	256
8.4.1	Commotio cerebri	228	8.8.5	Parkinson-Erkrankung	257
8.4.2	Schädelfraktur	229	8.8.6	Olivopontozerebellare Atrophie (OPCA)	258
8.4.3	Epidurales Hämatom	229	8.8.7	Friedreich-Ataxie	258
8.4.4	Subdurales Hämatom	229	8.8.8	Degenerative Erkrankungen des Motoneurons	259
8.4.5	Traumatische Subarachnoidalblutung	230			
8.4.6	Contusio cerebri	230	8.9	**Epilepsie**	259
8.4.7	Intrazerebrales Hämatom	231			
8.4.8	Diffuse traumatische axonale Schädigung und traumatische Balkenblutung	231	8.10	**Hirntumoren**	260
8.4.9	Ischämische Läsionen	232	8.10.1	Astrozytome	261
8.4.10	Carotis-Sinus-cavernosus-Fistel	232	8.10.2	Ependymom, ZNS-WHO-Grad 1, 2 oder 3	264
8.4.11	Schussverletzungen	232	8.10.3	Plexuspapillom, ZNS-WHO-Grad 1	265
8.4.12	Posttraumatische Infektion	232	8.10.4	Neuronale Tumoren	265
8.4.13	Liquorfistel	233	8.10.5	Tumoren der Glandula pinealis	265
			8.10.6	Embryonale Tumoren	266
8.5	**Entzündungen**	233	8.10.7	Meningeome, ZNS-WHO-Grad 1–3	266
8.5.1	Bakterielle Entzündungen	233	8.10.8	Primäre ZNS-Lymphome	268
8.5.2	ZNS-Tuberkulose	235	8.10.9	Metastasen	268
8.5.3	Sarkoidose	236	8.10.10	Tumoren der Schädelbasis	268
8.5.4	Neurosyphilis	236	8.10.11	Erbliche Tumorsyndrome	269

Zur Orientierung

Erkrankungen des Zentralnervensystems (ZNS: Gehirn und Rückenmark) sind insgesamt sehr häufig. Sie sind teilweise schwerwiegend und lebensbedrohlich. Typische **Symptome,** letztlich unabhängig von der Ursache, sind Kopfschmerz, Störungen der Motorik wie Zittern oder Lähmungen, Sensibilitätsstörungen, Depressionen, Epilepsie oder Demenz. Besonders alarmierend sind Symptome einer progredienten intrakranialen Druckerhöhung wie Kopfschmerzen, Erbrechen und Visusstörungen. Da das Volumen des intrakranialen Raums knöchern begrenzt ist, führt jede Raumforderung zur intrakranialen Druckerhöhung und zu einer stereotypen Abfolge pathogenetischer Ereignisse, die unbehandelt zum Tod führen.

Die wichtigsten Erkrankungen des ZNS sind **vaskulär, entzündlich, degenerativ, neoplastisch** oder **traumatisch** bedingt.

Vaskuläre und degenerative Erkrankungen sowie **Verletzungen** des ZNS sind häufig und die Kenntnis der morphologischen Befunde ist für das Verständnis klinischer Bilder sowie deren Behandlungsoptionen essenziell. Vor allem bei fokalen Veränderungen kann ein rasches neurochirurgisches Eingreifen notwendig werden (Blutungen), während diffuse Schäden eine differenzierte intensivmedizinische Therapie erfordern.

Fehlbildungen des ZNS reichen von minimalen Architekturstörungen ohne wesentliche klinische Relevanz bis zu ausgedehnten Anlagestörungen von Gehirn und/oder Rückenmark, die mit dem Leben nicht vereinbar sind.

Prinzipiell können sich **Tumoren** in allen Abschnitten des Nervensystems und aus jedem Zelltyp entwickeln. Infolge der Begrenzung des Volumens des intrakriellen Raums können auch biologisch benigne Tumoren lebensbedrohlich werden.

Bei der **Diagnostik** spielen Anamnese und klinische neurologische Untersuchung eine entscheidende Rolle. Sie werden ergänzt durch Laboruntersuchungen, bildgebende Verfahren und morphologische Untersuchungen.

8.1 Hirnödem und intrakraniale Drucksteigerung

Von den Reaktionsformen des ZNS auf pathogene Noxen ist das Hirnödem von besonderer Bedeutung. Es tritt als Komplikation fast aller akuten Erkrankungen des ZNS auf und ist klinisch von überragender Bedeutung, da die mit dem Ödem verbundene Volumenvermehrung rasch zur lebensbedrohenden intrakranialen Drucksteigerung führen kann.

8.1.1 Hirnödem

Definition Diffuse oder lokale abnorme Flüssigkeitsansammlung im Hirngewebe, die zur Volumenvermehrung führt.

Pathogenese

Nach der Pathogenese werden das vasogene, das zelluläre (zytotoxische) bzw. hyposmotische und das interstitielle Hirnödem unterschieden (➤ Tab. 8.1). Mischformen sind häufig.

Die häufigste Form ist das **vasogene Ödem.** Ihm liegt eine Funktionsstörung der Blut-Hirn-Schranke mit erhöhter Kapillarpermeabilität zugrunde. Morphologisches Korrelat der Blut-Hirn-Schranke sind „tight junctions". Über diese wird der Flüssigkeits- und Stoffaustausch zwischen intra- und extravaskulärem Raum im Zentralnervensystem kontrolliert und so die Konstanz des inneren Milieus gewährleistet. Eine Öffnung der „tight junctions" führt durch Austritt von Blutplasma und Plasmaproteinen in den Extrazellularraum des Hirnparenchyms zum Ödem (➤ Abb. 8.1). Das vasogene Ödem kann durch zahlreiche zentralnervöse Erkrankungen verursacht werden. Dazu gehören u. a. primäre und metastatische Hirntumoren, Hirntraumen, entzündliche und neuroimmunologische Erkrankungen, Blutungen sowie Hirnkreislaufstörungen.

Das **zelluläre (zytotoxische)** und das **hyposmotische Hirnödem** werden durch einen Zusammenbruch des zerebralen Energiestoff-

Tab. 8.1 Formen des Hirnödems

	Vasogenes Ödem	Zelluläres (zytotoxisches) und hyposmotisches Ödem	Interstitielles Ödem
Pathogenese	Eröffnung der Blut-Hirn-Schranke	Zellschädigung (Glia und Neurone)	Hydrozephalus
Ätiologie	Hirntumor, Trauma, Blutung, Infarkt, Abszess, Bleivergiftung	Ischämie (akut), Reye-Syndrom, eitrige Meningitis, Triäthylzinn-Vergiftung, Hyponatriämie (Hyposmose)	Liquorabflussstörungen, Okklusionshydrozephalus
Kapillarpermeabilität	erhöht	normal	normal
Ödemlokalisation	weiße Substanz, interstitiell	graue und weiße Substanz, intrazellulär (in Neuronen und Gliazellen)	weiße Substanz, periventrikulär
Ödemflüssigkeit	Plasmafiltrat mit Proteinen	intrazelluläres Wasser mit Na^+-Ionen	Liquor
extrazelluläre Flüssigkeit	vermehrt	vermindert	vermehrt

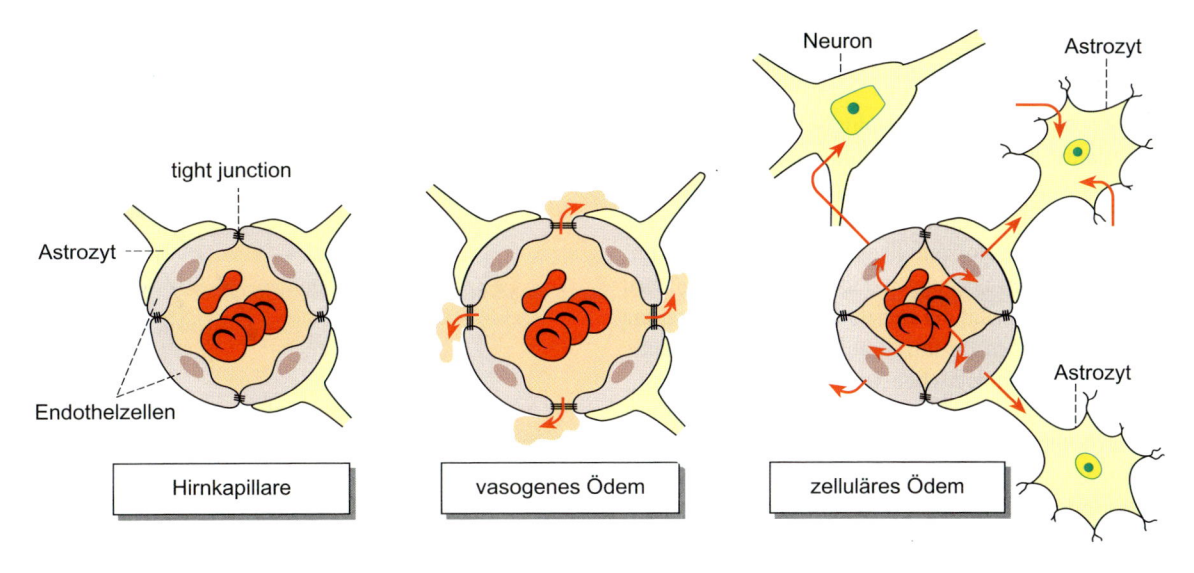

Abb. 8.1 Blut-Hirn-Schranke. Morphologisches Substrat der Blut-Hirn-Schranke ist die enge Verbindung der Endothelzellen in den Hirnkapillaren („tight junctions"). Beim vasogenen Ödem öffnen sich die „tight junctions" und die Ödemflüssigkeit tritt in den extrazellulären Raum des Gehirns ein. Beim zytotoxischen (zellulären) Ödem bleiben die „tight junctions" geschlossen. Die Flüssigkeit tritt überwiegend durch die Endothelzellen in das Interstitium und in benachbarte Astrozyten und Neuronen ein. [L106]

wechsels ausgelöst. Dabei kommt es zum Funktionsdefizit der ATP-abhängigen Na$^+$-K$^+$-Pumpen in der Zytoplasmamembran. Folge ist ein passiver Einstrom von Natrium und Wasser in das Zytoplasma von Ganglienzellen, Gliazellen (besonders Astrozyten) und Endothelien mit einer Volumenzunahme des intrazellulären und einer Volumenabnahme des extrazellulären Raums (➤ Abb. 8.1). Häufigste Ursachen eines zellulären Hirnödems sind Kreislaufstörungen (Hypoxie, Ischämie), Stoffwechselstörungen (z. B. hepatogene Enzephalopathie), mikrobielle Toxine (z. B. Diphtherie-Toxin) sowie zerebrale Intoxikationen (z. B. durch Zyanid, Kohlenmonoxid, Triäthylzinn), die den Stoffwechsel lahmlegen. Eine weitere möglich Ursache ist eine Hypervolämie mit konsekutiver Hyponatriämie („Wasserintoxikation") und passivem Einstrom von Flüssigkeit in das Hirnparenchym. Typischer Auslöser dieser Situation ist die zu schnelle Korrektur einer laborchemisch festgestellten Hypernatriämie.

Das **interstitielle (hydrozephale) Hirnödem** entsteht durch Liquorabflussstörungen mit Ausbildung eines Hydrocephalus internus und einem Anstieg des intraventrikulären Drucks. Folge ist eine Volumenzunahme der periventrikulären weißen Substanz durch eine passive transependymale Liquordiapedese in das Hirngewebe oder durch eine verminderte Drainage extrazellulärer Flüssigkeit in das Ventrikelsystem.

Ödemausbreitung und -rückbildung

Das **generalisierte Hirnödem** ist durch eine Volumenvermehrung aller Hirnabschnitte gekennzeichnet. Das **perifokale Hirnödem** ist auf die Umgebung herdförmiger pathologischer Prozesse (z. B. Tumoren, Blutungen, Abszesse) beschränkt (➤ Abb. 8.2).

Manifestation und Ausbreitung des **vasogenen Hirnödems** finden bevorzugt in der weißen Substanz statt (Marklager) – oft interfasziku-

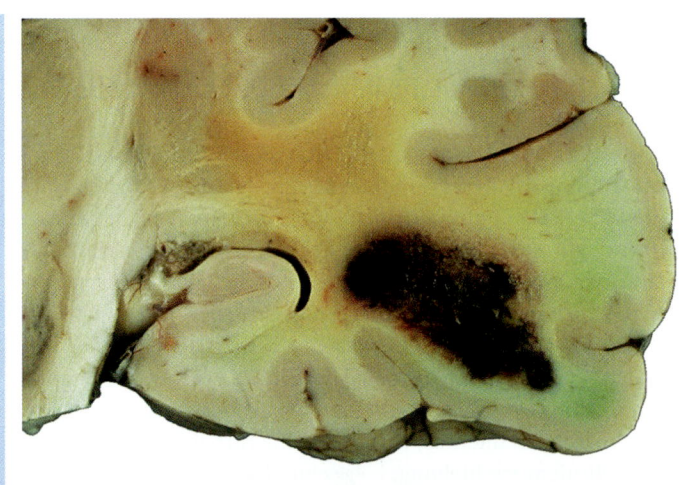

Abb. 8.2 Perifokales vasogenes Ödem. Verursacht durch die hämorrhagische Metastase eines Nebennierenrindenkarzinoms. Blutabbauprodukte aus dem Tumor markieren die Ausdehnung des Ödems in der weißen Substanz des Temporallappens. [R398]

lär – und sekundär in der grauen Substanz, deren höhere Zelldichte und ausgeprägte Kompartimentierung des Extrazellularraums durch zahlreiche Zellfortsätze eine mechanische Barriere für die Ödemausbreitung darstellen. Ein vasogenes Ödem aufgrund einer kurzfristigen und mäßiggradigen Permeabilitätsstörung der Blut-Hirn-Schranke ist ohne strukturelle Hirnschädigung reversibel. Bei hochgradiger oder persistierender Funktionsstörung der Blut-Hirn-Schranke kann es zu einer Schädigung von Markscheiden mit Demyelinisierung oder zur irreversiblen Zellschädigung (Ödemnekrose) kommen.

Das **zelluläre Ödem** kann in grauer und weißer Substanz lokalisiert sein. Manifestation, Ausbreitungsmodus und Prognose sind von der Grunderkrankung abhängig.

8.1.2 Intrakraniale Druckerhöhung und Massenverschiebungen

Der intrakraniale Druck ist unter physiologischen Bedingungen abhängig vom Gesamtvolumen im Schädelinnenraum, das von den Komponenten Hirngewebe, Liquor und Blut bestimmt wird. Unter physiologischen Verhältnissen unterliegt der intrakraniale Druck (Normalwert 0–10 mmHg in Horizontallage) geringen Schwankungen, die durch Flüssigkeitsverschiebungen (Liquor, Blut) ausgeglichen werden. Erst wenn die Kapazität der intrakranialen Reserveräume überschritten wird, kommt es zur intrakranialen Drucksteigerung mit funktionellen und morphologischen Veränderungen.

Ursachen für eine intrakraniale Druckerhöhung können raumfordernde Prozesse im Gehirn oder Subarachnoidalraum (z. B. Tumoren, Blutungen, Abszesse), ein generalisiertes oder perifokales Hirnödem und Liquorabfluss- oder Liquorresorptionsstörungen sein.

Morphologische Folgen sind intrakraniale Massenverschiebungen. Funktionelle Komplikationen entstehen durch die resultierende progrediente Durchblutungsstörung mit Substratmangel (Sauerstoff, Glukose).

Klinisch manifestiert sich die intrakraniale Druckerhöhung mit Kopfschmerzen, Erbrechen und Visusstörungen.

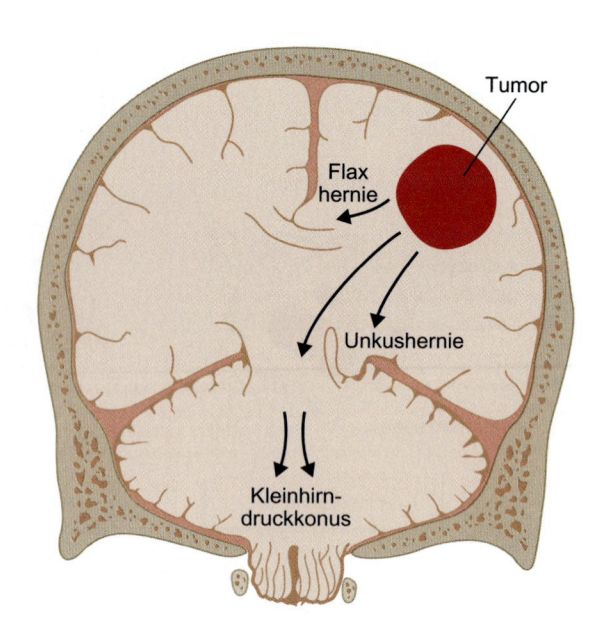

Abb. 8.3 Intrakraniale Massenverschiebungen. Bei einem raumfordernden Prozess (Neoplasie/Blutung/Ödem) in der rechten Großhirnhemisphäre kommt es zur Mittellinienverschiebung nach links mit Herniation des Gyrus cinguli unterhalb der Falx (Falxhernie), zur Verlagerung des medialen Temporallappens über den Rand des Tentoriums in die hintere Schädelgrube (Unkushernie) und zur Einpressung der Kleinhirntonsillen und der Medulla oblongata in das Foramen occipitale magnum (Kleinhirndruckkonus). [L231]

Folgen intrakranialer raumfordernder Prozesse

Die wichtigsten Folgen intrakranialer raumfordernder Prozesse sind:
- **Ausfüllung der Reserveräume:** Bei akuten oder subakuten intrakranialen raumfordernden Prozessen kommt es kompensatorisch zur Ausfüllung der Reserveräume (Ventrikelsystem, Subarachnoidalraum, basale Zisternen). Morphologische Korrelate sind eine umschriebene oder generalisierte Nivellierung des Großhirnwindungsreliefs (Abflachung der Gyri, Verstreichen der Sulci) sowie eine Kompression des Ventrikelsystems. Bei langsamer Entwicklung chronisch raumfordernder Prozesse (z. B. Hydrocephalus internus) kann auch eine Hirnatrophie entstehen.
- **Mittellinienverschiebung:** Folge eines lokalen raumfordernden Prozesses und/oder eines perifokalen Hirnödems sind Verschiebungen von Mittellinienstrukturen (Ventrikel, Septum pellucidum, Fornix) zur Gegenseite. Im Bereich der Großhirnhemisphären kann es zu einer Herniation des Gyrus cinguli unter dem freien Rand der Falx cerebri zur Gegenseite der Läsion kommen (➤ Abb. 8.3). Dies ist gelegentlich verbunden mit einer Infarzierung parasagittaler Hirnabschnitte durch die Abklemmung der A. callosomarginalis (Ast der A. cerebri anterior).
- **Transtentorielle Massenverschiebung:** Unter einer transtentoriellen Massenverschiebung versteht man eine axiale Verlagerung von Hirngewebe aus der mittleren in die hintere Schädelgrube durch den Tentoriumschlitz. Dies ist verbunden mit einer ein- oder beidseitigen Herniation mediobasaler Temporallappenanteile und einer Kompression des oberen Hirnstamms (Mittelhirn, Pons). Besonders häufig ist eine Herniation des Unkus des Gyrus parahippocampalis (temporaler Druckkonus oder „Unkushernie"), oft mit konsekutiver keilförmiger hämorrhagischer Nekrose an der Kontaktstelle mit dem Tentoriumsrand (➤ Abb. 8.3). **Funktionelle** und **morphologische Komplikationen** transtentorieller Massenverschiebungen sind:
  - ipsi- oder bilaterale Zerrung und Quetschung des N. oculomotorius
  - Mittelhirnläsion durch Kompression des Hirnschenkels am kontralateralen freien Rand des Tentoriums
  - Kompression des Aqueductus mesencephali mit Hydrocephalus occlusus
  - Hirnstammkompression mit Blutungen in Mittelhirn oder Pons
  - Abklemmung der ipsilateralen (seltener auch der kontralateralen) A. cerebri posterior in ihrem Verlauf durch den Tentoriumschlitz mit hämorrhagischen Infarkten in der Sehrinde
- **Kleinhirndruckkonus:** Ein Kleinhirndruckkonus entsteht durch die Verlagerung der Kleinhirntonsillen aus der hinteren Schädelgrube durch das Foramen occipitale magnum in den Spinalkanal, oft mit hämorrhagischer Nekrose (➤ Abb. 8.3).
- **Intrakranialer Zirkulationsstopp und Hirntod:** Bei hochgradigem generalisiertem Hirnödem kommt es zum kompletten Ausfall der Hirndurchblutung, sobald der intrakraniale Druck den mittleren arteriellen Druck (Perfusionsdruck) übersteigt. Dies führt bei fortgesetzter mechanischer Beatmung zum **dissoziierten Hirntod** mit intravitaler Autolyse des Hirngewebes.

8.2 Zerebrovaskuläre Erkrankungen

Definition Eine **zerebrale Ischämie** mit bleibender Gewebeschädigung kann sowohl durch Strömungshindernisse in den zuführenden Arterien (**fokale Ischämie**) als auch durch Störungen des systemischen Blutkreislaufs verursacht werden (**globale Ischämie**). Hirndurchblutungsstörungen sind die häufigste Ursache akuter neurologischer Erkrankungen. Das plötzliche Auftreten einer Halbseitenlähmung mit Bewusstlosigkeit wird klinisch unter dem Begriff **Schlaganfall** zusammengefasst, wobei die Definition uneinheitlich ist und prinzipiell nicht unterschieden wird, ob es sich ursächlich um eine Ischämie (zerebraler Infarkt) oder um eine intrazerebrale Massenblutung handelt.

8.2.1 Fokale zerebrale Ischämie

Ursachen sind eine **Stenose** oder ein **Verschluss** zuführender Arterien auf der Verlaufsstrecke vom Abgang der Aorta aus dem linken Herzventrikel bis zu den Verzweigungen der Hirnarterien und ihrer Äste.

Atherosklerose

Auch ➤ Kap. 20.3.
Bei einer stenosierenden Atherosklerose der Hirnbasisarterien liegt meist gleichzeitig eine generalisierte Atherosklerose vor. Eine signifikante Beeinträchtigung der Hirndurchblutung ist nur zu erwarten, wenn der Gefäßquerschnitt um mindestens 80 % reduziert ist. Am stärksten ausgeprägt ist die Atherosklerose im Verlauf der Hirnbasisarterien durch die basalen Zisternen. In den kortikalen meningealen Arterien sind stenosierende atherosklerotische Plaques jedoch selten.

Gefäßspasmus

Eine Gefäßkontraktur mit Mangelversorgung im nachgeschalteten Versorgungsgebiet ist nur bei einer direkten Reizung der Gefäßwand zu erwarten, am häufigsten als Folge ausgedehnter Subarachnoidalblutungen nach der Ruptur von Hirnbasisaneurysmen.

Thromboembolie

Auch ➤ Kap. 7.6.1.
Der embolische Verschluss zuführender Hirnarterien ist die häufigste Ursache von Hirninfarkten. Oft finden sich gleichzeitig Infarkte in Milz und Nieren.
Häufigster Ausgangsort ist das linke Herz, insbesondere handelt es sich um parietale Thromben nach Myokardinfarkt sowie Vorhofthromben bei absoluter Arrhythmie. Eine Endocarditis mitralis sowie eine Verschleppung thrombotischen Materials aus atherosklerotischen Plaques sind seltener. Myxome des linken Vorhofs können sowohl durch multiple Embolien als auch durch eine direkte Verlegung der Klappe ischämische ZNS-Läsionen hervorrufen. Von der A. carotis interna gelangen die Emboli am häufigsten in die A. cerebri media, von den Vertebralarterien in die A. basilaris oder die hinteren Hirnarterien.
Falls eine ausreichende Kompensation über arterielle Anastomosen nicht möglich ist, führt die Thromboembolie zum **Hirninfarkt.**

Fettembolie

Auch ➤ Kap. 7.6.2.
Die Fettembolie ist die häufigste Mikroembolie, insbesondere nach Traumen mit Fraktur größerer Röhrenknochen sowie nach Reanimation mit Rippenserienfrakturen und Schock. Voraussetzung ist eine pulmonale Fettembolie, da Fettpartikel in den venösen Schenkel des großen Kreislaufs ausgeschwemmt werden.

> **Morphologie**
>
> **Makroskopisch** imponieren flohstichartige Blutungen, insbesondere im Marklager. Es kommt zu fokalen Ganglienzellnekrosen, im Marklager als Spätfolge zu fleckförmigen Entmarkungsherden.
> **Histologisch** lassen sich Fetttropfen und zusammenhängende Fettmassen in den Kapillaren aller Hirnabschnitte unter Bevorzugung der grauen Substanz nachweisen.

Thrombose

Auch ➤ Kap. 7.5.3.
Arterielle Thrombosen entstehen meist bei Atherosklerose, besonders im Bereich ulzerös aufbrechender atheromatöser Plaques. Die Vorzugslokalisation thrombotischer Gefäßverschlüsse stimmt deshalb weitgehend mit derjenigen der atherosklerotischen Plaques überein. Vielfach kommt es zu einem Fortschreiten der Thrombose in distaler Richtung (appositionelles Wachstum), z. B. von der A. carotis interna in die A. cerebri media. Dadurch wird die Möglichkeit einer Kollateralversorgung, z. B. über den Circulus arteriosus Willisii, eingeschränkt.

Gefäßtrauma

Nach stumpfer Gewalteinwirkung auf Hals oder Schädel oder Überstreckung (Schleudertraumen, chiropraktische Manipulationen der Halswirbelsäule) können Intimaläsionen mit einer Gefäßwanddissektion oder einer Thrombose entstehen. Bevorzugt betroffen sind die extrakranialen Abschnitte der A. carotis und A. vertebralis. Verschluss und neurologische Symptomatik entwickeln sich typischerweise nach einem Intervall von einigen Stunden bis Tagen nach dem Trauma.

Entzündliche Gefäßerkrankungen

Bei spezifischen Entzündungen wie Tuberkulose und Syphilis ist ein Einbezug der meningealen Arterien (Panarteriitis) mit Verschluss

Zerebrovaskuläre Insuffizienz

Für die Aufrechterhaltung der morphologischen Integrität des Hirngewebes ist eine wesentlich geringere Sauerstoffzufuhr erforderlich als für die Aufrechterhaltung neuronaler Funktionen. Unter dem klinischen Begriff „transitorische ischämische Attacke" (TIA) werden Episoden von örtlich begrenzter Mangeldurchblutung mit reversiblem neurologischem Defizit innerhalb von 24 h, aber ohne morphologisch nachweisbare (Hirn-)Gewebsschädigung zusammengefasst.

Inkompletter Infarkt

Im ZNS kann bei unvollständiger Ischämie eine selektive Schädigung der gegen Hypoxie besonders empfindlichen Ganglienzellen resultieren (**elektive Parenchymnekrose**). Da Neuroglia und Gefäße erhalten bleiben, handelt es sich um eine unvollständige Gewebenekrose. Lokalisation und Ausdehnung sind sehr variabel. Stellen Mikroembolien die Ursache der Ischämie dar, findet man die Glianarben überwiegend in der grauen Substanz.

Hirninfarkt

Definition Umschriebene, ischämisch verursachte Hirngewebenekrose. Da der frische Infarkt u. a. durch einen Konsistenzverlust gekennzeichnet ist und die Resorption im ZNS mit Verflüssigung einhergeht (Kolliquationsnekrose, ➤ Kap. 2.4.3), spricht man auch von einer Hirnerweichung bzw. Enzephalomalazie. Der Infarkt durchläuft typische, morphologisch definierte Stadien (➤ Tab. 8.2). Die Größe des entstehenden Infarkts hängt wesentlich von der Effizienz von Anastomosen an der Hirnbasis (Circulus arteriosus Willisii) und an der Hirnoberfläche ab (meningeale Anastomosen).

Wenn die Blutzufuhr zu einer Hirnregion vollständig und permanent unterbrochen ist, kommt es zum **anämischen Infarkt**. Ist die Blutzufuhr entweder unvollständig oder nur zeitweise unterbrochen, kann sich ein **hämorrhagischer Infarkt** entwickeln. Die hämorrhagische Komponente ist bei arteriellen Infarkten auf die graue Substanz

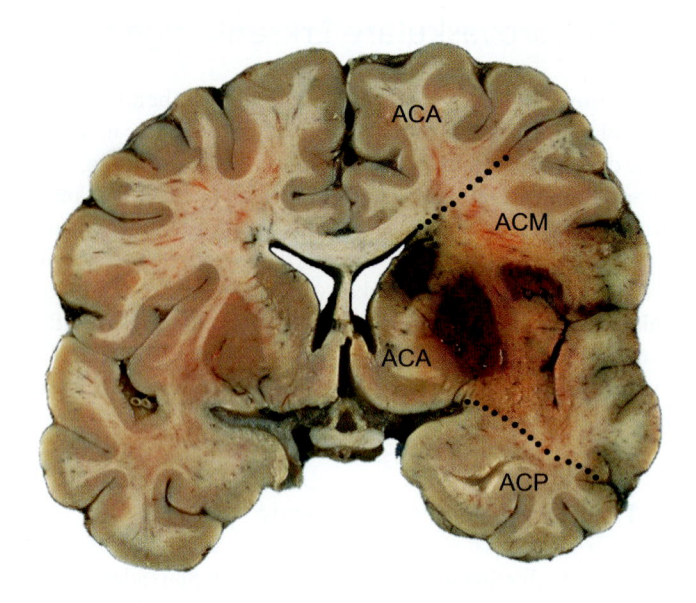

Abb. 8.4 Infarkt mit beginnender Resorption (Alter etwa 2 Wochen) im Versorgungsgebiet der A. cerebri media rechts (ACM). Ein Teil des kortikalen Versorgungsgebiets der mittleren Hirnarterie wurde von meningealen Anastomosen von der vorderen (ACA) und hinteren Hirnarterie (ACP) versorgt. Die hämorrhagische Komponente bleibt auf die graue Substanz beschränkt (Corpus striatum und Inselrinde). [R398]

(Rinde und Stammganglien) beschränkt (➤ Abb. 8.4), während bei venösen Infarzierungen (➤ Kap. 8.2.4) die Hämorrhagien bevorzugt subkortikal in der weißen Substanz anzutreffen sind.

Ursachen und klinische Folgen (**Leitsymptome**) der Hirninfarkte variieren in den verschiedenen arteriellen Versorgungsgebieten (➤ Tab. 8.3). Die im klinischen Verlauf oft beobachtete Besserung der Symptome beruht zum einen auf dem Rückgang des perifokalen Ödems, zum anderen auf der Übernahme von Funktionen durch benachbarte Hirnabschnitte (Plastizität des Hirngewebes).

8.2.2 Globale zerebrale Ischämie

Ischämische Nekrosen des ZNS können auch allein von Störungen des systemischen arteriellen Kreislaufs verursacht werden, also ohne Stenosen oder Verschlüsse zuführender Arterien. Oft sind systemische und lokale Faktoren synergistisch beteiligt.

Tab. 8.2 Stadien des Hirninfarkts.

Stadium	Makroskopie	Mikroskopie
Stadium I frische Gewebenekrose (1.–5. Tag)	Erweichung (Enzephalomalazie), unscharfe Rinden-Mark-Grenze, Ödem	eosinophile Degeneration der Neurone, ödematöser Randsaum
Stadium II Resorption des nekrotischen Gewebes (ab 5.–6. Tag)	Verflüssigung (Kolliquationsnekrose), Pseudozystenbildung	Makrophagen (Fettkörnchenzellen), Gefäßproliferation, perifokale Gliose
Stadium III Endzustand	Narbe (v. a. an der Hirnoberfläche), Pseudozyste (intrazerebral), lokaler Hydrozephalus	Glianarbe mit reaktiven Astrozyten; Ependym und kortikale Molekularschicht können erhalten bleiben durch direkte Sauerstoffversorgung über den Liquor

Tab. 8.3 Arterielle zerebrale Gefäßsyndrome.

Arterien	Ursachen	Leitsymptome
A. carotis interna Äste: A. cerebri media, A. cerebri anterior und A. choroidea anterior	• Thrombose • Embolie • selten: Trauma, fibromuskuläre Dysplasie	• kontralaterale Hemiparese • Hemianästhesie • motorische und sensorische Aphasie • Ödem mit Hirndruck und intrakranialen Massenverschiebungen
A. cerebri media	• Embolie • Thrombose	• motorische Aphasie (Broca-Zentrum; bei Rechtshändern links) • kontralaterale Hemiparese (innere Kapsel) • kontralaterale Hemiparese und Hemianästhesie (Zentralregion)
A. cerebri anterior	• Thrombose (bei Atherosklerose v. a. am Balkenknie)	• kontralaterale Parese und Anästhesie des Beins bzw. Fußes (Zentralregion) • kontralaterale Apraxie • Ataxie (Balken)
A. cerebri posterior	• Embolie • Verschlüsse der A. basilaris und der Aa. vertebrales durch Embolie oder Thrombose • bei Hirndruck Abklemmung der kortikalen Äste am Tentoriumsrand	• Hemianopsie zur Gegenseite (Infarkt der Sehrinde; R. calcarinus) • kontralaterale Sensibilitätsstörungen („Thalamus-Hand") bei proximalem Verschluss (A. thalamostriata)
A. basilaris Äste: Rr. circumferentes breves (paramediane Brücke) et longi	• Thrombose • Embolie	• **bilateraler Brückeninfarkt:** – Dezerebration (Tetraparese, „Locked-in"-Syndrom, evtl. Koma) • **paramedianer Brückeninfarkt:** – schlaffe kontralaterale Parese ohne Gesichtsbeteiligung • **lateraler Brückeninfarkt:** – homolaterale Ataxie – Fazialisparese – kontralaterale Hemiparese – dissoziierte Sensibilitätsstörungen
Aa. vertebrales und **A. inferior posterior cerebelli**	• Thrombose • Embolie • Trauma	• Schwindel • Ataxie (Kleinhirn) • gekreuzte Hirnstammsymptome (Medulla oblongata), z. B. beim Wallenberg-Syndrom: – homolaterale Hirnnervenausfälle – kontralaterale Paresen – Sensibilitätsstörungen an Rumpf und Extremitäten

Komplette globale Ischämie

Syn: anoxische Enzephalopathie

Definition Die komplette zerebrale Ischämie ist definiert als vollständige Unterbrechung der Blutzufuhr durch einen Herz-Kreislauf-Stillstand. Bei verzögterReanimation kommt es zur anoxischen Enzephalopathie.

Pathogenese

Häufigste Ursachen sind Herzversagen (z. B. Kammerflimmern bei Myokardinfarkt) und Anästhesiezwischenfälle. Unter klinischen Bedingungen führt eine Unterbrechung der Hirndurchblutung meist innerhalb weniger Minuten zu irreversiblen Gewebeschäden. Die Ausdehnung der Gewebeläsionen hängt von der Dauer des Intervalls bis zur Wiedererlangung eines ausreichenden Herzminutenvolumens ab. Obwohl die vom Herz-Kreislauf-Stillstand verursachte Ischämie alle Hirnregionen betrifft, beobachtet man bei überlebenden Patienten eine bevorzugte Schädigung bestimmter Hirnabschnitte. Diese regionale Heterogenität kann auf einer unterschiedlichen Empfindlichkeit gegenüber der Hypoxie oder auf einer regional unterschiedlichen Effizienz der postischämischen Rezirkulation beruhen.

Morphologie

Charakteristisches morphologisches Korrelat sind pseudolaminäre Nekrosen der Großhirnrinde. Der Ganglienzelluntergang betrifft bestimmte, jedoch wechselnde zentrale Rindenschichten. Gelegentlich ergeben sich auch vollständige Nekrosen unter Einbezug der Neuroglia. Während der Resorptionsphase sind die betroffenen Rindenschichten durch eine starke Glia- und Gefäßproliferation makroskopisch als bräunlich-roter Streifen zu erkennen. Endstadium ist eine deutliche Verschmälerung des Kortex. Weitere Prädilektionsorte sind Hippocampus und Stammganglien, die im Endzustand ebenfalls eine erhebliche Schrumpfung und Verfärbung aufweisen.

Wie bei einer Verursachung durch systemische Kreislaufstörungen zu erwarten, sind die hypoxisch-ischämischen Läsionen in der Regel **beidseits symmetrisch. Vorzugslokalisationen** sind die mantelkantennahen Abschnitte der Großhirnrinde (insbesondere parietal), ferner Hippocampus, Striatum und Thalamus. Bei Säuglingen und Kindern beobachtet man Ganglienzellnekrosen bevorzugt im dorsalen Hirnstamm (Tegmentum). Perinatal führt eine globale Ischämie/Hypoxie meist zu einer Schädigung der weißen Substanz (periventrikuläre Leukomalazie, ➤ Kap. 8.2.8).

Gelegentlich kommt es als Folge der globalen zerebralen Ischämie zu einem generalisierten Hirnödem mit intrakranialer Drucksteigerung und Zirkulationsstopp (> Kap. 8.1.2). Bei erhaltener Herz-Kreislauf-Funktion und mechanischer Beatmung entwickelt sich daraus eine intravitale Autolyse des Hirngewebes (dissoziierter Hirntod).

Inkomplette globale Ischämie

Definition Globale Oligämie des Gehirns. Sie führt zu symmetrischen Infarkten in den Grenzzonen der arteriellen Versorgungsgebiete.

Pathogenese

Ursache ist ein Kreislaufschock (> Kap. 7.10). Obwohl auch bei der Oligämie prinzipiell alle Hirnregionen betroffen sind, befinden sich die ischämischen Nekrosen bevorzugt in den Grenzzonen der arteriellen Versorgungsgebiete.

Morphologie

Die parasagittalen Abschnitte der Großhirnhemisphären, d. h. die Grenzzonen zwischen vorderer und mittlerer Hirnarterie, sind am häufigsten betroffen, ferner das okzipitale „Dreiländereck", also die Grenzzone zwischen den Versorgungsgebieten der vorderen, mittleren und hinteren Hirnarterie. Zerebellare und tiefe Grenzzoneninfarkte (unter Einschluss der Stammganglien) sind seltener. In typischen Fällen sind die Läsionen beidseits symmetrisch. Stenosen der zuführenden Hirnarterien können jedoch zu einseitig betonten Ausbreitungsmustern führen.

Kleine Grenzzoneninfarkte sind auf die Rinde beschränkt – unter Bevorzugung der Windungstäler. Größere Infarkte dehnen sich keilförmig in das subkortikale Marklager aus.

8.2.3 Zerebrale Hypoxie

Definition Minderung des verfügbaren Sauerstoffs im Hirngewebe. Eine Hypoxie ohne gleichzeitige Ischämie ist selten. Sie führt bevorzugt zu symmetrischen Nekrosen in den Stammganglien.

Pathogenese

Ursachen: Reduktion des Sauerstoffpartialdrucks (pO_2) im arteriellen Blut (**hypoxische** Hypoxie), Senkung der Hb-Konzentration (**anämische** Hypoxie) oder Reduktion der Hirndurchblutung (**ischämische** Hypoxie). Ein Zusammenwirken verschiedener pathogenetischer Mechanismen, insbesondere bei schweren Formen der Hypoxie, ist die Regel.

Morphologie

Folgen einer zerebralen Hypoxie sind bevorzugt Schädigungen der grauen Substanz, insbesondere der Stammganglien. Eine Kohlenmonoxidvergiftung führt zu beidseits symmetrischen Nekrosen des Globus pallidus, in schweren Fällen auch des Nucleus caudatus, des Putamens und der Substantia nigra. Kommt es aus kardialer Ursache zusätzlich zu einer ischämischen Hypoxie, schließt das Schädigungsmuster häufig kortikale Infarkte in den arteriellen Grenzzonen sowie Ganglienzellnekrosen im Hippocampus ein (> Kap. 8.2.2).

8.2.4 Venöse Infarzierungen

Definition Hirngewebenekrosen, deren Ursache eine Behinderung des venösen Abflusses ist. Sie sind wesentlich seltener als arterielle Hirninfarkte.

Pathogenese

Häufigste Ursache sind Thrombosen der Hirnvenen und/oder der Sinus. Pathogenetisch werden **primäre blande Thromben** und solche in Verbindung mit entzündlichen Prozessen unterschieden.

Primäre (abakterielle) Thrombosen sind in der Regel auf eine Strömungsverlangsamung (venöse Stase) oder eine erhöhte Koagulationsbereitschaft des Blutes zurückzuführen. **Septische Thrombosen** infolge einer Thrombophlebitis oder einer Fortleitung entzündlicher Prozesse aus der Nachbarschaft werden auch als sekundäre Thrombosen bezeichnet.

Morphologie

Die venöse Abflussbehinderung führt zunächst zu einer regionalen Hyperämie, vielfach mit Petechien und einer umschriebenen Subarachnoidalblutung (> Kap. 8.4.5). Bei fehlendem Ausgleich durch kollaterale Venensysteme kommt es zu einer hämorrhagischen Hirngewebenekrose. Im Gegensatz zum arteriellen Infarkt ist diese hämorrhagische Komponente nicht auf die graue Substanz beschränkt, sondern betrifft das benachbarte Marklager. Typisch ist ein ausgeprägtes fokales und perifokales Ödem.

Infarzierungen im Einzugsgebiet **äußerer Hirnvenen** gehen meist auf eine Thrombose des Sinus sagittalis superior und/oder des Sinus transversus zurück, kombiniert mit Thrombosen der zuführenden meningealen Venen. Resultat sind parasagittale hämorrhagische Infarzierungen der Mantelkante, häufig einseitig betont unter Aussparung der übrigen Konvexität.

Infarzierungen im Einzugsgebiet der **inneren Hirnvenen** betreffen meist das Versorgungsgebiet der V. cerebri magna, die von den Stammganglienvenen gespeist wird und ihrerseits in den Sinus rectus mündet.

8.2.5 Arterielle Hypertonie

Die chronische arterielle Hypertonie ist der wichtigste Risikofaktor für zerebrovaskuläre Erkrankungen, gefolgt von Diabetes mellitus und Hyperlipidämie.

Arteriolosklerose

Auch > Kap. 20.3.
Syn.: hypertensive Mikroangiopathie

Definition Mikroangiopathie von Arteriolen und präarteriolären Gefäßen mit Prädilektion in Stammganglien, Capsulae interna und externa, Pons und Kleinhirn.

Pathogenese

Bei chronischer arterieller Hypertonie treten Strukturveränderungen der Gefäßwand an penetrierenden Ästen der A. cerebri media (Aa. centrales anterolaterales) und der A. basilaris (Rami ad pontem) auf, die einer besonderen hämodynamischen Belastung ausgesetzt sind. Durch den erhöhten intravaskulären Druck kommt es zur subintimalen Ablagerung von Plasmaproteinen (insbesondere Lipoproteine) und Fibrinogen, zu Medianekrosen und zu einer reaktiven Kollagenfaservermehrung (fortschreitender Ersatz von Myozyten durch Typ-IV-Kollagen).

Morphologie

Histologisches Korrelat der Arteriolosklerose ist eine Verbreiterung und Homogenisierung der Gefäßwand mit Abnahme der Zelldichte (Lipohyalinose und Fibrose), oft verbunden mit multiplen Mikroaneurysmen und perivaskulären Hämosiderinablagerungen (Siderophagen) als Zeichen älterer Blutungen.

Ferner können fokal Stenosen des Gefäßlumens mit Mikroinfarkten vorliegen. Weitere Komplikationen der Arteriolosklerose sind arterielle Massenblutungen.

Status lacunaris

Definition Multiple alte Mikroinfarkte (Stadium III) in den Stammganglien, seltener in Mittelhirn und Pons.

Pathogenese

Der Status lacunaris entsteht in ca. 90 % der Fälle infolge einer hypertonischen Mikroangiopathie mit Stenose oder Verschluss der Endäste von Arterien der Hirnbasis, insbesondere der Aa. centrales anterolaterales der A. cerebri media, seltener infolge einer Atherosklerose.

Morphologie

Man findet multiple zystische Gewebenekrosen von wenigen Millimetern Durchmesser, bevorzugt in Putamen, Corpus striatum, Capsula interna und externa sowie im Thalamus und der Pons.

Hypertensive Enzephalopathie

Definition Generalisierte Störung der Hirnfunktion bei Blutdruckkrisen oder maligner Hypertonie mit Hirnödem und fakultativen vaskulären Veränderungen.

Pathogenese

Die hypertensive Enzephalopathie tritt auf bei sehr stark erhöhtem Blutdruck mit Überschreitung der oberen Grenze der Autoregulation der Hirngefäße bei vorhandenen Vorerkrankungen (Glomerulonephritis, diabetische Nephropathie, Phäochromozytom, Eklampsie). Die exakte Pathogenese ist ungeklärt. In Betracht kommen eine zerebrale Hyperperfusion (Hyperämie mit Permeabilitätserhöhung der Blut-Hirn-Schranke), ein Vasospasmus oder eine extreme Vasodilatation.

Morphologie

Morphologische Korrelate sind das Hirnödem – akzentuiert im tiefen Marklager – und seltener intrazerebrale Gefäßveränderungen (fibrinoide Gefäßwandnekrose, Fibrinthromben in Arteriolen und Kapillaren oder multiple petechiale Blutungen).

Hypertensive Massenblutung

Definition Ausgedehnte arterielle intrazerebrale Blutung.

Pathogenese

Spontane, oft durch einen akuten Blutdruckanstieg und Gefäßruptur ausgelöste Blutung kleiner Arterien und Arteriolen mit Mikroangiopathie und/oder Mikroaneurysmen (> Kap. 8.2.6).

Morphologie

Es handelt sich meist um eine mehrere Zentimeter messende, raumfordernde Blutung mit Kompression und Zerstörung des angrenzenden Hirnparenchyms. **Prädilektionsorte** sind Stammganglien und Thalamus (mit Zentrum im Nucleus lentiformis, 70–80 %), Pons (20 %) und Kleinhirn (Nucleus dentatus und Kleinhirnmarklager, 10 %).

Im **akuten Stadium (I)** besteht ein raumforderndes Hämatom mit perifokalem oder generalisiertem Hirnödem.

Nach einigen Tagen wird das Hämatom **(Stadium II)** resorbiert, was in der Regel mit einer Reduktion des Gewebedefekts einhergeht.

Residualzustand **(Stadium III)** ist ein glattwandiger (pseudo-) zystischer Defekt mit bräunlicher Verfärbung der Zystenwand durch Hämosiderinablagerungen (Siderophagen) und reaktiver Astrogliaproliferation.

Typische **Folgen** der hypertonischen Massenblutung sind:
- Hirndruck mit Massenverschiebungen
- Einbruch in das Ventrikelsystem (Seitenventrikel und III. Ventrikel bei Stammganglienhämatomen, IV. Ventrikel bei Hirnstamm-

und Kleinhirnblutungen), oft mit Haematocephalus internus des gesamten Ventrikelsystems und infauster Prognose
- Anschluss an den Subarachnoidalraum mit fokaler Subarachnoidalblutung an der Konvexität der Großhirnhemisphären oder an der Hirnbasis (Cisterna cerebellomedullaris bei Haematocephalus internus)
- Haematocephalus occlusus (bei Hirnstamm- oder Kleinhirnhämatomen)

8.2.6 Gefäßfehlbildungen

Hirnbasisaneurysmen

Definition Abnorme fokale oder segmentale Ausweitung der Hirnbasisarterien bei Fehlen der Lamina elastica interna (kongenitale Gefäßwandschwäche).

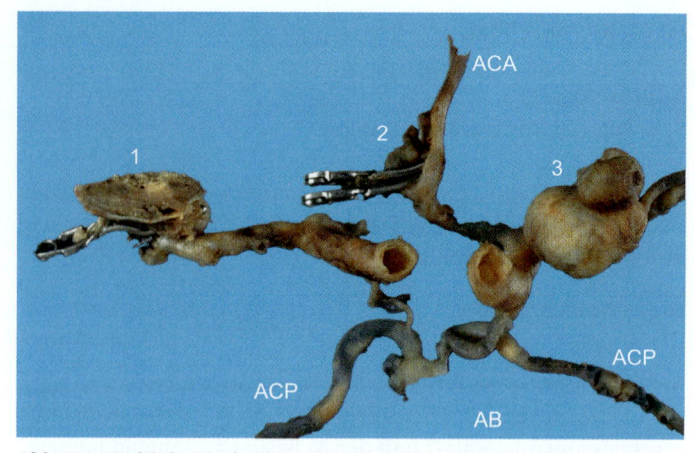

Abb. 8.5 Multiple Hirnbasisaneurysmen (1) an der A. cerebri media rechts (chirurgisch geclippt und abgetragen, [1]), an der A. communicans anterior (chirurgisch geclippt, [2]) und an der A. cerebri media links (thrombosiert, deshalb chirurgisch nicht behandelt, [3]). ACA = A. cerebri anterior, ACP = A. cerebri posterior, AB = A. basilaris.[R398]

Pathogenese
Bei den Defekten entsteht durch den intravasalen Druck und appositionelle Abscheidungsthromben an hämodynamisch belasteten Gefäßabschnitten (Teilungsstellen der Hirnarterien und ihrer größeren Äste) eine lokale Gefäßwanddilatation. Zusätzlich können atherosklerotische Veränderungen mit lokaler Zerstörung der Elastica interna eine Rolle spielen.

Epidemiologie Hirnbasisaneurysmen kommen bei 1–2 % der erwachsenen Bevölkerung vor. Die Inzidenz nimmt mit dem Lebensalter zu. Bei 10–20 % der Patienten mit klinischer Manifestation lassen sich neuroradiologisch oder autoptisch multiple Aneurysmen nachweisen.

Morphologie
Die meisten Aneurysmen sind ballonförmig mit gestielter oder breitbasiger („sackförmiger" oder „beerenförmiger") Ausstülpung der Gefäßwand. Der Durchmesser variiert von einigen Millimetern bis zu 4–5 cm. Vorzugslokalisationen sind die A. communicans anterior (➤ Abb. 8.5), die Abgangsstelle der A. communicans posterior aus der A. carotis interna sowie die A. cerebri media. Gelegentlich können Aneurysmen eine Kompression angrenzender Hirnstrukturen bewirken.

Histologisch besteht die Aneurysmawand lediglich aus einer dünnen Membran aus fibrösem Gewebe und Endothel. Muscularis und Elastica interna fehlen partiell oder komplett. In großen Aneurysmen findet man oft Abscheidungsthromben. Sehr selten sind fusiforme Aneurysmen (➤ Kap. 20.7).

Differenzialdiagnose Die wichtigsten Differenzialdiagnosen sind:
- **Mykotisches** Aneurysma durch entzündliche Gefäßwandnekrose bei Embolisation bakterienhaltiger Thromben (z. B. bei Sepsis und Endokarditis)
- **Atherosklerotisches** (fusiformes) Aneurysma (Prädilektionsstelle: A. basilaris)
- **Dissezierendes** Aneurysma nach Trauma (v. a. extrakraniale Abschnitte der A. carotis und A. vertebralis)
- **Arteriovenöses** Aneurysma (posttraumatische Karotis-Kavernosus-Fistel)

Aneurysmaruptur

Die Aneurysmaruptur ist ein relativ häufiges (Inzidenz: ca. 10 : 100.000/Jahr), potenziell letales Ereignis. Ein akuter Blutdruckanstieg infolge physischer oder emotionaler Belastung geht oft voran. Das Durchschnittsalter beträgt 50 Jahre mit breiter Streuung, beginnend mit der Pubertät. Etwa 30 % der Aneurysmablutungen verlaufen primär letal.

Folgen der Aneurysmaruptur sind:
- **Subarachnoidalblutung:** Ausgedehnte, gelegentlich raumfordernde Subarachnoidalblutung mit ausgeprägtem Hirnödem. Vorzugslokalisation sind die basalen Zisternen. In den meisten Fällen ist der gesamte intrakraniale Subarachnoidalraum einschließlich der Konvexität der Großhirnhemisphären betroffen.
- **Intrazerebrale Massenblutung:** Bei Rezidivblutungen kann es durch Adhäsionen oder Vernarbungen, die eine Ausbreitung der Blutung im Subarachnoidalraum verhindern, zu einer intrazerebralen Massenblutung kommen.
- **Haematocephalus internus:** Er kann supra- und infratentoriell durch direkten Einbruch der Blutung in das Ventrikelsystem entstehen, infratentoriell auch durch retrograde Ausbreitung der Subarachnoidalblutung über die Foraminae Luschkae und Magendii in den IV. Ventrikel. Eine Ventrikeltamponade führt zur zentralen Dysregulation und hat eine schlechte Prognose. Gelegentlich entwickelt sich akut oder subakut ein Hydrocephalus internus occlusus bzw. malresorptivus.
- **Vasospasmus:** Subakute Sekundärkomplikationen führen zu Infarkten, meist in mehreren Gefäßterritorien der ipsi- oder kontralateralen Hemisphäre. Als Ursache des Vasospasmus werden Blutbestandteile (z. B. Oxyhämoglobin) mit Freisetzung

freier Radikale und vasoaktiver Substanzen aus der Gefäßwand (Eicosanoide und Endothelin) angenommen.

Rezidivblutung

Das Risiko einer Rezidivblutung innerhalb von 4 Wochen beträgt 30–40 % und ist mit einer noch höheren Letalität verbunden. Symptome sind Kopfschmerzen und ein leichter Meningismus. Die chirurgische Ausschaltung des Aneurysmas mit einer Metallklammer (Clip) am Hals der Gefäßfehlbildung (> Abb. 8.5) oder einer angiografischen Koagulation mit Metallspiralen (Coil) ist die Behandlung der Wahl.

Arteriovenöses Angiom

Syn.: arteriovenöse Malformation, AVM

Definition Angeborene dysplastische arterielle und venöse Gefäße.

Pathogenese

AVM entstehen durch eine fehlende Differenzierung des embryonalen Gefäßplexus in ein Kapillarnetz mit einer Persistenz arteriovenöser Kurzschlüsse.

Morphologie

AVM bestehen aus unterschiedlich großen, atypischen Gefäßkonvoluten. Sie kommen überwiegend (ca. 80–90 %) in den Großhirnhemisphären vor, meist im Versorgungsgebiet der A. cerebri media (ca. 50 %), selten auch im Plexus choroideus. Die Größe ist sehr variabel. Neben kleinen, scharf begrenzten Läsionen können AVM von den Leptomeningen bis zur Wand des Seitenventrikels reichen > Abb. 8.6). Spinale Angiome machen ca. 10 % der AVM aus.

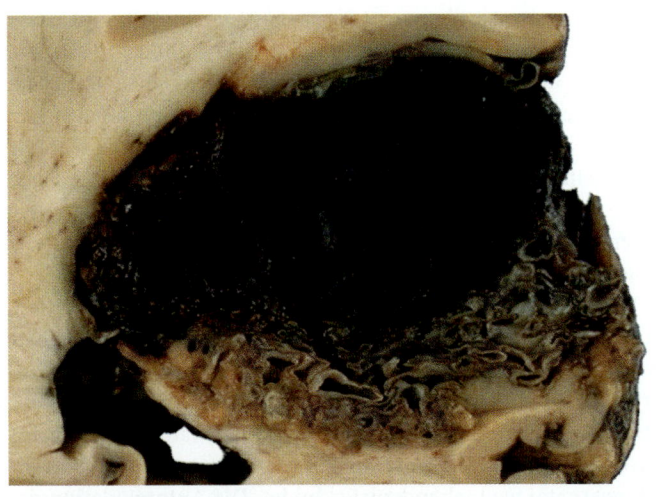

Abb. 8.6 Ausgedehnte frische Massenblutung. Unterhalb der Blutung ist ein arteriovenöses Angiom zu erkennen, das von der Hirnoberfläche bis an das Trigonum des rechten Seitenventrikels reicht. [R398]

Mikroskopisch findet man Gefäße unterschiedlichen Kalibers. Neben zuführenden, teils ektatischen Arterien sind auch dilatierte Drainagevenen nachzuweisen. Mehrheitlich bestehen AVM jedoch aus Gefäßen mit abnormem Wandaufbau, die nicht eindeutig dem arteriellen oder venösen System zuzuordnen sind. Die atypischen Gefäße weisen oft regressive Wandveränderungen mit Fibrose und Verkalkungen auf und sind teils thrombosiert. Voneinander getrennt sind sie durch regressiv verändertes Hirngewebe mit reaktiver Astrogliaproliferation, Rosenthal-Fasern, Axondegeneraten und Hämosiderinablagerungen (Siderophagen) infolge rezidivierender Mikroblutungen.

Kavernöses Angiom

Definition Konvolut sinusoidal erweiterter Gefäße variabler Größe und Lokalisation.

Morphologie

Die typische Gefäßwandschichtung fehlt meist. Die Gefäßwände sind hochgradig regressiv verändert mit Fibrosierung, Verkalkung, in seltenen Fällen auch mit Verknöcherung. Im Gegensatz zur arteriovenösen Fehlbildung (AVM, s. o.) ist zwischen den pathologischen Gefäßschlingen kein Hirnparenchym nachweisbar. Das umgebende Hirngewebe zeigt häufig Residuen rezidivierter Blutungen sowie eine reaktive Gliose.

Teleangiektatisches (kapilläres) Angiom

Definition Fokale intrazerebrale Ansammlung stark dilatierter Kapillaren.

Morphologie

Makroskopisch handelt es sich um Gewebeareale mit makroskopisch lediglich rötlich-bräunlicher Verfärbung. Prädilektionsstellen liegen in Pons und Kleinhirn.

Histologisch sieht man eine Akkumulation extrem dilatierter Kapillaren oder Venolen, die durch Hirngewebe ohne nennenswerte regressive Veränderungen voneinander getrennt sind.

Differenzialdiagnose Venöse Angiome kommen meist an den Großhirnhemisphären vor und sind neuroradiologisch anhand einer atypischen Drainagevene und eines abnormen radiären Kapillarnetzes („Medusenhaupt") darstellbar. Sie sind ebenfalls meist klinisch asymptomatisch und sind pathologisch-anatomisch nur selten nachzuweisen.

8.2.7 Intrakraniale Blutungen bei Koagulopathien

Systemische Gerinnungsstörungen (> Kap. 7.5), insbesondere bei chronischen Hepatopathien (z. B. Leberzirrhose) und Antikoagulanzientherapie, können „atypisch" gelegene intrazerebrale Massenblutungen (> Kap. 8.2.5), Subarachnoidal- oder Subduralblutungen oder eine Purpura cerebri hervorrufen.

Purpura cerebri

Definition Disseminierte petechiale Diapedeseblutungen im gesamten Hirnparenchym, akzentuiert in der weißen Substanz (> Abb. 8.7).

Ätiologie Ursachen sind Gerinnungsstörungen oder ZNS-Erkrankungen mit hämorrhagischer Diathese:
- Thrombozytopenie infolge einer Leukämie oder anderer Erkrankungen (z. B. disseminierte intravasale Gerinnung bei Sepsis oder Endotoxinschock, primäre und sekundäre thrombozytopenische Purpura)
- Malaria
- Hämophilie
- Luft- oder Fettembolie
- Medikamentös-toxische oder allergische Reaktion (z. B. Penicillinallergie)
- Virusinfektionen mit akuter hämorrhagischer Leukenzephalitis (> Kap. 8.5.7)

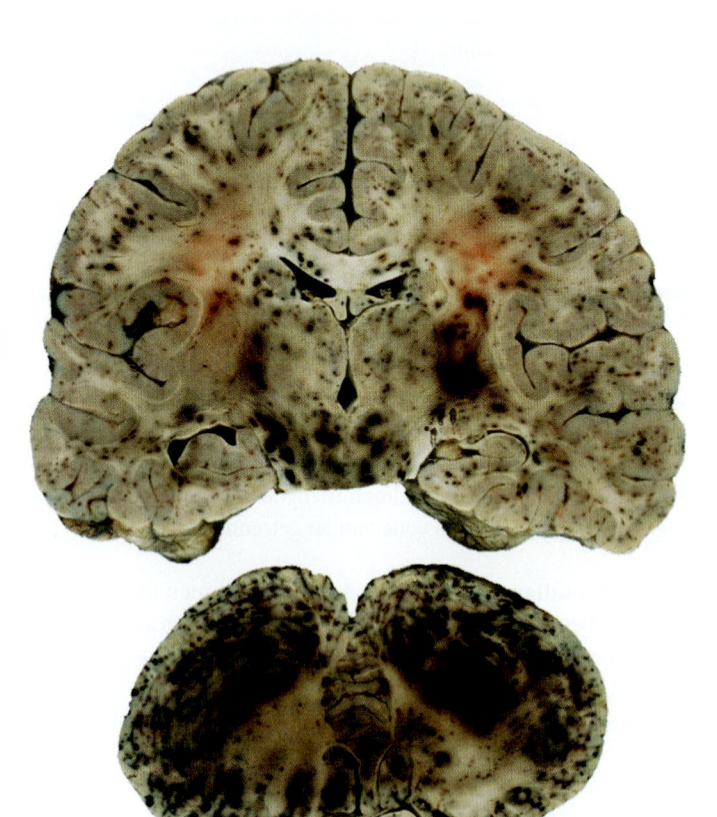

Abb. 8.7 Purpura cerebri bei Gerinnungsstörung. Disseminierte petechiale Blutungen im gesamten Zentralnervensystem.[R398]

> **Morphologie**
> Je nach Grunderkrankung findet man multifokale perivasale Mikroblutungen (Ringblutungen) mit oder ohne Gefäßwandnekrose oder hyaline Thromben bei disseminierter intravasaler Gerinnung.

8.2.8 Perinatale Hirndurchblutungsstörungen

Diese Störungen unterscheiden sich in einigen Aspekten wesentlich von pathogenetisch ähnlichen Läsionen Erwachsener (> Kap. 41.6.2):
- Als Folge einer Hypoxie/Ischämie steht im Gegensatz zum Erwachsenen perinatal häufig eine Schädigung der **weißen Substanz** im Vordergrund. Dies hängt möglicherweise mit den hohen metabolischen Anforderungen an Oligodendrozyten während der Myelinisierung des sich entwickelnden Gehirns zusammen.
- Bei fokaler Ischämie können pränatal großräumige Infarkte entstehen, die Anschluss an die äußeren und inneren Liquorräume finden **(Porenzephalie).** Bei Erwachsenen bleiben die äußerste Rindenschicht sowie Ependym und subependymale Glia dagegen wegen ihrer direkten Sauerstoffversorgung über den Liquor erhalten.
- Das nekrotische Gewebe wird rasch abgebaut, sodass bereits nach kurzer Zeit (2–3 Wochen) **residuale Läsionen** in Form von Pseudozysten oder Narben vorliegen.

Subependymale Blutungen

Definition Perinatale Blutung in die subependymalen Matrixzonen der Seitenventrikel.

> **Pathogenese**
> Eine subependymale Blutung ist die häufigste zerebrale Komplikation des unreifen Neugeborenen, deren Inzidenz eng mit dem Reifegrad korreliert. Subependymale Blutungen finden sich bei 40–60 % aller Neugeborenen, die nach weniger als 35 Schwangerschaftswochen und mit einem Geburtsgewicht von unter 1500 g geboren wurden. Bei Termingeborenen dagegen ist diese Läsion selten. Entsprechend treten subependymale Blutungen in der Regel gemeinsam mit anderen Folgen der Unreife auf, wie der Hyaline-Membranen-Krankheit der Lunge, einer Azidose und Koagulationsstörungen.
> Die Ätiologie der subependymalen Blutungen ist umstritten. Das typische Auftreten am ersten Lebenstag und die fast obligate Assoziation mit einem respiratorischen Distress-Syndrom (RDS) sprechen für eine **hypoxische** Genese. Es blutet aus dem Gefäßnetz der subependymalen Matrixzone, aus der während der fetalen Entwicklung Neuroblasten und Glioblasten auswandern und die sich postnatal weitgehend zurückbildet. Die Autoregulation der Hirnarterien ist noch nicht ausgebildet, sodass es bei Blutdruckschwankungen leicht zu Rupturen kommen kann.

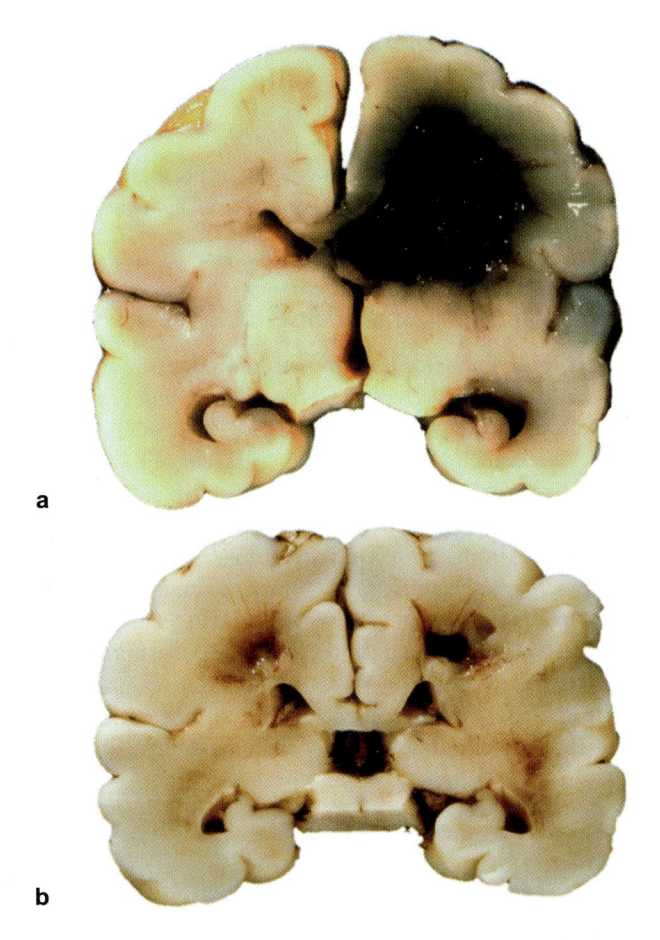

Abb. 8.8 Perinatale Hirndurchblutungsstörungen bei unreifen Neugeborenen. a Subependymale Matrixblutung rechts mit Einbruch in den Seitenventrikel und das Marklager der rechten Großhirnhemisphäre. **b** Beidseitige Leukomalazie mit fortgeschrittener Organisation und beginnender zystischer Umwandlung. [R398]

Morphologie

Die Blutung erfolgt primär in die subependymale Matrixzone eines oder beider Seitenventrikel mit Vorwölbung des Ependyms in das Ventrikellumen. Oft kommt es jedoch sekundär zu einem Ventrikeleinbruch mit konsekutivem Haematocephalus internus. Eine Ausdehnung der Blutung in das benachbarte Marklager ist seltener (➤ Abb. 8.8a). Nach der Resorption der Blutung verbleiben kleine, gelegentlich gekammerte subependymale Pseudozysten. Ferner beobachtet man als Spätfolge häufig eine Erweiterung des Ventrikelsystems (Hydrocephalus internus), die man mit dem Legen eines Shunts in der Akutphase nur teilweise verhindern kann.

Periventrikuläre Leukomalazie

Definition Die PVL ist eine hypoxisch-ischämische Nekrose in der weißen Substanz beider Großhirnhemisphären bei unreifen Neugeborenen.

Pathogenese

Auch diese Läsion ist wie die subependymale Blutung assoziiert mit einer Unreife des Neugeborenen (Geburtsgewicht meist unter 1500 g) und oft Folge einer perinatalen systemischen Kreislaufstörung, z. B. durch Apnoe oder intrauterine Asphyxie. Die Lokalisation in der weißen Substanz ist typisch für diese Entwicklungsphase. Die periventrikuläre Region ist die arterielle Grenzzone zwischen den Stammganglienästen und den vom Kortex einmündenden Ästen der A. cerebri media.

Morphologie

Wegen der noch fehlenden Myelinisierung der weißen Substanz ist die PVL **makroskopisch** schwer zu erkennen. Durch rasches Abräumen des nekrotischen Gewebes entstehen Pseudozysten, die entweder persistieren oder kollabieren (➤ Abb. 8.8b).

Klinische Relevanz Da die PVL häufig die Bahnen zwischen der Zentralregion (motorischer und sensorischer Kortex) unterbricht, sind persistierende neurologische Ausfallerscheinungen typisch (spastische Paresen und Paraparesen), ferner eine allgemeine Beeinträchtigung der psychischen und intellektuellen Entwicklung.

Hypoxisch-ischämische Läsionen der grauen Substanz

Auch bei termingeborenen Säuglingen kann eine peri- oder postnatale Hypoxie/Ischämie zu zerebralen Läsionen führen, allerdings mit anderer Vorzugslokalisation. Neben der weißen Substanz ist bei fortschreitender Reifung zunehmend auch die graue Substanz betroffen. Asphyxie und Herzstillstand verursachen Nekrosen der Großhirnrinde in Form umschriebener vaskulärer Narben oder pseudolaminärer Nekrosen wie bei der anoxischen Enzephalopathie des Erwachsenen (➤ Kap. 8.2.2). In den Stammganglien kommt es zu einem extensiven Ganglienzelluntergang mit makroskopisch fleckförmiger Vernarbung (**Status marmoratus**). Ein Herzstillstand mit verzögerter Reanimation führt bei Säuglingen zu typischen beidseitigen symmetrischen Nekrosen im dorsalen Hirnstamm (Hirnnervenkerne inkl. Vierhügelregion).

Hydranenzephalie und Porenzephalie

Die **Hydranenzephalie (Blasenhirn)** ist Folge einer letalen subtotalen Nekrose des gesamten Großhirns während der fetalen Entwicklung. Ausgespart bleiben Hirnstamm und Kleinhirn, gelegentlich auch die Stammganglien. Anstelle der Großhirnhemisphären finden sich große blasenförmige, mit liquorähnlicher Flüssigkeit gefüllte Zysten, deren Wände sich aus den Hirnhäuten (Leptomeninx) und Residuen der äußeren Rindenschicht (Molekularschicht) zusammensetzen. Wegen der beidseitigen symmetrischen Lage im Versorgungsgebiet der Großhirnarterien, insbesondere der vorderen und mittleren

Hirnaterien, wird als Ursache eine intrauterine systemische Durchblutungsstörung angenommen.

Die **Porenzephalie** ist definiert als Residualläsion einer großräumigen Nekrose in einer oder in beiden Großhirnhemisphären, die in der Regel zu einer offenen Verbindung zwischen inneren (Ventrikel) und äußeren (Subarachnoidalraum) Liquorräumen führt. Als Ursache werden Infarkte durch lokale oder systemische Durchblutungsstörungen während der fetalen Entwicklung angenommen.

Multizystische Enzephalopathie

Es handelt sich um eine seltene, morphologisch ungewöhnliche Form der hypoxisch-ischämischen Hirnschädigung bei reifen Neugeborenen und Säuglingen. Sie ist gekennzeichnet durch multiple Resorptionspseudozysten, die teils von narbigen, gliösen Septen unterteilt werden. Sie liegen bevorzugt in Windungstälern der Großhirnrinde sowie im angrenzenden subkortikalen Marklager (➤ Abb. 8.9). Die Versorgungsgebiete der vorderen und mittleren Hirnarterie sind am stärksten betroffen. Die Zerstörung des Hirngewebes ist sehr ausgedehnt.

Klinische Relevanz Klinisch kommt es bei der multizystischen Enzephalopathie zu einem persistierenden Bewusstseinsverlust (Koma) und einer Tetraparese. In der Regel ist die Hirnschädigung letal.

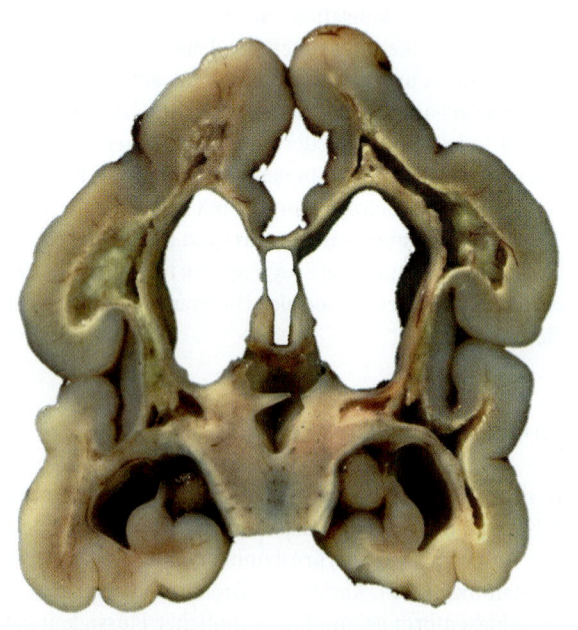

Abb. 8.9 Multizystische hypoxisch-ischämische Enzephalopathie bei einem Neugeborenen. Das gesamte Marklager beider Großhirnhemisphären ist nekrotisch und weitgehend resorbiert unter Bildung multipler, teils konfluierender Pseudozysten. Konsekutive Erweiterung der Seitenventrikel (Hydrocephalus internus e vacuo). [R398]

Bilirubinenzephalopathie

Syn.: Kernikterus, Icterus neonatorum gravis

Definition Ikterische Verfärbung der Stammganglien mit Ganglienzellverlust und Gliose, in der Regel als Komplikation eines Icterus neonatorum gravis.

Ätiologie und Pathogenese

Ursachen sind Hämolyse (Morbus haemolyticus neonatorum), bakterielle **Infektionen,** Hypoxie, Hypoglykämie und diverse Stoffwechselerkrankungen (z. B. Galaktosämie, Fruktosämie). Die Erkrankung kann auch medikamentös verursacht sein, auf eine inadäquate Nahrungsaufnahme, eine gastrointestinale Obstruktion oder eine Hypothyreose zurückgehen.

Die Konjugations- und Ausscheidungskapazität der Leber wird überschritten, wodurch es zu einer unkonjugierten Hyperbilirubinämie kommt. Der in schweren Fällen auftretende **Kernikterus** ist Folge des Durchtritts von unkonjugiertem Bilirubin durch die Blut-Hirn-Schranke, wobei auch eine verminderte Bilirubinbindung an Albumin eine Rolle spielt (z. B. können Medikamente wie Salizylate und Sulfonamide Bilirubin aus der Albuminbindung verdrängen).

Morphologie

Die Bilirubinenzephalopathie ist auf bestimmte Kerngebiete beschränkt. Dazu gehören Nucleus pallidus, Nucleus subthalamicus, Hippocampus und Nucleus dentatus des Kleinhirns, ferner die Oliven und die dorsalen Kerngebiete der Medulla oblongata (➤ Abb. 8.10).

Histologisch unterscheidet sich das Bild nicht wesentlich von demjenigen hypoxisch-ischämischer Läsionen mit Ganglienzellausfall und reaktiver Gliose.

8.3 Entwicklungsstörungen und Fehlbildungen

Fehlbildungen des ZNS werden hervorgerufen durch vererbbare Keimbahnmutationen oder nach der Konzeption erworbene genetische Veränderungen (z. B. Chromosomenanomalien), ferner von zahlreichen endogenen und exogenen Faktoren. Zu den Letzteren zählen transplazentar erworbene Infekte durch Viren (Röteln, Zytomegalie, HIV), Spirochäten *(Treponema pallidum)* und Parasiten *(Toxoplasma gondii),* außerdem ionisierende Strahlen und Toxine (z. B. Alkohol, Zytostatika und zahlreiche weitere teratogene Substanzen).

Während **genetisch** verursachte Entwicklungsstörungen meist ein typisches, klinisch und morphologisch definiertes Krankheitsbild hervorrufen, hängen die von Infekten und **exogenen Faktoren** induzierten Läsionen weitgehend vom Zeitpunkt ihrer Einwirkung auf das sich entwickelnde Nervensystem ab (entwicklungsgeschichtlicher Determinationspunkt). Je früher die schädigende Noxe ein-

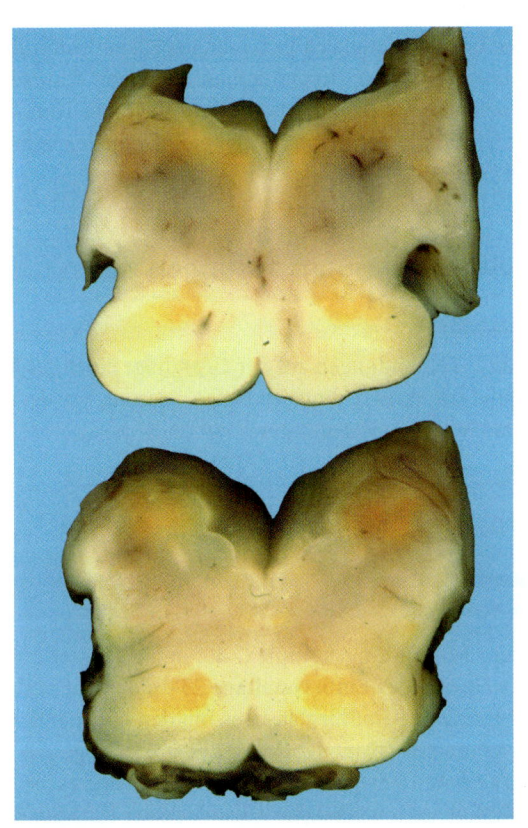

Abb. 8.10 Bilirubinenzephalopathie (Kernikterus). Ikterische Verfärbung der ventralen (Oliven) und dorsalen Kerngebiete der Medulla oblongata. [R398]

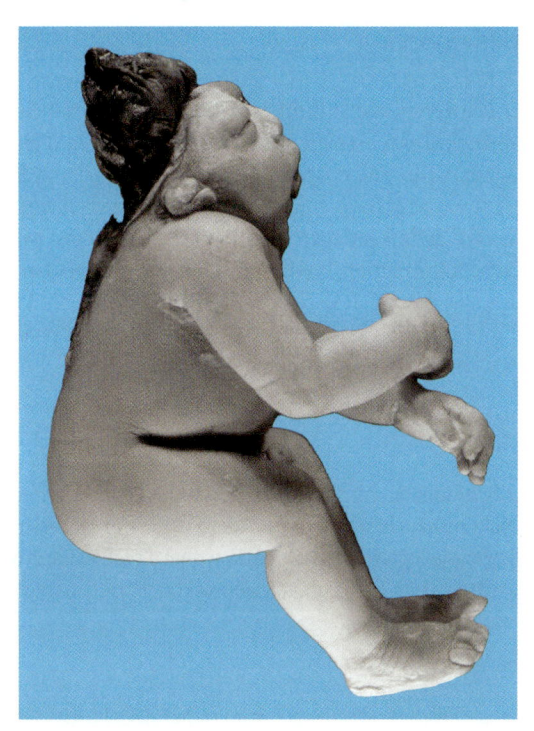

Abb. 8.11 Seitenansicht eines Fetus mit Anenzephalie. Anstelle des Hirns findet sich eine stark vaskularisierte Gewebemasse. Fortsetzung der Spaltbildung in die hintere Schädelgrube und den Wirbelkanal (Spina bifida). [R398]

wirkt, desto ausgedehnter und tiefgreifender sind die entstehenden Fehlbildungen. Mit fortschreitender Reifung reduzieren sich die möglichen Fehlbildungen auf Störungen der Migration sowie der Zyto- und Myeloarchitektur des Gehirns.

8.3.1 Dysrhaphien

Definition und Epidemiologie Fehlbildungen aufgrund einer fehlerhaften Schließung des Neuralrohrs oder der umgebenden mesodermalen Strukturen. Die Inzidenz schwankt erheblich. Sie ist hoch in Europa (besonders Großbritannien und Irland) und niedrig in Afrika und Asien.

Pathogenese

Die fehlerhafte dorsale Schließung des Neuralrohrs während der Embryonalalter 23–30 führt zu Fehlbildungen des ZNS sowie benachbarter Strukturen des Schädels und der Wirbelsäule. Als sehr wichtiger exogener pathogenetischer Faktor wird heute ein Mangel an Folsäure während der Embryonalentwicklung angesehen.

Kraniale Dysrhaphien

Die Ausprägung von Dysrhaphien im Bereich des Schädels reicht vom fast vollständigen Fehlen der Hirnanlage (letale Anenzephalie) bis zu minimalen Läsionen, die klinisch nur geringgradige Störungen hervorrufen (z. B. ethmoidale Enzephalozele).

- **Anenzephalie:** Das Hirn fehlt vollständig. An seiner Stelle findet sich eine dunkelrote, stark vaskularisierte Gewebemasse, die der Schädelbasis aufliegt (➤ Abb. 8.11). Diese Area cerebrovasculosa besteht aus ungeordneten Massen neuronaler und glialer Zellen. Der Gesichtsschädel ist abgeflacht, die Augen stehen hervor („Froschaugen"). Diese Fehlbildung führt stets innerhalb weniger Tage nach der Geburt zum Tod. In 10–15 % ist die Anenzephalie mit einer Spina bifida assoziiert. In seltenen Fällen betrifft die Schlussstörung des Neuralrohrs die gesamte Neuraxis (**Craniorachischisis totalis**). Der Übertritt von α-Fetoprotein (im fetalen Plexus choroideus gebildet) mit Liquor cerebrospinalis in die Amnionflüssigkeit und das mütterliche Blut erlaubt eine pränatale Diagnose, sobald das Neuralrohr geschlossen sein sollte.
- **Enzephalozele:** Liegt meist okzipital und besteht aus einem von Haut überdeckten Schädeldefekt, durch den Teile des Großhirns hernienartig nach außen verlagert sind. Zusammen mit Mittellinien- und Kleinhirnanomalien findet man diese Störung häufig beim Meckel-Gruber-Syndrom (➤ Kap. 41.4.3). Frontoethmoidale Enzephalozelen treten vermehrt in Südostasien auf.

Spinale Dysrhaphien

Das Spektrum reicht vom breit eröffneten Wirbelkanal (Spina bifida) ohne funktionstüchtiges Rückenmarkgewebe bis zur Minimalläsion eines Dermalsinus.

Myelomeningozele

Bei dieser schweren, meist lumbosakral gelegenen und mit einem Querschnittssyndrom assoziierten Fehlbildung fehlen die dorsalen Wirbelbogenanteile. Die dysplastischen Rückenmarkanteile (oft in Form einer Area medullovasculosa) und die weichen Häute können in einer Zele nach außen verlagert sein. Diese Läsion ist fast immer mit einer Chiari-Malformation Typ II und einem Hydrocephalus internus verbunden (> Kap. 8.3.5). Wegen der Gefahr einer bakteriellen Infektion mit aufsteigender eitriger Meningitis ist post partum eine umgehende chirurgische Deckung indiziert.

Meningozele

Bei dieser Schlussstörung handelt es sich um einen axialen mesodermalen Defekt mit ausbleibender dorsaler Fusion der Wirbelbögen sowie regelhaft angelegtem Rückenmark, wobei Arachnoidea und Dura mater unmittelbar an die Haut grenzen und sich zystisch vorwölben.

Dermalsinus

Dieser meist lumbosakral gelegene, mit Epithel ausgekleidete Fistelgang ist eine häufige Minimalvariante einer Schlussstörung (15 % kindlicher Spinae bifidae) und nicht selten mit einer Dermoidzyste assoziiert.

Störungen der sekundären Neurulation (Spina bifida occulta)

Da bei der sekundären Neurulation keine Faltung und keine Fusion des darüberliegenden Ektoderms auftritt, sind diese Entwicklungsstörungen nicht mit einem Hautdefekt vergesellschaftet. Begleitend finden sich jedoch oft Defekte der umliegenden Gewebe wie eine ossäre sakrale Agenesie und Anomalien des Darms oder des Urogenitalsystems. Auch das bei diesen Fehlbildungen häufige Auftreten von Lipomen oder Teratomen steht mit der fehlerhaften Differenzierung des multipotenten mesenchymalen Gewebes in Zusammenhang, aus dem sich die kaudalen Rückenmarkanteile ableiten.

Das Rückenmark kann innerhalb des Durasacks ganz (**Diplomyelie**) oder teilweise (Diastematomyelie) doppelt angelegt sein. Beim „**tethered cord syndrome**" bestehen neben einer sakralen Agenesie variabel ein tiefer Conus medullaris, ein verdicktes Filum terminale, eine Hydromyelie, Diplomyelie sowie sakraleLipome oder Dermoidzysten. Hiervon ist ein „**tethered cord**" zu unterscheiden, bei dem das Rückenmark durch Fixierung am Wirbelkanal (z. B. postinflammatorisch, postoperativ oder bei Myelomeningozele) unter Zug gerät.

Die **Hydromyelie** ist eine Erweiterung des mit Ependym ausgekleideten Zentralkanals und als isolierter Befund meist asymptomatisch. In etwa 40 % liegt jedoch begleitend eine Chiari-Malformation Typ II vor. Ähnlich ist die **Syringomyelie,** eine fortschreitende destruktive Spalt- und Höhlenbildung v. a. der grauen Substanz. Sie ist von gliotischem Gewebe ausgekleidet, erstreckt sich über mehrere Segmente (meist zervikal und thorakal) und kann auch Anschluss an den Zentralkanal gewinnen. Die idiopathische Formwird während der 2.–3. Lebensdekade symptomatisch und ist meist mit einer Chiari-Malformation Typ I (kaudale Herniation der Kleinhirntonsillen) und einer – wohl sekundären – Kyphoskoliose verknüpft. Eine sekundäre Syringomyelie kann nach Traumen, Blutungen, bei Tumoren oder Gefäßfehlbildungen sowie im Rahmen eines fetalen Alkoholsyndroms auftreten.

8.3.2 Differenzierungsstörungen des Prosenzephalons

Definition Fehlbildungen auf der Grundlage einer gestörten regionalen und zellulären neuronalen Differenzierung, v. a. der rostralen Anteile und Mittellinienstrukturen.

Holoprosenzephalie

Pathogenese

Dies ist ein Fehlbildungskomplex, der auf einer tief greifenden Störung während der Embryonaltage 23–37 beruht und die mediane Trennung der Großhirnbläschen mit den Augenanlagen sowie die Entwicklung des frontalen Kortex beeinträchtigt. Als exogene Ursachen kommen neben einem mütterlichen Diabetes mellitus und Alkoholeinfluss auch pflanzliche Alkaloide oder Infektionen (Toxoplasmose, Röteln, Syphilis) infrage (> Kap. 41.3).

Morphologie

In seiner schwersten Ausprägung besteht der Holoprosenzephalie-Komplex aus folgenden Komponenten (> Abb. 8.12):
- **Fehlende Trennung der Großhirnhemisphären** mit kleinem Vorderhirn ohne Fissura interhemispherica und unregelmäßigem Windungsrelief; einheitlicher Ventrikel beider Hemisphären ohne Balken und Mittellinienstrukturen (Septum pellucidum, Fornix) sowie partielle Fusion der Stammganglien (alobäre Holoprosenzephalie)
- **Fehlende Anlage des Riechhirns** (Arhinenzephalie), gelegentlich auch der Sella und der Hypophyse
- **Fehlende Trennung des Gesichtsschädels** mit einer einzigen, zentral gelegenen Augenanlage (Zyklopie)

In vielen Fällen ist das Fehlbildungssyndrom unvollständig und besteht z. B. nur aus einer Arhinenzephalie bei ordnungsgemäßer Trennung der Großhirnhemisphären und ohne assoziierte Fehlbildungen der Schädelbasis und des Gesichtsschädels. Eine Holoprosenzephalie im eigentlichen Sinn liegt dann nicht vor.

Molekularpathologie

Defekte in mindestens 5 verschiedenen Holoprosencephalie-Loci (HPE) liegen familiären Formen zugrunde. Hierzu zählen z. B. HPE2 (= SIX3-Gen), das für einen regionalspezifischen Transkriptionsfaktor codiert, oder HPE3 (= Sonic Hedgehog-Gen), das einem sezernierten Signalmolekül mit neuraler Induktionsfunktion entspricht.

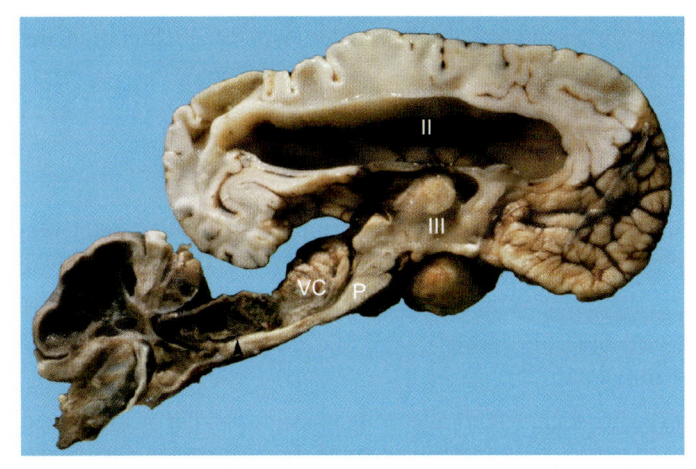

8.3 Entwicklungsstörungen und Fehlbildungen   225

Abb. 8.13 Chiari-Malformation Typ II. Extreme Elongation des Pons (P) und des Kleinhirnoberwurms (VC) mit Kompression des IV. Ventrikels (schwarzer Pfeil). Verlagerung der Kleinhirntonsillen in das Foramen magnum. Hydrocephalus internus der Seitenventrikel (II) und des III. Ventrikels (III). [R398]

8.3.3 Fehlbildungen des Rhombenzephalons

Chiari-Malformation Typ II

Syn.: Arnold-Chiari-Malformation
Diese komplexe Fehlbildung ist charakterisiert durch eine kleine Fossa posterior mit einer Elongation der Medulla oblongata und des Kleinhirnwurms, die durch das Foramen magnum in den Spinalkanal verlagert sind. Assoziiert sind meist eine lumbosakrale Myelomeningozele und ein Verschlusshydrozephalus bei eingeengtem IV. Ventrikel (➤ Abb. 8.13). Eine zugrunde liegende Störung wird im Embryonalalter von 3–5 Wochen angenommen. Die derzeit favorisierte Theorie zur Pathogenese geht von einem dysproportionierten Wachstum von hinterer Schädelgrube sowie Kleinhirn und Hirnstamm aus.

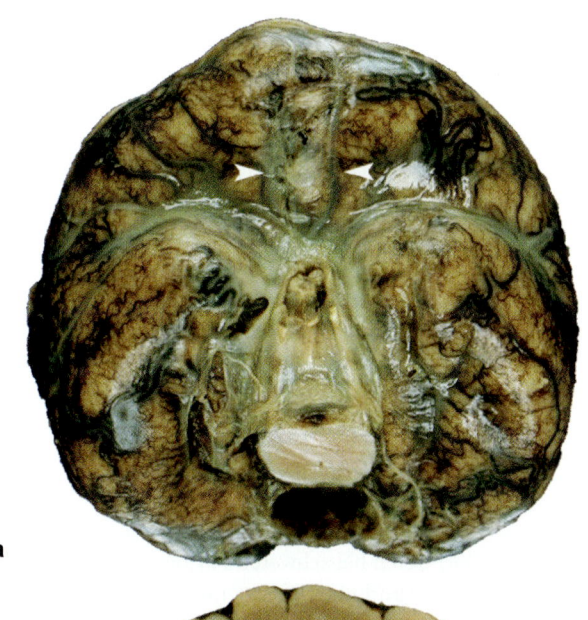

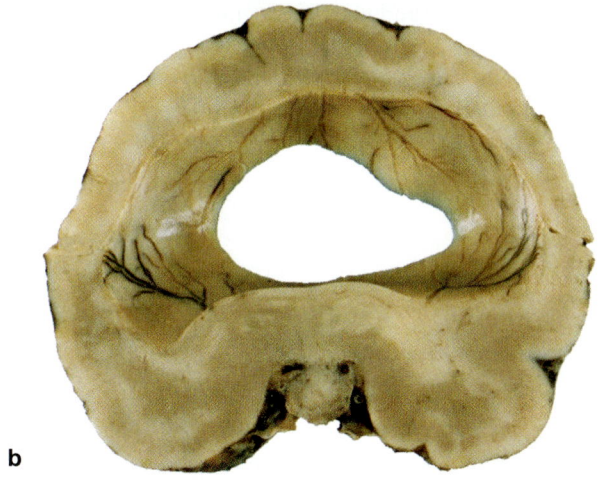

Abb. 8.12 Alobäre Holoprosenzephalie. a Gehirn in der Ansicht von basal mit Fusion der frontalen Anteile, irregulär verlaufenden Gefäßen und fehlenden Bulbi olfactorii (Pfeilspitzen). **b** Ein frontaler Schnitt zeigt einen einzigen gemeinsamen Ventrikelraum mit durchgehendem Kortex und fehlendem Septum pellucidum. [R398]

Dandy-Walker-Malformation

Hierbei ist der Kleinhirnwurm nicht oder nur in den rostralen Anteilen angelegt und geht dorsal in eine leptomeningeale Membran über, die den zystisch erweiterten IV. Ventrikel bedeckt. Die Fossa posterior ist ebenfalls erweitert. In zwei Dritteln der Fälle finden sich begleitend andere ZNS-Fehlbildungen – häufig eine Balkenagenesie oder einen Hydrocephalus internus. Als Ursache wird ein rhombenzephaler Entwicklungsstillstand im Alter von 6–8 Wochen vermutet. Die genaue Ätiologie ist allerdings unklar.

Balkenmangel

Diese Fehlbildung beruht auf einer Agenesie oder einer Hypoplasie des Balkens. Sie ist häufig mit anderen zerebralen und extrazerebralen Fehlbildungen vergesellschaftet. Neben sporadischem Auftreten ist der Balkenmangel auch Bestandteil einer größeren Zahl klinischer Syndrome. Wenn keine weiteren Fehlbildungen vorliegen, ist die Funktion des ZNS nicht signifikant beeinträchtigt.

8.3.4 Migrationsstörungen

Alle Neuronen der Großhirnrinde und der Basalganglien leiten sich von Zellen der subventrikulären Matrixzone ab. Nach der letzten Teilung in dieser Proliferationszone ist das weitere Schicksal der Neuroblasten determiniert. Sie wandern in das entsprechende Zielgebiet, wo sie zu unterschiedlichen Nervenzelltypen ausdifferenzieren. Störungen können während der Phase der Proliferation, der Migration sowie der Differenzierung wirksam werden.

Agyrie (Lissenzephalie)/Pachygyrie

Definition Fehlbildungsspektrum mit fehlendem oder verplumptem kortikalem Windungsrelief sowie fehlerhafter Schichtung der Großhirnrinde.

Pathogenese

Ursache ist ein fehlerhafter Migrationsprozess der Neuroblasten nach dem Verlassen der Matrixzone, der sich etwa in der 11.–13. Schwangerschaftswoche abspielen dürfte.

Morphologie

Die mikrozephalen Großhirnhemisphären besitzen eine glatte Oberfläche bis auf oft nur angedeutet angelegte primäre Furchenstrukturen wie die Fissura Sylvii oder den Sulcus centralis (➤ Abb. 8.14). In den pachygyren Abschnitten finden sich plump verbreiterte Gyri in reduzierter Anzahl. Bei den unterschiedlichen Syndromen können die agyren Areale bevorzugt frontal oder okzipital liegen. Das kortikale Windungsband ist verdickt und das Marklager verschmälert. Der Kortex zeigt bei der Lissenzephalie Typ I einen vierschichtigen Aufbau, während sich beim Typ II ein ungeordnetes Bild mit einer Vielzahl tief gelegener Heterotopien findet.

Molekularpathologie

Bei ca. 60 % der Patienten mit der klassischen Lissenzephalie Typ I sowie bei über 90 % der Patienten mit Miller-Dieker-Syndrom (zusätzliche faziale Dysmorphien) liegt eine submikroskopische Deletion in der Chromosomenregion 17p13, die auch das Gen LIS1 einschließt, vor. Dies führt zu einer Haploinsuffizienz für das PAFAH1B1-Gen (PAFAH1B1 = „platelet-activating factor acetylhydrolase, isoform 1B, alpha subunit 1"). Vielfach handelt es sich um De-novo-Mutationen ohne nennenswertes Wiederholungsrisiko für weitere Kinder.

Eine weitere familiäre Form wird X-chromosomal vererbt und führt bei betroffenen Knaben zur Lissenzephalie Typ I (ca. 20 %), während es bei Frauen mit einem Verlust nur eines Allels zu einer laminären Heterotopie kommt. Das betroffene Gen auf Chromosom Xq22-q24 codiert für Doublecortin, ein mikrotubulusassoziiertes Protein, das in Neuronen exprimiert wird. Die Lissenzephalie Typ II scheint auf einer meningealen Störung zu beruhen und findet sich gemeinsam mit anderen zerebralen und extrazerebralen Fehlbildungen bei diversen klinisch definierten Syndromen.

Klinische Relevanz Bei diesen seltenen Fehlbildungen (ca. 1 : 100.000 Geburten) treten bei schweren Formen deutliche Entwicklungsverzögerungen und eine bereits im ersten Lebensjahr einsetzende Epilepsie auf. Bei geringerer Ausprägung ist außer dem Anfallsleiden oft keine weitere Symptomatik oder nur eine leichte mentale Retardierung nachzuweisen.

Heterotopie

Definition Auftreten von Inseln differenzierter grauer Substanz im Marklager (➤ Abb. 8.15).

Pathogenese

Die Heterotopie beruht auf einer Störung der Migration während der 10.–16. Schwangerschaftswoche. Außerdem sind Heterotopien auch sporadisch und im Rahmen definierter klinischer Syndrome (z. B. Zellweger-Syndrom, ➤ Kap. 8.7.5, Meckel-Gruber-Syndrom, ➤ Kap. 41.4.3) oder nach Einwirkung ionisierender Strahlen zu beobachten.

Morphologie

Im Großhirn findet man Heterotopien bevorzugt periventrikulär, z. B. um das Trigonum, ferner subkortikal. Im Kleinhirn treten Heterotopien in Form kleiner, oft nur mikroskopisch nachweisbarer Ansammlungen von Purkinje-Zellen unterhalb und in der Körnerschicht auf.

Molekularpathologie

Bei einer familiären Form, der bilateralen periventrikulären nodulären Heterotopie, liegt eine Mutation im FLNA-Gen vor, wobei heterozygote Frauen mit einer Epilepsie und einer Koagulopathie auffallen. Das defekte Genprodukt Filamin A interagiert mit dem Aktin-Zytoskelett und mit Membranrezeptoren, die beide in die neuronale Migration involviert sind. Bei männlichen Feten ist die Mutation bereits vor der Geburt letal.

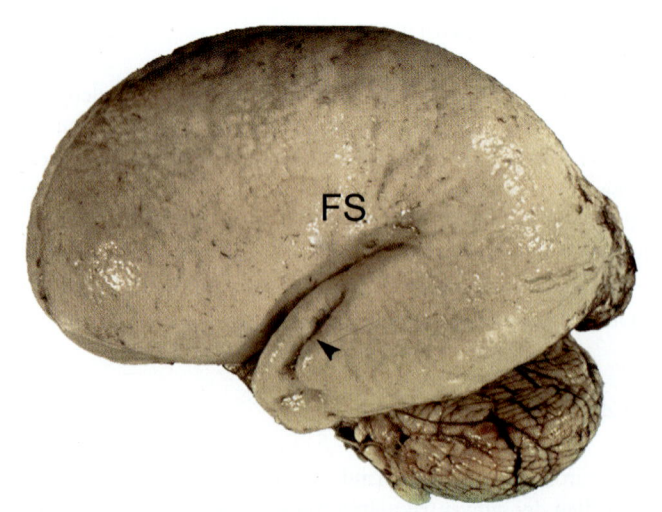

Abb. 8.14 Agyrie (Lissenzephalie). Fehlende Gyrierung in beiden Großhirnhemisphären bei regelrechter Ausbildung des Kleinhirns. Lediglich die Fissura Sylvii (FS) und der Sulcus temporalis superior (Pfeilspitze) sind erkennbar (Bild: R. Warzok, Greifswald). [R398]

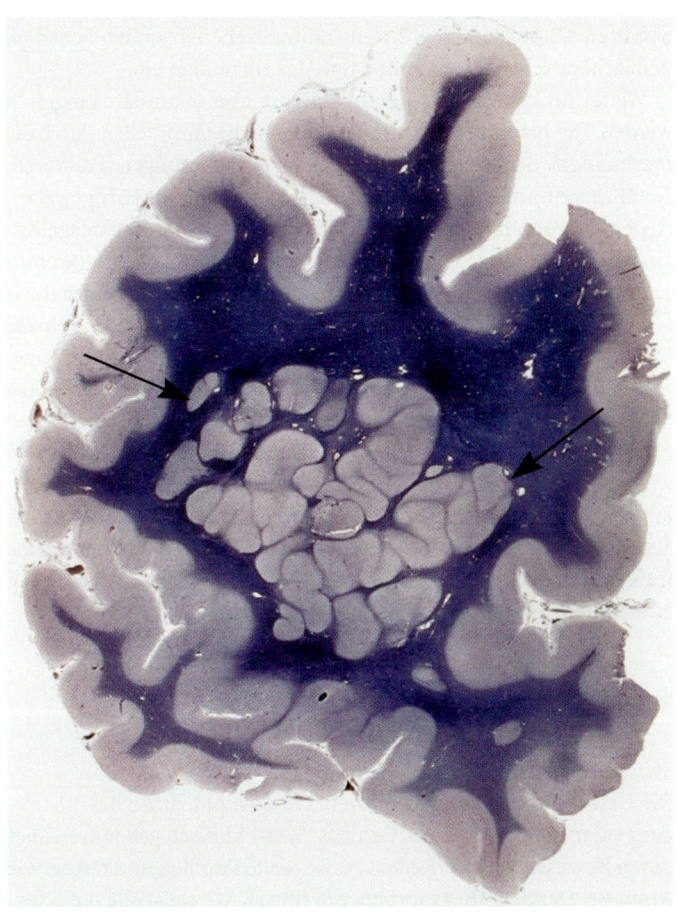

Abb. 8.15 Noduläre Heterotopien. In der Markscheidenfärbung treten auf einem Schnitt durch das frontale Großhirn dicht gelagerte Inseln heterotoper grauer Substanz (Pfeile) hervor. [R398]

Eine weitere X-chromosomale Form ist die subkortikale bandförmige Heterotopie. Sie führt bei Frauen zu laminär angeordneten Heterotopien, die einem zweiten kortikalen Band grauer Substanz gleichen und dem defekten Protein seinen Namen verleihen (Doublecortin). Man nimmt an, dass durch die physiologische Inaktivierung eines der beiden X-Chromosomen die Migration auch nur bei der Hälfte der weiblichen Neuroblasten gestört ist. Bei betroffenen Männern kommt es zu einer Form der Lissenzephalie.

Polymikrogyrie

Lokale oder ausgedehnte Störung im Aufbau der Großhirnrinde mit zahlreichen kleinen, teils fusionierten Windungen und fehlerhafter Schichtung.

Ätiologie und Pathogenese

Ätiologisch spielen neben vorausgehenden hypoxisch-ischämischen Ereignissen und Infektionen (Toxoplasmose, Zytomegalie, Varicella zoster, Syphilis) auch familiäre Formen (bilaterale perisylvische Polymikrogyrie) eine Rolle. Eine Polymikrogyrie kann aber auch im Randbereich anderer destruktiver ZNS-Läsionen (Porenzephalie) oder im Rahmen diverser (neuro-) metabolischer Defekte auftreten.

Pathogenetisch wird entweder eine Störung während der späten Migrationsphase oder aber ein postmigratorisches destruktives Ereignis zwischen der 12. und 24. Schwangerschaftswoche angenommen.

Morphologie

Makroskopisch erscheinen die betroffenen Gyri plump und verbreitert mit höckriger Oberfläche.

Mikroskopisch erkennt man, dass der Gyrus in viele kleinere unregelmäßige und dysplastische Gyri unterteilt ist. Meist ist keine neuronale Schichtung erkennbar, während bei etwa 10 % der Fälle ein vierschichtiger Aufbau nachweisbar ist. Zum Teil entspricht die Verteilung der Läsionen arteriellen Gefäßterritorien (v. a. A. cerebri media).

8.3.5 Hydrozephalus

Definition Erweiterung der inneren (Ventrikel; **Hydrocephalus internus**) oder äußeren (Subarachnoidalraum; **Hydrocephalus externus**) Liquorräume aufgrund eines gestörten Liquorflusses, eines Ungleichgewichts zwischen Liquorproduktion und -resorption oder infolge eines Gewebeuntergangs (**Hydrocephalus e vacuo**).

Der konnatale oder postnatal entstehende Hydrozephalus ist eine der häufigsten Komplikationen der Hirnentwicklung. Das Ausmaß der Erweiterung der Ventrikel und des Schädels (vor Schluss der Fontanellen) kann erheblich sein und führt zu einer Abflachung der polygyren Rinde (verfeinertes Windungsrelief) und einer Ausdünnung des Marklagers. **Pathogenetisch** können verschiedene Formen unterschieden werden (➤ Tab. 8.4).

Tab. 8.4 Formen und Ursachen des Hydrozephalus.

Form	Ursachen
Hydrocephalus occlusus	• Aquäduktstenose (oder Verschluss) • genetisch • postinfektiös • Dysrhaphien • Verklebung der basalen Zisternen nach Blutungen oder Entzündungen • ventrikelnahe raumfordernde Prozesse
Hydrocephalus communicans	• Liquorresorptionsstörung
Hydrocephalus hypersecretorius	• entzündliche Reizung der Plexus • Plexustumoren (Plexuspapillom)
Hydrocephalus e vacuo	• generalisiert bei Hirnatrophie • fokal in der Nachbarschaft alter (resorbierter) Infarkte, Blutungen, Nekrosen

8.4 Schädel-Hirn-Trauma (SHT)

Schädigungen des zentralen Nervensystems infolge einer Einwirkung physikalischer Kräfte – mit oder ohne direkten Kontakt – sind häufig und werden oft als „stille Epidemie" bezeichnet. In den USA ist von einer jährlichen Hospitalisierungsrate (nicht Inzidenz, diese liegt wegen des Anteils nur ambulant behandelter leichter SHT wesentlich höher) infolge SHT von ca. 150 Personen pro 100.000 Einwohner auszugehen, wobei die Mortalität 15–30 Personen pro 100.000 Einwohner beträgt. Die allgemeine Traumaletalität ist zu 50 % auf ein begleitendes SHT zurückzuführen. Betroffen sind v. a. junge Männer im Alter von 15–30 Jahren und ältere Menschen über 65 Jahre. Die neurologischen und psychiatrischen und damit auch die sozioökonomischen Folgeschäden sind beträchtlich.

In der Praxis hat es sich bewährt, zwischen gedecktem und offenem Schädel-Hirn-Trauma zu unterscheiden (➤ Tab. 8.5). Das **gedeckte Schädel-Hirn-Trauma** entsteht bei frei beweglichem Schädel durch die Einwirkung einer stumpfen Gewalt mit großer Masse, z. B. durch die Beschleunigung des Schädels und seines Inhalts bei einem Stoß oder Schlag gegen den Kopf oder durch ein plötzliches Abbremsen bei Sturz oder Fall auf eine harte Unterfläche (Steinfußboden). Bei gedeckten Schädel-Hirn-Verletzungen ist die Dura mater intakt.

Das **offene Schädel-Hirn-Trauma** mit Eröffnung der Dura mater entsteht durch eine kleinflächige, scharfe Gewalteinwirkung mit geringer Beschleunigung des Schädels (Schussverletzung, Verletzung durch spitze Waffen oder Werkzeuge wie Säbel, Beil, Axt). Die Dura ist die entscheidende Barriere gegen das Eindringen von Bakterien. Daher ergeben sich bei ihrer Eröffnung insbesondere entzündliche Komplikationen wie Meningitis und Hirnabszess. An der Stelle der Duraverletzung kann sich Narbengewebe bilden, das die Dura mit der Hirnoberfläche verbindet **(Hirn-Dura-Narbe)**. Solche Kontaktstellen sind häufig die Ursache einer posttraumatischen Epilepsie (➤ Kap. 8.9).

Weitere Einteilungen unterscheiden fokale von diffusen Schäden. Den **fokalen Schäden** werden Blutungen, Prellungen, Infektionen und Gewebezerreißungen bzw. Nervenabrisse zugerechnet. **Diffuse Schäden** schließen den diffusen traumatischen axonalen Schaden, den ischämischen Hirnschaden und das Hirnödem ein.

Weiterhin können Schäden in primäre und sekundäre eingeteilt werden. Der **primäre Hirnschaden** umfasst die unmittelbar durch die mechanische Belastung hervorgerufenen Veränderungen (Frakturen, Gefäßzerreißungen, Zug- und Scherbelastungen im Hirngewebe). Als Folge werden lokal und systemisch Signalkaskaden ausgelöst, zu denen als pathogene Mediatoren Kalzium, exzitatorische Aminosäuren (Glutamat), freie Sauerstoffradikale und proinflammatorische Zytokine gehören und die zu verzögerten Folgeschäden führen. Diese Mediatoren führen unter anderem zum Nervenzelluntergang, zu Axonschäden sowie synaptischer Dysfunktion. **Sekundäre Schäden** entstehen zusätzlich durch Mechanismen wie Hirnödem (➤ Kap. 8.1.1), Ischämie, Infektion oder Krampfanfälle. Außerdem werden die Traumafolgen beeinflusst von vorbestehenden Erkrankungen, Alter, Drogen (häufig begleitender Alkoholkonsum) und dem genetischen Hintergrund. Hierbei ist das Allel ε4 des Apolipoproteins E als Risikofaktor zu nennen, das auch bei der Alzheimer Erkrankung eine Rolle spielt (➤ Kap. 8.8.2).

8.4.1 Commotio cerebri

Syn.: Gehirnerschütterung
Die Ursache einer Commotio cerebri ist eine plötzliche Beschleunigung oder Abbremsung des Gehirns. Sie ist klinisch gekennzeichnet durch Bewusstlosigkeit, Reflexverlust, weite Pupillen und retrograde Amnesie. Der beim Boxsport angestrebte „K. o." weist alle typischen Symptome der Commotio auf. Die neurologische Symptomatik wird hervorgerufen durch eine transiente Störung der neuronalen Aktivität ohne ein bisher bekanntes morphologisches Substrat. Die Symptome sind deshalb **reversibel.** Die postkommotionellen Beschwerden (Kopfschmerzen, Schwindel, Konzentrations- und Gedächtnisstörungen) klingen meist innerhalb von 2–3 Wochen ab. Allerdings können multiple Gehirnerschütterungen, z. B. bei Boxern, langfristig zu einer Reduktion der psychisch-intellektuellen Leistungskraft bis hin zur Demenz führen (Dementia pugilistica).

Tab. 8.5 Schädel-Hirn-Trauma (SHT)

Verletzungsform	Primärläsion (ZNS)	Typische Primärfolgen	Residualläsion/Spätfolgen
gedecktes Schädel-Hirn-Trauma (Dura mater intakt)	Epiduralhämatom	Hirndruck, Massenverschiebung	
	subdurales Hämatom (SDH)	Hirndruck, Massenverschiebung	chronisches SDH
	Subarachnoidalblutung	Gefäßspasmen → Infarkte	neurologisches Defizit
	kortikale Kontusion/Lazeration	Hirndruck, Massenverschiebung	psychoorganisches Syndrom
	intrazerebrales Hämatom	Hirndruck, Massenverschiebung	neurologisches Defizit
	diffuse axonale Schädigung, Balken- und Hirnstammblutung	Koma, Dezerebration	Degeneration der weißen Substanz, apallisches Syndrom
	Carotis-Sinus-cavernosus-Fistel	Exophthalmus, Chemosis, Visusverlust	Glaukom
offenes Schädel-Hirn-Trauma (Dura mater eröffnet)	Hämatom, hämorrhagische Nekrose	Hirndruck, Massenverschiebung	neurologisches Defizit
	Duraeinriss	infizierte Hirnwunde → Meningitis, Abszess	Hirn-Dura-Narbe → Epilepsie
	Liquorfistel (Siebbeinfraktur)	Meningitis, Pneumenzephalus	Anosmie

8.4.2 Schädelfraktur

Hämatome und Lazerationen der Kopfhaut (Galea) sind für den klinischen Ausgang eines Schädel-Hirn-Traumas selten entscheidend, liefern jedoch wichtige Informationen zur Lokalisation der Gewalteinwirkung. Anders verhält es sich bei Schädelfrakturen, die stets ein wichtiger Hinweis auf eine schwerwiegende Gewalteinwirkung sind. Bei frischem Schädel-Hirn-Trauma mit Bewusstseinstrübung und Schädelfraktur besteht eine Wahrscheinlichkeit von 25 % für ein intrakraniales Hämatom. Liegen hingegen keine Bewusstseinstrübung und keine Schädelfraktur vor, so beträgt das Risiko lediglich ca. 1 : 6000.

Andererseits sind tödlich verlaufende Schädel-Hirn-Traumen ohne Schädelfraktur nicht selten. Bei ca. zwei Drittel der Patienten mit schwerem Schädel-Hirn-Trauma liegt eine **lineare Fraktur** vor, die sich bis an die Schädelbasis ausdehnt. Selektive **Schädelbasisfrakturen** hingegen sind eher selten. Beim Sturz auf den Hinterkopf kann es v. a. bei Kindern zu einer **Contrecoup-Fraktur** des Orbitadachs und des Siebbeins kommen mit sekundärer Liquorfistel. **Impressionsfrakturen** sind ein Risikofaktor für eine posttraumatische Epilepsie.

8.4.3 Epidurales Hämatom

Definition Traumatische Blutung zwischen Dura und Innenfläche der Schädelkalotte (> Abb. 8.16).

Pathogenese

Das relativ feste Anhaften der Dura an die Schädelkalotte verhindert eine Hämatomausbreitung. Deshalb wölbt sich das epidurale Hämatom oft umschrieben und linsenförmig in das Schädelinnere vor. Blutungsursache ist meist die Ruptur eines Astes der A. meningea media. Diese entspringt der A. carotis externa, verläuft an der Duraaußenfläche und ist mit dieser durch Gewebebrücken relativ fest verbunden. Epiduralblutungen entstehen nur bei signifikantem Schädel-Hirn-Trauma und sind in etwa 90 % mit einer Schädelfraktur verbunden.

Morphologie

Etwa 10 % aller intrakranialen traumatischen Blutungen sind Epiduralblutungen. Sie liegen in ca. 75 % temporal, in etwa 10 % frontal. Die Vorwölbung der Dura mater in den Schädelinnenraum führt zu einer Erhöhung des intrakraniellen Drucks (> Kap. 8.1).

8.4.4 Subdurales Hämatom

Definition Ausgedehnte Blutung zwischen Dura mater und Arachnoidea.

Pathogenese

Es handelt sich in der Regel um eine venöse Blutung, am ehesten aus kortikalen Brückenvenen, die aus dem Subarachnoidalraum kommen und in einen der intraduralen Sinus einmünden, z. B. in den Sinus sagittalis. An dieser Durchtrittsstelle sind die Venen relativ stark fixiert und können bei erheblicher Akzeleration oder Dezeleration des Schädels einreißen. Subduralblutungen treten besonders häufig bei sagittaler Gewalteinwirkung auf.

Morphologie

Das Subduralhämatom liegt meist supratentoriell und erstreckt sich häufig über die gesamte Großhirnhemisphäre, bevorzugt frontotemporal, gelegentlich auch beidseitig (> Abb. 8.17). Es führt zu einer intrakranialen Druckerhöhung (> Kap. 8.1) mit breitflächiger Kompression des Gehirns. Wird das akute Stadium überlebt, wird das Hämatom resorbiert und ist schließlich nur noch als flache, bräunliche Verfärbung der Durainnenfläche zu erkennen.

Klinische Relevanz Bei Säuglingen mit Subduralblutungen ist v. a. an die Möglichkeit einer Kindesmisshandlung zu denken **(shaken baby syndrome)**. Die Blutungen liegen oft interhemisphärisch parietookzipital. Begleitend zeigen sich retinale Blutungen sowie ein diffuses Hirnödem. Wichtig ist in diesen Fällen eine sorgfältige klinische Untersuchung mit Suche nach weiteren Verletzungen (Rippenfrakturen) sowie Zeichen der Vernachlässigung. Überlebende Kinder entwickeln in bis zu 70 % der Fälle eine Enzephalopathie und sind geistig behindert.

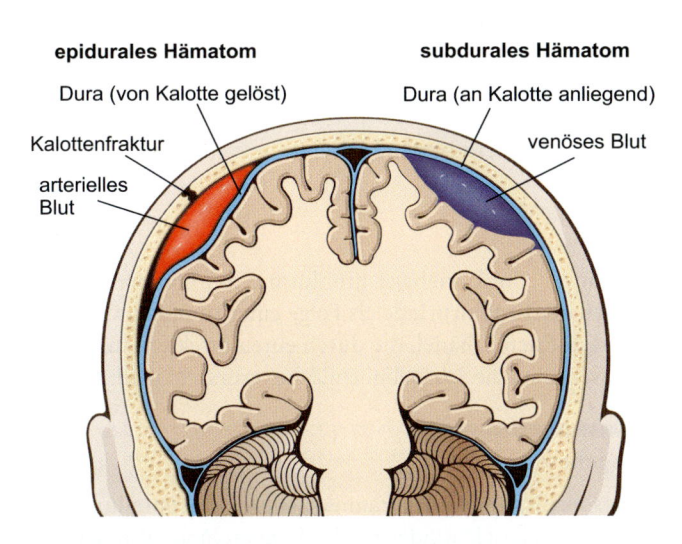

Abb. 8.16 Epiduralhämatom (links), bei dem die Ruptur einer Meningealarterie, gewöhnlich assoziiert mit einer Schädelfraktur, zu einer Ansammlung arteriellen Bluts zwischen Dura und Schädel führt. Bei einem Subduralhämatom (rechts) führt eine Blutung aus kortikalen Brückenvenen zu einer Blutansammlung zwischen Dura und Arachnoida. [G899]

8 Zentrales Nervensystem

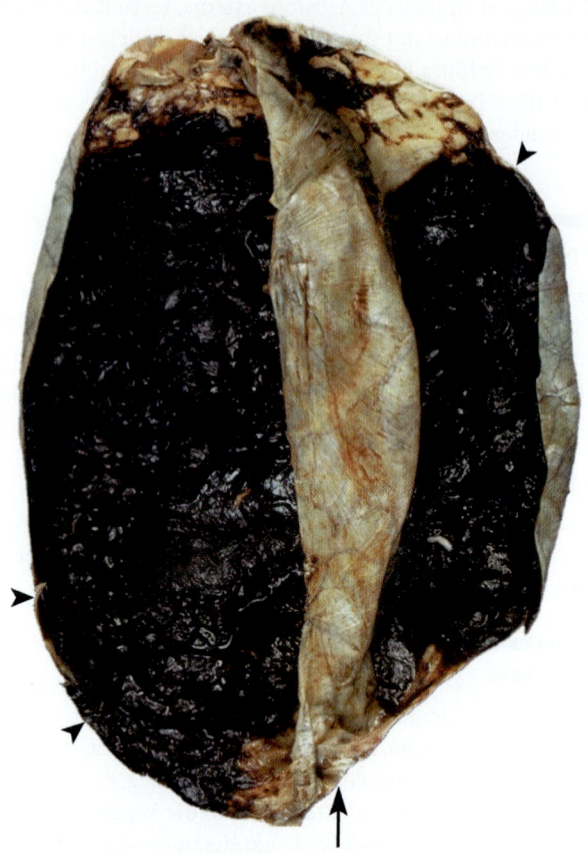

Abb. 8.17 Subduralhämatome. Ausgedehnte, beidseitige, frische traumatische Subduralhämatome. (Pfeilspitzen) auf der Innenseite der Dura mater (Pfeil: Falx cerebri). [R398]

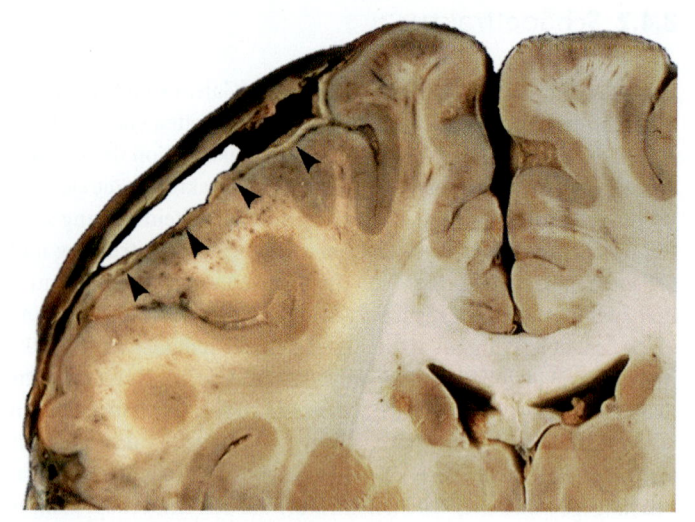

Abb. 8.18 Chronisches Subduralhämatom. Das Hämatom ist weitgehend resorbiert mit Bildung einer Neomembran über der Arachnoidea (Pfeilspitzen). [R398]

Chronisches Subduralhämatom

Pathogenese

Das chronische Subduralhämatom entwickelt sich – insbesondere bei älteren Menschen mit bereits bestehender Hirnatrophie – häufig nach einem Bagatelltrauma. Es kann zu einer schleichenden Hirnkompression mit hirnorganischem Psychosyndrom oder Bewusstseinstrübung führen.

Morphologie

Das chronische Subduralhämatom ist morphologisch gekennzeichnet durch die Bildung einer Neomembran, die das Hämatom von der Arachnoidea abgrenzt (> Abb. 8.18). Innerhalb des Hämatoms findet sich ein Granulationsgewebe mit großen sinus-idalen Gefäßen, die dazu tendieren, erneut einzureißen und so den Prozess von Blutung und Resorption zu unterhalten.

8.4.5 Traumatische Subarachnoidalblutung

Definition Blutung in den Subarachnoidalraum, d. h. zwischen Pia mater und Arachnoidea.

Pathogenese

Die traumatische Subarachnoidalblutung tritt typischerweise im Zusammenhang mit kortikalen Kontusionen auf, kann jedoch auch unabhängig davon entstehen. Sie ist dann die Folge der Ruptur kleiner, im Subarachnoidalraum verlaufender Arterien. Bei seitlichen Schlägen in den Bereich des Ohrs oder subokzipital sowie bei Hyperextensionstraumen kann es zu einer Ruptur der A. vertebralis mit tödlicher Blutung in die hintere Schädelgrube und die basalen Zisternen kommen. Eine wesentliche Komplikation sind nachfolgende arterielle Vasospasmen mit Ischämie, die v. a. von Endothelin 1 vermittelt werden. Die Pathomechanismen und morphologischen Befunde entsprechen denen einer aneurysmatischen Subarachnoidalblutung (> Kap. 8.2.6).

8.4.6 Contusio cerebri

Syn.: Hirnprellung

Definition Umschriebene Einblutung mit hämorrhagischen Nekrosen der Großhirnrinde als Folge einer stumpfen Gewalteinwirkung auf den Schädel, die durch einen direkten Aufprall des Hirngewebes auf die Schädelinnenfläche verursacht wird.

Pathogenese

Vorzugslokalisationen der traumatischen Rindenprellungsherde sind die frontobasale Rinde und die Temporalpole, also Regionen, in denen das Liquorkissen zwischen Hirn und Schädel sehr flach ist. Entsprechend werden im Bereich der basalen Zisternen, die eine lokale Erweiterung des Subarachnoidalraums darstellen, keine Kontusionen beobachtet.

Morphologie

Neben den Prädilektionsstellen finden sich kortikale Kontusionen (Rindenprellungsherde) hochfrontal, parietookzipital und an der Unterfläche der Kleinhirnhemisphären (> Abb. 8.19). Pathogenetisch unterscheidet man **Stoßherd und Gegenstoßherd** (Coup und Contrecoup): Frontobasale und temporale Rindenprellungsherde sind häufig der Gegenstoßherd bei primärer Gewalteinwirkung auf den Hinterkopf (Fall) oder hochfrontal (z. B. bei nicht angeschnallten Pkw-Insassen). Dabei ist eine kortikale Läsion an der Stelle der Gewalteinwirkung selbst nicht unbedingt nachweisbar. Bei lateraler Gewalteinwirkung sind hingegen Coup und Contrecoup etwa gleich häufig anzutreffen.

Bei den **Rindenprellungsherden** handelt es sich um kuppenständige, d. h. auf der Höhe der Windung lokalisierte, hämorrhagische Nekrosen, häufig in Verbindung mit einer Subarachnoidalblutung (> Abb. 8.20a). Sind mehrere benachbarte Windungen gleichzeitig betroffen, spricht man auch von einer **Lazeration**. Nicht selten sieht man von Rindenprellungsherden ausgehende Blutungen in das benachbarte Marklager. Überlebt der Patient, werden die kuppenständigen Nekrosen resorbiert. Als Spätstadium verbleibt ein napf- oder keilförmiger Defekt, durch den die betroffenen Gyri wie gespalten erscheinen (**Schizogyrie;** > Abb. 8.20b). Auch bei viele

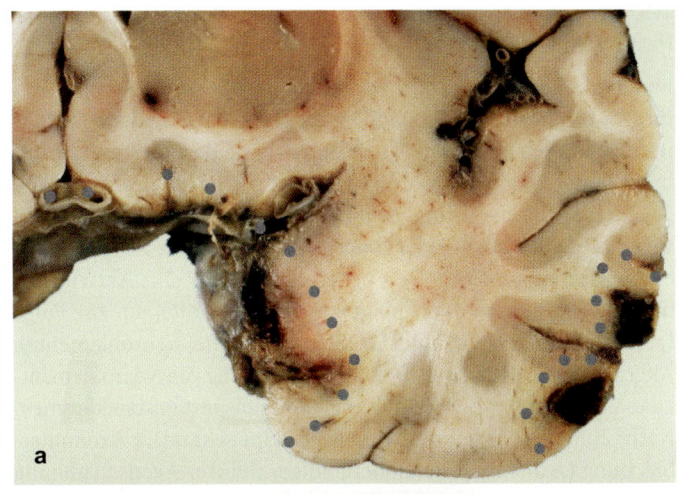

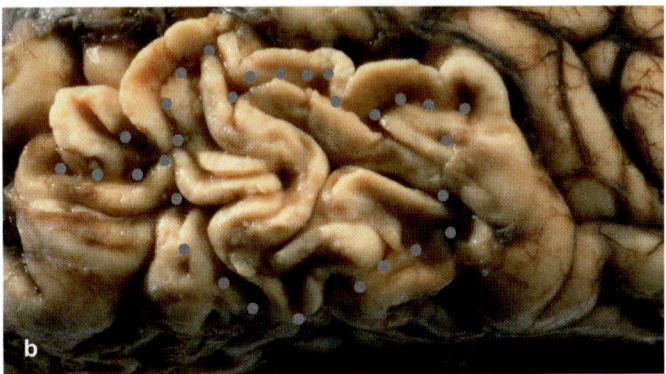

Abb. 8.20 Contusio cerebri a Traumatische Rindenprellungsherde im Temporallappen. Die kuppenständigen Kontusionsherde liegen an der Außenfläche und im mediobasalen Bereich des Temporallappens (Markierungen). **b Schizogyrie.** Nach Resorption der hämorrhagischen Nekrosen verbleiben napf- oder keilförmige Defekte, durch die die Rindenoberfläche gespalten wirkt (Markierungen). [R398]

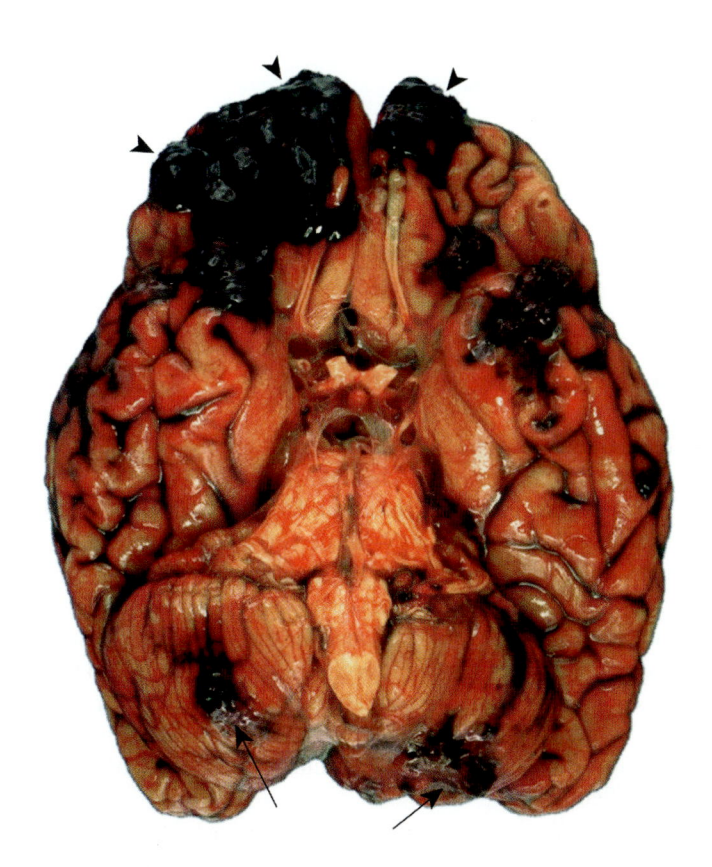

Abb. 8.19 Ausgedehnte traumatische Kontusionen nach Sturz mit dem Hinterkopf auf einen Steinfußboden. Die Rindenprellungsherde mit Subarachnoidalblutung sind akzentuiert im Bereich der (Contrecoup) frontobasalen Rinde (Pfeilspitzen), in beiden Temporallappen und (Coup) an der Unterfläche der Kleinhirnhemisphären (Pfeile). [R398]

Jahre zurückliegendem Schädel-Hirn-Trauma kann man Rindenprellungsherde von alten ischämischen Läsionen (Rindeninfarkte) unterscheiden, da Letztere bevorzugt im Windungstal liegen.

8.4.7 Intrazerebrales Hämatom

Intrazerebrale Hämatome sind die Folge ausgedehnter, traumatisch bedingter Blutungen in das Hirnparenchym. Sie treten einerseits subkortikal in Zusammenhang mit Rindenprellungsherden auf, können jedoch auch unabhängig entstehen, ohne besondere Vorzugslokalisation innerhalb der Großhirnhemisphären.

8.4.8 Diffuse traumatische axonale Schädigung und traumatische Balkenblutung

Definition Diffuse Schädigung der Axone in der weißen Substanz der Großhirnhemisphären sowie in den langen Faserbahnen des Hirnstamms als Folge starker Akzeleration oder Dezeleration des Gehirns.

Pathogenese

Eine starke Akzeleration oder Dezeleration mit Rotationskomponente führt v. a. bei lateraler Krafteinwirkung auf den Schädel zu Scher- und Zugkräften an langen Faserbahnen, ohne dass hierbei eine unmittelbare Gewalteinwirkung (Kontakt) nötig wäre. Der zelluläre Schädigungsmechanismus ist nicht völlig geklärt. Möglicherweise verursacht eine Störung der Ionengradienten an der Zellmembran einen Kalziumeinstrom. Dies hat einerseits über eine Aktivierung neutraler Proteasen den Abbau von Strukturproteinen zur Folge (z. B. Spektrin, mikrotubulusassoziierte Proteine, Neurofilamente). Alternativ kann es zu einer funktionellen Störung von Neurofilament-Untereinheiten mit Kompaktierung und Transportaufstau kommen. Nach Stunden bis Tagen entwickelt sich eine sekundäre Axonunterbrechung (Axotomie). Bei höhergradiger diffuser Axonschädigung finden sich neben den mikroskopischen Veränderungen auch eine traumatische Balkenblutung (➤ Abb. 8.21) sowie hämorrhagische Nekrosen in den dorsolateralen Abschnitten des Hirnstamms.

Morphologie

Bereits 2–6 Stunden nach dem Trauma findet man **Axonauftreibungen** und später die proximalen Axonstümpfe als **Retraktionskugeln.** Diese sind aufgrund des rasch transportierten und aufgestauten β-Amyloid-Vorläufer-Proteins immunhistochemisch leicht nachzuweisen. Nach Tagen bilden sich Mikrogliaknötchen. Nun wird eine Abräumreaktion eingeleitet, die über Wochen und Monate in eine Astroglianarbe mit schaumzelligen Makrophagen und Siderophagen übergeht. Diese histologischen Veränderungen sind hinweisend, jedoch nicht spezifisch für eine traumatische Ursache. Sie lassen sich auch bei hypoxisch-ischämischen Ereignissen oder Intoxikationen beobachten.

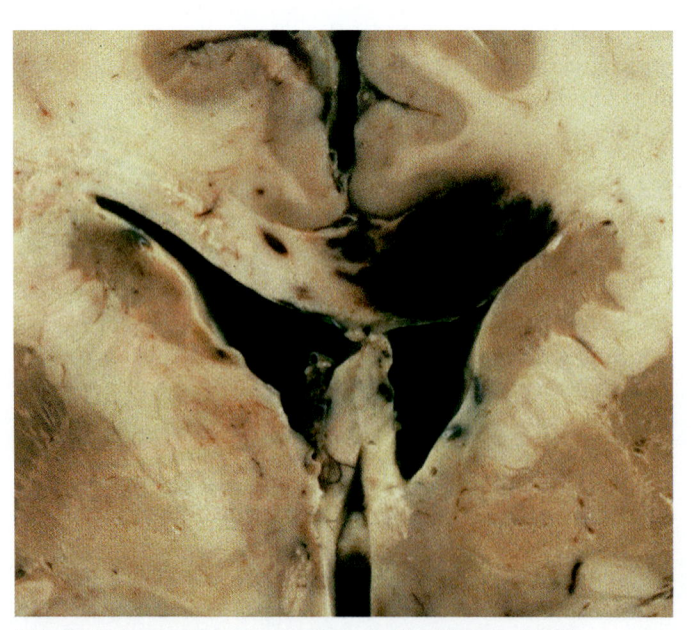

Abb. 8.21 Paramediane traumatische Balkenblutung. [R398]

Die mit der diffusen Axonschädigung häufig assoziierte **Balkenblutung** liegt typischerweise paramedian (➤ Abb. 8.21). Die assoziierten Hirnstammschädigungen haben eine typische dorsolaterale Lokalisation, während sich die durch transtentorielle Massenverschiebung verursachten Blutungen in den zentralen Abschnitten des Mittelhirns und der Brücke liegen.

8.4.9 Ischämische Läsionen

Die Mehrzahl der Patienten mit tödlichem Schädel-Hirn-Trauma weist neben den primär traumatischen Veränderungen auch hypoxisch-ischämische Läsionen des Gehirns auf. Posttraumatische Infarkte entstehen einerseits als Folge eines Gefäßspasmus bei ausgedehnter Subarachnoidalblutung, andererseits im Rahmen eines erniedrigten zerebralen Perfusionsdrucks. Dieser kann durch einen erniedrigten arteriellen Druck im Rahmen des posttraumatischen Schocks und/ oder von einem erhöhten intrakranialen Druck bei Hirnödem hervorgerufen werden (➤ Kap. 8.1.1).

8.4.10 Carotis-Sinus-cavernosus-Fistel

Definition Blutung aus einem Ast der A. carotis interna mit Anschluss an den Sinus cavernosus.

Pathogenese

Häufigste Ursache ist der direkte Einriss eines kleinen Karotisastes mit oder ohne Schädelbasisfraktur, seltener eine Gefäßverletzung durch Knochensplitter. Die primär oft kleine Fistelöffnung erweitert sich, sodass schließlich ein großer Teil des Bluts der A. carotis in den Sinus cavernosus fließt.

8.4.11 Schussverletzungen

Ursachen offener Schädel-Hirn-Traumen sind häufig Schussverletzungen. Die Hirngewebeschädigungen können dabei sehr unterschiedlich sein und richten sich nach Geschossgeschwindigkeit, Flugbahn und Geschossform. Neben der direkten Gewebezerreißung kommt es entlang der Flugbahn zu einer Höhlenbildung mit Unterdruck (Kavitation), die zusätzlich zerstörend wirkt. Der Schusskanal ist sowohl vom Projektil selbst als auch von mitgerissenen Weichteilen und Knochensplittern kontaminiert (➤ Abb. 8.22). Begleitend findet man oft Frakturen und Duraeinrisse auch abseits der Ein- und Ausschussstelle, v. a. an der Schädelbasis. Auch multiple Kontusionen (➤ Kap. 8.4.6) sowie intrazerebrale und subdurale Blutungen sind nicht selten.

8.4.12 Posttraumatische Infektion

Ein offenes Schädel-Hirn-Trauma führt stets zu einer primär infizierten Hirnwunde. Typische, wenn auch seltene Komplikationen sind

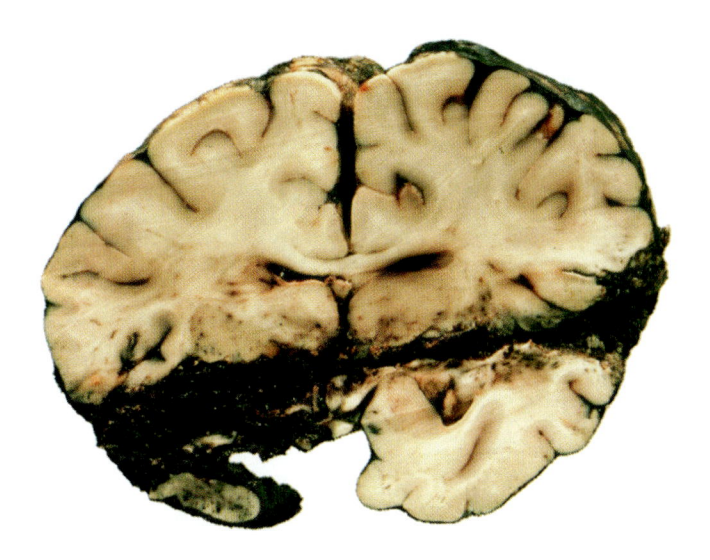

Abb. 8.22 Suizidaler Schädeldurchschuss mit breiter Trümmerzone.
Der Schusskanal ist mit hämorrhagischem Gewebedébris ausgefüllt. [R398]

die eitrige Meningitis, die phlegmonöse Markenzephalitis und der traumatische Hirnabszess. Nur gelegentlich werden bei der Verletzung Keime eingebracht, die erst nach einem Intervall von Wochen oder Monaten zu einer Infektion führen (**traumatischer Spätabszess**).

8.4.13 Liquorfistel

Häufigste Ursache einer Liquorfistel ist eine Siebbeinfraktur. An dieser Stelle sind Knochendecke und Dura sehr dünn. Besonders bei Kindern kann eine Siebbeinfraktur auch bei einer nur geringen stumpfen Gewalteinwirkung entstehen (z. B. Sturz auf den Hinterkopf). Durch den **Einriss der Dura** kommt es zu einer freien Verbindung zwischen Subarachnoidalraum und Nasenhöhle mit Liquorabfluss aus der Nase (**Rhinoliquorrhö**), der, falls er nicht rechtzeitig chirurgisch unterbunden wird, praktisch immer zu einer aufsteigenden Infektion mit eitriger Meningitis führt. Als Spätfolge kann der Abriss der Fila olfactoria eine Anosmie hervorrufen.

8.5 Entzündungen

Infektionen des Nervensystems zeigen ein außerordentlich vielfältiges Bild. Unabhängig vom jeweiligen Erreger spricht man bei einer Ansammlung des entzündlichen Infiltrats im Subarachnoidalraum von einer **Meningitis** (Hirnhautentzündung), bei Übergreifen auf das Hirnparenchym von einer **Meningoenzephalitis**. Eine Entzündung vorwiegend der weißen Substanz wird als **Leukenzephalitis** bezeichnet, die der grauen Substanz als **Polioenzephalitis** bzw. im Rückenmark als **Poliomyelitis**. Greift der entzündliche Prozess vom Rückenmark und von den weichen Häuten auf die Nervenwurzeln über, spricht man von einer **Myelomeningoradikulitis**.

Alle Entzündungen verursachen in der akuten Phase ein Hirnödem. Dieses kann für einen Teil der akuten Symptomatik mitverantwortlich sein und bei intrakranialer Druckerhöhung klinisch im Vordergrund stehen.

8.5.1 Bakterielle Entzündungen

Die wichtigsten Infektionswege des Nervensystems sind:
- **Hämatogen** über den arteriellen Kreislauf, in der Regel von einem bakteriellen Streuherd aus.
- **Übergreifen aus der Nachbarschaft,** z. B. von einer eitrigen Otitis media, einer eitrigen Sinusitis oder von Furunkeln im Gesicht. Die regionale Ausbreitung der Entzündung zum ZNS kann von lokalen Thrombophlebitiden vermittelt werden.
- **Direkt traumatisch** bei offenem Schädel-Hirn-Trauma, d. h. bei Eröffnung der Dura mater.

Eitrige Meningitis

Syn.: Leptomeningitis purulenta

Definition Entzündung der Leptomeningen durch das Eindringen pyogener Bakterien mit Ansammlung eines eitrigen Infiltrats im Subarachnoidalraum.

Pathogenese

Häufigste Erreger sind **grampositive Bakterien,** insbesondere *Streptococcus pneumoniae* (Pneumokokken). Typische Infektionsquellen sind Pneumonien, Endokarditiden und extrazerebrale abszedierende Entzündungen. Ältere Erwachsene und Alkoholiker sind besonders gefährdet. Kleinkinder entwickeln bevorzugt Meningitiden durch *Haemophilus influenzae,* der meist von Entzündungen im Nasen-Rachen-Raum und Mittelohr fortgeleitet wird. Erreger der epidemischen Meningokokkenmeningitis ist *Neisseria meningitidis*. Betroffen sind in erster Linie Kinder und Jugendliche.

Nach Schädel-Hirn-Traumen (z. B. Liquorrhö bei Fraktur der Lamina cribrosa) oder als Komplikation nach neurochirurgischen Eingriffen werden auch Meningitiden durch **gramnegative Erreger** (Klebsiella, Pseudomonas, E. coli) beobachtet.

Morphologie

Makroskopisch sind die weichen Hirnhäute verdickt und getrübt. Das eitrige Infiltrat befindet sich bevorzugt frontoparietal über den Großhirnhemisphären („Haubenmeningitis"), insbesondere um die Arterien und Venen der Pia. Als Folge der Entzündung sind die Leptomeningen nicht mehr transparent, das kortikale Windungsrelief ist nicht mehr zu erkennen (➤ Abb. 8.23).

Histologisch sieht man im Subarachnoidalraum massenhaft polymorphkernige Leukozyten und Fibrin. Auch in den perivaskulären Räumen der Großhirnrinde, die vom Subarachnoidalraum durch die Pia mater getrennt sind, finden sich Granulozyten. Ein Übergreifen der Entzündung auf die im Subarachnoidalraum verlaufenden Gefäße ist bei der eitrigen Leptomeningitis eher selten.

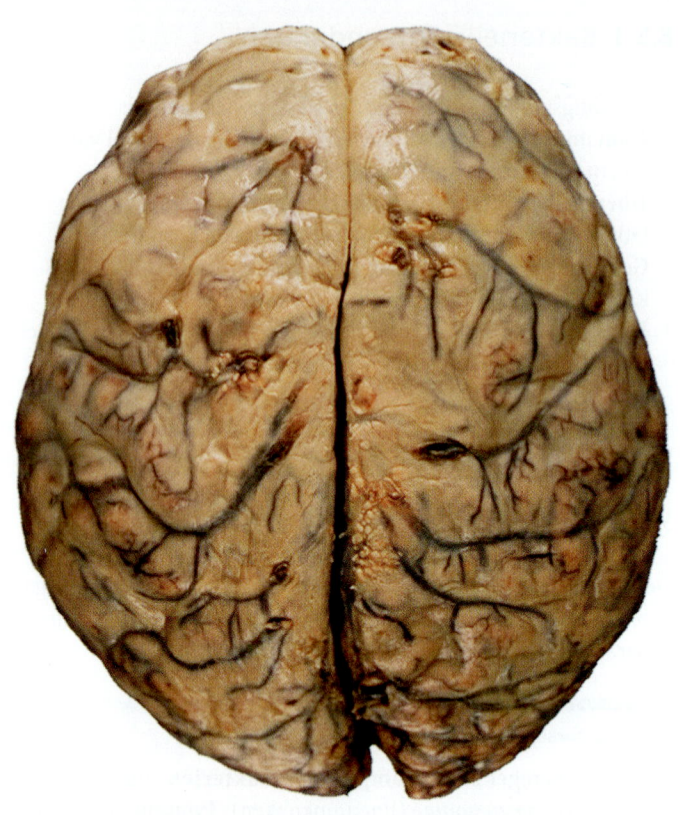

Abb. 8.23 Eitrige Meningitis über beiden Großhirnhemisphären (Haubenmeningitis). [R398]

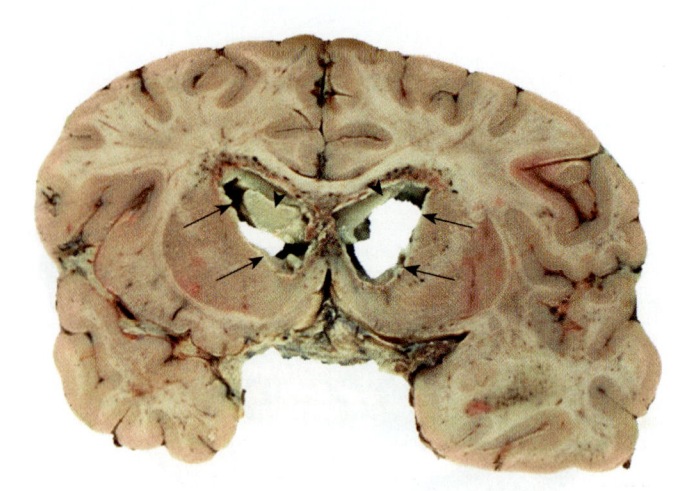

Abb. 8.24 Eitrige Leptomeningitis mit Ependymitis purulenta (Pfeile) und Pyocephalus internus (Pfeilspitzen). [R398]

Eitrige Ependymitis und Pyozephalus

Eine Ependymitis purulenta resultiert meist aus einer Fortleitung der Erreger über den Liquor cerebrospinalis. Gelegentlich entsteht sie aus einer primär hämatogenen Infektion der Plexus choroidei und führt dann sekundär über den Liquor zu einer Meningitis in den großen Zisternen der Hirnbasis, insbesondere der Cisterna magna am Ausgang des IV. Ventrikels.

Morphologie

Die Ependymitis hat eine Eiteransammlung im Ventrikelsystem zur Folge (Ventrikelempyem oder Pyocephalus internus). Das periventrikuläre Hirngewebe zeigt häufig multiple toxische Randblutungen (> Abb. 8.24).

Hirnabszess

Definition Örtlich begrenzte, eitrige Einschmelzung des Hirnparenchyms.

Pathogenese

Hämatogene Abszesse sind besonders häufig bei jugendlichen Patienten mit angeborenen Herzfehlern und bei Erwachsenen mit eitrigen Bronchitiden und Bronchiektasien, ferner bei einer akuten bakteriellen Endokarditis. Typische Erreger sind *Staphylococcus aureus, Streptococcus pyogenes,* zunehmend auch *E.-coli-* und *Pseudomonas-* sowie *Proteus*-Stämme. Typische regionale Infektionsquellen sind die Otitis media und die eitrige Mastoiditis.

Morphologie

Die solitären oder multiplen gelblichen Nekroseherde weisen zunächst einen hämorrhagischen Randsaum auf und kapseln sich später ab (> Abb. 8.25). Großhirnhemisphären und Kleinhirn sind am häufigsten betroffen. Bei Fortleitung einer Otitis media liegt der Abszess typischerweise im Temporallappen, bei primärer Mastoiditis im Kleinhirn.

Histologisch findet man im Abszess massenhaft polymorphkernige Granulozyten und Zelldetritus. In der Randzone bildet sich ein Granulationsgewebe mit Makrophagen und starker Kapillarproliferation, das zunehmend fibrosiert und
die Abszesskapsel bildet. Außerhalb der Kapsel findet man eine starke Astroglia- und Mikrogliareaktion, aber keine entzündlichen Infiltrate.

Subdurales Empyem

Definition Ansammlung von Eiter im Subduralraum, also zwischen Dura mater und Arachnoidea.

Pathogenese

Meist handelt es sich um eine aus der Nachbarschaft fortgeleitete Entzündung, z. B. der Nebenhöhlen (Sinusitis), des Mittelohrs (Otitis media) oder des Kiefers.

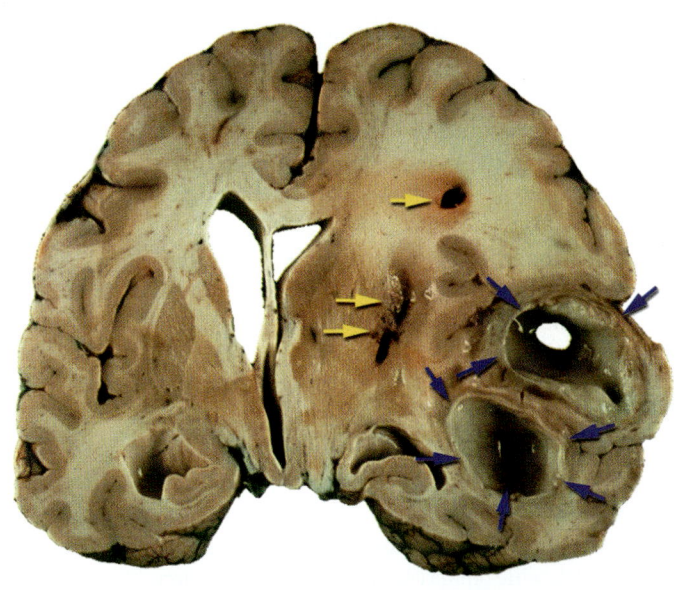

Abb. 8.25 Otogene Abszesse im rechten Temporallappen (blaue Pfeile) mit ausgeprägtem perifokalem Ödem und Massenverschiebung zur Gegenseite. Die hämorrhagischen Nekrosen im Marklager und in den Stammganglien (gelbe Pfeile) sind auf die stereotaktische Punktion eines weiteren, nicht in der Schnittebene liegenden Abszesses zurückzuführen. [R398]

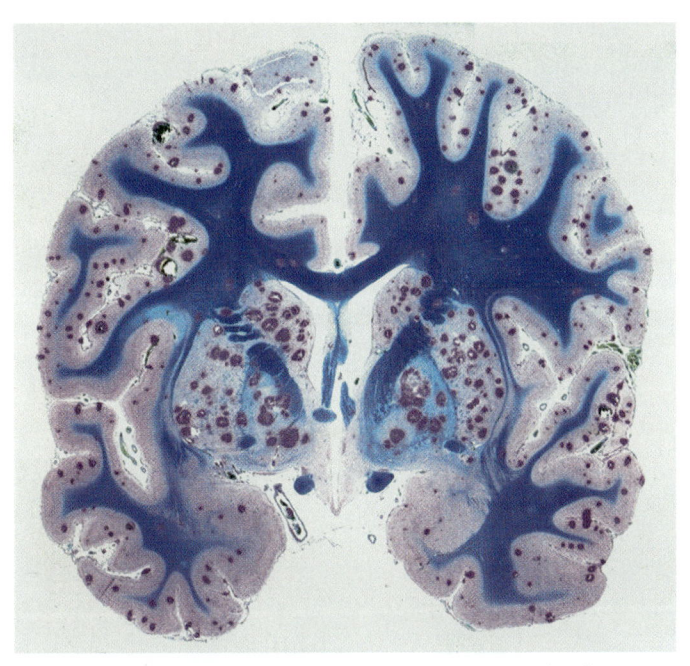

Abb. 8.26 Hämatogene Herdenzephalitis. Disseminierte Mikroabszesse in beiden Großhirnhemisphären, bevorzugt in Rinde und Stammganglien. Kresylviolett-Luxol. [R398]

Morphologie

Makroskopisch sieht man meist frontoparietal ein flaches Kissen eitrigen Infiltrats, das sich rasch über die gesamte Großhirnhemisphäre ausdehnen kann. Bei längerem Bestehen kommt es gelegentlich zur Abkapselung durch eine bindegewebige Membran.

Metastatische (hämatogene) Herdenzephalitis

Definition Hämatogene Streuung pyogener Bakterien mit Bildung multipler disseminierter Mikroabszesse im Hirnparenchym (➤ Abb. 8.26).

Pathogenese

Ursache ist eine primär extrazerebrale Entzündung mit protrahierter hämatogener Streuung pyogener Bakterien, meist auf dem Boden einer Endokarditis (Sepsis lenta).

Morphologie

Im Zentrum der Mikroabszesse, die bevorzugt in der grauen Substanz liegen und oft nur histologisch zu erkennen sind, finden sich Ansammlungen von Bakterien.

8.5.2 ZNS-Tuberkulose

Ein Übergreifen der Tuberkulose auf das ZNS wird insbesondere bei geschwächter Abwehrlage beobachtet. Betroffen sind entsprechend bevorzugt Kinder, alte Menschen sowie immunsupprimierte Patienten, z. B. im fortgeschrittenen Stadium eines malignen Lymphoms oder beim erworbenen Immundefektsyndrom (AIDS).

Tuberkulöse Meningitis

Auch ➤ Kap. 48.3.6.

Definition Tuberkulöse Entzündung der weichen Hirnhäute mit verkäsenden Granulomen im Subarachnoidalraum.

Morphologie

Schwerpunkt der tuberkulösen Meningitis sind die Zisternen der Hirnbasis (Cisterna chiasmatica, Cisterna pontis, Cisterna ambiens). Die Meningen erscheinen wie von einem weißlich-gelatinösen Spinngewebenetz überzogen (➤ Abb. 8.27).

Histologisch besteht eine typische granulomatöse Entzündung. Charakteristisch sind die starke Bindegewebeproliferation sowie das Übergreifen der Entzündung auf die im Subarachnoidalraum verlaufenden Gefäße und auf das angrenzende Hirngewebe **(Meningoencephalitis tuberculosa).**

Tuberkulom

Kalte **Abszesse** des ZNS sind heute sehr selten, dürfen aber differenzialdiagnostisch insbesondere bei Immigranten aus Regionen mit hoher Infektionsrate sowie bei Patienten mit AIDS nicht außer Acht gelassen werden. Wegen der festen bindegewebigen Kapsel mit zen-

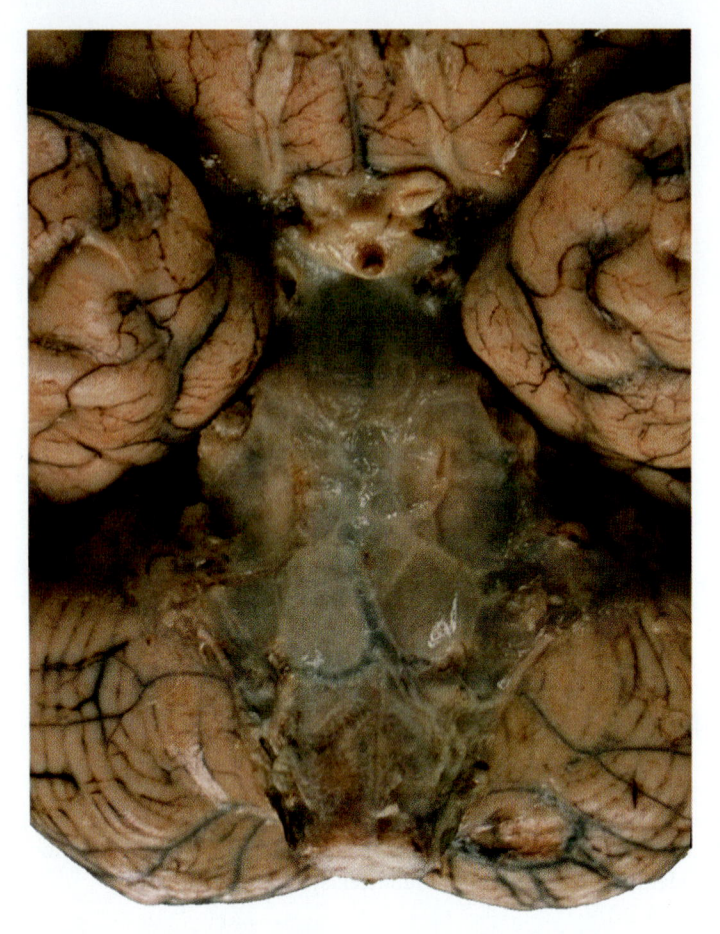

Abb. 8.27 Tuberkulöse Meningitis an der Hirnbasis mit Trübung der Meningen im Bereich der basalen Zisternen und des Hirnstamms. [R398]

traler verkäsenderNekrose zeigen sie im CT und MRT eine typische Ringstruktur.

8.5.3 Sarkoidose

Bei bis zu 5 % der Patienten mit Sarkoidose ist auch das zentrale oder das periphere Nervensystem betroffen.

Morphologie

Die Granulome sind bevorzugt in den Meningen, an der Hirnbasis (Hypophysenstiel) und im Bereich der Hirnnerven zu finden.

8.5.4 Neurosyphilis

Das Nervensystem kann in den verschiedenen Stadien einer Infektion mit *Treponema pallidum* (➤ Kap. 48.3.6) betroffen sein. Dabei kommt es zu morphologisch distinkten Manifestationen und zu einem außerordentlich vielfältigen klinischen Bild.

Meningovaskuläre Syphilis

Definition Chronische Meningitis durch *Treponema pallidum* mit Übergreifen auf die meningealen Arterien. Eine luetische Meningitis kann bereits im Frühstadium einer Syphilis auftreten. Sie verlief vor der Einführung der Penizillintherapie oft chronisch über viele Jahre. Die Entzündung greift fast obligat auf die meningealen Arterien und die Hirnnerven über, im Spinalkanal gelegentlich in Form einer kombinierten Entzündung der harten und weichen Hirnhäute (Pachymeningitis hypertrophica).

Morphologie

Die chronische Entzündung führt zu einer Verdickung der Hirnhäute.
Histologisch sieht man ein lymphoplasmazelluläres Infiltrat mit Makrophagen und durch Silberimprägnierung nachweisbare Spirochäten. Greift die Entzündung auf die meningealen Arterien über, entsteht eine obliterierende Intimaproliferation.

Progressive Paralyse

Definition Im Tertiärstadium auftretende chronische Enzephalitis unter Bevorzugung der frontalen Großhirnrinde.

Morphologie

Die Großhirnrinde wird atrophisch. Die Leptomeningen sind getrübt und verdickt.
Histologisch findet sich ein spärliches lymphoplasmazelluläres perivaskuläres Infiltrat mit ausgeprägter Mikrogliaproliferation und mit Nervenzellverlust. In den Mikrogliazellen ist Eisen nachzuweisen („Paralyse-Eisen").

Tabes dorsalis

Definition Luetische Spätmanifestation, die gekennzeichnet ist durch eine Degeneration der Hinterstränge des Rückenmarks.

Pathogenese

Es wird davon ausgegangen, dass es sich um eine sekundäre Degeneration nach primärer luetischer Infektion lumbosakraler Rückenmarkswurzeln handelt (Radikulitis), da in den demyelinisierten Hintersträngen des Rückenmarks keine Spirochäten nachweisbar sind.

Morphologie

Die Hinterstränge des Rückenmarks sind in ihrem Volumen stark reduziert und entmarkt. Gleichzeitig liegen eine Axondegeneration und eine Verdickung der Meningen vor (➤ Abb. 8.28).

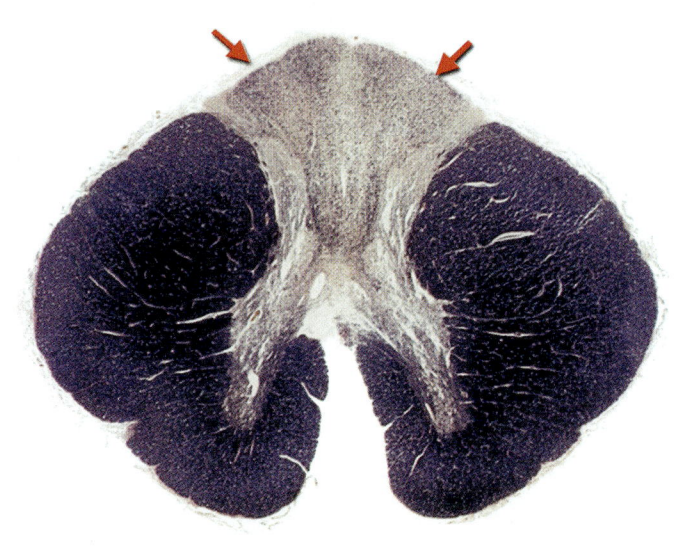

Abb. 8.28 Tabes dorsalis im Tertiärstadium einer Syphilis. Die Markscheidenfärbung des Rückenmarks zeigt eine Schrumpfung und Demyelinisierung der sensiblen Hinterstränge (Pfeile). [R398]

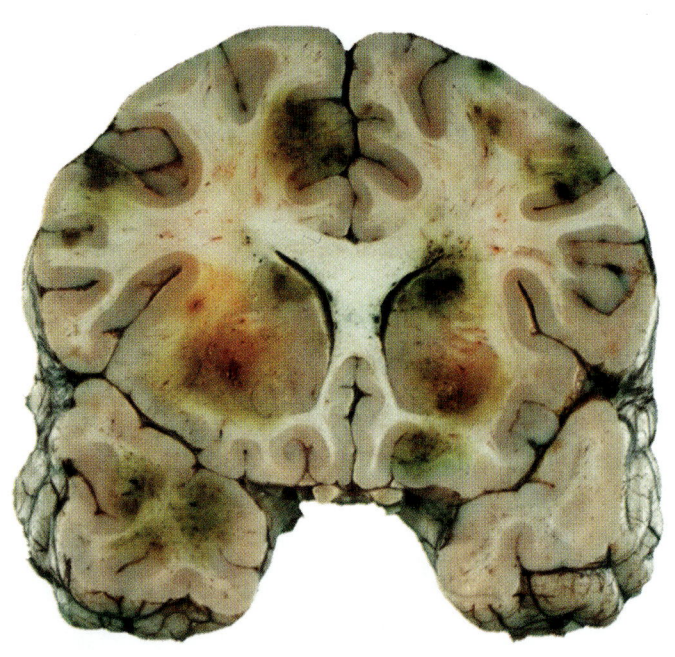

Abb. 8.29 Multiple Abszesse in beiden Großhirnhemisphären. *Candida*-Sepsis bei Immunsuppression. Wegen einer gleichzeitigen Leberschädigung sind die Herde ikterisch verfärbt. [R398]

8.5.5 Pilzinfektionen

Eine **hämatogene** Infektion des ZNS durch pathogene Pilze wird gelegentlich im Rahmen einer Pilzsepsis bei Patienten mit reduzierter Immunabwehr beobachtet. Sie manifestiert sich meist in Form solitärer oder multipler **Abszesse**. *Candida albicans* (> Abb. 8.29) und *Aspergillus fumigatus* sind die häufigsten Erreger. Die Fortleitung einer Pilzinfektion aus dem Mittelohr oder den Nasennebenhöhlen ist ebenfalls möglich, insbesondere bei **Mukor-Mykosen,** die sich typischerweise durch Einbruch in Blutgefäße ausbreiten und therapeutisch kaum beeinflussbar sind.

Bei Patienten mit HIV-induzierter Immunschwäche wird eine markante Zunahme der zerebralen Kryptokokkosen beobachtet, von der bis zu 5 % der AIDS-Patienten betroffen sind. *Cryptococcus neoformans* ruft nach aerogener Infektion zunächst Läsionen in der Lunge hervor. Die hämatogene Streuung in das ZNS führt zu einer diffusen Leptomeningitis. Das subarachnoidale, gelegentlich auf das Hirnparenchym übergreifende entzündliche Infiltrat enthält zahlreiche PAS-positive, argentophile Kryptokokken, die von einer muzinösen Kapsel umgeben sind.

8.5.6 Parasitäre Infektionen

Zerebrale Toxoplasmose

Auch > Kap. 48.5.3.
Bis zum Beginn der AIDS-Epidemie war dies eine sehr seltene, meist konnatale Infektion, die sich bevorzugt als nekrotisierende, gelegentlich verkalkende periventrikuläre Enzephalitis manifestierte. Bei AIDS-Patienten ist sie die häufigste opportunistische Infektion des Nervensystems, von der im Finalstadium der Immunschwächekrankheit etwa 25 % der Patienten betroffen sind.

Pathogenese

Mehr als 90 % der primären Infektionen mit *Toxoplasma gondii* haben einen subklinischen Verlauf. Daraus ergibt sich eine Seropositivität, deren Prävalenz bei Erwachsenen in den meisten europäischen Ländern bei 40–60 % liegt. **Tachyzoiten** sind die proliferative Form des Erregers und für die akute Infektion verantwortlich. Substrat der latenten Infektion sind **Bradyzoiten,** die sich langsam in intrazellulären Zysten vermehren und in diesen Pseudozysten über Jahrzehnte infektiös bleiben. Rupturieren diese, z. B. im Rahmen einer *HIV*-induzierten Immunsuppression, kann es zu einer reaktivierten zerebralen Toxoplasmose kommen. In diesem Fall bleibt die Entzündung auf das ZNS beschränkt. Eine Erstinfektion mit Manifestation in verschiedenen Organen wird bei weniger als 20 % der AIDS-Patienten angenommen.

Morphologie

Typisch ist das Auftreten multipler Abszesse in den Großhirnhemisphären, v. a. in den Stammganglien. Hirnstamm und Kleinhirn sind weniger häufig, das Rückenmark selten betroffen. Werden die Patienten nicht behandelt (zu Beginn der AIDS-Erkrankung), kann es zur Ausbildung ausgedehnter, nekrotisierender Toxoplasma-Enzephalitiden kommen (> Abb. 8.30a).

Histologisch sieht man ausgedehnte Gewebenekrosen. Das periphere entzündliche Infiltrat ist gering. Dort kann man massenhaft Tachyzoiten und **Pseudozysten** nachweisen (> Abb. 8.30b). Als erstes Zeichen der Reaktivierung einer latenten Infektion kommt es zu einer fokalen Vermehrung der Pseudozysten.

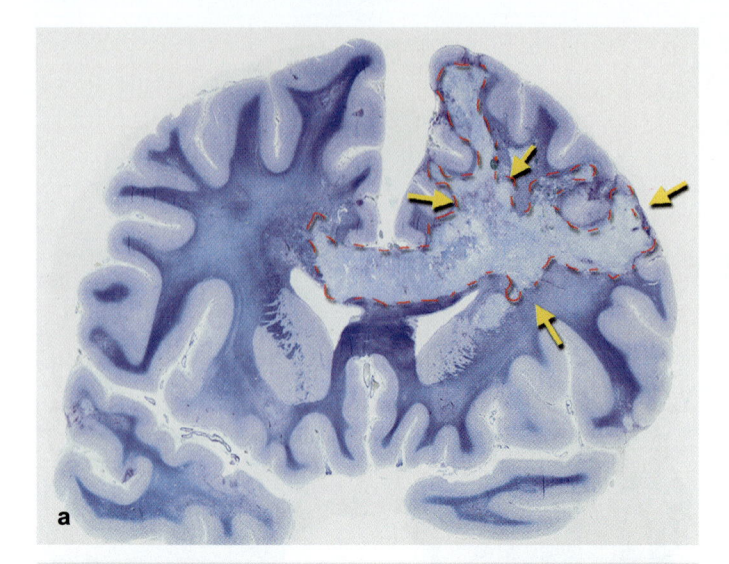

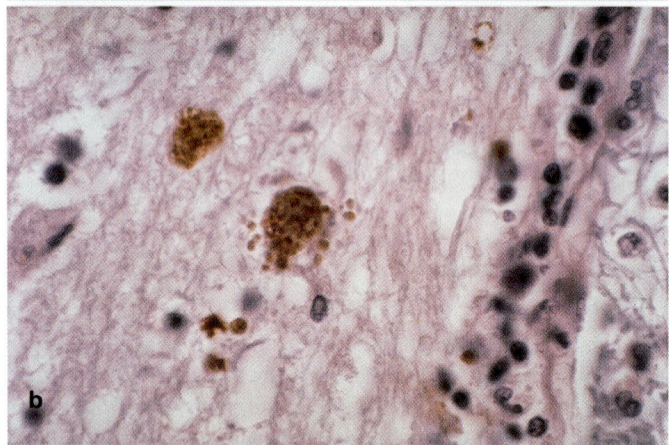

Abb. 8.30 Ausgedehnte nekrotisierende Toxoplasma-Enzephalitis im rechten Frontallappen mit Übergreifen auf den Balken und das Marklager der linken Großhirnhemisphäre bei einem Patienten mit AIDS. **a** Die Pfeile kennzeichnen nekrotische Areale. Das von der roten gestrichelten Linie umschriebene Areal ist zwar nicht vollständig nekrotisch, jedoch weitgehend demyelinisiert. Deswegen erscheint es in der Myelin-Färbung „blass". Kresylviolett-Luxol. **b** Histologischer Nachweis von Pseudozysten, die rupturieren und Tachyzoiten in das Gewebe freisetzen können (immunhistochemische Darstellung durch einen Antikörper gegen *Toxoplasma-gondii*-Antigen). [R398]

Zerebrale Zystizerkose

> Kap. 48.6.2.

8.5.7 Virale Infektionen

Die **hämatogene Streuung** (Virämie) ist der häufigste Infektionsweg von Viren in das ZNS. Viren dringen nach primärer Infektion des Respirations- oder Gastrointestinaltrakts häufig über regionale Lymphbahnen in den Blutkreislauf ein, selten perkutan, z. B. durch Zeckenbiss. Ein weiterer, für einige Viren sehr typischer Infektionsweg ist die **zentripetale Ausbreitung** im peripheren Nervensystem durch axonalen Transport, z. B. nach dem Biss eines tollwütigen Tiers oder nach primärer Infektion von Haut und Schleimhäuten durch Herpes-simplex-Viren. Für diese ist das periphere Nervensystem zugleich das Reservoir für die latente Infektion.

Die viralen ZNS-Infektionen sind in ihrer **Morphologie** und klinischen **Symptomatik** sehr vielfältig (> Tab. 8.6). Im akuten Stadium steht häufig ein generalisiertes Hirnödem mit der Gefahr der intrakranialen Drucksteigerung im Vordergrund. Nekrotisierende und demyelinisierende Enzephalitiden sowie virale Infektionen mit selektiver neuronaler Schädigung rufen häufig ein persistierendes neuropsychiatrisches Defektsyndrom hervor.

Herpes-simplex-Enzephalitis

Auch > Kap. 48.2.6.

Definition Akute, meist durch *Herpes-simplex-Virus Typ 1* (HSV-1) hervorgerufene nekrotisierende Enzephalitis mit bevorzugtem Befall des limbischen Kortex.

Pathogenese

Das Virus breitet sich im peripheren Nervensystem aus und führt häufig zu einer latenten Infektion in Ganglien, speziell im Ganglion Gasseri des N. trigeminus, wo das Virus bei etwa 50 % aller Erwachsenen nachweisbar ist. Eine Reaktivierung der Entzündung kann zu einem Rücktransport in Haut und Schleimhäute (Herpes genitalis, Herpes labialis) oder zur Ausbreitung in das ZNS führen. Im letzten Fall kommt es zu einer schweren, akuten, nekrotisierenden Entzündung. Bei Kindern und Jugendlichen ist eine Infektion auch vom Nasen-Rachen-Raum über die Riechschleimhaut (Fila nervi olfactorii) möglich.

Morphologie

Hauptlokalisation der Herpes-Enzephalitis ist der mediobasale Temporallappen, er ist oft beidseitig symmetrisch betroffen. Vom Temporallappen breitet sich die Entzündung in der Fissura Sylvii zur Inselrinde und frontobasal in der Mittellinie (Gyrus rectus) aus. Besonders charakteristisch ist die Ausbreitung um das Balkenknie bis zum Gyrus cinguli (> Abb. 8.31). Okzipitallappen und Stammganglien werden nur selten einbezogen.

Im akuten Stadium findet sich eine ausgeprägte, perivaskulär akzentuierte, lymphozytäre Meningoenzephalitis mit ausgedehnten kortikalen Nekrosen und Blutungen. Vereinzelt finden sich Neuronen mit eosinophilen Einschlusskörpern vom Cowdry-A-Typ. Oft wird eine Amplifikation viraler Genfragmente (PCR) oder viraler Proteine (Immunhistochemie) nachgewiesen. Das nekrotische Gewebe wird nachfolgend resorbiert. Daraus ergeben sich ausgedehnte pseudozystische Defekte (> Abb. 8.31).

8.5 Entzündungen

Tab. 8.6 Von Viren verursachte Erkrankungen des Nervensystems.

Familie	Virus	Infektionsweg	Einschlusskörper	Zielzelle	Erkrankung des Nervensystems	Vorzugslokalisation
DNA-Viren						
Herpesviren	Herpes-simplex-Virus	retrograd axonal	im Kern (Cowdry A)	Neuronen und Glia	nekrotisierende Enzephalitis	Kortex, limbisches System
	Varicella-Zoster-Virus (VZV)	retrograd axonal	–	Neuronen	Herpes zoster	Thorax, Hals, Gesicht
	Zytomegalievirus (CMV)	hämatogen	im Kern („Eulenaugen") und im Zytoplasma	Neuronen, Glia, Ependym	subependymale nekrotisierende Enzephalitis	periventrikulär
	Epstein-Barr-Virus (EBV)	hämatogen	–	Lymphozyten	B-Zell-Lymphome	–
SV40 (Papovaviren)	JC-Virus	hämatogen	im Kern von Oligodendrozyten	Oligodendroglia, Astroglia	progressive multifokale Leukenzephalopathie (PML)	weiße Substanz
RNA-Viren						
Enteroviren	Poliomyelitisviren 1 und 2	hämatogen	–	motorische Neuronen	Poliomyelitis	Rückenmark (Vorderhorn)
Rhabdoviren	Rabiesvirus	retrograd axonal	im Zytoplasma (Negri-Körper)	Neuronen	Rabiesenzephalitis	Hippocampus, Hirnstamm, Kleinhirn
Arboviren	18 verschiedene RNA-Viren	hämatogen	–	Neuronen	lymphozytäre Meningitis	diffus
Paramyxoviren	Masernvirus (mutiert)	hämatogen	im Kern von Neuronen und Oligodendroglia		subakute sklerosierende Panenzephalitis (SSPE)	diffus
Retroviren	HIV	hämatogen	–	Neuronen, Glia	HIV-Enzephalitis	diffus
		(durch infizierte Monozyten?)	–	Glia	HIV-Leukenzephalopathie	weiße Substanz
			–	Neuronen, Glia	HIV-Polioenzephalopathie	Großhirnrinde
			–	Glia	vakuoläre Myelopathie	Rückenmark
	HTLV-1	T-Lymphozyten	–	Neuronen, Glia	Myelitis/Myelopathie	Rückenmark

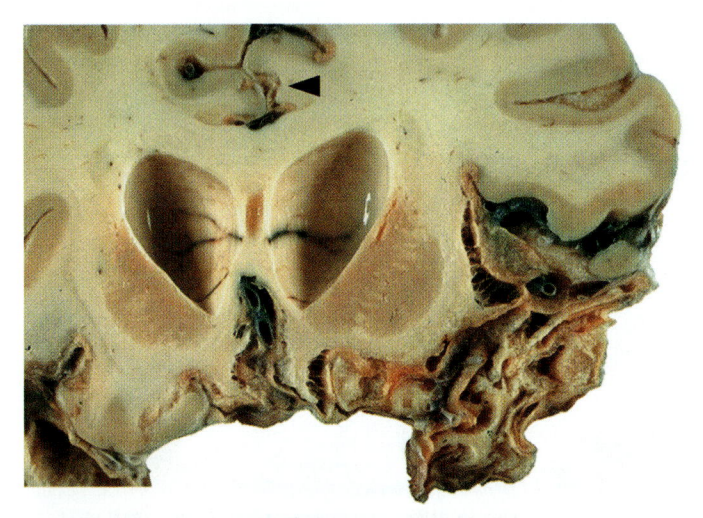

Abb. 8.31 Zustand nach Herpes-simplex-Enzephalitis. Typische Lokalisation kortikaler Nekrosen in Temporallappen und Inselrinde. Ausdehnung der Entzündung im Interhemisphärenspalt um das Balkenknie bis zum Gyrus cinguli (Pfeilspitze). [R398]

Herpes zoster

Auch > Kap. 48.2.6.

Definition Durch Varicella-Zoster-Viren (VZV) hervorgerufene bläschenförmige Eruptionen der Haut im Innervationsgebiet eines oder mehrerer benachbarter Spinalganglien.

Pathogenese

Eine Infektion mit VZV (z. B. Windpocken) führt häufig zu einer latenten Infektion in den sensiblen Spinalganglien. Bei einer späteren Reaktivierung der Entzündung, besonders bei immungeschwächten Patienten und älteren Menschen, entsteht ein akutes, sehr schmerzhaftes Krankheitsbild.

Morphologie

Im akuten Stadium sind die Spinalganglien geschwollen. Es zeigt sich eine ausgeprägte lymphozytäre Infiltration.

Zerebrale Zytomegalie

Auch > Kap. 48.2.6.
Die transplazentare Infektion mit dem *Zytomegalievirus* (CMV) führt zu Fehlbildungen (Mikrozephalie, Migrationsstörungen), in schweren Fällen zu nekrotisierenden, verkalkenden, periventrikulär akzentuierten Enzephalitiden. Bei Erwachsenen wird die zerebrale Zytomegalie fast ausschließlich bei immunsupprimierten Patienten beobachtet (AIDS, Organtransplantation). Häufigste zerebrale Manifestation ist die subependymale CMV-Enzephalitis um die Seitenventrikel (> Abb. 8.32). Im Gegensatz zur Toxoplasmose handelt es sich in der Regel um eine Erstinfektion mit Befall mehrerer Organe.

Epstein-Barr-Virus

Auch > Kap. 48.2.6.
Bei bis zu 5 % aller AIDS-Patienten entwickelt sich ein primäres zerebrales malignes B-Zell-Lymphom, in dem sich regelmäßig DNA-Sequenzen des EBV nachweisen lassen.

Progressive multifokale Leukenzephalopathie

Die progressive multifokale Leukenzephalopathie (PML) ist eine opportunistische Infektion des ZNS, die vom *JC-Virus* (aus der Familie der SV40-Viren) hervorgerufen wird. Bei mehr als 50 % der Erwachsenen verläuft die Infektion latent und klinisch inapparent. Bei Immunsuppression kommt es zu einer starken Vermehrung der Viren, die über den Urin ausgeschieden werden. Unter antiretroviraler Therapie entwickeln weniger als 5 % aller AIDS-Patienten im Endstadium eine PML.

Morphologie
Typisch sind ausgedehnte, in den Randzonen kleinfleckige, konfluierende Entmarkungsherde, bevorzugt in der weißen Substanz der Großhirnhemisphären (> Abb. 8.33a).

Histologisch finden sich in den demyelinisierten Arealen große, hyperchromatische Oligodendrozyten mit basophilen viralen Einschlüssen. Darüber hinaus findet die Virusreplikation auch in reaktiven Astrozyten statt (> Abb. 8.33b).

Poliomyelitis

Definition Von Poliomyelitisviren bei Kindern hervorgerufene, akut verlaufende Entzündung des Rückenmarks mit selektivem Verlust motorischer Vorderhornzellen.

Pathogenese
Diese dank der Einführung der Polioschutzimpfung selten gewordene Infektion erfolgt primär oral oder durch Inhalation. Im Oropharynx

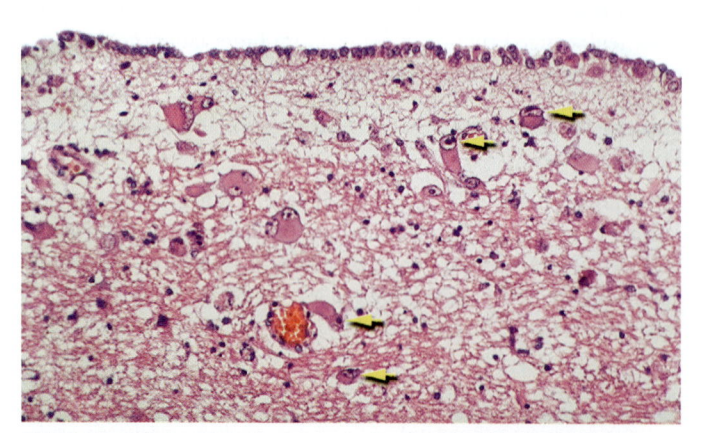

Abb. 8.32 Subependymale Zytomegalievirusinfektion bei einem AIDS-Patienten. Zahlreiche Riesenzellen mit den typischen eulenaugenartigen Einschlusskörpern (gelbe Pfeile) bei geringer entzündlicher Reaktion. HE, Vergr. 100-fach. [R398]

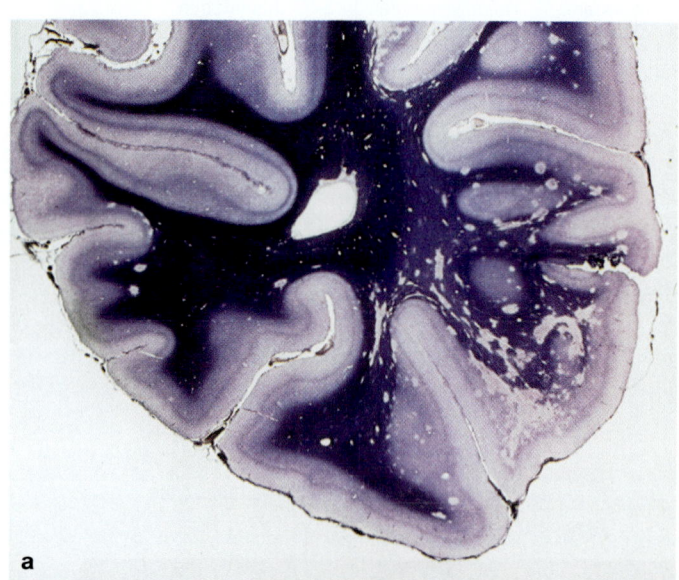

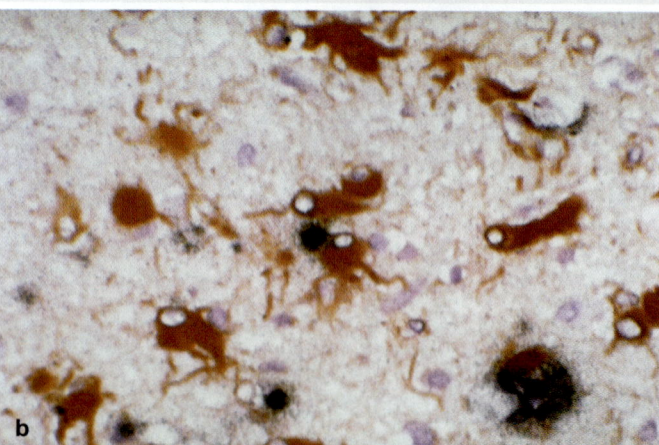

Abb. 8.33 Progressive multifokale Leukenzephalopathie (PML) bei einem immunsupprimierten Patienten. a Kleinfleckige Entmarkungsherde im Okzipitallappen. Markscheidenfärbung. **b** Nachweis des JC-Virus durch In-situ-Hybridisierung (schwarz). Gleichzeitige immunhistochemische Darstellung des astrozytenspezifischen Intermediärfilaments GFAP: Das Virus vermehrt sich in Oligodendrozyten (ohne Gegenfärbung) und Astrozyten. Braune GFAP-Reaktion. [R398]

und in den Lymphknoten des Dünndarms kommt es zu einer starken Virusvermehrung mit Virämie, in deren Verlauf das ZNS sekundär einbezogen werden kann. Nach asymptomatischem Verlauf folgt eine dauernde Immunität.

Morphologie

In den betroffenen Rückenmarksegmenten findet man eine weitgehend auf die Vorderhörner der grauen Substanz beschränkte Entzündung (Poliomyelitis anterior acuta) mit perivaskulären lymphozytären und granulozytären Infiltraten, Hyperämie und Ödem. Die motorischen Ganglienzellen nekrotisieren und werden phagozytiert (> Abb. 8.34). Im Spätstadium folgt eine Gliose mit allgemeiner Verschmälerung der Vorderhörner, einer Atrophie der Vorderwurzeln und einer neurogenen Muskelatrophie.

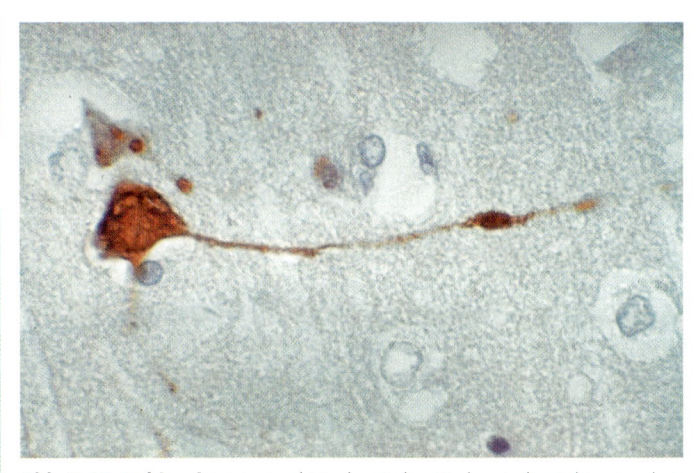

Abb. 8.35 Rabiesvirus. Immunhistochemischer Nachweis des Rabiesvirus bei einer Infektion mit tödlichem Verlauf. Die viralen Proteine sind im Zytoplasma und im gesamten Axon der Neuronen nachzuweisen (Bild: W. Feiden, Homburg/Saar). [R398]

Rabies

Syn.: Tollwut

Definition Vom Rabiesvirus hervorgerufene, oft tödliche Enzephalitis.
Zur Pathogenese > Kap. 48.2.5.

Morphologie

Disseminiert im ZNS findet man perivenöse lymphozytäre Infiltrate. Bevorzugte Zielzellen für die Virusreplikation sind die Neuronen von Hippocampus, Hirnstamm und Kleinhirn (Purkinje-Zellen), in denen sich das Virus immunhistochemisch (> Abb. 8.35) und anhand der typischen zytoplasmatischen Negri-Einschlusskörperchen nachweisen lässt.

Arbovirus-Enzephalitis

Definition Von Gliederfüßlern übertragene virale Enzephalitis.

Pathogenese

Bisher wurden über 40 für den Menschen pathogene Arboviren identifiziert, die sich je nach geografischen Bedingungen unterschiedlicher Vektoren bedienen. In Europa herrscht die von Zecken übertragene **Frühsommer-Meningoenzephalitis** vor. In den USA treten bevorzugt die von Moskitos übertragene Eastern-Equine-Enzephalitis und die St.-Louis-Enzephalitis auf, an der Westküste der USA und in Kanada die milder verlaufende Western-Equine-Enzephalitis. Weltweit am häufigsten ist die in Asien vorherrschende, ebenfalls von Moskitos übertragene Japan-Virus-Enzephalitis.

Morphologie

Histologisch befinden sich in Meningen und Gehirn lymphozytäre Infiltrate sowie durch aktivierte Mikroglia gekennzeichnete Gliaknötchen, in schweren Fällen auch Ganglienzellnekrosen.

HTLV-1-assoziierte Myelopathie

Syn.: tropische spastische Paraparese

Definition Eine fast ausschließlich in Asien (Japan) nach Infektion mit dem humanen T-Zell-Leukämie-Virus Typ 1 (HTLV-1) auftretende chronische Myelopathie.

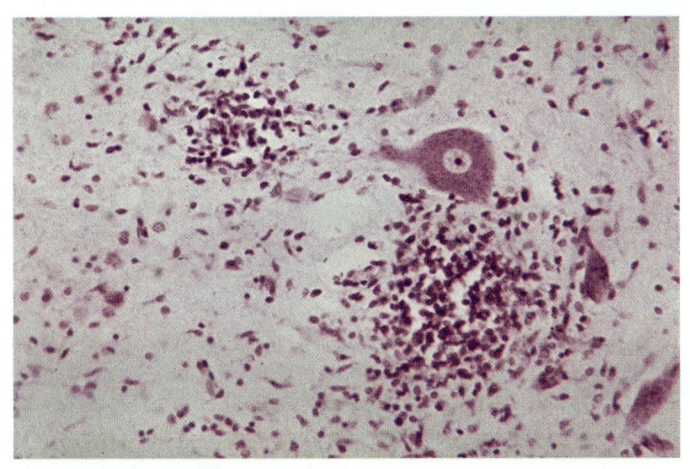

Abb. 8.34 Akute Poliomyelitis. Gemischt leukozytär-lymphozytäre Infiltrate in den Vorderhörnern des Rückenmarks mit weitgehend resorbiertem (unten rechts) und erhaltenem (oben) Motoneuron. Luxol-Nissl-Färbung, Vergr. 400-fach. [R398]

Pathogenese

Nach einer Inkubationszeit von mehr als 30 Jahren kommt es zu einer klonalen Vermehrung infizierter Lymphozyten und zur Ausbildung einer T-Zell-Leukämie. Die Pathogenese der Myelopathie ist nicht geklärt. Die bisherigen Befunde sprechen dafür, dass sie ebenfalls von T-Zellen vermittelt wird.

Morphologie

In frühen Stadien stehen lymphozytäre Infiltrate der grauen und weißen Substanz des Rückenmarks im Vordergrund. Später kommt es zu einer Degeneration der Bahnsysteme der weißen Substanz.

Klinische Relevanz Die Symptomatik ist charakterisiert durch ein chronisch fortschreitendes Querschnittssyndrom.

8.5.8 Prion-Erkrankungen

Zur Familie der Prion-Erkrankungen gehört eine Gruppe neurodegenerativer Enzephalopathien bei Mensch und Tier (> Tab. 8.7), denen ein gemeinsamer Übertragungsmodus durch Prion-Protein zugrunde liegt. Diese Enzephalopathien weisen eine komplexe neurologisch-psychiatrische Symptomatik und einen rasch progressiven Verlauf auf. Schließlich führen sie zu vollständiger Demenz und zum Tod.

Morphologie

Histologische Kennzeichen sind Ganglienzellverlust, reaktive Astrozytose und eine spongiöse Auflockerung der grauen Substanz des Großhirns.

Epidemiologie Diese Erkrankungen wurden zuerst bei Schafen (**Scrapie**), später auch bei anderen Tieren beobachtet (> Tab. 8.7). Die **Kuru-Krankheit** trat mit hoher Inzidenz bei der Fore-Bevölkerung in Neuguinea auf. Sie wurde vermutlich durch rituellen Kannibalismus übertragen und ist heute sehr selten. Die ätiologisch ungeklärte, nach den Erstbeschreibern benannte **Creutzfeldt-Jakob-Erkrankung** (CJD) tritt weltweit sporadisch auf mit einer Inzidenz von etwa 1 pro 1 Million Einwohner und Jahr. Bei über 200 Patienten wurde ein iatrogener Übertragungsmodus nachgewiesen, z. B. durch Transplantation von Kornea oder Dura mater oder durch infizierte neurochirurgische Instrumente (Inkubationszeit 1,5–6 Jahre) sowie durch die Injektion von Hormonen (Wachstumshormon), die aus Hypophysengewebe erkrankter Personen extrahiert worden waren (Inkubationszeit 10–15 Jahre).

Man geht aber davon aus, dass die v. a. in Großbritannien seit etwa 1986 (Höhepunkt 1992) auftretende bovine spongiforme Enzephalopathie (BSE) von Tierfutter ausgelöst wurde, das aus scrapieerkrankten Schafen gewonnen wurde. Bis Ende 2010 sind über 210 Personen (v. a. in Großbritannien und in Frankreich) an der varianten Creutzfeldt-Jakob-Krankheit (vCJD) verstorben, deren Auslöser sehr wahrscheinlich der BSE-Erreger war. Etwa 10 % der menschlichen Prion-Erkrankungen sind genetisch (familiär) bedingt.

Hygiene Das Prion-Protein ist sehr resistent und wird von Formaldehyd oder durch eine Routineautoklavierung nicht vollständig inaktiviert. Beim Umgang mit Gewebeproben erkrankter Individuen sind deshalb besondere Vorsichtsmaßnahmen geboten. Eine sichere Inaktivierung von Prionen ist durch Autoklavieren mit 134 °C bei 2 bar für 60 min zu erreichen. Alternativ kann man das Material für mindestens 2 × 30 min in Natronlauge (2N) mit Lösungswechsel oder für 24 h ohne Lösungswechsel einlegen.

Tab. 8.7 Prion-Erkrankungen.

Erkrankung	Auftreten	Prion-Gen
Mensch		
erworbene Creutzfeldt-Jakob-Erkrankung (CJD; z. B. Kuru in Neuguinea, variante Form der CJD, iatrogene CJD)	selten, kleinere Epidemien (z. B. vCJD: Übertragung Rind → Mensch; Übertragung Mensch → Mensch)	Wildtyp (bei vCJD: Wildtyp Kodon 129^{Met})
sporadische CJD	selten, sporadisch	Wildtyp
genetische CJD	familiär	Punktmutationen (z. B. 178$^{Asp \to Asn}$ und 200$^{Glu \to Lys}$) und Insertionen
Gerstmann-Sträussler-Scheinker-Erkrankung (GSS)	familiär	Punktmutationen (z. B. 102$^{Pro \to Leu}$, 117$^{Ala \to Val}$ und 198$^{Phe \to Ser}$)
familiäre tödliche Insomnie (FFI)	familiär	Mutation an Kodon 178$^{Asp \to Asn}$ und Kodon 129^{Met}
Tier		
Scrapie	endemisch (Schaf)	Wildtyp
bovine spongiforme Enzephalopathie (BSE, „Rinderwahnsinn")	abgeklungene Epidemie (v. a. in Großbritannien)	Wildtyp
Nerz-Enzephalopathie	früher endemisch	Wildtyp
chronisch zehrende Hirschkrankheit	endemisch (in Nordamerika)	Wildtyp

Abb. 8.36 Theoretische Modelle zur Vermehrung der Prionen. Beide Modelle sind plausibel, jedoch noch nicht experimentell erhärtet. Bei beiden Modellen geht man davon aus, dass im Gegensatz zu den konventionellen Infektionserkrankungen keine Nukleinsäuren für die Vermehrung der Prionen notwendig sind (PrP^C = normales Prion-Protein, PrP^{Sc} = pathologisches Prion-Protein). **Hypothese A:** Pathologisches Prion-Protein kann normales Prion-Protein rekrutieren und in ein Abbild seiner selbst verwandeln. **Hypothese B:** Der infektiöse Erreger besteht aus einem hochgradig geordneten, parakristallinen Aggregat des pathologischen Prion-Proteins: Das monomere PrP^{Sc} wäre demnach nicht infektiös. Die Bildung eines ersten Aggregats aus den Monomeren ist thermodynamisch sehr unwahrscheinlich. Dies wird als Ursache der Seltenheit von Prion-Erkrankungen beim Menschen angenommen. Nach der Bildung eines Aggregats schreitet die Reaktion aber unweigerlich und schnell durch Rekrutierung weiterer PrP-Moleküle aus der Lösung fort. [L231]

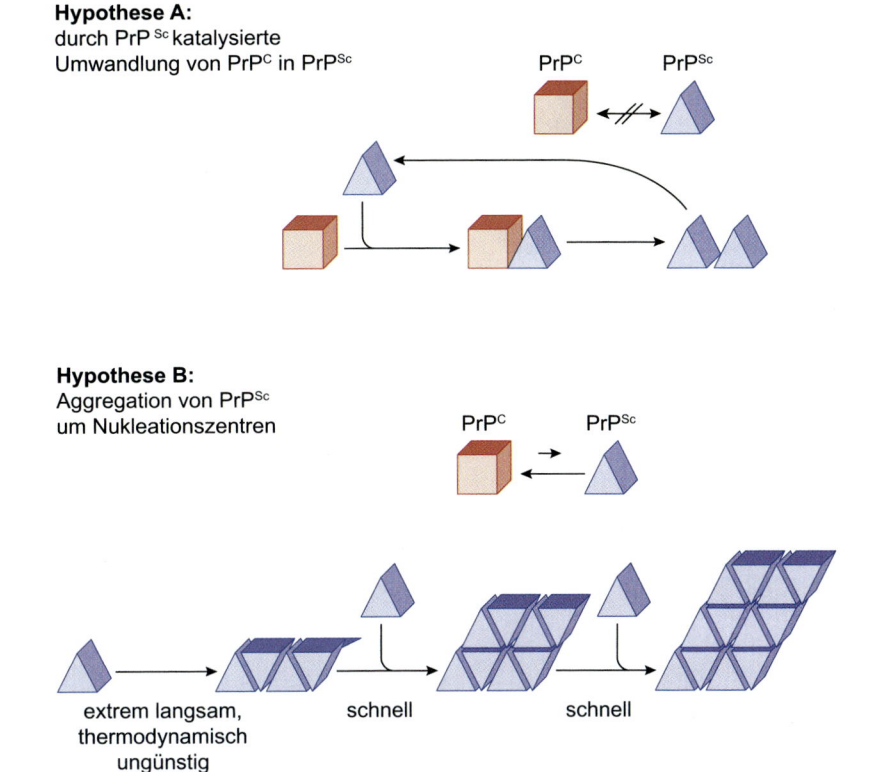

Pathogenese

Es gilt als gesichert, dass die Erkrankungen nicht von Viren, sondern von einem infektiösen Membranprotein (**PrP^C**) übertragen wird, das bei Gesunden in Neuronen des ZNS, aber auch in anderen Organen nachweisbar ist und vom Prion-Gen **PRNP** codiert wird. Das im Hirn erkrankter Patienten nachgewiesene pathologische Prion-Protein (**PrP^{Sc}** hat eine identische Aminosäurensequenz, jedoch eine andere Tertiärstruktur, die biochemisch zu einer erhöhten Proteaseresistenz führt. Über einen noch ungeklärten Mechanismus vermag das PrP^{Sc} das normale PrP^C in die eigene, pathogene Form umzuwandeln. Die für Bakterien und Viren notwendige DNA- oder RNA-abhängige Vermehrung im Wirtsorganismus ist nicht erforderlich. Tatsächlich enthalten infektiöse Präparationen keine informationellen Nukleinsäuren (➤ Abb. 8.36).

Bei **erblichen Prion-Erkrankungen** findet man eine Mutation (Punktmutation oder Insertion) im Prion-Gen (➤ Tab. 8.7). Bei betroffenen Familienmitgliedern enthalten also alle somatischen Zellen ein mutiertes Prion-Protein. Gleichwohl manifestiert sich die autosomal-dominant vererbte Erkrankung erst im Erwachsenenalter.

Morphologie

Bei der **Creutzfeldt-Jakob-Erkrankung** zeigt die graue Substanz (Kortex und Basalganglien) eine diffuse oder fokal akzentuierte, für die Erkrankung charakteristische spongiöse Auflockerung, die auf einer Schwellung der Zellfortsätze von Neuronen und Astrozyten beruht (➤ Abb. 8.37). Mit Fortschreiten der Erkrankung tritt ein Ganglienzellverlust in den Vordergrund, begleitet von einer massiven Hypertrophie und Hyperplasie der Astrozyten. In bis zu 10 % finden sich, besonders im Kleinhirn, Amyloidplaques („Kuru-Plaques"), in denen sich immunhistochemisch eine Akkumulation des Prion-Proteins nachweisen lässt.

Bei Patienten mit der erblichen **Gerstmann-Sträussler-Scheinker-Erkrankung** (GSS) findet man regelmäßig charakteristische, multizentrische Amyloidplaques.

Bei kurzem klinischem Verlauf (3–6 Monate) ist das Gehirn makroskopisch unauffällig oder zeigt eine leichte diffuse Windungsatrophie. Bei Patienten, die in komatösem Zustand längere Zeit überleben, findet man eine ausgeprägte Atrophie mit einer Reduktion des Hirngewichts bis auf unter 700 g (60–70 % der Norm).

8.6 Neuroimmunologische Erkrankungen

Gemeinsames Merkmal der neuroimmunologischen Erkrankungen ist eine Autoimmunreaktion gegen Bestandteile des zentralen Nervensystems. Die häufigste Erkrankung aus diesem Formenkreis ist die **Encephalomyelitis disseminata,** die im klinischen Sprachgebrauch als **Multiple Sklerose** bezeichnet wird. Im Fall der Multiplen Sklerose und der **para- und postinfektiösen Enzephalomyelitiden** ist die Autoimmunreaktion gegen myelinassoziierte Antigene ausgeprägt. Bei den paraneoplastischen Enzephalomyelitiden wurden in der Mehrzahl der Fälle Autoantikörper gegen neuronale Strukturen identifiziert.

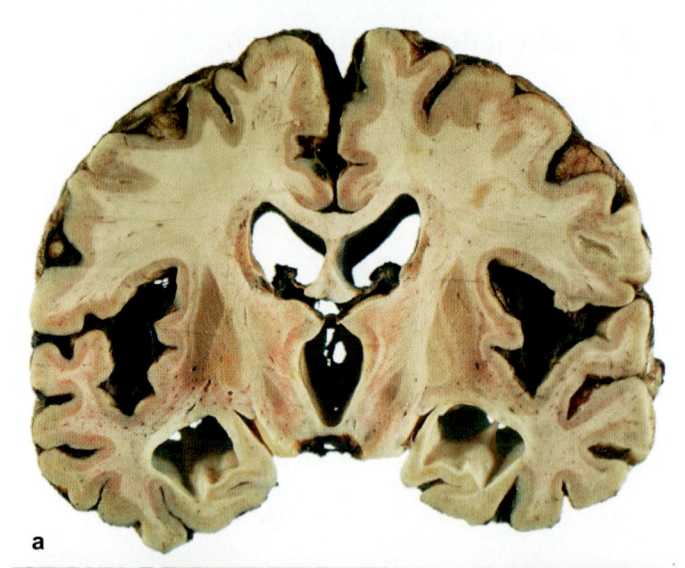

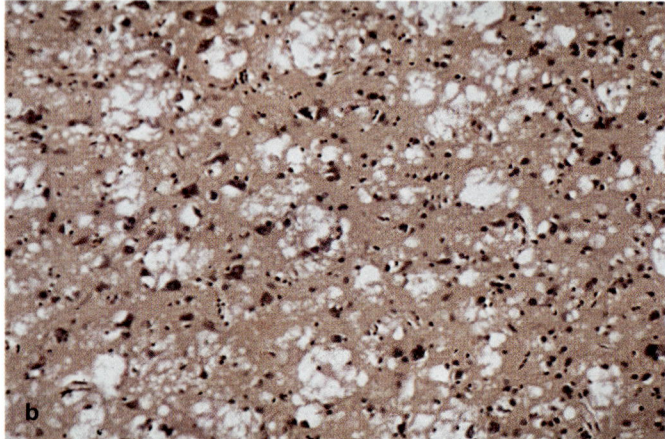

Abb. 8.37 Creutzfeldt-Jakob-Erkrankung. a Ausgeprägte Atrophie der Großhirnrinde. **b** Histologisch findet sich im Kortex die typische spongiöse Auflockerung des Gewebes (spongiforme Enzephalopathie). HE, Vergr. 100-fach. [R398]

8.6.1 Multiple Sklerose

Syn.: Encephalomyelitis disseminata

Die Multiple Sklerose (MS) ist mit einer Prävalenz von 110–150 Betroffene pro 100.000 Einwohner in Mitteleuropa eine der häufigsten neurologischen Erkrankungen. Sie ist gekennzeichnet durch schubförmig auftretende umschriebene Entmarkungsreaktionen, die in allen Abschnitten der zentralnervösen weißen Substanz auftreten können. Aufgrund des variablen Lokalisationsmusters der Entmarkungsherde ist die klinische Symptomatik außerordentlich vielfältig. Die Auslöser der Erkrankungsschübe sind bislang unbekannt.

Pathogenese

Die Ursache der Multiplen Sklerose ist ungeklärt. Eine Autoimmunreaktion gegen Bestandteile zentralnervöser weißer Substanz spielt eine wesentliche Rolle. Als diagnostischen Hinweis auf eine **Autoimmunpathogenese** findet man im Liquor betroffener Patienten eine **oligoklonale Immunglobulinvermehrung,** bei der es sich wahrscheinlich um autoreaktive Antikörper handelt. In floriden Entmarkungsherden ist eine Population von T-Lymphozyten nachweisbar, die sich zu einem großen Teil aus **CD8-T-Lymphozyten** rekrutiert. Häufig ist die multiple Sklerose mit den **HLA-Haplotypen A3, B7, DW2** oder **DR2** assoziiert.

Das Zielmolekül der immunologischen Reaktion ist nicht bekannt und es ist auch unklar, wie das schubförmige Auftreten und das sehr variable Verteilungsmuster der Entmarkungsherde zustande kommen.

Zahlreiche Befunde deuten darauf hin, dass **Virusinfektionen** eine wesentliche Rolle für die Induktion autoreaktiver Immunmechanismen spielen. Eine Hypothese geht davon aus, dass aufgrund einer Antigenverwandtschaft zwischen viralen und zentralnervösen Proteinen im Verlauf der antiviralen Reaktion ein Autoimmunmechanismus ausgelöst wird **(molekulares Mimikry).** Die Erkrankung zeigt ein auffallendes Nord-Süd-Gefälle, sowohl auf den Äquator bezogen als auch innerhalb einzelner Kontinente. Auch diese Gesetzmäßigkeit wurde als Hinweis auf die auslösende Funktion eines infektiösen Agens interpretiert.

Tierexperimentell lässt sich ein der multiplen Sklerose ähnliches Krankheitsbild durch eine Infektion mit neurotropen Viren (Theiler-Virus, Maus-Hepatitis-Virus) oder durch eine Immunisierung mit ZNS-Gewebe bzw. Myelinbestandteilen (experimentelle allergische Enzephalomyelitis, EAE) hervorrufen. Im Fall der EAE wurde das basische Myelinprotein, ein wesentlicher Bestandteil zentraler Myelinscheiden, als Zielmolekül für die Autoimmunreaktion identifiziert.

Morphologie

Makroskopisch sind in der weißen Substanz umschriebene, scharf begrenzte Entmarkungsherde nachweisbar. Diese Herde haben eine graue Farbe und erscheinen im chronischen Stadium induriert (daher der Begriff „multiple Sklerose"). In den Großhirnhemisphären treten sie bevorzugt in unmittelbarer Nachbarschaft zum Ventrikelsystem auf, was auf eine Verteilung des auslösenden Agens über den Liquor hindeuten könnte (> Abb. 8.38a). Häufig sind diese sog. Plaques jedoch auch subkortikal an der Rinden-Mark-Grenze, im tiefen Marklager der Kleinhirnhemisphären sowie in Hirnstamm und Rückenmark nachweisbar (> Abb. 8.38b). Letztere liegen in der Regel oberflächennah. Die makroskopische Abgrenzung von Entmarkungsherden des Pons und der Medulla oblongata kann schwierig sein. Vollständig remyelinisierte Plaques weisen dünnere Myelinscheiden auf. Für solche Läsionen wird auch der Begriff „shadow plaques" verwendet.

In floriden Stadium stehen **mikroskopisch** ausgeprägte perivaskuläre lymphomonozytäre Infiltrate und eine Markscheidendegeneration mit zahlreichen Makrophagen im Vordergrund. Im weiteren Verlauf kommt es zu einem vollständigen Myelinverlust unter Erhaltung der Axone. Die entzündlichen Infiltrate können sich weitgehend zurückbilden. Ältere Entmarkungsherde zeigen eine ausgeprägte reaktive Astrogliose. Sehr eindrucksvoll ist die scharfe Abgrenzung des entmarkten Areals von der benachbarten, nicht betroffenen weißen Substanz.

8.6 Neuroimmunologische Erkrankungen

- **Diffuse Sklerose (Schilder-Krankheit):** Die monophasische Erkrankung führt zu einer ausgedehnten Demyelinisierung im Hemisphärenmarklager, die auch mit einem Untergang von Axonen assoziiert ist. Möglicherweise handelt es sich dabei um eine Variante einer akuten multiplen Sklerose. Einige Fälle sind dem Formenkreis der Adrenoleukodystrophie zuzuordnen.

8.6.2 Para- und postinfektiöse Enzephalomyelitiden

Für diese Erkrankungen werden synonym die Begriffe „akute disseminierte Enzephalomyelitis" (ADEM) und „postinfektiöse", „perivenöse" oder „postvakzinale Enzephalomyelitis" gebraucht.

Definition Als Komplikation viraler Infektionen des Kindesalters, insbesondere nach Masern, Mumps, Windpocken oder Röteln auftretende Enzephalitis, bei der das entsprechende Virus im ZNS nicht nachweisbar ist.

Pathogenese

Man geht davon aus, dass es sich um eine Autoimmunreaktion gegen Myelinbestandteile des Nervensystems auf eine systemische virale Infektion handelt.

Wie bei der multiplen Sklerose wurde die Hypothese formuliert, dass die immunologische Reaktion auf einer Antigenverwandtschaft zwischen viralen und zentralnervösen Proteinen beruht (molekulares Mimikry). Bei der postvakzinalen Enzephalomyelitis nach Rabies-Immunisierung wurde nachgewiesen, dass ältere Tollwutimpfstoffe mit geringen Mengen eines zentralnervösen Antigens aus virusproduzierenden Zellen kontaminiert waren. Damit entspricht diese Variante der experimentellen allergischen Enzephalomyelitis (EAE) im Tiermodell.

Morphologie

Bei manchen Patienten ist **makroskopisch** ein Gehirnödem zu erkennen. Bei anderen ist der makroskopische Befund weitgehend normal.

Das charakteristische **mikroskopische** Bild zeigt perivenöse Entmarkungsherde mit ausgeprägter Makrophagenreaktion und mononukleären Infiltraten. Patienten, die sich von der Erkrankung erholen, weisen nur geringe Residuen auf. Auch mit modernen immunhistochemischen oder ultrastrukturellen Untersuchungsmethoden ist im Gehirn kein Virusnachweis möglich.

Enzephalitis nach Maserninfektion

Häufigste zerebrale Manifestation ist die **postinfektiöse Enzephalomyelitis,** die Tage bis Wochen nach der systemischen Erkrankung auftritt.

Nach ca. 5–15 Jahren kann sich als Spätfolge eine **subakute sklerosierende Panenzephalitis** (SSPE) entwickeln. Diese schwere Enzephalitis wird wahrscheinlich von einem mutierten Masernvirus

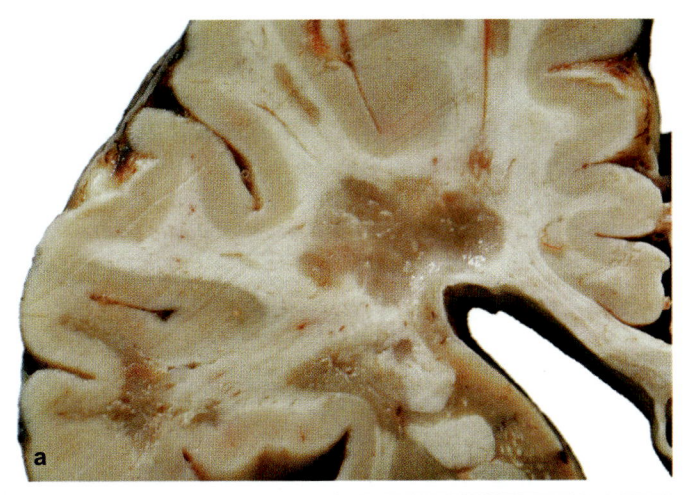

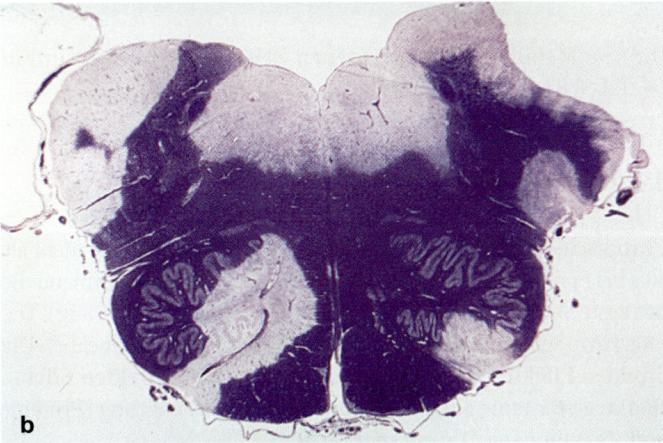

Abb. 8.38 Multiple Sklerose. a Multiple, grau verfärbte Entmarkungsherde (Plaques) in der weißen Substanz der linken Großhirnhemisphäre mit typischer Lokalisation in der Nachbarschaft des Seitenventrikels. **b** Entmarkungsherde in der Medulla oblongata ohne Beschränkung auf bestimmte Bahnsysteme. Luxol-Markscheidenfärbung. [R398]

Varianten der multiplen Sklerose

Eine Reihe von Entmarkungskrankheiten zeichnen sich durch Besonderheiten im klinischen Verlauf oder im Verteilungsmuster der Entmarkungsherde aus. Wahrscheinlich handelt es sich dabei um Varianten desselben Krankheitsbildes.

- **Akute multiple Sklerose (Marburg-Variante):** In seltenen Fällen zeigt die Entmarkungsreaktion einen foudroyanten Verlauf mit schwerem Defektsyndrom oder tödlichem Ausgang bereits in der Phase des ersten Schubs.
- **Neuromyelitis optica (Devic-Syndrom):** Hier sind über einen längeren Zeitraum lediglich Nervus und Tractus opticus sowie das Rückenmark betroffen. Häufig beginnt diese Erkrankung mit Sehverlust, anschließend treten spinale Symptome auf.
- **Konzentrische Sklerose (Balo-Krankheit):** Diese Variante zeigt klinisch eine allmähliche Progredienz. Sie ist durch große, konzentrische Entmarkungsherde im Centrum semiovale charakterisiert, in denen sich zwiebelschalenförmig myelinisierte und demyelinisierte Schichten abwechseln.

hervorgerufen, dem das beim Wildtyp vorhandene M-Protein der inneren Virushülle fehlt.

8.6.3 Paraneoplastische Enzephalomyelopathien

Auch ➤ Kap. 6.9.2.
Bei Patienten mit malignen Tumorerkrankungen, insbesondere beim kleinzelligen Bronchialkarzinom, malignen Lymphomen, Teratomen und Mammakarzinomen, können zentralnervöse Manifestationen auftreten, die nicht auf einem metastatischen Befall des Gehirns oder Rückenmarks beruhen, sondern auf einer **Autoimmunreaktion** gegen Strukturantigene des ZNS.

Pathogenese

Bei der Mehrzahl der paraneoplastischen neurologischen Syndrome war es möglich, Autoantikörper gegen zentralnervöse Neuronen-Subpopulationen im Serum und im Liquor der Patienten nachzuweisen. In der Regel reagieren diese Antikörper nicht nur mit dem betroffenen Neuronen-Subtyp, sondern auch mit den Zellen des Primärtumors. Dies könnte dafür sprechen, dass ein auf den Tumorzellen in modifizierter Form exprimiertes kreuzreagierendes antigenes Epitop die immunologische Toleranz des Patienten durchbricht und den Autoimmunmechanismus in Gang setzt. Es ist auch gelungen, mit Autoantikörpern betroffener Patienten das antigene Zielmolekül zu identifizieren:

- Bei der **paraneoplastischen Kleinhirndegeneration** ist die Autoimmunreaktion im Wesentlichen gegen ein 34-kD-Protein auf Purkinje-Zellen gerichtet.
- Dem **paraneoplastischen sensorischen Neuronopathie-Enzephalomyelitis-Komplex** liegt eine immunologische Reaktion gegen ein als Hu-Antigen bezeichnetes Protein von ca. 40 kD zugrunde, das auf den betroffenen Ganglienzellen nachweisbar ist.
- Beim **paraneoplastischen Opsoklonus-Syndrom** wurden neuronale Zielantigene von 60 und 80 kD gefunden.
- Bei der **NMDA-Rezeptor-Enzephalitis** kommt es zur Ausbildung von Autoantikörpern gegen neuronale NMDA-Rezeptoren.

Es ist allerdings noch unbekannt, warum bei diesen Patienten die immunologische Toleranz aufgehoben werden kann und weshalb diese paraneoplastischen Syndrome nur bei einem relativ geringen Prozentsatz der Patienten auftreten.

Morphologie

Der **makroskopische** Befund an Gehirn und Rückenmark ist in der Regel unauffällig. Insbesondere sind keine Metastasen des zugrunde liegenden Tumorleidens nachweisbar. Falls zentralnervöse Metastasen auftreten, ist die Diagnose einer paraneoplastischen Enzephalomyelopathie problematisch.

Das **mikroskopische** Bild ist bei den verschiedenen Formen variabel:

- Die bei kleinzelligen Bronchialkarzinomen **auftretende paraneoplastische limbische Enzephalitis** zeigt im Bereich der Temporallappen perivaskuläre lymphozytäre Infiltrate, Mikrogliaknötchen sowie eine ausgeprägte Astrogliareaktion.
- Beim paraneoplastischen subakuten **sensorischen Neuronopathie-Enzephalomyelopathie-Komplex** sind häufig in den Hinterwurzelganglien lymphozytäre Infiltrate nachweisbar.
- Bei der mit Ovarialkarzinomen assoziierten **subakuten Kleinhirndegeneration** kommt es zu einem Verlust von Purkinje-Zellen, der häufig ohne eine nachweisbare zelluläre Immunreaktion auftritt. In seltenen Fällen ist es gelungen, autoreaktive Immunglobuline an der Oberfläche befallener Neuronen zu identifizieren.

8.7 Toxische und metabolische ZNS-Schädigung

8.7.1 Metalle

Die von Metallen hervorgerufenen ZNS-Schädigungen sind in ➤ Tab. 8.8 zusammengefasst.

8.7.2 Alkohol (Ethanol)

Chronischer Alkoholabusus mit einem Konsum von täglich mehr als 40 g bei Frauen bzw. mehr als 60 g bei Männern ist in Deutschland die häufigste Suchterkrankung (ca. 2–3 % der Gesamtbevölkerung). Die Blut-Hirn-Schranke ist für Alkohol uneingeschränkt permeabel. Die **direkten Effekte** auf das ZNS sind vielfältig, die **indirekten Effekte** sind in erster Linie auf eine Fehl- oder Mangelernährung (Protein- und Vitaminmangel) zurückzuführen.

Chronischer Alkoholabusus kann sich durch eine Schädigung von Neuronen, Neuroglia und Gefäßen oder von Myelin manifestieren. Alle alkoholassoziierten Erkrankungen können isoliert oder in Kombination auftreten. Auch das **periphere Nervensystem** ist betroffen (➤ Kap. 9.3.6).

Eine **akute Alkoholintoxikation** führt in der Regel zu einer passageren exogenen Psychose und zu einem Hirnödem. Bei einer Plasmakonzentration von über 4–5 g/l (4–5 ‰) kann es auch zu einer Depression der Substantia reticularis und kardiorespiratorischer Zentren mit potenziell letalem Verlauf kommen, jedoch ohne morphologisch nachweisbares Korrelat im ZNS.

Plötzlicher **Alkoholentzug** kann ein potenziell letales Alkoholdelir mit Tremor, Halluzinationen, Desorientiertheit und epileptischen Krampfanfällen auslösen, führt jedoch ebenfalls in der Regel nicht zu einer substanziellen Hirnschädigung.

Tab. 8.8 Neurotoxizität von Metallen.

Toxin	Exposition	Intoxikationsmodus	Pathogenese	Morphologie	Klinik
Arsen (trivalent)	Industrie, Homizid, Suizid	Ingestion, Inhalation	Reaktion mit freien Radikalen, Blockade sulfhydrylhaltiger Enzyme	Neuronopathie, akzentuiert im Rückenmark mit axonaler Degeneration	periphere distale symmetrische Neuropathie
Arsen (pentavalent)	Insektizide, historisch: Chemotherapie bei Syphilis und Parasitosen	Ingestion, Inhalation	wie bei trivalentem Arsen	hämorrhagische Leukenzephalopathie, axonale Degeneration	Bewusstseinsstörungen, neurologisches Defizit, periphere Neuropathie
Blei (anorganisch)	Bleigewinnung, Batterien, bleihaltige Farben, Trinkwasser (Bleirohre in Hausinstallation)	Ingestion, Inhalation (größere Vulnerabilität von Kindern)	Sequestration in Lysosomen und Mitochondrien (biologisches Verhalten wie Kalzium), Hemmung von Zellatmung und Mitochondrienneubildung	Hirnödem, petechiale Hämorrhagien (akut), Ganglienzellnekrosen mit reaktiver Glia- und Kapillarproliferation (chronisch)	Enzephalopathie mit Ataxie und Krampfanfällen
Blei (organisch)	Abgase (Benzinzusatz, in Europa verboten), alte Wasserleitungen	Inhalation, Ingestion	wie bei anorganischem Blei	axonale Degeneration, segmentale Demyelinisierung	periphere motorische Neuropathie
Quecksilber (organisch)	Hg-haltige Meerestiere (industriell kontaminiert), Getreide (Fungizide)	Ingestion, Resorption durch die Haut (Toxizität nimmt mit Löslichkeit der Verbindung zu)	Hemmung der neuronalen Proteinsynthese, Dissoziation von Polyribosomen	Großhirnwindungsatrophie bevorzugt im visuellen, auditorischen und parietalen Kortex, Kleinhirnatrophie	zentrale Seh- und Hörstörung, Ataxie, Tremor, periphere Neuropathie
Quecksilber (anorganisch)	Industrie	Inhalation	wie bei organischem Quecksilber	wie bei organischem Quecksilber, jedoch diskretere Veränderungen	emotionale Labilität, Irritabilität, Schlaflosigkeit, Bewusstseinsstörungen, Intentionstremor, Ataxie, periphere Neuropathie
Mangan	Mangangewinnung	Inhalation	Sequestration in Mitochondrien	Großhirnwindungsatrophie, Ganglienzellverlust in Stammganglien und Thalamus	extrapyramidal-motorische Symptome („Parkinson-Syndrom")
Thallium	Industrie, Insektizide, Rattengift	Ingestion, Inhalation, Resorption durch die Haut	Störung des Riboflavinstoffwechsels	Neuronopathie mit Waller-Degeneration und neurogener Muskelatrophie	Bewusstseinsstörungen, epileptische Anfälle, Parästhesien, Muskelatrophie

Großhirnwindungsatrophie

Definition
Häufige (60–90 %) Atrophie von Großhirnkortex und Marklager mit konsekutivem Hydrocephalus internus e vacuo.

Pathogenese
Die Ätiopathogenese ist ungeklärt. Experimentell wurde eine Störung des Proteinmetabolismus (Proteinsynthese und -degradation) nachgewiesen.

Morphologie
Makroskopisch findet man eine Atrophie von Großhirnkortex und Marklager mit ausgeprägtem Hydrocephalus internus e vacuo.
Histologisch ist meist keine numerische Reduktion von Ganglienzellen ersichtlich, hingegen ist ein Substanzverlust des Neuropils mit Reduktion von Dendriten und Abnahme synaptischer Verknüpfungen nachweisbar.

Kleinhirnwindungsatrophie

Definition
Relativ häufige Kleinhirnatrophie, akzentuiert im oberen Kleinhirnwurm.

Pathogenese
Die Ätiopathogenese ist ebenfalls ungeklärt. Es wird ein direkter toxischer Effekt von Ethanol, aber auch eine nutritiv-metabolische Schädigung diskutiert.

Morphologie
Makroskopisch ist eine ausgeprägte Atrophie der Foliae in rostralen Abschnitten des Vermis cerebelli, in geringerer Ausprägung auch im Bereich der oberen Kleinhirnhemisphären nachweisbar (➤ Abb. 8.39).
Histologisch liegt eine Degeneration von Purkinje- und Körnerzellen mit reaktiver Proliferation der Bergmann-Glia vor. Tierexperimentell wurde eine ausgeprägte Reduktion axo-dendritischer Synapsen nachgewiesen.

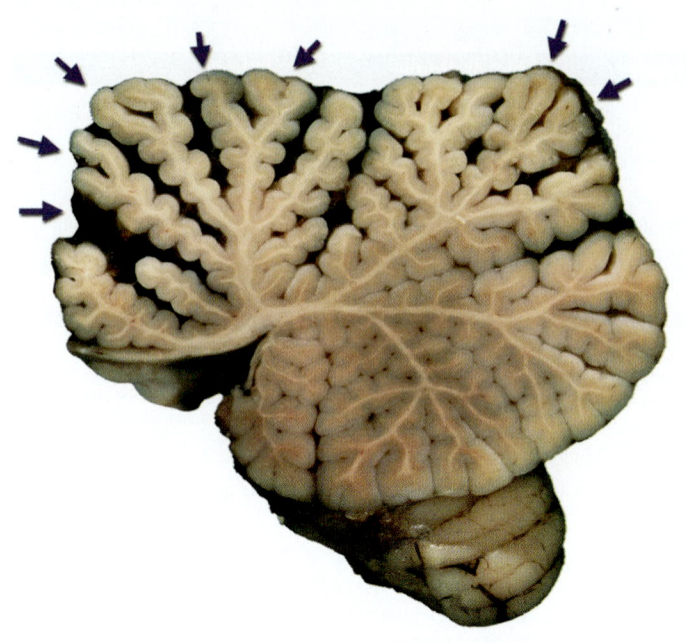

Abb. 8.39 Kleinhirnatrophie. Ausgeprägte Kleinhirnatrophie in den oberen Abschnitten des Vermis cerebelli (Pfeile) bei einem Patienten mit chronischem Alkoholabusus. [R398]

Wernicke-Enzephalopathie

Syn.: Wernicke-Korsakow-Syndrom

Definition In der Regel mit chronischem Alkoholabusus assoziierte ZNS-Schädigung, die durch einen Vitamin-B_1-Mangel verursacht wird.

Pathogenese

Ursache der Wernicke-Enzephalopathie ist eine B_1-Hypovitaminose (Thiaminmangel). Thiamin ist ein essenzieller Kofaktor für Enzyme des Intermediärstoffwechsels (Pyruvatdehydrogenase, Ketoglutaratdehydrogenase, Transketolase). Bei Thiaminmangel kommt es zur Beeinträchtigung des Energiestoffwechsels.

Morphologie

Da im Gehirn die Corpora mammillaria über die höchste Transketolaseaktivität verfügen, sind sie immer betroffen, andere Lokalisationen dagegen weniger konstant (Umgebung des III. Ventrikels, mediodorsale Thalamuskerne, Corpora geniculata, Umgebung des Aquädukts und Boden des IV. Ventrikels).

Makroskopisch liegt bei akutem Verlauf eine rötlich-bräunliche Verfärbung dieser Hirnregionen vor, meist mit multiplen petechialen Einblutungen (➤ Abb. 8.40). Bei chronischer Wernicke-Enzephalopathie entsteht eine Atrophie der Corpora mammillaria mit kompensatorischem Hydrozephalus des III. Ventrikels.

Histologisch lässt sich nur ein diskreter Ganglienzellverlust nachweisen. Bei akutem Verlauf finden sich petechiale Einblutungen, bei

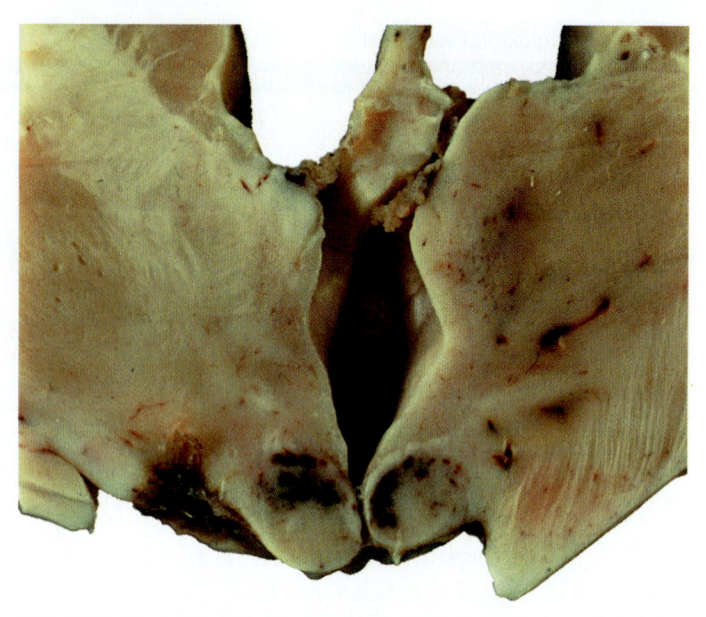

Abb. 8.40 Akute Wernicke-Enzephalopathie bei chronischem Alkoholabusus. Zahlreiche Einblutungen in das Parenchym der Corpora mammillaria. [R398]

chronischem Verlauf eine ausgeprägte Glia- und Gefäßproliferation mit Siderophagen und unterschiedlich ausgeprägter spongiöser Auflockerung des Neuropils.

Zentrale pontine Myelinolyse

Definition Meist beidseits symmetrische Demyelinisierung im Hirnstamm als Folge einer Störung des Elektrolytstoffwechsels (rasch einsetzende Hyponatriämie, „Überwässerung").

Pathogenese

Es handelt sich meist um eine iatrogene Schädigung der Oligodendroglia und des Myelins bei Elektrolytstörungen, insbesondere bei ausgeprägter Hyponatriämie, bei zu raschem Volumenmangelausgleich oder Überkorrektur. Seltener liegt eine Hypernatriämie oder eine Hypo- bzw. Hyperkaliämie vor. Etwa zwei Drittel der Fälle treten bei chronischem Alkoholabusus auf, weitere auslösende Erkrankungen sind Nieren- und Lebererkrankungen, Infektionskrankheiten, Heroinintoxikation und schweres Erbrechen. Pathogenetisch diskutiert wird eine durch die Elektrolytentgleisung ausgelöste Permeabilitätsstörung der Blut-Hirn-Schranke mit Hirnödem, insbesondere in Hirnregionen mit einem dichten Netzwerk von longitudinalen und transversalen Bahnsystemen.

Morphologie

Regelmäßig betroffen sind zentrale Abschnitte der Brückenformation, die rostral bis in das Mittelhirn und kaudal bis zum pontomedullären Übergang reichen können (➤ Abb. 8.41). Seltener ist eine multilokuläre Manifestation mit extrapontinen Läsionen in Hypothalamus, Thalamus, Fornix, Kleinhirn- oder Großhirnmarklager.

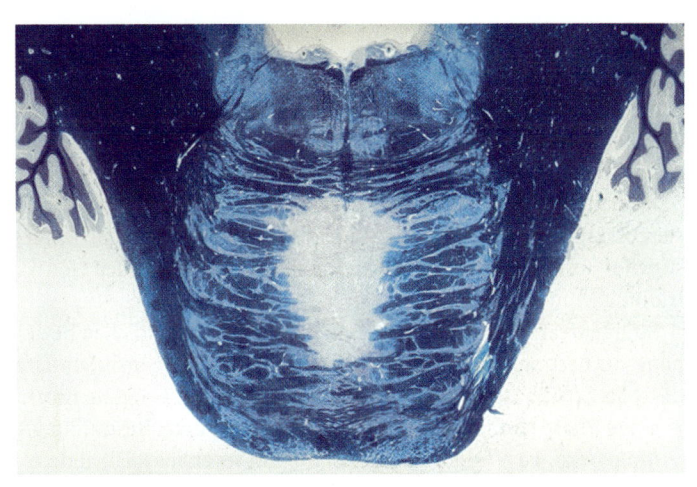

Abb. 8.41 Zentrale pontine Myelinolyse bei einem Patienten mit chronischem Alkoholabusus und zu rascher Kompensation einer Hypernatriämie mit resultierender Hyponatriämie. Entmarkungsherd in den zentralen Abschnitten der Brücke. Markscheidenfärbung. [R398]

Histologisch findet man eine Demyelinisierung mit Ansammlung von Lipophagen bei weitgehend intakten Neuronen und Axonen, in ausgeprägten Fällen auch ein Verlust von Oligodendroglia, Axondegenerate, eine reaktive Astrogliaproliferation sowie gelegentliche Nekrosen.

Alkoholische Embryopathie

(➤ Kap. 41.4.1 und ➤ Kap. 50.7).

Definition Komplexes Fehlbildungssyndrom bei Neugeborenen durch den teratogenen Effekt von Ethanol bei chronischem Abusus während der Schwangerschaft.

Pathogenese
Alkohol ist die häufigste transplazentare intrauterine Noxe. Die Blut-Plazenta-Schranke ist für Ethanol permeabel. Zudem ist die Aktivität der Alkoholdehydrogenase während der Embryonalperiode noch sehr niedrig und das embryonale ZNS dadurch besonders vulnerabel.

Morphologie
Im ZNS bestehen typischerweise eine Mikrozephalie mit kraniofazialer Dysmorphie, Migrationsstörungen von Neuroblasten mit Heterotopien und dysrhaphische Störungen unterschiedlichen Schweregrades. Außerdem liegt in der Regel eine generelle Wachstumsretardierung vor, seltener auch Fehlbildungen an Skelett, Herz, Urogenitalsystem und Muskulatur.

8.7.3 Zytostatika

Die folgenden Ausführungen beziehen sich ausschließlich auf **primär neurotoxische** Wirkungen von Zytostatika.

Methotrexat

Methotrexat (MTX) ist ein Folsäureantagonist, der häufig in Kombination mit anderen Zytostatika oder mit einer Strahlentherapie bei malignen Tumorerkrankungen eingesetzt wird, insbesondere bei Leukämien mit ZNS-Manifestation.

Methotrexat hemmt die DNA-Synthese durch Inaktivierung (Bindung) der Dihydrofolat-Reduktase, eines Enzyms, das die Umwandlung von Folinsäure in die biologisch wirksame Folsäure katalysiert. Methotrexat verfügt nur über eine geringe Blut-Hirn-Schranken-Permeabilität, sodass Schweregrad, Art und Lokalisation des neurotoxischen Effekts mit der Applikationsroute und -dauer variieren.

Akute Enzephalo-Myelo-Radikulopathie

Ätiologie Folge einer repetitiven intrathekalen Methotrexatgabe.

Morphologie
In oberflächennahen Hirn- und Rückenmarkstrukturen können partielle Gewebenekrosen mit Demyelinisierung und reaktiver Astrogliaproliferation sowie eine Demyelinisierung von Spinalnervenwurzeln auftreten.

Disseminierte nekrotisierende Leukenzephalopathie

Pathogenese
Diese Erkrankung entsteht durch eine Kombination aus hochdosierter intrathekaler oder systemischer Methotrexatgabe und einer Strahlentherapie. Angenommen wird, dass die Strahlentherapie zu einer vermehrten Durchlässigkeit der Blut-Hirn-Schranke führt. Daraus ergibt sich eine progrediente irreversible Hirnschädigung.

Morphologie
Charakteristisch sind solitäre oder multiple, teils konfluierende Koagulationsnekrosen mit petechialen Hämorrhagien in der Randzone. Bevorzugte Lokalisation ist die weiße Substanz der Großhirnhemisphären (Centrum semiovale). In schweren Fällen treten die Läsionen beidseits symmetrisch auf (➤ Abb. 8.42).

Histologisch bestehen die Läsionen aus einer Koagulationsnekrose mit randständiger Demyelinisierung, Akkumulation von Lipophagen, Vakuolisierung des Neuropils, reaktiver Astrogliaproliferation und Verkalkungen des regressiv veränderten Hirngewebes. Gelegentlich kann eine nekrotisierende Angiopathie nachgewiesen werden.

Vinca-Alkaloide

Vincristin und **Vinblastin** werden vorwiegend zur Behandlung maligner Lymphome und Leukämien eingesetzt. Als Spindelinhibitoren in der Metaphase des Zellzyklus wirken sie antineoplastisch. Ihre neurotoxische Wirkung beruht auf ihrem Eingriff in die Polymerisation und Stabilität der Mikrotubuli. Es kommt zur Hemmung des Axoplasmatransports und zur **neuronalen Axondegeneration.**

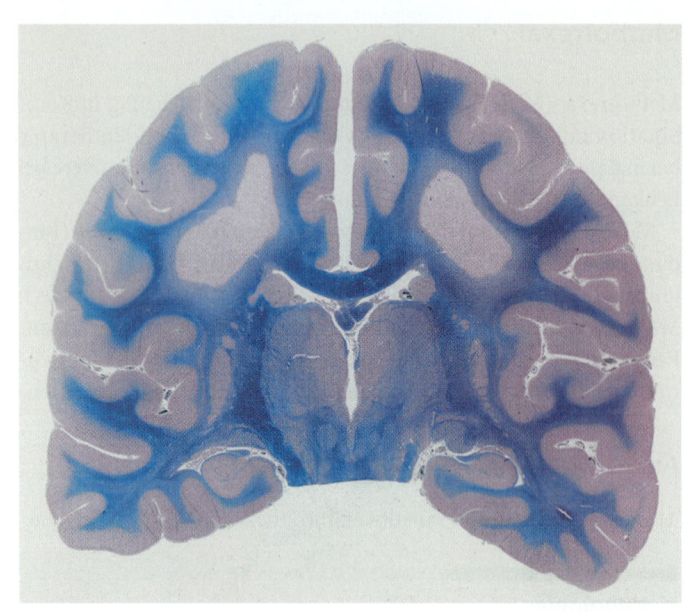

Abb. 8.42 Methotrexat-Leukenzephalopathie. Beidseits symmetrische Nekrosen im Marklager der Großhirnhemisphären bei einer Patientin, die wegen zerebraler Metastasen eines Mammakarzinoms nach Strahlentherapie intrathekal mit Methotrexat behandelt wurde. [R398]

Cisplatin

Die antineoplastische Wirkung von Cisplatin beruht auf einer irreversiblen Inhibition der DNA-Synthese mit „intra- und interstrand-crosslinking" und einer reversiblen Inhibition der RNA- und Proteinsynthese. Cisplatin hat einen selektiven toxischen Effekt auf Spinalganglienzellen, was wahrscheinlich auf deren Gefäßversorgung durch fenestrierte Kapillaren zurückzuführen ist. Die ZNS-Toxizität von Cisplatin ist sehr gering, da es die Blut-Hirn-Schranke kaum zu passieren vermag.

Radiogene Schädigung des ZNS

Ionisierende Strahlen führen zu morphologisch nachweisbaren molekularen Schädigungen des Gehirns und/oder des Rückenmarks. Der Mechanismus der Schädigung im ZNS ist **zelltypenspezifisch.** So besitzt die **weiße Substanz** eine größere Radiosensitivität als die graue Substanz. **Neuronen** gehören zu den relativ strahlenresistenten Zellpopulationen. Werden diese irreversibel geschädigt, kommt es zum Zelltod mit Kernpyknose und Chromatinverklumpung. Die **Neuroglia** – Oligodendroglia mehr als Astroglia –, insbesondere aber die **Endothelien** sind vulnerabel, da es sich um proliferationsfähige Zellen handelt.

Die radiogene Schädigung kann zu **Mutationen,** zum **Zelltod** in der nächsten Mitosephase, selten zur **malignen Transformation** führen. Mehrkernige Zellen (insbesondere Astroglia) entstehen durch eine Destruktion des Spindelapparats bei intakter DNA-Synthese. Die zytoplasmatische Schädigung wird auf eine Entstehung freier Radikale durch ionisierende Strahlung mit einer Inaktivierung von Enzymen, eine Destabilisierung der Lysosomenmembran und die nachfolgende Proteolyse zurückgeführt.

Wichtige **Faktoren** für das Entstehen einer Strahlenschädigung sind der Reifungsgrad des Gehirns (Alter des Patienten), die Art der Strahlung, die Gesamtdosis, das bestrahlte Gewebevolumen und die Einzeldosis (Fraktionierung). Das Risiko für eine radiogene Schädigung von ZNS-Strukturen des erwachsenen Gehirns beginnt bei einer Gesamtdosis von über ca. 50 Gy und bei Einzeldosen (bei konventioneller Fraktionierung) von über 2 Gy.

Alternativ zur perkutanen Bestrahlung kommt heute bei durch stereotaktische Biopsie gesicherten Hirntumoren eine lokale (interstitielle) Bestrahlung durch Implantation von Radionukliden (Jod[125], Iridium[192]) in das Tumorgewebe in Betracht.

Strahlenreaktionen des ZNS lassen sich nach ihrer zeitlichen Beziehung zur Bestrahlung in **3 Phasen** einteilen, von denen insbesondere die späte Spätphase zu einer persistierenden Hirnschädigung führt:
- akute Phase (Frühreaktion): Tage bis Wochen nach Bestrahlung. **Makroskopisch** findet man meist nur ein reversibles Hirnödem, **histologisch** finden sich allenfalls unspezifische Gliazellveränderungen und diskrete perivaskuläre entzündliche Infiltrate.
- frühe Spätphase: Wochen bis Monate nach der Strahlentherapie. Dabei kann es zu meist reversiblen Enzephalo- oder Myelopathien (selten) mit multifokaler Demyelinisierung kommen.
- späte Spätphase: progredienter, oft letaler Verlauf.

Morphologie

Nach mehreren Monaten bis Jahren treten meist singuläre Radionekrosen auf. Besonders strahlenempfindlich sind die Großhirnhemisphären, der Hirnstamm und das Rückenmark.

Makroskopisch imponiert die radiogene Schädigung meist als raumfordernde hämorrhagische Nekrose mit Zentrum in der weißen Substanz und einem perifokalen Ödem.

Histologisch charakteristisch sind im akuten Stadium konfluierende amorphe Koagulationsnekrosen, fibrinoide Gefäßwandnekrosen mit Exsudation von Plasmaproteinen und Fibrin. Bei subakuten oder chronischen Verläufen kann es zu einer partiellen Resorption des nekrotischen Gewebes durch Makrophagen mit multiplen Pseudozysten, perifokaler Demyelinisierung und dystropher Verkalkung kommen. Die Gefäße zeigen zu diesem Zeitpunkt meist eine abnorme Endothelproliferation mit fibröser Verdickung der Gefäßwand und des periadventiziellen Gewebes. Reaktive Veränderungen (z. B. Astrogliaproliferation, Axondegeneration) in der Umgebung der radiogenen Gewebenekrose sind im Vergleich zu anderen nekrotisierenden Prozessen relativ diskret ausgeprägt.

Klinische Relevanz Radiogene Gefäßnekrosen manifestieren sich nach langer Latenz meist relativ abrupt durch eine neurologische Symptomatik, die von der Lokalisation und der intrakranialen Raumforderung geprägt ist. Differenzialdiagnostisch ist daher die Abgrenzung gegenüber einem Tumorrezidiv erforderlich. In der Regel wird nach diagnostischer Sicherung eine operative Resektion der Radionekrose durchgeführt.

8.7.4 Vitaminmangel

Die Folgen diverser Vitaminmangelzustände sind in ➤ Tab. 8.9 zusammengefasst (auch ➤ Kap. 47.4.3). Von klinischer Bedeutung ist

Tab. 8.9 Erkrankungen des Nervensystems bei Vitaminmangel.

Vitamin	Hypovitaminosen	Pathogenese	Morphologie	Klinik
B_1 (Thiamin)	Wernicke-Enzephalopathie	• nutritiv (z. B. bei Alkoholismus) • Malabsorption	hämorrhagische Enzephalopathie	Korsakow-Syndrom
	Beriberi-Krankheit		• Enzephalopathie • periphere Neuropathie	
Niacin	Pellagra	• nutritiv (bei Mais- und Hirsediät) • medikamentös (Isoniazid) • Tryptophanmangel (Provitamin)	• Enzephalomyelopathie (Degeneration großer Neuronen in Kortex, Hirnstamm und Rückenmark) • Degeneration von Hintersträngen und spinozerebellaren Bahnen	• Haut: Dermatitis, Glossitis • Gastrointestinaltrakt: Anorexie, Diarrhö • ZNS/PNS: amnestische Störungen, Demenz, sensible Neuropathie
B_2 (Riboflavin)	„Strachan-Syndrom"	nutritiv	Hinterstrang- und Pyramidenbahndegeneration	• Haut: Dermatitis • ZNS: Amblyopie • PNS: schmerzhafte Neuropathie
B_6 (Pyridoxin)	Pyridoxinmangel	• nutritiv • kongenital („inborn error of metabolism") • medikamentös (Isoniazid)	kein morphologisches Korrelat im ZNS	• ZNS: epileptische Krampfanfälle (bei Neugeborenen) • PNS: Neuropathie
B_{12} (Cyanocobalamin)	kombinierte spinale Strangdegeneration (funikuläre Myelose)	• Resorptionsstörung (Mangel an Intrinsic-Faktor im Magen, N_2O-Intoxikation) • Hemmung von Methylierungsprozessen (z. B. basisches Myelinprotein)	• (Enzephalo-)Myelopathie: • Vakuolisierung des Neuropils • Demyelinisierung mit Axondegeneration in der weißen Substanz des Rückenmarks • sekundär: Waller-Degeneration • fakultativ: Optikusatrophie	• Rückenmark: diskriminative und schmerzhafte Sensibilitätsstörungen, spinale Ataxie/Spastik • PNS: Neuropathie • ZNS: Amblyopie
E (Tocopherol)	spinozerebellares Syndrom	• kongenitale Resorptionsstörung (Aβ-Lipoproteinämie) • erworbene Resorptionsstörung (Malabsorption)	• axonale Dystrophie • Degeneration von Hintersträngen und spinozerebellaren Bahnen • Degeneration von Photorezeptoren der Retina	• Rückenmark: Hinterstrangataxie mit Sensibilitätsstörung und Areflexie • ZNS: fakultativ: zerebellare und okulomotorische Symptome, Amblyopie • PNS: Neuropathie

insbesondere der bereits bei der alkoholtoxischen ZNS-Schädigung erwähnte Thiaminmangel.

8.7.5 Angeborene metabolische Enzephalopathien

Es handelt sich um eine genetisch, morphologisch und klinisch sehr heterogene Gruppe seltener Erkrankungen. Gemeinsames ätiologisches Kennzeichen ist ein Gendefekt, der ein einziges Enzym inaktiviert („single gene disease", > Kap. 47.2).

Lysosomale Speicherkrankheiten

Obwohl alle somatischen Zellen betroffen sind, steht das Nervensystem meist klinisch im Vordergrund. Die Erkrankungen sind genetisch wie klinisch sehr heterogen. Neben meist tödlich verlaufenden infantilen Formen (> Abb. 8.43) gibt es spätinfantile und im Erwachsenenalter auftretende Varianten, die hinsichtlich des Überlebens meist eine bessere Prognose haben. Die Stoffwechselstörung ist biochemisch und genetisch fast immer identifiziert, sodass eine pränatale Diagnostik möglich ist.

Adrenoleukodystrophien

Zu dieser Gruppe von Erkrankungen, die teils geschlechtsgebunden rezessiv (X-linked) vererbt werden, gehört auch das **Zellweger-Syndrom**.

Ursache ist eine peroxisomale Stoffwechselstörung: Der Abbau langkettiger Fettsäuren ist gestört. Bei den klinisch unauffälligen weiblichen Überträgern der Erkrankung lassen sich langkettige Fettsäuren pränatal in Amnionzellen nachweisen.

Die **morphologischen** Veränderungen sind akzentuiert im ZNS und in der Nebennierenrinde. Das Gehirn zeigt eine Demyelinisierung der weißen Substanz bei weitgehender Erhaltung der subkortikalen Bahnen. Sekundär kommt es zu einer Degeneration der kortikospinalen Bahnen.

Störungen des Aminosäurenstoffwechsels

Bei der **Phenylketonurie** mit laborchemisch nachweisbarer Hyperphenylalaninämie kann das ZNS in Form einer Mikrozephalie betroffen sein. Histologisch liegen Spongiosierung, Gliose und verzögerte Myelinisierung vor.

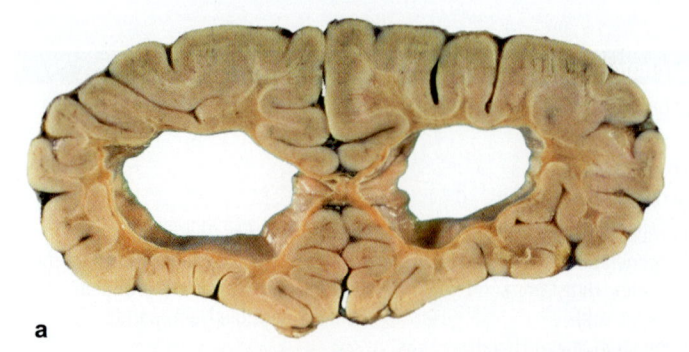

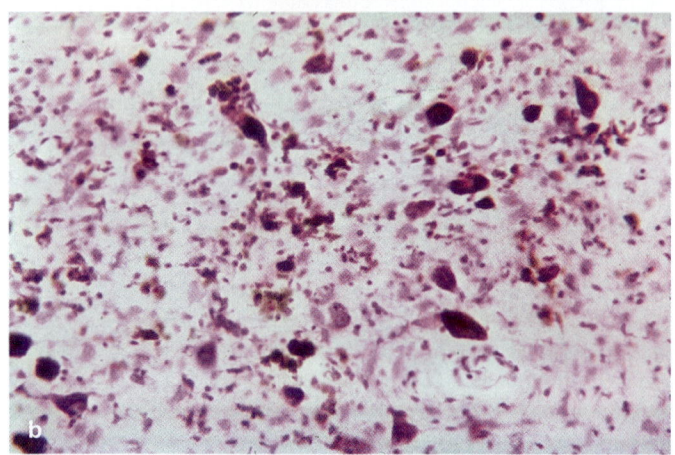

Abb. 8.43 Metachromatische Leukodystrophie. a Weitgehende Zerstörung und Resorption des Marklagers der weißen Substanz beider Großhirnhemisphären und konsekutiver Hydrocephalus internus. **b** Histologisch Akkumulation metachromatischen bräunlichen Pigments bei saurer Kresylviolett-Reaktion, Vergr. 200-fach. [R398]

Bei der **Ahornsirup-Erkrankung,** benannt nach dem charakteristischen Uringeruch, liegt eine Störung im Stoffwechsel langkettiger Aminosäuren vor. Morphologisch beobachtet man in schweren Fällen eine Spongiosierung der weißen Substanz des Gehirns.

8.7.6 Erworbene metabolische Enzephalopathien

Hepatische Enzephalopathie

➤ Kap. 33.8.3.

Nephrogene Enzephalopathie

Syn.: renale Enzephalopathie

Definition Variable Funktionsstörungen des Gehirns bei dekompensierter Niereninsuffizienz (Urämie).

Pathogenese

Retention multipler, potenziell neurotoxischer harnpflichtiger Substanzen im Blut. Vor allem der Anstieg des Harnstoffspiegels im Serum korreliert relativ gut mit der klinischen Symptomatik. Aber auch eine Retention von Kreatinin, Harnsäure und anderen organischen und anorganischen Substanzen mit Azidose sowie ein Hyperparathyreoidismus können pathogenetisch eine Rolle spielen. Die klinische Symptomatik der nephrogenen Enzephalopathie ist nach Hämodialyse reversibel. Dies spricht für eine niedermolekulare Komponente als hauptsächlichem pathogenetischem Faktor.

Morphologie

Ein Hirnödem ist **makroskopisch** meist die einzig nachweisbare Veränderung bei nephrogener Enzephalopathie.

Darüber hinaus sollen **histologisch** fakultativ fokale, perivaskulär akzentuierte Demyelinisierungsherde oder Ganglienzellnekrosen erkennbar sein. Die meisten, möglicherweise alle morphologischen Befunde werden allerdings als Komplikationen von Begleiterkrankungen angesehen (Hypertonie, Diabetes mellitus, Entgleisung des Säure-Basen- und Elektrolytstoffwechsels).

Dialyse-Enzephalopathie

Syn.: Dialyse-Demenz

Definition Chronisch progrediente Enzephalopathie mit Demenz als Endstadium und hoher Letalität bei chronischer Dialysebehandlung.

Pathogenese

Die Dialyse-Enzephalopathie – bei Nachweis eines erhöhten Aluminiumspiegels im Plasma und Aluminiumablagerungen im Hirngewebe – wird in erster Linie auf eine Aluminiumintoxikation des Gehirns durch aluminiumhaltige Dialyseflüssigkeiten oder Medikamente (Antazida) zurückgeführt. Es ist jedoch unklar, ob es sich bei der Aluminiumintoxikation wirklich um den kausalpathogenetischen Faktor oder lediglich um ein Epiphänomen der Hämodialyse handelt. Seit der Verwendung aluminiumfreier Dialysate hat die Inzidenz der Dialyse-Enzephalopathie jedenfalls stark abgenommen. Im Initialstadium ist die Dialyse-Enzephalopathie nach einer Nierentransplantation potenziell reversibel.

Morphologie

Die morphologischen Befunde sind diskret. Neben einer initialen Mikrogliareaktion können unspezifische und inkonstante Ganglienzellnekrosen und eine Vakuolisierung (Spongiosierung) des Neuropils im Großhirnkortex vorkommen.

Klinische Relevanz Die im Vergleich zu den diskreten morphologischen Befunden ausgeprägte klinische Symptomatik tritt bei chronischer Hämodialyse (nach 2–7 Jahren) auf. Die Symptome bestehen zunächst aus Desorientiertheit und Verwirrtheit, Gedächtnisstörungen und/oder einer exogenen Psychose, einer charakteristischen Dyspraxie und Dysphasie, Myoklonien und zerebralen Krampfanfällen. Im Endstadium besteht eine hochgradige Demenz.

8.8 Neurodegenerative Erkrankungen

Der Begriff „neurodegenerative Erkrankungen" fasst eine Gruppe von Krankheiten zusammen, denen ein fortschreitender Untergang von Neuronenpopulationen im ZNS gemeinsam ist. Einige dieser Erkrankungen sind hereditär, andere treten überwiegend sporadisch auf.

In der Mehrzahl sind Patienten in höherem Lebensalter (z. B. bei der Alzheimer-Erkrankung), jedoch teilweise auch bereits in jüngerem Erwachsenenalter betroffen (z. B. Chorea Huntington). Die Alzheimer- und die Parkinson-Erkrankung gehören zu den häufigsten neurologischen Krankheiten überhaupt (> Abb. 8.44).

Die meisten neurodegenerativen Erkrankungen, z. B. die Alzheimer- oder die Parkinson-Erkrankung, sind gekennzeichnet durch **charakteristische** Proteinablagerungen extrazellulär oder intrazellulär, z. B. in betroffenen Neuronen, bei anderen dagegen fällt lediglich eine zahlenmäßige Reduktion von Nervenzellen in den Zielregionen auf. Vielfach tritt im weiteren Verlauf eine Atrophie betroffener Gehirnareale bzw. funktioneller Systeme auf. Daneben findet sich bei vielen neurodegenerativen Erkrankungen eine chronisch-entzündliche (neuroinflammatorische) Reaktion im Hirngewebe.

Nach dem Verteilungsmuster der von der Neurodegeneration betroffenen Hirnregionen wird eine **diffuse, generalisierte Atrophie** (z. B. Alzheimer-Erkrankung) von **System- und Multisystematrophien**, die in der Regel vorrangig ein funktionelles System (z. B. Parkinson-Erkrankung) oder mehrere funktionelle Systeme gleichzeitig betreffen (z. B. olivopontozerebellare Atrophie), unterschieden.

Da für die Alzheimer-Erkrankung und zahlreiche andere neurodegenerative Erkrankungen derzeit keine kausalen Behandlungsverfahren zur Verfügung stehen, werfen sie nicht nur erhebliche medizinische, sondern auch sozioökonomische Probleme auf.

8.8.1 Altersveränderungen des Gehirns

Zentralnervöse Neuronen verfügen als postmitotische Zellen über kein Regenerationspotenzial. Mit zunehmendem Lebensalter tritt ein langsam fortschreitender **Verlust von Ganglienzellen** auf, der sich im höheren Alter als **Gehirnatrophie** manifestiert. Das Ausmaß dieser Atrophie ist interindividuell sehr variabel. Die im Rahmen physiologischer Alterungsprozesse auftretende Gehirnatrophie führt jedoch nicht zu einer signifikanten Beeinträchtigung der zerebralen Leistungsfähigkeit. Neben einer Zunahme von nicht metabolisierbarem Lipofuszinpigment im Perikaryon von Ganglienzellen treten jenseits des 65. Lebensjahrs in geringer Zahl auch alzheimertypische Zytoskelettveränderungen und neuritische Plaques in der Großhirnrinde auf. Ihr Ausmaß beim physiologischen Alterungsprozess ist jedoch gering und funktionell nicht bedeutsam.

8.8.2 Alzheimer-Erkrankung

Syn.: Alzheimer's disease

Klinisch führt die Alzheimer-Erkrankung zu einer schweren Beeinträchtigung der kognitiven Gehirnleistungen mit Ausbildung einer Demenz. Histologisch finden sich ausgeprägte Alzheimer-Neurofibrillenveränderungen, bestehend aus hyperphosphoryliertem Tau, und senile Plaques in der Großhirnrinde sowie teils Amyloidablagerungen in zerebralen Gefäßen (zerebrale Amyloidangiopathie), bestehend aus Aβ-Peptid. Daneben zeigt sich eine chronisch-entzündliche Reaktion unter Beteiligung der Mikroglia und der Astrozyten.

Epidemiologie Die Alzheimer-Erkrankung ist die häufigste neurodegenerative Erkrankung, die sich überwiegend im höheren Lebensalter manifestiert und von der 5–10 % aller Menschen jenseits des 65. Lebensjahrs betroffen sind. Die Prävalenz liegt bei etwa 1 % der gesamten Bevölkerung, aber bei über 30 % der über 80-Jährigen. Bei weniger als 1 % der Alzheimer-Patienten liegt eine hereditäre Ursache vor, die mit einem frühen Erkrankungsbeginn (< 65 Jahre) einhergeht.

Pathogenese

Das zur Aggregation (Verklumpung) neigende **Aβ-Peptid** wurde als Hauptbestandteil der Ablagerungen in den senilen Plaques und in den Gefäßwänden von Alzheimer-Patienten und von Patienten mit Trisomie 21 identifiziert. Kurze Zeit später wurde das Gen identifiziert, das für das β-Amyloid-Vorläuferprotein (**β-Amyloid Precursor Protein, APP**) codiert. APP ist ein großes Transmembran-Protein, das von vielen Zelltypen gebildet wird; Aβ entspricht einem kleinen transmembranösen Fragment von APP (> Abb. 8.45). Die Lage des APP-Gens auf Chromosom 21, zusammen mit der Erkenntnis, dass eine Trisomie des Chromosoms 21 (Down-Syndrom) unweigerlich

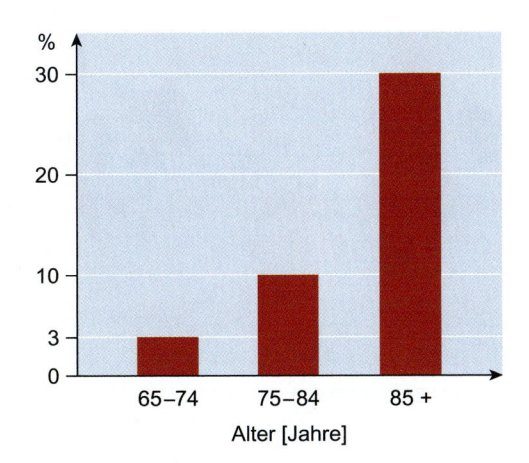

Abb. 8.44 Altersabhängige Prävalenz demenzieller Erkrankungen. [L231]

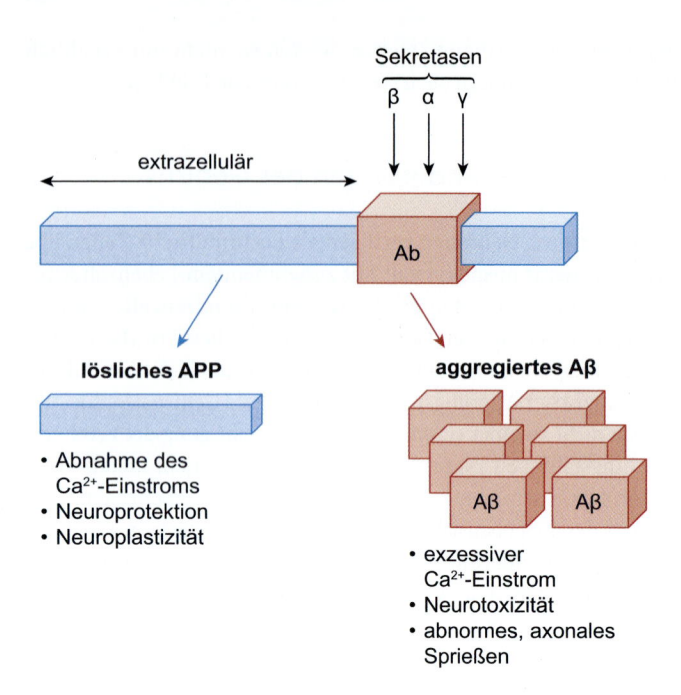

Abb. 8.45 Struktur und Stoffwechsel des Amyloid-Vorläuferproteins APP. Die Spaltung durch die α-Sekretase verhindert die Bildung des Aβ-Peptids, während β- und γ-Sekretasen jeweils den Amino- und den Carboxy-Terminus des Aβ-Peptids produzieren. [L231]

zu einer Alzheimer-Erkrankung führt, gefolgt von der Identifizierung von Mutationen im APP-Gen sowie im Presenilin-1- und -2-Gen bei familiärer Alzheimer-Erkrankung führte zur Definition der **Amyloidkaskade-Hypothese.** Diese besagt, dass die Akkumulation von Aβ im Gehirn das primäre pathogenetische Ereignis ist, und alle übrigen Manifestationen der Erkrankung, einschließlich der Bildung neurofibrillärer Tangles, das Ergebnis eines Ungleichgewichts zwischen der Produktion und dem Abbau von Aβ sind.

Behandlungen, welche die Aβ-Ablagerung verhindern, stellen demnach einen rationalen Ansatz zur Therapie dar. Darüber hinaus hat sich in jüngerer Zeit die begleitende Reaktion der Mikroglia und Astrozyten, als wichtiges, pathogenetisch relevantes Element der Alzheimer-Erkrankung herauskristallisiert.

Morphologie

Die Alzheimer-Erkrankung ist ein pathophysiologisches Kontinuum, das bereits viele Jahre vor dem Auftreten der ersten klinischen Symptome beginnt. Demzufolge unterscheidet man bei der Alzheimer-Erkrankung
- das vorklinische Stadium (keine fassbare klinische Symptomatik),
- die leichte kognitive Störung („mild cognitive imparment", MCI) und
- die Demenz vom Alzheimer-Typ.

Vornehmlich im letzten Stadium entwickelt sich eine ausgeprägte kortikale Gehirnatrophie, welche die gesamte Großhirnrinde betreffen kann. In den früheren Stadien der Erkrankung kann diese Atrophie jedoch fehlen (➤ Abb. 8.47).

Der **mikroskopische** Befund ist durch die Pathologie von senilen Plaques und Alzheimer-Neurofibrillenveränderungen im Zytoplasma betroffener Ganglienzellen sowie durch die Reaktion von Mikroglia und Astrozyten gekennzeichnet. Zusätzlich können Amyloidablagerungen in kleinen zerebralen und leptomeningealen Gefäßwänden (zerebrale Amyloidangiopathie) vorliegen.

Senile Plaques sind extrazelluläre Ablagerungen von Aβ im Neuropil. Neben diffusen Ablagerungen unterscheidet man neuritische Plaques, die aus einem zentralen Amyloidkern und einem peripheren Kranz mit degenerierenden Nervenzellfortsätzen bestehen (➤ Abb. 8.46).

Bei den **Alzheimer-Neurofibrillenveränderungen** („neurofibrilläre tangles") handelt es sich um Zytoskelettaggregate im Perikaryon von Neuronen, die als Hauptbestandteil das hyperphosphorylierte Mikrotubuli-assoziierte Protein Tau enthalten (➤ Abb. 8.46).

Plaques und Fibrillenveränderungen folgen einem hierarchischem Ausbreitungsmuster unter Einbeziehung des Hippokampus und der gesamten Großhirnrinde und können mit Antikörpern gegen das Aβ-Peptid (Plaques) und das Tau-Protein („tangles") nachgewiesen werden.

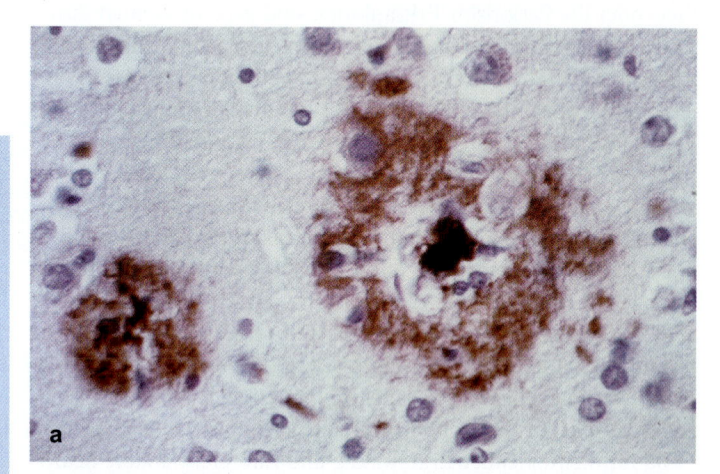

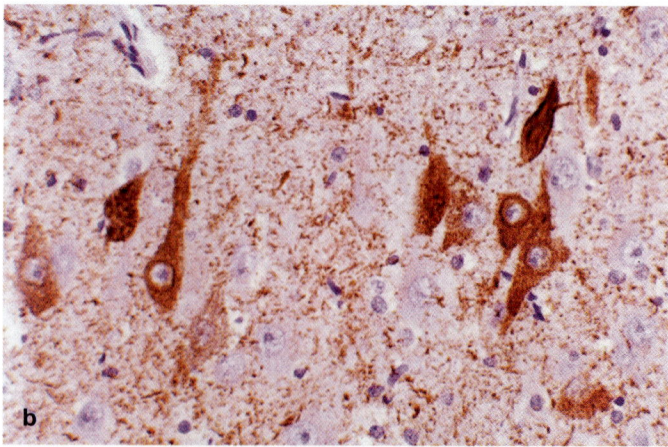

Abb. 8.46 Alzheimer Erkrankung. a Neuritische (senile) Plaque. Im Zentrum sieht man den Amyloidkern. Immunhistochemische Darstellung mit einem Antikörper gegen Aβ-Amyloid. **b** Zahlreiche Neuronen mit Zytoskelettaggregaten (Alzheimer-Fibrillen-Veränderungen, neurofibrilläre „tangles") im Perikaryon. Immunhistochemische Darstellung mit einem Antikörper gegen Tau-Protein. [R398]

Bei einem hohen Prozentsatz von Patienten mit der Alzheimer-Erkrankung findet man **Aβ-Ablagerungen** in kleinen leptomeningealen und kortikalen Gehirngefäßen. Diese Läsion wird als **zerebrale Amyoidangiopathie** bezeichnet. Sie lässt sich durch eine Kongorot-Färbung oder immunhistochemisch mit Antikörpern gegen Aβ darstellen und gilt als Risikofaktor für Hirnblutungen.

Granulovakuoläre oder stäbchenförmige Einschlüsse (granulovakuoläre Degeneration, Hirano-Körperchen) treten bei zahlreichen Patienten in Pyramidenzellen des Hippocampus auf, sind jedoch nicht spezifisch mit der Alzheimer-Erkrankung assoziiert.

Molekularpathologie

Obwohl die meisten Alzheimer-Patienten betagt sind, gibt es Patienten mittleren Alters, bei denen die Alzheimer-Erkrankung als eine **autosomal-dominant** vererbte Erkrankung auftritt. Drei Gene wurden für diese Form der Erkrankung verantwortlich gemacht: das APP-Gen und die zwei **Präsenilin**-Gene (PS1 und PS2).

Diese Mutationen verursachen eine abnorme Bildung von Aβ-Peptiden. APP wird von drei Klassen von Proteasen verarbeitet, die als α-, β- und γ-**Sekretasen** bezeichnet werden. Während die α-Sekretase in der Mitte des potenziellen Aβ-Peptids schneidet und dessen Bildung verhindert, führt die sequenzielle Spaltung durch β- und γ-Sekretase zur Freisetzung des Aβ-Peptids (> Abb. 8.45).

Der Stoffwechsel von APP erzeugt eine Vielzahl verschieden langer Aβ-Peptide, aber vorrangig ein 40 Aminosäuren langes Peptid ($Aβ_{1-40}$) und eine kleinere Menge eines 42 Aminosäuren langen Peptids ($Aβ_{1-42}$). Letztere Form des Peptids neigt besonders stark dazu, Amyloidablagerungen zu verursachen. Alzheimer-Erkrankung verursachende Mutationen verändern den Stoffwechsel von APP so, dass stärker amyloidogene Formen von Aβ (vor allem $Aβ_{1-42}$) produziert werden. Präseniline bilden zusammen mit weiteren Proteinen (Nicastrin, Aph1 und Pen-2) die aktive γ-Sekretase, eines der Enzyme, welche APP zu Aβ verarbeiten. Mutationen im Präsenilin-Gen führen zur bevorzugten Bildung des besonders gefährlichen $Aβ_{1-42}$ und zur reduzierten Bildung des weniger toxischen $Aβ_{1-40}$.

Darüber kennt man einige genetisch bedingte Risikofaktoren, die statistisch gesehen ein erhöhtes Risiko zur Entwicklung einer Alzheimer-Erkrankung mit sich bringen (aber nicht zwingend zu einer Erkrankung führen müssen). Dazu gehören v. a. das ε4-Allel des Apolipoproteins E, aber auch die eher seltenen Mutationen in den Immunmolekülen TREM2 und CD33.

Die Verfügbarkeit transgener Mäuse, die eine Plaque-Pathologie entwickeln, hat beeindruckende Fortschritte auf dem Gebiet der Pathogenese und auch der Therapie der Alzheimer-Erkrankung ermöglicht. Einer der wichtigsten Befunde der letzten Jahre ist, dass die Immunisierung dieser transgenen Mäuse mit einem Aβ-Peptid zu einer Verringerung der Veränderungen und zu einer besseren Erhaltung der höheren Hirnfunktionen führt. Zahlreiche auf Aβ ausgerichtete Therapien werden derzeit in klinischen Studien überprüft und konnten teils einen klinischen Nutzen zeigen.

8.8.3 Frontotemporale Demenz

Definition Dies ist ein Sammelbegriff für eine heterogene Gruppe von Erkrankungen, die klinisch durch ein demenzielles Syndrom mit Verhaltensauffälligkeiten gekennzeichnet ist und mit einer Atrophie des frontalen und temporalen Kortex, sogenannte frontotemporalen Lobärdegenerationen (FTLD), einhergeht. Basierend auf den aggregierenden Proteinen werden auf molekularer Ebene drei FTLD-Formen unterschieden:
- FTLD mit Ablagerungen des Tau-Proteins (FTLD-Tau)
- FTLD mit Ablagerungen des TDP-43-Proteins (FTLD-TDP)
- FTLD mit Ablagerungen des FUS-Proteins (FTLD-FUS)

Pathogenese

Bei etwa 40 % der frontotemporalen Demenzen handelt es sich um „primäre Tauopathien". Im Gegensatz zur Alzheimer-Erkrankung findet sich bei FTLD-Tau keine übermäßige Ablagerung des Aβ-Peptids. Es kommt zu einer pathologischen Ablagerung des Tau-Proteins, wobei eine fehlende Bindung an Mikrotubuli durch posttranslationale Modifikationen und eine abnorme Prozessierung der Tau-mRNA als Ursache diskutiert werden. Ein Teil der Patienten hat Mutationen im Tau-Gen.

Bei den verbleibenden 60 % der frontotemporalen Demenzen kommt es zu pathologischen Ablagerungen von DNA/RNA-bindenden Proteinen, meist TDP-43 und selten FUS. Aufgrund der Verschiebung des Proteins vom Kern ins Zytoplasma wird bei diesen Formen pathomechanistisch eine Störung der mRNA-Prozessierung und des mRNA-Transports favorisiert. FTLD-TDP tritt auch familär auf, mit Mutationen in den Genen *Progranulin* und *C9orf72* als häufigste Ursache.

Morphologie

Makroskopisch fällt v. a. eine Atrophie der frontotemporalen Großhirnrinde auf (> Abb. 8.47b).

Mikroskopisch erkennt man im betroffenen Kortex, aber auch weitverbreitet in subkortikalen Regionen und Hirnstamm, pathologische Einschlusskörperchen innerhalb von Neuronen und Gliazellen, die entweder aus den Proteinen Tau, TDP-43 oder FUS bestehen und mittels spezifischer Antikörper nachgewiesen werden können. Anhand von morphologischen Charakteristika und Verteilungsmustern der Ablagerungen können weitere Unterteilungen der FTLD-Tau (z. B. Morbus Pick, kortikobasale Degeneration, progressive supranukleäre Blickparese), der FTLD-TDP (Subtyp A – D) und der FTLD-FUS (atypische FTLD-U, basophile Einschlusskörperkrankheit, neuronale Intermediärfilament-Einschlusskörperchenkrankheit) vollzogen werden.

Klinische Relevanz Mit einer Prävalenz von 3,6–15/100.000 Personen ist die frontotemporale Demenz nach der Alzheimer-Erkrankung und der Lewy-Körperchen-Demenz die dritthäufigste Demenzerkrankung. Die Patienten sind bei Erkrankungsbeginn meist < 65 Jahre. Bei etwa 30 % der Patienten liegt eine autosomal-dominant vererbte Krankheit

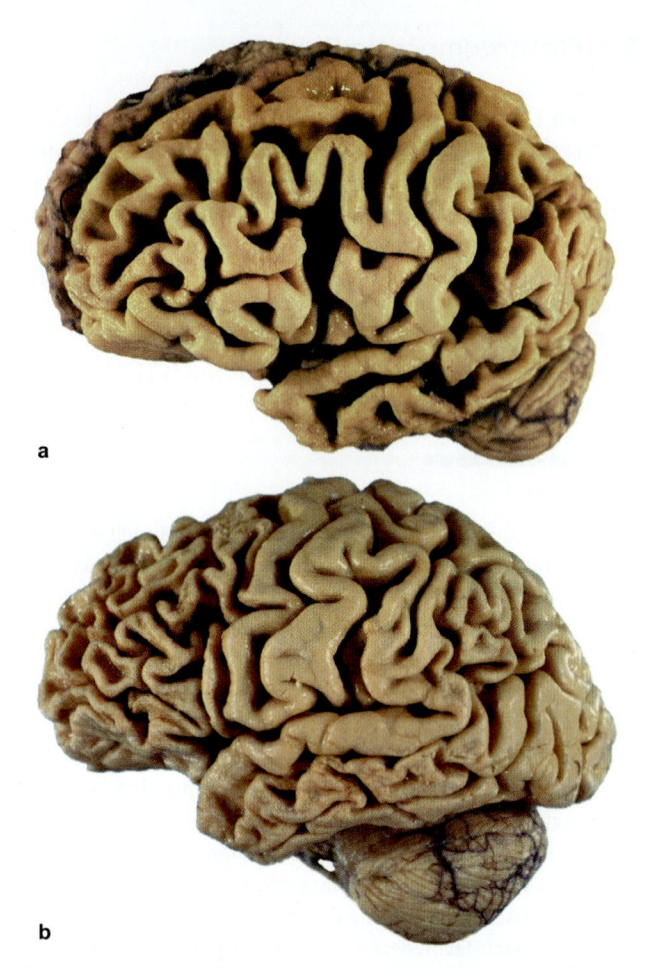

Abb. 8.47 Gehirnatrophien. a Spätstadium eines Alzheimer-Erkrankung. Ausgeprägte kortikale Atrophie in allen Großhirnabschnitten. **b** Frontotemporale Lobärdegeneration. Extreme Atrophie im Bereich des Frontalpols und der unteren Temporalwindungen. [R398]

vor mit Mutationen in den Genen *Tau, Progranulin* oder *C9orf72*, sodass zur Diagnosesicherung eine humangenetische Beratung und molekulargenetische Untersuchung in Betracht gezogen werden sollten. Klinisch stehen Verhaltensänderungen und Sprachstörungen im Vordergrund, häufig vergesellschaftet mit einem Parkinson-Syndrom oder einer Motoneuron-Erkrankung. Mit Ausnahme der genetischen Fälle, ist eine sichere klinische Abgrenzung zu anderen Demenzerkrankungen wie der Alzheimer-Erkrankung im Krankheitsverlauf jedoch teilweise schwierig. Zudem gibt es derzeit keine Möglichkeiten, die molekularen Subformen der FTLD (Tau, TDP-43, FUS) zu Lebzeiten der Patienten zu unterscheiden. Klinisch-pathologische Korrelationsstudien sind deshalb essenziell zur Entwicklung und Validierung neuer Biomarker, die helfen sollen, die Diagnostik der FTLD in vivo zu ermöglichen.

8.8.4 Chorea Huntington

Definition Die Chorea Huntington ist eine autosomal-dominant vererbte neurodegenerative Erkrankung, die sich im jüngeren und mittleren Erwachsenenalter manifestiert und klinisch durch choreatische Bewegungsstörungen, eine progrediente Demenz und neuropsychiatrische Symptome gekennzeichnet ist. Die Erkrankung befällt primär kleine Interneurone im Nucleus caudatus, bezieht im weiteren Verlauf jedoch auch den frontalen und temporalen Kortex sowie weitere extrapyramidale Kerngebiete ein.

Pathogenese

Die Chorea Huntington folgt einem autosomal-dominanten Erbgang mit hoher Penetranz. Bei dem betroffenen Genprodukt handelt es sich um **Huntingtin,** ein in zahlreichen Geweben exprimiertes Protein.

Morphologie

Makroskopisch sind in der Regel die Veränderungen des Corpus striatum besonders eindrucksvoll. Durch die ausgeprägte Atrophie und Schrumpfung des Nucleus caudatus kommt es zu einer charakteristischen konvexen Erweiterung der Seitenventrikel (> Abb. 8.48). In fortgeschrittenen Stadien kann eine kortikale Atrophie mit Befall der Frontal- und Temporallappen auftreten.

Intranukleäre Einschlüsse in den Neuronen des Nucleus caudatus bestehen aus ausgefallenem Polyglutamin-Protein. Die Chorea Huntington führt zu einem ausgedehnten Verlust von Interneuronen im Nucleus caudatus. Putamen und Pallidum sind häufig nur in geringem Ausmaß betroffen. In fortgeschrittenen Stadien lässt sich auch eine Reduktion der Ganglienzelldichte im frontalen und temporalen Kortex sowie in thalamischen Kerngebieten nachweisen. Die betroffenen Areale entwickeln eine ausgeprägte reaktive Astrogliose. Neurochemisch sind insbesondere GABA- und cholinerge Neuronen betroffen, es kommt jedoch auch zu einer Verminderung von Enkephalin und Substanz P im Corpus striatum.

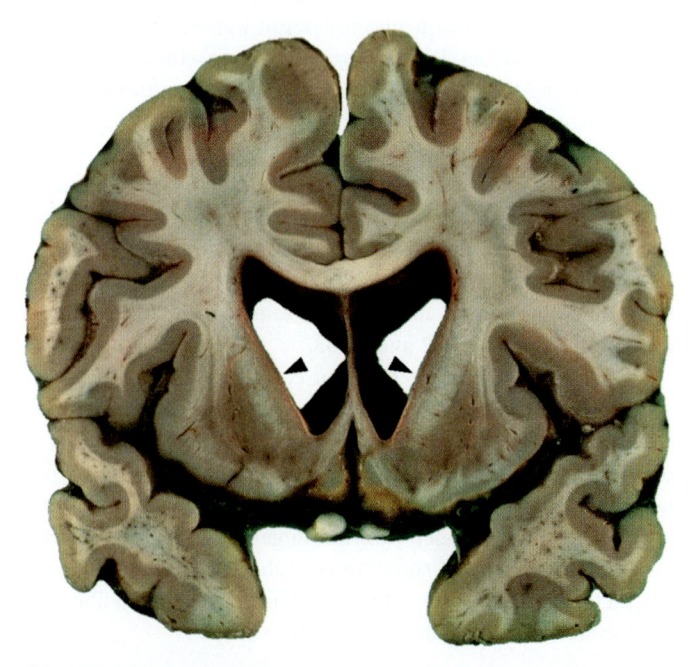

Abb. 8.48 Chorea Huntington. Extreme Atrophie des Nucleus caudatus und konvexe Erweiterung der Seitenventrikel (Hydrocephalus internus e vacuo, Pfeilspitzen). [R398]

Molekularpathologie

Innerhalb des Huntingtin-Gens wurde eine umschriebene Domäne nachgewiesen, die aus sich wiederholenden Motiven der Sequenz CAG zusammengesetzt ist. CAG codiert für die Aminosäure Glutamin. Die Zahl dieser repetitiven CAG-Motive liegt beim Gesunden zwischen 11 und 35 Kopien. Bei allen bislang untersuchten Patienten mit Chorea Huntington ist sie signifikant erhöht und kann bei über 100 Kopien liegen. Dies führt dazu, dass das entsprechende Protein um eine Polyglutamin-Strecke verlängert wird. Die verlängerte Polyglutamin-Strecke führt dazu, dass Huntingtin aggregiert. Aggregiertes Huntingtin lagert sich im Zellkern sowie im Zytoplasma ab und führt zu einer gestörten Homöostase innerhalb der Zelle.

Chorea Huntington gehört zu einer Reihe von Erkrankungen, die mit einer sogenannten **Trinukleotidexpansion** einhergehen (> Tab. 8.10). Während der exakte Pathomechanismus noch unbekannt ist, erlaubt der Nachweis einer Trinukleotidexpansion jedoch bereits pränatal eine sichere molekulargenetische Identifizierung von Genträgern. Je höher die Trinukleotidkopienzahl, desto früher manifestiert sich die Erkrankung (Antizipation).

8.8.5 Parkinson-Erkrankung

Syn.: Parkinson's disease

Definition Die Parkinson-Erkrankung ist das klassische Beispiel einer Systemdegeneration des ZNS. Die Erkrankung betrifft vorrangig das nigrostriatale extrapyramidale System mit einem progredienten Verlust pigmentierter dopaminerger Neuronen in der Substantia nigra des Mittelhirns. Diese Veränderungen führen zu einer charakteristischen klinischen Trias extrapyramidaler Bewegungsstörungen mit Akinesie, Rigor und Ruhetremor. Ein Teil der Patienten entwickelt im Verlauf der Erkrankung eine Demenz (Parkinson-Demenz). Es gibt Überschneidungen mit der Demenz mit Lewy-Körperchen, bei der die Demenz anfänglich im Vordergrund steht gefolgt von Parkinson-Symptomatik.

Pathogenese

Die Parkinson-Erkrankung tritt sowohl als sporadische als auch als genetisch bedingte Erkrankung auf und geht mit abnormer Aggregation des präsynaptischen Proteins α-Synuclein einher.

Die genetisch bedingte Parkinson-Erkrankung kommt als autosomal-dominante (meist Mutationen im α-Synuclein-, „Leucine-rich-repeat-kinase-2"-Gen) oder autosomal-rezessive (meist Mutationen im Parkin-Gen) Erkrankung vor.

Die Pathogenese ist bislang nicht aufgeklärt. Diskutiert werden eine abnorme Proteinaggregation, defekter Proteinabbau durch Störung des Ubiquitin-Proteasom-Systems und mitochondriale Dysfunktion, die durch eine komplexe Interaktion zwischen genetischen und Umweltfaktoren verursacht wird.

Morphologie

Durch den fortschreitenden Verlust pigmentierter dopaminerger Neuronen der Substantia nigra kommt es zu einer Abblassung und Depigmentierung der Substantia nigra, die **makroskopisch** sichtbar wird (> Abb. 8.49). Bei Patienten mit einer Parkinson-Demenz oder Demenz mit Lewy-Körperchen kann eine signifikante kortikale Atrophie vorliegen.

Mikroskopisch bestehen ein erheblicher Ausfall melaninhaltiger Neuronen in der Substantia nigra, extrazelluläres Pigment aus degenerierten Ganglienzellen und konzentrische neuronale Einschlusskörper. Diese werden als **Lewy-Körperchen** bezeichnet und bestehen vorwiegend aus dem Protein **α-Synuclein**. Immunhistochemie mit Antikörpern gegen α-Synuclein stellt die sensitivste Nachweismethode dar und erlaubt zusätzlich die Darstellung von Ablagerungen in Zellfortsätzen (Lewy-Neuriten). Bei der Parkinson-Erkrankung ist die Lewy-Pathologie besonders im Hirnstamm (Substantia nigra, Locus coeruleus, motorischer Kern des N. vagus) vorhanden.

Bei der **Parkinson-Demenz** und Demenz mit Lewy-Körperchen findet sich die Lewy-Pathologie teils weitverbreitet im Großhirn (Lewy-Körperchen-Demenz). Teils findet sich zusätzlich eine Alzheimer-assoziierte Pathologie mit Alzheimer-Neurofibrillenveränderungen und neuritischen Plaques.

Tab. 8.10 Durch Trinukleotidexpansion verursachte erbliche Erkrankungen.

Erkrankung (Gen)	Trinukleotid	Trinukleotidkopien	
		Normal	Erkrankung
Chorea Huntington	CAG	11–35	36–120
Dentorubrale pallidoluysiale Atrophie (DRPLA)	CAG	7–23	49–75
Spinozerebellare Ataxien (SCA1–3, 6, 7, 8, 10, 12, 17) Typ 1 (SCA1)	CAG	6–39	40–80
Myotone Dystrophie (DM1 und DM2)	CTG	5–37	100–4000
Spinale und bulbäre Muskeldystrophie (SBMA)	CAG	6–39	41–81
Fragiles-X-Syndrom A (FRAXA)	CGC	5–50	> 200
Fragiles-X-Syndrom E (FRAXE)	CCG	6–25	> 200
Friedreich-Ataxie (FRDA)	GAA	9–22	700–800

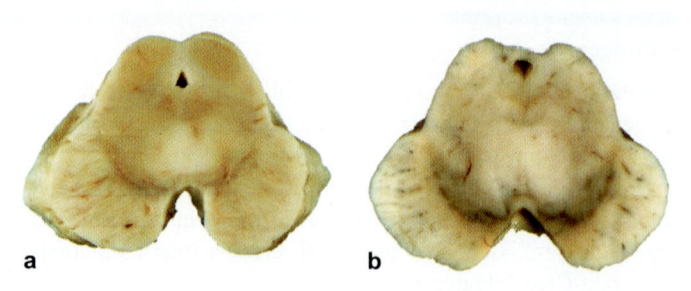

Abb. 8.49 Parkinson-Erkrankung. a Fast vollständiger Verlust melaninhaltiger Neuronen. **b** Zum Vergleich eine normal pigmentierte Substantia nigra. [R398]

Andere Formen des Parkinsonismus

Parkinson-Symptome entwickeln sich – unabhängig von der Ätiologie – stets, wenn Neuronen der Substantia nigra in großer Zahl untergehen. Zu den neurodegenerativen Erkrankungen mit atypischen Parkinsonsyndromen zählen die progressive supranukleäre Blickparese, die kortikobasale Degeneration und die multiple Systematrophie (MSA-P).

In den Jahren 1910–1930 trat eine epidemische, **postenzephalitische Form** des Parkinson-Syndroms in Zusammenhang mit der viralen Economo-Enzephalitis auf. Im Gegensatz zur Parkinson-Erkrankung fehlen jedoch Lewy-Körperchen. Diese Erkrankung ist in späteren Jahren nicht mehr beobachtet worden. Das Virus, vermutlich ein Influenzavirus, wurde nicht eindeutig identifiziert.

Auf der Pazifikinsel Guam ist ein kombiniertes Krankheitsbild endemisch, das sich aus einer amyotrophen Lateralsklerose (> Kap. 8.8.8), einer Parkinson-Erkrankung und einer alzheimerähnlichen Demenz zusammensetzt **(ALS-Parkinson-Demenz-Komplex)**. Als Ursache wurde das Neurotoxin β-Methyl-Aminoalanin betrachtet. Auch die **chronische Neuroleptikatherapie** kann parkinsonoide extrapyramidale Bewegungsstörungen hervorrufen.

Andere **Ursachen** eines Parkinsonismus sind vaskuläre Läsionen, Entzündungen sowie eine traumatische Schädigung (sog. Dementia pugilistica).

8.8.6 Olivopontozerebellare Atrophie (OPCA)

Definition Heterogene Gruppe von seltenen Erkrankungen, denen klinisch eine ausgeprägte zerebellare Ataxie und morphologisch eine Degeneration und Atrophie von Pons, mittleren Kleinhirnstielen, Kleinhirnrinde und unteren Oliven gemeinsam ist.

Pathogenese

Diese Erkrankungen sind teilweise vererbt, treten jedoch auch sporadisch auf. Erhebliche Variationen im klinischen Verlauf und im Muster der betroffenen Strukturen deuten auf verschiedene Pathogenesewege hin. Ein Teil der Erkrankungen, die als OPCA imponieren, z. B. die spinozerebellaren Ataxien 1, 2 und 7, können zu den Trinukleotidexpansionskrankheiten (> Tab. 8.10) gezählt werden. Ein anderer Teil der Erkrankungen gehört zu den multiplen Systematrophien (MSA-C), die mit glialer α-Synuclein-Pathologie einhergehen.

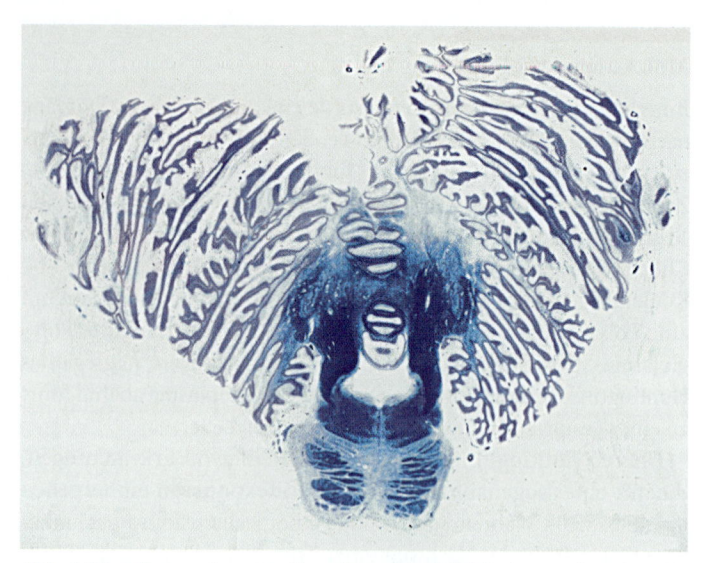

Abb. 8.50 Olivopontozerebellare Atrophie (OPCA). Ausgeprägte Atrophie der Brücke mit Demyelinisierung der transversalen pontozerebellaren Bahnen unter Erhaltung der motorischen Bahnen (Tractus corticospinalis). Markscheidenfärbung. [R398]

Morphologie

In ausgeprägten Fällen ist bereits **makroskopisch** eine Atrophie des ventralen Pons, der mittleren Kleinhirnstiele, der Kleinhirnrinde und der unteren Oliven zu erkennen.

Mikroskopisch fallen eine eindrucksvolle Degeneration und Atrophie der transversalen pontozerebellaren Bahnen und Pedunculi medii sowie eine kortikale Atrophie im Bereich der Kleinhirnhemisphären auf (> Abb. 8.50). Im betroffenen Kleinhirn kommt es zu einem Verlust von Purkinje- und Körnerzellen, der in den Hemisphären stärker ausgeprägt sein kann als im Wurm. Die Atrophie der unteren Oliven mit Neuronenverlust fasst man als Folge der pontozerebellaren Degeneration auf. Bei verschiedenen Varianten der OPCA können auch Veränderungen in den Hintersträngen und spinozerebellaren Bahnen des Rückenmarks, in Hirnstammkerngebieten, in der Großhirnrinde, in den Basalganglien und in der Retina auftreten. Bei Formen, die durch Trinukleotidexpansionen verursacht sind, können teils intranukleäre Ablagerungen aus Polyglutamin-Protein nachgewiesen werden. MSA-C zeigt dagegen im Hirnstamm und Kleinhirn massenhaft α-Synuclein-positive Ablagerungen in oligodendroglialen Zellen.

8.8.7 Friedreich-Ataxie

Syn.: Morbus Friedreich

Definition Die Friedreich-Ataxie ist die häufigste hereditäre Ataxie. Sie manifestiert sich in der Regel im 2. Lebensjahrzehnt und folgt einem autosomal-rezessiven Erbgang.

Pathogenese

Die Erkrankung wird zum Formenkreis der Trinukleotidexpansionkrankheiten gezählt (> Kap. 8.8.4). Als verantwortliches Gen wurde das FRDA-Gen auf Chromosom 9q13 identifiziert. Weist das codierte Protein (Frataxin) eine verlängerte Polyglutamin-Strecke auf, kommt es zu einem Funktionsverlust und zu einem verstärkten oxidativen Stress.

Morphologie

Das **Rückenmark** zeigt eine Degeneration und Atrophie der Hinterstränge, der spinozerebellaren Bahnen und in variablem Ausmaß des Tractus corticospinalis (> Abb. 8.51d). Sekundär folgt eine Atrophie der oberen Kleinhirnstiele und der Kleinhirnrinde. In unterschiedlichem Maß können degenerative Veränderungen in den Kerngebieten der Hirnnerven X, XI und XII sowie in den Kleinhirnkernen auftreten. Das **periphere Nervensystem** zeigt einen eindrucksvollen Verlust großer markhaltiger Axone. Am Herz findet man eine hypertrophe Kardiomyopathie mit fokaler fibromuskulärer Dysplasie sowie degenerative Veränderungen im Reizleitungssystem.

8.8.8 Degenerative Erkrankungen des Motoneurons

Diese Gruppe der Systematrophien umfasst die hereditären spinalen Muskelatrophien (> Kap. 10.2), deren wesentliches Merkmal eine Degeneration des 2. Motoneurons ist, die hereditären spastischen Paresen mit vorrangiger Degeneration des 1. Motoneurons und die amyotrophe Lateralsklerose (ALS) mit Befall des 1. und 2. Motoneurons.

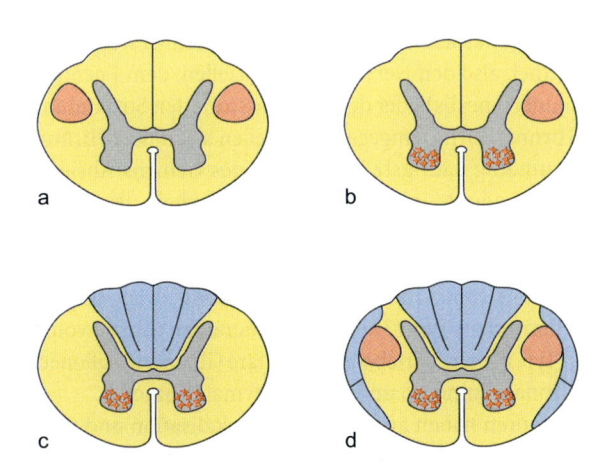

Abb. 8.51 Schädigungsmuster im Rückenmark. a Amyotrophe Lateralsklerose mit beidseitiger, sekundärer Degeneration der Pyramidenseitenstrangbahn und Verlust der motorischen Vorderhornzellen. **b** Einseitige Degeneration der Pyramidenseitenstrangbahn nach proximaler Unterbrechung des Tractus corticospinalis (z. B. durch einen Infarkt in der inneren Kapsel). **c** Beidseitige Degeneration der sensiblen Hinterstränge bei Tabes dorsalis. **d** Degeneration der Hinterstränge, der Seitenstränge und der spinozerebellaren Bahnen bei Friedreich-Ataxie.[L231]

Amyotrophe Lateralsklerose (ALS)

Die ALS ist die häufigste Motoneuron-Erkrankung. Das mittlere Erkrankungsalter liegt bei 55 Jahren. Die ALS ist durch eine progrediente Muskelschwäche mit Atrophie der beteiligten Skelettmuskulatur und durch ein gleichzeitiges Auftreten von Faszikulationen, Spastik und gesteigerten Reflexen gekennzeichnet. In der Regel verläuft sie innerhalb von 2–3 Jahren tödlich. Das Charakteristikum der ALS ist der **gleichzeitige Befall des 1. und 2. motorischen Neurons**. Bei ca. 10 % der ALS Patienten tritt zusätzlich eine frontotemporale Demenz (> Kap. 8.8.3) auf.

Pathogenese

Die ALS tritt meist **sporadisch** auf und geht mit Ablagerungen des RNA-bindenden Proteins TDP-43 einher. Bei ca. 10 % aller Patienten folgt sie einem **autosomal-dominanten** Erbgang. Verantwortliche Gene sind das *C9orf72*-Gen sowie – seltener – das *Superoxiddismutase 1 (SOD1)-*, das *TDP-43-* und *FUS*-Gen. Neben einer Störung des RNA-Metabolismus und der Autophagie werden ein Mangel an neurotrophen Faktoren, oxidativer Stress und mitochondriale Dysfunktion als pathogenetisch bedeutsam diskutiert.

Morphologie

Der Befall des **1. motorischen Neurons** manifestiert sich in einer Atrophie und Demyelinisierung des Tractus corticospinalis (> Abb. 8.51a). Die Veränderungen sind in der Regel im Rückenmark und im unteren Hirnstamm besonders ausgeprägt. In späten Stadien können jedoch auch die supratentorielle Pyramidenbahn in der inneren Kapsel und der Gyrus praecentralis eine Atrophie aufweisen.

Der Befall des **2. motorischen Neurons** äußert sich in einem progredienten Ganglienzellverlust der motorischen Hirnnervenkerne V, VII, IX, X, XII und spinalen Vorderhörner (> Abb. 8.51a). Als Folge kommt es zur Atrophie der Vorderwurzeln und zur ausgeprägten neurogenen Atrophie der abhängigen Skelettmuskulatur.

In den befallenen Motoneuronen finden sich fast immer TDP-43-positive Einschlüsse und eosinophile, hyaline Einschlusskörperchen (**Bunina-Körperchen**). Ausnahmen sind familiäre ALS-Formen mit Mutationen im *SOD1-* oder *FUS*-Gen, bei denen sich Einschlüsse bestehend aus SOD1 oder FUS finden.

ALS-Fälle mit frontotemporaler Demenz zeigen neben einer Atrophie des frontalen und temporalen Kortex eine weitverbreitete TDP-43-Pathologie in der betroffenen Großhirnrinde und im Hippocampus.

8.9 Epilepsie

Definition Gruppe ätiologisch wie klinisch heterogener Erkrankungen, die charakterisiert sind durch wiederkehrende Krampfanfälle (Anfälle mit motorischer Komponente). Sie werden verursacht durch eine plötzliche, synchrone, überschießende Entladung kortikaler Neuronen.

Ätiologie und Pathogenese

Bei zahlreichen Erkrankungen des Gehirns können Krampfanfälle auftreten. Bei den **symptomatischen Epilepsien** sind Krampfanfälle die Manifestation einer zentralnervösen Erkrankung. Sie können bei Tumoren, entzündlichen Erkrankungen, Durchblutungsstörungen, Schädel-Hirn-Traumen oder metabolischen Entgleisungen beobachtet werden. Nach erfolgreicher Behandlung der zugrunde liegenden Krankheit kommen häufig auch die epileptischen Anfälle zum Stillstand. Sind allerdings als Krankheitsfolge narbige Veränderungen im Gehirn entstanden, z. B. nach traumatischen Läsionen, Entzündungen oder größeren neurochirurgischen Eingriffen, kann ein epileptogener Herd verbleiben (z. B. posttraumatische Epilepsie bei Hirn-Dura-Narben).

Bei den **genuinen Epilepsien** stehen epileptische Anfälle als Symptom im Vordergrund. Die Krankheitengruppe ist heterogen und häufig lässt sich auch mit modernen neuroradiologischen oder neuropathologischen Untersuchungen kein fassbares Substrat nachweisen. Dann spricht man auch von einer **idiopathischen** Epilepsie. In selteneren Fällen liegen genuinen Epilepsien vererbte Gendefekte zugrunde. So hat man in den vergangenen Jahren Mutationen in Genen für Untereinheiten des nikotinischen Acetylcholin-Rezeptors oder in bestimmten Kaliumkanälen festgestellt.

Morphologie

Bei der Gruppe der **fokalen Epilepsien** kann man mit der MRT oder einer neuropathologischen Untersuchung umschriebene Läsionen im Gehirn feststellen, die als ursächlich betrachtet werden.

Häufigste Form ist die Temporallappenepilepsie, bei der das Anfallsleiden vom mediobasalen Temporallappen ausgeht. Bei etwa zwei Dritteln dieser Patienten weist das Gehirngewebe eine **Ammonshornsklerose** auf. Diese besteht aus einem segmental angeordneten Verlust von Nervenzellen im Pyramidenzellband des Ammonshorns unter Bevorzugung des Sommer-Sektors (Region CA1) und aus einer ausgeprägten Gliose und Sklerosierung mit Atrophie des Hippocampus. Es gibt Hinweise darauf, dass Fieberkrämpfe im frühen Kindesalter an der Pathogenese dieser Läsion mitwirken.

Bei einer anderen Gruppe von Patienten mit Temporallappenepilepsie findet man dagegen kleine Fehlbildungen und hochdifferenzierte glioneuronale Tumoren vom Typ des Ganglioglioms im betroffenen Temporallappen. Eine repräsentative Verteilung dieser Tumoren ist in ➤ Tab. 8.11 aufgelistet. Bei den fokalen pharmakaresistenten Epilepsien mit Anfallsherd außerhalb des Temporallappens findet man meist umschriebene Anlagestörungen und Fehlbildungen, z. B. fokale kortikale Dysplasien.

Klinische Relevanz   Mit ca. 800.000 Patienten in Deutschland zählen die Epilepsien zu den häufigsten neurologischen Erkrankungen. Zu unterscheiden sind **primär generalisierte** Anfälle (Grand Mal, Petit Mal/Absencen) und **partielle (fokale)** Anfälle, die sekundär in einen generalisierten Anfall übergehen können. Bei Letzteren unterscheidet man somatisch-motorische, somatisch-sensorische und psychomotorische Anfälle.

Tab. 8.11 Neuropathologische Befunde bei der Temporallappenepilepsie – Auswertung von 617 Patienten am Epilepsiezentrum des Universitätsklinikums Bonn.

Diagnose	Häufigkeit
Ammonshornsklerose	53 %
fokale Läsionen • Gangliogliome • dysembryoplastische neuroepitheliale Tumoren • Astrozytome ZNS-WHO-Grad 1 • Dysplasien	36 %
duale Pathologie (Ammonshornsklerose und fokale Läsion)	6 %
keine nachweisbare Pathologie	5 %

Das klinische Bild **fokaler Epilepsien** ist sehr charakteristisch und erlaubt vielfach bereits eine Zuordnung des epileptogenen Fokus zu bestimmten Hirnregionen, z. B. fokale motorische Jackson-Anfälle (Gyrus precentralis), mastikatorische Anfälle (Nucleus amygdalae) und Schwindelanfälle (obere Temporalwindung). Eine häufige Form fokaler Epilepsien sind die Temporallappenepilepsien.

Fokale Epilepsien sind oft gegen eine medikamentöse Behandlung resistent, können jedoch durch eine neurochirurgische Resektion der epileptogenen Herde erfolgreich behandelt werden. Aufgrund dieser Entwicklung hat sich auch die Kenntnis von der Natur epileptogener Herde wesentlich erweitert.

8.10 Hirntumoren

Unter dem Begriff Hirntumoren werden alle intrakraniellen Neoplasien zusammengefasst. Sie werden unterteilt in primäre (➤ Kap. 8.10.1, ➤ Kap. 8.10.2, ➤ Kap. 8.10.3, ➤ Kap. 8.10.4, ➤ Kap. 8.10.5, ➤ Kap. 8.10.6, ➤ Kap. 8.10.7, ➤ Kap. 8.10.8) und sekundäre Hirntumoren (➤ Kap. 8.10.9). Primäre Hirntumoren entstehen primär aus dem im Hirn gelegenen Gewebe (d. h. dem Neuroepithel, also den Nerven- und Gliazellen, dem Ependym oder der Glandula pinealis) oder den damit assoziierten Strukturen (Hirnhäute, Hirnnerven). Demgegenüber stellen sekundäre Hirntumoren als zahlenmäßig häufigste Neoplasien des Gehirns Absiedlungen (Metastasen) oder Manifestationen von außerhalb des Gehirns entstandenen Tumoren dar.

Die aktuelle WHO-Klassifikation unterteilt ZNS-Tumoren in (1) diffuse Gliome vom adulten Typ, (2) diffuse niedriggradige Gliome vom pädiatrischen Typ, (3) diffuse hochgradige Gliome vom pädiatrischen Typ, (4) umschriebene astrozytäre Gliome, (5) glioneuronale und neuronale Tumoren und (6) ependymale Tumoren.

Hirntumoren haben aufgrund ihrer Lokalisation und tumorbiologischen Besonderheiten Eigenschaften, die sie grundlegend von extrazerebralen Tumoren unterscheiden. Aktuell werden mehr als 130 prognostisch relevante Varianten bzw. Subtypen primärer Hirntumoren unterschieden, die in der WHO-Klassifikation der ZNS-Tumoren definiert sind. Dabei wird für primäre Hirntumoren ein primär histopathologiebasiertes Gradierungssystem von 4 Malignitätsstufen (ZNS-WHO-Grad 1–4) angewandt, das für die klinisch-therapeutische Praxis von Bedeutung ist. Daneben hat gerade die molekulare

Diagnostik von Hirntumoren in der jüngeren Zeit substanziell an Bedeutung gewonnen und ist heute für eine patientenorientierte, individualisierte Therapiefindung und Prognosebestimmung unabdingbar und folglich integraler Teil der WHO-Klassifikation und damit Teil der Routinediagnostik von Hirntumoren in der Neuropathologie. Mit der aktuellen WHO-Klassifikation wird von Hirntumortypen und -subtypen gesprochen. Die diagnostische Herangehensweise impliziert eine kombinierte histologische und molekulare Graduierung unter Berücksichtigung der anatomischen Lage. Zahlreiche moderne diagnostische Technologien haben die Klassifikation von Tumoren revolutioniert, beispielsweise DNA- und RNA-Sequenzierung, DNA-FISH-, RNA-Expressionsprofil- und Methylom-Analysen.

8.10.1 Astrozytome

Astrozytome sind die häufigsten primären Hirntumoren. Sie werden zusätzlich zum histologischen Bild nach ihrem *IDH*-Mutationsstatus eingeteilt.

Pilozytisches Astrozytom

Definition Langsam wachsender astrozytärer Tumor des Kindesalters, der dem ZNS-WHO-Grad 1 zugeordnet ist. Zu den bevorzugten Lokalisationen gehören die anatomischen Strukturen um die Mittellinie des Gehirns, der N. opticus und der Tractus opticus (Optikusgliom), der Hypothalamus, der mediale Temporallappen sowie das Kleinhirn (➤ Abb. 8.52) und das Rückenmark. Eine Lage in den Großhirnhemisphären ist seltener.

Epidemiologie Neben dem Medulloblastom ist das pilozytische Astrozytom der häufigste Hirntumor des Kindesalters (➤ Tab. 8.12) und manifestiert sich meist in den ersten beiden Lebensdekaden.

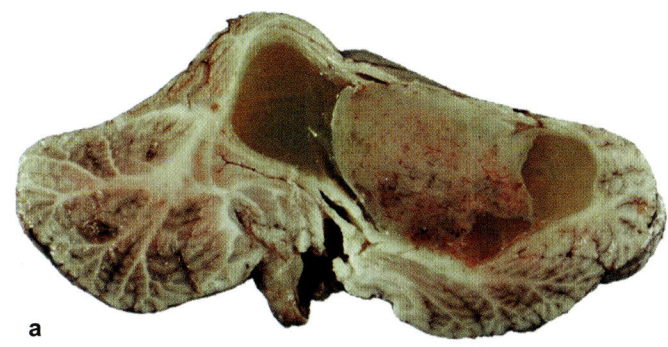

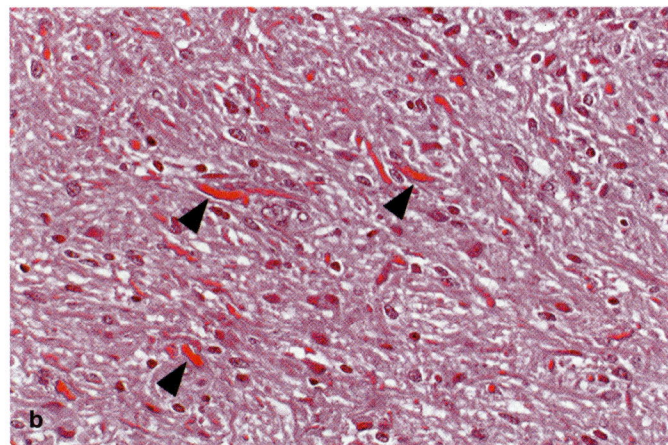

Abb. 8.52 Pilozytisches Astrozytom des Kleinhirns. a Der langsam wachsende Tumor ist makroskopisch gut abgegrenzt und hat eine große Pseudozyste gebildet, an deren Wand der solide Tumorknoten haftet. **b** Histologisch dominieren faserreiche Astrozyten sowie zahlreiche eosinophile Rosenthal-Fasern (Pfeilspitzen). HE, Vergr. 250-fach. [R398]

Beide Geschlechter sind gleich häufig betroffen. Seltener treten pilozytische Astrozytome auch bei Erwachsenen auf.

Tab. 8.12 Zusammenfassung der Epidemiologie intrakranialer Tumoren (mod. nach Ohgaki et al. 2005 und nach WHO-Klassifikation 5th edition).

Tumor	ZNS-WHO-Grad*	Inzidenz**	M/F***	Mittleres Alter (± Standardabweichung)	5-Jahre-Überlebensrate (%)****
pilozytisches Astrozytom	1	0,37	1,12	18,2 ± 12,2	> 95
Astrozytom	2	0,22	1,44	39,5 ± 13	58
	3	0,31	0,92	45,5 ± 16,2	11
Glioblastom	4	3,55	1,34	62,2 ± 13,4	1,2
Oligodendrogliom	2	0,27	0,92	40,9 ± 15,1	70,5
	3	0,07	3,33	50,4 ± 13,9	40,1
Ependymom	2	0,14	1,1	38,4 ± 17,9	75
	3	0,14	1,1	23,4 ± 15,9	31
Medulloblastom	4	0,26	1,6	7,2 ± 5,9	56
Schwannom/MPNST	1/3	0,75	0,8	42,6 ± 12,2	> 80
Meningeom	1 (3/3)	2,63	0,5	65,2 ± +11,7	> 70

* Histologisches Grading nach WHO (Louis; Ohgaki, Wiestler, Cavenee 2007)
** Neuerkrankungen pro 100.000 Einwohner und Jahr
*** Geschlechterverhältnis Männer/Frauen
**** definiert als Wahrscheinlichkeit, mehr als 5 Jahre zu überleben, im Vergleich mit einer Referenzpopulation gleichen Alters

Morphologie

Makroskopisch handelt es sich um knollige, derbe Tumoren mit grau-weißer Schnittfläche, oft mit wasserhellen Pseudozysten (> Abb. 8.52). Der Tumor wächst langsam, unter Auftreibung der ortsständigen Strukturen.

Histologisch handelt es sich um zellarme Tumoren mit abwechselnd faserreichen und faserarmen, mikrozystisch aufgelockerten Arealen. In den faserreichen Abschnitten sieht man längliche, bipolare Tumorzellen mit feinen, haarförmigen Fortsätzen. Charakteristisch sind eosinophile, kolbenartige Auftreibungen der Zellfortsätze (**Rosenthal-Fasern**) und intrazytoplasmatische Proteinablagerungen (**eosinophile Körperchen**). Mitosen sind sehr selten (Wachstumsfraktion: 1–3 %). Auch bei langjährigem Verlauf ist eine maligne Progression sehr selten.

Molekularpathologisch weisen diese Tumoren oft *KIAA1549::BRAF*-Genfusionen auf.

Astrozytome

Dies sind die häufigsten Hirntumoren, sie manifestieren sich klinisch im mittleren und höheren Lebensalter. Astrozytome besitzen eine unterschiedliche biologische Wertigkeit und eine deutliche Tendenz zur malignen Progression. Sie können in allen Abschnitten des ZNS auftreten, zeigen jedoch eine starke Bevorzugung der Großhirnhemisphären, besonders des Frontal- und Temporallappens. Nach Histologie, molekularem Profil und biologischer Wertigkeit werden folgende adulte Tumortypen unteschieden:

- **Astrozytom,** IDH-mutiert oder IDH-Wildtyp (ZNS-WHO-Grad 2–4)
- **Glioblastom,** IDH-Wildtyp (ZNS-WHO-Grad 4)

Ätiologie Die Ätiologie der Astrozytome ist unbekannt, mit Ausnahme ihres Auftretens im Rahmen erblicher Tumorsyndrome (z. B. Li-Fraumeni-Syndrom, > Kap. 8.10.11).

Molekularpathologie

Wie bei Tumoren anderer Organe ist die Progression der diffusen Gliome, d. h. der Astrozytome und Oligodendrogliome, begleitet von einer Akkumulation genetischer Veränderungen (> Abb. 8.53). Neben der Inaktivierung des p53-Tumorsuppressorgens kommt Mutationen im *IDH1*-(Isocitrat-Dehydrogenase1)- und/oder *IDH2*-Gen, Allelverlusten auf den Chromosomen 1p und 19q sowie der Status des *ATRX* Gens eine prognostisch und prädiktiv außerordentlich wichtige Rolle zu. Darüber hinaus sind epigenetische Veränderungen von Gliomen, hier insbesondere die Methylierung des O6-Methylguanin-Methyltransferase(MGMT)-Promotors, bedeutsam bei der Prognose des Verlaufs der Hirntumorerkrankung.

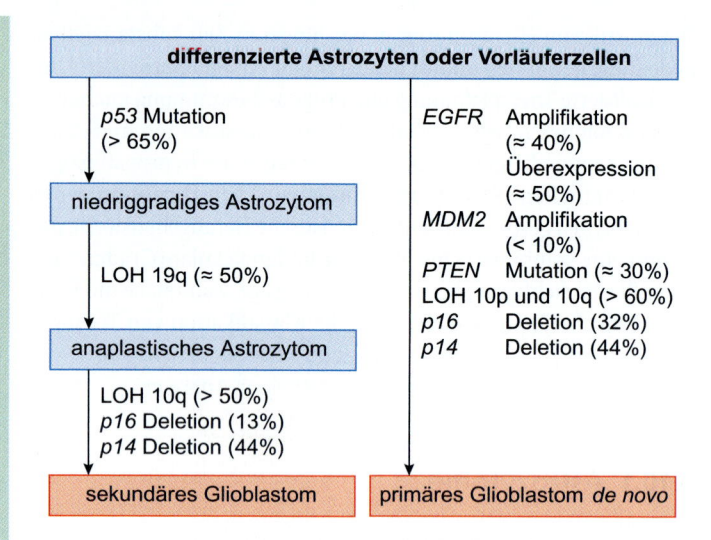

Abb. 8.53 Genetische Veränderungen bei der Entstehung des primären und sekundären Glioblastoms. Die Werte in Klammern geben die Frequenz der genetischen Veränderungen an (mod. nach Kleihues u. Cavenee 2000). LOH = „loss of heterozygosity" (Verlust eines Allels); p53, p16, p14, PTEN = Tumorsuppressorgene; EGFR = Rezeptor des epidermalen Wachstumsfaktors; MDM2 = „murine double minute" (inaktiviert das p53-Protein). [L106]

Niedriggradiges Astrozytom, IDH-mutiert oder IDH-Wildtyp, ZNS-WHO-Grad 2

Definition Diese Tumoren manifestieren sich bevorzugt bei jüngeren Erwachsenen mit einem Altersgipfel zwischen dem 30. und 40. Lebensjahr. Die Wachstumstendenz ist gering. Allerdings infiltrieren sie diffus in benachbarte Strukturen, sodass eine vollständige chirurgische Resektion nicht gelingt.

Im Verlauf der typischerweise auftretenden Rezidive beobachtet man histologisch eine zunehmende Zellteilungsaktivität und Anaplasie, d. h. eine Progression zum Astrozytom, ZNS-WHO-Grad 3, oder Glioblastom, ZNS WHO-Grad 4.

Morphologie

Makroskopisch handelt es sich um schlecht abgegrenzte Tumoren mit grauer, oft glasiger Schnittfläche (> Abb. 8.54a). Wegen des infiltrativen, jedoch nicht destruierenden Wachstums kommt es zur Auftreibung benachbarter ortsständiger Strukturen (z. B. Großhirnrinde, Stammganglien).

Histologisch lassen sich zwei Typen unterscheiden. Manche **Astrozytome** zeigen eine geringe Zelldichte und bestehen aus isomorphen neoplastischen Astrozyten mit kleinen, runden Zellen in einer kleinzystisch aufgelockerten, fibrillären Matrix (> Abb. 8.54b). Das **gemistozytische Astrozytom** ist gekennzeichnet durch eine faserreiche Matrix sowie Tumorzellen mit großem, homogenem Zytoplasma und exzentrischem Kern. Alle Zellen zeigen eine starke Akkumulation des immunhistochemisch nachweisbaren sauren Gliafaserproteins (GFAP). Mitosen sind selten.

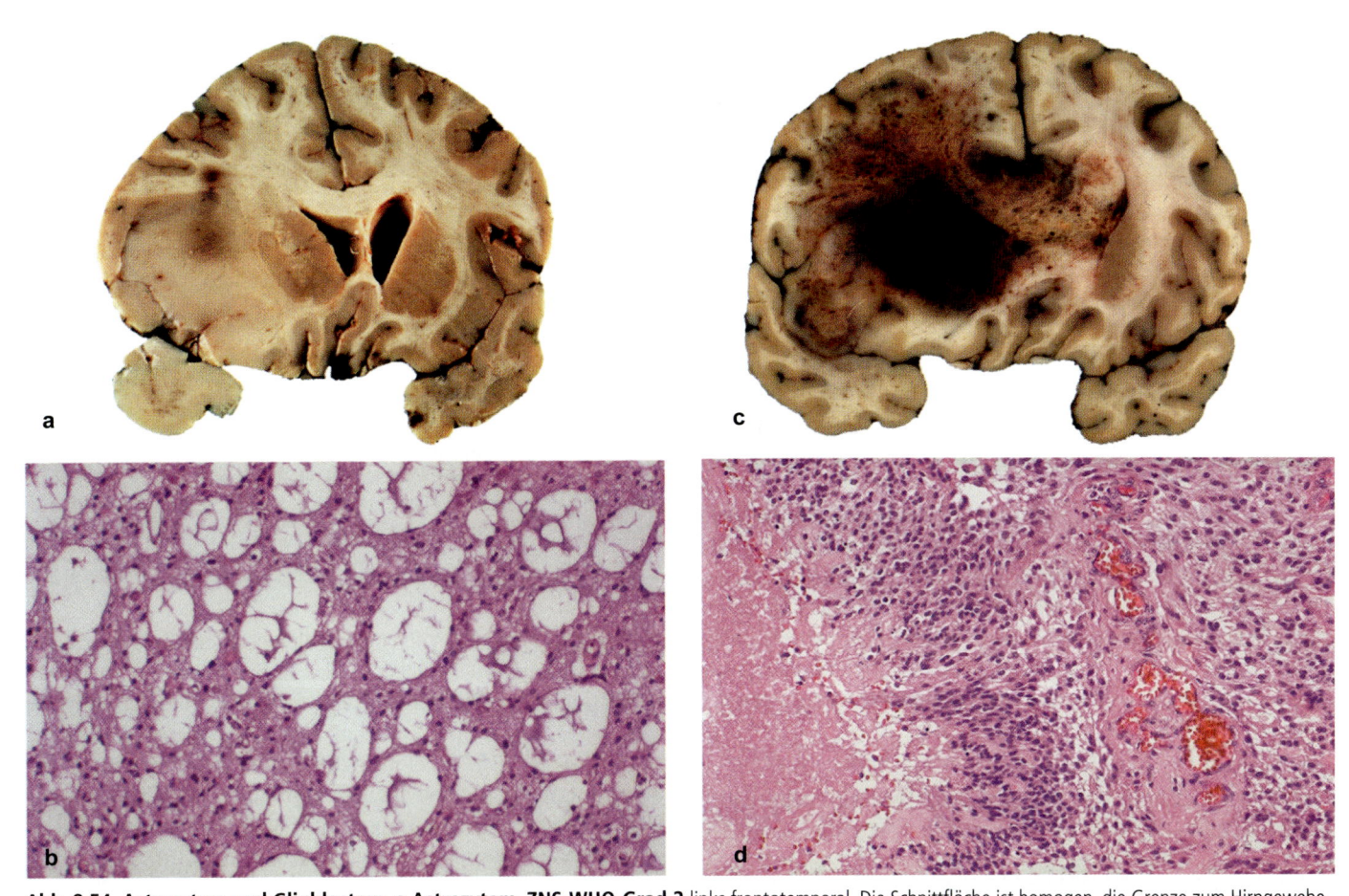

Abb. 8.54 Astrozytom und Glioblastom. a Astrozytom, ZNS-WHO-Grad 2 links frontotemporal. Die Schnittfläche ist homogen, die Grenze zum Hirngewebe unscharf. **b** Histologie: Es handelt sich um einen zellarmen Tumor aus fibrillären astrozytären Zellen mit Bildung zahlreicher Mikrozysten. Vergr. 200-fach. **c Glioblastom, ZNS-WHO-Grad 4** des linken Frontallappens. Der Tumor greift auf den Balken und die rechte Großhirnhemisphäre über. Die Schnittfläche ist „bunt" mit ausgedehnten gelblichen Nekrosen und einer größeren Blutung. **d** Histologie: Der Tumor ist zellreich und undifferenziert. Er weist ausgedehnte Nekrosen auf (links), um die sich Tumorzellen palisadenartig anordnen. Typisch ist die ausgeprägte Kapillarproliferation (rechts). HE, Vergr. 200-fach. [R398]

Astrozytom, IDH-mutiert, ZNS-WHO-Grad 3

Dieser Tumor entwickelt sich häufig aus einem niedriggradigen Astrozytom. Er unterscheidet sich von diesem morphologisch im Wesentlichen durch eine größere Zellteilungsaktivität und eine höhere Zelldichte, die sich klinisch durch ein rascheres Auftreten von Rezidiven manifestiert.

Glioblastom, IDH-Wildtyp, ZNS-WHO-Grad 4

Definition Hochmaligner glialer Tumor astrozytären Ursprungs, der bevorzugt im höheren Erwachsenenalter auftritt (50.–60. Lebensjahr). Es ist der häufigste astrozytäre Tumor und macht 15–20 % aller Hirntumoren aus (> Tab. 8.12). Das Glioblastom kann sich aus einem niedriggradigen Astrozytom entwickeln oder, mit sehr kurzer klinischer Anamnese, de novo entstehen (> Abb. 8.53). Es liegt bevorzugt in den Großhirnhemisphären, insbesondere frontotemporal. Gelegentlich treten Glioblastome im Hirnstamm auf, besonders bei Kindern **(malignes Hirnstammgliom)**.

Ätiologie und Pathogenese

Die Ätiologie der Glioblastome ist unbekannt, mit Ausnahme ihres seltenen Auftretens im Rahmen eines Li-Fraumeni-Syndroms (> Kap. 8.10.11). Klinisch und molekulargenetisch können zwei Typen unterschieden werden, wenngleich neuere Studien bis zu sechs Klassen rein auf Basis der Molekularpathologie definieren.

Das **primäre Glioblastom** manifestiert sich bei älteren Patienten nach kurzer Anamnese de novo und ist genetisch charakterisiert durch eine Amplifikation und/oder Überexpression des EGF-Rezeptors, *PTEN*-Mutationen („phosphatase and tensin homologue deleted on chromosome 10"), *p16*-Deletionen und seltener eine Amplifikation des *MDM2*-Gens.

Das **sekundäre Glioblastom** entwickelt sich durch Tumorprogression aus einem niedriggradigen oder anaplastischen Astrozytom, betrifft meist Patienten im mittleren Lebensalter und enthält in mehr als 65 % der Fälle eine Mutation des *p53*-Tumorsuppressorgens (> Abb. 8.53).

Morphologie

Makroskopisch weisen Glioblastome eine charakteristische „bunte" Schnittfläche auf mit gelblichen Nekrosen, Blutungen und grauweißem Tumorgewebe (> Abb. 8.54c). Der Tumor hat eine ausgeprägte Neigung zum diffusen infiltrativen Wachstum und breitet sich besonders rasch entlang kompakter Myelinbahnen aus. Typisch ist eine Ausdehnung über den Balken in die kontralaterale Hemisphäre, wodurch neuroradiologisch und makroskopisch das Bild beidseitiger, symmetrischer Glioblastome entsteht (**Schmetterlingsgliom**).

Histologisch handelt es sich um zellreiche, meist polymorphe Tumoren mit sehr hoher Mitoserate (Wachstumsfraktion: 8–25 %). Typisch, aber nicht obligat sind mehrkernige Riesenzellen. Für die Diagnose entscheidend ist das Vorkommen flächenhafter oder strichförmiger Nekrosen (> Abb. 8.54d), um die sich die Tumorzellkerne radiär anordnen (Palisadenstellung der Kerne). Weiteres typisches Merkmal sind ausgeprägte, sogenannte glomeruloide Gefäßproliferationen, insbesondere in der Infiltrationszone des Tumors (> Abb. 8.54d). Sie werden durch ein von den Gliomzellen sezerniertes angiogenetisches Protein induziert („vascular endothelial growth factor", VEGF). Immunhistochemisch lässt sich trotz fortgeschrittener Entdifferenzierung zumindest in einem Teil der Tumorzellen GFAP nachweisen.

Oligodendrogliom, IDH-mutiert und 1p/19q-codeletiert, ZNS-WHO-Grad 2 und 3

Definition Tumor der Oligodendroglia, der fast immer im Großhirn liegt und die Stammganglien und den Thalamus bevorzugt. Es kommt in allen Altersstufen vor mit einem Manifestationsgipfel um das 40.–60. Lebensjahr.

Ätiologie Ätiologische Faktoren konnten bislang nicht identifiziert werden.

Morphologie

Makroskopisch handelt es sich um relativ gut abgegrenzte, graurötliche Tumoren, die häufig Blutungen und Verkalkungen (Röntgenbild) aufweisen.

Mikroskopisch bestehen die zellreichen Tumoren aus isomorphen Zellen mit gut erkennbarer Zellmembran, wasserhellem Zytoplasma und zentralständigem Kern (**Honigwaben-Architektur**; > Abb. 8.55). Die mitotische Aktivität ist gering (Wachstumsfraktion: < 4 %). Typisch sind klein- und grobschollige Verkalkungen, insbesondere in der Infiltrationszone zum benachbarten Hirngewebe.

Molekularpathologie

Molekulargenetisch findet sich bei der Mehrzahl der Oligodendrogliome ein Allelverlust auf den Chromosomen 1p und 19q. Die hier vermuteten Tumorsuppressorgene sind bisher nicht identifiziert. Weiterhin ist die Methylierung des Promotors der O6-Methylguanin-Methyltransferase (MGMT) ein prognostischer Faktor.

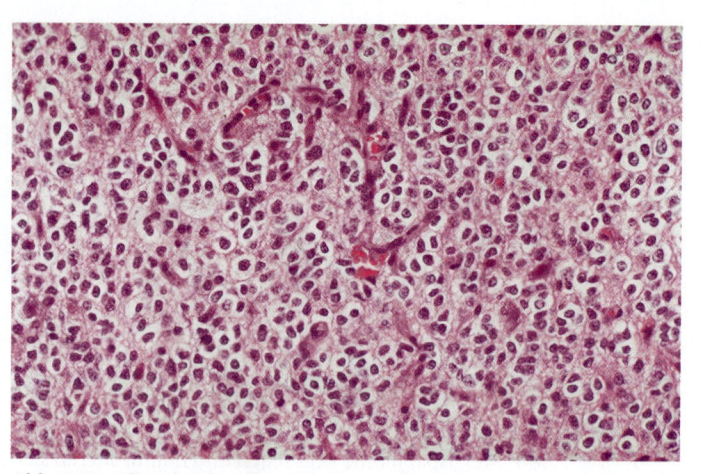

Abb. 8.55 Oligodendrogliom. Die Tumorzellen zeigen ein wasserhelles Zytoplasma mit gut abgrenzbarer Plasmamembran. Es besteht ein zartes Kapillarnetz. HE, Vergr. 200-fach. [R398]

8.10.2 Ependymom, ZNS-WHO-Grad 1, 2 oder 3

Definition Tumor der Ependymzellen des Ventrikelsystems und des Zentralkanals des Rückenmarks. Es liegt intra- oder periventrikulär mit Bevorzugung der Seitenventrikel und des IV. Ventrikels, außerdem tritt es auch im Rückenmark auf. Es zeigt eine breite Altersstreuung, wobei das Ependymom des IV. Ventrikels besonders häufig bei Kindern und Jugendlichen vorkommt. Neben Histologie und molekularem Profil ist wichtig, ob die Tumoren supratentoriell, in der posterioren Fossa oder spinal lokalisiert sind.

Morphologie

Makroskopisch handelt es sich um grob- bis feinknotige, scharf abgegrenzte Tumoren mit grauer Schnittfläche.

Histologisch sind Ependymome zellreich. Typisch sind kernfreie Manschetten um die Tumorgefäße (**perivaskuläre Pseudorosetten**; > Abb. 8.56).

Molekularpathologisch bestehen folgende Alterationen: *ZFTA*- oder *YAP1*-Fusionen, die molekular definierten Typen PFA, PFB und ein spinaler Tumor mit *MYCN*-Amplifikation.

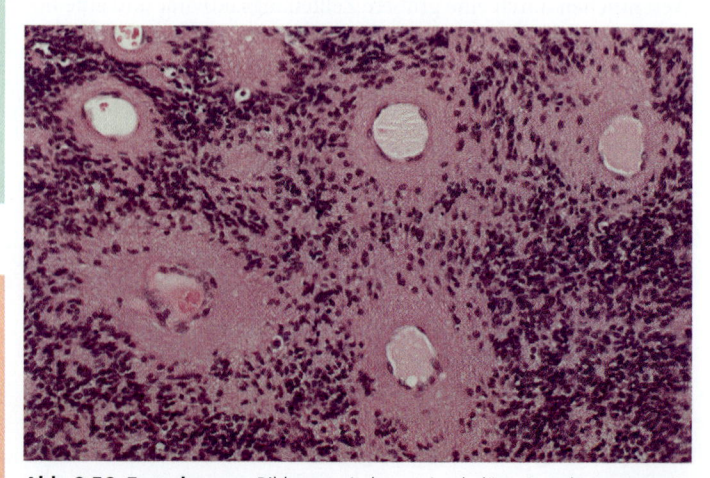

Abb. 8.56 Ependymom. Bildung typischer perivaskulärer Pseudorosetten. HE, Vergr. 200-fach. [R398]

Molekularpathologie

Spinale Ependymome haben häufig eine Mutation im Neurofibromatose-Typ-2-Gen (*NF2*), wohingegen die Mehrzahl der supratentoriellen Ependymome im Kindesalter eine Fusion im RELA-Gen tragen, die den NF-kB-Signalweg aktiviert.

8.10.3 Plexuspapillom, ZNS-WHO-Grad 1

Definition Gutartiger, hochdifferenzierter Tumor des Epithels der Plexus chorioidei der Seitenventrikel und des IV. Ventrikels.

Epidemiologie Plexuspapillome sind selten und manifestieren sich bevorzugt bei jungen Erwachsenen und Kindern, nicht selten bereits im 1. Lebensjahr.

Morphologie

Makroskopisch erscheinen Plexuspapillome wie stark aufgetriebene Plexus.
Histologisch kann die Unterscheidung der hochdifferenzierten Papillome vom normalen Plexusgewebe schwierig sein. Ausnahme ist das seltene maligne Plexuskarzinom, das deutliche Zeichen der Anaplasie aufweist.

8.10.4 Neuronale Tumoren

Gangliozytom, ZNS-WHO-Grad 1 und Gangliogliom, ZNS-WHO-Grad 1

Definition Das **Gangliozytom** und das Gangliogliom sind jeweils ein seltene, gutartige, hochdifferenzierte neuronale Tumoren. Sie manifestieren sich bevorzugt bei Kindern und jungen Erwachsenen und kommen überall im ZNS vor, bevorzugt jedoch im Temporallappen.

Morphologie

Die Tumoren sind relativ gut abgegrenzt und weisen keine signifikante Wachstumstendenz auf.
Sie sind **histologisch** gekennzeichnet durch eine ungeordnete Akkumulation differenzierter, häufig dysplastischer Neuronen. Diagnostisch entscheidend sind doppel- oder mehrkernige Ganglienzellen. Bei einer signifikanten astrozytären Komponente spricht man von einem **Gangliogliom**. Typisch sind perivaskuläre lymphozytäre Infiltrate.

Zentrales Neurozytom, ZNS-WHO-Grad 2

Definition Intraventrikulärer, neuronaler Tumor des Erwachsenenalters mit relativ guter Prognose. Er liegt in den vorderen Abschnitten der Seitenventrikel der Großhirnhemisphäre um das Foramen Monroi und manifestiert sich bevorzugt bei jungen Erwachsenen (Durchschnittsalter 30 Jahre).

Morphologie

Das zentrale Neurozytom ist mit dem Ependym des Ventrikels verwachsen und dehnt sich intraventrikulär aus.
Histologisch handelt es sich um einen monomorphen, relativ zellreichen Tumor mit geringer mitotischer Aktivität (Wachstumsfraktion < 3 %). Die neuronale Differenzierung ist immunhistochemisch durch den Nachweis des synaptischen Membranproteins Synaptophysin feststellbar. Die Tumorzellen bilden neuritische Fortsätze, die histologisch als kernfreie Neuropilinseln erkennbar sind. Herdförmige Verkalkungen sind häufig.

Klinische Relevanz Hirndrucksymptome stehen im Vordergrund, meist als Folge der Verlegung des Foramen Monroi (Hydrocephalus internus). Auch bei inkompletter chirurgischer Resektion kann es zu einer dauerhaften Heilung kommen.

8.10.5 Tumoren der Glandula pinealis

Pineoblastom, ZNS-WHO-Grad 4

Dieser seltene, hochmaligne embryonale Tumor des Kindes- und Jugendalters entspricht in seinen klinischen und histologischen Merkmalen weitgehend dem Medulloblastom (➤ Kap. 8.10.6). Mit diesem gemeinsam hat es die Neigung zur Ausbreitung über den Liquor cerebrospinalis sowie das relativ gute Ansprechen auf Radiotherapie.

Pineozytom, ZNS-WHO-Grad 1

Dieser seltene, differenzierte Tumor der Glandula pinealis manifestiert sich bevorzugt im Erwachsenenalter. Die umschriebenen Tumoren haben eine geringe Wachstumstendenz und neigen nicht zur Metastasierung über den Liquor.

Morphologie

Histologisches Merkmal sind große **pineozytische Rosetten,** bei denen sich mehrere Tumorzellen radiär um einen virtuellen Mittelpunkt anordnen.

Klinische Relevanz Das klinische Bild wird beherrscht von Symptomen, die durch eine Kompression benachbarter Strukturen entstehen, besonders der Vierhügelregion (Parinaud-Syndrom: konjugierte Blickparese nach oben mit Konvergenzschwäche und oft anisokoren, lichtstarren Pupillen) und des Aquädukts (Verschlusshydrozephalus).

Keimzelltumoren

Primär intrakraniale Keimzelltumoren treten bevorzugt in der Pinealisregion auf, seltener suprasellär, in den Stammganglien und im Hirnstamm. Ihre histologische Klassifikation entspricht derjenigen der Keimzelltumoren des Hodens (➤ Kap. 39.1.6) und des Ovars (➤ Kap. 40.1.7).

Am häufigsten ist das **Germinom** der Pinealisregion, das gelegentlich Anschluss an den III. Ventrikel findet und über den Liquor metastasiert. Es ist histologisch vom Seminom des Hodens nicht zu unterscheiden.

Die übrigen Keimzelltumoren, das **embryonale Karzinom,** der **Dottersacktumor** und das **Chorionkarzinom,** treten oft mit germinomatösen Abschnitten als gemischte Keimzelltumoren auf. Das **Teratom** kommt als unreife (undifferenzierte) oder reife (ausdifferenzierte) Geschwulst vor und neigt gelegentlich zur malignen Transformation.

8.10.6 Embryonale Tumoren

Medulloblastom, ZNS-WHO-Grad 4

Definition Dieser hochmaligne embryonale Tumor des Kleinhirns befindet sich v. a. im Kleinhirnwurm, seltener in den Kleinhirnhemisphären. Es wird abhängig von seinem WNT- oder SHH-Aktivierungsstatus, dem *TP53*-Mutationsstatus und nach histologischen Parametern klassifiziert. Das Medulloblastom ist der häufigste maligne Hirntumor des Kindesalters mit bevorzugter Manifestation im 3.–8. Lebensjahr.

Ätiologie Ätiologische Faktoren konnten bislang nicht identifiziert werden. Die neoplastischen Zellen entstehen aus Resten des primitiven Neuroektoderms am IV. Ventrikel.

Morphologie

Es handelt sich um weiche, feinkörnige Tumoren mit grauer Schnittfläche und typischer Lage im Kleinhirnwurm (➤ Abb. 8.57a). Charakteristisch ist eine diffuse Aussaat über den Liquor cerebrospinalis sowohl anterograd (spinal) wie retrograd (intraventrikulär und an der Hirnbasis).

Histologisch sind die Tumoren meist wenig differenziert und zellreich mit karottenförmigen Kernen und hoher mitotischer Aktivität (Wachstumsfraktion mindestens 10–15 %). Typisch, aber nicht obligat ist die Ausbildung neuroblastischer Pseudorosetten (**Homer-Wright-Rosetten;** ➤ Abb. 8.57b). Wegen der Abstammung aus pluripotenten embryonalen Zellen beobachtet man immunhistochemisch sowohl eine neuronale wie auch eine gliale, seltener eine myoblastische oder melanozytäre Differenzierung.

Molekularpathologie

Molekulargenetisch gibt es Hinweise auf die Beteiligung eines noch nicht identifizierten Tumorsuppressorgens auf dem kurzen Arm von Chromosom 17. Bei etwa 15 % der sporadischen Medulloblastome finden sich somatische Mutationen des *PTCH*-Gens (humanes Homologons des Drosophila-Gens „patched"). *PTCH*-Keimbahnmutationen sind verantwortlich für das autosomal-dominant vererbte Basalzellnävus-Syndrom (Gorlin-Syndrom). Betroffene Patienten zeigen eine erhöhte Prädisposition für multiple Basaliome, ferner Kieferzysten, Skelettanomalien und Hirntumoren (Medulloblastome und Meningeome). Patienten mit Mutationen im *APC*-Gen („adenomatous polyposis coli"; Turcot-Syndrom) zeigen neben Kolonkarzinomen auch Gliome, z. B. Medulloblastome. APC liegt in der „wingless (Wnt)" Signalkaskade, die die Entwicklung neuraler Vorläuferzellen steuert.

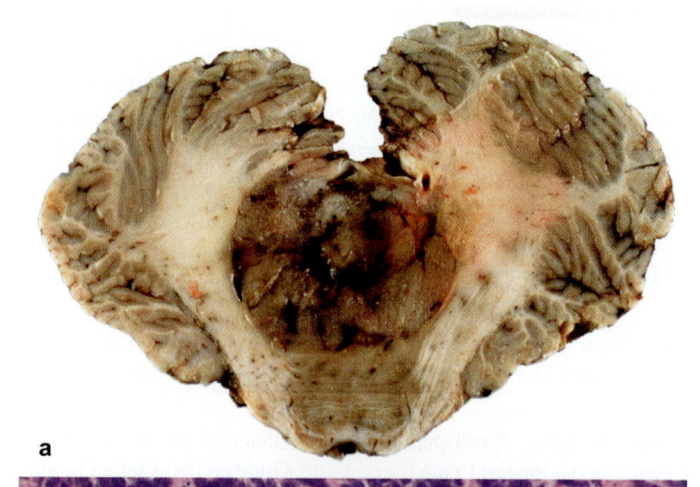

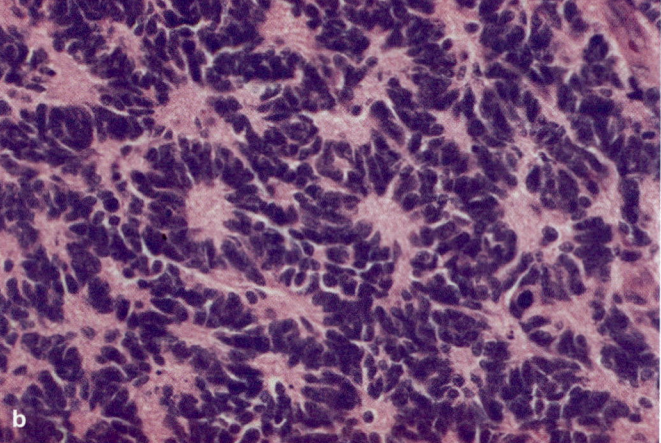

Abb. 8.57 Medulloblastom des Kleinhirnwurms. a Makroskopie. **b** Histologisches Kennzeichen sind die neuroblastischen Rosetten. HE, Vergr. 400-fach. [R398]

8.10.7 Meningeome, ZNS-WHO-Grad 1–3

Definition Gutartiger, gekapselter, mesodermaler Tumor, der sich histogenetisch vom meningealen Arachnothel ableitet. Da Meningeome meist von Arachnoidalvilli in der Dura mater ausgehen, sind sie mit der Dura mater fest verwachsen. Seltener Ursprung sind Arachnoidalzellen der Plexus chorioidei der Seitenventrikel.

Lokalisation Häufigste Lokalisation ist die Parasagittalregion der Großhirnhemisphären (➤ Abb. 8.58a), die Falx cerebri (Falxmeningeom) sowie an der Schädelbasis die Olfaktoriusrinne (Olfaktoriusmeningeom) und das Keilbein (mediales und laterales Keilbeinmeningeom). In der hinteren Schädelgrube finden sich Meningeome bevorzugt am Tentorium, am Klivus und im Kleinhirnbrückenwinkel (➤ Abb. 8.58b). Im Spinalkanal findet man Meningeome überwiegend thorakal. Die seltenen multiplen Meningeome (➤ Abb. 8.58c) treten meist einseitig auf. Sie entstehen nicht multiklonal, sondern durch rasche Aussaat in der Arachnoidea.

Epidemiologie Frauen sind häufiger betroffen als Männer. Die klinische Manifestation erfolgt am häufigsten im mittleren und höheren Erwachsenenalter. Die meisten Meningeome verhalten sich benigne (Grad 1), nur wenige verhalten sich agressiver (Grad 2–3).

Ätiologie **Multiple** Meningeome treten im Rahmen der Neurofibromatose Typ 2 (NF2) auf (➤ Tab. 8.13). Zur Ätiologie der häufigen **sporadischen** Meningeome ist bislang wenig bekannt. Sie treten gehäuft bei Patienten auf, die in jungen Jahren eine Schädelbestrahlung erhalten haben. In ca. 70 % der Fälle lassen sich Mutationen des Neurofibromatose-Typ-2-Tumorsuppressorgens auf Chromosom 22 nachweisen.

Ein morphologisch nicht identifizierbarer Teil der Meningeome verfügt über Östrogen- und Somatostatinrezeptoren. Versuche, durch entsprechende Rezeptorenblocker das Wachstum wesentlich zu verlangsamen, sind jedoch bisher nicht gelungen.

Morphologie

Meningeome sind der Dura anhaftende Tumoren von prall-elastischer Konsistenz. Sie komprimieren das angrenzende Hirngewebe, infiltrieren es jedoch nicht. Meningeome sind typischerweise gutartige Tumoren (ZNS-WHO-Grad 1), die nur selten malignisieren, dann in Form des atypischen Meningeoms (ZNS-WHO-Grad 2) oder des anaplastischen (malignen) Meningeoms (ZNS-WHO-Grad 3).

Histologisch kann man zahlreiche Varianten unterscheiden, wobei die häufigsten die Folgenden sind:

- **Meningotheliales Meningeom (klassischer Typ):** Synzytialer Zellverband mit ovalen, zigarrenförmigen Kernen, gelegentlich ohne erkennbares Chromatin (**Lochkerne**). Die Tumorzellen bilden typische konzentrische Formationen (**Zwiebelschalen**) mit zentraler Hyalinisierung und typischen **Psammomkörpern** (➤ Abb. 8.58d). Die mitotische Aktivität ist gering (Wachstumsfraktion < 3 %).

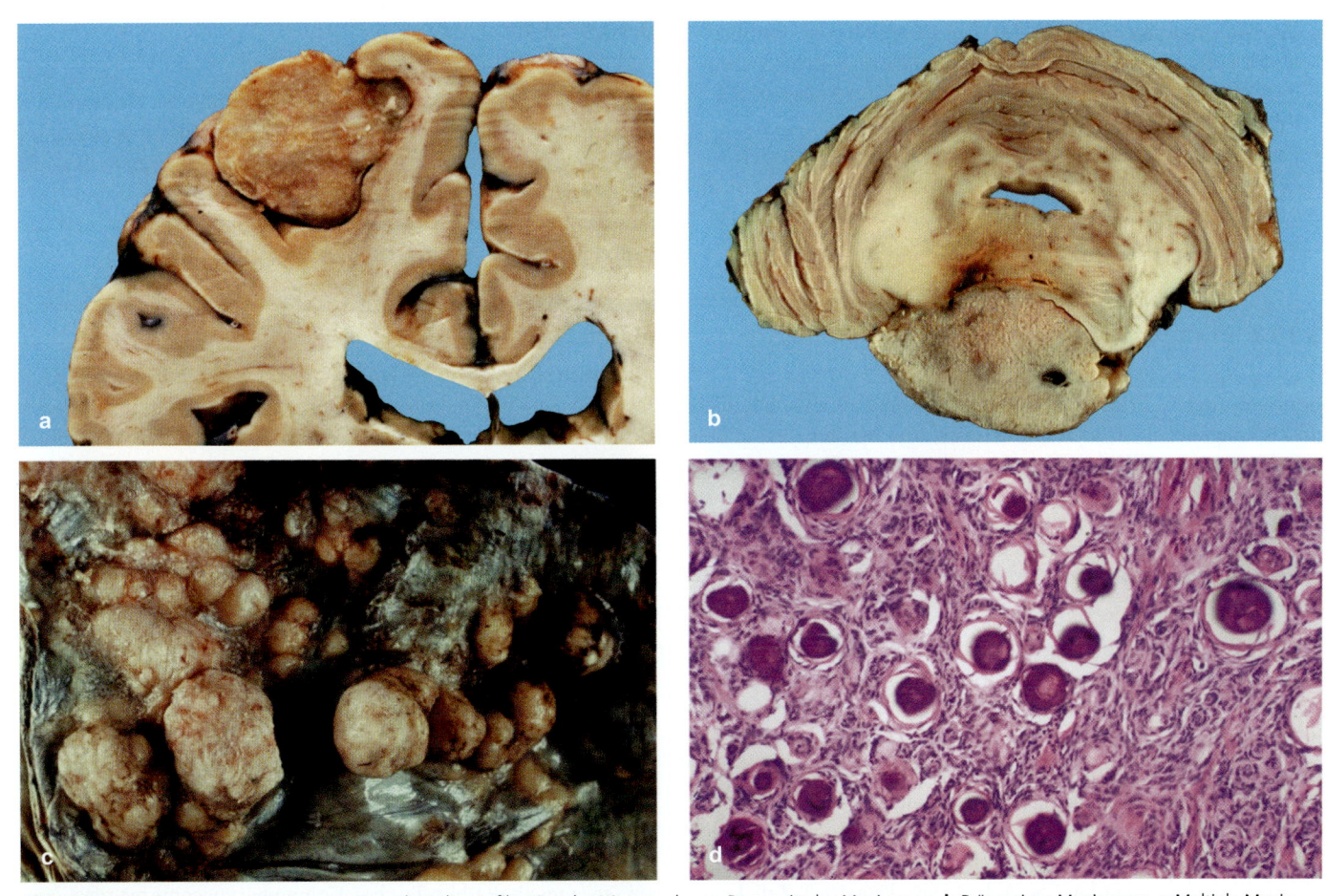

Abb. 8.58 Meningeome. Mit Kompression, aber ohne Infiltration des Hirngewebes. **a** Parasagittales Meningeom. **b** Präpontines Meningeom. **c** Multiple Meningeome. **d** Histologische Merkmale sind Wirbelformationen und Psammomkörper. HE, Vergr. 250-fach. [R398]

Tab. 8.13 Erbliche Tumorsyndrome mit Beteiligung des Nervensystems.

Erkrankung	Gen	Chromosom	Wichtigste Manifestationen der Erkrankung		
			Nervensystem	Haut	Sonstige Organe
Neurofibromatose Typ 1 (Morbus von Recklinghausen)	NF1	17q11	Neurofibrome, pilozytische Astrozytome (Optikusgliome)	Café-au-Lait-Flecken	Irishamartome (Lisch-Knötchen), Phäochromozytom, Skelettdeformitäten, Katarakt
Neurofibromatose Typ 2	NF2	22q12	bilaterale Akustikusneurinome, spinale Neurinome, Meningeome, Mikrohamartome (Großhirn)	Café-au-Lait-Flecken (selten)	
Von-Hippel-Lindau-Erkrankung	VHL	3p25	Kleinhirnangioblastom, Angiomatose der Retina	–	Nierenkarzinom, Phäochromozytom, Zysten in Niere und Pankreas
tuberöse Sklerose Typ 1	TSC1	9q34	kortikale Tubera (Knötchen), Verkalkungen, subependymale Riesenzellastrozytome, retinale Hamartome	Angiofibrome (Gesicht: Adenoma sebaceum), hypopigmentierte Flecken, Fibrome (Nagelfalz), fibröse Plaques	Angiolipoleiomyom (Niere), Rhabdomyome (Herz), Angiofibrome (sublingual)
tuberöse Sklerose Typ 2	TSC2	16p13			
Retinoblastom	Rb1	13q14	Retinoblastom (Auge)	–	Osteosarkom, Mammakarzinom
Li-Fraumeni-Syndrom	p53	17p13	Gliome (Astrozytom, Glioblastom), Medulloblastom	–	Mammakarzinom, Nebennierenrindenkarzinom, Sarkom, Leukämie

- **Fibröses Meningeom:** Es überwiegen spindelförmige, fibroblastenähnliche Tumorzellen. Sie bilden parallele oder sich kreuzende Bündel und enthalten reichlich interzelluläres Kollagen und Retikulin.
- **Psammomatöses Meningeom:** Dieser Subtyp ist gekennzeichnet durch eine ungewöhnliche Dichte von Psammomkörpern. Sie findet sich bevorzugt in der Olfaktoriusrinne sowie, besonders bei älteren Frauen, im Spinalkanal.

8.10.8 Primäre ZNS-Lymphome

Epidemiologie Primäre ZNS-Lymphome sind als ausschließlich im ZNS angesiedelte Lymphome definiert. Die **Inzidenz** hat in den letzten 25 Jahren stark zugenommen. Dieser Zuwachs ist nicht nur bei Patienten, die immunsupprimiert sind (z. B. HIV), zu beobachten, sondern auch bei immunkompetenten Patienten.

Morphologie

Primäre ZNS-Lymphome zeigen ein diffuses Wachstumsmuster. Sie treten bevorzugt in tief gelegenen Hirnabschnitten auf, z. B. subependymal und in den Stammganglien, nicht selten multifokal in beiden Großhirnhemisphären. Sie sind makroskopisch unscharf begrenzt, haben einer graurötliche Schnittfläche und weisen besonders bei AIDS-Patienten ausgedehnte Nekrosen auf (> Abb. 8.59a).
Histologisch handelt es sich meist um monoklonale **maligne B-Zell-Lymphome** (> Kap. 22.2.2), die wie extrazerebrale Lymphome klassifiziert werden (> Abb. 8.59b). Primäre **T-Zell-Lymphome** (> Kap. 22.2.2) des Gehirns sind äußerst selten.

8.10.9 Metastasen

Solitäre oder multiple Metastasen sind die häufigsten Hirntumoren und treten in allen Gehirnarealen auf – bevorzugt subkortikal. Im Rückenmark sind Metastasen sehr selten. Die häufigsten in das ZNS metastasierenden Primärtumoren sind Bronchial- und Mammakarzinome. Ferner neigen besonders das maligne Melanom und das hellzellige Nierenkarzinom zur Metastasierung in das ZNS.

Morphologie

Es handelt sich um solitäre (ca. 30 %) oder multiple, makroskopisch scharf abgegrenzte, meist runde Tumoren, oft mit zentraler Nekrose. Gelegentlich beobachtet man bei Metastasen eine diffuse Infiltration der weichen Hirnhäute mit Aussaat von Tumorzellen in den Liquor cerebrospinalis (**Meningeosis neoplastica bzw. – je nach Typ – carcinomatosa, melanomatosa oder lymphomatosa**).

Klinische Relevanz Die Symptomatik wird häufig weniger vom Tumor selbst als vom perifokalen Ödem bestimmt.

8.10.10 Tumoren der Schädelbasis

Kraniopharyngeom

Dieser benigne epitheliale Fehlbildungstumor liegt meist suprasellär und leitet sich wahrscheinlich von Zellresten des embryonalen Hypophysengangs ab (Rathke-Tasche). Kraniopharyngeome manifestieren sich klinisch bevorzugt im 1. und 2. Lebensjahrzehnt, meist durch Kompression benachbarter Strukturen (Hypophyse, Chiasma op-

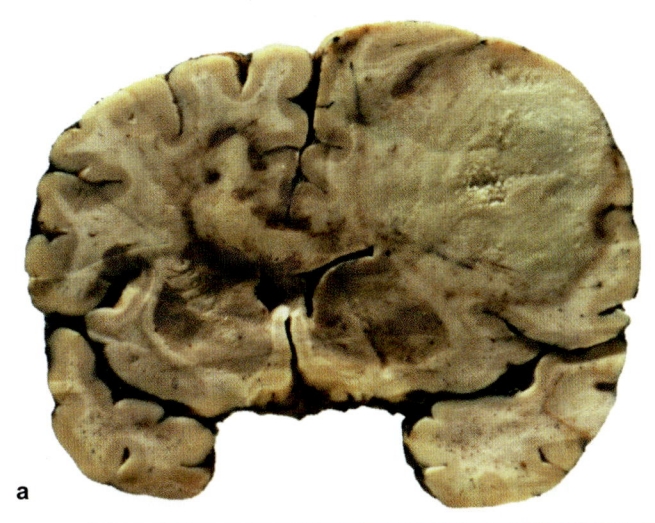

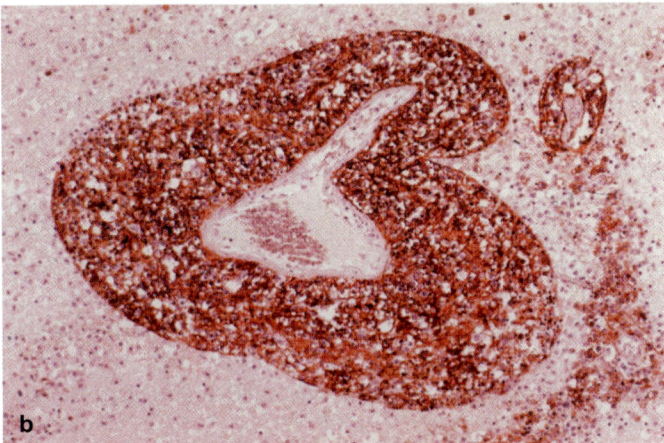

Abb. 8.59 Primäres malignes Lymphom im ZNS. a Ausgedehntes, primär zerebrales malignes B-Zell-Lymphom der rechten Großhirnhemisphäre bei einem Kind mit konnataler HIV-Infektion. Übergreifen des Tumors auf den Balken und das Marklager der linken Großhirnhemisphäre. **b** Histologisch perivaskuläre Ansammlung von Lymphomzellen. Immunhistochemische Darstellung mit dem B-Zell-Marker CD20. Vergr. 100-fach. [R398]

ticum, Hypothalamus). Bei Ausdehnung in den III. Ventrikel können sie einen Verschlusshydrozephalus hervorrufen.

Morphologie

Die Tumoren sind unregelmäßig begrenzt und neigen stark zur Verkalkung. Eine Ausnahme ist die papilläre Variante, die nicht verkalkt und bei jungen Erwachsenen auftritt.

Histologisch sind Kraniopharyngeome charakterisiert durch solide, oft bandförmige Areale mit hochdifferenziertem Plattenepithel und typischen Kernpalisaden. Ferner beobachtet man eine ausgeprägte Keratinbildung mit Cholesterinablagerungen und extensiver Fibrose.

Chordom

Das seltene Chordom kann sich in allen Abschnitten des axialen Skeletts manifestieren, wobei Klivus und Sakrokokzygealregion bevorzugte Lokalisationen sind.

8.10.11 Erbliche Tumorsyndrome

Frühere Bezeichnung: Phakomatosen

Das Nervensystem ist bei zahlreichen erblichen neoplastischen Syndromen mit betroffen. Diese familiären Tumorerkrankungen haben einen autosomal-dominanten Erbgang. Die Klärung der genetischen Grundlage dieser Erkrankungen hat in den letzten Jahren große Fortschritte gemacht. Für sämtliche in ➤ Tab. 8.13 aufgeführten Erkrankungen ist das verantwortliche Tumorsuppressorgen identifiziert und sequenziert. Dadurch ist eine molekulargenetische Diagnostik sowohl pränatal wie auch bei Überträgern und bei Patienten mit geringer Penetranz der Symptome möglich.

Die assoziierten Tumoren sind zum Teil für die Erkrankung spezifisch (z. B. der subependymale Riesenzelltumor bei tuberöser Sklerose) oder derart typisch, dass man bei der klinischen Diagnosestellung an eine erbliche Tumorerkrankung denken sollte, z. B. bei multiplen Neurofibromen, einem Hämangioblastom des Kleinhirns oder bei Angiomyolipomen der Niere (➤ Kap. 37.11.5). Daneben gibt es jedoch auch assoziierte Neoplasien, die sich weder morphologisch noch klinisch von der jeweiligen sporadischen Form unterscheiden, z. B. pilozytische Astrozytome bei der Neurofibromatose von Recklinghausen (NF1) und Meningeome bei Neurofibromatose Typ 2 (NF2).

Neurofibromatose Typ 1 (NF1)

Syn.: Morbus von Recklinghausen

Charakteristisch für die Erkrankung sind Neurofibrome des peripheren Nervensystems, die bevorzugt kutan und subkutan auftreten, bei starker Penetranz jedoch auch tiefer gelegene Nerven (Plexus brachialis und lumbosacralis; ➤ Abb. 8.60) und innere Organe befallen können. Das Ausmaß der Neurofibromatose variiert erheblich. Bei den schweren Formen treten sehr große, grob entstellende Tumoren an Gesicht, Rumpf und Extremitäten auf.

Ätiologie Das für die Erkrankung verantwortliche *NF1*-Tumorsuppressorgen liegt auf dem langen Arm von Chromosom 17. Es codiert für ein Protein (Neurofibromin) mit Homologie zu GAP-Proteinen, die bei der intrazellulären Signaltransduktion eine Rolle spielen.

Morphologie

Makroskopisch imponieren Neurofibrome als kolbenförmige oder diffuse Auftreibungen eines peripheren Nervs oder eines Nervenplexus (➤ Abb. 8.60). Solitäre Neurofibrome können auch außerhalb der Neurofibromatose auftreten, während multiple Tumoren fast obligat hereditär sind.

Histologisch setzen sich Neurofibrome aus Schwann-Zellen, Fibroblasten und Perineuralzellen zusammen. Sie bilden wellenförmige Strukturen mit reichlicher interzellulärer Ablagerung von Kollagen- und Mukoidsubstanzen. Die Zellkerne zeigen häufig Atypien. Die Proliferationstendenz ist recht unterschiedlich, jedoch zeigen einige Tumoren ein rasches Wachstum und infiltrative Tendenzen. Die für differenzialdiagnostisch zu erwägenden Neurinome typischen Antoni-A- und -B-Formationen fehlen (➤ Kap. 9.4.1). Wohl aber sieht man eine gelegentliche Bildung von

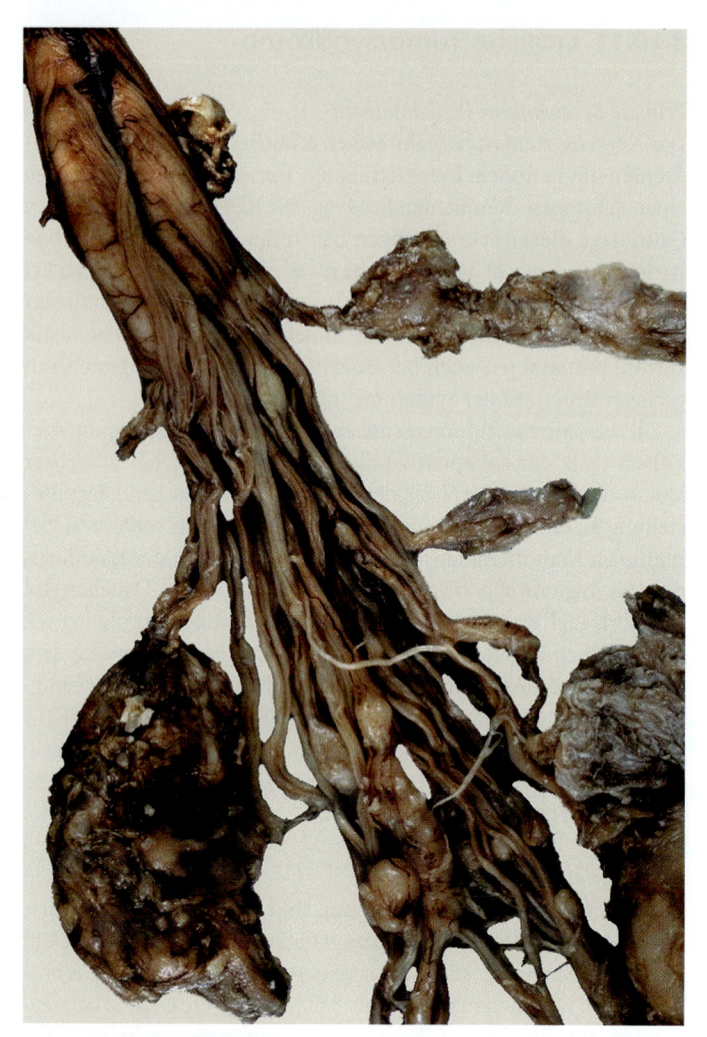

Abb. 8.60 Neurofibromatose Typ 1. Multiple Neurofibrome des Plexus lumbosacralis und der Cauda equina. [R398]

Kernpalisaden, die an Meissner-Tastkörperchen der Haut erinnern. Die bei der Neurofibromatose Typ 1 gelegentlich auftretenden Optikusgliome unterscheiden sich nicht von sporadischen pilozytischen Astrozytomen derselben Lokalisation.

Neurofibromatose Typ 2 (NF2)

Syn.: bilaterale Akustikusneurofibromatose
Anders als die Bezeichnung vermuten lässt, handelt es sich bei den Akustikustumoren nicht um Neurofibrome, sondern um Neurinome. Charakteristisch für die Erkrankung ist ihr beidseitig symmetrisches Auftreten. Histologisch unterscheiden sich die Tumoren nicht von den sporadischen Tumoren derselben Lokalisation. Das gilt auch für die mit der NF2 fakultativ assoziierten Gliome und Meningeome.

Morphologie

In den Großhirnhemisphären der Patienten, insbesondere in Rinde und Stammganglien, sind histologisch disseminierte Mikrohamartome nachzuweisen, die an Gliome in statu nascendi erinnern, aber keine Wachstumstendenz aufweisen und klinisch unauffällig sind.

Molekularpathologie

Der Neurofibromatose Typ 2 liegen Mutationen des NF2-Tumorsuppressorgens auf Chromosom 22 zugrunde. Dieses Gen codiert für ein zytoskelettassoziiertes Protein (Merlin). Es ist häufig auch bei sporadischen Neurinomen, Meningeomen und spinalen Ependymomen mutiert.

Tuberöse Sklerose

Syn.: Morbus Bourneville-Pringle
Genetisch können 2 Formen unterschieden werden, deren klinische und histologische Merkmale sich jedoch weitgehend überlappen: tuberöse Sklerose Typ 1 und 2 (TSC1 und TSC2).

Morphologie

Man beobachtet dysplastisch-hypertrophische gliale Knoten der Großhirnrinde (**kortikale Tubera**), daneben die für die Erkrankung typischen subependymalen Riesenzelltumoren, am häufigsten am Boden der Seitenventrikel. Gelegentlich führen sie zu einer Verlegung des Foramen Monroi, was einen Verschlusshydrozephalus zur Folge hat. Die Ventrikeltumoren sind derb, oft verkalkt und gut abgegrenzt.

Histologisch dominieren großleibige, fusiforme Zellen, die an gemästete (groß- bzw. dickleibige) Astrozyten erinnern, in der Regel jedoch keine Immunreaktivität für GFAP aufweisen (> Abb. 8.61). Die Histogenese dieser Fehlbildungstumoren ist deshalb ungewiss. Liegen gleichzeitig multiple faziale Angiofibrome (Adenoma sebaceum, Typ Pringle) vor, kann man klinisch die Diagnose einer tuberösen Sklerose stellen.

Molekularpathologie

Die tuberöse Sklerose ist genetisch heterogen. Die Tumorsuppressorgene *TSC1* (auf Chromosom 9) und *TSC2* (auf Chromosom 16) sind identifiziert, aber die Funktion der entsprechenden Genprodukte (Hamartin und Tuberin) ist noch weitgehend ungeklärt.

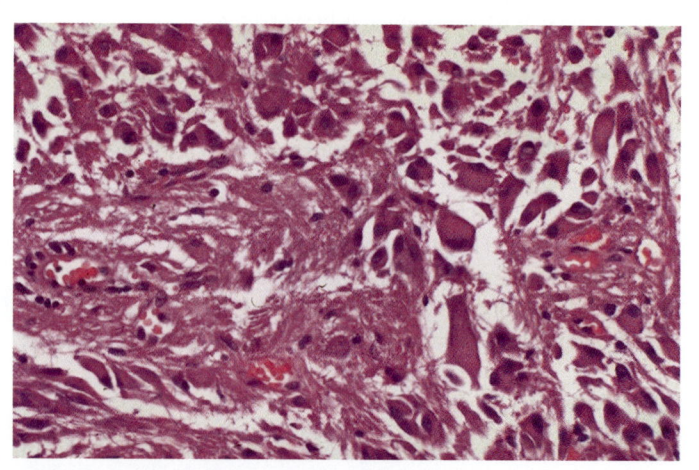

Abb. 8.61 Subependymaler Riesenzelltumor bei tuberöser Sklerose. Histologisch dominieren großleibige, bizarr geformte Tumorzellen mit unterschiedlich ausgeprägter astrozytärer, gelegentlich auch neuronaler Differenzierung. HE, Vergr. 250-fach. [R398]

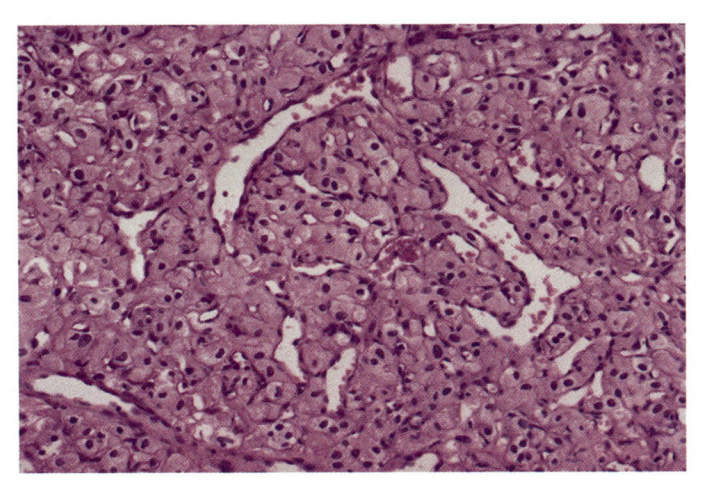

Abb. 8.62 Von-Hippel-Lindau-Erkrankung. Hämangioblastom des Kleinhirns. Der zellarme, gutartige Tumor weist ein dichtes Kapillarnetz auf. HE, Vergr. 200-fach. [R398]

Von-Hippel-Lindau-Erkrankung

Diagnostisch entscheidend im ZNS ist die Kombination von **Retinaangiomatose** und **Kleinhirnhämangioblastom**. Dieser langsam wachsende Gefäßtumor liegt in der Regel in der Kleinhirnhemisphäre.

Morphologie

Makroskopisch handelt es sich um weiche, blaurote Tumoren, die oft am Rand einer assoziierten Tumorzyste liegen und vom Kleinhirngewebe gut abgegrenzt sind.

Histologisch erkennt man in der Retikulinfärbung insbesondere perivaskulär ein dichtes Fasernetz. Das Bild wird beherrscht von dünnwandigen Kapillaren und kapillären Spalträumen, die mit Endothel ausgekleidet sind (➤ Abb. 8.62). Daneben findet man Zwischenzellen, die gelegentlich Fett speichern und deren Histogenese noch ungeklärt ist. Hämangioblastome haben eine geringe Wachstumstendenz und metastasieren nicht.

Molekularpathologie

Das verantwortliche Gen (*VHL*) wurde auf dem kurzen Arm von Chromosom 3 identifiziert. Das VHL-Protein spielt in der Bildung der extrazellulären Matrix, der Angiogenese sowie im Proteinkatabolismus eine Rolle.

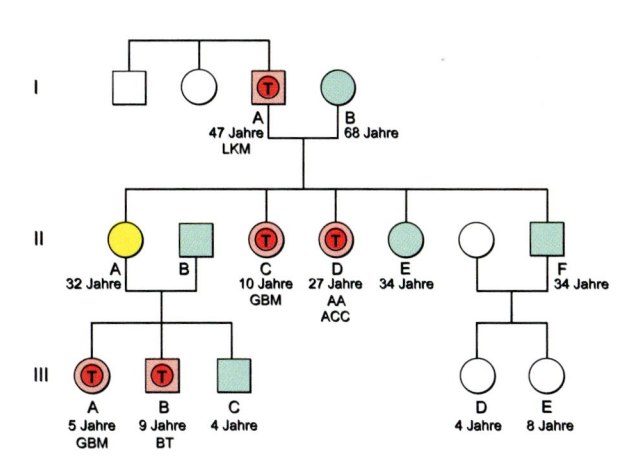

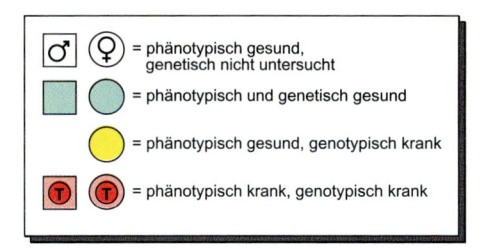

Abb. 8.63 Keimzellmutation des p53-Tumorsuppressorgens. Stammbaum einer Familie mit Deletion von Kodon 236. Der Großvater (IA) starb an einer Leukämie (LKM), 2 seiner 4 Töchter (IIC, IID) an einem Hirntumor (GBM = Glioblastom; AA = Astrozytom, Grad 3). Eine von ihnen (IID) entwickelte zusätzlich ein adrenokortikales Karzinom (ACC). 2 Enkel erkrankten ebenfalls an ZNS-Tumoren, IIIA an einem Glioblastom, IIIB an einem unklassifizierten Hirntumor (BT; keine Biopsie). Ihre Mutter (IIA) weist dieselbe Mutation auf, ist jedoch bisher gesund. Familienmitglieder mit überprüfter normaler DNA-Sequenz sind grün markiert. [L106]

Keimbahnmutationen des *p53*-Tumorsuppressorgens

Auch ➤ Kap. 6.5.3.
Syn.: Li-Fraumeni-Syndrom
Eine Inaktivierung des *p53*-Suppressorgens durch somatische Mutationen lässt sich bei Tumoren zahlreicher Organe nachweisen. Seltener sind p53-Keimzellmutationen, die mit einem komplexen, autosomal-dominaten Krebsprädispositionssyndrom, dem Li-Fraumeni-Syndrom einhergehen. Dieses ist charakterisiert durch das gehäufte Auftreten von Mammakarzinomen, Weichteil- und Knochensarkomen sowie Nebennierenrindenkarzinomen, Leukämien und Hirntumoren. Bei Letzteren handelt es sich fast ausschließlich um Astrozytome, insbesondere Glioblastome (➤ Abb. 8.63).

KAPITEL 9

St. Frank, J. Weis

Peripheres Nervensystem

9.1　Normale Struktur 273

9.2　Grundlagen von Neuropathien 273
9.2.1　Definitionen und Diagnostik 273
9.2.2　Pathologische Reaktionsmuster bei Neuropathien. 274

9.3　Wichtige ätiologische Gruppen von Neuropathien 275
9.3.1　Vaskuläre und interstitielle Neuropathien 275
9.3.2　Hereditäre Neuropathien 275
9.3.3　Entzündliche Neuropathien/Neuritiden 277
9.3.4　Immunpathologisch bedingte Neuritiden (speziell Guillain-Barré-Syndrom) 277
9.3.5　Metabolische Neuropathien 277
9.3.6　Toxische Neuropathien 277

9.4　Tumoren des peripheren Nervensystems 277
9.4.1　Neurinom 277

Zur Orientierung

Periphere Nerven und Muskulatur bilden die funktionelle Einheit des neuromuskulären Systems. Schädigungen der peripheren Nerven führen daher meist zu sekundären Veränderungen des Muskels. Periphere Nerven reagieren mit recht stereotypen **pathomorphologischen Mustern** auf Noxen, wobei grundsätzlich primäre Schädigungen der segmentalen Bemarkung (Demyelinisierung) von axonalen Degenerationsprozessen unterschieden werden. Beide Veränderungen können ineinander übergehen und schließlich in einen kompletten Faserzerfall (Waller-Degeneration) münden.

Neuropathien sind häufig traumatisch, toxisch (Ethanol, Zytostatika), entzündlich oder metabolisch (Diabetes mellitus) bedingt. Hereditäre Erkrankungen sind relativ selten. **Klinisch** führen Erkrankungen des peripheren Nervensystems häufig zum Funktionsausfall der betroffenen Nerven und damit zu Paresen und Sensibilitätsstörungen.

9.1 Normale Struktur

Als **peripheres Nervensystem** (PNS) wird das anatomische und funktionelle Netz von Nervenzellfortsätzen (Nervenfasern) und Nervenzellaggregaten (Ganglien und Plexus) außerhalb des ZNS bezeichnet. Periphere Nerven verbinden das ZNS mit den Sinnesorganen, den inneren Organen, der Muskulatur und der Haut.

Markhaltige und marklose **Nervenfasern** (Axone, Achsenzylinder mit ihren Schwann-Zellen) sind Nervenzellfortsätze, die in Faszikeln gebündelt die peripheren Nerven bilden. Diese dienen der elektrochemischen Übermittlung efferenter bzw. afferenter Signale (vom ZNS fort- bzw. hinführend). Der resultierende Effekt eines Nervensignals kann motorischer oder sensorischer Art sein. Willkürliche (animale) wird von unwillkürlicher (vegetativer) Motorik unterschieden. Markhaltige Nervenfasern werden von Myelin, einer komplexen membranären Sphingolipoproteinstruktur, umgeben. Die Strecke der Bemarkung durch eine myelinisierende Zelle wird Internodium oder Myelinsegment genannt. Ranvier-Schnürringe sind die freiliegenden Axonabschnitte zwischen den Myelinsegmenten. Isolierendes Myelin und permeable axonale Ionenkanäle bilden die strukturelle Grundlage der Nervenleitung (saltatorische Überleitung). Peripheres und zentrales Myelin sind verschieden: Schwann-Zellen (PNS) integrieren Protein zero (P0) und peripheres Myelinprotein 22 (PMP 22), während Oligodendrozyten (ZNS) Phospholipoprotein (PLP) einbauen.

Zum PNS zählen die **Hirnnerven** (mit Ausnahme der als N. olfactorius und N. opticus bezeichneten Hirnbahnen), die **spinalen** sowie die **sympathischen** und **parasympathischen Nerven.** Die Zellkörper efferenter Axone der Willkürmotorik liegen im ZNS (Rückenmark oder Hirnstamm). Periphere Nerven sind ein Gemisch von Neuriten (Axonen) motorischer und sensorischer Nervenzellen, eingebettet in bindegewebige Hüllen (Epi- und Perineurium).

9.2 Grundlagen von Neuropathien

9.2.1 Definitionen und Diagnostik

Definitionen　Unter dem Begriff **Neuropathien** werden alle peripheren Nervenkrankheiten zusammengefasst. Neuropathien können einen einzelnen (Mononeuropathie) oder zahlreiche Nerven (Polyneuropathie) betreffen. Die meisten Polyneuropathien führen zum mehr oder weniger stark ausgeprägten Ausfall aller Nervenfaserpopulationen. Es gibt aber auch Neuropathien, die selektiv die motorischen, sensorischen und/oder autonomen Nervenfasern oder die kleinen Nervenfasern der Haut betreffen. Sprunghafter und wechselnder Befall von einzelnen Nerven kennzeichnet die Mononeuritis multiplex, charakteristisch z. B. bei Vaskulitiden der Vasa nervorum.

Bei einer Krankheit vorwiegend der Nervenwurzeln spricht man von **Radikulopathien** und in Kombination mit distalen Läsionen von Radikuloneuropathien. Sind entzündliche Veränderungen vorhanden (Leukozyten, Makrophagen), erhalten diese Begriffe das Suffix „itis".

Unter **Neuronopathien** versteht man den primären Krankheitsbefall von neuronalen Zellkörpern.

Diagnostische Methodik Klinisch wird mit der Elektroneurografie die **Nervenleitgeschwindigkeit** (NLG) von subkutanen Nerven unter standardisierten Bedingungen (z. B. Hauttemperatur) bestimmt. Eine Verlangsamung der NLG mit Aufsplitterung und erhöhter Latenz des Summenpotenzials findet sich typischerweise bei der Entmarkung (Demyelinisierung). Charakteristisch für den Nervenfaserverlust bei Axonopathie ist die Abnahme der Amplitude des Summenpotenzials. Die **morphologische Diagnostik** ergänzt bei der Abklärung einer Nervenerkrankung die klinischen, elektrophysiologischen, genetischen und laborchemischen Befunde. Die histologische Beurteilung eines peripheren Nervs sollte am Paraffinschnitt (4 μm), Kunststoffsemidünnschnitt (1 μm), Zupffaserpräparat (längs orientierte Einzelfaserdarstellung 1:1) und elektronenoptisch (< 0,1 μm) erfolgen.

Der sensorische **N. suralis** ist der Nerv der Wahl für eine Nervenbiopsie. Bei Systemerkrankungen, z. B. Vaskulitis oder Sarkoidose, kann eine kombinierte Nerv-/Muskelbiopsie sinnvoll sein. Bei Verdacht auf eine Neuropathie der kleinen Nervenfasern („small fiber neuropathy") kann eine Hautstanzbiopsie untersucht werden.

9.2.2 Pathologische Reaktionsmuster bei Neuropathien

Der Nerv kann in drei Kompartimenten geschädigt sein:
- Axonal
- Myelinär (Schwann-Zelle)
- Interstitiell, einschließlich der Vasa nervorum

Noxen, die eines der Kompartimente schädigen, führen in der Regel zur sekundären Schädigung mindestens eines weiteren Kompartiments. Das Endstadium eines kompletten Markfaserzerfalls (Myelin und Axon) und damit die Folge einer kompletten Kontinuitätsunterbrechung wird Waller-Degeneration genannt.

Waller-Degeneration

Definition Zerfall des distalen Nervenfaserabschnitts aufgrund einer Unterbrechung des Axons.

Ätiologie Traumatische Durchtrennung des Axons, viraler Infekt, Ischämie des Axons und/oder Neurons, z. B. bei Vaskulitis der Vasa nervorum, und toxische Schädigung des Axons. Die Kontinuitätsunterbrechung kann primär oder sekundär auftreten.

Morphologie
Bei einer **akuten Schädigung** ist der hochgradige Axonverlust typisch. Histologisch sieht man eine Fragmentierung von Nervenfasern, Markscheidenabbau und Autophagosomen in Schwann-Zellen, die sich färberisch wie kompaktes Myelin darstellen. Die **subakute Schädigung** geht mit einer Proliferation von Schwann-Zellen einher. Kleinkalibrige axonale Gruppen reflektieren dabei regenerative Prozesse.

Folgen Die antero- und retrograden Transportvorgänge sind gestört. Die überlebenden Schwann-Zellen im distalen Nervenabschnitt proliferieren und dienen den zentrifugal regenerierenden Axonen als Leitstruktur. Von entscheidender Bedeutung für die erfolgreiche Regeneration ist der Erhalt der bindegewebigen Hüllen der Nervenfaszikel. Wird das Perineurium zerstört, wachsen axonale Regenerate ungeordnet in das Epineurium aus und können, zusammen mit überschießender Bindegewebs- und Schwann-Zell-Proliferation, zu einem traumatischen Neurom („Amputationsneurom" oder „Narbenneurom") führen.

Primäre axonale Degeneration/Axonopathie

Definition Untergang des Axons bei zunächst erhaltener Myelinscheide.

Ätiologie Die primäre axonale Degeneration kommt bei metabolischen (Diabetes mellitus) und toxischen (Alkoholabusus, Therapie mit Vincristin) Schädigungen, aber auch hereditären Krankheiten (axonale Form des Morbus Charcot-Marie-Tooth; hereditäre motorische und sensorische Neuropathie II, HMSN Typ II) vor.

Morphologie
Die axonale Degeneration beginnt häufig distal und setzt sich nach proximal fort („dying-back"). Typisch sind Verdichtungen des axonalen Zytoskeletts (Neurofilamente), axonale Schwellung oder Verkleinerung des axonalen Durchmessers und Unregelmäßigkeiten der Axonmembran. Das Myelin ist entweder erhalten, hebt sich von der Axonmembran ab oder zeigt Zeichen des sekundären Abbaus.

Primäre segmentale Demyelinisierung/ Entmarkung

Definition Untergang der Myelinscheide (meist segmental begrenzt) bei zunächst erhaltenem Axon.

Ätiologie Ursachen sind Lipid-, Protein- und andere Stoffwechseldefekte, hereditäre Störungen der Myelinsynthese mit Mutationen in myelinspezifischen Proteinen oder entzündliche und Immunreaktionen gegen Myelinproteine. Bei manchen **primären** Demyelinisierungsprozessen sind sowohl das zentrale

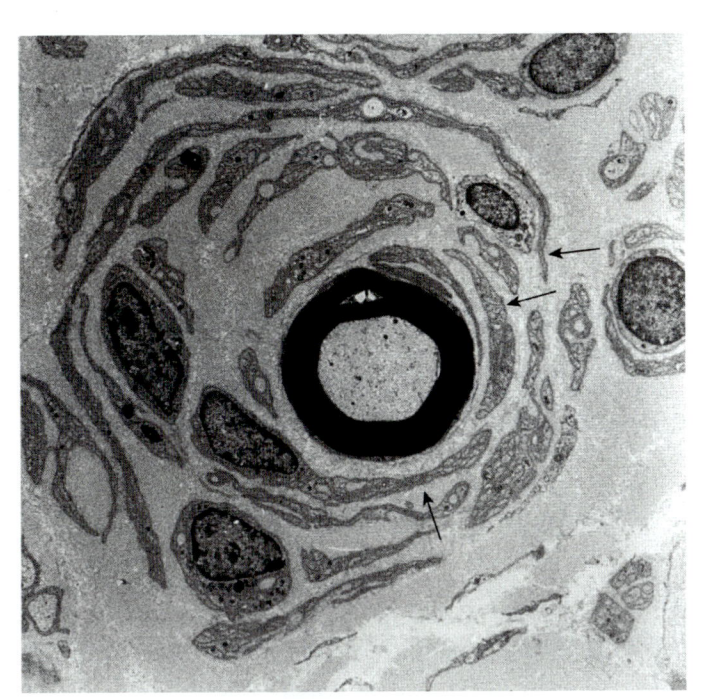

Abb. 9.1 Chronische demyelinisierende und remyelinisierende Neuropathie mit Verlust markhaltiger Nervenfasern. Elektronenmikroskopisch erkennt man „Zwiebelschalenbildung" aus konzentrischen Schwann-Zell-Fortsätzen (Pfeile). Elektronenmikroskopie, OsO$_4$ (Osmiumtetroxid)-Uranylacetat-Kontrastierung, Vergr. 5800-fach. [R398]

als auch das periphere Myelin betroffen, z. B. bei Leukodystrophien (> Kap. 8.7.5). Eine **sekundäre** segmentale Demyelinisierung kann als Folge einer primären axonalen Schädigung auftreten. Bei simultaner Läsion von Axon und Markscheide spricht man von gemischt axonaler und demyelinisierender Neuropathie.

Morphologie

Floride Entmarkungen hinterlassen parakristalline Myelinabbauprodukte (Myelinovoide) und orthochromatische Autophagosomen in Schwann-Zellen bei intakten Axonen. Bei chronischer, wiederholter Demyelinisierung kommt es zur Remyelinisierung unter Vermehrung von Schwann-Zellen, deren Fortsätze sich als charakteristische **„Zwiebelschalen"** („onion bulbs") um die Axone lagern (> Abb. 9.1).

9.3 Wichtige ätiologische Gruppen von Neuropathien

Primäre Krankheiten der peripheren Nerven sind selten. Dagegen sind sekundäre Nervenerkrankungen als Folge anderer Erkrankungen und von Intoxikationen häufig. So ist beim Diabetes mellitus bei bis zu 60 % der Patienten mit einer sekundären Polyneuropathie zu rechnen. Chronische Störungen des Intermediärstoffwechsels sind fast obligat neuropathogen (Metabolitenakkumulation, Vitaminmangel). Alkohol ist durch direkte axonale Toxizität und malnutritiv bedingte Vitaminmangelzustände ein obligates Neurotoxin.

9.3.1 Vaskuläre und interstitielle Neuropathien

Definition Sekundäre Nervschädigung als Folge primärer Veränderungen der Vasa nervorum bzw. des interstitiellen Raums im Rahmen systemischer Erkrankungen, z. B. Amyloidose.

Ätiologie und Pathogenese

Vaskulitiden (> Kap. 20.5) führen zu einer sekundären ischämischen Nervenläsion. Wegen einer hohen Dichte von Präarteriolen sind die Vasa nervorum Prädilektionsort für Entzündungen der arteriellen Endgefäße.

Familiäre **Amyloidneuropathien** können auf Mutationen im Transthyretin-, Apolipoprotein-A1- oder Gelsolin-Gen zurückgeführt werden. Fibrilläre Polymerisate der Defektproteine lagern sich extrazellulär endo- und epineural ab (> Kap. 47.3.3).

Morphologie

Bei **vaskulitischer Neuropathie** findet sich ein inhomogener Ausfall von Nervenfasern sämtlicher Kaliber. Im akuten Stadium imponiert die Waller-Degeneration mit Abbau von Myelin und Axonen.

Bei **Amyloidosen** ist – im Gegensatz zu toxischen Schädigungen – ein Verlust von marklosen und kleinen markhaltigen Nervenfasern typisch. Die großen Markfasern können lange erhalten bleiben.

9.3.2 Hereditäre Neuropathien

Definition Primäre Neuropathien, die durch den Funktionsverlust myelinärer oder axonaler Proteine oder Proteolipide bedingt sind (> Tab. 9.1). Eine zweite Gruppe umfasst Störungen von Glyko-, Sphingo- und Proteolipidstoffwechsel, häufig mit generalisierter Speicherung intermediärer Stoffwechselprodukte (> Kap. 47.2).

Ätiologie und Pathogenese

Hereditäre Neuropathien werden in drei große Gruppen eingeteilt, die unter Berücksichtigung der molekulargenetischen Befunde in Untergruppen gegliedert werden:
- **Hereditäre motorisch-sensorische Neuropathien** (HMSN; Charcot-Marie-Tooth-Erkrankung, CMT)
- **Hereditäre sensorische Neuropathien** (HSN) bzw. **hereditäre sensorisch-autonome Neuropathien** (HSAN)
- **Hereditäre motorische Neuropathien** (HMN)

Diese Einteilung basiert auf klinischen, histologischen und molekulargenetischen Kriterien. Dabei sind Krankheitsentitäten zusammengefasst, die pathogenetisch sehr verschieden sein können.

Daneben bestehen **hereditäre metabolische Störungen** und **Speicherkrankheiten,** die das periphere Nervensystem im Rahmen einer Multiorganpathologie schädigen. Grundlage sind Enzymdefekte, die metabolische Schlüsselreaktionen in den Nerven beeinträchtigen:

- **Lipidsynthese- und -abbaustörungen,** z. B.:
  - Lysosomale metachromatische Leukodystrophie (Mangel an Arylsulfatase A)
  - Globoidzell-Leukodystrophie (Morbus Krabbe)
  - Mangel an Galaktosylzeramid-β-Galaktosidase
  - Adrenoleukodystrophie
- **Mitochondriopathien,** z. B.:
  - Infantile subakute nekrotisierende Enzephalopathie; u. a. Mangel an Pyruvatdecarboxylase
- **Neuropathogene Speicherkrankheiten,** z. B.:
  - Sphingolipidosen und Mukopolysaccharidosen (➤ Kap. 47.2)

Morphologie

Das Charakteristikum der HMSN ist die **Zwiebelschalenformation der Schwann-Zellen** besonders bei HMSN Typ I (CMT I) und Typ III (Déjerine-Sottas; ➤ Abb. 9.1). Zudem proliferieren die Schwann-Zellen endoneural und produzieren vermehrt Kollagen. Als Folge davon werden die Nerven dick und derb und erscheinen fast marklos („hypertrophe Neuropathie").

Typisch für die hereditäre Neuropathie mit Neigung zu Druckläsionen sind **tomakulöse Verdickungen des Myelins** (lat. tomaculum = „Würstchen") aufgrund genetisch bedingter Adhäsions- und Kompaktierungsstörung der Myelinlamellen (➤ Abb. 9.2). Hierbei kommt es auch zur segmentalen Demyelinisierung klinisch nicht betroffener Nerven.

Bei Speicherkrankheiten und Stoffwechseldefekten, die mehrheitlich demyelinisierend sind, können charakteristisch strukturierte, elektronenoptisch fassbare **Einschlusskörper** im Rahmen der Entmarkungsvorgänge auf den Enzymdefekt hinweisen.

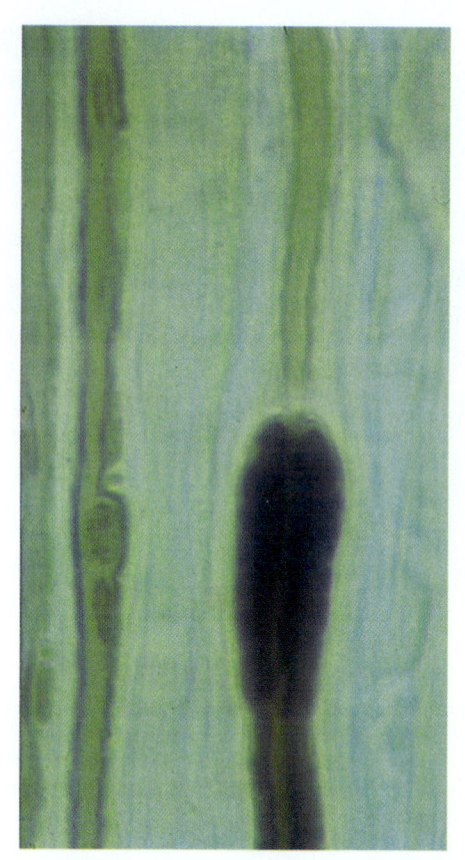

Abb. 9.2 N. suralis bei hereditärer Neuropathie mit Neigung zu Druckläsionen. Typisch sind tomakulöse Verdickungen des Myelins. Im Zupfpräparat lässt sich im Faserlängsverlauf eine tomakulöse Auftreibung der Markscheide erkennen. [R398]

Tab. 9.1 Exemplarische Gen- und Proteindefekte ausgewählter hereditärer Neuropathien

Krankheitsgruppe	Genort	Gen/Gendefekt
Hereditäre motorisch-sensorische Neuropathien (HMSN)		
hereditäre Neuropathie mit Neigung zu Druckläsionen	17p11.2–12	PMP22 (Deletion)
HMSN Typ IA (Typen I: demyelinisierend)	11p11.2–12	PMP22 (Duplikation, Mutation)
HMSN Typ IB	1q22–23	MPZ (Mutation)
HMSN Typ IIA (Typen II: axonal)	1p36.2	MFN2 (Mutation)
HMSN Typ IIB	3q13–22	RAB7 (Mutation)
HMSN Typ IIIA (Typ Déjerine-Sottas)	17p11.2–12	PMP-22 (De-novo-Duplikation)
HMSN Typ IVB (oft schwere Formen)	11q22	MTMR2 (Mutation)
HMSN X1	Xq13.2	GJB1 (Mutation)
Hereditäre sensorisch-autonome Neuropathien (HSAN)		
HSAN I	9q22.1–22.2	SPTLC1 (Mutation)
HSAN III	9q31–33	IKBKAP (Mutation)
HSAN IV	1q21–22	TRKA (Mutation)

PMP = peripheres Myelinprotein; MPZ = myelin-protein zero; MFN2 = Mitofusin 2; RAB7 = small GTP-ase late endosomal protein; MTMR2 = myotubularin related protein 2; GJB1 = Gap-junction-Protein-beta 1; SPTLC1 = serine palmitoyltransferase, long chain base subunit 1; IKBKAP = IkappaB kinase associated protein; TRKA = Tyrosinkinase-A-Rezeptor

9.3.3 Entzündliche Neuropathien/Neuritiden

Definition Durch bekannte Erreger hervorgerufene Entzündung der peripheren Nerven, oft mit direkter akuter entzündlicher Schädigung.

Ätiologie und Pathogenese

Zu den bekannten Erregern zählen *Varicella-Zoster-Virus*, *Borrelia burgdorferi* und *Mycobacterium leprae*. Bei erregerbedingten Neuritiden arbeitet das Immunsystem primär auf Erregerelimination hin. Das erregerhaltige neurale Stroma und Parenchym werden durch antikörpermediierte Zytotoxizität zerstört. Die Infektion mit *Borrelia burgdorferi* ist eine durch Zecken übertragene Zoonose. Die als Lyme-Disease ursprünglich in Lyme (Connecticut, USA) beschriebene Krankheit kann ohne sofortige antibiotische Behandlung in schwerer Invalidität oder tödlich enden. Im Verlauf der Erkrankung kann sich eine meist akute bis subakute, schmerzhafte, fokale oder multifokale Neuropathie (oft Befall der Hirnnerven) und Radikulopathie entwickeln.

Morphologie

Die Präsenz von Erregern in Schwann-Zellen in Kombination mit deutlicher axonaler Degeneration prägt das Bild der Lepra lepromatosa.

9.3.4 Immunpathologisch bedingte Neuritiden (speziell Guillain-Barré-Syndrom)

Definition Durch immunpathologische Vorgänge induzierte Neuritiden, bei denen myelinverwandte Fremdantigene eine immunologische Kreuzreaktion gegen periphere Myelinbestandteile (Ganglioside) auslösen und zusätzlich die Zytokinregulation gestört ist.

Ätiologie und Pathogenese

Dem Guillain-Barré-Syndrom (akute inflammatorische demyelinisierende Polyradikuloneuropathie, AIDP) liegt eine **T-Zell-vermittelte Immunreaktion** zugrunde, wobei das für die T-Zell-Aktivierung ursächlich verantwortliche Zielantigen noch nicht bekannt ist. Bei rund einem Viertel der Patienten geht eine Infektion mit *Campylobacter jejuni* voraus, weshalb eine Kreuzantigenität zwischen Oberflächenantigenen von *Campylobacter jejuni* und Gangliosiden des peripheren Myelins als Ursache angenommen wird. Neben der klassischen demyelinisierenden Form gibt es auch eine axonale Form des Guillain-Barré-Syndroms.

Morphologie

Meist endoneurale, lockere lymphoplasmazelluläre und histiozytäre Infiltrate, besonders im Bereich der peripheren (vorderen; motorischen) Spinalnervenwurzeln und der motorischen Hirnnervenwurzeln, bis in endomysiale Nervenäste reichend. Es dominiert das Bild der **primären segmentalen Demyelinisierung** und der **Waller-Degeneration**. Ultrastrukturell findet man Makrophagen, die aktiv Myelin von Axonen „strippen" und phagozytieren.

9.3.5 Metabolische Neuropathien

Definition Sekundäre Neuropathien im Verlauf von Stoffwechselerkrankungen.

Ätiologie und Pathogenese

Zugrunde liegen Diabetes mellitus, chronische Nieren-, Leber- und Schilddrüsenfunktionsstörungen sowie Vitaminmangelzustände. Die inadäquate Entgiftung intermediärer Stoffwechselprodukte führt zu multifaktoriellen Störungen des neuroaxonalen und des Schwann-Zell-Metabolismus.

Morphologie

Man findet uncharakteristische axonal-degenerative und demyelinisierende Mischbilder mit, je nach Schweregrad, Verlust von Nervenfasern aller Klassen. Beim Diabetes mellitus kann die marklose und dünn bemarkte Faserpopulation besonders betroffen sein. Bei schwerer diabetischer Mikroangiopathie der Vasa nervorum (> Kap. 47.3.2) zeigen sich zusätzlich ischämische Läsionen.

9.3.6 Toxische Neuropathien

Definition Durch exogene neurotoxische Substanzen hervorgerufene Neuropathien.

Ätiologie Viele **toxische Substanzen** können das Nervensystem schädigen. Zyklische Kohlenwasserstoffe, Chemotherapeutika, Vinca-Alkaloide, Nitroverbindungen (Nitrofurane), Schwermetalle und nicht zuletzt Methyl- und Äthylalkohol sind obligate Neurotoxine.

Morphologie

Das dominierende pathomorphologische Grundmuster ist die **axonale Degeneration.**

9.4 Tumoren des peripheren Nervensystems

9.4.1 Neurinom

Syn.: Schwannom

Definition Das Neurinom ist ein gutartiger, meist von einer Kapsel umgebener Tumor, der sich histogenetisch von den Schwann-Zellen des peripheren Nervensystems ableitet.

Ätiologie Bilaterale Neurinome des VIII. Hirnnervs (N. vestibulocochlearis; „Akustikusneurinome") sind eine pathognomonische Manifestation der **Neurofibromatose Typ 2** (NF2; ➤ Kap. 8.10.12). Periphere Neurinome treten gelegentlich auch bei der Neurofibromatose Typ 1 (NF1) auf. Auch bei sporadischen Neurinomen sind häufig Mutationen des NF2-Tumorsuppressorgens auf Chromosom 22 nachweisbar.

Morphologie

Neurinome können in allen Abschnitten des peripheren Nervensystems vorkommen. Bevorzugte Lokalisationen sind der Kleinhirnbrückenwinkel, die spinalen Hinterwurzeln mit Ausdehnung durch den Intervertebralkanal (sog. **Sanduhrneurinom**) und die Cauda equina.

Makroskopisch handelt es sich um gekapselte, derbe Tumoren mit gelblicher Schnittfläche (myxoide Degeneration).

Histologisch lassen sich zwei Gewebebilder unterscheiden:
- Die **Antoni-A-Formation** ist faserreich und weist längliche Zellen mit schmalen, zigarrenförmigen Kernen auf, die Züge, Wirbel und parallele Kernreihen bilden (Palisaden; ➤ Abb. 9.3).
- Die **Antoni-B-Formationen** sind faserarm, retikulär und zeigen oft regressive Veränderungen, z. B. myxoide Degeneration. Die mitotische Aktivität ist sehr gering (Wachstumsfraktion < 1 %).

Differenzialdiagnostisch sind Neurinome von den ebenfalls benignen Neurofibromen zu unterscheiden. Das Auftreten multipler Neurofibrome ist typisch für die Neurofibromatose Typ 1, wobei einzelne Neurofibrome mit plexiformem Wachstumsmuster in maligne periphere Nervenscheidentumoren (MPNST) entarten können. Sporadische MPNST sind selten.

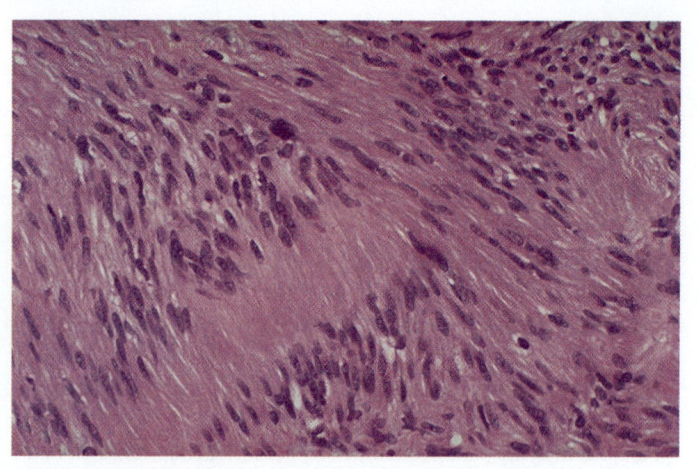

Abb. 9.3 Akustikusneurinom. Histologisch imponieren lang gestreckte Tumorzellen mit gelegentlicher Bildung paralleler Kernreihen (Palisaden). HE, Vergr. 250-fach. [R398]

Klinische Relevanz Akustikusneurinome führen zur einseitigen Innenohrschwerhörigkeit bzw. Taubheit (Leitsymptom) und Tinnitus. Größere Tumoren komprimieren den N. trigeminus, was sich im Verlust des Kornealreflexes manifestiert. Aus der Kompression des Kleinhirns kann eine Ataxie resultieren.

KAPITEL 10

A. Bornemann, St. Frank, W. Stenzel

Skelettmuskulatur

10.1	Normale Struktur	279	10.3.2 Kongenitale Myopathien	283
			10.3.3 Myofibrilläre Myopathien	283
10.2	Neurogene Muskelatrophien	279	10.3.4 Myositiden	283
			10.3.5 Metabolische Myopathien	284
10.3	Primäre Muskelerkrankungen	280	10.3.6 Toxische/medikamenteninduzierte Myopathien	284
10.3.1	Muskeldystrophien	280		

Zur Orientierung

Neuromuskuläre Erkrankungen sind Krankheiten, die die Skelettmuskulatur betreffen. Ihre Leitsymptome sind Paresen, Lähmungen, Atrophie und/oder Schmerzen der Muskulatur. Diese Erkrankungen können primär in der Muskulatur entstehen (➤ Kap. 10.3) oder sekundär bedingt sein durch Schädigung des zweiten motorischen Neurons (➤ Kap. 10.2) bzw. der dazwischenliegenden peripheren Nerven (➤ Kap. 9). Als Krankheit der neuromuskulären Überleitung wird die Myasthenia gravis pseudoparalytica in ➤ Kap. 22.4.3 behandelt.

10.1 Normale Struktur

Eine **Muskelfaser** setzt sich aus Myofibrillen und strukturgebenden Proteinen zusammen. Die Myofibrillen bestehen aus hintereinander angeordneten Sarkomeren, die durch Z-Scheiben voneinander getrennt sind. Die Sarkomere werden aus 6–8 nm dicken Aktinfilamenten und aus 20 nm dicken Myosinfilamenten gebildet. Die Aktinfilamente sind indirekt in der Basalmembran der Muskelfaser verankert. Als Brücke dient der Dystrophinkomplex, der im Wesentlichen aus den Proteinen Dystrophin und den Dystroglykanen besteht (➤ Abb. 10.1).

Muskelfaserkerne sind postmitotisch und können sich nicht mehr teilen. Trotzdem kann Muskel neu gebildet werden. Eine Population von einkernigen Myoblasten liegt den Muskelfasern als **Satellitenzellen** an. Diese Zellen befinden sich im normalen Muskel im G_0-Stadium des Zellzyklus. Sie werden bei Bedarf durch Wachstumsfaktoren zur Proliferation stimuliert und fusionieren miteinander zu neuen Fasern.

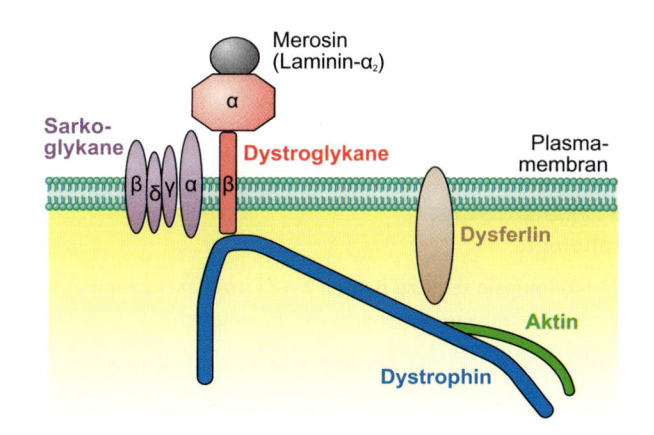

Abb. 10.1 Dystrophinkomplex. Das Zytoskelett (Aktin) ist über Dystrophin und die Dystroglykane mit der Basalmembran (durch Merosin) verbunden. Der Ausfall eines der membranassoziierten Proteine verursacht eine Muskeldystrophie. Auch Defekte von z. B. Sarkoglykanen und Dysferlin oder Proteinen der extrazellulären Matrix führen Muskeldystrophien herbei (modifiziert nach Carsten Bönnemann, NIH). [L106]

10.2 Neurogene Muskelatrophien

Definition Neurogene Muskelatrophien entstehen durch eine Läsion des zweiten motorischen Neurons oder der peripheren Nerven. Die wichtigsten neurogenen Muskelerkrankungen sind amyotrophe Lateralsklerose (➤ Kap. 8.8.8) und spinale Muskelatrophie sowie die große heterogene Gruppe der genetischen und erworbenen Neuropathien (➤ Kap. 9).

10.3.1 Muskeldystrophien

Definition Muskeldystrophien sind primäre Erkrankungen der Skelettmuskulatur. Es gibt X-chromosomale, autosomal-dominante und autosomal-rezessive Muskeldystrophien. Sie nehmen einen progredienten Verlauf mit Beginn in ganz unterschiedlichen Phasen des Lebens. Die Muskeldystrophien unterscheiden sich charakteristisch bezüglich des verursachenden Gens, des Vererbungsmodus, der betroffenen Muskelgruppen und des Schweregrades des Verlaufs. Bei einigen Muskeldystrophien tritt eine Beteiligung anderer Organe, z. B. Kardiomyopathie, hinzu.

Morphologie

Die Histologie der Muskeldystrophien ist gekennzeichnet durch das **myopathische Bild.**

Akute myopathische Veränderungen umfassen Nekrose, Phagozytose und Regeneration von Muskelfasern (➤ Abb. 10.3a). Die Kreatinkinase ist im Serum aufgrund der Muskelfasernekrosen stark erhöht.

Chronische myopathische Veränderungen sind gekennzeichnet durch Schwankungen der Faserkaliber mit atrophen und hypertrophen Muskelfasern, Vermehrung zentral gelegener Kerne, Abrundung der Muskelfasern im Querschnitt und endomysiale Fibrose (➤ Abb. 10.3b). Im Endstadium kann ein großer Teil der Muskulatur durch Binde- und Fettgewebe ersetzt sein. Chronische myopathische Veränderungen kommen nicht nur als Folge akuter myopathischer Veränderungen vor; es gibt auch Muskeldystrophien, die primär chronisch myopathisch sind.

X-chromosomal vererbte Muskeldystrophien

Definition Die häufigste Muskeldystrophie ist die Dystrophie vom Typ Duchenne. Sie tritt bei 1 : 3500 lebend geborenen Knaben auf. Die Muskeldystrophie vom Typ Becker tritt im jugendlichen oder jungen Erwachsenenalter auf und stellt eine allele Form zur Muskeldystrophie vom Typ Duchenne dar, betrifft also dasselbe Gen und Protein. Sie kommt etwa 10-mal seltener vor und verläuft wesentlich milder. Auch die Mütter von erkrankten männlichen Individuen können symptomatisch sein oder im Laufe des Lebens werden, z. B. durch ungleich verteilte Inaktivierung des X-Chromosoms.

Ätiologie und Pathogenese

Das die Muskeldystrophie vom **Typ Duchenne** verursachende Gen (*DMD*) codiert das Protein Dystrophin. Dystrophin ist mit 427 kDa eines der größten bekannten Moleküle des Organismus. Das Protein gehört zum äußeren Zytoskelett und ist subsarkolemmal in der Muskelfaser lokalisiert (➤ Abb. 10.4, ➤ Abb. 10.1). Es dient u. a. der Verankerung der Aktinfilamente in der Basalmembran.

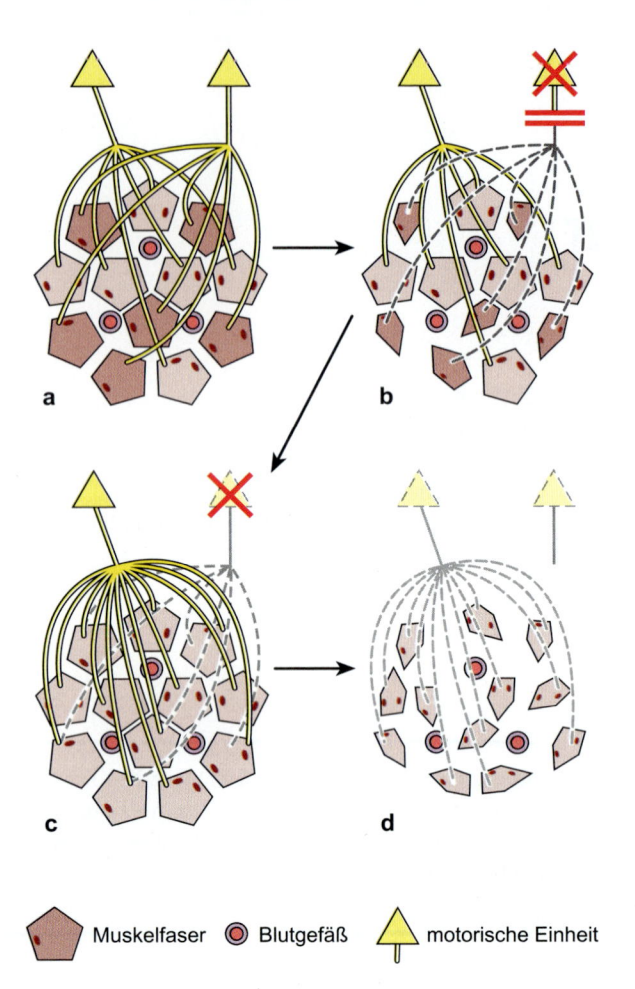

Abb. 10.2 Neurogene Muskelatrophie: Denervation und Reinnervation. a Normale Innervation: „Schachbrettartige" Verteilung von Typ-I- und Typ-II-Fasern. b Denervation: Ausfall eines Motoneurons → Atrophie der entsprechenden von diesem Motoneuron versorgten Muskelfasern. c Reinnervation: Das reinnervierende Motoneuron „zwingt" den Muskelfasern seinen Fasertyp auf → „Fasertypengruppierung". d Erneute Denervation → Gruppenatrophie. [L106]

Morphologie

Die Muskelbiopsie zeigt zu Beginn eine Einzelfaseratrophie, später Reinnervation mit Fasertypengruppierung und schließlich Gruppenatrophie (➤ Abb. 10.2).

10.3 Primäre Muskelerkrankungen

Die wichtigsten primären Erkrankungen sind Muskeldystrophien, Myositiden, kongenitale Myopathien, myofibrilläre Myopathien und bestimmte metabolische Erkrankungen. Neuromuskuläre Krankheiten befallen das Gewebe meist multifokal, nicht diffus. Mitunter kann es erforderlich sein, die aussagekräftigste Biopsiestelle durch vorherige Bildgebung zu ermitteln.

10.3 Primäre Muskelerkrankungen

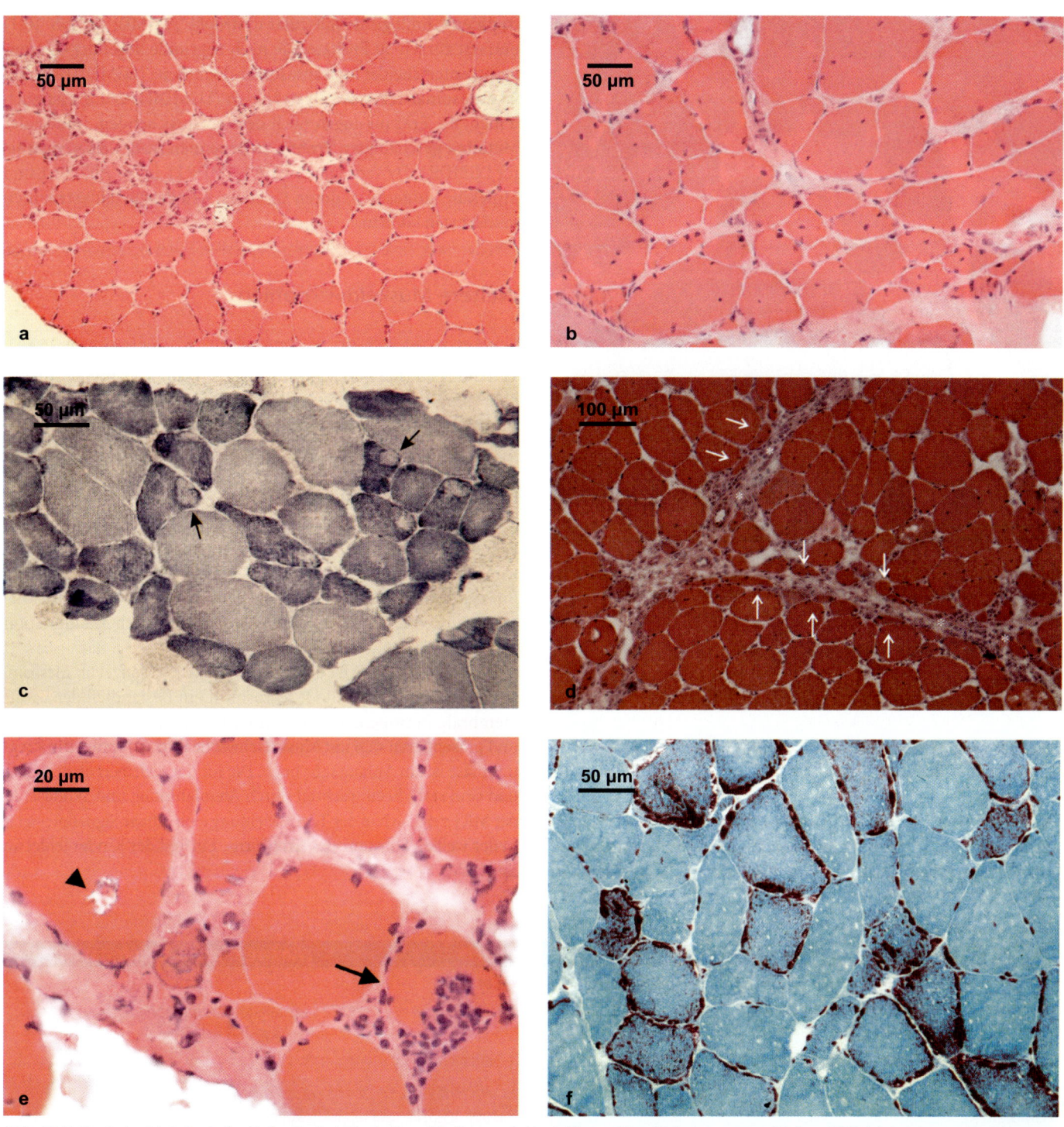

Abb. 10.3 Typische histologische Befunde bei Muskelkrankheiten. a, b Muskeldystrophie mit akutem „myopathischem Bild" (a), bei dem mehrere regenerierende Muskelfasern mit vermindertem Faserdurchmesser zu sehen sind oder einem chronischen „myopathischen Bild" (b), bei dem die Faserkaliber schwanken, die intern gelegenen Kerne vermehrt sind und das endomysiale Bindegewebe verbreitert ist. **c** Kongenitale Myopathie, Central Core Disease. Mitochondrienfreie Bezirke (Pfeile). Nicotinamid-Adenin-Dinukleotid-Dehydrogenase (NADH). **d.** Dermatomyositis. Die entzündlichen Infiltrate sind perimysial gelegen (Sterne). Die benachbarten Muskelfasern sind atroph („perifaszikuläre Atrophie"). HE. **e** Einschlusskörpermyositis mit Invasion einer nichtnekrotischen Muskelfaser durch entzündliches Infiltrat (Pfeil) und autophagischer Vakuole mit Einschlusskörpern (Pfeilkopf). **f** Mitochondriale Myopathie: Vermehrung von Mitochondrien („ragged red fibers"). Aufgrund von Heteroplasmie sind nicht alle Muskelfasern betroffen. Modifizierte Gömöri-Trichrom-Färbung. [R398]

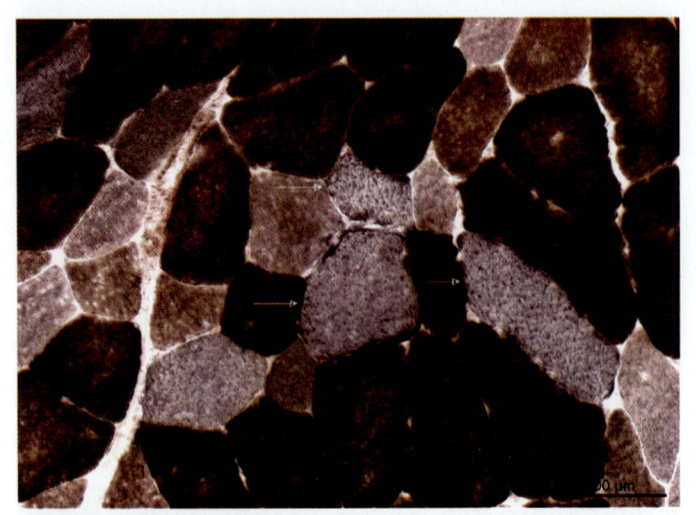

Abb. 10.4 Mitochondriale Myopathie. Enzymhistochemische Färbung der mitochondrialen Enzyme Cytochrom-C-Oxidase (COX; gelb/braun) und Succinatdehydrogenase (blau). Normale Muskelfasern weisen beide Enzyme auf (braun). Den blauen Fasern fehlt Cytochrom-C-Oxidase („COX-negative Fasern"). [P1329]

> **Morphologie**
>
> Die Muskelbiopsie zeigt ein ausgeprägtes akutes (> Abb. 10.3a), später chronisches myopathisches Muster (> Abb. 10.3b). Im Endstadium enthalten die Muskeln fast ausschließlich Fett- und Bindegewebe. Der Mangel bzw. das Fehlen an Dystrophinprotein lässt sich immunhistochemisch und durch Western-Blot-Technik nachweisen.

Gliedergürteldystrophien

Dystrophien der Muskulatur der Gliedergürtel betreffen **proximale** Muskelgruppen. Sie sparen normalerweise die Gesichtsmuskulatur und die extraokuläre Muskulatur aus. Die Liste der Gliedergürteldystrophien („limb girdle muscular dystrophy", LGMD; > Tab. 10.1) umfasst zurzeit 30 Entitäten. Je nach zugrunde liegender Genmutation unterscheidet man autosomal-dominante (LGMDD1–4) und 24 autosomal-rezessive Dystrophien (LGMDR1–26). Es ist auch üblich, die Erkrankungen nach dem entsprechenden, infolge der Mutation geschädigten Protein zu benennen (z. B. Calpainopathie für LGMDR1, Dysferlinopathie für LGMDR2). In > Abb. 10.1 sind Moleküle aufgeführt, deren Gene bei Gliedergürteldystrophien mutiert sein können.

Weitere Muskeldystrophien

Ein Teil der Dystrophien wird nach dem bevorzugten klinischen Verteilungsmuster bezeichnet, z. B. fazio-skapulo-humerale, okulopharyngeale und distale Muskeldystrophien. Diese Erkrankungen sind meist autosomal-dominant vererbt.

Kongenitale Muskeldystrophien

Den kongenitalen Muskeldystrophien (CMD) gemeinsam ist der frühe Beginn, der sich häufig bereits vor der Geburt mit reduzierten Bewegungen **in utero** manifestiert. Variabilität besteht in der Mitbeteiligung von Gehirn und Auge und in der frühen Manifestation von Gelenkkontrakturen.

Die häufigste CMD ist die **Merosinopathie** (Mangel an Merosin, Laminin-α2; > Abb. 10.1). Merosin ist ein Bestandteil der Basalmembran. Betroffene Kinder weisen Kontrakturen bei Geburt auf und präsentieren sich mit Muskelschwäche und -atrophie. Die Kreatinkinase ist am Anfang sehr hoch. Die Kinder gedeihen nicht richtig und sind stark beeinträchtigt durch Atemlähmung und Skoliose. In der MRT zeigt sich in der T2-Gewichtung eine diffuse Signalintensität in der weißen Substanz des Großhirns. Ein Teil der Kinder leidet an Epilepsie.

Tab. 10.1 Genloci und Proteine der wichtigsten Gliedergürteldystrophien

Bezeichnung	Genlocus	Genname	Protein	Andere klinische Manifestation
LGMDR1	15q15.1-q21.1	CAPN3	Calpain 3	
LGMDR2	2p13	DYSF	Dysferlin	distale Muskeldystrophie („Miyoshi-Myopathie")
LGMDR5	13q12	SGCG	γ-Sarkoglykan	
LGMDR3	17q12-q21.33	SGCA	α-Sarkoglykan	
LGMDR9	19q13.3	FKRP	Fukutin-assoziiertes Protein	kongenitale Muskeldystrophie

Tab. 10.2 Auswahl häufig betroffener Genloci und Proteine kongenitaler Myopathien

Bezeichnung	Genlocus	Genname	Protein	Andere klinische Manifestation
Central Core Disease	19q13.1	RYR1	Ryanodinrezeptor	maligne Hyperthermie
Nemalinmyopathie	1q21-q23	TPM3	Tropomyosin 3	
	2q21.2-q22	NEB	Nebulin	
	1q42.1	ACTA1	α-Aktin	
Centronukleäre Myopathie	Xq28	MTM1	Myotubularin 1	
	19p13.2	DNM2	Dynamin 2	

Dystroglykan bildet die Brücke zwischen Dystrophin und der Basalmembran (> Abb. 10.1). Das Molekül weist mehrere Glykosylreste auf. Die **Dystroglykanopathien** sind eine Gruppe von Erkrankungen, denen eine defekte Glykosylierung von α-Dystroglykan zugrunde liegt. Mutiert sind also die das Protein glykosylierenden Gene, nicht α-Dystroglykan selbst. Die häufigste Dystroglykanopathie wird durch eine Mutation im Fukutin-assoziierten Protein (FKRP) hervorgerufen. Mutationen in demselben Gen verursachen eine der häufigsten Gliedergürteldystrophien (LGMD2I; > Tab. 10.1). Die Dystroglykanopathien Muscle-Eye-Brain-Disease und Walker-Warburg-Syndrom weisen zusätzlich zur Muskeldystrophie eine Beteiligung von Gehirn und Auge auf.

Die kongenitale Muskeldystrophie vom **Typ Ullrich oder Bethlem** wird durch Mutationen in den Genen verursacht, die für Kollagen VI oder XII codieren. Typisch sind Kontrakturen der Ellenbogengelenke bei gleichzeitiger Überstreckbarkeit der Finger und überschießende Narbenbildung der Haut.

Morphologie

Die Muskelbiopsien zeigen ein myopathisches Bild. Der Mangel an Merosin und an Dystroglykan kann immunhistochemisch und/oder durch eine Western-Blot-Untersuchung nachgewiesen werden. Bei der Merosinopathie ist dies auch an einer Hautbiopsie möglich.

10.3.2 Kongenitale Myopathien

Definition Die Muskeln von Patienten mit kongenitalen Myopathien (> Tab. 10.2) sind durch besondere individuelle Strukturanomalien gekennzeichnet. Daher ist für die Diagnose eine Biopsieentnahme mit Einsatz von Enzymhistochemie, Immunhistochemie und Elektronenmikroskopie wichtig.

Morphologie

Das morphologische Bild kongenitaler Myopathien wird durch die zugrunde liegende spezifische Strukturanomalie bestimmt. Ablagerungen von Z-Scheiben-Material führen zur **Nemalinmyopathie.** Die **Central Core Disease** ist gekennzeichnet durch runde häufig mittig im Sarkoplasma liegende mitochondrienfreie Aussparungen (> Abb. 10.3c). Die **centronukleäre Myopathie** weist vermehrt Myonuclei im Zentrum der Muskelfasern auf.

10.3.3 Myofibrilläre Myopathien

Myofibrilläre Myopathien sind quasi das Gegenstück kongenitaler Myopathien im Erwachsenenalter. Wie bei diesen handelt es sich meist um autosomal-dominant vererbte Erkrankungen, deren Biopsien durch bestimmte Strukturmerkmale gekennzeichnet sind. Genetisch werden derzeit 12 Entitäten (MFM1–12) unterschieden, deren Morphologie überlappend ist und die typischerweise Ablagerungen u. a. des Intermediärfilamentproteins Desmin aufweisen.

10.3.4 Myositiden

Autoimmun bedingte Myositiden

Definition Die Gruppe der entzündlichen Myopathien umfasst Dermatomyositis (DM), Polymyositis (PM), Einschlusskörpermyositis und die immunmediierte nekrotisierende Myopathie (IMNM). Die **Einschlusskörpermyositis** („inclusion body myositis", IBM) ist mit der Dermatomyositis die häufigste entzündliche Muskelerkrankung.

Morphologie

Die **Dermatomyositis** weist ein entzündliches Infiltrat auf, das primär perimysial gelegen ist und aus B-Zellen und CD4-Th-Zellen besteht. Typisch ist eine perifaszikuläre Atrophie von Muskelfasern (> Abb. 10.3d). Kapillaren oder Muskelfasermembranen exprimieren den membranattackierenden Komplex (MAC; C5b-9). Die Anzahl der Kapillaren ist reduziert. Als Ausdruck der Antigenpräsentation regulieren die Muskelfasern „major histocompatibility class I" (MHC-I) auf. Die Identität der postulierten Autoantigene ist jedoch bisher nicht sicher geklärt. Hiervon zu unterscheiden sind Autoantikörper (z. B. Anti-Mi-2), deren Rolle in der Pathogenese ist jedoch ebenfalls unklar. Die Dermatomyositis kann bei Erwachsenen paraneoplastisch sein (vor allem bei Anti-TIF1γ Autoantikörpern). Eine Muskelentzündung kann Teil einer Kollagenose sein (> Kap. 43.3.2) als sog. overlap myositis.

Bei der **Einschlusskörpermyositis** weisen Muskelfasern eine Invasion dysfunktionaler zytotoxischer CD8$^+$-T-Zellen auf (> Abb. 10.3e). Hinzu kommen autophagische Vakuolen, Ablagerung von sog. tubulofilamentösen Einschlüssen und eine erhebliche Kalibervarianz, die – wenn ausgeprägt – an ein neurogenes Bild erinnern kann. Anders als die übrigen autoimmunbedingten Myositiden spricht die Einschlusskörpermyositis nicht auf immunmodulierende Therapie an. Sie tritt nicht als klassische „overlap myositis" auf, ist nicht paraneoplastisch und kommt nie bei Kindern vor.

Die immunmediierte nekrotisierende Myopathie weist ein myopathisches Bild auf (> Abb. 10.3a). Entzündliche Infiltrate sind oft eher gering ausgeprägt. MHC-I wird von den Muskelfasern weniger kräftig als bei den anderen Myositiden aufreguliert. Auch diese Entität kann sehr selten paraneoplastisch auftreten.

Als morphologisches Korrelat der klinischen Diagnose Polymyositis galten früher endomysiale CD8+ zytotoxische T-Zellinfiltrate. Inzwischen hat sich jedoch herausgestellt, dass viele Patienten mit solch einem Muster einen Krankheitsverlauf aufweisen, der besser zu einer alternativen Diagnose passt. Derzeit gibt es keine spezifischen histologischen Merkmale, die ein myositisches Bild als Polymyositis identifizieren.

Myositiden mit bekannten Erregern

Mögliche virale Erreger sind u. a. Coxsackie, Influenza und HIV. Auch Bakterien und Parasiten können durch lokale Infektion oder durch septische Streuung Myositiden hervorrufen: Staphylokokken, Streptokokken, Clostridien und gramnegative Bakterien sowie Trichinen, Toxokarien, Trypanosomen und Toxoplasmen. Auch *Borrelia burgdorferi* kann selten eine Myositis verursachen. Möglicherweise viraler Ursache ist das chronische Ermüdungssyndrom („chronic fatigue syndrome"). Ein Erreger konnte aber noch nicht sicher identifiziert werden.

Morphologie

Der **bakterielle Infekt** führt zur eitrigen Myositis (Pyomyositis). Anaerobier wie die Gasbrand-Clostridien rufen ödematöse Gewebenekrosen mit Gasbildung hervor. **Virale** Myositiden sind durch uncharakteristische schüttere Lymphozyteninfiltrate gekennzeichnet. Bei der **Trichinose** sind die Larven der Würmer in elliptischen Strukturen (bis 400 µm Durchmesser) mit dicker Kapsel spiralig eingelagert und endomysial abgelegt.

10.3.5 Metabolische Myopathien

Diese Gruppe umfasst Defekte der Energiegewinnung des Muskelgewebes. Die wichtigsten sind Störungen der Fettsäureoxidation, des Glykogenstoffwechsels (➤ Kap. 47.2.3) und mitochondriale Myopathien.

Störungen der β-Oxidation von Fettsäuren

Die Skelettmuskulatur gehört mit Herzmuskel und Leber zu den wichtigsten Orten der Fettsäureoxidation. Fettsäuren werden von der Muskulatur zur Energiegewinnung in Ruhe und bei ausdauernder Belastung verwendet.

Pathogenese

Fettsäuren werden über Transportmoleküle in die Mitochondrien geschleust, wo sie zu Fettsäure-Koenzym A (CoA) verestert und danach zu CO_2 und H_2O abgebaut werden. Die wichtigsten Störungen der β-Oxidation entstehen durch Defekte der Transportmoleküle Carnitin und Carnitin-Palmitoyl-Transferase. Beim **Carnitinmangel** ist entweder das Transportmolekül Carnitin, das Fettsäuren in Mitochondrien schleust, vermindert (primärer Mangel) oder die nachgeschalteten Enzyme sind betroffen. Beim **Carnitin-Palmitoyl-Transferase-Mangel** (CPT-Mangel) ist die CPT2 vermindert, die an der inneren Mitochondrienmembran lokalisiert ist.

Morphologie

Störungen der β-Oxidation manifestieren sich als chronische Myopathie mit Lipidspeicherung (z. B. Carnitinmangel, Fettvakuolen in Typ-I-Fasern sind vermehrt und vergrößert) oder als akute Myopathie mit Rhabdomyolyse (z. B. Carnitin-Palmitoyl-Transferase-Mangel).

Mitochondriale Myopathien

Mitochondriale Myopathien sind Erkrankungen, die durch eine **Störung der Atmungskettenenzyme** bedingt sind. Mitochondriale Myopathien können in unterschiedlicher Ausprägung kombiniert sein mit Erkrankungen des Gehirns (sog. mitochondriale Enzephalomyopathien) oder zusätzlich mit Erkrankungen von Herz, Leber, Nieren oder Retina (mitochondrialen Zytopathien).

Die Proteine der Atmungskette werden teils durch das nukleäre, teils durch das mitochondriale Genom codiert:
- Die wichtigste Erkrankung, die durch **Mutationen nukleärer Gene** verursacht wird, ist die infantile subakute nekrotisierende Enzephalopathie. Die Klinik ist vor allem durch die Gehirnbeteiligung bestimmt (➤ Kap. 8.7.5).
- Wichtige Erkrankungen, die durch **Mutationen mitochondrialer Gene** verursacht werden, sind die mitochondrialen Enzephalomyopathien MELAS („mitochondrial encephalomyopathy, lactic acidosis, and stroke-like episodes"), MERRF („myoclonic epilepsy with ragged red fibers") und die chronisch progressive externe Ophthalmoplegie.

Pathogenese

Der Erbgang ist bei Mutation im mitochondrialen Genom maternal, da Mitochondrien fast nur über die Eizelle weitergegeben werden. Im Fall einer mitochondrialen Erkrankung befinden sich im Organismus sowohl mutierte als auch Wildtyp-Mitochondrien. Dieser Zustand wird **Heteroplasmie** genannt. Aufgrund des **Schwelleneffekts** entsteht eine Mitochondriopathie dort, wo die mutierten Mitochondrien überwiegen.

Morphologie

Eine Muskelbiopsie zeigt „ragged red fibers" (➤ Abb. 10.3f) als Zeichen der Vermehrung von Mitochondrien und COX-negative Fasern, denen das Enzym Cytochrom-C-Oxidase fehlt (➤ Abb. 10.4). **Elektronenmikroskopisch** finden sich parakristalline Einschlüsse als Ausdruck der Präzipitation der mitochondrialen Kreatinkinase.

10.3.6 Toxische/medikamenteninduzierte Myopathien

Eine Reihe von Medikamenten kann eine Rhabdomyolyse hervorrufen. Lipidsenker aus der Gruppe der Statine können häufig zu Muskelschmerzen führen, die nach Absetzen wieder rückläufig sind; darüber hinaus jedoch auch eine nekrotisierende Autoimmunmyopathie (s. o.) triggern, die nach Absetzen nicht rückläufig, sondern progredient und schwer zu behandeln ist (➤ Kap. 10.3.4). Chronische Kortikosteroidgabe kann eine selektive Typ-II-Faser-Atrophie verursachen.

KAPITEL 11

P. Meyer

Auge

11.1	Normale Struktur und Funktion	286	11.9.1 Ursachen retinaler Veränderungen	291
			11.9.2 Vaskuläre Erkrankungen	292
11.2	Lider (Blephara, Palpebrae)	286	11.9.3 Retinitis pigmentosa	292
11.2.1	Entzündungen	286	11.9.4 Netzhautablösung und Netzhautspaltung	292
11.2.2	Xanthelasmen	286	11.9.5 Makuladegeneration	293
11.2.3	Fehlstellungen (Ektropium und Entropium)	286	11.9.6 Retinoblastom	293
11.2.4	Tumoren	287		
			11.10 Gefäßhaut (Uvea)	293
11.3	Bindehaut (Konjunktiva)	287	11.10.1 Regenbogenhaut (Iris)	293
11.3.1	Entzündungen (Konjunktivitiden)	287	11.10.2 Ziliarkörper	294
11.3.2	Degenerationen	288	11.10.3 Aderhaut (Chorioidea)	294
11.3.3	Tumoren	288		
			11.11 Sehnerv (N. opticus)	295
11.4	Hornhaut (Kornea)	288	11.11.1 Sehnerventzündung (Neuritis nervi optici)	295
11.4.1	Entzündungen (Keratitis)	288	11.11.2 Vaskuläre Erkrankungen	295
11.4.2	Degenerationen	289	11.11.3 Optikusatrophie bei Glaukom	295
11.4.3	Dystrophien	289	11.11.4 Tumoren	295
11.4.4	Tumoren	289		
			11.12 Augenhöhle (Orbita)	296
11.5	Lederhaut (Sklera)	289	11.12.1 Entzündungen	296
11.5.1	Entzündungen (Skleritis und Episkleritis)	289	11.12.2 Tumoren	296
11.5.2	Intra- und episklerale Fremdkörper	290		
			11.13 Grüner Star (Glaukom)	296
11.6	Vorderkammer	290		
			11.14 Verletzung (Trauma)	296
11.7	Linse	290	11.14.1 Verletzungsformen	296
11.7.1	(Sub-)Luxationen	290	11.14.2 Sympathische Ophthalmie	296
11.7.2	Grauer Star (Katarakt)	290		
11.7.3	Kunstlinsen (Pseudophakos)	291	11.15 Schrumpfung des Augapfels (Atrophia bulbi und Phthisis bulbi)	296
			11.15.1 Atrophia bulbi	296
11.8	Glaskörper	291	11.15.2 Phthisis bulbi	297
11.9	Netzhaut (Retina)	291		

Zur Orientierung

Augenerkrankungen sind für Patienten besonders wichtig, weil sie die Lebensqualität teilweise dramatisch beeinträchtigen können. Zu den wichtigsten Erkrankungen der Augen und ihrer Adnexen gehören Entzündungen, Katarakt, Makuladegeneration, Glaukom, Netzhautablösung, Entzündungen und Tumoren. Oft müssen Läsionen morphologisch beurteilt werden, um eine verlässliche Diagnose zu stellen. Zur histopathologischen Untersuchung gelangen sowohl vollständig enukleierte Bulbi als auch Biopsien von Lidern, Tränenwegen, Konjunktiva, Orbita mit Tränendrüse und Hornhaut. Der Ophthalmologe benötigt Informationen über die Dignität der Tumoren, aber auch über die Art des infiltrativen Wachstums und möglichst eine Aussage darüber, ob ein maligner Tumor im Gesunden exzidiert wurde oder nicht.

11.1 Normale Struktur und Funktion

➤ Abb. 11.1 und ➤ Abb. 11.2.

11.2 Lider (Blephara, Palpebrae)

11.2.1 Entzündungen

Gerstenkorn (Hordeolum)

Akute eitrige Entzündung der Meibom- oder Zeis-Drüsen. Erreger sind meist Staphylokokken.

Hagelkorn (Chalazion)

Das Chalazion ist eine durch Talgretention verursachte chronisch granulomatöse Entzündung der Meibom- oder Zeis-Drüsen.

Morphologie

Histologisch besteht um Fettvakuolen eine histiozytäre und lymphozytäre Infiltration mit Fremdkörperriesenzellen. Beim älteren Menschen ist die histologische Untersuchung wichtig, um das Chalazion vom Talgdrüsenkarzinom (➤ Kap. 11.2.4) abzugrenzen.

Klinische Relevanz   Die tumorartige Läsion muss von einem Basalzellkarzinom, Papillom, Plattenepithel-, Taldrüsen- oder Merkelzellkarzinom abgegrenzt werden.

Dellwarze (Molluscum contagiosum)

Diese typische tumorartige, warzenförmige Haut- und Liderkrankung des Kindes (➤ Kap. 43.9.2) wird durch ein Virus aus der Pockenvirusgruppe verursacht. Häufig tritt eine sekundäre Konjunktivitis auf.

Morphologie

Histologisch typisch sind große epitheliale Zellen mit eosinophilem Zytoplasma, das massenhaft Viren und Viruseinschlusskörperchen enthält.

11.2.2 Xanthelasmen

Xanthelasmen sind Veränderungen der Lider mit oberflächlich gelegenen gelblichen Lipideinlagerungen.

Morphologie

Histologisch sieht man Ansammlungen von lipidbeladenen Makrophagen (Schaumzellen), die entzündungsfrei in der mittleren Kutis liegen.

11.2.3 Fehlstellungen (Ektropium und Entropium)

Beim **Ektropium** sind die Lider aufgrund einer Atrophie des M. orbicularis oculi nach außen gekippt. Das Gegenstück dazu ist das **Entropium,** das im fortgeschrittenen Alter gelegentlich auftritt. Die

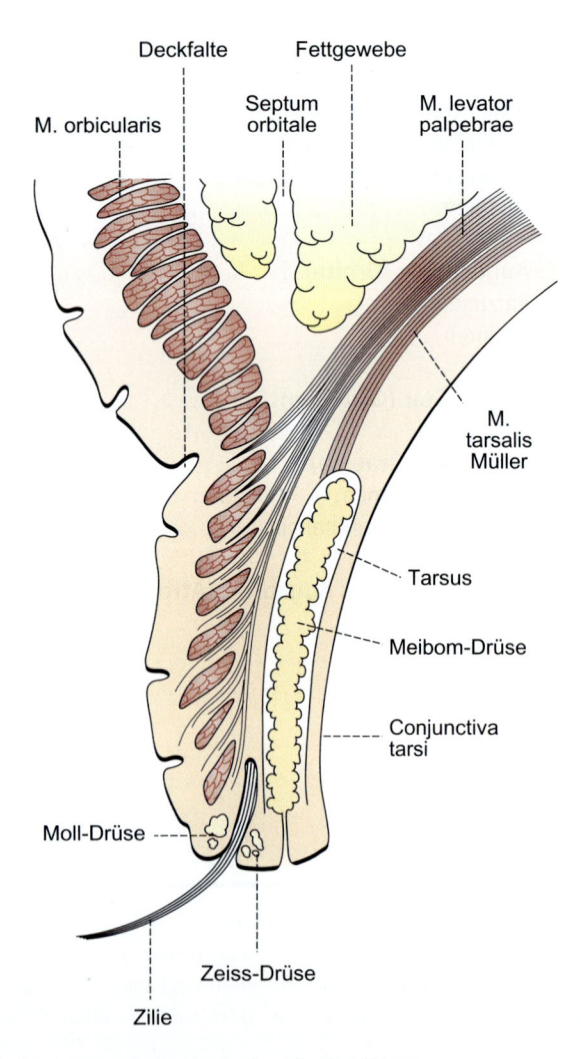

Abb. 11.1 Querschnitt durch das Oberlid. [L106]

11.3 Bindehaut (Konjunktiva)

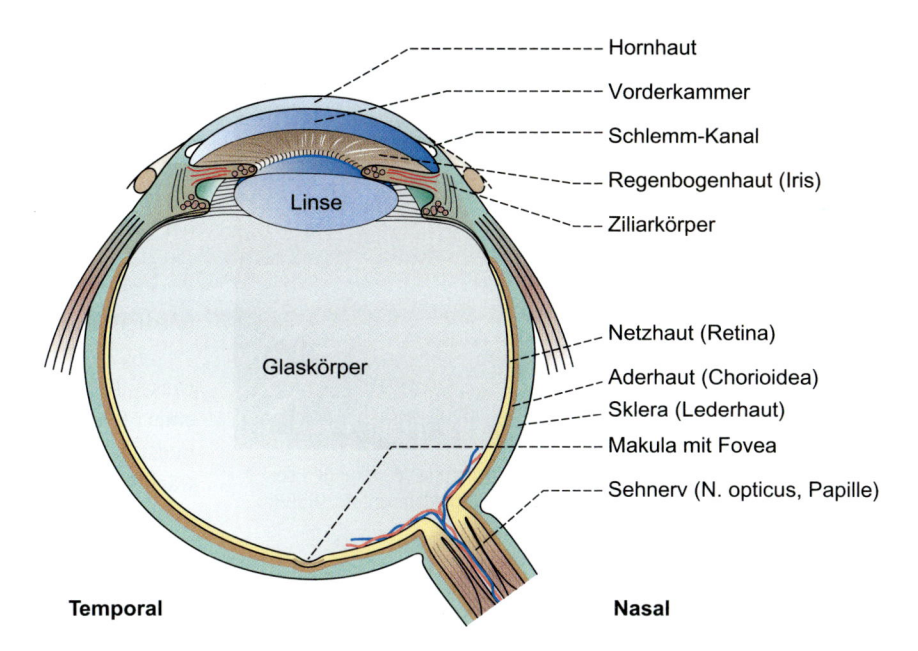

Abb. 11.2 Horizontalschnitt durch den Bulbus. [L106]

Lider sind aufgrund einer Hypertrophie des lidkantennahen Anteils des Muskels einwärts gekippt. Beide Erkrankungen gehen meist mit einer milden Entzündung einher.

11.2.4 Tumoren

Prinzipiell sind alle Tumoren der Haut (➤ Kap. 43.10) auch im Lidbereich zu finden.

Nävuszellnävus und Papillom

Der häufige Nävuszellnävus und das Papillom (seborrhoische Keratose) sind benigne Tumoren. Sie werden klinisch oft miteinander verwechselt.

Basalzellkarzinom (Basaliom), Plattenepithelkarzinom und Talgdrüsenkarzinom

Basalzellkarzinom und **Plattenepithelkarzinom** verhalten sich wie in der Haut (➤ Kap. 43.10.1). Das **Talgdrüsenkarzinom** (Meibom-Karzinom) ist ein seltener maligner Tumor der Meibom-Talgdrüsen. Er metastasiert relativ früh in die präaurikulären und submandibulären Lymphknoten. Die Histologie entspricht der anderer Talgdrüsenkarzinome. Differenzialdiagnostisch ist das Chalazion (➤ Kap. 11.2.1) abzugrenzen.

11.3 Bindehaut (Konjunktiva)

11.3.1 Entzündungen (Konjunktivitiden)

Die Konjunktivitis ist die häufigste Erkrankung des Auges. Klinisch gehen alle Formen (➤ Tab. 11.1) mit einer – unterschiedlich stark

Tab. 11.1 Formen der Konjunktivitis

Form	Ätiologie	Merkmale
diffuse unspezifische Konjunktivitis	akute chemische oder physikalische Reizungen	geringe bis mäßige leukozytäre Infiltration, Ödem der Konjunktiva mit meist wenigen Lymphozyten
folliculäre Konjunktivitis	Viren, Chlamydien oder chronische Einwirkung chemischer Substanzen	subepithelial gelegene Knötchen mit Ansammlungen von Lymphozyten (Lymphfollikel)
• Keratoconjunctivitis epidemica	Adenovirus Typ 8 und 19	
• Trachom	*Chlamydia trachomatis*	intrazytoplasmatische basophile Einschlusskörperchen
papilläre Konjunktivitis (➤ Abb. 11.3)	Bakterien und Allergie	pflastersteinartige Verdickung der Konjunktiva mit zentral liegender Kapillare
(pseudo-)membranöse Konjunktivitis	Diphtherie, Gonoblennorrhö, Infektion mit β-hämolysierenden Streptokokken	membranöse Auflagerung aus Fibrinexsudat auf darunterliegenden Gewebenekrosen
granulomatöse Konjunktivitis	Fremdkörpergranulom, Sarkoidose (➤ Kap. 4.4.6) oder Tuberkulose (➤ Kap. 48.3.6)	kleine, subepithelial gelegene Knötchen, solitär oder multipel

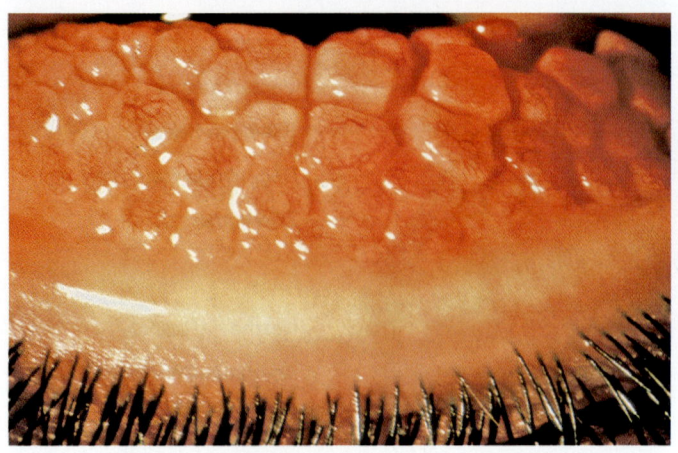

Abb. 11.3 Papilläre Konjunktivitis. Pflastersteinartige Verdickungen der Bindehaut (Konjunktiva) mit zentralem Gefäßbaum. Spaltlampenfoto. [R398]

ausgeprägten – konjunktivalen aktiven Hyperämie („Injektion") einher.

11.3.2 Degenerationen

Flügelfell (Pterygium)

Die Ätiologie der Erkrankung ist unbekannt. Auffallend häufig tritt sie bei Seeleuten und Landwirten auf. Klinisch findet sich eine im Lidspaltenbereich gelegene, reich vaskularisierte Verdickung der Konjunktiva mit Übergang auf die angrenzende nasale Kornea. Histologisch zeigt sich eine elastoide Degeneration der konjunktivalen Kollagenfasern.

Lidspaltenfleck (Pinguecula)

Häufig im höheren Lebensalter vorkommende gelbliche Verdickung der Konjunktiva, die klinisch ohne Bedeutung ist. Histologisch liegt eine elastoide Degeneration der Kollagenfasern wie beim Pterygium vor.

Amyloidose

Die fleischfarbene glasige Verdickung der Konjunktiva ist durch Amyloidablagerungen im konjunktivalen Stroma bedingt (➤ Kap. 47.3.3).

11.3.3 Tumoren

Außer den nachfolgend genannten Tumoren kommen selten auch Lymphangiome, Hämangiome, erbliche Tumorsyndrome, Onkozytome (Karunkel), Epitheldysplasien, Carcinoma in situ, Plattenepithelkarzinome und Mukoepidermoidkarzinome an der Bindehaut vor.

Nävuszellnävus und Melanosis conjunctivae

Beide Erkrankungen sind häufig. Klinisch finden sich unterschiedliche Pigmentierungsgrade. Histologisch sind beim Nävuszellnävus Nävuszellen subepithelial vermehrt, bei der Melanosis Melanozyten im Epithel. Während der Nävuszellnävus benigne ist, lassen sich bei der Melanosis benigne und maligne Formen unterscheiden.

Malignes Melanom

Dieser Tumor kann sowohl de novo als auch aus einem Nävus oder einer Melanosis entstehen. Er ist klinisch unterschiedlich prominent, meist dunkelbraun pigmentiert (gelegentlich unpigmentiert) und wächst relativ rasch (➤ Kap. 43.10.3).

Papillom

Die Ursache sind oft Viren. Der Tumor mit zerklüfteter Oberfläche kann gestielt oder breitbasig sein. Nach operativer Entfernung treten häufig Rezidive auf. Histologisch liegt ein reich vaskularisierter, von nicht verhorntem Plattenepithel bedeckter papillärer Tumor vor (➤ Kap. 43.10.1).

11.4 Hornhaut (Kornea)

11.4.1 Entzündungen (Keratitis)

Bakterielle Keratitis

In erster Linie durch Pneumokokken, aber auch *Proteus, E. coli,* β-hämolysierende Streptokokken, Pseudomonas u. a. hervorgerufene bakterielle Entzündungen. Meist liegt eine Nekrose des Hornhautepithels vor. Ein Defekt der Bowman-Schicht erleichtert die Ausbreitung der Bakterien ins Hornhautstroma.

Histologisch sieht man im Hornhautstroma überwiegend neutrophile Granulozyten. Im weiteren Verlauf kommt es durch Bildung von proteolytischen Enzymen (u. a. Kollagenasen) zur Zerstörung der kollagenen Fasern und damit zur Ulkusbildung.

Die Entzündung schreitet gelegentlich zur Peripherie hin fort (Ulcus serpens). Häufig heilt die bakterielle Keratitis mit Narbenbildung ab; es kann dabei zu einer Gefäßeinsprossung in die Kornea kommen.

Mykotische Keratitis

Infektionen mit *Candida albicans, Aspergillus* und anderen Pilzen führen zu einer umschriebenen Infiltration der Hornhaut durch Pilzhyphen. Häufig entwickelt sich ein Hypopyon (Eiteransammlung am Boden der Vorderkammer).

Histologisch findet man Pilzhyphen im Hornhautstroma mit leukozytärer Entzündungsreaktion.

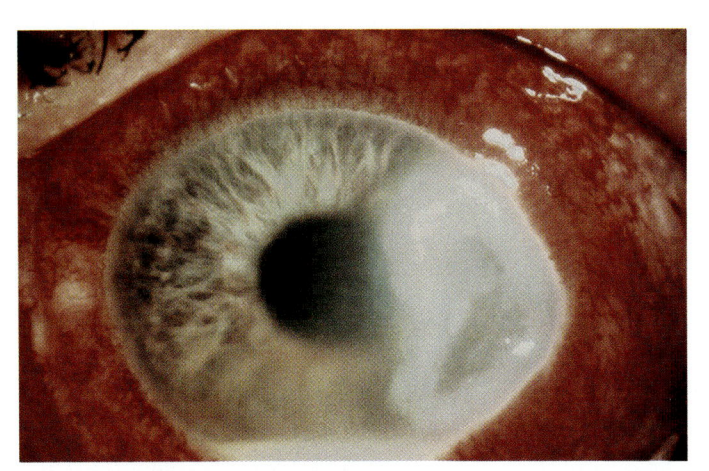

Abb. 11.4 Ulzerierende Keratitis. Tiefes Hornhautulkus kurz vor der Perforation, Hornhautstroma erheblich ödematös und infiltriert. Hypopyon. Konjunktiva mit massiver Injektion. Spaltlampenfoto. [R398]

Virale Keratitis

Dies ist die häufigste Form mit typischen verästelten Hornhautläsionen (Keratitis dendritica). Selten bildet sich eine Ulzeration aus, die zur Perforation der Kornea führen kann (➤ Abb. 11.4).

Histologisch sieht man ein entzündliches Ödem mit meist geringgradiger, überwiegend lymphozytärer Infiltration.

11.4.2 Degenerationen

Arcus lipoides (senilis)

Eine häufige Erkrankung mit ringförmiger gelblicher Einlagerung von Lipiden im peripheren Hornhautstroma. Klinisch ist der Arcus lipoides meist ohne Bedeutung. Tritt er vor dem 50. Lebensjahr auf, kann er Ausdruck einer Fettstoffwechselstörung sein.

Hornhautbanddegeneration

Durch Einlagerung von Kalziumsalzen in die Bowman-Schicht ist die Kornea im Lidspaltenbereich getrübt. Die Hornhautbanddegeneration tritt bei juveniler chronischer Arthritis (Morbus Still, ➤ Kap. 45.2.4), Hyperparathyreoidismus (➤ Kap. 15.3) sowie zahlreichen anderen Erkrankungen auf.

Pannus corneae

Durch eine Fibrose hervorgerufene Trübung in der vorderen Hornhaut zwischen Bowman-Schicht und Epithel. Sie kann nach Entzündungen oder Traumen auftreten.

Hornhautpigmentierungen (korneale Pigmentierungen)

Eisenablagerungen im Hornhautstroma (Hämatokornea) kommen nach Vorderkammerblutungen vor. **Kupfereinlagerungen** beim Morbus Wilson (hepatolentikuläre Degeneration, ➤ Kap. 33.10.2) führen zum typischen bräunlichen Kayser-Fleischer-Ring.

Histologisch findet sich eine Kupferablagerung in der peripheren Descemet-Membran.

11.4.3 Dystrophien

Hornhautdystrophien sind erbliche Hornhauterkrankungen, die meist bilateral auftreten.

Klinische Relevanz Hornhautdystrophien können das Hornhautstroma verändern und zu einer Trübung der brechenden Medien führen. Liegen diese Trübungen im optischen Strahlengang, ist das Sehvermögen herabgesetzt.

Keratokonus

Der Keratokonus entwickelt sich meist doppelseitig im 2.–3. Lebensjahrzehnt als eine zunehmende zentrale Vorwölbung und Verdünnung der Hornhaut. Bei Einriss der Descemet-Membran entsteht ein akuter Keratokonus.

Histologisch zeigt sich eine zentral verdünnte Hornhaut mit Narbenbildung, multiplen Rupturen bzw. Unterbrechungen der zentralen Bowman-Schicht.

Cornea guttata und Fuchs-Endothel-/Epitheldystrophie

Zunächst treten warzenförmige Verdickungen der Descemet-Membran auf (= **Cornea guttata**). Mit zunehmender endothelialer Degeneration und Atrophie kommt es durch Eindringen von Kammerwasser zur Aufquellung des Hornhautstromas und Hornhautepithels. Diesen Zustand bezeichnet man als **Fuchs-Endothel-/Epitheldystrophie.**

11.4.4 Tumoren

Korneale Tumoren sind äußerst selten. Die Histologie gleicht weitgehend den entsprechenden Tumoren der Konjunktiva (➤ Kap. 11.3.3).

11.5 Lederhaut (Sklera)

11.5.1 Entzündungen (Skleritis und Episkleritis)

Entzündungen unterschiedlicher Ätiologie können zu einer Verdünnung der Sklera führen.

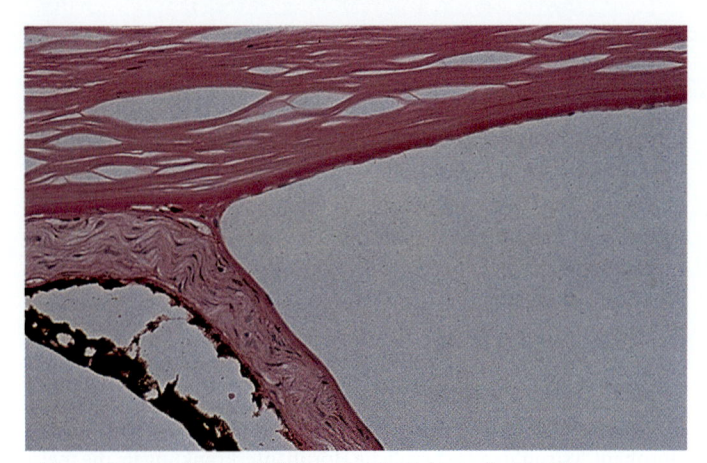

Abb. 11.5 Sekundärer Winkelblock. Die Iris ist an die Rückfläche der Kornea angelagert. PAS, Vergr. 64-fach. [R398]

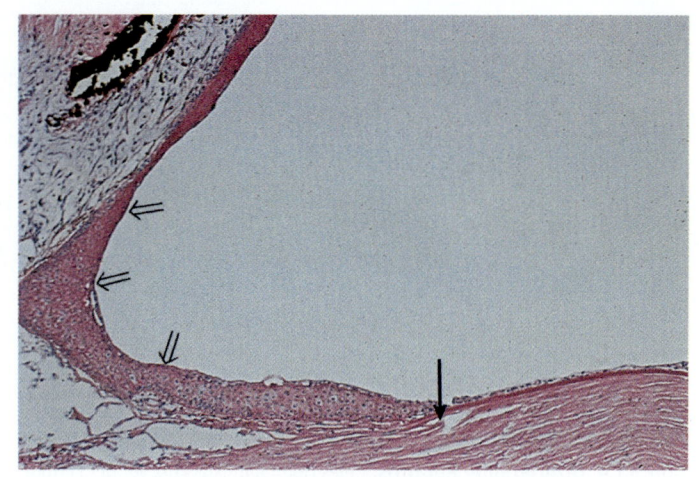

Abb. 11.6 Vertiefter Kammerwinkel mit Epithelauskleidung nach Trauma. Schwarzer Pfeil: Ende der Descemet-Membran. Doppelpfeile: innerer Wundrand der perforierenden Verletzung. PAS, Vergr. 64-fach. [R398]

11.5.2 Intra- und episklerale Fremdkörper

Fremdkörper finden sich u. a. nach operativen Maßnahmen bei Netzhautablösungen (z. B. Silikonplomben und/oder Fadenmaterial), seltener nach Traumen. **Histologisch** sieht man eine mäßige chronische Entzündung in der Umgebung der Plombe, gelegentlich Fadengranulome.

11.6 Vorderkammer

Die Bedeutung der Vorderkammer liegt u. a. darin, dass sie den Abfluss des Kammerwassers im Kammerwinkel aufrechterhält. Der Abfluss kann vermindert sein, was zum Sekundärglaukom führt, oder erhöht sein mit der Folge eines Hypotoniesyndroms:
- **Verminderter Abfluss** durch Verlegung:
  – Blut, das zu einer resorptiven Entzündung führt
  – Eiteransammlungen nach infektiösen Prozessen
  – Tumorzellen, insbesondere bei Melanomen
  – Linseneiweißmassen im Kammerwinkel
- **Winkelblock** durch Anlagerung der Iriswurzel an die Hornhaut und das Trabekelwerk (➤ Abb. 11.5), am häufigsten aufgrund einer Rubeosis iridis (➤ Kap. 11.9.2, ➤ Kap. 11.10.1)
- **Erhöhter Abfluss** durch Kammerwinkelvertiefung, am häufigsten durch Abriss der Iriswurzel (sog. Kontusionsdeformität, ➤ Abb. 11.6)

Klinische Relevanz Ein Glaukom muss therapiert werden, da es unbehandelt zur Erblindung führt.

11.7 Linse

11.7.1 (Sub-)Luxationen

Die Linsenluxation ist eine Verlagerung der Linse, z. B. in die Vorderkammer oder den Glaskörper. Sie ist durch einen Abriss der Zonulafasern oder durch deren mangelhafte Ausbildung bedingt. Ursachen können u. a. ein Trauma, eine Operation oder das Marfan-Syndrom (➤ Kap. 5.3.1) sein.

11.7.2 Grauer Star (Katarakt)

Definition Es handelt sich um eine Trübung der Linse (➤ Abb. 11.7), die verschiedene Ursachen haben kann. Außer der ätiologischen Einteilung ist auch eine Einteilung nach der Lokalisation der Trübungszonen möglich, z. B. Kapselstar, Rindenstar oder Kernstar.
Epidemiologie und Ätiologie Die häufigste Form ist die senile oder Alterskatarakt. Seltener kommen Katarakte im Kindesalter und kongenital vor. Weitere Ursachen sind Traumen und Stoffwechselstörungen, z. B. der Diabetes mellitus.

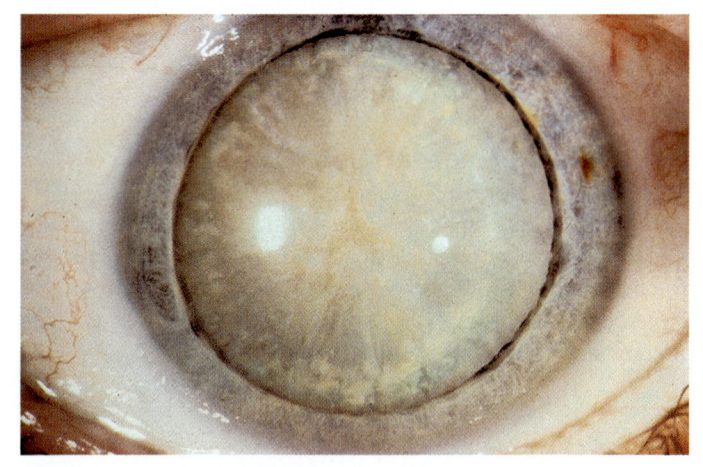

Abb. 11.7 Mature Katarakt (reifer grauer Star). Bei weiter Pupille (Mydriasis) wird die stark getrübte Linse als weißgraue Scheibe sichtbar. Spaltlampenfoto. [R398]

Tab. 11.2 Einteilung des Glaukoms

Form	Offenwinkelglaukom	Winkelblockglaukom
primär		• Kurzbau des Auges (Hyperopie) • große Linse
sekundär	• abnormer Vorderkammerinhalt (Blut, Fibrin, Linseneiweiß, Tumorzellen) • zelluläre Kammerwinkelauskleidung (Epithelimplantation, Endothelialisierung der Vorderkammer) • Veränderungen im Trabekelwerk (Pseudoexfoliationsglaukom, Pigmentglaukom, Posner-Schlossman-Syndrom, Heterochromiezyklitis, Siderosis)	• Neovaskularisationen (Rubeosis im Kammerwinkel, bei Zentralvenenverschluss, Diabetes mellitus, Amotio retinae, Zentralarterienverschluss) • Pupillarblock • ziliolentikulärer Block

Pathogenese

Die Linsentrübung entsteht durch Wasseraufnahme, Zerstörung des regulären zwiebelschalenförmigen Aufbaus der Linse oder durch proliferative Veränderungen.

Morphologie

Histopathologisch lassen sich im Wesentlichen zwei Formen unterscheiden. Bei der **Kolliquationskatarakt** werden die sog. Linsenfasern (Fortsätze der Epithelzellen) durch degenerative Vorgänge zerstört und aus ihrem Verband gelöst. Es entstehen Wasserspalten und Morgagni-Kugeln (degenerierte und rundlich aufgedunsene Linsenepithelzellen). Bei der **Proliferationskatarakt** kommt es zur Vermehrung von Linsenepithelzellen, die vorwiegend unter der Vorderkapsel liegen, aber auch, wie bei der sog. Cataracta complicata, bis auf die Hinterkapsel vordringen können.

Bei vollständiger Verflüssigung der Linsenrinde kommt es zu einem Absinken des Kerns, zur **Morgagni-Katarakt**. Das verflüssigte Linseneiweiß tritt dabei durch die makroskopisch noch intakte Linsenkapsel aus und führt zu einem „phakolytischen" Glaukom (sekundäres Offenwinkelglaukom; ➤ Tab. 11.2), bei dem dieses Linseneiweiß zu einer resorptiven histiozytären Entzündung führt.

Klinische Relevanz Die Cataracta senilis ist häufig. Die Kataraktoperation ist die häufigste augenärztliche Operation. Leitsymptom ist der Visusverlust.

11.7.3 Kunstlinsen (Pseudophakos)

Bei Kataraktoperationen wird heute üblicherweise eine Kunstlinse implantiert, die meist aus flexiblem Acryl oder aus PMMA (Plexiglas) besteht. Diese Linsen werden in der Regel in den verbleibenden Linsenkapselsack oder auch in den Sulcus ciliaris implantiert. **Histologisch** sind gelegentlich resorptive Entzündungen mit oder ohne Bindegewebsproliferationen zu erkennen.

11.8 Glaskörper

Diese äußerst zellarme Struktur zeigt kaum eigene Reaktionsweisen.

Histologisch handelt es sich entweder um zelluläre Einlagerungen oder um persistierende Gewebestrukturen aus der Embryonalperiode.

Aus der Retina können Gefäßproliferationen in den Glaskörper vordringen:
- **Einlagerungen**
  - Blutungen nach einem Trauma oder aus proliferierten retinalen Gefäßen.
  - Infiltrationen durch Lymphozyten und Leukozyten bei Entzündungen in der Umgebung des Glaskörpers (z. B. Uveitis, ➤ Kap. 11.10).
  - Andere Einlagerungen, z. B. von Cholesterin, bezeichnet man als Synchisis scintillans, diejenigen von Kalziumseifen als asteroide Hyalose.
- **Persistierende Gewebestrukturen**
- Reste der A. hyaloidea oder – auf der Linsenrückfläche – Reste der Tunica vasculosa lentis.
- Primärer hyperplastischer persistierender Glaskörper (PHPV), entsteht aus Resten des primären Glaskörpers.

11.9 Netzhaut (Retina)

11.9.1 Ursachen retinaler Veränderungen

Die Retina kann bei einigen Grunderkrankungen Veränderungen aufweisen:
- **Intraretinale Blutungen** kommen vor bei Diabetes mellitus (➤ Kap. 47.3.2), Zentral- oder Astvenenverschluss, Morbus Coats (anlagebedingte Fehlbildung retinaler Gefäße) und nach Traumen. Die Blutungen liegen in der inneren oder auch äußeren retikulären Schicht.
- **Präretinale Blutungen** kommen vor bei Gefäßproliferationen, nach Traumen und retinalen Rissbildungen. Sie liegen vor der Membrana limitans interna.
- **Subretinale Blutungen** entstehen aus proliferierten Gefäßen im Rahmen der Makuladegeneration oder nach Traumen. Diese Blutungen liegen in der Regel entweder zwischen Pigmentepithel und Bruch-Membran oder zwischen Pigmentepithel und Fotorezeptoren.
- **Retinale Atrophien** sind Folge arterieller (seltener venöser) Gefäßverschlüsse, Traumen und vor allem länger bestehender Glaukome.
- **Retinale Nekrosen** können durch arterielle Gefäßverschlüsse sowie entzündlich (Zytomegalievirus, HIV, ➤ Kap. 48.2) bedingt sein. Auch der Cotton-Wool-Herd beim Diabetes mellitus stellt eine umschriebene retinale Nekrose nach retinalem arteriellem Verschluss (meist Arteriole) dar.

- Die **Retinopathia proliferans** ist eine zunächst intra-, später präretinale Gefäßproliferation. Sie kommt vor bei diabetischer Retinopathie, Zentralarterienverschluss, Zentralvenenverschluss oder älterer Netzhautablösung. Die proliferierten Gefäße zeigen einen pathologischen Wandaufbau und neigen daher zu Exsudationen und Blutungen.
- **Harte Exsudate** sind intraretinale Ablagerungen eiweißreicher Flüssigkeiten. Sie kommen bei Gefäßläsionen vor, besonders bei Diabetes mellitus, arterieller Hypertonie (> Kap. 7.9), venöser Stauung und Morbus Coats.
- **Retinale Narben** mit Glia- und Bindegewebsproliferationen und entsprechendem Verlust der normalen retinalen Schichtung treten nach Traumen, nach Licht- und Laserkoagulation sowie Kryokoagulationen im Rahmen der Netzhautchirurgie auf.

11.9.2 Vaskuläre Erkrankungen

Zentralarterienverschluss

Durch Embolie (z. B. Cholesterinkristalle), atherosklerotische Verengung oder Thrombosierung wird die Zentralarterie entweder auf dem Papillenkopf oder innerhalb der Retina verschlossen. Folge ist ein ischämischer Infarkt mit akuter Nekrose der Ganglienzellen und der Nervenfaserschicht.

Morphologie

Histologisch finden sich Ganglienzellnekrosen mit einem Ödem, nach Wochen und Monaten atrophieren die inneren retinalen Schichten. Die äußeren retinalen Schichten bleiben unverändert. Prinzipiell spielen sich die gleichen Veränderungen beim Arterienastverschluss ab.

Klinische Relevanz Der Zentralarterienverschluss führt zum akuten Visusverlust und ist ein ophthalmologischer Notfall.

Zentralvenenverschluss

Dabei handelt es sich um eine hämorrhagische Infarzierung, die sich histologisch insbesondere in der Nervenfaserschicht zeigt. Typisch sind intraretinale streifenförmige Blutungen, pralle Gefäße und ein Papillenödem. Nach Wochen bis Monaten kommt es zu einer intra- und präretinalen Gefäßproliferation mit Blutungen in den Glaskörper. Häufig finden sich diese Gefäßproliferationen auf der Irisvorderfläche (Rubeosis iridis) mit Ausbildung eines sekundären Winkelblockglaukoms (> Abb. 11.5).

Diabetische Retinopathie

Durch einen Perizytenschaden und die Aufsplitterung der kapillären Basalmembran mit Einlagerung hyperglykosylierter Substanzen entsteht eine Mikroangiopathie mit folgenden Veränderungen:
- Mikroaneurysmen, d. h. Aussackungen von Arteriolen oder Kapillarwänden
- Fleckförmige oder auch größerflächige intraretinale Blutungen
- Harte Exsudate
- Cotton-Wool-Herde (retinale Nekrose, > Kap. 11.9.1)
- Arteriolen- und Kapillarverschlüsse
- Intraretinale und präretinale Gefäßproliferationen

Durch präretinale Proliferationen kommt es gelegentlich zu ausgedehnten Glaskörperblutungen sowie durch bindegewebige Glaskörperstränge zur Netzhautablösung (Traktionsamotio). Häufige Spätschäden sind Rubeosis iridis (> Kap. 11.10.1), sekundäres Winkelblockglaukom, Iridopathia diabetica, hyaline Wandverdickung der Arteriolen, Cataracta diabetica und diabetische Optikusatrophie.

Klinische Relevanz Die diabetische Retinopathie ist eine der häufigsten Erblindungsursachen in den Industrieländern.

11.9.3 Retinitis pigmentosa

Es handelt sich um einen Sammelbegriff für eine Gruppe von bilateralen, progressiven Retinopathien, die mit Verlust der retinalen Fotorezeptoren (Stäbchen und Zapfen), Pigmentanhäufung in der Retina, Nachtblindheit und Gesichtsfeldeinschränkungen einhergehen. Die Retinitis pigmentosa ist das Resultat multipler genetischer Veränderungen mit autosomal-dominantem, autosomal-rezessivem oder X-chromosomal-rezessivem Erbgang.

Pathogenese

Die Erkrankung kann auf das Auge beschränkt oder mit diversen weiteren pathologischen Veränderungen (z. B. Zystinose, Abetalipoproteinämie, Vitamin-A-Mangel, Virusinfektionen, Mukopolysaccharidosen) assoziiert sein. Bei der autosomal-dominanten Form wurden verschiedene Mutationen im Rhodopsin-Gen nachgewiesen. Dazu kommen aber Mutationen anderer Gene. Dies weist auf eine multifaktorielle Genese der Erkrankung hin.

Morphologie

Nach Destruktion der Fotorezeptoren wandern melaninhaltige Pigmentzellen in den sensorischen Bereich ein und akkumulieren bevorzugt um kleine retinale Blutgefäße.

Klinische Relevanz Die retinalen Läsionen führen zur Nachtblindheit und Gesichtsfeldeinschränkung. Der zentrale Visus bleibt aber lange erhalten. Bei Beteiligung der Makula kann es zur Erblindung kommen.

11.9.4 Netzhautablösung und Netzhautspaltung

Netzhautablösung (Amotio retinae)

Ursachen sind zum einen eine Riss- und Lochbildung der Netzhaut (z. B. durch Trauma oder Traktion), zum anderen eine Ansammlung subretinalen Exsudats (z. B. bei Aderhauttumoren oder diabetischer Retinopathie).

Histologisch findet sich ein eiweißreiches (PAS-positives) Exsudat zwischen sensorischer Netzhaut (Retina) und retinalem Pigmentepithel.

Eine lange bestehende Atrophie der Retina, insbesondere der Fotorezeptoren, führt zum Funktionsverlust. Außerdem entsteht eine Retinopathia proliferans (> Kap. 11.9.1).

Netzhautspaltung (Retinoschisis)

Eine Spaltung der Netzhaut zwischen den plexiformen Schichten mit Unterbrechung der Neurone führt zu einem vollständigen Funktionsausfall im betroffenen Bereich.

Histologisch fehlt das subretinale Exsudat der Netzhautablösung.

11.9.5 Makuladegeneration

Epidemiologie Die Prävalenz der Makuladegeneration beträgt 1,6 % im Alter von 52–64 Jahren, 11 % im Alter von 65–74 Jahren und 27,9 % bei über 74-Jährigen.

Morphologie

Histologisch finden sich allgemeine Zeichen der Atherosklerose, insbesondere in der Choriokapillaris, außerdem Defekte des retinalen Pigmentepithels in der Makula, gelegentlich in der Bruch-Membran, und evtl. Gefäßeinsprossung in den Subretinalraum. Man unterscheidet zwischen der **trockenen** (d. h. ohne subretinale Exsudation) und der **feuchten** Makuladegeneration (mit Exsudation). Das Bild des exsudativen Spätstadiums zeigt eine subretinale Fibrosierung und Vaskularisierung. Es wird auch als Morbus Junius-Kuhnt oder disziforme Makuladegeneration bezeichnet.

Klinische Relevanz Die Makuladegeneration ist eine der häufigsten Erblindungsursachen im höheren Lebensalter. Sie geht mit zunehmendem Lesevisusverlust einher.

11.9.6 Retinoblastom

Das Retinoblastom ist ein maligner embryonaler Tumor der Retina. Es ist der häufigste intraokulare Tumor des Kindesalters.

11.10 Gefäßhaut (Uvea)

Anatomisch ist zwischen vorderer Uvea (Iris), mittlerer Uvea (Ziliarkörper) und hinterer Uvea (Aderhaut) zu unterscheiden. Entsprechend werden Entzündungen auch als Uveitis anterior, Uveitis intermedia oder Uveitis posterior bezeichnet.

11.10.1 Regenbogenhaut (Iris)

Entzündungen (Iritis oder Uveitis anterior)

Nichtgranulomatöse Iritis

Die nichtgranulomatöse Iritis ist die häufigste intraokuläre Erkrankung. Ihre Ursachen sind vielschichtig und meist unklar. Typisch sind eine ziliare Injektion, ein Vorderkammer-Reizzustand und eine miotische Pupille mit Synechieneigung. Die Erkrankung neigt zu Rezidiven.

Morphologie

Histologisch liegt eine vorwiegend lymphozytäre, gelegentlich auch plasmazelluläre Entzündung vor.

Granulomatöse Iritis

Diese seltene Iritis kommt bei Sarkoidose (> Kap. 4.4.6), Tuberkulose, Lues oder Lepra vor (> Kap. 48.3.6).

Morphologie

Histologisch finden sich knötchenförmige Verdickungen der Iris, die aus epitheloidzelligen Granulomen bestehen.

Kolobome

Kolobome sind Substanzdefekte der Iris. Sie kommen kongenital, posttraumatisch oder postoperativ (Iridektomie) vor.

Gefäßerkrankungen

Die wichtigste Gefäßerkrankung der Iris ist die **Rubeosis iridis.** Sie kommt bei Diabetes mellitus, Zentralvenenverschluss, Amotio retinae, Zentralarterienverschluss und chronischer Uveitis (seltener) vor. Es handelt sich um eine Gefäßproliferation auf der Irisvorderfläche mit Ausbreitung in den Kammerwinkel (> Abb. 11.8).

Die Pathogenese ist ungeklärt, eine ischämische Ursache wird diskutiert. Im Verlauf breitet sich die Rubeosis in den Kammerwinkel aus, der zunächst nur ausgekleidet, dann aber relativ rasch durch eine Anlagerung der Iriswurzel an das Trabekelwerk verlegt wird (> Abb. 11.5). Dieser sog. Winkelblock bei Rubeosis iridis ist meist mit einem Sekundärglaukom verbunden, das auch Neovaskularisationsglaukom genannt wird.

Tumoren

Nävus

Der Irisnävus ist relativ häufig und entartet in seltenen Fällen.

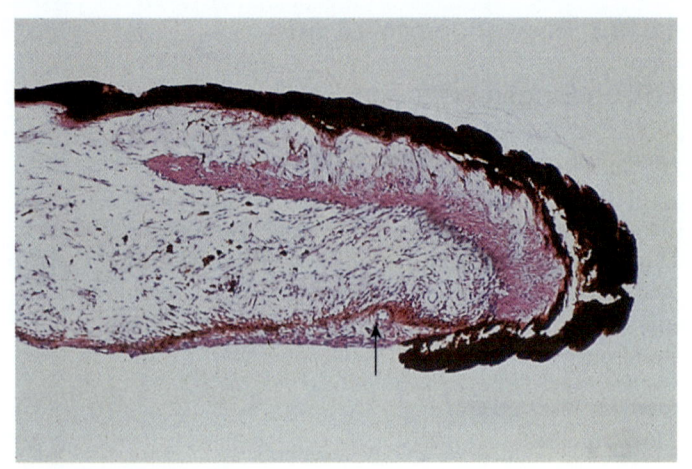

Abb. 11.8 Rubeosis iridis. Der Pfeil markiert die Rubeosisgefäße auf der Irisvorderfläche. PAS, Vergr. 128-fach. [R398]

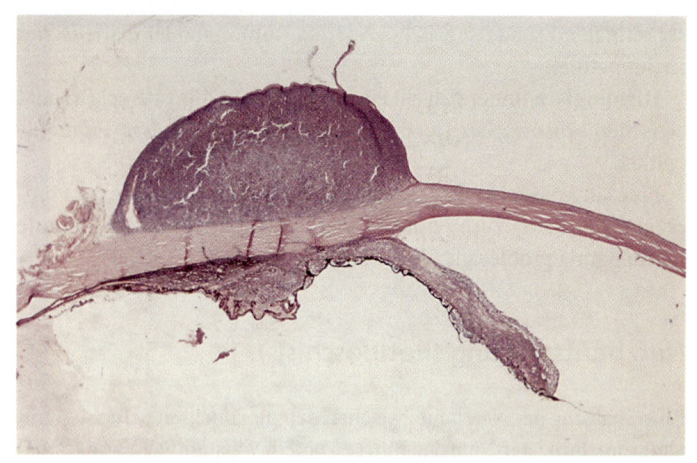

Abb. 11.9 Malignes Melanom des Ziliarkörpers. Relativ kleines malignes Melanom des Ziliarkörpers mit Durchbruch durch die Sklera (im vorliegenden Schnitt nicht getroffen) und ausgedehnter episkleraler Ausbreitung. PAS, Vergr. 16-fach. [R398]

Malignes Melanom

Es handelt sich um ein Melanom, das in der Regel relativ langsam wächst, wobei es sich zunächst lokal bis in den Ziliarkörper und auch in den Kammerwinkel ausbreitet (➤ Abb. 11.9). Da es selten metastasiert, ist die Prognose gut. Bei zirkulärer Ausbreitung im Kammerwinkel spricht man von einem Ringmelanom (mit deutlich schlechterer Prognose).

11.10.2 Ziliarkörper

Entzündungen (Cyclitis oder Uveitis intermedia)

Entzündungen des Ziliarkörpers umfassen unspezifische und granulomatöse Entzündungen (➤ Kap. 11.10.1). Nur selten ist die Ätiologie aufklärbar.

Tumoren

Tumoren im Ziliarkörper sind selten (➤ Abb. 11.9) und umfassen das Leiomyom, das Hämangiom (➤ Kap. 46.3.5), das Neurofibrom (➤ Kap. 8.10.12) und das maligne Melanom (➤ Kap. 43.10.3; ➤ Abb. 11.9).

11.10.3 Aderhaut (Chorioidea)

Entzündungen (Chorioiditis oder Uveitis posterior)

Diese Entzündungen kommen als nichtgranulomatöse und (seltener) granulomatöse Form vor. Eine Sonderform ist die sympathische Ophthalmie (➤ Kap. 11.14.2).

Gefäßerkrankungen und Blutungen

Wesentliche Bedeutung hat die **Atherosklerose** (➤ Kap. 20.2.1) der Aderhaut. **Blutungen** der Aderhaut kommen bei Atherosklerose, Trauma oder Uveitis vor. Zunächst werden sie resorbiert, später bilden sich Narben.

Die expulsive Blutung ist eine seltene Sonderform der Aderhautblutung nach Trauma, Operation oder perforierendem Ulkus. Durch die plötzliche Hypotonie des Bulbus kann es zur Ruptur eines arteriellen Aderhautgefäßes mit einer Massenblutung kommen.

Tumoren

Primäre Tumoren

Benigne Tumoren

Häufigster benigner Tumor der Aderhaut ist der **Nävuszellnävus.** Er ist in jedem 10. Auge vorhanden und meist unter 1 mm groß. Eine maligne Entartung ist möglich. Die Nävuszellen sind meist spindelig mit hyperchromatischem Kern und wenig Zytoplasma. Andere sehr seltene benigne Tumoren der Aderhaut sind das Hämangiom, das Osteom und das Neurinom.

Malignes Melanom

Epidemiologie Das maligne Melanom der Aderhaut ist der häufigste primär in der Aderhaut vorkommende maligne Tumor im Erwachsenenalter. Die Inzidenz liegt bei etwa 5–8 pro 1 Mio. Einwohner. 90 % aller intraokularen malignen Melanome liegen in der Aderhaut. Kaukasier mit einer hellen Iris, Patienten mit kongenitaler okulärer Melanozytose und Patienten mit dysplastischem Naevussyndrom haben ein höheres Risiko, ein Aderhautmelanom zu entwickeln.

Einteilung Die Melanome der Aderhaut werden klinisch in vier Kategorien eingeteilt, basierend auf ihrer Dicke und ihrem Durchmesser. Je nach Beteiligung des Ziliarkörpers und eventueller extraokulärer Ausbreitung werden innerhalb der Kategorien Unterformen unterschieden.

Morphologie

Typisch ist ein prominenter, dunkel pigmentierter Tumor der Aderhaut, der zunächst die Retina unbeeinträchtigt vorwölbt. Mit zunehmender Prominenz können sie die Bruch'sche Membran penetrieren und entwickeln dabei eine charakteristische Pilzform. Häufig finden sich im Randbereich eine Ablagerung von Pigment und eine kollaterale und tumorferne exsudative Amotio retinae, selten dagegen Blutungen und entzündliche Reaktionen. Der Tumor infiltriert später Sklera, Vortexvenen und Ziliarnerven. Ein Durchbruch des Tumors im Bereich des vorderen Augensegments nach außen ist heute eine Rarität.

Pigment- und Gefäßreichtum der Tumoren sind sehr unterschiedlich. In Bezug auf die Überlebensprognose des Aderhaut- bzw. Ziliarkörpermelanoms werden zwei Gruppen unterschieden: Die Gruppe mit der besseren Prognose beinhaltet Tumoren mit Spindelzellen. Eine schlechtere Prognose haben das gemischtzellige, das epitheloidzellige und das nekrotische Melanom.

Prognose und Metastasierung Die Gesamtprognose ist abhängig vom Zelltyp, von der Tumorgröße (Volumen), der Invasion in Sklera und Vortexvenen und dem Nachweis von Monosomie 3 im Tumorgewebe. Der Tumor metastasiert überwiegend in Leber (90 %), Lunge, Knochen und Haut. Die Metastaserate beträgt bei Tumoren mit einer Dicke > 8 mm bis zu 50 % der Patienten.

Metastasen

12 % aller an einem Karzinom verstorbenen Patienten weisen Metastasen in den Augen auf, wobei am häufigsten die Aderhaut, seltener die übrigen Gewebe betroffen sind. Der Primärtumor liegt am häufigsten in der Mamma (40 %) und in den Bronchien (29 %). Im Gegensatz zum malignen Melanom der Aderhaut breiten sich die Karzinommetastasen zunächst flächenhaft aus. Metastasen finden sich häufig in beiden Augen Die Metastasen im Augeninneren fallen dem Betroffenen erst bei Beeinträchtigung der Sehachse durch das Tumorgewebe oder die begleitende Flüssigkeitsansammlung unter der Netzhaut auf.

Aderhautmetastasen wachsen im Allgemeinen recht schnell, sodass sie rasch therapiert werden sollten. Leukämien und maligne Lymphome können metastatisch in der Aderhaut auftreten, ebenso sind sie in der übrigen Uvea zu finden.

11.11 Sehnerv (N. opticus)

11.11.1 Sehnerventzündung (Neuritis nervi optici)

Häufige Ursache einer Entzündung des Sehnervs ist die multiple Sklerose (MS, ➤ Kap. 8.6.1). Etwa 20–30 % aller Patienten mit MS zeigen eine Neuritis als Erstsymptom.

Histologisch findet man eine diffuse Lymphozyteninfiltration des N. opticus.

11.11.2 Vaskuläre Erkrankungen

Arterielle Verschlüsse der nutritiven Optikusgefäße führen zu akutem Visusverlust. Eine wichtige Sonderform ist die ischämische Optikusatrophie bei Riesenzellarteriitis (➤ Kap. 20.5.1).

Histologisch findet man eine akute Nekrose der Nervenfasern des N. opticus.

11.11.3 Optikusatrophie bei Glaukom

Ursache ist eine Druckatrophie und/oder eine chronische Ischämie.

Histologisch ist sie durch eine Atrophie der Optikusaxone vor der Lamina cribrosa gekennzeichnet, d. h. noch innerhalb des Bulbus.

11.11.4 Tumoren

Primäre Tumoren

Gliom (pilozytisches Astrozytom)

80 % dieser Gliome treten bei Individuen unter 15 Jahren auf. Bei 30 % entstehen sie im Rahmen einer Neurofibromatose.

Morphologie

Histologisch bestehen die Gliome aus spindeligen Zellen mit geringgradiger Polymorphie, die oft bündelweise zusammengefasst sind. Typisch sind Rosenthal-Fasern (➤ Kap. 8.10.1).

Meningeom

Das Meningeom (➤ Kap. 8.10.8) ist ein Tumor der Optikusscheide. Es wächst sehr langsam und führt zu einer zunehmenden Protrusio bulbi.

Sekundäre Tumoren

Sekundäre Tumoren kommen als fortgeleitete Tumoren (z. B. Keilbeinmeningeom, Retinoblastom, malignes Melanom der Aderhaut) sowie als Metastasen im N. opticus vor (z. B. Lymphome, Karzinome).

11.12 Augenhöhle (Orbita)

11.12.1 Entzündungen

Augenhöhlenentzündung (Orbitaphlegmone)

Diese eitrigen Entzündungen treten meist als – aus den Nasennebenhöhlen (➤ Kap. 23.1.2) – fortgeleitete bakterielle Entzündungen (am häufigsten durch Staphylokokken) auf.

Muskelentzündung (Myositis)

Die Ursachen der Myositis sind vielschichtig; häufig kommt sie im Rahmen einer endokrinen Orbitopathie vor (Hyperthyreose, ➤ Kap. 14.5.2).
Histologisch zeigt sich eine umschriebene lymphozytäre Infiltration (meist) der geraden Augenmuskeln.

Tränendrüsenentzündung (Dakryoadenitis)

Sie kommt als akute bakterielle und als chronische Dakryoadenitis vor. Die chronische Form tritt häufig im Rahmen der Sarkoidose (➤ Kap. 4.4.4) und des Sjögren-Syndroms (➤ Kap. 26.3.6) auf.
Histologisch sieht man eine eitrige oder eine lymphoplasmazelluläre Entzündung.

11.12.2 Tumoren

Tumoren der Augenhöhle (Orbita)

Tumoren der Orbita sind selten. Am häufigsten kommen vor: Hämangiome, Lymphome, Neurofibrome, Gliome des N. opticus, Meningeome, Dermoidzysten sowie Metastasen. Daneben können sog. entzündliche Pseudotumoren auftreten.

Tumoren der Tränendrüse

Pleomorphes Adenom; adenoid-zystisches Karzinom (➤ Kap. 26.3.8).

11.13 Grüner Star (Glaukom)

Einteilung Prinzipiell sind Offenwinkel- von Winkelblockglaukomen zu unterscheiden (➤ Tab. 11.2). Diese Unterscheidung ist wegen der klinischen Relevanz und unterschiedlichen Therapie unbedingt erforderlich. Das mit Abstand häufigste Glaukom ist das **primäre Offenwinkelglaukom.** Bei dieser Form sind lichtmikroskopisch keine Veränderungen zu erkennen, lediglich die Folgen des Glaukoms lassen die Diagnose zu.
Klinische Relevanz Charakteristisch sind eine Erhöhung des intraokularen Drucks und eine Minderperfusion des N. opticus. In der Folge kommt es zu einer Papillenexkavation mit Atrophie des N. opticus und Gesichtsfelddefekten. Eine Sonderform ist das akute Glaukom, das zur massiven Druckerhöhung sowie Rötung des Auges führt.

11.14 Verletzung (Trauma)

11.14.1 Verletzungsformen

Ein **stumpfes Trauma** (Contusio bulbi), z. B. durch einen Faustschlag oder das Auftreffen eines Tennisballs, kann jede Gewebestruktur des Auges betreffen. Typisch sind Einblutungen in der Konjunktiva (Hyposphagma), in die Vorderkammer (Hyphaema), der Iris, in den Glaskörper, der Retina und der Chorioidea.
Perforierende Verletzungen zerstören das jeweilige Gewebe und führen meist zu ausgeprägten Blutungen. Kombinationen mit Contusio bulbi oder intraokularen Fremdkörpern sind möglich und führen ggf. zu einer Siderosis und Chalcosis bulbi (Verkupferung des Auges).

Klinische Relevanz Perforierende Verletzung müssen unbedingt optimal versorgt werden, um die seltene sympathische Ophthalmie und mit ihr die Gefahr einer beidseitigen Erblindung zu vermeiden.

11.14.2 Sympathische Ophthalmie

Die sehr seltene sympathische Ophthalmie ist eine der gefürchtetsten ophthalmologischen Komplikationen. Nach einer Verletzung des uvealen Gewebes (meist durch Trauma, seltener durch Operationen) eines Auges erkrankt – Wochen bis Jahre später – das zunächst unbeteiligte Auge an einer chronischen Uveitis. Vermutet wird eine immunologische Reaktion gegen uveales Gewebe.

Morphologie
Histologisch findet man eine dichte lymphozytäre Entzündungsreaktion in der Aderhaut mit Fuchs-Dalen-Körperchen (Epitheloidzellhaufen).

11.15 Schrumpfung des Augapfels (Atrophia bulbi und Phthisis bulbi)

Es handelt sich um einen Endzustand nach zahlreichen verschiedenen, lange bestehenden intraokularen Erkrankungen.

11.15.1 Atrophia bulbi

Mögliche Ursachen sind langfristige intraokulare Drucksteigerungen, chronische Entzündungen oder persistierende Hypotonien.

11.15 Schrumpfung des Augapfels (Atrophia bulbi und Phthisis bulbi)

Morphologie

Histologisch sind das Ziliarepithel, die Retina und der N. opticus atrophiert. Im fortgeschrittenen Stadium findet sich eine Schrumpfung aller Gewebestrukturen.

11.15.2 Phthisis bulbi

Es handelt sich um eine Bulbusatrophie mit zusätzlicher Schrumpfung und Desorganisation bis zum funktionellen Verlust des Auges.

Morphologie

Histologisch findet sich ein kleiner Bulbus mit erheblich verdickter Kornea und Sklera, Vernarbungen und Desorganisation des intraokularen Gewebes. In Spätstadien sieht man intraokulare Verkalkungen oder Verknöcherungen (➤ Abb. 11.10).

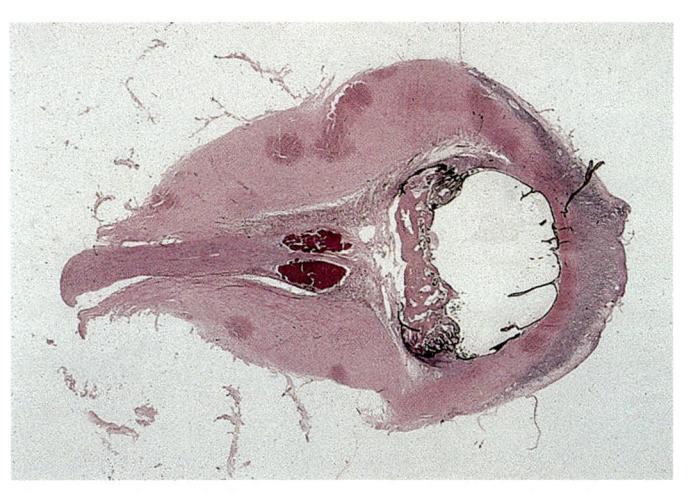

Abb. 11.10 Phthisis bulbi. Desorganisierte Reste eines geschrumpften Bulbus. Die Linse fehlt, die Reste der abgehobenen und destruierten Retina sind noch erkennbar, im N. opticus Verkalkungen. HE, Übersichtsaufnahme. [R398]

KAPITEL 12

A. Agaimy

Ohr

12.1	Normale Struktur und Funktion 299	12.3	Mittelohr 300
		12.3.1	Entzündliche Erkrankungen 300
12.2	Äußeres Ohr............................. 299	12.3.2	Nichtneoplastische tumorartige Läsionen 300
12.2.1	Entzündliche Erkrankungen 299	12.3.3	Tumoren.................................. 301
12.2.2	Nichtinfektiöse Erkrankungen 300	12.3.4	Morbus Menière........................... 303
12.2.3	Tumoren................................. 300	12.3.5	Tinnitus 303

Zur Orientierung

Entzündliche Erkrankungen des äußeren Ohrs und des Mittelohrs sind häufig, insbesondere bei Kindern. Erkrankungen des Innenohrs, insbesondere Hörstörungen, sind bei Erwachsenen häufig.

12.1 Normale Struktur und Funktion

Funktionell-anatomisch wird das Ohr in drei Einheiten unterteilt: das äußere Ohr, das Mittelohr und das Innenohr. Bestehend aus der Ohrmuschel (Auricula) und dem assoziierten äußeren Gehörgang (dem Meatus acusticus externus) liegt die Funktion des **äußeren Ohrs** hauptsächlich in der Schallaufnahme und Schallzuleitung zum Mittelohr. Am Ende des äußeren Gehörgangs liegt das hautüberkleidete Trommelfell (Membrana tympanica) als Trennlinie zum Mittelohr.

Das von Schleimhaut ausgekleidete **Mittelohr** besteht hauptsächlich aus der luftgefüllten Paukenhöhle (Cavum tympani) mit Verbindung zum Nasopharynx durch die Ohrtrompete (Tuba auditiva) und zum Antrum mastoideum durch die Mastoidzellen (Cellulae mastoideae). Die Paukenhöhlenschleimhaut umschließt die drei Gehörknöchelchen: Malleus, Incus und Stapes. Diese miteinander verbundenen Gehörknöchelchen sind für die mechanische Übertragung der Trommelfellbewegungen über die Fenestra vestibuli auf die Flüssigkeit des Innenohrs zuständig.

Das aus einem knöchernen und einem darin eingelagerten, mit Endolymphe gefüllten häutigen Labyrinth bestehende **Innenohr umschließt einen mit Perilymphe gefüllten Raum.** Die drei Bogengänge, der Aquaeductus vestibuli und die Schnecke (Cochlea) münden in das Vestibulum (das Zentrum des knöchernen Labyrinths) ein. Die beiden Sinnesorgane, das Gehörorgan (Cochlea) und das Gleichgewichts- und Vestibularorgan sind im häutigen Labyrinth enthalten. Die Innervation des Vestibularorgans erfolgt durch die Pars vestibularis des N. vestibulocochlearis.

12.2 Äußeres Ohr

12.2.1 Entzündliche Erkrankungen

Entzündliche Erkrankungen des Ohrs treten viel häufiger bei Kindern auf. Infektionen sind die häufigste Ursache einer Entzündung des äußeren Ohrs (Otitis externa). Zu den nichtinfektiösen Ursachen zählen Kontaktekzeme (verursacht z. B. durch Inhaltsstoffe von Kosmetika, Parfüms, Ohrringen etc.).

Otitis externa

Ätiologie Die Otitis externa stellt ein häufiges Krankheitsbild dar. Sie wird hervorgerufen durch:
- Bakterien (Staphylokokken, Streptokokken, *Proteus vulgaris*, *Pseudomonas aeruginosa*)
- Viren (insbesondere Herpesviren)
- Pilze (Candida, Aspergillus)

Hautverletzungen bzw. Mazeration der Haut durch Feuchtigkeit (z. B. Baden) begünstigt die Entstehung von Otitis externa.

Formen Bei der fokalen Otitis externa handelt es sich um eine umschriebene abszedierende Entzündung von Haarfollikeln, meistens durch Infektionen mit Staphylokokken (sog. Gehörgangsfurunkel). Dagegen kommt es bei der diffusen Otitis (auch Otitis externa maligna) zu einer Infektion im gesamten äußeren Gehörgang mit

Rötung bzw. Ödem der Haut, oft begleitet von einem entzündlichen Exsudat. Diese schwere Form der Otitis externa tritt bevorzugt bei älteren Patienten mit Diabetes mellitus und bei Patienten mit Immunschwäche auf. Häufig finden sich Infektionen mit *Pseudomonas aeruginosa* oder anaeroben Bakterien, die eine phlegmonös-eitrige Entzündung des Gehörgangs verursachen, die dann auf Knorpel, Knochen und Weichgewebe übergreift, z. T. auch auf die Hirnnerven 9., 10., 11. und 12. Eine Meningitis, Abszessbildung, Sepsis bis hin zur lebensbedrohlichen Osteomyelitis der Schädelbasis können die Folge sein.

Perichondritis

Eine Perichondritis bezeichnet eine eitrige Entzündung zwischen Perichondrium und Knorpel der Pinna, oftmals bedingt durch eine Infektion mit Bakterien (z. B. *Pseudomonas aeruginosa*). Eine Beeinträchtigung der Blutversorgung des Knorpels, ggf. mit einer Knorpelnekrose, stellt eine ernsthafte potenzielle Komplikation der Perichondritis dar.

12.2.2 Nichtinfektiöse Erkrankungen

Chondrodermatitis nodularis chronica helicis

Bei dieser Erkrankung liegt klinisch eine oft ulzerierte knotige Veränderung der Anthelix vor. Histologisch finden sich degenerative und entzündliche Veränderungen der Haut, Subkutis und des darunterliegenden Knorpels. Das dermale Bindegewebe ist fibrinoid verquollen, umgeben von reaktivem Granulationsgewebe und Entzündungsinfiltraten. Die Entzündung greift häufig auf das Perichondrium über. Der Knorpel kann schwere degenerative Veränderungen bis hin zu Zysten- und Spaltbildung aufweisen. Die Ätiologie dieser Läsion ist unbekannt.

Keloid

Es handelt sich um überschießende knotige Narbenbildungen, typischerweise lokalisiert am Ohrläppchen nach vorangegangenem Trauma (z. B. Ohrringe, Verletzungsfolgen bei Ringern).

Histologisch besteht das Narbenkeloid aus vermehrten stark verbreiterten (vergröberten) hyalinen Kollagenfasern, umgeben von fibrösem Bindegewebe mit variabler schütterer Entzündung.

Gicht

Umschriebene weißliche Ablagerungen von Uratkristallen in der Subkutis und im Knorpel des äußeren Ohrs können gelegentlich bei Patienten mit Hyperurikämie vorkommen. Die von Fremdkörperriesenzellen, Histiozyten und fibrösem Bindegewebe umgebenen Kristalle bilden sog. Gichttophi.

12.2.3 Tumoren

Tumoren des äußeren Ohrs sind meist an der Ohrmuschel lokalisiert und entsprechen dem Spektrum UVB-verursachter Läsionen, vor allem aktinische Keratosen, Keratoakanthomen, Plattenepithelkarzinomen und Basalzellkarzinomen („Basaliome", ➤ Kap. 43.10.1). Weniger häufig sind atypische Fibroxanthome. Seltener kommen auch maligne Melanome und Merkelzellkarzinome vor. Das externe Ohr stellt eine seltene, aber typische Lokalisation für das Kaposi-Sarkom bei HIV-negativen Patienten dar.

12.3 Mittelohr

12.3.1 Entzündliche Erkrankungen

Otitis media

Ätiologie Die Mittelohrentzündung (Otitis media) ist eine häufige Erkrankung des Kindesalters. Sie wird verursacht durch:
- Bakterien (z. B. Streptokokken, Pneumokokken, Haemophilus, Proteus, Staphylokokken)
- Viren (z. B. Influenza-, Entero-, Rhino-, Adenoviren)

Die Infektion erfolgt meistens aus dem Nasopharynx über die Tuba auditiva. Seltener tritt die Otitis media nach einer Trommelfellperforation oder als Folge einer hämatogenen Erregerübertragung auf.

Formen Bei der **serösen Form der** Otitis media kommt es als Folge einer Abflussbehinderung über die Tuba auditiva zu einer Ansammlung seröser oder seromuköser Flüssigkeit im Mittelohr. Diese Form tritt meist zu Beginn einer viralen oder bakteriellen Otitis media und bei chronischer Rhinosinusitis oder Allergien auf. Superinfektionen und Fibrosen sind die Hauptkomplikationen. Schleimhautrötung, -ödem und Eiterbildung charakterisieren die **akute Otitis** media. Aufgrund der entzündlichen Tubenblockade sammelt sich der Eiter, die eitrige Entzündung kann sich sekundär auf die Umgebung ausdehnen und schwerwiegende Komplikationen wie Mastoiditis, Labyrinthitis, Hirnabszess, Meningitis oder Thrombophlebitis verursachen. Die **chronische Otitis** media kann sowohl Folge einer vorausgegangenen akuten Otitis media sein als auch primär entstehen. Häufig bilden sich entzündliche Granulationsgewebspolypen. Eine Perforation des Trommelfells liegt häufig vor, dadurch entleert sich ein mukopurulentes Sekret nach außen. Unbehandelt kann es als Spätfolge zur narbigen Umwandlung des Granulationsgewebes mit Fibrose der Paukenhöhle und konsekutiver Höreinschränkung kommen.

12.3.2 Nichtneoplastische tumorartige Läsionen

Cholesteatom

Das Cholesteatom ist eine von verhorntem Plattenepithel ausgekleidete und mit Hornmassen erfüllte tumorartige zystische Läsion im Mittelohr, die gelegentlich als Komplikation einer Otitis media ent-

12.3 Mittelohr

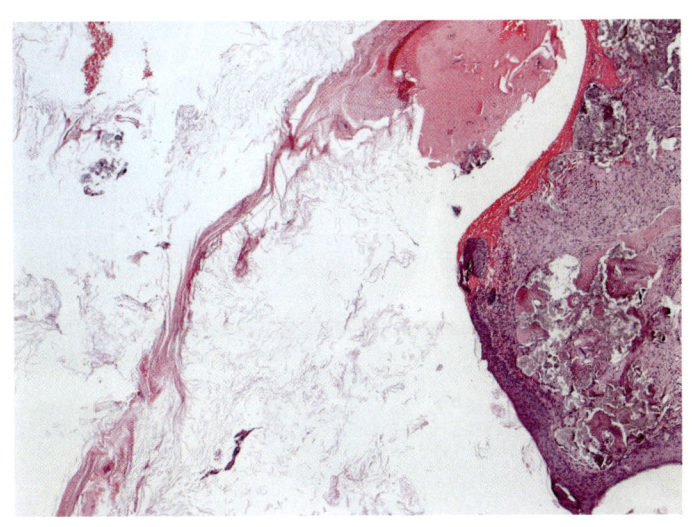

Abb. 12.1 Cholesteatom. Von verhorntem Plattenepithel ausgekleidete und mit Hornlamellen angefüllte Zyste. Hier mit zusätzlich oxalatartigen Einlagerungen im Stroma, HE, Vergr. 100-fach. [R398]

steht und vorwiegend im Recessus epitympanicus oder im Antrum des Mastoids lokalisiert ist. Infolge einer Zystenruptur mit Sekretaustritt kommt es häufig zu einer chronischen Begleitotitis media mit Cholesterolgranulomen und Fremdkörperreaktion. Obwohl nichtneoplastisch, kann das Cholesteatom Nachbarstrukturen wie Knochen arrodieren und auch lokal rezidivieren (> Abb. 12.1).

Postinflammatorische meatale Fibrose (PIMF)

Mit dem Begriff postinflammatorische meatale Fibrose (PIMF) wird eine narbige Stenose bzw. ein kompletter Verschluss des äußern Gehörgangs durch eine Wucherung von fibrösem Bindegewebe, bedingt bzw. begünstigt durch wiederkehrende Entzündungen des Mittelohrs und des Gehörgangs, beschrieben. Die dadurch bedingte Schallübertragungsverhinderung (Schwerhörigkeit) kann durch eine operative Entfernung des Narbengewebes aus dem Gehörgang behandelt werden.

Otosklerose

Die Otosklerose bezeichnet eine sich sehr langsam ausdehnende Knochenläsion unklarer Genese. Sie ist im knöchernen Labyrinth und im Bereich der Fußplatte des Steigbügels lokalisiert und führt zu einem zunehmenden, meist beidseitigen Hörverlust. Betroffen sind mehr Frauen als Männer zwischen dem 2. und dem 5. Lebensjahrzehnt. Autopsiestudien zeigten, dass lediglich < 0,5 % der Betroffenen klinische Symptome entwickeln.

Morphologie

Histologisch zeigen sich Zeichen wie bei gestörtem Knochenumbau mit Ersatz von perivaskulär resorbiertem Knochen durch ein zellreiches fibrovaskuläres Gewebe und irregulär strukturiertem, neu gebildetem Knochen.

12.3.3 Tumoren

Neoplasien des Mittelohrs sind selten. Dazu zählen insbesondere Paragangliome des Glomus jugulare und Glomus tympanicum. Diese Tumoren sind meistens gutartig, können aber (selten) lokal rezidivieren. Ein Verlust der immunhistochemischen Expression von Succinatdehydrogenase B (SDHB) signalisiert eine hereditäre Erkrankung (sog. Paragangliom-Syndrom) infolge einer SDH-Keimbahnmutation (> Abb. 12.2). Das neuroendokrine Mittelohradenom ist

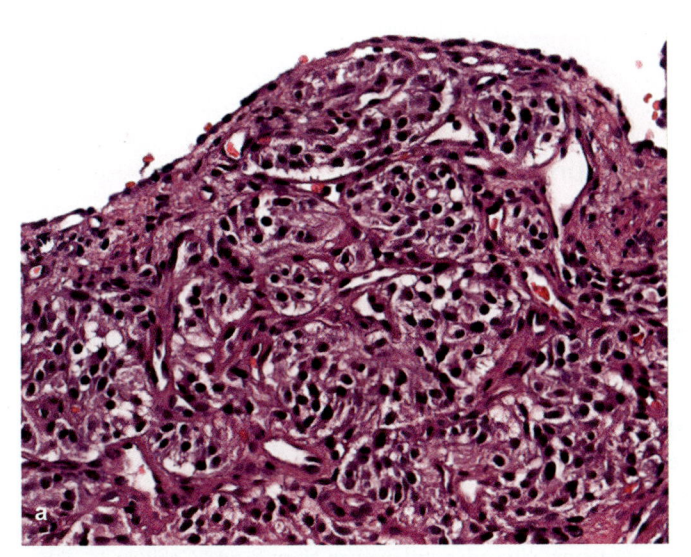

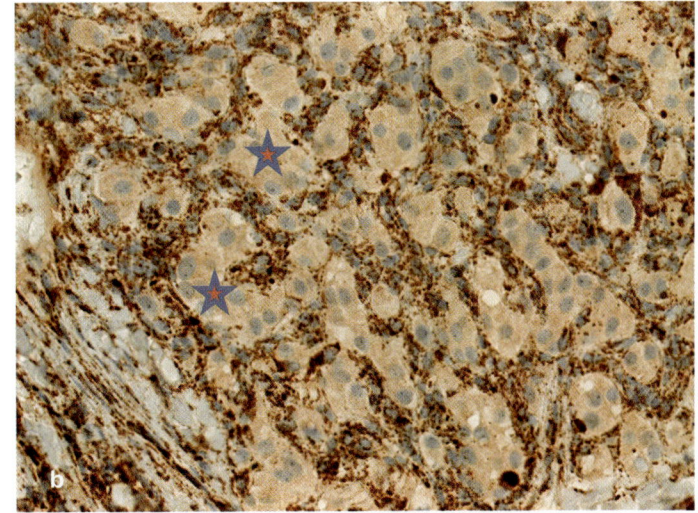

Abb. 12.2 Paragangliom mit SDH-Keimbahnmutation. a Paragangliom des Mittelohrs (HE-Färbung, x100). **b** SDHB-Verlust in den Tumorzellen (SDHB-Immunhistochemie, x200; Sterne = Tumorzellen), aber nicht in den Gefäßen und den Sustentakularzellen, weist auf eine hereditäre Genese (Paragangliom-Syndrom) hin. [R398]

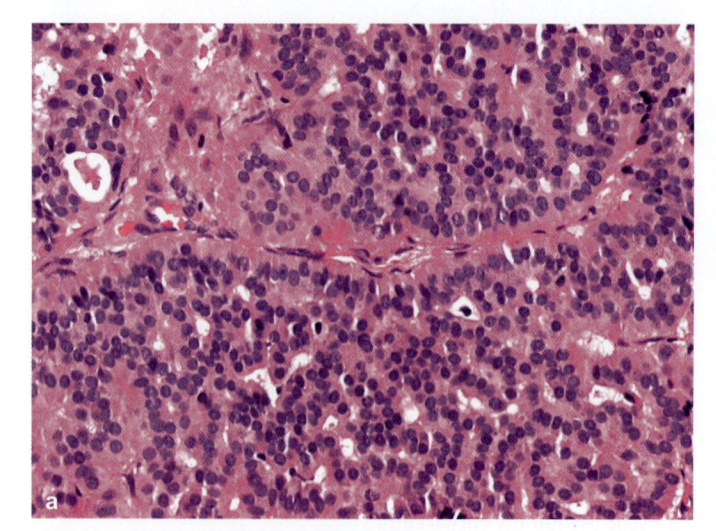

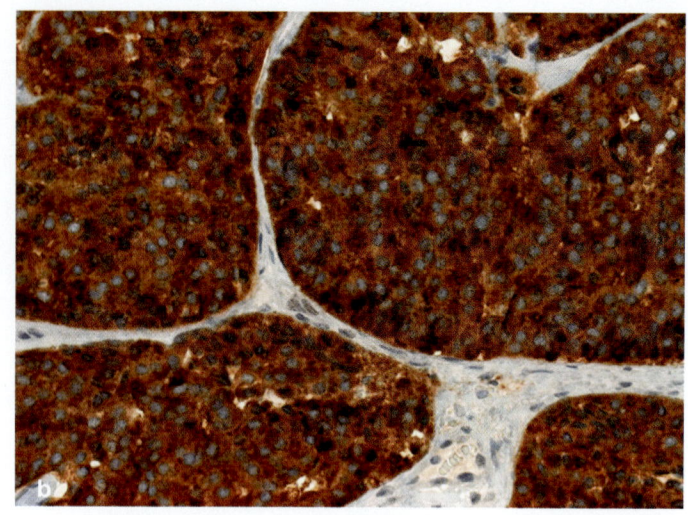

Abb. 12.3 Neuroendokrines Mittelohradenom. a Das neuroendokrine Mittelohradenom ähnelt den gastrointestinalen Karzinoidtumoren (HE-Färbung, x200). **b** diffuse Expression von Synaptophysin (x200). [R398]

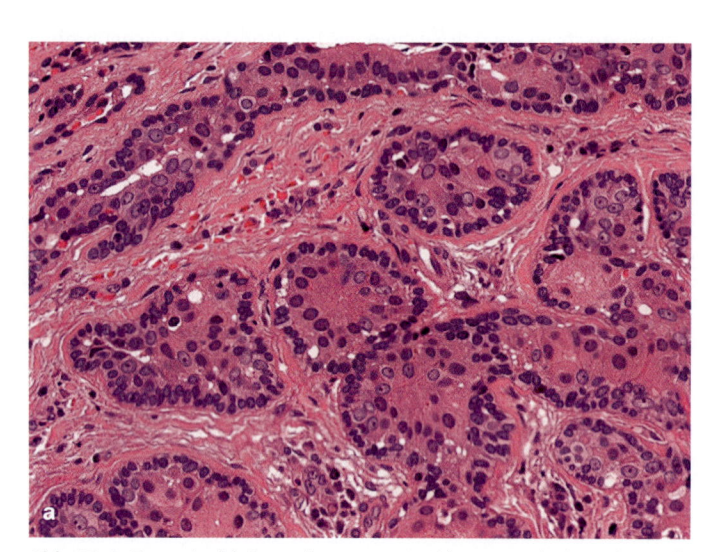

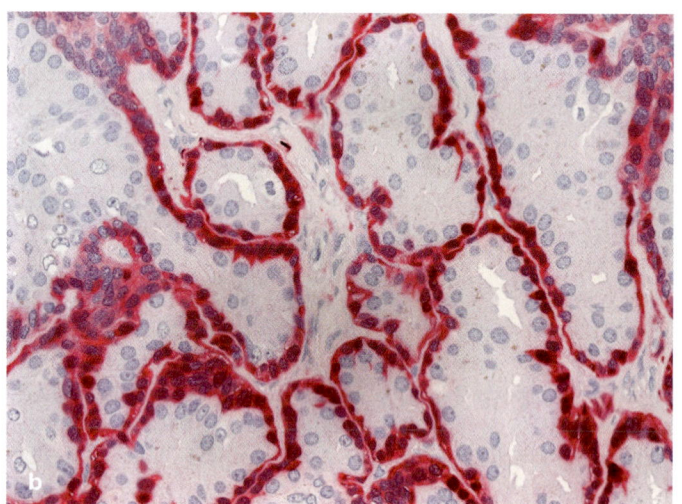

Abb. 12.4 Zeruminaldrüsenadenom. a HE-Färbung zeigt biphasischen Aufbau der Drüsen (x100). **b** Protein S100-Immunhistochemie markiert die basalen Myoepithelien um die Drüsen (x200). [R398]

ein seltener, den gastrointestinalen Karzinoidtumoren morphologisch ähnlicher Tumor (> Abb. 12.3). Im Gegensatz zu gastrointestinalen und bronchopulmonalen Karzinoiden sind die des Mittelohrs jedoch in der Regel gutartig, mit niedriger Rezidivrate (4–13 %) und, extrem selten, Metastasierung.

Die sich von den Zeruminaldrüsen des Mittelohrs ableitenden Tumoren sind selten. Die aktuelle Nomenklatur gutartiger Läsionen unterscheidet Zeruminaldrüsenadenome (> Abb. 12.4), pleomorphe Adenome der Zeruminaldrüsen und das Syringocystadenoma papilliferum. Die meisten Läsionen treten bei Männern und Frauen etwa gleich auf, mit einem Altersgipfel im 6. Lebensjahrzent. Rezidive sind selten und meistens Ausdruck einer inkompletten Entfernung. Die maligne Kategorie umfasst zeruminale Adenokarzinome, adenoidzystische Karzinome und seltener auch Mukoepidermoidkarzinome.

Schädigung des Innenohrs

Erkrankungen des Innenohrs sind meistens Folge einer medikamentös-toxischen, infektiösen, traumatischen oder idiopathischen Ätiologie. All diese Faktoren führen schließlich zu Hör- und Gleichgewichtsstörungen. Zu den verursachenden Medikamenten zählen u. a. Aminoglykosid-Antibiotika, Chinin und Zytostatika.

Zu den **Infektionen** des Innenohrs zählen Viren (Zytomegalie-, Masern-, Mumps-, Röteln- und Herpesviren) und Bakterien. Die Viren erreichen das Innenohr entweder hämatogen, entlang des 7. und 8. Hirnnervs oder durch das Mittelohr. Die bakterielle Otitis interna tritt meist als Komplikation einer Otitis media auf, durch Übergreifen einer Osteomyelitis oder entlang von Nerven und Gefäßen.

Häufige Ursachen einer **traumatischen** Schädigung des Innenohrs sind Frakturen des Os temporale, Schallbelastungen (Explosionen), intensive Lärmbelastung (z. B. Motorlärm u. Ä.) und Barotraumata (in Flugzeugen, Tauchen etc.).

12.3.4 Morbus Menière

Beim Morbus Menière liegen episodenartige Gleichgewichtsstörungen vor, assoziiert mit Gehörverlust und Tinnitus. Ursächlich wird eine subklinisch verlaufene virale Labyrinthitis vermutet.

12.3.5 Tinnitus

Ein Tinnitus entspricht einer subjektiven Geräuschwahrnehmung ohne akustischen Reiz und variiert sowohl in seiner Qualität (pfeifend, zischend, summend, klingelnd oder rauschend) als auch in seiner Dauer (permanent oder temporär). Er entsteht in erster Linie durch eine fehlgesteuerte Nervenaktivität in auditorischen oder anderen Teilen des Gehirns.

KAPITEL 13

A. Perren, E. Hewer

Hypophyse

13.1	Normale Struktur und Funktion 305	13.2.2	Hypopituitarismus 310
13.1.1	Aufbau, Funktion und Steuerung der Hypophyse .. 305		
13.1.2	Physiopathologie neuroendokriner Regelkreise ... 306	13.3	Neurohypophyse (Hypophysenhinterlappen) . 310
		13.3.1	Diabetes insipidus und Syndrom der inadäquaten
13.2	Adenohypophyse (Hypophysenvorderlappen) 307		ADH-Sekretion (SIADH) 310
13.2.1	Hyperpituitarismus 307		

Zur Orientierung

Jeder multizelluläre Organismus braucht für die Steuerung seiner Entwicklung und seiner Aktivitäten eine gut funktionierende interzelluläre Kommunikation. Das neuroendokrine System des Organismus (Nervensystem und neuroendokrines System) spielt – zusammen mit dem Immunsystem – eine wichtige Rolle bei der interzellulären Kommunikation. Mithilfe chemischer Signalstoffe reguliert es sämtliche Zell- und Organsysteme. Im engen Sinn umfasst das neuroendokrine System die eigentlichen **endokrinen Drüsen** sowie das **disseminierte neuroendokrine System.**

Aufgrund der umfassenden Effekte chemischer Botenstoffe und ihrer gegenseitigen Beeinflussung innerhalb zusammenhängender Regelkreise führen Störungen des neuroendokrinen Systems zu außerordentlich tiefgreifenden und komplexen Syndromen.

Hypophysäre Funktionsstörungen führen durch Über- oder Untersekretion hypophysärer Hormone zu einem weiten Spektrum endokrinologischer Erkrankungen.

Die wichtigste Erkrankungsgruppe sind Tumoren der Adenohypophyse. Sie machen 10–16 % aller operierten intrakranialen Tumoren aus. Ungefähr 60 % dieser Tumoren führen durch inadäquate Hormonsekretion zu klinischen Syndromen wie Galaktorrhö bei Hyperprolaktinämie, Akromegalie bei Übersekretion von Wachstumshormon bzw. Morbus Cushing bei ACTH-Hypersekretion. Infolge Verdrängung des angrenzenden Hypophysenparenchyms durch den Tumor können die genannten Syndrome mit Unterfunktionen anderer normalerweise durch die Hypophyse sezernierten Hormone kombiniert sein.

Erkrankungen der Neurohypophyse sind selten. Eine herabgesetzte Sekretion des antidiuretischen Hormons (ADH) führt zum neurohypophysären **Diabetes insipidus,** eine erhöhte Freisetzung zum **SIAD** („syndrome of inappropriate antidiuresis"; Schwartz-Bartter-Syndrom).

Funktionelle Tumoren werden anhand der Symptomatik, der Hormonwerte im Serum und funktioneller Tests diagnostiziert. Für nichtfunktionelle Tumoren sind bildgebende Untersuchungen wie CT und MRT entscheidend. Die Hormonproduktion operierter Tumoren kann durch histologische Untersuchungen präzise definiert werden.

13.1 Normale Struktur und Funktion

13.1.1 Aufbau, Funktion und Steuerung der Hypophyse

Kein anderes Organ des menschlichen Körpers ist so klein und dennoch so bedeutsam und vielfältig in seiner Funktion wie die Hypophyse. Das Organ wiegt zwischen 400 und 600 mg, sein größter Durchmesser beträgt 10–15 mm. Es liegt im Os sphenoidale in der Sella turcica und ist von Dura mater umgeben, die auch das Dach der Sella turcica bildet. Aufgrund der direkten Nachbarschaft zum Chiasma opticum und zu den Hirnnerven III, IV, V und VI können Raumforderungen der Hypophyse entsprechende Ausfälle hervorrufen.

Hypophysenanteile Die Hypophyse besteht aus zwei Anteilen, die sich entsprechend ihrer unterschiedlichen ontogenetischen Herkunft und Funktion deutlich unterscheiden:
- Die **Adenohypophyse** (Hypophysenvorderlappen) nimmt etwa 80 % der Hypophyse ein und leitet sich aus dem Ektoderm der

Rathke-Tasche ab. Sie besteht mit ihrer Pars tuberalis (an der Vorderseite des Hypophysenstiels) aus Strängen epithelialer Zellen, die durch ein reiches fibrovaskuläres Netz versorgt werden. In den epithelialen Zellen werden Gonadotropine (FSH und LH), Wachstumshormon (GH), Thyreotropin (TSH), Prolaktin (PRL) und Kortikotropin (ACTH) produziert. Elektronenmikroskopische und immunhistochemische Analysen ergaben, dass jedes Hormon durch **einen** Zelltyp synthetisiert und sezerniert wird. Ausnahmen bilden die Gonadotropine (FSH und LH), unter gewissen Bedingungen (hypothalamische Stimulation oder Tumoren) auch Wachstumshormon und Prolaktin, die durch dieselbe Zelle synthetisiert werden können.

- Die **Neurohypophyse** (Hypophysenhinterlappen) ist eine Ausstülpung des Hypothalamus und besteht aus unmyelinisierten Nerven und gliaartigen Pituizyten.

Hypothalamo-hypophysäre Verbindungen und Steuerung der Hormonsekretion Der bei Weitem überwiegende Anteil des Bluts erreicht die Hypophyse indirekt über ein kapilläres **Portalsystem**. Aus der A. carotis interna entspringend, penetrieren die oberen hypophysären Arterien in das Infundibulum des Hypothalamus und bilden die langen Portalgefäße, die via Hypophysenstiel die Adenohypophyse erreichen. Sie führen 70–90 % des Bluts. Die unteren hypophysären Arterien entspringen ebenfalls der A. carotis interna, penetrieren in den distalen Abschnitt des Hypophysenstiels sowie in die Neurohypophyse und bilden die kurzen Portalgefäße, die 10–30 % des Bluts führen. Die Hypophyse wird nur zu einem kleinen Teil direkt aus den Seitenästen der A. carotis interna mit Blut versorgt.

Entscheidend für die **Funktion** beider Anteile der Hypophyse ist der Hypothalamus:

- **Adenohypophyse:** Steuerung via neurovaskuläre Verbindung (> Abb. 13.1). Hypothalamische Neurone enden an den hypophysären Portalgefäßen und sezernieren dort Releasing-Hormone, die zur Adenohypophyse transportiert werden, um dort die Steuerung der Hormonsekretion der Adenohypophyse zu übernehmen.
- **Neurohypophyse:** Neurosekretion. Die Hormone (antidiuretisches Hormon [ADH] und Oxytocin) werden von Neuronen in den Nuclei supraopticus und paraventricularis im Hypothalamus synthetisiert und darauf in Neurosekretgranula in den Axonen der Neuronen vom Hypothalamus in die Neurohypophyse transportiert und dort bis zu ihrer regulierten Sekretion gelagert. Sezerniert werden sie von den Axonenden direkt in Blutkapillaren (Neurosekretion). ADH greift in den Wasserstoffwechsel ein, Oxytocin ist an der Milchejektion der Mamma bei der Laktation beteiligt.

13.1.2 Physiopathologie neuroendokriner Regelkreise

Die Adenohypophyse ist ein wichtiges Element neuroendokriner Regelkreise. Die Auswirkungen von Unter- oder Überfunktionen neuroendokriner Organe sind in > Abb. 13.2 schematisch dargestellt und werden nachfolgend kurz beschrieben.

Unterfunktion

Genetisch bedingte enzymatische **Defekte der Hormonbiosynthese** führen zur herabgesetzten Hormonsekretion und damit zur Unterfunktion der betreffenden Zielzelle bzw. Zieldrüse. Innerhalb eines Feedback-Systems ergibt sich daraus eine verminderte Hemmung der Sekretion des Hormons, das die Zielzelle bzw. Zieldrüse stimuliert. Die durch diese verminderte Hemmung verstärkte Stimulation führt zur Hyperplasie der durch den genetischen Defekt betroffenen Drüse. Eine Unterfunktion kann auch durch eine **Agenesie** oder **Aplasie** einer Drüse bedingt sein oder aus einer entzündlichen, immunolo-

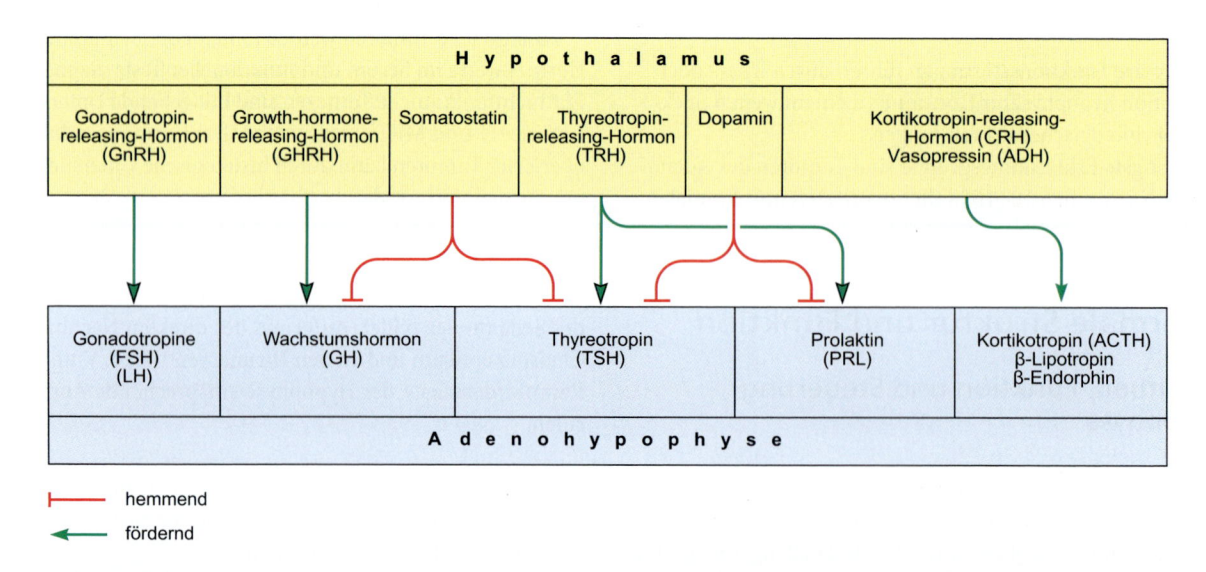

Abb. 13.1 Neurovaskuläre Steuerung der Synthese und Sekretion von Hormonen der Adenohypophyse durch hypothalamische Hormone. Gesteuert wird der Hypothalamus über eine Feedback-Hemmung durch Hormone der Zielorgane sowie durch Zentren des ZNS. [L106]

Abb. 13.2 Möglicher Regelkreis mit Feedback-Hemmung der stimulierenden Drüse(n) durch die Hormone der Zieldrüse (stark vereinfacht). Hy = Hypothalamus; H = Hypophyse (stimulierende Drüsen); A = Zieldrüse, z. B. Schilddrüse oder Nebennierenrinde; Z = Zielorgane der Hormone der Drüse A. 1 = Normale Homöostase. 2 = Tumor der Hypophyse (Knoten). Verstärkte Stimulation der Zieldrüse durch inadäquat erhöhte Hormonsekretion des Tumors, dadurch inadäquat erhöhte Hormonsekretion der Zieldrüse. Der negative Feedback-Mechanismus hemmt die Hormonsekretion des Hypophysentumors ungenügend (z. B. durch Mangel an Rezeptoren der Tumorzellen). 3 = Inadäquat erniedrigte Hormonproduktion der Zieldrüse wegen Aplasie, enzymatischem Defekt der Hormonsynthese, Zerstörung durch Entzündung oder Tumor. Infolge der ungenügenden Feedback-Hemmung inadäquat hohe Hormonsekretion der stimulierenden Drüsen. 4 = Zerstörung der Hypophyse durch einen Tumor oder eine Entzündung. Ungenügende Stimulation, dadurch ungenügende Hormonproduktion der Zieldrüse sowie ungenügende Hemmung des Hypothalamus durch Hormone der Zieldrüse. Verstärkte (erfolglose) Stimulation der Hypophyse durch den Hypothalamus. 5 = Tumor der Zieldrüse (Knoten) mit inadäquat erhöhter Hormonproduktion. Die inadäquat erhöhte Feedback-Hemmung auf Hypothalamus und Hypophyse führt zu deren verminderter Hormonproduktion. Die Bestimmung der Serumkonzentration der Hormone von Hypophyse bzw. Zieldrüse erlaubt oft die Lokalisierung der Ursache eines hormonal induzierten Syndroms (vgl. Text). [L106]

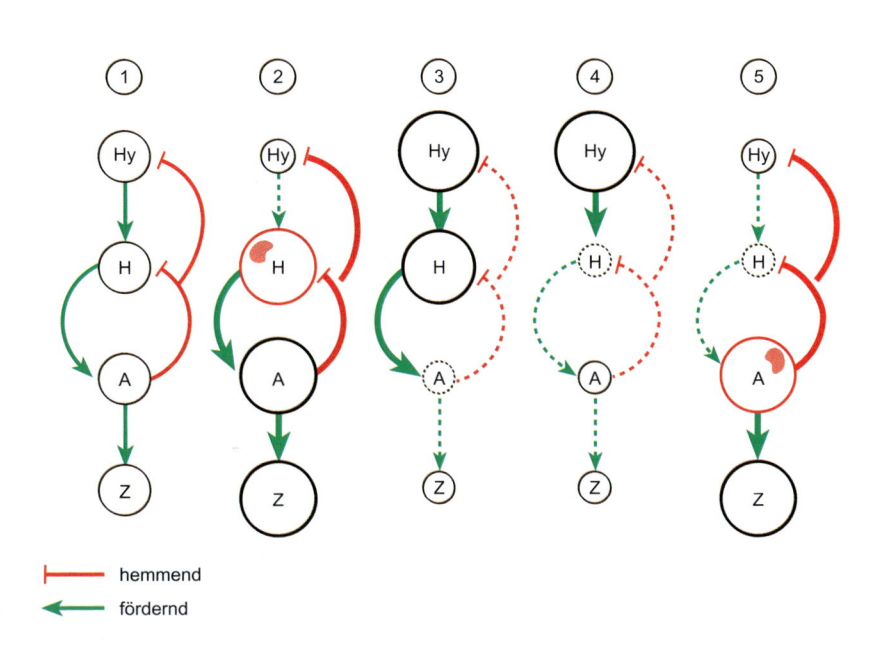

gischen oder tumorösen **Destruktion** einer endokrinen Drüse oder aus dem Fehlen von **Rezeptoren** für das stimulierende Hormon resultieren. Die Unterfunktion einer Drüse, die trophische Hormone sezerniert, führt zu Unterfunktion, Atrophie bzw. zum reduzierten Wachstum des Zielorgans (> Abb. 13.3).

Überfunktion

Eine Überfunktion kann aus einer partiellen oder weitgehenden Autonomie einer Läsion – vor allem eines Tumors einer Zieldrüse oder aus deren erhöhter Stimulation – entstehen. Die erhöhte, partiell **autonome Sekretion von Hormonen** durch die Zieldrüse hemmt die Sekretion des trophischen Hormons der vorgeschalteten Drüse. Die Serumkonzentration des Hormons der Zielzelle ist dabei erhöht, diejenige des Hormons der vorgeschalteten Drüse hingegen erniedrigt. Bei gesteigerter Stimulation durch die vorgeschaltete Drüse sind hingegen die Serumkonzentrationen sowohl des trophischen als auch des Hormons der Zieldrüse erhöht. Die Bestimmung der Serumkonzentration verschiedener Hormone eines bekannten Regelkreises erlaubt demnach oft die Lokalisierung der Störung der Hormonsekretion. Geeignete Stimulationstests tragen dazu bei, primäre Erkrankungen von Zielorganen (Schilddrüse, Nebennierenrinde, Gonaden) vom sekundären Ausfall von Hormonen der Zielorgane infolge eines Hypopituitarismus (> Kap. 13.2.2) zu differenzieren.

13.2 Adenohypophyse (Hypophysenvorderlappen)

13.2.1 Hyperpituitarismus

Definition Der Hyperpituitarismus umfasst Syndrome, die auf der inadäquat erhöhten Sekretion eines oder mehrerer Hormone der Adenohypophyse beruhen: Prolaktin (PRL), Wachstumshormon (GH), Kortikotropin (ACTH) und Gonadotropine (FSH, LH). Oft ist der zirkadiane Sekretionsrhythmus aufgehoben.

Ätiologie und Pathogenese

Meist sind gutartige hormonproduzierende neuroendokrine Tumoren (NET) der Hypophyse – im klinischen Sprachgebrauch traditionell auch als Hypophysen-„Adenome" bezeichnet – die Ursache. Karzinome der Hypophyse sind eine Rarität. NET der Hypophyse machen 10–16 % aller operierten intrakraniellen Tumoren aus. Selten ist ein Hyperpituitarismus durch hypothalamische Steuerungsdefekte bedingt (Ausnahme: CRH). Der Verlust der hormonalen Feedback-Hemmung aufgrund des funktionellen Ausfalls einer Zieldrüse (z. B. Schilddrüse, Nebennierenrinde) kann zur erhöhten Sekretion des entsprechenden trophischen Hormons (z. B. TSH oder ACTH) führen (> Abb. 13.3).

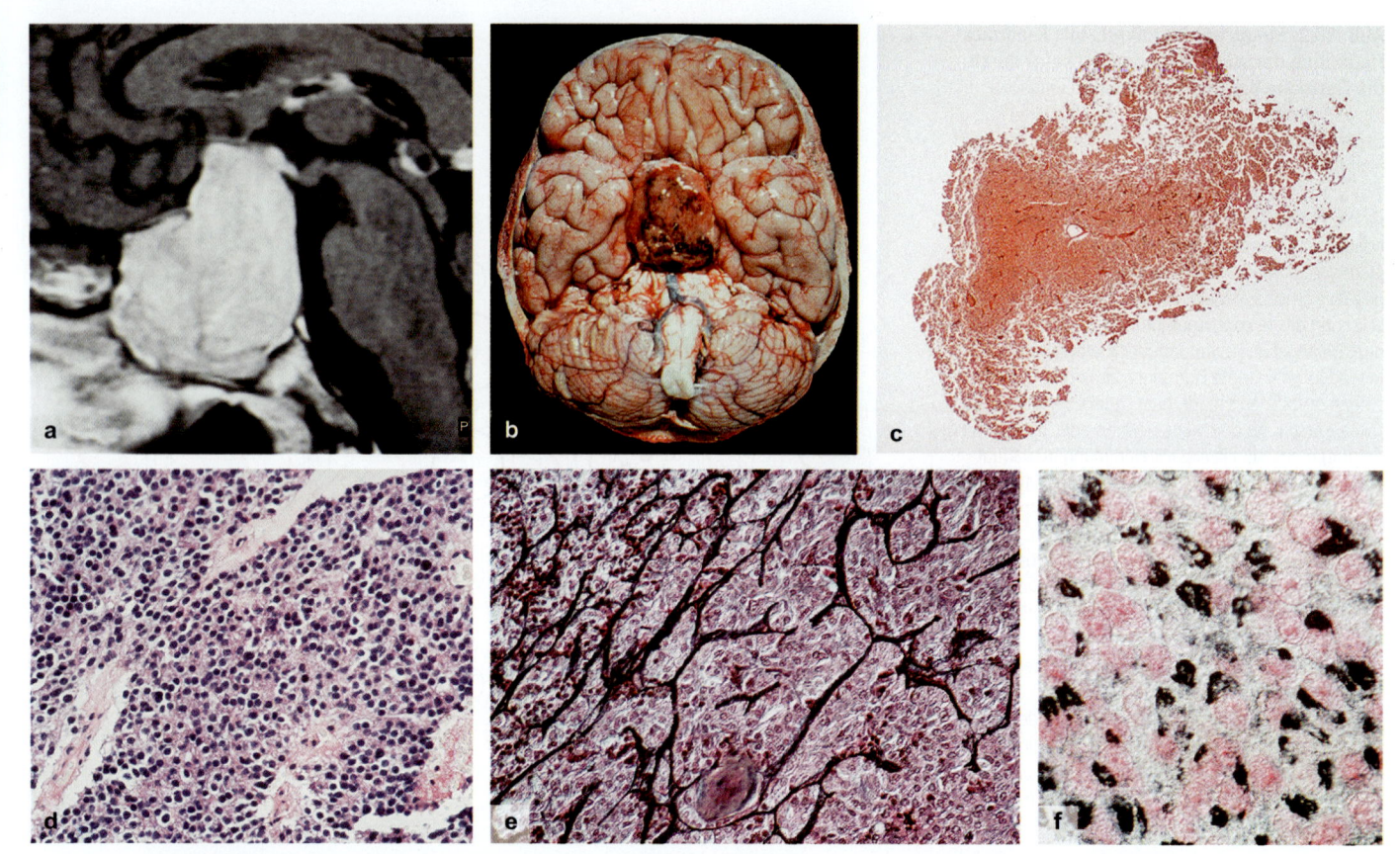

Abb. 13.3 Hypophysentumoren. a, b Sehr großes hormoninaktives **Hypophysenadenom** in der seitlichen MRT (a, Bild: G. Spinas, Zürich) und makropathologisch (b). Der Tumor kann die Hirnbasis infiltrieren (a) oder z. B. zur Zerstörung des Chiasma opticum führen und den Hypothalamus infiltrieren (b). **c–f Prolaktinom** der Hypophyse. **c** Histologische Übersicht. Das zentral gelegene Tumorgewebe erscheint kompakt. Immunhistochemische Darstellung des Prolaktins (braunes Reaktionsprodukt), Vergr. 4-fach. **d** Solider, kleinzelliger, monomorpher Tumor. HE, Vergr. 100-fach. **e** Das Tumorgewebe wächst in unregelmäßigen, teils breiten Zellsträngen. Dadurch wird das Retikulinfasernetz im Vergleich zum normalen Parenchym rarefiziert (rechts unten). Versilberung nach Gomori, Vergr. 40-fach. **f** Der Tumor besteht nur aus Prolaktin produzierenden Zellen. Immunhistochemische Darstellung des Prolaktins im Zytoplasma der Tumorzellen (schwarz). Zellkerne rosa, Restzytoplasma grau. Vergr. 1000-fach. [R398]

Morphologie

Die **NET** können sehr klein sein. Bei einem Durchmesser von weniger als 10 mm werden sie als **Mikroadenome** bezeichnet. Größere Tumoren können die Sella erweitern, den Processus clinoideus arrodieren, das Diaphragma sellae durchstoßen, in den Subarachnoidalraum eindringen und das Chiasma opticum oder die Sehnerven komprimieren. Dadurch können, zusätzlich zum hormonalen Syndrom, lokale Symptome entstehen (s. u.). NET der Hypophyse können gelegentlich auch aggressiv wachsen und das Os sphenoidale, den Sinus cavernosus, den Sinus sphenoidalis oder den Hypothalamus infiltrieren (invasives Wachstum; ➤ Abb. 13.3b).

Die Schnittfläche der Tumoren ist meist braunrot. Sie sind weich und vom normalen Hypophysengewebe **makroskopisch** gut abgrenzbar, obwohl eine Kapsel oft fehlt oder unvollständig ist. Bei großen Tumoren treten häufig ischämische Nekrosen oder als deren Folge Pseudozysten sowie Blutungen auf. Eine ausgedehnte Nekrose führt zum Bild der sog. Hypophysenapoplexie. Das Restparenchym kann – abhängig von der Größe des Adenoms – gut erhalten oder weitgehend verdrängt sein.

Mikroskopisch ist die Differenzierung zwischen normalem und hyperplastischem Gewebe nicht immer einfach. In dieser Situation leistet eine Silberfaserfärbung wertvolle Dienste, weil sie die Struktur des erhaltenen Parenchymgerüsts bzw. dessen Zerstörung gut erfasst (➤ Abb. 13.3e). Mit der HE-Färbung kann man die verschiedenen Typen von NET nicht sicher unterscheiden. Erst die immunhistochemischen Untersuchungen führen zur genauen Diagnose (➤ Abb. 13.2).

Klassifikation

Die aktuelle Klassifikation der Hypophysenadenome basiert in erster Linie auf der Differenzierung der Tumorzellen, die im Allgemeinen gut mit dem klinischen Krankheitsbild und den Hormonwerten im Blut korreliert (➤ Tab. 13.1). Die in der Tabelle aufgeführten Häufigkeiten beziehen sich auf operierte NET. Die häufigsten symptomatischen NET sind laktotrophe NET, die zu einer Hyperprolaktinämie führen; diese sprechen im Allgemeinen aber gut auf eine medikamentöse Therapie an und werden daher oft nicht operiert. Andererseits lassen sich bei bis zu 20 % der Bevölkerung bildgebend kleine, funktionell inaktive NET nachweisen. Autopsiestudien zeigen, dass es sich bei diesen Zufallsbefunden meist um gonadotrophe NET handelt.

Tab. 13.1 Klassifikation und Häufigkeitsverteilung von NET der Hypophyse

Gonadotrophe NET *Klinisch typischerweise inaktiv, immunhistochemisch Produktion von FSH und/oder LH*	50 %
Laktotrophe NET (Prolaktinome) *Produktion von Prolaktin*	15 %
Somatotrophe NET *Produktion von Wachstumshormon*	15 %
Kortikotrophe NET *Produktion von ACTH*	10 %
Thyreotrophe NET *Produktion von TSH*	1 %
Plurihormonale NET und andere seltene Subtypen	ca. 10 %

Wie bei allen endokrinen Tumoren können jedoch die Hormone auch nur synthetisiert und nicht oder nur in sehr geringer Menge sezerniert werden, sodass eine hormonale Symptomatik fehlt. Prolaktinome vor allem junger Frauen sowie ACTH-produzierende Tumoren sind meist klein (sog. Mikroadenome), GH-produzierende und hormonal inaktive NET (➤ Abb. 13.3b), aber auch Prolaktinome bei Männern und älteren Patienten oft groß.

Molekularpathologie

Die Mehrzahl der hypophysären NET hat keine bekannten Driver-Mutationen. Gene, die für die Entstehung der seltenen familiären NET eine Rolle spielen (z. B. *MEN1* bei der multiplen endokrinen Neoplasie Typ 1), sind in sporadischen NET meistens nicht mutiert.

Klinische Relevanz Bei vielen Hypophysentumoren treten lokale Symptome kombiniert mit hormonal bedingten Symptomen auf. **Lokale Symptome** und Folgen finden sich bei großen Tumoren und umfassen:
- Funktionsverlust des Hypophysen-Restparenchyms wegen tumorbedingter Kompression.
- Sehstörungen infolge Drucks des Tumors auf das Chiasma opticum bzw. die Sehnerven mit Entwicklung einer bilateralen homonymen Hemianopsie.
- Röntgenologisch findet sich bei größeren Tumoren eine Erweiterung der Sella mit Arrosion des Processus clinoideus. Mit der CT oder MRT findet man auch Mikroadenome.
- Selten kann bei großer Ausdehnung des Tumors an der Hirnbasis der intrakranielle Druck erhöht sein. Dies kann Kopfschmerzen, Nausea und Erbrechen verursachen und zur Suche nach einem Hirntumor Anlass geben.

Endokrine Symptome: Der häufigste endokrin aktive Hypophysentumor ist das Prolaktinom. Die dadurch bedingte Übersekretion von **Prolaktin** führt bei der Frau zu Zyklusanomalien bis zur Amenorrhö, gelegentlich auch zu Galaktorrhö. Aufgrund der auffälligen Symptomatik werden Prolaktinome bei der Frau häufig bereits als Mikroadenome entdeckt. Da eine Hyperprolaktinämie auch sekundär durch Medikamente (Neuroleptika, Opioide, Östrogene, Verapamil etc) oder hypothalamische Läsionen (Zerstörung des Transportwegs des Dopamins durch Tumor, Blutung oder Trauma; ➤ Abb. 13.1) bedingt sein kann, ist für die Diagnose eines Prolaktinoms zusätzlich zur Hyperprolaktinämie der Nachweis eines Tumors in der Adenohypophyse Voraussetzung. Beim Mann sind es oft die lokalen Symptome, die auf ein großes Prolaktinom hinweisen, da die Symptome einer verminderten Libido, Impotenz oder Infertilität seltener auftreten oder spät bemerkt bzw. abgeklärt werden.

Das **Wachstumshormon** (GH) wirkt direkt oder über hepatische Wachstumsfaktoren, z. B. IGF-1 („insulin-like growth factor"), die u. a. das Knochenwachstum stimulieren. Dementsprechend führt eine GH-Überproduktion als Folge eines Adenoms beim Kind vor dem Schluss der Epiphysenfugen zum **Riesenwuchs.** Rasch auftretende Myo-, Neuro- und Arthropathien machen diese jungen Menschen frühzeitig zu Invaliden. Glücklicherweise tritt diese Erkrankung heute dank rechtzeitiger Diagnose und Exzision des Hypophysenadenoms nur noch selten in voller Ausprägung auf.

Beim erwachsenen Menschen führt eine Überproduktion von Wachstumshormonen (GH) schleichend, d. h. über Jahre oder Jahrzehnte, zu einer **Akromegalie.** Sie äußert sich in einem appositionellen Knochenwachstum an der Kortikalis und führt daher zur Vergrößerung und Protrusion der „Akren" wie Oberrand der Orbita, Ober- und Unterkiefer, kleine Knochen der Finger und Zehen. Die Zähne können infolge des Kieferwachstums weit auseinanderstehen. Die Gesichtszüge wirken grob und plump, gleichfalls Hände und Füße. Vergrößert sind auch Lippen und Zunge. Als Folge der lang dauernden GH-Überproduktion können sich eine Glukoseintoleranz, eine arterielle Hypertonie und Kolonpolypen entwickeln. Da wachstumshormonproduzierende Hypophysenadenome aufgrund der langsamen und lang dauernden Entwicklung oft groß sind, treten häufig zusätzliche lokale Symptome auf (s. o.). Selten kann eine Akromegalie durch einen GHRH-sezernierenden endokrinen Tumor des Pankreas oder Magen-Darm-Trakts hervorgerufen werden (sog. ektopische, paraneoplastische Hormonbildung und -sekretion).

Die Überproduktion von **ACTH** (meist infolge von Mikroadenomen) verursacht eine Stimulation der Kortikoidsekretion durch die Nebennierenrinde und damit einen **Morbus Cushing.** Die hypophysär bedingte Cushing-Krankheit macht ca. 70 % der Erkrankungen aus, seltener sind Nebennierenrindentumoren Ursache eines Cushing-Syndroms (➤ Kap. 16.1.10) und sehr selten ACTH- oder CRH-sezernierende Tumoren des Bronchus (vor allem kleinzelliges Bronchuskarzinom) oder des Pankreas (sog. paraneoplastisches Cushing-Syndrom).

Wichtig ist, dass durch therapeutisch verabreichte Glukokortikoide ein sog. **iatrogenes Cushing-Syndrom** verursacht wird. Im Gegensatz zum hypophysären Morbus Cushing treten die Symptome beim iatrogenen oder paraneoplastischen Cushing-Syndrom meist rasch auf.

Bei Kompression des Restparenchyms der Hypophyse oder des Hypophysenstiels durch ein hormonaktives Adenom kann die Kombination eines endokrin aktiven Hypophysentumors und einer partiellen Hypophyseninsuffizienz (Hypopituitarismus) auftreten. Bei (oft großen) **sekretorisch inaktiven Tumoren** oder bei Sekretion von Hormonen ohne Bioaktivität klinischer Relevanz kann ein Hypopituitarismus das Leitsymptom darstellen.

13.2.2 Hypopituitarismus

Definition und Epidemiologie Die Unterfunktion der Adenohypophyse beruht auf einer inadäquat niedrigen Sekretion eines bzw. mehrerer (**partieller Hypopituitarismus**) bzw. aller Hypophysenhormone (**Panhypopituitarismus**). Diese Krankheiten sind selten.

Ätiologie und Pathogenese

Es müssen mindestens 80 % der Zellen der Adenohypophyse funktionell ausfallen, bis klinische Symptome auftreten. Zumeist fallen zuerst die Gonadotropine, dann das Wachstumshormon, TSH, ACTH und zuletzt Prolaktin aus. Bei ausgedehnter Zerstörung der Hypophyse kann auch die Neurohypophyse betroffen sein. Dabei entsteht das klinische Bild des Diabetes insipidus (➤ Kap. 13.3.1).

Tumoren Etwa 90 % aller Fälle von Panhypopituitarismus sind durch Tumoren bedingt, die den Hypophysenstiel komprimieren oder das Hypophysenparenchym zerstören. Hypophysenadenome ohne klinische Übersekretion („**Null-Adenome**") sind die häufigste Ursache. Tumormetastasen in der Hypophyse sind selten.

Hypophysennekrose Beim Sheehan-Syndrom oder der Post-partum-Nekrose der Hypophyse erhöht sich das Gewicht der Adenohypophyse auf 1–1,2 g, vor allem aufgrund einer Hyperplasie der Prolaktin produzierenden Zellen während der Schwangerschaft. Das Organ ist möglicherweise aus diesem Grund empfindlicher für Durchblutungsstörungen. Zu einer Hypophysennekrose kann es außerdem bei Diabetes mellitus, Kreislaufstillstand, erhöhtem Hirndruck, massivem Volumenverlust, Schock und disseminierter intravasaler Gerinnung kommen.

Hypophysenatrophie Das Syndrom der „leeren Sella" ist selten. Meist besteht ein Defekt des Diaphragma sellae mit Herniation der Arachnoidea in die Sella. Der Druck des Liquors führt zur Atrophie der Hypophyse. Weitere Ursachen sind die Nekrose der Hypophyse bzw. eines Hypophysenadenoms oder die iatrogene chirurgische oder radiologische Zerstörung der Drüse. Die Sella kann erweitert sein.

Andere Ursachen Diese Ursachen sind zusammen für weniger als 10 % der Hypopituarismus-Fälle verantwortlich. Eine ungenügende arterielle Blutversorgung, Thrombosen des Sinus cavernosus, Entzündungen, Stoffwechselerkrankungen (Hämochromatose), iatrogene Maßnahmen oder genetische Störungen (Mutationen) können zum Hypopituitarismus führen. Läsionen des Hypothalamus (die hypothalamischen Läsionen umfassen im Wesentlichen das Kraniopharyngeom, Gliome, Keimzelltumoren und die Langerhans-Zell-Histiozytose, ➤ Kap. 8) können die neurovaskuläre hypothalamisch-hypophysäre Achse und/oder die Axone der Neurohypophyse zerstören und dadurch einen Ausfall der hypothalamischen Steuerung bzw. der Sekretion bewirken. Dieser Mechanismus ist meist für einen partiellen Hypopituitarismus verantwortlich. Dabei tritt ein isolierter Ausfall des Wachstumshormons, seltener von Gonadotropinen, ACTH oder TSH auf.

Morphologie

Tumoren Histologisch findet man in den Adenomen trotz fehlender endokriner Symptome ziemlich häufig die (hormonspezifischen) β-Ketten von FSH und/oder LH in der Immunhistochemie. Noch häufiger ist der Nachweis der (nicht hormonspezifischen) α-Kette von Glykoproteinhormonen.

Hypophysennekrose Histologisch besteht eine Nekrose, später eine Fibrose. Der vernarbte kleine Rest der Adenohypophyse kann zum Bild der „leeren Sella" führen. Die Neurohypophyse bleibt bei Hypophysennekrosen oft unbeteiligt.

Molekularpathologie

Zahlreiche Mutationen (Deletionen, Punktmutationen) führen zum isolierten Ausfall einzelner Hormone mit entsprechend verminderter Stimulation der peripheren Drüse, z. B. Ausfall von TSH (Mutation auf Chromosom 1q22), LH (19q13.32) oder FSH (11p13). Auch Rezeptoren für hypothalamische Hormone können inaktiviert sein, z. B. GnRH-R (4q21.2) und GHRH-R (7p15-p14).

Schließlich sind endokrine Syndrome durch Deletionen, Punktmutationen oder Translokationen verursacht:
- Hypogonadotroper Hypogonadismus
- Kallmann-Syndrom: Xp22.3
- Prader-Labhard-Willi-Syndrom: 15q11

Klinische Relevanz Der Ausfall der Hormone des Hypophysenvorderlappens kann zum sekundären (hypogonadotropen) Hypogonadismus (Ausfall von FSH, LH), zur sekundären Hypothyreose (Ausfall von TSH; ➤ Kap. 14.5.1) oder zu einer sekundären Nebennierenrindeninsuffizienz (Ausfall von ACTH) führen (➤ Kap. 16.1.11). Ein Ausfall des Wachstumshormons wirkt sich besonders beim Kind aus: Es kommt zum hypophysären Kleinwuchs, der gelegentlich mit einem Hypogonadismus einhergeht. Im Erwachsenenalter manifestiert sich ein Ausfall des Wachstumshormons als Hypoglykämie und Umverteilung des Fettgewebes im Körper.

13.3 Neurohypophyse (Hypophysenhinterlappen)

13.3.1 Diabetes insipidus und Syndrom der inadäquaten ADH-Sekretion (SIADH)

Definition Erkrankungen der Neurohypophyse führen zu einer inadäquat reduzierten bzw. erhöhten Sekretion des **antidiuretischen Hormons** (ADH), bezogen auf die Osmolalität der Extrazellularflüssigkeit. Eine herabgesetzte Sekretion von ADH führt zum neurohypophysären **Diabetes insipidus,** eine erhöhte Freisetzung zum **SIADH** („syndrome of inappropriate antidiuresis [hormone]", Schwartz-Bartter-Syndrom). Die Krankheiten sind selten. Krankheiten, die auf Störungen der Sekretion von **Oxytocin** beruhen, sind nicht bekannt.

Ätiologie und Pathogenese

Funktionsstörungen der Neurohypophyse können auf einen Defekt der Osmorezeptoren im Hypothalamus (Nuclei supraopticus und paraventricularis), auf eine Zerstörung des Hypophysenstiels bzw. der Neurohypophyse oder auf Keimbahnmutationen (s. u.) zurückgeführt werden.

Ursachen des neurohypophysären **Diabetes insipidus** sind Tumoren und Entzündungen des Hypothalamus und der Hypophyse, die eine der vorgenannten Strukturen infiltrieren bzw. zerstören können, z. B. supraselläre Tumoren, das Kraniopharyngeom (> Kap. 8.10.11), Metastasen, Abszesse, Meningitiden, eine Hypophysennekrose, eine Langerhans-Zell-Histiozytose (> Kap. 41.7.6), chirurgische oder radiologische Schäden der Hypophyse, schwere Schädel-Hirn-Traumen und andere, nicht geklärte Ursachen.

Die Ursachen des **SIADH** sind außerordentlich vielfältig. Am häufigsten ist die paraneoplastische Sekretion von ADH, vor allem durch kleinzellige Bronchuskarzinome, weniger häufig durch Tumoren des Thymus und des Pankreas oder maligne Lymphome. Seltener tritt das Syndrom auch bei Hirndruck oder Enzephalitiden auf. Die zugrunde liegenden Mechanismen sind nicht geklärt. Bei Lungenerkrankungen wie Pneumonie oder Tuberkulose wird als Ursache des SIADH eine gesteigerte ADH-Sekretion infolge einer Stimulation von Barorezeptoren vermutet.

Morphologie

Die Morphologie der erwähnten Krankheiten ist in den entsprechenden Kapiteln abgehandelt.

Molekularpathologie

Der **hereditäre neurohypophysäre Diabetes insipidus** ist durch eine Punktmutation am Locus 20p12.21 bedingt, die eine abnorme Struktur von ADH/Neurophysin II verursacht. Der Erbgang ist autosomal-dominant. Der **renale Diabetes insipidus** beruht auf einer Punktmutation im Gen des Vasopressin-V2-Rezeptors (Xq27 – q28) oder des Wasserkanalgens Aquaporin 2 (12q13) mit X-chromosomalem bzw. autosomal-rezessivem Erbgang. Die Inaktivierung der V2-Rezeptoren bzw. des Aquaporins 2, die in der apikalen Membran von Zellen des distalen Tubulus bzw. des Sammelrohrs lokalisiert sind, führt zur Unfähigkeit der Niere, den Urin zu konzentrieren.

Klinische Relevanz Die wichtigste physiologische Wirkung von **ADH** besteht in der Wasserresorption durch den distalen Nierentubulus und die Sammelrohre. Die ungenügende (fehlende) ADH-Sekretion äußert sich als **Diabetes insipidus** mit Polyurie (hypoosmolarer Urin: abnorm niedrige Natriumkonzentration), Hyperosmolalität des Plasmas und der Extrazellularflüssigkeit mit Hypernatriämie und Polydipsie. Folgen sind zelluläre und extrazelluläre Dehydratation – vor allem bei Kindern – mit Lethargie und Bewusstseinstrübung bis zum Koma.

Das **SIADH** führt im Gegensatz zum Diabetes insipidus infolge inadäquat gesteigerter ADH-Sekretion zur Retention von Wasser und damit zur Hypoosmolalität der Extrazellularflüssigkeit mit Hyponatriämie. Der Urin ist hyperosmolar, die Natriumkonzentration im Urin abnorm erhöht. Es besteht eine Normovolämie. Außerdem treten zentrale neurologische Symptome auf, die auf ein Hirnödem, das mit dem Ausmaß der Hypoosmolalität parallel verläuft, zurückzuführen sind.

KAPITEL 14

A. Perren, S. Theurer

Schilddrüse

14.1	Normale Struktur und Funktion	313	14.6	Solitärer Knoten der Schilddrüse 323
14.2	Kongenitale Anomalien	315	14.7	Tumoren der Schilddrüse 324
14.2.1	Allgemeines	315	14.7.1	Allgemeines 324
14.2.2	Agenesie/Aplasie	315	14.7.2	Gutartige Tumoren mit Follikelepithelzelldifferenzierung 326
14.2.3	Ductus-thyreoglossus-Zyste	315	14.7.3	Low-risk-Tumoren mit Follikelepithelzelldifferenzierung 327
14.2.4	Ektopie der Schilddrüse	315	14.7.4	Bösartige Tumoren mit Follikelepithelzelldifferenzierung 327
14.3	Struma	315	14.7.5	Tumoren mit C-Zell-Differenzierung 331
14.4	Thyreoiditis	316	14.7.6	Nichtepitheliale Tumoren 331
14.4.1	Subakute granulomatöse Thyreoiditis	316	14.7.7	Metastasen in der Schilddrüse 331
14.4.2	Autoimmunthyreoiditis Hashimoto	318		
14.4.3	Invasiv-sklerosierende Perithyreoiditis	319		
14.5	Funktionsstörungen	319		
14.5.1	Hypothyreose	319		
14.5.2	Hyperthyreose	320		

Zur Orientierung

Erkrankungen der Schilddrüse sind neben dem Diabetes mellitus die häufigsten **endokrinen Störungen** (Hypo- und Hyperthyreose). Die häufigste Neoplasie der Schilddrüse ist das **Adenom**. Die klinisch apparenten Malignome sind meist gut differenzierte Karzinome mit guter Prognose, die durch adäquate Operation, nachfolgende ablative Radiojodtherapie sowie suppressive Schilddrüsenhormonbehandlung fast immer geheilt werden können. Im Gegensatz dazu ist der Verlauf der High-grade-Schilddrüsenkarzinome weniger günstig. Undifferenzierte (anaplastische) Schilddrüsenkarzinome sind extrem aggressive Tumoren mit infauster Prognose.

Zur **Diagnostik** von Schilddrüsenknoten und -tumoren werden vor der Gewebshistologie die Bestimmung von Hormonen im Serum, Sonografie und die zytomorphologische Untersuchung durch Feinnadelpunktion gewonnener Zellen herangezogen.

14.1 Normale Struktur und Funktion

Die entodermale Schilddrüsenanlage entwickelt sich im späteren Zungengrundbereich am Foramen caecum. Sie wandert während der Embryonalentwicklung kaudalwärts (Deszensus) bis auf die Höhe des Schildknorpels, wo sie 2 Lappen ausbildet, die in der vorderen Mittellinie durch den sog. Isthmus verbunden bleiben. Auch kalzitoninproduzierende C-Zellen entstehen aus dem Entoderm (und nicht wie vermutet aus dem Neuroektoderm).

Das Gesamtgewicht der normalen adulten Drüse beträgt bei Frauen bis 18 g und bei Männern bis 25 g. Die unmittelbare Nachbarschaft zum N. laryngeus recurrens und den Nebenschilddrüsen kann bei Schilddrüsenoperationen zu entsprechenden Komplikationen (passagere und permanente Nervenlähmung und/oder Hypoparathyreoidismus) führen. Die Funktionseinheiten der Schilddrüse sind die durch kubische Epithelzellen ausgekleideten **Follikel**. Im Follikellumen befindet sich Kolloid mit dem Glykoprotein **Thyreoglobulin**, an das die Schilddrüsenhormone T_3 (**Trijodthyronin**) und T_4 (**Thyroxin**) gebunden sind. Die **C-Zellen** sind zwischen die Follikelepithelzellen eingestreut und nur bei immunzytochemischer Darstellung des Kalzitonins zu erkennen. Das Stroma der Drüse besteht aus schmalem, sehr dicht vaskularisiertem Bindegewebe zwischen den Follikeln sowie etwas breiteren Bindegewebesepten, die die Drüse in Läppchen unterteilen.

Die Hormonsynthese und -sekretion der Follikelepithelzellen unterliegen einer komplexen Steuerung (> Abb. 14.1). Im Serum sind T_3 und T_4 weitgehend (ca. 99 %) an das **thyroxinbindende Globulin** (TBG) gebunden; eine kleine Fraktion bindet an Präalbumin und Albumin. Der frei verfügbare Anteil der beiden Hormone ist dementsprechend gering (ca. 0,5 %). Die Serumkonzentration von TBG beeinflusst den Metabolismus – sie ist z. B. bei Schwangerschaft, Einnahme oraler Kontrazeptiva, Östrogen sowie Lebererkrankungen erhöht und bei Leberinsuffizienz, Nephropathien mit Proteinverlust und unter Steroidtherapie erniedrigt. T_3 wird von der Schilddrüse sezerniert, entsteht aber zusätzlich im Blut und in Zielzellen durch Dejodination aus T_4.

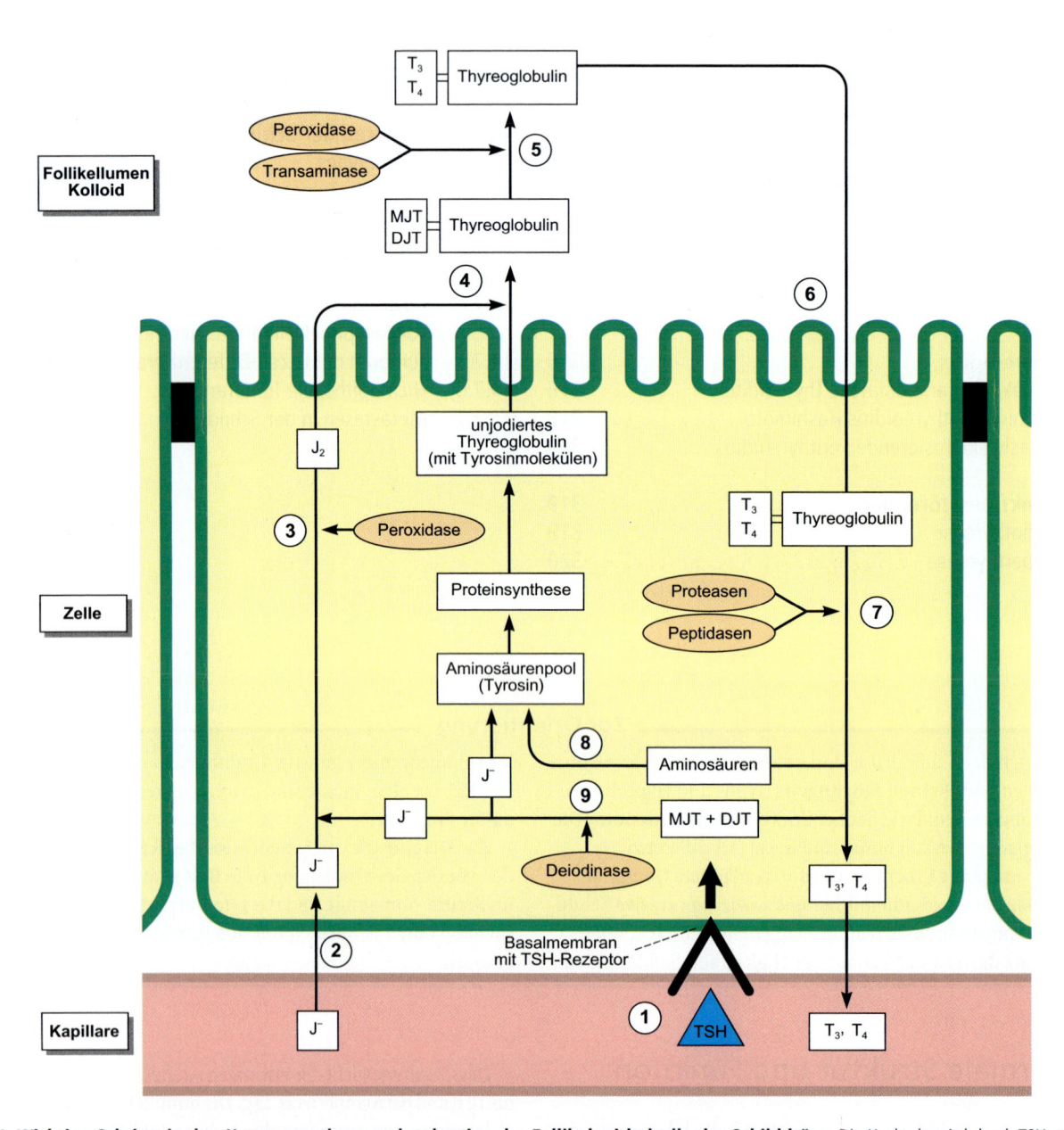

Abb. 14.1 Wichtige Schritte in der Hormonsynthese und -sekretion der Follikelepithelzelle der Schilddrüse. Die Kaskade wird durch TSH stimuliert. Über Interaktion mit dem TSH-Rezeptor aktiviert TSH die Adenylatzyklase. Dadurch wird zyklisches AMP (Adenosinmonophosphat; cAMP) gebildet, das die cAMP-abhängige Proteinkinase A aktiviert. Diese bringt ihrerseits die vielfältigen Abläufe der differenzierten Schilddrüsenfunktion in Gang. 1 = Signaltransduktion via TSH-Rezeptor, cAMP und Phosphatidyl-Inositol-Phosphat; 2 = Aufnahme des Jod-Ions (anorganisches Jod) in die Schilddrüsenzelle durch aktiven Transport (Natriumjodid-Symporter); 3 = Oxidation des Jod-Ions mithilfe der Peroxidase; 4 = Kopplung von Jod an die Tyrosinreste des Thyreoglobulins; 5 = Bildung von T_3 aus MJT und DJT sowie von T_4 aus DJT und DJT; 6 = Resorption des Kolloids mit Thyreoglobulin und T_3/T_4; 7 = lysosomale Proteolyse; 8 = Recycling der Aminosäuren; 9 = Dejodinierung und Recycling des anorganischen Jods. TSH = Thyreoidea-stimulierendes Hormon; MJT = Monojodtyrosin; DJT = Dijodtyrosin; T_3 = Trijodthyronin; T_4 = Tetrajodthyronin (Thyroxin). Schilddrüsenhormontransporter aus der Schilddrüse (MCT8/MCT10). [L106]

Die **Wirkung von T_3 und T_4** ist vielfältig, wobei T_3 wesentlich stärker wirkt als T_4. Beide Hormone wirken u. a. auf die Transkription von DNA zu RNA im Zellkern, stimulieren die oxidative Phosphorylierung in den Mitochondrien, die Aktivität zahlreicher Enzyme sowie den transmembranären Transport zahlreicher Substanzen. Von besonderer Bedeutung ist der Einfluss von T_3 auf das kardiovaskuläre System: T_3 stimuliert den kardialen Blutauswurf und senkt den peripheren arteriolären Widerstand. Kombiniert mit der Stimulation des Grundumsatzes, führt dies zu einer beträchtlichen Stimulation der Herz-Kreislauf-Aktivität. Eine inadäquat erhöhte Serumkonzentration von T_3 und T_4 führt außerdem zur Verminderung der Glukosetoleranz und zur Lipolyse. Eine insuffiziente T_3-/T_4-Wirkung (Hormonmangel, Endorganresistenz) verlangsamt hingegen die metabolischen Abläufe.

Kalzitonin gehört zur Hormonfamilie der „calcitonin gene peptides". Das eigentliche Hormon wird vor allem in neuroendokrinen Zellen der Schilddrüse (C-Zellen) und der Lunge produziert. Die Regulation der Hormonsynthese und -sekretion ist allerdings bislang nicht vollständig geklärt – ebenso die physiologische Wirkung von Kalzitonin. Wichtige Zielorgane scheinen Knochen (Inhibition der Osteoklastenfunktion) und Niere (Hemmung der tubulären Kalzium- und Phosphatreabsorption) zu sein, wodurch die Serumkonzentration von Kalzium gesenkt wird.

Die deutliche Erhöhung der Blutkonzentration von Kalzitonin-Vorläufern (u. a. Prokalzitonin) bei Infekten und vor allem bei Sepsis spricht für deren Rolle bei entzündlichen Prozessen. Die Kalzitonin-Vorläufer werden von allen Körperzellen durch CALC-I-Gen-Expression produziert.

Die **Funktion der Schilddrüse** kann durch Bestimmung der Serumkonzentrationen von T_3, T_4 und TSH oder mit einer szintigrafischen Erfassung der Aufnahme von radioaktivem Jod (Radiojod-Test) oder Technetium geprüft werden. Die Bestimmung der Serumkonzentration von Kalzitonin dient hauptsächlich der Früherkennung und dem Follow-up von C-Zellkarzinomen.

14.2 Kongenitale Anomalien

14.2.1 Allgemeines

Ursache sämtlicher kongenitalen Anomalien sind Störungen der Entwicklung oder des Deszensus des Schilddrüsengewebes.

14.2.2 Agenesie/Aplasie

Die Ursachen der extrem seltenen Agenesie bzw. Aplasie der Schilddrüse sind nicht geklärt. Beide führen zum athyreoten Kretinismus (➤ Kap. 14.5.1).

14.2.3 Ductus-thyreoglossus-Zyste

Die Ductus-thyreoglossus-Zyste (**mediane Halszyste**) entsteht aus einem persistierenden Ductus thyroglossus. Sie liegt in der Mittellinie ventral der Trachea (Durchmesser 2–3 cm) und reicht meist bis zum Os hyoideum. Nahe dem Zungengrund ist sie in der Regel durch Plattenepithel, weiter kaudal durch Follikelepithel ausgekleidet. Der Zysteninhalt ist muzinös, gelegentlich treten Blutungen auf.

Komplikationen sind Infektionen mit Abszess- und eventuell Hautfistelbildung. Bei Mitresektion des medialen Zungenbeins liegt die Rezidivrate bei ca. 5 %. Selten entwickeln sich in einer Ductus-thyreoglossus-Zyste (meist papilläre) Schilddrüsenkarzinome.

14.2.4 Ektopie der Schilddrüse

Ektopes Schilddrüsengewebe kann **im gesamten Verlauf des Ductus thyreoglossus** oder im **Mediastinum** entweder isoliert oder zusätzlich zu einer regelrecht entwickelten Schilddrüse vorkommen. Es kann am Zungengrund (in ausgeprägter Form als Zungengrundstruma mit Atem- und Schluckbehinderung), in oder seitlich nahe der Mittellinie liegen. Es befindet sich aber immer medial des M. sternocleidomastoideus im vorderen Halsdreieck. Bei überschießendem Deszensus liegt das ektope Schilddrüsengewebe retrosternal.

Bei der Diagnostik ist zu beachten, dass ektopes Schilddrüsengewebe leicht mit einer (Lymphknoten-)Metastase eines hochdifferenzierten Schilddrüsenkarzinoms zu verwechseln ist. Isoliert auftretendes ektopes Schilddrüsengewebe bei fehlerhaftem Deszensus kann Ursache einer Hypothyreose sein (➤ Kap. 14.5.1). Ektopes Schilddrüsengewebe am Zungengrund kann zum Passagehindernis werden (**Zungengrundstruma**).

14.3 Struma

Der Begriff „struma" bezeichnet im Lateinischen eine Drüsenschwellung. Ursprünglich wurden so (tuberkulöse) Lymphdrüsenschwellungen, später – vorwiegend im deutschen Sprachgebiet – der Kropf bezeichnet.

Definition Jede (nichtneoplastische) Vergrößerung der Schilddrüse mit einem Gewicht über der geschlechtsabhängigen Norm (➤ Kap. 14.1) wird als Struma bezeichnet. Eine Struma ist die Manifestation unterschiedlichster Funktionsstörungen der Schilddrüse. Sie kann diffus die gesamte Schilddrüse betreffen oder knotig ein- oder beidseitig auftreten.

Epidemiologie Frauen sind geringfügig häufiger betroffen als Männer.

Jodmangel ist die bei Weitem häufigste Ursache einer Struma. Weltweit leiden noch heute ca. 200 Mio. Menschen an einer Jodmangelstruma, vor allem in Gebirgsregionen (z. B. Alpen, Himalaja, Anden), aber auch in anderen vom Meer entfernten Gegenden. Von einer „**endemischen Struma**" wird gesprochen, wenn mindestens **10 % der Bevölkerung** Kropfträger sind. Durch die Verwendung von jodiertem Kochsalz hat die Zahl von Kropfträgern deutlich abgenommen (Jodsalzprophylaxe). Die empfohlene tägliche Jodaufnahme liegt für Erwachsene bei 180–200 μg; Schwangeren und Stillenden werden täglich 230–260 μg empfohlen. In Deutschland weisen gegenwärtig ca. 30 % der Erwachsenen eine Struma oder Knoten in der Schilddrüse auf, wobei auffälligerweise weder ein Nord-Süd-Gefälle noch ein besonderes Überwiegen des weiblichen Geschlechts besteht.

Ätiologie und Pathogenese

Jodarmes Schilddrüsengewebe führt zur Freisetzung einer Reihe von Wachstumsfaktoren (IGF, EGF, TNF-α, FGF u. a.), die sowohl autokrin auf die Schilddrüsenzellen selbst als auch parakrin auf das Stroma der Schilddrüse wirken. Dadurch entstehen eine Hyperplasie der Follikelepithelzellen und eine Vermehrung von Fibroblasten und Blutgefäßen mit einer Vergrößerung der Schilddrüse. Dieser Mechanismus dient anfänglich physiologisch zur Anpassung an einen relativen Jodmangel. Jahrelanger Jodmangel führt aber zu regressiven Veränderungen mit Knotenbildung und autonomen Arealen, die nicht mehr dem Regelkreis zwischen Hypophyse und Schilddrüse unterliegen. Ausreichend mit Jod versorgte Follikelepithelzellen produzieren wachstumshemmende Faktoren wie TGF-β und Jod-Lactone.

Selten treten hereditäre Defekte in der T_3-/T_4-Synthese auf. Sie führen in der Regel zur Struma mit Hypothyreose (dyshormonogenetische Struma), da die gegenregulatorische Stimulation die reduzierte T_3-/T_4-Sekretion nicht ausgleichen kann (➤ Abb. 14.1 und ➤ Kap. 14.5.1).

Morphologie

Bei der prinzipiell reversiblen **diffusen Struma** kommt es zunächst zur Hypertrophie, danach zur Hyperplasie der Follikelepithelzellen, wodurch die Schilddrüse deutlich vergrößert ist. Die Follikel sind anfangs klein und enthalten spärlich Kolloid. Bei Euthyreose setzt dann eine Akkumulation von Kolloid ein – dadurch wird das Follikellumen weit und die Follikelepithelzellen werden abgeflacht (diffuse Kolloidstruma). Das Gewicht der Struma steigt an und kann 500 g oder mehr erreichen. Dieser Vorgang läuft in verschiedenen Regionen der Struma unterschiedlich rasch und darüber hinaus in unterschiedlichem Ausmaß ab, sodass sich unterschiedlich große Follikel entwickeln.

Praktisch jede diffuse Struma wird nach längerem Bestehen zur irreversiblen **Knotenstruma** (➤ Abb. 14.2). Die offensichtlich inhomogenen Prozesse in der diffusen Struma begünstigen die Entstehung degenerativer Veränderungen mit unterschiedlich ausgeprägter Knotenbildung mit kleinen kolloidleeren und/oder kolloidgefüllten großen Follikeln, unregelmäßig stark ausgeprägter und verteilter Fibrose, Blutungen mit Hämosiderinablagerungen, Verkalkungen und oft unterschiedlich großen Zysten. Ging man früher davon aus, dass es sich um rein hyperplastische Veränderungen handelt, weiß man heute, dass etwa 60 % der Knoten monoklonal sind und somit Neoplasien entsprechen. Dies erklärt auch, weshalb vermehrt maligne Tumoren in Knotenstrumen auftreten.

Klinische Relevanz Die **diffuse Struma** ist meist euthyreot; gelegentlich kann eine subklinische Hypothyreose mit einer erhöhten Serumkonzentration von TSH vorliegen. Das klinische Bild einer diffusen Struma kann auch autoimmun bedingt sein und mit einer Hyperthyreose (Morbus Basedow; ➤ Kap. 14.5.2) oder einer Hypothyreose (Hashimoto; ➤ Kap. 14.4.2) einhergehen. Die klinischen Auswirkungen einer **Knotenstruma** sind in mehrfacher Hinsicht wichtig:

- Die irreversible Knotenstruma kann durch ihre Größe und derbe Konsistenz kosmetisch verunstaltend wirken. Vor allem kann sie lokal zu Kompressionssymptomen wie Dysphagie und inspiratorischem Stridor führen. Durch eine rasche Volumenzunahme der Struma, z. B. bei Blutung in einen Knoten, können die Symptome akut verstärkt werden.
- Die Entstehung autonomer Areale mit Hyperthyreose kann zur Entwicklung der toxischen Knotenstruma führen – gelegentlich mit thyreotoxischen Krisen.
- Durch das Entartungsrisiko neoplastischer Knoten kommen maligne Tumoren in Knotenstrumen häufiger vor.

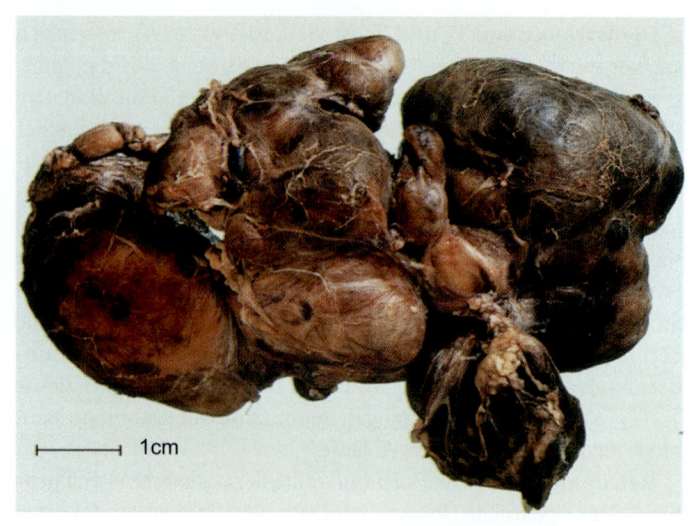

Abb. 14.2 Großer Knotenkropf einer 52-jährigen Frau aus einem Jodmangelgebiet. Gewicht 580 g. [R398]

14.4 Thyreoiditis

Drei Entzündungsformen der Schilddrüse sind klinisch relevant:
- Subakute granulomatöse Thyreoiditis (➤ Abb. 14.3 und ➤ Abb. 14.4)
- Autoimmunthyreoiditis Hashimoto (➤ Abb. 14.5)
- Chronische invasiv-sklerosierende Perithyreoiditis

Die sehr seltenen **akuten Entzündungen** der Schilddrüse treten meist nach Traumen der Schilddrüse oder sekundär nach einer hämatogenen Streuung von Bakterien, Pilzen oder Viren (in der Regel bei immunsupprimierten Patienten) auf.

14.4.1 Subakute granulomatöse Thyreoiditis

Syn.: subakute, nichteitrige granulomatöse Thyreoiditis; Thyreoiditis de Quervain, Riesenzell-Thyreoiditis

14.4 Thyreoiditis

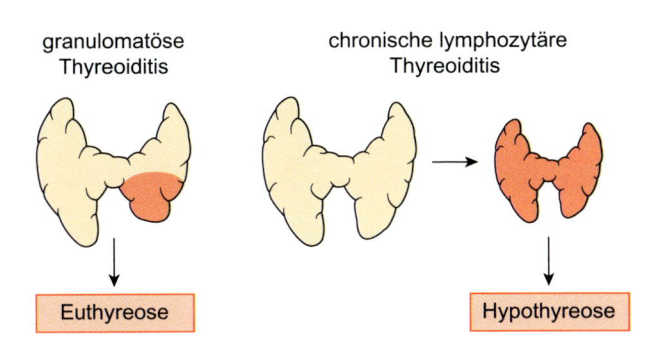

Abb. 14.3 Thyreoiditis. Herdförmige Zerstörung des Schilddrüsenparenchyms bei subakuter granulomatöser Thyreoiditis (links); Euthyreose. Im Gegensatz dazu führt die Autoimmunthyreoiditis Hashimoto mit ausgedehnter Zerstörung der gesamten Schilddrüse zur Hypothyreose (rechts). [L106, L231]

Definition Die granulomatöse Thyreoiditis weist charakteristische histiozytäre Granulome auf, die kolloidphagozytierende Riesenzellen enthalten.

Epidemiologie 0,5–3 % aller Schilddrüsenerkrankungen. Frauen sind 3-mal häufiger betroffen als Männer. Die Erkrankung tritt in der 2.–5. Lebensdekade auf. Kinder und alte Menschen sind sehr selten betroffen.

Ätiologie und Pathogenese

Die Ätiologie der Erkrankung ist nicht geklärt. Viele Befunde weisen auf eine **virale Genese** hin. Die subakute granulomatöse Thyreoiditis geht häufig mit viralen Infekten des oberen Respirationstrakts einher wie Influenza, Infekten durch Adeno- oder Coxsackieviren. Bei etwa der Hälfte der Patienten können Antikörper gegen Viren nachgewiesen werden. Auch der klinische Verlauf passt zum Bild einer Virusinfektion, die spontan ausheilt. Pathogenetisch ist eine zytokinvermittelte Entzündungsreaktion in der Schilddrüse gegen virale Proteine oder Glykoproteine an der Oberfläche der Follikelepithelzellen wahrscheinlich.

Morphologie

Die Schilddrüse ist meist **asymmetrisch** durch feste, weiß-gelbe **Herde** („Knoten") vergrößert, die klinisch als Tumoren imponieren können (> Abb. 14.4a). Im Gegensatz zur Autoimmunthyreoiditis

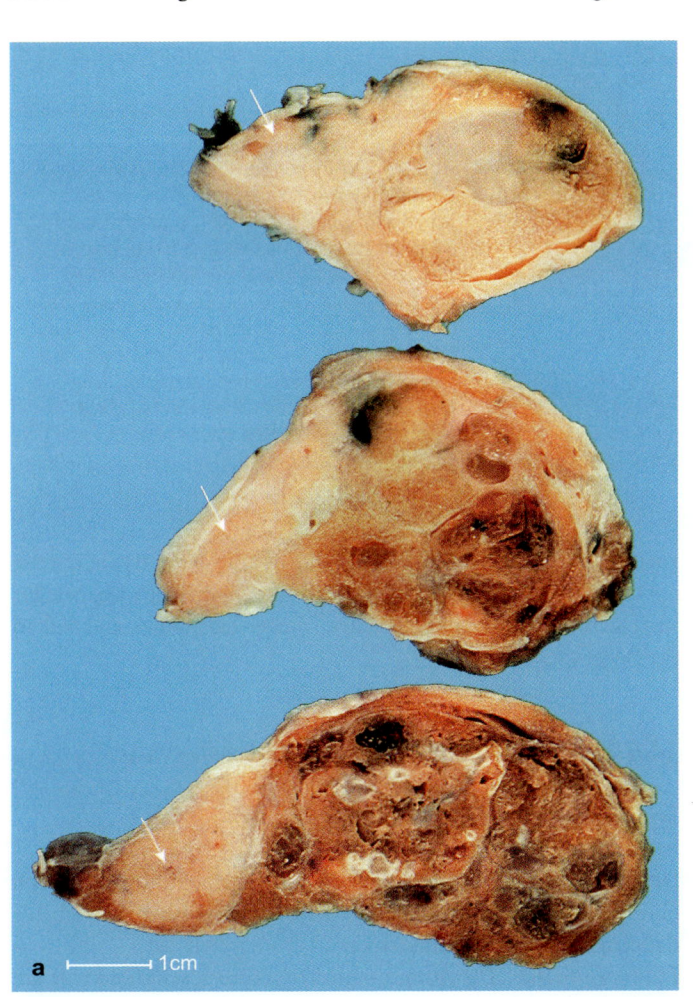

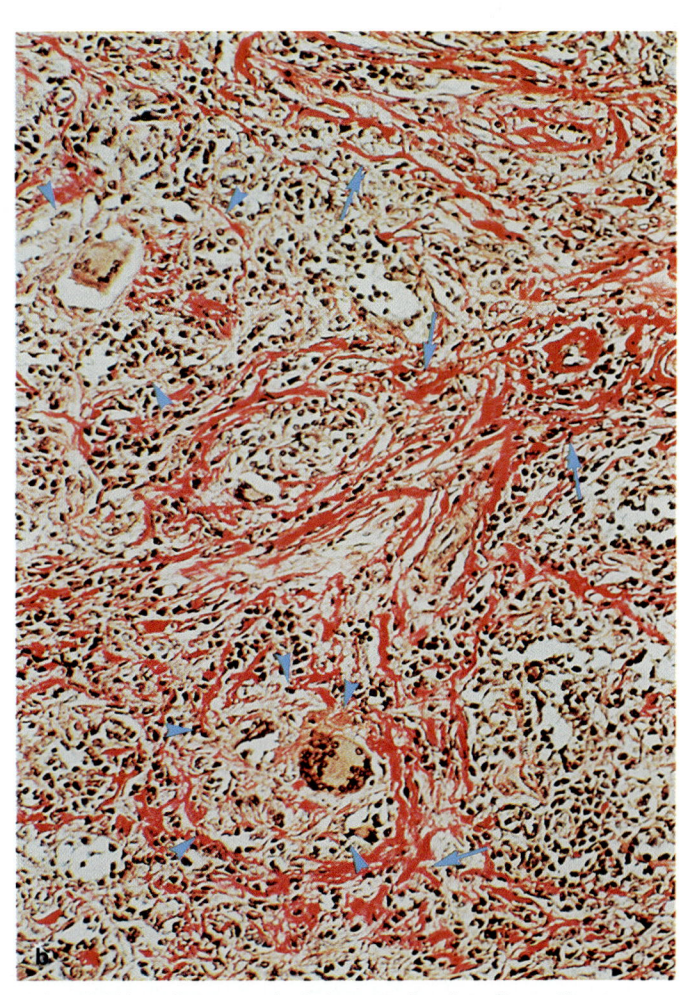

Abb. 14.4 Subakute granulomatöse Thyreoiditis. a Hemithyroidektomie: Ein Teil des Schilddrüsenlappens ist durch die Entzündung betroffen und bereits teilweise fibrosiert (Pfeile). **b** Mehrere riesenzellhaltige Granulome (Pfeilspitzen); das Kolloid wird von den zerstörten Follikeln freigesetzt und von den Riesenzellen phagozytiert. Das Schilddrüsenparenchym ist lokal weitgehend zerstört. In den rot gefärbten Arealen besteht eine Fibrose (Vernarbung; Pfeile). Elastin-van-Gieson, Vergr. 200-fach. [R398]

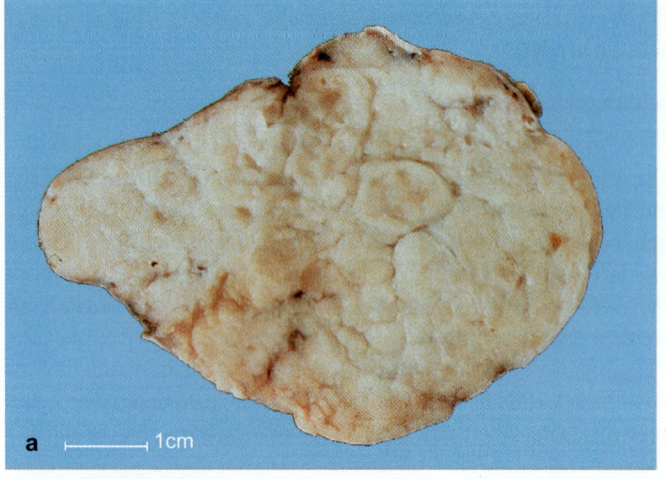

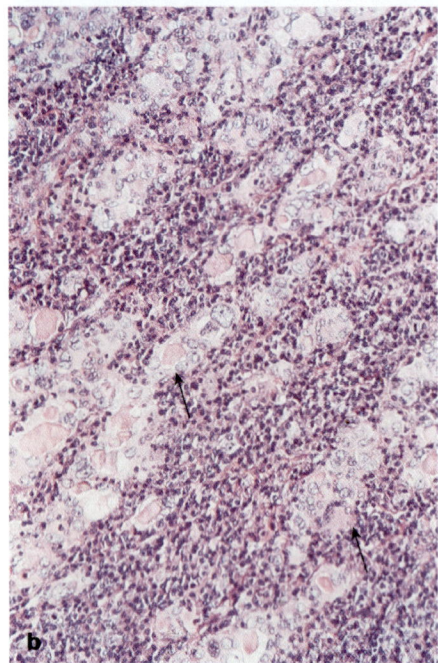

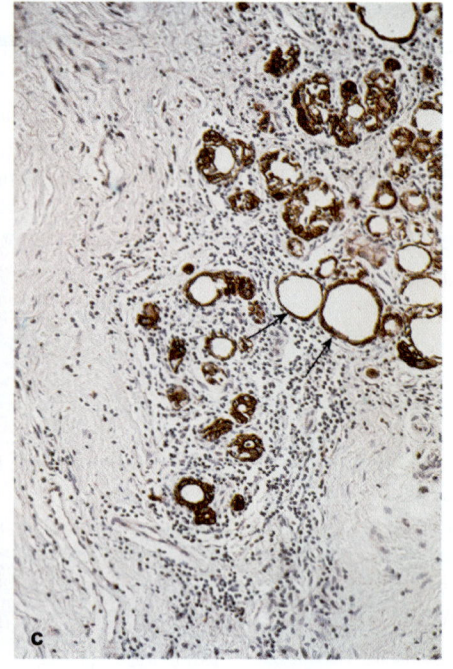

Abb. 14.5 Autoimmunthyreoiditis Hashimoto. a Thyroidektomie: florides Stadium mit deutlicher Vergrößerung der Schilddrüse („Struma"; Gewicht: 32 g) und grauer Schnittfläche. **b** Dichte lymphoplasmazelluläre Infiltration der Schilddrüse. Desorganisation und Zerstörung des Parenchyms (Pfeile). HE, Vergr. 200-fach. **c** Spätstadium der Erkrankung mit ausgedehnter Zerstörung des Parenchyms und Fibrose. Spärliche, weitgehend zerstörte, (funktionslose) Schilddrüsenfollikel (Pfeile) und spärliche entzündliche Restinfiltrate. Immunzytochemische Darstellung von Zytokeratinen. Vergr. 200-fach. [R398]

Hashimoto wird die Schilddrüse nicht diffus, sondern nur herdförmig zerstört. Sie ist nicht mit der Umgebung verwachsen, da die Entzündung immer auf die Schilddrüse begrenzt ist.

Mikroskopisch besteht im frühen Stadium eine Zerstörung der Schilddrüsenfollikel mit Infiltration durch neutrophile Granulozyten („Mikroabszesse"). Die charakteristische Morphologie tritt danach in Form riesenzellhaltiger Granulome auf, die sich im Bereich von Gruppen zerstörter Follikel bilden. Sie enthalten vielkernige Riesenzellen, oft mit phagozytiertem Kolloid. Dazu kommt ein lymphoplasmazelluläres Infiltrat. Im Spätstadium entsteht eine fokal ausgebildete Fibrose (> Abb. 14.4b), die zu lokalen Narben führt.

Klinische Relevanz Die subakute granulomatöse Thyreoiditis tritt akut mit Fieber, „Halsschmerzen" (schmerzhafte Schwellung der Schilddrüse) oder Otalgien auf. Die BSG ist deutlich erhöht. Es ist eine frühe, vorübergehende Hyperthyreose möglich, die auf eine Schilddrüsenparenchymzerstörung mit T_3-/T_4-Austritt in das Serum zurückzuführen ist. Später kann sich eine transiente Hypothyreose entwickeln, die nach Abklingen der Parenchymzerstörung wieder verschwindet. Die Krankheit dauert Wochen bis Monate und heilt in der Regel spontan aus.

14.4.2 Autoimmunthyreoiditis Hashimoto

Syn.: chronisch lymphozytäre Thyreoiditis

Definition Die Autoimmunthyreoiditis Hashimoto ist durch eine autoimmun bedingte, ausgedehnte **Zerstörung des Schilddrüsenparenchyms** charakterisiert.

Epidemiologie Die Autoimmunthyreoiditis Hashimoto tritt am häufigsten im Alter von 30–50 Jahren auf. Frauen sind ca. 10-mal häufiger betroffen als Männer. Sie ist die häufigste Ursache der Hypothyreose.

Ätiologie und Pathogenese

Die Ursache ist bislang unklar. Es handelt sich um eine autoimmune Erkrankung, deren Resultat eine Zerstörung des Schilddrüsenparenchyms ist. Dabei sind sowohl zytotoxische T-Zellen als auch Antikörper beteiligt. Die Antikörper sind gegen die Schilddrüsenperoxidase der Follikelepithelzellen, gegen Thyreoglobulin, seltener gegen die Follikelepithelzellmembran, gegen die Hormone T_3 und T_4 und/oder gegen eine „Nicht-Thyreoglobulin-Fraktion" des Kolloids gerichtet. Die Krankheit tritt familiär gehäuft auf und ist mit dem HLA-DR5-Genotyp assoziiert. Die Prävalenz von Autoantikörpern und der autoimmunen Zerstörung anderer Organe – Nebennieren, Langerhans-Inseln, Belegzellen der Magenkorpusschleimhaut – ist bei Patienten mit chronischer lymphozytärer Thyreoiditis gegenüber der Normalbevölkerung erhöht.

Morphologie

Die Schilddrüse ist durch das dichte entzündliche Infiltrat im frühen Stadium deutlich, meist **symmetrisch, vergrößert.** Sie ist derb, aber nicht mit der Umgebung verwachsen. Die Lappen sind vergrößert, ihre Schnittfläche ist grau-weiß (➤ Abb. 14.5a).

Mikroskopisch (➤ Abb. 14.5b, c) besteht ein sehr dichtes, diffuses **lymphoplasmazelluläres Infiltrat** (B- und T-Lymphozyten) mit Makrophagen und meist Ausbildung von **Lymphfollikeln mit Keimzentren.** Die Schilddrüsenfollikel sind ausgedehnt zerstört und konfluieren zu Zellsträngen. Falls noch Follikellumina vorhanden sind, enthalten diese meist Kolloid. Typisch ist eine **onkozytäre Metaplasie** der Follikelepithelzellen im Restparenchym, die durch Zellvergrößerung und Ausbildung eines feingranulären eosinophilen Zytoplasmas gekennzeichnet ist. Elektronenmikroskopisch sind die Zellen mit Mitochondrien und Lysosomen angefüllt.

Im Spätstadium wird die Schilddrüse zunehmend kleiner. Dann ist das Parenchym weitgehend zerstört. Ein Teil der Fälle (ca. 10 %) entwickelt eine ausgeprägte Fibrose mit fast vollständigem Verschwinden der entzündlichen Infiltrate.

Klinische Relevanz Die Autoimmunthyreoiditis Hashimoto beginnt schleichend. Aufgrund der Zerstörung des Schilddrüsenparenchyms entwickelt sich eine Hypothyreose, deren Schweregrad über Monate und Jahre langsam zunimmt.

14.4.3 Invasiv-sklerosierende Perithyreoiditis

Syn.: Thyreoiditis Riedel; eisenharte Struma Riedel

Definition Bei dieser Erkrankung handelt es sich um eine **Entzündung der Halsweichteile einschließlich der Schilddrüse,** wodurch die Schilddrüse im Gegensatz zu den anderen Thyreoiditiden mit ihrer Umgebung verwachsen ist. Es besteht eine chronische Entzündung mit ausgeprägter Fibrose und vollständiger Zerstörung des betroffenen Schilddrüsenparenchyms.

Epidemiologie Die Erkrankung ist sehr selten. Sie tritt am häufigsten im 4.–7. Lebensjahrzehnt auf. Frauen sind etwa 3-mal häufiger betroffen als Männer.

Ätiologie und Pathogenese

Die Ätiologie der Erkrankung ist **unbekannt.** Die Krankheit entspricht **nicht** dem Spätstadium einer Autoimmunthyreoiditis Hashimoto. Sie kann mit anderen Fibrosklerosen wie einer retroperitonealen Fibrose oder einer primär sklerosierenden Cholangitis kombiniert sein.

Morphologie

Die Konsistenz der Schilddrüse ist derb bis hart. Die Erkrankung kann zunächst herdförmig an der Schilddrüsenkapsel und am umliegenden Weichgewebe auftreten, im Spätstadium kann sie **diffus** die ganze Schilddrüsenregion betreffen. Mikroskopisch besteht eine Zerstörung des Schilddrüsenparenchyms, begleitet von einer ausgeprägten **Fibrose mit lympho-plasma-histiozytären Infiltraten.** Die Gefäße zeigen eine deutliche Intimaproliferation und -fibrose. Charakteristisch ist die durch die Entzündung und Fibrose verursachte **Fixierung der Schilddrüse an das umgebende Gewebe** (Muskulatur und Trachea).

Klinische Relevanz Die Schilddrüse imponiert als derbe, in der Regel schmerzlose Masse am Hals. Mit zunehmender Parenchymzerstörung tritt eine Hypothyreose auf. Der fibrosierende Prozess der Halsweichteile und der Schilddrüse kann zur Trachealstenose mit Stridor und Dyspnoe, zu Dysphagien sowie zur Zerstörung des N. laryngeus recurrens mit Stimmbandlähmung führen. Aufgrund der Fixierung der Schilddrüse im umgebenden Gewebe ist die Differenzialdiagnose zu malignen Tumoren klinisch äußerst schwierig.

14.5 Funktionsstörungen

Aufgrund der vielfältigen Wirkungen von T_3 und T_4 greifen Funktionsstörungen der Schilddrüse ausgeprägt in den Metabolismus ein und verursachen dementsprechend schwerwiegende, teils dramatische Symptome.

14.5.1 Hypothyreose

Definition Von **primärer** Hypothyreose spricht man, wenn die Ursache in der Schilddrüse selbst liegt, von **sekundärer** Hypothyreose, wenn die Stimulation durch TSH oder TRH fehlt.

Die Hypothyreose führt zu einem hypometabolen Zustand, der auf einer inadäquat niedrigen Hormonsekretion (T_3 und T_4) beruht. Bei Auftreten vor der Geburt oder beim Kleinkind entsteht der **Kretinismus,** bei Auftreten im Adoleszenten- und Erwachsenenalter neben funktionellen Symptomen morphologisch ein **Myxödem.**

Epidemiologie Die Prävalenz beträgt bei Erwachsenen bei der Frau 5–10 % und 0,5–2 % beim Mann.

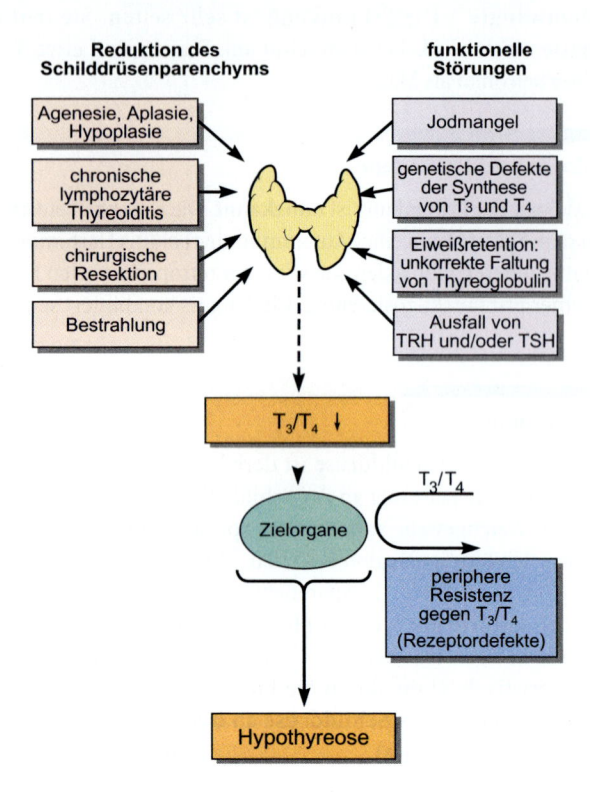

Abb. 14.6 Ursachen einer Hypothyreose. [R398]

Ätiologie und Pathogenese

Pathogenetisch sind für eine Hypothyreose entweder funktionelle Störungen der T_3-/T_4-Synthese und -Sekretion oder eine Reduktion des Schilddrüsenparenchyms verantwortlich. Sehr selten besteht eine periphere Resistenz gegenüber T_3 und T_4.

Ursachen (> Abb. 14.6):
- Funktionelle Störungen:
  – Jodmangel
  – Eiweißretentionskrankheit (inkorrekte Faltung von Thyreoglobulin)
  – Genetische Defekte der Synthese von T_3 und T_4
  – TRH- bzw. TSH-Ausfall von Hypothalamus bzw. Hypophyse
  – Periphere Resistenz gegen T_3 und T_4
- Reduktion des funktionellen Schilddrüsenparenchyms:
  – Autoimmunthyreoiditis Hashimoto
  – Chirurgische Resektion
  – Röntgenbestrahlung, Radiojodtherapie
  – Agenesie, Aplasie
  – Hypoplasie (z. B. bei fehlerhaftem Deszensus mit isoliert ektoper Schilddrüse)

Die Jodmangelstruma ist die häufigste Ursache funktioneller Störungen (bis zu 90 % aller Jodmangelstrumen gehen zumindest mit einer subklinischen Hypothyreose einher). Bei der Reduktion des Parenchyms ist die Autoimmunthyreoiditis Hashimoto die häufigste Ursache. Die Resistenz gegenüber T_3 und T_4 ist auf einen Defekt der peripheren Schilddrüsenhormonrezeptoren zurückzuführen.

Morphologie

Beim **Myxödem** werden hydrophile Glykosaminoglykane in das Bindegewebe des gesamten Organismus eingelagert.

Molekularpathologie

Eine – oft kongenitale – Hypothyreose kann bedingt sein durch:
- Inkomplette Glykosylierung des Thyreoglobulins aufgrund einer Mutation (Punktmutation im Genlokus 8q24.2–24.3, autosomal-rezessiver Erbgang)
- Inaktivierung des TSH-Rezeptors (autosomal-dominant oder somatisch; Punktmutation 14q31)
- Inaktivierung der Transkriptionsfaktoren TTF1 und TTF2 („thyroid-transcription factor") sowie PAX-8 infolge von Punktmutationen (TTF1: auf 14q13; TTF2: autosomal rezessiv, auf 9q22; PAX-8: autosomal-rezessiv, auf 2q12–14)
- Inaktivierung von Enzymen (Schilddrüsenperoxidase: autosomal-rezessiv, 2pter-12)
- Inaktivierung von Zellmembrankanälen (Natrium-Jodid-Symporter, autosomal-rezessiv, 19p12–13.2; Monocarboxylat-Transporter [MCT] 8/10)

Die periphere Resistenz gegenüber T_3 und T_4 beruht auf einer Mutation des Schilddrüsenhormonrezeptor-Gens (autosomal-dominant, Punktmutation oder Deletion im Locus 3p24.3, > Kap. 14.3).

Klinische Relevanz Im **Erwachsenenalter** treten die Symptome der Hypothyreose schleichend auf. Grund für eine klinische Abklärung sind meist allgemeine Symptome wie Gewichtszunahme, Müdigkeit, Lethargie bis zur Depression oder Kälteintoleranz. Die Haut ist trocken, die Unterhaut verdickt. Das **Myxödem** zeigt sich besonders in der Gesichtshaut (pastöser Aspekt), die Zunge ist vergrößert. Herzfrequenz und Schlagvolumen sinken.

Die **kongenitale Hypothyreose** ist die Ursache des **Kretinismus** und kann durch das heute allgemein praktizierte Neugeborenenscreening vermieden werden. Der Kretinismus manifestiert sich durch Intelligenzschwäche, Schwerhörigkeit oder Taubstummheit und Kleinwuchs. Bei Schilddrüsenaffektion (primäre Hypothyreose) ist die Serumkonzentration von T_3 und T_4 erniedrigt, diejenige von TSH erhöht. Bei hypothalamischen oder hypophysären Erkrankungen (sekundäre Hypothyreose) ist auch die Konzentration von TSH erniedrigt.

14.5.2 Hyperthyreose

Definition Die Hyperthyreose führt zu einem hypermetabolen Zustand, der auf einer inadäquat erhöhten Sekretion von T_3 und T_4 beruht.

Epidemiologie In Gebieten mit ausreichender Jodversorgung ist der Morbus Basedow, in Jodmangelgebieten hingegen der toxische Knotenkropf die häufigste Ursache einer Hyperthyreose. Die Hyperthyreose tritt am häufigsten zwischen dem 30. und 60. Lebensjahr auf. Die Prävalenz bei Erwachsenen beträgt bei der Frau 1–3 % bzw. 0,1 % beim Mann.

14.5 Funktionsstörungen

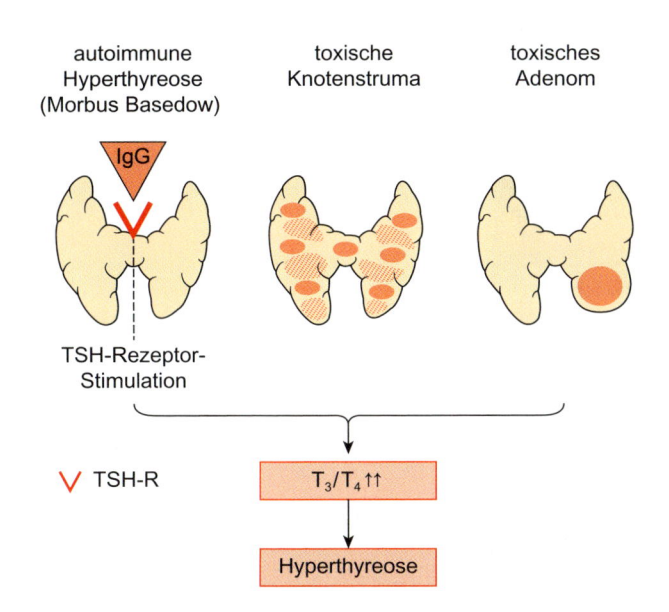

Abb. 14.7 Ursachen einer Hyperthyreose. [L106, L231]

Ätiologie und Pathogenese

Eine transiente Hyperthyreose kann bei Schilddrüsenentzündungen auftreten (➤ Kap. 14.4). Ursache der persistierenden, inadäquat erhöhten Sekretion von T_3 und T_4 ist in fast allen Fällen eine der 3 folgenden Krankheiten (➤ Abb. 14.7):
- Morbus Basedow
- Toxische Knotenstruma
- Toxisches („autonomes") Adenom

Sehr seltene Ursachen sind Schilddrüsenkarzinom, Chorionkarzinom, TSH-sezernierendes Hypophysenadenom, Struma ovarii (bei Ovarialteratom), jodinduzierte Hyperthyreose, neonatale Thyreotoxikose bei Morbus Basedow der Mutter, iatrogene (exogene) Hyperthyreose.

Klinische Relevanz Die Symptome der Hyperthyreose sind durch eine **gesteigerte metabolische Aktivität** mit Gewichtsabnahme trotz Heißhunger gekennzeichnet. Die Haut ist warm, feucht und gerötet. Es bestehen eine periphere Vasodilatation, eine Tachykardie (subjektiv als Palpitationen und Rhythmusstörungen empfunden) und ein erhöhtes kardiales Schlagvolumen. Es kann eine **thyreotoxische Kardiomyopathie** mit „high output failure" entstehen.

Morbus Basedow

Syn.: autoimmune Hyperthyreose mit diffuser Struma; Immunhyperthyreose; Graves' disease

Ätiologie und Pathogenese

Der Morbus Basedow ist eine generalisierte Autoimmunerkrankung mit thyreoidalen (Struma diffusa, Hyperthyreose) und extrathyreoidalen (endokrine Orbitopathie, prätibiales Myxödem, Akropathie) Manifestationen, deren primäre Ursache ungeklärt ist. Die Entstehung des Morbus Basedow ist ein multifaktorielles Geschehen. Neben einer genetischen Prädisposition (HLA-B8, HLA-DR3 und HLA-DQA1*0501 bei Kaukasiern) spielen offensichtlich zahlreiche immunologische Mechanismen sowie psychosoziale Faktoren und Umwelteinflüsse (z. B. Rauchen, Jodkontamination) eine wichtige Rolle. Bei genetisch prädisponierten Personen dürfte der Autoimmunprozess durch eine Immunantwort gegen bakterielle oder virale Antigene verursacht werden, die Ähnlichkeiten mit Antigenen in der Schilddrüse aufweisen. Ein Zusammenbruch der Selbsttoleranz gegen diese Antigene führt zur Bildung spezifischer Immunglobuline gegen Schilddrüsenantigene (insbesondere Antikörper gegen den TSH-Rezeptor, daneben aber auch gegen Schilddrüsenperoxidase und Thyreoglobulin).

Die für die Auslösung der Immunhyperthyreose entscheidenden Antikörper gegen den TSH-Rezeptor (TRAK) repräsentieren ein Spektrum polyklonaler Immunglobuline, die mit unterschiedlichen Regionen des TSH-Rezeptors in Kontakt treten und diesen je nach Bindungsspezifität und -affinität unterschiedlich stark stimulieren oder blockieren. Stimulierende TRAK aktivieren durch Bindung an den TSH-Rezeptor diverse intrazelluläre Signalwege und stimulieren dadurch die Jodaufnahme, die Bildung und Freisetzung von Schilddrüsenhormonen T_3 und T_4 sowie das Schilddrüsenwachstum.

Die endokrine **Orbitopathie** beim Morbus Basedow wird mit hoher Wahrscheinlichkeit von Schilddrüsenantikörpern und stimulierten Lymphozyten ausgelöst, die in der Augenhöhle zu einem Entzündungsprozess mit einer Zunahme des Muskel-, Fett- und Bindegewebes führen. Dadurch wird der Bulbus nach vorn verlagert **(Exophthalmus)**. Neben Sehstörungen wird evtl. der vollständige Lidschluss behindert (Lagophthalmus), was zu Hornhautgeschwüren führen kann (maligner Exophthalmus). Der entsprechende immunologische Prozess in der Orbita läuft vermutlich bei allen Patienten mit Immunhyperthyreose ab; ein zumindest subklinischer Exophthalmus findet sich bei 85–90 % der Patienten.

Morphologie

Die Schilddrüse ist **diffus** vergrößert (entsprechend einer **Struma**) und verstärkt vaskularisiert. Die Schnittfläche ist weich und rotbraun (➤ Abb. 14.8b).

Mikroskopisch (➤ Abb. 14.8c, d) findet man eine **diffuse Hyperplasie** des Parenchyms: die Follikel sind klein und das Follikelepithel ist hochzylindrisch. Durch intrafollikuläre Epithelproliferationen ohne Gefäßstiel entwickeln sich **Pseudopapillen**. Unter dem Mikroskop zeigen sich typische „Retraktionsvakuolen" (➤ Abb. 14.8d). Im Stroma können lymphozytäre Infiltrate auftreten. Zudem besteht eine deutliche Hyperämie.

Unter Therapie ändert sich dieses Bild. Nach präoperativer Jodgabe zur kurzzeitigen Verminderung der Hyperthyreose und der Schilddrüsendurchblutung („Plummerung") kommt es zur Akkumulation von Kolloid mit einer Vergrößerung zahlreicher Follikel, während Zellvermehrung und -vergrößerung zurückgehen. Nach Thyreostatikatherapie findet man häufig herdförmige Zellveränderungen und eine erhebliche Variation von Kerngröße und -form. Eine Radiojodtherapie führt zur Fibrose, Kernpleomorphie und auffälliger Vakuolisierung des Zytoplasmas.

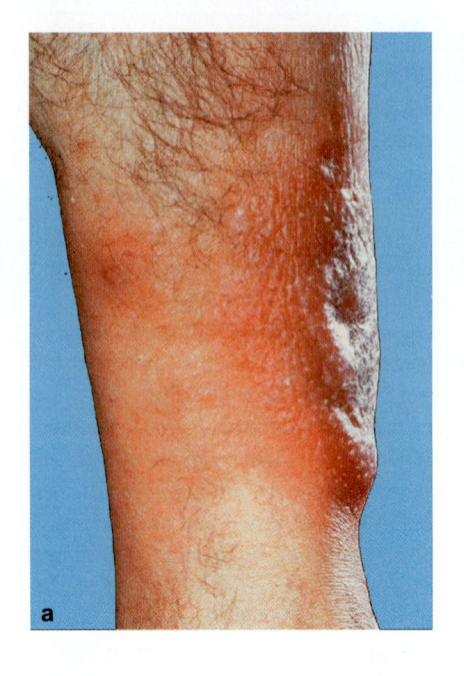

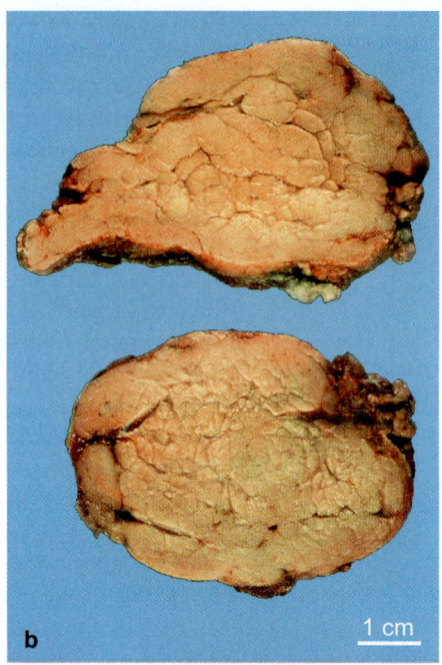

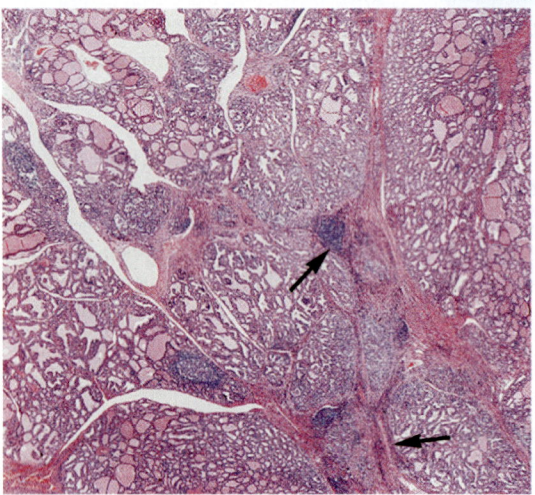

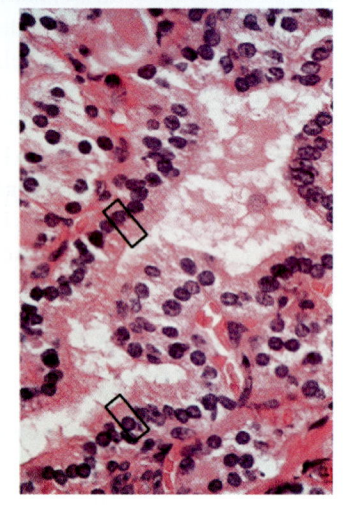

Abb. 14.8 Hyperthyreose bei diffuser Struma.
a Prätibiales Myxödem. Die Haut über den Infiltraten ist deutlich gerötet (Bild: G. Spinas, Zürich). **b** Thyroidektomie: vergrößerte Schilddrüse mit vergrößerten Lobuli ohne Knoten (diffuse Struma, 29 g). Die Schnittfläche ist matt (wenig Kolloid) und gelb-braun. **c** Schilddrüsenparenchym grob lobuliert und mit Follikeln unterschiedlicher Größe und Form. In Septen und Parenchym Infiltrate von Lymphozyten mit Lymphfollikelbildung (Pfeile). HE, Vergr. 50-fach. **d** Follikel mit hyperplastischem und hypertrophem (zylindrischem) Epithel (Rechtecke), spärlich Kolloid im Lumen. HE, Vergr. 1000-fach. [R398]

Klinische Relevanz Neben den allgemeinen Auswirkungen einer Hyperthyreose treten zusätzliche Symptome auf: **Exophthalmus,** Retraktion des oberen Augenlids mit erschwertem Lidschluss (Orbitopathie). Als „**Merseburger Trias**" wird die Kombination Schilddrüsenvergrößerung, Exophthalmus und Tachykardie bezeichnet. Bei 2 % der Patienten mit Morbus Basedow findet sich ein prätibiales Ödem (Dermopathie) (> Abb. 14.8a). Die Serumkonzentrationen von T_3 und T_4 sind erhöht, die von TSH erniedrigt.

Toxischer Knotenkropf

Pathogenese

Der toxische Knotenkropf beruht auf der Entstehung autonomer Areale/Knoten (**disseminierte Autonomie**) in einer multinodösen Struma. Multinodöse Strumen enthalten normo-, hypo- und hyperfunktionelle Knoten, deren Balance den Funktionsstatus der Schilddrüse bestimmt. Im toxischen Knotenkropf überwiegen dementsprechend die hyperfunktionellen Knoten. Bei der Entstehung der hyperfunktionellen Areale/Knoten können aktivierende Punktmutationen im TSH-Rezeptor-Gen oder des GNAS-Gens eine Rolle spielen (autosomaldominanter Erbgang oder somatische Punktmutationen).

Morphologie

Die hormonale Aktivität des toxischen Knotenkropfs ist morphologisch schwierig zu fassen. Er zeigt Herde oder ganze Knoten mit geringgradiger Hypertrophie und Hyperplasie des Follikelepithels neben Regionen mit inaktiviertem, d. h. atrophischem Follikelepithel, wobei von der Morphologie nur bedingt ein Rückschluss auf den Funktionszustand der einzelnen Knoten gezogen werden kann.

Toxisches („autonomes") Adenom

Pathogenese

Das toxische Adenom ist ein gutartiger Tumor mit Follikelzelldifferenzierung, der ohne adäquate Kontrolle durch TSH Schilddrüsenhormone produziert. Die Zellen eines Großteils der Tumoren tragen durch Mutationen aktivierte TSH-Rezeptoren und produzieren – auch in Abwesenheit von TSH – überschießend T_3 und T_4. Es sind mehr als 55 aktivierende Punktmutationen des TSH-Rezeptor-Gens bekannt (autosomal-dominanter Erbgang oder somatische Punktmutationen auf 14q31). Ein seltener Weg der Entstehung sind Mutationen des GNAS1-Gens (Locus 20q.13.2), die zur unkontrollierten Bildung von cAMP und damit ebenfalls zur übermäßigen Produktion und Sekretion von T_3 und T_4 führen.

Morphologie

Das toxische Adenom ist morphologisch nicht verlässlich von einem nichttoxischen follikulären Adenom zu unterscheiden. Das umgebende Schilddrüsenparenchym ist beim „dekompensierten" toxischen Adenom aber inaktiviert, d. h. das Follikelepithel ist atroph. Dies kommt über die zumindest partielle Suppression der TRH-/TSH-Sekretion des Hypothalamus bzw. der Hypophyse infolge der hohen T_3-/T_4-Sekretion durch die Schilddrüse zustande.

Klinische Relevanz Das toxische Adenom lässt sich oft als Knoten palpieren und äußert sich szintigrafisch infolge vermehrter Aufnahme von radioaktivem Jod (z. B. J^{125}) als **heißer Knoten**. Besteht ein schwerer Infekt, ein Trauma oder anderer zusätzlicher Stress, kann es bei zuvor nicht erkannter oder inadäquat behandelter Hyperthyreose zu einer **thyreotoxischen Krise** kommen. Dieser akute schwere hypermetabolische Zustand ist lebensgefährlich. Er äußert sich durch hohes Fieber, Herzrhythmusstörungen, Delirium und Koma.

14.6 Solitärer Knoten der Schilddrüse

Tastbare solitäre Knoten der Schilddrüse sind häufig. Ihre Prävalenz beträgt 5 % bei Erwachsenen außerhalb von Struma-Endemiegebieten. Bei systematischer sonografischer Untersuchung findet man Schilddrüsenknoten bei bis zu 50 % der Erwachsenen.

Folgende Veränderungen äußern sich als Schilddrüsenknoten:
- Hyperplastische Kolloidknoten (Struma nodosa)
- Neoplastische Prozesse (Adenome/Karzinome)
- Zysten
- Narben
- Thyreoiditis (insbesondere granulomatöse Thyreoiditis)

Die Diagnostik eines solitären Schilddrüsenknotens (> Abb. 14.9) von über 1 cm Durchmesser bzw. eines wachsenden Schilddrüsenknotens umfasst folgende Untersuchungen, wobei bei jedem Patienten zu entscheiden ist, wie weit eine Abklärung erforderlich ist:
- Anamnese, klinische Untersuchung, Bestimmung der Serumkonzentrationen von T_3, T_4 und TSH zum Nachweis einer euthyreoten, hypo- oder hyperthyreoten Stoffwechsellage
- Sonografie zum Nachweis einer Zyste (> Abb. 14.10)
- Feinnadelpunktion zur zytologischen Untersuchung

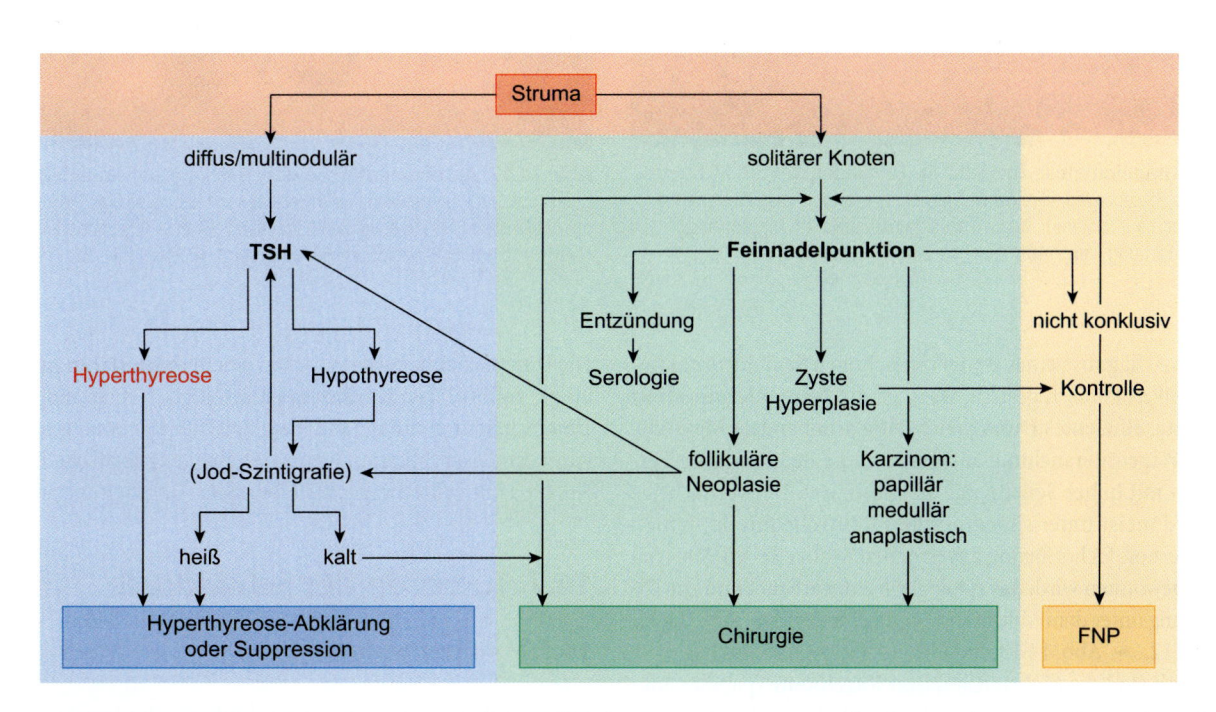

Abb. 14.9 Interdisziplinäre Abklärung einer Struma. Sie umfasst die klinische Untersuchung unter Einschluss serologischer Untersuchungen (T_3 und T_4, TSH, Kalzitonin), Sonografie (> Abb. 14.10), Szintigrafie und ggf. Elastografie. Außerdem gehört eine Feinnadelpunktion kalter Knoten zur zytologischen Untersuchung dazu. [L106, L231]

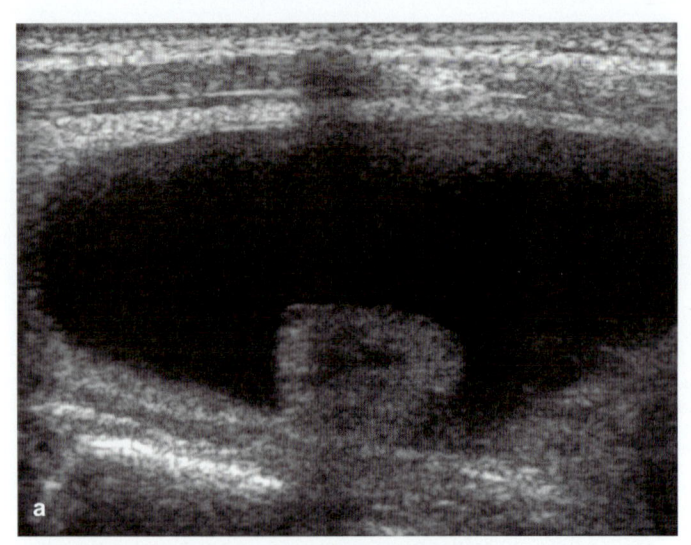

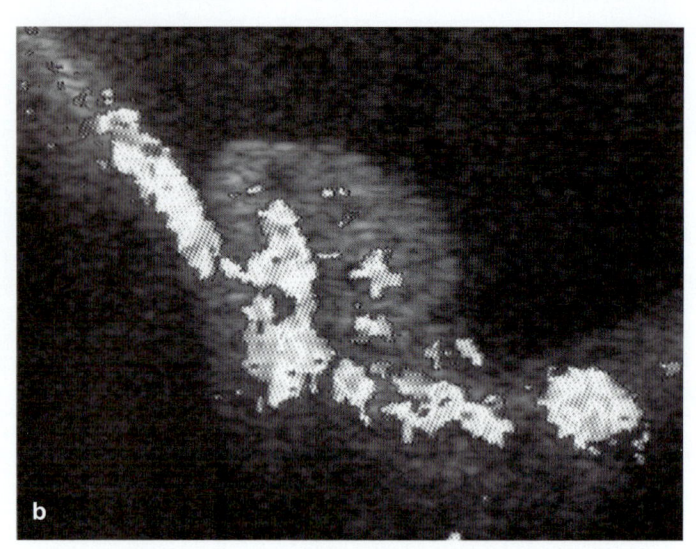

Abb. 14.10 Sonogramme bei solitärem Schilddrüsenknoten links. Die zytologische Untersuchung nach sonografisch gesteuerter Feinnadelpunktion (> Kap. 1.6.4) ergab die Diagnose „zystischer Strumaknoten". Die histologische Diagnose am Operationspräparat lautete „zystische Knotenstruma". **a** Große zystische Läsion mit wandständiger, solider Raumforderung (unten). **b** Im Power-Doppler-Mode stellt sich die solide Raumforderung als gut perfundiert dar (Bilder: K.-P. Jungius, Institut für Diagnostische Radiologie, Universitätsspital Zürich). [R398]

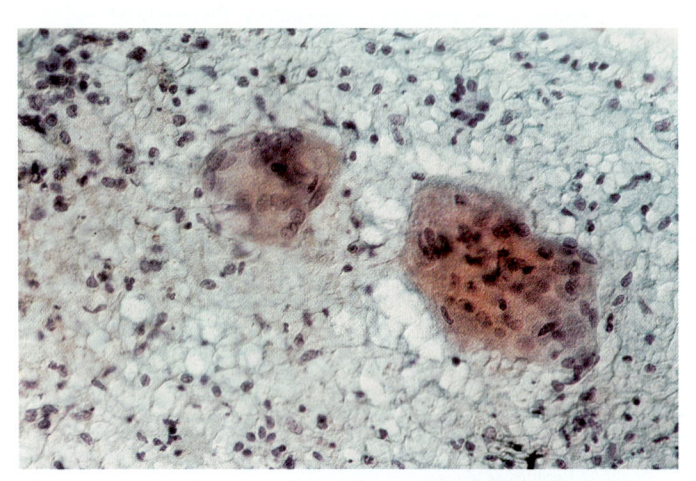

Abb. 14.11 Granulomatöse Thyreoiditis: Feinnadelpunktat. Mehrkernige histiozytäre Riesenzellen, vereinzelte Epitheloidzellen mit länglichen hellen, taillierten Kernen auf lockerem, gemischtzellig entzündlichem Hintergrund. Papanicolaou-Färbung, Vergr. 400-fach (> Abb. 14.1). [R398]

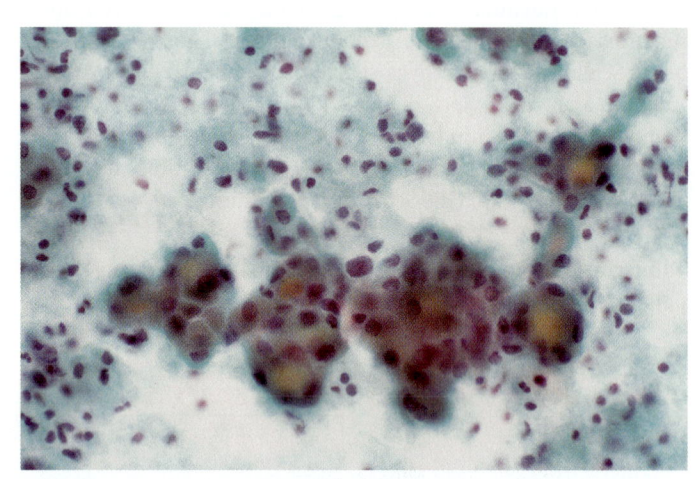

Abb. 14.12 Autoimmunthyreoiditis Hashimoto: Feinnadelpunktat. Verbände onkozytär umgewandelter Thyreozyten mit geringgradiger Polymorphie und mikrofollikulären, wenig Kolloid enthaltenden Follikeln auf lymphozytärem entzündlichem Hintergrund. Papanicolaou-Färbung, Vergr. 400-fach (> Abb. 14.1). [R398]

Die definitive Diagnose eines tumorverdächtigen Schilddrüsenknotens wird mikroskopisch gestellt. Dazu ist die **Feinnadelpunktion** die schnellste, effizienteste und gleichzeitig schonendste Methode. Sie ist als Triageuntersuchung aufzufassen, die neoplastische Veränderungen mit hoher Sensitivität diagnostiziert. Der verdächtige Knoten wird meist unter sonografischer Kontrolle mit der feinen Nadel wiederholt fächerförmig angestochen, wobei Zellen/Material der Läsion gewonnen wird, das zytologisch aufgearbeitet und zur Diagnosefindung unter dem Mikroskop begutachtet wird > Abb. 14.11, > Abb. 14.12, > Abb. 14.13, > Abb. 14.14, > Abb. 14.15).

Zytologisch sind die **nichtfollikulären Karzinome** (papillär, medullär, anaplastisch) mit hoher Treffsicherheit zu diagnostizieren. Eine chirurgische Intervention kann entsprechend geplant werden. Schwierigkeiten ergeben sich bei gut differenzierten follikulären Neoplasien:

Die Differenzialdiagnose zwischen einem **follikulären Adenom** bzw. einem **follikulären Karzinom** ist zytologisch nicht möglich, da die Unterscheidung nur anhand histologischer Kriterien gestellt werden kann. In dieser Situation ist primär eine diagnostische Exzision des Knotens mit vollständiger histologischer Aufarbeitung anzustreben.

14.7 Tumoren der Schilddrüse

14.7.1 Allgemeines

Epidemiologie Tumoren der Schilddrüse finden sich bei ca. 30 % aller Erwachsenen und treten meist in Form von solitären, langsam wachsenden Knoten auf, wobei die Mehrzahl aller Tumoren gutartig

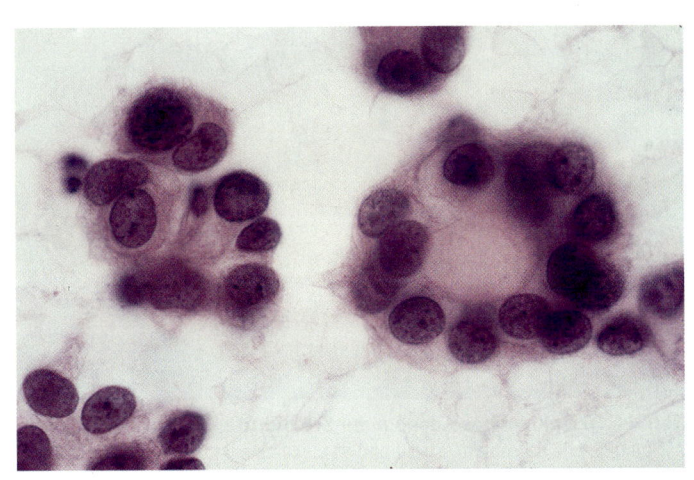

Abb. 14.13 Follikuläre Neoplasie der Schilddrüse: Feinnadelpunktat. Zellreiches Punktat mit zahlreichen Mikrofollikeln (rechts) und wenig Kolloid. Es kann sich um ein follikuläres Adenom oder ein follikuläres Karzinom handeln. Kapseldurchbrüche und Gefäßeinbrüche können nur histologisch diagnostiziert werden. Eine histologische Abklärung ist deshalb indiziert. Papanicolaou-Färbung, Vergr. 630-fach (> Abb. 14.1). [R398]

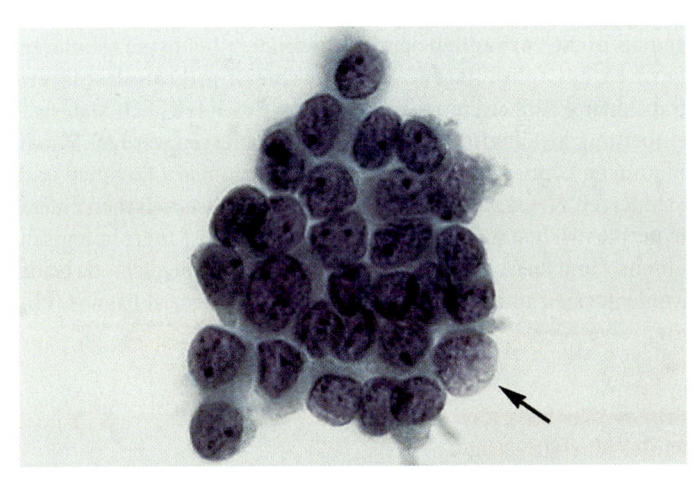

Abb. 14.14 Papilläres Karzinom der Schilddrüse: Feinnadelpunktat. Zytologisch ein pseudopapillärer Verband (ohne sichtbare Stromaachse), ziegeldachartige Übereinanderschachtelung der Zellkerne und charakteristische Kernmorphologie. Unscharf aufgehelltes Chromatin, das milchig-transparent erscheint, wird als Milchglasaspekt bezeichnet (Pfeil). Die Kerne erinnern zudem häufig an Kaffeebohnen wegen streifenförmiger Chromatinkondensation („nuclear grooves") in der Mitte der Kerne. Diese Kerneigenschaften finden sich auch bei follikulären Wuchsformen des papillären Karzinoms. Papanicolaou-Färbung, Vergr. 630-fach (> Abb. 14.1). [R398]

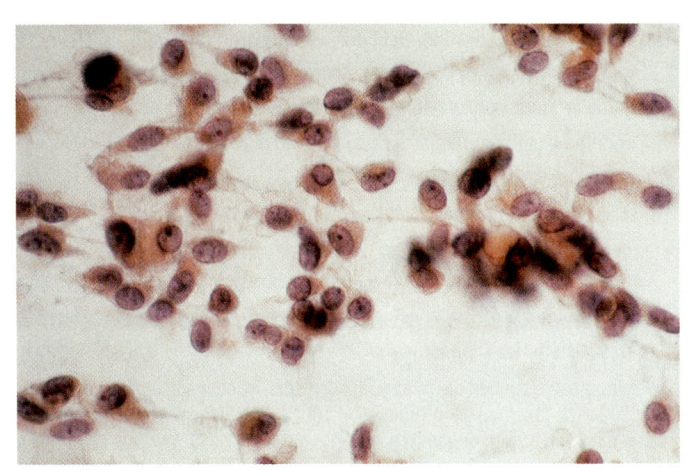

Abb. 14.15 Medulläres Karzinom der Schilddrüse: Feinnadelpunktat. Der Tumor imponiert im Punktat meist polygonal bis spindelzellig mit granuliertem Zytoplasma. Die Kerne liegen exzentrisch und zeigen typischerweise ein grobscholliges Chromatinmuster („Salz-und-Pfeffer-Muster"). Die Kalzitonin-Immunzytochemie kann bereits am zytologischen Präparat die Diagnose sichern. Immunzytochemische Darstellung von Kalzitonin. Papanicolaou-Färbung, Vergr. 450-fach (> Abb. 14.1). [R398]

Ätiologie und Pathogenese

Die Ätiologie der Schilddrüsentumoren ist nicht geklärt. Es besteht jedoch ein eindeutiger Zusammenhang mit **Jodmangel** (2- bis 3-fach erhöhtes Risiko insbesondere für Adenome und follikuläre Karzinome) sowie Strahlung. Eine Bestrahlung der Kopf-Hals-Region (insbesondere im Kindes- und Jugendalter) sowie **radioaktive Strahlung** (nach Kernwaffeneinsatz oder Reaktorunfällen) führen zu einer deutlich gesteigerten Inzidenz v. a. von **papillären Karzinomen.**

Klassifikation Die Schilddrüsentumoren werden nach ihrer Ursprungszelle in verschieden Untergruppen eingeteilt. Zusätzlich wird zwischen benignen und malignen Tumoren sowie Tumoren mit niedrigem Malignitätspotenzial (Low-risk-Tumoren) unterschieden (> Tab. 14.1).

Tab. 14.1 Klassifikation der Schilddrüsentumoren (WHO 2023)

- benigne Tumoren mit Follikelepithelzelldifferenzierung:
  - Knotenstruma
  - follikuläres Adenom
  - onkozytäres Adenom
- Low-risk-Tumoren mit Follikelepithelzelldifferenzierung:
  - nichtinvasive follikuläre Neoplasie mit PTC-ähnlichen Kernen (NIFTP)
  - Tumoren mit unklarem Malignitätspotenzial
  - hyalinisierender trabekulärer Tumor (HTT)
- maligne Tumoren mit Follikelepithelzelldifferenzierung:
  - follikuläres Karzinom (10–20 %)
  - papilläres Karzinom (70–80 %)
  - onkozytäres Karzinom

ist. Klinisch relevante maligne Schilddrüsentumoren sind selten und machen bei der Frau ca. 1,5 %, beim Mann ca. 0,5 % aller malignen Tumoren aus. Im Operationspräparat entsprechen solitäre Tumorknoten der Schilddrüse in **80–90 % Adenomen** und in **10–20 % Karzinomen.** In Strumen treten Tumoren häufiger auf als in der nicht vergrößerten Schilddrüse. Schilddrüsenkarzinome können bereits Kinder betreffen und finden sich mit Ausnahme des medullären Schilddrüsenkarzinoms bei Frauen 2- bis 3-mal häufiger; die differenzierten Karzinome können familiär oder sporadisch auftreten.

Tab. 14.1 Klassifikation der Schilddrüsentumoren (WHO 2023) *(Forts.)*

- High-grade-Tumoren mit Follikelzelldiferenzierung (differenziertes High-grade-Schilddrüsenkarzinom, gering differenziertes Karzinom; 4–7 %)
- undifferenziertes (anaplastisches) Karzinom (< 3 %)
- Tumoren mit C-Zell-Ursprung:
  - medulläres Karzinom (C-Zell-Karzinom; 3–10 %)
- andere Tumoren der Schilddrüse, z. B. nichtepitheliale Tumoren (z. B. Lymphome), speicheldrüsenähnliche Tumoren der Schilddrüse
- Tumoren unklarer Histogenese
- Metastasen in der Schilddrüse

Die Prozentzahlen geben die relative Inzidenz der Typen maligner Tumoren der Schilddrüse an (alle malignen Tumoren = 100 %) und gelten für Gebiete, in denen die Struma nicht endemisch ist.

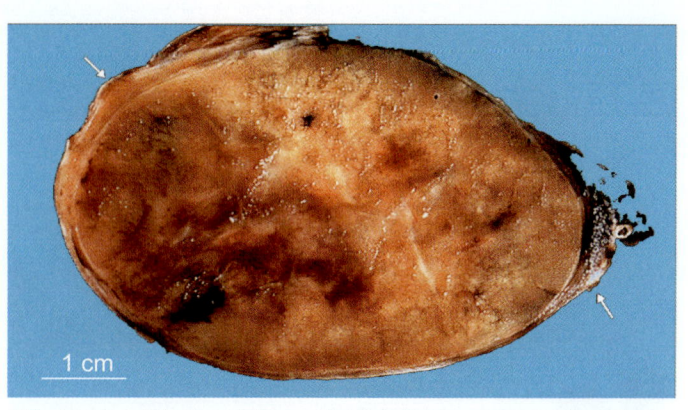

Abb. 14.16 Folliküläres Adenom der Schilddrüse. Der Tumor komprimiert das umgebende Parenchym (Pfeile) und ist durch eine Bindegewebekapsel begrenzt. [R398]

14.7.2 Gutartige Tumoren mit Follikelepithelzelldifferenzierung

Knotenstruma

Definition Bei einem Knotenstruma (> Kap. 14.3) handelt es sich um eine ein- oder beidseitige Vergrößerung der Schilddrüse durch multiple Knoten.

Morphologie

In einer Knotenstruma kommen sowohl hyper- als auch neoplastische Knoten vor. Die neoplastischen Knoten entsprechen in aller Regel Adenomen, es kommen aber auch maligne Tumoren vor, die sich entsprechend einer Adenom-Karzinom-Sequenz durch Mutationen entwickeln. Die Morphologie der Tumoren entspricht dabei derjenigen der Tumoren ohne zugrunde liegende Strumaerkrankung.

Folliküläres Adenom

Definition Das folliküläre Adenom ist ein **gutartiger epithelialer Tumor mit Follikelepithelzell-Differenzierung.** Benigne Schilddrüsentumoren sind fast ausnahmslos folliküläre Adenome oder Varianten davon (z. B. Adenolipome).

Morphologie

Adenome treten solitär, aber auch multipel auf und sind von einer **Kapsel** scharf begrenzt. Der Durchmesser beträgt selten über 4 cm. Das umgebende Parenchym ist durch das Tumorwachstum komprimiert (> Abb. 14.16).

Mikroskopisch sind Adenome meist follikulär gebaut, wobei die Follikel unterschiedlich weit sein können. Trabekulär aufgebaute Adenome enthalten oft lichtmikroskopisch kaum erkennbare Mikrofollikel. Der Phänotyp der Tumorzellen gleicht dem der normalen Schilddrüsenfollikelepithelzelle. Die Tumoren können teilweise aus Onkozyten aufgebaut sein (mitochondrienreiche Zellen mit in der HE-Färbung eosinophil gefärbtem granulärem Zytoplasma). Selten sind hellzellige folliküläre Adenome: Das Zytoplasma dieser Tumorzellen enthält reichlich Glykogen.

Kapseldurchbrüche bzw. **Gefäßeinbrüche** dürfen definitionsgemäß **nicht vorhanden** sein. Insbesondere bei hyperzellulären Formen des follikulären Adenoms (meist mikrofollikulärer/ trabekulärer Aufbau) muss ein Karzinom durch reichlich Materialeinbettung histologisch aufwendig ausgeschlossen werden. Durch Blutungen können diese Knoten rasch an Volumen zunehmen und Schmerzen verursachen. Die Differenzialdiagnose zwischen einem hyperplastischen Knoten und einem Adenom ist morphologisch unscharf und meist nur durch Klonalitätsanalysen möglich – da beide Knotenformen gutartig sind, kommt dieser Differenzialdiagnose klinisch aber keine Bedeutung zu.

Molekularpathologie

In einem Teil der follikulären Adenome finden sich Mutationen des H-Ras-Gens, Trisomien des Chromosoms 7 und Translokationen zwischen Chromosom 2 und 19.

Onkozytäres Adenom

Definition Das onkozytäre Adenom entspricht einem follikulären Adenom, das vollständig aus Onkozyten aufgebaut ist. Der früher gebräuchliche Name „Hürthlezell-Tumor" ist heute obsolet. Es finden sich spezifische Mutationen, die die Funktion der Mitochondrien beeinflussen.

Andere benigne Tumoren

Alle weiteren benignen Tumoren sind ausnahmslos selten: Teratome, Hämangiome, Granularzelltumoren, Paragangliome etc.

14.7.3 Low-risk-Tumoren mit Follikelepithelzelldifferenzierung

Definition Bei den sogenannten Low-risk-Tumoren (NIFTP, Tumoren mit unklarem Malignitätspotenzial, HTT) handelt es sich um eine Gruppe von Neoplasien, die morphologisch und auch in ihrem biologischen Verhalten zwischen den klar benignen und den eindeutig malignen Tumoren liegen. Prinzipiell können diese Tumoren Metastasen bilden, eine tatsächliche Metastasierung kommt aber kaum jemals vor, sodass von weiteren therapeutische Maßnahmen in aller Regel abgesehen wird.

14.7.4 Bösartige Tumoren mit Follikelepithelzelldifferenzierung

Follikuläres Karzinom

Definition Das follikuläre Karzinom (> Abb. 14.17) ist ein **maligner epithelialer Tumor** mit **Follikelepithelzell-Differenzierung**, jedoch ohne die charakteristischen Kernveränderungen des papillären Karzinoms.

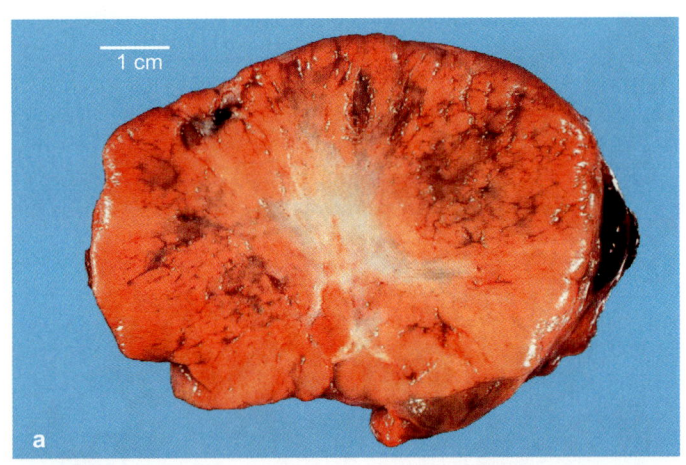

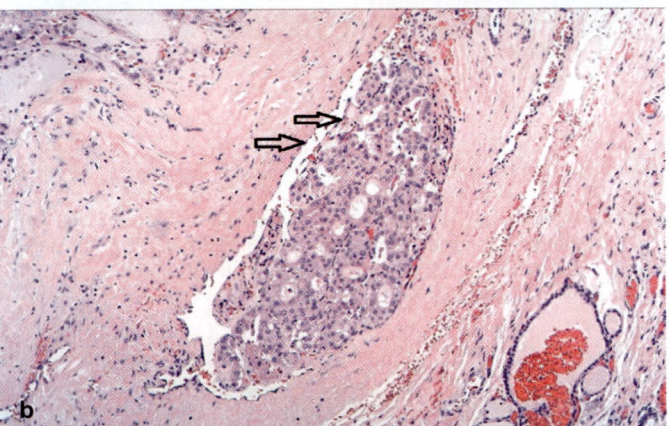

Abb. 14.17 Follikuläres Karzinom der Schilddrüse. a Großer Tumor mit zentraler Fibrose (weiß). **b** Das Tumorparenchym ist aus kleinen Follikeln mit wenig Kolloid aufgebaut. Das Karzinom ist in ein Gefäß eingebrochen, flache Endothelzellen sind auf der Gefäßwand und auf dem Tumorzapfen zu erkennen (Pfeile). [R398]

Epidemiologie Follikuläre Karzinome treten in Knotenstrumen und damit in **Jodmangelgebieten** wesentlicher häufiger auf als in der nicht vergrößerten Schilddrüse. Sie machen in Struma-Endemiegebieten bis zu 40 % der klinisch relevanten malignen Schilddrüsentumoren aus. Die Inzidenz sinkt mit dem Rückgang der Strumainzidenz bei entsprechender Jodprophylaxe (> Kap. 14.3). In Gebieten mit ausreichender Jodversorgung sind nur 10–20 % der Schilddrüsenmalignome follikuläre Karzinome.

Morphologie

Follikuläre Karzinome kommen in einer minimalinvasiven Form ohne oder mit Gefäßeinbrüchen und als breitinvasiv wachsende Tumoren vor, wobei sich die drei Formen hinsichtlich ihrer Aggressivität unterscheiden. Während die breitinvasiv wachsende Form oft bereits **makroskopisch** als Malignom zu erkennen ist, ist die minimalinvasive Form nur histologisch vom follikulären Adenom zu unterscheiden.

Mikroskopisch sind follikuläre Karzinome meist von einer breiten fibrösen Kapsel umgeben, die bei breitinvasiven Tumoren aber auch vollständig überwachsen sein kann. Im Aufbau zeigen follikuläre Karzinome unterschiedlich große Follikel mit Zellen, die dem Phänotyp der Follikelepithelzellen ähnlich sind (> Abb. 14.17b). Im trabekulären Tumortyp sind die Mikrofollikel oft kaum zu erkennen. Das Knotenzentrum ist oft fibrosiert mit einer typischen sternförmigen Narbe.

Entscheidende Malignitätskriterien sind Durchbrüche durch die Tumorkapsel mit Infiltration des umgebenden Gewebes (**minimalinvasives Karzinom ohne Gefäßeinbrüche**), sowie ggf. Einbrüche in einzelne kleine Kapselgefäße (**follikuläres Karzinom mit Gefäßeinbrüchen**). **Breitinvasive Karzinome** zeigen dagegen ein diffuses, grob infiltratives Wachstum und/oder zahlreiche Einbrüche in Kapselgefäße und große Venen. Da charakteristische zytologische Merkmale eines follikulären Karzinoms fehlen, ist die zytologische Diagnose eines follikulären Schilddrüsenkarzinoms unmöglich (> Kap. 14.7). Follikuläre Karzinome können teilweise aus Onkozyten oder selten aus hellen Zellen (mit Glykogen im Zytoplasma) bestehen.

Molekularpathologie

In bis 20 % finden sich Pax8-PPARγ-Translokationen t(2; 3)(q13; p25). Punktmutationen in den H-ras-, N-ras- und K-ras-Onkogenen sind bei einem Teil der follikulären Karzinome ebenfalls nachzuweisen.

Metastasierung Das follikuläre Karzinom metastasiert vorwiegend **hämatogen** in Lunge, Skelett und Gehirn.

Prognose Das minimalinvasive follikuläre Karzinom ohne Gefäßeinbrüche verhält sich klinisch harmlos, weshalb es inzwischen zu den sogenannten Low-risk-Tumoren gezählt wird. Auf eine weitergehende Therapie kann oftmals verzichtet werden. Das minimalinvasive Karzinom mit Gefäßeinbrüchen zeigt bei korrekter Diagnostik und gezielter Therapie eine mittlere 10-Jahres-Überlebensrate von über 95 %, das wesentlich seltenere breitinvasive Karzinom von 40–80 %.

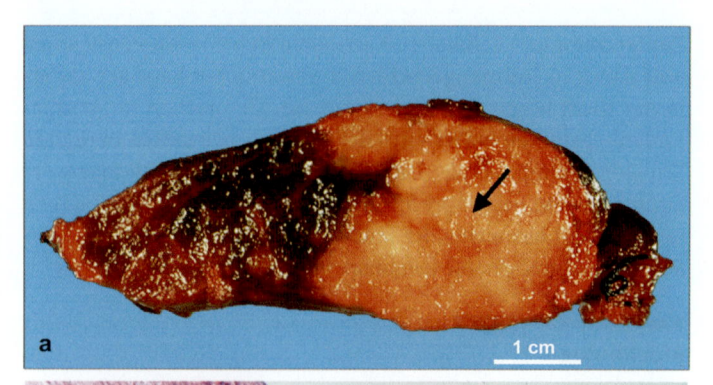

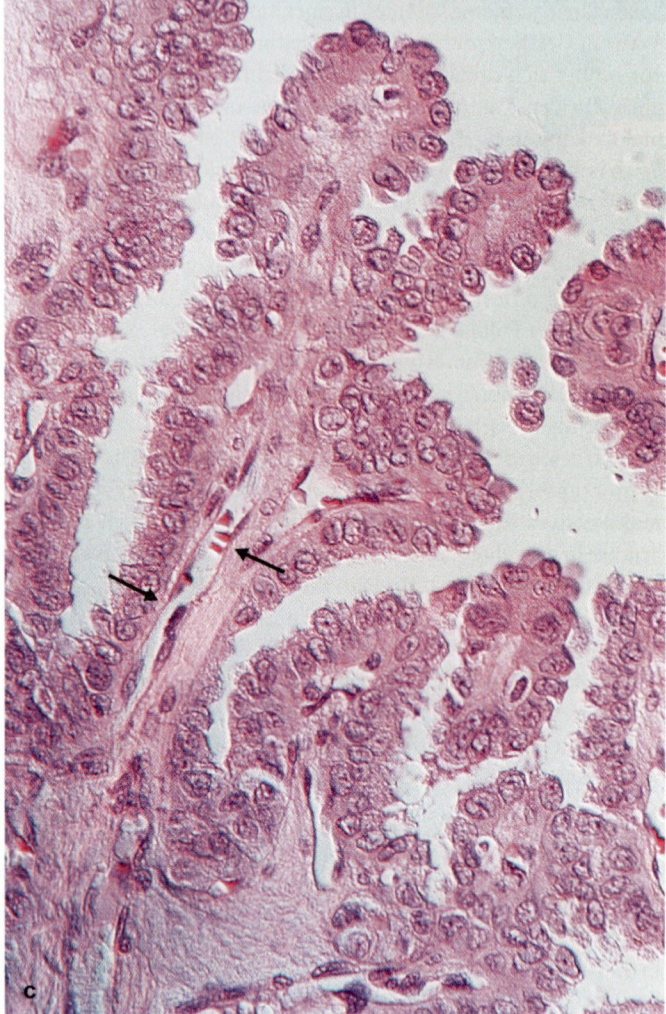

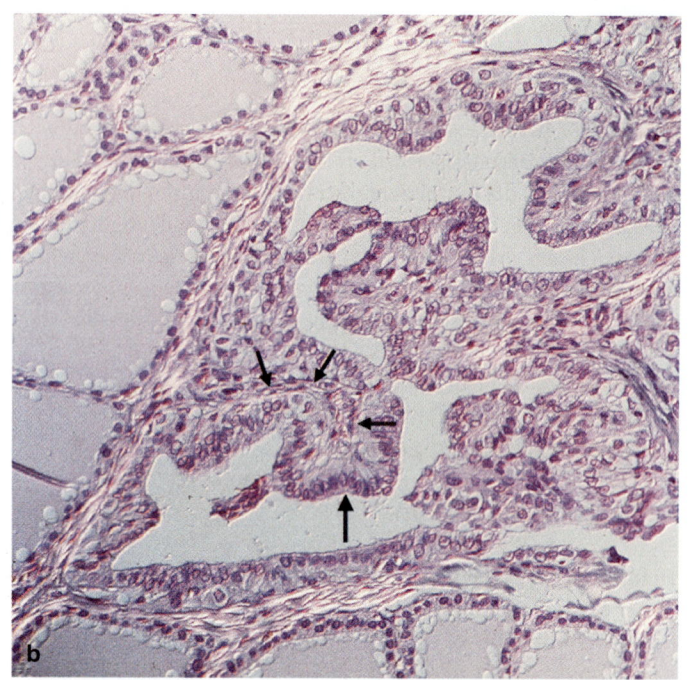

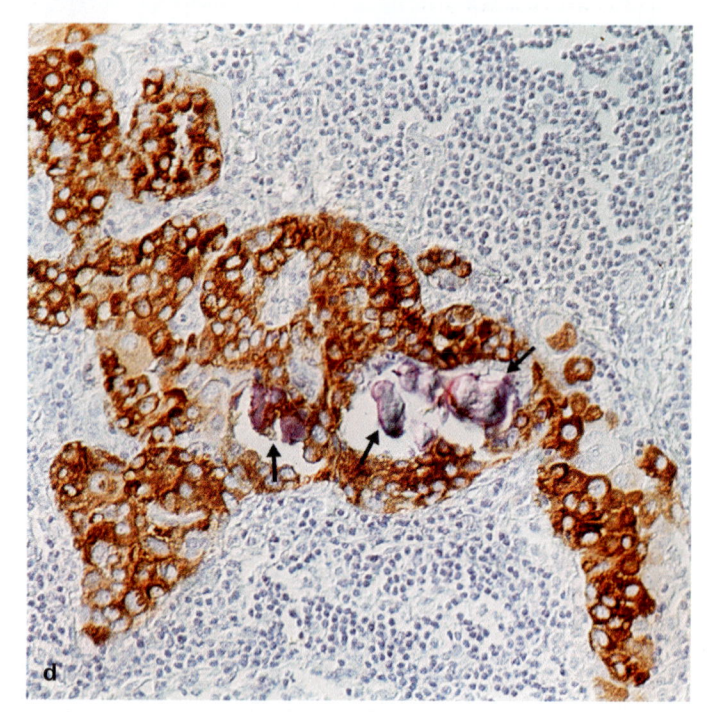

Abb. 14.18 Papilläres Karzinom der Schilddrüse. a Hemithyroidektomie. Der Tumor liegt in einem nicht vergrößerten Schilddrüsenlappen (Pfeil). **b** Tumorgewebe mit Papillen (großer Pfeil), die eine Bindegewebe-Gefäßachse enthalten (kleine Pfeile). Das Epithel ist zylindrisch, die Kerne liegen sehr dicht. HE, Vergr. 200-fach. **c** Papillen mit deutlich sichtbarer Bindegewebe-Gefäßachse (Pfeile). Die Kerne der Tumorzellen sind ziegelartig übereinandergeschachtelt. HE, Vergr. 400-fach. **d** Lymphknotenmetastase: Das Tumorgewebe produziert Thyreoglobulin (braun) und enthält einige Mikroverkalkungen (Psammomkörper; Pfeile). Immunzytochemische Reaktion für Thyreoglobulin, Vergr. 200-fach. [R398]

Papilläres Karzinom

Definition Das papilläre Karzinom ist ein maligner epithelialer Tumor des Follikelepithels mit **typischen Kernveränderungen** (Milchglaskerne, Kernkerben, Kerneinschlüsse; ➤ Abb. 14.18a).

Epidemiologie Das papilläre Karzinom ist sowohl außerhalb von Struma-Endemiegebieten (70–80 %) als auch in Endemiegebieten (über 50 %) der häufigste maligne Schilddrüsentumor.

Pathogenese

Das papilläre Karzinom entsteht in einer nicht vergrößerten Schilddrüse ebenso häufig wie in einer Struma. Durch Bestrahlung der Kopf-Hals-Region und nach Strahlenunfällen treten hauptsächlich papilläre Karzinome auf.

Morphologie

Im Schnitt kann der Tumor durch eine Kapsel begrenzt sein. Sie kann aber auch fehlen. Die Schnittfläche ist weiß bis grau.

Mikroskopisch (> Abb. 14.18b–d) bestehen papilläre Karzinome meist aus einer Mischung papillärer und unregelmäßig geformter, länglich verzogener Follikel, wobei der follikuläre Anteil sehr unterschiedlich ausgeprägt sein kann. Es kommen aber auch solide Zellverbände und Plattenepithelmetaplasien vor. Aufgrund ihres histologischen Erscheinungsbildes unterscheidet man eine Reihe morphologischer Varianten (z. B. follikuläre, solide, oxyphile und großzellige Variante).

Für die Diagnose eines papillären Karzinoms sind – unabhängig vom histologischen Wachstumsmuster – charakteristische **Kernveränderungen** entscheidend: Der Zellkern ist deutlich vergrößert und zeigt oft einen **Milchglasaspekt**, d. h. es besteht ein sehr feinkörniges Chromatin mit an die Kernmembran angelagertem Heterochromatin. Die Kernmembran selbst ist unregelmäßig geformt und eingekerbt (**„nuclear grooving"**). Zudem können Zytoplasmaausläufer in den Kern hineinragen (**Pseudo-Kerneinschlüsse**). Die Tumorzellen sehen lichtmikroskopisch wie übereinandergeschachtelt aus. Verzweigte Papillen mit einer fibrovaskulären Achse, die in das Follikellumen hineinragen, haben dem papillären Karzinom den Namen gegeben, sind für die Diagnose aber allein nicht ausreichend. Ziemlich häufig treten auch Kalzispheriten (**Psammomkörper**) auf (> Abb. 14.18d). Da Psammomkörper in anderen Schilddrüsentumoren praktisch nicht vorkommen, können sie diagnostisch verwendet werden.

Die gekapselte follikulär gebaute Variante des papillären Karzinoms wird nicht länger als Subtyp des papillären Karzinoms geführt, sondern stellt in der aktuellen WHO-Klassifikation einen eigenständigen Tumortyp da. Molekulargenetische Untersuchungen konnten zeigen, dass sich dieser Tumor mit regelhaft auftretenden *RAS*-Mutationen von anderen Subtypen des papillären Karzinoms unterscheidet, die molekulargenetisch eher Mutationen des *BRAF*-Gens aufweisen.

Ein kleines papilläres Karzinom (Durchmesser unter 10 mm), das histologisch zufällig entdeckt wird, wird als **papilläres Mikrokarzinom** bezeichnet und hat eine exzellente Prognose, da ein aggressives biologisches Verhalten ausgesprochen selten ist.

Molekularpathologie

70–80 % der papillären Karzinome weisen eine der folgenden genetischen Veränderungen auf: Mutationen im BRAF-Gen, Ras, RET/PTC- oder NTRK1-Translokationen. Alle dieser Veränderungen führen zu einer Aktivierung der MAPK-Signalkaskade.

Metastasierung Das papilläre Karzinom metastasiert **lymphogen**, vor allem in die regionären Halslymphknoten. Zur hämatogenen Metastasierung (vorwiegend in die Lunge) kommt es erst relativ spät.

Prognose Bei korrekter Diagnostik und gezielter Therapie weist das papilläre Karzinom allgemein eine gute Prognose auf. Vor allem bei Patienten unter 45 Jahren entspricht die Lebenserwartung sogar bei Tumoren mit Fernmetastasierung nahezu derjenigen der gesunden Kontrollpopulation. Bei älteren Patienten verläuft die Krankheit aggressiver. Im Mittel überleben ca. 80 % dieser Patienten 10 Jahre.

Onkozytäres Karzinom

Definition Wie auch bei der benignen Variante, handelt es sich beim (onkozytären Karzinom um einen vollständig aus Onkozyten aufgebauten Tumor. Malignitätsdefinierend sind die Kriterien analog zum follikulären Karzinom (Kapseldurchbrüche, Gefäßeinbrüche). Kernmerkmale des papillären Karzinoms bestehen nicht. Auch hier gilt: Der früher gebräuchliche Name „Hürthlezell-Karzinom" sollte nicht mehr verwendet werden.

High-grade-Tumoren mit Follikelzelldifferenzierung (differenziertes High-grade-Karzinom, gering differenziertes Karzinom)

Definition Karzinome mit Follikelzelldifferenzierung und typischen histologischen Merkmalen, die morphologisch und bezüglich ihres biologischen Verlaufs zwischen den gut differenzierten (follikulären und papillären) und entdifferenzierten (anaplastischen) Karzinomen liegen.

Epidemiologie Die Häufigkeit in Gebieten mit Jodmangel beträgt 4–7 % der Schilddrüsenkarzinome.

Ätiologie Diese Tumoren können sowohl spontan als auch über ein vorbestehendes follikuläres oder papilläres Karzinom entstehen.

Morphologie

Makroskopisch sind diese Tumoren meist nicht von differenzierten Karzinomen zu unterscheiden, wobei ein grob infiltratives Wachstum häufiger zu beobachten ist.

Mikroskopisch zeigen gering differenzierte Karzinome ein **solides, trabekuläres** und/oder **insuläres** Wachstumsmuster, während bei den differenzierten High-grade-Karzinomen die typische Architektur eines papillären oder follikulären Karzinoms erhalten ist. Beide Tumortypen weisen **vermehrt Mitosen** (> 3/10 HPF) und meist auch **Nekrosen** auf.

Molekularpathologie

Es bestehen oft Missense-Mutationen im Gen P53 oder Pi3 K/Akt. Zusätzlich können in einigen Tumoren auch die genetischen Veränderungen eines follikulären oder papillären Karzinoms nachgewiesen werden, was auf die Entwicklung aus differenzierten Karzinomen hinweist.

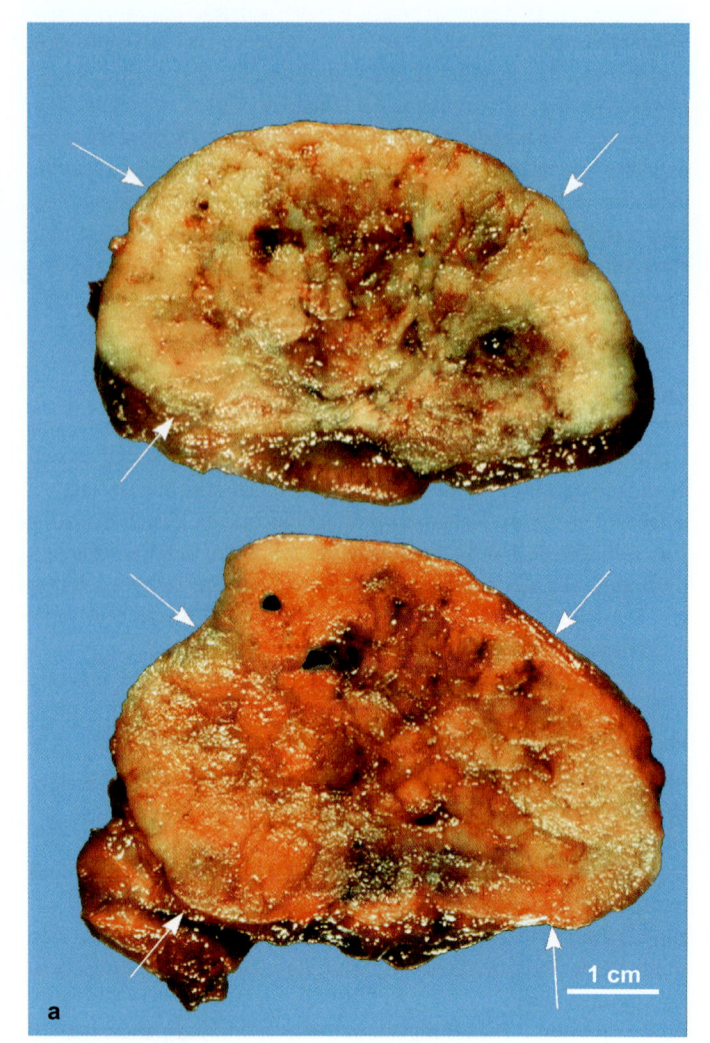

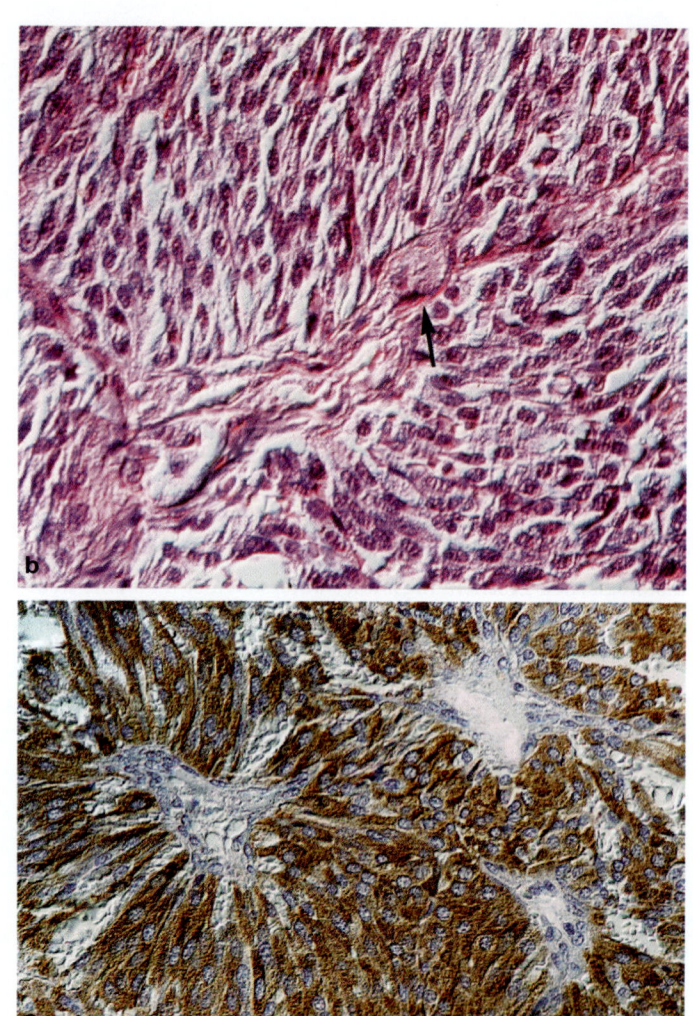

Abb. 14.19 Medulläres Karzinom der Schilddrüse. a Thyroidektomie: stark vergrößerter Schilddrüsenlappen. Die Schnittfläche ist derb und grau-gelb und zeigt frische Einblutungen (Pfeile). **b** Platten, bestehend aus spindeligen Tumorzellen. Mäßig stark ausgeprägte Zell- und Kernpolymorphie. Wenig Amyloid (Pfeil). HE, Vergr. 400-fach. **c** Kalzitoninproduktion durch Tumorzellen. Immunzytochemische Reaktion für Kalzitonin, Reaktionsprodukt braun, Vergr. 400-fach. [R398]

Metastasierung High-grade-Tumoren metastasieren früh sowohl **lymphogen** als auch **hämatogen.** Hämatogene Metastasen finden sich in Lunge und Knochen.

Prognose Aufgrund eines häufig verminderten oder insbesondere in Rezidiven und Metastasen fehlenden Ansprechens auf eine Radiojodtherapie werden die Patienten auch perkutan bestrahlt. Ungefähr die Hälfte der Patienten verstirbt innerhalb von 5 Jahren.

Anaplastisches Karzinom

Definition Das anaplastische Karzinom ist ein **hochmaligner** Tumor, der aus **völlig undifferenzierten Zellen** besteht.

Epidemiologie Das anaplastische Karzinom macht weniger als **3 % der malignen Schilddrüsentumoren** aus. Es tritt meist im Alter von über 60 Jahren auf.

Ätiologie Dieser Tumor kann sowohl spontan als auch über ein vorbestehendes differenziertes (folliküläres oder papilläres Karzinom) oder High-grade-Karzinom entstehen.

Morphologie

Makroskopisch ist der Tumor oft organüberschreitend und zeigt eine weiche, graue Schnittfläche mit **Blutungen** und **Nekrosen.**

Mikroskopisch liegt ein in der Regel **hochgradig polymorphzelliger Tumor** mit typischen landkartenartigen Nekrosen vor. Die Tumorzellen sind spindelig und/oder epitheloid, gelegentlich kommen mehrkernige Riesenzellen vor. Der Tumor bricht in Venen ein und infiltriert zum Zeitpunkt der Diagnose meist schon perithyreoidale Strukturen. Definitionsgemäß exprimiert das anaplastische Karzinom kein Thyreoglobulin.

Molekularpathologie

Es bestehen oft Missense-Mutationen im Gen *P53*. Zusätzlich wurden komplexe Veränderungen in zahlreichen Chromosomen nachgewiesen.

Metastasierung Das anaplastische Karzinom metastasiert früh sowohl **lymphogen** als auch **hämatogen** in zahlreiche Organe. Der klinische Verlauf wird aber weitgehend von lokalen Komplikationen bestimmt (z. B. infiltrativ-destruktives Wachstum in die Trachea und die großen Halsgefäße).

Prognose Der Tumor imponiert klinisch durch auffallend rasches Wachstum (innerhalb weniger Wochen) und ist zum Zeitpunkt der Diagnose fast immer in das die Schilddrüse umgebende Gewebe eingewachsen. Das anaplastische Karzinom hat daher eine ausgesprochen **schlechte Prognose** und zählt zu den aggressivsten menschlichen Malignomen. Ungefähr die Hälfte der Patienten verstirbt innerhalb weniger Wochen bis Monate nach Diagnosestellung (mittlere Überlebenszeit 8 Monate); weniger als 20 % der Patienten überleben länger als 1 Jahr.

14.7.5 Tumoren mit C-Zell-Differenzierung

Medulläres Karzinom

Definition Das medulläre Karzinom (> Abb. 14.19) ist ein maligner Tumor mit **phänotypischer C-Zell-Differenzierung**. Die wichtigsten Aspekte dieses Karzinomtyps sind:
- Produktion von Kalzitonin und karzinoembryonalem Antigen (CEA); das basale und stimulierte Serum-Kalzitonin werden klinisch zum Tumor-Screening, Kalzitonin und CEA auch zur Verlaufsbeobachtung des medullären Karzinoms eingesetzt. In unterschiedlicher Ausprägung exprimieren medulläre Karzinome auch „calcitonin gene-related peptide" (CGRP).
- Immunhistochemisch neuroendokriner Phänotyp der Tumorzellen, d. h. Nachweis von Synaptophysin und Chromogranin A. Die Speicherorte Vesikel und Granula können auch elektronenmikroskopisch nachgewiesen werden.
- Häufige Einlagerung von endokrinem Amyloid im Stroma.

Epidemiologie Der Tumor macht 3–10 % der malignen Schilddrüsentumoren aus. Er kann **sporadisch** (über 75 %) oder **familiär** (autosomal-dominant) auftreten. Der sporadische Tumor tritt meist solitär, der vererbte multilokulär auf.
Das **familiäre medulläre Karzinom** tritt im Rahmen einer MEN 2 (multiple endokrine Neoplasie, > Kap. 18.3) auf. Diese beruht auf einer Keimbahnmutation des RET-Protoonkogens (Chromosom 10; Locus 10q11.2).

> **Morphologie**
> Die Schnittfläche ist entweder weich und grau-gelb oder derb und grau. **Histologisch** (> Abb. 14.19b) kann das **Bild stark variieren** – der Tumor kann solide, follikuläre oder seltener (pseudo-)papilläre oder kleinzellige Areale enthalten. Die Zellen sind polygonal oder spindelig und häufig in Nestern angeordnet. Das Zytoplasma ist fein granuliert. Das Stroma enthält oft **Amyloid**, in dem man u. a. auch Prokalzitonin findet.

> **Molekularpathologie**
> Bei den **sporadischen** Tumoren sind in bis zu 60 % somatische Missense-Punktmutationen, vor allem in Kodon 918 des Exons 16 des RET-Protoonkogens nachzuweisen. Beim familiären medullären Karzinom treten in insgesamt 7 Exons des RET-Protoonkogens aktivierende Missense-Punktmutationen auf (> Kap. 18.3).

Metastasierung Das medulläre Karzinom metastasiert meist früh **lymphogen** in die regionären Halslymphknoten, später **hämatogen** u. a. in Lunge und Leber.

Prognose Das spontan auftretende medulläre Karzinom zeigt bei Fehlen von Metastasen zum Zeitpunkt der Diagnosestellung eine sehr gute Prognose. Die mittlere 10-Jahres-Überlebensrate bei Vorhandensein von Fernmetastasen beträgt dagegen lediglich 40 %. Genetisch determinierte medulläre Schilddrüsenkarzinome im Rahmen einer MEN 2 treten teilweise wesentlich früher auf als sporadische Tumoren und verlaufen teilweise auch deutlich aggressiver. Bei MEN-2-Patienten ist das medulläre Karzinom die für den klinischen Verlauf maßgebliche Neoplasie (> Kap. 18.3). Betroffene Kinder aus bekannten MEN-2-Familien werden abhängig von der Mutationsvariante bereits wenige Monate nach der Geburt thyroidektomiert, um die Entstehung (frühzeitig metastasierungsfähiger) medullärer Karzinome zu verhindern.

14.7.6 Nichtepitheliale Tumoren

Maligne Lymphome

Maligne Lymphome können in der Schilddrüse entstehen oder sie sekundär befallen. Die primären malignen Lymphome entstehen meist über eine Autoimmunthyreoiditis Hashimoto, wobei sich dabei am häufigsten Marginalzonenlymphome vom MALT-Typ entwickeln.

Weitere nichtepitheliale Tumoren

Als Rarität können auch glattmuskuläre Tumoren oder Nervenscheidentumoren sowie hochaggressive Angiosarkome in der Schilddrüse auftreten.

14.7.7 Metastasen in der Schilddrüse

Metastasen, vor allem von malignen Melanomen sowie Bronchus- und Mammakarzinomen, können in der Schilddrüse vorkommen. Metastasen **klarzelliger Nierenzellkarzinome** in der Schilddrüse sind histologisch schwierig von der hellzelligen Variante eines follikulären Schilddrüsenadenoms oder (seltener) -karzinoms zu unterscheiden. Der immunzytochemische Nachweis von Thyreoglobulin kann dann entscheidend sein, da Thyreoglobulin ausschließlich von Follikelepithelzellen der Schilddrüse oder den daraus entstehenden differenzierten Tumoren produziert wird.

KAPITEL 15

A. Perren

Nebenschilddrüsen

15.1	Normale Struktur und Funktion 333	15.3	Hyperparathyreoidismus 334
		15.3.1	Primärer Hyperparathyreoidismus 334
15.2	Agenesie und Aplasie 334	15.3.2	Sekundärer und tertiärer Hyperparathyreoidismus. 335
		15.4	Hypoparathyreoidismus 336

Zur Orientierung

Eine Erhöhung der Konzentration des ionisierten Kalziums im Serum wird häufig in Laboruntersuchungen festgestellt. Eine der Ursachen kann eine Überfunktion der Nebenschilddrüsen sein. Der primäre **Hyperparathyreoidismus** verursacht meist unspezifische Symptome wie depressive Verstimmung und vermehrte Müdigkeit und wird bei der Hälfte der Patienten zufällig aufgrund einer Hyperkalzämie entdeckt. Von der klassischen Symptomtrias **„Stein-, Bein- und Magenpein"** ist dank der früheren Erkennung der Krankheit nur die Nephrolithiasis übrig geblieben. Im Rahmen einer Niereninsuffizienz kann es infolge eines renalen Kalziumverlusts zu einem sekundären oder tertiären Hyperparathyreoidismus mit Knochenschmerzen und einer Schwäche der proximalen Muskulatur kommen.

15.1 Normale Struktur und Funktion

Die Nebenschilddrüsen entstehen aus den Schlundtaschen – die oberen aus dem Entoderm der 4., die unteren aus der 3. Schlundtasche. Meist werden 4 Drüsen angelegt. Bei ca. 10 % der Menschen entwickeln sich entweder nur 2 oder aber bis zu 6 Drüsen.

Beim Erwachsenen ist die Nebenschilddrüse oval und von einer dünnen Kapsel umgeben, **4–6 mm** im größten Durchmesser. Das Gewicht der Einzeldrüse beträgt **35–40 mg.** Die Schnittfläche ist rehbraun. Die oberen Drüsen liegen auf der Hinterfläche nahe dem oberen Pol der Schilddrüsenlappen; die Lage der unteren Drüsen ist unregelmäßiger – sie können am Unterpol des Schilddrüsenlappens oder ektopisch im Thymus bzw. im umgebenden Gewebe liegen.

Mikroskopisch bestehen die Nebenschilddrüsen beim Kind nahezu ausschließlich aus Parenchymzellen. Bis zum Alter von 25 Jahren nimmt der Anteil an Fettgewebe bis auf ca. 30 % zu. Danach bleibt er mehr oder weniger konstant.

Das Parenchym besteht hauptsächlich aus den **Hauptzellen** mit einem Durchmesser von 10–20 µm. Ihr Glykogengehalt schwankt stark, der Kern ist rund und liegt zentral. Beim Erwachsenen kommen regelmäßig **Onkozyten** (eosinophile Zellen) mehr oder weniger zahlreich in Gruppen vor. Sie sind deutlich größer als die Hauptzellen (Durchmesser 20–40 µm). Elektronenmikroskopisch ist der Golgi-Apparat in der Hauptzelle groß und die Zahl der Mitochondrien relativ niedrig, während beim Onkozyten die Mitochondrien dominieren.

Regulation des Kalzium-Phosphat-Stoffwechsels

Parathormon (PTH), das Hormon der Nebenschilddrüsen, ist ein Peptid mit 84 Aminosäuren. Nach der Sekretion wird es sehr rasch in ein N-terminales Fragment von 34 Aminosäuren mit einer sehr kurzen Halbwertszeit im Serum (Minuten) und in ein C-terminales Fragment mit einer Halbwertszeit im Serum von mehreren Stunden gespalten. Die biologisch relevante Aktivität wird vom N-terminalen Peptidfragment vermittelt.

PTH ist einer der wichtigsten **Regulatoren des Kalziumstoffwechsels.** Es erhöht die Konzentration des ionisierten Kalziums in der Extrazellulärflüssigkeit. Seine Sekretion wird durch die Serumkonzentration von ionisiertem Kalzium über einen Kalziumrezeptor in der Membran der Nebenschilddrüsenzellen gesteuert. Hauptzielorgane des PTH sind Niere und Knochen; eine indirekte Wirkung übt das Hormon auch auf die Dünndarmmukosa aus.

PTH bewirkt direkt und indirekt eine **Erhöhung der Serumkonzentration** sowohl des Gesamtkalziums als auch des sofort verfügbaren ionisierten **Kalziums.**

Direkte Wirkungen PTH stimuliert die **Kalziumrückresorption** im proximalen Nierentubulus aus dem Glomerulusfiltrat über ein kalziumbindendes Protein sowie die **Phosphatexkretion**. PTH **mobilisiert Kalzium**, einerseits aus der löslichen Fraktion des Knochens (rasche Wirkung), andererseits über die Knochenresorption via Osteoklasten (prolongierte Wirkung).

Indirekte Wirkungen PTH stimuliert das geschwindigkeitsbestimmende Enzym der Niere, die **1α-Hydroxylase,** die das 25-Hydroxycholecalciferol zu 1,25-Dihydroxycholecalciferol hydroxyliert. Dieser aktive Metabolit des Vitamins D_3 (Cholecalciferol) stimuliert die Kalziumaufnahme durch die Mukosa des Dünndarms. Die Parathormonsekretion wird durch die Serumkonzentration des Kalziums über einen negativen Feedback-Mechanismus gesteuert.

Das strukturell dem PTH verwandte Hormon „**parathyroid hormone-related protein**" wird von Zellen verschiedener Organe sezerniert (z. B. Chondrozyten) und wirkt lokal: Es reguliert die lokale Organisation von Knorpel sowie Interaktionen zwischen Epithelien und Mesenchym, z. B. in der Mamma und bei der Zahnentwicklung. Dabei spaltet es sich in verschiedene Peptide auf.

Eine weitere phosphaturische Substanz, **FG-23** („fibroblast growth factor") wird von Osteozyten sezerniert.

15.2 Agenesie und Aplasie

Agenesie und Aplasie der Nebenschilddrüsen sind Entwicklungsstörungen der 3. und 4. Schlundtasche und mit dem Leben nicht vereinbar. Die seltene Hypoplasie führt zum Hypoparathyreoidismus (➤ Kap. 15.4).

15.3 Hyperparathyreoidismus

Definition Der Hyperparathyreoidismus beruht auf einer inadäquat gesteigerten PTH-Sekretion der Nebenschilddrüsen. Beim **primären** Hyperparathyreoidismus liegt die auslösende Ursache in der Nebenschilddrüse, Folge ist eine **Hyperkalzämie.**
Beim **sekundären** Hyperparathyreoidismus besteht eine periphere Resistenz gegenüber der Parathormonwirkung, meist infolge einer Nierenerkrankung. Als Folge entsteht eine Hypokalzämie, die über den oben erwähnten Regelkreis zur adäquat gesteigerten Parathormonsekretion, also zur **Normokalzämie,** führt.

15.3.1 Primärer Hyperparathyreoidismus

Definition Eine erhöhte Serumkonzentration von Parathormon mit Hyperkalzämie, Hypophosphatämie und Hyperkalzurie, verursacht durch ein **Adenom** oder eine **primäre Hyperplasie** (multiple Adenome aufgrund einer Keimbahnmutation) der Nebenschilddrüsen.

Epidemiologie Der Hyperparathyreoidismus ist im mittleren Lebensabschnitt am häufigsten. Die Prävalenz beim Erwachsenen beträgt 0,1–0,5 %. Frauen sind häufiger betroffen als Männer. Beim jungen Menschen ist der primäre Hyperparathyreoidismus die führende Ursache einer **Hyperkalzämie,** beim älteren Menschen ist die Hyperkalzämie in erster Linie bedingt durch maligne Tumoren (Plasmozytom, Knochenmetastasen, paraneoplastische Hyperkalzämie durch Sekretion von PTH-related protein). Alle übrigen Ursachen einer Hyperkalzämie sind heute selten.

Das solitäre **Adenom** einer Nebenschilddrüse dominiert als Ursache des primären Hyperparathyreoidismus (ca. **80 %** der Patienten). Selten bestehen 2 Adenome (2–3 %) oder 1 **Karzinom (2–3 %).** Eine familiäre Ursache multipler Adenome (**primäre Hyperplasie**) findet sich bei ca. **15 %** der Patienten.

Ätiologie und Pathogenese

Die meisten Nebenschilddrüsentumoren sind **sporadisch,** ihre Ursache ist nicht bekannt. **Familiär** treten multiple Nebenschilddrüsenadenome (früher als primäre Hyperplasie bezeichnet) im Rahmen genetischer Erkrankungen (z. B. einer MEN 1) auf (➤ Kap. 18.2).

Morphologie

- Das **Adenom** (➤ Abb. 15.1a) der Nebenschilddrüse wiegt im Allgemeinen zwischen 0,5 und 5 g. Der Tumor ist von einer Kapsel umgeben, weich und braun. Gelegentlich können Adenome in ektopischen Drüsen auftreten. **Mikroskopisch** (➤ Abb. 15.1b) besteht das Adenom aus monomorphen Zellformationen, die durch feine Bindegewebssepten mit reichlichen Kapillaren voneinander getrennt sind. Die Struktur ist solide und/oder follikulär. Follikuläre Abschnitte können Schilddrüsengewebe sehr ähnlich sehen. Fettgewebe fehlt praktisch vollständig. Meist besteht das Adenom aus Hauptzellen, die teilweise ein optisch leeres Zytoplasma aufweisen (herausgelöstes Glykogen). Oft sind Gruppen von Onkozyten vorhanden und gelegentlich sind polymorphe Kerne zu finden. Mitosen lassen sich im Allgemeinen nicht nachweisen. Bei günstig liegendem Schnitt kann eine kleine Kappe normalen Nebenschilddrüsenparenchyms mit Fettgewebe vorhanden sein (➤ Abb. 15.1b). Dies hilft bei der Differenzialdiagnose gegenüber einer Hyperplasie. Beim Adenom sind die restlichen Drüsen nicht vergrößert.

- Das **Karzinom** der Nebenschilddrüsen ist meist größer als ein Adenom und oft mit dem umgebenden Gewebe verwachsen. Diese Invasion der Kapsel ist mit Mitosen und Einbrüchen in Venen das wichtigste diagnostische Kriterium für das Karzinom. Metastasen treten, wenn überhaupt, in regionären Lymphknoten auf. Der Verlauf ist im Allgemeinen lang, oft sterben die Patienten an Komplikation des Hyperparathyreoidismus, d. h. der Hyperkalzämie, und nicht unmittelbar durch die Tumorausbreitung.

- Die **primäre Hyperplasie** macht ca. 15 % aller Nebenschilddrüsenveränderungen beim primären Hyperparathyreoidismus aus; dabei handelt es sich um multiple Adenome im Rahmen von genetischen Erkrankungen. Es sind alle Nebenschilddrüsen betroffen, allerdings oft unterschiedlich stark. Eine Unterscheidung zu einem sporadischen Adenom kann nur durch Untersuchung aller Nebenschilddrüsen erfolgen.

15.3 Hyperparathyreoidismus

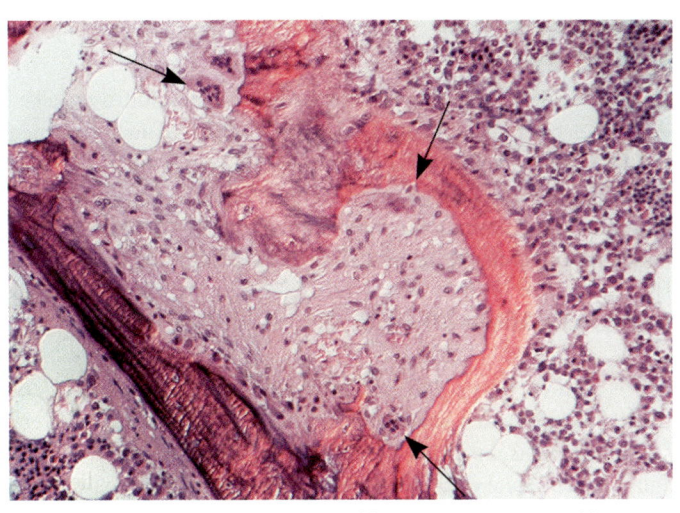

Abb. 15.2 Fibroosteoklasie (Osteitis fibrosa cystica). In der Bildmitte ein Knochenbälkchen. Es wird aufgesplittert und abgebaut durch zellreiches Stroma (Bildmitte) mit Osteoklasten (Pfeile, „Fibroosteoklasie"). Links unten und rechts intaktes Knochenmark. HE, Vergr. 200-fach. [R398]

Osteodystrophia (Osteitis) fibrosa cystica generalisata, selten. Hierbei ist das Knochengewebe durch ein osteoklasten- und faserreiches Granulationsgewebe ersetzt. Rezidivierende Einblutungen führen zu Hämosiderinablagerungen („**brauner Tumor**"). Charakteristisches **histologisches** Substrat ist die **Fibroosteoklasie.** Dabei handelt es sich um eine fokal akzentuierte Resorption der Knochenbälkchen durch Osteoklasten (➤ Abb. 15.2) in Verbindung mit einer Fibrose des Endosts (Endostfibrose), die auf die Markräume übergreifen kann.

15.3.2 Sekundärer und tertiärer Hyperparathyreoidismus

Definition Beim sekundären Hyperparathyreoidismus ist die Störung im Kalziumstoffwechsel auf **extraglanduläre Ursachen** zurückzuführen (Nierenkrankheit, D_3-Hypovitaminose, intestinale Malabsorption), die eine Hypokalzämie zur Folge haben. Diese wird **kompensatorisch** durch eine adäquate Steigerung der PTH-Sekretion ausgeglichen und führt damit zur **Hyperplasie der Nebenschilddrüsen.**

Ätiologie und Pathogenese

Meist liegt die auslösende Krankheit in der **Niere,** dem wichtigsten Zielorgan von PTH. Andere Ursachen können eine D_3-Hypovitaminose oder eine intestinale Malabsorption sein. Eine chronische Glomerulonephritis oder interstitielle Nephritis führt im Stadium des beginnenden Nierenversagens zu einer Phosphatretention durch die Niere. Die Hyperphosphatämie sowie der Nierenschaden bewirken eine herabgesetzte 1α-Hydroxylierung von 25-Hydroxycholecalciferol. Die Kalziumresorption im Dünndarm sinkt. Darüber hinaus kann infolge der Niereninsuffizienz ein Kalziumverlust entstehen, wodurch die Hypokalzämie weiter verstärkt wird. Wegen der Nierenkrankheit ist die PTH-Wirkung auf die Niere eingeschränkt (Zielorganresistenz). Eine kompensatorisch gesteigerte PTH-Produktion stellt über eine **Kalziummobilisierung aus dem Knochen** die Normokalzämie sicher.

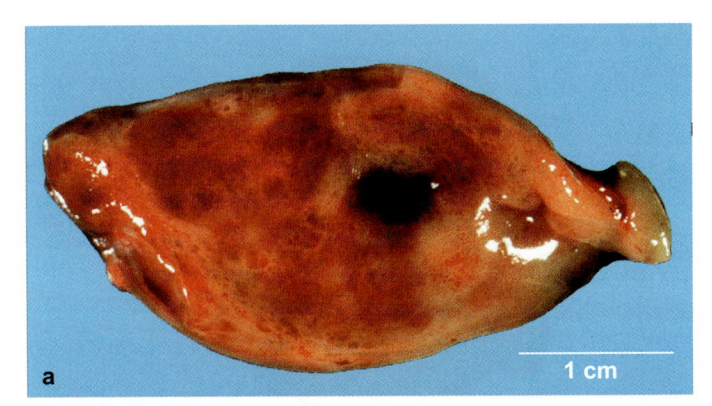

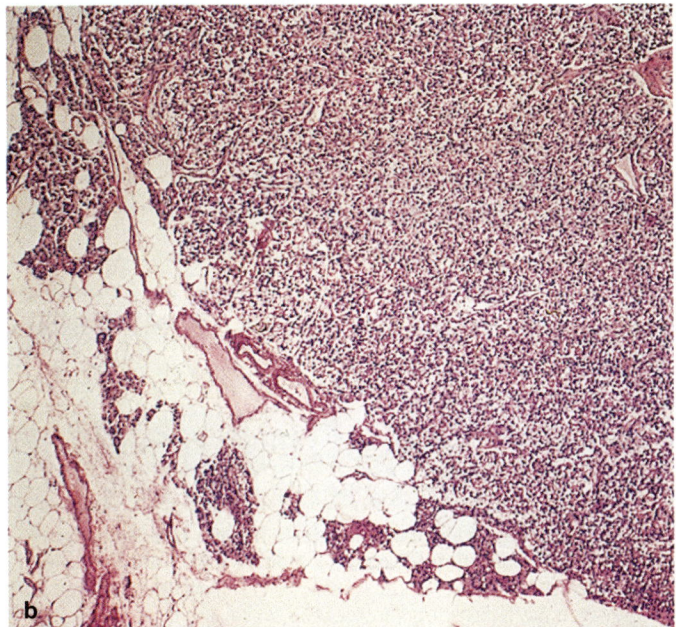

Abb. 15.1 Adenom einer Nebenschilddrüse. a Schnittfläche: Feine Kapsel, gelbbraune Schnittfläche, teilweise eingeblutet. Gewicht des Tumors: 3 g. **b** Kompaktes Tumorparenchym. Restparenchym der Nebenschilddrüse mit Fettgewebe (links unten). HE, Vergr. 100-fach. [R398]

Molekularpathologie

In den **Adenomen** können oft nachgewiesen werden:
- Rearrangierung und Überexpression von PRAD1
- Deletion von 11q13

In **Karzinomen** findet man oft somatische Mutationen des *HRPT2*-Gens auf 1q31.

Im Rahmen der **MEN 1** findet man zusätzlich zur Menin-Keimbahnmutation oft einen Verlust des 2. 11q13-Allels im Tumorgewebe (➤ Kap. 18.2).

Multiple Nebenschilddrüsenadenome treten auch bei Keimbahnmutationen des *Ret*-Proto-Onkogens (MEN2a), *CDKN1B*- (p27, MEN4) und *MAX*- (MEN5) und *HRPT2*-Gens auf.

Knochenläsionen Aufgrund der Kalziummobilisierung aus dem Knochen über längere Zeit entstand früher häufig eine Fibroosteoklasie (80–90 % der Betroffenen). Heute ist das **makroskopische** Vollbild der Krankheit, die durch von Recklinghausen 1891 beschriebene

Morphologie

Es besteht eine **Hauptzellhyperplasie** aller Nebenschilddrüsen, allerdings meist in unterschiedlichem Ausmaß. Oft sind auch Gruppen von Onkozyten eingestreut. Fettgewebe fehlt weitgehend.

Bei langem Bestehen kann die Hyperplasie knotig und fokal **autonom** werden, symptomatisch kann also ein „primärer" Hyperparathyreoidismus mit Hyperkalzämie entstehen. Diese Form des Hyperparathyreoidismus wird als **tertiärer Hyperparathyreoidismus** bezeichnet und findet sich häufig nach langjähriger Hämodialyse.

Klinische Relevanz Früher wurde die Krankheit erst beim Auftreten von spontanen Knochenbrüchen, Magenulzera und Nierensteinen (klassische **Trias „Stein-, Bein- und Magenpein"**) diagnostiziert. Heute wird durch die routinemäßige Laboranalyse eine Hyperkalzämie meist bereits im asymptomatischen Stadium erfasst. Allerdings kann eine Hyperkalzämie auch andere Ursachen als einen Hyperparathyreoidismus haben (s. Epidemiologie).

Die **Frühsymptome** der Hyperkalzämie sind Ermüdbarkeit, Muskelschwäche und diffuse Gelenkbeschwerden. Neuropsychiatrische Störungen wie Depression, Ängstlichkeit und Psychosen sind häufig und können das klinische Bild dominieren. Oft besteht eine arterielle Hypertonie (ca. 50 %), gelegentlich auch eine akute Pankreatitis und peptische Ulzera.

Gefürchtet ist die **hyperkalzämische Krise,** die zu metastatischen Verkalkungen, einer Niereninsuffizienz und einer lebensbedrohlichen Exsikkose führen kann. Auch ohne hyperkalzämische Krise können **metastatische Verkalkungen** in Lunge, Niere, Magenschleimhaut oder Gelenkknorpel (Chondrokalzinose) auftreten. Kalziumpyrophosphat-Ablagerungen führen zu Arthropathien bei 15–20 % der Betroffenen (> Kap. 45.2.5).

Der Hyperparathyreoidismus kann bis heute nur operativ geheilt werden. Intraoperativ ist die Unterscheidung zwischen einem Adenom einer Nebenschilddrüse und der Hyperplasie aller 4 Drüsen entscheidend, da eine Exzision aller Drüsen bei Vorliegen eines Adenoms einer Drüse nicht notwendig ist. Diese Unterscheidung kann durch die intraoperative Bestimmung der PTH-Konzentration im Serum des Patienten getroffen werden. Eine histologische Aufarbeitung ist zur präzisen Diagnose und besonders zur Unterscheidung eines Nebenschilddrüsenadenoms vom selten auftretenden Nebenschilddrüsenkarzinom wichtig.

Bei der Hyperplasie wird in der Regel eine subtotale (3½-)Parathyroidektomie oder selten eine totale Parathyroidektomie mit **autologer Transplantation** einer Nebenschilddrüse (subkutan oder in die Skelettmuskulatur) durchgeführt (> Abb. 15.3).

Die Klinik des **sekundären Hyperparathyreoidismus** wird von der Grundkrankheit dominiert. Die Nebenschilddrüsenhyperplasie kann sich nach Behebung der Niereninsuffizienz zurückbilden, z. B. nach Nierentransplantation.

15.4 Hypoparathyreoidismus

Definition und Epidemiologie Eine fehlende oder inadäquat niedrige Sekretion von Parathormon oder die Sekretion eines Parathormons mit herabgesetzter biologischer Wirkung führt zum Hypoparathyreoidismus. Das Syndrom ist selten.

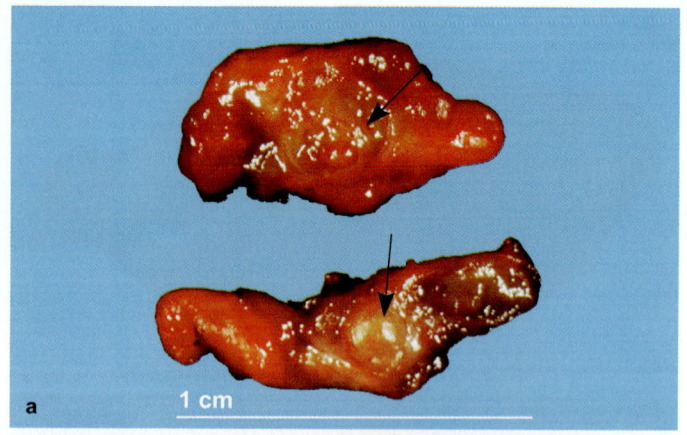

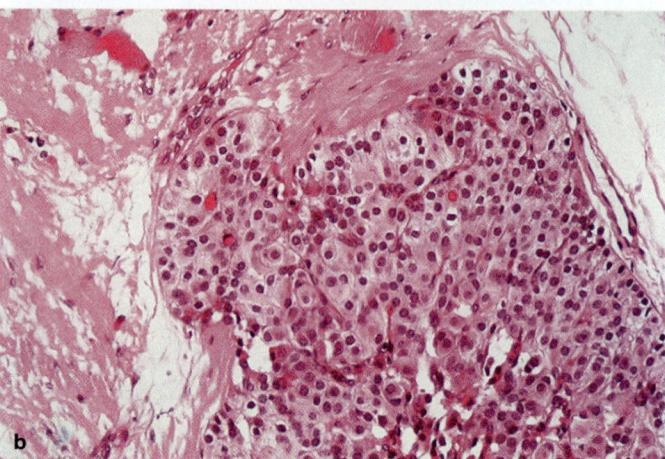

Abb. 15.3 Autologe Transplantation des Teilstücks einer Nebenschilddrüse in Skelettmuskulatur. Zustand 5 Monate nach Transplantation. a Das Nebenschilddrüsengewebe ist knotig (Pfeile) und mit der Muskulatur (rot) verwachsen. **b** Das Nebenschilddrüsengewebe ist vital, eng mit der Muskulatur verzahnt und gut vaskularisiert. HE, Vergr. 200-fach. [R398]

Ätiologie und Pathogenese

Ein Ausfall der Nebenschilddrüsen kann nach **Thyroidektomie** (mit gleichzeitiger Entfernung der Nebenschilddrüsen), chirurgischen Eingriffen wegen eines Hyperparathyreoidismus oder nach radikaler Neck-Dissektion auftreten. Bei Unterfunktion mehrerer endokriner Drüsen (> Kap. 18.4) kann eine **immunologisch** bedingte Zerstörung der Nebenschilddrüsen auftreten. Im Rahmen eines **DiGeorge-Syndroms** mit Thymushypoplasie und T-Zell-Defizienz (> Kap. 4.5.2) tritt ebenfalls eine Nebenschilddrüsenhypoplasie auf, die zum Hypoparathyreoidismus führt.

Molekularpathologie

Die Veränderung des Parathormons, die zum Verlust seiner Wirkung führt, ist durch eine Punktmutation auf 11p15.3–15.1 bedingt (autosomal-dominanter Erbgang). Die polyglanduläre endokrine Insuffizienz wird durch eine Punktmutation auf 21q22.3 ausgelöst (autosomal-rezessiv), das DiGeorge-Syndrom durch eine Deletion auf 22q11 (autosomal-dominant).

Klinische Relevanz Merkmale des Hypoparathyreoidismus sind eine erniedrigte Serumkonzentration von Parathormon mit konsekutiver Hypokalzämie und Hyperphosphatämie. Charakteristisch sind Symptome einer vermehrten neuromuskulären Irritabilität (Tetanie, Parästhesien, Krampfanfälle) sowie Zeichen der Kalziumablagerung in den Weichteilen (Katarakt mit Verkalkung der Kornea, intrakraniale Verkalkungen, Kalziumablagerung in Arterienwänden).

Pseudo-Hypoparathyreoidismus

Der Pseudo-Hypoparathyreoidismus ist selten und **hereditär.** Das klinische Bild entspricht einem Hypoparathyreoidismus bei adäquater oder erhöhter Parathormonsekretion (intakte Nebenschilddrüsen) aufgrund einer **Zielorganresistenz.** Ursache ist ein Defekt der Interaktion des (biologisch aktiven) Parathormons mit dessen Rezeptor sowie der Transduktion des Signals. Ursache dafür ist ein paternales Imprinting des GNAS-1-Gens oder eine Punktmutation auf 20q13.2–13.3 (autosomal-dominanter Erbgang).

Klinisches Bild ist die **hereditäre Osteodystrophie** (Albright) mit Kleinwuchs, rundem Gesicht, kurzem Nacken sowie abnorm verkürzten Metakarpal- und Metatarsalknochen (insbesondere des 5. Strahls).

KAPITEL 16

A. Perren

Nebennieren

16.1	Nebennierenrinde	339	16.1.8	Hyperplasie ... 342
16.1.1	Normale Struktur und Funktion	339	16.1.9	Tumoren ... 343
16.1.2	Fehlbildungen	341	16.1.10	Überfunktionssyndrome ... 345
16.1.3	Stoffwechselstörungen	341	16.1.11	Unterfunktionssyndrome ... 348
16.1.4	Kreislaufstörungen	341	16.2	**Nebennierenmark und Paraganglien** ... 350
16.1.5	Entzündungen	342	16.2.1	Normale Struktur und Funktion ... 350
16.1.6	Zysten und Pseudozysten	342	16.2.2	Tumoren des Nebennierenmarks ... 350
16.1.7	Atrophie	342		

Zur Orientierung

Die Nebennieren sind durch die Sekretion von Steroidhormonen und Katecholaminen an der Regulation vieler Stoffwechselprozesse beteiligt. **Überfunktionssyndrome** wie Hyperkortisolismus (Cushing-Syndrom) oder Hyperaldosteronismus (Conn-Syndrom) führen zu typischen Syndromen, die auch eine Hypertonie beinhalten, während Störungen der Synthese von Sexualsteroidhormonen verschiedene Formen des adrenogenitalen Syndroms verursachen. Die **Nebenniereninsuffizienz** ist wegen des Ausfalls von Kortikosteroiden lebensgefährlich.

Vergrößerungen einer oder beider Nebennieren werden oft zufällig bei der Untersuchung des Abdomens mit bildgebenden Verfahren entdeckt („Inzidentalome"). Bei Fortschreiten der Läsion oder Überfunktion müssen Art und Dignität der Läsion morphologisch abgeklärt werden.

Tumoren der Nebennierenrinde und des -marks können funktionell aktiv sein und zu entsprechenden klinischen Symptomen führen. Dabei ist die Hypertonie auch ein zentrales Symptom des Phäochromozytoms.

Bei Vorliegen eines **adrenogenitalen Syndroms** muss der Enzymdefekt bzw. dessen genetische Ursache molekulargenetisch abgeklärt werden.

16.1 Nebennierenrinde

16.1.1 Normale Struktur und Funktion

Die Nebennierenrinde entwickelt sich aus dem mesodermalen Zölomepithel nahe der Urogenitalfalte. Bei Geburt beträgt das Gewicht einer Nebenniere 4–5 g, es entspricht also ungefähr einem Drittel des Gewichts der Niere. Das Normalgewicht beider Nebennieren zusammen beträgt beim Erwachsenen bis zu 11 g, die normale Rindenbreite ca. 1 mm (➤ Abb. 16.1).

Vor der Geburt besteht die Nebennierenrinde aus einer breiten fetalen Zone. Nach der Geburt bilden sich innerhalb weniger Monate die folgenden **drei Zonen** aus:
- Zona glomerulosa (subkapsulär)
- Zona fasciculata
- Zona reticularis (an der Grenze zum Nebennierenmark)

Makroskopisch ist die Schnittfläche gelbbraun: Die gelbe Farbe rührt von Lipiden – Cholesterin, Triglyzeride, Phospholipide – her, die als Vorläufer der Steroidhormone in den Nebennierenrindenzellen liegen. Für die braune Farbe sind Lipochrome verantwortlich.

Die **Zona glomerulosa** liegt subkapsulär und macht 10–15 % des Gewebevolumens der Nebennierenrinde aus. Sie ist beim Erwachsenen oft **nur herdförmig** ausgebildet und daher schwierig zu sehen. Sie besteht aus kleinen Zellgruppen in alveolärer Anordnung. Im Zytoplasma der Zellen finden sich wenige Lipidtröpfchen.

Die **Zona fasciculata** macht ca. 80 % des Gewebevolumens der Nebennierenrinde aus und besteht aus Zellsträngen. Die Zellen enthalten meist reichlich kleine zytoplasmatische Lipidtröpfchen.

Die **Zona reticularis** macht 5–10 % des Gewebevolumens der Nebennierenrinde aus. Sie ist durch unregelmäßig angeordnete Zellgruppen mit eosinophilem Zytoplasma und wenigen Lipidtröpfchen gekennzeichnet. In diesen Zellen finden sich Lipochrome.

16 Nebennieren

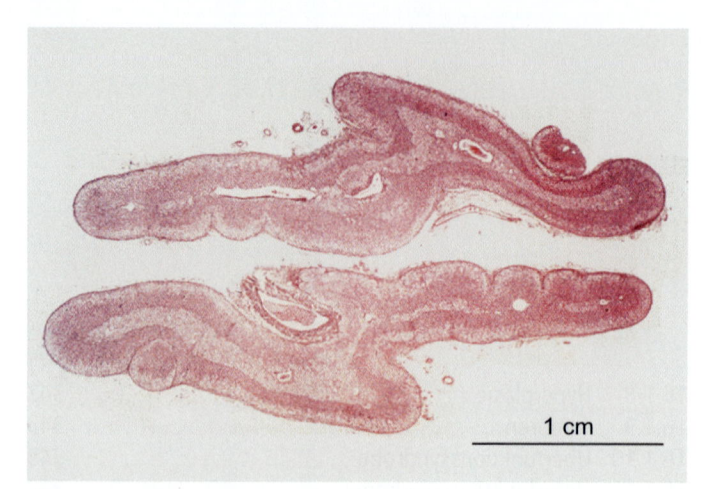

Abb. 16.1 Nebennieren normaler Größe. Die Zono glomerulosa liegt direkt unterhalb der Kapsel in kleinen Nestern, die lipidreiche Zona fasciculata (subkapsulär) hebt sich von der deutlich dunkler gefärbten Zona reticularis ab. Das Nebennierenmark ist schwach angefärbt und enthält größere Gefäße (Zentralvene, oben). Gesamtgewicht beider Nebennieren: 10 g. HE, Vergr. 1-fach. [R398]

Hormone Die **Zona glomerulosa** synthetisiert und sezerniert vor allem **Mineralokortikoide**. Aldosteron ist beim Menschen der wichtigste Vertreter. Reguliert wird die Aldosteronsekretion über das Renin-Angiotensin-Aldosteron-System (> Abb. 16.2). Dieses ist von der ACTH-Stimulation weitgehend unabhängig.

Aldosteron ist wichtig für die Regulation des Volumens der Extrazellularflüssigkeit. Das Hormon bewirkt eine Retention von Natrium, die Sekretion von Kalium (durch Stimulation des Natrium-Kalium-Austauschs im distalen Nierentubulus) und damit eine Erhöhung des Blutdrucks und eine Zunahme der Extrazellularflüssigkeit durch Wasserretention.

Die **Zonae fasciculata** und **reticularis** produzieren vor allem **Glukokortikoide** und **Androgene**. Reguliert wird die Glukokortikoidsekretion durch Hypothalamus bzw. Hypophyse über die Hormone CRH (Kortikotropin-releasing-Hormon) und ACTH (Kortikotropin). ACTH (39 Aminosäuren) ist Bestandteil des größeren Moleküls POMC (Proopiomelanocortin), aus dem die Hormone β-Lipotropin, β-Endorphin und β-Melanotropin sowie ACTH enzymatisch abgespalten werden.

Kortisol ist der wichtigste Vertreter der Glukokortikoide und wirkt katabol, antiinflammatorisch, antiallergisch und immunsuppressiv.

Kortisol hemmt die Proteinsynthese, senkt den Appetit, bewirkt einen Anstieg der freien Fettsäuren im Blut durch Stimulation der Lipolyse und regt die Glukoneogenese in der Leber an durch die Mobilisierung von Glykogen und Aminosäuren aus Knochen, Muskeln und Bindegewebe. Es hemmt die Glukoseaufnahme in die Muskelzelle, die antibakteriellen Wirkungen von Phagozyten und Immunsystem sowie die endotheliale Adhäsion und Diapedese neutrophiler Granulozyten; außerdem stimuliert es den Abbau von lymphatischen Geweben, vor allem von T-Zellen.

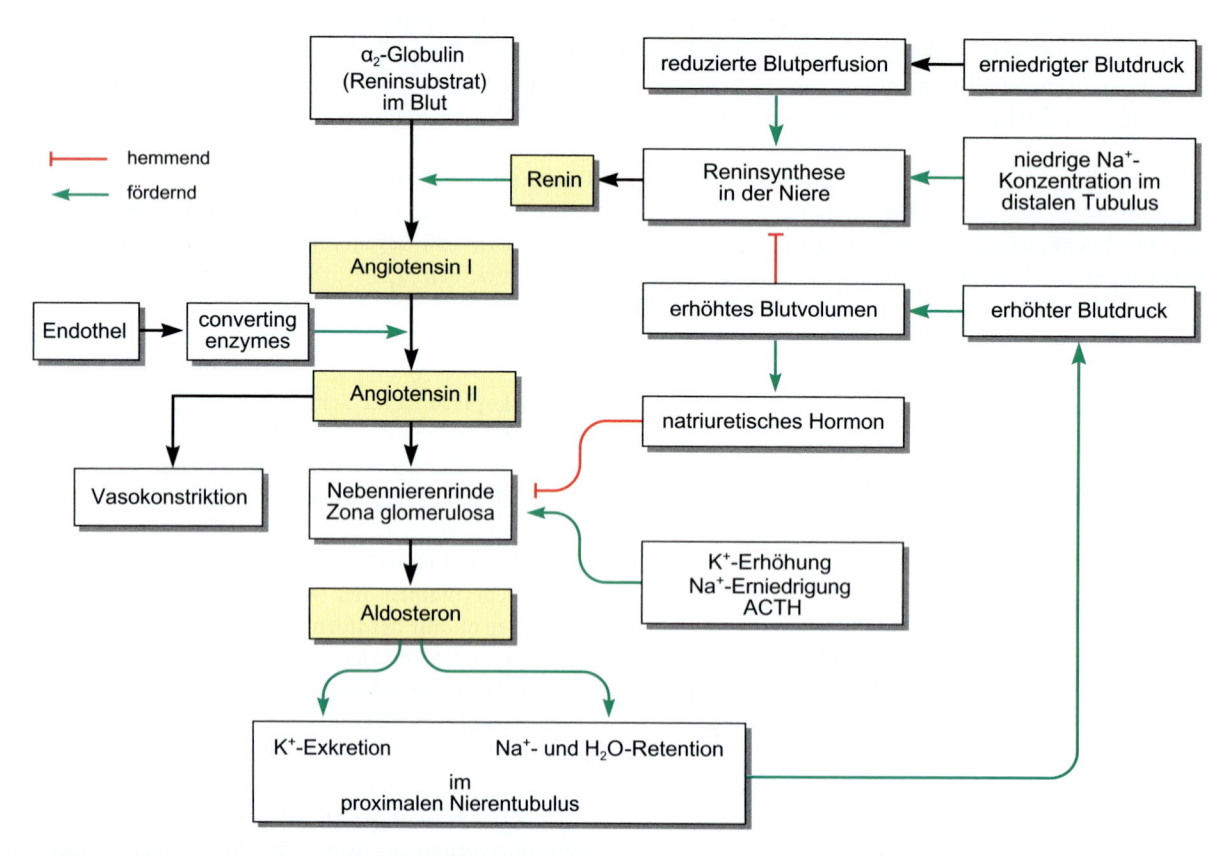

Abb. 16.2 Renin-Angiotensin-Aldosteron-System (stark vereinfacht). Angelpunkte des Systems sind die Reninsekretion und der Effekt des Aldosterons auf den distalen Nierentubulus. [L106]

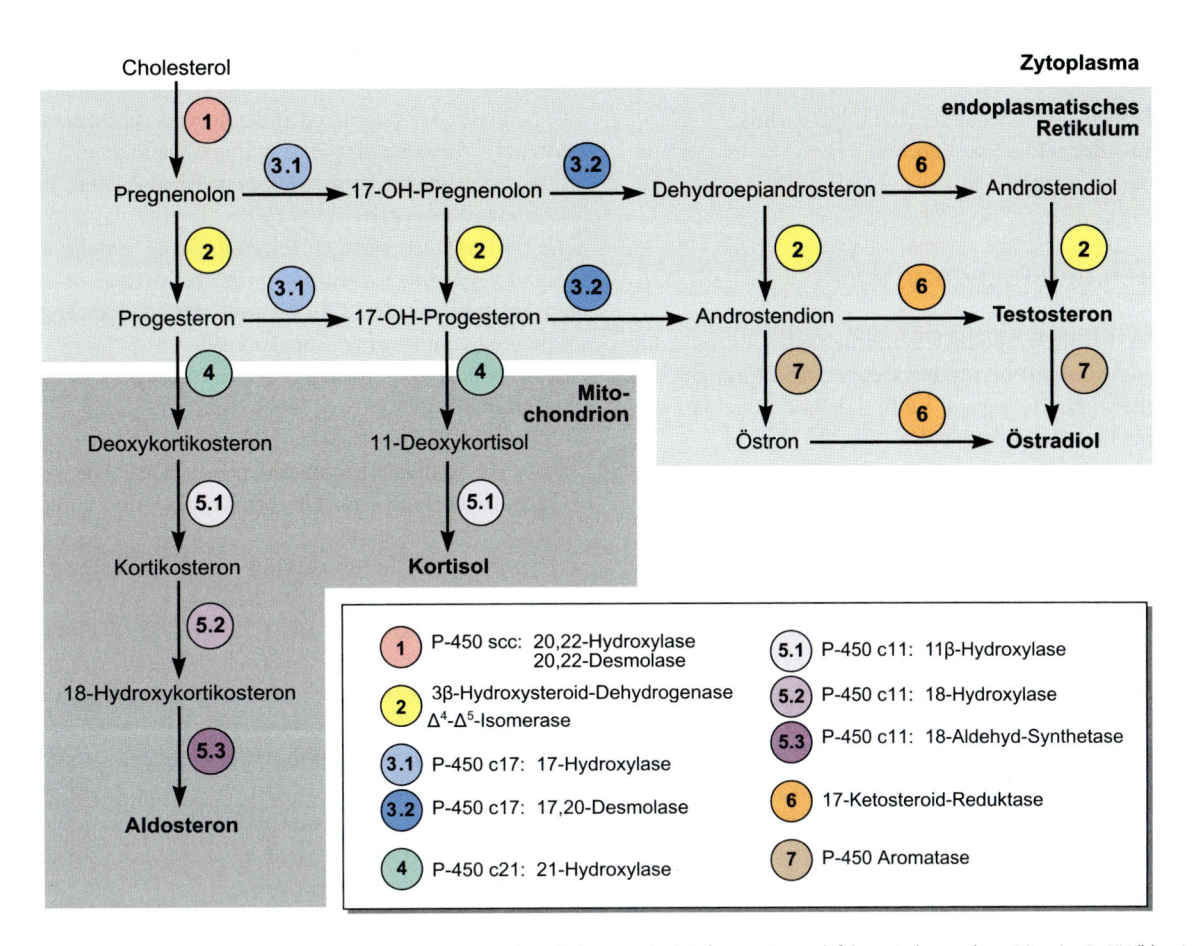

Abb. 16.3 Biosynthese der adrenalen Steroide. In den Kreisen ist die Lokalisation der häufigsten Enzymdefekte wiedergegeben. Die mit „P-450" beginnenden Bezeichnungen sind die modernen Termini, die gängigeren Bezeichnungen (z. B. 17-Hydroxylase) sind zum Verständnis ebenfalls aufgeführt. Der Syntheseweg Progesteron-Aldosteron wird vor allem von Angiotensin II und die Kaliumionenkonzentration im Serum gesteuert (> Abb. 16.1). Die Synthese von Kortisol unterliegt überwiegend der Steuerung durch ACTH (Feedback-System). [L106]

Die **Androgene** fördern die Entwicklung und Ausprägung der **sekundären männlichen Geschlechtsmerkmale.** Der weitaus größte Teil der Androgene, vor allem Testosteron als wirksamstes Androgen, wird aber in den Leydig-Zellen des Hodens bzw. in den interstitiellen Thekazellen und Hiluszellen des Ovarialstromas gebildet.

Die Synthesewege der adrenalen Steroide sind in > Abb. 16.3 dargestellt.

16.1.2 Fehlbildungen

Agenesie, Aplasie und Hyperplasie

Agenesie und **Aplasie** der Nebennierenrinde sind sehr selten. Eine **Hypoplasie** tritt bei Anenzephalie auf (fehlende ACTH-Sekretion). Dabei fehlt die fetale Zone.

Ektopie

Ektopische Nebennierenrindenanteile können **retroperitoneal** vom Zwerchfell bis zum Becken auftreten, u. a. unter der Nierenkapsel, in der Mesenterialwurzel, in großen Ligamenten, im Hoden, im Samenstrang oder im Ovar. Meist ist nur Kortex vorhanden. Bei Stimulation durch ACTH tritt gelegentlich eine Hyperplasie auf. Tumoren des ektopischen Nebennierenrindengewebes sind selten.

16.1.3 Stoffwechselstörungen

Hämochromatose > Kap. 33.10.1; Amyloidose > Kap. 47.3.3.

16.1.4 Kreislaufstörungen

Blutungen bzw. hämorrhagische oder (seltener) **anämische Infarkte** können einerseits sehr klein sein, andererseits die Nebennierenrinde vollständig zerstören. Kreislaufstörungen treten am häufigsten bei Kindern auf (> Kap. 16.1.11).

Ursachen sind beim Neugeborenen ein Geburtstrauma, bei Kindern und Jugendlichen eine Sepsis (> Kap. 16.1.11), beim Erwachsenen eine Therapie mit Antikoagulanzien, ein Kreislaufschock oder eine operative Traumatisierung.

16.1.5 Entzündungen

Zwei Entzündungen der Nebennierenrinde sind wichtig:
- **Autoimmun-Adrenalitis** (➤ Kap. 16.1.11)
- **Tuberkulose** (➤ Kap. 48.3.6)

16.1.6 Zysten und Pseudozysten

Meist handelt es sich um **lymphangiektatische Zysten,** die mit Endothel ausgekleidet sind. **Pseudozysten** treten nach Blutungen bzw. hämorrhagischer Infarzierung auf. Sie sind definitionsgemäß nicht mit Epithel oder Endothel ausgekleidet.

16.1.7 Atrophie

Eine Nebennierenrindenatrophie kann durch Ausfall der Stimulation durch ACTH **(Hypopituitarismus), iatrogen** durch lang dauernde exogene Steroidzufuhr (Hemmung der ACTH-Sekretion) oder bei einer **Autoimmun-Adrenalitis** auftreten.

Die Nebennieren sind oft verkleinert (unter 11 g) und die **Kapsel** ist meist **verdickt.** Zona fasciculata und Zona reticularis sind **verschmälert** und desorganisiert, Zellstränge sind kaum noch zu erkennen, **Lipide fehlen** im Zytoplasma der Zellen weitgehend. Bei der Autoimmun-Adrenalitis bestehen zusätzlich lymphozytäre Infiltrate (➤ Kap. 16.1.11).

16.1.8 Hyperplasie

Definition Von einer Hyperplasie spricht man bei einem Gesamtgewicht beider Nebennieren von über 12 g (➤ Abb. 16.5).

Ätiologie und Pathogenese

Die beidseitige Nebennierenrindenhyperplasie ist entweder **primär** (adrenal) oder **sekundär** (extraadrenal) bedingt.

Bei den **primären** Formen liegen meist kongenitale **Enzymdefekte der Steroidbiosynthese** vor (90 %: 21-Hydroxylase-Mangel; 5 %: 11β-Hydroxylase-Mangel; selten andere), welche wegen herabgesetzter Feedback-Inhibition durch Kortisol zu einer oft **ausgeprägten bilateralen** diffusen und/oder knotigen **Hyperplasie** der Nebennieren führen (➤ Kap. 16.1.10).

Die **sekundären** Formen beruhen meist auf einer inadäquat gesteigerten **Stimulation** der Nebennierenrinde durch **ACTH** oder eine Substanz mit ACTH-ähnlicher biologischer Wirkung (➤ Abb. 16.4). Die ACTH-Stimulation kann durch Folgendes bedingt sein:
- **Hypothalamisch-hypophysäre** Regulationsstörung, z. B. chronische Stresssituation.
- **Hypophysäre Überproduktion** von ACTH (Hypophysenadenom).
- **Ektopische Sekretion von ACTH** bzw. einer Substanz mit gleicher oder ähnlicher biologischer Aktivität durch einen Tumor. Dabei handelt es sich meist um ein kleinzelliges Bronchuskarzinom, ein Thymom oder einen neuroendokrinen Tumor der Schilddrüse (medulläres Karzinom), des Pankreas oder des Magen-Darm-Trakts.
- **Ektopische Sekretion von CRH** (Kortikotropin-releasing-Hormon) oder einer Substanz mit biologisch ähnlicher Aktivität durch einen Tumor (selten).
- Selten besteht eine **Stimulation der Zona glomerulosa,** deren Pathogenese noch nicht bekannt ist.

Morphologie

Die Rinde ist auf über 1 mm verbreitert. Sie besteht aus deutlichen gelbbraunen Zonen. Die Hyperplasie kann diffus auftreten, ist aber

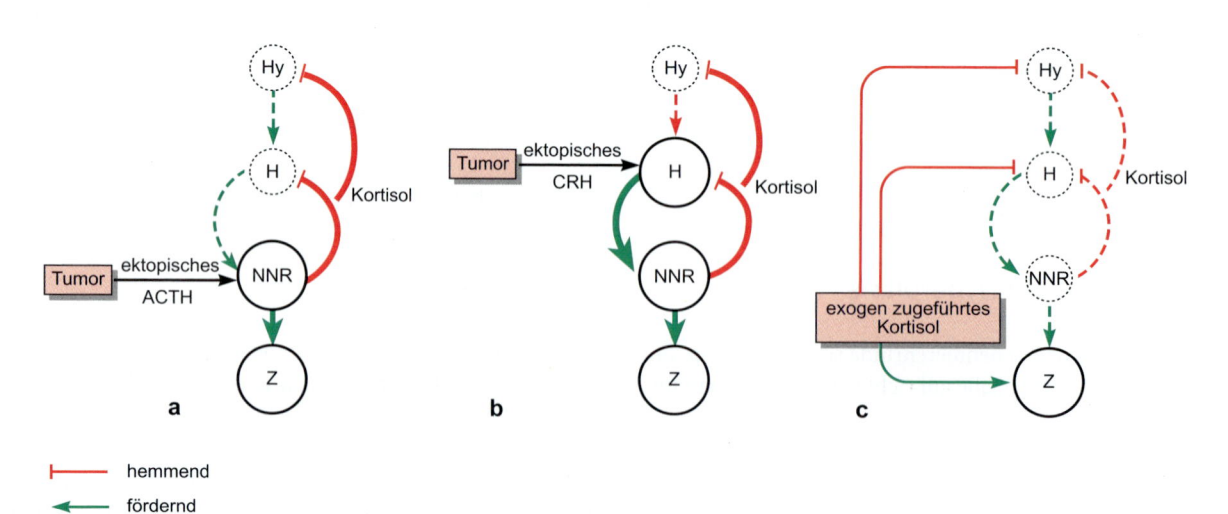

Abb. 16.4 Hyperkortisolismus durch ektopische Produktion von ACTH (a) oder CRH (b). Ektopisch sezerniertes ACTH (**a**), CRH (**b**) oder exogen zugeführtes Kortisol (**c**) interferieren mit dem physiologischen Regelkreis. Hy = Hypothalamus; H = Hypophyse; NNR = Nebennierenrinde; Z = Zielorgane. [L106]

oft mikronodulär oder kombiniert diffus-nodulär (> Abb. 16.5). Der Durchmesser der Knoten beträgt meist weniger als 1 cm.

Mikroskopisch sind vor allem die Zona fasciculata und die Zona reticularis betroffen, deren Struktur insgesamt aber erhalten ist. In den Knoten ist die Anordnung der Zellen unregelmäßig, deren Zytoplasma meist lipidreich.

Bei der Hyperplasie der Zona glomerulosa ist die Verbreiterung nur mikroskopisch nachweisbar. Diese Zone ist dann im Gegensatz zur normalen Nebennierenrinde deutlich zu sehen, und es können darin kleine Knoten auftreten.

16.1.9 Tumoren

In der Nebennierenrinde treten folgende Tumoren auf:
- Adenom
- Karzinom
- Mesenchymale Tumoren (selten)
- Metastasen (häufig)

Adenom

Das Nebennierenrindenadenom ist ein gutartiger, meist solitärer, durch eine zarte Bindegewebskapsel begrenzter Tumor. Er besteht aus Zellen, die phänotypisch den Zellen der normalen Nebennierenrinde ähneln. Er kann Hormone produzieren und entsprechende Überfunktionssyndrome verursachen (> Kap. 16.1.10) oder inaktiv sein. Die Tumoren sind recht häufig und treten vor allem im mittleren Lebensalter auf. Hormonell inaktive Rindenadenome sind mit 90 % die häufigste Entität der in 3,4–5,9 % bildgebender Verfahren (CT, MRI) des Abdomens zufällig entdeckten Nebennierentumoren („**Inzidentalome**"; > Abb. 16.6). Viel seltener sind Rindenkarzinome (< 5 %) und Phäochromozytome (< 4 %).

Ätiologie und Pathogenese von Nebennierenrindenadenomen sind noch nicht bekannt.

Morphologie

Makroskopisch variiert die Größe der Adenome stark. Das Gewicht liegt zwischen wenigen Gramm (vor allem hormonaktive Tumoren) und 50 g. Die Schnittfläche ist je nach Lipid- bzw. Lipochromgehalt goldgelb bis gelbbraun.

Mikroskopisch liegen nebennierenrindenähnliche Zellen in solider Anordnung vor. Die Zellen können fokal sehr unterschiedlich groß sein und „polymorph" erscheinen. Sie besitzen ein klares oder kompaktes eosinophiles Zytoplasma (> Abb. 16.7).

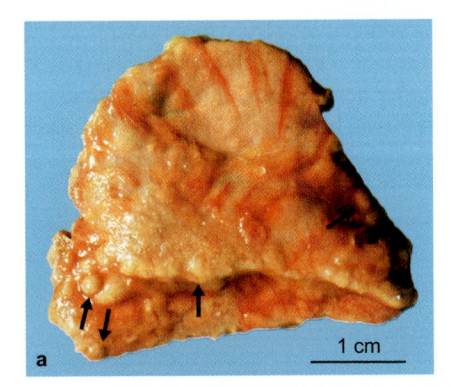

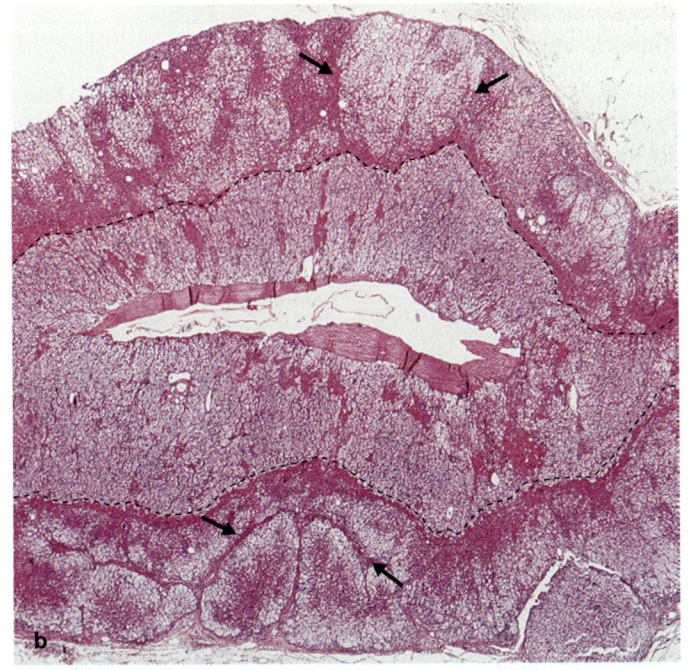

Abb. 16.5 Nebennierenrindenhyperplasie. a Die Nebenniere ist vergrößert (Gewicht 8 g), an der Oberfläche sind kleine Knötchen (Mikronoduli; Pfeile) zu erkennen. **b** Die Nebennierenrinde ist verbreitert und enthält Mikronoduli (Pfeile). Im Zentrum Nebennierenmark und Zentralvene. Die Grenze zwischen Rinde und Mark ist gestrichelt markiert. HE, Vergr. 2-fach. [R398]

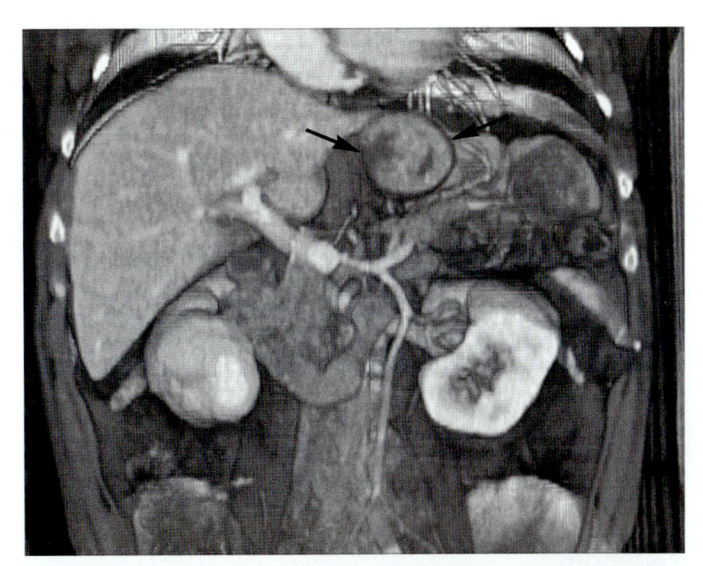

Abb. 16.6 Dreidimensionale Volumenrekonstruktion aufgrund von CT-Daten. Die koronare Projektion zeigt ein „Inzidentalom" (Pfeile) kranial und ventral der linken Nebenniere, ca. 5 cm kranial der linken Niere (Bild: S. Wildermuth, Institut für Diagnostische Radiologie, Universitätsspital Zürich). [R398]

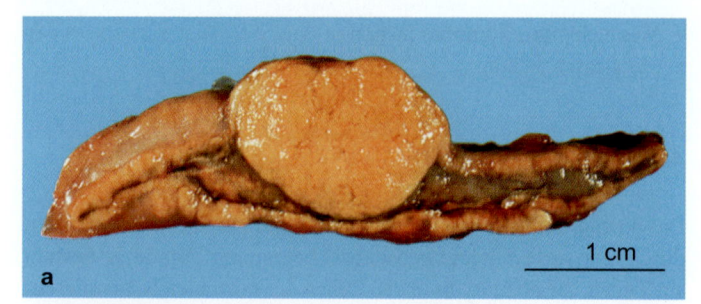

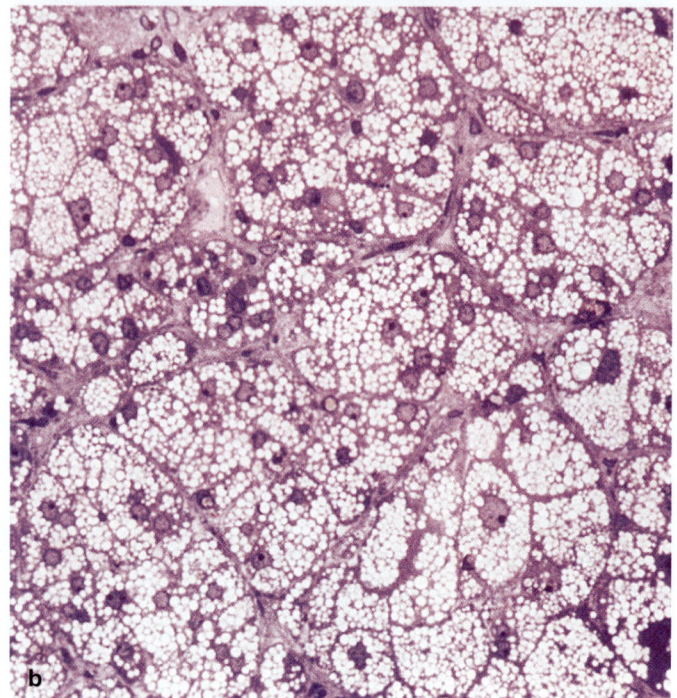

Abb. 16.7 Adenom der Nebennierenrinde mit primärem Hyperaldosteronismus. a Kleines Adenom mit goldgelber Schnittfläche. **b** Geringgradig desorganisierte Architektur des Nebennierenrindengewebes im Tumor. Zellen mit reichlich Lipidtröpfchen. HE, Vergr. 200-fach. [R398]

Morphologie

Nebennierenrindenkarzinome wachsen oft zu großen Tumoren heran. Als Regel gilt: Je höher das Gewicht eines Nebennierenrindentumors, desto höher ist die Wahrscheinlichkeit der Malignität. Bei einem Gewicht über 100 g liegt meist ein Karzinom vor. Die Invasion des umgebenden Gewebes oder Kapseldurchbrüche sieht man gelegentlich bereits **makroskopisch**. Die Schnittfläche ist gelbbraun und zeigt oft ausgedehnte Nekrosen und/oder Blutungen.

Mikroskopisch können in einem Tumor alle Differenzierungsgrade – gut differenziert bis wenig differenziert – vorkommen. Gut differenzierte Abschnitte erinnern an Nebennierenrindengewebe, wobei die Zellen groß, das Zytoplasma lipidarm und die Kerne chromatinreich sind. Wenig differenzierte Abschnitte sind zellreich, solide, und ihr Zellbild ist hochgradig polymorph. Bei kleineren Tumoren kann die Abgrenzung gegenüber einem Adenom schwierig sein.

Um das biologische Verhalten bzw. die Dignität adrenokortikaler Tumoren ohne vorhandene Metastasen besser beurteilen zu können, wurden verschiedene Scoringsysteme erarbeitet (z. B. von Weiss et al., Aubert et al. oder der Helsinki-Score). Morphologische Kriterien für ein **aggressives biologisches Verhalten** sind ausgedehnte Nekrosen, ein diffuses Wachstumsmuster, weniger als 25 % lipidreiche Zellen, breite fibröse Bänder, eine erhöhte Mitoserate (über 5 pro 50 Felder bei hoher Vergrößerung), atypische Mitosen, Kernatypien mit prominenten Nukleolen, Kapseldurchbrüche und Einbrüche in Kapillaren und/oder Kapselvenen und eine Proliferationsfraktion von > 8 % (➤ Abb. 16.8).

Molekularpathologie

Mutationen im Wnt-Pathway, (z. B. b-catenin), der Zellzyklus-Regulation (z. B. P53, RB1), dem Chromatin-Remodelling (z. B. DAXX/ATRX) und Protein-Kinase-A-Pathway führen zu genetisch unterschiedlichen Subtypen.

Molekularpathologie

Es finden sich Mutationen im Proteinkinase-A-Pathway in Cortisol-produzierenden Adenomen, molekulare Veränderungen von Sexualsteroid-produzierenden Adenomen sind unbekannt. Multiple Knoten, die sporadisch beobachtet werden, sind nur zum Teil monoklonal und werden als „noduläre Erkrankung" bezeichnet (➤ Kap. 6).

Karzinom

Das Nebennierenrindenkarzinom ist ein maligner Tumor, dessen Zellen Nebennierenrindenzellen ähnlich sind. Nebennierenrindenkarzinome sind selten, beim Kind aber häufiger als Adenome.

Mesenchymale Tumoren

Diese Tumoren sind sehr selten und bleiben klinisch meist stumm. Es kommen vor: Myelolipome, Lipome, Neurinome, Hämangio(endothelio)me.

Metastasen

Nebennierenmetastasen sind **häufig,** können klein und multipel, aber auch groß sein. Am häufigsten sind Metastasen von Lungen- und Mammakarzinomen.

Sowohl adrenale Rindenadenome als auch -karzinome können zu einem **Überfunktionssyndrom** führen, falls eine inadäquat

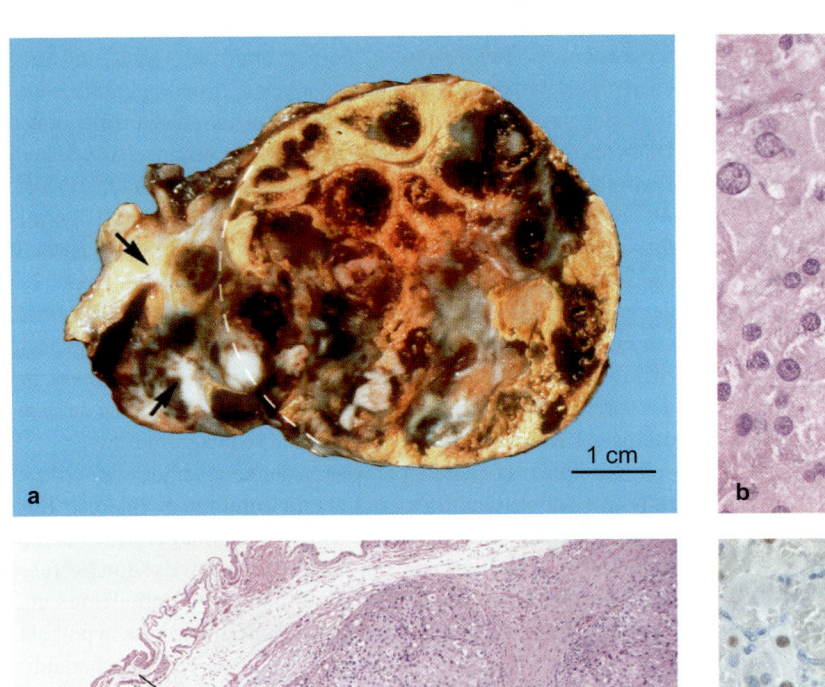

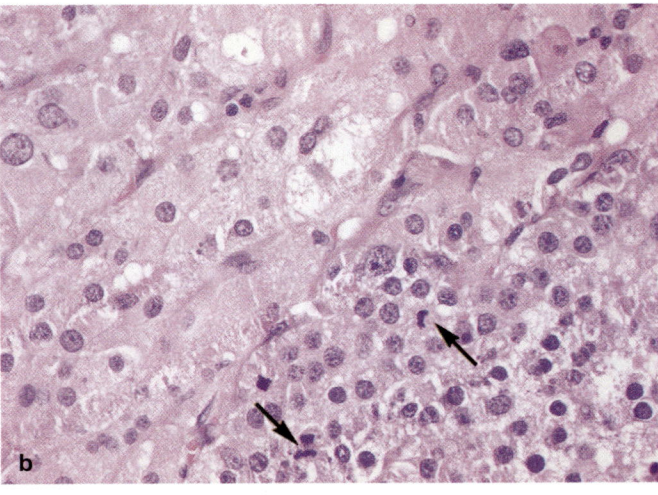

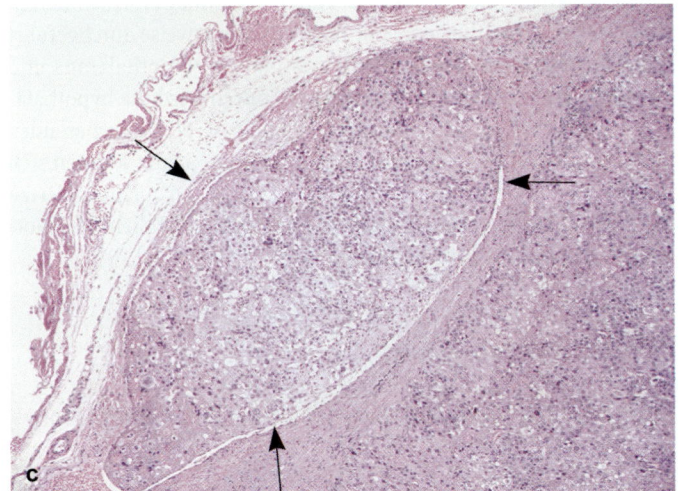

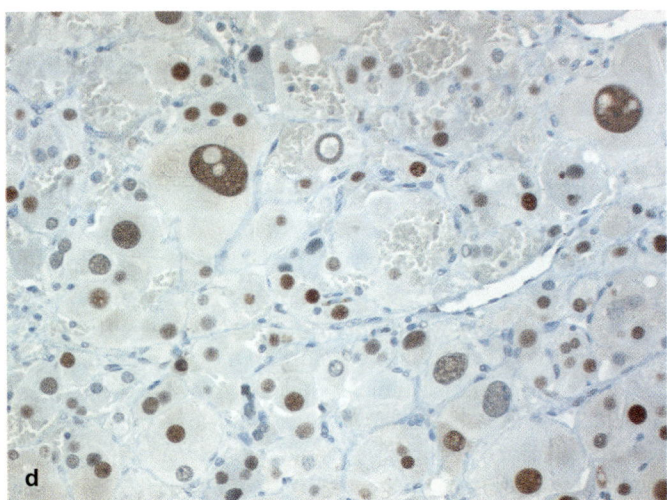

Abb. 16.8 Nebennierenrindenkarzinome. a Karzinom mit Hyperkortisolismus. Tumor mit gelbem Parenchym, multiplen Blutungen und Durchbruch in das benachbarte Fettgewebe (Pfeile). Durchbrochene „Tumorkapsel" (Nebennierenrinde) gestrichelt. **b–d Karzinom bei einem 5½ Jahre alten Kind. b** Oben groß- und polymorphzelliger Bau, unten rechts kleinzelliges Tumorgewebe mit atypischen Mitosen (Pfeile). HE, Vergr. 200-fach. **c** Einbruch des Karzinoms in eine große Kapselvene (Pfeile). HE, Vergr. 200-fach. **d** Nachweis von p53-Protein in vielen, teils deutlich vergrößerten und polymorphen Tumorzellkernen mithilfe der Immunzytochemie (braunes Reaktionsprodukt). Vergr. 200-fach. [R398]

gesteigerte Sekretion von Nebennierenrindenhormonen vorliegt (> Kap. 16.1.10). Mögliche Folgen sind ein primärer Hyperkortisolismus (Cushing-Syndrom), ein primärer Hyperaldosteronismus (Morbus Conn), eine Virilisierung/Feminisierung oder seltener ein Mischsyndrom:

- Hormonell **aktive Adenome** sezernieren häufig Aldosteron (78 %), seltener Glukokortikoide (17 %) und selten Sexualsteroide (vor allem Androgen; 5 %).
- Hormonell **aktive Karzinome** produzieren meist Glukokortikoide (50 %), Androgene (20 %) oder beides (4 %), Östrogen bzw. Aldosteron sezernierende Karzinome kommen seltener vor (12 % bzw. 4 %).

Etwa 30 % der Karzinome sind **hormonell inaktiv** und werden durch lokale Symptome oder Metastasen diagnostiziert. Die übrigen Tumoren (vor allem Metastasen) werden selten durch ein **Unterfunktionssyndrom** (> Kap. 16.1.11) symptomatisch, wenn der größte Teil (ca. 90 %) der Nebennierenrinde durch die Tumorinfiltration zerstört sind.

16.1.10 Überfunktionssyndrome

Entsprechend der Hormonproduktion der normalen Nebennierenrinde können prinzipiell 3 durch inadäquat gesteigerte Hormonproduktion verursachte Syndrome auftreten:
- Hyperkortisolismus
- Hyperaldosteronismus
- Virilisierung/Feminisierung

Zusätzlich können Mischsyndrome auftreten, vor allem bei malignen Tumoren (zum adrenogenitalen Syndrom s. u.).

Überfunktionssyndrome können entweder **primär** (adrenal) oder **sekundär** (extraadrenal) bedingt sein.

Hyperkortisolismus

Syn.: Cushing-Syndrom

Definition Die Krankheit ist durch eine über längere Zeit bestehende inadäquat erhöhte Sekretion von Cortisol bedingt.

Epidemiologie Die Erkrankung ist bei Frauen dreimal häufiger als bei Männern (mit Ausnahme der paraneoplastischen und iatrogenen Form) und tritt meist langsam progredient im mittleren Lebensalter auf.

Ätiologie und Pathogenese

Es können mindestens **4 pathogenetische Mechanismen** unterschieden werden (> Abb. 13.2 und > Abb. 16.4):

- **Primär:**
  – Adrenal: 20–25 %
- **Sekundär:**
  – Hypothalamisch-hypophysär: 60–70 % (**Morbus Cushing** im eigentlichen Sinn; s. u.)
  – Paraneoplastisch (ektopisch): 10–15 %
  – Iatrogen

Morphologie

Die **hypothalamisch-hypophysäre** Form ist die häufigste Ursache eines Hyperkortisolismus und wird meist von einem ACTH produzierenden Mikroadenom des Hypophysenvorderlappens verursacht. Es findet sich eine doppelseitige diffuse oder mikronoduläre Nebennierenrindenhyperplasie vor allem der Zona fasciculata und der Zona reticularis.

Die **adrenale (primäre) Form** des Hyperkortisolismus ist Folge eines Rindenadenoms (53 %) oder Karzinoms (47 %) mit Kortisolproduktion.

Die **paraneoplastische** Form ist auf kleinzellige Bronchuskarzinome (ca. 60 %), Thymome (ca. 15 %) oder endokrine Pankreastumoren (ca. 10 %) zurückzuführen. Diese Tumoren synthetisieren und sezernieren ACTH oder eine Substanz mit ACTH-ähnlicher biologischer Wirkung, selten CRH. Wie bei der hypophysären Form entwickelt sich eine **doppelseitige Nebennierenrindenhyperplasie** (> Abb. 16.5).

Bei der **iatrogenen Form** entsteht durch langzeitige **Therapie mit Glukokortikoiden** ein Cushing-Syndrom. Diese Therapie wird bei Autoimmunkrankheiten oder Immunsuppression nach Organtransplantation häufig eingesetzt. Dabei entsteht eine **Atrophie der Nebennierenrinde** infolge der Feedback-Hemmung von Hypothalamus und Hypophyse durch exogen verabreichtes Kortisol. Wichtig ist, dass bei Therapieende die Kortisoldosis langsam vermindert werden muss, um ein lebensbedrohliches akutes Unterfunktionssyndrom (akute „Nebennierenrindenkrise") zu vermeiden.

Klinische Relevanz Beim Nebennierenrindenadenom entwickeln sich die Symptome langsam. Beim Karzinom (> Abb. 16.8) tritt hingegen meist rasch eine stark ausgeprägte klinische Symptomatik auf. Der lang dauernde Glukokortikoideffekt führt zu einer **veränderten Fettgewebeverteilung (Stammfettsucht)** mit Ausbildung eines „Mondgesichts" und „Büffelnackens" (Fettgewebshyperplasie) sowie Striae rubrae (Dehnungsnarben). Ferner kommt es zu Haut- und **Muskelatrophie, Osteoporose,** Zyklusanomalien, erniedrigter Libido und Impotenz sowie zu einer gestörten Glukosetoleranz bis zum manifesten **Diabetes mellitus** (ca. 20 %). Bei der **hypothalamischen** (sekundären) Form sind sowohl ACTH als auch Cortisol im Serum erhöht, wobei die ACTH-Sekretion durch exogene Glukokortikoidzufuhr (z. B. Dexamethason) gesenkt werden kann. Bei der **adrenalen** (primären) Form ist das Serum-ACTH erniedrigt, das Serumkortisol hingegen erhöht. Bei der **paraneoplastischen** Form sind (ektopisches) ACTH und Kortisol erhöht. Diese ektopische, meist durch einen malignen Tumor bedingte ACTH-Sekretion lässt sich durch Dexamethason kaum hemmen. Bei der paraneoplastischen Form tritt eine rasche Entwicklung des Syndroms mit Schwäche, Muskelatrophie und Hypokaliämie auf.

Tumoren in der Hypophyse oder Nebennierenrinde können operativ entfernt werden. Dies gilt auch für Tumoren mit ektoper Hormonproduktion. Nach beidseitiger Adrenalektomie bei Nebennierenrindenhyperplasie, die heute nur noch ausnahmsweise durchgeführt wird, besteht keine Feedback-Hemmung des Hypothalamus und der Hypophyse durch Cortisol mehr. Dadurch wird die hypothalamisch-hypophysäre Achse stimuliert, und die ACTH produzierenden Zellen in der Adenohypophyse hyperplasieren. Später können sich daraus Adenome entwickeln. Infolge der weitgehend unkontrollierten Sekretion von Proopiomelanocortin-Produkten, vor allem Melanotropin, entsteht eine Hautpigmentierung.

Hyperaldosteronismus

Primärer Hyperaldosteronismus (niedriges Serumrenin)

Syn.: Conn-Syndrom

Definition und Epidemiologie Inadäquat **gesteigerte Sekretion von Aldosteron** durch die Nebenniere mit Suppression der Reninsekretion. Die Krankheit ist selten.

Ätiologie und Pathogenese

In ca. 40 % besteht ein aldosteronsezernierender Tumor einer Nebenniere. In ca. 60 % kann eine doppelseitige mikronoduläre Nebennierenrindenhyperplasie nachgewiesen werden, deren Pathogenese derzeit nicht geklärt ist.

Morphologie

Der Aldosteron produzierende **Tumor** ist typischerweise ein einseitiges kleines Adenom (Durchmesser im Allgemeinen unter 2 cm, Gewicht bis 5 g) mit goldgelber Schnittfläche (> Abb. 16.7). Es besteht mikroskopisch aus lipidreichen Zellen. Karzinome sind eine Rarität. Die beidseitige **Hyperplasie** kann diffus sein mit Verbreiterung der Zona glomerulosa. Häufiger ist sie nodulär. Die Differenzialdiagnose gegenüber dem Adenom kann dabei schwierig sein. CYP11B2-Immunhistochemie kann den Aldosteron-überproduzierenden Anteil in einem Nebennierenresektat zeigen.

Klinische Relevanz Die Klinik äußert sich charakteristischerweise als arterielle Hypertonie in Kombination mit einer (therapieresistenten) Hypokaliämie. Die **Laborbefunde** sind diagnostisch entscheidend: Hypokaliämie bei erniedrigter Renin- und erhöhter Aldosteronkonzentration sowie einer Alkalose. Die Kaliumsekretion im Urin ist typischerweise erhöht. Der Nachweis der Ursache ist oft schwierig, weil sowohl Nebennierenrindenhyperplasie als auch die meist kleinen Adenome nicht einfach zu erkennen sind. Weniger als 1 % der Menschen mit arterieller Hypertonie leiden an einem primären Hyperaldosteronismus.

Sekundärer Hyperaldosteronismus (hohes Serumrenin)

Definition und Epidemiologie Es handelt sich um eine (sekundär bedingte) **erhöhte Aldosteronproduktion der Nebennierenrinde** infolge Stimulation durch das Renin-Angiotensin-System. Der sekundäre Hyperaldosteronismus ist wesentlich häufiger als der primäre (➤ Abb. 16.2).

Ätiologie und Pathogenese

Der sekundäre Hyperaldosteronismus tritt auf bei:
- **Mangeldurchblutung** einer oder beider **Nieren,** also vor allem bei chronischer Herzinsuffizienz. Dabei wird zusätzlich extraadrenal Aldosteron durch Endothelzellen und glatte Muskelzellen in intramyokardialen Koronararterienästen produziert.
- **Krankheiten mit Natriumretention** im Gewebe (Ödeme) oder in der Peritonealhöhle (Aszites), z. B. Leberzirrhose oder nephrotisches Syndrom. Dabei entstehen eine Hyponatriämie und eine Hypovolämie. Dies führt zu einer weiteren Stimulation des Renin-Angiotensin-Systems.
- **Renin produzierendem Tumor** (selten).
- **Bartter-Syndrom** bei Hyperplasie des juxtaglomerulären Apparats mit erhöhter Reninproduktion, erhöhtem Serumaldosteron, Hypokaliämie, niedrigem Blutdruck, Resistenz der Blutgefäße gegen die Angiotensinwirkung. Das Bartter-Syndrom darf nicht mit dem Schwartz-Bartter-Syndrom (➤ Kap. 13.3.1) verwechselt werden.

Morphologie

Eine Hyperplasie der Zona glomerulosa ist häufig, jedoch nicht immer vorhanden.

Adrenale Virilisierung und Feminisierung

Definition und Epidemiologie Virilisierung bzw. Feminisierung infolge eines **Nebennierenrindentumors** mit inadäquater Sekretion von Androgenen und/oder Östrogenen. Die Tumoren sind selten, treten aber gehäuft bei **Kindern** unter 12 Jahren auf.

Pathogenese

Die Virilisierung beruht auf der inadäquat erhöhten **Sekretion von Androgenen** wie Dehydroepiandrosteron, Androstendion oder Testosteron. Bei der Feminisierung werden **Östrogene** durch die Wirkung einer Aromatase produziert, die Testosteron zu Östradiol umbaut (der 1. Ring des Testosterons wird dabei aromatisiert; ➤ Abb. 16.3).

Morphologie

Die Tumoren sind oft groß (mehrere 100 g bis zu 1 kg) und maligne (über 50 %).

Klinische Relevanz Beim **Mädchen** führt die Virilisierung zu Klitorisvergrößerung und beschleunigtem Knochenwachstum. Bei der **Frau** wird die Stimmlage tiefer, der Behaarungstyp wird männlich und es können sich Barthaare entwickeln.
Beim **Jungen** kommt es bei Virilisierung zu beschleunigtem Knochenwachstum und zu vorzeitiger Entwicklung der sekundären Geschlechtsmerkmale. Allerdings tritt keine vorzeitige Fertilität auf. Daher wird dieser Zustand als **Pseudopubertas praecox** bezeichnet. Eine Feminisierung äußert sich beim **Mann** in Form einer Gynäkomastie, eines weiblichen Behaarungsmusters sowie mit Libido- und Potenzverlust.

Adrenogenitales Syndrom

Definition Beim adrenogenitalen Syndrom kommt es zur inadäquat erhöhten Produktion und Sekretion von **adrenalen Androgenen** und oft auch **Aldosteron** infolge von **Enzymdefekten** der Nebennierenrinde mit teilweisem oder vollständigem **Verlust der Cortisolproduktion.** Das Syndrom tritt je nach Schweregrad des Enzymdefekts unmittelbar nach der Geburt oder erst während des Erwachsenenalters auf.

Ätiologie und Pathogenese

Es sind mindestens **8 Enzymdefekte der Steroidbiosynthese** bekannt, die nach Schweregrad des Defekts bzw. je nach betroffenem Enzym zu verschiedenen Krankheitsbildern mit unterschiedlicher Ausprägung führen. Der Schweregrad hängt vom Ausmaß der Cortisolproduktion und -sekretion ab, da Cortisol als einziges Nebennierenrindenhormon über das negative Feedback die hypothalamisch-hypophysäre Sekretion von CRH bzw. ACTH deutlich hemmt. Die infolge niedriger Cortisolsekretion gesteigerte CRH- und ACTH-Sekretion bewirkt eine **Stimulation der intakten Synthesewege.** Damit werden andere Nebennierenrindenhormone außer Kortisol in inadäquat hoher Menge synthetisiert und sezerniert.
- Die häufigsten Enzymdefekte sind (➤ Abb. 16.3):
- **21-Hydroxylase-Mangel** (1 : 5000–1 : 15.000 Geburten)
- **11β-Hydroxylase-Mangel** (1 : 100.000 Geburten)
- **17-Hydroxylase-Mangel** (selten)

Morphologie

Die ACTH-Stimulation verursacht eine primäre diffuse oder noduläre Hyperplasie beider Nebennierenrinden, die ein erhebliches Ausmaß annehmen kann (10- bis 20-faches Normalgewicht; ➤ Abb. 16.5).

Molekularpathologie

Der 21-Hydroxylase-Mangel beruht auf einer inaktivierenden Mutation oder Deletion auf 6q21. Beim 11β-Hydroxylase-Mangel und 17-Hydroxylase-Mangel finden sich Mutationen der entsprechenden Gene auf 8q21 und auf 10q24.3. Der Erbgang ist bei allen 3 Typen autosomal-rezessiv.

Klinische Relevanz Das klinische Krankheitsbild kann aus dem Enzymdefekt abgeleitet werden (➤ Abb. 16.3).

Der **21-Hydroxylase-Mangel** führt zur Virilisierung und je nach Schweregrad des Enzymdefekts zu einer niedrigen Aldosteronproduktion. Letztere führt zum Salzverlust mit Hyponatriämie und Hyperkaliämie. Bei deutlich ausgebildetem Enzymdefekt bestehen beim **Mädchen** bei der Geburt eine Klitorisvergrößerung und verwachsene Labioskrotalfalten. Die inneren Reproduktionsorgane sind normal ausgebildet. Beim **Jungen** kann ein Kryptorchismus oder eine Hypospadie bestehen. Bei hochgradigem Glukokortikoidmangel ist die Erkrankung lebensgefährlich.

Ein **11β-Hydroxylase-Mangel** führt zur Virilisierung. Bei diesem Enzymdefekt kann neben Cortisolmangel ebenfalls der Umbau vom 11-Desoxykortikosteron zum Kortikosteron und Aldosteron blockiert sein, sodass ebenfalls ein Salzverlustsyndrom entstehen kann.

Bei **17-Hydroxylase-Mangel** sind Cortisol- und Androgensynthese blockiert. Der Syntheseweg konzentriert sich auf denjenigen der Mineralokortikoide. Dies führt zu einer inadäquat hohen Aldosteronsekretion mit konsekutiver Hypernatriämie, Hypokaliämie und Hypertonie. Die sexuelle Differenzierung ist unvollständig.

16.1.11 Unterfunktionssyndrome

Bei den Unterfunktionssyndromen unterscheidet man **primäre** (adrenale) von **sekundären** (extraadrenalen) sowie **akute** von **chronischen** Formen.

Primäre akute Nebennierenrindeninsuffizienz

Definition Akuter Kreislaufkollaps infolge akuten Ausfalls der Sekretion von **Kortikosteroiden** (akute „Nebennierenrindenkrise").

Ätiologie und Pathogenese

- Akute **Dekompensation** einer chronischen primären Nebennierenrindeninsuffizienz durch eine zusätzliche Belastung, z. B. Stress
- Zu **rasches Absetzen von Steroiden** nach lang dauernder Steroidmedikation oder verspätete Erhöhung der Steroiddosis bei Patienten nach beidseitiger Adrenalektomie
- Massive **Destruktion der Nebennierenrinde** durch hämorrhagische Nekrose (Blutung unter Geburt, Septikämie, disseminierte intravasale Gerinnung)

Waterhouse-Friderichsen-Syndrom

Definition Fulminant verlaufendes Krankheitsbild mit akuter primärer Nebennierenrindeninsuffizienz durch Sepsis und Endotoxinschock mit disseminierter intravasaler Gerinnung und hämorrhagischer Nekrose der Nebennieren (➤ Kap. 7.11). Das Syndrom tritt am häufigsten bei Kindern auf, kommt aber insgesamt selten vor.

Ätiologie und Pathogenese

Eine **Sepsis**, verursacht durch Meningokokken, Pneumokokken, Staphylokokken oder *Haemophilus influenzae*, mit Endotoxinämie führt zum Endotoxinschock, d. h. zum Endothelschaden, zur disseminierten intravasalen Gerinnung und zur hämorrhagischen Diathese. Bei der Frau können septischer Abort, Schwangerschaftstoxikose, Eklampsie, vorzeitige Plazentalösung oder Fruchtwasserembolie Ursachen der disseminierten intravasalen Gerinnung und hämorrhagischen Diathese sein.

Morphologie

Die Nebennieren sind **hämorrhagisch** und **nekrotisch.** Meist finden sich nur einzelne erhaltene Parenchyminseln (➤ Abb. 16.9).

Klinische Relevanz Der klinische Verlauf ist fulminant. Nach Auftreten von Fieber kommt es sehr rasch zu **Hautpetechien,** Purpura und Organblutungen. Der Kreislauf kollabiert und es kommt zum Herzversagen durch Arrhythmien. Ohne adäquate Therapie tritt der Tod infolge des akuten Nebennierenrindenversagens oft innerhalb von 24 Stunden ein.

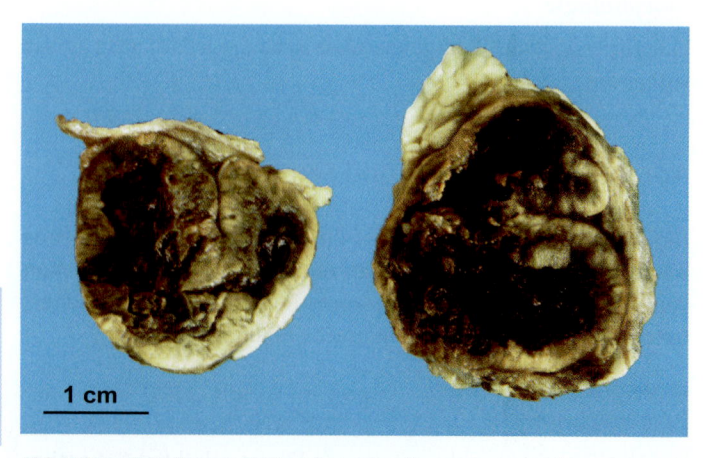

Abb. 16.9 Waterhouse-Friderichsen-Syndrom mit ausgedehnten hämorrhagischen Zerstörungen beider Nebennieren. [R398]

Primäre chronische Nebennierenrindeninsuffizienz

Syn.: Addison-Krankheit

Definition Reduktion bzw. Ausfall der Hormonsekretion der **Nebennierenrinde** infolge Zerstörung, Rezeptormutationen oder Enzymmutationen der Nebennierenrinde. Die Erkrankung ist selten.

Ätiologie und Pathogenese

Die Erkrankung tritt bei Zerstörung von **mindestens 90 %** des Nebennierenrindenparenchyms auf. Diese kann zustande kommen durch:
- **Autoimmun-Adrenalitis** (80–90 %)
- **Tuberkulose** (<5 %)
- **Tumormetastasen** (<5 %)

Selten sind:
- Amyloidose
- Hämochromatose
- Sarkoidose
- Enzymmutationen mit adrenogenitalem Syndrom (➤ Kap. 16.1.10)
- Rezeptormutation

Bei der **Autoimmunadrenalitis** (➤ Abb. 16.10) treten bei 60–70 % der Patienten Antikörper gegen zytoplasmatische Antigene von Nebennierenrindenzellen auf. Antikörper gegen Nebennierenrindenzellen treten auch bei polyglandulärer Unterfunktion auf (➤ Kap. 18.4).

Morphologie

Bei der **Autoimmun-Adrenalitis** ist das Parenchym durch eine lymphozytäre Infiltration weitgehend zerstört. Die Zerstörung der Nebennierenrinde führt zur Atrophie (➤ Abb. 16.10b).
Tuberkulose ➤ Kap. 48.3.6.

Molekularpathologie

Der ACTH-Rezeptor kann mutiert und dadurch inaktiviert sein (Punktmutation auf 18p11.2, autosomal rezessiv). Enzymmutationen mit adrenogenitalem Syndrom, ➤ Kap. 16.1.10.

Klinische Relevanz Schleichend entwickeln sich Schwäche, Müdigkeit, Anorexie, Nausea, Erbrechen, Gewichtsverlust und Hypotonie; die **Pigmentierung der Haut** wird deutlich. Sie tritt sowohl an lichtexponierten als auch an bedeckten Stellen auf und dürfte durch die erhöhte Sekretion von Proopiomelanocortin (POMC) und dessen Metaboliten bedingt sein.
Die chronische Nebennierenrindenunterfunktion mit Gluko- und Mineralokortikoidmangel führt zu einer Hyponatriämie, eine Hypochlorämie und einer Hyperkaliämie. Bei einer zusätzlichen Belastung kann aus dieser chronischen Unterfunktion eine akute, lebensgefährliche **Addison-Krise** entstehen mit hyperkaliämischen Herzrhythmusstörungen und Hypoglykämie.

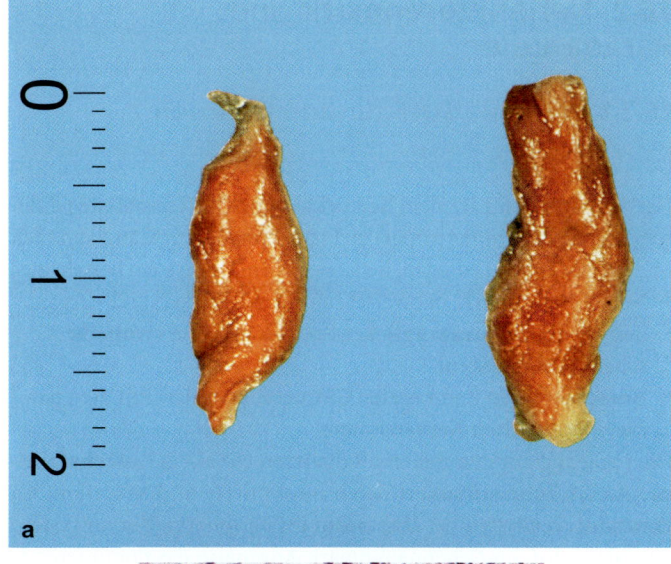

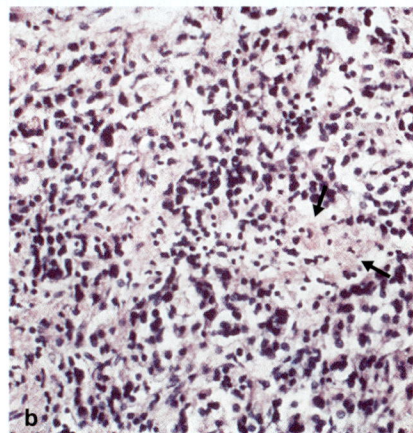

Abb. 16.10 Autoimmunadrenalitis. a Atrophische Nebennieren (Gewicht zusammen 2 g; vgl. ➤ Abb. 16.1, ➤ Abb. 16.1). **b** Bis zur Unkenntlichkeit zerstörtes Nebennierengewebe. Verbände atrophischer Nebennierenrindenzellen (Pfeile) mit herdförmigen Lymphozyteninfiltraten. HE, Vergr. 200-fach. [R398]

Sekundäre chronische Nebennierenrindeninsuffizienz

Bei Ausfall von CRH bzw. ACTH werden Produktion und Sekretion von Glukokortikoiden und Androgenen ungenügend stimuliert. Es kommt dagegen im Allgemeinen zu keiner inadäquat niedrigen Sekretion von Aldosteron, da Mineralokortikoide vorwiegend über das Renin-Angiotensin-System reguliert werden. Salzverlust, Hyponatriämie und Hyperkaliämie fehlen daher. Den Ausfall der Androgensekretion können die Gonaden ausgleichen.

16.2 Nebennierenmark und Paraganglien

16.2.1 Normale Struktur und Funktion

Das System entsteht aus dem Neuroektoderm. Die Neuroblasten differenzieren im Nebennierenmark zu Phäochromozyten, Ganglienzellen und extraadrenalen paraganglionären Zellen. Das System besteht aus:
- **Nebennierenmark,** paravertebralen (inkl. Zuckerkandl-Organ) und viszeralen **Paraganglien,** assoziiert mit dem **sympathischen Nervensystem**
- **Branchiomeren** und **vagalen Glomera,** assoziiert mit dem **parasympathischen Nervensystem**

Die paraganglionären Zellen produzieren vor allem **Katecholamine.** Acetylcholin stimuliert deren Biosynthese und Sekretion. Im Zentralnervensystem ist **Dopamin,** im peripheren Nervensystem **Noradrenalin,** im Nebennierenmark **Adrenalin** das dominierende Katecholamin (➤ Abb. 16.11).

16.2.2 Tumoren des Nebennierenmarks

Phäochromozytom

Definition Das Phäochromozytom ist ein Tumor des Nebennierenmarks, bestehend aus chromaffinen Zellen. Die Tumoren der sympathischen Paraganglien werden als extraadrenale Phäochromozytome oder besser als sympathische Paragangliome bezeichnet.

Epidemiologie Am häufigsten treten Phäochromozytome zwischen dem 40. und 50. Lebensjahr auf. Beide Geschlechter sind gleich häufig betroffen.

Lokalisation 70–90 % der Tumoren kommen einseitig im Nebennierenmark vor, 10–20 % treten beidseitig auf. 5–10 % der adrenalen Phäochromozytome und bis zu 30 % der sympathischen Paragangliome (extraadrenale Phäochromozytome) sind maligne. Besonders beidseitige und/oder multifokale adrenale und extraadrenale Phäochromozytome sind oft mit hereditären Syndromen assoziiert, vor allem mit einer multiplen endokrinen Neoplasie Typ 2 (MEN 2, ➤ Kap. 18.3), dem Von-Hippel-Lindau-Syndrom (VHL), dem familiären Paragangliom/Phäochromozytom-Syndrom (SDH) sowie mit einer Neurofibromatose Typ 1 (➤ Kap. 8.10.12). Insgesamt sind 30 % der Phäochromozytome mit einem genetischen Syndrom assoziiert.

Morphologie

Die Tumoren sind meist gekapselt, 4–6 cm groß und von weicher Konsistenz. Die Schnittfläche ist grau, nach Oxidation an der Luft oder in Formaldehyd wird sie braun. Bei großen Tumoren treten häufig Nekrosen und Pseudozysten auf (➤ Abb. 16.12a).

Histologisch finden sich große polygonale Zellen in alveolärer Anordnung. Zellen und Kerne wirken „polymorph" und die Zellkerne chromatinreich (➤ Abb. 16.12b).

Die Dignität der Tumoren ist rein morphologisch nicht zu bestimmen. Ein malignes Verhalten ist oft nur durch lymphogene oder hämatogene Ausbreitung bzw. durch Metastasen in Lymphknoten, Leber oder Skelett zu beweisen. Ähnlich wie bei den adrenokortikalen Tumoren wird auch beim Phäochromozytom versucht, mittels Scoringsystemen eine verbesserte Aussage über das biologische Verhalten machen zu können (**P**haeochromocytoma of the **A**drenal **S**caled **S**core = PASS und **G**rading system for **A**drenal **P**haeochromocytoma and **P**araganglioma = GAPP).

Molekularpathologie

Familiäre Tumoren sind mit Keimbahnmutationen des RET- (MEN 2), VHL- (von Hippel-Lindau-Syndrom), SDHD-, SDHB-, SDHC- (familiäre Paragangliome/Phäochromozytome) oder NF1-Gens (Neurofibromatose Typ 1) assoziiert. Gelegentlich finden sich somatische Mutationen oder häufiger Deletionen dieser Gene auch in sporadisch auftretenden Tumoren.

Klinische Relevanz Zur Symptomatik des Phäochromozytoms gehören Anfälle (Paroxysmen) von Angst, Zittern, Schwitzen in Kombination mit hypertonen Blutdruckwerten (0,1–0,2 % der Hypertoniker leiden an einem Phäochromozytom). Adrenale Phäochromozytome sezernieren vorwiegend Adrenalin, extraadrenale Noradrenalin. Selten wird ausschließlich Dopamin sezerniert.

Der Tumor kann durch seine funktionellen Auswirkungen auf das Herz-Kreislauf-System zum Tod führen. Mögliche Folgen akuter Sekretionsspitzen von Katecholaminen sind Kammerflimmern, Herzinfarkt und Herzversagen. Charakteristisch ist die Katecholamin-Kardiomyopathie (Myozytolyse, Nekrosen durch Vasokonstriktion). Durch eine operative Entfernung des Phäochromozytoms kann der Patient aber aufgrund des häufig benignen Verhaltens des Tumors (ca. 90 %) geheilt werden.

Beim Phäochromozytom sind zudem ein Von-Hippel-Lindau-Syndrom, eine multiple endokrine Neoplasie (MEN 2), eine Neurofibromatose Typ 1 und ein Paragangliome-Phäochromozytome

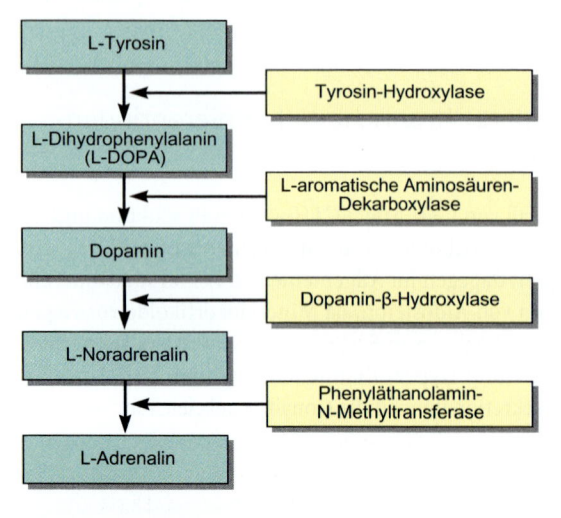

Abb. 16.11 Biosynthese der Katecholamine. [L106]

16.2 Nebennierenmark und Paraganglien

Neuroblastom, Ganglioneuroblastom, Ganglioneurom

Das **Neuroblastom** ist ein maligner Tumor des Nebennierenmarks und der benachbarten (ca. 80 %) oder der intrathorakalen Paraganglien (ca. 20 %). Es ist einer der häufigsten Tumoren beim Kleinkind und tritt in ca. 80 % vor dem 4., in ca. 35 % sogar vor dem 2. Lebensjahr auf. Näheres zu den Tumoren in ➤ Kap. 41.7.

Ätiologie und Pathogenese

Der Tumor tritt sporadisch auf. Es gibt eine hereditäre Form mit einer Deletion auf Chromosom 1 (1p31), wobei das N-myc-Onkogen amplifiziert ist.

Morphologie

Der Tumor ist meist lobuliert, weich, die Schnittfläche ist rotgrau mit Blutungen, Nekrosen und Verkalkungen.

Histologisch ist der Tumor kleinzellig, die Kern-Plasma-Relation ist zugunsten der Kerne verschoben, die Kerne sind hyperchromatisch. Es bilden sich ab und zu Pseudorosetten aus. Das Tumorgewebe enthält zarte Bindegewebssepten.

Das Neuroblastom kann zum malignen Ganglioneuroblastom oder zum gutartigen Ganglioneurom ausdifferenzieren, das aus Ganglienzellen mit einem Schwann-Zell-Stroma besteht.

Klinische Relevanz Das Neuroblastom produziert meist **Dopamin**. Es metastasiert in das Skelett, in die Leber oder generalisiert. Der Verlauf ist rasch, häufig wird das Tumorleiden erst aufgrund von Metastasen klinisch manifest.

Prognostisch günstig sind ein frühes Stadium der Erkrankung sowie ein Alter von unter 1 Jahr. Bei Säuglingen können sich selbst disseminierte Formen des Neuroblastoms (Stadium IVs) zurückbilden. Eine erhöhte Ausscheidung von Vanillinmandelsäure und Homovanillinsäure im Urin ist ein gutes prognostisches Zeichen, weil die Tumorzellen offenbar differenziert genug sind, um Katecholamine zu produzieren.

Paragangliome

Definition und Epidemiologie Paragangliome sind Tumoren, die in **Paraganglien und Glomera** entstehen. Unterschieden werden die sympathischen Paragangliome (oder extraadrenalen Phäochromozytome; s.o.) von den parasympathischen Paragangliomen. Rund die Hälfte der parasympathischen Tumoren entstehen in der Karotisgabel, ca. 40 % im Mittelohr.

Die Tumoren sind selten und treten vor allem zwischen 30 und 60 Jahren auf. Männer und Frauen sind gleich häufig betroffen. Die Tumoren treten in bis zu 30 % im Rahmen eines familiären Syndroms auf. Nach Exzision kommt es in 10–50 % der Fälle (insbesondere im Bereich des Mittelohrs aufgrund der Lage im Felsenbein) zu einem Rezidiv. Etwa 5 % der parasympathischen Paragangliome setzen Metastasen.

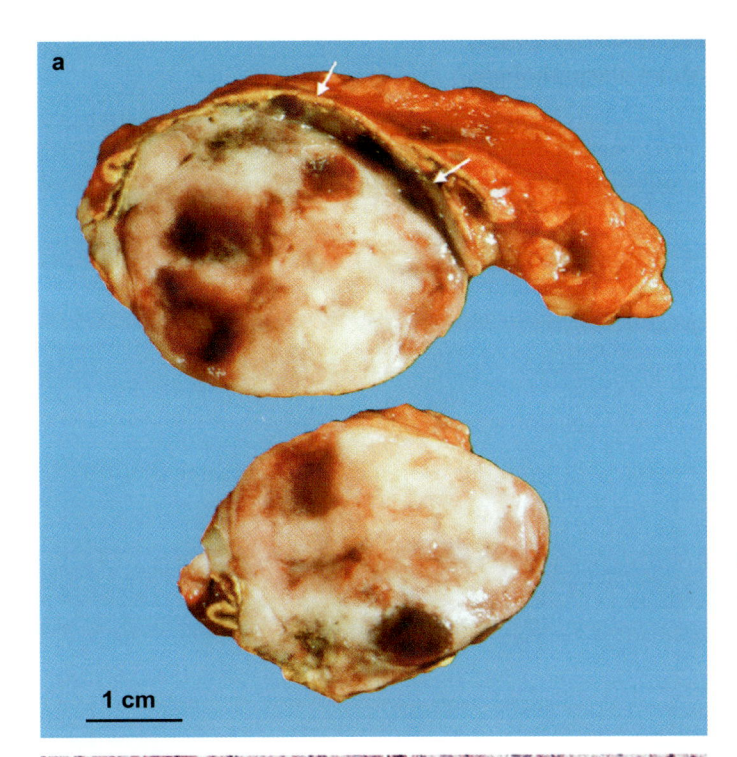

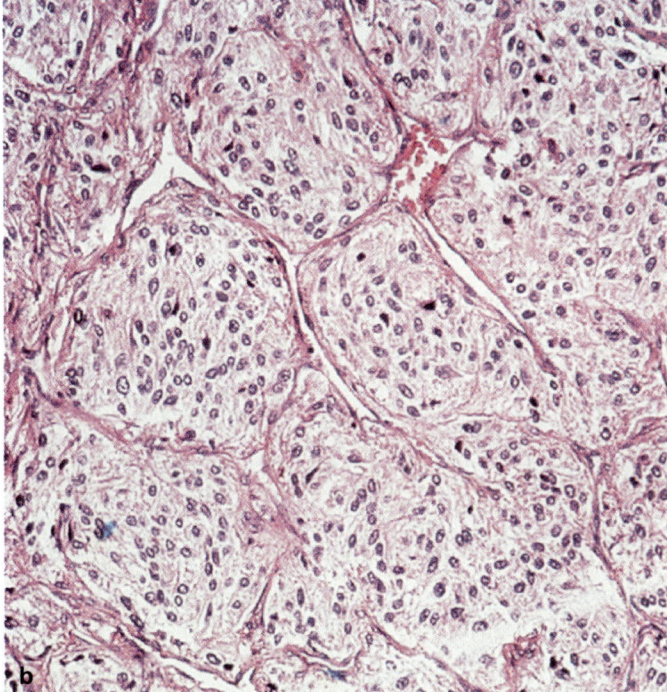

Abb. 16.12 Phäochromozytom einer Nebenniere. a Tumor des Nebennierenmarks mit grauer, teils hämorrhagischer Schnittfläche. Die um den Tumor liegende Nebennierenrinde ist auf dem Schnitt gelb (Pfeile). **b** Teils große, alveolär angeordnete Tumorzellen, „polymorphes" Zellbild. Zwischen den Zellgruppen („Zellballen") gefäßführende Bindegewebssepten. HE, Vergr. 125-fach. [R398]

(SDHx)-Syndrom abzuklären (➤ Kap. 18.4). Wird eine dieser hereditären Erkrankungen diagnostiziert, sollte die betroffene Familie eine genetische Beratung erhalten.

Morphologie

Der Durchmesser der Tumoren beträgt 1–6 cm. Sie sind prall-elastisch, die Schnittfläche ist rotbraun. Häufig gibt es eine Kapsel. Dennoch sind die Tumoren meist mit den umgebenden Strukturen verwachsen.

Histologisch finden sich alveolär angeordnete Zellgruppen, **Zellballen** oder -stränge. Es besteht ein dichtes Kapillarnetz, Mitosen sind selten. Das Paragangliom des Glomus jugulare ist der häufigste Tumor des Mittelohrs. Es ist wegen der Infiltration benachbarter Strukturen oft nicht vollständig operabel. Dies führt zu Rezidiven.

Tumoren der parasympathischen Paraganglien sind meist endokrin inaktiv.

Molekularpathologie

Bei familiären Paragangliomen finden sich häufig Keimbahnmutationen in Untereinheiten der Succinatdehydrogenase (SDHD 11q23; SDHB 1p35–36.1; SDHC 1q21–23).

KAPITEL 17

A. Perren, H. Bläker

Disseminiertes neuroendokrines System

17.1	Normale Struktur und Funktion 353	17.3	Neoplasien.................................. 355
		17.3.1	Neoplasien des Bronchialsystems, des
17.2	Nichtneoplastische Veränderungen 355		Magen-Darm-Trakts, des Urogenitaltrakts und
17.2.1	Magen 355		der Haut................................... 355
17.2.2	Endokrines Pankreas 355	17.3.2	Neoplasien des Pankreas 357

Zur Orientierung

Dieses System umfasst alle neuroendokrinen Zellen, die verstreut in **Lunge, Magen, Darm, Pankreas, Urogenitalsystem** und **Haut** liegen. Sie bilden keine isolierten, kompakten Organe oder Gewebeformationen. Trotz ihrer unterschiedlichen Lokalisationen bilden sie aufgrund gemeinsamer struktureller (**neuroendokrine Sekretgranula**), biochemischer (**neuroendokrine Marker**) und funktioneller Merkmale und Interaktionen eine vernetzte Einheit. Zur Identifizierung neuroendokriner Zellen und Tumoren werden neuroendokrine Marker wie **Synaptophysin** und **Chromogranine** eingesetzt.

Die häufigsten und schwerwiegendsten Erkrankungen des disseminierten neuroendokrinen Systems sind Tumoren. Diese neuroendokrinen Tumoren verursachen einerseits durch ihre Raumforderung lokale Symptome. Anderseits führen eine Reihe neuroendokriner Tumoren – insbesondere des Gastrointestinaltrakts und des Pankreas – infolge ihrer Hormonsekretion zu charakteristischen Syndromen, beispielsweise zum Karzinoidsyndrom, zur Hypoglykämie oder zum Zollinger-Ellison-Syndrom.

Die Diagnostik umfasst eine gründliche klinische Untersuchung und insbesondere eine Bestimmung der Serumkonzentration evtl. beteiligter Hormone sowie bildgebende Verfahren.

Die Pathologie muss die Art einer Läsion, den endokrinen Phänotyp sowie Prognose und Ausdehnung festlegen und die Hormonproduktion definieren. Dazu gehört die immunhistochemische Aufarbeitung der Proben und bei Erblichkeit eine molekularbiologische Untersuchung (> Kap. 18.1, > Kap. 18.2).

17.1 Normale Struktur und Funktion

Die Zellen des disseminierten neuroendokrinen Systems sind wahrscheinlich **terminale Differenzierungen ortsständiger Stammzellen.** Sie produzieren biogene Amine und Peptide (Hormone und Transmittersubstanzen; > Abb. 17.1a) und speichern diese in membranbegrenzten Granula, die einen elektronendichten Kern besitzen. Diese Sekretgranula verleihen den Zellen ihr charakteristisches ultrastrukturelles Bild (> Abb. 17.1b). Durch immunhistochemischen Nachweis von neurosekretorischen Peptiden lassen sich die neuroendokrinen Zellen identifizieren und typisieren (> Tab. 17.1). Gegenwärtig werden im Bronchialsystem, in Pankreas, Magen-Darm- sowie Urogenitaltrakt mindestens **17 Zelltypen** unterschieden. Für viele der von ihnen produzierten Peptidhormone ist die physiologische Funktion bekannt (z. B. Gastrin, Sekretin, Cholezystokinin); bei einigen (z. B. Somatostatin) besteht jedoch noch Unklarheit.

Durch Sekretion in das Interstitium werden auf **parakrinem** Weg (z. B. Somatostatin) benachbarte Zielzellen direkt und über die Blutbahn auf **endokrinem** Weg entfernte Zielzellen (z. B. durch Gastrin) indirekt erreicht.

Die **Langerhans-Inseln** des Pankreas bestehen zu 60–70 % aus **Insulin produzierenden** Zellen (B-Zellen, β-Zellen) und zu 20–25 % aus **Glukagonzellen** (A-Zellen, α-Zellen). Die übrigen Zellen bilden **Somatostatin** (D-Zellen, δ-Zellen), **pankreatisches Polypeptid** (PP-Zellen) oder Ghrelin-Zellen (Gr-Zellen). Die Insulin- und Glukagonsekretion wird antagonistisch über den Glukosespiegel im Blut reguliert. Insulin fördert den Glukosestoffwechsel in der Leber und die Glukoseaufnahme in die Fett- und Muskelzellen. Glukagon stimuliert die hepatogene Glukosebereitstellung. Somatostatin hemmt die Sekretion von Insulin (und vieler anderer Hormone), PP die durch Sekretin und Cholezystokinin stimulierte Abgabe des Pankreassekrets. Alle Pankreashormone gelangen über das Pfortadersystem zuerst in die Leber und von dort in den großen Kreislauf.

17 Disseminiertes neuroendokrines System

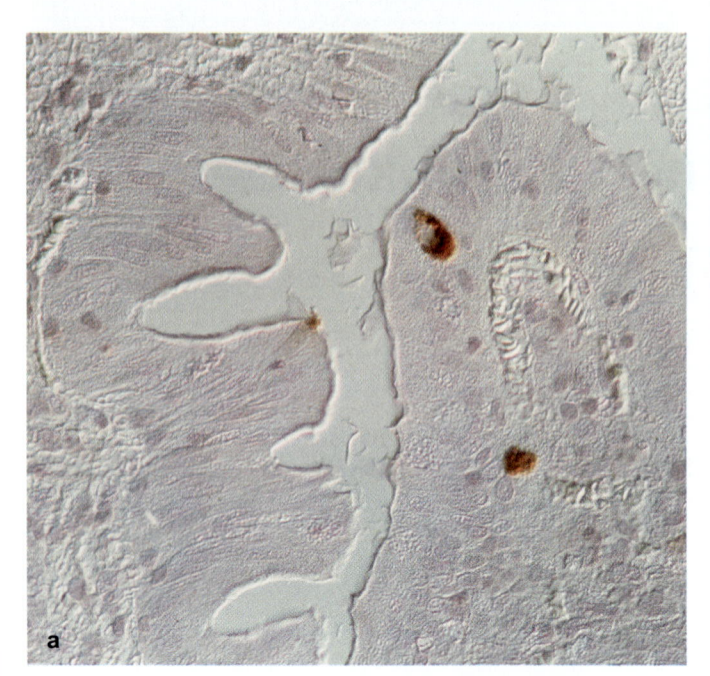

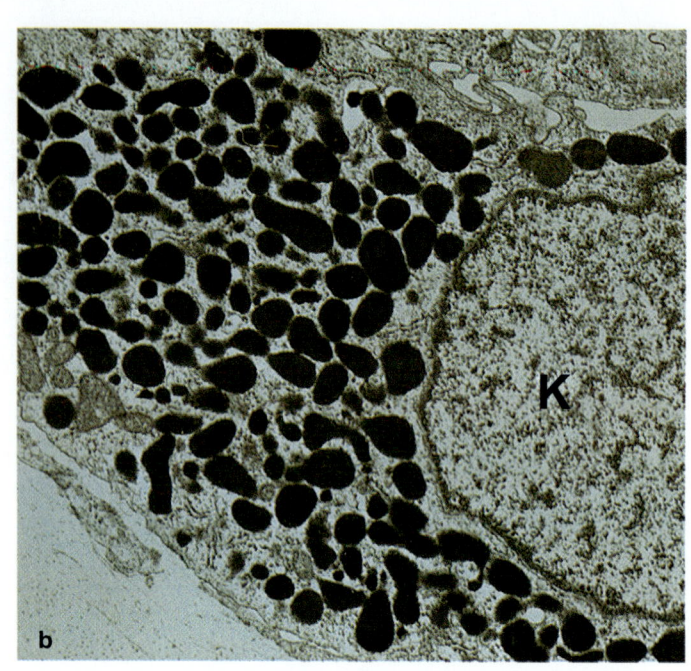

Abb. 17.1 Zellen des disseminierten neuroendokrinen Systems. a Zwei angeschnittene S-Zellen mit Sekretinproduktion im Epithel einer Duodenalzotte (braun). Immunperoxidase-Reaktion für Sekretin. Differenzial-Interferenz-Kontrast-Optik, Vergr. 400-fach. **b** Elektronenmikroskopie einer enterochromaffinen Zelle (mit Serotoninproduktion). Im Zytoplasma findet sich eine große Zahl von Sekretgranula mit elektronendichter Matrix (K = Zellkern). Vergr. 5000-fach. [R398]

Tab. 17.1 Produktionsort und Wirkung wichtiger gastrointestinaler und pankreatischer Hormone

Zelle	Peptid	Hauptsächliche Wirkung	Lokalisation							
			Magen-fundus	Magen-antrum	Duo-denum	Jejunum	Ileum	Kolon	Rektum	Pankreas
G	Gastrin	Stimulation der Magensäuresekretion		+						
S	Sekretin	Stimulation der Bikarbonatsekretion des Pankreas			+	+				
I	Cholezystokinin	Stimulation der Enzymsekretion des Pankreas			+	+				
K	gastric inhibitory polypeptide	Stimulation der Insulinsekretion			+	+				
M	Motilin	Stimulation der Motilität des Darms			+	+				
N	Neurotensin	Blutdrucksenkung					+			
EG	Glukagon	Stimulation der Proliferation der Darmschleimhaut					+	+	+	
EG	Peptid YY	Hemmung der Magensäuresekretion und der Darmmotilität					+	+	+	
B	Insulin	Regulation des Blutzuckers								+
A	Glukagon	Regulation des Blutzuckers								+
D	Somatostatin	Hemmung endokriner Zellen	+	+	+	+	+	+	+	+
PP	pankreatisches Polypeptid	Hemmung der endokrinen Pankreassekretion								+

17.2 Nichtneoplastische Veränderungen

17.2.1 Magen

Gastrin stimuliert über Freisetzung von Histamin die Salzsäuresekretion der Parietalzellen im Magenkorpus. Histamin wird in den ECL-Zellen (Histamin produzierende „enterochromaffin cell-like cells") produziert.

Eine Vermehrung der **ECL-Zellen** im Magenkorpus findet sich bei chronisch atrophischer Korpusgastritis im Rahmen einer perniziösen Anämie mit autoimmuner Zerstörung der Parietalzellen, die Magensäure und Intrinsic-Faktor bilden. Da unter hypoaziden Bedingungen die Sekretion der gastrinproduzierenden G-Zellen im Magenantrum stimuliert wird, kommt es zu einer Hypergastrinämie und **G-Zell-Hyperplasie.** Gastrin fördert seinerseits das Wachstum der ECL-Zellen, sodass es zu einer diffusen und später nodulären **ECL-Zell-Hyperplasie** im Magenkorpus kommt, aus der nach langjährigem Bestehen Tumoren hervorgehen können (➤ Kap. 17.3.1).

Im zurückgelassenen Antrumrest nach Billroth-II-Resektion kann sich wegen der fehlenden Feedback-Suppression durch Magensäure ebenfalls eine G-Zell-Hyperplasie entwickeln.

17.2.2 Endokrines Pankreas

Nichtneoplastische Veränderungen gehen mit einem Diabetes mellitus (➤ Kap. 47.3.2) oder einer Hypoglykämie einher (s. u.).

Hyperinsulinämische Hypoglykämie

Definition Das persistierende Hypoglykämiesyndrom beruht auf einem organischen Hyperinsulinismus. Seine Ursache ist bei Erwachsenen nahezu immer ein insulinproduzierender Tumor (Insulinom, ➤ Kap. 17.3.2), bei Neugeborenen dagegen eine funktionelle Schädigung der B-Zelle (Nesidioblastose). Die **Nesidioblastose** ist charakterisiert durch Inseln mit hypertrophierten B-Zellen. Diese Inseln finden sich entweder im gesamten Pankreas (**diffuse** Nesidioblastose) oder beschränken sich auf einen Lobulus (**fokale** Nesidioblastose).

Ätiologie und Pathogenese

Die bei der Nesidioblastose auftretende dysregulierte Insulinproduktion und -sekretion beruht auf mutationsbedingten Membranveränderungen der B-Zelle.

Morphologie

Bei der diffusen oder fokalen Nesidioblastose enthalten die Inseln typischerweise große, Insulin produzierende B-Zellen mit hyperchromatischen Kernen sowie hellem Zytoplasma.

Molekularpathologie

Die Punktmutationen bei der Nesidioblastose liegen auf Chromosom 11p15.1 – p14 bzw. 11p15.1 (autosomal-rezessiver Erbgang) und betreffen den Sulfonylharnstoff-Rezeptor (SUR) oder ein Protein (KCNJ11) des ATP-sensitiven Kaliumkanals. Beide Proteine liegen in der Membran der B-Zellen. Die veränderten Proteine erlauben einen ständigen Kalziumeinstrom in die B-Zellen, wodurch es zu einer permanenten und vom Glukosespiegel unabhängigen Stimulation der Insulinsekretion kommt.

Klinische Relevanz Das persistierende hyperinsulinämische Hypoglykämiesyndrom führt bei Neugeborenen zu Bewusstlosigkeit, Krämpfen und, wenn nicht adäquat behandelt, zu schweren neurologischen Ausfällen. Der Hyperinsulinismus bei fokaler Nesidioblastose wird durch Exzision des vergrößerten Lobulus aus dem Pankreas behoben. Bei diffuser Nesidioblastose hilft meist nur eine subtotale Resektion.

17.3 Neoplasien

17.3.1 Neoplasien des Bronchialsystems, des Magen-Darm-Trakts, des Urogenitaltrakts und der Haut

Terminologie Alle Tumoren des disseminierten neuroendokrinen Systems wurden früher als **Karzinoide** bezeichnet. Da diese Bezeichnung viele Missverständnisse zwischen Pathologen und Klinikern (die unter Karzinoiden oft nur die Tumoren mit Karzinoidsyndrom verstehen) hervorgerufen hat, wurde sie durch den Ausdruck der **neuroendokrinen Neoplasie** ersetzt. In der neuesten WHO-Klassifikation wird der Differenzierungsgrad der Neoplasien in die Nosologie miteinbezogen und zwischen gut differenzierten **neuroendokrinen Tumoren** (G1–G3) und wenig differenzierten **neuroendokrinen Karzinomen, NEC** (vom kleinzelligen oder großzelligen Typ), unterschieden. Die gemischten Neoplasien werden als gemischte nichtneuroendokrine-neuroendokrine Neoplasien (**MiNEN**) bezeichnet.

Neuroendokrine Neoplasien werden im TNM-System als eigene Tumorgruppe berücksichtigt und basierend auf den in ➤ Tab. 17.2 erwähnten Kriterien eingeteilt.

Definition Alle neuroendokrinen Tumoren sind potenziell maligne und zeigen je nach Lokalisation, Größe, Infiltrationstiefe und Differenzierungsgrad ein unterschiedliches klinisches Verhalten. Die langsam wachsenden Tumoren sind meist gut differenziert, die schlecht differenzierten neuroendokrinen Karzinome verhalten sich oft hochmaligne (z. B. kleinzelliges Lungenkarzinom).

Epidemiologie Die neuroendokrinen Neoplasien machen insgesamt ca. 2 % aller malignen Neoplasien aus. Sie treten in allen Altersklassen bei Männern und Frauen ungefähr gleich häufig auf, finden sich jedoch überwiegend im höheren Lebensalter.

Tab. 17.2 Kriterien zur Beurteilung der Prognose eines neuroendokrinen Tumors

malignes Verhalten wahrscheinlich bei folgenden Befunden	
Durchmesser*	> 1 cm** bzw. > 2 cm***
Gewebeinvasion*	Invasion der Muscularis propria oder umgebender Organe
Gefäßeinbrüche*	Invasion von Lymph-/Blutgefäßen
Mitosen	über 2 Mitosen/10 HPF****
Proliferationsindex*	über 2 % MIB-1-Proliferationsmarker

* Entscheidende Kriterien
** Magen, Dünndarm
*** Appendix, Kolon/Rektum, Pankreas
**** HPF: High Power Field (× 400)

Ätiologie und Pathogenese

Für die meisten Neoplasien des neuroendokrinen Systems sind Ätiologie und Pathogenese unbekannt. Für spezielle Lokalisationen und Tumortypen sowie bei erblichen Syndromen spielen jedoch folgende Faktoren eine Rolle:

- **Exogene Kanzerogene** (z. B. Benzpyrene im Zigarettenrauch) spielen eine wichtige Rolle bei der Entstehung des kleinzelligen neuroendokrinen Lungen- und Blasenkarzinoms (➤ Kap. 24.9.2). Für die gut differenzierten neuroendokrinen Tumoren sind keine Kanzerogene bekannt.
- Eine **langjährige Hypergastrinämie** infolge einer atrophischen Korpusgastritis stimuliert die Proliferation der **ECL-Zellen** im Magenkorpus und kann zur Entstehung multipler ECL-Zell-Tumoren führen.
- **Genetische Faktoren** sind von ausschlaggebender Bedeutung bei der Entstehung neuroendokriner Neoplasien im Rahmen der Syndrome der multiplen endokrinen Neoplasie (➤ Kap. 18).

Morphologie

Die meisten Neoplasien des diffusen neuroendokrinen Systems liegen in der **Schleimhaut** bzw. der **Submukosa** des Bronchial- und Magen-Darm-Trakts. Von den üblichen Karzinomen unterscheiden sie sich durch ihre vorwiegend submuköse Lage, wobei die bedeckende Schleimhaut lange intakt bleibt. Später wachsen sie durch die Muscularis propria und führen zu lymphogenen und später hämatogenen Metastasen, die größer als der Primärtumor sein können.

Mikroskopisch handelt es sich entweder um gut differenzierte Tumoren (monomorphe Zellen mit gut entwickeltem Zytoplasma) mit zumeist lobulär-solidem und/oder trabekulärem (strangartigem) Muster oder um wenig differenzierte, klein- oder großzellige Karzinome. Durch die Immunhistochemie ist eine Unterscheidung der Tumoren aufgrund der jeweiligen Hormonproduktion möglich.

Molekularpathologie

In gut differenzierten neuroendokrinen Neoplasien des Bronchialsystems sind genetische Veränderungen des Chromosoms 11 sowie somatische MEN-1-Gen-Mutationen beschrieben worden. Tumoren des **Magen-Darm-Trakts** zeigen ebenfalls Veränderungen auf Chromosom 11 sowie einen Verlust von Chromosom 18 oder 18q. In ilealen Tumoren finden sich nur selten Gen-Mutationen (selten p27). In den Tumoren des **Pankreas** zeigen sich mit abnehmender Häufigkeit somatische Mutationen in epigenetischen Regulatorgenen wie MEN1-, DAXX/ATRX oder in Genen des mTOR-Pathways (TSC2, PTEN, PIK3CA). Zu Tumoren im Rahmen einer **MEN 1** ➤ Kap. 18.2.

Bronchialsystem Diese Tumoren machen ca. 25 % aller neuroendokrinen Neoplasien aus. Die wenig differenzierten und undifferenzierten neuroendokrinen Karzinome werden in ➤ Kap. 24.9.2 besprochen. Die neuroendokrinen Tumoren G1/G2 finden sich zu 80 % hilusnah, wo sie sich überwiegend intrabronchial entwickeln und durch eine Bronchusstenose zu rezidivierender Bronchitis und Atelektasen führen (➤ Abb. 17.2). Eine endokrinologische Symptomatik (Cushing-Syndrom) ist selten.

Magen Unterschieden werden 3 Situationen:
- Die **sporadische** neuroendokrine Neoplasie, die solitär auftritt und bei 20–40 % der Patienten zum Zeitpunkt der Diagnose bereits metastasiert hat (➤ Abb. 17.3a).
- Neuroendokrine Tumoren bei chronisch atrophischer Korpusgastritis, die multipel auftreten, auf dem Boden einer ECL-Hyperplasie entstehen und nur selten metastasieren (➤ Kap. 17.2, ➤ Abb. 17.3b, c).
- Neuroendokrine Tumoren im Rahmen einer MEN 1 (➤ Kap. 18.2), die multipel auftreten und nur selten metastasieren. Eine endokrinologische Symptomatik fehlt meist.

Duodenum Die duodenalen neuroendokrinen Neoplasien bevorzugen das proximale Duodenum und sind oft kleiner als 1 cm. Zu über 50 % handelt es sich um **Gastrin** produzierende Tumoren, von denen wiederum etwa die Hälfte die Ursache eines Zollinger-Ellison-Syndroms ist (s. u.). Diese haben bei mehr als 60 % der Patienten zum Zeitpunkt der Diagnose bereits Lymphknotenmetastasen gebildet, die

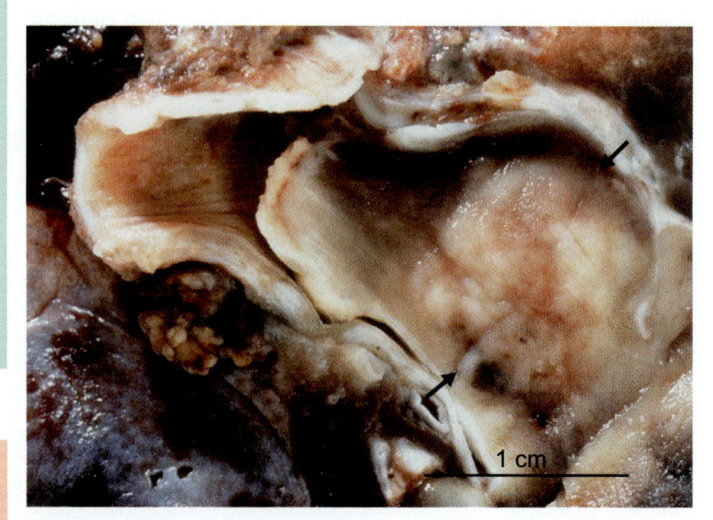

Abb. 17.2 Hilusnaher, teilweise intrabronchialer neuroendokriner Tumor der Lunge (Pfeile). [R398]

bedeutend größer sein können als der Primärtumor. Diese Tumoren entstehen auch im Rahmen einer MEN 1 (➤ Kap. 18.2). Tumoren mit **Somatostatin**-Produktion, die in der Duodenalpapille (Papilla Vateri) liegen, sind häufig mit einer Neurofibromatose Typ 1 assoziiert.

Jejunum, Ileum und Meckel-Divertikel Das **terminale Ileum** ist bevorzugter Sitz neuroendokriner Tumoren (29 % aller neuroendokrinen Tumoren; ➤ Abb. 17.4). Tumoren, die zum Zeitpunkt der Diagnose größer als 2 cm sind, haben nahezu immer bereits lymphogen oder auch hämatogen metastasiert. Lokal verursachen sie eine Obstruktion (Ileus), insbesondere wegen der begleitenden **Fibrose des Mesenteriums.** Die Sekretion von Serotonin und Substanz P (➤ Abb. 17.4d) sowie die Aktivierung der Kininkaskade durch Kallikrein mit Bildung von Bradykinin führen zum **Karzinoidsyndrom.** Dieses ist durch anfallsweise **Flush**-Symptomatik (Gesichtsrötung durch Vasodilatation), wässrige Diarrhöen, kolikartige Bauchschmerzen und Bronchuskonstriktionen charakterisiert. Es kann durch Stress (körperliche und/oder psychische Belastung) infolge Katecholaminsekretion ausgelöst werden. Es tritt allerdings **erst nach Metastasierung** in die **Leber** auf, da Serotonin und Substanz P, die über die Pfortader zur Leber gelangen, dort größtenteils metabolisiert werden und damit nicht in den großen Kreislauf gelangen. Bei langem Bestehen kann eine plaqueartige **Endokardfibrose des rechten Herzens** auftreten.

Appendix In der Appendix vermiformis treten neuroendokrine Neoplasien ebenfalls häufig auf (19 % aller neuroendokrinen Neoplasien). Dabei handelt es sich um Tumoren, die Serotonin oder PP produzieren. Eine hormonale Symptomatik ist aber eine Rarität. Sie sind klein (1–1,5 cm) und liegen oft in der Appendixspitze. Meist werden sie zufällig nach einer Appendektomie gefunden. Ihre Prognose ist gut, da eine Metastasierung zum Zeitpunkt der Diagnose eine Ausnahme darstellt (➤ Abb. 17.5). Diese NET sind von den Becherzelladenokarzinomen, die früher Becherzellkarzinoide genannt wurden, abzugrenzen.

Kolon und Rektum Während im Kolon neuroendokrine Neoplasien selten sind, sich jedoch meist maligne verhalten, treten sie im Rektum relativ häufig auf (13 % aller gastrointestinalen neuroendokrinen Tumoren). Letztere weisen eine gute Prognose auf, da sie meist endoskopisch bereits als kleine **Schleimhautpolypen** (1 cm) entdeckt und abgetragen werden können.

Urogenitaltrakt Von Bedeutung sind die neuroendokrinen Neoplasien in reifen Teratomen des Ovars, wo sie teilweise zusammen mit Schilddrüsengewebe („**Strumakarzinoid**") vorkommen. Bilden sie die einzige oder überwiegende Komponente eines Teratoms, so handelt es sich um große, feste Ovarialtumoren (5–25 cm), die jedoch nur selten zu Metastasen führen. Bei Serotoninproduktion können sie auch ohne Lebermetastasierung ein **Karzinoidsyndrom** verursachen, da der venöse Abfluss des Ovars direkt in die V. cava führt, also die Leber umgeht.

Haut Neuroendokrine Tumoren der Haut (**Merkel-Zell-Tumoren**) sind selten: Sie wachsen relativ langsam, verhalten sich jedoch maligne.

17.3.2 Neoplasien des Pankreas

Definition Es handelt sich um Tumoren mit histologisch endokrinem Aufbau („Inselzelltumoren"). Durch die inadäquat kontrollierte

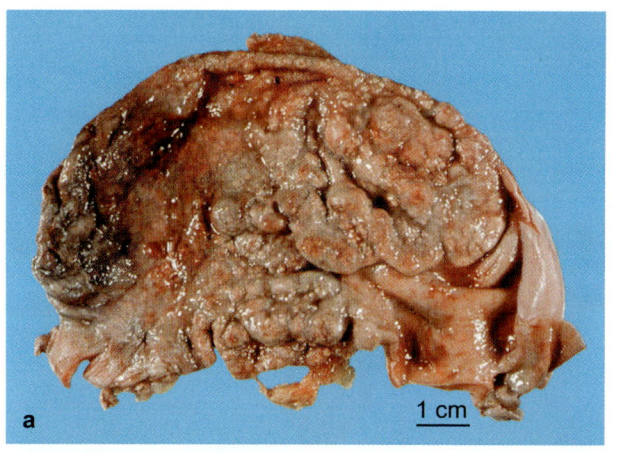

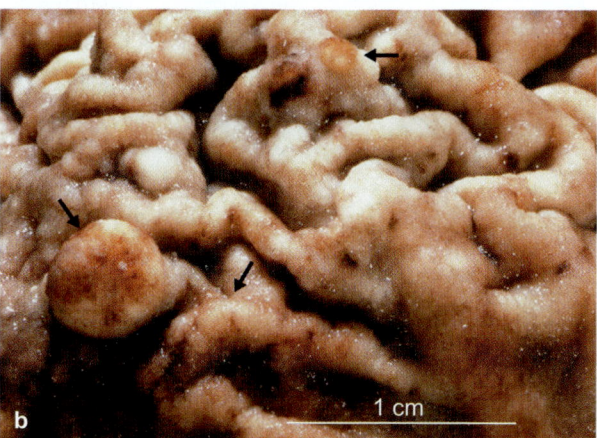

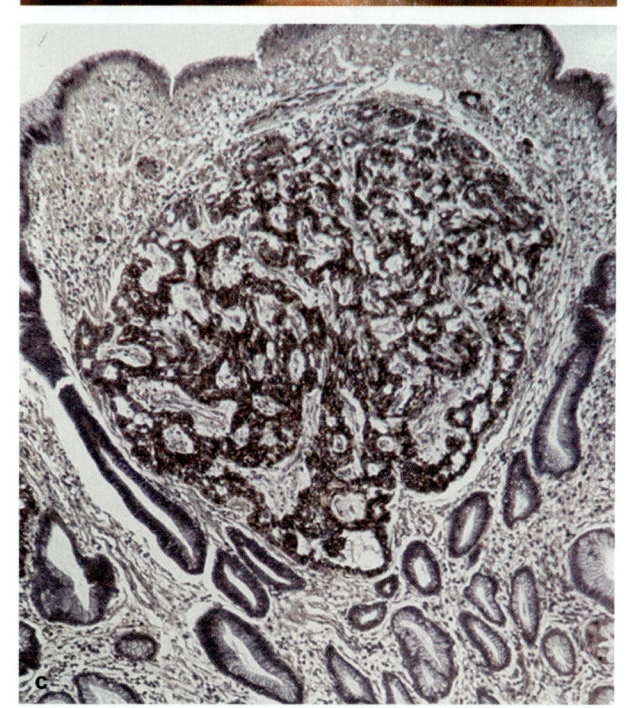

Abb. 17.3 Neuroendokrine Tumoren des Magens. a Großer, solitärer neuroendokriner Tumor des Magens (größter Durchmesser 11 cm). **b** Multiple, kleine neuroendokrine Tumoren des Magenkorpus (Pfeile) bei chronisch atrophischer Korpusgastritis mit ECL-Hyperplasie; **c** Kleiner, neuroendokriner Tumor G1 in der Magenkorpusschleimhaut. Immunzytochemische Darstellung (Avidin-Biotin-Komplex-Methode) für Chromogranin, Vergr. 100-fach. [R398]

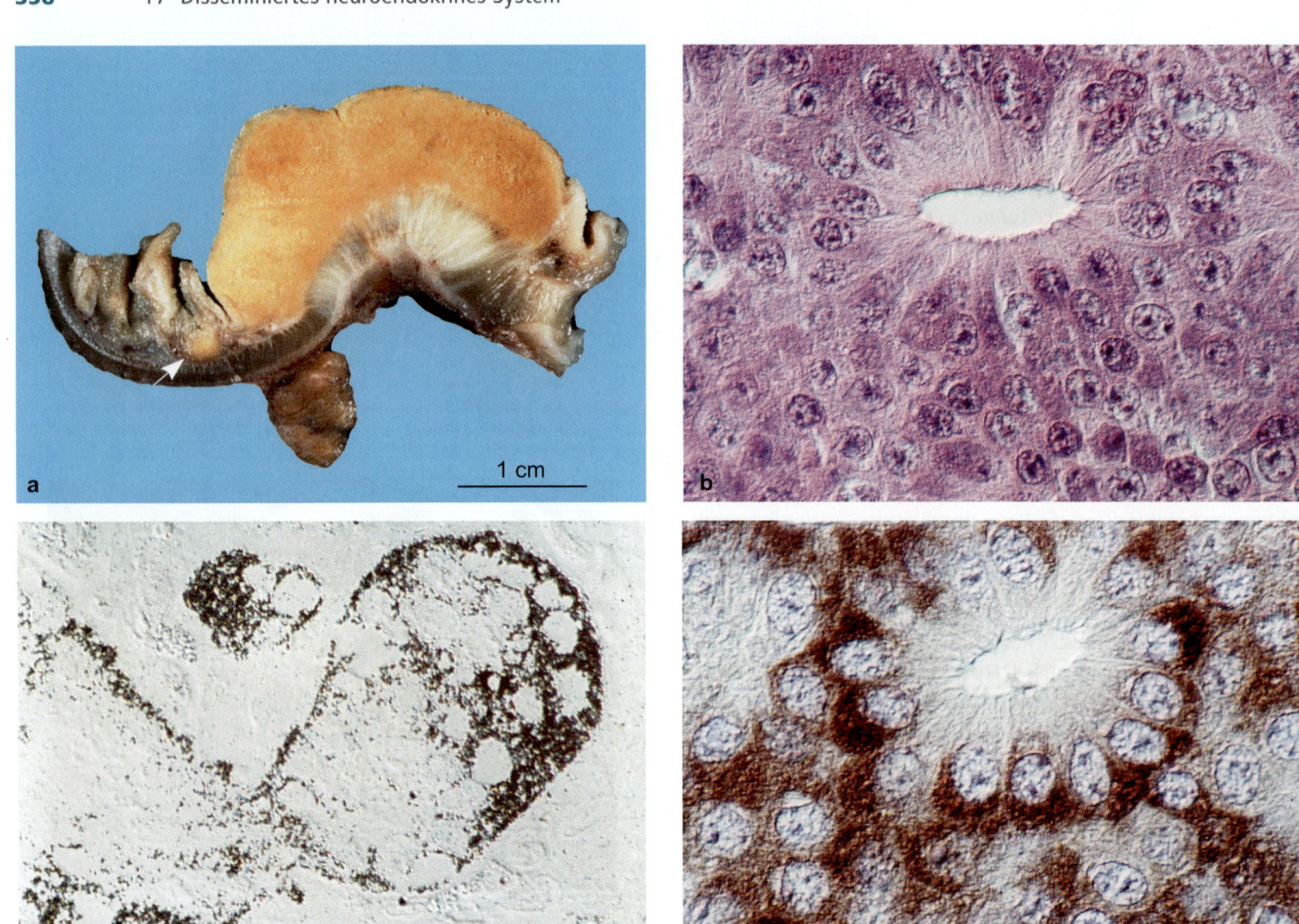

Abb. 17.4 Neuroendokriner Tumor des Ileums. a Die Schnittfläche ist gelb. Der Tumor (größter Durchmesser 3 cm) durchwächst die Ileumwand, deren Muskulatur weitgehend zerstört und durch Tumor- und Bindegewebe ersetzt ist (weiß). Der Tumor zieht die Ileumwand ein und breitet sich lymphogen in der Schleimhaut aus (gelbes Knötchen links vom Tumor, Pfeil). Es besteht bereits eine Lymphknotenmetastase (der Ileumwand anhängendes Gewebe). **b** Adenomatös solider Bau, monomorphes Zellbild. Konzentration eosinophiler neurosekretorischer Granula am Sekretionspol der Tumorzellen. HE, Vergr. 1000-fach. **c** Immunhistochemischer Nachweis von Chromogranin A im Zytoplasma (eigentlich in der Matrix der Sekretgranula) vieler Tumorzellen (Reaktionsprodukt: braun). Chromogranin A wird von vielen neuroendokrinen Zellen produziert und dient daher als allgemeiner Marker neuroendokriner Zellen. Vergr. 1000-fach. **d** Produktion von Substanz P. Immunzytochemische Lokalisierung von Substanz P (braunes Reaktionsprodukt). Vergr. 1000-fach. [R398]

Sekretion von Hormonen (Insulin, Gastrin, vasoaktives intestinales Polypeptid [VIP] oder Glukagon) können charakteristische Syndrome hervorgerufen werden **(hormonell aktive, funktionelle Tumoren).** Diese Tumoren werden daher als Insulinome, Gastrinome, VIPome und Glukagonome klassifiziert. **Hormonell inaktive,** nichtfunktionelle Tumoren verursachen dagegen keine hormonelle Symptomatik. Obwohl die endokrinen Pankreastumoren histologisch gut differenziert sind, verhalten sie sich mit Ausnahme des Insulinoms klinisch **oft maligne.** Dies gilt vor allem für hormonell inaktive Tumoren und die seltenen Gastrinome, VIPome und Glukagonome. Malignes Verhalten wird durch histologische Kriterien (➤ Tab. 17.3) oder makroskopisch durch den Nachweis von Metastasen und/oder einer Tumorinvasion in umgebende Organe gesichert. Die ersten Metastasen finden sich in den regionären Lymphknoten und in der Leber. Trotz Metastasierung können häufig lange Überlebenszeiten (5–10 Jahre) beobachtet werden.

Epidemiologie Endokrine Pankreastumoren sind im Kindesalter extrem selten. Beim Erwachsenen treten sie in allen Altersklassen sowie bei Männern und Frauen etwa gleich häufig auf, sind insgesamt aber selten. Die Prävalenz beträgt unter 1 : 100.000. Insulinome und Gastrinome machen 60 %, hormonell inaktive Tumoren 30 % dieser Neoplasien aus.

Morphologie

Makroskopisch sind es gut begrenzte, solitäre runde Tumoren mit einem Durchmesser von 1–4 cm, die in allen Teilen des Pankreas auftreten können (➤ Abb. 17.6a).

Histologisch handelt es sich um monomorphe Tumorzellen mit einem feingranulären Zytoplasma. Die Zellen sind solide, trabekulär und pseudoglandulär angeordnet (➤ Abb. 17.6b). Die immunhistochemische Darstellung der Hormone erlaubt eine funktionell-

17.3 Neoplasien

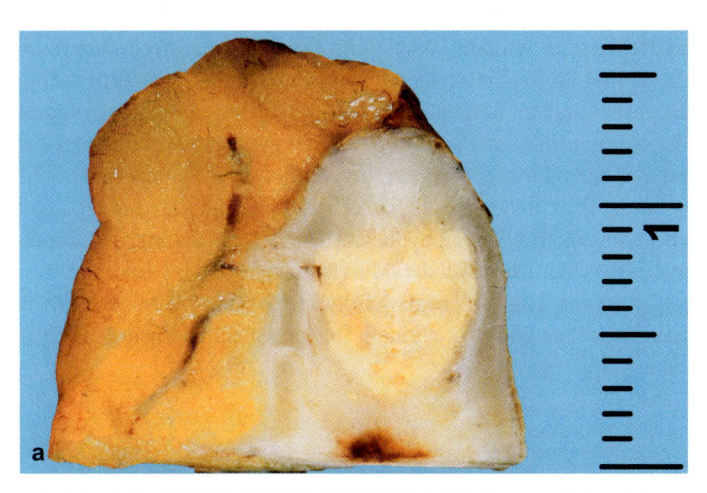

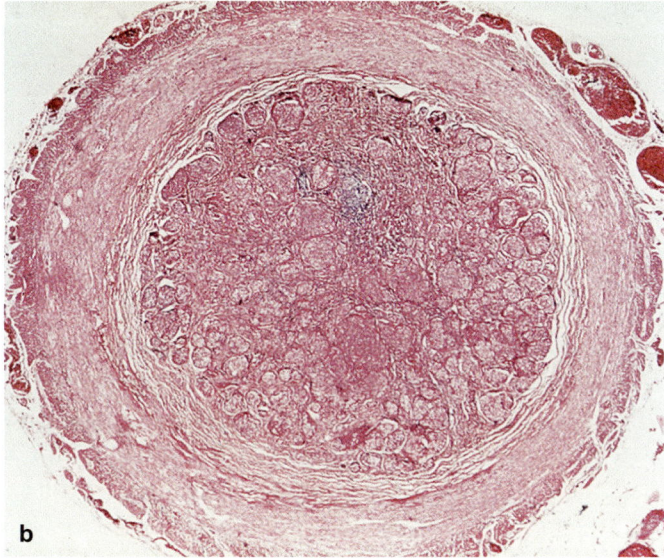

Abb. 17.5 Neuroendokriner Tumor G1 der Appendix. a Makroskopischer Aspekt des Tumors mit gelber Schnittfläche. Seine Begrenzung ist teilweise unscharf. **b** Der Tumor besteht aus dicht liegenden kleinen Zellgruppen, füllt das Lumen und treibt die Appendix auf. HE, Vergr. 4-fach. [R398]

Tab. 17.3 Kriterien zur Beurteilung eines neuroendokrinen Pankreastumors

malignes Verhalten wahrscheinlich bei folgenden Befunden	
Durchmesser	> 2 cm
Funktion	hormonell aktiv (außer Insulinom)
Gewebeinvasion	Invasion in umgebende Organe
Gefäßeinbrüche	Invasion in Lymph-/Blutgefäße
Mitosen	über 2 Mitosen/2 mm²*
Proliferationsindex	über 3 % MIB-1-Proliferationsmarker
Gen-Mutationen	In DAXX oder ATRX

morphologische Einteilung dieser Tumoren. Charakteristika der Tumoren sind:

- **Insulinome:** 1–2 cm groß, verhalten sich klinisch meist gutartig. Bei etwa 5 % der Patienten treten multiple Insulinome auf. In Insulinomen kann es zur gleichen Amyloidablagerung wie in

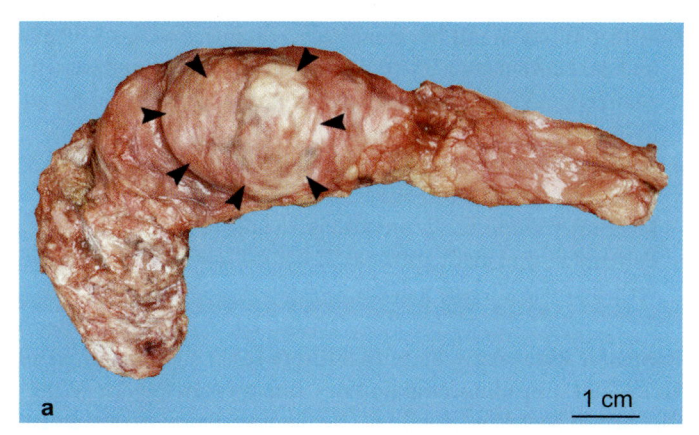

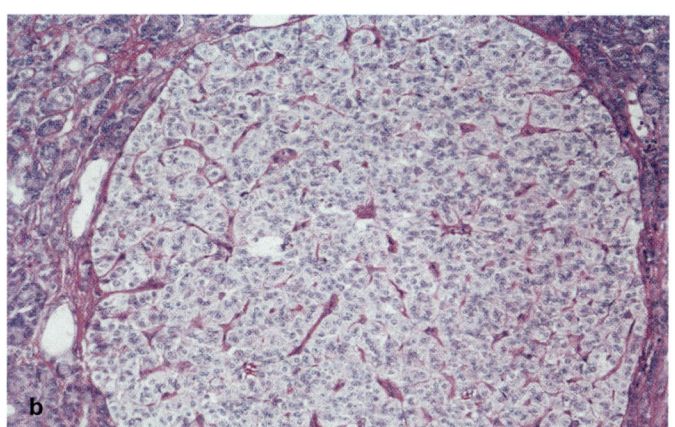

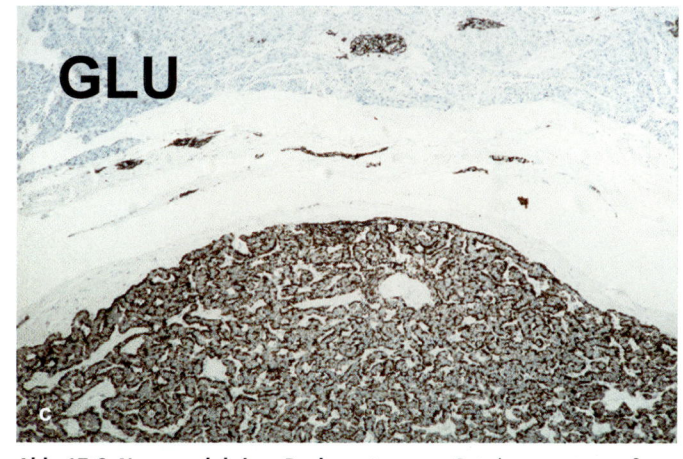

Abb. 17.6 Neuroendokriner Pankreastumor. a Gut abgegrenzter, großer Tumor im Pankreaskörper (Pfeilspitzen). **b** Kleiner endokriner Pankreastumor mit solidem histologischem Muster. HE, Vergr. 100-fach. **c** Immunhistochemischer Nachweis von Glukagon (braunes Reaktionsprodukt) in einem endokrinen Pankreastumor. Vergr. 100-fach. [R398]

den Inselzellen des Pankreas von Typ-II-Diabetikern kommen (➤ Kap. 47.3.2).

- **Gastrinome:** sporadisch (je zur Hälfte im Pankreas und Duodenum) oder hereditär (etwa 30 % der Patienten, bei MEN 1, hier im Duodenum, ➤ Kap. 18.2). Bei Diagnosestellung haben etwa 60 % der Gastrinome bereits metastasiert in peripankreatische oder periduodenale Lymphknoten, später hämatogen in die Leber. Maligne duodenale Gastrinome scheinen eine bessere Langzeitprognose zu haben als maligne pankreatische Gastrinome.

- Seltene Tumoren **mit hormonalen** Syndromen sind das VIPom und das Glukagonom. Sie verhalten sich oft maligne und weisen zum Zeitpunkt der Diagnose bereits eine beträchtliche Größe auf (3–6 cm).
- Tumoren **ohne hormonelle** Syndrome werden als Zufallsbefunde aufgrund ihrer lokalen Symptomatik oder anhand von Metastasen entdeckt. Sie produzieren häufig pankreatisches Polypeptid, sind meist größer als hormonell aktive Tumoren und verhalten sich klinisch maligne.

Klinische Relevanz Beim **Insulinom** führt die unzureichend kontrollierte Insulinproduktion des Tumors zum hyperinsulinämischen Hypoglykämiesyndrom (Heißhunger, Bewusstseinsverlust, neurologische Symptomatik). Beim **Gastrinom** entsteht durch die inadäquat kontrollierte Abgabe von Gastrin aus dem Tumor eine Hyperazidität im Magen und im Duodenum mit rezidivierenden duodenalen/intestinalen Ulzera. Dieser Symptomenkomplex wird als Zollinger-Ellison-Syndrom bezeichnet. Das **VIPom** verursacht wässrige Durchfälle, Hypokaliämie und Achlorhydrie („watery diarrhoea, hypokalaemia and hypochlorhydria/achlorhydria syndrome", WDHHA- Syndrom, Verner-Morrison-Syndrom). **Glukagonome** sezernieren im Übermaß Glukagon und werden von einer nekrolytischen Dermatitis, einem Diabetes mellitus sowie Gewichtsverlust begleitet.

KAPITEL 18

A. Perren, H. Bläker

Polyglanduläre Störungen

18.1 Grundlagen 361
18.2 Multiple endokrine Neoplasie Typ 1 (MEN 1) . 361
18.3 Multiple endokrine Neoplasie Typ 2 (MEN 2) . 363
18.4 Pluriglanduläre endokrine Insuffizienz 366

Zur Orientierung

Bei polyglandulären Störungen sind endokrine und nichtendokrine Organe von Hyperplasien und/oder Tumoren betroffen oder es werden (neuro-)endokrine Organe immunologisch zerstört.

18.1 Grundlagen

Definition Polyglanduläre Störungen umfassen Hyperplasien und/oder Tumoren endokriner und nichtendokriner Organe (z. B. Haut, Fettgewebe) oder immunologische Zerstörungen (neuro-)endokriner Organe. Sie sind entweder aufgrund des Tumorwachstums und der Metastasierung oder durch die dysregulierte oder inadäquate Hormonsekretion sowie deren Folgen lebensgefährdende Erkrankungen.

Diagnostisches Vorgehen Die Störungen können häufig anhand der Anamnese oder klinischer Familienuntersuchungen vermutet werden. Die definitive Diagnose ist allerdings nur mit einer **molekulargenetischen Untersuchung** zu sichern. Morphologisch ist die Artdiagnose der Läsion festzulegen und die Prognose möglichst präzise zu definieren. Außerdem müssen an normalen Zellen (z. B. Leukozyten des Bluts, normale Gewebe) und am Tumorgewebe die molekulargenetischen Veränderungen nachgewiesen werden. Finden sich Mutationen ausschließlich im Tumorgewebe, kann eine durch Keimzellen übertragene Erkrankung ausgeschlossen werden. Finden sich Mutationen auch in normalen Zellen, handelt es sich um Keimbahnmutationen und damit um eine **familiäre Erkrankung.** Den Familienmitgliedern muss dann eine genetische Untersuchung angeboten werden. Bei einer Mutation können sie von einer **sekundären Prävention** profitieren, um dem Auftreten von Tumoren zuvorzukommen. Dazu ist eine genetische Beratung der Familie wichtig.

18.2 Multiple endokrine Neoplasie Typ 1 (MEN 1)

Definition und Epidemiologie Die MEN 1 ist eine seltene, autosomal-dominant vererbte Erkrankung: Der Gendefekt führt zur Entwicklung multipler (neuro-)endokriner Tumoren in der Hypophyse, den Nebenschilddrüsen, dem Pankreas sowie dem Duodenum und vereinzelt auch in anderen Organen. Die Tumoren können gleichzeitig oder zeitlich gestaffelt auftreten (➤ Abb. 18.1).

Ätiologie, Pathogenese, Molekularpathologie

Die Erkrankung ist durch vererbte inaktivierende Keimbahnmutationen des MEN-1-Gens (Chromosom 11q13) bedingt. Das Gen kodiert ein als „**Menin**" bezeichnetes Protein (➤ Tab. 18.1). Es handelt sich um ein mutiertes Allel eines Tumorsuppressorgens. Bei Verlust des zweiten, noch gesunden Allels in Zellen verschiedener Organe (z. B. durch Chromosomendeletion) wird das Tumorsuppressorgen inaktiviert (➤ Abb. 18.2) und damit die Tumorentwicklung eingeleitet.

18 Polyglanduläre Störungen

Abb. 18.1 Lokalisation und Häufigkeit von Tumoren bei MEN 1. [L106]

MEN 1 – multiple endokrine Neoplasie Typ 1
- Hypophysentumoren 30–65 %
- Nebenschilddrüsenläsionen 80–98 %
- neuroendokrine pankreatische/duodenale Tumoren 40–85 %

zusätzliche Läsionen:
- neuroendokrine Tumoren in Thymus, Lunge, Magen und andere 5–9 %
- Nebennierenrindenläsionen 40 %
- Lipome 10 %
- Angiofibrome 88 %

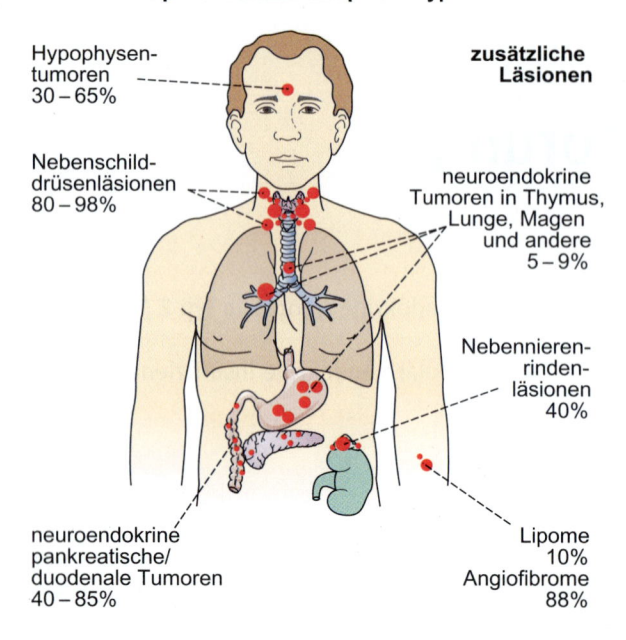

Menin-Gen 11q13 (Tumorsuppressorgen)

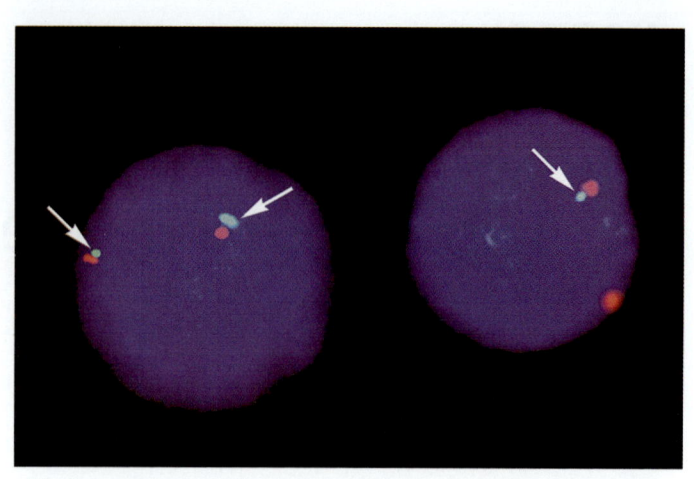

Abb. 18.2 Allelverlust des MEN-1-Gens (grünes Fluoreszenzsignal; weißer Pfeil) im Vergleich zum Chromosom 11 (rote Signale) im Zellkern eines Tumors eines MEN-1-Patienten. Darstellung mittels Fluoreszenz-In-situHybridisierung (FISH). Im rechten Bildbereich ist ein grünes Fluoreszenzsignal verloren gegangen. Normalbefund (links) mit je 2 roten und grünen Signalen. [R398]

Morphologie

- **Hypophyse:** Die sich in der Hypophyse entwickelnden Adenome produzieren meist Prolaktin oder sind hormonell inaktiv (> Kap. 13.2.2). Eine GH- oder ACTH-Sekretion ist selten. Klinisch treten diese Tumoren bei 9–40 % der Patienten in Erscheinung.
- **Nebenschilddrüsen:** Bei der MEN 1 finden sich in den Nebenschilddrüsen multiple kleinste Adenome (früher als Hyperplasie bezeichnet). Klinisch kommt es zu einem milden primären Hyperparathyreoidismus, der sich bei nahezu allen (ca. 80–98 %) MEN-1-Patienten manifestiert.
- **Pankreas und Duodenum** (> Abb. 18.3, > Abb. 18.4): Im Pankreas und im Duodenum finden sich zahlreiche multihormonale Mikrotumoren (< 0,5 cm) neben einzelnen Makrotumoren. Entwickelt sich ein Hypoglykämiesyndrom (10–30 % der Patienten), kann davon ausgegangen werden, dass einer der Makrotumoren im Pankreas Insulin produziert. Kommt es zum Zollinger-Ellison-Syndrom (20–60 % der Patienten), ist die Ursache in meist multiplen, sehr kleinen duodenalen Tumoren mit Gastrinproduktion (> Abb. 18.4) zu suchen.
- **Andere Organe:** Neuroendokrine Tumoren können sich auch in Thymus, Lunge und Magen entwickeln. Zumeist ist keine hormonale Symptomatik mit diesen seltenen Manifestationen einer MEN 1 verbunden (5–9 %). Weitere betroffene Organsysteme sind: Nebennierenrinde (Hyperplasie, Adenome), Haut und Subkutis (Lipome, Angiofibrome, Kollagenome), glatte Muskulatur (Leiomyome) und Spinalkanal (Ependymome).

Tab. 18.1 Charakteristika der MEN 1 und MEN 2

	MEN 1	MEN 2
Vererbungstyp	autosomal-dominant	autosomal-dominant
Tumoren	• Nebenschilddrüsenadenome/-hyperplasien • neuroendokrine Tumoren (NET) des Duodenums/Pankreas • Hypophysenadenom • Tumoren der Haut, des Fettgewebes • NET des Magens • NET des Thymus/der Lunge • Nebennierenrindentumoren	• Nebenschilddrüsenadenome/-hyperplasien • medulläres Schilddrüsenkarzinom • Nebennierenmarktumoren (Phäochromozytom) • Ganglioneurome in Mundschleimhaut, Zunge* • intestinale Ganglioneuromatose* • myelinisierte Nerven in der Kornea* • Skelettläsionen* • marfanoider Habitus*
Chromosom	11q13	10q11.2
Gen	Menin	RET
Typ	Tumorsuppressorgen	Onkogen

* Ausschließlich bei MEN 2b

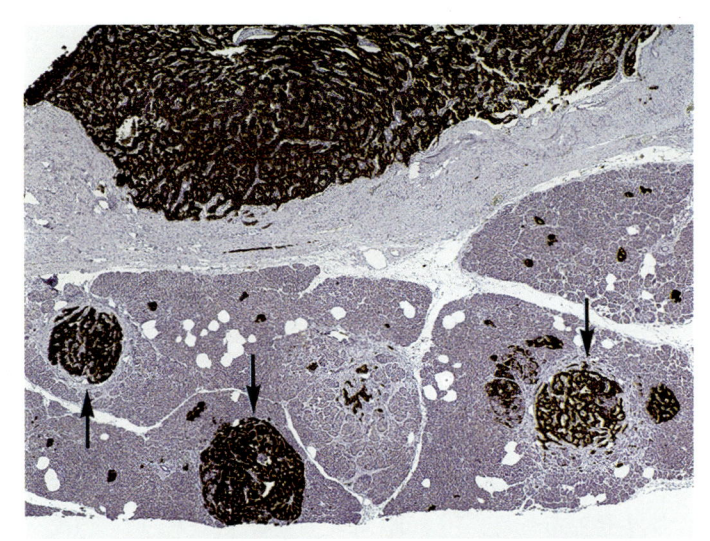

Abb. 18.3 Mikroadenomatose des Pankreas bei MEN 1 (Pfeile) und Anteil eines abgekapselten Makrotumors (oberer Bildrand). Die übrigen kleinen braunen Bezirke entsprechen nicht vergrößerten Langerhans-Inseln. Immunhistochemische Darstellung von Synaptophysin. Vergr. 100-fach. [R398]

18.3 Multiple endokrine Neoplasie Typ 2 (MEN 2)

Definition und Epidemiologie Das gemeinsame, gleichzeitige oder zeitlich gestaffelte Auftreten eines medullären Schilddrüsenkarzinoms (➤ Abb. 18.6, ➤ Kap. 14.6.2) mit oft beidseitigen Phäochromozytomen charakterisiert die MEN 2 (➤ Abb. 18.5). Sie wird wie die MEN 1 autosomal-dominant vererbt. Bei der **MEN 2a** findet sich zusätzlich eine meist asymptomatische Nebenschilddrüsenhyperplasie, bei der **MEN 2b** dagegen ein marfanoider Habitus und multiple neurogene Tumoren (Ganglioneurome) im Bereich der Schleimhäute des Mundes und des Gastrointestinaltrakts (➤ Abb. 18.7). Ein dritter Typ besteht in isoliert auftretenden familiären medullären Schilddrüsenkarzinomen (FMTC). Die Krankheiten sind selten.

Ätiologie, Pathogenese, Molekularpathologie

Das für die MEN 2 verantwortliche RET-Protoonkogen wird durch spezifische Punktmutationen aktiviert. Bei der MEN 2a finden sich Punktmutationen in den Exons 10 und 11 (seltener in den Exons 13 und 14). Bei der aggressivsten Form, der MEN 2b, liegt meist eine einzige Mutation im Bereich der Bindungstasche der Tyrosinkinase im Exon 16 vor.

Morphologie

Das MEN-2-assoziierte medulläre Schilddrüsenkarzinom sowie die Phäochromozytome gehen aus einer nodulären Hyperplasie hervor (➤ Abb. 18.6) und sind deshalb sehr häufig bilateral sowie multifokal in den Schilddrüsenlappen bzw. im Nebennierenmark angelegt. In Makroskopie und Mikroskopie unterscheiden sich diese Tumoren

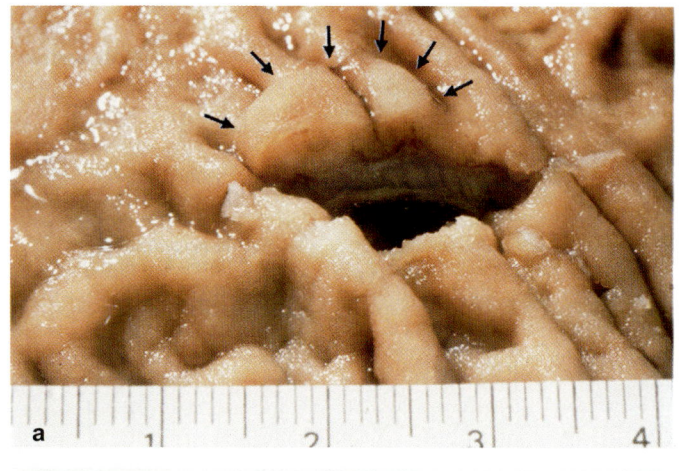

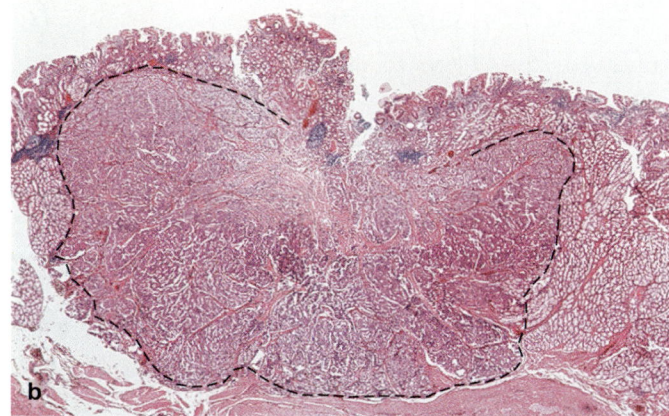

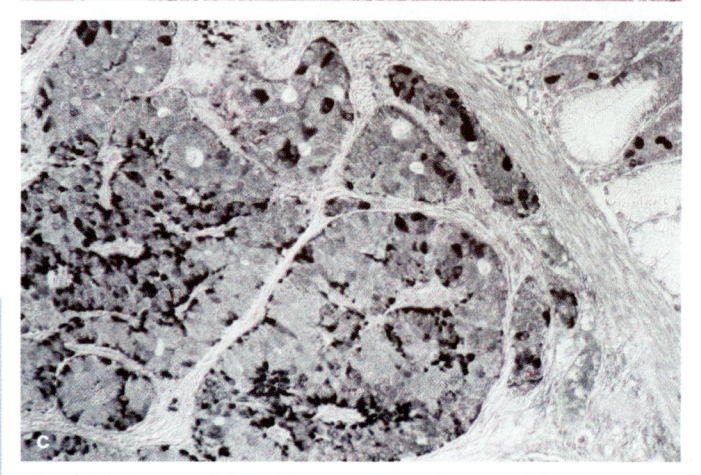

Abb. 18.4 Neuroendokrine Tumoren im Duodenum bei MEN 1.
a 2 kleine neuroendokrine Tumoren im Duodenum bei MEN 1 (Pfeile). Die Tumoren verbreitern die Oberfläche der Falten, sind aber von der Oberfläche her schwierig zu lokalisieren. Die Schnittfläche der Tumoren ist gelblich. **b** Kleines Gastrinom in der Duodenalschleimhaut (gestrichelte Linie). HE, Vergr. 400-fach. **c** Immunhistochemische Darstellung von Gastrin (Avidin-Biotin-Komplex-Methode mit Silberverstärkung). Vergr. 200-fach. [R398]

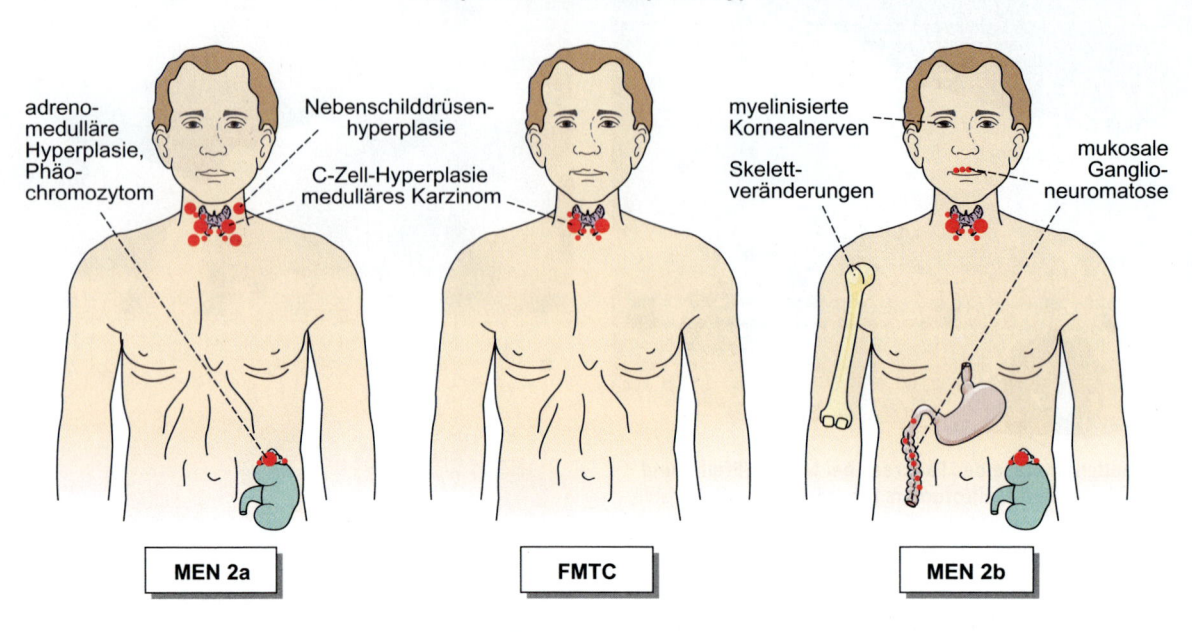

Abb. 18.5 Lokalisation und Häufigkeit von Tumoren bei MEN 2. [L106]

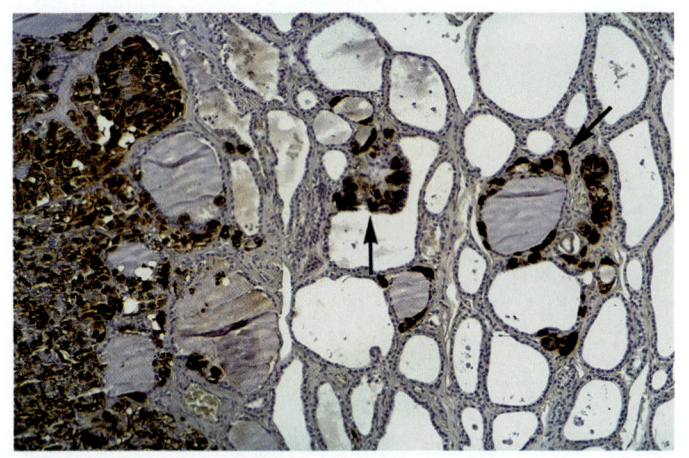

Abb. 18.6 Medulläres Schilddrüsenkarzinom (links) und C-Zell-Hyperplasie (Pfeile). Immunozytochemische Darstellung von Kalzitonin, Vergr. 200-fach. [R398]

kaum von den jeweiligen sporadisch auftretenden Neoplasien (s. dort). Bei der MEN 2 manifestiert sich das medulläre Schilddrüsenkarzinom jedoch viel früher als bei sporadischem Auftreten (im Alter von 10–30 Jahren gegenüber ca. 50. Lebensjahr). Außerdem tritt es meist vor dem Phäochromozytom auf.

Klinische Relevanz Durch genetisches und klinisches Screening hat sich die Prognose für MEN-2-Patienten hinsichtlich des medullären Schilddrüsenkarzinoms stark verbessert. Die Phäochromozytome sind meist benigne. Es kann heute dank der molekularbiologischen Diagnostik (➤ Abb. 18.8) eine gezielte Sekundärprävention durchgeführt werden. Therapie der Wahl ist die frühzeitige, vollständige Entfernung der Schilddrüse vor Auftreten der medullären Schilddrüsenkarzinome (prophylaktische Thyroidektomie), abhängig von der Mutation zum Teil bereits im Kindesalter.

18.3 Multiple endokrine Neoplasie Typ 2 (MEN 2)

Kodon 611
TGC → TAC; Cys → Tyr

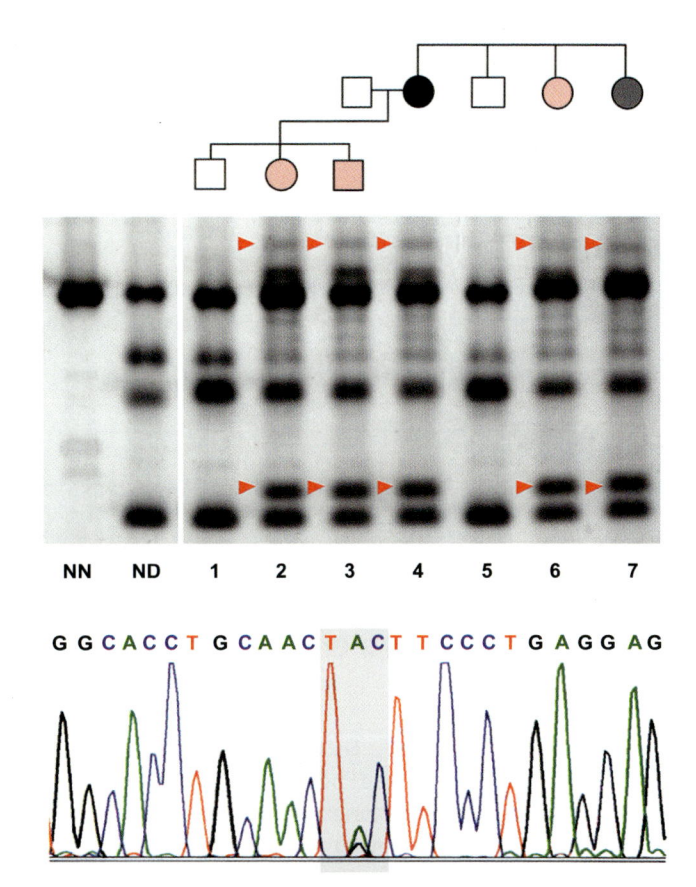

Abb. 18.8 Molekularbiologische Untersuchung von Blutzellen und Tumorgewebe einer Familie mit MEN 2. Die PCR-SSCP-Analyse (Polymerasekettenreaktion-Single-Strand-Conformation-Polymorphism-Analyse) zeigt bei einer Patientin mit medullärem Schilddrüsenkarzinom (schwarzer Kreis) wie bei einer Schwester mit erhöhter Serumkonzentration von Kalzitonin (Gelbahn Nr. 7) sowie bei einer zweiten Schwester und 2 Kindern (alle symptomfrei; Gelbahnen 6, 2 und 3) ein aberrantes Bandenmuster mit Zusatzbanden (rote Pfeilspitzen), die auf Mutationen hinweisen. Die übrigen Familienangehörigen zeigen unauffällige Bandenmuster (vgl. normale Kontroll-DNA; NN = Normalkontrolle nicht denaturiert, ND = Normalkontrolle denaturiert). Die Sequenzanalyse (unten) zeigte eine Missense-Punktmutation (TGC → TAC, Cys → Tyr) in Kodon 611 des Exons 10 im RET-Protoonkogen. Die Familienmitglieder 2, 3, 6 und 7 konnten aufgrund der nachgewiesenen Keimbahnmutation als MEN-2-Genträger identifiziert und einer sekundären Prävention (prophylaktische Thyroidektomie) zugeführt werden. Die Familienmitglieder 1 und 5 sind keine Träger der Punktmutation und müssen daher nicht mehr weiter kontrolliert werden. Methodik ➤ Kap. 1.6.10. [R398]

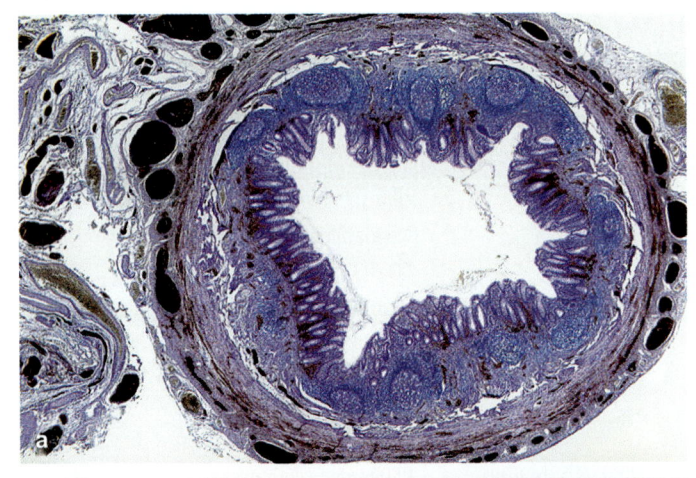

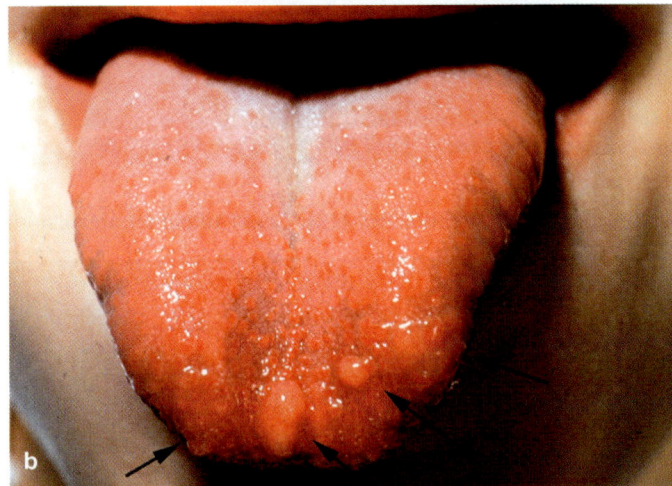

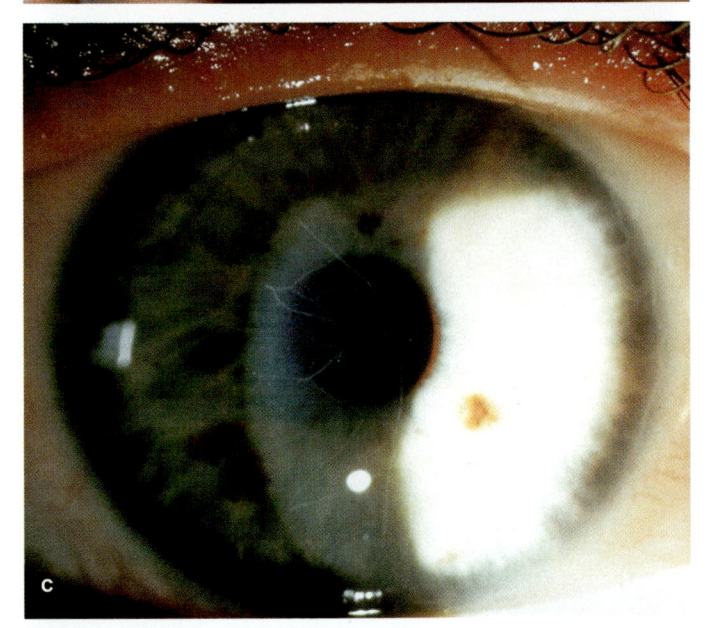

Abb. 18.7 MEN 2b. a Ganglioneuromatose in der Appendix. Die braunen Strukturen entsprechen dramatisch proliferierten Nerven mit Ganglienzellen. Immunhistochemische Darstellung von Protein S-100. Vergr. 10-fach. **b** Ganglioneurome der Zunge (Pfeile). **c** Verdickte und myelinisierte Kornealnerven werden bei der Spaltlampenuntersuchung sichtbar (Bild: E. Schönle, Universitätskinderklinik Zürich). [R398]

Tab. 18.2 Autoimmune polyendokrine Syndrome (modifiziert nach Eisenbarth GS et al. NEJM 2004; 350:2068–2079)

	Juvenile Form	Adulte Form	Frühkindliche Form
Synonyme	Pluriglanduläres Autoimmunsyndrom Typ 1 (PGAS1)	Pluriglanduläres Autoimmunsyndrom Typ 2 (PGAS2; Schmidt-Syndrom)	X-chromosomale Polyendokrinopathie mit Immundefizienz und Diarrhö, IPEX-Syndrom
Prävalenz	selten	häufiger	sehr selten
Krankheitsbeginn	Kindheit	Kindheit–Erwachsenenalter	Neonatalperiode
Gen (Vererbung)	AIRE (Chromosom 21; rezessiv)	polygenetisch	FOXP3 (X-chromosomal)
HLA-Genotyp	HLA-DQ6 reduziertes Risiko	HLA-DQ2; HLA-DQ8; HLA-A1; HLA-B8; HLA-DR3; HLA-DR4	nicht bekannt
Immundefizienz	Asplenismus, Anfälligkeit für Candidiasis	keine	ausgeprägte Autoimmunität, Verlust regulatorischer T-Zellen
Diabetes	ja (18 %)	ja (50 %)	ja (Mehrheit)
Phänotyp	Candidiasis; Hypoparathyreoidismus; Morbus Addison	Morbus Addison; Thyreoiditis (Morbus Basedow); Typ-1-Diabetes; Myasthenia gravis; glutensensitive Enteropathie	neonataler Diabetes mellitus; Malabsorption

18.4 Pluriglanduläre endokrine Insuffizienz

Definition und Epidemiologie Dieses Krankheitsbild umfasst verschiedene komplexe autoimmune Endokrinopathien (➤ Tab. 18.2). Das am häufigsten auftretende pluriglanduläre Autoimmunsyndrom (PGA) ist der Typ 2 (Schmidt-Syndrom), der sich meist bei Frauen ab dem 40. Lebensjahr entwickelt und vor allem in Finnland und Italien anzutreffen ist. Oft handelt es sich um Patienten mit einem bestimmten HLA-Status.

Morphologie

Bei der PGA Typ 2 sind eine Nebennniereninsuffizienz durch eine chronische Autoimmun-Adrenalitis (➤ Kap. 16.1.11) und eine Hypothyreose durch eine Autoimmunthyreoiditis Hashimoto (➤ Kap. 14.4.2) am häufigsten miteinander assoziiert. Andere Kombinationen sind ein Typ-1-Diabetes mit einer Hypothyreose oder einer perniziösen Anämie. Eine Vitiligo und der primäre Hypogonadismus sind selten.

Molekularpathologie

Es kann eine Punktmutation des AIRE-Gens (Autoimmunregulator-Gen) auf 21q22.3 nachgewiesen werden (autosomal-rezessiver Erbgang).

KAPITEL 19

H. A. Baba, D. Jonigk, J. Wohlschläger

Herz

19.1	Normale Struktur und Funktion	368	19.6	Kardiomyopathien	394
			19.6.1	Primäre Kardiomyopathien	395
19.2	Fehlbildungen	369	19.6.2	Sekundäre Kardiomyopathien	398
19.2.1	Herzentwicklung	369	19.6.3	Erworbene Kardiomyopathien	398
19.2.2	Blutzirkulation vor der Geburt	370			
19.2.3	Einteilung der Herzfehlbildungen	370	19.7	Plötzlicher Herztod	402
19.2.4	Arteriovenöse Shuntvitien	371			
19.2.5	Venoarterielle Shuntvitien	373	19.8	Perikard	403
19.2.6	Obstruktive Erkrankungen	375	19.8.1	Perikarderguss	403
			19.8.2	Perikarditis	403
19.3	Störungen des Reizleitungssystems	376			
19.3.1	Erregungsbildungsstörungen	377	19.9	Tumoren des Herzens	404
19.3.2	Erregungsleitungsstörungen	378	19.9.1	Primäre Tumoren des Herzens	404
			19.9.2	Sekundäre Tumoren des Herzens	405
19.4	Endokard	379			
19.4.1	Endokarditis	379	19.10	Beteiligung des Herzens im Rahmen einer SARS-Cov-2-Infektion	405
19.4.2	Erworbene Herzklappenfehler	384			
19.5	Koronare Herzkrankheit	387			
19.5.1	Angina pectoris und relative Koronarinsuffizienz	388			
19.5.2	Myokardinfarkt	390			

Zur Orientierung

Herz-Kreislauf-Erkrankungen umfassen Fehlbildungen, Störungen des Reizleitungssystems, Erkrankungen des Endokards, koronare Herzerkrankungen, Kardiomyopathien sowie Erkrankungen des Perikards. Insbesondere ischämische Herzmuskelerkrankungen, Herzrhythmusstörungen, angeborene und erworbene Herzklappenerkrankungen sowie die Herzinsuffizienz repräsentieren klinisch relevante Krankheitsbilder, die mit einer hohen Morbidität und Mortalität sowie mit enormen Kosten verbunden sind. Dies verdeutlichen die Zahlen des Deutschen Herzberichts 2020: Die stationäre Morbiditätsziffer – d. h. die Zahl der vollstationären Fälle pro 100.000 Einwohner – betrug 2019 für die ischämische Herzkrankheit 699,2, für den akuten Myokardinfarkt 230,7, für Herzklappenerkrankungen 108,5, für Herzrhythmusstörungen 531,4, für Herzinsuffizienz 510,2 und für angeborene Herzfehler 33,4. Die Sterbeziffer – d. h. die Zahl der Gestorbenen pro 100.000 Einwohner – betrug 2019 für die ischämische Herzkrankheit 132, für Herzklappenkrankheiten 21, für Herzrhythmusstörungen 28,7, für Herzinsuffizienz 37,6 und für angeborene Herzfehler 0,7. Vor dem Hintergrund der Pandemie durch SARS-Cov-2 (seit 2020) ist anzumerken, dass neben einem Lebensalter ≥ 60 Jahren, chronisch-obstruktiver Lungenerkrankung (COPD), arterieller Hypertonie, Niereninsuffizienz auch Herzerkrankungen allgemein sowie insbesondere eine vorbestehende Herzinsuffizienz bei Patienten mit Covid-19-Erkrankung von erheblicher prognostischer Bedeutung für einen schweren Krankheitsverlauf sind (Herzbericht 2020).

19.1 Normale Struktur und Funktion

Das Herz ist das zentrale Organ des Herz-Kreislauf-Systems. Das Herzgewicht eines gesunden Menschen beträgt ca. 0,5 % seines Körpergewichts (➤ Tab. 19.1) und besteht hauptsächlich aus Muskelmasse (**Myokard**). Morphologisch und funktionell unterscheidet man zwischen dem **Arbeitsmyokard** und den spezialisierten Myokardstrukturen des **Reizleitungssystems**, das für den koordinierten Funktionsablauf der Herzaktion verantwortlich ist. In den Myozyten der Herzvorhöfe sind elektronenmikroskopisch endokrine Granula nachweisbar, in denen der **atriale natriuretische Faktor (ANF, = atriales natriuretisches Protein [ANP])** gebildet wird, der über komplexe Regulationsmechanismen die Diurese und das Gefäß- und Blutvolumen beeinflusst (➤ Kap. 7.2 und ➤ Kap. 37.1). Mit 5 % des Herzzeitvolumens wird das Myokard über die **Koronararterien** (A. coronaria dextra und A. coronaria sinistra) mit Blut versorgt. Diese münden in ein sehr dichtes, im Interstitium des Herzens gelegenes Kapillarsystem ein, das für die Sauerstoffversorgung der Herzmuskulatur verantwortlich ist (numerisches Verhältnis Kapillare/Myozyt 1 : 1). Im **Interstitium** sind histologisch zusätzlich afferente und efferente Fasern des vegetativen Nervensystems in unmittelbarer Nachbarschaft der Kapillaren und postkapillärer Venolen nachweisbar. Fibroblasten, Makrophagen/Histiozyten und verschiedene Elemente der extrazellulären Matrix vervollständigen die Struktur. Die **Herzkammern** (rechter und linker Vorhof, rechter und linker Ventrikel) sind vom **Endokard** ausgekleidet, das – wie auch die **Herzklappen** – mit Endothelzellen überzogen und von fibroelastischem Gewebe unterlagert ist. Das Herz ist insgesamt sackförmig vom fibrokollagenen **Perikard** und **Epikard** umkleidet, jeweils überkleidet durch Mesothelzellen. Der perikardiale Sack enthält physiologischerweise 15–50 ml seröse Flüssigkeit.

Die Richtung des Blutstroms im Herzen wird von den zwischen Vorhof und Kammern liegenden Segelklappen (links zweizipfelige **Mitral-**, rechts dreizipfelige **Trikuspidalklappe**) und den Taschenklappen der beiden Ausflussbahnen (**Aorten-** und **Pulmonalklappe**) reguliert.

Beim Herzen wird zwischen Volumen- und Druckarbeit unterschieden:

- Die **Volumenarbeit** pro Minute errechnet sich aus dem Schlagvolumen und der Herzfrequenz: Das enddiastolische Volumen des Herzens beträgt in Ruhe ca. 140 ml. In der Systole wird ein Schlagvolumen von 70 ml ausgeworfen, sodass bei einer Herzfrequenz von 70 Schlägen/min ein Herzminutenvolumen (HMV) von ca. 5 l zustande kommt. Die Volumenarbeit ist beim gesunden Menschen für beide Ventrikel gleich.
- Die zu leistende **Druckarbeit** berechnet man im Wesentlichen aus dem Blutdruck in der Aorta (systolisch 120 mmHg) und in der A. pulmonalis (systolisch 25 mmHg). Danach hat der linke Ventrikel eine etwa 5- bis 6-mal größere Druckarbeit zu leisten als der rechte Ventrikel.

Kommt es durch unterschiedliche angeborene oder erworbene Ursachen zur Schädigung einzelner oder mehrerer Komponenten dieser anatomischen Herzstrukturen, werden komplexe pathophysiologische Regulationsmechanismen induziert (➤ Kap. 7.2), die sich klinisch unter dem Bild einer isolierten oder globalen, akuten oder chronischen Störung der Herz-Kreislauf-Funktion manifestieren.

Zunehmende klinische und pathologisch-anatomische Beachtung findet das **Altersherz**. Unter diesem Begriff werden Veränderungen zusammengefasst, die durch im Alter auftretende „physiologische" Veränderungen bedingt sind, die die Gesamtüberlebenszeit des Herzens und des Gesamtorganismus terminieren. Altersassoziierte Veränderungen umfassen strukturelle Alterationen des Myokards, des Reizleitungssystems, des Endokards und des kardialen Gefäßsystems. Ursachen sind neben metabolischen, endokrinologischen und immunologischen Faktoren die im Alter zunehmenden genetischen Veränderungen, ebenso die veränderte Produktion freier Radikale, die insbesondere bei den Mitochondrien zu einer Veränderung des oxidativen Zellstoffwechsels führen. Klinisch fällt beim alten Patienten beispielsweise ein vermindertes maximales kardiales Auswurfvolumen bei körperlicher Belastung auf, die frühe diastolische Füllung des linken Ventrikels ist reduziert (**diastolische Dysfunktion**), die ventrikuläre Relaxation verlängert, die normale systolische Funktion aber erhalten. Es treten gehäuft Rhythmusstörungen auf. Im Rahmen von Autopsien wurden bei über 80-jährigen Patienten **kardiovaskuläre Amyloidablagerungen** (senile systemische Amyloidose; SSA bestehend aus nichtmutiertem Transthyretin) gefunden (11,5–25 %), die mit 80 % im Vorhof und mit 20 % diffus im Herzen ausgeprägt ist. Es kommt zu einer zunehmenden Verdickung, teilweise zu **Verkalkungen** der Aorten- und Mitralklappensegel sowie bei 10 % der Patienten zu Verkalkungen im Mitralklappenring. Im Myokard fallen bevorzugt subendo- und subepikardiale **Fibrosierungen** auf. Die Herzmuskelzellen zeigen histologisch häufig eine **basophile Degeneration** und vermehrt **perinukleäre Lipofuszinablagerungen** (sog. braune Atrophie). Das Altersherz wird insgesamt vulnerabler gegenüber körperlicher Anstrengung und sonstigen kardialen Noxen.

Tab. 19.1 Herz – Maße und Gewichte

Herzgewicht	0,5 % des Körpergewichts
• Männer	300–400 g
• Frauen	250–350 g
• kritisches Gewicht	> 500 g
Umfang der Herzklappen	
• Mitralklappe	9–11 cm
• Aortenklappe	7–8 cm
Wandstärke der Ventrikel	
• linker Ventrikel	12–14 mm
• rechter Ventrikel	2–4 mm
• Verhältnis linker zu rechter Ventrikelwand	2,5–3,5 : 1
Ventrikelvolumen	
• enddiastolisches Füllungsvolumen pro Ventrikel	140 ml
• normales Schlagvolumen	70 ml

19.2 Fehlbildungen

Definition Kongenitale Fehlbildungen des Herzens sind angeborene Abweichungen des Herzens und/oder der großen Gefäße von der Norm. Sie entstehen während der 1.–7. Schwangerschaftswoche durch eine Störung der normalen Herzentwicklung.

Epidemiologie Von 1000 lebend geborenen Kindern haben etwa 8–10 einen angeborenen Herzfehler, der sich entweder unmittelbar nach der Geburt, häufiger im Kindesalter und zum Teil erst im Erwachsenenalter klinisch relevant bemerkbar macht. Durch Fortschritte in der Diagnostik (u. a. Vorsorgeuntersuchungen), der medikamentösen Notfallbehandlung und der Herzchirurgie können Lebensqualität und Lebenserwartung bei etwa 90 % dieser Patienten verbessert, bei einem Teil kann sogar eine normale Lebenserwartung erreicht werden.

Ätiologie 90 % aller kindlichen Herzerkrankungen sind angeborene Fehlbildungen multifaktorieller Genese. Etwa 45 % der betroffenen Kinder haben zusätzlich andere Fehlbildungen. Kongenitale Fehlbildungen werden häufig bei Chromosomenanomalien beobachtet, treten bei primär mütterlichen Erkrankungen auf oder sind durch exogene Faktoren bedingt (➤ Tab. 19.2).

19.2.1 Herzentwicklung

Zum besseren Verständnis der verschiedenen angeborenen Fehlbildungen des Herzens soll kurz auf die embryonale Entwicklung eingegangen werden.

Aus dem ursprünglich gestreckten Herzschlauch entsteht durch Längenwachstum eine Herzschleife mit Wanderung des kaudalen Vorhofteils nach dorsal-kranial. Der Innenraum des Herzens ist zu diesem Zeitpunkt ungegliedert **(Cor commune)**. Das Herz beginnt zu schlagen (21. Tag post conceptionem). Anschließend folgt eine äußere Untergliederung durch Bildung von Längsfurchen (Sulcus interventricularis) zwischen beiden Ventrikelhälften sowie einer quer verlaufenden Furche (Sulcus atrioventricularis) als Grenze zwischen den Vorhöfen und Ventrikeln (22. Tag post conceptionem). Dieser äußeren Untergliederung schließt sich die innere Septierung an: Das Septum interatriale entsteht aus einem von dorsal-kranial nach ventral-kaudal wachsenden **Septum primum** (➤ Abb. 19.1a). Vor Erreichen der Endokardkissen und somit dem kompletten Verschluss des Foramen primum entsteht in seinem oberen Bereich eine Öffnung **(Foramen secundum)**. Rechts vom Septum primum wächst das **Septum secundum** nach unten vorn, welches das Foramen secundum weitgehend bedeckt. Es verbleibt jedoch eine Öffnung zwischen dem Unterrand des Septum secundum und dem Septum primum, das **Foramen ovale** (➤ Abb. 19.1c). Die gemeinsamen Ventrikel werden durch das Septum interventriculare in eine rechte und linke Kammer geteilt. Dieses wächst von kaudal nach kranial auf die Endokardkissen zu, es verbleibt jedoch eine Restverbindung zwischen beiden Ventrikeln **(Foramen interventriculare;** ➤ Abb. 19.1b). Vor dem Verschluss des Foramen interventriculare kommt es zur Unterteilung des Ausflusstrakts, also des Bulbus und Truncus arteriosus, durch längs verlaufende Wülste, die sich zum Septum aorticopulmonale **(Trunkusseptum)**, vereinigen. Dieses verdreht sich spiralig und trennt die Aorta ascendens vom Truncus pulmonalis (33. Tag post conceptionem). Als Letztes schließt sich das Foramen interventriculare aus dem Gewebe der Bulbuswülste und des hinteren Endokardkissens. Die Vereinigungsstelle bleibt membranös (Pars membranacea des Septum interventriculare; ➤ Abb. 19.1c). Im Bereich des Ostium atrioventriculare commune bilden sich aus den **Endokardkissen** die Segelklappen: Die Segel und die Chordae tendineae sind Differenzierungsprodukte der ursprünglich spongiös aufgebauten Kammerwand, in dem das Muskelgewebe von der Ventrikelseite her durch Apoptose abgebaut und durch straffes Bindegewebe ersetzt wird. Die

Tab. 19.2 Häufigkeit von Herzfehlern bei chromosomalen Aberrationen, isolierten Gendefekten und exogenen Noxen

Ursache	Häufigkeit der Fehlbildungen	Art der Fehlbildung
Chromosomale Anomalien		
Trisomie 13	80 %	• VSD • ASD II
Trisomie 18	100 %	• VSD
Trisomie 21	40 %	• kompletter AV-Kanal • ASD II • VSD
Monosomie X (Turner-Syndrom)	35 %	• bikuspidale Aortenklappe • Aortenisthmusstenose • valvuläre Aortenstenose
DiGeorge-Syndrom (Mikrodeletion 22q11)	75–97 %	• ASD II • VSD • persistierender Ductus arteriosus Botalli (PDA)
Williams-Beuren-Syndrom (Mikrodeletion 7q11)	90 %	• supravalvuläre Aortenstenose • periphere Pulmonalarterienstenosen
Exogene Faktoren		
Rötelnvirusinfektion der Mutter während der Schwangerschaft	50 %	• persistierender Ductus arteriosus Botalli (PDA)
Diabetes mellitus der Mutter	5–8 %	• VSD • Transposition der großen Arterien (TGA)
mütterliche Phenylketonurie	15–20 %	• VSD • persistierender Ductus arteriosus Botalli (PDA) • Aortenisthmusstenose
alkoholische Fetopathie	35 %	• VSD
Medikamente		
Thalidomid	10–15 %	• persistierender Ductus arteriosus Botalli (PDA), Fallot-Tetralogie • VSD
Hydantoin	5–10 %	• verschiedene Fehlbildungen

VSD = Ventrikelseptumdefekt; ASD = Vorhofseptumdefekt; AV-Kanal = Atrioventrikularkanal

AV-Klappen werden mit Endokard überzogen und durch die Chordae tendineae über die Papillarmuskeln an der Ventrikelwand befestigt. Wenn die Unterteilung des Trunkus fast abgeschlossen ist, beginnt die Ausbildung der Valvae semilunares aortae et pulmonalis. Nach 45–57 Tagen ist die Herzentwicklung abgeschlossen.

19.2.2 Blutzirkulation vor der Geburt

Das oxygenierte Blut aus der Plazenta gelangt über die **V. umbilicalis** in die Leber und – von ihr abzweigend – über den **Ductus venosus** über die Lebervenen in die **V. cava inferior** und somit in den rechten Vorhof (> Abb. 19.2). Das Blut, das in den rechten Vorhof fließt, ist Mischblut, da sich das oxygenierte mit venösem Blut aus den Abdominalorganen und den unteren Extremitäten vermischt. Der größte Teil dieses Blutes fließt im Kurzschluss durch das **Foramen ovale** in den linken Vorhof. Das venöse Blut aus der oberen Körperhälfte (V. cava superior) fließt durch die Trikuspidalklappe in den rechten Ventrikel und von dort in die Pulmonalarterie. Nur 10–15 % des Blutes gelangen in die Lunge, während der größte Teil über den **Ductus arteriosus Botalli** unter Umgehung der Lungengefäße in die Aorta fließt.

Die fetalen Pulmonalarterien besitzen eine breite Media und weisen eine hypoxiebedingte physiologische Vasokonstriktion auf. Der Pulmonalgefäßwiderstand nimmt in den ersten 2–3 Lebenstagen ab und erreicht nach 2 Wochen Erwachsenenwerte, begleitet von der Konstriktion des **Ductus arteriosus Botalli.**

Das Blut des linken Vorhofs entstammt also überwiegend dem rechten Vorhof, da es strömungsbedingt zu einer Aufteilung des Blutes aus der unteren Körperhälfte und der oberen Körperhälfte kommt, sodass das sauerstoffreichere Blut über das Foramen ovale in den linken Vorhof, über den linken Ventrikel und die aszendierende Aorta in Kopf, Hals und Arme gelangt, während das sauerstoffärmere Blut über den Ductus arteriosus in die untere Körperhälfte abfließt. Das Blut kehrt über die beiden **Umbilikalarterien,** die aus den **Aa. iliacae internae** abgehen, zur Plazenta zurück. Die Umbilikalarterien, der Ductus venosus, die V. umbilicalis, das Foramen ovale und der Ductus arteriosus Botalli verschließen sich nach der Geburt.

19.2.3 Einteilung der Herzfehlbildungen

Unter klinischen und funktionellen Aspekten (> Tab. 19.3) unterteilt man die angeborenen Fehlbildungen des Herzens in:
- Arteriovenöse Shuntvitien (> Kap. 19.2.4)
- Venoarterielle Shuntvitien (> Kap. 19.2.5)
- Obstruktive Erkrankungen (> Kap. 19.2.6)

Im Folgenden werden die wichtigsten klinisch relevanten Fehlbildungen beschrieben.

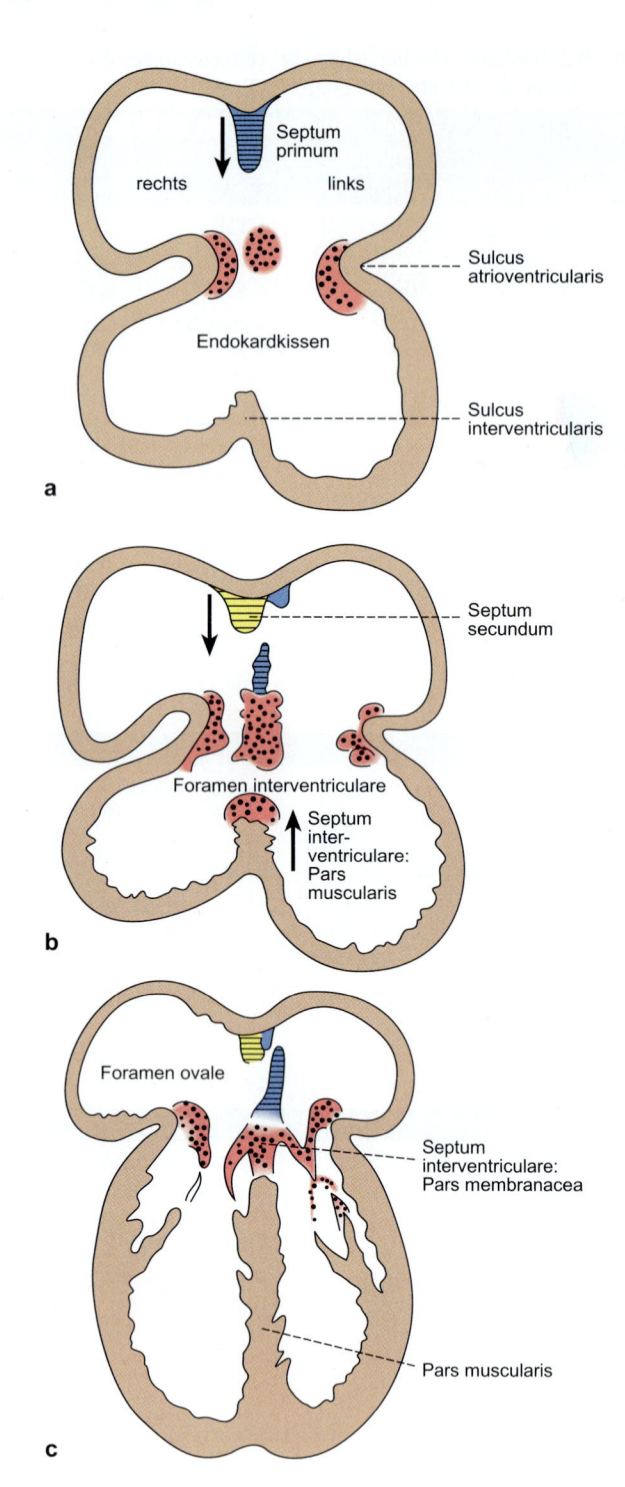

Abb. 19.1 Bildung der Vorhof- und Ventrikelsepten. [L106]

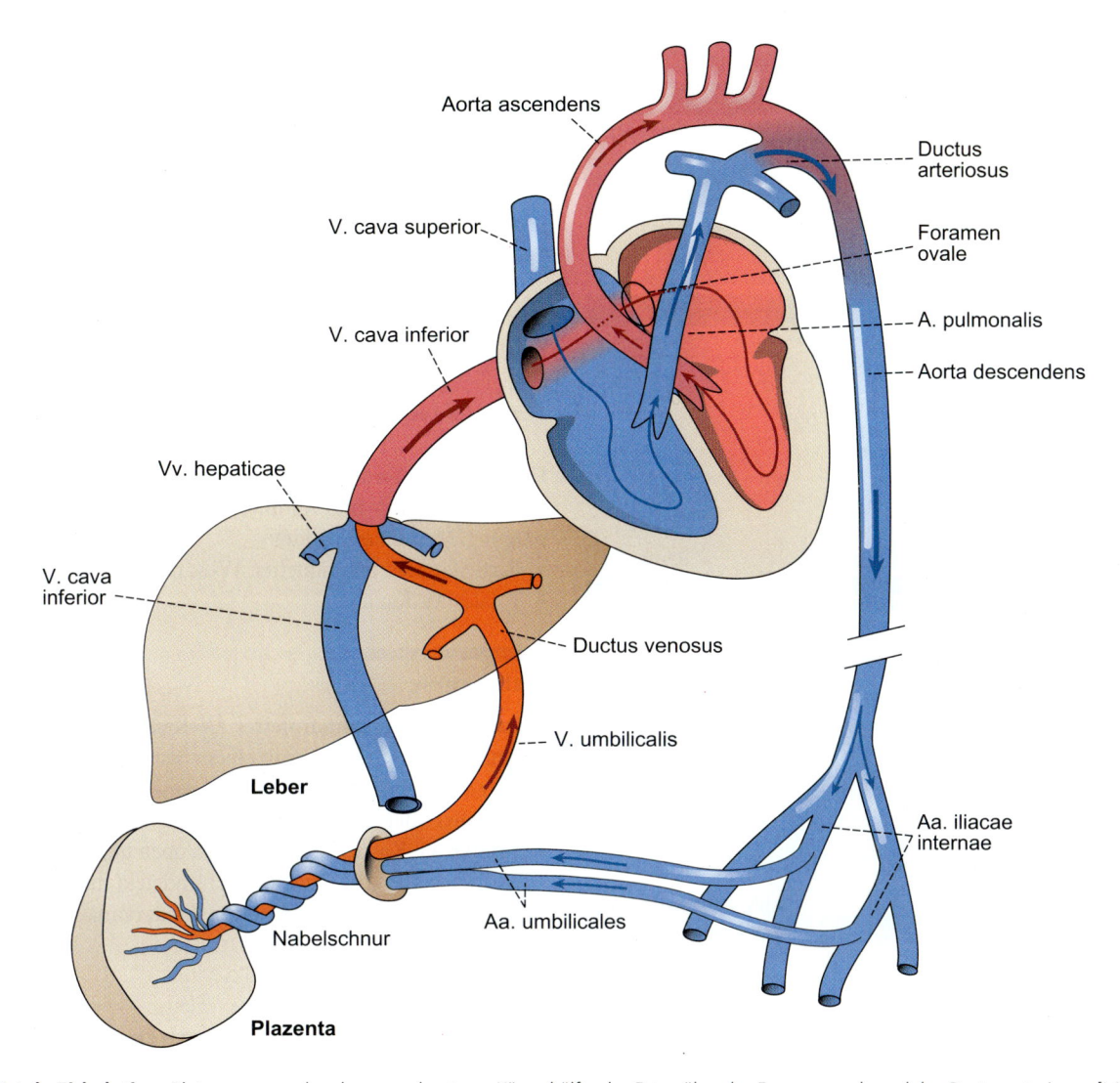

Abb. 19.2 Fetale Zirkulation. Blutversorgung der oberen und unteren Körperhälfte des Fetus über das Foramen ovale und den Ductus arteriosus. [L106]

19.2.4 Arteriovenöse Shuntvitien

Es wird lediglich eine Auswahl von Vitien vorgestellt (➤ Tab. 19.3).

Vorhofseptumdefekt (ASD)

Syn.: Atriumseptumdefekt, ASD

Definition Der Vorhofseptumdefekt ist eine angeborene offene Verbindung zwischen beiden Vorhöfen und der häufigste kongenitale Herzfehler bei Erwachsenen. Man unterscheidet zwischen:
- ASD II (Fossa-ovalis-Defekt oder Ostium-secundum-Defekt)
- ASD I (Ostium-primum-Defekt)
- Sinus-venosus-Defekt

Pathogenese

- **ASD II:** Beim ASD II bleibt das Foramen ovale teilweise oder ganz offen. Es ist mit **70–90 %** die häufigste Form des Vorhofseptumdefekts. Möglich sind multiple Perforationen oder gar ein Fehlen des Septum secundum. Selbst wenn der Defekt einen Durchmesser von 2–3 cm erreicht, bleibt das Shuntvolumen wegen des kleinen Druckgradienten zwischen links und rechts gering (Vorhofdruck links 10 mmHg, rechts 5 mmHg). Der Ostium-secundum-Defekt ist in der Kindheit meist asymptomatisch, eine pulmonale Hypertonie entwickelt sich bei Kindern auch bei großem ASD selten (➤ Abb. 19.3).
- **ASD I:** Der Ostium-primum-Defekt ist ein tief liegender Defekt im Vorhofseptum, unmittelbar über dem Ansatz der Atrioventrikularklappen. Oft ist das aortale Mitralsegel gespalten und damit schlussunfähig. Der ASD I ist mit **5 %** wesentlich seltener als der ASD II, aber funktionell bedeutender, da er meist als **kompletter Endokardkissendefekt** auftritt (s. u.). Beim isolierten ASD-I-Defekt sind die hämodynamischen Veränderungen die gleichen wie beim ASD II. Da aber oft durch die Spaltung des aortalen Mitralsegels eine Mitralinsuffizienz entsteht, kommt es über eine linksatriale Drucksteigerung zu einer Erhöhung des Druckgradienten und damit auch des Shuntvolumens.

Tab. 19.3 Einteilung der Fehlbildungen des Herzens nach klinisch-pathophysiologischen Aspekten und Häufigkeit (alle Herzfehler = 100 %)

I. Arteriovenöse Shuntvitien	
• Vorhofseptumdefekt (ASD)	6 %
• Ventrikelseptumdefekt (VSD)	27 %
• Endokardkissendefekte (AV-Kanal, AVSD)	5 %
• offener Ductus arteriosus Botalli (PDA)	9 %
• aortopulmonales Fenster	0,2 %
II. Venoarterielle Shuntvitien	
• mit vermehrtem Blutfluss in den Lungen	
– Transposition der großen Arterien (TGA)	6 %
– Truncus arteriosus	14 %
• mit vermindertem Blutfluss in den Lungen	
– Fallot-Tetralogie	7 %
– Trikuspidalatresie	ca. 2 %
– Ebstein-Anomalie	0,5 %
III. Obstruktive Erkrankungen	
• linksseitig	
– Aortenstenose bzw. -atresie	5 %
– hypoplastisches Linksherzsyndrom	3 %
– Aortenisthmusstenose	7 %
• rechtsseitig	
– Pulmonalstenose bzw. -atresie	7 %

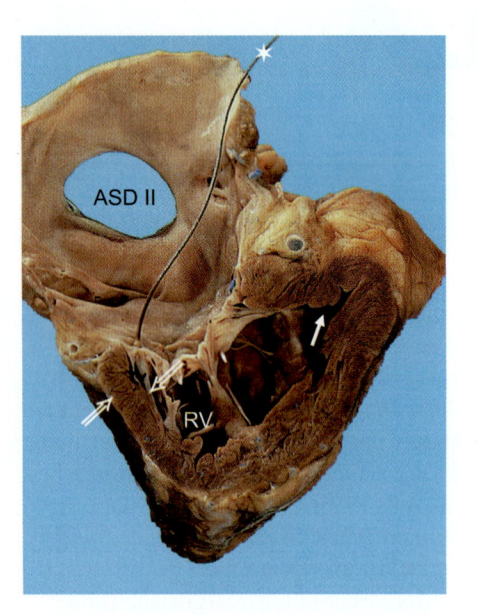

Abb. 19.3 Atriumseptumdefekt II. Großer Defekt bei einer 80-jährigen Frau (Zufallsbefund bei der Autopsie). Obwohl der Defekt einen Durchmesser von 30 mm aufweist, blieb er bis zum Tod der Frau unerkannt. Die Volumenbelastung hat zu einer starken Hypertrophie (Doppelpfeile) des rechten Ventrikels (RV) geführt. Der einfache Pfeil weist in Richtung der Ausflussbahn mit dem Conus pulmonalis. Die Schrittmacherelektrode (Sternchen) steht in keinem Zusammenhang mit dem ASD II. [R398]

• **Sinus-venosus-Defekt:** Ein hochliegender Vorhofseptumdefekt, der häufig mit einer Lungenvenenfehlmündung einhergeht.

Ein komplettes Fehlen des Vorhofseptums mit Single-Atrium (**Cor triloculare biventriculare**) ist meist mit multiplen anderen schweren Herzanomalien vergesellschaftet.

Klinische Relevanz Aufgrund des geringen Shuntvolumens bleiben Patienten mit ASD I und ASD II **lange symptomlos.** Das Vitium wird meist zufällig entdeckt. Die Mortalität bis zum 20. Lebensjahr erreicht kaum 1 %. Die Therapie besteht, abhängig von Größe und Lokalisation, im chirurgischen oder katheterinterventionellen Verschluss des Vorhofseptums. Wegen der hohen Inzidenz von Herzrhythmusstörungen bei verzögertem Verschluss liegt der angestrebte Therapiezeitpunkt im Kleinkindesalter.

Endokardkissendefekte

Syn.: AV-Kanal, atrioventrikulärer Septumdefekt (AVSD)

Definition Endokardkissendefekte entstehen am Übergang zwischen Vorhof- und Kammerseptum in unterschiedlicher Ausprägung. Man unterscheidet:
• Partieller oder inkompletter AV-Kanal
• Totaler AV-Kanal

Pathogenese

• **Partieller oder inkompletter AV-Kanal:** Ist der Ostium-primum-Defekt (s. ASD I) mit einem Spalt im aortalen Mitralsegel oder seltener im Trikuspidalsegel vergesellschaftet, so liegt ein partieller oder inkompletter AV-Kanal vor.
• **Totaler AV-Kanal:** Kommt zu den oben beschriebenen Klappenveränderungen ein Ventrikelseptumdefekt hinzu, so wird diese Veränderung als totaler Atrioventrikularkanal bezeichnet (AV-Kanal, AVSD).

Klinische Relevanz Durch den großen Links-rechts-Shunt auf Vorhof- und Ventrikelebene kommt es zu einer schweren **Herzinsuffizienz.** Zeichen der **pulmonalen Hypertonie** entwickeln sich im 1. Lebensjahr. Ohne Operation sterben 50 % der Kinder innerhalb der ersten 6 Lebensmonate, nur 15 % überleben bis zum 2. Lebensjahr. Eine **Trisomie 21** liegt bei 40–60 % der Kinder mit diesem Herzfehler vor (➤ Tab. 19.2).

Ventrikelseptumdefekt (VSD)

Definition Der Ventrikelseptumdefekt ist ein Defekt in der Kammerscheidewand. Je nach Lokalisation unterscheidet man:
• Perimembranöse infrakristale VSD
• Muskuläre VSD

Pathogenese

• **Perimembranöse infrakristale VSD:** Sie liegen im Bereich der Pars membranacea des Septums im Ausflusstrakt des linken Ventrikels unterhalb der Aortenklappe und sind mit **80 %** die häufigere Form (➤ Abb. 19.4).
• **Muskuläre VSD:** Sie finden sich im muskulären Anteil des Septums (subaortal, infundibulär, suprakristal, outlet, subpulmonal) und ma-

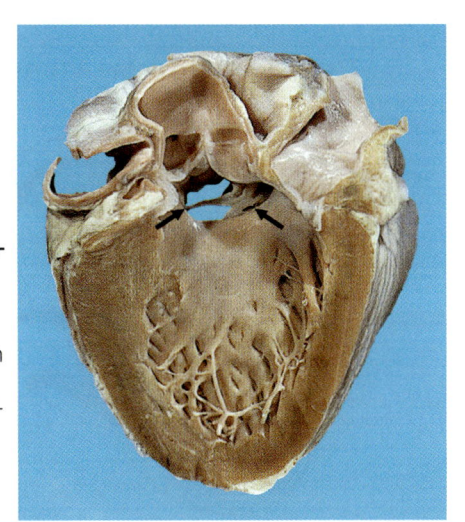

Abb. 19.4 Ventrikelseptumdefekt. Der Defekt (Pfeile) liegt unmittelbar unterhalb der Aortenklappen im Bereich des Septum membranaceum und wird daher auch perimembranöser Ventrikelseptumdefekt genannt. Exzentrische Muskelhypertrophie des linken Ventrikels. [R398]

chen 5–7 % der Ventrikelseptumdefekte aus. Sie sind meist kleiner, kommen multipel vor und können sich spontan verschließen.
Bei mittelgroßen bis großen Ventrikelseptumdefekten mit großen Shuntvolumina tritt früh eine pulmonale Hypertonie mit druckabhängiger **pulmonaler Vaskulopathie** auf, die folgende Gefäßveränderungen aufweist (Einteilung nach Heath u. Edwards, 1958):
- **Reversible** Veränderungen:
  - Grad I: Mediahypertrophie
  - Grad II: Mediahypertrophie mit Intimaproliferation
  - Grad III: Intima- und Mediafibrose
- **Irreversible** Veränderungen:
  - Grad IV: plexiforme und aneurysmatische Veränderungen
  - Grad V: angiomatoide Läsionen
  - Grad VI: nekrotisierende Arteriitis

Dadurch steigen der Lungengefäßwiderstand und damit der Druck im rechten Ventrikel an. Übersteigt Letzterer den linksventrikulären Druck, fließt das Blut von rechts nach links und führt dem großen Kreislauf ungesättigtes Blut zu. Der Patient wird zyanotisch. Diese Shuntumkehr wird als **Eisenmenger-Reaktion** bezeichnet.

Klinische Relevanz Symptomatik und Prognose hängen von der Größe des Ventrikelseptumdefekts ab. 25–40 % der Ventrikelseptumdefekte verschließen sich spontan, besonders die kleinen. Ein kleiner VSD geht mit normaler Lebenserwartung einher, große Defekte sollten früh erkannt und operativ verschlossen werden.

19.2.5 Venoarterielle Shuntvitien

Man unterscheidet zwischen venoarteriellen Shuntvitien mit **vermehrter** (Transposition der großen Arterien) und Vitien mit **verminderter Lungendurchblutung** (Fallot-Tetralogie).

Transposition der großen Arterien

Definition Bei der kompletten, nicht korrigierten Transposition der großen Arterien (TGA) ist die normale posteriore und inferiore Position der Aorta in Relation zur Pulmonalarterie vertauscht in eine anteriore Position, indem die Aorta aus dem rechten und die Pulmonalarterie aus dem linken Ventrikel entspringt. Da die Aorta rechts vom Truncus pulmonalis liegt, bezeichnet man diese Transposition als dextro- oder D-Transposition (➤ Abb. 19.5 und ➤ Abb. 19.6). Transpositionen der großen Arterien machen 6 % der Herzvitien aus.

Pathogenese

Durch die Transposition der großen Arterien werden beide Kreisläufe parallel geschaltet. Das systemische venöse Blut rezirkuliert über den rechten Vorhof und rechten Ventrikel über die Aorta in den systemischen Kreislauf. Das pulmonale venöse Blut kehrt in den linken Vorhof und linken Ventrikel zurück und rezirkuliert über die Pulmonalarterie in die Lungen. Somit entstehen zwei separierte Kreisläufe. Damit dieser Zustand mit dem Leben vereinbar ist, müssen Austauschmöglichkeiten zwischen beiden Kreisläufen bestehen, entweder durch ein offenes Foramen ovale, durch einen ASD, einen VSD oder über den Ductus arteriosus Botalli.

Klinische Relevanz Patienten mit einer kompletten typischen D-Transposition sind nur lebensfähig, solange ein Shunt besteht. 40 % der Betroffenen haben zusätzlich einen Ventrikelseptumdefekt. Fehlt ein Shunt, muss notfallmäßig eine Atrioseptostomie mit einem Ballonkatheter durchgeführt werden, gefolgt von einer arteriellen Switchoperation.

Wegen der frühen Manifestation einer **pulmonalen Hyperperfusion,** bedürfen auch Patienten mit totaler Lungenvenenfehleinmündung der Korrektur im Neugeborenen- oder frühen Säuglingsalter.

Fallot-Tetralogie

Definition Die Fallot-Tetralogie umfasst folgende vier Veränderungen:
- **Ventrikelseptumdefekt** infundibulär
- **Pulmonalstenose** (valvulär oder supravalvulär möglich)
- **Dextroposition** der Aorta, wobei sie über dem Ventrikelseptumdefekt reitet (➤ Abb. 19.7a)
- **Rechtsherzhypertrophie** (➤ Abb. 19.7b)

Die Fallot-Tetralogie ist die häufigste Form der zyanotischen kongenitalen Herzfehlbildungen. Die Schwere der Symptome ist vom Grad der Pulmonalstenose abhängig. In 20 % findet man zusätzlich einen Vorhofseptumdefekt **(Fallot-Pentalogie),** in weiteren 20 % einen rechtsseitigen Aortenbogen oder einen fehlenden Ductus arteriosus Botalli.

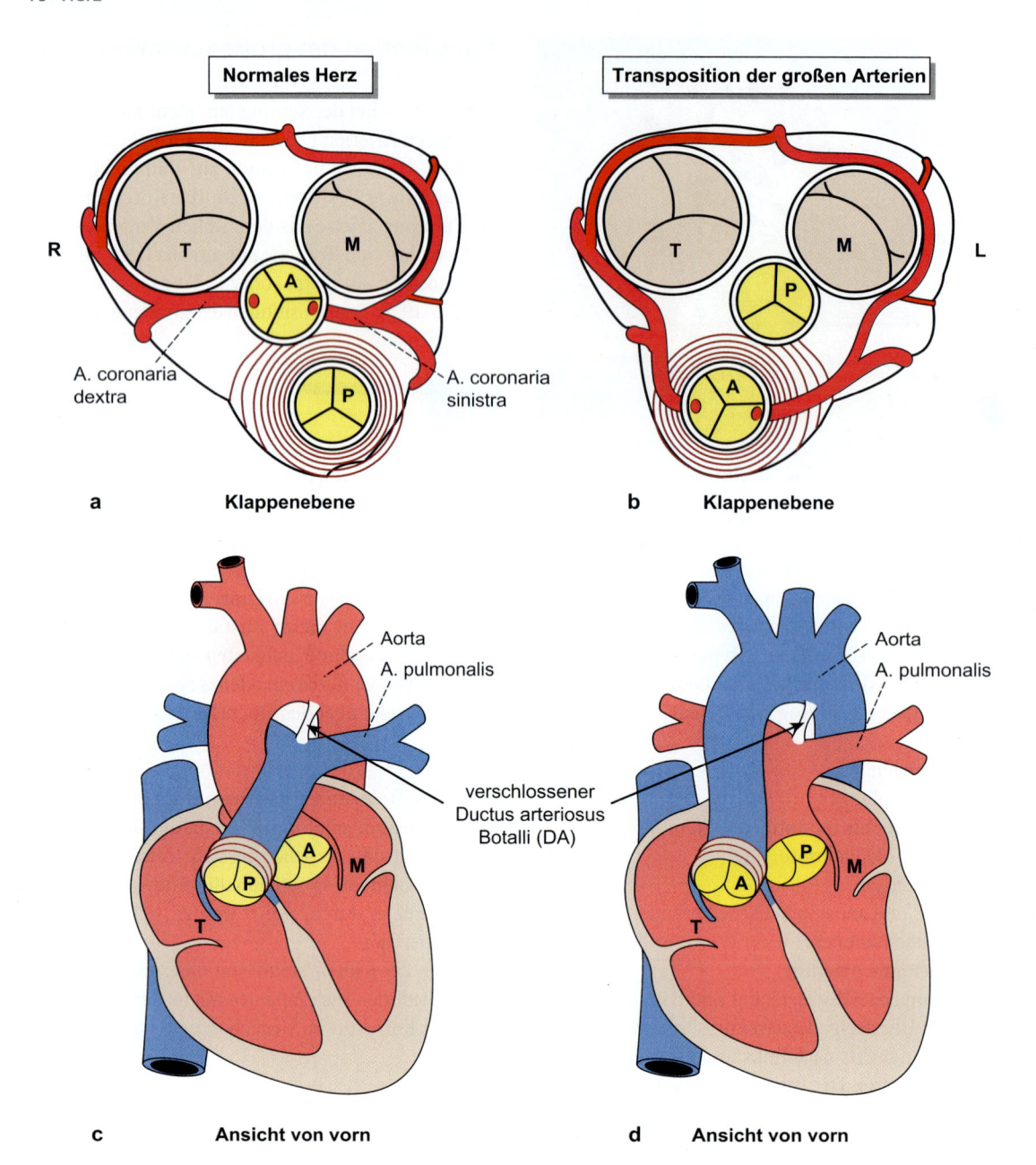

Abb. 19.5 Transposition der großen Arterien (TGA). Die TGA ist im Vergleich zum Normalherzen in der Klappenebene und in der Aufsicht von vorn dargestellt. **a Normalherz in der Klappenebene:** Zwischen Aorten- und Mitralklappe besteht eine direkte bindegewebige Kontinuität. Ventral und links liegt normalerweise die A. pulmonalis mit dem muskulären Conus pulmonalis, dorsal und rechts die Trikuspidalklappe. Von der Aorta gehen die A. coronaria sinistra und die A. coronaria dextra ab. M = Mitralklappe; T = Trikuspidalklappe; A = Aortenklappe; P = Truncus pulmonalis. **b Transposition der großen Arterien in der Klappenebene:** Der Truncus pulmonalis nimmt den Platz ein, den im Normalherzen die Aorta innehat. Er steht in bindegewebiger Kontinuität mit der Mitralklappe. Die Aorta liegt dagegen ventral und **rechts** vor der A. pulmonalis (daher: D-Transposition) und hat einen muskulären, ventrikulären Konus. **c Normalherz in der Aufsicht von vorn:** Lagebeziehung der großen Arterien. **d Transposition der großen Arterien in der Aufsicht von vorn:** Bei der D-Transposition liegt die Aorta ventral und rechts des Truncus pulmonalis und hat einen muskulären Konus. [L106]

Pathogenese

Die pathophysiologischen Auswirkungen ergeben sich v. a. aus der infundibulären Pulmonalstenose sowie dem **Rechts-links-Shunt** mit Zyanose, welche bei betroffenen Kindern meist in den ersten 6 Lebensmonaten auftritt. Die **rechtsventrikuläre Hypertrophie** ist ein Zeichen der Myokardreaktion auf die Druck- und Volumenbelastung durch die Pulmonalstenose und den Shunt (➤ Abb. 19.7b).

19.2 Fehlbildungen **375**

Es gibt zwei Formen des hypoplastischen Linksherzsyndroms:
- Hypoplastischer linker Ventrikel mit **Mitral-** und **Aortenatresie**
- Hypoplastischer linker Ventrikel mit **Mitralstenose** und **Endokardfibroelastose**

Klinische Relevanz Die Kinder zeigen nach der Geburt eine auffallende Blässe. Blutdruck und Puls sind nicht messbar.

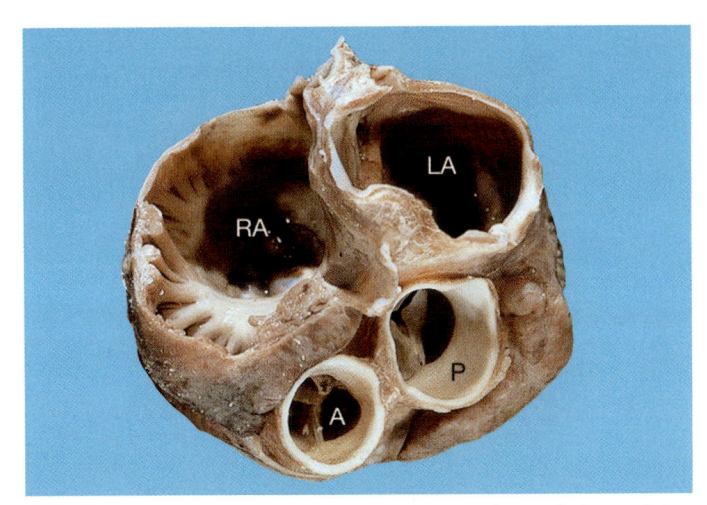

Abb. 19.6 Herzbasis bei D-Transposition. RA = rechter Vorhof; LA = linker Vorhof; A = Aorta; P = Truncus pulmonalis. [R398]

Klinische Relevanz Die Kinder entwickeln innerhalb der ersten 6 Lebensmonate eine **Zyanose** mit generalisierter **Hypoxämie**. Wegen der höheren kumulativen Sterblichkeit bei einem zweizeitigen Vorgehen tendiert man heute an vielen Zentren zur elektiven Frühkorrektur.

19.2.6 Obstruktive Erkrankungen

Hypoplastisches Linksherzsyndrom

Definition Beim hypoplastischen Linksherzsyndrom sind der linke Ventrikel und die aszendierende Aorta unterentwickelt, die systemische Durchblutung erfolgt über einen persistierenden Ductus arteriosus Botalli (➤ Abb. 19.8).

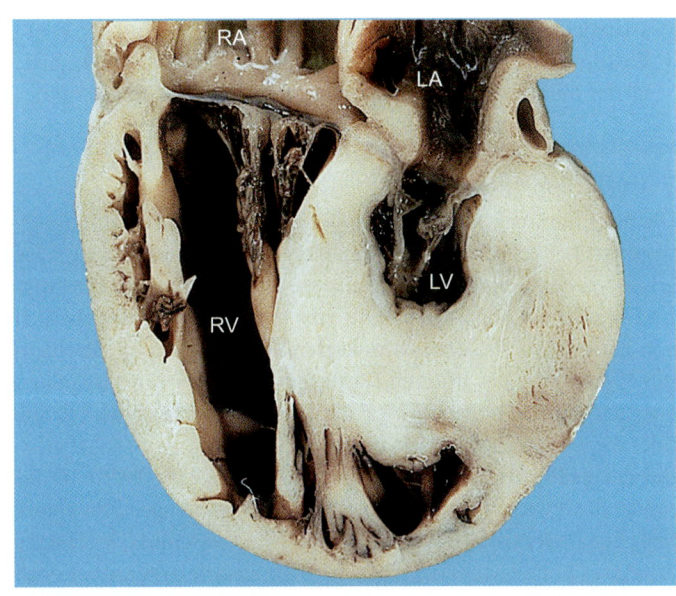

Abb. 19.8 Linksventrikuläre Hypoplasie. Frontalschnitt durch das Herz mit Blick auf die dorsale Herzhälfte. Linker Vorhof (LA) und linker Ventrikel (LV) sind hypoplastisch, das linksventrikuläre Myokard allerdings stark hypertroph. Es besteht ein Missverhältnis zwischen der Größe der linken und der rechten Kammer. Der rechte Ventrikel (RV) bildet allein die Herzspitze. RA = rechter Vorhof. [R398]

Abb. 19.7 Fallot-Tetralogie. a Normalherz im Frontalschnitt: Der obere Teil des Ventrikelseptums wurde herausgeschnitten. Die normal gelegene Aorta „reitet" über diesem Defekt (Kreis), da die Ausflussbahn in die Aorta in einem Bajonettknick verläuft. Eingezeichnet sind die linksventrikuläre Einflussbahn (Doppelpfeil) und Ausflussbahn (Pfeil). Sternchen = hinterer Papillarmuskel; Doppelsternchen = vorderer Papillarmuskel; RV = rechter Ventrikel. Der blaue Farbstoff wurde für diagnostische Zwecke injiziert. **b Frontalschnitt durch ein Herz mit einer Fallot-Tetralogie:** Man blickt auf den perimembranösen Defekt (Doppelpfeile im Kreis) mit der darüber „reitenden" Aorta. Ausgeprägte exzentrische Rechtsherzhypertrophie (Pfeile). Doppelsternchen = vorderer Papillarmuskel; RV = rechter Ventrikel; LV = linker Ventrikel. [R398]

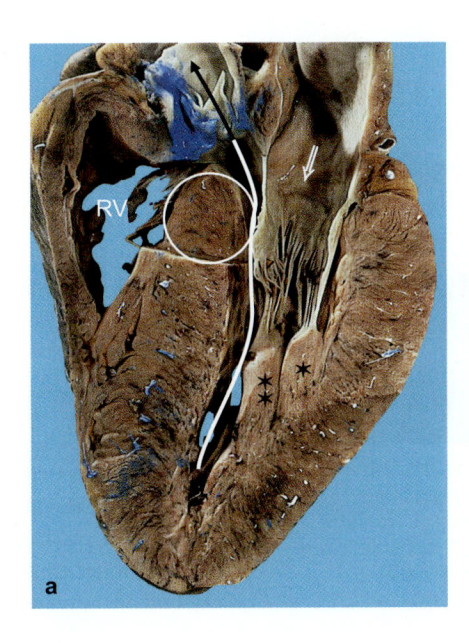

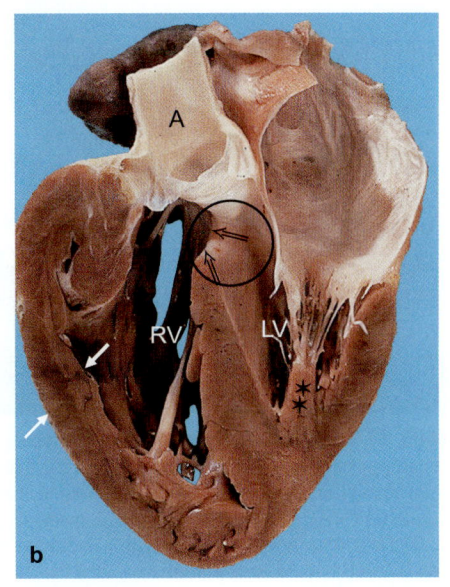

Aortenisthmusstenose

Syn.: Koarktation der Aorta

Definition Bei der Aortenisthmusstenose besteht eine Stenose der Aorta entweder vor oder nach der Einmündung des Ductus arteriosus Botalli. Nach der Lokalisation unterscheidet man zwei Formen:
- **Präduktale Form (infantile Form):** Hierbei findet man eine tubuläre Hypoplasie des Aortenbogens. Sie kommt als Folge eines verminderten Blutflusses in der Fetalperiode über die Aorta ascendens zustande (> Abb. 19.9).
- **Postduktale Form (adulte Form):** Hierbei liegt die Stenose distal der Mündung des Ductus arteriosus Botalli (> Abb. 19.10).

Pathogenese

Die linke Kammer hat vermehrte Druckarbeit zu leisten und hypertrophiert konzentrisch auf Kosten des Lumens. Die Aortenstenose erschwert den Blutzustrom zur unteren Körperhälfte. Für die Prognose der Isthmusstenose ist deshalb die Entstehung von Kollateralen von Bedeutung. Bei der **postduktalen Form** besteht das Problem der Versorgung der unteren Körperhälfte bereits vor der Geburt (> Abb. 19.10). Kollateralwege werden daher bereits pränatal, v. a. über die A. thoracica interna und die Aa. intercostales, ausgebildet. Bei der **präduktalen Form** erhält die obere Körperhälfte in der pränatalen Lebensphase ihr Blut über den Aortenbogen, die untere über den Ductus arteriosus Botalli. Erst beim Verschluss des Ductus arteriosus Botalli nach der Geburt wird die Stenose daher funktionell bedeutungsvoll.

Klinische Relevanz Patienten mit einer postduktalen Aortenisthmusstenose haben bei gleich schwerer Stenose eine bessere Überlebenschance als Patienten mit einer präduktalen Stenose. Symptome bei der adulten (postduktalen) Form entwickeln sich erst im Jugend-

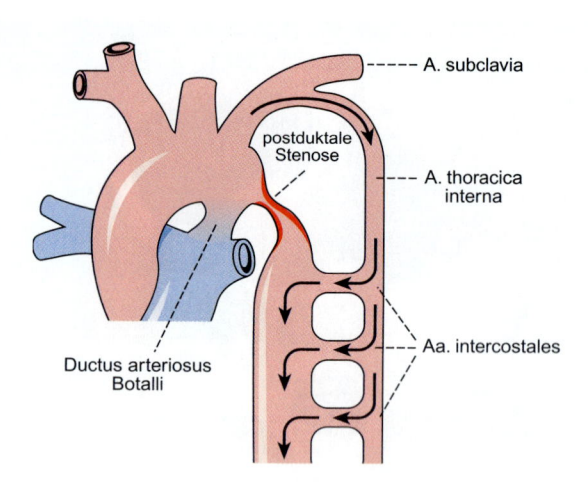

Abb. 19.10 Postduktale Aortenisthmusstenose. Die Stenose liegt distal der Mündung des Ductus arteriosus Botalli. Diese Stenose ist im Gegensatz zur präduktalen Stenose bereits im Fetalleben wirksam und verursacht somit Kollateralkreisläufe, v. a. über die A. thoracica interna und die Aa. intercostales. [L106]

lichen- oder Erwachsenenalter. Bei der präduktalen (infantilen) Form besteht eine Zyanose der unteren Körperhälfte als Folge des Rechts-links-Shunts über den Ductus arteriosus Botalli. Bei beiden Formen sind die Femoralispulse schwach oder fehlen. Der Blutdruck ist in den oberen Extremitäten hoch und in den unteren Extremitäten vermindert. Beim Turner-Syndrom (Monosomie X; > Tab. 19.2) ist die Aortenisthmusstenose eine häufige kardiale Fehlbildung.

Kongenitale Stenosen der Aorten- und Pulmonalklappe

Kongenitale Stenosen der Aorten- oder Pulmonalklappen wirken sich auf das Myokard des linken oder rechten Ventrikels aus, indem vermehrt Druckarbeit geleistet werden muss. Sie führen zu einer Hypertrophie des entsprechenden Ventrikels.

19.3 Störungen des Reizleitungssystems

Durch das spezialisierte neuromyokardiale **Reizleitungssystem** wird über elektrophysiologische Mechanismen der Herzschlag ca. 100.000-mal pro Tag angeregt (**Erregungsbildung**) und in das Arbeitsmyokard weitergeleitet (**Erregungsleitung**). Dies führt zu regelmäßigen, rhythmischen Herzaktionen. Das Reizleitungssystem unterliegt der Kontrolle des vegetativen Nervensystems, funktioniert aber auch autonom, z. B. nach Herztransplantation. Mit dem EKG steht dem Kliniker eine Untersuchungsmethode zur Verfügung, um die Gesamtheit der elektrophysiologischen Vorgänge unter normalen oder krankhaften Bedingungen zu analysieren, z. B. Erregungsbildungs- bzw. Erregungsleitungsstörungen. Transiente Rhythmusstörungen können, müssen aber nicht in jedem Fall ein morphologisches Substrat haben – im Gegensatz zu permanenten Rhythmusstörungen, bei denen immer ein pathologischer Befund entweder im Reizleitungssystem oder im umgebenden Myokard zu finden ist (> Abb. 19.11).

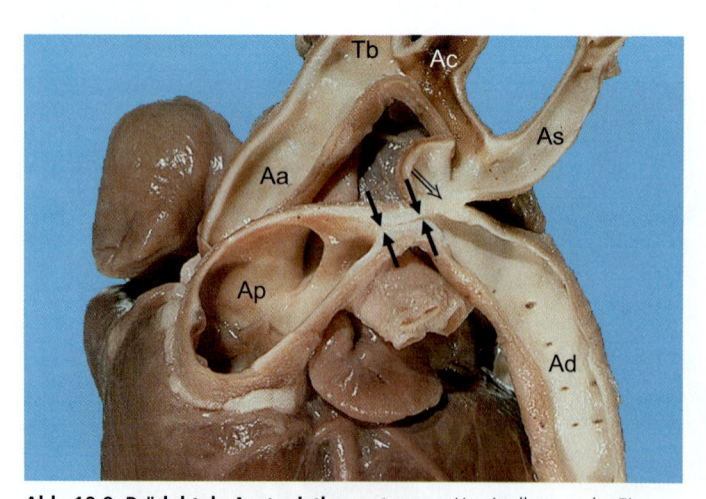

Abb. 19.9 Präduktale Aortenisthmusstenose. Unmittelbar vor der Einmündung des Ductus arteriosus Botalli (4 Pfeile) in die Aorta befindet sich eine Einengung (Doppelpfeil), die zu einem Druckgradienten führt. Postduktal ist die Aorta weit. Aa = Aorta ascendens; Ap = A. pulmonalis; Tb = Truncus brachiocephalicus; Ad = Aorta descendens; Ac = A. carotis communis sinistra; As = A. subclavia sinistra. [R398]

Pathologisch-anatomisch ist eine gezielte und aufwendige Untersuchung des gesamten Herzens erforderlich, um zumindest einigen der klinisch manifesten oder vermuteten Störungen des Reizleitungssystems ein morphologisch fassbares Substrat zuzuordnen.

Die Reizleitungsstörungen und Erregungsbildungsstörungen werden nach der neuen Klassifikation der American Heart Association (AHA) zu den primären Kardiomyopathien genetischer Ursache gezählt.

19.3.1 Erregungsbildungsstörungen

Die Erregungsbildung geht vom 1–2 cm langen und 0,5 cm dicken **Sinusknoten** aus. Er liegt unmittelbar unter dem Epikard ventrolateral der Mündung der V. cava superior im rechten Vorhof, schmiegt sich in die Vertiefung zwischen V. cava und Vorhof und umfasst mit seinen Ausläufern etwa ein Viertel der Cava-Mündung.

Pathogenese

Da der Sinusknoten unmittelbar subepikardial liegt, kann jeder Krankheitsprozess, der das Perikard erreicht, auf den Knoten übergreifen und seine Funktion beeinträchtigen (**Perikardkarzinose,**

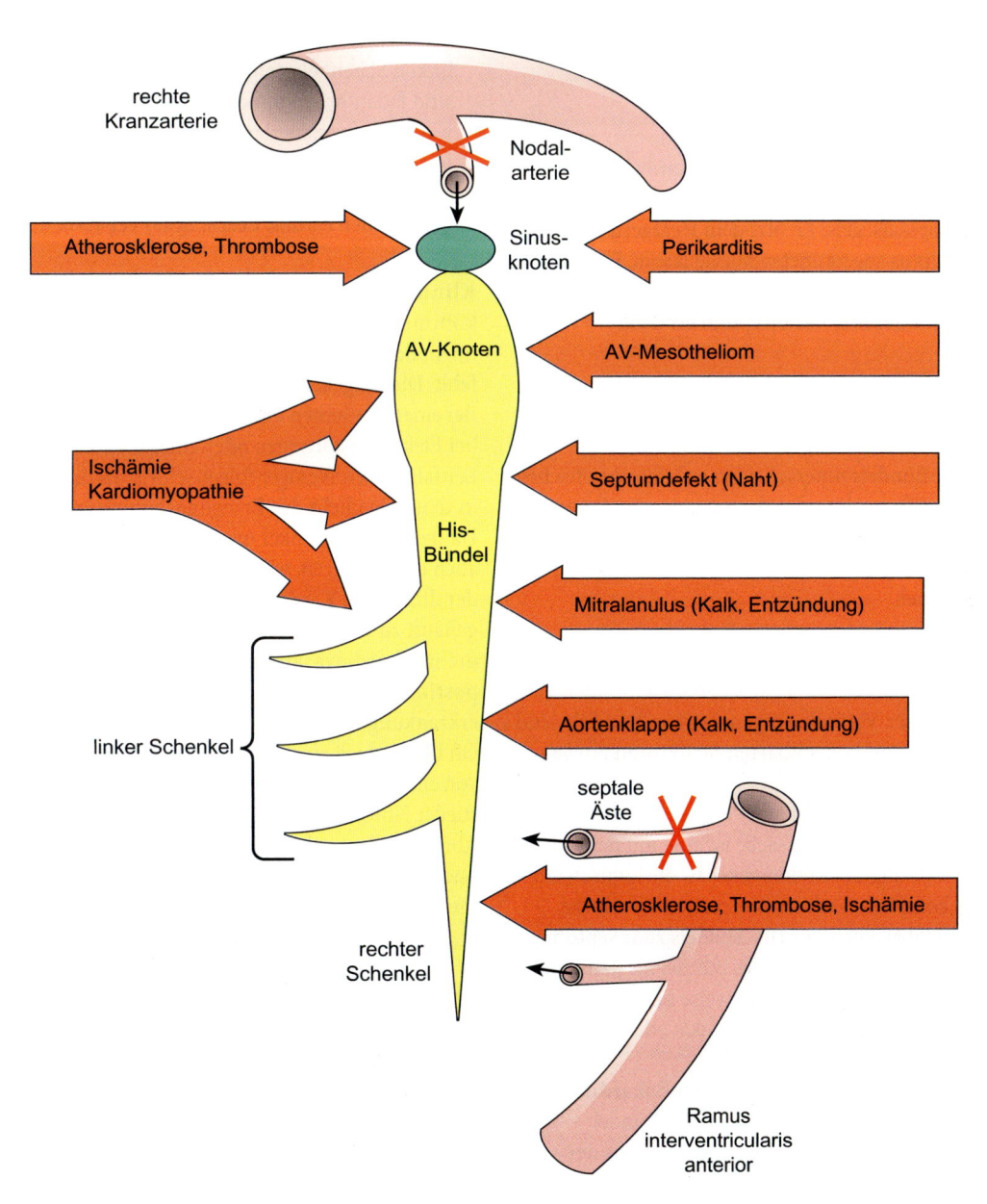

Abb. 19.11 Vulnerabilität des Erregungsleitungssystems durch Krankheitsprozesse benachbarter Strukturen. Die empfindlichste Stelle ist das His-Bündel, v. a. im Endbereich. [L106]

Perikarditis). Das **Sick-Sinus-Syndrom (SSS)** tritt gehäuft im Alter auf und ist klinisch charakterisiert durch ein Bradykardie-Tachykardie-Syndrom. Außerdem wird es beobachtet bei Hypertonie, koronarer Herzerkrankung, rheumatischer Herzerkrankung, bei verschiedenen Kardiomyopathien und kongenitalen Herzerkrankungen.

19.3.2 Erregungsleitungsstörungen

Der **Sinusknoten** steht mit den Vorhofmuskelfasern in Kontakt. Die nächste morphologisch erkennbare Struktur des Erregungsleitungssystems ist der Atrioventrikular(**AV**)-**Knoten.** Die vom Sinusknoten ausgehende Erregung erreicht den AV-Knoten über die Vorhofmuskulatur ohne morphologisch nachweisbare Bahnen. Der AV-Knoten geht in das **His-Bündel** über.

Atrioventrikular-Knoten (AV)

Der AV-Knoten liegt im Vorhofseptum – subendokardial dextroventral des Sinus coronarius – zwischen der Fossa ovalis und dem Ansatz des septalen Trikuspidalsegels. Er sitzt dem Herzgerüst auf und besteht aus schlanken, diffus angeordneten Muskelfasern. Er wird von der Nodalarterie versorgt, die der rechten Koronararterie entspringt und den Knoten über das hintere Vorhofseptum erreicht.

His-Bündel

Im Anfangsteil des His-Bündels unterscheiden sich die spezifischen Fasern weder in der Größe noch in der Anordnung von denen des Knotens. Nach distal ordnen sie sich parallel zur Längsachse des Bündels an. Dieser Teil des Erregungsleitungssystems ist morphologisch am leichtesten zu erkennen.

Ätiologie und Pathogenese

Ursachen morphologischer Veränderungen des His-Bündels sind meist Schädigungen, die von benachbarten Strukturen ausgehen (➤ Abb. 19.11):
- **Ventrikelseptum:** Besonders bei älteren Patienten ist die Kuppe des Ventrikelseptums vulnerabel. Ursache ist eine mit dem Alter zunehmende Sklerosierung des Endomyokards, die klinisch zur Entwicklung eines kompletten oder inkompletten AV-Blocks führen kann. Die Nachbarschaft des His-Bündels zum Septum membranaceum birgt die Gefahr, dass das Bündel im Rahmen operativer Eingriffe verletzt wird, beispielsweise bei Verschluss eines perimembranösen Ventrikelseptumdefekts oder bei einem Aortenklappenersatz.
- **Klappenerkrankungen:** Eine **Aortenklappenendokarditis** kann auf das Herzskelett übergreifen und das His-Bündel zerstören. Bei älteren Patienten verkalkt häufig die Basis der Aortenklappe und der Mitralanulus. Diese degenerativen **Verkalkungen** greifen auf den fibrösen Raum des His-Bündels über und führen zur Druckatrophie reizleitender Fasern. Beim **Mitralklappenprolaps** (➤ Kap. 19.4.2) kommen in allen Abschnitten des Reizleitungssystems gehäuft degenerative Veränderungen vor (Verfettung, Fibrose), die zu plötzlich auftretenden, zum Teil letalen Rhythmusstörungen führen können.
- **Myokarderkrankungen:** Jede Form einer **Myokarditis** (➤ Kap. 19.6.3) und ein Großteil der primären (z. B. hypertrophe und arrhythmogene rechtsventrikuläre Kardiomyopathie) und sekundären Kardiomyopathien (➤ Kap. 19.6.1 und ➤ Kap. 19.6.2) kann das Erregungsleitungssystem funktionell und morphologisch beeinträchtigen; ebenso atherosklerotisch bedingte Verschlüsse im proximalen Ramus interventricularis anterior und **Systemerkrankungen,** z. B. primäre Vaskulitiden, Sarkoidose, Amyloidose oder Hämochromatose.
- **Idiopathisch:** Im Endteil des Bündels, v. a. im Wurzelgebiet des linken Schenkels, fehlen gelegentlich spezifische Fasern oder sie sind fadenförmig atrophiert, ohne dass eine Ursache zu erkennen wäre. Man spricht dann von einem **idiopathischen AV-Block.** In seltenen Fällen wird diese Veränderung bei jungen, scheinbar gesunden Menschen beobachtet, die an einem plötzlichen Herztod (sudden cardiac death; SCD) versterben.

Klinische Relevanz Es kann zu Störungen der AV-Überleitung kommen, wenn bei einem Patienten die Hälfte oder mehr der normalerweise vorhandenen spezifischen Fasern im His-Bündel fehlt. Die umgekehrte Schlussfolgerung gilt aber nicht zwangsläufig: Bei einem Patienten mit AV-Block kann die Struktur intakt sein (z. B. bei Elektrolytstörungen oder einer medikamentösen Hemmung der Leitfähigkeit). Weniger folgenschwer als der **AV-Block** sind Ausfälle in den Schenkeln des Erregungsleitungssystems **(Schenkelblock).** Da der linke Schenkel unmittelbar subendokardial verläuft, kann auch er fibrosieren, wenn sich das Endokard fibrös verdickt, z. B. bei der dilatativen Kardiomyopathie. In höherem Lebensalter kommt es gehäuft zu **Rhythmusstörungen** (Vorhofflattern, Vorhofflimmern), die mit kardiovaskulären oder systemischen Erkrankungen, z. B postinflammatorischen Klappenveränderungen, koronarer Herzerkrankung, Hypertonie, Thyreotoxikose u. a., assoziiert sein können. Oft liegt jedoch eine idiopathische oder multifaktorielle Pathogenese vor, einhergehend mit strukturellem Umbau mit Dilatation und interstieller Fibrose der Vorhöfe. Mikroskopisch zeigt sich eine numerische Abnahme der nodalen Zellen mit Verfettung und Fibrose von Sinus- und AV-Knoten. Sie wird entweder medikamentös oder mit ablativen Methoden behandelt.

Erregungsleitung über akzessorische Bündel

Normalerweise ist das His-Bündel die einzige leitende Verbindung zwischen den Vorhöfen und den Kammern (➤ Abb. 19.12a). Kollagenes Binde- und Fettgewebe im Sulcus atrioventricularis verhindert, dass die Erregung vom Vorhof direkt auf das Ventrikelmyokard überspringt.

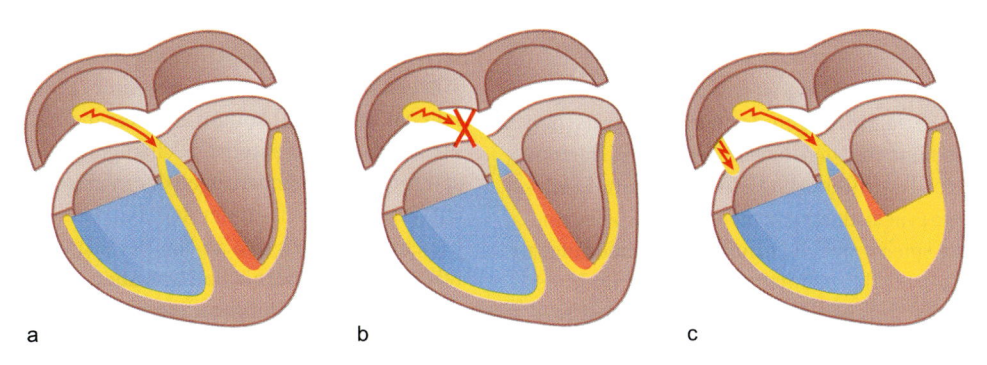

Abb. 19.12 Störungen des Erregungsleitungssystems. a Normales His-Bündel: Es ist die einzige erregungsleitende Struktur zwischen Vorhof und Kammer. **b** Zu wenig leitendes Gewebe: Fehlt dem His-Bündel (v. a. in seinem Endteil) mehr als die Hälfte der Fasern, ist die AV-Überleitung gestört (AV-Block). **c** Zu viel leitendes Gewebe: Neben dem His-Bündel verbindet ein akzessorisches Bündel Vorhof und Kammer. Es schafft die Voraussetzung für eine Reentry-Tachykardie (Präexzitationssyndrom, Wolff-Parkinson-White-Syndrom). [L231]

Pathogenese

In frühen Stadien der Herzentwicklung sind die Vorhöfe und die Kammern durch Herzmuskelfasern verbunden. Bleiben Reste dieser muskulären atrioventrikulären Verbindung erhalten (Kent-Bündel), können sie die Erregung fehlleiten. Neben einem **quantitativen Minus** (➤ Abb. 19.12b) kann auch ein **Plus an leitendem Gewebe** (➤ Abb. 19.12c) zwischen den Vorhöfen und den Kammern tödliche Rhythmusstörungen nach sich ziehen.

Ein quantitatives Plus an leitendem Gewebe kann hochfrequente Kammertachykardien zur Folge haben, die tödlich enden. Zu diesem Krankheitsbild gehört das Präexzitationssyndrom oder **Wolff-Parkinson-White-Syndrom** (WPW-Syndrom).

Molekularpathologie

Beim familiären **Wolff-Parkinson-White-Syndrom** wurde eine **Missense-Mutation** in **Chromosom 7q34–36** identifiziert, die für die γ2-regulatorische Untereinheit der AMP-aktivierenden Proteinkinase (PRKAG 2) codiert. Für das dominant vererbliche **Long-QT-Syndrom,** das eine im EKG nachweisbare Verlängerung der QT-Zeit und rezidivierende Synkopen aufweist, fand man vier chromosomale Veränderungen (11p15.5, 7q35–36, 3p21–24, 4q25–27), die mit Störungen des Kalium- und Natriumkanalsystems im Myokard vergesellschaftet sind. Ein gezieltes molekulargenetisches Screening von Familien mit dem in Japan und Thailand gehäuft auftretenden **Brugada-Syndrom** (meist nächtlich auftretendes, oft tödlich verlaufendes Kammerflimmern) deckte Mutationen im Gen SCN5A auf, das für eine porenformende α-Subeinheit des kardialen Natriumkanals codiert.

19.4 Endokard

Das **Endokard** überzieht als glatte Membran die gesamte innere Oberfläche des Herzens. Es weist folgende Schichtung auf: Zum Lumen hin wird es von einem einfachen, flachen **Endothel** bekleidet. Dieses liegt auf einer **Basallamina.** Danach folgt eine **subendotheliale Schicht,** die aus lockerem Bindegewebe mit einigen Fibroblasten und spärlichen Kollagenfibrillen besteht. Anschließend folgt eine **myoelastische Schicht** aus dichtem kollagenem Bindegewebe und elastischen Lamellen sowie einzelnen eingestreuten glatten Muskelzellen.

Die **Herzklappen** sind verantwortlich für den unidirektionalen Blutstrom im Herzen. Sie sind von Endothelzellen überzogen. Die **Atrioventrikularklappen** sind membranöse Segel, die im Anulus fibrosus verankert sind. Die Klappen sind mit den Papillarmuskeln durch die Chordae tendineae verbunden und enthalten auch unter normalen Bedingungen einige Herzmuskelfasern, Nerven und kleine begleitende Blutgefäße. Die **Semilunarklappen** von Aorta und Truncus pulmonalis sind gefäßfrei. Krankheitsrelevant sind die interstitiellen und endothelialen Zellen der Herzklappen. Die interstitiellen Bindegewebezellen zeigen phänotypische und funktionelle Eigenschaften von Fibroblasten, glatten Muskelzellen und Myofibroblasten, die insgesamt verantwortlich sind für die Synthese kollagener Fasern sowie die Bildung und Homöostase der interzellulären Matrix. Die kollagenen Fasern, die radial von elastischen Fasern umrandet werden, sind verantwortlich für die strukturelle Integrität der Herzklappen, die interzelluläre Grundsubstanz sorgt für die Gleitfähigkeit der Herzklappen. Kommt es durch Noxen zu einer Schädigung des Klappenstromas oder des Klappenendothels, führt dies zu teils akuten (z. B. Endokarditis) oder chronischen Krankheitsbildern (z. B. erworbene Herzklappenfehler).

19.4.1 Endokarditis

Definition Unter einer Endokarditis versteht man eine Entzündung des Endokards. Nach der Lokalisation unterscheidet man Entzündungen der Klappen (**Endocarditis valvularis**) und des parietalen Endokards (**Endocarditis parietalis**).

Ätiologie Man unterscheidet **infektiöse** von **nichtinfektiösen** Endokarditiden.

Pathogenese

Von besonderer klinischer Bedeutung sind v. a. Entzündungen der Herzklappen, da diese zu Störungen der hämodynamischen Klappenfunktion führen können. Die Klappen des linken Herzens sind wesentlich häufiger betroffen als die des rechten. Wahrscheinlicher Grund ist ihre erheblich höhere mechanische Belastung. Je nach auslösender Noxe spielen sich die primären Veränderungen entweder im Klappenstroma (z. B. rheumatisches Fieber) und/oder im Endothelzellbelag ab (z. B. infektiöse Endokarditis). Bei fortgeschrittenen Krankheitsstadien wird die gesamte Klappe in den Entzündungsprozess einbezogen. Wird die Flächenreserve einer Herzklappe, die normalerweise bis zu 80 % betragen kann und die für den Schließungsprozess essenziell ist, über den kritischen Punkt reduziert, kommt es zur Klappeninsuffizienz.

Nichtinfektiöse Endokarditiden

Endocarditis verrucosa rheumatica

Definition Die Endocarditis verrucosa rheumatica war in der präantibiotischen Ära die häufigste und wichtigste Form der nichtinfektiösen Endokarditis. Es handelt sich um eine Teilkomponente des **akuten rheumatischen Fiebers** und somit um eine immunologisch vermittelte entzündliche Systemerkrankung. Sie tritt etwa 2–3 Wochen nach einem antibiotisch nicht behandelten Infekt mit β-hämolysierenden Streptokokken der Gruppe A bei ca. 3 % der Patienten auf. Klinisch und pathologisch-anatomisch imponieren Pankarditis, Polyarthritis der großen Gelenke mit wanderndem Befall, kutane Hautefforeszenzen (Erythema marginatum) und Chorea minor (Sydenham-Chorea). Sie ist selten geworden; von Bedeutung sind jedoch weiterhin die postinflammatorischen Komplikationen, insbesondere sekundäre Herzklappenveränderungen, z. B. die **postrheumatische Mitralklappenstenose**.

Pathogenese

Die exakte Pathogenese ist unklar, man vermutet eine **Überempfindlichkeitsreaktion** gegenüber Zellwandbestandteilen von Streptokokken der Gruppe A. Zusätzlich spielen mit großer Wahrscheinlichkeit auch **Autoimmunreaktionen** eine Rolle, da Antikörper gegen bestimmte typenspezifische M-Proteine und gruppenspezifische Karbohydrate der Gruppe-A-Streptokokken mit Glykoproteinen in Herz, Gelenken und neuronalen Strukturen kreuzreagieren.

Morphologie

Makroskopisch erkennt man am Klappenschließungsrand warzenförmige (verruköse) Auflagerungen, die histologisch als Thromben aus Fibrin und Thrombozyten imponieren (➤ Abb. 19.13). Im Verlauf werden diese Thromben organisiert und bindegewebig umgebaut.

Morphologisch werden drei Krankheitsphasen unterschieden:

- **Exsudative Frühphase (rheumatisches Frühinfiltrat):** 2–3 Wochen nach dem Streptokokkeninfekt (meist Pharyngitis, seltener Scharlach) kommt es zu einer entzündlichen Reaktion, die mit einer degenerativen Schädigung des kollagenen Bindegewebes und Veränderungen der interzellulären Grundsubstanz einhergeht, teilweise unter dem Bild einer fibrinoiden Nekrose. Gleichzeitig bilden sich an den Herzklappen, speziell an den Mitralklappen, oberflächliche **Thromben** – offensichtlich verursacht durch eine entzündungsbedingte Exulzeration des Endothels, v. a. am Schließungsrand. Der makroskopische Aspekt entspricht dem einer verrukösen Endokarditis (➤ Abb. 19.13a).
- **Proliferative Phase:** In der 3.–8. Woche entwickelt sich die eigentliche zelluläre Reaktion mit dem histologischen Bild von Aschoff-Geipel-Knötchen (**rheumatisches Granulom**). Sie bilden sich v. a. im Interstitium des Myokards häufig perivaskulär aus (➤ Abb. 19.13b). Die zentrale fibrinoide Nekrose wird von T-Lymphozyten, Plasmazellen, großen basophilen histiozytären Zellen (**Anitschkow-Zellen**) und mehrkernigen Riesenzellen (**Aschoff-Zellen**) umrandet. Diese rheumatischen Granulome persistieren in der Regel 3–6 Monate.
- **Phase der Narbenbildung:** Nach Abklingen der entzündlichen Reaktion kommt es zur Abräumung des fibrinoiden nekrotischen

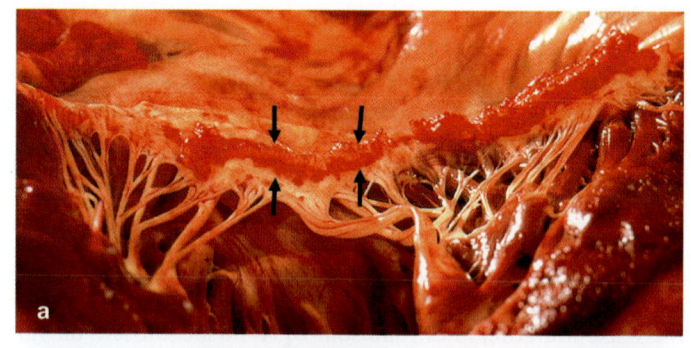

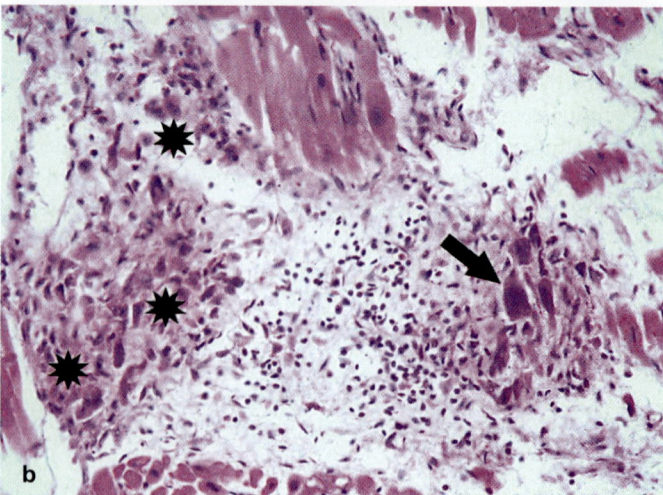

Abb. 19.13 Verruköse Endokarditis der Mitralklappe. a Makroskopie: kleine warzenförmige thrombotische Auflagerungen am Klappenschließungsrand (Pfeile). Van Gieson, Vergr. 25-fach. **b** Florides rheumatisches Granulom im Myokard mit zahlreichen Anitschkow-Zellen (Sterne) und Aschoff-Riesenzellen (Pfeil). HE, Vergr. 120-fach. [R398]

Materials, begleitet von einem fibroblastenreichen Granulationsgewebe mit Ausbildung kollagener Fasern, die im Sinne einer Defektheilung aus dem zellreichen Rheumagranulom die **rheumatische Narbe** entstehen lassen.

Abhängig vom Ausmaß der entzündlichen Veränderungen und/oder bei rezidivierenden Krankheitsschüben kommt es im Rahmen der Narbenbildung zunächst zu einer Verdickung, später zu einer Verkürzung und/oder Verwachsungen, speziell im Kommissurenbereich der Herzklappen und häufig unter Einbezug von Sehnenfäden. Der Vernarbungsprozess wird durch rezidivierende Mikrothromben auf der Klappenoberfläche verstärkt, die durch vernarbendes Granulationsgewebe resorbiert werden. Hauptmanifestationen dieser postrheumatischen Klappenveränderungen sind die **Mitralklappe** (65–70 %) und die **Aortenklappe** (25 %).

Klinische Relevanz Die Symptome der akuten rheumatischen Karditis können ähnlich wie bei der Virusmyokarditis (➤ Kap. 19.6.3) sehr wechselvoll sein, wobei **extrakardiale Manifestationen** (Gelenke, Haut, ZNS) mitberücksichtigt werden sollten. Tödliche Verläufe in der akuten Phase haben sich in den letzten Jahren auf ca. 2 % vermindert. Die Spätprognose hängt in erster Linie davon ab, ob ein Klappenfehler entsteht oder nicht. Bevor es zur klinisch manifesten Symptomatik eines postrheumatischen Klappenfehlers kommt, vergehen in der Regel Jahre, meist 2–3 Jahrzehnte.

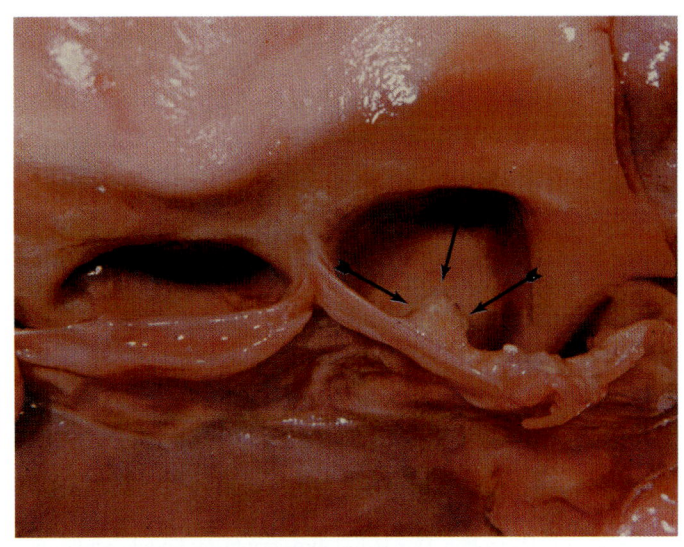

Abb. 19.14 Endocarditis thrombotica der Aortenklappe. Wärzchenartige Auflagerungen auf dem Schließungsrand der Aortenklappe (Pfeile). [R398]

Endocarditis thrombotica (nonbakterielle thrombotische Endokarditis, NBTE)

Die Endocarditis thrombotica/NBTE wird bei fast 2 % aller Autopsien im Erwachsenenalter gefunden. Sie kommt bei Krankheiten mit starker Auszehrung wie malignen Neoplasien, Tuberkulose, lang andauernder Urämie oder allgemeinem Marasmus vor (**Endocarditis marantica**). Die Pathogenese ist weitestgehend unklar, jedoch ist die NBTE mit einer präexistenten Hyperkoagulabilität assoziiert.

Morphologie

Morphologisch findet man zunächst bis 1 mm große warzenförmige Fibrinauflagerungen (➤ Abb. 19.14), die durch sekundäre Thrombusbildung erheblich größer werden können. Sie befinden sich bevorzugt an den Schließungsrändern der **Mitral-** und **Aortenklappe.** Die klinisch-pathologische Korrelation ist unklar, selten können sie jedoch die Quelle arterieller Embolien sein.

Endocarditis thrombotica Libman-Sacks

Definition Die Endocarditis thrombotica Libman-Sacks findet sich v. a. beim systemischen Lupus erythematodes (SLE), aber auch bei anderen **Kollagenkrankheiten.**

Morphologie

Größere granuläre gelbliche Verrucae bilden sich am Klappenansatz, bevorzugt der **Mitral-** und **Trikuspidalklappe,** und am parietalen **Endokard** des linken Ventrikels. Histomorphologisch bestehen sie aus fibrinösem Material mit charakteristischen Hämatoxylin-Körperchen, die überwiegend aus degradierten Kernbestandteilen und Autoantikörpern bestehen.

Endokarditis beim Karzinoidsyndrom

Definition Beim Karzinoidsyndrom, besonders beim neuroendokrinen Karzinom des Dünndarms mit Lebermetastasen (➤ Kap. 17.3.1), können schwere fibrosierende Endokarditiden entstehen, die sich ausschließlich im rechten Ventrikel abspielen und die Trikuspidal- und Pulmonalklappe befallen.

Pathogenese

Der Pathomechanismus der Endokardveränderungen ist bislang noch nicht im Einzelnen geklärt. Diskutiert wird ein Einfluss von Serotonin, Bradykinin, Neuropeptid K, Substanz P und atrialem natriuretischem Faktor (ANF/ANP).

Morphologie

Knorpelartige Verdickungen des Endokards treten v. a. an der **Pulmonal-**, seltener an der **Trikuspidalklappe** auf. Folgeveränderungen sind eine Pulmonal- und/oder eine Trikuspidalinsuffizienz mit einer allgemeinen Blutstauung im großen Kreislauf.

Endocarditis parietalis fibroplastica Löffler

Definition Die Endocarditis parietalis fibroplastica Löffler ist eine **Endomyokarditis,** die im Gegensatz zur Mehrzahl der Endokarditiden nicht das valvuläre, sondern das parietale Endokard und das Myokard beider Ventrikel betrifft. Sie wird deshalb heute als Sonderform einer **restriktiven Kardiomyopathie** (➤ Kap. 19.6.1) eingruppiert. Diese in gemäßigten Klimazonen selten auftretende Erkrankung ist klinisch durch eine verminderte Ventrikelfüllung bei normaler systolischer Funktion und deutlicher Dilatation beider Vorhöfe charakterisiert.

Pathogenese

Es besteht eine Assoziation mit einer Bluteosinophilie. In den Tropen wird eine parasitäre oder toxische Ursache diskutiert, in den Industrieländern tritt sie meist auf dem Boden eines hypereosinophilen Syndroms (HES) auf, das durch eine Eosinophilie unbekannter Ursache über 6 Monate und eine Beteiligung mehrerer Organe charakterisiert ist. Meist ist das Herz beteiligt; 75 % der Patienten mit HES entwickeln eine Herzinsuffizienz mit restriktiver Kardiomyopathie. Im Unterschied zu den meisten Endokarditiden ist bei der Endocarditis parietalis fibroplastica Löffler das parietale Endokard (Ventrikelauskleidung) und das Myokard beider Ventrikel betroffen. Durch die Fibrosierung des Endokards kommt es zu einer Versteifung des Endomyokards mit einer restriktiven Herzfunktionseinschränkung, weshalb diese Erkrankung dann als **restriktive Kardiomyopathie** eingeordnet wird (> Kap. 19.6.1).

Morphologie

Im Anfangsstadium steht eine Endomyokarditis mit eosinophiler Granulozytose des parietalen Endokards und des Myokards im Vordergrund. Diese führt über eine Thrombenbildung mit konsekutiver Organisation zu einer diffusen Endomyokardfibrose (> Abb. 19.15). Sie beginnt meist im Spitzenbereich der Ventrikel und führt zu einer Lichtungseinengung, kann aber auch auf die Vorhofklappen und beide Vorhöfe übergreifen. Die Fibrose führt zu einer zunehmenden Beeinträchtigung der diastolischen Herzfunktion (restriktive Kardiomyopathie). Die Diagnose wird mit einer Endomyokardbiopsie gesichert.

Infektiöse Endokarditiden

Akute infektiöse Endokarditis

Definition Es handelt sich um Herzklappenentzündungen, die von Bakterien, Pilzen oder anderen Mikroorganismen hervorgerufen werden und häufig vorgeschädigte Klappen befallen. Sie können in kurzer Zeit zu schweren Klappenschädigungen mit nachfolgender Klappeninsuffizienz führen. Durch ihre Auswirkungen auf den Kreislauf und die extrakardialen Organe ist die infektiöse Endokarditis häufig eine systemische Krankheit.

Pathogenese

Voraussetzung für die Entstehung einer infektiösen Endokarditis ist das Eindringen eines Erregers in die Blutbahn. **Eintrittspforten** der Infektionserreger sind z. B. Hautverletzungen, Infektionen der Zähne oder im Hals-Nasen-Ohren-Bereich, bakterielle Organinfektionen, z. B. Pneumonien, Urogenitalinfektionen, invasive diagnostische oder

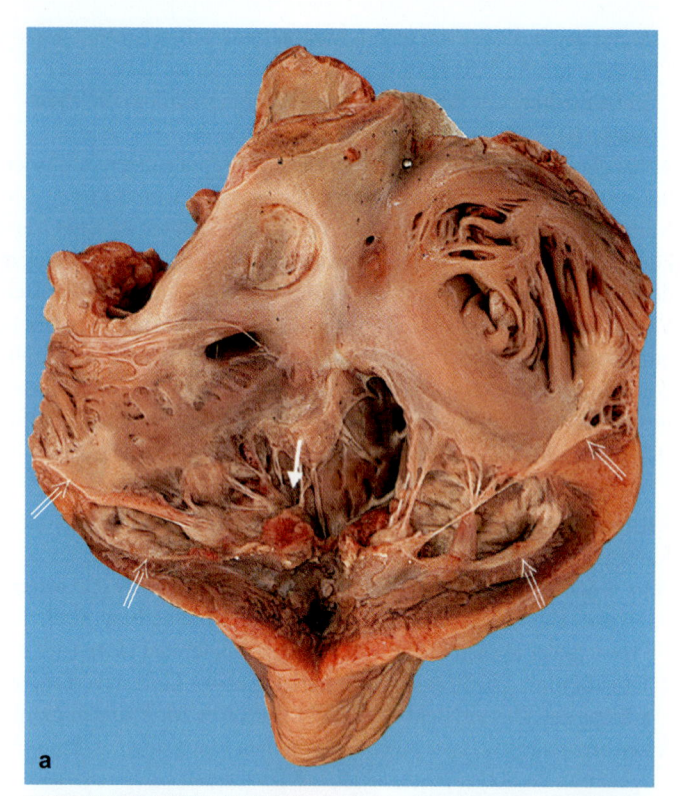

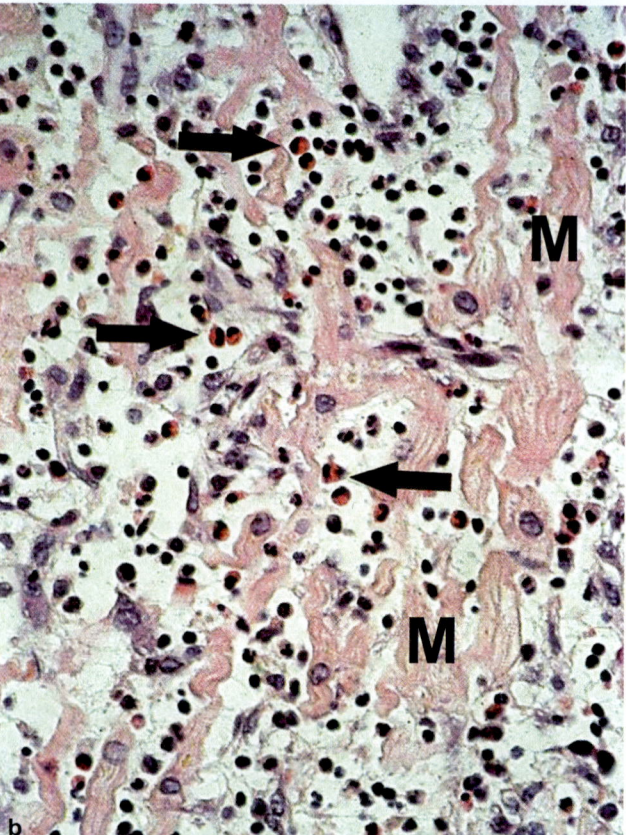

Abb. 19.15 Endocarditis parietalis fibroplastica Löffler. a Makroskopie: Der Blick in den rechten Ventrikel zeigt thrombotische Auflagerungen auf dem Endokard (Pfeil) und eine Endokardfibrose (Doppelpfeile). **b** Histologie: Entzündliches Infiltrat im Myokard (M) mit zahlreichen eosinophilen Granulozyten (Pfeile). HE, Vergr. 120-fach. [R398]

therapeutische Interventionen, z. B. Venenkatheter und intravenöser Drogenabusus.

Als wesentliche **Risikofaktoren** für die Entstehung einer infektiösen Endokarditis gelten:
- Angeborene oder erworbene Herzklappenfehler
- Altersbedingte degenerative Herzklappenveränderungen (z. B. aufsteigende verkalkende Aortenklappensklerose, ➤ Kap. 19.4.2)
- Operativer Herzklappenersatz
- Primäre und sekundäre Immundefekte
- Nosokomiale Infektionen bei zentralen Venenkathetern, intravenöser Drogenabusus und Hämodialyse, Einnahme von Immunsuppressiva

Häufigste **Erreger** sind koagulase-positive oder -negative Staphylokokken, β- und α-hämolysierende Streptokokken, Enterokokken, *Haemophilus spp.* und Pilze (*Candida albicans,* Aspergillen). Bei ungefähr 6 % der Patienten kann man in der diagnostisch relevanten Blutkultur keine Erreger nachweisen.

Pathogenetisch wichtigste Voraussetzung für die Entstehung einer infektiösen Endokarditis sind mechanisch oder hämodynamisch bedingte **Endothelzelldefekte,** die eine direkte Interaktion von Blutbestandteilen mit subendothelialen mesenchymalen Strukturen des Klappenstromas ermöglichen. Hierdurch entsteht ein lokales Blutgerinnsel, das reichlich Fibrin-Fibrinogen, Fibronektin, Plasmaprotein und Thrombozyten enthält (➤ Kap. 7.5.1). Bei einer **Bakteriämie** besiedeln die infektiösen Erreger dieses Blutkoagel. Durch chemotaktisch aktive Substanzen werden Monozyten angelockt und aktiviert. Gleichzeitig werden Zytokine und prokoagulatorische Substanzen freigesetzt, die zu einer zunehmenden Vergrößerung des bakterienbeladenen Blutkoagels bis zur Entwicklung von **Klappenvegetationen** führen (➤ Abb. 19.16). Diese Klappenvegetationen sind mit der transösophagealen Sonografie klinisch nachweisbar. In einem zweiten Schritt kommt es erregerbedingt zu einer akuten Entzündung mit **Abszessbildung** und **Klappendestruktion** und der Gefahr, dass bakterienhaltige **Thromboembolien** über den arteriellen Blutstrom in periphere Organe, z. B. Niere, Milz und Gehirn verschleppt werden (Folge: septische Organinfarkte).

Prädilektionsstellen für eine derartige Endokarditis sind die **Schließungsränder der Aorten- und Mitralklappe** sowie deren Chordae tendineae. Ein Befall der rechtsventrikulären Klappen, z. B. der Trikuspidalklappe, wird fast ausschließlich bei zentralen Venenkathetern oder intravenösem Drogenabusus gesehen.

Morphologie

Charakteristisch für die bakterielle Endokarditis sind **Klappenulzerationen** und bakteriell besiedelte **Thromben,** in denen sich unterschiedlich viele neutrophile segmentkernige Granulozyten befinden. Sie wird daher auch als **Endocarditis ulceropolyposa** bezeichnet (➤ Abb. 19.16). Die Thromben können den ganzen Schließungsrand einer Klappe umsäumen oder sich von der Aorten- und Mitralklappe auf das angrenzende parietale Endokard des linken Herzens ausdehnen. Bevorzugt breiten sich die Thromben von der Mitralklappe zur hinteren Wand des linken Vorhofs aus.

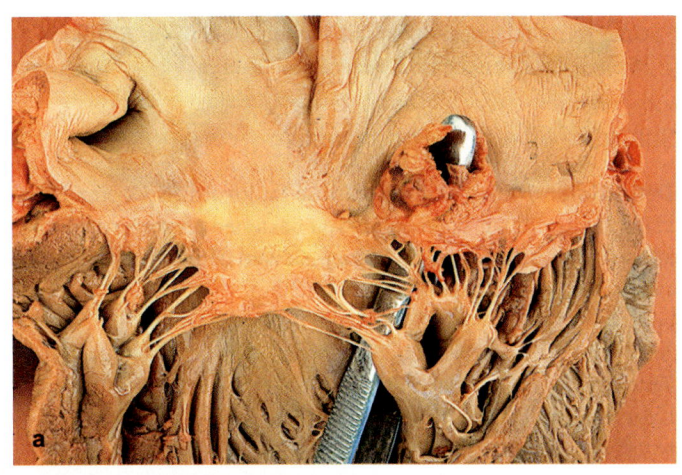

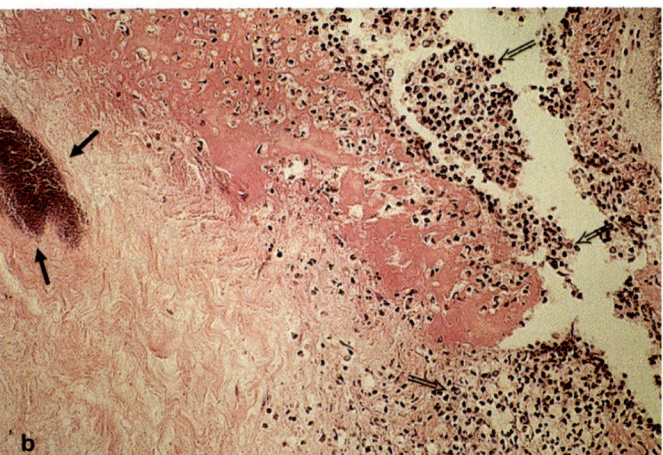

Abb. 19.16 Endocarditis ulceropolyposa der Mitralklappe. a Makroskopie: Neben den ausgeprägten und bakteriell infizierten thrombotischen Auflagerungen sieht man Klappendestruktionen, die eine Mitralinsuffizienz verursacht haben (Sonde in einem Klappendefekt). **b** Histologie: Im Klappenstroma sind Bakterienrasen (Pfeile) und Fibringerinnsel mit zahlreichen segmentkernigen Granulozyten (Doppelpfeile) zu sehen. HE, Vergr. 100-fach. [R398]

Klinische Relevanz Das klinische Bild ist geprägt von:
- **Veränderungen an den Herzklappen:** Der entzündliche Prozess verursacht eine akute oder chronische **Klappeninsuffizienz,** die einen kardiochirurgischen Eingriff mit Klappenersatz erforderlich macht.
- **Systemischen Auswirkungen:** Die sich zunächst lokal entwickelnde Entzündung an einer Herzklappe führt durch die Freisetzung bakterieller Toxine sofort zu einer systemischen Entzündungsreaktion („systemic inflammatory response syndrome", **SIRS**). Lösen sich von der infizierten Herzklappe **septische Emboli** ab, kann es zu einem **septischen Schock** kommen (➤ Kap. 7.10.2). Die Nierenbeteiligung kann sich auch im Rahmen einer primären Glomerulonephritis mit Hämaturie manifestieren. Eine thromboembolische Hautbeteiligung kann sich in Form von Petechien, subungualen Blutungen oder Osler-Knötchen äußern. Eine eitrige Myokarditis mit intramyokardialen Abszessen (**septische Kardiomyopathie**) kann z. B. durch infizierte Koronararterienembolien ausgelöst werden. Eine Perikarditis, ein akuter Sehnenfadenabriss oder ein Ringabszess bei

einer Aortenklappenendokarditis mit konsekutivem AV-Block können das klinische Bild weiter komplizieren.

Subakute infektiöse Endokarditis

Definition Die subakute infektiöse Endokarditis ist eine Herzklappenentzündung, die ebenfalls von Bakterien hervorgerufen wird, allerdings mit schleichendem Verlauf. Sie wird deshalb auch als **Endocarditis lenta** oder **Sepsis lenta** bezeichnet.

Ätiologie Die infektiöse Endokarditis ist klinisch durch variable Verläufe charakterisiert, die je nach Immunkompetenz des Organismus einerseits und die unterschiedlichen Virulenzeigenschaften des Erregers andererseits bedingt sind.

Koagulase-positive Staphylokokken oder β-hämolysierende Streptokokken führen in der Regel zu einer foudroyant verlaufenden Endokarditis, während Koagulase-negative Staphylokokken oder α-hämolysierende Streptokokken (z. B. *Streptococcus viridans*) bei 70 % der Patienten zu einer subakuten Endokarditis führen mit schleichendem, zum Teil uncharakteristischem Verlauf **(Endocarditis lenta, Sepsis lenta)**. Die Entwicklung einer derartigen subakuten Endokarditis kann unter anderem auch dadurch begünstigt werden, dass eine bakterielle Infektion entweder inkonsequent oder ohne Resistenzprüfung eines isolierten Erregers behandelt wird.

Morphologie

Die morphologischen Veränderungen sind mit denen der akuten bakteriellen Endokarditis vergleichbar, allerdings ist das Ausmaß der Klappenschädigung meist wesentlich geringer. Die Läsionen der Klappen sind kleiner und früher von reparativen Organisations- und Vernarbungsprozessen begleitet. Die schleichend verlaufende Endokarditis lenta greift auf die **Ringfasern der Mitralklappe,** auf das angrenzende **Kammer-** und **Vorhofendokard** und auch auf den **Aortenklappenring** über. Je nachdem, ob die bakterielle Zerstörung oder die reaktive, vernarbende Reparatur überwiegt, kommt es zu Klappeninsuffizienzen oder -stenosen. Stenosen entstehen besonders dann, wenn die Erkrankung in langen Schüben verläuft und die Segel- und Taschenklappen vernarben.

Klinische Relevanz
Im Vergleich zur akuten infektiösen Endokarditis, bei der es sich klinisch um ein akut einsetzendes hochdramatisches, septikopyämisches Krankheitsbild handelt, entwickelt sich die Endocarditis lenta über Wochen bis Monate eher schleichend. Charakteristisch sind **rezidivierende Fieberschübe,** eine zunehmende **Anämie** und eine entzündliche **Milzschwellung.** Die Diagnose wird durch eine auskultatorische und echokardiografische Untersuchung des Herzens mit entsprechendem Nachweis von Herzklappenveränderungen gesichert. Der für die Therapie entscheidende Erregernachweis wird mikrobiologisch anhand einer Blutkultur im akuten Fieberschub geführt. Diese früher tödlich verlaufende Endokarditis kann heute therapeutisch beherrscht werden.

19.4.2 Erworbene Herzklappenfehler

Ätiologie Als Folge einer Endokarditis kommt es zu Funktionsstörungen der Klappen. Häufigste Ursache erworbener Herzklappenfehler war lange Zeit die rheumatische Endokarditis nach einem rheumatischen Fieber (➤ Kap. 19.4.1), allerdings haben sich die ätiologischen Verhältnisse geändert: Heute sind **infektiöse Endokarditiden** mit Defektheilung die häufigste Ursache.

Aufgrund der heute höheren Lebenserwartung treten auch immer mehr **degenerative Klappenveränderungen** in den Vordergrund. Mit zunehmendem Alter verdicken sich die Klappenschließungsränder der Mitralklappe, histologisch charakterisiert durch eine progrediente Fibrose in Kombination mit Lipidablagerungen und dystrophen Verkalkungen des Klappenstromas. Eine im Alter physiologische Verkürzung der Basis-Spitzen-Länge des linken Ventrikels führt zu einer relativen Verlängerung histologisch intakter Sehnenfäden, was sich in einer klinischen Symptomatik ausdrückt, die derjenigen bei Mitralklappenprolaps ähnelt. Auch an den Aortenklappen kommt es im Alter, beginnend im Klappengrund, zu degenerativen Veränderungen mit Fibrose, Lipidablagerungen und Verkalkungen, die das gesamte Klappenstroma erfassen (aufsteigende Aortenklappenstenose) und sich zu einem funktionell wirksamen Klappendefekt auswachsen können (➤ Abb. 19.17).

Mitralklappenstenose

Definition Einengung der Klappenöffnung mit Störung der Ventrikelfüllung und Ausbildung eines Druckgradienten zwischen linkem Vorhof und linkem Ventrikel.

Pathogenese

Bei einer transversalen Schrumpfung und Verwachsung der Mitralsegel ist eine **Stenose** die Folge. Eine sagittale Schrumpfung mit Verplumpung und Verkürzung der Sehnenfäden führt zu einer Klappeninsuffizienz.

Durch die Stenose kommt es zu einer symptomatischen Einflussstörung in den linken Ventrikel mit Blutrückstau in den linken Vorhof und vor dem linken Herzen. Folge ist ein Anstieg des linksatrialen Drucks, des Pulmonalvenen- und schließlich des Pulmonalkapillardrucks, was dann zu einem **Lungenödem** führt. Längerfristig hat die pulmonale Hypertonie eine **Rechtsherzhypertrophie** zur Folge. Die linke Herzkammer erhält dagegen zu wenig Blut und ist daher klein (➤ Abb. 19.18).

Morphologie

Typisch für die Mitralstenose sind ein kleiner linker Ventrikel und ein großer, dilatierter linker Vorhof (➤ Abb. 19.18).

Klinische Relevanz
Da die Einflussstörung in den linken Ventrikel bei einem Anstieg der Herzfrequenz zunimmt, entsteht eine

19.4 Endokard

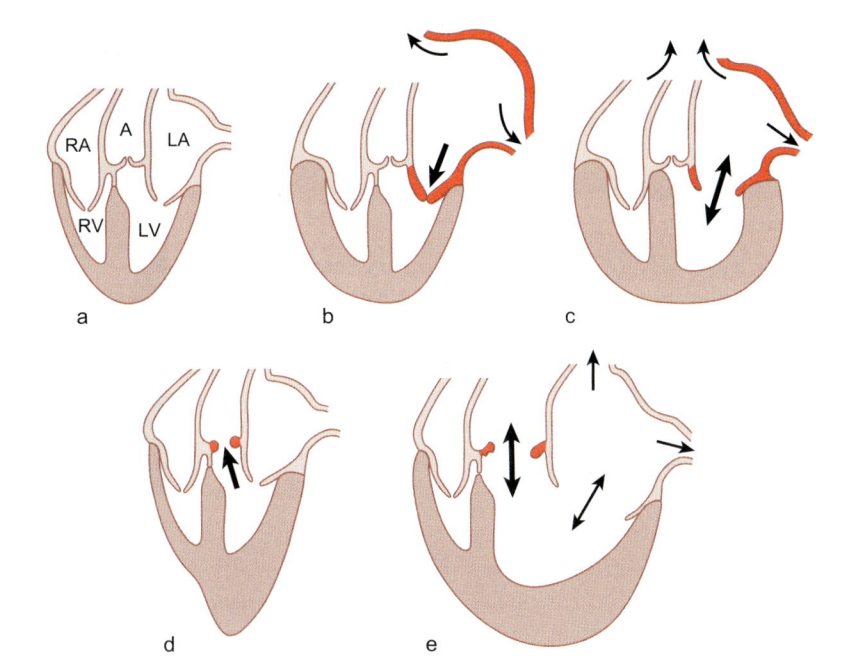

Abb. 19.17 Hämodynamische Folgen verschiedener Klappenfehler. Die Pfeile geben die Strömungsrichtung an. **a Normales Herz:** RA = rechter Vorhof; LA = linker Vorhof; RV = rechter Ventrikel; LV = linker Ventrikel; A = Aorta. **b Mitralstenose:** kleiner linker Ventrikel, großer linker Vorhof und konsekutive Rechtsherzhypertrophie. **c Mitralinsuffizienz:** exzentrische Hypertrophie des linken Ventrikels, großer linker Vorhof und konsekutive Rechtsherzhypertrophie. **d Aortenstenose:** konzentrische Linksherzhypertrophie. **e Aorteninsuffizienz:** exzentrische Linksherzhypertrophie und -dilatation. [L231]

Belastungsdyspnoe. Aufgrund der Dilatation des linken Vorhofs haben die Patienten häufig eine Tachyarrhythmia absoluta. Durch Wirbelbildungen und die Störung der normalen Strömungsverhältnisse entstehen Parietalthromben, die als verschleppte Thromben **Embolien** verursachen.

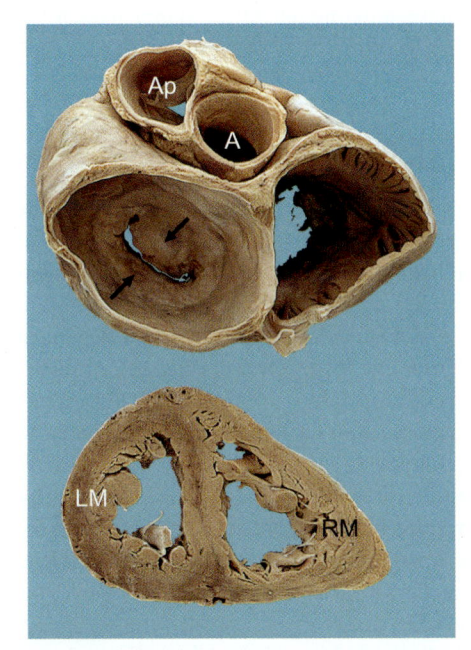

Abb. 19.18 Mitralklappenstenose. Im oberen Teil des Bildes blickt man auf die Klappenebene. Die Trikuspidalklappe ist weit geöffnet. Im Vergleich dazu bildet die Mitralklappe eine knopflochartige Stenose (Pfeile). Im unteren Teil zeigt der Querschnitt durch die Ventrikelebene einen relativ kleinen, kontrahierten linken Ventrikel und einen deutlich dilatierten rechten Ventrikel. Das rechtsventrikuläre Myokard ist hypertrophiert, die Muskeldicke erreicht nahezu die des linken Ventrikels. A = Aorta; Ap = A. pulmonalis; LM = linksventrikuläres Myokard; RM = rechtsventrikuläres Myokard. [R398]

Mitralklappeninsuffizienz

Definition Bei der Mitralklappeninsuffizienz handelt es sich um eine Schlussunfähigkeit der Mitralklappe. Nach dem Verlauf unterscheidet man die akute und die chronische Mitralklappeninsuffizienz.

Ätiologie Die **akute Mitralklappeninsuffizienz** wird ausgelöst von plötzlich auftretenden Klappendefekten. Beispiele sind:
- Ruptur eines Papillarmuskels bei Myokardinfarkt (> Abb. 19.19)
- Eitrige Endokarditis der Mitralklappe
- Riss einer Chorda tendinea bei Mitralklappenprolaps
- Lockerung einer prothetischen Klappe

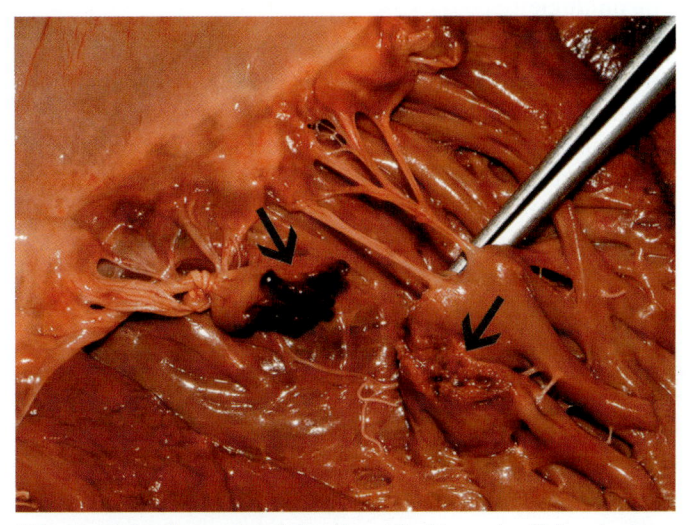

Abb. 19.19 Papillarmuskelabriss. Akute Mitralklappeninsuffizienz durch Papillarmuskelabriss (Pfeile) bei 2 Tage altem transmuralem Herzinfarkt. [R398]

Die **chronische Mitralklappeninsuffizienz** entsteht durch:
- Relative Mitralinsuffizienz bei ausgeprägter Linksherzdilatation
- Narbige Verkürzung des Papillarmuskels nach Herzinfarkt
- Mitralklappenprolaps

Pathogenese

Die hämodynamische Folge der Klappeninsuffizienz ist der systolische Rückfluss von Blut aus dem linken Herzventrikel in den linken Herzvorhof. Um trotzdem ein ausreichendes Herzzeitvolumen auswerfen zu können, muss der linke Ventrikel eine erhöhte Volumenarbeit leisten. Bei einer geringen Mitralklappeninsuffizienz adaptiert sich das Myokard, es kommt zu einer **Volumenhypertrophie.** Hierbei entstehen eine nur mäßiggradige Hypertrophie der Muskulatur und eine Dilatation der linken Herzkammer. Typisch ist die Erhöhung des enddiastolischen Volumens.

Klinische Relevanz Bei der chronischen Mitralklappeninsuffizienz steht die **Belastungsdyspnoe** im Vordergrund, ein Lungenödem ist selten. Bei der akuten Mitralklappeninsuffizienz entsteht häufig eine **akute Dyspnoe** mit Lungenödem.

Mitralklappenprolaps

Definition Beim Mitralklappenprolaps handelt es sich um einen systolisch auftretenden Prolaps eines oder beider Mitralsegel in den linken Vorhof.

Epidemiologie Die Erkrankung ist sehr häufig; sie wird bei etwa 5 % der Bevölkerung beobachtet. Frauen sind häufiger betroffen als Männer, der Altersgipfel liegt zwischen 20 und 30 Jahren.

Ätiologie Die Ursachen sind unbekannt. Das familiär gehäufte Auftreten und das konstante Vorkommen beim Marfan- und Ehlers-Danlos-Syndrom sprechen für eine genetische Ursache.

Morphologie

Wichtigstes anatomisches Zeichen ist die halbkugelige Vorwölbung der Mitralsegel in den Vorhof (> Abb. 19.20). Die Segel sind durch herdförmige Ansammlungen von sauren Mukopolysacchariden in der Klappenfibrose (myxoide Degeneration der Mitralklappe) in Form und Festigkeit geschwächt.

Klinische Relevanz Der Mitralklappenprolaps ist heute in Europa die häufigste Ursache einer isolierten Mitralinsuffizienz. Komplikationen sind die Neigung zu systemischen Embolien sowie Herzrhythmusstörungen (meist supraventrikuläre Arrhythmien in Form einer anhaltenden Tachykardie) bis zum plötzlichen Herztod.

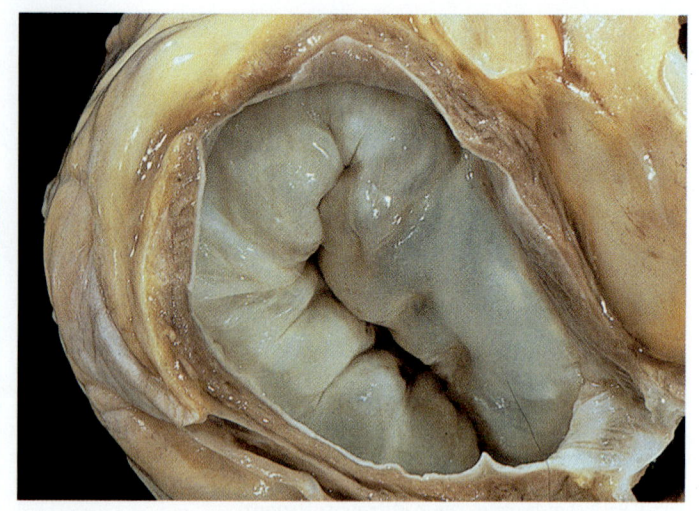

Abb. 19.20 Mitralklappenprolaps. Die Mitralsegel wölben sich in der Systole ballonartig gegen den Vorhof vor und belassen dadurch häufig eine spaltförmige Öffnung, durch die das Blut in den Vorhof zurückströmt (Mitralklappeninsuffizienz). [R398]

Ringverkalkung der Mitralklappe

Bei der Ringverkalkung der Mitralklappe handelt es sich um eine Verkalkung des Klappenansatzrandes, die so ausgeprägt sein kann, dass sie im Röntgenbild sichtbar ist. Die Pathogenese ist unklar. Sie wird fast nur bei alten Frauen beobachtet und hat meist keine hämodynamischen Folgen, da die Segel nicht mit einbezogen sind. Selten kann die Ringverkalkung der Mitralklappe jedoch Ursache einer Mitralinsuffizienz sein.

Aortenklappenstenose

Definition Die Aortenklappenstenose ist eine Einengung der Aortenklappe mit Entleerungsbehinderung des linken Ventrikels. Sie stellt den häufigsten erworbenen Herzklappenfehler dar.

Ätiologie Die Aortenklappenstenose ist oft **degenerativ** bedingt oder tritt als rheumatische Veränderung auf. Ähnlich wie bei der allgemeinen Atherosklerose (> Kap. 20.3.1) werden chronische Entzündungsprozesse für die Entstehung der degenerativen Klappenerkrankung diskutiert.
- **Verkalkende Aortenklappenstenose:** Verkalkungen der Aortenklappen werden bei jeder fünften Autopsie ab dem 65. Lebensjahr ohne Bezug zu einer Endokarditis nachgewiesen. Sie treten bei bikuspiden Klappen wesentlich häufiger auf als bei normalen trikuspiden Klappen.
- **Bikuspide Aortenklappe:** Sie besteht nicht aus 3, sondern aus 2 Taschenklappen. Etwa 1 % der Bevölkerung besitzt eine bikuspide Aortenklappe. Die abnorme mechanische Belastung der beiden Taschenklappen führt häufig zu degenerativen Fibrosen und Verkalkungen, die sich an der Aortenklappenbasis nachweisen lassen.

Pathogenese

Durch die Einengung des Klappenostiums (normal 3,5–5 cm²) muss der linke Ventrikel vermehrte Druckarbeit leisten. Bei schweren Stenosen kann die Ostiumfläche auf 0,7 cm² reduziert sein. Daraus ergibt sich eine erhebliche **Druckhypertrophie,** jedoch zunächst ohne wesentliche Dilatation der Kammer. Erst in den weit fortgeschrittenen Stadien kommt es zu einer Erhöhung des enddiastolischen Volumens mit einer zunehmenden **Dilatation** des linken Ventrikels und einer Abnahme des Schlagvolumens (dekompensierte Aortenstenose). Die Folge ist eine zunehmende Blutstauung vor dem linken Herzen.

Morphologie

Bei der verkalkenden Aortenklappenstenose bestehen in ausgeprägten Fällen Anhäufungen von Kalkmassen in den dem Sinus valsalvae zugewandten Seiten der Taschenklappen mit einer Einengung des Aortenostiums (➤ Abb. 19.21). Im Gegensatz zur rheumatischen Endokarditis verwachsen die Kommissuren der Klappen aber nicht.

Klinische Relevanz   Klinisch führt die Obstruktion der Ausflussbahn des linken Ventrikels zu einer Druckhypertrophie des linken Ventrikels, die akut dekompensieren kann. Bei schweren Fällen ist ein künstlicher Klappenersatz notwendig.

Aortenklappeninsuffizienz

Definition   Bei der Aortenklappeninsuffizienz handelt es sich um eine Schlussunfähigkeit der Aortenklappe.

Ätiologie   Ursachen der **akuten Aorteninsuffizienz** sind:
- Aneurysma dissecans
- Bakterielle Endokarditis

Die **chronische Aorteninsuffizienz** entwickelt sich am häufigsten bei:
- Rheumatischer Endokarditis
- Ausgeheilter bakterieller Endokarditis
- Dilatation der Aorta

Pathogenese

Während der Diastole wird infolge der Windkesselfunktion der Aorta durch die insuffiziente Aortenklappe Blut in den linken Herzventrikel zurückgetrieben. Dies äußert sich in einem steil abfallenden diastolischen Druck im Anfangsteil der Aorta. Die durch die Regurgitation erhöhte Volumenarbeit führt zu einer **Volumenhypertrophie,** die im Gegensatz zur Druckhypertrophie mit einer **Dilatation** des Ventrikels einhergeht (exzentrische Hypertrophie). Der diastolische Blutreflux kann darüber hinaus den Einfluss von Blut in die Koronararterien behindern, wodurch die durch die Linksherzhypertrophie begünstigte relative Koronarinsuffizienz noch verstärkt wird. Folgen sind Myokardischämien und Fibrosen.

Klinische Relevanz   Die Herzinsuffizienz tritt bei der Aortenklappeninsuffizienz viel früher ein als bei der Aortenstenose. Besonders bei akuter Aortenklappeninsuffizienz kann sich ein Lungenödem dramatisch schnell entwickeln.

19.5 Koronare Herzkrankheit

Definition   Der Begriff „koronare Herzkrankheit" umfasst alle morphologisch oder funktionell fassbaren stenosierenden Erkrankungen der Koronargefäße, die zu einer unzureichenden Blutversorgung des Myokards führen. Von besonderer Bedeutung sind vier Äste der Koronararterien (➤ Abb. 19.22):
- Die rechte Koronararterie (RCA) mit ihren akut marginalen (RCA-AM), posterior deszendierenden (RCA-PD) und posterolateralen (RCA-PL) Abzweigungen
- Der linke Hauptast der Koronararterie (LCA)
- Die linke anteriore deszendierende Arterie (LAD) und deren diagonale Äste (LAD-D)
- Die linke A. circumflexa (RCX) und deren stumpfwinklige Marginaläste (RCX-OM)

Je nach Ausmaß der stenosierenden Läsionen unterschieden wird angiografisch zwischen einer **1-, 2-, 3-** und **4-Gefäß-Erkrankung** unterschieden.

Epidemiologie   Die koronare Herzkrankheit ist eine der häufigsten Erkrankungen in Ländern mit höherem Lebensstandard.

Ätiologie   Ursache der koronaren Herzkrankheit ist in mehr als 90 % der Fälle eine **Atherosklerose** der großen extramuralen Koronararterien. Die Risikofaktoren der Koronarsklerose entsprechen denen der allgemeinen Atherosklerose (➤ Kap. 20.3.1). Besonders eindrucksvoll ist der Zusammenhang zwischen **Rauchen** und koronarer Herzkrankheit. Seltene Ursachen für die koronare Herzkrankheit sind Koronarspasmen (Prinzmetal-Angina) sowie primäre

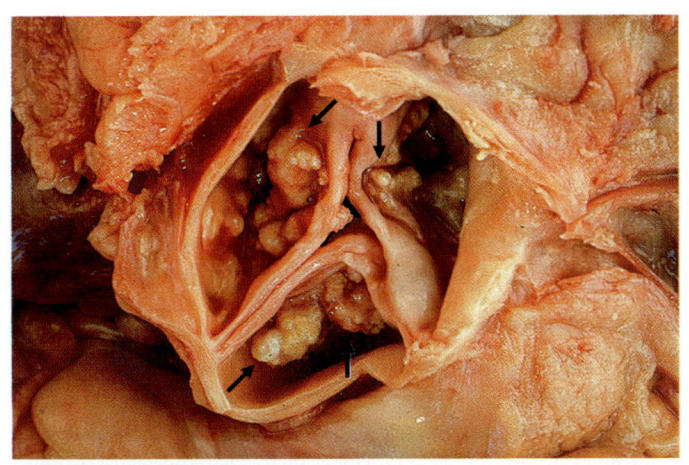

Abb. 19.21 Verkalkende Aortenklappenstenose. Starke knollenförmige Kalkansammlungen (Pfeile) in den den Sinus valsalvae zugewandten Seiten der Taschenklappen. Reaktive Fibrose der Klappen, aber keine Verwachsungen. [R398]

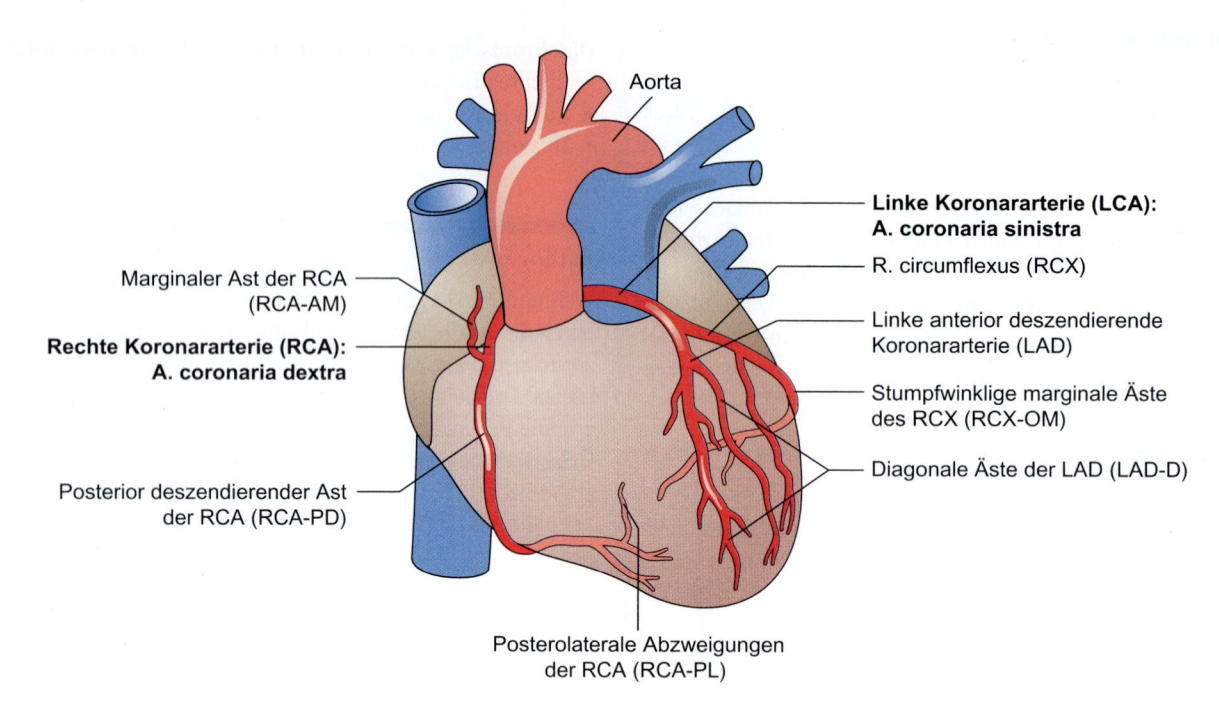

Abb. 19.22 Anatomie der Koronararterien. [L106, L231]

Beschriftungen:
- Aorta
- Linke Koronararterie (LCA): A. coronaria sinistra
- R. circumflexus (RCX)
- Linke anterior deszendierende Koronararterie (LAD)
- Stumpfwinklige marginale Äste des RCX (RCX-OM)
- Diagonale Äste der LAD (LAD-D)
- Marginaler Ast der RCA (RCA-AM)
- Rechte Koronararterie (RCA): A. coronaria dextra
- Posterior deszendierender Ast der RCA (RCA-PD)
- Posterolaterale Abzweigungen der RCA (RCA-PL)

---

oder systemische Vaskulitiden, Dissektionen der Arterienwand sowie verschleppte Embolien, z. B. bei Endocarditis ulceropolyposa.

Pathogenese

Wenn mehr als 75 % des Lumens einer Koronararterie durch atherosklerotische Läsionen verschlossen sind, ist bei einem erhöhten Sauerstoffbedarf des Arbeitsmyokards – z. B. bei körperlicher Anstrengung – und bei 90-prozentiger Stenose bereits unter Ruhebedingungen nicht mehr mit einer ausreichenden Blutversorgung zu rechnen. Von Bedeutung ist – auch bei geringeren Stenosegraden – die Morphologie der atherosklerotischen Plaques: Man unterscheidet allgemein bei der Atherosklerose zwischen Lipidflecken, fibrösen Plaques und komplizierten Läsionen, z. B. sog. vulnerablen Plaques (> Kap. 20.3.1). Bei der koronaren Atherosklerose wird morphologisch sowie angiografisch zusätzlich zwischen **stabilen** (Stenosegrad < 75 %), **kritischen** (Stenosegrad > 75 %) und **instabilen Plaques** unterschieden (> Abb. 19.23). Ursachen für die Transition einer stabilen Plaque unterschiedlicher morphologischer Zusammensetzung in eine instabile Läsion sind Plaqueruptur, Plaqueeinblutung, superponierte Thrombose (> Abb. 19.23c) oder ein Vasospasmus, die jeweils zu einer inkompletten Einengung oder kompletten Okklusion des Restlumens führen. Am Rand atherosklerotischer Plaques sind bei 35 % der Patienten unterschiedlich dichte, chronisch entzündliche Infiltrate der Media sowie der tiefer liegenden Adventitia nachzuweisen, bei denen es sich immunhistologisch hauptsächlich um T-Lymphozyten handelt (> Kap. 20.3.1). Mit molekularbiologischen Methoden wurden bei einem Teil der Patienten in diesen Läsionen **Viren** *(Epstein-Barr-Virus, Zytomegalievirus, Herpes-simplex-Virus)* sowie *Chlamydia pneumoniae* nachgewiesen werden (Infektionshypothese der Atheroskleroseentwicklung). Inwieweit diese Mikroorganismen zur Entstehung der Atherosklerose bzw. zur Umwandlung von stabilen Plaques in instabile Läsionen beitragen, wird seit den 1990er-Jahren hinsichtlich therapeutischer Aspekte intensiv erforscht (z. B. Antibiotikatherapie).

Klinische Relevanz Klinisch manifestiert sich die koronare Herzkrankheit als stabile oder instabile Angina pectoris, Myokardinfarkt, Herzrhythmusstörung, plötzlicher Herztod oder als akute oder chronische Herzinsuffizienz (> Abb. 19.24). Der Krankheitsverlauf kann – wie Obduktionsbefunde zeigen – aber auch klinisch stumm sein.

19.5.1 Angina pectoris und relative Koronarinsuffizienz

Definition Die Angina pectoris ist ein Symptomkomplex der koronaren Herzkrankheit, der durch Thoraxschmerzen, Enge- und Druckgefühl sowie retrosternales Brennen charakterisiert ist.

Pathogenese

Die Angina pectoris wird ausgelöst von einer **myokardialen Ischämie** bei verminderter koronarer Perfusion, die allerdings nicht ausreicht, um einen Herzinfarkt hervorzurufen. Physiologischerweise reguliert u. a. der arterielle Sauerstoffpartialdruck (pO_2) die Durchblutung der Koronargefäße, die je nach Bedarf auf das 3- bis 5-Fache gesteigert werden kann (**Koronarreserve**). Ein Absinken des pO_2 führt zu

19.5 Koronare Herzkrankheit

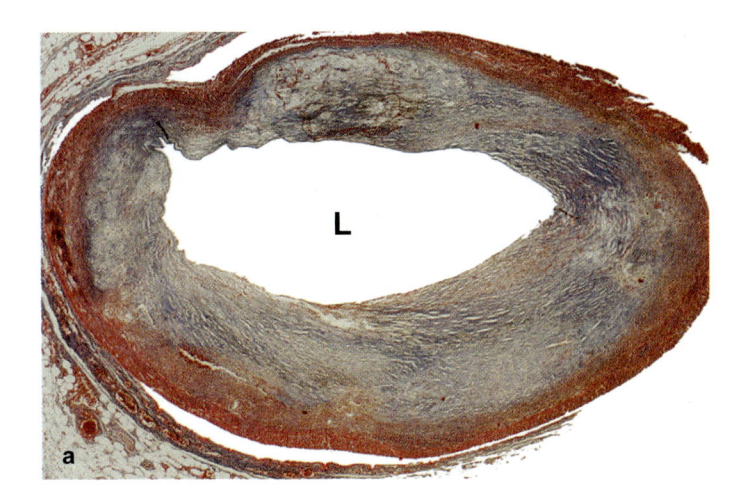

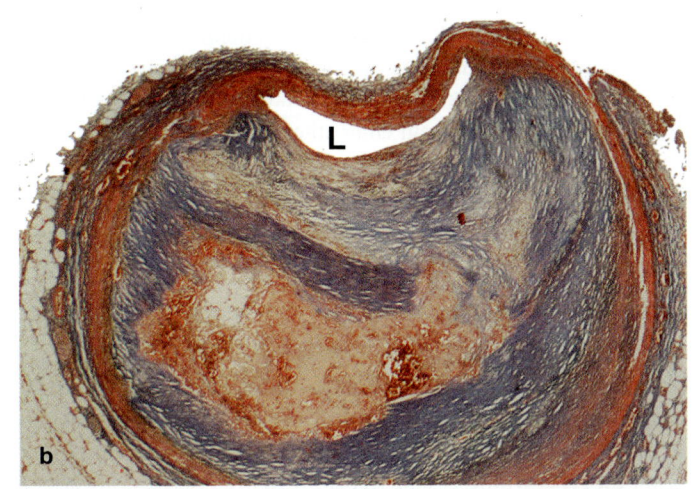

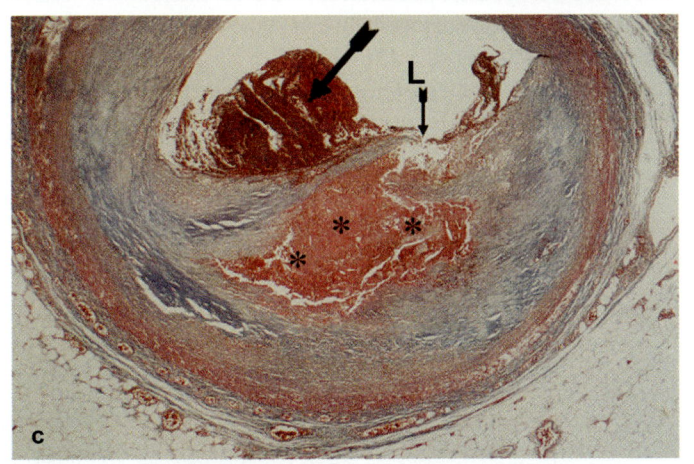

Abb. 19.23 Plaqueformen. a Stabile Plaque: 50-prozentige Einengung des Gefäßlumens (L). **b Kritische Plaque:** Schlitzförmige exzentrische hochgradige Stenose (90 %) des Lumens (L) der Koronararterie. **c Instabile Plaque:** Ruptur einer instabilen Plaque (kleiner Pfeil) durch Einblutung (Sternchen) und sekundäre intraluminale Thrombosebildung (großer Pfeil). Masson-Trichom, Vergr. 10-fach. [R398]

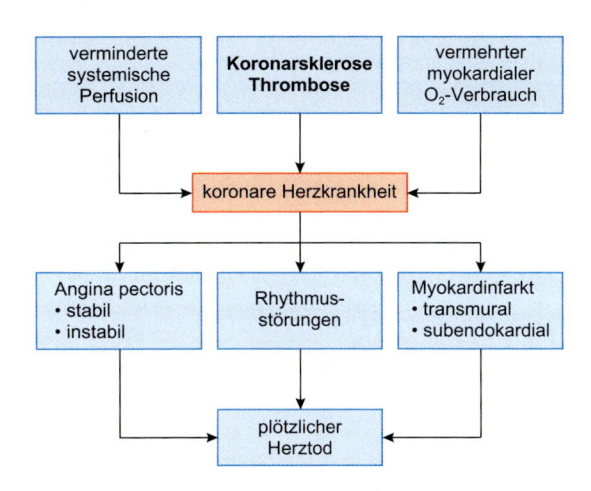

Abb. 19.24 Komplikationen der koronaren Herzkrankheit. [L106, L231]

Menschen liegt jedoch bereits in Ruhe eine chronische Insuffizienz des Koronarsystems vor. **Stenosen** der Koronararterien bei **Atherosklerose** sind die häufigsten Ursachen der Koronarinsuffizienz. Eher selten wird sie ausgelöst von Aortenklappenfehlern, einem plötzlichen Blutdruckabfall oder einem Koronararterienspasmus. Als Folge sinkt der ATP-Spiegel im Myokard (akute Hypoxidose). Die Laktatkonzentration steigt durch die anaerobe Glykolyse an.

Morphologie

Die morphologischen Befunde an den Herzkranzgefäßen sind in ➤ Tab. 19.4 zusammengefasst. Die Hypoxidose führt im Myokard zu umschriebenen nekrobiotischen Veränderungen. Die Muskelfasern passen sich dem Sauerstoffmangel durch partiellen Abbau der Myofibrillen an. Diese Muskelfasern gleichen dann leeren Schläuchen, da sich die Restmyofibrillen dem Sarkolemm anlagern und das Zentrum optisch leer bleibt (**kolliquative Myozytolyse** oder **tubuläre Myopathie,** ➤ Kap. 7.2.1). Funktionell entsprechen diese Fasern dem „hibernating myocardium" („Myokard im Winterschlaf"), was mit verminderter Leistungsfähigkeit einhergeht. Bei Wiederherstellung eines normalen pO_2 kommt es in diesen Muskelfasern zu einer Regeneration, wobei die regulierte Autophagie eine Rolle spielt. Diese Myopathie ist unspezifisch. Sie tritt bei jeder Form von Sauerstoffmangel ein sowie bei lang dauernder Betablocker-Therapie, Hypokaliämie und Hypokalzämie.

Bei stark ausgeprägter Hypoxidose entwickeln sich selektiv **Nekrosen** im Myokard des linken Herzens. Sie finden sich zuerst in den Papillarmuskeln und in der Innenschicht der linken Kammerwand („letzte Wiese"), da die myokardialen Äste der Koronararterien funktionelle Endarterien sind. Die Nekrosen werden von Makrophagen abgeräumt und mit kollagenem Bindegewebe ersetzt. Bei schweren Formen der relativen Koronarinsuffizienz entsteht eine disseminierte interstitielle Myokardfibrose, die in eine spezifische (sekundäre) dilatative Kardiomyopathie münden kann (➤ Kap. 19.6.2).

einem Anstieg der Koronardurchblutung. Kann das Koronarsystem bei vermehrter Belastung des Myokards die notwendige Blutmenge nicht mehr liefern, liegt eine relative Koronarinsuffizienz vor. Sie ist meist die akute Folge einer vermehrten Belastung. Bei manchen

Tab. 19.4 Koronare Herzkrankheit. Vergleich klinischer und pathologisch-anatomischer Koronararterienbefunde

Klinik	Pathologische Anatomie
I. asymptomatisch	• meist: 1-Gefäß-Erkrankung • stabile unkritische Plaques • selten: stabile kritische Plaques
II. Angina pectoris	
stabil	• meist: 2- bis 3-Gefäß-Erkrankung • stabile Plaques
instabil	• meist: 3-Gefäß-Erkrankung • instabile nichtkritische oder kritische Plaques mit Ruptur und nicht die Lichtung verschließender Thrombose
III. Herzinfarkt (HI)	
subendokardialer HI	s. instabile Angina pectoris
transmuraler HI	• meist: 2- bis 3-Gefäß-Erkrankung • instabile Plaques mit kritischen und/oder nichtkritischen Läsionen mit Ruptur und lichtungsverschließender Thrombose
abgeheilter HI	• meist: 2- bis 3-Gefäß-Erkrankung • stabile kritische Plaques • organisierte Thromben
IV. Chronische myokardiale Ischämie	• 2- bis 3-Gefäß-Erkrankung • stabile kritische Plaques
V. Akuter Herztod	• 2- bis 3-Gefäß-Erkrankung: 85–90 % • 1-Gefäß-Erkrankung: 10–15 % • 4-Gefäß-Erkrankung: 5 % • instabile kritische oder unkritische Plaques mit Ruptur und frischer, die Lichtung verschließender/nichtverschließender Thrombose

Klinische Relevanz Klinisch unterscheidet man zwischen einer **stabilen** und einer **instabilen** Angina pectoris. Bei der stabilen Angina pectoris treten die Beschwerden nach meist gut definierbaren Anstrengungen auf. Bei der instabilen Angina pectoris nehmen Anfallsfrequenz und -dauer zu und manifestieren sich schließlich auch unabhängig von körperlichen oder psychischen Belastungen. Die instabile Angina vom Prinzmetal-Typ wird nicht durch Arteriosklerose, sondern durch Vasokonstriktion ausgelöst und führt zu typischen transitorischen EKG-Veränderungen.

19.5.2 Myokardinfarkt

Syn.: Herzinfarkt

Definition Unter einem Myokardinfarkt versteht man eine Koagulationsnekrose der Herzmuskulatur, die aufgrund einer anhaltenden Ischämie bei **absoluter Koronarinsuffizienz** eintritt. Für die definitive Diagnose eines akuten Myokardinfarkts müssen nach **WHO-Kriterien** zwei der folgenden drei klinischen Kriterien zutreffen:
- Akute Brustschmerzen über eine Dauer von 20 Minuten
- Typische Veränderungen in einem 12-Kanal-EKG
- Erhöhte Serumwerte der Herzmarker

Die European Society of Cardiology und das American College of Cardiology haben von 2000 bis 2018 mehrfach revidierte „universale" Definitionen des Myokardinfarkts (UDMI) vorgelegt, in denen neben der klassischen atherosklerosebedingten Form auch andere Ätiologien berücksichtigt werden, z. B. Myokardinfarkt bei Stentstenose oder nach interventionellen Eingriffen.

Epidemiologie In den westlichen Industrieländern erleiden jedes Jahr ca. 300 von 100.000 Einwohnern einen Myokardinfarkt. Etwa 30 % davon verlaufen tödlich. Wegen der entscheidenden pathogenetischen Bedeutung der Koronarsklerose für den Myokardinfarkt gelten für seine Epidemiologie analoge Verhältnisse wie für die Atherosklerose (> Kap. 20.3.1).

Ätiologie Häufigste Ursache für die zu einem Infarkt führende, meist akut einsetzende Ischämie des Myokards ist ein Verschluss eines Koronararterienasts durch eine akute **Koronarthrombose.** Der Thrombus kann sich auf einer atherosklerotischen Plaque entwickeln und bei größeren Herzinfarkten in über 80 % der Fälle nachgewiesen werden (> Abb. 19.25). Seltene Ursachen des akuten Gefäßverschlusses sind Einblutungen in atheromatöse Plaques oder ein schnelles Fortschreiten der Koronarsklerose.

Morphologie

Bei einer **absoluten Ischämie des Myokards** sind Veränderungen an den Zellorganellen schon nach etwa 10 min elektronenmikroskopisch sichtbar. Weil die oxidative Energiegewinnung beeinträchtigt und somit die ATP-Synthese reduziert ist, wird der Energiestoffwechsel auf anaerobe Glykolyse umgestellt. Durch die erniedrigte ATP-Konzentration funktioniert die ATP-abhängige Na^+/K^+-ATPase an den Membranen nicht mehr ausreichend, was zu einer intra- und extrazellulären Ionenverschiebung und einem Flüssigkeitseinstrom in die Herzmuskelzellen führt.

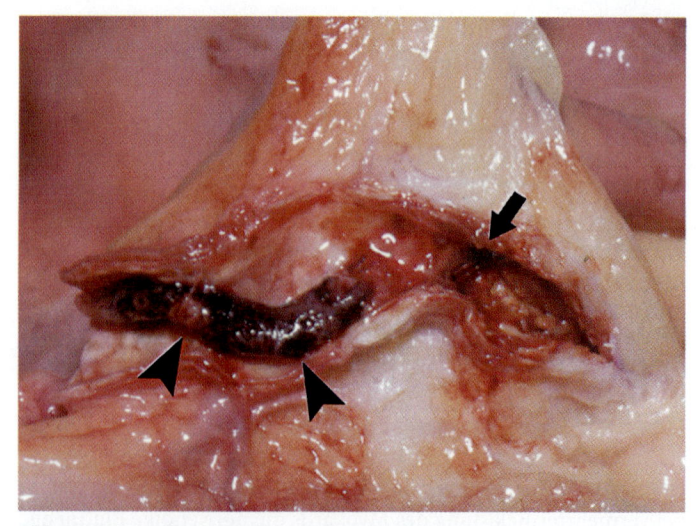

Abb. 19.25 Rechte Koronararterie mit Einblutung in eine instabile **Plaque** (Pfeil) und sekundärer lichtungsverschließender Thrombose (Pfeilspitzen). [R398]

Infolge des gegenläufigen Kaliumausstroms kommt es zu Repolarisationsstörungen der Zellmembranen. Dadurch können unter Umständen unmittelbar nach dem akuten Ereignis EKG-Veränderungen auftreten.

In einem frühen Stadium zeigt sich lichtmikroskopisch eine **„trübe Schwellung" des Sarkoplasmas.** Die entsprechenden ultrastrukturellen Veränderungen sind eine ödematös bedingte Schwellung der Mitochondrien mit einer Fragmentierung der Cristae mitochondriales (Sitz der Atmungskette) und eine deutliche Dilatation des sarkoplasmatischen Retikulums. Nach etwa *30 min* führt die Ischämie des Myokards zu einer irreversiblen Muskelschädigung. Sie wird verursacht durch:

- Hochgradig verminderten ATP-Gehalt (weniger als 10 % der Normalzelle)
- Aussetzen der anaeroben Glykolyse
- Eine massive osmotische Überladung der Herzmuskelzelle mit Laktat, Glukose-1-Phosphat, Glukose-6-Phosphat, Alpha-Glycerol-Phosphat, anorganische Phosphate, Ammoniak und Wasserstoffionen
- Ionenverschiebungen mit erhöhtem intrazellulärem Gehalt an Natrium, Kalzium, Chlorid und Wasserstoff sowie vermindertem Gehalt an intrazellulärem Kalium und Magnesium
- Schwellung der Mitochondrien mit amorpher Matrix
- Ruptur sarkolemmaler Strukturen mit beginnender Freisetzung von Myoglobin und Troponin, die sich nach 1–2 h im Serum nachweisen lassen

Nach etwa *4–6 h* verursacht die beginnende **Koagulationsnekrose** irreversible Veränderungen der Myofibrillen mit folgenden Veränderungen:

- Hypereosinophilie des Sarkoplasmas (verstärkte Reaktion mit basischen Farbstoffen wie Eosin bei niedrigerem intrazellulärem pH-Wert)
- Myozytenschädigung in Form von **Hyperkontraktionsbändern** der Myofibrillen sowie **„wavy" (gewellte) Muskelfasern.**
- Austritt zytoplasmatischer lysosomaler und mitochondrialer Enzyme ins Serum infolge der gestörten Membranfunktion (> Tab. 19.5)

Durch die Schädigung der Herzmuskelzellen werden Entzündungsmediatoren aktiviert. Diese führen nach **6–24 h** zum Einwandern von **Entzündungszellen,** v. a. neutrophiler Granulozyten, aus dem hyperämischen Randsaum in die Myokardnekrose. Der Herzinfarkt ist ab diesem Zeitpunkt (bis zum 7. bis 10. Tag) makroskopisch zunehmend als **lehmgelbe Nekrose** erkennbar (> Abb. 19.26).

Ab dem *3.–7. Tag* beginnt die Bildung von **Granulationsgewebe.** Aus dem erhaltenen interstitiellen Gewebe am Rand der Nekrose sprossen Kapillaren in die Nekrose ein. Die Makrophagen des Granulationsgewebes bauen die Koagulationsnekrose ab. Fibroblasten synthetisieren am Ende der 2. Woche zunehmend Kollagenfasern.

Nach etwa *6 Wochen* ist die Nekrose durch kollagenes Bindegewebe ersetzt. Die entstandene **Myokardinfarktnarbe** ist makroskopisch als grauweiße Schwiele erkennbar (> Abb. 19.27).

Die im weiteren Verlauf auftretenden Veränderungen sind in > Tab. 19.5 aufgeführt. Da der Herzmuskel nicht zu ausgedehnten reparativen Vorgängen fähig ist, findet keine nennenswerte Regeneration statt, sodass das restliche Parenchym einer vermehrten Belastung ausgesetzt ist. Kompensatorisch hypertrophieren die Herzmuskelfasern, wobei die Kerne einen erhöhten DNA-Gehalt bislang unklarer funktioneller Bedeutung entwickeln (Polypoidie).

Die pathomorphologische Diagnose eines Herzinfarkts im Initialstadium stellt bei der Obduktion ein erhebliches Problem dar, insbesondere da die subtilen elektronenmikroskopischen Veränderungen im autoptischen Material infolge Überlagerung durch Autolyse nicht mehr zu sichern sind. Die frühen histologischen Veränderungen, z. B. Kontraktionsbänder, sind nur dann für ein frühes Stadium eines Herzinfarkts beweisend, wenn entsprechende klinische Parameter (infarktspezifische EKG- und/oder Laborveränderungen) erfasst werden konnten.

Tab. 19.5 Veränderungen beim akuten transmuralen Myokardinfarkt im zeitlichen Verlauf

Zeit	Histologie	Makroskopie	Laborwerte (Serum)
0–2 h	keine Veränderung	keine Veränderung	- Myoglobin ↑ (Maximum: 3–20 h) - Troponin I ↑ (Maximum: 8–16 h)
4–12 h	- Kontraktionsbänder - gewellte Muskelfasern („wavy fibers") - Margination neutrophiler Granulozyten - Kernphknosen	keine Veränderung	CK und CK-MB ↑ (Maximum 12–18 h)
18–72 h	Koagulationsnekrosen mit Karyorrhexis und -lyse, zunehmende Infiltration neutrophiler Granulozyten, Verlust der sarkoplasmatischen Querstreifung	- Abblassung - lehmgelbe Nekrose - hyperämischer Randsaum	- SGOT (ASAT) ↑ (Maximum 12–48 h) - LDH (α>-HBDH) ↑: 8–24 h (Maximum: 30–72 h) - LDH ↑: 24–48 h (Maximum: 60–120 h)
3–7 Tage	- graduelle Resorption der Nekrose durch Makrophagen - Granulationsgewebe - Kollagenfaserbildung	- lehmgelbe Nekrose - rotes Granulationsgewebe im Randbereich	- Normalisierung von: CK-MB: 2–3 Tage - Gesamt-CK: 3–4 Tage - SGOT: 3–6 Tage - Troponin: 5–9 Tage - LDH: 7–15 Tage
6 Wochen	Fibrose und Fettgewebsmetaplasie	weißliche Narbe	

CK = Kreatinkinase; CK-MB = CK-herzspezifisches Isoenzym MB; LDH = Laktatdehydrogenase; α>-HBDH = α>-Hydroxybutyrat-Dehydrogenase; SGOT = Serum-Glutamat-Oxalat-Transaminase; ASAT = Aspartataminotransferase

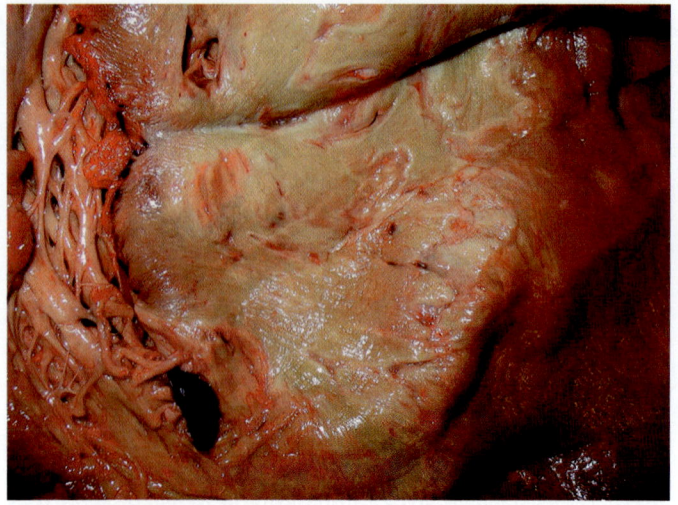

Abb. 19.26 Frischer Myokardinfarkt. Lehmgelbe Abblassung (Nekrose) des Myokards im Infarktgebiet. [R398]

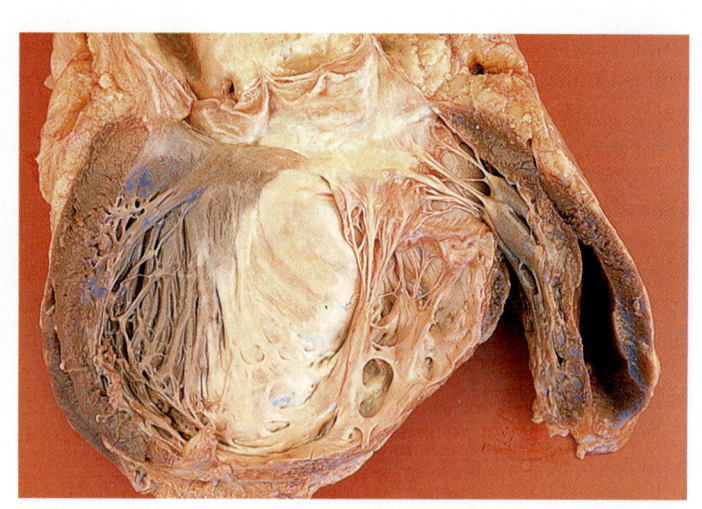

Abb. 19.27 Myokardinfarktnarbe. Die Narbe der gesamten Hinterwand des linken Ventrikels ist durch ihre weiße Farbe charakterisiert. [R398]

Lokalisation Die Lokalisation des Infarkts hängt vom Versorgungstyp der Koronararterien ab. Bei über 70 % der Menschen liegt ein Normalversorgungstyp vor, d. h. die Hinterwand der linken Kammer wird von der rechten Kranzarterie mitversorgt. Beim Rechtsversorgungstyp (ca. 10 %) versorgt die rechte Kranzarterie auch die linke Herzkante. Beim Linksversorgungstyp (ca. 20 %) wird das gesamte linke Herz von der linken Kranzarterie versorgt. Unter Berücksichtigung dieser anatomischen Varianten richtet sich die Lokalisation eines Herzinfarkts nach dem **Versorgungsgebiet des verschlossenen Koronararterienastes** (> Abb. 19.28).

Der Myokardinfarkt befindet sich fast immer im linken Herzen. Drei Infarkttypen, deren Lage außerordentlich variieren kann, spielen für die Praxis die entscheidende Rolle:

- **Vorderwandinfarkt** (ca. 50 %): Bei dieser häufigsten Form führt ein Verschluss im proximalen Abschnitt des Ramus interventricularis anterior zu einem Infarkt in der Vorderwand und im Kammerseptum.
- **Hinterwandinfarkt** (ca. 25 %): Ein Verschluss der rechten Kranzarterie führt meist zu einem basisnahen Hinterwandinfarkt, weil die rechte Koronararterie in über 70 % der Fälle nicht nur den rechten Ventrikel, sondern auch basale Teile der Hinterwand des linken Ventrikels versorgt.
- **Seitenwandinfarkt** (ca. 10 %): Ursache des Seiten- oder Kanteninfarkts ist ein Verschluss des Ramus circumflexus der linken Kranzarterie. Versorgt dieses Gefäß bei einem Linksversorgungstyp die gesamte Hinterwand des linken Ventrikels, so nimmt der Infarkt einen großen Bereich der Hinterwand des linken Ventrikels ein.

Die Lage des Gefäßverschlusses und die Tatsache, dass sich zwischen den Koronararterienästen Kollateralen ausbilden können, entscheiden über die Größe des Infarkts – der Durchmesser beträgt meist 2–8 cm.

Je nach Tiefenausdehnung der Myokardnekrose in die Kammerwand unterscheidet man (> Abb. 19.29):

- **Transmuraler Infarkt:** Diese häufigere Infarktform durchsetzt alle drei Wandschichten und ist manchmal mehrere Zentimeter groß.
- **Innenschichtinfarkt** (subendokardialer Infarkt): Hierbei befinden sich multifokale oder kompakte Nekroseherde im inneren Drittel der Ventrikelwand. Eine schwere stenosierende Koronar-

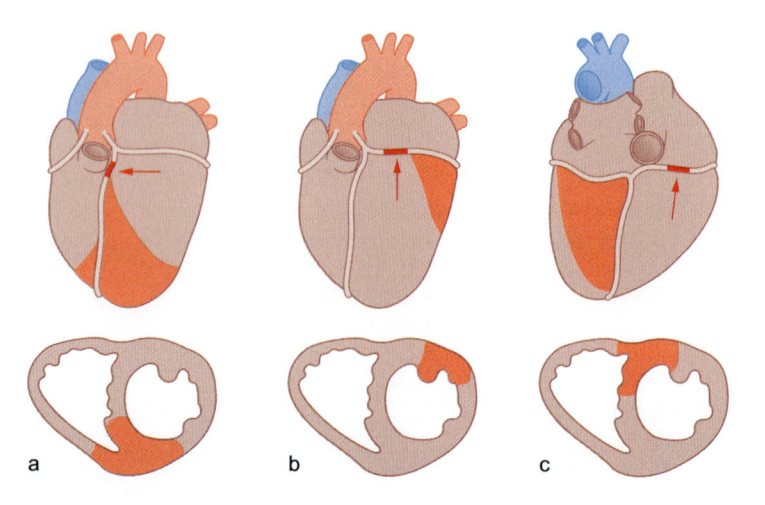

Abb. 19.28 Lokalisation des Myokardinfarkts in Abhängigkeit vom befallenen Koronargefäß. a Vorderwandinfarkt bei Thrombose des proximalen Abschnitts des R. interventricularis anterior (LAD). **b Seitenwand-** oder **Kanteninfarkt** bei Thrombose des R. circumflexus der linken Kranzarterie (RCX). **c Hinterwandinfarkt** bei Thrombose der rechten Koronararterie (RCA). [L231]

sklerose engt das Gefäßlumen auf 20 % ein, Thromben sind meist nicht nachweisbar. Betroffen sind die subendokardialen Myokardanteile („letzte Wiesen"), da die Koronararterien funktionelle Endarterien darstellen.

Klinische Relevanz Der schwere, meist **retrosternale Schmerz** ist das Leitsymptom des akuten Myokardinfarkts (Vernichtungsschmerz). Typische **EKG-Veränderungen** erlauben eine Aussage über das Alter, die Lokalisation und näherungsweise auch über die Größe des Infarkts. Die **Labordiagnostik** ergibt Hinweise auf die irreversible hypoxische Schädigung von Myokardzellen.

Etwa die Hälfte der nichttödlichen Herzinfarkte – besonders bei Diabetikern, Hypertonikern und alten Menschen – verursacht trotz ausgeprägter Ischämie keine Schmerzen und tritt klinisch kaum in Erscheinung (**stumme Myokardischämie**).

Ziel der **therapeutischen Maßnahmen** ist es, die Ursache der absoluten Koronarinsuffizienz zu beseitigen, z. B. durch Thrombolyse, perkutane transluminale Koronarangioplastie (PTCA) mit Ballondilatation und/oder Stent-Implantation sowie akute Bypass-Operationen, um eine frühestmögliche Reperfusion des betroffenen Myokardabschnitts zu erreichen (➤ Abb. 19.30).

Komplikationen und Folgen Die klinischen Folgen hängen von der Lokalisation und Ausdehnung des Infarkts bzw. der Infarktnarbe und dem Ausmaß der myokardialen Funktionsstörung sowie vom Zeitpunkt der therapeutischen Interventionen nach dem Myokardinfarkt ab.

- **Kardiogener Schock:** Der Verlust an kontraktiler Herzmuskelmasse kann zu einer verminderten Auswurfleistung mit unterschiedlich stark ausgeprägter Herzinsuffizienz führen. Kommt es zu mehr als 40 % Verlust von Myokard, kommt es zum Lungenödem und kardiogenen Schock (➤ Kap. 7.10.1).
- **Rhythmusstörungen:** In der frühen Infarktphase kommt es bei über 90 % der Patienten zu relevanten Rhythmusstörungen. Auch kleine Infarkte und stumme Myokardischämien können durch schwere Rhythmusstörungen zum akuten Herztod führen.
- **Papillarmuskelabriss:** Die ischämische Nekrose eines Papillarmuskels verursacht diese seltene Komplikation, wobei der hintere Papillarmuskel häufiger betroffen ist als der vordere. Die Folge ist eine akute Mitralinsuffizienz mit Linksherzinsuffizienz.
- **Pericarditis epistenocardica:** Über dem Infarktgebiet entwickelt sich in ca. 30 % der Fälle eine Perikarditis. Das vorwiegend fibrinöse Exsudat verursacht ein auskultatorisch hörbares Reibegeräusch. Die Organisation der fibrinösen Entzündung kann zu Verwachsungen von Epikard und Perikard führen und dadurch das Perikard obliterieren (sog. Panzerherz).
- **Herzwandruptur:** Sie tritt in 3–6 % der Fälle am 3.–10. Tag nach dem akuten Ereignis auf. Vor allem bei transmuralen Myokardinfarkten kann die Herzwand rupturieren und zu einer meist tödlichen **Herzbeuteltamponade** (Hämoperikard) führen.
- **Parietale Endokardthrombose:** Abscheidungsthromben, die sich bei etwa 45 % der Herzinfarktpatienten auf dem entzündlichen Endokard entwickeln, sind in 10–20 % die Quelle arterieller Thromboembolien (z. B. anämische Hirninfarkte)

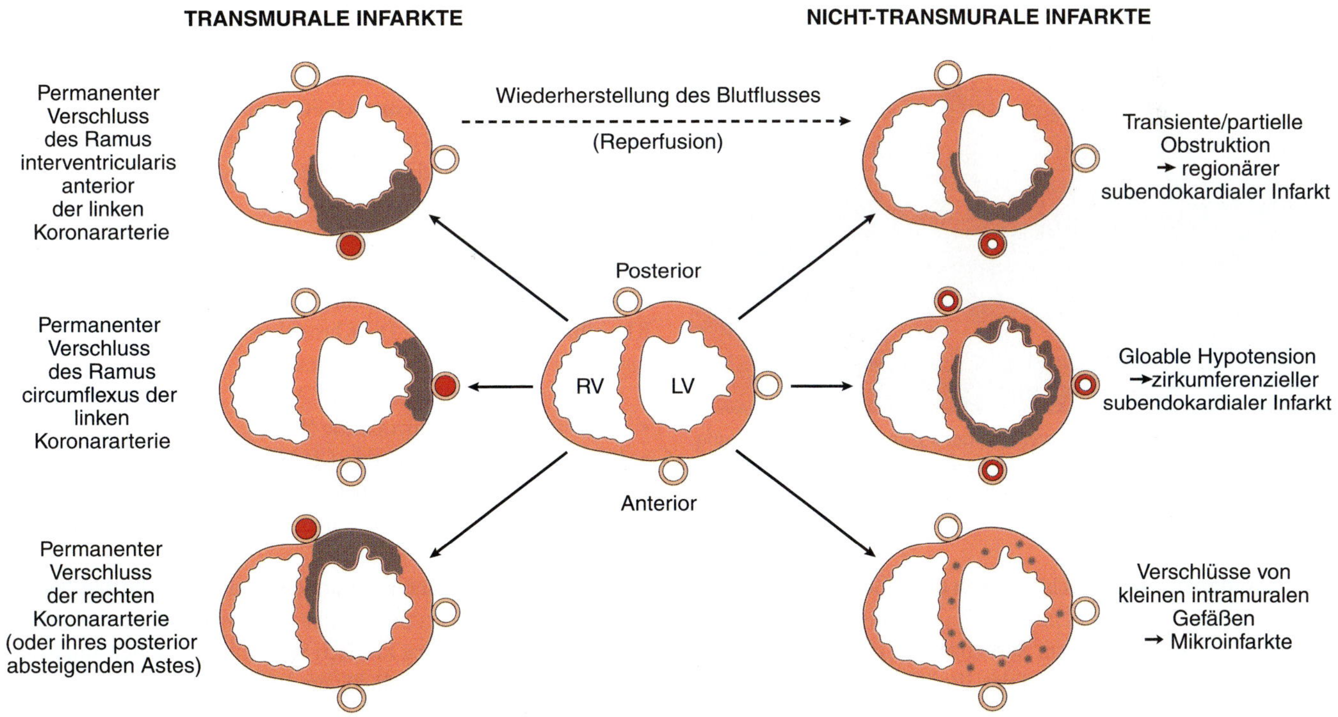

Abb. 19.29 Die Verteilung der ischämischen Nekrose des Myokards korreliert mit der Lokalisation und der Art der verminderten Durchblutung. [G899]

23–65 % angegeben. Sie können Stunden bis Monate nach dem Myokardinfarkt auftreten. In 50 % der Fälle geht der Wiederverschluss des Koronargefäßes mit einem Reinfarkt einher. Seine Letalität ist im Vergleich zum Erstinfarkt etwa um das Doppelte erhöht. Später auftretende Reinfarkte betreffen meist ein anderes Versorgungsgebiet als der Erstinfarkt. Prädisponierend hierfür ist häufig eine 3- oder 4-Gefäß-Erkrankung mit multifokal ausgeprägten Gefäßstenosen.

- **Reperfusionsstörungen:** Eine rasche Wiederdurchblutung bewahrt gefährdetes Myokardgewebe vor dem endgültigen Untergang. Dieser eminente Nutzen kann jedoch – abhängig vom Zeitpunkt und von der Effektivität der eingeleiteten therapeutischen Maßnahmen – teilweise wieder durch die Reperfusion des geschädigten Gewebes aufgehoben werden. Entsprechend soll die interventionelle und/oder medikamentöse Therapie leitliniengemäß bis max. 90 Minuten nach dem akuten Infarkt durchgeführt werden. Erfolgt die Reperfusion erst nach 6 h oder später, entstehen im geschädigten Myokard reaktive freie O_2-Radikale, die zu irreversiblen Zell- und Gewebeschäden führen. **Histologisch** befinden sich bevorzugt in peripheren Nekrosearealen zusätzliche Koagulationsnekrosen, eine kolliquative Myozytolyse und Hyperkontraktionsbänder der Myofibrillen der Myozyten sowie Endothelschwellungen und -nekrosen. Sie werden von einer verstärkten Adhäsion und Penetration neutrophiler Granulozyten im Kapillarbereich mit gleichzeitigem Austritt von Erythrozyten aus dem geschädigten Gefäßsystem begleitet. Diese Veränderungen können in eine Umwandlung des primär anämischen in einen sekundär hämorrhagischen Myokardinfarkt münden.

19.6 Kardiomyopathien

1995 wurde von der WHO und der International Society and Federation of Cardiology Task Force (ISFC-Task-Force) eine Klassifikation der Kardiomyopathien eingeführt, die sich im Wesentlichen an pathophysiologischen und – so weit wie möglich – an ätiologischen und pathogenetischen Prinzipien orientiert:

Definition (WHO) Kardiomyopathien sind Erkrankungen des Myokards, die mit einer kardialen Dysfunktion einhergehen.
Klassifikation (WHO) Die Klassifikation der WHO unterscheidet folgende Formen der Kardiomyopathie:
- Dilatative Kardiomyopathie (DCM)
- Hypertrophe Kardiomyopathie (HCM)
- Restriktive Kardiomyopathie (RCM)
- Arrhythmogene rechtsventrikuläre Kardiomyopathie (ARVC)
- Nicht klassifizierbare Kardiomyopathien
- Spezifische Kardiomyopathien

Molekulargenetische Untersuchungen haben in den letzten 10 Jahren zu einem besseren Verständnis der Kardiomyopathien geführt und teilweise zur Entdeckung klinisch relevanter kardialer Ionenkanalstörungen. 2006 wurde deshalb von der American Heart Association (AHA) unter primär genetischen Aspekten eine neue Definition und Klassifikation vorgeschlagen:

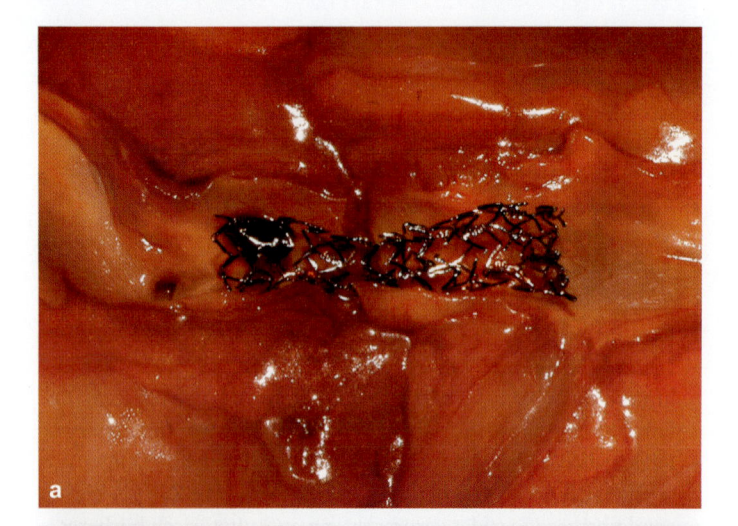

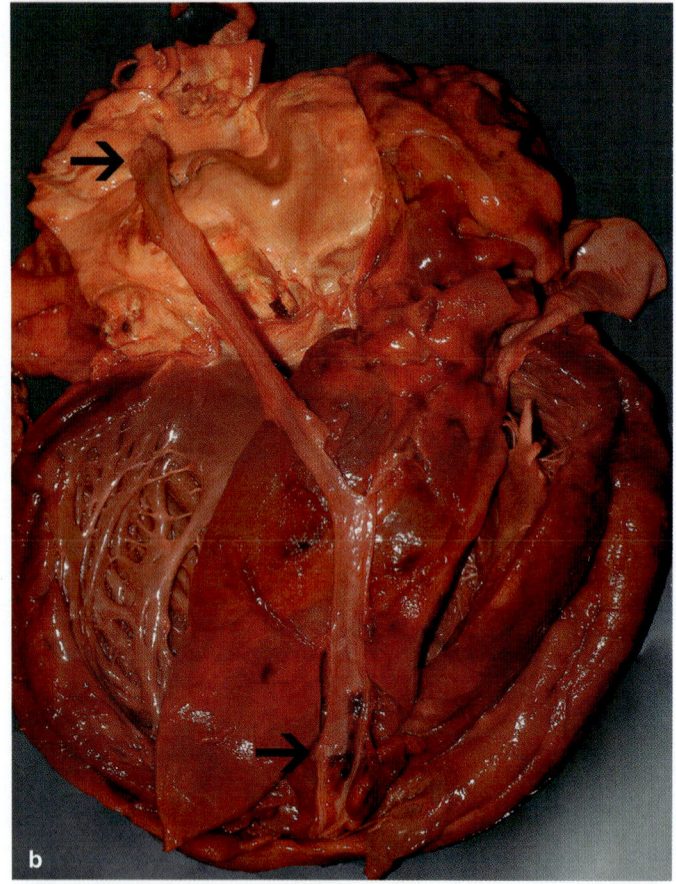

Abb. 19.30 Therapeutische Intervention bei koronarer Herzerkrankung. **a** Stent-Implantation. **b** Aortokoronarer Bypass (A. thoracica interna) auf den R. interventricularis anterior (LAD; Pfeile: Anastomosen). [R398]

- **Herzwandaneurysma:** Bei bis zu 30 % der Patienten treten meist an der Herzbasis oder dem hinteren Papillarmuskel Aneurysmen auf, welche aus sackförmigem Narbengewebe bestehen und durch eine Stase die Entstehung parietaler Thromben begünstigen.
- **Reokklusionen und Reinfarkt:** Die Häufigkeit von Reinfarkten wird von den Klinikern mit 15–35 %, von Pathologen mit

Definition (AHA) Die Kardiomyopathien umfassen eine heterogene Gruppe von Herzmuskelerkrankungen, die assoziiert sind mit einer mechanischen und/oder elektrischen Dysfunktion, welche meist mit einer unphysiologischen ventrikulären Hypertrophie oder Dilatation einhergehen und die häufig eine genetische Ursache haben. Kardiomyopathien können sich auf das Herz beschränken, sie können aber auch im Rahmen einer systemischen Erkrankung auftreten und führen oft zum Tod durch Herzkreislaufversagen oder zur fortschreitenden Herzinsuffizienz (AHA Scientific Statement).

Klassifikation (AHA) Die Kardiomyopathien werden in zwei Gruppen eingeteilt:

- **Primäre Kardiomyopathien:** Die primären Kardiomyopathien können genetische, nichtgenetische und erworbene Ursachen haben, wobei allein oder überwiegend nur das Herz betroffen ist. Man unterscheidet drei Gruppen:
  – **Genetisch bedingte Kardiomyopathien** (HCM, ARVC, Reizleitungsstörungen, z. B. Erregungsbildungsstörung, Erregungsleitungsstörung: WPW-Syndrom)
  – **Genetische, aber meist nichtgenetische** Ursachen (DCM, RCM)
  – **Erworbene nichtgenetische Kardiomyopathien** (Myokarditis, peripartale Kardiomyopathie, „Tako-Tsubo"-Stress-Kardiomyopathie).
- **Sekundäre Kardiomyopathien:** Bei den sekundären Kardiomyopathien treten die myokardialen Veränderungen im Rahmen einer systemischen Erkrankung auf. Diese Kardiomyopathien wurden in der WHO-Klassifikation als spezifische Kardiomyopathien bezeichnet.

19.6.1 Primäre Kardiomyopathien

Hypertrophe Kardiomyopathie

Definition Laut WHO/ISFC ist die hypertrophe Kardiomyopathie (HCM) definiert als eine primäre Myokarderkrankung mit Hypertrophie der linken Kammerwand, seltener auch der Wände beider Herzkammern. Dabei besteht keine andere Herzerkrankung oder sonstige systemische Erkrankung als Ursache der vermehrten Muskelmasse (z. B. systemische Hypertonie oder Aortenklappenstenose). Die Hypertrophie betrifft überwiegend das Septum, das Ventrikellumen ist von normaler Größe oder verkleinert. Die systolische Funktion ist in den meisten Fällen normal oder gesteigert, die diastolische Funktion generell gestört. Man unterscheidet:

- **Obstruktive Form (HOCM):** Einengung des linken, seltener auch des rechten Ventrikels, die durch eine wulstförmige Verdickung des muskulären Kammerseptums bedingt ist.
- **Nichtobstruktive Form (HNCM):** Erfasst das gesamte linksventrikuläre Myokard unter Einbeziehung des Kammerseptums.

Morphologie

Bei der HOCM steht makroskopisch eine asymmetrische **Hypertrophie des ventrikulären Septums** im Vordergrund. Ein subvalvulärer Muskelwulst unterhalb der Aortenklappe führt zu einer Stenose der Ausflussbahn des linken Ventrikels (**subvalvuläre muskuläre Aortenstenose**). Histologische Veränderungen umfassen Hypertrophie der Muskelfasern, Texturstörung des Myokards (kardiomyozytäres Dysarray) und interstitielle Fibrose (➤ Abb. 19.31a). Die Immunhistologie deckt eine Störung der Intermediärfilamente der Herzmuskelzellen auf: Im normalen Herzen sind die Desmin-positiven Filamente netzförmig um Z-Streifen, Glanzstreifen und Myofibrillen angeordnet, bei der HOCM kommt es zu einer Verminderung oder zum fokalen Verlust der Anfärbbarkeit der Glanzstreifen und Z-Streifen und zu einer intensiven granulären Anhäufung von Desmin-Filamenten im Sarkoplasma (➤ Abb. 19.31b). Diese Veränderungen der Desmin-Filamente sind für die HCM spezifisch.

Bei der hypertrophen, nichtobstruktiven Kardiomyopathie (**HNCM**) liegen eine **Hypertrophie der spitzennahen Kammermuskulatur** und der **freien Wand des linken Ventrikels** vor. Die Kammerlichtung ist eng, aber ohne Obstruktion der Ausflussbahn.

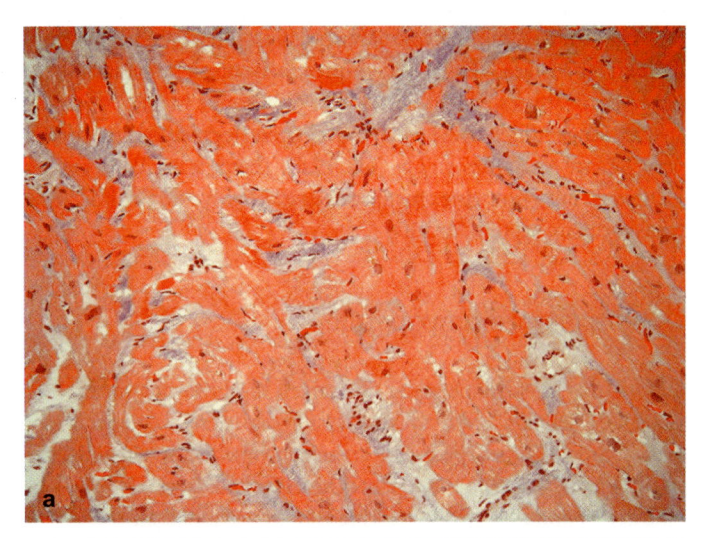

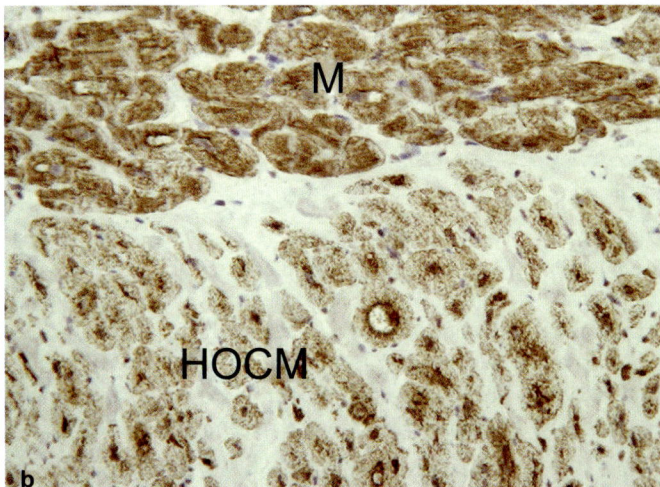

Abb. 19.31 Hypertrophe obstruktive Kardiomyopathie (HOCM). a Irreguläre Hypertrophie der Muskelfasern mit Muskelfaserfehlverlauf (Texturstörung) und interstitieller Fibrose. Endomyokardbiopsie, HE, Vergr. 120-fach. **b** Verminderung oder fokaler Verlust der Anfärbbarkeit der Glanzstreifen und Z-Streifen der Herzmuskelzellen, granuläre Anhäufung von Desmin-Filamenten im Sarkoplasma. M = normales Myokard. Septales Myektomiepräparat, Desmin-Färbung, Vergr. 120-fach. [R398]

Das mikroskopische Bild entspricht dem der HOCM. Die Diagnose einer HCM kann mit einer Endomyokardbiopsie gesichert werden.

Molekularpathologie

Bei der häufigsten Form, der sarkomerischen HOCM, handelt es sich häufig um eine **familiäre Erkrankung** mit autosomal-dominantem Erbgang und einer Prävalenz von mindestens 1:500, wobei Männer häufiger betroffen sind. Bislang sind mehr als 1400 krankheitsauslösende Mutationen in 11 Genen beschrieben, die für Proteine des Sarkomers oder der Z-Banden kodieren. Am häufigsten sind die Gene der β-Myosin-Schwerkette (β-myosin heavy chain:MYH7) und des myosinbindenden Proteins C (MYBPC3) betroffen.

Klinische Relevanz Die klinische Präsentation der Patienten mit HOCM ist abhängig vom Grad der hämodynamisch wirksamen Obstruktion des linksventrikulären Ausflusstrakts. Viele Patienten bleiben lebenslang **klinisch asymptomatisch,** die Mortalität liegt bei 1 % pro Jahr. Es gibt allerdings eine Subgruppe junger Patienten, speziell junge Athleten, die einen **plötzlichen Herztod** erleiden durch ventrikuläre Arrhythmien (➤ Tab. 19.6). Therapie der Wahl bei der HOCM ist entweder eine chirurgische septale Myektomie oder eine transkoronare septale Ablation.

Dilatative Kardiomyopathie

Definition Kennzeichen der dilatativen Kardiomyopathie (DCM) sind eine Dilatation und systolische Dysfunktion des linken oder beider Herzventrikel. Klinisch beobachtet man zunehmende Herzinsuffizienz, Arrhythmien und teils einen plötzlichen Herztod. Die DCM ist heute eine der Hauptindikationen für eine Herztransplantation.

Epidemiologie Die Inzidenz beträgt 36,5 : 100.000. In den USA sterben jährlich mehr als 10.000 Patienten an dieser Erkrankung.

Pathogenese

Die DCM ist das Endstadium einer heterogenen Gruppe von Erkrankungen. Bekannte **Ursachen** sind Myokarditis, koronare und hypertensive Herzerkrankung, Endokrinopathien und Stoffwechselerkrankungen, Alkoholabusus, Zytostatikatherapie (Anthrazykline) und Interleukin 2, Mitomycin C, Tyrosinkinaseinhibitoren (TKI; anti Her2/neu, anti-EGFR, anti-VEGF und anti c-KIT u. a.) Hiervon abzugrenzen ist die idiopathische (genetisch bedingte) DCM.

Morphologie

Makroskopisch ist die DCM durch eine ausgeprägte **Dilatation der Ventrikel** bei normaler Kammerwandstärke charakterisiert. Oft finden sich Parietalthromben auf dem leicht fibrosierten Endokard (Emboliequelle).

Tab. 19.6 Kardiale und nichtkardiale Ursachen für den plötzlichen Tod bei Sportlern

Amateur- und Hobbysportler	
Kardiale Ursachen	
• koronare Herzerkrankung	73 %
• hypertrophe Kardiomyopathie	3 %
• Tunnel-Koronararterie	2 %
• Amyloidose	2 %
• Aortenklappenstenose	1 %
• Myokarditis	1 %
Nichtkardiale Ursachen	
• Hitzschlag, gastrointestinale Blutung	5 %
• Verkehrsunfall	3 %
• unbekannt	10 %
Leistungssportler	
Kardiale Ursachen	
• hypertrophe Kardiomyopathie	26,4 %
• Commotio cordis	19,9 %
• Anomalien der Koronararterien	13,7 %
• linksventrikuläre Hypertrophie unklarer Ursache	7,5 %
• Myokarditis	5,2 %
• arrhythmogene rechtsventrikuläre Kardiomyopathie	2,8 %
• Tunnel-Koronararterie	2,8 %
• Aortenklappenstenose	2,6 %
• koronare Herzerkrankung	2,6 %
• dilatative Kardiomyopathie	2,3 %
• Mitralklappenprolaps	2,3 %
• andere kardiovaskuläre Ursachen	1,0 %
• kardiale Sarkoidose	0,8 %
• Trauma mit Herzbeteiligung	0,8 %
• Long-QT-Syndrom	0,8 %
Nichtkardiale Ursachen	
• Aortenaneurysmaruptur (Marfan-Syndrom)	3,1 %
• Asthma und andere Lungenerkrankungen	2,1 %
• Hitzschlag	1,6 %
• Drogen- (Kokain) und Medikamentenabusus (Anabolika)	1,0 %
• Hirnaneurysmaruptur	0,8 %

Histologisch liegt eine leichte bis mittelgradige **interstitielle Fibrose** ohne begleitende interstitielle Entzündung vor, die Kardiomyozyten sind zum Teil durch bizarre Kaliberschwankungen ohne Nachweis frischer oder älterer Herzmuskelzellnekrosen charakterisiert (➤ Abb. 19.32). Die Diagnose wird durch eine Endomyokardbiopsie gesichert.

Molekularpathologie

Bei ca. 20–40 % der Fälle liegt eine **positive Familienanamnese** vor, teilweise mit autosomal-dominantem oder rezessivem

Erbgang, teilweise X-chromosomal oder mitochondrial assoziiert. Molekulargenetische Untersuchungen zeigen ein heterogenes Muster mit zahlreichen Loci und Genmutationen, die am Beispiel der **autosomal-dominanten Form** der DCM demonstriert werden sollen: 1q32 (kardiales Troponin T), 2q31, 2q35 (Desmin), 4q12 (β-Sarcoglycan), 5q33 (δ-Sarcoglycan), 9q13–22, 10q21–23, 14q11 (β-Myosin, schwere Kette) und 15q14 (Aktin). Mit 25 % sind Mutationen des Titin, das für ein Sarkomerprotein codiert, das Myosin mit Z-Streifen konnektiert, als häufige Ursache der DCM zu finden. Veränderungen des LMNA-Gens (codiert die A- und C-Filamente des nukleären Proteins Lamin) sind für weitere ca. 6 % der DCM-Fälle ursächlich.

Kürzlich wurde ein neuer pathogenetischer und klinisch relevanter Aspekt für die Entwicklung einer DCM aufgezeigt: Für die normale embryonale Entwicklung des Herzens und zur Verhinderung einer DCM in späteren Lebensaltern sind die Expression und die Funktionsfähigkeit des **Wachstumsfaktorrezeptors erbB2 (Her-2/neu)** von Bedeutung. Bei bestimmten Formen des Mammakarzinoms (> Kap. 42.5.10) kommt es zu einer unkontrollierten Amplifikation des erbB2-Rezeptors. In großen klinischen Studien zeigte sich, dass die Blockade dieses Wachstumsrezeptors durch einen humanisierten Antikörper (Herceptin, Trastuzumab) zu einer verlängerten Überlebenszeit der Patientinnen führte. Gleichzeitig fiel auf, dass sich bei 7 % der Patientinnen, die nur mit **Herceptin** behandelt wurden, eine Herzinsuffizienz unter dem klinischen Bild einer DCM entwickelte, bei kombinierter Herceptin- und Chemotherapie erhöhte sich der Prozentsatz auf 28 %.

Restriktive Kardiomyopathie

Definition Die restriktive Kardiomyopathie (RCM) resultiert aus zahlreichen unterschiedlichen pathogenen Faktoren, die zu einer verminderten diastolischen Relaxation entweder des linken oder beider Ventrikel führen. Sie ist in Mitteleuropa die seltenste Form einer primären Kardiomyopathie und kann isoliert oder als Manifestation einer Systemerkrankung auftreten. Die Mehrzahl der genetisch bedingten Formen der RCM wird autosomal-dominant vererbt; dabei sind ebenfalls Sarkomerproteine oder Proteine der Z-Banden betroffen. Sie wird von einer Fibrose des Endomyokards hervorgerufen, ist weitgehend identisch mit der tropischen Endokardfibrose und weist Beziehungen zur Endocarditis parietalis fibroplastica Löffler auf (> Kap. 19.4.1).

Ätiologie Ätiologisch und differenzialdiagnostisch können Amyloidose (Leichtketten- oder transthyretin-assoziierte Formen), Sarkoidose, Sklerodermie, Speicherkrankheiten (Hämochromatose, Glykogenspeicherkrankheit, Morbus Fabry u. a.), Anthrazyklintoxizität und Strahlentherapie zugrunde liegen. Bei der eosinophilen Variante (Endocarditis parietalis fibroplastica Löffler) sind andere Ursachen einer eosinophilen Myokarditis auszuschließen, z. B. hypereosinophiles Syndrom, systemische Vaskulitiden mit Eosinophilie und parasitäre Infektionen.

Morphologie

Morphologisch ist das Lumen der Ventrikel durch die erhebliche **Endokardfibrose** und ausgeprägte **Parietalthromben** stark eingeengt. Hämodynamisch zeigt der meist normal große Ventrikel eine Störung der diastolischen Dehnbarkeit. Die Diagnose wird mit einer Endomyokardbiopsie gesichert.

Arrhythmogene rechtsventrikuläre Kardiomyopathie

Definition Bei der arrhythmogenen rechtsventrikulären Kardiomyopathie (ARVCM) handelt es sich um eine meist autosomal-dominante rechtsventrikuläre Kardiomyopathie mit unterschiedlicher Penetranz. Typisch ist eine segmentale Verdünnung der rechtsventrikulären Muskulatur mit Einlagerung von Fett- und Bindegewebe. In 75 % der Fälle greift die Erkrankung auf den linken Ventrikel über.

Pathogenese

Es wird vermutet, dass durch die angeborene Remodellierung des rechtsventrikulären Myokards eine elektrische Instabilität des Herzens begünstigt wird, die dann bei körperlicher Belastung zu tödlichen Herzrhythmusstörungen führt.

Molekularpathologie

Bis dato wurden krankheitsauslösende Mutationen in fünf Genen lokalisiert, die für Proteine der Desmosomen der Glanzstreifen codieren, nämlich die Armadilloproteine Plakoglobin (JUP) und Plakophillin-2 (PKP2), die desmosomalen Cadherine Desmoglein-2 (DSG2) und Desmocollin-2 (DSC2) sowie Desmoplakin (DSP). Diese Mutationen werden autosomal-dominant vererbt und zeigen eine inkomplette Penetranz.

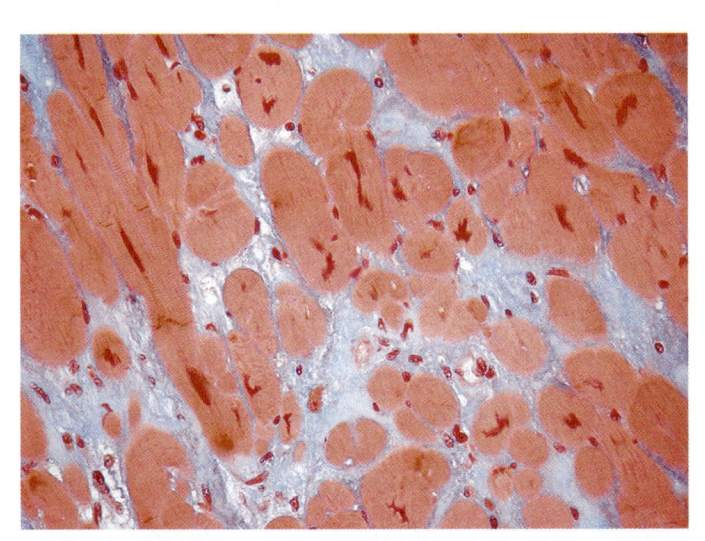

Abb. 19.32 Endomyokardbiopsie bei dilatativer Kardiomyopathie (DCM). Interstitielle Fibrose (blau) und bizarr gestaltete Myozyten. Masson-Trichrom, Vergr. 200-fach. [R398]

Klinische Relevanz Klinisch imponieren komplexe **Rhythmusstörungen,** die sich bereits im jugendlichen Alter manifestieren und bei akuter körperlicher Belastung zum akuten Herztod führen können. Die Diagnose kann mit einer Endomyokardbiopsie und/oder einer MRT des Herzens gesichert werden. Histologisch muss diese Erkrankung von einer banalen Lipomatose des Myokards abgegrenzt werden (Fehlen von Fibrosearealen).

Nichtklassifizierbare Kardiomyopathien

Unter diesem Begriff werden seltene primäre Herzerkrankungen zusammengefasst (z. B. Fibroelastose, „spongy myocardium", systolische Dysfunktion mit minimaler Dilatation, verschiedene Mitochondriopathien, Karzinoidherz), die in keine der bisher genannten Formen der primären Kardiomyopathien eingeordnet werden können. Ätiologie und Pathogenese sind bislang unklar.

19.6.2 Sekundäre Kardiomyopathien

Dieser Begriff wurde von WHO und ISFC-Task-Force 1995 zusätzlich eingeführt. Mit dieser Bezeichnung werden Herzmuskelerkrankungen beschrieben, die mit systemischen Erkrankungen assoziiert sind. Diese sekundären Kardiomyopathien treten mit unterschiedlicher Schwere und Häufigkeit bei systemischen Erkrankungen auf. Nach der WHO-Klassifikation wurden sie als spezifische Kardiomyopathien bezeichnet – diese Bezeichnung wird heute aber nicht mehr verwendet.

Die **ischämische Kardiomyopathie** präsentiert sich klinisch und morphologisch als dilatative Kardiomyopathie mit einer verminderten Ventrikelkontraktion, die mit dem Ausmaß der koronaren Herzerkrankung und ihren ischämischen Folgeschäden nicht erklärt werden kann.

Bei der **hypertensiven Kardiomyopathie** findet man klinisch und morphologisch ein Mischbild aus linksventrikulärer Hypertrophie, dilatativer oder restriktiver Kardiomyopathie.

Als **valvuläre Kardiomyopathie** wird eine kardiale Dysfunktion definiert, die die zu erwartende Pumpleistungsstörung, die durch den reinen Klappenfehler zu erwarten gewesen wäre, überschreitet.

Metabolische und endokrine Kardiomyopathien kommen bei Thyreotoxikose, Hypothyreoidismus, Nebenniereninsuffizienz, Phäochromozytom, Akromegalie und beim Diabetes mellitus vor; außerdem bei angeborenen Speicherkrankheiten (z. B. Glykogenspeicherkrankheiten, Hämochromatose, Pfaundler-Hurler-Syndrom, Refsum-Syndrom, Niemann-Pick-Erkrankung, Hand-Schüller-Christian-Erkrankung, Morbus Fabry). Weitere Ursachen können Störungen des Kalium- und Magnesiumstoffwechsels sowie Ernährungsstörungen sein (Kwashiorkor, Beriberi, Selenmangel, Amyloidose).

Die **alkoholische Kardiomyopathie** ist eine klinische Diagnose. Es ist bisher unbekannt, bei welcher genauen täglichen Alkoholmenge und welcher Dauer des Alkoholabusus mit einer alkoholischen Kardiomyopathie zu rechnen ist. Noxen sind der Alkohol selbst und sein erster Metabolit, das Acetaldehyd. Eine bisher unbekannte spezifische individuelle Disposition scheint Vorbedingung zu sein. Die histologischen Veränderungen sind uncharakteristisch, können jedoch im Finalstadium in eine dilatative Kardiomyopathie einmünden.

Im Zunehmen begriffen sind **medikamentös-toxische Kardiomyopathien.** Phenothiazin, trizyklische Antidepressiva und Lithiumkarbonat, Drogen (z. B. Kokain) u. a. induzieren Funktionsstörungen, Arrhythmien und Repolarisationsstörungen. Auch eine Zytostatikatherapie (v. a. Adriamycin) kann eine Kardiomyopathie induzieren, die in ihrer akuten Phase multifokale areaktive Herzmuskelzellnekrosen aufweist („Schweizer-Käse-Muster"). Bei subakuten Formen findet man einen Perikarderguss, Rhythmusstörungen und reversible/passagere Störungen der Pumpfunktion.

Der Missbrauch von **Anabolika** (anabole Steroide) kann – unabhängig von einer Verminderung der Serum-HDL- und einer Vermehrung der Serum-LDL-Konzentration, einer verstärkten Thrombozytenaggregation und einer Hypertonie – auch zu primär kardialen Veränderungen im Sinne einer reaktiven oder HNCM-ähnlichen Myokardhypertrophie oder zu einem Myokardinfarkt bzw. fatalen Rhythmusstörungen führen. Histologisch finden sich multifokal im Myokard Herzmuskelzellen mit einer deutlichen Vakuolisierung des Sarkoplasmas und zahlreichen Hyperkontraktionsbändern der Myofibrillen (➤ Abb. 19.33a). Elektronenmikroskopisch kann man segmentale Nekrosen der Myozyten nachweisen (➤ Abb. 19.33b). Diese subtilen morphologischen Befunde können die elektrische Instabilität des Myokards mit konsekutiven Herzrhythmusstörungen erklären.

Auch nach **Strahlentherapie** des Mediastinums sind Kardiomyopathien beobachtet worden, die häufig mit einem chronischen Perikarderguss einhergehen.

Die **peripartale Kardiomyopathie** manifestiert sich meist unter dem morphologischen und klinischen Bild einer dilatativen Kardiomyopathie in der Peripartalperiode. Sie muss differenzialdiagnostisch von einer akuten Virusmyokarditis abgegrenzt werden.

Bestimmte **Systemerkrankungen,** z. B. SLE, Polyarteriitis nodosa, rheumatoide Arthritis, Sklerodermie und Dermatomyositis sowie die Sarkoidose, können eine sekundäre Kardiomyopathie auslösen.

Weitere sekundäre Kardiomyopathien treten bei Muskeldystrophien (z. B. Morbus Duchenne Typ Becker, myotone Dystrophien) und bei neuromuskulären Erkrankungen auf (z. B. Friedreich-Ataxie).

19.6.3 Erworbene Kardiomyopathien

Definition Erworbene Kardiomyopathien werden auch als entzündliche oder inflammatorische Kardiomyopathien bezeichnet (Myokarditis). Die Myokarditis ist definiert als eine Schädigung kardialer Myozyten mit reaktiver Infiltration des Myokards durch Entzündungszellen, die klinisch mit einer kardialen Dysfunktion einhergeht. Nach der WHO/ISFC-Task-Force-Nomenklatur von 1995 zählt sie heute zu den **primären Kardiomyopathien.**

Epidemiologie Die Häufigkeit der Myokarditis ist schwer zu ermitteln, weil die klinische Diagnose mit Unsicherheiten behaftet ist. Bei unselektionierten Autopsien sind mit einer Häufigkeit von 5 % entweder akut entzündliche Veränderungen oder umschriebene myokardiale Narben nachzuweisen, die als Folgezustände einer abgelaufenen oder abheilenden Myokarditis zu interpretieren

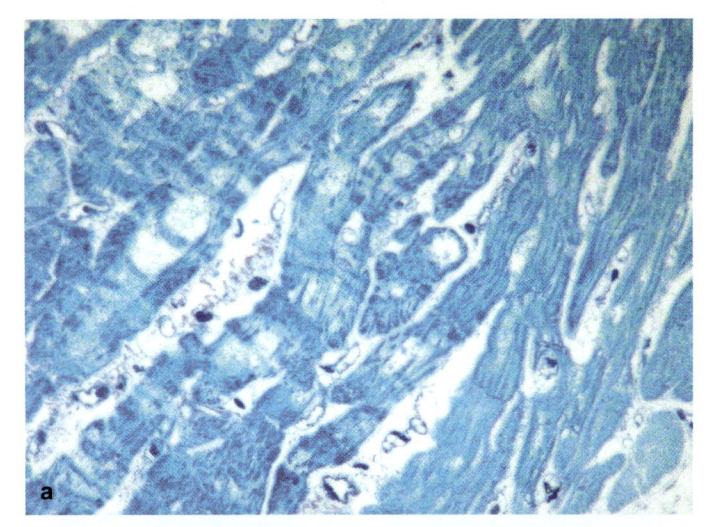

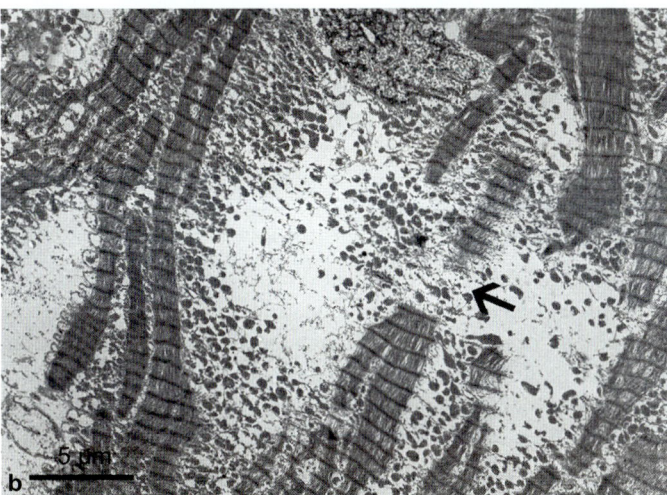

Abb. 19.33 Durch Anabolika verursachte Myokardveränderung bei einem Bodybuilder. a Fokal ausgeprägte Vakuolisierung des Sarkoplasmas der Herzmuskelzellen mit Hyperkontraktionsbändern der Myofibrillen. Endomyokardbiopsie, Luxol-Färbung, Vergr. 120-fach. **b** Elektronenmikroskopisch nachweisbare, segmental angeordnete Herzmuskelzellnekrosen (Pfeil). Vergr. 5000-fach. [R398]

sind. Bei Kindern und Jugendlichen, die unter dem Bild des unerwarteten und plötzlichen Herztodes sterben, finden sich in 17–21 % der Fälle entzündliche myokardiale Veränderungen. Bei Infektionen mit *Coxsackieviren* der Gruppe B wird die Inzidenz einer Myokarditis anhand epidemiologischer Daten auf 5–20 % geschätzt. Das Manifestationsalter einer Virusmyokarditis verlagert sich in industrialisierten Ländern zunehmend in die junge Erwachsenenperiode: 52 % der Virusmyokarditiden manifestieren sich im Alter von 20–39 Jahren. Bei Neugeborenen und Kindern unter 6 Monaten sind fulminante Krankheitsverläufe bekannt: Die von Coxsackieviren ausgelöste Säuglingsmyokarditis hat eine Mortalität von bis zu 50 %.

Ätiologie Man unterscheidet zwischen **nichtinfektiösen** und **infektiösen** Formen der Myokarditis.

Nichtinfektiöse Formen der Myokarditis

Riesenzellmyokarditis Eine seltene Erkrankung unbekannter Ätiologie, die Jugendliche und Patienten im jungen Erwachsenenalter befallen kann. Sie hat einen rapiden, meist letalen Verlauf mit einer massiven Destruktion der Myozyten durch mehrkernige Riesenzellen begleitet von Lymphozyten, Plasmazellen und auch eosinophilen Granulozyten. Die Diagnose wird mit einer Endomyokardbiopsie gesichert. Therapie der Wahl ist immunsuppressive Therapie bzw. eine Herztransplantation.

Hypersensitivitätsmyokarditis Diese Erkrankung wird durch eine Überempfindlichkeitsreaktion auf verschiedene Medikamente hervorgerufen (u. a. Sulfonamide, Isoniazid, Penizillin, Tetrazykline, Phenylbutazon, Methyldopa, Kokain, Streptomycin). **Histologisch** handelt es sich um eine interstitielle chronische Entzündung, typischerweise mit Lymphozyten, Plasmazellen, Makrophagen und reichlich eosinophilen Granulozyten.

Klinisch findet man eine Eosinophilie, Herzrhythmusstörungen, eine leichte Kardiomegalie, leicht erhöhte herzspezifische Enzyme und eine erhebliche Tachykardie.

Hypereosinophile Myokarditis Diese Erkrankung tritt bei Patienten im mittleren Erwachsenenalter auf, die eine mehr als 6 Monate bestehende Bluteosinophilie von über 1.500 Eosinophilen/mm^3 aufweisen. Die Entzündung spielt sich in beiden Ventrikeln ab und ist histologisch (Endomyokardbiopsie) charakterisiert durch eine massive Infiltration des Endo- und Myokards durch eosinophile Granulozyten mit ausgedehnten Herzmuskelzellnekrosen.

Rheumatische Myokarditis Die rheumatische Myokarditis ist eine granulomatöse Myokarditis im Rahmen des rheumatischen Fiebers (➤ Kap. 19.4.1).

Granulomatöse Myokarditis Die häufigste Form der granulomatösen Myokarditiden ist die Myokarditis im Rahmen einer kardialen Beteiligung bei Sarkoidose. Eine Herzbeteiligung (Rhythmusstörungen) findet sich in 20 % der Fälle, in 6 % ist die Myokarditis die Todesursache.

Die epitheloidzelligen Granulome mit mehrkernigen Riesenzellen können bei der Sarkoidose sehr groß sein. Sie liegen meist in der Wand des linken Ventrikels sowie im Septum interventriculare unter Einbeziehung des Reizleitungssystems.

Infektiöse Formen der Myokarditis

Bakterielle und mykotische Myokarditis

Ätiologie Die bakterielle Myokarditis ist eine hämatogen entstandene eitrige Myokarditis („**septische Kardiomyopathie**"). Zu den häufigsten Erregern gehören Staphylokokken, *Pseudomonas, Proteus, Aerobacter,* Klebsiellen und Pneumokokken. Ein dysfunktionelles Immunsystem, z. B. bei Diabetes mellitus oder bei schweren Verbrennungen, kann prädisponieren. Ausgangsherde können die unterschiedlichsten Infektionen im Organismus sein. Seit Einführung der Antibiotikatherapie sind bakterielle Myokarditiden seltener geworden, bei primär oder sekundär immungeschwächten Patienten finden sich allerdings zunehmend Pilzinfektionen (*Candida albicans*, *Aspergillen* u. a.).

Morphologie

Das **makroskopische** Bild zeigt Myokardabszesseder, die sich oft als kleine gelbliche Herde darstellen.
Histologisch findet man in untergegangenem Herzmuskelgewebe konfluierende Granulozytenaggregate.

Klinische Relevanz Die myokardialen Schädigungen sind oft im EKG nachweisbar. Die Prognose der bakteriellen oder mykotischen Myokarditis ist schlecht. Häufig sterben die Patienten an den Folgen der septischen Allgemeininfektion im septischen Schock (> Kap. 7.10.1).

Diphtheriemyokarditis

Die diphtherieassoziierte Myokarditis war vor der Einführung der Diphtherieschutzimpfung eine sehr gefürchtete, oft tödliche Komplikation. Das von *Corynebacterium diphtheriae* freigesetzte Exotoxin gelangt auf dem Blutweg in die Herzmuskelfasern – bevorzugt des rechten Herzens und des Reizleitungssystems – mit konsekutiver Verfettung und scholligem Zerfall, begleitet von einer mononukleären Entzündung. Bei Ausheilung entwickelt sich eine interstitielle Fibrose.

Myokarditis durch Protozoen

Ätiologie Die Toxoplasmose (Infektion mit *Toxoplasma gondii*) ist ein Risiko für Patienten unter Chemotherapie, bei HIV/AIDS und nach Organtransplantationen. Bei Herztransplantationen kann es unter immunsuppressiver Therapie in der frühen postoperativen Phase zu einer Reaktivierung einer bereits durchgemachten Toxoplasmose kommen. Auch De-novo-Infektionen sind bekannt, wobei der Erreger teilweise aus dem Spenderorgan auf den Transplantatempfänger übertragen wird.

Die gehäuft in Lateinamerika auftretende Chagas-Krankheit, verursacht durch *Trypanosoma cruzi*, manifestiert sich am Herzen meist als akute, in 10–30 % der Fälle als chronische Myokarditis.

Morphologie

Die von der Chagas-Krankheit befallenen Herzen sind erheblich vergrößert. Die dilatierten Ventrikel haben schlaffe Kammerwände.
Die Toxoplasmen werden in kleinen Pseudozysten in den aufgetriebenen Muskelfasern nachgewiesen. Eine stärkere entzündliche Reaktion fehlt meist. **Histologisch** sind ausgedehnte herdförmige Infiltrate von Lymphozyten und Plasmazellen nachzuweisen. Dazwischen finden sich feinfleckige Myokardnekrosen. Pseudozysten

mit Erregern sind allerdings nur selten zu beobachten. Darüber hinaus findet man eine Zerstörung der Nervenzellen in den Ganglien der Herzvorhöfe.

Virale Myokarditis

Ätiologie Zahlreiche Viren können eine Herzmuskelentzündung auslösen. Man unterscheidet zwischen primär kardiotropen und nicht kardiotropen Viren.
- **Primär kardiotrope Viren:** Enteroviren (speziell *Coxsackie-B-Viren*), Adenoviren
- **Nicht kardiotrope Viren:** Zytomegalievirus, Flaviviren, FSME-, Dengue-, Hantavirus, Hepatitis-C-Virus, Herpes-simplex-Virus, HI-Virus, Influenzaviren, Masernvirus, Mumpsvirus, Parvo-B19-Virus, Respiratory-syncytial-Virus, Rötelnvirus, Tollwutvirus, Varizella-Zoster-Virus.

Bei Infektion mit den genannten Viren kann es zu einer Herzbeteiligung mit lymphozytärer Myokarditis und nur gering ausgeprägten Herzmuskelzellnekrosen kommen.

Pathogenese

Beispiel Coxsackie-B-Virus-Infektion: Coxsackie-B-Viren sind die häufigsten Erreger einer Virusmyokarditis. Die Eintrittspforte ist vorwiegend der Mund. Die anfängliche Virusvermehrung findet im Pharynx und Intestinaltrakt statt. Nach der Replikation des Virus in regionalen Lymphknoten kann es in einer kurzen **virämischen Phase** zu einer ausgedehnteren Infektion von Zellen des Makrophagen/Monozyten-Systems mit weiterer Virusvermehrung kommen. Virusvirulenz und Wirtsfaktoren bestimmen den weiteren Verlauf. Die Zielorgane (z. B. Herz) werden während der virämischen Phase infiziert, die mit dem Auftreten neutralisierender Antikörper endet. Im Verlauf einer Coxsackie-B-Virus-Infektion werden infektiöse Viruspartikel über mehrere Wochen mit dem Stuhl ausgeschieden.

Für die initiale Organschädigung ist eine **virusinduzierte Lyse von Myozyten** verantwortlich, verursacht von einer intrazellulären Virusreplikation, die bereits vor der zellulären Entzündungsreaktion nachweisbar ist. Die reaktive Entzündungsreaktion durchläuft zwei Phasen:
- zunächst die **unspezifische Immunantwort** mit Makrophagen und natürlichen Killerzellen,
- in einer zweiten Welle die **spezifische Immunantwort** mit T-Helferzellen und zytotoxischen T-Lymphozyten

Diese Entzündungsreaktion erscheint trotz Expression kardiodepressiver Zytokine (z. B. Interleukin 1β und TNF-α) protektiv, da es den Effektorzellen der zellulären Immunität in der Regel gelingt, infizierte myokardiale Zellen zu eliminieren. Dementsprechend heilen die meisten Myokarditiden aus. Bei einer narbigen Defektheilung kann es jedoch zu einer bleibenden funktionellen Schädigung des Myokards kommen. Bei einem Teil der Patienten entwickelt sich aus bisher unbekannten Gründen eine **chronische Myokarditis,** bei der es sich nicht notwendigerweise um eine persistierende Coxsackie-B-Virus-Infektion handeln muss, da klinische Befunde auch eine postvirale Immunpathogenese der Myokardschädigung ohne Viruspersistenz belegen. Eine persistierende enterovirale Infektion kann zudem auch im Stadium der chronischen Myokarditis noch spontan mit und ohne Residualschädigung ausheilen. Andererseits entwickelt ein Teil der Patienten mit akut aufgetretener schwerster Herzinsuffizienz ein chronisch progredientes Krankheitsbild im Sinne einer **dilatativen Kardiomyopathie,** die ebenfalls mit einer Viruspersistenz verbunden sein kann.

Bei durchschnittlich 25 % der Patienten mit chronischer Myokarditis und/oder dilatativer Kardiomyopathie gelingt mit molekularbiologischen Methoden ein positiver Enterovirusnachweis im Myokard.

Morphologie

Die endgültige Sicherung der klinischen Verdachtsdiagnose „Myokarditis" wird anhand der histologischen Beurteilung einer Endomyokardbiopsie gesichert. Nach der Dallas-Klassifikation von 1984 werden bei Erst- und Konsekutivbiopsien folgende Diagnosen unterschieden:

- **Erstbiopsie**
  - **Akute Myokarditis:** fokale oder diffuse mononukleäre Entzündungsinfiltrate mit Myozytolysen und interstitiellem Ödem (➤ Abb. 19.34)
  - **Borderline-Myokarditis:** schüttere lymphohistiozytäre Infiltrate, meist ohne Myozytolysen
  - **Keine Myokarditis**
- **Konsekutivbiopsie** (Myokarditis muss durch eine vorausgegangene Biopsie gesichert worden sein)
  - **Chronische Myokarditis:** Fortbestehen der interstitiellen Entzündung wie bei Boderline-Myokarditis mit oder ohne begleitende Fibrose
  - **Abheilende Myokarditis:** mit lymphozytärem Infiltrat ohne Myozytolysen
  - **Abgeheilte Myokarditis:** mit kleinen Narben nach vorheriger akuter Myokarditis

Die **Dallas-Kriterien** für die histologisch-pathologische Beurteilung von Endomyokardbiopsien basieren auf histologischen Routinefärbungen ohne immunhistochemische und molekularbiologische Untersuchungen und sind deshalb lediglich zur Beurteilung einer akuten Myokarditis mit nekrobiotischen Veränderungen von Myozyten in Anwesenheit eines ausgeprägten Entzündungsinfiltrats nützlich.

Problematisch ist die alleinige Anwendung der Dallas-Kriterien für chronische Herzmuskelerkrankungen, da ein chronisch dilatiertes Herz in jedem Falle eine Myozytenhypertrophie, daneben aber auch eine Myozytendegeneration und eine interstitielle Myokardfibrose aufweist. In einem solchen Herz findet man immer wieder lymphozytäre Infiltrate ohne offensichtliche Myozytennekrosen, die Ausdruck sowohl einer viralen als auch einer autoimmunologischen chronischen Herzerkrankung sein können. Dementsprechend wurde in der 1996 publizierten WHO/ISFC-Task-Force-Klassifikation der Kardiomyopathien erstmalig auch der Begriff „**inflammatorische Kardiomyopathie**" als **akute** und **chronische Myokarditis** mit kardialer Dysfunktion eingeführt.

Für die chronische Myokarditis bzw. inflammatorische dilatative Kardiomyopathie wurden 1998 von der WHO/ISFC-Task-Force erneut auf der Grundlage immunhistochemischer Untersuchungen Kriterien für die Diagnostik der chronischen Entzündung des Herzens festgelegt und somit die Dallas-Klassifikation an die neue Definition angepasst. Durch die Verwendung monoklonaler Antikörper gegen Lymphozytenoberflächenantigene (z. B. CD3, CD4, CD8) und gegen Makrophagen (CD68) werden entzündliche Veränderungen des Myokards im Sinne einer chronischen Myokarditis bzw. entzündlichen dilatativen Kardiomyopathie definiert, wenn mehr als 14 Lymphozyten/Makrophagen/mm^2 nachweisbar sind (➤ Abb. 19.35). Wichtige ätiologische Hinweise auf eine Viruspathogenese der Myokarditis kann man aus dem molekularpathologischen Befund von Endomyokardbiopsien ableiten. Hierbei nutzt man sowohl die In-situ-Hybridisierung als auch die Polymerase-Kettenreaktion (PCR).

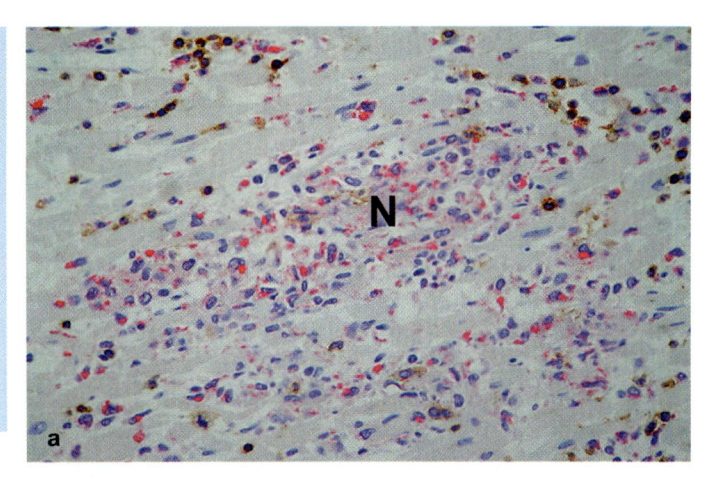

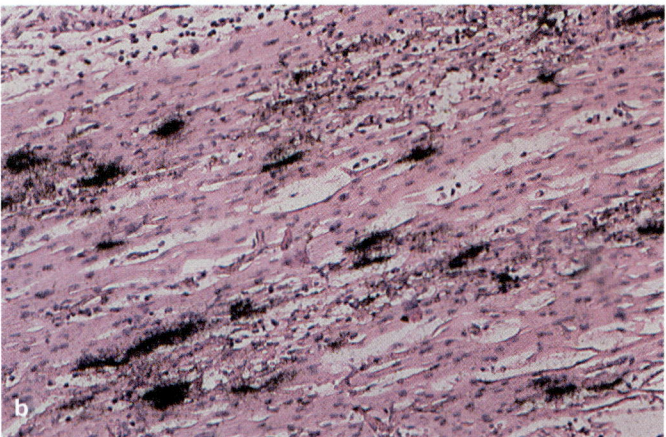

Abb. 19.34 Akute Virusmyokarditis. a Umschriebene Myozytennekrosen (N), umrandet von CD3-positiven T-Lymphozyten (braun) und PGM-1-positiven Makrophagen (rot). Immunhistochemische Doppelfärbung, Vergr. 120-fach. **b** Enteroviruspositive In-situ-Hybridisierung von Myozyten (schwarze Signale). HE, Vergr. 100-fach. [R398]

Klinische Relevanz Die Diagnosestellung einer Virusmyokarditis ist zweifelsfrei nur aus der **Endomyokardbiopsie** unter Einbeziehung histologischer, immunhistochemischer und molekularpathologischer Methoden möglich. Die Endomyokardbiopsie ist bei allen Patienten indiziert, bei denen eine neu aufgetretene ungeklärte Herzinsuffizienz, lebensbedrohliche ventrikuläre Rhythmusstörungen oder ein reanimationspflichtiger Zustand vorliegen. Differenzialdiagnostisch ist eine koronare Herzerkrankung mit einer Koronarangiografie auszuschließen. Eine Endomyokardbiopsie ist allerdings nur dann indiziert, wenn sichergestellt ist, dass eine umfassende histologische, immunhistochemische und molekularpathologische Diagnostik durchgeführt wird.

Bei viruspositiver Myokarditis ist eine immunsuppressive Therapie mit Kortikosteroiden kontraindiziert, da hierdurch die Virusreplikation erhöht und das endogene Interferonsystem gehemmt würde. Eine allgemeine therapeutische Empfehlung beinhaltet bei histologisch gesicherter Myokarditis stets die körperliche Schonung für 3–6 Monate und eine symptomatische medikamentöse Therapie.

19.7 Plötzlicher Herztod

Zunehmend berichten die Medien über plötzliche Todesfälle bei Hobby- und Hochleistungssportlern. Bei Abklärung dieser plötzlichen Todesfälle müssen u. a. auch forensische Aspekte berücksichtigt werden (Tod aus natürlicher oder unnatürlicher Ursache, z. B. Doping).

Definition Die WHO definiert den **plötzlichen Herztod** („sudden cardiac death", SCD) als einen Tod, der sich innerhalb von 24 h nach Einsetzen kardialer Symptome ereignet. Der plötzliche Herztod muss eine natürliche Ursache haben, unerwartet aufgetreten und nicht durch extrakardiale Ursachen bedingt sein.

Epidemiologie In den USA sterben jährlich zwischen 300.000 und 400.000 Menschen an einem plötzlichen Herztod, in Deutschland rund 100.000. Männer (70 %) sind wesentlich häufiger betroffen als Frauen (30 %).

Ätiologie Hauptursache des plötzlichen Herztods ist eine bis zum Ereignis klinisch unbekannte koronare Herzkrankheit (80 %), gefolgt von Kardiomyopathie, hypertensiver Herzerkrankung, Herzklappenerkrankung, Myokarditis, nicht atherosklerotisch bedingter koronarer Herzerkrankung, kongenitaler Herzerkrankung und pathologischen Veränderungen des Reizleitungssystems. In 10 % der Fälle hat der plötzliche Herztod kein morphologisches Substrat.

Akuter Koronartod

Eine Subgruppe des plötzlichen Herztodes ist der akute Koronartod. Er ist definiert als ein unerwarteter plötzlicher Herztod, der 1–6 h nach einem akuten Herzanfall eintritt. Wahrscheinliche Ursache ist eine ischämiebedingte Arrhythmie und kein Herzinfarkt. Obduktionsbefunde dokumentieren eine stenosierende 2- und 3-Gefäß-Erkrankung bei 85–90 % und eine 1-Gefäß-Erkrankung bei 10–15 % der Patienten. **Histologisch** findet man bei 80 % der Patienten in Organisation stehende Thrombosen. Instabile Plaques zeigen in 40 % der Fälle Intimaeinblutungen oder eine Plaqueruptur (20 %) sowie in 30–75 % der Fälle thrombozytenreiche, nicht lichtungsverschließende Thrombosen. Im Lumen kleinerer intramyokardialer Arterienäste sind häufig zahlreiche Mikroembolien nachweisbar, die u. a. für die Entstehung fataler Arrhythmien verantwortlich gemacht werden. Im Myokard ist weder makroskopisch noch mikroskopisch ein frischer Herzinfarkt zu erkennen.

Plötzlicher Tod bei Sportlern

Obduktionsbefunde bei Hobbysportlern (Jogging, Marathonlauf, Schwimmen, Radfahren, Skifahren, Fußball) zeigen, dass in mehr als 70 % der Fälle eine koronare Herzerkrankung für den plötzlichen Tod verantwortlich ist (> Tab. 19.6).

Bei Leistungssportlern, die in der Regel einer ärztlichen Kontrolle unterliegen, ändert sich das Spektrum (> Tab. 19.6). Die Inzidenz der koronaren Herzerkrankung nimmt deutlich ab zugunsten primärer und sekundärer myokardialer Erkrankungen, kongenitaler Koronararterienanomalien und klinisch nicht erkannter entzündlicher Herzerkrankungen.

Nicht immer liegt dem plötzlichen Tod ein organisches Leiden zugrunde. Mitunter ist er auch die Folge einer Herzerschütterung durch ein stumpfes Thoraxtrauma (Ball, Hockeyschläger). Dass selbst verhältnismäßig schwache Hiebe auf die Brust tödliche Auswirkungen haben können, hängt offenbar mit einer bestimmten Phase des Herztakts zusammen. Während der Repolarisation, wenn sich die elektrische Erregung zurückbildet, ist der Herzrhythmus einige Millisekunden lang besonders labil. Wird er in diesem Augenblick gestört, kann er in bedrohlicher Weise entgleisen. Bei 18 % der Hobbysportler und bei 5,5 % der Leistungssportler sind unterschiedliche extrakardiale Ursachen für den plötzlichen Tod verantwortlich.

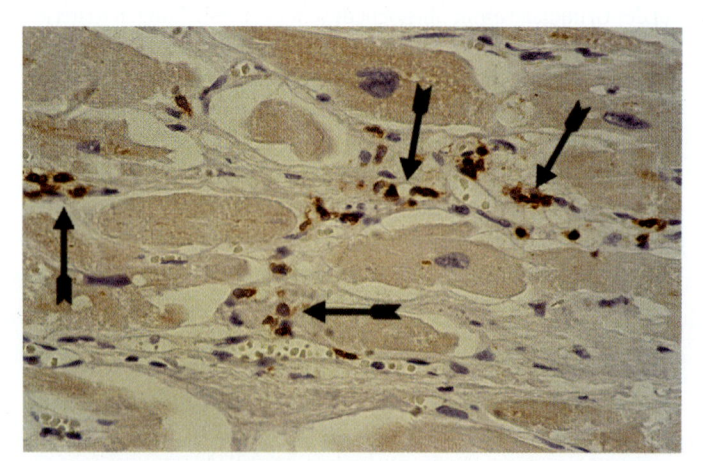

Abb. 19.35 Virale Myokarditis. Chronische Myokarditis mit multifokalen CD3-positiven T-Lymphozyten-Infiltraten im Interstitium (Pfeile) ohne Myozytennekrosen. Immunhistochemische Färbung, Vergr. 200-fach. [R398]

19.8 Perikard

Das Perikard besteht aus dem viszeralen und dem parietalen Blatt. Das viszerale Blatt ist gleichzeitig die äußerste Schicht des Herzens (Epikard). Das Epikard setzt sich aus kollagenen und elastischen Fasern zusammen und wird von einer Einzelschicht von Mesothelzellen überzogen. Unter physiologischen Bedingungen enthält das Perikard bis zu 30 ml seröse Flüssigkeit. Das Perikard verhindert eine gleichzeitige Dehnung beider Herzhälften. Er begrenzt die Dilatation und erlaubt nur einem Ventrikel eine beträchtliche akute Erweiterung, z. B. dem rechten bei akuter Lungenembolie.

19.8.1 Perikarderguss

Hydroperikard

Syn.: Herzbeutelerguss

Definition Der Begriff Hydroperikard bezeichnet eine pathologische, nichtentzündliche Flüssigkeitsansammlung im Perikard, die bernsteinfarben ist und einen geringen Eiweißgehalt aufweist (spezifisches Gewicht unter 1015 g/l).
Ätiologie Das Hydroperikard tritt sowohl bei einer chronischen Herzinsuffizienz als auch bei Hypalbuminämie auf und wird auf einen erhöhten hydrostatischen bzw. einen verminderten onkotischen Druck zurückgeführt (➤ Kap. 7.4).

Hämoperikard

Definition Das Auftreten von Blut im Perikard wird als Hämoperikard bezeichnet und umfasst Blutungen ins Perikard und den hämorrhagischen Perikarderguss.
Ätiologie Die Ursachen eines Hämoperikards umfassen:
- Ruptur eines transmuralen Myokardinfarkts
- Ruptur eines Aortenaneurysmas, das im Perikardanteil der Aorta ascendens liegt
- Thoraxtrauma mit traumatischen Einrissen von Gefäßen und/oder Herzvorhöfen
- Blutbeimengung bei einer Perikardkarzinose (➤ Abb. 19.36)
- Blutbeimengung bei einer Perikarditis (➤ Kap. 19.8.2)

Klinische Relevanz Ein rasch auftretender Perikarderguss löst eine akute **Herzbeuteltamponade** aus, die schon bei einer Menge von 150–300 ml einen tödlichen Ausgang haben kann. Bei einer langsamen Vermehrung eines Ergusses passt sich dagegen das Perikard durch allmähliches Wachstum an und kann dann bis zu 2 l Flüssigkeit enthalten. Empfehlenswert ist eine zytologische Untersuchung der Perikardflüssigkeit – insbesondere bei hämorrhagischen Ergüssen (Ausschluss einer Perikardkarzinose).

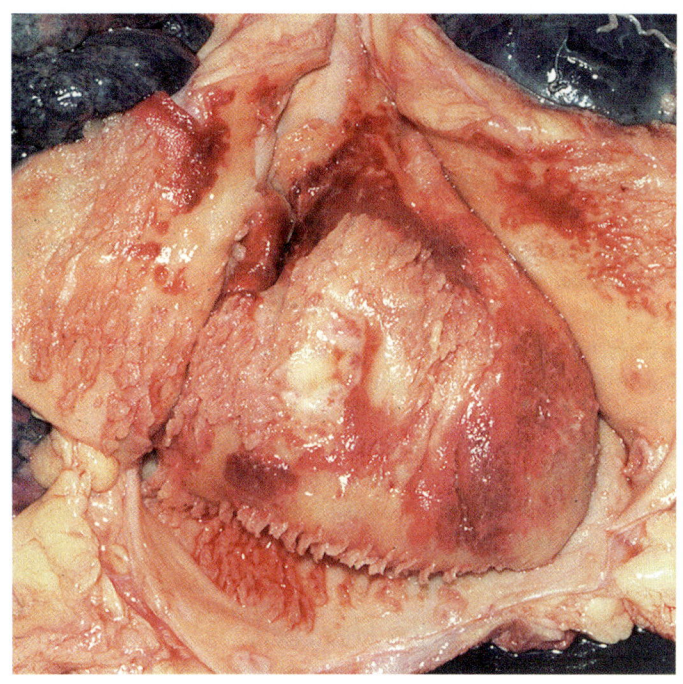

Abb. 19.36 Fibrinös-hämorrhagische Perikarditis bei metastasierendem Mammakarzinom. [R398]

19.8.2 Perikarditis

Ätiologie Die Ätiologie der Perikarditis variiert. Eine wesentliche Gruppe sind **erregerbedingte Entzündungen**, z. B. durch Bakterien, Viren oder Pilze. Iatrogene Eingriffe können Mikroorganismen den Zugang ermöglichen. Eine andere vielfältige Gruppe der Perikarditiden ist Ausdruck einer **Krankheit außerhalb des Perikards**. Dazu gehören:
- Stoffwechselerkrankungen wie bei Urämie und diabetischer Ketoazidose
- Bindegewebserkrankungen wie rheumatoide Arthritis und systemischer Lupus erythematodes (SLE)
- Myokarderkrankungen wie Myokardinfarkt und Myokarditis
- Erkrankungen benachbarter Organe
- Postoperative (traumatische) Perikarditis

Morphologie

Die **bakterielle Perikarditis** kann serös, fibrinös oder eitrig sein. Die **urämische Perikarditis** ist eine fibrinöse Entzündung.

Die **Pericarditis epistenocardica** entwickelt sich bei einem Myokardinfarkt als fibrinöse, gelegentlich auch serofibrinöse und hämorrhagische Perikarditis und bleibt meist auf das Infarktgebiet beschränkt.

Die **rheumatische Perikarditis** dokumentiert sich unter dem Bild einer serofibrinösen Entzündung mit typischer fibrinoider Verquellung des Bindegewebes sowie rheumatischen Granulomen.

Die **tuberkulöse Perikarditis** entsteht häufig durch direktes Übergreifen aus der Nachbarschaft, z. B. eines tuberkulösen Lymphknotens oder eines tuberkulösen Lungenherdes mit histologisch nachweisbaren tuberkulösen Granulomen.

Bei **malignen Tumoren** kann eine fibrinöse, seröse und oft hämorrhagische Perikarditis die karzinomatösen Infiltrate der Perikardblätter begleiten (> Abb. 19.36).

Die sogenannte **traumatische Spätperikarditis** (Postkardiotomiesyndrom) wird frühestens eine Woche nach einem herzchirurgischen Eingriff gesehen und imponiert morphologisch als serofibrinöse Perikarditis.

Klinische Relevanz Komplikationen der verschiedenen Perikarditisformen sind Verwachsungen, die teilweise zu einer vollständigen Obliteration des Perikards führen können (Pericarditis constrictiva). Hierdurch kommt es zu einer Beeinflussung der diastolischen Kammerfüllung mit Einflussstauung und vermindertem Schlagvolumen, die einen chirurgischen Eingriff (Dekortikation) erforderlich macht.

19.9 Tumoren des Herzens

Klinisch und pathologisch-anatomisch müssen Pseudotumoren (parietale Thromben, entzündlicher, kalzifizierender amorpher und mesothelialer Pseudotumor) sowie Heterotopien und ektopes Gewebe (AV-Mesotheliom, Teratom, ektopes Schilddrüsengewebe) von den primären und metastatischen Tumoren des Herzens abgegrenzt werden.

19.9.1 Primäre Tumoren des Herzens

Primäre Tumoren des Herzens und des Perikards sind selten. Sie werden in weniger als 0,1 % der Obduktionen beobachtet. Im Herzen sind benigne Formen 3-mal häufiger als maligne, im Perikard (Mesotheliome) sind beide Formen gleich häufig. Tumoren des Herzens kommen in allen Altersklassen vor. Histogenetisch handelt es sich um mesenchymale Tumoren, die ausgehen
- vom Endokard (papilläres Fibroelastom);
- vom Myokard (Rhabdomyome, Purkinje-Zell-Hamartom);
- vom Fettgewebe (lipomatöse Hypertrophie, Lipome, selten Liposarkome);
- vom Bindegewebe (Fibrome, inflammatorischer myofibroblastischer Tumor, malignes fibröses Histiozytom, Fibrosarkom, Leiomyosarkom);
- von Blutgefäßen (Hämangiom, epitheloides Hämangioendotheliom, Angiosarkom);
- von neuralem Gewebe (Granularzelltumor, Schwannom/Neurofibrom, Paragangliom, malignes Schwannom/Neurofibrosarkom).

Hinzu kommen noch maligne Lymphome und das Myxom, dessen Histogenese bis heute unklar ist.

Kardiales Myxom

Syn.: Vorhofmyxom

Epidemiologie Das kardiale Myxom ist der häufigste Herztumor. Es tritt vor allem zwischen dem 30. und 60. Lebensjahr auf. Frauen sind häufiger betroffen als Männer.

Morphologie

Kugelförmige oder polypöse Geschwülste liegen auf dem Endokard (> Abb. 19.37) und sind **makroskopisch** und mit bildgebenden radiologischen Verfahren kaum von einem organisierten Thrombus zu unterscheiden. Sie kommen grundsätzlich in allen Herzhöhlen vor, zu 95 % jedoch in den Vorhöfen, insbesondere links in der Nähe der Valvula foraminis ovalis, dem linksseitigen Pendant der rechtsseitigen Fossa ovalis. **Histologisch** zeigt dieser Tumor ein ausgesprochen heterogenes Bild, das durch Vernarbungsprozesse und Thrombosen unterschiedlichen Alters kompliziert wird. Zur sicheren Identifizierung werden heute immunhistologische Verfahren eingesetzt, die eine variable Immunreaktivität gegenüber S100, SM-Aktin, CD31 und Vimentin sowie Calretinin aufweisen.

Klinische Relevanz Durch Verlegung der Klappenebene oder durch einen Prolaps des Tumors in die Mitralklappe wird die diastolische Ventrikelfüllung behindert. Lageabhängig können **Synkopen** auftreten. Je nach Lokalisation sind **Embolien** in den großen oder kleinen Kreislauf möglich, ebenso **Herzrhythmusstörungen**. Die Tumoren sind gut operabel.

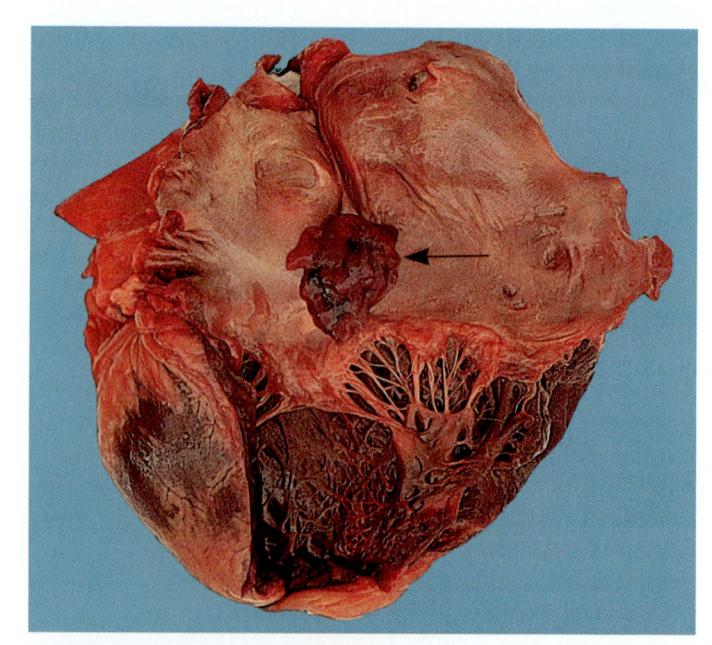

Abb. 19.37 Vorhofmyxom des Herzens. Typischer polypöser gelappter Tumor (Pfeil), der häufig nur durch einen schmalen Stiel mit dem Endokard verbunden ist und durch seine Beweglichkeit die Klappenebene verlegen kann. [R398]

Rhabdomyome

Rhabdomyome sind gutartige Tumoren. Es sind die häufigsten primären Herztumoren und kommen meist im Kindesalter vor. Fast regelmäßig sind die Tumoren mit der tuberösen Sklerose assoziiert (➤ Kap. 8.10.11).

> **Morphologie**
>
> **Makroskopisch** handelt es sich meist um mehrere kleinere, glatt begrenzte, subendokardiale Tumoren, häufig in der Nachbarschaft der AV-Klappen. **Histologisch** ist der Tumor aufgebaut aus vakuolisierten, glykogenreichen Zellen mit einer Desmin-positiven Immunhistologie.

19.9.2 Sekundäre Tumoren des Herzens

Die metastatischen (sekundären) Tumoren des Herzens sind erheblich häufiger als die primären. Bei sorgfältiger Untersuchung findet man bei etwa 10 % der an einem malignen Tumorleiden verstorbenen Patienten **Herzmetastasen,** öfter in der linken als in der rechten Kammerwand. Metastasen im Perikard sind häufige Befunde im Endstadium eines Tumorleidens. Der häufigste Primärtumor für Herz- und Perikardmetastasen ist das maligne Melanom, gefolgt vom Bronchialkarzinom, dem Mammakarzinom und den malignen Lymphomen.

19.10 Beteiligung des Herzens im Rahmen einer SARS-Cov-2-Infektion

Eine weitere Sonderstellung neben der chronischen Myokarditis bzw. der inflammatorischen dilatativen Kardiomyopathie stellt die akute Beteiligung des Herzens im Rahmen einer schweren COVID-19-Erkrankung verursacht durch SARS-CoV-2 dar. Trotz klinisch eindeutiger Herzbeteiligung mit erhöhten Herzenzymwerten wie Troponin und Auffälligkeiten in der Echokardiographie zeigt sich auf histologischer Ebene lediglich eine Borderline-Myokarditis mit vermehrten Makrophagen (➤ Abb. 19.38). Hauptträger der Herzschädigung scheint hingegen ein Endothelschaden mit Bildung von Mikrothromben und konsekutiver Hypoxie zu sein. Hieraus resultiert eine Rekrutierung spezieller Makrophagen Subtypen (CD11b/Tie-2 positiv) mit konsekutiver Neoangiogenese (sog. intussuszeptive Angiogenese), Prozesse, welche auf lichtmikroskopischer Ebene nicht abgebildet werden können und somit im Rahmen einer Routine-Myokardbiopsie der korrekten Diagnose entgehen können (Werlein C, Ackermann M, Stark H. et al. Inflammation and vascular remodeling in COVID-19 hearts. Angiogenesis; 2022).

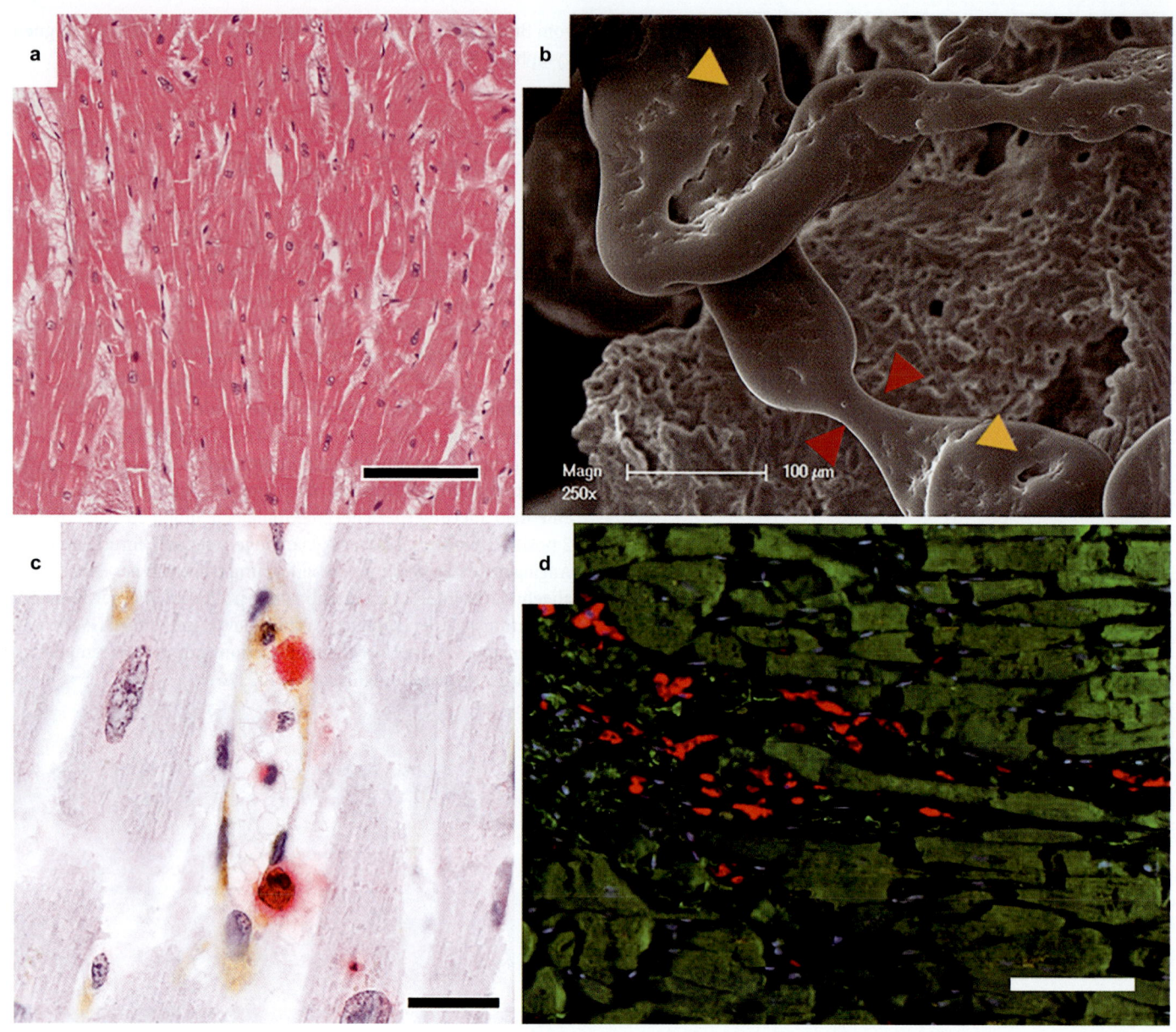

Abb. 19.38 Herzbeteiligung bei COVID-19. Bei **a** lichtoptisch fehlenden Myokarditiskriterien (HE, Scale Bar 100 µm) zeigt sich **d** immunhistochemisch eine Vermehrung von Makrophagen (Elektronenmikroskopie, scale Bar 100 µm) mit **c** peri- und intravaskulärer Akkumulation (Immunhistochemie für Tie-2/Makrophagen = rot und CD31/Gefäßendothel = braun, scale Bar 20 µm). Ursache hierfür ist eine ultrastrukturell nachzuweisende Gefäßalteration **b** mit Stenosen (rote Pfeile) und reaktiver Makrophagen-induzierter intussuszeptiver Neoangiogenese (gelbe Pfeile). Immunfluoreszenz für CD11b/ Makrophagen = rot; scale Bar 100 µm. [P1315]

KAPITEL 20

G.B. Baretton, C. Wickenhauser

Gefäße

20.1	Normale Struktur und Funktion	408	20.6	Idiopathische Medianekrose	417
20.1.1	Zelltypen	408			
20.1.2	Arterien und Arteriolen	408	20.7	Aneurysmen	418
20.1.3	Kapillaren, postkapilläre Venolen, Venen	409	20.7.1	Atherosklerotisches Aneurysma	418
20.1.4	Lymphgefäße	409	20.7.2	Kongenitales Aneurysma	419
			20.7.3	Aortendissektion (Aneurysma dissecans)	419
20.2	Reaktionen von Zellen der Gefäßwand auf Schäden	409	20.7.4	Entzündliches Aneurysma	420
			20.7.5	Arteriovenöses Aneurysma	420
20.3	Arteriosklerose	410	20.8	Vaskulitiden	420
20.3.1	Atherosklerose	410	20.8.1	Arterien	420
20.3.2	Mediasklerose Mönckeberg	416	20.8.2	Venen	425
20.4	Arteriolosklerose	416	20.9	Gefäßtumoren	426
20.5	Arteriolonekrose	417			

Zur Orientierung

Die Arteriosklerose ist mit Abstand die häufigste Arterienerkrankung des Menschen und führt die Todesursachenstatistik an. Die kausale Pathogenese ist multifaktoriell, wobei langjährige arterielle Hypertonie, Diabetes mellitus, metabolisches Syndrom und Zigarettenrauchen als gesicherte Risikofaktoren gelten. Ihre Folgen können Gefäßverengungen mit schmerzhaften und invalidisierenden Durchblutungsstörungen der Beine (Claudicatio intermittens), arterielle Thrombosen mit Infarkten (Myokardinfarkt), arterielle Embolien mit konsekutiven Infarkten, Aneurysmen oder Blutungen infolge Gefäßruptur (Gehirnblutungen) sein.

Die Regulation der Sauerstoff- und Nährstoffversorgung der Viszeralorgane und anderer peripherer Organe und Strukturen erfolgt durch das Endothel als Barrierestruktur. Das Endothel ist ferner als endokrines Organ u. a. verantwortlich für den Gefäßtonus, den kontrollierten Flüssigkeitsaustausch, die Attraktion von Leukozyten und den Hormontransit. Eine **Endotheldysfunktion** ist maßgeblich an der Entstehung und dem Verlauf verschiedener Gefäßerkrankungen beteiligt. Die Endothelschädigung ist dabei in erster Linie auf freie Radikale zurückzuführen, die Einfluss auf die endotheliale Stickstoffmonoxid-Synthase (NO-Synthase) haben und zu einem dauerhaften Endothelschaden führen können. Der Endotheldysfunktion ist somit auch bei der Entstehung vaskulärer Schäden im Rahmen eines arteriellen Hochdrucks und eines Diabetes mellitus eine entscheidende Bedeutung zuzuschreiben. Als **Aneurysmen** werden Gefäßaussackungen bezeichnet, die aufgrund der resultierenden Wandausdünnungen in der Neuro- und Gefäßchirurgie von hoher Relevanz sind und wegen der Gefahr von Gefäßrupturen und oft tödlich verlaufenden akuten Blutungen frühzeitig erkannt werden sollten. Ebenfalls klinisch bedeutsam und diagnostisch anspruchsvoll ist die Gruppe der entzündlichen Gefäßerkrankungen (**Vaskulitiden**), deren Diagnostik und Behandlung ein interdisziplinäres Vorgehen erfordern. Schließlich gehören auch **Venenleiden** zu den häufigen Krankheiten unserer Gesellschaft. Sie umfassen Ektasien (Varizen) sowie Entzündungen, die nicht selten mit Venenthrombosen und konsekutiven Thrombembolien einhergehen.

Die morphologische Diagnostik spielt vor allem bei der Klassifikation von Vaskulitiden und Aneurysmen eine wichtige Rolle.

20.1 Normale Struktur und Funktion

20.1.1 Zelltypen

Blutgefäße gehören zu den einfachsten Gewebestrukturen des menschlichen Organismus. Die Gefäßwand setzt sich prinzipiell aus lediglich zwei Zelltypen zusammen, den Endothelzellen und den glatten Muskelzellen. Entsprechend lassen sich auch die meisten vaskulären Erkrankungen auf Fehlfunktionen dieser beiden Zelltypen zurückführen oder entstehen aus der Interaktion von Leukozyten mit ihnen.

Endothelzellen Eine einschichtige, flache Endothelzellschicht bedeckt die Tunica intima, die innerste Gefäßwandschicht. Die **Integrität dieser Endothelschicht** ist für die Gefäßfunktion entscheidend. Endothelzellen stellen keineswegs lediglich eine einfache „mechanische" Barriere dar, sondern üben eine Vielzahl unterschiedlicher **Funktionen** aus:

- Bildung einer semipermeablen Membran zwischen dem zirkulierenden Blut und dem subendothelialen Gewebe
- Expression von Adhäsionsmolekülen an ihrer luminalen Oberfläche (z. B. P-Selektin, E-Selektin, interzelluläres Adhäsionsmolekül 1 [ICAM-1], Plättchen-/Endothelzelladhäsionsmolekül 1 [PCAM-1], vaskuläres Zelladhäsionsmolekül 1 [VCAM-1; ➤ Kap. 3.2.2])
- Expression von Rezeptoren für Hormone (z. B. Steroidhormone) und vasoaktive Mediatoren
- Produktion von vasoaktiven Stoffen mit regulatorischer Wirkung auf den Gefäßtonus:
  - Vasodilatatorisch: z. B. Stickstoffmonoxid (NO), Prostazyklin (PGI_2)
  - Vasokonstriktiv: z. B. Endothelin, Angiotensin II
- Beeinflussung der lokalen Hämostase durch Bildung von Gerinnungs- und Fibrinolysefaktoren:
  - Prothrombotisch: Thromboxan A_2, Von-Willebrand-Faktor (vWF), Tissue-Factor (TF), plättchenaktivierender Faktor (PAF), Plasminogenaktivator-Inhibitor (PAI)
  - Antithrombotisch: Prostazyklin, Thrombomodulin, Plasminogenaktivator, heparinartige Moleküle
- Parakrine Regulation des subendothelialen Gewebes und Beeinflussung von Entzündungsreaktionen durch Bildung von:
  - Wachstumsfaktoren und Mediatoren, z. B. „platelet-derived growth factor" (PDGF), „basic-fibroblast growth factor" (bFGF), Makrophagenkolonie-stimulierender Faktor (M-CSF)
  - Wachstumsinhibitoren, z. B. Heparin, „transforming growth factor-β" (TGF-β)

Glatte Muskelzellen Die glatten Muskelzellen liegen in der auf die Intima folgenden Tunica media. Sie sind spindelförmig, mit einem einzelnen, lang gezogenen Zellkern und dienen einerseits der Vasokonstriktion bzw. der Vasodilatation, bilden jedoch auch Kollagen, Elastin und Proteoglykane, also wichtige Stabilisationsfaktoren für das Gefäß. Ihr Wachstum und ihre Migration werden u. a. reguliert durch PDGF, bFGF sowie Interleukin 1 (IL-1), z. B. aus Endothelzellen und Entzündungszellen. Der Aufbau der Media ist in den verschiedenen Gefäßtypen unterschiedlich und lässt so eine histologische Klassifikation zu.

20.1.2 Arterien und Arteriolen

Als **Arterien** bezeichnet man Blutgefäße, die das Blut vom Herzen wegführen, sei es in den großen Kreislauf oder in den Lungenkreislauf. Ihr Durchmesser variiert von 2,5 cm in der Aorta des Erwachsenen bis zu 20–100 μm in den kleinen peripheren Arterienästen **(Arteriolen)** innerhalb von Organen oder der Muskulatur. Der prinzipielle feingewebliche Aufbau der Arterienwand ist dabei gleich (➤ Abb. 20.1):

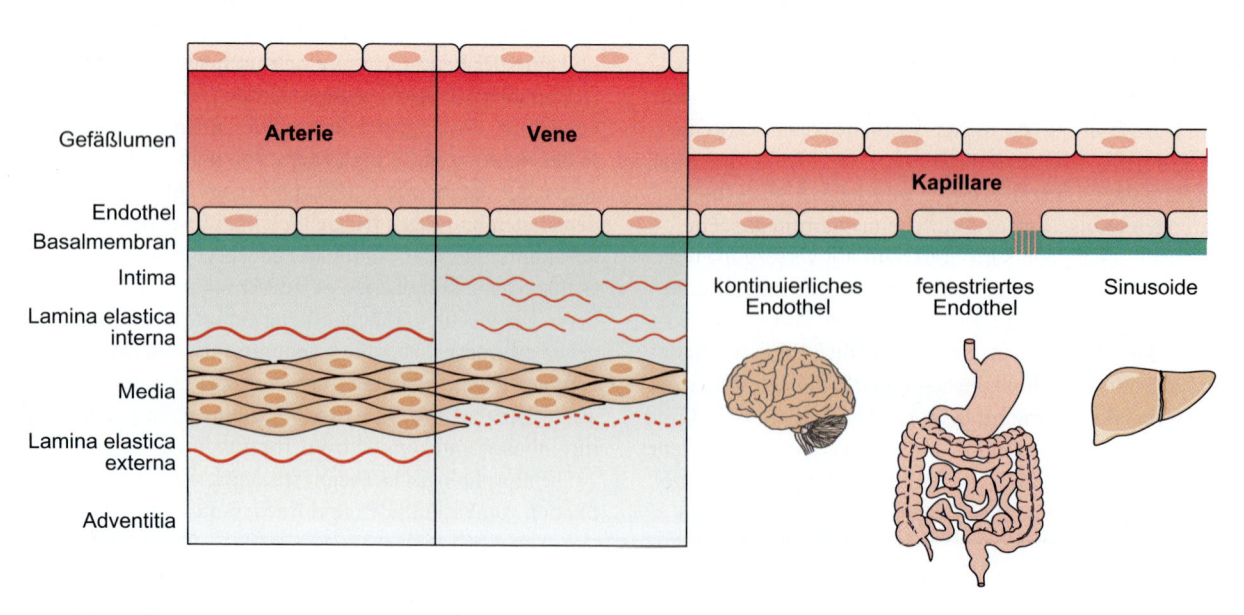

Abb. 20.1 Gefäßwandaufbau von Arterien, Venen und Kapillaren. [L106]

- Intima (einschichtiges flaches Endothel und abluminal angrenzend dünne, zellarme, lockere Bindegewebeschicht = subendotheliales Stroma)
- Lamina elastica interna (elastische Fasern)
- Media (glatte Muskelzellen und elastische Fasern)
- Lamina elastica externa (sehr dünne Schicht dicht gelagerter elastischer Fasern)
- Adventitia (lockere Bindegewebeschicht)

In der Media wird der Anteil elastischer Fasern mit abnehmendem Gefäßdurchmesser geringer zugunsten des Anteils glatter Muskelzellen. Deshalb werden **Arterien vom elastischen Typ** (in aller Regel die herznahen Arterien wie z. B. Aorta und A. carotis communis) von **Arterien des muskulären Typs** (z. B. die Aa. renales und andere periphere Arterien) unterschieden.

Während die Muskelzellen der Media in kleinen Arterien weitgehend durch direkte **Sauerstoffdiffusion** aus dem Lumen versorgt werden, ist dies für große Arterien in der Regel nicht ausreichend. Hier wird die Media durch zusätzliche Gefäße, die **Vasa vasorum**, aus der Adventitia versorgt.

20.1.3 Kapillaren, postkapilläre Venolen, Venen

Kapillaren besitzen etwa den Durchmesser eines Erythrozyten (7–8 μm). Ihre Wand ist sehr dünn und besteht lediglich aus einer Endothelzellschicht und einer schmalen Basalmembran (➤ Abb. 20.1). Die Kapillaren werden von Perizyten umgeben. Dies sind modifizierte glatte Muskelzellen, deren Funktionen bislang noch weitgehend unbekannt sind. Sie teilen mit den Endothelzellen eine gemeinsame Basalmembran. Da aus einer einzelnen Arteriole viele Kapillaren entspringen, ist der Gesamtgefäßquerschnitt groß und die Strömungsgeschwindigkeit entsprechend gering. Dadurch sind Kapillaren hervorragend zum Stoffaustausch durch Diffusion zwischen Blut und Gewebe geeignet. Es bestehen jedoch regionale Unterschiede in der Kapillarstruktur, v. a. im Hinblick auf die Kontinuität von Endothel und Basalmembran:
- Eine **kontinuierliche Endothelzellschicht** findet sich z. B. in Muskulatur, Herz, Lunge, Haut, ZNS.
- **Ein fenestriertes Endothel** ist typisch z. B. für endokrine Organe, Glomeruli der Nieren und Magen-Darm-Trakt.
- Ein **diskontinuierliches Endothel** und eine lückenhafte oder fehlende Basalmembran finden sich typischerweise in den **Sinusoiden** der Leber, des Knochenmarks und der Milz. Diese Diskontinuität erleichtert die transkapilläre Passage.

Postkapilläre Venolen Nach Passage durch das Kapillarbett gelangt das Blut in die postkapillären Venolen und danach sequenziell durch Sammelvenolen in die kleinen, mittleren und großen Venen. Die postkapillären Venolen sind ein weiterer wichtiger Ort des Stoffaustauschs zwischen Gewebe und Blut. Da der hydrostatische Druck hier geringer ist als im Kapillarbett und im Gewebe, kann Flüssigkeit aus dem Gewebe wieder nach intravasal gelangen.

Venen sind großlumige, aber dünnwandige Gefäße mit unscharf begrenzter Lamina elastica interna (➤ Abb. 20.1). Ihre Media ist schmaler und zeigt nicht den typischen regelmäßigen Aufbau der Arterien. Venen sind **Kapazitätsgefäße**, in denen sich etwa zwei Drittel des gesamten Blutvolumens befinden. Aufgrund ihrer dünnen Wandung sind Venen prädestiniert für irreguläre Dilatation und Kompression/Penetration von außen, z. B. bei Entzündungen oder durch Tumoren. **Venenklappen,** die in vielen Venen ausgebildet sind, verhindern den Blutrückstrom, insbesondere in den Extremitäten.

20.1.4 Lymphgefäße

Lymphgefäße sind dünnwandig. Die größerkalibrigen Lymphgefäße ähneln strukturell den Venen, die kleinkalibrigen Lymphgefäße bestehen im Wesentlichen aus Endothel, Basalmembran und Bindegewebe. Sie dienen als Drainagesystem der Rückführung interstitieller Flüssigkeit in das Blutgefäßsystem und sind für den Transport von immunkompetenten Lymphozyten zuständig. Pathogenetisch spielen sie durch Verschleppung von Bakterien oder Tumorzellen eine wichtige Rolle bei der Ausbreitung entzündlicher und neoplastischer Erkrankungen.

20.2 Reaktionen von Zellen der Gefäßwand auf Schäden

Die wesentlichen Zellelemente in der Blutgefäßwand sind die Endothelzellen und die glatten Muskelzellen in der Media. Beide Zelltypen sind daher für die morphologische Beurteilung von Gefäßpathologien von entscheidender Bedeutung.

Endotheldysfunktion

Der Begriff „endotheliale Dysfunktion" bezeichnet verschiedene Formen potenziell reversibler Veränderungen des Funktionszustands von Endothelzellen. Diese können auf verschiedene Reize durch Modulation ihrer konstitutiven Funktionen reagieren und auch neue, induzierte Eigenschaften entwickeln. **Endothelstimulation** bezeichnet dabei rasche, innerhalb von Minuten ablaufende, reversible Reaktionen ohne Proteinneusynthese, z. B.:
- Erhöhung der Gefäßpermeabilität durch Histamin, Serotonin und andere vasoaktive Mediatoren
- Hemmung der endothelialen Freisetzung vasodilatatorischen NO insbesondere durch freie Radikale
- Induktion eines koagulativen Phänotyps mit Umverteilung des P-Selektins durch Thrombin- oder Histaminstimulation

Endothelaktivierung bezeichnet dagegen Veränderungen in der zellulären Genexpression und Proteinsynthese; ein Vorgang, der Stunden bis Tage in Anspruch nimmt. Dies kann durch Entzündungsmediatoren (z. B. Zytokine oder bakterielle Toxine), hämodynamischen Stress und Hyperlipidämie, Produktion von „advanced glycosylation end products" (AGE) bei Diabetes mellitus, durch Viren, Komplementfaktoren, Hypoxie oder ein metabolisches Syndrom ausgelöst werden. Dabei können aktivierte Endothelzellen ein ganzes Spektrum normalerweise nicht vorhandener Adhäsionsmoleküle, verschiedene Zyto- und Chemokine, Wachstumsfaktoren, vasoaktive Moleküle, MHC-Moleküle, pro- und antikoagulatorische Substanzen und andere Genprodukte exprimieren.

Intimaverdickung nach Gefäßschädigung

Fokale Endothelzelldefekte können durch Migration und Proliferation benachbarter Endothelzellen beseitigt werden.
- Größere Defekte oder chronische Schädigungen stimulieren hingegen das Wachstum subendothelialer glatter Muskelzellen in der Media durch Verschiebung des physiologischen Gleichgewichts von Inhibition und Stimulation. Die Reparation derartiger Endothelzellläsionen führt zu einer Änderung der zellulären und interstitiellen Zusammensetzung der Intima: Migration glatter Muskelzellen aus der Media in die Intima.
- Nachfolgende Proliferation dieser Zellen.
- Synthese und Ablagerung von extrazellulärer Matrix und Ausbildung einer **Neointima.**

Bei diesem komplexen Reparaturmechanismus kommt es zu einem Wechsel vom „kontraktilen" zum „proliferativ-synthetisierenden" Phänotyp der glatten Muskelzellen mit deutlicher Abnahme der kontraktilen Filamente und gesteigerter Mitosefrequenz. Nach Ende der akuten oder chronischen Schädigung oder auch nach Wiederherstellung der Endothelintegrität können die intimalen Myozyten wieder in ihren physiologischen, nichtproliferativen Zustand zurückkehren.

Ein überschießender Reparaturprozess bewirkt aber eine dauerhafte Intimaverdickung. Stenosen oder Verschlüsse kleiner oder mittlerer Blutgefäße oder Gefäßprothesen können die Folge sein. Dieser Pathomechanismus spielt bei verschiedenen Gefäßerkrankungen eine wichtige Rolle (z. B. Arteriosklerose, Restenosen nach Angioplastie, Transplantatvaskulopathie).

20.3 Arteriosklerose

Arteriosklerose (wörtlich: Arterienverhärtung) ist der Oberbegriff für eine Reihe von Arterienerkrankungen, in deren Folge es durch Wandverdickung zu einer Verfestigung der Arterienwand mit konsekutivem Elastizitätsverlust und zur Lumeneinengung kommt. Genau genommen umfasst dieser Begriff drei verschiedene Erkrankungsformen:
- Die **Atherosklerose** als wichtigste Form, gekennzeichnet durch Lipideinlagerungen und Bildung fibröser Plaques in der Intima (> Kap. 20.3.1). Im deutschen Sprachraum wird eine semantische Trennung der Begriffe „Atherosklerose" und „Arteriosklerose" leider nicht konsequent durchgeführt, sodass sie oft synonym gebraucht werden.
- die **Mönckeberg-Mediaverkalkung** mit weitaus geringerer klinischer Bedeutung, charakterisiert durch spangenartige Kalkablagerungen in der Media mittlerer Arterien von älteren Menschen, häufig mit sekundärer Ossifizierung (> Kap. 20.3.2).
- Die **Arteriolosklerose/-hyalinose** als Erkrankung der kleinen Arterien und Arteriolen, die meist mit arterieller Hypertonie und Diabetes mellitus assoziiert ist (> Kap. 20.4).

20.3.1 Atherosklerose

Definition Die Atherosklerose ist eine Erkrankung der elastischen sowie der davon abgehenden großen und mittleren muskulären Arterien. Sie wird gemäß WHO definiert als „eine variable Kombination von Veränderungen der Intima, bestehend aus einer herdförmigen Ansammlung von Fettsubstanzen, komplexen Kohlenhydraten, Blut und Blutbestandteilen, Bindegewebe und Kalziumablagerungen, verbunden mit Veränderungen der Arterienmedia".

Epidemiologie und klinische Bedeutung Die Atherosklerose mit ihren Folgeerkrankungen führt heute in den westlichen Industrienationen mit 30 % der **Todesfälle** die Mortalitätsstatistik bei den 30- bis 65-Jährigen an. In den höheren Altersgruppen steigt die Atherosklerose-bedingte Mortalität auf über 50 % an. Damit hat die Atherosklerose aktuell eine höhere Morbidität als jede andere Erkrankung. Während diese Zahlen von den 1930er- bis zu den 1970er-Jahren stetig anstiegen, geht die Mortalität in jüngerer Zeit statistisch langsam zurück. Dies wird insbesondere durch Prävention (z. B. Veränderung der individuellen Lebensgewohnheiten), bessere Behandlungsmethoden der wichtigsten Folgeerkrankungen (Herzinfarkt, Schlaganfall) und eine bessere Rückfallprophylaxe erklärt.

Das Ausmaß der Atherosklerose, das Alter bei der Erstmanifestation von Folgeerkrankungen und die Mortalität weisen deutliche **geografische Unterschiede** auf. In weiten Teilen Asiens und Afrikas setzt die Atherosklerose zurzeit noch später ein und zeigt eine langsamere Progression als in den westlichen Industrienationen. Auch Folgeerkrankungen manifestieren sich daher später und die Mortalität ist dementsprechend niedriger. Auffallend ist jedoch, dass sich bei Migration von Menschen aus diesen Gebieten in die westlichen Industrienationen mit Übernahme der dortigen Lebens- und Ernährungsgewohnheiten die epidemiologischen Daten den oben genannten angleichen. Diese Beobachtungen weisen bereits auf eine multifaktorielle Ursache der Atherosklerose hin. Eine Reihe von Risikofaktoren (> Tab. 20.1) konnte in den letzten Jahrzehnten in Großstudien (z. B. Framingham-Studie) nachgewiesen werden.

Risikofaktoren

Risikofaktoren erster Ordnung

- **Arterielle Hypertonie:** Die arterielle Hypertonie im großen Kreislauf (> Kap. 7.9.1) verursacht durch lokale Druckerhöhung Endothelschäden, die atherosklerotische Läsionen begünstigen.
- Fettstoffwechselstörungen: z. B. **Hyperlipidämie** (z. B. familiäre Hyperlipidämien mit LDH Erhöhung) und **Hypo-HDL-ämie** (z. B. Tangier-Syndrom). Bei der autosomal-dominant vererbten familiären Hyperlipidämie Typ II ist die Anzahl der LDL-Rezeptoren an der Zellmembran, z. B. der Leberzellen, reduziert (> Tab. 20.2). Dadurch wird weniger lipoproteingebundenes Cholesterin in die Zelle aufgenommen und der Cholesterinspiegel im Blut steigt auf etwa 300–500 mg/dl (normal 120–240 mg/dl). Schon bei jungen Patienten zeigen sich eine sehr schwere

Tab. 20.1 Risikofaktoren für atheromatöse Läsionen (nach A. J. Lusis. Atherosclerosis. Nature 2000; 407: 234) [F1006-001]

Genetische Prädisposition
- Erhöhte LDL-/VLDL-Spiegel
- Reduzierte HDL-Spiegel
- Erhöhte Lipoprotein a [Lp(a)]-Spiegel
- Hyperhomozysteinämie
- Familiäre Häufung
- Diabetes mellitus und Adipositas
- Erhöhte Spiegel von Gerinnungsfaktoren (vor allem Fibrinogen und PAI-Anstieg)
- Depressionen und Verhaltensstörungen
- Geschlecht
- Generalisierte Entzündungserkrankungen
- Metabolisches Syndrom
- Arterielle Hypertonie

Umweltfaktoren
- Fettreiche Ernährung
- Rauchen
- Niedriger Antioxidanzienspiegel
- Bewegungsmangel
- Infektionen (Chlamydien, *Zytomegalievirus*)

Atherosklerose sowie Cholesterinablagerungen in den Venen und im Weichgewebe (auch > Kap. 5.3.1). Im Gegensatz zur LDL- hat die HDL-Erhöhung einen gefäßprotektiven Effekt: Über den reversen Cholesterintransport gelangt Cholesterin, an HDL gebunden, aus dem Gewebe zurück in das Plasma und wird anschließend in den Leberzellen metabolisiert. Ein HDL-Mangel, wie etwa beim Tangier-Syndrom (Mutation des „ATP-binding cassette transporter 1"), führt so ebenfalls zu früh einsetzender und rasch progredienter Atherosklerose.

- **Chronischer Tabakkonsum:** Menschen mit regelmäßigem Tabakrauchen erkranken früher und zeigen eine schnellere Progression als Nichtraucher. Als Ursache wird die Freisetzung von Adrenalin und Noradrenalin mit daraus resultierender Gefäßkonstriktion durch Nikotin. Andere im Tabakrauch enthaltene Agenzien wie Kohlenmonoxid, Benzpyrene und Glykoproteine schädigen das Endothel direkt, verändern die Thrombozytenfunktion und den Fibrinogenspiegel, den Lipoproteinspiegel im Plasma und die Makrophagenfunktion.
- **Diabetes mellitus:** Das Gefäßrisiko bei Diabetikern betrifft sowohl die kleinen Gefäße (Mikroangiopathie) als auch die großen Gefäße. Erhöhte Glukosespiegel führen über die Glykosylierung von Proteinen zu „advanced glycosylation endproducts" (AGEs). Diese können einen Reiz für verstärkte Phagozytose und inflammatorisch induzierte Fibrose sowie Endothelschäden darstellen. Insbesondere der Typ-1-Diabetes verursacht aufgrund des Insulinmangels Stoffwechselveränderungen, die in eine Hyperlipidämie münden können (auch > Kap. 47.3.2).
- **Lebensalter:** Erste Lipideinlagerungen in die Gefäßintima sind in der Aorta bereits in der 1. Lebensdekade, in den Koronarien in der 2. und in den Hirnarterien in der 3.–4. Lebensdekade nachweisbar. Mit zunehmendem Lebensalter zeigen sich diese Läsionen häufiger und progredient bis zur individuell unterschiedlich stark ausgebildeten manifesten Atherosklerose.
- **Geschlecht:** Männer sind häufiger und früher von atherosklerotischen Arterienveränderungen und ihren Folgeerkrankungen betroffen als Frauen. In der Altersgruppe der 35- bis 55-Jährigen sterben viermal mehr Männer als Frauen an einem Herzinfarkt. Nach der Menopause nimmt auch bei Frauen das Risiko einer manifesten Atherosklerose deutlich zu und die Mortalität gleicht sich in der Altersgruppe der 60- bis 80-Jährigen derjenigen der Männer dieses Alters an. Dies weist auf den protektiven Effekt der weiblichen Geschlechtshormone hin. Umgekehrt besteht bei einer postmenopausalen Hormonersatztherapie ein signifikant erhöhtes Thrombembolierisiko, sodass eine postmenopausale Hormonsubstitution zur Prävention der Atherosklerose nicht sinnvoll ist.

Risikofaktoren zweiter Ordnung

Hierzu zählen das metabolische Syndrom, Hyperurikämie, Stress, Bewegungsmangel und hormonelle Faktoren. Auch eine familiäre Belastung bzw. Konstitution kann prädisponierend wirken.

Tab. 20.2 Klassifikation der Hyperlipoproteinämien

Elektrophoretischer Phänotyp	Erhöhte Lipoproteinklasse(n)	Erhöhte Lipidklasse(n)	Relative Häufigkeit (%)	Zugrunde liegende(r) genetische(r) Defekt(e)	Atherogenität
I	Chylomikronen	Triglyzeride	< 1	Mutation im Lipoproteinlipase-Gen	Keine
IIa	LDL	Cholesterin	10	Mutation im LDL-Rezeptor-Gen oder im Apolipoprotein-B-Gen	+++
IIb	LDL und VLDL	Cholesterin und Triglyzeride	40	Mutation im LDL-Rezeptor-Gen oder im Apolipoprotein-B-Gen	+++
III	residuale Chylomikronen und IDL	Triglyzeride und Cholesterin	< 1	Mutation im Apolipoprotein-E-Gen	+++
IV	VLDL	Triglyzeride	45	Mutation im Lipoproteinlipase-Gen	+
V	VLDL und Chylomikronen	Triglyzeride und Cholesterin	5	Mutation im Apolipoprotein-CII-Gen oder im Lipoproteinlipase-Gen	+

LDL = Low-Density-Lipoprotein; VLDL = Very-Low-Density-Lipoprotein; IDL = Intermediate-Density-Lipoprotein

Pathogenese

Initiale Phase

Eine **endotheliale Dysfunktion** steht am Anfang des Prozesses (> Abb. 20.2). Sie kann durch eine arterielle Hypertonie, chronisches Tabakrauchen, immunologische Dysregulationen, hämodynamische Faktoren und eine Hyperlipidämie verursacht werden. Dadurch kommt es zu einem **Lipoproteineinstrom**, v. a. von (Small-dense-) LDL in die Intima. Aus der Intima können HDL das eingeschwemmte Cholesterin wieder in das Blut zurückführen. Andernfalls kann aus LDL minimal oxidiertes LDL (mo-LDL) entstehen.

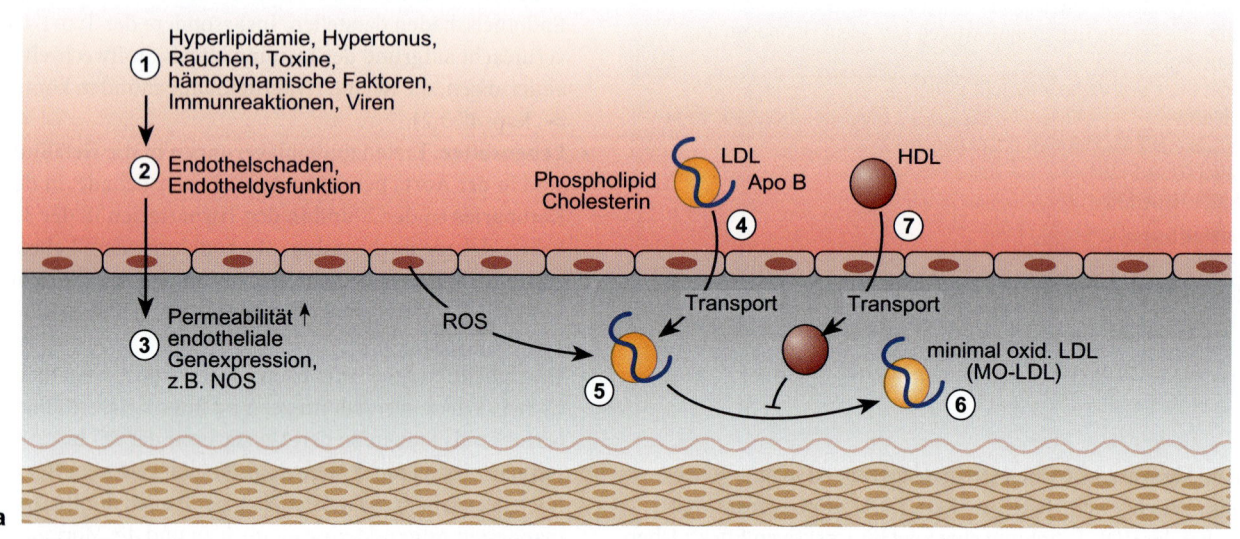

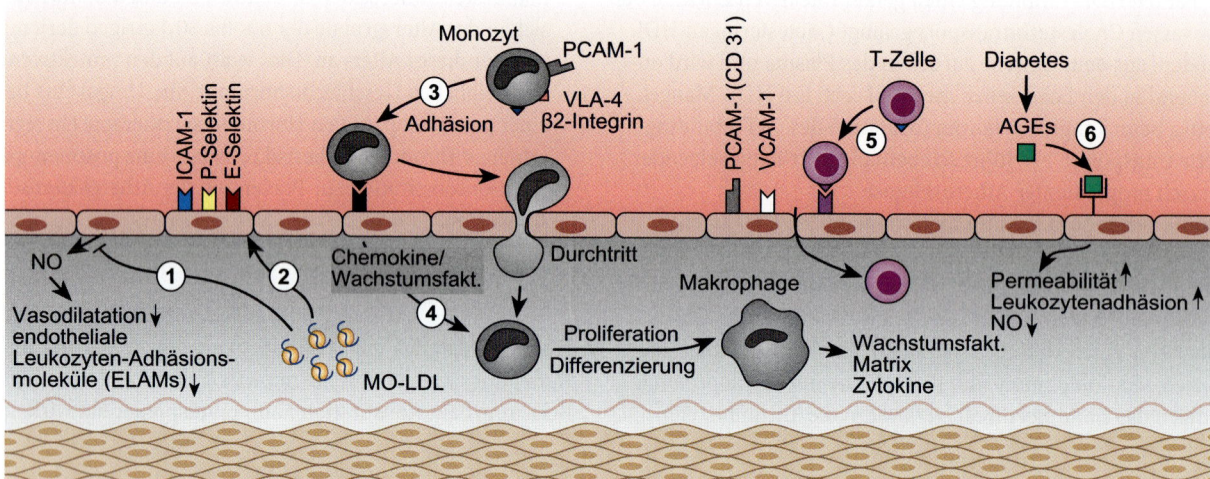

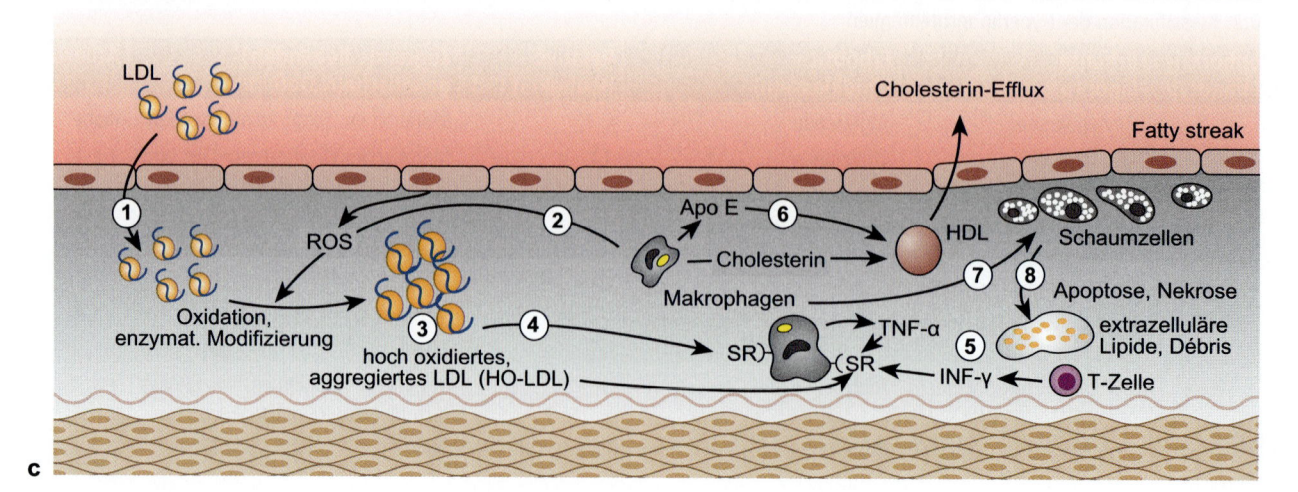

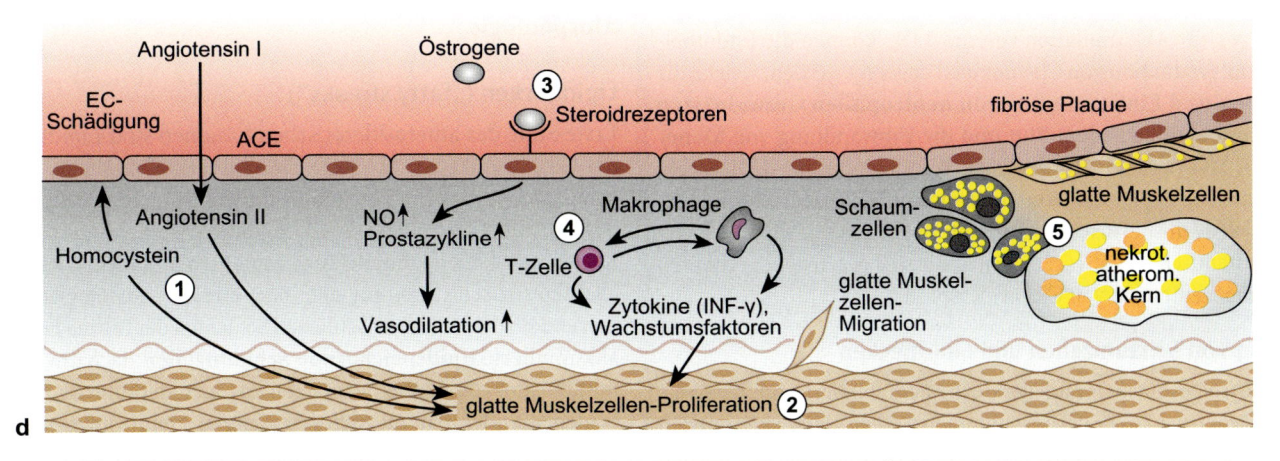

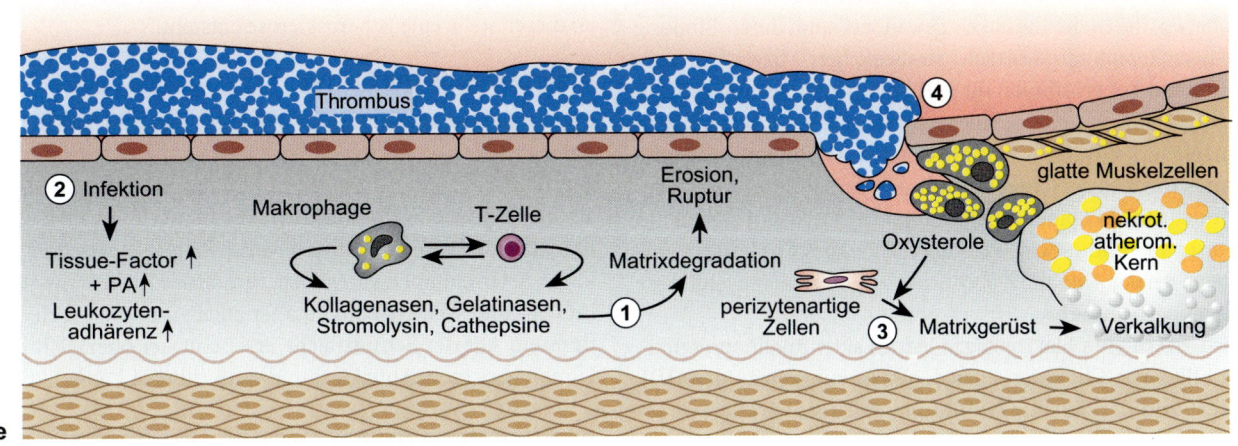

Abb. 20.2 Pathogenese der Atherosklerose. a Initiale Phase. Verschiedene schädigende Faktoren [1] führen zu Endothelschaden/-dysfunktion [2]. Dies führt zu einer gesteigerten Endothelpermeabilität und einer veränderten endothelialen Genexpression (NOS = NO-Synthase; [3]). Aufgrund der erhöhten Durchlässigkeit gelangen Low-Density-Lipoproteine (LDL) mit ihrer Apolipoprotein-B-Komponente aus dem Blut in das intimale Bindegewebe [4]. Hier kann es zu einer minimalen Oxidation kommen (endotheliale 12/15-Lipoxygenase [12-LO]; reaktive Sauerstoffspezies (ROS; [5]) und zur Ablagerung von minimal oxidierten LDL (MO-LDL; [6])). HDL vermag die Oxidation zu hemmen [7]. **b Inflammatorische Phase.** MO-LDL hemmen die NO-Produktion in den Endothelzellen [1]. Damit fällt ein wichtiger Mediator für die Vasodilatation und die Expression von endothelialen Leukozyten-Adhäsionsmolekülen (ELAM) weg. Überdies stimulieren MO-LDL die Endothelzellen zur Expression von Zelladhäsionsmolekülen und chemotaktischen Proteinen (MCP-1 = „monocyte chemotactic protein 1") und Wachstumsfaktoren (M-CSF = „monocyte colony stimulating factor"; [2]). Monozyten docken über ihre Adhäsionsmoleküle (PCAM-1, VLA-4, β2-Integrin) am Endothel an [3] und passieren es. Unter M-CSF-Wirkung proliferieren und differenzieren die Monozyten in der Intima zu Makrophagen [4], die selbst wiederum Zytokine, Wachstumsfaktoren und Matrixkomponenten sezernieren. Auch T-Lymphozyten werden rekrutiert [5]. Durch „advanced glycosylation endproducts" (AGE), die u. a. im Rahmen eines Diabetes mellitus entstehen, wird dieser inflammatorische Prozess weiter stimuliert [6]. **c Bildung von Schaumzellen** und Lipidflecken. Durch ROS und andere Enzyme (Sphingomyelinase/SMase, sekretorische Phospholipase/sPLA2, andere Lipasen und Myeloperoxidase/MPO) entstehen stark oxidierte LDL (HO-LDL; [1] und [2]), die aggregieren [3]. HO-LDL werden von den Scavenger-Rezeptoren (SR-A, CD36 und CD68) auf Makrophagen erkannt [4]. Die Expression der Scavenger-Rezeptoren wird von Zytokinen (TNF-α und Interferon-γ) vermittelt [5]. Schaumzellen sezernieren Apolipoprotein E (Apo E; [6]), das zum Abtransport von überschüssigem Cholesterin via HDL beiträgt und der Schaumzellbildung [7] entgegenwirkt. Der Untergang von Schaumzellen führt zur Freisetzung von extrazellulären Lipiden und Débris in der Intima [8]. **d Bildung fibröser Plaques.** Eine Reihe von Risikofaktoren (erhöhte Spiegel von Homocystein und Angiotensin II {gebildet aus Angiotensin I durch „angiotensin converting enzyme", ACE; [1]}) stimulieren die Proliferation und Migration glatter Muskelzellen [2]. Östrogene üben einen günstigen Effekt auf den Lipoproteinspiegel im Plasma aus und stimulieren die Bildung von NO und Prostazyklin durch die Endothelzellen [3]. Die Interaktion von CD40 und CD40-Ligand (CD40L) stimuliert T-Lymphozyten und Makrophagen zur Zytokinsynthese (z. B. Interferon-γ), welche die entzündliche Reaktion, die Proliferation glatter Muskelzellen und die Matrixakkumulation beeinflussen [4]. Die glatten Muskelzellen in der Intima sezernieren extrazelluläre Matrix und führen zur Bildung einer fibrösen Kappe [5]. **e Entstehung der komplexen Läsion und Thrombose.** Vulnerable Plaques mit dünner fibröser Kappe entstehen infolge Matrixdegradation durch verschiedene Kollagenasen, Gelatinasen, Stromolysin und Cathepsine sowie durch eine Hemmung der Matrixsekretion [1]. Bei der Plaquedestabilisierung und Thrombusbildung kann u. a. eine Infektion fördernd wirken (PA = Plättchenaggregation; [2]). Die Kalzifizierung scheint ein aktiver, regulierter Prozess zu sein, an dem perizytenartige Zellen in der Intima beteiligt sind, die ein Matrixgerüst zur Ablagerung von Kalziumphosphat sezernieren [3]. Zur Thrombusbildung kommt es üblicherweise nach Plaqueruptur (typisch an der „Schulter") mit Freilegung von Tissue-Factor aus dem nekrotischen atheromatösen Kern. [L106]

Inflammatorische Phase

Kommt es zur Akkumulation von mo-LDL, können die Endothelzellen zur Produktion von Chemokinen angeregt werden, welche die **Adhäsion und Einwanderung von neutrophilen Granulozyten und Monozyten** aus dem Blut und die Umwandlung von Monozyten in Makrophagen fördern. Auch induzieren mo-LDL direkt die vermehrte Expression von Adhäsionsmolekülen für Monozyten. Dieser lokale unspezifische inflammatorische Prozess wird auch von einer systemischen Antwort begleitet, die sich u. a. in einer erhöhten Plasmakonzentration von CRP widerspiegelt.

Bildung von Schaumzellen und Lipidflecken

LDL müssen extensiv modifiziert, d. h. stark oxidiert sein, bevor sie von Makrophagen so rasch aufgenommen werden, dass Schaumzellen entstehen. Diese **stark oxidierten, aggregierten LDL** werden von den Makrophagen, die in die Intima eingewandert sind, durch Bindung an Scavenger-Rezeptoren (wörtlich „Straßenkehrer"- bzw. „Einfang"-Rezeptoren mit hoher Affinität für LDL) rasch aufgenommen, dabei aber weniger gut umgebaut. So entstehen aus den Makrophagen **Schaumzellen** (lipidspeichernde Makrophagen). Die physiologische Aufnahme von LDL geschieht durch den ApoB-Rezeptor. Dabei kommt es zur Rückkopplungshemmung u. a. durch den Abbau des ApoB-Rezeptors und es wird kein überschüssiges Cholesterin aufgenommen. Bei der Aufnahme über Scavenger-Rezeptoren fehlt diese Rückkopplungshemmung.

Ebenso sezernieren Makrophagen jedoch aktiv Apolipoprotein E, das den Efflux von Cholesterin aus den Makrophagen zu den HDL erleichtert und der Schaumzellbildung entgegenwirkt (reverser Cholesterintransport).

Bildung fibröser Plaques

Makrophagen-getriggerte inflammatorische Reaktionen in der Gefäßintima führen zur Einwanderung von Lymphozyten insbesondere der T-Zell-Reihe. Die Interaktion von CD40/CD40L auf T-Lymphozyten und Makrophagen stimuliert dabei die Produktion von INF-γ und unterhält damit die **entzündliche Reaktion in der entstandenen Lipidplaque.** Diese entzündliche Reaktion fördert die **Einwanderung glatter Muskelzellen und deren Proliferation:** Die fibröse Plaque entsteht.

Entstehung der komplexen Läsion und Thrombose

Das im Rahmen der Entzündungsreaktion ausgeschüttete INF-γ hemmt die glatten Muskelzellen bei der Produktion extrazellulärer Matrix. Dieser Prozess der zunehmenden Matrixinstabilität wird durch verschiedene, von den Makrophagen und neutrophilen Granulozyten ausgeschüttete Proteinasen (Kollagenase, Gelatinase und Stromolysin) noch verstärkt. Die Gefahr einer **Ulzeration (Nekrosen) der atheromatösen Plaque** steigt, insbesondere an der Plaque-„Schulter". Die **Verkalkung** der Läsion scheint ein aktiver, regulierter Prozess zu sein, an dem perizytenartige Zellen durch Sekretion eines „Gerüsts" für die Kalziumphosphatablagerung beteiligt sind. Die **Thrombusbildung** (adhärente Thrombozyten und quervernetztes Fibrin) ist eine Folge der Plaqueruptur mit Freisetzung von Tissue-Factor und Exposition von freiem Kollagen.

Morphologie

Lipidflecken („fatty streaks")

Erste Stufe der atherosklerotischen Läsionen sind Lipidflecken in der Gefäßwand (> Abb. 20.3). Sie sind kleine, gelbliche, runde bis ovale, nicht erhabene **Flecken in der Gefäßintima** (Durchmesser unter 1 mm). Wenn diese Flecken im zweiten Schritt zu schmalen Reihen und Linien konfluieren (Länge 1 cm und mehr), entsteht die charakteristische Streifung der „fatty streaks". Histologisch sind in den endothelnahen oberflächlichen Schichten der Intima herdförmig akkumulierte **lipidspeichernde Schaumzellen** nachzuweisen, die monohistiozytärer, aber auch leiomyogener Herkunft sein können. Daneben findet man oft auch extrazellulär Lipidtröpfchen. Je mehr extrazelluläre Lipide vorhanden sind, desto höher ist die Gefahr, dass an dieser Stelle eine Atherosklerose entsteht.

Atherosklerotische Plaque

Die Plaque liegt in der Intima, ist fokal erhaben und enthält einen zentralen Lipidkern (vorwiegend Cholesterin und Cholesterinester) sowie eine fibröse Kappe (> Abb. 20.4). Atheromatöse Plaques imponieren als weiße bis weißgelbe Herde (dementsprechend auch als fibröse, fibroatheromatöse oder atheromatöse Plaques bezeichnet), die sich in das Arterienlumen vorwölben. Ihre Größe variiert von 0,3–1,5 cm im Durchmesser, sie können aber auch zu größeren Herden konfluieren. Auf der Schnittfläche erscheint der oberflächliche, zum Lumen gerichtete Anteil fest und weiß (fibröse Kappe), die tieferen

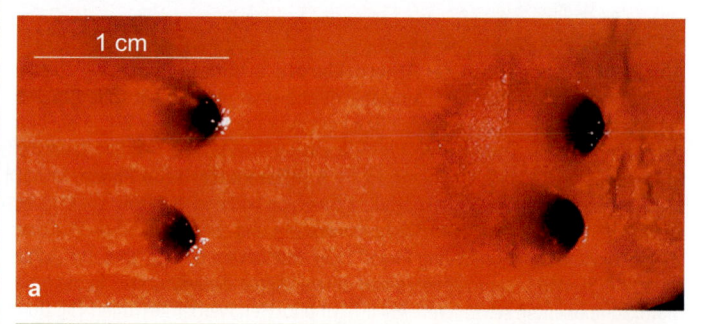

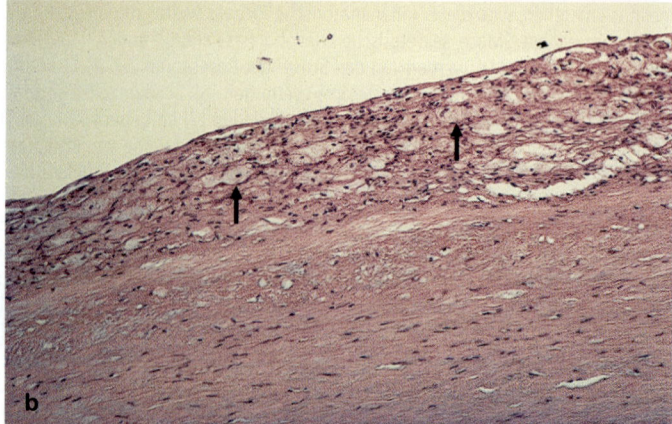

Abb. 20.3 Lipidflecken („fatty streaks"). a Lipidflecken als frühe Veränderungen der Atherosklerose bei einem jungen Patienten. **b** An der Oberfläche Endothel, darunter in der Intima Ansammlungen von Schaumzellen (Pfeile). HE, Vergr. 200-fach. [R398]

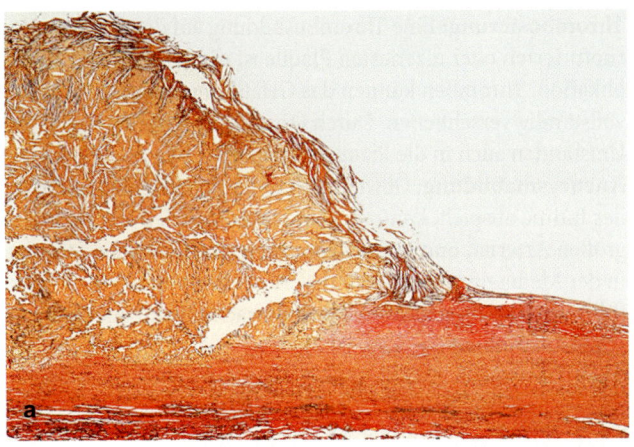

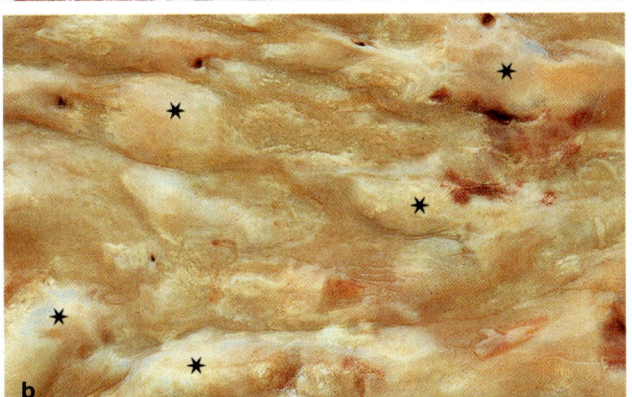

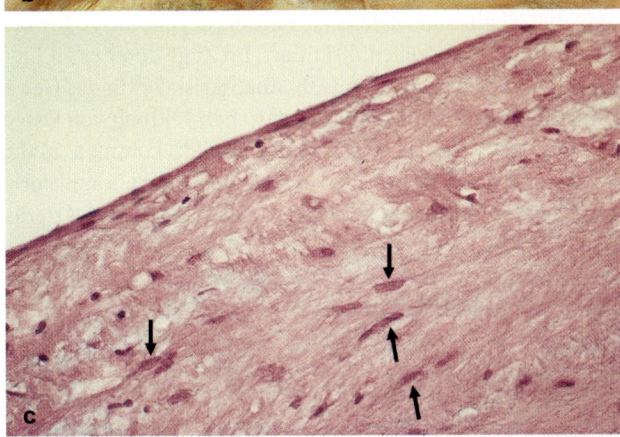

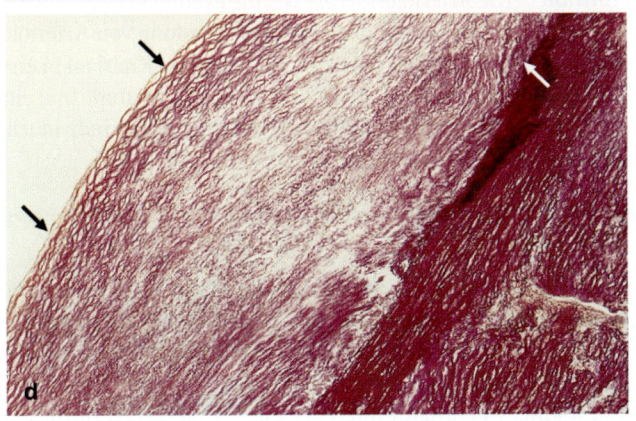

Anteile gelb oder weißgelb und weich. Im Zentrum größerer Plaques findet sich auch gelber nekrotischer Fettbrei, der entsprechend der griechischen Bezeichnung „Atherom" namensgebend für diese Veränderung wurde.

Atherosklerotische Plaques setzen sich histologisch aus **3 Hauptbestandteilen** zusammen, wobei die individuelle Zusammensetzung eines Plaques unterschiedlich ist und so ein Spektrum graduell differenter Plaqueformen besteht:

- Zellen: glatte Muskelzellen, Monozyten/Makrophagen, Granulozyten und Lymphozyten
- Extrazelluläre Bindegewebematrix: Kollagen, elastische Fasern und Proteoglykane
- Intra- und extrazelluläre Lipidablagerungen

Typischerweise besteht die **fibröse Kappe** aus glatter Muskulatur mit wenigen Leukozyten und relativ dichtem Bindegewebe. Ein zellreiches Areal im Randbereich der Plaque (**Schulter**) setzt sich aus einer Mischung von Makrophagen, glatten Muskelzellen und T-Lymphozyten zusammen. Der **nekrotische Kern** enthält Fettbrei, Cholesterinkristalle, zellulären Debris, lipidspeichernde Schaumzellen, Fibrin und andere Plasmaproteine. Das Lipid besteht überwiegend aus Cholesterin und Cholesterinestern. Die **Schaumzellen** entstehen vorwiegend aus eingewanderten Blutmonozyten, die sich in Makrophagen umwandeln, jedoch können auch glatte Muskelzellen Lipide aufnehmen und zu Schaumzellen transformieren. Im Randbereich der Läsion findet sich gewöhnlich ein proliferierendes Granulationsgewebe.

Eine diffuse lipidfreie Intimaverdickung (bis etwa der Breite der Media entsprechend) findet sich gelegentlich in der Intima von Koronararterien bei Erwachsenen und wird nicht als atherosklerotischer Prozess angesehen; sie entspricht vielmehr einer physiologischen Reaktion der Gefäßwand auf hämodynamische Reize.

Variationen der Plaquehistomorphologie bestehen in der relativen Menge von glatter Muskulatur und Makrophagen sowie in der Menge und Verteilung von Kollagen und Lipiden. Typische Atherome enthalten relativ viel Fettbrei; sog. fibröse Plaques setzen sich dagegen überwiegend aus glatter Muskulatur und Bindegewebe zusammen. Bei fortgeschrittener Atherosklerose können typische Atherombeete narbig umgebaut werden.

Abb. 20.4 Fibröse Plaque. a Schulter einer frühen atherosklerotischen Plaque. Die Plaque erhebt sich über die normale Intimaoberfläche und besteht hauptsächlich aus einem Lipidkern (Cholesterin und Cholesterinester). Eine fibröse Kappe beginnt sich an der Oberfläche zu bilden, ausgehend von der Schulter (rechts). Die Lamina elastica interna ist im Bereich der Plaque zerstört. Beginn der Einwanderung von Myozyten aus der Media in die Intima. Elastica-van-Gieson, Vergr. 25-fach. **b** Die Plaque ist, verglichen mit den Lipidflecken, deutlich größer, etwas erhaben und aufgrund der vermehrten bindegewebigen Einlagerungen weißlich verfärbt (Sternchen). **c** In der frischen fibrösen Plaque glatte Muskelzellen (Pfeile) und lockeres Bindegewebe. HE, Vergr. 600-fach. **d** Plaque (Pfeile) mit einer ausgeprägten Fibrose. Elastica-van-Gieson, Vergr. 60-fach. [R398]

Komplizierte atherosklerotische Läsion

Die komplizierte atherosklerotische Läsion (Typ VI, > Abb. 20.5) besitzt die höchste klinische Relevanz und wird durch die folgenden Kriterien definiert (> Abb. 20.6):

- **Verkalkung:** Nahezu alle Atherome zeigen im fortgeschrittenen Stadium eine fleckförmige oder diffuse Verkalkung. Aorta und Arterien werden zu starren Rohren. Patienten mit hochgradigen Verkalkungen der Koronararterien haben ein erhöhtes Myokardinfarktrisiko. Durch bildgebende Techniken wie CT und intravaskuläre Sonografie, die die Verkalkungen erfassen, kann das Ausmaß der Gefäßschädigung abgeschätzt werden.
- **Fokale Ruptur oder Ulzeration:** Defekte der Plaqueoberfläche führen zur Freilegung des stark thrombogenen Fettbreis oder zur mikroembolischen Verschleppung von Plaquematerial mit dem Blutstrom (z. B. Cholesterinembolien).
- **Hämorrhagien:** Blutungen in ein Atherombeet kommen, insbesondere in den Koronararterien, durch Ruptur der dünnen fibrösen Kappe oder neu gebildeter Kapillaren im Plaquebereich zustande. Sie können zur akuten Stenosierung des Gefäßes oder zur Plaqueruptur führen.
- **Thrombosierung:** Eine Thrombusbildung auf dem Boden einer rupturierten oder ulzerierten Plaque ist die gefürchtetste Komplikation. Thromben können das Gefäßlumen teilweise oder vollständig verschließen. Durch Organisation werden sie unter Umständen auch in die Plaque inkorporiert.
- **Aneurysmabildung:** Obwohl sich die Atherosklerose initial in der Intima abspielt, kommt es in schweren Fällen v. a. in den großen Arterien und in der Aorta auch zu erheblichen Störungen in der Media mit Atrophie und Verlust elastischer Fasern. Dies führt zu einer progressiven Wandschwächung mit aneurysmatischer Ausweitung (> Kap. 20.7).

20.3.2 Mediasklerose Mönckeberg

Syn.: Mediakalzinose, Mediaverkalkung Typ Mönckeberg

Definition Die Mediasklerose Mönckeberg spielt sich im Gegensatz zur Atherosklerose nicht in der Intima, sondern in der **Media** ab. Es handelt sich um eine **Hyalinose** mit Verkalkung und Verknöcherung, die bei älteren Menschen auftritt. Betroffen sind vor allem die muskulären Arterien der Extremitäten und des Genitaltrakts.

Pathogenese und Morphologie

Neben Hyperkalzämiezuständen werden degenerative Prozesse in den glatten Muskelzellen diskutiert, im Zuge derer es zu Lipid- und Kalziumsalzablagerungen (z. B. Apatitkristalle) in das Gewebe kommt. Selten kann es zur metaplastischen Bildung von Osteoid und ausgereiftem Knochen (mit Knochenmark) kommen. **Makroskopisch** erscheinen die betroffenen Arterien geriffelt, was historisch eine Analogie zu Trachealspangen hervorrief (Gänsegurgel-Arterien).

20.4 Arteriolosklerose

Syn.: Arteriolohyalinose

Definition Die Arteriolosklerose ist eine hyaline Wandverdickung zunächst der Intima, später der gesamten Wandung von Arteriolen, die das Gefäßlumen einengt. Sie kommt im großen Kreislauf in erster Linie im Verlauf einer langjährigen arteriellen Hypertonie und eines Diabetes mellitus vor und ist physiologisch im Laufe des individuellen Alterungsprozesses zu beobachten.

Pathogenese

Die Pathogenese ist noch nicht vollständig geklärt. Vermutet wird eine Endotheldysfunktion mit vermehrter Insudation von Plasmabestandteilen und abnormer Syntheseleistung der Endothelzellen. Hyalines eosinophiles Material akkumuliert zunächst in der Intima, später auch in der Media. Es enthält Proteoglykane, Lipide, an Hyaluronsäure gebundene Komplementfaktoren, IgM und auch etwas Fibrinogen.

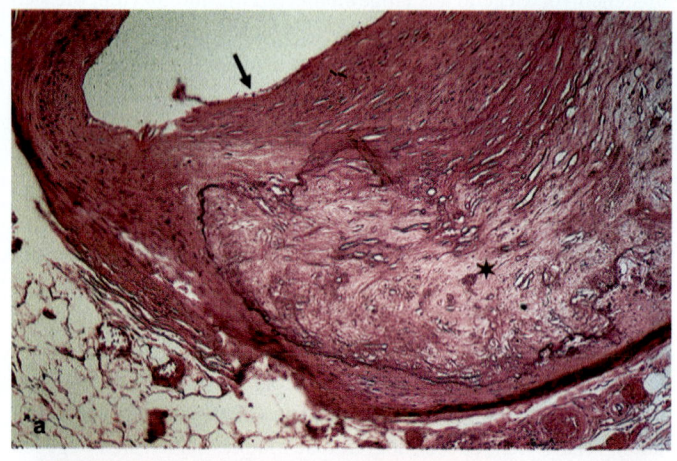

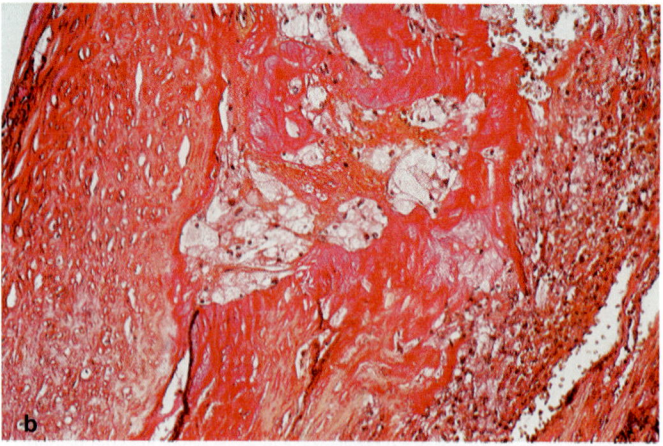

Abb. 20.5 Komplizierte atherosklerotische Läsion. a Die zentrale Nekrose (Sternchen) enthält reichlich Cholesterinkristalle. An der Außenseite und insbesondere lumenwärts sitzt eine kollagenreiche fibröse Kappe (Pfeil). Elastica-van-Gieson, Vergr. 25-fach. **b** Makrophagen-Schaumzellen (lipidspeichernde Makrophagen) im Bereich der komplizierten atherosklerotischen Läsion. Elastica-van Gieson, Vergr. 400-fach. [R398]

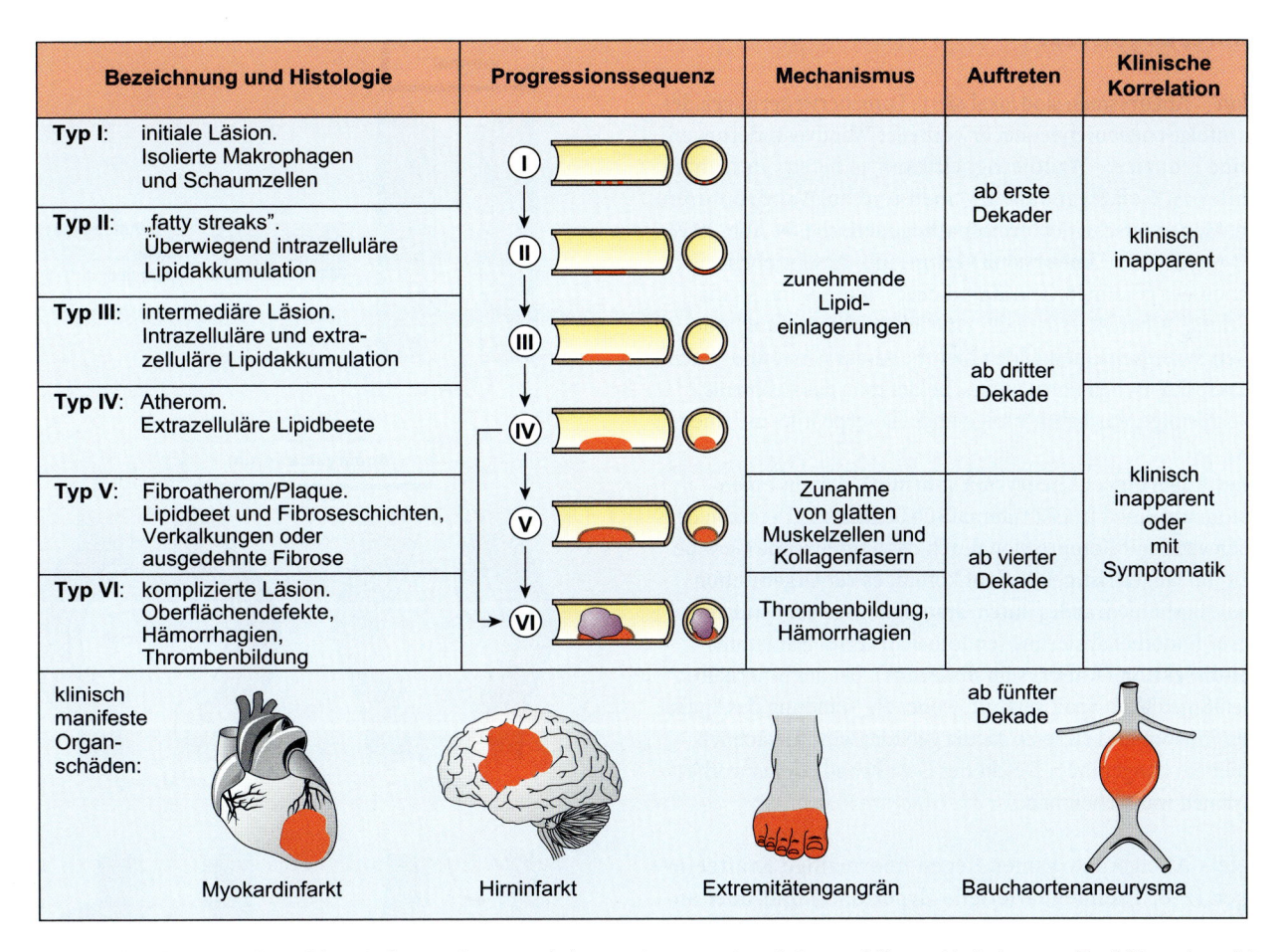

Bezeichnung und Histologie		Progressionssequenz	Mechanismus	Auftreten	Klinische Korrelation
Typ I:	initiale Läsion. Isolierte Makrophagen und Schaumzellen	I	zunehmende Lipideinlagerungen	ab erste Dekader	klinisch inapparent
Typ II:	„fatty streaks". Überwiegend intrazelluläre Lipidakkumulation	II			
Typ III:	intermediäre Läsion. Intrazelluläre und extrazelluläre Lipidakkumulation	III		ab dritter Dekade	
Typ IV:	Atherom. Extrazelluläre Lipidbeete	IV			klinisch inapparent oder mit Symptomatik
Typ V:	Fibroatherom/Plaque. Lipidbeet und Fibroseschichten, Verkalkungen oder ausgedehnte Fibrose	V	Zunahme von glatten Muskelzellen und Kollagenfasern	ab vierter Dekade	
Typ VI:	komplizierte Läsion. Oberflächendefekte, Hämorrhagien, Thrombenbildung	VI	Thrombenbildung, Hämorrhagien		
klinisch manifeste Organschäden:		Myokardinfarkt — Hirninfarkt — Extremitätengangrän — Bauchaortenaneurysma		ab fünfter Dekade	

Abb. 20.6 Klassifikation der atherosklerotischen Läsionen nach der American Heart Association von frühesten Veränderungen (Typ I) bis zur komplizierten Plaque (Typ VI). Die Darstellung schließt klinische Korrelationen und Progressionsmechanismen sowie spätere Organmanifestationen ein (mod. nach H. C. Stary et al. 1995). [L106, L231]

Morphologie

Histologisch findet man eine hyaline Verdickung der Intima mit zunehmender Lumeneinengung. Die Auswirkungen zeigen sich besonders in der Niere durch fleckförmige Ischämien, die zur Ausbildung einer roten Granularatrophie und zum Organverlust führen können (> Kap. 37.8.2). Im ZNS können Mikroaneurysmen entstehen.

20.5 Arteriolonekrose

Unter einer Arteriolonekrose versteht man Arteriolenveränderungen der Niere, die durch Wandnekrosen, Einblutungen und Thrombosen mit Lumenobliteration gekennzeichnet sind und mit einer schweren arteriellen Hypertonie einhergehen (maligne Hypertonie, > Kap. 37.8.3).

20.6 Idiopathische Medianekrose

Definition Bei der idiopathischen Medianekrose Erdheim-Gsell handelt es sich um eine in erster Linie genetisch bedingte Strukturstörung der Media, z. B. im Rahmen eines Marfan-Syndroms, bei der die Anzahl der elastischen Lamellen verringert ist und Glykosaminoglykane abgelagert werden.

Morphologie

Die Aorta ist **makroskopisch** meist zart. **Histologisch** findet man in der atrophischen Aortenmedia dünne, fragmentierte elastische Fasern, eine verminderte Myozytenzahl und zwischen ihnen abgelagerte Proteoglykane.

20.7 Aneurysmen

Definition Aneurysmen sind lokalisierte Lumenerweiterungen der Arterien infolge angeborener oder erworbener Wandveränderungen. Durch eine reduzierte Wandfestigkeit kann es bereits in frühem Lebensalter zu Gefäßwandaneurysmen und zu Wandrupturen kommen. Man unterscheidet **formalpathogenetisch** (> Abb. 20.7):

- Echtes Aneurysma (**Aneurysma verum**) mit umschriebener Dilatation der gesamten Gefäßwand durch angeborene Mediafehlbildung, Atherosklerose oder eine lokale Entzündung. Alle drei Gefäßwandschichten bilden hier die Aneurysmawand. Nach der makroskopischen Form unterscheidet man das fusiforme, das sackförmige, das kahnförmige und das serpentiforme Aneurysma.
- Falsches Aneurysma (**Aneurysma spurium**), das aus einem Hämatom um einen (meist traumatisch bedingten) Defekt in der Arterienwand mit Kompression durch das angrenzende Gewebe besteht. Im längerfristigen Verlauf kommt es zur Organisation des Blutungshöhlenrandes durch Granulationsgewebe mit konsekutiver Endothelialisierung (endothelialisiertes Hämatom)
- **Aortendissektion (Aneurysma dissecans)**, bei der innerhalb der Gefäßmedia ein Spalt verläuft, wobei die Wandung des Spalts von der inneren und äußeren Media gebildet wird. Ursächlich sind hier ein kongenitaler Defekt der Gefäßwand oder erworbene Läsionen wahrscheinlich.

Ätiologie Allen Aneurysmen liegen übermäßige Krafteeinwirkungen (z. B. Traumen, arterielle Hypertonie) und/oder angeborene oder erworbene Gefäßwandschwächen zugrunde. Am häufigsten sind atherosklerotische Aneurysmen (65 %), gefolgt von kongenitalen Aneurysmen (ca. 20 %) und der Aortendissektion (ca. 10 %).

20.7.1 Atherosklerotisches Aneurysma

Ätiologie und Pathogenese

Die Atherosklerose (> Kap. 20.3.1) führt in ihrem Ablauf zu schwerwiegenden Veränderungen der Media mit:
- Reduktion der Mediamyozyten
- Verlust elastischer Fasern
- Mediavernarbung

In einigen Fällen kann das Atherom eine begleitende Entzündung von Media und Adventitia hervorrufen, die ebenfalls zur Wandschwäche beiträgt. Folge der Veränderungen ist eine zunehmende, meist fusiforme einseitige oder zirkumferenzielle Aussackung der gesamten Gefäßwand (Aneurysma verum). In wenigen Fällen kommt es zu einem Atheromeinriss. Dadurch kann Blut in die Media eindringen und es entsteht eine atherosklerotische Arteriendissektion.

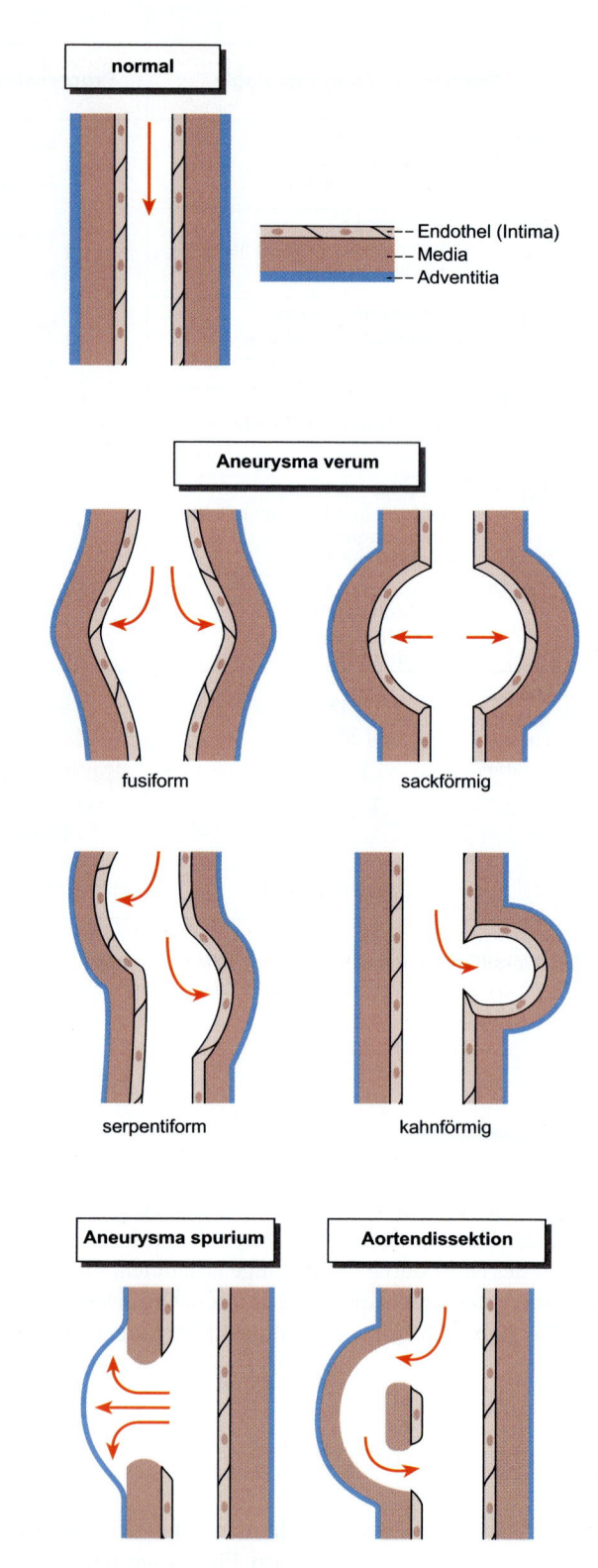

Abb. 20.7 Aneurysmaformen (Schema). [L106]

Morphologie

Das atherosklerotische Aneurysma verum liegt überwiegend infrarenal in der abdominalen Aorta und in den Iliakalarterien. Die aneurysmatische Wand enthält atherosklerotische Beete, die Media ist verschmälert und vernarbt. Sie ist häufig von fokalen entzündlichen mononukleären Infiltraten durchsetzt. Darüber hinaus sind die Aneurysmen meist mit Thromben ausgefüllt.

20.7.2 Kongenitales Aneurysma

Kongenitale Aneurysmen sind lokalisierte echte Aneurysmen, die meist an Hirnbasisgefäßen auftreten (> Kap. 8.2.6). Seltener sind die Nieren-, Milz- oder Lungenarterien betroffen.

Ätiologie Ursache dieser Aneurysmen sind angeborene Störungen der Extrazellularmatrix der Media. Im Laufe des Lebens weiten sich die betroffenen Gefäße sackförmig aus und können rupturieren.

20.7.3 Aortendissektion (Aneurysma dissecans)

Bei der Aortendissektion kommt es durch einen Einriss von Intima und Media zu einer Wühlblutung und Kanalisierung in der Media (Dissektion der inneren und äußeren Media; > Abb. 20.8, > Abb. 20.9). Das Blut im falschen Lumen mündet evtl. weiter distal wieder in das reguläre Lumen ein. Sowohl die Ätiologie als auch die Pathogenese von Arteriendissektionen sind uneinheitlich – in Betracht kommen: kongenitale Defekte der Gefäßwand, Entzündung, Atherosklerose, arterielle Hypertonie oder Trauma. Ätiopathogenetisch spielen folgende Faktoren eine Rolle:

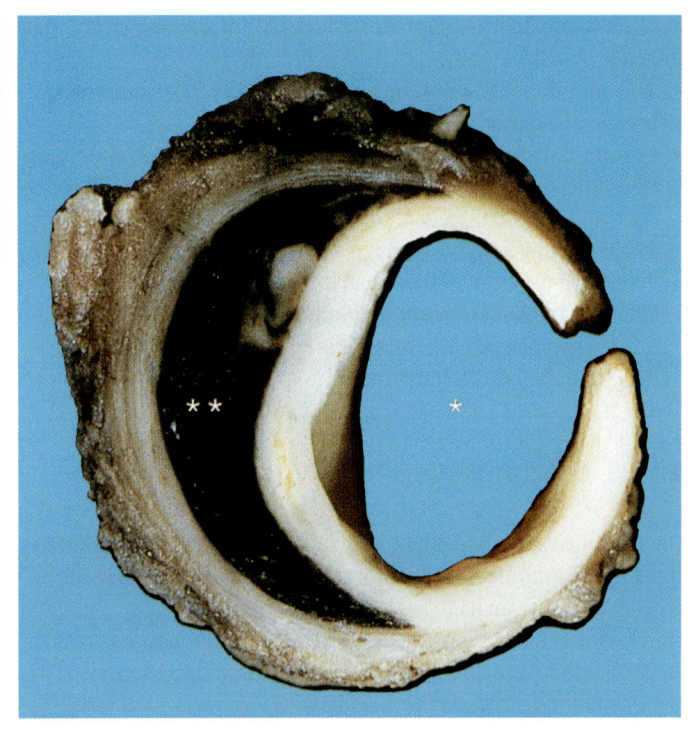

Abb. 20.9 Aortendissektion. Im Querschnitt durch das Gefäß erkennt man das wahre (Stern) und das falsche Lumen (Doppelstern). [R398]

- **Schädigung des kollagenen elastischen Fasergerüstes der Media:** Durch die mechanische Schwächung können die tangential angreifenden Scherkräfte der Pulswelle zu Zerreißungen und Spaltbildungen der Media führen.
- Verschiedene **Bindegewebserkrankungen** (z. B. Defekt der Kollagen-Elastin-Synthese beim Marfan-Syndrom, > Kap. 5.3.1) können herdförmige Elastikadefekte verursachen, die zu einer mukoiden Degeneration führen. Bei einer Reihe von Erkrankungen dürften **Ischämien** der mittleren Mediaschicht zu einer Schädigung mit der gleichen Wirkung führen. Ursachen derartiger Ernährungsstörungen sind z. B. eine obliterierende Entzündung der Vasa vasorum bei der Lues oder eine mangelnde Intimaversorgung bei atheromatösen Plaques durch Verlängerung der Diffusionsstrecke.
- **Intimadefekt:** Durch einen Dehnungsriss kann sich das Blut in die vorgeschädigte Media vorwühlen.

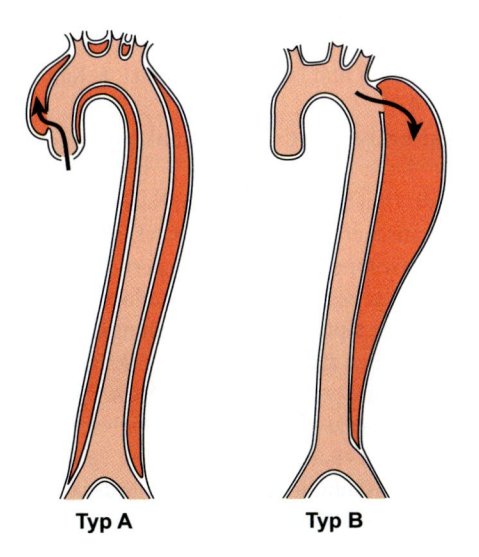

Abb. 20.8 Typen der Aortendissektion. Nach der Stanford-Klassifikation betrifft Typ A die Aorta ascendens: Die Dissektion kann auch in die Perikardhöhle eindringen und dadurch zur Herzbeuteltamponade führen. Typ B liegt distal der Hals- und Armarterienabgänge und bezieht die Aorta ascendens nicht ein. [L106, L231]

Morphologie

Man unterscheidet einen proximalen (Typ A) von einem distalen Typ (Typ B) der Aortendissektion (> Abb. 20.8). Bei einer frischen Dissektion erkennt man makroskopisch meist einen in der thorakalen Aorta gelegenen, quer verlaufenden Intimaeinriss und eine Wühlblutung, die zu einer Teilung der Media in zwei Blätter führt. Sekundäre lumenseitige Einrisse sind relativ häufig. Die histologischen Befunde der Media zeigen die Dissektion, zumeist zwischen innerem und äußerem Mediadrittel, und die jeweiligen Veränderungen der zugrunde liegenden Erkrankung.

Je nach Ausdehnung der Aortendissektion unterscheidet man folgende Typen
- Eine **umschriebene Einblutung** in die Media führt zum intramuralen Hämatom (> Abb. 20.9).
- Eine nach **distal fortschreitende Wühlblutung** mit Wanddissektion kann entweder wieder nach innen in die Blutbahn ein- oder nach außen durchbrechen. Im ersten Fall (Defektheilung) bildet sich eine doppelläufige Aorta; die falsche Strombahn kann in der Folge thrombotisch obliterieren, im zweiten Fall entsteht eine lebensbedrohliche Aneurysmablutung mit hypovolämischem Schock oder – wenn die Ruptur innerhalb des Herzbeutels liegt – eine Herzbeuteltamponade.

20.7.4 Entzündliches Aneurysma

Bei den entzündlichen Aneurysmen verursacht eine Entzündung der Gefäßwand die Gefäßwandschwäche. Das sog. „mykotische" Aneurysma wird am häufigsten durch eine bakterielle (nur sehr selten durch eine echte mykotische) Entzündung hervorgerufen. Weitere Beispiele sind das syphilitische Aneurysma und das Aneurysma bei der Polyarteriitis nodosa (> Kap. 20.8.1).

20.7.5 Arteriovenöses Aneurysma

Beim arteriovenösen Aneurysma ist ein Venenstück mit einer Arterie verbunden und aneurysmatisch ausgeweitet. Eine derartige Verbindung kann eine kongenitale Fehlbildung, aber auch traumatisch oder entzündlich verursacht sein.

20.8 Vaskulitiden

Definition Unter dem Begriff „Vaskulitis" werden entzündliche Gefäßveränderungen zusammengefasst. Im Falle einer vorwiegenden Beteiligung der Arterien spricht man von einer **Arteriitis,** bei Manifestation im Bereich der Venen von einer **Phlebitis,** der Kapillarregion von einer **Kapillaritis** und Entzündung der Lymphgefäße von einer **Lymphangiitis.** Werden sowohl Arterien als auch Venen in den entzündlichen Prozess einbezogen, spricht man von einer **Angiitis.** Ein primär in der Gefäßwand entstandener entzündlicher Prozess wird als **primäre Vaskulitis** bezeichnet. Kommt es zu entzündlichen Gefäßveränderungen im Rahmen einer anderen lokalen oder systemischen Grunderkrankung, liegt eine **sekundäre Vaskulitis** vor.
Ätiologie Eine Vaskulitis kann durch immunpathologische Mechanismen, physikalische (z. B. Strahlentherapie) und chemische (z. B. Insektizide, Petroleumprodukte, Medikamente) Noxen sowie durch Mikroorganismen (Viren, Bakterien, Pilze) hervorgerufen werden. Bei einer Reihe von Vaskulitiden ist die Ursache derzeit noch nicht bekannt.

20.8.1 Arterien

Primäre Vaskulitiden

Klassifikation Primäre Vaskulitiden repräsentieren eine heterogene Gruppe von sich teilweise überlappenden Krankheitsbildern (> Abb. 20.10). Wesentliche Voraussetzung für die Einordnung der verschiedenen Krankheitsbilder ist die bioptische Analyse des Entzündungstyps und des Gefäßkalibers der befallenen Gefäßprovinz (Aorta, Arterien, Arteriolen, Kapillaren, Venolen, Venen), ergänzt durch immunpathologische Befunde sowie klinische Informationen, ob eher eine limitierte Einzelorganvaskulitis oder eine systemische Erkrankung vorliegt. Entsprechend der Chapel-Hill-Konsensuskonferenz 2012 werden Vaskulitiden großer, mittlerer und kleiner Gefäße, Vaskulitiden variabler Gefäße und Einzelorganvaskulitiden unterschieden (> Abb. 20.10).

Pathogenese

Immunpathogenese

Die meisten primären Vaskulitiden werden über immunpathologische Mechanismen vermittelt, wobei sich Überschneidungen ergeben können (> Kap. 4.4.5). Je nach der prädominanten Überempfindlichkeitsreaktion ergibt sich folgende Einteilung:
- **Typ-I-Reaktion:** IgE vermittelte Vaskulitis.
- **Eosinophile Granulomatose mit Polyangiitis (EGPA; Churg-Strauss-Syndrom)** mit erhöhter Serum-IgE-Konzentration, Bluteosinophilie und einer eosinophilenreichen extravaskulären granulomatösen und nekrotisierenden Entzündung kleiner und mittelgroßer Blutgefäße.
- **Typ-II-Reaktion:** Antikörpervermittelte zytotoxische Vaskulitis
    - **Antiglomeruläre Basalmembrankrankheit (Goodpasture-Syndrom)** mit Autoantikörpern gegen Kapillarmembranbestandteile (α-3-Komponente von Typ-IV-Kollagen) in Nierenglomeruli und Lungenkapillaren (> Kap. 37.4.1, > Kap. 4.4.3).
    - **Kawasaki-Erkrankung** mit Autoantikörpern gegen Endothelzellen.
    - Vaskulitiden mit höherschwelligem Nachweis antineutrophiler zytoplasmatischer Antikörper (**ANCA**). ANCA umfassen eine heterogene Gruppe von Autoantikörpern, die gegen zytoplasmatische Antigene neutrophiler Granulozyten gerichtet sind. Aufgrund ihres topografischen Verteilungsmusters unterscheidet man zwischen zytoplasmatischen **c-ANCA** (Zielantigen: Proteinase 3) und perinukleären **p-ANCA** (Zielantigene: Myeloperoxidase, Elastase, Kathepsin G). Der Nachweis von c-ANCA im Serum ist charakteristisch für den Verlauf der ANCA-assoziierten Vaskulitiden, wobei im Falle der **Granulomatose mit Polyangiitis (GPA,** ehemals Wegener-Granulomatose) eine Spezifität von über 90 % bei allerdings eingeschränkter Sensitivität von 30–60 % besteht. Ein positiver p-ANCA-Befund, z. B. gegen Myeloperoxidase, weist auf eine **mikroskopische Polyangiitis** hin (Spezifität 80 %), ist aber beispielsweise auch bei Patienten mit einer EGPA insbesondere dann

Abb. 20.10 Klassifikation primärer Vaskulitiden. [L106]

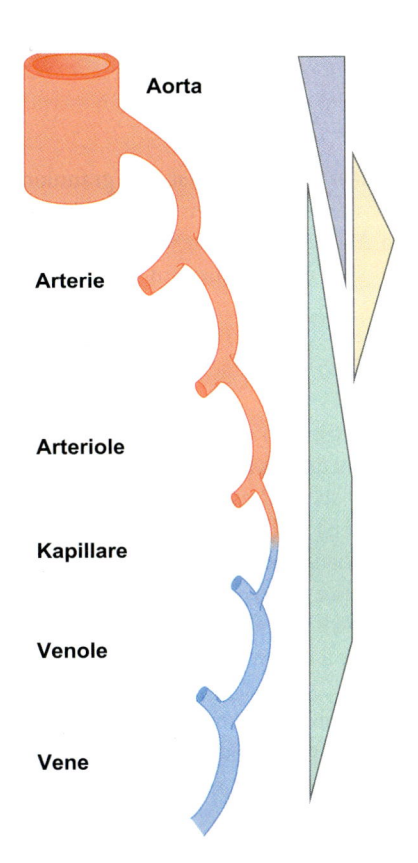

Vaskulitiden großer Gefäße
- Riesenzellarteriitis
- Takayasu-Arteriitis

histologische Entzündungsreaktion
- granulomatös
- granulomatös

Vaskulitiden mittelgroßer Gefäße
- Polyarteriitis nodosa
- Kawasaki-Erkrankung

histologische Entzündungsreaktion
- nekrotisierend
- nekrotisierend

Vaskulitiden kleiner Gefäße
- Granulomatose mit Polyangiitis
- Churg-Strauss-Syndrom
- mikroskopische Polyarteriitis
- Purpura Schoenlein-Henoch
- essenzielle Kryoglobulinämie
- kutane leukozytoklastische Vaskulitis

histologische Entzündungsreaktion
- nekrotisierend-granulomatös
- nekrotisierend-granulomatös
- nekrotisierend
- nekrotisierend
- nekrotisierend
- nekrotisierend-lymphozytär

Gefäßdiagramm: Aorta, Arterie, Arteriole, Kapillare, Venole, Vene

---

zu sehen, wenn die Patienten das Bild einer nekrotisierenden Glomerulonephritis bieten. Insofern kann ein positiver ANCA Befund auch die Verlaufsform einer Erkrankung anzeigen. p-ANCA mit anderen Zielantigenen sind jedoch auch bei vielen anderen Autoimmunerkrankungen nachzuweisen (u. a. sekundäre Vaskulitiden). Insgesamt kommt aber bei schwer kranken Patienten, deren klinische Verdachtsdiagnose einer primären Vaskulitis noch nicht bioptisch gesichert wurde, dem positiven ANCA-Nachweis eine hohe diagnostische Bedeutung zu (positive Gesamtvoraussage für eine primäre Vaskulitis in 38 % für c-ANCA und 20 % für p-ANCA) und in vielen Fällen korreliert der serologische ANCA-Titer mit der Erkrankungsaktivität.

- **Typ-III-Reaktion:** Immunkomplexvaskulitiden, bei denen in den Gefäßwänden reichlich Antigen-Antikörper-Immunkomplexe mit oder ohne Komplementkomponenten abgelagert werden. Vorwiegend sind kleine Gefäße betroffen und häufig liegt eine Glomerulonephritis vor. Am Biopsiematerial durchgeführte immunhistologische Untersuchungen konnten bei Patienten mit **Polyarteriitis nodosa** in den Immunkomplexen Hepatitis-B-Virus-Antigene nachweisen, sodass von einer Assoziation beider Erkrankungen auszugehen ist. Im Falle der **IgA Vaskulitis (Schoenlein-Henoch-Purpura)** liegen IgA1-dominante Immunkomplexe vor. Bei der **kryoglobulinämischen Vaskulitis** sind Kryoglobulinimmunkomplexe nachweisbar. Die häufigste Ursache dieser Erkrankung ist eine stattgehabte Hepatitis-C.

- **Typ-IV-Reaktion:** Hierbei handelt es sich um T-Zell-vermittelte Immunreaktionen, z. B. bei der chronischen **Transplantatvaskulopathie**. Bei den Großgefäßvaskulitiden (**Takayasu Arteriitis und Riesenzellarteriitis**) liegen ähnliche Pathomechanismen vor, die von T-Lymphozyten vermittelt werden.

Formale Pathogenese

Die Immunreaktionen **Typ I–III** münden in einen gemeinsamen pathogenetischen Mechanismus: Zunächst kommt es zur Aktivierung von Leukozyten und Endothelzellen, gefolgt von einer Leukozytenadhäsion an die Endothelzellen und einer Invasion und Akkumulation von Entzündungszellen innerhalb der Gefäßwand. Daraus entwickelt sich eine **nekrotisierende Vaskulitis.** Bei diesem Entzündungsprozess werden zytoplasmatische und lysosomale Enzyme aus aktivierten neutrophilen Granulozyten freigesetzt. Außerdem werden Zytokine, Leukotriene und Prostaglandine gebildet, teilweise mit Aktivierung des Komplementsystems und der Gerinnungskaskade, in deren Folge sich intravaskuläre Thromben bilden können. Anschließend folgen reparative Vorgänge mit mesenchymaler Remodellierung der Gefäßwand, wiederum unterstützt durch Zytokine und Wachstumsfaktoren. Diese tragen zur Abheilung des entzündlichen Prozesses oder zur Fibrose der Gefäßwand mit oder ohne Aneurysmabildung bzw. zum kompletten Gefäßverschluss bei.

Bei der Überempfindlichkeitsreaktion **Typ IV** sind primär T-Zell-vermittelte Immunmechanismen für die Vaskulitis und die

Remodellierung der Gefäßwand verantwortlich, teilweise mit Ausbildung einer granulomatösen Entzündung und fortschreitender Obliteration des Gefäßlumens.

Vaskulitiden großer Gefäße

Riesenzellarteriitis

Definition Granulomatöse Arteriitis insbesondere der Aorta und ihrer großen Abgangsgefäße, wobei grundsätzlich Arterien jeglichen Kalibers betroffen sein können.

Hier besteht eine Prädilektion für die extrakranialen Äste der A. carotis mit häufiger Beteiligung der A. temporalis („Horton-Arteriitis"). Die Erkrankung tritt ganz überwiegend bei Patienten > 50 Jahre auf und ist häufig mit einer Polymyalgia rheumatica assoziiert.

Morphologie

Initial liegen segmentförmig angeordnete kleine fibrinoide Intima- und Medianekrosen mit Fragmentation der Elastica interna vor. Im weiteren Verlauf entwickelt sich eine granulomatöse histiozytäre Entzündungsinfiltration mit zahlreichen Riesenzellen (> Abb. 20.11). In der Spätphase kommt es zu einem zunehmenden Remodelling oder zu einer lumenverschließenden Fibrose.

Takayasu-Arteriitis

Syn.: pulseless disease

Definition Die Takayasu-Arteriitis ist eine granulomatöse und progressiv obliterierende Arteriitis meist der großen, vom Aortenbogen abgehenden Arterien, seltener von Ästen der Aorta abdominalis. Betroffen sind meist Frauen im Alter zwischen 25 und 35 Jahren.

Morphologie

Die granulomatöse Arteriitis im Bereich der Media und Adventitia ist **histologisch** durch ein dichtes Infiltrat aus Lymphozyten, Plasmazellen, Histiozyten und selten Riesenzellen charakterisiert, untermischt mit neu gebildeten Kapillaren (> Abb. 20.12). Es kommt zur Zerstörung von elastischen Fasern in den elastischen Arterien bzw. zur Zerstörung der Elastica externa in den muskulären Arterien. Im weiteren Verlauf entwickelt sich eine zunehmende Fibrosierung und Stenosierung der entsprechenden Arterien.

Klinische Relevanz Neben Allgemeinsymptomen (Unwohlsein, Fieber, Nachtschweiß, Kopfschmerzen, Gewichtsverlust und Arthralgien), teilweise in Kombination mit einem Erythema nodosum, treten intensive Schmerzen im Bereich der befallenen Arterie auf. Nach deren Abklingen entwickelt sich eine lokalisationsabhängige Verschlusssymptomatik (Pulsabschwächung, neurologische Ausfallerscheinungen).

Vaskulitiden mittelgroßer Gefäße

Hier handelt es sich um eine Krankheitsgruppe von Vaskulitiden, die vorwiegend mittelgroße Arterien befällt (definiert als Haupt-

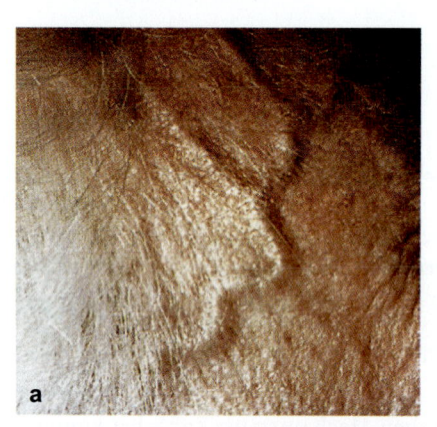

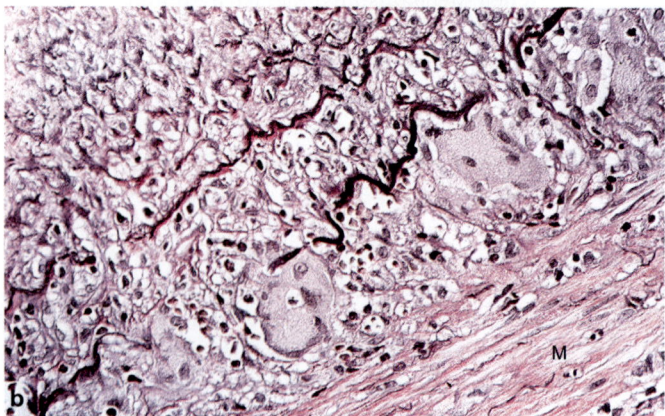

Abb. 20.11 Riesenzellarteriitis. a Geschlängelte und pulsierende A. temporalis. **b** Ausschnitt aus dem Grenzbereich zwischen Intima und Media (M). Die Elastica interna (schwarz) ist stark aufgesplittert. Zwischen der Elastica interna und der Media erkennt man das histiozytär-entzündliche Infiltrat mit Riesenzellen. Elastica-van-Gieson, Vergr. 200-fach. [R398]

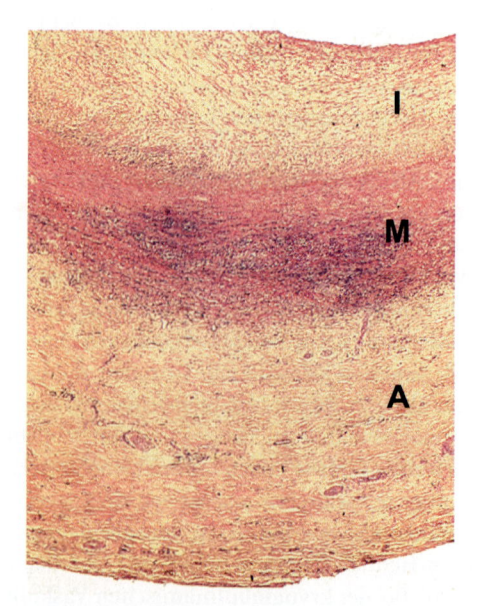

Abb. 20.12 Takayasu-Arteriitis. Destruierende granulomatöse Entzündung im Bereich der Media (M) mit Fibrose der Intima (I) und Adventitia (A). HE, Vergr. 5-fach. [R398]

viszeralarterien und ihre Äste), in aller Regel Arteriolen, Kapillaren und Venolen ausspart, häufig inflammatorische Aneurysmen und Stenosen induziert und typischerweise nicht mit dem Nachweis von ANCA assoziiert ist.

Polyarteriitis nodosa

Syn.: Panarteriitis nodosa, klassische Polyarteriitis nodosa

Definition Bei dieser nekrotisierenden Entzündung, vorwiegend der Hauptviszeralarterien und ihrer großen Äste, sind **alle** Gefäßwandabschnitte in den Entzündungprozess involviert **(Panarteriitis)**. Eine Glomerulonephritis liegt typischerweise nicht vor, auch können keine ANCA nachgewiesen werden. Differenzialdiagnostisch ist insbesondere eine mikroskopische Polyangiitis, die häufig von einer Glomerulonephritis kompliziert wird, abzugrenzen (s. u.).

Morphologie

In der akuten Phase besteht eine segmentale fibrinoide Nekrose der Gefäßwand, die bis in das angrenzende Stroma hineinreicht (> Abb. 20.13). Das nekrotische Gewebe ist von Granulozyten und mononukleären Zellen durchsetzt. Das Lumen kann durch einen Thrombus obliteriert sein, sodass **Organinfarkte** auftreten. Im nächsten Stadium kommt es zu einer Abräumreaktion durch Granulationsgewebe. Im dritten Stadium liegt schließlich eine Gefäßwandnarbe vor, die sich aneurysmatisch ausweiten kann. Diese Mikro- und Makroaneurysmen ergeben makroskopisch das klassische Bild der namensgebenden Knötchen entlang der betroffenen Arterie. Betroffene Organe sind die Nieren (85 %), das Herz (76 %), die Leber (62 %), der Gastrointestinaltrakt (51 %), die Skelettmuskulatur (39 %), das Pankreas (35 %), die Hoden (33 %), periphere Nerven (32 %), das ZNS (27 %) und die Haut (20 %).

Klinische Relevanz Die klinische Manifestation hängt wesentlich vom befallenen Organ ab. Akute Krankheitsbilder sind häufig. Die schwerwiegenden Komplikationen sind dabei die akute Ischämie auf dem Boden einer arteriellen Thrombose und die Aneurysmaruptur. Die klinische Manifestation kann somit vom akuten Myokardinfarkt bis zum hämorrhagischen Schock, z. B. bei massiver gastrointestinaler Blutung, reichen.

Kawasaki-Erkrankung

Syn.: mukokutanes Lymphknotensyndrom

Definition Diese Erkrankung des frühen Kindesalters mit nekrotisierender Panarteriitis betrifft bevorzugt die Herzkranzgefäße.

Morphologie

Typisch ist eine nekrotisierende Entzündung aller Gefäßwandabschnitte in Begleitung eines dichten lymphozytären Infiltrats, untermischt mit reichlich neutrophilen Granulozyten. Im weiteren Verlauf entwickeln sich Thrombosen und Gefäßwandaneurysmen, selten kommt es zur Gefäßwandruptur.

Klinische Relevanz Die Erkrankung beginnt mit hohem Fieber, Hautausschlägen, konjunktivalen und oralen Läsionen und einer prominenten zervikalen Lymphadenitis. Bei ungefähr 70 % der Patienten kommt es zu einer kardiovaskulären Beteiligung in Form einer Myo- und Endokarditis sowie – klinisch im Vordergrund stehend – zu einer nekrotisierenden Entzündung bevorzugt der epikardialen Koronararterien. Dies zieht Aneurysmabildung und sekundäre Thrombosen nach sich, die in 1–2 % der Fälle einen tödlichen Herzinfarkt hervorrufen können.

Vaskulitiden kleiner Gefäße

Es handelt sich um eine Gruppe von Vaskulitiden, die vorwiegend kleine Gefäße, definiert als kleine intraparenchymale Arterien, Arteriolen, Kapillaren und Venolen betrifft und die häufiger mit dem Nachweis von ANCA assoziiert ist.

Granulomatose mit Polyangiitis (GPA, ehemals Morbus Wegener)

Definition Diese granulomatöse Entzündung betrifft bevorzugt den oberen und unteren Respirationstrakt mit einer nekrotisierenden Vaskulitis mittelgroßer und kleiner Gefäße (> Abb. 20.14). Eine begleitende nekrotisierende Glomerulonephritis und ein positiver c-ANCA-Nachweis sind häufig.

Morphologie

Die betroffenen Lungenabschnitte sind **histologisch** durch landkartenartige Parenchymnekrosen, eine Vaskulitis, typischerweise mit fibrinoiden Nekrosen, und eine granulomatöse Entzündung charakterisiert.

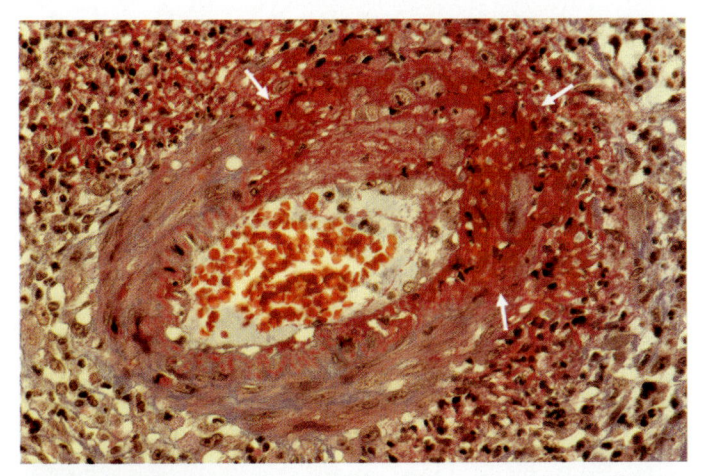

Abb. 20.13 Polyarteriitis nodosa. Der Gefäßquerschnitt zeigt eine fibrinoide Nekrose aller Gefäßwandschichten (Pfeile), im Lumen sind Erythrozyten. HE, Vergr. 400-fach. [R398]

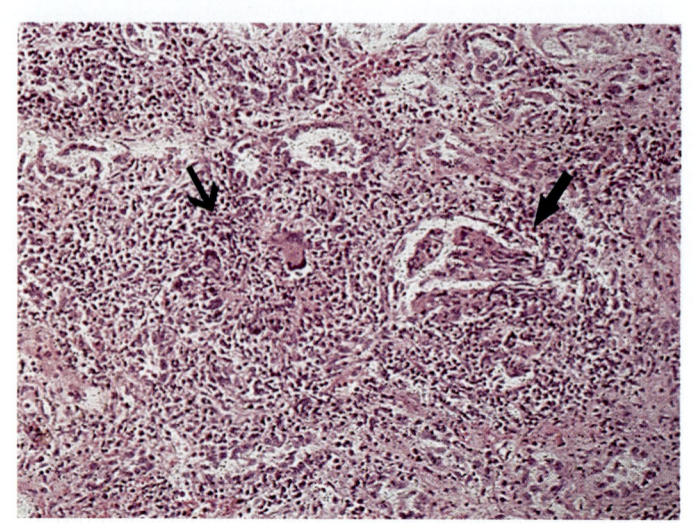

Abb. 20.14 Granulomatose mit Polyangiitis (GPA, ehemals Morbus Wegener). Nekrotisierende granulomatöse Vaskulitis mit palisadenförmig angeordneten Riesenzellen (dünner Pfeil) und nekrotisierende Glomerulonephritis (dicker Pfeil). HE, Vergr. 80-fach. [R398]

Eosinophile Granulomatose mit Polyangiitis (EGPA, ehemals Churg-Strauss-Syndrom)

Definition Die EGPA ist eine systemische Entzündung mittelgroßer und kleiner Blutgefäße mit Nachweis einer eosinophilenreichen nekrotisierten Entzündung. Hauptmanifestationsorgan ist die Lunge, gefolgt von Herz, Milz, Haut und ZNS. Die Niere ist seltener betroffen. Assoziiert sind vielfach Asthma und Bluteosinophilie.

Morphologie der EGPA

Radiologisch finden sich in der Lunge disseminierte „wechselnde und flüchtige", bis 1,5 cm große Infiltrate. Die betroffenen Lungenabschnitte sind **histologisch** durch eine eosinophilenreiche parenchymatöse Entzündung mit Ausbildung von Epitheloidzellgranulomen charakterisiert, zum Teil mit zentralen Nekrosen. In die Entzündung sind kleine Arterien und Venen mit einer nekrotisierenden eosinophilenreichen Vaskulitis einbezogen.

Klinische Relevanz Sowohl klinisch als auch histopathologisch gibt es häufig Schwierigkeiten, diese Erkrankung von der klassischen Polyarteriitis nodosa abzugrenzen, was durch den Begriff **„overlap syndrome"** dokumentiert wird. Der bevorzugte Befall des Respirationstrakts, der bei der klassischen Polyarteriitis nodosa in der Regel ausgespart ist, die eosinophilenreiche Entzündung mit extravaskulären Granulomen sowie der positive Nachweis von c-ANCA in 30–60 % der Betroffenen sprechen eher für die Diagnose einer EGPA.

Mikroskopische Polyangiitis

Definition Sie ist eine systemische nekrotisierende Vaskulitis, die sich bevorzugt im Bereich von Arteriolen, Kapillaren und Venolen abspielt und die Nierenglomeruli einbezieht.

Morphologie

Außer der Haut sind zahlreiche Organe betroffen, mit einem nahezu gleichartigen Verteilungsmuster wie bei der Polyarteriitis nodosa. Die Nierenglomerula sind unter dem Bild einer fokalen, segmentalen, proliferativen oder nekrotisierenden Glomerulonephritis beteiligt (> Abb. 20.15). Eine pulmonale Kapillaritis kann ebenfalls auftreten.

Klinische Relevanz Bei ungefähr 30 % der Betroffenen finden sich Hepatitis-B-Antigen (HBsAg) und Hepatitis-B-Immunkomplexe im Serum. Auch wurden ähnliche Veränderungen bei Patienten mit einer chronischen Hepatitis-C-Virus-Hepatitis und Glomerulonephritis beschrieben, basierend auf dem molekularpathologischen Nachweis der Virus-RNA. Klinisch und histologisch ist diese Erkrankung schwierig von der klassischen Polyarteriitis nodosa (keine begleitende Glomerulonephritis) abzugrenzen. Der positive p-Myeloperoxidase-ANCA-Nachweis erleichtert die Differenzialdiagnose.

Einzelorganvaskulitiden

Kutane Kleingefäßvaskulitis (leukozytoklastische Vaskulitis)

Definition Diese teilweise nekrotisierende Vaskulitis kleiner Blutgefäße bleibt auf die Haut beschränkt

Morphologie

In der Subkutis sind im frühen Stadium fibrinoide Nekrosen in der Wand kleinerer Arteriolen und postkapillärer Venolen zu finden, begleitet von einer durch neutrophile Granulozyten und Monozyten charakterisierten zellulären Entzündungsreaktion (> Abb. 20.16a). Diese wird nach ungefähr fünf Tagen von einer lymphozytenreichen Entzündung abgelöst (> Abb. 20.16b). Die Erkrankung ist in der Regel selbstlimitierend, eine Mitbeteiligung bei einer generalisierten Vaskulitis muss jedoch unbedingt ausgeschlossen werden.

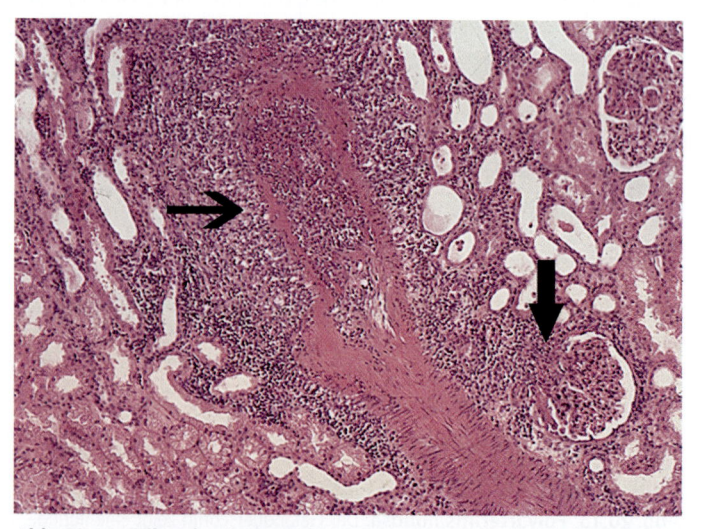

Abb. 20.15 Mikroskopische Polyangiitis. Segmentförmig ausgeprägte nekrotisierende Arteriitis (dünner Pfeil) mit begleitender Glomerulonephritis (dicker Pfeil). HE, Vergr. 40-fach. [R398]

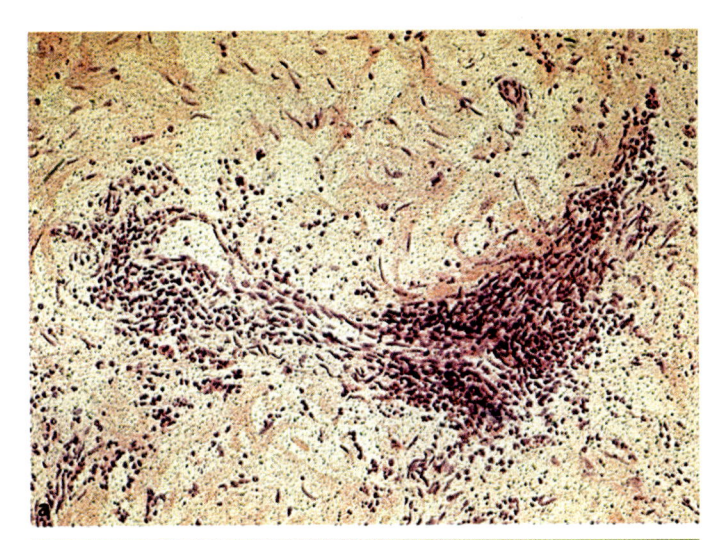

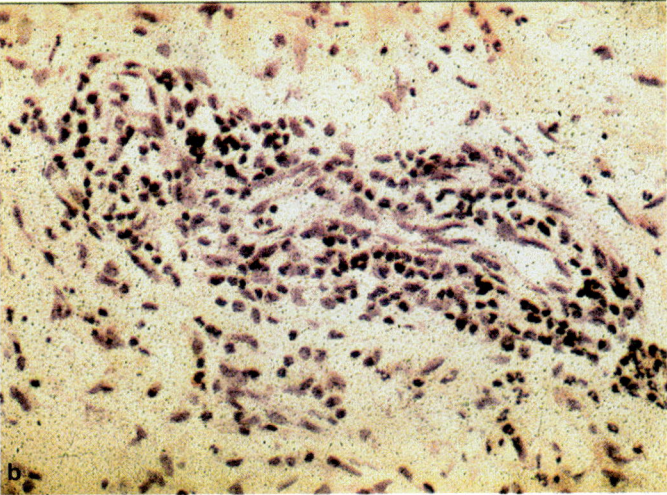

Abb. 20.16 Kutane Kleingefäßvaskulitis (leukozytoklastische Vaskulitis).
a Frühes Stadium mit granulozytenreicher Entzündung und segmental ausgeprägten Gefäßwandnekrosen einer postkapillären Venole. HE, Vergr. 40-fach.
b Spätes Stadium mit lymphozytenreicher Vaskulitis und Perivaskulitis. HE, Vergr. 120-fach. [R398]

Vaskulitis variabler Gefäße (Thrombangiitis obliterans)

Syn.: Endangiitis obliterans, Buerger-Erkrankung

Definition Diese segmentale Vaskulitis kleinerer und mittlerer Arterien und Venen betrifft v. a. die Extremitäten.
Ätiologie Die Ätiologie ist ungeklärt. Junge Männer und Raucher sind häufig betroffen.

Morphologie

In der Initialphase findet sich eine entzündliche Infiltration aller Gefäßwandschichten durch Lymphozyten, Plasmazellen, vereinzelt auch Granulozyten. Durch Endothelschädigung kann es zu einer Thrombose kommen. Mit zunehmendem Krankheitsverlauf werden die Thrombosen sowie die meist umschriebenen entzündlich bedingten Medianekrosen durch Bindegewebe ersetzt. Die Folge ist eine partielle oder komplette Lumenobliteration.

Klinische Relevanz Im Vordergrund der klinischen Symptomatik stehen Durchblutungsstörungen der unteren Extremitäten (Claudicatio intermittens), die zu einer Extremitätengangrän führen können. Die akuten Phasen dauern 1–4 Wochen und wiederholen sich nach Remission. Schließlich kann der Kollateralkreislauf nicht mehr kompensieren, sodass Bypass-Operationen oder eine Amputation erforderlich sind.

Sekundäre Vaskulitiden

Viele unterschiedliche lokale oder systemische Grunderkrankungen können vaskulitische Syndrome hervorrufen, die zum Teil primären Vaskulitiden ähnlich sind:
- **Virusinfektionen** (z. B. Parvovirus B19, Zytomegalievirus) führen in der Regel zu Endothelzellläsionen, gefolgt von einer lymphozytären Entzündung im Kapillar- und Venolenbereich. Bei Hepatitis-B- und C-Virus-Infektionen kann sich immunkomplexvermittelt das Bild einer Polyarteriitis nodosa entwickeln.
- **Bakterielle Infektionen,** bevorzugt durch pyogene Erreger, führen zu einer direkten nekrotisierenden Entzündung im Bereich kleiner Arterien und Arteriolen, teilweise mit Ausbildung von Mikroaneurysmen (mykotische Aneurysmen). Andererseits kann es durch erregerbedingte immunpathologische Mechanismen, z. B. Staphylokokken-Enterotoxin B und Toxic-Shock-Syndrom-assoziiertes Toxin 1 (> Kap. 48.3.5), zu klinischen Krankheitsbildern kommen, die der Kawasaki-Erkrankung und der GPA ähneln (hier allerdings mit negativem c-ANCA-Nachweis).
- **Pilzinfektionen,** speziell durch Aspergillen, führen zu einer nekrotisierenden angioinvasiven Arteriitis.
- **Leukozytoklastische Vaskulitiden** und mikroskopische Polyarteritiden werden bei verschiedenen **Autoimmunerkrankungen,** chronisch entzündlichen Darmerkrankungen sowie auch bei Medikamentenüberempfindlichkeit gesehen.
- **Paraneoplastische Vaskulitiden** dokumentieren sich klinisch unter dem Bild einer leukozytoklastischen Vaskulitis, einer granulomatösen Vaskulitis, einer Riesenzellarteriitis, einer allergischen Vaskulitis oder einer GPA.

20.8.2 Venen

Phlebitis, Thrombophlebitis, Phlebothrombose

Definition Die **Phlebitis** ist eine Entzündung der Venen, die häufig mit einer Thrombose einhergeht (Thrombophlebitis). Im Gegensatz zur oberflächlichen **Thrombophlebitis** zeigen sich bei der tiefen **Phlebothrombose** meist keine wesentlichen entzündlichen Wandveränderungen. Alle drei Formen sind vor allem in den unteren Extremitäten lokalisiert.

Als **Phlebitis migrans** bezeichnet man eine rezidivierende Thrombophlebitis oberflächlicher Venen mit wechselnder Lokalisation. In vielen Fällen ist die Krankheit mit einem malignen Tumor z. B. des Pankreas, der Niere, der Lunge oder des Gastrointestinaltrakts assoziiert.

Ätiologie und Pathogenese

Phlebitis, Thrombophlebitis und Phlebothrombose (auch ➢ Kap. 7.5.3) weisen bestimmte Gemeinsamkeiten auf und beeinflussen sich gegenseitig: Ein in einer Vene entstandener Thrombus wird z. B. eine resorptive Entzündung der Venenwand hervorrufen, eine Entzündung der Venenwand häufig zu einem Abscheidungsthrombus (➢ Kap. 7.5.3) führen. Mischbilder sind insbesondere bei chronischen Verlaufsformen die Regel.

Von der luminalen Seite kann das Endothel z. B. durch einen Venenkatheter verletzt werden, der zusätzlich die Gefahr einer Bakteriämie in sich birgt. Die Konstellation einer Thrombose mit Bakteriämie mündet in eine Thrombophlebitis. Entzündungsprozesse in verschiedenen Organen können andererseits von der Adventitia auf die gesamte Venenwand übergreifen und so eine Thrombose verursachen.

Phlebektasien und Varizen

Definition Phlebektasien und Venenvarizen beschreiben dilatierte, geschlängelte Venen mit häufig verdickter Wand (Phlebosklerose).

Ätiologie Bei aufrechter Körperhaltung ist der Druck in den Beinvenen relativ hoch. In den oberflächlichen Venen der unteren Extremitäten führt die dauerhafte „hydrostatische" Dilatation zu einer Venenklappeninsuffizienz, sodass das oberflächliche Venensystem dem höheren Druck des tiefen Venensystems ausgesetzt ist (➢ Abb. 20.17).

Risikofaktoren Varizen finden sich bei etwa einem Fünftel der Gesamtbevölkerung, vor allem beim weiblichen Geschlecht. Das Risiko ist erhöht bei:
- Genetischer Prädisposition (genetisch bedingte Wandschwäche der betroffenen Venen)
- Stehenden Berufen
- Mehrfachen Schwangerschaften (mechanischer Druck des graviden Uterus auf die Beckenvenen, relaxierende Wirkung des hohen Östrogenspiegels auf die Venenmuskulatur)
- Adipositas (Verlust der mechanischen Stabilität der Venen im Zusammenspiel mit der Skelettmuskelpumpe durch interponiertes Fett)
- Venenthrombose (Druckerhöhung peripher der Thrombose)

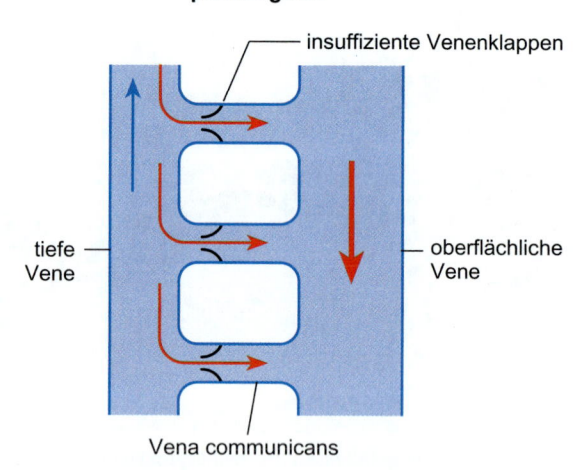

Abb. 20.17 Pathogenese von Varizen. Normalerweise wird das Blut von den oberflächlichen Venen durch muskuläre Aktivität (Muskelpumpe) in die tiefen Venen und schließlich herzwärts transportiert. Bei Erhöhung des hydrostatischen Drucks werden die Venenklappen durch die Erweiterung der Vv. communicantes insuffizient, sodass sich das Blut in den oberflächlichen Venen staut, die sich dann zu Varizen erweitern. [L106/L231]

20.9 Gefäßtumoren

➢ Kap. 46.3.5.

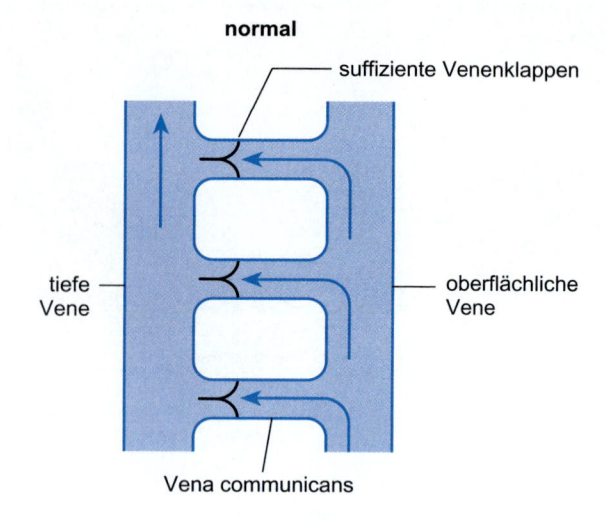

KAPITEL 21

H.M. Kvasnicka, F. Fend, C. Wickenhauser, H.A. Baba

Blut und Knochenmark

21.1	Normale Struktur und Funktion der Hämatopoese	428	21.5	Infektionen und reaktive Veränderungen in Blut und Knochenmark	438
21.1.1	Erythropoese	428	21.5.1	Infektionskrankheiten	438
21.1.2	Granulopoese	428	21.5.2	Sonstige reaktive Knochenmarkveränderungen	438
21.1.3	Monopoese	428			
21.1.4	Thrombopoese	428	21.6	Myelodysplastische Syndrome	439
21.2	Nichtneoplastische Störungen der Erythropoese	430	21.7	Myeloproliferative Neoplasien	440
21.2.1	Anämien	430	21.8	Akute myeloische Leukämie	445
21.2.2	Polyglobulie	436	21.9	Maligne Lymphome im Knochenmark	447
21.3	Nichtneoplastische Störungen der Granulopoese, Monozytopoese und Lymphozytopoese	436	21.9.1	Multiples Myelom (Plasmazellmyelom)	447
			21.9.2	Akute lymphoblastische Leukämie	448
21.3.1	Morphologische Störungen der Granulopoese	436	21.9.3	Chronische lymphozytische Leukämie	449
21.3.2	Quantitative Störungen der Granulopoese	436	21.9.4	Haarzellenleukämie	449
21.3.3	Quantitative Störungen der Monozytopoese	437	21.9.5	Weitere Lymphome	450
21.3.4	Quantitative Störungen der Lymphopoese	437	21.10	Metastatische Knochenmarkinfiltration	450
21.4	Nichtneoplastische Störungen der Thrombopoese	437	21.11	Hämatopoetische Stammzelltransplantation	450
21.4.1	Kongenitale funktionelle Defekte der Thrombozyten	437	21.12	CAR-T-Zelltherapie	450
21.4.2	Quantitative Störungen der Thrombopoese	438			

Zur Orientierung

Zytopenien, Polyglobulien, Störungen der Infektabwehr und **Blutgerinnungsstörungen** können **Leitsymptome** hämatologischer Erkrankungen sein. Ursache ist eine Funktionsstörung der hämatopoetischen Zellreihen, zu deren Aufgaben Sauerstofftransport (Erythrozyten), unspezifische Abwehr im Rahmen der angeborenen Immunität (Granulozyten) und die Beteiligung an der Blutgerinnung (Thrombozyten) gehören.

Funktionsstörungen der Hämatopoese sind Folge **nichtneoplastischer** und **neoplastischer Veränderungen**. Die **Diagnostik** von Blut- und Knochenmarkerkrankungen umfasst klinische und laborchemische Parameter, bildgebende Verfahren sowie molekularpathologische und morphologische Untersuchungen.

21.1 Normale Struktur und Funktion der Hämatopoese

Aus den **hämatopoetischen multipotenten Stammzellen** entwickeln sich im Knochenmark die Zellen der **Erythropoese** (Erythrozyten), **Granulopoese** (Granulo-/Monozyten) und **Megakaryopoese** (Thrombozyten). Bis zur 6. Schwangerschaftswoche findet die Hämatopoese im Dottersack statt, bis zum 7. Fetalmonat hauptsächlich in Leber und Milz, wo sie postpartal noch ca. 2 Wochen nachweisbar bleibt. Im Knochenmark etabliert sich die Hämatopoese ab dem 5./6. Fetalmonat. Während zu Beginn alle Knochen beteiligt sind, ersetzt ab dem vollendeten 1. Lebensjahr gelbes, fettzellreiches Mark immer mehr das rote blutbildende Mark. Beim Erwachsenen beschränkt sich die Blutbildung auf die kurzen und platten Knochen. Eine Umkehr dieser Entwicklung ist im Bedarfsfall möglich (z. B. bei chronischem Sauerstoffmangel, Neoplasien und Infektionen). Die embryonalen Blutbildungsstätten sind somit als **extramedulläre Blutbildungsorte** reaktivierbar.

Das Knochenmark umfasst neben den hämatopoetischen Zellen auch Stroma mit Gefäßen (Arterien, Venen, Sinus, Kapillaren). Zum Stroma zählen insbesondere Fettzellen, Endothelzellen, Osteoblasten, Osteoklasten und Fibroblasten (Retikulumzellen). Die von den Fibroblasten gebildete **extrazelluläre Matrix** bindet hämatopoetische Wachstumsfaktoren (Interleukine sowie koloniestimulierende Faktoren) und präsentiert sie in biologisch aktiver Form den hämatopoetischen Zellen.

Mit Ausnahme des in der Niere gebildeten Hormons Erythropoetin werden diese **Wachstumsfaktoren** (Glykoproteinhormone) überwiegend von T-Lymphozyten, Monozyten, Endothelzellen und Fibroblasten gebildet. Sie regulieren die Entwicklung der hämatopoetischen Zellen von der pluripotenten Stammzelle (> Abb. 21.1).

Die Blutzellen werden aus dem Knochenmark über die **Sinusendothelien** selektiv freigesetzt, wobei physiologisch nur reife Blutzellen in die Sinus gelangen. Die Menge zirkulierender Blutzellen wird im Normalzustand über die Produktion und kontrollierte Freisetzung im homöostatischen Gleichgewicht gehalten. Ein erhöhter Bedarf, z. B. bei Infekt oder Blutung, wird zuerst mit einer gesteigerten Freisetzung und in der Folge mit einer erhöhten Produktion kompensiert.

21.1.1 Erythropoese

Die Zellen der Erythropoese liegen im Knochenmark in kleinen, relativ gut begrenzten Gruppen (**Erythrone**). Aus den **Proerythroblasten** entwickeln über mehrere Schritte **Erythroblasten** und schließlich orthochromatische **Normoblasten** (> Abb. 21.2), die durch Kondensation und Ausstoßung des Zellkerns zu **Retikulozyten** werden. Nach Austritt in das Blut verlieren diese ihre Ribosomen und werden zu reifen **Erythrozyten,** diskusförmigen, bikonkaven Zellen mit ca. 7,4 μm Durchmesser. Die Erythropoese wird von **Erythropoetin** reguliert, zudem ist ein ausreichend hoher Spiegel von Eisen, Vitamin B_{12} und Folsäure notwendig. Die Erythrozyten haben eine Lebensdauer von rund 120 Tagen und werden überwiegend in der Milz abgebaut.

21.1.2 Granulopoese

Die frühesten erkennbaren Zellen der Granulopoese sind **Myeloblasten.** Sie besitzen rundliche bis ovale Kerne mit feinretikulärer Kernstruktur und ein leicht basophiles Zytoplasma – entweder ohne Granula (**Myeloblast Typ I**) oder mit wenigen azurophilen Granula (**Myeloblast Typ II**). Die Entwicklung zu reifen Zellen wird von **Wachstumsfaktoren** reguliert:
- GM-CSF (Granulozyten-Makrophagen-koloniestimulierender Faktor): reguliert die Entwicklung von Granulozyten und Monozyten
- G-CSF (Granulozyten-koloniestimulierender Faktor): reguliert die Entwicklung neutrophiler Granulozyten
- Interleukin 5: reguliert die Entwicklung eosinophiler Granulozyten
- M-CSF (Makrophagen-koloniestimulierender Faktor): reguliert die Entwicklung von Monozyten

Aus Myeloblasten entstehen die größeren **Promyelozyten,** die ein breites basophiles, granulareiches Zytoplasma haben. Aus den Promyelozyten entstehen **Myelozyten** mit ovalem Kern und granuliertem Zytoplasma, die zu **Metamyelozyten** differenzieren, die sich weiter zu stab- und segmentkernigen **Granulozyten** entwickeln. Je nach Granulierung werden neutrophile, basophile und eosinophile Granulozyten und deren Vorstufen unterschieden (> Abb. 21.2).

Die unreifsten Zellen der Granulopoese (Myeloblasten und Promyelozyten) befinden sich im Knochenmark in der Nähe der Knochentrabekel und Sinus. Zum Zentrum der Markräume hin zeigt sich eine zunehmende Ausreifung. Drei Viertel der Granulozyten werden als Knochenmarkreserve im Mark gespeichert. Ein Teil der Granulozyten zirkuliert im Blut, ansonsten wandern sie in andere Gewebe aus, um dort Abwehrfunktionen zu erfüllen.

21.1.3 Monopoese

Aus **Monoblasten** entwickeln sich im Knochenmark **Promonozyten** und schließlich **Monozyten**. Diese liegen bevorzugt in der Nähe von Sinus. Monozyten gelangen über das Blut in das Gewebe, wo sie zu phagozytierenden Makrophagen, Epitheloidzellen oder antigenpräsentierenden dendritischen Zellen differenzieren können.

21.1.4 Thrombopoese

Der **Megakaryoblast** wird durch Kernteilung ohne Zytoplasmateilung (Endomitose) zum **Megakaryozyten** (> Abb. 21.2), der morphologisch variabelsten Zelle des Knochenmarks. Sie besitzt ein breites, basophiles Zytoplasma und einen stark gelappten Kern. **Thrombozyten** entstehen durch Abspaltung von Zytoplasmafragmenten in die Knochenmarksinus, in deren Nähe die Megakaryozyten liegen. Thrombozyten leben ca. 8–11 Tage und werden überwiegend durch Phagozytose in der Milz abgebaut.

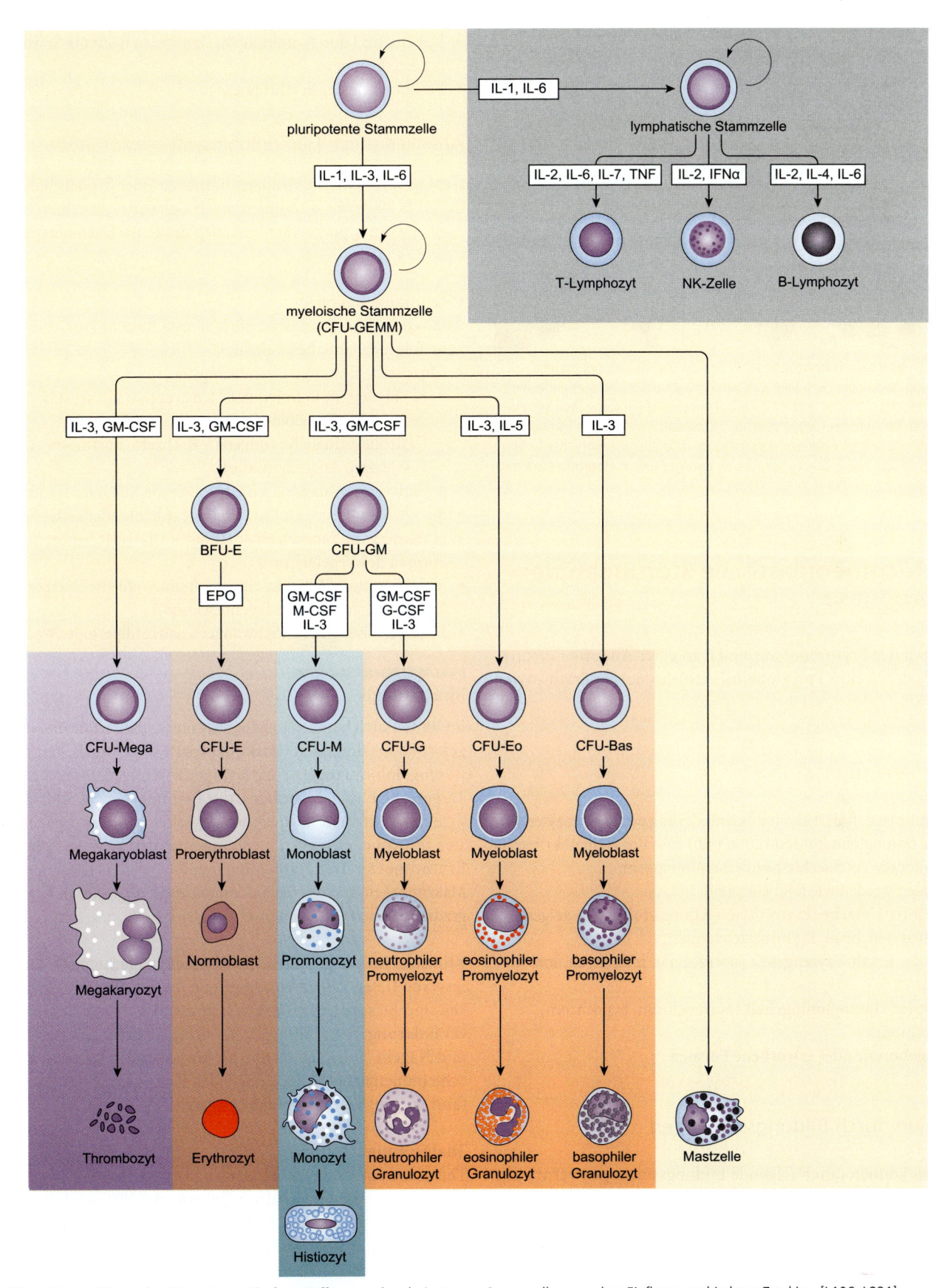

Abb. 21.1 Entwicklung der hämatopoetischen Zellen aus der pluripotenten Stammzelle unter dem Einfluss verschiedener Zytokine. [L106, L231]

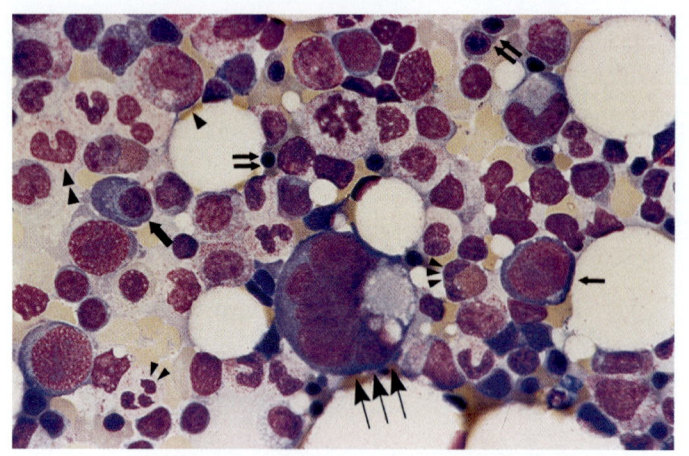

Abb. 21.2 Normale Hämatopoese. Zellen der drei hämatopoetischen Reihen ohne pathologische Veränderungen. Proerythroblast (dünner einfacher Pfeil); Normoblast (dünner doppelter Pfeil); Promyelozyt (einfache Pfeilspitze); neutrophiler Stabkerniger (doppelte große Pfeilspitze); neutrophiler Segmentkerniger (doppelte kleine Pfeilspitze); eosinophiler Segmentkerniger (dreifache kleine Pfeilspitze); Megakaryozyt (dreifacher dünner Pfeil), Plasmazelle (dicker Pfeil). Pappenheim-Färbung, Vergr. 600-fach. [R389]

21.2 Nichtneoplastische Störungen der Erythropoese

Störungen der Erythropoese können zu einer **Anämie** (Verminderung) oder zu einer **Polyglobulie** (Vermehrung) der Erythrozyten führen.

21.2.1 Anämien

Die Anämie ist definiert als eine Verminderung der Erythrozytenzahl oder der Hämoglobinkonzentration (Hb) bzw. des Hämatokritwerts (Hkt) unter die geschlechtsspezifische Altersnorm.
Anämien werden wie folgt eingeteilt:
- Nach ihrer **Ursache** (Erythrozytenbildungsstörung, gesteigerter Erythrozytenabbau, Erythrozytenverlust)
- Nach der **Erythrozytengröße** (normozytär, mikrozytär, makrozytär)
- Nach dem **Hämoglobingehalt** (normochrom, hypochrom, hyperchrom)
- In **angeborene** oder **erworbene Formen**

Anämien durch Bildungsstörungen

Anämien können durch folgende Bildungsstörungen verursacht werden:
- Hämoglobinsynthesestörungen
- DNA-Synthese-Störung
- Störung der pluripotenten Stammzelle
- Störung der erythropoetischen Stammzelle
- Erythropoetinmangel
- Unklare und durch multiple Mechanismen bedingte Störungen der Erythropoese
- Verdrängung der Erythropoese

Anämien durch Hämoglobinsynthesestörungen

Hämoglobinsynthesestörungen führen zu einer hypochromen Anämie, d. h. zu einem verminderten Hb-Gehalt des einzelnen Erythrozyten. Zu den hypochromen Anämien zählen die Eisenmangelanämie und die Thalassämien.

Eisenmangelanämie

Ätiologie Eisenmangel ist die häufigste Ursache von Anämien. Er kann folgende Ursachen haben:
- Chronische Blutungen (am häufigsten):
  - Bei Frauen im Rahmen der Menstruation mit verstärkter oder verlängerter Regelblutung
  - Gastrointestinale Blutungen (z. B. Ulzera, Karzinome, Ösophagusvarizen, Angiodysplasie)
  - Blutverluste aus anderen Organen (operativ oder traumatisch)
- Mangelhafte Eisenzufuhr (Säuglinge, Kleinkinder) oder Fehlernährung im Rahmen einer strengen Diät oder bei bestimmten Formen des Vegetarismus
- Malabsorption (Zöliakie, chronisch-entzündliche Darmerkrankungen, Zustand nach Magenresektion)
- Erhöhter Eisenbedarf (Schwangerschaft, Stillperiode, Wachstum)

Morphologie

Im **Blutausstrich** finden sich hypochrome, mikrozytäre und ungleich geformte Erythrozyten **(Poikilozyten)** sowie Anulozyten (infolge Hämoglobinmangels ringförmige Erythrozyten) und einzelne **Targetzellen** (schießscheibenartige Erythrozyten; > Abb. 21.3).
Je nach Ausmaß, Dauer und Ursache des Eisenmangels zeigt sich im **Knochenmark** eine kompensatorische **Hyperplasie** der Erythropoese. Der Hämosideringehalt in den Knochenmark-Makrophagen und die Eisengranula der Erythroblasten sind hochgradig reduziert **(Sideropenie)**.

Klinische Relevanz Erst bei vollständiger Erschöpfung der Eisenreserven treten Allgemeinsymptome wie Kopfschmerzen, Müdigkeit und Blässe auf. Zusätzlich kommen Haut- und Schleimhautveränderungen wie Hohlnägelbildung, Brüchigkeit von Haaren und Nägeln, trockene Haut und Mundwinkelrhagaden vor. Die Schleimhautatrophie der Zunge, des Pharynx und des Ösophagus führt zu Zungenbrennen und Dysphagie.

Thalassämien

Thalassämien sind eine heterogene Gruppe genetischer Erkrankungen mit einer quantitativen Störung der Hämoglobinsynthese. Hämoglobin besteht aus 4 Globinketten, nach deren Zusammensetzung (α-, β-, γ-, δ-Ketten) 3 Hämoglobintypen unterschieden werden (> Tab. 21.1). Bei der β-Thalassämie ist die Synthese der β-Ketten, bei der selteneren α-Thalassämie die der α-Ketten gestört:

21.2 Nichtneoplastische Störungen der Erythropoese

Klinische Relevanz Klinisch fallen bei der homozygoten Form eine Hepatosplenomegalie, Ikterus (aufgrund der Hämolyse) und eine schwere hämolytische Anämie auf. Aufgrund der Ausdehnung des hyperplastischen Knochenmarks in den kortikalen Knochen findet sich radiologisch ein „Bürstenschädel": Die Schädelkalotte zeigt hierbei erweiterte Diploeräume sowie eine Rarefizierung der Kortikalis. Ohne Therapie sterben die Patienten im 2.–3. Lebensjahrzehnt an Infektionen oder an durch Eisenüberladung hervorgerufenen Organschäden.
Die **heterozygote Form** (Minor-Form) verläuft häufig asymptomatisch, zeigt jedoch ein hypochromes, mikrozytäres Blutbild. Eine geringgradige Anämie kann durch Stresssituationen (z. B. Schwangerschaft, Infekte) verstärkt werden.

Anämien durch DNA-Synthese-Störungen: megaloblastäre Anämien

Diese Anämien beruhen auf einem Vitamin-B_{12}- und/oder Folsäuremangel, wodurch es zu Störungen der DNA-Synthese kommt. Die häufigste Ursache ist der Vitamin-B_{12}-Mangel. Folge ist eine hyperchrome Anämie mit Megaloblasten im Knochenmark und Megalozyten (evtl. auch Megaloblasten) im peripheren Blut.

Vitamin-B_{12}-Mangel

Vitamin B_{12} ist eine kobalthaltige, porphyrinähnliche Ringverbindung. Es wird von Mikroorganismen der Darmflora synthetisiert. Da das im Darm synthetisierte Vitamin B_{12} jedoch nicht resorbiert werden kann, ist der Mensch auf die Zufuhr über tierische Nahrung (Fleisch, Milch, Eier) angewiesen. Vitamin B_{12} ist ein essenzielles Koenzym für die DNA-Synthese und kommt im Körper in 2 aktiven Formen vor (Adenosylcobalamin, Methylcobalamin). Es wird im terminalen Ileum resorbiert, wofür der sog. Intrinsic-Faktor notwendig ist, ein von den Belegzellen (Parietalzellen) des Magens gebildetes Glykoprotein. Im Plasma wird Vitamin B_{12} an Glykoproteine gebunden und zur Leber, zum Knochenmark und zu anderen schnell proliferierenden Geweben transportiert. Etwa 2 mg Vitamin B_{12} werden in der Leber gespeichert, weitere 2 mg außerhalb der Leber; dieser Vorrat reicht ohne weitere Vitamin-B_{12}-Zufuhr für ca. 3 Jahre.

Ätiologie Häufige Ursachen eines Vitamin-B_{12}-Mangels sind:
- Unzureichende Zufuhr bei streng vegetarischer Kost.
- Intrinsic-Faktor-Mangel:
  - z. B. nach Magenresektion.
  - Bei **perniziöser Anämie** (Biermer-Addison-Syndrom): Durch Autoantikörper gegen Parietalzellen und Intrinsic-Faktor kommt es zu einer atrophen **Autoimmungastritis** (Typ A) mit Achlorhydrie und dadurch zu einem Mangel an Intrinsic-Faktor (häufiger erworben, seltener kongenital).
- Malabsorptionssyndrome bei intestinalen Erkrankungen.
- Bakterielle Überwucherung (z. B. beim **Blind-Loop-Syndrom**): Folge einer chronischen Stauung des Darminhalts im blinden Ende einer Seit-zu-Seit-Darmanastomose oder in einem Divertikel, wodurch es zu Verdauungsstörungen und Schleimhautreizungen kommt. Der Vitamin-B_{12}-Verbrauch der Darmflora ist erhöht und die Resorption gestört.

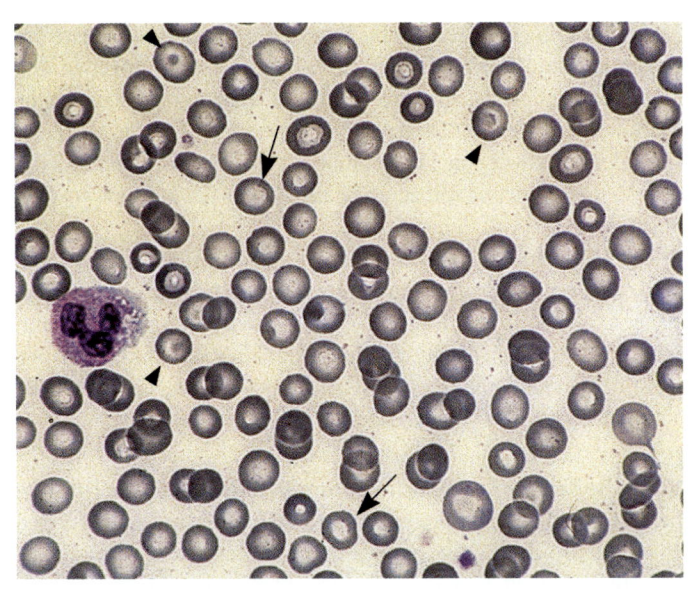

Abb. 21.3 Eisenmangelanämie. Blutausstrich. Zahlreiche Anulozyten (Pfeile), Mikrozyten und einzelne Targetzellen (Pfeilspitzen). May-Grünwald-Giemsa, Vergr. 600-fach. [R389]

Tab. 21.1 Hämoglobinkonstellationen.

Typen	Neugeborene (%)	Erwachsene (%)
HbA$_1$ (αα/ββ)	20–40	97
HbA$_2$ (αα/δδ)	0,5–1,5	2,5
HbF (αα/γγ)	60–80	< 0,5

- **β-Thalassämie:** Ursache ist eine Verminderung oder ein Verlust der β-Ketten des HbA$_1$. Die überzähligen α-Ketten werden in den Erythroblasten und den Erythrozyten abgelagert, was zu einer schweren Störung der Erythropoese mit intra- und extramedullärer Hämolyse führt. Die höchste Prävalenz findet sich im Mittelmeerraum, im Mittleren Osten und in Südostasien.
- **α-Thalassämie:** Sie ist meist Folge einer Deletion eines oder mehrerer, selten aller 4 α-Globin-Gene. Nur bei Deletion aller 4 Gene wird die α-Ketten-Synthese vollständig unterdrückt, was zu einem vollständigen Funktionsverlust der fetalen Hämoglobinsynthese und damit zum Tod in utero (Hydrops fetalis) führt.

Molekularpathologie

Ursache der β-Thalassämie ist zumeist eine Punktmutation, seltener eine Deletion von β-Globin-Genen. Sind beide Elternteile heterozygote Träger der Anlage, tritt mit 25 % Wahrscheinlichkeit die homozygote Form (Cooley-Anämie) auf, wobei die verbleibende Restaktivität der Gene sehr variable Krankheitserscheinungen hervorbringen kann (Thalassaemia intermedia oder major). In der Hämoglobinelektrophorese fehlt der HbA$_1$-Anteil, der HbF-Anteil beträgt hingegen zwischen 30 % und 95 %, der HbA$_2$-Anteil variiert. Die homozygote Form manifestiert sich 3–6 Monate nach der Geburt, dem Zeitpunkt der Umstellung von HbF zu HbA.

Folsäuremangel

Folsäure ist in der Nahrung (Gemüse, Pilze, Niere, Leber) enthalten und wird im Dünndarm zur Monoglutamatform dekonjugiert und resorbiert.

Ätiologie Ursachen des Folsäuremangels sind:
- Mangelernährung (Alkoholismus, einseitige Kost)
- Erhöhter Bedarf (Hämolyse, Schwangerschaft)
- Intestinale Erkrankungen mit Malabsorptionssyndrom
- Störung der Dekonjugation durch Medikamente (z. B. Phenytoin)
- Behandlung mit Folsäureantagonisten (z. B. Methotrexat)
- Kongenitale Ursachen (Enzymdefekte, z. B. Dehydrofolsäure-reduktase-Mangel)

Morphologie

Es besteht eine makrozytäre, hyperchrome Anämie. Die Retikulozytenzahl ist im Verhältnis zum Schweregrad der Anämie reduziert, die Gesamtzahl der Leukozyten und Thrombozyten kann mäßiggradig vermindert sein.

Im **peripheren Blutausstrich** lassen sich eine deutliche Vergrößerung, Poikilozytose und Anisozytose der Erythrozyten nachweisen, wobei sie teils Kernreste (**Howell-Jolly-Körperchen**) beinhalten können. Die segmentkernigen Granulozyten zeigen als Zeichen der Reifungsstörung eine Übersegmentierung (➤ Abb. 21.4).

Das **Knochenmark** zeigt zumeist eine deutliche Zunahme der Zelldichte bei erheblicher Hyperplasie der Erythropoese, die überwiegend aus vergrößerten Erythroblasten (**Megaloblasten**) besteht (➤ Abb. 21.5).

Die ausgeprägte Steigerung der Erythropoese führt zu einer flächenhaften Vermehrung der Erythrone. Die vergrößerten Normoblasten enthalten häufig ringförmige Gebilde als Reste der Kernmembran (**Cabot-Ringe**). Eisenhaltige Retikulumzellen und Sideroblasten sind gleichfalls vermehrt. Die Granulopoese weist häufig Reifungsstörungen mit Riesenstabkernigen und übersegmentierten Granulozyten sowie eine Eosinophilie auf. Die Megakaryopoese kann eine Reifungsstörung mit atypisch segmentierten Megakaryozyten aufweisen.

Die Differenzialdiagnose der Knochenmarkveränderungen zwischen einer perniziösen Anämie und einem myelodysplastischen Syndrom (➤ Kap. 21.6) oder einer HIV-Infektion kann schwierig sein. Auch die durch Alkoholkrankheit verursachte Anämie ist in der Regel hyperchrom und makrozytär, selbst wenn normale Vitamin-B_{12}- und Folsäurespiegel vorliegen.

Klinische Relevanz Für den **Vitamin-B_{12}-Mangel** ist eine Trias von hämatologischen, neurologischen und gastrointestinalen Störungen charakteristisch. Häufige Symptome sind Müdigkeit, verminderte Leistungsfähigkeit, Blässe, eventuell leichter Ikterus (durch erhöhten Hämoglobinabbau bei verstärkter ineffektiver Hämatopoese), ferner eine atrophe Autoimmungastritis sowie andere Schleimhautatrophien (atrophe Glossitis mit glatter, roter Zunge und Zungenbrennen: **Hunter-Glossitis**). Daneben finden sich Zeichen einer Polyneuropathie. Zu den neurologischen Störungen ➤ Kap. 8.7.4. Das klinische Krankheitsbild ist nicht immer voll ausgeprägt.

Das klinische Bild des **Folsäuremangels** ist durch die Symptome einer Anämie gekennzeichnet, eine neurologische Symptomatik fehlt. Bei Schwangeren ist bei Folsäuremangel das Risiko eines embryonalen Neuralrohrdefekts erhöht.

Anämie durch Störung der Proliferation und Differenzierung der pluripotenten Stammzelle: aplastische Anämie

Diese Defekte führen zu einer hochgradigen Hypoplasie oder Aplasie des Knochenmarks. Folge ist eine Panzytopenie im peripheren Blut (Anämie, Leukopenie, Thrombopenie).

Abb. 21.4 Perniziöse Anämie. Blutausstrich. Zahlreiche Makrozyten und Makroovalozyten. Ein Erythrozyt mit Howell-Jolly-Körperchen (Pfeil). Ein hypersegmentierter neutrophiler Granulozyt (Doppelpfeil). May-Grünwald-Giemsa, Vergr. 600-fach. [R389]

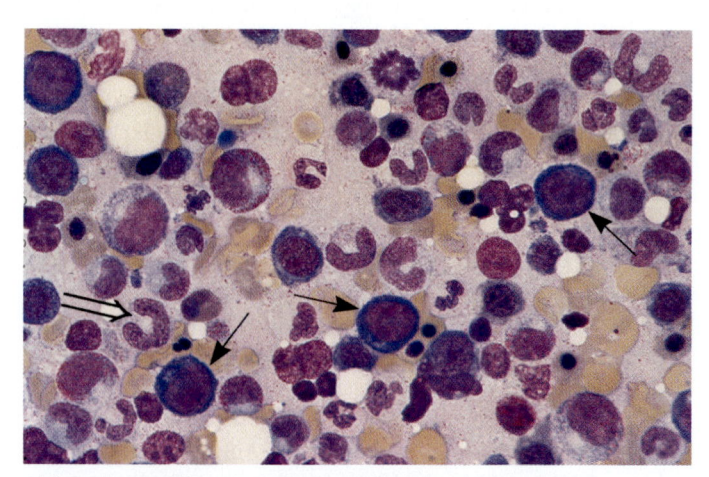

Abb. 21.5 Perniziöse Anämie. Megaloblastäre Erythropoese (Pfeile). riesenstabkernige Formen in der Granulopoese (Doppelpfeil). Pappenheim, Vergr. 600-fach. [R389]

Ätiologie Aplastische Anämien werden in primäre und sekundäre Formen eingeteilt.
- **Primäre Formen:**
  - Fanconi-Anämie (autosomal-rezessiv vererbt)
  - Idiopathische Formen (wahrscheinlich verursacht durch einen Autoimmunmechanismus, bei dem die T-Lymphozyten des Patienten supprimierend auf die hämatopoetischen Stammzellen wirken)
- **Sekundäre Formen:**
  - Ionisierende Strahlen
  - Chemikalien (z. B. Benzole, Lösungsmittel, Insektizide)
  - Medikamente (z. B. Busulfan, Cyclophosphamid, Gold)
  - Infektionen (z. B. Virushepatitis)

Morphologie

In fortgeschrittenen Fällen besteht das Knochenmark fast ausschließlich aus Fettmark (> Abb. 21.6). Zum Teil findet sich ein fokales Markraumödem, Lymphozyten und Plasmazellen können vermehrt sein.

Klinische Relevanz Die klinischen Symptome sind Folge der Panzytopenie und äußern sich in Blässe, Müdigkeit, Blutungen und rezidivierenden Infekten.

Anämien durch Störungen der Proliferation und Differenzierung der erythropoetischen Stammzelle

Erythroblastopenie
Diese Störungen führen zu einer alleinigen Bildungsstörung der erythrozytären Reihe mit isolierter Hypoplasie oder Aplasie der Erythropoese (Erythroblastopenie). Man unterscheidet eine akute und eine chronische Form:

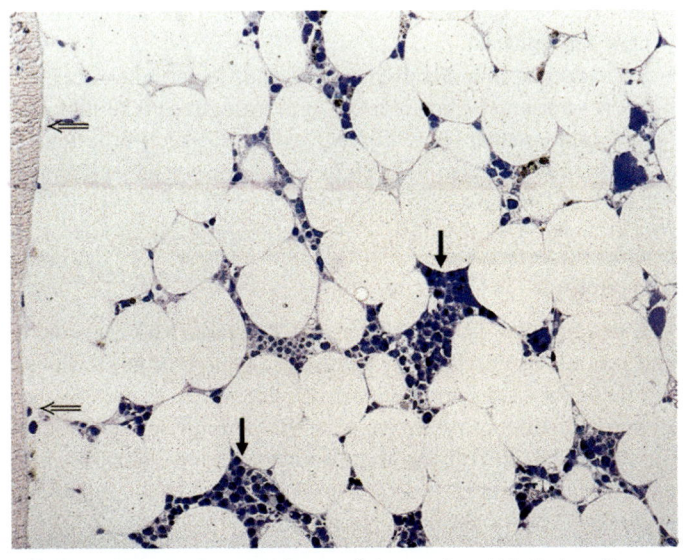

Abb. 21.6 Aplastisches Knochenmark (Panmyelopathie). Hochgradig hypozelluläres Knochenmark mit völligem Schwund der paratrabekulären myeloischen Vorstufen (Doppelpfeile). Einzelne kleine Erythropoeseinseln (Pfeile). Giemsa, Vergr. 200-fach. [R389]

- **Akute Form:** im Rahmen von hämolytischen Krisen. Meist nur von kurzer Dauer. Bei Patienten mit chronischer hämolytischer Anämie oder Immundefizienz kann eine Infektion mit Parvovirus B19 zu meist selbstlimitierten aplastischen Krisen führen.
- **Chronische Form:**
  - Kongenital bei Säuglingen und Kleinkindern infolge eines Rezeptordefekts der erythropoetischen Stammzellen, der sie unempfindlich gegen Erythropoetin macht
  - Erworben bei Erwachsenen, meist im Rahmen von Kollagenosen, Virusinfekten, Thymomen oder Lymphomen

Kongenitale dyserythropoetische Anämie
Es handelt sich um eine autosomal-rezessiv oder autosomal-dominant vererbte Erkrankung, die durch einen genetischen Defekt des Enzyms N-Acetylglukosaminyl-Transferase verursacht wird. Dieses Enzym ist für die Glykosylierung mehrerer Erythrozytenmembranproteine notwendig.

Anämie durch Erythropoetinmangel bei chronischer Niereninsuffizienz

Ursache ist in der Regel eine Verminderung der Erythropoetinbildung. Außerdem sind im Rahmen der Dialyse ein Eisenmangel durch Blutverlust und ein Folsäuremangel möglich. Bei Langzeit-Dialysepatienten kann eine iatrogene Aluminiumüberladung (durch Langzeiteinnahme aluminiumhaltiger Phosphatbinder) die Erythropoese hemmen.

Unklare und durch multiple Mechanismen bedingte Anämien

Anämien bei akuten Infekten
Häufig handelt es sich hierbei um hämolytische Anämien. Bestimmte Bakterien (z. B. *Clostridium perfringens, Streptococcus pyogenes*) können die Erythrozytenmembran schädigen und zur Hämolyse führen. Ferner kann durch virale Infekte ein Erythro- bzw. **Hämophagozytosesyndrom** ausgelöst werden. Dabei handelt es sich um eine diffuse Vermehrung aktivierter Makrophagen, die zumeist Erythrozyten phagozytieren.

Anämien bei chronischen Erkrankungen
Die Ursachen dieser Anämieformen sind sehr heterogen. Infrage kommen inadäquate Erythropoetinspiegel und die Aktivierung von Makrophagen und Lymphozyten, z. B. im Rahmen von Infekten, Autoimmunerkrankungen, Tumoren.

Anämien durch Verdrängung der Erythropoese bei Knochenmarkinfiltration

> Kap. 21.8, > Kap. 21.9 und > Kap. 45.6.

Hämolytische Anämien

Diese Anämien werden durch einen **beschleunigten Erythrozytenabbau** verursacht. Sie können sowohl hereditär als auch erworben sein. Ursachen des beschleunigten Erythrozytenabbaus können im Erythrozyten selbst liegen (Membran-, Enzym-, Hämoglobindefekte) oder auf äußeren Einwirkungen beruhen (Antikörper, mechanische Traumen). Demnach wird von **korpuskulären** und **extrakorpuskulären** Ursachen gesprochen.

Klinische Relevanz Die Patienten fallen durch eine Blässe von Haut und Schleimhäuten, einen leichten rezidivierenden Ikterus und eine Splenomegalie auf. Der Urin enthält Urobilinogen und verfärbt sich daher nach längerem Stehen dunkel.

Erbliche (hereditäre) hämolytische Anämien

Ursachen sind **Membrandefekte** wie bei einer Kugelzellenanämie (hereditäre Sphärozytose) sowie unterschiedliche **Enzymdefekte** wie bei Glukose-6-Phosphat-Dehydrogenase-Mangel (Favismus) oder Pyruvatkinasemangel. Zu dieser Gruppe zählen auch **Hämoglobindefekte** (Hämoglobinopathien) wie die Sichelzellenanämie, die eine hohe Prävalenz in Afrika und unter der afroamerikanischen Bevölkerung der USA aufweist.

Membrandefekte
Die Ursache einer **Kugelzellenanämie** (hereditären Sphärozytose) ist eine vorwiegend autosomal-dominant vererbte Störung der Spektrin-β-Ketten-Synthese, die den Spektrinanteil (Hauptstrukturprotein der Erythrozytenmembran) vermindert. Die autosomal-rezessive Form beruht auf einer Synthesestörung der Spektrin-α-Kette. Die Erythrozyten zeigen anfangs eine regelrechte bikonkave Form, verlieren jedoch nach und nach Membranbestandteile. Dadurch strömen Natriumionen und Wasser in die Erythrozyten, die schließlich eine Kugelform annehmen (> Abb. 21.7). Diese **Sphärozyten** können die Mikrozirkulation der Milz nicht mehr passieren und werden dort frühzeitig abgebaut.

Morphologie
Der **Blutausstrich** zeigt Mikrosphärozyten und zahlreiche Retikulozyten. Durch die meist gesteigerte Erythropoese ist das Knochenmark hyperplastisch. Die Erkrankung wird mit variabler Expression vererbt, wobei das Ausmaß mit dem Schweregrad der hämolytischen Anämie korreliert.

Klinische Relevanz In schweren Fällen kommt es zu ausgeprägter Anämie, Ikterus und Splenomegalie. Komplizierend können lebensbedrohliche aplastische Krisen, z. B. ausgelöst durch eine *Parvo-B19-Virus*-Infektion, auftreten. Die Patienten entwickeln gehäuft Bilirubingallensteine.

Enzymdefekte
Es sind zahlreiche unterschiedliche Defekte bekannt. Nachfolgend sind 2 wichtige Beispiele aufgeführt:

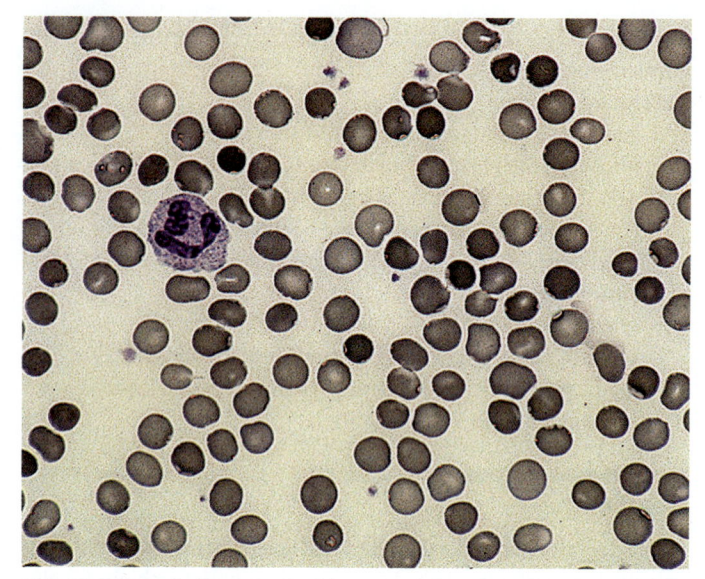

Abb. 21.7 Kugelzellenanämie. Blutausstrich. Stark verkleinerte Erythrozyten ohne Aufhellung (Sphärozyten). May-Grünwald-Giemsa, Vergr. 600-fach. [R389]

- **Glukose-6-Phosphat-Dehydrogenase(G-6-PD)-Mangel (Favismus):** Die Erkrankung beruht auf Mutationen des G-6-PD-Gens, das auf dem X-Chromosom liegt. G-6-PD reduziert NADP und oxidiert gleichzeitig Glukose-6-Phosphat. Diese Reaktion ist in Erythrozyten die einzige $NADPH^-$-Quelle. Die defizienten Erythrozyten sind nicht mehr vor Oxidationsschäden geschützt. Es kommt zu hämolytischen Krisen infolge von Infektionen, Genuss von Ackerbohnen („Saubohnen") und durch Medikamente (z. B. Malariamittel, Sulfonamide, Acetylsalicylsäure). Gehäuft findet sich die Erkrankung in Afrika, Asien und bei Menschen in den Mittelmeerländern. Männer und homozygot betroffene Frauen erkranken immer, bei heterozygoten Frauen kann die Ausprägung der Erkrankung variabel sein. Heterozygote Anlageträger sind gegenüber Malariaplasmodien resistenter als Individuen ohne Enzymdefekt.
- **Pyruvatkinasemangel:** Es handelt sich um einen autosomal-rezessiv vererbten Glykolysedefekt mit verminderter ATP-Bildung und resultierender verminderter Flexibilität der Erythrozyten. Nur bei homozygoten Anlageträgern kommt es zu einer hämolytischen Anämie.

Morphologie
Während einer G-6-PD-Krise können im **Blutausstrich** fragmentierte und kontrahierte Erythrozyten auftreten. Typisch ist der Nachweis von Heinz-Innenkörpern (exzentrisch gelegene denaturierte Hämoglobinprodukte im Erythrozyten). Im symptomfreien Intervall ist das Blutbild beim G-6-PD-Mangel normal. Beim Pyruvatkinasemangel sind insbesondere nach Splenektomie eine Poikilozytose und Erythrozytendeformierungen nachweisbar.

Hämoglobindefekt: Sichelzellenanämie

Sie ist die häufigste Hämoglobinopathie (höchste Prävalenz in Afrika und unter der afroamerikanischen Bevölkerung in den USA) und beruht auf einer vererbten qualitativen Hämoglobinveränderung, bei der aufgrund einer Punktmutation im β-Globin-Locus auf Chromosom 11 Glutamin durch Valin ersetzt und damit das sog. **Hämoglobin S** (HbS) gebildet wird. Der Erbgang bezüglich des klinischen Bildes ist autosomal-rezessiv, bezüglich des Nachweises des Sichelzellenhämoglobins autosomal-dominant. Bei herabgesetzter Sauerstoffspannung kommt es bei homozygoten Anlageträgern zur Polymerisation von HbS, wobei die Erythrozyten eine starre Sichelform (**Sichelzellen**) annehmen (> Abb. 21.8) und daher verstärkt in der Milz abgebaut werden. Sichelzellen erhöhen das Risiko von Mikroembolien und nachfolgenden Organinfarkten. Hämolytische Anämien sind möglich (z. B. durch Infekte oder Sauerstoffmangel). Heterozygote Anlageträger sind dagegen nicht anämisch und der Blutausstrich ist unauffällig. Ihre Erythrozyten sind gegenüber Malariaplasmodien resistenter (wie beim G-6-PD-Mangel) als diejenigen ohne Hämoglobinopathie.

Morphologie

Im **Blutausstrich** zeigen sich neben einer Anisozytose und Poikilozytose typischerweise Sichelzellen und Targetzellen (> Abb. 21.8). Das Knochenmark ist infolge der gesteigerten Erythropoese in der Regel hyperzellulär. Es kann durch erhöhten Knochenabbau zur Zerstörung der Wirbelkörper und zum radiologischen Bild des sog. **Bürstenschädels** kommen.

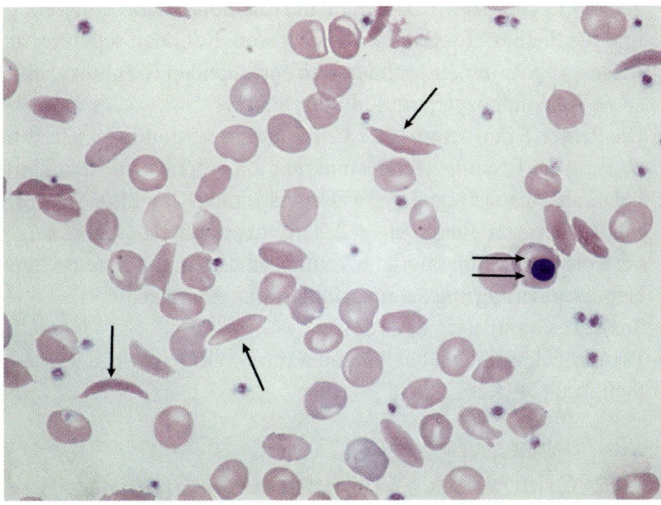

Abb. 21.8 Sichelzellenanämie. Blutausstrich. Ausgeprägte Poikilozytose, die Erythrozyten sind z.T. sichelförmig deformiert (Pfeile). Ein ausgeschwemmter (kernhaltiger) Normoblast (Doppelpfeil). May-Grünwald-Giemsa, Vergr. 600-fach. [R389]

Erworbene hämolytische Anämien

Antikörperbedingte hämolytische Anämie

Bei antikörperbedingten hämolytischen Anämien werden die Erythrozyten von Antikörpern zerstört. Hierbei kann es sich um Allo-, Iso- oder Autoantikörper handeln. Der **Blutausstrich** ist unauffällig, das **Knochenmark** zeigt eine Hyperplasie infolge einer reaktiv gesteigerten Erythropoese (> Abb. 21.9).

Es werden primäre (idiopathische) und sekundäre Formen unterschieden. Die sekundäre Form kann im Rahmen von Lymphomen, Kollagenosen (z. B. Lupus erythematodes) und Infekten (insbesondere Virusinfekte) beobachtet oder durch Medikamente (z. B. Penizillin, Cephalosporine, α-Methyldopa) ausgelöst werden. Folgende Erythrozytenantikörper können die Ursache sein:

- **IgG-Antikörper:** Bei Körpertemperatur binden sie an die Antigene der Erythrozytenoberfläche, worauf die antikörperbeladenen Erythrozyten in Milz und Leber zerstört werden (extravaskuläre Hämolyse). Der direkte Coombs-Test ist positiv. Zu dieser Gruppe gehören die Wärmeantikörper und die Rhesus-Isoagglutinine.
  - **Wärmeantikörper:** Sie können idiopathisch (45 %) oder sekundär bei Lymphomen, Kollagenosen, bestimmten Medikamenten oder Virusinfekten auftreten. Das Reaktionsoptimum liegt zwischen +20 und +40 °C.
  - **Rhesus(Rh)-Isoagglutinine:** Eine Rh-negative Frau wird durch eine frühere Schwangerschaft oder einen Abort eines Rh-positiven Kindes sensibilisiert und produziert IgG-Antikörper gegen Rh-positive Erythrozyten. Bei einer erneuten Schwangerschaft mit einem Rh-positiven Fetus wird durch den erneuten Antigenkontakt eine hämolytische Anämie des Fetus ausgelöst. In schweren Fällen kommt es zum intrauterinen Fruchttod mit Hydrops fetalis und Kernikterus.
- **IgM-Antikörper:** Zu dieser Gruppe gehören die Kälteantikörper und AB0-Isoagglutinine. Es kommt zur Aktivierung der Komplementkaskade mit intravasaler Hämolyse. Der indirekte Coombs-Test ist positiv.

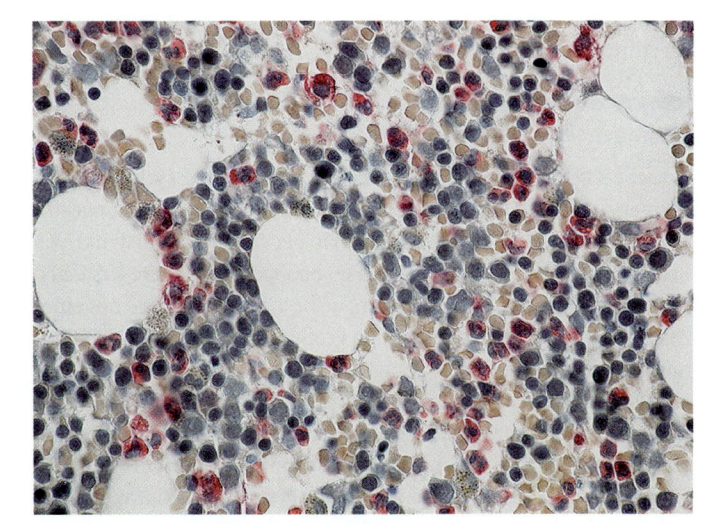

Abb. 21.9 Hämolytische Anämie. Knochenmark. Vergrößerte Erythrone mit Nachweis vermehrter makrozytärer Reifungsformen. AS-D-Chloracetatesterase. Vergr. 600-fach. [R389]

- **Kälteantikörper:** Fällt die intravasale Temperatur unter die Körpertemperatur (maximale Bindung der Antikörper an Erythrozyten bei 0 bis +5 °C), kommt es zur Agglutination und zu hämolytischen Krisen mit Akrozyanose. Idiopathisch sind Kälteantikörper selten (Kälteagglutininkrankheit), sekundär kommen sie akut nach Mykoplasmenpneumonie oder Mononukleose und chronisch bei Lymphomen mit monoklonaler IgM-Vermehrung (Kälteagglutininsyndrom) vor, des Weiteren als paroxysmale Kältehämoglobinurie (IgG-vermittelt) und postinfektiös (virale Infekte, Syphilis).
- **AB0-(Blutgruppen)-Isoagglutinine:** Eine schwere, oft tödlich verlaufende intravasale Hämolyse resultiert aus einer AB0-Fehltransfusion, wobei die Anti-A- oder Anti-B-Antikörper des Empfängers mit den inkompatiblen transfundierten Erythrozyten reagieren.

Mechanisch bedingte Anämien
Diese werden durch eine traumatische Schädigung der Erythrozyten hervorgerufen und kommen z. B. bei Herzklappenprothesen oder Extrembelastung (**Marschhämoglobinurie**) vor. Auch Gefäßveränderungen bei Vaskulitiden unterschiedlicher Genese können die Erythrozyten mechanisch zerstören.

Anämien durch Blutverlust: Blutungsanämie

Chronischer Blutverlust führt zu einer Eisenmangelanämie. Ein **akuter Blutverlust** von mehr als 40 % des Blutvolumens führt zum hypovolämischen Schock (> Kap. 7.10.2). Je nach Ausmaß der Blutung findet sich im Knochenmark eine **Hyperplasie** aller 3 hämatopoetischen Reihen. Im peripheren Blut sind vermehrt **Retikulozyten** nachzuweisen.

21.2.2 Polyglobulie

Definition Sekundäre, reaktive Steigerung der Erythropoese (Erythrozytose).

Pathogenese

Ursache ist eine kompensatorische oder inadäquate **Erythropoetinvermehrung.** Eine kompensatorische Erythropoetinvermehrung wird am häufigsten als Folge einer Hypoxie bei chronisch-obstruktiven Erkrankungen der Atemwege (COPD) beobachtet. Weitere Ursachen sind Herz-Kreislauf-Erkrankungen, insbesondere wenn sie mit einer Zyanose einhergehen, Aufenthalt in großer Höhe, starkes Zigarettenrauchen, Doping und Methämoglobinämie.

Inadäquate Erythropoetinzunahmen finden sich infolge von Nierenerkrankungen (z. B. Nierentumoren), Uterusleiomyomen, endokrinen Störungen, Leberzellkarzinomen oder zerebellären Hämangioblastomen. Diese absolute Erythrozytose ist von einer relativen Erythrozytose bei Dehydrierung abzugrenzen.

Morphologie

Man findet ein **normo- bis hyperzelluläres Knochenmark** mit gesteigerter Erythropoese. Granulozyto- und Megakaryopoese sind zumeist unauffällig.

Klinische Relevanz Die Patienten können eine Zyanose der Haut und der Schleimhäute aufweisen. Der Hämatokritwert ist erhöht. Es zeigt sich eine erhöhte Thromboseneigung infolge der erhöhten Blutviskosität.

21.3 Nichtneoplastische Störungen der Granulopoese, Monozytopoese und Lymphozytopoese

Unterschieden werden angeborene und erworbene Störungen, die mit morphologischen, funktionellen, qualitativen und/oder quantitativen Veränderungen einhergehen (Leukozytopenie, Monozytopenie, Lymphozytopenie, Leukozytose, Monozytose, Lymphozytose).

21.3.1 Morphologische Störungen der Granulopoese

Angeborene Störungen der Granulopoese sind mit einer erhöhten Infektanfälligkeit verbunden. Hierzu zählen u. a. Leukozytenadhäsionsdefekte und die Pelger-Huet-Anomalie:
- **Leukozytenadhäsionsdefekte** sind autosomal vererbte Störungen der Granulozyten, bei denen die Chemotaxis, die Adhärenz und die Phagozytosefunktion gestört sind. Es finden sich bizarre Riesengranula in neutrophilen und eosinophilen Granulozyten sowie in Lymphozyten und Monozyten.
- Die **Pelger-Huet-Anomalie** ist eine autosomal-dominant vererbte Störung der Granulozytendysfunktion mit erhöhter Infektanfälligkeit, bei der sich typischerweise neutrophile Granulozyten mit nur 2 Kernsegmenten (Pelger-Zellen) im peripheren Blut finden.

Als **erworbene** morphologische Anomalien der Granulozyten gelten:
- Hypersegmentierung bei megaloblastären Anämien
- Toxische Granulation bei Infekten
- Pseudo-Pelger-Zellen bei Patienten mit myelodysplastischem Syndrom (> Kap. 21.6)

21.3.2 Quantitative Störungen der Granulopoese

Reaktive Zunahme der Granulopoese: neutrophile Leukozytose

- **Ursachen einer neutrophilen Leukozytose:**
  - Bakterielle Infekte
  - Entzündungen und Gewebenekrosen, z. B. Myositis, Myokardinfarkt

- Stoffwechselstörungen, z. B. Gicht, Urämie
- Sekundär bei Neoplasien, z. B. Karzinome, Lymphome
- Akute Blutungen, akute Hämolyse
- Medikamente: Kortikosteroide, Lithium, hämatopoetische Wachstumsfaktoren
- **Leukämoide Reaktion:** überschießende reaktive Leukozytose (meist unter 100.000/μl), die typischerweise mit dem Auftreten unreifer myeloischer Zellen im peripheren Blut einhergeht und differenzialdiagnostisch von einer myeloproliferativen Neoplasie (> Kap. 21.7) abgegrenzt werden muss. Häufig liegt eine schwere Infektion, Hämolyse oder ein metastasierter maligner Tumor vor. Im Gegensatz zur Neoplasie zeigt das reaktive Knochenmark meist eine geringere Zellularität und toxische Granula in den Granulozyten, eine erhöhte alkalische Leukozytenphosphatase (ALP) sowie ein fehlendes Philadelphia-Chromosom und *BCR::ABL*-Fusionsgen (> Kap. 21.7).
- **Ursachen einer eosinophilen Leukozytose:**
  - Allergische und parasitäre Erkrankungen
  - Nach bakteriellen Infekten (lymphozytär-eosinophile Heilungsphase)
  - Chronische Hautkrankheiten, z. B. Psoriasis
  - Sekundär bei Neoplasien, z. B. Hodgkin Lymphom, Karzinome
  - Hypereosinophiles Syndrom (HES – persistierende Eosinophilie ohne erkennbare Ursache mit Organschädigung)
  - Myeloische Neoplasien mit Eosinophilie
- **Ursachen einer basophilen Leukozytose:** Selten reaktiv bei Myxödem, Pocken- und Windpockeninfektionen, chronischer Polyarthritis und Colitis ulcerosa

Verminderung von Zellen der Granulopoese: Neutropenie

Ursachen:
- **Angeboren:** Kostmann-Syndrom (autosomal-rezessiv vererbt); äußert sich bereits im 1. Lebensjahr durch lebensbedrohliche Infektionen
- **Erworben:** medikamentös induziert (z. B. nach Chemotherapie oder Knochenmarktransplantation), Autoimmunneutropenie, systemischer Lupus erythematodes, Felty-Syndrom, Virusinfekte wie Hepatitis, Influenza oder HIV-Infektion, selten bakterielle Infekte wie Typhus oder Miliartuberkulose

Die klinische Symptomatik hängt vom Ausmaß der Leukopenie ab. Bei ausgeprägter Neutropenie (Agranulozytose) stehen schwere, oft tödlich verlaufende Infekte im Vordergrund.

21.3.3 Quantitative Störungen der Monozytopoese

Vermehrung der Monozyten: Monozytose

Ursachen:
- Chronische bakterielle Infektionen (z. B. Tuberkulose)
- Protozoeninfektionen
- Relative Monozytose bei chronischer Neutropenie
- Myeloische Neoplasien
- Behandlung mit hämatopoetischen Wachstumsfaktoren

Verminderung der Monozyten: Monozytopenie

Ursachen:
- Schwere Verbrennungen
- Therapiebedingt (z. B. Kortisontherapie)
- Knochenmarkinsuffizienz und aplastische Anämie

21.3.4 Quantitative Störungen der Lymphopoese

Vermehrung der Lymphozyten: Lymphozytose

Ursachen sind Infektionen (besonders Virusinfektion, seltener bakterielle Infektionen):
- **Akut:** infektiöse Mononukleose, Röteln, Keuchhusten, Mumps, Hepatitis, CMV-, HIV-, Herpes-simplex- oder Herpes-zoster-Infektion
- **Chronisch:** Tuberkulose, Toxoplasmose, Brucellose, Lues, Thyreotoxikose

Verminderung der Lymphozyten: Lymphozytopenie

Meist Begleitreaktion bei aplastischer Anämie, Lymphomen, Sarkoidose, chronischer Niereninsuffizienz, Kortisontherapie oder HIV-Infektion.

21.4 Nichtneoplastische Störungen der Thrombopoese

Man unterscheidet:
- Kongenitale funktionelle Defekte der Thrombozyten
- Thrombozytosen
- Thrombozytopenien

21.4.1 Kongenitale funktionelle Defekte der Thrombozyten

Thrombasthenie (Glanzmann-Nägeli-Syndrom): Ursache ist ein Mangel der Membranglykoproteine IIb und IIIa mit Versagen der Thrombozytenaggregation. Die Folge sind Blutungen.

Bernard-Soulier-Syndrom: Ursache ist ein Mangel an Glykoprotein Ib. Die Thrombozyten sind größer als normal, die Thrombozytenaggregation ist gestört. Bei Homozygotie kommt es zu hämorrhagischer Diathese.

21.4.2 Quantitative Störungen der Thrombopoese

Thrombozytosen

Erhöhung der Plättchenzahl im peripheren Blut. Nach gesteigertem Thrombozytenverbrauch infolge einer kompensatorischen Aktivierung der Megakaryopoese, v. a. nach Blutungen oder postoperativ. Chronisch entzündliche Erkrankungen oder bakterielle Infektionen können mit einer Thrombozytose einhergehen. Nach Splenektomie ist eine temporäre Thrombozytose typisch.

Thrombozytopenien

Reduktion der Plättchenzahl im peripheren Blut. Ursache kann eine verminderte Produktion oder ein gesteigerter Verbrauch von Thrombozyten sein.

Thrombozytopenien durch verminderte Thrombozytenproduktion

- Selektive Megakaryozytendepression durch Medikamente, Chemikalien oder Virusinfekte
- Generalisiertes Knochenmarkversagen, z. B. bei Zytostatika- oder Bestrahlungstherapie, aplastischer Anämie, neoplastischer Knochenmarkinfiltration oder HIV-Infektion

Thrombozytopenien durch gesteigerten Thrombozytenverbrauch

- **Autoimmunthrombozytopenie:**
  - Akut: meist infolge einer Virusinfektion
  - Chronisch: **chronische idiopathische thrombozytopenische Purpura** (ITP; syn.: **Morbus Werlhof**). Betrifft häufig Frauen zwischen dem 15. und 50. Lebensjahr. Die Erkrankung kann isoliert oder seltener im Rahmen anderer Erkrankungen auftreten, z. B. bei systemischem Lupus erythematodes, *HIV*-Infektion, Malaria oder malignen Lymphomen. Zugrunde liegt eine Antikörperbildung gegen Thrombozytenglykoproteine. Dadurch werden die Thrombozyten vorzeitig abgebaut. Im **Blutausstrich** findet man eine verminderte Thrombozytenzahl. Die Thrombozyten sind vergrößert. Das **Knochenmark** zeigt zumeist eine erhöhte Anzahl kleiner Megakaryozyten. **Klinisch** fällt eine hämorrhagische Diathese auf.
- **Medikamentös** induziert (z. B. Heparin).
- **Disseminierte intravasale Gerinnung** (DIC, ➤ Kap. 7.11).
- **Thrombotisch-thrombozytopenische Purpura** (TTP): Ursache der TTP ist eine gestörte enzymatische Modifikation des endothelialen Von-Willebrand-Faktors (VWF) infolge eines Gendefekts (hereditäre TTP) oder einer Autoimmunreaktion, bei bakteriellen Infekten, nach Medikamentengabe oder Autoantikörperbildung im Rahmen einer Transplantatabstoßung (sekundäre TTP). Es kommt zu einer hyperreaktiven Plättchenaggregation und Thrombenbildung im Bereich der Kapillaren (Mikrothromben), welche zu schweren ischämischen Organschädigungen führen können. Die Erkrankung setzt zumeist akut ein und ist charakterisiert durch eine thrombozytopenische Purpura, neurologische Ausfälle infolge von Blutungen und fokalen Nekrosen im Gehirn, Hämolyse mit Fragmentozyten, Fieber und Nierenfunktionsstörungen. Eine Niereninsuffizienz sowie durch hämorrhagische Diathese ausgelöste multiple zerebrale Blutungen führen häufig zum Tod der Patienten.
- **Hämolytisch-urämisches Syndrom** (HUS): Das HUS gleicht weitgehend der TTP, die mikroangiopathischen Veränderungen sind jedoch auf die Glomeruluskapillaren und Nierenarteriolen beschränkt. Anamnestisch geht häufig ein bakterieller oder viraler Infekt voraus. Meist tritt die Erkrankung bei Kindern auf, findet sich jedoch auch bei Erwachsenen besonders während der Schwangerschaft, nach Entbindungen, nach Nierentransplantation oder bei einer Infektion mit enterohämorrhagischen Bakterien (*E. coli* O 157).
- Gesteigerter Thrombozytenabbau bei **Splenomegalie.**
- Thrombozytopenie nach **Massentransfusion** von gelagertem Blut.

21.5 Infektionen und reaktive Veränderungen in Blut und Knochenmark

21.5.1 Infektionskrankheiten

➤ Kap. 48.3.6.

Differenzialdiagnose von Granulomen im Knochenmark

- **Infektiös:** Tuberkulose, atypische Mykobakteriosen, Brucellose, Lues, Typhus, Leishmaniose, Toxoplasmose, Kryptokokkose, Histoplasmose, Rickettsiosen
- **Nicht infektiös:** Sarkoidose; Begleitreaktion bei malignen Erkrankungen, z. B. Hodgkin-Lymphom oder Non-Hodgkin-Lymphom
- **Reaktiv-toxisch:** Medikamente, z. B. Phenytoin, Ibuprofen, Indometacin oder Allopurinol; Fremdsubstanzen

Veränderungen von Blut und Knochenmark bei erworbenem Immundefektsyndrom

➤ Kap. 48.2.5.

21.5.2 Sonstige reaktive Knochenmarkveränderungen

Knochenmarknekrose

Eine Knochenmarknekrose kann bei verschiedenen neoplastischen (z. B. bei akuter myeloischer oder lymphatischer Leukämie, metastasierenden Karzinomen) und nichtneoplastischen (z. B. Infektionen, Sichelzellenanämie) Erkrankungen auftreten.

Gallert-Atrophie

Die Gallert-Atrophie kann im Rahmen einer Kachexie (z. B. Anorexia nervosa) auftreten oder durch ionisierende Strahlen und Infektionen induziert werden. Charakteristisch sind ein nahezu zellfreies Knochenmarkstroma mit Verlust von Fettzellen und ein Fehlen von hämatopoetischen Zellen.

Knochenmarkfibrose

Syn.: Myelofibrose
Der Gehalt an Retikulin- und/oder Kollagenfasern im Knochenmark ist erhöht. Die Knochenmarkfibrose kann fokal oder generalisiert auftreten und ist gehäuft bei myeloproliferativen Neoplasien zu beobachten (➤ Kap. 21.7). Andere Ursachen sind Autoimmunerkrankungen, systemische Mastozytosen, myelodysplastische Syndrome (➤ Kap. 21.6), Lymphome oder Knochenmarkinfiltrate bzw. Metastasen maligner epithelialer oder mesenchymaler Tumoren.

21.6 Myelodysplastische Syndrome

Definition Heterogene Gruppe erworbener Erkrankungen der hämatopoetischen Stammzelle, die mit einer fortschreitenden Knochenmarkdysfunktion oder Insuffizienz der 3 hämatopoetischen Zelllinien einhergehen (periphere Anämie oder Panzytopenie) und ein erhöhtes Risiko für die Entwicklung einer akuten Leukämie aufweisen. Das Knochenmark ist oft hyperplastisch, in etwa 10 % der Fälle auch hypozellulär.

Epidemiologie Prinzipiell kann die Erkrankung in jedem Alter auftreten, vorwiegend sind jedoch ältere Patienten betroffen. Etwa die Hälfte der Patienten ist über 70 Jahre alt, weniger als 25 % sind jünger als 50 Jahre.

Ätiologie Die Erkrankung entsteht durch eine klonale Proliferation einer genetisch aberranten Vorläuferzelle, wobei sich ein Missverhältnis von Proliferation und Ausreifung der hämatopoetischen Vorläuferzellen findet. Ein Teil der myelodysplastischen Syndrome tritt sekundär nach Strahlen- und/oder Chemotherapie oder nach Kontakt mit anderen auf die Hämatopoese toxisch wirkenden Substanzen auf. Bei Diagnosestellung sind bei mehr als der Hälfte der Patienten zytogenetische Anomalien nachweisbar. Die funktionelle Störung der Hämatopoese beruht weiterhin auf dem Auftreten von Mutationen, die zum einen die hämatopoetische Insuffizienz, zum anderen das Risiko für eine blastäre Transformation (sekundäre akute Leukämie) modulieren.

Die aktuelle **Klassifikation** der myelodysplastischen Syndrome (➤ Tab. 21.2) basiert auf morphologischen und molekularen Veränderungen, z. B. dem Anteil dysplastischer Zelllinien, dem Nachweis von MDS-typischen Mutationen sowie insbesondere dem Blastenanteil im peripheren Blut und Knochenmark (➤ Abb. 21.12). Die Prognose des myelodysplastischen Syndroms wird im Wesentlichen durch das molekulare und zytogenetische Profil der Erkrankung sowie hämatologische Parameter wie den prozentualen Blastenanteil und die Anzahl von Zytopenien beeinflusst.

Tab. 21.2 Klassifikation myelodysplastischer Syndrome (MDS)

Klonale Zytopenie unbestimmter Signifikanz (CCUS)
MDS mit *SF3B1*-Mutation (➤ Abb. 21.10)
MDS mit *TP53*-Mutation
MDS mit isoliertem del(5q)
MDS, NOS ohne Dysplasie MDS, NOS unilineärer Dysplasie (➤ Abb. 21.11) MDS, NOS multilineärer Dysplasie
MDS mit Blastenexzess (5 %–9 % Blasten) (➤ Abb. 21.12)
MDS/AML (10–19 % Blasten) • MDS/AML mit TP53-Mutation • MDS/AML mit MDS-typischen Mutationen • MDS/AML mit MDS-typischen zytogenetischen Anomalien

Morphologie

Im **peripheren Blut** finden sich makrozytäre oder dysmorphe, gelegentlich hypochrome Erythrozyten. Die Retikulozytenzahl ist niedrig. Die Anzahl der Granulozyten ist häufig vermindert und ihre Granulation reduziert. Vermehrt zeigt sich eine **Pseudo-Pelger-Anomalie.** Die Thrombozyten können ungewöhnlich groß oder klein sein, außerdem findet man Megakaryozytenfragmente.

Das **Knochenmark** ist oftmals hyperplastisch. Die Veränderungen der Hämatopoese können alle 3 Zellreihen betreffen, wobei sich sowohl quantitative als auch qualitative Anomalien finden (➤ Abb. 21.11). In allen 3 Zellreihen können Reifungsstörungen mit Kernanomalien nachgewiesen werden. Charakteristisch ist zusätzlich eine Verteilungsstörung. Bei einem geringen Prozentsatz (ca. 10 %) kommt es zu einer ausgeprägten Markraumfibrose.

Molekularpathologie

Zahlreiche chromosomale und molekulare Anomalien definieren das komplexe genomische Bild, wobei Chromosomenanomalien isoliert oder mit weiteren Karyotypveränderungen auftreten können. Bei Diagnose eines MDS findet sich in über 40 % der Patienten mindestens eine zytogenetische Veränderung und in etwa 90 % der Patienten sind onkogene Mutationen nachzuweisen. Etwa die Hälfte der Fälle zeigt ausschließlich molekulare Mutationen, 4 % ausschließlich Karyotypveränderungen und 37 % beides.

Zytogenetische Veränderungen liefern wichtige Hinweise zur Klassifizierung und Prognose des MDS. Am häufigsten finden sich Deletionen im langen Arm von Chromosom 5 (5q⁻), Trisomie 8 und 7q⁻ oder Monosomie 7. Dabei definiert ein del(5q) einen spezifischen Subtyp, der im Vergleich zu anderen Gruppen des MDS eine relativ gute Prognose mit langer Überlebenszeit aufweist. Komplexe Karyotypen (> 3 zytogenetische Aberrationen) gehen mit der schlechtesten Prognose einher.

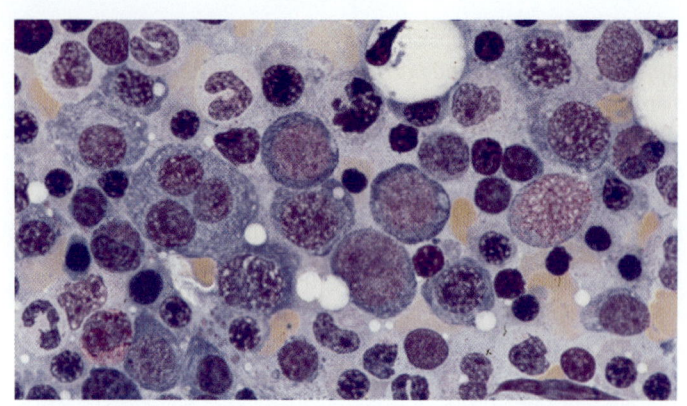

Abb. 21.10 Myelodysplastisches Syndrom mit SF3B1-Mutation und Nachweis von Ringsideroblasten. Knochenmarkausstrich. Makroblasten und Normoblasten mit ringförmig um den Zellkern gruppierten Eisengranula. Berliner Blau, Vergr. 1000-fach. [R389]

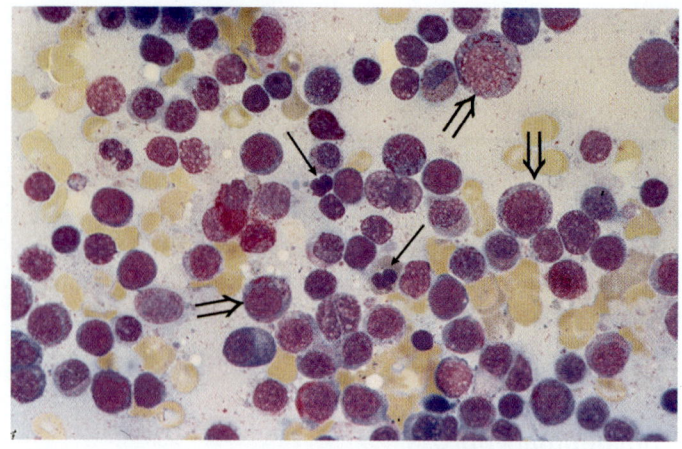

Abb. 21.12 Myelodysplastisches Syndrom mit Blastenvermehrung: Deutliche Kernatypien in der Erythropoese (Pfeile), mangelnde Ausreifung mit Blastenvermehrung in der Granulopoese (Doppelpfeile). Pappenheim, Vergr. 600-fach. [R389]

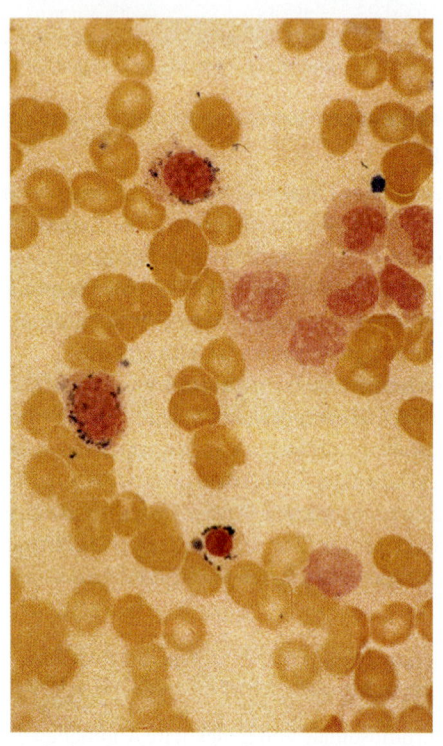

Abb. 21.11 Myelodysplastisches Syndrom, NOS mit unilineärer Dysplasie. Knochenmarkausstrich. Hyperplasie der Erythropoese mit Ausbildung von Megaloblasten (Bildmitte). May-Grünwald-Giemsa, Vergr. 1000-fach. [R389]

des MDS (> Abb. 21.10). Diese erworbenen Mutationen können mit einer geringeren Mutationslast auch in hämatopoetischen Zellen offenbar gesunder älterer Personen gefunden werden, wobei sich eine „klonale Hämatopoese mit unbestimmtem Potenzial (CHIP)" entwickeln kann. Der Nachweis dieser Mutationen allein ist daher nicht ausreichend für die Diagnose eines myelodysplastischen Syndroms. Frühe Manifestationen des MDS werden abhängig vom Vorliegen von Zytopenien und zytogenetischen oder molekularen Veränderungen eingeteilt, wobei die klonale Zytopenie unbestimmter Signifikanz (CCUS) in der aktuellen Klassifikation als eigenständige Entität definiert wird. Im klinischen Alltag sollten diese Patienten beobachtet und vor allem beim Vorliegen von molekularen Risiko-Mutationen regelmäßig hämatologisch kontrolliert werden.

Klinische Relevanz Die meisten Patienten sind anämisch. Infektionen und Blutungen sind häufig (gestörte Granulo- und Thrombozytenfunktion). Bei 20–40 % der Patienten entwickelt sich eine sekundäre akute myeloische Leukämie. Letale Komplikationen können durch die Zytopenie (Blutungen, Infekte) eintreten. Differenzialdiagnostisch sind stets reaktive Zytopenien (z. B. durch Medikamente) abzugrenzen.

In der Mehrzahl der Patienten lassen sich zudem somatische Mutationen nachweisen, die einen unabhängigen prognostischen Einfluss besitzen. Zu den häufigsten Mutationen zählen hauptsächlich Punktmutationen in Genen des Splicingapparats (z. B. *SF3B1, SRSF2, ZRSR2, U2AF1, PRPF8*), von Regulatoren epigenetischer Modifikationen (z. B. *DNMT3A, TET2, ASXL1, IDH1/2, EZH2, WT1*), von Transkriptionsfaktoren (z. B. *RUNX1, TP53, ETV6, GATA2, BCOR, BCORL1, CUX1*), des Cohesin Komplexes (*STAG2, RAD21, SMC3*), des RAS-Signalwegs (*PTPN11, NF1, NRAS, KRAS, CBL*) sowie von Zytokin-Rezeptoren und Tyrosinkinasen (*CSF3R, FLT3, KIT, MPL*). Der Nachweis einer *SF3B1*-Mutation ist assoziiert mit dem Nachweis von Ringsideroblasten und definiert einen eigenständigen Subtyp

21.7 Myeloproliferative Neoplasien

Bei den myeloproliferativen Neoplasien (MPN) handelt es sich um **Neoplasien der hämatopoetischen Stammzelle,** die mit Proliferation einer oder mehrerer hämatopoetischer Zellreihen einhergehen (> Tab. 21.3). Im Krankheitsverlauf kann es zu einer blastären Transformation (akute Leukämie) kommen, in der chronischen Phase bleiben Ausreifung und Funktion der Hämatopoese erhalten.

Da es sowohl im klinischen Erscheinungsbild als auch laborchemisch und in der Morphologie Überlappungen gibt und bis auf das *BCR::ABL*-Fusionsgen bei der chronischen myeloischen Leukämie (CML) und den Tryrosinkinase-Fusionsgenen bei den Fällen mit

Tab. 21.3 Klassifikation der myeloproliferativen (MPN), myelodysplastischen/myeloproliferativen Neoplasien (MDS/MPN) und myeloischen/lymphoiden Neoplasien mit Eosinophilie (M/LN-eo) und genetischem Rearrangement.

I. Myeloproliferative Neoplasien (MPN)
Chronische myeloische Leukämie, **BCR::ABL1**-positiv
Polycythaemia vera
Essenzielle Thrombozythämie
Primäre Myelofibrose • frühe/präfibrotische Form • fortgeschrittene Form
Chronische Neutrophilenleukämie
Chronische Eosinophilenleukämie
Myeloproliferative Neoplasie, unklassifizierbar
II. Myelodysplastische/Myeloproliferative Neoplasien (MDS/MPN)
Chronische myelomonozytäre Leukämie • Klonale Zytopenie mit Monozytose und unbestimmter Signifikanz • Klonale Monozytose und unbestimmter Signifikanz
Atypische chronische myeloische Leukämie
Myelodysplastische/myeloproliferative Neoplasie mit Thrombozytose und *SF3B1*-Mutation
Myelodysplastische/myeloproliferative Neoplasie mit Ringsideroblasten und Thrombozytose, NOS
Myelodysplastische/myeloproliferative Neoplasie, NOS
III. Myeloische/lymphoide Neoplasien mit Eosinophilie und genetischem Rearrangement (M/LN-eo)
Myeloische/lymphoide Neoplasie mit *PDGFRA*-Rearrangement Myeloische/lymphoide Neoplasie mit *PDGFRB*-Rearrangement Myeloische/lymphoide Neoplasie mit *FGFR1*-Rearrangement Myeloische/lymphoide Neoplasie mit *JAK2*-Rearrangement Myeloische/lymphoide Neoplasie mit *FLT3*-Rearrangement Myeloische/lymphoide Neoplasie mit *ETV6::ABL1*

Eosinophilie für die anderen Subtypen bisher keine krankheitsspezifischen chromosomalen oder molekularen Veränderungen nachgewiesen werden konnten, ist für deren Klassifikation die enge Zusammenarbeit zwischen Pathologie und Klinik notwendig. So können die meisten dieser Erkrankungen nur unter Berücksichtigung aller Parameter (Klinik, Labor, Morphologie und Molekulargenetik) klassifiziert werden.

Chronische myeloische Leukämie

Definition und Epidemiologie Die chronische myeloische Leukämie (CML) tritt vorwiegend im mittleren Lebensalter auf. Ihre Inzidenz beträgt ca. 1 : 100.000/Jahr, Männer sind etwas häufiger betroffen als Frauen.

Die CML ist eine klonale myeloproliferative Erkrankung der pluripotenten hämatopoetischen Stammzelle. In der Regel wird die Erkrankung in der chronischen Phase diagnostiziert, die in eine akzelerierte Phase und schließlich eine Blastenkrise (akute Leukämie) übergehen kann, die unbehandelt in wenigen Wochen tödlich verläuft.

Molekularpathologie

Zytogenetisch findet man bei über 95 % der Patienten das Philadelphia-Chromosom mit dem charakteristischen *BCR::ABL*-Fusionsgen. Diese reziproke Translokation zwischen den langen Armen der Chromosomen 9 und 22 ist durch die Junktion des c-abl-Onkogens von Chromosom 9 mit Teilen des BCR-Gens auf Chromosoms 22 charakterisiert (➤ Tab. 21.3). Hierdurch wird die Synthese eines zumeist 210 kDa großen Fusionsproteins mit gesteigerter Tyrosinkinaseaktivität ermöglicht, welches die neoplastische Proliferation auslöst. Das Fusionsgen ist in granulozytären, erythrozytären und megakaryozytären Zellen des Knochenmarks sowie in einem Teil der Lymphozyten nachweisbar. Bei weniger als 10 % der Patienten werden zu Beginn der Erkrankung zusätzliche zytogenetische Aberrationen beobachtet. Dabei wird zwischen „Major"- und „Minor route"-Zusatzaberrationen unterschieden. Das Auftreten von „Major route"-Zusatzaberrationen (Trisomien der Chromosomen 8 und 19, Isochromosom 17q, zusätzliches Philadelphia-Chromosom) ist in der Regel mit einer schlechteren Prognose verbunden.

Die chronische Phase der CML ist gekennzeichnet durch eine Leukozytose mit pathologischer Linksverschiebung im peripheren Blutbild, variabler Basophilie und Eosinophilie sowie einer unterschiedlich ausgeprägten Splenomegalie. Häufig liegt eine Anämie vor. Die Thrombozytenzahl ist oftmals erhöht, kann jedoch auch normal oder erniedrigt sein. Schon während der chronischen Phase können sich extramedulläre Infiltrate in der Leber (intrasinusoidal), in der Milz (perivaskulär) und in Lymphknoten (subkapsulär) finden.

Morphologie

Im peripheren Blut zeigt sich eine auffallende **Linksverschiebung** bis zu Myeloblasten sowie eine Basophilie.

In der **Knochenmarkhistologie** findet man ein hyperzelluläres Mark mit hochgradiger Reduktion des Fettmarks (➤ Abb. 21.13, ➤ Abb. 21.14). Die Granulopoese ist erheblich gesteigert und linksverschoben, die paratrabekulären und perivaskulären granulopoetischen Reifungszonen sind deutlich verbreitert. Die Ausreifung zu Granulozyten ist jedoch erhalten. Der Gehalt an Megakaryozyten ist variabel, meist gesteigert. Vermehrt kommen kleine hypolobulierte Megakaryozyten (**Mikromegakaryozyten**) vor. Insbesondere in der chronischen Phase kann man meerblaue Histiozyten und Pseudo-Gaucher-Zellen nachweisen. Bis zu 40 % der Patienten zeigen zu Krankheitsbeginn bereits eine Verdichtung des Retikulinfasernetzes.

In der **chronischen Phase** beträgt der Blastenanteil unter 5 % der kernhaltigen Zellen, in der akzelerierten Phase zeigen sich eine therapierefraktäre progrediente Splenomegalie und Leukozytose oder Thrombozytopenie, neben einer verstärkten Linksverschiebung, Basophilie und Eosinophilie der Granulopoese mit erhöhtem Blastenanteil, der sowohl im peripheren Blut als auch im Knochenmark 10–19 % nicht überschreitet (➤ Abb. 21.15). Weitere Kriterien umfassen eine neu entstandene klonale Evolution oder das Auftreten von verschiedenen Punktmutationen in der *ABL1*-Kinasedomäne.

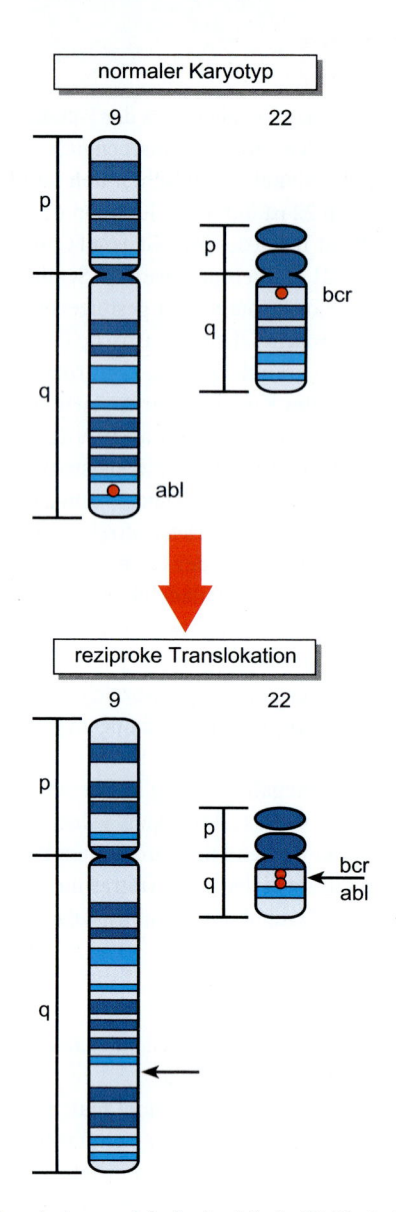

Abb. 21.13 Chronische myeloische Leukämie (CML). Reziproke Translokation t (9; 22) mit Bildung des *BCR::ABL*-Fusionsgens. [L106]

Bei einer Zunahme der Blasten auf 20 % oder mehr im peripheren Blut oder im Knochenmark spricht man von einer **Blastenkrise**. Diese entspricht dem **Übergang in eine sekundäre akute Leukämie.** Sie weist meist eine myeloische Differenzierung auf, kann in rund einem Drittel der Fälle aber auch lymphatisch differenziert sein.

Polycythaemia vera

Morphologie

Im **Knochenmark** findet man eine erhebliche **Hyperzellularität** mit Vermehrung aller 3 hämatopoetischen Reihen (Panmyelose). Eindeutige Atypien in den hämatopoetischen Reihen bestehen nicht.

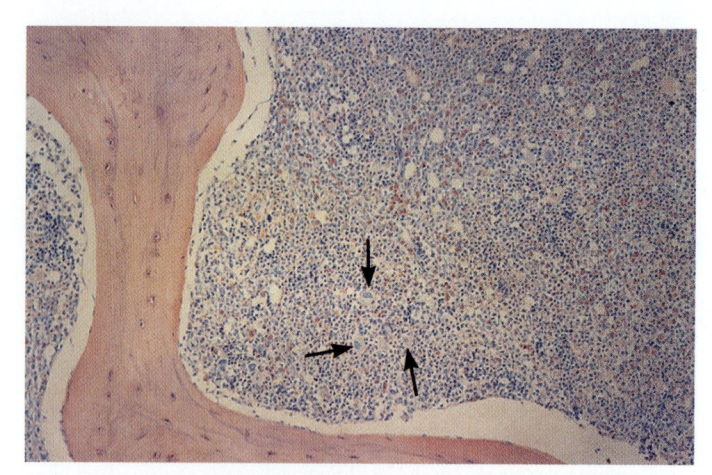

Abb. 21.14 Chronische myeloische Leukämie in der chronischen Phase. Hyperzelluläres Knochenmark mit erheblich gesteigerter, ausreifender Granulopoese ohne Blastenvermehrung. Atypische Mikromegakaryozyten (Pfeile). Giemsa, Vergr. 100-fach. [R389]

Die Erythropoese kann geringgradig linksverschoben sein. Megakaryozyten sind vermehrt und zumeist deutlich pleomorph. Speichereisen fehlt, die Sinus sind häufig dilatiert.

Molekularpathologie

Fast alle Patienten weisen die ***JAK2::V617F*-Mutation** auf, etwa 2 % der Fälle zeigen eine alternative Mutation in Exon 12 von JAK2. Die Tyrosinkinase JAK2 ist an der Signalübermittlung für verschiedene hämatopoetische Zytokine beteiligt, die Mutation führt zur konstitutiven Aktivierung von JAK2 und in der Folge sowohl zu verminderter Apoptose als auch zu einer Wachstumsstimulation. Die JAK2-Mutation ist nicht spezifisch für die Polycythaemia vera, sondern wird auch bei 50–60 % der Patienten mit essenzieller Thrombozythämie oder primärer Myelofibrose nachgewiesen. Wenn die Erkrankung in eine sekundäre akute Leukämie übergeht, sind bei nahezu 100 % der Betroffenen sekundäre molekulare und zytogenetische Veränderungen nachweisbar.

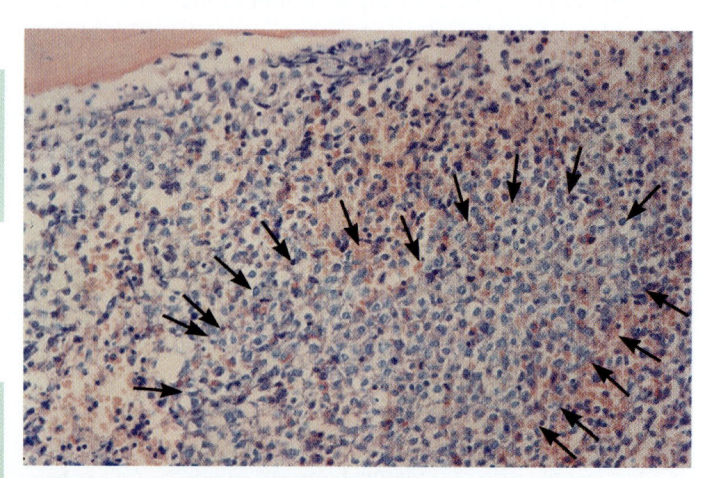

Abb. 21.15 Chronische myeloische Leukämie in Akzeleration. Hyperzelluläres Knochenmark mit zunehmender Verbreiterung der granulopoetischen Reifungszonen und erhöhtem Blastenanteil (Pfeile). Giemsa, Vergr. 200-fach. [R389]

Klinische Relevanz Die klinischen Symptome ergeben sich aus der Hyperviskosität des Blutes und der Hypervolämie (Rötung des Gesichts und der Bindehaut, Thrombosen, Blutungen, Schwindel, Kopfschmerzen). Bei ca. 70 % der Patienten tritt eine Splenomegalie auf. Diagnostisch bedeutsam ist eine Erhöhung des Hämoglobinwerts über 16,5 g/dl bei Männern und 16,0 g/dl bei Frauen. In ca. 30 % der Fälle geht eine Polycythaemia vera in eine sekundäre Myelofibrose (Post-PV MF) über, ca. 5 % der Patienten entwickeln eine akute Leukämie.

Essenzielle Thrombozythämie

Morphologie

Im **peripheren Blut** ist die Thrombozytenzahl erhöht bei einer ausgeprägten Anisozytose der Thrombozyten und einer Vermehrung von Riesenthrombozyten. Einige Patienten weisen zusätzlich eine Neutrophilie auf.

Im normozellulären, allenfalls leicht hyperzellulären **Knochenmark** finden sich vermehrt **Megakaryozyten**. Diese sind meist vergrößert mit hypersegmentierten Zellkernen, eine Reifungsstörung ist nicht erkennbar (> Abb. 21.16). Die beiden anderen hämatopoetischen Reihen sind unauffällig.

Molekularpathologie

Die häufigste genetische Aberration ist die *JAK2::V617F*-Mutation, die sich in etwa 50–60 % der Patienten findet. In 30–35 % der Fälle lässt sich eine *CALR*(Calreticulin)-Mutation und in 3 % eine *MPL*-Mutation (myeloproliferative leukaemia virus oncogene gene) nachweisen. Etwa 5 % der Fälle sind klonal nicht definiert, da sie keine der 3 **Treibermutationen** aufweisen. Bei diesen Patienten kann die differenzialdiagnostische Abgrenzung gegenüber reaktiven Thrombozytosen schwierig sein.

Klinische Relevanz Klinisch fallen die Patienten oft durch thromboembolische Komplikationen auf. Die Diagnose beruht auf dem Nachweis einer persistierenden, nicht reaktiven Thrombozytose (über 450.000/µl) und der Knochenmarkhistologie (> Abb. 21.16) Weniger als 2–3 % der Patienten entwickeln nach jahrelangem Krankheitsverlauf eine akute Leukämie oder eine Knochenmarkfibrose. Bei Beherrschen der thromboembolischen Komplikationen ist die durchschnittliche Lebenserwartung der Patienten nicht vermindert.

Primäre Myelofibrose

Syn.: Osteomyelofibrose

Definition und Epidemiologie Die primäre Myelofibrose (PMF) entsteht durch die neoplastische klonale Proliferation einer Knochenmarkstammzelle, wobei sich in fortgeschrittenen Stadien aufgrund einer (reaktiven) Fibroblastenproliferation mit Kollagenfaserbildung eine Markraumfibrose entwickelt. Typisch ist in diesen Spätstadien eine extramedulläre Blutbildung, z. B. in Leber oder Milz.

Morphologie

Im **Frühstadium** der PMF (> Tab. 21.3) findet sich ein hyperzelluläres **Knochenmark** mit hyperplastischer Megakaryopoese und gesteigerter, linksverschobener, ausreifender Granulopoese. Die Megakaryozyten sind reifungsgestört und oft in Gruppen (Cluster) gelagert. Eine wesentliche Knochenmarkfibrose besteht im Frühstadium nicht (**präfibrotisches Stadium – präPMF**). Die Erythropoese ist unauffällig. Im **Verlauf der Erkrankung** kommt es zu einer **Zunahme der Retikulinfasern** und schließlich zu einer Kollagenfibrose.

Im **Spätstadium** ist das Knochenmark hypozellulär aufgrund der erheblichen Markraumfibrose (> Abb. 21.17). Im **peripheren Blut** zeigt sich eine Leukoerythroblastose (gleichzeitiges Vorkommen kernhaltiger erythropoetischer und myeloischer Vorstufen), eine Anisozytose sowie tränentropfenförmige Poikilozyten. In der erheblich vergrößerten Milz findet sich eine **extramedulläre Blutbildung.**

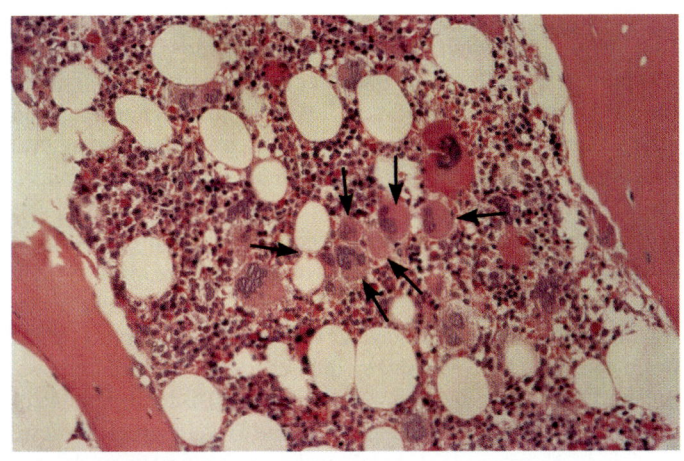

Abb. 21.16 Essenzielle Thrombozythämie. Normozelluläres Knochenmark mit zahlreichen, überwiegend großen hypersegmentierten Megakaryozyten (Pfeile). HE, Vergr. 200-fach. [R389]

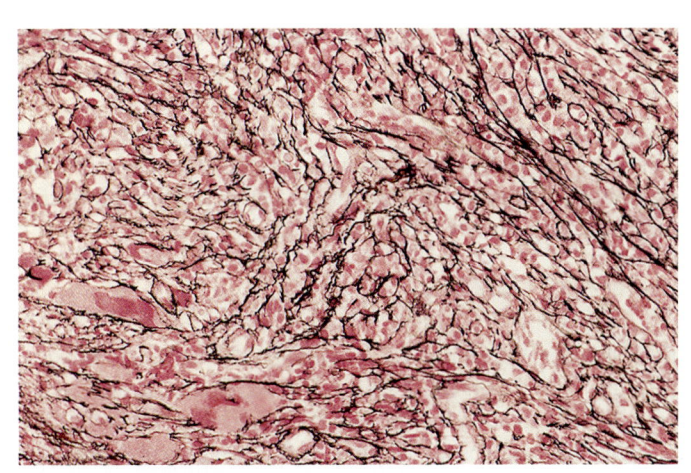

Abb. 21.17 Primäre Myelofibrose. Hochgradig ausgeprägte Markraumfibrose. Gomori, Vergr. 200-fach. [R389]

Molekularpathologie

Neben der **JAK2::V617F-Mutation,** welche bei etwa 60 % der Patienten nachgewiesen werden kann, finden sich in durchschnittlich 35 % der Fälle Treibermutationen im Calreticulin-Gen (**CALR**) und in weniger als 8 % im **MPL**-Gen. Eine Reihe weiterer, prognostisch bedeutsamer Mutationen kann bereits bei Diagnosestellung gefunden werden, wobei **ASXL1, SRSF2, EZH2, IDH1/2, TET2** zu den Wichtigsten zählen. Patienten mit fehlendem Nachweis einer typischen Treibermutation in **JAK2, CALR** oder **MPL** (**triple-negativ**) weisen eine deutlich schlechtere Prognose auf.

Klinische Relevanz Bei schleichendem Beginn fallen die Patienten meist im mittleren bis hohen Lebensalter durch Allgemeinsymptome und eine Splenomegalie auf. Zunächst bestehen eine Thrombozytose und Granulozytose, in späteren Stadien eine Anämie und Thrombozytopenie. Die Diagnose stützt sich auf diese klinischen und molekularen Befunde sowie die unerlässliche Knochenmarkhistologie.

Die Todesursachen ergeben sich aus der Knochenmarkinsuffizienz. 10–20 % der Patienten entwickeln im Verlauf der Erkrankung eine Blastenphase (sekundäre akute Leukämie), die überwiegend myeloblastär, selten lymphoblastisch ist. Kurativ ist derzeit nur eine Knochenmarktransplantation.

Chronische Neutrophilenleukämie

Definition Die chronische Neutrophilenleukämie (CNL) ist eine seltene Erkrankung. Sie ist gekennzeichnet durch eine Leukozytose ($\geq 13 \times 10^9$/l), ein hyperplastisches Knochenmark und eine Hepatosplenomegalie sowie das Fehlen des *BCR::ABL*-Fusionsgens. Differenzialdiagnostisch müssen reaktive Leukozytosen, andere MPN-Subtypen sowie ein myelodysplastisches Syndrom ausgeschlossen werden.

Im peripheren Blut ist bei Diagnosestellung ein Überwiegen von segmentkernigen Granulozyten (≥ 80 %) charakteristisch, während eine signifikante Monozytose, Basophilie, Eosinophilie oder das Vorliegen einer Dysgranulopoese eine kritische Überprüfung der Diagnose erforderlich machen. Im Knochenmark kann das Verhältnis von myeloischen zu erythropoetischen Zellen 20:1 überschreiten. Ein vermehrter Nachweis von Blasten (10–19 %) zusammen mit einer fortschreitenden Splenomegalie sowie Thrombozytopenie sind Merkmale einer akzelerierten Krankheitsphase, während mehr als 20 % Blasten den Übergang in eine Blastenphase definieren.

Molekularpathologie

Etwa 90 % der Patienten zeigen zytogenetisch keine Veränderungen. Richtungsweisend für die Diagnose der CNL ist der Nachweis einer erworbenen Mutation im **CSF3R**-Gen (colony stimulating factor 3 receptor) auf Chromosom 1, die in etwa 80 % der Patienten gefunden werden kann. Bei Patienten mit nachgewiesener Mutation reicht eine Leukozytose von $\geq 13 \times 10^9$/l zur Festlegung der Diagnose. In den meisten Fällen sind weitere Mutationen zu beobachten, unter anderem von *SETBP1, ASXL1, SRSF2* sowie weitere Signalmutationen. Das Fehlen einer *CSF3R*-Mutation schließt die Möglichkeit einer CNL nicht aus. Mutationen im **SETBP1** Gen weisen auf einen ungünstigen Krankheitsverlauf hin.

Chronische Eosinophilenleukämie

Definition Die chronische Eosinophilenleukämie (CEL) ist durch eine autonome klonale Proliferation von Vorläuferzellen der eosinophilen Reihe gekennzeichnet. Daraus entwickelt sich eine Eosinophilie in Knochenmark und Blut (≥ 1500/µl). Eine Eosinophilie findet sich häufig auch bei allergischen Reaktionen und in der Regeneration nach viralen oder bakteriellen Infekten, wobei die Zahl der Eosinophilen hier in der Regel unter 1500/µl liegt. Die von den Eosinophilen gebildeten Proteine können zu Allgemeinsymptomen (z. B. Fieber, Müdigkeit, Husten, Juckreiz, Diarrhö) und/oder Organschäden (z. B. Endomyokardfibrose, periphere Neuropathie, pulmonale Symptome) führen. Differenzialdiagnostisch muss daher auch ein **(idiopathisches) hypereosinophiles Syndrom (HES)** abgegrenzt werden, das durch eine anhaltende Eosinophilie im peripheren Blut (nach Ausschluss anderer reaktiver Ursachen) über 6 Monate auf Werte über 1500/µl und eine durch die Eosinophilen verursachte Organinfiltration/-schädigung definiert ist.

Die Diagnose der CEL kann gestellt werden, wenn durch molekulare Untersuchungen die **Klonalität der Eosinophilen** nachgewiesen wird und die Kriterien für andere genetisch definierte Entitäten nicht erfüllt werden. Hierzu zählen insbesondere myeloische und lymphatische Neoplasien mit Eosinophilie (➤ Tab. 21.3) und Rearrangierung in Fusionsgenen wie **PDGFRA, PDGFRB** oder **FGFR1,** da diese einer eigenständigen Gruppe zugeordnet werden. Im Gegensatz zu reaktiven Eosinophilien finden sich bei der CEL eine abnorme Histopathologie des hyperzellulären Knochenmarks mit dysplastischen Megakaryozyten und oft eine signifikante Fibrose.

Mastozytose

Definition Der Begriff fasst eine heterogene Gruppe von Erkrankungen zusammen, die mit einer neoplastischen Proliferation und Akkumulation von Mastzellen in verschiedenen Organen oder Geweben einhergehen. Unterschieden werden kutane und systemische Formen, die eine Infiltration des Knochenmarks zeigen (➤ Tab. 21.4).

Die **kutane Mastozytose** in Form einer **Urticaria pigmentosa** ist die häufigste Erkrankung aus dem Formenkreis der Mastozytosen und findet sich bevorzugt im Kindesalter. Bei erwachsenen Patienten wird in dagegen meist eine indolente **systemische Mastozytose** (ISM) diagnostiziert. Eine aggressive systemische Mastozytose oder Mastzellleukämie ist hingegen sehr selten. Etwa 5–20 % der Patienten mit systemischer Mastozytose zeigen oder entwickeln eine assoziierte myeloische Neoplasie (SM-AMN), wobei am häufigsten myeloische Neoplasien aus der Gruppe der myelodysplastischen/myeloproliferativen Neoplasien auftreten.

Tab. 21.4 Klassifikation der Mastozytose

1. Kutane Mastozytose (CM)
2. Systemische Mastozytose
- Indolente systemische Mastozytose (ISM)
- „Smoldering" systemische Mastozytose (SSM)
- Aggressive systemische Mastozytose (ASM)
- Systemische Mastozytose, assoziiert mit myeloischer Neoplasie (SM-AMN)
- Mastzellleukämie (MCL)
3. Mastzellsarkom

Die Diagnose der systemischen Mastozytose erfordert entweder ein Hauptkriterium wie den Nachweis von multifokalen, kompakten Mastzelleninfiltraten im Knochenmark und/oder in anderen extrakutanen Organen oder drei Nebenkriterien, z. B. mehr als 25 % atypische, spindelzellige oder unreife Mastzellen im Knochenmark oder in extrakutanen Organen; Nachweis der KIT-Punktmutation auf Kodon 816; Koexpression von CD117, CD2 und/oder CD25 sowie CD30 durch die Mastzellen; persistierende Tryptaseerhöhung im Serum (> 20 ng/dl).

Morphologie

Zur Diagnose der systemischen Mastozytose ist eine Knochenmarkbiopsie unbedingt erforderlich, da die Knochenmarkinfiltration durch Mastzellen fokal sehr unterschiedlich ausgeprägt sein kann. Es finden sich vorwiegend paratrabekulär und perivaskulär dichte Mastzellinfiltrate, die einen unterschiedlichen Gehalt an basophilen Granula aufweisen (> Abb. 21.18).

Molekularpathologie

Bei über 80 % der Patienten kann man eine **somatische Punktmutation** D816V des KIT-Gens nachweisen werden, das einen Wachstumsfaktorrezeptor vom Tyrosinkinasetyp codiert. Die KIT-D816V-Mutation wird als Treibermutation bei systemischer Mastozytose erachtet, selten können auch andere Mutationen im KIT-Gen vorkommen. Zusätzlich findet sich bei einem Teil der Patienten mit systemischer Mastozytose eine Reihe von Nicht-KIT-Mutationen, die den Phänotyp der Erkrankung modifizieren. Patienten mit Mutationen in TET2, ASXL1, CBL und RUNX1 zeigen in der Regel eine schlechtere Prognose. Der Nachweis einer Tyrosinkinase-Genfusionen, die mit myeloischen/lymphatischen Neoplasien mit Eosinophilie (M/LN-Eo) assoziiert sind (> Tab. 21.3), schließt die Diagnose einer Mastozytose aus.

Klinische Relevanz Die klinischen Symptome sowie der Verlauf der systemischen Mastozytose sind sehr variabel. Sie sind meist Folge einer verstärkten Histaminausschüttung, die mit einem generalisierten Pruritus, Tachykardie, Hypotonie, asthmatoiden Beschwerden, gastrointestinalen Symptomen sowie rezidivierenden Gesichtsrötungen (Flush) einhergehen kann. Rein kutane Mastozytosen (Urticaria pigmentosa) und die indolente systemische Mastozytose haben eine gute Prognose, während die seltenen aggressiven systemische Mastozytosen einen ungünstigen Verlauf aufweisen.

21.8 Akute myeloische Leukämie

Definition und Epidemiologie Akute myeloische Leukämien (AML) sind heterogene klonale Neoplasien hämatopoetischer Zellen mit autonomer Proliferation und Ausschwemmung myeloischer Blasten in das periphere Blut, Knochenmark und andere Gewebe. Die Einteilung der akuten myeloischen Leukämien beruht auf spezifischen molekulargenetischen und zytogenetischen Veränderungen sowie morphologischen Merkmalen (> Tab. 21.5). Die AML kann in jedem Lebensalter auftreten. Bis zum 4. Lebensjahrzehnt beträgt die Inzidenz 1 : 100.000, ab dem 7. Lebensjahrzehnt steigt die Inzidenz auf > 10 Neuerkrankungen/100.000 Einwohner.

Ätiologie Auslösende Faktoren der AML können ionisierende Strahlen (die Latenzzeit beträgt zwischen 3 und 20 Jahren), chemische Substanzen (Benzol, Zytostatika), genetische Disposition oder chromosomale Aberrationen (z. B. Down-Syndrom) sein. Sekundär können akute Leukämien auch im Rahmen von myelodysplastischen Syndromen und myeloproliferativen Neoplasien entstehen und im Rahmen einer Progression auftreten.

Morphologie

Allen akuten Leukämien ist eine ungesteuerte Proliferation des leukämischen Klons gemeinsam, der sich im Knochenmark, im peripheren Blut oder extramedullär („myeloisches Sarkom") ausbreitet. Im hyperzellulären Knochenmark führt dies zu einer Verdrängung der normalen Hämatopoese. Daraus ergeben sich eine Anämie und Thrombozytopenie. Da die Blasten meist in das periphere Blut ausgeschwemmt werden, findet man in der Mehrzahl der Fälle eine erhebliche Leukozytose. Gering erhöhte, normale oder erniedrigte

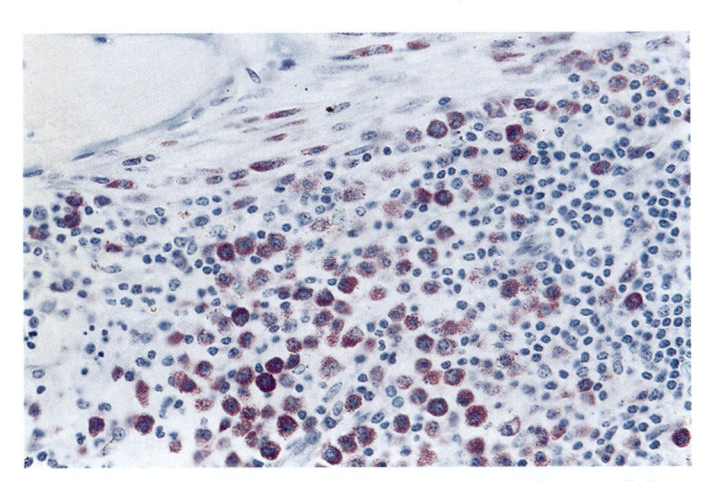

Abb. 21.18 Systemische Mastozytose im Knochenmark. Hyperzelluläres Knochenmark mit dichter peritrabekulärer spindelzelliger Mastzelleninfiltration, die eine (rote) Chloracetatesteraseaktivität aufweist, Chloracetatesterasereaktion, Vergr. 200-fach. [R389]

Tab. 21.5 Klassifikation der akuten myeloischen Leukämie (AML) *

- Akute Promyelozytenleukämie (APL) mit *PML::RARA* (➤ Abb. 21.19, ➤ Abb. 21.20)
- APL mit sonstigen *RARA*-Rearrangements
- AML mit t(8;21)(q22;q22.1)/*RUNX1::RUNX1T1*
- AML mit inv(16)(p13.1q22) or t(16;16)(p13.1;q22)/*CBFB::MYH11*
- AML mit t(9;11)(p21.3;q23.3)/*MLLT3::KMT2A*
- AML mit sonstigen KMT2A-Rearrangements
- AML mit t(6;9)(p22.3;q34.1)/*DEK::NUP214*
- AML mit inv(3)(q21.3q26.2) oder t(3;3)(q21.3;q26.2)/*GATA2; MECOM(EVI1)*
- AML mit sonstigen *MECOM*-Rearrangements
- AML mit sonstigen rekurierenden Translokationen
- AML mit t(9;22)(q34.1;q11.2)/*BCR::ABL1*
- AML mit mutiertem *NPM1*
- AML mit in-frame bZIP *CEBPA*-Mutation
- AML mit mutiertem *TP53* **
- AML mit Myelodysplasie-assoziierten Genmutationen **
  – Mutationen in *ASXL1, BCOR, EZH2, RUNX1, SF3B1, SRSF2, STAG2, U2AF1,* oder *ZRSR2*
- AML mit Myelodysplasie-assoziierten zytogenetischen Aberrationen **
  – Komplexer (>3 Klone) Karyotyp (ohne Nachweis einer *TP53*-Mutation), del(5q)/t(5q)/add(5q), -7/del(7q), +8, del(12p)/t(12p)/add(12p), i(17q), -17/add(17p) oder del(17p), del(20q), und/oder idic(X)(q13)
- AML nicht anderweitig klassifiziert (NOS) **
- Myeloisches Sarkom

* Ein Blastenanteil von mindestens 10 % im peripheren Blut oder Knochenmark ist zur Diagnosestellung erforderlich, mit Ausnahme von Fällen mit t(9;22)(q34.1;q11.2)/*BCR::ABL1* die weiterhin 20 % Blasten bei Diagnose erfordern.
** In diesen Subtypen ist weiterhin ein Blastenanteil von mindestens 20 % bei Diagnose gefordert, Fälle mit 10–19 % Blasten im peripheren Blut oder Knochenmark werden nun als MDS/AML bezeichnet (➤ Tab. 21.2).

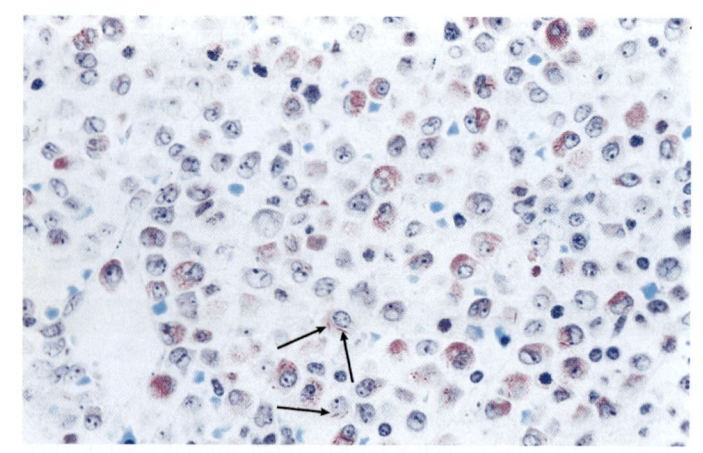

Abb. 21.19 Akute Promyelozytenleukämie (APL) mit t (15; 17) (q24; q21) (PML-RARA). Hyperzelluläres Knochenmark mit unterschiedlich dicht granulierten Promyelozyten mit teils zahlreichen Auer-Stäbchen (Pfeile). Giemsa, Vergr. 400-fach. [R389]

Leukozytenzahlen („aleukämische" oder „subleukämische" Form) schließen jedoch eine akute Leukämie nicht aus. Der Blastenanteil im Knochenmark bzw. peripheren Blut muss (mit Ausnahme einiger genetisch charakterisierter Subtypen) definitionsgemäß mehr als 20 % der kernhaltigen Zellen betragen.

Molekularpathologie

Der Nachweis spezifischer, klonaler Chromosomenanomalien bestätigt die Diagnose und erlaubt die Subtypisierung (➤ Abb. 21.19, ➤ Abb. 21.20) Neben Translokationen und Inversionen können bei vielen Patienten auch **spezifische Punktmutationen** in einzelnen für die Transformation kritischen, funktionellen Genen auftreten. Innerhalb eines Patienten kann die Erkrankung aus genetisch verschiedenen Subklonen bestehen und der Anteil der verschiedenen Klone kann sich über den Krankheitsverlauf ändern. Diese **klonale Heterogenität** ist von wesentlicher Bedeutung für das Therapieansprechen bzw. für die Entwicklung eines Rezidivs.

Klinische Relevanz Die Diagnose der akuten myeloischen Leukämie stützt sich auf die klinische Symptomatik, das Blutbild, den Ausstrich des peripheren Blutes, die Knochenmarkuntersuchung, die Immunphänotypisierung, den Karyotyp und molekulargenetische Befunde. Das klinische Bild ergibt sich aus der Verdrängung der normalen Hämatopoese (Infekte, Anämiesymptome, Blutungen). Bei einem Teil der Patienten treten Lymphknotenschwellung, Splenomegalie, leukämische Haut- und/oder Organinfiltration, leukämische Gingivitis und ein Befall der Meningen auf. Neben Alter, Leukozytenzahl und Allgemeinzustand beeinflussen molekulare bzw. zytogenetische Veränderungen die Auswahl der Therapie sowie die Prognose der Patienten. Mit zunehmendem Alter sinkt die Chance des Erreichens einer kompletten Remission, gleichzeitig steigt das Rezidivrisiko.

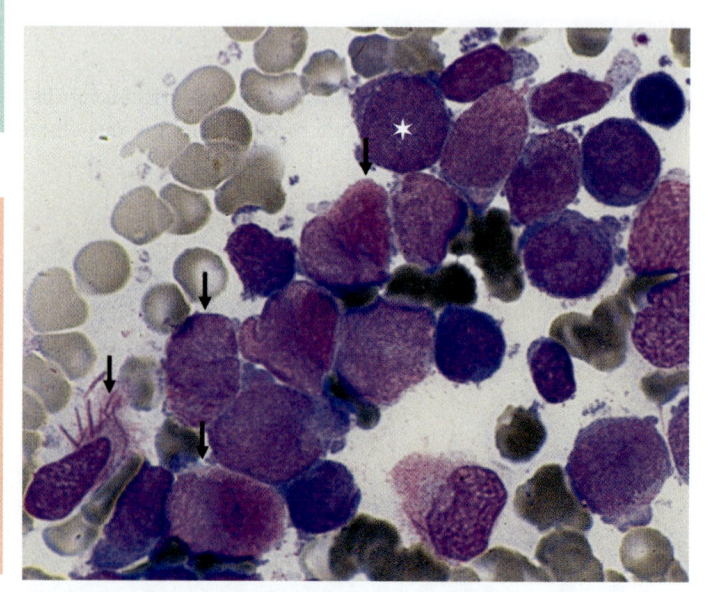

Abb. 21.20 Akute Promyelozytenleukämie (APL) mit t (15; 17) (q24; q21) (PML-RARA). Knochenmarkausstrich. Ein Myeloblast (Stern) und zahlreiche Promyelozyten mit Bündeln von Auer-Stäbchen (Pfeile). May-Grünwald-Giemsa. Vergr. 1000-fach. [R389]

21.9 Maligne Lymphome im Knochenmark

Auch ➤ Kap. 22.2.2
Das Knochenmark ist ein häufiger und klinisch relevanter Manifestationsort maligner Lymphome und lymphatischer Leukämien, insbesondere findet sich eine Markinfiltration bei leukämisch verlaufenden lymphatischen Neoplasien wie der chronischen und der akuten lymphatischen Leukämie sowie beim multiplen Myelom (Plasmazellmyelom).

Ein Knochenmarkbefall bedeutet klinisch immer ein fortgeschrittenes Stadium der Erkrankung (Ann-Arbor-Stadium IV), was für die Prognose und Therapieentscheidungen relevant ist. Daher ist eine Knochenmarkuntersuchung fester Bestandteil der klinischen Staging-Untersuchungen. Hierbei kommt der Knochenmarkbiopsie eine besondere Bedeutung zu, da eine alleinige Untersuchung des Knochenmarkaspirats häufig falsch negative Ergebnisse liefert.

21.9.1 Multiples Myelom (Plasmazellmyelom)

Syn.: Plasmozytom

Definition und Epidemiologie Klonale Neoplasie von Plasmazellen, die durch die Produktion eines monoklonalen Immunglobulins gekennzeichnet ist. Multiple Myelome werden zu den reifen B-Zell-Lymphomen gerechnet (➤ Kap. 22.2.2). Betroffen sind meist Patienten des mittleren und höheren Lebensalters. Das multiple Myelom ist eine der häufigsten B-Zell-Neoplasien und macht etwa 10 % aller hämatologischen Malignome aus. Die Ursachen des Multiplen Myeloms sind unklar. Klinische Vorstufen sind die monoklonale Gammopathie unbestimmter Signifikanz (MGUS) und das smoldering multiple myeloma (SMM).

Morphologie

Im **peripheren Blut** fällt in fortgeschritteneren Stadien eine Anämie oder Panzytopenie auf, ein leukämischer Verlauf ist selten.

Das **Knochenmark** zeigt eine herdförmige, interstitielle oder diffuse Infiltration durch neoplastische Plasmazellen (➤ Abb. 21.21), in welchen man Immunglobuline nachweisen kann. Meist weisen die Tumorzellen morphologisch Ähnlichkeiten zu reifen Plasmazellen auf. Die seltenen plasmoblastischen Myelome weisen große Kerne und ein unreifes Zytoplasma auf und haben eine deutlich schlechtere Prognose. Häufig findet man zusätzlich ausgeprägte Veränderungen am Knochen mit Resorptionslakunen und eine Aktivierung der Osteoklasten.

Molekularpathologie

Die Plasmazellen zeigen als reife B-Zellen eine klonale Immunglobulin-Gen-Umlagerung. Etwa 50 % aller Patienten weisen chromosomale Translokationen im Immunglobulin-Schwerkettenlokus auf 14q32 auf, wobei zahlreiche verschiedene Translokationspartner auftreten können. Entsprechend der aktuellen Klassifikation lassen sich daher diagnostische Untergruppen mit wiederkehrenden genetischen Anomalien festlegen, die durch Translokationen innerhalb der *CCND*- und *MAF*-Familien, *NSD2*-Translokationen und Hyperdiploidie definiert werden. Translokationen t(11; 14) (q13; q32) mit Deregulation von Zyklin D1 zeigen zumeist eine günstige Prognose, während die Translokationen t(4; 14) (p16.3; q32) und t(14; 16) (q32; q23), ebenso wie die Deletion 17p13 mit einer ungünstigen Prognose assoziiert sind. Patienten mit hyperdiploidem Chromosomensatz, vor allem durch Zugewinne der Chromosomen 3, 5, 7, 9, 11, 15, 19 und 21, zeigen ebenfalls einen günstigeren Krankheitsverlauf. Sekundäre genetische Aberrationen umfassen del(1p), del(13), del(17p), RAS-Mutationen und Translokation unter Beteiligung von MYC. Primäre und sekundäre genetische Aberrationen beeinflussen das klinische Bild, den Krankheitsverlauf und das Ansprechen auf die Therapie.

Klinische Relevanz Richtungsweisend für die Diagnose sind Knochenschmerzen und pathologische Frakturen als Folgen der Infiltration sowie der Nachweis eines monoklonalen Immunglobulins (M-Gradient) in Serum und/oder im Urin. Ein Teil der multiplen Myelome produziert isolierte Immunglobulin-Leichtketten, die über die Niere ausgeschieden werden und als Bence-Jones-Proteine im Harn nachweisbar sind. Diese können eine funktionelle Nierenschädigung auslösen („Myelomniere", Plasmozytomniere ➤ Kap. 37.5.5) und zur Niereninsuffizienz führen. Durch die Tumorinfiltration des Knochens verursachte multiple Osteolysen werden im Röntgenbild z. B. an der Schädelkalotte als „Schrotschussschädel" sichtbar (➤ Abb. 21.22).

Durch die Verdrängung und Suppression der Hämatopoese kommt es zur Anämie und Thrombopenie. Die Leukopenie in Kombination mit einem ebenfalls krankheitsbedingten Mangel an normalen Immunglobulinen führt zu einer hohen Infektanfälligkeit. Weitere Komplikationen des Multiplen Myeloms können eine Hyperkalzämie aufgrund des vermehrten Knochenabbaus oder eine durch das Paraprotein bedingte Amyloidose sein.

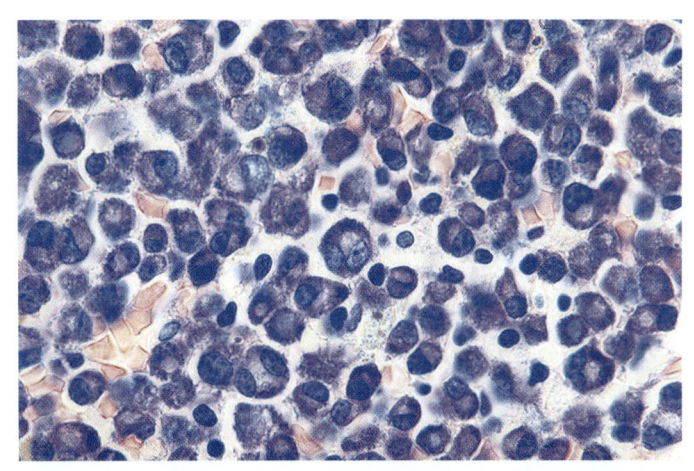

Abb. 21.21 Multiples Myelom. Hyperzelluläres Knochenmark mit diffuser Infiltration durch atypische Plasmazellen. Giemsa, Vergr. 600-fach. [R389]

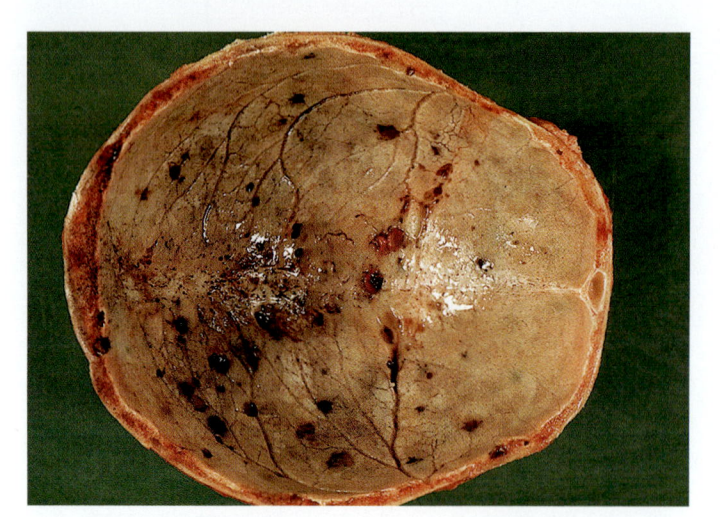

Abb. 21.22 Multiples Myelom. Innenansicht der Schädelkalotte mit multiplen, scharfrandig begrenzten, mit graurötlichem Fremdgewebe ausgefüllten Osteolysen. [R389]

Monoklonale Gammopathie unbestimmter Signifikanz (MGUS)

Definition Auftreten von monoklonalen Immunglobulinen im Serum oder Harn bei asymptomatischen Patienten, ohne dass die diagnostischen Kriterien eines Multiplen Myeloms, einer primären Amyloidose oder eines anderen Lymphoms erfüllt sind.

Morphologie

Histologisch besteht eine geringgradige Plasmazellvermehrung im Knochenmark (< 10 %) mit monoklonaler Immunglobulinproduktion.

Klinische Relevanz Die MGUS ist häufig. Man findet sie bei 1 % aller über 50-Jährigen, meist als Zufallsbefund. Pro Jahr entwickelt etwa 1 % der Patienten mit MGUS ein multiples Myelom, eine Amyloidose oder ein lymphoplasmozytisches Immunozytom (Morbus Waldenström).

21.9.2 Akute lymphoblastische Leukämie

Auch > Kap. 22.2.2

Definition Die akute lymphoblastische Leukämie (ALL) ist eine neoplastische monoklonale Proliferation unreifer lymphatischer Zellen (Lymphoblasten). Sie kann einen **T-Zell-Phänotyp** (oft mit Mediastinaltumor, vorwiegend im Kindesalter) oder einen **B-Zell-Phänotyp** aufweisen. Die Unterscheidung von B- und T-Vorläufer-ALL sowie der weiteren immunologischen Subtypen und prognostisch relevanten immunologischen oder zyto- und molekulargenetischen Subgruppen ist wesentlich für die Prognose der Patienten und Auswahl therapeutischer Zielstrukturen.

Morphologie

Im **peripheren Blut** sind in den meisten Fällen Lymphoblasten bei entsprechender Erhöhung der Leukozytenzahl (Leukämie) nachweisbar. Häufig besteht eine Anämie und Thrombozytopenie. Des Weiteren findet man meist eine Lymphknoteninfiltration, eine geringe Splenomegalie mit Infiltration der weißen Milzpulpa, eine Leberbeteiligung mit Infiltration der Portalfelder und der Sinusoide und v. a. beim T-Zell-Typ einen Thymustumor. Das hochgradig hyperzelluläre **Knochenmark** enthält zahlreiche Lymphoblasten, die einen dichten Zellrasen bilden und die präexistente Hämatopoese weitgehend verdrängen (> Abb. 21.23).

Molekularpathologie

Für die akute **B-lymphoblastische Leukämie** – insbesondere des Kindesalters – sind verschiedene prognostisch relevante und molekularpathologisch nachweisbare **chromosomale Aberrationen** beschrieben. Mehr als 60 % der ALL-Fälle zeigen zytogenetische Aberrationen, die mit charakteristischen phänotypischen und klinischen Ausprägungen einhergehen und z. T. eine prognostische Bedeutung haben. Am häufigsten sind Hyperdiploidie, die Translokationen t(12; 21), t(1; 19) und die prognostisch ungünstige Translokation t(9; 22), entsprechend dem Philadelphia-Chromosom, die mit der Bildung des *BCR::ABL1*-Fusionsgens verbunden ist (*BCR::ABL*-positive ALL). Die genaue und umfassende Definition der mehr als 20 beschriebenen molekularen ALL-Subgruppen erfordert den Einsatz umfangreicher molekulardiagnostischer Methoden, wobei durch den Nachweis spezifischer Treiberalterationen und Genexpressionsprofile mögliche Angriffspunkte für zielgerichtete therapeutische Ansätze erfasst werden können. Dazu gehören der Nachweis einer *BCR::ABL1*-Translokation sowie der Expression von CD19, CD20 und CD22 und als weitere Oberflächenmarker mit potenziell therapeutischer Relevanz CD38, CD33 und TSLPR (thymic stromal lymphopoietin receptor) als Hinweis auf

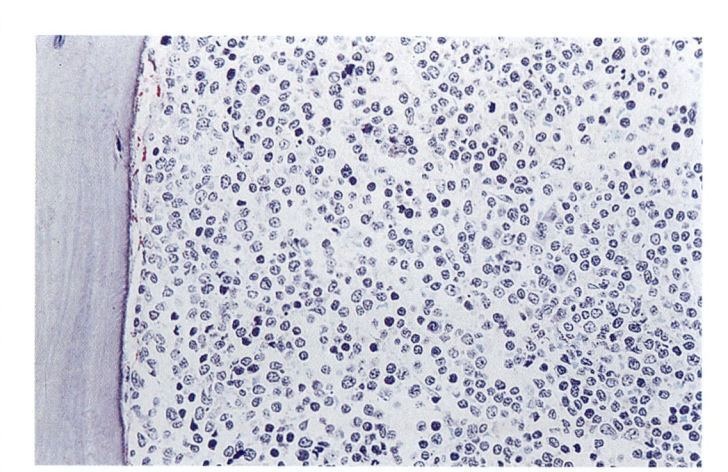

Abb. 21.23 Akute lymphoblastische Leukämie (ALL). Hyperzelluläres Knochenmark mit ausgedehnter Lymphoblasteninfiltration. Giemsa, Vergr. 200-fach. [R389]

eine CRLF2 (cytokine receptor-like factor 2)-Überexpression, wie sie bei der sog. *BCR::ABL*-like ALL auftreten kann.

Bei einem Drittel der akuten **T-lymphoblastischen Leukämien** werden Translokationen beschrieben, die einen Genort der α- oder δ-Kette des T-Zell-Rezeptors am Chromosom 14 oder einen Genort der β-Kette des T-Zell-Rezeptors am Chromosom 7 betreffen.

Klinische Relevanz   Klinisch manifestiert sich die ALL als akutes Krankheitsbild mit Leistungsabfall, Anämie, Infekt- und Blutungsneigung. Neben dem Mediastinaltumor bei der T-ALL können Tonsillen- und Lymphknotenschwellungen sowie Knochenschmerzen auftreten.

21.9.3 Chronische lymphozytische Leukämie

Auch ➤ Kap. 22.2.2.

Definition und Epidemiologie   Die chronische lymphozytische Leukämie (CLL) definiert die leukämische Ausschwemmung des in ➤ Kap. 22 beschriebenen kleinzelligen lymphozytischen B-Zell-Lymphoms.

Morphologie

Im **Blutbild** besteht eine mäßige bis hochgradige Lymphozytose mit den charakteristischen Gumprecht-Kernschatten, in fortgeschrittenen Stadien begleitet von Anämie und zunehmender Thrombozytopenie.

Histologisch zeigt sich im Knochenmark eine noduläre, interstitielle oder diffuse Infiltration durch kleine lymphatische Zellen mit rundem, chromatindichtem Kern und teils mit kleinem Nukleolus. Eine seltene Variante ist die B-Zell Prolymphozytenleukämie, die durch eine sehr hohe Lymphozytenzahl im peripheren Blut und eine meist deutliche Splenomegalie sowie einen aggressiveren klinischen Verlauf gekennzeichnet ist.

Molekularpathologie

Immunglobulingene sind monotypisch rearrangiert. In 40–50 % der Fälle zeigen die Tumorzellen noch keine Mutation der variablen Regionen der Schwerkettengene und entsprechen somit „naiven" B-Zellen vor Eintritt in die Keimzentrumsreaktion. In 50–60 % der Fälle lassen sich in der Keimzentrumsreaktion erworbene somatische Mutationen der variablen Genregionen (VH) nachweisen (➤ Kap. 1.6.10, ➤ Kap. 4.1.3). Der Mutationsstatus der Immunglobulingene lässt sich unterschiedlichen Verlaufsformen der Erkrankung zuordnen, die offenbar nicht ineinander übergehen. Patienten mit mutierten VH-Genen zeigen zumeist einen indolenten Verlauf, wohingegen bei Patienten mit nicht mutierten VH-Genen, trotz aggressiver Therapie, häufig ein rasch progredienter Verlauf beobachtet wird. Bei diesen Fällen exprimieren die Lymphozyten die als Aktivierungszeichen geltenden Marker CD38 und ZAP-70, die im Rahmen der Diagnostik auch immunhistochemisch nachgewiesen werden können. Als weitere genetische Risikofaktoren gelten ein komplexer Karyotyp mit 3 und mehr Aberrationen sowie ein del(17p13) bzw. eine *TP53*-Mutation. Klinisch relevant sind auch subklonale *TP53*-Mutationen mit niedriger Allelfrequenz (<10 %), strukturelle Stereotypien des B-Zell-Rezeptors (BCR) (z. B. Stereotypen 2 und 8), Mutationen im *SF3B1*- oder *NOTCH1*-Gen, die mit einem bis zu 20-fach erhöhten Risiko für eine hochmaligne Transformation assoziiert sind sowie die *BIRC3* und *IGLV3–21R110*-Mutation. Patienten mit TP53-Mutation zeigen sich häufiger resistent gegenüber Standardtherapien.

Klinische Relevanz   Das klinische Bild umfasst ein weites Spektrum. Die mildeste Form ist eine asymptomatische, als Zufallsbefund festgestellte Lymphozytose des peripheren Blutes, die ohne Therapie jahrelang stabil verlaufen kann. Es gibt aber auch relativ rasch fortschreitende Krankheitsformen mit generalisierter Lymphknotenschwellung, Hepatosplenomegalie, Knochenmarksinsuffizienz, leukämischem Blutbild, Antikörpermangel und Leistungsminderung. Für die prognostische Einschätzung ist der Karyotyp von besonderer Bedeutung. Als monoklonale B-Zell-Lymphozytose (MBL) wird eine asymptomatische Vermehrung klonaler B-Zellen mit CLL-Phänotyp bezeichnet, die unter der für die CLL diagnostischen Grenze von 5×10^9/l bleibt und ebenso wie die MGUS (➤ Kap. 21.9.1) eine häufige präneoplastische Alteration mit geringem Progressionsrisiko darstellt.

21.9.4 Haarzellenleukämie

Definition und Epidemiologie   Die Haarzellenleukämie (HCL) ist eine neoplastische monoklonale B-Zell-Proliferation mit chronischem Verlauf. Morphologie und Immunphänotyp sind charakteristisch für die Erkrankung. Die Haarzellenleukämie ist selten und betrifft vorwiegend männliche Patienten des mittleren Lebensalters (etwa 3 % aller Leukämien des Erwachsenen).

Morphologie

Die reifen B-Zellen weisen ein breites, helles Zytoplasma auf, das im Blutausstrich strahlige, pseudopodienartige Ausläufer erkennen lässt **(Haarzellen)**. Zytochemisch ist die tartratresistente saure Phosphatase nachweisbar und immunphänotypisch ergibt sich eine Positivität für CD11c (➤ Abb. 21.24), CD 25, CD103 und DBA44. Eine lockere und diffuse lymphoide Infiltration des Knochenmarks ist charakteristisch. Die begleitende retikuläre Markfibrose führt typischerweise zu einer Punctio sicca.

Die Haarzellen zeigen in der Regel ein **monoklonales Rearrangement der Immunglobulingene** (IGHV4–34). Bei der immunphänotypisch klassischen Form der Haarzellenleukämie findet sich mehrheitlich eine heterozygote Punktmutation an Position 600 des **BRAF-Onkogens** (*BRAF* V600E), was zu einer konstitutionellen Aktivierung intrazellulärer Signalkaskaden führt. Neue Therapiekonzepte mit entsprechenden *BRAF*-Inhibitoren führen zu einer verminderten Phosphorylierung der im Signalweg nachgeschalteten Proteine MEK und ERK.

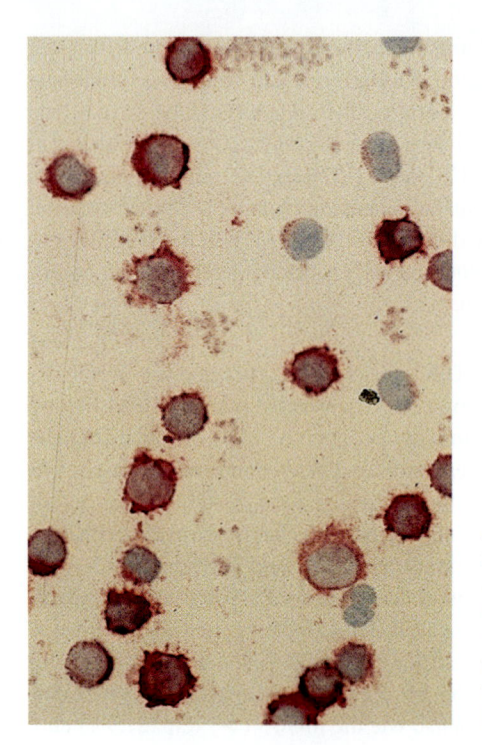

Abb. 21.24 Haarzellenleukämie. Zytozentrifugat. Die Haarzellen sind positiv für CD11c. Immuntypisierung (APAAP-Methode). Vergr. 400-fach. [R389]

Klinische Relevanz Bei über zwei Dritteln der Betroffenen kommt es infolge der Knochenmarkinfiltration und Markfibrose zu einer Leukopenie oder Panzytopenie. Ferner besteht eine Splenomegalie. Haarzellen sind meist in geringer Zahl im peripheren Blut nachzuweisen, bei 10–20 % der Patienten kommen leukämische Phasen vor. Durch eine Therapie ist in 75–85 % der Fälle eine komplette Remission zu erwarten.

21.9.5 Weitere Lymphome

➤ Kap. 22.2.2.

21.10 Metastatische Knochenmarkinfiltration

➤ Kap. 44.6.7.

21.11 Hämatopoetische Stammzelltransplantation

Bei der Knochenmarktransplantation werden Zellen durch Knochenmarkaspiration gewonnen. Demgegenüber wird bei der peripheren Stammzelltransplantation durch die Gabe hämatopoetischer Wachstumsfaktoren die Ausschwemmung von Stammzellen in das periphere Blut stimuliert. So mobilisierte Stammzellen können danach aus dem peripheren Blut über Apherese gewonnen werden. Die Stammzelltransplantation wird abhängig von der Grunderkrankung und der Verfügbarkeit eines geeigneten Spenders allogen oder autolog durchgeführt. Vor der Transplantation wird eine aggressive Chemo- und/oder Radiotherapie durchgeführt (**Konditionierung**), um sowohl den malignen hämatopoetischen Klon zu eradizieren als auch das Immunsystem des Empfängers weitgehend zu eliminieren, wodurch das Risiko einer Abstoßungsreaktion vermindert werden soll.

Allogene Stammzelltransplantation

Sie nimmt heute einen festen Platz in der Therapie maligner hämatologischer Erkrankungen ein (z. B. bei akuten Leukämien). Nach Möglichkeit werden bei der allogenen Transplantation Stammzellen von einem Spender mit möglichst hoher HLA-Übereinstimmung verwendet (z. B. Geschwister). Die bei der Transplantation übertragenen allogenen Zellen des transplantierten Knochenmarks greifen den malignen Klon des Empfängers wirkungsvoll an und leisten dadurch einen wesentlichen Beitrag zum Langzeiterfolg der Stammzelltransplantation (**Graft-versus-Leukemia-Effekt, GvL**).

Autologe Stammzelltransplantation

Bei der autologen Stammzellentransplantation werden dem Patienten Stammzellen entnommen und im Anschluss an die Konditionierungsbehandlung zurückinfundiert. Der Vorteil dieser Methode ist, dass durch das eigene Mark keine Graft-versus-Host-Reaktion (GvHR, ➤ Kap. 4) ausgelöst wird, allerdings fehlt auch der oben angeführte GvL-Effekt.

Nichtmyeloablative allogene Stammzelltransplantation

Bei diesem Vorgehen wird die Konditionierung mit einer reduzierten Intensität durchgeführt („mini-transplant"), um eine völlige Zerstörung der Empfänger-Knochenmarkzellen zu vermeiden. Durch Ausnützung des GvL-Effekts soll der maligne hämatopoetische Klon zerstört und das Empfängermark durch das Spendermark verdrängt werden. Der Vorteil besteht in der reduzierten Toxizität, wodurch auch ältere Menschen behandelt werden können. Zudem erfolgt eine rasche Rekonstitution des Immunsystems, was zu einer Reduktion von Infektionen führt.

21.12 CAR-T-Zelltherapie

Die CAR-T-Zelltherapie ist eine Form der Immuntherapie, die insbesondere bei therapierefraktären lymphoproliferativen Erkrankungen eingesetzt wird. CAR (*Chimeric antigen receptor*)-T-Zellen sind gentechnisch modifizierte T-Zellen, die Targetantigen-exprimierende Zellen unabhängig vom endogen exprimierten T-Zell-Rezeptor erkennen können. Für die Herstellung werden autologe T-Zellen der Patienten mit einem antigenbindenden Rezeptor (CAR) transduziert, der neben einer extrazellulären Bindungsdomäne gegen das jeweilige Zielantigen (z. B. CD19) kostimulierende Domänen und eine intrazelluläre Domäne enthält. Dadurch werden CAR-T-Zellen nach Bindung des Zielantigens unabhängig vom endogenen T-Zell-Rezeptor aktiviert, was zu einer Lyse der Targetantigen-exprimierenden Zielzellen führt. Somit können CAR-T-Zellen ein zentrales Problem der Therapie lösen, da für das Immunsystem unsichtbare Tumorzellen spezifisch angegriffen werden. Die mittels CAR-Gentransfer modifizierten T-Zellen werden expandiert und nach Konditionierung den Patienten reimplantiert. Die Konditionierung, die in der Regel aus einer lymphodepletierenden Chemotherapie besteht, reduziert die Anzahl der körpereigenen Immunzellen und erleichtert die Expansion der infundierten CAR-T-Zellen.

Die derzeit verfügbaren CAR-T-Zell-Produkte gegen das Zielantigen CD19 werden bei therapierefraktären akuten lymphoblastischen Leukämien, diffusen großzelligen B-Zell-Lymphomen und primären mediastinalen B-Zell-Lymphomen eingesetzt. Zahlreiche weitere CAR-T-Zell-Produkte mit unterschiedlichen CAR-Konstrukten und verschiedenen Zielantigenen befinden sich derzeit in klinischen Studien für den Einsatz bei hämatologischen Neoplasien und soliden Tumoren.

Die anhaltende antitumorale Wirkung der CAR-T-Zelltherapie kann zu Nebenwirkungen führen, insbesondere zu einer vermehrten Freisetzung von Zytokinen (*Cytokine Release Syndrome, CRS*). Das CRS geht mit hohem Fieber, Müdigkeit, Übelkeit und Herz-Kreislauf-Störungen einher und wird durch die Interleukine (IL) IL-10, IL-12, IL-2 und IL-6 sowie Tumornekrosefaktor-α (TNFα) und Interferon-γ (IFNγ) ausgelöst. In den allermeisten Fällen kann der Zytokinsturm medikamentös behandelt werden. Die Kinetik der CAR-T-Zellen ist sowohl mit der Wirksamkeit als auch mit dem Auftreten des CRS assoziiert. Neben Neurotoxizität und Zytokinsturm kann es zu einem lebensbedrohlichen Tumorlysesyndrom kommen, das häufig bei großen Tumormassen auftritt.

KAPITEL 22

F. Fend, W. Klapper, A. Rosenwald, P. Ströbel

Lymphatisches System

22.1	Normale Struktur und Funktion des lymphatischen Systems	454	22.3.2 Fehlbildungen	472
22.1.1	Primäre lymphatische Organe	454	22.3.3 Splenomegalie	472
22.1.2	Sekundäre lymphatische Organe	454	22.3.4 Kreislaufstörungen	473
			22.3.5 Hyperplasie, Entzündungen	473
22.2	Lymphknoten und extranodales lymphatisches System	456	22.3.6 Generalisierte Erkrankungen	475
22.2.1	Entzündungen und andere reaktive Veränderungen	456	22.3.7 Tumoren	475
22.2.2	Maligne Lymphome	460	22.4 Thymus	476
			22.4.1 Normale Struktur und Funktion	476
22.3	Milz	471	22.4.2 Fehlbildungen	476
22.3.1	Normale Struktur und Funktion	471	22.4.3 Entzündungen	477
			22.4.4 Tumoren	478

Zur Orientierung

Lymphknoten, **Thymus** und **Milz** gehören – neben dem Knochenmark (➤ Kap. 21) – zu den wichtigsten Organen des lymphatischen Systems.

Leitsymptom vieler Erkrankungen der Lymphknoten sind lokale oder mehrere Stationen umfassende **Lymphknotenschwellungen**. Sie werden v. a. von Entzündungen und Neoplasien verursacht. Im Rahmen der zellulären und humoralen Abwehr von Infektionserregern sowie Fremd- oder Selbstantigenen kommt es zu reaktiven (entzündlichen) Veränderungen in den verschiedenen Kompartimenten des Lymphknotens, zu den verschiedenen Formen der **Lymphadenitis**.

Die klinisch wichtigsten Erkrankungen, die **malignen Lymphome**, sind neoplastische Proliferationen lymphatischer Zellen, die man je nach betroffener Zellpopulation in das Hodgkin-Lymphom sowie die Non-Hodgkin-Lymphome des B- und T-Zell-Systems (B- und T-Zell-Lymphome) unterteilt.

Das führende Symptom von **Milzerkrankungen** ist die Splenomegalie. Als ein in den Blutkreislauf eingeschaltetes Immunorgan reagiert die Milz bei jeder Auseinandersetzung des Organismus mit körperfremden Stoffen mit einer Entzündung. Dabei unterscheidet man die spezifische von der unspezifischen Splenitis. Tumoren der Milz sind selten. Relativ häufig ist aber eine **Beteiligung der Milz** bei generalisierten Erkrankungen wie Stoffwechselstörungen und v. a. neoplastischen Blutkrankheiten.

Die Thymitis und die Thymome sind die wichtigsten **Erkrankungen des Thymus**. Dieser spielt auch eine wichtige Rolle bei der Pathogenese der Myasthenia gravis.

22.1 Normale Struktur und Funktion des lymphatischen Systems

22.1.1 Primäre lymphatische Organe

Die primären lymphatischen Organe sind die Orte der primären Entwicklung lymphatischer Zellen (> Abb. 22.1). In ihnen erfolgen die Generierung und ein Teil der Reifung von T- und B-Zellen.

Knochenmark und Thymus

> Kap. 4.1.3.

22.1.2 Sekundäre lymphatische Organe

Lymphknoten

Die Lymphknoten werden von lymphatischen Zellen besiedelt, die sich hier weiter differenzieren (> Kap. 4.1). Der Lymphknoten enthält die **B-Zone** mit den Primär- und Sekundärfollikeln, die **T-Zone** (Parakortikalzone), die **Interfollikulärzone** und die **Pulpa** (> Abb. 22.2).

B-Zone Die B-Zellen des **Primärfollikels** differenzieren sich nach Antigenkontakt zu Blasten (Zentroblasten) und weiter zu Zentrozyten, die im Keimzentrum der Sekundärfollikel zonal angeordnet sind. Die Antigenpräsentation verläuft über ein dichtes Netzwerk follikulärer dendritischer Zellen an immunkompetente, Immunglobulinrezeptoren tragende B-Zellen. Die **Sekundärfollikel** sind von einem schmalen Saum (Follikelmantel) nicht aktivierter B-Zellen umgeben. Plasmazellen können sowohl intrafollikulär als auch in der Interfollikulärzone entstehen.

T-Zone Die T-Zone enthält überwiegend kleine, reife T-Lymphozyten sowie einzelne interdigitierende dendritische Zellen. Hier verlaufen die hochendothelialen Venolen (HEV), über die Lymphozyten direkt aus der Blutbahn in die T-Zone eintreten können.

Pulpa Die Pulpa ist von einem Netzwerk aus Lymphgefäßen durchsetzt. Über diese fließen die Lymphozyten und das im Lymphknoten durch die Plasmazellen sezernierte Immunglobulin in die efferenten Lymphbahnen ab.

Interfollikulärzone Diese Zone liegt zwischen den Follikeln. Hier finden sich überwiegend T-Lymphozyten, gemischt mit einzelnen B-zellulären Blasten und Plasmazellen.

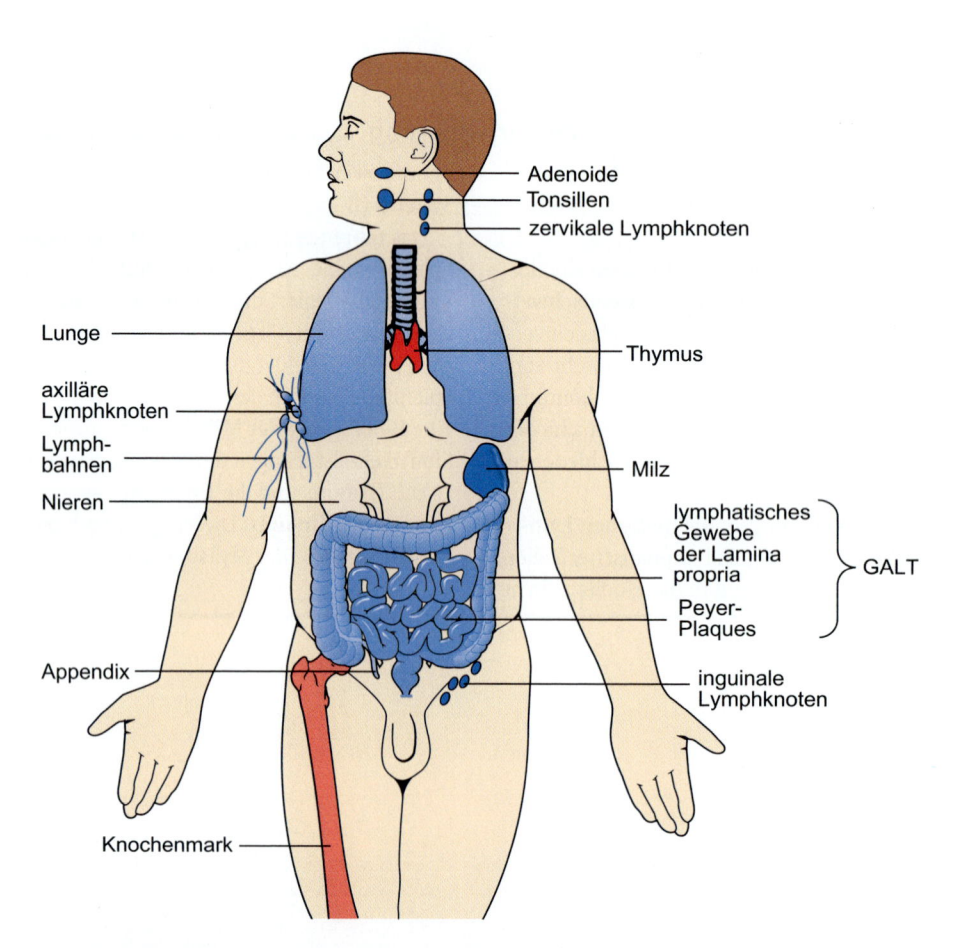

Abb. 22.1 Lage der primären (rot) und sekundären (blau) lymphatischen Organe. [L106]

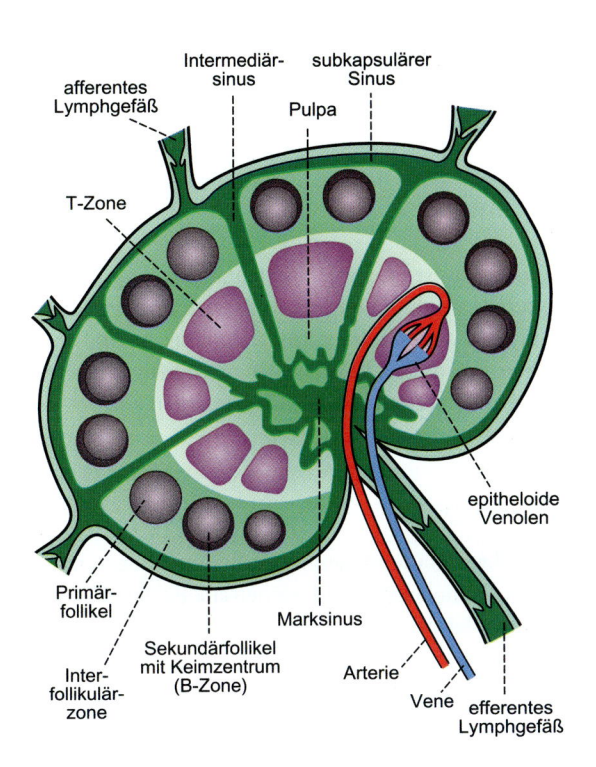

Abb. 22.2 Grundstruktur eines Lymphknotens. [L106]

Milz

Die Milz ist von einem weitverzweigten und funktionell stark differenzierten Gefäßsystem durchzogen. Sie besteht aus der roten und der weißen Pulpa (> Abb. 22.3).

Die **weiße Pulpa** ist das eigentliche sekundäre lymphatische Organ der Milz. Sie enthält die B- und T-Zonen, wobei sich je nach Reaktionszustand vollständige Follikel (Primär- oder Sekundärfollikel) ausbilden, die umgeben sind von einer Marginalzone (Follikelaußenzone außerhalb des Follikelmantels). Diese Marginalzone ist die Eintrittspforte für B- und T-Lymphozyten in die weiße Pulpa und enthält Gedächtnis-B-Zellen. Die T-Zone befindet sich in der sog. periarteriellen Lymphozytenscheide (PALS). Im Gegensatz zum Lymphknoten sind diese T-Zonen gelegentlich von B-Zonen umgeben.

Die **rote Pulpa** ist ein kapillarreiches Gewebe mit fenestrierten Sinus und macht mehr als drei Viertel des Milzvolumens aus.

Die pathologischen Veränderungen der Milz sind in > Kap. 22.3 beschrieben.

Mukosaassoziiertes lymphatisches Gewebe

Syn.: MALT-System („mucosa-associated lymphoid tissue")
Das MALT-System ist das primär vorhandene oder durch Antigenkontakt entstandene lymphatische Gewebe der Schleimhäute. Es kann prinzipiell in jedem Organ vorkommen, das mit seiner Schleimhautoberfläche Kontakt mit der Außenwelt hat. Durch seine Lage und die damit verbundene besondere Funktion besitzt es eine spezielle Organisationsstruktur.

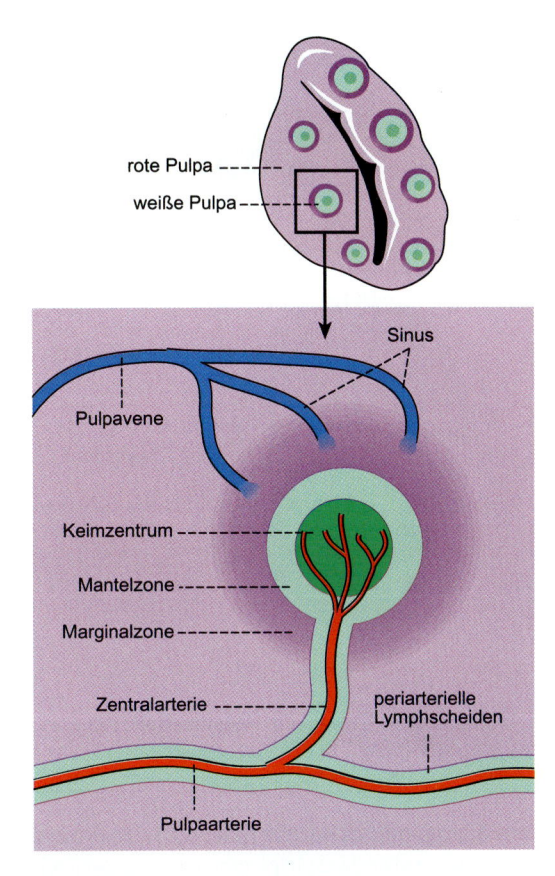

Abb. 22.3 Lymphatische Kompartimente der Milz und deren Gefäßversorgung. [L106]

Die **Peyer-Plaques** (> Abb. 22.4) sind der Prototyp des MALT-Systems im Intestinaltrakt („gut-associated lymphoid tissue", GALT). An ihrer Basis befinden sich B-Zell-Follikel mit Keimzentren. Oberhalb des Follikelmantels liegt eine weitere B-Zone, die dem Follikel kappenartig aufsitzt (Marginalzone oder Domregion). Hier befindet sich eine besondere Population von B-Zellen, die funktionell ein besonderes Kompartiment darstellen und von denen sich überwiegend die extranodalen B-Zell-Lymphome ableiten (extranodale Marginalzonenlymphome des MALT).

Die Plasmazellen innerhalb der Follikel und oberhalb der Domzone sind als Ausdruck ihrer besonderen Funktion an den Schleimhäuten IgA-positiv. Die T-Zonen befinden sich unterhalb der Follikel und umgeben diese teils seitlich.

In anderen Organen mit mukosaler Auskleidung wie im **Magen** befindet sich primär kein lymphatisches Gewebe. Es bildet sich erst nach Antigenkontakt aus und kann bei andauernder Stimulation (z. B. durch *Helicobacter pylori*) einen ähnlichen Aufbau wie im Intestinaltrakt annehmen. Auch im **Bronchialsystem,** in den **Speicheldrüsen, dem Pankreas, der Gallenblase** und im **Urogenitaltrakt** kann sich nach Antigenkontakt lymphatisches Gewebe entwickeln. Ebenso enthält die normale **Haut** primär kein lymphatisches Gewebe. Lediglich innerhalb der Epidermis gibt es die Langerhans-Zellen, die, nachdem sie mit externen Antigenen, die in die Epidermis eingedrungen sind, beladen sind, in den nächstgelegenen Lymphknoten migrieren und dort zu den T-akzessorischen

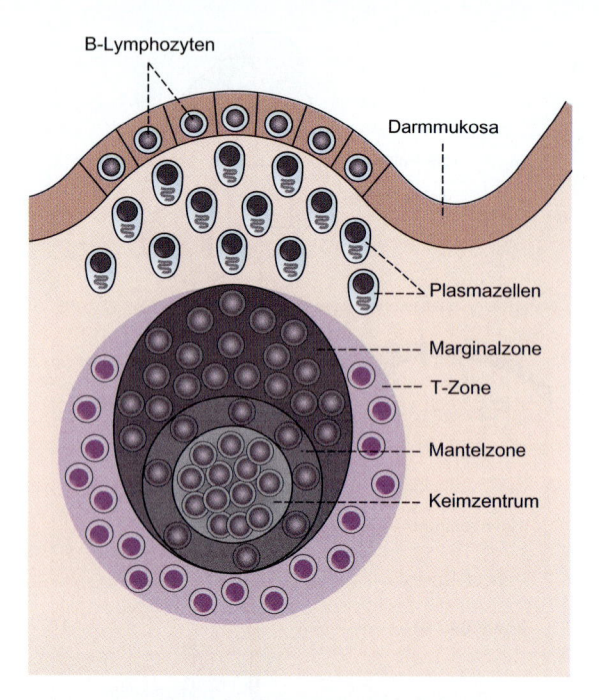

Abb. 22.4 Lymphatisches Gewebe im Intestinaltrakt („gut-associated lymphoid tissue", GALT). [L106]

Zellen (interdigitierende dendritische Zellen) der Lymphknoten-Parakortikalzone werden. Sie spielen eine wesentliche Rolle bei der Antigenverarbeitung und -präsentation.

22.2 Lymphknoten und extranodales lymphatisches System

Entzündliche Erkrankungen manifestieren sich v. a. in den Lymphknoten als verschiedene Formen der **Lymphadenitis,** während die malignen Erkrankungen **(maligne Lymphome)** sich sowohl primär in Lymphknoten als auch primär extranodal manifestieren können – besonders im mukosaassoziierten Gewebe (MALT), aber auch in jedem anderen Organ. Definierte entzündliche wie auch maligne Erkrankungen innerhalb des lymphatischen Systems weisen bevorzugte Lokalisationen und Altersprädispositionen auf.

22.2.1 Entzündungen und andere reaktive Veränderungen

Die Lymphadenitis ist eine Reaktion des Lymphknotens auf verschiedene exogene und endogene Noxen. Durch unterschiedliche Stimulation verschiedener Zellpopulationen kommt es zu quantitativen Veränderungen der einzelnen Kompartimente und zu einer veränderten zellulären Zusammensetzung. Zusätzlich können sich besondere, im ruhenden Lymphknoten nicht ausgeprägte Populationen entwickeln (z. B. monozytoide B-Zell-Reaktion, speichernde Makrophagen, Epitheloidzellen, Mastzellen, eosinophile Granulozyten). Der Lymphknoten kann auch Ort einer eitrigen oder „spezifischen" Entzündung sein.

Lymphadenitis

Die Lymphadenitis ist eine reaktiv-entzündliche Vergrößerung eines oder mehrerer Lymphknoten und kann nach ihrem zeitlichen Verlauf und der Art der zellulären Infiltrate in akute und chronische Formen unterteilt werden. Bei manchen morphologischen Bildern ist eine ätiologische Zuordnung oder Einordnung in klinisch definierte Krankheitsbilder möglich.

Akute Lymphadenitis

Nichteitrige Lymphadenitiden treten bei Infektionen mit *Yersinia enterocolitica*, Salmonellen oder Listerien auf. Bakterielle Infektionen im Zustromgebiet des Lymphknotens, v. a. durch Streptokokken und Staphylokokken, sind Ursache einer akuten **eitrigen Lymphadenitis.** So können z. B. Infektionen der Zähne oder Tonsillen zu einer zervikalen, eitrigen Lymphadenitis führen.

Morphologie
Das Charakteristikum der akuten **nichteitrigen** mesenterialen Lymphadenitis ist eine Erweiterung der Sinus, die dicht mit Lymphozyten gefüllt sind. In frühen Phasen der **eitrigen** Lymphadenitis befinden sich neutrophile Granulozyten in den Sinus. Von hier breiten sie sich im lymphatischen Gewebe aus und können bei schwerem Verlauf zur Abszedierung in der Pulpa und zur eitrigen Perilymphadenitis im angrenzenden Gewebe führen.

Chronische Lymphadenitis

Die chronische **unspezifische Lymphadenitis** ist die häufigste Form der reaktiven Lymphknotenvergrößerung. Grundsätzlich können Follikel, parakortikale T-Zone, Pulpa und Sinus gemeinsam oder getrennt reagieren. Ein direkter Rückschluss auf die Ursache ist dabei nicht möglich. Die Art der vorherrschenden Reaktion erlaubt allenfalls einen indirekten Hinweis auf eine mögliche Ätiologie.

Darüber hinaus gibt es aber verschiedene Formen der chronischen Lymphadenitis, die aufgrund ihres morphologischen Bildes entweder einer definierten Krankheitsentität **(spezifische Lymphadenitis)** zuzuordnen sind oder deren Ätiologie zumindest vermutet werden kann. Wichtige Vertreter dieser Gruppe sind die granulomatösen, die retikulozytär-abszedierenden und die histiozytär-nekrotisierenden sowie manche virale Lymphadenitiden (➤ Tab. 22.1).

Chronische unspezifische Lymphadenitis
Bei einer chronischen unspezifischen Lymphadenitis (➤ Abb. 22.5) kommt es zur Hyperplasie der reagierenden lymphatischen Kompartimente, die im Folgenden beschrieben werden.

22.2 Lymphknoten und extranodales lymphatisches System

Tab. 22.1 Ursachen einer „spezifischen" Lymphadenitis.

Auslöser einer granulomatösen Lymphadenitis	Auslöser einer retikulozytär-abszedierenden Lymphadenitis
• Toxoplasmose • Sarkoidose • Tuberkulose • BCG-Impfung • Lues III • Morbus Crohn • Brucellose • Viszerale Leishmaniose • Morbus Whipple	• *Yersinia-pseudotuberculosis*-Infektion • Katzenkratzkrankheit • Lymphogranuloma inguinale • Mykosen • atypische Mykobakteriosen

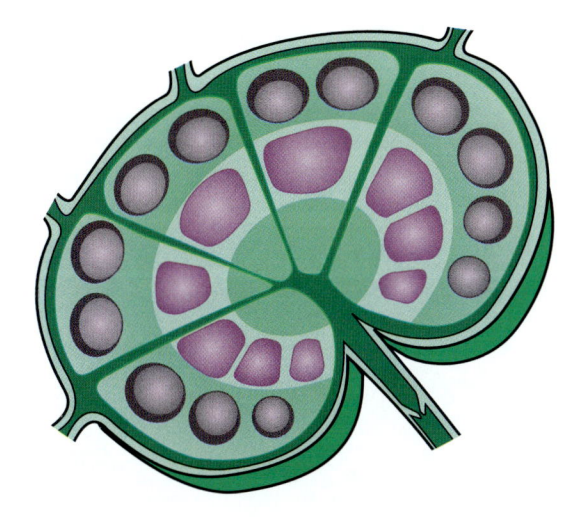

Abb. 22.5 Chronische unspezifische Lymphadenitis. Große Follikel mit Keimzentren in der Rindenzone, T-Zell-Knötchen in der Markzone. [L106]

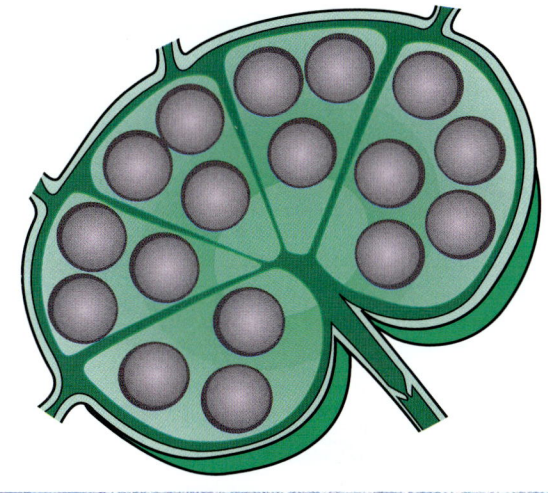

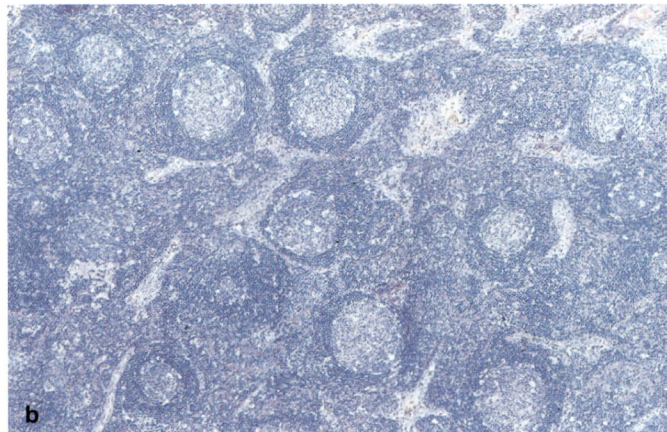

Abb. 22.6 Follikuläre Hyperplasie. Zahlreiche Lymphfollikel, die große Keimzentren und einen nur schmalen Follikelmantel besitzen. **a** Schematische Darstellung. [L106] **b** Histologie, Übersicht. Giemsa, Vergr. 60-fach. [R398]

Hyperplasie der B-Zone (follikuläre Hyperplasie) Die follikuläre Hyperplasie (➤ Abb. 22.6) ist der Prototyp der unspezifischen Lymphadenitis. Die Follikel in der Kortikalzone des Lymphknotens sind vermehrt und vergrößert, wobei die Vergrößerung der Keimzentren auf eine Zentroblastenvermehrung zurückzuführen ist. Diese ist das morphologische Korrelat der B-Zell-Antwort auf eine immunologische Stimulation. Von den zahlreichen dunklen B-Zellen im Keimzentrum mit ihrem schmalen bläulich-rötlichen Zytoplasma heben sich Makrophagen mit ihrem hellen Zytoplasmasaum mit darin enthaltenen Kerntrümmern wie Sterne ab (**„Sternenhimmelbild"** der Makrophagen). Es finden sich zahlreiche Mitosen und Apoptosen. Ausgeprägte follikuläre Hyperplasien treten bei chronischen Entzündungen im Zustromgebiet, aber auch u. a. bei den folgenden **Grunderkrankungen** auf:
- HIV-Infektion im Stadium der Lymphadenopathie (➤ Kap. 48.2.5)
- Chronische Polyarthritis (➤ Kap. 45.2.4)
- Generalisierter Lupus erythematodes (➤ Kap. 4.4.4)
- Lues I und II (➤ Kap. 48.3.6)
- IgG4-assoziierte Lymphadenopathie

Hyperplasie der T-Zone (Parakortikalzone)
Die Verbreiterung der Parakortikalzone (➤ Abb. 22.7) geht mit einer Vermehrung von T-Lymphozyten, einer durch Endothelschwellung bedingten Prominenz der epitheloiden Venolen, einer Vermehrung der interdigitierenden dendritischen Zellen und parakortikalen Blasten einher. Sie ist das morphologische Korrelat einer primären T-Zell-Antwort auf eine immunologische Stimulation.

Außer bei der chronischen unspezifischen Lymphadenitis findet man eine Hyperplasie der T-Zone auch bei der histiozytär-nekrotisierenden Lymphadenitis (Kikuchi-Lymphadenitis), bei der Toxoplasmose (Piringer-Lymphadenitis) und besonders ausgeprägt bei der dermatopathischen Lymphadenitis (s. u.).

In der T-Zone können auch endogenes Pigment (Melanin, Eisen) und exogenes Pigment (Kohle, Tattoofarben) in Makrophagen gespeichert vorliegen.

Bunte Pulpahyperplasie und Plasmazellhyperplasie
Die bunte Pulpahyperplasie und die Plasmazellhyperplasie haben eine Verbreiterung der interfollikulären Zone und der Pulpa mit einem bunten Zellbild gemeinsam.

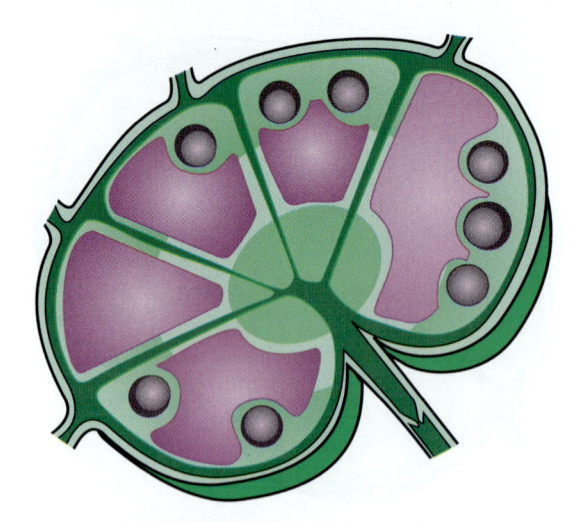

Abb. 22.7 Hyperplasie der T-Zone. Die T-Zonen breiten sich zwischen den Follikeln bis unmittelbar unter die Lymphknotenkapsel aus, es finden sich deutlich vermehrt interdigitierende dendritische Zellen. [L106]

Bei der **bunten Pulpahyperplasie** (> Abb. 22.8) sind Lymphozyten und zahlreiche Blasten, sog. Immunoblasten, in der Lymphknotenpulpa und der Parakortikalzone vermehrt. Der Gehalt an Plasmazellen ist unterschiedlich. Die bunte Pulpahyperplasie zeigt sich bei chronischer unspezifischer Lymphadenitis, bei Toxoplasmose und infektiöser Mononukleose (s. u.). Auch Infektionen mit *Herpeszoster-* und *Cytomegalievirus* sowie manche Medikamente (z. B. Diphenylhydantoin) können ein ähnliches Bild hervorrufen.

Eine ausgeprägte Vermehrung reifer Plasmazellen in der Pulpa tritt bei der chronischen Polyarthritis auf, außerdem der Lymphadenopathie bei AIDS, bei Röteln, beim multizentrischen Morbus Castleman (s. u.) und bei der IgG4-assoziierten Lymphadenopathie.

Hyperplasie der Sinus (Sinushistiozytose)
Randsinus und Intermediärsinus sind die Orte der ersten immunologischen Reaktion des Lymphknotens auf Fremdstoffe, mikrobielle Erreger und diverse andere Antigene. Bei dieser Interaktion kommt es zur Anschwellung der Sinusendothelien, zur Vermehrung von Histiozyten und spezialisierten Lymphozyten (monozytoide B-Zellen) und damit zur Sinusverbreiterung.

Der **Sinuskatarrh** (vermehrt Histiozyten in den Sinus) ist eine unspezifische Begleitreaktion bei vielen Formen der chronischen Lymphadenitis. Die **monozytoide B-Zell-Reaktion** (B-Zellen in den Sinus) findet man bei der Toxoplasmose (Piringer-Lymphadenitis), der Lymphadenopathie bei HIV-Infektion, der infektiösen Mononukleose und anderen Virusinfekten.

Chronische Lymphadenitis mit charakteristischem morphologischem Bild

Lymphadenopathie bei HIV-Infektion > Kap. 48.2.5.

Lymphadenopathie bei rheumatoider Arthritis
Etwa die Hälfte der Patienten entwickelt im Laufe ihrer Erkrankung Lymphknotenschwellungen. Charakteristisch ist eine ausgeprägte

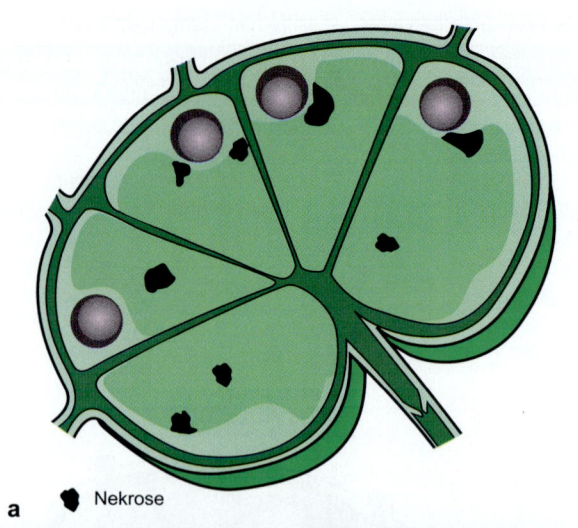

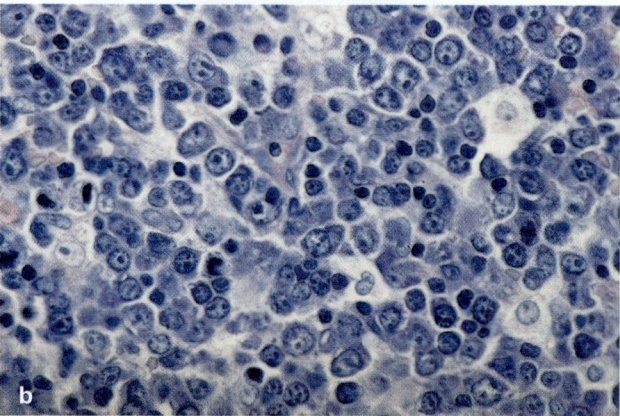

Abb. 22.8 Bunte Pulpahyperplasie bei infektiöser Mononukleose.
a Schematische Darstellung. [L106] **b** Ein Gemisch von großen Blasten und kleinen Lymphozyten erzeugt das „bunte" Bild. Giemsa, Vergr. 800-fach. [R398]

follikuläre Hyperplasie, die die Lymphknotenkapsel sogar überschreiten kann. Die Plasmazellen sind deutlich vermehrt. Ähnliche chronische Lymphadenitiden finden sich auch bei anderen Autoimmunerkrankungen. Das Lymphomrisiko ist bei diesen Patienten gering erhöht.

Morbus Castleman
Syn.: angiofollikuläre Lymphknotenhyperplasie
Unter dem Begriff Morbus Castleman werden unterschiedliche Krankheitsbilder mit ähnlichen morphologischen Veränderungen der Lymphknotenarchitektur zusammengefasst, wobei man zwischen der häufigeren unizentrischen und den beiden seltenen multizentrischen, generalisierten Formen unterscheidet. Morphologisch zeigt sich eine Vermehrung regressiv veränderter, teils hyalinisierter Keimzentren und beim unizentrischen, hyalin-vaskulären Typ eine interfollikuläre Gefäßproliferation mit Fibrose (> Abb. 22.9), während die multizentrische Form meist eine Vermehrung von Plasmazellen aufweist (plasmazellreicher Typ).

Die Ätiologie ist unklar. Beim unizentrischen (hyalinvaskulären) Typ handelt es sich wahrscheinlich um eine benigne Neoplasie follikulärer dendritischer Retikulumzellen. Beim multizentrischen Morbus Castleman handelt es sich um ein durch erhöhte Sekretion

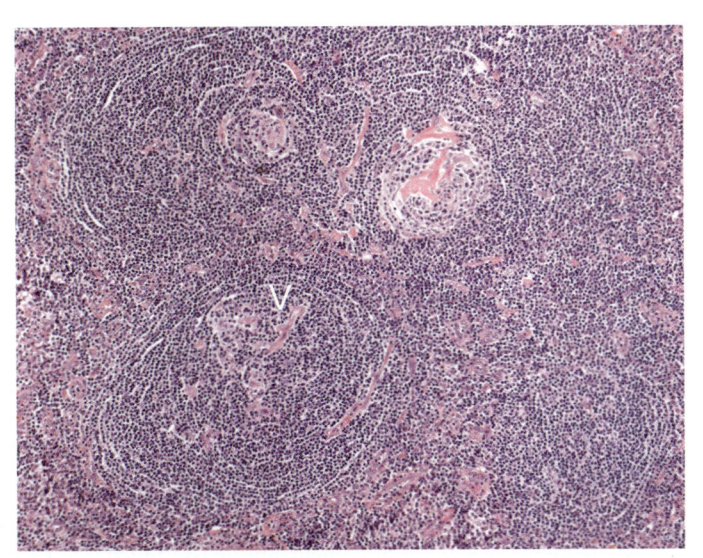

Abb. 22.9 Morbus Castleman: hyalinvaskulärer Typ. Die Follikel weisen kleine regressive Keimzentren auf, die Interfollikularräume sind gefäßreich und die Keimzentren und Follikelmäntel zeigen einen zwiebelschalenartigen Aufbau. Man sieht Gefäßeinsprossungen (Pfeilspitze). HE, Vergr. 100-fach. [T598]

von Zytokinen (Interleukin-6 und VEGF) ausgelöste systemische Erkrankung, die entweder idiopathisch zu werten ist oder durch eine Infektion mit humanem Herpesvirus 8 (HHV8; z. B. bei HIV-Infektion) ausgelöst wird.

Klinische Relevanz Beim unizentrischen Typ handelt es sich um einen solitären, klinisch tumorsuspekten Prozess, der sich häufig zervikal, axillär und mediastinal manifestiert und durch Resektion meist geheilt wird. Der multizentrische Morbus Castleman nimmt häufig einen rasch progredienten Verlauf mit einer generalisierten Lymphadenopathie und schwerer Allgemeinsymptomatik. Gelegentlich findet sich eine monoklonale Gammopathie mit zugrunde liegender klonaler Plasmazellproliferation.

Progressiv transformierte Keimzentren
Progressiv transformierte Keimzentren sind eine charakteristische Lymphknotenveränderung unbekannter Ursache, die meist vor dem Hintergrund einer follikulären Hyperplasie und gehäuft bei jungen Erwachsenen auftritt. Dabei wird die normale Struktur des Follikels aufgelöst und dieser vergrößert, Follikelmantelzellen infiltrieren und zerstören das Keimzentrum, das follikuläre dendritische Netzwerk expandiert und es kommt zu einer deutlichen Vermehrung von follikulären T-Helfer-Zellen. Progressiv transformierte Keimzentren sind schwierig vom lymphozyten-prädominanten Hodgkin-Lymphom abzugrenzen, und eine mögliche pathogenetische Verwandtschaft wird diskutiert.

Dermatopathische Lymphadenitis
Bei entzündlichen Hauterkrankungen kommt es zu einer reaktiven Hyperplasie der T-Zone von superfiziellen Lymphknoten im Abstromgebiet mit einer Vermehrung der interdigitierenden Retikulum- und Langerhans-Zellen. Die Parakortikalzone ist deutlich verbreitert, reicht bis unter die subkapsulären Sinus und imponiert histologisch als heller knotiger Bereich mit einer Vermehrung von Makrophagen, kleinen T-Lymphozyten, interdigitierenden Retikulumzellen sowie S100-Protein- und CD1a-exprimierenden Langerhans-Zellen. Die Makrophagen enthalten häufig Melaninpigment.

Infektiöse Mononukleose
Auch ➤ Kap. 48.2.6.
Bei der infektiösen Mononukleose handelt es sich um eine symptomatische Erstinfektion mit dem Epstein-Barr-Virus, die meist im jungen Erwachsenenalter auftritt. Histologisch zeigt sich eine erhebliche, teils rasenartige Vermehrung von B- und T-Blasten und Plasmazellen in der Pulpa und interfollikulär, teils mit Nekrosen. Die Lymphknotengrundstruktur kann dabei partiell zerstört werden (➤ Abb. 22.8).

Klinische Relevanz Neben einer zervikalen Lymphadenopathie kommt es zu einer Tonsillitis und Splenomegalie. Im Blut sind die typischen Pfeiffer-Zellen nachzuweisen, bei denen es sich um aktivierte, morphologisch monozytenähnliche T-Lymphozyten handelt. Differenzialdiagnostisch muss ein malignes Lymphom ausgeschlossen werden. Die Virusinfektion kann durch immunhistochemische Untersuchungen bestätigt werden.

Großherdige granulomatöse, epitheloidzellige Lymphadenitis mit Nekrose

Tuberkulose ➤ Kap. 48.3.6, tuberkuloide Form der Lepra ➤ Kap. 48.3.6.

Sarkoidose
Eine granulomatöse Lymphadenitis mit Epitheloidzellen und Riesenzellen vom Langhanstyp, jedoch meist ohne Nekrosen, findet man bei der Sarkoidose, einer generalisierten granulomatösen Erkrankung unbekannter Ätiologie mit häufiger Beteiligung der Lunge und hilärer Lymphknoten (➤ Kap. 4.4.6). Auch eine Epitheloidzellreaktion im Abflussgebiet von Karzinomen („sarcoid-like lesion") kann zu einer ähnlichen Form der Lymphadenitis führen.

Atypische Mykobakteriosen
Die **mykobakterielle histiozytäre Lymphadenitis** tritt bei der atypischen Mykobakteriose auf, einer Infektionskrankheit, die durch *Mycobacterium avium intracellulare* oder andere nicht-tuberkulöse Mykobakterien (➤ Kap. 48.3.6) hervorgerufen wird. Daran erkranken immunsupprimierte oder immundefiziente Patienten (v. a. HIV-Infizierte). Die Lymphknotenarchitektur ist zerstört und es bilden sich Rasen von Makrophagen mit massenhaft intrazellulär gelegenen Mykobakterien. Die typischen Nekrosen und Granulome fehlen.

Kleinherdige epitheloidzellige Lymphadenitis ohne Nekrose

Lymphogranuloma inguinale ➤ Kap. 40.5.3.

Lymphadenitis bei Toxoplasmose
Syn.: Piringer-Lymphadenitis
Bei der Lymphadenitis bei Toxoplasmose (> Kap. 48.5.3) kommt es zu einer kleinherdigen, auch intrafollikulären Epitheloidzellreaktion und zu einer ausgeprägten monozytoiden B-Zell-Reaktion. Die Lymphknotenkapsel ist häufig in die Entzündung mit einbezogen (Perilymphadenitis), die Lymphknotenstruktur ist erhalten (> Abb. 22.10).

Bei voller Ausprägung handelt es sich um ein weitgehend charakteristisches Bild. Ähnliche Veränderungen sind allerdings auch bei der Frühform der infektiösen Mononukleose und bei der Leishmaniose möglich.

Pseudotuberkulöse Lymphadenitis
Die Erkrankung geht auf eine Infektion mit *Yersinia pseudotuberculosis* oder *Yersinia enterocolitica* zurück (auch > Kap. 30.7.1). Typische Veränderungen sind retikulozytär-histiozytär begrenzte Nekroseherde und eine bunte Pulpahyperplasie. Bei der **retikulozytär-abszedierenden** Form treten neben zahlreichen Makrophagen zusätzlich Granulozyten auf. Häufig ist auch die Lymphknotenkapsel in das entzündliche Geschehen einbezogen (Perilymphadenitis). Die Lymphknotengrundstruktur bleibt erhalten. Histologisch muss das Bild von der unspezifischen mesenterialen Lymphadenitis abgegrenzt werden.

Klinische Relevanz Hauptsächlich erkranken Kinder und Jugendliche. Aufgrund des Befalls ausschließlich mesenterialer Lymphknoten kann die pseudotuberkulöse Lymphadenitis über ihre Schmerzsymptomatik eine akute Appendizitis vortäuschen.

Katzenkratzkrankheit
Die Katzenkratzkrankheit zeigt ein gleichartiges morphologisches Substrat (retikulozytär-abszedierende Entzündung). Überwiegend sind zervikale und axilläre Lymphknoten bei jugendlichen Patienten betroffen. Vergesellschaftet sind häufig Verletzungen der Haut im Zustromgebiet der Lymphknoten, v. a. Kratzverletzungen durch Katzen und Insektenstiche. In den meisten Fällen handelt es sich um eine Infektion mit *Bartonella henselae*.

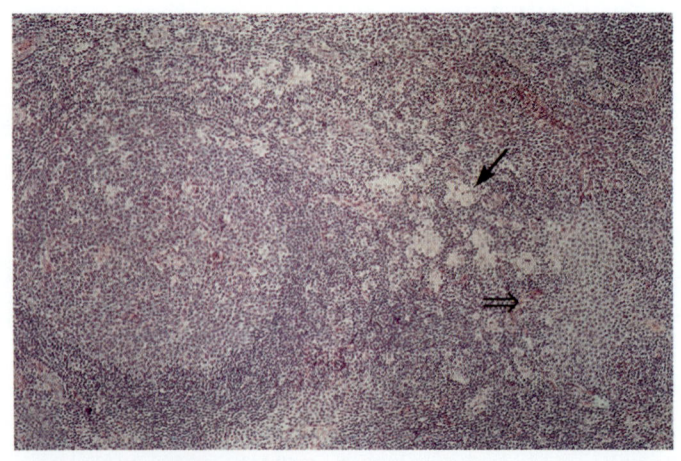

Abb. 22.10 Toxoplasmose. Großer Follikel mit floridem Keimzentrum, kleinen Epitheloidzellherden (Pfeil) und monozytoider B-Zell-Reaktion (Doppelpfeil). HE, Vergr. 100-fach. [R398]

Histiozytär-nekrotisierende Lymphadenitis
Syn.: Kikuchi-Lymphadenitis
Die Kikuchi-Lymphadenitis ist eine nekrotisierende Lymphadenitis ohne Granulozyten innerhalb der Nekrose. Sie tritt überwiegend in Asien, seltener in Europa auf. Ihre Ätiologie ist ungeklärt, eine Assoziation mit Lupus erythematodes und in letzter Zeit mit SARS-CoV-2-Impfung wurde beschrieben. Meist sind jüngere Frauen betroffen, bei denen eine Infektion im Nasen-Rachen-Raum vorausgegangen sein kann.

Morphologie
Morphologisch besteht eine T-Zell-Reaktion mit Verbreiterung der Parakortikalzone (T-Zone) und dem charakteristischen Nachweis CD123+ plasmazytoider dendritischer Zellen. Innerhalb derartiger Herde befinden sich vermehrt Apoptosen sowie von Histiozyten besiedelte kleine Nekrosen ohne neutrophile Granulozyten. Das Fehlen der Granulozyten ist ein wichtiges differenzialdiagnostisches Merkmal zur Abgrenzung gegenüber anderen nekrotisierenden Lymphadenitiden. Aufgrund des histologischen Bilds mit zahlreichen aktivierten T-Zellen und den Nekrosen muss differenzialdiagnostisch ein malignes Lymphom ausgeschlossen werden.

22.2.2 Maligne Lymphome

Maligne Lymphome sind klonale neoplastische Proliferationen lymphatischer Zellen, die den verschiedenen B- und T-Zell-Kompartimenten der primären, sekundären und der sekundär besiedelten lymphatischen Organe entstammen. Maligne Lymphome zeigen ein breites klinisches, biologisches und morphologisches Spektrum und werden in viele distinkte Lymphomtypen unterteilt. Die Klassifikation unterscheidet aus historischen und praktischen Gründen **Hodgkin-Lymphome (HL)** und **Non-Hodgkin-Lymphome (NHL)**. Während das Infiltrat bei Hodgkin-Lymphomen nur zu einem kleinen Anteil aus Tumorzellen besteht und ein nichtneoplastisches entzündliches Begleitinfiltrat dominiert, überwiegen im Allgemeinen die Tumorzellen bei den Infiltraten der Non-Hodgkin-Lymphome. Diese werden wiederum nach ihrer zellulären Herkunft in B- und T-Zell-Lymphome unterteilt.

Epidemiologie In Europa liegt die Prävalenz maligner Lymphome bei 6–9 pro 100.00 Einwohner. Es handelt sich dabei in 15–25 % um Hodgkin-Lymphome und in 75–85 % um Non-Hodgkin-Lymphome. Die B-Zell-Lymphome machen in westlichen Ländern 85–90 % der Non-Hodgkin-Lymphome aus. Nur 10–15 % sind T-zellulären Ursprungs.

Die quantitative Verteilung der verschiedenen Lymphomentitäten zeigt deutliche geografische Unterschiede. Folliküläre Lymphome des Keimzentrums treten in den USA häufiger auf als in Europa. In Japan und Ostasien wiederum kommen T-Zell-Lymphome häufiger vor. Insgesamt ist in Europa eine Zunahme der Non-Hodgkin-Lymphome – insbesondere der extranodalen Non-Hodgkin-Lymphome – und eine gleichbleibende Inzidenz der Hodgkin-Lymphome zu verzeichnen.

Ätiologie Die Ätiologie maligner Lymphome ist größtenteils unbekannt. Neben dem genetischen Hintergrund spielt der Immunstatus eine Rolle; sowohl Patienten mit Autoimmunkrankheiten als auch mit

Immundefizienz haben ein erhöhtes Lymphomrisiko. Einige maligne Lymphome sind mit Infektionen mit onkogenen Viren assoziiert, insbesondere dem Epstein-Barr-Virus (EBV), dem humanen Herpes-Virus 8 (HHV8) sowie dem humanen T-Zell-Leukämie/Lymphom-Virus (HTLV-1). Das Virusgenom ist in diesen Fällen in den Lymphomzellen inkorporiert nachweisbar. Virus-assoziierte Lymphome zeigen teils charakteristische geografische Verteilungsmuster: So sind das gehäufte Auftreten von Burkitt-Lymphomen in Afrika mit der frühen Infektion mit EBV und Malaria und die hohe Inzidenz von T-Zell-Lymphomen in Südjapan mit dem endemischen Vorkommen von HTLV-1 assoziiert. Bei den gehäuft in Asien und indigenen Populationen Lateinamerikas vorkommenden EBV+ nasalen NK/T-Zell-Lymphomen spielt wahrscheinlich eine ethnisch bedingte Disposition eine Rolle. Bei den im Magen lokalisierten Lymphomen vom MALT-Typ findet sich häufig eine chronische *Helicobacter-pylori*-Infektion der Magenschleimhaut (➤ Kap. 28.7.3, ➤ Kap. 28.11.5).

Klassifikation Die Vielfalt maligner Lymphome erfordert eine Unterteilung in verschiedene Typen, die für die Prognose und Therapiewahl relevant ist. Die aktuelle **WHO-Klassifikation** (2022) und die internationale Konsensusklassifikation (ICC 2022) unterscheiden in Hodgkin- sowie B- und T-Zell-Lymphome sowie in nodale und extranodale Lymphome. Die Morphologie, die Ergebnisse der Immunhistochemie und die Genetik (chromosomale Aberrationen, Mutationen, Genexpressionsprofil) sowie klinische Daten werden allgemein für die Definition klinisch-pathologischer Lymphomentitäten herangezogen:

- Zytologisches Bild der neoplastischen Zellen: überwiegend kleinzelliges oder blastisches/großzelliges Infiltrat
- Wachstumsmuster (follikulär-knotig oder diffus)
- Manifestationsort des Lymphoms (nodal, extranodal, kutan oder leukämisch)
- Zelluläre Herkunft (B- oder T-Zell-System) und Reifungsstadium
- Zusammensetzung des Mikromilieus (begleitendes entzündliches Infiltrat, akzessorische Zellen)
- Immunphänotyp (Expression differenzierungsassoziierter Antigene: „cluster of differentiation", z. B. CD20 auf B-Zellen)
- Typische genetische Aberrationen (rekurrente Translokationen und Mutationen)
- Assoziation mit anderen Erkrankungen (z. B. Immundefekt)
- Klinisches Erscheinungsbild

Die **Immunphänotypisierung** (➤ Kap. 1.6.9), PCR- oder NGS-basierte Analysen zum Nachweis klonaler B- oder T-Zell-Populationen und genetische Untersuchungen zum Nachweis von Translokationen oder Mutationen sind unverzichtbare Hilfsmittel zur Ergänzung der Morphologie und zur Objektivierung der Diagnose von Lymphomen geworden.

Pathogenese

Die Entstehung von lymphatischen Neoplasien von der normalen lymphatischen Ausgangszelle zur voll entwickelten Neoplasie beruht auf einem Mehrschrittmechanismus. Mehrere auf genetischer Ebene stattfindende Ereignisse sind für die Entwicklung eines klinisch manifesten malignen Lymphoms erforderlich. Für manche Lymphome sind klinisch asymptomatische Vorläuferläsionen bekannt, die eine primäre genetische Alteration aufweisen und ein geringes Risiko für den Übergang in eine manifeste Erkrankung zeigen (monoklonale Gammopathie unklarer Signifikanz, ➤ Kap. 21). Maligne Lymphome weisen ein anderes Spektrum genetischer Alterationen als solide Tumoren auf, da Fehler bei den ausschließlich in Lymphozyten stattfindenden Genumlagerungen zur Erzeugung funktioneller B-Zell- und T-Zellrezeptoren zu den häufigsten Alterationen insbesondere in B-Zell-Lymphomen gehören.

Translokationen in die Immunglobulinloci können zu einer deregulierten Expression von Proteinen führen, die beispielsweise antiapoptotisch (BCL-2) oder proliferationsfördernd (MYC, Cyclin-D1) wirken. Aberrante Expression von Wachstumsfaktoren oder Zytokinen kann sowohl klinische Symptome (z. B. Fieber), das Mikromilieu (Eosinophilie beim Hodgkin-Lymphom durch IL-5) oder das Tumorwachstum (autokrin – parakrin) selbst beeinflussen. Solche Mechanismen zu erkennen ist von Bedeutung, da deren Beeinflussung oder Durchbrechung durch gezielte therapeutische Strategien zur Behandlung maligner Lymphome zunehmend an Bedeutung gewinnt.

Klinische Relevanz Zwei Drittel der Patienten mit malignem Lymphom haben schmerzlose Lymphknotenschwellungen. 20–40 % aller NHL manifestieren sich primär extranodal, während das Hodgkin-Lymphom fast immer in Lymphknoten auftritt. Da maligne Lymphozyten wie normale lymphatische Zellen die Fähigkeit zur Rezirkulation besitzen, sind insbesondere indolente (niedrig maligne) Lymphome bei Diagnosestellung häufig schon disseminiert und man spricht von einer Systemerkrankung. Typische Allgemeinbeschwerden bei Lymphomen sind Gewichtsverlust, Fieber und Nachtschweiß, die sogenannte B-Symptomatik (s. unten). Neben der morphologisch definierten Lymphomentität sind klinische Kriterien wie **Lokalisation, Ausbreitungsstadium,** Vorhandensein von **B-Symptomatik** und einzelne **Laborparameter** wichtig für die Prognose.

Aus der Zusammenfassung dieser Parameter wurde ein „**internationaler prognostischer Index**" (IPI) entwickelt, der bei den Non-Hodgkin-Lymphomen auf der Basis von 5 prognostisch negativen Faktoren eine sehr gute Abschätzung der Prognose erlaubt. Diese **5 klinischen Risikoparameter** sind:

- Alter über 60 Jahre
- Erhöhter Serumspiegel der Laktatdehydrogenase
- Leistungsstatus (Karnofsky-Index) unter 70
- Ann-Arbor-(Lugano) Stadium III oder IV (➤ Tab. 22.3)
- Befall einer extranodalen Struktur

Variationen des IPI wurden für spezifische Lymphomentitäten entwickelt.

Hodgkin-Lymphome

Syn.: Morbus Hodgkin

Merkmale der Hodgkin-Lymphome sind große Blasten (Hodgkin-Zellen) und mehrkernige Riesenzellen (Reed-Sternberg-Riesenzellen) sowie ein ausgeprägtes begleitendes entzündliches Infiltrat.

Tab. 22.2 Typen des Hodgkin-Lymphoms.

Hodgkin-Subtyp (Häufigkeit in %)	Zusammensetzung des Infiltrats					Bevorzugte Lymphknotenregion	Bevorzugtes Alter
	Hodgkin-/Reed-Sternberg-Zellen	Lymphozyten	neutrophile Granulozyten	eosinophile Granulozyten	Nekrosen		
noduläres lymphozyten-prädominantes Hodgkin-Lymphom (noduläres Paragranulom) (3–5 %)	+ (Sonderform, LP-Zellen)	+++	–	(+)	–	zervikal	30–60 Jahre
klassisches Hodgkin-Lymphom, nodulär-sklerosierend (60–70 %)	++	++	+	+	+	mediastinal supraklavikulär	15–30 Jahre
klassisches Hodgkin-Lymphom, gemischtzellig (25 %)	+++	+++	+	+	–	zervikal und abdominell	30–60 Jahre
klassisches Hodgkin-Lymphom, lymphozytenreich (< 5 %)	++	+++	–	–	–	periphere Lymphknoten	30–60 Jahre
klassisches Hodgkin-Lymphom, lymphozytenarm (< 1 %)	++++	+	–	–	++	abdominell	60–70 Jahre

Bei den Hodgkin-Lymphomen sind die typischen Blasten und Riesenzellen klonale und damit neoplastische Zellen. Immunhistochemische und molekulargenetische Analysen an Einzelzellen haben gezeigt, dass die Tumorzellen von reifen, keimzentrumserfahrenen B-Zellen abstammen. Man grenzt vier Subformen des klassischen Hodgkin-Lymphoms vom nodulären lymphozytenprädominanten Hodgkin-Lymphom ab (synon. noduläres Paragranulom; ➤ Tab. 22.2).

Epidemiologie Die Verteilung der Hodgkin-Lymphome zeigt weltweit erhebliche geografische Unterschiede, was als Hinweis auf ethnische und Umgebungseinflüsse gewertet werden kann (Ernährung, Infektionen). In Europa sind die Hodgkin-Lymphome die häufigste maligne Neoplasie bei Kindern und Jugendlichen. Vor allem die noduläre lymphozytenprädominante Form und die noduläre Sklerose (Subform des klassischen Hodgkin-Lymphoms) treten im jugendlichen Alter auf. Die Gesamtaltersverteilung zeigt einen bimodalen Kurvenverlauf mit einem ersten Altersgipfel zwischen 15 und 35 Jahren und einem zweiten zwischen 55 und 65 Jahren. Die Inzidenz liegt bei 2–4.

Pathogenese

Die Entstehung der Hodgkin-Lymphome ist ungeklärt. Wichtig erscheint eine Assoziation mit dem Epstein-Barr-Virus (EBV), das je nach Subtyp, Alter und Herkunft bei 20 % bis nahezu 100 % (kindliche Fälle aus Entwicklungsländern) der klassischen Hodgkin-Lymphome in den Tumorzellen selbst nachzuweisen ist. Das latente Membranprotein 1 (LMP-1) von EBV, ein virales Onkogen, wird von allen EBV+-Fällen exprimiert. Klassische Hodgkin-Lymphome weisen häufig Alterationen in den Genen der Proteine der NFkappa-B-Signalkaskade auf und zeigen Mutationen, die eine Immunevasion fördern. Die chromosomalen Veränderungen in den Hodgkin-Zellen sind komplex und hochgradig aberrant, die Chromosomenzahl ist häufig verdrei- bis vervierfacht. Trotz seiner B-Zell-Herkunft weist das klassische Hodgkin-Lymphom einen fast völligen Verlust der Expression von B-Zell-Antigenen auf, was die Separierung von B-Zell-Lymphomen rechtfertigt. Im Gegensatz dazu ist beim nodulären lymphozytenprädominanten Hodgkin-Lymphom die Expression von B-Zellmarkern wie CD20 erhalten.

Morphologie

Bei den vier Typen des klassischen Hodgkin-Lymphoms sind die großen einkernigen Hodgkin- und die mehrkernigen Sternberg-Reed-Zellen charakteristisch (➤ Abb. 22.11). Letztere besitzen große, eosinophile, prominente Nukleolen und ein breites, graublaues Zytoplasma. Zu den nichtneoplastischen Zellen des entzündlichen Begleitinfiltrats gehören je nach Subtyp häufiger oder seltener Lymphozyten, Plasmazellen, Makrophagen, Epitheloidzellen, neutrophile und eosinophile Granulozyten (➤ Tab. 22.2).

Die verschiedenen **Subtypen** des klassischen Hodgkin-Lymphoms unterscheiden sich durch die Anzahl von Hodgkin- und Sternberg-

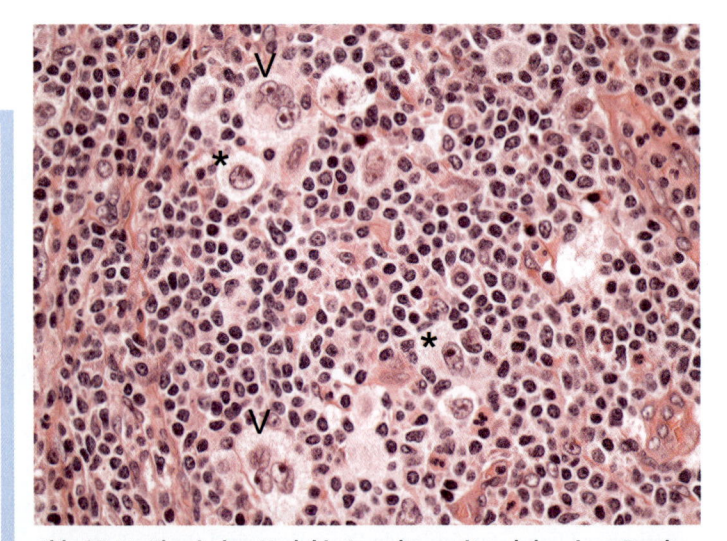

Abb. 22.11 Klassisches Hodgkin-Lymphom mit mehrkernigen Reed-Sternberg-Zellen (Pfeilspitzen) und mononukleären Hodgkinzellen (Stern). H & E, Vergr. 400-fach. [T589]

Reed-Zellen, durch die Zusammensetzung des begleitenden Zellinfiltrats und durch das Wachstumsmuster. Charakteristisch für den seltenen **lymphozytenreichen Typ** des klassischen Hodgkin-Lymphoms sind die starke Dominanz kleiner B-Lymphozyten und die Abwesenheit von Granulozyten. Der **Mischtyp** ist charakterisiert durch ein diffuses Wachstum und ein buntes Zellbild mit eosinophilen und neutrophilen Granulozyten. Der **nodulär-sklerosierende Typ** ist charakterisiert durch dicke fibröse Bänder, die zellreiche Knoten umschließen, in denen die Tumorzellen liegen, die bei diesem Subtyp häufig sehr helles, breites Zytoplasma haben und deswegen auch als Lakunarzellen bezeichnet werden. Begleitend findet sich ein entzündliches Infiltrat mit vielen Granulozyten und häufig Nekrosen. Beim **lymphozytenarmen Typ** dominieren Hodgkin- und Sternberg-Reed-Zellen (➤ Tab. 22.2). Charakteristisch für den Immunphänotyp der Hodgkin- und Reed-Sternberg-Zellen des klassischen Hodgkin-Lymphoms sind die Expression von CD30 und CD15 und das Fehlen der meisten B-Zellmarker. EBV+-Fälle exprimieren konstant das LMP-1 Antigen (s. oben).

Der noduläre **lymphozytenprädominante Typ** (noduläres Paragranulom) wird aufgrund der unterschiedlichen Pathogenese, Biologie und Prognose vom klassischen Hodgkin-Lymphom abgegrenzt. Das Infiltrat wird hierbei von knotenbildenden kleinen B-Lymphozyten dominiert – große atypische Zellen kommen nur vereinzelt vor. Dies sind besondere Riesenzellen, die nur kleine Nukleolen besitzen und aufgrund ihres zytologischen Bildes als **LP-Zellen** („lymphocyte predominant cells") oder Popcorn-Zellen bezeichnet werden. Anders als die klassischen Hodgkin-Typen weisen die Tumorzellen konstant B-Zell-Antigene auf (z. B. CD20, CD79a), während die Expression von CD15 und CD30 fehlt.

Klinische Relevanz Das Hodgkin-Lymphom befällt primär den Lymphknoten und breitet sich über verschiedene Lymphknotenstationen aus. Die Patienten entwickeln häufig prominente Lymphknotenschwellungen. Sekundär können die Milz und in der Folge Knochenmark und Leber befallen sein. Als Besonderheit kann sich insbesondere der Typ der nodulären Sklerose bei jungen Patienten primär im Mediastinum mit wahrscheinlichem Ausgangspunkt im Thymus manifestieren.

Die noduläre lymphozytenprädominante Form (Paragranulom) ist mit einer 5-Jahres-Überlebensrate von 95 % die prognostisch günstigste Form. Die Prognose der klassischen Formen ist im Wesentlichen stadienabhängig. Der morphologische Subtyp spielt bei den heutigen Therapien eine untergeordnete Rolle. Die erkrankungsfreie 5-Jahres-Überlebensrate liegt zwischen 80 und 90 %.

Für Prognose und Therapie ist die **Stadieneinteilung** relevant. Diese beruht auf der erstmals 1966 in **Ann Arbor** formulierten und zuletzt in **Lugano** aktualisierten Einteilung, die im Wesentlichen die Ausbreitung nach befallenen Lymphknotengruppen beschreibt. Dabei ist das Zwerchfell eine für die Prognose wichtige Grenzstruktur (➤ Tab. 22.3).

Ein weiterer prognostisch relevanter Faktor ist die klinische Symptomatik. Sie wird angegeben als:
- Kategorie A: ohne Symptome

Tab. 22.3 Stadieneinteilung des Hodgkin-Lymphoms nach der Ann-Arbor-Klassifikation.

Stadium I	Befall einer Lymphknotenregion oder einer extralymphatischen Lokalisation
Stadium II	Befall von 2 oder mehr benachbarten Lymphknotenregionen auf einer Seite des Zwerchfells und/oder zusätzlicher Befall einer extralymphatischen Lokalisation
Stadium III	Befall von Lymphknotenstationen oder extralymphatischen Lokalisationen ober- und unterhalb des Zwerchfells
Stadium IV	disseminierter extralymphatischer Befall mit oder ohne Lymphknotenbefall

- Kategorie B: unerklärlicher Gewichtsverlust von mehr als 10 % innerhalb des letzten halben Jahres, Fieber von mehr als 38 °C unklarer Ursache und Nachtschweiß (B-Symptomatik)

Die B-Symptomatik tritt v. a. in den Stadien III und IV auf und bedeutet eine Verschlechterung der Prognose.

Non-Hodgkin-Lymphome

Non-Hodgkin-Lymphome entwickeln sich in westlichen Ländern zu 85–90 % aus dem B-Zell-System und zu 10–15 % aus dem T-Zell-System. Zwei Drittel manifestieren sich primär **nodal,** teilweise mit sekundärer extranodaler Besiedlung, etwa ein Drittel tritt primär **extranodal** auf. Nodale Lymphome besiedeln sekundär v. a. die Milz, die Leber, das Knochenmark und den Gastrointestinaltrakt. Extranodale Lymphome können prinzipiell überall entstehen, am häufigsten manifestieren sie sich in der Haut und im Gastrointestinaltrakt.

Epidemiologie Das mittlere Erkrankungsalter sowohl für kleinzellige (niedrigmaligne, indolente) als auch für blastische (hochmaligne, aggressive) Non-Hodgkin-Lymphome liegt zwischen 60 und 70 Jahren. Im Kindesalter manifestieren sich v. a. das lymphoblastische Lymphom (akute lymphoblastische Leukämie), das Burkitt-Lymphom sowie das großzellig-anaplastische Lymphom. Niedrigmaligne Lymphome kommen vor dem 15. Lebensjahr kaum vor, wobei es eine besondere Variante des follikulären Lymphoms gibt („pediatric type"). Durch die Ausbreitung der HIV-Infektion und die Zunahme immunsuppressiver Therapien, z. B. nach Organtransplantationen, nimmt die Zahl extranodaler, hochmaligner Lymphome zu, die häufig mit EBV assoziiert sind. Manche dieser Lymphome manifestieren sich primär im ZNS. Weitere Assoziationen zwischen dem Auftreten von Lymphomen und viralen oder bakteriellen Infektionen sind für HTLV-1, Hepatitis-C-Virus, humanes Herpesvirus 8 und *Helicobacter pylori* beschrieben.

Einteilung Die moderne Klassifikation der Non-Hodgkin-Lymphome beruht auf einer Zuordnung der verschiedenen Subtypen zu Differenzierungsstufen einer jeweiligen normalen Ausgangszellpopulation, auf der die Tumorzellen gleichsam eingefroren sind (Reifungsarrest). Bislang sind allerdings nicht alle physiologischen Differenzierungsstufen bekannt (➤ Abb. 22.12). Grundsätzlich unterscheidet man Lymphome der unreifen T- und B-Vorläufer-Zellen (Lymphoblasten) von reifzelligen oder peripheren B- und T-Zell-

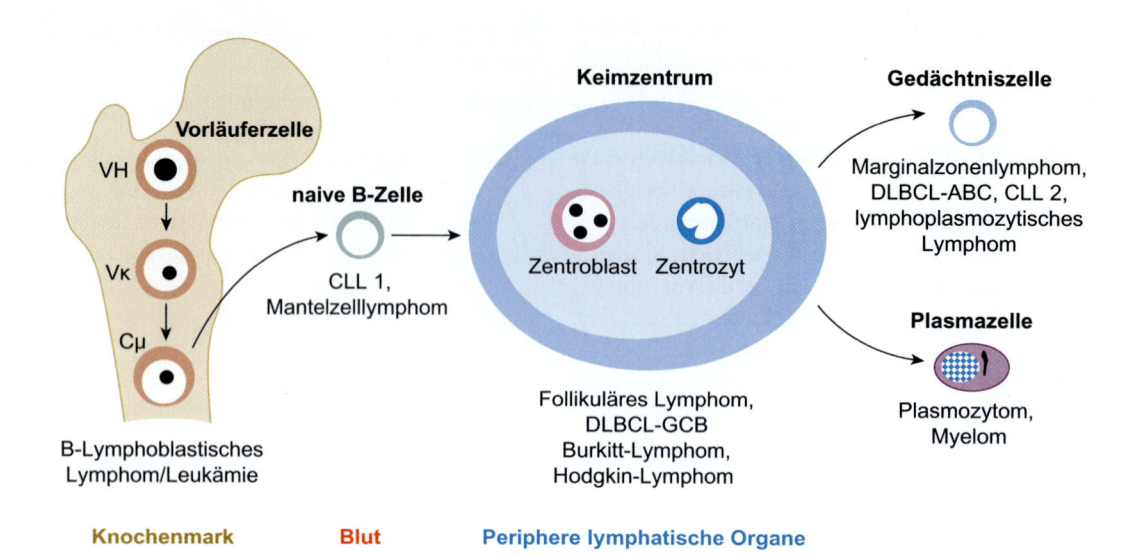

Abb. 22.12 Differenzierungsschritte der B-Zell-Reihe (teils noch hypothetisch) und Zuordnung zu definierten B-Zell-Lymphom-Entitäten. Im Knochenmark finden die ersten Schritte der B-Zell-Reifung statt, die weitere Entwicklung in den peripheren lymphatischen Organen. VH: Umlagerung der schweren Ketten, Vκ: der leichten Ketten der Immunglobuline; Cμ: Expression von zytoplasmatischem IgM. CLL: chronische lymphozytische Leukämie; diese kann sowohl von naiven (CLL 1) als auch von Gedächtnis-B-Zellen (CLL 2) abstammen. DLBCL: diffuses großzelliges B-Zelllymphom, -GCB: vom Keimzentrumstyp, -ABC: vom aktivierten B-Zelltyp [T589, L231]

Lymphomen. Die Benennung folgt insbesondere bei den B-Zell-Lymphomen dem jeweils vorherrschenden zytologisch erkennbaren Zelltyp:

- **Kleinzellige Lymphome (indolent, niedrigmaligne),** die überwiegend aus Lymphozyten oder ihnen verwandten Zellen bestehen, zeichnen sich durch eine geringe Proliferationsrate und überwiegend durch einen relativ günstigen spontanen Verlauf aus, sind bei Diagnosestellung aber oft schon disseminiert.
- **Blastische Lymphome (hochmaligne oder aggressive Lymphome),** die sich überwiegend aus aktivierten Blasten zusammensetzen, zeigen eine hohe Proliferationsrate und damit klinisch eine rasche Wachstumstendenz, bei Diagnosestellung liegt daher aber häufiger ein niedrigeres Stadium vor (> Tab. 22.3). Daher wird nach Diagnosestellung eine intensive Therapie angestrebt.

Diese Unterteilung erlaubt es, Übergänge (Transformation) niedrigmaligner (kleinzelliger) in hochmaligne (blastische) Lymphome zu erfassen. Dies ist prognostisch und therapeutisch wichtig, da transformierte, sekundär hochmaligne Lymphome eine ungünstigere Prognose besitzen.

In > Tab. 22.4 wird **(vereinfacht!)** die Klassifikation der malignen B-Zell-Lymphome dargestellt. Die aktuelle WHO-Klasssifikation (2022) und die ICC (2022) nennen mittlerweile über 60 Typen/Subtypen von B-Zell-Neoplasien, die z. T. noch als „provisorisch" angesehen werden, und andere, die überwiegend zytogenetisch/molekular definiert sind.

Kleinzellige B-Zell-Lymphome

Die kleinzelligen B-Zell-Lymphome bestehen aus überwiegend kleinen bis mittelgroßen Zellen mit relativ dichtem Kernchromatin und meist schmalem Zytoplasmasaum. Sie entsprechen damit hauptsächlich Lymphozyten und deren Varianten (> Tab. 22.5, > Abb. 22.13). Diese Lymphome verlaufen mehrheitlich langsam progredient.

Tab. 22.4 Klassifikation der B-Zell-Lymphome/Leukämien (vereinfacht).

Vorläufer-B-Zell-Neoplasien
• Vorläufer-B-lymphoblastisches Lymphom/Leukämie

Reifzellige B-Zell-Neoplasien

• kleinzellige B-Zell-Lymphome
 – chronische lymphozytische Leukämie, kleinzelliges lymphozytisches Lymphom
 – lymphoplasmozytisches Lymphom
 – Haarzellenleukämie
 – splenisches Marginalzonenlymphom
 – extranodales Marginalzonenlymphom des MALT
 – nodales Marginalzonenlymphom
 – follikuläres Lymphom
 – Plasmazellneoplasien
   – Multiples Myelom
   – Solitäres ossäres Plasmozytom
   – Solitäres extraossäres Plasmozytom
 – Mantelzelllymphom
• aggressive (blastäre) B-Zell-Lymphome
 – diffuses großzelliges B-Zell-Lymphom
 – primäres mediastinales großzelliges B-Zell-Lymphom
 – plasmablastisches Lymphom
 – primäres Ergusslymphom
 – Burkitt-Lymphom/Leukämie

Lymphozytische Lymphome

Lymphome, die vorwiegend aus kleinen Lymphozyten bestehen. Dazu gehören unter anderen die chronische lymphozytische Leukämie (CLL)/lymphozytisches Lymphom, das lymphoplasmozy-

Tab. 22.5 Immunphänotyp und häufige chromosomale Veränderungen bei kleinzelligen Non-Hodgkin-Lymphomen der B-Zell-Reihe.

Lymphom-Typ	Immunphänotyp					Genetische Veränderungen
	CD20	CD5	CD23	CD10	CD103	
chronische lymphozytische Leukämie, kleinzelliges lymphozytisches Lymphom (CLL)	+	+	+	–	–	Trisomie 12, Deletion 13q, 11q, Mutationen in *TP53*, *ATM*, *NOTCH1*
Haarzellenleukämie	+	–	–	–	+	*BRAF*-V600E-Mutation
lymphoplasmozytisches Lymphom	+	-/+	-/+	–	–	*MYD88*-Mutation
follikuläres Lymphom	+	–	–	+	–	t(14;18)
Mantelzelllymphom	+	+	–	–	–	t(11;14)
Marginalzonenlymphom	+	–	–	–	–	variabel

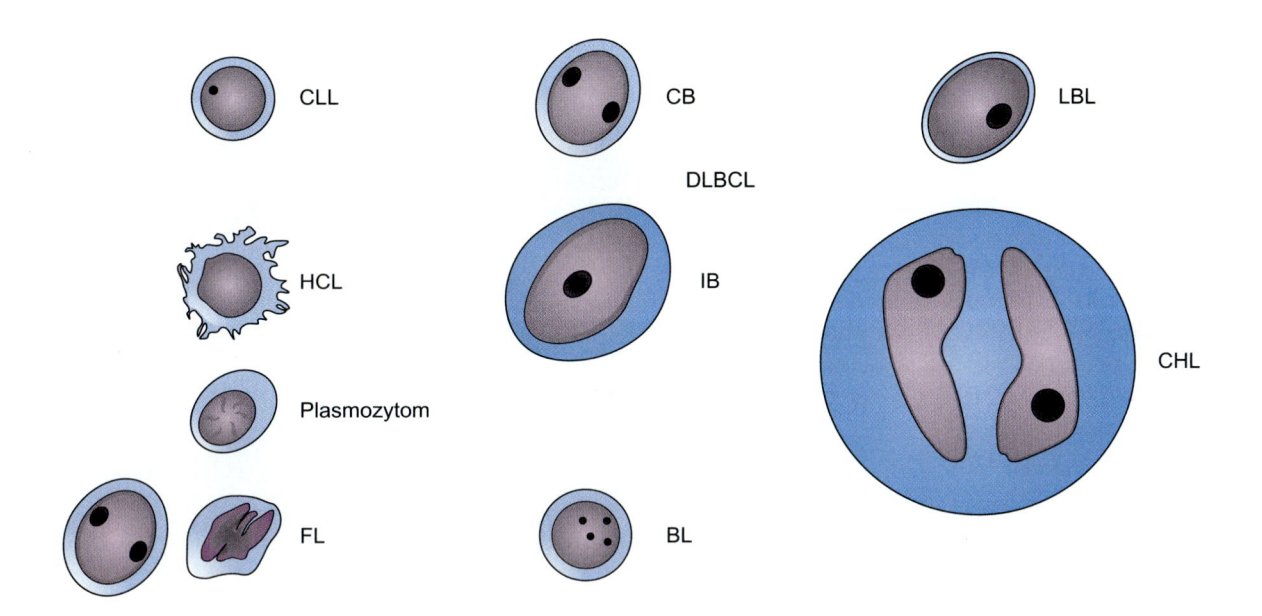

Abb. 22.13 Zytopathologie der malignen Lymphome. CLL = chronische lymphozytische Leukämie ist dominiert von kleinen Lymphozyten, HCL = Haarzellenleukämie mit lymphatischen Zellen mit „haarigen" Zytoplasmafortsätzen, Plasmozytom/Myelom mit Plasmazellen, FL = follikuläres Lymphom mit Zentroblasten (links, großer Kern mit offenem Chromatin und randständigen Nukleolen) und Zentrozyten (mittelgroße Zellen mit irregulärem Kern), DLBCL = diffus großzelliges B-Zell-Lymphom mit centroblastischer (CB) oder immunoblastischer Zytologie (IB). BL = Burkitt-Lymphom, LBL = lymphoblastisches Lymphom. CHL = klassisches Hodgkinlymphom, Reed-Sternberg-Zelle. [R398, L231]

tische Lymphom (Morbus Waldenström) und die Haarzellenleukämie (HCL):

- **CLL:** Neoplastische Proliferationen kleiner Lymphozyten. Eingestreut sind Prolymphozyten, mittelgroßen Blasten („Paraimmunoblasten") und plasmozytoide Zellen, die kleine follikelähnliche („pseudofollikuläre") Strukturen bilden (> Abb. 22.14). Die Erkrankung geht überwiegend mit Knochenmarkbefall und leukämischem Blutbild einer. Die Lymphomzellen sind positiv für IgM, IgD, CD5 und CD23. Chromosomale Veränderungen sind u. a. Trisomie 12 und Deletionen von 13q. Über die Hälfte der Patienten befindet sich bei Diagnosestellung bereits in einem fortgeschrittenen Krankheitsstadium. Charakteristisch sind periphere Lymphknotenschwellungen, ein diffuser Knochenmarkbefall (in über 90 %) und ein leukämisches Blutbild. Der Knochenmarkbefall führt mit dem Fortschreiten der Erkrankung durch Verdrängung der Hämatopoese zu Anämie, Thrombozytopenie und Leukozytopenie mit Leistungsminderung, Blutungsneigung und Infektanfälligkeit. Etwa 5 % der CLL gehen durch Konfluenz der Pseudofollikel in eine tumorbildende Form über, die klinisch häufig als Prolymphozytenleukämie imponiert. Der Übergang manifestiert sich durch eine massive Zunahme der Lymphknotenschwellungen. Etwa 5 % gehen terminal in ein blastisches (diffuses großzelliges) B-Zell-Lymphom über (sog. Richter-Transformation). Ein unmutiertes Immunglobulin-Schwerkettengen, Deletion von 17q (mit dem *TP53* Genlocus) sowie Mutationen in *TP53* und *ATM* sind prognostisch ungünstig.

- **Lymphoplasmozytisches Lymphom:** Neoplasie kleiner Lymphozyten sowie Zellen mit plasmozytoider oder plasmozytischer Differenzierung und monoklonaler zytoplasmatischer Immunglobulinproduktion. Die plasmozytoiden Zellen nehmen morphologisch eine Zwischenstellung zwischen Lymphozyten und Plasmazellen ein. Bei der Mehrheit der Patienten ist eine monoklonale Gammopathie, meist vom IgM-Typ, nachweisbar. Der Immunphänotyp ist uncharakteristisch, mit konstanter Expression von B-Zell-Markern. Ein Teil der Patienten zeigt ein leukämi-

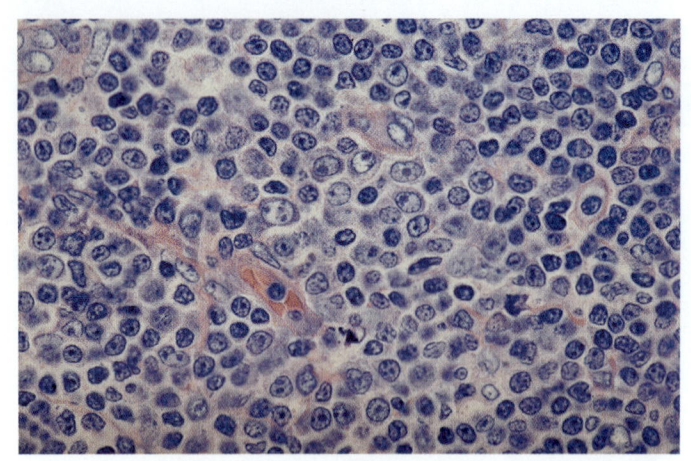

Abb. 22.14 Chronische lymphozytische Leukämie (CLL). Es dominieren kleine Lymphozyten mit einem Pseudofollikel mit Prolymphozyten und Paraimmunoblasten. Giemsa, Vergr. 700-fach. [R398]

sches Blutbild, die meisten eine Knochenmarkinfiltration mit kleinen Lymphozyten, plasmozytoiden Zellen und Plasmazellen. Die monoklonale IgM-Gammopathie (Makroglobulinämie Waldenström) kann zu einer Hyperviskosität des Bluts mit diverser Symptomatik führen. Häufig findet man eine mittelgradige Splenomegalie als Ausdruck der Lymphominfiltration. 10–20 % der Patienten entwickeln eine durch das Paraprotein induzierte autoimmun-hämolytische Anämie.

- **Haarzellenleukämie** ➤ Kap. 21.9.4.

Extraossäres Plasmozytom

Die „extramedullären" Plasmozytome (auch ➤ Kap. 21.9.1) zeigen keinen relevanten Knochenmarkbefall und entwickeln sich primär meist extranodal, oft im oberen Respirationstrakt oder im mukosaassoziierten lymphatischen System. Der Tumor besteht aus einer monotonen Proliferation hochdifferenzierter (reifer) Plasmazellen. Dagegen fehlen Immunoblasten, unreife Plasmazellen und Lymphozyten. Häufig kommt es zu einer lokalen AL-Amyloidablagerung; der Übergang in ein multiples Myelom ist im Gegensatz zu isolierten ossären Plasmozytomen selten.

Follikuläres Lymphom

Neoplastische Proliferation der Keimzentrumszellen (Zentrozyten, Zentroblasten) mit Ausbildung neoplastischer Follikel mit gleichzeitigem Vorkommen von nichtneoplastischen follikulären dendritischen Zellen und follikulären T-Zellen.

Die Zentrozyten sind mit einem meist kleinen Anteil von Zentroblasten gemischt. Diese Lymphome imitieren Keimzentren (follikuläres Lymphom Grad I/II; ➤ Abb. 22.15). Bis zu einem Drittel der Betroffenen zeigt zusätzlich ein diffuses Wachstum in den befallenen Lymphknoten. Sind Blasten rasenartig angeordnet oder überwiegen sie, so ist dies als Zeichen eines Übergangs in ein aggressives (meist diffus großzelliges) Lymphom zu werten. Charakteristisch für follikuläre Lymphome ist die Expression von Keimzentrumsmarkern wie CD10 und BCL6. Neoplastische Keimzentrumszellen exprimieren im Gegensatz zu reaktiven Keimzentrumszellen meist das BCL2-Onkoprotein. In etwa 90 % der Fälle liegt dieser aberranten Expression eine

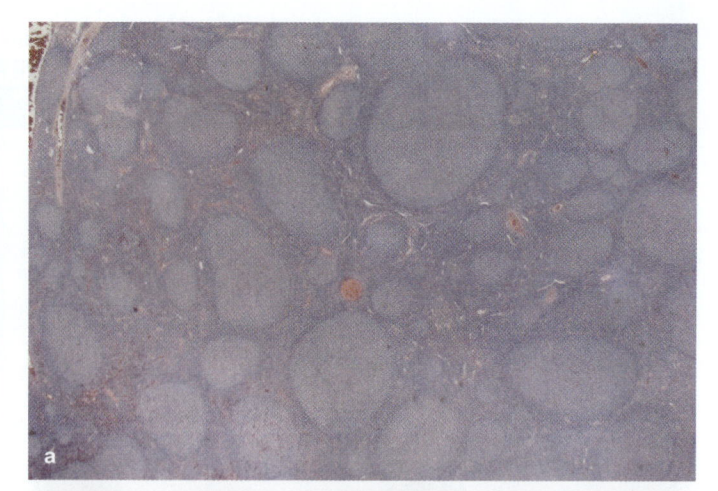

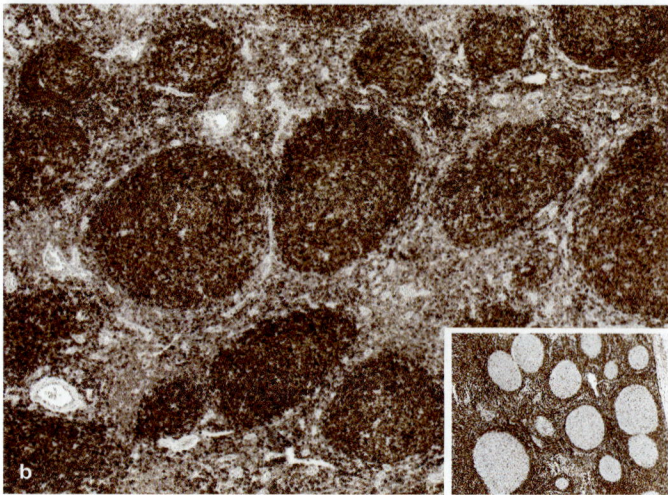

Abb. 22.15 Follikuläres Lymphom Grad I/II (FL). a Unterschiedlich große, eng aneinander liegende neoplastische Follikel durchsetzen den Lymphknoten und erinnern im Überblick an reaktive Keimzentren, besitzen aber keine Mantelzonen und weisen kein Sternhimmelbild auf. Giemsa, Vergr. 12,5-fach.
b Die neoplastischen Follikel exprimieren kräftig das BCL2-Protein, im Gegensatz zu reaktiven Keimzentren eines reaktiv-hyperplastischen Lymphknotens (Insert) (BCL2-Immunhistochemie, 100x). [T589]

Translokation t(14;18) zugrunde. Durch die Translokation kommt das *BCL2*-Gen auf Chromosom 18 unter den Einfluss des in B-Zellen sehr aktiven Immunglobulingenpromotors auf Chromosom 14, was eine konstante Transkription und Translation (Überexpression) des antiapoptotisch wirkenden BCL2-Proteins zur Folge hat. Der 14q32-Lokus, der Sitz des Immunglobulinschwerkettengens, ist auch bei anderen B-Zell-Lymphomen (Mantelzelllymphom, Burkitt-Lymphom, multiples Myelom) von Translokationen betroffen, die durch Fehler bei der Umlagerung der Immunglobulinschwerkettengene während der B-Zell-Reifung entstehen.

Klinische Relevanz Das follikuläre Lymphom ist das häufigste indolente Non-Hodgkin-Lymphom. Es kann primär auch in abdominalen und retroperitonealen Lymphknoten vorkommen. Bei etwa 30–40 % der Patienten ist eine Knochenmarkinfiltration nachweisbar. Zwei Drittel der Patienten befinden sich bei Erstdiagnose bereits in einem fortgeschrittenen Tumorstadium.

Mantelzelllymphom (MZL)

Beim Mantelzelllymphom findet man knotige oder diffuse Infiltrate durch zentrozytenähnliche Zellen. Ursprungsort der Tumorzellen ist der Follikelmantel. Die Zellen sind mittelgroß, ihr Kern ist unregelmäßig geformt, der Zytoplasmasaum schmal und häufig nicht zu erkennen. Das MZL gibt es in drei zytologischen Varianten: kleinzellige Variante, klassische Variante und „aggressive" Variante (blastoid oder pleomorph [=vielgestaltig]). Die Lymphomzellen exprimieren CD5, nicht jedoch CD23 und CD10. Charakteristisch ist die Translokation t(11;14). Hierdurch kommt es zur Überexpression von Cyclin D1, einem zentralen Regulator des Zellzyklus (G1-Phase), der in normalen Lymphozyten nicht exprimiert wird. Die drei Varianten unterscheiden sich in der Höhe der KI-67-Proliferationsrate und somit auch in der klinischen Dynamik.

Klinische Relevanz Das Lymphom wird häufig erst in einem fortgeschrittenen Tumorstadium diagnostiziert, wenn das Knochenmark bereits beteiligt ist. Manche Patienten zeigen einen polypösen Befall des Darms. Etwa die Hälfte der Patienten zeigt eine B-Symptomatik. Trotz der den indolenten Lymphomen ähnlichen Morphologie hat das MZL eine ungünstige Prognose.

Marginalzonenlymphom (MZoL), nodal, extranodal und splenisch

Marginalzonenlymphome zeigen eine Beziehung zu den Marginalzonen von B-Zell-Follikeln des MALT und der Milz und werden nach ihrer primären anatomischen Manifestation eingeteilt (Lymphknoten, Milz oder extranodal). Zellen mit kleinen bis mittelgroßen, teils monozytenähnlichen Kernen und relativ breitem Zytoplasma sind mit einzelnen Blasten gemischt. Im Lymphknoten breiten sie sich primär in den Sinus aus und durchsetzen später den Lymphknoten teilweise diffus. In der Milz ist primär die weiße Pulpa mit breiten, bandartigen Infiltraten in der Marginalzone befallen. Die Lymphomzellen haben kein spezifisches Antigenprofil. CD5, CD10 und CD23 werden meist nicht exprimiert. Die genetischen Alterationen sind heterogen.

Klinische Relevanz Das nodale MZoL manifestiert sich hauptsächlich in zervikalen Lymphknoten. Das splenische MZoL zeigt eine Splenomegalie, einen Knochenmarkbefall und eine meist eher geringe leukämische Ausschwemmung.

Extranodales Marginalzonenlymphom des MALT (MALT-Lymphom)

Dieses MZoL manifestiert sich in verschiedenen extranodalen Lokalisationen: am häufigsten im Gastrointestinaltrakt (über 80 %), außerdem in Speicheldrüsen, Respirationstrakt, Konjunktiven oder Urogenitaltrakt. Charakteristischerweise sind überwiegend Organe betroffen, die eine Schleimhautbarriere zur Regulation und Prozessierung von Fremdantigenen besitzen. Die neoplastischen B-Zellen sind nur wenig größer als Lymphozyten und besitzen gekerbte, zentrozytenähnliche Zellkerne. Typisch ist, dass sie das Drüsenepithel herdförmig besiedeln und infiltrieren (Epitheliotropismus mit Entwicklung lymphoepithelialer Läsionen). In der frühen Phase ist das neoplastische Infiltrat von einer ausgeprägten follikulären Hyperplasie begleitet (> Abb. 22.16). Anders als bei der CLL und dem Mantelzelllymphom ist neben der Expression von B-Zell-Antigenen die Negativität für CD5 charakteristisch.

Das MALT-Lymphom des Magens ist häufig mit einer Schleimhautbesiedlung durch *Helicobacter pylori* assoziiert. Offenbar bewirkt dieser Erreger eine kontinuierliche Antigenstimulation, die über eine chronische Gastritis in einigen Fällen zur Lymphomentstehung führt. Beim Übergang in ein hochmalignes Lymphom (ca. 20 %) werden häufig Schleimhautulzerationen beobachtet (> Kap. 28.11.5).

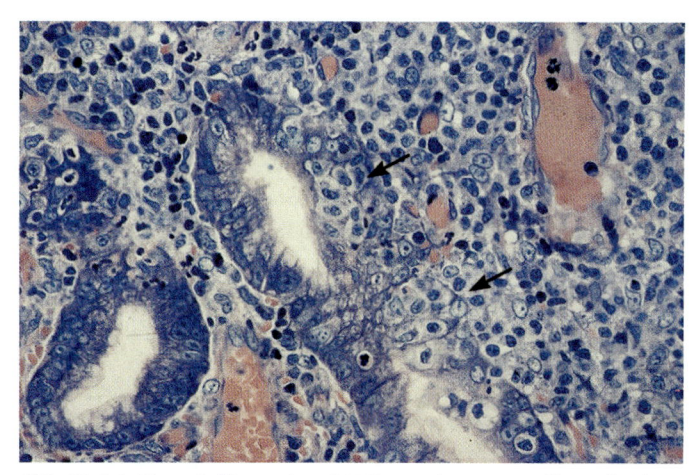

Abb. 22.16 Mageninfiltrat eines MALT-Lymphoms. Die Infiltratzellen liegen in kleinen Gruppen teils intraepithelial (lymphoepitheliale Läsionen; Pfeile). Giemsa, Vergr. 500-fach. [R398]

Klinische Relevanz Es handelt sich um ein relativ häufiges extranodales Lymphom, das jahrelang auf das betroffene Organ beschränkt bleiben kann und eine nur geringe Neigung zur Dissemination zeigt. Daher haben diese Patienten eine günstige Prognose. Die Assoziation mit lokalen Infekten (s. o.) oder Autoimmunerkrankungen (Sjögren-Syndrom, Hashimoto-Thyreoiditis) deutet darauf hin, dass eine andauernde Antigenstimulation eine wesentliche Rolle in der Pathogenese spielt.
Eine Eradikation von *Helicobacter-pylori* durch antibiotische Therapie führt bei vielen Patienten mit MALT-Lymphom des Magens zu einem dauerhaften Rückgang des Tumors, was die Abhängigkeit der Lymphomzellen von chronischer Antigenstimulation bestätigt.

Aggressive B-Zell-Lymphome

Die blastischen B-Zell-Lymphome (aggressive B-Zell-Lymphome) bestehen aus Blasten, deren Kerne mindestens die doppelte Größe von Lymphozytenkernen haben. Das Chromatin ist hell, die Nukleolen liegen einzeln oder multipel vor. Das Zytoplasma ist meist breiter als bei kleinzelligen Lymphomen und basophil. Blastische Lymphome weisen – im Gegensatz zu den kleinzelligen Lymphomen – eine hohe Mitoserate auf. Sie lassen sich einteilen in reifzellige und unreifzellige Formen (ausgehend von Vorläuferzellen):
- Reifzellige Formen sind in > Tab. 22.4 angegeben und werden nachfolgend besprochen.
- Zu den unreifzelligen Formen gehören lymphoblastische Lymphome und die akuten lymphatischen Leukämien (s. unten).

Diffuses großzelliges B-Zell-Lymphom

Das diffuse großzellige B-Zell-Lymphom (DLBCL, diffuse large B cell lymphoma) ist das häufigste Non-Hodgkin-Lymphom (30 bis 40 % aller Fälle) und tritt vor allem im höheren Erwachsenenalter auf. Bei etwa einem Drittel ist das Tumorstadium zum Zeitpunkt der Diagnose bereits fortgeschritten (Stadium IV). 20–40 % aller DLBCL manifestieren sich in extranodalen Lokalisationen (Gastrointestinaltrakt, ZNS, Hoden). Sekundäre DLBCL, die sich aus einem follikulären Lymphom oder anderen indolenten B-Zell-Lymphomen entwickeln, haben eine ungünstigere Prognose als primäre DLBCL.

Morphologisch finden sich diffuse Infiltrate großer Zellen mit offenem Chromatin und prominenten solitären Nukleolen (Immunoblasten) oder mehreren randständigen, mittelgroßen Nukleolen (Zentroblasten), zahlreichen Mitosen sowie beigemengte T-Zellen und Histiozyten (➤ Abb. 22.17). Darüber hinaus gibt es seltenere, spezielle Subtypen von großzelligen B-Zell-Lymphomen, die besondere klinische oder molekulare Charakteristika aufweisen.

Eine prognostisch besonders ungünstige Unterform aggressiver reifzelliger B-Zell-Lymphome sind die sogenannten „high-grade" B-Zell-Lymphome, die häufig Translokationen sowohl von *BCL2* als auch *MYC* aufweisen, sogenannte „double hit" Lymphome.

Klinische Relevanz Die früher angewandte morphologische Subtypisierung des DLBCL nach der Zytologie der Tumorzellen (zentroblastisch, immunoblastisch ➤ Abb. 22.13) wird aktuell durch eine auf Genexpressionsanalyse, Mutationsprofil und immunhistochemischer Markerexpression beruhende biologische Subtypisierung ersetzt, mit der versucht wird, die Prognose durch eine angepasste Therapie zu verbessern. Neben der Unterteilung in Tumorzellen mit einem Keimzentrums-Phänotyp (GCB, germinal center B cell) und einem aktivierten Phänotyp (ABC, activated B cell) spielt das bei DLBCL sehr heterogene Mutationsprofil eine zunehmende Rolle für die Prognoseabschätzung.

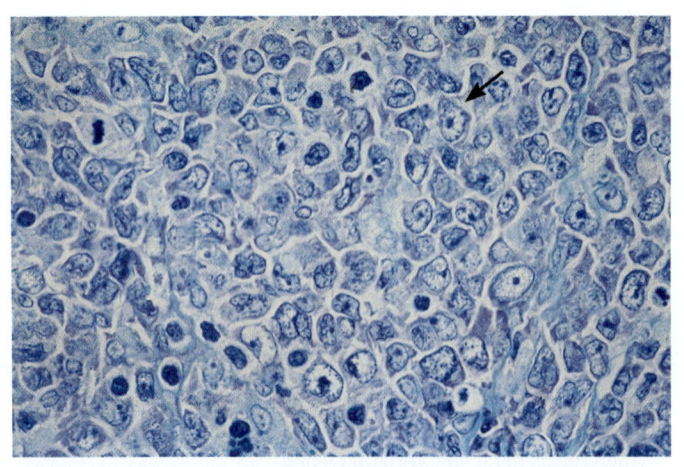

Abb. 22.17 Diffuses großzelliges B-Zell-Lymphom, zentroblastische Morphologie. Gleichförmiges Infiltrat aus großen Blasten. Zellkerne mit zum Teil randständigen Nukleolen und heller Chromatinstruktur. Einzelne Immunoblasten mit zentralem Nukleolus (Pfeil). Giemsa, Vergr. 800-fach. [R398]

Burkitt-Lymphom (BL)

Typisch für das Burkitt-Lymphom sind kohäsiv wachsende, mittelgroße Blasten mit sehr hoher Proliferationsrate. Man findet dichte, kompakte, monoton erscheinende Zellverbände mit schmalem basophilem Zytoplasma und rundlichen Kernen mit mehreren, meist zentralen Nukleolen. Im Zytoplasma befinden sich kleine Fett-Vakuolen. Das Infiltrat ist diffus von phagozytierenden Makrophagen durchsetzt (Sternenhimmelbild).

Molekularpathologie

Die Blasten exprimieren den Phänotyp von Keimzentrumszellen (CD10, BCL6) und sind negativ für das BCL2 Protein. Durch die reziproke Translokation t(8;14) kommt es zur Verlagerung des Onkogens *MYC* auf das Chromosom 14 in die Nähe der schweren Immunglobulin-Schwerkettengene mit nachfolgender Überexpression. Seltener ist eine Translokation t(2;8) oder t(8;22) mit Einbeziehung der Gene für die leichten Immunglobulinketten.

Klinische Relevanz Dieses Lymphom hat neben einem Manifestationsgipfel im 6.–7. Lebensjahrzehnt eine erhöhte Inzidenz im Kindesalter. Häufig entsteht es primär in abdominalen Lymphknoten. Epidemiologisch werden 3 Typen des Burkitt-Lymphoms unterschieden: endemisch, sporadisch und bei immunsupprimierten Patienten, v. a. bei AIDS. In Afrika tritt das Burkitt-Lymphom endemisch bei Kindern im Ausbreitungsgebiet der Malaria auf und ist streng mit dem Epstein-Barr-Virus assoziiert. In den USA und Europa kommt das Burkitt-Lymphom nur sporadisch vor, eine Assoziation mit dem Epstein-Barr-Virus ist dabei nur in 10 % nachweisbar. Alle Subtypen zeigen jedoch die charakteristische *MYC*-Translokation.

Mediastinales großzelliges B-Zell-Lymphom

Dieses hochmaligne blastische Lymphom liegt primär im vorderen Mediastinum und geht von thymischen B-Zellen aus. Es weist mittelgroße Blasten auf, die ein charakteristisches helles Zytoplasma haben, und breitet sich lokal durch kontinuierliche Infiltration in angrenzende Strukturen aus (Lunge, Perikard, Brustkorb). Die Lymphomzellen des mediastinalen B-Zell-Lymphoms exprimieren die B-Zell-Antigene CD19, CD20, oft CD23 und CD30 und sind stets CD10-negativ.

Typisch sind ein aggressives lokales Wachstum und eine bei anderen Lymphomen eher ungewöhnliche Ausbreitung in andere Organe (Gastrointestinaltrakt, Nieren, Leber), welche die bei entsprechender intensiver Therapie sonst günstige Prognose dramatisch verschlechtert. Der Altersgipfel der Erkrankung liegt im 3.–4. Lebensjahrzehnt, Frauen erkranken signifikant häufiger.

Lymphoblastische Lymphome (LBL)

Neoplastische Proliferation unreifer B-Vorläuferzellen (Pro-B- und Prä-B-Zellen) aus dem Knochenmark. Die mittelgroßen Blasten haben einen schmalen Zytoplasmasaum. Die Zellkerne sind rundlich-oval mit einem solitären Nukleolus. Die lymphoblastischen Lymphome wachsen tumorartig in Lymphknoten und/oder manifestieren sich als Leukämie.

Die frühesten Formen exprimieren an ihrer Oberfläche die B-Zell-Antigene CD19, CD22 und CD79a sowie nukleär den B-Zell-Transkriptionsfaktor PAX5, jedoch keine Immunglobuline. Mit zunehmender – morphologisch nicht erkennbarer – Ausdifferenzierung kommt es zur Expression zytoplasmatischer µ-Ketten und später von Immunglobulinschwerketten an der Oberfläche. Etwa 60 % dieser Lymphome exprimieren zusätzlich CD10 sowie terminale Deoxynucleotidyl-Transferase (TdT) als Marker unreifer Zellen und in frühen Differenzierungsstufen den Stammzellmarker CD34. Die chromosomalen Veränderungen sind sehr heterogen und prognostisch relevant.

Klinische Relevanz Lymphoblastische Lymphome manifestieren sich selten ausschließlich nodal. 95 % der meist kindlichen oder jugendlichen Patienten haben ein leukämisches Blutbild und einen Knochenmarkbefall. Machen Blasten mehr als 20 % der Knochenmarkszellen aus, spricht man definitionsgemäß von einer akuten lymphoblastischen Leukämie vom B-Zell-Typ (➤ Kap. 21.9.2). Das zytologische Bild, der Immunphänotyp und genetische Alterationen sind beim lymphoblastischen Lymphom und bei der lymphoblastischen Leukämie identisch. Differenzialdiagnostisch ist die Abgrenzung zum T-Zell-Typ (T-lymphoblastisch) sowie zur akuten myeloischen Leukämie wichtig (➤ Kap. 21.8).

Lymphoproliferative Erkrankungen bei Immunsuppression
Zu dieser Gruppe gehört ein Spektrum von Erkrankungen, die von reaktiven Hyperplasien bis zu aggressiven, überwiegend diffusen großzelligen B-Zell-Lymphomen reichen, die häufig extranodal auftreten und mehrheitlich mit dem Epstein-Barr-Virus assoziiert sind. Es handelt sich um immunsupprimierte Patienten (HIV, Immunsuppression nach Organtransplantation, immunsuppressive Therapie bei rheumatischen Erkrankungen, selten angeborene Immundefekte). Frühe Formen zeigen zytologisch häufig ein buntes Bild mit kleinen Lymphozyten, Plasmazellen und zahlreichen, teils Hodgkin- und Reed-Sternberg-artigen Blasten (polymorphe B-Zell-Lymphoproliferation), die sich bei Absetzen einer medikamentösen immunsuppressiven Therapie häufig spontan zurückbilden. Manifeste Lymphome bieten meist eine immunoblastische oder Burkitt-ähnliche Morphologie. Gehäuft findet man einen Befall des ZNS. Die aggressiven Lymphome wachsen schnell und sind aufgrund des Immunstatus der Patienten einer Therapie schlecht zugänglich.

NK-/T-Zell-Lymphome

Die Zuordnung der T-Zell Lymphome und der sehr seltenen NK-Zell Lymphome zu verschiedenen Reifungsstufen und T-/NK-Zell-Subtypen hat in den letzten Jahren Fortschritte gemacht. Es gibt präthymische und thymische T-Zellen (T-Lymphoblasten). Aus den T-Lymphoblasten entwickeln sich reife T-Zellen, bei denen man entweder CD4 oder CD8 nachweisen kann. Darüber hinaus werden zytotoxische/NK-/T-Zellen gebildet sowie T-Zellen, die offenbar selektiv den Intestinaltrakt oder andere extranodale Lokalisationen besiedeln. Funktionell können verschiedene T-Zell-Subtypen, z. B. T-Helferzellen, regulatorische T-Zellen, folikuläre T-Helferzellen und zytotoxische T-Zellen sowie NK-Zellen unterschieden werden. Bei einem Ursprung aus präthymischen oder thymischen T-Zellen (lymphoblastisch) wird von **Vorläufer-T-Zell-Lymphomen/Leukämien** (lymphoblastischen Lymphomen) gesprochen, sonst handelt es sich um **reifzellige NK-/T-Zell-Neoplasien**. Auch hier sind in der WHO-Klassifikation 2022 und der ICC-Klassifikation 2022 zahlreiche Typen und Subtypen definiert.

Analog zur klinischen Manifestation unterscheidet man überwiegend **leukämische, primär nodal** manifestierte und **primär extranodal** oder **kutan** manifestierte T-Zell-Lymphome (➤ Tab. 22.6).

Primär leukämische NK-/T-Zell-Lymphome
Diese insgesamt sehr seltenen Neoplasien bestehen zeigen eine variable Ausschwemmung neoplastischer T-Zellen, die CD4 oder CD8 (selten beide Antigene) exprimieren können, und gehen mit einem Knochenmarkbefall einher, oft mit peripheren Zytopenien anderer Zellreihen. Die Leukämie azurgranulierter Lymphozyten („large granular lymphocytes", LGL; ➤ Abb. 22.18) ist oft CD8- und CD57-positiv und weist in 20–40 % der Fälle *STAT3*-Mutationen auf.

Klinische Relevanz Die Abgrenzung der seltenen, aggressiven T-Prolymphozytenleukämie (T-PLL) gegenüber der chronischen lymphozytischen B-Zell-Leukämie (CLL) ist aus prognostischen und

Tab. 22.6 Klassifikation der NK-/T-Zell-Neoplasien.

Vorläufer T-Zell-Neoplasien
• Vorläufer-T-lymphoblastisches Lymphom/Leukämie
Reifzellige NK/T-Zell-Neoplasien*
primär leukämisch:
• T-Zell-Prolymphozyten-Leukämie
• T-Zell-Leukämie der azurgranulierten Lymphozyten („large granular lymphocytes")
• aggressive NK-Zell-Leukämie
• „adulte(s)" T-Zell-Leukämie/Lymphom (HTLV1+)
primär nodal:
• peripheres T-Zell-Lymphom, unspezifiziert
• Lymphom der follikulären T-Helferzellen – angioimmunoblastisches T-Zell-Lymphom
• anaplastisches großzelliges T-Zell-Lymphom – ALK+ anaplastisches großzelliges T-Zell-Lymphom – ALK- anaplastisches großzelliges T-Zell-Lymphom
primär extranodal (extrakutan):
• extranodales NK-/T-Zell-Lymphom, nasaler Typ (EBV+)
• intestinales T-Zell-Lymphom vom Enteropathie-Typ
• monomorphes epitheliotropes intestinales T-Zell-Lymphom
• hepatosplenisches T-Zell-Lymphom
primär kutan:
• subkutanes pannikulitisähnliches T-Zell-Lymphom
• Mycosis fungoides
• Sézary-Syndrom
• primär kutanes anaplastisches großzelliges Lymphom

* Diese Einteilung weicht in der Reihenfolge von der WHO-Klassifikation ab, um durch die Darstellung der überwiegenden primären Manifestation (leukämisch, nodal, extranodal) eine bessere Übersichtlichkeit und bessere klinische Zuordnung zu erreichen.

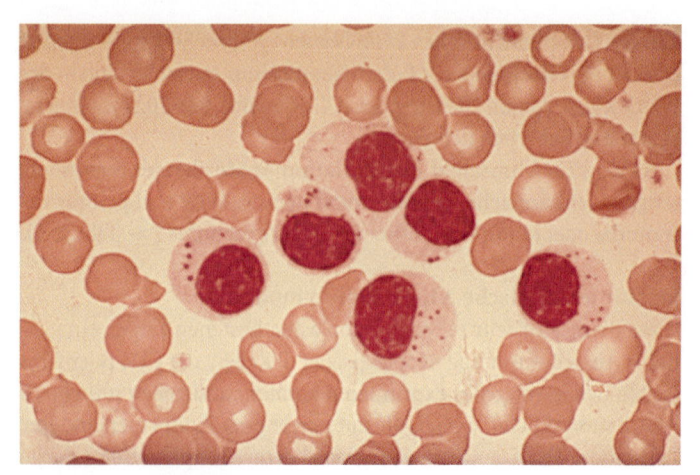

Abb. 22.18 Leukämische NK-/T-Zell-Lymphome. Large granular lymphocytes (LGL). Die leukämischen Zellen haben einen breiten Zytoplasmasaum mit azurophilen Granula. Pappenheim, Vergr. 900-fach. [R398]

therapeutischen Gründen wichtig. Die klinisch indolente T-LGL-Leukämie zeigt eine diffuse, oft schwer erkennbare Knochenmarkinfiltration und wird häufig von einer Granulozytopenie, gelegentlich auch von einer Anämie begleitet.

Primär nodale NK-/T-Zell-Lymphome

In diese Gruppe gehören die Lymphome der follikulären T-Helferzellen mit dem häufigsten Subtyp des angioimmunoblastischen T-Zell-Lymphoms, das anaplastische großzellige T-Zell-Lymphom sowie die Gruppe der peripheren, nicht weiter spezifizierten T-Zell-Lymphome. Überwiegend handelt es sich um neoplastische Proliferationen von CD4-T-Zellen. Gleichzeitig werden die Pan-T-Zell-Marker CD2, CD3 und CD5 meist koexprimiert.

Lymphome der follikulären T-Helferzellen Das angioimmunoblastische T-Zell-Lymphom und die anderen, selteneren Subtypen stammen von einer speziellen T-Zelle, der follikulären T-Helferzelle (TFH) ab, die CD4, PD-1 und andere Marker dieses T-Zell-Subtyps exprimiert. Der maligne Klon stimuliert seine Umgebung und induziert ein entzündliches Infiltrat, was zur Prominenz epitheloider Venolen, einer Vermehrung der follikulären dendritischen Netzwerke sowie zu einer Proliferation nichtneoplastischer Lymphozyten, B-Blasten, Plasmazellen und Histiozyten führt. Die B-Zellen sind häufig mit dem Epstein-Barr-Virus infiziert. Die Prognose ist ungünstig, nach 5 Jahren leben noch 20–30 % der Patienten. In mehr als zwei Drittel der Fälle tritt eine deutliche B-Symptomatik auf. Es kommt zu rezidivierenden Lymphknotenschwellungen, die gelegentlich spontan oder nach Steroidtherapie vorübergehend remittieren. Ferner findet man bei den Patienten aufgrund der paraneoplastischen Immunstimulation teils Autoimmunphänomene (Autoimmunhämolyse) und Eryteme der Haut. Die Patienten sterben z. T. an Komplikationen der Immundefizienz. Die Lymphome der TFH-Zellen zeigen ein diagnostisch wertvolles, charakteristisches genetisches Profil mit Mutationen in *TET2*, *DNMT3A*, *RHOA* und *IDH2*.

Unspezifizierte nodale periphere T-Zell-Lymphome Etwa 1/3 aller nodalen peripheren T-Zell-Lymphome fallen in diese Kategorie. Meist handelt es sich um diffuse Lymphknoteninfiltrate durch pleomorphe T-Zellen unterschiedlicher Größe. Das Spektrum der Lymphomzellen ist breit und reicht von kleinen Zellen (ähnlich den kleinen Blutlymphozyten) mit unregelmäßig gestalteten, teils vielfach gebuchteten und gelappten Zellkernen über mittelgroße bis zu großen, blastären Zellen. Häufig findet man zusätzlich eosinophile Granulozyten und Hodgkin-ähnliche Tumorzellen. Die Tumorzellen sind überwiegend CD4-, selten CD8-positiv. Die genetischen Veränderungen sind heterogen. Die Prognose ist ungünstig.

Anaplastisches großzelliges Lymphom vom T-Zell-Typ (ALCL) Neoplastische Proliferation von großen anaplastischen Zellen. Morphologisch und immunphänotypisch besteht z. T. eine Ähnlichkeit zum Hodgkin-Lymphom. Der Tumor besteht aus großen atypischen Zellen, die nicht mehr an ein normales Äquivalent im Lymphknoten erinnern (daher als anaplastisch bezeichnet werden). Sie besitzen große, teils bizarre, bohnenförmige Kerne („hallmark" cells). Gelegentlich sind sie auch mehrkernig mit prominenten Nukleolen, ähnlich oder identisch mit Hodgkin- und Sternberg-Reed-Zellen (> Abb. 22.19). Die Tumorzellen wachsen häufig kohäsiv und breiten sich wie Karzinommetastasen in den Lymphknotensinus aus. Das anaplastische großzellige Lymphom wird abhängig vom immunhistochemischen Nachweis des ALK-Proteins, das normalerweise in lymphatischen Zellen nicht exprimiert wird, in einen ALK-positiven und einen ALK-negativen Subtyp unterteilt. In etwa 50 % der ALCL findet sich die Translokation t(2;5) oder variante Translokationen, die die ALK-Expression induzieren. Der Altersgipfel des ALK+ ALCL liegt im Kindesalter. Patienten mit einem ALK+ ALCL haben bei adäquater Therapie eine günstigere Prognose als bei ALK-ALCL, wobei auch hier prognostisch unterschiedliche zytogenetische Gruppen existieren. Zu unterscheiden von den systemischen Formen des ALCL ist das primär kutane ALCL, das auch bei rein lokaler Therapie eine sehr günstige Prognose besitzt. ALCL exprimieren charakteristischerweise die Aktivierungsantigene CD25 und CD30 sowie in etwa einem Drittel der Fälle das epitheliale Membranantigen (EMA) an ihrer Oberfläche. T-Zell-Antigene dagegen werden nur von einem Teil der Fälle, insbesondere den ALK-ALCL, exprimiert, der Rest exprimiert keine linienspezifischen Marker („Null-Zell-Typ").

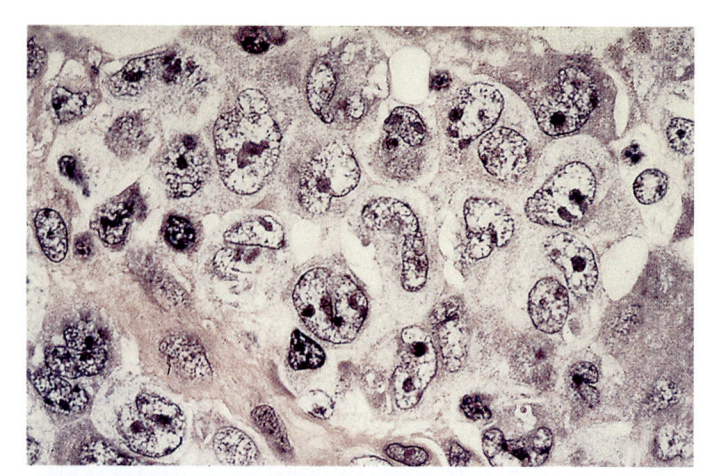

Abb. 22.19 Anaplastisches großzelliges Lymphom vom T-Zell-Typ (ALCL). Große Zellen mit bizarren Zellkernen, die Hodgkin- oder Sternberg-Reed-Zellen teilweise ähnlich sehen. HE, Vergr. 900-fach. [R398]

Lymphoblastisches Lymphom vom T-Zell-Typ (TLB) Neoplastische Proliferation von T-Vorläuferzellen (Lymphoblasten) des Knochenmarks oder der Thymusrinde. In den Lymphknoten finden sich homogene Infiltrate mittelgroßer blastärer Zellen – ähnlich dem Bild der B-Lymphoblasten. Entsprechend den immunphänotypisch erkennbaren Differenzierungsstufen in Knochenmark und Thymusrinde werden mit zunehmender Ausreifung T-Zell-Antigene exprimiert (TdT, CD7 und zytoplasmatisch CD3, später gleichzeitige Expression von CD4 und CD8). Ähnlich der lymphoblastischen Leukämie oder dem lymphoblastischen Lymphom vom B-Zell-Typ kommt das lymphoblastische T-Zell-Lymphom überwiegend im Kindes- und Jugendalter vor, wobei das männliche Geschlecht deutlich überwiegt (m : w = 2,6 : 1). Zwei Drittel der Neoplasien werden von einem teils hochleukämischen Blutbild begleitet. In 70–80 % liegt ein Befall des Knochenmarks vor. Sind mehr als 20 % des Knochenmarks infiltriert, spricht man definitionsgemäß von einer akuten lymphoblastischen Leukämie vom T-Typ (> Kap. 21.9.2). Entsprechend dem Thymus als Ausgangsort befällt das Lymphom häufig das vordere Mediastinum. Das ZNS ist ein frühes sekundäres Ausbreitungsgebiet.

Extranodale NK-/T-Zell-Lymphome

Extranodale, extrakutane T- und NK-Zell Lymphome haben eine außerordentlich ungünstige Prognose. In westlichen Ländern kommen vor allem die intestinalen T-Zell-Lymphome vor. Das histologische Bild ist sehr variabel, daher sind für die Diagnosestellung das klinische Bild, insbesondere die Lokalisation der Primärmanifestation, sowie der Immunphänotyp wichtig.

- **NK-/T-Zell-Lymphom, nasaler Typ:** Diese prognostisch ungünstigen Lymphome, die in Ostasien deutlich häufiger vorkommen, wachsen extranodal, meist im Nasopharynx, und lokal destruierend. Die Tumorzellen exprimieren CD56 und zytotoxische Granula und sind obligat positiv für EBV.
- **Hepatosplenisches T-Zell-Lymphom:** Ein besonders aggressives Lymphom mit primärem Befall von Leber und Milz sowie des Knochenmarks bei jüngeren, überwiegend männlichen Patienten, gelegentlich bei immunmodulatorischer Therapie. Als chromosomale Veränderung findet man ein Isochromosom 7q, immunphänotypisch werden CD3, zytotoxische Marker (TIA-1) und CD56 exprimiert.
- **Intestinale T-Zell-Lymphome:** Das seltene **intestinale T-Zell-Lymphom vom Enteropathietyp** ist oft mit einer Zöliakie assoziiert (> Kap. 30.6.3). Es zeigt morphologisch überwiegend das Bild pleomorpher T-Zell-Lymphome mit einer deutlichen Vermehrung intraepithelialer CD3 +, CD4-, CD8-Lymphozyten, die die zytotoxischen Proteine TIA-1, Granzym B und Perforin exprimieren. Davon abzugrenzen ist das ebenfalls von zytotoxischen T-Zellen abstammende, aber nicht mit der Zöliakie assoziierte **monomorphe epitheliotrope intestinale T-Zell-Lymphom.** Beide manifestieren sich durch intestinale Symptomatik, häufig mit Perforation.

Kutane T-Zell-Lymphome
- **Mycosis fungoides (MF), Sézary-Syndrom:** Die Mycosis fungoides ist das häufigste T-Zell-Lymphom der Haut (> Kap. 43.10.4). Sézary-Syndrom und Mycosis fungoides weisen zytologisch gleichartige Hautinfiltrate auf. Die Infiltratzellen entsprechen atypischen kleinen CD4-T-Zellen mit tief eingeschnürten und gelappten (zerebriformen) Zellkernen. Die neoplastischen T-Zellen liegen primär im Korium und infiltrieren teils ausgeprägt die Epidermis (Epidermotropismus). Innerhalb der Epidermis bilden sie in höheren Schichten kleine herdförmige Infiltrate (Pautrier-Pseudoabszesse). Bei der Mycosis fungoides sind Frühmanifestationen des Lymphoms schwer zu erkennen und zu diagnostizieren, und eine Korrelation mit dem klinischen Bild, bei dem unterschiedliche Stadien definiert sind, ist von großer Bedeutung (> Kap. 44). Nach meist jahrelangen indolenten Verläufen kann ein Übergang in ein hochmalignes, klinisch aggressives Erkrankungsstadium mit großen kutanen Tumoren und extrakutaner Dissemination erfolgen. Das **Sézary-Syndrom** ist mit einem leukämischen Blutbild und einer Erythrodermie verbunden, es hat eine deutlich ungünstigere Prognose als die MF.
- **Subkutanes pannikulitis-ähnliches T-Zell-Lymphom:** T-Zell-Lymphom, das sich in der Subkutis manifestiert und histologisch durch ein buntes, teilweise entzündliches Infiltrat des Fettgewebes imponiert. Klinisch geht es mit Fieber und gelegentlich Zeichen eines hämophagozytischen Syndroms einher.

Neben den hier beschriebenen Formen von T-Zell-Lymphomen gibt es weitere, sehr seltene Entitäten.

22.3 Milz

22.3.1 Normale Struktur und Funktion

Die normale Milz wiegt etwa 150 g und misst ca. 13 × 7 × 3 cm. Ihre Blutversorgung erhält sie über die A. lienalis, der Blutabfluss verläuft über die V. lienalis. Die Milz besteht aus einem von der Kapsel ausgehenden bindegewebigen Gerüst (**Milztrabekel**) und dem dazwischenliegenden Milzparenchym, das aus der roten und der weißen Pulpa besteht. Die Bedeutung der Milz für den Blutkreislauf ist derjenigen der Lymphknoten für die Lymphgefäße vergleichbar.

Die **rote Pulpa** besteht aus 2 Komponenten (Sinus, Pulpastränge), die miteinander kommunizieren. Die stark fenestrierten Sinus sind mit endothelähnlichen Zellen (Sinuswandzellen) ausgekleidet. Diese unterscheiden sich von typischen Blutgefäßendothelien und exprimieren einige histiozytäre Antigene und sogar das T-Zellantigen CD8. Die Sinus sind von den Pulpasträngen umgeben. Die rote Pulpa ist ein zentraler Ort der Phagozytose für alle belebten und unbelebten, körpereigenen und körperfremden Partikel. Im Zentrum steht der Abbau gealterter oder defekter Erythrozyten. Eine wesentliche Speicherfunktion für Erythrozyten hat die Milz des Menschen nicht, dagegen fungiert sie als Thrombozytenreservoir.

Die **weiße Pulpa** umfasst die periarteriolären Lymphozytenscheiden als T-Zell-Zone der Milz sowie die Lymphfollikel als B-Zell-Zone. Die Milz hat große Bedeutung für humorale und zelluläre Immunreaktionen auf Antigene, die über den Blutstrom in das Organ gelangen, ebenso für die Bildung von Gedächtnis-Lymphozyten. Auch für die Lymphozytenrezirkulation ist die Milz sehr wichtig.

Bei Erkrankungen, die mit einem verstärkten Bedarf an Blutzellen bzw. einer Reduktion des Knochenmarkraums einhergehen, kann es in der Milz zur extramedullären Hämatopoese kommen.

22.3.2 Fehlbildungen

Anomalien der Milz sind äußerst selten. Hierzu gehören die **Agenesie** (Ivemark-Syndrom, meist verbunden mit anderen Organanomalien), die kongenitale **Hypoplasie** und das **Polyspleniesyndrom** (Aufteilung der Milz in zahlreiche Einzelknoten). Häufig und gänzlich harmlos ist der Befund von **Nebenmilzen,** ca. 1 cm durchmessende anatomisch regelhafte Milzen, insbesondere am Milzhilus. Bei therapeutischer Splenektomie müssen auch mögliche Nebenmilzen erkannt und entfernt werden.

Hyposplenismus

Der Hyposplenismus ist eine Verminderung oder ein Fehlen der Milzfunktion, z. B. bei angeborener Hypo- oder Asplenie oder – häufiger – nach Splenektomie oder Zerstörung der Milz durch Tumoren oder Infarkte. Eine erheblich verminderte Milzfunktion kommt gelegentlich auch bei entzündlichen Gefäßerkrankungen, Autoimmunerkrankungen, Immundefektsyndromen oder nach Bestrahlung vor. Hyposplenismus verursacht eine erhöhte Anfälligkeit für virale und bakterielle Infektionen. Akute Komplikationen nach Splenektomie sind besonders im Kindes- und jungen Erwachsenenalter das OPSI-Syndrom („overwhelming postsplenectomy infection"), weiterhin auch im Erwachsenenalter Pneumonien, Wundinfektionen, postoperative Blutungen und Lungenembolien.

Hypersplenismus

Der seltene Hypersplenismus äußert sich durch Splenomegalie bei peripheren Zytopenien und gleichzeitig kompensatorisch hyperplastischem Knochenmark.

Ursachen des sekundären Hypersplenismus sind Infektionen, Milzblutungen, generalisierte immunologische oder neoplastische Erkrankungen sowie Speicherkrankheiten. In einem Teil der Fälle lässt sich keine Grunderkrankung nachweisen (primärer oder idiopathischer Hypersplenismus).

In der vergrößerten Milz ist die Passage der Blutzellen verlangsamt und dadurch deren Abbau gesteigert. Die rote Pulpa ist hyperplastisch und kann einen großen Teil des gesamten Erythrozyten- und Thrombozytenvolumens enthalten. Folgen sind Anämie, Thrombozytopenie (erhöhte Blutungsneigung) und Granulozytopenie (erhöhte Infektanfälligkeit).

22.3.3 Splenomegalie

Unter einer Splenomegalie versteht man eine Zunahme des Milzgewichts auf über 350 g bis weit über 1000 g. Sie ist ein wichtiger klinischer Befund bei zahlreichen Erkrankungen (> Tab. 22.7). Ihre Bedeutung liegt in einer verkürzten Lebensdauer insbesondere der Erythrozyten, aber auch der Granulozyten und Thrombozyten. Häufige Ursachen sind hämolytische Anämien und andere hämatologische und lymphatische Systemerkrankungen, Stauung, Milzvenenthrombose sowie Infektionen.

Morphologie

Makroskopisch ist die Milz vergrößert und durch die zunehmende Fibrose des Gerüsts und der Organkapsel auch verfestigt. Die Farbe der Schnittfläche ist – je Ursache der Splenomegalie – düsterrot bei Blutstauung, rosa bei Amyloidose oder oft gelblich bei Speichererkrankungen. In späteren Stadien treten infolge der Fibrose Grautöne hinzu.

Tab. 22.7 Ursachen der Splenomegalie.

Infektionen:
• Bakterien: unspezifische Splenitis (häufig), Typhus, Tuberkulose, Brucellose, Borreliose, Yersiniose, Katzenkratzkrankheit, Syphilis
• Viren: infektiöse Mononukleose (häufig), Zytomegalie
• Pilze: Histoplasmose
• Protozoen: Malaria (häufig), Toxoplasmose, Leishmaniasis, Trypanosomiasis
• Helminthen: Schistosomiasis, Echinokokkose
Bluthochdruck:
• portal: Leberzirrhose, Pfortader-, Milzvenenthrombose (häufig)
• systemisch: chronisches Rechtsherzversagen (häufig)
hämatologische Systemerkrankungen:
• Non-Hodgkin-Lymphome (häufig)
• myeloische und lymphozytische Leukämien
• Hodgkin-Lymphom
• Plasmozytom
• myeloproliferative Erkrankungen (häufig)
• hämolytische Anämien (häufig)
• idiopathische thrombozytopenische Purpura (ITP) (häufig)
immunologische/entzündliche (nichtinfektiöse) Erkrankungen:
• chronische Polyarthritis, Felty-Syndrom
• generalisierter Lupus erythematodes
Ablagerungen, Speichererkrankungen:
• Amyloidose, diffus und fokal
• Morbus Gaucher
• Morbus Niemann-Pick
• Mukopolysaccharidosen
• Zeroidspeicherung, „meerblaue" Histiozytose
weitere Erkrankungen:
• Milzzysten
• Hamartien: Splenom
• benigne Neoplasien: Littoralzellangiom
• maligne Neoplasien: Angiosarkom, Kaposi-Sarkom, Metastasen

Mikroskopisch sieht man anfänglich erweiterte und durch Erythrozyten ausgefüllte Pulpastränge, später eine zunehmende Fibrose und einen erhöhten Gehalt an kernhaltigen Zellen. Durch die Ablagerung von Kollagen entlang den Sinusoiden kollabieren diese nicht, sondern bleiben erweitert.

22.3.4 Kreislaufstörungen

Das Blut durchströmt die Milz auf zwei Wegen:
- Zum geringeren Teil über ein Kapillarbett, das Milzarterienäste und Milzvene verbindet
- Zum überwiegenden Teil über ein offenes System (d. h. das Blut verlässt die Blutbahn) in die Pulpastränge, die Sinusoide und dann in Milzvenenäste

Einen erhöhten Blutgehalt findet man unter dem Bild einer **akuten Hyperämie** als Begleitreaktion bei akuten Infektionen. Ursache einer **chronischen Hyperämie** ist eine venöse Drucksteigerung im großen Kreislauf bei Rechtsherzinsuffizienz oder im Portalvenensystem.

Kardiale Stauung

Eine kardiale Stauung äußert sich als gering- bis mäßiggradige Splenomegalie mit einem Milzgewicht unter 500 g als Folge einer Rechtsherzinsuffizienz. Die Milz ist durch die Fibrose der Kapsel und des Gerüsts verfestigt. Die Sinus der roten Pulpa sind stark ausgeweitet und massiv mit Erythrozyten gefüllt.

Portale Stauung

Diese Stauung entsteht durch eine Abflussbehinderung im Pfortaderkreislauf. Häufigste Ursache ist die Leberzirrhose, weniger häufig sind Pfortader- oder Milzvenenthrombose, Tumorkompression oder Infiltration des Pfortadersystems.

Die Milz ist stark vergrößert (Gewicht bis zu 1000 g) mit einer Hyperplasie der Milzsinus und der Pulpastränge. Als Folge der chronischen Druckbelastung kommt es zu einer Fibrose der roten Pulpa. Umschriebene Blutungen führen zu hämosiderinbeladenen Narben, die regressiv verkalken können (Gamna-Gandy-Knötchen).

Milzvenenthrombose

Eine Milzvenenthrombose ist meist die Folge eines Tumors oder einer Entzündung, insbesondere des Pankreas (z. B. Pankreaskarzinom, Pankreatitis). Das Milzgewicht kann über 1000 g erreichen. Die morphologischen Veränderungen sind denen der portalen Stauungsmilz ähnlich. Folge ist häufig ein **Hypersplenismus** (➤ Kap. 22.3.2).

Infarkt/Infarzierung

Der **Milzinfarkt** ist eine ischämische Nekrose nach Verschluss eines Milzarterienasts (Endarterien). Ursachen sich meist Thromboembolien (z. B. bei Endokarditis oder ulzeröser Atherosklerose der Aorta) oder – seltener – ein Arterienverschluss durch Zellen (z. B. durch Tumorzellen bei myeloischer Leukämie oder Erythrozyten bei Sichelzellenanämie). Multiple Milzinfarkte sind häufig die Folge von Vaskulitiden.

Morphologie

Makroskopisch ist der Milzinfarkt kegelförmig, auf der Schnittfläche keilförmig, wobei die Basis unter der Milzkapsel liegt. Die Kapsel ist oft mit fibrinösem Exsudat überzogen. Der Infarkt ist lehmgelb und zeigt einen düsterroten Randsaum.

Histologisch sieht man eine Koagulationsnekrose mit hyperämischem Randsaum. Im Narbenstadium wird das Infarktareal weiß und zieht durch Narbenkontraktion die Kapsel ein.

Hämorrhagische **Infarzierungen** sind selten und gehen dann auf eine Milzvenenthrombose zurück – meist nach Stieldrehung.

Klinische Relevanz Typisches Symptom sind linksseitige Oberbauchschmerzen.

Milzruptur

Zwei Situationen sind zu unterscheiden: die Ruptur einer gesunden und die Ruptur einer vorgeschädigten Milz. Die Ruptur einer gesunden Milz kann bei stumpfen Bauchverletzungen (z. B. Sturz vom Fahrrad auf die Lenkstange), besonders während einer Schwangerschaft oder aufgrund medizinischer Eingriffe vorkommen. Eine besondere Vulnerabilität besteht bei entzündlichen Milzschwellungen (Vorschädigung), die noch nicht von einer Kapselverdickung begleitet werden, z. B. bei infektiöser Mononukleose – insgesamt aber bei jeder Form von Splenomegalie. Begünstigt durch Verwachsungen der Milzkapsel mit der Umgebung können auch Bagatelltraumen zu einer Spontanruptur führen.

Morphologisch findet man Risse und eine Ablösung der Kapsel, darunter Zerreißungen und Blutungen im Parenchym sowie einen Blutaustritt in das umgebende Gewebe. Hieraus kann sich eine intraabdominale Blutung mit hypovolämischem Schock entwickeln. Als Folge einer Ruptur kann es zu einer Versprengung von Milzgewebe in das Peritoneum kommen (peritoneale Splenose; posttraumatische Nebenmilzen).

22.3.5 Hyperplasie, Entzündungen

Die Milz reagiert als ein in den Blutkreislauf eingeschaltetes Immunorgan bei jeder Auseinandersetzung des Organismus mit körperfremden Substanzen (z. B. Erreger) mit. Dabei unterscheidet man – ähnlich den Veränderungen an Lymphknoten – Hyperplasien als Ausdruck gesteigerter normaler Milzfunktion bzw. unspezifische entzündliche Reaktionen, deren morphologisches

Bild aber keine Rückschlüsse auf die Ursache zulässt, von den weitaus selteneren spezifischen Entzündungen (z. B. granulomatöse Splenitis).

Perisplenitis

Milzkapselentzündungen können als akute fibrinöse Entzündung auftreten:
- Flächenhaft bei schweren Entzündungen
- Fokal über Infarkten

Das fibrinöse Exsudat begünstigt Verklebungen und Verwachsungen der Milz mit angrenzenden Organen, Zwerchfell und Bauchwand. Verwachsungsstränge können die Beweglichkeit der Milz behindern und damit Rupturen begünstigen.

Die **chronische** Perisplenitis erscheint in Form weißlicher, knorpelharter, plattenförmiger Verdickungen der Milzkapsel (Perisplenitis cartilaginea, „Zuckergussmilz") und findet sich isoliert bei Splenomegalien unterschiedlicher Ursache, aber auch im Zuge einer peritonealen Serositis, z. B. bei chronischer Peritonealdialyse.

Unspezifische Funktionssteigerung, Splenitis

Unspezifische Reaktion auf im Blut befindliche Erreger, deren Zerfallsprodukte oder deren Toxine. Die Keime führen zur Aktivierung von neutrophilen Granulozyten und Monozyten sowie zu einer Hyperplasie der weißen Pulpa. Lysosomale Enzyme der Phagozyten können das Milzgerüst schädigen und auch zu kleinen Einschmelzungen führen.

Morphologie

Makroskopisch ist die Milz blutgestaut, weich und vergrößert mit einem Gewicht von 200–400 g. Die rote Pulpa ist aufgelockert („zerfließlich"). Die weiße Pulpa ist hyperplastisch und kann gelegentlich bereits mit bloßem Auge wahrgenommen werden („entzündlicher" oder „spodogener Milztumor").

Histologisch sieht man ein unterschiedlich zelldichtes Infiltrat aus neutrophilen Granulozyten und Plasmazellen sowie gelegentlich auch eosinophilen Granulozyten. Bei einigen Infektionen (Streptokokken) können Mikroabszesse in den Keimzentren der weißen Pulpa vorkommen. Bei schweren Entzündungen (Kokken, *E. coli*) entstehen ggf. größere **Milzabszesse** (➤ Abb. 22.20). Die bei Infektion mit dem *Bacillus anthracis* in der Milz entstehenden hämorrhagischen („brandigen") Nekrosen sind für den **Milzbrand** (Anthrax) namensgebend. Eine geringgradige Hyperplasie kann auch im Rahmen des Zerfalls von Tumoren mit gesteigerter Resorption in der Milzpulpa vorkommen.

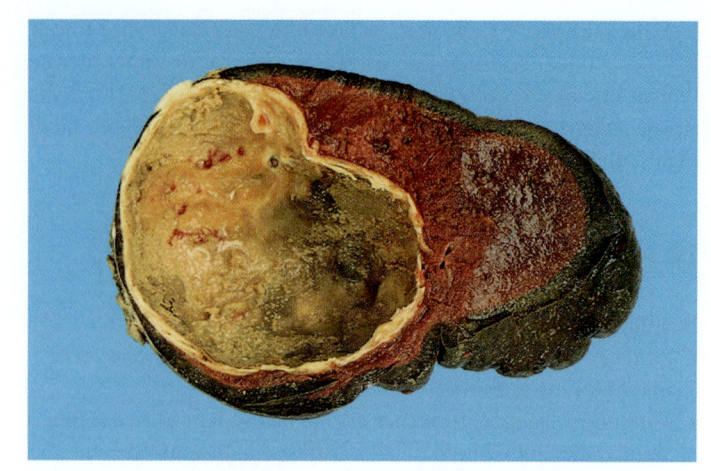

Abb. 22.20 Großer Milzabszess mit einer typischen pyogenen Abszessmembran. [R398]

Granulomatöse Splenitis

Beteiligung der Milz im Rahmen einer generalisierten granulomatösen Entzündung („spezifische Entzündung"; ➤ Kap. 3.3.1, ➤ Kap. 3.3.3 und ➤ Kap. 48.3.6).

- Epitheloidzellige Granulome vom Tuberkulose-Typ (mit zentraler Nekrose) treten bei der Tuberkulose und gelegentlich auch bei anderen Erkrankungen auf (z. B. bei der Brucellose).
- Kleinherdige Epitheloidzellansammlungen und epitheloidzellige Granulome vom Sarkoidose-Typ (ohne zentrale Nekrose) sind nicht nur bei der Sarkoidose, sondern auch bei verschiedenen Infektionen und als Begleitreaktion bei generalisierten Tumorerkrankungen zu finden. Auch bei malignen Lymphomen können kleinherdige Epitheloidzellansammlungen gemeinsam mit Lymphominfiltraten oder als Begleitreaktion nachweisbar sein.
- Epitheloidzellige Granulome vom Pseudotuberkulose-Typ (mit zentralem Mikroabszess) findet man bei Infektionen durch verschiedene Erreger, darunter *Yersinia pseudotuberculosis*, sowie bei der Lues und der Katzenkratzkrankheit (➤ Kap. 22.2.1).

Virale Entzündungen

Vor allem Infektionen mit Hepatitis-B-, Masern-, Zytomegalie-, Varizellen- und Epstein-Barr-Virus (EBV) führen zu entzündlichen Reaktionen der Milz (➤ Kap. 48.2.6).

Bei der infektiösen Mononukleose (primäre EBV-Infektion) kommt es zu einer Hyperplasie der Milz durch virusinfizierte und reaktive Lymphozyten mit resultierender Splenomegalie (Milzgewicht bis zu 700 g, sogar bis zur Ruptur), oft mit der Folge eines **Hyperspleniesyndroms.**

Autoimmunkrankheiten

Die Beteiligung der Milz bei Autoimmunkrankheiten ist klinisch und morphologisch von untergeordneter Bedeutung. So kann z. B.

bei der chronischen Polyarthritis eine follikuläre Hyperplasie der weißen Pulpa vorkommen. Beim systemischen Lupus erythematodes und bei der Sklerodermie findet man Gefäßveränderungen wie eine perivaskuläre Fibrose oder eine Intimafibrose, die zur Organatrophie führen können (➤ Kap. 4.4.4).

22.3.6 Generalisierte Erkrankungen

Stoffwechselkrankheiten

Amyloidose

Bei generalisierten Amyloidosen ist die Milz häufig betroffen (➤ Kap. 47.3.3). Man unterscheidet:
- **Fokale** Amyloidose der weißen Pulpa mit knötchenförmigen Ablagerungen von Amyloid in den Follikeln („Sagomilz").
- **Diffuse** Amyloidose mit hellroter, wachsartiger Schnittfläche („Schinkenmilz"). Sie führt zu einer Splenomegalie (Milzgewicht über 500 g) mit Hypersplenismus (➤ Kap. 22.3.3).

Speicherkrankheiten

➤ Kap. 47.2.

Blutkrankheiten

Hämolytische Anämie

Korpuskuläre und extrakorpuskuläre hämolytische Anämien (➤ Kap. 21.2.1) gehen mit einem vermehrten Erythrozytenabbau in der roten Pulpa mit nachfolgender Siderose einher. Je nach Grundkrankheit und Ausmaß der Hämolyse entwickelt sich eine unterschiedlich stark ausgeprägte Splenomegalie (➤ Kap. 22.3.3).

Idiopathische thrombozytopenische Purpura (ITP)

Hierbei kommt es zu einer gesteigerten Thrombozytenzerstörung in der Milz. Die rote Pulpa ist reich an Makrophagen, die nach der Phagozytose von Thrombozyten infolge der gespeicherten lipidreichen Membranen schaumzellig umgewandelt sein können. Ein Teil der gegen Thrombozyten gerichteten Antikörper wird in der Milz produziert, was sich in einer Hyperplasie der weißen Pulpa und einer Vermehrung von Plasmazellen in der roten Pulpa manifestiert.

Neoplastische Blutkrankheiten

Sowohl myeloproliferative Erkrankungen als auch maligne Lymphome gehen oft mit einer Infiltration der Milz einher. Bei den myeloproliferativen Erkrankungen stehen die chronische myeloische Leukämie (CML) und die primäre Myelofibrose (PMF) im Vordergrund. Hierbei ist die Splenomegalie teils massiv (➤ Abb. 22.21). Oft treten Milzinfarkte auf. Mikroskopisch findet man eine be-

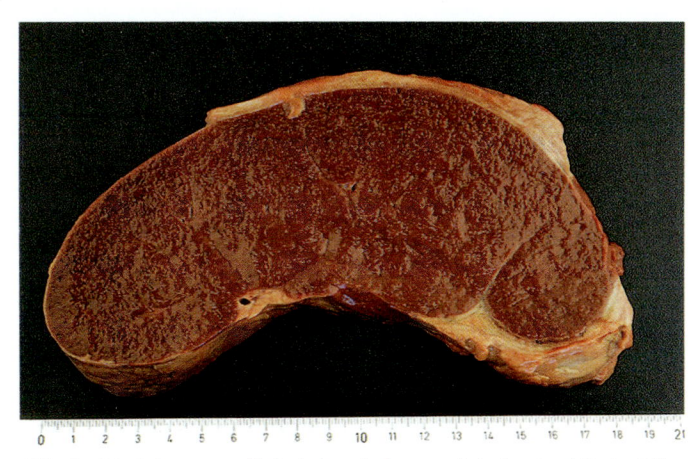

Abb. 22.21 Splenomegalie bei chronischer myeloischer Leukämie. Milz (größte Ausdehnung 18 cm) mit gleichmäßig roter Schnittfläche. [R398]

vorzugte Infiltration der roten Pulpa durch Hämatopoesezellen aller drei Reihen, insbesondere der Granulozytopoese. Die weiße Pulpa ist reduziert.

Eine Beteiligung der Milz bei malignen Lymphomen ist ebenfalls häufig (30–50 %) und betrifft vorwiegend die weiße Pulpa. Zu einer Splenomegalie führen insbesondere die Haarzellenleukämie und die chronische lymphatische Leukämie.

Das Hodgkin-Lymphom befällt in fortgeschrittenen Stadien ebenfalls die Milz. Meist handelt es sich um herdförmig abgrenzbare, wenige Millimeter bis Zentimeter große knotenförmige Infiltrate aus einem bunten reaktiven Zellgemisch, Fibroblasten und wenigen eingestreuten Hodgkin- und Sternberg-Reed-Zellen („Bauernwurst-" oder „Porphyrmilz"; ➤ Abb. 22.22).

22.3.7 Tumoren

Primäre Milztumoren (Zysten, Hamartien und Neoplasien) sind selten und meist gutartig. Zu den seltenen malignen Neoplasien zählen vor allem Angiosarkome und splenische Marginalzonenlymphome.

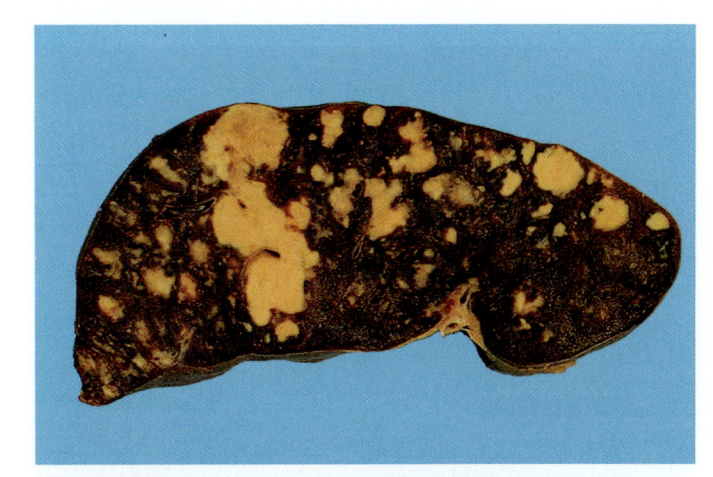

Abb. 22.22 Splenomegalie beim Hodgkin-Lymphom. Schnittfläche mit unterschiedlich großen knotenförmigen Tumorinfiltraten. [R398]

Benigne Tumoren und tumorähnliche Läsionen

Echte **Milzzysten** (> Abb. 22.23) sind mit einem kubischen und teilweise auch mehrschichtigen Epithel ausgekleidet. Syndromal sind Milzzysten bei der polyzystischen Nephropathie. Bei den **Pseudozysten** handelt es sich dagegen um sekundär durch Verflüssigung und Resorption von Hämatomen, Abszessen oder Infarkten entstandene Hohlräume.

Beim **inflammatorischen Pseudotumor** finden sich fibrotischderbe weißliche Knoten, teils mit Einblutungen, bestehend aus Spindelzellen (Myofibroblasten), lymphatischen Zellen und Makrophagen.

Selten kommen **Hamartome** in der Milz vor (Splenom). Sie können klinisch als Tumoren imponieren und bestehen meist aus Sinusstrukturen der roten Pulpa.

Hämangiome sind die häufigsten Milzneoplasien. Sie können solitär und multipel vorkommen und im Zusammenhang mit anderen Gefäßfehlbildungen auftreten. Mikroskopisch handelt es sich um kavernöse oder kapilläre Hämangiome, teils mit extramedullärer Hämatopoese.

Maligne Tumoren

Zu den malignen primären Milztumoren zählt vor allem das Angiosarkom, das u. a. nach Kontakt mit Vinylchlorid auftreten kann. Selten ist die Milz vom Kaposi-Sarkom bei erworbener Immunschwäche (AIDS) durch HIV-Infektion betroffen. Zu den primären Milzlymphomen zählt u. a. das splenische Marginalzonenlymphom, das vor allem bei Patienten mit chronischer Hepatitis-C-VirusInfektion und assoziierter Kryoglobulinämie auftritt. Diese Lymphome äußern sich meist durch Splenomegalie, vergrößerten perisplenischen Lymphknoten sowie einer Ausschwemmung der neoplastischen B-Zellen in das Knochenmark und periphere Blut.

Aus bislang nur unvollständig verstandenen Gründen metastasieren solide maligne Neoplasien nur sehr selten (5–10 %) in die Milz. Milzmetastasen werden insbesondere bei Bronchial-, Mamma- und Magenkarzinomen sowie bei malignen Melanomen beobachtet.

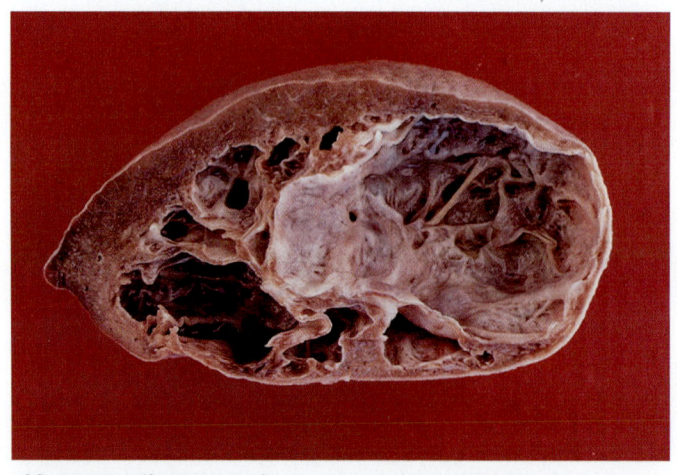

Abb. 22.23 Milzzysten. Mehrere von einer glatten Membran begrenzte Milzzysten, die mit einem Zylinderepithel ausgekleidet sind. [R398]

22.4 Thymus

Der Thymus ist ein komplexes lymphoepitheliales Organ, das aus einem epithelialen Grundgerüst, Lymphozyten, Makrophagen, dendritischen Zellen und Myoidzellen mit Azetylcholinrezeptoren besteht. Er spielt eine zentrale Rolle bei der Reifung und Selektion von T-Lymphozyten. Aus seiner Struktur und Funktion lassen sich die pathologischen Veränderungen und deren Konsequenzen ableiten. Tumoren im Thymus können epithelial (Thymome und Thymuskarzinome) oder lymphatischer Natur (Lymphome) sein. Sehr selten treten im Thymus/Mediastinum auch Sarkome und Keimzelltumoren auf. Organläsionen (z. B. Entzündungen, Tumoren) können die von T-Zellen vermittelten Immunreaktionen stören und hierdurch auch zu Autoimmunphänomenen führen (z. B. gegen muskuläre Azetylcholinrezeptoren).

22.4.1 Normale Struktur und Funktion

Der Thymus gehört zu den primären lymphatischen Organen und spielt die zentrale Rolle bei der Entwicklung der T-Lymphozyten.

Die Gliederung des Thymus in Rinde (**Kortex**) und Mark (**Medulla**) wird ab der 10. Schwangerschaftswoche erkennbar. Der bei Geburt bis 35 g schwere Thymus nimmt postnatal noch wenige Wochen an Gewicht zu (bis zu ca. 50 g). Danach beginnt bis zum Alter von 35 Jahren eine relativ kontinuierliche Atrophie (**Altersinvolution**) des lymphoepithelialen Parenchyms auf ca. 20 % der Ausgangsmenge. Die Involution setzt sich verlangsamt bis ins hohe Alter fort. Bei akuten oder chronischen Stresssituationen (Trauma, Sepsis, Schock, Kachexie) oder durch eine Kortikosteroid-, Chemo- oder Radiotherapie kann es zu einer Beschleunigung der Thymusatrophie mit bevorzugtem Verlust kortikaler Thymozyten kommen. Diese **akzidentelle Involution** ist im Gegensatz zur Altersinvolution reversibel.

Aufgabe des Thymus ist die Produktion reifer T-Lymphozyten (Effektor-T-Lymphozyten, regulatorische T-Zellen). Aus dem Knochenmark eingewanderte unreife Vorläuferzellen vermehren sich zuerst stark im Thymuskortex und durchlaufen durch Kontakt mit kortikalen und medullären Epithelzellen sowie dendritischen Zellen (die besonders in der Medulla vorkommen) einen Reifungsprozess, der schließlich in der Medulla mit reifen naiven T-Lymphozyten endet. Außer von Zell-Zell-Kontakten hängen die Expansions- und Reifungsprozesse von Zytokinen (z. B. IL-7) und möglicherweise auch von Thymushormonen ab (z. B. Thymosin, Thymopoetin). Die wichtigsten Schritte des Reifungsprozesses werden als **positive und negative Selektion** bezeichnet (> Kap. 4.1.3). Durch ausbleibende positive Selektion (Neglect) und durch negative Selektion (Deletion) sterben etwa 95 % der intrathymisch erzeugten T-Zellen noch im Thymus ab, weil sie entweder funktionsunfähig oder potenziell autoreaktiv sind.

22.4.2 Fehlbildungen

Aplasie

Eine Entwicklungsstörung kann zur Thymusagenesie führen, die häufig mit einer Nebenschilddrüsenaplasie kombiniert ist und dann als **DiGeorge-Syndrom** bezeichnet wird (➤ Kap. 15.2, ➤ Kap. 4.5.2). Der Thymusdefekt und das Fehlen der Nebenschilddrüsen verursachen einen schweren T-Zell-Defekt bzw. eine Hypokalzämie und Tetanie. Häufig besteht auch eine Kombination mit Herzfehlbildungen, Gesichtsdysmorphien und einer Gaumenspalte. Da das DiGeorge-Syndrom auf einem primären Defekt des Thymusepithels beruht, ist der Immundefekt durch eine allogene Knochenmarktransplantation nicht heilbar.

Wenn die Thymusaplasie nur inkomplett ist und sich hypoplastische, aber histologisch regelrechte Thymusstrukturen in ektoper Lage im Hals finden, spricht man vom **inkompletten DiGeorge-Syndrom.**

Thymusdysplasie

Thymusdysplasien sind gekennzeichnet durch eine Verkleinerung des Thymus, eine fehlende kortikomedulläre Gliederung, eine verringerte Zahl von lymphatischen Zellen und meist fehlende Hassall-Körperchen. Das meist winzige Organ liegt aber regelrecht im Mediastinum. Die Thymusdysplasie ist Ausdruck – nicht Ursache – eines **schweren kombinierten Immundefekts** (➤ Kap. 4.5.3), also einer gestörten T-Zell-Entwicklung oder T-Zell-Funktion. Daher kann häufig durch eine allogene Knochenmarktransplantation eine normale Thymusfunktion und Morphologie erreicht werden.

Auch das Wiscott-Aldrich-Syndrom (➤ Kap. 4.5.2) geht evtl. mit einer Thymusdysplasie einher. Primäre B-Zell-Immundefekte sind nicht mit einer Entwicklungsstörung des Thymus verbunden, können aber im Rahmen rezidivierender Infekte dessen akzidentelle Involution bewirken (➤ Kap. 22.4).

Ektopes und akzessorisches Thymusgewebe

Die orthotope Lage des Thymus setzt die physiologische Wanderung der Thymusanlage aus der 3. und 4. Schlundtasche bis in das vordere obere Mediastinum voraus. Aufgrund einer behinderten oder überschießenden Wanderung kann versprengtes Thymusgewebe ein- oder beidseitig im Hals und Thorax zwischen Schädelbasis und Zwerchfell vorkommen, meist in Nachbarschaft der Schilddrüse und der Glandula submandibularis. Wird ektopes Thymusgewebe zusammen mit einem orthotopen Thymus gefunden, spricht man von akzessorischem Thymusgewebe. Am häufigsten ist ektopes Thymusgewebe (kombiniert mit schwerer Hypoplasie) mit dem inkompletten DiGeorge-Syndrom assoziiert, das mit einem ausgeprägten Immundefekt einhergeht. Andere Formen der Thymusektopie haben keine Auswirkungen auf die Immunkompetenz.

Thymushypoplasie und echte Thymushyperplasie

Die **Thymushypoplasie** wird von manchen Autoren mit der Altersinvolution und der akzidentellen Involution gleichgesetzt, wobei es sich bei der Involution um einen physiologischen Prozess handelt. Die Thymushypoplasie im engeren Sinne bedeutet einen für das Bezugsalter zu kleinen Thymus mit ansonsten normaler Struktur. Am häufigsten ist diese Veränderung beim inkompletten DiGeorge-Syndrom zu finden (s. o. und ➤ Kap. 4.5.2).

Traditionell wird die **Thymushyperplasie** von vielen Autoren mit der lymphofollikulären Thymitis gleichgesetzt (➤ Kap. 22.4.3), was systematisch inkorrekt ist. Eine „**echte Thymushyperplasie**" ist definiert als eine altersinadäquate, nichtneoplastische Vermehrung von histologisch normal erscheinendem Thymusgewebe. Meist ist deren Ursache unbekannt (idiopathisch). Bekannte Ursachen sind der Morbus Addison (➤ Kap. 16.1.11), die Anenzephalie (➤ Kap. 8.3.1), das Wiedemann-Beckwith-Syndrom (➤ Kap. 41.4.3) und die überschießende Thymusregeneration („rebound hyperplasia") nach Radio- oder Chemotherapie.

Klinische Relevanz Leichte Formen der Thymushypoplasie bleiben klinisch oft unbemerkt. Thymusaplasien und schwere Thymushypoplasien sind bislang nur durch die Transplantation von allogenem Thymusgewebe therapierbar (nur selten durchgeführt). Demgegenüber sind angeborene, schwere, kombinierte Immundefekte mit konsekutiver Thymusdysplasie durch eine frühzeitig durchgeführte Stammzell- oder Knochenmarktransplantation oft behandelbar. Nach erfolgreicher Transplantation normalisiert sich durch die Besiedelung der Thymusanlage durch die Lymphozyten auch die Thymusmorphologie. Eine Graft-versus-Host-Reaktion kann jedoch das Thymusepithel zerstören und dadurch eine Rekonstitution des T-Zell-Systems verhindern.

Die physiologische Altersinvolution des Thymus mit starker Verminderung des Thymusepithels ist der Grund dafür, dass es nach dem 60.–70. Lebensjahr im Anschluss an eine Stammzelltransplantation (z. B. wegen einer Leukämie) meist nicht zur vollen Rekonstitution der T-Zell-Funktion kommt, auch wenn die Transplantation hinsichtlich der Knochenmarkrekonstitution erfolgreich war. Dennoch kommt es zu einem partiell funktionstüchtigen T-Zell-Repertoire. Die Immunologie bezeichnet dieses Phänomen als „periphere Toleranzinduktion".

Heterotopes Thymusgewebe kann klinisch zuweilen als „Tumor" imponieren, dessen Harmlosigkeit man erst nach der Resektion und histologischen Aufarbeitung erkennen kann.

22.4.3 Entzündungen

Lymphofollikuläre Thymitis

Unter den entzündlichen Thymusveränderungen ist nur die lymphofollikuläre Thymitis von wesentlicher Bedeutung. Dabei handelt es sich um eine ätiologisch ungeklärte Entzündungsreaktion, bei der sich in den Thymussepten, also außerhalb des eigentlichen Thymus, Lymphfollikel bilden, von denen aus Marginalzonen-B-Zellen über Öffnungen in der Thymuskapsel in die Thymusmedulla einwandern („lymphofollikuläre medulläre Thymushyperplasie/Thymitis"). Im Gegensatz zur echten Thymushyperplasie ist das Thymusepithel nicht vermehrt, und auch der Thymuskortex verändert sich nicht. Die lymphofollikuläre Thymitis kommt bei Autoimmunerkrankungen wie der Myasthenia gravis, Lupus erythematodes, chronischer Polyarthritis, Morbus Basedow, Morbus Addison oder aplastischen Anämien vor, wobei der Zusammenhang mit den meisten dieser Erkrankungen mit Ausnahme der Myasthenia gravis noch unklar ist.

Myasthenia gravis

Im Gegensatz zu den genannten Autoimmunerkrankungen wird eine pathogenetische Bedeutung für die Entstehung der Myasthenia gravis (MG) allgemein akzeptiert. Die MG ist eine Autoimmunerkrankung (Inzidenz: ca. 3). Ursache sind in 85 % Autoantikörper gegen muskuläre Azetylcholinrezeptoren (AChR) auf der postsynaptischen Membran der neuromuskulären Endplatte **(seropositive MG)**. In 15 % ist der AChR offenbar nicht das Autoantigen **(seronegative MG)**. Bei einem Teil der „AChR-seronegativen" Fälle von Myasthenia gravis wurden inzwischen Autoantikörper gegen die „muskelspezifische Kinase" (MuSK) entdeckt. In 70 % von MG liegt eine lymphofollikuläre Thymitis, in 10 % ein Thymom (paraneoplastische MG), in 20 % keine fassbare Thymusveränderung vor. Die ohne Entzündung einhergehende Thymusatrophie bei älteren Patienten mit MG (über 50 Jahre) wird heute als physiologisch und nicht mehr als pathogenetisch relevante Thymusveränderung bei MG angesehen.

Pathogenese

Myasthenia gravis bei lymphofollikulärer Thymitis: Der AChR ist ein pentamerer Ionenkanal, der in der Zellmembran von Myoidzellen des Thymusmarks vorkommt. Im Rahmen der lymphofollikulären Thymitis geraten die Myoidzellen in unmittelbare Nachbarschaft zu dendritischen Zellen, die den AChR als Antigen aufnehmen, prozessieren und den T-Zellen präsentieren. Die so aktivierten T-Zellen stimulieren ihrerseits B-Zellen, die dann Autoantikörper gegen den AChR bilden. Die aus dem Thymus ins Blut freigesetzten Autoantikörper blockieren den AChR an der Endplatte der quergestreiften Muskulatur und verursachen die für die MG typische Muskelschwäche bzw. erhöhte Muskelermüdbarkeit. Wie es zur Auslösung der Thymitis kommt, ist bisher unklar.

Paraneoplastische Myasthenia gravis: Die Pathogenese wird bisher nur bruchstückhaft verstanden. Da ausschließlich die zur T-Zell-Reifung befähigten Thymome (> Kap. 22.4.4) zu einer MG führen, nimmt man an, dass die T-Zell-Reifung in Thymomen gestört ist und anstelle toleranter T-Zellen (wie im normalen Thymus) potenziell autoaggressive T-Zellen produziert werden. Diese verlassen den Tumor, besiedeln periphere lymphatische Organe (Lymphknoten und den tumornahen Restthymus) und führen dort zur B-Zell-Stimulation und Autoantikörperbildung. Nicht selten kommt es nach der Entfernung eines Thymoms zur Exazerbation der MG, in weniger als 2 % sogar zu ihrem erstmaligen Auftreten. Für die thymomassoziierte MG ist charakteristisch, dass außer AChR-Antikörpern auch Autoantikörper gegen Strukturproteine quergestreifter Skelettmuskulatur (Aktin, Myosin, Titin), gegen neuronale Antigene und (seltener) gegen Knochenmarkzellen und B-Lymphozyten gebildet werden.

AChR-seronegative Myasthenia gravis: Die Rolle des Thymus in der Pathogenese ist bisher weitgehend unklar. Bei Fällen mit Autoantikörpern gegen MuSK sind meist keine Thymusveränderungen nachweisbar.

Morphologie

Zur Morphologie der lymphofollikulären Thymitis s. o. In der Skelettmuskulatur findet man gelegentlich lockere, diffuse, endomysiale lymphozytäre Infiltrate. Enzymhistochemisch (Azetylcholinrezeptor) und elektronenmikroskopisch kann ein Verlust differenzierter muskulärer Endplattenstrukturen nachgewiesen werden. Spätfolgen können Denervierungszeichen und eine neurogene Faseratrophie sein.

Klinische Relevanz Klinische und elektrophysiologische Parameter genügen meist für eine zuverlässige Diagnose der MG. Daher wird selten eine Muskelbiopsie vorgenommen. Leitsymptom ist eine zunehmende Ermüdbarkeit verschiedener Muskelgruppen unter kontinuierlicher Belastung. Prädilektionsstellen sind Augen-, Gaumensegel- und Schlundmuskeln. Typischerweise nehmen die Beschwerden gegen Abend zu.

Die Testinjektion eines stark wirkenden **Cholinesterasehemmers** bewirkt eine dramatische Besserung der Schwächesymptomatik (positiver Tensilon-Test). Dabei wird die Inaktivierung des Azetylcholins verlangsamt. Dieses ist dadurch am Rezeptor länger präsent und vermag den Antikörper zu verdrängen.

Zur Therapie der MG werden Acetylcholinesterasehemmer, Steroide und Immunsuppressiva eingesetzt. Die **Thymektomie** stellt eine weitere wesentliche therapeutische Maßnahme bei thymitisassoziierter und paraneoplastischer (Thymom-assoziierter) MG dar.

22.4.4 Tumoren

Thymome

Thymome sind Neoplasien des Thymusepithels (> Tab. 22.8). Im Gegensatz zu den Thymuskarzinomen weisen sie einen unterschiedlich

Tab. 22.8 Klinisch-pathologische und histologische Klassifikation von Thymomen.

Kategorie	Histologischer Typ (WHO-Typ)
Thymome	• Typ A (spindelzelliges Epithel, sehr geringer Gehalt an unreifen Thymozyten) • Typ AB (Mischtyp mit spindelzelligen und lymphozytenarmen neben lymphozytenreichen Arealen) • Typ B1 (größte Ähnlichkeit mit normalem Thymus, u. a. auch Hassal'sche Körperchen) • Typ B2 (polygonale Epithelzellen, lymphoyztenreich) • Typ B3 (polygonale Epithelzellen, perivaskuläre Räume, lymphozytenarm)
Karzinome und neuroendokrine Neoplasien des Thymus	• Plattenepithelkarzinome • Basaloide Karzinome • lymphoepitheliale Karzinome • Adenokarzinome • speicheldrüsenähnliche Karzinome • undifferenzierte Karzinome • neuroendokrine Neoplasien des Thymus (typische und atypische Karzinoide; großzellige neuroendokrine und kleinzellige Karzinome)

großen Anteil nichtneoplastischer **unreifer T-Lymphozyten** auf, ähnlich wie der normale Thymus. Thymome sind insgesamt sehr selten und nehmen abhängig vom histologischen Subtyp in etwa der Hälfte der Fälle einen klinisch indolenten Verlauf. Sie treten hauptsächlich im höheren Erwachsenenalter auf und sind hier die häufigste Ursache für einen Tumor im vorderen Mediastinum.

Morphologie

Makroskopisch handelt es sich um bis zu 20 cm große, meist lobulierte Tumoren mit grauweißer Schnittfläche (➤ Abb. 22.24). Indolente Thymome sind vollständig bekapselt oder zeigen nur ein minimal invasives Wachstum (s. u.). Regressive Veränderungen mit Nekrosen, Blutungen und Zysten sind häufig.

Histologisch klassifiziert man Thymome nach der Morphologie ihrer epithelialen Komponente und dem relativen Gehalt an unreifen T-Zellen. Aus historischen Gründen (Uneinigkeit unter Experten über die korrekte Bezeichnung) hat sich eine relativ ungewöhnliche Nomenklatur herausgebildet, die von der Weltgesundheitsorganisation (WHO) übernommen wurde:

- Lymphozytenarme Thymome mit spindelzelliger Epithelzellmorphologie (WHO-Typ A)
- Lymphozytenreiche Thymome mit polygonalen Epithelzellen (WHO-Typ-B-Thymome, weiter unterteilt in Typ B1, B2, B3)
- Mischtypen (WHO-Typ AB)

Thymuskarzinome haben im Gegensatz zu Thymomen histologisch keine Ähnlichkeit mit dem normalen Thymus und werden wie Karzinome anderer Lokalisationen klassifiziert, z. B. als Plattenepithelkarzinome, mukoepidermoide Karzinome, neuroendokrine Karzinome („Karzinoide") u. a. (➤ Tab. 22.8). Sie haben mit wenigen Ausnahmen einen hohen Malignitätsgrad.

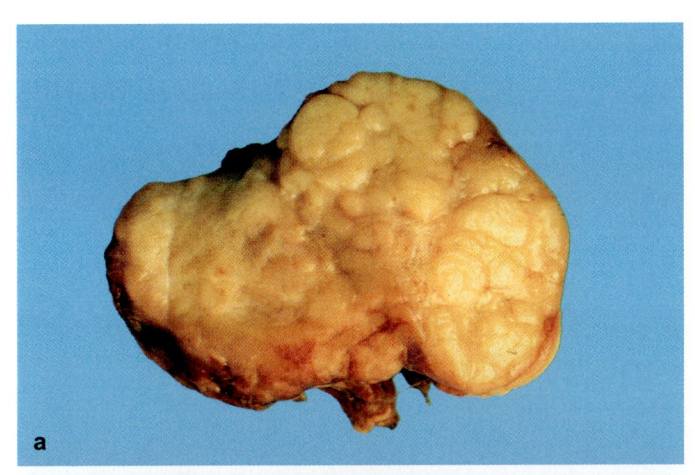

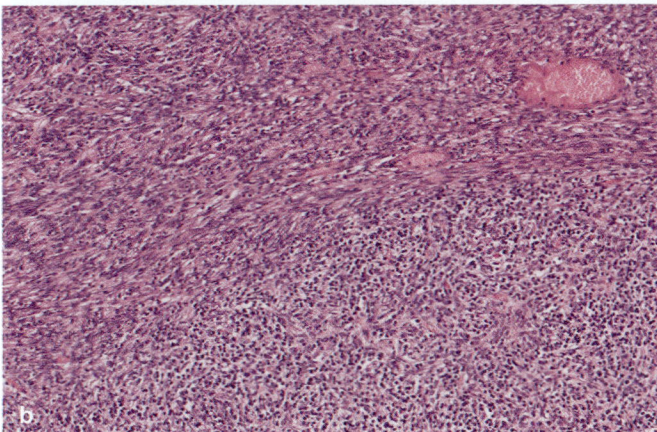

Klinische Relevanz Thymome werden oft zufällig im Rahmen einer Thorax-Röntgenuntersuchung oder einer Operation entdeckt oder führen durch Kompression der Nachbarorgane zu einer oberen Einflussstauung, Dyspnoe oder Schluckbeschwerden. Darüber hinaus können Thymome durch paraneoplastische Autoimmunerkrankungen auffallen. Am häufigsten sind unter diesen die paraneoplastische Myasthenia gravis, seltener auch Knochenmarkschädigungen mit isoliertem Defekt der Erythropoese („pure red cell anemia"), Granulozytopenien, Panzytopenien und die thymomassoziierte Hypogammaglobulinämie (Good-Syndrom). Wegen der lokalen und immunologischen Komplikationsmöglichkeiten sollten alle Thymome nach Möglichkeit vollständig entfernt werden.

Als Malignitätskriterien zu werten sind grundsätzlich ein eindeutig infiltratives Wachstum durch die Thymomkapsel in das parathymische Fettgewebe und/oder die Nachbarorgane sowie die Metastasierung. Besonders häufig finden sich solche Manifestationen bei den aggressiveren Typ-B2- und -B3-Thymomen (➤ Tab. 22.8), während Typ-A-, -AB- und -B1-Thymome meist in frühen und lokalisierten Stadien diagnostiziert werden und meist einen klinisch indolenten Verlauf nehmen. Die Differenzialdiagnose mediastinaler Raumforderungen ist in ➤ Abb. 22.25 skizziert.

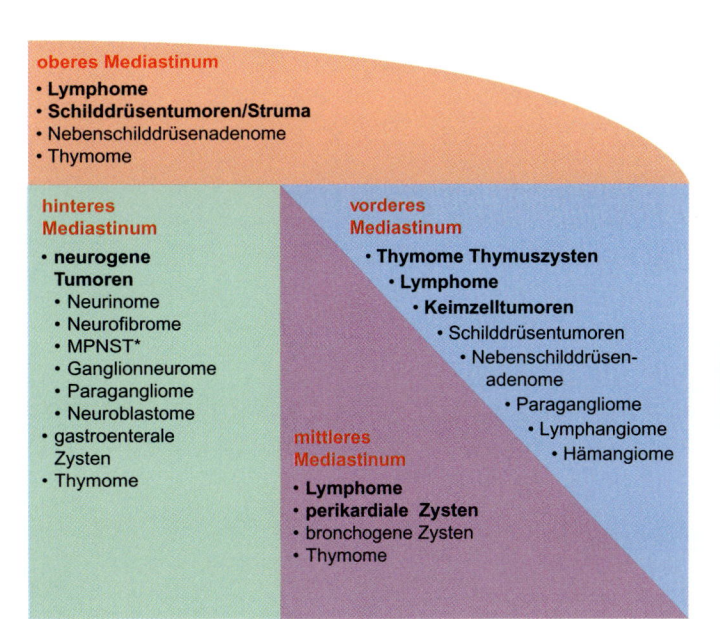

Abb. 22.24 Thymom (Typ AB nach WHO). a Makroskopie: derber Tumor mit knotiger Schnittfläche. [R398] **b** Histologie: „biphasisches" Wachstumsmuster mit einem lymphozytenarmen spindelzelligen Areal (obere Bildhälfte) neben lymphozytenreichen Abschnitten (untere Bildhälfte). HE, Vergr. 100-fach. [T589]

oberes Mediastinum
- **Lymphome**
- **Schilddrüsentumoren/Struma**
- Nebenschilddrüsenadenome
- Thymome

hinteres Mediastinum
- **neurogene Tumoren**
  - Neurinome
  - Neurofibrome
  - MPNST*
  - Ganglionneurome
  - Paragangliome
  - Neuroblastome
- gastroenterale Zysten
- Thymome

vorderes Mediastinum
- **Thymome Thymuszysten**
- **Lymphome**
- **Keimzelltumoren**
- Schilddrüsentumoren
- Nebenschilddrüsenadenome
- Paragangliome
- Lymphangiome
- Hämangiome

mittleres Mediastinum
- **Lymphome**
- **perikardiale Zysten**
- bronchogene Zysten
- Thymome

*Maligne periphere Nervenscheidentumoren

Abb. 22.25 Differenzialdiagnosen bei mediastinalen Raumforderungen in Abhängigkeit von der Lokalisation im oberen, vorderen, mittleren und hinteren Mediastinum. Häufige Diagnosen sind fett hervorgehoben. [L231]

Seltene Thymustumoren und maligne Lymphome

Im Thymus können auch **neuroendokrine Neoplasien** (die wie die deutlich häufigeren neuroendokrinen Tumoren der Lunge klassifiziert werden) und **Keimzelltumoren** (Teratome, Seminome, Dottersacktumoren, embryonale Karzinome und gemischte Keimzelltumoren) entstehen, deren Pathogenese bisher ungeklärt ist und die auch bei Kindern vorkommen. Bei Erwachsenen kommen Keimzelltumoren mit Ausnahme von Teratomen nahezu ausschließlich bei Männern vor. Deutlich häufiger als Keimzelltumoren sind **maligne Lymphome,** speziell das Hodgkin-Lymphom, das damit eng verwandte primäre mediastinale großzellige B-Zell-Lymphom, das T-lymphoblastische Lymphom, und das sehr seltene B-Zell-Lymphom vom MALT-Typ des Thymus.

Thymuszysten

Man unterscheidet kongenitale Thymuszysten (gewöhnlich unilokulär, dünnwandig und mit serösem Inhalt) von erworbenen Thymuszysten, die üblicherweise multilokulär sind, eine dicke Zystenwand, einen hämorrhagischen oder nekrotischen Inhalt und Verkalkungen aufweisen können. Kongenitale Zysten liegen oft ektop im Halsbereich und sind meist mit kubischem Epithel, selten mit Plattenepithel ausgekleidet. Erworbene Zysten sind dagegen meist mit Plattenepithel, selten auch mit kubischem, hochprismatischem oder respiratorischem Epithel ausgekleidet. Da die Entstehung erworbener Zysten Entzündungsprozesse voraussetzt, sollte beim Nachweis multilokulärer Thymuszysten an die Möglichkeit einer auslösenden Grunderkrankung gedacht werden (zu denen auch Thymustumoren oder Lymphome zählen können). Differenzialdiagnostisch muss man Thymuszysten von zystischen Keimzelltumoren und von perikardialen und bronchogenen Zysten abgrenzen.

KAPITEL 23

A. Soltermann, A. Agaimy, W. Weichert†

Obere Atemwege

23.1	Nase und Nebenhöhlen	481
23.1.1	Äußere Nase	481
23.1.2	Innere Nase und Nebenhöhlen	481
23.2	Nasopharynx	483
23.2.1	Entzündungen	483
23.2.2	Tumoren	483
23.3	Oro-/Hypopharynx	484
23.3.1	Entwicklung und Fehlbildungen	484
23.3.2	Entzündungen	484
23.3.3	Tumoren	485
23.4	Larynx	485
23.4.1	Fehlbildung	485
23.4.2	Traumen	486
23.4.3	Ödem und Entzündung	486
23.4.4	Tumoren	486

Zur Orientierung

Entzündungen der **Nasenschleimhaut** wie der Virusschnupfen („common cold disease"), die allergische Rhinopathie (Heuschnupfen/Pollinosis) und chronische unspezifische Entzündungen als Reaktion auf ein großes Spektrum exogener Faktoren (z. B. trockene, staubige Atemluft, Witterungsverhältnisse, Reizgase, Schnupftabak) gehören zu den häufigsten Erkrankungen des oberen Respirationstrakts.

Der **Pharynx** ist ein schlauchförmiges Organ und verbindet die Nase bzw. Mundhöhle mit dem Larynx bzw. dem Ösophagus. Er grenzt an die Tonsillen des Waldeyer-Rachenrings, die als Teile des lymphatischen Systems eine wichtige Funktion bei der Abwehr aerogener Infektionen haben. Bezüglich der Klassifikation der malignen Tumoren wird zwischen Epi-, Oro- und Hypopharynx unterschieden und diese Lokalisationen werden zudem von der Mundhöhle (oral cavity) unterschieden.

Der **Larynx** hat eine doppelte Funktion, einerseits als Eingang zu den unteren Luftwegen und andererseits als Apparat der Stimmbildung. Kehlkopfentzündungen und maligne Tumoren können durch die Laryngoskopie diagnostiziert werden. Zur Einordnung und Abgrenzung entzündlich-gutartiger Kehlkopferkrankungen (z. B. sog. Sänger- oder Schreiknötchen) zu Präneoplasien oder zum Kehlkopfkarzinom ist eine histologische Untersuchung endoskopisch entnommener Gewebeproben notwendig.

23.1 Nase und Nebenhöhlen

23.1.1 Äußere Nase

Die Haut der äußeren Nase kann Sitz von Entzündungen und Neoplasien sein. Das **Rhinophym** (die Kartoffelnase) entsteht durch eine massive akneiforme Hyperplasie der Talgdrüsen, z. B. bei Rosacea.

Die **aktinische Keratose** ist Folge der solaren Hautschädigung und wird mit zunehmendem Alter häufiger. Auf dem Boden dieser Präkanzerose kann in der Folge ein Plattenepithelkarzinom entstehen. Auch Basalzellkarzinome treten in sonnenexponierter Haut gehäuft auf.

23.1.2 Innere Nase und Nebenhöhlen

Kreislaufstörungen

Eine einseitige **Epistaxis** (Nasenbluten) entsteht in der Regel durch lokale Arrosion des dichten submukösen Gefäßnetzes am vorderen unteren Nasenseptum (Locus Kiesselbachii) und hat zumeist keinen wesentlichen Krankheitswert. Seltener ursächlich sind systemische Krankheiten, z. B. eine arterielle Hypertonie bei älteren Patienten, insbesondere bei einer beidseitigen Blutung. Differenzialdiagnostisch ist bei rekurrierender Epistaxis zudem an das **Osler-Rendu-Weber-Syndrom** (hereditäre hämorrhagische Teleangiektasie), an ein **Hämangiom** oder ein **Angioleiomyom** zu denken. Selten können sich Malignome durch Nasenbluten als Erstsymptom äußern. Insbesondere bei rezidivierten Blutungen sollte eine Abklärung bezüglich der genannten Erkrankungen erfolgen.

Entzündungen

Akute Rhinitis

Die akute **Rhinitis catarrhalis** (griech. coryza = Schnupfen, engl. common cold) ist eine serös-schleimige Entzündung viraler (ca. 90 %), bakterieller oder allergischer Ätiologie. Häufigste Erreger sind Rhinoviren. Daneben gibt es die Begleitrhinitis beim generalisierten Infekt (z. B. Grippe, Masern u. a.). Es kann in der Folge einer viralen Entzündung zu einer zusätzlichen bakteriellen Besiedelung kommen, dann wird das Sekret schleimig-eitrig **(Rhinitis purulenta)**. Eine bakterielle Spezialform ist die diphtherische Rhinitis mit Ausbildung von Pseudomembranen. Hauptbeispiel für eine **allergisch-neurovaskuläre Rhinitis** ist der Heuschnupfen, eine IgE-vermittelte Typ-I-Überempfindlichkeitsreaktion auf Pollenallergene.

Chronische Rhinitis

Die chronische Rhinitis entsteht durch rezidivierende Infekte oder Persistenz der allergischen Noxe. Man unterscheidet die chronisch hyperplastische von der atrophen Form:

Bei der **hyperplastischen Rhinitis** kommt es zur Bildung von weichen, grau-glasigen und gestielten Polypen (> Abb. 23.1). Histologisch finden sich gegebenenfalls ein sklerosierendes Ödem und evtl. eine Plattenepithelmetaplasie des Oberflächenepithels sowie eine Hyperplasie der schleimbildenden Becherzellen. Reichlich eosinophile Granulozyten sprechen für eine allergische Genese.

Die chronische Inhalation exogener Noxen, z. B. Kokain oder Chromate, führt nach einiger Expositionszeit zur Atrophie der Schleimhaut und der seromukösen Drüsen **(Rhinitis sicca).**

Die Granulomatose mit Polyangiitis (früher: Morbus Wegener) ist eine nekrotisierende granulomatöse Vaskulitis, die neben der Lunge und den Nieren bevorzugt den oberen Respirationstrakt, insbesondere auch die Nasenschleimhaut befällt. Ein umschriebenes Nasenscheidewand-Ulkus kann ein Frühsymptom darstellen. Im Serum lassen sich Antikörper gegen Zytoplasmabestandteile von neutrophilen Granulozyten (c-ANCA) nachweisen.

Eine spezifische, heute seltene Rhinitis-Form ist die **chronisch granulomatöse Rhinitis** bei Tuberkulose oder Syphilis mit ebenfalls bisweilen auftretender Perforation des Nasenseptums.

Sinusitis

Unter Sinusitis versteht man eine Entzündung der Schleimhäute der Nasennebenhöhlen. Diese ist zumeist infektiös oder allergisch bedingt (s. o.). Die **akute Sinusitis** entwickelt sich meistens durch Fortleitung einer akuten Rhinitis, seltener ist sie dentogen oder hämatogen bedingt. Sie kann chronifizieren. Bei Immunsuppression, z. B. im Rahmen einer Leukämie, können sich Pilzmyzelien (häufig Aspergillose oder Mukormykose) ausbilden und eine Pilzsinusitis induzieren.

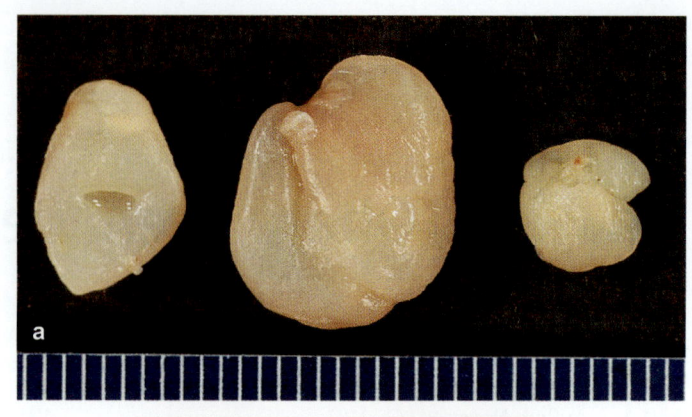

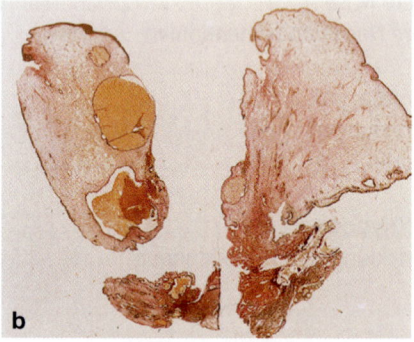

Abb. 23.1 Nasenschleimhautpolypen. a Makroskopie mit glasiger Schnittfläche. **b** Mikroskopisches Übersichtsbild. Ödematöses Stroma mit eingedicktem Sekret in zystisch erweiterten Drüsen. Elastica Van-Gieson Färbung, Vergr. 10-fach. [R398]

Während nichtinvasive, in der Regel harmlose, knotige Aspergillen-Ansammlungen (sog. Aspergillom) viel häufiger im Vergleich zu den invasiven Aspergillosen auftreten, gelten Zygomykosen als einheitlich invasive, lebensbedrohliche und schwer behandelbare Infektionen.

Bei der zumeist allergisch bedingten **chronisch hyperplastischen Sinusitis** (Histologie analog zur allergischen Rhinitis) können sich Polypen bilden, die im Extremfall aus der Kieferhöhle oder den Siebbeinzellen in den Nasen-Rachen-Raum prolabieren können (Choanalpolyp).

Die **odontogene Kieferhöhleneiterung** entsteht durch Fortleitung parodontaler eitriger Entzündungen.

Mukozelen entstehen bei Verschluss der Ausführungsgänge. Die Nebenhöhlen sind dann mit eingedickten Sekret- und Schleimsubstanzen angefüllt. Eine bakterielle Superinfektion kann zur Pyozele führen.

Tumoren

Benigne Tumoren

Das Schneider-Papillom ist ein benigner epithelialer Tumor der respiratorischen Schleimhaut, die embryologisch der ektodermalen Schneider-Membran entspricht. In einem Teil dieser Tumoren wurde das humane Papillomvirus (HPV) nachgewiesen. Der ätiologische Zusammenhang von Virusnachweis und Tumorentstehung ist allerdings in dieser Entität nicht gesichert. Man unterscheidet das exophytische, das onkozytäre und das endophytische (= invertierte) Papillom. Das invertierte Papillom neigt zu Rezidiven, weist in einer wesentlichen Anzahl von Fällen *EGFR-*, seltener auch *BRAF*-Mutationen auf und kann selten maligne entarten. Dagegen zeigt das onkozytäre Papillom meistens *KRAS*-Mutationen, auch dieser Tumortyp kann maligne entarten.

Maligne Tumoren

Das **sinunasale Plattenepithelkarzinom** entsteht meistens im Sinus maxillaris (60–70 %), gefolgt von der Nasenhöhle (12–25 %). Als Risikofaktoren werden Noxen wie Nickel, Textilstäube oder das Rauchen angegeben, möglicherweise liegt auch bei einigen Tumoren eine Assoziation mit HPV vor. Histologisch werden eine verhornende und eine nicht verhornende Variante unterschieden. Ein Plattenepithelkarzinom im Nasenvorhof sollte zur Haut der äußeren Nase gezählt werden.

Beim sinunasalen **Adenokarzinom** unterscheidet man speicheldrüsenanaloge Adenokarzinome, niedrigmaligne nichtintestinale Adenokarzinome und intestinal differenzierte Adenokarzinome. Letztere sind häufig mit Holzstaubexposition assoziiert. Gefährdete Berufsgruppen sind z. B. Schreiner oder Parkettleger. Diese Tumoren können einem kolorektalen Karzinom morphologisch verblüffend ähnlich sehen und auch den kolonspezifischen Marker CDX2 exprimieren. Bei zusätzlich bekanntem, metastasiertem kolorektalen Adenokarzinom kann eine Unterscheidung zwischen Primärtumor und Metastase schwierig sein, hier hilft bisweilen eine vergleichende molekulare Analytik.

Bei den Lymphomen steht an dieser Lokalisation das **extranodale NK/T-Zell-Lymphom** vom nasalen Typ im Vordergrund, das streng mit EBV assoziiert ist. Dieses Lymphom wächst lokal destruktiv und wurde deshalb früher auch letales Mittelliniengranulom bzw. Granuloma gangraenescens genannt. In den paranasalen Sinus finden sich zudem häufig diffuse großzellige Non-Hodgkin-Lymphome vom B-Zell-Typ (engl. DLBCL, „diffuse large B-cell lymphoma"), insbesondere bei immunsupprimierten Patienten. Seltener treten zudem solitäre, gut differenzierte Plasmozytome im Sinusnasaltrakt auf.

Das **olfaktorische Neuroblastom** (= Ästhesioneuroblastom) entsteht in der oberen Nasenhöhle im Bereich der olfaktorischen Membran bzw. der Siebbeinregion. Histologisch bilden die neuroektodermalen Tumorzellen sowohl Pseudorosetten (Homer-Wright) als auch echte Rosetten (Flexner-Winterstein).

Seltene maligne Tumoren dieser Lokalisation sind zudem Speicheldrüsenkarzinome, neuroendokrine Karzinome, Sarkome und, nie zu vergessen, das mukosale maligne Melanom.

Nach wie vor als eigenständige Entität angesehen wird auch das **sinunasale undifferenzierte Karzinom** (engl. SNUC, „sinonasal undifferentiated carcinoma"), auch wenn die Gruppe dieser Tumoren, die im Wesentlichen einer negativen Entitätsdefinition unterliegt (keine Zuordnung zu einer anderen spezifischen Karzinomentität an dieser Lokalisation möglich), durch die Definition neuer, klar abgrenzbarer Subentitäten an dieser Lokalisation zunehmend kleiner wird.

Die neu beschriebenen Entitäten sind typischerweise molekularpathologisch definiert, z. B. das NUT-Karzinom (nuclear protein in testis), das ein Rearrangement im *NUTM1*-Gen aufweist, oder das SMARCB1-defiziente sino-nasale Karzinom mit Inaktivierung des *SMARCB1*(INI1)-Gens. Als weitere lokalisationstypische aggressive Neoplasie, wenngleich sehr selten, gilt auch das sinunasale Teratokarzinom, das aus einer Kombination aus primitiven epithelialen, neuroektodermalen und mesenchymalen Komponenten besteht. Trotz des Aufbaus aus Komponenten mehrerer Keimblätter besteht keine Verwandtschaft mit den Keimzelltumoren.

23.2 Nasopharynx

23.2.1 Entzündungen

Der Nasopharynx (= Epipharynx, Nasenrachen) ist ein Teil des Waldeyer-Rings und weist ein gut entwickeltes lymphatisches Gewebe auf, das dorsal die Rachenmandel (= Tonsilla pharyngea) ausbildet. Eine stark hyperplastische Rachenmandel, wie sie vor allem im Kindesalter auftritt, wird als **Adenoid** bezeichnet und führt zur Behinderung der Nasenatmung und der Ventilation der Tuba Eustachii.

23.2.2 Tumoren

Benigne Tumoren

Nasopharyngeale Angiofibrome (= juvenile Angiofibrome, Nasen-Rachen-Fibrome) entwickeln sich als breitbasige, meist von der hinteren Rachenwand ausgehende gefäß- und zellreiche fibromatöse Tumoren bei Knaben und jungen Männern. Sie neigen zu starken rezidivierenden Blutungen.

Maligne Tumoren

Der Nasopharynx ist eine der symptomarmen, „stillen" Ecken im menschlichen Körper und die Diagnostik von Tumoren dieser Region erfolgt deshalb häufig verzögert. Der prävalenteste in dieser Region auftretende Tumor ist das hochmaligne **Nasopharynxkarzinom,** das frühzeitig lymphogen und hämatogen disseminiert und lokal diffus infiltrierend wächst. Ätiologisch stehen abhängig vom vorliegenden Subtyp neben dem häufig im Tumor nachweisbaren Epstein-Barr-Virus bislang nicht identifizierte Umgebungsfaktoren im Vordergrund, worauf eine starke regionale Häufung in Südost-China hinweist. **Histologisch** wurden verschiedene Varianten bzw. Einteilungen beschrieben. Aktuell werden undifferenzierte, nicht verhornende Karzinome von verhornenden und basaloiden Karzinomen abgegrenzt. Während das nicht verhornende Karzinom an dieser Lokalisation sehr häufig EBV-assoziiert ist, sind die beiden anderen histologischen Varianten in der Regel nicht virusassoziiert. EBV-assoziierte nicht verhornende Nasopharynxkarzinome zeigen zusätzlich häufig ein dichtes lymphozytäres Begleitinfiltrat im Sinne eines lymphoepithelialen Karzinoms (Schmincke- oder Regaud-Tumor).

23.3 Oro-/Hypopharynx

23.3.1 Entwicklung und Fehlbildungen

Der Pharynx entwickelt sich als Teil des Kopfdarms aus dem Kiemendarm. Als branchiogene Fehlbildungen werden Entwicklungsstörungen bei der Umbildung des Kiemendarms bezeichnet. Dabei unterscheidet man Halsfisteln und Halszysten, die sich aus Resten angelegter Gangstrukturen entwickeln können. **Laterale äußere Halszysten** resultieren aus Resten des Ductus cervicalis bzw. thymopharyngicus. Sie zeigen bisweilen eine Mündung am Vorderrand des M. sternocleidomastoideus (vgl. dazu die mediane Halszyste = Thyreoglossuszyste).

23.3.2 Entzündungen

Pharyngitis

Die **akute Pharyngitis** ist eine oberflächliche Entzündung der Rachenschleimhaut, meist im Rahmen von Infekten der oberen und unteren Luftwege. Die **chronisch rezidivierende Pharyngitis** ist in der Regel durch exogene Noxen wie Tabakrauch, allergische Faktoren oder Stoffwechselstörungen bedingt. Es wird die Pharyngitis hyperplastica von der Pharyngitis atrophicans et sicca unterschieden.

Tonsillitis

Entzündungen der Organe des Waldeyer-Rachenrings sind besonders im Kindes- und Jugendalter häufig im Rahmen von viral und bakteriell bedingten Erkrankungen der oberen Atemwege.

Erreger der **akuten Tonsillitis**, einer Entzündung/Aktivierung des lymphoepithelialen Gewebes der Gaumenmandeln, sind vor allem β-hämolysierende Streptokokken der Gruppe A. Krypten und lymphatisches Gewebe werden ausgefüllt von Zelldetritus, Leukozyten und fibrinreichem Exsudat, gegebenenfalls häufig um Bakteriendrusen. An der Oberfläche erkennt man weiße Stippchen an den Mündungen der Krypten (Tonsillitis lacunaris, ➤ Abb. 23.2). Chronifizierte Entzündungen müssen häufig mittels Tonsillektomie chirurgisch saniert werden.

Abb. 23.2 Tonsillitisformen. a Chronisch rezidivierende, teils hyperplastische Tonsillitis lacunaris mit Ulzerationen. Makrofoto von Operationspräparaten der beiden Gaumentonsillen. **b** Tonsillitis lacunaris. Mikroskopisches Übersichtsbild des Operationspräparats einer Tonsille bei chronischer Tonsillitis lacunaris mit vertieften und verzweigten Krypten und lymphfollikulärer Hyperplasie. Van-Gieson-Elastica, Vergr. 10-fach. **c** Hyperplastische Tonsillitis. Mikrofotografische Übersicht einer hyperplastischen Tonsillitis mit zahlreichen Lymphfollikeln und verlängerten Krypten. Operationspräparat nach Tonsillektomie. Van-Gieson-Elastica, Vergr. 20-fach. [R398]

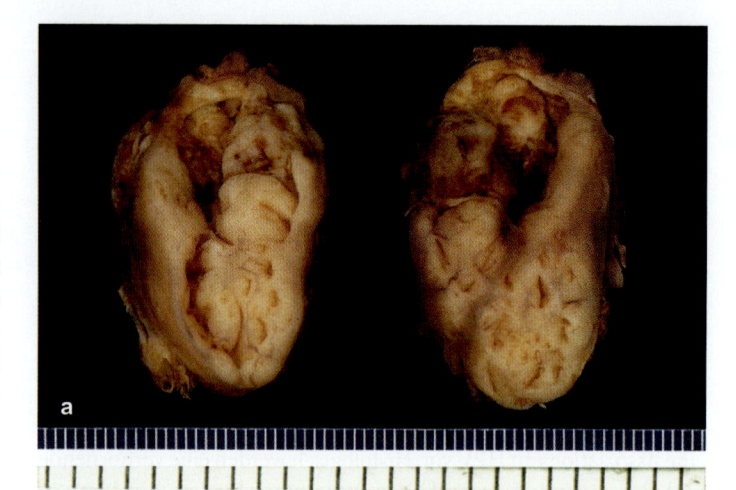

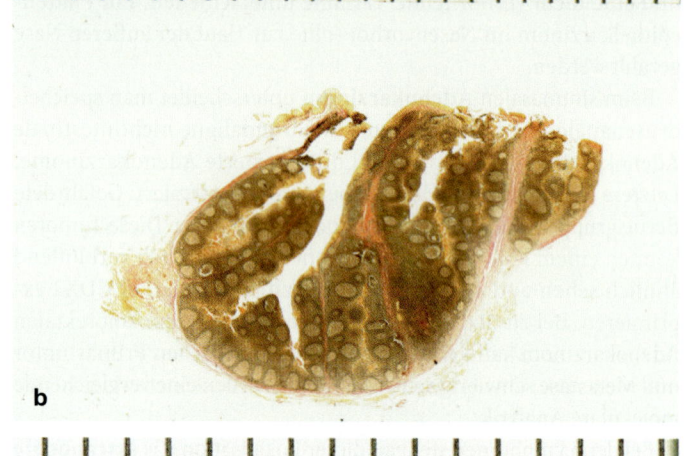

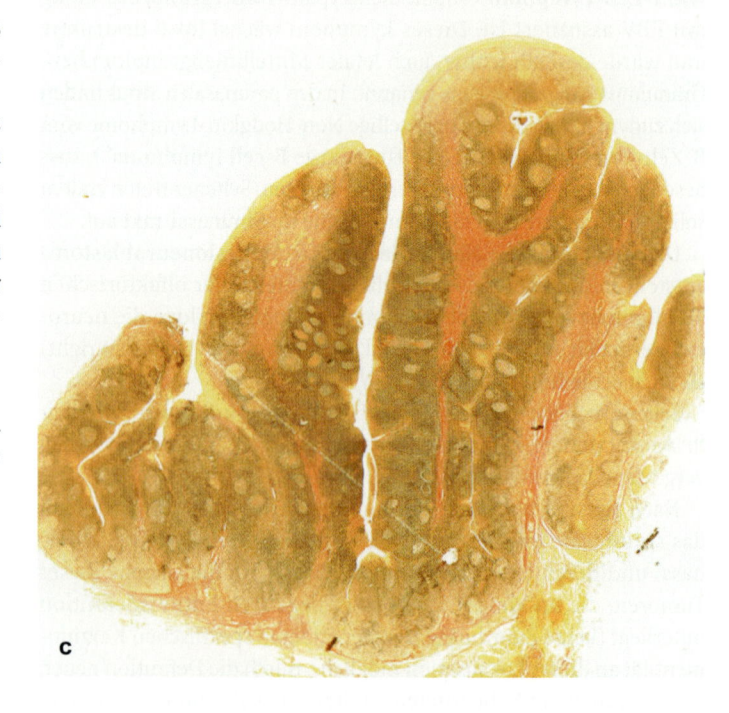

Spezifische Infekte der Tonsillen umfassen vor allem Masern, Diphtherie und Scharlach. Für Masern sind Warthin-Finkeldey-Riesenzellen histologisch typisch. Diphtherie und Scharlach können zu schweren pseudomembranösen und ulzero-nekrotisierenden Tonsillitiden führen. Ein Epstein-Barr-Virus-Infekt (= infektiöse Mononukleose, „Students-Kiss-Disease") erzeugt histologisch neben flächenhaften Nekrosen des Kryptenepithels eine bunte Hyperplasie aus kleinen und großen Lymphozyten mit B-lymphozytären Blasten, die differenzialdiagnostisch histologisch von einem Lymphom abgegrenzt werden müssen. Die meist einseitige pseudomembranöse Plaut-Vincent-Angina wird durch *Treponema vincentii* hervorgerufen. Eine Beteiligung der Tonsillen bei Tuberkulose oder Syphilis ist selten und wird hauptsächlich bei AIDS gesehen.

23.3.3 Tumoren

Benigne Tumoren

Es werden vorwiegend Plattenepithelpapillome beobachtet. Hämangiome, Lymphangiome, Fibrome u. a. sind selten.

Maligne epitheliale Tumoren

Mehr als 90 % der malignen Tumoren im Oropharynx und Hypopharynx sind Plattenepithelkarzinome. Zungengrund und Tonsilla palatina sind häufige Lokalisationen im Oropharynx, im Hypopharynx ist es der Sinus piriformis.

Pharynxkarzinome werden meist erst in fortgeschrittenen Tumorstadien aufgrund von Schluckbeschwerden und Tumorstenosen, aber auch Blutungen oder lokalen Lymphknotenmetastasen diagnostiziert. Die Metastasierung erfolgt über die Lymphgefäße der Pharynxwand zu den retropharyngischen und tiefen zervikalen Lymphknoten.

Dominante Risikofaktoren oraler und hypopharyngealer Tumoren sind Tabakrauchen oder -kauen sowie Alkohol bzw. die Kombination beider Faktoren. Bei oropharyngealen Tumoren (insbesondere bei jüngeren Patienten) ist HPV der dominante Auslöser. HPV-induzierte Karzinome haben verglichen mit tabak-/alkoholinduzierten Tumoren eine bessere Prognose. Man geht heute davon aus, dass es sich bei HPV-assoziierten und noxenbedingten Plattenepithelkarzinomen um zwei komplett unterschiedliche Tumorentitäten handelt. Tumoren, die mit beiden Risikofaktoren assoziiert sind, existieren jedoch ebenfalls.

Die genaue Lokalisationsangabe sowie die molekulare Zuordnung (HPV-assoziiert vs. nicht HPV-assoziiert, = Noxen-assoziiert) ist aufgrund deutlicher prognostischer Unterschiede und auch unterschiedlicher Stadieneinteilung wichtig. Insbesondere sollen HPV-assoziierte Oropharynxkarzinome gegen nicht HPV-assoziierte Mundhöhlenkarzinome abgegrenzt werden, wobei die anatomischen Grenzen aber durch das Tumorwachstum überschritten werden können.

Das humane Papillomvirus kann mittels diverser Verfahren (z. B. PCR, Hybridisierung, Sequenzierung) an Gewebeextrakten nachgewiesen werden. Daneben existieren etwas weniger sensitive In-situ-Nachweisverfahren (Immunhistochemie, In-situ-Hybridisierung). In der Routine wurde zudem das infolge der onkogenen HPV-Infektion überexprimierte und mittels Immunhistochemie detektierbare p16-Protein als diagnostischer Marker zur Detektion einer HPV-Assoziation etabliert. Dies ist auch die Basis zur aktuellen TNM-Klassifikation der Oropharynxkarzinome. Es ist zu beachten, dass die Kongruenz einer p16-Überexpression mit dem Vorliegen einer HPV-Expression nicht 100 % beträgt und dass zudem die enge Assoziation von p16-Expression und HPV-Infektion auf die hypopharyngealen Tumoren beschränkt und daher die diagnostische Wertigkeit einer p16-Immunhistochemie nur für diese Lokalisation gegeben ist.

Lymphome

Etwa 5 % der bösartigen Tonsillentumoren entfallen auf maligne Lymphome. Bevorzugt sind die Gaumenmandeln betroffen. Ein breites Spektrum hämatologischer Tumoren kann hier vorkommen.

Halslymphknoten

Klinisch nicht selten ist die Konstellation einer auf Malignität verdächtigen Halslymphknotenschwellung, deren Primärtumor unbekannt ist. Ein solcher Befund wird, so ein plattenepithelialer Tumor als Ursache der Lymphknotenschwellung entweder gesichert wurde oder wahrscheinlich erscheint, mit der CT oder der PET-CT und oberer Panendoskopie abgeklärt, da in dieser Konstellation häufig kleine, lokal bis dato inapparente, jedoch bereits metastasierte Plattenepithelkarzinome des oberen Atemtrakts mit nodaler Metastasierung in die Halsregion ursächlich sind (häufig HPV-assoziiert aus dem Oropharynx). In der Endoskopie verdächtige Stellen werden biopsiert und histopathologisch untersucht. Hierbei ist zu beachten, dass Karzinome subepithelial unterminierend wachsen oder wie in der Gaumentonsille in der Tiefe der Krypten liegen können. Kann kein Primärtumor detektiert werden, spricht man von einem plattenepithelialen Cancer of unknown primary (CUP) der Kopf-/Halsregion. Diese Konstellation ist nicht selten.

Bei der radikalen Entfernung der Halslymphknoten („neck dissection") sind verschiedene Radikalitätsstufen bzw. Kompartimentierungen möglich. Die entsprechenden Regionen werden in sog. Level unterteilt. Je nach Primärtumorlokalisation und klinisch vermuteter Metastasierung werden unterschiedliche Level entfernt.

23.4 Larynx

23.4.1 Fehlbildung

Unter einer **Laryngozele** versteht man eine angeborene oder erworbene Erweiterung des Ventriculus laryngis Morgagni (Sacculus laryngis).

23.4.2 Traumen

Schäden am N. recurrens führen zu einer Fixierung der Stimmbänder in Median- oder Paramedianstellung und damit zu Heiserkeit, Stridor oder Atemnot. Die Aspiration von großen **Fremdkörpern** wie Fleischstücken oder Gebissprothesen kann zum reflektorisch bedingten Herzstillstand, dem sog. Bolustod (griech. bolos = Klumpen, Kloß) führen. Kleinere Fremdkörper wie Fischgräten verfangen sich im Ventriculus Morgagni. Nach Bestrahlung können Knorpelnekrosen auftreten.

23.4.3 Ödem und Entzündung

Larynxödem

Eine Schwellung der Larynxschleimhaut am Kehlkopfeingang kann bei vermehrter Flüssigkeitseinlagerung (Ödem) im Rahmen von allergischen Reaktionen, z. B. nach Bienenstich, rasch zu Luftnot mit Erstickungssymptomatik führen. Eine Sonderform ist das angioneurotische Quincke-Ödem, das anfallsartig nach leichter Schleimhautreizung durch Histaminfreisetzung bei C1-Esterase-Mangel des Komplementsystems auftritt.

Ebenso gefürchtet ist die entzündlich-ödematöse Reaktion nach Verbrennung, Verätzung oder Verbrühung.

Akute Laryngitis

Virale und bakterielle Infektionen, mechanische Reize und chemische Noxen wie Tabakrauch können eine unspezifische akute Laryngitis verursachen.

Der **Pseudokrupp,** charakterisiert durch bellenden Husten, ist eine akute, rezidivierende und stenosierende Entzündung der subglottischen Kehlkopfregion bei Kleinkindern, die vor allem in den Wintermonaten durch Parainfluenzaviren hervorgerufen wird. Er muss differenzialdiagnostisch vom echten pseudomembranösen Diphtherie-Krupp und von einer *Haemophilus-influenzae*-Epiglottitis abgegrenzt werden. Influenzaviren führen zur **Grippelaryngitis.**

Chronische Laryngitis

Eine chronisch unspezifische Laryngitis entwickelt sich hauptsächlich durch fortgesetzte Schleimhautreizung bei Rauchern.

Als **Sängerknötchen** bzw. **Reincke-Ödem** wird eine polypöse Schleimhautverdickung des mittleren Stimmbanddrittels mit Stromaödem bezeichnet. Ursache ist in der Regel eine Dauer-/Überbelastung der Stimmbänder, die zur Namensgebung geführt hat (Sänger, Redner). Die Veränderungen treten oft symmetrisch an beiden Stimmbändern auf.

Stimmbandpolypen sind meist isolierte, gestielte und stark vaskularisierte, aus Granulationsgewebe bestehende knötchenförmige Verdickungen im Schleimhautbereich der Taschenbänder oder im Ventriculus Morgagni. Sie sind häufig Folge einer überschießenden Reaktion auf Schleimhautdefekte, z. B. nach Intubation und Beatmungstherapie (sog. Intubationsgranulome). Intensivmedizinische Behandlungen können zudem zu Kontaktulzera führen.

Eine spezifische Laryngitis ist die **Kehlkopftuberkulose,** meist sekundär durch kanalikuläre Ausbreitung einer kavernösen Lungentuberkulose entstanden (sog. sputogene Ausbreitung). Bevorzugte Lokalisation ist die Larynxhinterwand. Wie im „Zauberberg" von Thomas Mann eindrücklich im Fall von Hans Castorps Vetter Joachim Ziemßen beschrieben, hatte die „Laryngea" früher eine sehr schlechte Prognose.

23.4.4 Tumoren

Benigne Tumoren

Kehlkopfpapillome (➤ Abb. 23.3) mit exophytischem blumenkohlartigem Wachstum bestehen aus einem bindegewebigen, gefäßführenden Stroma mit einem oberflächlichen, wechselnd breiten mehrschichtigen Plattenepithel. Man unterscheidet hier die juvenile und die adulte Form.

Der rekurrenten respiratorischen bzw. **juvenilen Papillomatose** (Morbus Heck) liegt ätiologisch eine Infektion mit humanen Papillomaviren (HPV-Viren Typ 11 oder 6) zugrunde. Das verbreiterte mehrschichtige Plattenepithel weist in den oberflächlichen Zellen perinukleäre zytoplasmatische Vakuolen (Koilozyten) und Doppelkerne auf. Die juvenile Papillomatose rezidiviert postoperativ häufig. Nach der Pubertät nimmt die Rezidivneigung ab.

Papillome des Erwachsenenalters entwickeln sich häufig isoliert. Sie bestehen aus einem vaskularisierten Bindegewebsgerüst mit oberflächlich verhornendem Plattenepithel. Epitheldysplasien sind als Präneoplasien zu werten, Übergänge in Plattenepithelkarzinome sind aber eher selten (5 %).

Leuko- und Erythroplakie

Unter **Leukoplakie** wird generell der deskriptive klinische Befund einer grauweißen Verfärbung der Schleimhautoberfläche verstanden. Im Gegensatz dazu nennt man eine rötliche Verfärbung **Erythroplakie,** die wesentlich seltener auftritt, aber häufiger bereits mit einer zumeist noch intraepithelialen Neoplasie (zumeist hohen Grades) assoziiert ist (siehe unten). Es gibt auch Mischformen (Erythroleukoplakie). Diesen makroskopischen Begriffen liegen unterschiedliche histologische Gewebsveränderungen zugrunde, die von einer reaktiven-traumatischen oder infektiösen Hyper-/Parakeratose, z. B. bei Candida-Pilzen, bis zu frühen Entwicklungsphasen von noch nichtinvasiven Neubildungen (sogenannte Dysplasie bzw. intraepitheliale Neoplasie) reichen. Aus diesem Grund sollten diese Veränderungen in der Regel histologisch abgeklärt werden.

Die einfache **Leukoplakie der Stimmbänder** zeigt sich als weißlicher Schleimhautfleck und ist mit der vermehrten Entwicklung von Stimmbandkarzinomen assoziiert. Sie besteht histologisch aus einer Verbreiterung der Stachelzellschicht (Akanthose) sowie oberflächlicher Hyperkeratose des normalerweise im Stimmbandbereich unverhornten Plattenepithels. Die Entwicklung zu einem manifesten Karzinom erfolgt in der Regel über den Zwischenschritt einer Dysplasie bzw. intraepithelialen Neoplasie.

Maligne Tumoren

Das Larynkarzinom wird topografisch in drei Etagen unterteilt:
- **Glottiskarzinom:** Dieses Karzinom ist mit mehr als 60 % der häufigste Kehlkopfkrebs; Ausgangspunkt sind die Stimmbänder. Histologisch handelt es sich in > 95 % um Plattenepithelkarzinome. Initial besteht makroskopisch eine plattenartige weiße Stimmbandverdickung (siehe oben). Endophytisches und meist auch exophytisches Wachstum führen zu Ulzerationen und Zerstörung umgebender Kehlkopfstrukturen..
- **Supraglottisches Karzinom:** Dieses Karzinom nimmt seinen Ausgang von den Taschenbändern oder der laryngealen Epiglottisseite. Bei Diagnosestellung sind bereits in 50 % der Fälle Lymphknotenmetastasen vorhanden.
- **Subglottisches Karzinom:** Dieser Tumor ist relativ selten und führt bei lokaler Ausbreitung zu einer frühzeitigen Infiltration des Ringknorpels.

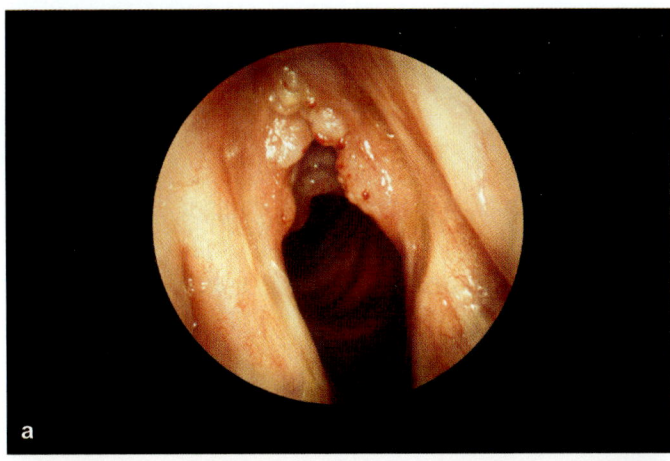

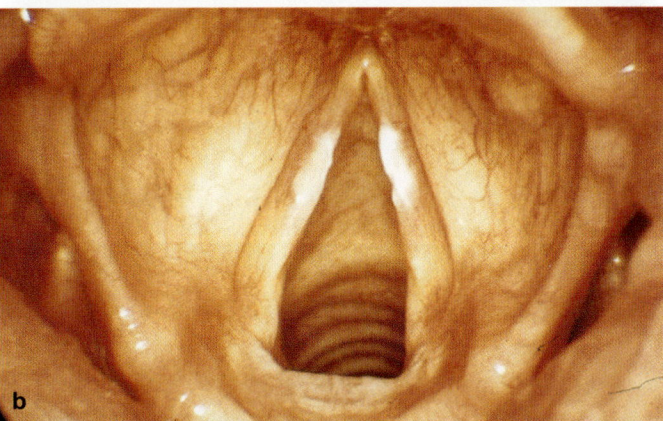

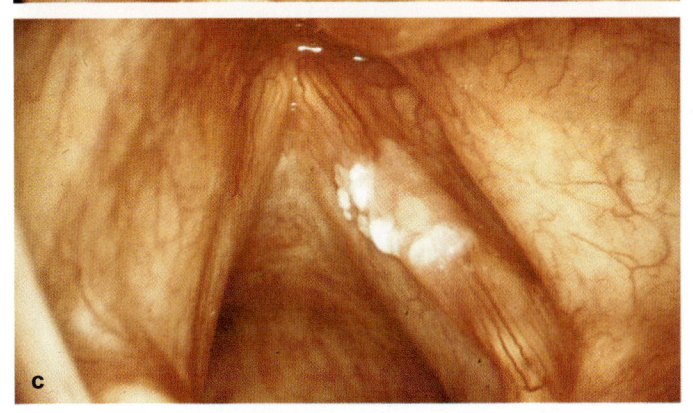

Abb. 23.3 Laryngoskopische Bilder pathologischer Befunde im Stimmbandbereich. a Larynxpapillome. **b** Leukoplakie (hyperplastisches Plattenepithel mit Verhornung) im Bereich beider Stimmbänder. **c** Frühphase eines Plattenepithelkarzinoms des Stimmbands. [R398]

KAPITEL 24

S. Savic Prince, D. Jonigk, L. Bubendorf

Lunge

24.1	Normale Struktur und Funktion	490
24.2	**Belüftungsstörungen der Lunge**	492
24.2.1	Atelektase	492
24.2.2	Emphysem	493
24.3	**Bronchiale Erkrankungen**	496
24.3.1	Bronchiale Obstruktion	496
24.3.2	Akute Bronchitis/Bronchiolitis	496
24.3.3	Bronchiolitis	496
24.3.4	Bronchiektasen	497
24.3.5	Asthma	498
24.3.6	Erkrankungen der Trachea	499
24.4	**Raucherbedingte Lungenerkrankungen**	500
24.4.1	Chronische obstruktive Lungenerkrankung (COPD)	500
24.4.2	Pulmonale Langerhans-Zell-Histiozytose	501
24.4.3	Respiratorische Bronchiolitis und respiratorische Bronchiolitis mit interstitieller Lungenerkrankung	502
24.4.4	Desquamative interstitielle Pneumonie (DIP)	502
24.5	**Kreislaufstörungen der Lunge**	503
24.5.1	Blutstauung der Lungen („Lungenstauung")	503
24.5.2	Lungenödem	504
24.5.3	Pulmonale Hypertonie	504
24.5.4	Lungenembolie	505
24.5.5	Cor pulmonale	506
24.6	**Entzündliche Lungenerkrankungen/ Pneumonien**	506
24.6.1	Alveoläre Pneumonien	507
24.6.2	Interstitielle Pneumonien	509
24.6.3	Granulomatöse Lungenerkrankungen	514
24.7	**Alveolarproteinose**	517
24.8	**Pneumokoniosen**	518
24.9	**Tumoren der Lunge**	519
24.9.1	Epidemiologie	519
24.9.2	Ätiologie	519
24.9.3	Klinik und Diagnostik	519
24.9.4	Topografie und makroskopische Befunde	520
24.9.5	Histologische Klassifikation der Lungentumoren	520
24.9.6	Genetische Untersuchung von Lungenkarzinomen	525
24.9.7	Lungenmetastasen	525
24.10	**Zytopathologie von Lungenerkrankungen**	526
24.10.1	Bronchoalveoläre Lavage (BAL)	526
24.10.2	Tumoren	526
24.10.3	Bedeutung der Zytologie in der Diagnostik von Lungenerkrankungen	527

Zur Orientierung

Erkrankungen der Lunge sind häufig und beinhalten ein breites Spektrum nichtneoplastischer und neoplastischer Veränderungen. Nichtneoplastische Lungenerkrankungen können nach der klinischen Präsentation (akut, subakut, chronisch), der befallenen anatomischen Struktur (Atemwege, alveoläres Lungenparenchym, Gefäße) und der Ätiologie (z. B. infektiös, toxisch, immunologisch, zirkulatorisch, genetisch, idiopathisch etc.) eingeteilt werden. Häufige nichtneoplastische Erkrankungen sind z. B. das Asthma bronchiale, die chronische obstruktive Bronchitis und das Lungenemphysem sowie infektiöse Pneumonien. Die Tuberkulose ist global nach wie vor verbreitet, und bei immunsupprimierten Patienten sind Lungeninfekte nicht selten durch opportunistische Erreger verursacht. Nichtinfektiöse diffuse interstitielle Lungenerkrankungen sind zwar seltener, stellen aber eine differenzialdiagnostische Herausforderung dar und können oft erst nach interdisziplinärer Diskussion unter Kenntnis der klinischen, radiologischen und serologischen Befunde zugeordnet werden.

Bei den neoplastischen Lungenerkrankungen stellt das Lungenkarzinom eine der häufigsten und aggressivsten Krebserkrankungen überhaupt dar. Neben dem Tumorstadium ist die histologische und molekulare Subtypisierung von Lungenkarzinomen therapieentscheidend.

Fast alle Bereiche der Lunge können für die diagnostische Abklärung bronchoskopisch oder CT-gesteuert transthorakal erreicht werden. Die meisten lichtmikroskopischen Diagnosen und Zusatzuntersuchungen erfolgen somit an kleinen Biopsien und zytologischen Proben. Nur wenn diese wenig invasiven Abklärungen diagnostisch nicht zielführend sind bedarf es einer thorakoskopischen chirurgischen Lungenbiopsie.

24.1 Normale Struktur und Funktion

Die Lungen werden anhand ihrer bronchopulmonalen Verzweigung in anatomische Untereinheiten gegliedert. Die Trachea verzweigt sich im Bereich der Carina in den rechten und linken Hauptbronchus. Der rechte Hauptbronchus zeigt dabei einen steileren Winkel als der linke Hauptbronchus, sodass die rechte Lunge bei einer Aspiration häufiger betroffen ist. Die rechte **Lunge** ist in 3 Lappen (Ober-, Mittel- und Unterlappen) und die linke in 2 Lappen (Ober- und Unterlappen) gegliedert, die jeweils von der großen diagonalen und rechts zusätzlich von der kleinen horizontalen Fissur voneinander abgetrennt sind. Weiter wird die Lunge in Segmente, Subsegmente, Lobuli und Azini unterteilt (➤ Abb. 24.1, ➤ Abb. 24.2, ➤ Abb. 24.3). Ein Segment bzw. Subsegment entspricht dem Lungenabschnitt, der vom entsprechenden Segment- bzw. Subsegmentbronchus versorgt wird. Ein Lobulus ist die kleinste makroskopisch erkennbare anatomische Einheit. Er besteht aus 3–5 Azini und wird von zarten bindegewebigen Septen abgegrenzt. Die Alveolen im Versorgungsbereich eines Bronchiolus terminalis bilden die kleinste Lungeneinheit, den Azinus, in welchem der Gasaustausch stattfindet (➤ Abb. 24.4).

Die Zahl der **Alveolen** liegt beim Erwachsenen bei ca. 300 Millionen. Ihre Gesamtoberfläche entspricht etwa 140 m². Der Alveolendurchmesser liegt bei 250 μm und ist somit gerade nicht mehr

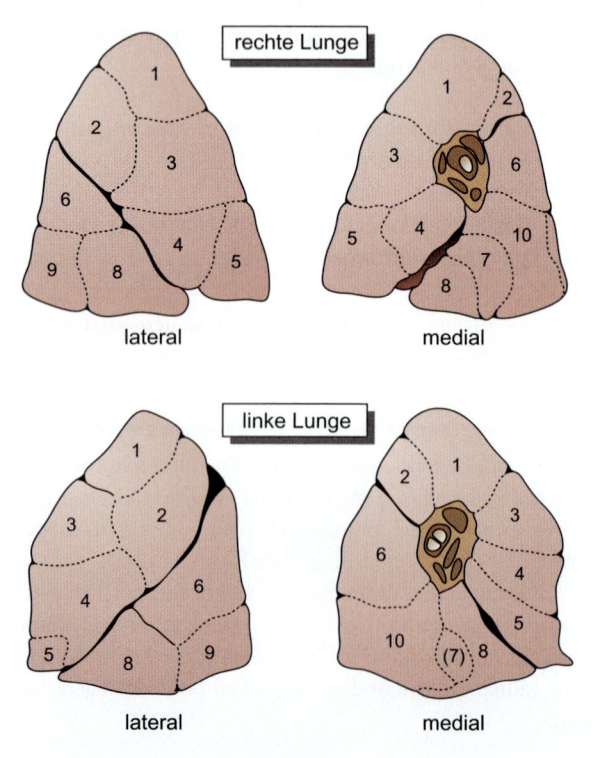

Abb. 24.1 Anordnung der Lungenlappen- und -segmente (Schema) jeweils von lateral und medial gesehen. [L106]

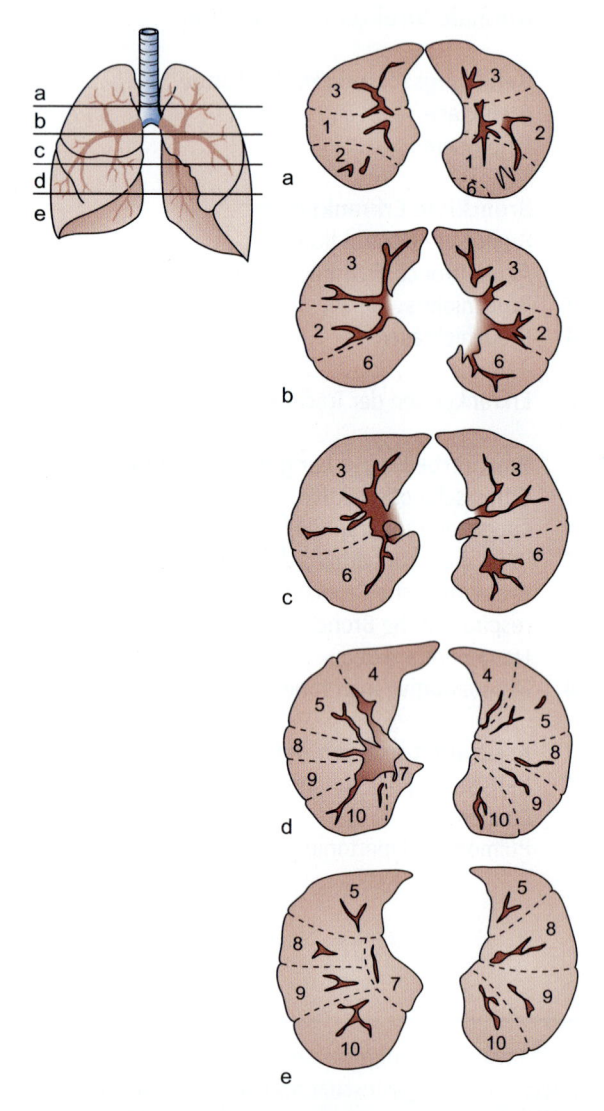

Abb. 24.2 Anordnung der Lungensegmente (Schema) in horizontalen Schnittebenen entsprechend computertomografischen Schnittebenen. [L106]

24.1 Normale Struktur und Funktion

	Durchmesser (mm)	Länge (mm)
Trachea	15 – 22	100 – 120
Hauptbronchus	10 – 15	30 – 50
Lappenbronchus	7 – 8	15 – 25
Segmentbronchus	5 – 6	10 – 20
Subsegmentbronchus	4 – 5	8 – 10
Bronchiolus lobularis	0,6 – 1	2 – 3
Bronchiolus terminalis	0,6	1,5 – 2
Bronchiolus respiratorius	0,5	0,9 – 1,5
Ductus alveolaris	0,4	0,7 – 0,9
Alveole	0,2 – 0,3	

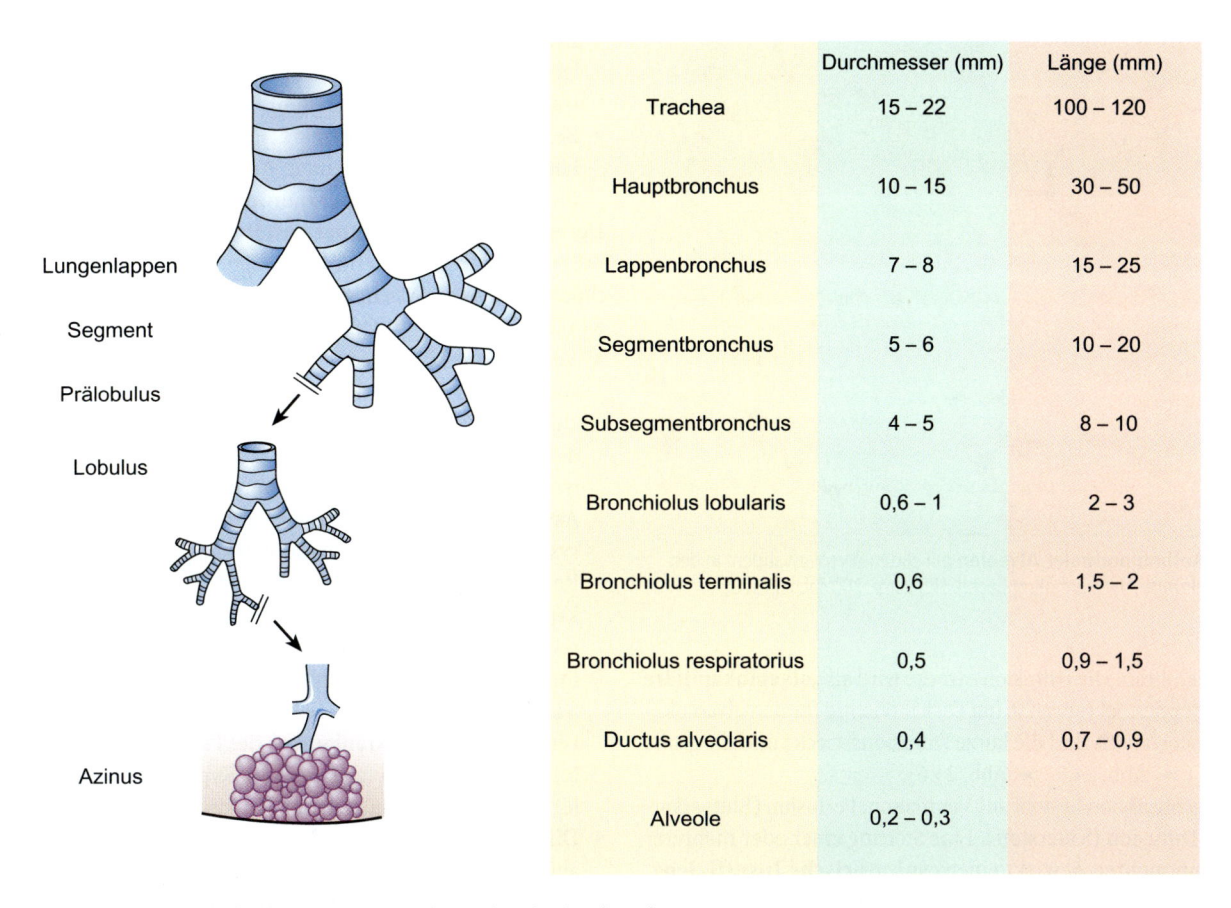

Abb. 24.3 Bronchial- und Bronchiolengenerationen bis zu den Alveolen. [L106]

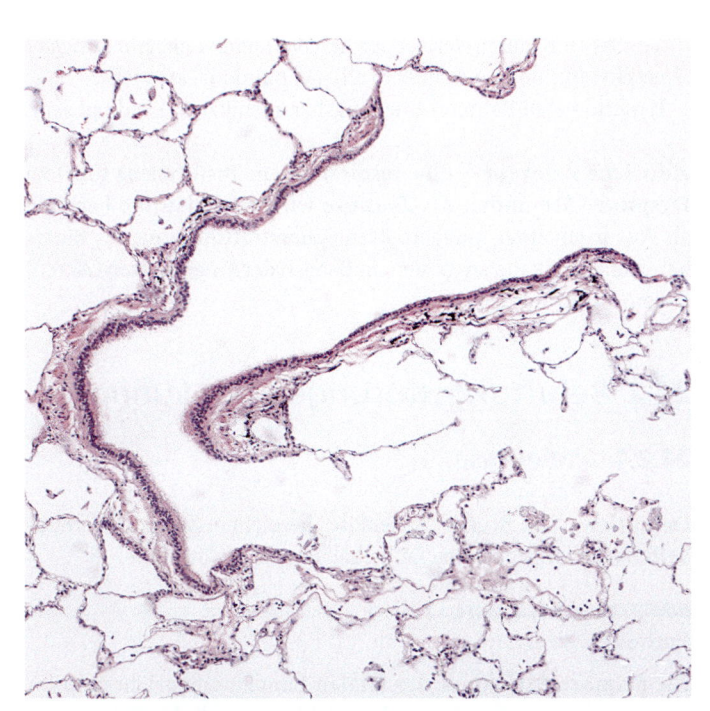

Abb. 24.4 Terminaler Bronchiolus mit Eröffnung in respiratorische Bronchiolen, die in Alveolen münden. HE, Vergr. 50-fach. [P1314]

mit dem bloßen Auge zu erkennen (➤ Abb. 24.4, ➤ Abb. 24.5, ➤ Abb. 24.6).

Die dichte Anordnung der Alveolen verleiht der Lunge ihr schwammartiges Aussehen. Sie sind zu 95 % von den flachen **Typ-I-Pneumozyten** und zu 5 % von den kubischen **Typ-II-Pneumozyten** ausgekleidet. Typ-I-Pneumozyten sind wesentlich am Gasaustausch beteiligt, haben lange flache zytoplasmatische Ausläufer und bilden mit den eng anliegenden kapillären Endothelien der Alveolarwand die alveolokapilläre Membran. Typ-II-Pneumozyten produzieren Surfactant („surface active agent" = oberflächenaktive Substanz), der aus Phospholipiden und Proteinen besteht, die Oberflächenspannung senkt und so einen Aleveolarkollaps verhindert. Die Typ-II-Pneumozyten dienen zudem als Reservezellen und besitzen bei einer Schädigung des Alveolarepithels die Fähigkeit zu proliferieren und sich in Typ-I-Pneumozyten zu differenzieren.

Die **Alveolarwände** sind sehr dünn und elastisch, bestehen hauptsächlich aus einem dichten Kapillarnetz, elastischen Fasern und nur spärlichen fibroblastenartige Zellen und ganz vereinzelte Lymphozyten (➤ Abb. 24.5, ➤ Abb. 24.6). In den Alveolarwänden finden sich 10–15 µm große **Alveolarporen** (Kohn-Poren), welche die Alveolen miteinander verbinden.

Die intraalveolären **Alveolarmakrophagen,** transportieren die durch Phagozytose inhalierten Partikel ab und spielen eine wesentlich Rolle in der lokalen Immunabwehr. Der **Gasaustausch** zwischen der alveolären Gasphase und dem Kapillarblut erfolgt über die alveolo-

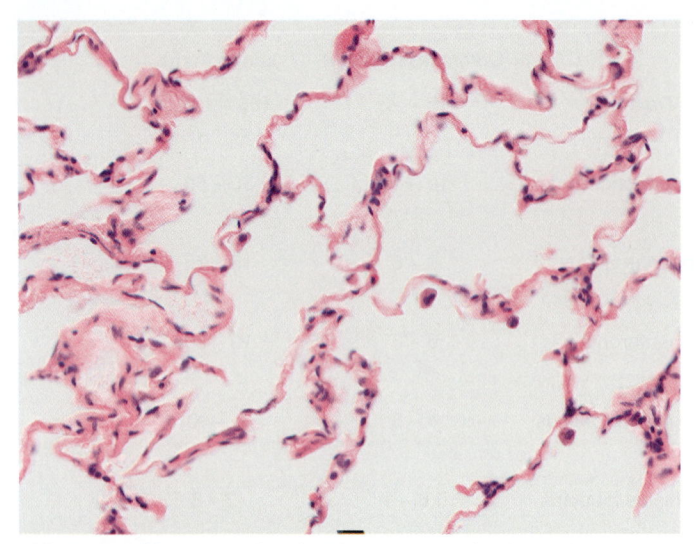

Abb. 24.5 Aufbau normaler Alveolen mit zarten Alveolarwänden. In den Alveolen vereinzelte Alveolarmakrophagen. HE, Vergr. 200-fach. [P528]

kapilläre Membran. Die Diffusionsstrecke wird als „**alveolokapilläre Barriere**" bezeichnet (etwa 0,6 μm Dick). Wichtig für den alveolokapillären Gasaustausch sind die kurze Diffusionsstrecke und die große Oberfläche (➤ Abb. 24.5, ➤ Abb. 24.6).

Die Lungenfunktion besteht aus Ventilation, Perfusion (Blutversorgung) und Diffusion (Sauerstoff). Eine Störung einer oder mehrerer dieser Komponenten bewirkt eine **respiratorische Insuffizienz**, die sich klinisch als Dyspnoe, d. h. das Empfinden von Atemnot, präsentiert. Wenn der Wirkungsgrad der Atmung durch pulmonale und/oder extrapulmonale Ursachen herabgesetzt ist, kommt es zu Blutgasveränderungen:

- Bei der **Partialinsuffizienz** ist die O_2-Konzentration im arteriellen Blut bei normaler oder sogar herabgesetzter CO_2-Konzentration verringert (Hypoxämie).
- Bei der **Globalinsuffizienz** mit erniedrigter O_2-Konzentration kommt es zusätzlich zu einem Anstieg der CO_2-Konzentration im arteriellen Blut **(Hyperkapnie).**

Der **komplexe Prozess einer gestörten Lungenfunktion** lässt sich nach strukturellen und funktionellen Gesichtspunkten in drei pathophysiologische Mechanismen gliedern, die bei fortgeschrittenen Krankheitsbildern oft kombiniert vorkommen:

- **Ventilationsstörungen:** Obstruktive Ventilationsstörungen resultieren aus einem erhöhten Atemwegswiderstand in den Bronchien und Bronchiolen mit konsekutiver inhomogener Belüftung der Alveolen. Grundlage dieser Störungen sind reversible oder irreversible Verengungen bzw. Verlegungen der Atemwege (z. B. Asthma, COPD, obstruierender Tumor im zentralen Bronchialsystem). Restriktive Ventilationsstörungen sind die Folge einer Reduktion des Lungenvolumens und somit der totalen Lungenkapazität und können pulmonaler oder extrapulmonaler Ursache sein. Pulmonale Ursachen sind entzündliche oder fibrosierende interstitielle Lungenerkrankungen. Extrapulmonale Ursachen, welche eine Expansion der Lunge mechanisch oder funktionell verhindern, sind Erkrankungen der Pleura (z. B. Pleuraschwarte), der Thoraxwand (z. B. schwere Kyphoskoliose der Wirbelsäule) oder der neuromuskulären Strukturen.
- **Diffusionsstörungen** resultieren aus Veränderungen der alveolokapillären Membran, welche die Aufnahme von Sauerstoff aus dem Alveolarraum in das Kapillarblut erschweren. Beispiele hierfür sind das Lungenödem, Pneumonien und der diffuse Alveolarwandschaden.
- **Perfusionsstörungen** sind Durchblutungsstörungen in der Lungenstrombahn. Sie können präkapillär (z. B. bei Lungenembolie), kapillär (z. B. durch Verlust der Alveolarkapillaren beim Lungenemphysem) und postkapillär (z. B. bei pulmonal arterieller Hypertonie im Rahmen eine Linksherzinsuffizienz) bedingt sein.

Klinische Relevanz Eine respiratorische Insuffizienz führt zu **Dyspnoe (Atemnot).** Als **Zyanose** wird eine blaurote Färbung als Ausdruck einer mangelhaften Sauerstoffsättigung des Blutes bezeichnet. Sie kann am besten im Bereich der Fingerspitzen (Akren) diagnostiziert werden.

24.2 Belüftungsstörungen der Lunge

24.2.1 Atelektase

Definition Der Begriff „Atelektase" bezeichnet Zustände verminderten oder aufgehobenen Luftgehalts der Alveolarräume.

Pathogenese

Die **primäre Atelektase** der fetalen Lungen entspricht dem intrauterinen Zustand. Dieser Zustand kann nach der Geburt persistieren, wenn die zentrale Atemregulation perinatal gestört ist (z. B.

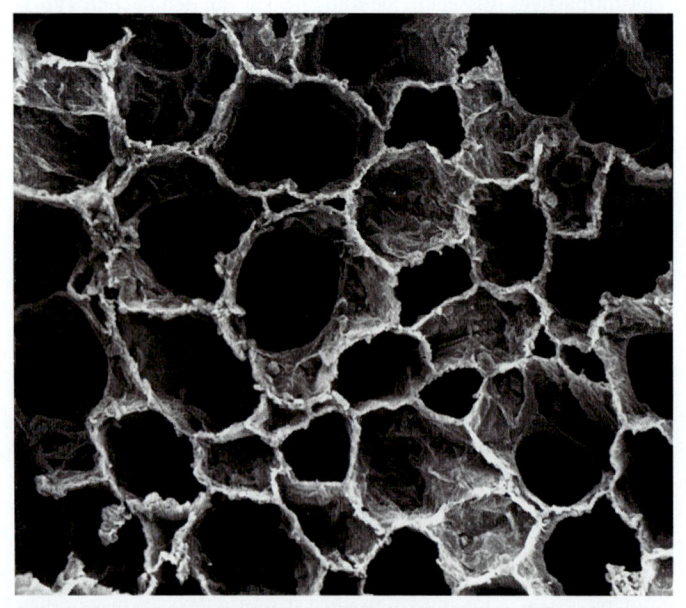

Abb. 24.6 Regelrechte Alveolen im Rasterelektronenmikroskop. Entfaltete Alveolen, teilweise Blick auf die interalveolären Septen bzw. auf die schmalen kapillarführenden alveolokapillären Membranen. [R398]

Hirnblutung), Atemwege verlegt oder fehlgebildet sind oder Kompressionen (z. B. kindliche Tumoren) vorliegen und sich die Lungen daher nicht entfalten.

Sekundäre Atelektasen, d. h. ein Kollaps von zunächst entfaltetem und belüftetem Lungengewebe, werden nach pathogenetischen Mechanismen in verschiedene Formen unterteilt:

- **Resorptions-/Obstruktionsatelektasen** entstehen durch einen Bronchusverschluss mit nachfolgender Resorption der Luft aus der alveolären Peripherie. Häufigste Ursachen sind obstruierende Bronchustumoren und eingedickter Schleim, seltener aspirierte Fremdkörper. Funktionelle Bedeutung erlangen ausgedehnte Atelektasen durch ein erhöhtes „Rechts-links-Shuntvolumen", wobei unoxigeniertes Blut in den großen Kreislauf gelangt und zu einer Partialinsuffizienz führen kann.
- **Kompressionsatelektasen** entstehen durch Druck von außen, meist durch einen Pleuraerguss, oder seltener durch Tumoren.
- **Entspannungsatelektasen** resultieren aus einer Abnahme des negativen Drucks im Pleuraspalt, wobei die Lunge bei erhaltener Eigenelastizität kollabiert. Ursache ist typischerweise ein Pneumothorax (z. B. nach Ruptur einer Emphysemblase oder bei Thoraxwandverletzungen).
- **Kontraktionsatelektase** entstehen durch ausgeprägte fibrosierende Erkrankungen der Pleura oder der Lunge, welche eine Expansion der Lunge verhindern.

Morphologie

Makroskopisch handelt es sich bei **Resorptions-/Obstruktionsatelektasen** um eingesunkene, scharf begrenzte, den anatomischen Strukturen folgende, blaurot verfärbte Parenchymbezirke im Versorgungsgebiet des betroffenen Bronchus (> Abb. 24.7).

Klinische Relevanz Atelektatische Lungenabschnitte können sich wieder entfalten, sofern sie nicht durch entzündliche Komplikationen oder fibrosierende Prozesse fixiert werden. Obstruktionsatelektasen durch bösartige Lungentumoren sind vielfach durch Retentionspneumonien kompliziert. Chronische Atelektasen sind durch eine zunehmende interstitielle Fibrosierung und einen zystenartigen Umbau der ehemaligen Alveolen charakterisiert.

24.2.2 Emphysem

Definition Ein Emphysem ist definiert als eine irreversible Dilatation der Lufträume distal der terminalen Bronchiolen mit Destruktion der Alveolarwände (> Abb. 24.8). Es kann die Lungen herdförmig oder diffus betreffen und wird nach dem anatomischen Verteilungsmuster im Lungenläppchen in zentroazinäre, panazinäre und paraseptale Emphyseme eingeteilt.

Epidemiologie Nach Obduktionsstatistiken ist die Prävalenz des Lungenemphysems mit 50 % sehr hoch, wenn auch gering ausgeprägte Formen mitberücksichtigt werden. Weitaus am häufigsten sind starke Raucher betroffen und somit bevorzugt das männliche Geschlecht (> Kap. 24.4).

Ätiologie Die Ätiologie ist komplex, wobei das Rauchen meist eine wesentliche Rolle spielt. Verschiedene endogene (Proteaseinhibitormangel) und exogene Faktoren (chronisches Zigarettenrauchen u. a.) wirken in variabler Kombination zusammen. Da sich ein Lungenemphysem nicht obligat bei jedem Raucher entwickelt, muss eine zusätzliche genetische Disposition angenommen werden.

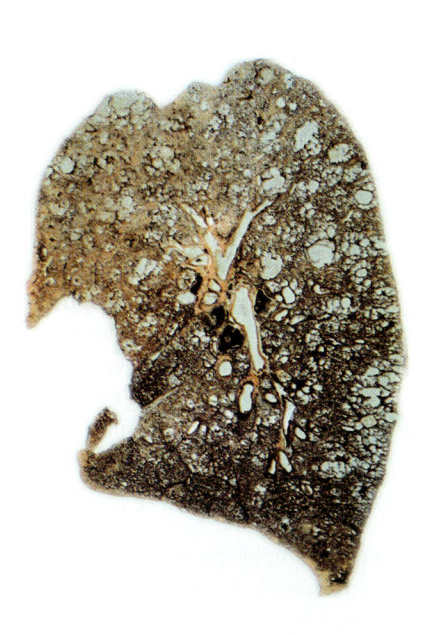

Abb. 24.7 Herdförmige Lungenatelektasen. Die Resorptionsatelektasen sind an der deutlich dunkleren Farbe und den scharfen Rändern zu erkennen, die in diesem Fall den Lungenläppchen entsprechen. [R398]

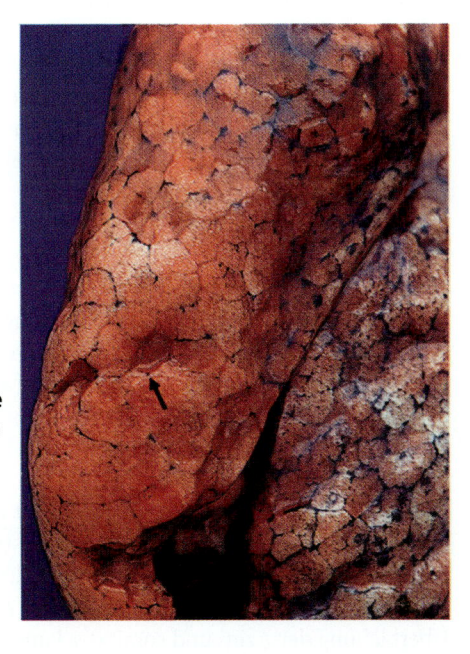

Abb. 24.8 Lungenemphysem. Die Emphysemblasen sind deutlich zu erkennen. Bei dieser Technik des Papiergroßschnitts wird ein Längsschnitt durch eine ganze Lunge hergestellt und das Schnittpräparat auf ein spezielles Papier aufgezogen und getrocknet (keine Färbung). [T1016]

Pathogenese

Das Emphysem entsteht durch eine **Destruktion des Stützgerüsts** in den Azini und den Alveolarwänden: Tierexperimentell kann durch Gabe von **Proteasen** (besonders Elastase) ein diffuses Lungenemphysem erzeugt werden. Durch die Elastaseandauung in den Alveolarwänden entstehen Elastinfragmente, die auf Makrophagen chemotaktisch wirken. Diese setzen ihrerseits Proteasen frei, welche die Alveolarwände destruieren können. Unter physiologischen Bedingungen wird diese Proteasenwirkung durch im Überschuss vorhandene **Proteaseinhibitoren** (z. B. α1-Antitrypsin) gehemmt. Die im Zigarettenrauch enthaltenen Toxine und Kanzerogene, v. a. freie Radikale, stören dieses Gleichgewicht, indem sie eine entzündliche Reaktion induzieren, die zu einem Überschuss an Proteasen führt, und Proteaseinhibitoren inaktivieren.

Die Bedeutung der **Protease-Antiprotease-Imbalance** für die Emphysementwicklung wird beim Krankheitsbild des genetisch bedingten α1-Proteaseinhibitor-Mangels (α1-Antitrypsin-Mangel) besonders deutlich. Bei dieser Erkrankung kann ein relatives Überwiegen von Proteasen bei homozygoten Merkmalsträgern bereits in jungen Jahren zu einem schweren panlobulären Emphysem führen, besonders wenn zusätzlich makrophagenaktivierende Faktoren wie das Zigarettenrauchen hinzukommen.

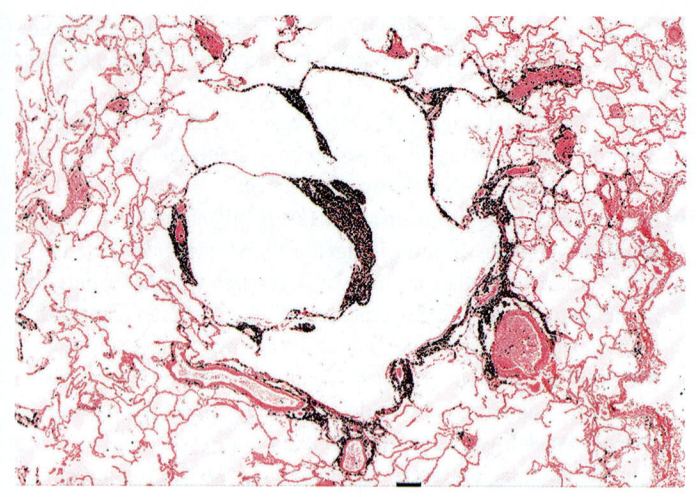

Abb. 24.9 Zentroazinäres (zentrilobuläres) Emphysem. Deutlich ausgeweitete zentroazinäre Alveolen mit Ablagerung von anthrakotischem Pigment. HE, Vergr. 100-fach. [P528]

verschiedene $α_1$-Antitrypsin-Varianten vor, die dazu führen, dass entweder kein oder zu wenig funktionelles $α_1$-Antitrypsin Protein oder ein dysfunktionelles Protein gebildet wird. Die Krankheit manifestiert sich zwischen dem 20. und 40. Lebensjahr, je nachdem, welche Form der Mutation vorliegt.

Einteilung von Emphysemen

Zentroazinäres (zentrilobuläres) Emphysem

Das zentroazinäre Emphysem, das typischerweise oberlappenbetont ist, ist die häufigste Emphysemform (95 %) und meist rauchassoziiert. Die schädlichen Substanzen im Zigarettenrauch konzentrieren sich im Zentrum des Azinus und erklären somit das anatomische Verteilungsmuster. Mikroskopisch sind die respiratorischen Bronchiolen, d. h. der proximale Anteil bzw. das Zentrum des Azinus betroffen, während die distalen Alveolen noch intakt sind (➤ Abb. 24.9). Typischerweise wird das zentroazinäre Emphysem begleitet von einer chronischen Bronchitis, einer chronischen Entzündung der terminalen respiratorischen Bronchiolen und einer zentroazinären Akkumulation von pigmentbeladenen Alveolarmakrophagen (Rauchermakrophagen). Bei fortgeschrittener Erkrankung sind auch die distalen Alveolen zerstört, sodass große konfluierende Emphysemblasen entstehen können. Eine Unterscheidung zwischen einem zentro- und einem panazinären Emphysem ist dann oft nicht mehr möglich.

Panazinäres (panlobuläres) Emphysem

Bei diesem Emphysemtyp sind die zentralen und distalen Alveolen gleichermaßen betroffen. Die Azini sind daher gleichmäßig erweitert (➤ Abb. 24.10b). Das panazinäre Emphysem entsteht vorwiegend bei Patienten mit $α_1$-Antitrypsin-Mangel und ist im Gegensatz zum zentroazinären Emphysem meist unterlappenbetont. Bei der homozygoten Form dieser erblichen Erkrankung können Patienten bereits im jungen Alter ein schweres Emphysem entwickeln, was durch Rauchen beschleunigt wird. Genetisch kommen

Distal azinäres (paraseptales, lokalisiertes) Emphysem

Diese Emphysemform betrifft die Lungen nur herdförmig, ist typischerweise in den Lungenoberlappen subpleural gelegen und umgeben von normalem Lungengewebe (➤ Abb. 24.11). Es betrifft die Peripherie der Lungenläppchen mit Erweiterung der distalen Azini und kann größere Emphysemblasen ausbilden. Das lokalisierte distal azinäre Emphysem ist eine häufige Ursache von Spontanpneumothoraces bei jungen und ansonsten gesunden Erwachsenen, wobei die Ursache unbekannt ist. Es wird eine anlagebedingte Veränderung vermutet. Zur Verhinderung von Rezidivpneumothoraces wird das Emphysem reseziert, womit die Patienten geheilt sind.

Narbenemphysem

Bei dieser Form des Emphysems kommt es zu einer umschriebenen Destruktion der Alveolarsepten in Umgebung einer Narbe, z. B. nach Entzündungen oder Infarkten (➤ Abb. 24.10d). Das Narbenemphysem hat meist keine negative Auswirkung auf die Lungenfunktion.

Seniles (Alters-)Emphysem

Der physiologische Alterungsprozess führt zu einer Degeneration der bindegewebigen und elastischen Faserstrukturen, die eine Reduktion der Lungenelastizität bewirkt. Dadurch verbleibt während der Exspiration vermehrt Restluft in den Alveolen, was zu einer Überblähung der Azini und somit der Lunge führt. Es handelt sich streng genommen nicht um ein Emphysem, da die Alveolarsepten nicht destruiert werden. Es kann aber bei langem Bestehen durch Septenrisse zu einem Umbau im Sinne eines Emphysems kommen.

24.2 Belüftungsstörungen der Lunge

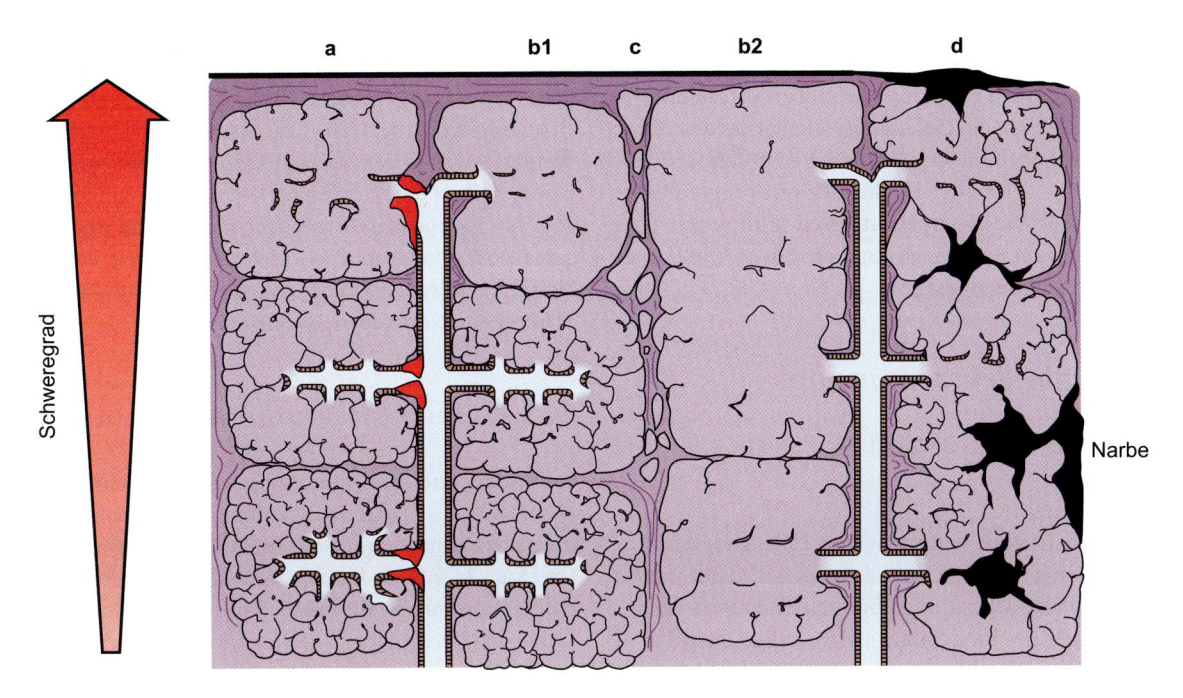

Abb. 24.10 Entwicklung von Lungenemphysemen nach morphologisch-deskriptiven Gesichtspunkten. **a** Zentroazinäres Emphysem bei Bronchusstenosen. **b** Panazinäres (b1) bzw. panlobuläres (b2) Emphysem. **c** Ausgeprägtes Emphysem z. B. bei Bingegewebsdefekten. **d** Narbenemphysem. [L106]

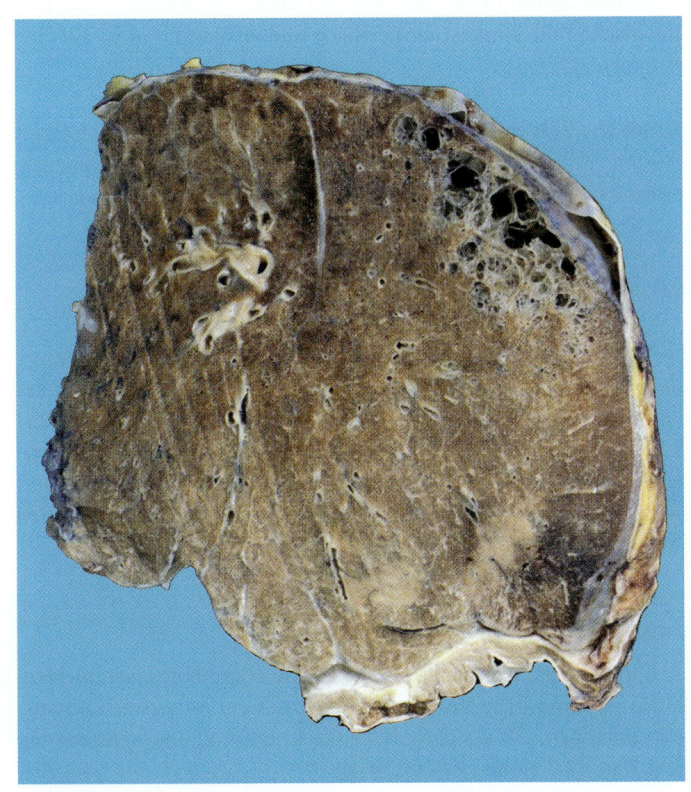

Abb. 24.11 Distal azinäres (paraseptales, lokalisiertes) Emphysem. [T1016]

Kompensatorisches (Überdehnungs-) Emphysem

Mit diesem Begriff wird eine Überblähung des Lungengewebes, z. B. in der verbliebenen Lunge nach Lobektomie, bezeichnet. Es handelt sich auch hier streng genommen nicht um ein Emphysem, da die Alveolarsepten intakt bleiben und die Alveolen lediglich kompensatorisch dilatiert werden.

Bullöses Emphysem

Das bullöse Emphysem wird definiert durch größerer Emphysemblasen mit einem Durchmesser von mehr als 1 cm, welche bei verschiedenen Emphysemformen auftreten können. Bei subpleuraler Lage der Emphysemblasen besteht die Gefahr der Blasenruptur mit konsekutivem Spontanpneumothorax. Großblasige Emphysembereiche nehmen am Gasaustausch nicht teil und komprimieren das noch funktionsfähige Lungenrestparenchym. Eine Resektion mit Volumenreduktion der emphysematös destruierten und überblähten Lungenabschnitte kann zur Besserung der Lungenfunktion durch das restliche, noch normale und wiederentfaltete Lungengewebe führen.

Klinische Relevanz Die Lunge verfügt über erhebliche Reserven, weshalb ein Emphysem erst klinisch manifest wird, wenn mindestens 30 % des Lungenparenchyms destruiert sind. Klinische Leitsymptome bei Patienten mit einem fortgeschrittenen Lungenemphysem sind Dyspnoe und eine obstruktive Ventilationsstörung. Die emphysembedingte Destruktion des Lungengewebes führt zum Verlust von Alveolen und damit bei fortgeschrittener Erkrankung zu einer erheblichen Reduktion des Gesamtquerschnitts der alveolären Kapillaren. Dadurch entsteht in späten Stadien eines diffusen Emphysems ein pulmonal arterieller Hochdruck mit progredienter Rechtsherzbelastung. Die **Komplikationen** sind somit eine progressive respiratorische Insuffizienz und die Entwicklung eines Cor pulmonale mit Rechtsherzversagen.

24.3 Bronchiale Erkrankungen

24.3.1 Bronchiale Obstruktion

Definition und Ätiologie
- Eine bronchiale Obstruktion entspricht einer Einengung oder kompletten Verlegung des Bronchiallumens. Je nach Lokalisation unterscheidet man eine zentrale (Trachea und Hauptbronchien), eine periphere (distal des Hauptbronchus) und eine Obstruktion der oberen Atemwege (Nasopharynx, Larynx). Diese können endo- oder extraluminaler Ursache sein. Die häufigsten Ursachen sind **Fremdkörper** und **Schleim:** Eine bronchiale Obstruktion durch Fremdkörper entsteht nach Aspiration von bröckeligen Speisen oder anderen Fremdsubstanzen. Beim Asthma bronchiale und bei der zystischen Fibrose (Mukoviszidose) kann die endoluminale Retention von zähem Schleim zu einer funktionell relevanten bronchialen Obstruktion führen.
- **Gut- und bösartige Tumoren:** Tumoren können das Bronchiallumen je nach deren Lage endoluminal oder durch Kompression von außen einengen. Das Lungenkarzinom ist die häufigste Ursache für eine zentrale bronchiale Obstruktion (➤ Kap. 24.9).
- **Wandinstabilität:** Eine Wandinstabilität der Atemwege kann die Trachea, die Bronchien oder beide betreffen und wird als Tracheo- oder Tracheobronchomalazie bezeichnet. Sie werden ätiologisch in primäre kongenitale, die sich meist bei Kindern manifestieren, und in die häufigeren sekundären Formen unterteilt. Die Ursachen der sekundären Formen sind vielfältig, meist liegt eine Verletzung des Knorpels in den Atemwegen oder eine chronische Entzündungen vor. Eine chronische Entzündung der Bronchialwand (bei chronischer Bronchitis oder rezidivierenden Infekten) führt zu einem narbigen Umbau der muskulären und elastischen Faserstrukturen und kann so eine Instabilität der Bronchialwand mit funktionell wirksamer bronchialer Obstruktion verursachen.

Klinische Relevanz Die klinische Manifestation hängt vom Ausmaß, der anatomischen Lokalisation und der Dauer der Obstruktion ab. Häufige Symptome sind Atemnot, Husten und ein pfeifendes Atemgeräusch (Stridor). Ein akuter inspiratorischer Stridor mit Atemnot ist Zeichen einer bedrohlichen zentralen Atemwegsobstruktion und erfordert eine notfallmäßige Diagnostik und Therapie. Eine relevante bronchiale Obstruktion erschwert die Ventilation und Reinigung der nachgeschalteten Lunge, was zu unterschiedlichen Komplikationen führen kann: Bei der poststenotischen Pneumonie werden die Alveolen mit feinvakulosierten, lipidhaltigen Makrophagen angefüllt (deshalb auch Retentionspneumonie oder endogene Lipidpneumonie genannt). Eine chronische Obstruktion kann zu poststenotischen Bronchiektasen führen. Eine komplette Obstruktion größerer Bronchien führt zur Absorption der intralveolären Luft und zu einem Kollaps des nachgeschalteten alveolären Lungenparenchyms, sog. Absorptionsatelektase. Eine vorwiegend exspiratorisch wirksame Obstruktion mit Bronchial- oder Bronchiolenkollaps, z. B. bei chronischer Bronchitis oder Asthma bronchiale, kann zu einer Überblähung der betroffenen Alveolen führen.

24.3.2 Akute Bronchitis/Bronchiolitis

Definition und Ätiologie Eine akute Bronchitis entspricht einer meist infektiösen akuten Entzündung der Bronchien bei Patienten, die nicht an einer chronisch obstruktiven Lungenerkrankung leiden (➤ Kap. 24.4.1). Es handelt sich um eine in der Bevölkerung sehr häufige Erkrankung, die meist viral (z. B. bei Influenza, Parainfluenza, Rhinoviren, Respiratory Syncytial Virus etc.) und nur selten bakteriell bedingt ist.

Andere seltene Ursachen für eine akute Bronchitis sind Inhalationsnoxen und rheumatische Erkrankungen mit Lungenbefall.

> **Morphologie**
>
> Am Beginn einer akuten Bronchitis steht die katarrhalische Entzündung mit Hyperämie, Stromaödem und serös-schleimiger Sekretion, gefolgt von einer neutrophilen Entzündung. Das histologische Bild ist meist unspezifisch und lässt somit nicht auf eine Ätiologie schließen.

Klinische Relevanz Das Leitsymtom einer akuten Bronchitis ist Husten. Sie heilt fast immer spontan aus. Als Komplikation kann eine sekundäre bakterielle Pneumonie auftreten (häufig bei Influenza).

24.3.3 Bronchiolitis

Definition und Ätiologie Eine Bronchiolitis ist eine Erkrankung der kleinen, knorpelfreien Atemwege mit einem Durchmesser von weniger als 1 mm. Sie kann durch ein weites Spektrum an Erkrankungen verursacht werden. Bronchiolen können sekundär durch weitergeleitete Entzündungen der Bronchien oder Alveolen involviert werden oder primär durch Erkrankungen, die selektiv die kleinen Atemwege betreffen.

> **Ätiologie und Pathogenese**
>
> Die Bronchiolen sind häufig mitbefallen bei respiratorischen Infekten, beim Asthma bronchiale und bei rauchenbedingten Lungenerkrankungen, z. B. der chronischen obstruktiven Lungenerkrankung (➤ Kap. 24.3.5 und ➤ Kap. 24.4).
>
> Weitere seltenere Ursachen, welche die Bronchiolen primär befallen können, sind u. a. rheumatische Erkrankungen, die exogen

allergische Alveolitis und die pulmonale Graft-versus-Host- Reaktion bei Patienten nach allogener Knochenmarkstransplantation. Okkulte, rezidivierende Aspirationen können sich als Bronchiolitis manifestieren.

Die häufigste Ursache für eine akute Bronchiolitis ist ein Infekt mit Respiratory Syncytial Virus, an welchem typischerweise kleine Kinder unter zwei Jahren erkranken. Sie tritt auch bei akuter Exposition mit Inhalationsnoxen (Rauch, toxische Gase) auf.

Klinische Relevanz
Bei einer Bronchiolitis führen die entzündliche Wandverdickung und die sekretbedingte bronchioläre Obstruktion zu einer Ventilationsstörung. Typisch ist dabei ein expiratorischer Kollaps der Bronchiolen, die im Gegensatz zu Bronchien keine knorpelbedingte rigide Wandstruktur aufweisen. Dies führt zu einer Überblähung des nachgeschalteten Lungenparenchyms. Eine akute Bronchiolitis kann sich als schwere Dyspnoe manifestieren, während sich chronische Bronchiolitiden langsam entwickeln und zu einer protrahierten Dyspnoe führen. Lungenfunktionell ist ein erniedrigtes forciertes exspiratorisches Volumen in der ersten Sekunde der Ausatmung (FEV1) typisch. Eine regelmäßige Messung des FEV1 wird daher bei Patienten nach allogener Knochenmarkstransplantation zur Früherkennung einer pulmonalen Graft-versus-Host-Reaktion eingesetzt.

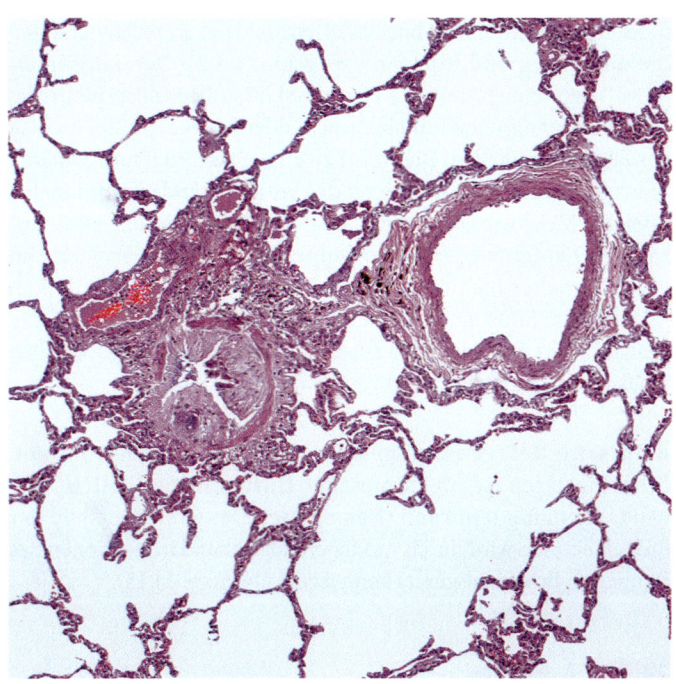

Abb. 24.12 Bronchiolitis obliterans mit subepithelialer kollagenreicher Bindegewebsvermehrung und sternförmiger, irreversibler Einengung des Lumens. Begleitend (rechts) der komplementäre Pulmonalarterienast. HE, Vergr. 50-fach. [P1315]

Morphologie

Das histomophologische Bild erlaubt oft keine eindeutige ätiologische Zuordnung, kann aber die Differenzialdiagnose eingrenzen und im klinisch-radiologischen Kontext eine spezifische Diagnose liefern. Histopathologisch werden Bronchiolitiden in entzündliche (akut, chronisch, granulomatös) und proliferative Formen (Bindegewebsvermehrung) unterteilt. Eine akute neutrophile Entzündung mit Nekrosen der bronchiolären Schleimhaut tritt typischerweise bei infektiösen Bronchiolitiden auf. Eine chronische Bronchiolitis mit Ausbildung von Lymphfollikeln (sog. follikuläre Bronchiolitis) kann z. B. auf eine Lungenbeteiligung im Rahmen einer rheumatischen Grunderkrankung hinweisen. Epitheloidzellige Granulome müssen an einen Mykobakterieninfekt denken lassen. Eine Bronchiolitis mit subepithelialer Bindegewebsvermehrung (sog. Bronchiolitis obliterans) kann postinfektiös, insbesondere nach Mykoplasemeninfekt, bei rheumatischen Erkrankungen, als Form der chronischen Abstoßungsreaktion nach Lungentransplantation oder bei einer pulmonalen Graft-versus-Host-Reaktion nach Knochenmarkstransplantation auftreten (> Abb. 24.12).

24.3.4 Bronchiektasen

Definition Bronchiektasen sind irreversibel erweiterte Bronchien, häufig begleitet von einer Entzündung. Sie können lokalisiert, diffus oder multifokal im Bronchialsystem auftreten. Die mittleren und kleineren Bronchien sind bevorzugt betroffen, da die Bronchialwand der großen proximalen Bronchien durch das starre Knorpelgerüst stabiler ist.

Epidemiologie Die Inzidenz von Bronchiektasen ist seit Beginn der Antibiotikaära und Dank der Impfung gegen Keuchhusten und Masen stark zurückgegangen. In Regionen mit schlechten sozioökonomischen Bedingungen sind Bronchiektasen aber nach wie vor eine häufige Ursache chronischer Lungenerkrankungen.

Ätiologie und Pathogenese

Prinzipiell ist allen Ursachen von Bronchiektasen gemeinsam, dass ein meist chronischer oder rezidivierender entzündlicher Prozess zu einer Schädigung und Schwächung der Bronchialwand mit anschließender Dilatation des Bronchus führt. Bronchiektasen entwickeln sich besonders häufig bei Patienten mit einer erhöhten lokalen (infolge einer bronchialen Obstruktion oder reduzierter mukoziliären Reinigung) oder generalisierten Infektneigung (angeborene oder erworbene Immunschwächen).

- **Lokalisierte Bronchiektasen** sind meist Folge einer bronchialen Obstruktion (> Kap. 24.3.1). Weltweit ist eine postinfektiöse Ursache, insbesondere nach Tuberkulose und nach protrahierten bakteriellen oder viralen pulmonalen Infekten, häufig. Des Weiteren können Narben und fibrosierende Lungenerkrankungen durch Zugwirkung zu lokalisierten Traktionsbronchiektasen führen.
- **Diffuse und multifokale Bronchiektasen** treten meist infolge rezidivierender pulmonaler Infekte auf.

Patienten mit Erkrankungen, die zu einer reduzierten mukoziliären Reinigung führen, sind besonders häufig betroffen. Hierzu gehören erbliche Erkrankungen, wie die zystische Fibrose, der α1-Antitrypsinmangel und die primäre ziliäre Dyskinesie. Bei der zystischen Fibrose führt eine Retention von hochviskösem Schleim zu rezidivierenden Entzündungen und Infekten (> Kap. 24.3.2). Der autosomal-rezessiv vererbten primären ziliären Dyskinesie liegt ein struktureller Ziliendefekt zugrunde mit abnormem oder fehlendem Zilienschlag der Flimmerepithelien. Dies führt zu einem gestörten mukoziliären Transport mit daraus resultierenden rezidivierenden pulmonalen Infekten. Meist wird die Erkrankung im Kindesalter diagnostiziert, kann aber aufgrund der hohen klinischen Variabilität auch erst im Erwachsenalter manifest werden. Etwa die Hälfte der Patienten zeigen einen Situs inversus. Beim Kartagener-Syndrom liegt eine primäre ziliäre Dyskinesie mit einem Situs inversus, einer chronischen Sinusitis und Bronchiektasen vor.

Klinische Relevanz Typisches klinisches Symptom von Bronchiektasen ist ein chronischer **Husten mit reichlich Auswurf,** der blutig sein kann (Hemoptyse). Das Krankheitsbild der Bronchiektasen wird durch rezidivierende Sekundärinfektionen des retinierten Bronchialsekrets kompliziert (> Abb. 24.13).

24.3.5 Asthma

Definition Asthma ist eine chronische entzündliche Erkrankung der Atemwege mit bronchialer Hyperreagibilität. Verschiedene Stimuli führen zu einer intermittierenden, reversiblen Bronchokonstriktion mit anfallsweisem Auftreten von Husten und Dyspnoe.

Epidemiologie Asthma ist weltweit eine häufige Erkrankung mit steigender Prävalenz in den industrialisierten Ländern. Die Prävalenz ist global sehr variabel und liegt in Europa bei etwa 5 %.

Ätiologie und Pathogenese

Die Ätiologie des Asthmas ist nicht geklärt. Es wird angenommen, dass eine Interaktion zwischen genetischen Faktoren, Umwelteinflüssen (z. B. Zigarettenrauch, Luftverschmutzung, Allergene) und durchgemachten respiratorischen Infekten die Manifestation beeinflusst.

Vereinfacht kann es in zwei Formen unterteilt werden:
- Das allergische Asthma (früher extrinsisches oder exogenes Asthma) und
- das nicht allergisch bedingte Asthma (früher intrinsisches oder endogenes Asthma).

Beim **allergischen** Asthma kommt es zu einer IgE-vermittelte Typ-I-Überempfindlichkeitsreaktion. Allergene, z. B. Pollen, tierische und pflanzliche Proteine oder Chemikalien, induzieren nach allergischer Sensibilisierung über spezifische IgE-Antikörper in der respiratorischen Schleimhaut die Freisetzung von Mediatoren aus Mastzellen (u. A. Histamin, Prostaglandin D2 und Leukotriene). Diese verursachen eine Bronchokonstriktion und eine für allergische Prozesse charakteristische eosinophilenreiche Entzündung. Die Bronchokonstriktion ist typischerweise reversibel (spontan oder nach Inhalation von adrenergen Beta-Agonisten). Langfristig entwickelt ein Teil der Patienten durch wiederholte Entzündungen einen strukturellen Umbau der Bronchialschleimhaut, welcher zu einer irreversiblen Atemwegsobstruktion führen kann. Die Ursache der bronchialen Hyperreagibilität, bei welcher unspezifische Reize wie kalte Luft oder körperliche Anstrengung einen Asthmaanfall auslösen können, ist nicht geklärt.

Beim nicht allergischen Asthma kann keine allergische Sensibilisierung nachgewiesen werden. Die immunologischen Mechanismen und die Veränderungen in der Bronchialschleimhaut mit eosinophilenreicher Entzündung sind aber ähnlich wie beim allergischen Asthma.

Morphologie

Die Veränderungen beim Asthma betreffen die Bronchien, können aber auch die Bronchiolen involvieren. Charakteristisch ist eine eosinophilenreiche Entzündung mit intraepithelialer Becherzellhyperplasie, verdickter Basalmembran und Hyperplasie der glatten Muskulatur und der bronchialen Drüsen (> Abb. 24.14,

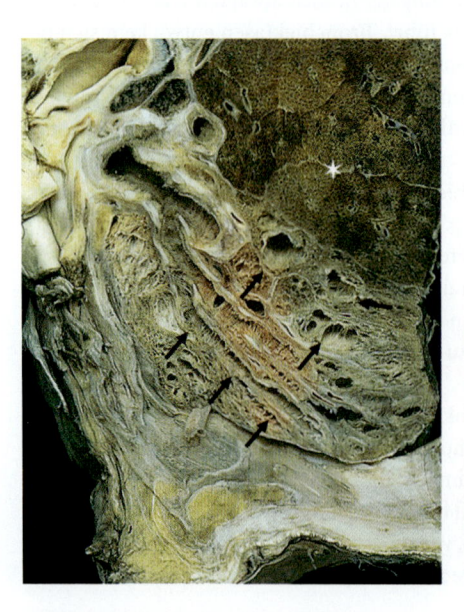

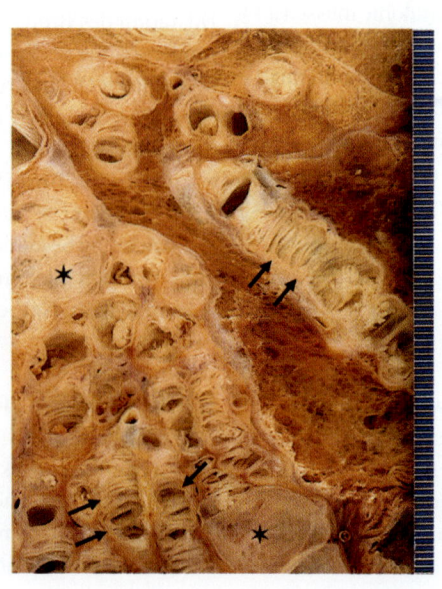

Abb. 24.13 Bronchiektasen. a Nach Fixation mit Formalin. **b** Unfixiert; Pfeile markieren die Bronchiektasien. Die Bronchialwände zeigen zudem eine Querstreifung aufgrund einer Hyperplasie der glatten Muskulatur, ein typisches makroskopisches Zeichen für eine chronische Bronchitis. [R398]

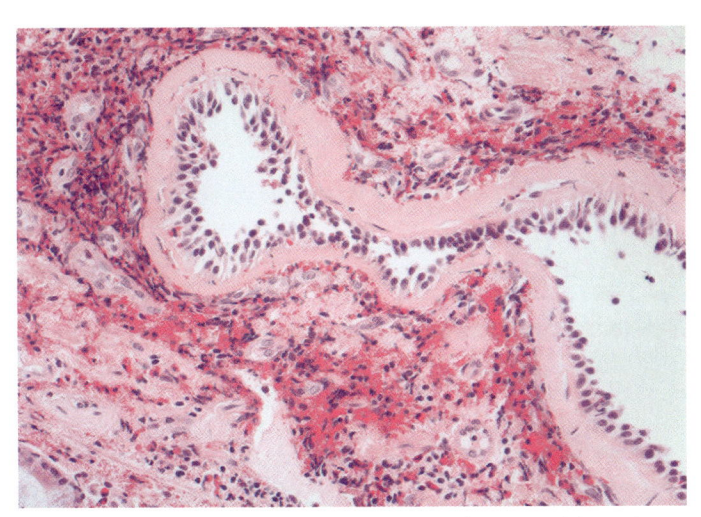

Abb. 24.14 Asthma bronchiale mit charakteristischer eosinophilenreicher Entzündung und verdickter Basalmembran. HE, Vergr. 200-fach. [P528]

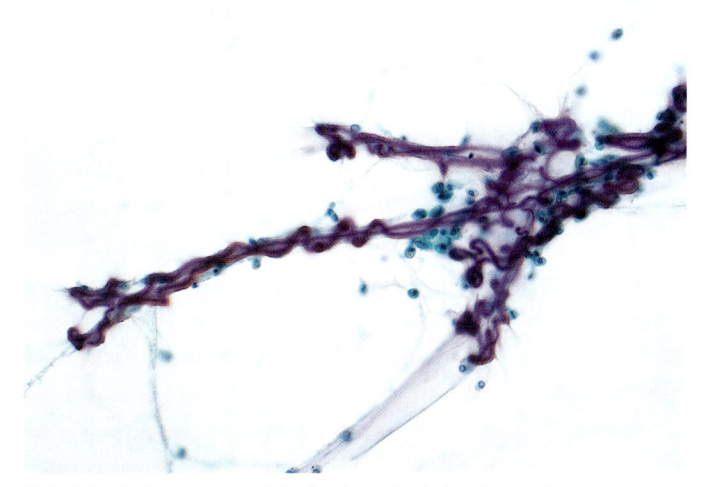

Abb. 24.16 Curschmann-Spiralen in zytologischer Untersuchung eines Bronchialsekrets. Papanicolaou, Vergr. 400-fach. [P528]

➤ Abb. 24.15). Endoluminal können eingedickter Schleim mit **Curschmann-Spiralen** (spiralförmige, filamentöse Schleimstrukturen ➤ Abb. 24.16) und **Charcot-Leyden-Kristalle** (aus Proteinen von zerfallenen eosinophilen Granulozyten) beobachtet werden.

Als Komplikation entwickeln 1–2 % der Asthmatiker eine allergische bronchopulmonale Aspergillose. Dabei handelt es sich um eine allergische Reaktion auf Aspergillus, welcher die Bronchien kolonisiert. Die Patienten haben hohe IgE Werte und Antikörper gegen Aspergillus im Serum sowie eine Bluteosinophilie. Bei Patienten mit Asthma und häufigen Exazerbationen sollte an die Möglichkeit dieser behandlungsbedürftigen Komplikation gedacht werden.

24.3.6 Erkrankungen der Trachea

Infekte und entzündliche Erkrankungen (z. B. Polyangitis mit Granulomatose, Sarkoidose) können die Trachea mit befallen, während primäre Erkrankungen der Trachea selten sind. Diese beinhalten angeborene Malformationen (Agenesie, Stenose), gutartige und maligne Neoplasien und seltene nichtneoplastische Erkrankungen wie die Tracheobronchomalazie und die Tracheobronchopathia osteochondroplastica. Die **Tracheobronchopathia osteochondroplastica** ist eine seltene, idiopathische Erkrankung mit knotiger Knorpel- und Knochenbildung in der Submukosa der Trachea und/oder der Bronchien. Meist ist die Erkrankung asymptomatisch und wird als Zufallsbefund während einer Intubation oder Bronchoskopie diagnostiziert. Der bronchoskopische Aspekt mit 1–3 mm großen submukösen Knötchen ist diagnostisch.

Stenosen

Einengungen oder Verlegungen des Tracheallumens können durch eine Obstruktion von innen (Fremdkörperaspiration, Entzündungen, Tumoren), durch Erkrankungen der Trachealwand (Malformation, Tracheobronchomalazie, narbige Trachelstenose nach Intubation) oder durch Kompression von außen bedingt sein (➤ Abb. 24.17). Eine Kompression von außen wird häufig durch Strumen und Schilddrüsentumoren verursacht (➤ Kap. 14.3, ➤ Kap. 14.6). Andere Ursachen für Kompressionsstenosen sind mediastinale Tumoren und Fehlbildungen oder Aneurysmen der großen Gefäße.

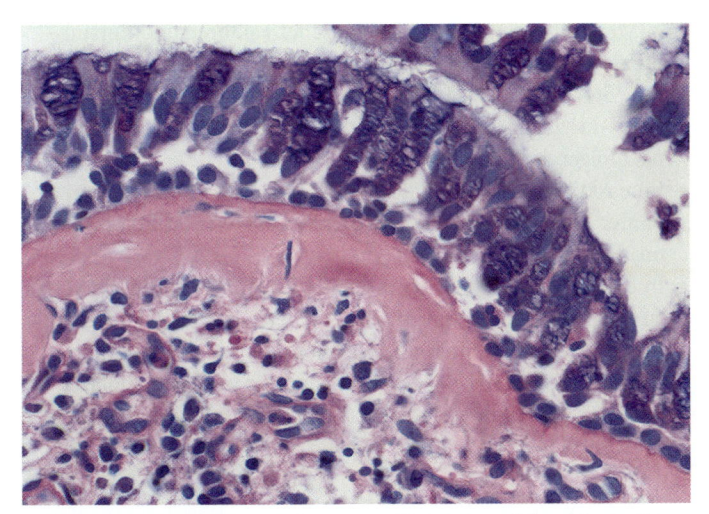

Abb. 24.15 Asthma bronchiale. In der Schleimfärbung (Alcianblau PAS) ist über der verdickten Basalmembran die intraepitheliale Becherzellhyperplasie gut erkennbar. Die Becherzellen enthalten reichlich blau angefärbten Schleim. Alcianblau PAS, Vergr. 400-fach. [P528]

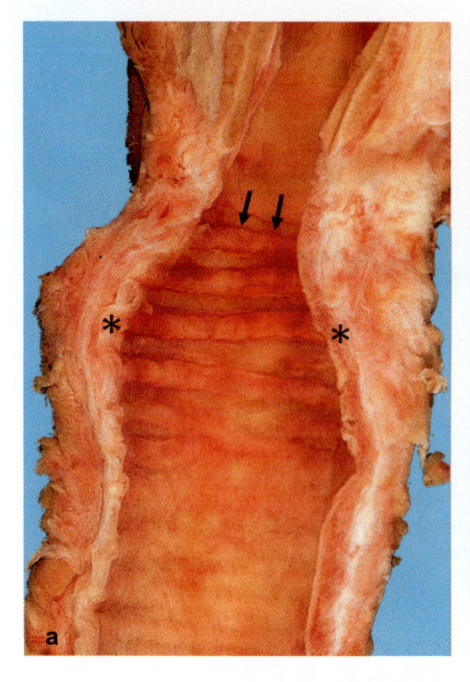

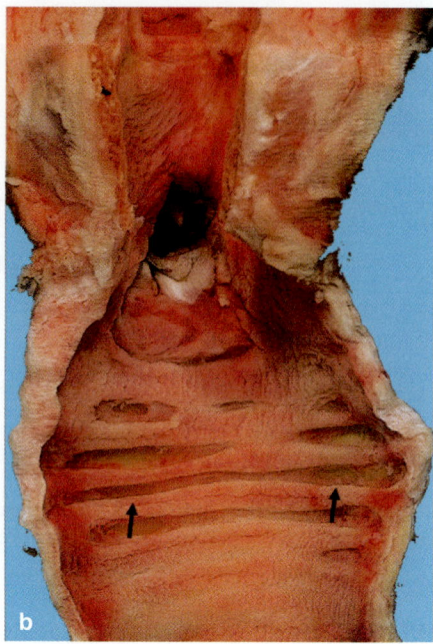

Abb. 24.17 Trachealstenose. a, b Tracheaveränderungen nach Langzeitintubation. Narbige Tracheastenose mit spindelförmiger Ausweitung der Trachea (Sternchen) und horizontale Schleimhautnekrosen (Pfeile) als Folge der Schädigung durch den Intubationstubus. [R398]

24.4 Raucherbedingte Lungenerkrankungen

24.4.1 Chronische obstruktive Lungenerkrankung (COPD)

Definition und Epidemiologie Die chronische obstruktive Lungenerkrankung (COPD, „chronic obstructive pulmonary disease") ist charakterisiert durch persistierende respiratorische Symptome (Dyspnoe, Husten und Auswurf) mit Einschränkung der Lungenventilation durch eine irreversible Atemwegsobstruktion. Die chronische Einschränkung der Lungenventilation wird durch eine Schädigung der Atemwege (chronische Bronchitis und bronchioläre Obstruktion) und/oder des alveolären Lungenparenchyms (Emphysem) verursacht. Die meisten Patienten zeigen eine variable Kombination aus chronischer Bronchitis und einem Emphysem. Die chronische Bronchitis im klinischen Sinne wird definiert als chronischer produktiver Husten, der in zwei aufeinander folgenden Jahren mindestens je drei Monate anhält.

Die COPD ist eine häufige Erkrankung mit hoher Morbidität und Mortalität. In den westlichen Industrienationen leiden > 5 % der Bevölkerung an einer COPD. Sie gilt weltweit als die dritthäufigste Todesursache überhaupt. Männer sind wesentlich häufiger betroffen als Frauen. Angesichts des rasanten Zunahme der Zahl von Raucherinnen ist jedoch davon auszugehen, dass sich dieses Verhältnis angleichen wird.

Pathogenese

Die COPD wird durch Inhalationsnoxen, in 80–90 % durch chronisches Zigarettenrauchen, verursacht. Die wesentlichen Kausalfaktoren für die chronische „Raucherbronchitis" sind toxische Substanzen der Gas- und Partikelphase des Zigarettenrauchs (➤ Kap. 24.2.2). Die Schadstoffe bewirken:

- Eine Störung der Zilienfunktion und einen Verlust der zilientragenden Epithelien der Mukosa (verminderte mukoziliäre Clearance)
- Eine Hyperplasie schleimbildender Becherzellen im Oberflächenepithel und in den Bronchialdrüsen mit daraus resultierender erhöhter Schleimproduktion und Viskositätserhöhung des Schleims mit Mukostase und Atemwegsobstruktion.
- Eine Aktivierung von Makrophagen und neutrophilen Granulozyten mit Freisetzung proteolytischer Faktoren und Entzündungsmediatoren.
- Eine Störung des Proteasen-Antiproteasen-Gleichgewichts.
- Eine Aktivierung und Freisetzung von Sauerstoffradikalen mit nachfolgender Zellschädigung.
- Eine Aktivierung des Immunsystems mit makrophagendominanter Entzündungsreaktion (auch bei bakterieller Kolonisation).
- In der Lungenperipherie führen die Entzündung und die Störung des Proteasen-Antiproteasen-Gleichgewichte zur Destruktion der Alveolarsepten mit Ausbildung eines zentroazinären Lungenemphysems. Gelegentlich sind die peribronchiolären Alveolarsepten auch fibrosiert (raucherbedingte interstitielle Fibrose).

Morphologie

Die Lungen zeigen bei einer COPD eine variable Kombination aus einer chronischen Entzündung der Atemwege und einem zentroazinären Emphysem (➤ Kap. 24.2.2). Bei einem Teil der Patienten betrifft die chronische Entzündung die Atemwege gleichmäßig von den großen Bronchien bis hin zu den terminalen Bronchiolen. Bei anderen Patienten dominiert die Entzündung der kleinen Bronchien und Bronchiolen.

Histologisch ist die chronische Entzündung der Bronchien und Bronchiolen charakterisiert durch:
- Eine Becherzellhyperplasie im Flimmerepithel und in den Bronchialdrüsen.
- Eine Hypertrophie/Hyperplasie der Bronchialdrüsen.
- Eine lymphozytenprädominante Entzündung im Stroma der Bronchialschleimhaut. Das Ausmaß der Entzündung ist jedoch variabel und die Entzündung kann komplett fehlen.
- Eine Hyperplasie der glatten Muskulatur (➤ Abb. 24.18)

Diese Bronchial-/Bronchiolenwandveränderungen, der zähe endoluminale Schleim und mit der Zeit auch eine narbige Umwandlung der Bronchien- und Bronchiolenwand führen zur Atemwegsobstruktion.

Komplikationen COPD-Patienten sind anfällig für virale und bakterielle Infekte, was zu einer **akuten Exazerbation einer chronischen Bronchitis** und zu rezidivierenden **Bronchopneumonien** führt.

Bei fortgeschrittener Erkrankung kommt es bei der COPD aufgrund der ausgeprägten Ventilationsstörung und der Destruktion des alveolären Lungenparenchyms mit Ausbildung eines **Lungenemphysems** zur **respiratorischen Insuffizienz** und zur **pulmonalarteriellen Hypertonie** (➤ Kap. 24.5.3) mit **progredienter Rechtsherzbelastung** bis zum **Cor pulmonale** (➤ Kap. 24.5.5). Aufgrund des chronischen Zigarettenrauchens haben die Patienten ein deutlich **erhöhtes Lungenkrebsrisiko.**

24.4.2 Pulmonale Langerhans-Zell-Histiozytose

Definition und Epidemiologie Die pulmonale Langerhans-Zell-Histiozytose (PLCH) ist eine meist raucherassoziierte Erkrankung, die durch eine Proliferation von Langerhans-Zellen in den kleinen Atemwegen und den angrenzenden Alveolen charakterisiert ist. Es handelt sich um eine seltene Erkrankung, die sich radiologisch als interstitielle Lungenerkrankung präsentiert. Das mediane Alter der Erkrankung liegt bei 40 Jahren, wobei oft junge, starke Raucher betroffen sind.

Ätiologie Die Ätiologie ist nicht geklärt, aber es besteht bei > 95 % der Patienten eine Assoziation mit **Zigarettenrauchen.** Es wird angenommen, dass es sich bei der PLCH um eine reaktive Proliferation der Langerhans-Zellen handelt. Etwa 30 % der PLCH weisen die Mutation V600E im BRAF-Gen auf.

Morphologie

Histologisch zeigen frühe Läsionen der Erkrankung sternförmige, noduläre, zellreiche Proliferate von Langerhanszellen entlang der kleinen Atemwege. Die nodulären Proliferate können in der Peripherie der Läsion zystische Hohlräume ausbilden und sind oft begleitet von eosinophilen Granulozyten (➤ Abb. 24.19 a und b). Langerhans-Zellen sind charakterisiert durch starke Einfaltungen der Kernmembran (wie ausgewrungener Lappen) und eine immunhistochemische Expression von CD1a und Langerin. Ältere Läsionen der Erkrankung sind sternförmig vernarbt mit

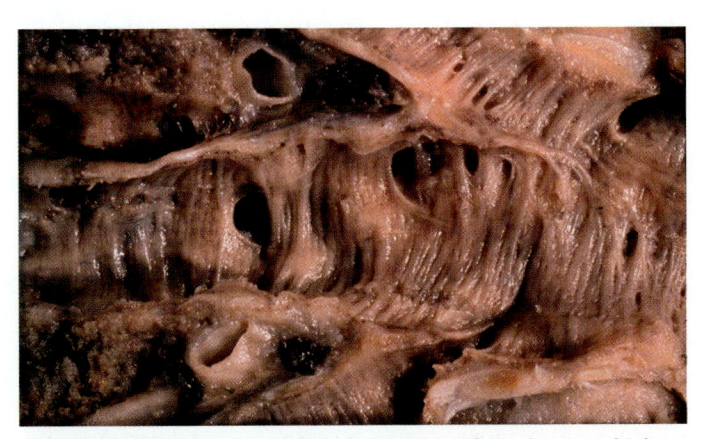

Abb. 24.18 Chronische Bronchitis mit Querstreifung der Bronchialwand aufgrund einer Hyperplasie der glatten Muskulatur [T1016]

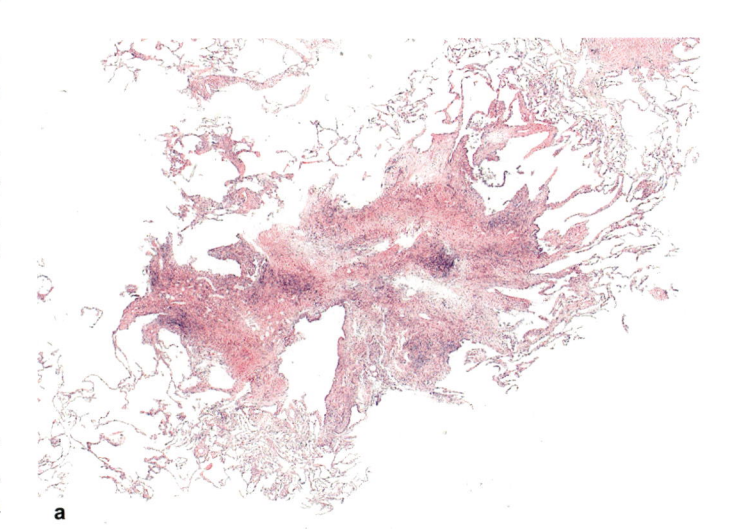

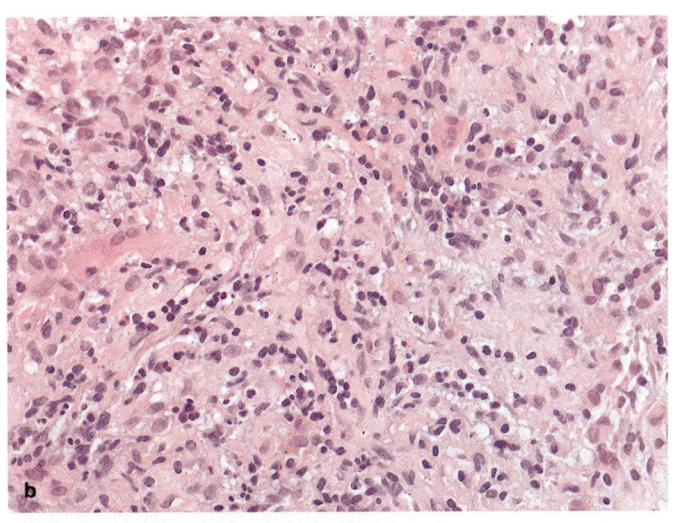

Abb. 24.19 Langerhans-Zell-Histiozytose: a Herdförmiges bronchiolozentrisches Befallmuster, bestehend aus einer sternförmigen, zellreichen Läsion mit beginnender Fibrose. In der Peripherie zystische Destuktion des Lungenparenchyms. HE, Vergr. 100-fach. **b** Zelluläre Bestandteile sind die Langerhans-Zellen mit länglichen und eingebuchteten Kernen. HE, Vergr. 400-fach. [P528]

nur wenigen oder fehlenden Langerhans-Zellen. Oft sind frühe zelluläre und späte vernarbte Läsionen in der Lunge eines Patienten gleichzeitig vorhanden.

Klinische Relevanz Meist präsentieren sich die Patienten mit Husten, Dyspnoe oder Thoraxschmerzen, können aber auch systemische Symptome wie Gewichtsverlust und Fieber zeigen. Bis zu 25 % der Patienten sind asymptomatisch. Die wichtigste therapeutische Maßnahme ist der Rauchstopp, was bei den meisten Patienten zu einer spontanen Ausheilung der Erkrankung führt. Refraktäre Verläufe werden immunsuppressiv behandelt. Etwa 15 % der Patienten haben eine progressive Erkrankung, die in einer irreversiblen Lungenschädigung und Fibrose mündet und eine Lungentransplantation erfordern kann. In BRAF-mutierten Fällen konnte in mehreren Studien eine gute Wirksamkeit von BRAF-Inhibitoren (z. B. Vemurafenib oder Dabrafenib) gezeigt werden.

24.4.3 Respiratorische Bronchiolitis und respiratorische Bronchiolitis mit interstitieller Lungenerkrankung

Definition und Ätiologie Die respiratorische Bronchiolitis (RB) ist eine raucherbedingte histologische Veränderung, die durch eine Akkumulation von bräunlich-schmutzigen Alveolarmakrophagen (sog. Rauchermakrophagen) in den Bronchiolen und den angrenzenden Alveolarräumen charakterisiert ist. Eine RB ist praktisch bei jedem Raucher vorhanden, meist asymptomatisch und nur sehr selten derart ausgeprägt, dass sie sich klinisch und radiologisch als respiratorische Bronchiolitis/interstitielle Lungenerkrankung manifestiert (RB-ILD, „respiratory bronchiolitis interstitial lung disease"). Eine RB-ILD tritt typischerweise bei aktiven, schweren Rauchern (> 30 pack years) in der 4.–5. Lebensdekade auf.

Pathogenese
Praktisch alle Patienten mit einer RB-ILD sind starke Raucher, sodass das Rauchen ätiologisch entscheidend ist. Trotzdem ist die genaue Pathogenese nicht geklärt, da nur sehr wenige Raucher die Erkrankung entwickeln. Die RB-ILD gehört somit in die Gruppe der idiopathischen interstitiellen Pneumonien (➤ Kap. 24.6.2).

Morphologie
Bei der RB enthalten die terminalen Bronchiolen und die angrenzenden peribronchiolären Alveolarräume dichte Ansammlungen von bräunlichen Rauchermakrophagen (➤ Abb. 24.20). In der bronchoalveolären Lavage sind somit eine deutlich erhöhte Anzahl an Rauchermakrophagen vorhanden. Die Schleimhaut der Bronchiolen und die angrenzenden Alveolarsepten können von einer geringen lymphozytären Entzündung und geringen Fibrose begleitet sein. Bronchiolozentrisch zeigt sich oft als Folge der chronischen Inhalationsnoxe eine bronchioläre Metaplasie des Alveolarepithels. Eine RB hat meist keine klinische Bedeutung und ist praktisch in allen Lungenpräparaten von schweren Rauchern vorhanden. Eine RB-ILD ist klinisch definiert, zeigt die identischen histologischen Merkmale und lässt sich nur zusammen mit der Klinik (pulmonale Symptome und Bildgebung) diagnostizieren.

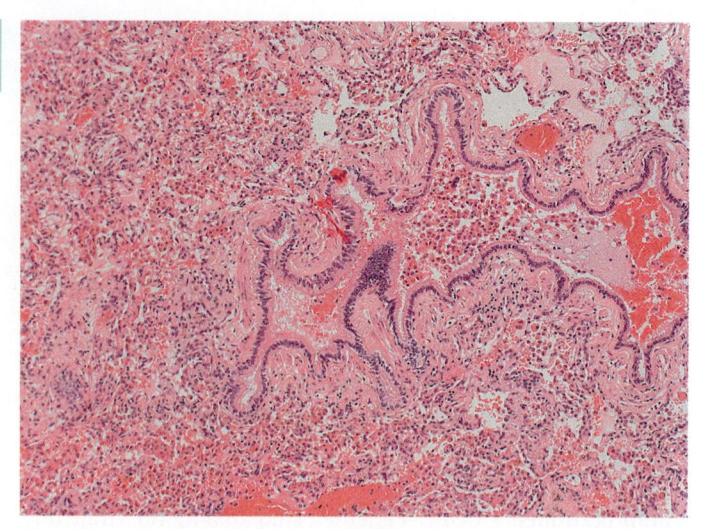

Abb. 24.20 Respiratorische Bronchiolitis. Akkumulation von bräunlichen Alveolarmakrophagen (Rauchermakrophagen) in einem terminalen Bronchiolus und in den angrenzenden Alveolen. HE, Vergr. 100-fach. [P528]

Klinische Relevanz Die RB-ILD verursacht typischerweise geringe pulmonale Symptome (Husten, geringe Dyspnoe) und nur selten eine schwere Dyspnoe und Hypoxämie. Im CT zeigen sich durch die Akkumulation von Rauchermakrophagen und die begleitende Entzündung zentrilobuläre Knötchen und fleckförmige Milchglastrübungen. Die meisten Patienten haben eine gute Prognose. Nach Raucherentwöhnung kommt es in der Regel zu einer spontanen Regression der Erkrankung. Nur selten ist eine Immunsuppression mit Kortikosteroiden wegen progressiver Erkrankung trotz Raucherentwöhnung indiziert.

24.4.4 Desquamative interstitielle Pneumonie (DIP)

Definition und Ätiologie Die desquamative interstitielle Pneumonie (DIP) ist eine sehr seltene idiopathische Erkrankung, die mit den klinisch-pathologischen Merkmalen der RB-ILD überlappt (➤ Kap. 24.4.3). Sie ist ebenfalls mit starkem Rauchen assoziiert und durch eine ausgedehnte, diffuse Akkumulation von meist bräunlichen Alveolarmakrophagen in den distalen Atemwegen charakterisiert. Der Begriff „desquamativ" ist irreführend, da die Alveolarmakrophagen nicht abschilfern, sondern akkumulieren. Die Erstbeschreiber gingen aber vor 50 Jahren davon aus, dass es sich um „abgeschilferte Alveolarepithelien" handelt.

Morphologie
Im Vergleich zur RB (➤ Kap. 24.4.3) zeigen die Alveolen eine ausgedehntere, nicht nur bronchiolozentrische, sondern diffuse

Akkumulation von Alveolarmakrophagen, die im CT flächige Milchglastrübungen verursachen. Die Alveolarsepten sind durch eine geringe lymphozytäre Entzündung verbreitert und können eine geringe bis mäßige Fibrosierung aufweisen.

Klinische Relevanz   Ähnlich wie bei der RB-ILD ist die Prognose gut und die Raucherentwöhnung die wichtigste therapeutische Maßnahme.

24.5 Kreislaufstörungen der Lunge

24.5.1 Blutstauung der Lungen („Lungenstauung")

Eine Blutstauung in den Lungen ist durch einen behinderten Blutabfluss über die Lungenvenen zum linken Vorhof bedingt. Es werden die akute und die chronische Lungenstauung unterschieden.

Akute Lungenstauung

Die häufigste Ursachen für diese passive Hyperämie ist eine Linksherzinsuffizienz, z. B. bei Myokarditis (> Kap. 19.6.3), Myokardinfarkt (> Kap. 19.5.2) oder Schockzuständen (> Kap. 7.10).

Morphologie

Bei der akuten Lungenstauung sind die Lungengefäße blutgefüllt und erweitert. Die Lungen sind blutreich und schwer (bis 2.000 g). Die Hauptmenge des Blutes findet sich in den Kapillaren. Der erhöhte Druck in den Kapillaren führt zum Übertritt von Serum zunächst in das interstitielle Bindegewebe, später auch in die Alveolen. Dadurch entsteht das **Lungenödem** (> Abb. 24.21). Bei schweren akuten Stauungszuständen können auch Erythrozyten in die Alveolen übertreten. Die Erythrozyten werden von Alveolarmakrophagen phagozytiert und das Hämoglobin wird zu Hämosiderin abgebaut. Solche Makrophagen, sog. Herzfehlerzellen (> Abb. 24.22), können im Sputum gefunden werden.

Klinische Relevanz

Als Folge der reduzierten Perfusion der Alveolarkapillaren und einer Verbreiterung der alveolokapillären Membran durch das interstitielle Ödem ist bereits bei der akuten Lungenstauung der Gasaustausch reduziert. Die Patienten leiden besonders im Liegen unter einer **Dyspnoe.** Das Lungenödem ist – im Gegensatz zur chronischen Stauung – reversibel.

Chronische Lungenstauung

Bei fortbestehender Herzinsuffizienz, besonders bei Stenosen der linksventrikulären Klappen (arteriosklerotische Klappenvitien), entsteht eine chronische Blutstauung in den Lungen.

Morphologie

Das daraus resultierende chronische interstitielle Ödem führt zur Aktivierung interstitieller Bindegewebezellen mit nachfolgender Fibrose (> Abb. 24.22).

Klinische Relevanz   In fortgeschrittenen Stadien der chronischen Stauung kommt es zu Funktionsstörungen durch Verlängerung der Diffusionsstrecke infolge Bindegewebsneubildung und einer Verzögerung des transpulmonalen Blutflusses (restriktive ventilatorische Insuffizienz).

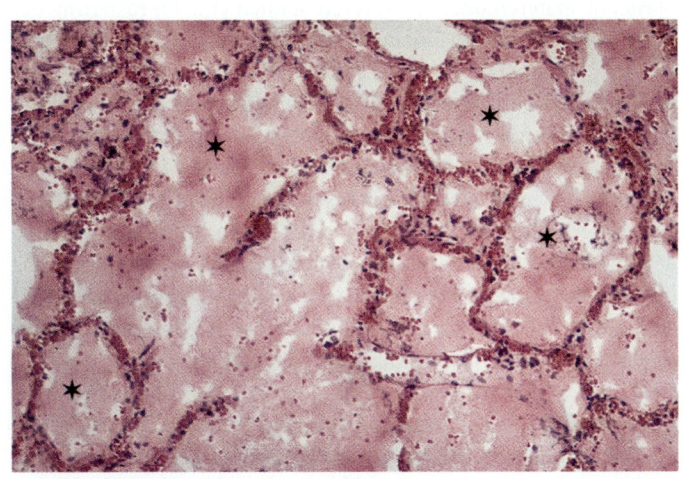

Abb. 24.21 Akute Lungenstauung. Histologisches Bild eines akuten Stauungsödems der Lunge bei Linksherzinsuffizienz. Übertritt eines Transsudats in die Alveolen (Sternchen). HE, Vergr. 160-fach. [R398]

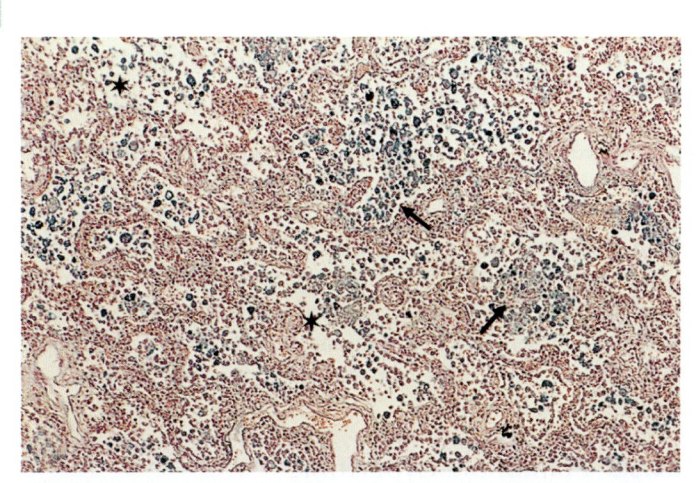

Abb. 24.22 Chronische Blutstauung der Lunge bei Mitralklappenstenose (sog. chronische Stauungslunge). Zahlreiche in der Berliner-Blau-Reaktion positive eisenspeichernde Alveolarmakrophagen (sog. Herzfehlerzellen; Pfeile) in den Alveolarräumen (Sternchen). Verdickte Alveolwände als Folge der chronisch erhöhten Druckbelastung der Alveolarkapillaren mit konsekutiver septaler Fibrosierung. Berliner Blau, Vergr. 63-fach. [R398]

24.5.2 Lungenödem

Die Pathogenese des Lungenödems entspricht der allgemeinen Pathogenese von Ödemen (> Kap. 7.4): Ein Lungenödem entsteht, wenn so viel Flüssigkeit aus den Blutkapillaren zunächst in das Interstitium und danach in die Alveolen austritt, dass der Lymphstrom sie nicht (mehr) bewältigen kann.

Ätiologie Lungenödeme können sehr verschiedene Ursachen haben:
- **Kardiales Lungenödem:** Eine Linksherzinsuffizienz führt zu einem erhöhten hydrostatischen Druck in den Lungenkapillaren (normal 7–15 mmHg).
- **Toxisches und entzündliches Ödem:** Bei Inhalation toxischer Gase, bei Lungenentzündungen oder Urämie führen Schädigungen der kapillären Endothelzellen und der Pneumozyten zur Plasmadiapedese.
- **Onkotisches Lungenödem:** Es ist Folge starker Eiweißverluste, z. B. bei chronischen Nierenerkrankungen.
- **Neurales Lungenödem:** Dieses Ödem ist eine typische Komplikation nach Hirntraumata als Folge nerval gestörter Regulation der Kreislaufperipherie.
- **Überwässerungsödem:** Die sog. „fluid lung" kann durch schnelle und zu große Flüssigkeitszufuhr bei Infusionen und Transfusionen oder auch bei Niereninsuffizienz entstehen.

Morphologie

Lungenödeme entstehen in der Frühphase besonders parahilär, später auch in den mittleren und peripheren Lungenabschnitten. Makroskopisch findet man beim **interstitiellen Ödem** an der Oberfläche der Lungen eine verstärkte Netzzeichnung durch erweiterte subpleurale und pleurale Lymphbahnen.

Histologisch sind die Alveolarwände durch Flüssigkeitsanreicherung verbreitert. Beim **alveolären Ödem** findet sich das Transsudat in den Lufträumen (> Abb. 24.21). Bei entzündlichen Kapillarwandschädigungen ist das alveoläre Exsudat mit Entzündungszellen durchmischt.

Klinische Relevanz Symptome eines Lungenödems sind Dyspnoe und Zyanose. Bei schweren Ödemzuständen entstehen eine Rechtsherzinsuffizienz und durch Übertritt der alveolären Flüssigkeit in Bronchien und Trachea ein wechselnd flüssigkeitsreiches, vielfach schaumiges Sputum. Ein akutes Ödem ist reversibel (Entwässerungstherapie). Im Gegensatz dazu sind chronische Ödeme, besonders bei entzündlichen Ursachen, weitgehend irreversibel, da sie zur paravasalen, alveoloseptalen interstitiellen Fibrosierung führen.

24.5.3 Pulmonale Hypertonie

Definition Die pulmonale Hypertonie ist charakterisiert durch eine Erhöhung des pulmonalarteriellen Drucks auf > 40 mmHg. Dieser kann mittels Linksherzkatheder gemessen werden.

Ätiologie und Klassifikation Mögliche Ursachen des pulmonalen Hochdrucks sind primär „idiopathische" Erkrankungen in den kleinen pulmonalen Arterien, aber auch interstitielle Lungenerkrankungen, COPD oder granulomatöse Lungenerkrankungen. Nach den Ursachen unterscheidet man folgende 5 Gruppen (Nizza-Klassifikation, 2013):
- Pulmonale arterielle Hypertonie (idiopathisch, hereditär, medikamenteninduziert, bei Kollagenosen und verschiedenen anderen Erkrankungen)
- Pulmonale arterielle Hypertonie bei Linksherzerkrankungen (Vorhof- und Ventrikelerkrankungen, Klappenerkrankungen)
- Pulmonale arterielle Hypertonie bei Lungenerkrankungen und/oder Hypoxie (interstitielle Lungenerkrankungen, COPD, Schlafapnoesyndrom, chronische Höhenkrankheit)
- Pulmonale arterielle Hypertonie bei chronischen Thromboembolien und anderen Pulmonalarterien-Obstruktionen
- Pulmonale arterielle Hypertonie mit unklaren multifaktoriellen Mechanismen

Pathogenese

Bei den **idiopathischen und familiären Formen** stehen Mutationen im BMPR-2 („bone morphogenetic protein receptor type II") und ALK1 („activin receptor-like kinase type 1") an erster Stelle. Als Mitglieder der TGF-β-Familie bewirken sie Fibroseprozesse und die Proliferation der glatten Muskulatur in den kleinen Gefäßen. Auch die Überexpression des Serotonintransporters scheint eine gleichartige Wirkung zu besitzen.

Bei der pulmonalen arteriellen **Hypertonie mit Hypoxie** dürfte die verstärkte Expression von vaskulärem Wachstumsfaktor A und der zugehörigen Rezeptoren 1 und 2 die entscheidenden Mechanismen sein.

Die Veränderungen der Gefäße resultieren in einer Erhöhung des peripheren Widerstands, einer Minderdurchblutung der Lungen und einer daraus resultierenden Hypoxie.

Morphologie

Die pulmonalen Arterien/Venen zeigen eine Wandverdickung. In frühen und niedrigen Stadien findet man eine muskuläre Hyperplasie, in späteren oder schwereren Stadien eine Fibrosierung der Intima und Media mit Einengung des Lumens (sog. konzentrische Läsion) (> Abb. 24.23). Nur beim sog. primären pulmonalarteriellen Hypertonus kommt es aufgrund der Gefäßeinengung und Verschlüsse zu einer sekundären glomerulumartigen Kapillarproliferation (> Abb. 24.23 a) als ein frustraner Versuch, einen Umgehungskreislauf aufzubauen. Gefäßwandnekrosen können ebenfalls beobachtet werden. Andere Gefäßabnormitäten können mit diesen Formen des Hypertonus assoziiert sein, wie eine venookklusive Erkrankung mit Sklerosierung und Verengung der postkapillären Venolen oder eine pulmonale kapilläre Hämangiomatose mit Vermehrung der alveoloseptalen Kapillarschlingen und Einblutungen.

Klinische Relevanz Symptome sind Kurzatmigkeit (Dyspnoe) und periphere Zyanose (Uhrglasfingernägel). Die Therapie besteht in einer Erhöhung der peripheren Durchblutung, und bei den sekundären Formen in einer Therapie der Grunderkrankung.

24.5.4 Lungenembolie

Definition Als Lungenembolie wird die Verlegung von Pulmonalarterienästen durch Einschwemmung venöser Thromben (Thromboembolie), seltener von Fremdpartikeln, z. B. Luft, Fettgewebe (nach Trauma), Tumorthromben oder injiziertes Talkpuder (Streckmittel für i. v. Drogen), bezeichnet.

Epidemiologie Etwa 10.000 Menschen sterben jährlich in Deutschland an diagnostizierten Lungenembolien. Befunde frischer oder abgelaufener Lungenembolien sind bei mehr als 20 % der Verstorbenen nachweisbar. Zu Lebzeiten wird die Diagnose nur bei jedem fünften Patienten gestellt.

Ätiologie und Pathogenese

Ursachen für Lungenembolien sind in etwa 90 % venöse Thromben im Gefäßbett der unteren Extremitäten und der Beckenregion. Die Thromben lösen sich und gelangen als Emboli über die Venen und das Herz in die Lunge. Die Dicke des Lungenembolus ist abhängig von der Größe und damit von der Lichtungsweite der Ursprungsgefäße (> Kap. 7.6.1). Gelegentlich können große Emboli aber auch an einer Aufteilungsstelle der Gefäße zerbrechen und in Form mehrerer kleinerer Emboli in peripherere Gefäße verschleppt werden (> Abb. 24.24).

Morphologie

Der Embolus verschließt je nach Kaliber und Form die Lichtung weitgehend oder vollständig. Embolische Verlegungen von Lappen-, Segment- und Subsegmentarterien sowie kleine periphere Embolien führen nicht zwangsläufig zu morphologisch fassbaren Veränderungen. Die Perfusion des vom funktionellen arteriellen Kreislauf abgeschalteten Lungenareals wird über Anastomosen zwischen den Bronchialarterien und dem funktionellen Pulmonalarterienkreislauf gewährleistet. Obturierende frische Lungenembolien können nach Wochen und Monaten nahezu vollständig rekanalisiert werden. Als Residuen findet man strickleiterförmige Endothelnarben (> Abb. 24.24).

Sind die Anastomosen verlegt oder besteht eine Druckerhöhung im venösen Schenkel der funktionellen Lungenstrombahn bei Linksherzinsuffizienz, entwickelt sich ein **hämorrhagischer Lungeninfarkt** (> Kap. 7.8.2). Makroskopisch besteht eine kegelförmige, hämorrhagische Nekrose, wobei die Kegelspitze zum Bereich des embolisch verschlossenen Pulmonalarterienastes weist. An der pleuralen Oberfläche des Infarkts entsteht eine fibrinöse Infarktpleuritis. Über Granulationsgewebe wird der Infarkt nach Monaten in eine keilförmige grauweiße Lungennarbe umgewandelt.

Klinische Relevanz Typisch sind plötzlich auftretende thorakale Schmerzen mit Atemnot (durchaus ähnlich den Symptomen eines Myokardinfarkts), Hämoptysen und kardialer Symptomatik mit Tachykardie. Die Lungenembolie kann dabei als **fulminante Lungenembolie** (Verlegung von Haupt- oder Lappenästen der Pulmonalarterien) durch akute Überlastung des rechten Herzens zum Tod führen oder aber völlig symptomlos bleiben. Für die klinische Diagnose werden je nach Risikoprofil vor allem die Bestimmung der D-Dimere im Blut, Spiralcomputertomografie und Perfusionsszintigrafie verwendet. Die Pulmonalisangiografie gilt als der Goldstandard, ist aber nur selten erforderlich.

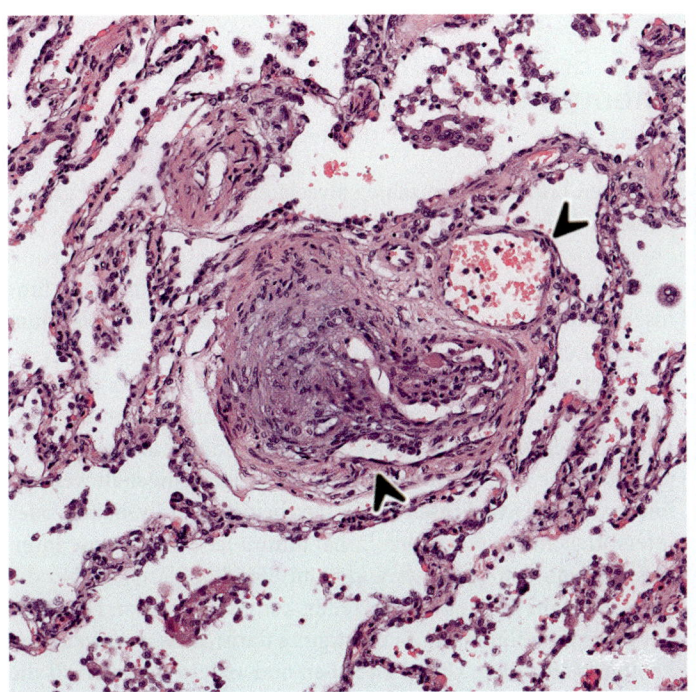

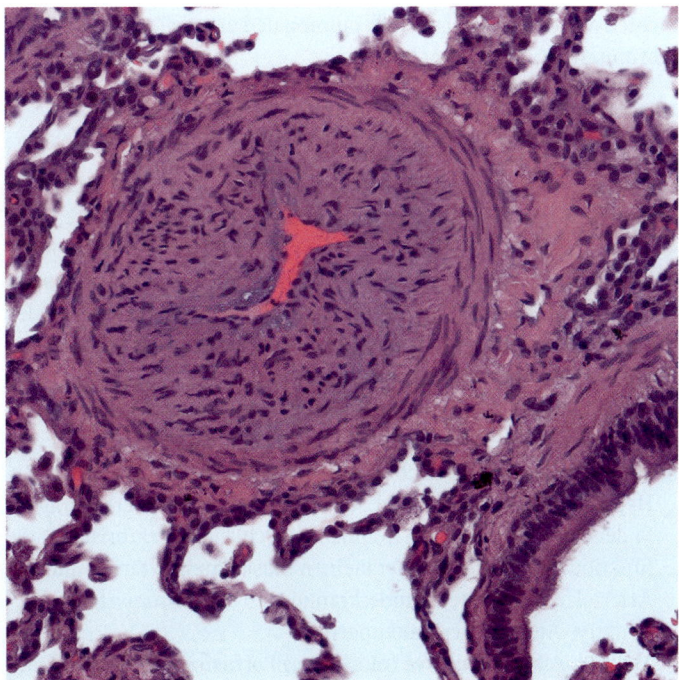

Abb. 24.23 Morphologische Zeichen der pulmonalarteriellen Hypertonie: a Ausbildung von glomerulumartigen Kapillarproliferationen (sog. plexiforme Läsion, Pfeilspitzen). HE, Vergr. 100-fach. **b** Pulmonalarterie mit deutlich verbreiterter Intima und muskelstarker Media mit Obstruktion des Lumens (sog. konzentrische Läsion). HE, Vergr. 200-fach. [P1315]

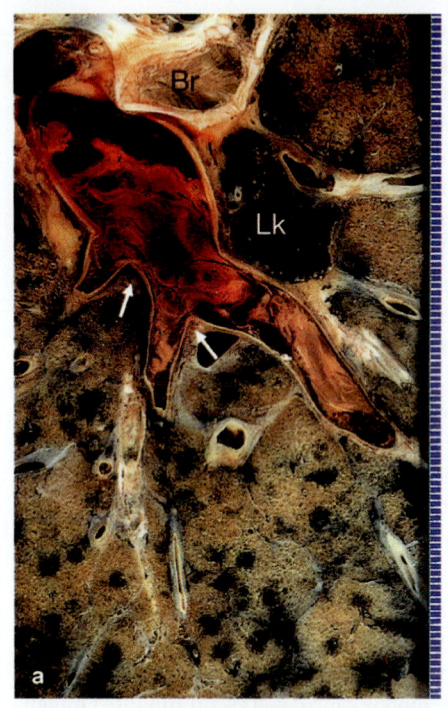

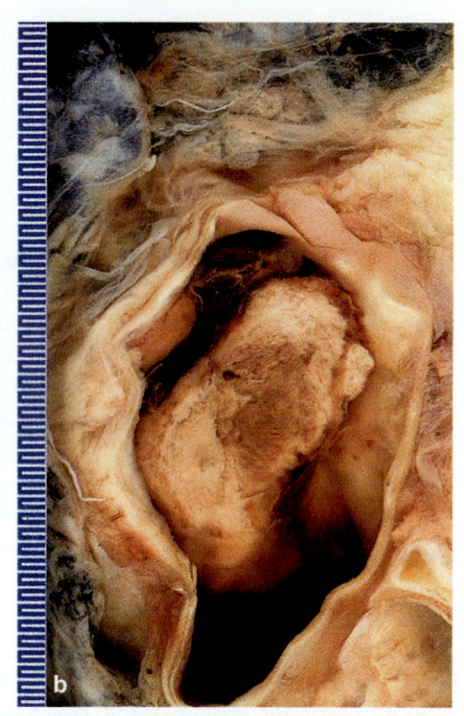

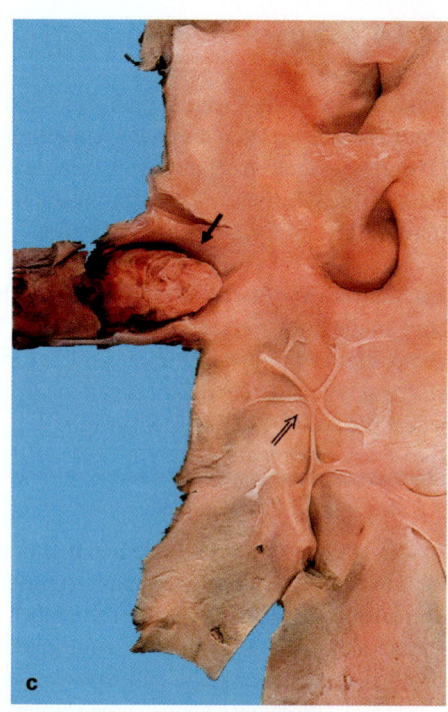

Abb. 24.24 Lungenembolie. a Frische Lungenembolie im Bereich der Aufzweigung der Lappenarterie in Segmentarterien (Pfeile). Br = begleitender Bronchus, Lk = Lymphknoten mit Staubanreicherung. **b** Monate alter, grauer, partiell organisierter Thrombembolus im Hauptstamm der Pulmonalarterie bei Zustand nach überlebter Lungenembolie (selten). **c** Rezidivierende Lungenembolien. Reste eines eingekeilten, noch frischen Thrombembolus in einem Seitenast der Pulmonalarterie (Pfeil). Strickleiterförmige Endothelnarben als Residuen einer früheren, weitgehend abgebauten, rekanalisierten Embolie (Doppelpfeil). [R398]

24.5.5 Cor pulmonale

Definition Das Cor pulmonale ist definiert als Hypertrophie des rechten Ventrikels infolge einer pulmonalen arteriellen Hypertonie (chronisches Cor pulmonale).

Ätiologie und Pathogenese

Häufigste Ursache eines **akuten Cor pulmonale** ist die plötzliche Steigerung des Pulmonalarteriendrucks über Mittelwerte von 40 mmHg bei Lungenembolien mit Verlegung der Stamm- oder Lappenäste der Pulmonalarterien und einer Querschnittsverlegung von mehr als 80 % der Lungenstrombahn. Beim akuten Cor pulmonale dominiert die Dilatation, da die kurze Zeit für die Entwicklung einer muskulären Hypertrophie nicht ausreicht.

Beim **chronischen Cor pulmonale** lassen sich die Ursachen gliedern in:
- **Hypoxisch-ventilatorische Perfusionsstörungen** (alveoläre Hypoxien; ca. 70 %): Sie sind Folge einer Widerstandserhöhung in der arteriellen Lungenstrombahn durch eine reflektorisch-funktionelle Engstellung der kleinen muskulären Arterien und Arteriolen. Häufigste Grunderkrankungen sind chronische obstruktive Atemwegserkrankungen.
- **Mechanisch-obstruktive (okklusive) Perfusionsstörungen** (ca. 20 %): Sie werden meist durch rezidivierende thromboembolische Gefäßobstruktionen bis hin zu Gefäßverschlüssen verursacht.
- **Restriktive Parenchym- und Gefäßveränderungen:** Sie sind entscheidend im Rahmen fortgeschrittener Lungenfibrosen.
- **Primäre pulmonale Hypertonie:** ➤ Kap. 24.5.3.

24.6 Entzündliche Lungenerkrankungen/ Pneumonien

Zu diesen Erkrankungen zählen alveoläre, interstitielle und granulomatöse Pneumonien.

Definition und Einteilung Die Pneumonie ist eine akute oder chronische Entzündung des Lungenparenchyms, die den Alveolarraum und/oder das Interstitium umfasst.

Derzeit werden unterschiedliche Klassifikationen der Pneumonien nebeneinander verwendet. Pneumonien können nach **ätiologischen Gesichtspunkten** in infektiös und nichtinfektiös (chemische, physikalische und immunologische Ursachen) eingeteilt werden. Eine **pathologische Einteilung** unterscheidet nach alveolärem oder interstitiellem Befallsmuster. Dabei nimmt jede Pneumonie ihren Ausgang von den Alveolarwänden mit den Kapillaren, woher die auswandernden Entzündungszellen kommen müssen. Dennoch hat diese Einteilung ihre Berechtigung darin, dass die alveolären Pneumonien andere Ursachen haben und anders verlaufen als die interstitiellen Pneumonien. Nach **morphologischen Gesichtspunkten** können (nach der Lokalisation der entzündlichen Reaktion) wiederum alveoläre und interstitielle Pneumonien und (nach der Zusammensetzung des entzündlichen Exsudats) akute exsudative, chronische proliferative und granulomatöse Formen unterschieden werden.

Der Begriff **atypische Pneumonie** ist nicht präzise definiert, wird aber meist mit atypischen Erregern assoziiert, die sich auch klinisch und in der Bildgebung anders präsentieren als „gewöhnliche" bakterielle Pneumonien. Der Begriff **Alveolitis** hat sich in Europa eingebürgert und kommt aus der Diagnostik der bronchoalveolären Lavage. Gemeint ist damit eine Entzündung in den Alveolarwänden. Bei den granulomatösen Pneumonien, die auch gerne kurz als Granulomatosen bezeichnet werden, ist das charakteristische Merkmal die Bildung von Entzündungszellgranulomen, die entweder aus histiozytären oder epitheloiden Zellen gebildet werden.

24.6.1 Alveoläre Pneumonien

Definition und Einteilung   Alveoläre Pneumonien sind durch eine entzündliche Exsudation in die Alveolen gekennzeichnet. Häufigste Ursache sind bakterielle oder mykotische Infektionen. Eine Einteilung ist möglich:

- **Unter pathogenetischen Gesichtspunkten:** Es gibt primäre Pneumonien und sekundäre Pneumonien. Sekundäre Pneumonien sind einem vorbestehenden Lungenschaden aufgepfropft.
- **Aus therapeutischer Sicht:** Die nosokomiale (= im Krankenhaus erworbene) Pneumonie muss gegen die ambulant erworbene Pneumonie abgegrenzt werden, da sie durch andere Keime und deren Antibiotikaresistenz charakterisiert ist.
- **Nach der Ausbreitung:** Dabei werden Lobärpneumonien, die große Areale, häufig ganze Lungenlappen gleichförmig und zeitgleich befallen, unterschieden von Bronchopneumonien, bei denen die Entzündung herdförmig beginnt und auch zeitlich unterschiedliche Stadien aufweist.

Epidemiologie   Das klinische Bild zeigt fließende Übergänge zwischen symptomarmen bis hin zu letal ausgehenden Pneumonien. Nur Letztere sind meldepflichtig, sodass die Dunkelziffer an Pneumonien bei den hausärztlich betreuten Patienten groß ist. Etwa 5 % aller im Krankenhaus befindlichen Patienten erkranken an einer nosokomialen Pneumonie. Seit Beginn dieses Jahrhunderts sind die Todesfälle durch Pneumonien kontinuierlich rückläufig, dennoch gehört die Pneumonie auch heute noch in die Gruppe der 10 häufigsten Todesursachen. Dabei ist der Rückgang der Mortalität bei den älteren Menschen und den Säuglingen bzw. Kleinkindern deutlich geringer als in den übrigen Altersgruppen. Die Letalität der nosokomialen Pneumonien variiert in Abhängigkeit von der Grundkrankheit und vom Erreger. So liegt die Letalität bei Pneumonien, die durch *Pseudomonas aeruginosa* hervorgerufen werden, zwischen 60 und 75 %.

Ätiologie   *Streptococcus pneumoniae* (Pneumokokkus) ist auch heute noch bei den **erworbenen Pneumonien** der zahlenmäßig wichtigste bakterielle Erreger. Im Hinblick auf letale Pneumonien steht er in Deutschland nach wie vor an erster Stelle. Daneben spielt *Haemophilus influenzae* eine wichtige Rolle. Bei den **nosokomialen Pneumonien** dominieren die gramnegativen Keime mit etwa 50–60 % der Fälle, darunter insbesondere *Pseudomonas aeruginosa* (15–20 %). Grampositive Keime lassen sich in etwa 15–20 % der Fälle nachweisen, dabei handelt es sich fast ausschließlich um Staphylokokken. Die wichtigsten **Lungenmykosen** werden durch Erreger der Aspergillusgruppe ausgelöst. Auch Pneumocystis jirovecii spielt eine Rolle, vor allem bei den nosokomialen Pneumonien. Grundsätzlich gilt aber, dass mykotische Pneumonien vor allem bei immungeschwächten Patienten vorkommen. Bei Kindern sind dies vor allem Patienten, die wegen einer Leukämie eine Chemotherapie erhalten.

Pathogenese

Während die Mukosa des oberen Respirationstrakts und des Nasopharynx normalerweise mit verschiedenen aeroben und anaeroben Bakterien, teils auch mit Pilzen und Protozoen besiedelt ist, sind die peripheren Bronchien bei gesunden Personen steril. Entkommt ein Keim den mechanischen bzw. mukoziliären Abwehrmechanismen des oberen Respirationstrakts und gelangt in die peripheren Atemwege, führen die dort wirksamen Abwehrmechanismen (Opsonisierung und Phagozytose durch Makrophagen, chemisch-immunologische Abwehr durch Enzyme und Lymphozyten) normalerweise zu seiner Beseitigung.

Spontane Pneumonien werden durch die Infektion mit virulenten Erregern, eine herabgesetzte allgemeine Abwehrlage (z. B. hohes Lebensalter, chronischen Alkoholismus, Drogenabusus) oder eine Beeinträchtigung des lokalen Abwehrsystems, z. B. bei zytostatischer Tumortherapie oder durch eine vorbestehende Virusinfektion, begünstigt.

Lobärpneumonie

Definition und Ätiologie   Eine Lobärpneumonie ist eine akut einsetzende alveoläre Lappenpneumonie. Wichtigste Erreger sind Pneumokokken. Große Areale, häufig ganze Lungenlappen, sind gleichförmig und zeitgleich befallen.

Morphologie

Die Entstehung und Auflösung dieser exsudativen Entzündung läuft morphologisch in charakteristischen Stadien ab (➤ Tab. 24.1, ➤ Abb. 24.25).

Bronchopneumonie

Syn.: lobuläre Pneumonie, Herdpneumonie

Definition und Ätiologie   Die Bronchopneumonien zeigen im Gegensatz zur Lobärpneumonie eine herdförmige Ausbreitung und unterschiedliche Stadien der Entzündung in den einzelnen Herden. Die alveoläre Entzündungsreaktion läuft aber genauso ab wie bei der Lobärpneumonie.

Tab. 24.1 Stadien der Lobärpneumonie.

Stadium	Zeitlicher Ablauf	Entzündungsart	Histologische Charakteristik
Anschoppung	Stunden	serös	kapilläre Hyperämie, intraalveoläres Ödem
Rote Hepatisation	ca. 2.–3. d	hämorrhagisch	kapilläre Hyperämie, intraalveolärer Fibrinfilz mit Erythrozyten
Graue Hepatisation	ca. 4.–6. d	fibrinös-eitrig	intraalveolärer Fibrinfilz, Leukozytenimmigration, Erythrozytenzerfall
Gelbe Hepatisation	ca. 7.–8. d	eitrig	intraalveolärer Fibrinfilz, dichte Leukozytenansammlungen
Lyse (+ Regeneration)	ca. 9.–11.(–14.) d	resorbierend	lymphogener und bronchogener Abtransport des Exsudats, Epithelregeneration
Restitutio ad integrum	–	–	reguläres Lungengewebe

Morphologie

Das **makroskopische** Bild ist durch multifokale, unregelmäßig verteilte, teils konfluierende Herde von grauroter bis graugelber Farbe charakterisiert.

Histologisch stehen die segmentkernigen Granulozyten im Vordergrund.

Sonderformen

- **Klebsiellen-Pneumonie:** Morphologische Besonderheiten der durch *Klebsiella pneumoniae* hervorgerufenen Pneumonie sind eine schleimige fadenziehende Lungenschnittfläche und eine Neigung zur Abszedierung (➤ Abb. 24.26).
- **Legionellen-Pneumonie:** Diese Pneumonie wurde 1976 im Rahmen eines Treffens amerikanischer Kriegsveteranen in Philadelphia als „legionnaires' disease" zunächst endemisch, inzwischen weltweit beobachtet. Die im Spätsommer und Herbst bevorzugt beobachtete Pneumonieform wird aerogen durch gramnegative aerobe Stäbchenbakterien der Gruppe Legionellaceae hervorgerufen.
- **Staphylokokken-Pneumonie:** Diese Pneumonie tritt gewöhnlich im Gefolge einer viralen Pneumonie, insbesondere einer Influenza auf. Das Vollbild ist durch Parenchymnekrosen und Abszesse geprägt, begleitet von einem Pleuraempyem durch einen Abszesseinbruch in den Pleuraraum.
- **Hämorrhagische Pneumonie:** Infolge einer toxischen Schädigung der Endothelzellen von Alveolarkapillaren und zusätzlicher Pneumozytenschädigung führt der Übertritt von Blut in den Alveolarraum zu einem hämorrhagischen alveolären Exsudat. Wichtigste Ursache hierfür ist die Grippepneumonie (hervorgerufen durch Influenzaviren).
- **Aspirationspneumonie:** Aspiration von Mageninhalt oder bakterienhaltigem Material führt zur Ausbildung einer Herdpneumonie, bevorzugt in den Unterlappen.

Abb. 24.25 **Lobärpneumonie** des Unterlappens und in Arealen des Oberlappens mit homogen verändertem, graugelbem, stark verfestigtem Lungenparenchym (graue Hepatisation). [T1016]

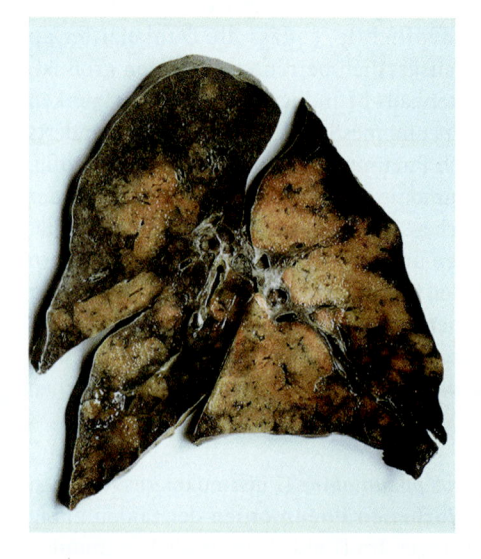

Abb. 24.26 **Klebsiellen-Pneumonie,** hervorgerufen durch *Klebsiella pneumoniae*. Schleimig glänzende Schnittfläche der rechten Lunge. Unregelmäßig begrenzte, grauweiße Herde mit Entzündungsinfiltraten. [R398]

- **Pilzpneumonien:** Die wichtigste Lungenmykose ist die Aspergillose. Aspergillen sind ubiquitär vorkommende Schimmelpilze (Fadenpilze), welche je nach Immunlage unterschiedliche Erkrankungen verursachen können. Wird eine präformierte Kaverne, z. B. nach durchgemachter Tuberkulose, kolonisiert, entsteht ein **Aspergillom**. Eine allergische Reaktion, v. a. bei Asthmatikern (➤ Kap. 24.3.5) kann eine **allergische bronchopulmonale Aspergillose** oder eine **exogen allergische Alveolitis** verursachen. Bei reduzierter Immunlage kann der Pilz selbst das Lungenparenchym angreifen und eine **chronische granulomatöse, Aspergillenpneumonie** (sog. semiinvasive Aspergillose) oder bei schwerer Immunsuppression (z. B. Patienten nach Knochenmarkstransplantation) die gefürchtete **angioinvasive Aspergillose** verursachen. Die angioinvasive Aspergillose kann sich rasch hämatogen im Körper ausbreiten, eine Sepsis verursachen und ist mit einer hohen Mortalität vergesellschaftet.

Folgeerkrankungen/Komplikationen

- **Organisierende Pneumonie:** Reicht die Aktivität der Granulozyten und Makrophagen zur Lösung des Exsudats nicht aus, geht die exsudative in eine proliferative Entzündung über. Aus der Alveolarwand sprossen Bindegewebszellen in das Exsudat ein. Es entsteht dabei pfropfartig in die Alveolarlichtungen einwachsendes Granulationsgewebe, das diese ausfüllt. Daraus kann ein zellarmes, faserreiches Narbengewebe entstehen (➤ Abb. 24.27, ➤ Abb. 24.28).
- **Lungenabszess:** Besonders im Alter, bei Diabetikern oder chronischem Alkoholabusus kommt es häufig zu Parenchymnekrosen mit Ausbildung von Abszessen (➤ Abb. 24.27). Bei Infektion mit anaerob wachsenden Fäulniserregern bildet sich eine Lungengangrän. Das Lungengewebe zerfällt mit Ausbildung einer schmierigen, graugrünlichen bis schwärzlichen Gangrän.
- **Pleuritis:** Bei der Lobärpneumonie entsteht regelmäßig eine fibrinöse oder serofibrinöse Pleuritis. Die Fibrinauflagerungen können nach dem Abklingen der pneumonischen Veränderungen resorbiert werden oder über eine organisierende Entzündung zu Verwachsungen oder Verschwartungen der Pleurablätter führen.
- **Pleuraempyem/fortgeleitete Entzündung:** Bei etwa 2–5 % der Pneumokokkenpneumonien treten Erreger in das fibrinöse Pleuraexsudat über und verursachen ein parapneumonisches Pleuraempyem. Die Entzündung kann zudem auf lymphogenem Wege eine Mediastinitis bzw. Perikarditis verursachen.

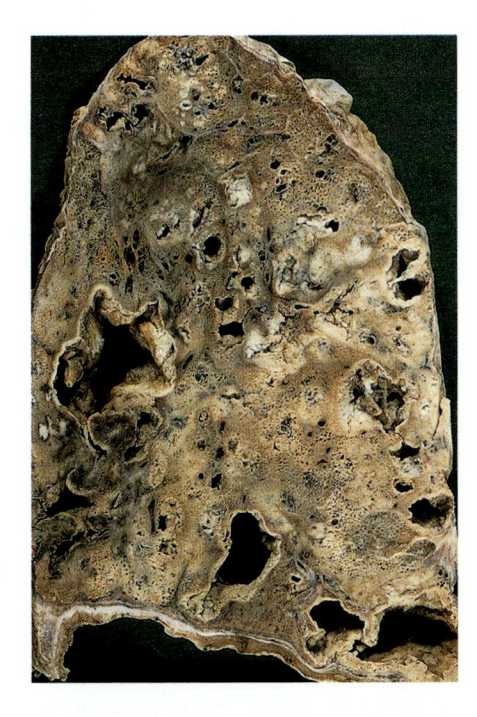

Abb. 24.27 Organisierende Pneumonie des rechten Lungenoberlappens. Fleckige, beigegraue Schnittfläche sowie Verdichtung des Lungenparenchyms ohne erkennbare Alveolen. Eingelagert größere, entleerte Abszesshöhlen. [R398]

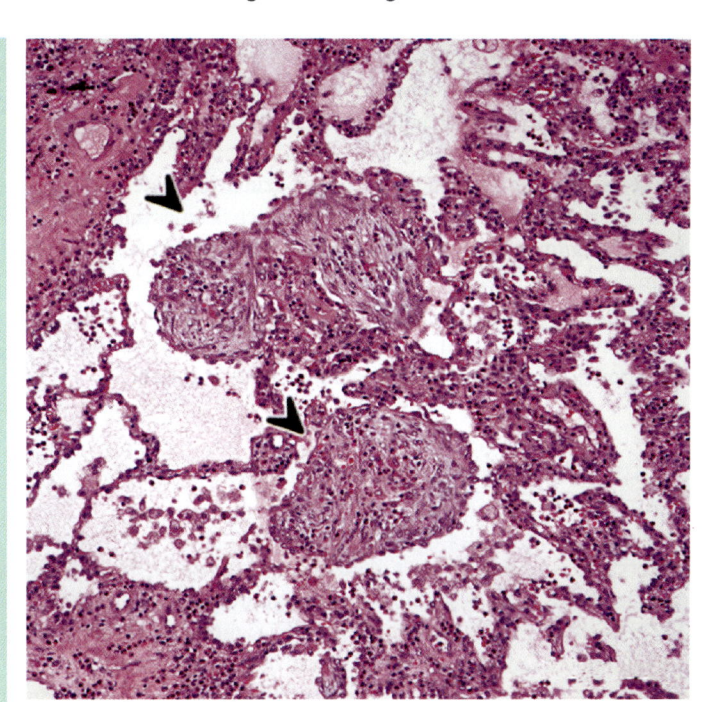

Abb. 24.28 Organisierende Pneumonie. Ausgehend von den Alveolarsepten wachsen Granulationsgewebsknospen tentakelartig in die Alveolarräume hinein (Pfeilspitzen). Begleitend ein intraalveoläres Lungenödem. HE, Vergr. 50-fach. [P1315]

Klinische Relevanz Die klinische Diagnose einer alveolären Pneumonie gründet sich auf die Symptome Fieber, Husten, Auswurf, Pleuraschmerzen und den klinischen und/oder röntgenologischen Nachweis eines pulmonalen Infiltrats. Zum Erregernachweis sind Sputum und die bei Bronchiallavagen gewonnene Flüssigkeit geeignet. Für Pilzerkrankungen der Lunge gibt es keine charakteristischen Symptome.

24.6.2 Interstitielle Pneumonien

Definition Interstitielle Pneumonien entsprechen einem breiten Spektrum nichtneoplastischer Erkrankungen, welchen allen gemeinsam ist, dass sie das Lungenparenchym diffus befallen. Sie werden deshalb auch als diffuse Lungenparenchymerkrankungen bezeichnet.

Das Interstitium entspricht streng genommen dem Gewebe zwischen der epithelialen und endothelialen Basalmembran der Alveolarwände, jedoch sind bei interstitiellen Pneumonien oft auch die Alveolarräume und die peripheren Atemwege mitbetroffen.

Die verschiedenen Erkrankungen zeigen akute, subakute und chronische Verlaufsformen, was sich morphologisch in einer unterschiedlichen Zusammensetzung des entzündlichen Infiltrats und dem Stadium der bindegewebigen Gewebsreaktion (subakut: fibromyxoide Gewebsproliferate; chronisch: Fibrose) zeigt. Während den akuten Formen meist eine bekannte Ätiologie zugrunde liegt, sind etwa 80 % der chronischen interstitiellen Pneumonien idiopathisch.

Diffuser Alveolarschaden und ARDS

Ätiologie Der diffuse Alveolarschaden ist der morphologische Prototyp des schwerstgradigen akuten Lungenschadens, der sich klinisch häufig als Acute respiratory distress syndrome (ARDS) darstellt. ARDS ist definiert als akute respiratorische Symptomatik mit radiologisch bilateralen diffusen Infiltraten sowie einer Oxygenierungsstörung mit einem Horovitz-Quotienten (PaO_2/FiO_2) ≤ 300 mmHg (Berlin-Definition).

Ein diffuser Alveolarschaden kann durch zahlreiche Auslöser verursacht werden: Infektiös sind es zumeist respirotrope Viren. Bei Säuglingen und Kleinkindern sind es bevorzugt das *respiratorische Synzytialvirus (RSV)*, die Adeno- und Masernviren sowie die Parainfluenzaviren. Bei älteren Menschen handelt es sich häufiger um *Influenza-Viren*. Auch in schweren Verläufen der 2019 aufgetretenen COVID-19-Pandemie (verursacht durch das Coronavirus SARS-CoV-2) zeigte sich in der Akutphase das Bild eines diffusen Alveolarschadens.

Unter den „unbelebten" Ursachen sind Medikamente, wie Zytostatika, toxische Gase sowie eine akute Manifestation einer Autoimmunerkrankung, z. B. bei Vaskulitiden oder Erkrankungen aus dem rheumatoiden Formenkreis, hervorzuheben. Bei immunsupprimierten Patienten spielen zudem weitere seltene Erreger wie Chlamydien, Pneumocystis jiroveci oder andere Pilzspezies eine Rolle.

Pathogenese

Virale Infektionen erfolgen zumeist aerogen, wobei eine reduzierte Abwehrlage (Unterkühlung, Drogen-, Alkoholabusus, Immundefizienzerkrankung, z. B. AIDS, Tumorleiden) die Entzündung begünstigt. Daneben ist aber auch die Virulenz der Viren bzw. einzelner Virenstämme von Bedeutung.

Bei der Inhalation **toxischer Gase** spielt die Konzentration eine wesentliche Rolle. Geringe Konzentration und kurze Exposition verursachen eine herdförmige Schädigung, massive Exposition etwa bei Unfällen mit Tankwagen ist zumeist tödlich.

Ein **medikamentös** verursachter diffuser Alveolarschaden findet sich insbesondere bei Zytostatikatherapie. Zytostatika verursachen einen primären Endothelschaden und erst sekundär schließlich eine Schädigung des alveolären Epithels. Ähnlich funktioniert auch die Auslösung eines diffusen Alveolarschadens bei Schock (sog. Schocklunge, > Abb. 24.29). Das Agens verursacht eine Permeabilitätsstörung der Kapillaren mit nachfolgendem interstitiellem Ödem sowie einer je nach Auslöser bedingten mehr granulozytären oder lymphoplasmozellulären Infiltration. Es kommt in weiterer Folge zu einem Untergang von Pneumozyten Typ I und II, dadurch wird weniger Surfactant gebildet, die Oberflächenspannung in den Alveolen nimmt und diese kollabieren. In dieser Phase benötigen die Patienten eine maschinelle Beatmung. Die aus den Gefäßen ausgetretenen Proteine bilden einen Film an der Oberfläche der Alveolen, der auch durch die forcierte Ventilation und durch Gerinnungsprozesse zu hyalinen Membranen umgewandelt wird. Somit wird die Diffusionsstrecke des Sauerstoffs und des CO_2 merklich erhöht, was zu einer respiratorischen Insuffizienz führt.

Morphologie

Makroskopisch ist die Lunge diffus dunkelgraurot verfärbt und verfestigt. **Mikroskopisch** ist das Bild durch die hyalinen Membranen dominiert (> Abb. 24.30). Zusätzlich sind die Alveolarwände durch das Ödem verbreitert und es sind schüttere Infiltrate mit Entzündungszellen nachzuweisen. Die Pneumozyten zeigen degenerative Veränderungen oder sind nekrotisch. In späteren Stadien kommt es zu einer regenerativen Phase mit Proliferation der Pneumozyten Typ II. Bei bestimmten Viren treten charakteristische epitheliale Riesenzellen auf (s. u.). Wenn die Patienten die akute Phase überlebt haben, kann sich eine reparative organisierende Phase anschließen. Die hyalinen Membranen werden durch einsprossende Bindegewebszellen organisiert, das nekrotische Epithel wird abgeräumt, im Endstadium entstehen fibrös verbreiterte Alveolarsepten und an der Oberfläche ein Regeneratepithel. Sind in der akuten Phase die Basalmembranen zerstört worden, sprosst das entzündliche Granulationsgewebe in die Alveolarräume ein (organisierende Pneumonie). Die Funktion dieses Lungengewebes ist stark eingeschränkt oder überhaupt nicht mehr gegeben – die alveolär-kapilläre Diffusionsstrecke ist zu groß für einen aktiven Gasaustausch. Kommt es nicht zu einer Restitutio ad integrum, folgt ein chronisches Stadium mit Fibrose der Alveolarsepten.

Klinische Relevanz Die klinische Symptomatik mit Dyspnoe und Tachypnoe kann in Stunden bis Tagen nach dem auslösenden Ereignis einsetzen. Charakteristisch für den diffusen Alveolarschaden ist eine auch unter Beatmung mit hoher Sauerstoffkonzentration persistierende **Hypoxämie.** Der Krankheitsverlauf ist je nach Ursache und Zeitpunkt des Einsetzens der Therapie sehr variabel. Auch heute noch ist die Mortalität des diffusen Alveolarschadens durch respiratorische Insuffizienz hoch und liegt bei > 40 %.

Infantiles respiratorisches Atemnotsyndrom (IRDS)

Definition und Ätiologie Das Atemnotsyndrom des Neugeborenen ist ein pulmonales Krankheitsbild, das sich besonders bei Frühgeborenen entwickelt. Ursache ist eine mangelhafte Reife des Lungengewebes mit noch ungenügender Surfactant-Synthese durch die Typ-II-Pneumozyten.

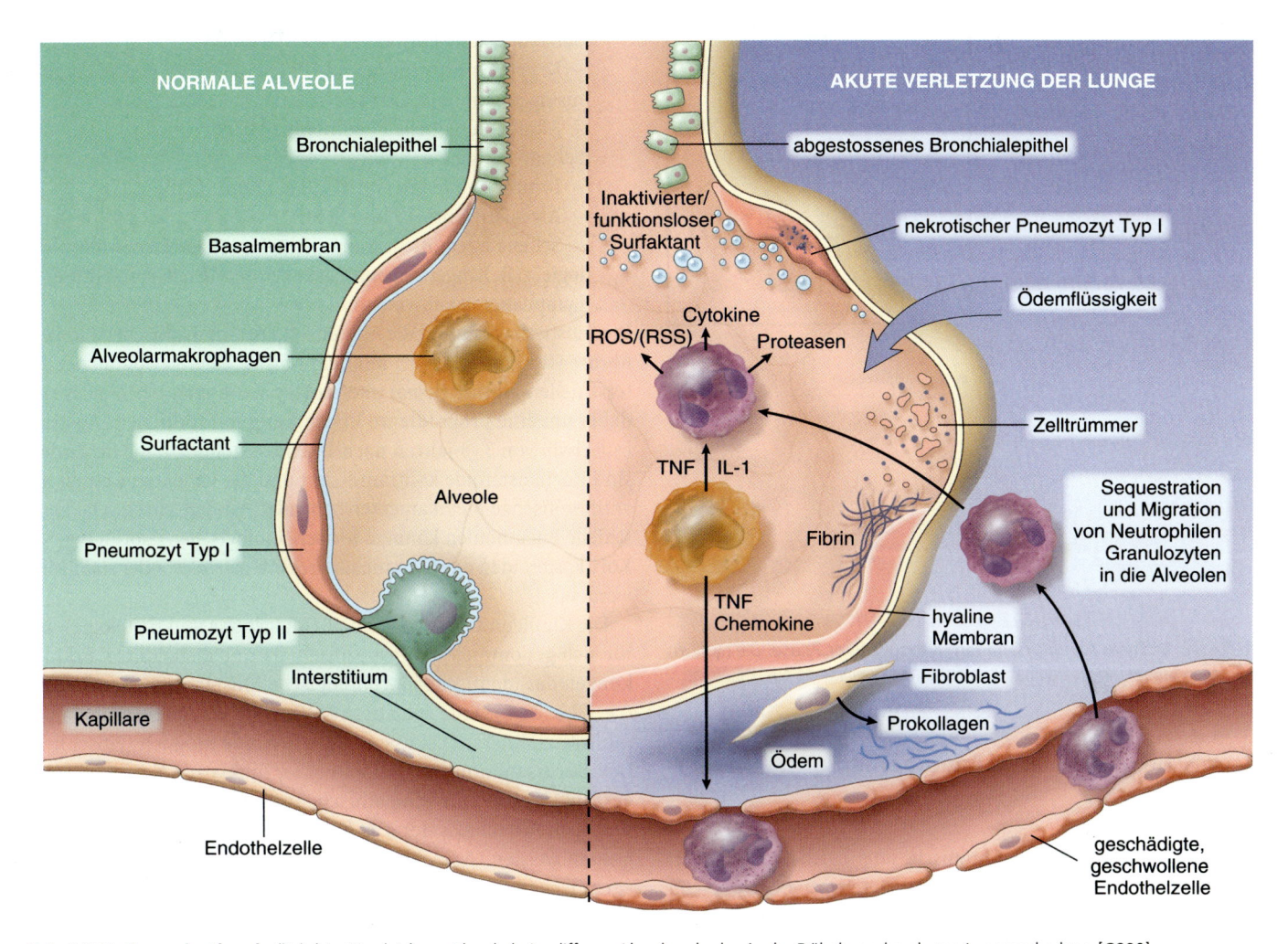

Abb. 24.29 Normale Alveole (links) im Vergleich zur Alveole beim diffusen Alveolarschaden in der Frühphase des akuten Lungenschadens. [G899]

Epidemiologie

Ein IRDS entwickelt sich bei Frühgeborenen zwischen der 25. und 32. Schwangerschaftswoche.

Pathogenese

Durch den Mangel an Surfactant oder durch intrauterine Asphyxie des Kindes, Kohlendioxidanstieg im Blut und Azidose kann beim Frühgeborenen die physiologische Adaptation der Lungenfunktion nur unzureichend vollzogen werden. Die ungenügende Produktion von Surfactant durch die unreifen Pneumozyten führt zu einer erhöhten alveolären Oberflächenspannung und damit zum Alveolarkollaps. Es kommt zu einer Durchblutungsstörung, zur Hypoxie und zum Austritt von Plasma aus den Kapillaren. Makromoleküle treten durch die Alveolarwände in die Lichtung über, gerinnen dort (Fibrinogen u. a.) und bilden dadurch hyaline Membranen, wodurch die Atmung weiter behindert wird. Durch den erhöhten Gefäßwiderstand passiert ein großer Anteil des Blutvolumens den kleinen Kreislauf, ohne am Gasaustausch teilgenommen zu haben.

Morphologie

Die Lungen sind nahezu luftleer, dunkelrot und von fester Konsistenz. Charakteristische Befunde sind **hyaline Membranen** entsprechend dem Bild des diffusen Alveolarschadens, die teilweise tapetenartig die Bronchiolen und Alveolen auskleiden. Überstehen die Neugeborenen die akute Phase, schließt sich eine reparative Phase an, die als bronchopulmonale Dysplasie bezeichnet wird. Charakteristisch ist hier neben einer Simplifizierung der Atemwege eine Proliferation von Fibroblasten und Myofibroblasten mit periduktaler Fibrose der Bronchien, Mediahyperplasie der Pulmonalarterien, fokal dem Bild einer Bronchiolitis obliterans (> Kap. 24.3.3) und einer Plattenepithelmetaplasie.

Klinische Relevanz

Die Folgen des IRDS sind Hypoxämie, Hyperkapnie und eine respiratorische und metabolische Azidose. Unbehandelt führt die Erkrankung zum Tod durch Ateminsuffizienz, oft begleitet von intrazerebralen hypoxischen Blutungen.

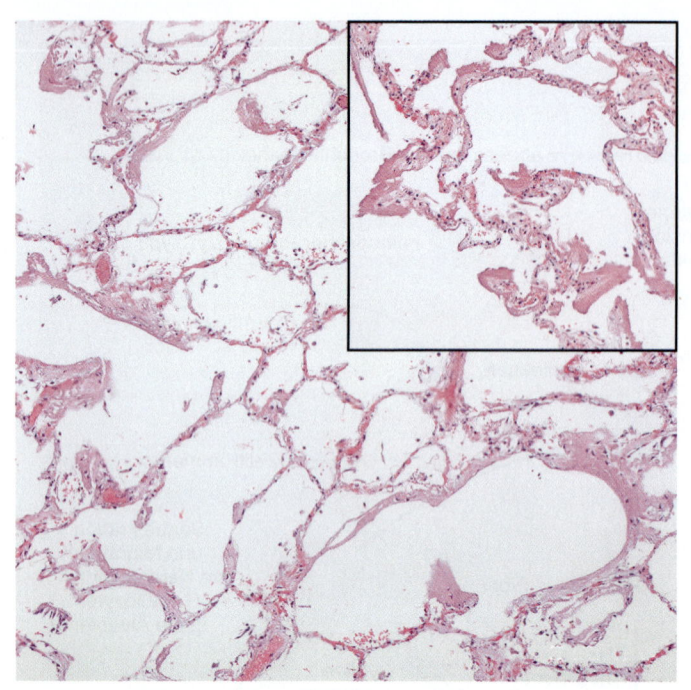

Abb. 24.30 Diffuser Alveolarschaden in exsudativer Phase. Die hyalinen Membranen tapezieren die ödematös verdickten Alveolarwände aus. HE, Vergr. 200-fach. [P1315]

Chronische interstitielle Pneumonien und Lungenfibrosen

Definition und Einteilung Chronische interstitielle Pneumonien (interstitial lung disease, ILD) sind eine heterogene Gruppe von diffusen Lungenparenchymerkrankungen, welche sich über Monate bis Jahre entwickeln und zu einer Lungenfibrose führen können. Subakute Formen mit Manifestation über wenige Wochen werden ebenfalls in diesem Kapitel diskutiert.
Die Pathogenese chronischer interstitieller Pneumonien ist meist unklar und sie können bei folgenden Krankheitsgruppen vorkommen:
- Interstitielle Pneumonien mit bekannter Ursache oder bekannter Assoziation mit einer Grunderkrankung:
  - Medikamentös induziert (z. B. Bleomycin, Chemotherapie)
  - Hypersensitivität auf inhalative organische Antigene (exogen allergische Alveolitis, z. B. „Vogelhalterlunge")
  - Reaktion auf inhalative anorganische Stäube (Pneumokoniosen)
  - Assoziiert mit rheumatischer Grunderkrankung (z. B. bei Sklerodermie, Lupus erythematodes)
  - Assoziiert mit granulomatöser Erkrankung (z. B. Sarkoidose)
- Idiopathische interstitielle Pneumonien:
  - Chronisch fibrosierende Formen:
    - Idiopathische Lungenfibrose (idiopathic pulmonary fibrosis, IPF)
    - Unspezifische interstitielle Pneumonie (non-specific interstitial pneumonia, NSIP)
  - Rauchen-assoziiert (> Kap. 24.4.3, > Kap. 24.4.4):
    - Respiratorische Bronchiolitis (interstitielle Lunenerkrankung, RB-ILD)
    - Desquamative interstitielle Pneumonie (DIP)
  - Subakute/akute Formen:
    - Kryptogene organisierende Pneumonie (cryptogenic organising pneumonia, COP)
    - Akute interstitielle Pneumonie (AIP)
  - Seltene Formen:
    - Lymphozytäre interstitielle Pneumonie (LIP)
    - Alveoläre Fibroelastose (AFE)
    - Seltene Interstitielle Pneumonien mit spezifischer Morphologie, z. B. Langerhanszell-Histiozytose, Alveolarproteinose, Lymphangioleiomyomatose

Prognostisch wichtig ist die Abgrenzung der idiopathischen Lungenfibrose (IPF), histologisch mit dem Muster einer gewöhnlichen interstitiellen Fibrose (usual interstitial pneumonia, UIP), da es sich dabei um eine progrediente Erkrankung mit tödlichem Ausgang innerhalb von 3–8 Jahren nach Diagnosestellung handelt. Zudem sind Kortikosteroide kontraindiziert und die Patienten werden mit antifibrotischen Medikamenten behandelt. Andere chronische interstitielle Pneumonien können, je nach ätiologischer Zuordnung, mit Kortikosteroiden oder Immunsuppressiva gebessert oder stabilisiert werden.

Die Klinik und die Morphologie (Bildgebung und Histologie) sind für sich genommen oft unspezifisch, da unterschiedliche Erkrankungen das identische morphologische Muster aufweisen können (> Tab. 24.2). Eine spezifische Diagnose ist daher oft nur nach multidisziplinärer Diskussion aller Befunde möglich (einschließlich Berufsanamnese, Medikamente, inhalative Noxen, Grunderkrankungen). Eine idiopathische interstitielle Pneumonie kann nur nach Ausschluss der o. a. Ursachen und Grunderkrankungen gestellt werden (Ausschlussdiagnose). In einigen Fällen erlauben spezifische histologische Veränderungen allerdings bereits eine sichere Diagnose (z. B. bei der Langerhans-Zell-Histiozytose, der Lymphangioleiomyomatose oder der Alveolarproteinose). Bei der Sarkoidose und manchmal bei der exogen allergische Alveolitis können die histologischen Veränderungen charakteristisch sein, sodass die Biopsie nach sorgfältigem Ausschluss einer z. B. infektiösen oder medikamentös/toxischen Genese eine genaue Zuordnung der Erkrankung erlaubt.

Pathogenese

Je nach Form der chronischen interstitiellen Pneumonie (> Tab. 24.2) entwickelt sich die resultierende Lungenfibrose auf unterschiedliche Weise. Bei einigen Formen kommt es zu einer lymphoplasmozellulären Infiltration und zu einer nachfolgenden Fibrose. Bei anderen Formen steht die Fibrosierung bereits zu Anfang im Vordergrund.

Morphologie

Das **makroskopische** Verteilungsmuster der interstitiellen Pneumonien und der Lungenfibrosen ist abhängig von der Ätiologie. Asymmetrisch und einseitig sind z. B. die fibrosierenden Veränderungen bei der Bestrahlungslunge, apikal symmetrisch hingegen bei manchen Pneumokoniosen. Lungenfibrosen bei Systemerkrankungen sind vielfach basal und symmetrisch lokalisiert. In

24.6 Entzündliche Lungenerkrankungen/Pneumonien

Tab. 24.2 Histologische Muster und assoziierte Erkrankungen

Histologisches Muster	Ursache	Erkrankung
gewöhnliche interstitielle Pneumonie (usual interstitial pneumonia, UIP)	unbekannt (idiopathisch)	idiopathische Lungenfibrose (IPF)
	autoimmun	kollagenose assoziierte ILD
	inhalativ	
	• durch anorganische Stäube	Asbestose (➤ Kap. 50.2.2)
	• durch organische Stäube	chronische exogen-allergische Alveolitis (➤ Kap. 50.2.2)
	• medikamentös	medikamentenassoziierte ILD
unspezifische interstitielle Pneumonie (nonspecific interstitial pneumonia, NSIP)	autoimmun	kollagenoseassoziierte ILD
	idiopathisch	idiopathische NSIP
organisierende interstitielle Pneumonie (OP)	postinfektiös	
	inhalativ-toxisch	
	medikamentös	
	idiopathisch	kryptogene organisierende Pneumonie (cryptogenic organising pneumonia, COP)
	maligne	differenzialdiagnostisch müssen immer Lymphome vom MALT-Typ ausgeschlossen werden

den betroffenen Abschnitten ist das Lungengewebe verfestigt, die Schnittfläche ist zunächst graurot, bei fortgeschrittenen Fibrosen grau, und die Lunge enthält Hohlräume, die Resten peripherer Läppchen entsprechen und von bronchiolärem Epithel ausgekleidet sind. Sowohl auf der Schnittfläche als auch im HRCT ähnelt dieses Bild Honigwaben („Honigwabenlunge", ➤ Abb. 24.31).

- **Gewöhnliche interstitielle Pneumonie** („usual interstitial pneumonia", UIP): Charakteristisch sind myofibroblastäre Proliferationen („fibroblastic foci") unter einem zerstörten Alveolarepithel, die Ausbildung von Zysten (Honigwabenbild) und Fibrose- bzw. Narbenfelder mit myogener Metaplasie. Dazwischen gibt es immer wieder Areale normalen Lungengewebes, was auf einen zeitlich versetzt ablaufenden schrittweisen Zerstörungsprozess hindeutet (➤ Abb. 24.32 a und b). Die Fibrosierung ist herdförmig, symmetrisch, subpleural mit einer Betonung der Unterfelder beider Lungen. Bei der idiopathischen Form der UIP („idiopathic pulmonary fibrosis", IPF) gibt es kaum entzündliche Infiltrate. Bei Kollagenosen hingegen fällt eine recht dichte lymphozytäre Infiltration auf. Bei der durch Asbest verursachten UIP finden sich Fibrosefelder auch in zentralerer Lokalisation. In den zystisch umgewandelten Lungenläppchen kommt es zu einer Schleimretention und oft zu einer sekundären Infektion. Dies ist meist die Ursache einer akuten Exazerbation und sehr häufig die Todesursache. Patienten mit IPF zeigen einen progredienten Verlauf und überleben meist keine 8 Jahre nach Diagnosestellung.
- **Unspezifische interstitielle Pneumonie** („nonspecific interstitial pneumonia", NSIP): Diese interstitielle Lungenerkrankung geht mit einer homogenen, diffusen alveoloseptalen lymphozytären Entzündung und/oder Kollagenablagerungen einher (➤ Abb. 24.33). Zumeist liegen Autoimmunerkrankungen zugrunde. Entscheidend für diese Diagnose ist im Unterschied zur UIP die Gleichförmigkeit der morphologischen Veränderungen mit Erhalt der Lungenarchitektur. Je nach Ausmaß der lymphozytären Infiltration und Fibrose unterscheidet man eine zelluläre von einer fibrotischen Form, wobei Letztere eine schlechtere Prognose aufweist.
- **Organisierende Pneumonie** („organising pneumonia", OP): Diese Form ist durch herdförmige, unscharf begrenzte, in die Alveolen einwachsende Granulationsgewebspfröpfe charakterisiert (➤ Abb. 24.33). Eine Bronchiolitis obliterans ist Bestandteil dieses Prozesses. Die OP ist die Reparationsphase vieler entzündlicher Prozesse, darunter auch infektiöser

Abb. 24.31 Gewöhnliche interstitielle Pneumonie (UIP). Schnittfläche eines Lungenunterlappens mit weit fortgeschrittener, subpleural und herdförmig betonten UIP. Die fibrosierten Lungenabschnitte sind grau und das noch erhaltene Lungenparenchym bräunlich. Subpleural teilweise unterschiedlich große, wabenartige Hohlräume in der Fibrose (sog. Honigwaben). [T1016]

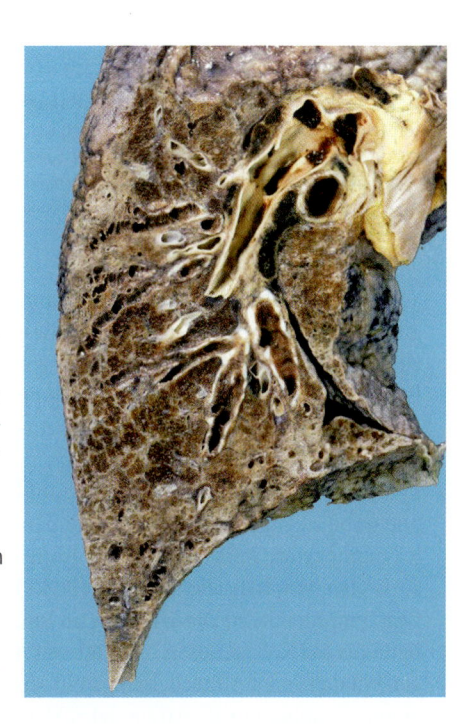

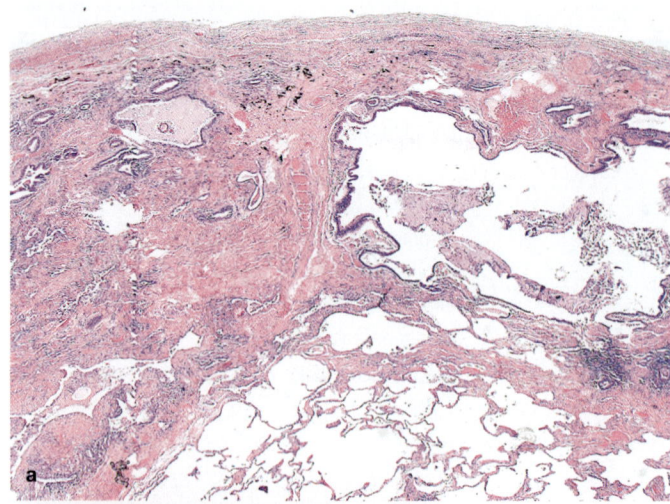

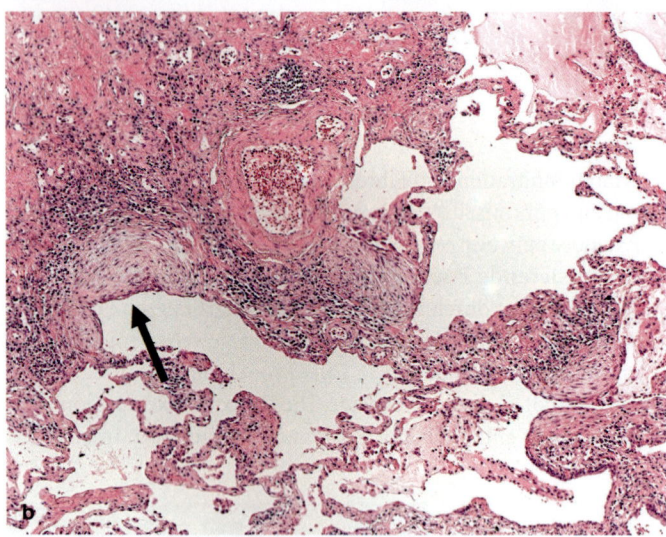

Abb. 24.32 Gewöhnliche interstitielle Pneumonie (UIP). **a** Charakteristisch ist die subpleurale und herdförmig betonte, destruktive Lungenfibrose mit zystischer Umwandlung peripherer Lungenläppchen (Honigwaben). HE, Verg. 50-fach. **b** Die charakteristischen fibroblastären Foci (Pfeil) finden sich typischerweise in Randbereich zwischen fibrosierten und nicht befallenen Lungenabschnitten. HE, Verg. 100-fach. [P528]

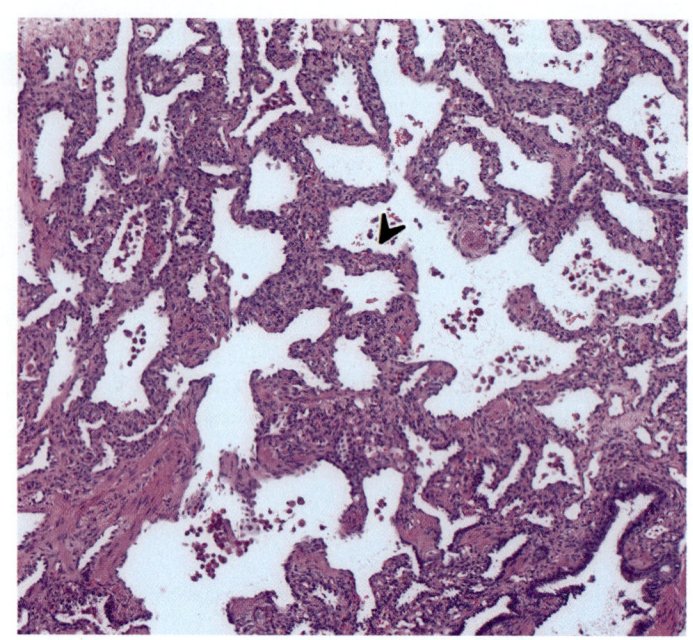

Abb. 24.33 Unspezifische interstitielle Pneumonie („nonspecific interstitial pneumonia", NSIP). Homogene Verbreiterung der Alveolarsepten (Pfeilspitze) durch Kollagenablagerungen bei Erhalt der Lungenarchitektur und geringer lymphozytärer Entzündung. HE, Vergr. 50-fach. [P1315]

alveolärer Pneumonien, wobei man anhand zusätzlicher Veränderungen manchmal die Ursache bestimmen kann. Es gibt auch eine idiopathische Form, die kryptogene organisierende Pneumonie („cryptogenic organising pneumonia", COP), die als eigenes Krankheitsbild abgegrenzt werden muss. Sie ist eine Ausschlussdiagnose.
- **Lymphozytäre interstitielle Pneumonie** („lymphoid interstitial pneumonia", LIP): Bei diesem Typ finden sich dichte, interstitielle lymphozytäre Infiltrate und eine Aktivierung des bronchusassoziierten lymphatischen Systems (BALT) mit einer Ausbildung von Lymphfollikeln. Die LIP kann im Rahmen von Lungenbeteiligungen bei Kollagenosen und anderen Autoimmunerkrankungen ein dominantes Erscheinungsbild sein. Die Abgrenzung zu einem Lymphom (z. B. extranodales Marginalzonenlymphom vom MALT-Typ) ist mit geeigneten immunhistochemischen Markern (Klonalität) immer durchzuführen.

Klinische Relevanz Das klinische Bild chronischer interstitieller Pneumonien variiert abhängig von der zugrunde liegenden Ätiologie. Typisch ist ein unproduktiver Husten, hinzu kommen eine Belastungsdyspnoe und als Spätsymptom eine Ruhedyspnoe. Lungenfunktionsanalytisch findet sich eine pulmonale Restriktion. Bei ausgeprägten Formen entwickelt sich eine pulmonale arterielle Hypertonie. Eine genaue ätiologische und histogenetische Einordnung der interstitiellen Lungenerkrankung ist sowohl für die korrekte Therapie als auch für die Prognose unumgänglich. Im Endstadium ist die Lungentransplantation indiziert.

24.6.3 Granulomatöse Lungenerkrankungen

Definition und Epidemiologie Unter dem Begriff „granulomatöse Reaktionen" versteht man eine Gruppe von entzündlichen Gewebeveränderungen, deren Hauptkennzeichen Granulome sind. Diese Granulome entsprechen einer knötchenförmigen Ansammlung spezifischer Entzündungszellen. Sie können aus Epitheloidzellen oder auch aus Histiozyten bestehen oft auch unter Beteiligung von mehrkernigen histiozytären Riesenzellen. Man unterscheidet des Weiteren nekrotisierende Granulome von nicht nektrotisierenden. Bei nekrotisierenden Granulomatosen kommen fast immer infektiöse Ursachen in Betracht.

Granulomatöse Lungenerkrankungen sind häufig. Am wichtigsten sind die Tuberkulose und die Sarkoidose. In anderen geografischen Regionen sind Pilze häufig Auslöser von Granulomen. Daneben finden sich häufig pulmonale Granulome bzw. Granulomatosen im Rahmen von allergischen Reaktionen auf inhalierte Fremdsubstanzen (unbelebte wie belebte), z. B. Berylliose, Zirkoniumlunge, exogen allergische

Alveolitis, bzw. bei systemischen Vaskulitiden wie Granulomatose mit Polyangiitis (früher Wegener-Granulomatose), eosinophile Granulomatose mit Polyangiitis (früher Churg-Strauss-Syndrom) oder der seltenen nekrotisierenden sarkoiden Granulomatose.

Nekrotisierende granulomatöse Pneumonie: Tuberkulose

Epidemiologie und Ätiologie Die Lunge ist das Hauptinfektions- und -manifestationsorgan der Tuberkulose. Die Erstinfektion erfolgt in den hoch entwickelten Ländern nahezu ausschließlich über Tröpfcheninfektion oder aerogen von Mensch zu Mensch. Der Primärherd ist daher praktisch ausschließlich in der Lunge lokalisiert. Verursacher sind Bakterien der Mycobacterium-tuberculosis-Gruppe (*Mycobacterium tuberculosis, africanum, bovis, microti, pinnipedii*, und dem „*Bacillus Calmette Guerin*" – dieser aus bovis gezüchtet).

Pathogenese

Bei **Erstinfektion** entsteht eine lokalisierte Entzündungsreaktion mit Nekrose im Bereich der alveolären Peripherie. Für eine sehr kurze Phase kommt es zu einem Einstrom von neutrophilen Granulozyten (ist im Humanpräparat praktisch nie zu sehen, aber aus experimentellen Untersuchungen bekannt). Diese werden innerhalb des ersten Tages durch Lymphozyten und Makrophagen abgelöst. Makrophagen phagozytieren die Keime, können sie aber nur schwer degradieren (Wachshülle) und lösen in der Folge eine Immunabwehrreaktion aus. Unter Einfluss von T-Lymphozyten, die Interferon und Interleukin generieren, wandeln sich Makrophagen zu Riesenzellen (Langhans-Riesenzellen) und zu Epitheloidzellen um. Letztere sind für die Aufrechterhaltung der Immunreaktion verantwortlich und sezernieren dazu eine Reihe verschiedener Zytokine, bis die Keime eliminiert worden sind. Zusammen mit Lymphozyten vom Typ der CD4-positiven Helferzellen bilden sie das Epitheloidzellgranulom (➤ Abb. 24.34). Durch Propagation über die Lymphkapillaren kommt es meist zu einer Ausbreitung in regionäre Lymphknoten. Primärherd und Lymphknoten bilden den Primärkomplex (Ghon-Komplex). Im Normalfall kann die Entzündung lokal gehalten werden. Nach Degradation der Keime durch die Riesenzellen kommt es innerhalb des Granuloms zur Fibrosierung und letztlich resultiert eine kleine Narbe – auch in betroffenen Lymphknoten.

Bei den meisten Menschen ist die Primärinfektion symptomlos oder symptomarm und heilt ohne Komplikationen ab. **Sekundärinfektionen** sind selten (< 1 % der Bevölkerung), finden meist statt, wenn eine Immunschwäche vorliegt (medikamentös oder durch andere Erkrankungen) und können sowohl erneute Infektionen als auch Exazerbationen sein (in den Narben können Mykobakterien lange überleben und reaktivieren). Je nach Immunabwehrlage des Patienten kommt es zu einer lokalisierten Entzündung oder zu einer miliaren Aussaat der Keime und multiplen stecknadelkopfgroßen Granulomen (➤ Abb. 24.35, Miliartuberkulose). Die lokalisierte Erkrankung in der Lunge kann Einzelherde (Tuberkulom), konfluierende Herde und solche mit Einschmelzung und Drainage über Bronchien (Kavernen) hervorrufen (➤ Abb. 24.36).

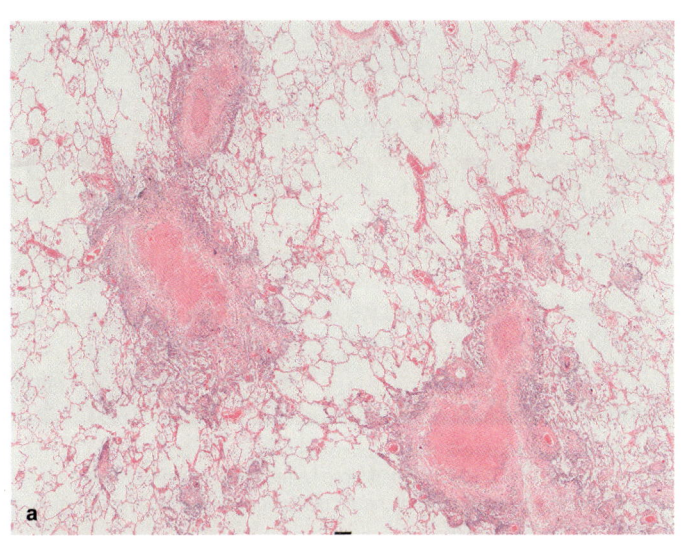

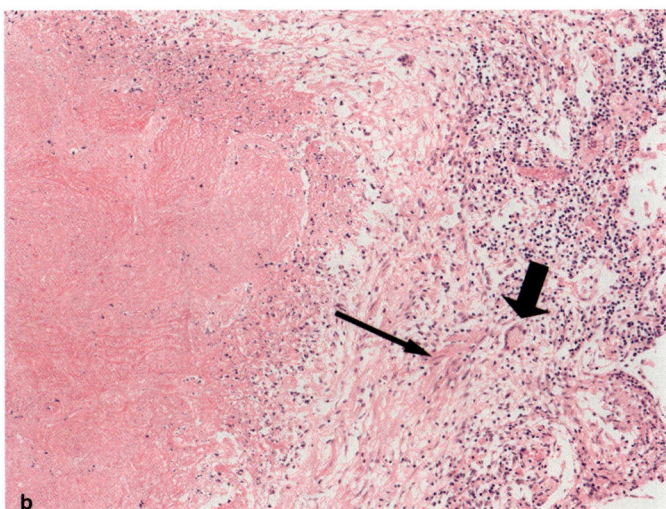

Abb. 24.34 Tuberkulose. a In der Übersichtsvergrößerung erkennt man einige Granulome mit zentraler käsiger Nekrose, welche die Bronchiolen komplett destruiert haben. **b** Bei stärkerer Vergrößerung erkennt man die Epitheloidzellen (dünner Pfeil) mit eingestreuten mehrkernigen Riesenzellen vom Langhans-Typ (Pfeil), welche die krümelige Nekrose umgeben. In der Peripherie des Granuloms Lymphozyten. HE, Verg. 100 -fach HE, Verg. 100 -fach. [P528]

Sarkoidose

Ätiologie Die Sarkoidose ist eine granulomatöse Multisystemerkrankung unklarer Ätiologie. Initial besteht eine bihiläre Lymphadenopathie meist mit Lungenbefall. Neben den Lungen können eine Reihe weiterer Organe befallen sein (Haut, Augen, oberer Respirationstrakt, Herz- und Gefäße, Lymphknoten, Leber, Milz, exokrine Drüsen etc.).

Epidemiologie Die Prävalenz der Sarkoidose liegt in etwa bei 10–20/100.000 Einwohner. Die Inzidenz ist abhängig von der geografischen Region und kommt besonders häufig in den gemäßigten Zonen vor. Afrikanischstämmige Menschen sind 3- bis 4-mal häufiger betroffen als die kaukasische Bevölkerung.

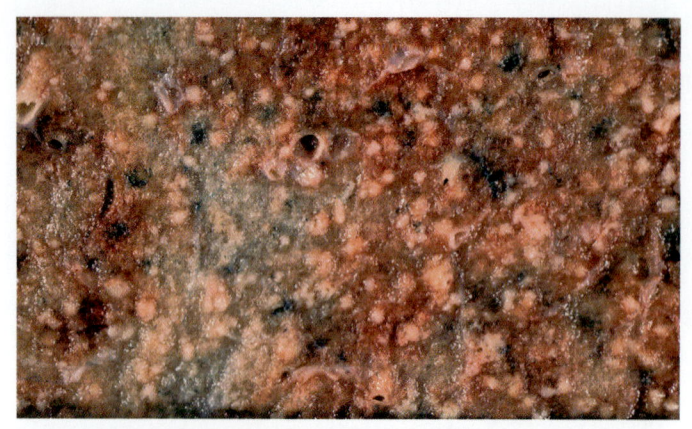

Abb. 24.35 Miliartuberkulose. Zahlreiche gelbliche Knötchen sind über die ganze Lunge verteilt. Die Miliartuberkulose kommt über eine hämatogene Aussaat der Keime zustande und kann neben der Lunge weitere Organe betreffen. [T1016]

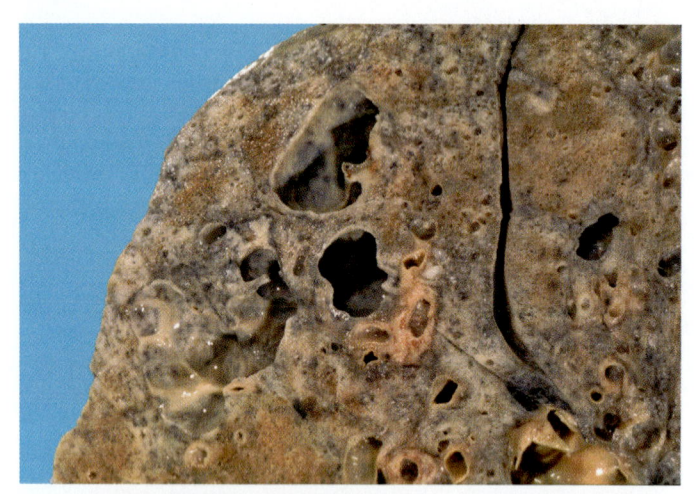

Abb. 24.36 Kavernöse Lungentuberkulose. Die konfluierende, verkäsende, granulomatöse Entzündung hat das Lungenparenchym herdförmig zerstört. Nach Drainage der Nekrose über das Bronchialsystem kommt es zur Ausbildung von persistierenden Kavernen. [T1016]

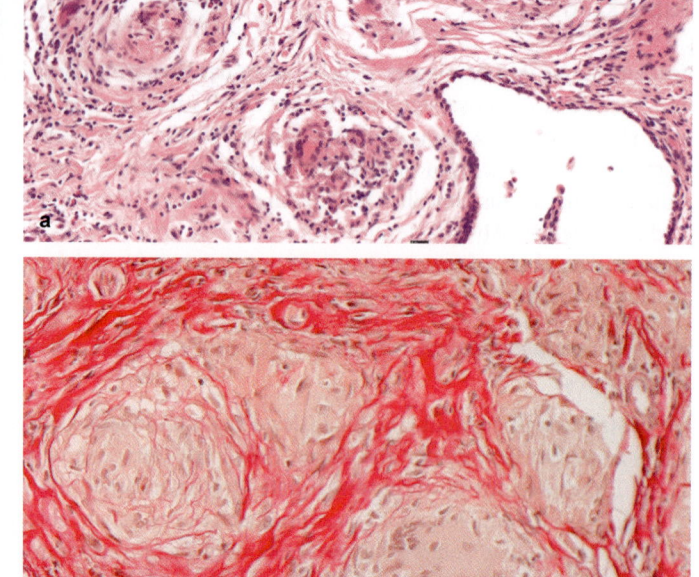

Abb. 24.37 Sarkoidose mit epitheloid- und riesenzelligen nicht nekrotisierenden Granulomen. **a** In der Peripherie der dicht gepackten Granulome zeigt sich eine lymphozytäre Entzündung. HE, Vergr. 100-fach. **b** Die periphere Fibrosierung ist ebenfalls typisch für Sarkoidosegranulome. Elastika-van-Gieson, Vergr. 200-fach. [P528]

Morphologie

Charakteristisch sind nicht nekrotisierende Granulome bestehend aus Epitheloid- und Langhans-Riesenzellen. Die Granulome zeigen ein typisches Verteilungsmuster entlang der bronchovaskulären Bündel und entlang der Lymphspalten in den Septen (➤ Abb. 24.37). Die Granulome können konfluieren. In seltenen Fällen bilden sie große Knoten bis zu 3 cm (noduläre Sarkoidose). In einer seltenen Variante kommt es aufgrund einer granulomatösen Vaskulitis zu ischämischen Nekrosen (nekrotisierende Sarkoidgranulomatose). Kommt die Erkrankung zum Stillstand, vernarben die Granulome. In den Alveolen findet sich eine Lymphozytose mit einem erhöhtem CD4/CD8-Verhältnis, was über die bronchoalveolare Lavage erfasst wird und diagnostisch wegweisend sein kann.

Klinische Relevanz
Man unterscheidet eine akute Sarkoidose, zumeist an Gelenken, Haut und Lungen (Löfgren-Syndrom), von einer sich langsam entwickelnden, subakut verlaufenden Sarkoidose.

Typisch ist ein retikulonoduläres radiologisches Muster in den Lungen, bevorzugt entlang der bronchovaskulären Bündel, und eine bilaterale Lymphadenopathie der hilären Lungenlymphknoten. Die Sarkoidose ist meist selbstlimitierend, d. h. nach einer Krankheitsphase kommt es zu einem stationären Bild oder überhaupt zum Verschwinden der Symptome ohne Therapie. Zeigen sich ausgeprägte Symptome oder ein extrapulmonaler Befall des Myokards, der Sehnerven oder der Nieren werden die Patienten immunsuppressiv behandelt. Selten kann es zu einer progredienten Erkrankung mit folgender Lungenfibrose kommen. Nach einem Stillstand über mehrere Jahre kann auch ein zweiter Krankheitsschub vorkommen.

Andere granulomatöse Pneumonien

Bakterien: Mykobakterien vom nicht tuberkulösen Typ können je nach Keim eine nekrotisierende (z. B. *Mycobacterium fortuitum*) oder auch nicht nekrotisierende epitheloidzellige granulomatöse Pneumonie (z. B. *Mycobacterium avium-intracellulare*) verursachen. Andere Bakterien können ebenfalls nekrotisierende oder nicht nekrotisierende epitheloidzellige granulomatöse Pneumonien auslösen (Treponemen, Leptospiren).

Pilze: Sie können in seltenen Fällen ebenfalls nekrotisierende oder nicht nekrotisierende epitheloidzellige granulomatöse Pneumonien auslösen. Obligate Granulomatosen finden sich bei der Familie der Sprosspilze, z. B. Histoplasmen, *Cryptococcus,* Coccidioides und Blastomyces.

Parasiten (Larven, Eier): Wenn sie epitheloidzellige granulomatöse Pneumonien auslösen, findet man in den Granulomen charakteristischerweise noch eosinophile Granulozyten.

Nachweis: Der Nachweis oder auch Ausschluss einer infektiösen Granulomatose erfolgt durch Kultur, Erregerfärbung oder durch molekularbiologische Verfahren. Die Kultur ist zwar das sicherste Nachweisverfahren, kann aber lange Zeit in Anspruch nehmen. So benötigt etwa das *Mycobacterium avium-intracellulare* 8–11 Wochen für den positiven Nachweis in der Kultur. Mittels Erregerfärbungen können Keime ebenfalls nachgewiesen werden, allerdings bestenfalls als Mitglieder einer Gruppe: grampositive Keime (via Gramfärbung), säurefeste Keime (Mykobakterien, Nokardien via Auramin oder Ziehl-Neelsen-Färbung), versilberbare Keime (Pilze, Bakterien, via Grocott-Versilberung). Mittels PCR lässt sich durch eine Amplifikation spezifischer DNA-Elemente eines Erregers eine spezifische Diagnose stellen. Dieses Nachweisverfahren ersetzt zunehmend die klassischen Kulturverfahren, da auch Resistenzgene nachgewiesen werden können. Die Kultur der Keime gilt aber auch heute noch als sog. Goldstandard.

Exogen allergische Alveolitis (EAA, Hypersensitivitätspneumonie)

Die EAA ist eine chronisch allergische Immunreaktion auf inhalierte organische Antigene (> Kap. 50.2.2). Betroffen sind Menschen, die meist beruflich mit diesen Allergenen in Berührung kommen, Vögel halten („Vogelhalterlunge") oder schimmelpilzexponiert sind. Histologisch zeigt sich eine Kombination einer lymphozytären interstitiellen Pneumonitis mit kleinen, lockeren nicht-nekrotisierenden Epitheloidzellgranulomen sowie fokalen Herden einer organisierenden Pneumonie.

24.7 Alveolarproteinose

Es gibt verschiedene, zumeist sehr seltene metabolische Lungenerkrankungen wie etwa die pulmonale Amyloidose oder auch die IgG4-assoziierten Lungenerkrankungen. Hier soll beispielhaft nur die Alveolarproteinose besprochen werden. Sie ist histologisch durch eine intraalveoläre Akkumulation eines feingranulären PAS-positiven Materials (Lipoproteine) charakterisiert.

Ätiologie und Einteilung Die Erkrankung entsteht durch Fehler bei der Regulation der Surfactant-Homöostase. Dabei werden primäre und sekundäre Alveolarproteinosen unterschieden:
- Zu den **primären Alveolarproteinosen** gehören kongenitale Proteinosen bei hereditärem Mangel des Surfactant-Apoproteins B oder C, dem intrazellulären Transportprotein ABCA3, und die Alveolarproteinose bei Neugeborenen mit einem Defekt oder Mangel an Granulozyten-Makrophagen-Kolonie-stimulierendem Faktor (GM-CSF), der eine Rolle im Surfactant-Abbau spielt.
- **Sekundäre Alveolarproteinosen** sind erworbene intraalveoläre Anreicherungen von surfactantreichem Material in den Alveolen (> Abb. 24.38), bedingt durch eine chemische Interaktion mit der Surfactant-Produktion, dem -transport, oder auch -abbau z. B. bei pulmonalen Infektionen, immunologischen Erkrankungen und in Assoziation mit Inhalation von Chemikalien oder Mineralstaubpartikeln. Bei Erwachsenen ist die Erkrankung meist autoimmuner Natur und auf Autoantikörper gegen GM-CSF zurückzuführen.

Molekularpathologie

Molekulargenetisch sind bei der primären Alveolarproteinose Mutationen des Surfactant-Protein-B- oder -C-Gens identifiziert worden. Die Erkrankung verläuft bereits im Säuglings- und Neugeborenenalter meist letal. Eine weitere Ursache kann eine Mutation des Gens ABCA3 sein, das für einen Surfactant-Proteintransporter codiert.

Klinische Relevanz Klinische Symptome sind Husten und langsam zunehmende Atembeschwerden mit vorwiegend restriktiven Ventilationsstörungen. Radiologisch zeigen sich meist beidseitige hilumnahe, milchglasartige Infiltrate („ground-glass"). Die Therapie besteht in massiven Lungenspülungen (therapeutische Lavagen), durch die eine Auswaschung der angereicherten Proteine im Erwachsenenalter meist gelingt. Eine inhalative GM-CSF-Therapie wird bei entsprechendem Mangel eingesetzt.

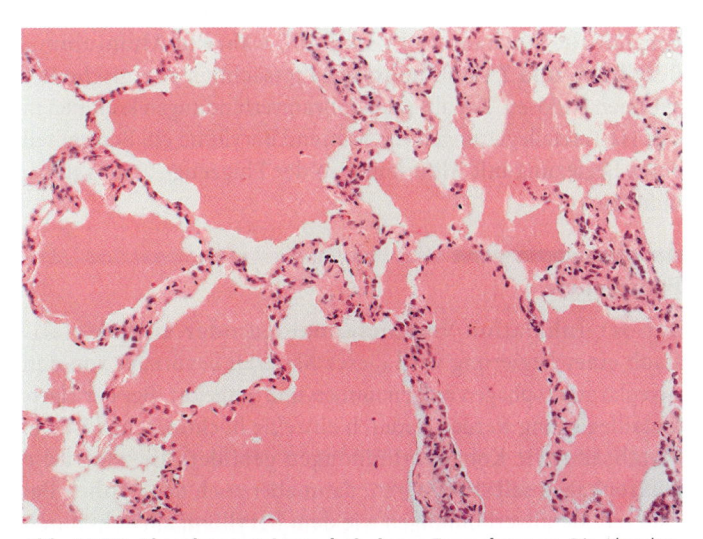

Abb. 24.38 Alveolarproteinose bei einem Erwachsenen. Die Alveolen sind mit einer proteinreichen schollig aussehenden Flüssigkeit gefüllt. Es finden sich kaum zelluläre Infiltrate. Als Ursache konnten bei diesem Patienten Autoantikörper gegen GM-CSF nachgewiesen werden. HE, Vergr. 200-fach. [P528]

24.8 Pneumokoniosen

Definition Unter Pneumokoniosen versteht man Erkrankungen, die durch inhalierte anorganische oder organische Materialien ausgelöst werden. Viele dieser Erkrankungen sind berufsbedingt. Bei allen spielen die Dosis und die Dauer der Inhalation eine wesentliche Rolle, da diese Substanzen erst ab einer Schwellendosis krankheitsinduzierend wirken. Die inhalierten Schadstoffe induzieren eine interstitielle Entzündungsreaktion (> Tab. 24.2) mit konsekutiven Umbauvorgängen des Lungenparenchyms, beim Asbest auch mit Beteiligung der Pleura. Silikose und Asbestose sowie interstitielle Entzündungsreaktionen bei organischen Stäuben werden in > Kap. 50.2.2 dargestellt.

Silikose, Asbestose

Die **Silikose** ist eine chronisch-entzündliche und fibrosierende Lungenerkrankung, die durch die Inhalation von Quarzstaub (Siliziumoxid) ausgelöst wird (> Kap. 50.2.2). Die Quarzkristalle gelangen dabei aufgrund ihres kleinen Durchmessers bis in die Bronchiolen und Alveolen. Die **Asbestose** wird verursacht durch die Inhalation von Asbestfasern, die in den alveolären Bereich gelangen (> Kap. 50.2.2). Obwohl Asbest in Europa und Nordamerika nicht mehr verwendet werden darf, steigt die Zahl der Erkrankungen in Europa weiter an, was sich vor allem mit der langen Latenzzeit zwischen Exposition und Manifestation der Erkrankung von 20–40 Jahren erklären lässt.

Metallinduzierte Erkrankungen

Ätiologie und Epidemiologie Einige Metalle können, zumeist in oxidierter Form inhaliert, Lungenschäden auslösen. Toxische Schäden werden verursacht durch Verbindungen und Legierungen von Kobalt, Wolfram und Cadmium, während Aluminium-, Beryllium- und Zirkoniumoxide hauptsächlich allergische Reaktionen auslösen. Kobalt- und Wolframverbindungen kommen in sog. Hartmetalllegierungen vor, während Beryllium ein Bestandteil einer Legierung mit Aluminium in der Flugzeug- und Waffenindustrie ist.

Pathogenese

Bei der Inhalation von Metalloxiden oder auch Metallstaub einer Legierung wird dieses Material bevorzugt von den Alveolarmakrophagen aufgenommen und aufgelöst. Bei der Hartmetalllegierung werden dadurch einzelne hochtoxische lösliche Metallsalze wie Kobaltverbindungen gebildet, die zuerst die Makrophagen selbst zerstören, dann aber auch das Epithel. Bei anderen Metallverbindungen wie dem Beryllium entsteht durch die Wirkung der Makrophagen primär lösliches Berylliumoxid, das zirkuliert (Hapten), sich mit körpereigenen Proteinen verbindet und bei entsprechender genetischer Disposition als ein Allergen wirkt. Gegen diese Allergene werden Antikörper entwickelt. Die primär zirkulierenden Allergen-Antikörper-Komplexe werden über weitere Antikörperreaktionen (idiotypisches Netzwerk) zu unlöslichen Komplexen, die in den Lungen abgelagert werden.

Morphologie

Bei der **toxischen Schädigung** kommt es zu einer primär peribronchiolären Entzündung mit Riesenzellen und in der alveolären Peripherie zu einem diffusen Alveolarschaden, die sich dann aber rasch zu einer riesenzelligen interstitiellen Pneumonie entwickelt. Morphologisch und histochemisch kann man einzelne Bestandteile der Metalllegierung in den Riesenzellen nachweisen (z. B. Titan).

Bei der chronischen **allergischen Metallose**/Berylliose/Zirkoniose erzeugen die abgelagerten Allergen-Antikörper-Komplexe eine epitheloidzellige granulomatöse Pneumonie, die von einer Sarkoidose nicht zu unterscheiden ist. Der Nachweis ist nur mittels Elementanalyse im Gewebsschnitt möglich oder mittels eines Lymphozytenproliferationstests mit den Blutlymphozyten des Patienten.

Klinische Relevanz Bei der toxischen Form dominiert je nach Intensität der Inhalation ein ARDS bzw. eine akute Atemnot. Bei der allergischen Form sind die Symptome ähnlich einer EAA, wobei während der Expositionszeit Müdigkeit und Abgeschlagenheit vorherrschen und sich die Symptome in der Zeit fehlender Exposition (Wochenende) deutlich bessern. Eine Berufsanamnese ist zwingender Bestandteil der Diagnostik interstitieller Lungenerkrankungen, u. a. um eine Pneumokoniose feststellen zu können.

Weitere Pneumokoniosen

Ätiologie Intravenös injizierte Substanzen oder freigesetzte Bestandteile therapeutisch eingesetzter Hilfsmittel können ebenfalls eine Pneumokoniose auslösen.

Pathogenese

Heroinersatzmittel, z. B. Methadon, enthalten **Talkum als Bindemittel,** was bei oraler Verabreichung keine Probleme verursacht. Methadon wird aber gelegentlich von Drogensüchtigen zerrieben, aufgelöst und direkt intravenös appliziert. Dadurch gelangt Talkum in die Blutbahn und erzeugt u. a. in den peripheren Lungengefäßen eine riesenzellige Vaskulitis, wobei man Talkumkristalle in den Riesenzellen nachweisen kann. Diese Vaskulitis führt schließlich zum Gefäßverschluss. Bei wiederholter i. v. Applikation kann eine pulmonale Hypertonie entstehen und letztlich zum Tod im Rechtsherzversagen führen.

Ein ähnlicher Mechanismus wurde bei **Dialysemembranen** beschrieben. Mehrfachverwendung von Dialysemembranen führt zur „Membranalterung", und diese äußert sich in einer Freisetzung von Zellulose und anderen Bestandteilen, die embolisch in die Lungen verschleppt werden und in den kleinsten Gefäßen ebenfalls eine Riesenzellvaskulitis verursachen. In neuerer Zeit sind auch andere Bestandteile künstlicher Membranen in Lungen gefunden worden.

24.9 Tumoren der Lunge

Zahlreiche benigne und maligne Tumoren können in der Lunge auftreten. Aufgrund der guten Durchblutung ist die Lunge auch ein häufiger Sitz von Metastasen anderer Primärtumoren. Die weitaus häufigsten primären Tumoren der Lunge sind **Lungenkarzinome, syn. auch als Bronchialkarzinome bezeichnet.**

24.9.1 Epidemiologie

Das Lungenkarzinom ist weltweit der häufigste zum Tode führende maligne Tumor, wobei die Prävalenz und Mortalität die drei nächsthäufigen Karzinome (Mamma-, Prostata- und Kolonkarzinom) zusammen übertrifft. Die Prognose ist äußerst schlecht und das mediane Überleben liegt nur bei 10–12 Monaten. Nachdem Männer lange Zeit häufiger von Lungenkarzinomen betroffen waren, hat die Inzidenz bei Frauen in den hochindustrialisierten Ländern aufgrund der Zunahme des Zigarettenrauchens inzwischen zu der der Männer aufgeholt.

24.9.2 Ätiologie

Angenommen wird, dass sich Lungenkarzinome aus pluripotenten Stammzellen entwickeln, die sich über einen mehrstufigen Prozess und eine Akkumulation genetischer und epigenetischer Veränderungen maligne transformieren.

Der Hauptrisikofaktor für das Lungenkarzinom ist das **Zigarettenrauchen.** Etwa 85–90 % aller Lungenkarzinome werden durch das Zigarettenrauchen ausgelöst. Im Tabakrauch sind ca. 7000 unterschiedliche chemische Substanzen enthalten, unter denen sich im Tierexperiment ca. 60 als alleinig hochwirksame Kanzerogene erwiesen haben. Hierzu gehören u. a. polyzyklische aromatische Kohlenwasserstoffe vom Typ der Nitrosamine und N-Nitroso-Verbindungen, Benzo-(a)-Pyrenverbindungen und kanzerogene Metallverbindungen (Nickelkarbonyl, Cadmiumhydroxid). Ein Teil dieser Verbindungen ist in der Partikelphase der filterlosen Zigaretten (Benzo-a-pyren) angereichert, andere (besonders die N-Nitroso-Verbindungen und Nitrosamine) sind aufgrund ihres niedrigen Siedepunkts gasförmig im Rauch der Filterzigaretten vorhanden und kondensieren in der bronchioloalveolären Peripherie. Der eindeutige kausale Zusammenhang zwischen dem chronischen Zigarettenrauch zeigt sich an der Korrelation zwischen Tumorinzidenz und Rauchgewohnheiten. Die Inzidenz steigt parallel zur Anzahl gerauchter Jahre und Zigaretten pro Tag (pack years). Umgekehrt sinkt die Inzidenz nach Rauchstopp stetig, erreicht aber nicht mehr das tiefe Niveau eines Nie-Rauchers. Primäre und sekundäre Präventionsmaßnahmen haben in industrialisierten Ländern bereits dazu geführt, dass weniger Menschen mit dem Zigarettenrauchen beginnen und mehr Raucher den Zigarettenkonsum erfolgreich sistieren. Die enorme Bedeutung der Nikotinprävention zeigt sich bereits in einer sinkenden Inzidenz dieser meist tödlichen Erkrankung. Lungenkarzinome treten aber auch bei Nie-Rauchern auf, wobei das Passivrauchen einen möglichen Risikofaktor darstellen. Oft ist jedoch kein Risikofaktor eruierbar. Lungenkarzinome von Nie-Rauchern unterscheiden sich sowohl klinisch als auch genetisch deutlich von raucherassoziierten Lungenkarzinomen. Bei Nie-Rauchern entwickeln sich typischerweise Adenokarzinome und im Vergleich zu raucherassoziierten Karzinomen sind die Patienten oft jünger und häufiger Frauen.

Gegenüber dem Zigarettenrauch kommt anderen **pulmonalen Karzinogenen** eine vergleichsweise untergeordnete Rolle zu. Allerdings sind meist beruflich bedingte Schadstoffbelastungen durch Asbestfeinstaub, Kokereigase, radioaktive Strahlung, Arsen, u. a. als Co-Karzinogene bei gleichzeitigem Zigarettenrauchen von Bedeutung (➤ Kap. 50.6).

Patienten mit einer chronischen Lungenerkrankung, z. B. mit einer idiopathischen pulmonalen Fibrose oder einer positiven Familienanamnese, haben ebenfalls ein erhöhtes Lungenkarzinomrisiko.

24.9.3 Klinik und Diagnostik

Patienten mit einem Lungenkarzinom präsentieren sich initial oft mit unspezifischen Symptomen wie Husten, Atemnot, Hämoptoe, Thoraxschmerzen oder Gewichtsverlust (➤ Kap. 24.9.4). Diese Symptome treten typischerweise erst spät im Krankheitsverlauf auf, sodass die Diagnose meist erst im metastasierten Tumorstadium gestellt wird. Das Skelettsystem, die Nebennieren und das Gehirn sind am häufigsten von Lungenkarzinommetastasen betroffen. Nicht selten präsentieren sich Patienten mit Symptomen, welche durch Fernmetastasen verursacht werden, wie z. B. Knochenschmerzen oder neurologische Symptome. Neben dem aggressiven biologischen Verhalten ist diese im Krankheitsverlauf späte Diagnose für die schlechte Prognose von Lungenkarzinomen verantwortlich.

Zusätzlich zu Symptomen, die durch das expansive, invasive und destruktive Verhalten des Primärtumors oder von Fernmetastasen verursacht werden, können zahlreiche paraneoplastische (z. B. Trommelschlägelfinger, Dermatomyositis) und endokrine Syndrome (Hyperparathyreoidismus mit Hyperkalzämie, Syndrom der inadäquaten ADH-Sekretion mit Hyponatriämie, Lambert-Eaton-Myasthenie-Syndrom), v. a. bei kleinzelligem Karzinom, auftreten. Verursacht werden diese Syndrome entweder durch vom Tumor produzierte Botenstoffe oder über eine Immunreaktion des Körpers mit Produktion von Autoantikörpern.

Die diagnostischen Abklärungen müssen alle für die Therapie relevanten Informationen liefern. Hierzu gehören der histologische Subtyp, das Tumorstadium und ggf. die molekularen prädiktiven Marker. Initial werden Patienten mittels Bildgebung (CT oder PET) abgeklärt. Eine verdächtige Läsion, z. B. eine Raumforderung in der Lunge oder in einem anderen Organ als mögliche Manifestation einer Fernmetastase, vergrößerte mediastinale Lymphknoten oder ein Pleuraerguss, muss zwingend histologisch oder zytologisch untersucht werden. Mediastinale Lymphknoten, entscheidend für die Stadieneinteilung und Operabilität, können minimalinvasiv mittels endobronchialer ultraschallgesteuerter transbronchialer Nadelaspiration (EBUS-TBNA) zytologisch untersucht werden. Diese Technik hat zu einer Reduktion der deutlich invasiveren diagnostischen Mediastinoskopie geführt.

Resezierte Lungenkarzinome werden makroskopisch und histologisch zur Bestimmung der pathologischen pTNM-Einteilung und des Resektionszustandes untersucht. Je nach Tumorstadium ist eine adjuvante Chemotherapie indiziert und bei einer inkompletten Resektion kann eine Nachresektion oder eine Bestrahlung erfolgen.

24.9.4 Topografie und makroskopische Befunde

Lungentumoren können je nach ihrer topografischen Lage unterschiedliche lokale Komplikationen verursachen. Die Topografie beeinflusst bei resezierbaren Tumoren das Operationsausmaß und kann Unterschiede im Ausbreitungsmuster verschiedener histologischer Lungenkarzinomtypen erklären. Plattenepithelkarzinome und kleinzellige Karzinome entstehen meist in den zentralen großen Bronchien, Adenokarzinome meist in der terminalen bronchioloalveolären Einheit, d. h. in der Lungenperipherie (➤ Abb. 24.39, ➤ Abb. 24.40):

- **Zentrale hilusnahe Tumoren:** meist Plattenepithelkarzinome und kleinzellige Karzinome. Obstruktion größerer Bronchien kann zu Retentionspneumonie und Atelektase führen. Direkte Ausbreitung in das Mediastinum und Infiltration der V. cava superior zu oberer Einflussstauung. Infiltration des N. recurrens zu Stimmlippenparese und Heiserkeit.
- **Periphere Tumoren** sind meist Adenokarzinome. Öfter Ausbreitung in die Pleura mit malignem Pleuraerguss. Im Lungenapex gelegene Tumoren (Pancoast-Tumoren), oft mit Infiltration der Halsweichteile, Nerven (Plexus brachialis und Truncus sympathicus) und Gefäße. Dies kann zum Pancoast-Syndrom führen, welches definiert ist durch die Trias: Schulter-/Armschmerzen, Horner-Syndrom (Miosis, Ptosis und Enophthalmus) und Armödem.
- **Diffus infiltrierende, „pneumonisch" wachsende Tumoren:** selten. Meist invasive muzinöse Adenokarzinome mit überwiegend lepidischem Wachstumsmuster (➤ Kap. 24.9.5), welche die Lungen multifokal und diffus infiltrieren und in der Bildgebung eine Pneumonie nachahmen können.

24.9.5 Histologische Klassifikation der Lungentumoren

Die Einteilung benigner und maligner Lungentumoren erfolgt nach der WHO-Klassifikation und beinhaltet nach der aktuell geltenden Ausgabe von 2021 mehr als 50 verschiedene Tumorentitäten. Die Lungenkarzinome sind dabei weitaus die häufigsten und können grob in nicht-kleinzellige und kleinzellige Karzinome eingeteilt werden. Diese Unterscheidung ist klinisch relevant, da kleinzellige Karzinome praktisch immer inoperabel sind und sich die systemische Chemotherapie unterscheidet. Die nicht-kleinzelligen Karzinome machen etwa 85 % aller Lungenkarzinome aus und werden in folgende histologische Subtypen unterteilt:

- Adenokarzinom
- Plattenepithelkarzinom
- Großzelliges Karzinom
- Großzelliges neuroendokrines Karzinom
- Sarkomatoides Karzinom
- Andere seltene Subtypen

Die Mehrzahl der Patienten (70 %) präsentiert sich mit einem nicht-kleinzelligen Karzinom in einem inoperablen, fortgeschrittenen Tumorstadium. Die Behandlung erfolgt somit palliativ systemisch. Dabei ist die histologische Subtypisierung therapeutisch relevant, da sich die systemische Chemotherapie auch zwischen Adeno- und Plattenepithelkarzinomen unterscheidet. Fortgeschrittene nicht-kleinzellige Karzinome müssen außerdem auf therapeutisch relevante prädiktive Biomarker untersucht werden (PD-L1, EGFR, KRAS, BRAF, MET, ALK, ROS1, RET, NTRK, ➤ Kap. 24.9.6).

Adenokarzinom

Definition und Einteilung Das Adenokarzinom ist definiert als maligner epithelialer Tumor mit glandulärer Differenzierung und/oder intrazytoplasmatischer Schleimbildung. Die Zellkerne zeigen oft einen prominenten Nukleolus. Es ist der häufigste Lungenkarzinomtyp und macht > 40 % aller Lungenkarzinome aus. Als glanduläre Differenzierung gelten verschiedene glanduläre Wachstumsmuster (lepidisch, azinär, papillär, mikropapillär und solide mit intrazytoplasmatischem Schleim). Auch der immunhistochemische Nachweis einer Expression des pneumozytischen Markers TTF1 sichert bei einem nicht-kleinzelligen Karzinom eine glanduläre Herkunft. Adenokarzinome sind morphologisch meist heterogen und zeigen eine Kombination verschiedener glandulärer Wachstumsmuster, die von prognostischer Bedeutung sind und in den Differenzierungsgrad der Adenokarzinome einfließen (insbesondere die sog. High-grade-Muster solide und mikropapillär).

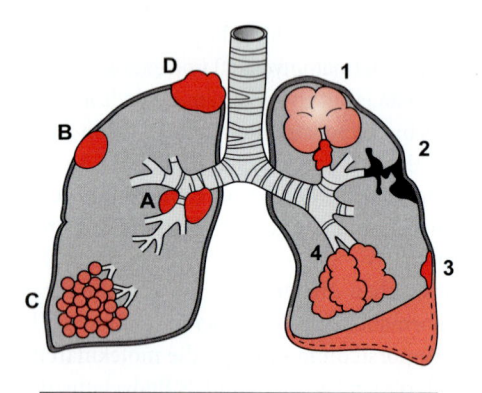

Abb. 24.39 Topografie (rechte Lunge A–D) und Komplikationen (linke Lunge 1–4) maligner Lungentumoren. [L231]

A zentrales Karzinom
B peripheres Karzinom / Rundherd
C pneumonisch wachsendes Karzinom
D sog. Pancoast-Tumor

1 Überblähung
2 Atelektase / Retentionspneumonie
3 Pleuraerguss bei Pleurabeteiligung
4 Bronchiektasen / Retentionspneumonie

24.9 Tumoren der Lunge

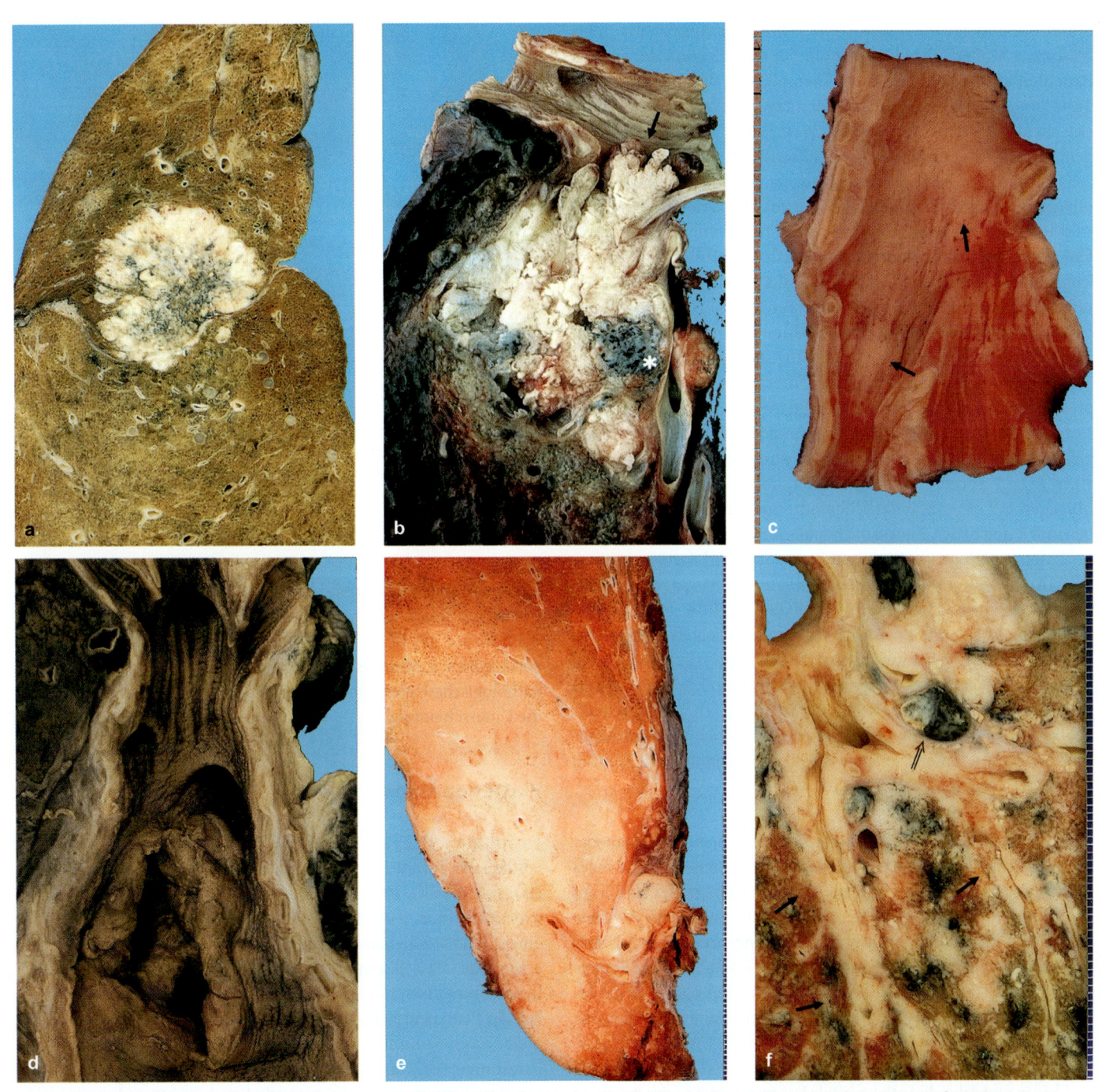

Abb. 24.40 Makroskopie maligner Lungentumoren. a Peripherer Rundherd im basalen Oberlappen. Zentrale Tumorvernarbung mit vermehrter Pigmentspeicherung. **b** Zentrales Karzinom (meist Plattenepithelkarzinom): Verschluss der Bronchuslichtung durch intraluminales Tumorwachstum (Pfeil). Metastasierung in lokale, durch Kohlenstaubpigment schwarz gefärbte Lymphknoten (Sternchen). **c** Kleinzelliges Lungenkarzinom im eröffneten Bronchus. Intramurale manschettenförmige Tumorausbreitung im Bereich der hellrötlich verfärbten Abschnitte (Pfeile). **d** Ulzerierendes Lungenkarzinom mit ausgedehntem zentralem Defekt und wallartig aufgeworfenem Tumorrand. **e** „Pneumonisch" wachsendes Lungenkarzinom (dominant lepidischer Typ des Adenokarzinoms). **f** Ausgeprägtes, manschettenartig parabronchial und paravasal ausgebreitetes Tumorwachstum (Pfeile) und Lymphknotenmetastasen (Doppelpfeil) bei einem fortgeschrittenen kleinzelligen Karzinom. [R398]

Molekularpathologie

Prädiktive Markeranalysen

Adenokarzinome sind nicht nur morphologisch, sondern auch genetisch keine einheitliche Erkrankung. Die genetischen Adenokarzinom-Subtypen sind charakterisiert durch das Vorhandensein spezifischer onkogener Treiberalterationen (z. B. in EGFR, KRAS, BRAF, MET, ALK, ROS1, NTRK, RET; ➤ Kap. 24.9.6). Obwohl heute in ca. 70 % aller Adenokarzinom-Fälle Treiberalterationen bekannt sind, definieren die einzelnen therapeutisch angehbaren Treiberalterationen nur seltene genetische Subtypen (z. B. EGFR-

Mutationen in ca. 15 %, ALK- und ROS1-Rearrangements in ca. 3 % bzw. 1 % aller Adenokarzinome). Für die Selektion der für den Patienten am besten wirksamen Therapie sind deshalb prädiktive Tests zum Nachweis der entsprechenden molekularen Alteration entscheidend. Denn nur jene Karzinome mit der entsprechenden genetischen Alteration haben eine Chance auf das entsprechende zielgerichtete Medikament anzusprechen. Erst mit der Entdeckung onkogener Treiberalterationen bei Adenokarzinomen und der Entwicklung molekularer zielgerichteter Medikamente konnte das Überleben einiger Patienten mit genetisch definierten Lungenkarzinomen – wohlgemerkt im metastasierten Tumrostadium – signifikant verbessert werden (bis zu mehrere Jahre). Als weitere Säule der Therapie hat sich in den letzten Jahren die Immuntherapie etabliert, die zusätzlich zu den Untersuchungen auf prädiktive onkogene Treiberalterationen die prädiktive Untersuchung des PD-L1-Expressionsstatus mittels Immunhistochemie erfordert. Patienten mit fortgeschrittenem, inoperablem Tumorleiden ohne Nachweis einer zielgerichtet angehbaren Treiberalteration und mit einem niedrigen PD-L1-Status (<50 % exprimierende Tumorzellen) werden hingegen mit einer Standardchemotherapie für Adenokarzinome behandelt und haben eine deutlich schlechtere Überlebensrate (meist < 12 Monate). Heute gehört es somit zum Standard, fortgeschrittene Adenokarzinome auf PD-L1-, EGFR-, BRAF-, KRAS (p.G12C)-, MET Exon 14 skipping-Mutationen, ALK-, ROS1-, NTRTK- und RET-Rearrangements als prädiktive Marker für eine gerichtete Therapie zu untersuchen. Die Bestimmung der PD-L1-Expression ist auch bei Plattenepithelkarzinomen der Lunge prädiktiv und gehört ebenfalls zum Standard der diagnostischen Aufarbeitung. Therapeutisch angehbare onkogene Treiberalterationen sind jedoch bei Plattenepithelkarzinomen äußerst selten, weshalb sie in den meisten Zentren nicht systematisch untersucht werden.

Die atypische adenomatöse Hyperplasie gilt als Vorstufe des pulmonalen Adenokarzinoms. Es handelt sich dabei um eine umschriebene, meist in der Lungenperipherie gelegene Läsion, die nicht größer als 0,5 cm ist. Sie besteht aus dysplastischen Pneumozyten, welche die Alveolen auskleiden, jedoch nicht invasiv wachsen. Angenommen wird, dass aus der atypischen adenomatösen Hyperplasie im Rahmen der Tumorprogression als Intermediärstufe zum invasiven Adenokarzinom das In-situ-Adenokarzinom entsteht. Das In-situ-Adenokarzinom der Lunge ist definiert als eine umschriebene, max. 3 cm messende Läsion mit neoplastischen Zellen, welche die Alveolarwände tapeten- oder membranartig auskleiden und dabei die vorbestehende Lungenstruktur weder destruiert noch in die Pleura, Gefäße oder das Stroma infiltriert (▶ Abb. 24.41). Das Wachstumsmuster entlang vorbestehender Alveolarwände wird als lepidisches Wachstumsmuster bezeichnet (vom Griechischen „rinden- oder membranartig" abgeleitet). Dieses lepidische Wachstumsmuster kommt häufig auch als eine Wachstumskomponente in invasiven Adenokarzinomen vor. Lepidische (In-situ-)Adenokarzinome manifestieren sich radiologisch typischerweise als Milchglas-Verschattung und nicht als eindeutig abgrenzbarer Rundherd, was die Diagnose anhand der Bildgebung und das intraoperative Vorgehen deutlich erschweren kann.

Differenzialdiagnose Wichtig ist die Abgrenzung primärer pulmonaler Adenokarzinome von Lungenmetastasen. Unter anderem

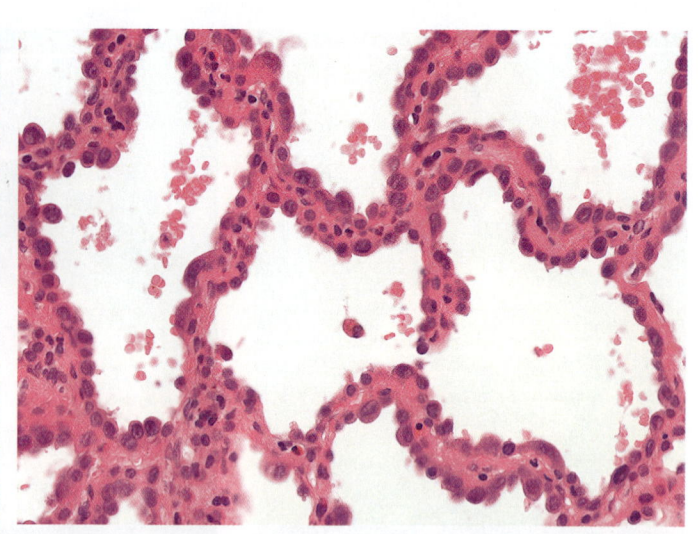

Abb. 24.41 In-situ-Adenokarzinom, charakterisiert durch ein rein lepidisches Wachstumsmuster. Die Prognose ist sehr gut und eine komplette operative Entfernung ist kurativ. Typisch ist die nichtinvasive Ausbreitung entlang präexistierender Alveolen. Eine Invasion muss durch histologische Untersuchung des gesamten Tumors ausgeschlossen werden. HE, Vergr. 400-fach. [P528]

können Mammakarzinome, Adenokarzinome des Gastrointestinaltrakts (z. B. Kolonkarzinome), Karzinome der Ovarien, Nieren- oder Schilddrüse das Bild eines primären Adenokarzinoms der Lunge vortäuschen. Immunhistochemische und gegebenenfalls molekularpathologische Untersuchungen ermöglichen jedoch in vielen Fällen die Unterscheidung.

Plattenepithelkarzinom

Definition Das Plattenepithelkarzinom ist definiert als maligner epithelialer Tumor, der entweder eine Verhornung zeigt oder, falls eine solche fehlt, immunhistochemisch plattenepitheliale Marker exprimiert (z. B. p40). Interzellularbrücken sind ebenfalls Zeichen einer plattenepithelialen Differenzierung, aber nur selten eindeutig erkennbar. Die Zellkerne sind häufig deutliche pleomorph und stark hyperchromatisch mit irregulärem Chromatin. Die relative Häufigkeit des Plattenepithelkarzinoms hat zugunsten der Adenokarzinome abgenommen und macht aktuell etwa 25–30 % aller Lungenkarzinome aus. Das Plattenepithelkarzinom ist praktisch immer mit Rauchen assoziiert. Es entwickelt sich meist in den zentralen Bronchusabschnitten progressiv in einem mehrstufigen Prozess: über eine plattenepitheliale Metaplasie des respiratorischen Epithels, die mit Rauchen assoziiert ist, zu einer Plattenepitheldysplasie, zum Carcinoma in situ bis zum invasiven Karzinom (▶ Abb. 24.42). Plattenepithelkarzinome zeigen oft ausgedehnte Nekrosen und können dadurch pseudozystische Hohlräume ausbilden.

Großzelliges Karzinom

Definition Großzellige Karzinome sind undifferenzierte nichtkleinzellige Karzinome, die keine zytologischen, architektonischen

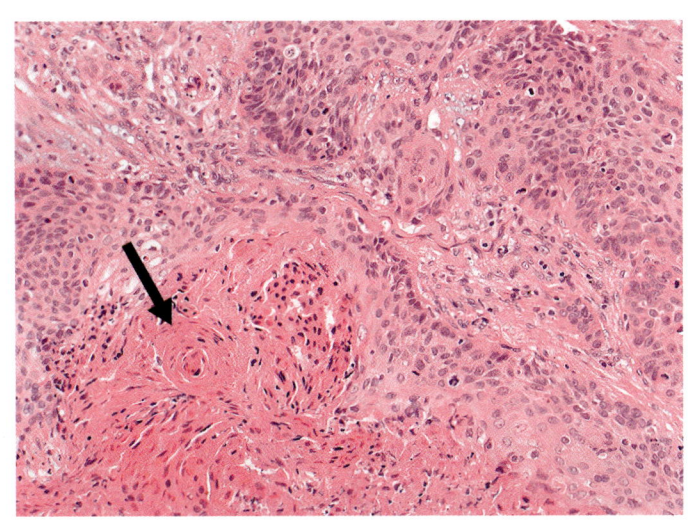

Abb. 24.42 Plattenepithelkarzinom mit Verhornung. In einzelnen Abschnitten haben sich „Hornkugeln" geformt (Pfeil). HE, Vergr. 400-fach. [P528]

oder immunhistochemischen Merkmale eines Adeno-, Platten- oder großzelligen neuroendokrinen Karzinoms aufweisen. Sie sind selten und machen nur etwa 2 % aller Lungenkarzinome aus. In kleinen Biopsien und Zytologien können die genannte Differenzierungsmerkmale von Adeno-, Platten- oder großzelligen neuroendokrinen Karzinomen wegen der intratumoralen Heterogenität verpasst werden. In solchen Fällen wird zytologisch oder bioptisch deshalb die Diagnose eines nicht weiter spezifizierbaren, TTF1- und p40-negativen, nicht-kleinzelligen Karzinoms gestellt. Großzellige Karzinome können erst nach histologischer Aufarbeitung am resezierten Operationspräparat diagnostiziert werden.

Adenosquamöses Karzinom

Definition Adenosquamöse Karzinome machen weniger als 5 % aller Lungenkarzinome aus und bestehen aus einer adeno-und einer plattenepithelialen Tumorkomponente, die jeweils mind. 10 % ausmachen muss. Auch diese Karzinome können erst am Resektat definitiv diagnostiziert werden. Gelegentlich sind in bioptischen oder zytologischen Tumorproben jedoch beide Komponenten getroffen, sodass ein adenosquamöses Karzinom vermutet werden kann. Dieser Tumortyp ist von klinischer Bedeutung, da er therapeutisch angehbare onkogene Treibermutationen (EGFR, ALK, ROS1 etc.) aufweisen kann. Es besteht durchaus die Möglichkeit, dass die Biopsie oder Zytologie nur die plattenepitheliale Komponente erfasst, was zur Diagnose eines Plattenepithelkarzinoms führt. Bei jungen inoperablen Patienten oder bei Nichtrauchern sollte deshalb auch bei der Diagnose eines Plattenepithelkarzinoms nach prädiktiven onkogenen Treiberalterationen gesucht werden (s. prädiktive Markeranalysen).

Sarkomatoides Karzinom

Definition Die seltenen sarkomatoiden Karzinome umfassen pleomorphe Karzinome, spindel- und riesenzellige Karzinome sowie die äußerst seltenen Karzinosarkome und pulmonalen Blastome. All diesen Tumoren ist eine äußerst schlechte Prognose gemeinsam, selbst in frühen Tumorstadien. Pleomorphe Karzinome bestehen aus einer Adeno-, Platten- oder undifferenzierten nicht-kleinzelligen Karzinomkomponente neben einer spindel- oder riesenzelligen Komponente, die mind. 10 % des Tumors ausmachen muss. Spindelzellige Karzinome bestehen ausschließlich aus malignen Spindelzellen, riesenzellige Karzinome aus pleomorphen Tumorriesenzellen. Eine definitive Diagnose eines sarkomatoiden Karzinoms kann definitionsbedingt, wie bei den großzelligen Karzinomen, erst am resezierten Tumor erfolgen.

Neuroendokrine Neoplasien

Neuroendokrine Neoplasien der Lunge umfassen neuroendokrine Karzinome und Karzinoide.

Die **neuroendokrinen Karzinome** beinhalten das kleinzellige und das großzellige neuroendokrine Karzinom. Sie sind stark mit Rauchen assoziiert und weisen eine schlechte Prognose auf. Gelegentlich können sie kombiniert, z. B. mit einem Adeno- oder Plattenepithelkarzinom, vorkommen, wobei die hochmaligne neuroendokrine Karzinomkomponente prognose- und therapieentscheidend ist.

Die **Karzinoide** werden in das typische und atypische Karzinoid unterteilt, zeigen keine oder nur eine geringe Raucherassoziation und verhalten sich mit einer 5-Jahres-Überlebensrate von > 90 % bzw. 60 % niedrig bzw. intermediär maligne.

Die Subtypen der neuroendokrinen Neoplasien unterscheiden sich neben ihrer biologischen Aggressivität auch hinsichtlich ihres genetischen Mutationsprofils deutlich voneinander. Karzinoide sind biologisch somit von den neuroendokrinen Karzinomen abgegrenzt und entwickeln sich bei einem Tumorprogress nicht in ein neuroendokrines Karzinom.

Für die hochmalignen neuroendokrinen Karzinome sind keine präneoplastischen Vorläuferläsionen bekannt. Bei Karzinoiden gelten **neuroendokrine Tumorlets,** die kleinen, bis zu 5 mm großen neuroendokrinen Epithelproliferaten im Bereich der kleinen Atemwege entsprechen, als Vorläuferläsionen.

Kleinzelliges Karzinom

Definition Kleinzellige Karzinome machen etwa 15 % aller Lungenkarzinome aus. Sie sind definiert als hochmaligne Karzinome, bestehend aus kleinen Zellen (i. d. R. < 3 Lymphozyten) mit schmalem Zytoplasma und einem regelmäßigen, feingranulären hyperchromatischen Chromatin. Die Nukleolen sind unauffällig oder fehlen (> Abb. 24.43). Die Zellgrenzen sind typischerweise unscharf. Die Zellkerne liegen eng aneinander und können sich dabei verformen („nuclear moulding"). Passend zu ihrem aggressiven biologischen Verhalten ist die Mitoserate hoch und Nekrosen sind häufig vorhanden.

Klinisch asymptomatische Gehirnmetastasen sind häufig, sodass eine Bildgebung des Gehirns zur initialen diagnostischen Abklärung gehört. Obwohl das kleinzellige Karzinom auf eine Chemo- und Strah-

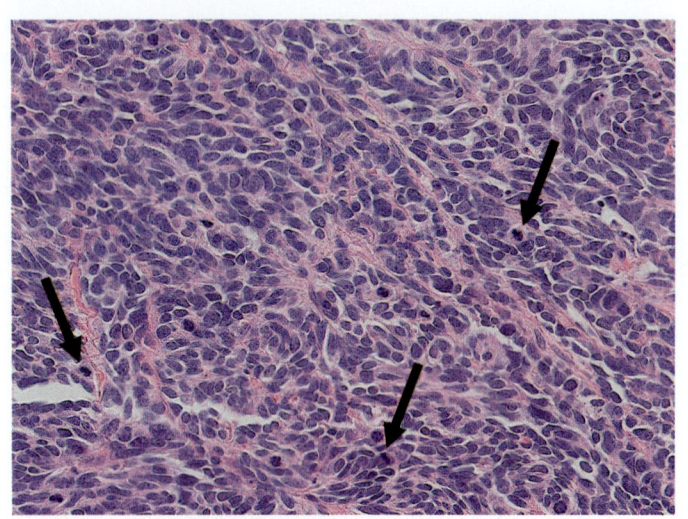

Abb. 24.43 Kleinzelliges Karzinom. Typisch ist das hyperchromatische Chromatin mit unauffälligen oder fehlenden Nukleolen sowie zahlreiche Mitosen (Pfeile). HE, Vergr. 400-fach. [P528]

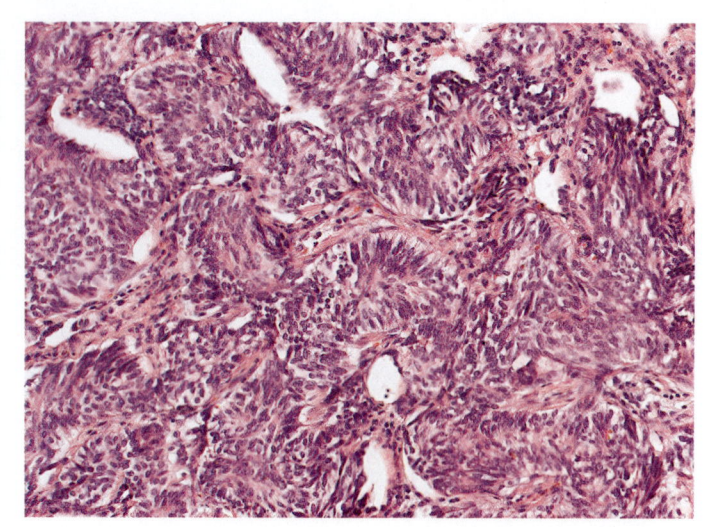

Abb. 24.44 Typisches Karzinoid. Nester uniformer, relativ blander Zellen mit granulärem Kernchromatin (sog. Pfeffer-und-Salz-Chromatin). Keine Mitosen. HE, Vergr. 200-fach. [P528]

lentherapie gut anspricht, besitzt es eine äußerst schlechte Prognose. Eine Operation ist beim kleinzelligen Karzinom umstritten und wird nur bei den seltenen Frühstadien nach präoperativer Chemotherapie in Erwägung gezogen.

Großzelliges neuroendokrines Karzinom

Definition Großzellige neuroendokrine Karzinome sind seltene, hochmalige nicht-kleinzellige Karzinome mit neuroendokriner Morphologie (organoide Nester mit peripherer Palisadierung, Pseudorosetten, trabekulärem Wachstumsmuster) und Expression neuroendokriner Marker (CD56, Synaptophysin, Chromogranin). Im Gegensatz zu den kleinzelligen Karzinomen sind die Tumorzellen größer, haben reichlich Zytoplasma und prominente Nukleolen. Die neuroendokrine Differenzierung muss zur Abgrenzung gegenüber anderen nicht-kleinzelligen Karzinomen immunhistochemisch belegt werden. Die Mitoserate ist ebenfalls hoch und Nekrosen sind häufig.

Karzinoide

Definition Bei den Karzinoiden werden typische von atypischen Karzinoiden, welche zusammen < 1 % aller Lungenkarzinome ausmachen, unterschieden. Sie zeigen wie die großzelligen neuroendokrinen Karzinome ein neurondokrines Wachstumsmuster, bestehen aber aus uniformen, relativ blanden Zellen mit granulärem Kernchromatin (sog. Pfeffer-und-Salz-Chromatin) und meist unauffälligen Nukleolen (➤ Abb. 24.44). Das Stroma ist sehr gut vaskularisiert, sodass es im Rahmen der Biopsie stark bluten kann. 70–90 % sind **typische Karzinoide** mit geringer Proliferation (< 2 Mitosen pro 2 mm²) und dem Fehlen von Nekrosen. Sie wachsen langsam über mehrere Jahre, setzen selten extrathorakale Metastasen und weisen nach kompletter operativer Entfernung eine exzellente Prognose auf. **Atypische Karzinoide** sind durch eine gesteigerte Proliferationsaktivität (≥ 2 und ≤ 10 Mitosen pro 2 mm²) und kleinherdige Nekrosen charakterisiert. Oft sind die regionären Lymphknoten befallen. Fernmetastasen können ebenfalls auftreten, weshalb die Prognose ungünstiger ist als bei typischen Karzinoiden.

Benigne Lungentumoren und tumorartige Läsionen

Benigne Tumoren der Lunge sind verglichen mit malignen deutlich seltener und fallen radiologisch meist als peripherer Rundherd und asymptomatischer Zufallsbefund auf. Die häufigste benigne Neoplasie ist das **pulmonale Hamartom,** bestehend aus mindestens zwei Komponenten mesenchymalen Gewebes (Knorpel, Fett, Bindegewebe, glatte Muskulatur) und fingerförmigen Einschlüssen von respiratorischem Epithel. Makroskopisch ist es hart, scharf begrenzt, polylobuliert und lässt sich leicht aus dem Lungengewebe herauslösen.

Das **Chondrom** ist eine sehr seltene gutartige mesenchymale Neoplasie, die nur aus Knorpelgewebe besteht. Klinisch relevant sind syndromale Chrondrome bei jungen Frauen mit einer Carney-Triade (pulmonale Chondrome, gastrointestinale Stromatumoren und Paragangliome). Chondrome treten dagegen nur selten sporadisch auf.

Differenzialdiagnostisch von Bedeutung ist das seltene benigne **sklerosierende Pneumozytom** (früher: sklerosierendes Hämangiom), da es vor allem während der intraoperativen Schnellschnittuntersuchung mit einem Adenokarzinom verwechselt werden kann. Diese meist peripher gelegene, scharf begrenzte gutartige epitheliale Neoplasie zeigt oft ein papilläres Wachstumsmuster mit sklerosiertem Stroma und blutgefüllten zystischen Hohlräumen. Sie besteht aus zwei Zellpopulationen: Einer rundzelligen im Stroma gelegenen Population und einer superfiziellen, kuboidalen Population, welche Typ-II-Pneumozyten ähnelt. Die superfiziellen Zellen exprimieren im Gegensatz zur rundzelligen Komponente Panzytokeratin (z. B. CK22). Beide Zellpopulationen exprimieren TTF1.

Tumorartige entzündliche Läsionen, wie Granulome oder Herde einer organisierenden Pneumonie, können radiologisch ebenfalls als malignitätssuspekt imponieren. Dies unterstreicht die Notwendigkeit einer bioptischen und/oder zytologischen Abklärung jedes auch noch so suspekten radiologischen Befundes.

24.9.6 Genetische Untersuchung von Lungenkarzinomen

Lungenkarzinome entstehen durch komplexe genetische Veränderungen. Die Entschlüsselung ihrer molekularen Tumorbiologie hat bereits zu entscheidenden therapeutischen Fortschritten geführt. Die genetischen Veränderungen sind unter anderem vom Raucherstatus und vom histologischen Subtyp abhängig.

Generell führt das Rauchen zu **Mutationen,** weshalb Tabakrauch-induzierte Lungenkarzinome wie die malignen UV-induzierten Melanome eine besonders hohe Mutationsrate aufweisen. Diese hohe Mutationsrate führt zu pathologischen Neoantigenen, die durch das Immunsystem erkannt werden und eine Grundlage für das zum Teil gute Ansprechen einiger Lungenkarzinome auf die kürzlich zugelassene Immuntherapie mit PD1-/PDL1-Inhibitoren darstellt.

Adenokarzinome zeigen in ca. 70 % aller Fälle **onkogene Treibermutationen,** die für Proteine des RTK-/RAS-/RAF-Signalwegs codieren und teilweise zielgerichtet therapeutisch angehbar sind. Die Tumorzellen sind von dieser onkogenen Mutation abhängig, was für die zielgerichtete Hemmung des entsprechenden Signalweges therapeutisch genutzt wird. Bei Adenokarzinomen unterscheidet sich das genetische Profil zwischen Tumoren von Rauchern und Nichtrauchern deutlich. Mit Tabakrauch assoziierte Tumoren zeigen häufiger KRAS-Mutationen (in ca. 30 % aller Fälle). Tumoren von Nichtrauchern besitzen dagegen häufiger therapeutisch angehbare Genmutationen (z. B. EGFR oder BRAF) oder Rearrangements der ALK- oder ROS1-Gene. Prädiktive Markeranalysen zum Nachweis dieser prädiktiven Alterationen gehören heute zur diagnostischen Aufarbeitung von fortgeschrittenen Adenokarzinomen (➤ Kap. 24.9.5).

Für Plattenepithelkarzinome, die praktisch immer bei Rauchern vorkommen, sind Mutationen im Tumorsuppressor TP53, eine Inaktivierung des Tumorsuppressors CDKN2A und eine Amplifikation des Chromosoms 3q charakteristisch. Auf dem Chromosom 3q sind u. a. die Transkriptionsfaktoren SOX2 und TP63 lokalisiert, die beide eine Rolle bei der plattenepithelialen Differenzierung spielen. Veränderungen im PI13 K-/Akt-Signalweg und in im FGFR1-Gen sind ebenfalls häufig. Medikamente, die den PI13 K-/Akt-Signalweg hemmen oder FGFR1 blockieren wurden zwar entwickelt, eine entsprechende zielgerichtete Therapie hat sich bei den Plattenepithelkarzinomen bisher jedoch als erfolglos erwiesen.

Die hochmalignen neuroendokrinen Karzinome (kleinzelliges Karzinom und großzelliges neuroendokrines Karzinom) weisen charakteristische inaktivierende Mutationen in den Tumorsuppressorgenen RB und TP53 auf. Das typische und atypische Karzinoid sind genetisch nicht verwandt mit den hochmalignen neuroendokrinen Karzinomen und zeigen oft MEN1-Mutationen.

TNM-System

Grundlagen des TNM-Systems ➤ Kap. 6.10.2.

Die TNM-Klassifikation gruppiert maligne Tumoren anhand der Größe, Topografie und Ausdehnung des Primärtumors, der anatomischen Ausdehnung in regionären Lymphknoten (intrapulmonale, hiläre, subkarinäre und mediastinale Lymphknoten) und Fernmetastasen in 7 Stadien (IA – IV). Diese Tumorstadien korrelieren stark mit der Prognose des Patienten und sind entscheidend für die Beurteilung der Operabilität und die Indikation zu weiterführenden therapeutischen Maßnahmen (neo- oder adjuvante Chemo- oder Radiotherapie). Lungenkarzinome im Frühstadium (Stadium IA und B) sind durch operative Behandlung grundsätzlich heilbar. Aufgrund des aggressiven biologischen Verhaltens liegt die 5-Jahres-Überlebensrate aber auch für dieses frühe Tumorstadium nur bei etwa 70 %. Der Nachweis von Fernmetastasen oder einer Pleurakarzinose definiert das Tumorstadium IV. Bei Diagnosestellung sind die meisten Patienten (ca. 70 %) in diesem Stadium, sodass nur noch eine palliative Systemtherapie infrage kommt.

Operabilität

Die Operabilität und das Ausmaß des operativen Vorgehens hängen vom Tumorstadium (operabel: Stadium IA – IIIA, inoperabel: Stadium IIIB – IV), vom Allgemeinzustand des Patienten (Karnofsky- oder ECOG-Skala), von der Lungenfunktion und von weiteren Grunderkrankungen ab. Die Lungenfunktion kann bei gleichzeitiger schwerer Lungenerkrankung (z. B. schweres Lungenemphysem oder Lungenfibrose) derart beeinträchtigt sein, dass eine Resektion einer ganzen Lunge (Pneumonektomie) oder eines Lungenlappens (Lobektomie) unmöglich ist. In solchen Fällen wird der Tumor oft nur lokal mittels einer Keilresektion entfernt oder mittels einer stereotaktischen Bestrahlung behandelt, was aber mit einer höheren Rezidivrate assoziiert ist. Kardio- oder zerebrovaskuläre Erkrankungen führen zu einem erhöhten Operationsrisiko und können eine Kontraindikation für eine Resektion darstellen.

24.9.7 Lungenmetastasen

Verschiedene extrapulmonale Karzinome metastasieren häufig in die Lunge, was unter anderem durch die sehr gute Gefäßversorgung zu erklären ist. Mamma- und Kopf-Hals-Karzinome, abdominale Tumoren mit direktem venösem Abfluss über die V. cava inferior, wie Nierenzell-, Rektumkarzinome oder Hodentumoren, aber auch Sarkome metastasieren bevorzugt hämatogen in die Lunge. Maligne Lymphome können in fortgeschrittenen Stadien ebenfalls die Lungen befallen. Primäre Lymphome der Lunge (z. B. lymphomatoide Granulomatose, extranodales Marginalzonenlymphom vom MALT-/BALT-Typ, diffuses großzelliges B-Zell-Lymphom) sind dagegen seltener.

Bei der Diagnose einer malignen Neoplasie in der Lunge sollte somit immer auch an die Möglichkeit einer Metastase gedacht werden. Je nach Morphologie kann die immunhistochemische Bestimmung des Immunphänotyps den Ursprungstumor identifizieren bzw. bei bekannter Vorgeschichte die Metastase bestätigen und von einem primären Lungenkarzinom abgrenzen.

24.10 Zytopathologie von Lungenerkrankungen

Präparate für zytologische Untersuchungen bei Lungenerkrankungen können aus Sputum, Bronchialsekret und Lavageflüssigkeit sowie von intra- und transbronchial oder perkutan gewonnenem Material erstellt werden. Durch kombinierte Auswertung zytologischer und histologischer Biopsiepräparate können bis zu 85 % klinisch vermuteter bösartiger Lungentumoren diagnostiziert werden. Neue ultraschallgestützte Bronchoskopiemethoden haben die Treffsicherheit bei der Punktion von peribronchialen und einzelnen mediastinalen Lymphknotengruppe erheblich verbessert und die Notwendigkeit invasiver Mediastinoskopien reduziert.

24.10.1 Bronchoalveoläre Lavage (BAL)

Durch Rückgewinnung von instillierter physiologischer Kochsalzlösung (5 × 20–25 ml) können Zellen aus den peripheren respiratorischen Bronchiolen und den Alveolen bzw. Alveolarwänden beurteilt werden. Die BAL kann anhand des Differenzialzellbildes wichtige Informationen bei der Abklärung diffuser interstitieller Lungenerkrankungen liefern und eine rasche Diagnose spezifischer pulmonaler Infekte ermöglichen.

In einer normalen BAL dominieren Makrophagen. Bei einer Lymphozytose kann man mit dem Verhältnis von CD4- zu CD8-positiven Zellen in der Regel zwischen einer Sarkoidose (CD4/CD8-Ratio meist auf > 3 erhöht) und einer exogen allergischen Alveolitis (CD4/CD8-Ratio auf < 0,5 erniedrigt) unterscheiden. Eine eosinophile Pneumonie oder auch eine Langerhans-Zell-Histiozytose lassen sich bei entsprechender Bildgebung zuverlässig diagnostizieren. Erreger infektiöser Lungenerkrankungen lassen sich mittels Immunfluoreszenz, Mykobakterien und Pilzen mit Spezialfärbungen oder auch molekularbiologischen Methoden nachweisen. Auch eine Exposition mit pathogenem Fremdmaterial (z. B. Silikate, Metallstaub) kann in der BAL nachgewiesen werden. Asbestkörperchen lassen sich ebenso erkennen wie Quarzkristalle oder in Makrophagen aufgenommene Metalloxide. Bei einigen dieser Fremdpartikel müssen allerdings chemische Nachweisverfahren angewendet werden.

24.10.2 Tumoren

Bei der zytologischen Diagnose bösartiger Lungentumoren müssen Zellkerncharakteristika (Pleomorphie, Chromasie, Unregelmäßigkeiten der Kernmembran, Nukleolen) und die zytoplasmatische Differenzierung berücksichtigt werden (> Abb. 24.45).

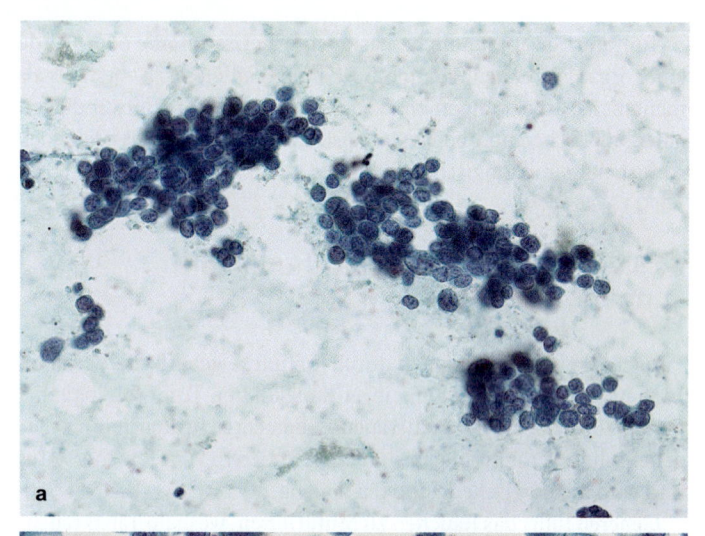

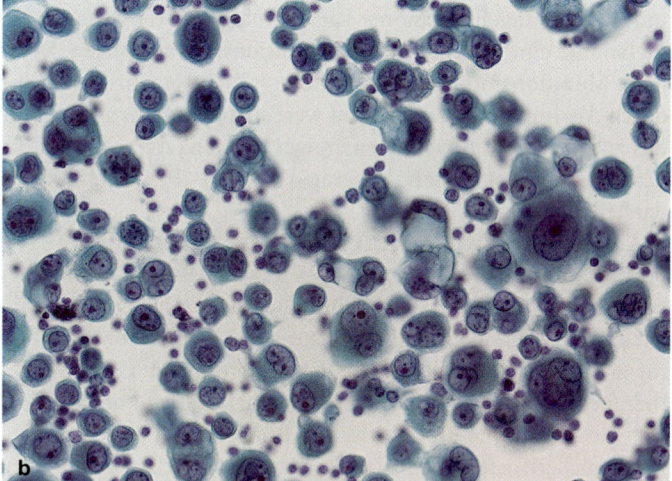

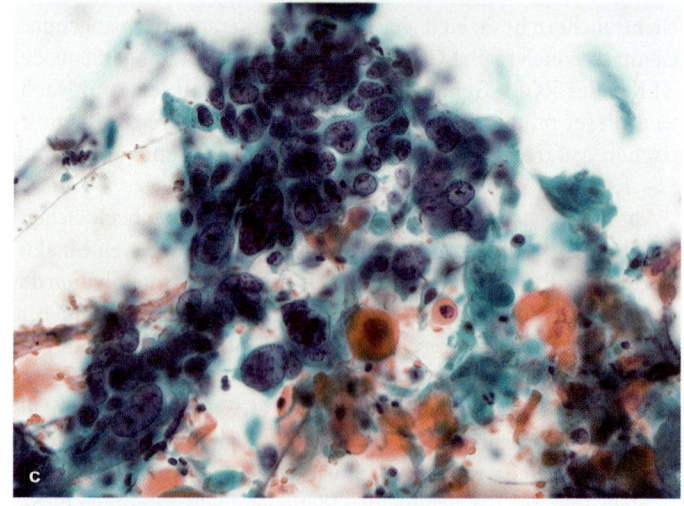

Abb. 24.45 Zytologie von Lungenkarzinomen. a Kleinzelliges Karzinom, in Gruppen liegende kleine Zellen mit dunkel gefärbten, grob strukturierten und polymorphen Kernen, die dicht aneinander liegen. Das Zytoplasma ist kaum zu erkennen. **b** Adenokarzinom, hochgradig atypische Zellen mit großen, vesikulären Zellkernen und prominenten Nukleolen. Feinvakuoläres Zytoplasma und zytoplasmatische Vakuolen. **c** Plattenepithelkarzinom, einzelne Karzinomzellen mit Verhornung (rot gefärbtes Zytoplasma); jeweils Papanicolaou, Vergr. 400-fach. [P528]

Kleinzelliges Karzinom

Kleinzellige Karzinome besitzen rundliche oder ovale, selten polygonale Zellen mit dunkel gefärbten Zellkernen und sehr wenig Zytoplasma (➤ Abb. 24.45a). Das Kernchromatin ist dicht, regelmäßig und feingranulär. Die Kerne sind etwa dreimal so groß wie die Kerne von normalen Lymphozyten. Die Nukleolen fehlen oder sind kaum sichtbar. Im Vergleich zu histologischen Präparaten sind die Zellen oft besser erhalten und zeigen weniger Quetschartefakte. Mitosen sind in der Zytologie dagegen selten erkennbar.

Nicht-kleinzellige Karzinome

Schleimbildung, exzentrische Position des Zellkerns, zylindrische Zellformen oder drüsige Strukturen sichern die Diagnose eines Adenokarzinoms (➤ Abb. 24.45b). Die Zellkerne sind meist vesikulär und enthalten einen prominenten Nukleolus. Zellverhornung oder Interzellularbrücken sind charakteristisch für Plattenepithelkarzinome (➤ Abb. 24.45c). Die Zellkerne sind typischerweise polymorph, hyperchromatisch und das Chromatin grob strukturiert. Bei wenig differenzierten nicht-kleinzelligen Karzinomen kommt, wie bei der histologischen Aufarbeitung von Gewebeproben, die immunzytochemische Subtypisierung zur Unterscheidung zwischen einem Adeno- (TTF1) und einem Plattenepithelkarzinom (p40) zum Einsatz.

24.10.3 Bedeutung der Zytologie in der Diagnostik von Lungenerkrankungen

Die zytologische Untersuchung ist ein integraler Bestandteil bei der Abklärung von Lungenerkrankungen. Eine Karzinomdiagnose kann bei ausreichender Erfahrung des Zytologen allein aufgrund eines eindeutigen zytologischen Befundes gestellt werden. Die Kombination zwischen Histologie und Zytologie erlaubt bei einem hohen Prozentsatz eine eindeutige Diagnose. Zusatzmethoden wie die Immunzytochemie, diverse Spezialfärbungen und alle nötigen prädiktiven Markeranalysen sind am Zellblock oder an Zellausstrichen gut möglich. Die BAL ist für die Abklärung von unklaren interstitiellen Lungenerkrankungen, bei Verdacht auf einen opportunistischen Lungeninfekt und bei der Abklärung von Pneumokoniosen in Kombination mit der Gewebsentnahme unverzichtbar.

KAPITEL 25

A. Tannapfel, M. Brockmann, I.S. Feder

Pleura

25.1	Normale Struktur und Funktion 529	25.4	Tumoren 532	
		25.4.1	Primäre benigne Pleuratumoren 532	
25.2	Inhaltsveränderungen 530	25.4.2	Primäre maligne Pleuratumoren 533	
25.2.1	Pneumothorax 530	25.4.3	Sekundäre Pleuratumoren: Metastasen 533	
25.2.2	Pleuraerguss 530			
25.2.3	Pleuraplaques 531			
25.3	Entzündungen 531			
25.3.1	Fibrinöse, serofibrinöse und granulomatöse Pleuritis 531			
25.3.2	Pleuraempyem 531			

Zur Orientierung

Der Pneumothorax, Entzündungen und Tumoren sind wichtige Erkrankungen der Pleura. Sie heilen bindegewebig ab, indem der Pleuraspalt (vollständig) obliteriert. Aufgrund enger räumlicher Lagebeziehungen treten Pleuraerkrankungen gewöhnlich nicht isoliert auf. Ganz überwiegend handelt es sich um eine Beteiligung der Pleura im Rahmen von Erkrankungen der Nachbarorgane, insbesondere der Lunge. Asbest ist der wichtigste ätiologische Faktor für die Entstehung der bösartigen primären Pleuratumoren, der Mesotheliome.

Die Pleura reagiert auf verschiedene Erkrankungen mit einem Erguss. Bei der morphologischen Untersuchung des Ergusspunktats kann man zwischen reaktiven, entzündlichen und tumorösen Prozessen unterscheiden. Auch bei der Einordnung tumoröser Prozesse im Pleuraraum (und ihrer Abgrenzung z. B. gegen Entzündungen) kommt der Pathologie eine zentrale Bedeutung zu.

25.1 Normale Struktur und Funktion

Die Pleurahöhlen werden durch die **Pleura visceralis** (= Lungenfell), die die gesamte Lungenoberfläche einschließlich der interlobulären Septen überzieht, und die **Pleura parietalis** (= Rippenfell), die die innere Oberfläche des Brustkorbs, des Mediastinums und des Zwerchfells auskleidet, begrenzt. Die beiden Blätter gehen am Lungenhilus ineinander über. Im dazwischen gelegenen, 10–20 µm breiten Spaltraum finden sich wenige Milliliter einer hyaluronsäurereichen Flüssigkeit. Diese wird hauptsächlich in den apikalen Abschnitten der parietalen Pleura aus den systemischen Blutkapillaren filtriert und vorwiegend über Stomata im Bereich der abhängigen Abschnitte der parietalen Pleura in das Lymphgefäßsystem drainiert.

Makroskopisch zeigen die Pleurablätter eine glänzende semitransparente Oberfläche, an der sich eine einschichtige Lage polygonaler Zellen befindet, die **Mesothelien,** deren Höhe je nach Dehnungszustand und Zellaktivität schwankt und die an ihrer Oberfläche Mikrovilli besitzen. Die Mesothelien sitzen einer Basalmembran auf. Darunter folgt eine dünne Schicht submesothelialen Bindegewebes. Die Nerven und Gefäße führende Pleurahauptschicht wird sowohl gegen die Oberfläche als auch gegen die Tiefe durch eine elastische Lamelle begrenzt (> Abb. 25.1).

Die Pleura liefert ein strukturelles Gerüst für die Lunge und ermöglicht durch ihre große Fläche deren Beweglichkeit. Das reibungsarme Gleiten der beiden Pleurablätter gegeneinander wird durch eine Benetzung der Oberflächen mit viskoser Flüssigkeit gewährleistet. Darüber hinaus findet sich im Pleuraraum ein subatmosphärischer Druck, durch den die Lungen am Rippenfell anhaften, damit sie nicht kollabieren.

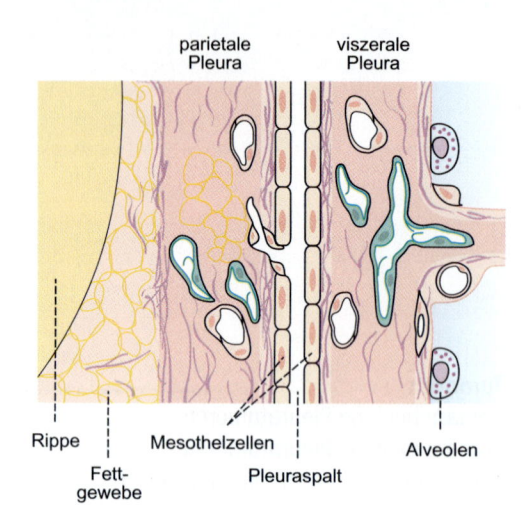

Abb. 25.1 Schichtweiser Aufbau der beiden Pleurablätter (Schema). [L106]

25.2 Inhaltsveränderungen

25.2.1 Pneumothorax

Definition Kennzeichen eines Pneumothorax ist Luft im Pleuraspalt. Abhängig von der Pathogenese werden ein traumatischer und ein spontaner Pneumothorax unterschieden. Solange die Öffnung für den Lufteintritt offen ist, liegt ein offener, andernfalls ein geschlossener Pneumothorax vor.

Ätiologie und Pathogenese

Infolge ihres hohen Anteils an elastischen Fasern übt die Lunge einen kontinuierlichen, hiluswärts gerichteten Zug auf die Pleura aus. Gelangt von außen durch einen Defekt der Brustwand und der Pleura parietalis oder von innen durch einen Defekt der Pleura visceralis Luft in den Pleuraspalt, wird der physiologische Unterdruck ausgeglichen, die Adhäsion der Pleurablätter wird aufgehoben, und die Lunge retrahiert sich hiluswärts entsprechend ihrer elastischen Zugkraft. Ursachen hierfür können z. B. ein Thoraxtrauma mit Brustwandverletzung bzw. eine iatrogene Pleuraläsion bei Probeentnahme oder Überdruckbeatmung sein. Ein Spontanpneumothorax tritt bevorzugt durch Ruptur einer Emphysemblase auf. Dieser sekundäre Spontanpneumothorax tritt bevorzugt im 5.–7. Lebensjahrzent auf. Bei Jugendlichen ist möglicherweise eine poröse viszerale Pleura ursächlich.

Morphologie

Bei Luftkontakt werden die sehr empfindlichen Mesothelien geschädigt. Die Folgen sind eine Fibrinexsudation, eine begleitende Eosinophilie (sog. reaktive eosinophile Pleuritis) und die Mesothelhyperplasie. Reicht die fibrinolytische Aktivität der neu gebildeten Mesothelien nicht aus, kommt es durch Organisation zu einer Pleurafibrose mit Ausbildung von Verwachsungssträngen. Bei zusätzlicher eitriger Entzündung entwickelt sich ein Pyopneumothorax.

25.2.2 Pleuraerguss

Definition Beim Pleuraerguss befindet sich eine abnorme Flüssigkeitsansammlung in der Pleurahöhle. Pleuraergüsse können serös (Sero-Hydrothorax), eitrig (Pleuraempyem), blutig (Hämatoserothorax bzw. Hämatothorax) oder eine Ansammlung von Lymphflüssigkeit (Chylothorax) sein.

Epidemiologie und Ätiologie Häufigste Ursache ist die kardiale Stauung mit 30–40 %. Die Häufigkeit von Ergüssen im Rahmen einer Pneumonie liegt bei etwa 30 %, hiervon sind drei Viertel bakteriell und ein Viertel viral ausgelöst. An nächster Stelle mit ca. 15 % stehen die sog. malignen Ergüsse, d. h. Ergüsse bei primären oder sekundären bösartigen Pleuratumoren bzw. Begleitergüsse bei überwiegend bösartigen Tumoren anderer Lokalisation. Mehr als die Hälfte wird durch maligne Lungentumoren und Mammakarzinome verursacht. Häufige Ergussursachen sind ferner Lungenembolien, Leberzirrhose, chronische Niereninsuffizienz, Pankreatitiden und rheumatische Grunderkrankungen.

Pathogenese

Der pleurale Lymphstrom kann bis auf das 30-Fache steigen, ohne dass sich wesentlich mehr Flüssigkeit im Pleuraspalt ansammelt. Ein Erguss tritt erst dann auf, wenn die Filtration die maximale Lymphstromgeschwindigkeit übersteigt. Dies ist dann der Fall, wenn eine Störung des Gleichgewichts zwischen hydrostatischem und kolloidosmotischem Druck (z. B. bei Herz-, Nierenerkrankungen oder bei Leberzirrhose) zu einer vermehrten Transsudation in den Pleuraspalt führt oder wenn eine entzündliche Alteration der Kapillarwände die Exsudation eiweißreicher Flüssigkeit in die Pleurahöhle zur Folge hat (**Hydrothorax**). Bei einer bakteriellen Infektion der Ergussflüssigkeit kommt es zusätzlich zur massiven Exsudation von Granulozyten in den Pleuraerguss, damit zum Pleuraempyem (> Kap. 25.3.2). Eine hämorrhagische Komponente (**Hämatothorax**) findet sich vor allem bei tumoröser Genese des Ergusses, seltenere Ursachen sind ein Lungeninfarkt und eine Tuberkulose. Demgegenüber ist ein Hämatothorax im eigentlichen Sinn (Hämatokrit im Erguss > 50 % desjenigen des peripheren Blutes) vorwiegend traumatischer Genese. Chylöse Ergüsse (**Chylothorax**) entstehen ganz überwiegend durch traumatische oder tumorbedingte Läsionen des Ductus thoracicus bzw. eines seiner Äste.

Morphologie

Die morphologischen Befunde variieren abhängig von der Ergussursache. Es kann sich um eiweißarme Transsudate oder um eiweißreiche Exsudate handeln.

Makroskopisch sind die **Transsudate** im Allgemeinen hellgelb und klar. Je mehr Eiweiß und Zellen vorhanden sind, desto intensiver ist die Farbe und desto trüber ist der Erguss. Milchigweiße Ergüsse finden sich beim Chylothorax.

Zytologisch sind die Ergüsse durch desquamierte **Mesothelien** gekennzeichnet, denen abhängig von der Ergussursache Lymphozyten, Granulozyten und Makrophagen, bei tumorösen Ergüssen auch Tumorzellen beigemischt sind.

Bei **Exsudaten** zeigt sich **histologisch** eine unspezifische oder spezifische Entzündung der Pleura. Länger bestehende Ergüsse führen zu einer bindegewebigen Pleurareaktion mit Abrundung der Lungenränder, Ausbildung von Ergusskammern und Pleuraschwarten (> Abb. 25.2).

25.2.3 Pleuraplaques

> Kap. 50.2.2.

25.3 Entzündungen

25.3.1 Fibrinöse, serofibrinöse und granulomatöse Pleuritis

Ätiologie Bei den Pleuritiden handelt es sich fast ausschließlich um eine Beteiligung der Pleura bei Erkrankungen der Nachbarorgane, insbesondere der Lunge. Die fibrinöse Pleuritis tritt bei Grunderkrankungen wie z. B. Urämie, rheumatischen Erkrankungen oder als Begleitpleuritis bei Pneumonien auf. Früher war die Tuberkulose Hauptursache von Pleuritiden, aber auch heute sollte insbesondere bei unter 30-Jährigen immer an eine Tbc gedacht werden. Pleuritiden kann man induzieren, indem man Fremdsubstanzen, z. B. Talkum, in die Pleura instilliert. Das kann bei malignen Pleuraergüssen indiziert sein, um die Pleurablätter zu verkleben und die Ergussmenge zu reduzieren.

Pathogenese

Infolge der entzündlichen Gefäßreaktion und Permeabilitätssteigerung treten Blutplasma und Fibrinogen aus. Letzteres polymerisiert außerhalb der Gefäße, insbesondere an der Pleuraoberfläche, zu Fibrin (fibrinöse Pleuritis). Größere Fibrinmengen werden durch die Atembewegungen zu Fibrinzotten zusammengeschoben. Häufig kommt es im Gefolge der entzündlichen Kapillarschädigung zusätzlich zu einem Exsudat (serofibrinöse Entzündung). Bei granulomatösen Lungenerkrankungen, insbesondere Tuberkulose und Sarkoidose, wird die Pleura in den entzündlich-granulomatösen Prozess einbezogen (> Kap. 48.3.6).

Nach therapeutischer Instillation induzieren und unterhalten die Fremdsubstanzen eine chronische fremdkörperreaktive Entzündung.

Morphologie

Makroskopisch ist die Pleura im Frühstadium getrübt, bei starker Fibrinexsudation werden die Fibrinbeläge zu grauen, zottigen Auflagerungen.

Histologisch findet sich in Frühstadien an der Oberfläche eine dünne Fibrinschicht. Die Mesothelzellen gehen teilweise zugrunde, teils sind sie hyperplastisch. In fortgeschrittenen Stadien wird das Fibrin zunehmend kompakter und schließlich durch ein Granulationsgewebe organisiert mit Bildung einer Pleurafibrose, evtl. mit Pleuraverschwartung. Das organisierende Granulationsgewebe enthält aktivierte Serosazellen, die histologisch einen bösartigen Pleuratumor imitieren können. Abhängig von der Ätiologie sind in das Granulationsgewebe Granulome eingelagert. Nach iatrogener Instillation von Talkum leuchtet dieses innerhalb der Fremdkörpergranulome im polarisierten Licht hell auf > Abb. 25.3c.

25.3.2 Pleuraempyem

Pleuraempyeme sind eitrige Entzündungen im Pleuraraum.

Ätiologie und Pathogenese

Bei Empyemen handelt es sich um bakterielle Infektionen. Staphylokokken und Pneumokokken sind die häufigsten Keime, nicht selten lassen sich auch Anaerobier anzüchten. Pleuraempyeme treten gewöhnlich als Komplikationen von Pneumonien (parapneumonisches Empyem), bei entzündlich veränderten Lungeninfarkten oder nach operativen Eingriffen (z. B. nach ausgedehnten Lungenoperationen) auf. Seit Einführung der Antibiotika sind sie selten geworden und werden im Wesentlichen als Komplikation bei Patienten mit konsumierenden Erkrankungen beobachtet (z. B. bei bösartigen Lungentumoren).

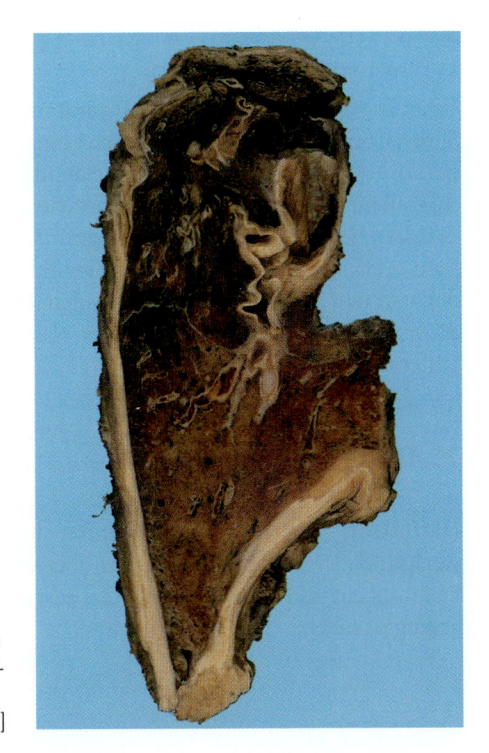

Abb. 25.2 Lungenschnittfläche mit Pleuraschwarte. Durch Narbengewebe „gefesselte" Lunge als Folge einer fibrinösen Pleuritis. [R398]

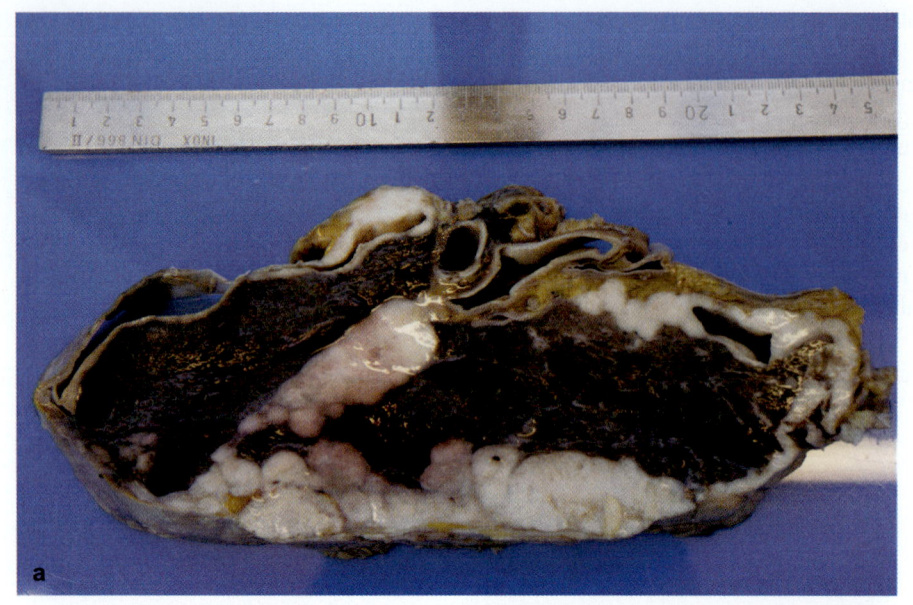

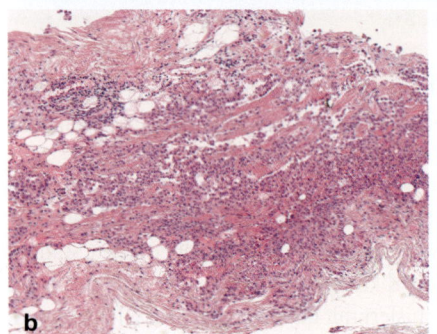

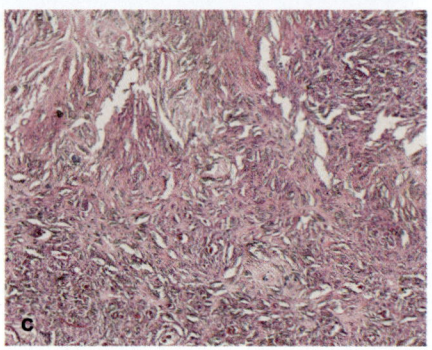

Abb. 25.3 Diffuses Pleuramesotheliom. a Schnittfläche eines fortgeschrittenen Mesothelioms der rechten Thoraxhöhle mit zirkulärer Ummauerung der Lunge und kontinuierlicher Tumorausbreitung entlang der interlobären Pleura pulmonalis. **b** Histologisches Bild eines epitheloiden Mesothelioms. HE, Vergr. 100-fach. **c** Lungengewebe mit Zustand nach Talkumpleurodese, HE, Vergr. 50-fach. [T973]

Morphologie

Die Ergussflüssigkeit des Empyems ist trübe, viskös und je nach Erreger bzw. hämorrhagischer Komponente gelb, grüngelb oder mehr rötlich. An den Pleuraoberflächen findet sich eine dicke Fibrinmembran mit dicht eingelagerten Granulozyten und leukozytärem Detritus. Bei chronischem Empyem bildet sich randständig ein organisierendes Granulationsgewebe aus, das schließlich in eine Pleuraschwarte übergeht.

25.4 Tumoren

Epidemiologie Im Vergleich zu den Lungentumoren sind die primären gut- und bösartigen Pleuratumoren selten. Die Inzidenz der malignen primären Pleuratumoren, also der Mesotheliome, hat sich jedoch in den Industrieländern während der letzten Jahrzehnte im Zusammenhang mit dem Asbestverbrauch erheblich vervielfacht und wird noch weiter ansteigen. Häufiger als Mesotheliome sind Metastasen im Bereich der Pleura.

Pathogenese

Ursprungsgewebe der primären Pleuratumoren sind multipotente Serosa- und Subserosazellen. Diese können sich im Rahmen reparativer Prozesse sowohl zu epithelähnlichen Zellen, also Mesothelzellen, als auch zu Bindegewebezellen, also Subserosazellen, differenzieren. Das breite Spektrum ihrer Differenzierungspotenz erklärt die Vielfalt der histologischen Erscheinungsbilder der von den Serosazellen ausgehenden Tumoren. Dabei zeigen die gutartigen Pleuratumoren vorwiegend eine bindegewebige Differenzierung.

25.4.1 Primäre benigne Pleuratumoren

Definition Benigne Pleuratumoren sind langsam über Jahre wachsende Neubildungen, die ganz überwiegend von der Pleurahauptschicht und nicht vom Mesothel ausgehen. Eine maligne Entartung ist selten.

Morphologie

Der solitäre **fibröse Pleuratumor (SFT)** ist der häufigste benigne Pleuratumor, er geht in etwa 80 % von der viszeralen Pleura aus, ist gut umgrenzt, häufig gestielt und weist eine feste Konsistenz und eine grauweiße Schnittfläche auf. Allgemein handelt es sich um einen solitären Tumor, der allerdings sehr groß und auch bösartig werden kann.

Histologisch finden sich in ein wechselnd zell- und kollagenfaserreiches Stroma eingelagerte Spindelzellen, die eine CD34-Expression zeigen. Charakteristisch sind im Tumor eingelagerte hämangioperizytomartig verzweigte Blutgefäße. Immunhistochemisch lässt sich eine STAT6-Expression nachweisen.

25.4.2 Primäre maligne Pleuratumoren

Ätiologie Die Häufigkeit von Mesotheliomen nimmt nach **Asbestexposition** deutlich zu. Asbest gilt daher als wichtigster ätiologischer Faktor für die Entstehung von Mesotheliomen in den Industrieländern. Der genaue Mechanismus der Tumorinduktion ist bislang nicht geklärt (> Kap. 50.2.2). In den letzten Jahren wird neben Asbest das **Simian-Virus 40** (SV40) als ätiologischer Faktor diskutiert. Auch wird eine familiäre Häufung beobachtet. Ursache können auch ionisierende Strahlen nach Strahlentherapie sein.

Morphologie

Nach dem makroskopischen Bild werden zwei Formen unterschieden.

Das seltene **lokalisierte Mesotheliom** stellt sich radiologisch, intraoperativ und histologisch als einzelner solitärer Herd mit infiltrierendem Wachstum dar. Histologisch präsentiert sich das lokalisierte Mesotheliom wie das diffuse Mesotheliom.

Das **diffuse Pleuramesotheliom** wächst zunächst in Form multipler kleiner Knötchen, die später großflächig konfluieren. Diese ummauern die Lunge zirkulär und setzen sich entlang den Interlobärspalten fort (> Abb. 25.3a). Die Grenze zum Lungengewebe bleibt lange scharf. Metastasen lassen sich häufig nachweisen, insbesondere in der Pleura und der Lunge der Gegenseite sowie in thorakalen Lymphknoten. Histologisch kommen verschiedenste Wachstumsformen vor: Neben rein epitheloiden bzw. sarkomatoiden Tumoren werden biphasische Mesotheliome mit variablen Anteilen beider Komponenten unterschieden. Dabei kann der epitheloide Anteil ein tubuläres, tubulopapilläres, solides, trabekuläres oder mikrozystisches Wachstumsmuster zeigen. Der sarkomatoide Subtyp ist durch eine variable Faserproduktion charakterisiert, selten kommen auch Areale mit muskulärer, knorpeliger oder knöcherner Differenzierung vor. Dabei können Abschnitte unterschiedlichster Differenzierung innerhalb eines Tumors auftreten, nicht selten sogar innerhalb eines umschriebenen Tumorareals (> Abb. 25.3b).

25.4.3 Sekundäre Pleuratumoren: Metastasen

Pathogenese

Die Dichte pleuraler Lymph- und Blutgefäße sowie die direkte Verbindung der Brusthöhlen untereinander und mit der Bauchhöhle durch Lymphgefäße erklären die häufige Pleurabeteiligung bei bösartigen Tumoren anderer Primärlokalisation. Häufigste Primärtumoren in diesem Sinn sind beim Mann die primären Lungentumoren, bei der Frau das Mammakarzinom. Aber auch primäre bösartige Tumoren der Oberbauchorgane (Magen, Pankreas, Leber), des Dickdarms, der Ovarien, der Nieren und der endokrinen Organe metastasieren häufig in die Pleura.

Morphologie

In frühen Entwicklungsphasen ist die Pleurametastasierung durch ausgeweitete, von Tumorzellen angefüllte Lymphspalten charakterisiert. Makroskopisch resultiert ein grauweißes, feinfädiges oder körniges Netzwerk an der Lungenoberfläche (Lymphangiosis carcinomatosa). Es treten dann knotige Tumorinfiltrate sowie eine epipleurale Tumorausbreitung im Niveau des originären Mesothels (Carcinosis pleurae) auf. In fortgeschrittenen Stadien entwickeln sich breite Tumorschwarten, die makroskopisch von Mesotheliomen kaum zu unterscheiden sind.

KAPITEL 26

A. Agaimy, N. Rupp, D. Baumhoer

Mundhöhle, Zähne und Speicheldrüsen

26.1	Mundhöhle	536	26.2.4 Erkrankungen des Zahnhalteapparats	544
26.1.1	Normale Struktur und Funktion	536	26.2.5 Tumorartige Gingivawucherungen	544
26.1.2	Fehlbildungen und Anomalien	536	26.2.6 Kieferzysten	544
26.1.3	Zysten	537	26.2.7 Tumoren	547
26.1.4	Stomatitis	537		
26.1.5	Veränderungen der Mundhöhle bei anderen Erkrankungen	539	26.3 Speicheldrüsen	549
			26.3.1 Normale Struktur und Funktion	549
26.1.6	Tumoren	539	26.3.2 Fehlbildungen	550
			26.3.3 Sialolithiasis	550
26.2	Zähne	542	26.3.4 Sialadenitis	550
26.2.1	Normale Struktur und Funktion	542	26.3.5 Sialadenose	553
26.2.2	Zahnkaries	544	26.3.6 Zysten	553
26.2.3	Pulpaentzündungen	544	26.3.7 Tumoren	554

Zur Orientierung

1 Mundhöhle

Häufige Erkrankungen der Mundhöhle sind Entzündungen. Eine Entzündung der Mundhöhle **(Stomatitis)**, kann durch exogene (mechanische/physikalische, chemische, infektiöse) oder endogene Ursachen (z. B. erworbene oder angeborene Immundefekte) bedingt sein oder als Begleiterkrankung bei dermatologischen und gastroenterologischen Krankheitsbildern auftreten.

Eine wichtige Erkrankungsgruppe der Mundhöhle sind die **malignen Tumoren** und ihre Vorläuferläsionen. Veränderungen an der Mundschleimhaut (Gewebeinduration, Ulzeration, Farbveränderung), die länger als 3–4 Wochen bestehen, sollten mittels einer Probeexzision und anschließender histopathologischer Untersuchung hinsichtlich einer Tumorerkrankung abgeklärt werden.

2 Zähne, Zahnhalteapparat

Die **Karies** ist die wichtigste Funktionsstörung des Zahns, die unbehandelt zur vollständigen Zerstörung (Proteolyse) der Zahnmatrix führt. Die **Parodontitis** ist eine entzündliche Erkrankung des Zahnhalteapparats, die bei fehlender Behandlung im späten Stadium zum Zahnverlust führen kann.

Odontogene Zysten kommen relativ häufig vor und sind von den sehr seltenen **odontogenen Tumoren** (z. B. Ameloblastom) abzugrenzen.

3 Speicheldrüsen

Eine Entzündung der Speicheldrüse **(Sialadenitis)** kann verschiedene Ursachen haben und führt meist zu einer schmerzhaften Schwellung der Speicheldrüse.

Speicheldrüsentumoren verursachen Schwellungen oder Knoten. Benigne Tumoren sind häufiger als **maligne Speicheldrüsentumoren**. Die histopathologische Untersuchung dient zur Unterscheidung und bildet die Grundlage für das therapeutische Vorgehen.

26.1 Mundhöhle

Die Mundhöhle bildet zusammen mit dem dahinter gelegenen Oro- und Hypopharynx den Beginn des Verdauungstrakts und ist eine wichtige Eintrittspforte für unterschiedliche Noxen.

26.1.1 Normale Struktur und Funktion

Durch die Zahnreihen wird die Mundhöhle in den Mundvorhof (**Vestibulum oris**) und die eigentliche Mundhöhle (**Cavum oris proprium**) unterteilt. Den Übergang zum Rachen bilden die Gaumenbögen und der Zungengrund, welche die Schlundenge (**Isthmus faucium**) begrenzen. Die Mundhöhle ist von Plattenepithel ausgekleidet. Man unterscheidet die bewegliche von der befestigten Schleimhaut:

- Die **befestigte** oder **mastikatorische Schleimhaut** findet sich am harten Gaumen, im Abschnitt der befestigten Gingiva und am Zungenrücken (hier an der Aponeurose befestigt). Sie wird von verhorntem Plattenepithel überdeckt.
- Die **bewegliche Schleimhaut** wird von nicht verhornendem Plattenepithel bedeckt. Der Speichel, der unspezifische (Lysozyme, Sialomuzine u. a.) und spezifische Abwehrstoffe (Immunglobuline) enthält, wird in den großen und zahlreichen kleinen Speicheldrüsen synthetisiert und hat eine Schutzfunktion für das Plattenepithel (> Kap. 26.3.1).

26.1.2 Fehlbildungen und Anomalien

In der Mundhöhle sind **Spaltbildungen (Dysrhaphien)** und Hypoplasien die häufigsten Fehlbildungen. Bei zahlreichen Fehlbildungssyndromen liegt eine **numerische Chromosomenanomalie** vor, z. B. bei Trisomie 21 (Down-Syndrom), XXY-Klinefelter-Syndrom oder X0-Turner-Syndrom. Prototyp **struktureller genetischer Anomalien** mit Spaltbildung ist das autosomal-dominant vererbte Van-der-Woude-Syndrom, dem eine Mikrodeletion auf dem langen Arm von Chromosom 1 (1q32–q41) zugrunde liegt.

Spaltbildungen

Definition und Epidemiologie Dysrhaphien sind Fehlbildungen, die auf Verschlussstörungen embryonaler Verwachsungslinien beruhen. Sie treten isoliert oder kombiniert an Oberlippe, Oberkiefer und Gaumen auf. Sie werden bei etwa 1 : 500–1.000 Neugeborenen beobachtet. Knaben sind doppelt so häufig betroffen wie Mädchen.

Pathogenese

Mit den Spaltbildungen sind häufig andere Fehlbildungen kombiniert, die das ZNS, das Herz, das Zahnsystem, die Nieren, die Genitalorgane und die Gliedmaßen betreffen können. Es handelt sich um eine kurz dauernde Entwicklungsstörung in der 6. Embryonalwoche. Dabei liegt keine einfache Hemmungsfehlbildung (ausbleibende Verwachsung der Gesichtsfortsätze) vor, sondern eine komplizierte Fehlbildung, die auf der unterschiedlichen Persistenz der Epithelmauern zwischen den mesenchymalen Gesichtswülsten beruht (> Abb. 26.1).

Ektopien

Die Ektopie ist eine angeborene oder erworbene Verlagerung eines Gewebes oder eines Organs an eine anormale Stelle. Beispiele sind:
- **Zungengrundstruma** (> Kap. 14.3): ektopisches Schilddrüsengewebe im hinteren Zungendrittel
- **Cheilitis glandularis simplex:** ektopische kleine Speicheldrüsen im Saumgebiet der Lippen

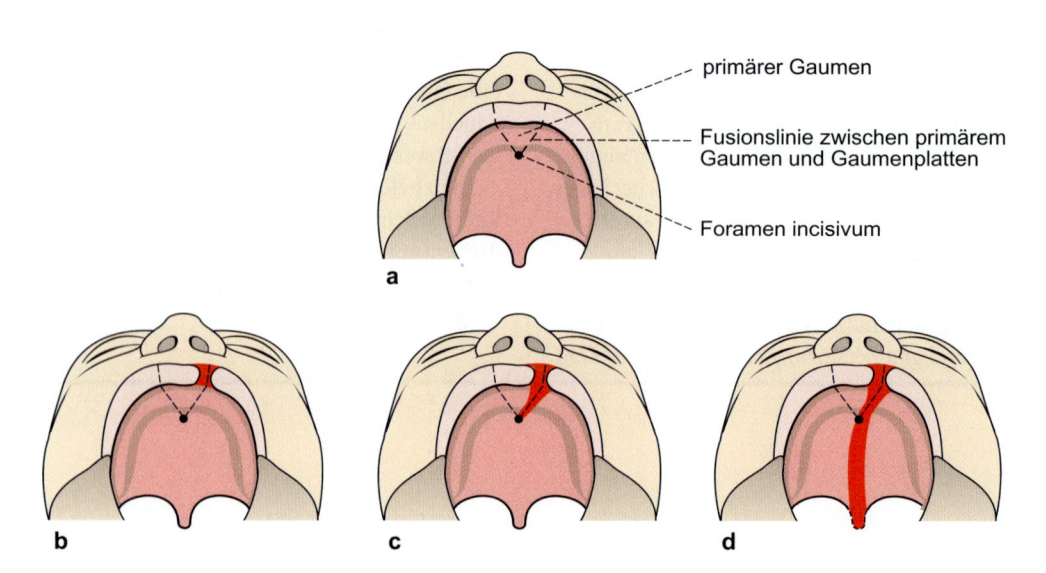

Abb. 26.1 Dysrhaphien im Mund- und Gesichtsbereich (Schema). **a** Normale Ventralansicht. **b** Lippenspalte. **c** Lippen-Kiefer-Spalte. **d** Lippen-Kiefer-Gaumen-Spalte.[L106]

- **Ektopische Talgdrüsen** (Fordyce-Drüsen): in der Wangenschleimhaut oder im Zahnfleisch des Mundvorhofs

Sonstige Anomalien

- **Ankyloglossie:** Entweder ist das Zungenbändchen verkürzt oder die Zungenspitze mit dem Gaumen verwachsen.
- **Lingua plicata:** angeborene Bildungsanomalie der Zungenoberfläche unter Einbeziehung der Zungenmuskulatur. Die Zungenoberfläche zeigt blattrippenartige tiefe Schleimhautfurchen, wobei die Muskulatur in die Schleimhautfalten einstrahlt.
- **Lingua villosa (schwarze Haarzunge):** schwärzliche, haarähnliche Auswüchse der Zungenoberfläche, die histologisch verlängerten, hyperplastischen und verhornenden Papillae filiformes entsprechen. Die Ursachen sind nicht vollständig geklärt, u. a. nach längerer Antibiotikatherapie, Immunsuppression und chemischen Reizen (Nikotin).
- **Lingua geographica** (Glossitis migrans): ätiologisch unklare Veränderung der Zungenschleimhaut, die zu einer Atrophie und Ablösung des Plattenepithels führt. Die spontane Abheilungstendenz ist hoch.
- **Pigmentierungen:** sind durch exogene (z. B. Amalgam) oder endogene Pigmente (z. B. Melanin) bedingt. Hyperpigmentierungen (melanotische Makulae) können als kleine solitäre Flecken vorkommen. Wichtig ist die Abgrenzung von pigmentierten Tumoren, wie dem melanozytären Nävus und insbesondere dem malignen Melanom. Bei unklarem Befund ist eine histologische Untersuchung indiziert. Pigmentierungen treten auch bei einer Reihe von genetisch bedingten oder internistischen Erkrankungen (u. a. Peutz-Jeghers-Syndrom, chronische Nebennierenrindeninsuffizienz) oder infolge von Medikamenten auf.

26.1.3 Zysten

Speicheldrüsenzysten > Kap. 26.3.4.

Dermoidzyste

Dermoidzysten sind meist in der Mittellinie des Mundbodens lokalisiert und treten als sublinguale Schwellung in Erscheinung. Gelegentlich liegen sie unterhalb des M. geniohyoideus und verursachen eine submentale Schwellung. Die Zyste wird von Plattenepithel ausgekleidet. Im Lumen befinden sich abgeschilferte Hornlamellen und in der Wand Hautanhangsgebilde wie Talgdrüsen, Haarfollikel oder Schweißdrüsen. Durch ihre mediane Lage sind sie von der Ranula (> Kap. 26.3.7) gut abgrenzbar.

26.1.4 Stomatitis

Entzündliche Erkrankungen der Mundschleimhaut heißen je nach Lokalisation Gingivitis (Zahnfleisch), Cheilitis (Lippe), Glossitis (Zunge) oder Pareiitis (Wange). Wenn die Entzündung einen großen Teil der Mundschleimhaut betrifft, spricht man von einer Stomatitis. Nach dem klinischen Erscheinungsbild lassen sich verschiedene Entzündungsformen unterscheiden.

Klinische Relevanz Bakterielle oder virale Entzündungen verursachen meist starke Schmerzen, Brennen im Mund und Schluckstörungen. Je nach Ursache haben die Patienten Fieber und ein starkes Krankheitsgefühl. Neben Speichelfluss können ein fauliger Foetor ex ore sowie schmerzhaft geschwollene Halslymphknoten auftreten. Bei der Inspektion fallen schmerzhafte Erosionen oder Ulzera auf. Als Komplikation kann es bei viralen Stomatitiden, verursacht durch Herpes zoster, zu einer Zostermeningitis oder -enzephalitis kommen.

Entzündungen mit Bläschenbildung

Aphthen sind bis zu 5 mm große, schmerzhafte Geschwüre. Sie entstehen durch Erweiterung der Interzellularräume und durch Zelluntergänge des Epithels. Die Schädigungen des Plattenepithels werden durch Viren, toxische Substanzen oder Arzneimittel ausgelöst.

Stomatitis herpetica

Die Stomatitis herpetica betrifft Säuglinge oder Kleinkinder, die noch kein voll ausgebildetes Immunsystem besitzen. Sie ist eine Manifestation der Erstinfektion mit Herpes-simplex-Viren Typ 1. Diese führen bei Erwachsenen zu Herpes labialis. Bei einer Resistenzminderung sind oft Gingiva und Rachendach (Gingivostomatitis herpetica) betroffen.

Varizellen

Die Varizellen (Windpocken) sind meist eine Erkrankung im Kindesalter mit katarrhalischen Entzündungen im Nasen-Rachen-Raum. Charakteristisch sind die fleckig-rötlichen und bläschenförmigen Effloreszenzen unterschiedlichen Alters (> Kap. 43.9.2 und > Kap. 48.2.6).

Herpes zoster

Beim Herpes zoster handelt es sich um einen Virusbefall der Nervenganglien durch das Varizella-Zoster-Virus. Häufig ist der N. trigeminus mit segmentartigem, einseitigem Befall des entsprechenden Dermatoms betroffen. Diese Erkrankung ist mit starken Schmerzen verbunden (> Kap. 43.9.2 und Kap. 48Kap. 48.2.6).

Morbus Behçet

Es handelt sich um eine seltene systemische, mit HLA-B51 assoziierte Erkrankung, die bevorzugt Männer in der dritten Dekade befällt und besonders häufig in Indien, der Türkei und weiteren Mittelmeerländern auftritt. Grundläsion ist eine Vaskulitis, deren Ätiologie und Pathogenese nicht abschließend geklärt sind. Die Patienten leiden an schmerzhaften rezidivierenden Aphthen der Mundschleimhaut und der Genitalregion in Kombination mit einer Uveitis. Haut, Gelenke und das ZNS können beteiligt sein.

Habituelle Aphthen

In Schüben auftretende Ulzera, die bevorzugt an der Zungen- und Wangenschleimhaut lokalisiert sind. Die Ätiologie ist ungeklärt. Vermutet werden multifaktorielle Auslöser, z. B. bei gastrointestinalen Erkrankungen, hormonelle Einflüsse (bei Menstruation), Nahrungsmittelunverträglichkeiten oder Stress.

Bednar-Aphthen

Mechanisch bedingte Epitheldefekte am weichen Gaumen, die durch Auswischen der Mundhöhle oder Ansaugen der Schleimhaut (bei Säuglingen) entstehen.

Entzündungen mit Pseudomembranen

Candidiasis (Soorstomatitis)

Epidemiologie   Die Candidiasis ist die häufigste Pilzerkrankung der Mundhöhle. *Candida albicans* ist bei ca. 30–50 % der Bevölkerung in der Mundschleimhaut nachweisbar, ohne dass Symptome eines Infekts vorliegen.

Ätiologie   Opportunistische Infekte mit Candida treten bevorzugt bei geschwächter Immunabwehr auf (z. B. durch immunsuppressive Therapie, Diabetes mellitus, HIV-Infektion, ➤ Kap. 48.2.5) oder bei verminderter Schleimhautresistenz (z. B. durch Antibiotikatherapie, Xerostomie). 90 % aller Candida-Infektionen werden durch *Candida albicans* hervorgerufen. Histologisch können die Pilze mittels der PAS-Färbung nachgewiesen werden (Abb. 27.6).

Klinische Relevanz   Die orale Candidiasis manifestiert sich häufig als pseudomembranöse Candidiasis, die durch wegwischbare weiße Beläge (➤ Abb. 26.2) charakterisiert ist. Andere Erscheinungsbilder sind die erythematöse, die atrophe, die multifokale, die leukoplakieartig hyperplastische und die auf die Mundwinkel beschränkte (sog. anguläre) Candidiasis. Als eine Sonderform wird die **Glossitis rhombica mediana** diskutiert, bei der im Rahmen der Entzündung eine rhombenförmige Papillenatrophie in der posterioren Zungenmitte hervorgerufen wird.

Weitere Erkrankungen

Die Frühform des **Scharlachs** und die heute dank der Impfung selten gewordene **Diphtherie** sind weitere Krankheiten, die mit Pseudomembranen der Mundschleimhaut einhergehen.

Entzündungen mit weißlichen Flecken

Im Frühstadium der **Masern** treten an der Wangenschleimhaut punktförmige weißliche Schleimhauterhebungen mit gerötetem Randwall auf (Koplik-Flecken).

Entzündungen mit Schleimhautulzera

Mechanische Faktoren (kariöses Gebiss, schlecht sitzender Zahnersatz) und bakterielle Infektionen können zu ulzerösen Schleimhauterkrankungen führen.

Schleimhautläsionen bei HIV-Infektion (AIDS)

Die Schwächung der spezifischen T-Zell-Abwehr im Rahmen der Grundkrankheit begünstigt die Entstehung opportunistischer bakterieller, mykotischer und viraler Infekte, welche sich häufig in der Mundhöhle manifestieren.

„Haarleukoplakie"

Definition und Ätiologie   Die Haarleukoplakie tritt vor allem bei HIV-positiven Patienten auf und wird aufgrund der effektiven Therapien nur noch selten beobachtet. Sie kommt auch bei anderen Formen der Immunsuppression vor (z. B. nach Organtransplantation). In den Epithelzellen sind replizierende Epstein-Barr-Viren (EBV) nachweisbar, die in der Ätiopathogenese eine Rolle spielen.

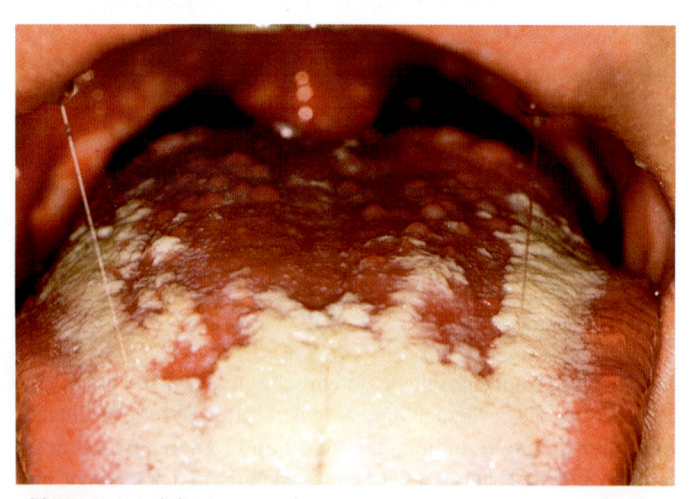

Abb. 26.2 Candidiasis. Abstreifbare, schmierige weiße Schleimhautbeläge am Zungenrücken (Bild: S. Stöckli, Universitätsklinik für Ohren-, Nasen-, Hals- und Gesichtschirurgie, Zürich). [R398]

> **Morphologie**
>
> Weiße Schleimhautveränderungen mit „haarartiger" Oberfläche, die bevorzugt am lateralen Zungenrand vorkommen. Das **histologische Korrelat** ist eine säulenartige Hyperparakeratose und akanthotische Verbreiterung des Plattenepithels. In den oberen Epithelschichten sind ballonierte Zellen mit Kerneinschlüssen erkennbar. EBV kann mittels Spezialuntersuchungen (Immunhistochemie, In-situ-Hybridisierung) nachgewiesen werden.

26.1.5 Veränderungen der Mundhöhle bei anderen Erkrankungen

Bei vielen anderen Erkrankungen können die Schleimhaut oder andere Strukturen der Mundhöhle betroffen sein (> Tab. 26.1).

26.1.6 Tumoren

Benigne Tumoren

Benigne epitheliale Tumoren

Die epithelialen Tumoren entstehen aus der plattenepithelialen Schleimhaut oder den kleinen Speicheldrüsen (> Kap. 26.3.7).

Enorale Warzen, Condylomata acuminata, fokale epitheliale Hyperplasien (Morbus Heck) und ein großer Teil der Papillome gehören zu den durch humane Papillomviren (HPV), darunter vor allem auch die genitalen HPV-Typen 6 und 11, induzierten und durch Sexualkontakte oder Schmierinfektionen übertragenen, mukokutanen Warzenkrankheiten.

> **Morphologie**
>
> Die Läsionen können überall in der Mundhöhle (bevorzugt am Gaumen und der Zunge) auftreten. Morphologische Kennzeichen der zumeist asymptomatischen, solitären oder multiplen, flach erhabenen oder exophytischen Läsionen sind plattenepitheliale papillomatöse Wucherungen mit Akanthose und Hyperkeratose des Epithels und Zeichen der aktiven (produktiven und lytischen) Virusinfektion (Koilozytose).

Differenzialdiagnose Davon zu unterscheiden sind v. a. postinflammatorische (z. B. mechanisch induzierte) papilläre Plattenepithel-

Tab. 26.1 Veränderungen der Mundhöhle bei verschiedenen Erkrankungen

Erkrankung	Veränderung
Leukämien oder maligne Lymphome	Schwellungen, Blutungen, Nekrosen und Ulzera am Zahnfleisch und Gaumen
Extramedulläres Plasmozytom	Tumor im Zahnfleisch, an den Tonsillen, am weichen Gaumen oder an der Zunge
Sarkoidose	Granulombildungen in der Mundschleimhaut, seltener am Zahnfleisch (> Kap. 4.4.6)
Perniziöse Anämie	Mundschleimhautpigmentierungen, Atrophie und Verhornungsanomalien besonders der Zunge (Moeller-Hunter-Glossitis)
Lichen ruber	> Kap. 43.3.1
Pemphigus vulgaris	> Kap. 43.8.1
Pemphigoid	> Kap. 43.8.2
Lupus erythematodes	> Kap. 4.4.4
Sklerodermie	> Kap. 4.4.4
Morbus Crohn	> Kap. 32.6.2

hyperplasien, fibroepitheliale Polypen und verruköse Leukoplakien (s. u.).

Benigne mesenchymale Tumoren

Fibrome
Fibrome der Mundhöhle sind meist keine echten Neoplasien, sondern reaktive Hyperplasien bei chronischem Trauma oder Reiz (z. B. nach Bissverletzungen der Wangenschleimhaut, schlecht sitzende Prothese) und werden deshalb auch als sog. **Reizfibrome** oder deskriptiv als fibroepitheliale Polypen bezeichnet.

> **Morphologie**
>
> **Histologisch** zeigt sich ein hyperplastisches Plattenepithel, darunter finden sich ektatisch erweiterte Gefäße und dicht gelagerte kollagene Fasern in einem zellarmen Stroma.

Gefäßtumoren
Das Hämangiom, der häufigste mesenchymale Tumor im Kindesalter, kann in der Schleimhaut, der Muskulatur oder im Kieferknochen lokalisiert sein.

Neurogene Tumoren
Das Schwannom (syn. Neurinom) und das Neurofibrom sind gutartige periphere Nervenscheidentumoren, die überwiegend an der Zunge lokalisiert sind. Das Schwannom leitet sich von den Schwann-Zellen ab. Neurofibrome bestehen aus einer Mischung von Schwann-Zellen und Fibroblasten und können im Rahmen einer Neurofibromatose auftreten. In der Zungenregion sind weiterhin die Granularzelltumoren zu beobachten, die sich auch von den Schwann-Zellen ableiten und gutartig verhalten.

Benigne pigmentbildende Tumoren

Melanozytäre Nävi der Mundhöhle sind selten (> Kap. 26.1.2).

Präkanzerosen

Potenziell maligne Erkrankungen der Mundhöhle

Es handelt sich um Veränderungen der Mundschleimhaut, die ein Risiko für eine Karzinomentstehung aufweisen, dazu gehören u. a. die Leukoplakie, Erythroplakie, orale submuköse Fibrose und der Lichen planus.

Leukoplakie

Definition und Epidemiologie Mit dem klinischen Begriff der Leukoplakie wird ein weißer, nicht wegwischbarer Herd der Mundschleimhaut bezeichnet, der weder klinisch noch histologisch einer bestimmten Ätiologie zugeordnet werden kann (> Abb. 26.3). Die Prävalenz beträgt 1–4 %. Männer sind häufiger betroffen als Frauen, der Altersgipfel liegt in der 5.–7. Dekade. Die Leukoplakie mit Epi-

26 Mundhöhle, Zähne und Speicheldrüsen

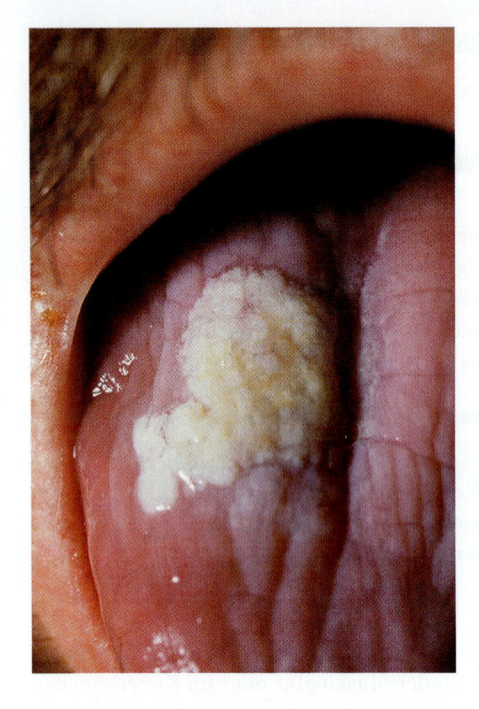

Abb. 26.3 Leukoplakie. Weißes, leicht erhabenes Schleimhautareal am Zungenrücken. [R398]

theldysplasie ist eine **fakultative Präkanzerose,** ein Übergang in ein invasiv wachsendes Plattenepithelkarzinom wird in ca. 12 % der Fälle beobachtet.

Ätiologie Wichtige Faktoren sind der Genuss von Tabak in gerauchter oder gekauter Form und der übermäßige Konsum von Alkohol. Andere physikalische Reize oder chemische exogene Noxen sind z. B. rezidivierende Bissverletzungen, Prothesendruck oder Chemikalien.

Morphologie

Histologisch zeigen sich ein hyperplastisch verbreitertes Plattenepithel (Akanthose) und eine vermehrte oder gestörte Verhornung (Hyperorthokeratose bzw. Hyperparakeratose). Gelegentlich kommen Epitheldysplasien hinzu, die sich in Form architektureller und zytologischer Atypien des Epithels manifestieren. Die Kriterien der Dysplasie sind in > Tab. 26.2 zusammengefasst. Entsprechend der WHO-Klassifikation 2023 erfolgt eine dreistufige Graduierung der Dysplasie:

- Geringe Dysplasie
- Mäßige Dysplasie
- Schwere Dysplasie/Carcinoma in situ

Eine besondere Variante ist die proliferative verruköse Leukoplakie (PVL), bei der trotz geringen oder fehlenden Dysplasien ein hohes Risiko für eine multifokale Karzinomentstehung besteht. Die PVL ist keine histopathologische, sondern eine klinische Diagnose.

Erythroplakie

Die Erythroplakie ist seltener als die Leukoplakie und zeichnet sich durch eine samtartige rote oder rotweiß gefleckte, häufig erosiv veränderte Oberfläche aus.

Morphologie

Histologisch liegt meist eine hochgradige Epitheldysplasie vor. Die Gefahr einer malignen Entartung ist höher als bei der Leukoplakie und beträgt 25–50 %.

Klinische Relevanz Patienten mit Leukoplakie/Erythroplakie haben typischerweise keinerlei Beschwerden. Zum sicheren Ausschluss einer dysplastischen Veränderung oder eines invasiv wachsenden Plattenepithelkarzinoms ist die Probeexzision der Läsion mit histologischer Untersuchung erforderlich.

Topische und habituelle Besonderheiten

Die aktinische Cheilitis, d. h. die UV-Schädigung der Lippenhaut, ist eine Sonderform der aktinischen Keratose.

Viele Schädigungen der Mundschleimhaut inklusive der Lippenregion und des Zahnhalteapparats (Gingiva/Parodontium) sind auf das Rauchen (oder auf Kautabak) zurückzuführen:

- **Cheilitis angularis:** Sie wird besonders bei Pfeifenrauchern beobachtet und tritt als Erythroplakie oder gefleckte Leukoplakie des Mundwinkels auf.
- **Stomatitis nicotinica palati:** Sie ist u. a. Folge kombinierter thermischer und chemischer Schäden bei „inverse smoking", einer u. a. in Indien typischen Art des Nikotinabusus, und führt zu gefleckten Leukoplakien der Gaumenschleimhaut.
- **Orale submuköse Fibrose:** Diese sklerodermiforme Veränderung des oralen Weichgewebes geht mit erhöhtem Krebsrisiko einher. Das Kauen von Betel (= Areca)-Nuss-Gemischen ist dabei ein ätiologischer Faktor.

Maligne Tumoren

Maligne epitheliale Tumoren

Plattenepithelkarzinom

Epidemiologie Über 90 % der Karzinome der Mundhöhle sind **Plattenepithelkarzinome.** In Europa und den USA machen sie ca. 5 % aller malignen Tumoren aus. Der Altersgipfel liegt in der 6.–7. Lebensdekade, Männer erkranken 2- bis 3-mal häufiger als Frauen.

Tab. 26.2 Histologische Kriterien der Dysplasie (modifiziert nach WHO 2023).

Zytologische Veränderungen	Reifungsstörung
• Zell- und Kernpolymorphie	• Irreguläre Epithelschichtung
• Erhöhte Kern-Plasma-Relation	• Tropfenförmige Reteleisten
• Hyperchromasie der Kerne	• Verlust der Polarität der Basalzellen
• Vergrößerte Nukleolen	• Erhöhte Mitoserate
• Mitosen in der oberen Hälfte des Epithels	• Verhornung einzelner Zellen oder von Zellgruppen im Stratum spinosum (sog. Dyskeratosen)
	• Verlust der interzellulären Adhäsion

Ätiologie und Pathogenese

Tabak- und Alkoholkonsum spielen ätiologisch die wichtigste Rolle, wobei ein gleichzeitiger Konsum potenzierende Wirkung hat: Raucher haben ein 2- bis 4-fach höheres Risiko, an einem Mundhöhlenkarzinom zu erkranken, Raucher mit zusätzlichem Alkoholabusus ein 6- bis 15-fach erhöhtes Risiko. Vermutlich führt der Alkoholabusus dabei zu einer Ausdünnung (Atrophie) des Plattenepithels, sodass die im Tabak enthaltenen Kanzerogene leichter die Stammzellpopulation des Plattenepithels erreichen und transformieren können. High-Risk-Papillomviren (v. a. *HPV 16*) sind überwiegend für die oropharyngealen Karzinome ursächlich, können aber auch in den oralen Plattenepithelkarzinomen nachgewiesen werden. Karzinome mit alleiniger HPV-Assoziation scheinen eine bessere Prognose zu besitzen als tabak- und alkoholassoziierte Tumoren und auch besser auf eine kombinierte Radiochemotherapie anzusprechen. Tabak- und Alkoholkonsum können andererseits das Entstehungsrisiko für die HPV-assoziierten Mundhöhlenkarzinome potenzieren. Wahrscheinlich ist für diese Co-Karzinogenese das Einwirken chemischer und auch viraler Kanzerogene auf den Zellzyklus via Interaktionen mit kritischen Molekülen des sog. G_1-Restriktionspunkts (u. a. RB, p53, p16) verantwortlich (> Kap. 6.5). Die Kanzerogene kommen mit dem gesamten Respirations- und oberen Verdauungstrakt in Kontakt und lösen dadurch eine sog. Feldkanzerisierung, eine ausgedehnte Schädigung der Schleimhäute, aus. Die Wahrscheinlichkeit, an einem Zweitkarzinom des oberen Respirations- und Verdauungstrakts oder der Lunge zu erkranken, ist deshalb erhöht und beträgt 4–6 % pro Jahr. Weitere Risikofaktoren sind chronische Entzündungen, mechanische Reize und chemische Noxen.

Morphologie und Lokalisation

Die Plattenepithelkarzinome der Mundhöhle sind meist gut bis mäßig differenziert und kommen am häufigsten im Bereich des Mundbodens und der Zunge vor (> Abb. 26.4).

Molekularpathologie

Orale Plattenepithelkarzinome entstehen durch die klonale Proliferation einer transformierten Zelle der Basalzellschicht. Dabei werden die normalen Epithelzellen schrittweise ersetzt, und schließlich entsteht ein durch die Basalmembran ins Stroma einwachsendes invasives Karzinom (> Abb. 26.5, > Kap. 6.2). Diese Tumorprogression geht mit einer Akkumulation von genetischen Veränderungen einher (Kap. 32Kap. 32.7). Erste genetische Alterationen können bereits vor einer histologisch fassbaren Dysplasie nachweisbar sein.

Metastasierung Primärtumoren im Bereich des Mundbodens metastasieren häufig in die submentalen Lymphknoten, Karzinome der posterioren Mundhöhle bevorzugt in die digastrischen und oberen jugulären Lymphknoten. Die 5-Jahres-Überlebensrate beträgt 76 % bei Patienten ohne Metastasen, 41 % bei Patienten mit zervikalen Lymphknotenmetastasen und 9 % bei Patienten mit Metastasen unterhalb der Klavikula.

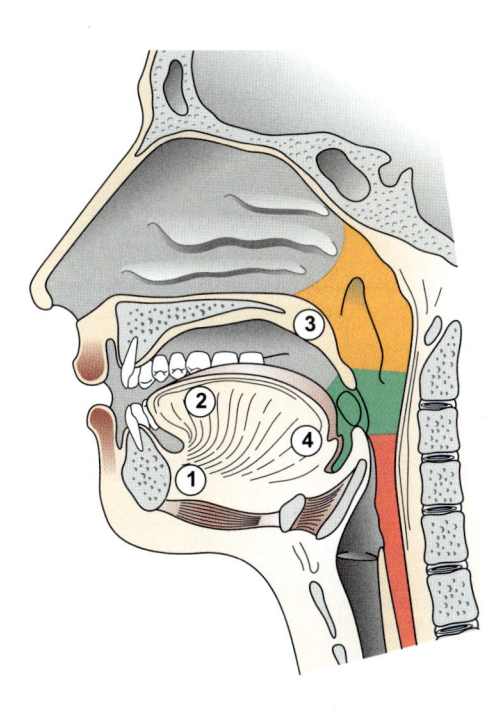

Abb. 26.4 Lokalisationen des Mundhöhlenkarzinoms. Die häufigste Lokalisation des Mundhöhlenkarzinoms ist der Mundboden (1), gefolgt von Zungenrand (2), Gaumen (3) und Zungenwurzel (4). [L106]

Klinische Relevanz Orale Plattenepithelkarzinome manifestieren sich klinisch im frühen Stadium als leicht erhabenes, induriertes Gewebe, das in Kombination mit einer Leukoplakie oder einer Erythroleukoplakie auftreten kann. Im fortgeschrittenen Stadium kommt es zur Ulzeration mit erhabenem Randwall (> Abb. 26.5).

Auswahl von Plattenepithelkarzinom-Varianten

Verruköses Karzinom (Ackerman-Tumor): Das verruköse Karzinom ist ein hoch differenziertes Plattenepithelkarzinom mit überwiegend exophytischem, nur oberflächlich invasivem Wachstum und minimalen zellulären Atypien. Die Prognose ist mit einer 5-Jahres-Überlebensrate von 80–90 % wesentlich besser als beim konventionellen Plattenepithelkarzinom.

Basaloides Plattenepithelkarzinom: Bevorzugt betroffen sind Männer zwischen 40 und 85 Jahren. Prädilektionsstellen sind Zungengrund- und Gaumentonsillen (als HPV-assoziierte Tumoren) und Hypopharynx sowie supraglottischer Larynx (als HPV-negative Tumoren). Histologisch zeigen die überwiegend nicht verhornenden squamösen Tumorformationen eine basaloide Morphologie mit hoher Kernpleomorphie und Mitoserate. Speziell die oropharyngealen Karzinome sind häufig mit High-Risk-Papillomviren *(HPV-Typ 16)* assoziiert.

Spindelzelliges Plattenepithelkarzinom: Diese seltene Variante eines Plattenepithelkarzinoms kann klinisch polypös imponieren und kommt vorwiegend im Larynx vor. Histologisch ist es durch einen wenig differenzierten Tumoranteil, der durch eine spindelzellige Transformation des konventionellen Plattenepithelkarzinoms entsteht, charakterisiert.

Adenosquamöses Karzinom: Histologisch zeichnet sich dieser seltene, aggressiv wachsende Tumor durch eine Mischung aus

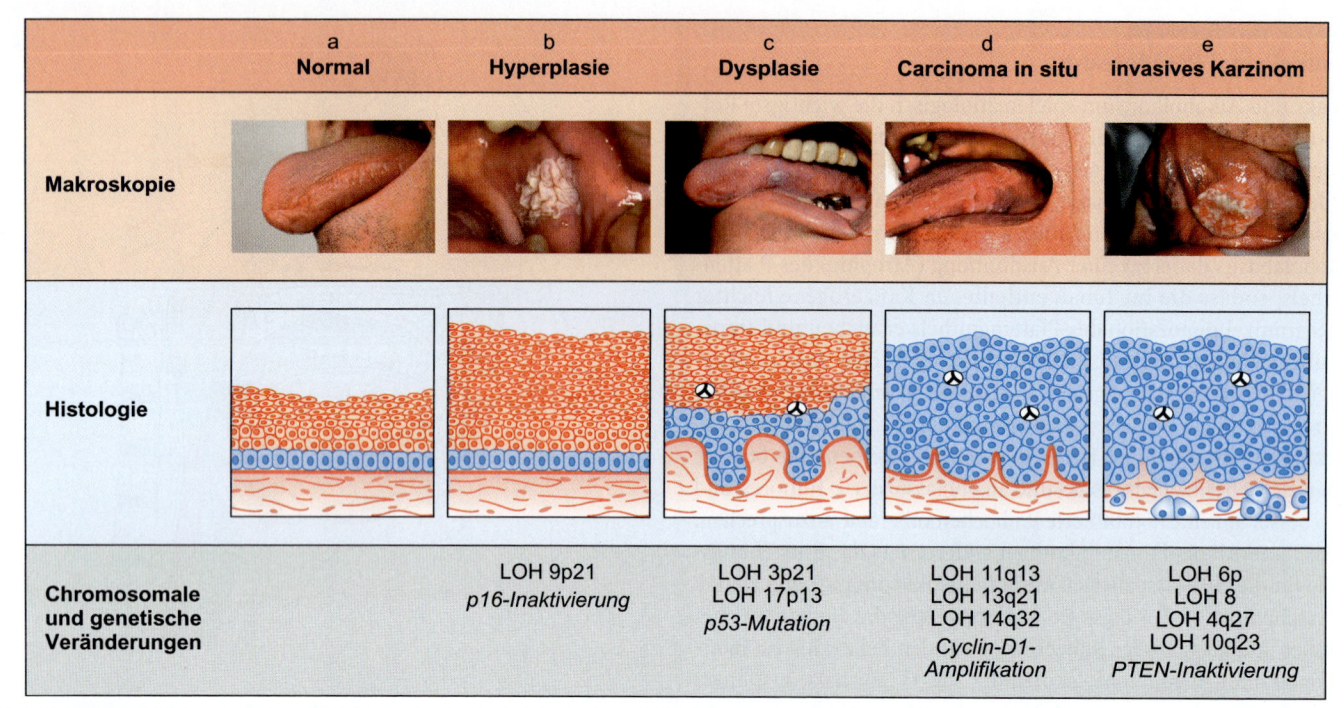

	a Normal	b Hyperplasie	c Dysplasie	d Carcinoma in situ	e invasives Karzinom
Makroskopie					
Histologie					
Chromosomale und genetische Veränderungen		LOH 9p21 *p16-Inaktivierung*	LOH 3p21 LOH 17p13 *p53-Mutation*	LOH 11q13 LOH 13q21 LOH 14q32 *Cyclin-D1-Amplifikation*	LOH 6p LOH 8 LOH 4q27 LOH 10q23 *PTEN-Inaktivierung*

Abb. 26.5 Modell der oralen Karzinogenese. LOH = Loss of heterozygosity (Heterozygositätsverlust); modifiziert nach: A. Forastiere et al. Head and Neck Cancer. N Engl J Med 2001; 345:1890–1900. (Makrobilder: S. Stöckli, Universitätsklinik für Ohren-, Nasen-, Hals- und Gesichtschirurgie, Zürich). [R398, L231]

Plattenepithelkarzinom- und Adenokarzinomanteilen aus. An der Oberfläche findet sich häufig eine In-situ-Komponente des Plattenepithelkarzinoms, während sich in den tieferen Abschnitten Drüsenschläuche mit Produktion von Alzianblau-positivem Schleim nachweisen lassen.

Maligne mesenchymale Tumoren

Sarkome, ausgehend vom ortsständigen mesenchymalen Gewebe der Mundhöhle, sind selten. Sie stellen weniger als 1 % der malignen Tumoren der Mundhöhle dar.

Kaposi-Sarkom

Bei 50 % der Patienten mit Kaposi-Sarkom ist die Mundschleimhaut mit befallen, bei 20–25 % manifestiert sich die Erkrankung dort zuerst und kann die Erstmanifestation einer AIDS-Erkrankung sein. Prädilektionsstellen sind die Gingiva, die Zunge und der harte Gaumen. Im Frühstadium finden sich flache, braune oder rotviolett gefärbte Areale, die auf Spateldruck nicht abblassen. Das fortgeschrittene Stadium ist durch schmerzhafte plaqueförmige oder knotige, zu Nekrosen und Blutungen neigende, gelegentlich auf den Knochen übergreifende Herde gekennzeichnet.

Malignes Melanom

Das maligne Melanom der Mundhöhle ist sehr selten. Es fällt durch die braun-schwarze Pigmentierung auf. Selten ist es pigmentfrei. Differenzialdiagnostisch ist es von anderen pigmentierten Läsionen abzugrenzen (➤ Kap. 26.1.2).

Sekundärtumoren

Tumormetastasen in der Mundhöhle sind sehr selten.

26.2 Zähne

26.2.1 Normale Struktur und Funktion

Embryologie Die Zahnanlagen entwickeln sich aus ekto- und mesodermalen Keimblättern. In der 4.–6. Embryonalwoche entstehen die Zahnleisten (➤ Abb. 26.6a), die sich über Zahnknospen (Schmelzorgan) nach einer Umstülpung zu Zahnglocken entwickeln (persistierende Reste der Zahnleiste nach Abschluss der Zahnentwicklung werden als Serre-Epithelreste bezeichnet). Die Zahnglocken umschließen ein verdichtetes Ektomesenchym (➤ Abb. 26.6b), das später die Zahnpulpa bildet. In der Zahnanlage (Schmelzorgan) entwickeln sich Ameloblasten (Schmelzbildner) und induzieren in der äußersten Schicht des Ektomesenchyms die Ausbildung von Odontoblasten (Dentinbildner), die gemeinsam den Hauptanteil der odontogenen Hartsubstanz produzieren (➤ Abb. 26.6c). Die Entwicklung der Zahnwurzel wird beim Durchbruch des Zahns durch das Tiefenwachstum der epithelialen Hertwig-Wurzelscheide eingeleitet (die zurückbleibenden Residuen werden als Malassez-Epithelreste bezeichnet, ➤ Abb. 26.6d). Zwischen der Zahnwurzel und der Alveole bildet sich aus dem ektomesenchymalen Zahnsäckchen (bzw. Follikel) der Zahnhalteapparat (Parodontium). Nach Abschluss der Schmelzbildung wird das Schmelzorgan zum reduzierten Schmelzepithel komprimiert und löst sich beim Zahndurchbruch nach Verschmelzen mit dem oralen Epithel gänzlich auf. Schmelz kann aus diesem Grund nicht nachgebildet werden.

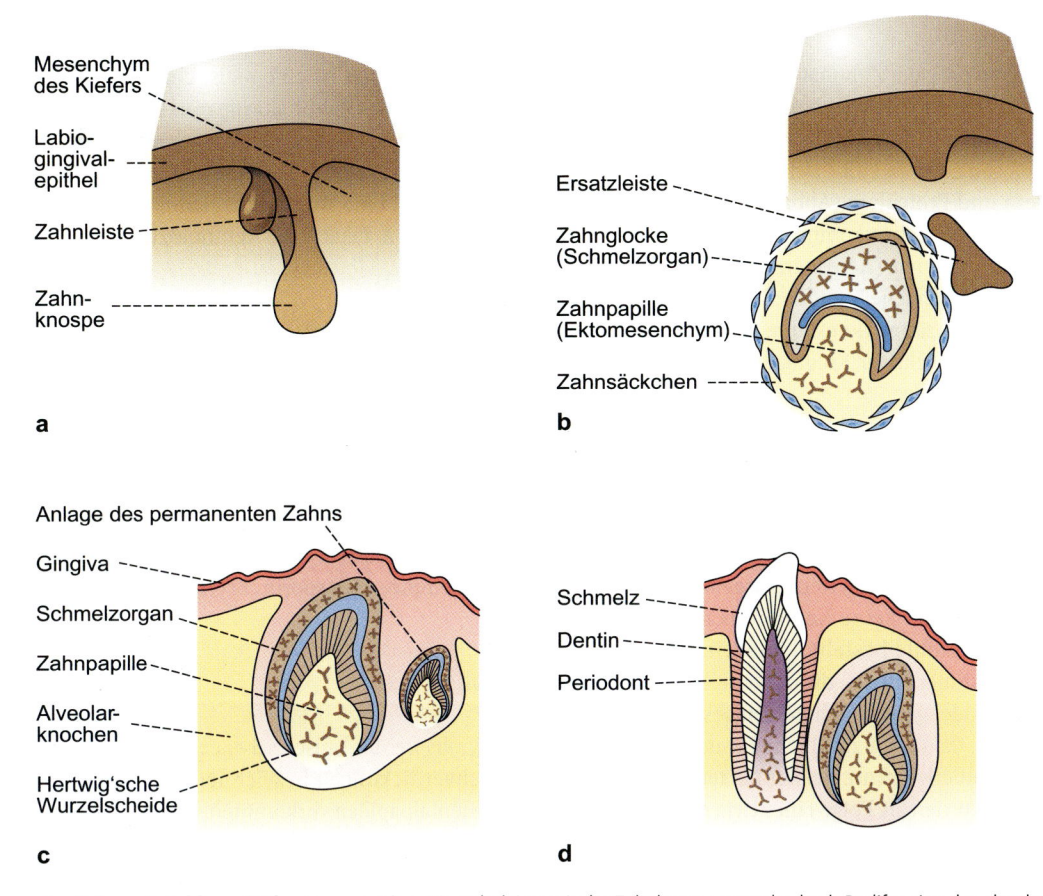

Abb. 26.6 Schema der Zahnentwicklung (Odontogenese). a Die Zahnleiste mit der Zahnknospe entsteht durch Proliferation des ektodermalen Epithels im zukünftigen Kieferknochen. **b** In der Nachbarschaft der Zahnglocken verdichtet sich das Ektomesenchym zur Zahnpapille, woraus später die Zahnpulpa entsteht. Aus dem die Zahnglocken umgebenden Zahnsäckchen entwickelt sich der Zahnhalteapparat. **c** Es werden 2 Zahnanlagen gebildet: eine für den Milchzahn und eine andere für den bleibenden Zahn (Ersatzleiste). **d** Die Wurzelbildung beginnt erst, nachdem die Kronenbildung abgeschlossen ist. [L106]

Anatomie Die Zähne sind mit ihren **Wurzeln** in die Zahnfächer (Alveolen) des Ober- und Unterkiefers eingelassen. Sie bestehen aus dem knochenähnlichen, jedoch härteren Zahnbein (Dentin), das in seinem oberen extraossären Anteil, der **Zahnkrone,** vom extrem harten Schmelz (Enamel) überzogen wird. Krone und Wurzeln sind durch den **Zahnhals** miteinander verbunden. Das Dentin umschließt die nerven- und gefäßhaltige Pulpakammer, die über den Wurzelkanal und das Foramen apicale mit dem Alveolarknochen verbunden ist. Der **Zahnhalteapparat** (Parodontium) besteht aus Zahnfleisch (Gingiva), Zement, Alveolarknochen und Desmodont (parodontales/periodontales Ligament, Periodontium, Wurzelhaut). Das Desmodont enthält die Desmodontalfasern, Nerven, Gefäße und Malassez-Epithelreste. Die Desmodontalfasern sind im Knochen und im Zahnzement befestigt (> Abb. 26.7).

Zur einfachen Orientierung über die Topografie der Zähne wird in Europa ein Schema verwendet, bei dem die 4 Kieferquadranten im Uhrzeigersinn mit den Ziffern 1–4 (rechter, linker Oberkiefer, linker, rechter Unterkiefer) und die Zähne nachfolgend mit den Ziffern 1–8, ausgehend von der Mittellinie, bezeichnet werden. So stehen z. B. die Ziffern 4 6 für den ersten Molaren des rechten Unterkiefers. Beim Milchgebiss (20 Zähne) wird analog verfahren, die Zählweise aber zur Unterscheidung vom Erwachsenengebiss mit 5–8 für die jeweilige Kieferregion fortgesetzt.

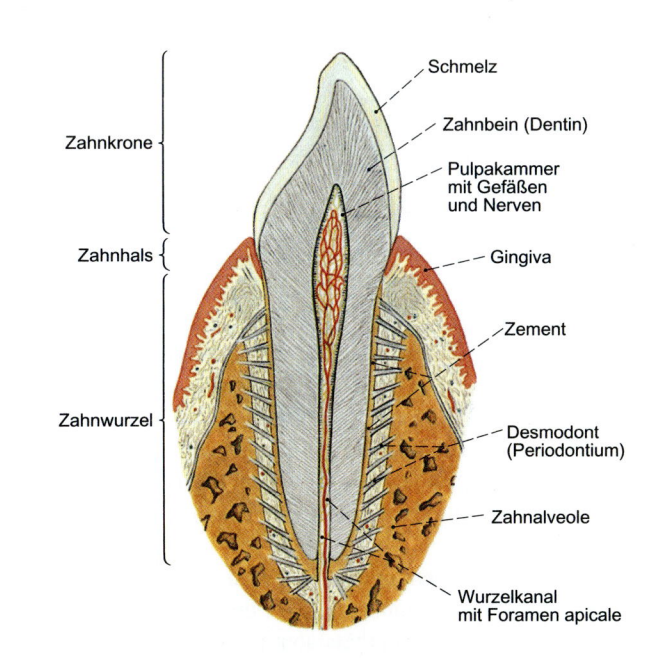

Abb. 26.7 Schema des Zahnhalteapparats. [L106]

26.2.2 Zahnkaries

Die Karies ist eine Erkrankung der Zahnhartsubstanz. Bakterien, die den fest anhaftenden Zahnbelag (Plaque) besiedeln, bilden aus gelösten Zuckern Säuren (kohlenhydratreiche Nahrung). Diese greifen die Zahnhartsubstanz an, sodass es zu einer Demineralisation (Herauslösen von Kalksalzen) und Proteolyse (Abbau organischer Matrix) und damit zur Zerstörung der Zähne kommt. Sonderformen sind die Strahlenkaries nach Radiotherapie (Xerostomie durch verminderten Speichelfluss und damit verbundene Mundfloraveränderungen) und die Flaschenkaries der Milchzähne (konstante Gabe zuckerhaltiger Getränke mit nachfolgend selektiver Kolonisierung durch *Streptococcus mutans*).

26.2.3 Pulpaentzündungen

Pulpaentzündungen (Pulpitiden) können durch Bakterien, physikalische und chemische (auch iatrogene) Reize ausgelöst werden. Die **geschlossene Pulpitis,** bei der keine Kommunikation zwischen Pulpakammer und Mundhöhle besteht, kennzeichnet sich klinisch durch oft heftige Schmerzen, die durch Kälte- oder Hitzereiz provozierbar sind. Keine oder geringe Schmerzen bestehen dagegen bei der **offenen Pulpitis,** da das entzündliche Exsudat über einen koronalen Zahndefekt abfließen kann. Bei der bakteriell bedingten Pulpitis gelangen die Bakterien als Folge einer tief reichenden, das Dentin einbeziehenden Karies, in die Pulpa. Selten können sie auch über die Wurzelspitze (Foramen apicale) die Pulpa erreichen, z. B. bei einer Zahnbetterkrankung. Entwickelt sich im Verlauf der Entzündung eine Pulpanekrose, kann sich die Infektion über das Foramen apicale ausbreiten und zu einer periapikalen Parodontitis (evtl. mit nachfolgender Osteomyelitis) führen, die sich radiologisch-klinisch als periapikale Osteolyse bei negativer Vitalitätsprobe manifestiert und zur Ausbildung radikulärer Zysten führen kann (vgl. > Kap. 26.2.6).

26.2.4 Erkrankungen des Zahnhalteapparats

Gingivitis

Eine Gingivitis kann durch Bakterien (plaqueassoziierte Gingivitis), Viren (z. B. Herpesviren), Traumata, chronische Irritationen oder Medikamente ausgelöst werden. Sie ist auch im Rahmen einer *HIV*-Infektion (meist als nekrotisierende ulzerative Gingivitis, NUG) oder bei blasenbildenden dermatologischen Erkrankungen (u. a. als „desquamative" Gingivitis bei Pemphigus vulgaris) möglich. Die chronische Entzündung im zahnumgebenden Bindegewebe bedingt eine Tiefenproliferation des Epithels, führt unbehandelt zur Bildung einer Zahnfleischtasche und kann dann in eine Parodontitis übergehen.

Insbesondere an Kindern und Jugendlichen wurden weltweit zahlreiche epidemiologische Studien mit sehr unterschiedlichen Ergebnissen publiziert. Die Morbiditätsraten erreichen jenseits des 50. Lebensjahres annähernd 100 %.

Parodontitis

Die **Parodontitis** ist eine meist chronische, bakteriell verursachte Entzündung des Zahnhalteapparats auf dem Boden einer Gingivitis. Sie kommt hauptsächlich im Erwachsenenalter vor und geht mit einer Zahnlockerung einher, die ohne Therapie zum Verlust des betroffenen Zahns führt. Eine Parodontitis kann auch bei Systemerkrankungen auftreten (u. a. Leukämie, Agranulozytose, Diabetes mellitus).

26.2.5 Tumorartige Gingivawucherungen

Gingivahyperplasie

Diese generalisierte Hyperplasie des Zahnfleischs kann idiopathisch, bei hormoneller Umstellung (Pubertät, Schwangerschaft) auftreten oder nach lokaler oder systemischer Medikamentengabe vorkommen (v. a. Antikonvulsiva wie Diphenylhydantoin, Kalziumantagonisten wie Nifedipin, Ciclosporin, Erythromycin und orale Kontrazeptiva).

Epulis

Als Epulis werden umschriebene und tumorartig imponierende Zahnfleischverdickungen bezeichnet, die überwiegend im Bereich der Interdentalpapillen vorkommen. Die Lokalisation ist also Bestandteil der Diagnose (> Abb. 26.8a).

- **Epulis granulomatosa:** Die häufigste, meist bei Frauen und oft in der Schwangerschaft (Epulis gravidarum) vorkommende Form ist histologisch identisch mit einem pyogenen Granulom (= lobuläres Hämangiom), z. B. der Zungenspitze oder der Wangenschleimhaut. Sie enthält Granulationsgewebe mit prominenten Kapillarproliferationen, Lymphozyten, Plasmazellen und Histiozyten.
- **Epulis fibromatosa:** Die zweithäufigste, vorwiegend im Erwachsenenalter auftretende, Form besitzt eine derbe Konsistenz und besteht aus gut kapillarisiertem, kollagenfaserreichem Bindegewebe, gelegentlich mit Knochen- oder Zementneubildungen („fibroid-ossifizierende Epulis").
- **Riesenzellepulis** (peripheres Riesenzellgranulom): Sie besteht wie das im Kieferknochen gelegene zentrale Riesenzellgranulom (früher „Enulis") aus einem fibroblastenreichen Granulationsgewebe mit zahlreichen mehrkernigen Riesenzellen, Erythrozytenextravasationen und Siderinablagerungen (braune Farbe; > Abb. 26.8b). Gelegentlich kann es zu einer Arrosion des darunterliegenden knöchernen Alveolarkamms kommen. Etwa 2/3 der Riesenzellepulitiden liegen *KRAS*- und *FGFR1*-Mutationen zugrunde.

26.2.6 Kieferzysten

Kieferzysten sind von Epithel ausgekleidete, im Kieferknochen gelegene Hohlräume, die Flüssigkeit und Hornlamellen enthalten können und von einer Pseudokapsel (Zystenbalg) umgeben werden. Sie werden nach der WHO in entwicklungsbedingte bzw. dysontogenetische (odontogene und nichtodontogene) sowie entzündlich

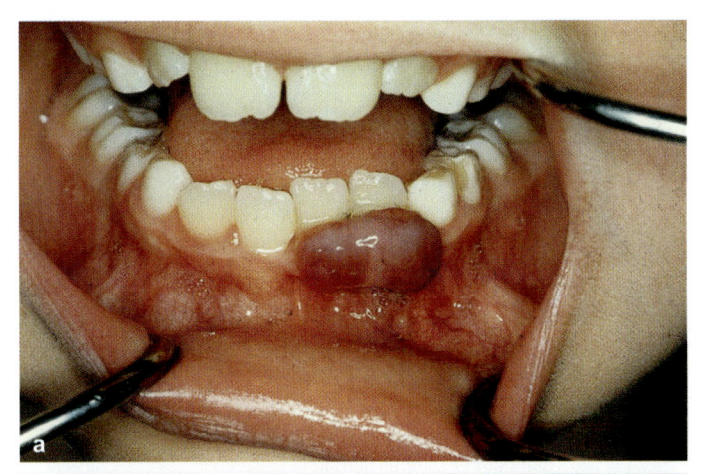

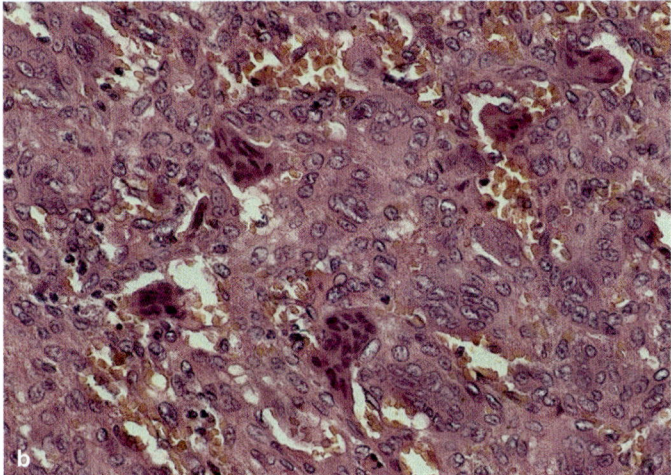

Abb. 26.8 Epulis. a Makroskopie: Epulis im linken Frontzahngebiet des Unterkiefers. **b** Histologie: Riesenzellepulis. HE, Vergr. 400-fach. [R398]

bedingte Zysten eingeteilt (> Tab. 26.3). In der Differenzialdiagnose der verschiedenen Subtypen spielt die Lagebeziehung zwischen Zyste und assoziiertem Zahn (apikal = Richtung Wurzel, perikoronal = um die Zahnkrone und juxtakoronal = dicht neben der Zahnkrone) eine wichtige Rolle (> Abb. 26.9). Radiologisch stellen sich die Zysten als peri- oder juxtakoronale bzw. apikale Osteolysen dar.

Klinische Relevanz Kieferzysten sind häufig asymptomatisch und werden als radiologische Zufallsbefunde entdeckt. Sehr große Zysten können aber Zahnfehlstellungen verursachen. Bei dysontogenetischen Zysten finden sich manchmal fehlende oder retinierte Zähne. (Super-)Infektionen können gelegentlich auch Schmerzen verursachen.

Dysontogenetische odontogene Kieferzysten

Odontogene Keratozyste

Die odontogene Keratozyste leitet sich von Resten der Zahnleiste ab (> Abb. 26.6a) und ist überwiegend im Unterkiefer der Molarenregion lokalisiert. Sie wächst aktiv-expansiv mit knospenartigen Ausstülpungen, die als „Tochterzysten" imponieren können. Die Läsionen können aus dem Knochen in das umgebende Weichteilgewebe vordringen, gelegentlich sind sie mit retinierten Zähnen assoziiert.

Morphologie

Histologisch sieht man einen schmalen Zystenbalg mit plattenepithelialer Auskleidung, die aus 6–8 Zelllagen besteht. Die Palisadenstellung der Basalzellschicht ist charakteristisch. Oberflächlich findet sich eine parakeratotische Verhornung (> Abb. 26.10).

Aufgrund der dünnen Wand rupturieren sie bei ihrer Entfernung leicht. Die verbleibenden Reste führen dann zu „Rezidiven".

Multiple odontogene Keratozysten kommen beim **Gorlin-Goltz-Syndrom** (Basalzellkarzinom-Syndrom, Prävalenz 1 : 60.000) vor, dem i. d. R. eine Mutation im PTCH1-Gen zugrunde liegt. Entsprechende Mutationen wurden auch in sporadischen odontogenen Keratozysten gefunden. Nachdem die WHO-Klassifikation von 2005 die Läsion als Neoplasie bzw. Tumor eingeordnet hatte, haben sich die Autoren der vierten Version aus 2017 darauf geeinigt, dass die Argumente derzeit nicht ausreichen, um sicher von einer Neoplasie auszugehen. Die Begriffe odontogene Keratozyste und keratozystischer odontogener Tumor dürfen aber synonym verwendet werden.

Follikuläre Zyste

Die follikuläre Zyste entsteht infolge einer Flüssigkeitsakkumulation zwischen der Krone eines noch nicht durchgebrochenen Zahns und dem reduzierten Schmelzepithel. Sie hat deshalb immer Kontakt zur Zahnkrone, die von ihr i. d. R. haubenförmig umgeben wird oder der sie – seltener – randständig oder zirkulär an der Schmelz-Dentin-Grenze anhaftet (> Abb. 26.11a). Radiologisch präsentiert sich die Läsion als perikoronale Osteolyse.

Morphologie

Der Zystenbalg besteht aus einer aufgelockerten Bindegewebsschicht mit einem abgeflachten, 2–3 Zelllagen-breiten Plattenepithel ohne Palisadenstellung der Basalzellen (> Abb. 26.11b). Im Zystenbalg kommen oft noch Epithelnester vor, die Resten der Zahnleiste (Serre-Reste) entsprechen. In seltenen Fällen können sich innerhalb von follikulären Zysten Plattenepithelkarzinome entwickeln.

Sekundäre Entzündungen (Superinfektionen) können in allen dysontogenetischen Zysten zu ausgeprägten Plattenepithelmetaplasien führen. Auf diese Weise werden die charakteristischen epithelialen Auskleidungen maskiert, sodass rein histologisch und ohne Kenntnis von Lokalisation und Klinik (Vitalitätsprobe) eine sichere Unterscheidung zu radikulären Zysten (s. u.) oft nicht mehr möglich ist.

Eruptionszyste

Die Eruptionszyste ist die extraossäre Variante einer follikulären Zyste bei durchbrechendem Zahn und ist deshalb als bläuliche Vorwölbung der Gingiva sichtbar. Sie kann den Zahndurchbruch erschweren.

Tab. 26.3 Kieferzysten: Klassifikation (gemäß WHO-Klassifikation 2017 modifiziert), Lokalisation und Morphologie.

Klassifikation	Lokalisation	Morphologie
1 Dysontogenetische Zysten		
1.1 Odontogene Zysten		
Follikuläre Zyste (Sonderform: Eruptionszyste)	Zahnkrone eines retinierten Zahns	2- bis 3-schichtiges flaches Epithel; Zystenbalg aus lockerem Bindegewebe
Odontogene Keratozyste	v. a. Molarenregion des Unterkiefers	6–8 Zellschichten breites Plattenepithel mit basaler Palisadierung und Parakeratose, zarter Zystenbalg
Laterale parodontale und botryoide (= multizystische) odontogene Zyste	Entstehen am lateralen Aspekt der Zähne/interradikulär, v. a. prämolar im Unterkiefer	Flaches Plattenepithel mit kissenähnlichen Verdickungen
Gingivale Zyste	Gingiva; v. a. Eckzahn-Prämolar-Gegend des Unterkiefers	Flaches 1- bis 2-schichtiges Plattenepithel
Glanduläre odontogene Zyste	Periapikal, häufig um mehrere Wurzeln, v. a. Unterkiefer	Variable epitheliale Auskleidung mit zumindest fokaler glandulärer Differenzierung
Kalzifizierende odontogene Zyste	v. a. anterior im Ober- und Unterkiefer	Ameloblastisch differenziertes Epithel mit Geisterzellen
Orthokeratinisierende odontogene Zyste	v. a. posteriorer Unterkiefer	Plattenepithel mit Hyperorthokeratose
1.2 Nichtodontogene Zysten		
Nasopalatinusgang-(Inzisivuskanal-)Zyste	Oberkiefer-Mitte, Foramen und Canalis incisivus	Plattenepithel oder respiratorisches Epithel; im Zystenbalg Nerven, Gefäße und Schleimdrüsen
Nasolabiale (nasoalveoläre) Zyste (nicht in der WHO aufgeführt)	Weichteilgewebe des Sulcus buccalis (Oberkiefer-Eckzahn-Region)	Zylinderepithel mit Becherzellen
2 Entzündliche Zysten		
Radikuläre Zyste (Sonderform Residualzyste)	Wurzelspitze	Entzündlich durchsetztes, i. d. R. nicht verhorntes Plattenepithel mit verlängerten Reteleisten und Entzündung
Inflammatorische Kollateralzysten	v. a. hinterer Unterkiefer, z. T. bilateral; liegen den Molaren bukkal an	Identisch mit radikulären Zysten

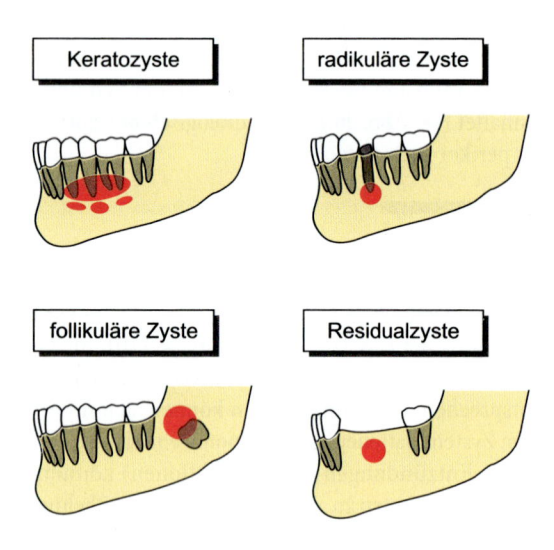

Abb. 26.9 Schema der odontogenen Zysten. [L106]

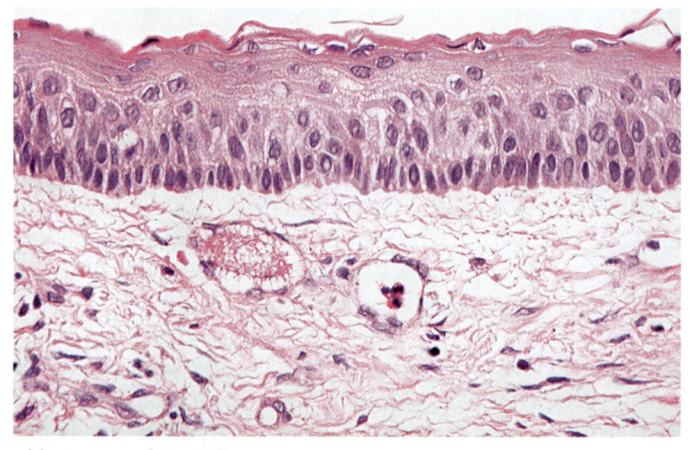

Abb. 26.10 Odontogene Keratozyste. Verbreitertes Plattenepithel mit Palisadenstellung der Basalzellschicht. Die Oberfläche ist leicht gewellt und verhornt parakeratotisch. [R398]

Gingivale Zysten

Gingivale Zysten der Neugeborenen entstehen aus Resten der Zahnleiste. Sie liegen in der Alveolarmukosa und verschwinden meist spontan durch Ruptur und Entleerung in die Mundhöhle.

Dysontogenetische, nichtodontogene Zysten

Diese Zysten sind wesentlich seltener als die zuvor beschriebenen odontogenen Zysten. Häufigste Form ist die am Nasenboden gelegene **nasopalatinale Zyste,** die sich radiologisch als median lokalisierte, symmetrische Osteolyse zwischen beiden Oberkieferfrontzähnen

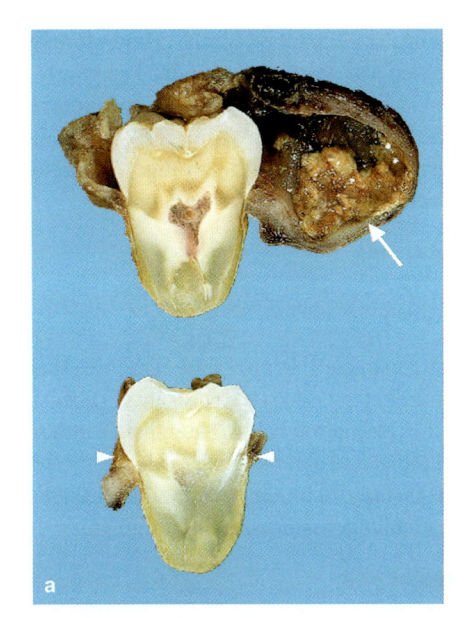

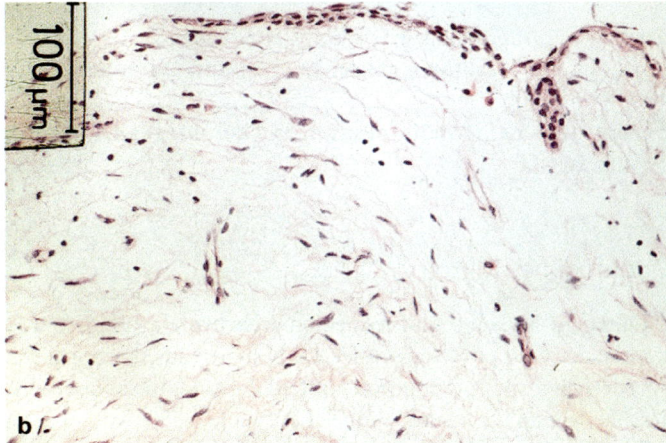

Abb. 26.11 Follikuläre Zyste. a Makroskopie: follikuläre Zyste (Pfeil) mit Ansatz des Zystenepithels an der Schmelz-Zement-Grenze (Pfeilspitzen). **b** Histologie: flaches (2-schichtiges) Epithel und lockeres Bindegewebe. HE, Vergr. 100-fach. [R398]

präsentiert. Sie entsteht aus Resten des Ductus nasopalatinus und wird von einem teils abgeflachten kubischen, teils mehrschichtigen Plattenepithel oder mehrreihigen Zylinderepithel ausgekleidet. Der Zystenbalg enthält charakteristischerweise periphere Nerven, Gefäße und muköse Drüsen.

Die seltene **nasolabiale (nasoalveoläre) Zyste** führt zu einer Anhebung des Nasenflügels und täuscht eine Lippenschwellung vor. Sie liegt im Weichgewebe, zeigt histologisch ein mehrreihiges Zylinderepithel mit Becherzellen und entsteht wahrscheinlich aus versprengten Resten des Ductus nasolacrimalis.

Entzündliche Zysten

Die **radikuläre Zyste** entwickelt sich auf dem Boden einer Pulpitis: Über einen apikalen Abszess oder ein (peri-)apikales Granulom kommt es entzündungsbedingt zur Proliferation von Malassez-Epithelresten an der Wurzelspitze eines avitalen Zahns (> Abb. 26.12a).

Histologisch sieht man einen breiten bindegewebigen Zystenbalg mit entzündlichen Infiltraten, der von einem mehrschichtigen, proliferierenden Plattenepithel mit Retezapfenbildung ausgekleidet wird (> Abb. 26.12b, c).

Die **Residualzyste** (klinischer Begriff für eine Osteolyse nach vorausgegangener Zahnextraktion) entspricht histologisch einer radikulären Zyste.

26.2.7 Tumoren

Nach der aktuellen WHO-Klassifikation (2023) werden im Kiefer zwei große Gruppen von Tumoren unterschieden, die sich entweder vom odontogenen Apparat oder vom Knochen ableiten.

Odontogene Tumoren

Epidemiologie Odontogene Tumoren sind wesentlich seltener als odontogene Zysten, verlässliche epidemiologische Angaben fehlen aber.

Einteilung Die benignen odontogenen Tumoren werden nach ihrer histologischen Zusammensetzung in 3 Gruppen unterteilt:
- Gruppe 1: Tumoren aus odontogenem Epithel ohne ektomesenchymale Anteile
- Gruppe 2: Tumoren mit beiden Komponenten und evtl. Hartsubstanzablagerungen
- Gruppe 3: ektomesenchymale Tumoren mit evtl. eingeschlossenem odontogenem Epithel

Maligne odontogene Tumoren sind Raritäten. Nachfolgend werden einzelne Tumoren aus jeder Gruppe beispielhaft vorgestellt.

Ameloblastom

Das konventionelle Ameloblastom ist ein benigner, aber lokal aggressiver Tumor, der fast nur nach dem 18. Lebensjahr beobachtet wird. Es gehört zur Gruppe 1, zeigt also weder ektomesenchymale Anteile noch bildet es Hartsubstanz. Es tritt vor allem in der Molarenregion des Unterkiefers auf (> Abb. 26.13a) und führt zu einer charakteristischen expansiven („seifenblasenartigen") multilokulären Osteolyse. Der Tumor wächst infiltrativ, bietet makroskopisch einen soliden oder multizystischen Aspekt und zeigt eine hohe Rezidivneigung. Er muss deshalb sicher im Gesunden reseziert werden. Sogenannte unizystische Ameloblastome kommen als seltene Sonderform auch schon bei jüngeren Patienten vor und besitzen ein etwas weniger aggressives Verhalten. Etwa 90 % aller Ameloblastome weisen Mutationen im MAPKinase-Signalweg auf, in etwa ⅔ der Fälle *BRAF*-V600E-Mutationen.

> **Morphologie**
>
> **Histologisch** unterscheidet man mehrere Muster, die jedoch keine klinische Bedeutung haben. Diagnostisch wegweisend ist die

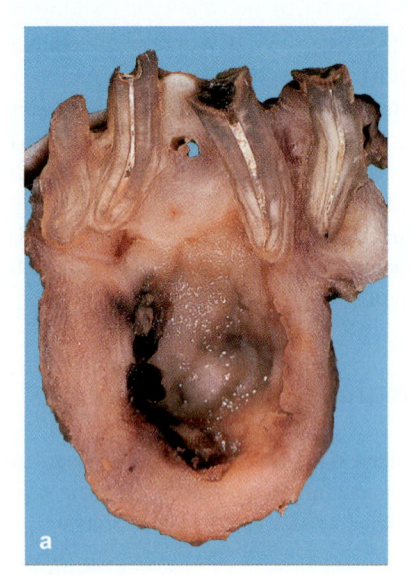

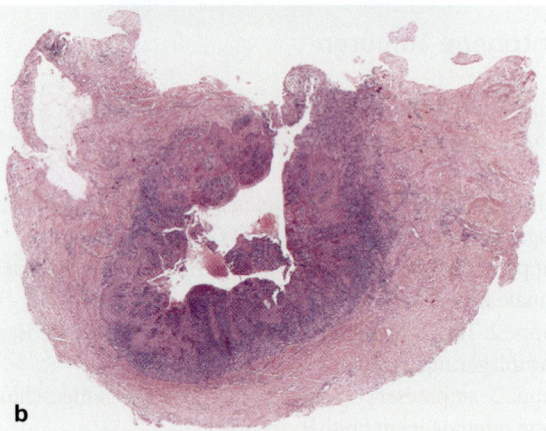

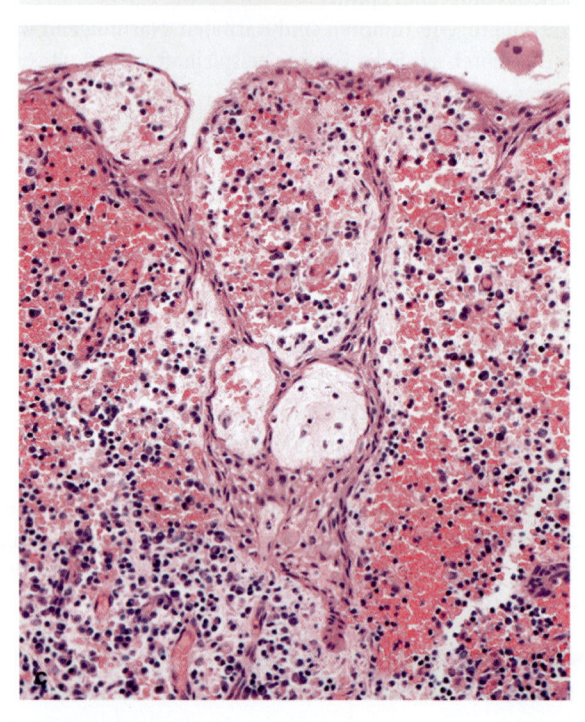

Palisadenstellung der peripher gelegenen zylinderförmigen Epithelien mit subnukleären Vakuolen und von der Peripherie abgerückten Kernen. Hauptwachstumsformen sind die **follikuläre** (Tumorzellnester, zentrale Zystenbildung; > Abb. 26.13b) und die **plexiforme Variante** (vernetzte solide Epithelstränge). Plattenepithel- oder Granularzellmetaplasien können vorkommen.

Odontom

Odontome gehören in die 2. Gruppe und werden als Hamartome oder Fehlbildungen aufgefasst. Meist treten sie im 2. Lebensjahrzehnt auf, oft oberhalb eines retinierten Zahns. Sie enthalten unterschiedlich viel odontogenes Epithel und ektomesenchymale Anteile, bilden aber v. a. viel Zahnhartsubstanz (Schmelz, Dentin, Zement). Sie sind deshalb auch im Röntgenbild gut sichtbar (> Abb. 26.14).

Morphologie

Bei regulärer Anordnung der Hartsubstanz können kleine Verbände zahnähnlicher Strukturen entstehen **(Verbund-Odontom).** Fehlt diese Anordnung, sieht man histologisch irregulär verteilte Schmelz-, Dentin- und Zementansammlungen **(komplexes Odontom,** > Abb. 26.14).

Odontogenes Myxom

Odontogene Myxome sind rein ektomesenchymale Tumoren und werden der Gruppe 3 zugeordnet. Sie bestehen aus sternförmigen Spindelzellen vor einem myxoiden Hintergrund, meist ohne eingeschlossenes odontogenes Epithel, besitzen keine Kapsel, wachsen infiltrativ und neigen deshalb zu Rezidiven.

Knochenassoziierte Tumoren

Praktisch alle Knochentumoren (> Kap. 44.6) können auch im Kiefer auftreten. Kieferspezifisch sind hingegen die zemento-ossären Dysplasien und die **konventionellen ossifizierenden Fibrome,** wobei letzte von den Autoren der aktuellen WHO-Klassifikation deshalb auch zu den odontogenen Tumoren gezählt werden. Sie leiten sich vom periodontalen Ligament ab, wachsen expansiv und besitzen radiologisch eine periphere saumartige Aufhellungszone, die durch einen schmalen Bindegewebssaum entsteht, der die läsionale Matrixbildung von dem ortsständigen Knochen trennt.

Abb. 26.12 Radikuläre Zyste. a Radikuläre Zyste mit Wurzelresten und dickem Zystenbalg. **b** Stark verbreiterter Zystenbalg. Um den zentral gelegenen Hohlraum findet sich ein dichtes entzündliches Infiltrat. HE, Vergr. 4-fach. **c** Retikuliertes Epithel mit ausgezogenen Reteleisten und dichter, auch intraepithelialer entzündlicher Infiltration durch Lymphozyten, Plasmazellen und neutrophile Granulozyten. HE, Vergr. 200-fach. [R398]

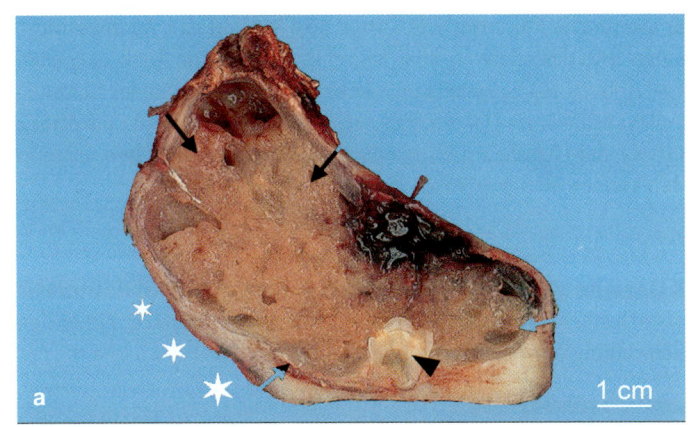

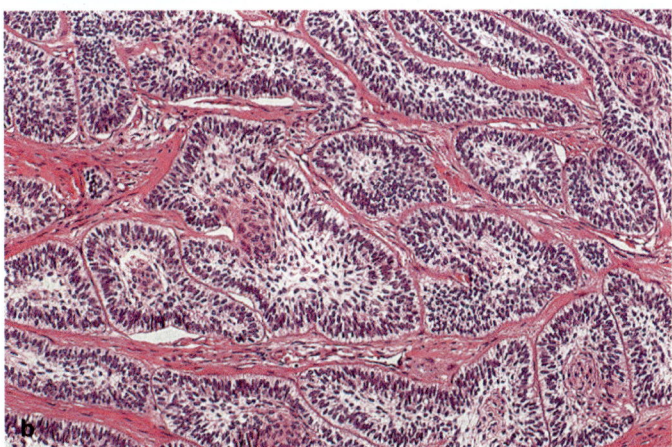

Abb. 26.13 Ameloblastom. a Makroskopie: Ameloblastom (Pfeile) mit Verlagerung des Weisheitszahns (Pfeilspitze) zum unteren Rand der Mandibula (Sternchen). **b** Histologie: Ameloblastom mit follikulärem Wachstumsmuster. In den epithelialen Tumorzellsträngen peripher palisadenartig angeordnete Zylinderzellen. Im Zentrum wirbelig angeordnete Tumorzellen. HE, Vergr. 200-fach. [R398]

Das **Osteosarkom** im Kiefer unterscheidet sich bei gleicher Morphologie biologisch von dem des übrigen Skeletts durch ein späteres Auftreten (v. a. 3.–4. Dekade) und eine deutlich geringere Metastasierungsrate bei gleich hoher lokaler Aggressivität. **Primäre Knorpeltumoren des Kiefers** sind extrem selten.

26.3 Speicheldrüsen

26.3.1 Normale Struktur und Funktion

Embryologie In der 6.–9. Embryonalwoche entstehen die Speicheldrüsen aus Epithelsprossen der Mundschleimhaut. Durch eine konsekutive Sprossung entwickelt sich dann ein Gangsystem mit terminalen Azini.

Unterteilung Anatomisch unterschieden werden die drei paarigen großen Speicheldrüsen (Glandulae parotideae, submandibulares und sublinguales) von den an zahlreichen intraoralen Lokalisationen befindlichen kleinen Speicheldrüsen. Die großen Speicheldrüsen besitzen ein komplexes Gangsystem und münden über ein längeres Ausführungsgangsystem in die Mundhöhle. Dagegen besitzen die kleinen Speicheldrüsen der Mund- und Rachenschleimhaut einfache kürzere Ausführungsgänge mit jeweiliger Einmündung in die Rachen- und Mundschleimhaut (> Abb. 26.15).

Das speichelbildende duktale Epithel wird im terminalen Gangabschnitt (Azinuszellen und Schaltstückzellen) von kontraktilen Myoepithelzellen umgeben und funktionell beeinflusst. Die inneren duktalen Zellen des zentralen Gangabschnitts werden von äußeren proliferierenden Basalzellen umgeben, deren Funktion in der Modifikation des Primärspeichels liegt. Die großen

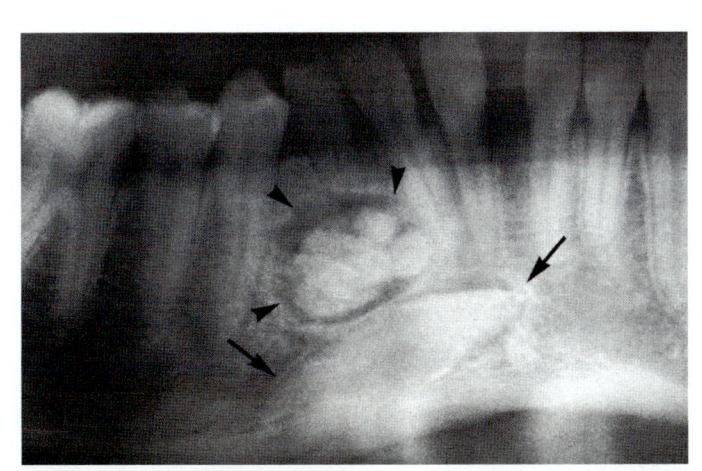

Abb. 26.14 Komplexes Odontom. Retinierter, quer verlagerter Zahn (Pfeile). Darüber sieht man eine Aufhellungszone, die in ihrem Zentrum kleine Verschattungen enthält, deren Dichte etwa Schmelz bzw. Dentin entspricht (Pfeilspitzen). [R398]

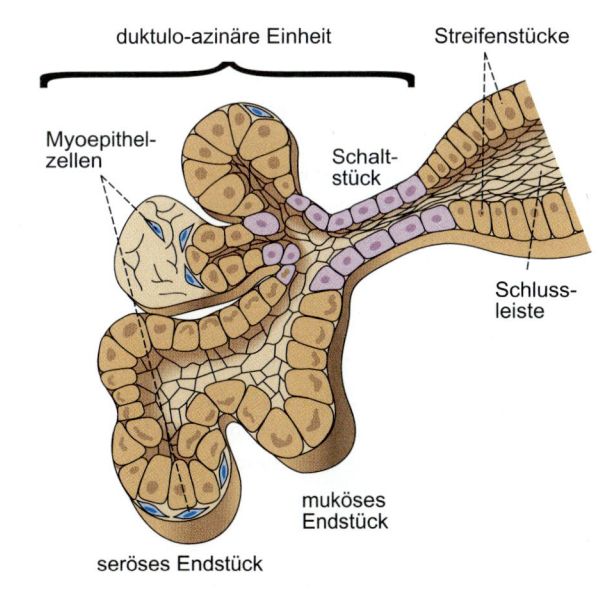

Abb. 26.15 Bauprinzip der Speicheldrüsen. [L106]

Speicheldrüsen unterscheiden sich je nach Aufbau der azinären Zellen in
- rein **seröse** Drüsen (Glandula parotidea),
- **gemischte seromuköse** Drüsen (Glandula submandibularis) und
- dominant **muköse** Speicheldrüsen (Glandula sublingualis).
- Die kleinen Mundspeicheldrüsen sind dominant gemischt oder rein mukös. Eine anatomische Variation vom obigen Aufbau der Azini wird gelegentlich beobachtet.

Funktionen Die α-**Amylase** stellt das wichtigste Enzym des Speichels dar und wird vor allem von der Glandula parotidea gebildet. Weitere im Speichel in kleineren Mengen enthaltene Proteine schließen Desoxyribonukleasen, saure und alkalische Phosphatasen, unspezifische Esterasen, Kallikreine, Lysozyme und IgA ein. Der Speichel sorgt durch seine viskose Schleimkomponente der mukösen Drüsen für die Gleitfähigkeit der Speisen und erleichtert somit die Schluckfunktion. Andere Funktionen des Speichels sind Abwehr- und Schutzfunktion gegen Infekte sowie gegen Plaquebildung an Zähnen, Parodontitis und Karies.

Generalisierte chronisch entzündliche Erkrankungen der Speicheldrüsen können mit einer dauerhaften Reduktion der Speichelmenge und somit des Speichelflusses einhergehen und zur Trockenheit-Erscheinung der Mundschleimhaut (**Xerostomie bzw. Sicca-Syndrom**) führen, wodurch die oben aufgeführten Funktionen stark behindert werden.

26.3.2 Fehlbildungen

Aplasie und Hypoplasie der Speicheldrüsen sind selten und kommen bei komplexen Fehlbildungssyndromen vor. **Akzessorische** Speicheldrüsen können sich als funktionsfähig samt Ausführungsgängen oder alternativ funktionslos ohne Gangsystem im Sinne einer Heterotopie präsentieren. Sie werden oft erst durch das Auftreten von Komplikationen wie Zysten, Entzündungen oder gar Tumoren festgestellt. Angeborene tumorartige Veränderungen der Speicheldrüsen sind sehr selten. Ein Beispiel hierfür stellt die vermutlich autosomal-dominant vererbbare polyzystische dysontogenetische Erkrankung der Parotis dar. Die Erkrankung kann sich sowohl uni- als auch bilateral manifestieren. Histomorphologisch wird die betroffene Speicheldrüse von zahlreichen unterschiedlich großen Zysten mit dazwischen liegendem originärem Speicheldrüsenparenchym durchsetzt.

26.3.3 Sialolithiasis

Definition Speichelsteinbildung (Analog zur Uro- und Cholezystolithiasis) mit konsekutiver Behinderung des Speichelabflusses und Begünstigung von sekundären Entzündungen.

Ätiologie und Pathogenese
Ursachen der Sialolithiasis sind vielfältig. Zu den begünstigenden Faktoren werden metabolische und hormonelle Einflüsse, eine erhöhte Kalziumkonzentration im Speichel, ein verminderter Speichelfluss und Sekretabflussbehinderungen gezählt. Zudem scheinen anatomische Faktoren wie Länge und Verlauf des Ausführungsgangs und das relativ viskose Sekret derselben eine Rolle zu spielen (> Abb. 26.16). Speichelsteine treten am häufigsten in der Glandula submandibularis (80 %), viel seltener in der Glandula parotidea (10 %), der Glandula sublingualis (7 %) und ausgesprochen selten in den kleinen Speicheldrüsen auf.

Klinische Relevanz Meistens äußert sich die Sialolithiasis als schmerzhafte von Nahrungsaufnahme abhängige, einseitige Schwellung der betroffenen Speicheldrüse.

Morphologie
Häufig liegt eine variable teils zystische Ektasie des Gangsystems vor, begleitet von einer Plattenepithelmetaplasie der betroffenen Gänge sowie einer meist chronischen, periduktal akzentuierten Entzündung. Zudem kommt eine durch den Sekretrückstau begünstigte kanalikulär-betonte Entzündung mit ggf. Übergriff auf die Azini (**Sialadenitis**) vor. Dies kann im Spätstadium zur Zerstörung und Fibrose des Parenchyms führen. In der Regel führt die Zerstörung einer großen Speicheldrüse durch Steinleiden nicht zu einer Trockenheitserscheinung (Sicca-Syndrom).

26.3.4 Sialadenitis

Entzündliche Veränderungen des Speicheldrüsenparenchyms werden im Hinblick auf therapeutische Konsequenzen nach ätiologischen Faktoren in bakterielle, virale und autoimmunologische Sialadenitiden klassifiziert.

Bakterielle Sialadenitis

Betroffen ist vor allem die Glandula parotidea, seltener aber auch die Glandula submandibularis.

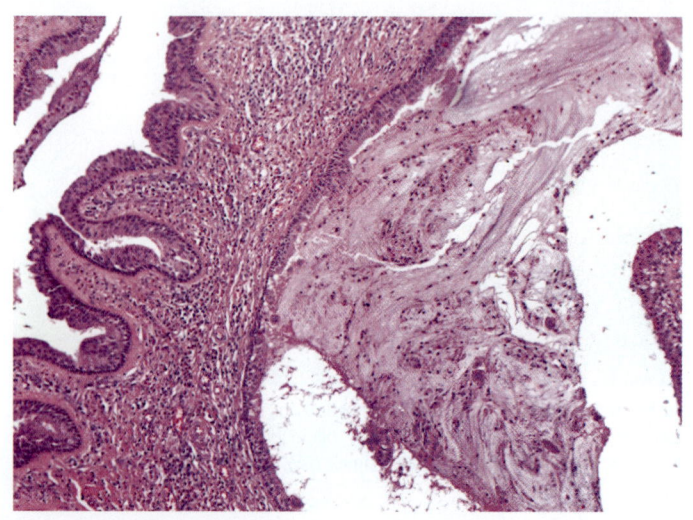

Abb. 26.16 Sialolithiasis mit retiniertem, eingedicktem Sekret und prominenter chronischer Sialadenitis (x100). [R398]

Pathogenese

Pathogenetisch spielt eine schlechte Mundhygiene und eine Reduktion der Speichelmenge eine begünstigende Rolle, sie erleichtern das Aszendieren pathogener Keime entlang des Gangsystems. Daher wird die akute eitrige Parotitis eher häufiger bei älteren, multimorbiden Patienten sowie bei Patienten mit konsumierenden Erkrankungen und z. T. auch postoperativ beobachtet. Ursächlich werden insbesondere Streptokokken der Gruppe A oder *Staphylococcus aureus* nachgewiesen.

Morphologie

Histologisch dominieren segmentkernige Leukozyten das Entzündungsinfiltrat, im Frühstadium vorwiegend oder ausschließlich im Lumen der Gänge, im weiteren Verlauf dann diffus im Parenchym (eitrige Sialadenitis). Im Verlauf kann dies zur Abszessbildung führen, gelegentlich auch zu septischem Krankheitsbild.

Klinische Relevanz Die bakterielle Sialadenitis manifestiert sich als schmerzhafte Schwellung meist der Glandula parotidea, evtl. mit Abszessbildung und Entleerung von eitrigem Sekret durch die Haut oder aus der Einmündungsstelle des Gangs.

Virale Sialadenitis

Die Parotitis epidemica (Mumps, „Ziegenpeter") und die Zytomegalie-Parotitis (Einschlusskörperchenkrankheit) stellen die zwei wichtigsten Formen viraler Sialadenitiden dar.

Parotitis epidemica

Epidemiologie Eine durch Tröpfcheninfektion übertragene Krankheit, die vor allem Schulkinder betrifft.
Ätiologie Erreger ist das *Mumpsvirus*, ein sialotropes RNA-Virus aus der Familie der Paramyxoviren.

Morphologie

Das **histologische** Bild der Parotitis epidemica ist gekennzeichnet durch eine interstitielle lymphozytäre Reaktion mit variablen degenerativen Veränderungen des Azinusepithels und metaplastischen Veränderungen des duktalen Epithels.

Autoimmune Sialadenitis

Syn.: Sjögren-Syndrom

Definition und Epidemiologie Die Autoimmunsialadenitis kann sowohl isoliert (sog. primäres Sjögren-Syndrom) oder assoziiert mit anderen Autoimmunerkrankungen (sog. sekundäres Sjögren-Syndrom) auftreten. Betroffen sind überwiegend ältere Frauen. Die im Verlauf ausgeprägte generalisierte Drüsenatrophie führt schließlich zum Sicca-Syndrom. Bei 5–10 % der Betroffenen kommt es im Verlauf zur Transformation der Sialadenitis in ein indolentes B-Zell-Lymphom (meist vom Marginalzonen-Typ, sog. MALT-Typ).

Ätiologie und Pathogenese

Ätiologisch werden vor allem Anti-DNA-Antikörper und Autoantikörper gegen Speichelgangepithel angenommen. Die für die Krankheit spezifischen ss-A und ss-B Antikörper werden bei bis zu 70 % der Betroffenen im Serum nachgewiesen. Ferner werden auch genetische Faktoren (häufiger Nachweis von HLA-DR3) sowie mögliche infektiöse Trigger (Nachweis virusähnlicher Partikel) diskutiert.

Morphologie

Histologisch findet man in Biopsien bzw. Resektaten der großen Drüsen eine Triade aus lymphozytären Infiltraten, variabler Parenchymatrophie und sog. „lymphoepithelialen Läsionen" der Streifenstücke (> Abb. 26.17). Entgegen der alten Vorstellungen („myoepitheliale Sialadenitis") sind proliferierende duktale Epithelien und nicht Myoepithelzellen Bestandteil dieser lymphoepithelialen Läsionen. Die lymphoepithelialen Läsionen fehlen allerdings in den kleinen Speicheldrüsen. Dies muss bei der Interpretation von Biopsien kleiner Speicheldrüsen der Lippen als häufiges diagnostisches Verfahren bei V. a. Sjögren-Syndrom berücksichtigt werden.

Klinische Relevanz Klinisch steht die Triade aus Sialadenitis, Keratoconjunctivitis sicca, und Xerostomie (Mundtrockenheit) im Vordergrund. Die Parotis ist in der Regel beidseits geschwollen und kann initial als Speicheldrüsentumor fehlinterpretiert werden. Häufig besteht eine Assoziation mit anderen Autoimmunerkrankungen bzw. Kollagenosen, am häufigsten Rheumatoidarthritis und Lupus erythematodes.

Granulomatöse Sialadenitis

Definition Die granulomatöse Sialadenitis (Heerfordt-Syndrom) stellt häufig eine Manifestation der **Sarkoidose** dar. Andere Ursachen granulomatöser Sialadenitis sind die insbesondere bei Kindern auftretenden mykobakteriellen Infektionen sowie Bartonelleninfektionen (Katzenkratzkrankheit), Aktinomykosen und andere seltenere Infektionen wie die Tularämie. Die meisten dieser Erkrankungen manifestierten sich häufiger innerhalb der intraglandulären Lymphknoten der Parotis und nur selten als eine echte Parenchymerkrankung.

dem Spektrum der IgG4-assoziierten Systemerkrankung zugezählt. Histologisch zeigt die Drüse (gelegentlich bilateral) neben einer prominenten Lymphfollikel-ausbildenden und lymphoplasmazellulären Entzündung eine variable periduktal akzentuierte storiforme Sklerose (> Abb. 26.18).

Nekrotisierende Sialometaplasie

Bei der nekrotisierenden Sialometaplasie handelt es sich um eine idiopathische infarktartige akute Parenchymnekrose der kleinen Speicheldrüsen (meist Gaumen). Es handelt sich um eine gutartige, selbstlimitierende Veränderung. Die nekrotisierende Sialometaplasie manifestiert sich klinisch als Ulkus oder Schwellung und kann daher als Speicheldrüsentumor interpretiert werden. Histologisch kann sie aufgrund hyperregeneratorischer Plattenepithelmetaplasie mit reaktiven Atypien mit einem Plattenepithelkarzinom verwechselt werden.

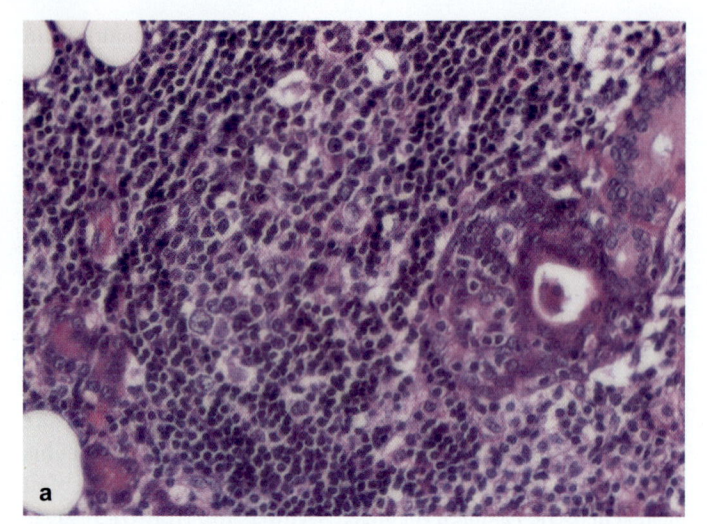

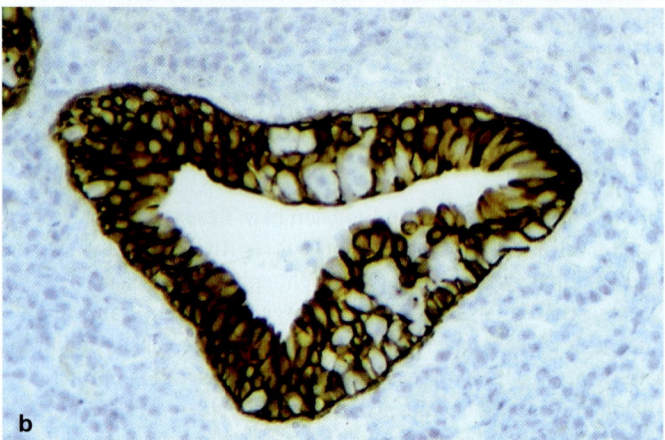

Abb. 26.17 Sjögren-Syndrom. a Dichte lymphoide Reaktion mit Eindringen der Lymphozyten in das proliferierende Gangepithel (HE, x200). **b** Pankeratin-Färbung zur Darstellung lymphepithelialer Läsionen (x400). [R398]

Morphologie

Histologisch findet man je nach Ursache eine variable Erscheinung und einen Aufbau der Granulome, wie z. B. typische nicht verkäsende, Epitheloidzellgranulome bei der Sarkoidose.

Chronisch sklerosierende Sialadenitis der Glandula submandibularis

Syn.: Küttner-Tumor
Die chronisch sklerosierende Sialadenitis der Glandula submandibularis ist eine chronisch verlaufende lymphoplasmazelluläre Sialadenitis, welche mit fortschreitender Sklerosierung begleitet wird und im Spätstadium in eine Parenchymatrophie übergeht. Klinisch ist die Drüse geschwollen und tumorartig verhärtet (sog. Speicheldrüsenzirrhose). Sie geht in einem Teil der Fälle mit einer Lithiasis einher. Eine Sicca-Symptomatik liegt nicht vor. Heutzutage geht man von einer autoimmunologischen Erkrankung aus, vermittelt durch IgG4-sezernierende Plasmazellen, ähnlich der Autoimmunpankreatitis. Diesem Konzept nach wird die chronisch sklerosierende Sialadenitis

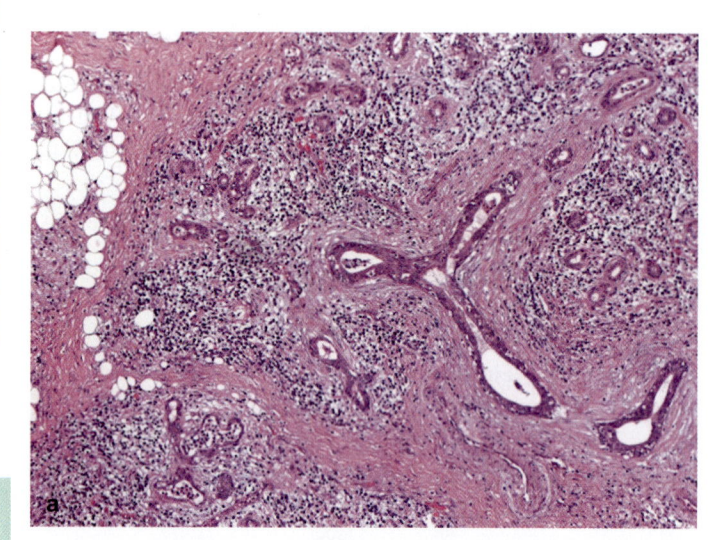

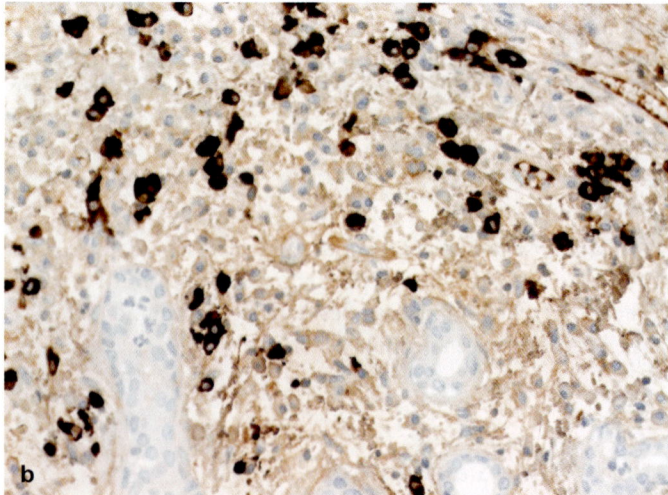

Abb. 26.18 IgG4-assoziierte Sialadenitis submandibularis. a Erhaltene Läppchenarchitektur mit prominenter Fibrose und lymphoplasmazellulärer Entzündung (HE-Färbung; x100). **b** Darstellung zahlreicher IgG4-positiver Plasmazellen in der Immunhistochemie (x200). [R398]

26.3.5 Sialadenose

Definition und Epidemiologie Mit dem Begriff Sialadenose wird eine diffuse Schwellung der Glandulae parotideae ohne zugrunde liegende entzündliche, neoplastische oder sonstige Strukturänderungen bezeichnet. Der Altersgipfel liegt zwischen dem 3. und 4. Lebensjahrzehnt. Frauen sind bevorzugt betroffen.

Ätiologie und Pathogenese

Die exakten Mechanismen, die zur Drüsenvergrößerung führen, sind noch unklar. Die Erkrankung ist häufig mit systemischen metabolischen und sonstigen Allgemeinstörungen oder Erkrankungen vergesellschaftet wie Essstörungen (Bulimie, Anorexia nervosa), endokrine und metabolische Krankheiten (Diabetes mellitus, Schilddrüsenerkrankungen), Alkoholismus, Leberzirrhose, und Nebenwirkungen von Medikamenten.

Morphologie

Histologisch findet man eine generalisierte Vergrößerung (2- bis 3-fach) der Glandula parotidea (meist bilateral). Die Azinuszellen sind stark geschwollen und prall mit Sekretgranula gefüllt.

Elektronenmikroskopisch wurden degenerative Veränderungen des autonomen Nervensystems mit konsekutiver schwerer Atrophie der kontraktilen Myoepithelzellen beschrieben. Dies dürfte die Speichelsekretionsstörungen und damit die prall geschwollenen Azinuszellen erklären.

Klinische Relevanz Sialadenose präsentiert sich klinisch als eine chronisch rezidivierende, u. U. schmerzhafte, häufig bilaterale Schwellung der Glandula parotidea.

26.3.6 Zysten

Epidemiologie Nichtneoplastische Zysten und Pseudozysten der Speicheldrüsen sind mit rund 5–10 % aller Speicheldrüsenerkrankungen relativ häufig, jedoch ätiologisch sehr heterogen. Mit einem Anteil von 75 % sind Mukozelen die häufigsten zystischen Läsionen der Speicheldrüsen. Sie treten bevorzugt in den kleinen Speicheldrüsen auf. Angeborene polyzystische Speicheldrüsenveränderungen sind rar. Sie entsprechen den Gleichnamigen in anderen Organen wie Nieren, Lunge, Leber und Pankreas.

Ätiologie und Pathogenese

Ätiopathogenetisch werden dysontogenetische (angeborene) und erworbene Formen unterschieden. Letztere sind entweder Folge einer Sekretextravasation (Extravasationsmukozelen durch rezidivierende Mikrotraumata wie z. B. wiederholtes Beißen auf die Lippe) oder Folge einer durch Gangobstruktion verursachten Sekretretention (Retentionsmukozele).

Morphologie

Die häufigen **Speichelextravasationsmukozelen** (sog. „Schleimgranulome") sind überwiegend an der Unterlippe lokalisiert. Im Frühstadium finden sich Schleimseen im Bindegewebe. In der darauffolgenden Resorptionsphase finden sich eine pseudozystische Läsion/Spalt, ausgekleidet und umgeben von dichten schaumzelligen Makrophagen und einer variablen Zahl von Fremdkörper-Riesenzellen. Gelegentlich kommt es zur lipogranulomartigen Reaktion infolge der phagozytierten Sekretvakuolen innerhalb der Makrophagen.

Die Ranula stellt eine Sonderform der **Speichelextravasationsmukozele** dar, die sich infolge einer massiven Speichelextravasation aus der Sublingualis als eine pseudozystische Schwellung im Mundboden bildet.

Die selteneren **Retentionszysten** (bzw. Speichelgangzysten) treten in allen Speicheldrüsen auf (> Abb. 26.19). Sie sind von flachem ein- bis zweischichtigem Speichelgangepithel ausgekleidet. Als Inhalt findet sich reichlich eingedicktes retiniertes Speichelsekret.

Lymphoepitheliale Zysten kommen vorwiegend in der Glandula parotidea vor. Ihre Wand enthält subepitheliales lymphatisches Gewebe als Hinweis auf eine mögliche Entwicklung aus Speicheldrüseninklusionen innerhalb von Lymphknoten. Insbesondere multiple und bilaterale lymphoepitheliale Zysten werden bei Patienten mit Sjögren-Syndrom und bei HIV beobachtet.

Klinische Relevanz Nichtneoplastische Zysten müssen von benignen und malignen zystischen Neoplasien abgegrenzt werden.

Definition und Epidemiologie Meist bilateral, stellen lymphoepitheliale Zysten bzw. die zystische lymphoide Hyperplasie der Glandula parotidea eine Frühmanifestation der HIV-Infektion dar (> Kap. 48.2.5). Mit zunehmender Verwendung effektiver antiretroviraler Therapie (HAART) wird die Häufigkeit dieser Läsionen immer niedriger (< 5 %).

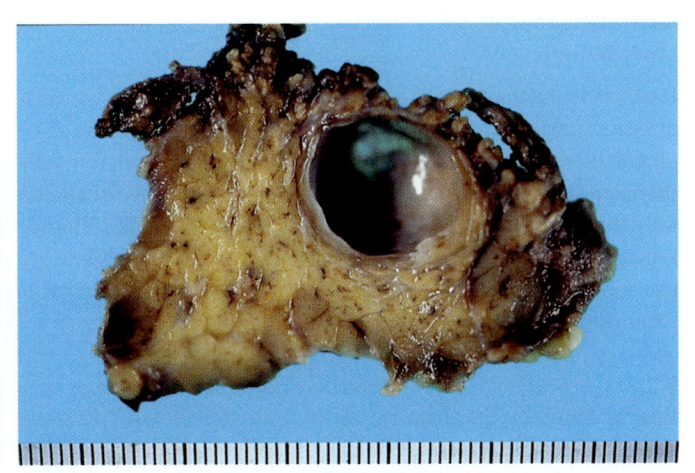

Abb. 26.19 Duktale Zyste der Parotis zeigt eine glatte Innenfläche. [R398]

Morphologie

Eine Durchsetzung der Speicheldrüse durch lymphofollikulär hyperplastisches lymphatisches Gewebe – wie beim Sjögren-Syndrom – mit prominenten multiplen und oft großen Zysten ist typisch.

Klinische Relevanz Das klinische Krankheitsbild ist durch eine schmerzlose, meist bilaterale Schwellung der Glandula parotidea charakterisiert.

26.3.7 Tumoren

Epidemiologie Speicheldrüsentumoren sind selten. Ihre jährliche **Inzidenz** beträgt 1,0–2,5 Tumoren pro 100.000 Einwohner. Beim Erwachsenen kommen vorwiegend (> 95 %) epitheliale Neoplasien vor, bei Kindern dagegen dominieren benigne und maligne mesenchymale Tumoren. Das Verhältnis von benignen zu malignen Speicheldrüsentumoren variiert stark in Abhängigkeit von der betroffenen Drüse bzw. der Lokalisation. Es beträgt in der Glandula parotidea 4 : 1 und in der Submandibularis und den kleinen Mundspeicheldrüsen ca. 1 : 1. Tumoren der Glandula sublingualis sind ausgesprochen selten und gelten als nahezu ausschließlich maligne. Weiterhin wird die Seltenheit der Speicheldrüsentumoren durch die Vielfalt der gutartigen und bösartigen Tumorentitäten kompliziert, sodass für die Einzelentitäten meist nur spärliche Litertaturdaten bezüglich Prognose und Therapie zur Verfügung stehen.

Ätiologie und Pathogenese
Bislang liegen keine Daten zur Ätiologie der benignen und malignen Speicheldrüsentumoren vor. Die Tumoren treten sporadisch über einem sehr breiten Altersspektrum verteilt ohne Verbindung zu hereditären Erkrankungen auf. Identifizierte Risikofaktoren wurden lediglich bei Warthin-Tumor (Zigarettenrauch) und bei manchen Onkozytomen und sonstigen aggressiven Neoplasien (stattgehabte Bestrahlung) beschrieben.

Morphologie

Die Vielfalt des sehr komplexen feingeweblichen Aufbaus der Speicheldrüsen reflektiert sich eindrucksvoll in der Vielfalt der histologisch unterschiedlichen Tumortypen. So können Tumoren aus rein **epithelialen** (basaloiden, duktalen oder azinären), rein **myoepithelialen** oder **kombiniert aus epithelialen und mesenchymalen Phänotypen** zusammengesetzt sein. Daher kommt der immunhistochemischen Markerexpression zur Darstellung der exakten Zusammensetzung eines bestimmten Tumors eine besondere Bedeutung zu.

Klinische Relevanz Speicheldrüsentumoren haben keine spezifische klinische Erscheinung, die im Einzelfall eine Entitätsfestlegung zulässt. Sie präsentieren sich klinisch als eine meist einseitige Schwellung bzw. Knotenbildung. **Benigne Tumoren** sind durch ein langsames Wachstum über Jahre charakterisiert. Sie tasten sich palpatorisch als schmerzlos, prall-elastisch und sind gut verschieblich. Diese klinischen Eigenschaften können jedoch auch häufig bei niedrigmalignen umkapselten Tumoren wie z. B. dem Azinuszellkarzinom vorliegen, weshalb eine Unterscheidung oft erst histologisch möglich ist. Die **hochmalignen Tumoren** präsentieren sich dagegen mit schnellem Wachstum über Wochen bis Monate, können schmerzhaft sein und sind oft palpatorisch wenig verschieblich. Obwohl meistens Ausdruck eines fortgeschrittenen Tumorstadiums, gilt die Faszialisparese als wichtiges klinisches Zeichen eines Parotismalignoms. Die Prognose wird im Einzelfall vom histologischen Typ (> Tab. 26.4), Lokalisation, Tumorstadium, Tumorgraduierung und Radikalität der Erstoperation signifikant beeinflusst. Die Metastasierungsfrequenz und Lokalisation hängt signifikant vom histologischen Subtyp und dem Malignitätsgrad ab. Demnach wird auch die Indikation zur Neckdissektion klinisch beurteilt. Hämatogene Metastasen treten meist bei hochmalignen Tumoren, vorwiegend in Lunge, Knochen, Leber und anderen seltenen Lokalisationen, auf. Die prognostische Bedeutung der zugrunde liegenden Molekulargenetik wurde bislang nicht überzeugend gezeigt.

Benigne Tumoren

Etwa 70 % aller Speicheldrüsentumoren sind gutartig. Dabei überwiegen pleomorphe Adenome (60 %) und Warthin-Tumoren (30 %). Die restlichen Neoplasien sind histologisch sehr verschieden. Benigne mesenchymale Tumoren (Lipome, Hämangiome, etc.) machen < 1–2 % aus.

Pleomorphes Adenom

Definition und Epidemiologie Das pleomorphe Adenom (benigner „Mischtumor") ist durch eine heterogene Zusammensetzung aus epithelialen, myoepithelialen und modifizierten Myoepithelien mit variabler chondromyxoider Matrixbildung charakterisiert. 80 % aller pleomorphen Adenome sind in der Parotis lokalisiert. Der Altersgipfel liegt im 5. Lebensjahrzehnt. Frauen sind häufiger betroffen als Männer.

Tab. 26.4 Häufigere Speicheldrüsentumoren (WHO 2023, vereinfacht).

Benigne epitheliale Tumoren (Adenome)	Maligne epitheliale Tumoren (Karzinome)
• Pleomorphes Adenom (60 %) • Warthin-Tumor (15 %) • Basalzelladenom (4 %) • Myoepitheliom (3 %) • Onkozytom (2 %)	• Mukoepidermoidkarzinom (15 %) • Karzinom ex pleomorphes Adenom (15 %) • Duktales Adenokarzinom (5–10 %) • Sekretorisches Karzinom (5–10 %) • Adenokarzinom NOS (10 %) • Adenoid-zystisches Karzinom (8 %) • Azinuszellkarzinom (8 %)

Prozentzahlen bedeuten die relative Inzidenz der benignen bzw. malignen Speicheldrüsentumoren im Vergleich zu anderen Speicheldrüsentumoren.

Morphologie

Das pleomorphe Adenom der großen Speicheldrüsen ist durch eine fibröse Kapsel begrenzt, in den kleinen Speicheldrüsen fehlt dagegen häufig eine Kapsel. Fokale Nasenbildungen und Satellitenknoten kommen vor und begünstigen vermutlich ein Rezidiv. Die Schnittfläche ist je nach der dominanten Zellkomponente weiß, knorpelig bläulich schimmernd oder braun bzw. selten auch zystisch (> Abb. 26.20a). Rezidivtumoren sind in der Regel ausgesprochen multinodulär innerhalb des periglandulären Weichgewebes lokalisiert. Aufgrund zahlreicher winziger Tumorherde täuschen Rezidive einen pseudoinfiltrativen Aspekt vor (> Abb. 26.20b).

Histologisch gilt die Matrixbildung (hyalin, chondroid, myxoid, chondromyxoid und seltener osteogen) als „Hallmark" des pleomorphen Adenoms. Die zelluläre Komponente variiert stark zwischen zweireihigen tubulären Epithelformationen, netzförmig-trabekulär angeordneten myoepithelialen Zellen und mesenchymalen Zellen (> Abb. 26.20c). Innerhalb eines Tumors kann die eine oder andere Zellpopulation stark dominieren (sog. monomorphe Varianten des pleomorphen Adenoms) bis hin zur Überlappung mit anderen Tumoren wie Basalzelladenom, Myoepitheliom, Onkozytom etc. Diese **architektonische und zelluläre** heterogene Erscheinung (**Pleomorphie**) ist namensgebend für das pleomorphe Adenom.

Molekularpathologie

Dem größten Teil der pleomorphen Adenome liegt eine Translokation von 8q12 (PLAG1 = pleomorphic adenoma gene 1) und 3p21 (CTNNB1 = humaner β-Catenin-Gen-Locus) oder alternativ 12q13–15 (HMGA2 = high mobility group gene A2) mit konsekutiver PLAG1-Überaktivierung zugrunde.

Klinische Relevanz Die Rezidivhäufigkeit des pleomorphen Adenoms wird signifikant von den Charakteristika der Tumorkapsel (vermutlich auch vom Tumoraufbau) sowie der Radikalität der Erstoperation beeinflusst. Eine maligne Entartung (Karzinom ex pleomorphen Adenoms) wird bei 10 % der betroffenen Adenome beobachtet, hängt von der Anamnesedauer ab und beträgt nach 10–15 Jahren etwa 10 % (sog. Zehner-Regel). Die Diagnose „Karzinom ex pleomorphen Adenoms" lässt sich oft klinisch stellen, da es sich meistens um einen länger bekannten (nicht entfernten) Parotisknoten handelt, welcher dann einen oder mehrere der drei Malignitätszeichen aufweist: 1) rasches plötzliches Wachstum, 2) neu aufgetretene Schmerzen, 3) Zeichen einer Fazialisparese.

Warthin-Tumor (Zystadenolymphom der Parotis)

Definition und Epidemiologie Der Warthin-Tumor ist mit 30 % der zweithäufigste benigne Speicheldrüsentumor. In 10 % der Fälle tritt er bilateral und in 20 % multifokal auf. Betroffen sind zu 80 % Männer > 50 Jahre. Eine Assoziation zu Nikotinabusus wird angenommen. Der Tumor tritt praktisch ausschließlich in der Glandula parotidea auf, oft am unteren Pol. Der Warthin-Tumor entwickelt sich aus Parenchymeinschlüssen in den intra- oder periparotidealen Lymphknoten, weshalb er praktisch ausschließlich dort und nicht in den kleinen Speicheldrüsen oder der Submandibularis vorkommt. Je nach Aufbau und Ausdehnung der zystischen Komponente tastet sich der Warthin-Tumor klinisch oft prall fluktuierend bis solide und kann u. U. eine Zyste oder Abszess vortäuschen.

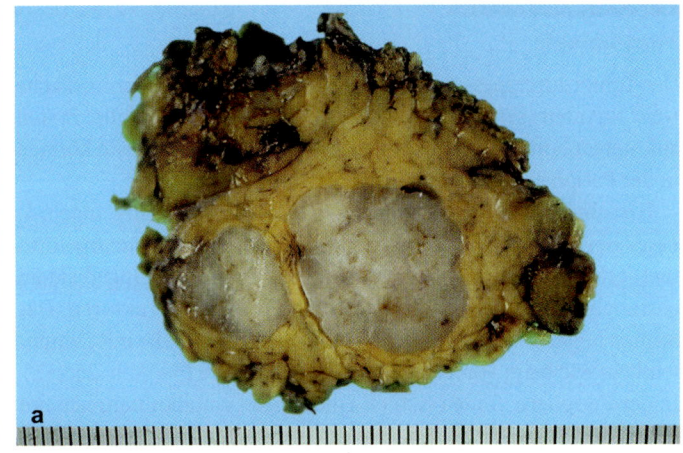

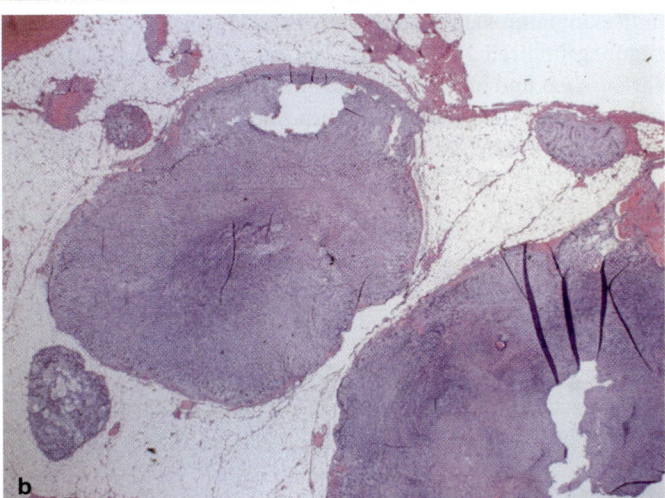

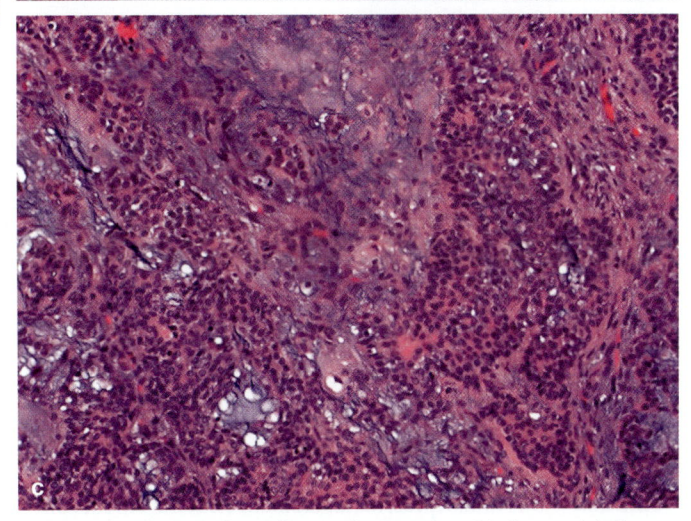

Abb. 26.20 Pleomorphes Adenom der Parotis. a Primärtumor lobuliert und makroskopisch gekapselt. **b** Rezidive dagegen ausgesprochen multinodulär und pseudoinvasiv (HE, x25). **c** typischer bunter (pleomorpher) Aufbau aus Epithel, Myoepithel und chondromyxoider Matrix (x100). [R398]

Morphologie

Der Tumordurchmesser beträgt meistens 2–4 cm. Die Schnittfläche weist mit cremigem braunem Sekret oder Flüssigkeit gefüllte Zysten auf, neben homogen braunem Gewebe, Lymphknotenreste können in der Peripherie erkennbar sein (> Abb. 26.21a).

Histologisch ist der Warthin-Tumor durch zweireihig angeordnetes hochprismatisches onkozytäres Epithel (sog. Warthin-Epithel) gekennzeichnet. Das Epithel bildet mit reichlich eingedicktem eosinophilem Sekret gefüllte Zysten und papilläre Strukturen. Das Stroma besteht aus organoidem lymphatischem Gewebe mit Lymphfollikeln wie beim vorbestehenden Lymphknoten (> Abb. 26.21b). In der Peripherie finden sich oft eindeutige Lymphknotenreste mit Randsinus. Regressive Veränderungen bis hin zum kompletten Infarkt mit sekundären xanthogranulomatösen schaumzellreichen Entzündungsinfiltraten sind häufig. Dies kann klinisch ein Malignom vortäuschen und histologisch auch in Verbindung mit Plattenepithelmetaplasien und reaktiven Atypien einem Plattenepithelkarzinom sehr ähnlich erscheinen (sog. metaplastischer Warthin-Tumor).

Onkozytom

Syn.: oxyphiles Adenom

Definition und Epidemiologie   Das Onkozytom ist ein seltener benigner Tumor, bevorzugt der Glandula parotidea. Multifokalität und Assoziation mit der nodulären onkozytären multifokalen Hyperplasie ist häufig.

Morphologie

Der Tumor ist glatt begrenzt jedoch nicht gekapselt mit mahagonibrauner Schnittfläche. Histologisch besteht das Onkozytom aus in soliden Nestern gelagerten, großen onkozytären Zellen mit eosinophilem, granuliertem Zytoplasma und kleinen zentralen isomorphen vesikulären Kernen mit kleinen Nukleolen. Das Wachstumsmuster kann solid, trabekulär oder tubulär sein. Die namengebende granuläre Eosinophilie des Zytoplasmas ist Ausdruck einer signifikanten Vermehrung strukturell abnormer Mitochondrien.

Maligne Tumoren

Mukoepidermoidkarzinom

Definition   Das Mukoepidermoidkarzinom stellt mit einem Anteil von 15 % den häufigsten Karzinomtyp der Speicheldrüsen dar.
Epidemiologie   Es tritt zugleich in den großen (insbesondere in der Glandula parotidea) und den kleinen (insbesondere Gaumen) Speicheldrüsen auf, z. T. auch bei Kindern und Jugendlichen.

Morphologie

Makroskopisch fallen die unscharfe Randbegrenzung und die Zysten auf der Schnittfläche auf (> Abb. 26.22a).

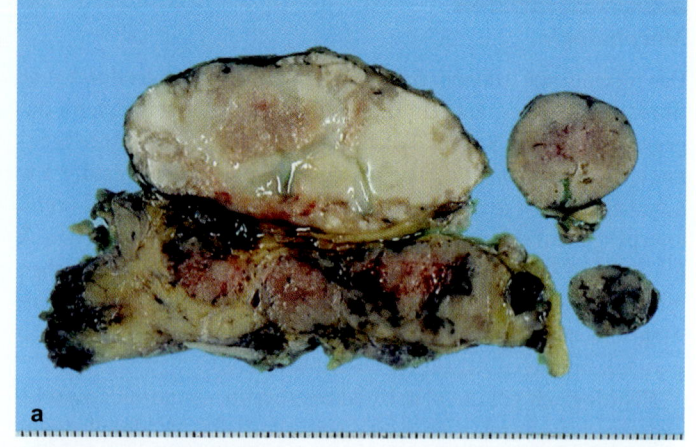

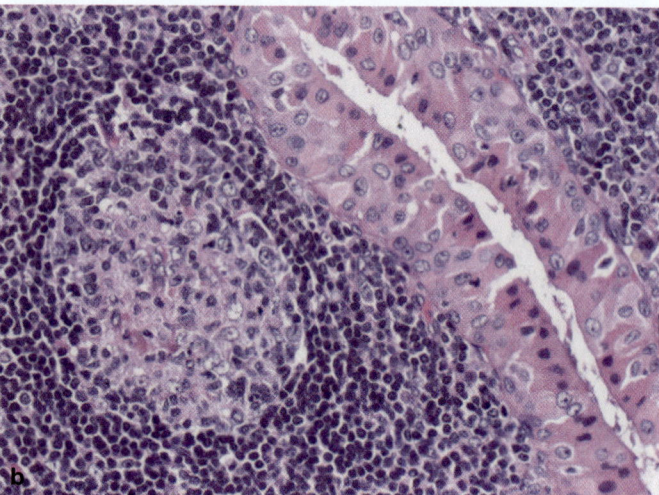

Abb. 26.21 Warthin-Tumor. a Makroskopie: multifokaler brauner, scharf begrenzter Tumor mit weicher, kremiger, teils feinzystischer Schnittfläche. **b** Histologie: Papille mit onkozytärem Epithel; im Stroma lymphatisches Gewebe mit einem Lymphfollikel. HE, Vergr. 260-fach. [R398]

Histologisch werden drei Zellpopulationen in unterschiedlicher Ausprägung unterschieden: große schleimbeladene Epithelien (Schleimzellen bzw. Becherzellen), große eosinophil angefärbte squamoide Epithelien und monomorphe kleine basaloide rundovale bis rundliche Intermediärzellen. Alle drei Zelltypen können im gleichen Zellverband vorkommen. Eine typische Verhornung kommt im Regelfall nicht vor (> Abb. 26.22b). Die zystische Komponente kann stark variieren von minimal bzw. fehlend bis dominant mit Imitierung einer duktalen Zyste. Nekrosen, regressive Veränderungen und ein tumorassoziiertes lymphatisches Stroma kommen häufig vor und können unter Umständen die Diagnosestellung erschweren bzw. eine Lymphknotenmetastase vortäuschen. Die Gradierung stellt ein prognostisch hoch relevantes Merkmal beim Mukoepidermoidkarzinom dar. Von den verschiedenen Gradierungsschemata hat sich das von der WHO aufgenommene Schema durchgesetzt. Es berücksichtigt den Anteil der zystischen Komponente, die zytologischen Atypien, Mitosen und die Perineuralinvasion. Die dominant zystischen Tumoren sind in der Regel niedrigmaligne (G1, low-grade) während G3-Tumoren aggressiv sind, mit einer dem konventionellen Plattenepithelkarzinom vergleichbaren Prognose.

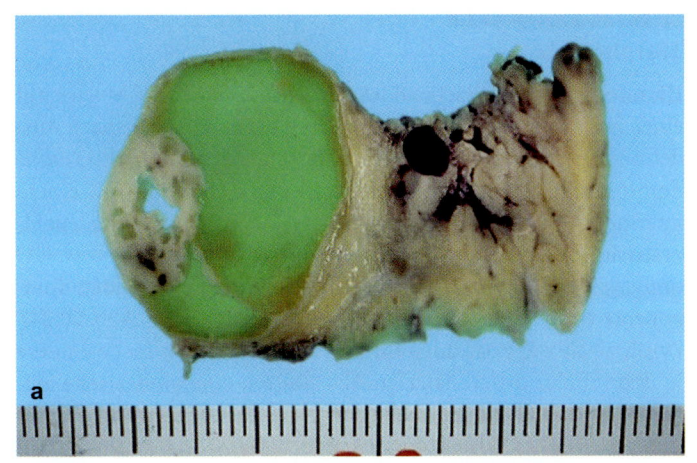

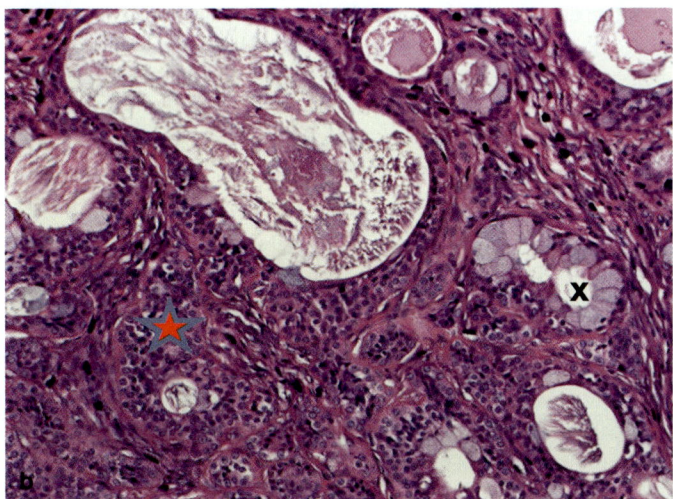

Abb. 26.22 Mukoepidermoidkarzinom. a Dominant zystisches Mukoepidermoidkarzinom mit kleinem solidem intrazystischem Anteil. **b** Kleine basaloide Intermediärzellenaggregate (roter Stern) und drüsenbildende schleimbeladene große Zellen (x) sind charakteristisch (HE, x200). [R398]

Molekularpathologie

Bei den nach aktuellen Diagnosekriterien diagnostizierten Mukoepidermoidkarzinomen wird in der Mehrheit der Fälle (> 80 %) eine Translokation t(11;19)(q21;p13) zwischen dem Exon 1 des MECT1-Gens („mucoepidermoid carcinoma translocated gene 1") und den Exonen 2–5 des MAML2-Gens („mastermind like gene 2") nachgewiesen. Die prognostische Bedeutung dieser Translokation wurde neulich hinterfragt, da es sich möglicherweise bei den historischen translokationsnegativen aggressiveren Karzinomen nicht um Mukoepidermoidkarzinome, sondern wahrscheinlich um andere Tumorentitäten gehandelt hat.

Prognose Die Prognose des Mukoepidermoidkarzinoms ist abhängig vom Tumorstadium, der Radikalität der initialen chirurgischen Therapie und dem histologischen Malignitätsgrad. Das durchschnittliche 5-Jahres-Überleben beträgt 70 %, beim Low-grade-Tumor > 90 %.

Azinuszellkarzinom

Definition Das den serösen Drüsenazini ähnlich differenzierte Azinuszellkarzinom stellt eine niedrig maligne Karzinomvariante dar.
Epidemiologie Das Azinuszellkarzinom umfasst 15 % aller Speicheldrüsenkarzinome. Nahezu ausschließlich betroffen ist die Glandula parotidea (> 95 %). Bei sehr breitem Altersspektrum sind auch junge Erwachsene und gelegentlich auch Jugendliche betroffen. Bei den einst als Azinuszellkarzinomen der kleinen Speicheldrüsen klassifizierten Tumoren handelt es sich nach aktuellen Diagnosekriterien ganz überwiegend um sekretorische Karzinome.

Morphologie

Makroskopisch werden sowohl bekapselte (daher klinisch oft als benigne empfundene) als auch grob infiltrativ wachsende (klinisch maligne) Typen unterschieden. Die Schnittfläche ist meistens solide oder teils zystisch.

Histologisch besteht der Tumor aus in prominenten Läppchen angeordneten großen Zellen mit variabler seröser Differenzierung. Anhand einer PAS-Färbung können intrazytoplasmatische Enzymgranula (Zymogengranula) nachgewiesen werden, welche diastaseresistent sind. Das Wachstumsmuster variiert auch innerhalb desselben Tumors mit gehäuftem solidem und mikrozystischem Muster (> Abb. 26.23a). Nekrosen sind selten, Sklerosen häufig. Ein tumorassoziiertes lymphatisches Stroma ist relativ häufig und kann eine Lymphknotenmetastase vortäuschen. Das bis 2010 als Typ des Azinuszellkarzinoms klassifizierte sekretorische Karzinom gilt heute als eine eigenständige Tumorentität, welche histomorphologisch, immunphänotypisch und molekulargenetisch (ETV6::NTRK3-Genfusion) identisch dem sekretorischen Mammakarzinom ist (> Abb. 26.23b). Rekurrierende Genfusionen [t(4;9)(q13;q31)] zwischen dem NR4A3- und dem SCPP-Gen-Cluster bei den überwiegenden Azinuszellkarzinomen wurden detektiert.

Prognose Das Azinuszellkarzinom zeigt einen indolenten Verlauf mit guter Prognose. Die 5-Jahres-Überlebensrate liegt bei 80 % bzw. höher. Metastasen kommen seltener vor, meistens dann hämatogen regionär oder in der Lunge. Eine echte lymphogene Metastasierung ist relativ selten. Ein kleiner Teil der Tumoren zeigt jedoch einen Übergang in eine hochmaligne Komponente (hochmaligne Transformation bzw. Dedifferenzierung) mit einem entsprechend aggressiven Verlauf.

Sekretorisches Speicheldrüsenkarzinom

Als besonderes „Highlight" in der molekularen Klassifikation von Speicheldrüsenkarzinomen in den letzten Jahren gilt die Entdeckung der *ETV6::NTRK3*-Genfusion bei den sekretorischen Karzinomen der Speicheldrüsen, ein Karzinomtyp, der vor dem Jahr 2010 einheitlich in die Gruppe der Azinuszellkarzinome fehlklassifiziert wurde. Die Abgrenzung dieser Tumore gegenüber den Azinuszellkarzinomen ist unter zwei Aspekten relevant. Zum einen gilt die Biologie des sekretorischen Karzinoms als leicht aggressiver verglichen mit den konventionellen Azinuszellkarzinomen. Zum zweiten gilt der Nach-

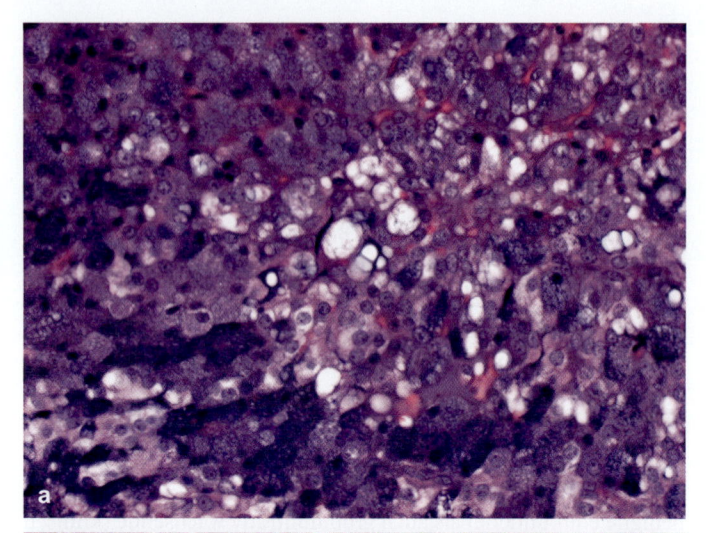

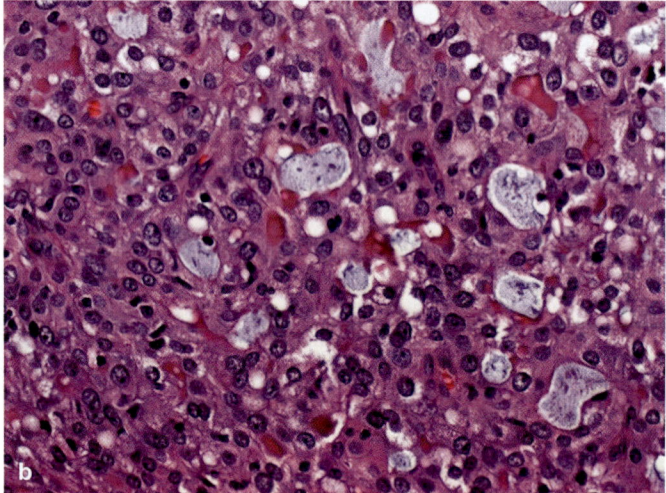

Abb. 26.23 Azinuszellkarzinom. a Kompakt angeordnete, blau angefärbte (mit Zymogen-Granula prall angefüllte) Tumorzellen sind kaum unterscheidbar von normalen Azinuszellen (x200). **b** Das sekretorische Karzinom besteht dagegen aus monomorphen eosinophil angefärbten Zellen mit bläulichem luminalem Sekret (x200). [R398]

weis der *ETV6::NTRK3*-Translokation als eine Voraussetzung für eine zielgerichtete molekulare Therapie mit NTRK-Inhibitoren, z. B. Larotrectinib.

Adenoid-zystisches Karzinom

Definition und Epidemiologie Das adenoid-zystische Karzinom stellt mit 10 % ebenfalls eines der häufigeren Speicheldrüsenkarzinome dar. Es hat seinen Namen aus dem histologischen Wachstumsmuster mit kleinen drüsenähnlichen Tubuli und einem in der Regel vorherrschenden Schweizer-Käse-ähnlichen kleinzystischen (siebartigen bzw. kribriformen) Muster. Es ist durch ein aggressiv **infiltratives** Wachstum gekennzeichnet. Der Häufigkeitsgipfel liegt in der 4.–6. Dekade. Es tritt etwa gleich häufig in den großen und den kleinen Speicheldrüsen auf.

Morphologie

Histologisch vorherrschend ist meist das kribriforme Muster mit einer variablen oft minimalen tubulären Komponente. Je nach Ausdehnung der drei Komponenten unterscheidet man das klassische dominant kribriforme adenoid-zystische Karzinom (mit einem intermediären Malignitätsgrad, G2), das dominant tubuläre adenoid-zystische Karzinom (sehr selten, dann als niedrigmaligne bzw. G1) und das solide adenoid-zystische Karzinom mit einer soliden Komponente von > 30 % (als hochmaligne Variante, G3; > Abb. 26.24). Zytologisch zeigt das adenoid-zystische Karzinom insbesondere in den tubulär differenzierten Abschnitten eine biphasische epithelial (luminal)-myoepitheliale (basale) Differenzierung. Die als „Schweizer-Käse-Muster" dominierenden Areale zeigen keine echten drüsigen Lumina, sondern myxohyalines sekretartiges Stromagewebe in den Pseudolumina. Eine signifikante Zellpolymorphie oder eine erhöhte Mitoserate fehlen in der Regel. Das adenoid-zystische Karzinom ist durch eine sehr häufige Perineuralscheideninfiltration gekennzeichnet. Diese Eigenschaft korreliert mit einem hohen Rezidivpotenzial und ist auch für die hohe Rate an R1-Resektionen verantwortlich. Metastasen kommen sowohl in regionären, vor allem intraparotidealen Lymphknoten als auch gelegentlich hämatogen in der Lunge vor.

Speichelgangkarzinom (duktales Adenokarzinom; Kleinsasser-Tumor)

Mit 5–10 % aller Speicheldrüsenkarzinome gilt das duktale Karzinom als eher selten. Es handelt sich um den aggressivsten Tumortyp der Speicheldrüsen mit bevorzugtem Auftreten im höheren Erwachsenenalter, ganz überwiegend in der Parotis. Ein Drittel entsteht aus pleomorphen Adenomen (> Abb. 26.25a). Histologisch ähnelt es stark dem invasiv-duktalen Mammakarzinom. Regionäre Lymphknotenmetastasen sind zum Zeitpunkt der Diagnose sehr häufig. Das Speichelgangkarzinom ist durch eine einheitliche Expression des Androgenrezeptors charakterisiert (> Abb. 26.25b). 20–30 % zeigen eine HER2/neu-Amplifikation (mögliche Therapie mit Herceptin).

Nicht näher klassifiziertes (NOS) Adenokarzinom

10–15 % aller malignen epithelialen Speicheldrüsentumoren zeigen einen drüsigen Aufbau (Adenokarzinome), erfüllen jedoch die Kriterien für die Einordnung in eine der klar definierten Karzinomgruppen nicht. Sie werden daher als Adenokarzinome „nicht näher spezifiziert" (= NOS „not otherwise specified") bezeichnet. Bis auf wenige Ausnahmen sind Adenokarzinome NOS meist schlecht differenziert (high-grade) und haben aufgrund eines häufig fortgeschrittenen Stadiums eine entsprechend schlechte Prognose. Sie kommen am häufigsten (70 %) in der Glandula parotidea mit einem Häufigkeitsgipfel im 5.–7. Lebensjahrzehnt vor. Mittels neuer diagnostischer Methoden konnten jedoch die meisten dieser Tumoren besser klassifiziert werden, sodass diese Tumorkategorie immer kleiner wird.

26.3 Speicheldrüsen

Abb. 26.25 Hochmalignes Speichelgangkarzinom ex pleomorphes Adenom. a Kribriforme Karzinomnester mit Komedonekrose (gelber Stern) und benachbart einem stark hyalinisierten partiell verkalkten Adenom-Knötchen (roter Stern); HE; x200). **b** Starke immunhistochemische Expression des Androgenrezeptors in den Kernen der Karzinomzellen (x400). [R398]

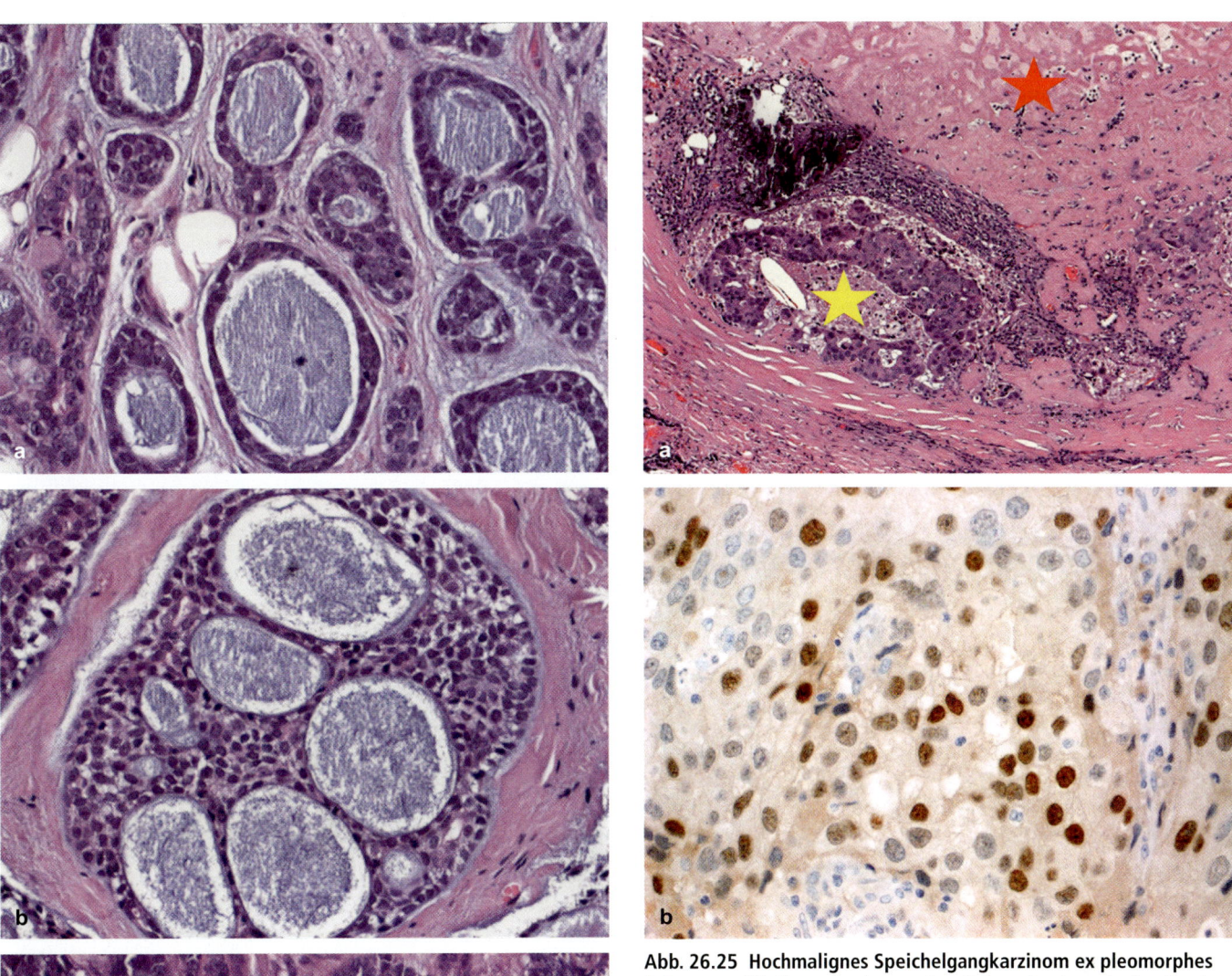

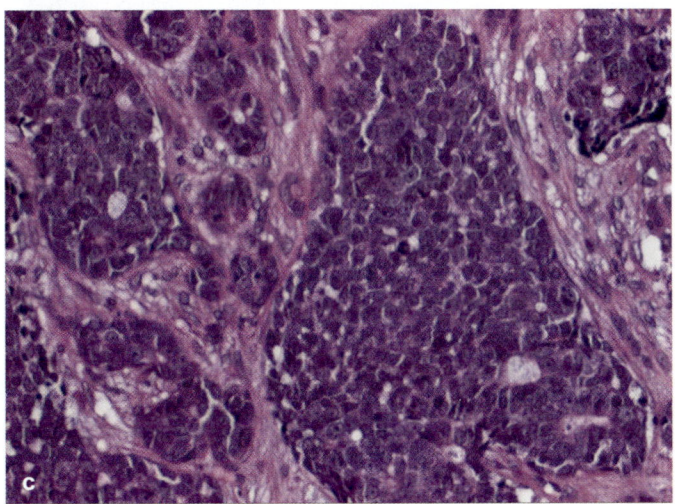

Abb. 26.24 Adenoidzystisches Karzinom mit **a** tubulärem **b** kribriformem und **c** dominant solidem Muster (x200). [R398]

(max. 10–20 %) ist das pleomorphe Adenom noch in vivo und wird oft erst im Rahmen der histopathologischen Bearbeitung des Karzinomresektates als ein stark sklerosiertes hyalinisiertes und partiell verkalktes kleines (oft bis 1 cm) Knötchen entdeckt (> Abb. 26.25). Histologisch entspricht das Karzinom ex pleomorphes Adenom entweder einem Speichelgangkarzinom oder einem hochmalignen Adenokarzinom NOS. Seltenere Varianten schließen myoepithelialiale Karzinome, adenoid-zystische Karzinome, epithelial-myoepithelialiale Karzinome und andere ein.

Prognosebestimmend sind der histologische Subtyp und das Ausmaß der extrakapsulären Invasion außerhalb der originären Kapsel des pleomorphen Adenoms.

Karzinom ex pleomorphes Adenom

Das Karzinom ex pleomorphes Adenom macht 5–10 % aller malignen epithelialen Speicheldrüsentumoren aus. Mit wenigen Ausnahmen

Andere maligne Speicheldrüsentumoren

Alle weiteren malignen Speicheldrüsentumoren kommen viel seltener vor: z. B. polymorphes Adenokarzinom, epithelial-myoepitheliales

Karzinom, myoepitheliales Karzinom, undifferenziertes Karzinom; lymphoepitheliales Karzinom, kleinzelliges Karzinom und andere. Speicheldrüsen, insbesondere die Parotis können auch Ziel von Metastasen sein. Intraparotideale Plattenepithelkarzinome stellen ganz überwiegend Metastasen von kutanen Karzinomen dar. Primäre Plattenepithelkarzinome der Parotis sind daher eine Ausschlussdiagnose. Maligne mesenchymale Tumoren (Sarkome) sind Raritäten in den Speicheldrüsen.

KAPITEL 27

W. Jochum, G. Baretton, M. Werner

Ösophagus

27.1	Normale Struktur und Funktion	561	27.6.5 Soorösophagitis	565
			27.6.6 Eosinophile Ösophagitis	566
27.2	Fehlbildungen	562	27.6.7 Andere Ösophagitisformen	566
27.3	Achalasie	562	27.7 Blutungen	566
27.4	Veränderungen der Ösophaguslichtung	563	27.8 Ösophagusruptur/-perforation	566
27.4.1	Divertikel	563		
27.4.2	Ösophagusmembran/-ring	563	27.9 Weitere nichtneoplastische Epithelveränderungen	567
27.4.3	Intramurale Pseudodivertikulose	563		
27.4.4	Dysphagia lusoria	563	27.10 Tumoren	567
			27.10.1 Papillom	567
27.5	Hiatushernie	564	27.10.2 Barrett-Mukosa	567
27.6	Ösophagitis	564	27.10.3 Dysplasie	568
27.6.1	Refluxösophagitis	564	27.10.4 Plattenepithelkarzinom	568
27.6.2	Verätzungsösophagitis	565	27.10.5 Adenokarzinom	569
27.6.3	Herpesösophagitis	565	27.10.6 Mesenchymale und andere Tumoren	570
27.6.4	Zytomegalieösophagitis	565		

Zur Orientierung

Die chemisch verursachte Refluxösophagitis und die fast ausschließlich bei Immunsuppression auftretenden Formen der infektiösen Ösophagitis sind bei den entzündlichen Erkrankungen des Ösophagus von besonderer Bedeutung. Wichtig sind außerdem das Plattenepithelkarzinom und das an Häufigkeit zunehmende Adenokarzinom des Ösophagus (Barrett-Karzinom). Für sie gilt, dass sie nur in einem frühen Krankheitsstadium heilbar sind, sodass eine frühe Erkennung wichtig ist. Die Diagnostik von Ösophaguserkrankungen umfasst eine endoskopische Untersuchung mit Biopsie und histologischer Untersuchung auffälliger Befunde.

27.1 Normale Struktur und Funktion

Der Ösophagus ist ein ca. 25 cm langer Muskelschlauch, der unterhalb des Hypopharynx in einem Abstand von 15 cm ab Zahnreihe mit dem **Ösophagusmund** als erster von 3 physiologischen Ösophagusengen beginnt. Er besteht aus einem zervikalen und einem thorakalen Anteil (> Abb. 27.1), wobei Letzterer in 3 Segmente unterteilt werden kann: oberes, mittleres und unteres thorakales Segment. Als **ösophago-gastraler Übergang** wird die endoskopisch bestimmte Linie bezeichnet, ab der die Schleimhautfalten des Magens nach oralwärts auslaufen. In der Regel fällt der ösophago-gastrale Übergang mit der zackig begrenzten Z-Linie (**Ora serrata**) zusammen, an der das weißliche Plattenepithel des Ösophagus in die rötliche Magenmukosa übergeht.

Histologisch gleicht der **Wandaufbau des Ösophagus** dem des übrigen Verdauungstrakts: Mukosa, Submukosa, Muscularis propria und Adventitia. Die Muscularis propria vollbringt die Transportfunktion mithilfe ihres überkreuzenden apolaren „Schraubensystems" von Muskelfasern. In der oberen Hälfte des Ösophagus besteht sie aus quer gestreiften Muskelfasern (Schlingfunktion), in der unteren aus glatter Muskulatur (Transport und Schienung). Beim Schluckakt gleitet eine Kontraktionswelle der Muskulatur hinter dem Bolus (Nahrungshappen) von oral nach aboral; gleichzeitig erschlafft die davor gelegene Muskulatur reflektorisch.

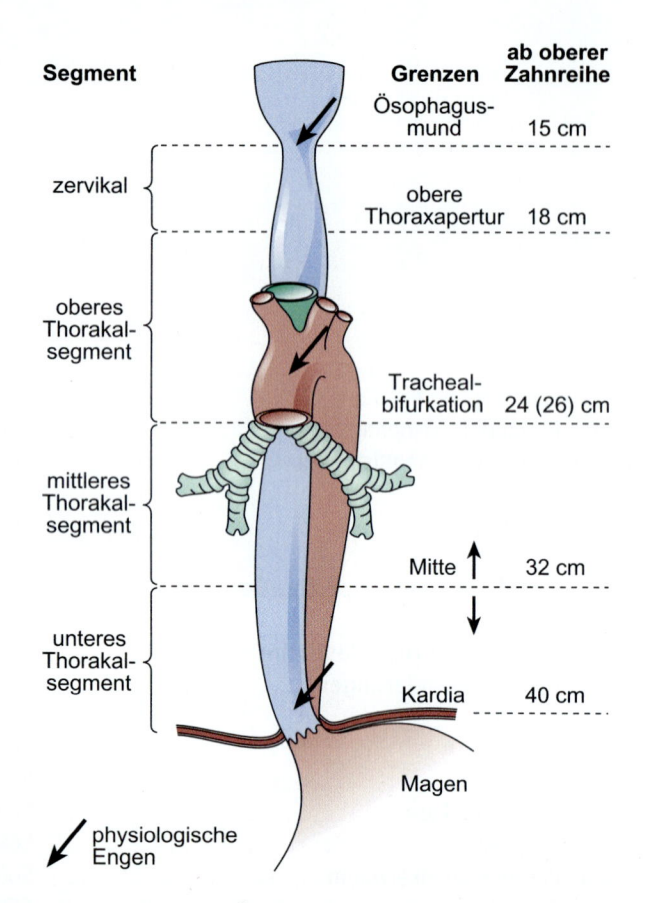

Abb. 27.1 Anatomie des Ösophagus mit physiologischen Engen und endoskopischen Distanzen (ab Zahnreihe). [L106]

Der untere **Ösophagussphinkter** besteht aus einer etwa 3 cm langen Verdickung der Ringmuskulatur mit tonischer Kontraktion, gesichert durch den sog. His-Winkel (Abknickung zwischen tubulärem Ösophagus und Magenfornix). Dieser Sphinkterapparat, der einen Rückfluss des Mageninhalts (Reflux) in den Ösophagus verhindert, erschlafft beim Schluckakt.

27.2 Fehlbildungen

Während der Embryonalentwicklung entstehen Speiseröhre und Trachea durch Septenbildung aus dem Vorderdarm. In dem zunächst soliden Ösophagusstrang entwickelt sich eine Lichtung, die zunächst von Flimmer- und Zylinderepithel, später von Plattenepithel ausgekleidet wird. Störungen der Septierung, Lumenbildung und Epitheldifferenzierung führen zu Fehlbildungen:
- Ösophagusatresie: fehlende Lichtung
- Ösophagusstenose: eine zu enge Lichtung
- Ösophagotrachealfistel: pathologische Verbindung zwischen Ösophagus- und Tracheallumen infolge unvollständiger Septenbildung

Die **häufigste Fehlbildung** ist das kombinierte Auftreten einer Atresie im mittleren Drittel und einer Ösophagotrachealfistel im unteren Drittel (> Abb. 27.2). Über Ösophagotrachealfisteln kann Mageninhalt in die Lunge aspiriert werden.

Heterotope Magenschleimhaut findet sich vor allem in den zervikalen Abschnitten des Ösophagus. Sie unterscheidet sich makroskopisch durch die rötliche Farbe von der umgebenden grauweißen Ösophagusmukosa. In der Regel handelt es sich Magenmukosa vom Korpustyp. Die von den Belegzellen gebildete Salzsäure kann Ulzerationen hervorrufen. **Heterotopes Pankreasgewebe** ist selten (auch > Kap. 29.2).

27.3 Achalasie

Definition Bei der Achalasie (griech.: Nichterschlaffung) handelt es sich um eine spastische Dauerkontraktion des unteren Ösophagussphinkters. Die gestörte Schluckperistaltik führt zu einer funktionellen Stenosierung.

Pathogenese

Die Achalasie ist meist durch eine entzündliche Zerstörung der inhibitorischen Ganglienzellen des Plexus myentericus im unteren Ösophagus bedingt. Seltener liegt eine Schädigung der Vaguskerne oder des N. vagus vor.

Morphologie

Im Bereich des unteren Ösophagussphinkters ist das Lumen eingeengt, oberhalb der Stenose liegt eine Erweiterung vor. Die Maximalform dieser Erweiterung ist ein Megaösophagus, der oft oberhalb des Zwerchfells siphonartig abknickt.

Histologisch sind die Ganglienzellen in der Muscularis propria (Plexus myentericus) vermindert, was oft mit einem chronischen

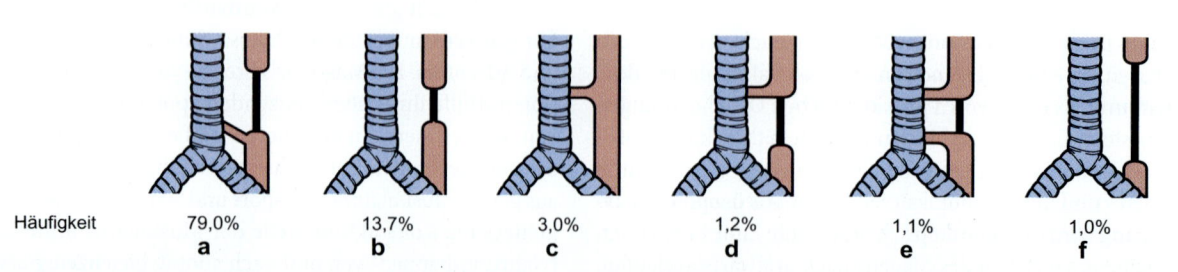

Abb. 27.2 Fehlbildungen des Ösophagus (Schema). **a** Atresie mit unterer Ösophagotrachealfistel. **b** Atresie im mittleren Ösophagusdrittel ohne Fistelbildung. **c** Fistel ohne Atresie. **d** Atresie mit oberer Ösophagotrachealfistel. **e** Atresie mit oberer und unterer Ösophagotrachealfistel. **f** Langstreckige Ösophagusatresie. [L106]

Entzündungsinfiltrat und einer Fibrose einhergeht. Der stenosebedingte Aufstau von Nahrung mit Besiedlung durch Bakterien und Pilze verursacht häufig eine sekundäre chronische Entzündung der Ösophaguswand (Retentionsösophagitis).

27.4 Veränderungen der Ösophaguslichtung

27.4.1 Divertikel

Definition Divertikel sind umschriebene Aussackungen der Ösophaguswand. Bei echten Divertikeln handelt es sich um eine Ausstülpung aller Wandschichten, während die Divertikelwand bei den häufigeren unechten (falschen) Divertikeln (Pseudodivertikel) nur Mukosa enthält.

Pathogenese

Nach dem Entstehungsmechanismus werden zwei Formen unterschieden:
- **Traktionsdivertikel** (> Abb. 27.3a) entstehen durch Narbenzug aus der Umgebung, sind echte Divertikel und meist im mittleren Drittel des Ösophagus anzutreffen.
- **Pulsionsdivertikel** (> Abb. 27.3b) entwickeln sich durch intraluminale Drucksteigerung im Bereich von Muskellücken, sind Pseudodivertikel und vor allem am Hypopharynx-/Ösophagus-Übergang (zervikales oder Zenker-Pseudodivertikel) oder oberhalb des Zwerchfells (epiphrenisches Pseudodivertikel) lokalisiert. Der Divertikelsack kann sich mit Nahrung auffüllen und so an Größe zunehmen („Pulsion").

Morphologie

Abhängig von der Art des Divertikels besteht die Wand aus allen Wandschichten des Ösophagus (echtes Divertikel) oder nur aus Mukosa (Pseudodivertikel). Häufig findet sich eine akute und/oder chronische Entzündung. Dies kann zu Ulzeration und, als sehr gefährliche Komplikation, Perforation führen.

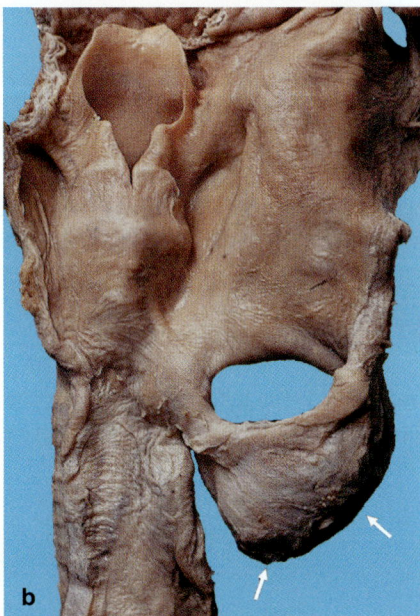

Abb. 27.3 Ösophagusdivertikel. a Traktionsdivertikel: trichterförmige Aussackungen der Ösophaguswand (Pfeile). **b** Pulsionsdivertikel: sackartige Ausstülpung (Pfeile) seitlich und oberhalb des oberen Ösophagussphinkters. [R398]

27.4.2 Ösophagusmembran/-ring

Membrane und **Ringe** des Oesophagus sind Schleimhautverdopplungen, die histologisch aus einem fibrovaskulären Stroma mit meistens plattenepithelialer Bedeckung bestehen. Bei ausgeprägter Verminderung des Lumens kann eine intermittierende Dysphagie für feste Nahrungsbestandteile entstehen. Membrane sind vor allem im mittleren Ösophagusdrittel lokalisiert. Der im distalen Abschnitt (besonders häufig im Bereich des gastroösophagealen Übergangs) gelegene untere Ösophagusring wird auch als **Schatzki-Ring** bezeichnet.

Als **Plummer-Vinson-Syndrom** wird das durch Eisenmangel bedingte gemeinsame Auftreten von Ösophagusmembran, Anämie und Schleimhautatrophie (Zunge, Mundhöhle, Pharynx, Ösophagus und Magen) bezeichnet.

27.4.3 Intramurale Pseudodivertikulose

Es liegt eine zystische Erweiterung der Ausführungsgänge submuköser Drüsen der Ösophaguswand vor.

27.4.4 Dysphagia lusoria

Diese Schluckstörung wird durch eine Lagevariante der rechten A. subclavia verursacht, die links aus der Aorta descendens (A. lusoria) entspringt und unter Einengung der Lichtung hinter (seltener vor) dem Ösophagus nach rechts zieht.

27.5 Hiatushernie

Bei der Hiatushernie ist der ösophagogastrale Übergang, der Magen oder ein anderes Abdominalorgan durch einen erweiterten Hiatus oesophageus des Zwerchfells in den Thoraxraum verlagert. Die Entstehung einer Hiatushernie wird durch eine abdominelle Drucksteigerung (Adipositas, Schwangerschaft), die altersbedingte Erschlaffung des Halteapparats im Hiatus und seltener durch ein Trauma begünstigt. Zwei Formen der Hiatushernie werden unterschieden (> Abb. 27.4):

- **Ösophagogastrale (axiale) Gleithernie:** Der ösophagogastrale Übergang ist in den Thoraxraum verlagert. Dabei können die pleuroperitonealen Umschlagfalten einen Bruchsack im Bauch- oder Thoraxraum bilden.
- **Paraösophagealhernie:** Bei normaler Lage und Fixation des ösophagogastralen Übergangs verlagern sich Magenanteile neben dem Ösophagus über den verbreiterten Hiatus in den Thoraxraum. Die Verlagerung des gesamten Magens wird als „Upside-down-Magen" bezeichnet. Als Komplikation können Durchblutungsstörungen auftreten.

27.6 Ösophagitis

Als Ösophagitis werden Entzündungen der Ösophaguswand bezeichnet. Zu den häufigsten Ursachen zählen der gastroösophageale Reflux und Infektionen durch Viren (HSV, CMV) und Pilze (Candida).

27.6.1 Refluxösophagitis

Definition Die Refluxösophagitis ist chemisch bedingt und wird durch einen gesteigerten Rückfluss von saurem Mageninhalt (gastroösophagealer Reflux) oder alkalischem Duodenalinhalt (duodenogastroösophagealer Reflux) in den Ösophagus verursacht.

Pathogenese

Die Ösophagusschleimhaut wird durch aggressive Bestandteile (Salzsäure, Proteasen, Galle) des zurückfließenden Magen- oder Duodenalinhalts geschädigt. Folgende Faktoren verstärken den gastroösophagealen Reflux:

- Verschlussstörung des unteren Ösophagussphinkters bei Hiatushernie
- Erhöhter intraabdomineller Druck bei Adipositas oder Schwangerschaft
- Gestörte Magenmotilität und -entleerung bei diabetischer Gastropathie oder Magenausgangsstenose
- Verstärkte Säuresekretion der Magenmukosa

Duodenalinhalt kann vor allem nach Magenresektion oder operative Anlage einer Gastroenterostomie in den Ösophagus gelangen.

Morphologie

Endoskopisch unterscheidet die Los-Angeles-Klassifikation vier Schweregrade der Refluxösophagitis: Bei einer leichten Refluxösophagitis (**Grad A**) liegen einzelne umschriebene streifige Rötungen oder Erosionen (< 5 mm) der Schleimhaut vor, die vor allem die längs verlaufenden Faltenkämme betreffen. Bei einem **Grad B** liegen größere Schleimhautläsionen (> 5 mm) vor. Läsionen mehrerer Schleimschleimfalten können konfluieren (**Grad C**). Falls mehr als 75 % der Ösophaguszirkumferenz betroffen sind, liegt ein **Grad D** vor (> Abb. 27.5).

Histologisch finden sich Entzündungszellen (Lymphozyten, neutrophile und eosinophile Granulozyten) im Plattenepithel und im subepithelialen Stroma. Die entzündlichen Veränderungen

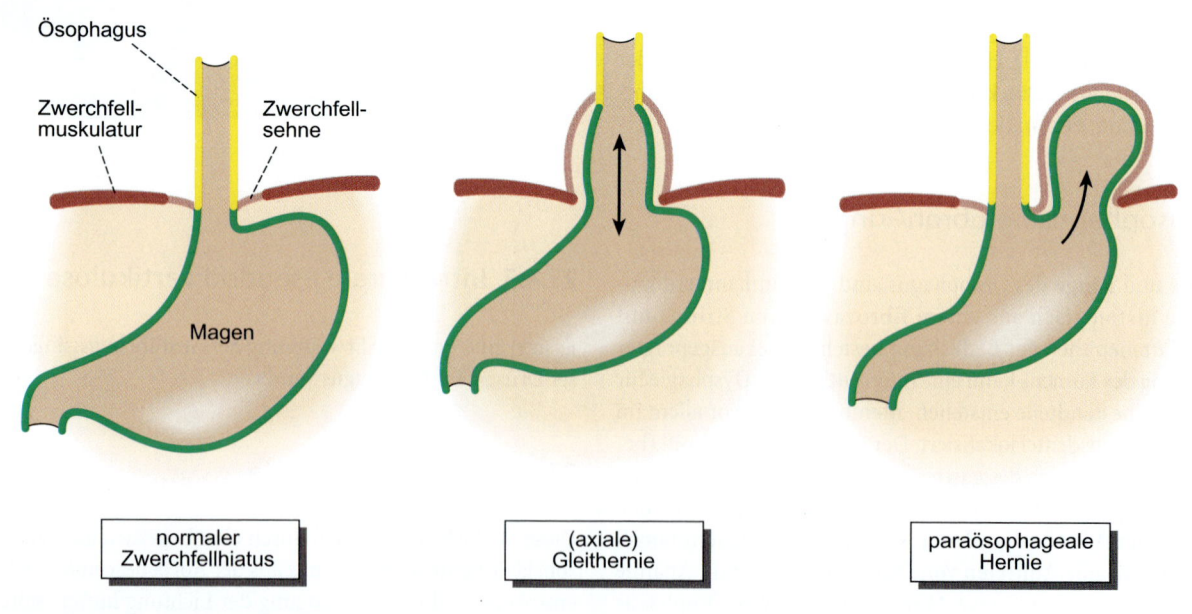

Abb. 27.4 Formen der Hiatushernie. [L106]

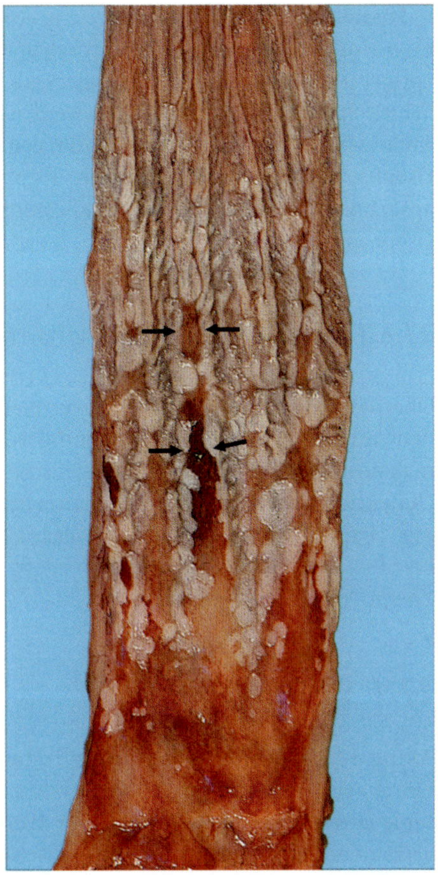

Abb. 27.5 Refluxösophagitis Grad D. Zirkuläre Schleimhautulzeration des unteren Ösophagus, die sich streifenförmig bis in das mittlere Ösophagusdrittel ausdehnt (Pfeile). Die erhaltene Schleimhaut zeigt reaktiv bedingte weiße Verdickungen (Glykogenakanthose). [R398]

werden häufig von einer Basalzellhyperplasie als Zeichen der Epithelregeneration begleitet. Bei schwerer Entzündung liegen zusätzlich Schleimhautdefekte (Erosionen, Ulzerationen) vor. Während Erosionen folgenlos abheilen, können Ulzerationen zu einer Wandfibrose und zum Ersatz des Plattenepithels durch Zylinderepithel mit intestinaler Metaplasie (Barrett-Mukosa, ➤ Kap. 27.10.2) führen.

27.6.2 Verätzungsösophagitis

Definition Die Verätzungsösophagitis ist eine chemische Schädigung der Ösophagusschleimhaut und evtl. auch tieferer Wandschichten durch ätzende Substanzen.

Pathogenese
Neben Säuren und Laugen, die akzidentell oder in suizidaler Absicht eingenommen werden, können stecken gebliebene Tabletten zu einer Verätzungsösophagitis führen. Der Ätzschaden führt in Abhängigkeit von Stärke und Art der Noxe zu unterschiedlich tief reichenden Gewebenekrosen. Bei Säuren entstehen Koagulations-, bei Laugen oft ausgedehnte Kolliquationsnekrosen.

Morphologie
Endoskopisch liegen abhängig vom Ausmaß der Gewebsschädigung eine Rötung, Erosionen oder Ulzera der Schleimhaut vor. Tief reichende Ulzerationen können zur Perforation mit nachfolgender Mediastinitis führen. Als Spätfolge treten narbige Strikturen auf.
Histologisch finden sich ausgedehnte Gewebenekrosen und eine unspezifische Entzündungsreaktion.

27.6.3 Herpesösophagitis

Definition Diese durch Herpes-simplex-Viren (meist *HSV-1*) verursachte Entzündung der Ösophagusschleimhaut tritt vor allem als Reaktivierung einer früheren Infektion, selten als Primärinfektion bei immunsupprimierten Individuen auf.

Morphologie
Im Frühstadium der Erkrankung entstehen intraepitheliale Blasen, die in flache, scharf begrenzte Schleimhautdefekte übergehen.
Histologisch finden sich Ulzera mit fibrinös-leukozytärem Exsudat und mehrkernigen epithelialen Riesenzellen, die virale Kerneinschlüsse (Cowdry-Typ A) enthalten und vor allem am Rand der Ulzera anzutreffen sind.

27.6.4 Zytomegalieösophagitis

Definition Die durch das Zytomegalievirus (ZMV) verursachte Entzündung der Ösophagusschleimhaut kommt fast ausschließlich bei Patienten mit Immunsuppression oder schwerwiegenden Erkrankungen infolge Reaktivierung einer latenten ZMV-Infektion vor.

Morphologie
Endoskopisch liegen neben einer Schleimhautrötung Erosionen oder Ulzera vor allem im distalen Ösophagus vor.
Histologisch werden die Schleimhautdefekte von einem fibrinös-leukozytären Exsudat begleitet. Virale Einschlusskörper finden sich in den Kernen von Endothel- und Stromazellen am Grund der Schleimhautdefekte (Eulenaugenzellen).

27.6.5 Soorösophagitis

Definition Die Soorösophagitis wird durch Candida-Pilze ausgelöst.

Pathogenese
Meist wird eine Soorösophagitis durch *Candida albicans*, selten durch andere Candida-Spezies verursacht. Candida ist Bestandteil der normalen Schleimhautflora und gilt als fakultativ pathogener Erreger. Bei einer Verminderung der Wirtsimmunität kann eine Erkrankung

entstehen. Begünstigend wirken unter anderem Diabetes mellitus, angeborene oder erworbene Immundefekte, iatrogene Immunsuppression (Chemotherapie, Bestrahlung) und Antibiotikatherapie.

Morphologie

Endoskopisch wird die Ösophagusschleimhaut von gelbweißen, plaqueartigen Belägen bedeckt. Diese werden von einer Rötung und Ulzerationen der Schleimhaut begleitet.

Histologisch bestehen die Beläge aus Zelldetritus, Fibrin, Leukozyten und PAS-positiven Pilzorganismen (> Abb. 27.6a). Selten dehnen sich Pilzorganismen bis in tiefere Schichten der Ösophaguswand aus (> Abb. 27.6b), dringen in Blutgefäße ein und führen zu einer disseminierten Candidiasis.

27.6.6 Eosinophile Ösophagitis

Definition Diese Ösophagitisform ist durch den Nachweis von zahlreichen eosinophilen Granulozyten in der Schleimhaut gekennzeichnet. Sie betrifft vor allem Kinder und jüngere Erwachsene.

Pathogenese

Es wird eine abnorme immunologische Reaktion auf inhalierte oder in der Nahrung enthaltene Allergene vermutet. Die eosinophile Ösophagitis ist häufig mit einer eosinophilen Gastroenteritis oder allergischen Erkrankungen (Asthma bronchiale, Nahrungsmittelintoleranz) assoziiert.

Morphologie

Endoskopisch zeigt sich eine leicht verletzliche, aber sonst weitgehend unauffällige Schleimhaut.

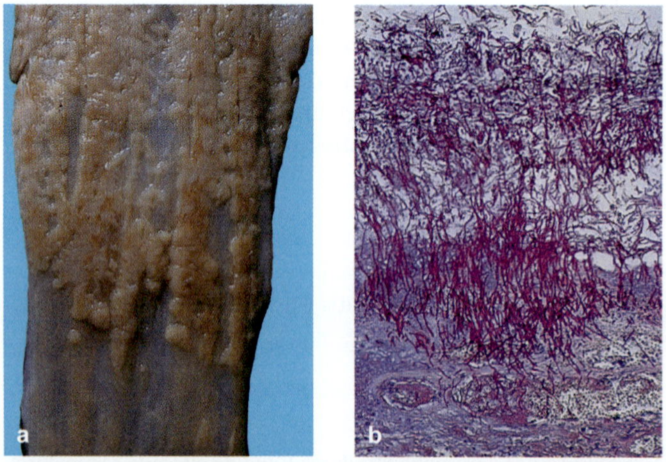

Histologisch enthält sie zahlreiche eosinophile Granulozyten, die vor allem in dem oft hyperplastischen und ödematösen Plattenepithel (Spongiose) liegen, Mikroabszesse bilden und auch auf der Schleimhautoberfläche angetroffen werden können. Das eosinophile Infiltrat findet sich vor allem im proximalen und mittleren Drittel des Ösophagus und kann sich bis in die subepithelialen Wandschichten ausdehnen. Bei chronischem Verlauf kommt es zur Fibrosierung der Ösophaguswand.

27.6.7 Andere Ösophagitisformen

Oberhalb von Stenosen oder in Divertikeln entwickelt sich durch den Aufstau von Nahrung mit sekundärer bakterieller und/oder mykotischer Besiedlung eine unspezifische chronische Entzündung (**Retentionsösophagitis**). Bei Autoimmunerkrankungen (Sklerodermie, Dermatomyositis, Pemphigus vulgaris) ist der Ösophagus häufig beteiligt. Eine Ösophagitis tritt auch häufig als Nebenwirkung einer Chemo- oder Strahlentherapie auf.

27.7 Blutungen

Akute oder chronische Blutungen treten als Komplikation bei Ösophagitis mit Ulzeration, bei Varizen infolge portaler Hypertonie und bei Tumoren auf. **Mallory-Weiss-Läsionen** sind längs verlaufende Schleimhautrisse am gastroösophagealen Übergang (> Kap. 28.6.2).

27.8 Ösophagusruptur/-perforation

Die **Ösophagusruptur** entsteht durch einen durch Dehnung verursachten (Schleimhaut)Riss, der auch die gesamte Ösophaguswand betreffen kann. Dies kann u. a. durch eine intraluminale Drucksteigerung bei heftigem Erbrechen verursacht sein (Boerhaave-Syndrom). Zu einer **Perforation** der Ösophaguswand kann es auch durch Fremdkörper, Ulzera bei Ösophagitis, Karzinome oder iatrogen bei instrumentellen Eingriffen kommen. Folgen einer Ruptur/Perforation sind abhängig von der Lage des Wanddefekts eine Halsphlegmone oder die häufig tödlich verlaufende Mediastinitis.

Abb. 27.6 Soorösophagitis. a Soorösophagitis mit konfluierenden weißlichen Belägen (obere zwei Drittel). **b** Dichtes, PAS-positives Candida-Myzel im Bereich einer Ulzeration mit Thrombose infiltrierter oberflächlicher Blutgefäße. PAS, Vergr. 200-fach. [R398]

27.9 Weitere nichtneoplastische Epithelveränderungen

Nichtneoplastische Epithelveränderungen werden oft zufällig bei endoskopischen Untersuchungen des Ösophagus gefunden. Sie sind asymptomatisch. Eine Behandlung ist nicht erforderlich. Eine Entartungsgefahr besteht nicht.

Bei der **Glykogenakanthose** handelt sich um kleine (2–5 mm), leicht erhabene Schleimhautverdickungen, die histologisch durch eine Verbreiterung des Plattenepithels infolge vermehrter Glykogeneinlagerung gekennzeichnet sind (> Abb. 27.5).

Als **Keratose** wird die herdförmige Verhornung des normalerweise unverhornten Plattenepithels bezeichnet. Sie wird meist bei Refluxösophagitis, bei Rauchern und Alkoholikern angetroffen.

In der Umgebung von Ulzerationen kann eine **pseudoepitheliomatöse Hyperplasie** entstehen, die durch ein deutlich verbreitertes Plattenepithel mit zahlreichen Mitosen und reaktiven Kernatypien gekennzeichnet ist.

27.10 Tumoren

27.10.1 Papillom

Papillome sind ein häufiger endoskopischer Zufallsbefund im mittleren und unteren Ösophagusdrittel. Sie manifestieren sich als kleine Polypen (< 5 mm) und bestehen histologisch aus hyperplastischem Plattenepithel mit einem baumartig verzweigten Stroma. Eine maligne Entartung kommt nur sehr selten vor.

27.10.2 Barrett-Mukosa

Definition Unter Barrett-Mukosa versteht man den Ersatz der plattenepithelialen Schleimhaut oberhalb des gastroösophagealen Übergangs durch ein Zylinderepithel mit Becherzellen (**intestinale Metaplasie**). Unterschieden wird eine langstreckige („long segment", > 3 cm) von einer kurzstreckigen („short segment", < 3 cm) Barrett-Mukosa.

Die Barrett-Mukosa ist eine fakultative Präkanzerose, in der eine glanduläre Dysplasie (Barrett-Dysplasie) und ein **invasives Adenokarzinom (Barrett-Karzinom)** entstehen können (s. u.). Das Risiko einer malignen Progression ist abhängig von der Ausdehnung der Barrett-Mukosa.

Pathogenese

Die Barrett-Mukosa ist Folge einer Refluxösophagitis. Sie wird bei 5–10 % der Patienten mit symptomatischem gastroösophagealem Reflux beobachtet. Bei der Abheilung von refluxbedingten Schleimhautdefekten wird das ortsständige Plattenepithel durch ein metaplastisches Zylinderepithel mit Becherzellen ersetzt.

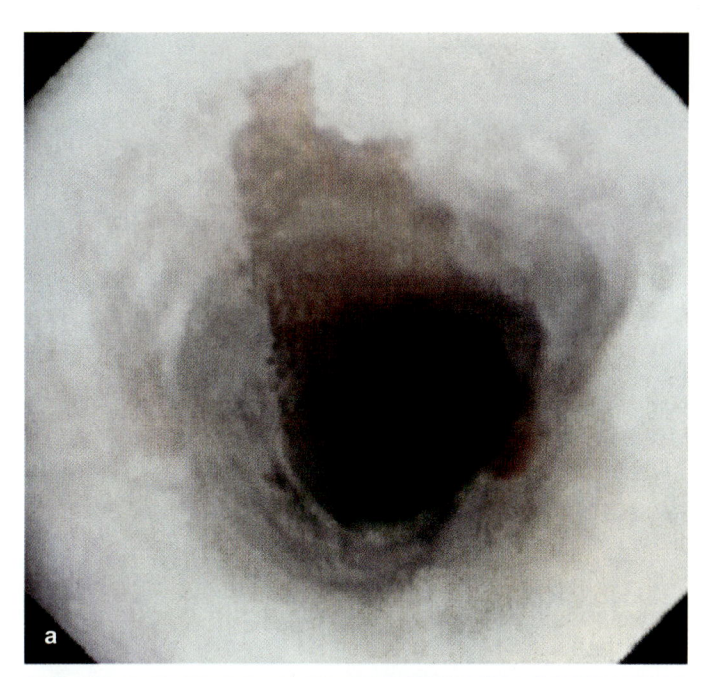

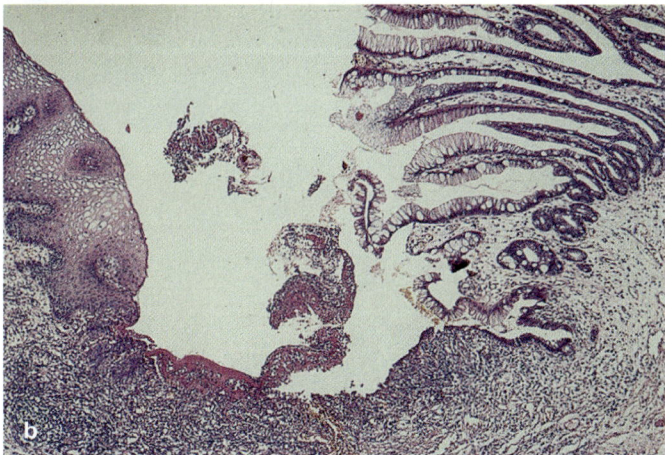

Abb. 27.7 Barrett-Mukosa. a Zungenförmige Ausläufer des Zylinderepithels (rot) in den von Plattenepithel (weiß) ausgekleideten Ösophagus (endoskopisches Bild: C. Ell, Wiesbaden). **b** Barrett-Ulkus im mittleren Ösophagus mit inkompletter intestinaler Metaplasie (rechts) und hyperplastischem Plattenepithel (links). HE, Vergr. 25-fach. [R398]

Morphologie

Endoskopisch ist das weiße Plattenepithel des Ösophagus durch eine rötliche Schleimhaut ersetzt, die sich häufig zungenförmig oralwärts ausdehnt (> Abb. 27.7a).

Histologisch besteht die Barrett-Mukosa aus einem Zylinderepithel mit intestinalen Becherzellen (inkomplette intestinale Metaplasie Typ III oder II, > Kap. 28.10.1, > Abb. 27.7b). Die Ausreifung des Epithels zur Oberfläche hin ist erhalten. Selten kommen gastrointestinale Zellelement wie Paneth-Zellen, neuroendokrine Zellen oder Pankreasepithelien vor (komplette intestinale Metaplasie Typ I).

- **Plattenepithel:** Das atypische Plattenepithel zeigt einen Glykogenverlust, sodass Lugol-Lösung zur endoskopischen Identifizierung (keine Anfärbung) eingesetzt werden kann. Histologisch liegen außerdem eine Architekturstörung, Zellatypien, zahlreiche teils atypische Mitosen und eine Reifungsstörung des Plattenepithels vor (> Abb. 27.8a).
- **Barrett-Mukosa:** Endoskopisch kann sie nicht zuverlässig erkannt werden. Histologisch ist sie durch bis an die Oberfläche reichende Zellatypien des Zylinderepithels, eine gesteigerte mitotische Aktivität und die Ausbildung komplexer Foveolararchitekturen (Ausknospungen, Verzweigungen) gekennzeichnet (> Abb. 27.8b).

In Abhängigkeit von der Ausprägung der histologischen Veränderungen wird zwischen einer niedrig- oder hochgradigen Dysplasie unterschieden. Vor allem Letztere ist ein Indikator für ein entstehendes oder benachbartes invasives Karzinom.

27.10.4 Plattenepithelkarzinom

Definition Das Plattenepithelkarzinom ist ein invasiv wachsender maligner Tumor mit plattenepithelialer Differenzierung. Es handelt sich um den in der westlichen Welt zweithäufigsten histologischen Typ eines Ösophaguskarzinoms (40–50 %). Als Frühkarzinome werden Tumoren bezeichnet, die nicht tiefer als bis in die Submukosa infiltrieren, auch wenn bereits Lymphknotenmetastasen vorliegen. Fortgeschrittene Karzinome dehnen sich bis in die Muscularis propria oder tiefer aus.

Epidemiologie Plattenepithelkarzinome machen in westlichen Ländern 2–5 % aller Malignome aus. Die Inzidenz zeigt weltweit eine starke geografische Variabilität. Regionen mit besonders hoher Inzidenz finden sich in Frankreich, Iran, China, Südafrika und Südamerika.

Pathogenese

Chronischer Alkohol- und Nikotinabusus sind die wichtigsten ätiologischen Faktoren des Plattenepithelkarzinoms. Beide steigern das Karzinomrisiko unabhängig voneinander und potenzieren sich gegenseitig in ihrer Wirkung. Die Anzahl der pro Tag gerauchten Zigaretten und die Dauer des Nikotinabusus korrelieren direkt mit dem Karzinomrisiko. Weitere Risikofaktoren sind in der Nahrung enthaltene Kanzerogene (Nitrosamine), Mangelzustände (Vitamin A, Folsäure, Spurenelemente), chronische Entzündung der Ösophagusschleimhaut (bei Achalasie, Verätzung, Divertikel), mediastinale Bestrahlung und familiäre Prädisposition.

Invasive Plattenepithelkarzinome entstehen aus einer plattenepithelalen Dysplasie (**intraepithelialen Neoplasie**) (> Kap. 27.10.3), deren Reste häufig in der Umgebung eines invasiven Karzinoms lokalisiert sind. Das Karzinomrisiko nimmt mit dem Schweregrad der Dysplasie zu.

Morphologie

Plattenepithelkarzinome werden meist im mittleren und unteren, selten (10–15 %) im oberen Ösophagusdrittel angetroffen.

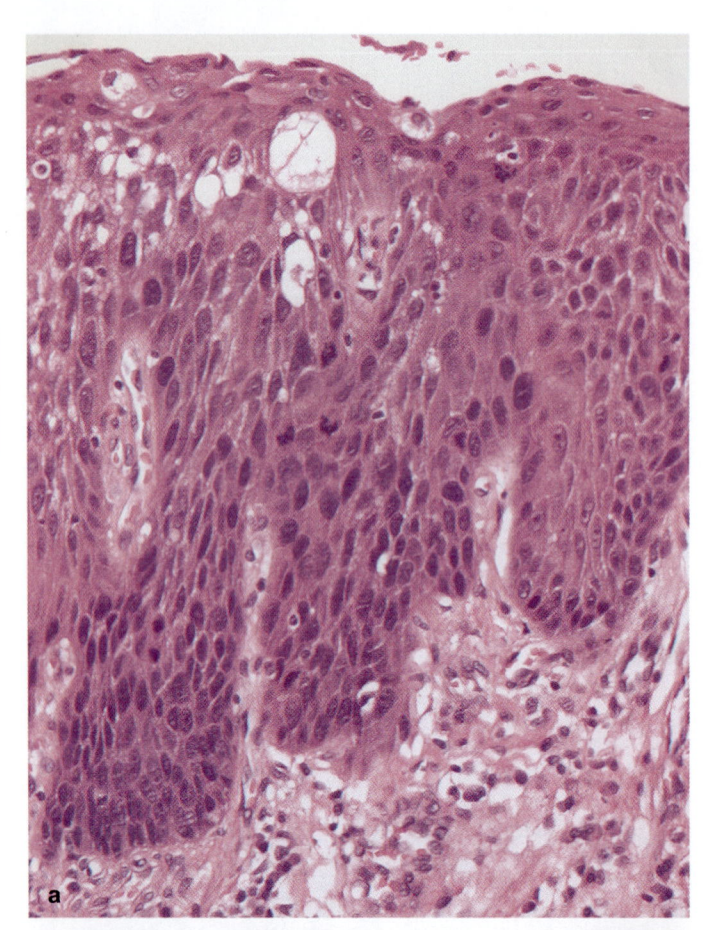

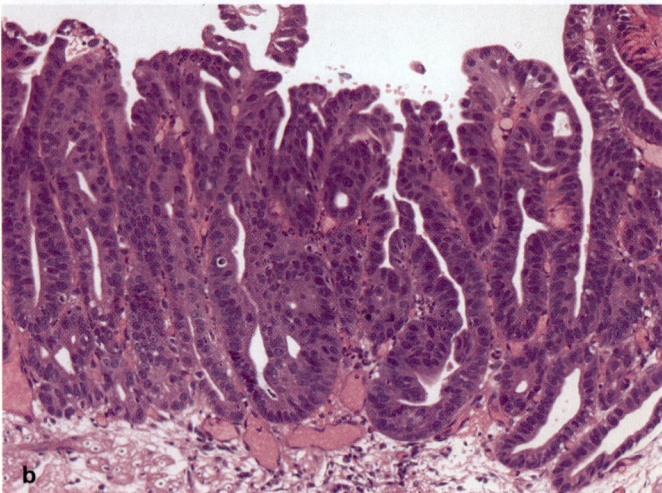

Abb. 27.8 Dysplasie (intraepitheliale Neoplasie) des Ösophagus.
a Hochgradige plattenepitheliale Dysplasie. HE, Vergr. 150-fach. b Barrett-Mukosa mit hochgradiger Dysplasie. HE, Vergr. 100-fach. [R398]

27.10.3 Dysplasie

Die Dysplasie (intraepitheliale Neoplasie) wird als Vorläuferläsion eines invasiven Karzinoms betrachtet. Sie wird häufig in der Umgebung eines invasiven Karzinoms angetroffen und kann sowohl im ortsständigen Plattenepithel des Ösophagus als auch in der metaplastischen Barrett-Mukosa entstehen:

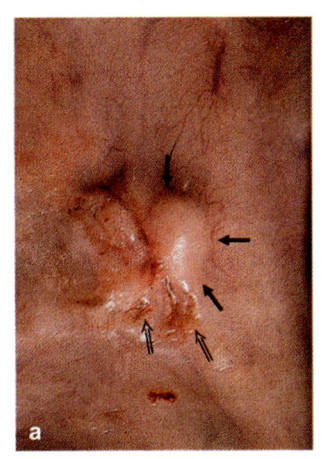

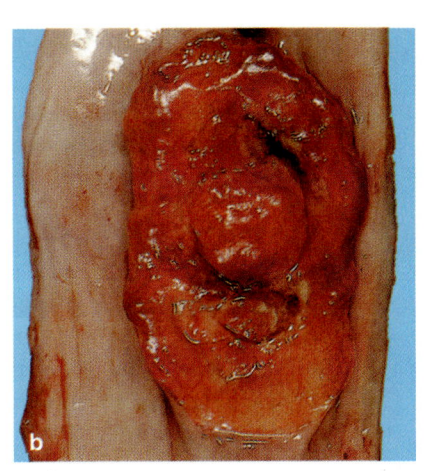

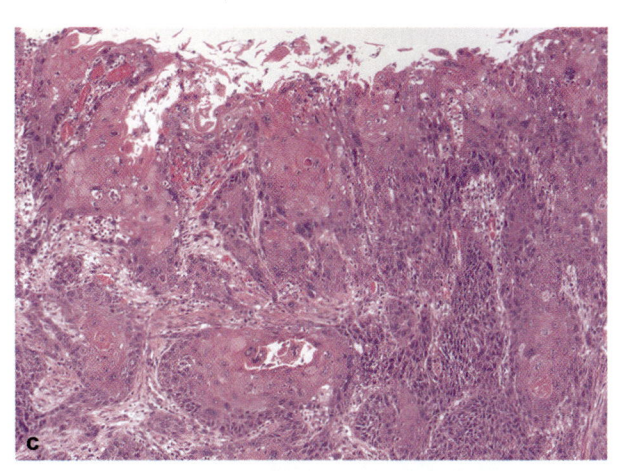

Abb. 27.9 Plattenepithelkarzinom des Ösophagus. a Frühkarzinom mit teils weißlich polypösen (Pfeile), teils rötlich erodierten Anteilen (Doppelpfeile). **b** Fortgeschrittenes ulzeriertes Karzinom mit zentralem polypösem Abschnitt. **c** Mäßig differenziertes Plattenepithelkarzinom mit herdförmiger Verhornung. HE, Vergr. 63-fach. [R398]

Frühkarzinome stellen sich **endoskopisch** als rötliche Aufrauungen oder weißliche Verdickungen der Schleimhaut dar (> Abb. 27.9a). Fortgeschrittene Karzinome äußern sich meist als Ulzeration, seltener als polypöse Läsion (> Abb. 27.9b) oder infiltrieren diffus die Ösophaguswand.

Histologisch zeigen die Karzinomzellen eine teils sehr ausgeprägte Kernpolymorphie, Interzellularbrücken, Verhornungszeichen in Form von Hornperlen oder Dyskeratosen sowie eine desmoplastische Stromareaktion in der Umgebung invasiver Tumoranteile (> Abb. 27.9c). In der Umgebung des invasiven Karzinoms wird meistens eine plattenepitheliale Dysplasie gefunden. Seltene histologische Varianten sind das verruköse, das spindelzellige und das basaloide Karzinom.

Metastasierung   Die Karzinome metastasieren vor allem in regionäre Lymphknoten. Es besteht ein direkter Zusammenhang zwischen der Häufigkeit von Lymphknotenmetastasen und der Invasionstiefe der Mukosa und Submukosa. Fernmetastasen können über den Ductus thoracicus und das obere Hohlvenensystem oder über direkte Invasion thorakaler Venen zunächst in der Lunge und nachfolgend in weiteren Organen entstehen. Tiefsitzende Ösophaguskarzinome metastasieren häufig direkt in die Leber.

27.10.5 Adenokarzinom

Definition   Das Adenokarzinom ist ein invasiv wachsender maligner Tumor mit glandulärer oder muzinöser Differenzierung, der meistens auf dem Boden einer Barrett-Mukosa entsteht (Barrett-Karzinom; > Kap. 27.10.2). Wie beim Plattenepithelkarzinom wird abhängig von der Invasionstiefe zwischen Frühkarzinomen und fortgeschrittenen Karzinomen unterschieden.

Epidemiologie   Das Adenokarzinom kommt vor allem in westlichen Ländern vor, wo Inzidenz und Prävalenz in den letzten Jahrzehnten deutlich zugenommen haben und weiterhin ansteigen. In Asien und Afrika ist das Adenokarzinom selten.

Pathogenese

Wesentliche Risikofaktoren des Adenokarzinoms sind der gastroösophageale Reflux und die Barrett-Mukosa (> Kap. 27.10.2). Das Adenokarzinom entsteht über eine Metaplasie-Dysplasie-Karzinom-Sequenz. Diese morphologisch erkennbaren Stufen der Karzinomentstehung sind mit dem Auftreten von genetischen Veränderungen assoziiert.

Morphologie

Adenokarzinome entstehen im unteren Ösophagusdrittel. **Makroskopisch** unterscheiden sie sich in einem frühen Stadium kaum von der umgebenden Barrett-Mukosa. Mit zunehmendem Wachstum entstehen Schleimhautunregelmäßigkeiten, polypöse Läsionen oder Ulzera (> Abb. 27.10a).

Histologisch zeigen Adenokarzinome eine tubuläre, papilläre oder muzinöse Architektur, selten auch einen siegelringzelligen Phänotyp (> Abb. 27.10b).

Metastasierung
Die für das Plattenepithelkarzinom beschriebenen Metastasierungswege gelten auch für das Adenokarzinom.

Die **Prognose** des Ösophaguskarzinoms wird vor allem durch das Tumorstadium (Invasionstiefe, Lymphknoten- und Fernmetastasen) bestimmt. Fortgeschrittene Karzinome mit Lymphknotenmetastasen haben unabhängig vom histologischen Typ eine schlechte Prognose (5-Jahres-Überlebensrate 10–15 %). Adenokarzinome werden aufgrund regelmäßiger endoskopischer und bioptischer Kontrolluntersuchungen bei Patienten mit Barrett-Mukosa immer häufiger in einem frühen Tumorstadium entdeckt und mittels endoskopischer Resektion behandelt. Bei Frühkarzinomen beträgt die 5-Jahres-Überlebensrate 65–80 %.

27.10.6 Mesenchymale und andere Tumoren

Meistens handelt es sich um **Leiomyome**. Seltener werden **Granularzelltumoren** angetroffen. Gastrointestinale Stromatumoren (GIST), Sarkome, maligne Melanome, neuroendokrine Tumoren und Lymphome des Ösophagus stellen Raritäten dar.

Klinische Relevanz In einem frühen Stadium sind Tumoren des Ösophagus **symptomlos**. Dysphagie, Gewichtsverlust, Schmerzen und Regurgitation treten bei zunehmender Einengung der Ösophaguslichtung auf. Daher liegt bei Diagnose eines malignen Tumors oft bereits ein fortgeschrittenes Stadium (Invasion tiefer Wandschichten, Lymphknoten- und/oder Fernmetastasen) vor.

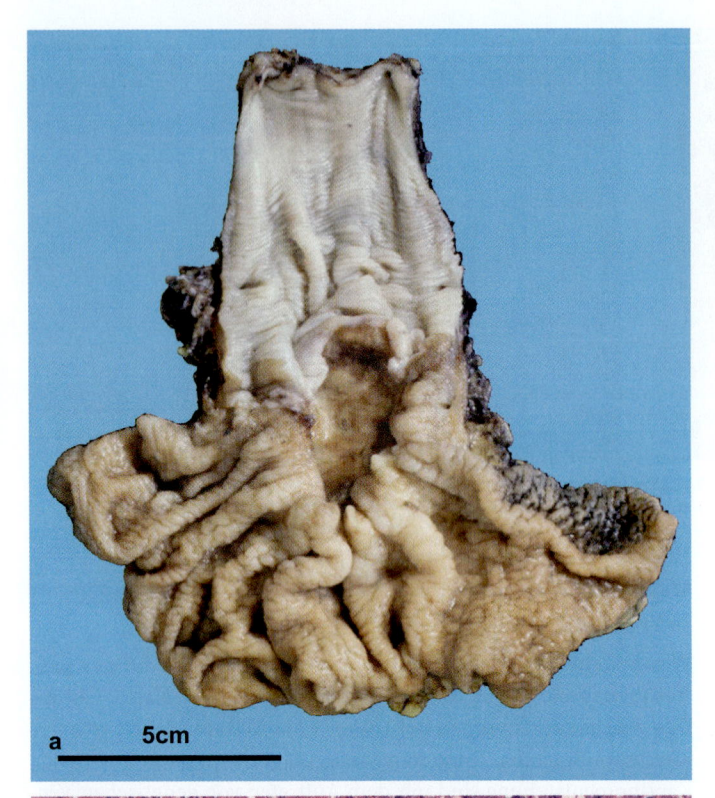

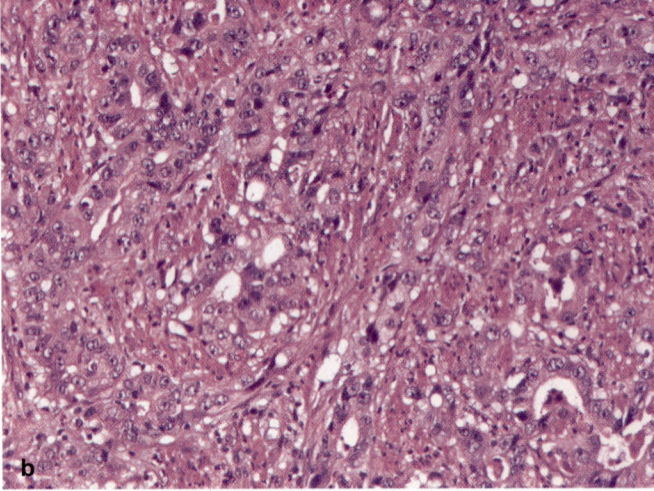

Abb. 27.10 Adenokarzinom des Ösophagus. a Ulzeriertes Adenokarzinom im unteren Ösophagusdrittel. **b** Mäßig differenziertes Adenokarzinom. HE, Vergr. 125-fach. [R398]

KAPITEL 28

W. Jochum, G. Baretton

Magen

28.1	Normale Struktur und Funktion	571	28.8 Schleimhautdefekte: Erosion und Ulkus	576
			28.8.1 Erosion	576
28.2	Fehlbildungen	572	28.8.2 Ulkus	576
28.3	Motilitätsstörungen	572	28.9 Hyperplasien der Magenschleimhaut	577
			28.9.1 Umschriebene Hyperplasien	578
28.4	Lichtungsveränderungen, abnormer Mageninhalt	572	28.9.2 Diffuse Hyperplasien	578
			28.10 Metaplasien der Magenschleimhaut	579
28.5	Stoffwechselstörungen	572	28.10.1 Intestinale Metaplasie	579
			28.10.2 Gastrale Metaplasie	580
28.6	Kreislaufstörungen	572		
28.6.1	Blutstauung	572	28.11 Tumoren	580
28.6.2	Magenblutungen	572	28.11.1 Adenom	580
			28.11.2 Dysplasie	580
28.7	Gastritis	572	28.11.3 Magenkarzinom	580
28.7.1	Klassifikation	572	28.11.4 Neuroendokrine Tumoren	582
28.7.2	Autoimmune Gastritis	573	28.11.5 Mesenchymale Tumoren	582
28.7.3	Bakterielle Gastritis	574	28.11.6 Maligne Lymphome	582
28.7.4	Chemisch-reaktive Gastritis	575		
28.7.5	Weitere Gastritis-Formen	575		

Zur Orientierung

Zu den häufigsten Magenerkrankungen gehören die verschiedenen Formen der **Gastritis**. Von besonderer Bedeutung ist eine Infektion mit *Helicobacter pylori*, die nicht nur zu einer chronischen Gastritis führt, sondern auch mit der Entstehung von gastroduodenalen Ulzera, Magenkarzinomen und MALT-Lymphomen assoziiert ist. Die **Diagnostik** von Magenerkrankungen umfasst als wichtigste Methode die endoskopische Untersuchung mit Biopsie und histologischer Untersuchung auffälliger Befunde.

28.1 Normale Struktur und Funktion

Der Magen ist ein dehnbares Hohlorgan mit Transport- und Verdauungsfunktion. Es werden zwei histologische Grundtypen der Magenschleimhaut unterschieden: **Korpus-/Fundusmukosa** und **Antrum-/Kardiamukosa.** Die lumenseitigen Foveolen sind im Korpus/Fundus kurz, in Antrum und Kardia machen sie etwa die Hälfte der Mukosadicke aus. Die **Foveolarepithelien** produzieren Bikarbonat, Kathepsine und neutrale Muzine mit MUC5AC als Apomuzin. Die Sekretionsprodukte bilden einen oberflächlichen Film und schützen die Schleimhaut vor der Magensäure. In der Tiefe schließt sich an die Foveolen der engere kurze Drüsenhals an. Er stellt die Regenerationszone dar. Die hier gelegenen Stammzellen vermehren sich je nach Bedarf und führen zu einer vorwiegend lumenwärts gerichteten Wanderung der neu gebildeten Zellen. Das darunterliegende sog. Drüsenlager erfährt dagegen nur einen geringen Zellersatz. Das Drüsenlager der Antrum- und Kardiadrüsen besteht vor allem aus **mukösen Zellen,** in denen neutraler Schleim mit MUC6 als Apomuzin und die Protease Pepsinogen II gebildet werden. Im Zellverband befinden sich **neuroendokrine Zellen,** im Antrum vorwiegend Gastrin(G)- und Somatostatin(D)-produzierende Zellen. Das Drüsenlager in Korpus und Fundus enthält wesentlich weniger muköse Zellen (**Nebenzellen).** Die Hauptmasse der Drüsenepithelien besteht hier aus den großen eosinophilen Belegzellen (Parietalzellen). Die **Parietalzellen** setzen aus ihren intrazellulären Sekretkanälchen Salzsäure und Intrinsic-Faktor frei. Die an der Basis der tiefen Drüsen gelegenen **Hauptzellen** sezernieren Pepsinogen I und II. Im Korpusbereich finden sich darüber hinaus histaminhaltige **Mastzellen** und **neuroendokrine Zellen,** darunter die serotoninbildenden enterochromaffinähnliche Zellen (ECL-Zellen) und Somatostatin produzierende D-Zellen (> Kap. 17.1).

28.2 Fehlbildungen

Bei der vorwiegend im Antrum gelegenen **Pankreasheterotopie** findet sich in der Submukosa der Magenwand Pankreasgewebe mit exokrinen/endokrinen Anteilen und Gangstrukturen. Besteht eine Pankreasheterotopie nur aus pankreatischen Ausführungsgängen und glatten Muskelfasern, spricht man von einem **Adenomyom.**
Hiatushernien > Kap. 27.5.

28.3 Motilitätsstörungen

Die **kongenitale Pylorusstenose** entsteht durch Tonussteigerung und Hypertrophie der Pylorusmuskulatur vor allem bei männlichen Säuglingen. Folge ist eine Magenausgangsstenose, die in den ersten Wochen nach der Geburt zu schwallartigem Erbrechen führt. In schweren Fällen ist eine chirurgische Durchtrennung der Pylorusmuskulatur (Pyloromyotomie) notwendig.

28.4 Lichtungsveränderungen, abnormer Mageninhalt

Abgeheilte Ulzera können die **Magenlichtung** narbig deformieren (z. B. Sanduhrmagen, Doppelpylorus). Stenosen treten bei Tumoren auf (z. B. Feldflaschenmagen). Eine abnorme Erweiterung des Magen (Gastrektasie) entsteht bei Gastroparese (z. B. im Rahmen einer diabetischen Neuropathie) oder bei einer Stenose am Magenausgang/im Duodenum.
Als **Bezoar** bezeichnet man einen meist kugeligen Fremdkörper in der Magenlichtung, der unverdaubar ist. Er besteht entweder aus pflanzlichem Material (Phytobezoar) oder Haaren (Trichobezoar).
Kleinere **Fremdkörper** (z. B. Münzen, Nadeln, Perlen) werden oft von Kindern verschluckt. Sie können zu einer Erosion/Ulzeration der Magenschleimhaut und einer Perforation der Magenwand führen.

28.5 Stoffwechselstörungen

Lipidinseln (Xanthome) sind gelbliche, meist < 3 mm große, flache Ansammlungen von lipidspeichernden Makrophagen (Schaumzellen) in der Lamina propria der Schleimhaut. Sie entstehen vor allem entlang der kleinen Kurvatur und sind ohne klinische Bedeutung.

Primäre und sekundäre Formen der **Amyloidose** führen häufig zu Amyloidablagerungen in der Magenwand (Blutgefäße, Muskelschichten, Mukosa).

28.6 Kreislaufstörungen

28.6.1 Blutstauung

Eine Stauung gastraler Venen findet sich vor allem bei portaler Hypertonie (portal-hypertensive Gastropathie bei Leberzirrhose) und ausgeprägter Rechtsherzinsuffizienz. Die venöse Hyperämie führt zu einer endoskopisch erkennbaren Rötung und Zyanose vor allem der Korpusschleimhaut.

28.6.2 Magenblutungen

Eine obere gastrointestinale Blutung wird häufig durch Schleimhautläsionen des Magens verursacht. **Petechiale Blutungen** sind flohstichartige Kapillarblutungen in der Schleimhaut. Sie treten überwiegend im Korpus und Fundus auf. Erosionen sind meist Folge einer medikamentösen oder chemisch-toxischen Schleimhautschädigung (z. B. Acetylsalicylsäure [ASS], nichtsteroidale Antirheumatika [NSAR], Alkohol). Mikrozirkulationsstörungen bei Schock und hämorrhagische Diathesen sind weitere Ursachen von Blutungen und Erosionen.
Angiodysplasien sind Gefäßfehlbildungen, die zu ausgeprägten Blutungen führen können. Blutungen aus größeren Gefäßen kommen infolge **Gefäßwandarrosion** bei Magenulkus (Dieulafoy-Läsion), Tumoren und bei Varizenruptur vor.
Als **Mallory-Weiss-Syndrom** wird ein längs verlaufender Schleimhautriss am ösophagogastralen Übergang mit nachfolgender Blutung bezeichnet. Die Mukosaläsion kann sich bis in die Submukosa oder Muscularis propria ausdehnen. Sie wird durch heftiges Erbrechen und Würgen ausgelöst.
Bei Kontakt des Blutes mit der Salzsäure des Magens wird das Hämoglobin umgewandelt, sodass das schwärzliche, teerähnliche Pigment Hämatin entsteht. Bluterbrechen (Hämatemesis) und Teerstuhl (Meläna) sind Symptome einer Magenblutung.

28.7 Gastritis

Als Gastritis wird jede Infiltration der Magenschleimhaut durch Entzündungszellen bezeichnet.

28.7.1 Klassifikation

Leitmerkmal der Gastritis ist das Entzündungsinfiltrat in der Mukosa, das je nach Gastritisform eine unterschiedliche zelluläre Zusammensetzung, Ausprägung und Verteilung zeigt:
• Besteht das Entzündungsinfiltrat aus Granulozyten, spricht man von einer **akuten** oder **aktiven** Gastritis.

28.7 Gastritis

Tab. 28.1 Weiterentwickelte Sydney-Klassifikation der chronischen Gastritis

- nichtatrophische Gastritis: bakteriell bedingt *(Helicobacter pylori)*
- atrophische Gastritis
- autoimmune Gastritis
- multifokal-atrophische Gastritis: bakteriell bedingt *(Helicobacter pylori)*
- spezielle Gastritisformen:
  - chemisch-reaktive Gastritis: verursacht durch Galle, Medikamente (ASS, NSAR)
  - Bestrahlung
  - lymphozytäre Gastritis
  - nichtinfektiöse granulomatöse Gastritis: Crohn-Gastritis, Sarkoidose, Granulomatose mit Polyangiitis
  - eosinophile Gastritis
  - andere infektiöse Gastritisformen

- Eine Entzündung mit ausschließlich lymphoplasmazellulärem Infiltrat wird als **chronische** Gastritis bezeichnet.
- Meist liegt eine **chronisch aktive** Gastritis mit chronischer und akuter Entzündungskomponente vor.
- Weitere histopathologische Zeichen einer Gastritis sind Lymphfollikel in der Mukosa, Erosionen, intestinale Metaplasie, foveoläre Hyperplasie, Fibrose oder Drüsenkörperatrophie.

Die weiterentwickelte **Sydney-Klassifikation** (1994) der Gastritis erlaubt aufgrund der Art, des Schweregrades und der topografischen Verteilung der histologischen Veränderungen eine recht zuverlässige ätiopathogenetische Zuordnung. Die Klassifikation orientiert sich zunächst an der Zusammensetzung des Entzündungsinfiltrats und unterscheidet eine akute und chronische Gastritis. Die chronische Gastritis (> Tab. 28.1) wird weiterhin in eine solche ohne (nichtatrophische) oder mit Schleimhautatrophie (atrophische) unterteilt. Eine auf das Korpus beschränkte Atrophie spricht für eine autoimmune Genese. Außerdem werden spezielle Gastritisformen abgegrenzt, bei denen eine zuverlässige nosologische Einordnung aufgrund charakteristischer histologischer Befunde möglich ist.

Neben einer deskriptiven Klassifikation der Gastritis kann sie auch ätiopathogenetisch eingeteilt werden („ABC der Gastritis-Ätiologie") (> Abb. 28.1):

- **A**utoimmune Gastritis (Typ-**A**-Gastritis)
- **B**akterielle (*Helicobacter pylori*-)Gastritis (Typ-**B**-Gastritis)
- **C**hemisch-**r**eaktive Gastritis (Typ-**C/R**-Gastritis)
- **D**iverse, seltene Gastritiden

Auch Kombinationen von verschiedenen Gastritisformen kommen nicht selten vor.

28.7.2 Autoimmune Gastritis

Syn.: Typ-A-Gastritis

Definition Die autoimmune Gastritis (2–4 % aller Gastritiden) ist eine chronische Entzündung der Magenschleimhaut, bei der es zu einer immunologisch vermittelten Zerstörung der tiefen Korpusdrüsen mit nachfolgender Schleimhautatrophie kommt.

Pathogenese

Die Autoimmunreaktion richtet sich vor allem gegen die Belegzellen der Korpus- und Funduschleimhaut (> Abb. 28.2). Im Serum der Patienten werden Autoantikörper nachgewiesen, die gegen die Protonenpumpe H^+-K^+-ATPase der Kanalikuli der Belegzellen und gegen den Intrinsic-Faktor gerichtet sind. Diese Antikörper finden sich auch bei Patienten mit *Helicobacter-pylori*-Gastritis, die zusätzlich zur bakteriellen Antrumgastritis eine autoimmune Gastritis des Korpus und Fundus entwickeln können. Die verminderte

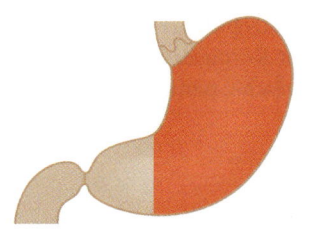

	autoimmune Gastritis	bakterielle Gastritis
Lokalisation	Korpus	Antrum, Korpus
Ätiologie	autoimmun (AK gegen Belegzellen und Intrinsic-Faktor)	bakteriell (*Helicobacter pylori*)
Klinik	perniziöse Anämie, Hypergastrinämie (evtl. multiple neuroendokrine Tumoren) Anazidität	Erosionen oder Ulkus, evtl. nichtulzeröse Dyspepsie Karzinom Hyperazidität

Abb. 28.1 Ätiopathogenetische Einteilung der Gastritis. Wesentliche Merkmale der autoimmunen und bakteriellen Gastritis. [L231]

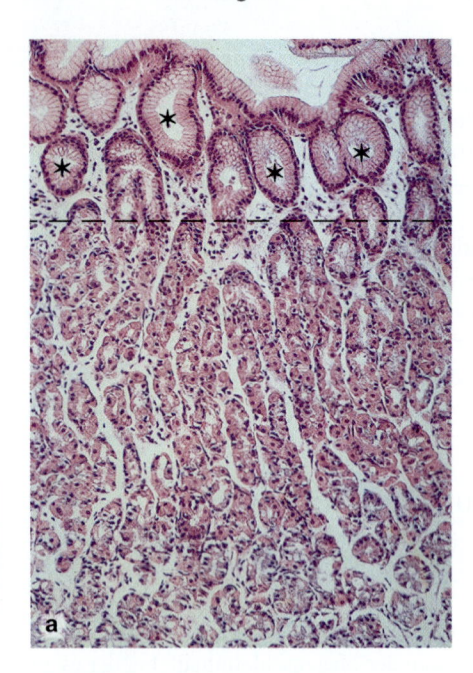

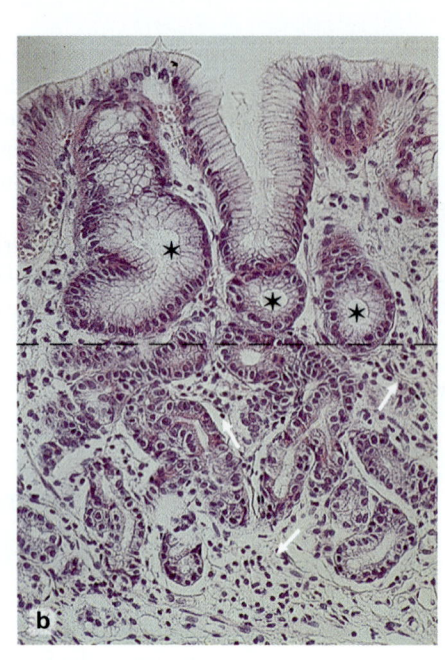

Abb. 28.2 Autoimmune Gastritis. a Normal aufgebaute Korpusmukosa mit kurzen Foveolen (Sternchen) und breitem Drüsenkörper. Die gestrichelte Linie markiert die Grenze zwischen Foveolen und Drüsenkörper. HE, Vergr. 100-fach. **b** Autoimmune Gastritis mit Verlust der Belegzellen, Atrophie des Drüsenlagers, verlängerten Foveolen (Sternchen) und lymphozytärem Entzündungsinfiltrat der Korpusmukosa (Pfeile). HE, Vergr. 350-fach. [R398]

Säurebildung führt zur Anazidität mit reaktiv gesteigerter Gastrinfreisetzung der antralen G-Zellen und antraler G-Zell-Hyperplasie (> Kap. 17.2.1). Das Fehlen von Intrinsic-Faktor beeinträchtigt die Vitamin B_{12}-Resorption, so dass eine perniziöse Anämie entsteht.

Morphologie

Die **histologischen** Befunde bei Autoimmungastritis sind abhängig vom Krankheitsstadium. Früh (aktive Autoimmungastritis im präatrophischen Stadium, Prä-A-Gastritis) findet sich ein dichtes lymphozytäres Entzündungsinfiltrat in der Korpus- und Fundusschleimhaut. Dieses geht mit Drüsendestruktion und reaktiver Hyperplasie der Belegzellen einher. Die fortschreitende Zerstörung der Belegzellen führt zur Schleimhautatrophie, zur Hyperplasie endokriner Zellen und zum Ersatz der Korpusdrüsen durch ein metaplastisches Epithel (pseudopylorische, pankreatische oder intestinale Metaplasie).

28.7.3 Bakterielle Gastritis

Syn.: Typ-B-Gastritis, Helicobacter-pylori-Gastritis

Definition Die bakterielle Gastritis wird fast ausschließlich durch *Helicobacter pylori* (*H. p.*) verursacht und kann deshalb weitgehend mit einer *H. p.*-Gastritis gleichgesetzt werden. Sie ist mit 60–70 % die häufigste Form einer Gastritis. Eine *H. p.*-Gastritis ist mit dem Auftreten von gastroduodenalen Ulzera, Magenkarzinomen und MALT-Lymphomen assoziiert.

Epidemiologie Die Prävalenz der *H. p.*-Infektion ist weltweit hoch. Sie variiert mit der geografischen Region, der ethnischen Zugehörigkeit und dem sozioökonomischen Status. Innerhalb einer Population nimmt die Prävalenz der *H. p.*-Infektion altersabhängig zu (1 % pro Jahr in Industrienationen). Eine Verbesserung von Lebensstandard und Hygiene sind mit einem Rückgang der *H. p.*-Infektionshäufigkeit verbunden.

Ätiologie *H. p.* ist ein etwa 3,5 µm langes, spiralig gewundenes, unipolar begeißeltes, gramnegatives Bakterium (> Abb. 28.3a). Selten wird die bakterielle Gastritis durch *Helicobacter heilmannii* verursacht.

Pathogenese

Die Übertragung von *H. p.* erfolgt von Mensch zu Mensch. *H. p.* besiedelt eine ökologische Nische zwischen dem gastralen Schleimfilm und dem Foveolarepithel. Eine bakterielle Urease neutralisiert dazu den sauren pH im Magen. Bakterielle Adhäsine (BabA, SabA) vermitteln die Bindung von *H. p.* an gastrale Epithelzellen. Eine Besiedelung von Dünn- und Dickdarmschleimhaut sowie von Magenschleimhaut mit intestinaler Metaplasie ist nicht möglich. *H. p.* entfaltet eine direkte zytopathische Wirkung, indem bakterielle Proteine (CagA, VacA, OipA) in Foveolarepithelien eingebracht werden. Die Schleimhaut wird zusätzlich durch die gegen *H. p.* gerichtete Entzündungsreaktion geschädigt. Die chronische Gastritis ist Folge einer chronischen Immunreaktion auf bakterielle Antigene, wobei Phänotyp und Schweregrad der Entzündung durch *H. p.*-Virulenzfaktoren und patientenbezogene Merkmale bestimmt werden.

Bei 20–30 % der Patienten mit *H. p.*-Gastritis werden im Rahmen der antibakteriellen Immunreaktion Antikörper und T-Lymphozyten gebildet, die Kreuzreaktivität gegen die H^+-K^+-ATPase der Belegzellen zeigen (molekulares Mimikry) und eine **autoimmune Korpusgastritis** auslösen können.

der chronischen Gastritiskomponente nur langsam innerhalb von 1–2 Jahren zurückbildet (sog. abklingende Post-*H. p.*-Gastritis).

Selten äußert sich eine *H. p.*-Gastritis als **lymphozytäre Gastritis,** bei der das foveoläre Deckepithel von zytotoxischen T-Lymphozyten durchsetzt und zerstört wird. Die lymphozytäre Gastritis führt zu Erosionen, Ulzerationen und einer gesteigerten Regeneration, sodass endoskopisch das Bild eines Riesenfaltenmagens entstehen kann.

28.7.4 Chemisch-reaktive Gastritis

Syn.: Typ-C/R-Gastritis

Definition Bei 30–40 % aller Gastritiden wird die Schleimhaut durch chemische Substanzen geschädigt.

Pathogenese

Endogene (Galle, Pankreassekret) oder exogene Ursachen (z. B. Alkohol, Medikamente wie NSAR und ASS) schädigen das Foveolarepithel. Durch den Verlust von Epithelzellen entstehen Erosionen und Schadstoffe bzw. Magensäure können durch verbreiterte Interzellularspalten in die Lamina propria eindringen (Schrankenstörung). Die Schädigung der Kapillaren in der Lamina propria führt zu Zirkulationsstörungen und Ödembildung. Zeichen einer mesenchymalen Reaktion in der Lamina propria sind die Proliferation glatter Muskelzellen und die Fibrose.

Ein duodenogastraler Reflux führt vor allem zu einer chemisch-reaktiven Gastritis der Antrumschleimhaut. Nach Magenteilresektion entsteht durch enterogastralen Reflux eine Schleimhautschädigung im Anastomosenbereich.

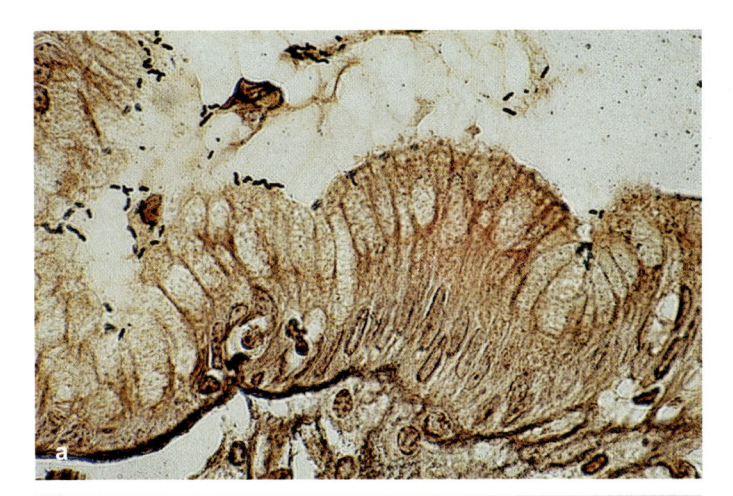

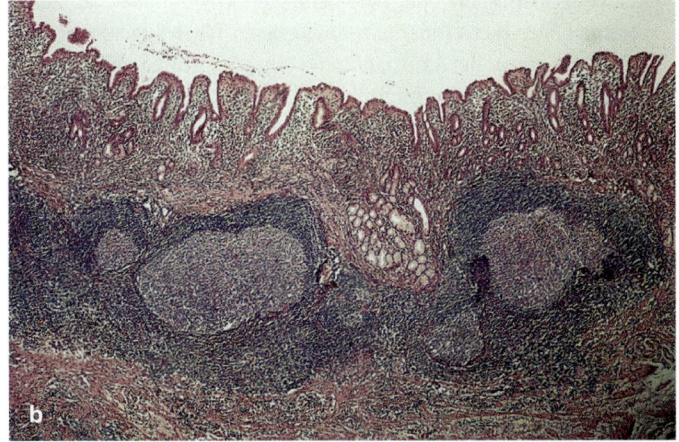

Abb. 28.3 Helicobacter-pylori-Gastritis. a Darstellung von *Helicobacter-pylori*-Organismen als schwarze, gewundene Bakterien an der Mukosaoberfläche. Versilberung nach Whartin-Starry, Vergr. 400-fach. **b** Chronisch aktive Gastritis mit Ausbildung von Lymphfollikeln („Gänsehautgastritis"). HE, Vergr. 10-fach. [R398]

Morphologie

Die *H. p.*-Gastritis betrifft vor allem das Magenantrum. Die **akute H. p.-Gastritis** ist durch ein granulozytäres Entzündungsinfiltrat in der Mukosa gekennzeichnet. Die Intensität der Entzündungsreaktion ist von der Zahl und Virulenz der *H. p.*-Organismen abhängig. Nur selten beseitigt die akute Entzündungsreaktion die *H. p.*-Infektion der Magenschleimhaut.

Bei Persistenz des Erregers entsteht eine **chronische H. p.-Gastritis,** die durch ein lymphoplasmazelluläres Entzündungsinfiltrat wechselnder Dichte mit Lymphfollikeln in den basalen Anteilen der Mukosa gekennzeichnet ist (> Abb. 28.3b). Endoskopisch können diese als kleine Polypen zu erkennen sein (sog. Gänsehautgastritis). Häufig wird das lymphoplasmazelluläre Infiltrat durch eine granulozytäre Entzündungsreaktion überlagert **(chronisch aktive Gastritis),** die mit Zeichen der Epitheldegeneration und -regeneration einhergeht. Im Verlauf kann es zu Drüsenkörperatrophie, Fibrosierung der Lamina propria und intestinaler Metaplasie kommen.

Nach *H. p.*-Eradikation verschwindet die aktive Entzündung innerhalb weniger Tage, während sich das lymphoplasmazelluläre Infiltrat

Morphologie

Makroskopisch ist die Schleimhaut gerötet und das Faltenrelief teils polypös vergröbert.

Mikroskopisch finden sich ein Ödem und dilatierte Blutgefäße in der Lamina propria, aber nur wenige Entzündungszellen. Bei rezidivierendem Verlauf entstehen eine foveoläre Epithelhyperplasie sowie eine Fibrose und eine glattmuskuläre Proliferation in der Lamina propria (fibromuskuläre Obliteration).

28.7.5 Weitere Gastritis-Formen

Die relativ seltene **granulomatöse** Gastritis kann infektiös (Mykobakterien, Pilze), durch Fremdmaterial oder durch eine Beteiligung der Magenschleimhaut bei Morbus Crohn und Sarkoidose bedingt sein. **Eosinophile** Gastritis und **Kollagen-Gastritis** sind sehr seltene Formen einer Magenentzündung. Bei Immundefizienz kann eine **ZMV-Gastritis** entstehen. **Soorinfektionen** kommen als sekundäre saprophytische Besiedlungen von Magenulzera und ulzerierten Karzinomen vor.

28.8 Schleimhautdefekte: Erosion und Ulkus

Definition Schleimhautdefekte des Magens werden je nach Tiefenausdehnung der Läsion als Erosion oder Ulkus bezeichnet (s. u.).

Pathogenese

Erosionen und Ulzera haben eine ähnliche Pathogenese. Es liegt ein Missverhältnis zwischen protektiven und aggressiven Faktoren in der Magenschleimhaut vor (> Tab. 28.2).
- **Protektive Faktoren:** Zum Schutz der Magenschleimhaut tragen vor allem ein intakter oberflächlicher Schleimfilm und eine ausreichende Bikarbonatproduktion bei. Beide sind bei schwerer Gastritis und Gallereflux reduziert. Die Schleimsekretion wird durch Prostaglandine der E-Reihe positiv beeinflusst (sog. Zytoprotektion). Ein intaktes Oberflächenepithel hemmt die Diffusion der Magensäure in das Schleimhautstroma. Zum Schutz der Magenschleimhaut trägt weiterhin eine ungestörte Durchblutung bei. Lokale und generalisierte Durchblutungsstörungen sind wesentlich an der Entstehung von Schock- und Stressulzera beteiligt. Die Häufung von Magenulzera bei portaler Hypertonie (sog. hepatogene Ulzera bei Leberzirrhose) wird venösen Durchblutungsstörungen zugeschrieben.
- **Aggressive Faktoren:** Salzsäure und gastrale Proteasen (Pepsin I und II, Kathepsin E) schädigen die Magenschleimhaut. Dies entspricht dem Konzept der Selbstandauung des Magens („peptische Geschwüre"). Neurale Einflüsse, insbesondere ein verstärkter Vagotonus, aber auch Stress (z. B. Operationen, Traumen) steigern die Salzsäureproduktion. Diese kann außerdem durch die vermehrte Produktion bzw. Freisetzung bestimmter Hormone erhöht werden. Beispiele sind das Zollinger-Ellison-Syndrom bei gastrinbildenden Tumoren (> Kap. 18.2) und die vermehrte Freisetzung von Histamin bei Verbrennungen. Außerdem kann ein duodenogastraler Reflux des aggressiven Duodenalsafts mit lysolecithinhaltiger Galle und aktivierten Pankreasenzymen zur Schleimhautschädigung beitragen. Als wichtige exogene Faktoren sind eine *H. p.*-Infektion sowie Medikamente (Kortikosteroide, ASS, NSAR) zu nennen. Letztere schädigen die Schleimhaut wahrscheinlich durch eine Beeinträchtigung der Prostaglandinsynthese.

Tab. 28.2 Protektive und aggressive Faktoren in der Pathogenese von Mukosadefekten des Magens

Protektive Faktoren	Aggressive Faktoren
• oberflächliche Muzinschicht • Mukosabarriere/intaktes Epithel • Bikarbonat • normale Zirkulation • Prostaglandine (E)	• Pepsin I und II, duodenogastraler Reflux (Gallensäuren, Pankreasenzyme) • *H. p.*-Toxine, *H. p.*-Oxidasen und Katalasen, granulozytäre toxische Radikale • Salzsäure, Hormone (Gastrin, Histamin), gesteigerter Vagotonus • Ischämie, Stress, neurale Einflüsse • Medikamente (NSAR, ASS)

28.8.1 Erosion

Definition Erosionen sind Schleimhautdefekte, die nicht tiefer als bis zur Muscularis mucosae reichen. Endoskopisch werden häufig Schleimhautdefekte mit einem Durchmesser < 5 mm als Erosionen bezeichnet.

Morphologie

Folgende Typen von Erosionen werden unterschieden:
- **Inkomplette Erosion:** Es liegt ein Defekt der oberflächlichen Mukosa mit Zerstörung des Foveolarepithels vor. Die Regenerationszone im Drüsenhalsbereich ist erhalten. Diese Läsionen treten vor allem nach toxischer (ASS, NSAR, Alkohol, duodenogastraler Reflux), ischämischer oder *H. p.*-bedingter Schleimhautschädigung auf und heilen meist innerhalb von wenigen Tagen folgenlos ab (**akute Erosion**). Bei Assoziation mit einer Schleimhautblutung liegt eine **akute hämorrhagische Erosion** vor. Nach Kontakt des Blutes mit der Magensäure kommt es zu Hämatinbildung, sodass diese Erosionen durch eine schwarze Farbe auffallen (> Abb. 28.4).
- **Komplette (tiefe) Erosion:** Hier reicht der Schleimhautdefekt bis in die Regenerationszone, sodass die Erosion nur verzögert (**chronische Erosion**) und mit bleibenden Veränderungen der Mukosa (fibröse oder glattmuskuläre Narben, Architekturstörung, Retentionszysten, intestinale Metaplasie, foveoläre Epithelhyperplasie, hyperplastischer Polyp) abheilt.

Histologisch finden sich über dem Schleimhautdefekt Fibrinablagerungen mit einem granulozytären Entzündungsinfiltrat.

28.8.2 Ulkus

Definition Das Magenulkus (Magengeschwür) ist ein Schleimhautdefekt, der tiefer als die Muscularis mucosae reicht. Endoskopisch werden häufig Schleimhautdefekte mit einem Durchmesser > 5 mm als Ulzerationen bezeichnet.

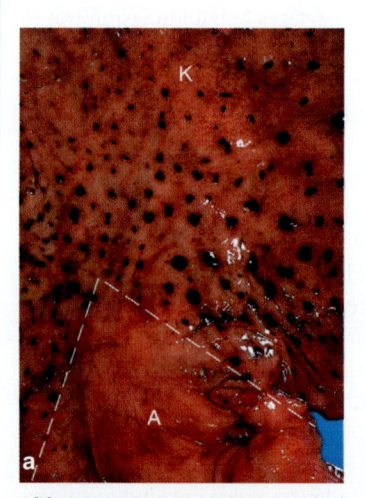

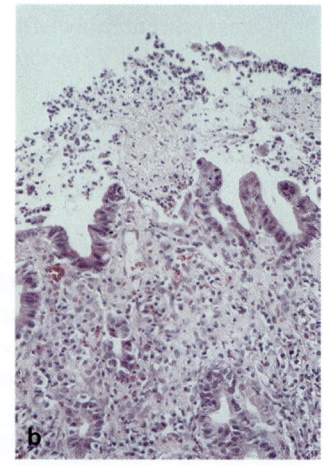

Abb. 28.4 Magenerosion. a Multiple akute hämorrhagische Erosionen im Magenkorpus. K = Korpus, A = Antrum. **b** Akute nichthämorrhagische Erosion im Magenantrum. HE, Vergr. 100-fach. [R398]

Epidemiologie Das Magenulkus entsteht vorwiegend jenseits des 40. Lebensjahrs. Männer sind etwa doppelt so häufig betroffen wie Frauen. Die meisten Ulzera sind mit einer *H. p.*-Infektion assoziiert. Außerdem wurden eine genetische Disposition und eine Assoziation mit der Blutgruppe 0 nachgewiesen. Rezidivierende Magenulzera kommen bei Hypergastrinämie (Zollinger-Ellison-Syndrom) und Hyperparathyreoidismus vor.

Morphologie

Am häufigsten sind Magenulzera an der kleinen Kurvatur am Antrum-/Korpus-Übergang lokalisiert.

Endoskopisch zeigen sich akute Magenulzera als runde Schleimhautdefekte (Ulcus rotundum) mit flachen Rändern. Chronische Ulzera haben oft einen durch Narbengewebe aufgeworfenen Rand (kallöses Ulkus; > Abb. 28.5a), wobei der oralwärtige Rand in der Regel flacher als der duodenalwärtige verläuft. Nach Abheilung bleibt zunächst eine gefäßreiche „rote Narbe", später eine sternförmige „weiße Narbe" zurück.

Histologisch besteht der Grund des akuten Ulkus aus Zelldetritus und einer daruntergelegenen fibrinoiden Nekrose (Schorf). In der frühen Heilungsphase zeigt der Ulkusgrund eine typische Vierschichtung. Unter Detritus und fibrinoider Nekrosezone liegen kapillarreiches Granulationsgewebe und Narbengewebe (> Abb. 28.5b,c). Im weiteren Verlauf kommt es zu einer Reinigung des Ulkusgrundes mit Verschwinden des Schorfs. Danach wächst vom Ulkusrand her ein einreihiges Regeneratepithel über den Ulkusgrund. Dieses bildet in der Folge eine Schleimhaut mit villöser Architektur und basalen Drüsen aus, die erst nach Monaten oder Jahren die Dicke der ursprünglichen Schleimhaut erreicht. Häufig tritt eine Umdifferenzierung in ein intestinales Epithel auf (intestinale Metaplasie). Oft wird die Submukosa im Bereich des Ulkus nicht mehr aufgebaut, sodass Muscularis mucosae und Muscularis propria verschmelzen und die Beweglichkeit der Magenwand verloren geht (Motilitätsstörungen).

Komplikationen Zu den Komplikationen eines Magenulkus gehören:
- **Blutung:** Eine seltene Sonderform der Ulkusblutung ist die **Dieulafoy-Läsion.** Hier liegt ein meist kardianahes akutes Magenulkus mit Arrosion einer abnorm großen submukösen Arterie vor, die zu einer lebensbedrohlichen Blutung führen kann.
- **Perforation:** Vor allem bei einem akuten Ulkus kann die Magenwand perforieren, da hier die im Grund eines chronischen Ulkus vorhandene Vernarbung fehlt. Bei einer freien Perforation in die Bauchhöhle entwickelt sich eine Peritonitis. Bei der gedeckten Perforation wird der Wanddefekt von Netzanteilen oder Nachbarorganen verschlossen. Wenn sich ein chronisches Ulkus durch die Magenwand in ein Nachbarorgan (Leber, Pankreas) ausdehnt, spricht man von einer **Penetration.**
- **Motilitätsstörungen:** Abgeheilte Ulzera führen zu narbigen Deformierungen und örtlichen Motilitätsstörungen, die sich als Entleerungsstörung (bei Magenausgangsstenose) oder gastroduodenalem Reflux (bei Pylorusinsuffizienz) äußern.
- **Maligne Entartung:** Die Möglichkeit einer malignen Entartung eines chronischen Ulkus ist fraglich. Bei den meisten vermeintlichen Ulkuskarzinomen dürfte es sich um ulzerierte Magenkarzinome handeln.

28.9 Hyperplasien der Magenschleimhaut

Darunter versteht man die nichtneoplastische Vermehrung von ortstypischen Zellen. Eine Hyperplasie kann umschrieben oder diffus auftreten.

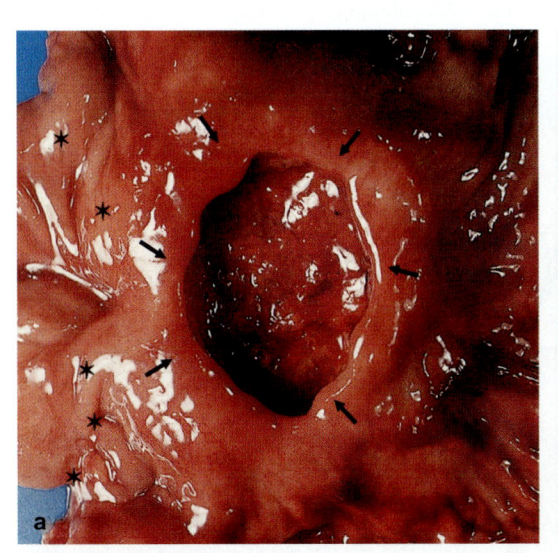

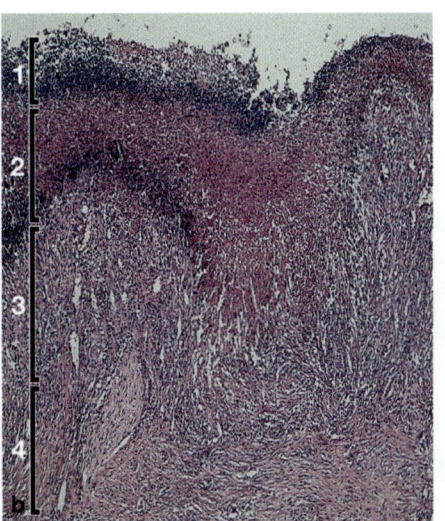

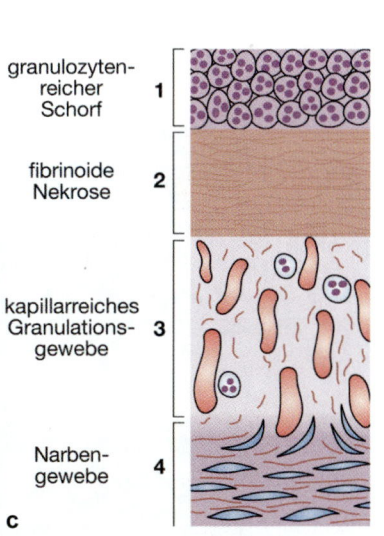

Abb. 28.5 Magenulkus. a Chronisches kallöses Magenulkus im präpylorischen Antrum (Pfeile). Pylorusring (Sternchen). [R398] **b** Histologische Schichten des Ulkusgrunds. 1 = granulozytenreicher Schorf, 2 = fibrinoide Nekrose, 3 = Granulationsgewebe, 4 = Narbengewebe. HE, Vergr. 4-fach. [R398] **c** Schematischer Aufbau des Ulkusgrundgewebes. [L106]

28.9.1 Umschriebene Hyperplasien

Fokale foveoläre Hyperplasie

Es liegt eine umschriebene Vermehrung der Foveolarepithelien und damit eine Verlängerung der Foveolen vor. Diese geht auf eine überschießende Epithelregeneration bei Gastritis oder in der Umgebung von Erosionen und Ulzera zurück.

Morphologie
Makroskopisch finden sich 2–3 mm große flache Polypen, die **histologisch** aus verlängerten und erweiterten Foveolen bei gesteigertem Zellumsatz und erhaltener Ausreifung bestehen.

Hyperplastischer Polyp

Hyperplastische Polypen sind reaktive Läsionen der Magenschleimhaut, die meistens mit einer Gastritis assoziiert sind. Sie treten vor allem im Antrum und häufig multipel auf, sind meist klein (< 1 cm) und stellen die häufigste Form (75 %) eines Magenpolypen dar (> Abb. 28.6a).

Morphologie
Histologisch bestehen hyperplastische Polypen aus deutlich verlängerten und gewundenen, teils zystisch erweiterten Foveolen mit einem verbreiterten Epithel (> Abb. 28.6b). Häufig findet sich herdförmig eine intestinale Metaplasie. Weitere typische Merkmale sind oberflächliche Erosionen, Kapillarproliferationen, ein entzündlich verändertes und ödematöses Stroma sowie eine zystische Erweiterung der tieferen Drüsenanteile. Selten wird in einem hyperplastischen Polypen eine intraepitheliale Neoplasie (Dysplasie) angetroffen. Das Entartungsrisiko ist sehr gering (< 1 %).

Drüsenkörperzysten

Als Drüsenkörperzyste wird die zystische Erweiterung tiefer Magendrüsenschnitte (im sog. Drüsenkörper) bezeichnet. Diese häufig polypösen Läsionen sind in der Regel kleiner als 1 cm und werden von abgeflachten Haupt- und Belegzellen ausgekleidet (> Abb. 28.7).

Drüsenkörperzysten des Magens treten meist sporadisch auf. Allerdings entstehen sie auch bei bis zu 50 % der Patienten mit familiärer adenomatöser Polypose (FAP) und werden unter einer Therapie mit Protonenpumpeninhibitoren angetroffen.

28.9.2 Diffuse Hyperplasien

Diffuse foveoläre Hyperplasie

Syn.: Morbus Ménétrier
Es handelt sich um eine diffuse Vermehrung der foveolären Epithelzellen mit gesteigertem Eiweißverlust und Hypoproteinämie.

Morphologie
Makroskopisch sind die Magenschleimhautfalten in Korpus und Fundus unregelmäßig verbreitert (Riesenfaltenmagen).
Mikroskopisch liegen eine Verlängerung, zystische Dilatation und gewundene Architektur der Foveolen vor.

Diffuse Hyperplasie der Belegzellen

Syn.: glanduläre Hyperplasie
Die diffuse Hyperplasie der Belegzellen in der Korpusmukosa führt zu einer Verbreiterung der Schleimhautfalten und tritt bei lang dauernder Behandlung mit Protonenpumpenhemmern und bei Hypergastrinämie auf, vor allem bei Zollinger-Ellison-Syndrom (> Abb. 28.8; auch > Kap. 17.3.1, > Kap. 18.2).

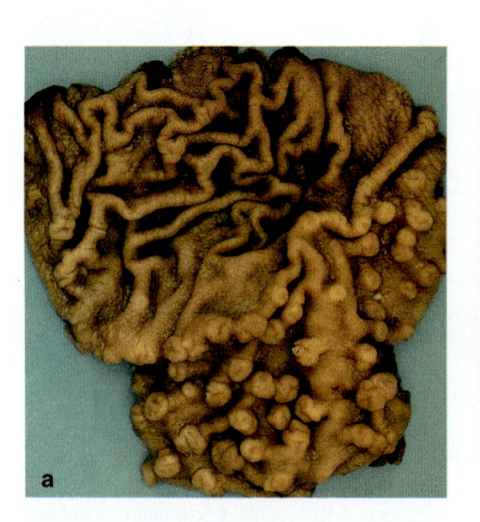

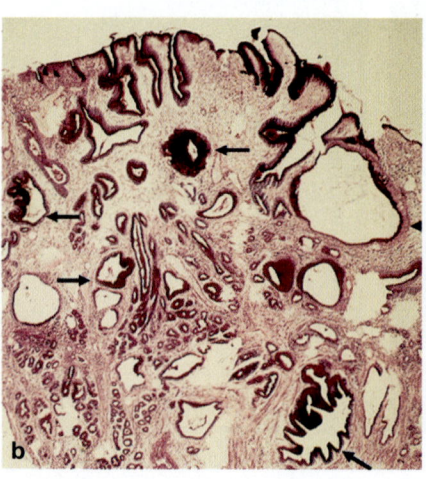

Abb. 28.6 Hyperplastische Polypen. a Multiple hyperplastische Polypen im Antrum. **b** Hyperplastischer Polyp mit verlängerten und erweiterten Foveolen sowie Hyperplasie des PAS-positiven Foveolarepithels (Pfeile) PAS, Vergr. 15-fach. [R398]

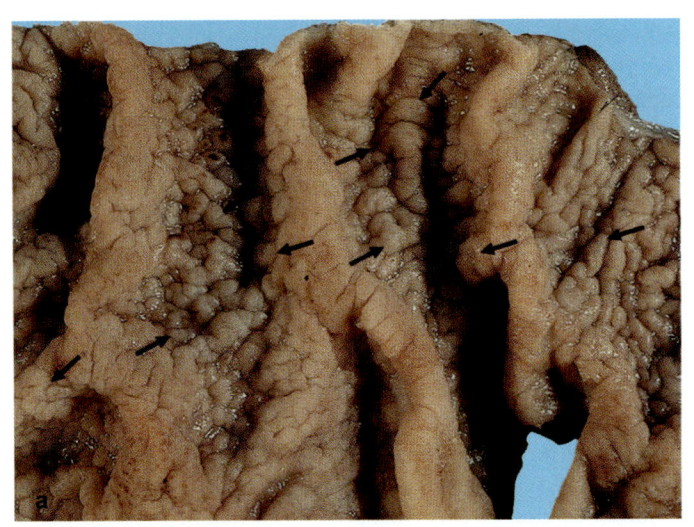

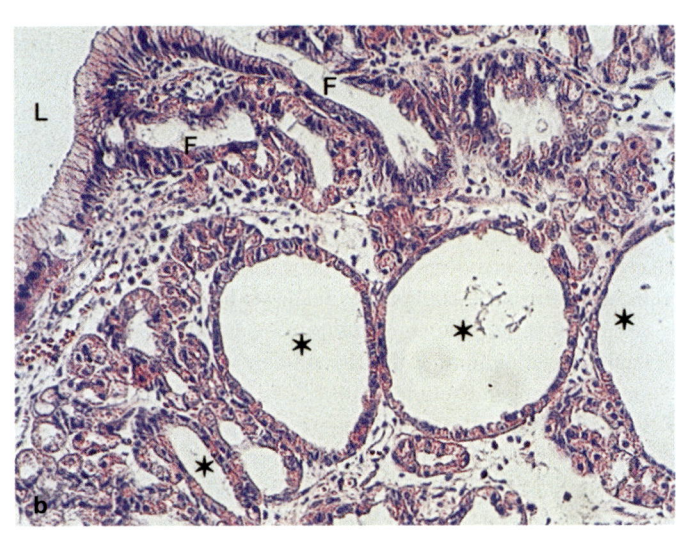

Abb. 28.7 Drüsenkörperzysten des Magens. a Polypose der Korpusschleimhaut (Pfeile) bei Drüsenkörperzysten. **b** Drüsenkörperzysten mit zystischer Erweiterung (Sternchen) tieferer Korpusdrüsen. Lumen (L), Foveolen (F). HE, Vergr. 200-fach. [R398]

Diffuse Hyperplasie der neuroendokrinen Zellen

Eine diffuse Hyperplasie der **antralen G-Zellen** mit Hypergastrinämie tritt infolge Anazidität bei fortgeschrittener autoimmuner Gastritis auf (> Kap. 28.7.2). Eine **ECL-Zell-Hyperplasie** (> Kap. 17.2.1) kann auf einen gastrinbildenden neuroendokrinen Tumor (Gastrinom) im Duodenum oder Pankreas hindeuten. Dieser führt über eine gesteigerte Gastrinproduktion auch zu Ulzera im Magen und Duodenum (Zollinger-Ellison-Syndrom). Auf dem Boden einer ECL-Zell-Hyperplasie können neuroendokrine Tumoren des Magens entstehen.

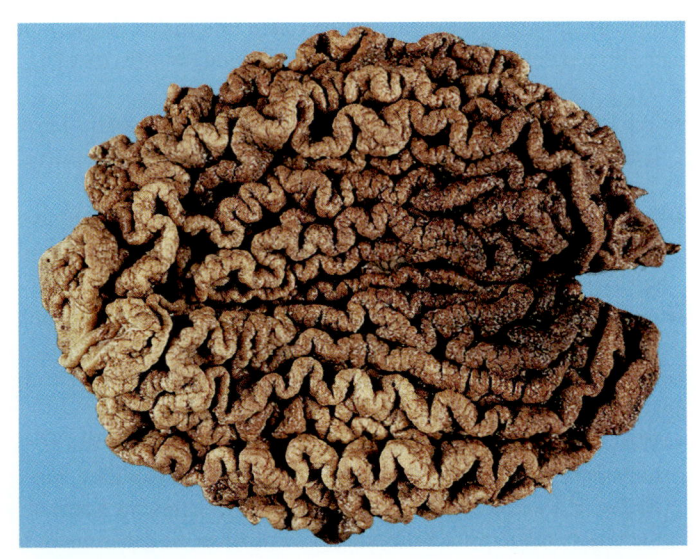

Abb. 28.8 Diffuse Hyperplasie der Belegzellen bei Zollinger-Ellison-Syndrom. Die Schleimhautfalten im Korpusbereich sind stark verbreitert und geschlängelt. [R398]

28.10 Metaplasien der Magenschleimhaut

Bei einer Metaplasie der Magenschleimhaut wird das ortstypische Epithel herdförmig durch Epithelzellen mit intestinaler, seltener heterotoper gastraler oder pankreatischer Differenzierung, ersetzt. Die Metaplasie entsteht meist bei der Abheilung von Schleimhautdefekten und ist wahrscheinlich nicht reversibel.

28.10.1 Intestinale Metaplasie

Bei der intestinalen Metaplasie (IM) wird das ortstypische Magenepithel durch darmspezifische Epithelzellen ersetzt. In Abhängigkeit von der Differenzierung des metaplastischen Epithels werden drei Formen der intestinalen Metaplasie unterschieden:

- **Typ I der IM** (komplette intestinale Metaplasie oder Dünndarmtyp bzw. enterale Form, 70–80 %): Die ortsständige Magenschleimhaut ist durch eine Schleimhaut mit Zotten- und Kryptenarchitektur, basaler Regenerationszone und allen dünndarmcharakteristischen Zelltypen (Enterozyten, Becherzellen, Paneth-Zellen und endokrinen Zellen) ersetzt. Es handelt sich um den häufigsten Typ der IM.
- **Typ II der IM** (inkomplette intestinale Metaplasie vom gastroenteralen Typ, 20–30 %): Bei dieser Form von IM ist der Ersatz durch intestinale Zellen unvollständig. Zwischen die gastralen Foveolarepithelzellen sind nur einzelne intestinale Becherzellen eingelassen.
- **Typ III der IM** (inkomplette intestinale Metaplasie vom kolischen Typ, 3 %): Diese meist herdförmige Metaplasieform ähnelt mit kryptenartigen Drüsen, voluminösen Becherzellen und saurem Schleim der Dickdarmmukosa.

Die verschiedenen Formen der IM kommen oft nebeneinander vor. Da die kolische Form (Typ III) praktisch niemals isoliert, sondern meist in Kombination mit der enteralen Form (Typ I) auftritt, hat man den Typ III auch als **enterokolischen Typ** der IM bezeichnet.

28.10.2 Gastrale Metaplasie

Ortsständige Zellen sind durch ortsfremde gastrale Epithelzellen ersetzt. Zwei Formen werden unterschieden:
- **Pseudopylorische Metaplasie:** Bei dieser häufigeren Form werden Korpusdrüsen durch Antrumdrüsen ersetzt. Sie findet sich häufig bei autoimmuner Gastritis und im Magenstumpf nach langem postoperativem Intervall.
- **Foveoläre Metaplasie:** Hier treten foveoläre Epithelzellen in tief gelegenen Drüsen auf, z. B. nach Erosionen und in Drüsenkörperzysten. Diese Form der Metaplasie kommt auch im Duodenum vor. Enterozyten werden durch Foveolarepithelien ersetzt (gastral-foveoläre Metaplasie).

28.11 Tumoren

28.11.1 Adenom

Adenome des Magens treten vor allem im höheren Lebensalter als Polypen des Antrums auf. Histologisch zeigen die Tumorzellen eine intestinale oder gastrale (foveoläre) Differenzierung. Es wird zwischen einer niedrig- und einer hochgradigen Dysplasie unterschieden. Bei großen Adenomen (> 2 cm) liegt häufig (40–50 %) bereits ein Übergang in ein Karzinom vor.

28.11.2 Dysplasie

Dysplastische Schleimhautareale bestehen aus atypischen Epithelzellen ohne Stromainvasion. Sie imponieren meistens als flache, eingesunkene oder polypoide Läsionen im Antrum. Die gastrale Dysplasie ist eng dem Entstehen eines Magenkarzinoms assoziiert.

28.11.3 Magenkarzinom

Definition Das Magenkarzinom ist ein invasiver epithelialer Tumor der Magenschleimhaut mit in der Regel glandulärer Differenzierung. Abhängig von der Infiltrationstiefe werden Frühkarzinome und fortgeschrittene Karzinome unterschieden: **Frühkarzinome** dehnen sich bis in die Mukosa (M-Typ) oder Submukosa (SM-Typ) aus, während **fortgeschrittene** Karzinome die Muscularis propria oder tiefer infiltrieren.

Epidemiologie Das Magenkarzinom gehört weltweit zu den häufigen malignen Tumoren. Die Inzidenz ist regional sehr verschieden, am höchsten in osteuropäischen Ländern, Russland und Japan sowie in Teilen von Südamerika (Andenregion), am niedrigsten in Nordamerika, Skandinavien, Australien und den meisten Ländern Afrikas und Südostasiens. Insgesamt hat die Inzidenz weltweit in den letzten Jahrzehnten abgenommen. Durch Früherkennungsmaßnahmen ist der Anteil von Frühkarzinomen in Japan besonders hoch (bis 50 %). Magenkarzinome treten vor allem im höheren Alter auf; Männer erkranken häufiger als Frauen.

Pathogenese

Magenkarzinome sind multifaktoriell bedingt. Ihr Risiko ist erhöht bei H.-p.-Infektion, autoimmuner Gastritis und chronischer chemisch-reaktiver Gastritis nach Magenteilresektion (Stumpfgastritis im Anastomosenbereich durch Gallereflux).

Bei der H. p.-Infektion fördert die Atrophie über eine Erhöhung des pH-Werts die Besiedlung der Magenschleimhaut durch anaerobe Bakterien, die ihrerseits die Bildung karzinogener N-Nitrosoverbindungen fördern. Daneben scheinen H. p.-eigene genetische Merkmale (CAG-Gene) eine Rolle bei der Karzinogenese zu spielen.

Magenkarzinome entstehen gehäuft im Rahmen verschiedener genetischer (familiärer) Tumorsyndrome (u. a. Lynch-Syndrom). Bei der erblichen Form des diffusen Karzinoms werden bei 30–40 % der Patienten Keimbahnmutationen des E-Cadherin/CDH1-Gens beobachtet.

Morphologie

Die meisten **Frühkarzinome** entstehen an der kleinen Kurvatur im Bereich des Angulus und werden endoskopisch in drei Grundtypen eingeteilt (> Abb. 28.9):
- Typ I: polypöse Form
- Typ II: flache Formen mit leicht erhabenem (IIa), im Schleimhautniveau liegendem (IIb) oder unterhalb des Schleimhautniveaus liegendem (IIc) Karzinomgewebe
- Typ III: ulzerierte Form

Auch **Kombinationsformen** (am häufigsten Typ IIc und III) dieser endoskopischen Typen kommen vor (> Abb. 28.10).

Fortgeschrittene Magenkarzinome werden meist im distalen Magen an der kleinen Kurvatur angetroffen und makroskopisch in vier Formen eingeteilt (Borrmann-Klassifikation, > Abb. 28.11):
- Typ I: Polypöse Form.
- Typ II: Ulzerierte Form mit wallartig erhabenem, scharf begrenztem Rand; diese Form entsteht sekundär aus Typ-I-Karzinomen.
- Typ III: Ulzerierte Form.
- Typ IV: Infiltrative Form mit unscharfer Begrenzung und plumper Verdickung der Schleimhautfalten, kann durch Ulzeration in ein Typ-III-Karzinom übergehen.

Histologisch sind die meisten Magenkarzinome Adenokarzinome, die nach unterschiedlichen Kriterien weiter klassifiziert werden können. Die beiden nachfolgend genannten Einteilungen werden am häufigsten verwendet:
- **WHO-Klassifikation (2019):** Nach dem vorherrschenden Wachstumsmuster unterscheidet man vor allem **tubuläre, papilläre, muzinöse** und **wenig kohäsive** Adenokarzinome. Gemischte Karzinome zeigen mehrere Wachstumsmuster. Enthalten die Zellen eines wenig kohäsiven Karzinoms zytoplasmatische Schleimvakuolen mit Verlagerung des Kerns an den Rand der Zelle, liegt ein Karzinom vom Siegelringzelltyp vor (> Abb. 28.12b).
- **Laurén-Klassifikation:** Nach dem Adhäsionsverhalten der Karzinomzellen werden intestinale und diffuse Karzinome

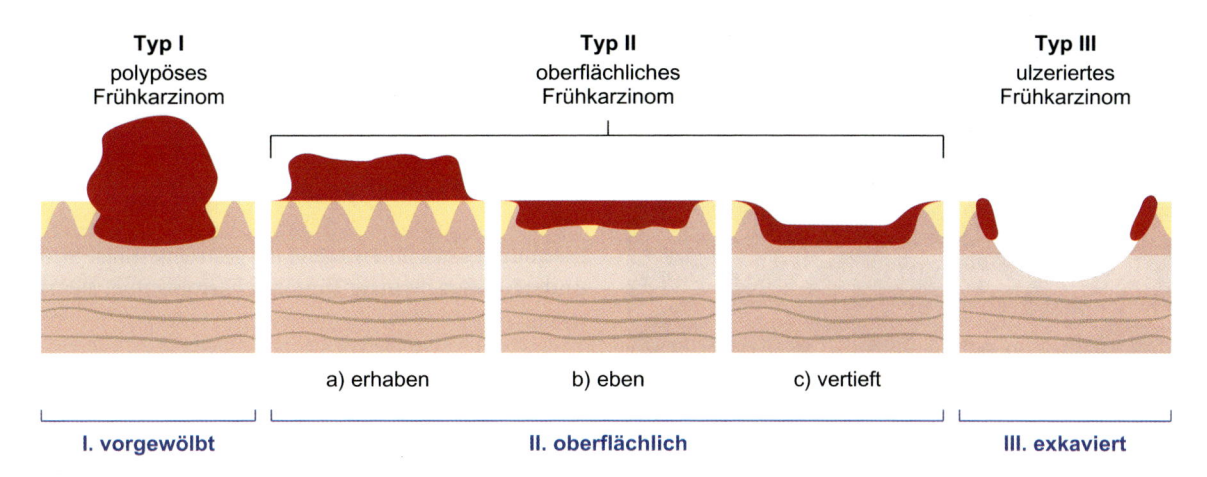

Typ I
polypöses
Frühkarzinom

Typ II
oberflächliches
Frühkarzinom

Typ III
ulzeriertes
Frühkarzinom

a) erhaben b) eben c) vertieft

I. vorgewölbt **II. oberflächlich** **III. exkaviert**

Abb. 28.9 Endoskopische Klassifikation der Magenfrühkarzinome. [L231]

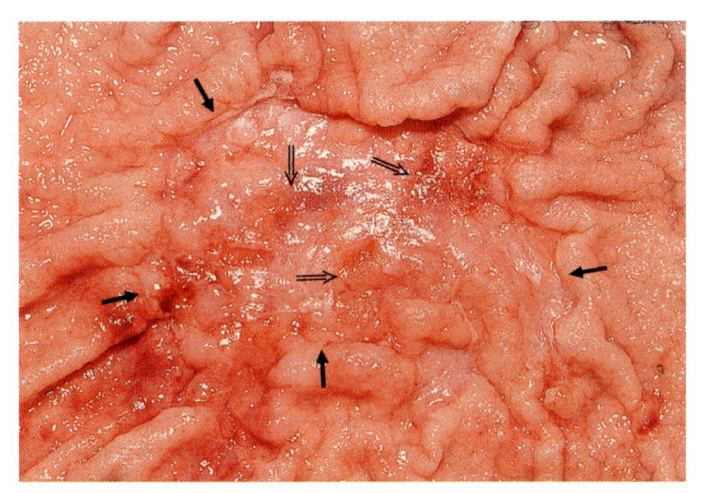

Abb. 28.10 Magenfrühkarzinom vom endoskopischen Typ IIc und III.
Im Zentrum weißliches, flaches Frühkarzinom (Pfeile) unter Mukosaniveau mit Ulzerationen (Doppelpfeile) sowie mit Abbruch und Konvergenz der angrenzenden Falten. [R398]

Typ I polypös

Typ II ulzeriert mit scharfem Rand

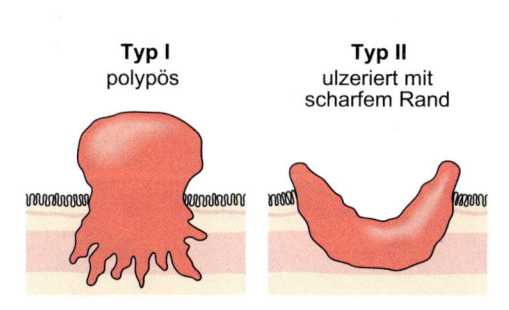

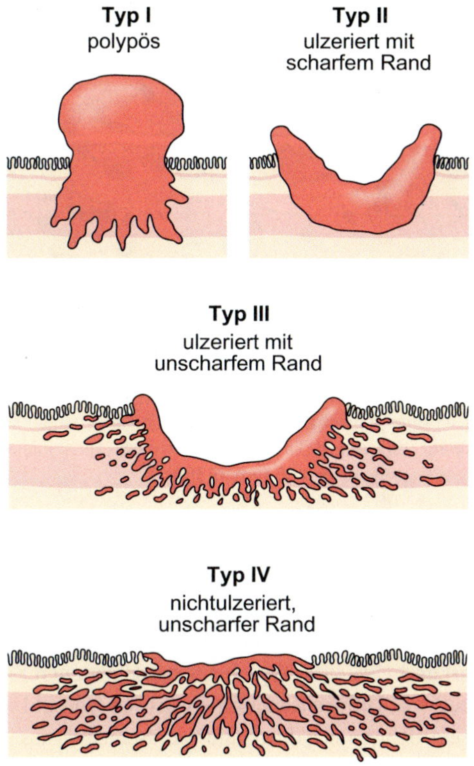

Typ III ulzeriert mit unscharfem Rand

Typ IV nichtulzeriert, unscharfer Rand

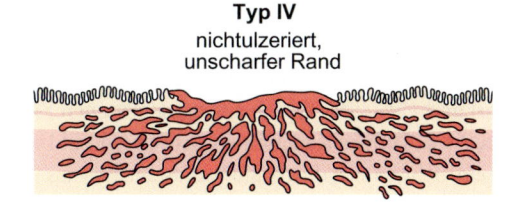

Abb. 28.11 Makroskopische Einteilung der Magenkarzinome. [R398, L106]

unterschieden: Bei **intestinalen** Karzinomen handelt es sich um Adenokarzinome, die tubuläre Strukturen ausbilden (➣ Abb. 28.12a). Im Gegensatz dazu bestehen **diffuse** Karzinome aus wenig kohäsiven Karzinomzellen, die die Magenwand diffus durchsetzen und keine glandulären Strukturen zeigen. Das diffuse Wachstum beruht auf Mutationen im Gen des Zelladhäsionsmoleküls E-Cadherin. Diffuse Karzinome zeigen oft ein siegelringzellige Differenzierung (**diffus-siegelringzelliges** Karzinom; ➣ Abb. 28.12b). Sie werden diffusen Karzinomen gegenübergestellt, bei denen die Karzinomzellen schmale Zytoplasmasäume ohne Differenzierung haben (**diffus-anaplastisches** Karzinom). Diffuse Karzinome entstehen oft im Magenkorpus und zeichnen sich durch ein ausgedehntes Wachstum und unscharfe Grenzen aus, während intestinale Karzinome eher im Antrum- und Kardiabereich entstehen und makroskopisch abgrenzbar sind. Karzinome, die gleichermaßen aus Anteilen vom intestinalen und diffusen Typ bestehen, werden als Karzinome vom **Mischtyp** bezeichnet.

Molekularpathologie

Es werden vier molekulare Subtypen des Magenkarzinoms unterschieden: EBV-positiv, mikrosatelliten-instabil, genomisch stabil, chromosomal instabil.

Eine HER2-Proteinüberexpression bzw. eine HER2-Genamplifikation der Karzinomzellen sind prädiktiv für ein Ansprechen auf HER2-gerichtete Therapien.

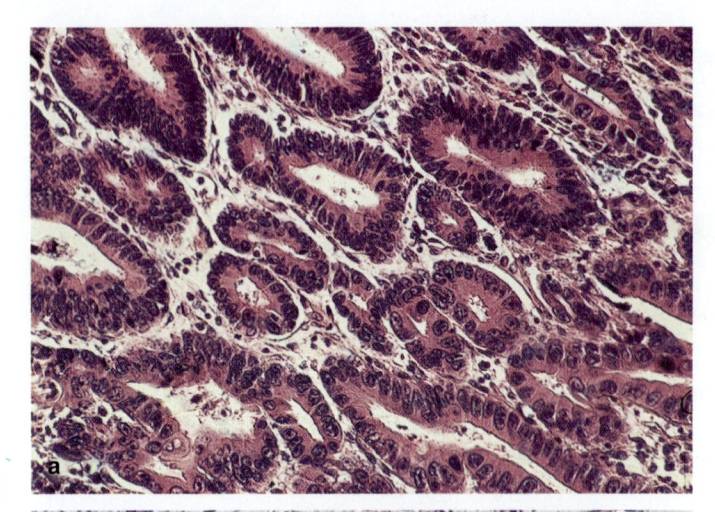

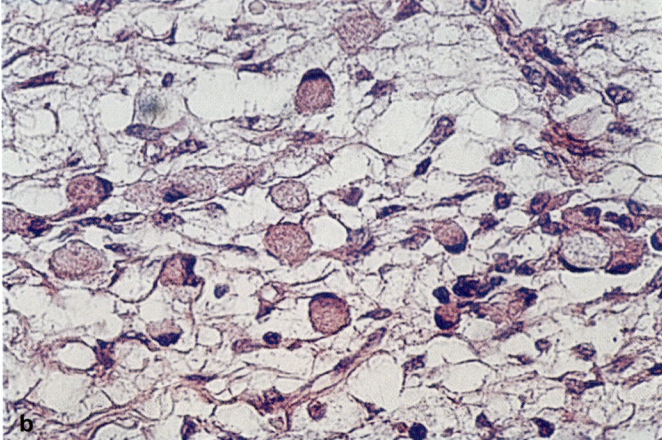

Abb. 28.12 Laurén-Klassifikation der Magenkarzinome. a Intestinales Karzinom nach Laurén mit kohäsiv wachsenden, tubulär gebauten Karzinomverbänden. HE, Vergr. 200-fach. **b** Diffuses Karzinom nach Laurén mit siegelringzelliger Differenzierung. HE, Vergr. 400-fach. [R398]

Metastasierung Karzinome metastasieren vor allem in regionäre Lymphknoten. Die Häufigkeit von Lymphknotenmetastasen wird vor allem durch die Infiltrationstiefe des Karzinoms bestimmt. Sie beträgt zum Zeitpunkt der Diagnose bei Frühkarzinomen (pT1) zwischen 5 % (M-Typ) und 15 % (SM-Typ), bei fortgeschrittenen Karzinomen (pT3) bis zu 64 %. Diffuse Karzinome wachsen früh in Lymph- und Blutgefäße ein, dehnen sich durch alle Wandschichten aus und führen häufig zu einer Peritonealkarzinose und zu Karzinommetastasen in den Ovarien (sog. Krukenberg-Tumoren). Im Gegensatz dazu dominiert bei Karzinomen vom intestinalen Typ die hämatogene Ausbreitung in die Leber.

Prognose Die Prognose eines Magenkarzinoms nach Resektion wird vor allem durch die Infiltrationstiefe (pT-Stadium) sowie das Vorhandensein von Lymphknoten- und/oder Fernmetastasen bestimmt. Bei Frühkarzinomen (pT1) liegt die 5-Jahres-Überlebensrate bei ungefähr 95 %. Bei lokal fortgeschrittenen Karzinomen beträgt sie 60–80 %, bei Infiltration der Muscularis propria und Ausdehnung bis in die Subserosa unter 50 %. Die prognostische Bedeutung des histologischen Karzinomtyps ist umstritten.

28.11.4 Neuroendokrine Tumoren

> Kap. 17.3.1, > Kap. 18.

28.11.5 Mesenchymale Tumoren

Es handelt es sich überwiegend um gastrointestinale Stromatumoren. Andere mesenchymale Tumoren (Leiomyome, Neurinome) sind selten.

Gastrointestinaler Stromatumor (GIST)

Definition Dieser Tumor ist eine mesenchymale Neoplasie, die aus den interstitiellen Zellen von Cajal, einem regulatorischen Zelltyp des Magen-Darm-Trakts mit Schrittmacherfunktion, hervorgeht. Die meisten GIST des Verdauungstrakts (60–70 %) kommen im Magen vor.

Morphologie

Makroskopisch äußert sich ein GIST als Polyp oder Ulzeration.
Mikroskopisch besteht er aus spindeligen oder epitheloiden Tumorzellen unterschiedlicher mitotischer Aktivität und zeigt teils Nekrosezonen. Wie die Cajal-Zellen zeigen die Tumorzellen in fast allen Fällen eine Expression des KIT-Rezeptors (CD117).

Molekularpathologie

In 85–90 % der GIST liegen Mutationen (Deletionen, Punktmutationen) des KIT-Gens vor, das für eine Rezeptortyrosinkinase codiert. Die Mutationen betreffen meistens Exon 11 (70 %) und Exon 9 (10 %), seltener die Exone 13 und 17. Als Folge kommt es zu einer ligandenunabhängigen Aktivierung des Rezeptors. In ungefähr 5 % der GIST finden sich Mutationen des PDGFRA-Gens (PDGFRA = platelet derived growth factor receptor alpha), das für eine weitere, dem KIT-Rezeptor ähnliche Tyrosinkinase codiert. Mutationen in den KIT- und PDGFRA-Genen stellen frühe Ereignisse in der Entstehung eines GIST dar. Im Verlauf der Tumorentwicklung kommen weitere genetische Veränderungen hinzu, die eine Therapieresistenz bedingen können.

28.11.6 Maligne Lymphome

Der Magen ist die häufigste Lokalisation für primäre extranodale maligne Lymphome. Sie machen etwa 5 % der Malignome des Magens aus. Meist handelt es sich um extranodale Marginalzonenlymphome (MALT-Lymphome, > Kap. 22.2.2) oder diffus großzellige B-Zell-Lymphome. Das Wachstum der Marginalzonenlymphome ist in den meisten Fällen von H. p.-Antigenen abhängig, eine Eradikation führt oft zur Regression. Eine Beteiligung des Magens bei einem generalisierten nodalen Lymphom ist selten.

KAPITEL 29

W. Jochum, G. Baretton

Duodenum

29.1	Normale Struktur und Funktion	583	29.4	Ulcus duodeni ... 584
29.2	Fehlbildungen ... 583		29.5	Tumoren ... 585
			29.5.1	Adenom ... 585
29.3	Duodenitis ... 583		29.5.2	Karzinom ... 585
29.3.1	Chronisch aktive Duodenitis ... 583		29.5.3	Neuroendokrine Tumoren ... 585
29.3.2	Weitere Duodenitisformen ... 584		29.5.4	Mesenchymale Tumoren ... 585

Zur Orientierung

Erkrankungen des Duodenums haben zum Teil ähnliche Ursachen und Symptome wie die des Magens, da das Duodenum in einer engen anatomischen und funktionellen Beziehung zum Magen steht. Von besonderer Bedeutung sind die durch *Helicobacter pylori* verursachte Duodenitis und das Ulcus duodeni. Tumoren des Duodenums sind selten.

29.1 Normale Struktur und Funktion

Das Duodenum ist ein ca. 25 cm langer Dünndarmabschnitt, der im **oberen Drittel** eine dorsale Aussackung enthält, den postpylorisch gelegenen Bulbus duodeni. Die Duodenalschleimhaut bildet Zotten und Krypten. Das Epithel besteht aus Enterozyten, Becherzellen, Paneth-Zellen und neuroendokrinen Zellen (> Kap. 17.1). Die Submukosa des postpylorischen Abschnitts ist reichlich mit Brunner-Drüsen ausgestattet, die im unteren Duodenumdrittel weitgehend fehlen. Brunner-Drüsen bilden Muzine, Pepsinogen II und Bikarbonat und tragen so zur Alkalisierung des sauren Mageninhalts bei. Im **mittleren Drittel** findet sich die Papilla Vateri, an der der Gallengang und der Pankreasgang gemeinsam oder getrennt in das Duodenum münden.

Die **Funktion** des Duodenums besteht im Weitertransport der angedauten Speisen, in der Alkalisierung des Magensafts und in der Aufnahme der Verdauungssekrete aus Pankreas und Leber (Galle).

29.2 Fehlbildungen

Als Fehlbildungen treten im Duodenum Atresien, Stenosen und Duplikationen auf. **Divertikel** sind meistens in der Umgebung der Papilla Vateri lokalisiert. **Gastrale Heterotopien** bestehen aus kleinen Inseln (1–2 mm) von Magenkorpusmukosa in der Duodenalwand und kommen vor allem im postpylorischen Anteil des Duodenums vor. Bei der **Pankreasheterotopie** findet sich Pankreasgewebe in der Submukosa oder Muscularis propria der Duodenalwand.

29.3 Duodenitis

29.3.1 Chronisch aktive Duodenitis

Definition Die chronisch aktive Duodenitis betrifft vor allem den Bulbus duodeni und tritt bei einer *H. p.*-Infektion auf.

Pathogenese

Die chronisch aktive Duodenitis ist in der Regel mit einer chronisch aktiven *H. p.*-Gastritis assoziiert (> Abb. 29.1). Die *H. p.*-Gastritis führt zu einer Schädigung der Somatostatin-bildenden D-Zellen. Dadurch werden die G-Zellen enthemmt. Es entsteht eine Hypergastrinämie mit Salzsäure-Hypersekretion der Belegzellen des Magenkorpus. Die Übersäuerung begünstigt eine gastrische Metaplasie der Duodenalschleimhaut. Diese ermöglicht die Besiedlung des Duodenums durch *H. p.*, da die normalen Absorptivzellen der Duodenalmukosa keine Rezeptoren für *H. p.* aufweisen. Die *H. p.*-Besiedlung induziert eine Duodenitis, die ähnlich wie die *H. p.*-Gastritis aus einer lymphoplasmazellulären und einer granulozytären Ent-

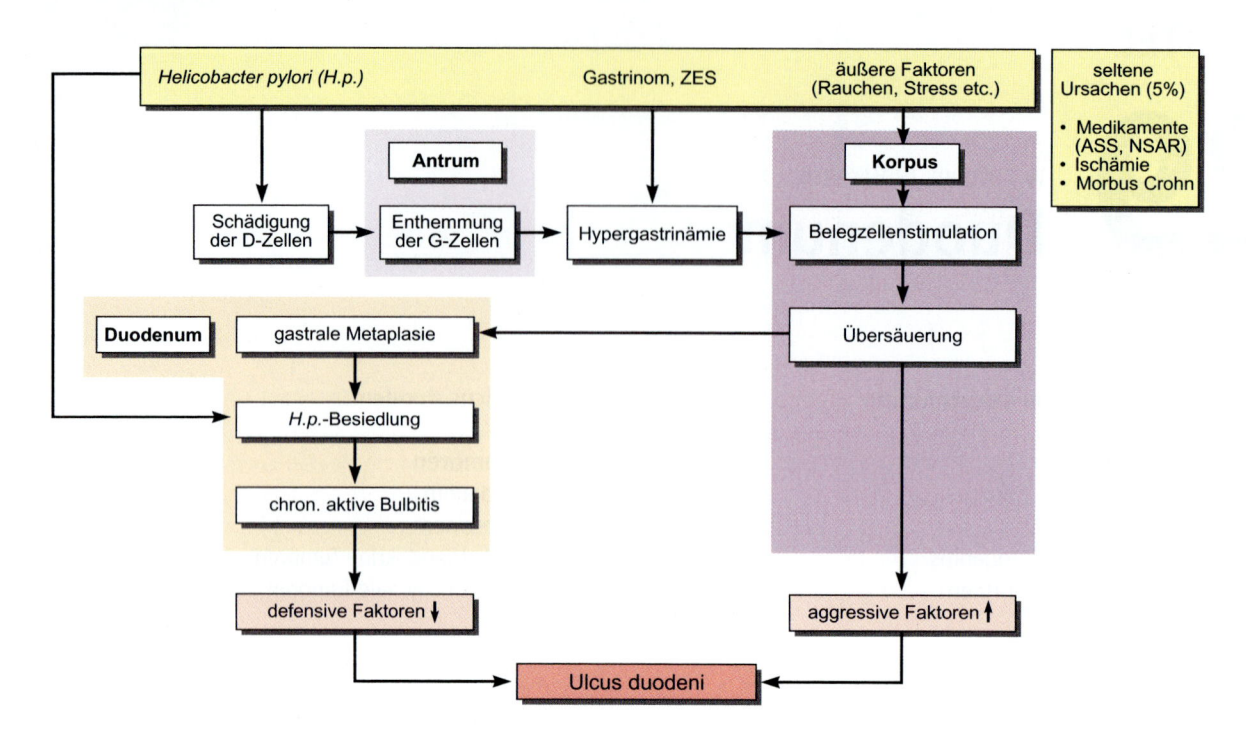

Abb. 29.1 Pathogenese der chronisch aktiven Duodenitis und des Duodenalulkus. ASS = Acetylsalicylsäure, NSAR = nichtsteroidale Antirheumatika, ZES = Zollinger-Ellison-Syndrom. [L106/L231]

zündungsreaktion besteht (> Abb. 29.2). Die Hypergastrinämie bei Zollinger-Ellison-Syndrom führt ebenfalls über eine Übersäuerung des Duodenums zu einer Duodenitis (> Kap. 17.3.1, > Kap. 18.2).

Morphologie

Makroskopisch liegen eine Schleimhautrötung und Erosionen vor. Die **histologischen** Veränderungen sind in > Abb. 29.2 genannt. Außerdem finden sich häufig regeneratorische Epithelveränderungen und eine Hyperplasie der Brunner-Drüsen.

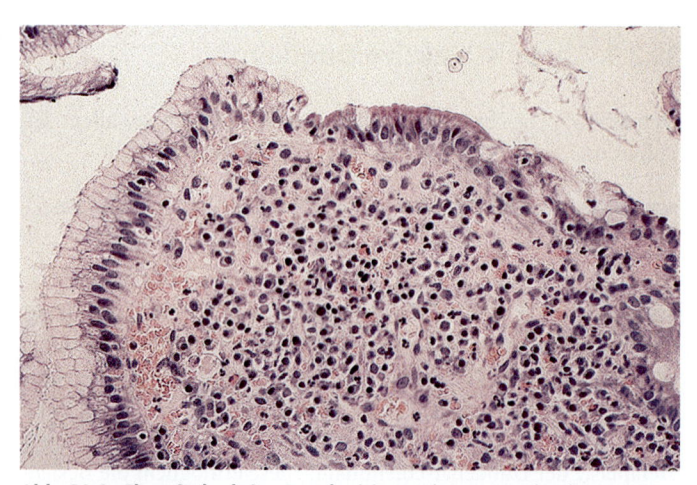

Abb. 29.2 Chronisch aktive Duodenitis. Verplumpte Duodenalzotte mit gastrischer Metaplasie (links), ausgeprägtem lymphoplasmazellulärem Entzündungsinfiltrat in der Lamina propria, zahlreichen neutrophilen Granulozyten und oberflächlicher Besiedelung mit *H. p.*-Bakterien. HE, Vergr. 200-fach. [R398]

29.3.2 Weitere Duodenitisformen

Eine Duodenitis tritt auch bei infektiöser Enteritis (u. a. bei Giardiasis, Morbus Whipple), eosinophiler Gastroenteritis, Morbus Crohn und unter NSAR-Behandlung auf. Sie kann zudem auf eine Zöliakie hinweisen (> Kap. 30.6.3).

29.4 Ulcus duodeni

Definition Dies ist ein Defekt der Duodenalschleimhaut, der tiefer als die Muscularis mucosae reicht. Endoskopisch werden häufig Schleimhautdefekte mit einem Durchmesser über 5 mm als Ulzerationen bezeichnet.

Pathogenese

Ulcera duodeni entstehen bei einer Störung des Gleichgewichts zwischen aggressiven und protektiven Schleimhautfaktoren. Besonders die durch eine *H. p.*-Gastritis induzierte Übersäuerung (> Kap. 28.7.3) des Duodenalinhalts schädigt die Schleimhaut im Duodenum („ohne Säure kein Duodenalulkus"). In ungefähr 90 % der Ulcera duodeni wird im Magen eine *H. p.*-Gastritis angetroffen. Weitere Ursachen einer gesteigerten Säureproduktion sind eine Hypergastrinämie (Zollinger-Ellison-Syndrom) und eine vegetative Stimulation (Rauchen, Stress).

Ulcera duodeni werden weiterhin bei der Einnahme von Medikamenten (ASS und andere NSAR) beobachtet. Seltenere Ursachen eines Duodenalulkus sind Infektionen mit Viren (CMV, HSV), Morbus Crohn, Sarkoidose und ein erhöhter intrakranieller Druck.

Morphologie

Das Ulcus duodeni liegt meist im Bulbus duodeni. Der **histologische** Aufbau entspricht grundsätzlich dem eines Ulcus ventriculi (> Kap. 28.8.2). Allerdings finden sich am Ulkusgrund Brunner-Drüsen, die häufig eine Hyperplasie und Vernarbung zeigen.

Komplikationen Wichtige Komplikationen sind:
- Arrosionsblutung aus der A. pancreaticoduodenalis.
- Freie Perforation mit akuter Peritonitis.
- Penetration in Nachbarorgane (Pankreaskopf, Leber, Gallenblase).
- Vernarbung und Verziehung des Pyloruskanals oder des Bulbus duodeni, die Entleerungs- oder Verschlussstörungen des Magens verursachen, die zu einem duodenogastralen Reflux führen.

29.5 Tumoren

29.5.1 Adenom

Adenome des Duodenums sind selten und entstehen in der Regel im Bereich der Papilla Vateri. Meist handelt es sich um sporadische solitäre Tumoren. Bei der familiären adenomatösen Polypose (FAP) und bei der MUTYH-assoziierten Polypose finden sich häufig multiple Adenome. **Histologisch** ähneln die meisten Adenome des Duodenums denen in Kolon und Rektum.

29.5.2 Karzinom

Mehr als die Hälfte der seltenen Dünndarmkarzinome entstehen im Duodenum. Wie Adenome sind sie meistens in der Umgebung der Papilla Vateri lokalisiert und führen oft zu einer Behinderung des Galleabflusses. Duodenalkarzinome entstehen meistens durch maligne Progression aus Adenomen (Adenom-Karzinom-Sequenz; > Abb. 29.3).

Histologisch handelt es sich um Adenokarzinome.

29.5.3 Neuroendokrine Tumoren

Ungefähr 3 % der neuroendokrinen Tumoren des Gastrointestinaltrakts entstehen im oberen Duodenum (> Kap. 17.3.1, > Kap. 18).

29.5.4 Mesenchymale Tumoren

Mesenchymale Tumoren des Duodenums sind sehr selten. Ihre Morphologie und ihr biologisches Verhalten entsprechen denen der mesenchymalen Tumoren des Magens (> Kap. 28.11.4).

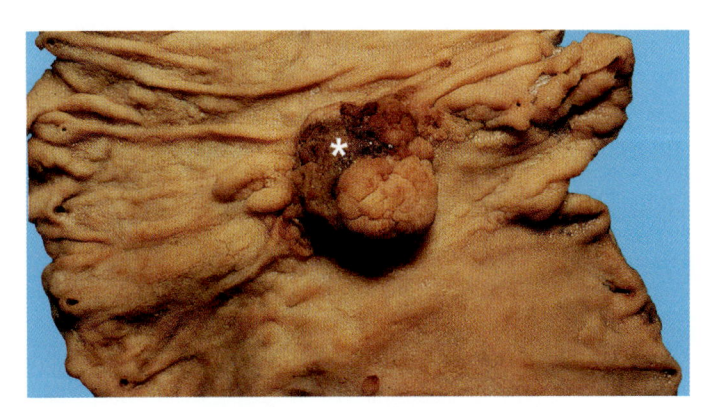

Abb. 29.3 Adenom-Karzinom-Sequenz im Duodenum. Großes tubulovillöses Adenom im Bereich der Papilla Vateri mit Übergang in ein invasives Adenokarzinom (Stern). [R398]

KAPITEL 30

Ch. Röcken, R. Langer

Jejunum und Ileum

30.1	Normale Struktur und Funktion	587	30.5.3 Venöse Hyperämie und Mesenterialvenenthrombose	593
30.2	Kongenitale Fehlbildungen	588	30.5.4 Intestinale Lymphangiektasie	593
30.2.1	Rotations- und Fixationsanomalien	588		
30.2.2	Atresien und Stenosen	588	30.6 Malassimilation	594
30.2.3	Meckel-Divertikel	588	30.6.1 Maldigestion	594
30.2.4	Hamartien, Phakomatosen	589	30.6.2 Malabsorption	594
			30.6.3 Zöliakie	595
30.3	Mechanisch verursachte Krankheitsbilder	589	30.6.4 Seltene Malassimilationssyndrome	598
30.3.1	Invagination	589		
30.3.2	Volvulus	590	30.7 Entzündliche Erkrankungen	598
			30.7.1 Bakterielle Enteritiden	599
30.4	Ileus	590	30.7.2 Virale Enteritiden	602
30.4.1	Mechanischer Ileus	590	30.7.3 Enteritiden durch Pilze	602
30.4.2	Paralytischer Ileus	591	30.7.4 Enteritiden durch Protozoen	603
			30.7.5 Enteritiden durch Helminthen	603
30.5	Vaskulär verursachte Erkrankungen	591		
30.5.1	Arterielle Verschlüsse	591	30.8 Tumoren	603
30.5.2	Durchblutungsstörungen ohne arteriellen Verschluss	593	30.8.1 Epitheliale Tumoren	604
			30.8.2 Mesenchymale Tumoren	604

Zur Orientierung

Der Dünndarm ist das zentrale Organ für die Aufnahme von Nährstoffen, die Synthese und Sekretion von (Apolipo-)Proteinen und die Produktion von bioaktiven Aminen und Peptiden. Entzündliche und nichtentzündliche Schädigungen der Mukosa sowie Einschränkungen der Blutversorgung führen zu einer Beeinträchtigung der Organfunktion, die sich klinisch in Diarrhö (Durchfall) und Ernährungsstörungen (Malassimilation) äußert. Diese Erkrankungen haben eine erhebliche medizinische und soziale Bedeutung. Die Dünndarmbiopsie ist hierbei ein wichtiger Baustein in der Differenzialdiagnose. Die Unterbrechung der Darmpassage (Ileus) stellt ein weiteres, klinisch bedeutsames, schmerzhaftes, nicht selten lebensbedrohliches Krankheitsbild dar. Tumoren sind im Dünndarm vergleichsweise selten.

30.1 Normale Struktur und Funktion

Der Dünndarm reicht vom Pylorus des Magens bis zur Bauhin-Klappe (Valvula ileocaecalis). Seine Länge beträgt im Mittel 300 cm. Es werden drei Abschnitte unterschieden: Duodenum (Pylorus bis Flexura duodenojejunalis), Jejunum und Ileum. Die beiden Letzteren gehen ohne scharfe Grenze ineinander über. Dem Jejunum werden zwei Fünftel, dem Ileum drei Fünftel zugerechnet. Das Duodenum wird im > Kap. 29 besprochen, seine Physiologie und Pathologie hängen eng mit denen des Magens zusammen.

Charakteristisch für das Jejunum und Ileum sind die quer zur Längsachse gestellten Kerckring-Falten (Plicae circulares). Durch sie sowie durch die Schleimhautzotten (Villi intestinales), die Lieberkühn-Krypten (Glandulae intestinales) und die Mikrovilli der Enterozyten ist die innere

Darmoberfläche gegenüber einem glatten Zylinder um das 600- bis 800-Fache vergrößert. Dadurch wird ein intensiver Kontakt zwischen Nahrung und resorbierender Oberfläche gewährleistet.

Jejunum und Ileum werden von der **A. mesenterica superior** versorgt, deren Äste im Mesenterium arkadenartig angeordnet sind und Kollateralen bilden. Die abführende V. mesenterica superior mündet in die Pfortader.

Der Dünndarm dient primär der **Nahrungsaufnahme** (Digestion und Resorption). Darüber hinaus ist er **immunologisches Kontaktorgan** und über das mukosaassoziierte lymphatische Gewebe (MALT-System, > Kap. 22.1.2) an der Aufrechterhaltung der immunologischen Homöostase des Organismus beteiligt. Die Zellen des disseminierten neuroendokrinen Systems nehmen **endokrine Funktionen** wahr (> Kap. 17.1).

30.2 Kongenitale Fehlbildungen

Es werden Rotations- und Fixationsanomalien (z. B. Malrotation, Situs inversus), Formanomalien (z. B. angeborener Kurzdarm, Atresie, Stenose, Divertikel), numerische Anomalien (z. B. Agenesie, Duplikatur) und sonstige Anomalien (z. B. Omphalozele, Gastroschisis) unterschieden.

30.2.1 Rotations- und Fixationsanomalien

Rotations- und Fixationsanomalien sind Lageanomalien, die durch eine unvollständige oder fehlerhafte embryonale Darmdrehung (**Malrotation**) hervorgerufen werden. Die Häufigkeit der Rotationsanomalien beträgt etwa 1 %, bezogen auf alle Neugeborenen.

Die auffälligste und zugleich auch vollständigste Lageanomalie ist der **Situs inversus totalis** mit symmetrischer seitenverkehrter Lagerung der Baucheingeweide, einschließlich Leber und Milz. Beim **Situs inversus partialis superior** handelt es sich um eine abnorme Drehung nur von Magen und Duodenum. Der **Situs inversus partialis inferior** zeigt eine seitenverkehrte Lagerung von Dünn- und Dickdarm.

30.2.2 Atresien und Stenosen

Unter einer **Atresie** eines Darmabschnitts wird eine komplette Kontinuitätsunterbrechung des Darmlumens verstanden (> Abb. 30.1). Atresien sind in der Regel angeboren. Eine Lumeneinengung wird hingegen als **Stenose** bezeichnet. Stenosen können in allen Lebensabschnitten auftreten. Abhängig vom Ausmaß der Passagebehinderung kommt es bei beiden Veränderungen zur Wanddehnung (Dilatation) des proximal des Passagehindernisses gelegenen Dünndarmabschnitts.

Bei den **Ursachen** angeborener Atresien und Stenosen muss zwischen darmwandbedingten und neuromuskulären Defekten sowie zwischen luminalen (z. B. Mekoniumileus) und extraluminalen Obstruktionen (z. B. Pancreas anulare, Duplikaturen, Tumoren) unterschieden werden. Beispiele für neuromuskuläre Defekte sind das Zuelzer-Wilson-Syndrom und der Morbus Hirschsprung. 45 % der Atresien werden im Ileum gefunden. In 16–25 % der Fälle liegen multiple Dünndarmatresien vor.

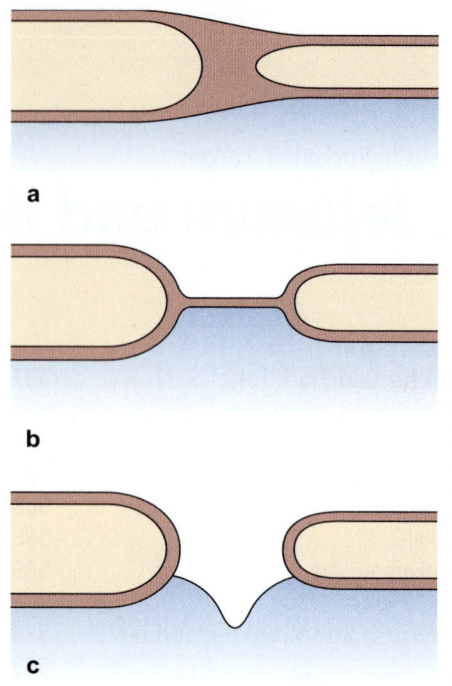

Abb. 30.1 Verschiedene Atresieformen (Schema). **a** Membranöse Atresie: Kontinuitätsunterbrechung durch eine bindegewebige Scheidewand. **b** Atresie, bei der die blindsackartigen Darmenden durch einen schmalen Bindegewebsstrang verbunden sind. **c** Atresie mit kompletter Trennung beider Darmenden. V-förmiger Defekt des Mesenteriums. [L106]

30.2.3 Meckel-Divertikel

Dies ist die häufigste angeborene Fehlbildung. Die Prävalenz in der allgemeinen Bevölkerung wird mit 2 % angegeben. Pathogenetisch handelt es sich um eine Rückbildungsstörung des Ductus omphaloentericus.

Bei Neugeborenen ist das Meckel-Divertikel etwa 30–50 cm, bei Erwachsenen 60–90 cm proximal der Bauhin-Klappe lokalisiert. Es handelt sich um ein echtes Divertikel (> Kap. 27.4.1). Die Spitze kann durch einen bindegewebigen Strang (Filum terminale) mit der Bauchwand verbunden sein. Die Länge beträgt im Mittel 3 cm, in 90 % zwischen 1 und 10 cm.

Das Divertikel wird im Allgemeinen durch Ileumschleimhaut ausgekleidet. In 30–60 % enthält das Meckel-Divertikel heterotope Magenschleimhaut vom Korpustyp mit Haupt- und Belegzellen und selten (in etwa 10 %) auch Pankreasgewebe (> Abb. 30.2).

Klinische Relevanz Komplikationen treten in etwa 4 % auf. Peptische Ulzera mit Blutung und/oder Perforation sind die häufigsten Komplikationen bei Kindern und Jugendlichen. Sie sind nahezu immer mit dem Vorhandensein heterotoper Magenschleimhaut assoziiert. Mechanische Obstruktionen durch Briden, Volvulus oder Invagination (> Kap. 30.3.1, > Kap. 30.3.2 und > Kap. 30.4.1) stellen die häufigsten Komplikationen im Erwachsenenalter dar. Drehungen (Torquierungen) mit hämorrhagischer Infarzierung (> Kap. 30.5) oder Gallensteineinlagerungen (> Abb. 30.3) sind selten.

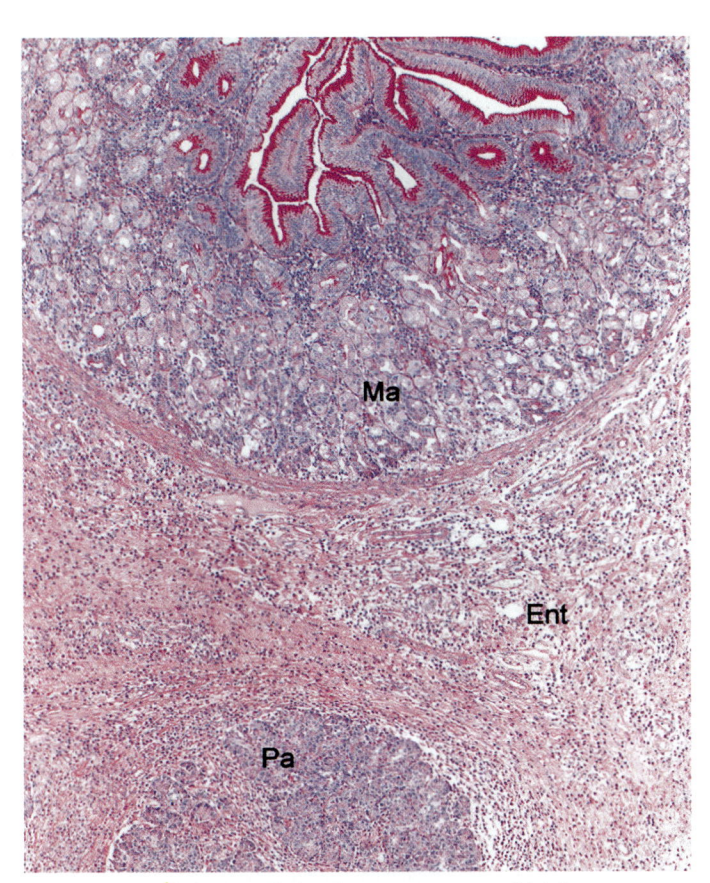

Abb. 30.2 Meckel-Divertikel mit heterotoper Magenschleimhaut vom Korpustyp (Ma) und mit ektopem Pankreasgewebe (Pa). Chronische Entzündung (Ent). PAS, Vergr. 35-fach. [R398]

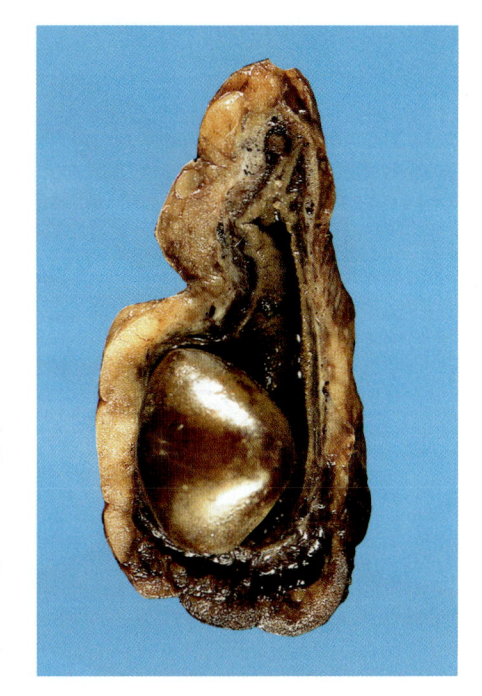

Abb. 30.3 Meckel-Divertikel (Operationspräparat) mit ulzerophlegmonöser Entzündung und inkompletter Infarzierung, wahrscheinlich hervorgerufen durch eingelagerte (Gallen-)Steine (5 Monate vor der operativen Entfernung des Divertikels schwere Gallensteinkolik). [R398]

30.2.4 Hamartien, Phakomatosen

Hierzu gehören z. B. das Peutz-Jeghers-Syndrom (> Kap. 32.8), das Cronkhite-Canada-Syndrom (> Kap. 32.8) und die Neurofibromatosen (> Kap. 8.10.11).

30.3 Mechanisch verursachte Krankheitsbilder

30.3.1 Invagination

Syn.: Intussuszeption

Definition und Epidemiologie Einstülpung eines Darmsegments (= Invaginat, Intussusceptum) in ein anderes (= Invaginans, Intussuscipiens). Invaginationen werden zu über 80 % im Säuglingsalter (4.–10. Lebensmonat) beobachtet. Die Einstülpung erfolgt im Allgemeinen in Richtung der Peristaltik (isoperistaltisch), damit liegt die Spitze des Invaginats distal- bzw. analwärts.

Ätiologie 95 % aller Invaginationen im Säuglings- und Kleinkindalter sind idiopathisch, wobei unkoordinierte peristaltische Kontraktionen oder lokal begrenzte Spasmen der Darmwandmuskulatur eine Rolle spielen. Weitere mögliche Faktoren sind Ernährungsfehler, virale Entzündungen oder Fremdkörper (Obstkerne, Darmparasiten). Im Erwachsenenalter lassen sich dagegen bei 80 % der Invaginationen organische Ursachen (z. B. Tumoren) nachweisen.

Morphologie

Abhängig von der Lokalisation werden drei Typen der Invagination unterschieden:
- **Invaginatio enterica** (> Abb. 30.4): Einstülpung von Dünndarmabschnitten in weiter distal gelegene Dünndarmabschnitte
- **Invaginatio ileocolica:** Einstülpung von Dünndarm- in Dickdarmabschnitte
- **Invaginatio colica:** Einstülpung von Dickdarmabschnitten in weiter distal gelegene Dickdarmabschnitte.

Multiple Invaginationen sind selten.

Klinische Relevanz Die Invagination kann zu arteriellen und venösen **Zirkulationsstörungen** führen mit Nekrose des Invaginats, Darmwandgangrän und schließlich Durchwanderungsperitonitis mit Entwicklung eines peritonealen Schocks (> Kap. 36.2.1). Die **Prognose** wird wesentlich durch die Dauer der Invagination bestimmt. Wird innerhalb der ersten 12 Stunden operiert, liegt die Letalität meist unter 10 %, bei später erfolgender Operation kann sie mehr als 60 % betragen.

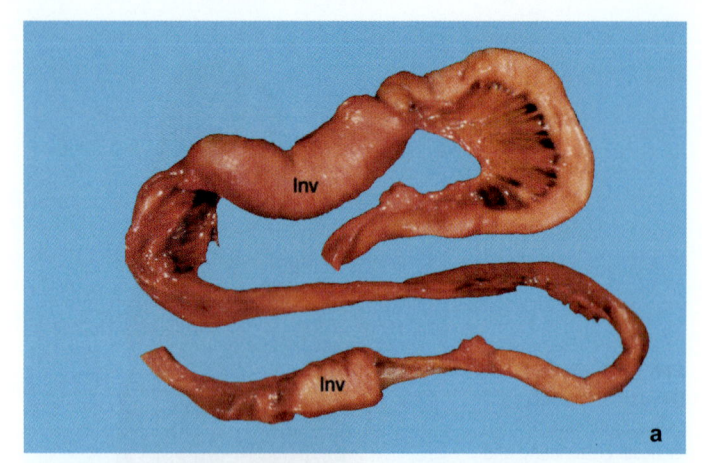

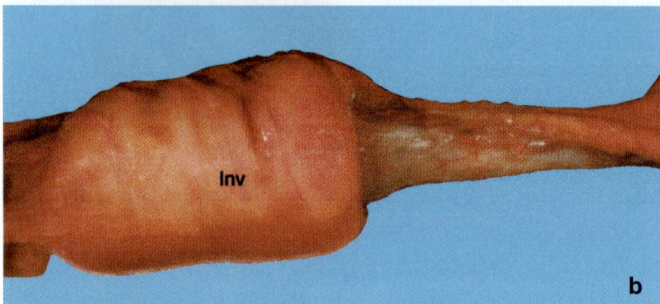

Abb. 30.4 Dünndarminvagination (Operationspräparat). **a** Übersicht mit 2 Invaginaten (Inv). **b** Ausschnitt aus a. Das einstülpende (distale) Darmsegment (Invaginans = Inv) ist kolbenartig durch das invaginierte (proximale) Darmsegment aufgetrieben. [R398]

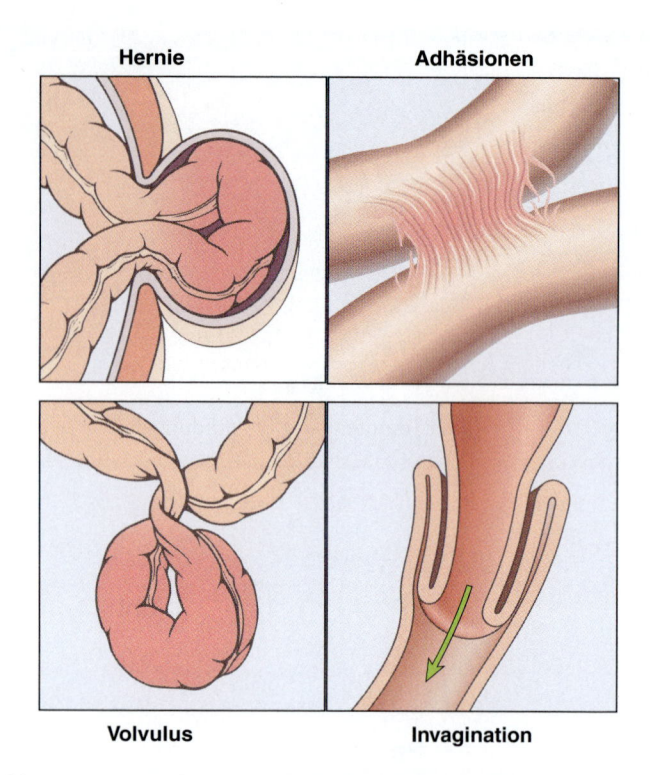

Abb. 30.5 Intestinale Obstruktion. Die vier Hauptursachen einer intestinalen Obstruktion sind die (1) Hernie, z. B. im Bereich des Bauchnabels oder der Leistenregion, (2) die Adhäsionen zwischen zwei und mehreren Darmschlingen, (3) der Volvulus und (4) die Invagination. [G899]

30.3.2 Volvulus

Definition Drehungen (Torquierungen) des Darms um die Mesenterialachse von 180° und mehr (> Abb. 30.5). Sie können im Bereich ganzer Darmabschnitte oder kleinerer Segmente auftreten.

Ätiologie Voraussetzung für die Entwicklung eines Volvulus ist die Beweglichkeit des betreffenden Darmabschnitts. Die wichtigste anatomische Konstellation liegt in einer extrem kurzen Verbindungslinie zwischen den Fußpunkten zweier Darmschlingen. Derartige Anomalien sind häufig anlagebedingt. Verkürzungen des Mesenteriums können aber auch durch Entzündungen (peritonitische Narben, Briden) oder durch Tumorerkrankungen (Peritonealkarzinose) sekundär entstehen.

Klinische Relevanz Klinisch stehen heftige Bauchschmerzen („akutes Abdomen"), später auch peritoneale oder Ileussymptome im Vordergrund. Die klinischen Symptome bzw. Komplikationen (Blutung, Darmnekrose, Peritonitis, Schock) hängen vom Ausmaß und von der Dauer der Darmdrehung ab.

30.4 Ileus

Definition Unter einem **Ileus** versteht man eine Unterbrechung der Darmpassage (Darmverschluss), unter einem **Subileus** eine inkomplette Unterbrechung.

Es handelt sich nicht um eine eigenständige Krankheit, sondern um einen Symptomenkomplex im Gefolge anderer Erkrankungen. Hinsichtlich der Lokalisation wird zwischen einem **Dünndarmileus**, evtl. unter Beteiligung des Magens, und einem **Dickdarmileus** unterschieden. Pathogenetisch wird der **mechanische** vom **paralytischen** Ileus abgegrenzt.

Morphologie

Es kommt zur Dehnung (Dilatation) des proximal eines Passagehindernisses gelegenen Darmabschnitts und evtl. zu sekundären Zirkulationsstörungen. Die im Röntgenbild (Abdomenübersicht) typischen Spiegelbildungen resultieren aus der Ansammlung von Flüssigkeit im Darmlumen.

30.4.1 Mechanischer Ileus

Ätiologie Ursache des mechanischen Ileus ist eine mechanische Passagebehinderung. Dabei kann es von **innen** (von der Darmlichtung) oder von **außen** (extraintestinal) zur mechanischen Darmverlegung kommen.

Pathogenese

Unter pathogenetischen Aspekten kann der mechanische Ileus im Wesentlichen auf vier verschiedene Mechanismen zurückgeführt werden:
- Obturationen (Verlegung) der Darmlichtung (ohne Abschnürung der Mesenterialgefäße; **Obturationsileus**): Ursachen sind verschluckte Fremdkörper (z. B. Obstkerne), Enterolithen (z. B. Kotsteine, Gallensteine) und Wurmerkrankungen (z. B. Askariden). Zum Obturationsileus gehört auch der **Mekoniumileus** des Neugeborenen als Komplikation einer zystischen Fibrose (> Kap. 5.3.2).
- Obstruktionen durch Tumoren oder Entzündungen (v. a. Morbus Crohn, aber auch Divertikulitis und Infektionen) der Darmwand selbst (ohne Abschnürung der Mesenterialgefäße; **Obstruktionsileus**).
- Da häufig zwischen Obturation und Obstruktion nicht sicher unterschieden werden kann, werden beide Ileusformen auch unter dem Begriff **Okklusionsileus** zusammengefasst.
- Kompressionen durch raumfordernde Prozesse in der Bauchhöhle (ohne Abschnürung der Mesenterialgefäße; **Kompressionsileus**), z. B. durch extraintestinale Tumoren (meist Ovarialkarzinome) oder Entzündungen.
- Strangulationen (mit Abschnürung der Mesenterialgefäße; **Strangulationsileus**), z. B. bei peritonealen Verwachsungssträngen (sog. Briden), Inkarzeration von Hernien (> Kap. 36.6.3), Invagination oder Volvulus.

Klinische Relevanz Der hohe **Dünndarmileus** führt in der Regel zu Übelkeit und Erbrechen. Koterbrechen (Miserere) kommt nur bei tiefem Dünndarmileus (z. B. bei Zäkumkarzinom) vor.

Die sich rasch steigernde Symptomatik umfasst heftige, kolikartige Schmerzen (zunächst Hyperperistaltik, später verlangsamte Peristaltik), Stuhl- und Windverhaltung mit Luft- bzw. Gasansammlung im Darm (Meteorismus), Einschränkung der venösen und lymphatischen Drainage, Hypoxämie mit Auftreten von Nekrosen bis hin zur Vollwandischämie und Dysbakteriose. Bedingt durch Flüssigkeits- und Elektrolytverluste infolge des Erbrechens und von Flüssigkeitsverschiebungen in den Darm, entwickelt sich sehr bald ein (hypovolämischer) Schock.

Eine gewisse Sonderstellung nehmen die mit primären Zirkulationsstörungen einhergehenden Ileusformen (z. B. **Strangulationsileus**) ein, bei denen plötzlich äußerst heftige Schmerzen einsetzen. Frühzeitig entwickelt sich eine Peritonitis.

Ohne therapeutische, d. h. chirurgische, Intervention führt der Ileus zum Tod. Trotz vieler therapeutischer Fortschritte ist die Ileusletalität aber immer noch hoch. Säuglinge und alte Menschen sind besonders gefährdet. Die Letalität ist direkt proportional zur Dauer des Darmverschlusses bzw. der Paralyse.

30.4.2 Paralytischer Ileus

Der paralytische Ileus ist durch die Hemmung der motorischen Darmaktivität charakterisiert.

Ätiologie Folgende Faktoren kommen als Ursache für den paralytischen Ileus in Betracht:
- Entzündliche bzw. infektiös-toxische, z. B. Pankreatitis, Peritonitis
- Chemisch-toxische, z. B. Medikamente (Morphine)
- Metabolische, z. B. Urämie, Azidose, Hypokaliämie
- Vaskuläre, z. B. Verschlüsse mesenterialer Gefäße
- Nervös-reflektorische, z. B. Nieren- und Gallensteinkoliken, abdominelle Operationen und Blutungen, Schädel- und Bauchtraumata, Verletzungen oder Erkrankungen des Rückenmarks

30.5 Vaskulär verursachte Erkrankungen

Für die ischämischen Erkrankungen spielen pathogenetisch vor allem arterielle Verschlüsse und hypotensive Blutdruckkrisen (nichtokklusive mesenteriale Ischämie) sowie Störungen des venösen Abflusses eine Rolle. Alle Störungsmuster können zu hämorrhagischer Darmwandnekrose führen (> Kap. 32.3.2). Die hämorrhagische Infarzierung ist Folge venöser Abflussbehinderungen.

30.5.1 Arterielle Verschlüsse

Etwa 50 % aller intestinalen Durchblutungsstörungen beruhen auf arteriellen Verschlüssen. Neben atherosklerotischen Gefäßwandveränderungen (mit sekundären Thrombosen) spielen auch Thromboembolien eine Rolle. Eine seltene Ursache sind entzündliche Gefäßveränderungen (Vaskulitiden). Sie äußern sich überwiegend als chronische Durchblutungsstörung, können speziell bei der Polyarteriitis nodosa aber auch zu akuten Infarkten führen.

Akuter Gefäßverschluss

Epidemiologie Die Häufigkeit akuter Mesenterialarterienverschlüsse als Ursache eines Darminfarkts wird mit 30–50 % angegeben. 75 % der betroffenen Patienten sind älter als 50 Jahre. Männer überwiegen im Verhältnis 3 : 1.

Ätiologie Häufigste Ursache akuter Mesenterialinfarkte ist eine **Thromboembolie**, die sowohl die A. mesenterica superior als auch die A. ileocolica oder distale Arterienäste (> Abb. 30.6) betreffen kann. Das embolische Material stammt überwiegend aus dem linken Herzvorhof (z. B. bei Mitralklappenstenose), der linken Herzkammer (Parietalthromben nach Myokardinfarkt) oder vom Klappenapparat bei Endokarditis. An zweiter Stelle folgen ortsständige **Thrombosen** der Mesenterialarterien. Selten finden sich **Cholesterinembolien** bei ausgeprägten atherosklerotischen Wandveränderungen der Aorta (> Abb. 30.7).

Pathogenese und Morphologie

Ein akuter Gefäßverschluss unterbricht die Blutzufuhr abrupt. Die Ischämie führt zur Dilatation des Darms, zu Ödembildung und

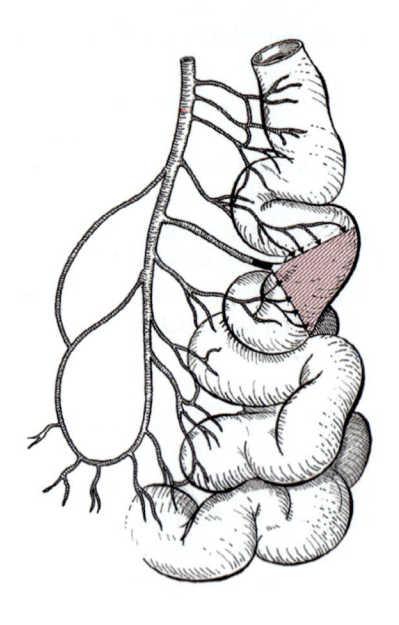

Abb. 30.6 Hämorrhagischer Dünndarminfarkt (Schema). Thromboembolischer Verschluss eines arteriellen Blutgefäßes mit hämorrhagischem Infarkt des zugehörigen Darmsegments. [R398]

Einblutung in die Darmwand. Es entwickeln sich Nekrosen, die zunächst nur die Schleimhaut, im Verlauf aber auch tiefere Wandschichten betreffen und von neutrophil-granulozytären Infiltraten begleitet werden. Der Darm erscheint düsterrot bis schwarz (**hämorrhagischer Infarkt**). Die Serosa ist durch Fibrinexsudation getrübt (> Abb. 30.8).

Klinische Relevanz Der akute mesenteriale Gefäßverschluss manifestiert sich durch einen abrupt einsetzenden Abdominalschmerz („Gefäßschmerz"), dem eine sog. stumme Phase der Darmatonie (paralytischer Ileus) folgt.

Pathologische Laborbefunde (z. B. Leukozytose, metabolische Azidose) sind unspezifisch und in der Frühdiagnose wenig hilfreich. Die Aufnahme toxischer Substanzen aus dem Darmlumen beschleunigt den Krankheitsverlauf.

Der sich entwickelnde hämorrhagische Darminfarkt kann Blutungen in die Darmlichtung, eine Darmwandperforation und eine diffuse Peritonitis („akutes Abdomen", > Kap. 36.2) mit schwerem Kreislaufschock auslösen. Die Letalität ist hoch.

Chronische Durchblutungsstörung

Ätiologie Chronische mesenteriale Durchblutungsstörungen mit dem klinischen Bild der **Angina abdominalis** (intestinale Claudicatio intermittens) entwickeln sich im Gefolge stenosierender Gefäßerkrankungen.

Bei 90–95 % handelt es sich um atherosklerotische Veränderungen der Mesenterialarterien. Ein isolierter Verschluss der A. mesenterica superior bleibt bei suffizienter Kollateralisation klinisch im Allgemeinen symptomlos.

Bei den restlichen 5–10 % chronischer Durchblutungsstörungen spielen Vaskulitiden eine wichtige Rolle: 60–80 % der Patienten mit Purpura Schönlein-Henoch, 45–55 % der Patienten mit Polyarterii-

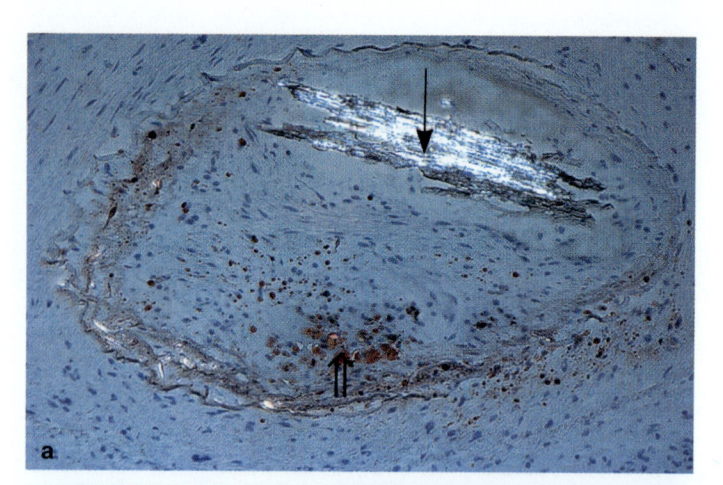

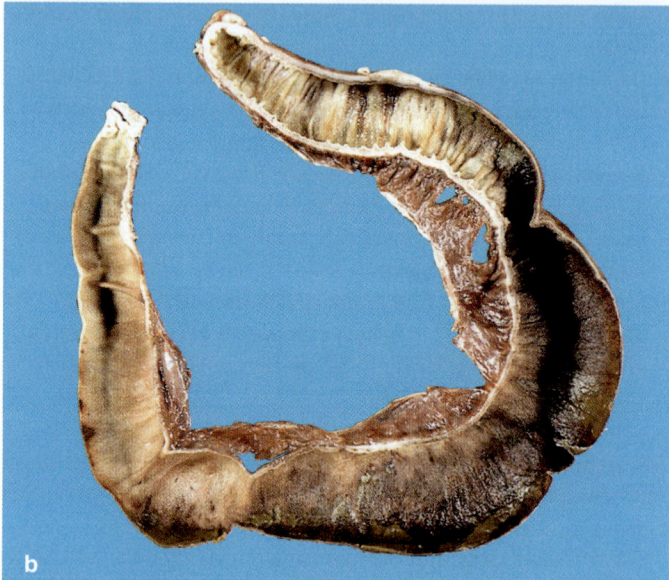

Abb. 30.7 Generalisierte Cholesterinembolien bei hochgradiger Atherosklerose. **a** Mesenteriale Arterie mit vorbestehender Atherosklerose und obliterierender Cholesterin- (Pfeil) und Fettembolie (Doppelpfeil). Kryostatschnitt. Fettfärbung, Vergr. 60-fach. **b** Nahezu kompletter hämorrhagischer Infarkt des zugehörigen Darmsegments (Operationspräparat). [R398]

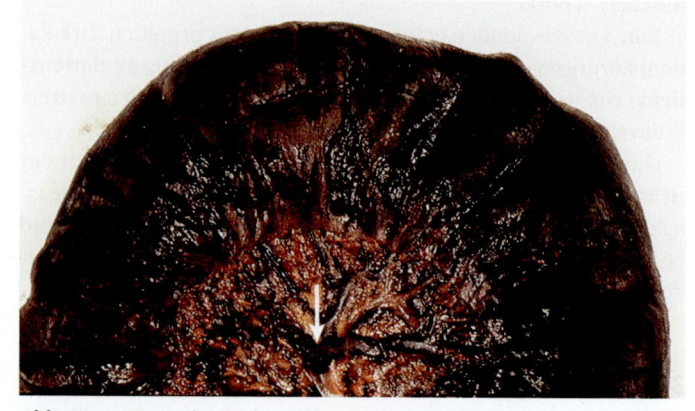

Abb. 30.8 Hämorrhagischer Dünndarminfarkt bei thrombotischem Gefäßverschluss (Pfeil) im Mesenterium (Operationspräparat). [R398]

tis nodosa und 20–25 % der Patienten mit Churg-Strauss-Syndrom zeigen eine intestinale Beteiligung (> Kap. 20.8.1).

Morphologie

Auffallend ist der Gegensatz zwischen den oft heftigen Schmerzen und den nur spärlich nachweisbaren morphologischen Befunden. Schleimhautatrophie, Ulzera, Strikturen oder Stenosen sind, speziell auf dem Boden atherosklerotischer Veränderungen, nur selten zu beobachten. Bei Vaskulitiden finden sich die entsprechenden Veränderungen an den mesenterialen und intramuralen Gefäßen (> Kap. 20.8.1).

Klinische Relevanz Das klinische Leitsymptom der Angina intestinalis sind krampfartige Abdominalschmerzen. Sie entwickeln sich zumeist nach einer Nahrungsaufnahme (postprandial), weil dann der mesenteriale Blutbedarf deutlich gesteigert ist. Durch häufige, aber kleine Mahlzeiten versuchen die Patienten, die Schmerzen zu vermeiden. Im Verlauf kann sich das klinische Bild eines Malabsorptionssyndroms ausbilden (> Kap. 30.6.2).

30.5.2 Durchblutungsstörungen ohne arteriellen Verschluss

Bei etwa 30–40 % intestinaler Durchblutungsstörungen lassen sich keine Verschlüsse der den Darm versorgenden Gefäße nachweisen. Man spricht von einer **nichtokklusiven mesenterialen Ischämie (NOMI)** oder **funktionellen Ischämie (Perfusionsischämie)**.

Die morphologischen Veränderungen der Darmwand entsprechen jenen bei okklusiven arteriellen Durchblutungsstörungen, sind jedoch häufig geringer ausgeprägt.

Ätiologie und Pathogenese

Eine Minderperfusion des Splanchnikusgebiets kann verschiedene nichtokklusive Ursachen haben:
- Die **Herzinsuffizienz** (z. B. bei koronarer Herzkrankheit oder hämodynamisch wirksamen Klappenfehlern) ist die wichtigste Ursache. Dauert eine derartige Mangeldurchblutung länger an, entwickeln sich hämorrhagische Schleimhaut- bzw. Darmwandnekrosen.
- **Schock.**
- **Gefäßspasmen** durch vasokonstriktive Medikamente (z. B. Ergotamin). Auch die Entwicklung intestinaler Ulzera nach Einnahme nichtsteroidaler Antirheumatika (NSAR) wird auf lokale Gefäßspasmen zurückgeführt.
- **Störungen der Fließeigenschaften des Blutes.**

30.5.3 Venöse Hyperämie und Mesenterialvenenthrombose

Eine **Blutstauung (Hyperämie)** mesenterialer Venen findet sich am häufigsten bei portaler Hypertonie (Leberzirrhose) und bei ausgeprägter chronischer Rechtsherzinsuffizienz (z. B. dekompensiertes Cor pulmonale). Ödem und makroskopisch erkennbare blau-livide Verfärbung (Zyanose) des Darms beruhen auf einer passiven venösen Hyperämie. Die Funktionsausfälle und damit die klinischen Symptome sind abhängig von Ausmaß und Dauer der zugrunde liegenden Erkrankung.

Thrombosen der Mesenterialvenen (Hauptstämme und/oder deren Äste) sind in 5–15 % Ursache akuter intestinaler Durchblutungsstörungen. Pathogenetisch bedeutsam sind Koagulopathien (z. B. Antithrombin-III-Mangel, Faktor-V-Leiden). Viele Fälle bleiben jedoch ätiologisch ungeklärt ("idiopathisch"). Die Folgen hängen von der Lokalisation der Thrombose und der Möglichkeit des Blutabflusses über Kollateralen ab. Morphologisch kann sich eine hämorrhagische Infarzierung entwickeln. Die Patienten klagen über kolikartige Leibschmerzen und blutige Diarrhö. Bei fulminanten Thrombosen entsprechen die klinischen Symptome und die morphologisch fassbaren Befunde denjenigen bei arteriellen Verschlüssen.

30.5.4 Intestinale Lymphangiektasie

Die intestinale Lymphangiektasie ist durch Erweiterung vor allem der mukosalen und submukosalen Lymphgefäße gekennzeichnet. Sie tritt als primäre oder sekundäre Form auf. Bei den **primären Lymphangiektasien** handelt es sich um die intestinale Manifestation einer generalisierten Fehlbildung des Lymphgefäßsystems.

Sekundäre Lymphangiektasien sind weitaus häufiger als primäre. Man findet sie infolge lokaler Lymphabflussstörungen, z. B. bei Entzündungen und Tumoren des Darms und/oder der mesenterialen Lymphknoten (z. B. Morbus Crohn, maligne Lymphome), im Rahmen des Morbus Whipple (> Kap. 30.7.1), bei mesenterialer und/oder retroperitonealer Fibrose, bei Strahlenschäden und bei konstriktiver Perikarditis (> Kap. 19.8.2).

Morphologie

Die Schleimhautzotten sind plump und kolbig aufgetrieben, endoskopisch zeigen sie eine gelblich weiße Farbe. Der Befund kann segmental oder diffus entwickelt sein. Die Diagnose wird histologisch an Dünndarmbiopsiepräparaten gestellt (> Abb. 30.9).

Klinische Relevanz Die primäre Lymphangiektasie kann sich bereits im Kindesalter manifestieren, während die sekundären Formen in der Regel Erwachsene betreffen. Man beobachtet ein enterales Eiweißverlustsyndrom mit ausgeprägten Ödemen, malabsorptive Symptome mit Diarrhö und Steatorrhö, chylöse Ergüsse (Aszites, Pleura) und sekundäre Immunmangelsyndrome (intestinaler Verlust von Lymphozyten und Immunglobulinen) mit polytopen Infektionen. Bei Kindern kann es zu Wachstumsretardierung oder Reifungsstörung kommen.

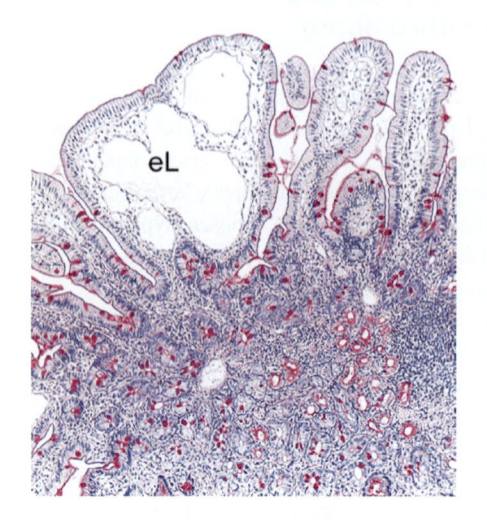

Abb. 30.9 Intestinale Lymphangiektasie mit kolbig aufgetriebenen Schleimhautzotten und zystenartiger Ektasie der mukosalen Lymphgefäße (eL). Biopsiepräparat aus dem Übergangsbereich von Duodenum und Jejunum. Drei Jahre alter Knabe mit schwerem enteralem Eiweißverlustsyndrom. PAS, Vergr. 60-fach. [R398]

30.6 Malassimilation

Der Dünndarm hat sowohl digestive als auch resorptive (absorptive) Aufgaben zu erfüllen. Eine verminderte Nährstoffausnutzung im Gastrointestinaltrakt wird als **Malassimilation** bezeichnet. Ursächlich werden zwei Störungen unterschieden:
- Unter **Maldigestion** versteht man eine Störung der intraluminalen Aufspaltung (Digestion) zugeführter Nahrungsstoffe.
- Die **Malabsorption** beruht auf Störungen des enterozytären Membrantransports, die zu einer mangelhaften Resorption der zugeführten Nahrungsbestandteile und deren digestiver Spaltprodukte führen.

Aufgrund der physiologischen Interaktion digestiver und resorptiver Prozesse sind maldigestive und malabsorptive Störungsmuster eng miteinander verknüpft und letztlich nur theoretisch zu trennen. Der Bürstensaum (Mikrovilli, Glykokalix) der Enterozyten stellt gewissermaßen die „Nahtstelle" von Maldigestion und Malabsorption dar. Er enthält sowohl die für den Endabbau der zugeführten Nahrungsstoffe erforderlichen Enzyme als auch die entsprechenden resorptiven Transportsysteme.

Durch Verlust oral zugeführter Nahrungsstoffe mit dem Stuhl kommt es zu Mangelsyndromen mit den klinischen Leitsymptomen chronische Diarrhö, Erhöhung des Fettgehalts im Stuhl (Steatorrhö) und Gewichtsverlust.

30.6.1 Maldigestion

Mögliche Ursachen eines Maldigestionssyndroms sind:
- **Exokrine Pankreasinsuffizienz** (pankreatogene Maldigestion) bei chronischer Pankreatitis, Zustand nach Pankreasresektion, zystischer Fibrose (Mukoviszidose, ➤ Kap. 5.3.2) oder Zollinger-Ellison-Syndrom (Säureinaktivierung der Lipase, ➤ Kap. 17.3.2).
- **Mangel an konjugierten Gallensäuren** (hepatobiliäre Maldigestion) bei Gallesekretions- oder Abflussstörung (Cholestase, ➤ Kap. 33.3.2), enteralem Gallensäureverlustsyndrom (z. B. Zustand nach Ileumresektion, Morbus Crohn) oder Dekonjugation von Gallensäuren durch bakterielle Fehlbesiedlung des Dünndarms bei Blindsacksyndrom (Blind-Loop-Syndrom) mit chronischer Stauung des Darminhalts in einer ausgeschalteten Darmschlinge (s. Lehrbücher der Chirurgie).

30.6.2 Malabsorption

Die Klassifikation malabsorptiver Krankheitsbilder ist nach wie vor problematisch und wird vielfach den komplexen pathophysiologischen Grundmechanismen nicht gerecht. Häufig wird zwischen **primären** Malabsorptionssyndromen **ohne** histologische Schleimhautveränderungen und **sekundären** Malabsorptionssyndromen **mit** histologischen Schleimhautveränderungen unterschieden.

Primäre Malabsorptionssyndrome

Sie sind meist angeboren und werden daher auch als kongenitale Störungen der Darmresorption bezeichnet. Es handelt sich um singuläre Resorptionsstörungen, die auf einem Enzymdefekt im Bereich des Bürstensaums der Enterozyten beruhen.

In Mitteleuropa werden am häufigsten die **Disaccharid-Malabsorptionssyndrome** beobachtet, die zu einer Unverträglichkeit bestimmter Kohlenhydrate (z. B. Laktose, Saccharose) führen. Das pathophysiologische Prinzip der Resorptionsstörung mit Entwicklung einer osmotischen Diarrhö ist in ➤ Abb. 30.10 am Beispiel des **Laktasemangels** (Laktose-Malabsorption, Laktose-Intoleranz) dargestellt. Histologisch (Dünndarmbiopsie) zeigt sich im Allgemeinen ein normales Schleimhautbild. Die Disaccharid-Malabsorptionssyndrome können mittels enzymhistochemischer oder biochemischer Methoden am Gewebe geklärt werden. Die Diagnose einer Laktose-Malabsorption bzw. Intoleranz wird heute zumeist indirekt durch einen H_2-Atemtest gestellt (s. Lehrbücher der Inneren Medizin).

Sekundäre Malabsorptionssyndrome

Sie sind meist erworben und stellen ein breites Spektrum differenzialdiagnostisch wichtiger Krankheitsbilder dar. Erkrankungen mit sekundärer Malabsorption sind z. B. Zöliakie, tropische Sprue, intestinale Lymphangiektasien, Immunmangelsyndrome, eosinophile Gastroenteritis, Mastozytose, Amyloidose, parasitäre Darmbesiedlung, intestinale Mangeldurchblutung (Ischämie), Strahlenschädigung (auch ➤ Kap. 30.6.3).

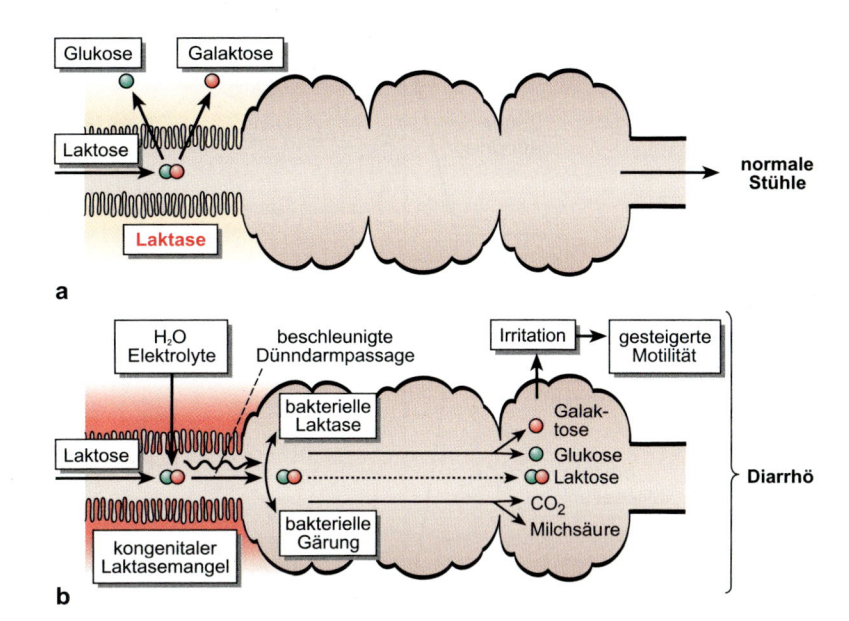

Abb. 30.10 Disaccharidmalabsorption. Pathophysiologische Mechanismen, die beim kongenitalen Laktasemangel zu einer osmotischen (wässrigen) Diarrhö führen. **a** Normale Verhältnisse. **b** Entstehung der Diarrhö. [L106]

30.6.3 Zöliakie

Syn.: einheimische Sprue, glutensensitive Enteropathie

Definition Die Zöliakie ist eine immunologisch vermittelte Unverträglichkeit der Dünndarmschleimhaut genetisch prädisponierter Individuen gegenüber der Gliadinfraktion des „Weizenklebeproteins" Gluten und verwandten Proteinen, die in Roggen und Gerste vorkommen. Das Enzym Transglutaminase, das generell für die Wundheilung essenziell ist, wurde als (endomysiales) Autoantigen der Zöliakie identifiziert.

Die Glutenintoleranz führt zu einer Zottenatrophie (s. u.). Durch den Verlust des resorbierenden Epithels entwickelt sich ein individuell unterschiedlich schweres Malabsorptionssyndrom. Nur bei 10–20 % der Betroffenen liegt jedoch das charakteristische Vollbild der Erkrankung (klassische Zöliakie) vor. In den letzten Jahren sind verschiedene atypische (mildere) Verlaufsformen definiert worden, viele Betroffene zeigen überhaupt keine klinischen Symptome (s. u.).

Epidemiologie Die Zöliakie kann **prinzipiell in jedem Lebensalter** manifest werden, am häufigsten einerseits im frühen Kindesalter nach der Einführung glutenhaltiger Nahrung (z. B. Brot) und dann wieder im Erwachsenenalter zwischen dem 20. und 50. Lebensjahr. 20 % der Patienten werden erst nach dem 60. Lebensjahr diagnostiziert. Das Verhältnis betroffener Frauen gegenüber Männern liegt bei 2 : 1.

Screening-Untersuchungen in den letzten Jahren haben gezeigt, dass die **Prävalenz** der Zöliakie viel höher ist als bislang angenommen. In verschiedenen Ländern wurde eine Häufigkeit von ca. 1 : 100 bis 1 : 500 beschrieben. Die höchsten Werte mit ca. 1 % der Bevölkerung finden sich in Westeuropa und in den USA. Die Mehrzahl der Betroffenen ist asymptomatisch oder hat eine atypische Form und weiß daher gar nichts von ihrer Erkrankung. Man hat errechnet, dass auf einen diagnostizierten Patienten 7–10 nicht erkannte Zöliakie-Patienten kommen. Etwa 10 % der Verwandten ersten Grades weisen ebenfalls eine Zöliakie auf. Ein Screening der gesamten Bevölkerung ist jedoch aufgrund unklarer Konsequenzen umstritten und wird derzeit nicht empfohlen.

Pathogenese

Die pathogenetischen Mechanismen, die zur Zöliakie führen, sind nicht restlos geklärt. Nahezu alle Zöliakie-Patienten weisen eine Assoziation mit **HLA-DQ2 und HLA-DQ8** auf. Bei Patienten, die für diese beiden HLA-Merkmale negativ sind, ist eine Zöliakie weitgehend ausgeschlossen. Da jedoch 20–40 % der gesunden Bevölkerung ebenfalls diese Genkonstellation aufweisen, aber nicht an einer Zöliakie erkranken, sind sie zwar Voraussetzung, aber nicht Ursache der Erkrankung.

Die Immunreaktionen gegenüber Gliadinfraktionen finden in unterschiedlichen Kompartimenten der Mukosa statt, im **Schleimhautstroma** und im **Epithel**. Im Stroma erkennen CD4-T-Helferzellen Gliadin, das ihnen von HLA-DQ2- bzw. HLA-DQ8-positiven Zellen (wahrscheinlich dendritischen Zellen) präsentiert wird. Diese T-Zellen aktivieren weitere Lymphozyten, die verschiedene Zytokine (z. B. Interferon-γ) produzieren, dadurch eine Entzündungsreaktion hervorrufen und schließlich das Epithel schädigen (> Abb. 30.11). Die pathogenetische Bedeutung der CD8-T-Zellen innerhalb des Epithels wird derzeit kontrovers diskutiert. Die Zöliakie muss von anderen Formen der Weizenunverträglichkeiten („non-celiac gluten sensitivity" – Ausschlussdiagnose nach Zöliakie-Abklärung) und Weizenallergien (gegen verschiedene Proteine in Weizen, jedoch nicht Gluten, das auch in anderen Getreidearten vorkommt) abgegrenzt werden.

Im Blut von Zöliakie-Patienten lassen sich **Antikörper** gegen Gliadin (IgA-Antigliadin-AK) nachweisen. Der Nachweis ist aber aufgrund seiner geringen Sensitivität und Spezifität in der klinischen Diagnostik meist durch denjenigen von Antikörpern gegen

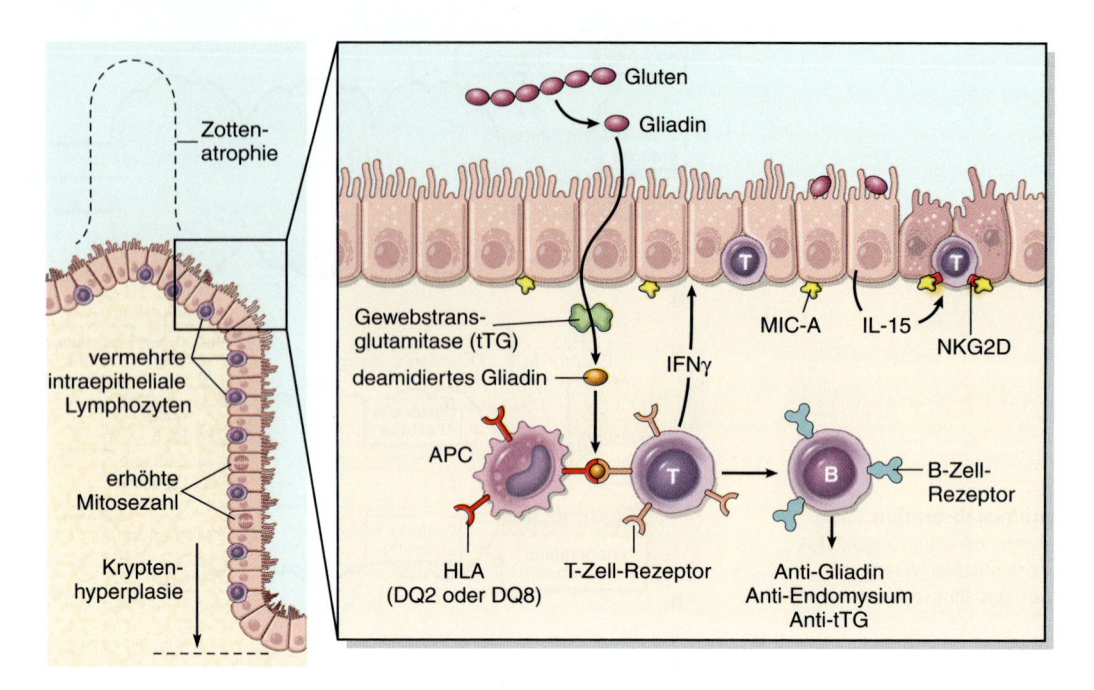

Abb. 30.11 Pathogenese der Zöliakie. Im Schleimhautstroma erkennen T-Helferzellen Gliadinfraktionen, das ihnen von antigenpräsentierenden Zellen unter Vermittlung von HLA-DQ2 bzw. HLA-DQ8 präsentiert wird. Die Aktivierung weiterer Lymphozyten führt zu Zytokinfreisetzung und nachfolgender Entzündungsreaktion mit Schädigung des Epithels. [G899]

körpereigene Strukturen (Endomysium-IgA-Antikörper [EMA-IgA] und Transglutaminase-IgA-Antikörper [TGA-IgA]) ersetzt worden. In verschiedenen Studien wird für diese beiden Antikörper eine Sensitivität von 90–95 % und eine Spezifität von 92–98 % angegeben.

Morphologie

In der Endoskopie sind makroskopisch eine Reduktion der Duodenalfalten, zum Teil mit Einkerbungen, sowie eine mosaikartige Felderung der Schleimhaut mit Abflachung des Zottenreliefs, die auch lupenmikroskopisch erkennbar ist, zu sehen (> Abb. 30.12). Zangenbiopsate aus dem Duodenum zeigen eine Vermehrung intraepithelialer Lymphozyten (IEL) . Diese ist typisch, wenn auch nicht spezifisch für eine Zöliakie. Als Grenzwert für eine pathologische IEL-Vermehrung gilt eine Erhöhung auf > 25 IEL/100 Epithelzellen. Die Enterozyten sind häufig vakuolisiert, der Bürstensaum kann fehlen (> Abb. 30.13). Im Stroma kann man u. U. vermehrt Entzündungszellen finden, vor allem Lymphozyten und Plasmazellen, aber auch einzelne neutrophile Granulozyten.

Die Verlängerung der Krypten (Kryptenhyperplasie) ist die erste **histologische** Architekturstörung bei der Zöliakie. Erst danach entwickelt sich die Architekturstörung der Zotten mit Verplumpung, Verbreiterung, Verkürzung und schließlich vollständiger Atrophie.

Die Nomenklatur bei der Beschreibung des Atrophiegrades der Zotten variiert in der Literatur stark. Die modifizierten Marsh-Oberhuber-Typen helfen dem behandelnden Arzt, das Ausmaß der Schleimhautschädigung abzuschätzen und eventuelle Therapieeffekte zu beurteilen:

- **Marsh-Oberhuber-Typ 0:** Histologisch vollkommen normale Schleimhaut. Diese Diagnose wird nur bei Patienten mit bekannter (vorab zweifelsfrei gesicherter) Zöliakie gestellt, die unter glutenfreier Ernährung eine vollständige Rückbildung der Befunde erreicht haben (Vollremission).
- **Marsh-Oberhuber-Typ 1 (infiltrativer Typ):** > 25 IEL/100 Enterozyten), normale Krypten, normale Zotten, kein verstärktes lymphoplasmazelluläres Stromainfiltrat.
- **Marsh-Oberhuber-Typ 2 (hyperplastischer Typ):** > 25 IEL/100 Enterozyten, Kryptenhyperplasie, normale Zotten, kein verstärktes lymphoplasmazelluläres Stromainfiltrat.
- **Marsh-Oberhuber-Typ 3 (destruktiver Typ):** > 25 IEL/100 Enterozyten, Kryptenhyperplasie, Zottenatrophie, verstärktes lymphoplasmazelluläres Stromainfiltrat. Die Subklassifizierung dieser Läsion in 3 weitere Stadien erlaubt eine bessere Abschätzung von Therapieeffekten:
  - **Marsh-Oberhuber-Typ 3a:** gering- bis mäßiggradige Zottenatrophie
  - **Marsh-Oberhuber-Typ 3b:** subtotale Zottenatrophie
  - **Marsh-Oberhuber-Typ 3c:** totale Zottenatrophie bzw. flache Schleimhaut (> Abb. 30.14)
- **Marsh-Oberhuber-Typ 4 (hypoplastischer Typ):** Keine intraepitheliale Lymphozytose, Kryptenhypoplasie, Zottenatrophie, kein verstärktes lymphoplasmazelluläres Stromainfiltrat.

Der letztgenannte Typ wird heute extrem selten gesehen. Möglicherweise ist er Folge hochgradiger Mangelernährung bei Patienten mit nicht diagnostizierter Zöliakie.

Klinische Relevanz Folgende Kriterien der European Society of Pediatric Gastroenterology, Hepatology and Nutrition (**ESPGHAN-Kriterien**) stellen die Basis der Zöliakie-Diagnostik dar:
- Beschwerdebild
- Serologie (EMA-IgA, TGA-IgA, evtl. Gliadin-AK)

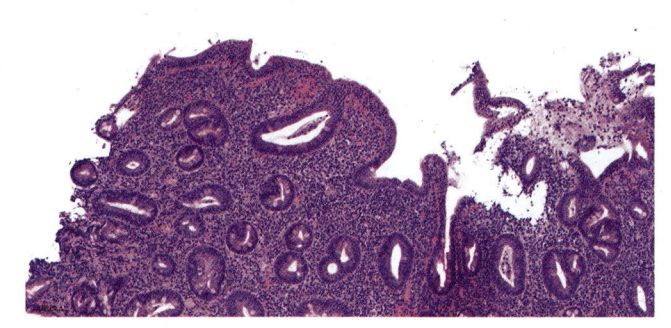

Abb. 30.13 Zöliakie. Biopsie aus dem oberen Jejunum. Innerhalb des Deckepithels zahlreiche Lymphozyten (= intraepitheliale Lymphozytose; Pfeile). Die Pfeilspitze markiert Destruktionen des Bürstensaums. HE, Vergr. 200-fach. [P1391]

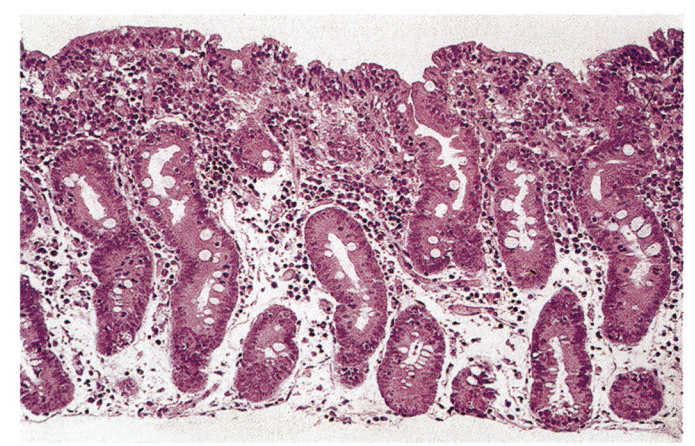

Abb. 30.14 Zöliakie. Marsh-Typ 3c. Biopsie aus dem oberen Jejunum. Die Dünndarmschleimhaut zeigt bei unbehandelter Zöliakie den typischen Umbau mit totaler Zottenatrophie und Kryptenhyperplasie. Die Dünndarmschleimhaut erinnert durch den totalen Verlust der Zotten an Kolonmukosa. HE, Vergr. 40-fach. [R398]

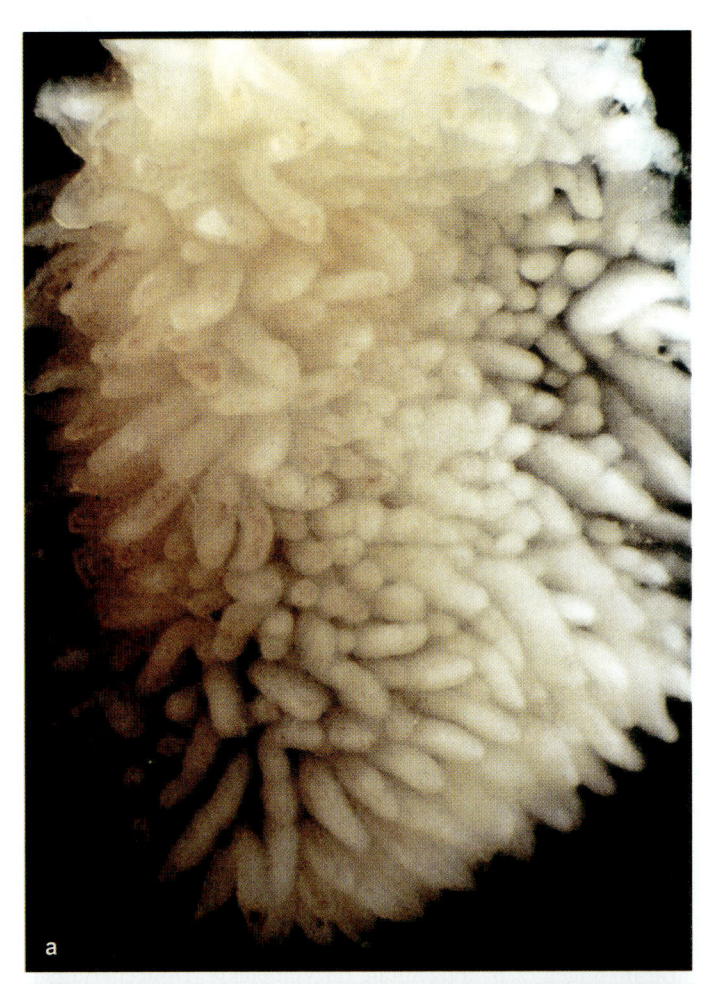

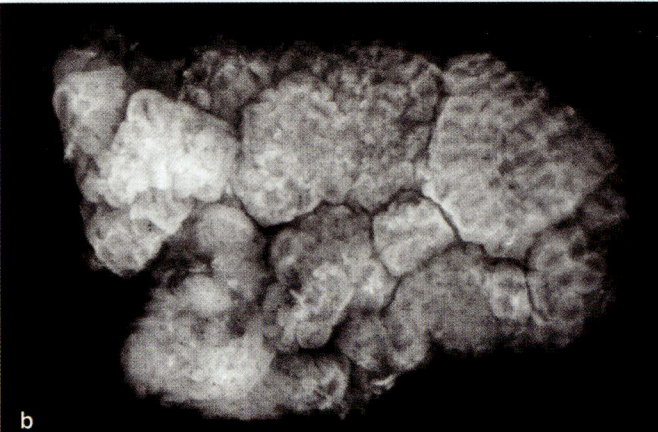

Abb. 30.12 Zöliakie. Lupenmikroskopische Befunde. a Biopsie aus dem oberen Jejunum. Normalbefund mit schlanken und fingerförmig konfigurierten Schleimhautzotten. **b** Biopsie aus dem oberen Jejunum bei Zöliakie. Aufsicht auf die Schleimhautoberfläche mit mosaikartiger Felderung. Keine Schleimhautzotten erkennbar. Man sieht lediglich die Öffnungen der Schleimhautkrypten. [R398]

- Histologiebefund der Duodenalschleimhaut (Marsh-Oberhuber-Typen)
- Normalisierung von Zöliakie-Serologie und Beschwerdebild unter glutenfreier Ernährung

Die Zöliakie weist verschiedene Verlaufsformen auf. In der **Kindheit** manifestiert sich die Erkrankung in der Regel vor dem 2. Lebensjahr, nachdem Gluten mit Nahrung zugeführt wurde. Typische Symptome sind Diarrhö (Steatorrhö), Wachstumsstörungen, Gewichtsverlust und ein geblähtes Abdomen. Immer häufiger wird die Erkrankung heute aber erst im **Erwachsenenalter** diagnostiziert. Weniger als 50 % dieser Patienten weisen bei Diagnosestellung Durchfälle auf, ein nicht unerheblicher Anteil (ca. 30 %) ist sogar übergewichtig.

Auch wird zunehmend deutlich, dass die Zöliakie nicht nur eine gastrointestinale Erkrankung, sondern eine **generalisierte Autoimmunerkrankung** ist, die viele Organe betreffen kann. Unter anderem wurden Hautveränderungen (Dermatitis herpetiformis Duhring), neurologisch-psychiatrische Krankheitsbilder, IgA-Nephritis und Lungenhämosiderose beschrieben. Häufig kommt es unter glutenfreier Diät zu Rückbildung der Veränderungen.

Folgende **Erscheinungsformen** wurden in der **S2k-Leitlinie Zöliakie** definiert:

- Potenzielle Zöliakie: Positive, Zöliakie-spezifische Antikörperkonstellation im Serum, histologische Beurteilung der Dünn-

darmmukosa ergibt einen unauffälligen Befund oder einen Marsh-Oberhuber-Typ 1.
- Subklinische Zöliakie („asymptomatische Zöliakie"): Zöliakie-spezifische Serologie und typische Veränderungen in den Dünndarmbiopsien (mindestens Marsh-Oberhuber-Typ 2), auch bei sorgfältiger Anamneseerhebung und körperlicher Untersuchung sowie orientierender Labordiagnostik keine klinischen Auffälligkeiten.
- Symptomatische Zöliakie: Vollbild der Erkrankung mit Malabsorptionssyndrom, aber auch untypischen Symptomen (z. B. extraintestinale Manifestationen), typischer Serologie und typischer duodenaler Histologie.
- Klassische Zöliakie (Unterform der symptomatischen Zöliakie): Vollbild der Erkrankung mit Malabsorptionssyndrom, typischer Serologie und typischer duodenaler Histologie.
- Refraktäre Zöliakie: Trotz strikter glutenfreier Diät über 12 Monate Nachweis einer persistierenden/neuen Zottenatrophie mit persistierenden/wieder aufgetretenen intestinalen oder extraintestinalen Symptomen.

Unbehandelte Zöliakiepatienten weisen im Allgemeinen hohe **Antikörpertiter** auf, die allerdings in 5–10 % falsch positiv sein können. Andererseits haben Studien gezeigt, dass insbesondere bei Patienten mit Marsh-Oberhuber-Typ 1- oder -2-Läsionen Bestimmungen sowohl von EMA-IgA als auch von TGA-IgA nicht selten unzuverlässig sind. Insofern ersetzen die serologischen Befunde nicht den bioptischen Befund.

Hinsichtlich der zugrunde liegenden ätiologischen und pathogenetischen Mechanismen ist eine strikt glutenfreie Diät der einzig sinnvolle Therapieansatz. Dabei bilden sich die gluteninduzierten Schleimhautveränderungen sowie die klinischen Symptome weitgehend zurück.

Wird die lebenslang notwendige Diät nicht oder nur inkonstant eingehalten, können sich schwerwiegende **Komplikationen,** wie Osteomalazie/Osteoporose, intestinale maligne Lymphome (Enteropathie-assoziiertes T-Zell-Lymphom) und Karzinome entwickeln. Osteomalazie und Osteoporose sind Folge einer enorm gesteigerten intestinalen Kalziumsekretion bzw. einer reduzierten Resorption von Kalzium und Vitamin D mit der möglichen Folge eines sekundären Hyperparathyreoidismus.

Refraktäre Zöliakie (Sprue)

Die refraktäre Sprue ist selten (ca. 1,5 % der Zöliakiepatienten). Es handelt sich um Patienten mit typischer, symptomatischer Zöliakie, in der Regel Erwachsene (meist Frauen), die nach langem Verlauf nicht oder nicht mehr auf eine glutenfreie Diät ansprechen. Man findet histologisch (CD8-negativ) und molekulargenetisch (klonales T-Zell-Rezeptor-Rearrangement, > Kap. 1.6.10, > Kap. 4.1.3) einen abnormalen IEL-Phänotyp, verbunden mit einem hohen Risiko der Lymphomentwicklung (Enteropathie-assoziiertes T-Zell-Lymphom). Die refraktäre Zöliakie muss von den Folgen nicht oder unzureichend eingehaltener Diät strikt unterschieden werden (normaler IEL-Phänotyp).

Kollagene Zöliakie (Sprue)

Bei dieser extrem seltenen Variante besteht eine komplette Schleimhautatrophie (Marsh-Typ 4) mit einer subepithelialen Kollagenschicht, die breiter ist als 10 μm. Unter glutenfreier Diät werden keine oder nur inkomplette Remissionen erzielt.

Tropische Sprue

Die tropische Sprue kommt hauptsächlich in Indien und Südostasien, aber auch in der Karibik vor. Ätiologie und Pathogenese sind nicht endgültig geklärt, eine infektiöse Genese wird angenommen.

Im Allgemeinen sind Jejunum und Ileum betroffen. Die morphologischen Befunde sind variabel, sie reichen von einer Verplumpung der Schleimhautzotten bis zur fokalen Zottenatrophie. Die Krankheit beginnt meistens wie eine akute infektiöse Enteritis (> Kap. 30.7). Im Verlauf entwickelt sich eine chronische Diarrhö mit Malabsorptionssyndrom.

30.6.4 Seltene Malassimilationssyndrome

Zahlreiche Krankheitsbilder können mit Störungen der Digestion und Resorption der Nahrungsendprodukte einhergehen. Obwohl im Einzelnen selten, spielen diese Erkrankungen unter differenzialdiagnostischen Aspekten malabsorptiver und digestiver Symptome eine wichtige Rolle. Das Krankheitsspektrum ist weit gespannt. Neben genetisch bedingten und sich primär intestinal manifestierenden Erkrankungen (z. B. kongenitale Enzymdefekte [Disaccharidmalabsorption; > Abb. 30.10], „microvillous inclusion disease") können folgende Ursachen zu unterschiedlich schweren Verdauungsinsuffizienzen führen:
- Nahrungsmittelallergien
- Endokrinopathien (z. B. diabetische Enteropathie)
- Systemische Erkrankungen (z. B. Sklerodermie)
- Immunmangelsyndrome

Eine Malassimilation kann aber auch postoperativ (Kurzdarmsyndrom, Syndrom der blinden Schlinge) auftreten oder medikamentös (z. B. durch Zytostatika) induziert sein.

30.7 Entzündliche Erkrankungen

Im Hinblick auf klinisch-therapeutische Belange ist eine Einteilung entzündlicher Veränderungen nach **ätiologischen** Gesichtspunkten am sinnvollsten. Indessen sind die Ursachen gerade jener Krankheitsbilder, die in den vergangenen Jahren eine besondere klinische und sozialmedizinische Bedeutung erlangt haben (z. B. Morbus Crohn), noch immer weitgehend unbekannt. Der Morbus Crohn zählt zu den idiopathischen chronisch-entzündlichen Darmerkrankungen (> Kap. 32.4.2). Die durch nichtsteroidale Antirheumatika (NSAR) hervorgerufenen Entzündungen des Intestinaltrakts werden in > Kap. 32.4.5 beschrieben.

30.7.1 Bakterielle Enteritiden

Bakterielle Enteritiden können durch invasive und nichtinvasive Erreger hervorgerufen werden (> Abb. 30.15). In vielen Fällen handelt es sich aufgrund gesetzlicher Bestimmungen um meldepflichtige Erkrankungen (z. B. Salmonellosen, Cholera).
- **Invasive Erreger:** Typhöse und tuberkulöse Enteritiden (> Kap. 48.3.5, > Kap. 48.3.6), manche *Escherichia-coli*-Enteritiden, die Enteritis necroticans, *Yersinia*- und *Campylobacter*-Enteritiden werden durch invasive Bakterien verursacht. Hier wirken die Bakterien selbst krankheitsauslösend. Sie vermehren sich im Darmlumen, durchdringen die Mukosa und gelangen über Lymphbahnen ins Blut. Die Folgen sind Bakteriämie und Sepsis. Wegen der Defekte der Darmschleimhaut können auftretende Durchfälle blutig sein.
- **Nichtinvasive Erreger:** Enteritiden durch nichtinvasive Keime, z. B. Cholera und verschiedene Formen der enteritischen Salmonellosen, sind auf die Wirkung von Bakterientoxinen (Enterotoxine) zurückzuführen (> Abb. 30.15).

Salmonellosen

Die Salmonellosen des Menschen lassen sich in zwei Hauptgruppen untergliedern (> Kap. 48.3.5):
- Typhus und Paratyphus (= typhoide Salmonellosen)
- Akute, fieberhafte Gastroenteritiden (= enteritische Salmonellosen)

Typhus abdominalis

Es handelt sich um eine zyklische Infektionskrankheit, hervorgerufen durch *Salmonella typhi*. Der Typhus abdominalis (Typhus: Rauch, Dunst, Nebel; weist auf die Benommenheit im frühen Stadium hin) hat in der westlichen Welt an Bedeutung verloren. Im Mittleren und Fernen Osten, in Mittel- und Südamerika und in Afrika tritt er nach wie vor endemisch auf und wird daher zumeist als „Reisekrankheit" nach Europa gebracht.

Pathogenese

Die Infektion mit *Salmonella typhi* erfolgt durch kontaminierte Speisen und Getränke (fäkal-oraler Infektionsweg). Der Mensch ist das einzige Erregerreservoir. Die Bakterien werden mit dem Stuhl ausgeschieden. Es gibt Dauerausscheider, die nach durchgemachter klinisch manifester oder klinisch stummer Erkrankung *Salmonella typhi* weiterhin ausscheiden. Sie stellen eine wichtige Infektionsquelle dar. Reservoir für die Salmonellen ist v. a. die Gallenblase.

Nach oraler Aufnahme gelangen die Bakterien über die Solitärfollikel und Peyer-Plaques des Dünndarms (Ileum), die Lymphgefäße und den Ductus thoracicus in das Blut. Es entwickelt sich ein septisches Krankheitsbild. Die Bakterien werden über die Leber mit der Galle ausgeschieden und gelangen dadurch wiederum in den Darm.

Ungefähr eine Woche nach Krankheitsbeginn lassen sich agglutinierende Antikörper (Gruber-Widal-Reaktion) gegen verschiedene bakterielle Antigene nachweisen.

Durch Salmonellen der Paratyphusgruppe können ähnliche, im Allgemeinen aber geringer ausgeprägte Krankheitsbilder hervorgerufen werden.

Morphologie

Die Infektion mit *Salmonella typhi* führt zunächst zu einer entzündlichen Vergrößerung des lymphatischen Gewebes (Solitärfollikel,

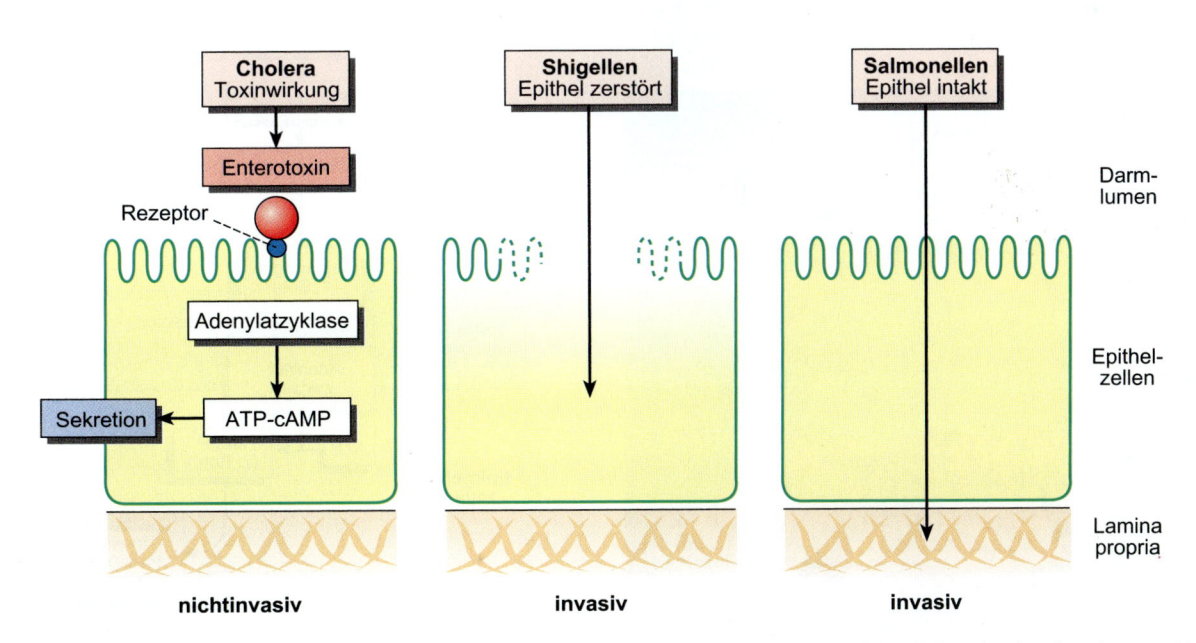

Abb. 30.15 Invasive und nichtinvasive Erreger entzündlicher Darmerkrankungen (Schema) am Beispiel der Cholera, der Shigellose (> Kap. 32.4.1) und der Salmonellose. [L106]

Peyer-Plaques, aber auch mesenteriale Lymphknoten und Milz). Man spricht von einer markigen Schwellung. In der zweiten Woche entwickeln sich Nekrosen der Solitärfollikel und Peyer-Plaques. Das nekrotische Material wird schließlich abgestoßen, und es entstehen Ulzera (> Abb. 30.16), die die dritte Krankheitswoche charakterisieren und typischerweise, entsprechend der Ausrichtung der Peyer-Plaques, in der Längsachse des Darms liegen (Differenzialdiagnose: Tuberkulose mit quer gestellten Ulzera).

Akute, fieberhafte Gastroenteritiden

Es handelt sich um bakterielle Nahrungsmittelvergiftungen, die vorzugsweise während der Sommermonate auftreten (gastroenteritischer Brechdurchfall). Sie werden durch verschiedene Salmonellenspezies, vor allem *Salmonella enteritidis*, ausgelöst.

Morphologie

Die Darmschlingen sind dilatiert, angefüllt mit flüssigem, blutig durchmischtem Inhalt. Man findet Darmwandödem, Schleimhautblutungen, Erosionen und Ulzerationen und eine entzündliche Hyperplasie des lymphoretikulären Gewebes.

Histologisch besteht ein entzündliches Infiltrat aus überwiegend neutrophilen Granulozyten, die das Kryptenepithel invadieren (sog. Kryptitis) und teilweise in der Lichtung der Krypten nachweisbar sind (sog. Kryptenabszesse).

Klinische Relevanz Die Krankheit beginnt meist 8–72 Stunden nach der Infektion. Sie klingt häufig spontan binnen weniger Tage ab. Komplikationen (z. B. Kreislaufschock infolge eines z. T. massiven Flüssigkeits- und Elektrolytverlusts, akutes Nierenversagen, toxische Kolondilatation, Blutungen, septische Krankheitsverläufe) sind selten.

Cholera

Die Cholera ist in Asien endemisch und wird durch *Vibrio cholerae* (asiaticae) oder *Vibrio El-Tor* hervorgerufen. Die Infektion erfolgt **oral,** meist durch kontaminiertes Trinkwasser. Einziges Reservoir ist der Mensch. Cholera-Vibrionen infizieren lediglich den Gastrointestinaltrakt. Es handelt sich um nichtinvasive Erreger, die daher nur im Stuhl nachgewiesen werden können. Das enterozytäre Epithel bleibt intakt.

Pathogenese

Cholera-Vibrionen wirken durch ihre Toxine: durch das Enzym **Neuraminidase** (Exotoxin), durch das Polypeptid **Choleragen** (Exotoxin) und durch ein zellwandständiges **Endotoxin** (Lipopolysaccharid). Choleragen ist die diarrhöauslösende Komponente. Es induziert den extremen Verlust an isotoner Flüssigkeit, indem es die Enterozyten durch Aktivierung der Adenylatcyclase zu vermehrter Ionen- (Chlorid und Hydrogenkarbonat) und Wassersekretion anregt (> Abb. 30.17).

Morphologie

Die morphologischen Befunde sind uncharakteristisch, nämlich ein Schleimhautödem und gelegentlich Fibrinexsudation im Bereich der Serosa. Die Diagnose beruht auf dem Nachweis der Cholera-Vibrionen.

Klinische Relevanz Nach einer Inkubationszeit von 1–5 Tagen führt die enterale Infektion durch die Toxinwirkung zu akuten und

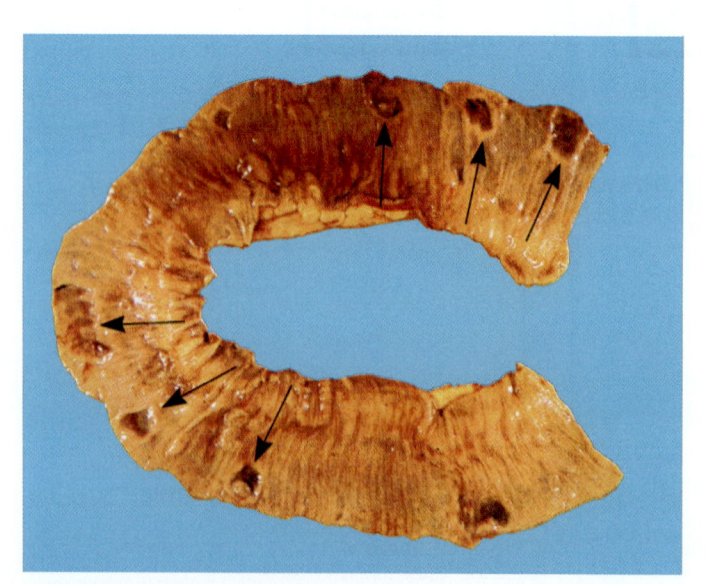

Abb. 30.16 Typhus abdominalis. Ende der dritten Krankheitswoche. Zahlreiche Ulzera (Pfeile, Obduktionspräparat). [R398]

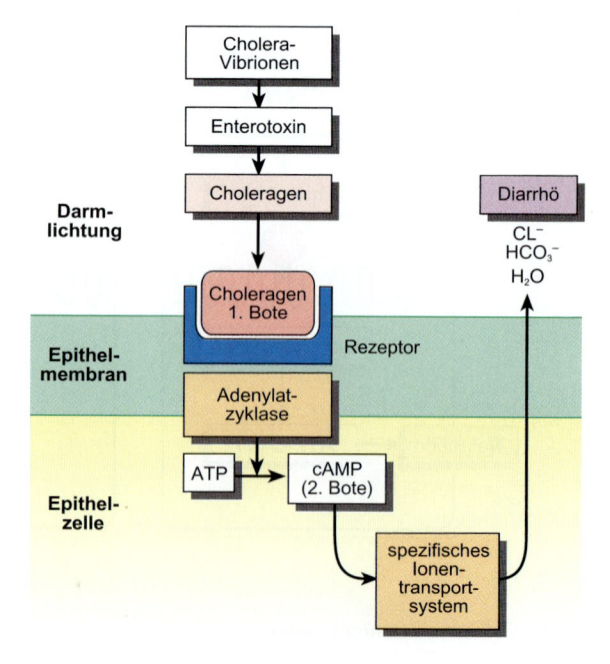

Abb. 30.17 Pathogenetische Mechanismen (Schema) der durch Cholera-Vibrionen verursachten Diarrhö. [L106]

massiven Durchfällen („reiswasserähnliche" Diarrhö) mit der Folge einer schweren Exsikkose, die zu Kreislaufkollaps und Niereninsuffizienz führen kann. Die Letalität liegt bei optimaler Therapie heute unter 1 %.

Escherichia-coli-Enteritiden

Escherichia-coli-Stämme können in allen Altersgruppen schwere Durchfallerkrankungen hervorrufen. Hinsichtlich der pathophysiologischen Mechanismen lassen sich die enteritiserzeugenden *E.-coli*-Stämme in verschiedene Klassen einteilen (> Kap. 48.3.5):
- **Enterotoxische E. coli** *(ETEC),* die hitzelabile und hitzestabile, choleratoxinähnliche Enterotoxine bilden.
- **Enteroinvasive E. coli** *(EIEC),* die ein der Shigellose (bakterielle Ruhr) ähnliches Krankheitsbild hervorrufen.
- **Enteropathogene E. coli** *(EPEC),* die vor allem im Säuglings- und frühen Kindesalter eine hämorrhagisch-nekrotisierende Enteritis hervorrufen.
- **Enteroaggregative E. coli** *(EAEC),* die im frühen Kindesalter eine persistierende Diarrhö auslösen können.
- **Enterohämorrhagische E. coli** *(EHEC),* die ebenfalls vor allem Kinder betreffen: Mehr als 50 % aller bei Kindern unter 14 Jahren auftretenden, bakteriell bedingten Diarrhöen werden durch *EHEC* verursacht. Als extraintestinale Komplikationen treten das hämolytisch-urämische Syndrom, hämolytische Anämien, selten Pankreatitiden, toxische Myokardschäden und zentralnervöse Symptome (Krämpfe, Ataxien, Paresen, komatöse Zustände) auf.

Yersinia-Enteritiden

Die Infektion mit den gramnegativen Arten *Yersinia enterocolitica* oder *Yersinia pseudotuberculosis* erfolgt in der Regel oral. Als Infektionsquelle kommen nahezu alle Haustiere in Betracht (Anthropozoonose).

Morphologie
Die Morphologie ist durch retikulozytär-abszedierende (pseudotuberkulöse) Entzündungen (> Kap. 48.3.5) charakterisiert. Neben unregelmäßig geformten, gelegentlich auch „aphthoiden" Ulzera findet man v. a. eine floride mesenteriale Lymphadenitis mit oft extrem geschwollenen Lymphknoten.

Klinische Relevanz Beide Erreger rufen Symptome einer akuten bzw. subakuten Enteritis oder Enterokolitis hervor. Typisch ist ein Befall des distalen Ileums (Ileitis) mit uncharakteristischen Schmerzen im rechten Unterbauch (Differenzialdiagnose: Appendizitis). Selten sind septisch-typhöse Verlaufsformen. **Extraintestinale** Komplikationen bzw. Manifestationen treten vor allem als akute (reaktive) Polyarthritis und als Erythema nodosum in Erscheinung. Die Prognose der Yersinia-Infektionen ist im Allgemeinen gut. Häufig sind Spontanheilungen zu beobachten.

Campylobacter-Enteritiden

Die gramnegativen Bakterien, v. a. *Campylobacter jejuni* und *Campylobacter coli,* gehören heute zusammen mit den Salmonellen zu den häufigsten bakteriellen Enteritiserregern in der industrialisierten Welt. Es handelt sich um eine **Anthropozoonose.** Als Erregerreservoir gelten verschiedene Haus- und Wildtiere, in erster Linie Vögel. Die Infektion erfolgt bei Kleinkindern überwiegend durch Schmierinfektionen, bei Schulkindern und Erwachsenen durch kontaminierte Lebensmittel, vor allem Geflügelprodukte.

Morphologie
Von der Infektion können alle Darmabschnitte betroffen sein. Die Schleimhaut ist im Allgemeinen entzündlich-ödematös verdickt.
Histologisch dominieren neutrophile Granulozyten, im Stroma und in den Kryptenlichtungen (sog. Kryptenabszesse).

Klinische Relevanz Die klinischen Erscheinungsbilder sind vielgestaltig: Durchfall, Erbrechen, kolikartige Leibschmerzen, Fieber, Muskel- und Gelenkschmerzen stehen im Vordergrund. Die Prognose ist gut, die Symptome klingen meist spontan ab.

Morbus Whipple

Diese seltene, bakteriell verursachte Erkrankung manifestiert sich relativ konstant im Bereich des Dünndarms. Sie kann jedoch auch alle anderen Organe betreffen. Der Erreger *Tropheryma whipplei,* ein grampositiver, den Aktinomyzeten zugeordneter Keim (> Abb. 30.18), wurde erstmals im Jahr 2000 kulturell angezüchtet.
Die Diagnosestellung erfolgt zumeist histologisch mittels Dünndarmbiopsie durch den Nachweis charakteristischer Makrophagen („sickle-form particles containing cells" = SPC-Zellen) und anschließenden molekulargenetischen Nachweis spezifischer DNA von *Tropheryma whipplei* mittels PCR (> Kap. 1.6.10), aber auch kulturell oder serologisch.

Epidemiologie Die Krankheit ist selten, in Deutschland werden pro Jahr nur etwa 30 neue Erkrankungsfälle diagnostiziert (Inzidenz ca. 0,4/1.000.000 Einwohner). Die Krankheit manifestiert sich im mittleren Lebensalter, betroffen sind vor allem Männer (etwa 80 %).

Morphologie
Die Schleimhautzotten sind aufgequollen. Im Zottenstroma und in den tieferen Wandschichten findet man neben dilatierten Lymphgefäßen zahlreiche PAS-positive Makrophagen (SPC-Zellen), die nach elektronenmikroskopischen Untersuchungen Lysosomen mit unterschiedlich weit fortgeschrittenen bakteriellen Abbauprodukten enthalten (> Abb. 30.19). Die mesenterialen Lymphknoten sind oft deutlich geschwollen und von SPC-Zellen durchsetzt. Unter langfristiger antibiotischer Therapie geht die Zahl der SPC-Zellen zurück.

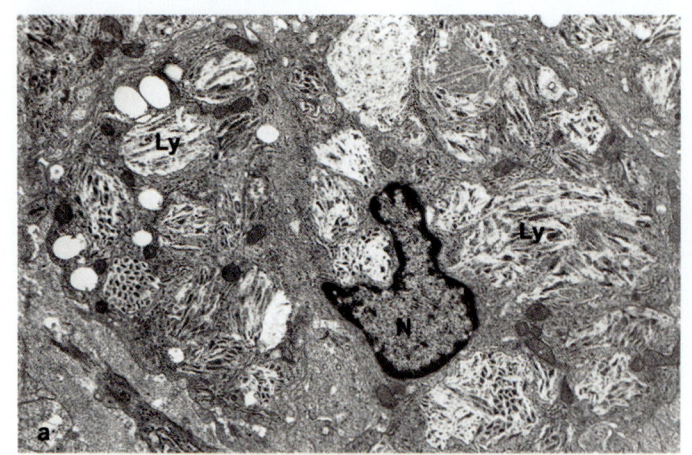

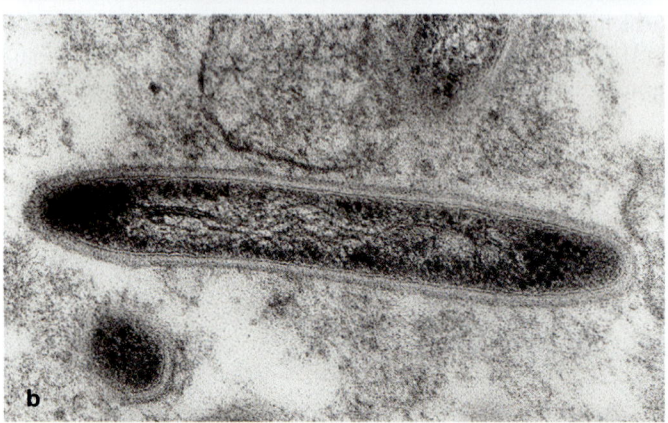

Abb. 30.18 Morbus Whipple. a Elektronenmikroskopische Aufnahme von Makrophagen mit phagozytierten Bakterien bzw. bakteriellen Degradationsprodukten in Lysosomen (Ly). N = Zellkern. Vergr. 9000-fach. **b** Whipple-Bakterium: *Tropheryma whipplei.* Vergr. 82.000-fach, Kontrastierung: Uranylacetat/Bleizitrat. [R398]

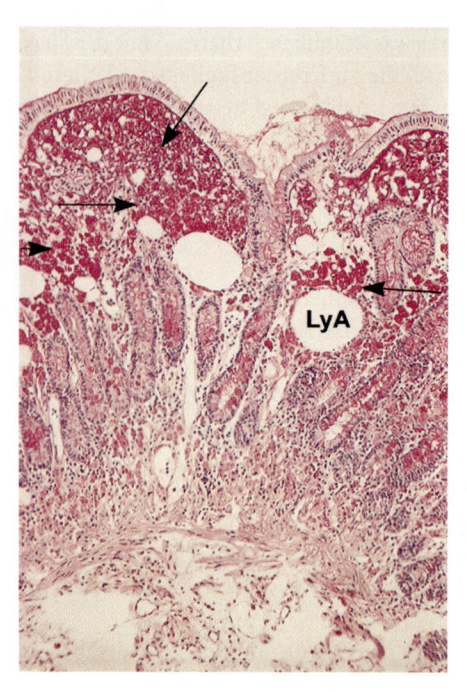

Abb. 30.19 Unbehandelter Morbus Whipple. Biopsie aus dem oberen Jejunum. Die Schleimhautzotten sind kolbig aufgetrieben. Neben Lymphangiektasien (LyA) zahlreiche Makrophagen mit PAS-positiven Einschlüssen (SPC-Zellen, Pfeile). PAS, Vergr. 35-fach. [R398]

Klinische Relevanz Gewichtsverlust (90 %), Gelenkbeschwerden (85 %), chronische Diarrhö infolge Malabsorption (75 %), uncharakteristische abdominale Schmerzen (60 %) sowie Fieber (45 %) gelten als charakteristisch. Die Gelenkbeschwerden gehen der gastrointestinalen Symptomatik dabei oft um Jahre voraus. In 10–20 % findet sich eine Beteiligung des zentralen Nervensystems, die Symptomatik ist variabel. Durch den Nachweis von SPC-Zellen im Liquorpunktat (> Abb. 30.20) und ergänzende molekulare Diagnostik kann der zerebrale Befall gesichert werden. Unbehandelt ist die Prognose des Morbus Whipple infaust. Die Erkrankung führt nach Jahren infolge eines schweren Marasmus (Protein-Energie-Mangelsyndrom) zum Tod. Unter einer antibiotischen Langzeittherapie ist die Prognose aber gut.

30.7.2 Virale Enteritiden

Ätiologie Zahlreiche Durchfallerkrankungen, die während der Sommermonate gehäuft und oft endemieartig auftreten und im Allgemeinen als „Magen-Darm-Grippe" diagnostiziert werden, sind häufig viral, vor allem durch **Entero-** (ECHO-Viren, Coxsackieviren) und **Adenoviren** verursacht. Immer häufiger werden auch zahlreiche andere Virusarten (z. B. Rota-, Noro- und Norwalk-Viren) für akute Durchfallerkrankungen verantwortlich gemacht. Auch die verschiedenen **Hepatitisviren** können eine intestinale Symptomatik verursachen. Im Rahmen von Immunschwächeerkrankungen (z. B. AIDS), aber auch infolge immunsuppressiver Therapie können durch sog. opportunistische Viren (z. B. Zytomegalievirus, CMV) Enteritiden ausgelöst werden (> Kap. 48.2.6).

Morphologie

Die morphologischen Befunde viraler Enteritiden sind mit wenigen Ausnahmen diagnostisch kaum wegweisend. Die Diagnose wird in der Regel klinisch gestellt. Die Identifizierung der jeweiligen Virusart kann immunhistochemisch (z. B. CMV) oder durch molekularbiologische Techniken (z. B. Rota- und Norovirus im Stuhl) erfolgen.

30.7.3 Enteritiden durch Pilze

Sie treten in der Regel als sog. **sekundäre Mykosen** bei schweren chronischen und konsumierenden Erkrankungen, bei Immunschwächeerkrankungen oder bei Knochenmarkschädigung (aplastische Anämie, > Kap. 21.2.1) durch Therapiemaßnahmen (Zytostatika, Immunsuppressiva, Strahlen) auf (sog. opportunistische Infektionen).

Als Erreger kommen vor allem Pilzarten mit geringer Pathogenität infrage, wie *Candida albicans,* Aspergillus- und Mucor-Arten (> Kap. 48.4.3).

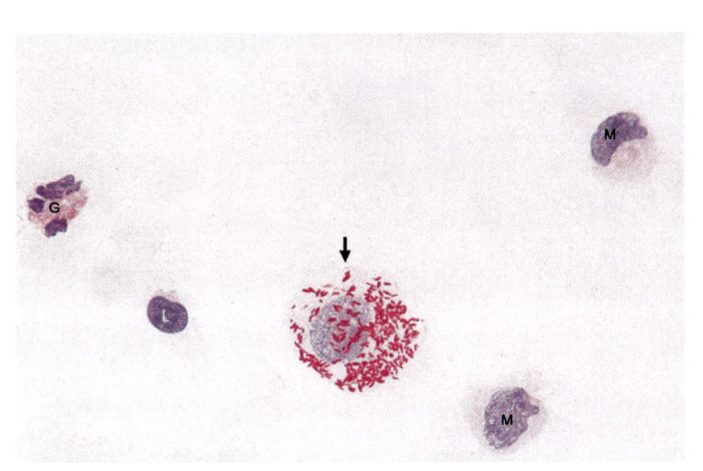

Abb. 30.20 Morbus Whipple. Liquorpunktat mit SPC-Zelle (Pfeil). Segmentkerniger Granulozyt (G), Lymphozyt (L), monozytoide Zellen (M). PAS, Vergr. 240-fach. [R398]

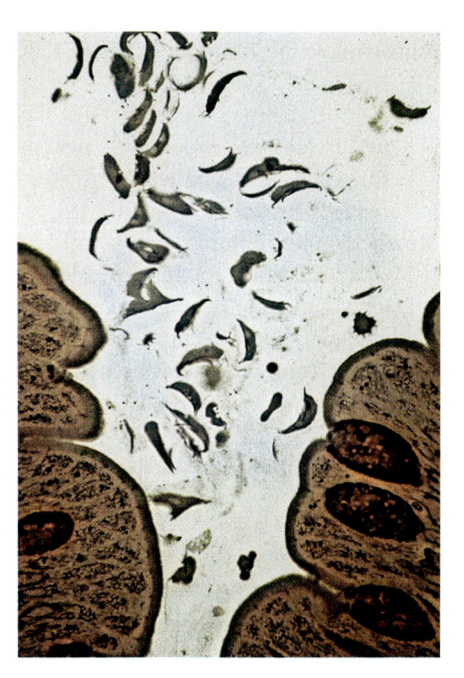

Abb. 30.21 Giardia (Lamblia) intestinalis. Duodenalbiopsie mit zahlreichen Lamblien. Semidünnschnitt. Silberimprägnation nach Movat, Vergr. 500-fach. [R398]

30.7.4 Enteritiden durch Protozoen

Bei den Protozoonosen handelt es sich vor allem um Tropenerkrankungen. Sie spielen in Mitteleuropa kaum eine Rolle. Allenfalls sind latente Infektionen mit *Giardia (Lamblia) intestinalis* bedeutsam (> Abb. 30.21).

Die Infektion verläuft klinisch häufig asymptomatisch. Bei massenhafter Vermehrung der Erreger werden uncharakteristische Oberbauchbeschwerden mit Diarrhö, Übelkeit und Erbrechen sowie Gewichtsverlust beobachtet. Wichtigste **Differenzialdiagnose** ist daher die **Zöliakie**. Diagnostisch bedeutsam ist der histologische Nachweis der **Trophozoiten** in der Dünndarmbiopsie (entnommen zumeist aus dem tiefen Duodenum), weil die Erreger gelegentlich im Duodenalsaft oder im Stuhl fehlen können.

Andere durch Protozoen verursachte Erkrankungen haben in den letzten Jahren bei immunkompromittierten Patienten Bedeutung erlangt. Zu diesen Protozoen gehören u. a. *Isospora belli, Isospora hominis* und Krypto- sowie Mikrosporidien. Sie können schwere Enterokolitiden hervorrufen.

30.7.5 Enteritiden durch Helminthen

Die für den Menschen pathogenen Darmwürmer (> Kap. 48.6) gehören zu den Gruppen der Trematoden (Saugwürmer), Zestoden (Bandwürmer) und Nematoden (Fadenwürmer).

Die Infektion erfolgt häufig durch kontaminierte Speisen und Getränke (Askariden), zum Teil durch rohes Fleisch (Trichinen, Bandwürmer). Die Larven anderer Würmer vermögen aktiv in die Haut einzudringen (Ancylostoma duodenale, Necator americanus, Strongyloides stercoralis). Gleiches gilt für die Zerkarien der Schistosoma-Arten bei der Bilharziose.

Wurminfektionen führen in direkter Abhängigkeit von der Zahl der jeweils vorliegenden Würmer zu unterschiedlich schweren Durchfällen, zu gastrointestinalen Blutungen und Blutungsanämien, aber auch zu Resorptionsstörungen und mechanischen Komplikationen (Subileus, Ileus, Perforationen).

30.8 Tumoren

Obwohl 75–80 % der Länge und etwa 90 % der inneren Oberfläche des Intestinaltrakts auf den Dünndarm entfallen, ist er, im Gegensatz zu Magen, Kolon und Rektum, nur selten Sitz primärer Tumoren. Über 90 % der Betroffenen sind bei Diagnosestellung älter als 40 Jahre. Der Altersgipfel liegt im 6.–7. Lebensjahrzehnt.

Die Inzidenz aller Dünndarmtumoren wird mit 16,8 auf 1.000.000 angegeben. Es handelt sich um epitheliale, neuroendokrine (> Kap. 17.3) und mesenchymale Tumoren sowie um maligne Lymphome (> Kap. 22.2.2). Am häufigsten findet man Karzinome (5,9/1.000.000) und neuroendokrine Tumoren (5,5/1.000.000).

Die WHO-Klassifikation aus dem Jahr 2019 unterscheidet im Dünndarm die folgenden Tumortypen:

Epitheliale Tumoren
- Prämaligne Läsionen
  - Ampulläre Adenome (Adenome der Ampulla Vateri) (> Kap. 32.6.1)
- Nichtampulläre Adenome
- Adenokarzinome (> Kap. 32.6.2)
  - Ampulläre Adenokarzinome (intestinaler Typ, pankreatikobiliärer Typ u. a. m.)
  - Nichtampulläre Adenokarzinome (meistens nicht weiter spezifiziert/NOS; daneben auch muzinöser Typ, Siegelringzellkarzinome, gering kohäsiver und medullärer Typ)

Neuroendokrine Tumoren (NET, ➤ Kap. 17.3.1)
- NET
- Neuroendokrines Karzinom (NEC): kleinzellig, großzellig
- Gemischte neuroendokrine – nicht neuroendokrine Neoplasie (MINEN), am häufigsten gemischtes Adenokarzinom und neuroendokrines Karzinom

Mesenchymale Tumoren
- Lipom, Leiomyom, gastrointestinaler Stromatumor
- Leiomyosarkom, Angiosarkom, Kaposi-Sarkom

Maligne Lymphome (auch ➤ Kap. 22.2.2)

Sekundäre Tumoren (Metastasen)

30.8.1 Epitheliale Tumoren

Adenome

Adenome sind im Bereich des gesamten Dünndarms selten und bevorzugt im Duodenum lokalisiert. Man unterscheidet ampulläre von nichtampullären Adenomen (➤ Kap. 29.6.1). Die nichtampullären Adenome zeigen grundsätzlich die gleiche Differenzierung wie die des Kolons und Rektums (➤ Kap. 32.6.1): es können tubuläre, villöse und tubulovillöse Adenome unterschieden werden. Speziell bei multiplem Auftreten ist an die Möglichkeit einer familiären adenomatösen Polypose (FAP, ➤ Kap. 32.8) zu denken.

Karzinome

Auch Karzinome sind vergleichsweise selten, etwa 50 % sind im Duodenum lokalisiert, wobei auch hier zwischen ampullären und nichtampullären Karzinomen unterschieden wird. Histologisch handelt es sich ganz überwiegend um **Adenokarzinome.** Die Karzinome wachsen in der Regel anulär-konstriktiv, selten polypoid (➤ Abb. 30.22). Für die Entstehung der Dünndarmkarzinome gilt die sog. Adenom-Karzinom-Sequenz (➤ Kap. 32.6.2). Hereditäre gastrointestinale Tumorsyndrome (➤ Kap. 32.6, ➤ Kap. 32.8), Zöliakie (➤ Kap. 30.6.3) und Morbus Crohn (➤ Kap. 32.4.2) gelten als Risikofaktoren. Darüber hinaus haben Patienten mit FAP, MUTYH-assoziierter Polypose, Lynch-Syndrom, Peutz-Jeghers-Syndrom und juveniler Polypose ein erhöhtes Risiko für die Entwicklung von Dünndarmkarzinomen. Die Tumoren werden aufgrund unbestimmter, erst spät auftretender klinischer Symptomatik und relativer diagnostischer Unzugänglichkeit des Dünndarms (im Gegensatz zum Kolon) häufig erst in fortgeschrittenem Stadium diagnostiziert. Die **Prognose** ist dementsprechend ungünstig mit 5-Jahres-Überlebensraten zwischen 30 und 50 %, und somit schlechter als die von kolorektalen Karzinomen.

Warum Karzinome im Dünndarm so viel seltener sind als im Kolon und Rektum, ist nicht geklärt. Als protektive Effekte gelten eine schnelle Passage des Dünndarminhalts (kurze Transitzeit), eine hohe aktive Sekretion der Dünndarmschleimhaut und die damit verbundene Verdünnung potenzieller Karzinogene, eine fehlende bakterielle Degradation prokarzinogener Gallensalze aufgrund relativer Sterilität des Dünndarminhalts und ein aktives lokales Immunsystem.

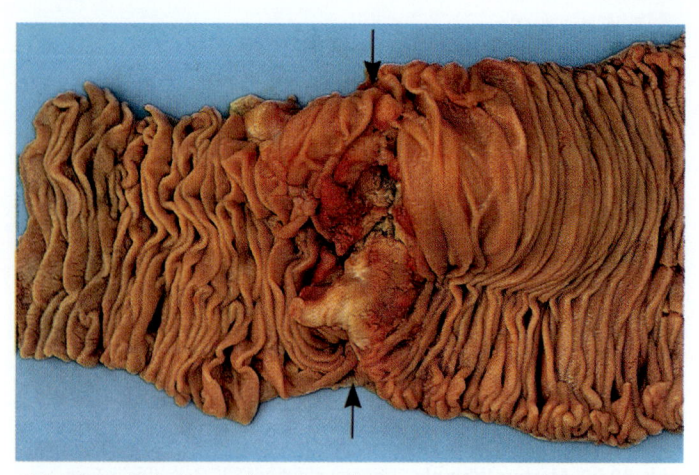

Abb. 30.22 Zirkulär wachsendes, ulzeriertes Adenokarzinom des Dünndarms (Pfeile, Operationspräparat). [R398]

30.8.2 Mesenchymale Tumoren

Gut- und bösartige mesenchymale Tumoren sind innerhalb des Intestinaltrakts selten, etwas häufiger im Dünndarm als im Kolon und Rektum. Zumeist handelt es sich um gastrointestinale Stromatumoren (GIST), die jedoch im Dünndarm seltener sind als im Magen (➤ Kap. 28.11.4). Die übrigen Tumoren lassen sich unter histogenetischen Aspekten bestimmten geweblichen Strukturen zuordnen, z. B. Muskulatur (Leiomyome und Leiomyosarkome), Gefäßen (Angiome und Angiosarkome) oder Fettgewebe (Lipome).

KAPITEL 31

Ch. Röcken

Appendix

31.1 Normale Struktur und Funktion 605

31.2 Fehlbildungen 605

31.3 Entzündliche Erkrankungen................ 605
31.3.1 Akute Appendizitis....................... 605
31.3.2 Chronische bzw. rezidivierende Appendizitis 607

31.4 Neurogene Appendikopathie............... 607

31.5 Mukozele 608

31.6 Tumoren............................. 608

Zur Orientierung

Die Appendix (Appendix vermiformis = Wurmfortsatz, sog. Blinddarm) erfüllt Aufgaben als Teil des mukosaassoziierten lymphatischen Systems. Ihre Entzündung, die **Appendizitis,** stellt eines der häufigsten und differenzialdiagnostisch wichtigen Krankheitsbilder dar.

31.1 Normale Struktur und Funktion

Die Länge der Appendix vermiformis unterliegt großen individuellen Schwankungen, im Mittel beträgt sie 7–8 cm (Grenzwerte: 0,5–35 cm). Die Appendix entspringt etwa 2–3 cm unterhalb der Bauhin-Klappe (Valvula ileocaecalis) aus dem Zökum. Die Appendix ist mit dem Mesenteriolum frei beweglich. Sie liegt in etwa zwei Drittel der Fälle hinter dem Zökum („retrozökal"). Am häufigsten weist ihre Spitze nach unten in das kleine Becken.

Wand- und Schleimhautaufbau der Appendix entsprechen im Prinzip dem Kolon und dem Rektum. Im Epithel und frei in der Lamina propria mucosae in der Nähe von Nerven finden sich enterochromaffine Zellen, die dem disseminierten neuroendokrinen System (➤ Kap. 17) zugeordnet werden. Auffallend ist der Reichtum an lymphatischem Gewebe unter Einschluss zahlreicher Lymphfollikel. Die physiologische Bedeutung der Appendix ist noch weitgehend unklar. Frühere Ansichten, dass die Appendix lediglich ein phylogenetisch rudimentäres Organ sei, gelten jedoch als überholt. Als Teil des mukosaassoziierten lymphatischen Gewebes (MALT-System, ➤ Kap. 22.1.2) ist die Appendix in die Aufrechterhaltung der immunologischen Homöostase des Organismus eingebunden.

31.2 Fehlbildungen

Isolierte kongenitale Fehlbildungen (z. B. Agenesie, Duplikaturen) der Appendix sind extrem selten. Lage- und Fixationsanomalien, sog. Malpositionen, sind im Rahmen der Diagnostik der Appendizitis wichtig. So bleibt bei unvollständiger embryonaler Drehung des Darms die Appendix an irgendeiner Stelle des Dickdarmrahmens liegen. Am häufigsten liegt sie dann nur etwas höher als normal, sie kann aber auch subhepatisch oder sogar links liegen (sog. Malrotation).

31.3 Entzündliche Erkrankungen

Die Appendizitis ist die mit Abstand häufigste Entzündung im Bereich des Abdomens. Die unspezifische Entzündung überwiegt. Spezifische Appendizitiden (z. B. Tuberkulose) oder histologisch besonders charakterisierbare (z. B. Yersiniose, Morbus Crohn) bzw. ätiologisch definierte Appendizitisformen (z. B. Masernappendizitis mit multinukleären Warthin-Finkeldey-Riesenzellen) sind selten.

31.3.1 Akute Appendizitis

Epidemiologie Die akute Appendizitis ist die häufigste allgemeinchirurgische Notfallerkrankung des Abdomens. In Europa wird

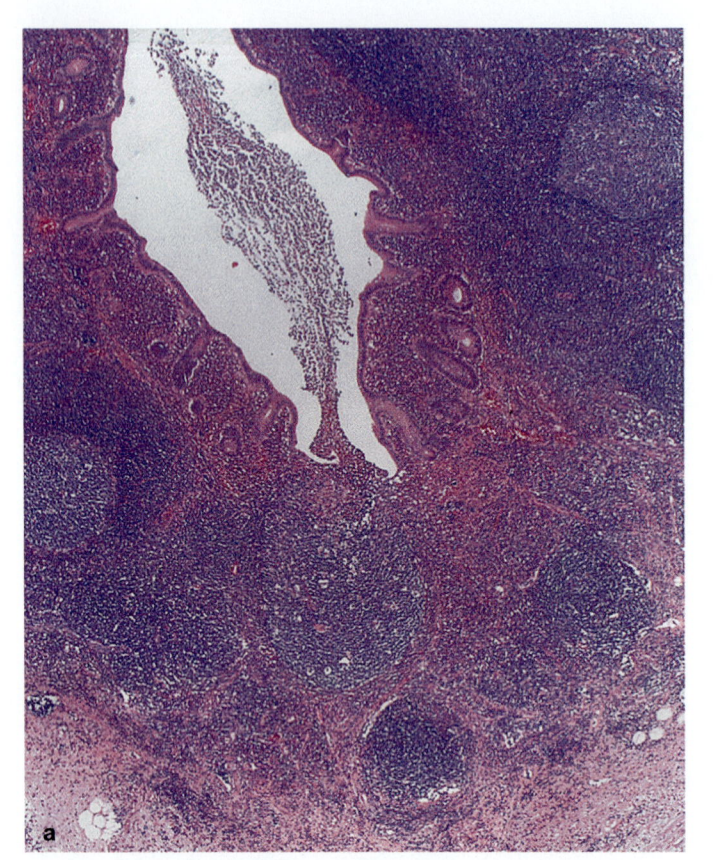

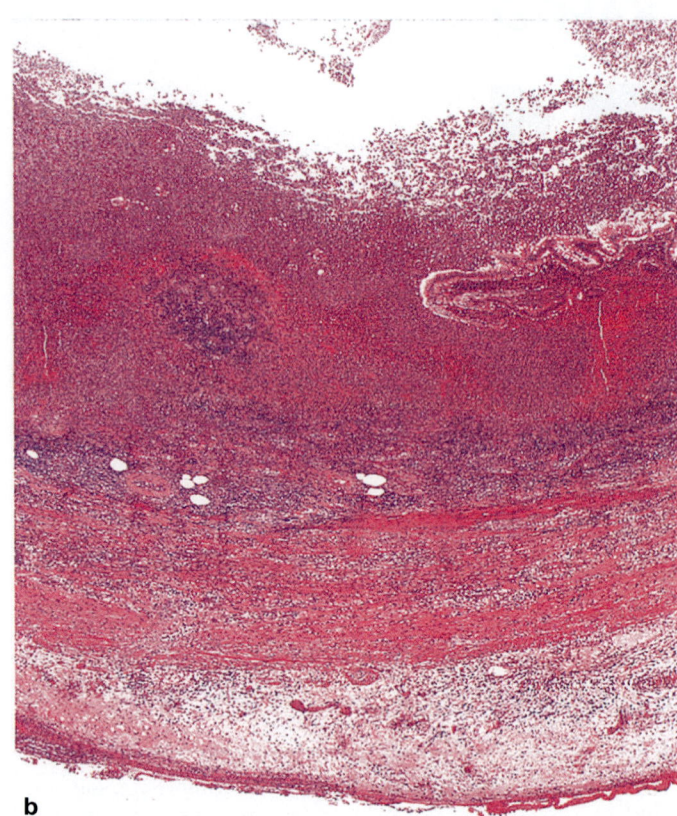

Abb. 31.1 Akute Appendizitis. a Primäraffekt mit umschriebener Erosion und Fibrinexsudation. **b** Ulzerophlegmonöse Appendizitis mit intramuralem Abszess und Periappendizitis. HE, Vergr. 25-fach. [R398]

ihre Inzidenz mit etwa 100 auf 100.000 Personenjahre angegeben. Das Alter ist ein signifikanter Risikofaktor. Der **Häufigkeitsgipfel** liegt bei Männern zwischen 10 und 14, bei Frauen zwischen 15 und 19 Jahren. Die frühkindliche wie auch die sog. Altersappendizitis sind selten. Männer tragen ein etwa um ein Drittel höheres Risiko als Frauen. Das Risiko, im Laufe des Lebens eine Appendizitis zu erleiden, beträgt für Männer 9 % und für Frauen 7 %. Die Wahrscheinlichkeit appendektomiert zu werden, liegt jedoch zum Teil deutlich darüber und wurde für Männer mit 12 %, für Frauen mit 23 % berechnet. In den letzten Jahren ist allerdings ein Rückgang der Appendektomierate zu beobachten, wahrscheinlich bedingt durch präzisere Indikationsstellung und verbesserte klinische Diagnostik.

Die auf alle Altersklassen bezogene **Letalität** der komplikationslos verlaufenden akuten Appendizitis liegt unter 1 %. Die Inzidenz komplizierter Verläufe mit Perforation ist seit über 30 Jahren mit im Mittel 20 % aller Appendiziten konstant. Das Risiko einer Perforation ist bei sehr jungen und bei älteren Patienten erhöht und beträgt zwischen 40 und 55 % bzw. 55 und 70 %.

Ätiologie und Pathogenese

Einerseits spielen Stenosen oder Obturationen der Organlichtung (Narben, Fremdkörper, Kotsteine, Tumoren oder nichtneoplastische Polypen) eine Rolle, andererseits Besonderheiten der anatomischen Struktur (sog. Gerlach-Klappe am Appendixeingang, fibromuskulärer Aufbau der Appendixwand). Besondere Bedeutung kommt auch der Gefäßversorgung zu. Die A. appendicularis bildet keine Arkaden zwischen den Endaufzweigungen (funktionelle Endarterie). Im Fall einer Gefäßobstruktion oder eines gesteigerten Sauerstoffbedarfs kann die erforderliche Blutmenge nicht herangeführt werden, sodass ischämische Wandschäden resultieren. Ausgangspunkt ist eine **bakterielle Infektion**. Sie erfolgt im Regelfall enterogen, also von der Lichtung her, selten hämatogen. Es handelt sich um eine heterogene Erregergruppe. Bei den Aerobiern dominiert *E. coli*, bei den Anaerobiern *Bacteroides fragilis*. Unter den viralen Infektionen hat in neuerer Zeit die *CMV*-Infektion bei AIDS-Patienten an Bedeutung gewonnen. Bei 3–4 % finden sich in der Appendix von Kindern im Alter zwischen 7 und 11 Jahren Oxyuren (*Enterobius vermicularis*, Madenwurm), die jedoch nicht als kausales Agens einer Appendizitis gelten, obwohl sie deren Symptome simulieren und Wurmeier zu einer Obturation der Lichtung führen können.

Es werden auch immunologische Reaktionen (Immunkomplexe, T-Zell-vermittelte allergische Reaktionen) oder ein Zusammenhang mit der Einnahme bestimmter Medikamente (z. B. nichtsteroidale Antirheumatika) diskutiert.

Morphologie

Die akute Appendizitis zeigt im Allgemeinen einen stadienhaften Verlauf (➤ Abb. 31.1). Die Stadien können fließend ineinander übergehen. Sie sind zum Teil reversibel im Sinne einer Restitutio ad integrum. Häufiger jedoch kommt es im Gefolge von Defekthei-

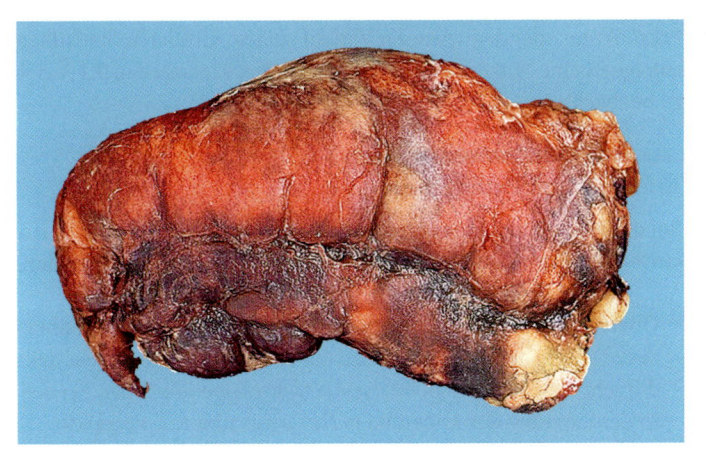

Abb. 31.2 Akute ulzerophlegmonöse Appendizitis und Periappendizitis (Operationspräparat). [R398]

lungen zu Narbenbildung, nicht selten mit Stenose oder Obliteration der Lichtung.

Stadieneinteilung
- **Primäraffekt** mit keilförmigem granulozytärem Schleimhautinfiltrat, Erosion und Fibrinexsudation. Makroskopisch ist die Gefäßzeichnung der Serosa vermehrt.
- **Phlegmonöse Appendizitis** mit ausgeprägtem granulozytärem Infiltrat in allen Wandschichten. Im Lumen der Appendix besteht ein eitriges Exsudat. Das Organ ist entzündlich geschwollen und hyperämisch, die Serosa oft fibrinös-eitrig belegt (> Abb. 31.2).
- **Ulzerophlegmonöse Appendizitis** mit phlegmonös entwickeltem Entzündungsinfiltrat und ulzerösen Schleimhautdefekten. Der makroskopische Aspekt bleibt unverändert.
- Bei der **abszedierenden Appendizitis** findet man Nekrosen und Abszesse in allen Wandschichten, häufig mit Durchbruch zur Serosa und Ausbreitung auf das Mesenteriolum (Periappendizitis).
- Die **gangränöse Appendizitis** zeigt breite Nekrosezonen, die sekundär durch Fäulniserreger besiedelt werden. Die Appendix ist schwarzrot bis graugrün verfärbt, die Wand brüchig. Perforationen mit nachfolgender Peritonitis sind vergleichsweise häufig.

Klinische Relevanz Die Diagnose einer akuten Appendizitis gründet sich, unbeeinflusst von der Entwicklung diagnostischer Techniken, nach wie vor in erster Linie auf Anamnese und Befunde der körperlichen Untersuchung. Initial findet man uncharakteristische Symptome wie epigastrische oder periumbilikale Schmerzen, begleitet von Appetitlosigkeit, Übelkeit und Brechreiz. Im Verlauf kommt es zu einer charakteristischen **Schmerzwanderung** in den rechten Unterbauch und leichten Erhöhung der Körpertemperatur (rektal-axilläre Temperaturdifferenz). Bei Kindern und alten Menschen ist die Wahrscheinlichkeit einer atypischen Präsentation groß. Laborchemisch können unspezifische Entzündungszeichen wie eine Leukozytose bzw. eine Linksverschiebung im Differenzialblutbild sowie eine Erhöhung des C-reaktiven Proteins (CRP) beobachtet werden.
Die Notwendigkeit, jede operativ entfernte Appendix histologisch zu untersuchen, gründet sich neben dem Nachweis entzündlicher Veränderungen (qualitätssichernder Aspekt) auch auf die Tatsache, dass bis zu zwei Drittel der histologisch diagnostizierten Appendix-

karzinome und der neuroendokrinen Tumoren intraoperativ nicht erkannt werden.

Komplikationen Klinisch relevante lokale Komplikationen der akuten Appendizitis sind vor allem die organüberschreitende Ausbreitung des entzündlichen Prozesses mit der Entwicklung einer Periappendizitis, einer lokalen Peritonitis bzw. eines perityphlitischen Abszesses und die Perforation. Selten sind eine diffuse Entzündung des Bauchfells (Peritonitis, > Kap. 36.2), ein subphrenischer Abszess oder ein pylephlebitischer Leberabszess (> Kap. 33.4.3). Lokale Verwachsungen oder ein Strangulationsileus (> Kap. 30.4) können als Spätkomplikationen auftreten.

31.3.2 Chronische bzw. rezidivierende Appendizitis

Es ist zweifelhaft, ob eine primär chronische Appendizitis als eigenständiges Krankheitsbild tatsächlich existiert. Ihre pathologischen Veränderungen sind ebenso vage wie die klinischen Befunde; eine Fibrose alleine kennzeichnet lediglich einen Zustand nach abgelaufener Appendizitis. Die Diagnose einer primär chronischen Appendizitis sollte daher vermieden werden. Immer wieder auftretende akut-entzündliche Schübe im Verlauf einer Appendizitis sind dagegen ein durchaus geläufiger Befund (chronisch rezidivierende Appendizitis). Davon zu unterscheiden ist die Ileokolitis Crohn (chronisch-entzündliche Darmerkrankung). Ihre Erstmanifestation kann u. U. eine akute Appendizitis vortäuschen und generell auch die Appendix mit einbeziehen.

31.4 Neurogene Appendikopathie

Die neurogene Appendikopathie ist definiert als eine neuromartige Proliferation nervaler Strukturen innerhalb der Appendixwand, die klinisch nicht oder nicht eindeutig von einer akuten oder chronisch rezidivierenden Appendizitis unterschieden werden kann. Bei gezielter Suche findet sich eine neurogene Appendikopathie in 10–20 % der Appendektomiepräparate. Bei makroskopisch unauffälliger Appendix trotz Appendizitissymptomatik besteht in 53–60 % eine neurogene Appendikopathie.

Morphologie

Auf dem Boden unterschiedlicher Lokalisation innerhalb der Appendixwand werden drei Typen der neurogenen Appendikopathie unterschieden (> Abb. 31.3), wobei die beiden letztgenannten ursächlich auf eine (chronisch rezidivierende) Appendizitis zurückgeführt werden, während die streng intramuköse Form mehrheitlich in entzündungsfreien Appendizes beobachtet wird.
- **Intramuköse Proliferation:** Sie beginnt an der Grenze zur Lamina muscularis mucosae und führt zu einer Dissoziation und Abhebung der Schleimhautkrypten.
- Submuköse **neuromuskuläre Proliferation:** Sie zeigt hyperplastische Komplexe aus Muskulatur und Nervenfasern; die Lamina propria mucosae ist unverändert.
- **Zentrales (= axiales) Neurom:** Es liegt in der Spitze einer narbig obliterierten Appendix.

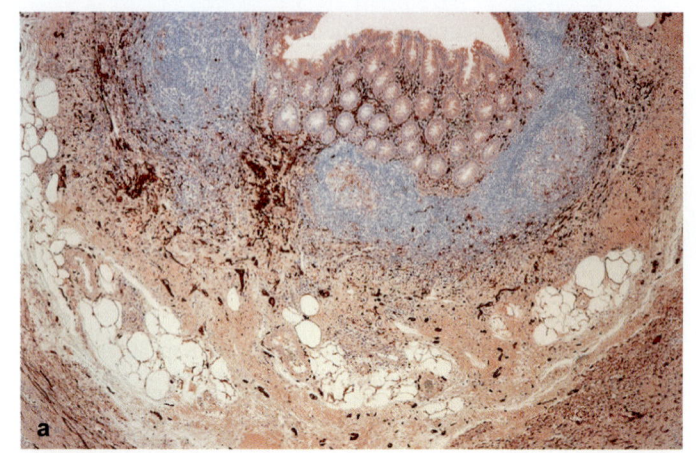

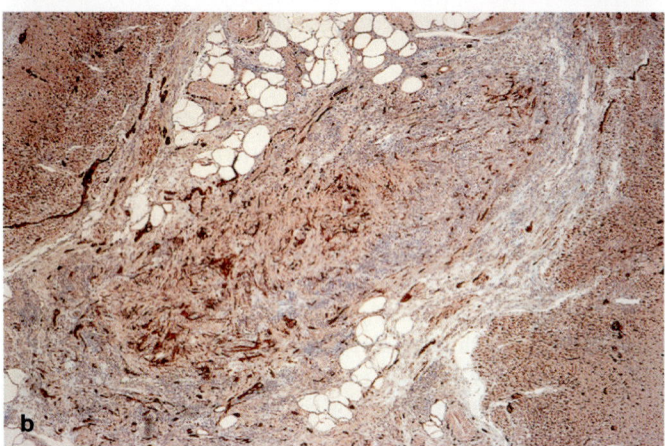

Abb. 31.3 Neurogene Appendikopathie. a Intramuköse und submuköse neuromuskuläre Proliferation. **b** Zentrales (axiales) Neurom. Immunhistochemische Lokalisation von Synaptophysin, Vergr. (a und b) 4-fach. [R398]

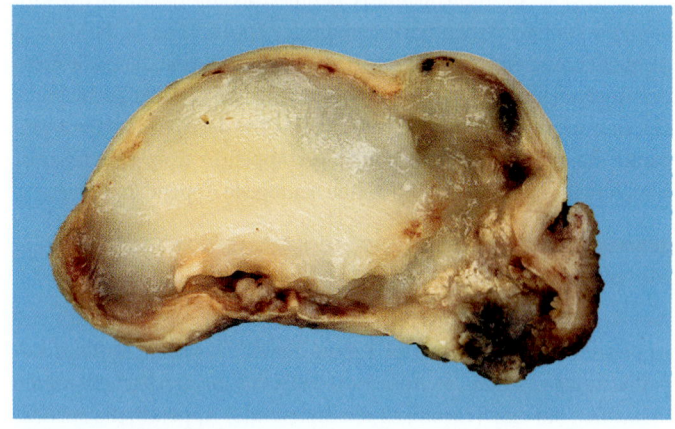

Abb. 31.4 Mukozele der Appendix. Kolbig aufgetriebene Appendix mit massiver Schleimansammlung in der Lichtung (Operationspräparat). [R398]

31.5 Mukozele

Unter einer Mukozele wird eine partielle oder vollständige **Organauftreibung** als Folge einer massiven intraluminalen Schleimansammlung verstanden (➤ Abb. 31.4). Es handelt sich um einen rein deskriptiven Begriff, der keine Aussagen über die zugrunde liegende Erkrankung oder den weiteren Verlauf zulässt. Größeren Statistiken zufolge ist eine Mukozele bei Appendektomiepräparaten in 0,2–0,3 % zu beobachten.

Ätiologie und Pathogenese

Bei der Entstehung einer Mukozele wirken zwei Mechanismen zusammen: Obstruktion der Lichtung und vermehrte Schleimsekretion. Aus den Ursachen ergibt sich die folgende Klassifikation:
- **Obstruktionsmukozele** (einfache Mukozele bzw. „Retentionszyste"): Eine besondere Variante der obstruktiven Mukozele stellt die sehr seltene Myxoglobulose („Kaviar-Appendix") dar, bei der in der Lichtung der Appendix perlenartige und z. T. verkalkte Schleimkugeln gefunden werden.
- **Mukozele bei Schleimhauthyperplasie** (hyperplastischer Polyp, diffuse Schleimhauthyperplasie).
- **Neoplastische Mukozele** (bei schleimbildenden, gut- oder bösartigen Tumoren, ➤ Kap. 31.6)
- Sonderfall: Mukozele bei zystischer Fibrose (➤ Kap. 5.3.2).

Komplikationen Durch Sekundärinfektion kann sich das sehr seltene Empyem durch Perforation der neoplastischen Mukozele in ein Pseudomyxoma peritonei (➤ Kap. 36.3.4) entwickeln.

31.6 Tumoren

Primäre Tumoren und Metastasen sind in der Appendix selten. Das gilt sowohl für benigne und maligne epitheliale (Adenome, Karzinome) als auch für nichtepitheliale bzw. mesenchymale Tumoren. Klinisch wird das Bild meist von einer „aufgepfropften" Appendizitis geprägt.

Klassifikation Nach der WHO-Klassifikation aus dem Jahr 2019 werden die Appendixtumoren wie folgt eingeteilt:
Epitheliale Tumoren:
- Prämaligne Läsionen
  - Hyperplastischer Polyp
  - Serratierte Läsion ohne Dysplasien
  - Serratierte Läsion mit Dysplasien („low grade" und „high grade") (➤ Kap. 32.6.1)
  - Muzinöse Neoplasie der Appendix („low grade" und „high grade") (auch ➤ Kap. 30.8.1, ➤ Kap. 32.6.1)
- Karzinome (auch ➤ Kap. 30.8.1, ➤ Kap. 32.6.2)
  - Adenokarzinom
    - Adenokarzinom, nicht weiter spezifiziert (not otherwise specified; NOS)
    - Muzinöses Adenokarzinom
- Becherzelladenokarzinom (Becherzellkarzinoid, gemischtes adenoneuroendokrines Karzinom; MANEC)
- Neuroendokrine Tumoren (NET, ➤ Kap. 17.3.1)
  - NET G1
  - NET G2
  - Neuroendokrines Karzinom: kleinzellig, großzellig

Mesenchymale Tumoren:
- Leiomyom, Lipom, Neurom
- Kaposi-Sarkom, Leiomyosarkom
- Maligne Lymphome

Sekundäre Tumoren (Metastasen)

Inzidenz und Morphologie

Die häufigste prämaligne Läsion der Appendix ist die **sessile serratierte Läsion**. Derartige Tumoren wurden früher häufig als hyperplastischer Polyp bzw. diffuse Hyperplasie der Schleimhaut fehlgedeutet.

Adenokarzinome der Appendix findet man in 0,1–0,2 % aller Appendektomiepräparate, entsprechend einer Inzidenz von 0,2 auf 100.000 pro Jahr. Die Tumoren zeigen überwiegend eine starke Schleimbildung. Sie wachsen häufig zystisch und können sich dann unter dem Bild einer Mukozele präsentieren (s. o.). Die Diagnose „Karzinom" erfordert den Nachweis einer Invasion jenseits der Lamina muscularis mucosae. Hochdifferenzierte muzinöse Tumoren, bei denen dieser Nachweis, z. B. aufgrund begleitender Entzündung oder irregulärer postentzündlicher narbiger Wandverwerfung, nicht zweifelsfrei geführt werden kann, werden als „low grade" muzinöse Neoplasie der Appendix bezeichnet. Die muzinösen Tumoren der Appendix können, wenn sie die Wand durchbrechen und außerhalb wachsen, ein Pseudomyxoma peritonei (➤ Kap. 36.3.4) hervorrufen.

Neuroendokrine Tumoren der Appendix (➤ Abb. 31.5) sind mit 50–77 % aller Tumoren am häufigsten und entsprechen morphologisch den neuroendokrinen Tumoren anderer Darmabschnitte (➤ Kap. 17.3.1). Neuroendokrine Tumoren der Appendix finden sich als Zufallsbefund bei 0,3–0,5 % der Appendektomien. Sie sind meist kleiner als 1 cm im Durchmesser und bevorzugt in der Appendixspitze lokalisiert. 35 % der Tumoren haben zum Zeitpunkt der Operation bereits metastasiert. Das mit der Serotonin-Sekretion verbundene Karzinoidsyndrom manifestiert sich erst, wenn Lebermetastasen vorliegen, da das vom Primärtumor sezernierte Serotonin in der Leber abgebaut werden kann. Je nach Differenzierungsgrad wird der gut differenzierte neuroendokrine Tumor mit einem Ki67-Index < 3 % oder einem Ki67-Index von 3–20 % vom neuroendokrinen

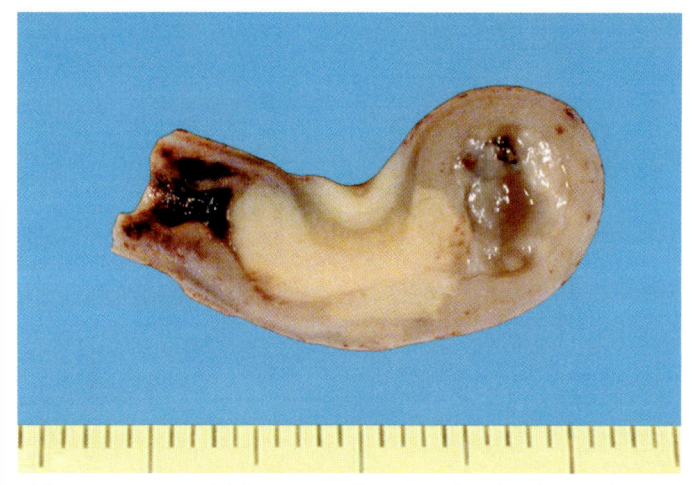

Abb. 31.5 Neuroendokriner Tumor der Appendix. Charakteristische gelbliche Tumorschnittfläche, Infiltration der Subserosa. Diffuse Wandverbreiterung der tumorfreien Appendixspitze bei obstruktionsbedingter Appendizitis (Operationspräparat). [R398]

Karzinom mit einem Ki67-Index > 20 % unterschieden. Der Ki67-Index wird immunhistologisch am Tumorgewebe bestimmt und ist ein Maß für die proliferative Aktivität eines Tumors und damit für die Krankheitsprognose.

Das **Becherzelladenokarzinom** der Appendix ist ein amphikriner Tumor, der aus PAS-positiven schleimbildenden Tumorzellen (siegelringzellartig) besteht, die an intestinale Becherzellen erinnern und so für die Läsion namensgebend sind, sowie einer variablen Anzahl neuroendokrin differenzierter Tumorzellen. Beim Siegelringzellkarzinom muss mindestens 50 % des Tumors aus gering kohäsiv wachsenden, siegelringzellig differenzierten Tumorzellen bestehen.

Die frühere Bezeichnung der mischdifferenzierten Tumoren „mixed adenoneuroendocrine carcinoma" (MANEC) wurde zugunsten des Becherzelladenokarzioms fallen gelassen, da diese Tumoren sich eher verhalten wie Adenokarzinome.

Maligne Lymphome als primäre und ausschließliche Manifestation in der Appendix sind extrem selten. Histologisch handelt es sich überwiegend um Burkitt-Lymphome (➤ Kap. 22.2.2).

KAPITEL 32

W. Jochum, A. Weber, G. Baretton, D. Horst

Kolon, Rektum und Analkanal

32.1	Normale Struktur	612	32.5.5	Malakoplakie	623
32.2	Divertikel	612	32.6	**Kolorektale Tumoren**	624
32.3	**Vaskulär bedingte Erkrankungen des Kolons und Rektums**	613	32.6.1	Serratierte Läsionen und Polypen	624
			32.6.2	Adenom	625
			32.6.3	Karzinom	625
32.3.1	Ischämische Kolopathie	613	32.6.4	Lynch-Syndrom	628
32.3.2	Hämorrhagische Infarzierung	613	32.6.5	Neuroendokrine Tumoren	629
			32.6.6	Nichtepitheliale Tumoren	629
32.4	**Kolitis**	614			
32.4.1	Infektiöse Kolitis	614	32.7	**Tumorartige Läsionen**	630
32.4.2	Idiopathische chronisch-entzündliche Darmerkrankungen	615	32.7.1	Hamartomatöse Polypen	630
			32.7.2	Lymphoider Polyp	630
32.4.3	Mikroskopische Kolitis	619	32.7.3	Endometriose	631
32.4.4	Allergieassoziierte Kolitis	621			
32.4.5	Medikamentenassoziierte (Entero-)Kolitis	621	32.8	**Polypose-Syndrome**	631
32.4.6	Strahleninduzierte (Entero-)Kolitis	622	32.9	**Analkanal**	634
			32.9.1	Entzündliche Erkrankungen	634
32.5	**Weitere, nichtneoplastische Dickdarmerkrankungen**	622	32.9.2	Condyloma acuminatum, bowenoide Papulose	634
			32.9.3	Anale plattenepitheliale Dysplasie	634
32.5.1	Melanosis coli	622	32.9.4	Analkanalkarzinom	635
32.5.2	Pneumatosis intestinalis	623	32.9.5	Weitere Tumoren und tumorartige Läsionen	635
32.5.3	Amyloidose	623			
32.5.4	Rektaler Mukosaprolaps	623			

Zur Orientierung

Leitsymptome kolorektaler Erkrankungen sind Abdominalschmerzen, Stuhlunregelmäßigkeiten (Obstipation, Diarrhö), Blutungen und Passagestörungen. Zu den wichtigsten Erkrankungen des Dickdarms und des Analkanals gehören **Entzündungen** und **Tumoren**. Neben den infektiösen Kolitiden kommt den chronisch-entzündlichen Darmerkrankungen (**Colitis ulcerosa, Morbus Crohn**) eine besondere Bedeutung zu, da sie aufgrund des rezidivierenden Verlaufs und der möglichen Komplikationen hohe Anforderungen an die Patientenbetreuung stellen. **Kolorektale Karzinome** gehören zu den häufigsten Malignomen in den Industrieländern und sind dort für einen erheblichen Teil der tumorbedingten Mortalität verantwortlich.

Die endoskopische Untersuchung des Dickdarms mit Biopsieentnahme und histologischer Untersuchung ist ein wesentlicher Bestandteil der **Diagnostik** von kolorektalen Erkrankungen.

32 Kolon, Rektum und Analkanal

32.1 Normale Struktur

Der Dickdarm beginnt an der Valvula ileocaecalis Bauhini und endet mit der Linea anocutanea (Hilton-Linie). Er gliedert sich in Kolon, Rektum und Analkanal.

Im **Kolon** werden anatomisch fünf Abschnitte unterschieden:
- Zökum
- Colon ascendens
- Colon transversum
- Colon descendens
- Colon sigmoideum

Nach distal schließt sich das **Rektum** an, das zusammen mit dem Analkanal das funktionelle Abschlusssystem des Intestinaltrakts bildet. Dieses **Kontinenzorgan** besteht aus dem Corpus cavernosum recti, dem glattmuskulären M. sphincter ani internus, den äußeren und willkürlich innervierten Sphinkteren (M. levator ani, M. sphincter ani externus) und der sensiblen und dehnbaren Schleimhaut des Analkanals (> Abb. 32.1). Den unteren Rand des etwa 4 cm langen Analkanals bildet die Linea anocutanea. Die obere Begrenzung variiert je nach Definition des Analkanals. Der **chirurgische Analkanal** ist proximal vom oberen Rand des M. sphincter ani internus begrenzt. Somit ist der oberste Abschnitt des chirurgischen Analkanals mit Rektumschleimhaut ausgekleidet, an die sich nach distal das Übergangsepithel der Transitionalzone und unterhalb der Linea dentata ein überwiegend unverhorntes, distal auch verhorntes Plattenepithel ohne Hautanhanggebilde (Anoderm) anschließt. Das obere Ende des **histologischen Analkanals** wird von der Transitionalzone gebildet, in der auch die Analpapillen und -krypten liegen. Unterhalb der Linea anocutanea schließt sich die perianale Haut an.

32.2 Divertikel

Definition Als Divertikel wird eine Ausstülpung (Herniation) der Darmwand bezeichnet. Je nach den Darmwandschichten in der Divertikelwand wird zwischen **echten** (meist angeborenen) und **falschen** Divertikeln (**Pseudodivertikeln**) unterschieden. Die Wand der echten Divertikel wird von allen Darmwandschichten gebildet, während die der falschen Divertikel meist nur aus Mukosa und Lamina muscularis mucosae besteht. Pseudodivertikel werden weiter in komplette (**extramurale**) und inkomplette (**intramurale**) untergliedert.

Bei der **Divertikulose** des Dickdarms liegen zahlreiche Pseudodivertikel vor. Diese liegen v. a. im Colon sigmoideum.

Epidemiologie Die Sigmadivertikulose nimmt mit zunehmendem Alter an Häufigkeit zu. Jenseits des 70. Lebensjahrs findet man sie bei über 30 % aller Menschen. Eine Geschlechtsdisposition besteht nicht.

Pathogenese

Als prädisponierende Faktoren einer Divertikulose gelten neben chronischer (venöser) Blutstauung, chronischer Obstipation und Fehlernährung präformierte Gefäßlücken in der Muscularis propria. Hinzu kommen funktionelle Darmstörungen mit erhöhtem Muskeltonus und isometrischen Kontraktionen, die zu einem erheblichen intraluminalen Druckanstieg führen. Möglicherweise spielen zusätzlich Kollagendefekte eine Rolle (Divertikel bei Marfan- und Ehlers-Danlos-Syndrom).

Morphologie

Die Divertikel (Pseudodivertikel) sind meist zweireihig zwischen den mesenterialen und antimesenterialen Tänien entwickelt (> Abb. 32.2). Die Ausstülpungen betreffen die Mukosa und die Muscularis mucosae. Innerhalb der Divertikel findet man häufig Skybala und Koprolithen. Die Muscularis propria ist deutlich verdickt aufgrund des permanent erhöhten Muskeltonus. Als Folge können sich Entzündungen (**Divertikulitis**) entwickeln, die auf die Umgebung übergreifen (**Peridivertikulitis**).

Klinische Relevanz Die Divertikulose ist in der Regel asymptomatisch. Klinisch manifestiert sie sich v. a. als **Divertikulitis**, eine

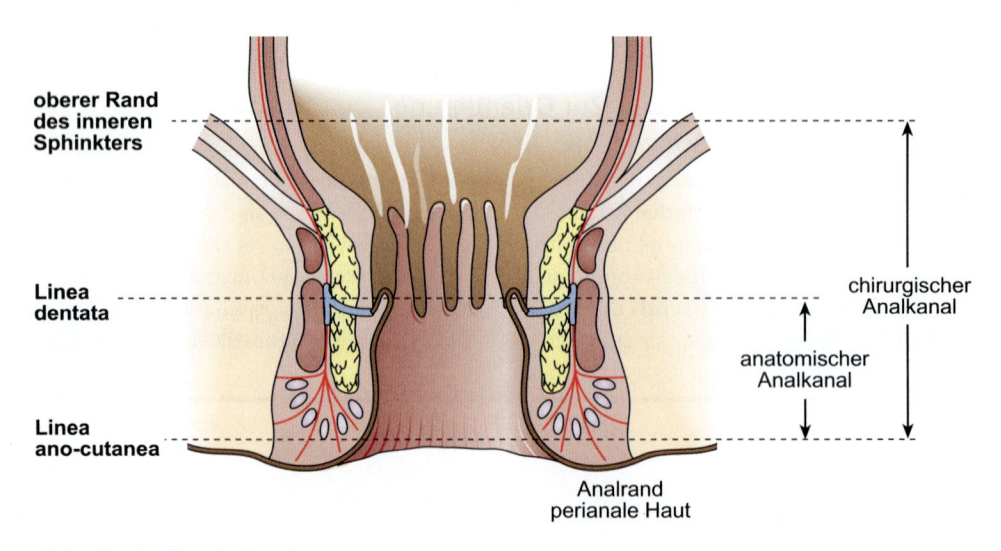

Abb. 32.1 Normale Struktur des Analkanals. [L106]

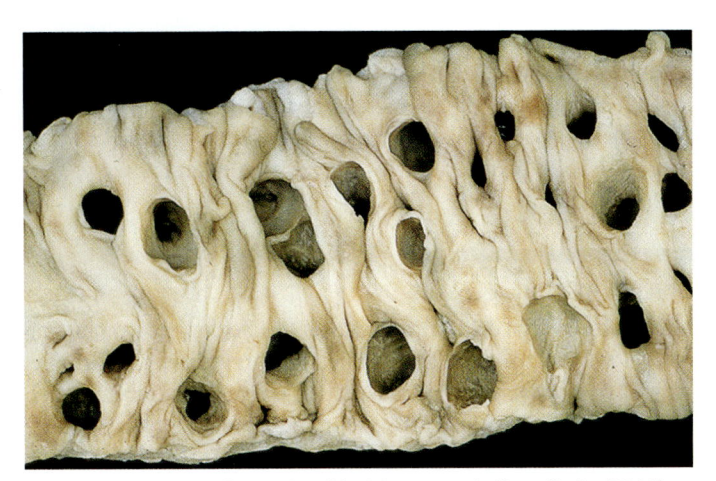

Abb. 32.2 Sigmaresektat mit zahlreichen Pseudodivertikeln. [R398]

durch koprostatische Drucknekrosen eingeleitete, akute eitrige, abszedierende oder chronische Entzündung. Betrifft dieser Prozess zahlreiche Divertikel und greift auf die Umgebung über, entwickelt sich eine Peridivertikulitis mit Vernarbungen (Divertikulitis-„Tumor") und Stenosierung des Darmlumens. Weitere **Sekundärkomplikationen** einer Divertikulitis sind freie Perforation mit Peritonitis, Bauchwandphlegmone, Fisteln und Ureterstrikturen.

Bei 5–50 % der Patienten mit Divertikulose kommt es zu unterschiedlich schweren intestinalen Blutungen. Die Diagnose einer Divertikulose und ihrer Komplikationen wird radiologisch oder endoskopisch gestellt. Die Therapie besteht in einer Resektion des betroffenen Darmsegments.

32.3 Vaskulär bedingte Erkrankungen des Kolons und Rektums

32.3.1 Ischämische Kolopathie

Syn.: Ischämische Kolitis

Definition Inkomplette oder komplette Ischämie der kolorektalen Darmwand, verursacht durch eine arterielle Minderversorgung. Das morphologische Spektrum der Darmwandschädigung reicht von auf die Mukosa beschränkten Einblutungen/Nekrosen bis zu einer transmuralen Nekrose der Darmwand (Darminfarkt).

Epidemiologie Zuverlässige Angaben zur Häufigkeit einer ischämischen Kolopathie liegen nicht vor, da leichte Verlaufsformen wegen der geringen Symptomatik häufig unerkannt bleiben. Bei älteren Menschen handelt es sich um ein häufiges Krankheitsbild.

Pathogenese

Die Ursachen für eine arterielle Minderversorgung des Dickdarms sind vielfältig. Pathogenetisch unterscheidet man zwischen einer okklusiv (Atherosklerose, Thrombosen, Embolien) und nichtokklusiv bedingten (relativen) Ischämie. Eine Herzinsuffizienz in Verbindung mit atherosklerotischen Gefäßveränderungen ist die häufigste Ursache einer ischämischen Kolopathie. Die Ischämie kann sich im gesamten Kolon manifestieren, am häufigsten sind die linke Kolonflexur (Grenzbereich der arteriellen Blutversorgung durch A. mesenterica superior und inferior), Colon descendens und sigmoideum betroffen.

Morphologie

Die morphologischen Befunde hängen vom Ausmaß und der Dauer der Ischämie ab (akut – chronisch).

Bei einer **akuten** Ischämie ist der betroffene Darmabschnitt dilatiert. Die Schleimhaut ist gerötet und ödematös oder weist Ulzerationen auf, die bis in die tiefen Schichten der Darmwand reichen und bei transmuraler Wandnekrose zur Perforation führen können. Sekundäre Einblutungen führen zu einem **hämorrhagischen Infarkt**. Histologisch findet man oberflächliche Schleimhautnekrosen mit hämorrhagischen Pseudomembranen und Kapillarthromben. Serosaseitig entsteht eine fibrinös-eitrige Peritonitis.

Auf eine **chronische** Ischämie deuten eine Rarefizierung und Atrophie der Schleimhautkrypten, der Nachweis von Siderophagen als Zeichen alter Blutungen sowie eine hyaline Fibrose des Schleimhautstromas hin (➤ Abb. 32.3). Als Folgezustände einer Ischämie können Strikturen und Stenosen entstehen.

Klinische Relevanz Symptome einer akuten Ischämie sind Abdominalschmerzen und Blutabgang. Als Komplikationen treten Perforation, Peritonitis und septischer Schock auf. Eine chronische Ischämie kann asymptomatisch verlaufen oder führt zu Zeichen einer Kolitis.

32.3.2 Hämorrhagische Infarzierung

Darmwandnekrose infolge einer Störung des venösen Abflusses bei erhaltenem arteriellem Zufluss. Als Ursachen kommen vor allem

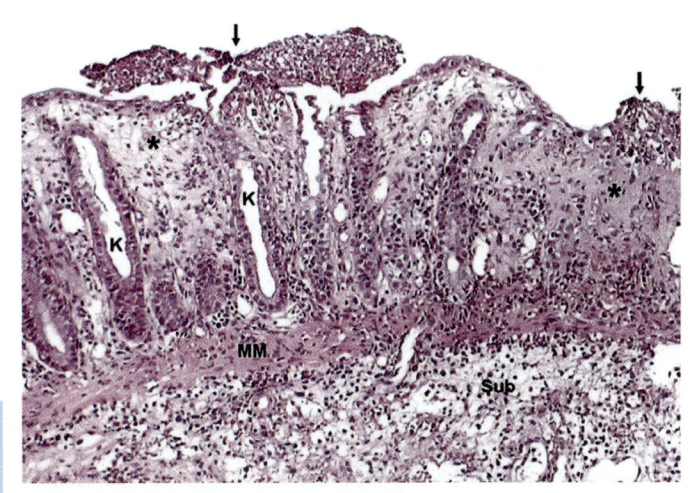

Abb. 32.3 Ischämische Kolopathie, Kolonbiopsie. Die Schleimhautkrypten (K) sind rarefiziert und teilweise atroph. Die Lamina propria der Schleimhaut zeigt eine hyaline Fibrose (Sterne). Fibrinbelegte und granulozytär demarkierte Erosionen (Pfeile). Im Schleimhautstroma und in der Submukosa (Sub) findet sich ein geringes Entzündungsinfiltrat. MM = Muscularis mucosae. HE, Vergr. 350-fach. [R398]

Adhäsionen, inkarzerierte Hernien und ein Volvulus in Betracht, selten Thrombosen der Mesenterialvenen oder der Pfortader.

32.4 Kolitis

32.4.1 Infektiöse Kolitis

Infektiöse Kolitiden werden teilweise von den gleichen Erregern wie die Enteritis verursacht (Enterokolitis ➤ Kap. 30.7).

Akute selbstlimitierende (infektiöse) Kolitis

Diese Form einer infektiösen Kolitis wird meist durch bakterielle Erreger der Gattungen *Salmonella (S. enterica)*, *Campylobacter (C. jejuni, C. coli)* und *Yersinia (Y. enterocolitica)* sowie verschiedenen *Escherichia-coli*-Stämmen verursacht.

Morphologie
Histologisch findet man zahlreiche neutrophile Granulozyten in der Lamina propria der Schleimhaut, insbesondere lumennahe, im Kryptenepithel (Kryptitis) und im Kryptenlumen (Kryptenabszess). Das Oberflächenepithel ist granulozytär durchsetzt oder erodiert. Die Kryptenarchitektur ist regelhaft.

Klinische Relevanz Klinisch äußert sich die selbstlimitierende Kolitis durch akut einsetzende, blutige Durchfälle, die sich in der Regel innerhalb von 2–4 Wochen wieder zurückbilden.

Bakterienruhr

Syn.: Shigellose

Definition Akute Durchfallerkrankung, die durch verschiedene Shigella-Arten hervorgerufen wird (Shigellose) und weltweit auftritt, v. a. in Ländern mit schlechten hygienischen Bedingungen.
Ätiologie Shigellen sind unbewegliche, fakultativ anaerobe, gramnegative Stäbchen. Man unterscheidet 4 Gruppen:
- Gruppe A: *Shigella dysenteriae* mit verschiedenen Serotypen, die Exotoxine bilden
- Gruppe B: *Shigella flexneri*
- Gruppe C: *Shigella boydii* mit mindestens 15 Serotypen
- Gruppe D: *Shigella sonnei*

Epidemiologie In Mitteleuropa werden etwa 80 % aller Ruhrerkrankungen von Shigellen der Gruppe D, 11–13 % von Shigellen der Gruppe B und nur 1 % von Shigellen der Gruppe A verursacht.

Pathogenese
Die Infektion erfolgt oral v. a. durch kontaminierte Nahrungsmittel und Trinkwasser. Bereits sehr wenige Erreger genügen, um eine Erkrankung auszulösen. Eine direkte Übertragung von Mensch zu Mensch (Kontaktinfektion) ist möglich. Shigellen sind invasive und destruierende Keime, die zu einer direkten Epithelschädigung führen (➤ Abb. 30.14). Shigella-Stämme bilden in unterschiedlichem Umfang hitzelabile Toxine, die zyto-, entero- und neurotoxisch wirken (Shigatoxine).

Morphologie
Makroskopisch ist die Darmschleimhaut zu Beginn der Erkrankung gerötet und entzündlich geschwollen (**katarrhalische Ruhr**). Bei schweren Infektionen entwickeln sich im Verlauf Pseudomembranen und Schleimhautnekrosen (**pseudomembranös-nekrotisierende Ruhr**) mit tiefen Ulzerationen (**ulzeröse Ruhr**).

Histologisch entsprechen die Befunde zu Beginn denen einer akuten selbstlimitierenden Kolitis (s. o.). Im Verlauf gleichen die histologischen Veränderungen denen eines akuten Schubs einer Colitis ulcerosa (s. u.).

Klinische Relevanz Nach einer Inkubationszeit von 1–3 Tagen (bei *S. dysenteriae* von bis 10 Tagen) beginnt die bakterielle Ruhr plötzlich mit Fieber, Übelkeit, Erbrechen, Abdominalschmerzen und Durchfall. Die zahlreichen Stuhlentleerungen sind anfänglich wässrig-schleimig (**weiße Ruhr**), später blutig (**rote Ruhr**) und führen zu erheblichen Störungen im Wasser- und Elektrolythaushalt. In der Regel endet die unkomplizierte Erkrankung nach 4–7 Tagen. Die Erregerausscheidung dauert jedoch länger als die Rekonvaleszenzphase. Die Diagnose sichert man durch den Erregernachweis im Stuhl. Schwere, auch lebensbedrohliche Krankheitsverläufe kommen v. a. bei Kleinkindern, alten Menschen und Personen mit geschwächtem Immunsystem vor.
Als **Komplikationen** der bakteriellen Ruhr kann es zu einem Kreislaufversagen als Folge des ausgeprägten Elektrolyt- und Wasserverlusts sowie zu einer Darmperforation mit Peritonitis kommen. Vor allem bei genetischer Disposition (HLA-B27) kann nach der akuten Infektionskrankheit das **Reiter-Syndrom** auftreten (reaktive Arthritis, Konjunktivitis, Urethritis, Hautveränderungen).

Amöbenruhr

Syn.: Amöbiasis

Definition Die invasive Amöbiasis ist Folge einer Infektion mit *Entamoeba histolytica*, die sich v. a. im Kolon und in der Leber manifestiert.
Epidemiologie Die Amöbenruhr tritt weltweit, besonders häufig jedoch in tropischen und subtropischen Regionen auf, wo 50–80 % der dort lebenden Bevölkerung mit *Entamoeba histolytica* infiziert sind.

Pathogenese
Im Dickdarm des Menschen lebt *Entamoeba histolytica* in ihrer vegetativen Form (Trophozoit) als Minutaform (Darmlumenform) und vermehrt sich durch Teilung, ohne Krankheitserscheinungen

zu verursachen. Diese vegetativen Formen bilden im distalen Kolon dickwandige, unbewegliche Dauerformen (Zysten), die mit dem Stuhl ausgeschieden werden. Sie haben eine hohe Umweltresistenz und sind u. a. magensaftresistent. Nach oraler Aufnahme der Zysten durch fäkal verunreinigtes Trinkwasser und/oder Speisen kommt es im Darm zur Freisetzung der Amöben und zur Infektion. Bei der invasiven Amöbiasis kommt es aufgrund proteolytischer Enzyme zum Übertritt der Trophozoiten aus dem Darmlumen in die Kolonschleimhaut.

Diese als Gewebeform deutlich vergrößerten Trophozoiten (Magnaform) enthalten typischerweise phagozytierte Erythrozyten und führen zur Schleimhautschädigung. Über Lymph- und Blutgefäße (Parasitämie) ist eine Absiedlung der Amöben in verschiedene Organe möglich, v. a. in die Leber.

Morphologie

Makroskopisch entstehen zu Beginn der Erkrankung kleine flache Ulzerationen der Darmschleimhaut, die im Verlauf in große, unregelmäßig geformte Schleimhautdefekte übergehen können, die bis in die Submukosa reichen und durch Fisteln miteinander in Verbindung stehen.

Histologisch findet man die Magnaformen von *Entamoeba histolytica* an der Oberfläche, im Schleim und im Nekrosematerial der Ulzerationen (➤ Abb. 32.4).

Klinische Relevanz Die Amöbiasis kann asymptomatisch verlaufen. Die akute Proktokolitis mit Fieber, kolikartigen Bauchschmerzen, Tenesmen und blutig-schleimiger Diarrhö ist die klassische Form der Erkrankung. Die Diagnose stellt man durch den Nachweis von Magnaformen in Blut-Schleim-Beimengungen des Stuhls oder koloskopisch gewonnenen Schleim- und Gewebeproben. Die Behandlung ist antibiotisch.
Ulzerationen mit schweren Blutungen infolge Gefäßarrosion, Darmperforation mit nachfolgender Peritonitis und Megakolon sind lebensbedrohliche **Komplikationen.** Außerdem kann es zu einer lymphogenen oder hämatogenen Ausbreitung der Amöben in andere Organe kommen, wo nekrotisierende und abszedierende Entzündungen entstehen (Leber- und Lungenabszess, Pleuraempyem, Perikarditis). Der Leberabszess – überwiegend im rechten Leberlappen – ist mit über 90 % die häufigste extraintestinale Komplikation. Fulminante Verlaufsformen sind mit einer hohen Letalitätsrate verbunden.

Sonstige infektiöse Kolitiden

Bei immunkompromittierten Patienten findet man im Dickdarm wie in anderen Abschnitten des Gastrointestinaltrakts opportunistische Infektionen. AIDS-Patienten sind besonders häufig betroffen. Es werden v. a. Infektionen mit Zytomegalieviren, atypischen Mykobakterien *(Mycobacterium avium intracellulare)*, Kryptosporidien und Candida-Spezies beobachtet (➤ Kap. 48).

Venerische Infektionen (Gonorrhö, Lues, Lymphogranuloma venereum, Herpes simplex) des Dickdarms sind selten und manifestieren sich v. a. im Rektum.

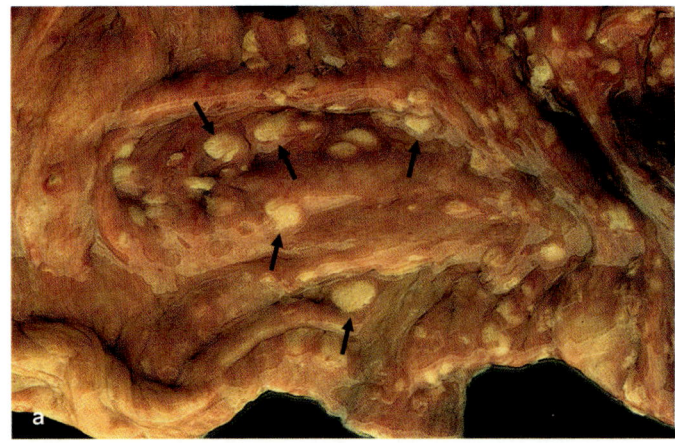

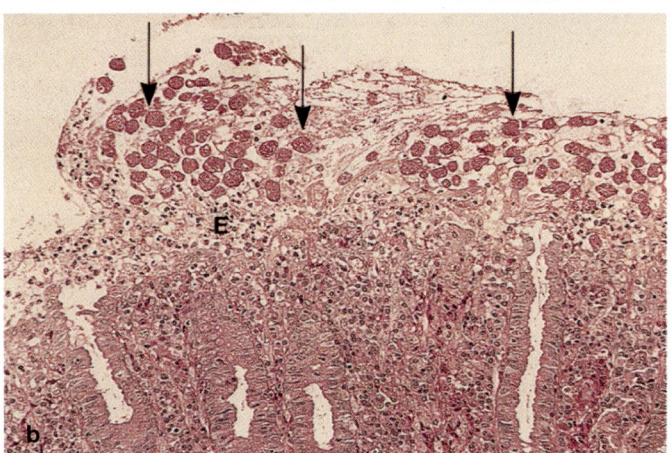

Abb. 32.4 Amöbenkolitis. a Makroskopie: Aufsicht auf die Kolonschleimhaut mit Ausbildung von Amöbenabszessen (Pfeile). **b** Histologie: Biopsie aus dem Randbereich eines Abszesses mit fibrino-leukozytärem Exsudat (E) und zahlreiche Amöben (Pfeile). PAS, Vergr. 200-fach. [R398]

Die Schistosomiasis (Bilharziose) ist eine bei uns seltene, in tropischen Regionen häufig vorkommende Wurmerkrankung. Von den verschiedenen Formen der Schistosomen befallen v. a. *Schistosoma mansoni* und *Schistosoma japonicum* Kolon und Rektum.

32.4.2 Idiopathische chronisch-entzündliche Darmerkrankungen

Unter diesem Begriff werden Colitis ulcerosa und Morbus Crohn zusammengefasst. Obwohl es sich um unterschiedliche Krankheiten handelt, bestehen zahlreiche Gemeinsamkeiten. Die Ätiologie ist weitgehend unbekannt (idiopathisch). Beide Erkrankungen haben eine **multifaktorielle Genese,** an der genetische, immunologische und Umweltfaktoren beteiligt sind. Gemeinsam führen diese zu einer **abnormen intestinalen Immunreaktion,** an der Defekte der Mukosabarriere und der Immunregulation sowie eine chronisch destruierende Entzündung als wesentliche Mechanismen beteiligt sind (➤ Abb. 32.5, ➤ Abb. 32.6).

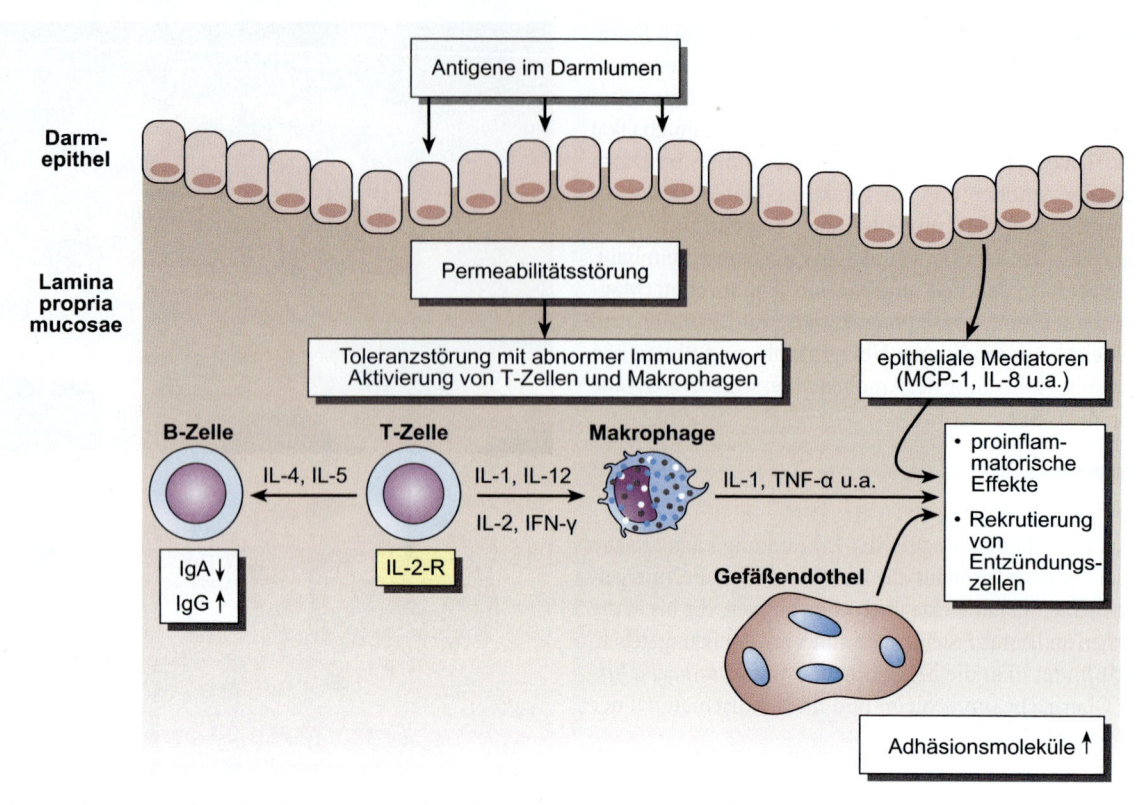

Abb. 32.5 Wichtige pathogenetische Mechanismen bei den idiopathischen chronisch-entzündlichen Darmerkrankungen (Schema). Darstellung lokaler Zell- und Mediatorinteraktionen. IL = Interleukine, IL-2-R = IL-2-Rezeptor, TNF-α = Tumornekrosefaktor, IFN-γ = Interferon, MCP-1 = „macrophage chemotactic protein". [L106]

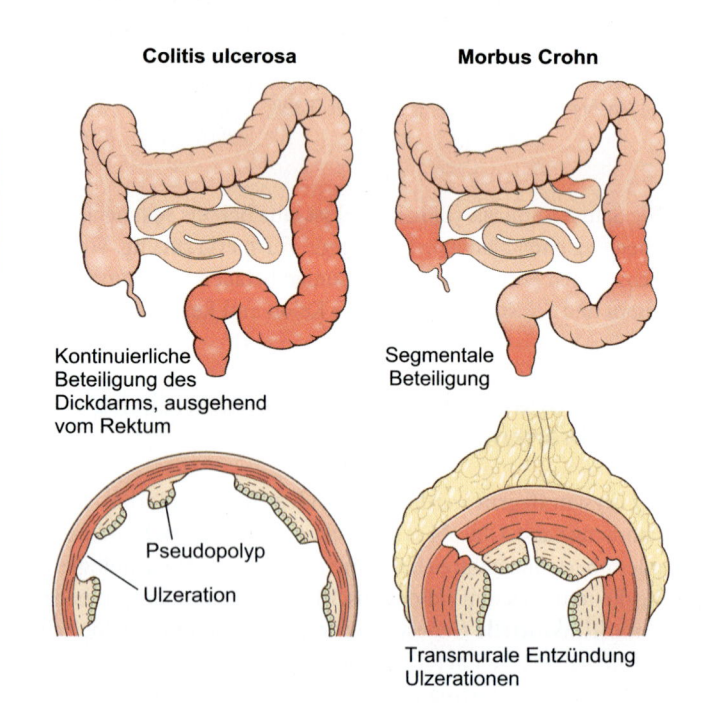

Abb. 32.6 Beitrag von Läsionen bei entzündlichen Darmerkrankungen. Die Unterscheidung zwischen Morbus Crohn und Colitis ulcerosa basiert in erster Linie auf der Morphologie. [G899]

Colitis ulcerosa

Definition Die Colitis ulcerosa ist eine vorwiegend auf die **Mukosa** und **Submukosa** beschränkte chronisch entzündliche Erkrankung des Dickdarms (mukosale Kolitis).

Epidemiologie Die Inzidenz beträgt 4–20. Beide Geschlechter sind gleichermaßen betroffen. Es wird eine geografische (Nordamerika, Westeuropa, Südafrika), familiäre (25 %) und ethnische Häufung beobachtet. Die Altersverteilung bei Diagnosestellung zeigt 2 Häufigkeitsgipfel im 15.–25. und 60.–70. Lebensjahr.

Pathogenese

Die detaillierte Pathogenese des Colitis ulcerosa ist unbekannt. Besondere Bedeutung scheint CD4-T-Lymphozyten mit einem abnormen Th2-Phänotyp zuzukommen, der durch die Produktion von TGF-β und IL-5 gekennzeichnet ist.

Morphologie

Die Colitis ulcerosa beginnt im Rektum (Proctitis ulcerosa). Dort kann sie als kaum aktive Entzündung über viele Jahre klinisch inapparent verlaufen. In etwa 80 % dehnt sich der Entzündungsprozess im Verlauf kontinuierlich nach proximal über den ganzen Dickdarm aus, sodass je nach Ausdehnung eine Proktitis, Proktosigmoiditis, eine linksseitige Kolitis oder eine Pankolitis entsteht. In 10–20 %

32.4 Kolitis

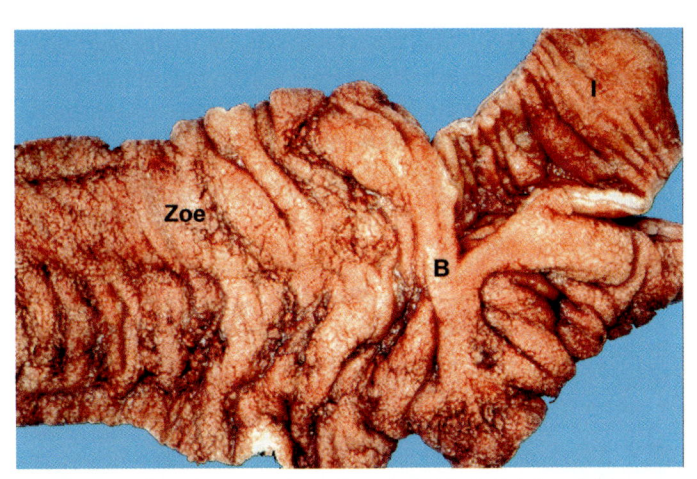

Abb. 32.7 Colitis ulcerosa mit Backwash-Ileitis. Schleimhautdefekte findet man im Kolon und im terminalen Ileum (I). Die Bauhin-Klappe (B) ist erhalten. Zoe = Zökum. [R398]

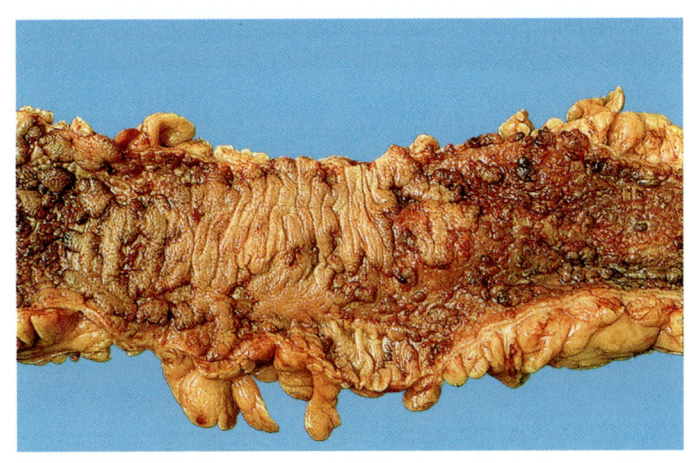

Abb. 32.8 Colitis ulcerosa. Unregelmäßig geformte Ulzerationen mit Einblutungen und pseudopolypösen Schleimhautauffaltungen. [R398]

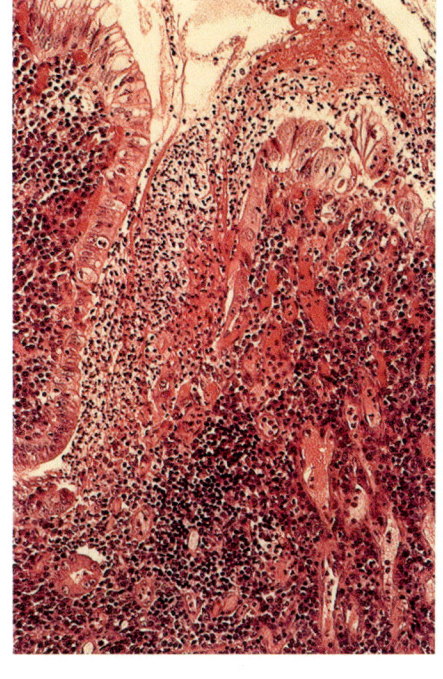

Abb. 32.9 Aktive Colitis ulcerosa. Schleimhaut mit einem überwiegend mononukleären, teils granulozytären Entzündungsinfiltrat in der Lamina propria und flacher Erosion mit Fibrinexsudation. HE, Vergr. 160-fach. [R398]

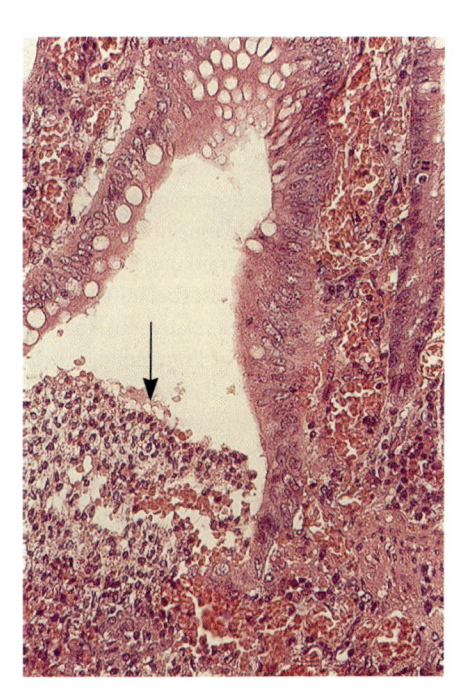

Abb. 32.10 Aktive Colitis ulcerosa mit typischem Kryptenabszess (Pfeil). HE, Vergr. 180-fach. [R398]

der Pankolitiden ist auch das terminale Ileum in unterschiedlicher Ausdehnung betroffen (**retrograde Ileitis, Backwash-Ileitis;** > Abb. 32.7).

In Phasen mit **aktiver Entzündung** ist die Schleimhaut hyperämisch, vulnerabel und granuliert oder zeigt flächenhafte Erosionen und Ulzerationen. Die zwischen den Ulzerationen gelegenen Schleimhautareale sind häufig (pseudo-)polypös aufgefaltet (> Abb. 32.8).

Histologisch liegt eine weitgehend auf die Mukosa beschränkte Entzündung vor. In der Lamina propria findet man ein dichtes lympho- und plasmazelluläres Entzündungsinfiltrat mit zahlreichen neutrophilen und auch eosinophilen Granulozyten (> Abb. 32.9).

Neutrophile Granulozyten werden auch im Kryptenepithel (Kryptitis) und in Kryptenlumina (Kryptenabszesse) nachgewiesen (> Abb. 32.10).

Es kommt zur Kryptendestruktion, zu Schleimhautdefekten und Einblutungen. Die Krypten weisen häufig Verzweigungen als Zeichen einer gestörten Architektur (Regeneration) auf.

In Erkrankungsphasen ohne wesentliche Entzündungsaktivität bilden sich die makroskopisch fassbaren Veränderungen weitgehend zurück. Histologisch ist die Schleimhaut in diesen **Remissionsphasen** durch ein vermehrtes lymphoplasmazelluläres Entzündungsinfiltrat in der Lamina propria, eine verminderte Anzahl von Krypten (Kryptenverlust), Architekturstörung und Becherzellverlust gekennzeichnet.

Klinische Relevanz Das klinische Bild ist durch wiederkehrende Episoden einer blutigen Diarrhö mit spontanen oder therapieinduzierten Remissionen gekennzeichnet. Abhängig von Schweregrad und Dauer der Kolitis treten Fieber, Abdominalschmerzen, Gewichtsverlust und Darmblutungen als Begleitsymptome auf. Der Erkrankungsbeginn kann schleichend mit geringen Symptomen oder fulminant in Form einer schweren Kolitis sein. Außerdem werden extraintestinale Begleiterkrankungen beobachtet, die sich teilweise bereits vor den intestinalen Krankheitszeichen manifestieren (s. u.).
Die Diagnose wird nach Ausschluss einer infektiösen Kolitis aufgrund des endoskopischen und histologischen Befundes gestellt.

Bei erfolgloser medikamentöser Therapie und bei Komplikationen (s. u.) kann eine totale Kolektomie mit Anlage eines Ileumpouchs erforderlich sein. Dieses operative Verfahren ermöglicht eine Kontinenzerhaltung bei gleichzeitig vollständiger Entfernung der kolorektalen Schleimhaut. Im Verlauf kann es jedoch auch zu einer Entzündung des Pouchs und der ileoanalen Anastomose kommen (Pouchitis).

Komplikationen

- **Toxisches Megakolon:** Bei fulminantem Verlauf einer Colitis ulcerosa kann sich selten ein toxisches Megakolon als lebensbedrohliche Komplikation entwickeln. Makroskopisch liegt eine extreme Dilatation des gesamten Kolons oder einzelner Segmente (v. a. des Colon transversum) vor (➤ Abb. 32.11). Die Schleimhaut ist flächenhaft ulzeriert. Histologisch findet man tiefreichende Schleimhautdefekte, Wandnekrosen, ein dichtes granulozytäres Entzündungsinfiltrat, fibrinoide Gefäßwandnekrosen und eine ausgeprägte Ganglioneuritis. Bei Darmwandperforation entsteht eine fibrinös-eitrige Peritonitis.
- **Karzinom:** Die Erkrankung ist mit einem erhöhten **Kolonkarzinomrisiko** assoziiert (bei initial bestehender Dysplasie 20- bis 30-fach erhöht). Das relative Risiko wird von der Ausdehnung und Schweregrad der Entzündung sowie der Erkrankungsdauer bestimmt. Daher sind regelmäßige Überwachungskoloskopien mit Biopsieentnahme angezeigt. Der chronisch-rezidivierende Verlauf der Colitis ulcerosa führt häufig zur Entstehung einer **Dysplasie** (intraepitheliale Neoplasie), die eine Vorläuferläsion des Karzinoms darstellt und als histologischer Marker für ein erhöhtes Karzinomrisiko gewertet werden muss. Histologisch ist die Dysplasie durch zelluläre Atypien des Drüsenepithels, eine gesteigerte proliferative Aktivität und eine abnorme Kryptenarchitektur charakterisiert (➤ Abb. 32.12). Eine Dysplasie kann

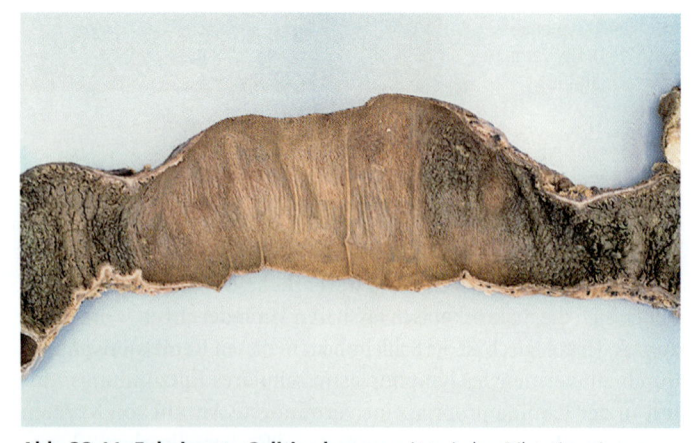

Abb. 32.11 Fulminante Colitis ulcerosa mit toxischer Dilatation eines Kolonsegments. [R398]

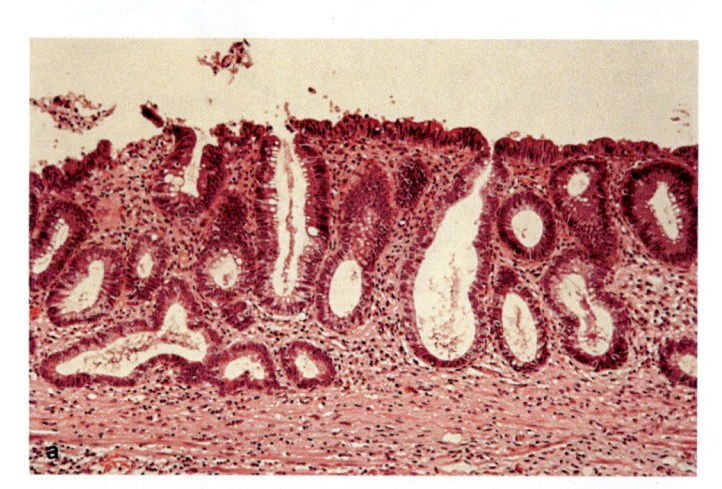

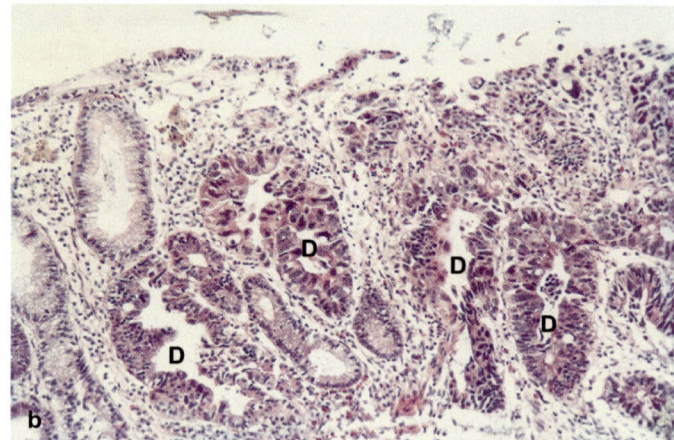

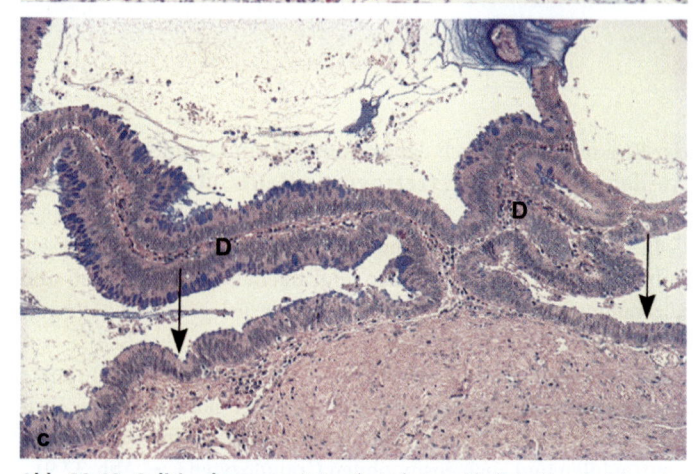

Abb. 32.12 Colitis ulcerosa mit Dysplasie (intraepithelialer Neoplasie) nach langjährigem Krankheitsverlauf. **a** Dysplasie bei weitgehend inaktiver Colitis ulcerosa. Deutlich gestörte Kryptenarchitektur, fehlende Ausreifung der Enterozyten und Zellatypien. HE, Vergr. 90-fach. **b** Hochgradige Dysplasie (intraepitheliale Neoplasie) mit ausgeprägten Zellatypien (D). HE, Vergr. 120-fach. **c** Komplette Schleimhautatrophie (Pfeile) nach langjähriger Colitis ulcerosa mit Anteilen einer DALM (dysplasieassoziierte Läsion oder Masse [D]). PAS-Alcian, Vergr. 100-fach. [R398]

in der flachen Schleimhaut oder in den als DALM (dysplasie-assoziierte Läsion oder Masse) bezeichneten umschriebenen polypartigen Läsionen der Schleimhaut entstehen. Bei einer hochgradigen Dysplasie oder einem invasiven Karzinom ist eine Kolektomie mit Anlage eines ileoanalen Pouchs indiziert.

Morbus Crohn

Definition Der Morbus Crohn ist durch eine chronisch-rezidivierende, häufig segmentale, transmurale Entzündung des Gastrointestinaltrakts gekennzeichnet, die sich v. a. im **Ileum** und **Kolon** manifestiert.

Epidemiologie In den westlichen Industriestaaten liegt die Inzidenz bei etwa 7–8 auf 100.000 Einwohner. Beide Geschlechter sind gleichermaßen betroffen. Es wird eine geografische (Nordamerika, Nordeuropa), familiäre (10 %) und ethnische Häufung beobachtet. Die Altersverteilung bei Diagnosestellung zeigt 2 Häufigkeitsgipfel zwischen dem 20.–30. und 60.–70. Lebensjahr.

Pathogenese

An der Pathogenese des Morbus Crohn sind genetische und Umweltfaktoren sowie der Lebensstil beteiligt. Als Ursache der genetischen Disposition wurden Varianten in verschiedenen Genen (u. a. *NOD2*, *IL23R*, *ATG16L1*) nachgewiesen.

Bei Morbus Crohn findet in der Mukosa eine nachhaltig aktivierte Immunreaktion statt. Es ist unklar, ob diese Aktivierung auf eine dauerhafte Stimulation durch Bakterien und andere Bestandteile des Darminhalts infolge einer gestörten Mukosabarriere oder auf einen Defekt des Immunsystems zurückzuführen ist (konstitutive Aktivierung, gestörte Herunterregulation einer Immunreaktion, gestörte Neutrophilenreaktion).

In der Schleimhaut findet man v. a. CD4-T-Lymphozyten mit einem Th1-Phänotyp, die IFN-γ und IL-2 produzieren. Durch die Freisetzung dieser Zytokine werden Makrophagen aktiviert, die weitere Zytokine wie IL-1, IL-6, IL-12, IL-18 und TNF-α bilden. Diese und weitere immunologische Mediatoren verstärken die Entzündungsreaktion und Gewebeschädigung.

Außerdem unterhalten sie die Entzündungsreaktion, indem die Expression von Adhäsionsmolekülen auf Gefäßendothelien gesteigert und somit das Einwandern weiterer Entzündungszellen begünstigt wird.

Morphologie

Entzündliche Läsionen können sich im gesamten Gastrointestinaltrakt entstehen. Meist sind jedoch Dickdarm und Ileum betroffen. Ein Befall von Mundhöhle, Ösophagus, Magen und Duodenum ist selten. Enteritis und Kolitis treten isoliert oder gleichzeitig auf. Typisch ist ein diskontinuierlicher, segmentaler Befall des Darms (Skip-Läsionen).

Makroskopisch (> Abb. 32.13) sind aphthöse Erosionen und längs verlaufende fissurale Ulzerationen, die der Schleimhaut ein charakteristisches Kopfsteinpflasterrelief verleihen, zu erkennen. Als Folge der transmuralen Entzündung entstehen Wandverdickungen, langstreckige Stenosen, Strikturen und Fisteln.

Histologisch sind alle Wandschichten entzündlich infiltriert. Das Entzündungsinfiltrat ist häufig in den tiefen Schichten stärker ausgeprägt (> Abb. 32.14). Die Schleimhaut enthält ein lympho-plasmazelluläres, teils granulozytäres Entzündungsinfiltrat mit herdförmiger Kryptitis und Kryptenabszessen. In der Umgebung der Erosionen und tiefreichenden Ulzera sowie in den tiefen Darmwandschichten (Subserosa) findet man Lymphfollikel mit aktivierten Keimzentren. In ca. 50 % sind Granulome vom Sarkoidose-Typ oder Mikrogranulome nachweisbar (> Abb. 32.14). Nach längerem Verlauf ist die Darmwand fibrosiert und zeigt eine Hyperplasie der Nervenfasern in Submukosa und Muscularis propria. Häufig besteht eine gastrale Metaplasie im Dünndarm (> Abb. 32.15).

Klinische Relevanz Typische klinische Manifestationen des Morbus Crohn sind krampfartige Abdominalschmerzen, unblutige Diarrhöen, Fieber und Zeichen der Mangelernährung (Gewichtsverlust, Hypoalbuminämie, Eisenmangelanämie). Es treten Analfissuren, Fisteln (enterokutan, enterovaginal, enterovesikal, perianal) und extraintestinale Krankheitsmanifestationen auf. Außerdem bestehen häufig schmerzhafte Ulzera und Aphthen in der Mundhöhle.

Eine chirurgische Therapie wird bei Versagen der medikamentösen Therapie und bei Komplikationen (Stenosen, Fisteln, Perforationen, Abszesse) erforderlich. Das Karzinomrisiko ist gegenüber einer Normalpopulation 5- bis 6-fach erhöht.

Extraintestinale Manifestationen und Komplikationen

Die Häufigkeit der nachfolgend genannten Erkrankungen ist für Colitis ulcerosa und Morbus Crohn unterschiedlich:
- **Haut:** Erythema nodosum, Pyoderma gangraenosum, Erythrodermien mit dermatopathischer Lymphadenopathie, endogene Ekzeme
- **Augen:** Episkleritis, Uveitis, Keratitis, Retrobulbärneuritis
- **Gelenke:** Arthritis, Sakroileitis, ankylosierende Spondylitis
- **Gefäße:** Vaskulitis, Thrombose, Thromboembolien, Störungen der Hämostase
- **Niere:** Glomerulonephritis, Lithiasis
- **Hepatobiliär:** Fettleber, Leberabszess, primär sklerosierende Cholangitis, Cholangiokarzinom
- **Bronchopulmonale** Funktionsstörungen
- Amyloidose

32.4.3 Mikroskopische Kolitis

Definition Entzündliche Dickdarmerkrankung, die durch chronisch wässrige Diarrhö, einen normalen endoskopischen Befund und den histologischen Nachweis einer lymphozytären oder kollagenen Kolitis gekennzeichnet ist.

32 Kolon, Rektum und Analkanal

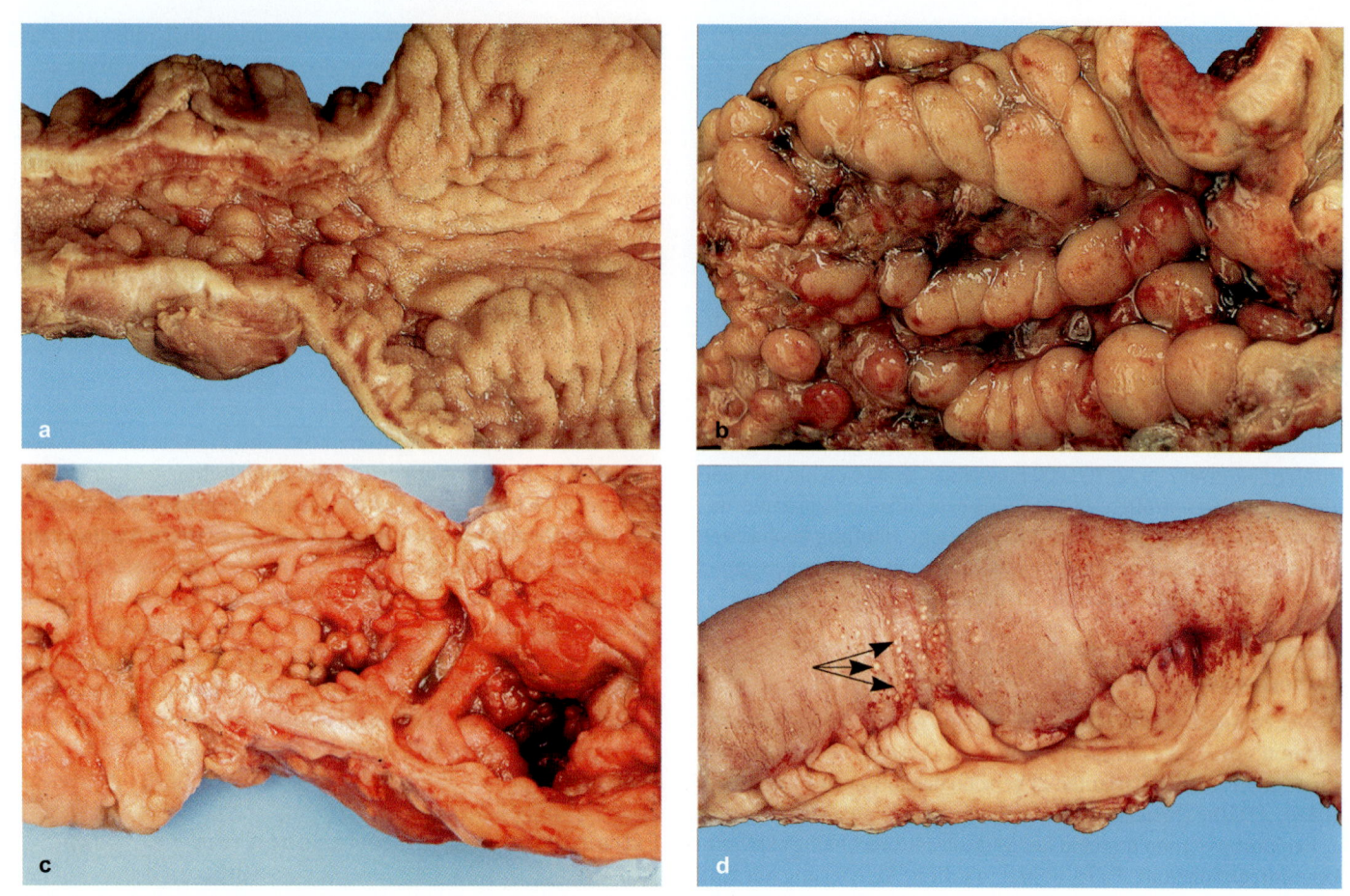

Abb. 32.13 Morbus Crohn. Makroskopische Befunde. **a** Gartenschlauchartige Stenose mit prästenotischer Dilatation. **b** Crohn-typisches Kopfsteinpflasterrelief der Schleimhaut. **c** Morbus Crohn im terminalen Ileum, an der Bauhin-Klappe und im Zökum mit entzündlicher Destruktion der Bauhin-Klappe (vgl. ➤ Abb. 32.1). **d** Zirkuläre Dünndarmstenosen mit hirsekorngroßen (miliaren) Knötchen (Pfeile) der Serosa. [R398]

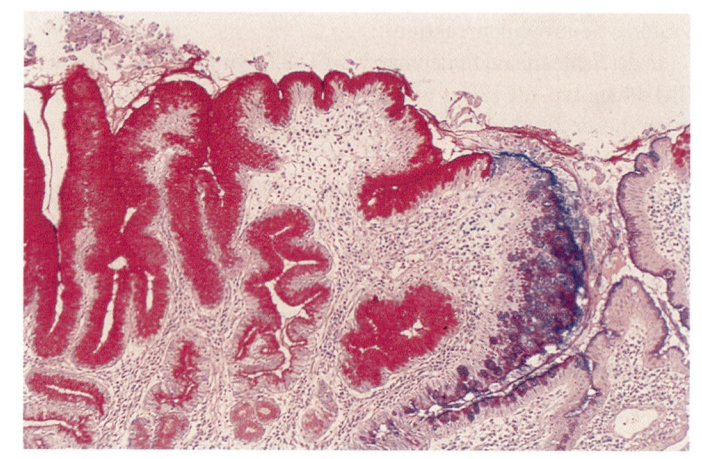

Abb. 32.15 Morbus Crohn. Gastrale Metaplasie der Schleimhaut im terminalen Ileum. PAS-Alcianblau, Vergr. 100-fach. [R398]

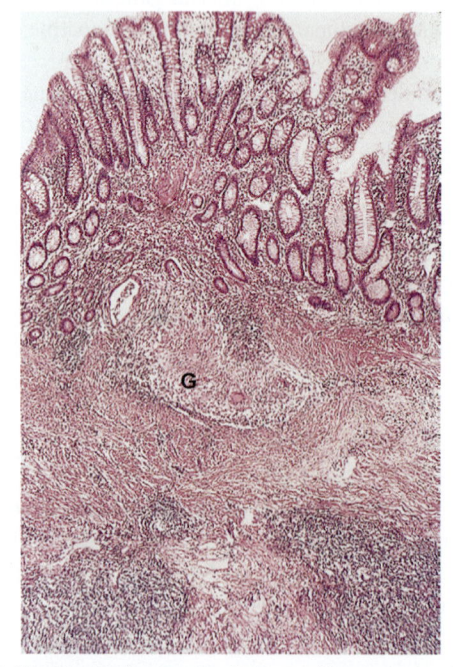

Abb. 32.14 Morbus Crohn. Das Entzündungsinfiltrat ist in den tiefen Wandschichten deutlich stärker ausgebildet. In der Submukosa ein epitheloidzelliges Granulom ohne Nekrose (G). HE, Vergr. 90-fach. [R398]

Pathogenese

Es dürfte sich um eine besondere Schleimhautreaktion bei prädisponierten Individuen handeln. Möglicherweise sind lymphozytäre und kollagene Kolitis morphologisch unterschiedliche Stadien der gleichen Erkrankung. Es besteht eine Assoziation mit bestimmten Medikamenten, intestinalen Infektionen und Erkrankungen, bei deren Entstehung autoimmune Mechanismen beteiligt sind (Sprue, Autoimmunthyreoiditis, Diabetes mellitus, rheumatoide Arthritis, Asthma bronchiale).

Morphologie

Endoskopisch liegt bei der mikroskopischen Kolitis eine normale Schleimhaut vor.

Histologisch ist die **lymphozytäre Kolitis** durch eine deutliche Vermehrung der Lymphozyten im Oberflächenepithel charakterisiert (Lymphozytose durch CD3/8 zytotoxische T-Lymphozyten). In der Lamina propria liegt ein dichtes lymphoplasmazelluläres Entzündungsinfiltrat. Die Kryptenarchitektur ist regelhaft.

Die histologischen Befunde einer **kollagenen Kolitis** entsprechen weitgehend denen der lymphozytären Kolitis. Zusätzlich findet man unterhalb der Basalmembran des Oberflächenepithels, teils auch perikryptal, 10–30 µm breite azelluläre Kollagenbänder, die v. a. aus Kollagen Typ IV und Tenascin, weniger aus Kollagen Typ I und III bestehen (➤ Abb. 32.16). Abschnittsweise fehlt das Oberflächenepithel oder löst sich in Form von Epithelstreifen von der darunterliegenden Basalmembran ab.

Klinische Relevanz Es tritt eine chronisch wässrige Diarrhö ohne Blutbeimengungen auf. Häufige Begleitsymptome sind Übelkeit, Adominalschmerzen und Gewichtsverlust. Die Diagnose wird durch den Nachweis der charakteristischen histologischen Veränderungen in Stufenbiopsien des Kolons und Rektums gestellt.

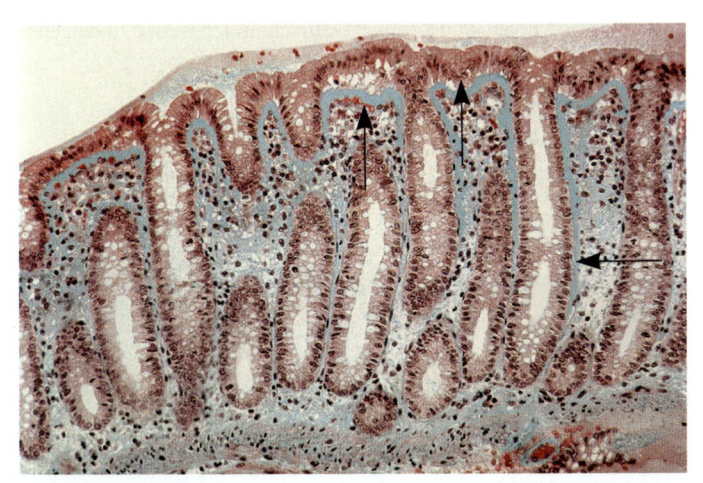

Abb. 32.16 Kollagene Kolitis. Unter dem Oberflächenepithel und perikryptal liegen azelluläre Kollagenbänder unter der Basalmembran (Pfeile). Im Schleimhautstroma ein hier nur mäßig entwickeltes mononukleäres Entzündungsinfiltrat. Masson-Goldner, Vergr. 90-fach. [R398]

32.4.4 Allergieassoziierte Kolitis

Allergische Reaktion im Dickdarm nach Aufnahme bestimmter Nahrungsmittel oder Medikamente. Sie kommt in Form einer allergischen Proktitis v. a. bei Kindern im 1. Lebensjahr als Reaktion auf Kuhmilch- und Sojaproteine vor. Seltener sind Erwachsene mit einem Befall von Ileum und Kolon betroffen.

Morphologie

Endoskopisch ist die Schleimhaut ödematös, herdförmig gerötet und verletzlich. Erosionen oder Ulzera sind selten.

Histologisch liegt eine Vermehrung der eosinophilen Granulozyten in der Lamina propria, der Muscularis mucosae und Submukosa vor. Eosinophile Granulozyten liegen im Oberflächen- und Kryptenepithel, bilden eosinophile Zellhaufen und zeigen Zeichen der Degranulierung. Die Schleimhautarchitektur ist erhalten.

32.4.5 Medikamentenassoziierte (Entero-)Kolitis

Zahlreiche Medikamente können eine Darmentzündung auslösen, z. B. nichtsteroidale Antiphlogistika, Antibiotika, Ciclosporin, goldhaltige Präparate, Zytostatika, Eisenpräparate, Digitalispräparate, Diuretika, Antihypertensiva oder vasospastische Substanzen.

Die morphologischen Befunde sind unterschiedlich, aber für das jeweils ursächliche Medikament nicht spezifisch, sodass eine detaillierte Anamnese für die nosologische Einordnung der Kolitis unabdingbar ist.

NSAR-assoziierte (Entero-)Kolitis

Aufgrund der Häufigkeit kommt den von nichtsteroidalen Antirheumatika (NSAR) hervorgerufenen Entzündungen des Intestinaltrakts eine besondere Bedeutung zu. Man schätzt, dass etwa 8–10 % aller neu diagnostizierten Enterokolitiden von NSAR hervorgerufen werden. Die endoskopischen und histologischen Befunde reichen von einfachen Schleimhautrötungen bis zu tiefen Ulzerationen, die zu Blutungen und Perforationen führen können. Vor allem bei Verwendung von Retard-Präparaten können sich diaphragmaähnliche Strikturen entwickeln, die zu einer Stenosierung führen. Rektal applizierte NSAR-Suppositorien verursachen in 10–30 % Ulzera, Strikturen und rektoanalen Stenosen. Nach Absetzen der NSAR kommt es in der Regel zu einer Spontanheilung.

Antibiotikainduzierte (pseudomembranöse) Kolitis

Definition Unter Antibiotikabehandlung auftretende Kolitis, die von *Clostridium difficile* verursacht wird.

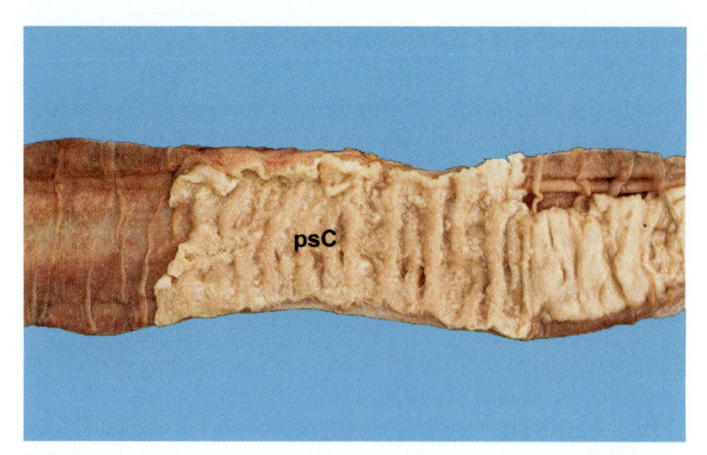

Abb. 32.17 Segmental ausgeprägte pseudomembranöse Kolitis (psC) nach längerer Antibiotikatherapie. [R398]

Pathogenese

C. difficile findet sich in geringer Zahl in der normalen Darmflora. Vor allem durch eine orale Antibiotikatherapie wird diese gehemmt und die Vermehrung pathogener Keime wie *C. difficile* begünstigt. Ursache der Kolitis sind die von *C. difficile* gebildeten Enterotoxine.

Morphologie

Endoskopisch liegen weißlich-gelbe Pseudomembranen v. a. im linksseitigen Kolon vor.

Histologisch entsprechen diese Pseudomembranen oberflächlichen Schleimhauterosionen, die von einer granulozytär durchsetzten Schicht aus Fibrin, Schleim und Detritus bedeckt sind (➤ Abb. 32.17). Die erhaltenen tieferen Kryptenanteile sind erweitert und mit Granulozyten gefüllt.

Klinische Relevanz Im Vordergrund stehen profuse wässrig-blutige Durchfälle, die von Koliken, Fieber und einer Leukozytose begleitet werden. Die Diagnose sichert man durch den Nachweis des *C.-difficile*-Toxins. Fulminante Verläufe mit der Entwicklung eines toxischen Megakolons haben eine hohe Letalität.

Neutropenische Kolitis

Diese nekrotisierende Form einer Kolitis wird bei Patienten mit ausgeprägter Neutropenie beobachtet und ist durch segmentale Schleimhautulzerationen in Zökum, Colon ascendens und terminalem Ileum gekennzeichnet. Außerdem entstehen ein Ödem der Darmwand, Einblutungen und Wandnekrosen, die zu einer Perforation mit Peritonitis führen können. Diese schwere Kolitis tritt als Komplikation einer Chemotherapie bei hämatologischen und soliden Neoplasien auf und auch bei der seltenen zyklischen Neutropenie.

32.4.6 Strahleninduzierte (Entero-)Kolitis

Die Darmschleimhaut ist als proliferationsintensives Gewebe außerordentlich strahlensensibel. In Abhängigkeit von der Dosis und dem Bestrahlungsfeld kann sich eine radiogene Enterokolitis entwickeln, die v. a. Rektum, Sigma und Ileum betrifft. Man kann zwischen früh und spät nach Bestrahlung auftretenden Schäden unterscheiden:

- **Frühschäden** treten Stunden bis Tage nach einer Strahlentherapie auf und sind auf eine direkte Schleimhautschädigung zurückzuführen. **Endoskopisch** liegt ein Ödem der Schleimhaut vor. **Histologisch** findet man u. a. Zeichen der Epithelschädigung und der Regeneration, Erosionen und ein eosinophilenreiches akutes Entzündungsinfiltrat. Diese Frühschäden heilen innerhalb von Wochen ab.
- **Spätschäden** treten erst 4–12 Monate nach einer Strahlentherapie auf. Sie beruhen auf Gefäßveränderungen in der Submukosa und im Mesenterium (fibrinoide Wandnekrose, obliterierende Endarteriitis, Thrombosen). Es entwickelt sich eine **obliterative Vaskulopathie,** die zu einer schweren Darmwandischämie mit den entsprechenden Symptomen führt (➤ Kap. 32.3.1). Als Folge können Ulzerationen, Strikturen, Fisteln und Verwachsungen entstehen. **Endoskopisch** finden sich Teleangiektasien in der Schleimhaut, die auch **histologisch** nachzuweisen sind und von einer charakteristischen Hyalinisierung der Lamina propria und radiogenen Atypien der Stromazellen begleitet werden.

32.5 Weitere, nichtneoplastische Dickdarmerkrankungen

32.5.1 Melanosis coli

Braunschwarze Verfärbung der kolorektalen Schleimhaut, die besonders häufig nach langjähriger Einnahme von anthrazen- und hydrochinonhaltigen Laxanzien vorkommt (➤ Abb. 32.18). Die Melanosis coli ist bei Frauen 3- bis 8-mal häufiger als bei Männern. Selten kommt eine vergleichbare Farbanomalie auch im Ileum und Duodenum vor.

Histologisch findet man in den Makrophagen der Lamina propria abgelagertes bräunlich-schwarzes **Pigment** (➤ Abb. 32.19), das reich an Kupfer und Eisen ist. Es gehört wahrscheinlich weder zu den che-

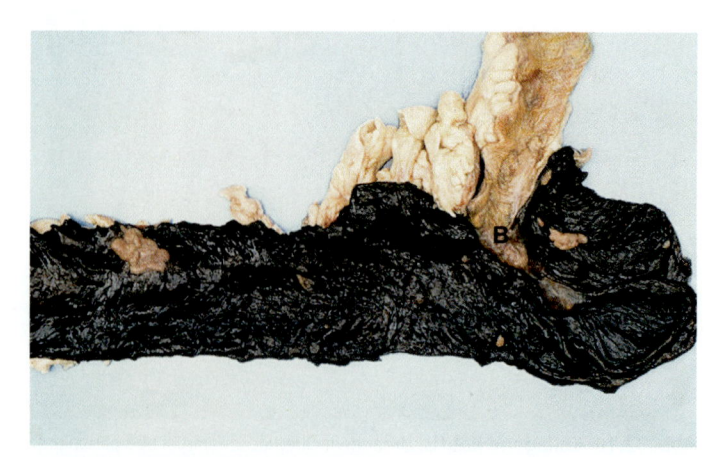

Abb. 32.18 Melanosis coli nach langjährigem Laxanzienabusus. Bräunlich-schwarze Pigmentierung der Kolonmukosa, die mit scharfer Grenze an der Bauhin-Klappe (B) endet. Bei den nichtpigmentierten Arealen im Colon ascendens handelt es sich um Adenome. [R398]

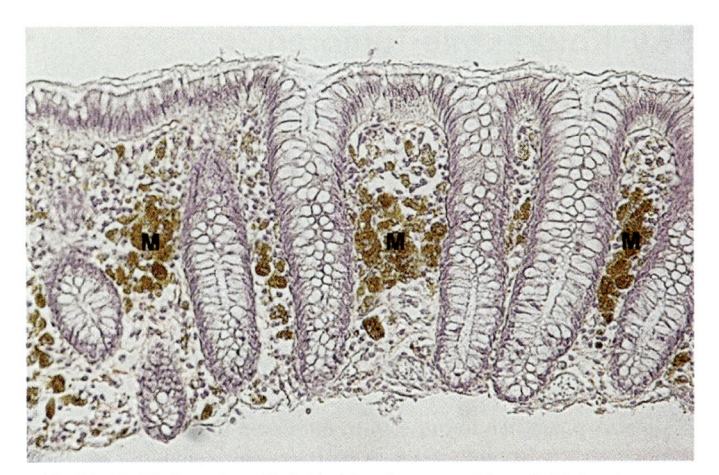

Abb. 32.19 Melanosis coli. Zahlreiche pigmentspeichernde Makrophagen (M) in der Lamina propria der Kolonschleimhaut. HE, Vergr. 120-fach. [R398]

misch definierten Melaninpigmenten noch zu den Lipofuszinen. Die Pigmenteinlagerungen sind harmlos.

32.5.2 Pneumatosis intestinalis

Unter diesem Begriff versteht man das Auftreten gashaltiger Pseudozysten in der Darmwand. Meist ist der Dünndarm, seltener der Dickdarm betroffen.

Pathogenese

Zu den vermuteten pathogenetischen Mechanismen gehören eine intraluminale Druckerhöhung im Darm, eine gesteigerte Permeabilität der Darmwand für Gas oder eine intramurale Gasbildung durch Bakterien.

Morphologie

Makroskopisch befinden sich in der Darmwand zahlreiche gasgefüllte Hohlräume, die v. a. in der Submukosa und Subserosa liegen (➤ Abb. 32.20).

Histologisch werden die Hohlräume von Makrophagen, mehrkernigen Riesenzellen und einem chronischen Entzündungsinfiltrat begrenzt.

32.5.3 Amyloidose

Bei etwa 90 % aller Patienten mit Amyloidose (➤ Kap. 47.3.3) findet man Amyloidablagerungen in der rektalen Schleimhaut. Vor allem bei sekundären Amyloidosen ist das Rektum nahezu immer betroffen, sodass sich die rektale Schleimhautbiopsie gut zur diagnostischen Abklärung einer Amyloidose eignet.

Klinisch kann eine intestinale Amyloidose zu Motilitätsstörungen, chronischer Diarrhö, Ulzerationen, Perforation, Blutungen und Obstruktion, aber auch zu einer Malabsorption und zu intestinalem Eiweißverlust führen.

32.5.4 Rektaler Mukosaprolaps

Syn.: solitäres Rektumulkus, Mukosaprolapssyndrom
Meist 5–12 cm oberhalb des Analrings gelegener Vorfall (Prolaps) der Rektumschleimhaut, der zu einer ischämisch-traumatischen Schleimhautschädigung führen kann. Abzugrenzen ist der Rektumprolaps, bei dem ein Vorfall aller Schichten der Rektumwand durch den Anus vorliegt.

Morphologie

Makroskopisch liegt eine polypoide Schleimhautauffaltung v. a. im Bereich der vorderen Rektumwand vor.

Histologisch findet man eine fibromuskuläre und glanduläre Hyperplasie der rektalen Schleimhaut mit oder ohne Erosion/Ulzeration und mit einer meist nur geringen Entzündungsreaktion (➤ Abb. 32.21). Es kann zu einer Verlagerung von Drüsenepithel in die Submukosa mit der Entstehung von schleimgefüllten Zysten kommen (Colitis cystica profunda).

32.5.5 Malakoplakie

Die Malakoplakie tritt meist in den ableitenden Harnwegen und der Harnblase auf (chronische Urethritis bzw. Zystitis, ➤ Kap. 38.3.2). Nur sehr selten ist der Dickdarm betroffen.

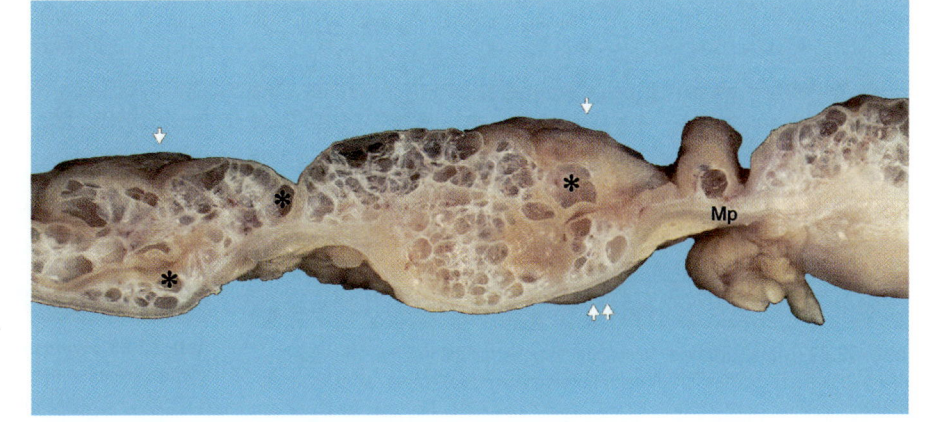

Abb. 32.20 Pneumatosis intestinalis. Kolonsegment eines Patienten mit schwerem obstruktivem Lungenemphysem. Die Schnittfläche zeigt zahlreiche unterschiedlich große, in allen Darmwandschichten vorhandene zystische Hohlräume (*). Muscularis propria (Mp), Schleimhautoberfläche (Pfeile), Serosa (Doppelpfeil). [R398]

Morphologie

Makroskopisch finden sich leicht erhabene, scharf begrenzte polypoide Läsionen, die **histologisch** aus zahlreichen großen Makrophagen mit körnigem Zytoplasma (Von-Hansemann-Zellen) infolge eines lysosomalen Funktionsdefekts bestehen (> Abb. 32.22). Im Zytoplasma der Von-Hansemann-Zellen – gelegentlich auch extrazellulär – können eisen- und kalkhaltige rundliche Gebilde vorkommen, die als Michaelis-Gutmann-Körperchen bezeichnet werden. Die begleitende Entzündungsreaktion ist in der Regel nur spärlich entwickelt.

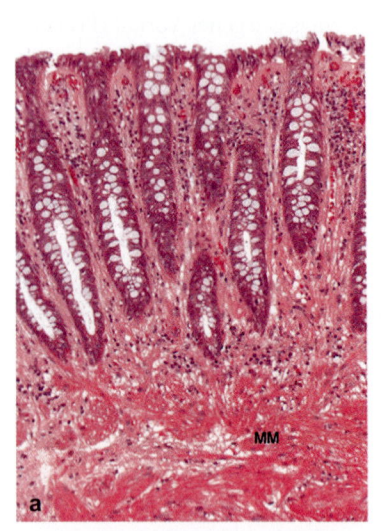

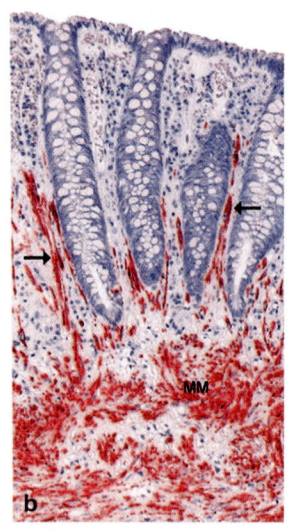

Abb. 32.21 **Rektaler Mukosaprolaps.** Biopsiepräparate aus einer polypoiden Läsion der Rektumschleimhaut mit einer verbreiterten Muscularis mucosae (MM) sowie einer fibromuskulären Obliteration der Lamina propria (Pfeile). **a** HE, Vergr. 100-fach. **b** Desmin-Immunfärbung zur Darstellung der glatten Muskelzellen, Vergr. 100-fach. [R398]

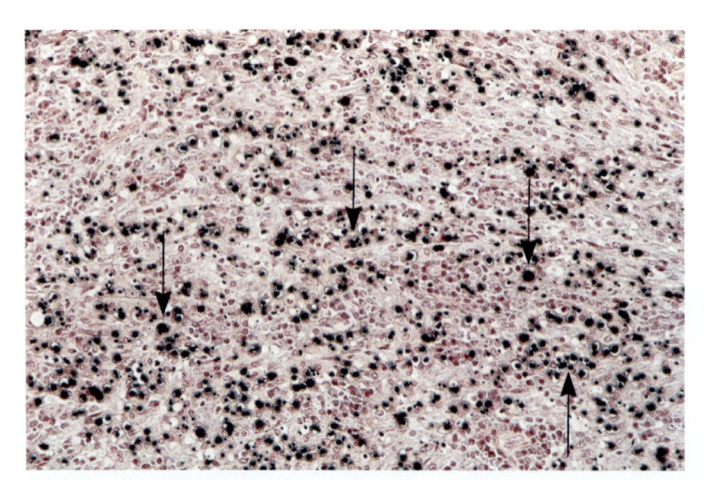

Abb. 32.22 **Malakoplakie.** Schleimhautbiopsie mit zahlreichen Von-Hansemann-Zellen und Michaelis-Gutmann-Körperchen (Pfeile). Kossa, Vergr. 80-fach. [R398]

32.6 Kolorektale Tumoren

32.6.1 Serratierte Läsionen und Polypen

Serratierte Läsionen und Polypen zeigen eine Architekturstörung mit sägeblattartiger Anordnung der Epithelzellen.

Hyperplastischer Polyp: Hyperplastische Polypen sind gutartige neoplastische Läsionen. Sie sind die häufigste Polypenart in Kolon und Rektum.

Morphologie

Makroskopisch handelt es sich in der Regel um leicht erhabene, weniger als 5 mm große Schleimhautläsionen, die häufig multipel auftreten.

Histologisch findet man elongierte Schleimhautkrypten mit einer verbreiterten Proliferationszone und einer sägeblattartigen Architektur (Serratierung) in der oberen Kryptenhälfte (> Abb. 32.23). Das Kryptenepithel ist ausdifferenziert und zeigt keine Dysplasie.

Hyperplastische Polypen haben nur ein minimales Entartungsrisiko. Ein gesteigertes Karzinomrisiko besteht bei der **hyperplastischen Polypose,** die viele und/oder große hyperplastische Polypen häufig zusammen mit Adenomen aufweist (s. u.). Gemischte hyperplastisch-adenomatöse Polypen bestehen aus Anteilen mit hyperplastischem Polyp und Adenom (> Kap. 32.6.1).

Sessile serratierte Läsion (SSL): Die SSL ähnelt dem hyperplastischen Polypen, liegt aber meist flach in der Mukosa, ist am häufigsten rechtskolisch lokalisiert und zeigt eine sägeblattartige Architektur (Serratierung) bis in das untere Kryptendrittel mit basal T- oder L-förmig verzweigten und dilatierten Krypten.

Traditionelles serratiertes Adenom (TSA): Die Architektur von TSA ähnelt der tubulovillösen Adenome. Sie weisen aber ein stark serratiertes eosinophiles Epithel und die Ausbildung ektoper Krypten auf.

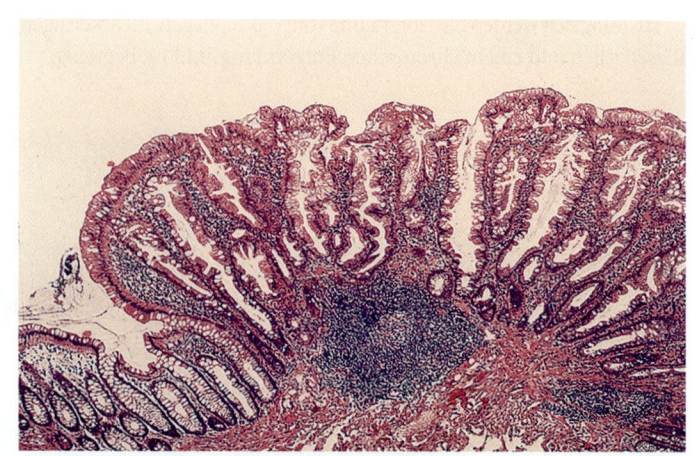

Abb. 32.23 **Hyperplastischer Polyp** mit deutlich verlängerten Schleimhautkrypten, die mit einem differenzierten Epithel (Becherzellen) mit sägeblattartiger Architektur ausgekleidet sind. HE, Vergr. 65-fach. [R398]

Molekularpathologie

In serratierten Läsionen findet man häufig *BRAF*- oder *KRAS*-Mutationen. Ausgeprägte DNA-Methylierungen (CPG-Island-Methylation-Phenotype, CIMP) sind zudem typisch für sessile serratierte Läsionen (SSL) und traditionelle serratierte Adenome (TSA).

32.6.2 Adenom

Definition Kolorektale Adenome (intraepitheliale Neoplasien) sind benigne Tumoren des Drüsenepithels. Sie sind fakultative Präkanzerosen und können in ein invasives Adenokarzinom übergehen (Adenom-Karzinom-Sequenz; ➤ Abb. 32.29).

Epidemiologie Angaben zur Häufigkeit kolorektaler Adenome schwanken. In Autopsiestudien wird ihre Häufigkeit mit 50–60 % angegeben. Dabei liegt das Häufigkeitsmaximum im 6.–7. Lebensjahrzehnt.

Pathogenese

Die meisten Adenome treten sporadisch auf, selten entstehen sie im Rahmen eines Polypose-Syndroms (➤ Kap. 32.9).

Morphologie

Makroskopisch sind Adenome gestielte oder breitbasig aufsitzende Schleimhautpolypen. Adenome treten häufig (20–25 %) multipel auf.

Histologisch zeigen sie eine Dysplasie des Epithels. Je nach Ausprägung wird zwischen Adenomen mit gering- oder hochgradiger Dysplasie unterschieden. Aufgrund der unterschiedlichen Architektur werden drei Adenomtypen unterschieden (➤ Abb. 32.24):

- **Tubuläre Adenome** (60–65 % aller Adenome) bestehen aus verzweigten Tubuli und wachsen häufig gestielt, seltener breitbasig (➤ Abb. 32.25, ➤ Abb. 32.26).
- **Villöse Adenome** (5–10 %) haben eine finger- oder zottenartige Architektur und ein basophiles, häufig pseudostratifiziertes Epithel. Villöse Adenome wachsen überwiegend breitbasig und sind meist größer als tubuläre Adenome (➤ Abb. 32.27, ➤ Abb. 32.28).
- **Tubulovillöse Adenome** (20–25 %) haben eine tubuläre und eine villöse Architektur.

Molekularpathologie

Die Adenomentstehung wird von Mutationen in den Genen *APC*, *KRAS*, *SMAD4* und *TP53* in den Drüsenepithelzellen verursacht.

Klinische Relevanz Die meisten Adenome bleiben klinisch stumm. Blutungen sind selten und wenn vorhanden, dann in der Regel nur gering ausgeprägt (okkultes Blut). Noch seltener sind Invaginationen oder eine ausgeprägte sekretorische Aktivität (Schleim) des Adenoms. Wegen des **Entartungsrisikos** (fakultative Präkanzerose) sollten kolorektale Adenome vollständig entfernt werden. Die Polypektomie als diagnostischer und therapeutischer Eingriff ist meist endoskopisch möglich. Große oder breitbasige Adenome werden häufig zunächst nur biopsiert. Das Entartungsrisiko ist abhängig von der Größe und dem Typ des Adenoms sowie dem Grad der Dysplasie. Bei Nachweis eines invasiven Karzinoms im Adenom ist je nach histologischem Befund (Befall des Resektionsrands, Nachweis einer Gefäßinvasion, geringe oder siegelringzellige Differenzierung des Karzinoms) eine Darmresektion angezeigt (➤ Abb. 32.29).

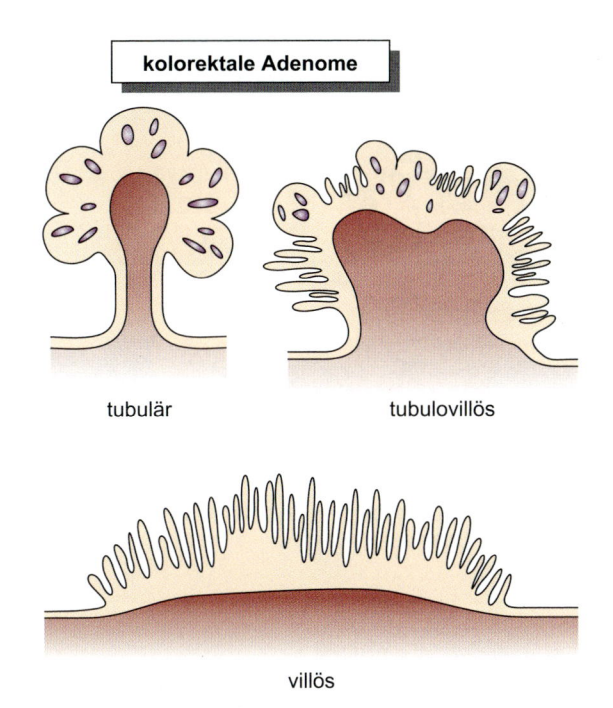

Abb. 32.24 Adenomtypen (Schema). [L106]

32.6.3 Karzinom

Definition Maligner epithelialer Tumor der kolorektalen Schleimhaut mit Infiltration der Submukosa oder tieferer Wandschichten und in der Regel glandulärer Differenzierung.

Epidemiologie Die Inzidenz des kolorektalen Karzinoms ist weltweit sehr unterschiedlich. Sie beträgt in Regionen mit hoher Inzidenz (Europa, Nordamerika, Australien, Japan) bis zu 44. Es gehört dort zu den häufigsten Karzinomen und ist eine der häufigsten tumorbedingten Todesursachen. Der Häufigkeitsgipfel liegt zwischen dem 7. und 8. Lebensjahrzehnt. Männer sind etwas häufiger betroffen als Frauen.

Pathogenese

Kolorektale Karzinome entstehen meist sporadisch, seltener im Rahmen einer genetischen Disposition (Lynch-Syndrom, Polypose-Syndrom, Li-Fraumeni-Syndrom, ➤ Kap. 32.6.3 und ➤ Kap. 32.8). Wesentliche Risikofaktoren des sporadischen Karzinoms sind: positive Familienanamnese, ballaststoffarme und fleischreiche Ernährung, Rauchen und eine chronisch entzündliche Darmerkrankung (Colitis ulcerosa, Morbus Crohn). Über 90 % aller kolorektalen Karzinome entstehen aus einem Adenom (Adenom-Karzinom-Sequenz, ➤ Abb. 32.29).

32 Kolon, Rektum und Analkanal

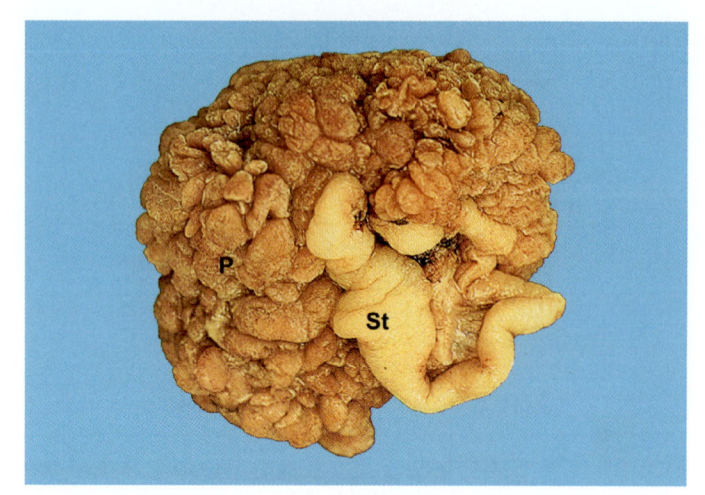

Abb. 32.25 Tubuläres Adenom. P = Polypenkopf. Im Abtragungsbereich (St = Stiel) regelrechte Kolonmukosa. [R398]

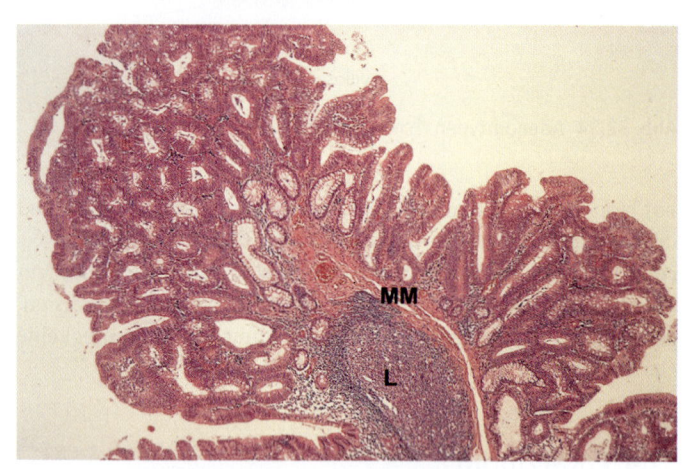

Abb. 32.26 Tubuläres Adenom. Dicht liegende tubuläre Drüsen mit geringgradiger Dysplasie. Intakte Muscularis mucosae (MM). In der Submukosa ein Lymphfollikel (L). HE, Vergr. 60-fach. [R398]

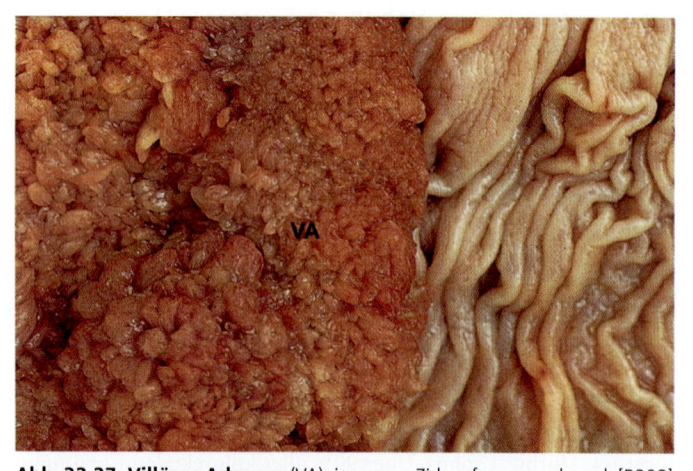

Abb. 32.27 Villöses Adenom (VA), in ganzer Zirkumferenz wachsend. [R398]

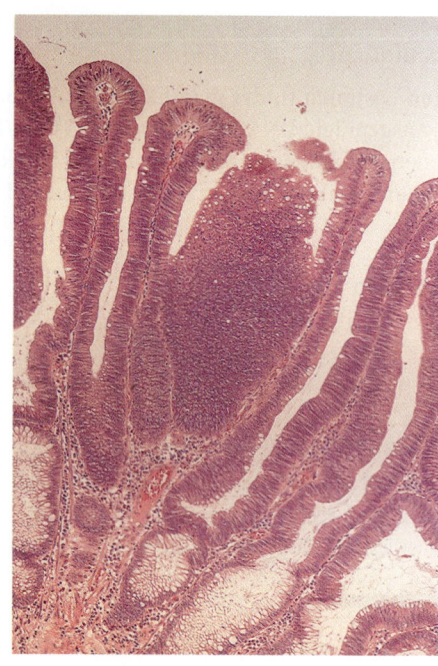

Abb. 32.28 Villöses Adenom. Zottenartige Architektur und geringgradige Dysplasie. HE, Vergr. 100-fach. [R398]

Morphologie

Die meisten Karzinome entstehen im rektosigmoidalen Bereich.

Makroskopisch zeigen sie ein polypöses (exophytisches), ulzerierendes (endophytisches) oder diffus-infiltrierendes Wachstum (➤ Abb. 32.30, ➤ Abb. 32.31). Häufig werden Mischformen angetroffen.

Histologisch handelt es sich meist um Adenokarzinome, die je nach Ausmaß der Tubulusbildung graduiert werden (➤ Abb. 32.32). Häufig werden in den Drüsenverbänden Nekrosen angetroffen. Zwischen den Tumorzellen können einzelne Paneth-Zellen und neuroendokrine Zellen liegen. Die Karzinomzellen infiltrieren zumindest bis in die Submukosa, meist jedoch bis in tiefere Wandschichten, in das perikolische/-rektale Fettgewebe oder in Nachbarorgane. In der Kolonwand breiten sich die Tumorzellen über die überwiegend zirkulär angelegten intramuralen Lymphgefäße aus.

Karzinome mit reichlich extrazellulärem Schleim (> 50 %) bezeichnet man als **muzinöse** Karzinome (➤ Abb. 32.33), Karzinome mit intrazellulärem Schleim (> 50 % der Tumorzellen) als **siegelringzellige** Karzinome. Seltene histologische Varianten eines kolorektalen Karzinoms sind adenosquamöse, medulläre, mikropapilläre, serratierte und neuroendokrine Karzinome.

Molekularpathologie

Mehrere voneinander unabhängige genetische Entstehungswege des kolorektalen Karzinoms sind bekannt (➤ Abb. 32.34). Die Mehrzahl (75 %) der Karzinome entsteht über den Weg der **chromosomalen Instabilität** (CIN). In den Karzinomzellen werden zahlreiche numerische und strukturelle Chromosomenaberrationen in Form von allelischen Verlusten, Amplifikationen, Translokationen und

32.6 Kolorektale Tumoren

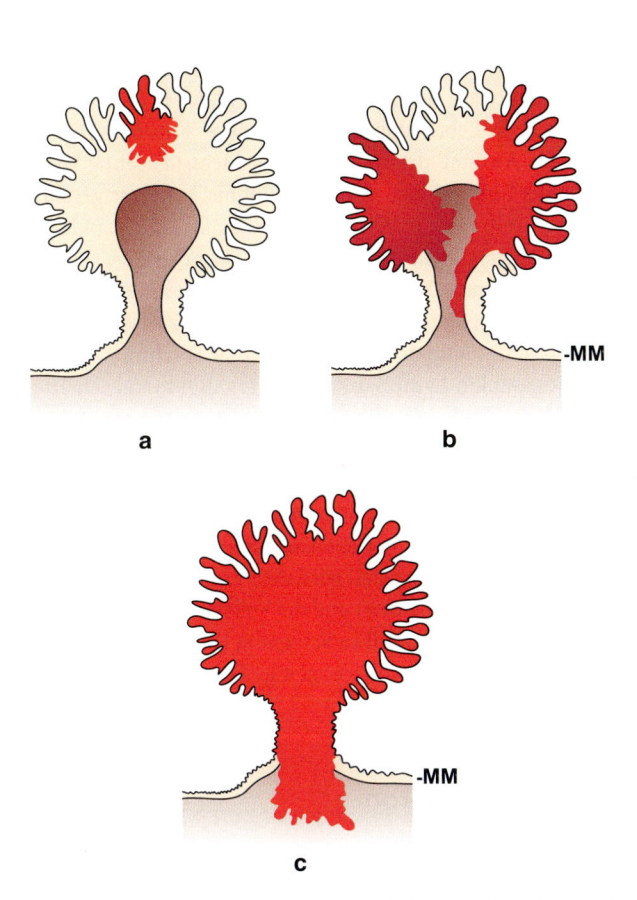

Abb. 32.29 Adenom-Karzinom-Sequenz mit den jeweiligen therapeutischen Implikationen nach Polypektomie. **a** Tubuläres Adenom mit fokal hochgradiger Dysplasie, ausschließlich oberflächlich lokalisiert (dunkelrot). Die Muscularis mucosae (MM) ist durchgehend intakt. Die Polypektomie reicht als Therapie aus. **b** Tubuläres Adenom mit hochgradiger Dysplasie und atypischen Drüsenformationen, die die Muscularis mucosae durchbrechen und in die Submukosa bzw. in den Polypenstiel vorwachsen (invasives Karzinom). In Abhängigkeit von dem histologischen Differenzierungsgrad des Karzinoms, der Vollständigkeit der Resektion des Karzinoms und dem Nachweis einer Gefäßinvasion ist eine chirurgische Darmresektion erforderlich. **c** Polypoides Karzinom: Eine chirurgische Nachresektion mit einer Lymphknotendissektion ist immer erforderlich. [L106]

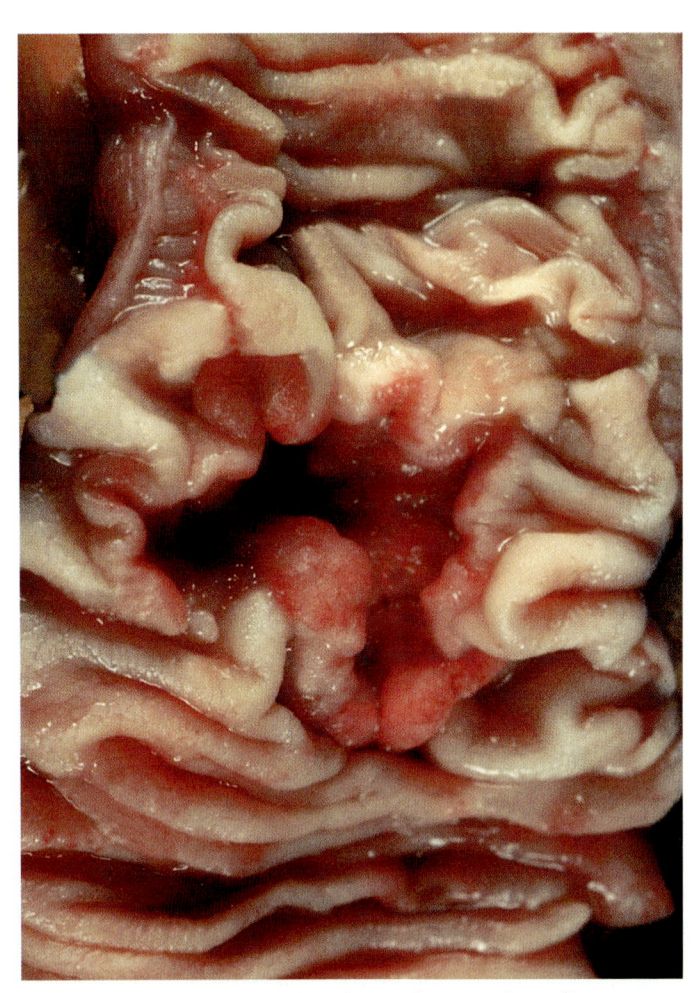

Abb. 32.31 Kolonkarzinom mit aufgeworfenem und arrodiertem Randwall. [R398]

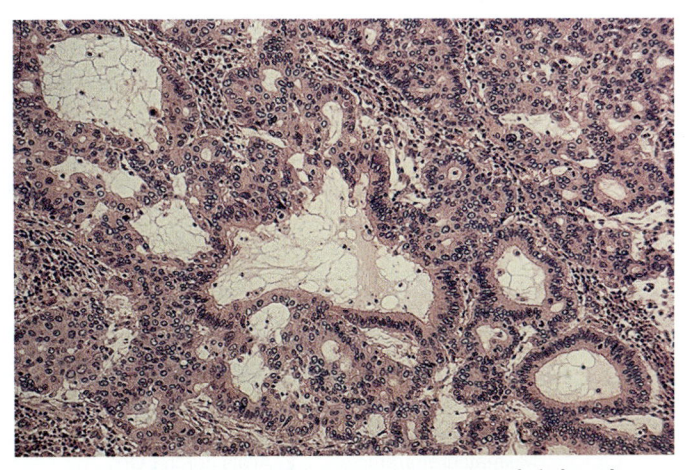

Abb. 32.32 Adenokarzinom des Kolons. HE, Vergr. 100-fach. [R398]

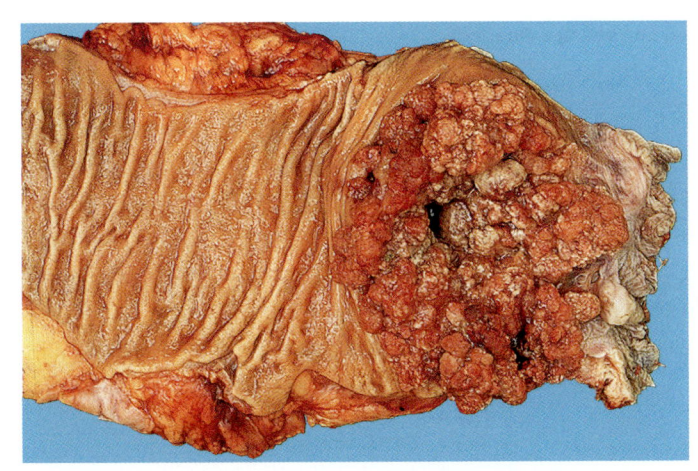

Abb. 32.30 Tief sitzendes, polypös und ulzerierend wachsendes Rektumkarzinom. [R398]

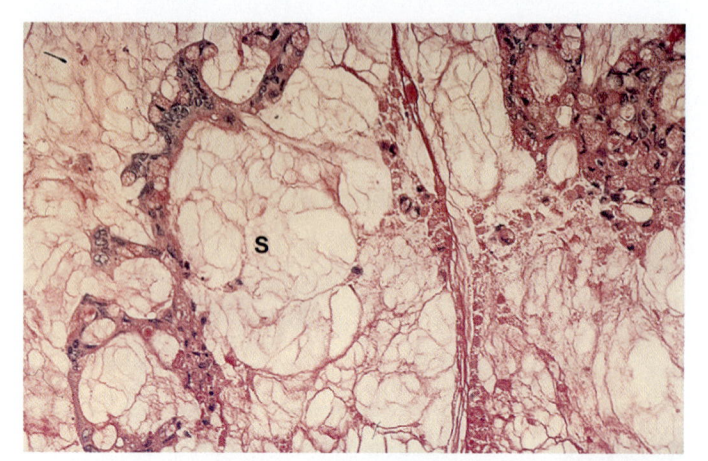

Abb. 32.33 Muzinöses Karzinom des Kolons. Inmitten einer großen Schleimansammlung (S) liegen Karzinomzellverbände. HE, Vergr. 100-fach. [R398]

eine DNA-Aneuploidie angetroffen. Häufig liegen Mutationen in den Genen *APC*, *KRAS*, *SMAD4* und *TP53* vor. Dieser Entstehungsmechanismus ist bei der Adenom-Karzinom-Sequenz wirksam.

Bei dem Weg der **Mikrosatelliteninstabilität** (MSI; 10–15%) liegt ein Defekt der zellulären DNA-Mismatch-Reparatur vor. Dieser ist bei sporadischen Karzinomen meist auf eine Promotorhypermethylierung zurückzuführen und führt zu einem epigenetisch bedingten Expressions- und somit Funktionsverlust der entsprechenden Proteine, u. a. des DNA-Mismatch-Reparatur-Proteins MLH1. Bei Vorliegen eines Lynch-Syndroms (➤ Kap. 32.6.3) wird die MSI durch eine Keimbahnmutation in einem der DNA-Mismatch-Reparatur-Gene (MSH2, MSH6, MLH1, PMS2) verursacht. Die MSI trägt zur Karzinomentstehung bei, indem die Entstehung von Mutationen in für die Tumorentstehung wesentlichen Genen (*TGFBR2*, *BAX*, *BRAF*, *TCF4*, *IGF2R* etc.) begünstigt wird. Die Zahl der Mutationen von Tumoren mit MSI liegt wesentlich höher als in allen anderen malignen Tumoren. Sie sind sehr häufig durch eine stark ausgeprägte Immunreaktion gekennzeichnet.

Metastasierung Die Metastasierung verläuft hauptsächlich lymphogen in regionäre (perikolische, perirektale) Lymphknoten und hämatogen in die Leber (Pfortadertyp, auch ➤ Kap. 6.3). Die Häufigkeit und das Ausmaß der lymphogenen Metastasierung korreliert direkt mit der Infiltrationstiefe des Karzinoms. Lokal fortgeschrittene Karzinome infiltrieren in Abhängigkeit von ihrer Lage in Nachbarorgane wie Magen, Pankreas, Uterus und Harnblase.

Klinische Relevanz Die Diagnose wird in erster Linie endoskopisch und bioptisch gestellt. Die Therapie mit kurativer Zielsetzung umfasst die Resektion des karzinomtragenden Kolonabschnitts einschließlich des regionalen Lymphabflussgebiets. Bei fortgeschrittenem Tumorstadium wird eine adjuvante Chemotherapie angeschlossen. Ein Ansprechen auf zielgerichtete Systemtherapien kann durch eine prädiktive Biomarkerdiagnostik am Tumorgewebe vorhergesagt werden (*KRAS*, *NRAS*, *BRAF*, Mikrosatelliteninstabilität).

Die mittlere 5-Jahres-Überlebensrate bei kolorektalem Karzinom beträgt etwa 65%. Im Einzelfall wird die Prognose v. a. durch das Tumorstadium (Fernmetastasen) und die Vollständigkeit der Resektion (v. a. im Rektum) bestimmt. Ein Screening (Koloskopie, Testung auf Blut im Stuhl) ermöglicht die frühzeitige Diagnosestellung und eine Verringerung der Mortalität.

32.6.4 Lynch-Syndrom

Syn.: Hereditäres kolorektales Karzinom ohne Polypose (HNPCC)

Definition Das Lynch-Syndrom ist eine autosomal-dominant vererbte Erkrankung, die durch das gehäufte und frühe Auftreten kolorektaler und anderer Karzinome gekennzeichnet ist (Endometrium, Ovar, Magen, Dünndarm, Pankreas, Gallenwege, Ureter, Nierenbecken).

Epidemiologie Etwa 2–3% aller kolorektalen Karzinome entstehen im Rahmen eines Lynch-Syndroms. Sie treten meistens vor den 6. Lebensjahrzehnt und somit deutlich früher als sporadische Karzinome auf.

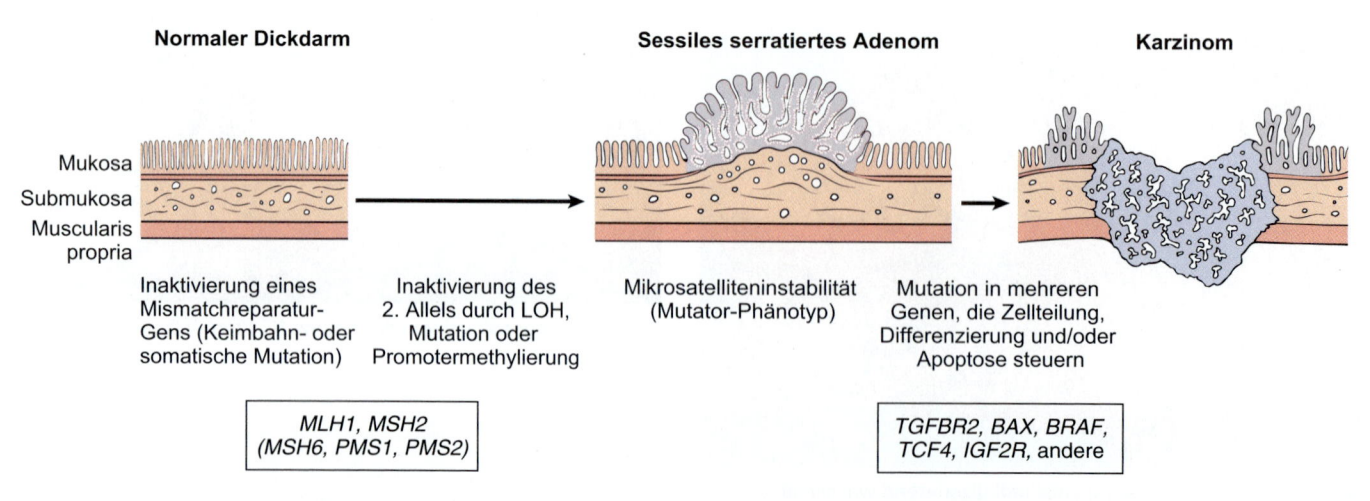

Abb. 32.34 Morphologische und molekulare Veränderungen im Mismatch-Reparatur-Weg der Kolonkarzimon-Genese. [G899]

Morphologie

Lynch-assoziierte kolorektale Karzinome entstehen in mehr als 60 % im proximalen Kolon (bis zur linken Kolonflexur).

Histologisch zeigen sie häufig eine muzinöse oder siegelringzellige Differenzierung, ein solides (medulläres) Wachstumsmuster und zahlreiche intra-/peritumorale Lymphozyten (➤ Abb. 32.35).

Molekularpathologie

Das Lynch-Syndrom wird durch Keimbahnmutationen in DNA-Mismatch-Reparatur-Genen (MSH2, MSH6, MLH1, PMS2) oder im EPCAM Gen verursacht. Am häufigsten sind MLH1- und MSH2-Mutationen (> 90 %). Meist handelt es sich um trunkierende Mutationen, die zu einem Verlust der Proteinexpression führen. Die Penetranz der Mutationen ist hoch. Karzinomzellen können auf Mikrosatelliteninstabilität und Expressionsverlust der DNA-Mismatch-Reparatur (MMR)-Proteine untersucht werden. Der Nachweis einer dieser Veränderungen deutet auf ein Lynch-Syndrom hin, für eine definitive Diagnose ist jedoch der Nachweis einer Keimbahnmutation (nach entsprechender genetischer Beratung) erforderlich.

Klinische Relevanz   Karzinome bei Lynch-Syndrom zeigen die gleichen klinischen Befunde wie sporadische Tumoren. Trotz der charakteristischen Morphologie der Lynch-assoziierten Karzinome ist es nicht möglich, diese zuverlässig von sporadischen Karzinomen zu unterscheiden. Zur klinischen Erfassung von Patienten mit Lynch-Syndrom wurden die Amsterdam- bzw. Bethesda-Kriterien entwickelt (➤ Tab. 32.1). Durch diese wird jedoch nur ein Teil der Betroffenen erfasst. Ein Screening aller Dickdarmkarzinome auf Defekte der MMR-Proteine trägt wesentlich zur Erfassung von Lynch-Patienten bei und wird empfohlen, da es treffsicherer als die Amsterdam- und Bethesda-Kriterien ist. Regelmäßige Screening-Untersuchungen (Koloskopie u. a.) von Betroffenen dienen dem frühzeitigen Erkennen der Lynch-assoziierten Karzinome bzw. von Vorläuferläsionen.

32.6.5 Neuroendokrine Tumoren

➤ Kap. 17.3.1, ➤ Kap. 18.

32.6.6 Nichtepitheliale Tumoren

Tumoren mit mesenchymaler Differenzierung sind im Vergleich zu epithelialen Tumoren selten. Am häufigsten findet man **Lipome, Leiomyome, Lymphangiome, gastrointestinale Stromatumoren** und **Granularzelltumoren.** Selten sind **Neurofibrome** im Rahmen einer Neurofibromatose Typ 1.

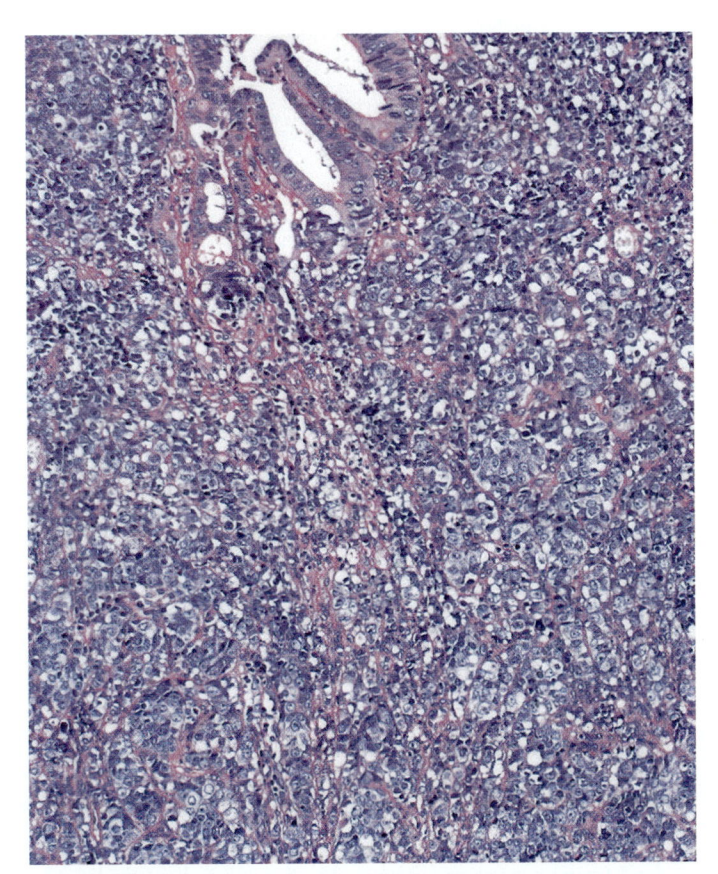

Abb. 32.35 Kolorektales Karzinom bei Lynch-Syndrom. Medulläres Adenokarzinom mit zahlreichen intratumoralen Lymphozyten. HE, Vergr. 35-fach. [R398]

Tab. 32.1 Amsterdam- und Bethesda-Kriterien. Sie definieren den Personenkreis, bei dem ein Lynch-Syndrom vorliegen könnte.

Überarbeitete Amsterdam-Kriterien (1999)[1]
Auf ein Lynch-Syndrom in einer Familie deuten:
• mindestens 3 Verwandte mit einem histologisch gesicherten Lynch-assoziierten Tumor: kolorektales Karzinom oder ein Karzinom des Endometriums, des Dünndarms, des Nierenbeckens oder des Ureters • erstgradige Verwandtschaft zwischen wenigstens 2 der Betroffenen • wenigstens 2 aufeinander folgende Generationen sind betroffen • bei mindestens einem Patienten Diagnosestellung vor dem 50. Lebensjahr • Ausschluss einer familiären adenomatösen Polypose
Überarbeitete Bethesda-Kriterien (2004)[2]
Ein Screening auf Mikrosatelliteninstabilität und Expressionsverlust der DNA-Mismatch-Reparatur-Proteine sollte durchgeführt werden bei:
• kolorektalem Karzinom vor dem 50. Lebensjahr • syn- oder metachronem kolorektalem Karzinom oder anderen HNPCC-assoziierten Tumoren (ohne Altersbegrenzung) • kolorektalem Karzinom mit einer für die Mikrosatelliteninstabilität typischen Morphologie vor dem 60. Lebensjahr • kolorektalem Karzinom und einem oder mehreren erstgradigen Verwandten mit einem HNPCC-assoziierten Karzinom, wobei eines dieser Karzinome vor dem 50. Lebensjahr diagnostiziert wurde • kolorektalem Karzinom bei zwei oder mehreren erst- oder zweitgradigen Verwandten mit HNPCC-assoziierten Tumoren (ohne Altersbegrenzung)

[1] Alle Kriterien müssen erfüllt sein.
[2] Mindestens 1 Kriterium muss erfüllt sein.

Als **lymphomatöse Polypose** wird die primär im Kolon lokalisierte Manifestation eines malignen Lymphoms bezeichnet. Man findet zahlreiche gestielte Polypen im rechten Kolon und terminalen Ileum, meist verursacht durch Infiltrate eines Mantelzelllymphoms, selten auch durch Infiltrate eines follikulären Lymphoms oder eines anderen B-Zell-Lymphoms.

32.7 Tumorartige Läsionen

32.7.1 Hamartomatöse Polypen

Die im Rahmen der entsprechenden Polypose-Syndrome (> Kap. 32.8) multipel auftretenden juvenilen und Peutz-Jeghers-Polypen kommen auch als sporadische hamartomatöse Läsionen vor.

Juveniler Polyp

Juvenile Polypen befinden sich überwiegend im Rektosigmoid. Auch außerhalb eines Polypose-Syndroms treten sie oft (14–20 %) multipel auf.

Morphologie

Juvenile Polypen sind in der Regel gestielt und zeigen **histologisch** inmitten eines entzündlich aufgelockerten Stromas zystisch erweiterte Drüsen (> Abb. 32.36), die mit einem Epithel mit ortsüblicher Differenzierung ausgekleidet sind. Glattmuskuläres Gewebe ist im Gegensatz zum Peutz-Jeghers-Polypen im Stroma eines juvenilen Polypen nicht nachweisbar. Die Oberfläche ist häufig erodiert und entzündlich verändert.

Klinische Relevanz Juvenile Polypen sind asymptomatisch oder führen zu schmerzlosen rektalen Blutungen. Sie sind der häufigste Typ eines Kolonpolypen in der ersten Lebensdekade, kommen aber auch im Erwachsenenalter vor. Sporadische juvenile Polypen sind nicht mit einem gesteigerten Risiko für ein kolorektales Karzinom assoziiert.

Peutz-Jeghers-Polyp

Peutz-Jeghers-Polypen kommen in Kolon und Rektum als sporadische hamartomatöse Läsionen oder im Rahmen des gleichnamigen Syndroms vor (> Kap. 32.8).

Morphologie

Histologisch zeigen die fast immer gestielten Peutz-Jeghers-Polypen eine astartige Verzweigung glatter Muskelfasern, die von der Muscularis mucosae ausgehen. Die Oberfläche ist von regelrecht differenziertem Epithel bedeckt (Enterozyten, Becherzellen). Selten wird eine Dysplasie oder eine Progression in ein Adenokarzinom beobachtet.

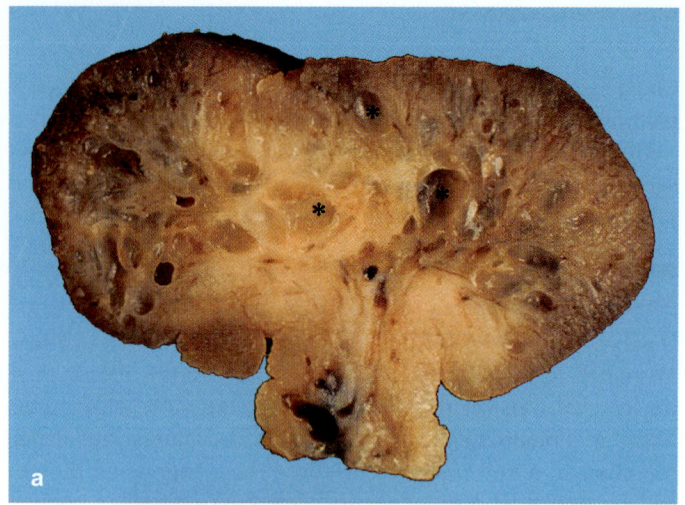

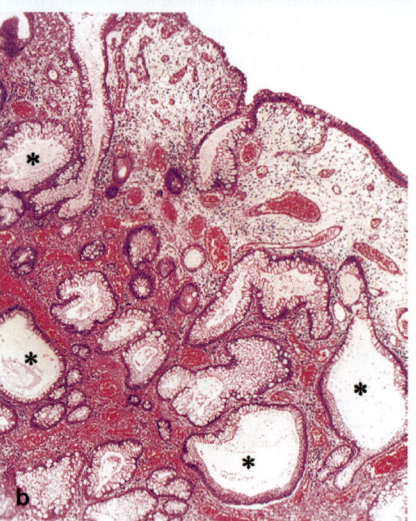

Abb. 32.36 Juveniler Polyp. a Schnittfläche mit zahlreichen zystisch dilatierten Drüsen (Sterne). **b** Histologisch findet man zystisch dilatierte Drüsen (Sterne), die mit Becherzellen ausgekleidet sind. Das Polypenstroma ist entzündlich aufgelockert, keine Vermehrung von glattmuskulärem Gewebe. HE, Vergr. 35-fach. [R398]

32.7.2 Lymphoider Polyp

Die meist multipel auftretenden gutartigen lymphoiden Polypen findet man im Intestinaltrakt v. a. dort, wo lymphatisches Gewebe bereits physiologischerweise stark entwickelt ist, also im Rektum (Analtonsille) und im terminalen Ileum (Solitärfollikel, Peyer-Plaques).

Pathogenese

Lymphoide Polypen entstehen wahrscheinlich reaktiv bei einer Entzündung oder bei immunopathischen Reaktionen.

Morphologie

In der Lamina propria mucosae und in der Submukosa findet man große Lymphfollikel mit meist aktivierten Keimzentren. Durch diese lymphofollikuläre Hyperplasie wird die rektale Schleimhaut polypenartig vorgewölbt.

32.7.3 Endometriose

Eine Beteiligung des Dickdarms findet sich bei 15–25 % der Patientinnen mit extragenitaler Endometriose im kleinen Becken. Besonders betroffen sind Rektum und Sigma. Nur 5–10 % aller Endometrioseherde erlangen klinische Bedeutung.

32.8 Polypose-Syndrome

Eine Polypose liegt vor, wenn zahlreiche (teils mehr als 100) Polypen im Gastrointestinaltrakt vorliegen. Eine Beteiligung des Dickdarms wird bei allen Polypose-Syndromen beobachtet. Wie die entsprechenden sporadischen Polypen werden die Polyposen gemäß dem histologischen Aufbau bezeichnet. Entsprechend ihrer Entstehung können sie zudem in adenomatöse (neoplastische) und hamartomatöse (nichtneoplastische) bzw. hereditäre und sporadische Polyposen unterteilt werden (➤ Tab. 32.2).

Familiäre adenomatöse Polypose (FAP)

Syn.: familiäre Adenomatosis coli

Definition Bei der familiären adenomatösen Polypose bilden sich zahlreiche kolorektale Adenome. Es handelt sich um eine obligate Präkanzerose. Adenome und Karzinome entstehen mit geringerer Häufigkeit auch in Duodenum, Dünndarm und Magen. Häufige extraintestinale Manifestationen einer FAP sind die kongenitale Hypertrophie des retinalen Pigmentepithels (CHRPE, 70–80 %) und Desmoidtumoren (10 %). Das Risiko für Schilddrüsenkarzinome und Hepatoblastome ist erhöht.

Phänotypische Varianten der FAP sind die **attenuierte FAP**, bei der weniger als 100 Adenome gefunden werden, und das **Gardner-Syndrom**, bei dem die extraintestinalen Manifestationen besonders ausgeprägt sind (Osteome, Lipome, kutane Fibrome, Leiomyome, Epidermoidzysten, überzählige Zähne, Odontome). Als **Turcot-Syndrom (Typ 2)** wird das Auftreten eines Hirntumors (meistens Medulloblastom) zusammen mit einer FAP bezeichnet.

Tab. 32.2 Hereditäre Polypose-Syndrome des Gastrointestinaltrakts.

Krankheit	Erbmodus, Gen	Befunde im Gastrointestinaltrakt	Andere Organmanifestationen
Adenomatöse Polyposen			
familiäre adenomatöse Polypose (FAP)	autosomal-dominant, APC	• über 100 kolorektale Adenome, kolorektale Karzinome • Adenome und Karzinome in Duodenum und Dünndarm (selten im Magen), Drüsenkörperzysten im Magen	• kongenitale Hypertrophie des retinalen Pigmentepithels (CHRPE; 80 %) • Desmoidtumoren (10 %) • selten: Schilddrüsenkarzinome, Hepatoblastome
Allelische Varianten der FAP			
attenuierte FAP (AFAP)	autosomal-dominant, APC	• 5–100 kolorektale Adenome (v. a. im proximalen Kolon), kolorektale Karzinome mit späterem Auftreten als bei FAP • Adenome im Duodenum, Drüsenkörperzysten im Magen	meist keine
Gardner-Syndrom	autosomal-dominant, APC	wie klassische FAP	Osteome, Fibrome, Leiomyome, Epidermoidzysten, überzählige Zähne, Odontome
Turcot-Syndrom (Typ 2)	autosomal-dominant, APC	wie klassische FAP	Medulloblastom
MUTYH-assoziierte Polypose	autosomal-rezessiv, MUTYH	10–100 kolorektale Adenome, kolorektale Karzinome	keine
Hamartomatöse Polyposen			
Peutz-Jeghers-Syndrom	autosomal-dominant, STK11	• Peutz-Jeghers-Polypen in Dünndarm und Magen, seltener im Kolon • erhöhtes Risiko für Karzinome in Magen, Dünn- oder Dickdarm	• Hyperpigmentierung der Lippen- und Mundschleimhaut (Melaninspots) • benigne, endokrine Ovarial-/Hodentumoren, erhöhtes Risiko u. a. für Mamma-, Ovar- und Pankreaskarzinome
juvenile Polypose	autosomal-dominant (familiäre Form), SMAD4 (ca. 30 %), BMPR1A (ca. 20 %)	• juvenile Polypen im Gastrointestinaltrakt (v. a. in Kolon und Rektum) • erhöhtes Risiko für gastrointestinale Karzinome (Kolon, Rektum, Magen, Duodenum, Gallenwege, Pankreas)	kongenitale Anomalien bei sporadischer Form
Cowden-Syndrom	autosomal-dominant, PTEN	hamartomatöse Polypen im Gastrointestinaltrakt (v. a. juvenile Polypen)	mukokutane Läsionen (Trichilemmome im Gesicht, Papillome und Fibrome in der Mundhöhle und an den Lippen), Keratose der Hände und Füße. Zysten in Mamma und Ovarien. Struma. Gesteigertes Risiko u. a. für Mamma- und Schilddrüsenkarzinome

Epidemiologie Die FAP ist das häufigste intestinale Polypose-Syndrom. Die Inzidenz wird auf etwa 10 geschätzt. Beide Geschlechter sind gleichermaßen betroffen. Etwa 1 % der kolorektalen Karzinome entsteht auf dem Boden einer FAP.

Morphologie

Bei der klassischen FAP findet man in Kolon, Rektum und Appendix zahlreiche (Hunderte bis Tausende), gleichmäßig über die gesamte Länge verteilte Adenome von unterschiedlicher Größe (im Mittel 0,5–1,0 cm, ➤ Abb. 32.37).

Meist handelt es sich um tubuläre, seltener tubulovillöse und villöse Adenome, die sich **histologisch** nicht von den entsprechenden sporadischen Adenomen unterscheiden. Adenome bzw. Adenokarzinome entstehen auch in anderen Abschnitten des Gastrointestinaltrakts (Magen, Duodenum, Dünndarm; ➤ Abb. 32.37). Im Magen sind bei der FAP häufig Drüsenkörperzysten nachweisbar (Fundusdrüsenpolypen, ➤ Kap. 28.9.1).

Molekularpathologie

Die FAP und ihre phänotypischen Varianten werden autosomal-dominant mit hoher Penetranz vererbt und durch Keimbahnmutationen im APC-Gen verursacht („adenomatous polyposis coli"), einem Tumorsuppressorgen auf Chromosom 5q21. Bei 20–30 % der FAP-Patienten ist die Erkrankung auf eine Neumutation des APC-Gens zurückzuführen. Die Anzahl der sich entwickelnden Adenome und die extraintestinalen Krankheitsmanifestationen (CHRPE, Desmoide, Osteome) werden von der Position der Mutation im APC-Gen bestimmt (Genotyp-Phänotyp-Korrelation).

Klinische Relevanz Die FAP ist eine obligate Präkanzerose. Fast alle FAP-Patienten entwickeln bis zum 35.–40. Lebensjahr ein oder mehrere kolorektale Karzinome.
Zur Karzinomprophylaxe wird eine **totale Proktokolektomie** durchgeführt. Die für eine FAP charakteristische Hypertrophie des retinalen Pigmentepithels (CHRPE) tritt bereits kongenital auf, sodass sie als diagnostischer Marker für FAP-Anlage-Träger herangezogen werden kann. Die definitive Diagnose stellt man mit dem Mutationsnachweis und ermöglicht so die Früherkennung und Prävention FAP-assoziierter Malignome.

MUTYH-assoziierte Polypose

Bei dieser Polypose werden 10–100 kolorektale Adenome und ein gesteigertes kolorektales Karzinomrisiko beobachtet. Die genetische Grundlage dieses seltenen autosomal-rezessiv vererbten Syndroms sind biallelische Mutationen des MUTYH-Gens, das für ein DNA-Reparatur-Protein mit Basenexzisionsfunktion codiert.

Peutz-Jeghers-Syndrom

Definition Das Peutz-Jeghers-Syndrom ist gekennzeichnet durch das Auftreten von zahlreichen Peutz-Jeghers-Polypen im gesamten Gastrointestinaltrakt, mukokutane Pigmentanomalien und ein gesteigertes Risiko für intestinale (Magen, Dünn- und Dickdarm) und extraintestinale Tumoren (Ovar, Cervix uteri, Mamma, Hoden, Pankreas).

Epidemiologie Das Peutz-Jeghers-Syndrom ist das zweithäufigste intestinale Polypose-Syndrom. Die Inzidenz wird auf etwa 1 geschätzt.

Morphologie

Peutz-Jeghers-Polypen entwickeln sich v. a. in Magen, Dünn- und Dickdarm, selten im Ösophagus, im Nasopharynx und in den ableitenden Harnwegen. Morphologisch entsprechen sie den sporadisch auftretenden Peutz-Jeghers-Polypen (➤ Kap. 32.7.1).

Klinische Relevanz Die charakteristischen mukokutanen Pigmentflecken finden sich im Lippenrot, in der Wangenschleimhaut und in der perioralen Haut schon unmittelbar nach der Geburt. Die Diagnose wird aufgrund der klinischen Befunde und der charakteristischen Histologie der Polypen gestellt. Die maligne Entartung eines Peutz-Jeghers-Polypen ist selten. Allerdings sind aufgrund des gesteigerten Risikos für intestinale und extraintestinale Tumoren regelmäßige Kontrollen erforderlich.

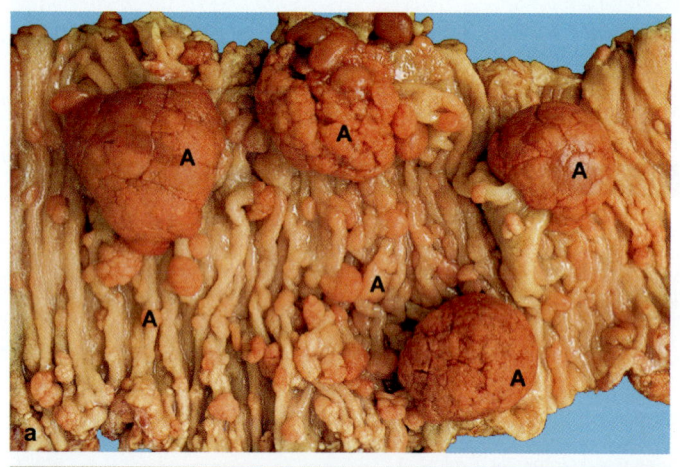

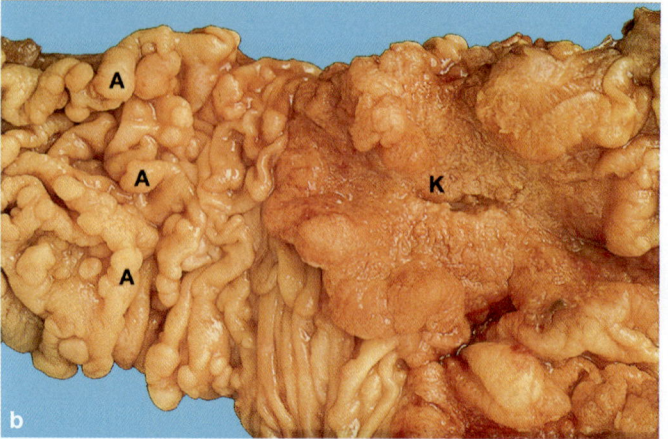

Abb. 32.37 Familiäre adenomatöse Polypose. a Kolonsegment mit zahlreichen Adenomen (A). **b** FAP-assoziiertes ulzeriertes Karzinom (K) neben zahlreichen kleinen Adenomen (A). [R398]

Genetik Das Peutz-Jeghers-Syndrom wird autosomal-dominant mit variabler Penetranz vererbt. Bei 50–70 % der Betroffenen liegt eine Keimbahnmutation im *STK11*-Gen auf Chromosom 19p13 vor. Dieses Gen codiert für eine Serin-Threonin-Kinase, die an der intrazellulären Signaltransduktion beteiligt ist. Die Mutationen sind über das ganze Gen verteilt. Etwa 25 % der Peutz-Jeghers-Syndrome treten sporadisch infolge von Neumutationen auf.

Juvenile Polypose

Definition Typisch für diese Erkrankung ist das Auftreten zahlreicher juveniler Polypen im gesamten Gastrointestinaltrakt (v. a. in Kolon und Rektum) und ein gesteigertes Karzinomrisiko (Kolon, Rektum, Magen, Dünndarm, Gallenwege, Pankreas). Es wird zwischen familiären und sporadischen Formen unterschieden.

Epidemiologie Die familiäre juvenile Polypose ist das dritthäufigste intestinale Polypose-Syndrom. Die Inzidenz wird auf etwa 1 geschätzt.

Morphologie
Bei der juvenilen Polypose treten Polypen v. a. im Kolon und Rektum auf. Meist sind es 50–200 Polypen. Morphologisch entsprechen sie sporadischen juvenilen Polypen (> Kap. 32.7.1).

Molekularpathologie
Es handelt sich um eine autosomal-dominant vererbte Erkrankung. Etwa 35–60 % der Patienten tragen eine Keimbahnmutation im *SMAD4*-Tumorsuppressorgen auf Chromosom 18q21, das für einen Transkriptionsfaktor codiert. Bei einem Teil der übrigen Patienten wurden Mutationen im *BMPR1A*-Gen auf Chromosom 10q22.3 nachgewiesen.

Klinische Relevanz Kongenitale extraintestinale Abnormitäten (Herz, ZNS, Urogenitaltrakt) werden bei bis zu 15 % der juvenilen Polypose angetroffen und sind meist mit der sporadischen Form assoziiert.
Die Diagnose einer familiären juvenilen Polypose ist wahrscheinlich, wenn bei einem Patienten mindestens 5 juvenile Polypen im Kolorektum vorliegen, juvenile Polypen im gesamten Gastrointestinaltrakt vorhanden sind oder wenn bei Vorliegen von mindestens einem juvenilen Polypen noch weitere Familienmitglieder mit juveniler Polypose bekannt sind.
Das Risiko für ein kolorektales Karzinom beträgt etwa 30–40 %, für ein Karzinom des oberen Gastrointestinaltrakts 10–15 %.

Cowden-Syndrom

Definition Bei diesem seltenen Syndrom entstehen zahlreiche hamartomatöse Läsionen ekto-, meso- und endodermalen Ursprungs, v. a. im Gastrointestinaltrakt (Kolon), im Gesicht, in der Mundhöhle und in der Haut. Es besteht ein erhöhtes Risiko für Mamma- und Schilddrüsenkarzinome.

Das **Bannayan-Ruvalcaba-Riley-Syndrom** ist eine allelische Variante des Cowden-Syndroms. Merkmale sind Makrozephalie, Myopathie, neurologische Entwicklungsverzögerung, Lipome, Hämangiome und hamartomatöse Polypen im distalen Ileum und Kolon.

Epidemiologie Die Inzidenz des Cowden-Syndroms wird auf etwa 0,5 geschätzt.

Morphologie
Histologisch entsprechen die in der Regel kleinen Polypen meist juvenilen Polypen, seltener Peutz-Jeghers-Polypen, hyperplastischen Polypen, Lipomen, Ganglioneuromen und umschriebenen lymphatischen Hyperplasien.

Molekularpathologie
Das Cowden-Syndrom wird autosomal-dominant mit variabler Expressivität vererbt. Ursache ist in 80 % der Fälle eine Keimbahnmutation im *PTEN*-Gen, das für eine regulatorische Phosphatase auf Chromosom 10 codiert. Häufig handelt es sich um Neumutationen.

Klinische Relevanz Typisch sind mukokutane Läsionen am Kopf (Trichilemmome der Haut, Papillome und Fibrome der oropharyngealen Schleimhäute, Lipome) und eine Hyperkeratose der Hände und Füße. Diese Veränderungen manifestieren sich fast immer bereits im Kindesalter. Neben Mamma- und Schilddrüsenkarzinomen kommen auch andere Karzinome, fibrozystische Mammaveränderungen und Strumen gehäuft vor.

Hyperplastische Polypose

Diese Polypose ist durch die Entstehung zahlreicher, v. a. hyperplastischer Polypen im Kolon und ein gesteigertes Kolonkarzinomrisiko gekennzeichnet.

Morphologie
Die breitbasigen Polypen (meist unter 1 cm) befinden sich im Gegensatz zu sporadischen hyperplastischen Polypen hauptsächlich im proximalen Kolon (proximal des Sigmas).
Histologisch findet man neben hyperplastischen Polypen auch sessile serratierte Adenome (> Kap. 32.6.1), tubuläre Adenome und gemischte adenomatös-hyperplastische Polypen. Regelmäßige Kontrollendoskopien sind aufgrund des gesteigerten Karzinomrisikos indiziert.

Cronkhite-Canada-Syndrom

Dieses Syndrom ist eine sehr seltene sporadische Polypose, bei der sich im Erwachsenenalter (meist im 5.–6. Lebensjahrzehnt) in allen Abschnitten des Magen-Darm-Trakts Polypen bilden. Außerdem findet man Hautpigmentierungen, Alopezien, dystrophe Nagelveränderungen (Onychodystrophie), ausgeprägte Hypo- und Dysproteinämien sowie schwere Elektrolytstörungen (wässrige Diarrhö).

Histologisch entsprechen die Polypen juvenilen und hyperplastischen Polypen.

32.9 Analkanal

Der Analkanal hat als anorektaler Grenzbereich eine enge räumliche Beziehung zur Haut des Analrands und der perianalen Zone. Dort lokalisierte dermatologische Erkrankungen können sich in den distalen Analkanal ausdehnen. Ebenso sind Erkrankungen des Rektums, dessen distalster Anteil zum chirurgischen Analkanal gehört (➤ Abb. 32.1), zu beachten (u. a. Rektumkarzinom, Mukosaprolaps-Syndrom, ➤ Kap. 32.5.4).

32.9.1 Entzündliche Erkrankungen

Unter einer **Analfissur** versteht man eine meist spindelförmige Ulzeration im distalen Analkanal (Anoderm), die sich fast immer bei 6 Uhr Steinschnittlage befindet und bis mehrere Zentimeter lang sein kann. Vor allem chronische Analfissuren zeigen am proximalen Ende eine hypertrophe Analpapille und werden distal von einer chronisch entzündlichen Gewebeaufwerfung (Mariske) begrenzt.

Bei perianalen (oder periproktalen) **Abszessen** handelt es sich um Eiteransammlungen in dem das Rektum und den Analkanal umgebenden Weichgewebe. Sie sind die Folge einer eitrig-abszedierenden Entzündung der Proktodealdrüsen (Kryptitis), die sich entlang der Drüsen und der myofaszialen Strukturen des Anorektalbereichs ausbreitet. Je nach Lokalisation werden intersphinktäre, ischiorektale, intrasphinktäre und pelvirektale Abszesse unterschieden.

Perianale (oder perirektale) **Fisteln** sind in der Regel erworbene, abnorme Gangstrukturen, die vom Analkanal oder vom Rektum ausgehen und an der Hautoberfläche (komplette äußere Fistel) oder im Körperinneren (innere Fistel) enden. Fast immer handelt es sich um die direkte Komplikation eines Abszesses. Je nach Lage und Verlauf in Beziehung zum Schließmuskelsystem unterscheidet man intersphinktäre, transsphinktäre, suprasphinktäre und extrasphinktäre Fisteln.

Entzündliche Veränderungen treten als Komplikation von **Hämorrhoiden**, einer Ektasie der Gefäße des Corpus cavernosum recti, und als Manifestation eines **Morbus Crohn** auf.

Außerdem können im Analkanal **venerische Infektionen** auftreten (z. B. Gonorrhö, Syphilis, Ulcus molle). Entzündliche **Hauterkrankungen** (Ekzeme, Lichen ruber planus, Lichen sclerosus, Psoriasis, u. a.) der Perianalregion dehnen sich häufig in den Analkanal aus.

32.9.2 Condyloma acuminatum, bowenoide Papulose

Condyloma acuminatum, ➤ Kap. 40.5.5 und ➤ Kap. 40.5.3. Auch bei der **bowenoiden Papulose** handelt es sich um eine durch *HPV* (meist HPV 16/18) verursachte Erkrankung der Anogenitalregion (➤ Kap. 43.9.2, ➤ Kap. 40.3.5 und ➤ Kap. 48.2.6). Typisch sind multiple kleine (3–10 mm), scharf begrenzte, leicht erhabene braunrote Läsionen (Papeln) mit glatter oder verruköser Oberfläche. Histologisch besteht eine hochgradige Plattenepitheldysplasie.

Die bowenoide Papulose tritt v. a. bei jüngeren Menschen (15–40 Jahre) auf und zeigt eine spontane Regression. Eine zuverlässige Abgrenzung gegen einen Morbus Bowen des Analrands oder der perianalen Haut ist nur durch klinisch-pathologische Korrelation möglich.

32.9.3 Anale plattenepitheliale Dysplasie

Syn.: anale intraepitheliale Neoplasie (AIN), squamöse intraepitheliale Läsion, Morbus Bowen

Die anale plattenepitheliale Dysplasie ist eine fakultative **Präkanzerose** des Analkanals. Diese Vorläuferläsion des analen Plattenepithelkarzinoms entwickelt sich meist in der Transitionalzone, seltener im Plattenepithel des Anoderms. Sie entsteht häufig multifokal und ist Folge einer genitalen Infektion mit **Hochrisiko-HPV** (v. a. HPV 16/18). Diese HPV-Typen entfalten ihre onkogene Wirkung v. a. durch virale Proteine (E6, E7), die zu einer Inaktivierung der Tumorsuppressorproteine p53 und RB führen.

Histologisch findet man eine Architekturstörung des Epithels, zelluläre Atypien und eine gesteigerte Mitoserate (➤ Abb. 32.38). Je nach Ausprägung der histologischen Befunde wird zwischen gering- und hochgradiger Dysplasie unterschieden. Neben einer Rückbildung (v. a. der geringgradigen Dysplasie, innerhalb von 8–12 Monaten) kann es auch zur einer malignen Progression (v. a. einer hochgradigen Dysplasie) in ein invasives Karzinom kommen.

Klinische Relevanz Eine anale plattenepitheliale Dysplasie äußert sich als leicht erhabene, hyperkeratotische Läsion (Leukoplakie) oder als umschriebene Rötung (Erythroplakie) der Schleimhaut.

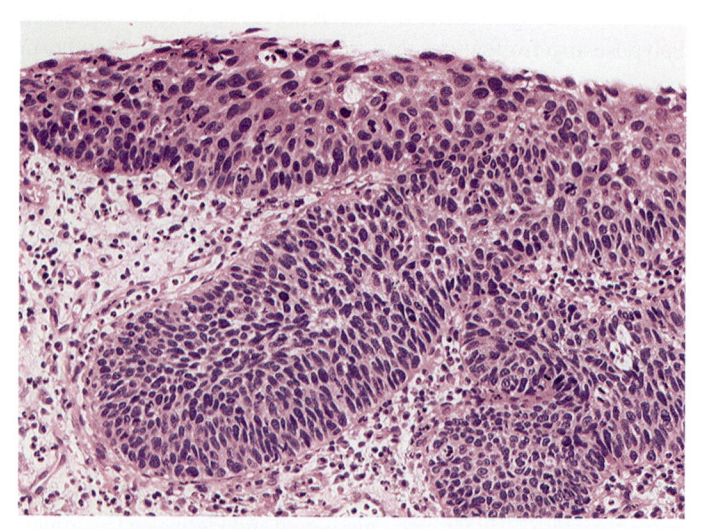

Abb. 32.38 Anale plattenepitheliale Dysplasie. Das Epithel zeigt eine deutliche Architekturstörung mit fehlender plattenepithelialer Ausreifung, zellulären Atypien und einer gesteigerten Mitoserate, entsprechend einer hochgradigen Dysplasie. HE, Vergr. 100-fach. [R398]

32.9.4 Analkanalkarzinom

Definition Als Analkanalkarzinom wird ein maligner Tumor des Analkanals mit epithelialer Differenzierung bezeichnet. Analrandkarzinome entstehen distal der Linea anocutanea und gehören zu den perianalen Hauttumoren.

Pathogenese

Plattenepithelkarzinome sind proximal oder distal der Linea dentata gelegen und entstehen in der Regel aus einer analen plattenepithelialen Dysplasie als fakultativer Präkanzerose (➤ Kap. 32.9.3).

Adenokarzinome entstehen in der Schleimhaut des Analkanals oder extramukosal, v. a. auf dem Boden einer chronischen Entzündung der Proktodealdrüsen und aus perianalen Fistelgängen. Sie sind von tiefsitzenden Rektumkarzinomen abzugrenzen.

Morphologie

Analkanalkarzinome manifestieren sich **makroskopisch** als Ulzeration, polypöse Läsion oder starre Stenosierung des Analkanals infolge diffuser Infiltration. Der Subtyp des verrukösen Karzinoms bildet große polypös-exophytische Läsionen mit einem kondylomartigen Aspekt.

Histologisch handelt es sich meistens um Plattenepithelkarzinome (75–80 % der Analkanalkarzinome) mit unterschiedlichem Verhornungs- und Differenzierungsgrad. Basaloide Karzinome bestehen aus Tumorzellen mit deutlicher Hyperchromasie der Kerne, wenig Zytoplasma und palisadenartiger Anordnung. Verruköse Karzinome sind papillär gebaute Läsionen mit deutlicher Akanthose und Hyperkeratose des ausreifenden Plattenepithels. Zellatypien sind gering ausgeprägt. In den basalen Anteilen infiltrieren die Tumorzellen in breiten Verbänden in das Stroma, das häufig ein dichtes chronisches Entzündungsinfiltrat enthält. In der Umgebung von invasiven Plattenepithelkarzinomen wird häufig eine plattenepitheliale Dysplasie angetroffen, die sich in die Analdrüsen ausdehnen kann. Adenokarzinome des Analkanals (3–11 %) zeigen meist das gleiche histologische Bild wie kolorektale Karzinome, häufig mit ausgedehnten extrazellulären Schleimseen entsprechend einem muzinösen Karzinom.

Metastasierung Lokal infiltrieren Analkanalkarzinome das Rektum und Nachbarorgane im kleinen Becken (Harnblase, Prostata, Harnröhre, Septum rectovaginale).
Proximal der Linea dentata gelegene Karzinome metastasieren in pelvine, iliakale und aortale Lymphknoten, während **distal der Linea dentata** lokalisierte Karzinome v. a. in inguinale und femorale Lymphknoten streuen. Hämatogene Fernmetastasen sind bei Diagnosestellung selten. Das verruköse Karzinom metastasiert nur selten.

Klinische Relevanz Die 5-Jahres-Überlebensrate beim Plattenepithelkarzinom beträgt nach kombinierter Radio-/Chemotherapie 60–86 % und hängt im Einzelfall v. a. von der lokalen Tumorausdehnung und dem Lymphknotenstatus ab. Kleinzellige neuroendokrine Karzinome, Plattenepithelkarzinome mit muzinösen Mikrozysten und Adenokarzinome haben eine schlechtere Prognose.

32.9.5 Weitere Tumoren und tumorartige Läsionen

Selten kommen im Analkanal gutartige Tumoren wie Nävuszellnävi, Granularzelltumoren und Tumoren mit mesenchymaler Differenzierung vor (Lipome, Neurofibrome, Hämangiome, Leiomyome). Sie sind von den häufigeren tumorartigen Läsionen des Analkanals abzugrenzen (fibroepithelialer Polyp, inflammatorischer Polyp, prolabierte Hämorrhoiden).

Als **Morbus Paget** werden intraepitheliale Infiltrate eines Adenokarzinoms bezeichnet. Diese sind häufig mit einem Karzinom des Rektums assoziiert. Daneben gibt es das intraepitheliale Adenokarzinom der Analregion ohne invasive Komponente.

Maligne Melanome (➤ Kap. 43.10.3), maligne Lymphome, Sarkome (Kaposi-Sarkom) und Metastasen sind im Analkanal selten.

KAPITEL 33

P. Schirmacher, M. Trauner, C. Lackner, A. Weber, H.A. Baba, M. Evert

Leber und intrahepatische Gallenwege

33.1	Normale Struktur und Funktion	638
33.1.1	Struktur	638
33.1.2	Funktion	639
33.2	Fehlbildungen und Entwicklungsstörungen	639
33.2.1	Fehlbildungen der Leber und der intrahepatischen Gallengänge	639
33.2.2	Vaskuläre Anomalien	640
33.3	Bilirubinmetabolismus und Ikterus	640
33.3.1	Bilirubin und Bilirubinstoffwechsel	640
33.3.2	Hyperbilirubinämie, Ikterus (Gelbsucht) und Cholestase	641
33.4	Entzündliche Lebererkrankungen	645
33.4.1	Akute Virushepatitis	645
33.4.2	Chronische Hepatitis	650
33.4.3	Nichtvirale Infektionen der Leber	652
33.4.4	Granulomatöse Entzündungen („granulomatöse Hepatitis")	654
33.5	Toxische und medikamentöse Leberschäden	655
33.5.1	Definitionen und biochemische Grundlagen	655
33.5.2	Toxisch bedingte pathologische Veränderungen	655
33.5.3	Alkoholischer Leberschaden	657
33.6	Fettlebererkrankung	658
33.7	Entzündung der intrahepatischen Gallenwege (Cholangitis)	659
33.7.1	Akute eitrige Cholangitis	660
33.7.2	Primär biliäre Cholangitis (vormals: primär biliäre Zirrhose)	660
33.7.3	Sklerosierende Cholangitis	661
33.8	Folgezustände von Lebererkrankungen	662
33.8.1	Leberfibrose	662
33.8.2	Leberzirrhose	663
33.8.3	Leberversagen	664
33.9	Zirkulationsstörungen in der Leber und im Pfortadersystem	665
33.9.1	Anatomische Vorbemerkungen	665
33.9.2	Störung des Pfortaderblutflusses	665
33.9.3	Arterielle Verschlüsse (A. hepatica)	665
33.9.4	Leber bei Schock	665
33.9.5	Störung des Blutabflusses aus der Leber	665
33.9.6	Portale Hypertonie	666
33.10	Metabolische Erkrankungen	667
33.10.1	Eisenspeicherkrankheiten	667
33.10.2	Morbus Wilson	668
33.10.3	$α_1$-Antitrypsin-(AAT-)Mangel	669
33.10.4	Andere Stoffwechselstörungen	670
33.11	Neoplastische Erkrankungen	670
33.11.1	Benigne epitheliale Tumoren	670
33.11.2	Maligne epitheliale Tumoren	671
33.11.3	Mesenchymale Tumoren	674
33.11.4	Leberbeteiligung bei Neoplasien des blutbildenden und lymphoretikulären Systems	674
33.11.5	Lebermetastasen	674
33.12	Lebererkrankungen und Ikterus im Kindesalter	674
33.12.1	Neugeborenenikterus	675
33.12.2	Pathologische Form des Neugeborenenikterus	675
33.12.3	Hepatitis	675
33.12.4	Gallengangsveränderungen (infantile obstruktive Cholangiopathie)	675
33.12.5	Reye-Syndrom	676
33.12.6	Andere Ursachen des Ikterus in der Neugeborenenperiode	677
33.12.7	Leberzirrhose im Kindesalter	677
33.12.8	Stoffwechselstörungen	677
33.13	Schwangerschaft und Leber	677
33.13.1	Icterus e graviditate	677
33.13.2	Icterus in graviditate	677
33.14	Pathologie der transplantierten Leber	677

Zur Orientierung

Die Leber spielt eine zentrale Rolle im Kohlenhydrat-, Protein- und Fettstoffwechsel, aber auch bei der Ausscheidung von Stoffwechselendprodukten und der Entgiftung von Fremdstoffen. Die Kupffer-Zellen filtern als Teil des Makrophagensystems partikuläres Material, einschließlich Erreger, aus dem Blut und sind auch an Immunreaktionen und toxischen Leberschädigungen beteiligt. Voraussetzung zur optimalen Erfüllung dieser Funktionen ist die enge räumliche und funktionelle Beziehung der verschiedenen Zellen der Leber (Hepatozyten, Kupffer-Zellen, sinusoidale Endothelzellen, hepatische Sternzellen) untereinander und mit dem Blut. Sie wird durch die besondere Architektur der Leber gewährleistet. Jede Beeinträchtigung einzelner Komponenten (Hepatozyten, Kupffer-Zellen, Blutfluss, Gallengänge) und deren Interaktion durch krankhafte Prozesse kann zu einer Funktionsstörung der Leber führen.

Lebererkrankungen müssen heute u. a. deshalb präzise diagnostiziert werden, weil sie differenziert therapiert werden können. Mit der Leberbiopsie steht eine wichtige und sehr aussagekräftige diagnostische Methode zur Verfügung. Sie ist indiziert bei ungeklärten pathologischen laborchemischen Befunden, unklaren Cholestasezeichen, chronischer Hepatitis (Diagnosesicherung, Feststellung des entzündlichen Aktivitäts- und des Fibrosegrades, Verlaufs- und Therapiekontrolle), Abklärung einer toxischen Leberschädigung sowie raumfordernden (tumorösen) Prozessen. Jede in der Art oder im Verlauf ungeklärte, potenziell schwerwiegende, chronische Lebererkrankung sollte bioptisch untersucht werden.

33.1 Normale Struktur und Funktion

33.1.1 Struktur

Die Leber eines Erwachsenen hat ein durchschnittliches Gewicht von 1500 g. Als morphologische Untereinheiten gelten die Leberlappen, die Lebersegmente und mikroskopisch das **Leberläppchen,** das aus Leberzellplatten (-balken) und dazwischen liegenden Sinusoiden besteht. Die Sinusoide konvergieren zur Zentralvene. Die **Portalfelder** liegen zwischen den Läppchen und enthalten Gefäße, Nerven und Gallengänge. Sie werden von Leberzellen der parenchymatösen Grenzplatte umgeben. Die Sinusoide werden von Kupffer-Zellen und spezialisierten, fenestrierten Endothelzellen ausgekleidet. Das zuführende Blut kommt über die Äste der Pfortader und der A. hepatica, die beide im Portalfeld liegen. Es fließt durch die Sinusoide in die Zentralvene im Läppchenzentrum. Die Zentralvenen vereinigen sich zu Sublobularvenen und schließlich zu den Vv. hepaticae, durch die das Blut aus der Leber in die V. cava inferior abfließt.

Die **Galle** fließt in entgegengesetzter Richtung. Galle wird vom Hepatozyten in die Gallekanalikuli (Gallekanälchen) sezerniert, deren Wand durch die kanalikulären Leberzellmembranen gebildet wird. Sie fließt weiter über ein Gangsystem, bestehend aus den sog. Hering'schen Kanälen (Cholangiolen), den Duktuli und den interlobulären Gallengängen in den Portalfeldern, und gelangt schließlich über den rechten und linken Ductus hepaticus in den Ductus choledochus.

Den funktionellen Gegebenheiten des Lebergewebes wird die von Rappaport definierte **Azinusstruktur** der Leber gerecht (> Abb. 33.1): Im Zentrum des Azinus steht das Portalfeld, die Zentralvenen liegen an der Azinusperipherie. Die um das Portalfeld liegende Zone 1 des Leberparenchyms nach Rappaport erhält sauerstoff-, hormon- und nährstoffreicheres Blut als die um die Zentralvene liegende Rappaport-Zone 3. Die Rappaport-Zone 2 nimmt eine Zwischenstellung ein.

Die **Hepatozyten** stellen ca. 80 % der Zellmasse der Leber dar. Sie besitzen funktionell differente Membranen (basolateral, kanalikulär). Die kanalikulären Membranen bilden auch die Gallekanalikuli und tragen hier zahlreiche Mikrovilli.

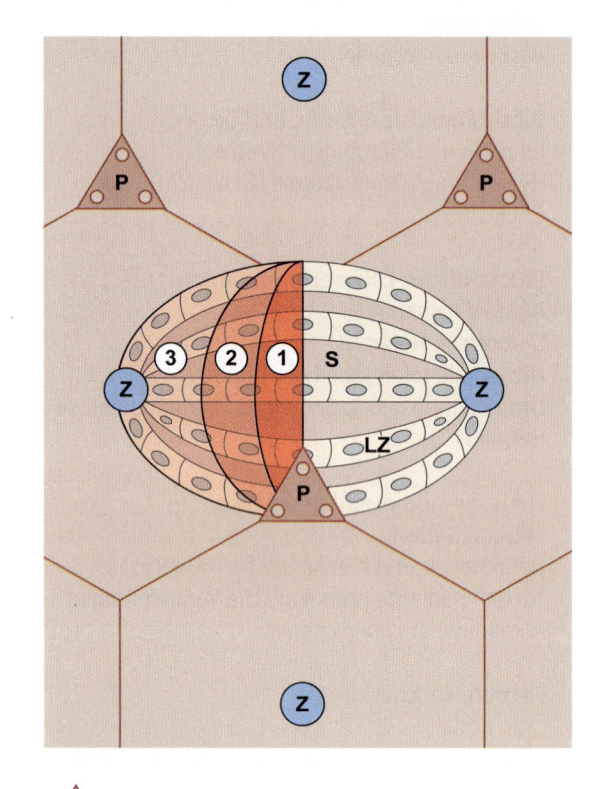

P = Portalfeld S = Sinusoid
Z = Zentralvene LZ = Leberzellplatten
1–3 = Rappaport-Zonen

Abb. 33.1 Azinus von Rappaport. [L231]

Die Sinusoide sind von fenestrierten (gefensterten) Endothelzellen ausgekleidet, denen die Kupffer-Zellen als hepatische Vertreter des Monozyten-Makrophagen-Systems aufsitzen. Zwischen den Leberzellplatten und den Endothelzellen liegt der Disse-Raum. Da eine kontinuierliche Basalmembran fehlt, ist eine Kommunikation zwischen Sinusoid und Disse-Raum möglich. Im Dissé-Raum liegen die hepatischen Sternzellen *(Syn.: Fettspeicherzellen, Lipozyten, Ito-*

Zellen), spezialisierte Zellen, die Lipide und Vitamin A enthalten und bei Schädigung zu Myofibroblasten transdifferenzieren können. Ferner finden sich dort Matrixkomponenten, wie Fibronektin und Kollagen Typ I, als Teil der Gerüststruktur der Leber.

33.1.2 Funktion

Die Leber erfüllt metabolische (Glukosestoffwechsel, Fettstoffwechsel), synthetische (Serumproteine, Gerinnungsfaktoren), katabole und biotransformatorische Aufgaben (Abbau von Serumproteinen, Hormonen, Transformation von Fremdstoffen) sowie Speicher- (Glykogen, Triglyzeride, Metalle, Vitamine) und Ausscheidungsfunktionen (Gallebestandteile). Eine Störung der Leberfunktion kann daher mit ausgeprägter und komplexer klinischer Symptomatik verbunden sein.

33.2 Fehlbildungen und Entwicklungsstörungen

33.2.1 Fehlbildungen der Leber und der intrahepatischen Gallengänge

Anatomische Fehlbildungen der Leber und der Gallenwege werden heute durch die zur Verfügung stehenden modernen bildgebenden Verfahren (Ultraschalluntersuchung, Computertomografie, Magnetresonanztomografie) häufiger in vivo diagnostiziert als früher.

Leber

Agenesie

Die Leberagenesie (Fehlen der Leber) ist mit dem Leben nicht vereinbar. Eine Agenesie eines Leberlappens (fast ausschließlich des rechten) ist selten.

Lageanomalien

Im Rahmen des Situs inversus totalis oder abdominalis liegt die Leber im linken Oberbauch. Die Leber oder Teile davon können auch in kongenitale Hernien (z. B. Nabel-, Zwerchfellhernie) verlagert sein.

Abnorme Lappung

Akzessorische Leberlappen sind üblicherweise klein und klinisch nicht relevant. Am häufigsten ist der Riedel-Lappen, ein kaudaler Anhang am rechten Lappen, der fast nur bei Frauen auftritt. Nur selten ist durch Größe oder Torsion ein chirurgischer Eingriff erforderlich.

Ektopes Lebergewebe

Ektopes Lebergewebe kann z. B. in der Gallenblasenwand, der Milzkapsel, im großen Netz und im Retroperitoneum vorkommen; es verhält sich prinzipiell wie das orthotope Lebergewebe.

Gallengangsystem

Kongenitale anatomische Variationen und klinisch relevante Anomalien des Gallengangsystems sind häufig (24 % bzw. 18 %); ein Teil der Fehlbildungen geht mit Zystenbildung und Fibrose unterschiedlicher Ausprägung einher (= fibropolyzystische Erkrankungen) und kann mit polyzystischen Nierenveränderungen kombiniert sein.

Kongenitale fibropolyzystische Erkrankungen des Erwachsenen

Die **autosomal-dominant vererbte polyzystische Nierenerkrankung** ist durch multiple, nicht kommunizierende Zysten in Leber und Nieren sowie gelegentlich von Lungen-, Milz-, Pankreas- und Ovarialzysten gekennzeichnet. Mutationen in *PKD1*- (65 %, Chromosom 16) und *PKD2*-Genen können die Erkrankung verursachen.

Die Zysten variieren im Durchmesser von wenigen Millimetern bis mehreren Zentimetern und sind entweder über die gesamte Leber verteilt oder seltener auf einen Leberlappen konzentriert. Sie werden von isoprismatischem (kubischem) Epithel ausgekleidet und von Bindegewebe umgeben.

Die **autosomal-rezessive polyzystische Nierenerkrankung** kann vom Kindes- bis Erwachsenenalter manifestiert werden und beruht meist auf PKHD1-Gen-Mutationen (Chromosom 6p). Sie geht mit portaler Hypertonie einher. Histologisch sind die Portalfelder verbreitert, fibrosiert und enthalten zahlreiche, miteinander kommunizierende, erweiterte gallengangsartige Duktalplattenstrukturen.

Kongenitale Leberfibrose

Die Erkrankung wird als juvenile und adulte Variante der autosomal-rezessiven polyzystischen Nierenerkrankung angesehen und äußert sich in portaler Hypertonie und deren Komplikationen (Aszites, Ösophagusvarizen). Die Prognose ist aber besser als die einer Leberzirrhose, da die hepatozytäre Funktion nicht betroffen ist.

> **Morphologie**
>
> **Makroskopisch** erinnert die Leber durch knotige Veränderungen an eine Zirrhose.
> **Histologisch** finden sich Zeichen der Duktalplattenfehlbildung (Persistenz der Duktalplatte) mit zahlreichen, vernetzten, gallengangsartigen Strukturen in der Peripherie fibröser Areale.

Die kongenitale Leberfibrose kann in Assoziation mit Caroli-Krankheit, Choledochuszysten und Gallengangsmikrohamartomen vorkommen.

Gallengangsmikrohamartome

Syn.: Von-Meyenburg-Komplexe
Es handelt sich um singuläre oder multiple, grauweiße, bis 1 cm große Knötchen, die aus zystisch erweiterten Gallengängen, die in fibröses Stroma eingebettet sind, bestehen (➤ Abb. 33.2). Sie sind klinisch symptomlos und stellen häufige Zufallsbefunde bei Biopsie, intraoperativen Schnellschnittuntersuchungen oder der Autopsie dar.

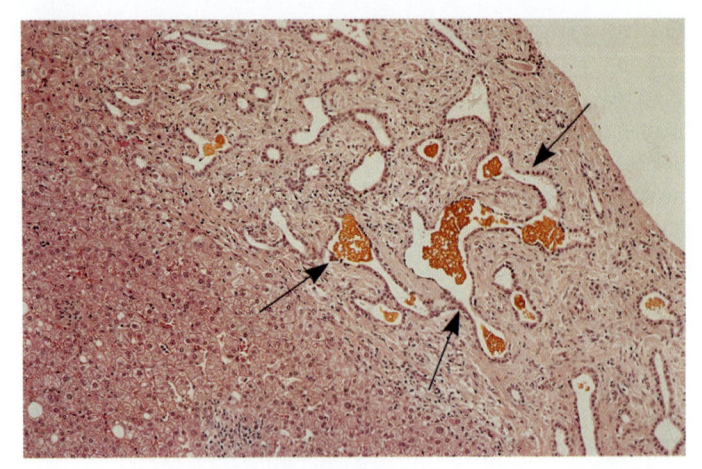

Abb. 33.2 Gallengangsmikrohamartom. In den erweiterten Lumina findet sich oft Galle (Pfeile). HE, Vergr. 50-fach. [R398]

Kongenitale intrahepatische Gallengangsdilatation

Syn.: Caroli-Krankheit
Die intrahepatischen Gallengänge sind segmental sackförmig dilatiert. Durch die Dilatation werden Entzündungen, Fibrose und Gallensteinbildung begünstigt. Die autosomal-rezessive Erkrankung kann mit kongenitaler Leberfibrose kombiniert vorkommen (Caroli-Syndrom) und mit Zystennieren vergesellschaftet sein. Klinisch stehen Cholangitisschübe und portale Hypertension im Vordergrund. Das männliche Geschlecht dominiert (75 %).

Solitäre Leberzysten

Diese Zysten (> Abb. 33.3) sind von einem einfachen kuboidalen Zylinderepithel ausgekleidet und enthalten meist klare, gelegentlich auch gallig tingierte Flüssigkeit. Sie können ein- oder mehrkammerig (uni- oder multilokulär) sein und (trotz des Namens) auch mehrfach vorkommen. Ihre Genese ist unklar. Hereditäre Faktoren scheinen keine Rolle zu spielen. Sie sind meist Zufallsbefunde und können vor allem bei über 8 cm Durchmesser durch Verdrängung klinische Symptome bewirken. Sie bevorzugen Frauen (80 %) und den rechten Leberlappen.

33.2.2 Vaskuläre Anomalien

Vaskuläre Anomalien sind häufiger als die übrigen Fehlbildungen der Leber und können die A. hepatica (z. B. aberrante Arterien, Anomalien im Ursprung), die V. portae (z. B. Duplikation, Agenesie, Atresie, Hyperplasie, kongenitale Shunts, kavernöse Transformation) und die Lebervenen (membranöser Verschluss) betreffen; sie können mit anderen Fehlbildungen und entsprechenden Sekundärfolgen vergesellschaftet sein. Die hereditäre hämorrhagische Telangiektasie (Morbus Weber-Rendu-Osler) erfasst nicht selten auch die Leber.

33.3 Bilirubinmetabolismus und Ikterus

33.3.1 Bilirubin und Bilirubinstoffwechsel

Bilirubin ist ein Abbauprodukt des Häms und stammt größtenteils vom Hämoglobin der Erythrozyten (ca. 80 %), zu einem kleineren Teil von unreifen Erythrozytenvorstufen, Myoglobin und Hämoproteinen (Zytochrome) mitochondrialen und mikrosomalen Ursprungs (> Abb. 33.4).

Die **Bilirubinproduktion aus Häm** erfolgt in phagozytierenden Zellen vor allem der Milz, der Leber (Kupffer-Zellen) und des Knochenmarks durch die mikrosomale (sauerstoff- und NADPH-abhängige) Häm-Oxygenase. Bilirubin ist bei physiologischem pH wasserunlöslich, aber lipidlöslich. Es gelangt aus den Phagozyten in das Blut und wird dort an Albumin gebunden. Fettsäuren, organische Anionen, aber auch Medikamente, z. B. Sulfonamide und Salizylate, können mit Bilirubin um die Albuminbindung konkurrieren und Bilirubin aus dieser Bindung verdrängen. Freies Bilirubin ist toxisch, kann Zellmembranen durchdringen und Zellschädigungen bewirken (z. B. im Zentralnervensystem).

Der **Bilirubin-Albumin-Komplex** dissoziiert an der Plasmamembran der Leberzelle und Bilirubin wird in die Leberzelle aufgenommen, woran Transportproteine („organic anion transport polypeptides", OATP) beteiligt sind. In der Leberzelle wird Bilirubin an zytosolische Proteine, z. B. Ligandin, gebunden und zum endoplasmatischen Retikulum transportiert. Dort wird es durch das mikrosomale UDP-Glukuronyltransferase-System mit Glukuronsäure konjugiert, wobei überwiegend Diglukuronide (und nur wenig Monoglukuronide) entstehen. **Konjugiertes Bilirubin** ist wasserlöslich und kann über spezifische Transportsysteme (Bilirubin-Exportpumpe MRP2) in die Galle ausgeschieden werden.

Die **Ausscheidung** konjugierten Bilirubins in den Gallekanalikulus erfordert Energie. Gegen einen Konzentrationsgradienten transportiert ein aktives trägermediiertes Transportsystem (s. u.) das Bilirubin durch die kanalikuläre Leberzellmembran in die Galle.

In der **Galle** findet sich Bilirubin in Form gemischter Mizellen in Kombination mit Cholesterin, Phospholipiden und Gallensäuren.

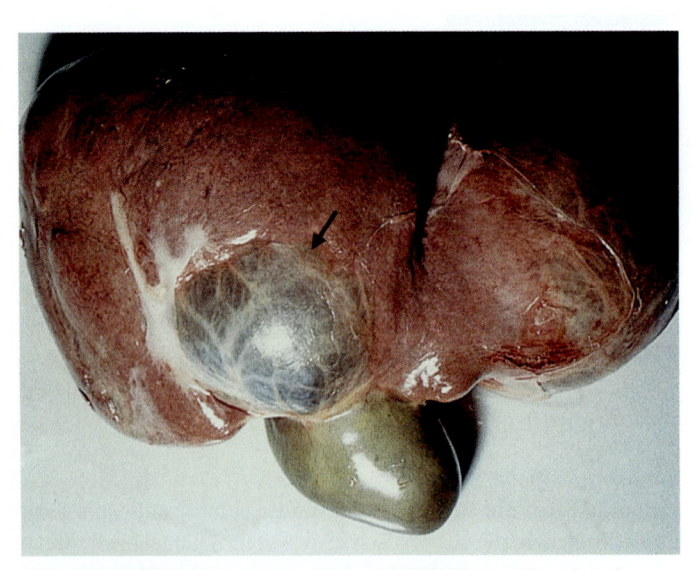

Abb. 33.3 Solitäre Leberzyste. Die prall gefüllte Zyste wölbt sich in der Nähe des unteren Leberrandes vor (Pfeil). [R398]

Konjugiertes Bilirubin wird im distalen Dünndarm und im Kolon durch Bakterienenzyme (β-Glukuronidase) zu **freiem Bilirubin** hydrolysiert und dann zu Urobilinogen reduziert. Der größte Teil des Urobilinogens wird (zu braunem Urobilin oxidiert) über den Stuhl ausgeschieden, ein kleinerer Teil wird im terminalen Ileum (und in geringem Maße im Kolon) rückresorbiert und über die Leber wieder in die Galle ausgeschieden (enterohepatische Zirkulation). Bei Leberzellschädigung ist die Ausscheidung über den Harn vermehrt.

33.3.2 Hyperbilirubinämie, Ikterus (Gelbsucht) und Cholestase

Definition Eine Erhöhung der Bilirubinkonzentration im Blut (Hyperbilirubinämie) über 2 mg/dl wird als Ikterus bezeichnet. Der Ikterus zeigt sich klinisch in einer Gelbfärbung der Haut, der Skleren, der Körperflüssigkeiten sowie der Organe („Gelbsucht").

Die Intensität des Ikterus wird von der Bilirubinproduktion und der Bilirubinausscheidung (auch über die Niere) bestimmt. Wegen seiner Wasserlöslichkeit bewirkt konjugiertes Bilirubin einen ausgeprägteren Ikterus als unkonjugiertes Bilirubin.

Klassifikation des Ikterus

Nach der Pathogenese lassen sich prähepatische, hepatische und posthepatische Ursachen der Hyperbilirubinämie unterscheiden (➤ Abb. 33.4).

Prähepatische Ursachen

Vermehrt unkonjugiertes Bilirubin (1 in ➤ Abb. 33.4) findet sich bei einer Hämolyse (➤ Kap. 21.2.1). Bei Neugeborenen kann das unkonjugierte Bilirubin Nervenzellschädigungen im Gehirn (=

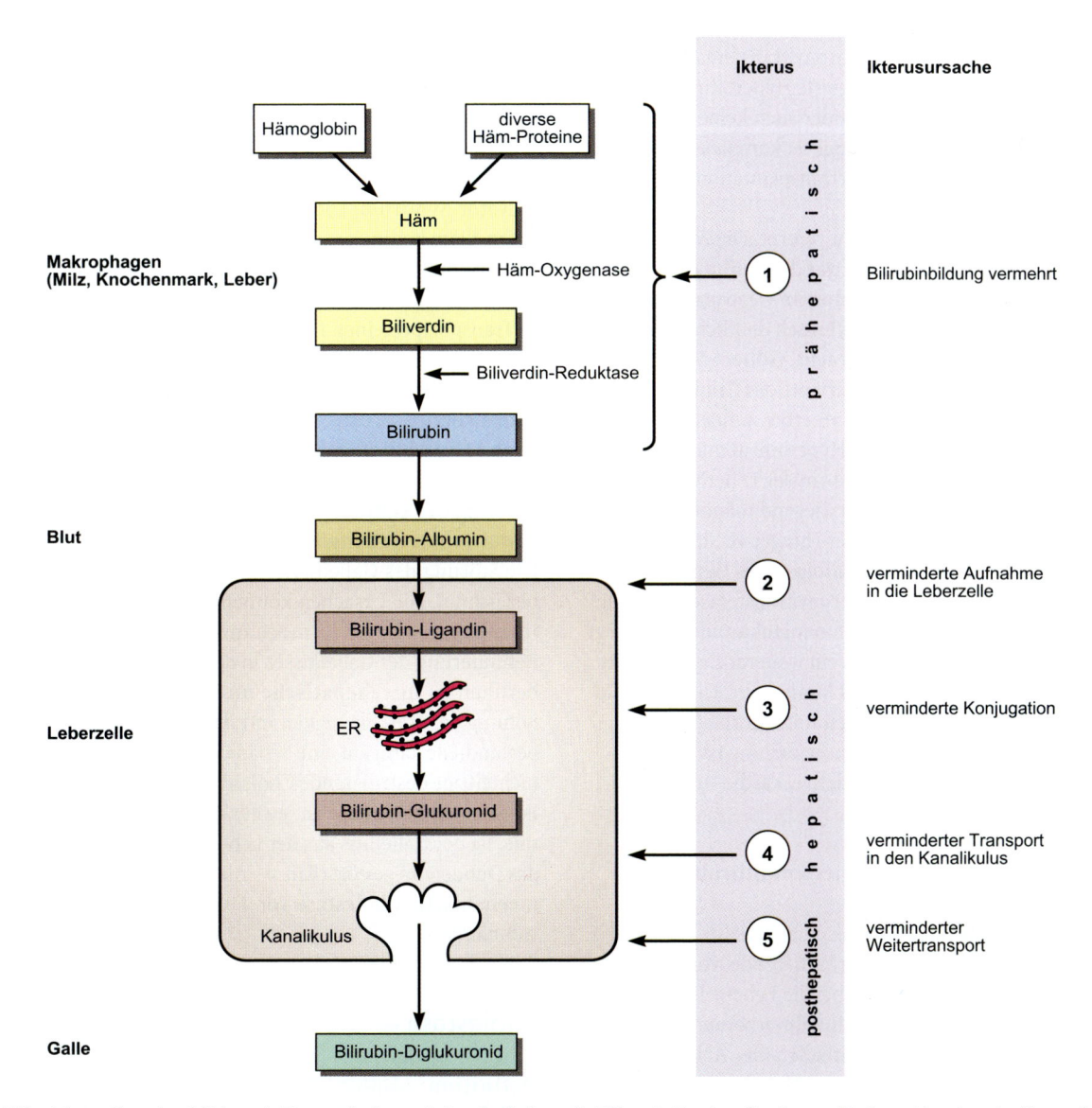

Abb. 33.4 Bilirubinstoffwechsel (Schema); ER = endoplasmatisches Retikulum, die Ziffern 1–5 stehen für die verschiedenen Ursachen des Ikterus (s. Text). [L106]

Kernikterus, ➤ Kap. 8.2.8) verursachen. In seltenen Fällen kann durch vermehrten Abbau von unreifen Erythrozytenvorstufen im Knochenmark eine unkonjugierte Hyperbilirubinämie entstehen (Shunt-Hyperbilirubinämie).

Hepatische Ursachen

Verminderte Bilirubinaufnahme in der Leberzelle (2 in ➤ Abb. 33.4)
Eine verminderte Aufnahme von unkonjugiertem Bilirubin in die Leberzelle findet sich bei Leberzellschädigung (z. B. Virushepatitis). Auch diverse Medikamente (z. B. Antibiotika, Röntgenkontrastmittel) können mit Bilirubin um die Aufnahme in die Leberzelle konkurrieren und damit die Bilirubinausscheidung behindern. Folge ist auch hier eine unkonjugierte Hyperbilirubinämie.

Störungen der Bilirubinkonjugation (3 in ➤ Abb. 33.4)
- **Crigler-Najjar-Syndrom:** Beim **Typ I** (autosomal-rezessiv) führen Mutationen in den Exonen 1–5 des *UGT1*-Gens (Chromosom 2) dazu, dass die UDP-Glukuronyltransferase komplett fehlt und eine permanente unkonjugierte Hyperbilirubinämie entsteht. Die Leber zeigt Cholestase oder auch keine histologisch fassbaren Veränderungen. Die Therapie ist komplex (Phototherapie, Plasmapherese); eine Lebertransplantation führt zur Normalisierung.
- Der **Typ II** wird autosomal-dominant vererbt. Die Aktivität der UDP-Glukuronyltransferase ist zwar durch Mutationen des UGT1-Gens deutlich erniedrigt, ist aber im Gegensatz zu Typ I mit Phenobarbital induzierbar und klinisch deutlich zu bessern.
- **Morbus Gilbert (Morbus Meulengracht, Gilbert-Syndrom):** Die Störung ist quasi eine Minimalvariante des Crigler-Najjar-Syndroms; die autosomal-dominant vererbte, milde (Serumbilirubin 1–5 mg/dl) unkonjugierte Hyperbilirubinämie bei normalen Leberfunktionstests und normaler Leberhistologie betrifft 3–6 % der Bevölkerung (überwiegend männliches Geschlecht) und wird durch Infekte oder Hunger verstärkt. Durch verminderte Proteinexpression, oft infolge eines Genpromotor-Polymorphismus, ist die UDP-Glukuronyltransferase-Aktivität in Hepatozyten erniedrigt. Bilirubinmonoglukuronid überwiegt über Diglukuronid als Hinweis, dass ein weiterer Enzymdefekt für eine mangelhafte Konversion des Mono- zum Diglukuronid verantwortlich sein könnte. Menschen mit „Morbus Gilbert" bedürfen keiner Therapie, ihre Lebenserwartung ist nicht eingeschränkt; es werden sogar antioxidative, kardio- und neuroprotektive Effekte diskutiert.

Störung des Transports von konjugiertem Bilirubin (4 in ➤ Abb. 33.4)
- **Dubin-Johnson-Syndrom:** Das autosomal-rezessiv vererbte Syndrom zeigt eine chronische, intermittierende, vorwiegend konjugierte Hyperbilirubinämie, wobei die Leberzellen als einzige morphologische Veränderung ein schwarzbraunes, eisenfreies, melaninähnliches Pigment enthalten (➤ Abb. 33.5). Mutationen der Bilirubin-Exportpumpe (MRP2-Gen, Chromosom 10q24) führen zu einer gestörten Sekretion von konjugiertem Bilirubin und einer Vielzahl anderer organischer Konjugate. Es liegt eine isolierte Hyperbilirubinämie, jedoch keine vollständige Störung der Galleproduktion vor. Der Ikterus wird durch Schwangerschaft und Kontrazeptiva verstärkt bzw. ausgelöst (Transportdefekt s. u., „Cholestase").
- **Rotor-Syndrom:** Diese autosomal-rezessiv vererbte, chronische familiäre konjugierte Hyperbilirubinämie unterscheidet sich vom Dubin-Johnson-Syndrom vor allem durch das Fehlen des Pigments in der Leberzelle. Unlängst konnten Mutationen in Transportproteinen für die Bilirubin-Aufnahme („organic anion transport polypeptides", OATP) als Ursache identifiziert werden.
- **Leberzellschäden:** Viele z. B. virale oder toxische Leberzellschäden können zu einer komplexen Störung des Bilirubintransports und Hyperbilirubinämie führen.

Störung des Galleflusses aus den Kanalikuli in die extrahepatischen Gallengänge
Die Störung des Galleflusses mit ihren Folgen wird als Cholestase bezeichnet. Die Ursachen können in der Leberzelle selbst liegen (= **intrahepatische nicht mechanische Cholestase**) oder auf einer Behinderung des Galleflusses in den intrahepatischen Gallengängen beruhen (= **intrahepatische mechanische Cholestase**). Eine Erhöhung der Durchlässigkeit intrahepatischer Gallengänge für Gallebestandteile kann auf eine Schädigung des Gallengangsepithels (z. B. nichteitrige destruierende Cholangitis, ➤ Kap. 33.7.2) zurückgehen. Folge einer Cholestase ist jeweils eine konjugierte Hyperbilirubinämie. Ist der Gallefluss aus der Leber über den Ductus choledochus in das Duodenum gestört (5 in ➤ Abb. 33.4), liegt eine **extrahepatische mechanische Cholestase** vor. Folge ist eine konjugierte Hyperbilirubinämie.

Cholestase

Definition Unter Cholestase wird die Beeinträchtigung des Galleflusses verstanden, wobei Störungen auf dem gesamten Weg

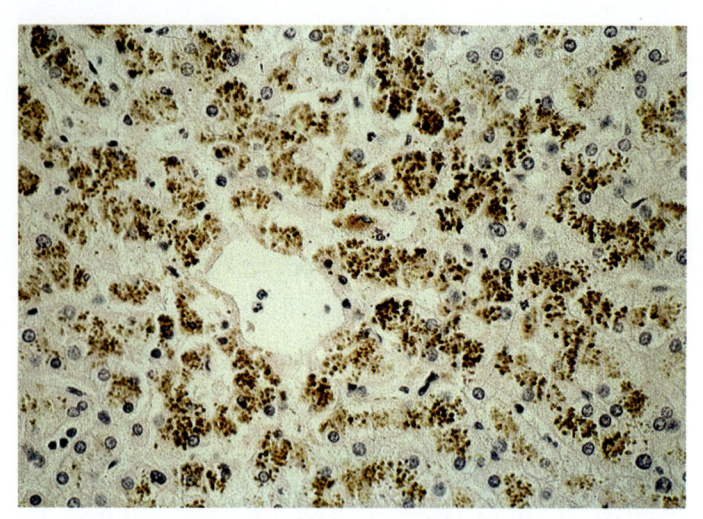

Abb. 33.5 Dubin-Johnson-Syndrom. Die Leberzellen enthalten ein schwarzbraunes melaninähnliches Pigment. HE, Vergr. 150-fach. [R398]

von der Galleproduktion in der Leberzelle (s. o.) bis zur Einmündung des Ductus choledochus in das Duodenum auftreten können.

Mechanismen des Galleflusses und der Gallesekretion Die hepatobiliäre Sekretion einzelner Gallebestandteile wie Gallensäuren, Cholesterin, Phospholipide, Bilirubin, Bikarbonat und Glutathion wird durch spezifische Transportsysteme an der basolateralen (sinusoidalen) und apikalen (kanalikulären) Membran des Hepatozyten vermittelt. Die Sekretion in den Gallekanalikulus ist dabei der geschwindigkeitslimitierende Schritt. Die Gallensäuresekretion ist die wichtigste Triebfeder des Galleflusses („gallensäurenabhängige Fraktion") und baut gemeinsam mit sezerniertem Glutathion und Bikarbonat („gallensäurenunabhängige Fraktion") einen osmotischen Gradienten auf, der den Einstrom von Wasser über die Tight Junctions und spezielle Wasserkanäle (sog. Aquaporine) zur Folge hat. Die primär gebildete kanalikuläre Galle wird im weiteren Verlauf vom Gallengangsepithel durch Sekretion und Rückresorption einzelner Bestandteile modifiziert (duktuläre Galle) und in der Gallenblase eingedickt.

Klassifikation Nach den in bzw. außerhalb der Leber gelegenen Ursachen lässt sich die Cholestase in eine extra- und eine intrahepatische Form einteilen.

- **Intrahepatische Cholestase:** Die Cholestaseursachen liegen innerhalb der Leber.
  - **Schädigungen der Hepatozyten:** Wesentliche Ursachen sind Schädigungen der Zellmembran mit Beeinflussung der für den gallensalzabhängigen und unabhängigen Gallefluss notwendigen Enzyme und Transportsysteme. Infrage kommen dabei virale (Virushepatitiden) und toxische (Alkohol, Medikamente, Steroidhormone) Ursachen, angeborene Defekte (Byler-Erkrankung, Zellweger-Syndrom), Defekte des Gallensäurestoffwechsels, bakterielle Infektionen (Sepsis) und Störungen des Zellskeletts.
  - **Veränderungen der intrahepatischen Gallengänge:** Veränderte Gallengänge sind im Rahmen der intrahepatischen Gallengangsatresie, von Entzündungen (destruierende Cholangitiden, sklerosierende Cholangitiden) oder Präzipitation von Gallebestandteilen in den intrahepatischen Gallengängen möglich.
- **Extrahepatische Cholestase:** Ein mechanisches Galleabflusshindernis außerhalb der Leber (Gallensteine, Tumoren des Gallengangs, der Papille, des Pankreas, vergrößerte Lymphknoten an der Leberpforte, entzündliche Schwellung des Pankreaskopfes, narbige Gallengangsstrikturen, extrahepatische Gallengangsatresie) führt dazu, dass die Gallengänge oberhalb der Obstruktion erweitert sind. Durch den Gallestau werden bakterielle Infektionen mit Entwicklung einer Cholangitis begünstigt.

Molekulare Defekte der Gallesekretion: Mutationen verschiedener Transportsysteme können zu angeborenen, autosomal-rezessiv vererbten Cholestasesyndromen führen. Gravierendere Formen wurden früher als progressive familiäre intrahepatische Cholestase (PFIC 1–3), mildere Formen als benigne rekurrente intrahepatische Cholestase (BRIC) bezeichnet. (➤ Abb. 33.6):

- **FIC-1-Defizienz (familiäres intrahepatisches Cholestase-Protein 1):** Mutationen eines Aminophospholipidtransporters (ATP8B1, früher PFIC1, Byler-Erkrankung), können bereits im Kindesalter zur Leberzirrhose führen. Der exakte Pathomechanismus ist noch unbekannt; möglicherweise spielt FIC-1 für die Elimination sekundärer (von der Darmflora gebildeter) hydrophober und damit äußerst toxischer Gallensäuren (z. B. Lithocholsäure) eine wichtige Rolle. Zusätzlich zur progressiven Cholestase liegen häufig auch extrahepatische Manifestationen wie Diarrhö, Malabsorption und rezidivierende Pankreatitiden vor, da das ATP8B1-Gen nicht nur in der Leber, sondern auch in Darm und Pankreas exprimiert wird. Mildere Varianten (früher als BRIC bezeichnet) sind ebenfalls durch Mutationen des ATP8B1-Gens verursacht und durch intermittierende Cholestaseattacken mit Ikterus und Pruritus gekennzeichnet. Im Intervall sind diese Patienten beschwerdefrei.
- **BSEP-Defizienz (bile salt export pump):** Defizienz der Gallensalz-Exportpumpe (früher PFIC-2) führt zu einem Defekt der

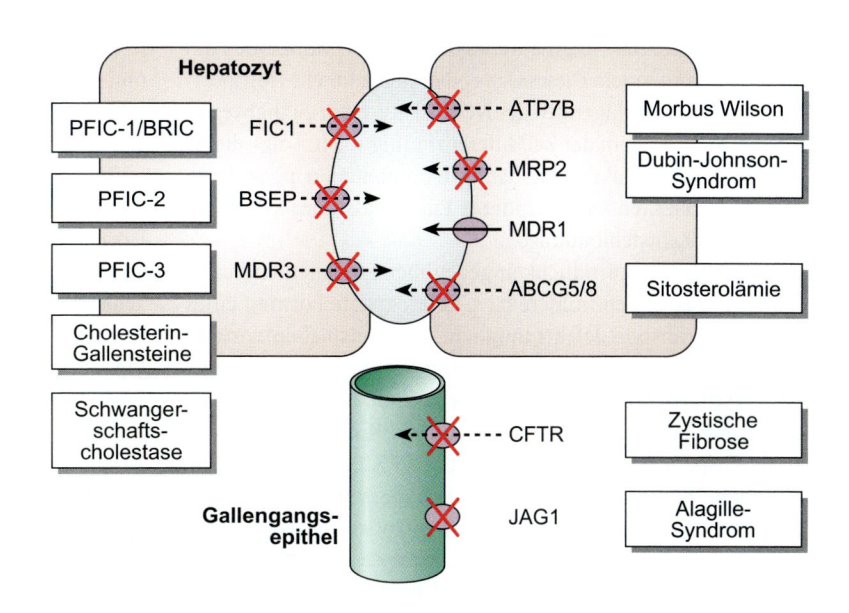

Abb. 33.6 Hereditäre Transportdefekte der Gallesekretion. [L106]

kanalikulären Gallensäuresekretion (Mutationen im ABCB11-Gen). Da BSEP nur an der kanalikulären Membran des Hepatozyten exprimiert wird, fehlen bei diesem Syndrom die extrahepatischen Manifestationen. Die Erkrankung wird bei schweren Verläufen unter dem Bild einer Riesenzellhepatitis mit schwerer Cholestase manifest, abhängig von der Mutation besteht jedoch ein Erkrankungsspektrum bis hin zu milden Verläufen; es wurde auch ein gehäuftes Auftreten hepatozellulärer Karzinome beobachtet.

- **MDR-3-Defizienz (früher PFIC-3)** wird durch Verlust der Phospholipid-Exportpumpe („multidrug resistance protein" 3, MDR3) durch Mutationen im ABCB4-Gen verursacht. Die verminderte oder sogar völlig fehlende Sekretion von Phospholipiden führt zur Schädigung des Gallengangsepithels durch Gallensäuren. Beim Erwachsenen können mildere MDR3-Defekte für bestimmte Formen der Schwangerschaftscholestase und für die Bildung von Cholesterin-Gallensteinen verantwortlich sein. Letztere sind durch die gestörte Löslichkeit von Cholesterin in der Galle erklärbar. In manchen Fällen können Varianten in diesem Gen durch die chronische Gangschädigung zur Ausbildung einer biliären Fibrose bzw. Zirrhose sowie zu einem gehäuften Auftreten cholangiozellulärer Karzinome führen.

Kanalikuläre Transportdefekte: Kanalikuläre Transportdefekte müssen nicht zwangsweise zur Cholestase führen. Mutationen der kanalikulären Kupfer-Exportpumpe (ATP7B) sind z. B. Ursache des **Morbus Wilson** (➤ Kap. 33.10.2), Mutationen eines Sitosterol-Transporters (ABCG5/G8) Ursache der **Sitosterolämie,** einer autosomal-rezessiv vererbten Erkrankung, die zur Akkumulation exogener pflanzlicher Sterole mit frühzeitiger Atherosklerose führt.

Transportdefekte auf Ebene des Gallengangsepithels: Diese Defekte können zur Cholestase führen. So führen Mutationen eines Chloridkanal-Gens („cystic fibrosis transmembrane conductance regulator", CFTR) bei der **zystischen Fibrose** (➤ Kap. 5.3.2) zu gestörter Chlorid- und Bikarbonat-Sekretion durch das Gallengangsepithel und dadurch zur Obstruktion der intrahepatischen Gallengänge durch das viskose Sekret mit Ausbildung einer sekundären sklerosierenden Cholangitis, biliären Fibrose und später Zirrhose.

Weitere Defekte: Das **Alagille-Syndrom** ist durch Mutationen des JAG1-Gens hervorgerufen. Dieses Gen codiert nicht für ein Transportsystem, sondern einen Liganden des NOTCH-Rezeptor-Signalweges, der eine wichtige Rolle in der Zelldifferenzierung spielt. Folge dieses Defekts ist meist eine Duktopenie, häufig in Kombination mit anderen Entwicklungsdefekten wie peripherer Pulmonalstenose, Wirbelkörper- und Gesichtsfehlbildungen.

Eine verstärkte Empfindlichkeit gegenüber exogenen cholestatischen Noxen ist durch mildere bzw. heterozygote Formen eines angeborenen Transportdefekts möglich. Zum Beispiel entwickeln Frauen mit einem heterozygoten MDR3-Defekt (PFIC-3) gehäuft eine **Schwangerschaftscholestase im 2.–3. Trimenon.** Die defekte Transporterfunktion kann teilweise medikamentös (z. B. durch Ursodeoxycholsäure, Chaperone wie 4-Phenylbutyrat bei PFIC) gebessert werden.

Erworbene Veränderungen: Neben den angeborenen Defekten der Gallesekretion spielen auch erworbene Veränderungen der Transporterexpression für die Entstehung der Cholestase eine wichtige Rolle. Es müssen dabei primäre, ursächliche von sekundären, adaptiven Veränderungen unterschieden werden. Letztere sollen die Leberzellen vor akkumulierenden Gallensäuren schützen. Cholestatisch wirkende Substanzen, wie Medikamente, Sexualhormone und proinflammatorische Zytokine (z. B. im Rahmen einer Sepsis oder Hepatitis), hemmen die Expression und Funktion der kanalikulären Gallensäuren-Exportpumpe (BSEP) und Bilirubin-Konjugat-Exportpumpe (MRP2) und können dadurch zur Cholestase führen. Zusätzlich können diese Substanzen die Transportsysteme von der kanalikulären Membran in das Zellinnere verlagern und damit eine Cholestase bewirken.

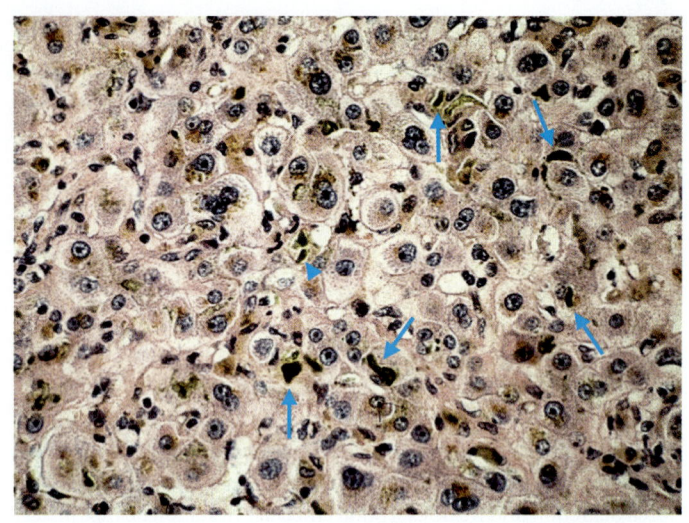

Abb. 33.7 Cholestase. Im HE-gefärbten Schnitt unregelmäßig gestaltete, zum Teil braungrüne Gallepfröpfe (‚Gallethromben') in ausgeweiteten Gallenkanälchen (Pfeile). Außerdem Galle, aufgenommen in Kupffer-Zellen (Pfeilspitze), Vergr. 200-fach. [R398]

Morphologie

Das morphologische Bild ist bei intra- und extrahepatischer Cholestase ähnlich, bei lang dauernder, extrahepatischer Cholestase sind die Veränderungen aber am stärksten ausgeprägt. Die morphologisch fassbaren Folgen der Cholestase ergeben sich aus der Retention der jeweiligen toxischen Gallebestandteile, insbesondere von Bilirubin und Gallensäuren. Bilirubineinlagerungen finden sich in Leberzellen und Kupffer-Zellen sowie als Gallethromben in Gallekanalikuli und Gallengängen (➤ Abb. 33.7).

Bei Gallensalzretention sind die Hepatozyten balloniert und ihr Zytoplasma ist netzartig verändert (= federartige Degeneration). Ursache ist die Detergenzienwirkung retinierter Gallensalze („Cholatstase"). Später sind auch Nekrosen (= **Netznekrosen**) von Leberzellen möglich; ausgedehntere Nekrosen werden als **Galleinfarkte** bezeichnet (➤ Abb. 33.8). Besonders bei mechanischer Galleabflussstörung kommt es an der Peripherie der Portalfelder zu einer Proliferation von Duktuli (duktuläre Reaktion) mit begleitender Infiltration durch neutrophile Granulozyten (bedingt durch biliolymphatischen Reflux und durch Leukotriene).

Entzündliche Veränderungen finden sich überwiegend in den Portalfeldern, die abgerundet und ödematös und vor allem von neutrophilen Granulozyten und – geringer – von Lymphozyten und Plasmazellen infiltriert sind. Weitere Folgen des Entzündungs-

33.4 Entzündliche Lebererkrankungen

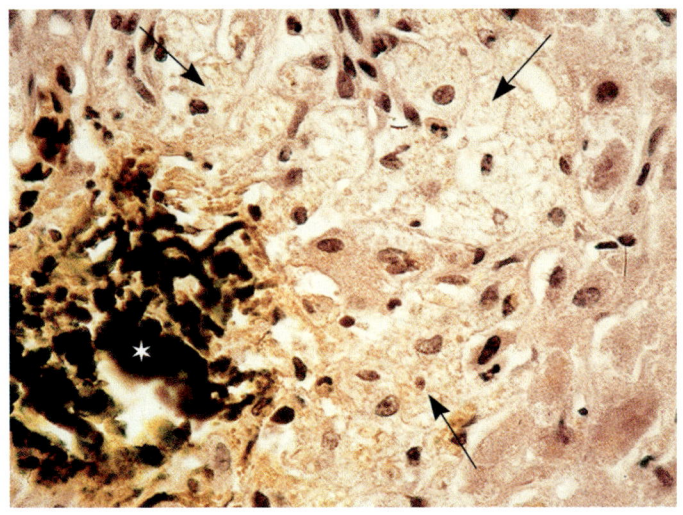

Abb. 33.8 Lang dauernde mechanische Cholestase. Durch die schädigende Wirkung der Galle kommt es zu Leberzellnekrosen mit Austritt von Galle in den nekrotischen Bereich (= Galleinfarkt: Sternchen). Bei den umgebenden, noch intakten Leberzellen ist das Zytoplasma netzartig verändert (Pfeile) und enthält Gallepigment (= Cholestase). HE, Vergr. 200-fach. [R398]

prozesses sind eine periduktale Fibrose, die Verlängerung und Schlängelung von Gallengängen und die Entwicklung von Bindegewebesepten, die die Portalfelder verbinden (porto-portale Septenbildung; biliäre **Fibrose**).

Dauert ein extrahepatischer Verschluss länger an, weiten sich größere interlobuläre Gallengänge und sind dann auch mit Galle gefüllt. Rupturieren diese gestauten Gallengänge (nur bei mechanischer Cholestase), können sich Galleseen (Galleextravasaten) bilden. Später wird die Architektur zerstört und es entwickelt sich eine Leberzirrhose (sekundär-biliäre Zirrhose, ➤ Kap. 33.8.2, ➤ Tab. 33.3). Das Organ ist dann derb, vergrößert, kleinknotig umgebaut und durch die retinierte Galle grün gefärbt. Die sekundär-biliäre Zirrhose ist auch eine klassische Komplikation der Gallengangsatresie (➤ Kap. 33.12.4).

33.4 Entzündliche Lebererkrankungen

Entzündliche Lebererkrankungen können das Leberparenchym (= Hepatitis), das intrahepatische Gallengangsystem (= Cholangitis) oder (selten) Gefäße betreffen. Die Veränderungen können diffus oder herdförmig sein. Als Ursachen kommen Erreger (Viren, Bakterien, Pilze, Parasiten), toxische Faktoren, Stoffwechselstörungen und immunologische Erkrankungen infrage.

33.4.1 Akute Virushepatitis

Definition Diese durch Viren verursachte diffuse Leberentzündung ist durch Leberzelldegeneration, Leberzellnekrosen, Kupffer-Zell-Aktivierung und entzündliche Infiltrate gekennzeichnet und dauert per definitionem nicht länger als 6 Monate. Die morphologischen Veränderungen der Leber sind bei akuten A-, B-, C-, D- und E-Hepatitiden ähnlich und werden daher gemeinsam besprochen.

Ätiologie Neben den klassischen Hepatitisviren (= hepatotrope Viren; ➤ Tab. 33.1) kann eine Reihe anderer Erreger (z. B. *Epstein-Barr-Virus*, *Zytomegalievirus*) Hepatitiden verursachen. Interessanterweise rufen die verschiedenen Hepatitisviren ein ähnliches klinisches und morphologisches Bild hervor, obwohl sie unterschiedlichen Virusfamilien angehören.

Epidemiologie Aufgrund ihrer Häufigkeit ist die akute Virushepatitis von besonderer praktischer Bedeutung (allein in den USA werden jährlich 200.000–700.000 Neuinfektionen beobachtet). Die Letalität der akuten Erkrankung ist niedrig.

Virushepatitis A

Ätiologie Das Hepatitis-A-Virus (**HAV**) ist ein Picorna-(RNA-)Virus (Genus: Hepatovirus). Es handelt sich um ca. 27 nm durchmessende, sphärische Partikel, die über die Galle im Stuhl ausgeschieden werden. Die Infektiosität des Stuhls besteht bereits vor Entwicklung der klinischen Symptomatik, z. B. des Ikterus, und nimmt nach klinischer Manifestation der Erkrankung schnell ab.

Epidemiologie Die Durchseuchung der Bevölkerung mit dem Erreger (gemessen durch Bestimmung von zirkulierenden *HAV*-Antikörpern) ist in Ländern mit niedrigerem Hygienestatus (Entwicklungsländer) hoch. Die Infektion erfolgt auf fäkal-oralem Weg (z. B. Aufnahme der Erreger über kontaminiertes Wasser, kontaminierte Nahrungsmittel wie Früchte, ungekochtes Gemüse, Muscheln). Eine Übertragung durch Bluttransfusionen ist möglich, aber sehr selten. In westlichen Industrieländern ist die Hepatitis A heute eine typische „Reisekrankheit", die durch aktive oder passive Immunisierung verhindert werden kann. Ein chronischer Virusträgerstatus besteht nicht.

Tab. 33.1 Zusammenfassung virologischer, klinischer und epidemiologischer Daten der akuten Virushepatitiden.

	Hepatitis A	Hepatitis B	Hepatitis C	Hepatitis D*	Hepatitis E
Virusgenom	RNA (HAV)	DNA (HBV)	RNA (HCV)	RNA (HDV)	RNA (HEV)
Inkubationszeit (Tage)	15–50	30–180	14–180	ca. 100	15–40
Übertragungsmodus	fäkal-oral	Blut/Blutbeimengungen	Blut/Blutbeimengungen	Blut/Blutbeimengungen	fäkal-oral
Chronische Verläufe	keine	5–10 %	50–80 %	> 10 %	sehr selten (unter Immunsuppression möglich)

* sehr selten in Mittel- und Nordeuropa; 50–90 % der HBsAg-Träger in Süditalien, Balkan, Vorderem Orient

Pathogenese

Eine Immunreaktion des Organismus gegen virusinfizierte Leberzellen ist nachgewiesen. Ein direkter zytopathogener Effekt des *HAV* ist weniger wahrscheinlich.

Klinische Relevanz Die Virushepatitis A ist eine akute, selbstlimitierende Erkrankung. Es kommt zu Übelkeit, Fieber, Appetitlosigkeit, Anstieg der Aminotransferasen und Ikterus (besonders bei Kindern ist die Erkrankung aber häufig anikterisch und klinisch symptomarm). Üblicherweise verläuft die Erkrankung mild, aber umso schwerer, je älter der Patient ist. Fulminante Verlaufsformen mit ausgedehnten Leberparenchymnekrosen und schlechter Prognose sind selten.

Serologisch lässt sich die Erkrankung durch den Anstieg des Anti-HAV-IgM-Antikörper-Titers im Blut diagnostizieren, wobei die IgM-Antikörper schnell (innerhalb weniger Monate) wieder abfallen. In der Rekonvaleszenzphase steigen *HAV*-Antikörper vom IgG-Typ an, bleiben lebenslang bestehen und bewirken eine lebenslange Immunität.

Virushepatitis B

Ätiologie Das Hepatitis-B-Virus (**HBV**) ist ein komplexes, hepatotropes DNA-Virus, das sich im Elektronenmikroskop als 42 nm großes, sphärisches Partikel (**Dane-Partikel**) mit 27 nm großem Zentrum (Core, Nukleokapsid) und 7 nm breiter Hülle (Surface) präsentiert. Mit der nichtinfektiösen Hülle (bestehend aus Lipoproteinen und Glykoproteinen) ist das Oberflächenantigen (HBsAg; s = „surface", Oberfläche) assoziiert. Das Nukleokapsid enthält das Hepatitis-B-Core-Antigen (HBcAg), eine DNA-Polymerase (reverse Transkriptase) und das virale Genom (= partiell doppelsträngige zirkuläre DNA) mit bekannter Sequenz und Organisation:

- Das Prä-S1/Prä-S2/S-Gen codiert für verschiedene Hüllenproteine des HBsAg.
- Das Prä-C/C-Gen codiert für das Nukleokapsid-Protein, das nach posttranslationaler Modifikation als Hepatitis-B-e-Antigen (HBeAg) im Serum nachweisbar ist und hohe Virusreplikation und Infektiosität anzeigt.
- Das P-Gen codiert für die virale DNA-Polymerase/Reverse Transkriptase/RNase H.
- Das X-Gen codiert für ein X-Protein, das die Virusreplikation reguliert.

Die Replikation des Virus erfolgt über ein RNA-Zwischenstadium („Prägenom") mit anschließender reverser Transkription eines komplementären DNA-Strangs und nachfolgender Synthese des inkompletten DNA-Doppelstrangs durch virale DNA-Polymerase. Dabei kann es zu Mutationen mit diversen Antigenvarianten kommen, die auch mit unterschiedlichen klinischen Verläufen und atypischer Serologie verbunden sein können. Die Synthese von Core- und Hüllenmaterial ist schlecht koordiniert. Komplettes *HBV* ist im Blut in Form von Dane-Partikeln, überschüssiges Hüllenmaterial in Form von 20 nm großen sphärischen Partikeln sowie 20 nm großen und 40–400 nm langen Filamenten elektronenmikroskopisch nachweisbar. Bei chro-

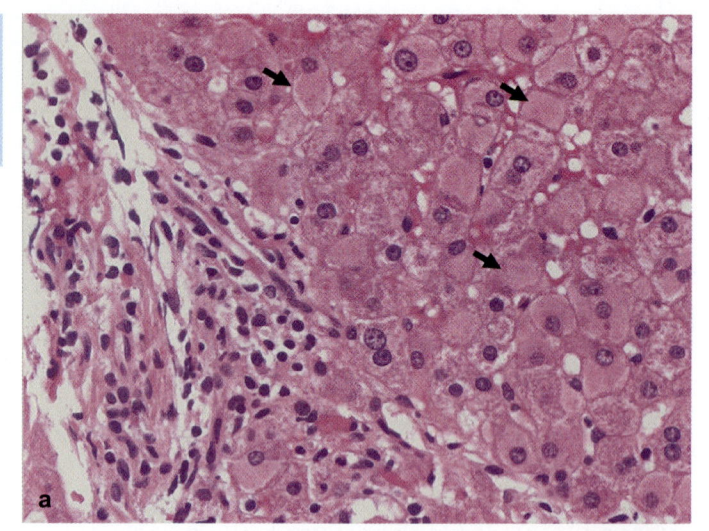

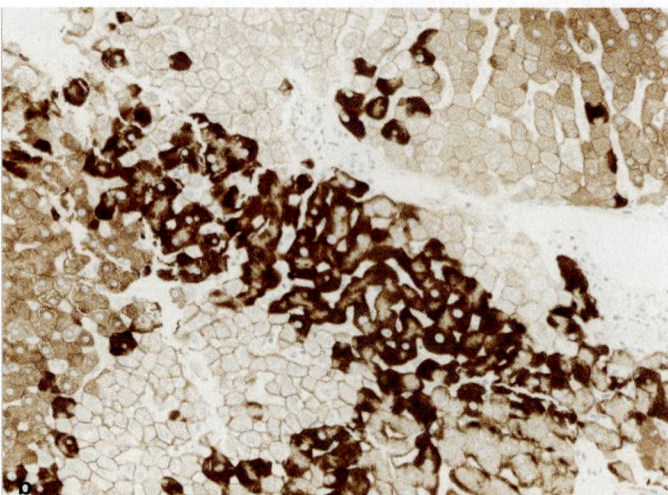

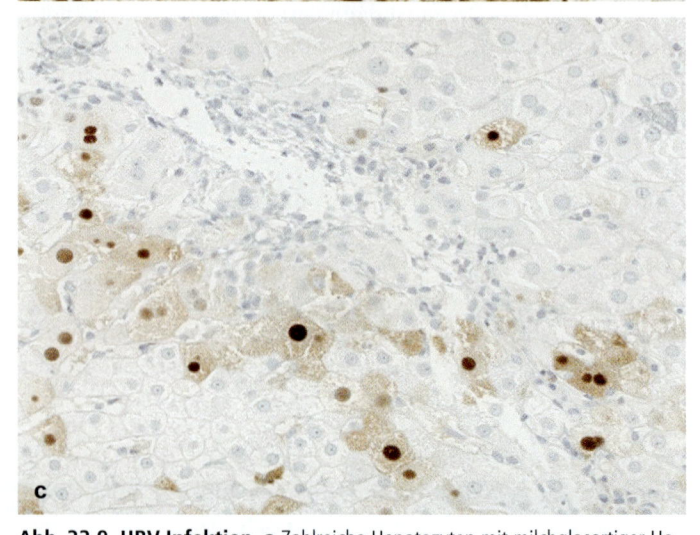

Abb. 33.9 HBV-Infektion. a Zahlreiche Hepatozyten mit milchglasartiger Homogenisierung des Zytoplasmas, umgeben von einem hellen Randsaum (Halo) als Ausdruck einer Hepatitis B („Milchglas-Hepatozyten"; Pfeile). **b** Immunhistochemische Darstellung von HBs-Antigen (braune Farbreaktion) im Zytoplasma von Leberzellen. **c** Immunhistochemische Darstellung von HBc-Antigen (braune Farbreaktion) vor allem in Zellkernen von Hepatozyten. [P461]

nischer *HBV*-Infektion können das HBs- und HBc-Antigen immunhistochemisch in Leberzellen nachgewiesen werden (➤ Abb. 33.9).

Epidemiologie   Im Gegensatz zur Virushepatitis A gibt es ein **chronisches Virusträgerstadium** (geschätzt weltweit ca. 200 Mio. Virusträger), wobei aufgrund der oft perinatalen Infektion die Frequenz von Virusträgern („Carrier") in Südostasien und Afrika besonders hoch ist (in Mittel- und Nordeuropa nur ca. 0,1–0,5 %, in Afrika und Asien bis 15 % der Bevölkerung). Bei immundefizienten Patienten (z. B. Down-Syndrom, Patienten mit malignen Lymphomen, Transplantatempfänger, Dialysepatienten), bei Homosexuellen und bei Drogenabhängigen ist der Träger-("Carrier"-)Status häufiger.
Übertragen wird das Virus durch Blut und Blutprodukte („Transfusionshepatitis", „Serumhepatitis"), aber auch durch Speichel, Samenflüssigkeit, Vaginalsekret, Muttermilch und andere Körperflüssigkeiten (wahrscheinlich über Kontamination mit Blut; Gefahr bei Intimkontakten). Die **„vertikale"** Übertragung von der Mutter auf das Kind (üblicherweise bei der Geburt) spielt ebenfalls eine große Rolle. Die Übertragung durch Blut und Blutprodukte (Transfusionen) ist heute durch die obligate Testung von Spenderblut drastisch zurückgegangen.

Pathogenese

HBV selbst ist nicht (oder nur wenig) zytopathisch. Virusinfizierte Leberzellen werden hingegen anscheinend über eine zelluläre Immunreaktion gegen HBcAg und weitere virusabhängige Zelloberflächenantigene zerstört. Bei fehlender oder inadäquater Immunreaktion wird das Virus nicht eliminiert – es resultiert dann ein chronischer Virusträgerstatus, der mit mehr oder weniger ausgeprägten Leberzellschäden einhergeht.

Klinische Relevanz   Entsprechend der Pathogenese der HBV-assoziierten Leberzellschädigung als immunologisch bedingte Reaktion lassen sich folgende klinische Verlaufsformen der HBV-Infektion unterscheiden:
- Die **akute Virushepatitis B** ist die häufigste Verlaufsform. Bei 20–30 % der Infizierten kommt es zu einem akuten und bei ca. 60 % zu einem subklinischen Verlauf. Meist heilt die Hepatitis spontan, weil die Viren über die Zellzerstörung eliminiert werden (selbstlimitierende Erkrankung). Schwere Verlaufsformen (ca. 1 % der akuten Hepatiden) sind durch ausgeprägte Leberzellnekrosen (konfluierende Nekrosen, brückenbildende Nekrosen, fulminante Hepatitis; ➤ Abb. 33.10) und eine schlechte Prognose gekennzeichnet (siehe „Morphologie der akuten Virushepatitis"). Das klinische Bild ähnelt dem der Virushepatitis A, die Erkrankung neigt aber zu schwereren Verlaufsformen. Ihre Dauer sollte 3 Monate nicht überschreiten. Bei einer Erkrankungsdauer zwischen 3 und 6 Monaten wird klinisch von einer **prolongierten Verlaufsform** (prolongierte Hepatitis), bei einer Erkrankungsdauer von mehr als 6 Monaten von einer **chronischen** Hepatitis gesprochen. Der Hepatitis-B-Antikörper- und -Antigen-Verlauf ist in ➤ Abb. 33.11 wiedergegeben. Zirkulierende HBsAg-HBs-Antikörper-Komplexe werden für eine Reihe der bei Hepatitis auftretenden extrahepatischen Veränderungen (z. B. Vaskulitis, Arthritis, Glomerulonephritis) verantwortlich gemacht. Mittels gentechnologisch hergestellter HBsAg-Komponenten lässt sich eine aktive Immunisierung (= Vakzination) gegen Hepatitis B durchführen.
- **Chronische Hepatitis und chronischer Träger-(= Carrier-)Status:** Klinisch besteht eine Persistenz der HBs-Antigenämie (bei ca. 5–10 % der Patienten mit Hepatitis B) ohne Serokonversion mit Ausbildung von Anti-HBs-Antikörpern für länger als 6 Monate. Bei chronischer Hepatitis besteht eine andauernde Virusreplikation, wobei HBV im Zellkern und im Zytoplasma persistiert (Details zur Pathogenese des Zellschadens ➤ Kap. 33.4.2). Die Integration von HBV-DNA in das Zellgenom spielt für die mögliche spätere Entstehung eines hepatozellulären Karzinoms bei HBV-Trägern eine Rolle.

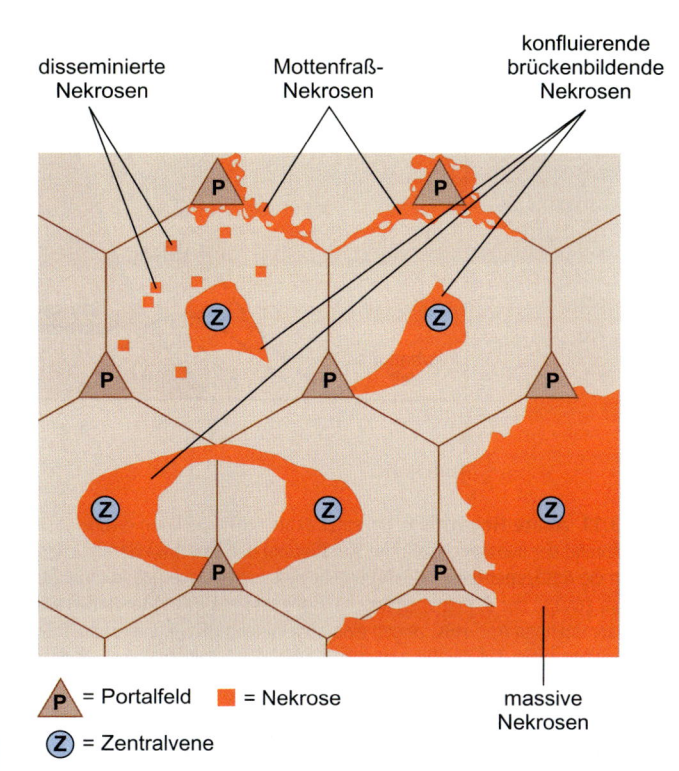

Abb. 33.10 Nekroseformen bei Hepatitis. [L231]

Virushepatitis C

Ätiologie   Das Hepatitis-C-Virus **(HCV)** wird hämatogen übertragen. Es ist ein lineares, einzelsträngiges RNA-Virus und zählt zur Familie der Flaviviridae. Antikörper gegen HCV erscheinen in der Blutzirkulation 1–3 Monate nach Beginn der akuten Erkrankung. Das Virus findet sich in einer geringen Konzentration im Blut und kann mittels PCR nachgewiesen werden. Das RNA-Genom codiert für ein Vorläuferprotein, das proteolytisch in 3 Struktur- (Core- und Hüllenproteine) und 4 Nichtstrukturproteine (Enzyme, die für die Virusreplikation notwendig sind) gespalten wird. Das Virus zeigt eine ausgeprägte genetische Instabilität mit hoher Mutationsrate. Es werden 6 Genotypen mit unterschiedlicher geografischer Verteilung und kli-

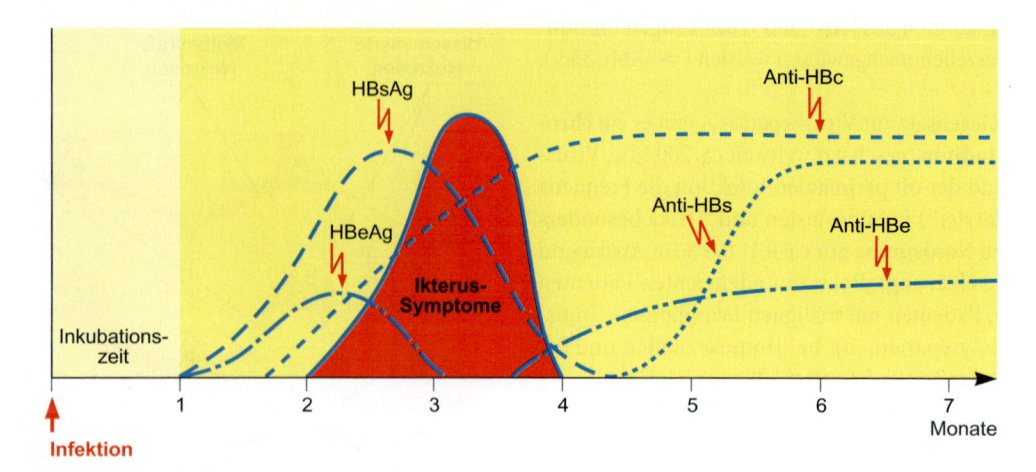

Abb. 33.11 Akute Hepatitis B. Bei einer akuten HBV-Infektion erscheint HBsAg frühestens 14 Tage nach Infektion, spätestens 14 Tage vor Ikterusbeginn (d. h. noch während der Inkubationszeit) im Blut (Serum) und verschwindet üblicherweise bei Abklingen der klinischen Symptome. Nach Verschwinden des HBsAg erscheinen die Antikörper gegen HBsAg und bewirken eine dauernde Immunität. Antikörper gegen HBcAg treten früh im Verlauf der Infektion auf und erreichen ihr Maximum etwa in der 3. Krankheitswoche. Hohe IgM-anti-HBc-Titer finden sich bei akuter Virushepatitis, niedrige Titer bei chronischer HBV-Infektion. IgG-anti-HBc-Titer (zusammen mit Anti-HBs) zeigen eine abgelaufene HBV-Infektion an. HBeAg tritt bei akuter Hepatitis im Blut erst nach dem HBsAg auf und verschwindet früher. Dieses Antigen weist auf die Virusvermehrung hin. Nach seinem Verschwinden treten Anti-HBe-Antikörper auf **(= Serokonversion).** [L106]

nischer Bedeutung unterschieden, die z. B. unterschiedliche Resistenz gegenüber der antiviralen Therapie zeigen. Auch im betroffenen Individuum kann es zu genetischen Modifikationen des Virus kommen („Quasispezies"), die der Immunabwehr des Organismus entkommen, persistieren und die Chronifizierung unterstützen können.

Epidemiologie Derzeit wird in Deutschland mit einer HCV-Prävalenz von 0,3 % in der Gesamtbevölkerung gerechnet, wobei die Prävalenzen bei injizierend Drogengebrauchenden, Haftinsassen sowie Migrantinnen und Migranten deutlich höher sind. Es existieren klinisch gesunde Virusträger und Virusträger können einen milden Verlauf zeigen. Früher war die häufigste Infektionsquelle eine Übertragung durch Blut und Blutprodukte (Transfusionen), heute stehen intravenöser Drogenmissbrauch und Dialysebehandlung im Vordergrund. Das Risiko einer sexuellen Übertragung ist gering.

Pathogenese

An der Pathogenese sind Immunreaktionen gegen HCV-Antigene an der Leberzelloberfläche beteiligt (zytotoxische T-Lymphozyten).

Klinische Relevanz Es kommt üblicherweise nur bei 15–20 % der Infizierten zu einer akuten ikterischen Erkrankung, die der akuten Hepatitis B ähnlich ist. Die akute Hepatitis C geht jedoch in ca. 80 % der Fälle in eine chronische Verlaufsform über und diese wiederum führt in ca. 20 % zu einer Leberzirrhose. Später kann sich in der zirrhotischen Leber ein hepatozelluläres Karzinom entwickeln. Mögliche extrahepatische Manifestationen der HCV-Infektion umfassen u. a. Arthritis, Kryoglobulinämie, Glomerulonephritis.
Die chronische Hepatitis C kann heute durch eine Kombination von verschiedenen, direkt antiviral wirkenden Agenzien (Protease-Polymerase- und NS5A-Hemmer) in über 95 % der Fälle geheilt werden.

Virushepatitis D

Ätiologie Das Hepatitis-D-Virus (**HDV**; ursprünglich Delta-Agens) ist ein defektes, RNA- virusartiges Agens (Viroid). Im Blut wird HDV (Durchmesser: ca. 35 nm) von einer HBs-Hülle umgeben. Es besitzt nicht die genetische Information, um selbstständig einen Replikationszyklus in den infizierten Zellen ausführen zu können. Die HDV-Infektion ist daher an eine HBV-Infektion gebunden („Helfervirus"). In der Leber ist das HDV-Antigen in den Leberzellkernen lokalisiert und immunhistochemisch darstellbar.

Epidemiologie Wegen der Abhängigkeit des HDV von der Replikation des HBV ist eine HDV-Erkrankung nur bei Patienten mit aktiver HBV-Infektion möglich. Dabei kommt eine Koinfektion (HDV-Infektion zugleich mit HBV-Infektion) oder eine Superinfektion (HDV-Infektion nach vorangegangener HBV-Infektion) infrage. Die Häufigkeit einer HDV-Infektion ist in verschiedenen Regionen unterschiedlich (häufig in Süditalien, Südamerika, z. B. Venezuela; Durchseuchung von 50–90 % der HBsAg-Träger). In Mittel-, West- und Nordeuropa und den USA ist die HDV-Infektion seltener, häufiger allerdings bei HBV-Risikogruppen (z. B. Drogensüchtige, Hämophile).

Klinische Relevanz HDV kann für akute hepatitische (nekrotisierende) Schübe bei klinisch stabilen HBsAg-Trägern sowie für rasche progrediente Verläufe von chronischen B-Hepatitiden verantwortlich sein.

Virushepatitis E

Ätiologie Das Hepatitis-E-Virus (**HEV**) ist ein 27–38 nm großes, oberflächlich unregelmäßig gestaltetes, RNA-haltiges Virus, das im Stuhl nachweisbar ist und enteral übertragen wird.

Epidemiologie Die Virushepatitis E kommt weltweit vor. Sie tritt epidemisch und endemisch vor allem auf dem indischen Subkontinent, in Afrika, Südost- und Zentralasien, Zentralamerika und in

Mexiko auf. Die Infektion erfolgt überwiegend durch fäkal kontaminiertes Trinkwasser oder unzureichend gekochtes Fleisch (Schwein, Wild). Die Seroprävalenz in Mitteleuropa beträgt ca. 20 %, in einem hyperendemischen Raum in Südfrankreich sogar mehr als 50 %.

Klinische Relevanz Das klinische Bild der Erkrankung entspricht weitgehend demjenigen der akuten Hepatitis A. Subklinische Verläufe sind sehr häufig. Bei schwangeren Frauen, vor allem im letzten Drittel der Schwangerschaft, zeigt die Erkrankung eine höhere Letalität (ca. 20 %), schwere Verläufe treten auch bei Patienten mit vorgeschädigter Leber gehäuft auf. Bei immunsupprimierten Personen, vor allem Patienten mit Transplantation solider Organe, sind chronische Verläufe jedoch möglich. Der protektive Effekt von HEV-Antikörpern verschwindet nach längerer Zeit, sodass Reinfektionen vorkommen können.

Weitere Hepatitisviren

Immer wieder werden, auch fulminant verlaufende, Hepatitiden beobachtet, die keinem bekannten Hepatitisvirus zugeordnet werden können (Non-A- bis -E-Hepatitis). Neben Mutanten (z. B. des HBV), die mit den üblichen Tests nicht erfasst werden können, sind bislang nicht identifizierte hepatotrope Viren nicht ausgeschlossen.

Morphologie der akuten Virushepatitis

Die Morphologie der akuten Virushepatitis ist bei den verschiedenen Formen ähnlich: **Makroskopisch** ist die Leber etwas vergrößert und gerötet. Das **histologische** Bild der akuten Virushepatitis ist durch Leberzelldegeneration und -nekrose (= Parenchymveränderungen), durch entzündliche Infiltrate in Leberläppchen und Portalfeldern sowie Kupffer-Zell-Aktivierung und -Proliferation (= Mesenchymveränderungen) gekennzeichnet (➤ Abb. 33.12):

Die **Parenchymveränderungen** (➤ Abb. 33.13) äußern sich vor allem durch eine läppchenzentral betonte, hydropische Schwellung

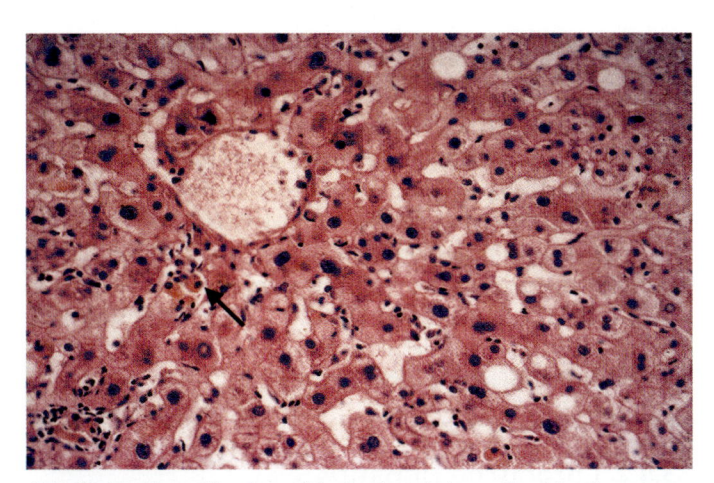

Abb. 33.12 Akute Virushepatitis. Der Ausschnitt aus dem Läppchenzentrum zeigt Zellgrößenschwankungen der Leberzellen und Leberzellausfälle infolge lytischer Nekrosen, Lymphozyten und Knötchen aus Kupffer-Zellen, die braunes Pigment (Ceroid, Siderin) enthalten (Pfeil). HE, Vergr. 150-fach. [R398]

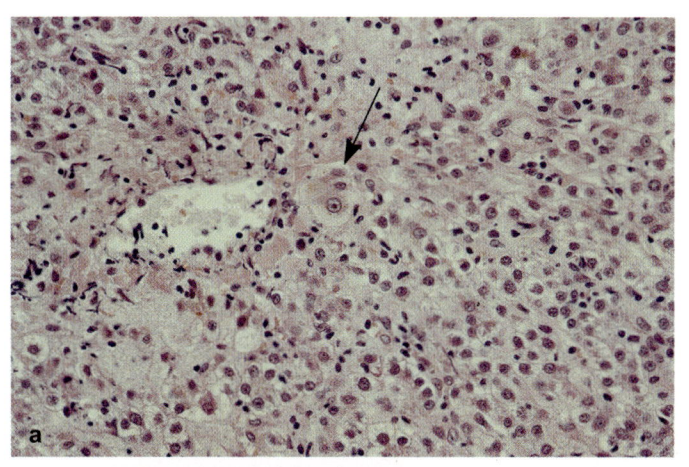

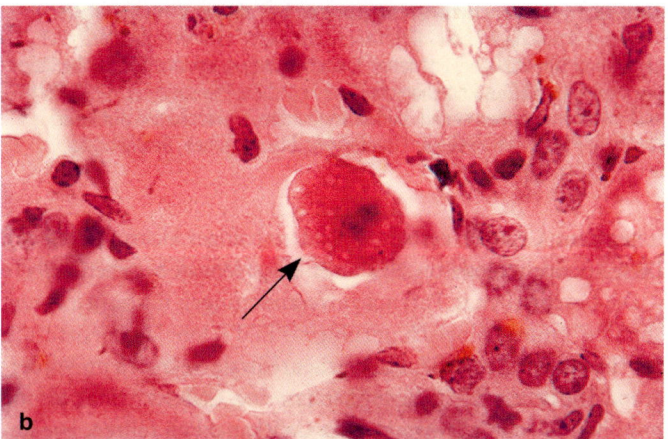

Abb. 33.13 Parenchymveränderungen bei akuter Virushepatitis. a Vergrößerte Leberzelle (Ballonzelle), von Lymphozyten und Makrophagen umgeben (Pfeil). In der Umgebung fehlen Leberzellen, die durch lytische Nekrosen ausgefallen sind. HE, Vergr. 150-fach. **b** Apoptotische Leberzelle (Councilman-Körper) mit Kernrest (Pfeil). HE, Vergr. 1000-fach. [R398]

von Hepatozyten (Ballonzellen), die bis zur lytischen Nekrose führen kann, und durch disseminierte Leberzellen mit ausgeprägt eosinophilem Zytoplasma (eosinophile Degeneration). Dieser degenerative Prozess kann schließlich zur Apoptose, („Councilman-Körper") zum Teil noch mit einen pyknotischen Kern oder Kernfragmenten führen. Apoptotische Hepatozyten werden aus dem Leberzellverband in die Sinusoide ausgestoßen.

Die **entzündliche Mesenchymreaktion** (➤ Abb. 33.14) besteht überwiegend aus aktivierten Kupffer-Zellen und Lymphozyten, wobei bevorzugt läppchenzentrale Areale lymphozytär infiltriert werden und auch die Portalfelder Lymphozyten und Histiozyten enthalten. Gelegentlich entstehen follikelartige Lymphozytenansammlungen in den Portalfeldern (besonders bei Hepatitis C).

Die entzündlichen Infiltrate dringen von den Portalfeldern in die parenchymatöse Grenzplatte und in das Läppchen vor. Die parenchymatöse Grenzplatte zeigt aber normalerweise keine Nekrosen. Die Kupffer-Zellen sind diffus und herdförmig vergrößert (Ausbildung von Kupffer-Zell-Knötchen) und enthalten Pigmente (Ceroid, Siderin) als phagozytierte Abbauprodukte der Leberzellen („Abräumreaktion"; ➤ Abb. 33.14). Diese „Abräumreaktion" folgt der Parenchymläsion und klingt verzögert ab (sog. Rest- oder Spätknötchen). In den Portalfeldern

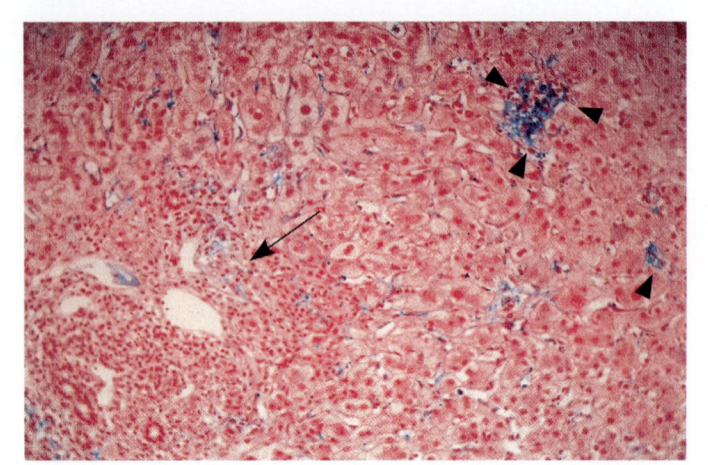

Abb. 33.14 Mesenchymveränderungen bei akuter Virushepatitis. Als Abräumreaktion nach Leberzellzerfall phagozytieren aktivierte Kupffer-Zellen Ceroid und Siderin. Dabei entstehen Knötchen, die unregelmäßig im Leberläppchen verteilt sind (Restknötchen oder Spätknötchen; Pfeilspitzen). In den Portalfeldern treten Gruppen ceroid- und siderinhaltiger Makrophagen auf (Pfeil). Das Siderin lässt sich mit einer Eisenfärbung blau anfärben. Berliner Blau, Vergr. 150-fach. [R398]

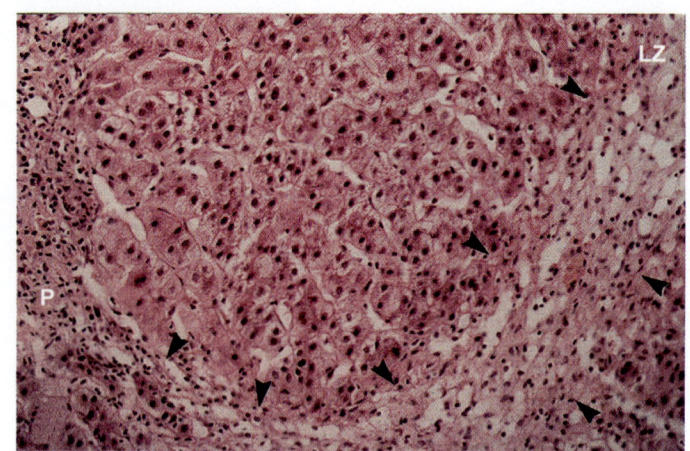

Abb. 33.15 Akute Virushepatitis mit ausgeprägten, brückenbildenden Nekrosen. Eine „Nekrosebrücke" (mit Pfeilspitzen markiert) verbindet das zentrale Läppchenareal (LZ) mit dem Portalfeld (P). HE, Vergr. 130-fach. [R398]

treten dann Gruppen ceroid- und siderinhaltiger Makrophagen auf. Diese Residualveränderungen können einige Monate bestehen bleiben.

Die beschriebenen Parenchymveränderungen führen zu einem „bunten" (morphologisch unruhigen) Bild („lobuläre Hepatitis"). Bei Hepatitis A stehen häufig läppchenzentrale Nekrosen im Vordergrund. Die Leberzellschädigung kann zu einer Gallesekretionsstörung mit Bildung von Gallethromben in Gallekanalikuli führen. Die Regeneration des Parenchyms äußert sich im vermehrten Auftreten von Leberzellmitosen.

Sonderformen der akuten Virushepatitis (in Relation zum morphologischen Bild)

Klinische Sonderformen der akuten Virushepatitis (prolongierte, hochgradig ikterische oder schwer verlaufende Formen) finden ihr morphologisches Korrelat in
- **ausgeprägten Cholestasezeichen:** Teils sind die Hepatozyten rosettenartig um Gallethromben angeordnet (= **cholestatische Hepatitis** mit ausgeprägtem Ikterus; z. B. bei Hepatitis E).
- **konfluierenden Leberzellnekrosen:** Diese schwere Ausprägung der akuten Virushepatitis ist durch ausgeprägte Leberzellnekrosen charakterisiert, wobei sich Nekrosebrücken zwischen Portalfeldern und Zentralvenen, aber auch zwischen Zentralvenen entwickeln können (➤ Abb. 33.15). Das lobuläre Entzündungsinfiltrat ist dabei häufig geringer. In den Portalfeldern finden sich neben Lymphozyten und Histiozyten vermehrt auch neutrophile Granulozyten. Es können aber auch ganze Leberläppchennekrosen bis hin zur subtotalen Lebernekrose auftreten (**fulminante Hepatitis, submassive** oder **massive Lebernekrose**). Konfluierende Nekrosen sind vor allem bei älteren Patienten mit schlechter Prognose verbunden. Die fulminante Hepatitis hat eine hohe Letalität. Fulminante Hepatitisverläufe finden sich bei 0,1–1 % der *HBV*-Infektionen. Bei gleichzeitiger *HDV*-Infektion sind sie häufiger (2–20 %), bei *HCV*-Infektionen dagegen sehr selten. Durch ausgedehnte Nekrosen mit einem Kollaps des Gitterfasergerüsts entstehen bei Ausheilung Bindegewebssepten (sog. passive Septen) oder größere Narbenfelder (= postnekrotische Narbenleber).

Mögliche Folgezustände der akuten Virushepatitis

- Ausheilung (restitutio ad integrum)
- Entzündliche Residuen (Kupffer-Zell-Aktivierung, lympho-histiozytäre portale Entzündung = unspezifisch-reaktive Hepatitis) (temporär)
- Posthepatitische Hyperbilirubinämie (temporär)
- Fibrose unterschiedlichen Ausmaßes bis zur postnekrotischen Narbenleber
- Chronische Hepatitis (bei Hepatitis B, C, D und sehr selten E)

Andere Virushepatitiden

Leberentzündungen können auch im Rahmen viraler Allgemeininfektionen auftreten. Als Erreger kommen v. a. das Epstein-Barr-Virus (EBV, Mononukleose-Hepatitis), selten das Varizella-Zoster-Virus (VZV), das Gelbfiebervirus, Röteln-, Coxsackie-, Herpes-Virus (HSV) und Mumpsvirus infrage. Morphologisch äußern sich die Hepatitiden durch sehr unterschiedlich ausgeprägte Leberzellnekrosen und Verläufe: Während die Hepatitis bei EBV in der Regel eine Begleithepatitis darstellt, führt der Leberbefall bei HSV- oder VZV-Infektion fast immer zum Tod im akuten Leberversagen.

33.4.2 Chronische Hepatitis

Definition Es handelt sich um eine Leberentzündung, die nicht selbstlimitierend ist, länger als 6 Monate anhält und mehr oder weniger ausgeprägte klinische Symptome zeigt. Die Erkrankung hat verschiedene Ursachen.

Ätiologie Als Ursachen kommen die Hepatitisviren B (evtl. kombiniert mit D) und C, Autoimmunphänomene (Autoimmunhepatitis), Medikamente (> Kap. 33.5) und Stoffwechselstörungen (z. B. α_1-Antitrypsin-Mangel, Morbus Wilson) infrage. Die Bestimmung der Ätiologie ist von großer prognostischer und therapeutischer Bedeutung.

Epidemiologie Etwa 5–10 % der Patienten mit akuter **Hepatitis B** entwickeln eine chronische HBV-Infektion (klinische und subklinische Verläufe). Risikogruppen für die chronische HBV-Infektion sind Personen mit Immundefekten (z. B. Dialysepatienten, Neugeborene, Immunsupprimierte), Homosexuelle und Drogenabhängige.

Die **HDV-Infektion** ist an eine gleichzeitige HBV-Erkrankung gebunden, wobei HBV als „Helfervirus" fungiert. Relativ häufig entsteht eine chronische Hepatitis D.

Die **HCV-Infektion** führt unbehandelt in ca. 80 % der Infizierten zu einer chronischen Hepatitis. In Deutschland ist mit mindestens 600.000 chronisch HCV-infizierten Personen zu rechnen. Der Verlauf der chronischen Hepatitis C wird durch zusätzliche Leberschädigungen wie Alkoholismus und Eisenüberladung verschlechtert. Die Hepatitis-C-Virus-Infektion kann heute durch antivirale Medikamente in allen Stadien in >95 % eliminiert werden.

Die **Autoimmunhepatitis** macht weniger als 5 % der chronischen Hepatitiden aus. Sie tritt bevorzugt bei Frauen im jüngeren Lebensalter und nach der Menopause auf (Frauen : Männer = 8 : 1). Sie ist mit Hypergammaglobulinämie, HLA-B8- und DR3-Status und zirkulierenden Autoantikörpern (u. a. Anti-Aktin-Antikörper, antinukleäre Antikörper) assoziiert.

Pathogenese

Die Pathogenese ist in Abhängigkeit von der Ätiologie unterschiedlich:
- Bei **chronischer Hepatitis B** geht die Leberzellschädigung überwiegend auf die Einwirkung zytotoxischer (CD8-)T-Lymphozyten zurück, die gegen zellmembranassoziierte, virale Antigene (in Assoziation mit HLA-Klasse-I-Molekülen) gerichtet sind. Dabei werden die virustragenden Hepatozyten aber nur unvollständig eliminiert. Im Rahmen der chronischen HBV-Infektion nimmt die Virusreplikation ab, während die Synthese von viralen Antigenen (einschließlich HBsAg und HBxAg) bestehen bleibt. Eine chronische Infektion ist somit Folge einer Insuffizienz der immunologischen Eliminationsmechanismen.
- Bei **chronischer Hepatitis C** werden ähnliche immunologische Mechanismen wie bei der chronischen Hepatitis B angenommen.
- Die **Autoimmunhepatitis** ist wahrscheinlich eine pathogenetisch uneinheitliche Erkrankung, wobei die Autoimmunattacke auch durch eine Virusinfektion oder Medikamente getriggert werden kann. Es besteht eine autoaggressive T-Zell-Attacke gegen hepatozelluläre Membranantigene (Cytochrom-P450–2D6, Asialoglykoproteinrezeptor), möglicherweise aufgrund von Suppressor-T-Zell-Defekten. Auch eine antikörperabhängige, zelluläre Zytotoxizität ist involviert. Verschiedene Antikörper können nachgewiesen werden: ANA (antinukleäre Antikörper), Antikörper gegen F-Aktin („Glattmuskelantikörper", da sie mit glatter Muskulatur reagieren; engl. „smooth muscle antibodies", SMA), Antikörper gegen mikrosomale Antigene aus Leber und Niere (LKM-1; gegen Cytochrom-P450–2D6) und zytosolische Proteine (Anti-SLA, Anti-LP). Serologisch lassen sich 3 Typen der Autoimmunhepatitis unterscheiden:
  – Typ I (ANA/SMA-positiv)
  – Typ II (Anti-LKM-1-positiv)
  – Typ III (Anti-SLA-, Anti-LP-positiv)
- Bei **medikamentös induzierter** chronischer Hepatitis können außer einer direkt toxischen Zellschädigung auch Immunphänomene beteiligt sein.

Morphologie

Morphologisch lassen sich nach dem Ausmaß der Leberzellnekrosen und entzündlichen Infiltrate unterschiedliche Schweregrade (Aktivität) der Entzündung erkennen:
- Bei der **leichten Form** sind die lymphozytären Infiltrate weitgehend auf das Portalfeld beschränkt, die parenchymatöse Grenzplatte ist intakt (> Abb. 33.16a, > Abb. 33.17). Leberzellnekrosen und entzündliche Infiltrate im Läppchen sind nur gering ausgeprägt. Bei HBV-Genese lassen sich oft HBsAg-haltige Leberzellen mit milchglasartig homogenisiertem Zytoplasma („Milchglas-Hepatozyten") nachweisen. Diese Zytoplasmaveränderung entspricht einer Speicherung des HBsAgs im glatten endoplasmatischen Retikulum. Immunhistochemisch sind in diesen Zellen HBsAg und häufig auch HBcAg nachzuweisen (> Abb. 33.9). Bei Hepatitis C fehlen Milchglas-Hepatozyten, während sich häufiger eine Steatose und portale Lymphfollikel finden.
- Bei der **schweren Form** (> Abb. 33.16b, > Abb. 33.17, > Abb. 33.18) kommt es zum Übergreifen der entzündlichen Infiltrate auf das Läppchen. Dies ist mit Nekrosen und vor allem Apoptosen der Leberzellen der parenchymatösen Grenzplatte (früher: „Mottenfraßnekrosen"; heute: Grenzzonenhepatitis) vergesellschaftet. Überlebende Leberzellen zeigen oft eine rosettenartige Anordnung mit umgebenden und eindringenden Entzündungszellen. Im Läppchen finden sich in unregelmäßiger Verteilung Einzelzelldegenerationen und -nekrosen (Apoptosen, Ballonzellen, lytische Nekrosen), aktivierte Kupffer-Zellen (Kupffer-Zell-Knötchen) und Lymphozyteninfiltrate. Bei klinisch schwerem Verlauf kann es zusätzlich auch zu konfluierenden und brückenbildenden Nekrosen kommen. Nach Leberzellnekrosen resultiert häufig eine Fibrose, im weiteren Verlauf mit und Septen, bis schließlich (in ca. 20–50 %) die Leberläppchenarchitektur in einer Leberzirrhose umgebaut ist (> Kap. 33.8.2).

Die **histologische Diagnose** der chronischen Hepatitis sollte die Ätiologie, den Schweregrad der entzündlichen Aktivität (entzündliche Infiltration in Läppchen und im Portalfeld, Nekrosen) und das Stadium der Erkrankung (Ausmaß der Fibrose) nach validierten Bewertungsschemata (z. B. METAVIR-Score) beinhalten.

Die **chronische Hepatitis D** ähnelt der chronischen Hepatitis B, verläuft aber oft schwerer und eine Leberzirrhose entsteht häufiger.

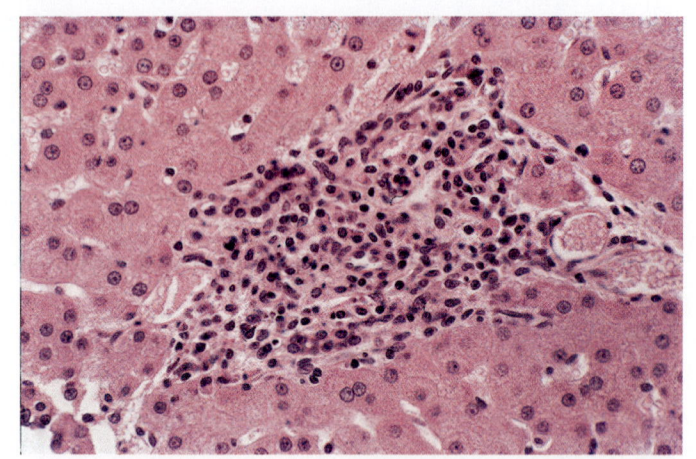

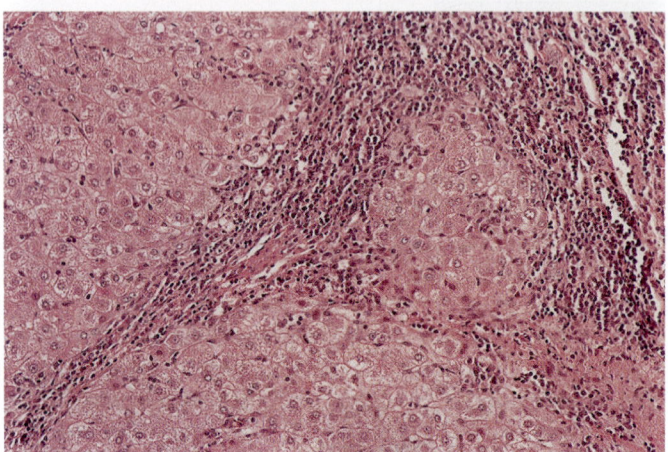

Abb. 33.16 Chronische Hepatitis. a Bei der leichten Form sind die entzündlichen Infiltrate größtenteils auf das Portalfeld beschränkt. Die um das Portalfeld angeordneten Leberzellen (Grenzzone) bleiben intakt. Im Läppchen finden sich nur geringe entzündliche Veränderungen. HE, Vergr. 200-fach. **b** Bei der schweren Form dringen die Entzündungszellen aus dem Portalfeld in das Läppchen vor. Die parenchymatöse Grenzplatte wird partiell zerstört (Grenzzonenhepatitis). Es entstehen entzündlich infiltrierte Bindegewebesepten, die schließlich zu einer Zerstörung der Leberläppchenarchitektur im Sinne einer Leberzirrhose führen können. Einzelne Leberzellen, kleinere Leberzellgruppen (Rosetten) und Parenchymknoten überleben. HE, Vergr. 130-fach. [R398]

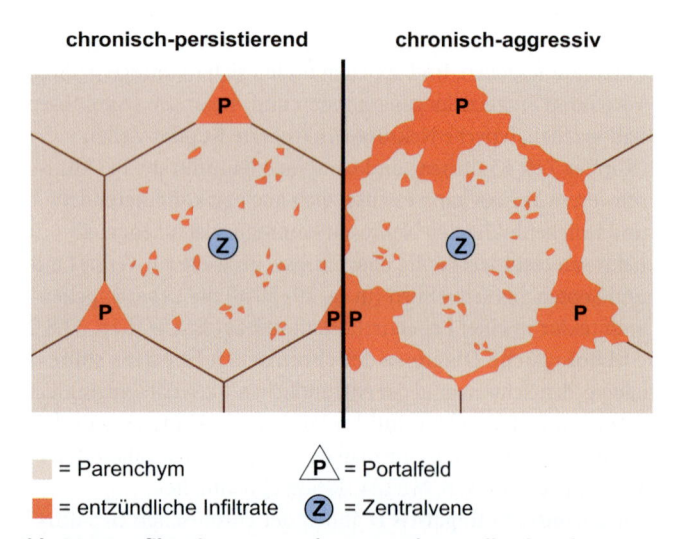

Abb. 33.17 Infiltrationsmuster der Entzündungszellen bei chronischer Hepatitis. [L231]

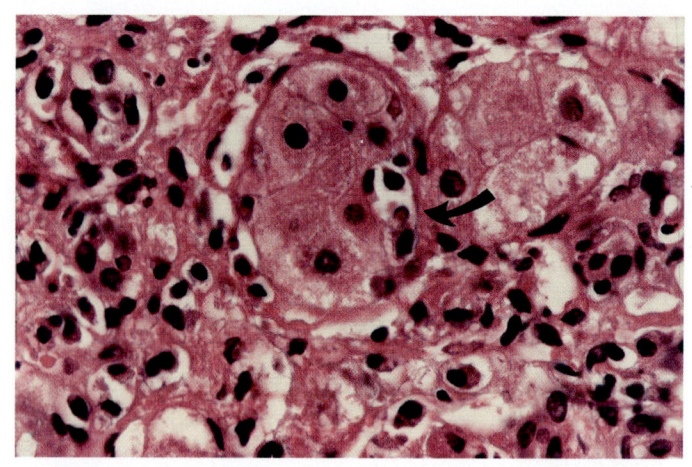

Abb. 33.18 Hochgradig aktive chronische Hepatitis (Autoimmuntyp). Rosettenartig angeordnete Leberzellen sind von Lymphozyten und Plasmazellen umgeben. Lymphozyten dringen als Ausdruck der zellularen Aggression auch in Leberzellrosetten ein (Pfeil). HE, Vergr. 400-fach. [R398]

Die **chronische Hepatitis C** ist eine progressive Lebererkrankung, wobei aber der Verlauf variabel ist. Zwischen Progredienz und dem histologisch in der Leberbiopsie nachweisbaren Grad der Entzündung und der Fibrose besteht eine Korrelation.

Die **Autoimmunhepatitis** zeigt typischerweise bereits bei der Erstdiagnose das Bild einer chronischen Hepatitis mit schwerer Entzündungsaktivität (Grenzzonenaktivität) und oft schon erheblicher Fibrose; die Entzündung spricht jedoch meist gut auf Immunsuppression an. Die erfolgreiche Rückbildung der Entzündungsaktivität ist Voraussetzung für ein Ausschleichen der Immunsuppression.

Klinische Relevanz Die **Autoimmunhepatitis** geht häufig mit einer ausgeprägten klinischen Symptomatik (Müdigkeit, Übelkeit, Appetitverlust, Fieber, Gelenkschmerzen) einher, wobei die Erkrankung klinisch oft wie eine akute Hepatitis beginnt. Es sind hauptsächlich Frauen (80 %) vor dem 30. Lebensjahr oder in der Menopause betroffen. Häufig ist die Erkrankung mit endokrinologischen Störungen (z. B. Amenorrhö) und extrahepatischen Autoimmunphänomenen (z. B. Thyreoiditis, Vaskulitis, Kolitis, Anämien, Urtikaria) kombiniert. Die Aminotransferasespiegel sind insbesondere während der entzündlichen Schübe stark erhöht. Die Erkrankung hat unbehandelt eine schlechte Prognose. Frühzeitige Diagnose und immunsuppressive Behandlung sind daher von großer Bedeutung.

33.4.3 Nichtvirale Infektionen der Leber

Bakterielle Infektionen

Leberabszess

Ätiologie Leberabszesse werden meist durch Streptokokken, Staphylokokken, Coli-Bakterien, Anaerobier, aber auch Amöben und Pilze (besonders bei Immunsupprimierten), seltener durch Yersinien hervorgerufen.

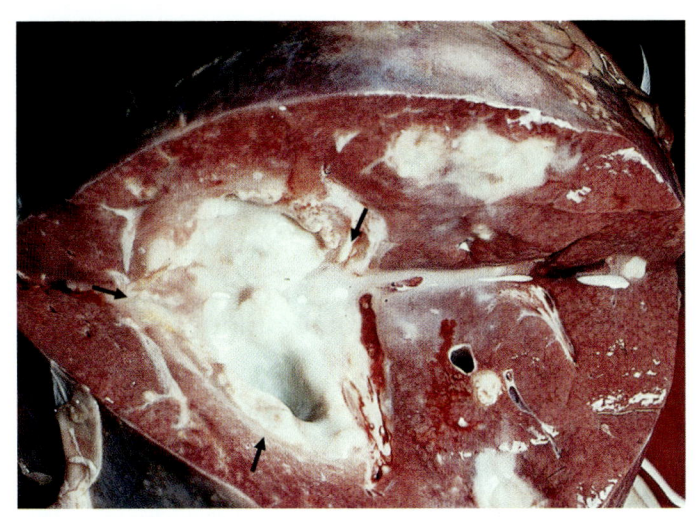

Abb. 33.19 Leberabszess. An der Leberschnittfläche lassen sich unterschiedlich große Abszesshöhlen nachweisen (Pfeile), die mit Eitermassen gefüllt sind. [R398]

Pathogenese

Bakterien können hämatogen über die V. portae (= pylephlebitische Leberabszesse; z. B. bei Appendizitis oder Divertikulitis), bei Sepsis über die A. hepatica (septikopyämische Leberabszesse) und am häufigsten aszendierend über das Gallenwegssystem (cholangiogene Leberabszesse) in die Leber gelangen. Cholangiogene Leberabszesse sind Folge einer eitrigen Cholangitis (aufsteigende Cholangitis) meist bei Galleabflusshindernissen.

Morphologie

Es handelt sich häufig um multiple (selten singuläre), ca. 1 cm große pseudozystische Läsionen (gelbe Läsionen; ➤ Abb. 33.19), die nekrotischen, granulozytär durchsetzten Zelldetritus enthalten und von Granulationsgewebe umgeben und bei längerem Bestehen auch narbig abgekapselt sind.

Klinische Relevanz Leberabszesse äußern sich mit Fieber und Schmerzen im rechten Oberbauch. Die Prognose ist heute bei rechtzeitiger Diagnose und adäquater antibiotischer und chirurgischer Behandlung gut, bei multiplen cholangiogenen Leberabszessen allerdings noch immer schlecht. Bei Ruptur eines Abszesses kann es zur Peritonitis kommen. Leberabszesse können selbst Quelle einer Septikopyämie werden.

Leptospirose

Syn.: Morbus Weil

Diese Erkrankung wird durch *Leptospira icterohaemorrhagica* hervorgerufen. Die Infektion erfolgt über den Harn von Nagern (Leptospirenreservoir beispielsweise in den Nierentubuli der Ratte), gelegentlich von Hunden, Schweinen und Rindern, z. B. über verseuchtes Wasser in Teichen oder Kanälen, wobei als Eintrittspforte der Gastrointestinal- und Respirationstrakt sowie die verletzte Haut infrage kommen.

Morphologie

Trotz des schweren klinischen Krankheitsbildes sind die morphologischen Leberveränderungen wenig eindrucksvoll. Es finden sich vereinzelte Leberzellnekrosen, Apoptosen, Cholestase und Regeneration mit vermehrten Leberzellmitosen, Proliferation und Aktivierung von Kupffer-Zellen sowie vereinzelt Granulombildung.

Klinische Relevanz Die Leptospirose geht mit hohem Fieber, zentralnervösen Veränderungen (Kopfschmerz, Bewusstseinsstörung), Nierenfunktionsstörungen, Blutungen und Ikterus einher. Die Letalität ist gering.

Q-Fieber

Die durch Rickettsien *(Coxiella burnetii)* hervorgerufene Erkrankung äußert sich in der Leber durch Granulome, die teilweise eine zentrale Fettvakuole und ein peripheres Fibrinnetz sowie Lymphozyten und Histiozyten enthalten („Fibrinringgranulome").

Leberbeteiligung bei Lues

➤ Kap. 48.3.6.

Parasitäre Infektionen

Obwohl sie in der westlichen Welt eher selten sind, spielen parasitäre Lebererkrankungen weltweit eine große Rolle.

Protozoen

- **Amöbiasis:** Die vegetativen Formen (Trophozoiten) der *Entamoeba histolytica* erreichen die Leber aus dem Darm über das Pfortadersystem. In der Leber entstehen (bevorzugt im rechten Leberlappen) „Amöbenabszesse", deren Zentrum aus nekrotischem Detritus und degenerierten Leberzellen besteht (Amöben sind darin nachweisbar). Komplikationen sind Ruptur und sekundäre bakterielle Infektion.
- **Viszerale Leishmaniose (Kala-Azar):** Die Leber ist vergrößert. Die Parasiten sind in aktivierten Kupffer-Zellen und portalen Makrophagen nachweisbar („Leishman-Donovan-Körper").
- **Malaria:** In der Leber findet sich braunschwarzes Pigment („Malariapigment", Hämofuszin) in aktivierten Makrophagen.

Würmer

- **Schistosomiasis (Bilharziose):** Die Leber wird üblicherweise aus dem Darm über das Pfortadersystem befallen. Weltweit sind etwa 200 Millionen Menschen betroffen, wobei als Erreger vor allem *Schistosoma mansoni* und *Schistosoma japonicum* infrage kommen. Die Eier werden in kleinen Pfortaderästen abgelegt

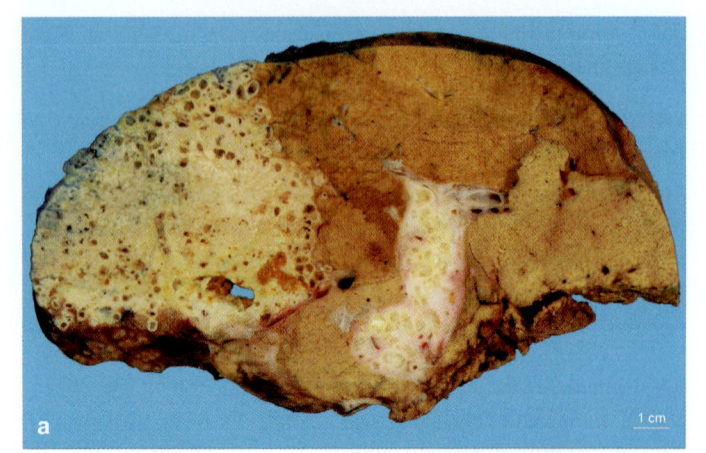

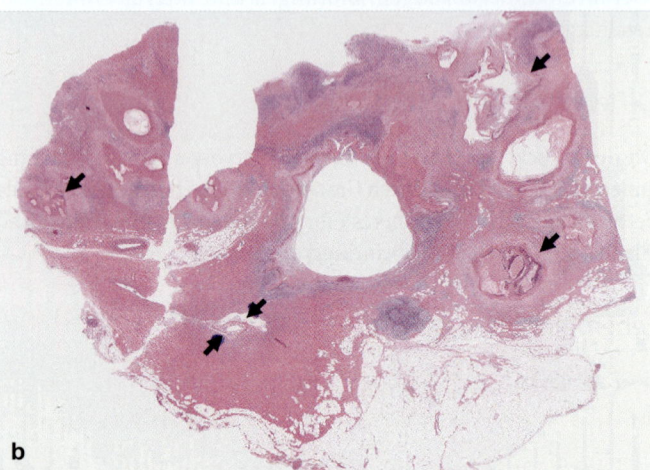

Abb. 33.20 Leberbefall bei Echinococcus multilocularis. a Makroskopie: Tumorartiger Befall der Leber in Form multipler kleiner Zysten mit umgebender entzündlicher Reaktion und Fibrose. **b** Mikroskopie: Tumorartige Ausbreitung der parasitären Zysten (Pfeile) in der Leber und dem perihepatischen Fettgewebe mit Infiltration von Gefäßen (unten links). [P461]

und induzieren eine granulomatöse Reaktion mit ausgeprägter Fibrose. Eine wesentliche Komplikation ist die portale Hypertonie (intrahepatisch-präsinusoidaler Typ).
- **Echinokokkose** (➤ Abb. 33.20): Der Leberbefall durch *Echinococcus granulosus* (*Echinococcus cysticus* – Hundebandwurm) manifestiert sich meist mit einer unilokulären Zyste, während eine Leberbeteiligung bei *Echinococcus multilocularis* (*Echinococcus alveolaris* – Fuchsbandwurm, ➤ Kap. 48.6.2) typischerweise multiple, zum Teil auch konfluierende zystische Areale zeigt.
- **Leberegel (Clonorchiasis, Fascioliasis):** Die Parasiten *Clonorchis sinensis* (Leberegel) und *Fasciola hepatica* finden sich in Gallengängen. Die Gallengänge reagieren mit Proliferation, Epithelhyperplasie und periduktaler Fibrose. Komplikationen sind Sekundärinfektionen (Cholangitis) und die Entwicklung eines Cholangiokarzinoms (v. a. bei Clonorchis). Die Leberbiopsie zeigt eine Infiltration der Portalfelder durch Histiozyten, eosinophile und neutrophile Granulozyten. Gelegentlich entstehen Granulome.

Pilzinfektionen

Pilzinfektionen finden sich bevorzugt bei Patienten mit Immuninsuffizienz (z. B. Z. n. Lebertransplantation, AIDS). Sie äußern sich histologisch häufig in Form granulomatöser Reaktionen oder von Abszessen, in denen die Erreger mit entsprechenden Färbungen nachgewiesen werden können.

33.4.4 Granulomatöse Entzündungen („granulomatöse Hepatitis")

Granulome in der Leber bestehen wie in anderen Organen aus Epitheloidzellen und mehrkernigen Riesenzellen sowie einem peripheren Lymphozytensaum. Eine zentrale Nekrose kann bei einigen Erkrankungen (z. B. Tuberkulose, „käsige" Nekrose) nachweisbar sein. Ältere Granulome zeigen häufig Fibrose und Hyalinisierungen. Granulome können portal und/oder lobulär lokalisiert sein (➤ Abb. 33.21), imponieren makroskopisch als kleine grauweiße Knötchen und kommen bei einer Reihe von (generalisierten) Erkrankungen vor (➤ Kap. 47, ➤ Kap. 48).

Tuberkulose und **Sarkoidose,** die primär-biliäre Cholangitis (PBC) und zahlreiche Medikamente (z. B. Sulfonamide) führen häufig zu Lebergranulomen. Als weitere infektiöse Ursachen kommen infrage: Brucellose, Pilzinfektionen (z. B. Histoplasmose, Kokzidioidomykose, Blastomykose), Lepra, Rickettsiosen (Q-Fieber) und verschiedene Parasiten. Daneben können Lebergranulome vereinzelt bei Morbus Crohn und intraabdominellen Neoplasien auftreten.

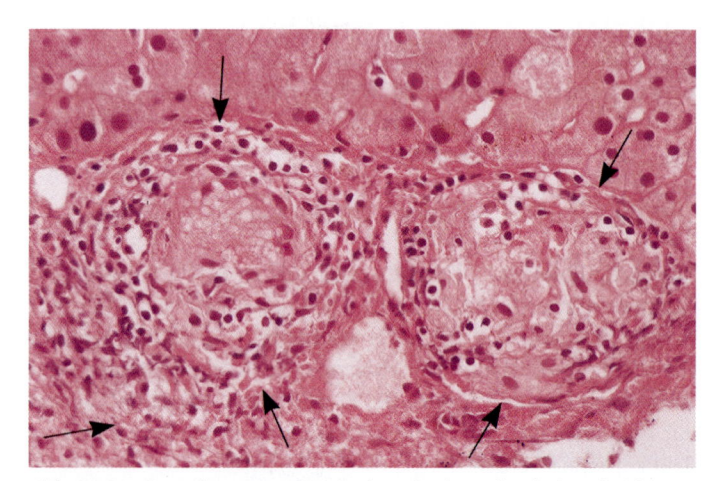

Abb. 33.21 Granulomatöse Entzündung in der Leber bei Sarkoidose (Leberbiopsie). Das Portalfeld ist deutlich verbreitert und enthält Granulome, die von Bindegewebe umgeben sind (Pfeile). HE, Vergr. 220-fach. [R398]

33.5 Toxische und medikamentöse Leberschäden

33.5.1 Definitionen und biochemische Grundlagen

Die Leber ist das zentrale Organ der **Biotransformation,** bei der lipidlösliche (in Wasser wenig oder nicht lösliche) Substanzen in besser wasserlösliche und damit über Leber (= Galle) und Niere (= Harn) ausscheidbare Verbindungen umgewandelt werden. In der **1. Phase** wird eine bessere Wasserlöslichkeit vor allem durch Oxidations- oder Hydroxylierungsreaktionen erreicht. In der **2. Phase** wird der Metabolit mit endogenen Molekülen (z. B. Glukuronsäure, Schwefelsäure) konjugiert, was seine Wasserlöslichkeit und Ausscheidungsfähigkeit weiter steigert. Das für die Biotransformation verantwortliche Enzymsystem befindet sich im glatten endoplasmatischen Retikulum. Seine Aktivität wird durch Substrate (lipidlösliche Substanzen, Medikamente) gesteigert (Enzyminduktion). Die Biotransformation ist von Alter, Geschlecht, Ernährung und anderen Faktoren abhängig.

Durch Biotransformation können biologisch inaktive, aber auch aktive Metaboliten entstehen. Sie kann somit im Sinne einer Entgiftung primär giftiger Substanzen (= Toxine) wirken, aber auch Toxine produzieren. Als primäre **Lebertoxine** werden Substanzen bezeichnet, welche die Leber direkt schädigen. Sekundäre Lebertoxine wirken erst nach Biotransformation in der Leber. Nach Art der Schädigung und dem klinischen Bild lassen sich obligate und fakultative Lebertoxine unterscheiden:

- Bei **obligaten Lebertoxinen** ist die Leberschädigung dosisabhängig, voraussagbar, in qualitativer Hinsicht bei verschiedenen Individuen ähnlich und im Tierversuch reproduzierbar. Dazu gehören Tetrachlorkohlenstoff, gelber Phosphor, Knollenblätterpilzgifte, aber auch einzelne Medikamente (z. B. Paracetamol).
- **Fakultative Lebertoxine** bewirken Leberschädigungen dosisunabhängig (idiosynkratischer Typ). Diese sind häufig im Tierversuch nicht reproduzierbar, qualitativ uneinheitlich und finden sich nur bei einem kleinen Prozentsatz exponierter Personen. Allergisch-immunologische Reaktionen oder individuelle Unterschiede in der Biotransformation mit der Entwicklung toxischer Stoffwechselprodukte, abhängig von Variationen in Genen, welche die Biotransformation regulieren (metabolische Idiosynkrasie), scheinen dabei eine wichtige Rolle zu spielen. Zahlreiche Medikamente können als fakultative Lebertoxine wirken.

33.5.2 Toxisch bedingte pathologische Veränderungen

Morphologie

Im Rahmen einer toxischen Leberschädigung wird ein breites Spektrum morphologischer Veränderungen beobachtet, die Hinweise auf die auslösende Ursache geben (➤ Tab. 33.2):

- **Leberzellnekrosen** (s. a. ➤ Abb. 33.10): Es finden sich Nekrosen vor allem im Läppchenzentrum (Rappaport-Zone

Tab. 33.2 Morphologische Formen einer toxischen Leberschädigung.

Typ der Leberschädigung	Beispiele
zentrolobuläre Nekrose	Tetrachlorkohlenstoff, Paracetamol
läppchenperiphere Nekrosen	gelber Phosphor, Kokain
kleintropfige Verfettung, „alkoholische Hepatitis"-ähnlich	Tetrazykline, Amiodaron (Antiarrhythmikum), Perhexilinmaleat
Fibrose	Methotrexat, Vitamin A
Zentralvenenverschluss, Lebervenenverschluss	zytotoxische Substanzen, Steroide (Kontrazeptiva)
Peliose	Azathioprin, Steroide
Virushepatitis-ähnlich	Methyl-DOPA, Isoniazid, Halothan
Granulome	Sulfonamide
Cholestase	Steroide (Kontrazeptiva), Antibiotika, Chlorpromazin
Adenom (selten HCC)	Steroide (Kontrazeptiva, Anabolika)

3). Dies hängt mit der höheren Biotransformationsaktivität in den läppchenzentralen Leberzellen zusammen, wodurch eine starke Zellschädigung resultiert. Folge sind meist reaktionsarme lytische und koagulative Nekrosen. In schweren Fällen können ausgedehnte, evtl. panazinäre Leberzellnekrosen entstehen.

- **Leberzellverfettung (Steatose):** Triglyzeride werden in das Zytoplasma der Hepatozyten eingelagert, wobei eine klein- (mikrovesikuläre) oder großtropfige (makrovesikuläre) Verfettung entstehen kann. Bei großtropfiger Verfettung wird das gesamte Zytoplasma der Leberzellen von einer Fettvakuole ausgefüllt, die den Zellkern an den Rand drängt (➤ Abb. 33.22, ➤ Abb. 33.23). Diese Form findet sich z. B. bei alkoholischer Leberzellschädigung, Vergiftungen durch halogenierte Kohlenwasserstoffe und einer Reihe von Medikamenten (z. B. Steroide). Gelegentlich sind entzündliche Veränderungen nachzuweisen (Steatohepatitis, Fettleberhepatitis, ➤ Kap. 33.6, ➤ Abb. 33.24).
- **Intrahepatische Cholestase:** Sie ist häufig Folge einer toxischen Leberschädigung, bevorzugt bei fakultativen Lebertoxinen (z. B. Medikamente). Es werden **„reine"** Cholestasen (ohne assoziierte Entzündung und Leberzellnekrosen) und **Cholestasen mit unspezifischer Entzündung** unterschieden. Reine Cholestasen finden sich bei Verabreichung von 17α-alkylierten synthetischen Steroiden (Kontrazeptiva, Anabolika), Cholestase mit unspezifischer Entzündung, z. B. bei Medikamenten, wie Chlorpromazin. Auch intrahepatische Gallengangzerstörungen können auf Medikamente zurückgehen (z. B. Augmentin).
- **Hepatitische Veränderungen** (Hinweis auf idiosynkratische Leberschädigung): Einige Medikamente (z. B. blutdrucksenkende Medikamente, Psychopharmaka) können virushepatitisähnliche morphologische Veränderungen (bis zu ausgedehnten Leberzellnekrosen) verursachen. Häufig sind eosinophile Granulozyten in den Portalfeldern vermehrt. Bei mehrfacher Exposition sind die Veränderungen üblicherweise schwerer und treten schneller auf (Hinweis auf allergisch-immunologische Genese). Die Inzidenz ist bezogen auf die Verschreibungsfrequenz gering. Wird das Medikament abgesetzt, kommt es üblicherweise zum Stillstand der

Veränderungen ggf. mit einer Restitutio ad integrum. Auch das Bild einer chronischen Hepatitis mit Übergang in eine Leberzirrhose kann medikamentös, z. B. durch Laxanzien, Sulfonamide, Antihypertensiva und Tuberkulostatika, verursacht werden.
- **Granulome:** Medikamentöse Leberschädigungen (z. B. Antiphlogistika wie Pyramidon, Phenylbutazon, Antibiotika, Sulfonamide) können gelegentlich zu Granulomen (auch ➤ Kap. 3.3.3) in der Leber führen (auch sog. „granulomatöse Hepatitis"). Sie finden sich in unregelmäßig verteilt meist in den Läppchen.

Auch eine Gallengangsdestruktion wie bei primär biliärer Cholangitis ist möglich.
- **Vaskuläre Veränderungen:** Toxine (z. B. Senecioalkaloide, Crotalaria) können über toxische Endothelschäden Verschlüsse der Zentralvenen und Sinusoide bewirken (Venenverschlusskrank-

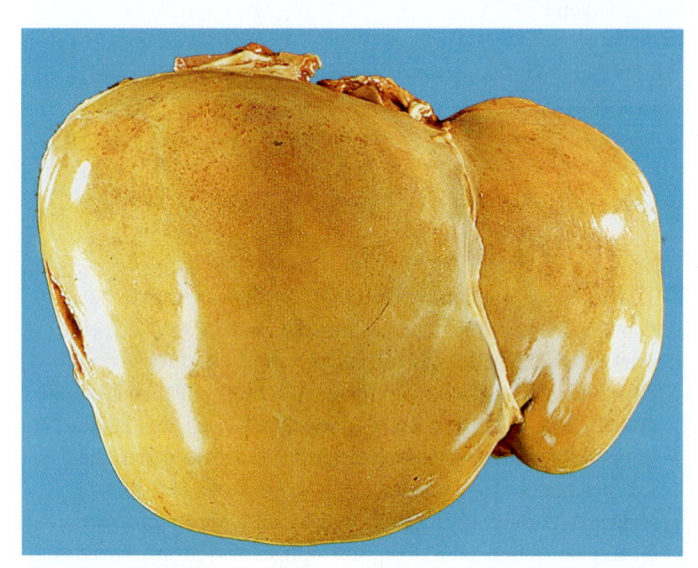

Abb. 33.22 Fettleber. Das Organ ist beträchtlich vergrößert und zeigt eine ausgeprägte Gelbfärbung. [R398]

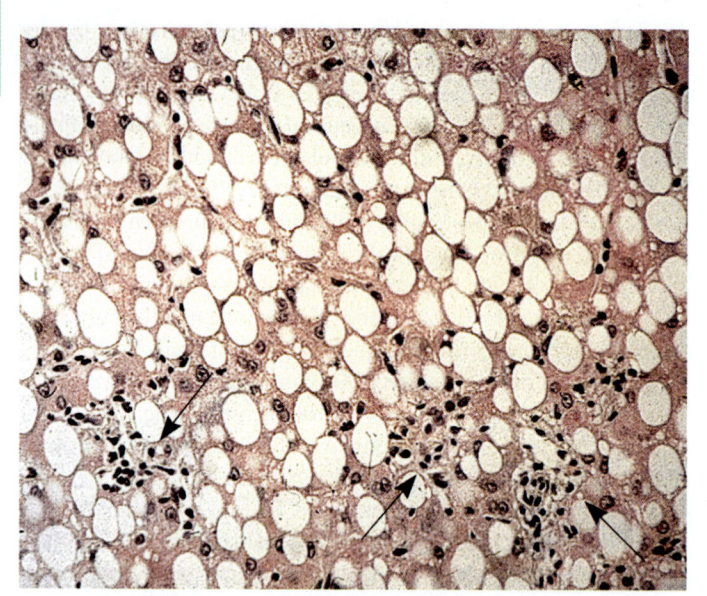

Abb. 33.23 Fettleber (großtropfige Verfettung). Fettvakuolen sind in die Hepatozyten eingelagert (Fett durch Gewebeverarbeitung herausgelöst), wodurch der Zellkern an den Rand gedrängt wird. In unregelmäßiger Verteilung finden sich im Leberläppchen Aggregate aus Kupffer-Zellen, Histiozyten, vereinzelten Lymphozyten und neutrophilen Granulozyten (= Resorptionsknötchen; Pfeile). HE, Vergr. 150-fach. [R398]

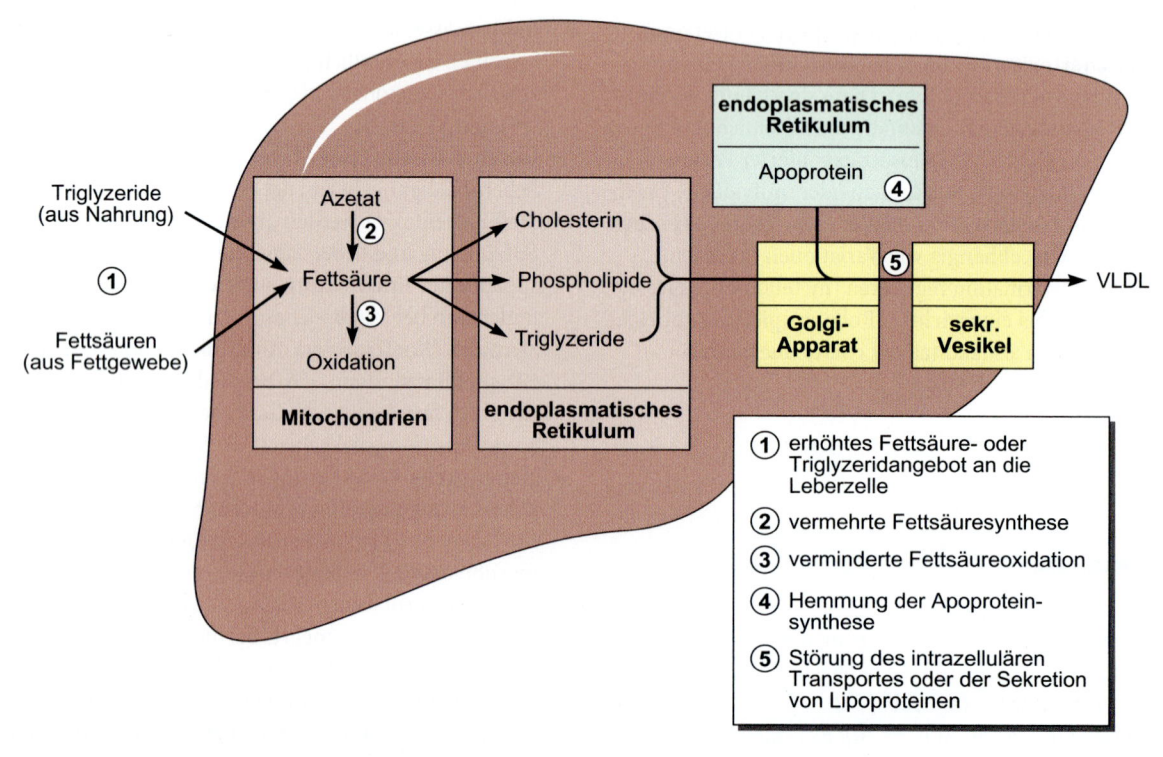

Abb. 33.24 Fettstoffwechsel und dessen Störungen (Schema). [L106]

heit, ➤ Kap. 33.9.5). Steroide (Kontrazeptiva, Anabolika) können über eine erhöhte Thromboseneigung zu Gefäßverschlüssen führen und eine Erweiterung der Sinusoide (sinusoidale Dilatation) und – endothelialisierte und nicht endothelialisierte – blutgefüllte Zysten in der Leber verursachen (Peliosis hepatis).
- **Hyperplastische und neoplastische Veränderungen** (➤ Kap. 33.11): Die lang dauernde Einnahme von Anabolika und oralen Kontrazeptiva kann zur Entwicklung von Leberzelladenomen und selten auch -karzinomen führen. Angiosarkome können durch Arsen und Vinylchlorid (= Monomer des Polyvinylchlorids) induziert werden (früher auch durch thoriumhaltige Kontrastmittel [Thorotrast]).

Klinische Relevanz Medikamentös-toxisch induzierte Leberschäden können fast alle Lebererkrankungen imitieren. Etwa 2 % der Gelbsuchtfälle im Krankenhaus lassen sich auf Medikamente zurückführen. Bei Zeichen eines Leberschadens sollte daher primär eine exakte Medikamentenanamnese erhoben werden, da medikamentös induzierte Lebererkrankungen häufig abheilen, wenn das Medikament abgesetzt wird, aber beträchtlich zunehmen können, wenn es weiter verabreicht wird. Dabei ist die Leberbiopsie zur Feststellung der Beziehung zwischen Medikament und Leberzellschädigung sowie zur Feststellung von Schweregrad und Typ der Leberschädigung wichtig.

33.5.3 Alkoholischer Leberschaden

Definition und Epidemiologie Alkohol (Ethanol) ist ein obligates Lebertoxin, dessen Wirkung aber individuell verschieden ist. Bei ca. 25 % der chronischen Alkoholiker entwickelt sich ein schwerer, irreversibler Leberschaden im Sinne einer Leberzirrhose.
Auftreten und Schweregrad des alkoholischen Leberschadens hängen von mehreren Faktoren ab (Alkoholmenge, Dauer des übermäßigen Alkoholkonsums, Geschlecht, genetische Faktoren, Ernährung). Die **kritische Alkoholmenge** liegt für Männer bei ca. 60–80 g/d, bei Frauen bei 20–40 g/d. Frauen sind also gegenüber alkoholischer Leberschädigung empfindlicher. 100 g Alkohol entsprechen ungefähr 1 l Wein, 2,5 l Bier oder 0,3 l Whisky. Weitere Leberschädigungen, wie Virusinfektionen (HBV, HCV), wirken zusätzlich schädigend.

Genetische Faktoren spielen bei der Entwicklung des alkoholischen Leberschadens ebenfalls eine Rolle. Neben einer schlecht fassbaren familiären Beziehung zu Trinkgewohnheiten bestehen genetisch bedingte Unterschiede in der enzymatischen Alkoholelimination (Alkoholdehydrogenase, mikrosomales Ethanol-oxidierendes System; s. u.).

Die Rolle der **Ernährung** für den alkoholischen Leberschaden wird kontrovers diskutiert. Zweifellos verstärkt eine inadäquate Ernährungssituation (z. B. Protein- und Vitaminmangel) die schädigende Wirkung des Alkohols.

Pathogenese

Ethanol wird schnell im Magen resorbiert und fast vollständig in der Leber zu Acetaldehyd und Acetat abgebaut (➤ Abb. 33.24), wobei beim normalen Menschen pro Stunde ungefähr 7–10 g Ethanol eliminiert werden. Dieser Wert ist beim lebergesunden Alkoholiker durch Induktion der abbauenden Enzyme höher („verträgt" mehr Alkohol). Der Hauptabbau erfolgt durch die NAD-abhängige Alkoholdehydrogenase, ein zytosolisches Enzym, das die Oxidation von Ethanol zu Acetaldehyd katalysiert. Acetaldehyd wird durch die NAD-abhängige Aldehyddehydrogenase (in Mitochondrien und im Zytosol) über Acetyl-CoA schließlich zu Acetat abgebaut. Acetat kann dann zu CO_2 und Wasser oder im Rahmen des Zitronensäurezyklus zu anderen Verbindungen (z. B. Fettsäuren) umgewandelt werden. Mit geringerer Effizienz wird Ethanol auch von einem NADPH- und Cytochrom-P450-abhängigen ethanoloxidierenden System zu Acetaldehyd metabolisiert. Durch die vermehrte Produktion von NADH und die Verschiebung des Verhältnisses NADH zu NAD kommt es durch Alkohol zu einer Veränderung des Redoxstatus der Leberzelle mit einer Reihe von metabolischen Konsequenzen (z. B. Azidose, gestörte Glukoneogenese, gestörter Steroidstoffwechsel). Die damit zusammenhängende Störung des Fettstoffwechsels bedingt die wesentliche Manifestation, die alkoholische Fettleber, ➤ Kap. 33.6.

Das **Alkoholabbauprodukt Acetaldehyd** scheint die wesentliche leberschädigende Rolle zu spielen. Acetaldehyd bindet an Phospholipide, Aminosäuren (Bildung von Proteinaddukten mit eventueller Änderung der funktionellen Eigenschaften und Antigenität), Hormone, Zellmembranen und Zellskelettkomponenten (z. B. Mikrotubuli). Ferner steigert Acetaldehyd die Kollagensynthese, aktiviert Komplement, erhöht die Lipidperoxidation und interferiert mit dem mitochondrialen Elektronentransport. Der Entstehung reaktiver Sauerstoffverbindungen wird eine wichtige Rolle bei der Entwicklung des alkoholischen Leberschadens zugeschrieben. Durch Aktivierung von Zytokinen trägt es zur Entstehung entzündlicher Veränderungen bei.

Morphologie

Siehe auch Fettlebererkrankung, ➤ Kap. 33.6.
Das morphologische (und klinische) Spektrum des alkoholischen Leberschadens umfasst die
- Fettleber
- Fettleberhepatitis (Steatohepatitis; ➤ Abb. 33.25)
- Leberzirrhose

Die Fettleberhepatitis ist das pathogenetische „Bindeglied" zwischen der reversiblen Fettleber und der meist irreversiblen Leberzirrhose.

- **Fettleber (Steatose):** Makroskopisch ist die Leber vergrößert (Gewicht bis 6000 g), „teigig" weich und gelb (➤ Abb. 33.22). Histologisch finden sich Fettvakuolen (meist großtropfig) im Zytoplasma der Leberzellen. Einzelne granulomähnliche Knötchen (= Resorptionsknötchen, ➤ Abb. 33.23) können auftreten. Bei geringerer Ausprägung ist die Verfettung meist auf läppchenzentrale Leberzellen (Rappaport-Zonen 2 und 3) beschränkt, bei schwereren Formen ist die Verfettung diffus. Die Mitochondrien sind häufig vergrößert (gelegentlich Ausbildung von Megamitochondrien, die nahezu Zellkerngröße erreichen können). Das glatte endoplasmatische Retikulum ist als Ausdruck der Enzyminduktion vermehrt.

- **Fettleberhepatitis:** Histologisch ist die Steatohepatitis über die Leberzellverfettung hinaus durch Leberzellnekrosen, Apoptosen,

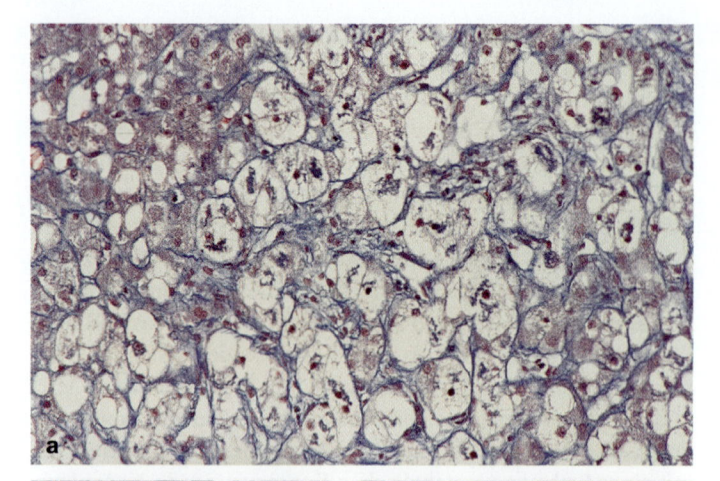

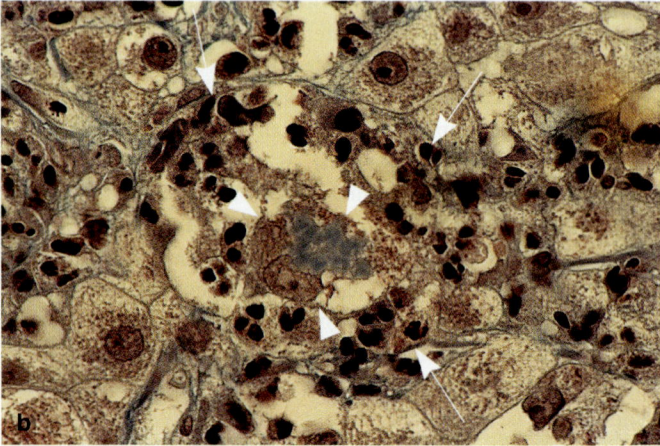

Abb. 33.25 Steatohepatitis. a Zahlreiche ballonierte Leberzellen enthalten Mallory-Denk-Körper. Die vergrößerten Leberzellen sind von perizellulärer Fibrose umgeben (blau). CAB, Vergr. 130-fach. **b** Die deutlich vergrößerte Leberzelle enthält alkoholisches Hyalin (Pfeilspitzen) und ist von neutrophilen Granulozyten umgeben und durchsetzt (Pfeile). CAB, Vergr. 400-fach. [R398]

neutrophil-granulozytäre Infiltrate und zytoplasmatische irreguläre Einschlüsse (Mallory-Denk-Körper, alkoholisches Hyalin), in vergrößerten („ballonierten") Leberzellen charakterisiert (> Abb. 33.25). Die neutrophilen Granulozyten konzentrieren sich um Leberzellen, die Mallory-Denk-Körper enthalten (Stellitose). Mallory-Denk-Körper zeigen eine filamentöse Ultrastruktur und enthalten abnorme Keratine (Bestandteile des Intermediärfilament-Zytoskeletts der Leberzellen), aber auch Nichtkeratinkomponenten (Ubiquitin, Stressproteine). In einem recht hohen Prozentsatz finden sich in erweiterten Kanalikuli auch variabel ausgeprägte Cholestasezeichen in Form von Galletropfen. Die häufig koexistierende Verfettung in den Leberzellen steht in keiner sicheren Beziehung zum Schweregrad der Fettleberhepatitis. Fibrose um die Zentralvenen und um läppchenzentrale eventuell ballonierte Leberzellen (perivenuläre und perizelluläre Fibrose) und perisinusoidale Fibrose sind häufig und können gelegentlich sehr ausgeprägt sein (zentrale Sklerose). Vor allem ballonierte Leberzellen der zentralen und intermediären Läppchenabschnitte werden oft allseits von kollagenem Bindegewebefasern umgeben (= perizelluläre Fibrose). Wenn diese Veränderung um mehrere nebeneinanderliegende Leberzellen auftritt entsteht ein maschendrahtähnliches Bild (Maschendrahtfibrose).

Die beschriebenen morphologischen Veränderungen sind nicht alkoholspezifisch und können partiell, aber auch vollständig, bei anderen Erkrankungen (z. B. bei Fettstoffwechselstörungen, Morbus Wilson, medikamentös induzierten Leberschädigungen) nachgewiesen werden. Stehen sie im Zusammenhang mit Adipositas und/oder Typ-2-Diabetes-mellitus (Insulinresistenz; metabolisches Syndrom), wird von einer nichtalkoholischen Steatohepatitis (NASH) gesprochen. Diese Erkrankung gewinnt zunehmend an Bedeutung (auch als Ursache einer Leberzirrhose und des hepatozellulären Karzinoms).

- **Leberzirrhose** (auch > Kap. 33.8.2). Für die Entwicklung der Leberzirrhose sind hauptsächlich die im Rahmen der Steatohepatitis auftretenden Leberzelluntergänge und die damit verbundene Aktivierung der Fibrogenese in hepatischen Sternzellen und Fibroblasten verantwortlich. Die alkoholisch bedingte Leberzirrhose ist meist kleinknotig. Gelegentlich sind Leberzellen und kleinere Leberzellgruppen durch schmale Bindegewebesepten und die Maschendrahtfibrose separiert.

Klinische Relevanz Patienten mit alkoholischer Fettleber sind klinisch fast immer asymptomatisch, die Leberfunktionstests sind nicht pathologisch. Das klinische Bild der Steatohepatitis ist variabel und kann in schweren Fällen mit einer alkoholischen Hepatitis mit Ikterus, Fieber und Leukozytose einhergehen.

Die Leberbiopsie ist eine wichtige diagnostische Maßnahme, um eine prognostisch günstige alkoholischen Fettleber von der prognostisch ungünstigen alkoholischen Steatohepatitis zu unterscheiden Die Prognose hängt vom Schweregrad des Leberzellschadens ab; die Letalität erreicht 30 %. Bei Alkoholkarenz ist die Steatohepatitis reversibel. Es bleiben aber häufig Residuen (Fibrose) zurück. Bei kontinuierlichem Alkoholmissbrauch entwickelt ein recht hoher Prozentsatz (ca. 30 %) der Patienten mit Steatohepatitis in kurzer Zeit (1–2 Jahre) eine Leberzirrhose.

Eine alkoholische Fettleberhepatitis, kombiniert mit Cholestase, Hämolyse und Hyperlipidämie (Typ V), wird als **Zieve-Syndrom** bezeichnet.

33.6 Fettlebererkrankung

Definition Bei der Fettlebererkrankung liegt eine Anhäufung von überwiegend Triglyzeriden in Hepatozyten vor. Morphologisch handelt es sich um ein Spektrum von Veränderungen, das von der einfachen Fettleber (Steatose) über eine Leberverfettung mit Entzündung und Leberzellballonierung (Steatohepatitis) bis zur Leberfibrose/Zirrhose reicht. Der Lipidgehalt (Triglyzeride, Fettsäuren, Phospholipide, Cholesterin, Cholesterinester) der normalen Leber beträgt ca. 5 % des Lebergewichts, bei der Fettlebererkrankung können Triglyzeride 40–50 % des Lebergewichts ausmachen. Der erhöhte Triglyzeridgehalt lässt sich histologisch in Form intrazytoplasmatischer Fetttropfen nachweisen.

Pathogenese

Die Fettlebererkrankung beruht auf einer Störung der Proteinsynthese mit konsekutiver Störung des Fettsäure- und Triglyzeridstoffwechsels in der Leberzelle. Fettsäuren (aus Nahrung und Körperfettgewebe) werden von der Leberzelle aus dem Blut aufgenommen und zum Teil wieder in Triglyzeride umgewandelt, zum Teil für Cholesterin- und Phospholipidsynthese verwendet und zum Teil oxidiert (> Abb. 33.24).

Daneben können auch Fettsäuren über Acetat (aus Glukose) in der Leberzelle entstehen. Die von der Leber aufgenommene Menge an freien Fettsäuren ist zur Konzentration der freien Fettsäuren im Portalblut proportional. Glukose regelt über die Bildung von Glycerin die Triglyzeridsynthese aus freien Fettsäuren. Insulin reguliert die Triglyzeridsynthese durch seinen Einfluss auf den Glukoseeinstrom in die Fettzellen. Bei Insulinmangel oder Insulinresistenz kommt es zu einer Lipolyse im Fettgewebe und zur Mobilisierung von freien Fettsäuren, die dann von der Leber aus dem Blut aufgenommen und zum Teil zu Triglyzeriden synthetisiert werden. Eine vermehrte Fettsäuremobilisation wird auch durch Hormone (ACTH, TSH, Kortikosteroide, Thyroxin, Glukagon) und erhöhten Sympathikotonus (Adrenalin) bewirkt. Fettsäuren aus dem Fettgewebe werden im Blut an Albumin gebunden transportiert. Die Leber ist der Hauptort der Synthese von VLDL („**v**ery **l**ow **d**ensity **l**ipoproteins"). Der größte Teil der Fettsäuren wird in Form von VLDL aus der Leberzelle wieder in das Blut abgegeben (> Kap. 20.3.1).

Die Fettlebererkrankung kann auf verschiedene Weise entstehen (> Abb. 33.24):
- Durch erhöhtes Fettsäureangebot an die Leberzelle aus der Nahrung oder durch erhöhte Fettsäuremobilisation aus dem Fettgewebe
- Durch vermehrte Fettsäuresynthese
- Durch verminderte Fettsäureoxidation in Mitochondrien
- Durch Hemmung der Apoproteinsynthese (z. B. bei toxischer Schädigung der Proteinsynthese) und damit der VLDL-Bildung
- Durch Störung des intrazellulären Transports oder der Sekretion von VLDL

Unterschiedliche Störungen können zu einer Fettlebererkrankung führen:
- **Adipositas (Fettsucht) und Überernährung (Mastfettsucht):** Dabei überwiegt die hepatische Triglyzeridanhäufung über die Triglyzeridsekretion. Weil das Fettgewebe zunimmt, werden mehr freie Fettsäuren freigesetzt (> Kap. 50.5.1).
- **Diabetes mellitus:** Die Fettleber findet sich vor allem beim Typ-2-Diabetes und ist beim (juvenilen) Typ-1-Diabetes selten. Adipositas und Insulinresistenz spielen eine wesentliche Rolle für die Fettleberentwicklung bei Typ-2-Diabetes-Patienten (> Kap. 47.3.2). In den westlichen Industrieländern und Bevölkerungsgruppen mit westlichem Lebensstil (hochkalorische Ernährung und Bewegungsmangel) sind Adipositas und Insulinresistenz häufig, was die hohe Prävalenz der Fettleber erklärt, die derzeit mit 20–30 % in diesen Bevölkerungsgruppen angegeben wird.
- **Alkoholismus** (> Kap. 33.5.3): Alkohol ist die häufigste toxische Ursache einer Fettleber in den westlichen Industrienationen. Für ihre Entwicklung sind erhöhte Fettsäuresynthese in der Leberzelle, verminderte Fettsäureoxidation, erhöhte Veresterung von Fettsäuren zu Triglyzeriden, evtl. auch erhöhte Fettsäuremobilisation aus dem Fettgewebe und verminderte VLDL-Abgabe verantwortlich (> Abb. 33.24).
- **Andere Vergiftungen:** > Kap. 33.5.2, > Kap. 50.3.
- **Hunger:** Bei Hunger sind die freien Fettsäuren im Serum erhöht. Diese Erhöhung geht wahrscheinlich auf Glukosemangel, erhöhten Sympathikotonus oder erhöhten Wachstumshormonspiegel mit Fettsäuremobilisation aus dem Fettgewebe zurück. Bei verlängertem Fasten kann die Leberverfettung wieder abnehmen.
- **Proteinmangelernährung:** Bei **Kwashiorkor** (wird hauptsächlich in Entwicklungsländern, z. B. in Afrika, beobachtet) liegt eine Proteinmangelernährung vor, wobei es neben Fettleber auch zu Ödemen, Aszites und Depigmentierung von Haut und Haaren kommt. Dabei dürfte eine Störung der Lipoproteinsynthese aufgrund des Proteinmangels (verminderte Synthese von Apoproteinen) eine Rolle spielen (> Kap. 50.5.2).
- **Schwangerschaftsfettleber** (> Kap. 33.13)

Morphologie

Die Steatose ist **histologisch** durch die Einlagerung von Fettvakuolen in das Zytoplasma der Leberzellen gekennzeichnet, wobei groß- und kleintropfige Verfettungen unterschieden werden können (> Abb. 33.23). Bei großtropfiger (makrovesikulärer) Verfettung wird der Zellkern an den Rand gedrängt. Bestimmte Erkrankungen (Schwangerschaftsfettleber, Tetrazyklinfettleber, Reye-Syndrom) sind durch eine kleintropfige (mikrovesikuläre) Verfettung charakterisiert, andere (z. B. die alkoholische) meist durch eine großtropfige. Die Fetteinlagerung **per se** führt nicht zur Leberzirrhose. Bei Steatohepatitis treten entzündliche Veränderungen und Leberzellballonierung hinzu (> Kap. 33.5.3).

Klinische Relevanz Die Fettleber ist ein häufiger Befund in der Leberbiopsie, wobei die zugrunde liegende Störung des Fettstoffwechsels das klinische Bild bestimmt. Häufig verursacht eine Leberzellverfettung weder subjektive Beschwerden noch abnorme Laborbefunde. Die Morphologie ergibt die definitive Diagnose. Die Fettleber ist bei Wegfall der verursachenden Noxe reversibel, kann aber in Form einer Steatohepatitis progredieren. Bei Steatohepatitis ist eine fortschreitende Leberfibrose häufig, aus der sich eine Leberzirrhose und letztlich bei einem Teil der Fälle ein HCC entwickeln kann.

33.7 Entzündung der intrahepatischen Gallenwege (Cholangitis)

Entzündungen der intrahepatischen Gallenwege verlaufen akut, chronisch oder rezidivierend und können zu einer Zerstörung der Gallengänge führen.

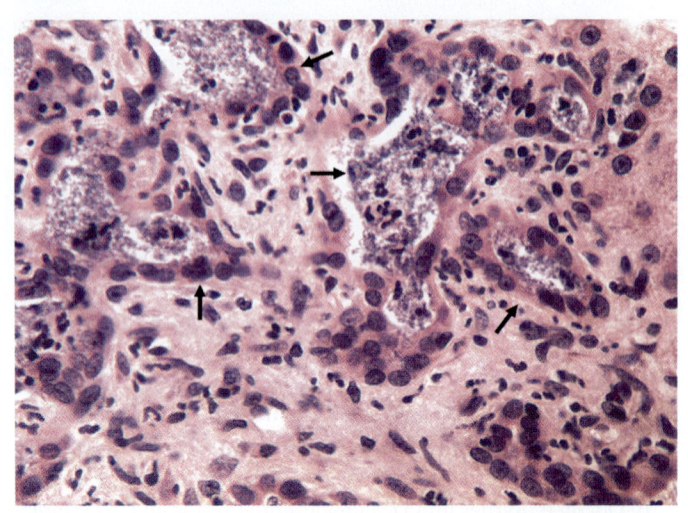

Abb. 33.26 Akute eitrige Cholangitis. Im Portalfeld sind die Gallengänge elongiert und die Lumina erweitert. Sie enthalten Detritus und neutrophile Granulozyten (Pfeile). Auch in der Umgebung der Gallengänge befinden sich zahlreiche neutrophile Granulozyten. HE, Vergr. 250-fach. [R398]

33.7.1 Akute eitrige Cholangitis

Definition Akute, in der Regel bakteriell verursachte Entzündung der intrahepatischen Gallengänge.

Ätiologie Erreger sind überwiegend *E. coli* und Streptokokken. Die Entzündung entwickelt sich entweder kanalikulär-aszendierend oder hämatogen über die Leberarterie (bei Sepsis oder Septikopyämie), die Pfortader (Pylephlebitis) oder lymphogen. Bei aszendierend-kanalikulärer Entwicklung findet sich meist ein tiefsitzendes Galleabflusshindernis (mechanische Cholestase) im Bereich der Papille oder des unteren Choledochus.

Morphologie

Im Lumen, im Gallengangsepithel und in der Umgebung der Gallengänge finden sich zahlreiche neutrophile Granulozyten (> Abb. 33.26). Nicht selten kommt es zur Ruptur oder Zerstörung der Gallengänge. Die Portalfelder sind ödematös. Häufig sind diese Veränderungen mit Cholestase kombiniert. Als Komplikation können Portalfelder und umgebendes Lebergewebe eitrig einschmelzen und sich cholangitische Leberabszesse bilden (> Kap. 33.4.3).

Bei lang dauernder Galleabflussbehinderung können eine biliäre Fibrose oder **eine biliäre Leberzirrhose** entstehen, deren Entwicklung durch die eitrige Cholangitis zusätzlich begünstigt wird. Bei der biliären Leberzirrhose ist das Organ verhärtet, knotig und gelbgrün verfärbt. Histologisch finden sich Bindegewebesepten mit erweiterten Gallengängen, die Galle enthalten, sowie eine ausgeprägte Proliferation von Galleduktuli. Das Parenchym zeigt Zeichen der galligen Leberzellschädigung (Netzdegeneration, Cholatstase) und Gallethromben.

Klinische Relevanz Die akute Cholangitis geht mit Fieber, erheblicher Leukozytose, schmerzhafter Lebervergrößerung und häufig auch Ikterus einher.

33.7.2 Primär biliäre Cholangitis (vormals: primär biliäre Zirrhose)

Definition Es handelt sich um eine chronische, progrediente, destruierende Cholangitis, die zur intrahepatischen Gallengangszerstörung, damit zu chronischer Cholestase (intrahepatisch-mechanisch), schließlich zu Fibrose und (nach vielen Jahren) auch zur Zirrhose führen kann.

Epidemiologie 95 % der Patienten sind Frauen im Alter zwischen 40 und 60 Jahren. Die Prävalenz ist hoch in Nordeuropa (z. B. Nordengland) und niedrig in Afrika und Asien.

Ätiologie und Pathogenese

Die auslösende Ursache ist unklar (infektiöse Agenzien? Medikamente?). Im Vordergrund steht eine autoimmunologisch bedingte Gallengangsdestruktion durch zytotoxische T-Lymphozyten. Dabei sind die Gallengangsepithelien durch abnorme Expression von Klasse-I-(HLA-A-, B-, C-) und Klasse-II-(HLA-DR-)Histokompatibilitätsantigenen (Klasse-II-Antigene finden sich an normalen Gallengangsepithelien nicht) Ziele für sensibilisierte, zytotoxische T-Lymphozyten (> Kap. 4.2.4). Eine antikörperabhängige zelluläre Zytotoxizität kann ebenfalls beteiligt sein. Die häufige Assoziation mit anderen Autoimmunphänomenen (chronische Thyreoiditis, rheumatoide Arthritis, Sjögren-Syndrom), der hohe Serum-IgM-Spiegel und Antikörper gegen mitochondriale und andere Antigene z. B. mitochondriale Pyruvatdehydrogenase (AMA, seltener ANA) weisen ebenfalls auf eine Immunpathogenese hin.

Morphologie

Bei der Entwicklung der Erkrankung lassen sich vier Stadien unterscheiden, die aber nebeneinander bestehen können.

- **Stadium I:** Destruktion vorwiegend mittelgroßer, interlobulärer Gallengänge, die fokal ausgeprägt ist. Die Gallengänge werden von Lymphozyten, Plasmazellen und Makrophagen umgeben. Das Gallengangsepithel ist anfangs unregelmäßig und zeigt ein eosinophiles Zytoplasma. Das Epithel wird von Lymphozyten durchsetzt (lymphoepitheliale Läsion). In der Folge kommt es zu Zelluntergang, Ruptur der Basalmembran und schließlich Zerstörung des Gallengangs. Häufig finden sich in Assoziation mit den geschädigten Gallengängen epitheloidzellige Granulome (> Abb. 33.27).
- **Stadium II:** Als Folge der Gallengangsdestruktion proliferieren Duktuli (= Versuch einer Regeneration).
- **Stadien III und IV:** Eine portale Fibrose (Stadium III) ist Folge der Gallengangsdestruktion und der konsekutiven Leberzellzerstörung. Sie geht in eine biliäre Zirrhose (Stadium IV) über. In den späteren Stadien treten zunehmend chronische Cholestasezeichen auf, teils auch mit Mallory-Denk-Körperchen in periportalen Hepatozyten.

Klinische Relevanz Die Schädigung der Gallengänge führt bereits früh zu erhöhter Durchlässigkeit und Freisetzung von Galle-

33.7 Entzündung der intrahepatischen Gallenwege (Cholangitis)

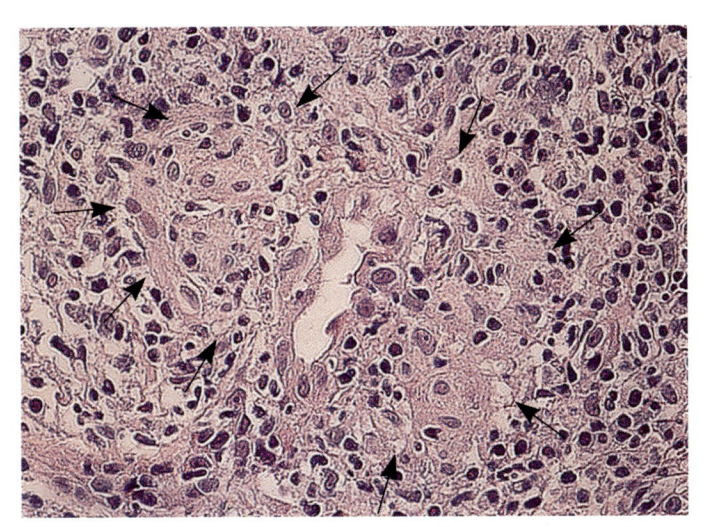

Abb. 33.27 Primär-biliäre Cholangitis (chronische nichteitrige destruierende Cholangitis). In der Umgebung eines in Destruktion befindlichen Gallengangs lässt sich ein aus Epitheloidzellen aufgebautes Granulom (Pfeile) nachweisen. Die Basalmembran ist zerstört, das Gallengangsepithel ist von Lymphozyten durchsetzt. HE, Vergr. 250-fach. [R398]

bestandteilen (Bilirubin, Gallensäuren, Cholesterin), die sich in Form von Juckreiz und Hypercholesterinämie (Ausbildung von Xanthomen an der Haut) äußert. Osteopathien (Osteomalazie und/oder Osteoporose) können bereits früh als Komplikationen infolge gestörter Vitamin-D-Resorption bzw. verminderter Osteoblastenfunktion auftreten.

Serologisch sind die alkalische Phosphatase und der IgM-Spiegel erhöht. Antimitochondriale Antikörper (AMA) finden sich in über 90 % der Erkrankten und sind damit diagnostisch wichtig. Bei den Antigenen handelt es sich um Komponenten des Pyruvhenatdehydrogenase-Komplexes und andere Dehydrogenasen, die an der inneren Mitochondrienmembran lokalisiert sind.

Der klinische **Verlauf** der AMA-positiven Fälle unterscheidet sich nicht wesentlich von jenem der AMA-negativen Fälle (= AMA-negative PBC; Autoimmuncholangitis; dabei finden sich meist antinukleäre Antikörper). Der Serumbilirubinspiegel ist der beste prognostische Indikator: Bei deutlicher Erhöhung ist die Prognose schlecht. Durch Choleretika (z. B. Ursodeoxycholsäure) wird die Erkrankung gebessert und die Transplantation ist als Therapie im fortgeschrittenen Stadium nur selten erforderlich. Ein Wiederauftreten der Erkrankung im Transplantat ist möglich. Eine Kombination mit der Autoimmunhepatitis kommt vor **(Overlap-Syndrom).**

33.7.3 Sklerosierende Cholangitis

Definition Entzündlicher fibrosierender Prozess mit Atrophie, Obliteration bis Verschwinden der intrahepatischen und/oder extrahepatischen Gallengänge. In diese Gruppe von Erkrankungen gehören die primär-sklerosierende Cholangitis (unbekannte Ursache) und die sekundär-sklerosierende Cholangitis (bekannte Ursachen).

Primär sklerosierende Cholangitis (PSC)

Epidemiologie Männer sind doppelt so häufig betroffen wie Frauen. Das Manifestationsalter liegt üblicherweise zwischen dem 25. und 40. Lebensjahr, es können jedoch auch Kinder erkranken.

Ätiologie Die Ursache ist unbekannt. Die gelegentliche familiäre Häufung der Erkrankung, die erhöhte Prävalenz von HLA-B8, die häufige Assoziation mit Colitis ulcerosa (in über 70 % der Patienten), chronischer Thyreoiditis und Immundefizienzsyndromen und damit zusammenhängender Beeinträchtigung der Infektabwehr lassen an eine mikrobielle Genese bei genetischer Prädisposition denken; auch toxische oder ischämische Ursachen werden diskutiert.

Morphologie

Das morphologische Bild (➤ Abb. 33.28) resultiert aus den primären Gallengangsveränderungen (intrahepatisch, extrahepatisch oder in Kombination) und den sekundär durch Gallengangsstenose und -ver-

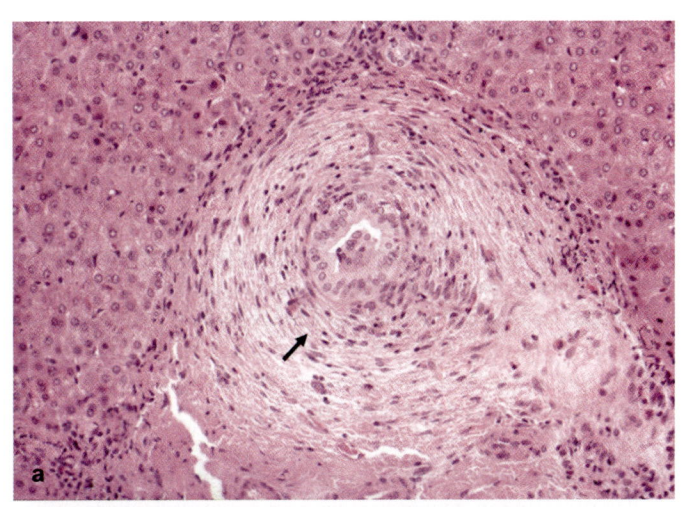

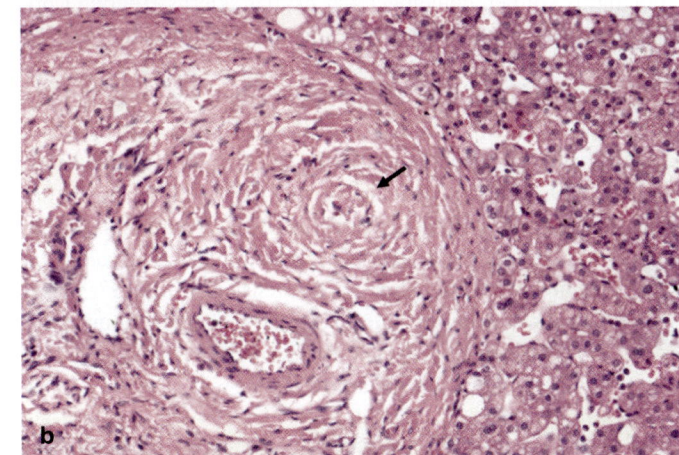

Abb. 33.28 Primär-sklerosierende Cholangitis. a Im Zentrum liegt ein atropher Gallengang mit engem Lumen (Pfeil), der von Bindegewebe „zwiebelschalenartig" umgeben wird. In der Umgebung findet sich eine schüttere Infiltration aus Lymphozyten und Plasmazellen. HE, Vergr. 150-fach. **b** Späteres Stadium: Der Gallengang im Portalfeld ist verschwunden und durch einen fibrösen Strang (Narbe) ersetzt (Pfeil). HE, Vergr. 150-fach. [R398]

schluss (mechanische Cholestase!) bedingten Folgeveränderungen. Oft nur fokal findet sich in der Leber eine periduktale Entzündung mit Lymphozyten, Plasmazellen und vereinzelten neutrophilen und eosinophilen Granulozyten, die mit einer progressiven periduktalen Fibrose (Bindegewebe umgibt „zwiebelschalenartig" die Gallengänge) mit Lumeneinengung und Atrophie des Gallengangsepithels einhergeht. Schließlich verschwinden die Gallengänge und werden durch fibröse Stränge (Narben) ersetzt. Proximal resultiert eine mechanische Cholestase mit Gallengangserweiterung, Gallethromben, Fibrose und Proliferation von Duktuli, v. a. in der Grenzzone zwischen Portalfeld und Parenchym und galliger Leberzellschädigung. Das Endstadium der Erkrankung ist eine biliäre Zirrhose.

Klinische Relevanz   Cholangiografisch können die Gallengangsveränderungen in Form von Strikturen und Erweiterungen der Gallengänge dargestellt werden. Der klinische Verlauf der Erkrankung ist variabel und maßgeblich durch die Strikturen (dominante Stenosen) geprägt. Wesentliche Komplikationen sind rezidivierende eitrige Cholangitis, Fibrose und Zirrhose vom biliären Typ, portale Hypertonie mit Ösophagusvarizenblutung und cholangiozelluläres Karzinom. Die mittlere transplantfreie Überlebensdauer beträgt 10–15 Jahre ab Zeitpunkt der Diagnose. Die Lebertransplantation ist die kausale Therapie. Neben einer choleretischen Therapie werden symptomatisch der Pruritus behandelt, fettlösliche Vitamine substituiert und Antibiotika gegeben. Seltener als bei der primär biliären Zirrhose kommt ein „Overlap" mit einer Autoimmunhepatitis vor.

Eine seltenere Form der chronischen Cholangitis stellt die IgG4-vermittelte Cholangiopathie dar (oft in Assoziation mit einer Autoimmunpankreatitis und Ausbildung entzündlich-fibrotischer Pseudotumoren).

Sekundär sklerosierende Cholangitis

Die morphologischen Veränderungen der sekundär-sklerosierenden Cholangitis können denjenigen der primär sklerosierenden Cholangitis ähneln. Diese Erkrankung findet sich bei Immundefizienzsyndromen (familiär oder erworben) möglicherweise als Folge einer Abwehrschwäche gegenüber intestinalen Bakterien, Pilzen, Parasiten und Viren. Ähnliche Veränderungen können als Folge von chronischer Galleabflussbehinderung (mechanische Cholestase), bakteriellen Infektionen des Gallenwegssystems oder mangelhafter Blutversorgung der Gallenwege (z. B. bei Gefäßverschluss nach Gallenblasenoperation, nach Lebertransplantation, nach Infusion von zytostatischen Medikamenten, nach Intensivaufenthalten wegen Schock, Trauma oder Verbrennungen, zuletzt gehäuft im Rahmen von COVID-19-Infektionen) auftreten. Die Sekundärfolgen entsprechen jenen der primär sklerosierenden Cholangitis.

33.8 Folgezustände von Lebererkrankungen

Akute und chronische Leberschädigungen unterschiedlicher Ätiologie können durch Ersatz zerstörten Leberparenchyms durch Bindegewebe (Narbenbildung), aber auch durch direkte Stimulation kollagenproduzierender Zellen zu einer Störung bzw. Zerstörung der normalen Leberarchitektur im Sinne einer Fibrose oder einer Leberzirrhose führen. Fibrose und Zirrhose sind nur bedingt reversibel.

33.8.1 Leberfibrose

Definition   Unter Fibrose versteht man eine Bindegewebsvermehrung, die sich objektiv durch chemische Bestimmung des Gesamtkollagengehalts nachweisen lässt. Infolge einer länger dauernden Leberschädigung kommt es zur vermehrten Kollagenproduktion (vorwiegend Typ I) und -ablagerung.
Morphologisch lässt sich die Fibrose mit geeigneten Färbungen den Portalfeldern (**portale** Fibrose), den sinusoidalen (**perisinusoidale** Fibrose), läppchenzentralen (**perivenuläre** Fibrose) oder läppchenperipheren Bereichen (**periportale** Fibrose) zuordnen. Bei septaler Fibrose finden sich Bindegewebssepten, die Portalfelder (**portoportale Septen**) oder läppchenzentrale mit portalen Arealen (**portozentrale Septen**) verbinden. Bei fortgeschrittener perisinusoidaler Fibrose entsteht das Bild der sog. Maschendrahtfibrose.

Pathogenese

Viele chronische Lebererkrankungen gehen mit Fibrose einher. Ursachen der Fibrose können Reparaturmechanismen nach Zellschädigung (reparative Fibrose, vergleichbar einer Narbe nach Wundheilung), immunologische Mechanismen sowie eine primäre Stimulation der kollagenproduzierenden Bindegewebezellen wie z. B. der Sternzellen im Dissé-Raum (= Ito-Zellen, werden dabei zu Myofibroblasten) sein. Gewisse Substanzen (z. B. Alkohol, Acetaldehyd, Eisen) können direkt die Kollagensynthese stimulieren, wobei Zytokine (z. B. TNF-α, TGF-β) als Stimulatoren der Kollagensynthese beteiligt sind. Die Entwicklung der Fibrose steht in Beziehung zu Dauer und Schweregrad der Schädigung. Das Muster der Fibrose hängt auch von der Art der Schädigung ab; während alkoholische und nichtalkoholische Fettlebererkrankungen besonders eine perisinusoidale Fibrose hervorrufen, begünstigen virale und autoimmune Hepatitiden sowie chronische biliäre Erkrankungen eine portale und septale Fibrose; in fortgeschrittenen Stadien kann eine Unterscheidung unmöglich sein. Eine Leberfibrose (aber auch die Leberzirrhose) kann rasch innerhalb von wenigen Monaten (v. a. bei Kindern), aber auch langsam (z. B. bei älteren Alkoholikern) entstehen.

Klinische Relevanz   Matrixveränderungen im Rahmen einer Fibrose stören den Stoffaustausch zwischen Blut und Leberparenchym (v. a. bei perisinusoidaler Fibrose) und damit die Leberfunktion. Durch die perisinusoidale Fibrose (Kollagenablagerung im Dissé-Raum) geht die Fenestration der sinusoidalen Endothelzellen verloren (= Kapillarisierung der Sinusoide). Daneben setzt die Fibrose dem durch die Leber strömenden Blut einen höheren Widerstand entgegen, sodass der Blutdruck im Pfortadersystem steigt (= portale Hypertonie, ➤ Kap. 33.9.6).

33.8.2 Leberzirrhose

Definition Endstadium schwerer entzündlicher und nekrotisierender Leberschädigungen unter Ausbildung von Bindegewebesepten und Parenchymregeneratknoten mit Zerstörung der lobulären und vaskulären Architektur der Leber. Der Begriff „Zirrhose" leitet sich vom griechischen Wort für „gelborange" ab und wurde (von Laennec um 1800) wegen der gelbgrünen Färbung des zirrhotisch veränderten Organs geprägt. Destruktion und ungeordnete Regeneration von Leberparenchym, Fibrosierung und Veränderungen der Durchblutungsverhältnisse sind die Basis für die schwerwiegenden klinischen Konsequenzen.

Klassifikation Die Leberzirrhose kann nach morphologischen (makroskopischen, histologischen) und ätiologischen Kriterien klassifiziert werden.

- **Makroskopie** (➤ Abb. 33.29): Charakteristisch für den **mikronodulären (kleinknotigen) Zirrhosetyp** (früher: Laennec-Zirrhose, portale Zirrhose, septale Zirrhose) sind recht gleichmäßige Knoten mit einem Durchmesser bis zu 3 mm, die von schmalen Bindegewebesepten umgeben sind. Die Knoten zeigen histologisch keine Läppchenstruktur und enthalten keine Zentralvenen. In den Septen finden sich häufig mononukleäre Zellen (Lymphozyten, Histiozyten) und proliferierte Galleduktuli in wechselnder Zahl. Bei der **makronodulären (großknotigen) Zirrhose** (früher: postnekrotische Zirrhose, posthepatitische Zirrhose, multilobuläre Zirrhose) finden sich unregelmäßige, bis mehrere Zentimeter große Knoten. Sie enthalten sowohl Portalfelder als auch efferente Venen und werden von breiten irregulären Bindegewebesepten und Narbenfeldern (entstanden als Folge ausgedehnter Nekrosen) umgeben. Bei wechselnder Knotengröße kann von einem **Mischtyp** (mikro-makronodulär) gesprochen werden. Ein Übergang von mikronodulärer zu makronodulärem Umbau und umgekehrt ist durch kontinuierliche Regeneration und Vergrößerung von kleinen und durch weitere Septierung größerer Knoten möglich.
- **Histologie:** Es lassen sich aktive (progrediente) und inaktive (stationäre) Zirrhosen unterscheiden. Bei progredienten Zirrhosen finden sich histologisch Zeichen der fortbestehenden Schädigung (z. B. Parenchymnekrosen und entzündliche Infiltrate bei chronischer Virushepatitis oder Steatohepatitis).
- **Ätiologie** (➤ Tab. 33.3): Die Leberzirrhose ist ätiologisch uneinheitlich; in aller Regel liegt aber eine ausgeprägte, länger dauernde, mit Leberzellnekrosen einhergehende Erkrankung vor, die schließlich zur Zerstörung der Leberarchitektur führt.

Klinische Relevanz Das klinische Bild und die Komplikationen der Leberzirrhose ergeben sich aus einer verminderten Leberfunktion durch Parenchymverlust (= **parenchymatöse Leberinsuffizienz**) und/oder Störung der Blutzirkulation mit Umgehung des Leberparenchyms (= **zirkulatorische Leberinsuffizienz**; das Blut aus dem Pfortadersystem und der A. hepatica fließt durch die in den Bindegewebesepten gelegenen Gefäße unter Umgehung des Leberparenchyms direkt in das Lebervenensystem), aber auch aus der Erhöhung des Blutdrucks im Pfortadersystem (portale Hypertonie, ➤ Kap. 33.9.6).

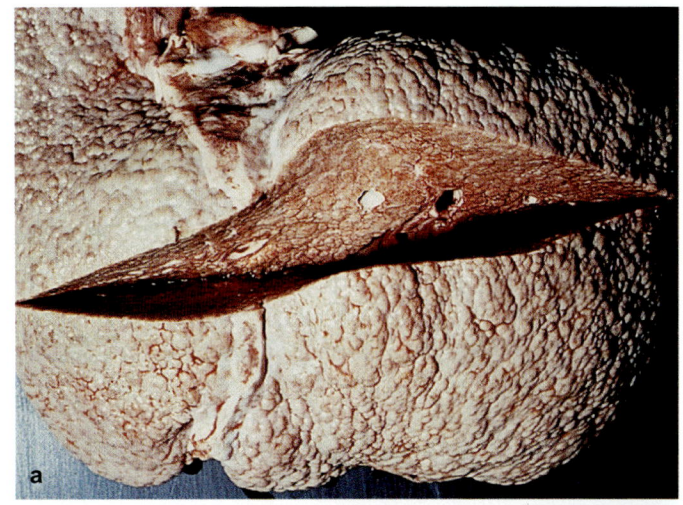

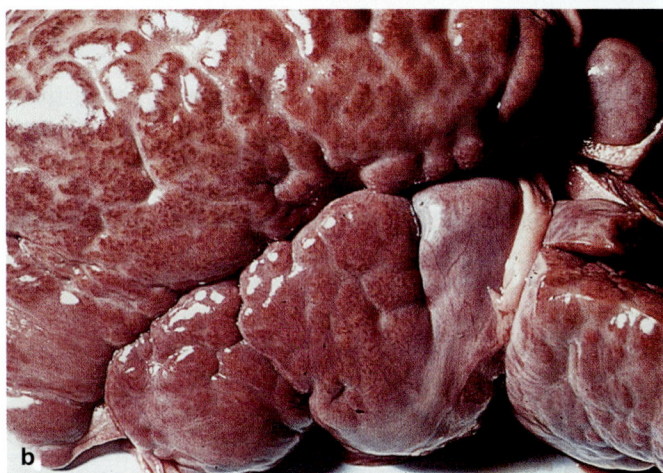

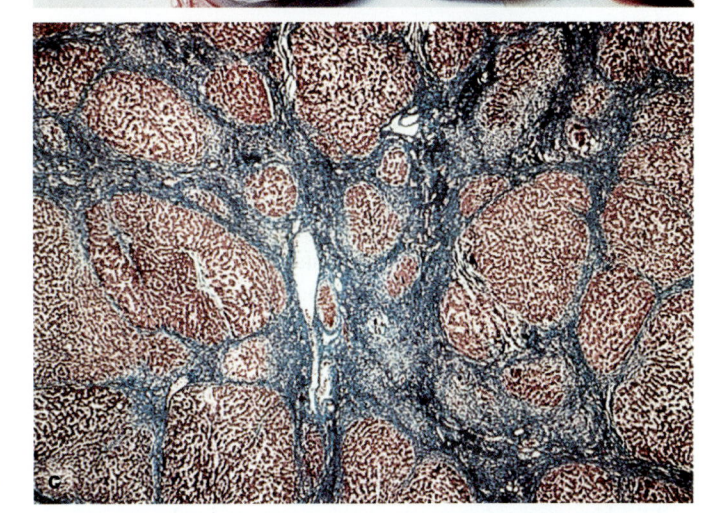

Abb. 33.29 Leberzirrhose. a Bei der kleinknotigen Leberzirrhose sind kleine Knoten gleichmäßig über das gesamte Organ verteilt. **b** Bei der großknotigen Leberzirrhose besteht eine unregelmäßig höckrige Organoberfläche mit unterschiedlich großen Knoten sowie narbigen Einziehungen. **c** Histologisches Bild einer Leberzirrhose in geringer Vergrößerung (Bindegewebefärbung). Die Parenchymknoten (rot) sind von Bindegewebesepten (blau) umgeben. CAB, Vergr. 40-fach. [R398]

Tab. 33.3 Klassifikation der portalen Hypertonie.

Form	Ursache
Prähepatisch	Pfortaderthrombose
Intrahepatisch	intrahepatische Pfortaderverschlüsse
	Leberzirrhose und fortgeschrittene Fibrose
	noduläre Transformation
	Leberzellvergrößerung (z. B. bei Steatose)
	Thrombose
	arteriovenöse Shunts
	Zentralvenenverschlüsse (Venenverschlusskrankheit)
Posthepatisch	Lebervenenverschlüsse (Budd-Chiari)
	Behinderung des Blutflusses in der V. cava inferior
	Pericarditis constrictiva
	Rechtsherzinsuffizienz

Die prognostische Beurteilung von Patienten mit Leberzirrhose beruht auf der **Child-Pugh-Klassifikation,** in die neben klinischen Befunden (z. B. Aszites, Schweregrad der Enzephalopathie) die Syntheseleistung der Leber (Albuminkonzentration im Serum, Blutgerinnung, gemessen durch Bestimmung der Prothrombinzeit) und auch Exkretionsfunktionen (Serumbilirubinspiegel) eingehen. Die einzelnen Kriterien werden gewichtet (Klassen A, B, C; A = beste, C = schlechteste Prognose).
Klinisch wichtige Komplikationen der Leberzirrhose sind:
- Leberversagen mit seinen Folgen
- Portale Hypertonie mit ihren Folgen
- Hepatozelluläres Karzinom, seltener Cholangiokarzinom

33.8.3 Leberversagen

Syn.: Leberinsuffizienz

Definition Die Organfunktion der Leber wird durch die Funktion der Hepatozyten in Verbindung mit der Durchblutung bestimmt. Voraussetzungen für die optimale Funktion des Organs sind nicht nur die Quantität der jeweiligen Komponenten (Leberparenchym, Durchblutung), sondern auch ihre intakte architektonische und damit funktionelle Beziehung zueinander. Leberversagen kann als Folge verschiedener akuter und chronischer Leberschädigungen auftreten.

Folgen des Leberversagens
- **Ikterus:** Ein Ikterus entsteht als Folge der verminderten Bilirubinausscheidung, wobei konjugiertes und unkonjugiertes Bilirubin im Blut ansteigen (➤ Kap. 33.3).
- **Hepatische Enzephalopathie:** Diese komplexe neuropsychiatrische Störung ist Folge sowohl des Leberzellschadens als auch der veränderten Blutzirkulationsverhältnisse (z. B. extra- und intrahepatische Kurzschlussverbindungen zwischen Pfortadersystem und der systemischen Zirkulation unter Umgehung der Leber bzw. des Leberparenchyms). Durch mangelhafte Leberzellfunktion (z. B. bei akuter Hepatitis), aber auch durch „Umgehung" der Leber im Rahmen von Gefäßkurzschlüssen („Shunts") zwischen dem Portalblut und der systemischen Zirkulation (= portosystemische Enzephalopathie, z. B. bei Leberzirrhose) werden im Portalblut vorhandene, toxische Substanzen nicht entsprechend abgebaut und erreichen das Gehirn. Es handelt sich dabei um Produkte der bakteriellen Darmflora sowie des Eiweißstoffwechsels (Nahrungseiweiß, Blut), wie Ammoniak (Blutammoniakspiegel erhöht) und pharmakologisch aktive Amine. Klinik und Morphologie der Enzephalopathie sind in ➤ Kap. 8.2.8 beschrieben.
- **Hepatorenales Syndrom:** Unter diesem Begriff versteht man eine Nierenfunktionsstörung ohne eigenständige Nierenerkrankung bei einer schweren chronischen Lebererkrankung mit Aszites. Die Ursache der Nierenfunktionsstörung liegt in einer Reduktion der Nierenrindendurchblutung und damit der glomerulären Filtrationsrate bei Anstieg des Serumreninspiegels (erhöhter präglomerulärer Gefäßwiderstand durch Vasokonstriktion). Die Ursache kann in erhöhter Produktion oder mangelhaftem Abbau von vasoaktiven Substanzen in der defekten Leber liegen. Das klinische Bild ist durch Oligurie, Anurie, Azotämie und schließlich Urämie charakterisiert. Der funktionelle Charakter der Störung wird dadurch unterstrichen, dass Patienten nach Lebertransplantation wieder eine normale Nierenfunktion erlangen können. Das Syndrom wird häufig durch Infektionen (z. B. spontan bakterielle Peritonitis) oder Reduktion des Blut- und Flüssigkeitsvolumens (z. B. Entwässerungsbehandlung, Diarrhöen) ausgelöst und betrifft bevorzugt Patienten mit alkoholischer Leberzirrhose im Endstadium der Erkrankung.
- **Störungen der Blutgerinnung:** Die Gerinnung ist meist vermindert, kann aber auch verstärkt sein. Da die meisten Gerinnungsfaktoren, mit Ausnahme der Faktoren VIIIA (Von-Willebrand-Faktor) und VIIIC, in der Leber produziert werden, geht eine Störung der synthetischen Leberzellfunktion mit einer Blutgerinnungsstörung einher, bei der die Prothrombinzeit verlängert ist. Eine verminderte Vitamin-K-Resorption durch verminderte Gallensäuresekretion und eine Thrombozytopenie (Thrombozytenzerfall in der gestauten Milz) erhöhen die Blutungsneigung. Zusätzlich wird in der kranken Leber u. U. ein abnormes Fibrinogen hergestellt (= Dysfibrinogenämie). Andererseits kann v. a. bei akuter hepatozellulärer Nekrose im Endstadium eine disseminierte intravaskuläre Gerinnung auftreten. Sie wird verursacht durch Freisetzung von Gewebethromboplastin, Aktivierung des Gerinnungsfaktors XII durch Endotoxin aus Darmbakterien und/oder mangelhafte Ausscheidung aktivierter Gerinnungsfaktoren durch die Leber (auch ➤ Kap. 7.5).
- **Hypalbuminämie:** Die eingeschränkte Syntheseleistung der geschädigten Leber betrifft auch das Albumin. Durch die verminderte Serumalbuminkonzentration sinkt der onkotische Druck und es können Ödeme und Aszites entstehen (➤ Kap. 7.4).
- **Endokrine Störungen:** Durch den verminderten Abbau von Steroiden mit östrogener Wirkung kommt es zur Feminisierung bei Männern mit Gynäkomastie, weiblichem Behaarungstyp und Hodenatrophie. Auch bei Frauen können hormonelle Störungen (z. B. Amenorrhö) auftreten.

33.9 Zirkulationsstörungen in der Leber und im Pfortadersystem

33.9.1 Anatomische Vorbemerkungen

Die arterielle Versorgung der Leber erfolgt über die A. hepatica. In der Leber bilden deren Äste einen Plexus um die Gallengänge, versorgen die Strukturen des Portalfeldes und bringen dann ihr Blut in die Sinusoide ein. Beim Menschen ist die A. hepatica für ca. 35 % des Leberblutflusses und 50 % der Sauerstoffversorgung der Leber verantwortlich. Für den Rest ist die Pfortader (V. portae) zuständig. Der Blutfluss in der Pfortader beträgt ca. 1000–1200 ml/min. Das Lebervenenblut ist zu ca. 70 % mit Sauerstoff gesättigt. Der Blutabfluss erfolgt über Zentral-, Sublobular- und Lebervenen in die V. cava inferior.

33.9.2 Störung des Pfortaderblutflusses

Störungen des Blutflusses in der Pfortader können auf intra- und extrahepatische Ursachen zurückgehen (➤ Kap. 33.9.6). Die wichtigste **extrahepatische** Ursache ist die Pfortaderthrombose. Die wichtigste **intrahepatische** Ursache ist die Leberzirrhose.

Folgen eines Pfortaderverschlusses sind portale Hypertonie, Ausbildung von Kollateralvenen sowie Leberverkleinerung mit eingeschränkter Regenerationsfähigkeit. Bei akutem Verschluss kann es insbesondere bei bereits geschädigter Leber zu hämorrhagischen Infarzierungen im vorgeschalteten Abflussgebiet kommen. Bei intrahepatischen Verschlüssen von Pfortaderästen kommt es zu Atrophie und Verschmälerung der Leberzellbalken und zu einer konsekutiven Erweiterung der nachgeschalteten Sinusoide. Das betroffene Areal ist daher blutreich (= dunkelblaurote Farbe). Dies wird als **Zahn-Infarkt** bezeichnet (wegen des Fehlens von Nekrosen liegt aber kein echter Infarkt vor) und ist besonders deutlich sichtbar, wenn gleichzeitig eine Blutstauung in der Leber vorliegt. Infarkte können sich auch als dunkelblaurote Säume in der unmittelbaren Umgebung von Lebermetastasen finden, verursacht durch den Druck des Tumorgewebes auf Pfortaderäste (auch ➤ Kap. 33.9.6).

33.9.3 Arterielle Verschlüsse (A. hepatica)

Ein Arterienverschluss – infolge von Embolie, Entzündungen (z. B. Polyarteriitis nodosa) oder Ligatur im Rahmen chirurgischer Eingriffe – kann unterschiedliche Folgen haben, je nachdem, wo die Arterie verschlossen ist, wie schnell der Verschluss entstanden ist und ob suffiziente Kollateralen vorliegen. Bei akuten Verschlüssen der A. hepatica propria oder ihrer Äste (z. B. durch Embolie) kann ein Infarkt entstehen. Wegen der zweifachen Blutversorgung (A. hepatica, V. portae) und der intrahepatischen Verbindungen über die Sinusoide sind Leberinfarkte aber selten.

33.9.4 Leber bei Schock

Durch das Absinken des systemischen (arteriellen) Blutdrucks im Rahmen der Schocksituation sind der Leberblutfluss und die Sauerstoffsättigung reduziert. Gleichzeitig kommt es zu einer Vasokonstriktion der A. hepatica. Folgen sind vor allem läppchenzentral lokalisierte Leberzellnekrosen.

33.9.5 Störung des Blutabflusses aus der Leber

Ätiologie und Pathogenese

Diese Störungen sind Folge von Venenverschlüssen oder kardial bedingter Stauung (z. B. Rechtsherzinsuffizienz, Pericarditis constrictiva):
- **Budd-Chiari-Syndrom:** Dieses Syndrom ist **klinisch** durch Lebervergrößerung, Schmerzen und Aszites charakterisiert. Der Schweregrad der klinischen Symptomatik hängt davon ab, ob sich die Blutabflussstörung schnell (= akut) oder langsam (= chronisch) entwickelt. Ursache ist ein thrombotischer Verschluss der Lebervenen oder der V. cava inferior durch erhöhte Thromboseneigung (z. B. bei Polyzythämie, Lupus erythematodes), Veränderungen von Blutgerinnungsfaktoren (z. B. Faktor V), Verwendung oraler Kontrazeptiva und bei malignen Tumoren. Als weitere Ursachen kommen Venenverschlüsse durch Tumoren oder Entzündungen infrage. In ca. 30 % findet sich keine eindeutige Ursache. **Histologisch** finden sich Erweiterungen und Blutstauung der Zentralvenen und läppchenzentralen Sinusoide evtl. in Verbindung mit hypoxischen Leberzellnekrosen (➤ Abb. 33.30).
- **Venen- und sinusoidale Verschlusskrankheit:** Bei der Venen- und sinusoidalen Verschlusskrankheit („hepatic venooclusive disease", auch „sinusoidal occlusive syndrome") kommt es zu Verschlüssen der kleinen Lebervenen und Sinusoide mit Endothelzellschädigung, Thrombosierung und später Fibrose. Folgen

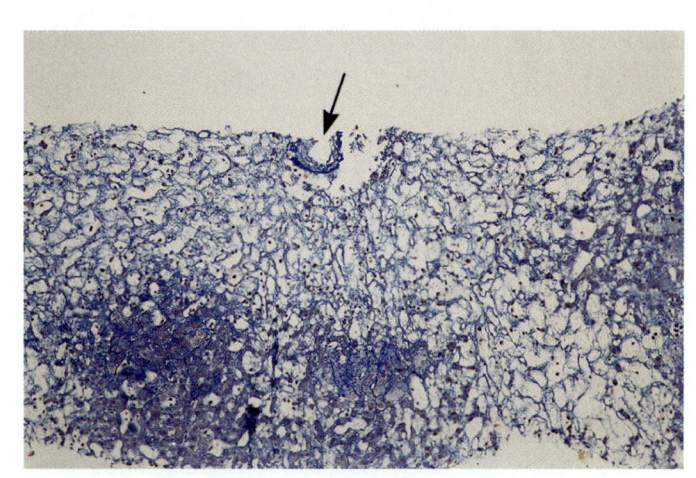

Abb. 33.30 Budd-Chiari-Syndrom. Verschwinden läppchenzentraler Leberzellen bei erhaltener Architektur der Sinusoide (Pfeil zeigt auf die Zentralvene). CAB, Vergr. 50-fach. [R398]

sind erweiterte Sinusoide, komprimierte Leberzellplatten, läppchenzentrale Leberzellnekrosen und Fibrose. Diese Erkrankung wurde zuerst in Jamaika beobachtet und auf die toxische Wirkung von Pyrrolizidinalkaloiden aus Pflanzen der Crotalaria- und Senecio-Familie, die für Teezubereitungen („Buschtee") verwendet werden, zurückgeführt. In unseren Ländern werden toxische Gefäß-(Endothel-)Schäden durch Zytostatika, Kontrazeptiva, nach Bestrahlung und auch zunehmend durch „pflanzliche Teezubereitungen" (Kombucha, Teucrium) beobachtet. Nach Knochenmarktransplantation kann es, evtl. durch Graft-versus-Host-Reaktion, ebenfalls zu vergleichbaren Veränderungen kommen.

- **Kardial bedingte Stauungsleber** (➤ Abb. 33.31): Die Blutabflussstörung aus der Leber geht meist auf eine Rechtsherzinsuffizienz zurück (➤ Kap. 7.2). Sie kann akut oder chronisch eintreten. Bei akuter Stauung ist die Leber vergrößert und blutreich. Läppchenzentral (Rappaport-Zone 3) sind Zentralvenen und Sinusoide erweitert, die Leberzellbalken verschmälert und (druck)atroph. Bei geringerer Ausprägung der Stauung sind die Veränderungen weitgehend auf die Läppchenzentren beschränkt (makroskopisch sind rote Punkte am Leberquerschnitt sichtbar = **Stauung 1. Grades**). Bei stärkerer Ausprägung konfluieren die blutreichen Areale zu Straßen bzw. einem roten Netzwerk durch Brückenbildung zwischen Zentralvenen (= **Stauung 2. Grades**). Bei länger dauernder ausgeprägter Stauung kommt es neben Erweiterung der Zentralvenen und der Sinusoide sowie Parenchymatrophie zu einer hypoxisch bedingten Verfettung des verbliebenen Leberparenchyms (scheckiges Aussehen durch verfettete gelbe Areale und blutreiche rote Areale ergibt das Bild der „Muskatnussleber" = **Stauung 3. Grades**). Bei längerer Dauer entsteht eine Fibrose der Zentralvenenäste und perivenulären Sinusoide, wobei die Leber verfestigt und terminal verkleinert ist („Fibrose cardiaque").

Klinische Relevanz Eine ausgeprägte Leberstauung äußert sich klinisch in Lebervergrößerung, portaler Hypertonie, Aszites und Schmerzen im rechten Oberbauch. Ein Ikterus im Gefolge kardialer Erkrankungen kann auf läppchenzentrale Leberzellausfälle und Cholestase zurückgehen.

33.9.6 Portale Hypertonie

Definition Das Pfortadersystem umfasst Venen, die Blut aus Gastrointestinaltrakt, Milz, Pankreas und Gallenblase abführen. Der Blutdruck im Pfortadersystem liegt normalerweise bei 7–10 mmHg. Bei Erhöhung dieses Werts wird von portaler Hypertonie gesprochen. Die Ursache liegt in einer Behinderung des Blutflusses im Pfortadersystem.

Klassifikation Die Behinderung des portalen Blutflusses und damit die Ursache der portalen Hypertonie kann vor der Leber (prähepatisch), in der Leber (intrahepatisch) und nach Austritt des Blutes aus der Leber (posthepatisch) lokalisiert sein (➤ Tab. 33.3).

- **Prähepatische portale Hypertonie:** Das Passagehindernis für das Portalblut liegt im extrahepatischen Pfortadersystem. Am häufigsten ist dafür eine Pfortaderthrombose verantwortlich. Eine solche findet sich relativ häufig bei Leberzirrhose, bedingt durch Verlangsamung des Blutflusses (ca. 15 % der Leberzirrhosen gehen mit zusätzlicher Pfortaderthrombose einher). Weitere Ursachen der Pfortaderthrombose sind Tumoren, Verletzungen (auch Operationen), Entzündungen der Pfortader (Pylephlebitis) und Zustände gesteigerter Blutgerinnung (z. B. durch Kontrazeptiva). Bei Neugeborenen kann eine Umbilikalsepsis für die Pfortaderthrombose verantwortlich sein. Gelegentlich ist die eigentliche Pfortader durch einen Bindegewebestrang ersetzt oder ihr Lumen nicht durchgehend ausgebildet, sodass von Endothel ausgekleidete Bluträume entstehen (kavernöse Transformation als Entwicklungsstörung oder Folge von Entzündungen). In seltenen Fällen wird eine prähepatische, portale Hypertonie durch arteriovenöse Anastomosen bewirkt.
- **Intrahepatische portale Hypertonie** (auch ➤ Kap. 33.9.2)**:** Diese Form der portalen Hypertonie kann durch alle Prozesse, die mit einer Störung des Blutflusses durch die Leber einhergehen, verursacht werden (Leberzirrhose, perisinusoidale und Zentralvenenfibrose, Verschluss der Zentral-, Sublobular- oder Sammelvenen, noduläre Transformation der Leber, portale und periportale Fibrose mit Einbeziehung der Pfortaderäste, granulomatöse Reaktionen, z. B. bei Schistosomiasis). Die Ursachen können somit präsinusoidal, sinusoidal oder postsinusoidal lokalisiert sein. Selten liegt eine **idiopathische portale Hypertonie** vor. Es handelt sich um eine portale Hypertonie bei nichtzirrhotischer Leber und offener extrahepatischer Pfortader. In einigen Fällen findet sich histologisch eine portale Fibrose mit Kompression und Wandverbreiterung der Pfortaderäste (hepatoportale Sklerose).
- **Posthepatische portale Hypertonie:** Die Ursache liegt in einer Behinderung des Blutabflusses aus der Leber (➤ Kap. 33.9.5).

Folgen und Komplikationen Bei portaler Hypertonie kommt es zur Ausbildung und Erweiterung von portosystemischen, venösen Kollateralen, aus denen das Pfortaderblut unter Umgehung der Leber in die V. cava abfließt (Umgehungskreisläufe).

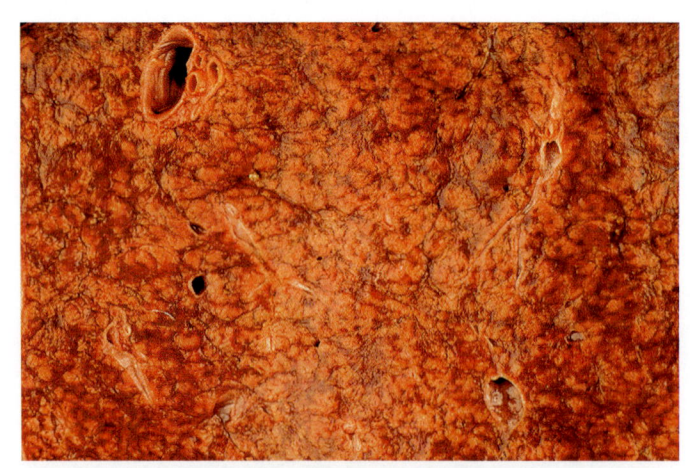

Abb. 33.31 Ausgeprägte Leberstauung bei Rechtsherzinsuffizienz. Die Zentralvenen und läppchenzentralen Sinusoide sind erweitert (z.T. auch mit Brückenbildung; rot). Das dazwischenliegende Parenchym zeigt einen gelblichen Farbton (= Verfettung). Die abführenden Venen sind erweitert. [R398]

Tab. 33.4 Häufigste Primärtumoren der Leber.

Typ	Benigne	Maligne
hepatozellulär	hepatozelluläres Adenom	• hepatozelluläres Karzinom • Hepatoblastom (bei kleinen Kindern)
cholangiozellulär	Gallengangsadenom	Cholangiokarzinom
	muzinös-zystische Neoplasie (MCN) intraduktale papilläre Neoplasie (IPN-B)	
mesenchymal	• Hämangiom • verschiedene seltene gutartige Tumoren	• Angiosarkom • epithelioides Hämangioendotheliom • verschiedene seltene primäre Sarkome

- **Ösophagusvarizen** (> Abb. 33.32): Die praktisch-klinisch wichtigsten Kollateralen sind Verbindungen zwischen der V. gastrica dextra und den Ösophagusvenen, die das Blut in die V. azygos abführen. Durch den erhöhten Blutfluss kommt es zu einer diffusen oder lokalisierten Ausweitung (= Ektasie, Varizenbildung) submuköser Venen im unteren Ösophagusabschnitt (Ösophagusvarizen) und auch im Magenfundus (Fundusvarizen) mit der Gefahr der Ruptur und Blutung (Varizenblutung). Die Prognose der Ösophagusvarizenblutung ist ernst (Mortalität 20–30 %). Folgen (und evtl. Todesursachen) sind hypovolämischer Schock und/oder Enzephalopathie. Therapeutische Maßnahmen dienen der Vermeidung oder Stillung der Blutung, der Verminderung von Blutungskomplikationen und der Verminderung des Portaldrucks durch Medikamente oder portosystemische Shuntanlagen.
- **Andere Kollateralen zwischen Pfortader- und Cava-inferior-System:** Von geringerer praktischer Bedeutung sind Kollateralen zwischen V. mesenterica inferior und V. iliaca interna, V. haemorrhoidalis superior und den Vv. haemorrhoidales media und inferior sowie zwischen intestinalen Venen und Venen der Bauchwand im Rahmen von (entzündungsbedingten) Adhäsionen. Ferner können über die Nabelvenen (Paraumbilikalvenen) Verbindungen zwischen Ästen der Pfortader und den epigastrischen Venen bestehen. Bei Ausweitung dieses Gefäßsystems finden sich erweiterte Venen, die vom Nabel radiär ausstrahlen (Caput medusae).
- **Splenomegalie:** Im Rahmen der portalen Hypertonie ist die Milz vergrößert (Splenomegalie, portale Stauungsmilz), wobei die Milzgröße jedoch nicht mit dem Portaldruck korreliert (> Kap. 22.3.4).
- **Aszites:** Aszites ist eine häufige Begleiterscheinung der portalen Hypertonie.

33.10 Metabolische Erkrankungen

Zahlreiche Stoffwechselstörungen führen zur Leberzellschädigung, gefolgt von Fibrose und Zirrhose. Einige Erkrankungen, die sich wesentlich in der Leber manifestieren, sind in diesem Kapitel zusammengefasst (auch > Kap. 47).

33.10.1 Eisenspeicherkrankheiten

Angeborene Eisenspeicherkrankheiten (hereditäre Hämochromatose)

Definition und Epidemiologie Mit angeborener Eisenspeicherkrankheit wird eine heterogene Gruppe von Erbkrankheiten bezeichnet. Bei den meisten dieser Erkrankungen kommt es zu gesteigerter Abgabe von Eisen aus Dünndarmenterozyten und Makrophagen in das Blut und zu massiver Anhäufung eines aus Protein-, Membranabbauprodukten und Eisen bestehenden Pigments (Hämosiderin) im Körper, vor allem in Leber und Pankreas – aber auch Herz und Gelenke können klinisch betroffen sein.

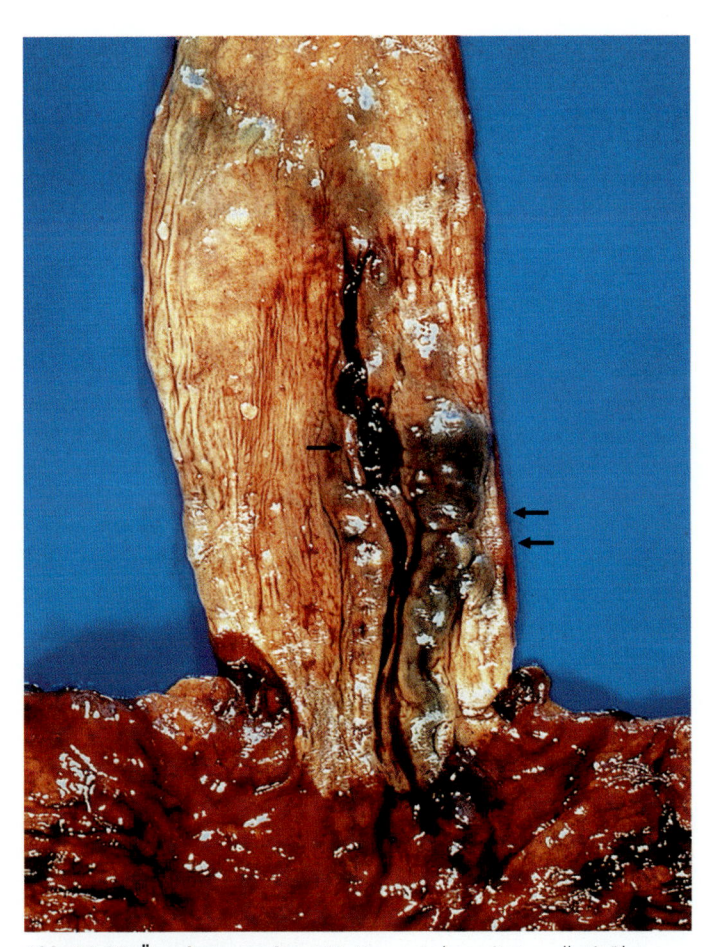

Abb. 33.32 **Ösophagusvarizen.** Die Venen sind erweitert, prall mit Blut gefüllt und geschlängelt (Doppelpfeil). Eine Vene ist eröffnet (Pfeil). [R398]

Pathogenese

Die hereditäre Hämochromatose wird durch Mutationen in Genen verursacht, die für verschiedene, am Eisenstoffwechsel beteiligte Proteine codieren. Die häufigste Ursache der hereditären Hämochromatose in der kaukasischen Bevölkerung europäischer Abstammung ist eine autosomal-rezessiv vererbte **Mutation des HFE-Gens** (80–90 %), das auf Chromosom 6 in der Nähe des HLA-Gen-Locus lokalisiert ist. Die Prävalenz in dieser Bevölkerung wird mit 1 : 260 angegeben, die Penetranz der Erkrankung ist allerdings viel niedriger (s. u.). Das HFE-Protein wird an der Zelloberfläche zusammen mit dem Transferrin-Rezeptor 2 und β_2-Mikroglobulin exprimiert. Krankheitsrelevante Mutationen des HFE-Proteins führen über einen komplexen Signaltransduktionsmechanismus zu einer verminderten Expression von Hepcidin. Dieses Protein wird vor allem bei erhöhter Eisenkonzentration im Blut oder bei entzündlichen Prozessen von Leberzellen gebildet und sezerniert. Es bindet an den Eisenexporter Ferroportin an der Plasmamembran von Dünndarmenterozyten und Makrophagen, wodurch Ferroportin internalisiert, degradiert und damit die Eisenabgabe aus diesen Zellen in das Blut verhindert wird. Als Folge einer verminderten Hepcidinexpression kommt es zu einer inadäquat erhöhten Eisenaufnahme und zu jährlicher Netto-Eisenanhäufung von 0,5–1,0 g.

Die häufigste HFE-Mutation bewirkt eine Substitution von Cystein durch Tyrosin an Position 282 (C282Y); andere Mutationen (H63D oder S65C) sind für die Eisenablagerung von untergeordneter Bedeutung. Bei homozygoten Trägern der C282Y-Mutation kommt es bei etwa 28 % der Männer, aber nur etwa 1 % der Frauen zur klinisch manifesten Lebererkrankung; bei Heterozygoten können leicht erhöhte Eisenspiegel in Serum und Geweben bestehen. Der Altersgipfel der Erkrankungsmanifestation liegt zwischen dem 40. und 60. Lebensjahr. Bei Frauen äußert sich die Erkrankung häufig erst in der Menopause (vor der Menopause verhindert der Eisenverlust durch Menstruation und Gravidität eine erhöhte Eisenablagerung). Eisen wirkt durch Förderung der Lipidperoxidation und direkte Interaktion mit der DNA toxisch auf Zellen.

Andere seltene Formen der hereditären Hämochromatose werden durch **Mutationen in den Hämojuvelin-, Hepcidin-, Transferrin-Rezeptor 2-Genen** verursacht. Die entsprechenden Proteine sind ebenfalls an der Regulation der Hepcidinexpression beteiligt. Auch Ferroportingenmutationen, die zu einem veränderten Eisenexporter in der Membran der Dünndarmenterozyten führen, dessen Abbau nicht durch Hepcidin getriggert werden kann, sind seltene Ursachen einer hereditären Hämochromatose.

Morphologie

Eisen wird bei Betroffenen zunächst in läppchenperipheren und bei Fortschreiten der Erkrankung auch in den Leberzellen des intermediären und zentralen Läppchenabschnitts, aber auch in Gallengangsepithelien als Hämosiderin (goldbraune Granula im HE-gefärbten Schnitt, blaue Granula bei Eisenfärbung) gespeichert. In der Folge kommt es zu fortschreitendem Leberzelluntergang und einer Abräumreaktion durch Kupffer-Zellen, die dann ebenfalls Eisen speichern. Unbehandelt kann dieser Prozess zur Fibrose und schließlich zur Leberzirrhose führen. Im Zirrhosestadium besteht ein stark erhöhtes Risiko für die Entwicklung eines hepatozellulären Karzinoms.

Neben der Leber sind andere Organe von der Eisenspeicherung betroffen: Im Pankreas finden sich Eisenablagerungen in Azinus- und Inselzellen, assoziiert mit Fibrose und Diabetes mellitus. Ferner können auch andere endokrine Organe, Milz, Herz, Magen, Dünndarm, Nieren und die Haut (dunklere Pigmentierung) betroffen sein. Hautpigmentierung und gleichzeitiger Diabetes mellitus sind die Kennzeichen des sogenannten Bronzediabetes.

Klinische Relevanz Die klinischen Symptome entwickeln sich schleichend (bräunliche Hautverfärbung und Hepatomegalie stehen im Vordergrund).

Zellschädigungen durch erhöhte Eisenablagerungen äußern sich klinisch je nach Organbefall als Hepatomegalie, Diabetes mellitus, Störungen anderer endokriner Funktionen (Hypopituitarismus, Schädigung Gonadotropin produzierender Zellen) und Herzinsuffizienz. Die Prognose wird durch frühzeitige Diagnose und Behandlung deutlich verbessert.

Wichtige Parameter für die Diagnose sind erhöhte Serumkonzentration des Eisenspeicherproteins Ferritin, erhöhte Sättigung des Eisentransportproteins Transferrin und der Nachweis der HFE-Genmutation.

Eine Leberbiopsie bestätigt die Diagnose und ermittelt den Fibrosegrad. Die Therapie besteht in der Entfernung des Eisens durch Aderlässe, bis Ferritinkonzentration und Transferrinsättigung wieder im Normbereich sind. Durch Verabreichung von eisenspezifischen Chelatbildnern (Desferrioxamin) kann bei Patienten, bei denen eine Aderlasstherapie kontraindiziert ist, ebenfalls eine Eisenausscheidung erreicht werden.

Andere Formen der Siderose

Eine Eisenüberladung (Siderose) kann auch auf anderen Ursachen beruhen: alkoholische Leberzirrhose (durch erhöhte Eisenresorption, Proteinmangel), Hämodialyse, wiederholte Bluttransfusionen, vermehrter Erythrozytenzerfall (z. B. bei chronischen hämolytischen Anämien). Eine erhöhte Eisenaufnahme aus der Nahrung (z. B. Eisenaufnahme durch Verwendung von Eisenkochutensilien bei Bantus = „Bantu-Siderose"; Eisenaufnahme über eisenhaltige Getränke) führt wahrscheinlich nur bei genetisch prädisponierten Individuen zu einer Eisenüberladung.

Im Gegensatz zur primären Hämochromatose steht bei diesen sekundären Sideroseformen die Siderinablagerung in Zellen des retikulohistiozytären Systems (Kupffer-Zellen, Makrophagen) im Vordergrund.

33.10.2 Morbus Wilson

Syn.: hepatolentikuläre Degeneration

Definition und Epidemiologie Es handelt sich um eine autosomal-rezessiv vererbte Erkrankung, die durch Mutationen des ATP7B-Gens verursacht wird und mit erhöhter Kupferablagerung in den Geweben und damit verbundener Gewebeschädigung einhergeht. Vor allem sind Leber, Niere und Zentralnervensystem (Basalganglien) betroffen. Die Prävalenz der Erkrankung wird mit 1 : 30–100.000 angegeben.

Pathogenese

Das ATP7B-Gen liegt auf Chromosom 13 und codiert eine kupfertransportierende ATPase an der Membran des Golgi-Apparats der Leberzellen. Die ATPase baut Kupfer in Apocaeruloplasmin ein und ist damit für die Synthese von Caeruloplasmin, dem Kupfertransportprotein im Blut, verantwortlich. Ist die intrazelluläre Kupferkonzentration erhöht, kommt es zu einer Umverteilung des ATP7B-Proteins an die kanalikuläre Membran der Leberzellen und Ausscheidung von Kupfer in die Galle. Es sind zahlreiche krankheitsspezifische Mutationen des ATP7B-Gens bekannt (➤ Kap. 33.3.2). Durch die ATP7B-Mutationen sind die Ausscheidung von Kupfer in die Galle und die Biosynthese von Caeruloplasmin vermindert, wodurch die intrazytoplasmatische Kupferkonzentration ansteigt. Freies, nicht proteingebundenes Kupfer wirkt durch Schädigung der Mitochondrien und der Mikrotubuli zytotoxisch. Durch die Leberzellschädigung gelangt Kupfer in das Blut und kann durch die Nieren ausgeschieden werden. In der Folge ist die Harnkupferausscheidung erhöht.

Morphologie

In der Leber sind alle Formen der **Leberzellschädigung** bis zu ausgedehnten Leberzellnekrosen und (makronodulärer und mikronodulärer) Leberzirrhose möglich. Die geschädigten Leberzellen sind vergrößert (ballonert) und enthalten manchmal Mallory-Denk-Körper oder ein lipofuszinähnliches Pigment. Die Leberzellkerne sind oft vakuolisiert („Lochkerne"). Das Parenchym ist verfettet. In den Portalfeldern und Bindegewebesepten finden sich lymphozytäre Infiltrate, häufig ist auch eine Grenzzonenhepatitis nachweisbar (hepatitisähnliches Bild). Das morphologische Bild allein ist somit nicht krankheitsspezifisch. Bei jüngeren Patienten mit derartiger Leberschädigung und Leberzirrhose sollte aber stets an einen Morbus Wilson gedacht werden.

Das erhöhte **intrazelluläre Kupfer** lässt sich mit entsprechenden histochemischen Färbereaktionen (Rubeansäure-, Rhodanin-Färbung) nachweisen. Dieser Nachweis ist allerdings nicht sehr sensitiv, in Frühphasen der Erkrankung häufig negativ und in Regeneratknoten bei Leberzirrhose häufig sehr unterschiedlich ausgeprägt, weshalb die Kupferspeicherung in den Hepatozyten in einer Leberbiopsie nicht notwendigerweise nachweisbar sein muss. Umgekehrt kommen vermehrte Kupferablagerungen auch bei anderen cholestatischen Lebererkrankungen vor und sind daher für einen Morbus Wilson nicht beweisend.

Verfettung und hydropische Veränderungen finden sich auch in den Zellen des proximalen Nierentubulus. Durch die Ablagerung eines kupferhaltigen Pigments in der Descemet-Membran entsteht der Kayser-Fleischer-Kornealring (= grünbrauner Ring an der Peripherie der Hornhaut). Eine weitere ophthalmologische Veränderung sind die sogenannten „sunflower cataracts", die auf Kupferablagerungen in der Linse zurückgehen. Beide Veränderungen können durch eine Spaltlampenuntersuchung diagnostiziert werden. In den Stammganglien des Gehirns kommt es zu Degeneration und Nekrose von Nervenzellen als Folge der kupferbedingten Nervenzellschädigung. Symptome der Leberkrankheit und neurologische Symptome können auch gemeinsam auftreten („hepatolentikuläre Degeneration").

Klinische Relevanz Das klinische Erscheinungsbild umfasst ein breites Spektrum. Das typische Manifestationsalter der Erkrankung liegt zwischen dem 6. und dem 25. Lebensjahr. Im jüngeren Lebensalter steht die Leberschädigung oft im Vordergrund, wobei meist bereits in der 2. Lebensdekade eine Zirrhose besteht. Später sind neuropsychiatrische Veränderungen häufiger. Der Morbus Wilson kann sich akut mit Hämolyse und/oder Leberversagen manifestieren. Die neuropsychiatrischen Symptome umfassen extrapyramidale Störungen, Tremor („Flügelschlagen"), Rigidität und Sprachstörungen. Unbehandelt verläuft die Erkrankung progressiv und schließlich tödlich. Die Behandlung beruht auf der Elimination des Kupfers, z. B. durch den Chelatbildner Penicillamin.

33.10.3 α_1-Antitrypsin-(AAT-)Mangel

Definition und Epidemiologie Diese autosomal-codominant vererbte Erkrankung beruht auf zwei mit AAT-Mangel assoziierten Allelen des SERPINA-1-(oder Proteaseinhibitor-, PI-)Gens. α_1-Antitrypsin (AAT) ist ein Akute-Phase-Protein und die Hauptkomponente der α_1-Globulin-Fraktion des Serums. Es wird von den Leberzellen produziert und sezerniert. AAT hemmt verschiedene Proteasen (Trypsin, Chymotrypsin, Thrombin). Die Hauptwirkung besteht in der Hemmung der Elastase der neutrophilen Granulozyten, die Strukturproteine der extrazellulären Matrix abbaut. AAT hat daher eine Schutzfunktion gegenüber proteolytischer Gewebeschädigung. Die Erkrankung kann sich in Lunge (Lungenemphysem) und/oder Leber manifestieren, wobei unterschiedliche Pathomechanismen wirken. Während in der Lunge der Ausfall der antiproteolytischen Wirkung zum Lungenemphysem führt, wird die Leberschädigung durch die Akkumulation des veränderten AAT-Proteins in Hepatozyten bedingt. Die Prävalenz in der kaukasischen Bevölkerung europäischer Abstammung wird mit 1 : 2500 angegeben, die Penetranz der Erkrankung ist aber sehr viel niedriger. In orientalischen und schwarzen Bevölkerungsgruppen ist AAT-Mangel selten (➤ Kap. 5.3.2).

Pathogenese und Morphologie

Zahlreiche verschiedene Mutationen des PI-Gens (auf Chromosom 14) sind bekannt. Die entsprechenden Pi-(i. e. AAT-)Proteinphänotypen können im Serum durch gelelektrophoretische Auftrennungsverfahren erfasst werden. Homozygotien für die PiS- oder das PiZ-Allele sind am häufigsten mit AAT-Mangel assoziiert. Manche Pi-Allele, wie das PiZ-Allel, führen in der Leberzelle zur Synthese abnormer AAT-Moleküle, die nicht sezerniert werden können und sich im Zytoplasma als eosinophile, globuläre (PAS-positive, Diastase-resistente) Einschlüsse in Leberzellen manifestieren. Leberzellnekrosen unterschiedlichen Ausmaßes und evtl. eine Leberzirrhose können nachweisbar sein. Bei der Manifestation im Erwachsenenalter ist in der Regel eine zusätzliche auslösende Leberschädigung erforderlich. Bei den homozygoten Allelkonstellationen PiZ/PiZ sowie PiS/PiS kommt es eher zu einem ausgeprägten AAT-Mangel.

Klinische Relevanz AAT-Mangel ist die häufigste hereditäre Ursache einer Lebererkrankung im Neugeborenen- und Kindesalter. Bei etwa 10 % aller Neugeborenen mit Homozygotie für das PiZ-Allel tritt eine neonatale Hepatitis auf, die in einigen Fällen auch mit einer Rarefizierung der interlobulären Gallengänge und Cholestase vergesellschaftet ist. Die Erkrankung kann bei einem kleinen Prozentsatz der Kinder zu einer Leberzirrhose fortschreiten. AAT-Mangel kann sich aber auch bei älteren Erwachsenen in Form einer Zirrhose äußern. Der Nachweis ergibt sich aus der Leberhistologie, der Bestimmung der Serum-AAT-Konzentration, der PI-Genanalyse und/oder der AAT-Proteinphänotypisierung.

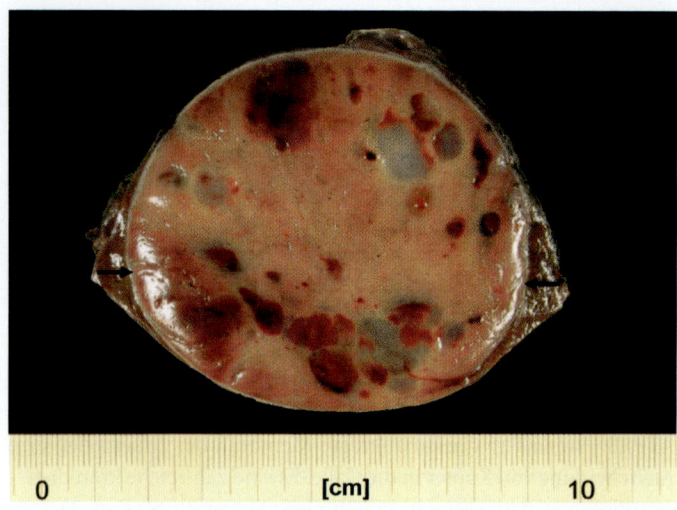

Abb. 33.33 Hepatozelluläres Adenom. Das Adenom ist ein großer, gegenüber dem umgebenden Lebergewebe scharf begrenzter Knoten (Pfeile). [R398]

33.10.4 Andere Stoffwechselstörungen

Klinisch relevante Leberbeteiligungen können bei Porphyrie (➤ Kap. 47.3.1), Amyloidose (➤ Kap. 47.3.3), Diabetes mellitus (➤ Kap. 47.3.2), genetischen und anderen Stoffwechselerkrankungen auftreten (➤ Kap. 47.2).

33.11 Neoplastische Erkrankungen

Wie in anderen Organen werden primäre Tumoren der Leber nach Differenzierung und Dignität klassifiziert (➤ Tab. 33.4). Die Leber ist auch ein bevorzugtes Ziel von Metastasen.

33.11.1 Benigne epitheliale Tumoren

Hepatozelluläres Adenom

Definition Das hepatozelluläre Adenom ist ein seltener, gutartiger Tumor mit hepatozellulärer Differenzierung, der vor allem bei Frauen nach längerer (jahrelanger) Einnahme von Kontrazeptiva gelegentlich auch multipel („Adenomatose") vorkommt (gelegentlich Rückbildung nach Absetzen der Medikation).

Morphologie

Die Tumorknoten sind unterschiedlich groß (2–20 cm Durchmesser), umschrieben und können Blutungen und Nekrosen aufweisen (➤ Abb. 33.33). Sie komprimieren das umgebende nichtneoplastische Lebergewebe.
Histologisch bestehen die Tumoren aus weitgehend normal erscheinenden, üblicherweise etwas größeren Leberzellen mit unterschiedlichem Glykogen- und Fettgehalt. Größere Arterien und Venen sind nachweisbar. Morphologisch und molekular lassen sich verschiedene Subtypen unterscheiden:

- der HNF1α-defiziente Subtyp (ca. 40 %) mit teilweise deutlicher Tumorzellverfettung,
- der inflammatorische Typ (ca. 40 %) mit portalfeldartigen, entzündlich alterierten Strukturen, erweiterten Sinusoiden und offenbar erhöhtem Rupturrisiko (mit Mutationen in Genen des IL-6/STAT3-Signalweges),
- der ß-Catenin-mutierte Subtyp (ca. 10 %) mit zytologischen und oft auch strukturellen Atypien bei Anabolikaabusus sowie
- unklassifizierte Formen (ca. 10 %).

Klinische Relevanz Eine wichtige Komplikation ist die Blutung in die freie Bauchhöhle (Hämaskos), weswegen eine chirurgische Intervention (Leberteilresektion) bei Adenomen > 5 cm zu erwägen ist. Eine maligne Transformation in ein hepatozelluläres Karzinom ist selten und tritt deutlich überwiegend beim ß-Catenin-mutierten Subtyp auf (Risiko ca. 50 %!).

Tumorähnliche Läsionen: Differenzialdiagnose zum hepatozellulären Adenom

- **Fokale noduläre Hyperplasie** (➤ Abb. 33.34): eine etwas häufiger bei Frauen als bei Männern auftretende knotige (aber nicht umkapselte) Proliferation (keine Neoplasie!) in der Leber von gelbbrauner Farbe mit zentraler bindegewebiger Narbe, die in Form von Septen in die Peripherie ausstrahlt. Die Knoten können singulär oder multipel auftreten und wenige Millimeter bis mehr als 15 cm groß sein. Die Leberzellen sind nicht atypisch und können Fettvakuolen oder vermehrt Glykogen enthalten. Die Bindegewebesepten sind unterschiedlich dicht lymphozytär infiltriert. Sie enthalten zahlreiche proliferierte Gallengänge sowie abnorme dickwandige, englumige Arterien und Venen. Die Veränderung ist häufig ein Zufallsbefund, neigt nicht zu Blutungen und hat kein malignes Transformationsrisiko. Ursache der knotigen Hyperproliferation ist eine lokale Vaskularisationsstörung.

33.11 Neoplastische Erkrankungen

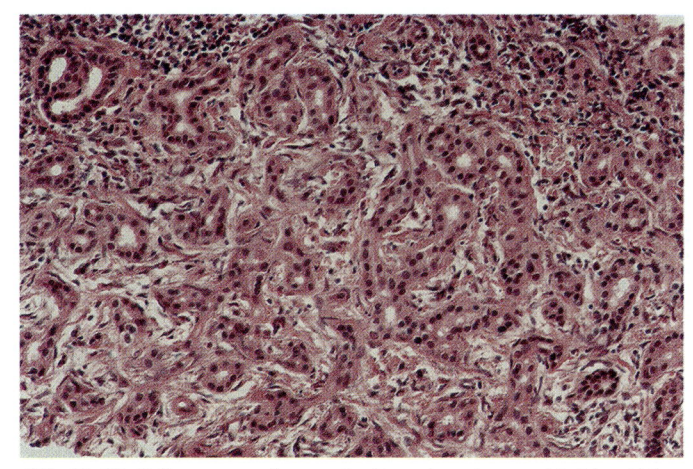

Abb. 33.35 Gallengangsadenom. Der Tumor besteht aus zahlreichen kleinen Gallengängen, die von regelrechtem kubischem Epithel ausgekleidet sind. HE, Vergr. 100-fach. [R398]

Gallengangsadenom/muzinös-zystische Neoplasie/intraduktale papilläre Neoplasie

Gallengangsadenome sind kleine Knoten mit Durchmessern bis zu 1 cm, die aus proliferierten, von kubischem Epithel ausgekleideten Gallengängen bestehen und stellen oft Zufallsbefunde im Rahmen von Schnellschnittuntersuchungen dar; sie haben nach gegenwärtigem Kenntnisstand kein malignes Transformationsrisiko (> Abb. 33.35).

Muzinös-zystische Neoplasien sind von kubischem oder zylindrischem Epithel ausgekleidete und mit schleimiger Flüssigkeit gefüllte zystische Tumoren ohne Beziehung zum Gallengangssystem. Sie treten nur bei Frauen auf und sind von einem „ovariellen" (Hormonrezeptor-positiven) Stroma umgeben. Die maligne Entartung in Cholangiokarzinome erfolgt seltener als bei IPNBs.

Die **intraduktale papilläre Neoplasie** ist ein benigner papillärer, von schleimproduzierendem Zylinderepithel gebildeter Tumor der intra- und extrahepatischen Gallengänge. Sie behindern den Galleabfluss. Es kann zur schrittweisen malignen Entartung in ein papilläres Adenokarzinom kommen.

33.11.2 Maligne epitheliale Tumoren

Hepatozelluläres Karzinom

Definition und Epidemiologie Hepatozelluläre Karzinome sind maligne Tumoren mit hepatozellulärer Differenzierung. Sie machen ca. 90 % aller primären Leberkarzinome aus.
Hepatozelluläre Karzinome zählen in Afrika und Südostasien zu den häufigsten malignen Tumoren und treten auch in westlichen Industrieländern zunehmend häufiger auf. Weltweit ist mit über 700.000 Fällen pro Jahr zu rechnen. Männer sind häufiger betroffen als Frauen (m : w = 4–6 : 1). Während in den westlichen Industrienationen die Patienten mit hepatozellulärem Karzinom älter als 50 Jahre sind und der Tumor zu etwa 80 % in einer zirrhotischen Leber vorkommt, sind

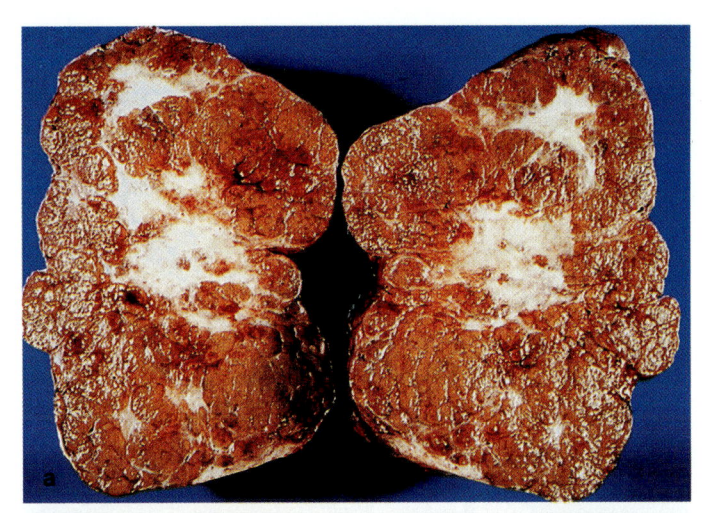

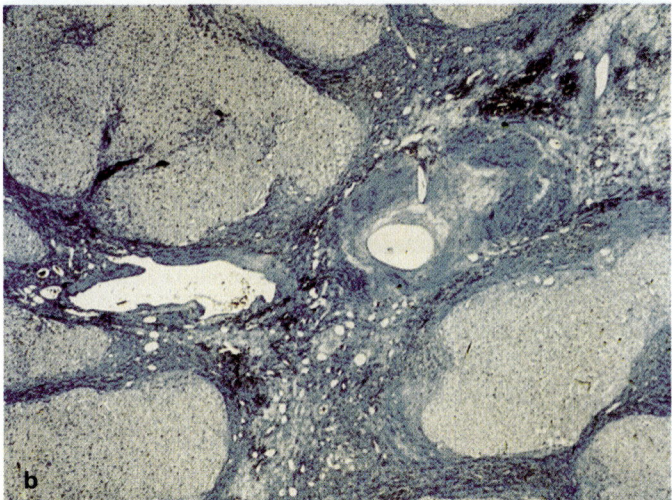

Abb. 33.34 Fokale noduläre Hyperplasie. a Operationspräparat. Der Knoten ist deutlich gegen das umgebende Gewebe abgegrenzt und zeigt eine zentrale weißliche Narbe. **b** Histologisches Bild nach Bindegewebsfärbung: Die zentrale Narbe wird als blau angefärbter Bindegewebsbezirk gut sichtbar. Im Zentrum finden sich Gefäße mit abnorm ausgebildeter, verbreiterter Wand. Der übrige Herd ist knotig aufgebaut (zirrhoseähnlich). CAB, Vergr. 40-fach. [R398]

- **Noduläre Transformation (noduläre regenerative Hyperplasie) der Leber:** Die Leberarchitektur bei dieser gutartigen Proliferation ist zwar gewahrt (Portalfelder sind nachweisbar), die Leber ist aber selten knotig (partial noduläre Transformation) umgewandelt. Die Knoten bestehen aus nicht atypischen Leberzellen, die in mehrreihigen Platten angeordnet sind (häufig Ausgangspunkt an der Läppchenperipherie) und das umgebende Leberparenchym komprimieren. Es scheinen Störungen der Mikroperfusion vorzuliegen, wobei Steroide, Diabetes mellitus und chronische Entzündungen als Ursachen diskutiert werden. Klinische Folgen ergeben sich aus der mit der nodulären Transformation verbundenen portalen Hypertonie.

die Patienten in Afrika und Asien oft jünger (< 50 Jahre), und das Karzinom ist häufiger in einer nicht zirrhotischen Leber entwickelt.

Ätiologie Ätiologisch spielt die Infektion mit dem Hepatitis-B-Virus eine wesentliche Rolle: In Taiwan hatten HBsAg-positive Personen (Virusträger) ein etwa 100-mal höheres Risiko eines hepatozellulären Karzinoms als die HBsAg-negative Population. Die Integration von viralen Genombestandteilen in das Wirtsgenom ist die Initialzündung der Karzinomentwicklung im Zusammenwirken mit Promotoren (z. B. Entzündung, chemische Kokarzinogene). Das Karzinomrisiko ist umso höher, je früher der Hepatitis-B-Virus-Träger-Status eintritt (z. B. bei neonataler Infektion). Als weitere ätiologische Faktoren kommen Hepatitis-C-Virus-Infektion, Aflatoxine (Pilzgift aus dem Schimmelpilz Aspergillus flavus, der in tropischen Gebieten Getreidekörner und Erdnüsse kontaminiert), Alkohol (in Europa und den USA, evtl. als Kokarzinogen mit Hepatitis-B-Virus), Steroide (Anabolika) und Stoffwechselerkrankungen (nicht alkoholische Steatohepatitis, Hämochromatose, α_1-Antitrypsin-Mangel, Glykogenspeicherkrankheit Typ I und andere) infrage. Zunehmende Bedeutung als Risikofaktor in Industrienationen erhält das metabolische Syndrom, v. a. bei einer manifesten nicht alkoholischen Fettlebererkrankung/Steatohepatitis. Bei Kombination mehrerer Faktoren (z. B. HBV, HCV, Aflatoxin) ist das Risiko der Karzinomentwicklung beträchtlich gesteigert. In etwa 80 % der Fälle liegt bei Diagnosestellung eine Zirrhose vor.

Morphologie

Makroskopisch lassen sich massive, multinoduläre und diffuse Subtypen unterscheiden (➤ Abb. 33.36): Der massive Subtyp ist entweder durch einen großen solitären Tumorknoten, der multinoduläre Subtyp durch mehrere Knoten (multizentrische Entstehung oder intrahepatische Metastasierung) und der diffuse Subtyp durch ausgedehnte, kaum abgrenzbare Infiltration in die Leber gekennzeichnet. Frühe hepatozelluläre Karzinome sind 1,5–3 cm groß, hochdifferenziert und teilweise bereits umkapselt. Sie gehen in zirrhotischen Lebern aus prämalignen Läsionen, sog. dysplastischen Knoten hervor, während die Transformation aus hepatozellulären Adenomen (v. a. ß-Catenin-mutierter Subtyp) seltener ist. Die Tumoren zeigen je nach Differenzierungsgrad braunrote, grünliche (Galleproduktion) oder grauweiße Farbe. Nekrosen und Blutungen kommen vor. Gefäßeinbrüche sind häufig.

Histologisch sind die Tumorzellen meist trabekulär angeordnet (➤ Abb. 33.37). Die Trabekel sind üblicherweise mehrere Zelllagen dick. Zwischen den Tumorzelltrabekeln finden sich sinusoidähnliche Bluträume, die von Endothelzellen, nicht aber von Kupffer-Zellen ausgekleidet werden. Je nach Differenzierungsgrad ähneln die Tumorzellen mehr oder weniger nichtneoplastischen Hepatozyten. Sie sind aber häufig kleiner als diese und können eine beträchtliche Variation in Zell- und Kerngröße bis hin zur Ausbildung vielkerniger Riesenzellen zeigen. Auch hochgradig pleomorphe Karzinome (oft p53-mutiert) kommen vor.

Die Tumorzellen können ausgeprägt verfettet oder glykogenreich sein, ähnlich dem klarzelligen Nierenzellkarzinom, und auch Galleproduktion zeigen. Diverse Zytoplasmaeinschlüsse (z. B. Mallory-Denk-Körper, α_1-Antitrypsin) kommen vor.

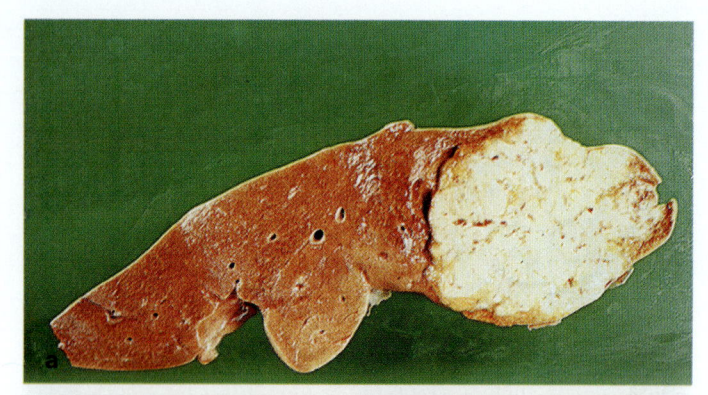

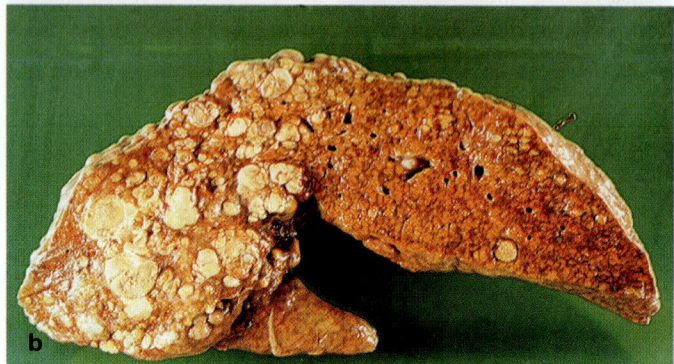

Abb. 33.36 Makroskopische Typen des hepatozellulären Karzinoms. **a** Massiver Typ. **b** Multinodulärer Typ. [R398]

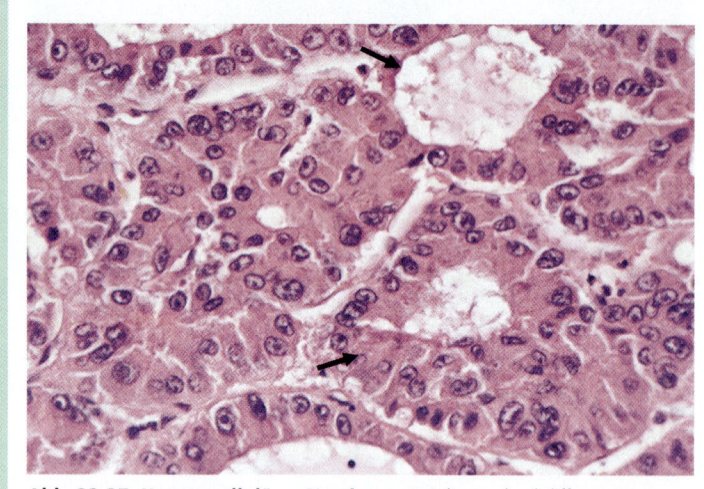

Abb. 33.37 Hepatozelluläres Karzinom. Bei diesem hochdifferenzierten Karzinom sind die Tumorzellen, die Hepatozyten ähneln, trabekulär angeordnet. Es werden auch glanduläre Strukturen (Pfeile) ausgebildet. HE, Vergr. 200-fach. [R398]

Metastasierung Hepatozelluläre Karzinome zeigen eine ausgeprägte Tendenz zur Gefäßinvasion und zur intra- und extrahepatischen Metastasierung (v. a. Lunge, Knochen, Haut). Auch eine Absiedelung in Lymphknoten des Leberhilus kommt häufig vor. Die lokale Ausdehnung und die Metastasierung werden nach der TNM-Klassifikation beurteilt.

Klinische Relevanz Hepatozelluläre Karzinome entwickeln sich in etwa 90 % der Fälle auf dem Boden einer chronischen Lebererkrankung. Frühe Karzinome sind asymptomatisch und nur bildgebend nachzuweisen. Klinisch besteht der Verdacht auf ein hepatozelluläres Karzinom, wenn sich der Allgemeinzustand eines Patienten mit Leberzirrhose schnell verschlechtert. Bei vielen Patienten steigt die α_1-Fetoprotein-Konzentration im Serum (onkofetales Protein). Seltener können hepatozelluläre Karzinome auch paraneoplastische Symptome (Polyzythämie, Hypoglykämie, Hyperkalzämie) zeigen.

Die therapeutischen Optionen sind auch durch die Grunderkrankung beschränkt. Die Indikation zur Resektion oder Transplantation wird durch die Größe des Tumors, die Anzahl und Lage der Tumorknoten sowie die zugrunde liegende Lebererkrankung bestimmt. Als weitere Therapiemodalitäten stehen lokal-ablative Verfahren (z. B. transarterielle Chemoembolisation) und die systemische Therapie (Kinaseinhibition durch Sorafenib) zur Verfügung. Die 5-Jahres-Überlebensrate ist auch in Deutschland mit insgesamt 15 % sehr schlecht.

Sonderform: fibrolamelläres hepatozelluläres Karzinom

Der fibrolamelläre Subtyp des hepatozellulären Karzinoms ist selten und tritt bei Jugendlichen und jungen Erwachsenen auf. Er wird nicht durch chronische Lebererkrankungen verursacht, sondern beruht auf einer singulären, somatisch erworbenen Mutation (DNABJ-PRKACA-Translokation) mit resultierender Überexpression der Proteinkinase A in den Tumorzellen. Die Ätiologie ist unklar. Die Prognose ist besser als beim klassischen Typ, v. a. da die Patienten jung sind und keine Zirrhose vorliegt.

Morphologie

Histologisch zeigt der Tumor ein charakteristisches, gleichförmiges Bild aus großen, eosinophilen Tumorzellen mit großen Zellkernen und prominenten Nukleolen. Zwischen den in soliden Formationen und Trabekeln angeordneten Tumorzellen liegt lamellär angeordnetes, zellarmes kollagenes Bindegewebe in unterschiedlicher Menge (➤ Abb. 33.38). Der Serum-α_1-Fetoprotein-Spiegel ist bei diesen Patienten nicht erhöht. Die nichttumoröse Leber zeigt keine eigenständige Erkrankung.

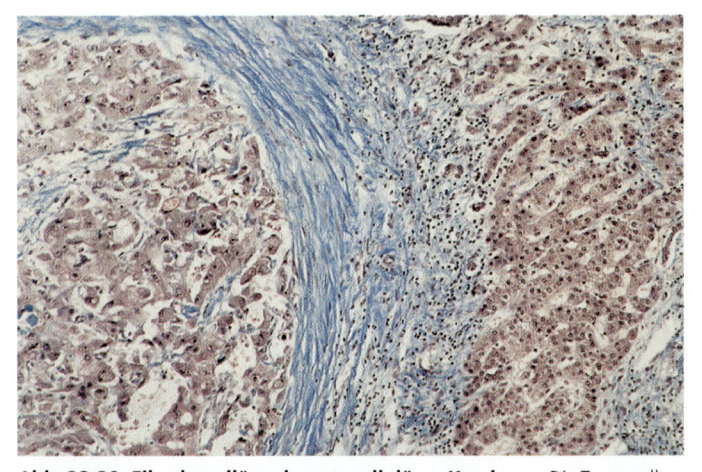

Abb. 33.38 Fibrolamelläres hepatozelluläres Karzinom. Die Tumorzellen (linke Bildseite) sind gegenüber den nichtneoplastischen Leberzellen (rechte Bildseite) vergrößert und haben einen großen Zellkern und große Nukleolen. Im Zentrum findet sich lamellär angeordnetes, zellarmes kollagenes Bindegewebe (blaue Anfärbung). CAB, Vergr. 100-fach. [R398]

Cholangiokarzinom

Definition Maligner, drüsig differenzierter, häufig stromareicher Tumor, der zytologisch und im Wachstumsmuster Gallengangsstrukturen nachahmt.

Epidemiologie und Ätiologie Cholangiokarzinome sind seltener als hepatozelluläre Karzinome. Etablierte Risikofaktoren sind die primär sklerosierende Cholangitis und kongenitale Anomalien der Gallengänge. Im Fernen Osten sind ca. 60 % der Karzinomfälle mit einer Infestation mit Leberegeln (*Clonorchis sinensis, Opisthorchis viverrini*; in China, Japan und Südostasien sehr verbreitet) assoziiert. Intrahepatische (periphere) Cholangiokarzinome treten vermehrt bei Zirrhose und den sie verursachenden Grunderkrankungen auf.

Bei zentralen (distalen) Cholangiokarzinomen spielen im Gegensatz zu den peripheren Tumoren Mutationen des RAS-Protoonkogens und die Transformation aus flachen (biliäre intraepitheliale Neoplasien [BilIN]) bzw. papillären (intraduktale papilläre Neoplasien) Vorläuferläsionen eine Rolle. Eine Geschlechtsbevorzugung besteht nicht.

Morphologie

Makroskopisch handelt es sich um einen derben, grauweißen Tumor mit entweder massivem, nodulärem (bevorzugt bei peripheren Tumoren) oder diffusem makroskopischem Bild (beim zentralen hilusnahen Typ).

Histologisch (➤ Abb. 33.39) findet sich üblicherweise ein mäßig- bis hochdifferenziertes tubuläres Adenokarzinom (gelegentlich auch mit Schleimproduktion) mit reichlich entwickeltem Stroma (verantwortlich für die derbe Konsistenz des Tumors). Eine Abgrenzung von Metastasen von Adenokarzinomen (z. B. aus dem Gastrointestinaltrakt oder Pankreas) kann schwierig sein. Auch Mischformen zwischen hepatozellulären und cholangiozellulären Karzinomen kommen vor (Hepato-Cholangiokarzinome).

Klinische Relevanz Die Tumoren entwickeln sich üblicherweise ab der 6. Lebensdekade. Die klinische Symptomatik hängt weit-

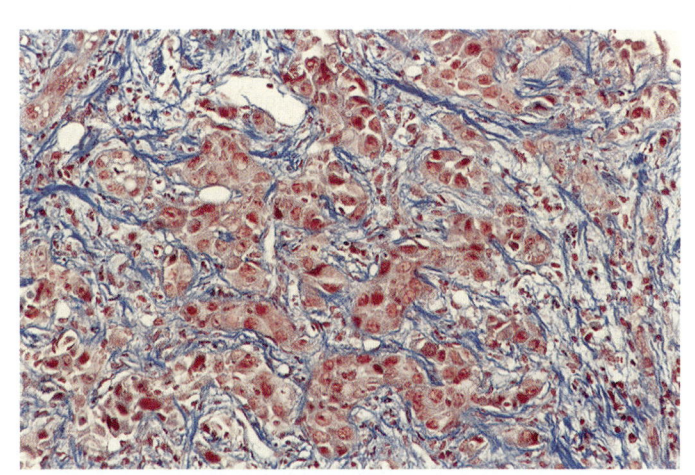

Abb. 33.39 Cholangiokarzinom. Hochdifferenziertes, tubuläres Adenokarzinom mit deutlich entwickeltem Stroma. Das bindegewebige Stroma ist blau angefärbt. CAB, Vergr. 150-fach. [R398]

gehend vom Sitz des Tumors ab. Zentrale Tumoren führen oft zum Gallengangsverschluss und zu Infektionen (eitrige Cholangitis). Die Prognose ist im inoperablen Zustand schlecht, wobei intrahepatische Cholangiokarzinome häufig molekulare Zielstrukturen für gezielte Systemtherapien aufweisen. Die Tumoren metastasieren früh in die Lymphknoten der Leberpforte und dann hämatogen (v. a. Lunge, Knochen). Im fortgeschrittenen Stadium ist mit Überlebenszeiten von nur 1–2 Jahren zu rechnen.

Hepatoblastom

> Kap. 41.8.3.

33.11.3 Mesenchymale Tumoren

In der Leber können, wie in jedem anderen Organ, unterschiedliche, gut- und bösartige mesenchymale Tumoren entsprechend den vorhandenen mesenchymalen Geweben (Gefäße, Nerven, Bindegewebe) vorkommen. Im Vordergrund stehen die benignen und malignen Neoplasien des Gefäßsystems (auch > Kap. 46.3). Zwei Beispiele werden dargestellt.

Hämangiom

Dies ist der häufigste primäre Lebertumor. Er ist gutartig, hat kein malignes Transformationsrisiko und wird in ca. 5 % der Obduktionen als Zufallsbefund nachgewiesen; er entspricht histologisch meist dem kavernösen Subtyp. Hämangiome der Leber liegen üblicherweise solitär und subkapsulär, haben meist einen Durchmesser von 1–4 cm (vereinzelt auch größer), sind dunkelrot und von einer Bindegewebskapsel umgeben. V. a. große Tumoren können durch Blutungen klinisch auffallen.

Angiosarkom

Dieser seltene maligne Tumor wächst häufig in Form multipler blutreicher Knoten. Neben der Einnahme anaboler Steroide gilt eine mehrjährige Vinylchlorid-, Arsen- oder Thorotrast- (radioaktives Thoriumdioxid, das früher als Röntgenkontrastmittel verwendet wurde) Exposition als Risikofaktor.

Morphologie

Makroskopisch zeigen sich rötliche, teils auch grauweiße, teils von Blutungen durchsetzte Knoten.

Histologisch besteht dieser Tumor aus polymorphen, spindeligen, endothelial differenzierten Zellen, die Bluträume auskleiden und auch solide Knoten bilden können.

Die Prognose ist sehr schlecht. Die Überlebenszeit beträgt in den meisten Fällen weniger als ein Jahr nach Diagnosestellung.

Epithelioides Hämangioendotheliom

Weiterer seltener von den Endothelzellen ausgehender maligner Tumor. Der Tumor zeigt ein multinoduläres Wachstumsbild, wobei die Tumorzellen in einem zellarmen, dichten, nicht selten verkalkenden Stroma wachsen. Die Prognose ist besser als beim Angiosarkom und es sind langjährige Verläufe bekannt.

33.11.4 Leberbeteiligung bei Neoplasien des blutbildenden und lymphoretikulären Systems

Akute und chronische lymphatische und myeloische Leukämien, ebenso wie Morbus Hodgkin und Non-Hodgkin-Lymphome können auch die Leber befallen. Bei Morbus Hodgkin überwiegt ein noduläres Befallsmuster, während die Leukämien zu einem diffusen, oft sinusoidalen Befall der Leber neigen.

33.11.5 Lebermetastasen

Lebermetastasen sind die häufigsten malignen Lebertumoren und finden sich bei etwa einem Drittel aller Karzinome, bevorzugt des Magen-Darm-Trakts, der Brustdrüse, der Lunge, des Ösophagus, des Pankreas und bei malignen Melanomen (v. a. der Aderhaut).

Morphologie

Makroskopisch können sich Metastasen in Form singulärer oder multipler Knoten manifestieren oder das Lebergewebe fast vollständig durch- und ersetzen (sog. Metastasenleber). Dadurch kann die Leber enorm groß und schwer (> 5000 g) werden. Die Tumorknoten sind üblicherweise grauweiß, und oft oberflächlich im Zentrum eingedellt (= „Krebsnabel"; > Abb. 33.40). In der unmittelbaren Umgebung des Tumorknotens findet sich häufig eine dunkelblaurote Zone.

Das **histologische** Bild ähnelt meist dem Primärtumor. Es kann in den Metastasen auch eine Dedifferenzierung auftreten, sodass in Einzelfällen der definitive Rückschluss auf den Primärtumor schwierig bis unmöglich sein kann.

Klinische Relevanz Klinische Manifestation und Prognose hängen weitgehend von der Art des Primärtumors ab. Die mittlere Überlebenszeit der Patienten nach Diagnose der Metastasen liegt bei einem Jahr. Metastasierende Dickdarmkarzinome haben dabei eine bessere Prognose; bei solitären Metastasen kann eine Resektion sinnvoll sein. Bei ausgedehnter Tumordurchsetzung kann eine Leberinsuffizienz auftreten.

33.12 Lebererkrankungen und Ikterus im Kindesalter

Neben erworbenen Erkrankungen, die denen des Erwachsenen vergleichbar sind, finden sich im Kindesalter familiäre (genetisch be-

33.12.2 Pathologische Form des Neugeborenenikterus

➤ Kap. 8.2.8.

33.12.3 Hepatitis

Ätiologie Hepatitische Veränderungen beim Kind lassen sich ätiologisch in virale und nichtvirale Ursachen einteilen. Da beim Neugeborenen Immunreaktionen noch vermindert sind, findet man häufiger morphologische Veränderungen, die denen immundefizienter Erwachsener ähneln.

- **Virushepatitis:** Infektionen durch klassische hepatotrope Viren (HAV, HBV, HCV, HDV, HEV, ➤ Kap. 33.4.1) finden sich auch bei Neugeborenen. HBV wird von Müttern mit akuter Virushepatitis in der späteren Schwangerschaftsperiode oder mit chronischem Virusträgerstatus (üblicherweise HBe-Antigen-positiv) übertragen, wobei eine Infektion während der Geburt (sub partu) im Vordergrund steht; auch eine transplazentare Infektion ist möglich. Zytomegalievirusinfektionen sind bei Kindern ebenfalls recht häufig. Hepatitiden werden selten auch im Rahmen von Herpes-simplex-, Rubeolen- und Adenovirusinfektionen beobachtet.
- **Nichtvirale Infektionen:** Kongenitale Lues, Toxoplasmose und bakterielle Infektionen können zu entzündlichen Veränderungen in der Leber des Neugeborenen führen.
- **Stoffwechselerkrankungen:** Fruktoseintoleranz, Galaktosämie, Tyrosinämie, $α_1$-Antitrypsin-Mangel.
- **Idiopathische neonatale Hepatitis:** In einem recht hohen Prozentsatz der Hepatitisfälle kann keine definitive Ätiologie festgestellt werden.

Morphologie

Zusätzlich zu den auch bei Erwachsenen vorkommenden morphologischen Veränderungen findet sich bei Neugeborenen unabhängig von der Ätiologie häufig das Bild der „Riesenzellhepatitis" (neonatale Hepatitis) mit vielkernigen (20–40 Kerne) hepatozytären Riesenzellen, die bevorzugt in den läppchenzentralen Arealen liegen (➤ Abb. 33.41).

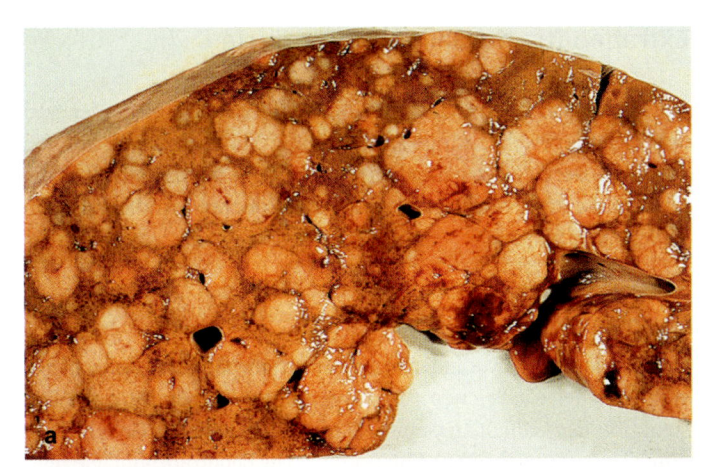

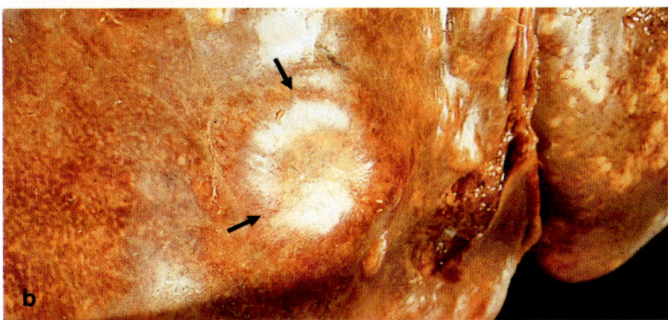

Abb. 33.40 Metastasenleber (Lungenkarzinom). **a** Die Leber ist von unterschiedlich großen Knoten durchsetzt, die läppchenzentral auch Nekrosen und Blutungen zeigen. Die Knoten werden häufig von einem dunkelroten Saum umgeben. **b** Ein sich an der Oberfläche vorwölbender Metastasenknoten (Pfeile) ist zentral eingedellt („Krebsnabel"). [R398]

dingte) Erkrankungen (z. B. Stoffwechselstörungen, Fehlbildungen) der Leber, die sich klinisch häufig als Ikterus manifestieren.

33.12.1 Neugeborenenikterus

Syn.: Icterus neonatorum

Definition und Epidemiologie Dieser Ikterus beruht auf einer Erhöhung des unkonjugierten Bilirubins im Serum. Er findet sich bei 90 % der normalen Neugeborenen (physiologischer Ikterus), erreicht sein Maximum ca. 4 Tage nach der Geburt und ist nach 2 Wochen verschwunden.

Ursachen

Der physiologische Neugeborenenikterus geht im Wesentlichen auf drei Ursachen zurück:
- Vermehrte Bilirubinproduktion (bedingt durch verminderte Erythrozytenlebensdauer und damit verstärkten Erythrozytenzerfall beim Neugeborenen)
- Verminderte Aufnahme und Ausscheidung von Bilirubin durch die Leber (durch Unreife der dafür verantwortlichen Mechanismen, ➤ Kap. 33.3)
- Rückresorption von Bilirubin aus dem Darm

33.12.4 Gallengangsveränderungen (infantile obstruktive Cholangiopathie)

Definition Es handelt sich um entzündliche, fibrös-obliterierende Gallengangsschädigungen, die zu Zerstörung und Schwund der Gallengänge und damit zu einer Störung des Galleflusses im Sinne einer mechanischen („obstruktiven") Cholestase führen. Je nachdem, ob die extrahepatischen oder die intrahepatischen Gallengänge betroffen sind, wird von einer intrahepatischen oder von einer extrahepatischen Gallengangsatresie gesprochen.

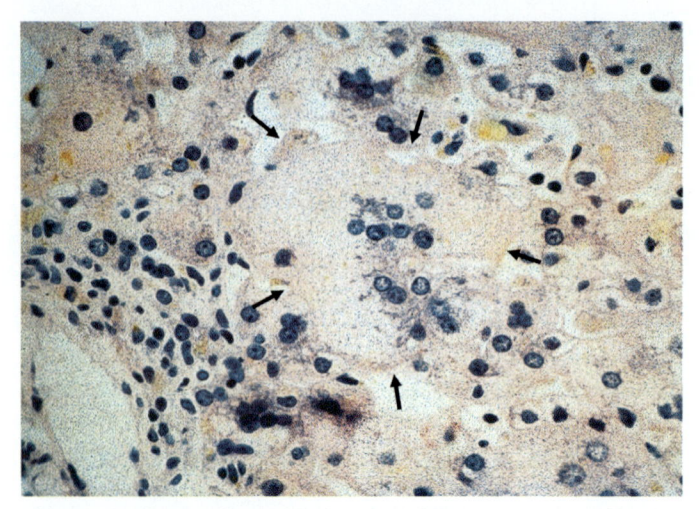

Abb. 33.41 Riesenzellhepatitis des Neugeborenen. Das morphologische Bild wird von großen, vielkernigen Leberzellen dominiert (Riesenzellen; Pfeile markieren eine Riesenzelle). Daneben finden sich entzündliche Infiltrate sowie aktivierte Kupffer-Zellen. HE, Vergr. 200-fach. [R398]

Ätiologie Als Ursachen kommen Infektionen (REO-, Rota-, Zytomegalie-, Rubellavirus), angeborene Stoffwechselerkrankungen (z. B. $α_1$-Antitrypsin-Mangel) und Gendefekte oder Sauerstoffmangel während der Embryonalentwicklung in Betracht. Meist lässt sich aber keine definierte Ursache nachweisen.

Es bestehen verschiedene Schweregrade der Schädigung, die von einer Reduktion der Zahl der Gallengänge (Hypoplasie, Duktopenie) bis zum Fehlen von Gallengängen (Aplasie) reichen. Kombinationen von extra- und intrahepatischer Atresie kommen vor.

Intrahepatische Gallengangsatresie

Formen Die intrahepatische Atresie ist häufig nicht komplett, sodass Begriffe wie Duktopenie oder Gallengangshypoplasie (engl.: „paucity of intrahepatic bile ducts") angebrachter sind. Zwei Formen werden unterschieden:
- **Syndromatische** Form („arteriohepatische Dysplasie", Alagille-Syndrom, auch ➤ Kap. 33.3.2, Cholestase), assoziiert mit geistiger Retardierung, Ataxie, Herzfehlern und anderen Fehlbildungen. Ursache sind Mutationen im JAGGED1-Gen (codiert für den Liganden des Notch1-Rezeptors) auf Chromosom 20p12.
- **Nichtsyndromatische** Form ohne zusätzliche Fehlbildungen, vereinzelt assoziiert mit Stoffwechselstörungen (z. B. $α_1$-Antitrypsin-Mangel) und neonataler Hepatitis

Morphologie

In den früheren Phasen der Erkrankung finden sich Cholestasezeichen, progressiver Verlust der interlobulären Gallengänge und hepatozytäre Riesenzellbildung.

Klinische Relevanz Der Ikterus beginnt wenige Tage nach der Geburt, nimmt aber später ab. Therapeutisch kommen diätetische Maßnahmen und eine Lebertransplantation infrage.

Extrahepatische Gallengangsatresie

Die extrahepatischen Gallenwege oder Teile davon fehlen oder sind durch Bindegewebestränge ersetzt. Diese Veränderungen können in jedem Bereich der galleableitenden Wege auftreten (auch die Gallenblase kann fehlen), also auch die größeren intrahepatischen Gallengänge betreffen.

Morphologie

Die **histologischen** Veränderungen der extrahepatischen Gallengänge sind variabel. Sie reichen von ausgeprägter Entzündung mit Destruktion des Gallengangsepithels bis zum Ersatz der Gallengänge durch Narbengewebe ohne Entzündung. Die Lebermorphologie zeigt Cholestasezeichen mit ausgeprägter Proliferation der Duktuli und Gallengänge entsprechend dem morphologischen Bild einer mechanischen Cholestase mit einer Fibrose vom biliären Typ. Daneben finden sich auch Riesenzellen in variabler Zahl. Innerhalb weniger Monate kann sich eine Leberzirrhose entwickeln.

Klinische Relevanz Es lassen sich ein fetaler (⅓) und ein perinataler (⅔) Typ unterscheiden. Beim **fetalen Typ** ist eine konjugierte Hyperbilirubinämie bereits bei der Geburt nachzuweisen, während sie beim **perinatalen Typ** erst nach einem ikterusfreien Intervall von einigen Wochen nach der Geburt auftritt.

Die Patienten zeigen zunehmenden Ikterus, Anstieg des Serumcholesterinspiegels und Ausbildung von Xanthelasmen. Ohne Therapie ist die Prognose schlecht, da sich eine sekundär biliäre Leberzirrhose entwickelt; der Tod tritt dann üblicherweise innerhalb von 2 Jahren ein. Therapeutisch kommen eine Portoenterostomie als Überbrückungstherapie (Kasai-Operation: bei dieser Operation wird ein Teil der Leber im Bereich der Leberpforte reseziert und mit einer Darmschlinge anastomosiert), dann meist später gefolgt von einer Lebertransplantation, infrage.

33.12.5 Reye-Syndrom

Definition Das Reye-Syndrom ist eine sehr seltene akute Erkrankung, charakterisiert durch Enzephalopathie (Hirnödem, Krampfanfälle, Lethargie, Koma) und Leberverfettung, die bei Kindern (selten bei Erwachsenen) 2–5 Tage nach Infektionen (v. a. des Atemtrakts) auftritt.

Ätiologie Meist geht eine Verabreichung von Salizylaten, teilweise im Zusammenhang mit Influenza-A-, B- oder Varizellenvirusinfektionen, voraus.

Morphologie

Histologisch findet sich eine diffuse feintropfige Verfettung der Leberzellen, die wahrscheinlich auf eine mitochondriale Schädigung zurückgeht.

Prognose Die Letalität liegt bei 40 %. Frühe Erkennung und Intensivbehandlung verbessern die Prognose.

33.12.6 Andere Ursachen des Ikterus in der Neugeborenenperiode

Ikterus kann auch bei Crigler-Najjar-Syndrom (➤ Kap. 33.3.2), Hypothyreose, nach Blutungen, bei Sepsis und Pylorusstenose auftreten.

33.12.7 Leberzirrhose im Kindesalter

Eine Reihe von Leberschädigungen kann zur Leberzirrhose im Kindesalter führen (auch ➤ Kap. 33.3.2, Cholestase):
- Neonatale Hepatitis
- Morbus Wilson
- Galaktosämie
- Hereditäre Tyrosinämie (Typ I)
- Typ-IV-Glykogenose
- Zystische Pankreasfibrose
- α_1-Antitrypsin-Mangel
- Infantile obstruktive Cholangiopathie
- Indische frühkindliche Zirrhose
- Progressive familiäre intrahepatische Cholestase
- Extrahepatische Gallengangsatresie

33.12.8 Stoffwechselstörungen

Zahlreiche angeborene Stoffwechselstörungen, wie Glykogenosen, hereditäre Fruktoseintoleranz, Galaktosämie und Lipidspeicherkrankheiten manifestieren sich im Kindesalter durch Leberveränderungen (➤ Kap. 47.2).

33.13 Schwangerschaft und Leber

Definition Eine während der Schwangerschaft auftretende Lebererkrankung kann ihre Ursache in der Schwangerschaft haben (Icterus e graviditate) oder nur zufällig während der Schwangerschaft auftreten (Icterus in graviditate, auch ➤ Kap. 41.2.5, Eklampsie).

33.13.1 Icterus e graviditate

Akute Schwangerschaftsfettleber

Pathogenese

Die genaue Pathogenese ist unklar, aber es besteht eine vorbestehende oder erworbene Störung der β-Oxidation von Fettsäuren.

Morphologie

Charakteristisch und diagnostisch ist eine diffuse kleintropfige Leberzellverfettung mit Leberzellvergrößerung. Gelegentlich finden sich Leberzellnekrosen.

Klinische Relevanz Diese seltene Erkrankung tritt in der 30.–38. Schwangerschaftswoche auf und geht mit Übelkeit, Erbrechen, abdominellen Schmerzen, neurologischer Symptomatik (Verwirrtheitszustände, Krämpfe, Koma) und später Ikterus einher. Innerhalb weniger Tage kann sich ein fulminantes Leberversagen entwickeln. Die Prognose war früher für Mutter und Kind sehr schlecht; heute ist sie bei Frühdiagnose und rechtzeitiger Intensivbehandlung wesentlich besser. Die frühzeitige Beendigung der Schwangerschaft (medikamentös oder durch Sectio) erhöht die Überlebenschancen von Mutter und Kind. Todesursache ist häufig eine Verbrauchskoagulopathie (disseminierte intravasale Gerinnung) mit Blutungen. Nachfolgende Schwangerschaften verlaufen überwiegend komplikationslos, sofern kein hereditärer Defekt der Beta-Oxidation von Fettsäuren (z. B. LCHAD-Defizienz in bis zu 20 % der Fälle) vorliegt.

Schwangerschaftscholestase

Definition und Epidemiologie Es handelt sich um eine intrahepatische Cholestase, die im letzten Schwangerschaftsdrittel auftritt. Die Erkrankung ist oft familiär gehäuft (1 Patientin pro 750–7000 Schwangerschaften; häufiger in Nordeuropa und Chile).

Pathogenese

Abnormitäten im Steroidstoffwechsel können eine Rolle spielen, da z. B. Östrogene die hepatozelluläre Gallesekretion hemmen können. Ursache kann auch der heterozygote Trägerstatus von MDR3- und BSEP-Mutationen sein (➤ Kap. 33.3.2).

Morphologie

Es finden sich läppchenzentral lokalisierte Gallethromben.

Klinische Relevanz Es bestehen Ikterus und Juckreiz, die nach Geburt verschwinden. Bei einigen der betroffenen Frauen rufen auch orale Kontrazeptiva eine Cholestase hervor.

33.13.2 Icterus in graviditate

Prinzipiell können alle Lebererkrankungen auch bei Schwangeren auftreten und zu Ikterus führen. Die häufigste Ursache ist die **Virushepatitis**. Die Gefahr von Fehlbildungen des Kindes besteht nicht. Allerdings verläuft z. B. die akute HEV-Hepatitis bei schwangeren Frauen oft schwer (fulminant) und in etwa 10 % der Fälle letal.

Mechanische Cholestase im Rahmen eines Gallensteinleidens ist eine weitere relevante Ursache eines Ikterus während der Schwangerschaft.

33.14 Pathologie der transplantierten Leber

Eine wichtige Indikation für die Lebertransplantation ist ein Leberversagen. Ursachen dafür sind chronische Lebererkrankungen wie beispielsweise Virushepatitis, nutritiv-toxische, Stoffwechsel- oder Gallenwegserkrankungen und das akute Leberversagen.

Die Transplantatleber ist durch vielfältige Einflüsse (z. B. Medikamente, Ischämie, eingeschränkte Qualität der implantierten Leber, Cholangitiden) bedroht und oft stellt ihre Schädigung eine Kombination bzw. Abfolge mehrerer Noxen dar. Eine spezifische Rolle kommt der Transplantatabstoßung zu.

Morphologie

Eine **akute Abstoßung** kann zellulär (häufiger) und humoral bedingt sein und äußert sich morphologisch in 3 Hauptmerkmalen:
- Portale Entzündung: Dieses Entzündungsinfiltrat besteht überwiegend aus teils aktivierten Lymphozyten, aber auch eosinophilen Leukozyten und vereinzelt auch neutrophilen Granulozyten. Bei zunehmendem Schweregrad der Entzündung greift das Infiltrat auf das angrenzende Leberläppchen über.
- Gallengangläsionen: Interlobuläre Gallengänge zeigen eine intraepitheliale Entzündung im Sinne einer lymphozytären Cholangitis. Als Folge davon kommt es zu entzündlichen Veränderungen des Epithels mit unregelmäßigen Kernen, gestörter Zellpolarität und zytoplasmatischer Vakuolisierung der Epithelzellen und schließlich zur Zerstörung des Gallengangs.
- Endothelitis: Entzündung der Portal- oder Zentralvenen mit subendothelialen Lymphozyten und Endothelschwellung und -ablösung (➤ Abb. 33.42). Bei einer schweren Abstoßung kommt es zusätzlich zu einer perivenulären lymphozytären Entzündung mit Leberzellnekrosen.

Eine Einteilung der morphologischen Veränderungen in Schweregrade ist nach dem Banff-Schema möglich (➤ Tab. 33.5).

Die morphologischen Hauptmerkmale der **chronischen Abstoßung** des Lebertransplantats sind der zunehmende Verlust an Gallengängen (sog. Gallengangsverlustsyndrom, engl. „vanishing bile duct syndrome"; ➤ Abb. 33.43) und eine obliterative Arteriopathie. Die beiden Veränderungen treten meist, aber nicht immer gleichzeitig auf. Die Transplantatarteriopathie, die sich histologisch in Form einer lumenobliterierenden Intimaverbreiterung manifestiert, ist in der Nadelbiopsie nur selten nachweisbar, da eher größere Gefäße betroffen sind. Ein indirekter Hinweis auf das Vorliegen einer Arteriopathie mit nachfolgender Minderperfusion des Organs sind perivenuläre Leberzellnekrosen oder eine perivenuläre Fibrose. Im Frühstadium finden sich Gallengänge mit degenerativen Epithelveränderungen. Diese Gänge werden im Verlauf der Erkrankung zerstört. Ein Verlust von mehr als 50 % der Gallengänge aller untersuchten Portalfelder ist wegweisend für eine chronische Abstoßung. Daneben finden sich Cholestase, perizentrale Leberschwellung und Leberzelluntergang sowie Zentralvenensklerose.

Klinische Relevanz Eine **akute Abstoßung** kann sich klinisch durch Fieber, Leberschwellung, Ikterus und, bei zunehmendem Schweregrad, durch Zeichen des Leberausfalls bis hin zum Transplantatverlust äußern. Laborchemisch sind die Leberenzyme erhöht und die Syntheseleistung nimmt ab. Die **chronische Abstoßung** manifestiert sich durch eine progrediente Cholestase mit Ikterus und erhöhten Cholestaseparametern im Serum (Bilirubin, γ-GT, alkalische Phosphatase). Im fortgeschrittenen Stadium kann eine biliäre Zirrhose vorliegen.

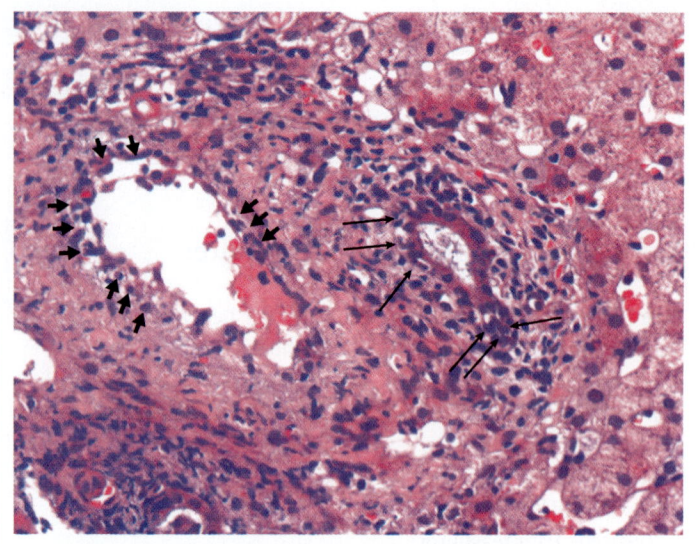

Abb. 33.42 Akute Abstoßung der Leber. Entzündungsinfiltrat in einem Portalfeld mit subendothelialer Infiltration durch Lymphozyten (Endothelitis, kurze Pfeile) und einer Gallengangsläsion mit lymphozytärer Cholangitis (lange Pfeile). HE, Vergr. 400-fach. [R398]

Tab. 33.5 Banff-Schema für das Grading der akuten Lebertransplantatabstoßung.

Grad	Kriterien
unbestimmt/"Borderline"	portale Entzündungszellinfiltration ohne Gewebeschaden (nicht ausreichend den Kriterien der akuten Abstoßung entsprechend)
gering (Grad I)	Entzündungsinfiltrat in weniger als 50 % der Portalfelder, geringer Gewebeschaden
moderat (Grad II)	Entzündungsinfiltrat in den meisten bzw. allen Portalfeldern, mäßiger Gewebeschaden
schwer (Grad III)	wie bei „moderat" mit Durchbrechen der Grenzlamelle zum Parenchym, ausgedehnte perivenuläre Hepatozytennekrose

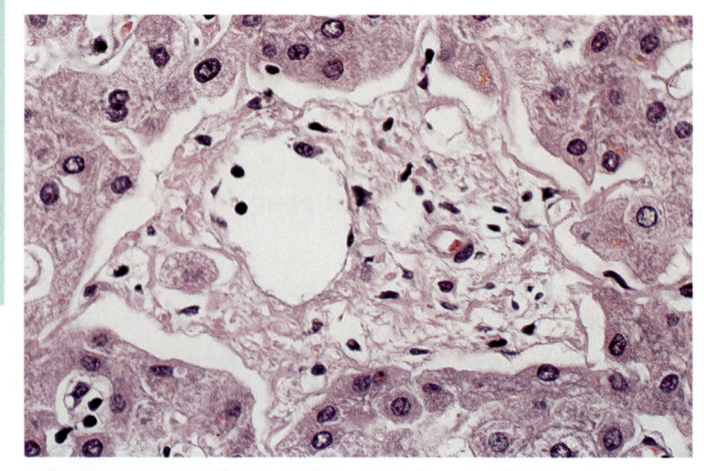

Abb. 33.43 Chronische Abstoßung der Leber. Portalfeld mit erkennbarer Portalvene und Arteriole, aber ohne nachweisbaren Gallengang. Nur ganz vereinzelt Entzündungszellen. Bei Befall von mehr als 50 % der Portalfelder spricht man von einem Gallengangsverlustsyndrom. HE, Vergr. 360-fach. [R398]

KAPITEL 34

P. Schirmacher, W. Jochum, C. Lackner

Gallenblase und extrahepatische Gallenwege

34.1	Normale Struktur und Funktion	679
34.2	Anomalien	679
34.2.1	Gallenblase	679
34.2.2	Ductus choledochus: Choledochuszyste	679
34.3	Gallensteine	680
34.3.1	Cholesterinsteine	681
34.3.2	Pigmentsteine	681
34.4	Entzündungen	682
34.4.1	Akute Cholezystitis	682
34.4.2	Chronische Cholezystitis	682
34.5	Lipoidose	683
34.6	Entzündungen der extrahepatischen Gallenwege	683
34.7	Tumoren	683
34.7.1	Maligne Tumoren	683

Zur Orientierung

Erkrankungen der Gallenblase und der extrahepatischen Gallenwege sind häufig. Konzentrierte Galle kann zur **Bildung von Konkrementen (Gallensteine)** führen. Galle ist primär steril; doch durch die Stagnation der Galle und Konkremente werden aufsteigende Infektionen und rezidivierende **Entzündungen** begünstigt. **Tumoren** der Gallenblase und der extrahepatischen Gallenwege sind selten, doch ihre Prognose ist bisher schlecht.

34.1 Normale Struktur und Funktion

Galleflüssigkeit besteht überwiegend aus Wasser, anorganischen Anionen, Gallensäuren/-salzen, Bilirubin, Proteinen, Cholesterin und Phospholipiden. Sie wird durch Hepatozyten und das biliäre Epithel produziert (bis zu 1 l täglich), in der Gallenblase konzentriert und modifiziert und bei Bedarf in das Duodenum abgegeben. Die zur Entleerung führenden Gallenblasenkontraktionen werden parasympathisch und durch Cholezystokinin gesteuert und erfolgen parallel zur Induktion der Pankreassekretion. Der Ductus cysticus verbindet die Gallenblase mit dem Ductus choledochus, der entweder gemeinsam mit dem Ductus pancreaticus über die Ampulle oder getrennt in das Duodenum mündet.

34.2 Anomalien

34.2.1 Gallenblase

Kongenitale Anomalien umfassen Agenesie, Verdoppelung (oder sogar Verdreifachung), Septierung, linksseitige oder intrahepatische Lage, Divertikel und abnorme Mobilität der Gallenblase (Gefahr einer Gallenblasentorsion) sowie Anomalien des Ductus cysticus und der A. cystica (➤ Abb. 34.1). Einige dieser Variationen sind von klinischer Bedeutung, da sie bei der Chirurgie der extrahepatischen Gallenwege beachtet werden müssen.

34.2.2 Ductus choledochus: Choledochuszyste

Definition Es handelt sich um eine angeborene, umschriebene Ektasie des Ductus choledochus.

Morphologie

Choledochuszysten können nach Lage und Form eingeteilt werden (➤ Abb. 34.2):
- **Typ I** (ca. 93 %): segmentale oder diffuse Erweiterung
- **Typ II**: divertikelartige (lokalisierte) Erweiterung
- **Typ III**: divertikelartige Erweiterung meist innerhalb der Duodenalwand (Choledochozele)
- **Typ IV**: Kombination von Typ I mit intrahepatischer Gallengangszyste

Komplikationen Die Zysten können sehr groß werden (Volumina bis zu mehreren Litern). Durch Druck auf die Pfortader kann eine portale Hypertonie entstehen, durch Druck auf den Gallengang oder den Ductus pancreaticus eine mechanische Abflussstörung. Diese begünstigt rezidivierende Entzündungen (Cholangitis) und kann längerfristig eine sekundäre biliäre Fibrose/Zirrhose verursachen. Choledochuszysten können bakteriell infiziert werden (Darmbakterien, ➤ Kap. 34.4.1) oder rupturieren. Eine weitere Komplikation ist die Entwicklung von Karzinomen in der Zyste oder im Gallengang. Choledochuszysten können mit einer kongenitalen Leberfibrose und der Caroli-Krankheit (➤ Kap. 34.2.1) assoziiert sein.

34.3 Gallensteine

Syn.: Cholelithiasis

Definition Unter Cholelithiasis wird die Steinbildung (Konkrementbildung) in der Gallenblase (= Cholezystolithiasis) oder den extra- und intrahepatischen Gallengängen (= Cholangiolithiasis) verstanden.

Epidemiologie Gallensteine sind in der westlichen Welt sehr häufig und werden bei ca. 15 % der Obduktionen gefunden. Die Gallensteinhäufigkeit nimmt mit dem Alter der Patienten zu. Frauen sind häufiger betroffen als Männer.

Pathogenese

Das Löslichkeitsverhältnis der Gallebestandteile (Cholesterin, Phospholipide, Gallensäuren, Bilirubin, Proteine) ist labil. Verändert sich die Gallenzusammensetzung oder wirken lokale Faktoren v. a. in der Gallenblase ein (Stenosen, bakterielle Infektionen), können Kon-

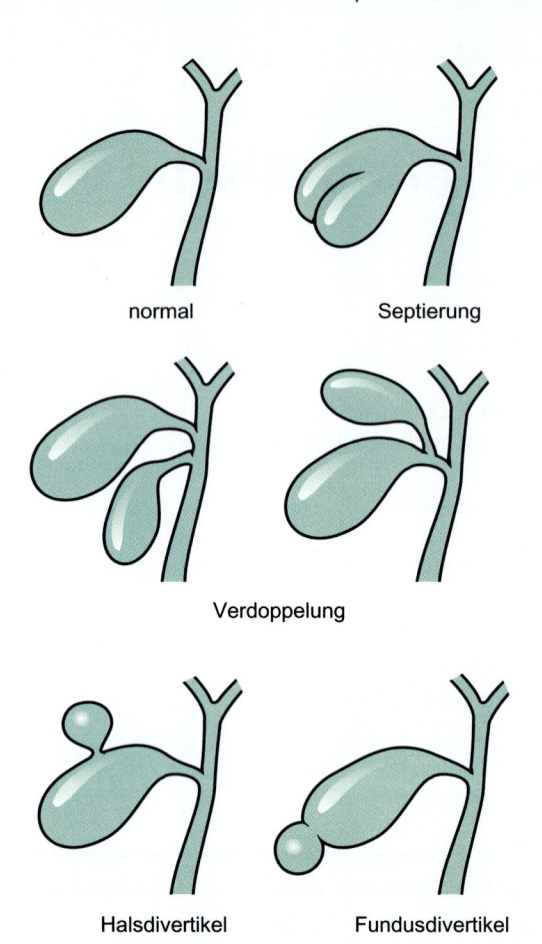

Abb. 34.1 Anomalien der Gallenblase. [L106]

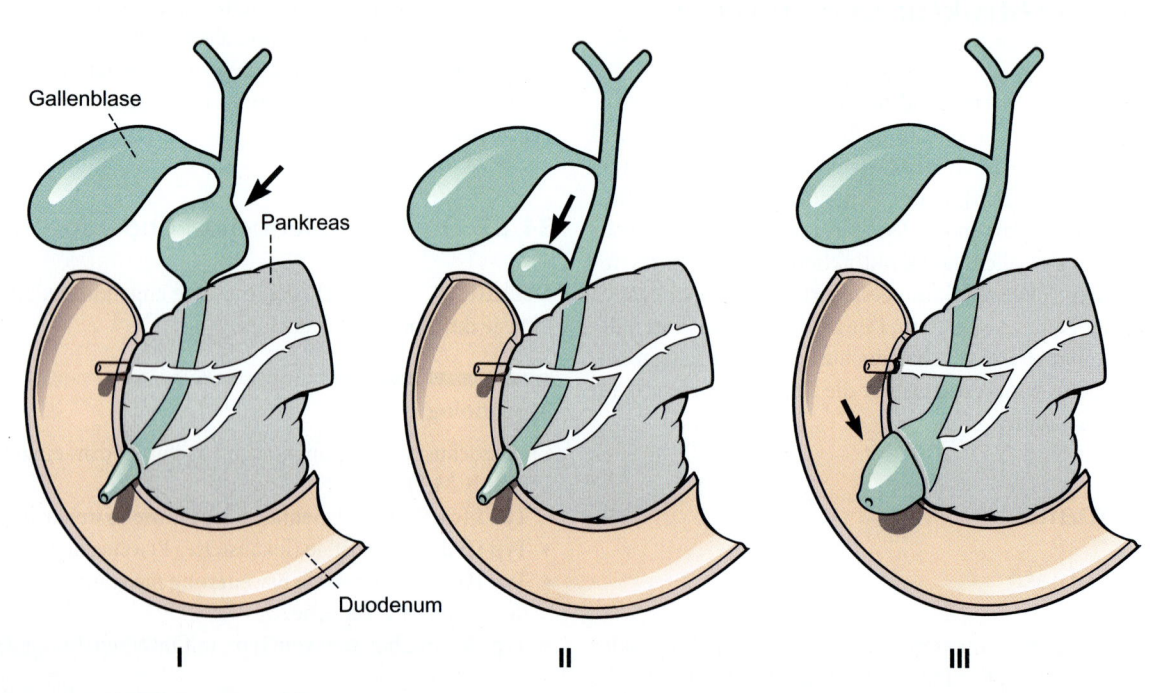

Abb. 34.2 Typen der Choledochuszyste (Pfeil). [L106]

kremente entstehen. Nach ihrer Zusammensetzung lassen sich grundsätzlich Cholesterin-, Pigment- (Bilirubin-, Biliverdin-) sowie (selten) Kalziumkarbonatsteine unterscheiden. Meist handelt es sich aber um Mischsteine (Cholesterin-Pigment-Kalk-Steine). Daher zeigen Gallensteine meist eine heterogene Schnittfläche, in deren Zentrum häufig mehr Cholesterin, in deren Peripherie jedoch mehr Pigment oder Kalzium (Kalziumbilirubinat, Kalziumkarbonat) zu finden ist.

Klinische Relevanz Gallensteine sind oft symptomlos und bedürfen dann meist keiner Behandlung. Der Verschluss des Ductus choledochus ist mit klinischen Symptomen der mechanisch bedingten Cholestase (Ikterus, Koliken) verbunden.

Komplikationen Die häufigsten Komplikationen sind Verschlüsse des Ductus cysticus oder des Ductus choledochus. Bei Verschluss des Ductus cysticus wird die Galle in der Gallenblase resorbiert und durch schleimige Flüssigkeit ersetzt (= Hydrops; bei eitriger Entzündung entsteht ein Empyem). Der Verschluss des Ductus choledochus führt zu einer mechanischen Cholestase. Entzündungen der extra- und intrahepatischen Gallenwege (Cholezystitis, Cholangitis) können resultieren. Lokal können Gallensteine in der Gallenblase Druckulzera bewirken, gefolgt von Cholezystitis sowie evtl. Durchwanderung von Gallensteinen über Gallenblasen-Dünndarm-Fisteln in das Darmlumen. Die Cholangiolithiasis kann durch Einklemmung im Papillenbereich auch Ursache einer biliären Pankreatitis sein (➤ Kap. 35.4.1).

34.3.1 Cholesterinsteine

Definition Cholesterinsteine bestehen vollständig oder überwiegend aus Cholesterin. Reine Cholesterinsteine (> 98 % Cholesterin) finden sich bei höchstens 5 % der Patienten. Die meisten Cholesterinsteine enthalten zusätzlich Gallepigment und Kalziumsalze.

Epidemiologie Frauen im reproduktiven Alter sind fünfmal häufiger betroffen als Männer. Am häufigsten sind Cholesterinsteine bei Frauen, die mehrfach geboren haben, sowie bei Adipositas und Diabetes mellitus.

Pathogenese

Cholesterin ist wasserunlöslich und wird in Form gemischter Mizellen durch Vermittlung von Gallensäuren und Phospholipiden in wässriger Lösung gehalten. Ist die Konzentration des Cholesterins erhöht oder des Lösungsvermittlers (v. a. Gallensäuren) erniedrigt, präzipitiert das Cholesterin. Durch Gallensteine kann es zur Schädigung der Gallenblasenmukosa mit entzündlichen Veränderungen kommen, was die weitere Ablagerung von Gallepigment und Kalziumsalzen begünstigt.

Folgende Faktoren fördern die Entstehung von Cholesterinsteinen:
- **Veränderte Zusammensetzung der Galle:** Eine wichtige Rolle spielt die Übersättigung der Galle mit Cholesterin bei relativer oder absoluter Verminderung der Gallensäuren (= Lithogenität der Galle). Diese Situation findet sich häufiger im Alter, bei Frauen, genetisch bedingt („Gallensteinfamilien"), bei Adipositas, in Abhängigkeit von diätetischen Faktoren, bei Lebererkrankungen und in der Schwangerschaft. Östrogene (auch Kontrazeptiva) haben durch Reduktion der hepatischen Gallensäuresekretion einen lithogenen (steinfördernden) Effekt. Adipositas ist mit erhöhter Cholesterinsynthese und -ausscheidung verbunden. Kalorienreiche Ernährung mit erhöhtem Gehalt an Cholesterin und raffinierten Kohlenhydraten bei vermindertem Anteil von Ballaststoffen steigert ebenfalls die Cholesterinkonzentration in der Galle. Auch eine Störung der enterohepatischen Zirkulation der Gallensäuren (durch Medikamente, Gallefistel, Ileumresektion, chronisch-entzündliche Darmerkrankung) fördert durch Verminderung des Gallensäurepools die Cholesterinsteinbildung.
- **Kondensationskerne:** Als Kondensationskerne können Cholesterinkristalle, eingedickter Schleim (Proteine), Detritus, Parasiten oder abgeschilferte Epithelzellen (z. B. bei Entzündungen) die Steinbildung initiieren.
- **Gallenblasenmotilität:** Eingeschränkte Gallenblasenkontraktion (z. B. bei Nahrungskarenz, parenteraler Ernährung, chronischer Cholezystitis, Schwangerschaft, Diabetes mellitus) fördert die Gallensteinbildung.

Morphologie

Cholesterinsteine sind selten solitär und oft sehr zahlreich; sie variieren von sandartigen, wenige Millimeter großen Körnern bis zu mehreren Zentimeter großen Konkrementen. Sie sind weiß bis blassgelb und zeigen auf der Schnittfläche einen kristallinen oder lamellenartigen Aufbau (➤ Abb. 34.3). Gelegentlich liegen solitäre Gallensteine vor, die die gesamte Gallenblase ausfüllen („Ausgussstein").

34.3.2 Pigmentsteine

Definition Pigmentsteine bestehen überwiegend aus Gallepigment (Bilirubin, Biliverdin, Kalzium-Bilirubinat). Anhand der Zusammensetzung lassen sich reine Pigmentsteine und Kalzium-Bilirubinat-Steine (Bilirubin-Kalksteine) unterscheiden.

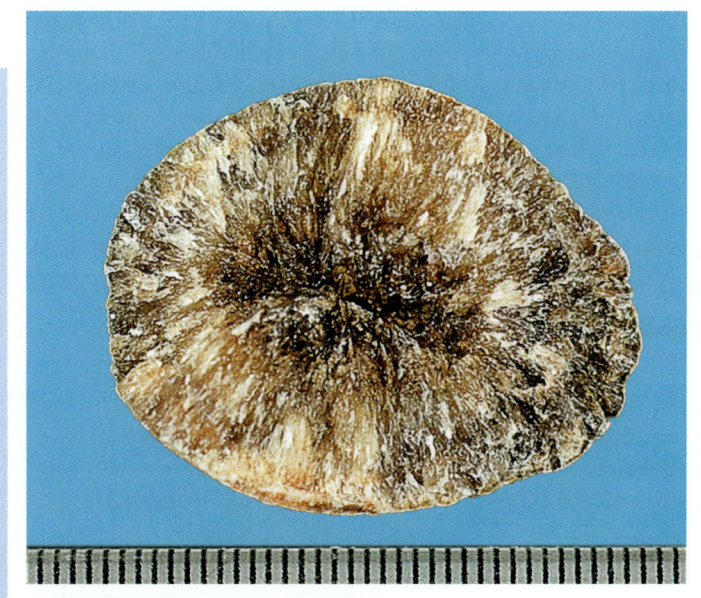

Abb. 34.3 Cholesterinstein. [R398]

Pathogenese

Reine Pigmentsteine entstehen, wenn vermehrt wasserunlösliches unkonjugiertes Bilirubin in der Galle anfällt. Das ist bei chronischen Hämolysezuständen (z. B. hämolytische Anämie) oder Leberfunktionsstörungen (z. B. im Rahmen der Leberzirrhose) der Fall. Kalzium-Bilirubinat-Steine entstehen als Folge einer Dekonjugation von konjugiertem Bilirubin in den Gallenwegen durch Bakterien (überwiegend *E. coli*), wobei die bakterielle Infektion durch mangelhafte Schlussfähigkeit des Sphincter Oddi, durch Konkrementabgänge oder operative bzw. diagnostische Eingriffe im Bereich der Papille und der Gallenwege oder durch juxtapapilläre Duodenaldivertikel begünstigt wird. Fördernd für die Entwicklung dieser Steine ist das Vorhandensein von Kondensationskernen.

Morphologie

Die Pigmentsteine sind häufig relativ klein (1–2 cm Durchmesser), multipel, braun oder schwarz und von unterschiedlicher Konsistenz.

34.4 Entzündungen

Syn.: Cholezystitis
Eine Cholezystitis kann akut, chronisch oder rezidivierend (akute Entzündungsschübe in einer chronisch entzündlich veränderten Gallenblase) verlaufen. Sie entsteht fast immer in Verbindung mit einer Cholezystolithiasis.

34.4.1 Akute Cholezystitis

Ätiologie und Pathogenese

Als Ursachen kommen toxische Wirkungen der Galle (chemische, überwiegend durch Gallensäuren bedingte Entzündung), erhöhter Druck durch steinbedingten Gallengangsverschluss oder mechanische Irritation durch Gallensteine und bakterielle Infektionen infrage. Da aber in Frühstadien der Erkrankung meist noch keine Bakterien isoliert werden können, ist eine Sekundärinfektion des chemisch oder mechanisch vorgeschädigten Organs durch Darmbakterien (*E. coli, E. faecalis*) aufsteigend über den Ductus choledochus oder lymphogen anzunehmen. Eine akute Cholezystitis in der steinfreien Gallenblase kann als Folge schwerer Erkrankungen (Polytrauma, Verbrennung, Sepsis, Multiorganversagen, Operationen) entstehen.

Morphologie

Die Gallenblasenwand ist gerötet, ödematös, von Einblutungen durchsetzt (> Abb. 34.4) und diffus von neutrophilen Granulozyten infiltriert (Cholecystitis phlegmonosa). Die Schleimhaut zeigt Ulzerationen (Cholecystitis ulcerosa). Das Gallenblasenlumen ist von fibrinös-eitrig-hämorrhagischem Exsudat erfüllt.

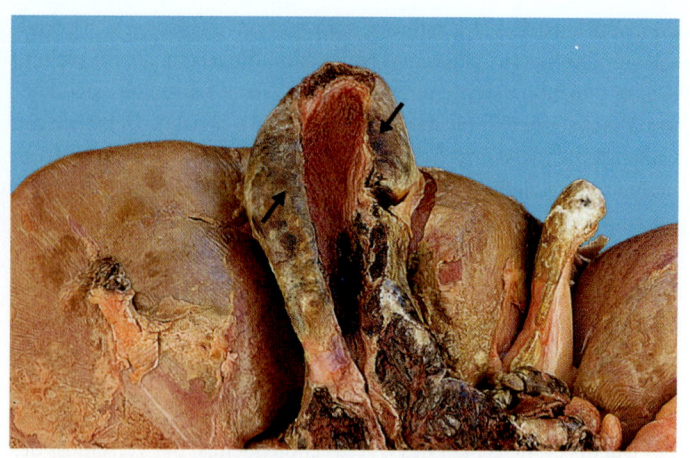

Abb. 34.4 Akute Cholezystitis. Die Wand der Gallenblase ist ödematös verdickt, die Schleimhaut gerötet (hyperämisch), die Subserosa von Blutungen durchsetzt (Pfeile). [R398]

Komplikationen Mögliche Komplikationen und Folgen sind:
- Übergreifen des entzündlichen Prozesses auf die Umgebung (Pericholezystitis; lokalisierte, evtl. auch diffuse Peritonitis; Cholangitis; Sepsis)
- Perforation in die freie Bauchhöhle
- Fistelbildung zwischen Gallenblase und Darmabschnitten
- Ansammlung von Eiter im Gallenblasenlumen (Empyem der Gallenblase; begünstigt durch Verschluss des Ductus cysticus)
- Nach Abklingen der Entzündung Fibrose der Gallenblasenwand, evtl. Verkalkung (Porzellangallenblase), Verlust der Kontraktionsfähigkeit und narbige Atrophie der Mukosa

34.4.2 Chronische Cholezystitis

Ätiologie und Pathogenese

Diese häufigste Gallenblasenerkrankung kann sich aus wiederholten, akuten Cholezystitiden entwickeln oder schleichend entstehen. Ursache ist meist eine lang dauernde Irritation durch Gallensteine. Auch eine chronische bakterielle Besiedlung (z. B. durch *S. typhi*) kann verantwortlich sein.

Morphologie

Die Gallenblasenwand ist verdickt und fibrosiert („Schrumpfgallenblase"). Subepithelial und perivaskulär finden sich Infiltrate aus Lymphozyten und Plasmazellen. Die Mukosa ist narbig atroph und/oder fokal hyperplastisch. Gelegentlich lassen sich auch Lymphfollikel nachweisen. Bei ausgeprägter Fibrosierung, Hyalinose und evtl. Verkalkung der Gallenblasenwand wird von einer **„Porzellangallenblase"** gesprochen (> Abb. 34.5). Akute entzündliche Schübe mit ihren Folgen können auch aus einer chronischen Cholezystitis entstehen.

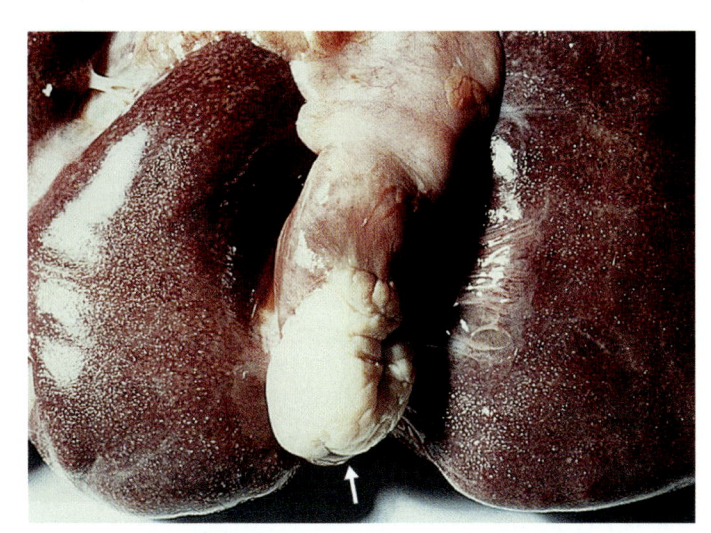

Abb. 34.5 Chronische Cholezystitis. Die Wand der Gallenblase ist verdickt, fibrosiert und starr. Als Folge einer Pericholezystitis finden sich hyaline Veränderungen der Gallenblasenwand und des subserösen Gewebes („Porzellangallenblase"; Pfeil). [R398]

34.5 Lipoidose

Syn.: Cholesterolose, Cholesteatose, Stippchengallenblase, Erdbeergallenblase

Es handelt sich um einen klinisch nicht relevanten morphologischen Befund. In der Lamina propria der Gallenblasenmukosa finden sich Gruppen cholesterinesterhaltiger Makrophagen (Schaumzellen), wodurch makroskopisch sichtbare gelbe Flecken und Stippchen entstehen. Die Lipoidose deutet auf eine Übersättigung der Galle mit Cholesterin hin, z. B. bei Hypercholesterinämie, und ist häufig mit Cholesteringallensteinen assoziiert.

34.6 Entzündungen der extrahepatischen Gallenwege

Syn.: Cholangitis

Akute und chronische Entzündungen der Gallenwege sind meist Folge einer Cholelithiasis, sodass im Wesentlichen die gleichen Pathomechanismen wie bei der Cholezystitis wirken. Während bei Immunsuppression Infektionen durch Pilze (v. a. Candida und Kryptokokken), Protozoen (z. B. Kryptosporidien) und Viren (CMV) überwiegen, dominieren in Asien Wurminfektionen durch Clonorchis, Opisthorchis und Fasciola. Sie verursachen akute und chronisch-rezidivierende Cholangitiden und begünstigen die Entstehung von Gallengangkarzinomen. Eine Sonderrolle spielt die primär sklerosierende Cholangitis (PSC), die extra- und intrahepatische Gallenwege befallen kann (➤ Kap. 33.7.3).

34.7 Tumoren

Tumoren der Gallenblase und der extrahepatischen Gallenwege sind selten. Für die Klinik wichtig sind epitheliale Neoplasien, die von der Mukosa der Gallenwege ausgehen.

Gutartige Tumoren der Gallenwege sind selten. In der Gallenblase und in den extrahepatischen Gallenwegen finden sich intraduktale papilläre Neoplasien (IPNB) und muzinös-zystische Neoplasien (MCN; tritt nur bei Frauen auf); beide epitheliale Tumoren können in invasive Karzinome transformieren.

34.7.1 Maligne Tumoren

Gallenblasenkarzinom

Epidemiologie Gallenblasenkarzinome sind in den westlichen Industrieländern selten (0,17 % aller Malignome bei Männern, 0,49 % bei Frauen), in anderen Ländern (z. B. Mexiko) häufig (bis zu 20 % aller gastrointestinalen Karzinome). Als Risikofaktoren gelten genetische Prädisposition (Hispanier, amerikanische Ureinwohner), Gallensteine und ein abnorm langer pankreatobiliärer Gang (pankreatischer Reflux?). Das Gallenblasenkarzinom tritt bevorzugt bei Frauen auf (w : m = 2–3 : 1) und hat seinen Altersgipfel um das 70. Lebensjahr. Mehr als 90 % der Patienten mit Gallenblasenkarzinomen haben Gallensteine.

Pathogenese

Die Ätiologie ist unbekannt. Endogene Karzinogene, eventuell entstanden durch bakterielle Degradation von Gallensalzen, könnten eine Rolle spielen.

Häufig sind Mutationen in dem Tumorsuppressorgen TP53 und den Onkogenen KRAS, EGFR und ERBB2.

Morphologie

Histologisch handelt es sich meistens (80–90 %) um stromareiche tubuläre oder papilläre Adenokarzinome (➤ Abb. 34.6) unterschiedlichen Differenzierungsgrades, die teilweise Schleim produzieren. Plattenepithelkarzinome oder adenosquamöse Karzinome sind selten.

Metastasierung Die Ausbreitung erfolgt lymphogen in die regionären Lymphknoten sowie direkt oder hämatogen in die Leber.

Klinische Relevanz Gallenblasenkarzinome sind häufig mit Cholezystolithiasis und chronischer Cholezystitis assoziiert, ohne dass eine sichere kausale Beziehung besteht. Die Prognose ist sehr schlecht (nur ca. 4 % der Patienten überleben 5 Jahre; mittlere Überlebenszeit nach Diagnosestellung 4–5 Monate), da die meisten Tumoren wegen der initialen Symptomarmut bei Diagnosestellung bereits weit fortgeschritten und inoperabel sind.

Karzinom der extrahepatischen Gallengänge

Epidemiologie Größere Autopsiestatistiken zeigen eine Inzidenz von 0,01–0,2 %. Der Altersgipfel liegt bei 50–70 Jahren. Männer sind etwas häufiger betroffen als Frauen.

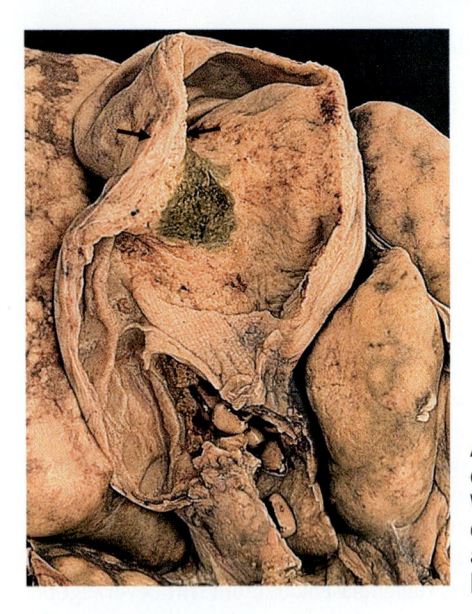

Abb. 34.6 Karzinom der Gallenblase. Die Wand der Gallenblase ist durch den Tumor plattenartig verdickt (Pfeile). [R398]

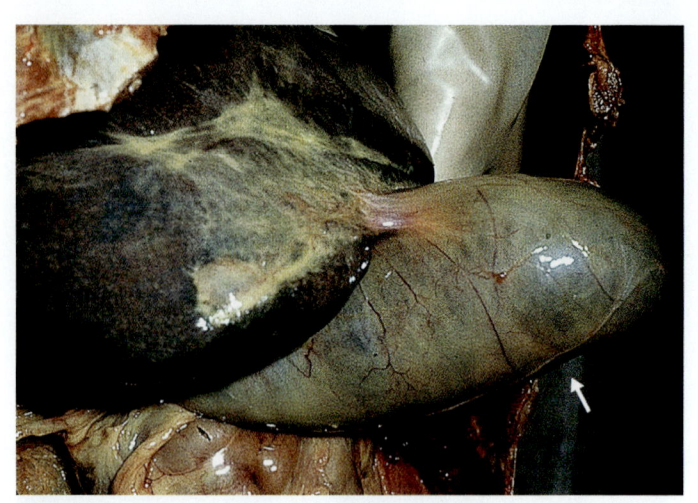

Abb. 34.7 Courvoisier-Zeichen. Die prall mit Galle gefüllte Gallenblase (Pfeil) ragt unter dem unteren Rand der Leber hervor und kann durch die Bauchdecke getastet werden. [R398]

Pathogenese

Es besteht eine Assoziation mit der primär sklerosierenden Cholangitis bei chronisch-entzündlicher Darmerkrankung, der Leberegelinfektion und angeborenen zystischen Leberveränderungen (angeborene Leberfibrose, Choledochuszysten). Prämaligne Vorläuferläsionen sind flache Dysplasien des Gallengangepithels (biliäre intraepitheliale Neoplasie [BilIN]) sowie die IPNB und MCN

Morphologie

Karzinome treten in allen Abschnitten des Gallengangsystems auf; häufig sind die Mündung des Ductus cysticus in den Ductus choledochus, aber auch der Zusammenfluss des rechten und linken Ductus hepaticus im Bereich der Leberpforte (sog. Klatskin-Tumor) betroffen. Karzinominfiltrate führen zur Induration der Gallengangswand und Stenosierung des Lumens.

Histologisch handelt es sich meist um schleimbildende Adenokarzinome mit reichlich fibrösem Stroma. Papilläre Adenokarzinome wachsen exophytisch in das Lumen.

Metastasierung Das Karzinom breitet sich bevorzugt entlang des Gallengangs und der Perineuralscheiden aus. Lymphknotenmetastasen und peritoneale Aussaat erfolgen später.

Klinische Relevanz Gallengangkarzinome (v. a. der Klatskin-Tumor) behindern sehr bald den Galleabfluss, wodurch eine mechanische Cholestase entsteht. Bei distalen Karzinomen bis in Höhe der Zystikus-Gabel kann es zu einer prallen, durch die Bauchdecke tastbaren Füllung der Gallenblase kommen (Courvoisier-Zeichen; ➤ Abb. 34.7).

Die meisten Patienten sterben innerhalb eines Jahres nach Diagnosestellung, meist an Leberversagen oder eitriger Cholangitis. Die Operabilität hängt von Tumorlokalisation und Tumorausbreitung ab. Bei inoperablen Tumoren kann die Drainage nach außen oder die Einlage einer Kunststoffprothese den Galleabfluss gewährleisten.

Karzinome der ampullären Region

Je nach Ursprungsort bzw. Anatomie der Region unterscheidet man Karzinome des distalen Anteils des Ductus choledochus, der Ampulle, des Duodenums und des Pankreas.

Morphologie

Die Karzinome des distalen Ductus choledochus sind tubuläre oder papilläre, überwiegend höher differenzierte Adenokarzinome. Die anderen Karzinomtypen sind ebenfalls Adenokarzinome, überwiegend entsprechend dem Ursprungsorgan differenziert.

Klinische Relevanz Dem Sitz der Tumoren an der Einmündung des Ductus choledochus entsprechend kommt es zu einer zunehmenden Galleabflussstörung mit Ikterus. Die Behandlung besteht in einer partiellen Gastroduodenopankreatektomie (Operation nach Whipple). Karzinome des distalen Choledochus haben eine schlechtere Prognose als Duodenal- und Papillenkarzinome.

KAPITEL 35

I. Esposito

Pankreas

35.1	Normale Struktur und Funktion	685
35.2	Kongenitale Anomalien	685
35.3	Genetisch bedingte Erkrankungen	685
35.4	Pankreatitis	686
35.4.1	Akute Pankreatitis	686
35.4.2	Chronische Pankreatitis	687
35.5	Tumoren des exokrinen Pankreas	690
35.5.1	Duktales Adenokarzinom	690
35.5.2	Seltene Pankreastumoren	691
35.6	Tumoren der Papilla Vateri	693

Zur Orientierung

Das Pankreas besteht aus den exokrinen azinären und duktalen Zellen sowie den endokrinen Zellen (➤ Kap. 17). Die wichtigsten Erkrankungen des Pankreas sind außer Diabetes mellitus (➤ Kap. 47.3.2) die akute und chronische Pankreatitis und das duktale Adenokarzinom. Die Pankreatitis ist vor allem mit Alkoholabusus verbunden. Bedeutung hat auch die autoimmune Pankreatitis erlangt, da sie mit Steroiden behandelt werden kann. Das duktale Pankreaskarzinom hat im Gegensatz zu vielen der seltenen zystischen und anderen soliden Pankreasneoplasien eine sehr schlechte Prognose.

35.1 Normale Struktur und Funktion

Das Pankreas entsteht aus dem duodenalen Entoderm mit Entwicklung einer ventralen und dorsale Pankreasanlage, die später zu einem Organ verschmelzen. Die ventrale Anlage bildet den unteren Teil des Pankreaskopfes, die dorsale Anlage den Rest des Pankreas. Ausgehend von den Pankreasgang-Epithelzellen entwickeln sich die azinären und endokrinen Zellen. Auf neurale und hormonale (Cholezystokinin) Stimulationen hin werden von den Azinuszellen die meisten der Pankreasenzyme in inaktiver Form in das Gangsystem sezerniert (➤ Abb. 35.1) und erst im Duodenum durch Enteropeptidasen und Gallensäuren aktiviert. Stimuliert durch Sekretin sezernieren die duktalen Zellen vor allem Natriumbikarbonat, Kalzium, Wasser und Muzine. Die endokrinen Zellen des Pankreas sezernieren verschiedene Hormone wie Insulin, Glukagon, Somatostatin, pankreatisches Polypeptid und Ghrelin.

35.2 Kongenitale Anomalien

Agenesie bezeichnet das vollständige Fehlen des Pankreas. Das Pancreas anulare, ein Pankreasgewebering um den mittleren Teil des Duodenums, ist Folge einer Malrotation der ventralen Pankreasanlage. Das Pancreas divisum ist auf eine mangelhafte Verschmelzung der ventralen mit der dorsalen Pankreasanlage zurückzuführen und resultiert in einer Trennung des Ductus pancreaticus minor vom Ductus pancreaticus major. Ektopes (heterotopes, dystopes, akzessorisches, aberrantes) Pankreas findet sich vor allem in der Magenantrum- und Duodenalwand. Kongenitale Epithelzysten enthalten seröse Flüssigkeit und kommunizieren nicht mit dem Gangsystem. Eine besondere, sich erst im Erwachsenenalter bemerkbar machende möglicherweise kongenitale Zystenform ist die lymphoepitheliale Zyste.

35.3 Genetisch bedingte Erkrankungen

Die wichtigsten unter den genetisch bedingten Erkrankungen, die das Pankreas betreffen, sind die zystische Fibrose (Mukoviszidose; ➤ Kap. 5.3.2) und die primäre Hämochromatose (➤ Kap. 33.10.1) sowie seltene Erkrankungen wie die hereditäre Pankreatitis

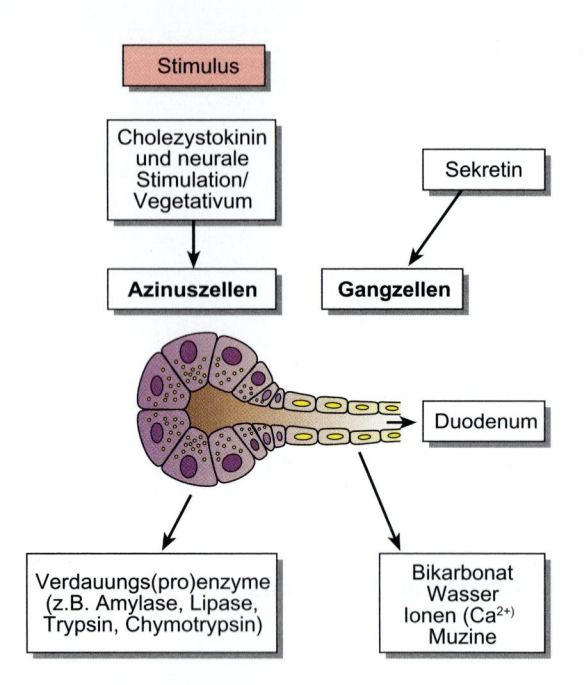

Abb. 35.1 Sekretion des exokrinen Pankreas (Schema). [L106]

(➤ Kap. 35.4.1), das Von-Hippel-Lindau-Syndrom (➤ Kap. 17.3.2), das Gruber-Meckel-Syndrom (mit dysplastischen zystischen Pankreasveränderungen) und das Shwachman-Diamond-Syndrom (mit lipomatöser Pankreasatrophie).

35.4 Pankreatitis

Die Pankreatitis wird aufgrund klinischer und morphologischer Kriterien in eine akute und eine chronische Pankreatitis unterteilt.

35.4.1 Akute Pankreatitis

Definition Die akute Pankreatitis ist eine nekrotisierende Entzündung, bedingt durch eine plötzlich eingetretene Selbstverdauung (Autodigestion), der eine Entzündungsreaktion folgt. Bei 80–85 % der Patienten nimmt sie einen klinisch milden Verlauf und nur bei 15–20 % entwickelt sich eine schwere Form. Die häufig benutzte Terminologie „ödematös-interstitielle" und „hämorrhagisch-nekrotisierende" Pankreatitis entspricht weitgehend der milden bzw. der schweren Verlaufsform.

Epidemiologie Die Inzidenz beträgt 10–20 Fälle pro 100.000 Einwohner. Männer und Frauen sind gleich häufig betroffen, Männer jedoch früher (typischerweise Alkoholiker zwischen 30 und 50 Jahren) als Frauen (typischerweise Gallensteinträgerinnen zwischen 50 und 70 Jahren). Bei Kindern handelt es sich um eine genetisch bedingte Pankreatitis.

Ätiologie Die akute Pankreatitis wird bei etwa 80 % aller Patienten durch chronischen Alkoholabusus („alkoholische" Pankreatitis) oder durch einen die Papille obstruierenden Gallenstein („biliäre" Pankreatitis) verursacht, wobei das Verhältnis von alkoholischer zu biliärer Pankreatitis je nach Region variiert. Seltenere Ursachen sind Schock, Oberbauchoperationen oder -traumen, Medikamente (z. B. Valproinsäure) und Hyperkalzämie. Immer häufiger werden genetische Faktoren (z. B. eine Mutation im Trypsin-Gen *PRSS1* oder im Serinproteinasegen *SPINK1*), als „Auslöser" oder „Wegbereiter" einer Pankreatitis identifiziert.

Pathogenese

Die Selbstverdauung (Autodigestion) des Pankreas durch aktivierte Pankreasenzyme nimmt ihren Beginn als Fettgewebsnekrose im interstitiellen Gewebe des Pankreas. Es wird angenommen, dass diese vorzeitige und überschießende Aktivierung von Pankreasenzymen innerhalb der Azinuszellen stattfindet und das Resultat einer erhöhten intrazellulären Kalziumkonzentration darstellt. Diese erhöhte Kalziumkonzentration ist wiederum durch eine vermehrte Freisetzung von Kalzium aus intrazellulären Speichern bedingt, die durch Ethanol und seine Abbauprodukte induziert wird. Neben der Aktivierung von Pankreasenzymen spielen auch eine Reihe anderer Faktoren in der Pathogenese der akuten Pankreatitis eine Rolle (➤ Abb. 35.2).

Hinweise darauf, dass auch die spontane Aktivierung von Trypsinogen innerhalb des Pankreas eine Rolle spielen kann, ergeben sich aus den Befunden bei der **hereditären Pankreatitis**. Eine aktivierende Mutation im Gen des kationischen Trypsinogens (PRSS1) erlaubt offensichtlich eine verstärkte intrapankreatische Autoaktivierung von Trypsinogen, indem es die Inaktivierung des entstandenen Trypsins durch Proteinasen nicht zulässt und damit eine akute Pankreatitis auslöst. Eine Mutation im Gen des Serinproteaseinhibitors SPINK1 begünstigt die Entstehung einer akuten Pankreatitis, da die Autoaktivierung des Trypsinogens nicht aufgehalten wird. Die äußerst seltene **infektiöse Pankreatitis** wird durch virale Infektionen (z. B. Mumpsvirus) verursacht. Sie verläuft zumeist milde.

Morphologie

Die akute Pankreatitis zeigt in der **milden („ödematösen") Form** makroskopisch punktförmige „kalkspritzerartige" Fettgewebsnekrosen auf der Oberfläche des Pankreas und ein Ödem, das die Drüse vergrößert. Bei der **schweren Form** finden sich große, oft konfluierende hämorrhagische Nekrosen mit Blutungen (➤ Abb. 35.3a). In der Regel ist vor allem (gelegentlich nur) das peripankreatische Fettgewebe (oft bis in das Retroperitoneum hinein) betroffen und nur in geringem Maße das Pankreasparenchym. Zusätzlich entwickelt sich ein hämorrhagischer Aszites. Im weiteren Verlauf werden die ausgedehnten hämorrhagischen Nekrosen innerhalb weniger Tage verflüssigt und, wenn sie nicht resorbiert werden können (s. u.), in Pseudozysten mit nekrotisch-blutigem und enzymreichem Inhalt umgewandelt (➤ Abb. 35.4).

Histologisch sind die Zellen des intra- und/oder extrapankreatischen Fettgewebes aufgelöst (➤ Abb. 35.3b). Die Kolliquationsnekrose des Fettgewebes wird im weiteren Verlauf durch resorbierende Granulozyten und Makrophagen von der Umgebung abgegrenzt. Erfassen die Nekrosen umliegende Venen, kommt es zur Blutung in die Nekrosen (**hämorrhagische Nekrose**). Werden auch Azini und Gänge nekrotisch, kann ungehindert Pankreassekret austreten. Die Abkapselung nicht resorbierter Nekroseherde erfolgt durch Granulationsgewebe, welches die Wand der Pseudozysten bildet (> Abb. 35.4).

Verlauf Der Ablauf der akuten Pankreatitis wird durch das Ausmaß der entstandenen Fettgewebsnekrosen in und um das Pankreas diktiert (> Abb. 35.3). Wenn die autodigestive Gewebszerstörung auch Blutgefäße und Azini und Gänge erfasst, entstehen ausgedehnte Nekrosefelder mit Gewebsverflüssigung und Einblutungen (hämorrhagische Nekrosen). Nekrosefelder unter 4–5 cm und ohne Verbindung mit einem Gang werden durch Makrophagen innerhalb von 2–4 Wochen resorbiert. Ausgedehnte Nekrosen mit Gangverbindung bleiben bestehen und kapseln sich langsam bindegewebig zu sog. Pseudozysten ab. Tritt eine Infektion durch Bakterien aus dem Darm ein, entwickeln sich Abszesse.

Klinische Relevanz Beim **milden Verlauf** sind die peripankreatischen Nekrosen klein und das Ödem der Drüse kann ohne Komplikationen resorbiert werden. Innerhalb ungefähr einer Woche klingt die Symptomatik ab. Organfunktionsstörungen, lokale oder systemische Komplikationen bleiben aus. Von einem **moderaten Verlauf** spricht man beim Vorliegen von vorübergehenden Organfunktionsstörungen und/oder lokalen und systemischen Komplikationen. Die **schwere klinische Verlaufsform** entwickelt persistierende Organfunktionsstörungen sowie lokale und systemische Komplikationen. Die wichtigste systemische Komplikation ist der hypovolämische Kreislaufschock mit Schockniere und Schocklunge. Freigesetztes Kallikrein aktiviert die Bradykinin-Kaskade (> Kap. 3.2.4) und führt zu lang andauernder Vasodilatation. Die wichtigsten lokalen Komplikationen sind Pseudozysten und Abszesse. Werden die Komplikationen beherrscht, kommt es gewöhnlich zur klinischen und funktionellen Erholung.

Für die klinische **Diagnose** sind außer der Symptomatik und der Enzymbestimmung im Serum der Ultraschall, die Endosonografie (EUS) und die CT als Untersuchungsmethoden wichtig. Die **Prognose** wird mit dem APACHE-II-Score (Acute Physiology And Chronic Health Evaluation II) erfasst.

Rezidive einer akuten Pankreatitis treten häufig bei fortbestehendem Alkoholismus auf. Diese können zu morphologischen Veränderungen und funktionellen Einschränkungen führen, die den Übergang in eine chronische Pankreatitis einleiten (> Abb. 35.5).

35.4.2 Chronische Pankreatitis

Typisches Krankheitsbild

Definition Die chronische Pankreatitis ist eine entzündlich-fibrosierende Erkrankung, die durch wiederholte Nekroseschübe, Autoimmunprozesse oder Gangobstruktionen bedingt ist.

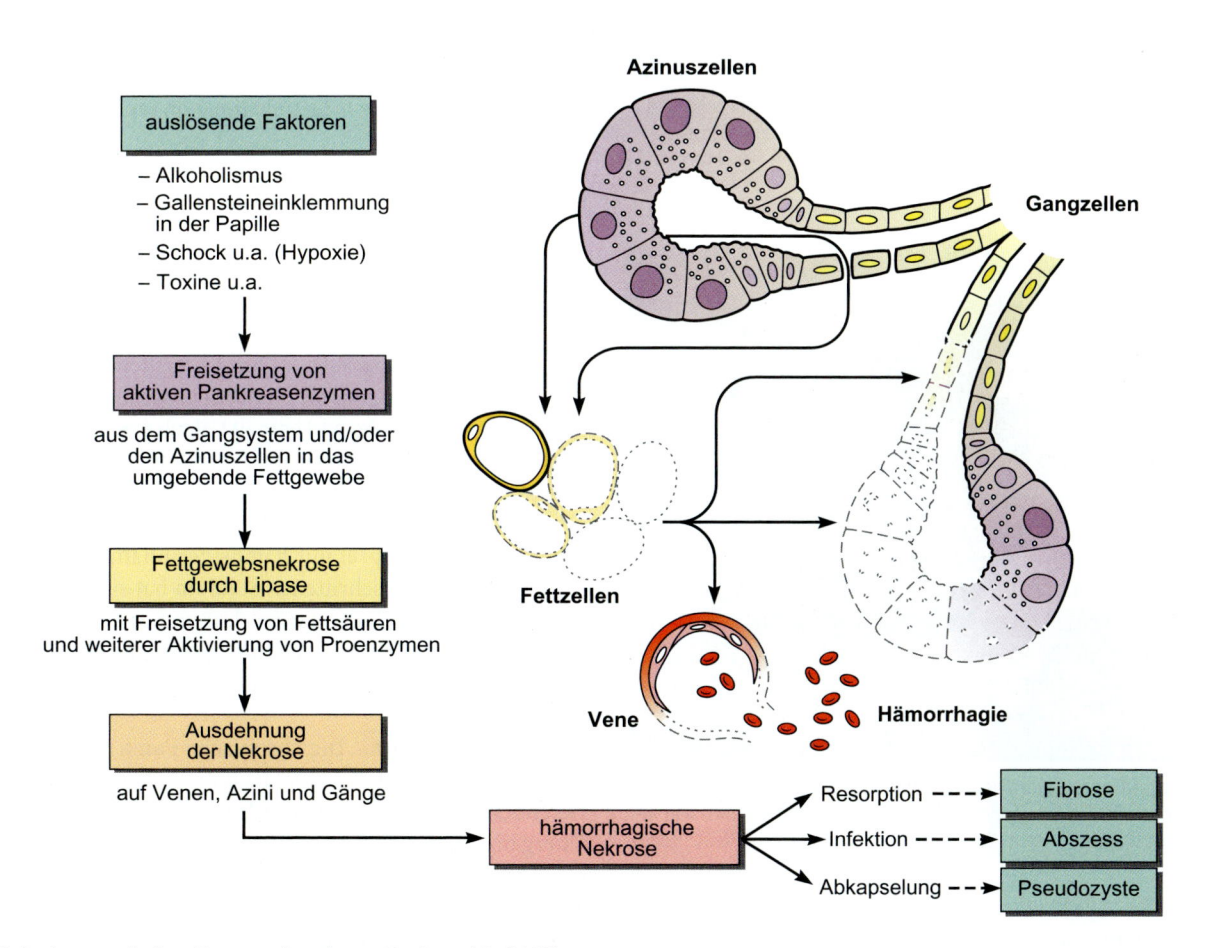

Abb. 35.2 Pathogenetisches Konzept der akuten Pankreatitis. [L106]

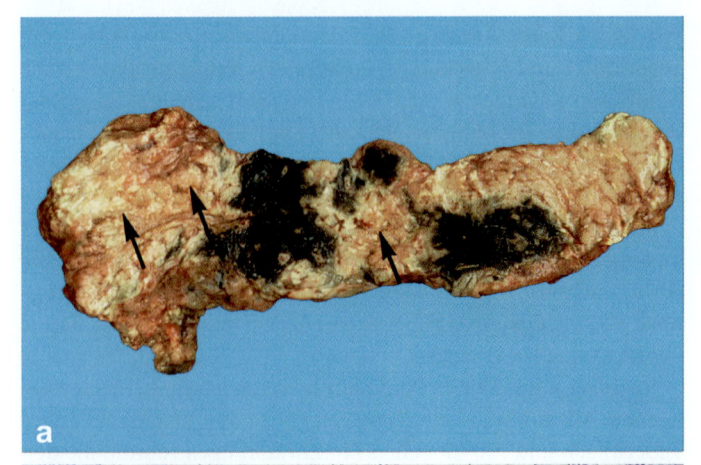

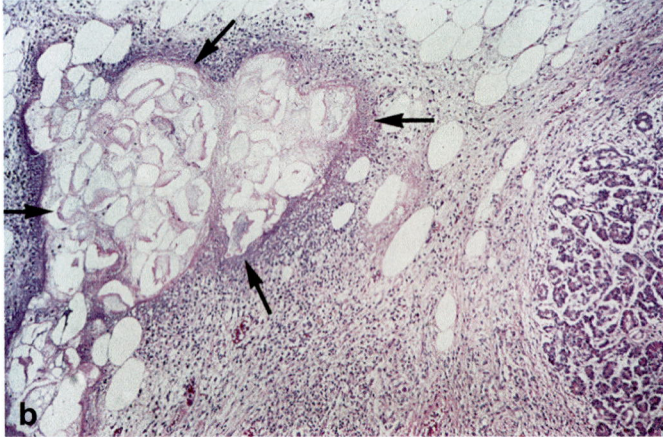

Abb. 35.3 Schwere akute Pankreatitis. a Hämorrhagische Nekrosen und zahlreiche kleine gelbe Fettgewebsnekrosen (Pfeile). **b** Frische autodigestive Fettgewebsnekrose (Pfeile) am Rande des Pankreasparenchyms bei akuter Pankreatitis. [R398]

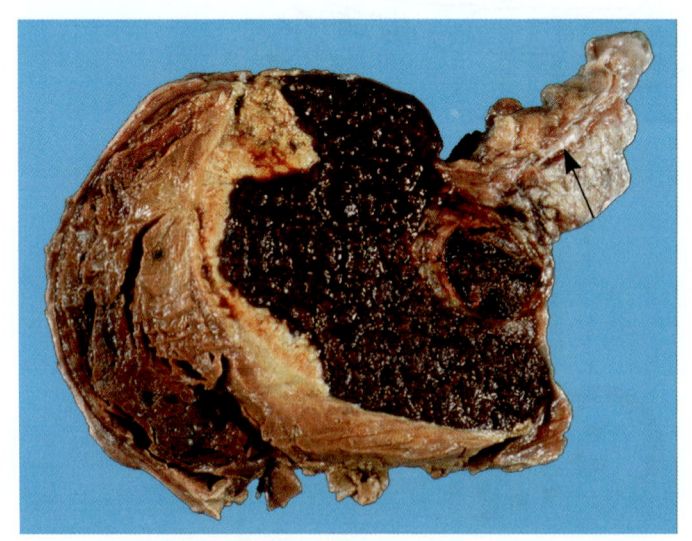

Abb. 35.4 Resektionspräparat einer Pseudozyste nach schwerer akuter Pankreatitis. Die Pseudozyste ist mit koaguliertem Blut (links) und nekrotischem Gewebe gefüllt. Rechts Pankreasparenchym mit Gang (Pfeil). [R398]

Epidemiologie Die Inzidenz liegt bei 5–12 Fällen pro 100.000 Einwohner in den industrialisierten Ländern. Überwiegend sind Männer im Alter zwischen 30 und 60 Jahren betroffen (Geschlechterverhältnis M vs. F 9 : 1), wobei es sich vornehmlich um Alkoholiker handelt.

Ätiologie Bei mehr als 70 % der Patienten liegt ein langjähriger Alkoholabusus vor, der jedoch nur bei weniger als jedem 10. Alkoholiker zur Pankreatitis führt. Weitere Ursachen sind autoimmune Vorgänge, genetische Faktoren oder eine mechanische Obstruktion des Pankreasgangs (> Kap. 35.4.1).

Pathogenese

Für die Pathogenese der alkoholischen chronischen Pankreatitis spielt die rezidivierende schwere akute Pankreatitis eine entscheidende Rolle (> Abb. 35.5). Die wiederholt aufgetretenen Nekrosen induzieren über ihre Resorption durch Makrophagen eine Sekretion von Zytokinen (z. B. TGF-α) und damit eine Aktivierung von pankreatischen Stellatumzellen. Diese produzieren Kollagenfibrillen, sodass sich eine peri- und später intralobuläre Fibrose entwickelt. Die Abfolge von Nekrose und Fibrose wurde als „Nekrose-Fibrose-Sequenz" bezeichnet. Erfasst die Fibrose die Gänge, wird der Fluss des Pankreassekrets behindert. Dadurch präzipitiert das kalziumreiche Sekret und es bilden sich Kalziumkarbonatsteine (Calculi), die den Sekretfluss weiter behindern. Die resultierende Gangobstruktion führt zur Atrophie und verstärkten Fibrose des distal der Stenose liegenden Azinusgewebes. Ein ähnlicher Erklärungsansatz geht davon aus, dass es bei der chronischen Pankreatitis initial durch einen bisher nicht näher bekannten Auslöser zu einem Protein-Bikarbonat-Ungleichgewicht in den Gängen kommt und dadurch gangobstruierende Kalziumbikarbonatsteine entstehen. Es wird hierbei angenommen, dass aus der Obstruktion die Inflammation resultiert, die darauf zur Fibrose führt.

Morphologie

Im Anfangsstadium der alkoholbedingten chronischen Pankreatitis ist die Fibrose (in Abhängigkeit von der Ausdehnung und Lage der vorangegangenen Nekrose) oft nur herdförmig und liegt in Nachbarschaft zu einer Pseudozyste. Im fortgeschrittenen Stadium hat sich die Fibrose über das gesamte Pankreas ausgedehnt. Das Lumen der Gänge ist unregelmäßig und enthält Calculi (> Abb. 35.6a).

Histologisch findet sich im Frühstadium eine perilobuläre, von Makrophagen, Lymphozyten und Myofibroblasten durchsetzte Fibrose. Eventuelle Pseudozysten werden von einer dicken, bindegewebigen Kapsel mit hämosiderinhaltigen Makrophagen umgeben. Im fortgeschrittenen Stadium hat sich die perilobuläre Fibrose auch intralobulär ausgedehnt und es entsteht eine diffuse Fibrose, die nur noch Gänge (oft mit Calculi) (> Abb. 35.6b), Inseln, Nerven und Lymphozytenaggregate enthält.

Klinische Relevanz Die chronische Pankreatitis beginnt mit Schüben einer akuten Pankreatitis mit vorübergehenden (intermittierenden) **Schmerzattacken.** Klinisch ist es kaum möglich, den Übergang in eine chronische Pankreatitis zu erkennen. Im fortgeschrittenen Stadium tritt ein durchdringender, häufig **dauerhafter Schmerz** auf. Im Endstadium kommt es durch den Mangel an Verdauungsenzymen zur Steatorrhö und durch den allmählichen Verlust

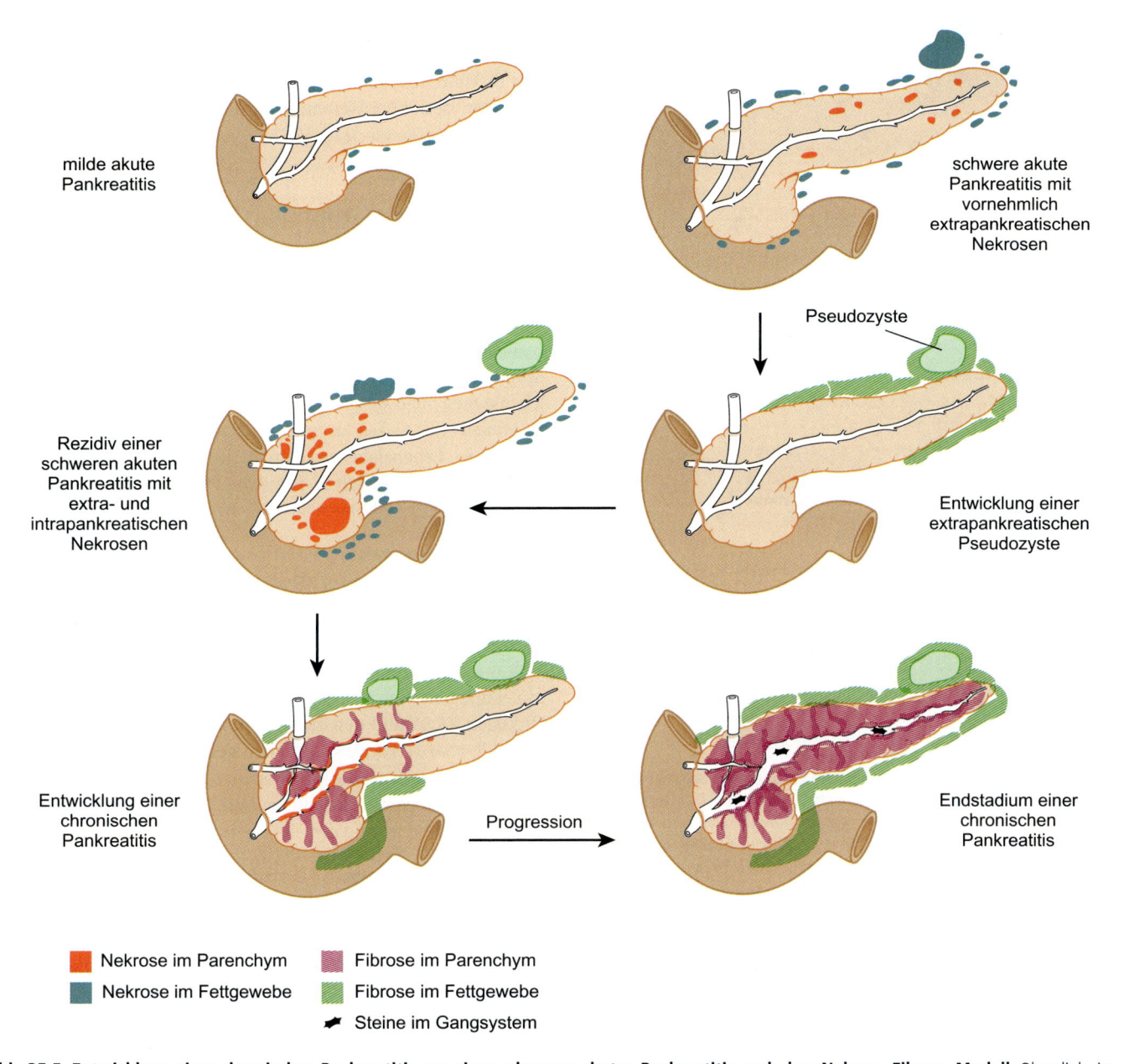

Abb. 35.5 Entwicklung einer chronischen Pankreatitis aus einer schweren akuten Pankreatitis nach dem Nekrose-Fibrose-Modell. Oben links ist im Vergleich eine milde akute Pankreatitis dargestellt, die nicht zu einer chronischen Pankreatitis führt, da alle Nekrosen weitgehend folgenlos resorbiert werden. [L231]

von Langerhans-Inseln zu einem primär nicht insulinpflichtigen Diabetes mellitus (➤ Kap. 47.3.2). Die narbige Einengung des distalen Gallengangs kann zum **Ikterus** führen. Das Risiko eines Pankreaskarzinoms ist erhöht. Das Pankreaskarzinom ist auch die wichtigste Differenzialdiagnose, die mit einer endosonografisch gesteuerten Feinnadelbiopsie abgeklärt werden kann.

Seltene Formen

Die **hereditäre Pankreatitis** beginnt meist im Kindesalter. Sie führt über eine rezidivierende akute Pankreatitis zu einer chronischen Pankreatitis. Charakteristisch sind eine starke unregelmäßige Pankreasgangdilatation und die Ausbildung von Calculi in den Gängen. Der frühzeitige Beginn und der jahrelange Verlauf sind mit einem erhöhten Risiko für die Entwicklung eines Pankreaskarzinoms verbunden.

Die **autoimmune chronische Pankreatitis** ist eine Erkrankung der Erwachsenen. Sie ist entweder die Manifestation einer Systemerkrankung, die u. a. auch die Gallenwege, Speicheldrüsen und Nieren befallen kann (AIP Typ 1), oder auf das Pankreas beschränkt (AIP Typ 2). Bei der AIP Typ 1 ist der IgG4-Spiegel im Serum erhöht und im Gewebe werden vermehrt IgG4-positive Plasmazellen nachgewiesen. Morphologisch findet sich bei beiden Formen ein lymphoplasmazellu-

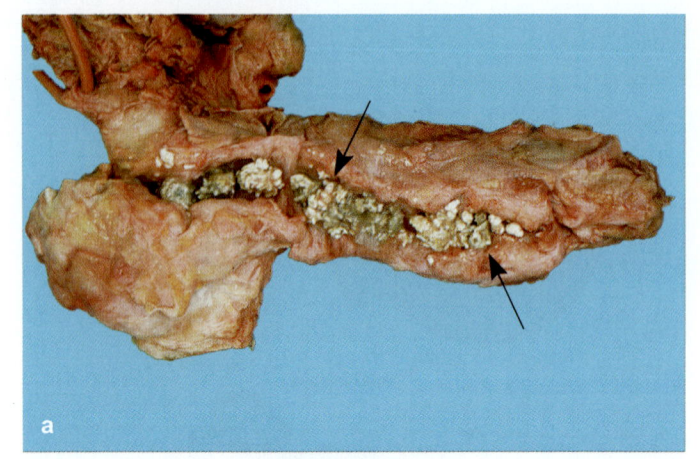

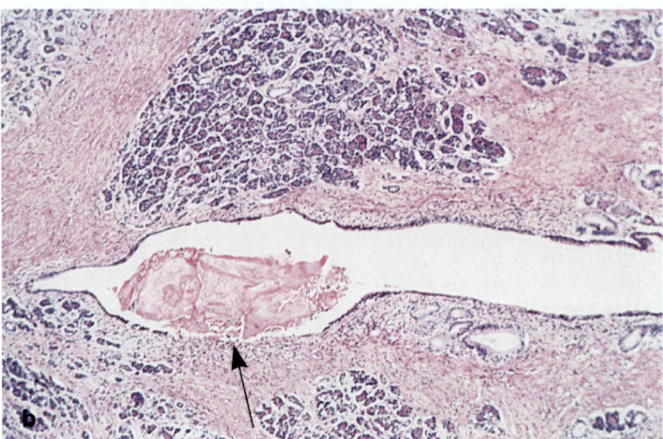

Abb. 35.6 Fortgeschrittene alkoholische chronische Pankreatitis. a Im erweiterten Pankreasgang finden sich multiple Steine (Pfeile). Das Drüsenparenchym ist weitgehend fibrosiert. **b** Erweiterter Pankreasgang mit Stein und Ulzeration des angrenzenden Epithels (Pfeil). Das umgebende Gewebe ist fibrosiert und enthält nur noch wenige Azini. HE, Vergr. 100-fach. [R398]

lärer und sklerosierender Entzündungsprozess („lymphoplasmazelluläre sklerosierende Pankreatitis"), der zu einer Einengung der großen Pankreasgänge und des distalen Gallengangs führt. Autoantikörper, z. B. gegen Trypsin oder Carboanhydrase II können sich entwickeln. Dies ist wahrscheinlich ein sekundärer Vorgang. Therapeutisch ist das Ansprechen auf Steroide wichtig.

Die **obstruktive chronische Pankreatitis** ist eine Reaktion des Drüsenparenchyms auf den Verschluss oder die Stenose eines Pankreasgangs. Ursache ist meist eine ausgeprägte Stenose des Hauptgangs, am häufigsten durch einen Tumor im Pankreaskopf (> Kap. 35.6). Der betroffene Pankreasgang ist vor der Stenose durch Sekretstauung massiv dilatiert, enthält aber typischerweise keine Steine. Der Ersatz der Azinuszellen durch Bindegewebe ist gleichmäßig (nicht herdförmig) und wird von einer Infiltration von Makrophagen und Lymphozyten begleitet. Im Endzustand wird der dilatierte Gang von fibrolipomatösem Gewebe umgeben, das nur noch Gänge und Inseln enthält.

35.5 Tumoren des exokrinen Pankreas

Das duktale Adenokarzinom („Pankreaskarzinom") mit seinen Varianten ist der bei Weitem häufigste Tumor von allen exokrinen Pankreastumoren (> Tab. 35.1).

35.5.1 Duktales Adenokarzinom

Definition Das duktale Adenokarzinom ist eine epitheliale, gangartige drüsenbildende Neoplasie.

Epidemiologie In den meisten westlichen Ländern liegt die Inzidenz gleichbleibend bei 1–10 Fällen pro 100.000 Einwohner. Die Mortalität unterscheidet sich davon wegen der sehr kurzen Überlebenszeiten nicht wesentlich. Männer sind etwas häufiger betroffen als Frauen (1,5 : 1). Das Hauptmanifestationsalter liegt zwischen dem 65. und 85. Lebensjahr; vor dem 40. Lebensjahr sind duktale Pankreaskarzinome sehr selten. Familiäre Pankreaskarzinome machen etwa 5 % der Erkrankungen aus.

Ätiologie, Pathogenese, Molekularpathologie

Das Rauchen ist der wichtigste Risikofaktor, gefolgt von der langjährigen chronischen Pankreatitis. Pathogenetisch entwickelt sich das Karzinom aus Vorläuferläsionen in den Gängen, die molekulargenetisch progressive genetische Veränderungen in dem Onkogen *KRAS* und den Tumorsuppressorgenen *CDKN2A*, *TP53* und *DPC4/SMAD4* zeigen. Bei einem kleinen Teil der familiären Pankreaskarzinome liegt eine Mutation im *BRCA2*-Gen, einem anderen, an der DNA-Reparatur beteiligten Gen, vor. Die meisten familiären Pankreaskarzinome sind derzeit genetisch noch nicht charakterisiert.

Morphologie

Der Tumor entsteht meist im Pankreaskopf. Er ist typischerweise unscharf begrenzt, von fester Konsistenz und bei Diagnosestellung 2–3 cm groß (> Abb. 35.7a). Durch seine Lage stenosiert er häufig den intrapankreatisch verlaufenden Teil des Gallengangs sowie den distalen Pankreasgang. Der Tumor wächst früh in das dorsale peripankreatische Fettgewebe entlang der Nerven ein, ummauert V. und A. mesentericae superioris und bricht oft in diese Gefäße ein.

Tab. 35.1 Wichtige exokrine Pankreastumoren.

Tumortyp	Häufigkeit (%)
Benigne Tumoren	
• seröses Zystadenom	1
Maligne Tumoren	
• duktales Adenokarzinom (mit Varianten)	92
• intraduktale papillär-muzinöse Neoplasie (IPMN)	2
• muzinös-zystische Neoplasie (MCN)	1
• Azinuszellkarzinom	1
• andere Tumoren	3

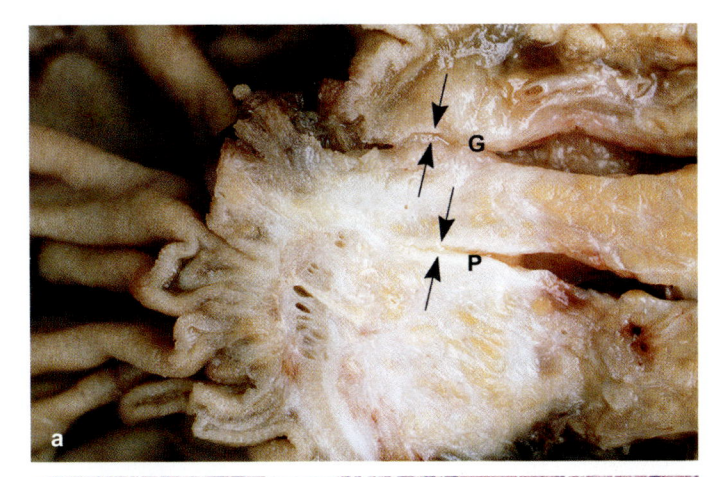

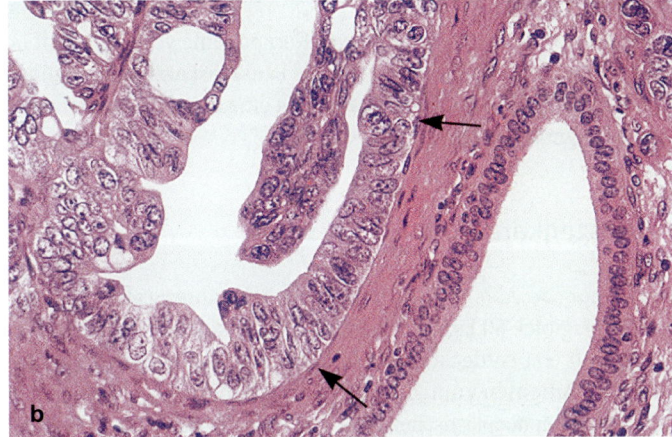

Abb. 35.7 Duktales Adenokarzinom des Pankreas. a Duktales Adenokarzinom im Pankreaskopf mit angrenzendem Duodenum. Schnittfläche eines unscharf abgegrenzten Tumors von weiß-grauer Farbe mit Stenose (Pfeile) des Gallen- (G) und des Pankreasgangs (P). **b** Gut differenziertes duktales Adenokarzinom des Pankreas. Gangartige Struktur mit atypischem mehrschichtigem und polymorphzelligem Epithel (Pfeile) neben normalem Pankreasgang. HE, Vergr. 200-fach. [R398]

Histologisch finden sich relativ gut differenzierte gangartige Drüsenstrukturen mit Schleimproduktion (➤ Abb. 35.7b), die das Pankreasgewebe infiltrieren und von einer Fibrose begleitet werden (Desmoplasie). **Histologische Varianten** sind das adenosquamöse Karzinom (eine Mischung von Drüsen- und Plattenepithelformationen) und das anaplastische (undifferenzierte) Karzinom. Als Vorläufer werden Gangveränderungen angesehen, die als pankreatische intraepitheliale Neoplasie (PanIN) bezeichnet werden. Diese werden auf der Basis des Dysplasie-Grades in Low- und High-grade-PanIN unterteilt.

Verlauf Die Tumoren breiten sich frühzeitig lymphogen und perineural im retroperitonealen Fettgewebe aus. Die ersten Metastasen finden sich in den regionären Lymphknoten und in der Leber. Tumoren im Pankreasschwanz können früh zu einer Peritonealkarzinose führen.

Klinische Relevanz Das Pankreaskarzinom verursacht üblicherweise erst im fortgeschrittenen Stadium Symptome. Das **Leitsymptom** des Pankreaskopfkarzinoms ist der schmerzlose Ikterus, der durch tumoröse Stenosierung des distalen Ductus choledochus verursacht wird. Weitere mögliche Symptome sind Gewichtsverlust und abdominale, in den Rücken ausstrahlende Schmerzen.

Die **Diagnose** wird durch Ultraschall, Endosonografie und/oder CT gestellt. Tumoren unter 1 cm werden bislang nur im Ausnahmefall entdeckt. Als Serumverlaufsmarker dienen CA19-9 und CEA. Differenzialdiagnostisch sind, abgesehen von der chronischen Pankreatitis, die seltenen zystischen Tumoren und neuroendokrinen Neoplasien abzugrenzen. Eine Feinnadelbiopsie kann zur Klärung beitragen und ist notwendig, wenn das Karzinom inoperabel ist und radio-/chemotherapeutisch behandelt werden soll.

Die **intraoperative Schnellschnittdiagnostik** (Gefrierschnitt; ➤ Kap. 1.6.5) dient zum Ausschluss von Metastasen vor allem in der Leber sowie zur Sicherung „tumorfreier" Resektionsränder.

Die **postoperative Diagnostik** resezierter Tumoren besteht aus der histologischen Typisierung, dem Grading und der Stadieneinteilung nach TNM. Sie dient zur Planung des weiteren therapeutischen Vorgehens und zur Prognoseeinschätzung. Die Prognose ist sehr schlecht. Nur bei 10–20 % der Patienten ist zum Zeitpunkt der Diagnose der Tumor operabel, und nur ca. 11 % der Patienten überleben 5 Jahre.

35.5.2 Seltene Pankreastumoren

Seröses Zystadenom (SCA)

Dieser **benigne Tumor** tritt häufig bei Frauen (Geschlechtsverhältnis F vs. M 3:1; Altersgipfel 59 J.) auf und ist meist ein Zufallsbefund. Die oft großen Tumoren (4–10 cm) bestehen aus kleinen Zysten mit serösem Inhalt, die um eine zentrale sternförmige Narbe angeordnet sind (➤ Abb. 35.8). Maligne Formen sind extrem selten.

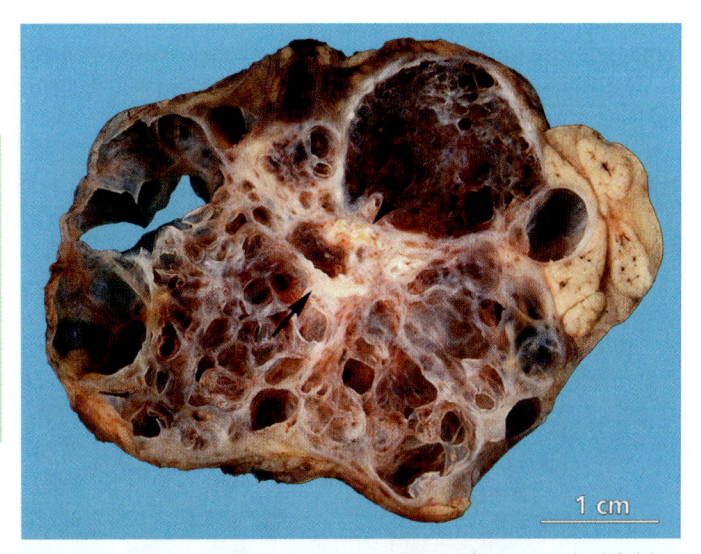

Abb. 35.8 Seröses Zystadenom mit zentraler sternförmiger Narbe (Pfeile). [R398]

Intraduktale papillär-muzinöse Neoplasie (IPMN)

Diese primär intraduktal wachsenden Neoplasien gehören zu den häufigsten zystischen Pankreastumoren. Sie stellen eine heterogene Tumorgruppe dar. Gemeinsam ist ihnen
- die bevorzugte Lokalisation im Pankreaskopf (> Abb. 35.9) und
- der Übergang in ein intraduktales und schließlich invasiv wachsendes Adenokarzinom (Adenom-Karzinom-Sequenz) .

Unterschiede ergeben sich aus der Lokalisation (Hauptgang vs. Seitengang) und aus dem Zelltyp (intestinal, pankreatobiliär, gastral). Dadurch lassen sich gegenwärtig drei Typen unterscheiden:
- Der **intestinale Typ** liegt im Hauptgang, seine neoplastischen Zellen ersetzen das normale Gangepithel und zeigen einen intestinalen Phänotyp und eine starke visköse Schleimproduktion. Dadurch wird der betroffene Gangabschnitt zystisch erweitert (3–4 cm). Kommt es im Verlauf zu einem invasiven Karzinom, entsteht ein sog. Kolloidkarzinom (schleimreiches Karzinom).
- Beim **pankreatobiliären Phänotyp,** der ebenfalls im Hauptgang liegt, findet sich weniger Schleim, dafür ausgeprägte papilläre Proliferationen, die, wenn sie invasiv werden, ein duktales Adenokarzinom bilden.
- Beim **gastralen Phänotyp** sind die Seitengänge, meist im Proc. uncinatus, betroffen und durch Schleimansammlung dilatiert.

Pathogenese

Der Schleim (oder das Tumorgewebe) engt das Lumen des betroffenen Pankreasgangs ein. Folge ist eine Sklerosierung des tumorfreien Pankreasgewebes wie bei einer obstruktiven chronischen Pankreatitis. Dadurch entsteht nach langer Krankheit eine exokrine Pankreasinsuffizienz.

Prognose Die Prognose der IPMN ist gut, wenn der Tumor vollständig entfernt werden kann. Aber auch noch im invasiven Stadium ist sie, insbesondere beim intestinalen Typ, meist besser als beim duktalen Adenokarzinom ohne assoziierte IPMN.

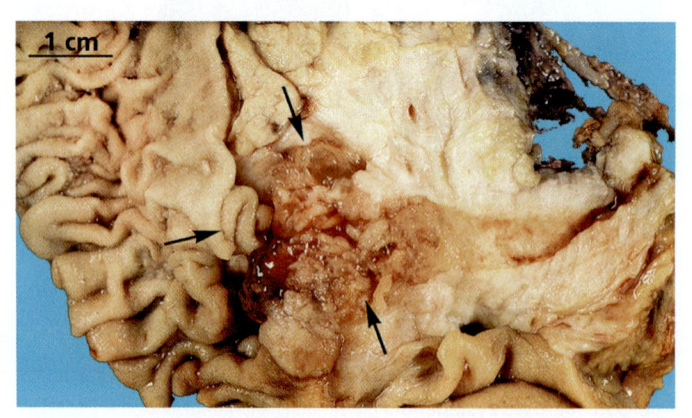

Abb. 35.9 **Intraduktale papillär-muzinöse Neoplasie** (Pfeile) mit Ausbreitung im Bereich der Papilla Vateri und des einmündenden Pankreasgangs. [R398]

Muzinös-zystische Neoplasie (MCN)

Diese zystische Neoplasie betrifft nahezu nur Frauen (Alter 40–50 Jahre) und liegt zu > 90 % im Pankreasschwanz. Ihr Durchmesser variiert im Durchschnitt von 6–10 cm.

Morphologie

Die Schnittfläche zeigt einzelne Zysten, die zähen Schleim enthalten (> Abb. 35.10). Das primär gut differenzierte neoplastische Epithel wird nach langem Verlauf oder unvollständiger Resektion stark atypisch und infiltriert schließlich als invasiv wachsendes Adenokarzinom das umgebende Gewebe (Adenom-Karzinom-Sequenz).

Prognose Die MCN mit invasiver Komponente verhalten sich in Ausbreitung und Prognose wie duktale Pankreaskarzinome. Gelingt die totale Resektion des Tumors und fehlt eine invasive Komponente, ist die Prognose exzellent.

Azinuszellkarzinom

Der Tumor (> Abb. 35.11) tritt häufiger bei Männern als bei Frauen auf (Altersgipfel: 60 Jahre), in seltenen Fällen sind Kinder betroffen. Er wird oft erst entdeckt, wenn Lebermetastasen vorliegen (bei ca. 50 % der Patienten zum Zeitpunkt der Erstdiagnose). Die azinär differenzierten neoplastischen Zellen können Enzyme bilden. Manche Azinuszellkarzinome sprechen auf eine Chemotherapie an. Ihre Prognose ist relativ schlecht, wenn auch günstiger als die des duktalen Adenokarzinoms.

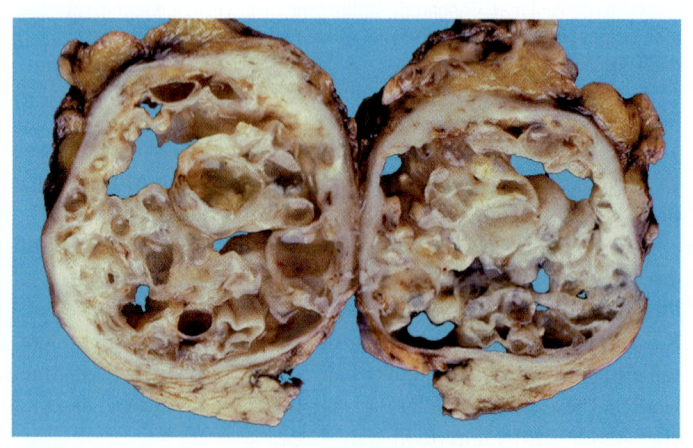

Abb. 35.10 **Muzinös zystische Neoplasie** mit multilokulärer Schnittfläche. [R398]

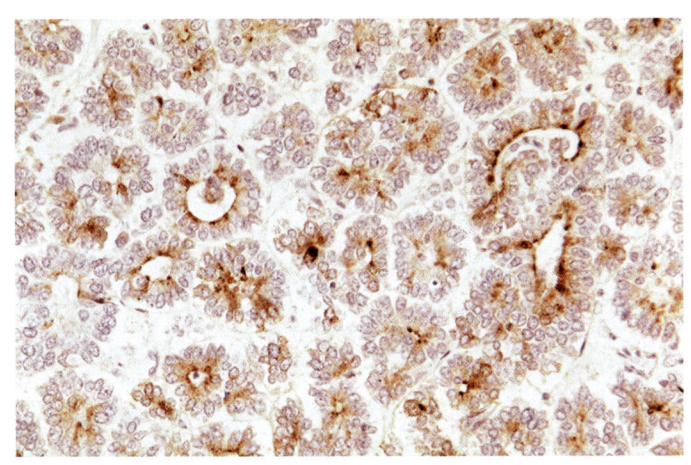

Abb. 35.11 Azinuszellkarzinom. Der immunzytochemische Nachweis von Trypsin zeigt eine deutliche apikale Positivität in den gut differenzierten azinären Strukturen des Karzinoms. Vergr. 200-fach. [R398]

Weitere seltene Pankreastumoren

Im Kleinkindalter wird das **Pankreatoblastom,** ein maligner Tumor mit relativ guter Prognose, beobachtet. Bei jungen Frauen tritt typischerweise die **solid-pseudopapilläre Neoplasie** auf, die bei vollständiger Resektion eine sehr gute Prognose besitzt.

35.6 Tumoren der Papilla Vateri

Die meisten Papillentumoren (➤ Abb. 35.12) sind Adenokarzinome, die histologisch eine pankreatobiliäre oder intestinale Differenzierung aufweisen und somit dem duktalen Pankreaskarzinom oder dem Duodenalkarzinom ähneln. Ein Ikterus tritt bereits bei geringer Tumorgröße auf; daher ist eine frühe Diagnose möglich.

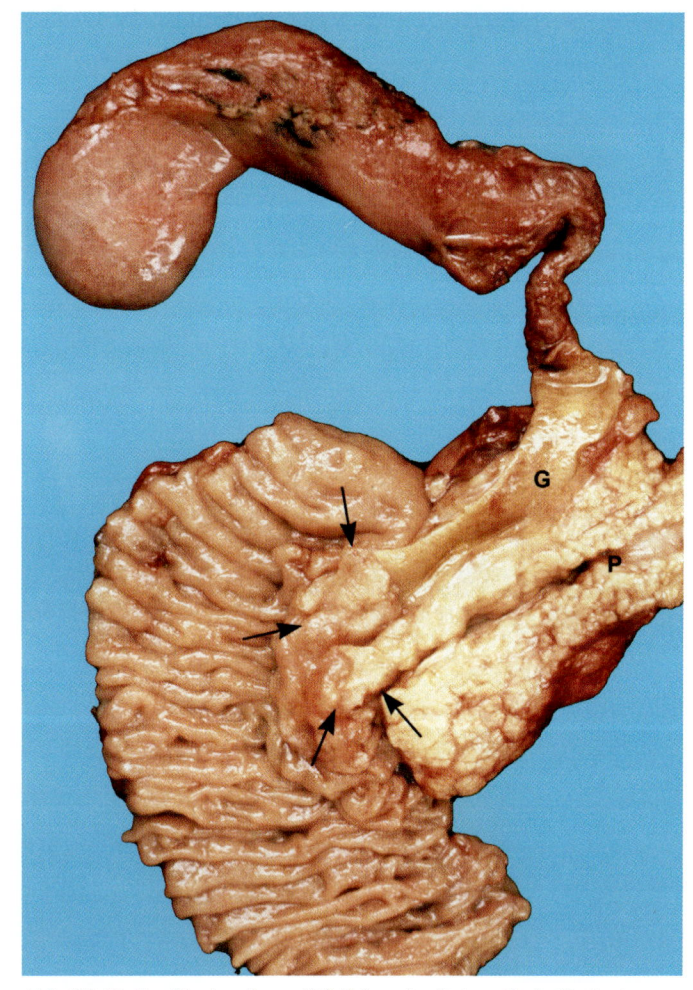

Abb. 35.12 Papillenkarzinom (Pfeile) und prästenotisch dilatierter Gallengang (G). Pankreaskopfresektat (Resektion nach Whipple) mit Duodenum und Gallenblase. P = Pankreasgang. [R398]

KAPITEL 36

F.A. Offner, E. Wardelmann

Peritoneum

36.1	Normale Struktur und Funktion	695	36.4 Tumorähnliche Läsionen..................	698
			36.4.1 Papilläre mesotheliale Hyperplasie............	698
36.2	Peritonitis.................................	696	36.4.2 Zysten	698
36.2.1	Akute Peritonitis	696	36.4.3 Retroperitoneale Fibrose	698
36.2.2	Chronische Peritonitis	696		
36.2.3	Tuberkulöse Peritonitis....................	697	36.5 Abnormer Inhalt der Bauchhöhle	698
			36.5.1 Aszites	698
36.3	Tumoren	697	36.5.2 Hämaskos	699
36.3.1	Malignes Mesotheliom....................	697	36.5.3 Pneumoperitoneum	699
36.3.2	Primäres Karzinom des Peritoneums	697		
36.3.3	Peritonealkarzinose	697	36.6 Hernien...................................	699
36.3.4	Pseudomyxoma peritonei..................	697	36.6.1 Äußere Hernien	699
36.3.5	Mesenchymale Tumoren...................	698	36.6.2 Innere Hernien.............................	700
			36.6.3 Komplikationen der Hernien	701

Zur Orientierung

Das große Netz (Omentum majus) mit seiner Mesothelüberkleidung spielt eine wichtige Rolle bei der Abwehr von Infektionen, z. B. durch Abdeckung von perforierten Hohlorganen (Gallenblase, Gastrointestinaltrakt) und damit der lokalen Begrenzung von Entzündungsprozessen. Durch Sekretion und Resorption von Flüssigkeit ist das Peritoneum in den Flüssigkeitshaushalt des Organismus, aber auch in die Abwehr von Erregern aus dem Magen-Darm-Trakt eingeschaltet. Entzündliche Erkrankungen des Peritoneums (**Peritonitis**) verursachen sehr intensive Schmerzen und oft ein **akutes Abdomen**. Sie sind häufig Folge fortgeleiteter Entzündungen aus dem Gastrointestinaltrakt und können nach narbiger Abheilung Verwachsungen der Abdominalorgane (Adhäsionen) nach sich ziehen, die ihrerseits Komplikationen wie beispielsweise einen mechanischen Ileus verursachen können. **Tumoren** können primär im Peritoneum entstehen, wesentlich häufiger greifen sie aber von Organen der Bauchhöhle auf das Peritoneum über. Gesteigerte Flüssigkeitssekretion bzw. verminderte Resorption führt zu abnormer Flüssigkeitsansammlung in der Bauchhöhle (**Aszites**). Häufig und daher besonders relevant sind die verschiedenen Formen der **Hernien.** Die morphologische Diagnostik umfasst vornehmlich die zytologische Analyse von Punktatflüssigkeiten und die histologische Beurteilung von Gewebeproben bei klinischem Tumorverdacht. Besondere differenzialdiagnostische Bedeutung kommt verschiedenen benignen Erkrankungen zu, die disseminiert die peritoneale Oberfläche betreffen können, z. B. die Endometriose.

36.1 Normale Struktur und Funktion

Das Peritoneum (Bauchfell) besteht aus dem parietalen (Peritoneum parietale) und dem viszeralen Anteil (Peritoneum viscerale). Das Peritoneum parietale kleidet die Bauchhöhle (Peritonealhöhle) aus, das Peritoneum viscerale überzieht die in der Bauchhöhle (intraperitoneal) gelegenen Bauch- und Beckenorgane. Das Peritoneum besteht aus einer bindegewebigen, an Gefäßen, Nerven und elastischen Fasern reichen Verschiebeschicht (Tela subserosa) und der darüber liegenden Serosa (Tunica serosa), die sich aus einer dünnen, feinfaserigen Bindegewebsunterlage (Lamina propria serosae) und einem einschichtigen Epithel (Mesothel) zusammensetzt. Durch die Mesothelüberkleidung ist das Peritoneum glatt und glänzend. Durch eine geringe Menge von Mesothelzellen sezernierter, seröser Flüssigkeit wird die Gleitfähigkeit der intraperitonealen Organe erleichtert. Über das Peritoneum (Oberfläche ca. 2 m^2) können große Mengen von Flüssigkeit resorbiert und ausgeschieden werden, wobei auch ein Elektrolytaustausch erfolgt (Bedeutung bei der Peritonealdialyse).

36.2 Peritonitis

Definition Unter Peritonitis werden entzündliche Veränderungen des Peritoneums verstanden, die auf Infektionen (Bakterien, Viren, Pilze) oder mechanische, chemische oder physikalische Ursachen zurückzuführen sind. Nach der Ausdehnung des Prozesses lassen sich lokalisierte und diffuse Peritonitiden, nach Morphologie und klinischem Bild akute und chronische Peritonitiden unterscheiden.

36.2.1 Akute Peritonitis

Die akute Peritonitis ist eine relativ häufige Erkrankung. Sie kann lokalisiert oder diffus sein. Bei der lokalisierten Form ist der entzündliche Herd durch das große Netz oder durch Darmschlingen begrenzt.

Ätiologie Überwiegend wird die akute Peritonitis durch **Bakterien** (z. B. gramnegative Bakterien wie *E. coli*, Proteus, Enterokokken oder Clostridien) hervorgerufen. Häufig handelt es sich um eine Mischinfektion, an der auch Streptokokken und andere Bakterien beteiligt sind. Bakterien gelangen bei einer **Perforation** (Durchbruch) oder durch **Penetration** (Durchwanderung) der Wand von Hohlorganen (Appendizitis, Divertikulitis, Cholezystitis, Darminfarkt, penetrierende Ulzera ventriculi) sowie als Folge von **Verletzungen** durch direkte Keimeinbringung in die Bauchhöhle. Gelangt dabei Darminhalt in die Bauchhöhle, spricht man von einer sterkoralen Peritonitis (lat.: stercus, Kot). Eine hämatogene Entstehung ist selten. Bei Kindern kann es selten zu einer hämatogenen primären Peritonitis durch Pneumokokken kommen. Bei Erwachsenen mit Leberzirrhose und Aszites ist die primäre spontane bakterielle Peritonitis eine gefürchtete Komplikation. Sie ist Folge einer gestörten Barrierefunktion der Darmschleimhaut mit Translokation von Erregern aus dem Darmlumen. **Abakterielle** („chemische") Peritonitiden entstehen durch ausgetretenen Magensaft, Pankreassaft, Galle, Blut, Fremdkörper (z. B. Talkum mit granulomatöser Fremdkörperreaktion) oder chemische Noxen (z. B. Harnsäure bei Urämie oder Dialysatflüssigkeit bei Peritonealdialyse). In diesen Fällen kommt es nicht selten zu einer sekundären bakteriellen Besiedlung.

Morphologie

Im Frühstadium der akuten Peritonitis kommt es zu einer Gefäßerweiterung in der Subserosa (Rötung). In der Folge bildet sich ein Exsudat, das zuerst serös, später fibrinös (**fibrinöse Peritonitis,** rasch aber auch von neutrophilen Granulozyten (**eitrige Peritonitis;** ➤ Abb. 36.1) durchsetzt ist. Bei ausgeprägter Erkrankung kann durch Gefäßschädigung mit Blutaustritt auch eine hämorrhagische Komponente hinzutreten (**hämorrhagische Peritonitis**). Bei Rückbildung kommt es zu Organisation des Exsudats durch Granulationsgewebe und schließlich zur Entwicklung von Narbengewebe (Fibrose, Adhäsionen).

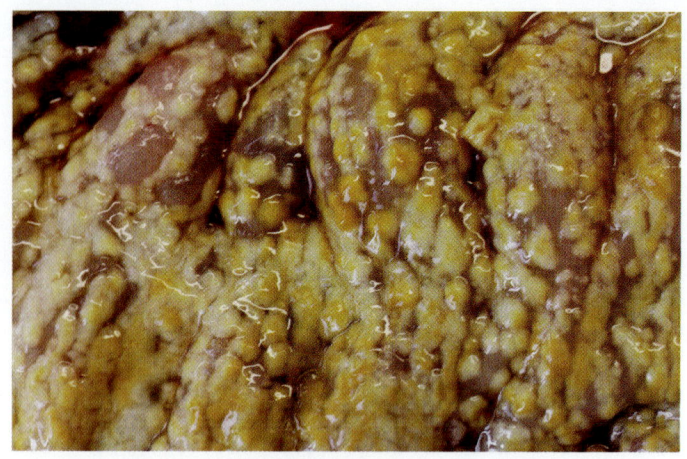

Abb. 36.1 Fibrinös-eitrige Peritonitis. Auf Darmschlingen und Mesenterium sind konfluierende fibrinös-eitrige Beläge aufgelagert. [R398]

Komplikationen Die akute diffuse Peritonitis ist bei Fehlen einer adäquaten Behandlung mit hoher Letalität verbunden. Komplikationen sind:
- **Darmparalyse (paralytischer Ileus):** Der paralytische Ileus kann eine Störung des Wasser- und Elektrolythaushalts verursachen. Durch die daraus resultierende Störung der Barrierefunktion können zusätzlich Bakterien aus dem Darm in die Bauchhöhle gelangen, was die Peritonitis verstärkt. Auf diese Weise kommt ein Circulus vitiosus in Gang.
- **(Endo-)Toxinämie** (➤ Kap. 48.3.5)
- **Peritonealer Schock:** Ursachen sind Endotoxinämie und Sepsis. Die Endotoxinämie entsteht durch Resorption bakterieller Endotoxine über das Peritoneum und die Sepsis durch Eindringen von Bakterien in die Zirkulation (➤ Kap. 7.10).

Bei lokalisierten Formen der Peritonitis (Abdeckung durch Darmschlingen oder das große Netz) können **Peritonealabszesse** resultieren (z. B. subphrenischer Abszess nach Perforation von Magen oder Gallenblase; Abszessbildung im Douglas-Raum des Beckens nach Perforation von Pseudodivertikeln des Colon sigmoideum = sog. Douglas-Abszess; perityphlitischer Abszess nach Perforation der Appendix).

Durch Organisation von Exsudat können strangförmige fibröse Adhäsionen (sog. Briden) entstehen. Sie führen nicht selten zu einer Obstruktion oder Strangulation von Darmschlingen und dadurch zu einem mechanischen Ileus (➤ Kap. 30.4.1).

Klinische Relevanz Es handelt sich um ein schweres Krankheitsbild mit Schmerzen, Fieber, Leukozytose und „brettharter" Bauchdeckenabwehrspannung („akutes Abdomen").

36.2.2 Chronische Peritonitis

Die chronische Peritonitis kann aus einer akuten **bakteriellen** Peritonitis hervorgehen oder auch **abakteriell** (z. B. durch Fremdkörper) bedingt sein. Eine Sonderform ist die enkapsulierende **sklerosierende** Peritonitis. Dabei kommt es zu einer Hyperplasie und epithelial-mesenchymalen Transition (EMT) des Mesothels und zu einer fortschreitenden peritonealen Fibrose. Die in der Bauchhöhle gelegenen Organe (Darm, Leber, Milz) werden von einem verdickten weißen Peritoneum überkleidet („Zuckerguss"), das aus Myofibroblasten, spindelzelligen Mesothelzellen und kollagenem Bindegewebe besteht. Es kann dabei zur Einengung des Darmlumens (Obstruktion) kommen. Derartige Veränderungen finden sich z. B. bei lang dauernder Peritonealdialyse (Irritation durch Bestandteile der Dialysatflüssigkeit) oder als Folge von Fremdkörperreizen oder Medikamenten.

36.2.3 Tuberkulöse Peritonitis

Diese Erkrankung ist heute selten und findet sich vor allem in Ländern mit hoher Tuberkulose-Inzidenz (Afrika). Sie entsteht entweder durch Fortleitung aus einem tuberkulös veränderten mesenterialen Lymphknoten, der Tube oder dem Darm. Auch eine hämatogene Aussaat in das Peritoneum ist möglich.

Morphologie
Wie generell bei der Tuberkulose lassen sich eine produktive und eine exsudative Form unterscheiden (➤ Kap. 48.3.6).

36.3 Tumoren

36.3.1 Malignes Mesotheliom

Es handelt sich um eine vom Mesothel ausgehende maligne Neoplasie, die morphologisch jener in der Pleura (➤ Kap. 25.4.2) entspricht, aber wesentlich seltener ist. Betroffen sind Patienten (häufiger Männer als Frauen) im mittleren und höheren Lebensalter. Der Tumor ist mit Asbestexposition assoziiert.

Morphologie
Die neoplastischen Veränderungen können sehr ausgedehnt sein. Unterschiedliche histologische Typen lassen sich abgrenzen:
- **Epithelioider** Typ (häufig papillär)
- **Sarkomatoider** Typ
- **Biphasischer** Typ (epithelioid/sarkomatoid)

Der epithelioide Typ überwiegt.

36.3.2 Primäres Karzinom des Peritoneums

Es handelt sich um Karzinome, die morphologisch und molekulargenetisch weitgehend den Karzinomen des Ovars und der Tuben entsprechen. Meistens sind es seröse Karzinome mit hohem Malignitätsgrad, die häufig Mutationen der *TP53*- und *BRCA*-Gene aufweisen. Sie entstehen durch peritoneale Implantation von Tumorzellen, die von winzigen, nur mikroskopisch fassbaren, intraepithelialen Karzinomen der Tuben (insbesondere der Fimbrien) stammen.

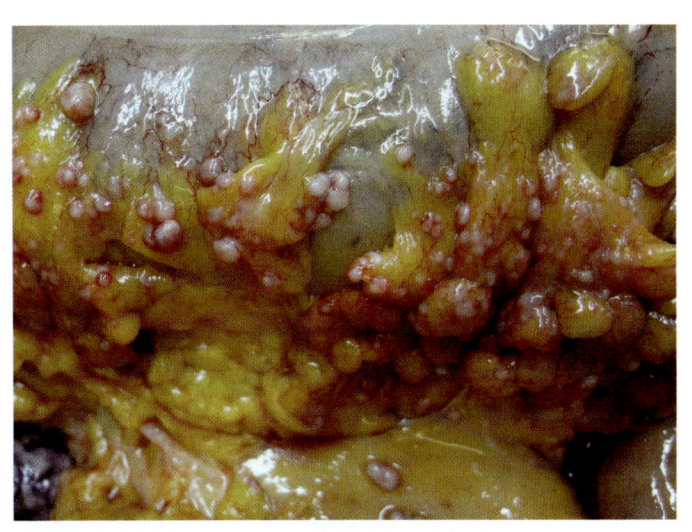

Abb. 36.2 Carcinosis peritonei. Das Peritoneum ist übersät von grauweißen Tumorknötchen mit gerötetem Randsaum. Der rötliche Randsaum resultiert aus der Ausbildung neuer Blutgefäße (Tumor-Neoangiogenese). [R398]

36.3.3 Peritonealkarzinose

Metastatische Tumoren sind die häufigsten Tumoren, die das Peritoneum betreffen. Der Befall des Peritoneums erfolgt durch kontinuierliche Ausbreitung von Organtumoren des Bauchraums oder durch lymphogene (Lymphangiosis carcinomatosa), seltener durch hämatogene Ausbreitung (z. B. malignes Melanom). Eine Peritonealkarzinose durch kontinuierliche Tumorausbreitung findet sich vor allem bei Karzinomen des Gastrointestinaltrakts und des Ovars. Die Folge sind meist ausgedehnte kavitäre Metastasierungen, die häufig mit einer abnormen Flüssigkeitsansammlung (maligner Aszites) in der Bauchhöhle einhergehen (➤ Kap. 36.5.1).

Morphologie
Die Karzinose des Peritoneums kann sich einerseits in Form multipler, unterschiedlich großer Knötchen (➤ Abb. 36.2), andererseits in Form einer diffusen grauweißen Verdickung großer Peritonealabschnitte (häufig des Omentum majus) äußern. Die letztgenannten Veränderungen finden sich vor allem bei Karzinomen des Ovars und bei Magenkarzinomen vom diffusen Typ.

36.3.4 Pseudomyxoma peritonei

Ein Pseudomyxoma peritonei ist definiert als eine tumorbedingte Ansammlung von Schleim in der Bauchhöhle. Ausgangspunkt sind schleimbildende Tumoren zumeist der Appendix, seltener anderer Abschnitte des Kolorektums, der Gallenblase, des Pankreas oder des Ovars. Der Schleim und/oder die Tumorzellen können dabei unmittelbar (z. B. durch tumorbedingte Perforation der Serosa), aber auch durch chirurgische Tumoreröffnung in die Bauchhöhle gelangen. Dort produzieren die Tumorzellen extensiv Schleim (➤ Abb. 36.3).

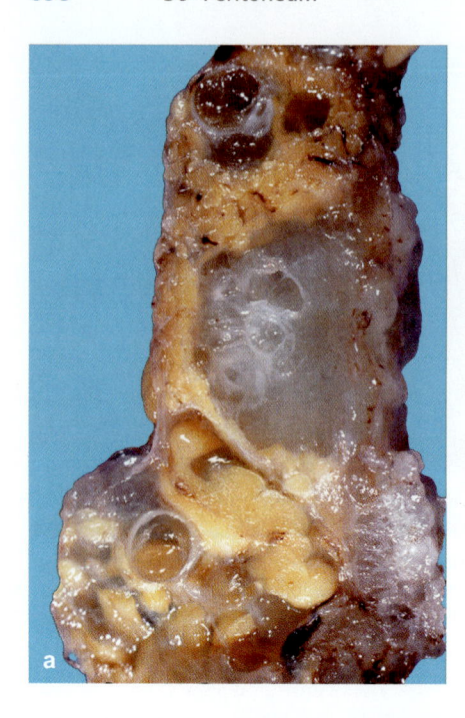

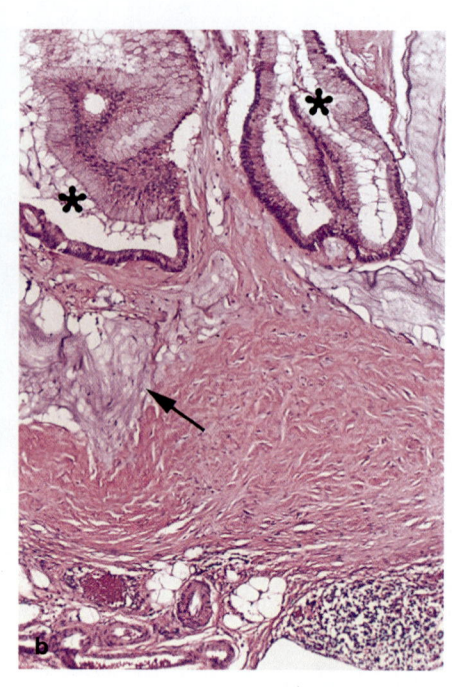

Abb. 36.3 Pseudomyxoma peritonei. a Durchsetzung des Omentum majus durch Schleimseen. **b** Schleimmassen (Pfeil) und schleimbildende Epithelzellen (Sterne) aus einer rupturierten muzinösen Neoplasie der Appendix niedrigen Grades (LAMN) durchsetzen das Fettgewebe. [R398]

Das Pseudomyxom kann sich aus Tumoren mit unterschiedlichem Malignitätsgrad entwickeln. Das **niedrig gradige (low grade) Pseudomyxom** wird zumeist durch distinkte niedrig gradige muzinöse Neoplasien der Appendix („low grade appendiceal mucinous neoplasm" bzw. LAMN, ➤ Kap. 31.6) verursacht. Das **hochgradige (high grade) Pseudomyxom** entsteht durch peritoneale Ausbreitung von Zellen eines muzinösen Adenokarzinoms und hat eine wesentlich schlechtere Prognose.

36.3.5 Mesenchymale Tumoren

Im Peritoneum können, sehr selten, verschiedene gutartige oder auch bösartige mesenchymale Tumoren (Lipome, Leiomyome, solitäre fibröse Tumoren, Fibromatosen, Liposarkome) entstehen. Die Fibromatosen des Peritoneums können ein lokal aggressives Wachstum zeigen und zur Darmobstruktion und damit zu einem mechanischen Ileus führen. Bei der diffusen peritonealen Leiomyomatose (Leiomyomatosis peritonealis disseminata) ist das Peritoneum von Leiomyomknötchen übersät.

36.4 Tumorähnliche Läsionen

36.4.1 Papilläre mesotheliale Hyperplasie

Hyperplastische Mesothelveränderungen äußern sich meist in Form fingerförmiger Stromafortsätze, die von regelrechten, zum Teil aktivierten Mesothelzellen bedeckt sind. Hierbei handelt es sich um eine benigne reaktive Läsion als Folge lokaler Irritationen (Entzündung, Aszites, Tumor), die vom malignen Mesotheliom abzugrenzen ist.

36.4.2 Zysten

Zysten im Bereich des Peritoneums (Mesenterium, Omentum) können auf mesotheliale Einschlüsse, ausgeweitete Lymphgefäße oder Entwicklungsanomalien zurückgehen. Gelegentlich lassen sich im Peritoneum auch Endometriosezysten nachweisen. Auch Endosalpingeoseherde (tubale Metaplasie des Mesothels) können als zystische Läsionen klinisch in Erscheinung treten.

36.4.3 Retroperitoneale Fibrose

Es handelt sich um eine Fibrosierung des Retroperitoneums, die zu Einengung der Ureteren führen kann. Histologisch zeigt sich eine unterschiedlich stark ausgeprägte chronische Entzündung. Die Erkrankung ist häufig mit sklerosierenden Entzündungen in anderen Organen (u. a. sklerosierende Cholangitis, Autoimmunpankreatitis, Sialadenitis) verbunden. Die Ätiologie ist weitgehend unklar, Medikamente dürften in einigen Fällen eine Rolle spielen. Im Gewebe können vermehrt IgG4-positive Plasmazellen nachweisbar sein („IgG4-related sclerosing disease").

36.5 Abnormer Inhalt der Bauchhöhle

36.5.1 Aszites

Unter Aszites versteht man die Ansammlung von Flüssigkeit in der Bauchhöhle. Er entsteht als eiweiß- und zellarmes **Transsudat** (klare Flüssigkeit) bei erhöhtem hydrostatischem Druck (Blutabflussstörung, portale Hypertonie, kardiale Stauung) oder bei erniedrigtem onkotischem Druck (➤ Kap. 7.4). Ein eiweiß- und zellreiches **Exsudat** (trübe Flüssigkeit) bildet sich bei Entzündungen (Infektionen) und auch bei malignen Tumoren immer dann, wenn die Flüssigkeitssekretion die Resorptionskapazität des Peritoneums überschreitet. Bei einem **chylösen Aszites** tritt als Folge der Obstruktion größerer Lymphgefäße z. B. des Ductus thoracicus (häufig bedingt durch Tumoren) milchig-trübe (fetthaltige) Lymphflüssigkeit in die Bauchhöhle aus. **Hämorrhagischer Aszites** ist durch Blutbeimengung charakterisiert.

Klinische Relevanz Ausgeprägte Flüssigkeitsansammlungen bewirken eine Zunahme des Abdominalumfangs. Bei der klinischen Untersuchung fällt eine lagerungsabhängige Klopfschalldämpfung auf.

36.5.2 Hämaskos

Dies ist eine Blutansammlung in der Bauchhöhle als Folge von Traumen, Spontanruptur (z. B. Ruptur gutartiger Lebertumoren, Ruptur der Milz im Rahmen von Traumen) oder einer Extrauteringravidität. Der Blutaustritt führt zu einer peritonealen Reizung mit abakterieller Peritonitis.

36.5.3 Pneumoperitoneum

Unter diesem Begriff wird eine Ansammlung von Luft oder Gas in der Peritonealhöhle verstanden. Es entsteht, wenn Luft oder Gas aus dem Gastrointestinaltrakt übertritt (durch Perforation oder Trauma), direkt eingebracht (z. B. iatrogen im Rahmen einer Laparoskopie) oder lokal (durch Gas bildende Bakterien) gebildet wird.

36.6 Hernien

Definition Unter **echten Hernien** wird die Verlagerung von Baucheingeweiden in Ausstülpungen des Peritoneums verstanden. Komponenten einer echten Hernie sind der Bruchring (Bruchpforte), der vom Peritoneum ausgekleidete Bruchsack und der Bruchinhalt (z. B. Eingeweide, großes Netz).

Wenn anstelle einer Ausstülpung ein echter Defekt des Peritoneums besteht, wird von **falschen Hernien** oder **Eingeweideprolaps** gesprochen.

Ätiologisch lassen sich angeborene und erworbene sowie – nach anatomischen Gesichtspunkten – äußere und innere Hernien unterscheiden. **Äußere** Hernien sind unter der äußeren Haut sicht- oder tastbar. **Innere** Hernien entstehen durch Verlagerung von Eingeweiden in die Brusthöhle (durch das Zwerchfell) oder in den Retroperitonealraum.

36.6.1 Äußere Hernien

Inguinalhernie

Syn.: Hernia inguinalis, Leistenbruch, Leistenhernie

Epidemiologie Die Inguinalhernie ist die bei weitem häufigste echte Hernie. Zwei Drittel der Fälle sind indirekte (Hernia inguinalis lateralis), ein Drittel direkte (Hernia inguinalis medialis) Hernien. Die Prävalenz liegt bei etwa 0,5 %. Männer sind häufiger betroffen als Frauen. In ca. 10 % der Fälle treten die Hernien bilateral auf.

Klinische Relevanz Ein Leistenbruch ist „reponibel", wenn der Bruchinhalt durch Manipulation von außen (ohne chirurgischen Eingriff) zurückverlagert werden kann. Unter drei Bedingungen wird er „irreponibel": bei Riesenhernien, Verwachsungen zwischen Bruchinhalt und Bruchsack (Hernia accreta) sowie bei Einklemmung des Bruchinhalts (Inkarzeration).

Hernia inguinalis lateralis

Syn.: indirekter Leistenbruch, indirekte Leistenhernie

Bei der **angeborenen Form** ist der Bruchsack der offene Processus vaginalis peritonei. Voraussetzung ist somit die fehlende Verödung des Processus vaginalis peritonei. Die Hernie kann unter dem Leistenband bis in das Skrotum (bzw. Labium majus) reichen. Eintrittspforte ist der innere Leistenring (Anulus inguinalis profundus) in der Fossa inguinalis lateralis, Austrittspforte der äußere Leistenring (Anulus inguinalis superficialis). Die Bruchpforte liegt **lateral** von den Vasae epigastricae. Der Bruchsack durchsetzt somit die Bauchwand schräg („indirekte Hernie"). Der Bruchinhalt liegt innerhalb einer einzigen, von Peritoneum ausgekleideten Höhle, in unmittelbarer Nachbarschaft des Hodens. Es fehlt somit ein Bruchsack im strengen Sinne (➤ Abb. 36.4a).

Bei der **erworbenen** („**indirekten**") Inguinalhernie ist der Processus vaginalis peritonei obliteriert. Die Hernie folgt dem Ductus deferens (Samenstrang). Hoden und Bruchinhalt liegen in getrennten Höhlen (➤ Abb. 36.4b). Große Hernien können beim Mann bis tief in das Skrotum reichen (Skrotalhernie). Begünstigend wirken erhöhter intraabdomineller Druck und höheres Lebensalter.

Hernia inguinalis medialis

Syn.: direkter Leistenbruch, direkte Leistenhernie

Der direkte Leistenbruch durchsetzt die Bauchwand gerade („**direkt**"). Eintrittspforte ist die Fossa inguinalis medialis, Austrittspforte der äußere Leistenring. Die Bruchpforte liegt **medial** der Vasae epigastricae. Es handelt sich dabei stets um **erworbene** Hernien (➤ Abb. 36.4c). Begünstigend wirken (wie bei der indirekten Leistenhernie) erhöhter intraabdomineller Druck und höheres Lebensalter.

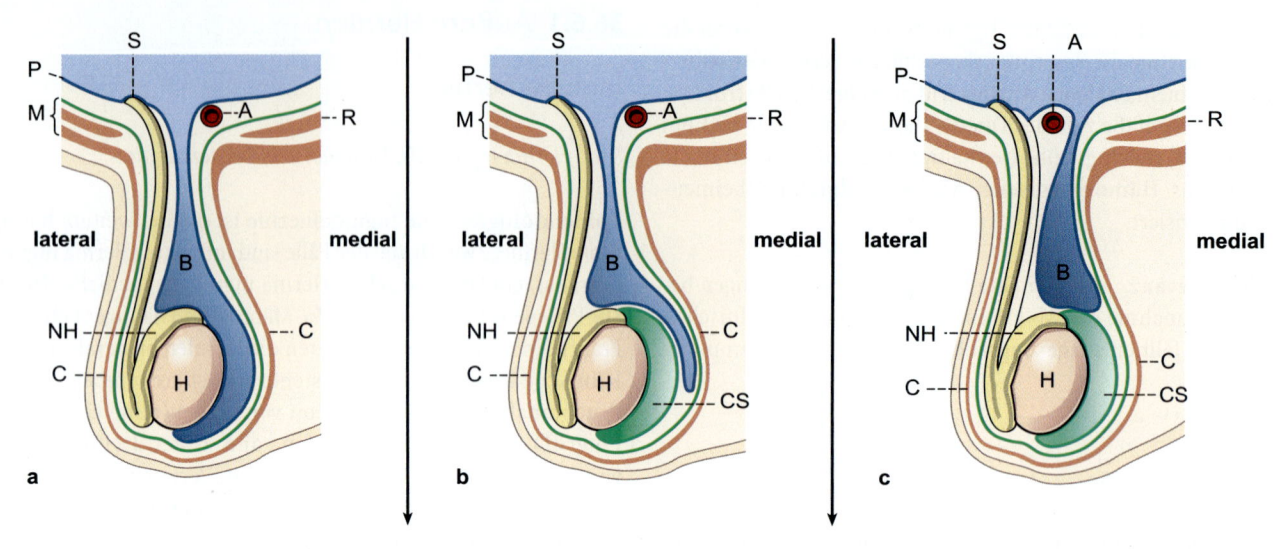

Abb. 36.4 Leistenhernien; B = Bruchsack, H = Hoden, NH = Nebenhoden, S = Samenstrang, P = Peritoneum, R = M. rectus abdominis, C = M. cremaster, CS = Cavum serosum testis, A = A. epigastrica inferior, M = Mm. transversus und obliquus internus mit Faszie (grün). **a** Angeborene Form einer indirekten Leistenhernie. **b** Erworbene Form einer indirekten Leistenhernie. **c** Direkte Leistenhernie. [L106]

Femoralhernie

Syn.: Hernia femoralis, Schenkelbruch, Schenkelhernie
Diese Hernie ist wesentlich seltener als die Inguinalhernie. Sie ist bei Frauen häufiger als bei Männern und stets **erworben.** Der Bruchsack tritt durch den medialen Anteil der unter dem Leistenband gelegenen Lacuna vasorum und wird in der Fossa ovalis sichtbar. Gelegentlich liegt als Bruchinhalt nur ein Teil der Darmwand vor (Darmwandbruch; Littré-Hernie, Richter-Hernie).

Hernia umbilicalis

Syn.: Nabelbruch, Nabelhernie
Diese Hernien kommen häufig bei Säuglingen, Kleinkindern und bei Multiparae vor. Anatomisch lassen sich eine direkte, angeborene und eine indirekte, erworbene Hernie unterscheiden. Die **direkte** Hernie folgt der Peritonealausstülpung innerhalb des Nabelrings. Sie bildet sich häufig zwischen dem 3. und 13. Lebensjahr spontan zurück. Die **indirekte** Hernie beruht auf einer Schwächung des Bindegewebes in der Nabelregion (häufiger bei Frauen nach wiederholten Schwangerschaften).

Nabelschnurbruch

Syn.: Hernia funiculi umbilicalis, Nabelschnurhernie
Dabei handelt es sich um eine Hemmungsfehlbildung im Sinne mangelhaft verschlossener Bauchwand der Leibesmitte.

Weitere Hernienarten

Bei der **Hernia obturatoria** handelt es sich um den Durchtritt von Bruchinhalt durch den Canalis obturatorius.

Bei der **Hernia ischiadica** liegt die Bruchpforte im Bereich des Foramen ischiadicum majus oder minus.

Zu den **abdominellen Hernien** gehören Herniationen im Bereich der Linea alba, am Rande des M. rectus abdominis (Hernia ventralis lateralis), die epigastrischen Hernien (oberhalb des Nabels) und die Lumbalhernien. Ursachen sind häufig Überdehnung (bei Schwangerschaft) oder Schwächung der Bauchwand durch Operationen und schlechte Narbenbildung (Narbenhernie; **Hernia cicatrica**).

36.6.2 Innere Hernien

Hiatushernie

Syn.: Hernia diaphragmatica
Hierbei kommt es zum Durchtritt des Magens oder Teilen des Magens durch den Hiatus oesophageus (> Kap. 27.5).

Intraabdominelle Hernien

Es handelt sich dabei um eine Verlagerung von Bauchinhalt in anatomisch präformierte Recessus (Recessus duodenalis superior) oder in das Foramen epiploicum (Bursa omentalis).

36.6.3 Komplikationen der Hernien

Die wichtigste und schwerwiegendste Komplikation der Hernien ist die Einklemmung (Inkarzeration). Dabei lassen sich eine elastische Einklemmung und eine Koteinklemmung unterscheiden.

- Bei der **elastischen Einklemmung** wird die Bruchpforte (Bruchring) durch Erhöhung des intraabdominellen Drucks (Bauchpresse, Husten) erweitert, sodass Eingeweide in den Bruchsack eintreten. Nach Abnahme des intraabdominellen Drucks und dadurch bedingter Verengung der Bruchpforte werden die Eingeweide im Bruchsack zurückgehalten.
- Bei der **Koteinklemmung** führt die Füllung der zuführenden Darmschlinge mit Darminhalt zu einer Kompression der abführenden Schlinge, sodass der Darminhalt nicht abfließen kann und stagniert.

Folgen der Einklemmung sind mechanischer Ileus und hämorrhagische Infarzierung des Darms durch Kompression der Venen mit folgender Darmwandnekrose und Entzündung. Durch Perforation und Fistelbildung kann eine zunächst lokale, dann diffuse eitrige Peritonitis entstehen. Als Folge lokaler Entzündungsprozesse kann der Bruchinhalt in der Hernie fixiert werden: Hernia accreta (lat.: accretus = angewachsen; ➤ Abb. 36.5).

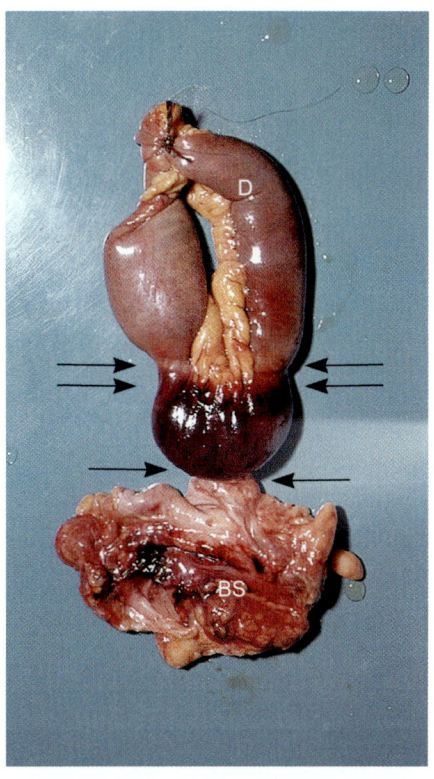

Abb. 36.5 Hernia accreta. Eine in den Bruchsack eingetretene Darmschlinge ist durch Narbengewebe an der Wand des Bruchsacks fixiert (Pfeile). Der durch den Bruchring abgeschnürte Darmabschnitt (Doppelpfeile) ist hämorrhagisch infarziert. Dies äußert sich in einer dunkel-blauroten Verfärbung dieses Bereichs. BS = eröffneter Bruchsack, D = resezierte Darmschlinge. [R398]

KAPITEL 37

H. Moch, K. Amann, A. Gaspert, R. Kain

Niere

37.1	Normale Struktur und Funktion	704
37.2	Fehlbildungen	704
37.3	Zystische Nierenerkrankungen	706
37.3.1	Nierenzysten	706
37.3.2	Zystennieren	706
37.4	Glomeruläre Erkrankungen	707
37.4.1	Glomerulonephritis	707
37.4.2	Glomerulopathie	718
37.5	Tubulopathien	719
37.5.1	Akutes ischämisches Nierenversagen	719
37.5.2	Akutes toxisches Nierenversagen	720
37.5.3	Nephrokalzinose	720
37.5.4	Uratnephropathie	720
37.5.5	Tubuläre Speicherungen	721
37.6	Interstitielle Nephritiden	721
37.6.1	Bakterielle interstitielle Nephritiden	721
37.6.2	Obstruktive Nephropathie	723
37.6.3	Sonderform Refluxnephropathie	723
37.6.4	Abakterielle interstitielle Nephritiden	723
37.6.5	Nierentuberkulose	724
37.7	Kreislaufstörungen	724
37.7.1	Arterielle Störungen	724
37.7.2	Venöse Störungen	724
37.7.3	Allgemeine Kreislaufstörungen	724
37.8	Gefäßerkrankungen	725
37.8.1	Atherosklerose	725
37.8.2	Arteriolosklerose	725
37.8.3	Thrombotische Mikroangiopathie (TMA)	725
37.8.4	Fibromuskuläre Dysplasie (FMD)	726
37.9	Schrumpfnieren	726
37.10	Nierentransplantation	726
37.10.1	Akute Abstoßung	726
37.10.2	Chronische Abstoßung	727
37.11	Nierentumoren	728
37.11.1	Benigne epitheliale Tumoren	728
37.11.2	Nierenzellkarzinom	728
37.11.3	Nierenbeckenkarzinom	732
37.11.4	Nephroblastom	732
37.11.5	Mesenchymale Tumoren	732
37.11.6	Metastasen	732

Zur Orientierung

Die Nieren eliminieren Stoffwechselendprodukte aus dem Körper. Daneben regulieren sie sowohl den Wasser- und Elektrolythaushalt als auch das Säure-Basen-Gleichgewicht. Außerdem sind sie Syntheseort und Erfolgsorgan mehrerer Hormone. Dieses breite renale Funktionsspektrum wird durch ein strukturelles Quartett aus **Glomeruli, Tubuli, Interstitium** und **Gefäßen** gewährleistet. Bei den einzelnen Nierenerkrankungen sind diese vier morphologischen Gewebestrukturen in unterschiedlichem Ausmaß und wechselnder Verknüpfung betroffen. Deshalb können bei Nierenerkrankungen so unterschiedliche Leitsymptome wie Ödeme wegen eines Proteinverlusts, eine Hypertonie bei Minderdurchblutung infolge glomerulärer Schäden, eine Hämaturie oder Schmerzen, insbesondere bei interstitiellen Entzündungen, oder ein progredientes Nierenversagen bei chronischen Erkrankungen auftreten. Bei Nierenfunktionsstörungen kann eine **Punktionsbiopsie** für die präzise Diagnostik erforderlich sein. Primäre und sekundäre glomeruläre Erkrankungen sind die häufigsten Ursachen für Nierenersatztherapien (Dialyse, Nierentransplantation).

37.1 Normale Struktur und Funktion

Aufbau der Niere

Die paarigen Nieren wiegen zusammen zwischen 250 und 300 g. Die Schnittfläche lässt Rinde und Mark erkennen. Die Rinde enthält die **Glomeruli** sowie die proximalen und distalen **Tubuli.** Die Mark umfasst die Pyramiden mit je 8–10 Papillen pro Niere, die in die Nierenbeckenkelche hineinragen.

Die morphologisch-funktionelle Einheit einer Niere ist das **Nephron** (> Abb. 37.1) mit **Glomerulus** und zugehörigem Tubulus- und Sammelrohrsystem. Diese werden von interstitiellem Bindegewebe umhüllt, in dem die Blutgefäße verlaufen. Beide Nieren enthalten zusammen 2 Mio. Nephrone, deren Glomeruli insgesamt täglich 150 l Primärharn bilden. Dieser wird durch Rückresorption in den Tubuli auf 1,5 l Endharn konzentriert. Die Durchblutung der Nieren liegt bei 25 % des Herzminutenvolumens und damit bei täglich etwa 1500 l Blut, sodass das gesamte Körperblut 300-mal pro Tag die Nieren passiert.

Für die Bildung des proteinfreien Primärharns ist der Aufbau der Filtrationsmembran der Glomeruli von Bedeutung:

Das fenestrierte **Endothel** wirkt als grobes Sieb, das einen direkten Kontakt des Plasmas mit der Basalmembran zulässt, und bildet mit der negativen Ladung glykosilierter Moleküle an der Oberfläche der Endothelzellen (Glycokalix) die erste Lage des glomerulären Filters.

Die **Basalmembran** (BM) ist die zentrale Schicht der Filterbarriere. Chemisch besteht sie aus Kollagen IV (über 50 % des Trockengewichts), komplexen Glykoproteinen wie Laminin und polyanionischen Proteoglykanen wie Heparansulfat. Aufgrund ihres Gehalts an Proteoglykanen weist die Innenseite der Basalmembran eine negative Ladung auf und stößt damit anionische Proteine ab. Funktionell ist die Basalmembran ein molekulares „Sieb" mit einer Porengröße von 3,5 nm. Die Lochgröße entspricht damit etwa der Größe anionischer Albuminmoleküle, die wegen ihrer negativen Ladung die Basalmembran normalerweise nicht passieren.

Die außen gelegenen **Epithelzellen** (Podozyten) besitzen zahlreiche Fußfortsätze, die mit der Basalmembran Kontakt haben und deren Zwischenräume (Schlitzdiaphragmen) mit speziellen Molekülen (z. B. Nephrin) die dritte Schicht des Filters bilden.

Funktionen der Niere

- **Erhaltung der biochemischen Homöostase** (exkretorische Funktionen):
  - Entgiftung und Ausscheidung wasserlöslicher, nicht proteingebundener körpereigener Stoffe sowie von Stoffwechselprodukten körperfremder Substanzen (Pharmaka und Gifte)
  - Regulation von Wasser- und Elektrolythaushalt
  - Regulation des Säure-Basen-Haushalts
- **Synthese von Hormonen** (inkretorische Funktionen):
  - Erythropoetin (stimuliert die Bildung von Erythrozyten)
  - 1,25-Dihydroxycholecalciferol (fördert die enterale Kalziumabsorption und die renal-tubuläre Kalziumreabsorption)
  - Prostaglandine (wirken auf den Salz- und Wasserhaushalt sowie auf den Gefäßtonus)
  - Synthese und Freisetzung von modulierenden Faktoren der Blutdruckregulation (Renin-Angiotensin-System, Kallikrein-Kinin-System)
- **Erfolgsorgan extrarenal gebildeter Hormone:**
  - Katecholamine
  - Aldosteron
  - Parathormon (PTH)
  - Atriales natriuretisches Peptid
  - Natriuretisches Hormon

37.2 Fehlbildungen

Definition Fehlbildungen sind anlagebedingte Entwicklungsstörungen oder Form- und Lageanomalien der Nieren, deren Erklärung sich aus der Nierenentwicklung ergibt. Dabei bilden sich normalerweise aus dem Mesoderm der Ursegmentstiele Vorniere, Urniere und Nachniere. Aus einem Spross des Urnierengangs (Wolff-Gang) entwickelt sich die Ureterknospe, deren Verzweigungen zu Sammelröhrchen werden und im Nachnierengewebe die Entwicklung von Glomeruli und Tubuli induzieren.

Pathogenese

Ein- oder doppelseitiges Fehlen einer Niere (**Arenie**) kann durch fehlende Anlage (**Agenesie**) oder durch Ausbleiben von Wachstum und Differenzierung bei vorhandener Anlage (**Aplasie**) zustande kommen. Die Ursachen sind meist unbekannt. Pathogenetisch dürfte die fehlende oder unzureichende Induktion des metanephrogenen Gewebes durch die Ureterknospe(n) eine wesentliche Rolle spielen. Eine beidseitige Arenie führt rasch zu einer tödlichen Urämie. Häufig liegt eine Kombination mit Gesichtsfehlbildungen vor (**renofaziale Dysplasie; sog. Potter-Syndrom**). Die einseitige Arenie ist gehäuft mit Fehlbildungen der Genitalorgane kombiniert. Die **Nierenhypoplasie** (sog. hypoplastische Zwergniere) ist eine zu kleine Niere mit sonst regelrechter Differenzierung (> Abb. 37.2).

Lageveränderungen (Heterotopien) der Niere sind:
- **Beckennieren** mit Abgang der Gefäße aus Beckenaorta oder Beckengefäßen sowie kurzen Ureteren,
- **Kuchennieren** mit ventral und kaudal gelegenem Nierenbecken,
- **Hufeisennieren** mit Verschmelzung beider unterer Nierenpole durch eine Parenchymbrücke und nach ventral gerichteten Nierenbecken und Ureterabgängen sowie unterschiedlich lokalisierte
- **Unilaterale Verschmelzungsnieren**

Heterotopien erklären sich durch ein Verbleiben in mehr oder weniger „embryonaler (Becken-)Lage". Parenchymverschmelzungen resultieren aus der topografischen Nähe des beidseitigen metanephrogenen Gewebes in der Frühphase der Nierenentwicklung.

Senk- und Wandernieren sind erworbene Lageveränderungen infolge abnormer Beweglichkeit (Ren mobilis).

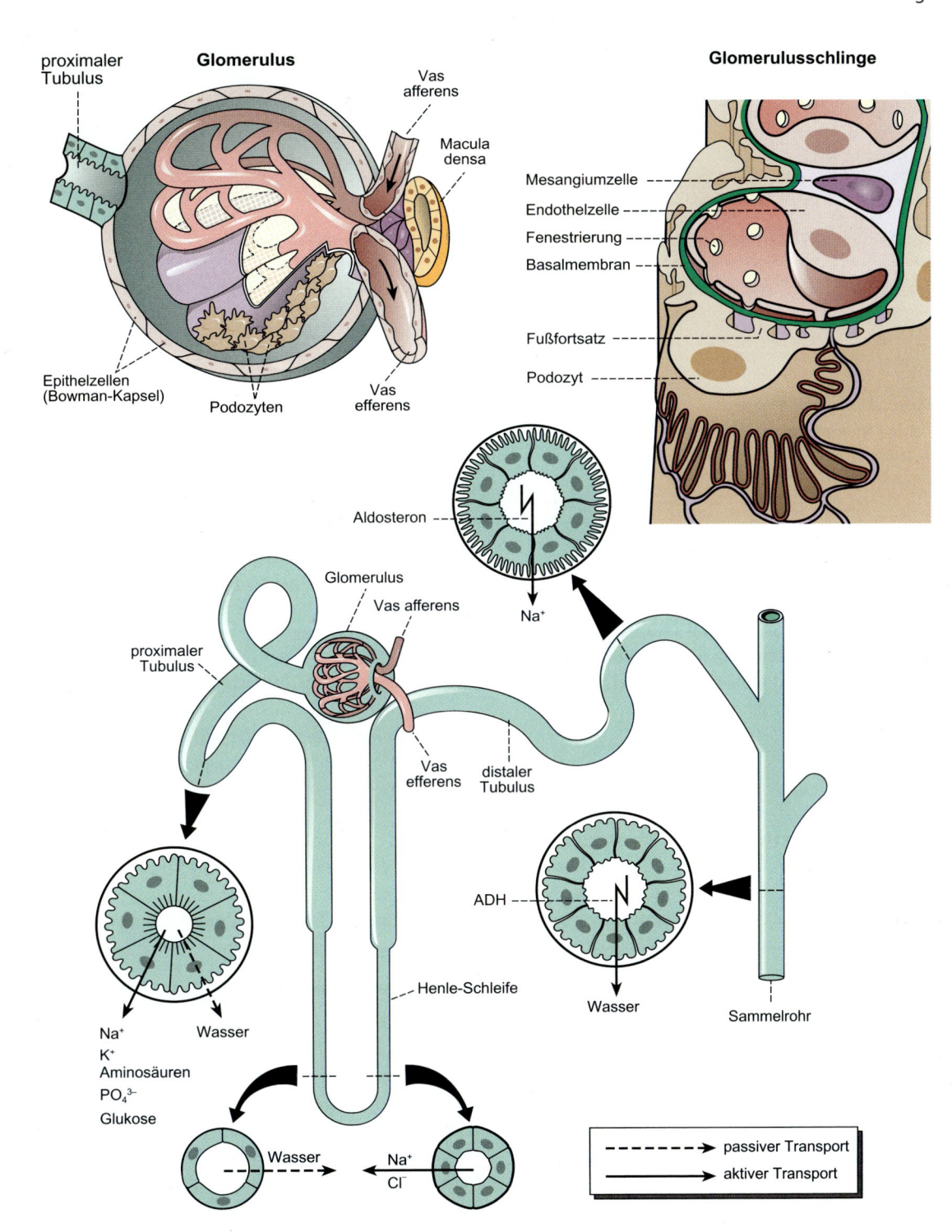

Abb. 37.1 Nephron und Glomerulus (Schema). Der Glomerulus zeigt eine zu- und abführende Arteriole (Vas afferens, Vas efferens) mit den dazwischenliegenden Kapillarschlingen, die am Gefäßpol am Mesangium aufgehängt sind. Die Filtrationsmembran besteht aus dem siebartigen Endothel, der Basalmembran und den Podozyten mit ihren Fußfortsätzen. Im Glomerulus wird der Primärharn gebildet. Der nachfolgende Tubulusapparat resorbiert selektiv Elektrolyte, Aminosäuren und Glukose aus dem Harn. Die Wasserrückresorption erfolgt nach osmotischen Prinzipien. Die tubuläre Rückresorption wird hormonal durch Aldosteron und das antidiuretische Hormon (ADH) reguliert. [L106]

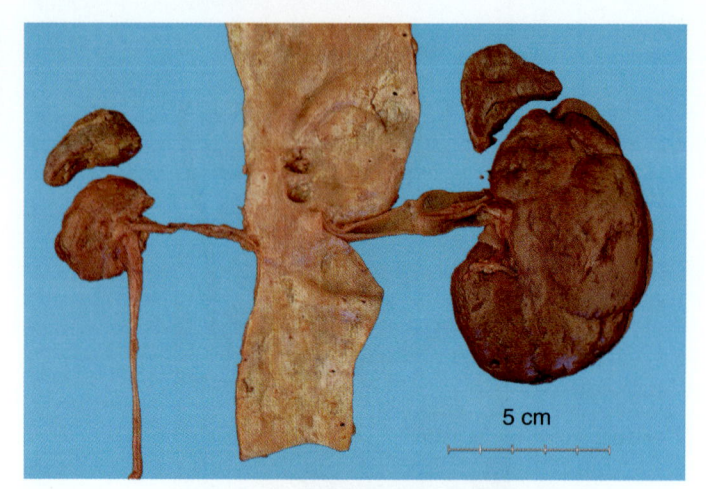

Abb. 37.2 Linksseitige Nierenhypoplasie mit gleichfalls hypoplastischer A. renalis. Rechte Niere und beide Nebennieren sind normal groß. [R398]

37.3 Zystische Nierenerkrankungen

Definition Zystische Nierenerkrankungen umfassen verschiedene Krankheitsbilder. Gemeinsames Merkmal ist die Bildung von harngefüllten Zysten im Nierenparenchym. Unter Berücksichtigung genetischer, morphologischer und klinischer Kriterien ist die Einteilung in Nierenzysten und Zystennieren üblich.

37.3.1 Nierenzysten

Erworbene (einfache) Nierenzysten (sog. solitäre Nierenzysten) sind in Ein- oder Mehrzahl vorkommende Zysten, die mit dem Alter ohne eindeutig erkennbare Ursache zunehmen und wenige Millimeter bis Zentimeter groß sind. Sie werden von einschichtigem Epithel ausgekleidet und enthalten klare, gelbliche Flüssigkeit. Wichtig ist ihre klinische und radiologische Unterscheidung von zystischen Nierentumoren und beginnenden Zystennieren.

Sekundäre Zystenbildungen treten in wechselndem Ausmaß in Endstadium-Schrumpfnieren unter chronischer Hämodialyse und nach Nierentransplantation auf.

37.3.2 Zystennieren

Syn.: polyzystische Nierenerkrankung (PKD), polyzystische Nephropathie, polyzystische Nierendysplasie

Definition Bei den kongenitalen Zystennieren handelt es sich um eine familiär auftretende Erkrankung, bei der sich multiple flüssigkeitsgefüllte Nierenzysten bilden. Nach Vererbungsmodus, Manifestationsalter und Morphologie werden verschiedene Formen unterschieden. Die beiden wichtigsten sind die Zystennieren des Neugeborenen (ARPKD) und die Zystennieren des Erwachsenen (ADPKD).

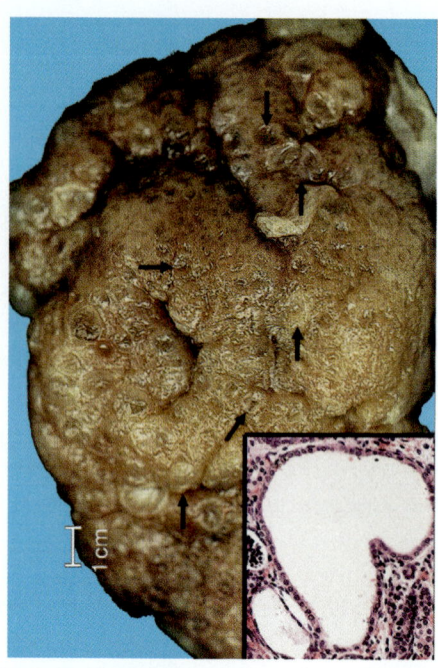

Abb. 37.3 Zystenniere des Neugeborenen (sog. Schwammniere) mit multiplen, wenige Millimeter großen Zysten (Pfeile). Inset: mikroskopische Aufnahme einer derartigen Zyste. [R398]

Zystennieren des Neugeborenen

Syn.: autosomal-rezessive polyzystische Nierenerkrankung (ARPKD), infantile polyzystische Nierendysplasie, sog. Schwammnieren Typ I nach Potter

Definition Es handelt sich um beidseitige Zystennieren mit Erweiterung der distalen Tubuli und Sammelrohre. Der Erbgang ist autosomal-rezessiv.
Epidemiologie Die Morbidität wird mit einem Fall auf 6000–14.000 Neugeborene angegeben.

Morphologie

Die Nieren sind symmetrisch um das 6- bis 10-Fache vergrößert. Die erweiterten Sammelrohre geben der Niere auf der Schnittfläche ein schwammartiges Aussehen mit multiplen kleinen Zysten, die teilweise eine radiäre Anordnung über Rinde und Mark erkennen lassen (> Abb. 37.3). Außer der Niere zeigt auch die Leber zystische Veränderungen und eine portale Fibrose (kongenitale Leberfibrose).

Molekularpathologie

Diese Form beruht auf einer Störung von sog. Hoxgenen des Chromosms 6, und betreffen Fibrocystin/Polyductin, ein bisher nicht genau charakterisiertes Membranprotein. Eine anormale Zellproliferation bewirkt eine allgemeine Sammelrohrhyperplasie mit zystischer Ausweitung. Der Genort ist auf einer Region des kurzen Arms des Chromosoms 6 (6p21) lokalisiert.

Zystennieren des Erwachsenen

Syn.: autosomal-dominante polyzystische Nierenerkrankung (ADPKD), adulte polyzystische Nierendysplasie Typ III nach Potter

Definition Doppelseitige zystische Durchsetzung des Nierenparenchyms, die meist zwischen dem 30. und 40. Lebensjahr zu einer progressiven Niereninsuffizienz führt.

Epidemiologie Die autosomal-dominant vererbte polyzystische Nierenerkrankung gehört mit einer Inzidenz von 1 : 1000 zu den häufigsten monogen vererbten Erkrankungen. Wegen des familiären Auftretens in mehreren Generationen ist eine humangenetische Betreuung erforderlich.

Pathogenese

Bei dieser Form liegen Störungen in Hoxgenen der Chromosomen 16p oder 4q vor, die zu einer fehlerhaften Zellproliferation bei der Nierenentwicklung führen. Dabei vereinigt sich das metanephrogene Gewebe nicht regelrecht mit den aus der Ureterknospe stammenden Sammelrohrabschnitten. Atresien und Epithelhyperplasien führen zu einer fortschreitenden Ektasie unterschiedlicher Nephronabschnitte. Die so entstehenden Zysten bewirken eine Druckatrophie des Nierenparenchyms, das zusätzlich durch rezidivierende Pyelonephritiden geschädigt wird.

Morphologie

Zu Beginn der Erkrankung liegt noch reguläres Nierenparenchym zwischen den Zysten. Damit ist zunächst noch eine regelrechte Nierenfunktion gewährleistet. Im fortgeschrittenen Stadium sind die Nieren dann um ein Vielfaches vergrößert (> Abb. 37.4) und von zahlreichen, bis zu mehreren Zentimeter großen Zysten durchsetzt.

Molekularpathologie

Bei **80 %** der betroffenen Familien findet sich eine **Mutation im PKD1-Gen** auf dem kurzen Arm des Chromosoms 16 (16p13.3). Bei den betroffenen Patienten wird die Diagnose einer Nierenerkrankung im Alter von etwa 27 Jahren gestellt, im Alter von 35 Jahren wird eine renale Hypertonie manifest und mit 53 Jahren kommt es zur Niereninsuffizienz (frühe Manifestation, schwere Verlaufsform).

Demgegenüber zeigen **15 %** der Familien eine **Mutation des Gens PKD2** auf dem langen Arm des Chromosoms 4 (4q13.23). Hier wird die Diagnose im Alter von 41 Jahren gestellt, mit 50 Jahren wird eine Hypertonie deutlich und erst mit 73 Jahren eine Niereninsuffizienz (späte Manifestation, mildere Verlaufsform). Die von den genannten Genen codierten Membranproteine wurden **Polyzystin-1** und **Polyzystin-2** benannt.

Klinische Relevanz In bis zu 12 % sind Zystennieren die Ursache einer terminalen Niereninsuffizienz. Sie beginnen – zwischen dem 30. und 40. Lebensjahr – mit Lendenschmerzen, Hypertonie, Hämaturie, doppelseitiger Nierenvergrößerung und führen zu zunehmender Nierenfunktionseinschränkung bis zur Urämie. Die häufigsten Komplikationen sind renale Hypertonie (75 %) und rezidivierende Harnwegsinfekte. Bei vielen Patienten können symptomlose Zysten auch in der Leber (bis 50 %), im Pankreas (bis 10 %) und in der Milz (bis 5 %) nachgewiesen werden. Bis zu 40 % der ADPKD-Patienten weisen angiografisch erkennbare Aneurysmen der Hirnbasisarterien auf, deren Ruptur und Blutung die zweithäufigste Todesursache nach dem chronischen Nierenversagen ist.

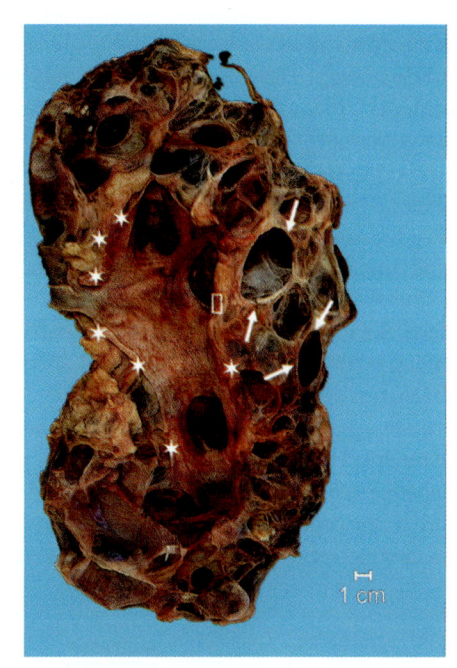

Abb. 37.4 Zystenniere des Erwachsenen mit zahlreichen, mehrere Zentimeter großen Zysten (Pfeile) ohne erkennbares normales Nierengewebe. Sternchen markieren das Nierenbecken. [R398]

37.4 Glomeruläre Erkrankungen

Glomeruläre Erkrankungen sind die Hauptursache für Nierenersatztherapien (Peritonealdialyse, Hämodialyse, Nierentransplantation). Grundsätzlich unterscheidet man die überwiegend immunologisch ausgelösten **Glomerulonephritiden** von den nichtentzündlichen **Glomerulopathien.**

37.4.1 Glomerulonephritis

Definition Glomerulonephritis (GN) beschreibt eine Entzündung der Glomeruli beider Nieren durch Immunkomplex-, Komplementablagerungen oder beides, die mit Nekrosen, Infiltration von Entzündungszellen und, in späten Stadien, Vernarbung und Sklerosierung der Glomeruli einhergeht. Unterschieden werden **primäre** (ohne erkennbare Grundkrankheit) und **sekundäre** Glomerulonephritiden (im Rahmen von Systemerkrankungen, z. B. systemischer Lupus erythematodes). Die gegenwärtigen Therapien umfassen immunsuppressive Therapien mit Kortison, Zytostatika und anderen immunsuppressiven Substanzen sowie seit Kurzem komplementhemmende

Ansätze. Ein zunehmend besseres Verständnis der Pathogenese glomerulärer Erkrankungen lässt die Entwicklung weiterer gezielter, „maßgeschneiderter" Therapien und eventuell eine Prävention und Früherkennung erwarten.

Ätiologie Eine GN wird in der Regel durch **humorale,** selten auch durch **zelluläre Immunreaktionen** ausgelöst. Viele der gebildeten Antikörper sind Autoantikörper, also gegen körpereigene Gewebestrukturen gerichtet, wobei das verursachende Antigen jedoch nur in wenigen Fällen bekannt ist. Sie entstehen oft entweder durch eine Kreuzreaktivität von Antikörpern gegen bakterielle (Streptokokken) oder virale (Hepatitis-B-Virus) Antigene mit körpereigenen Proteinen oder werden gegen „neue" Antigene, wie tumorassoziierte Antigene und modifizierte Basalmembranbestandteile, gebildet. Die C3-Glomerulopathie stellt den Prototyp einer komplementinduzierten GN dar, die durch eine genetisch determinierte oder erworbene Dysregulation des alternativen Wegs des Komplementsystems entsteht.

Pathogenese

Nach der immunologischen Pathogenese unterscheidet man (> Abb. 37.5) die Antibasalmembran-Antikörper-GN (Typ-II-Immunreaktion) von der Immunkomplex-GN (Typ-III-Immunreaktion), welche jeweils von Komplementaktivierung und leukozytärer Reaktion gefolgt werden:

Bei der **Antibasalmembran-Antikörper-GN** werden Bestandteile der glomerulären Basalmembran – möglicherweise als Folge infektiöser und/oder toxischer Einflüsse – zu Autoantigenen (NC-I-Domäne des Typ-IV-Kollagens). Gegen sie bildet der Organismus Antikörper der IgG-Klasse, die sich gleichmäßig an den Basalmembranen ablagern (lineares immunhistologisches Muster). Die Antigen-Antikörper-Reaktion aktiviert die Komplementkaskade und lockt neutrophile Granulozyten an. Die morphologische Folge ist die Ausbildung einer meist schweren extrakapillären GN vom Antibasalmembran-Antikörper-Typ (anti-GBM GN).

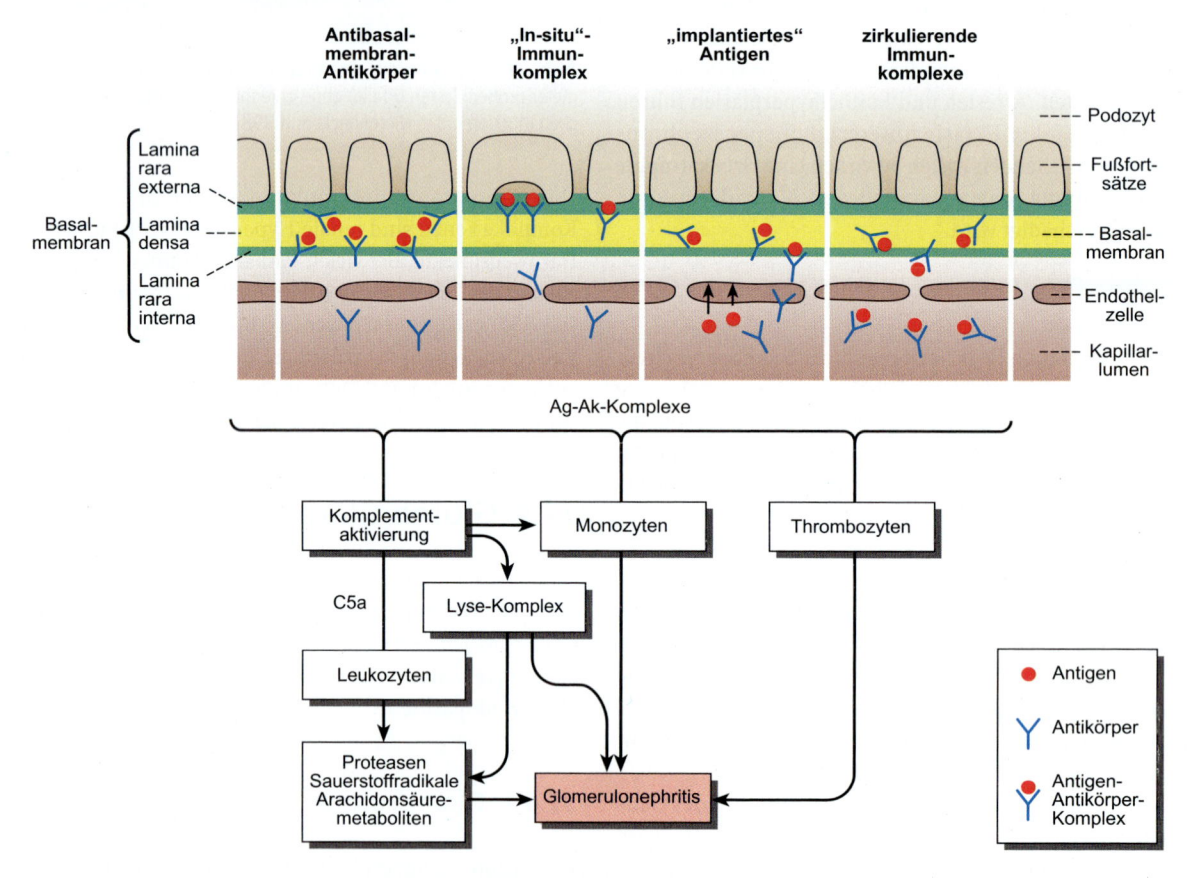

Abb. 37.5 Antibasalmembran-Antikörper-GN und Immunkomplex-GN (Schema). **Antibasalmembran-Antikörper** zirkulieren im Blut und binden an die Basalmembranantigene mit gleichmäßigem linearem Ablagerungsmuster in der Immunfluoreszenz. **„In-situ"-Immunkomplexe** bilden sich, wenn zirkulierende Antikörper auf ein Antigen treffen, welches an der Oberfläche von Podozytenmembranen sitzt und von diesen hergestellt wird. **„Implantiertes" Antigen** liegt vor, wenn ein nicht von glomerulären Zellen hergestelltes Antigen aufgrund seiner physikalischen Eigenschaften (z. B. Elektropositivität durch kationische Aminosäuren) aus dem Blutstrom in die Basalmembran gelangt, dort hängen bleibt und erst dann von einem Antikörper komplexiert wird. **Zirkulierende Immunkomplexe** lagern sich an der Basalmembran ab und ergeben dort als Immunkomplexe ein granuläres Reaktionsmuster in der Immunfluoreszenz. Die Antikörper- und Immunkomplexablagerungen an den glomerulären Kapillarschlingen führen nach Komplementaktivierung zu den glomerulären Läsionen der unterschiedlichen histologischen GN-Typen. Die Schädigungen der Glomeruli können die Permeabilität der glomerulären Filtrationsmembran für Proteine erhöhen (Ausscheidung der Proteine mit dem Harn = **Proteinurie**), bei stärkeren Schädigungen auch zu einer Erythrozytendiapedese (Ausscheidung von Erythrozyten = **Erythrozyturie, Hämaturie**) führen. Bei völligem Funktionsverlust der Glomeruli sinkt die glomeruläre Filtrationsrate, es wird weniger Primärharn gebildet (Oligo- bis Anurie, Nierenversagen). Darüber hinaus führt eine verminderte Durchblutung über den Renin-Angiotensin-Mechanismus zu einer renalen Hypertonie. [L106]

Das Bild einer **Immunkomplex-GN** mit granulären, diskontinuierlichen glomerulären Immundepots kann durch verschiedene Mechanismen entstehen, je nachdem, wo die Zielstruktur der Antikörper im Glomerulus lokalisiert ist (> Abb. 37.5):
- Sind die zirkulierenden Autoantikörper gegen ein Antigen (Protein, Glykolipid) gerichtet, das normalerweise von glomerulären Epithelzellen exprimiert wird, spricht man von einer „In-situ"-Immunkomplexbildung. Diese ist gesichert für Tiermodelle der membranösen GN.
- Bei der „Implantation" von Antigenen werden Proteine aus der Zirkulation an der Basalmembran oder glomerulären Zellen gebunden und danach von zirkulierenden Autoantikörpern komplexiert. Dieser Mechanismus könnte für die Lupus-GN bei systemischem Lupus erythematodes eine Rolle spielen.
- Als weitere Möglichkeit entstehen Antigen-Antikörper-Komplexe bereits in der Zirkulation, werden in die Basalmembran eingeschwemmt und dort fixiert. Obwohl dies die ursprüngliche generelle Erklärung für das Entstehen von granulären Immunkomplexen in der Basalmembran war, scheint sie heute allenfalls bei einem kleinen Prozentsatz von Erkrankungen aufzutreten.

Die auslösenden Antigene sind also nicht glomerulären Ursprungs, sondern exogene Antigene wie Streptokokkenantigene oder HBV-Surface-Antigene. Auch endogene Antigene, die im Rahmen chronischer Entzündungen oder eines Tumorleidens freigesetzt werden, kommen als initiierende Faktoren infrage.

Bei einmaliger Antigenexposition – wie bei einem Streptokokkeninfekt – werden zirkulierende Immunkomplexe in kurzer Zeit aus dem Blut entfernt. Die in den Glomeruli abgelagerten pathogenen Immunkomplexe werden im Mesangium abgebaut, wodurch es zur Ausheilung einer typischen „akuten Poststreptokokken-GN" kommt. Bei Persistenz von Antigenen oder entsprechenden Immunkomplexen im Blut entstehen dagegen durch fortlaufende Ablagerung in die glomerulären Schlingen unterschiedliche, chronisch verlaufende Glomerulonephritiden.

Eine **klassische Komplementaktivierung** erklärt die glomerulären Schädigungsmechanismen nach Entstehung oder Ablagerung der Immunkomplexe: Leukotaktische Faktoren werden freigesetzt, Entzündungszellen wandern ein, schließlich entsteht der Komplement-Lyse-Komplex (C5b-9) und dringt in die Zellmembranen ein. Offensichtlich werden dabei toxische Stoffe (Sauerstoffradikale, Prostaglandine, proteolytische Enzyme) freigesetzt, die die Basalmembranproteine auflösen können und damit den glomerulären Filterapparat schädigen. Morphologisch ist das nur selten sichtbar, hat aber eine erhöhte Durchlässigkeit des glomerulären Filters mit Proteinurie und Hämaturie zur Folge. Die entzündlichen Reaktionen können auch bis zur Nekrose einzelner Schlingen mit Fibrinablagerungen im Kapselraum und sekundärer (extrakapillärer) Proliferation des Kapselepithels führen. Die Verödung einzelner Glomeruli oder Schlingensegmente führt zu einer Überlastung der noch vorhandenen Schlingengebiete mit erhöhter Vulnerabilität. Die komplexen glomerulären Entzündungsreaktionen erklären die Entstehung der unterschiedlichen histologischen GN-Typen.

Bei Alterationen der **alternativen Komplementaktivierung** kommt es zu einer überschießenden Bildung von C3, das im Glomerulus abgelagert wird und mit einer Aktivierung des Komplement-Lyse-Komplex (C5b-9) einhergeht (s. oben). Die GN-Verläufe reichen von vollständiger Ausheilung bis zu schneller irreversibler Vernarbung der Glomeruli mit chronischer Niereninsuffizienz. Ein rapid progressiver Verlauf innerhalb von Wochen bis Monaten wie auch ein chronischer Prozess über 10–15 Jahre sind nur in ihren frühen Stadien therapeutisch beeinflussbar.

Morphologie

Die **Klassifikation** der Glomerulonephritiden berücksichtigt Klinik, Immunpathogenese und histologische Typen. Morphologisch wird eine perkutane Nierenbiopsie zunächst lichtmikroskopisch untersucht, um den histologischen Typ und das Krankheitsstadium festzulegen. Die Immunhistologie oder Immunfluoreszenz dient der Bestimmung der Immunpathogenese (Lokalisation der abgelagerten Immunglobuline bzw. Immunkomplexe) und die Elektronenmikroskopie der Erkennung von frühen und Sonderformen der GN, die charakteristische ultrastrukturelle Veränderungen zeigen. Das Ausmaß der geschädigten Glomeruli in der Niere führt zu folgender Untergliederung der GN (> Abb. 37.6):
- **Diffuse** GN: Befall aller Glomeruli
- **Fokale** (herdförmige) GN: Befall von weniger als 50 % der Glomeruli
- **Globale** GN: Befall aller Schlingen eines Glomerulus
- **Segmentale** GN: Befall einzelner Schlingen eines Glomerulus (< 50 %)

Im Einzelnen können folgende Glomerulusbestandteile pathologische Veränderungen aufweisen:
- **Glomerulusschlingen** (glomeruläre Kapillarschlingen): Nekrosen, Ansammlung von Entzündungszellen wie neutrophile Granulozyten, Monozyten und Lymphozyten

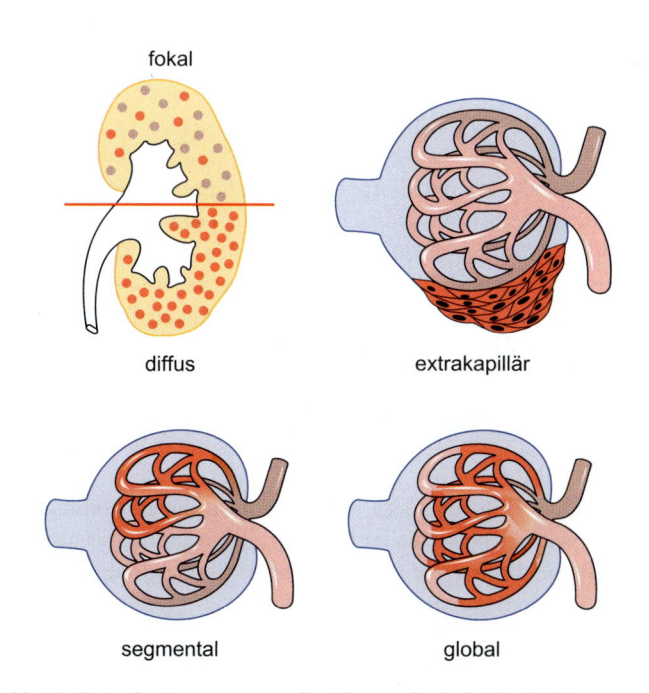

Abb. 37.6 Ausbreitungsmuster der Glomerulonephritis. [L231]

- **Mesangium:** Vermehrung der mesangialen Matrix, Zunahme der Zahl der Mesangiumzellen, Immunkomplex- oder Komplementablagerung
- **Basalmembran:** Ablagerungen von Immunkomplexen an der Innen- (subendothelial) oder Außenseite (subepithelial) der Basalmembran, intramembranöse Ablagerungen („dense deposits"), Vermehrung von Basalmembrankollagen, Rupturen
- **Endothel:** Schwellung, Proliferation und Nekrose der Endothelzellen
- **Podozyten:** Verschmelzung der Fußfortsätze, Nekrosen
- **Bowman-Kapsel-Epithel (sog. Parietalzellen):** Proliferation mit Bildung sog. extrakapillärer Halbmonde

Klinische Relevanz Die klinische Einteilung der GN berücksichtigt nach ihrem zeitlichen Verlauf **akute** (z. B. akute postinfektiöse und rapid progressive GN) und **chronische Formen** (z. B. membranöse, mesangioproliferative GN). Da sich die Glomerulonephritiden mit typischen Symptomenkomplexen (syndromatisch) äußern, sind von der WHO Syndrome klassifiziert worden:
- Akutes nephritisches Syndrom (Hämaturie, Ödeme, Hypertonie)
- Rapid progressives nephritisches Syndrom (s. o., mit evtl. Anurie oder Hämoptysen; medizinischer Notfall!)
- Rezidivierende oder persistierende Hämaturie
- Chronisches nephritisches Syndrom (s. o.; zunehmende Nierenfunktionseinschränkung)
- Nephrotisches Syndrom (Proteinurie und Hypoproteinämie, Ödeme, Hyperlipidämie)

Mit den derzeit der Klinik zur Verfügung stehenden nichtinvasiven Untersuchungsmethoden lässt sich in der Regel keine exakte Klassifikation einer glomerulären Erkrankung treffen, weil die Patienten oft vieldeutige nephrologische und laborchemische Befunde bieten. Die Nierenbiopsie ist zurzeit die einzige sichere Methode, die eine gezielte Diagnostik, Prognoseabschätzung und Therapie ermöglicht (sog. Goldstandard).

Tab. 37.1 Histologische Klassifikation der primären Glomerulonephritiden.

Diffuse Glomerulonephritiden	Fokale/segmentale und minimale Glomerulonephritiden
• diffuse endo-(intra-)kapilläre Glomerulonephritis • diffuse extrakapilläre Glomerulonephritis • diffuse membranöse Glomerulonephritis • diffuse mesangioproliferative Glomerulonephritis (häufigste Form: IgA-Nephritis) • diffuse membranoproliferative Glomerulonephritis	• fokale segmentale Glomerulosklerose • glomeruläre Minimalveränderung mit nephrotischem Syndrom (primäre Podozytopathie)

Primäre Glomerulonephritiden

Aus den oben skizzierten morphologischen Einzelbefunden ergeben sich unterschiedliche histologische Typen der primären GN nach der WHO-Klassifikation, deren wichtigste Formen in > Tab. 37.1 aufgeführt sind und nachfolgend besprochen werden. Dabei handelt es sich nach dem Ausmaß des Befalls der Glomeruli um diffuse, fokale/segmentale und minimale Glomerulonephritiden.

Diffuse endo- oder intrakapilläre Glomerulonephritis

Definition Es handelt sich um eine diffuse globale proliferative GN mit plötzlich einsetzender Hämaturie, Proteinurie, gelegentlich Ödemen und Hypertonie (akutes nephritisches Syndrom) mit oder ohne Nierenfunktionseinschränkung.

Epidemiologie Vorwiegend sind Kinder (2.–10. Lebensjahr) betroffen, Knaben überwiegen. Typischerweise tritt ein akutes nephritisches Syndrom und eine Hypertonie 2–3 Wochen nach einem Streptokokkeninfekt auf. Über 95 % dieser Glomerulonephritiden heilen in 4–6 Wochen mit einer Restitutio ad integrum aus.

Ätiologie und Pathogenese

Diese GN ist häufig assoziiert mit einer postinfektiösen Ätiologie, für die prinzipiell viele bakterielle Infektionen infrage kommen. Im Folgenden wird als Beispiel die akute **Poststreptokokken-GN** nach einer Infektion mit β-hämolysierenden Streptokokken (Tonsillitis, Zahnwurzelerkrankung, Furunkel) behandelt. Dabei spielen die folgenden Pathomechanismen eine Rolle (> Abb. 37.7):
- Ablagerungen von Immunkomplexen an der Außenseite der glomerulären Basalmembran in Form von Höckern (sog. Humps)
- Komplementaktivierung (C3) mit Bildung von chemotaktischen Substanzen sowie des C5b-9-Lysekomplexes (> Kap. 3.2.4)
- Chemotaxis von neutrophilen Granulozyten
- Proliferation glomerulärer Zellen, insbesondere von Endothel- und Mesangiumzellen

Morphologie

Histologisch sind die Glomeruli vergrößert und weisen diffus eine globale Schwellung und Vermehrung der Endothel- und Mesangiumzellen auf. Die glomerulären Kapillarlichtungen sind eingeengt und enthalten neutrophile Granulozyten. **Immunhistologisch** sind granuläre Immunkomplexe (IgG) und Komplementaktoren (C3c) an der Außenseite der glomerulären Basalmembran (subepithelial, sog. Humps) nachweisbar.

Diffuse membranöse Glomerulonephritis

Definition Diese GN ist durch eine epimembranöse (subepitheliale) und/oder intramembranöse Ablagerung von Immunkomplexen mit Neusynthese von Basalmembranmaterial ohne auffällige Zellproliferation und die Ausbildung einer Proteinurie oder eines nephrotischen Syndroms charakterisiert.

Epidemiologie Im Nierenbiopsiegut macht sie 10–15 % der Glomerulonephritiden aus. Das durchschnittliche Erkrankungsalter

37.4 Glomeruläre Erkrankungen

epidermal growth factor-like 1 protein (Nell1), das v. a. bei inkomplett ausgeprägten membranöser GN nachgewiesen wird, und Exostosin 1(Ext1), das in ca. 50 % bei membranöser GN im Rahmen von Systemerkrankungen beschrieben wurde. Die **sekundären Formen** können postinfektiös (Hepatitis B, Syphilis, Malaria), drogenallergisch (Heroin), medikamentös-allergisch (Penicillamin, Gold, Quecksilber) oder paraneoplastisch (Bronchialkarzinom, malignes Melanom) auftreten oder eine Systemerkrankung (SLE) zur Ursache haben.

Morphologie

Die subepithelialen Ablagerungen zirkulierender oder in situ gebildeter Immunkomplexe verläuft in vier Stadien (> Abb. 37.8):
- Ablagerung subepithelialer Immundepots
- Zunehmende Neubildung von Basalmembransubstanzen zwischen den Immundepots (sog. Spikes)
- Umhüllung der Depots und deutliche Verbreiterung der Basalmembran
- Auflösung der Immundepots mit kettenartiger Gliederung der Basalmembran

Immunhistologisch besteht ein klassisches granuläres subepitheliales Ablagerungsmuster von IgG und C3 an der Außenseite bzw. entlang der glomerulären Basalmembranen.

Diffuse mesangioproliferative Glomerulonephritis

Definition Diese GN ist charakterisiert durch eine Proliferation von Mesangiumzellen mit Verbreiterung des Mesangiums.

Epidemiologie Je nach Grundkrankheit treten häufig eine isolierte Proteinurie und/oder Mikrohämaturie auf, seltener besteht ein nephrotisches oder ein nephritisches Syndrom.

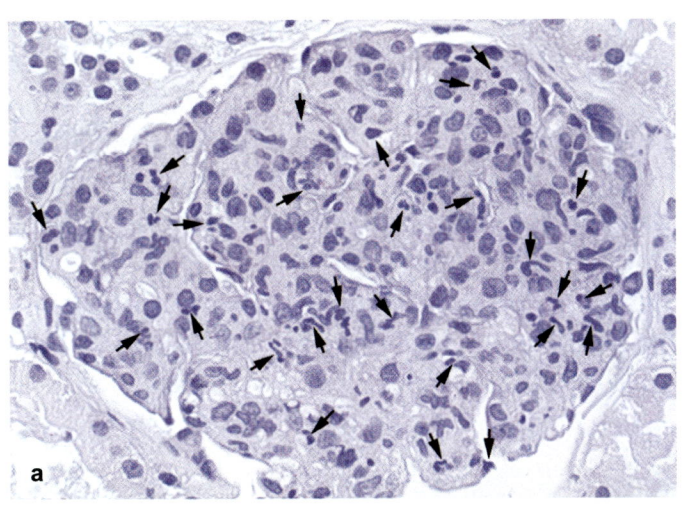

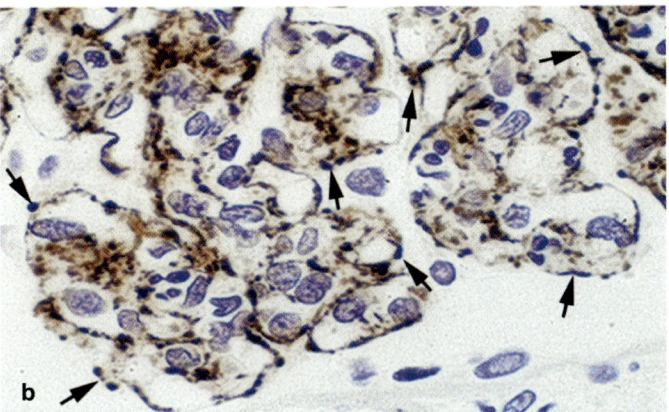

Abb. 37.7 Diffuse endokapilläre GN (PoststreptokokkenGN). a Sehr zellreiche Glomeruli ohne erkennbare Kapillarlichtungen. Die Pfeile zeigen neutrophile Granulozyten in den Kapillarschlingen, deren Endothelzellen proliferiert sind. **b** Die Immunhistochemie zeigt braun markiertes IgG in großen granulären Depots (sog. Humps, Pfeile). [R398]

liegt bei 45 Jahren. Männer sind 3- bis 4-mal so häufig betroffen wie Frauen. Die Prognose hängt von der Ätiologie der Erkrankung ab. Sie ist bei idiopathischer membranöser GN hinsichtlich einer Heilung schlecht. In 75 % der Fälle kommt es innerhalb von 10–15 Jahren durch zunehmende glomeruläre Sklerosen mit anschließender Tubulusatrophie und interstitieller Fibrose zu einem chronischen Nierenversagen.

Pathogenese

Es handelt sich um eine Immunkomplex-GN, die primär idiopathisch (85 %) oder sekundär (15 %) auftreten kann. Die **primäre idiopathische GN** ist einem experimentellen Tiermodell Heymann-Nephritis der Ratte) sehr ähnlich. In diesem Tiermodell ist das Zielantigen der Autoantikörper ein großes Glykoprotein, das mit einem LDL-Rezeptor verwandt ist (Megalin/Gp330). Für die humane Erkrankung wurde der (M-Typ-Phospholipase-A2-Rezeptor (PLA2R) und Thrombospondin type 1 domain-containing 7A (THSD7A) als primäre krankheitsauslösende Autoantigene in 70 % bzw. 10 % der Patienten gefunden. Weitere kürzlich beschriebene Antigene, die auch Eingang in die Diagnostik gefunden haben, sind Neural

Ätiologie und Pathogenese

Die diffuse mesangioproliferative GN ist keine eigenständige Erkrankung. Ihr histologisches Erscheinungsbild tritt primär oder sekundär im Gefolge anderer GN oder Grunderkrankungen auf (IgA-Nephritis, C3-Glomerulopathie, Poststreptokokken-GN, Lupus-GN u. a.).

Morphologie

Histologisch sind die Glomeruli vergrößert. Die Mesangiumzellen sind vermehrt und die mesangiale Matrix verbreitert. In fortgeschrittenen Fällen liegen segmentale und/oder globale Sklerosen vor. **Immunhistoloisch** finden sich granuläre Ablagerungen von Immunglobulinen und/oder Komplement im Mesangium sowie variabel auch an den Glomerulusschlingen.

IgA-Nephritis
Syn.: IgA-Nephropathie, Morbus Berger

Definition Die bekannteste Form der mesangioproliferativen Glomerulonephritis ist durch Ablagerungen von IgA-Komplexen im Mesangium gekennzeichnet. Sie tritt oft nach respiratorischen

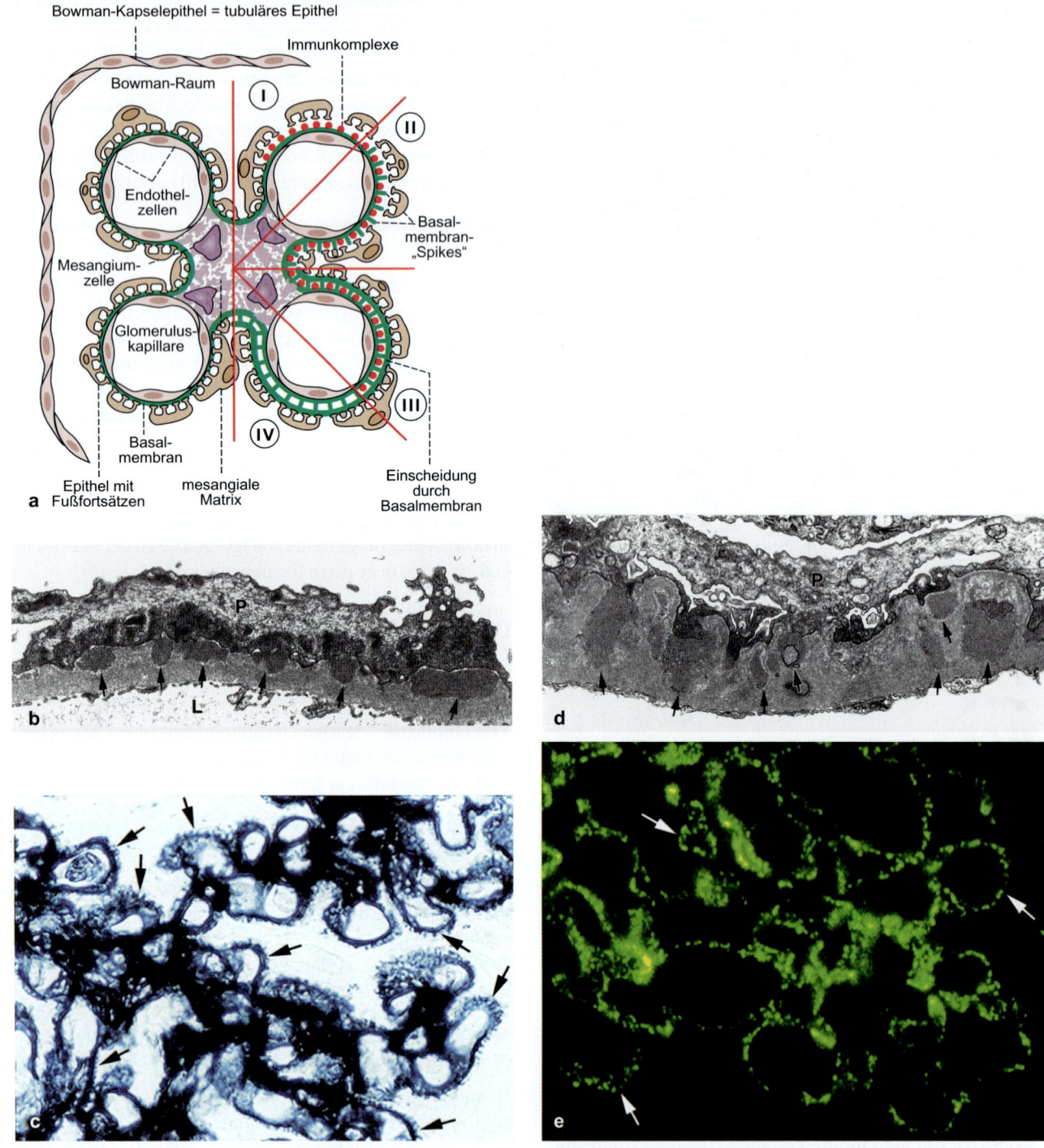

Abb. 37.8 Diffuse membranöse GN. a Stadien: Typisch sind granuläre Immunkomplexablagerungen (rot) an der Außenseite der Basalmembran und die Bildung von Basalmembranbestandteilen. I = Frühform mit granulären Ablagerungen subepithelial (rot). II = Bildung von spikeartigen Basalmembranablagerungen zwischen den Immunkomplexen. III = komplette Umhüllung der Immunkomplexe durch Basalmembranmaterial mit erheblicher Verbreiterung der Basalmembran. IV = Reparationsstadium mit Auflösung der Immunkomplexe und noch erkennbarer Basalmembranverbreiterung. [L106] **b** Elektronenmikroskopisch sieht man zwischen den Immundepots (Pfeile) im Stadium II Basalmembranfortsätze; L = Lumen. **c** In der Silberfärbung erscheinen diese Basalmembranfortsätze lichtmikroskopisch als „Spikes". **d** In späten Stadien ist die Basalmembran elektronenmikroskopisch durch neu gebildetes Matrixmaterial stark verdickt; P = Podozyten. **e** In der Immunfluoreszenz findet man granuläre IgG-Immundepots (Pfeile). [R398]

Infekten auf und zeigt meist eine rezidivierende Hämaturie, seltener auch eine Proteinurie und Hypertonie.

Epidemiologie Die IgA-Nephritis ist die häufigste Glomerulonephritis. Sie wird im Biopsiematerial bei ca. 25 % der Patienten beobachtet. Das Erkrankungsalter liegt zwischen 6 und 60 Jahren (Durchschnittsalter 30 Jahre). Das männliche Geschlecht ist 2- bis 3-mal häufiger betroffen.

Pathogenese

Ätiologie und Pathogenese der **primären IgA-Nephritis** sind unklar. Vermutet wird eine vermehrte Bildung von strukturell verändertem IgA (Galaktose-defizientes IgA) in den peripheren lymphatischen Geweben der Schleimhäute der Luftwege und des Darms im Gefolge von Infekten. Werden zirkulierende IgA-Immunkomplexe im Mesangium der Glomeruli im Rahmen von Lebererkrankungen oder Neoplasien abgelagert, spricht man von **sekundärer IgA-Nephritis.** Die IgA-Deposition führt zur Komplementaktivierung (C3c) und des Weiteren zu Mesangiumzellproliferation und Mesangiummatrixvermehrung.

Morphologie

Die IgA-Nephritis wird **immunhistologisch** durch ein charakteristisches baumartig verzweigtes granuläres Ablagerungsmuster von IgA-Komplexen und C3c im Mesangium diagnostiziert (> Abb. 37.9). **Histologisch** kommen unterschiedliche GN-Typen vor, die durch mesangiale (M) und endokapilläre (E) Hyperzellularität, glomeruläre Sklerose (S) und tubuläre Atrophie (T) und interstitielle Fibrose gekennzeichnet sind. Die Beurteilung und das Ausmaß der Veränderungen sind für die klinische Prognose wichtig und resultierten in einer neuen Klassifikation der IgA-Nephritis (Oxford Classification of IgA Nephropathy; MEST Score).

Diffuse membranoproliferative Glomerulonephritis (MPGN)

Definition Der Begriff MPGN fasst eine heterogene Gruppe morphologisch ähnlicher Glomerulonephritiden unterschiedlicher Ätiologie und Genese zusammen, deren gemeinsames Charakteristikum das **Läsionsmuster einer mesangialen Zellproliferation und einer Basalmembranverdopplung** (Verbreiterung) ist (> Abb. 37.10) und die mit einem nephrotischen Syndrom oder einer massiven Proteinurie einhergehen. Typ 1 und Typ 2 der MPGN sind grundlegend unterschiedliche Erkrankungen: Während sich bei Typ-1-Formen sowohl Immunglobuline und Komplementfaktorablagerungen in den Glomeruli finden, sieht man beim Typ 2 lediglich eine Deposition von Komplementfaktoren. Entsprechend sollte man heute nur noch von **immunkomplexvermittelter und komplementvermittelter MPGN** sprechen, wobei zu Letzterer die klassische „Dense Deposit Disease" (DDD oder früher Typ 2 MPGN) und die Entität der C3-Glomerulonephritis zählen. Beide werden unter der Bezeichnung **C3-Nephropathie** zusammengefasst. Dem größeren Formenkreis der **komplementmediierten Er**krankungen wird auch das **komplementassoziierte bzw. atypische HUS (aHUS)** zugerechnet, das sich morphologisch an der Niere mit einer thrombotischen Mikroangiopathie (TMA) manifestiert. Sowohl die C3-Glomerulopathie als auch das aHUS sind auf eine genetisch bedingte oder erworbene Dysregualtion des alternativen Komplementwegs zurückzuführen. Die C3-Glomerulopathie kann verschiedene bzw. überlappende morphologische Präsentationen zeigen.

Epidemiologie Die MPGN tritt in größeren Patientenkollektiven in ca. 5 % auf und betrifft Jugendliche und Erwachsene (Durchschnittsalter 37 Jahre). Männliches und weibliches Geschlecht sind, abhängig von der zugrunde liegenden Ursache, etwa gleich häufig betroffen.

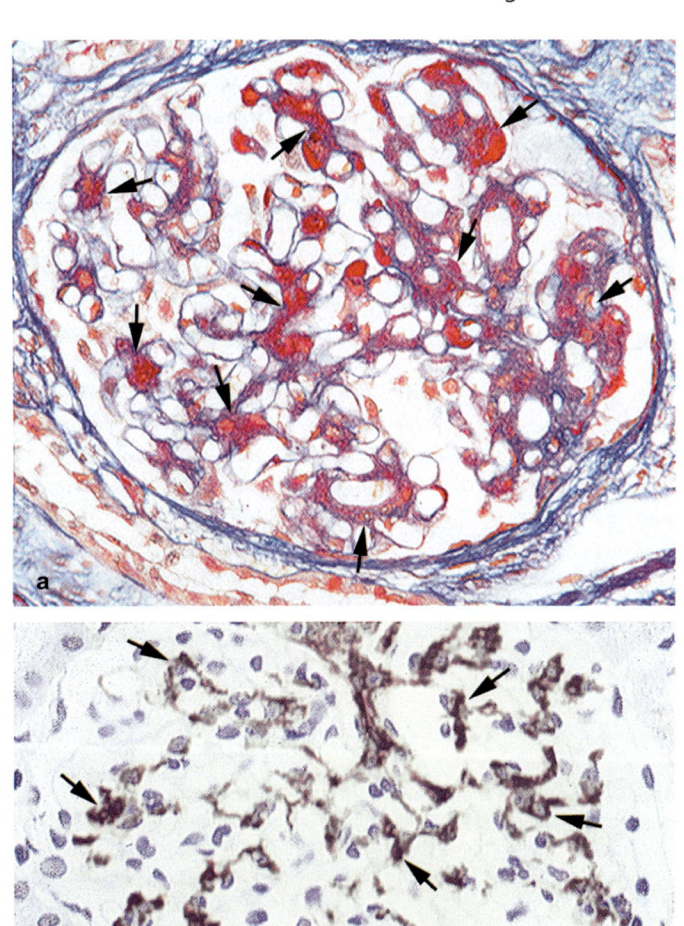

Abb. 37.9 IgA-Nephritis. a Typisch sind eine Mesangiumverbreiterung mit Proteindepots (Pfeile) und eine Mesangiumzellproliferation. **b** Mittels Immunperoxidasemethode ist violett gefärbtes IgA baumartig verzweigt im Mesangium zu erkennen (Pfeile). [R398]

Pathogenese

Die **immunkomplexvermittelte (Typ-1) MPGN** wird durch zirkulierende komplementaktivierende Immunkomplexe (bei nur teilweise bekannten Antigenen) verursacht. Diese Form der MPGN

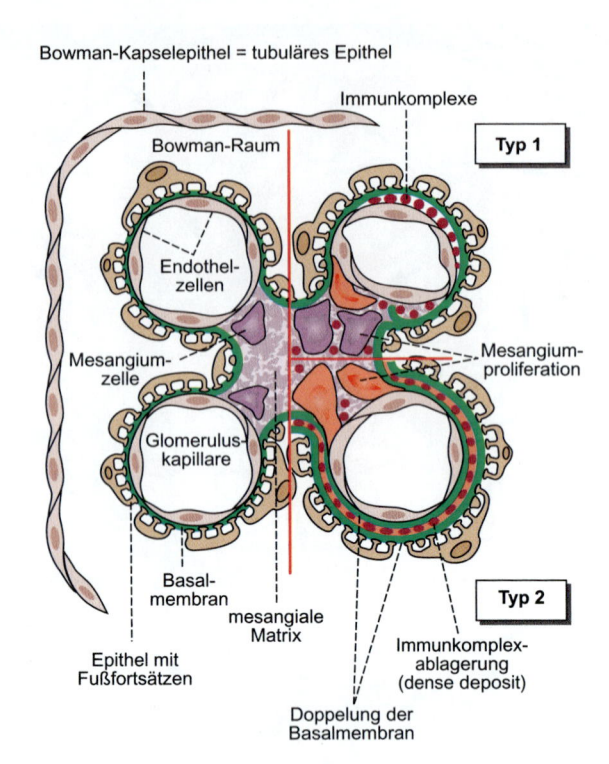

Abb. 37.10 Diffuse membranoproliferative GN. Typisch sind die subendotheliale Ablagerung von Immunkomplexen bei Immunkomplex-vermittelter MPGN sowie betont intramembranöse elektronendichte Ablagerungen („dense deposits") bei DDD. Die Doppelung der Basalmembran ist hier nur bei DDD eingezeichnet. [L106]

ist häufig mit Infektionskrankheiten assoziiert, insbesondere mit Hepatitis C und B oder auch Malaria. Eine Typ-1-MPGN wird auch bei Kryoglobulinämie gefunden. Ein Rest bleibt idiopathisch.

Bei der **komplementvermittelten (auch C3-Nephropathie) MPGN** fehlen in der Regel zirkulierende Immunkomplexe, es bestehen Defekte oder eine Dysregulation des alternativen Komplementwegs (genetisch oder erworben), die sich in Form der C3-Glomerulonephritis oder der Dense Deposit Disease (DDD; früher Typ-2-MPGN) manifestieren. In ca. 50 % der Fälle besteht klinisch-serologisch ein Mangel an Komplement (sog. hypokomplementämische GN), bedingt durch Mutationen des Komplementfaktor H (CFH), Faktor I (FI), Membrankofaktorprotein (MCF/CD46) und Komplementfaktor-H-verwandte (CFHR) Proteine. Bei DDD kann ein noch nicht weiter charakterisierter sog. C3-nephritischer Faktor (C3-Nephritisfaktor, ein Autoantikörper, der Komplement auf dem alternativen Weg aktiviert, ➤ Kap. 3.2.4) nachweisbar sein.

Morphologie

Histologisch sind bei beiden MPGN-Typen die Glomeruli durch eine Mesangiumzellproliferation und -matrixvermehrung vergrößert und erscheinen lobuliert. Subendothelial werden teils sehr große Immunkomplexe abgelagert, Mesangiumzellen schieben sich zwischen Endothelzellen und Basalmembran (sog. mesangiale Interposition) und es wird eine neue Basalmembranlamelle gebildet (➤ Abb. 37.11).

Elektronenmikroskopisch oder in versilberten histologischen Schnitten sieht man dadurch eine Doppelkontur der glomerulären

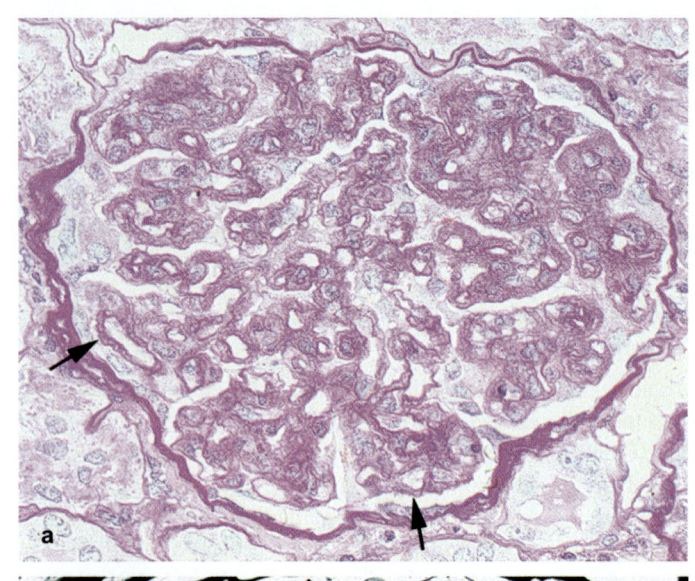

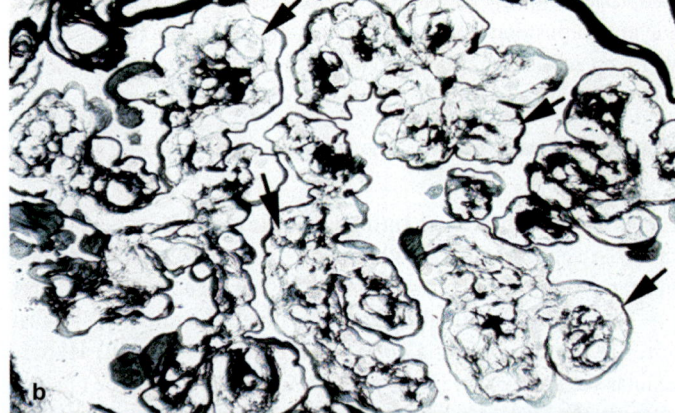

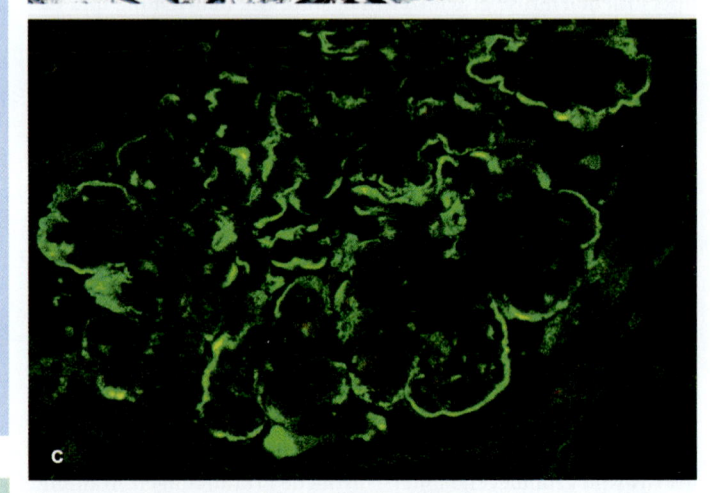

Abb. 37.11 Immunkomplex-vermittelte MPGN. a Glomerulus-Lobulierung durch Mesangiumzellproliferation und Matrixvermehrung. Periphere Basalmembranen mit Aufsplitterungen und Dopplungen (Pfeile). **b** In der Silberfärbung, in der nur die Basalmembranmatrix dargestellt wird, sind Aufspaltung und Dopplung der Basalmembran deutlich (Pfeile). **c** In den Aufspaltungen der Basalmembranen befinden sich große IgG-Immundepots. [R398]

Basalmembran (sog. Straßenbahnschienen-Phänomen). Bei der Typ-2-MPGN liegen charakteristische, bandartig verbreiterte periphere Basalmembranen mit Verlust der Silberanfärbbarkeit vor. Elektronenmikroskopisch finden sich C3 enthaltende, dichte, bandartige, intramembranöse Depots in der Basalmembran von Glomeruli und Tubuli (sog. Dense-Deposit-Erkrankung).

Immunhistologisch sind bei Immunkomplex-vermittelter MPGN grobgranuläre IgG- und C3-Ablagerungen subendothelial und mesangial nachweisbar. Die C3 Nephropathien sind durch eine dominante Ablagerung von C3-Spaltprodukten (C3c, C3d) charakterisiert.

Fokale/segmentale und minimale Glomerulonephritiden

Hierbei handelt es sich um eine Gruppe von Erkrankungen mit lichtmikroskopisch manchmal gerade eben feststellbarer fokaler segmentaler Mesangiumverbreiterung oder Zellvermehrung sowie häufig nur geringen glomerulären Abnormitäten bzw. lichtmikroskopisch „normalen" Glomeruli. Dahinter können sich z. B. das Frühstadium der membranösen GN, aber auch Restzustände nach GN verbergen. Sind darüber hinaus nur **einzelne Glomerulusschlingen** befallen, spricht man von einer fokalen **und** segmentalen GN. Zum anderen gibt es Glomerulonephritiden mit klinisch manifesten renalen Symptomen ohne wesentliche lichtmikroskopische Glomerulusveränderungen. Immunhistochemie und Elektronenmikroskopie verschaffen meist diagnostische Klarheit.

Die Krankheitsgruppe umfasst aber auch die zwei nachfolgend dargestellten Entitäten, denen elektronenmikroskopisch eine charakteristische, weitgehende Abflachung („Verschmelzung") der Fußfortsätze der Podozyten (sog. primäre Podozytopathie) gemein ist.

Fokale segmentale Glomerulosklerose (FSGS)
Syn.: fokale und segmentale Hyalinose und Sklerose, primäre fokal sklerosierende GN (FSGN)

Definition Es handelt sich um eine fokale GN, die mit segmentaler Sklerose der Glomeruli einhergeht, elektronenmikroskopisch eine ausgedehnte Verschmelzung der Fußfortsätze aufweist und in der Regel mit einem steroidresistenten nephrotischen Syndrom einhergeht. Neben einer zunehmenden Anzahl hereditärer (primärer) Formen, die auf einen unbekannten zirkulierenden Faktor zurückzuführen sind, gibt es sekundäre FSGS-Erkrankungen bei HIV-Infektion, Adipositas, Morbus Hodgkin, medikamentös induziert u. a.
Epidemiologie Die primäre FSGS hat einen Häufigkeitsgipfel zwischen 11 und 40 Jahren. Das männliche Geschlecht ist häufiger betroffen.

Pathogenese

In den letzten Jahren wurden sowohl bei familiären als auch sporadischen Formen der FSGS zunehmend Mutationen vor allem podozytärer Gene identifiziert. Dazu gehören u. a. Podocin, (NPHS2), Nephrin (NPHS1), α-Actinin IV (ACTN4), Laminin-2 und das Wilms-Tumor-Gen (WT1). Auch die HIV-assoziierte Form bei Amerikanern afrikanischen Ursprungs scheint eine genetische Assoziation zu zeigen (MYH9). Immunhistologisch nachweisbare segmentale und mesangiale Ablagerungen von IgM und C3 sind unspezifisch. Da in bis zu 30 % der FSGS-Patienten, die eine Nierentransplantation erhalten, im Spenderorgan ein Rezidiv auftreten kann, wird zumindest in dieser Patientengruppe ein Faktor in der Zirkulation vermutet, der pathologische Reaktionen der Podozyten auch im Spenderorgan auslösen kann. Dieser Faktor wird derzeit intensiv gesucht, da seine Elimination therapeutisch bedeutsam sein kann.

Morphologie

Histologisch findet man neben normalen Glomeruli solche mit fokalen und segmentalen Hyalinosen und Sklerosen:
- Hyalinosen sind strukturlose Ansammlungen aus Basalmembransubstanzen mit Plasmaproteinbeimengungen (vaskuläres Hyalin).
- Sklerosen enthalten kollagene Fasern und entsprechen mesangialen Narben.

Weitere histomorphologische Charakteristika:
- Schlingenkollaps
- „Tip lesions" (eine spezielle Form der Verklebung der Kapillarschlingen mit der Bowman-Kapsel)
- Marginale mesangiale Zellververmehrung (max. 3–5 Zellen)

Elektronenmikroskopisch sind die Fußfortsätze der glomerulären Deckzellen (Podozyten) diffus plattenartig verschmolzen als Hinweis auf eine durchgehende glomeruläre Podozytenkrankheit.

Glomeruläre Minimalläsion mit nephrotischem Syndrom
Syn.: Minimal-Change-Nephropathie, geringe glomeruläre Abnormitäten, Lipoidnephrose

Definition Die glomeruläre Minimalläsion mit klinisch bestehendem nephrotischem Syndrom zeigt lichtmikroskopisch annähernd normale Glomeruli, weist aber elektronenmikroskopisch typische Verschmelzungen der Fußfortsätze der Podozyten (primäre Podozytopathie) auf (➤ Abb. 37.12). Es ist jedoch unklar, ob die Veränderungen die Ursache der glomerulären Erkrankung oder die Folge einer primären Basalmembranläsion darstellt. Es wird jedoch zunehmend die Meinung vertreten, dass es sich um eine eigenständige Erkrankung (möglicherweise mit gestörter T-Zell-Immunität) und nicht um eine Frühform der FSGS handelt – letztlich ist die Pathogenese dieser Krankheit jedoch ungeklärt.
Epidemiologie Die Erkrankung ist die häufigste Ursache eines nephrotischen Syndroms bei Kindern und kommt bei ihnen fünfmal häufiger als bei Erwachsenen vor.

Morphologie

Lichtmikroskopisch sind die Glomeruli unverändert; allenfalls sind die Mesangiumzellen minimal proliferiert und verbreitert. Tubuluszellen können eine Fettspeicherung zeigen („Lipoidnephrose").

Elektronenmikroskopisch sind in den Glomeruli diffuse plattenartige Fußfortsatzverschmelzungen der Podozyten nachweisbar (➤ Abb. 37.13).

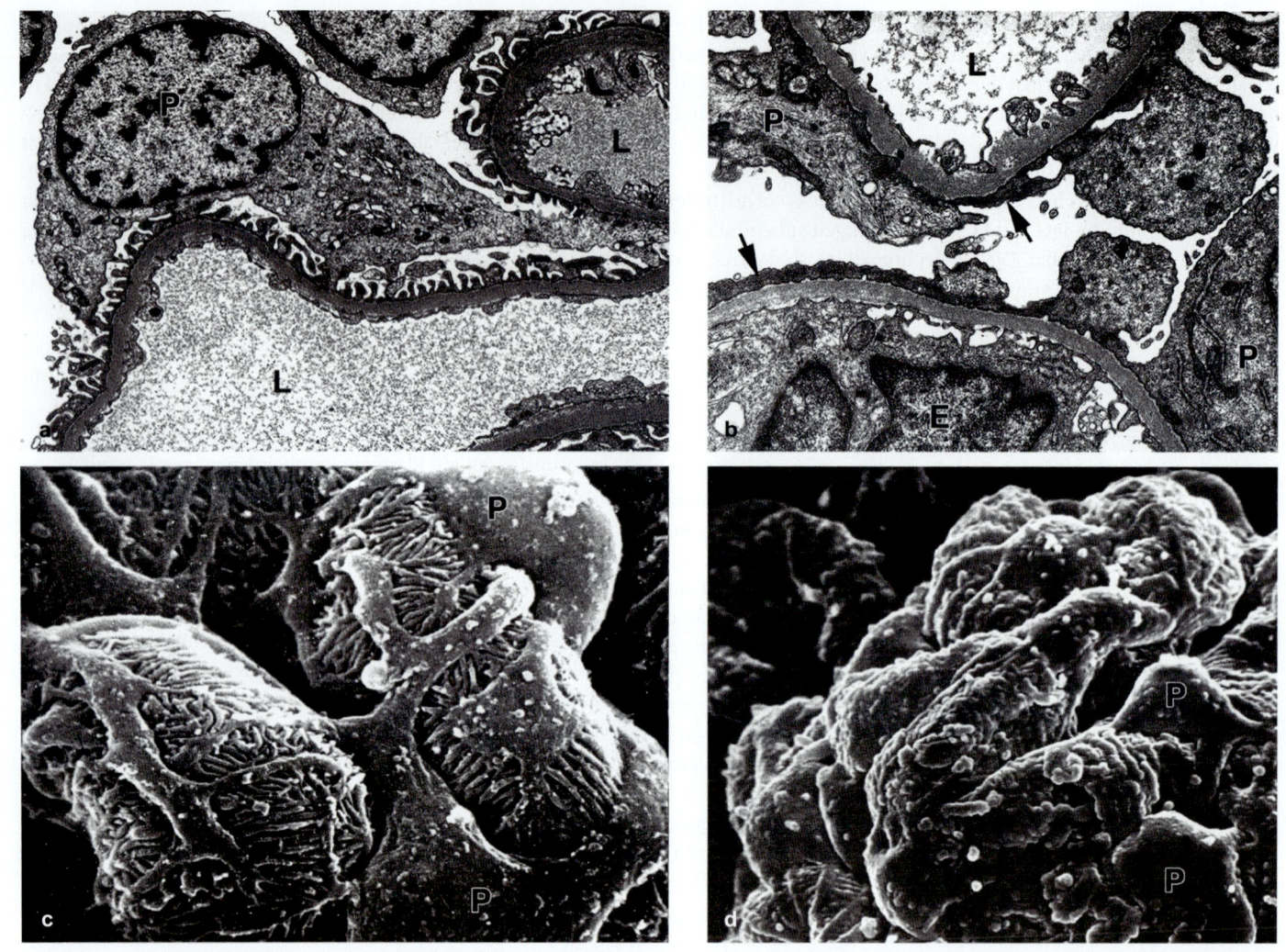

Abb. 37.12 Normaler Glomerulus und Minimalveränderung. Vergleich einer normalen Kapillarschlinge (**a** und **c**) mit einer glomerulären Minimalveränderung (**b** und **d**). Normal zeigen die glomerulären Epithelzellen (Podozyten) regelmäßige Fußfortsätze, die im Rasterelektronenmikroskop (**c**) deutlich sichtbar sind. Im Gegensatz dazu findet sich bei der glomerulären Minimalveränderung (und auch bei der fokalen segmentalen Glomerulosklerose) eine vollständige Abflachung der Fußfortsätze (Pfeile). L = Kapillarlumen, P = Podozyt, E = Endothel. [R398]

Molekularpathologie der Podozytenerkrankungen

Glomeruläre Erkrankungen mit Proteinurie zeigen sehr gleichförmig eine Abflachung und plattenartige Verschmelzung der Fußfortsätze der Podozyten. Deren molekulare Aufklärung ist ein gutes Beispiel dafür, wie aus der molekulargenetischen Analyse von seltenen erblichen Erkrankungen allgemeingültige molekulare Ursachen für die häufigeren spontanen Erkrankungen gefunden werden können.

Ausgangspunkt der Analysen war eine in Finnland auftretende familiäre Nephropathie, die durch eine Entwicklungsstörung der Podozyten mit massiver Proteinurie gekennzeichnet ist. Durch aufwendiges positionelles Klonieren wurden zuerst ein Gen und danach das korrespondierende Membranprotein entdeckt, dessen Mutation für die Erkrankung verantwortlich ist. Dieses Protein (**„Nephrin"**) ist mit Adhäsionsproteinen verwandt und ausschließlich im Schlitzdiaphragma lokalisiert.

Ein weiteres identifiziertes Protein, dessen Mutation bei französischen Patienten mit familiärem nephrotischem Syndrom gefunden wurde, führte zur Entdeckung des Membranproteins **„Podocin"**, das der Stabilisierung von Nephrin dient. In schneller Folge wurden neue Proteine entdeckt, die mit Nephrin und Podocin zusammenhängen und in intrazelluläre Signalkaskaden eingebunden sind. Diese zeigen den Podozyten an, welche Form sie anzunehmen haben. Dabei findet offensichtlich eine Verständigung mit den Proteinen der anderen Podozyten-Domänen statt (die Basalmembran-Adhäsionsproteine Integrin und der Dystroglykan-Komplex), die an den „Sohlen" der Fußfortsätze sitzen. Auch die Membranproteine an der abluminalen, dem Harnraum zugewandten Membrandomäne (vor allem das Glykoprotein Podocalyxin mit antiadhäsiven Eigenschaften) sind an der korrekten Podozytenstruktur beteiligt und damit für die Permeabilität des glomerulären Filters verantwortlich. Schaltet man die Gene all dieser Membranproteine in „Knock-out"-Mäusen ab, führt dies zu abgeflachten Fußfortsätzen und Proteinurie.

Insgesamt ergeben sich somit funktionelle Zusammenhänge zwischen Podozytenform, Kontrolle der glomerulären Permeabilität und korrekter molekularer Ausstattung der Podozytenmembranen.

37.4 Glomeruläre Erkrankungen

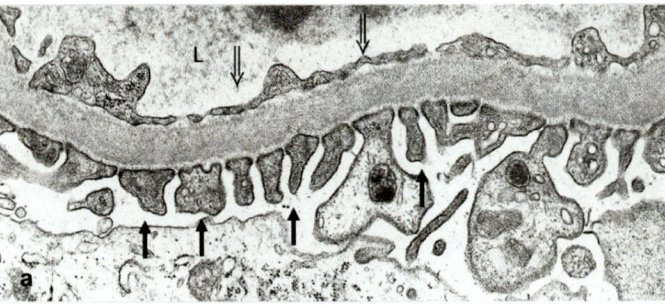

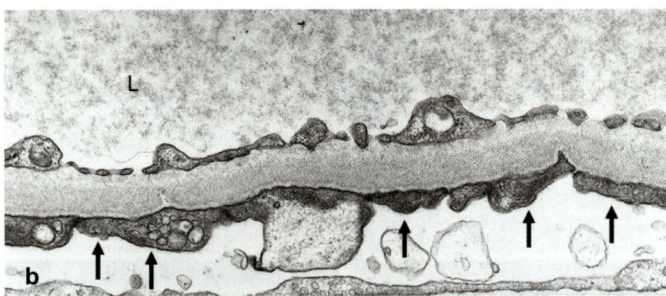

Abb. 37.13 Glomeruläre Minimalläsion mit nephrotischem Syndrom.
a Ausschnitt aus einer normalen Glomerulusschlinge. Lumenwärts (L = Lumen) das normale gefensterte Endothel (Doppelpfeile). Angrenzend eine normale Basalmembran sowie zahlreiche außen aufliegende Fußfortsätze (Pfeile). **b** Im Vergleich die Fußfortsatzverschmelzungen (Pfeile) bei der „Minimal-Change"-Nephropathie. Basalmembran und Endothel ind unauffällig. L = Lumen. [R398]

Eine zentrale Rolle kommt dabei dem Schlitzdiaphragma und dem darin enthaltenen Nephrin sowie den Membranproteinen der anderen Podozyten-Domänen zu. Sie vermitteln das Anhaften der Podozyten an der Basalmembran und besitzen antiaggregative Eigenschaften. Intrazellulär hängen all diese Membranproteine über brückenbildende Proteine (z. B. Ezrin, Utrophin, Vinculin) am Aktin-Zytoskelett, das für die Form der Podozyten verantwortlich ist. Die molekularen Regulationsmechanismen bis zur Ebene der Transkriptionsfaktoren werden in absehbarer Zeit entschlüsselt sein und damit bisher ungeahnte Möglichkeiten einer präzisen Diagnostik und individualisierten Therapie ermöglichen.

Diffuse oder fokale extrakapilläre Glomerulonephritis

Syn.: Diffuse oder fokal nekrotisierende GN, klinisch: rapid progressive GN

Definition Hierbei handelt es sich um eine klinisch meist sehr rasch fortschreitende GN, die mit einem nephritischen Syndrom und oft mit einem akuten Nierenversagen und hohen Kreatininwerten sowie nephritischem Sediment einhergeht, innerhalb von wenigen Tagen bis Monaten zum Nierenversagen führen kann und der unterschiedliche, zumeist Systemerkrankungen zugrunde liegen. Deshalb ist eine frühzeitige Nierenbiopsie zur Sicherung der Diagnose angezeigt, um durch umgehende Therapie mit Plasmapherese (Plasmaaustausch) und Immunsuppression eine Progression der unterschiedlichen Grunderkrankungen aufzuhalten. Histologisch finden sich glomeruläre Schlingennekrosen mit einer extrakapillären Proliferation des Kapselepithels (sog. Halbmondbildung).

Epidemiologie Diese GN findet sich in 5 % aller Nierenbiopsien. Das durchschnittliche Erkrankungsalter variiert je nach Grundkrankheit. In der Regel sind Männer etwas häufiger betroffen.

Pathogenese

Ätiologie und Pathogenese der extrakapillären GN sind nicht einheitlich. Sie tritt idiopathisch auf oder ist mit anderen Erkrankungen assoziiert:
- Anti-Basalmembran-Antikörper-Erkrankung mit (Goodpasture-GN) oder ohne Lungenbeteiligung
- Vaskulitis kleiner Gefäße (z. B. Granulomatose mit Polyangiitis [GPA; früher Wegener-Granulomatose] und mikroskopische Polyangiitis [MPA])
- Aggressive Formen der IgA-Nephritis, der Lupus-GN und der Poststreptokokken-GN

Der jeweiligen Grundkrankheit entsprechend finden sich im Serum der Patienten Antikörper gegen glomeruläre und tubuläre Basalmembranen. Diese zeigen immunhistochemisch:
- Eine lineare Anti-Basalmembran-Fluoreszenz (insbesondere Antibasalmembran-GN mit Antikörpern gegen zwei Epitope des nicht kollagenen Proteinanteils [α_3-Kette] des Kollagens IV der glomerulären und pulmonalen Basalmembran)
- Granuläre Ablagerungen (bei postinfektiöser GN)
- Mesangiale IgA-Ablagerungen (bei IgA-Nephritis mit Schlingennekrosen oder Schönlein-Henoch-GN).

Bei Vaskulitiden kleiner Gefäße findet man keine oder nur sehr spärliche Immunkomplexablagerungen („Pauci-Immun-GN"), die Patienten haben jedoch zumeist Autoantikörper gegen Zytoplasmabestandteile neutrophiler Granulozyten (ANCA) im Blut.

Offensichtlich ist die diffuse extrakapilläre GN ein Reaktionsmuster auf besonders aggressiv verlaufende glomeruläre Erkrankungen unterschiedlicher Ursache. Gemeinsam sind allen Formen Nekrosen von glomerulären Kapillarschlingen mit Freisetzung von Fibrin oder Fibrinbruchstücken in den Kapselraum. Das führt zu einer (extrakapillären) Proliferation der Epithelzellen der Bowman-Kapsel mit Ausbildung sog. Halbmonde, die die glomerulären Kapillarschlingen komprimieren. Die schweren Läsionen und ihre rasche Vernarbung führen sehr schnell („rapid progressive") zu einem Verlust der glomerulären Funktion.

Morphologie

Im Frühstadium bestehen frische Schlingennekrosen der Glomeruli mit Fibrinexsudation, welchen eine extrakapilläre zelluläre Proliferation des Kapselepithels, die „Halbmonde", folgt (➤ Abb. 37.14). Im späteren Stadium vernarben und veröden die geschädigten Glomeruli, wodurch sich das rasch fortschreitende Nierenversagen erklärt. Bei der Antibasalmembran-Antikörper-GN findet man immunhistologisch ein lineares Ablagerungsmuster von Antikörpern und Komplementfaktoren (➤ Abb. 37.15).

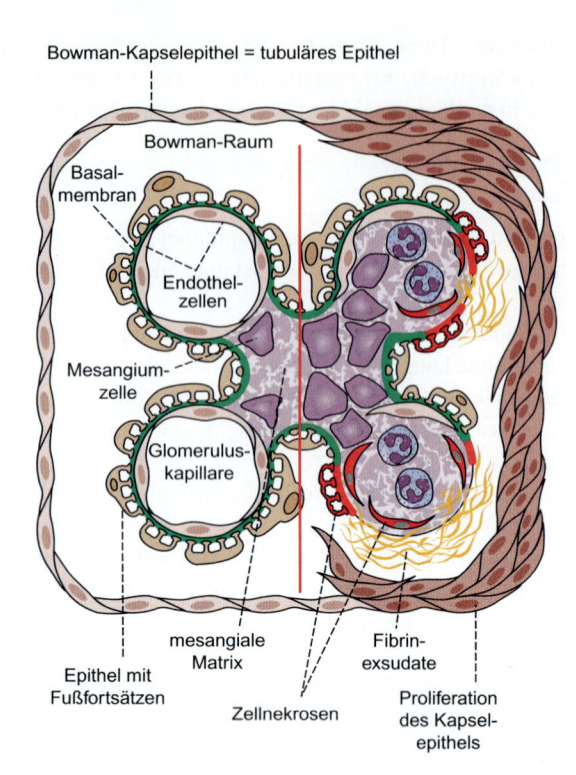

Abb. 37.14 Diffuse extrakapilläre (rapid progressive) GN. Typisch sind glomeruläre Schlingennekrosen mit Fibrinexsudation in den Bowman-Kapsel-Raum und die reaktive halbmondförmige (extrakapilläre) Proliferation des Kapselepithels. [L106]

Glomerulonephritiden bei generalisierten Erkrankungen (sekundäre Glomerulonephritiden)

Folgende immunologische Systemerkrankungen können mit einer Glomerulonephritis einhergehen:
- Goodpasture-Syndrom (➤ Abb. 37.15, ➤ Kap. 4.4.3)
- Systemischer Lupus erythematodes (SLE) (➤ Kap. 4.4.4)
- Kutane leukozytoklastische Vaskulitis (➤ Kap. 20.8.1)
- Mikroskopische Polyangiitis [MPA] (➤ Kap. 20.8.1)
- Granulomatose mit Polyangiitis [GPA] (➤ Kap. 20.5.1)

37.4.2 Glomerulopathie

Hierunter werden im Gegensatz zur GN nichtentzündliche, nichtimmunologische glomeruläre Läsionen subsumiert. Derartige Glomerulopathien können bei vaskulären, metabolischen und hereditären Nephropathien auftreten. Sie werden z. T. an anderer Stelle besprochen.

Diabetische Glomerulopathie

Auch ➤ Kap. 47.3.2.
Die Glomerulosklerose findet sich mehr oder weniger ausgeprägt bei den meisten Typ-1- und auch Typ-2-Diabetikern meist nach einem

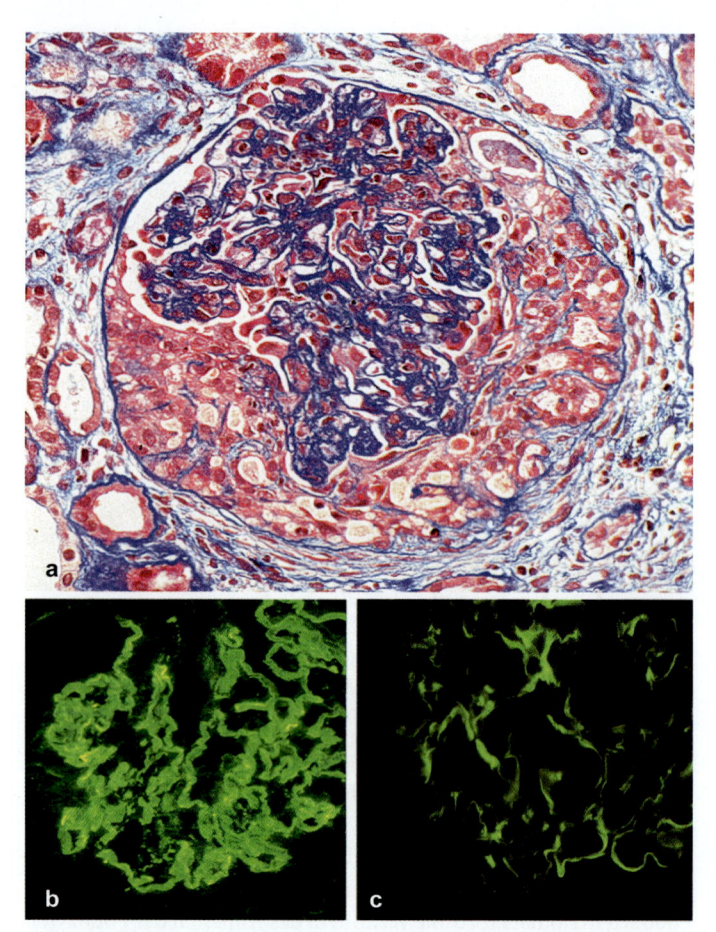

Abb. 37.15 Diffuse extrakapilläre GN beim Goodpasture-Syndrom.
a Die geschädigten Glomerulusanteile (blau) werden durch die halbmondförmige (extrakapilläre) Proliferation des Bowman-Kapsel-Epithels (rot) komprimiert. **b** Lineare IgG-Ablagerungen in den komprimierten Glomerulusschlingen. **c** Im Serum dieses Patienten sind IgG-Antikörper nachweisbar, die ebenfalls linear an die Basalmembran eines normalen Glomerulus binden. [R398]

Verlauf von mehr als 10 Jahren. Bei starker Ausprägung kommt es zu Proteinurie und nephrotischem Syndrom. Bei weiterer Zunahme mit Verödung der Glomerulusschlingen geht die Urinausscheidung zunehmend zurück, und es entwickelt sich eine renale Hypertonie. Die diabetische Nephropathie (Trias aus Glomerulosklerose, Arterio-Arteriolosklerose und Pyelonephritis bei Diabetikern) ist in westlichen Industrieländern die häufigste Ursache des chronischen Nierenversagens.

Pathogenese
Die Pathogenese der glomerulären Veränderungen ist nur in ihren Ansätzen bekannt. Zucker lagern sich nicht-enzymatisch an Proteine an (Bildung von „advanced glycosylation endproducts, AGE"), d. h. Matrixproteine der Basalmembranen werden glykolysiert. Deren natürlicher Umsatz verzögert sich dadurch, sie häufen sich an, was zur Sklerose und Verödung der Glomeruli führt. Glukoseerhöhung führt außerdem – zumindest in Kulturen von isolierten Mesangialzellen – zur Neuexpression einer Reihe von Genen, unter denen jenes für den „connective tissue growth factor" (CTGF, ein Wachstums-

faktor, der die Matrixbildung und die Proliferation von Fibroblasten im Bindegewebe stimuliert) nachgewiesen wurde.

Morphologie

Die diabetische **Mikroangiopathie** betrifft alle Kapillaren, manifestiert sich aber klinisch vor allem in den Nieren (Glomerulosklerose) und den Augen (Retinopathie).

Die **diffuse Glomerulosklerose** resultiert aus einer Verdickung der Basalmembran der Glomerulusschlingen und einer vermehrten Ablagerung von Basalmembranmaterial in der mesangialen Matrix.

Die **noduläre Glomerulosklerose,** erstmals beschrieben von Kimmelstiel und Wilson, wird bei 30 % der Diabetiker in Assoziation mit einer diffusen Glomerulosklerose beobachtet. Charakteristisch ist die knotige Ablagerung von Basalmembrankollagen im Mesangium, auf der die Glomerulusschlingen wie Kappen liegen. Außer der Glomerulosklerose finden sich als Ausdruck des Proteinverlustes durch die Basalmembran der Glomerulusschlingen eosinophile Niederschläge („Tropfen") an der Innenseite und der Außenseite („Fibrinkappen") der Glomeruluskapsel. Daneben bestehen eine ausgeprägte Atherosklerose und eine Arteriolosklerose mit arteriolärer Hyalinose der Nieren.

Amyloidose der Niere

Auch ➤ Kap. 47.3.3.
Nierenamyloidosen liegen in 1–2 % der Nierenbiopsien vor. Wichtig sind die AA-Amyloidose (Serum-Amyloid-A-Amyloidose) und die AL-Amyloidose (Immunglobulin-Leichtketten-Amyloidose vom k- und λ-Typ), während Amyloidosen mit anderen Vorläuferproteinen (z. B. Transthyretin oder Fibrinogen A alpha Kette) in der Niere selten sind:

- Bei der **AA-Amyloidose** findet sich Kongorot-positives Amyloid im Mesangium und/oder an den glomerulären Basalmembranen, das immunhistologisch mit Antikörpern gegen AA-Amyloid beweisbar ist. Grundleiden können chronische Entzündungen oder eine chronische Polyarthritis sein.
- Bei der **AL-Amyloidose** reagieren die ebenfalls Kongorot-positiven glomerulären Ablagerungen immunhistologisch entweder mit Antikörpern gegen die k- oder die λ-Leichtkette. Grundleiden sind hier meist ein Plasmozytom (multiples Myelom) oder maligne B-Zell-Lymphome (Immunozytome).

Klinische Relevanz Klinisch liegt eine starke Proteinurie oder ein nephrotisches Syndrom vor. Mit zunehmender Krankheitsdauer veröden die Glomeruli, sodass schließlich ein Nierenversagen eintritt.

Alport-Syndrom

Definition Hierbei handelt es sich um eine überwiegend autosomaldominant vererbte Krankheit mit **Kollagen-Typ-IV-Synthesestörung der Basalmembranen,** v. a. in Nierenglomeruli und Innenohr. Meist bestehen dabei eine fortschreitende Nephropathie mit Hämaturie und Proteinurie und ein zunehmendes chronisches Nierenversagen bereits im Jugendalter. Kombiniert ist diese Nierenschädigung mit einer Innenohrschwerhörigkeit und Augenlinsenschäden (Dislokation der Linse, Katarakt, Korneadystrophie).

Pathogenese

Bisher sind 50 verschiedene Genmutationen bekannt, die Defekte der α-Ketten des Typ-IV-Kollagens der Basalmembranen (der Niere und des Innenohrs) bewirken. Nach einer Nierentransplantation bei Alport-Patienten tritt in etwa 10 % der Fälle eine Antibasalmembran-Antikörper-GN auf, was auf die (Neo-)Antigenität der α-3-Kette des Typ-IV-Kollagens zurückgeht.

Morphologie

Histologisch zeigen die Nieren meist nur geringe glomeruläre Abnormitäten und eine fokal sklerosierende Glomerulopathie mit interstitieller Fibrose. Die verbindliche Diagnose wird **elektronenmikroskopisch** mit Nachweis einer Aufsplitterung und Lamellierung der glomerulären Basalmembranen gestellt.

37.5 Tubulopathien

37.5.1 Akutes ischämisches Nierenversagen

Syn.: akute ischämische Tubulopathie; Schocknieren

Definition Das akute ischämische Nierenversagen ist ein durch Minderdurchblutung hervorgerufener beidseitiger Tubusepithelschaden (akute Tubulusnekrose, ATN), der zum akuten Nierenversagen führt. Aufgrund der Regenerationsfähigkeit des Tubulusepithels ist die akute ischämische Tubulopathie meist voll rückbildungsfähig. Bei adäquater Therapie (z. B. akute Hämodialyse) ist das akute ischämische Nierenversagen reversibel.

Pathogenese

Die Erkrankung kann durch alle hypo- und normovolämischen Schockarten (z. B. kardial, infektiös, Polytrauma, Verbrennungen) ausgelöst werden. Die unzureichende peritubuläre Zirkulation führt zur ischämischen Schädigung und Nekrose der für Sauerstoffmangel empfindlichen proximalen Tubulusepithelien.

Morphologie

Die Nieren sind blass und geschwollen. Die Glomeruli sind kollabiert, die Bowman-Kapsel-Räume weit. In den weitgestellten Tubuli zeigen die Epithelien ischämische Schwellungen und Vakuolisierungen bis hin zu Abflachung und Epithelablösungen. Das Interstitium kann ödematös verbreitert sein. Die distalen Tubuluslumina sind angefüllt mit abgestoßenen Tubuluszellen, Proteinen, teilweise auch Myoglobin (bei Rhabdomyolyse), die in Form von hyalinen oder granulären Zylindern vorhanden sind.

Klinische Relevanz In der initialen Phase kommt es zur Oligurie bis hin zur Anurie aufgrund der gestörten glomerulären Filtration. In der oligurischen Phase ist durch verminderte Urinbildung und durch vermehrten Anfall von Kalium infolge Zelluntergangs die Hyperkaliämie von besonderer Bedeutung, da sie schwere Herzrhythmusstörungen verursacht. Unter adäquater Schockbehandlung und Hämodialyse kommt es zu einer polyurischen Phase wegen der zunächst noch tubulären Unfähigkeit zur Harnkonzentration. Bei guter Regenerationsfähigkeit der Tubulusepithelien folgt dann eine Restitutio ad integrum mit wieder normaler Nierenfunktion.

37.5.2 Akutes toxisches Nierenversagen

Syn.: akute toxische Tubulopathie

Definition Das akute toxische Nierenversagen ist ein durch nephrotoxische Substanzen ausgelöster Tubulusschaden mit akutem Nierenversagen.

Ätiologie und Pathogenese

Die Erkrankung wird durch ein weites Spektrum tubulotoxischer Substanzen ausgelöst:
- Schwermetalle (Blei, Quecksilber, Arsen, Gold, Chrom, Wismut, Uran, Thallium)
- Organische Lösungsmittel (Tetrachlorkohlenstoff, Chloroform)
- Glykole (z. B. Diäthylglykol, Propylenglykol, Dioxan)
- Medikamente (Antibiotika, nichtsteroidale Antiphlogistika, Quecksilberdiuretika, Anästhetika, Zytostatika)
- ACE-Inhibitoren
- Jodhaltige Kontrastmittel
- Phenole, Pestizide, Paraquat
- Pilze (v. a. Orellanus)

Der toxisch ausgelöste Tubulusepithelschaden führt über die gleichen pathogenetischen Mechanismen wie beim akuten ischämischen Nierenversagen (➤ Kap. 37.5.1) zum akuten Nierenfunktionsverlust mit meist temporärer Anurie.

Morphologie

In Abhängigkeit vom Schädigungsmuster sind die Nieren geschwollen und zeigen **mikroskopisch** ähnliche Befunde wie beim ischämischen akuten Nierenversagen. Abhängig von der Noxe können sie sich wie bei der ischämischen Tubulopathie durch Epithelregeneration erholen. Gelegentlich kommt es dabei zu entzündlichen interstitiellen Begleitveränderungen und dystrophischen Verkalkungen.

Klinische Relevanz Die Reversibilität eines toxischen akuten Nierenversagens hängt vom Ausmaß des Tubulusschadens und der Regenerationsfähigkeit der Niere ab. Abhängig davon sich ein Tubulusuntergang und eine diffuse interstitielle Nierenfibrose entwickeln, die eine fortdauernde renale Funktionseinschränkung zur Folge hat.

37.5.3 Nephrokalzinose

Definition Unter Nephrokalzinose versteht man tubuläre oder interstitielle Kalziumablagerungen. Unteschieden wird zwischen der dystrophischen und der metabolischen Nephrokalzinose.

Pathogenese

Dystrophische Tubulusverkalkungen entstehen nach ischämischen oder toxischen Tubulusepithelnekrosen (abgelaufenes akutes Nierenversagen, alte Nierenrindennekrosen oder Niereninfarkte).

Metabolische Tubulusverkalkungen kommen bei einer Hyperkalzämie unterschiedlicher Ursachen vor (➤ Kap. 15.3).

37.5.4 Uratnephropathie

Definition Es handelt sich um die Folge einer Ablagerung von Harnsäuresalzen in Tubuli und Interstitium.

Pathogenese

Jede Harnsäureerhöhung im Blut kann zu einer Uratnephropathie führen. Bei der klassischen **primären Gicht** werden eine renale Harnsäureausscheidungsstörung oder eine genuine Harnsäureüberproduktion vermutet (➤ Kap. 45.2.5). Bei **sekundärer Gicht** bestehen erhöhte Harnsäurespiegel im Blut infolge Zellverfalls (bei malignen Tumoren wie z. B. Leukämien, Polyzythämie oder hämolytischer Anämie) oder infolge chronischer Niereninsuffizienz mit gestörter Harnsäureausscheidung.

Renale Uratablagerungen führen entweder zu einer chronischen granulomatösen interstitiellen Fremdkörperentzündung mit Ausbildung sog. Gichttophi oder selten durch zusätzliche tubuläre Obstruktion zu einem rezidivierenden akuten Nierenversagen.

Morphologie

Makroskopisch finden sich in den Nierenpapillen grau-gelbe Streifen, bei denen es sich **histologisch** um kristalline Ablagerungen von Natrium- und Ammoniumurat in den Sammelrohren handelt (sog. Harnsäureinfarkte). Aus den Tubulus- und Sammelrohrlichtungen gelangen die Uratkristalle ins Interstitium und lösen dort eine chronische granulomatöse Entzündung vom Fremdkörpertyp aus. Dabei finden sich im Zentrum der Granulome stern- oder federförmige Uratkristalle, die von Lymphozyten, Fremdkörperriesenzellen und Narbengewebe umgeben werden **(Gichttophus)**. Wenn mehrere Gichttophi miteinander verschmelzen, spricht man von einer „**Gichtniere**".

Klinische Relevanz Die primäre Gicht geht mit anfallsartigen Gelenkbeschwerden einher, später treten Zeichen einer chronischen Niereninsuffizienz hinzu. Im Gefolge einer Zytostatikatherapie von Leukämien und malignen Tumoren kann eine sekundäre Gicht mit oder ohne akutes Nierenversagen entstehen.

37.5.5 Tubuläre Speicherungen

Definition Hierunter versteht man eine tubuläre Speicherung unterschiedlicher Substanzen:
- **Eiweiß**speicherung (bei nephrotischem Syndrom)
- **Bilirubin**speicherung (bei starkem Ikterus)
- **Fett**speicherung (bei nephrotischem Syndrom mit Hyperlipoproteinämie)
- **Zucker**speicherniere (z. B. nach Plasmaexpandergabe)
- **Glykogen**speicherung (bei Coma diabeticum mit grobvakuolär speichernden sog. Armanni-Ebstein-Zellen der Tubulusepithelien)

Plasmozytomniere

Definition Nierenschädigung im Rahmen eines Plasmozytoms (➤ Kap. 21.9.1), die sich entweder als Cast-Nephropathie, als Leichtkettenablagerungserkrankung (LCDD) oder als Leichtkettenamyloidose (AL-Amyloidose) manifestieren kann.

Pathogenese

Im Mittelpunkt steht die Ausfällung von Paraproteinen (pathologische λ- und k-Leichtketten-Proteine [**Bence-Jones-Proteine**]) in den distalen Tubuli bei saurem pH-Wert, die die Tubulusepithelien schädigen. Dadurch kommt es zu Tubulusnekrosen mit begleitendem interstitiellem Ödem, interstitieller Entzündung und intratubulären Leichtketten-Casts.
Darüber hinaus kann es unter bestimmten Bedingungen über die Paraproteine zur Entwicklung einer AL-Nierenamyloidose vom kappa- oder lambda-Typ mit glomerulären, vaskulären oder tubulointerstitiellen Amyloidablagerungen kommen.

Morphologie

Die meist großen, blassen Nieren zeigen amorphe hyaline Zylinder in den distalen Tubuli mit umgebenden histiozytären Riesenzellen, Tubulusepithelnekrosen und unterschiedlich stark ausgeprägter interstitieller Begleitentzündung.

Klinische Relevanz Die Klinik ist je nach Lokalisation der Leichtketten- bzw. Amyloidablagerungen durch eine Proteinurie (glomeruläre Amyloidose) oder ein rezidivierendes akutes und chronisches Nierenversagen (Cast-Nephropathie) gekennzeichnet. Durch monoklonales Ig bedingte Nierenerkrankungen bei Patienten, die keine Kriterien für eine manifeste B-Zell Neoplasie (Plasmozytom) zeigen, wird als **monoklonale Gammopathie renaler Signifikanz** (**MGRS**) bezeichnet, da es sich mit diesem Befund um eine symptomatische monoklonale Gammopathie handelt.

37.6 Interstitielle Nephritiden

Interstitielle Nephritiden sind Nierenentzündungen unterschiedlicher Ätiologie mit dominierender Beteiligung des Interstitiums (➤ Abb. 37.16). Wenn die Tubuli zerstört werden, spricht man von destruierender tubulointerstitieller Nephritis. Pathogenetisch ist eine Einteilung nach der Ursache in infektiös, medikamentös-toxisch oder immunologisch, nach dem Erreger (bakterielle, abakterielle) oder dem Verlauf (akut, chronisch) möglich.

37.6.1 Bakterielle interstitielle Nephritiden

Akute Pyelonephritis

Syn.: akute bakterielle destruierende interstitielle Nephritis

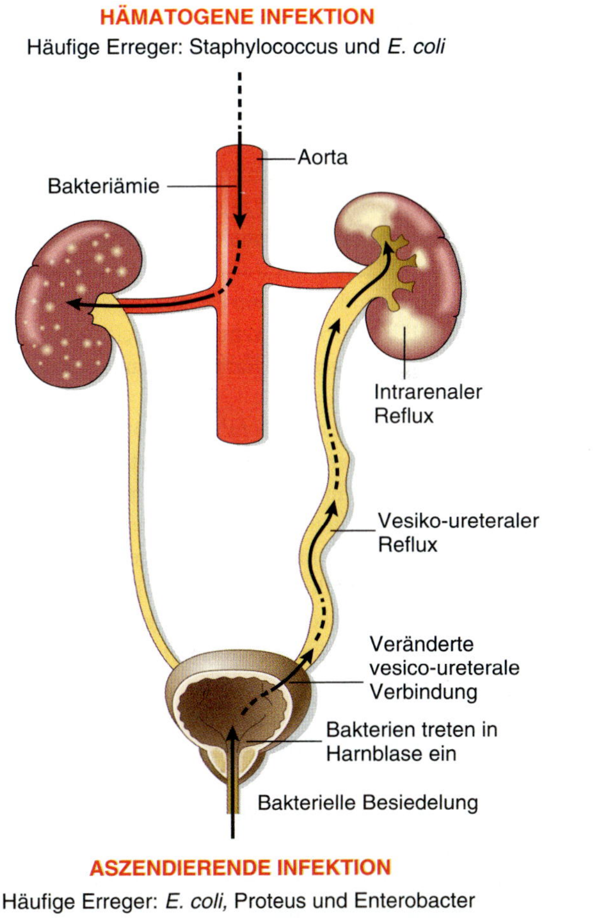

Abb. 37.16 Schematische Darstellung der verschiedenen Formen der Niereninfektion. Eine hämatogene Infektion erfolgt durch eine Bakteriämie. Die häufigere aszendierende Infektion ist Folge einer Kombination von Harnblaseninfektion, vesico-ureteralem Reflux und intrarenalem Reflux. [G899]

Definition Die akute Pyelonephritis (PN) ist eine ein- oder doppelseitige bakterielle eitrige Entzündung des Niereninterstitiums, die mit Zerstörung der Tubuli einhergeht.

Epidemiologie Die akute PN ist eine häufige, in der Regel antibiotisch heilbare Nierenentzündung. Sie ist meist mit einer unteren Harnwegsinfektion (Urozystitis, Urethritis) verbunden. Frauen erkranken aufgrund anatomischer Gegebenheiten dreimal häufiger als Männer.

Pathogenese

Erreger sind bei 50 % der Patienten *E. coli*, daneben auch Enterokokken und seltener Klebsiellen und Proteus. Die **Bakterien** gelangen überwiegend aus den unteren Harnwegen entweder aufsteigend über Ureter und Nierenbecken (kanalikulär-aszendierend) oder auf regional lymphogenem und/oder hämatogenem Weg in die Nieren. Auch im Rahmen einer bakteriellen Allgemeininfektion (Septikopyämie) können Erreger hämatogen die Niere befallen.

Begünstigende Faktoren sind Stoffwechselkrankheiten mit erhöhter Infektneigung (Diabetes mellitus) sowie **Harnabflussstörungen** jeder Art (Harnsteine, Tumoren, Prostatahyperplasie und -karzinom, Fehlbildungen, Schwangerschaft u. a.).

Bei Kindern mit rezidivierender PN sollten stets angeborene **Harnwegsanomalien** ausgeschlossen werden.

Morphologie

Makroskopisch sind die Nieren herdförmig oder diffus von kleinen gelben Herden (Abszessen) übersät (➤ Abb. 37.17a). Auf der Schnittfläche finden sich streifenförmige Eiterstraßen vom Mark zur Rinde.

Histologisch ist das Interstitium streifenförmig phlegmonös von einem eitrigen Exsudat mit Befall und Zerstörung der Tubuli durchsetzt (➤ Abb. 37.17b). Durch Gewebeeinschmelzungen entstehen Abszesse, die Defektheilungen mit Narbenbildung verursachen.

Klinische Relevanz Die akute PN führt zu plötzlich einsetzendem Fieber und Flankenschmerzen mit Pyurie und Bakteriurie. Meist bestehen auch Symptome einer Zystitis und Urethritis (Dysurie). Eine unkomplizierte akute PN heilt bei entsprechender Therapie narbig aus. **Komplikationen** sind konfluierende pyelonephritische Abszesse (Nierenkarbunkel), peri- oder paranephritische (bei Durchbruch durch die Nierenkapsel) Abszesse. Wenn Erreger in den Kreislauf gelangen, kann eine septische Allgemeininfektion (Urosepsis) entstehen.

Chronische Pyelonephritis

Syn: chronische bakterielle interstitielle Nephritis

Definition Die chronische PN ist eine ein- und/oder doppelseitige, bakteriell ausgelöste, vernarbende interstitielle Entzündung, die mit Parenchymdestruktion, Schrumpfung und zunehmender Niereninsuffizienz einhergeht.

Epidemiologie Etwa 5 % aller Nierenerkrankungen, die zur chronischen Niereninsuffizienz führen, sind chronische Pyelonephritiden. Frauen sind häufiger betroffen als Männer.

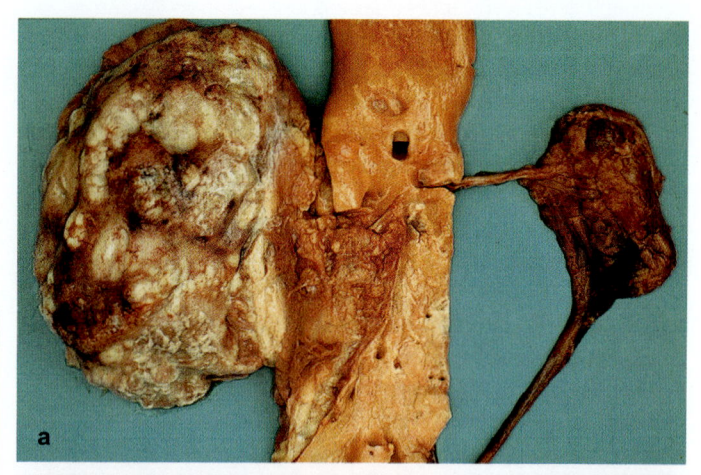

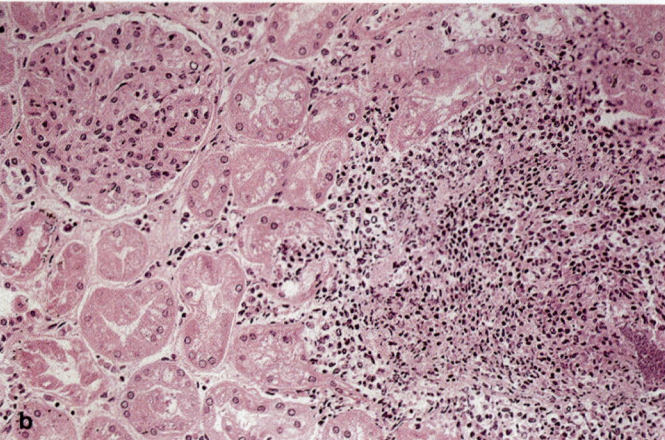

Abb. 37.17 Akute Pyelonephritis. a Multiple Abszesse der linken Niere bei Schrumpfniere rechts. **b** Histologie mit eitrigem Exsudat aus neutrophilen Granulozyten und Zerstörung der Tubuli (rechte Bildhälfte). [R398]

Pathogenese

Die chronische PN entsteht aus nicht ausreichend behandelten bzw. rezidivierenden akuten Pyelonephritiden. Immunpathologische Kreuzreaktionen gegen Bakterien- und/oder Tubulusantigene spielen möglicherweise eine zusätzliche Rolle.

Morphologie

Makroskopisch zeigen die Nieren flache Narben mit rötlichem Grund.

Histologisch finden sich unterschiedlich dichte lymphoplasmazelluläre Infiltrate und eine diffuse interstitielle Fibrose mit Tubulusatrophie. In Randabschnitten kommen kompensatorisch hypertrophierte Tubuli vor. Charakteristisch für die chronische PN sind erweiterte Tubuli mit kolloidartigem, eosinophilem Inhalt (sog. Pseudostrumafelder). Die Glomeruli können sekundär veröden, die Gefäße weisen häufig eine unterschiedlich starke Intimafibrose auf. Im Spätstadium sind die Nieren verkleinert und geschrumpft (Schrumpfniere, ➤ Kap. 37.9).

37.6 Interstitielle Nephritiden

Klinische Relevanz Häufig entsteht die chronische PN schleichend. Im Frühstadium müssen deshalb pyelonephritische Symptome (Klopfschmerz im Nierenlager, Leukozyturie, Bakteriurie, subfebrile Temperaturen) richtig gedeutet und behandelt werden. Im fortgeschrittenen Stadium entsteht bei beidseitigem Befall eine chronische Niereninsuffizienz und nicht selten eine renale Hypertonie.

37.6.2 Obstruktive Nephropathie

Definition Dieser klinische Begriff umfasst funktionelle und morphologische Nierenveränderungen, die auf eine chronische Harnstauung infolge unterschiedlicher Abflussstörungen des Urins zurückgehen.

Ätiologie und Pathogenese

Die häufigsten Ursachen einer Harnstauung sind Fehlbildungen, Harnsteine, Harnwegs- und Genitaltumoren sowie Prostata- und Ureterkrankungen. Bei blandem Harnstau entstehen Ureter- und Nierenbeckenerweiterungen sowie eine Druckatrophie des Nierenparenchyms, die mit einer Papillenatrophie beginnt.

Morphologie

Die Ausweitung der Harnwege (Hydroureter und Pyelektasie) mit Druckatrophie des Parenchyms (Hydronephrose) ist Folge der Obstruktion. Die morphologischen Veränderungen reichen von der leichten Druckatrophie der Papillen mit geringer Pyelektasie bis hin zur **hydronephrotischen Sackniere** (➤ Abb. 37.18). Letztere besteht aus papierdünnem fibrosiertem und atrophischem Nierenparenchym. Bei chronischem Rückstau bis in die Sammelrohre sind diese erweitert und das Interstitium ist fibrosiert (Nephrohydrose).

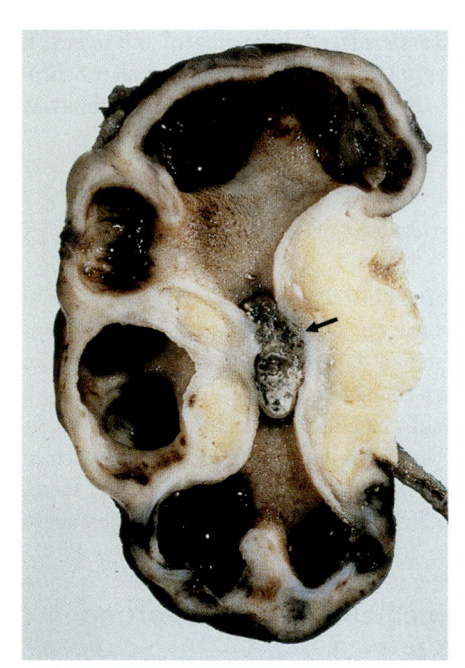

Abb. 37.18 Hydronephrotische Sackniere mit ausgeprägter Ausweitung des Nierenbeckens. Druckatrophie sowie erhebliche Fibrose des Nierenparenchyms. Eingeklemmter Stein im Nierenbecken (Pfeil). [R398]

Klinische Relevanz Je nach Ursache der Harnstauung bestehen Miktionsbeschwerden, Koliken oder Tumorsymptome in Kombination mit einer Harnwegsinfektion. Harnstauungsnieren können zur renalen Hypertonie führen. Bakterielle Infektionen verursachen pyelonephritische Schübe. Bei Eiteransammlung im gestauten Nierenbecken spricht man von einer Pyonephrose. Bei fortgeschrittener doppelseitiger Hydronephrose mit oder ohne chronische Pyelonephritis kommt es zum chronischen Nierenversagen.

37.6.3 Sonderform Refluxnephropathie

Definition Diese Sonderform der Pyelonephritis entsteht durch einen Harnrückstau aus der Blase in die Ureteren und das Nierenbecken (vesikoureteraler Reflux).

Pathogenese

Der Rückfluss des Urins in die oberen Harnwege beruht auf einer kongenitalen Störung des Ureterostiumverschlusses. Dabei sind die intramuralen Abschnitte der Ureteren verkürzt, sodass bei jeder Miktion Harn bis in die Nierenbecken zurückgepresst wird und zu einer Erweiterung der Sammelrohre führt. Bei einem bakteriellen Harnwegsinfekt gelangt infizierter Urin in die Nierenpapillen, sodass eine **aszendierende Pyelonephritis** entstehen kann.

Morphologie

Wie bei der akuten und chronischen Pyelonephritis (➤ Kap. 37.6.1).

Klinische Relevanz Der alleinige Reflux ist beschwerdefrei. Bei rezidivierender Pyelonephritis treten stechende Nierenschmerzen während der Miktion auf.

37.6.4 Abakterielle interstitielle Nephritiden

Akute abakterielle interstitielle Nephritis

Definition Die akute abakterielle interstitielle Nephritis ist eine doppelseitige, hämatogen ausgelöste, nicht destruierende interstitielle Nierenentzündung unterschiedlicher Ursache. Die Erkrankung ist selten.

Ätiologie und Pathogenese

Überwiegend besteht eine medikamentös-allergische Entzündung nach Einnahme von Penicillin, Sulfonamiden, Antikoagulanzien, Diphenylhydantoinen oder Antiepileptika. Darüber hinaus kommen akute interstitielle Nephritiden infektallergisch bei viralen (Röteln, infektiöse Mononukleose) oder bakteriellen Infektionen (Scharlach, Typhus, Leptospirose) sowie auch nach Impfungen vor, wobei humorale und/oder zelluläre Immunreaktionen im Niereninterstitium ablaufen. Erreger sind nicht nachweisbar. Die akute interstitielle Entzündung führt über ein interstitielles Ödem zu einer Störung der Nierenperfusion mit ischämischer Schädigung der proximalen Tubulusepithelien.

Morphologie

Histologisch ist das Niereninterstitium ödematös verbreitert und von einem häufig perivaskulär betonten lymphoplasmazellulären Infiltrat durchsetzt. Eosinophile Granulozyten und selten Epitheloidzellgranulome können vorkommen.

Klinische Relevanz
Nach einer Antibiotikabehandlung oder nach Infektionskrankheiten setzt plötzlich ein zunehmendes akutes Nierenversagen ein. Klinisch treten Fieber und/oder Anurie auf. Häufiger bestehen eine Bluteosinophilie und Leukozyturie, in zwei Dritteln der Fälle eine Hämaturie, gelegentlich auch eine Proteinurie. Die Prognose der Erkrankung ist günstig.

Chronische abakterielle interstitielle Nephritiden

Doppelseitige abakterielle chronische Entzündungen des Niereninterstitiums haben vielfältige Ursachen. Relativ einheitlich bestehen neben lymphoplasmozytären Infiltraten eine interstitielle Fibrose und eine zunehmende Tubulusatrophie. Als klassisches Beispiel gilt die Phenazetinniere. Analoge chronische interstitielle Nephritiden entstehen bei obstruktiver Nephropathie, in der Plasmozytomniere (➤ Kap. 37.5.5) oder bei Nephropathien unterschiedlicher Stoffwechselkrankheiten (Gicht, Oxalose, Zystinose).

37.6.5 Nierentuberkulose

Auch ➤ Kap. 48.3.6.
Die Urogenitaltuberkulose ist die häufigste extrapulmonale Form einer isolierten Organtuberkulose und kommt bei 5 % aller Patienten mit primärer Lungentuberkulose vor. Eine Tuberkulose der Nieren ist als isolierte Organtuberkulose oder im Rahmen einer allgemeinen Miliartuberkulose möglich.

Morphologie

Bei isolierter Nierentuberkulose findet sich eine granulomatöse Entzündung mit zentral nekrotischen Epitheloidzellgranulomen (**geschlossene Nierentuberkulose**). Beim Übergreifen auf das Nierenbeckenkelchsystem kommt es zu einer Entleerung der Nekrosen über das Nierenbeckenkelchsystem (**offene Nierentuberkulose**).

Klinische Relevanz
Eine geschlossene Nierentuberkulose verursacht zunächst nur uncharakteristische Beschwerden im Sinne eines beeinträchtigten Allgemeinbefindens. Bei offener Nierentuberkulose kommen Symptome einer spezifischen Harnwegsinfektion dazu (Nierenschmerzen, Leukozyturie, Hämaturie, Mykobakteriurie). Häufigste Komplikationen einer offenen Nierentuberkulose sind die absteigende Beteiligung der ableitenden Harnwege und auch der Geschlechtsorgane (Urogenitaltuberkulose).

37.7 Kreislaufstörungen

37.7.1 Arterielle Störungen

Ätiologie Lokale Kreislaufstörungen der Niere können durch stenosierende Atherosklerose und Thrombose sowie durch Arteriitis oder Thromboembolien verursacht werden.

Pathogenese

Bei den lokalen arteriellen Erkrankungen ist entscheidend, ob eine Stenose oder ein Verschluss der Gefäße vorliegt. Ein kompletter Verschluss führt zur absoluten Ischämie mit nachfolgendem anämischem Niereninfarkt. Ein subtotaler Verschluss bzw. eine höhergradige Stenose mit chronischer Minderdurchblutung und relativer chronischer Ischämie führt dagegen zu einer Atrophie der Tubuli mit erhaltenen Glomeruli (Subinfarkt).

Morphologie

Größe und Form eines anämischen Niereninfarkts entsprechen dem Versorgungsgebiet des verschlossenen Nierenarterienastes. Der frische Infarkt besteht aus einer zentralen lehmgelben Koagulationsnekrose mit hämorrhagischem Randsaum und histologisch einem granulozytären Randwall. Innerhalb von wenigen Wochen wird der Infarkt durch eine resorptive Entzündung und einsprossendes Granulationsgewebe in eine grauweiße Narbe mit trichterförmiger Einziehung umgewandelt. Bei mehreren großen Infarktnarben entsteht eine **vaskuläre Schrumpfniere.**

Klinische Relevanz
Der Niereninfarkt verursacht einen akuten Flankenschmerz und eine Hämaturie. Bei embolischer Ursache ergeben sich evtl. Hinweise auf die Grunderkrankung (Mitral-, Aortenklappen- und andere Herzerkrankungen) und/oder es treten weitere Embolien im großen Kreislauf auf. Die vaskuläre Schrumpfniere bewirkt eine renale Hypertonie über den **sog. Goldblatt-Mechanismus** (Renin-Angiotensin-Mechanismus).

37.7.2 Venöse Störungen

Stauungsnieren entstehen durch eine venöse Blutstauung infolge Rechtsherzversagens oder eine Einengung der Nierenvenen. Die Nieren erscheinen dabei vergrößert, blutreich mit einer dunkelblauroten Verfärbung des Marks.
 Hämorrhagische Niereninfarzierung: Diese Veränderung wird durch einen Verschluss der Nierenvenen, meist durch eine Thrombose, ausgelöst. Je nach Gefäßgröße und Versorgungsbereich kommt es zu unterschiedlich großen hämorrhagischen Nierengewebsnekrosen.

37.7.3 Allgemeine Kreislaufstörungen

Allgemeine Kreislaufstörungen (bei Herzinsuffizienz sowie bei hypo- und normovolämischem Schock) führen an den Nieren zu sog.

Schocknieren mit akutem ischämischem Nierenversagen aufgrund von Tubulusnekrosen (> Kap. 7.10.3, > Kap. 37.5.1).

37.8 Gefäßerkrankungen

Folgende Gefäßerkrankungen können sich in der Niere manifestieren:
- Atherosklerose (Arteriosklerose)
- Arteriolosklerose
- Thrombotische Mikroangiopathie (TMA)
- Vaskulitiden (Granulomatose mit Polyangiitis, Polyarteriitis nodosa [> Kap. 20.8.1])
- Sklerodermie (> Kap. 4.4.4)
- Fibromuskuläre Dysplasie

37.8.1 Atherosklerose

Im Rahmen einer allgemeinen Atherosklerose können der Hauptstamm der A. renalis (zentrale Nierenatherosklerose) und/oder intrarenale Arterienäste (periphere Nierenatherosklerose) betroffen sein.

Pathogenese

Die zentrale und/oder periphere Nierenatherosklerose hat die gleichen Risikofaktoren und Entstehungsmechanismen wie die allgemeine Atherosklerose (> Kap. 20.3.1).

Morphologie

Eine stenosierende zentrale Nierenatherosklerose führt zur sog. vaskulären Schrumpfniere (> Kap. 37.9). Eine periphere Atherosklerose führt zu subakuten Niereninfarkten und zu unregelmäßigen trichterförmigen Narben.

Histologisch sieht man in den peripheren Nierenarterien eine stenosierende intimale Fibroelastose. Eine gleichzeitige Arteriolosklerose ist häufig.

Klinische Relevanz Durch eine chronische zentrale und/oder periphere renale Minderdurchblutung bei den unterschiedlichen Formen der Athero-Arteriolosklerose der Nieren kommt es über den sog. **Goldblatt-Mechanismus** (vgl. > Kap. 37.7.1) zu einer renalen Hypertonie, die ihrerseits bereits vorliegende Gefäßveränderungen weiter verstärken kann.

37.8.2 Arteriolosklerose

Definition Eine Hyalinose der Nierenarteriolen wird als Arteriolosklerose bezeichnet.

Pathogenese

> Kap. 20.4.

Morphologie

Histologisch liegt eine hyaline Verdickung der Arteriolenwand vor. Sie führt zur Stenose und chronischen Ischämie mit Atrophie der zugehörigen Nephrone und Abnahme der Nierenmasse. Die entstehenden winzigen Narben verleihen den Nieren eine fein granulierte rote Oberfläche (sog. rote Granularatrophie oder vaskuläre Schrumpfniere). Bei meist gleichzeitiger Atherosklerose der Nierenarterienäste liegt eine Athero-Arteriolosklerose der Niere vor.

Klinische Relevanz In der Regel bestehen eine primäre und/oder eine sekundäre (renale) Hypertonie. Bei fortgeschrittenen Gefäßveränderungen mit sekundären glomerulären Sklerosen, Tubulusatrophie und interstitieller Fibrose kommt es zur chronischen Niereninsuffizienz mit Urämie.

37.8.3 Thrombotische Mikroangiopathie (TMA)

Definition Thrombosen und/oder Nekrosen der Nierenarteriolen und glomerulären Kapillaren in Kombination mit akutem Nierenversagen, hämolytischer Anämie (HUS) und Thrombozytopenie kennzeichnen die unterschiedlichen Formen der renalen thrombotischen Mikroangiopathie:
- Typisches hämolytisch urämisches Syndrom (Diarrhö-assoziiert, D + HUS) in Zusammenhang mit Infektionen mit Verozytotoxin-produzierenden *E. coli* oder Shigella-Stämmen und atypisches HUS (aHUS, nicht Diarrhö-assoziiert, D-HUS)
- Thrombotisch-thrombozytopenische Purpura (TTP)
- Maligne Hypertonie
- Medikamentenassoziiert (z. B. Calcineurininhibitoren, Mitomycin)
- Antiphospholipidsyndrom
- Antikörpervermittelte (humorale) Abstoßung

Ätiologie und Pathogenese

Die TMA umfasst ein Spektrum von mikrovaskulären Thrombosesyndromen, die mit verschiedenen pathogenetischen Faktoren assoziiert sind. Bei allen genannten Erkrankungen finden sich in der Niere charakteristische präglomeruläre und/oder glomeruläre Gefäßveränderungen, die aus einer Endothelschädigung resultieren und mit dem Überbegriff der TMA bezeichnet werden. Pathogenetisch entsteht die Endothelzellschädigung durch:
- Störungen im Komplementsystem (aHUS)
- Gestörte Regulation des Von-Willebrand-Faktors (vWF) durch ADAMTS13-Mutationen oder Antikörper (TTP) oder
- Direkte oder indirekte Endothelschädigung (z. B. maligne Hypertonie, Calcineurininhibitoren, Antikörper)

Morphologie

Die typischen **histologischen** Merkmale der TMA sind Gefäßwandverdickung, Endothelzellschwellung und Ablösung der Endothelzellen von der Basalmembran mit Bildung von Mikrothromben, die

Arteriolen und Kapillaren verschließen können. Im fortgeschrittenen Stadium einer TMA finden sich Gefäßverschlüsse bzw. eine stenosierende Fibroelastose in Interlobulararterien und chronisch ischämischen Veränderungen wie den sog. blutleeren (sklerotischen) Glomeruli sowie einer Tubulusatrophie und interstitiellen Fibrose.

Klinische Relevanz Beim HUS stehen akutes Nierenversagen, hämolytische Anämie und Thrombozytopenie im Vordergrund. Die chronischen Veränderungen beim HUS können zu terminaler Niereninsuffizienz führen. Die TTP zeigt zusätzlich zu hämolytischer Anämie und Thrombozytopenie eine Purpura und neurologische Symptome.

37.8.4 Fibromuskuläre Dysplasie (FMD)

Definition Die FMD ist eine Erkrankung, bei der das Bindegewebe und die glatte Muskulatur in der arteriellen Gefäßwand proliferieren, ohne dass eine Entzündung zugrunde liegt. Sie tritt bevorzugt in der A. renalis junger Frauen auf, kann mit Gefäßverengungen unterschiedlichen Ausmaßes einhergehen und ist eine Ursache der renovaskulären Hypertonie. Die Ursache und genaue Pathogenese der FMD sind nicht bekannt.

Klinische Relevanz Diagnostisch fällt in der digitalen Subtraktionsangiografie eine perlschnurartige Stenose der betroffenen Arterie (meist der A. renalis) auf. Eine spezifische Therapie gibt es nicht.

37.9 Schrumpfnieren

Definition Ein fortschreitender Gewebeverlust der Niere führt zur Schrumpfniere. Von einer Schrumpfniere spricht man, wenn das Gewicht einer Erwachsenenniere **unter 80 g** liegt.

Ätiologie und Pathogenese

Schrumpfnieren entstehen durch einen zunehmenden Verlust von Nephronen und/oder durch eine diffuse interstitielle Fibrose mit Tubulusatrophie. Nach ihrer Ursache werden entzündliche und vaskuläre von sonstigen Schrumpfnieren unterschieden. Bei Endstadiumsschrumpfnieren von Patienten mit terminaler Niereninsuffizienz ist häufig die Ursache morphologisch nicht mehr eindeutig bestimmbar.

Morphologie

Für die pathomorphologische Diagnostik ist der histologische Befund entscheidend. Die folgenden **makroskopischen** Befunde sind dagegen nur eingeschränkt verwertbar:
- Gleichmäßig granulierte Schrumpfnieren von blasser, graugelber Farbe („blasse Granularatrophie") sprechen für eine chronische Glomerulonephritis als Ursache.
- Gleichmäßig granulierte Schrumpfnieren von roter Farbe („rote Granularatrophie") deuten auf eine vaskuläre (arteriolosklerotische) Schrumpfniere infolge einer hypertensiven Nephropathie.
- Unregelmäßig vernarbte Schrumpfnieren können sowohl entzündlich (chronische Pyelonephritis) als auch vaskulär (Atherosklerose, Infarkte) bedingt sein.

Klinische Relevanz Die Folge von Schrumpfnieren sind renale Hypertonie und chronische Niereninsuffizienz bis zur Urämie (➤ Kap. 37.3.2).

37.10 Nierentransplantation

Grundlagen der Organtransplantation werden im folgenden Kapitel behandelt.

Die Indikation zur Nierentransplantation umfasst alle Formen des chronischen Nierenversagens, z. B. bei chronischer Glomerulonephritis, hypertensiver oder diabetischer Nephropathie. Kommt es zu Funktionsstörungen des Transplantats, i. e. einer fehlenden Funktionsaufnahme oder Entgiftungsfunktion oder einem signifikanten Anstieg des Serum-Kreatinins, wird die Transplantat-Nierenbiopsie eingesetzt, um eine abstoßungsbedingte von anderen Veränderungen abgrenzen zu können. Differenzialdiagnostisch müssen vor allem der akute Tubulusschaden, aber auch Störungen des Urinabflusses, der Durchblutung, Infekte und hier v.a die Poliomavirusnephropathie, neu entstandene (oder rezidivierende) glomeruläre Erkrankungen oder eine medikamentös-toxische Schädigung (z. B. im Rahmen einer Calcineurin-Inhibitor-Toxizität) ausgeschlossen werden.

Die Abstoßungsreaktionen werden gemäß der international anerkannten Banff-Klassifikation gradiert (➤ Tab. 37.2), die alle 2 Jahre aktualisiert wird. Abstoßungen können akut oder chronisch verlaufen und antikörper- und/oder T-Zell-vermittelt sein.

37.10.1 Akute Abstoßung

Die Ablagerung der C4d-Komplement-Fraktion (C4d +) in peritubulären Kapillaren gilt als immunologischer Marker einer antikörpervermittelten Abstoßung (ABMR; Ausnahme: ABO-inkompatible Lebendspende). Laborchemisch finden sich zirkulierende Anti-Donor-Antikörper (donorspezifische Antikörper, DSA) und in molekularen Gewebeuntersuchungen eine erhöhte Expression von Gentranskripten, die mit ABMR assoziiert sind.

Morphologie

Morphologische Zeichen einer **aktiven antikörpervermittelten Abstoßung** sind akute tubuläre Schädigung, mikrovaskuläre Inflammation mit Anschoppung von neutrophilen Granulozyten und/oder mononukleären Zellen in Glomerula (Glomerulitis) und/oder peritubulären Kapillaren (peritubuläre Kapillaritis), kapilläre Thrombosen (akute thrombotische Mikroangiopathie), intimale Arteriitis, transmurale Entzündung oder fibrinoide Nekrose in Arterien.

Bei der Diagnostik der **akuten T-Zell-vermittelten Abstoßung** werden morphologisch 3 Elemente beurteilt, gradiert und einer tubulo-interstitiellen und/oder vaskulären Abstoßung zugeordnet:
- Tubulitis: Infiltration des Tubulusepithels durch mononukleäre Zellen (➤ Abb. 37.19)

37.10 Nierentransplantation

Tab. 37.2 Diagnostische Kategorien für Nierentransplantat-Biopsien (Banff-2019-Klassifikation).

	Typ	Beschreibung/Details	Kombination mit*
1	normal		
2	antikörpervermittelte Abstoßung (ABMR)	bei Nachweis entsprechender pathologischer Veränderungen und zirkulierender donorspezifischer Antikörper, mit oder ohne C4d-positiver Reaktivität, ggf. mit Nachweis erhöhter Expression von Gentranskripten • **aktive Abstoßung** – mikrovaskuläre Inflammation (Glomerulitis und/oder peritubuläre Kapillaritis) – intimale oder transmurale Arteriitis – akute thrombotische Mikroangiopathie (TMA) – ATN • **chronisch aktive Abstoßung** – Transplantat-Glomerulopathie, Multilamellierung der Basalmembran peritubulärer Kapillaren, Intimafibrose ohne Elastose in Arterien – Mikrovaskuläre Inflammation • **chronische (inaktive) Abstoßung** – Transplantat-Glomerulopathie, Multilamellierung der Basalmembran peritubulärer Kapillaren ohne mikrovaskuläre Inflammation • C4d-Ablagerungen ohne morphologischen Anhalt einer aktiven Abstoßung	3, 4, 5
3	Borderline-Veränderungen	verdächtig auf eine akute T-Zell-vermittelte tubulo-interstitielle Abstoßung	2, 5, 6
4	T-Zell-vermittelte Abstoßung (TCMR)	• **akute Abstoßung** – tubulo-interstitiell (Typen IA und IB) – vaskulär Typen IIA (v1) und IIB (v2) – vaskulär Typ III (v3) • **chronisch aktive Abstoßung** – tubulo-interstitiell (Typen IA und IB) – vaskulär Typ II	2, 5
5	Polyomavirus-Nephropathie	• Klasse I: geringes Polyomavirus-Belastungsniveau und keine oder geringe interstitielle Fibrose • Klasse II: unterschiedliche Kombinationen von Polyomavirus-Belastungsniveaus (pvl1–3) und interstitieller Fibrose • Klasse III: hohes Polyomavirus-Belastungsniveau (pvl3) und stark ausgeprägte interstitielle Fibrose	2, 3, 4

* = kommt zusammen mit anderen Kategorien (Spalte 1) vor; ATN = akute Tubulusnekrose; v1 = Entzündung in Intima, < 25 % des Lumens, v2 = Entzündung in Intima, ≥ 25 % des Lumens, v3 = transmurale Entzündung oder fibrinoide Nekrose, pvl = polyomavirus load

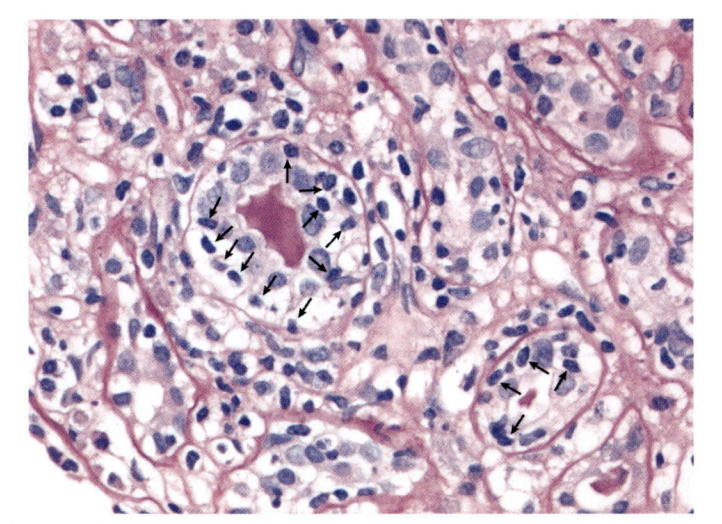

Abb. 37.19 Akute Abstoßung der Nieren. Als ein Merkmal der „akuten" T-Zell-vermittelten Abstoßung der Nieren findet sich eine Tubulitis mit intraepithelialen Lymphozyten (Pfeile). PAS, Vergr. 250-fach. [R398]

- Interstitielle Entzündung: mononukleäres Entzündungsinfiltrat, vorwiegend aktivierte Lymphozyten, im Niereninterstitium
- Arteriitis: Unterschieden wird zwischen der intimalen Arteriitis (Syn.: Endothelitis), definiert als lymphozytäre Infiltration unterhalb des Endothels, und der Arteriitis mit entzündlichen Infiltraten in der Media und/oder fibrinoider Nekrose der Gefäßwand. Der Schweregrad der Endothelitis wird nach Banff entsprechend dem Ausmaß der Lumeneinengung befallener Gefäße beurteilt. Bei der transmuralen Arteriitis ist die ganze Arterienwand einschließlich der Media betroffen. Es finden sich Nekrosen der glatten Muskelzellen, Fibrininsudation und entzündliches Infiltrat aus Lymphozyten und (weniger) Granulozyten.

37.10.2 Chronische Abstoßung

Die chronische Graft-Dysfunktion kann durch Abstoßung bedingt sein. Andere nichtimmunologisch bedingte Ursachen, insbesondere Calcineurin-Inhibitor-Toxizität, vorbestehende Erkrankung der Spenderniere, Ischämie, Infekte (insbesondere *Polyomavirus*-Nephropathie), Obstruktion, Hypertonie, Glomerulonephritis oder Rezidiv der Grunderkrankung, müssen abgegrenzt werden. Die „chronische" Abstoßung kann schon einige Monate nach Transplantation auftreten.

Morphologie

Morphologisch finden sich folgende Läsionen bei der **chronisch aktiven antikörpervermittelten Abstoßung:** C4d +/-, Doppelkonturen der glomerulären Basalmembran (Transplantatglomerulopathie), Multilamellierung der Basalmembran peritubulärer Kapillaren, interstitielle Fibrose und Tubulusatrophie, elastinfreie Intimafibrose in Arterien. Wie bei der aktiven antikörpervermittelten Abstoßung finden sich mikrovaskuläre Inflammation und zirkulierende Anti-Donor-Antikörper.

Die **chronisch aktive T-Zell vermittelte Abstoßung** ist charakterisiert durch eine Tubulitis und eine interstitielle Entzündung, welche > 25 % des ganzen und > 25 % des fibrosierten Kortex einnimmt, und/oder durch eine elastinfreie Intimafibrose in Arterien mit mononukleären Zellen in der Fibrose (> Abb. 37.20).

Klinische Relevanz Die **akute Abstoßung** nach Nierentransplantation äußert sich vor allem im Anstieg des Serumkreatinins und wird vor allem in den ersten Wochen und Monaten nach Transplantation beobachtet. Sie kann einhergehen mit einer Schwellung des Transplantats sowie Sekundärsymptomen wie Fieber, Hypertonie und Inappetenz n. Die **chronische Abstoßung** manifestiert sich mit langsamem Funktionsverlust, i. e. Anstieg des Serumkreatinins, mit/ohne Proteinurie.

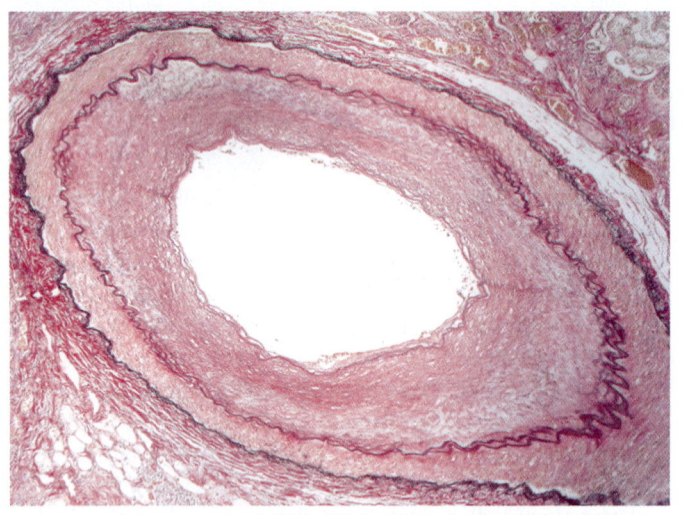

Abb. 37.20 Chronische vaskuläre Abstoßung der Nieren. Die A. arcuata zeigt eine konzentrische elastinfreie Intimafibrose. Elastica-van-Gieson, Vergr. 25-fach. [R398]

37.11 Nierentumoren

37.11.1 Benigne epitheliale Tumoren

Papilläre Nierenadenome

Papilläre Nierenadenome sind bis zu 15 mm große, graue oder gelbliche subkapsuläre Tumoren, die multipel auftreten können und Zufallsbefunde bei Autopsien darstellen. Histologisch bestehen sie aus papillär oder tubulär angeordneten Epithelzellen. Papilläre Nierenadenome sind klinisch bedeutungslos, lassen sich histologisch aber schwer von kleinen, hochdifferenzierten papillären Nierenkarzinomen unterscheiden. Ein Tumordurchmesser von 1,5 cm kann als empirische Grenze zwischen Adenomen und papillären Karzinomen mit möglicher metastatischer Potenz angenommen werden, wenn die Tumorzellen nur sehr geringe Kernatypien zeigen (Grad 1–2) und keine Kapsel aufweisen. Wegen der relativen Häufigkeit von Nierenadenomen bei Autopsien entstehen daraus offenbar nur selten papilläre Nierenkarzinome im Rahmen einer **Adenom-Karzinom-Sequenz,** obwohl bei beiden ähnliche molekulargenetische Veränderungen festgestellt wurden.

Onkozytome

Onkozytome sind seltene benigne epitheliale Tumoren (< 5 % aller Nierentumoren des Erwachsenen). Sie können bis zu 10 cm im Durchmesser groß sein.

Morphologie

Makroskopisch zeigen sie eine rotbraune Schnittfläche mit zentraler sternförmiger Narbe (> Abb. 37.21a).

Histologisch bestehen sie aus großen Zellen (> Abb. 37.21b) mit einem granulären eosinophilen Zytoplasma (Onkozyt = geschwollene Zelle; von „onkousthai", griechisch: anschwellen).

Elektronenmikroskopisch imponiert ein mitochondrienreiches Zytoplasma.

Die benignen Onkozytome sind von histologisch ähnlichen chromophoben Nierenzellkarzinomen abzugrenzen (> Kap. 37.11.2).

37.11.2 Nierenzellkarzinom

Syn.: Nierenkarzinom; Adenokarzinom der Niere

Definition Maligner epithelialer Tumor, der sich von unterschiedlichen Abschnitten des Nierentubulussystems oder den Sammelrohren ableitet. Nierenzellkarzinome durchwachsen infiltrierend das Nierenparenchym und können in Nachbarstrukturen einbrechen.

Epidemiologie Nierenkarzinome sind mit einem Anteil von 1–3 % aller malignen Tumoren relativ selten. In der Erwachsenenniere ist das Nierenzellkarzinom der häufigste bösartige Tumor. Die jährliche

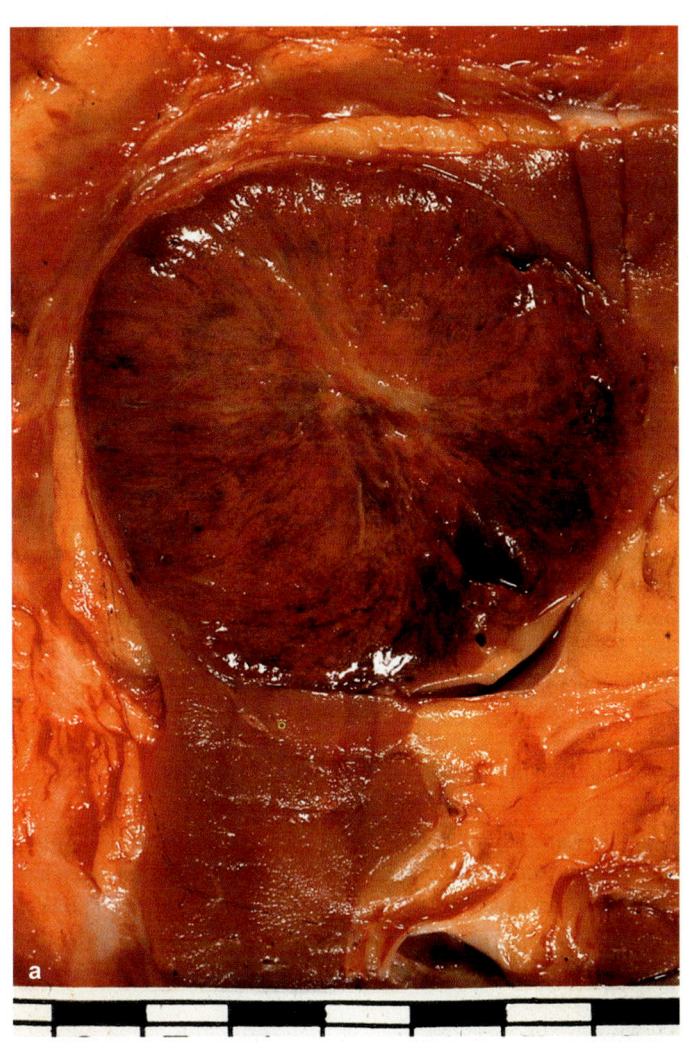

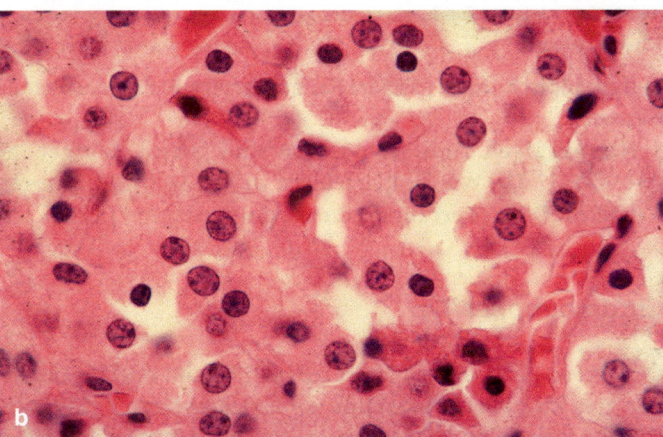

Abb. 37.21 Onkozytom. a Charakteristische „rehbraune" Schnittfläche mit zentraler Narbe. **b** Tumorzellen mit histologisch eosinophilem, granulärem Zytoplasma, das dicht mit Mitochondrien angefüllt ist. [R398]

Neuerkrankungsrate beträgt in Europa 4–5 pro 100.000 Einwohner. In den USA beobachtet man eine steigende Inzidenz. Männer sind 2- bis 3-mal häufiger betroffen als Frauen. 80 % aller Nierenzellkarzinome treten zwischen dem 50. und 69. Lebensjahr auf, wobei der Häufigkeitsgipfel um das 60. Lebensjahr liegt. Neben den in der Regel sporadischen Nierenkarzinomen gibt es auch familiäre Formen. Letztere sind selten und werden bei jüngeren Patienten oft vor dem 40. Lebensjahr diagnostiziert. Beim **Von-Hippel-Lindau (VHL)-Syndrom** (> Kap. 8.10.11) kommen klarzellige Nierenkarzinome oft bilateral und multipel vor. Familiäre Nierenkarzinome treten auch ohne Assoziation zu einem VHL-Syndrom auf.

Ätiologie und Pathogenese

Nikotinabusus, Bluthochdruck und Adipositas sind **Risikofaktoren** für die Entstehung des Nierenzellkarzinoms. Für den Menschen wurden „renale Karzinogene" bisher nicht schlüssig bewiesen, obwohl es Hinweise gibt, dass Trichloräthylen das Risiko für Nierenkarzinome erhöht. Bei der Entstehung familiärer Nierenkarzinome spielt die Inaktivierung einzelner Tumorsuppressorgene bzw. die Aktivierung bestimmter Onkogene eine Rolle, während für Entstehung und Verlauf sporadischer Nierenkarzinome offenbar komplexe genomische Veränderungen verantwortlich sind. Familiäre Nierenkarzinomsyndrome sind u. a. das Von-Hippel-Lindau (VHL)-Syndrom, das hereditäre Leiomyomatosis-und-Nierenzellkarzinom (HLRCC)-Syndrom und das Birt-Hogg-Dubé-Syndrom.

Nierenkarzinome haben eine Tendenz zum **Einbruch in die Nierenvene,** sodass sie hämatogen nach dem Kava-Typ **metastasieren,** gelegentlich schon vor Erkennung des Primärtumors. Bei Autopsien finden sich Metastasen in Lungen (über 75 %), Knochen (etwa 40 %), Leber (30 %), Gehirn (15 %) und Nebennieren (20 %). Eine lymphogene Metastasierung in die regionären Lymphknoten am Nierenhilus sowie paraaortal und parakaval wird in 20 % der Fälle beobachtet und ist häufiger bei papillären als bei klarzelligen Karzinomen. Metastasen eines Nierenkarzinoms können auch noch viele Jahre nach der Tumornephrektomie auftreten.

Morphologie

Makroskopisch liegt üblicherweise ein einzelner unilateraler Tumor vor, der häufig an den Nierenpolen lokalisiert ist. Die Tumoren messen meist 3–15 cm im Durchmesser. Die Schnittfläche ist hellgelb bis grauweiß und zeigt oft Nekrosen, Blutungen und Zysten. Dadurch entsteht das charakteristische **„bunte" Bild** dieser Tumoren (> Abb. 37.22a). Sie bilden zum angrenzenden Parenchym teilweise eine Pseudokapsel. Große Tumoren können in perirenales Fettgewebe, Nierenbecken oder Nierenvenen einbrechen. Gelegentlich entstehen Tumorthromben, die über die untere Hohlvene bis in den rechten Herzvorhof reichen.

Histologisch werden die Nierenzellkarzinome in klarzellige, papilläre, chromophobe und Sammelrohrkarzinome unterschieden (> Tab. 37.3). In den letzten Jahren wurden verschiedene neue Tumorentitäten als primäre Nierentumoren beschrieben. Dazu gehören u. a. das klarzellig-papilläre Nierenkarzinom, das muzinöse tubuläre und spindelzellige Karzinom der Niere, der Epithel-Stroma-Tumor der Niere, das tubulozystische Nierenkarzinom und molekular-definierte Nierenzellkarzinome (s. unten), z. B. das Xp11-Translokationskarzinom. Diese Subtypen haben jeweils prognostische Bedeutung.

Tab. 37.3 Häufige Subtypen des Nierenzellkarzinoms

Typ	Häufigkeit
klarzelliges Karzinom	83 %
papilläres Karzinom	11 %
chromophobes Karzinom	5 %
Sammelrohrkarzinom	< 1 %
TFE3-Translokationskarzinom	< 1 %

Klarzelliger Typ

Klarzellige Karzinome sind mit über 80 % der häufigste Nierenkarzinomtyp. Die Tumorzellen haben aufgrund ihres hohen Glykogen- und Lipidgehalts ein helles Zytoplasma und einen pflanzenzellartigen Aspekt (➤ Abb. 37.22b). Das klarzellige Karzinom wächst überwiegend solide, kann jedoch auch ein zystisches Wachstumsmuster aufweisen. Es zeigt immunhistochemisch Differenzierungsmerkmale proximaler Tubuluszellen, sodass diese das Ausgangsgewebe klarzelliger Karzinome darstellen. Die Nierenkarzinome beim VHL-Syndrom sind ebenfalls klarzellig.

Papillärer Typ

Papilläre Karzinome liegen in etwa 10 % der Fälle vor. Sie können multipel und auch kombiniert mit papillären Nierenadenomen auftreten. Gehäuft liegen sie in Endstadium-Schrumpfnieren von Hämodialysepatienten vor. Unter Hämodialyse können aber auch spezifische Karzinome auftreten, sog. Nierenzellkarzinome in zystischen Endstadiumnieren.

Morphologie

Makroskopisch zeigen papilläre Karzinome oft ausgedehnte zentrale Nekrosen.
Histologisch sind sie papillär und tubulär aufgebaut (➤ Abb. 37.23). Wie die klarzelligen weisen auch die papillären Karzinome Differenzierungsmerkmale des proximalen Tubulus auf.

Chromophober Typ

Das chromophobe Karzinom ist selten (5 %) und zeigt im Gegensatz zum klarzelligen Karzinom ein feingranuläres, nicht transparentes Zytoplasma. Sie bevorzugen ein solides Wachstumsmuster (➤ Abb. 37.24). Die histopathologische Abgrenzung des chromophoben Karzinoms vom klarzelligen Typ ist klinisch wichtig, da es eine deutlich bessere Prognose hat. Die mikroskopische Differenzialdiagnose zum Onkozytom ist gelegentlich schwierig. Onkozytom und chromophobes Nierenkarzinom zeigen Differenzierungsmerkmale des distalen Tubulussystems, sodass sie sich histogenetisch von den klarzelligen und papillären Karzinomen unterscheiden.

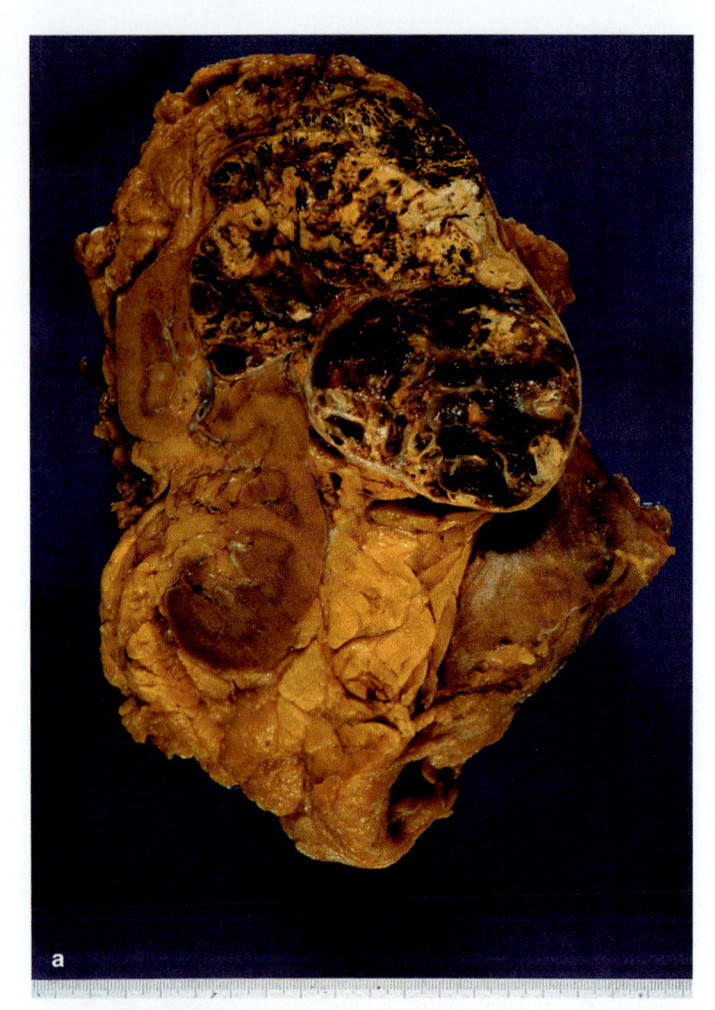

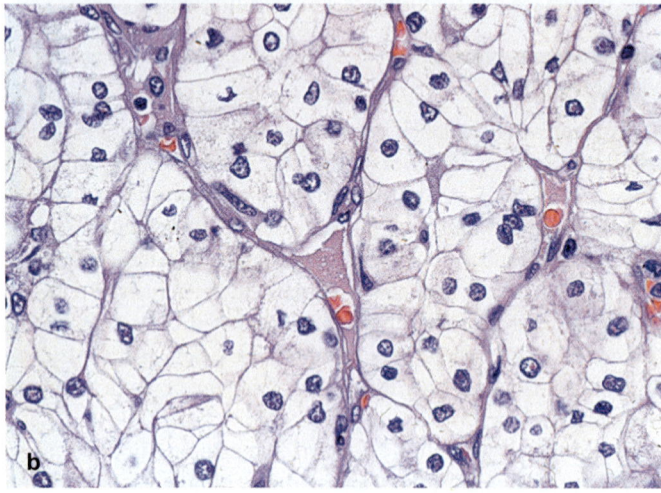

Abb. 37.22 Klarzelliges Karzinom. a Gelbe Tumorareale, rote Hämorrhagien, Nekrosen und Zysten. Teilweise Begrenzung durch eine Pseudokapsel, jedoch Einwachsen in das perirenale Fettgewebe (pT3-Stadium). **b** „Pflanzenzellartige" helle Zellen mit dunklen pyknotischen Kernen. Das helle Zytoplasma entspricht bei der Einbettung herausgelöstem Glykogen. [R398]

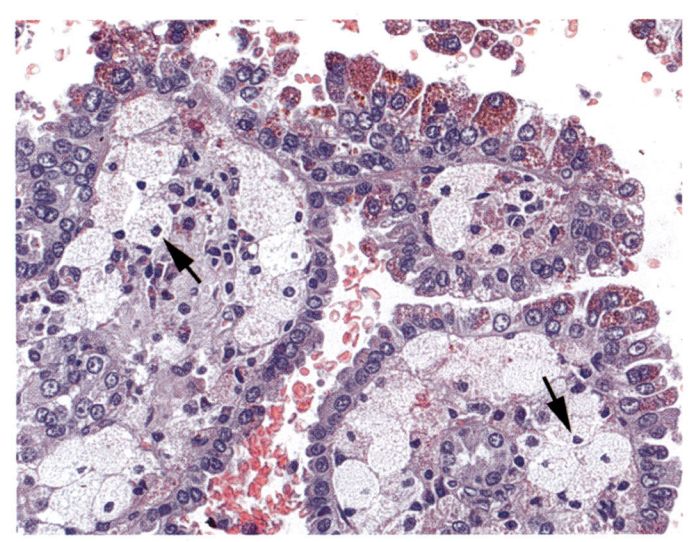

Abb. 37.23 Papilläres Karzinom. Papillärer Aufbau mit ein- bis mehrreihigen, eosinophilen Tumorzellen, die reichlich braunes Eisenpigment speichern. Im Stroma der Papillen massenhaft Schaumzellen (Pfeile). [R398]

wurden durch genetische Untersuchungen bei VHL-Patienten gewonnen. Das für die Entstehung des VHL-Syndroms verantwortliche Tumorsuppressorgen befindet sich auf dem kurzen Arm von Chromosom 3 (3p25–26). Nierenkarzinome bei VHL-Syndrom weisen Mutationen und Deletionen dieses Tumorsuppressorgens auf. Interessanterweise gibt es auch bei etwa 70–80 % der sporadischen **klarzelligen Nierenkarzinome** Mutationen des VHL-Gens und/oder Allelverluste auf Chromosom 3p (> Abb. 37.25a). Neben dem *VHL*-Gen könnten auch andere Gene auf Chromosom 3p für die Entstehung sporadischer klarzelliger Nierenkarzinome wichtig sein.

In **papillären Karzinomen** sind zytogenetisch Polysomien (Trisomien, Tetrasomien) der Chromosomen 7 und 17 (> Abb. 37.25b) sowie Verluste des Y-Chromosoms nachweisbar. Im Rahmen der Tumorprogression treten zu diesen Veränderungen andere chromosomale Veränderungen hinzu. Mutationen des *MET*-Protoonkogens auf Chromosom 7q sind für die Entstehung von familiären papillären Nierenkarzinomen verantwortlich, werden jedoch selten bei sporadischen papillären Nierenkarzinomen gefunden.

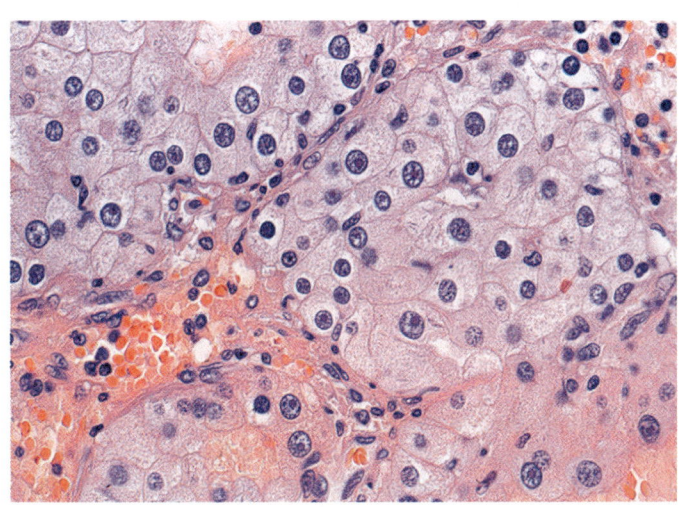

Abb. 37.24 Chromophobes Karzinom. Feinretikuläres, eosinophiles Zytoplasma mit relativ großen Kernen und charakteristischer perinukleärer Aufhellung. [R398]

Sammelrohrkarzinom

Sammelrohrkarzinome sind selten (1 %). Es handelt sich um sehr aggressiv wachsende Tumoren, die sich vornehmlich in der Markzone aus dem Sammelrohrepithel entwickeln. Sie zeigen tubuläre Strukturen und eine ausgeprägte Desmoplasie des Tumorstromas. Oft werden sarkomartige Areale mit Spindelzellen beobachtet, die auch bei anderen Nierenkarzinomtypen vorkommen.

Molekularpathologie

Bei Nierentumoren besteht eine relativ gute **Genotyp-Phänotyp-Korrelation,** d. h. es können in den verschiedenen Tumortypen charakteristische molekulare Veränderungen nachgewiesen werden. Wichtige Erkenntnisse zur Molekularbiologie der Nierenkarzinome

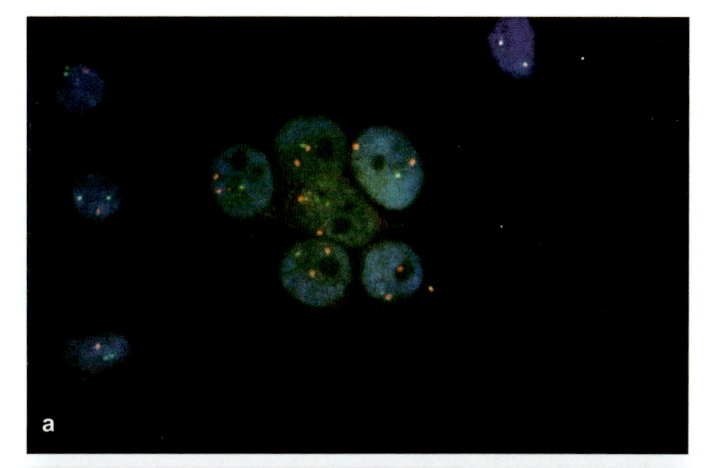

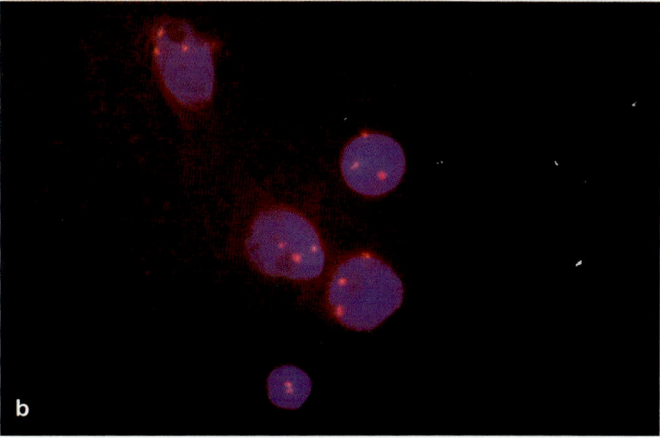

Abb. 37.25 Molekularpathologie von Nierentumoren. a Klarzelliges Karzinom: Deletion des VHL-Gens auf Chromosom 3p25–26. Nachweis durch Fluoreszenz-In-situ-Hybridisierung (FISH) mit einer für das Zentromer des Chromosoms 3 spezifischen Probe (rot) und einer VHL-Gen-spezifischen Probe (grün). Die Tumorzellen zeigen 2 Signale für das Zentromer von Chromosom 3 (Normalbefund), aber nur ein Signal für das VHL-Gen. **b** Papilläres Karzinom: Trisomie des Chromosoms 17. FISH-Nachweis mit einer für Chromosom 17 spezifischen Zentromer-Probe (rot). [R398]

Während nur ein Teil der **Onkozytome** Aberrationen einzelner Chromosomen aufweist, finden sich bei **chromophoben Nierenkarzinomen** Verluste (Monosomien) zahlreicher Chromosomen.

In der WHO-Klassifikation von 2022 wurden neben morphologisch definierten Nierenkarzinom-Subtypen auch molekular definierte Subtypen etabliert, zum Beispiel Translokationskarzinome, Fumarat-Hydratase defiziente Nierenkarzinome oder Succinat-Dehydrogenase B (SDHB)-defiziente Nierenzellkarzinome und andere.

Xp11-Translokationskarzinome sind genetisch definierte Nierentumoren, die gehäuft bei Kindern auftreten, aber auch bei Erwachsenen beobachtet werden können. Sie sind auf molekularer Ebene definiert durch Translokationen des *TFE3*-Gens bei Xp11.2 mit verschiedenen Partnergenen, was zu einer Überexpression des *TFE3*-Transkriptionsfaktors führt.

Klinische Relevanz Die klassische Trias Makrohämaturie, Flankenschmerz und tastbarer Nierentumor tritt nur bei etwa 10 % der Patienten mit einem Nierenzellkarzinom auf. Meistens ist die Hämaturie das klinische Leitsymptom. Daneben kommen paraneoplastische Syndrome wie Erythrozytose (durch Erythropoetinbildung der Tumorzellen), Hypertonie, Cushing-Syndrom, Eosinophilie und leukämische Reaktionen vor. Gewichtsverlust, Fieber und Hyperkalzämie weisen auf ein bereits fortgeschrittenes Tumorleiden hin. Die **Prognose** wird vor allem vom Tumorstadium zum Diagnosezeitpunkt bestimmt. Weitere Prognoseparameter sind der Differenzierungsgrad sowie der histologische Typ. Chromophobe und papilläre Nierenzellkarzinome haben eine günstigere Prognose als klarzellige Karzinome. Eine sarkomatoide Differenzierung in den verschiedenen Tumortypen zeigt ein erhöhtes Progressionsrisiko an.

37.11.3 Nierenbeckenkarzinom

Syn.: Urothelkarzinom des Nierenbeckens

Definition Der Tumor entsteht meist als papilläre Neoplasie des Nierenbeckens. Bei später Diagnose kann er solide das Nierenparenchym infiltrieren.

Ätiologie und Pathogenese

Karzinome des Nierenbeckens entstehen bei Nephrolithiasis und Pyonephrose im Gefolge einer chronischen fortdauernden Pyelitis mit Hyperregeneration, Plattenepithelmetaplasien und Dysplasien des Urothels. Bei manifester Phenazetinniere ist das Risiko für Karzinome der ableitenden Harnwege mehrfach erhöht. Dabei ist besonders das Nierenbecken betroffen, was auf eine zunehmende Inaktivierung der karzinogenen Analgetikaabbausubstanzen mit dem Harnfluss hinweist. Chemische Kanzerogene (β-Naphthylamin, Benzidin) spielen eine Rolle bei der Entstehung der Urothelkarzinome, jedoch eher für das Harnblasenkarzinom (➤ Kap. 38.6.4). Urothelkarzinome des Nierenbeckens können auch im Rahmen des HNPCC-Syndroms entstehen (➤ Kap. 32.6.3).

Morphologie

Makroskopisch liegen papilläre, exophytisch wachsende Tumoren im Nierenbeckenkelchsystem vor, die aus dem Urothel hervorgehen. Mit zunehmender Entdifferenzierung wachsen sie in das Nierengewebe, brechen in Gefäße ein und können metastasieren.

Mikroskopisch handelt es sich meistens um papilläre Urothelkarzinme aller Differenzierungsgrade. Plattenepithelkarzinome entstehen metaplastisch aus dem Urothel, besonders im Gefolge chronischer Entzündungen des Nierenbeckens.

Klinische Relevanz Das Leitsymptom ist die Hämaturie. Männer erkranken doppelt so häufig wie Frauen. Eine Phenazetinniere wird bei beiden Geschlechtern gleich häufig durch ein Nierenbeckenkarzinom kompliziert. Nekrosepartikel können zu Ureterkoliken und zu einseitiger Harnstauung führen. Einbrüche in Nierenvenenäste verursachen nach dem Kava-Typ hämatogene Lungenmetastasen. Da Nierenbeckenkarzinome langsam wachsen und häufig spät entdeckt werden, ist bei fortgeschrittenen Fällen mit hohem Malignitätsgrad (Grad 3) die Prognose hinsichtlich Rezidiven, Metastasen und Patientenüberleben ungünstig. Sie werden auch im Zusammenhang mit dem HNPCC-Syndrom gesehen.

37.11.4 Nephroblastom

Syn.: Wilms-Tumor
Dieser maligne embryonale Mischtumor der Niere kommt am häufigsten bei Kindern vor (➤ Kap. 41.8.2).

37.11.5 Mesenchymale Tumoren

Angiomyolipome bestehen aus Fettgewebe, Blutgefäßen und glatter Muskulatur. Sie verhalten sich fast immer gutartig. Diese Tumoren können aber mit einer tuberösen Sklerose (Morbus Bourneville-Pringle) einhergehen (➤ Kap. 8.10.11). Im Nierenparenchym kommen Leiomyome als gutartige und unterschiedliche Sarkome als seltene bösartige mesenchymale Tumoren vor. Bei Patienten unter 40 Jahren werden nicht selten synoviale Sarkome und Ewing-Sarkome beschrieben.

37.11.6 Metastasen

Nierenmetastasen werden autoptisch 2- bis 3-mal so häufig wie primäre Nierenkarzinome gefunden. Sie verursachen aber meistens keine klinischen Symptome und stellen einen Zufallsbefund bei der Obduktion dar. Bronchial- und Mammakarzinome sind dabei die häufigsten Primärtumoren.

KAPITEL 38

A. Hartmann, G. Sauter, P.J. Wild

Ableitende Harnwege

38.1	Normale Struktur und Funktion	733	38.4	Obstruktive Läsionen der ableitenden Harnwege ... 735
38.2	Fehlbildungen	733		
38.2.1	Nierenbecken und Ureteren	733	38.5	Urolithiasis ... 735
38.2.2	Harnblase und Urethra	734		
			38.6	Tumoren der ableitenden Harnwege ... 736
38.3	Entzündungen	734	38.6.1	Tumorähnliche Läsionen ... 736
38.3.1	Infektiöse Entzündungen	734	38.6.2	Tumorvorstufen ... 736
38.3.2	Nichtinfektiöse Entzündungen	735	38.6.3	Benigne epitheliale Tumoren ... 737
			38.6.4	Maligne epitheliale Tumoren ... 737

Zur Orientierung

Die ableitenden Harnwege sind ein funktionell und pathophysiologisch kommunizierendes Hohlraumsystem. Es kommt häufig zu einer kontinuierlichen Ausbreitung von Krankheitsprozessen (z. B. aufsteigende Entzündung). Die Erkrankungen der ableitenden Harnwege zählen zu den häufigsten Erkrankungen des Menschen. Tumoren der ableitenden Harnwege stammen überwiegend vom Urothel und zeichnen sich insbesondere durch Multifokalität und Rezidivneigung aus. Die Diagnostik dieser Tumoren (und deren Vorstufen) ist eine wesentliche Aufgabe der Pathologie bei Erkrankungen der ableitenden Harnwege.

38.1 Normale Struktur und Funktion

Die ableitenden Harnwege reichen vom Nierenbecken bis zum Meatus externus der Urethra. Sie umfassen entsprechend Nierenbecken und Ureteren, die aus dem Mesonephros (= Urniere) entstehen, sowie Harnblase und Urethra, die überwiegend aus dem urogenitalen Sinus entstehen. Es besteht eine strangförmige Verbindung zwischen Harnblase und Bauchwand (Urachus), die entwicklungsgeschichtlich die Verbindung des Embryos über den Nabel zur Harnblase darstellt. Die ableitenden Harnwege dienen dem Transport, der Speicherung und der Entleerung des Urins. Sie sind von einem 3–6 Zellschichten hohen Epithel (Urothel) ausgekleidet, das durch eine Basalmembran und anschließende lockere Bindegewebeschicht von der Muskelschicht getrennt ist.

38.2 Fehlbildungen

38.2.1 Nierenbecken und Ureteren

Fehlbildungen der ableitenden Harnwege sind häufig. Teils haben sie keine funktionellen Auswirkungen, teils führen sie zu schwerwiegenden Folgekrankheiten. Häufig sind sie miteinander oder mit Fehlbildungen der Niere kombiniert. Am häufigsten sind Ureter duplex und Ureter fissus (0,8 % aller Obduktionen):
- Beim **Ureter duplex** entspringen 2 Ureteren einem doppelt angelegten Nierenbecken und gelangen über 2 getrennte Öffnungen in die Harnblase.
- Beim **Ureter fissus** vereinigen sich die Ureterenschenkel im unteren Drittel und münden gemeinsam.

Beide Fehlbildungen sind harmlos.

Der **Megaloureter** tritt sekundär im Rahmen des vesiko-ureteralen Refluxes auf oder als primärer Megaloureter (ohne Reflux). Die Refluxkrankheit manifestiert sich bei Kindern (Mädchen : Knaben = 5 : 1) durch rezidivierende aufsteigende Harnwegsinfekte. Ursache ist eine Störung der muskulären Tonusfunktion des distalen Ureters. Der primäre Megaloureter ist durch eine Verengung des transvesikalen distalen Ureterabschnitts gekennzeichnet. Darüber ist der Harnleiter fusiform ausgeweitet und wandverdickt.

Die **idiopathische pelviureterale Obstruktion** führt im Gegensatz zum Ureter fissus zur Hydronephrose. Sie ist in 75 % der Fälle durch Muskeldefekte an dieser Stelle bedingt, zu 25 % durch abnorme Polgefäße und mangelhafte Rotation der Niere.

38.2.2 Harnblase und Urethra

Ekstrophie der Harnblase

Bei dieser Fehlbildung liegt die Harnblase im Niveau der vorderen Bauchdecke mit frei exponierter Schleimhaut. Sie tritt bei 1 : 200.000 Lebendgeburten auf. Nach der Geburt kommt es zu rezidivierenden Infekten mit glandulärer (intestinaler) Metaplasie der Mukosa. Als Spätkomplikation entstehen Adenokarzinome.

Urachuspersistenz und Urachuszyste

Selten bleiben der gesamte Urachus oder Teilstücke zwischen Nabel und Blasendach offen. Sehr häufig (v. a. bei obduzierten Feten: 50 %) finden sich in der Blasenwand kleine epithelausgekleidete Zysten (Urachuszyste). Diese können Ausgangspunkt von sog. Urachuskarzinomen sein, die häufig verschleimende Adenokarzinome sind.

Urethrafehlbildungen

Fehlbildungen der Urethra treten am häufigsten im Rahmen komplexer Syndrome auf, die das Genitale umfassen. Isoliert kann es zu abnormen Schleimhautklappen, Divertikeln und angeborenen fibroepithelialen Polypen kommen.

38.3 Entzündungen

38.3.1 Infektiöse Entzündungen

Harnwegsinfekte sind die häufigsten bakteriellen Erkrankungen des Menschen mit einer Häufung bei jungen Frauen (bedingt durch die Kürze der weiblichen Urethra) und alten Männern (Harnstau bei Prostatahyperplasie). Die häufigsten Erreger sind *E. coli*, *Proteus* und Klebsiellen. Die zuerst befallenen Organe sind immer die Harnblase (akute Urozystitis) und die Urethra (Urethritis). Die Gefahren der bakteriellen Harnwegsinfektionen liegen vor allem in der aufsteigenden Entzündung mit Ausbildung einer akuten oder chronischen Pyelonephritis.

Akute Urozystitis

Die akute Urozystitis ist eine durch Bakterien – selten durch Viren – hervorgerufene Entzündung der Harnblasenschleimhaut.

Pathogenese

Die pathogenen Keime gelangen über die Urethra in die Harnblase. Begünstigende Faktoren sind Harnstau, Katheterisierung, Urolithiasis oder eine allgemein geschwächte Immunabwehrlage (Diabetes mellitus, Immunsuppression).

Morphologie

Die Harnblasenschleimhaut ist mit steigendem Schweregrad ödematös verdickt, gerötet (➤ Abb. 38.1), ulzeriert oder gangränös verändert.

Klinische Relevanz Klinische Symptome der akuten Zystitis sind Dysurie, Nykturie, Harndrang mit häufiger Miktion und Hämaturie bei schweren Fällen. Eine aufsteigende Entzündung führt zur akuten Ureteritis, Pyelitis und Pyelonephritis.

Chronische Urozystitis

Eine chronische Entzündung der Harnblasenwand kann sich bei Persistenz einer akuten Urozystitis oder schleichend bei symptomloser Bakteriurie entwickeln.

Morphologie

Die Schleimhaut ist verdickt und enthält vergrößerte Lymphfollikel (Urocystitis follicularis), die zystoskopisch als kleine Knötchen

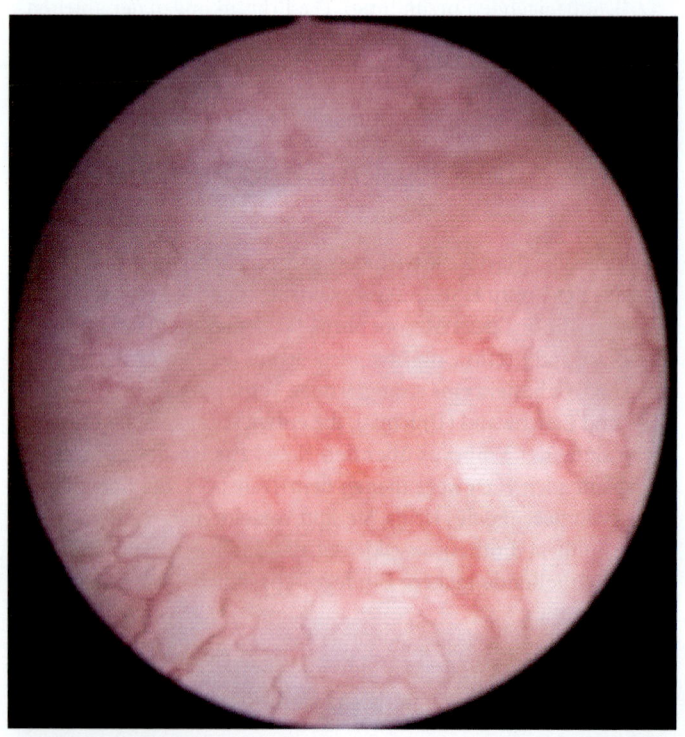

Abb. 38.1 Zystoskopie bei akuter Urozystitis. Schwellung (Ödem) und Rötung (hyperämische Gefäße) der Schleimhaut (Prof. Dr. Dirk Zaak, Traunstein). [R398]

erkennbar sind. Häufig ist die chronische Zystitis von metaplastischen Veränderungen des Urothels (Plattenepithelmetaplasie, glanduläre Metaplasie) begleitet.

Sonderformen der chronischen Urozystitis sind die **Tuberkulose** (bei Nierentuberkulose, lokalisiert im Bereich der Ureterenmündung) und die **Urozystitis nach BCG-Therapie** eines Harnblasenkarzinoms. Hier sind typische riesenzellhaltige Granulome in der Schleimhaut nachweisbar. In Entwicklungsländern zählt die **Bilharziose** zu den häufigsten Infektionskrankheiten. Die Parasiten (*Schistosoma haematobium*) sind in den paravesikalen Venen lokalisiert und geben die Eier in die Harnblasenwand ab. Diese führen zu einer granulomatösen Entzündungsreaktion. Es folgen große Granulationsgewebetumoren („Bilharziom"), Plattenepithelmetaplasie und Harnblasenkarzinome (hoher Anteil von Plattenepithelkarzinomen).

38.3.2 Nichtinfektiöse Entzündungen

Bei Ausschluss einer bakteriellen Infektion und persistierender Symptomatik ist häufig eine Zystoskopie zur weiteren Diagnostik notwendig. Durch zytologische Untersuchung (Harn, Blasenspülflüssigkeit) und multiple Schleimhautbiopsien aus der Harnblase ist differenzialdiagnostisch auch ein frühes Harnblasenkarzinom oder ein Carcinoma in situ auszuschließen.

Folgende nichtinfektiöse Entzündungen können abgegrenzt werden:
- Akute und chronische Strahlenzystitis
- Zystitis nach intravesikaler oder systemischer Zytostatikatherapie
- Interstitielle Zystitis (fast ausschließlich bei älteren Frauen) mit interstitieller Fibrose und lymphozytären Infiltraten der Wand, begleitet von eosinophilen Granulozyten und vor allem Mastzellen

38.4 Obstruktive Läsionen der ableitenden Harnwege

Lokalisationen und Ursachen von Obstruktionen zeigt ➤ Tab. 38.1. Folgen und Komplikationen für die Niere sind in ➤ Kap. 37.6.2 und ➤ Kap. 37.6.3 abgehandelt.

Bei der Obstruktion der Urethra (z. B. durch Prostatahyperplasie) kommt es zu einer Hypertrophie der Harnblasenmuskulatur, die dann balkenförmig die Schleimhaut vorwölbt (Balken- oder Trabekelharnblase). Die Miktionsstörung führt gehäuft zu Entzündungen, zu Steinbildung und zu Divertikeln.

38.5 Urolithiasis

Die Urolithiasis bezeichnet die Steinbildung in den ableitenden Harnwegen, die Nephrolithiasis die in den Nieren und – zur weiteren Abgrenzung – die Nephrokalzinose intrarenale Verkalkungen.

Tab. 38.1 Ursachen von Obstruktionen der ableitenden Harnwege

Lokalisation	Ursachen
pyelo-ureteraler Übergang	idiopathisch, aberrierende A. renalis, hoher Ureterabgang, Steine, Tumoren, Tuberkulose
mittlerer Ureter	Steine, Ureteritis cystica, Tumoren, idiopathische retroperitoneale Fibrose
unterer Ureter	Steine, Tumoren (Ureterkarzinom, Zervixkarzinom, Lymphknotenmetastasen)
Urethra	Strikturen, Tumoren, Phimose
Harnblase, Urethra	Prostatahyperplasie und karzinom, kongenitale Klappen, Steine, neurogene Blasenentleerungsstörungen, Infektionen, Blasenkarzinom

Epidemiologie Die Häufigkeit von Harnsteinen ist in vielen Ländern bzw. Altersgruppen sehr unterschiedlich. Die Prävalenz steigt von 1,3 bei den 18- bis 34-Jährigen auf 7,5 bei den über 65-Jährigen. Während die Steine in den Industrieländern am häufigsten im Nierenbecken (➤ Abb. 38.2) lokalisiert sind, und in der Harnblase überwiegend bei älteren Männern mit Prostatahyperplasie auftreten, gibt es in den Entwicklungsländern z. B. endemische Harnblasensteine bei Knaben.

Pathogenese und Zusammensetzung der Steine

Harnsteine bilden sich durch Präzipitation steinbildender gelöster Substanzen an einer zentralen proteinhaltigen Matrix. Liegen günstige Verhältnisse (pH, Harnstau, Infektion) vor, kommt es zu appositionellem Kristallwachstum und -aggregation. Dabei sind Kalziumoxalatsteine (ca. 65 %), Magnesium-Ammonium-Phos-

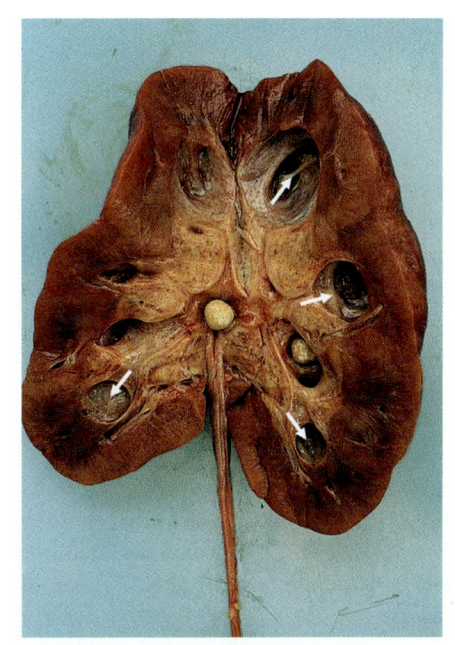

Abb. 38.2 Nephrolithiasis mit mehreren runden Nierensteinen. Einer der Nierensteine liegt direkt vor dem Abgang des Ureters aus dem Nierenbecken mit deutlicher Rötung der Schleimhaut. Bereits deutlich erkennbare Druckatrophie der Papillen (Pfeile). [R398]

phatsteine (ca. 15 %), Uratsteine (ca. 7 %) und Zystinsteine (3 %) die wichtigsten Harnsteintypen:

- **Kalziumoxalatsteine** und gemischte Kalziumoxalat-Kalziumphosphat-Steine entstehen gehäuft bei Hyperkalzurie (z. B. Hyperparathyreoidismus, lytische Knochentumoren) und Hyperoxalurie.
- **Magnesium-Ammonium-Phosphat-Steine** entstehen bei Infektionen mit harnstoffspaltenden Bakterien in alkalischem Harn. Sie sind bei Frauen häufiger als bei Männern. Als relativ weiche Konkremente füllen sie das Nierenbecken oft vollständig aus (Hirschgeweihstein).
- **Uratsteine** sind klein, hart und rundlich und entstehen bei niedrigem pH des Harns und bei Gicht.
- **Zystinsteine** treten nur bei der Zystinurie auf. Diese autosomal rezessiv vererbte Krankheit ist verursacht durch eine gestörte Rückresorption von Zystin in den Nierentubuli und manifestiert sich im frühen Erwachsenenalter durch Nephrolithiasis.

Morphologie

In Abhängigkeit von Größe und Lokalisation verursachen die Steine kleine Schleimhautläsionen mit Blutungen, bei chronischer mechanischer Reizung und Bakterienbefall der Schleimhaut führen sie zu einer chronischen Entzündung. Die Obstruktion kann eine Hydronephrose, rezidivierende bakterielle Infektionen mit Pyelonephritiden, Pyonephrose und Urosepsis verursachen.

Klinische Relevanz Etwa 40 % der Nierenbeckensteine gehen spontan mit dem Harn ab. Bei akuter Obstruktion des Ureters kann es zu einer sehr schmerzhaften Steinkolik kommen. Rezidivierende Schleimhautdefekte verursachen eine Mikro- und Makrohämaturie.

38.6 Tumoren der ableitenden Harnwege

38.6.1 Tumorähnliche Läsionen

Tumorähnliche Läsionen umfassen verschiedene entzündliche, degenerative und idiopathische Veränderungen, die durch klinische Symptome und das zystoskopische Bild einen Tumor vortäuschen können:

- Bei Läsionen wie der **follikulären Zystitis** (> Kap. 38.3.1) wird das Epithel durch Lymphfollikel tumorartig vorgewölbt.
- Amyloidablagerungen können ähnliche Veränderungen hervorrufen.
- Bei Frauen kommen selten Endometrioseherde und die **Urethralkarunkel** vor. Letztere sind flach erhabene Läsionen oder gestielte Polypen im distalen Abschnitt der Urethra. Sie weisen ein entzündetes Stroma auf und sind von Plattenepithel oder Urothel bedeckt.
- Häufig pseudotumorös erscheint die Zystenbildung des Urothels aus **Brunn'schen Zellnestern,** die in allen uroteltragenden Abschnitten auftreten kann und meist mit einer Entzündung verbunden ist (z. B. Urocystitis cystica, > Abb. 38.3).

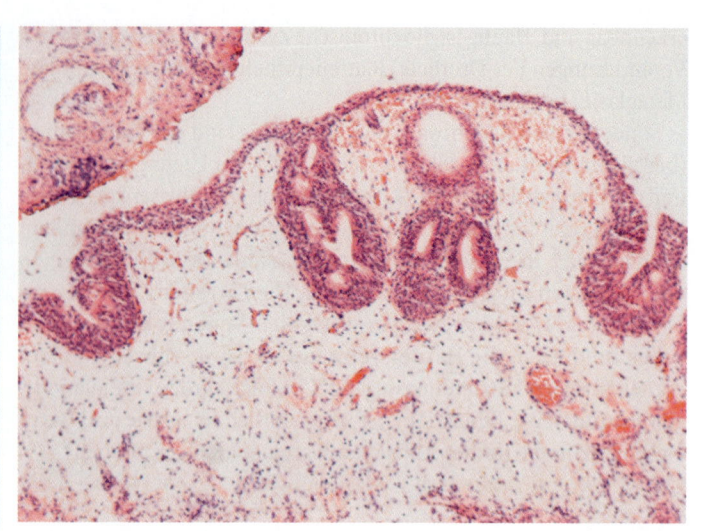

Abb. 38.3 Urocystitis cystica. In der Tiefe unterschiedlich ausgeprägte zystische Hohlräume, die von einem mehrschichtigen Urothel ausgekleidet werden. Luminal normales Urothel. HE, Vergr. 125-fach. [R398]

- **Stromale Granulationsgewebsknoten** mit hohem Fibroblastenanteil werden entzündliche Pseudotumoren genannt.
- **Nephrogene Adenome** sind Herde aus tubulären Strukturen, die Nierenepithel entsprechen, bei denen die Herkunft als Metaplasie oder als Versprengung von Nierenepithel diskutiert wird.

Klinische Relevanz Keine der genannten Läsionen hat eine Entartungstendenz. Bei den mesenchymalen tumorähnlichen Läsionen (z. B. Karunkel) ist die Anamnese einer vorausgegangenen Verletzung oder Operation für den Pathologen eine wichtige Angabe. Differenzialdiagnostisch ist die Anamnese auch bei den stromalen Granulationsgewebeknoten und den nephrogenen Adenomen von Bedeutung, weil beide Läsionen mit Traumata und Entzündung assoziiert sind.

38.6.2 Tumorvorstufen

Vorstufen maligner Tumoren des Urothels werden auch als Präkanzerosen bezeichnet.

Morphologie

Tumorvorstufen sind durch Kernatypien und gestörte Ausreifung der Urothelzellen bis hin zur vollständigen Schichtungsaufhebung gekennzeichnet und werden je nach Schweregrad als Dysplasie oder Carcinoma in situ bezeichnet. Die Ausdrucksweise ist in Analogie zu anderen Organen wie Darm und Zervix für eine bessere Reproduzierbarkeit auf zwei Stadien der Präkanzerosen beschränkt worden. Das Carcinoma in situ des Urothels ist eine schwerwiegende Läsion, die durch hochgradige Zellpolymorphie und/oder Schichtungsverlust des Urothels gekennzeichnet ist. Begleitend können in der Harnblase papilläre Tumoren vorkommen.

Klinische Relevanz Wichtig ist, dass die meisten Tumorvorstufen des Urothels durch ihr flächiges Wachstum (= sog. flache Läsionen oder „flat lesions") zystoskopisch, d. h. beim Blick in die Harnblase nur schwer zu erkennen sind. Daher ist eine zytologische Untersuchung (Urin und/oder Harnblasenspülung) sinnvoll und wichtig, da die malignen Zellen nach Abschilferung im Urin nachweisbar sind. Die molekulare Pathologie der Tumorvorstufen ist in ➢ Kap. 38.6.4 dargestellt.

38.6.3 Benigne epitheliale Tumoren

Der wichtigste benigne epitheliale Tumor ist das Urothelpapillom.

Morphologie

Das Urothelpapillom (mit normalem bis achtschichtigem Urothel) kann exophytisch oder endophytisch (invertiertes Papillom) wachsen. Das Epithel unterscheidet sich nicht von dem des normalen Urothels. Aus der Gruppe der früheren papillären Urothelkarzinome (s. u.) wird intensiv versucht, eine Subgruppe zu definieren (Arbeitsnamen „papilläre urotheliale Neoplasie niedrig malignen Potenzials" [PUNLMP]), die trotz eines breiteren Urothels als das der Papillome gutartig genannt werden kann. Hier ist das Urothel histologisch ebenfalls nicht vom normalen Urothel zu unterscheiden.

Klinische Relevanz Urothelpapillome sind nicht maligne. Um andere urotheliale papilläre Tumoren als nicht maligne zu bezeichnen, bedarf es einer gründlichen Materialaufarbeitung und prospektiver Studien.

38.6.4 Maligne epitheliale Tumoren

Maligne Tumoren der ableitenden Harnwege leiten sich vom Urothel ab. 90 % zeigen den histologischen Phänotyp des Urothelkarzinoms, den Rest bilden insbesondere Plattenepithelkarzinome und Adenokarzinome. Die häufigste Lokalisation ist die Harnblase, daneben kommen sie aber auch im Nierenbecken, im Ureter und in der Urethra vor.

Epidemiologie Derzeit ist das Harnblasenkarzinom der sechsthäufigste Tumor weltweit. Männer sind etwa dreimal häufiger betroffen als Frauen. Vor dem 40. Lebensjahr sind die Tumoren selten, das mittlere Alter bei der Erstdiagnose beträgt 60 Jahre.

Ätiologie Der wichtigste Risikofaktor ist in den Industrieländern das **Zigarettenrauchen** (4-fach erhöhtes Risiko von Rauchern gegenüber Nichtrauchern). Weitere wesentliche Karzinogene sind **aromatische Amine** (Benzidin, 2-Naphthylamin) aus der Farbstoffindustrie (Anilin) und die besonders in Afrika und Südostasien vorkommende **Bilharziose,** die allerdings eher zu Plattenepithelkarzinomen der Harnblase führt. **Phenazetin** ist mit der Entstehung von Nierenbeckenkarzinomen verknüpft, die Korrelation mit der Entstehung von Harnblasenkarzinomen ist gering. **Cyclophosphamid** kann ebenfalls zu Harnblasenkarzinomen führen. Selten gibt es erbliche Urothelkarzinome im Kontext eines angeborenen DNA-Reparaturdefektes (z. B. bei Lynch Syndrom).

Pathogenese

Bei den Urothelkarzinomen werden papilläre (exophytische) und solide Karzinome unterschieden. Im Zusammenhang mit diesen unterschiedlichen Wachstumsformen nimmt man an, dass sich die Tumoren formal auf zwei Wegen entwickeln (➢ Abb. 38.4).

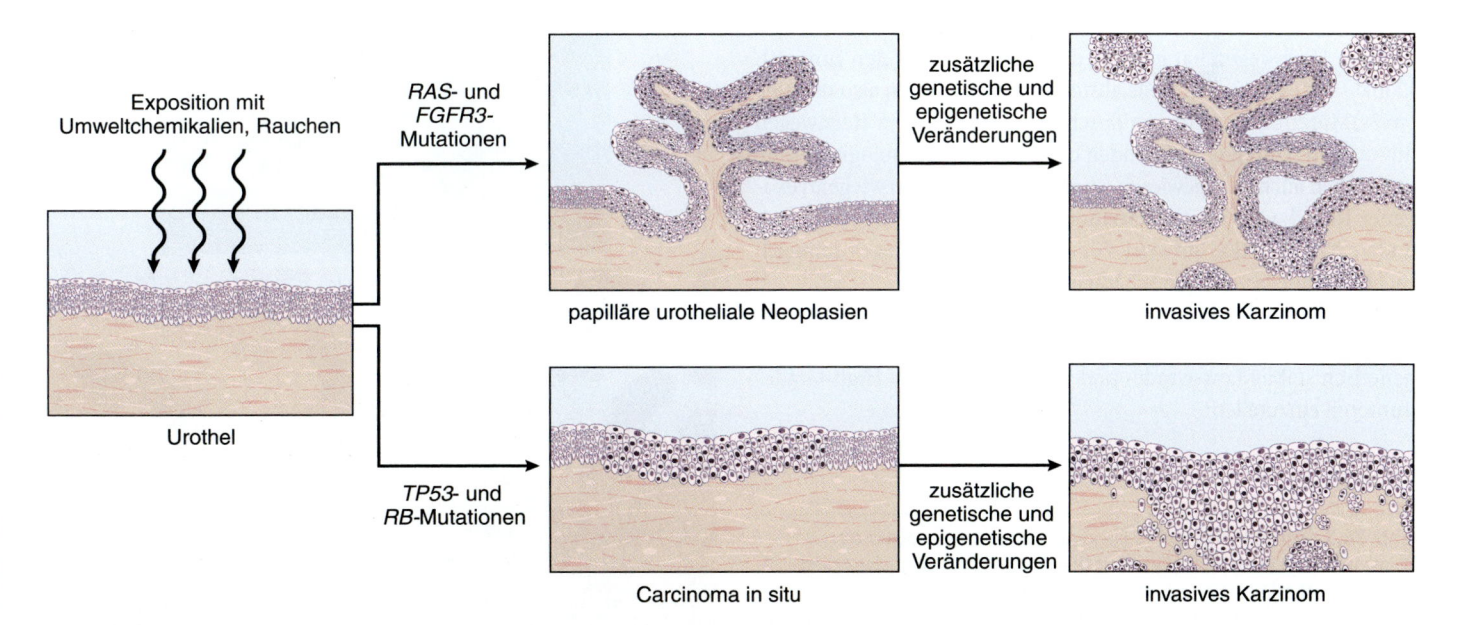

Abb. 38.4 Exogene Risikofaktoren und molekulare Signalwege bei der Entwicklung von Carcinoma in situ und papillären Urothelneoplasien der Harnblase. [G899]

Morphologie

Ein besonderes Charakteristikum des Urothelkarzinoms (> Abb. 38.5) ist die **Multizentrizität,** d. h. das synchrone oder metachrone Auftreten von mehreren Tumoren in der Harnblase (> Abb. 38.6) oder darüber hinaus in Nierenbecken oder Ureteren.

Histologisch sind papilläre (exophytische) und solide Urothelkarzinome zu unterscheiden.

Molekularpathologie

Die morphologische Trennung in primär papilläre und primär solide Tumoren spiegelt sich in **genetischen Unterschieden** wider. Während in allen urothelialen Tumoren und auch in Tumorvorstadien verschiedene Regionen von beiden Armen auf Chromosom 9 betroffen sind, ist die primäre Deletion bzw. Mutation des Tumorsuppressorgens P53 auf Chromosom 17 ein Charakteristikum des Carcinoma in situ und des invasiven Urothelkarzinoms (> Abb. 38.4). Zusätzlich ist für das Urothelkarzinom eine früh in der Tumorentwicklung beobachtbare Aneuploidisierung (ungerade Vermehrung der Chromosomenmenge, z. B. dreifach = Triploidie) bekannt. Deletionen und Aneuploidisierung kann man durch den Einsatz von fluoreszenzmarkierten Gensonden an Zellen im Gewebe und besonders auch im Urin nachweisen (> Abb. 38.7). Diese Methode ist ein Beispiel einer molekularen Zusatzdiagnostik, die genetische Veränderungen schon in Zellen nachweist, die zytologisch noch normal aussehen (von differenzierten papillären Tumoren). Die Aneuploidie ist Ausdruck eines Tumortyps mit hoher Mutationsrate, wie es für das Urothelkarzinom sowie auch andere durch Rauchen induzierte Tumoren (z. B. Lungentumoren) bekannt ist.

Eine vergleichende Analyse von Histopathologie und genetischen Veränderungen an multifokalen Tumoren aus den oberen und unteren Harnwegen hat gezeigt, dass die Mehrzahl der Tumoren klonal sind (= von einer Zelle abstammen); alle zeigen also dieselbe (p53-)Mutation und können durch Zellaussaat in den Harnwegen anwachsen. Durch die Methoden der Molekularpathologie konnte schließlich auch nachgewiesen werden, dass trotz überwiegend exogener Ursache des Urothelkarzinoms fast jeder Tumorpatient eine andere p53-Mutation aufweist. Für einen Gendefekt gibt es demnach nicht nur eine bevorzugte Schädigungsstelle.

Durch Herstellung eines Zusammenhangs zwischen Morphologie und genetischen Untersuchungen versucht man die Tumoren in genetisch stabile Low-Grade- und genetisch instabile High-Grade-Tumoren einzuteilen:

Abb. 38.5 Urothelkarzinom. a Ein in das Lumen des distalen Ureters blumenkohlartig wachsendes Karzinom (Pfeile). Der Tumor zeigt eine unregelmäßige Oberfläche. Der Ureter ist in diesem Teil ausgeweitet. Die proximale Ureterschleimhaut (P) ist entzündlich gerötet. **b** Ausgedehntes papilläres Urothelkarzinom mit großem papillärem Tumor (Pfeile). Daneben einzelne weitere papilläre Tumorherde außerhalb des großen Tumors (Doppelpfeile). **c** Histologisch sieht man das papilläre Wachstum des Tumors. HE, Vergr. 20-fach. [R398]

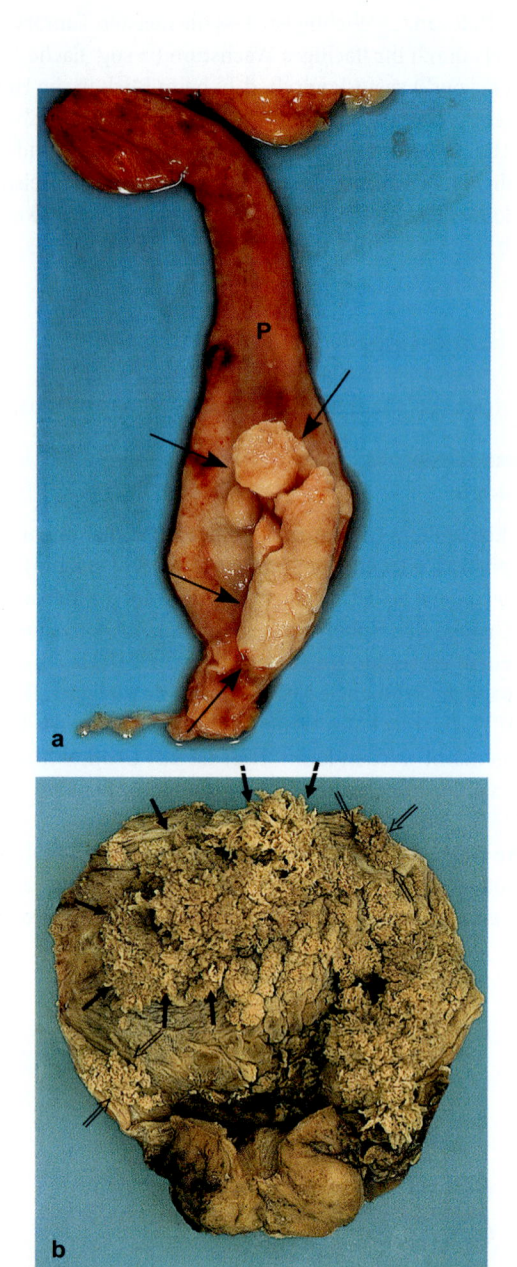

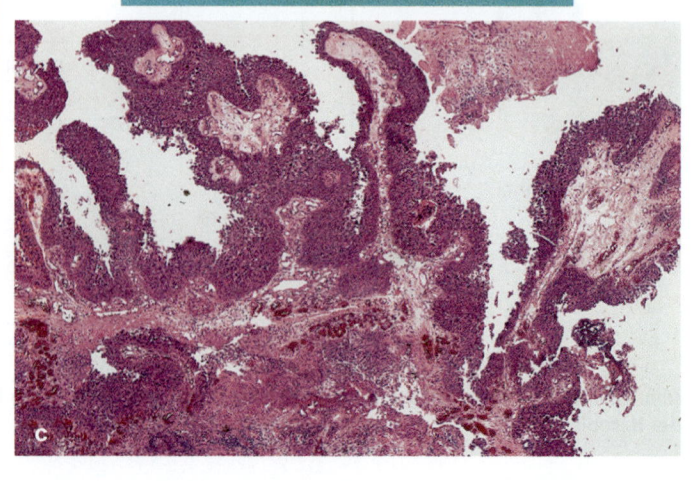

38.6 Tumoren der ableitenden Harnwege

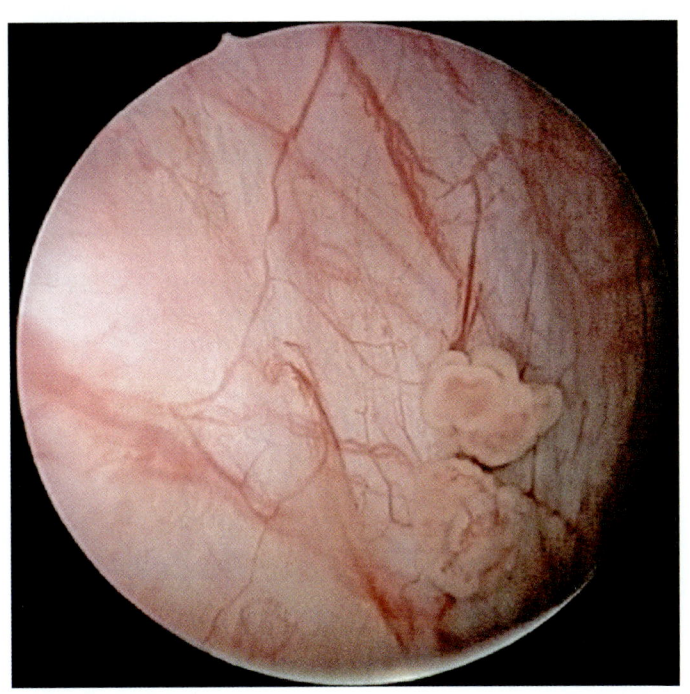

Abb. 38.6 Zystoskopie bei papillärem Urothelkarzinom mit nur leichter Hyperämie der umgebenden Schleimhaut (Prof. Dr. Dirk Zaak, Traunstein). [R398]

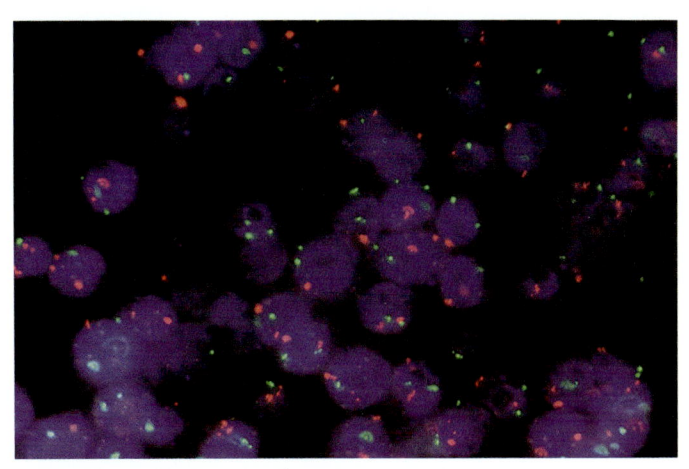

Abb. 38.7 Zweifarben-Fluoreszenz-In-situ-Hybridisierung an Interphasekernen einer Harnblasenspülflüssigkeit mit 2 Zentromerproben für Chromosom 9 (rot) und Chromosom 17 (grün) zur Erkennung von numerischen Chromosomenabweichungen. Das Bild zeigt in einem Teil der Zellen Abweichungen der Chromosomenzahl mit überwiegend 3 Signalen pro Zellkern als Zeichen einer Triploidie. Es handelt sich um eine unbearbeitete Aufnahme, die Signale liegen in verschiedenen Höhen des Interphasekerns; zur exakten Quantifizierung bedarf es der mechanischen oder elektronischen Durchmusterung der Kernsignale. [R398]

- **Low-Grade-Tumoren** sind genetisch stabil und unterscheiden sich morphologisch von Papillomen durch die erhöhte Zahl an Epithellagen (> 7; ➤ Abb. 38.4). Die Kernpleomorphie ist gering, eine Schichtungsstörung nicht vorhanden.
- **High-Grade-Tumoren** sind genetisch instabil, ihre Kernpleomorphie und die Schichtungsstörung sind stark ausgeprägt. Vermehrte und atypische Mitosen sind nachzuweisen. Durch genetische Zusatzuntersuchungen von Interphasezellen sind High-Grade-Tumoren mittels Fluoreszenz-in-situ-Hybridisierung als aneuploide Zellen zu erkennen (➤ Abb. 38.7).

Klinische Relevanz Leitsymptom des Harnblasenkarzinoms ist die Hämaturie. Urotheltumoren der Ureteren können zu einer Obstruktion mit Hydronephrose und/oder chronisch rezidivierender Infektion von Niere und ableitenden Harnwegen führen. Die Prognose und das therapeutische Vorgehen hängen vom histologischen Malignitätsgrad und vom Tumorstadium ab. Wichtig ist vor allem die die Zystoskopie begleitende **zytologische Untersuchung:** Das hohe Progressionsrisiko des Carcinoma in situ zu einem invasiven Karzinom macht die frühe Erkennung der Tumorzellen notwendig. Da flache Läsionen endoskopisch schwer zu erkennen sind, das Carcinoma in situ aber erhebliche Zell- und Kernpolymorphien zeigt (➤ Abb. 38.4), liegt hier die Stärke der Diagnostik in der Zytologie. Schließlich kann eine Zytologie mit atypischen Zellen bei negativem zystoskopischem Befund auch auf Tumoren der oberen Harnwege (Nierenbecken und Ureter) hinweisen und den klinischen Symptomen vorangehen.

Differenzialdiagnostisch ist bei den tief infiltrierenden gering differenzierten Urothelkarzinomen die Infiltration der Blasenwand von außen durch Karzinome anliegender Organe zu erwägen (Zervix-, Prostata-, Rektumkarzinom). Nichtepitheliale Tumoren der Harnblase sind selten.

KAPITEL 39

G. Kristiansen, P.K. Bode, S. Perner

Männliche Geschlechtsorgane

39.1	Hoden	741	39.3.2 Nichtneoplastische Erkrankungen	754
39.1.1	Normale Struktur und Funktion	741	39.3.3 Tumoren	754
39.1.2	Kongenitale Anomalien	742		
39.1.3	Kreislaufstörungen	743	39.4 Prostata	755
39.1.4	Hodenentzündung (Orchitis)	743	39.4.1 Normale Struktur und Funktion	755
39.1.5	Hypogonadismus (männliche Infertilität)	745	39.4.2 Prostatitis	755
39.1.6	Hodentumoren	747	39.4.3 Benigne Prostatahyperplasie (BPH)	755
			39.4.4 Tumoren	756
39.2	Nebenhoden, Samenleiter, Samenstrang, Hodenhüllen	752	39.5 Penis und Skrotum	759
39.2.1	Normale Struktur und Funktion	752	39.5.1 Normale Struktur und Funktion	759
39.2.2	Kongenitale Anomalien	753	39.5.2 Kongenitale Anomalien	759
39.2.3	Spermatozele, Hydrozele	753	39.5.3 Zirkulationsstörungen	759
39.2.4	Entzündungen	753	39.5.4 Unspezifische Entzündungen und venerische Infektionen	760
39.2.5	Paratestikuläre Tumoren	754	39.5.5 Tumoren	760
39.3	Samenblase	754		
39.3.1	Normale Struktur und Funktion	754		

Zur Orientierung

Wichtige Erkrankungen der männlichen Geschlechtsorgane und deren Leitsymptome sind Infertilität, die Prostatahyperplasie mit Störungen des Harnflusses sowie Tumoren von Hoden und Prostata. Im **Kindesalter** stehen Fehlbildungen und Entwicklungsstörungen im Vordergrund, die auch die Fruchtbarkeit im Erwachsenenalter beeinträchtigen. Infertilität wegen Samenbildungsstörungen und Keimzelltumoren des Hodens sind Erkrankungen junger Männer. Im **reifen Alter** des Mannes überwiegen die Krankheiten der Prostata – die Hyperplasie und das Prostatakarzinom.

39.1 Hoden

39.1.1 Normale Struktur und Funktion

Die Gonaden entstehen aus dem Zölomepithel und erscheinen beim etwa **30–32 Tage alten Embryo** als paarig angelegte Genitalleisten, die beidseits zwischen der Urniere und dem Mesenterium liegen. Im **7. Entwicklungsmonat** beginnt der Hoden mit dem Deszensus durch den Inguinalkanal und erreicht zum Zeitpunkt der Geburt das Skrotum. Dieser Deszensus wird durch einen mesenchymalen Strang (Gubernaculum) begünstigt, der den kaudalen Pol des Hodens mit dem Skrotum verbindet.

Der **reife postpubertale Hoden** besteht aus zwei Funktionskomponenten, den Tubuli seminiferi und den zwischen den Tubuli gelegenen Leydig-Zwischenzellen:
- In den **Tubuli seminiferi** findet die Samenproduktion (Spermatogenese) statt. Dabei entstehen aus einem Spermatogonium jeweils 16 Spermatozoen mit haploidem Chromosomensatz.
- Die **Leydig-Zwischenzellen** liegen zwischen den Tubuli und sind perivaskulär in Gruppen angeordnet. Sie synthetisieren die männlichen Sexualhormone (Androgenese).

Die **Sertoli-Zellen,** die zwischen den Spermatogonien liegen, bilden gemeinsam mit der Tubuluswand die sog. Blut-Testis-Schranke (BTS), die nur für Flüssigkeit und Ionen durchgängig ist. Diese Schranke ist für immunkompetente Zellen und Immunglobuline unpassierbar.

Sie produzieren das Androgen-bindende Protein sowie die Hormone Östradiol und Inhibin. Wird die Spermatogenese durch endo- oder exogene Noxen geschädigt, wird in der Folge die Fertilität beeinträchtigt (Impotentia generandi, Zeugungsunfähigkeit).

Hoden und Hypophyse bilden die **Hypophysen-Gonaden-Achse** (▶ Kap. 13.2.2). Die Leydig-Zellen synthetisieren Testosteron, in geringeren Mengen aber auch Östrogen. Über Rückkopplungsmechanismen wird die Sekretion von LH und FSH durch die Hypophyse reguliert. LH stimuliert die Testosteronproduktion in den Leydig-Zellen, FSH stimuliert präpubertal das Tubuluswachstum, postpubertal die Spermatogenese. Über den Testosteronspiegel im Blut wird die LH-Sekretion geregelt, während die FSH-Sekretion über das Polypeptidhormon Inhibin reguliert wird.

39.1.2 Kongenitale Anomalien

Störungen der Geschlechtsdifferenzierung und Gonadendysgenesie

Definition und Epidemiologie Störungen der Geschlechtsdifferenzierung (englisch „differences of sex development", DSD) sind charakterisiert durch die Diskrepanz zwischen Karyotyp und phänotypisch gegengeschlechtlichen oder undeutlich entwickelten äußeren Geschlechtsorganen. Der Begriff des (Pseudo-)Hermaphroditismus ist veraltet und sollte nicht mehr gebraucht werden.
Unter dem Begriff **Gonadendysgenesie** werden vorwiegend genetisch bedingte Erkrankungen zusammengefasst, bei denen keine Gonaden, sondern Gonadenstränge (Streaks) kombiniert mit undeutlich ausgebildeten Geschlechtsorganen vorkommen. Diese Erkrankungen werden bei 1 % aller Neugeborenen beobachtet.

Ätiologie und Pathogenese

Für die Entwicklung ist das SRY-Gen (geschlechtsdeterminierende Region) auf dem kurzen Arm des Y-Chromosoms zuständig. Genmutationen und/oder das Fehlen des Gens verursachen schwere Geschlechtsentwicklungsstörungen.

Für die Entwicklung der äußeren Geschlechtsorgane sind zusätzlich die von den Sertoli-Zellen bzw. Leydig-Zwischenzellen des Fetus produzierten Hormone AMH und Testosteron sowie das Enzym 5α-Reduktase notwendig, das in den Zellen des Zielorgans Testosteron zu dessen aktivem Metaboliten Dihydrotestosteron (DHT) umwandelt. Bei fehlerhafter Produktion der Hormone oder bei nicht vorhandenen bzw. nicht funktionierenden Rezeptoren in den Zellen der Zielorgane kommt es zu Störungen der Geschlechtsdifferenzierung.

Die zahlreichen Subtypen werden in drei große Kategorien unterteilt:
- 46 XX DSD: weiblicher Karyotyp und Virilisierung.
- 46 XY DSD: männlicher Karyotyp mit fehlender/mangelnder Virilisierung.
- Geschlechtschromosomale DSD: atypische Genitalien bei Mosaik 45 X/46 XY oder 46 XX/46 XY Karyotyp. Auch geschlechtschromosomale Aberrationen ohne atypische Genitalien wie 45 X0 (Turner-Syndrom) oder 47 XXY (Klinefelter-Syndrom) fallen in diese Kategorie.

Lageanomalien: Kryptorchismus und Ektopie

Definition und Epidemiologie Deszendiert am Ende der Schwangerschaft der Hoden des männlichen Fetus nicht in das Skrotum, sondern bleibt im Abdomen oder im Inguinalkanal, spricht man von **Kryptorchismus** (Maldescensus testis). Als **Ektopie** wird hingegen die Lagerung des Hodens außerhalb des normalen Deszensuswegs bezeichnet. Unmittelbar nach der Geburt wird der Kryptorchismus bei 10 % der Knaben beobachtet. Der Prozentsatz sinkt spontan bis zum Ende des ersten Lebensmonats auf 3 % und weiter bis zum Schuleintritt auf 1 %. In 0,4 % ist der Kryptorchismus beidseitig.

Bei etwa 3 % der Patienten, die wegen Kryptorchismus chirurgisch exploriert werden, findet man entweder keinen (Anorchie) oder nur einen Hoden (Monorchie). Weil die Androgenquelle fehlt, führt die Anorchie postpubertal zur eunuchoidalen Körperentwicklung. Da das äußere Genitale unauffällig erscheint, muss der normal angelegte Hoden erst im Verlauf der intrauterinen Zeit (z. B. durch intrauterine Torsion) destruiert worden sein.

Pathogenese

Für den Kryptorchismus werden mangelnde hypophysäre und testikuläre Hormonstimulation, anatomische Hindernisse (Enge des Inguinalkanals) sowie Gonadendysgenesien verantwortlich gemacht. Für die Gubernakulumentwicklung ist der **Insulin-like-Faktor 3** (Insl3) notwendig, der von Leydig-Zellen des fetalen Hodens produziert wird. Die Deletion des Gens oder die gestörte Insl3-Produktion in den Leydig-Zellen (Hemmung durch Östrogene) führt ebenfalls zum Kryptorchismus. Für die seltene Ektopie (Verhältnis Kryptorchismus/Ektopie = 20 : 1) ist das Fehlen des Gubernakulums ursächlich.

Morphologie

Zunächst zeigen die retinierten Hoden die normale Histologie eines kindlichen Organs. Im Vergleich mit dem Skrotum herrscht im Inguinalkanal bzw. im Abdomen eine höhere Temperatur, die ab dem 2. Lebensjahr die Spermatogonien zu schädigen beginnt. Je länger ihr Einfluss dauert, desto größer ist das Ausmaß der Zerstörung. Während der Pubertät kann das Keimepithel nicht regenerieren, da die Stammzellen zerstört sind. Letztlich findet man in solchen Organen vorwiegend atrophierte und verkleinerte, nur von Sertoli-Zellen ausgekleidete oder hyalinisierte Tubuli.

Klinische Relevanz Kryptorche Männer sind auch nach der Operation (Orchidopexie) häufig infertil und tragen ein mindestens 10-fach erhöhtes Risiko für die Entstehung von Keimzelltumoren des Hodens.

39.1.3 Kreislaufstörungen

Torsion

Definition und Epidemiologie Als Torsion bezeichnet man die Drehung des Hodens um die eigene bzw. um die Samenstrangachse. 80 % der Betroffenen sind Kinder oder Jugendliche bis zum 20. Lebensjahr.

Pathogenese

Die Voraussetzung für die Torsion ist eine abnorme Beweglichkeit des Hodens im Skrotum. Die Tunica vaginalis ist nicht an der Skrotalwand fixiert. Dadurch kann ein starker Kremasterreflex zur Drehung um die Längsachse führen. Die Strangulation der Samenstrangvenen verursacht eine akute venöse Stauung im gesamten Abflussgebiet.

Morphologie

Die morphologischen Folgen sind von der Dauer und in geringerem Ausmaß auch vom Torsionsgrad abhängig (Drehung um 90–720°). Sie beginnen mit einer stärkeren Blutfülle der Venolen. In weiterer Folge wird das Zwischengewebe von Erythrozyten überschwemmt, die Tubuli sind zwar noch erhalten, zeigen aber beginnende Zellnekrosen. Schließlich entwickelt sich das Vollbild der hämorrhagischen Infarzierung mit der kompletten Zerstörung des Organs.

Varikozele

Definition und Epidemiologie Die Varikozele ist die abnorme Ausweitung und Schlängelung (Varicositas) der Venen des Plexus pampiniformis. 15–20 % aller Männer nach dem 10. Lebensjahr sind von diesem Leiden betroffen, Raucher öfter als Nichtraucher.

Ätiologie und Pathogenese

Ähnlich wie die Beinkrampfadern entsteht die Varikozele als Folge einer Insuffizienz der Vena-spermatica-Klappen. Die linksseitige Entstehung (70–100 % der Patienten) der sog. **primären Varikozele** wird mit der größeren Länge der V. spermatica und deren Mündungswinkel von 90° in die linke V. renalis erklärt (die rechte V. spermatica mündet in die V. cava).

Die symptomatische oder **sekundäre Varikozele** entsteht, wenn Nierentumoren oder andere raumfordernde Prozesse den venösen Abfluss beeinträchtigen.

Morphologie

Die dicken, ausgeweiteten Venen sind im Samenstrang deutlich sichtbar (> Abb. 39.1). Bei extremer Ausprägung reichen sie bis in den Hoden und in die Tunica albuginea. Bei langer Persistenz kommt es zu einer Phlebosklerose der großen Äste und der Venolen. Die höhere Temperatur (0,6–0,8 °C) im Stauungsgebiet schädigt die Spermatogenese.

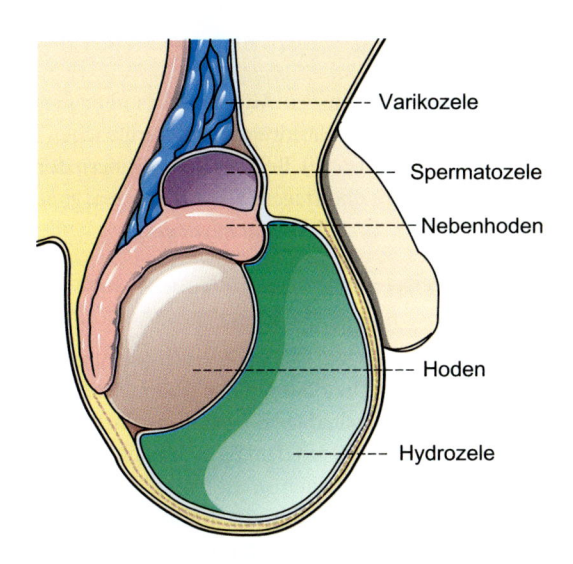

Abb. 39.1 Varikozele, Spermatozele und Hydrozele (Schema). [L106]

Atherosklerose und Arteriitis

Auch bei sehr schweren arteriosklerotischen Veränderungen der Aorta und der Kranzgefäße findet man im Hoden oft eine normale Spermatogenese. Arteriolosklerotische Veränderungen der testikulären Gefäße führen in ihrem Versorgungsgebiet zur umschriebenen Atrophie und Fibrose des Parenchyms, aber nur äußerst selten zu anämischen Infarkten.

Keilförmige anämische Infarkte beobachtet man hingegen bei manchen generalisierten Arteriitis-Formen (**Polyarteriitis nodosa**, systemischer leukozytoklastische Vaskulitis, > Kap. 20.8.1), bei denen der Hoden häufig (bis 80 %) befallen ist.

39.1.4 Hodenentzündung (Orchitis)

Ätiologisch werden zwei Grundtypen unterschieden, die infektiöse und die Autoimmunorchitis.

Infektiöse Orchitis

Erreger und Infektionsweg Als Erreger wurden Bakterien, Viren, Rickettsien, Chlamydien, Pilze, Protozoen und Würmer (*Schistosoma haematobium*) beschrieben. Mögliche Infektionswege sind:
- **Hämatogen-metastatisch** durch Verschleppung der Erreger von entfernten Entzündungsherden (Mykobakterien, Spirochäten, Pilze) oder im Rahmen von allgemeinen Infektionskrankheiten (virale Infekte, Rickettsiosen, Protozoenkrankheiten)
- **Lymphogen und kanalikulär** durch Übergreifen von entzündlichen Prozessen aus der Nachbarschaft (Blase, Prostata, Samenblase), wobei zunächst der Nebenhoden betroffen ist (Epididymoorchitis) und die kanalikuläre Ausbreitung durch einen Reflux (Bauchpresse) über den Ductus deferens ermöglicht wird

Bakterielle Orchitis

Erreger Bei Männern höheren Alters sind es überwiegend die Erreger, die auch die meisten Harnwegsinfekte verursachen, nämlich gramnegative Keime (z. B. E. coli). Bei jüngeren Männern dominieren durch Geschlechtsverkehr übertragene Keime *(Neisseria gonorrhoeae, Chlamydia trachomatis, Ureaplasma urealyticum).*

Morphologie

Der entzündete Hoden ist vergrößert und geschwollen und zunächst von erhöhter Konsistenz. Die Hodenhüllen sind meist hyperämisch, eventuell aber auch mit Exsudat bedeckt. Zunächst ist das Interstitium entzündlich infiltriert, mit dem Fortschreiten der Erkrankung dringen Entzündungszellen auch in die Tubuli seminiferi hinein und bewirken dort die **Zerstörung der Keimzellen.** Gelegentlich auftretende Abszesse können sich durch Fisteln in das Periorchium und an die Oberfläche der Skrotalhaut entleeren. Die Leydig-Zellen sind sehr widerstandsfähig und überleben in den nicht nekrotischen Abschnitten auch schwere Entzündungen. In der chronischen Phase wird das histologische Bild von Fibrose und Verödung der Tubuli beherrscht.

Die **tuberkulöse Entzündung** beginnt gewöhnlich im Nebenhoden und greift erst später auf das Hodenparenchym über (> Abb. 39.2). Die hämatogene Infektion im Rahmen einer miliaren Streuung ist heute selten.

Auch die **syphilitische Orchitis** ist im Zeitalter der antibiotischen Therapie eine Seltenheit geworden. Die noch sporadisch vorkommende interstitielle Form zeichnet sich durch perivaskuläre Entzündungsinfiltrate und starke peritubuläre Fibrose und Kanälchenatrophie aus (> Kap. 48.3.6).

Der Befall beider Hoden mit Fibrose und Leydig-Zell-Hyperplasie ist vor allem im Spätstadium der **lepromatösen Lepra** bekannt (> Kap. 48.3.6).

Virale Orchitis

Erreger Es gibt praktisch keine Virusinfektion, bei der nicht gelegentlich eine Begleitorchitis beobachtet wird. Die seit Jahrhunderten bekannte **Mumpsorchitis** wird als Komplikation bei etwa 20–30 % der erkrankten Erwachsenen, aber nur bei 1 % der Knaben vor der Pubertät beobachtet. In einem Drittel sind beide Hoden betroffen (auch > Kap. 26.3.4). Über die Häufigkeit der **Hodenatrophie** nach Mumpsorchitis gibt es keine zuverlässigen Angaben. Die Zahlen schwanken zwischen 8 und 60 %, wobei jene im Bereich der unteren Grenze realistisch sein dürften.

Granulomatöse Orchitis und Malakoplakie

Definition und Epidemiologie Bei der granulomatösen Orchitis werden durch die intratubuläre Lage der Entzündungszellen histologisch Granulome vorgetäuscht. Die vorwiegend einseitige Entzündung tritt bei Patienten nach dem 50. Lebensjahr auf.

Pathogenese

Man vermutet, dass entweder schwer abbaubare Keime *(E. coli)* eine ungewöhnliche histiozytäre Reaktion hervorrufen oder dass die Abbaufähigkeit der Makrophagen gestört ist. Ein Hinweis auf die bakterielle Genese sind häufige Harnwegsinfekte in der Anamnese der Patienten.

Morphologie

Der erkrankte Hoden zeigt eine homogene, derbe und weißliche Schnittfläche, die an einen Keimzelltumor (Seminom) erinnert.

Histologisch findet man vor allem intratubulär gelagerte Makrophagen mit einigen Lymphozyten und Plasmazellen. Die Wand der Tubuli ist aufgesplittert, sodass ein granulomähnliches Bild entsteht. Im Zwischengewebe findet man neben Entzündungszellen auch gewucherte Fibroblasten.

Zur granulomatösen Orchitis wird auch die **Malakoplakie** des Hodens gezählt (auch > Kap. 32.5.5).

Autoimmunorchitis

Definition und Epidemiologie Die Autoimmunorchitis wird beim Menschen nur sporadisch beobachtet. Bei etwa 10 % der infertilen Männer lassen sich Spermienantikörper im Blut nachweisen. Viele

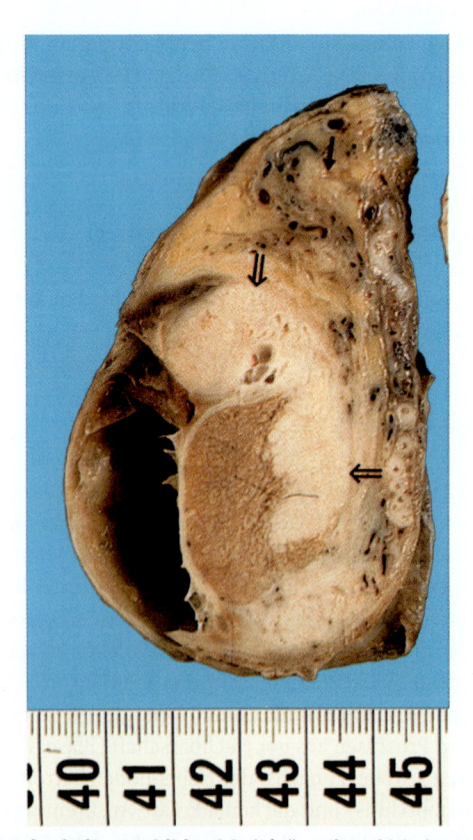

Abb. 39.2 Tuberkulöse Epididymitis (Pfeil) **und Orchitis** (Doppelpfeile). [R398]

dieser Patienten weisen in der Anamnese eine Epididymitis, ein Trauma oder chirurgische Eingriffe am Hoden auf.

Pathogenese

Spermien zählen zu den sog. sequestrierten Antigenen, für die der Körper anfänglich keine Immuntoleranz entwickelt, da sie erst nach der Pubertät entstehen und bei funktionierender Blut-Testis-Schranke den Körper wieder verlassen, ohne mit dem Immunsystem in Kontakt zu kommen. Die Zerstörung der anatomischen Schranken im Hoden, oder noch häufiger im Nebenhoden, ermöglicht die Begegnung der Spermien mit den körpereigenen immunkompetenten Zellen, die in der Folge Spermienantikörper produzieren. Zur Entzündung kommt es in der Folge zu einer Immunkomplexreaktion, wobei auch zelluläre Mechanismen vom Spättyp daran beteiligt sein dürften.

Morphologie

Die entzündliche Reaktion beginnt in der Umgebung des Rete testis, wo wahrscheinlich auch die Immunglobuline wegen der wesentlich schwächeren Blut-Testis-Schranke in die Tubuli diffundieren können. Charakteristisch für die Autoimmunorchitis sind lymphoplasmazelluläre und monozytäre Infiltrate und der Schwund der Spermatozoen in den Tubuli. Außerdem lassen sich mittels Immunfluoreszenz lineare IgG-, IgM-, C3- und C1q-Ablagerungen entlang der Basalmembran und granuläre IgG- und C3-Ablagerungen in der Wand kleiner Gefäße nachweisen.

Klinische Relevanz Je nach Intensität hinterlässt jede Orchitis eine mehr oder weniger starke Zerstörung des Gewebes, die auch klinisch-makroskopisch durch die Atrophie des Organs deutlich wird. In einem Drittel ist die männliche Infertilität auf eine vorausgegangene Orchitis zurückzuführen. Ausgedehnte nekrotisierende Entzündungen beider Hoden können sogar die Testosteronproduktionsstätte völlig zerstören.

39.1.5 Hypogonadismus (männliche Infertilität)

Als Hypogonadismus bezeichnet man jede Unterfunktion des Hodens ungeachtet der Ätiopathogenese. Das Leitsymptom aller Erkrankungen, die unter diesem Begriff zusammengefasst sind, ist die männliche Infertilität (Sterilität). Infertilität kann bei allen Lebewesen vorkommen und ist in der Natur weitverbreitet. 15 % der Partnerschaften sind ungewollt kinderlos. Die Ursache dafür liegt in etwa 50 % der Fälle beim Mann.

Aufgrund des Gonadotropinspiegels werden ein normo-, hyper- oder hypogonadotropen Hypogonadismus unterschieden. Einfacher ist die Klassifikation, die auf der anatomischen Lokalisation der Ursache beruht. Demnach sind drei Arten zu unterscheiden: der prätestikuläre, der testikuläre und der posttestikuläre Hypogonadismus.

Prätestikulärer Hypogonadismus

Definition und Epidemiologie Die Hypofunktion der an sich gesunden Gonade ist die Folge einer funktionellen Störung im Bereich der Hypophysen-Gonaden-Achse. Sie ist in 8 % der Fälle Ursache der männlichen Infertilität.

Pathogenese

Der prätestikuläre (sekundäre) Hypogonadismus entsteht vorwiegend durch **Zerstörungen der Hypophyse** (Tumoren, Entzündungen, Traumen) mit nachfolgendem Hypogonadotropismus oder durch **Hormonüberschuss,** der sowohl endogen (endokrine Tumoren) als auch exogen (Hormontherapie) bedingt sein kann. Besonders schwerwiegend sind die Folgen bei einem Östrogenüberschuss (z. B. Östrogentherapie bei Prostatakarzinom oder mangelhafter Hormonabbau bei Leberzirrhose), da Östrogene die Gonadotropinsekretion beim Mann am stärksten hemmen.

Morphologie

Die Morphologie des Hodens hängt davon ab, wann die Störung beginnt. Bei präpubertal einsetzendem Hypogonadotropismus kommt es nicht zur Ausreifung der Tubuli, der Spermatogenese und der Leydig-Zellen. Postpubertal hingegen kommt es zur Atrophie der Tubuli mit einer hyalinen Verdickung der Wand. Die Ausreifung der Samenzellen wird gestoppt, sodass letztlich nur mehr Spermatogonien, meist sogar nur Sertoli-Zellen, übrig bleiben.

Klinische Relevanz Bei präpubertal einsetzendem Hypogonadotropismus bleibt nach der Pubertät auch die Entwicklung der äußeren Geschlechtsorgane und der sekundären Geschlechtsmerkmale aus.

Testikulärer Hypogonadismus

Definition und Epidemiologie Bei dieser häufigsten Art des Hypogonadismus (60–80 %) liegt die primäre Störung im Hodenparenchym selbst.

Ätiologie Die Ursachen sind sehr heterogen und reichen von chromosomalen Störungen über Kryptorchismus und abgelaufene Entzündungen bis hin zur Varikozele (bis zu einem Drittel der Fälle!).

Die wichtigsten bisher bekannten chromosomalen Störungen sind numerische und strukturelle Aberrationen, allen voran die Mikrodeletionen in der Region Yq11.21–23, wo die Gene lokalisiert sind, die die Entwicklung und Differenzierung der Keimzellen steuern. Bei vielen genetisch bedingten Syndromen ist die Infertilität ein wichtiges Symptom. Strahlen und Medikamente (Zytostatika, Antiandrogene) sowie Druck und erhöhte Temperatur können ebenfalls die Spermatogenese schädigen. Die Ursache ist anamnestisch oft nicht mehr eruierbar.

Pathogenese

Die Pathogenese des testikulären Hypogonadismus verläuft mit einer gewissen Gesetzmäßigkeit: Die **samenbildenden Zellen** werden in der umgekehrten Reihenfolge der Differenzierung geschädigt. In

Abhängigkeit von der Noxenstärke verschwinden also zuerst die Spermatozoen und zuletzt die Spermatogonien und Sertoli-Zellen. Starke Schädigungen führen auch zu einer Hyalinisierung der Tubuluswand. Letztlich können nur mehr kollabierte bzw. obliterierte „Tubulusschatten" übrig bleiben.

Die Zahl der **Leydig-Zellen** kann vermindert, normal oder stark erhöht sein. Die Hypophyse reagiert (negative Rückkoppelung) auf schwere Zellverluste mit verstärkter FSH- und LH-Sekretion (hypergonadotroper Hypogonadismus).

Morphologie

Folgende morphologische Bilder sind bekannt:
- Bei der **Hypospermatogenese** zeigen die Samenzellen alle Ausreifungsformen im normalen Verhältnis, lediglich die Gesamtzahl der Zellen ist mehr oder weniger stark vermindert. Die Ursache kann nur selten ausfindig gemacht werden. Eine der häufigsten ist z. B. eine bestehende Varikozele.
- Der **Reifungsstopp** äußert sich dadurch, dass die Spermatogenese auf einer bestimmten Ausreifungsstufe zum Stillstand kommt. Die meist unbekannten Noxen dürften vor allem die meiotische Teilung stören. Zu den wenigen bekannten Ursachen zählen: Antiandrogentherapie, Varikozele sowie überzählige Chromosomen (XYY oder Trisomie 21).
- Bei der **idiopathischen Tubulusfibrose** besteht eine Tubulushyalinose, kombiniert mit beträchtlichem Schwund der Samenzellen (Reifungsstopp) und Vermehrung der Leydig-Zellen (➤ Abb. 39.3). Die Hyperplasie der Zwischenzellen kann derartige Ausmaße erreichen, dass bioptisch ein Leydig-Zell-Tumor vorgetäuscht wird. Dieses histologische Bild ist am häufigsten beim Klinefelter-Syndrom (s. u.) zu finden, ist aber nicht spezifisch dafür, sondern kommt aus selten bekannten Gründen auch bei Patienten mit normaler Chromosomenzahl vor (sog. Pseudo-Klinefelter-Syndrom).
- Im **Sertoli-Cell-only-Stadium** sind die Tubuli nur noch mit Sertoli-Zellen ausgekleidet. Das Fehlen der Keimzellen beruht entweder auf einer vollständigen Zerstörung, wie sie bei Bestrahlung oder anderen schweren Noxen beobachtet wird, oder es kommt kongenital nicht zur Einwanderung der Urkeimzellen in die Hodenanlage (Keimzellenaplasie bzw. Del-Castillo-Syndrom).

Klinische Relevanz Den morphologischen Bildern ist jeweils die folgende Symptomatik zugeordnet:
- Die **Hypospermatogenese** geht mit einer Oligospermie und normalen Hormonwerten einher.
- Beim **Reifungsstopp** liegt eine Azoospermie vor, seltener eine Oligospermie, wenn nicht alle Tubuli betroffen sind (s. u.). LH- und Testosteronwerte sind normal, das FSH ist erhöht, wenn die Ausreifung bei den Spermatogonien oder Spermatozyten endet.
- Die klassische Krankheit mit **idiopathischer Tubulusfibrose** ist das **Klinefelter-Syndrom** (➤ Abb. 39.3). Die Patienten weisen einen XXY-Karyotyp (oder XXYY, XXXY, XXXXY), Gynäkomastie, eunuchoidalen Riesenwuchs, kleine, wegen der Fibrose derbe Hoden (erkennbar erst nach der Pubertät) und mangelhaft ent-

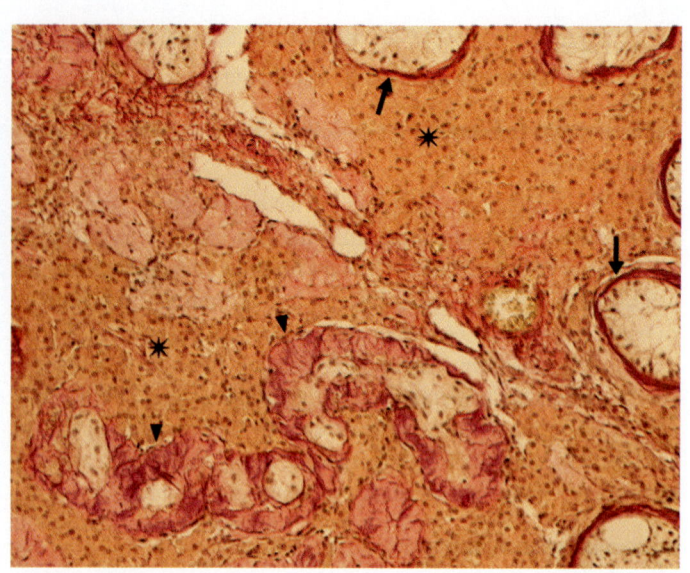

Abb. 39.3 Klinefelter-Syndrom, Hoden. Im Vordergrund steht die diffuse Hyperplasie der Leydig-Zellen (*). Die Wand der Tubuli ist sklerosiert (Pfeilspitzen), die Spermatogenese in den noch erhaltenen Tubuli (Pfeile) ist unterschiedlich stark gestört. Van Gieson, Vergr. 100-fach. [R398]

wickeltes äußeres Genitale auf. Einige zeigen auch verminderte Intelligenz. Neben einer Azoospermie findet man hohe FSH-Werte; die Höhe der LH-Werte hängt vom Testosteronspiegel ab, der normal oder erniedrigt sein kann.

Die **Infertilitätsdiagnostik** umfasst die Untersuchung des Samens, der Hormone und fallweise auch der Chromosomen. Neben der Zahl der reifen Spermien im Ejakulat ist in erster Linie ihre Motilität wichtig. Eine verminderte Spermienzahl im Ejakulat wird als Oligospermie, ein Fehlen der Spermien als Azoospermie bezeichnet. Aspermie bedeutet, dass im Ejakulat überhaupt keine Zellen vorkommen. Für die Hodenbiopsie bestehen heute strenge Indikationen. Sie sollte nicht mehr durchgeführt werden, wenn eine Therapie bei stark verkleinerten Gonaden (0–5 cm) in Verbindung mit Chromosomenanomalien oder kombiniert mit pathologischen FSH-Werten (> 2-facher Normwert) aussichtslos ist.

Posttestikulärer Hypogonadismus

Definition und Epidemiologie Bei dieser Art des Hypogonadismus (etwa 10–20 % der Fälle) sind Hoden und Hypophysen-Gonaden-Achse sowohl anatomisch als auch funktionell intakt. Die Infertilität beruht entweder auf einem Verschluss der ableitenden Samenwege oder auf der gestörten Motilität der Spermatozoen.

Ätiologie und Pathogenese

Der **Verschluss der ableitenden Samenwege** kann angeboren oder erworben sein und muss beidseits vorliegen, damit eine Aspermie (sog. Verschlussaspermie) verursacht wird. Angeboren sind Aplasien oder Atresien des Vas deferens oder des Nebenhodens. Erworbene Verschlüsse können von Entzündungen oder von Ligaturen (Sterilisation, Hernienoperation) des Samenleiters herrühren.

Verschlüsse durch Sekreteindickung werden bei der Mukoviszidose und beim Young-Syndrom, einem Defekt der Reinigungsfähigkeit des Flimmerepithels bei normaler Zilienmotilität, beobachtet.

Motilitätsstörungen, die **Asthenospermie,** entstehen durch Veränderungen der makromolekularen Spermienstruktur, durch die abnorme biochemische Zusammensetzung des Samenplasmas (Nebenhoden- und Prostatainfekte) oder durch Spermienantikörper. Motilitätsstörungen sind auch für das angeborene Immobile-Zilien-Syndrom (Kartagener-Syndrom) typisch (➤ Kap. 2.4.5).

39.1.6 Hodentumoren

Hodentumoren machen nur etwa 1 % der Gesamtzahl maligner Neoplasien erwachsener Männer aus. Dennoch sind sie die häufigsten malignen Tumoren in der Altersgruppe von 15–35 Jahren. Dank der Kombination von Chirurgie und zytostatischer Therapie sind sie trotz hoher Malignität potenziell heilbar.

Klassifikation Die histogenetische Einteilung unterscheidet **Keimzelltumoren** von den Tumoren des spezialisierten gonadalen Stromas **(Leydig- und Sertoli-Zellen)** sowie **Kombinationen** von beiden. Heute wird allgemein die **WHO-Klassifikation** verwendet (➤ Tab. 39.1). Sie beruht darauf, dass sich – mit Ausnahme der präpubertären Keimzelltumoren und des spermatozytischen Tumors – alle Keimzelltumoren aus einer Keimzellneoplasie in situ entwickeln (GCNIS, englisch: „germ cell neoplasia in situ"). Aus dieser Präkanzerose entstehen zunächst Seminome, aus denen sich embryonale Karzinome entwickeln können; Letztere können weiter in extraembryonales (Dottersacktumor, Chorionkarzinom) oder embryonales Gewebe (Teratom) differenzieren. Wahrscheinlich entstehen embryonale Karzinome aber auch direkt aus der GCNIS, also ohne Seminom-Zwischenstufe.

Epidemiologie Die Inzidenz der Hodentumoren divergiert geografisch und ethnisch beträchtlich. In den westlichen Industrieländern ist die Inzidenz der Keimzelltumoren in den letzten 50 Jahren um das Zehnfache gestiegen (6–12/100.000). Männer afrikanischer Herkunft in diesen Ländern erkranken signifikant seltener (1,2/100.000 Fälle), in Afrika selbst sogar noch seltener. Auch in Asien liegt die Inzidenz unter 1/100.000.

Ätiologie und Pathogenese

Der wichtigste Risikofaktor ist der Kryptorchismus. Darüber hinaus werden genetische Veränderungen, die mit einer gestörten Geschlechtsentwicklung einhergehen (z. B. Mosaizismus der Geschlechtschromosomen, Mutationen im Androgenrezeptor und Mutation des SRY-Gens), mit einem erhöhten Risiko für die Entstehung von Keimzelltumoren in Verbindung gebracht. Zusätzlich sind über 20 Gene bekannt, die wahrscheinlich bei der Entstehung von Keimzelltumoren eine Rolle spielen. Dabei handelt es sich um die putativen Stammzellgene c-KIT, KITLG und Signalwege, die bei der Proliferation und Apoptose von Keimzellen involviert sind sowie für den Erhalt der Telomere, die Keimdrüsen- und Geschlechtsdifferenzierung wichtig sind.

Tab. 39.1 Modifizierte WHO-Klassifikation (2022) und prozentuale Verteilung der Hodentumoren.

Nicht invasive Keimzellneoplasien	
Keimzellneoplasie in situ	
Gonadoblastom	1 %
Keimzelltumoren, die aus einer Keimzellneoplasie in situ entstehen	**85–90 %**
Seminom Variante: Seminom mit synzytiotrophoblastären Zellen	45–50 %
Reine nicht seminomatöse Keimzelltumoren	15–18 %
embryonales Karzinom	
Dottersacktumor, postpubertärer Typ	
trophoblastische Tumoren (Chorionkarzinom u. a.)	
Teratom, postpubertärer Typ	
Teratom mit maligner somatischer Transformation	
gemischte Keimzelltumoren	10–15 %
Keimzelltumoren, die nicht aus einer Keimzellneoplasie in situ entstehen	**10 %**
spermatozytischer Tumor	
Teratom, präpubertärer Typ (monodermale Teratome wie Dermoidzyste, Epidermoidzyste)	
gemischtes Teratom und Dottersacktumor, präpubertärer Typ	
Dottersacktumor, präpubertärer Typ	
Tumoren des Gonadenstromas	**3–5 %**
Leydig-Zell-Tumor	
Sertoli-Zell-Tumor	
Granulosa-Zell-Tumor	
Fibrom/Thecom	
gemischte und unklassifizierte Keimstrang-Stroma-Tumoren	
maligne Lymphome und andere mesenchymale Tumoren	5 %
Tumoren der Sammelrohre, des Rete testis und paratestikuläre Tumoren	6–8 %

Die **genetische Prädisposition** spielt in einigen wenigen Familien eine Rolle, deren Mitglieder Träger von sog. Prädispositionsgenen (gr/gr Microdeletion in der AZFc-Region) sind, die auf Xq27 identifiziert wurden. Diese Gene scheinen auch in der Pathogenese des Kryptorchismus eine Rolle zu spielen.

Grundsätzlich scheinen sich alle postpubertären **Keimzelltumoren** aus einer gonadalen Stammzelle zu entwickeln, die bereits während der Embryogenese geschädigt und in eine sog. aktivierte Zelle transformiert wurde. Aus dieser Zelle entwickeln sich nach der Pubertät – möglicherweise wegen der Androgenwirkung – die atypischen Keimzellen, aus denen später ein Keimzelltumor entstehen kann. Für diese Theorie sprechen die phänotypischen Merkmale (PLAP, c-Kit, OCT3/4), die sowohl den Gonozyten als auch den Zellen der GCNIS und Seminomen gemeinsam sind. Außerdem zeigen alle Keimzelltumoren Anomalien des Chromosoms 12, z. B. im Sinne eines **Isochromosoms i(12p).** Im Gegensatz zu anderen Tumoren findet man in Keimzelltumoren keine p53-Mutationen.

Präpubertäre Keimzelltumoren und der sog. **spermatozytische Tumor** entwickeln sich auf einem anderen Weg. Möglicherweise kommt es zu einer parthenogeneseähnlichen Transformation von „aktivierten Keimzellen", die die Embryogenese nachahmen und sich zu Teratomen oder Dottersacktumoren weiterentwickeln.

Keimzelltumoren

Fast alle Hodentumoren sind Keimzelltumoren (85–90 %). Der rechte Hoden erkrankt etwas häufiger (Rechts-links-Verhältnis = 1,25 : 1), was mit seinem späteren Deszensus erklärt wird. Bilaterales Auftreten wird in 1,5–3 % beobachtet.

Keimzellneoplasie in situ

Definition und Epidemiologie Als Keimzellneoplasie in situ (GCNIS = „germ cell neoplasia in situ") wird das Auftreten atypischer, spermatogonienähnlicher Keimzellen in den sonst unveränderten Tubuli seminiferi bezeichnet. Solche atypischen Keimzellen in der Umgebung von Keimzelltumoren (Ausnahme: spermatozytische Tumoren und präpubertäre Keimzelltumoren) sind bereits seit langer Zeit bekannt und wurden zunächst als eine tumorassoziierte und induzierte Veränderung angesehen. Tatsächlich sind sie aber echte Tumorvorläufer, die auch in Hodenbiopsien infertiler (< 1 %) oder kryptorcher Männer (2–8 %) beobachtet werden. Etwa die Hälfte dieser Patienten entwickelt meist innerhalb von 5 Jahren einen Keimzelltumor. Auch wenn die atypischen Keimzellen nur einseitig beobachtet werden, besteht für die kontralaterale Gonade dasselbe Tumorrisiko.

> **Morphologie**
>
> Atypische Keimzellen sind größer als normale Spermatogonien und besitzen ein klares Zytoplasma sowie entrundete, hyperchromatische Kerne. Sie liegen an der Basalmembran, umgeben von normalen Spermatogonien oder Sertoli-Zellen (> Abb. 39.4a). In mehr als 90 % lässt sich in den atypischen Keimzellen immunhistochemisch das Isoenzym alkalische Phosphatase vom Plazentatyp nachweisen (PLAP; > Abb. 39.4b).

Seminome

Reine Seminome sind mit etwa 45 % die häufigsten Keimzelltumoren. Sie treten vorwiegend zwischen dem 30. und dem 50. Lebensjahr und praktisch nicht vor der Pubertät auf. Etwa 5 % der Tumoren werden nach dem 60. Lebensjahr beobachtet.

> **Morphologie**
>
> **Makroskopisch** zeigen Seminome und der spermatozytische Tumor eine homogene Struktur von markiger Konsistenz und grauweißer Farbe (> Abb. 39.5a). Durch Blutungen und landkartenartige Nekrosen wird das sonst gleichförmige Erscheinungsbild etwas bunter.
>
> **Histologisch** ist das **Seminom** aus großen, rundlichen Zellen mit hellem, glykogenreichem Zytoplasma (PAS-positiv) aufgebaut. Die Kerne zeichnen sich durch ein besonders grobscholliges Chromatin und deutliche Nukleolen aus (> Abb. 39.5b). Typisch für den Tumor ist auch die entzündliche Reaktion, die sich durch eingestreute Lymphozyten und Plasmazellen, manchmal sogar mit tuberkelähnlichen Granulomen in den Septen, manifestiert. Eine Variante ist das **Seminom mit synzytiotrophoblastischen Riesenzellen** (10–15 %). Diese Riesenzellen produzieren β-HCG, was auch im Patientenserum als

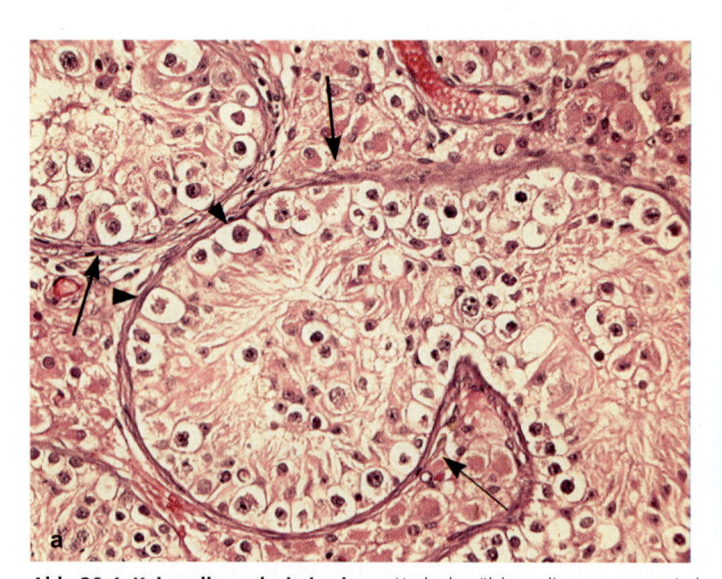

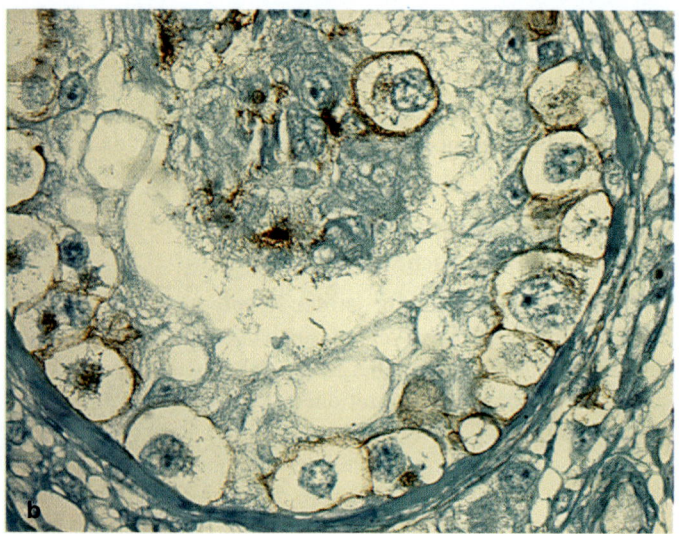

Abb. 39.4 Keimzellneoplasie in situ. a Hodenkanälchen, die nur von atypischen Keimzellen ausgekleidet sind. Neben der Kernpolymorphie (Pfeile) ist auch das wasserklare Zytoplasma (Pfeilspitzen) auffallend. HE, Vergr. 200-fach. **b** Mithilfe der Immunoperoxidasemethode ist der Tumormarker c-KIT (CD117) an der Oberfläche der atypischen Keimzellen braun dargestellt. Vergr. 400-fach. [R398]

39.1 Hoden

Granulomen kann die entzündliche Tumorimmunreaktion den Tumor sogar vollständig zerstören und im Hoden nur eine Narbe hinterlassen (**„ausgebranntes Seminom"**).

Nichtseminomatöse Keimzelltumoren (NSKT)

NSKT sind mit etwa 30–35 % die zweithäufigsten Keimzelltumoren. Sie werden meist zwischen dem 20. und 30. Lebensjahr (Durchschnittsalter 28 Jahre) beobachtet. Präpubertärer Dotteracktumor und präpubertäres Teratom kommen bereits im Säuglingsalter vor (4 % vor der Pubertät). Nach dem 60. Lebensjahr treten sie selten auf (< 1 %). Histologisch ist etwa die Hälfte dieser Tumoren aus einem einheitlichen NSKT-Typ aufgebaut, während die andere Hälfte eine gemischte Struktur verschiedener NSKT-Typen darstellt.

Morphologie

Das **mikroskopische** Bild der NSKT ist wesentlich bunter als das der Seminome. Teratome sind kleinzystisch aufgebaut und können ausgereifte Gewebe aller Keimblätter aufweisen (➤ Abb. 39.6). Embryonale Karzinome sind homogener in der Struktur, zeigen aber meist ausgedehnte Nekrosen.

- Das **embryonale Karzinom** ist der zweithäufigste Keimzelltumor (14–20 %). Nach der oben erwähnten Theorie besteht es aus pluripotenten Stammzellen, aus denen sich alle anderen NSKT entwickeln. Die Tumorzellen besitzen einen schmalen, hellen Zytoplasmasaum und große, grob strukturierte, etwas gelappte Kerne. Sie liegen in strukturlosen Haufen oder bilden drüsige und papilläre Strukturen (➤ Abb. 39.7). Im Gegensatz zu den Seminomzellen exprimieren sie Zytokeratin und CD30. Embryonale Karzinome sind ausgesprochen aggressiv. Dank der modernen Chemotherapie konnte die Prognose aber wesentlich verbessert werden.

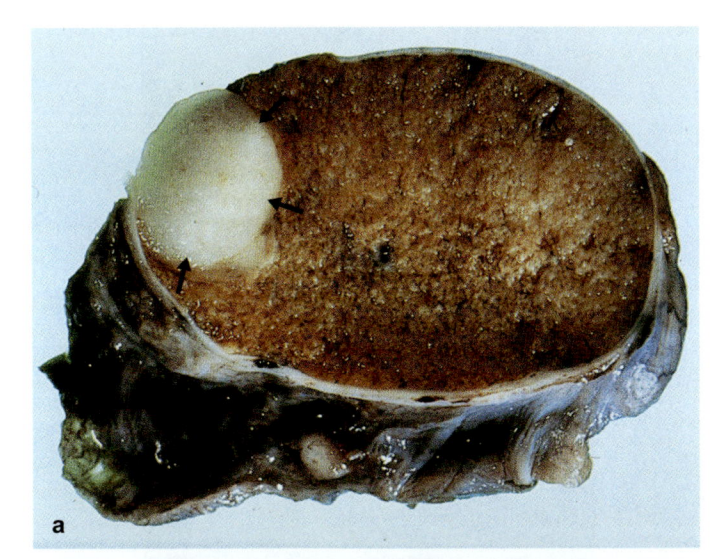

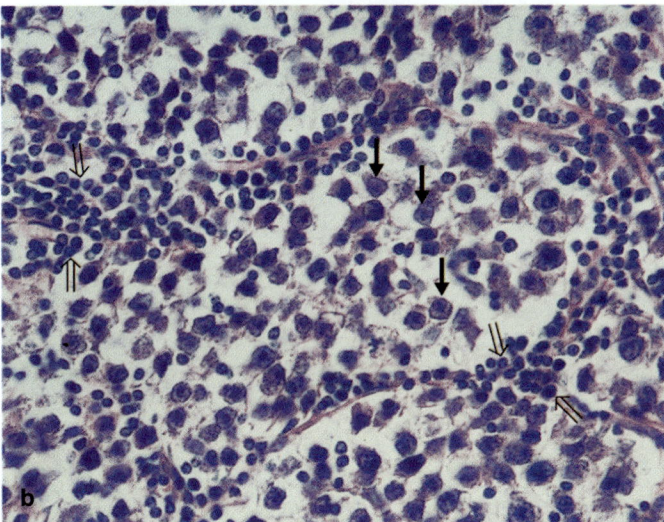

Abb. 39.5 Seminom. a Makroskopisches Bild: Tumor mit homogener weißer Schnittfläche (Pfeile). **b** Histologisches Bild: typische helle, glykogenreiche Tumorzellen (Pfeile) und eingestreute Lymphozyten (Doppelpfeile). HE, Vergr. 240-fach. [R398]

erhöht nachgewiesen werden kann. Sie treten einzeln oder in Gruppen auf und sind meist in der Umgebung von Gefäßen lokalisiert.

Der **spermatozytische Tumor** (3–7 %) ist aus großen, oft recht polymorphen Zellen und Tumorriesenzellen aufgebaut. Die Chromatinverteilung im Kern erinnert an das Spirem der meiotischen Prophase der Spermatozyten. Trotz einer gewissen Ähnlichkeit zum Seminom (veralteter Name: spermatozytisches Seminom) ist seine Entstehung aus atypischen Keimzellen sogar mit Sicherheit ausgeschlossen. Der Tumor kommt vor dem 40. Lebensjahr selten vor (Durchschnittsalter 65 Jahre) und metastasiert nie. Bemerkenswert ist auch, dass er der einzige Keimzelltumor ist, der im Ovar nicht vorkommt. Im Gegensatz zum Seminom exprimiert der spermatozytische Tumor kein PLAP, beide sind jedoch CD117-positiv.

Prognose Alle Seminome haben selbst im metastasierten Stadium eine gute Prognose, da sie ausgesprochen chemosensibel sind. Bei Seminomen mit vielen Lymphozyten oder epitheloidzelligen

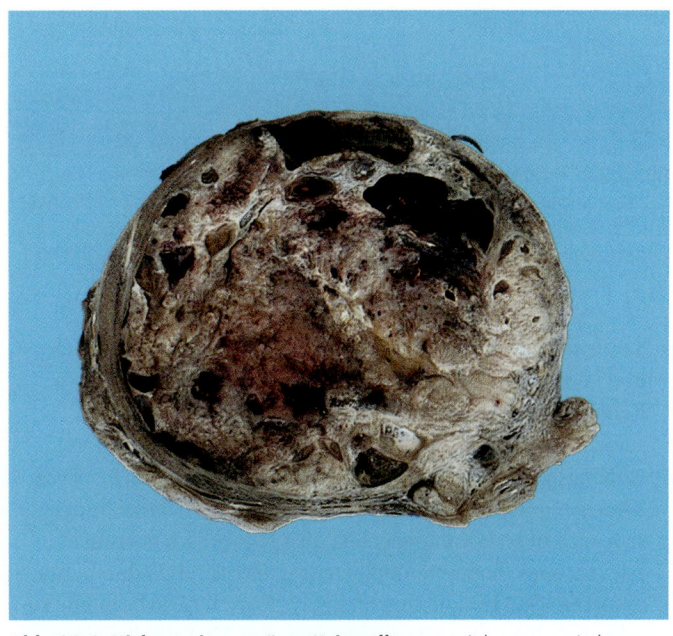

Abb. 39.6 Nichtseminomatöser Keimzelltumor mit bunter, zystischer Schnittfläche. [R398]

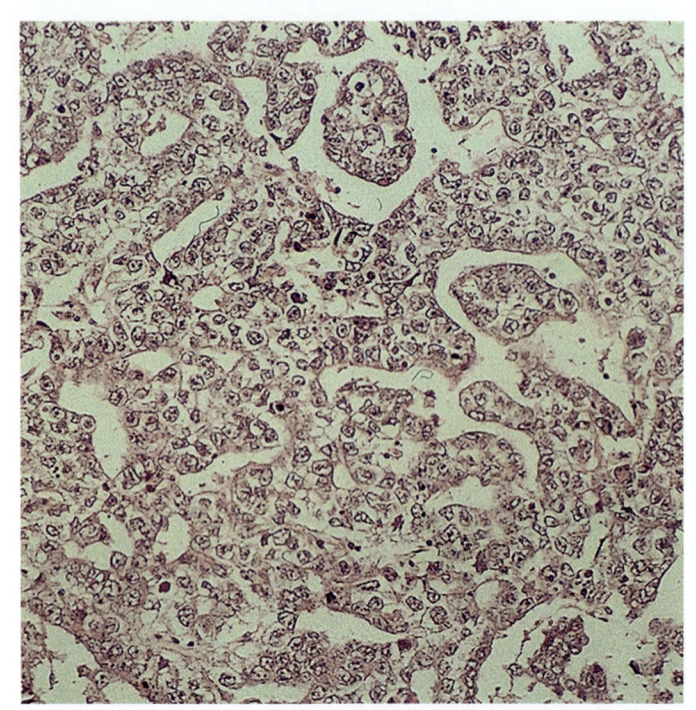

Abb. 39.7 Embryonales Karzinom mit pleomorphen Tumorzellen. Glanduläre, teils papilläre Strukturen. HE, Vergr. 200-fach. [R398]

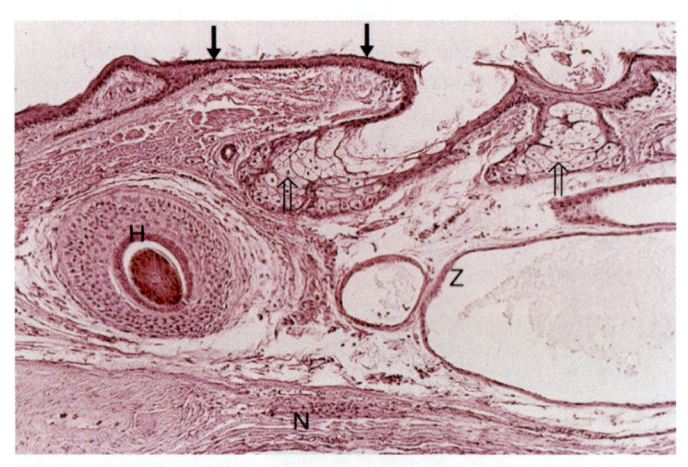

Abb. 39.8 Teratom des Hodens. Reifes zystisches Teratom mit Hautstrukturen: Verhornendes Plattenepithel (Pfeile), Talgdrüsen (Doppelpfeil) und Haarwurzeln (H). Kleine Zysten (Z) sind von differenziertem Zylinderepithel ausgekleidet. Ferner finden sich Bindegewebe und ein Nerv (N). HE, Vergr. 100-fach. [R398]

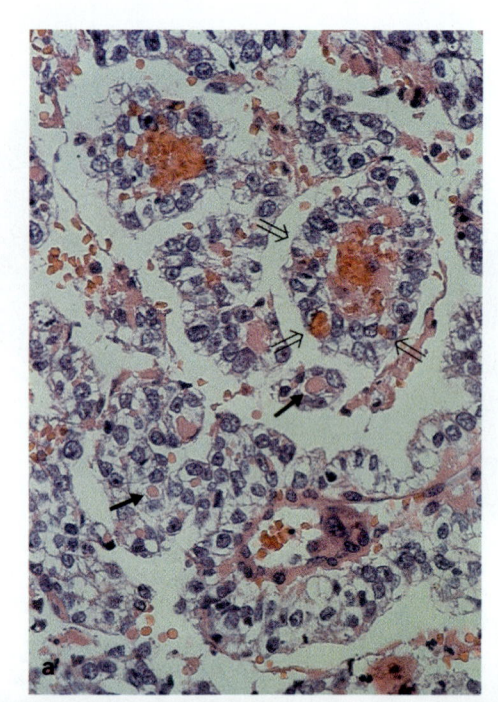

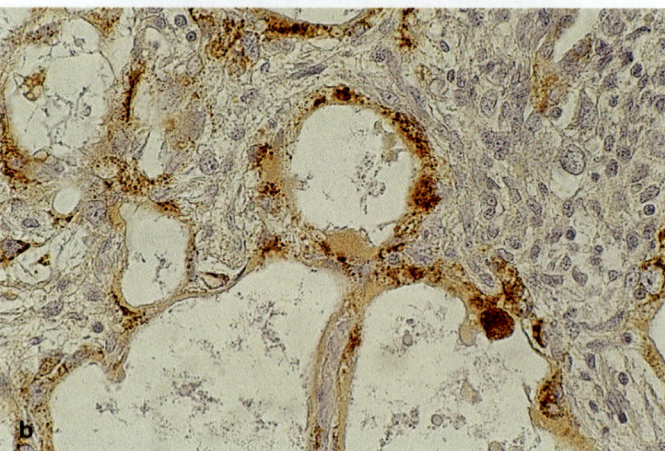

Abb. 39.9 Dottersacktumor. a Polygonale Zellen des Dottersacktumors bilden adenomatöse Formationen um zentral im Stroma gelegene Kapillaren (sog. Schiller-Duval-Körper, Doppelpfeile). Im Zytoplasma der Tumorzellen liegen eosinophile Einschlüsse (Pfeile). HE, Vergr. 210-fach. **b** Die eosinophilen Einschlüsse enthalten α-Fetoprotein (immunhistochemischer Nachweis durch braune Farbreaktion). Vergr. 380-fach. [R398]

- **Teratome** bestehen aus Abkömmlingen aller drei Keimblätter und kommen in reiner Form insgesamt selten vor (3–7 % aller Keimzelltumoren), typischerweise aber im Kindesalter. Sie zeigen eine bunte Gewebemischung, bestehend aus Haut mit Anhangsgebilden, Darm- bzw. Bronchialschleimhaut, Knorpel, Knochen und Muskulatur (> Abb. 39.8a). Manchmal finden sich auch unreife Komponenten, die prognostisch aber nicht relevant sind. Teratome sind bereits makroskopisch durch ihre zystische Struktur und ihre oft knorpelharten Gewebeanteile zu erkennen. Teratome zeigen abhängig vom Alter des Patienten eine unterschiedliche Dignität: Vor der Pubertät sind sie als gutartig, nach der Pubertät als potenziell maligne einzustufen und können metastasieren. Das differenzierte Gewebe der Teratome kann auch eine **maligne somatische Transformation** durchlaufen, woraus sich maligne Tumoren, z. B. Karzinome oder Sarkome, entwickeln können.
- **Reine Dottersacktumoren** sind typische Tumoren des Säuglings- bzw. Kindesalters (75 % aller Keimzelltumoren in diesem Alter, aber nur 2 % aller Keimzelltumoren). Bei Erwachsenen treten sie fast ausschließlich in Kombination mit anderen NSKT auf. Makroskopisch erscheint der Tumor insbesondere bei Kindern zystisch strukturiert und hat eine eigenartige, schleimige Beschaffenheit. Neben myxomatösen, makro- und mikrozystischen Arealen bestehen auch drüsig-papilläre Strukturen. Typisch sind kranzförmig perivaskulär angeordnete Zellaggregate, die als Schiller-Duval-Körper bezeichnet werden (> Abb. 39.9a). Dotter-

sacktumoren produzieren das onkofetale Antigen α$_1$-Fetoprotein (> Abb. 39.9b), das auch im Serum nachgewiesen werden kann.
- **Choriokarzinome** kommen nur selten in reiner Form vor (< 0,5 % aller Keimzelltumoren). Reine Formen unterscheiden sich weder prognostisch noch therapeutisch von Kombinationen mit anderen Keimzelltumoren. Histologisch charakteristisch sind solid-papilläre Wucherungen von mononukleären zytotrophoblastären Zellen (β-HCG-negativ), die von synzytiotrophoblastären Riesenzellen (β-HCG-positiv) bedeckt sind (> Abb. 39.10). Riesenzellen allein ohne Zytotrophoblast kommen sehr oft auch bei anderen Keimzelltumoren vor (siehe auch Seminom mit synzytiotrophoblastären Riesenzellen). Dies genügt aber nicht für eine Diagnose des Choriokarzinoms. Der Tumor hat eine ausgesprochene Tendenz zur Gefäßinvasion, was mit einem erhöhten Metastasierungsrisiko und tumorassoziierten Hämorrhagien einhergeht. Gefürchtet sind insbesondere Lungenmetastasen, die zu tödlichen Blutungen führen können. Die Prognose hat sich heute dank intensiver Systemtherapie entscheidend verbessert.
- **Kombinierte NSKT** sind in etwa gleich häufig wie reine NSKTs.

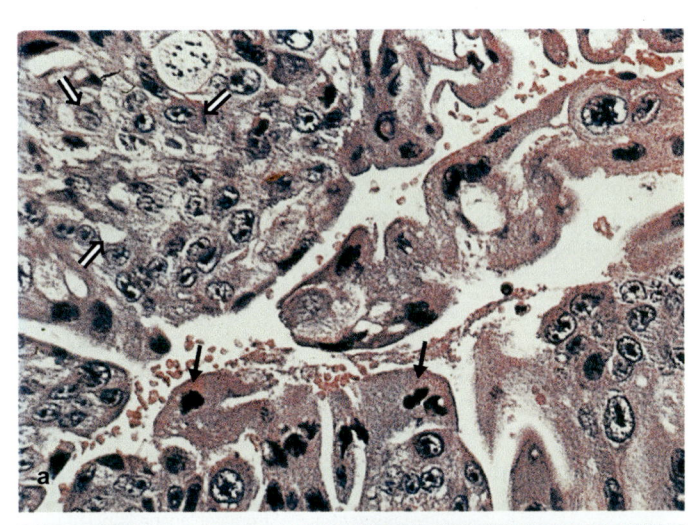

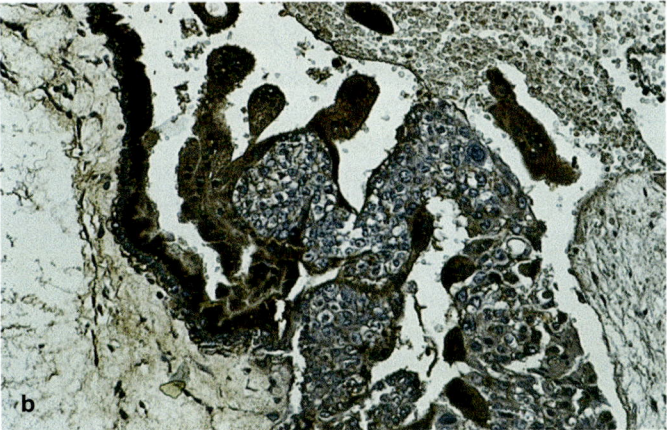

Abb. 39.10 Choriokarzinom. a Synzytiale Riesenzellen (Pfeile) und helle mononukleäre Zytotrophoblastenanteile (Doppelpfeile). HE, Vergr. 400-fach. **b** Produktion der hormonspezifischen Bestandteile des humanen Choriongonadotropins (β-HCG) durch die Zellen des Synzytiotrophoblasten (braun). Immunperoxidase-Reaktion. Vergr. 200-fach. [R398]

Kombinationen von Seminomen mit NSKT

Solche Kombinationen sind mit etwa 15 % aller Keimzelltumoren relativ häufig. Bedeutsam ist, dass sich Prognose und Therapie nach dem nicht seminomatösen Anteil richtet. Für den Pathologen ergibt sich die Konsequenz, jedes Seminom komplett und genau zu untersuchen, sodass ein kombinierter NSKT ausgeschlossen werden kann.

Ausbreitung und Prognose der Keimzelltumoren

Für Ausbreitung und Prognose wichtig ist der Nachweis von Lymph- und/oder Blutgefäßeinbrüchen. Eine Ausnahme bilden die „ausgebrannten" Keimzelltumoren: Sie manifestieren sich klinisch erst durch Metastasen, während der ursprüngliche Tumor im Hoden nekrotisch und bindegewebig ersetzt ist.

Keimzelltumoren metastasieren zunächst in die paraaortalen und perirenalen, später auch in die mediastinalen und supraklavikulären Lymphknoten. NSKT metastasieren früher und häufiger als die Seminome. Choriokarzinome streuen primär hämatogen, die ersten Metastasen erscheinen oft in der Lunge.

Klinische Relevanz Hodentumoren produzieren eine Reihe spezifischer Proteine, die als Serum-Tumormarker eingesetzt werden, da sie ins Blut gelangen, dort biochemisch bestimmt werden und für die klinische Diagnostik bzw. Therapieüberwachung wichtig sind. Ist der Marker nach der Entfernung des Primärtumors immer noch erhöht, ist dies ein Hinweis, dass bereits eine Metastasierung stattgefunden hat. Negative Markerbefunde schließen Metastasen jedoch nicht aus. Die kombinierten Therapieformen aus radikaler Chirurgie (Orchiektomie + retroperitoneale Lymphadenektomie) und Chemotherapie haben die Prognose wesentlich verbessert. Heute überleben 95–98 % der Patienten mit retroperitonealen Lymphknotenmetastasen und fast 50 % der Patienten mit mediastinalen und Lungenmetastasen. Zytostatika zerstören die aggressiven Tumoranteile, während Teratommetastasen auf diese Therapie nicht ansprechen und chirurgisch entfernt werden müssen. Beachtet man gewisse günstige prognostische Faktoren (reines Seminom, kleiner Tumor, keine Gefäßinvasion, nur kleine Anteile vom embryonalen Karzinom), kann man nach der Orchiektomie mit der Chemotherapie bis zum etwaigen Auftreten von Lymphknotenmetastasen warten – in mehr als die Hälfte der Fälle wird diese Therapie gar nicht mehr notwendig sein.

Tumoren des Gonadenstromas

Tumoren des Gonadenstromas machen nur 2–5 % aller Hodentumoren aus und kommen in jedem Alter vor, sind allerdings bei Kindern seltener.

Leydig-Zell-Tumoren

Leydig-Zell-Tumoren (1–4 % aller Hodentumoren) sind aus großen Zellen mit eosinophilem Zytoplasma und rundem bis ovalem Kern aufgebaut (> Abb. 39.11a). Die Tumorzellen unterscheiden sich meist kaum von normalen Leydig-Zellen. Makroskopisch zeigen die Tumoren eine sehr charakteristische braune bis braungelbe Farbe.

Maligne Leydig-Zell-Tumoren (< 10 %) weisen vor allem Gefäßeinbrüche auf. Sie metastasieren in die inneren Organe und haben eine sehr schlechte Prognose.

Klinische Relevanz Leydig-Zell-Tumoren kommen in jedem Alter vor und können Testosteron, aber auch Östradiol und Progesteron produzieren. Während sie bei Kindern eine Pubertas praecox induzieren können, beobachtet man bei Erwachsenen recht häufig eine Gynäkomastie.

Sertoli-Zell-Tumoren

Sertoli-Zell-Tumoren sind selten (0,5–2 % aller Hodentumoren) und werden vorwiegend vor dem 40. Lebensjahr beobachtet. Sie zeigen unterschiedlich gut ausdifferenzierte tubuläre Strukturen, die von mehr oder weniger differenzierten Sertoli-Zellen ausgekleidet sind (> Abb. 39.11b).

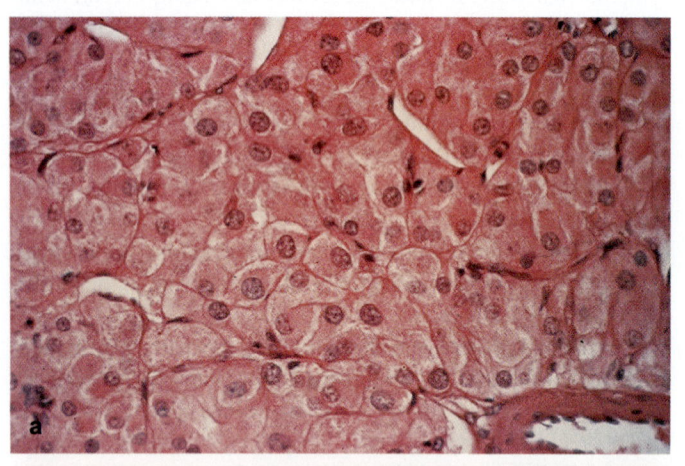

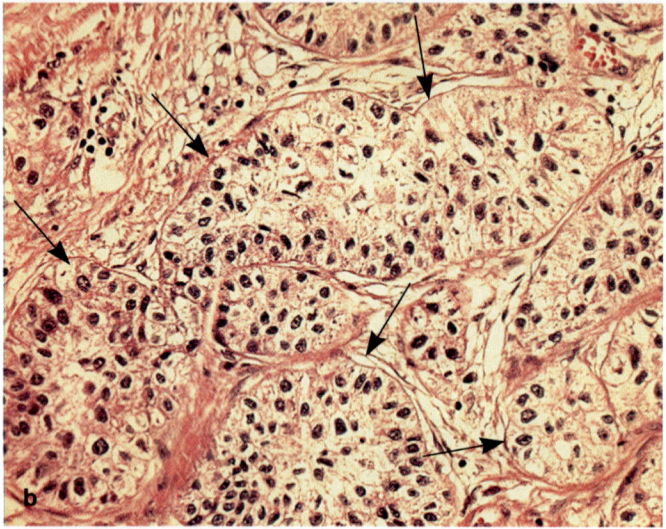

Abb. 39.11 Tumoren des Gonadenstromas. a Leydig-Zell-Tumor: Die Tumorzellen sind normalen Leydig-Zellen sehr ähnlich. HE, Vergr. 400-fach. **b** Sertoli-Zell-Tumor: Hochdifferenzierter Tumor, der die Form der Hodenkanälchen nachahmt (Pfeile). HE, Vergr. 200-fach. [R398]

Klinische Relevanz Sertoli-Zell-Tumoren manifestieren sich meist mit einer Gynäkomastie, die auf einer Östrogenproduktion beruht. Die maligne Variante (12 %) metastasiert vorwiegend lymphogen. Eine Sonderform ist der **großzellige verkalkende Sertoli-Zell-Tumor,** der in etwa 40 % familiär auftritt und einen autosomal-dominanten Erbgang zeigt. In solchen Fällen ist er Teil eines Syndroms (sog. Carney-Komplex), bei dem zusätzlich noch Vorhofmyxome, eine knotige Hyperplasie der Nebennierenrinde, Hautflecken und Weichteilmyxome beobachtet werden.

Weitere Tumoren

Neben den gemischten Tumoren (Leydig-Sertoli-Zell-Tumoren) werden auch unvollständig differenzierte spindelzellige Stromatumoren beobachtet.

Sonstige Tumoren

Maligne **Lymphome,** die sich als primärer Hodentumor manifestieren oder im Rahmen einer disseminierten Erkrankung auftreten, machen 7 % aller Hodentumoren aus. Es dominieren hochmaligne B-Zell-Lymphome (> Kap. 22.2.2). Bei Kindern ist der Hoden im Rahmen einer akuten lymphoblastischen Leukämie häufig befallen (> Kap. 21.9.2). Von den sonstigen primären Tumoren sind die seltenen, prognostisch ungünstigen **Adenokarzinome** des Rete testis erwähnenswert.

Die auffallend seltenen (< 3 %) **Hodenmetastasen** findet man am häufigsten bei Lungen- und Prostatakarzinomen sowie malignen Melanomen.

39.2 Nebenhoden, Samenleiter, Samenstrang, Hodenhüllen

39.2.1 Normale Struktur und Funktion

Der Nebenhoden verbindet den Hoden mit dem Samenleiter und dient dem Transport sowie der Speicherung und Ausreifung der Spermatozoen. Der Nebenhodenkopf entwickelt sich aus der Genitalleiste. Der stark gewundene Ductus epididymidis und der Samenleiter sind Abkömmlinge des Wolff-Gangs. Beide sind von Zylinderepithel ausgekleidet. Der Nebenhodengang reicht vom Caput epididymidis, der zum Teil noch aus den Ductuli efferentes (Verbindung zum Rete testis) aufgebaut ist, bis zur Cauda epididymidis, die im Samenleiter ihre Fortsetzung findet.

Hoden und Nebenhoden werden vom viszeralen Blatt (Epiorchium) der Hodenhüllen, einer Ausstülpung des Peritoneums (Tunica vaginalis testis), überzogen. Im Bereich des Mediastinum testis und des Nebenhodens geht dieses viszerale Blatt in das parietale Blatt (Periorchium) über und bildet somit einen Spaltraum, der von Mesothelien ausgekleidet ist.

39.2.2 Kongenitale Anomalien

Zu den Fehlbildungen zählen die vollständige oder partielle **Agenesie,** die **Hypoplasie,** die **Atresie** und die **Ektopie** des Nebenhodens und/oder des Samenleiters. Derartige Fehlbildungen kommen bei etwa 2–5 % der infertilen Männer vor.

Pathogenese

Fehlbildungen des Nebenhodenkopfes entstehen dann, wenn die Entwicklung der Genitalleiste gestört ist, während Entwicklungsstörungen des Wolff-Gangs zu Fehlbildungen des Nebenhodenkörpers und -schwanzes führen. Manchmal bleibt die Fusion von beiden embryonalen Teilen aus.

Morphologie

Die komplette Agenesie des Nebenhodens ist meist mit Mono- bzw. Anorchie kombiniert. Eine partielle Agenesie des Nebenhodenschwanzes ist oft mit Agenesie des proximalen Teils des Ductus deferens kombiniert. Isolierte Agenesien des Samenleiters sind wiederum oft mit Agenesien der Samenblase vergesellschaftet.

Durch die Fehlbildungen kommt es zur Stauung von Spermatozoen in den verschiedenen Abschnitten. Gestaute Gänge können platzen, und die Samenzellen entleeren sich in das umgebende Gewebe, wo sich Spermiengranulome entwickeln (> Kap. 39.2.4). Aus Resten des Müller-Gangs können sich auch die Appendix testis und aus den Urnieren-Kanälchen die Appendix epididymidis (30 % der Männer) entwickeln. Beide sind gestielt und neigen zur Torsion mit dadurch bedingter Infarzierung.

39.2.3 Spermatozele, Hydrozele

Definition   Als **Spermatozele** bezeichnet man eine zystische Ausweitung des Rete testis, des Nebenhodengangs oder der Ductuli efferentes. Sie entstehen als Folge von umschriebenen Verschlüssen dieser Gänge. Als **Hydrozele** bezeichnet man eine vermehrte Ansammlung von Flüssigkeit im Spaltraum der Tunica vaginalis (> Abb. 39.1). Sie ist die häufigste Ursache der Hodensackvergrößerung. Von **Hämatozele** spricht man, wenn der Flüssigkeit Blut beigemengt ist.

Ätiologie   Unterschieden werden die angeborenen von den erworbenen idiopathischen bzw. symptomatischen (sekundären) Hydrozelen. Die Ursache für die angeborene und idiopathische Hydrozele liegt in einer verminderten Resorption der serösen Flüssigkeit, die in kleinen Mengen im Spaltraum produziert wird. Symptomatische Hydrozelen entstehen infolge von Entzündungen, Tumoren und Traumen.

Morphologie

Bei der Hydrozele sammelt sich zwischen den beiden Tunikablättern meist klare Flüssigkeit in großen Mengen (über 300 ml) an, die zu einer Druckatrophie des Hodens führen kann. An der Innenfläche findet man oft reaktive, papilläre Mesothelproliferationen, die mit echten Mesotheliomen verwechselt werden können. Spermatozelen sind mit Zylinderepithel ausgekleidet und mit Flüssigkeit und Spermatozoen gefüllt.

39.2.4 Entzündungen

Epididymitis, Deferentitis, Funikulitis

Definition   Die **Epididymitis** ist die Entzündung des Nebenhodens, die nur selten isoliert vorkommt und fast regelmäßig mit der Orchitis kombiniert ist. Die Entzündungen des Samenleiters (**Deferentitis** oder **Vasitis**), des Samenstrangs (**Funikulitis**) sowie der Hodenhüllen (**Periorchitis**) sind Begleiter der Epididymitis.

Ätiologie und Pathogenese

Die Epididymitis entsteht durch lymphogene/kanalikuläre Verschleppung von pathogenen Keimen aus der Umgebung. Nur die seltene virale Infektion (Mumps und generalisierte Zytomegalie) entsteht hämatogen.

Bei jungen Männern sollen besonders häufig *Chlamydia trachomatis* und *Neisseria gonorrhoeae* die Entzündung verursachen. Bei den älteren Männern stehen hingegen gramnegative Keime (*E. coli*, Pseudomonas usw.) im Vordergrund. Die etwas seltener gewordene genitale Tuberkulose beginnt ebenfalls im Nebenhoden und breitet sich erst sekundär auf den Hoden aus. Sie ist meist (75 % der Fälle) Folge von tuberkulösen Infektionen der Niere, der Prostata oder der Samenblase.

Morphologie

- **Akute unspezifische Entzündung:** Der Nebenhoden und der Anfang des Samenleiters sind geschwollen und hyperämisch. Histologisch findet man eine Hyperämie und eine unterschiedlich starke granulozytäre und monozytäre Infiltration sowohl des Interstitiums als auch der Gänge, die mit Spermatozoen und Entzündungszellen angefüllt sind. Fast regelmäßig entwickeln sich Abszesse (vor allem bei Gonorrhö), die ausgedehnte Zerstörungen hinterlassen.
- **Chronische unspezifische Epididymitis:** Das ganze Organ ist fibrosiert und von derb-elastischer Beschaffenheit. Die Gänge sind mit niedrigem Regeneratepithel oder sogar mit metaplastischem Plattenepithel ausgekleidet.
- **Tuberkulöse Epididymitis:** Sie verleiht dem Nebenhoden eine sehr typische, leicht gewundene Form (> Abb. 39.2).

Die **Periorchitis** findet man meist als Begleitentzündung bei einer Epididymoorchitis oder einer infizierten Hydrozele.

Spermagranulom

Definition und Epidemiologie Das Spermagranulom ist dem Typ nach ein Fremdkörpergranulom, das durch den Austritt von Spermatozoen aus den Gängen entsteht. Bei Autopsien werden Spermagranulome bei 2–3 % der Männer gefunden. Wesentlich häufiger sind sie aber bei Männern, die durch Vasektomie sterilisiert wurden (bis 40 %).

Pathogenese

Die enzymatisch schwer abbaubare DNA und das säurefeste Ceroidpigment, ein Abbauprodukt der Spermienproteine, stimulieren die Umwandlung der Makrophagen zu Epitheloidzellen. Die Rupturen der Nebenhodengänge oder des Samenleiters können traumatisch, iatrogen (Vasektomie) und entzündungsbedingt sein. Im Hoden selbst sind Spermagranulome extrem selten.

Morphologie

Makroskopisch imponieren Spermagranulome als kleine bräunliche Knötchen, die **histologisch** aus Granulozyten, Makrophagen, Epitheloidzellen und Fremdkörperriesenzellen aufgebaut sind (Granulom vom Fremdkörpertyp). Phagozytierte Spermien sind im Zytoplasma dieser Zellen zu sehen, sie befinden sich aber in großen Mengen auch extrazellulär.

39.2.5 Paratestikuläre Tumoren

Definition und Epidemiologie Unter dem Begriff paratestikuläre Tumoren werden alle intraskrotalen, nicht testikulären Neoplasien zusammengefasst. Große Untersuchungsserien haben ergeben, dass sie weniger als 10 % aller intraskrotalen Tumoren ausmachen. Die Mehrzahl dieser Tumoren ist mesenchymaler Herkunft.

Adenomatoidtumor

Der Adenomatoidtumor ist ein gutartiger Tumor mesothelialen Ursprungs, der häufig im Nebenhodenschwanz (80 %) und seltener auch im Samenstrang anzutreffen ist (bei der Frau findet man den Tumor in allen inneren Geschlechtsorganen und in der Vagina).

Morphologie

Der **makroskopisch** als graugelblicher, derber Knoten erscheinende Tumor zeigt **mikroskopisch** eine adenomatöse, pseudoglanduläre Struktur. Enge, oft gefäßähnliche Spalträume sind von epithelial aussehenden Zellen mit eosinophilem, vakuolisiertem Zytoplasma ausgekleidet und von kollagenem Bindegewebe umgeben. **Elektronenmikroskopisch** und immunhistochemisch lässt sich die mesotheliale Herkunft der Tumorzellen einwandfrei nachweisen. Der Tumor ist jedoch – im Gegensatz zu den echten Mesotheliomen der Tunica vaginalis testis – gutartig.

Rhabdomyosarkom

Rhabdomyosarkome der Tunica vaginalis oder des Samenstrangs sind bei Kindern und Jugendlichen bis zum 20. Lebensjahr die häufigsten malignen paratestikulären Tumoren.

39.3 Samenblase

Erkrankungen der Samenblase sind äußerst selten und werden meist erst bei der Autopsie diagnostiziert. Klinisch sind sie symptomarm und oft bedeutungslos.

39.3.1 Normale Struktur und Funktion

Die zwei Samenblasen entwickeln sich aus den Knospen des Ductus deferens. Das auskleidende Zylinderepithel steht unter Androgenkontrolle und sezerniert eineviskose Flüssigkeit, die im Ejakulat als Energiespender für die Spermatozoen dient.

39.3.2 Nichtneoplastische Erkrankungen

Die **Agenesie** der Samenblase ist mit der des Samenleiters kombiniert. Angeborene **Zysten** sind stets mit ipsilateraler Nierenagenesie vergesellschaftet. Die akute bakterielle Entzündung der Samenblase (**Spermatozystitis**) wird begünstigt, wenn durch einen Androgenmangel das spezifische Sekret nur in geringem Ausmaß produziert wird. Die **chronische Spermatozystitis** und die **Tuberkulose** sind meist die Folge einer übergreifenden primären Entzündung der Prostata. Die isolierte **Amyloidose** wird bei etwa 16–20 % der autoptisch untersuchten Samenblasen gefunden. Es handelt sich um eine isolierte subepitheliale Ablagerung eines organspezifischen Amyloids, welches sich üblicherweise von Semenogelin I ableitet und daher nicht mit einer generalisierten Amyloidose assoziiert ist.

Als **pseudokarzinomatöse, involutive Epithelveränderungen** werden die Riesenkerne mit hypertetraploidem DNA-Gehalt bezeichnet, die mit zunehmendem Alter häufiger auftreten. Wenn derartige Zellen in zytologischen Prostatapunktaten vorkommen, können sie fälschlicherweise mit Karzinomzellen verwechselt werden. Allerdings sind die Samenblasenepithelien durch das im Zytoplasma reichlich enthaltene Lipofuszinpigment erkennbar, das in Prostatakarzinomzellen nicht vorkommt.

39.3.3 Tumoren

Tumoren der Samenblase sind Raritäten. Die **Adenokarzinome** werden als solche nur dann anerkannt, wenn sie in der Samenblase lokalisiert sind, wenn keine anderen Karzinome bestehen (vor allem kein Prostatakarzinom) und wenn sie histologisch papillär oder anaplastisch sind und Muzin produzieren.

39.4 Prostata

39.4.1 Normale Struktur und Funktion

Die Prostatadrüsen sprossen in der 12. fetalen Woche aus der primitiven Urethra. Die normale Prostata des geschlechtsreifen jungen Mannes wiegt etwa 20–30 g. Sie wird nach McNeal aufgrund embryologischer und funktioneller Unterschiede in drei wesentliche Zonen unterteilt:
- Die **zentrale** Zone liegt periurethral und umschließt die Ductus ejaculatorii.
- Die **periphere** Zone hingegen macht drei Viertel des Organs aus und liegt dorsal und lateral der zentralen Zone.
- Die **transitionale** Zone liegt zwischen zentraler und peripherer Zone und erstreckt sich periurethral vom Blasenhals bis zum Colliculus.

Der Utriculus prostaticus ist ein Rest der Müller-Gänge und wird auch als „weiblicher" Teil der Prostata angesehen. Testosteron ist das für das Wachstum und für die Funktion der Prostata wichtigste Hormon. Es wird mithilfe des Enzyms 5α-Reduktase im Prostatagewebe in seinen aktiven Metaboliten Dihydrotestosteron (DHT) umgewandelt.

39.4.2 Prostatitis

Die Entzündung der Prostata ist eine sehr häufige, klinisch oft inapparente Erkrankung. In Autopsien kann man eine Prostatitis bei etwa 35 % beobachten, wobei die Häufigkeit mit dem Alter bzw. mit dem Auftreten der Prostatahyperplasie zunimmt.

Ätiologie und Pathogenese

Die **akute Prostatitis** (12 %) wird wahrscheinlich am häufigsten von Chlamydien, Mykoplasmen, Trichomonaden und Viren verursacht. Für die bakterielle Prostatitis sind in erster Linie gramnegative Stäbchen, allen voran E. coli, verantwortlich. Die Infektion erfolgt hauptsächlich aszendierend aus der Harnröhre durch Harnreflux in die Prostatagänge und lymphogen aus dem Rektum, dagegen nur selten hämatogen.

Die häufigere **chronische Prostatitis** (77 %) wird meist durch bakterielle Mischinfektionen bei Sekretstau ausgelöst.

Die nicht spezifische **granulomatöse Prostatitis** (4 %) entsteht entweder nach einer Ruptur der Gänge, wodurch sich Sekret und/oder Konkremente in das Interstitium entleeren, oder nach transurethraler Elektroresektion (TUR).

Die spezifische granulomatöse **Prostatitis** ist meist die Folge einer spezifischen Zystitis (auch iatrogen nach BCG-Therapie möglich!) und/oder Nierentuberkulose.

Morphologie

Bei der **akuten Prostatitis** sind die ausgeweiteten Prostatagänge und das umliegende Gewebe durch Granulozyten und Monozyten infiltriert. Die Infiltrate bilden oft Mikroabszesse, die zu größeren Abszessen konfluieren können.

Bei der **chronischen Prostatitis** stehen herdförmige lymphoplasmazelluläre Infiltrate im Vordergrund, die zumeist periglandulär gelagert sind.

Bei der nicht spezifischen **granulomatösen Prostatitis** sind die Granulome aus Schaumzellen und Fremdkörper-, aber auch Langhans-Riesenzellen aufgebaut.

Die **Prostatatuberkulose** ist stets fibrillogranulär nekrotisierend (verkäsend) granulomatös und kann sogar zu echten Kavernen führen.

39.4.3 Benigne Prostatahyperplasie (BPH)

Definition und Epidemiologie Als benigne Prostatahyperplasie (BPH) bezeichnet man knotige Proliferationen von Drüsen und Stroma der transitionalen Zone, die zur Vergrößerung der Prostata führen. Die BPH ist fast physiologisch mit dem Alterungsprozess des Mannes verbunden. Sie wird bereits nach dem 30. Lebensjahr beobachtet, nach dem 70. Lebensjahr gibt es kaum einen Mann, der von diesem Leiden nicht mehr oder weniger geplagt wird.

Ätiologie und Pathogenese

Über die Ätiopathogenese der BPH gibt es keine klaren Vorstellungen. Man vermutet, dass die altersbedingte Erhöhung des 17β-Östradiol-Testosteron-Quotienten die Vermehrung der Androgenrezeptoren in der Prostata bewirkt. Die Konversion von Testosteron zu DHT ist erhöht, was eine Zellproliferation zur Folge hat. Wachstumsfördernd wirken auch hohe Insulinwerte und einige Wachstumsfaktoren. Wichtig für die BPH-Induktion dürften die Wechselwirkung und der unterschiedliche Metabolismus dieser Hormone im Stroma und im Drüsenepithel sein. Hemmer der 5α-Reduktase verkleinern eine durch BPH vergrößerte Prostata.

Morphologie

Die hyperplastische Prostata zeigt zahlreiche, unterschiedlich große Knoten (➤ Abb. 39.12a), die in der Transitionalzone liegen. Die Konsistenz des Organs ist derb-elastisch und mit der des Daumenballens vergleichbar. Das verdrängte, druckatrophe Prostatagewebe der peripheren Zone bildet eine Pseudokapsel, die die chirurgische Enukleation der knotigen Areale ermöglicht und deswegen auch als „chirurgische Kapsel" bezeichnet wird. Manchmal entwickelt sich am vesikalen Eingang der Urethra ein Knoten, der wie ein zusätzlicher Lappen (sog. Home-Mittellappen) intravesikal wächst und wie ein Deckel den Urethraausgang versperrt.

Histologisch sind die hyperplastischen Knoten sehr unterschiedlich aufgebaut:
- Reine **fibrovaskuläre Stromaknoten** liegen nur periurethral und entstehen aus dem primitiven subepithelialen Mesenchym. Sie sind aus Fibroblasten, Gefäßen und kollagenen Fasern aufgebaut und dürften die initiale Veränderung bei der BPH darstellen.
- **Fibromuskuläre Knoten** enthalten dazu noch glatte Muskelfasern und auch Myofibroblasten.

- Reine, nur aus glatten Muskelfasern aufgebaute **leiomyomatöse Knoten** sind selten.
- Bei den **fibro- und myoglandulären Knoten** überwiegt die Hyperplasie der Drüsen, die mit stark gefaltetem sekretorischem Zylinderepithel unter Ausbildung sternförmiger Lumina ausgekleidet sind (> Abb. 39.12b, c).

Eine Prostatitis und zahlreiche Corpora amylacea zählen zu den **Sekundärveränderungen,** die die BPH begleiten. **Corpora amylacea** sind runde Gebilde, die in den Prostatadrüsen liegen und aus Mukoproteinen in geschichteter Weise aufgebaut sind. Durch zusätzliche Kalziumphosphat- oder Kalziumkarbonatablagerung entstehen echte Konkremente, die makroskopisch wegen ihrer schwarzen Farbe deutlich sichtbar sind (sog. Schnupftabakprostata).

39.4.4 Tumoren

Prostatische intraepitheliale Neoplasie (PIN), high grade

Definition und Epidemiologie Die prostatische intraepitheliale Neoplasie („high grade") ist eine echte Präkanzerose und entspricht einer intraduktalen Epitheldysplasie der Prostata. Sie ist in etwa 50–70 % der Fälle beim Prostatakarzinom begleitend im resezierten Gewebe histologisch zu finden. Die High-grade-PIN geht der Entstehung des Prostatakarzinoms etwa 10–15 Jahre voraus und wird bereits bei jüngeren Männern gefunden.

Morphologie

Mikroskopisch zeigt die PIN Proliferate sekretorischen Epithels mit zumeist wellenförmigen, seltener papillären Mustern. Definierend ist die zelluläre Atypie mit vergrößerten Zellkernen und einem prominenten Nucleolus (> Abb. 39.13), das Zytoplasma ist oft auffallend amphophil (d. h. bläulich). Im Gegensatz zum Karzinom sind allerdings die Basalzellen in der PIN noch erhalten, aber oft bereits rarifiziert.

Klinische Relevanz Patienten, bei denen bioptisch oder im TUR-Gewebe eine multifokale PIN diagnostiziert wird, sollten in kürzeren Abständen klinisch und bioptisch kontrolliert werden. Bei mehr als einem Drittel dieser Patienten wird im Verlauf von 2 Jahren ein invasives Karzinom festgestellt.

Prostatakarzinom

Epidemiologie Das Prostatakarzinom ist in der westlichen Welt der häufigste nichtkutane bösartige Tumor beim Mann. Die Sterblichkeitsrate steigt linear mit dem Alter an und hängt u. a. davon ab, in welchem geografischen Gebiet die Männer leben und welcher ethnischen Gruppe sie angehören. Bei der weißen Bevölkerung des Westens beträgt die durchschnittliche Mortalitätsrate in allen Altersgruppen 20–45 %. Die höchste weist die schwarze Bevölkerung der USA auf (100 %). Signifikant niedriger ist die Sterblichkeit in

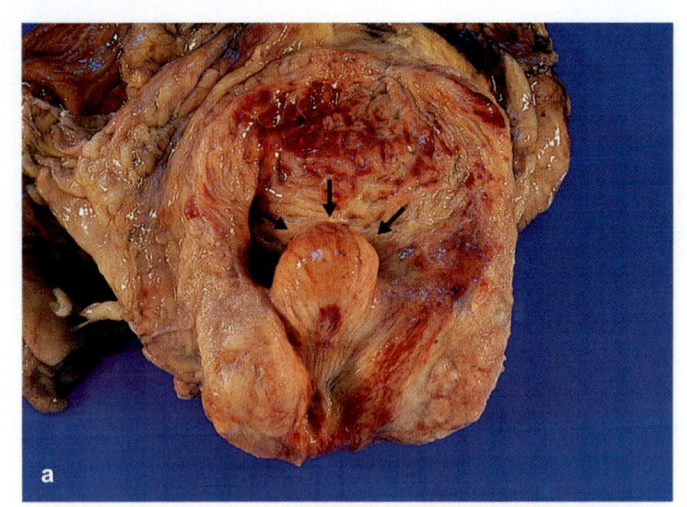

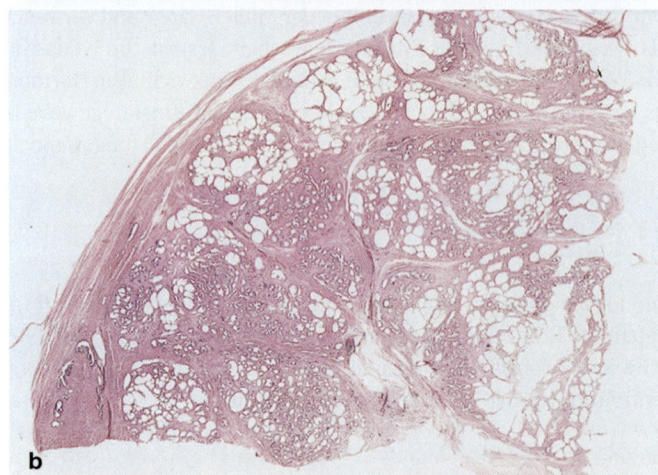

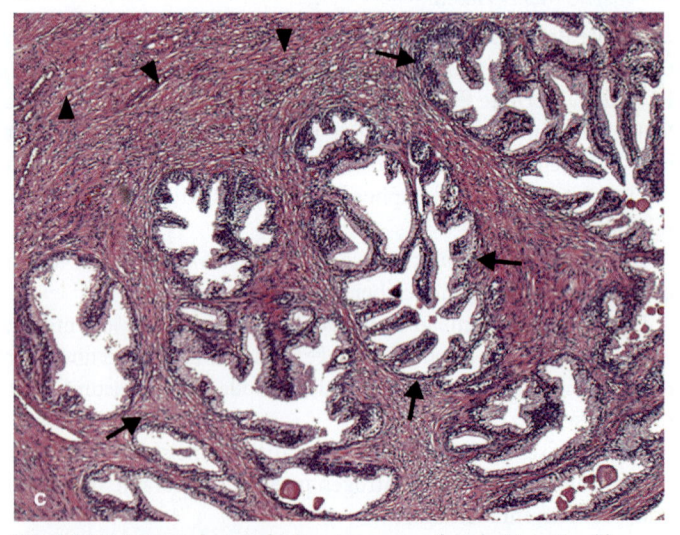

Abb. 39.12 Prostatahyperplasie. a Von vorn aufgeschnittene Harnblase mit Muskelhypertrophie der Wand (sog. Balkenblase). Massive Hyperplasie der Prostata am Eingang der Urethra (Home-Mittellappen, Pfeile). Die Hyperplasie der Prostata behindert den Abfluss des Urins im Bereich des Trigonums und führt dadurch zur Muskelhypertrophie der Harnblase. **b** Myoglanduläre Prostatahyperplasie: Die Prostata ist vergrößert und knotig. Die Knoten bestehen aus z. T. zystisch erweiterten Drüsen und einem hyperplastischen Stroma mit Bindegewebe und glatten Muskelfasern. HE, Vergr. 10-fach. **c** Adenomyom der Prostata: hyperplastische Drüsen (Pfeile) und konzentrisch gewucherte glatte Muskelfasern (Pfeilspitzen). HE, Vergr. 20-fach. [R398]

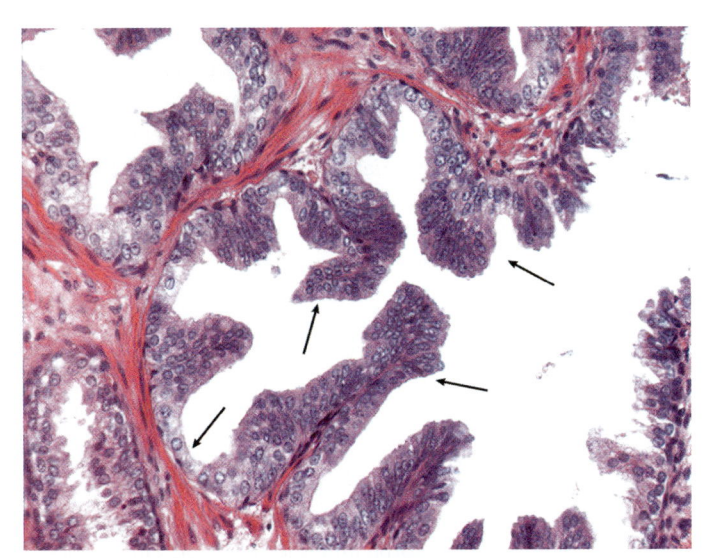

Abb. 39.13 Prostatische intraepitheliale Neoplasie (PIN). Papilläre intraduktale Epithelproliferation. Die Kerne mit großen, deutlich erkennbaren Nukleolen (Pfeile). HE, Vergr. 400-fach. [R398]

Afrika und Asien, während die Werte der osteuropäischen Länder und Südamerikas zwischen diesen Extremen liegen. Offensichtlich sind nicht nur genetische Faktoren, sondern auch unbekannte exogene Noxen für diese Unterschiede verantwortlich. So liegt z. B. die Karzinominzidenz bei den nach Amerika ausgewanderten Asiaten deutlich höher als in ihren Heimatländern. Letztlich darf man aber auch nicht vergessen, dass in den westlichen Industrieländern aufgrund des höheren Durchschnittsalters wesentlich mehr Männer das Karzinomalter erreichen und dass sowohl die Diagnostik als auch die statistische Datenerfassung besser sind.

Risikofaktoren Der bekannteste Risikofaktor für die Entwicklung des Prostatakarzinoms ist „das Alter". Autoptische Untersuchungen, bei denen Serienschnitte an den Prostatae von über 90-Jährigen gemacht wurden, belegen eine Karzinomhäufigkeit von 70–100 % (sog. latentes Karzinom)! Eine familiäre Komponente ist mittlerweile gut belegt: Ist der Vater betroffen, verdoppelt sich das Risiko, bei einem Bruder mit Prostatakrebs verdreifacht es sich im Vergleich zur übrigen männlichen Bevölkerung. Obwohl die meisten Karzinome mit einer BPH kombiniert sind, wird ein kausaler Zusammenhang von den meisten Autoren abgelehnt. Sicher ist, dass Testosteron das Tumorwachstum begünstigt, der (unbehandelte) Tumor zeigt eine sog. Androgenabhängigkeit. Im Karzinomgewebe selbst ist die Zahl der Androgenrezeptoren im Vergleich zu den Werten einer normalen Prostata und einer solchen mit BPH erhöht. Östrogene hingegen wirken karzinomprotektiv. Zum Beispiel erkranken Patienten mit Leberzirrhose wegen des mangelnden Östrogenabbaus auffallend seltener an einem Prostatakarzinom. Auch Umweltfaktoren bzw. Essgewohnheiten (ungünstig: rotes Fleisch, tierische Fette) dürften eine gewisse Rolle spielen, denn es zeigt sich, dass z. B. in die USA ausgewanderte Japaner oder Chinesen in der zweiten Generation gleich häufig erkranken wie die Einheimischen.

Morphologie

Makroskopisch ist das Prostatakarzinom meist nicht zuverlässig zu entdecken. Es finden sich derbe (tasten!), gelb-weiße, unscharf begrenzte Herde, die je nach Stadium in einem oder in beiden Lappen auftreten (> Abb. 39.14a). Das Prostatakarzinom entsteht in 85 % der Fälle in der peripheren, androgenabhängigen Zone und wächst erst dann in das Zentrum des Organs und/oder durchbricht die Kapsel und breitet sich im periprostatischen Fett- und Bindegewebe aus bzw. infiltriert die anliegende Samenblase. Auch in der Transitionalzone (ca. 15 % der Fälle) können Karzinome entstehen, diese sind häufig etwas besser differenziert, werden aber, lokalisationsbedingt, bei sog. systematischen Biopsien leichter verpasst.

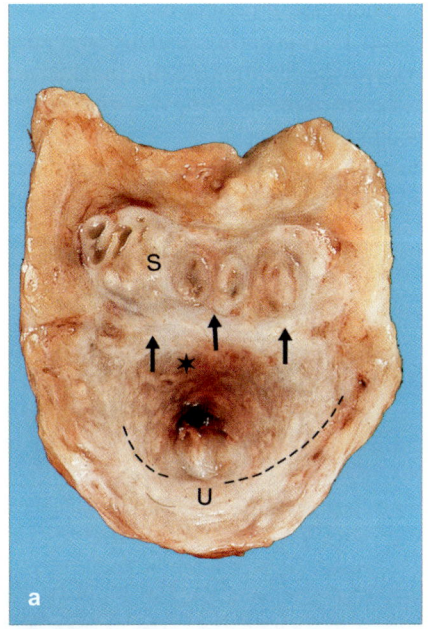

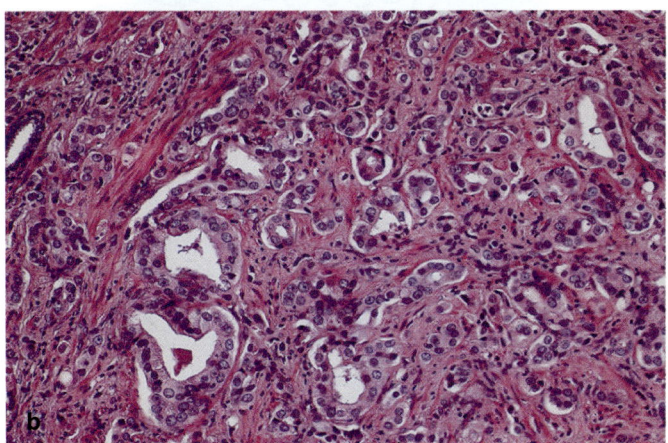

Abb. 39.14 Prostatakarzinom. a Makroskopischer Aspekt: Die Abgrenzung des Tumors gegenüber dem Prostataparenchym ist unscharf (gestrichelte Linie). Die Wand der Urethra (U) ist infiltriert. Das Zentrum des Tumors ist nekrotisch und hämorrhagisch (*). Der Tumor wächst (Pfeile) in die Samenblasen (S) ein. **b** Histologisches Bild eines mäßig differenzierten Prostatakarzinoms (Gleason-Score 3 + 3 = 6). HE, Vergr. 100-fach. [R398]

Histologisch zeigt das klassische azinäre Prostatakarzinom beträchtliche Unterschiede im Wachstumsmuster (> Abb. 39.14b). Je größer das Karzinom, desto häufiger finden sich verschiedene histologische Muster nebeneinander (**pluriformes Karzinom**). Dies hatte die Etablierung eines einheitlichen, international akzeptierten und prognostisch orientierten Graduierungssystems (englisch: Grading) lange erschwert. Mittlerweile hat sich jedoch d**ie Graduierung nach Gleason** durchgesetzt, die allein die Architektur des Tumors bewertet (und die Zytologie ignoriert) und so vor allem der morphologischen Heterogenität des Prostatakarzinoms Rechnung trägt (> Abb. 39.15). Der sog. Gleason-Score zählt neben der TNM-Klassifikation, dem Serum-PSA-Spiegel und der Beurteilung der chirurgischen Resektionsränder zu den vier wichtigsten, statistisch unabhängigen prognostischen Parametern. Er wird bereits für die Planung der Behandlung (Biopsie) verwendet. Es werden nach Gleason fünf Grundmuster unterschieden:

- **Gleason-Muster 1** ist ein höchst differenziertes Adenokarzinom, das sich nur durch die gestörte Drüsenarchitektur vom normalen Prostatagewebe unterscheidet. Isoliert kommt es äußerst selten vor, spielt praktisch keine Rolle.
- **Gleason-Muster 2** zeigt etwas kleinere Drüsen, die aber noch immer einen umschriebenen, nicht infiltrativen Herd bilden. Die Gleasonmuster 1 und 2 sind typische Karzinome der Transitionalzone und werden meist zufällig im Elektroresektionsmaterial entdeckt. Ihre Diagnose im Stanzbiopsiegut ist formal nicht statthaft.
- **Gleason-Muster 3** ist ein gut differenziertes Adenokarzinom, das aus form- und größenvariablen Drüsen aufgebaut ist, die das umgebende Gewebe infiltrieren. Die Karzinomzellen zeigen meist eine nukleäre Atypie, insbesondere große Nukleolen. Es ist das mit Abstand häufigste Karzinommuster.
- **Gleason-Muster 4** zeichnet sich durch Verlust einer reifen drüsigen Differenzierung, Fusion von Drüsen, glomeruloide oder **kribriforme Muster** aus (sog. Drüse-in-Drüse-Muster). Es ist relativ häufig.
- **Gleason-Muster 5** ist ein entdifferenziertes Karzinom, das entweder infiltrativ einzelzellig oder in soliden Massen wächst. Auch Komedonekrosen und Einbrüche in das Gangsystem (sog. intraduktales Karzinom der Prostata) sind möglich. Die Tumorzellen sind oft sehr polymorph und besitzen häufig ein basophiles Zytoplasma. Isoliert ist dieses Muster eher selten, häufiger kombiniert mit den Mustern 4 oder 3.

Der **Gleason-Score** eines Prostatakarzinoms errechnet sich als Summe des häufigsten und des zweithäufigsten Gleasonmusters eines Tumors (z. B. Gleason 3 + 4= Gleason-Score 7). Zeigt das Karzinom ein einheitliches histologisches Bild, ergibt sich der Gleason-Score durch Verdoppelung des Gleason-Musters (z. B. Gleason-Score 4 + 4 = 8). Die Regeln der Gleason-Graduierung (> Abb. 39.15) unterscheiden sich je nach Probenart (Biopsie, Operationspräparat) allerdings in Details.

Neben dem häufigeren azinären Prostatakarzinom können ein sog. **duktales Karzinom** (selten: < 5 % der Fälle) und noch seltener auch ein **Übergangszellkarzinom** aus den periurethralen Drüsen entstehen.

Das Prostatakarzinom breitet sich zunächst im Organ selbst aus und infiltriert später die umliegenden Organe (Samenblasen, Harnblase, Rektum). Die Ausbreitung erfolgt oft entlang den Nerven in der Prostatakapsel. Die Metastasierung erfolgt zunächst lymphogen in die pelvinen Lymphknoten und hämatogen vor allem retrograd über den klappenlosen prävertebralen Venenplexus in Wirbelsäule, Femur und Beckenknochen. 90 % der Knochenmetastasen sind vom osteoplastischen Typ. Die Tumorzellen produzieren eine Reihe von Faktoren („prostatic osteoblastic factors"), die Osteoblasten direkt zum Wachstum stimulieren.

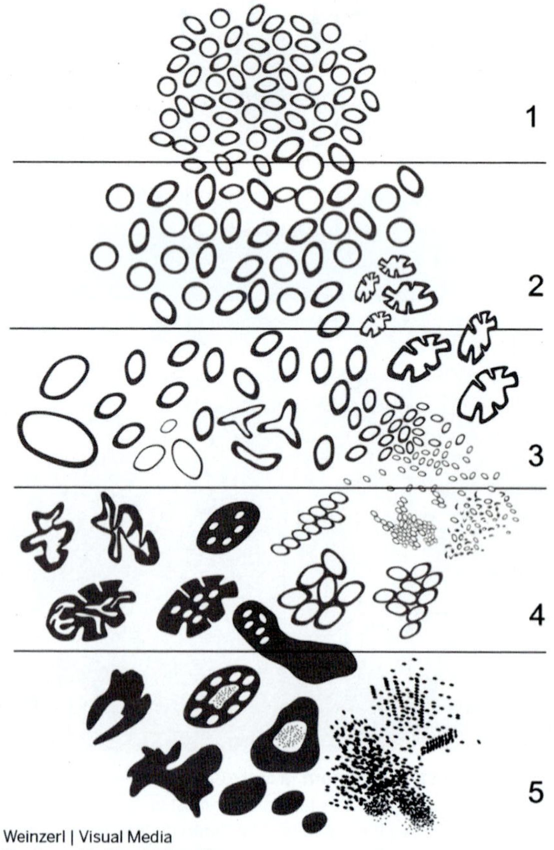

Molekularpathologie

Über die molekulare Onkogenese bzw. Zytogenetik des Prostatakarzinoms ist noch relativ wenig bekannt, da Tiermodelle kaum auf die Verhältnisse beim Mann übertragbar sind. Eine gewisse Rolle könnte die mit der BPH häufig vergesellschaftete chronische Prostatitis spielen, da es infolge der (Fehl-)Regeneration der Stammzellen auch zu einer Schädigung des Genoms kommen kann, das für weitere karzinogene Noxen empfänglicher wird.

Obwohl der **Androgenrezeptor (AR)** eine zentrale treibende Rolle einnimmt, werden AR-Mutationen, aber auch Mutationen typischer Tumorsuppressorgene wie TP53 oder RB1 meist erst in fortgeschrittenen Karzinomen beobachtet. Häufiger sind zytogenetische

Abb. 39.15 Gleason-Grading beim Prostatakarzinom (© The Trustees of Indiana University). [T1347]

Veränderungen: Allelverluste finden sich an **Chromosom 8p,** wo neben NKX3.1 möglicherweise auch andere Tumorsuppressorgene lokalisiert sind, sowie **Chromosom 10p** (PTEN), 2q, 3p, 5q, 6q, 13q, 16q, 17p, 18q und 21q (ERG). Häufige Allelgewinne (90 %) findet man auf 8q. Sequenzierungsanalysen belegen, dass das Prostatakarzinom häufig sehr komplexe genomische Translokationen aufweist. Am häufigsten wird (ca. 50 % der Fälle) die TMPRSS2-ERG-Translokation beobachtet, bei welcher das onkogene ERG-Gen unter die Kontrolle der Androgen-abhängigen Protease TMPRSS2 kommt und so die Tumorprogression vorrantreiben kann. Das Prostatakarzinom ist anfänglich von der Zufuhr von Androgenen abhängig, welche man sich therapeutisch durch eine anti-androgene Therapie (englisch: Androgen Deprivation Therapy, ADT) zunutze macht. Der Tumor zeigt zunächst praktisch immer eine Regression, erlernt jedoch durch verschiedene Mechanismen, trotz Androgenblockade bzw. -entzug zu wachsen und wird dann als kastrationsresistentes Prostatakarzinom (CRPC) bezeichnet, das ein aggressiver und schnell metastasierender Tumor ist. Das CRPC zeigt molekular typische Alterationen maligner Tumoren (Mutationen in TP53, RB1, etc.), hat aber zudem häufige Androgenrezeptoralterationen (Amplifikation, Mutation) und in ca. 20 % der Fälle Defekte in den DNA-Reparaturgenen (BrCa1/2, ATM, CHEK2, PALB2). Dies wird durch therapeutischen Einsatz sog. PARP-Inhibitoren zur Induktion einer synthetischen Letalität (der Tumorzellen) klinisch genutzt, setzt aber eine molekulare Diagnostik des Prostatakarzinoms voraus. Ein anderer, seltenerer Defekt der DNA-Reparatur betrifft die sog. Mismatch-Repairgene (<1 %), diese Tumoren zeigen eine höhere Mutationsrate, die man sich therapeutisch durch den Immunonkologischen Ansatz einer Checkpoint-Blockade (gegen PD-1, PD-L1, CTLA4 etc.) zunutze machen kann, dieser Ansatz ist aber noch eher experimentell.

Prostatakarzinome zeigen häufig eine Expression von Folathydrolase I, auch Prostataspezifisches Membranantigen (PSMA) genannt, welche zudem mit der Tumorprogression zunimmt. Dies wird von der Nuklearmedizin mit geeigneten PET-Tracern zur sensitiven Detektion von Prostatakarzinommetastasen genutzt.

Nach ADT (anti-androgener Therapie) wird auch das Auftreten einer neuroendokrinen Differenzierung gehäuft beobachtet (sog. Therapie-assoziiertes neuroendokrines Prostatakarzinom nach WHO 2022), dessen klinische Bedeutung jedoch noch unklar ist.

Klinische Relevanz Ähnlich wie das normale Prostataepithel sezernieren auch die Karzinomzellen ein **prostataspezifisches Antigen (PSA),** das im Serum der Patienten nachgewiesen werden kann. Es handelt sich um eine 34 kD schwere Serin-Protease, die physiologischerweise für die Verflüssigung des Ejakulats zuständig ist. Jede Zerstörung der normalen Prostatastruktur (Prostatitis, PH, Biopsie) ermöglicht größeren PSA-Mengen die Diffusion in das Serum. Als karzinomverdächtig gelten Werte > 4 ng/ml, dies ist jedoch immer im Einzelfall (Alter?, Prostatagröße? Medikation?) zu betrachten. Die PIN verursacht keinen PSA-Anstieg.

39.5 Penis und Skrotum

39.5.1 Normale Struktur und Funktion

Der **Penis** entwickelt sich aus dem primitiven Phallus, in den sich die entodermale Urethralplatte einsenkt und den proximalen Teil der Harnröhre bildet. Der distale Urethrateil entsteht durch ektodermale Zellen, die von der Penisspitze einwandern.

Das **Skrotum** entwickelt sich aus den paarig angelegten Genitalwülsten. Das komplizierte Gefäßsystem des Penis dient der Erektion.

39.5.2 Kongenitale Anomalien

Das Fehlen des Penis (**Apenie**) ist eine der seltensten Fehlbildungen überhaupt (1 : 30 Mio. Geburten). Die Urethra mündet in solchen Fällen perineal in der Anusgegend. Häufiger sind vor allem die Hypo-, aber auch die Epispadie und die Phimose, wobei Letztere auch erworben sein kann.

Als **Epispadie** bezeichnet man die dorsale Spaltung der Urethra, die oft auch mit einer Blasenekstrophie kombiniert ist. Diese seltene, schwere Fehlbildung beruht auf einer abnormen Lage des Genitalhöckers, wodurch der Sinus urogenitalis an der kranialen statt an der kaudalen Seite der Penisanlage mündet. Wenn die Verschmelzung beider Teile des Genitalhöckers ausbleibt, ist die Epispadie mit einem geteilten Penis kombiniert (Phallus bifidus oder Diphallus).

Bei der wesentlich häufigeren **Hypospadie** (1 : 1000 Geburten) mündet die Urethra an der Unterfläche der Glans oder des Penisschafts, manchmal aber auch perineal oder am Skrotum.

Eine angeborene oder als Folge von Entzündungen erworbene Stenose der Vorhaut bezeichnet man als **Phimose.** Bei diesem Zustand kann man die Vorhaut nicht über die Glans zurückziehen. Wird die Vorhaut mit Gewalt hinter die Glans gezogen **(Paraphimose),** können Zirkulationsstörungen eine Gangrän der Glans verursachen.

39.5.3 Zirkulationsstörungen

Besonders bei Diabetikern und starken Rauchern ist die Atherosklerose oder Mikroangiopathie der Penisgefäße häufig. Sie verursacht vor allem eine erektile Dysfunktion.

Als **Priapismus** bezeichnet man eine schmerzhafte persistente Erektion, die auf der mangelhaften Blutentleerung aus den Corpora cavernosa beruht. Als Ursache kommen Blutkrankungen, Tumoren im kleinen Becken, aber auch Medikamente (Antihypertensiva) und Drogen infrage.

Die **Fournier-Gangrän** ist eine subfasziale nekrotisierende Entzündung mit Gefäßthrombosen von Penis und Skrotum. Sie entsteht wahrscheinlich infolge einer Infektion mit *E. coli* und/oder den anaeroben *Bacteroides fragilis* und Clostridien.

39.5.4 Unspezifische Entzündungen und venerische Infektionen

Entzündungen der Vorhaut werden **Posthitis** und die der Glans **Balanitis** genannt. Neben den gewöhnlichen bakteriellen Entzündungen gibt es auch einige für diese Lokalisation sehr charakteristische nicht infektiöse entzündliche Erkrankungen:
- Die **Balanoposthitis xerotica obliterans** entspricht histologisch einem Lichen sclerosus et atrophicus und führt regelmäßig zu einer Phimose.
- Die **plasmazelluläre Balanitis Zoon** kann makroskopisch sowohl ein syphilitisches Ulkus als auch ein Karzinom vortäuschen. Für das histologische Bild dieser harmlosen Entzündung sind lymphoplasmazelluläre Infiltrate des Epithels charakteristisch.

Die klassische venerische Entzündung ist der **syphilitische Primäraffekt** (Erreger: *Treponema pallidum*), der wegen der auffallenden harten Konsistenz **Ulcus durum** (harter Schanker) genannt wird (auch > Kap. 48.3.6). Das schmerzlose Geschwür zeigt histologisch zahlreiche proliferierte Kapillaren mit prominenten Endothelien und dichten plasmazellulären Infiltraten. Mithilfe der Versilberung nach Warthin-Starry (> Kap. 1.6.3; > Tab. 1.6) lassen sich die Erreger im Ulkusgrund nachweisen. Das Ulkus kann auch ohne Therapie ausheilen und eine kleine Narbe hinterlassen. Weitere, selten gewordene venerische Infektionen sind das Ulcus molle((Erreger: *Haemophilus ducreyi*), das Lymphogranuloma venereum (Erreger: *Chlamydia trachomatis*) und das Granuloma inguinale (Erreger: *Calymmatobacterium granulomatis*).

Die **Herpes-simplex-Virus-Balanitis** (Erreger: meist HSV 2) ist derzeit in den USA die häufigste Geschlechtskrankheit. Die schmerzhaften Bläschen, die später exulzerieren, entstehen in der Penishaut.

39.5.5 Tumoren

Condyloma acuminatum

Das Condyloma acuminatum ist eine gutartige papillomatöse Epithelwucherung (Virusakanthose), die oft multipel am Präputium, an der Glans und am Skrotum entstehen kann. Die Krankheit wird durch sexuellen Kontakt übertragen. Das Papillomavirus (HPV) ist die Ursache der Wucherung. *HPV Typ 6 und 11* wurden am häufigsten nachgewiesen. Oft treten Condylomata acuminata bei beiden Geschlechtspartnern auf.

Intraepitheliale Neoplasie und Peniskarzinom

Epidemiologie Das Karzinom der Glans oder des Präputiums ist hierzulande ein seltenes Malignom des alten Mannes (0,3 % aller Neoplasien). In Lateinamerika und in den nicht moslemischen Ländern Afrikas ist es einer der häufigsten Tumoren.

Ätiologie und Pathogenese

Als Ursache steht an erster Stelle die chronische Entzündung, die auf mangelnder Hygiene beruhen kann. Bei den zirkumzidierten Männern kommt dieses Karzinom praktisch nicht vor. Auch im Gewebe undifferenzierter Karzinome wurden HPV Typ 16 und 18 nachgewiesen. Wie alle Plattenepithelkarzinome entsteht auch das Peniskarzinom aus präkanzerösen Veränderungen (penile intraepitheliale Neoplasie, PeIN). Die aktuelle WHO-Klassifikation unterscheidet bei den Präkanzerosen die basaloide (undifferenzierte) und die warzenartige (kondylomatöse, bowenoide) HPV-assoziierte penile intraepitheliale Neoplasie (PeIN) sowie die nicht-HPV-assoziierte differenzierte PeIN. Bei den resultierenden invasiven Karzinomen gilt entsprechend die Unterscheidung in HPV-assoziierte und HPV-unabhängige Plattenepithelkarzinome. Darüber hinaus gibt es die Subgruppe der nicht näher spezifizierten Plattenepithelkarzinome.

Morphologie

Das Karzinom kann sowohl exophytisch als auch endophytisch wachsen und ist meist an der Oberfläche exulzeriert. Histologisch ist es ein verhornendes, mehr oder weniger differenziertes Plattenepithelkarzinom, das sehr bald den Schwellkörper infiltriert. Eine prognostisch günstigere Variante ist das rein verruköse Karzinom, das sehr langsam wächst (**Riesenkondylom Buschke-Loewenstein**). Die HPV-assoziierten Karzinome zeigen meist ein solides, weniger dissoziiertes Wachstumsmuster und eine basaloide, weniger an reife Plattenepithelien erinnernde Morphologie der Tumorzellen.

Peniskarzinome metastasieren zunächst in die inguinalen und später in die iliakalen Lymphknoten. Obwohl das Organ stark vaskularisiert ist, erfolgt die hämatogene Aussaat nur sehr spät.

Klinische Relevanz Der Tumor wird mit partieller oder totaler Penektomie behandelt. Die Patienten mit lokalisiertem Tumor leben nach der Operation durchschnittlich 5–7 Jahre, jene mit Lymphknotenmetastasen nur 2–3.

Sonstige Neoplasien

Seltene Tumoren, die in dieser Lokalisation vorkommen, sind das penile adenosquamöse und das mukoepidermoide Karzinom, das **Basalzellkarzinom**, das **Melanom** und der extramammäre **Morbus Paget** des Penis, der manchmal mit anderen Neoplasien (z. B. Prostatakarzinom) kombiniert ist.

Das heute seltene **Plattenepithelkarzinom** des Skrotums ist unter dem Namen „Schornsteinfegerkrebs" in die Medizingeschichte eingegangen. Die extreme Rußbelastung erkannte bereits 1775 der englische Arzt Sir Percival Pott als Ursache für diesen Tumor.

Die **Peyronie-Krankheit** ist eine umschriebene gutartige Fibromatose der Tunica albuginea des Penisschafts, die gewöhnlich mit einer palmaren und/oder plantaren Fibromatose vergesellschaftet ist. Das gewucherte Bindegewebe infiltriert den Schwellkörper und verursacht Schmerzen sowie eine Deviation des Penis auf die erkrankte Seite (Induratio penis plastica).

KAPITEL 40

S.F. Lax, L.C. Horn, A. Noske, A. Staebler

Weibliche Geschlechtsorgane

40.1	Ovar	762	40.3.3	Endometrium	776
40.1.1	Normale Struktur und Funktion	762	40.3.4	Myometrium	784
40.1.2	Fehlbildungen	763	40.3.5	Cervix uteri	786
40.1.3	Erworbene Funktionsstörungen (Endokrinopathien)	763			
40.1.4	Zirkulationsstörungen	763	40.4	Vagina	793
40.1.5	Nichtneoplastische und funktionelle Ovarialzysten	763	40.4.1	Fehlbildungen	794
40.1.6	Tumoren	765	40.4.2	Kolpitis	794
			40.4.3	Tumoren und tumorartige Läsionen	794
40.2	Tube	774			
40.2.1	Normale Struktur und Funktion	774	40.5	Vulva	795
40.2.2	Fehlbildungen	774	40.5.1	Normale Struktur und Funktion	795
40.2.3	Adnexitis	775	40.5.2	Fehlbildungen	795
40.2.4	Tumorartige Läsionen und Tumoren	775	40.5.3	Vulvitis	795
			40.5.4	Chronische Vulvaerkrankungen	796
40.3	Uterus	775	40.5.5	Tumorähnliche Läsionen	796
40.3.1	Normale Struktur und Funktion	775	40.5.6	Tumoren	796
40.3.2	Fehlbildungen	776			

Zur Orientierung

Erkrankungen der weiblichen Genitalorgane sind häufig und überwiegend gutartig. Sie verursachen eine Reihe von **Symptomen** wie abnorme vaginale Blutungen, unregelmäßige Regelblutungen, Kontaktblutungen beim Geschlechtsverkehr, abdominales Druckgefühl, akutes Abdomen, endokrine Symptome, Ausfluss aus der Vagina oder Juckreiz und Ekzeme im Bereich der Vulva.

In den Industrieländern betreffen **maligne Tumoren** am häufigsten Ovar und Endometrium. **Ovarialkarzinome** verursachen keine Frühsymptome und werden daher oft erst im Spätstadium entdeckt. Dementsprechend ist die Prognose ungünstig. Differenzialdiagnostisch müssen sie vor allem von Metastasen und von Borderlinetumoren abgegrenzt werden. Das **Endometriumkarzinom** führt hingegen häufig bereits in frühen Stadien bzw. in den Vorstufen zu abnormen Blutungen und wird daher meist frühzeitig entdeckt. Differenzialdiagnostisch muss es vor allem von gutartigen Erkrankungen des Endometriums wie Polypen unterschieden werden.

Die meisten **Zervixkarzinome** entstehen wie Karzinome der Vagina und der Vulva auf dem Boden einer HPV-Infektion. Daher unterteilt die WHO die Tumoren dieser Lokalisationen in HPV-assoziiert und HPV-unabhängig. Das Zervixkarzinom bleibt, ebenso wie seine Vorstufen, lange symptomlos. In vielen Ländern hat die Zytologie als Vorsorgeuntersuchung die Inzidenz der Zervixkarzinome deutlich gesenkt.

Die Molekularpathologie hat die Betrachtungsweise und die Klassifikation der Tumoren wesentlich beeinflusst, wichtige Beiträge zur Diagnostik und neue therapeutische Ansätze geliefert.

40.1 Ovar

40.1.1 Normale Struktur und Funktion

Die Ovarien (Eierstöcke) der geschlechtsreifen Frau sind ungefähr 3 × 2 × 1 cm groß. Sie liegen in der Fossa ovarica, nahe der lateralen Beckenwand. An der Oberfläche sind die Ovarien von Mesothel bedeckt. Die Ovarrinde (Kortex) ist aus Stromazellen aufgebaut, in welche die Follikel mit den Oozyten eingebettet sind. Die zentrale Markschicht besteht aus lockerem Bindegewebe mit Blut- und Lymphgefäßen, die am Hilus ein- bzw. austreten.

Das Ovar besitzt durch die Bereitstellung befruchtungsfähiger Eizellen im Zuge von Follikelreifung und Ovulation sowie durch die Produktion von Östrogenen und Gestagenen **reproduktive** und **endokrine** Funktionen (> Abb. 40.1). Bei Primordial- und Primärfollikeln ist die Granulosazellschicht einreihig. Durch Proliferation der Granulosazellen entsteht der Sekundärfollikel und schließlich durch Ausbildung eines mit mucopolysaccharidreicher Flüssigkeit gefüllten Hohlraums sowie des Cumulus oophorus (Eizelle mit umgebenden Granulosazellen) der **Graaf-Tertiärfollikel.** Im umgebenden Rindenstroma differenzieren Stromazellen zur Thekazellschicht. Diese besteht aus der gut umschriebenen **Theca interna** und der gegenüber dem angrenzenden Ovarialstroma unscharf abgegrenzten faserreichen **Theca externa.** Die Zellen der Theca interna sind groß und reich an eosinophilem Zytoplasma („luteinisiert").

Die endokrine Funktion des Follikels ist komplex und wird zum Teil von Hypothalamus und Hypophyse kontrolliert (> Abb. 40.2). Die Follikelreifung und die Sekretion von Gestagenen stehen unter der Kontrolle der Gonadotropine, die Östrogensekretion im heranreifenden Follikel durch die Granulosazellen und die Thekazellen erfolgt hingegen unabhängig von den hypophysären Hormonen.

Ein hoher Plasmaöstradiolspiegel gegen Zyklusmitte hin bewirkt über eine positive Rückkopplung die Sekretion des luteotropen Hormons (LH) aus der Hypophyse. Dieses löst die Ovulation aus und führt durch Akkumulation von Lipiden in den Granulosa- und Theka-interna-Zellen zur Umwandlung des Follikels in den Gelb-

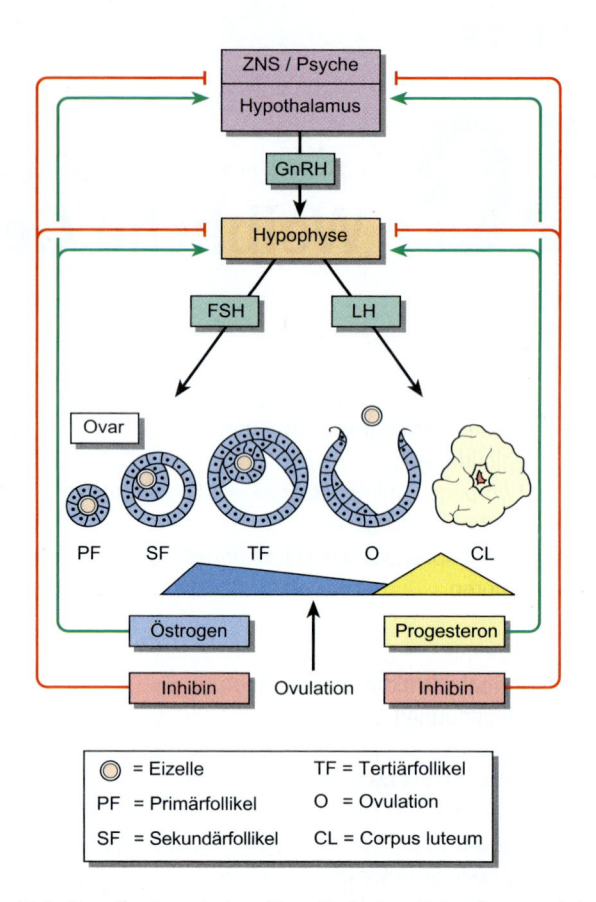

Abb. 40.2 Regelkreis zwischen Hypothalamus, Hypophyse und Ovar. [L106]

körper **(Corpus luteum menstruationis),** der neben Östrogenen vor allem Gestagene produziert. Die Granulosazellen werden dabei in **Granulosaluteinzellen** umgewandelt, die Thekazellen in **Theka-Luteinzellen.**

Wird die Eizelle nicht befruchtet, bildet sich das Corpus luteum (menstruationis) zurück und fibrosiert **(Corpus albicans).** Dieser Vorgang wird unter anderem durch den Abfall der FSH- und LH-Spiegel gesteuert und führt in der Folge zu einem Abfall der Östrogen- und Progesteronspiegel im Serum. Aus nicht gesprungenen Follikeln entstehen durch Rückbildung **Corpora atretica.**

Im Fall einer Befruchtung der Eizelle entwickelt sich ein **Corpus luteum graviditatis** mit einem Durchmesser von bis zu 3 cm. Es produziert bis zum 3. Monat der Schwangerschaft weiter Progesteron und Östrogene und ist damit für die Aufrechterhaltung der Schwangerschaft verantwortlich. Diese Funktion wird dann zunehmend von der Plazenta durch Produktion humanen Choriongonadotropins (HCG) übernommen.

Die Ovarfollikel produzieren auch nicht-steroidale Hormone, von denen das bekannteste das Glykoprotein **α-Inhibin** ist, das unter Kontrolle von LH sezerniert wird und die FSH-Sekretion hemmt. Granulosazellen sezernieren außerdem die Müller-Hemmsubstanz und Prorenin.

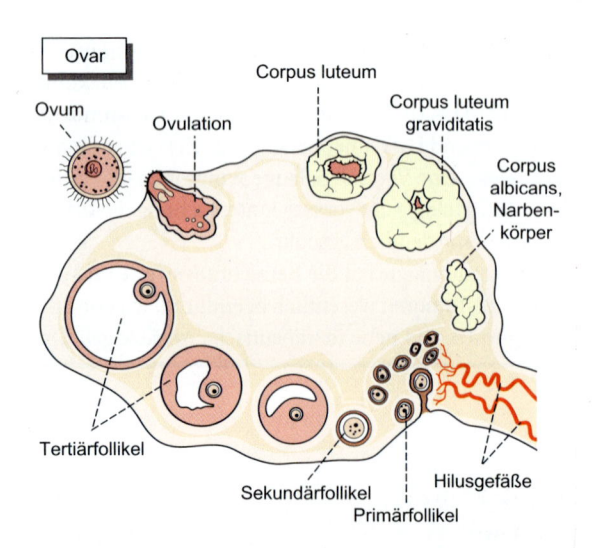

Abb. 40.1 Reifung des Follikels im Ovar, Bildung des Gelbkörpers. [L106]

40.1.2 Fehlbildungen

Hereditäre Fehlbildungen der Ovarien sind seltene Ursachen einer ovariellen Funktionsstörung, deren Kardinalsymptom die primäre Amenorrhö ist. Fehlbildungen der Ovarien können isoliert oder als Bestandteil umfassender, zum Teil genetisch bedingter Störungen der sexuellen Entwicklung auftreten. Diese Krankheitsbilder sind komplex und sprengen daher den Rahmen dieses Kapitels.

In morphologischer Hinsicht unterscheidet man die **Agenesie** mit einem völligen Fehlen der Keimdrüsenanlage von der **Dysgenesie,** bei der funktionsuntüchtige bindegewebige Stränge anstelle der Gonaden angelegt sind. Die sexuellen Entwicklungsstörungen können mit gemischten oder rein männlichen Gonaden einhergehen.

Gonadendysgenesie

Definition Entwicklungsstörung der Ovarien mit Ausbildung strangförmiger Rudimente der Gonaden. Mehr als die Hälfte der betroffenen Patientinnen weist einen abnormen Chromosomensatz auf, z. B. eine X0-Monosomie (Ullrich-Turner-Syndrom, ➤ Kap. 5) oder ein X0/XX-Mosaik.

Morphologie
Das Ovar ist nur als fibröser Strang („Streak-Gonaden") vorhanden. Follikel mit Eizellen fehlen.

Klinische Relevanz Eine Gonadendysgenesie ist durch fehlende Sexualentwicklung und primäre Amenorrhö gekennzeichnet. Aufgrund des hohen FSH-Wertes im Serum bedingt durch eine sehr niedrige Östrogensekretion spricht man vom **hypergonadotropen Hypogonadismus.**

40.1.3 Erworbene Funktionsstörungen (Endokrinopathien)

Hormonbedingte Dysregulationen der Ovarialfunktion haben verschiedene Ursachen, die auf hypothalamischer, hypophysärer oder ovarieller Ebene liegen können. **Funktionelle** und **organische Ursachen** sind möglich.
- **Funktionelle Störungen** sind häufig durch übergeordnete Zentren (Hypophyse und Hypothalamus) verursacht, können aber auch durch Erkrankungen und Funktionsstörungen anderer endokriner Organe (v. a. der Schilddrüse) bedingt sein (z. B. Enzymdefekte).
- **Organische Veränderungen** der Ovarien können durch Tumoren, Entzündungen und Zirkulationsstörungen auftreten, aber auch durch Operationen, Bestrahlung und Medikamente (z. B. Chemotherapie).

Die Störungen führen entweder zu einer **Über-** oder zu einer **Unterproduktion von Sexualhormonen.** Die Auswirkungen und Symptome hängen davon ab, ob die Störung vor oder nach der Pubertät auftritt.

- **Vor der Pubertät** kommt es infolge erhöhter Östrogenproduktion zur **Pubertas praecox** (verfrühtes Einsetzen der Pubertät, d. h. Entwicklung der sekundären Geschlechtsmerkmale vor dem 8. Lebensjahr). Bei fehlender Follikelreifung und Ovulation besteht eine Unterproduktion von Östrogenen, es fehlt die Geschlechtsreifung in Form der Pubertät. Ein wesentliches Symptom ist die **primäre Amenorrhö** (Ausbleiben der Menarche). Bei übermäßiger Androgenproduktion kommt es zur **Virilisierung** und ebenfalls zur primären Amenorrhoe.
- **Nach der Pubertät** führt eine verstärkte Östrogenproduktion zur übermäßigen Proliferation des Endometriums und Entwicklung einer **Endometriumhyperplasie.** Eine übermäßige Androgenproduktion führt zur **Virilisierung.** Eine verzögerte Follikelreifung führt zu verminderter Östrogenproduktion und zur **sekundären Amenorrhö** (darunter versteht man das Ausbleiben bereits stattgefundener Regelblutungen). Bleibt die Hormonproduktion durch die Ovarien infolge Zerstörung ovariellen Gewebes oder operativer Entfernung aus, kommt es zur vorzeitigen **Menopause.**

Die **Virilisierung** als Ausdruck vermehrter Androgenwirkung kann unterschiedlich stark ausgeprägt sein. Beim Vollbild finden sich männliche sekundäre Geschlechtsmerkmale (männlicher Behaarungstyp, Klitorishypertrophie, tiefe Stimme), beim **Hirsutismus** nur ein männlicher Behaarungstyp.

40.1.4 Zirkulationsstörungen

Die **hämorrhagische Infarzierung** entsteht als Folge einer Torsion des Ovars mit dem Lig. suspensorium ovarii um die eigene Achse und wird durch zystische Veränderungen oder Tumoren des Ovars begünstigt. Sie führt zu einer venösen Abflussbehinderung bei intaktem arteriellem Zufluss und in der Folge zur Einblutung mit nachfolgender Nekrose. Das Ovar ist dunkelblaurot verfärbt und durch Einblutung bzw. Ödem vergrößert.

Ovarielle Blutungen treten z. B. nach Ruptur von Follikeln oder Zysten auf und finden sich auch im Rahmen einer Therapie mit Antikoagulanzien.

Klinische Relevanz Die Infarzierung äußert sich als akutes Abdomen mit akuten Schmerzen, dies kann auch zu allgemeinen Kreislaufstörungen bis zum Schock führen.

Oophoritis/Adnexitis

➤ Kap. 40.2.3.

40.1.5 Nichtneoplastische und funktionelle Ovarialzysten

Definition Ovarialzysten können nichtneoplastischer oder neoplastischer Natur sein, wobei Erstere zu den häufigsten Läsionen des Ovars zählen (➤ Tab. 40.1).

Tab. 40.1 Einteilung der nichtneoplastischen Ovarialzysten.

Zysten des Follikels

Zysten des präovulatorischen Follikels:
- Follikelzysten
- Luteinisierte Follikelzysten (Granulosa-Luteinzysten)

Zysten des postovulatorischen Follikels:
- Corpus-luteum-Zyste
- Corpus-albicans-Zyste

Epithelzysten (Müller-Epithel)
- Inklusionszysten
- Endometriosezysten

Funktionelle Zysten

Funktionelle Zysten leiten sich vom Follikelepithel ab, sind häufig mit einer Hormonproduktion assoziiert und können daher Zyklusstörungen verursachen. Oft sind sie aber asymptomatisch und werden im Rahmen einer gynäkologischen Untersuchung zufällig entdeckt.

Follikelzysten

Follikelzysten sind die häufigsten Ovarialzysten. Sie entstehen meist durch eine Follikelpersistenz bei fehlendem Eisprung (anovulatorischer Zyklus). Am häufigsten treten sie daher unmittelbar nach der Menarche oder in der Prämenopause auf, mitunter jedoch auch in der Postmenopause. Bei der solitären Form spricht man erst ab einem Durchmesser von 3 cm von einer Follikelzyste, da ein normaler Graaf-Follikel bis zu 3 cm groß sein kann.

Morphologie

Follikelzysten können bis zu 8 cm messen und sind mit klarer, wässriger Flüssigkeit gefüllt. Sie bestehen aus einer Granulosazellschicht (ca. 4 Zelllagen, ➤ Abb. 40.3), die in unterschiedlichem Ausmaß luteinisiert sein kann (z. B. bei luteinisierten Follikelzysten) und von einer Thekazellschicht umgeben wird.

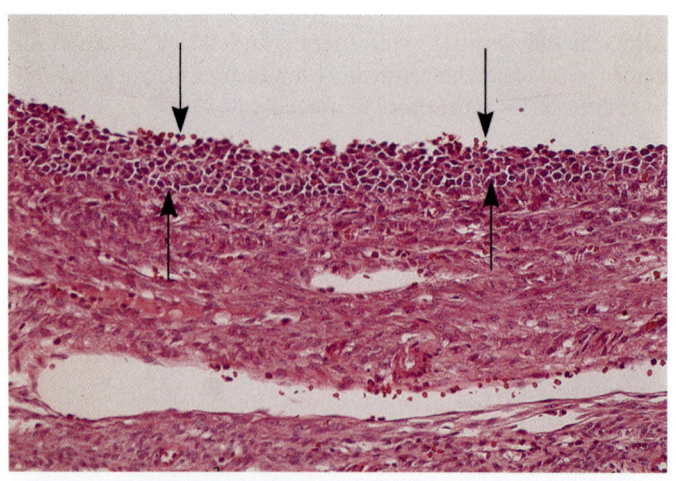

Abb. 40.3 Follikelzyste. Zystischer Hohlraum, der von mehreren Schichten von Follikelzellen (Pfeile) begrenzt ist. An der Außenseite Rindenstroma des Ovars (unten). HE, Vergr. 20-fach. [R398]

Klinische Relevanz Die meisten Follikelzysten bilden sich spontan zurück und bleiben klinisch stumm. Sie können aber auch durch vermehrte Östrogenproduktion bzw. seltener durch Androstendionproduktion zu anovulatorischen Zyklen und in der Folge zu Schmierblutungen führen. Am Endometrium entsteht eine unregelmäßige Proliferation und in der Folge eine Hyperplasie (➤ Kap. 40.3.3).

Sonderformen

Corpus-luteum-Zysten
Die Corpus-luteum-Zyste entsteht durch die verlangsamte Rückbildung bzw. die Persistenz eines Corpus luteum. Sie besteht aus Granulosa-Luteinzellen, die durch eine fibröse Bindegewebeschicht gegen das Zystenlumen abgegrenzt werden.

Klinische Relevanz Die Persistenz von Granulosa-Luteinzellen führt zu einer gesteigerten Progesteronproduktion. Als Folge kommt es zur verzögerten Abstoßung des Endometriums, die sich in Form einer verlängerten Zyklusdauer oder als verlängerte Regelblutung äußert.

Corpus-albicans-Zysten
Corpus-albicans-Zysten entwickeln sich meist durch Spaltenbildung in Corpora albicantia und sind endokrin inaktiv. Die Wand ist hyalinisiert, das Lumen enthält klare, wässrige Flüssigkeit.

Syndrom der polyzystischen Ovarien (PCO)
Syn.: Stein-Leventhal-Syndrom

Definition Beide Ovarien enthalten zahlreiche, meist kleine Follikelzysten, die Rinde ist fibrosiert.

Pathogenese

Beim PCO besteht initial meist eine erhöhte Produktion von Androgenen in der Nebennierenrinde, die im Fettgewebe durch die Aromatase in Östrogene umgewandelt werden. Dies wird durch Adipositas weiter begünstigt. Der Hyperöstrogenismus führt zu einer verstärkten hypophysären LH-Sekretion, die über einen noch unbekannten Mechanismus eine Fibrose der Ovarialrinde induziert. Der FSH-Serumspiegel ist normal oder erniedrigt.

Morphologie

Die Ovarien sind vergrößert und von multiplen, bis 1,5 cm großen Zysten durchsetzt, die in einer verbreiterten fibrosierten Rinde oft perlschnurartig aufgereiht sind. Die Follikel zeigen unterschiedliche Reifungsstadien, eine Ovulation und Umwandlung in ein Corpus luteum bleibt dabei aus.

Klinische Relevanz Klinische Symptome sind Oligo- bzw. Amenorrhö, Sterilität und Infertilität sowie häufig ein Hirsutismus. Die Patientinnen sind häufig adipös. Das Vollbild dieser Erkrankung wird als **Stein-Leventhal-Syndrom** bezeichnet. Die gesteigerte Östrogenproduktion induziert im Endometrium eine Hyperplasie meist mit Atypien und mit erhöhtem Risiko für ein Endometriumkarzinom (ca. 5 %). Die Serumspiegel von LH, Androgenen und Östrogenen sind erhöht.

Epithelzysten (Zysten des Müller-Epithels)

Inklusionszysten

Inklusionszysten entstehen meist als Folge von Epitheleinschlüssen aus dem Bereich des Fimbrientrichters und sind deshalb typischerweise mit serösem Epithel ausgekleidet. Häufige Ovulationen scheinen ihre Entstehung zu begünstigen. Ihr Durchmesser beträgt bis zu 1 cm; dies ist eine willkürliche Abgrenzung zum serösen Zystadenom. Sie sind Zufallsbefunde und treten klinisch nicht in Erscheinung.

Endometriosezysten

Das Ovar ist eine häufige Lokalisation der Endometriose. Es kommt dabei oft zur zystischen Ausweitung der Drüsen, verbunden mit regressiven Veränderungen in Form von Blutungen und Vernarbung. Zysten mit Blutungsresten in Form eines braunschwarzen, oft schmierigen Inhalts werden im klinischen Alltag als **Schokoladezysten** bezeichnet (➤ Kap. 40.3.3).

Parovarialzyste (Paratubalzyste)

Diese Zysten in der unmittelbaren Umgebung des Ovars (Mesovarium oder in der Mesosalpinx) entstehen aus Resten des Müller-Gangs (paramesonephrische Zysten), selten aus Resten des Wolff-Gangs (mesonephrische Zysten). Bei entsprechendem Durchmesser (bis zu 10 cm) können sie zur Druckatrophie des Ovars führen. Paramesonephrische Zysten besitzen eine muskuläre Wand, sind von einem serösen Epithel ausgekleidet und enthalten eine klare Flüssigkeit. Gestielte paramesonephrische Zysten, die typischerweise im Bereich des Fimbrientrichters auftreten, werden als Hydatiden bezeichnet (➤ Kap. 40.2.4).

Tuboovarialzyste

➤ Kap. 40.2.3.

Tuboovarialzysten entstehen durch Verwachsen des Fimbrientrichters mit dem Ovar meist infolge einer Adnexitis. Der Fimbrientrichter ist oft nicht mehr klar erkennbar.

Klinische Relevanz Kleine Epithelzysten sind asymptomatisch, größere Epithelzysten können infolge der Raumforderung zu einer abdominalen Drucksymptomatik führen, die mit intestinalen Beschwerden oder Miktionsstörungen verbunden sein kann.

40.1.6 Tumoren

Definition Entsprechend der Gewebedifferenzierung werden die Ovarialtumoren nach der WHO-Klassifikation in drei Hauptgruppen unterteilt: **epitheliale Tumoren, Keimstrang-Stroma-Tumoren** und **Keimzelltumoren** (➤ Tab. 40.2).

Epitheliale Tumoren

Der Großteil der epithelialen Tumoren des Ovars entsteht auf dem Boden von Inklusionszysten und ist daher zystisch. Seltener sitzen epitheliale Tumoren dem Ovar als papilläre Läsionen auf. Anhand des biologischen Verhaltens werden folgende Tumorgruppen unterschieden:
- Benigne Tumoren (Zystadenome, Zystadenofibrome, Oberflächenpapillome)
- Tumoren mit unsicherem biologischem Verhalten (Borderline-Tumoren)
- Maligne Tumoren (Karzinome)

Die meisten Karzinomtypen (serös, muzinös, endometrioid, klarzellig) sind Adenokarzinome, werden aber laut WHO schlicht als Karzinome bezeichnet.

Borderline-Tumoren Die Borderline-Tumor-Kategorie ist eine Besonderheit der epithelialen Ovarialtumoren und umfasst eine Gruppe von Tumoren, die durch eine verstärkte Epithelproliferation und zelluläre Atypien charakterisiert sind. Die epithelialen Veränderungen sind am besten mit einer intraepithelialen Neoplasie zu vergleichen. Im Gegensatz zu den Karzinomen fehlt ein invasives Wachstum. Rezidive, oft erst nach vielen Jahren und teils als Karzinome, finden

Tab. 40.2 Primäre Ovarialtumoren.

	Epitheliale Tumoren	Keimzelltumoren	Keimstrang-Stroma-Tumoren
Histogenese	meist Inklusion von Gewebe aus dem Fimbrientrichter, Endometrium	Keimzellen	Stromazellen, Reste der Keimstränge
Häufigkeit	60–70 %	10–20 %	5–10 %
Typisches Alter	> 50 Jahre	0–25 Jahre	alle Altersklassen
Typen	• serös • muzinös • endometrioid • klarzellig • Brenner • seromuzinös Jeweils Adenome, Karzinome (Ausnahme seromuzinös) und Borderline-Tumoren	• Teratom • Dysgerminom • Dottersacktumor • Chorionkarzinom	• Fibrom • Granulosazelltumoren • Thekazelltumoren • Sertoli-Tumoren • Sertoli-Leydig-Tumoren • Steroidzelltumoren

sich vor allem bei den serösen und den seromuzinösen Borderline-Tumoren. Die aktuelle WHO-Klassifikation empfiehlt, den Begriff „Atypisch proliferierende Tumoren" nicht zu verwenden.

Epidemiologie Die epithelialen Tumoren stellen mit 50–60 % die größte Gruppe der Ovarialtumoren dar. In den Industrieländern sind die Ovarialkarzinome die häufigsten tödlich verlaufenden Tumoren der weiblichen Fortpflanzungsorgane. Benigne Tumoren und Borderline-Tumoren kommen überwiegend zwischen dem 20. und 45. Lebensjahr vor, Ovarialkarzinome dagegen zwischen dem 40. und 65. Lebensjahr, bei genetischer Disposition auch bereits vor dem 40. Lebensjahr. Als Risikofaktor gilt eine hohe Anzahl von Ovulationen während des Lebens, wobei das Risiko durch die Einnahme von Ovulationshemmern gesenkt wird. Frauen mit Mammakarzinom haben ein erhöhtes Risiko, an einem Ovarialkarzinom zu erkranken. Ein genetisches Risiko besteht bei Keimbahnmutationen der BRCA1- und -2-Gene, bei denen auch gehäuft Mammakarzinome und im Falle von BRCA-2 Mutationen auch Pankreaskarzinome und Melanome (bei Männern Prostatakarzinome) auftreten. Der größte Teil der Karzinome ist serös differenziert und scheint vom Fimbrientrichter der Tube seinen Ausgang zu nehmen. Man nimmt an, dass das Tubenepithel dabei bereits maligne verändert ist oder im Bereich von Einschlusszysten innerhalb der Ovarien maligne transformiert wird. Die meist serösen Einschlusszysten stammen vom Tubenepithel des Fimbrientrichters ab. Durch die enge pathogenetische Verbindung zwischen Tube und Ovar wird auch vom Tuboovarialkarzinom gesprochen. Endometrioide und klarzellige Karzinome sowie die seromuzinösen Tumoren scheinen ihren Ausgang von Endometrioseherden zu nehmen. Die meisten epithelialen Tumoren haben somit einen Bezug zum Epithel der Müllerschen Gänge. Muzinöse Karzinome und die seltenen malignen Brennertumoren scheinen von den Walthardt'schen Epithelnestern auszugehen, die aus Übergangsepithel aufgebaut sind. Muzinöse Tumoren können aber auch auf dem Boden von Teratomen entstehen oder aus einer muzinösen Metaplasie innerhalb von Inklusionszysten hervorgehen.

Genetik des Ovarialkarzinoms Etwa 5–10 % aller Ovarialkarzinome sind hereditär und durch eine Keimbahnmutation, insbesondere in den BRCA1- bzw.-2-Genen, seltener in anderen Genen wie *RAD521C/D* und *BRIP1* bedingt. Seltener ist eine Assoziation mit dem Lynch-Syndrom. Bei familiärer Belastung ist die Wahrscheinlichkeit, ein Ovarialkarzinom zu entwickeln, bis zu 20-mal höher als in der Normalbevölkerung.

Pathogenese

Die einzelnen histologischen Typen des Ovarialkarzinoms entstehen auf Basis unterschiedlicher Mechanismen, wobei die Pathogenese der serösen Tumoren am besten bekannt ist (➤ Abb. 40.4). Für die serösen Tumoren werden zwei Entstehungswege unterschieden: Seröse Zystadenome scheinen sich aus Inklusionszysten zu entwickeln, deren Epithel aus dem Bereich des Fimbrienendes der Tube stammt. Borderline-Tumoren entwickeln sich aus Zystadenomen. Die häufigsten Ovarialkarzinome, die schlecht differenzierten („high grade") serösen Karzinome entstehen aus hochgradig atypischen Veränderungen des Tubenepithels im Bereich des Fimbrientrichters, die als seröses intraepitheliales Karzinom der Tube (STIC) bezeichnet

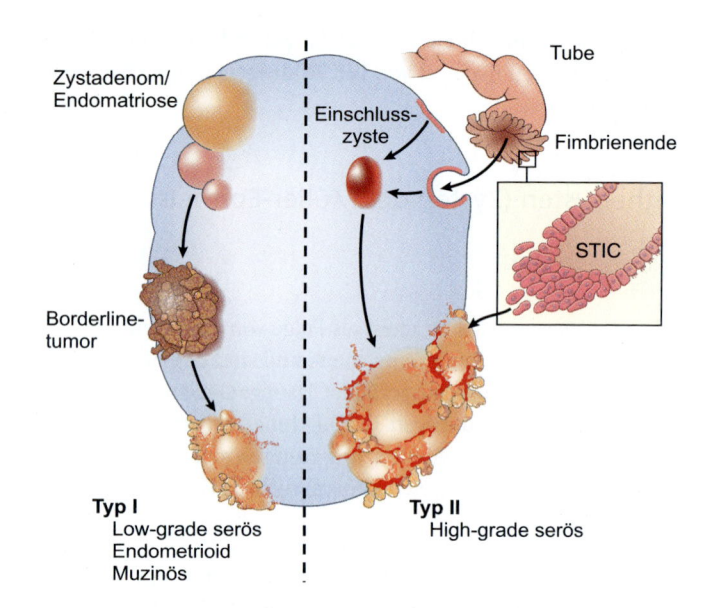

Abb. 40.4 Schematische Darstellung der Pathogenese epithelialer Ovarialtumoren [G899]

werden. Dieser Entstehungsweg umgeht meist Zystadenome und Borderline-Tumoren und wird daher als „de novo" (Typ-2-Pathway) bezeichnet. STIC sind klinisch asymptomatisch und daher einer Früherkennung nicht zugänglich. Sie wurden erstmals in prophylaktisch entfernten Tuben bei Trägerinnen von BRCA1-Keimbahnmutationen entdeckt. Die gut differenzierten (im Englischen „low grade") serösen Karzinome entstehen im Zuge einer Adenom-Karzinom-Sequenz aus Borderline-Tumoren.

Eine Adenom-Karzinom-Sequenz (Typ-1-Pathway) liegt auch bei den muzinösen und den endometrioiden Karzinomen vor. Muzinöse Karzinome entstehen aus muzinösen Zystadenomen über Borderline-Tumoren, endometrioide Karzinome aus endometrioiden Zystadenomen ebenfalls über Borderline-Tumoren oder aus Endometriosezysten.

Die Betrachtungsweise einer distinkten Pathogenese der einzelnen histologischen Typen wird gegenüber dem dualistischen Modell (Typ 1/Typ2) zunehmend bevorzugt.

Molekularpathologie

Die unterschiedlichen histologischen Karzinomtypen sind durch spezielle Entstehungswege und molekulare Veränderungen charakterisiert, wobei es Ähnlichkeiten und Überschneidungen im molekularen Profil zwischen einzelnen Typen gibt. Die high-grade serösen Karzinomen weisen sehr häufig *TP53*-Mutationen auf, diese finden sich bereits in den STIC. Weitere wesentliche Mutationen betreffen des Weiteren die *BRCA1* und *2* Gene, *NF1*, *RB1* und *CDK12*. Insgesamt sind bei den high grade serösen Karzinomen 4 wesentliche molekulare Pathways alteriert: RB und RAS/PI-3-Kinasen, NOTCH, FOXM1und die homologe Reparatur. Bei den low grade serösen Karzinomen und den serösen Borderline-Tumoren finden sich häufig *KRAS*- und *BRAF*-Mutationen, während *TP53* nur selten mutiert ist. Bei den low grade endometrioiden Karzinomen finden sich außerdem Mutationen von *PTEN, β-Catenin* und *PIK3CA,* auch nicht selten eine defekte Mismatch-Reparatur mit konsekutiver Mikrosatelliteninstabilität. Die häufigsten molekularen Veränderungen bei muzinösen Karzinomen sind *KRAS*-Mutationen, gefolgt von *PIK3CA*-Mutationen und *HER2*-Amplifikation; nicht selten finden sich auch *TP53*-Mutationen. Klarzellige Karzinome weisen häufig Mutationen in *ARID1A*, *PIK3CA* und *PTEN* auf.

Klinische Relevanz Die Symptome epithelialer Ovarialtumoren sind unspezifisch und unabhängig vom histologischen Typ. Grundsätzlich werden zwei Formen des klinischen Erscheinungsbilds unterschieden:
- Gutartige Tumoren, Borderline-Tumoren und Karzinome im frühen Stadium sind häufig symptomlos oder mit unspezifischen abdominellen Symptomen vergesellschaftet. Häufig werden sie zufällig bei der gynäkologischen Untersuchung entdeckt.
- High-grade-Karzinome, die meist erst in fortgeschrittenem Stadium diagnostiziert werden, können mit einer akuten abdominellen Symptomatik mit Übelkeit, Krämpfen und Durchfall, aber auch Dysurie und Polyurie einhergehen. Bei Torsion oder Ruptur können plötzlich heftige Schmerzen auftreten.

Ovarialkarzinome können auch mit paraneoplastischen Syndromen, z. B. Acanthosis nigricans, kortikozerebellare Degeneration, Cushing-Syndrom, Hyperkalzämie etc., vergesellschaftet sein.

Stadieneinteilung Die Metastasierung erfolgt intraperitoneal (kleines Becken, Darmschlingen, Omentum majus, Leberoberfläche, Peritoneum parietale), lymphogen in die pelvinen und paraaortalen Lymphknoten und hämatogen primär in die Lungen.
Prognostisch ist die Unterscheidung zwischen den FIGO/UICC-Stadien I/II (Begrenzung auf Ovarien bzw. kleines Becken) und III/IV (intraabdominale Dissemination bzw. Fernmetastasen) besonders wichtig, da die 5-Jahres-Überlebensrate in den Stadien I und II 90 bzw. 60 %, ab Stadium III nur noch 10–20 % beträgt. Auch Borderline-Tumoren unterliegen dieser Stadieneinteilung.

Seröse Tumoren

Definition Seröse Tumoren werden von serösem Epithel aufgebaut. Sie bilden oft zystische Hohlräume aus, die mit klarer, gelblicher Flüssigkeit gefüllt sind. Etwa die Hälfte aller epithelialen Ovarialtumoren ist serös differenziert, davon knapp 60 % benigne, ein Drittel maligne, knapp 10 % sind Borderline-Tumoren.

Benigne seröse Tumoren

Seröse Zystadenome (seröse Zystadenome, Zystadenofibrome und Oberflächenpapillome) machen 25 % aller benignen und 60 % der serösen Ovarialtumoren aus. Der Altersgipfel liegt in der 4. und 5. Dekade. Etwa 20 % treten beidseits auf (> Tab. 40.3).

Morphologie

Seröse Zystadenome sind ein- oder mehrkammerige, dünnwandige, mit klarer gelblicher Flüssigkeit gefüllte Zysten (> Kap. 40.1.7). Die

Tab. 40.3 Häufigkeit beidseits auftretender epithelialer Ovarialtumoren

Tumortyp	Bilateralität
Serös	
• Benigne	ca. 20 %
• Borderline	ca. 25–40 %
• Maligne	ca. 65 %
Muzinös	
• Benigne	ca. 5 %
• Borderline	ca. 10 %
• Maligne	ca. 20 %
Endometrioid	
• Benigne	< 5 %
• Borderline	< 5 %
• Maligne	ca. 30 %

Größe der Zystadenome variiert von 1 bis über 50 cm. Die Innenfläche der Zysten ist meist glatt (> Abb. 40.5a), kann aber auch papilläre Proliferationen aufweisen. Tumoren mit kollagenfaserreicher Bindegewebskomponente werden **Zystadenofibrome** genannt.

Papilläre Veränderungen an der Ovaroberfläche werden als **seröse Oberflächenpapillome** bezeichnet. Benigne seröse Ovarialtumoren enthalten meist einreihiges seröses Epithel (> Abb. 40.5b), das gering proliferieren kann, aber keine Atypien aufweisen darf.

Seröser Borderline-Tumor

10–20 % der serösen Ovarialtumoren sind Borderline-Tumoren, 50–60 % aller Borderline-Tumoren weisen eine seröse Differenzierung auf. Der Häufigkeitsgipfel liegt zwischen 35 und 45 Jahren. Etwa 25–40 % treten beidseits auf.

Morphologie

Makroskopisch besteht ein zystischer Tumor mit papillären Strukturen.
Histologisch zeigt sich eine Epithelproliferation aus einem mehrreihigen, teils knospenbildenden bis pseudopapillär gebauten. Seromuzinöse Tumoren enthalten zusätzlich eine muzinöse Zellkomponente.

Borderline-Tumoren können mit einer Mikroinvasion vergesellschaftet sein, die durch eine invasive Tumorkomponente bis maximal 5 mm charakterisiert ist, unabhängig von der Anzahl der invasiven Herde. Ein Einfluss auf das Gesamtüberleben besteht nicht. Ein mikropapilläres Wachstumsmuster ist mit einem höheren Stadium und häufigeren Rezidiven assoziiert. Dieses höhere Stadium ist durch Implantate bestimmt, die nicht-invasive Absiedlungen im Peritoneum darstellen. Implantate entstehen bevorzugt bei Tumorwachstum an der Ovaroberfläche. Ihre Entstehung erklärt wird durch Ablösung von Tumoranteilen, deren kavitäre Verschleppung und in der Folge reaktive Veränderungen des submesothelialen Gewebes erklärt.

Prognose Etwa 85 % der serösen Borderline-Tumoren werden im Stadium I diagnostiziert und haben keine schlechtere Überlebenswahrscheinlichkeit gegenüber der Normalbevölkerung. Patientinnen mit Borderline-Tumoren in den Stadien II – IV mit Implantaten zeigen ein 10-Jahres-Überleben von 90 %, das schlechter ist als jenes der Normalbevölkerung. Das Risiko, in der Folge an einem serösen Karzinom zu erkranken, liegt selbst nach 20 Jahren nur bei etwa 3,5 %. Selbst bei Vergesellschaftung mit kleinen invasiven low grade serösen Karzinomen des Peritoneums (früher als invasive Implantate bezeichnet) liegt das 10-Jahres-Überleben bei etwa 75 %. Prognostisch ungünstig sind selbst im Stadium I der mikropapilläre Subtyp und eine Mikroinvasion.

Seröse Karzinome

Das seröse Karzinom ist mit ca. 50 % das häufigste Ovarialkarzinom, wobei mehr als 50 % in den Stadien II – IV diagnostiziert werden, ca. 65 % der Fälle sind bilateral. Der Altersgipfel liegt zwischen 45 und 65 Jahren. Aufgrund der pathogenetischen und anatomischen Beziehungen der high grade serösen Karzinome zur Tube wurde die Stadieneinteilung für Tube, Ovar und Peritoneum zusammengeführt. Die rezente WHO-Klassifikation 2020 hat außerdem die Definition eines primären (high grade serösen) **Ovarialkarzinoms** verändert. Diese verlangt, dass die Tuben vom Tumor klar abgrenzbar sind und weder STIC (➤ Abb. 40.6) noch ein invasives Karzinom im Bereich der Tubenschleimhaut aufgetreten sind. Im Falle einer assoziierten STIC, eines invasiven Tumors im Bereich der Tubenschleimhaut

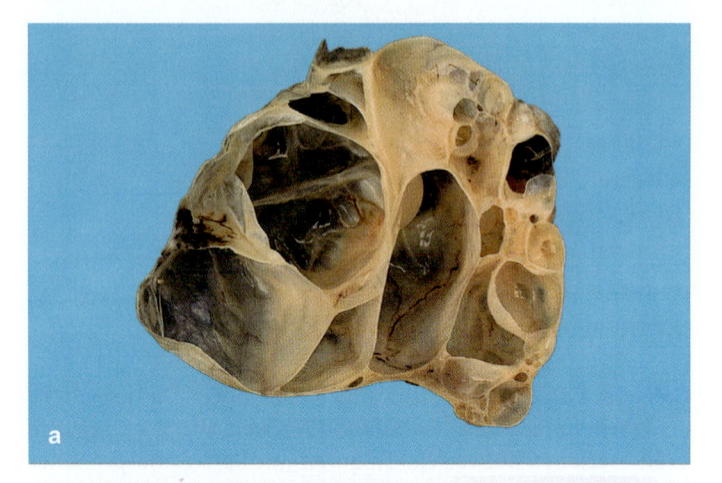

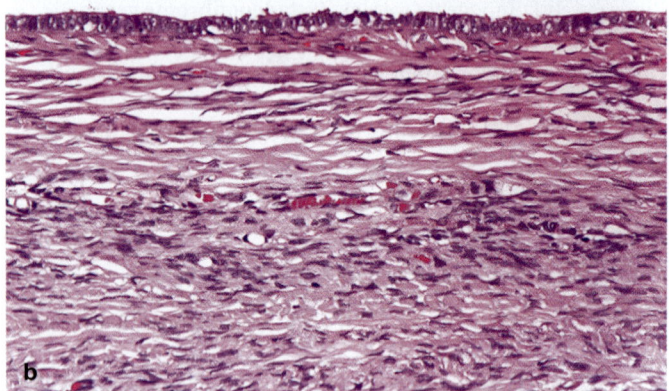

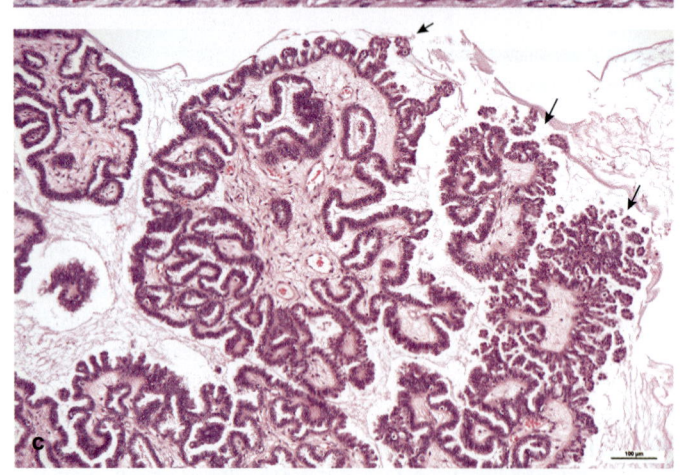

Abb. 40.5 a Seröses Zystadenom, Makroskopie: Schnittfläche eines 15 cm großen Tumors der aus unterschiedlich großen glattwandigen Zysten besteht. **b Seröses Zystadenom,** Histologie: Die Zystenwand wird von ovariellem Rindenstroma aufgebaut und ist von isoprismatischem Epithel ausgekleidet. Ausdruck der serösen Differenzierung ist das Vorhandensein von Flimmerhärchen an der apikalen Seite der Epithelzellen. HE, Vergr. 150-fach. [R398] **c Seröser Borderline-Tumor:** neoplastische Papillen, die von einem mehrreihigen, teils büschelförmig proliferierten Epithel (Pfeile) überzogen werden. HE, Vergr. 100-fach. [R398]

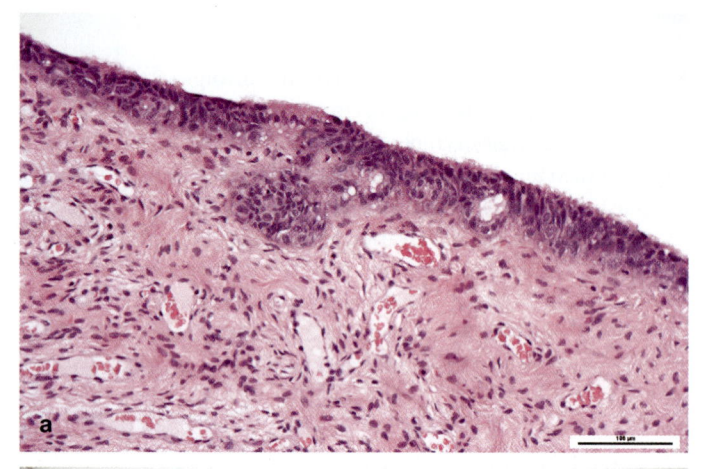

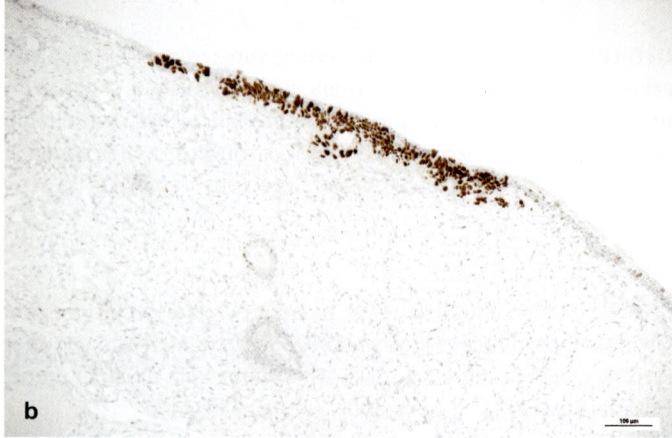

Abb. 40.6 STIC (seröses intraepitheliales Karzinom der Tube). a Das Tubenepithel zeigt ausgeprägte Atypien und polymorphe, ungeordnet liegende Zellkerne. HE, Vergr. 200-fach. **b** Immunhistochemisch hebt sich das STIC-Areal gegenüber dem nicht-neoplastischen Tubenepithel durch eine abnorme („mutationsspezifische") p53-Immunreaktivität ab. DAB, Vergr. 100-fach. [R398]

oder wenn die Tube vom Ovarialtumor nicht abgrenzbar ist, sollte der Tumor als primäres **Tubenkarzinom** klassifiziert werden. Von einem **Tuboovarialkarzinom** wird dann gesprochen, wenn Tuben und Ovarien für eine histologische Untersuchung nicht zur Verfügung stehen (z. B. bei Zustand nach Adnexektomie ohne exakte Aufarbeitung der Tuben, bei peritonealen Biopsien oder nach neoadjuvanter Chemotherapie). Bei einem **Peritonealkarzinom** wurden Tuben und Ovarien untersucht und sind frei von STIC und invasivem Karzinom. Diese Einteilung wird aufgrund der speziellen Biologie und Pathogenese nur für die high grade serösen Karzinome angewendet.

Morphologie

Makroskopisch liegen meist relativ große Tumore mit zystischen und soliden Anteilen vor (> Abb. 40.7a). Die Histologie ist durch ein drüsig-papilläres oder solides Tumorwachstum mit eindeutiger Stromainvasion gekennzeichnet. Man unterscheidet die häufigeren schlecht differenzierten High-grade-Karzinome mit ausgeprägten Zellatypien und zahlreichen Mitosen (> Abb. 40.7b) von den selteneren (10–15 %) gut differenzierten low grade Karzinomen mit geringgradigen Zellatypien und wenigen Mitosen (> Abb. 40.7c).

Muzinöse Tumoren

Muzinöse Tumoren zeigen ein hochprismatisches, schleimbildendes Epithel und repräsentieren mit etwa 30 % die zweitgrößte Gruppe der epithelialen Ovarialtumoren. In ca. 75 % sind die Tumoren benigne, der Rest entfällt zu etwa gleichen Teilen auf Borderline-Tumoren und Karzinome. Bilateralität ist im Gegensatz zu serösen Tumoren selten und findet sich in weniger als 10 % (> Tab. 40.4).

Morphologie

Muzinöse Tumoren sind durch eine gastrointestinale Differenzierung mit mehr oder weniger hohem Gehalt an Becherzellen charakterisiert. **Benigne muzinöse Tumoren** sind typischerweise mehrkammerige, dünnwandige Zysten mit schleimig-gallertigem Inhalt (**Zystadenome**) und einer Größe von bis zu 25 cm. Sie werden von einem einschichtigen, hochprismatischen Epithel mit basalständigen Zellkernen und hellem Zytoplasma ausgekleidet. Seltener zeigen sie eine fibromatöse Komponente (**Adenofibrome**).

Muzinöse Borderline-Tumoren sind durch ein mehrreihiges muzinöses Epithel mit unterschiedlich stark ausgeprägten zellulären Atypien gekennzeichnet, zeigen aber kein invasives Wachstum.

Muzinöse (Zyst-)Adenokarzinome enthalten makroskopisch meist solide Areale. Die Zysten sind mit schmutzig-gallertartigem Inhalt gefüllt. Histologisch finden sich invasiv wachsende atypische muzinöse Drüsenformationen (> Abb. 40.8a).

Prognose Bei **muzinösen Borderline-Tumoren** liegt im Gegensatz zu den serösen fast immer ein Stadium I vor. Implantate sind untypisch. Hinter einem muzinösen Borderline-Tumor kann sich auch

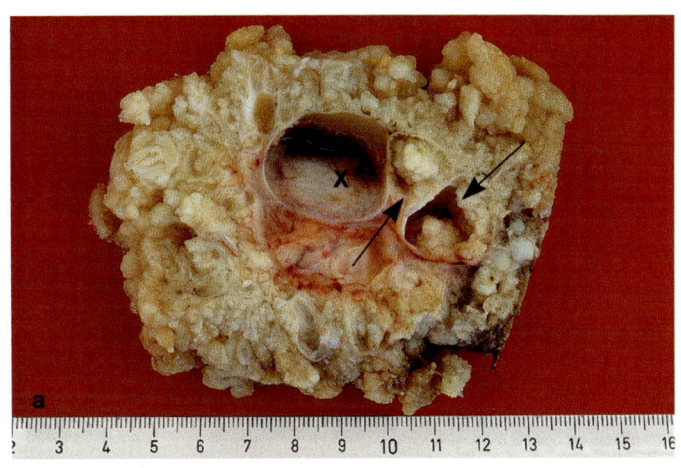

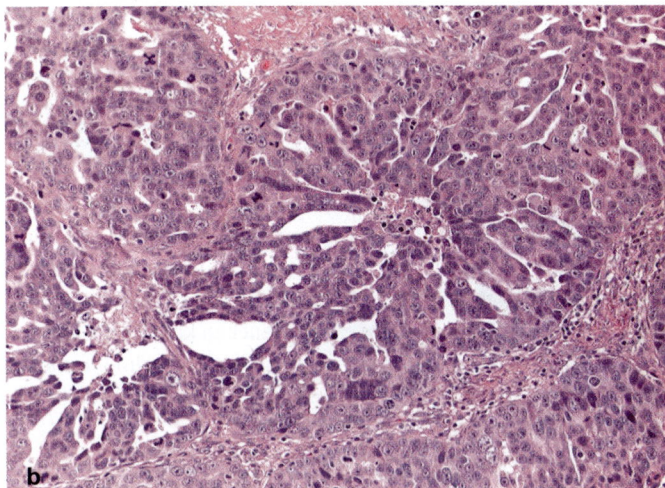

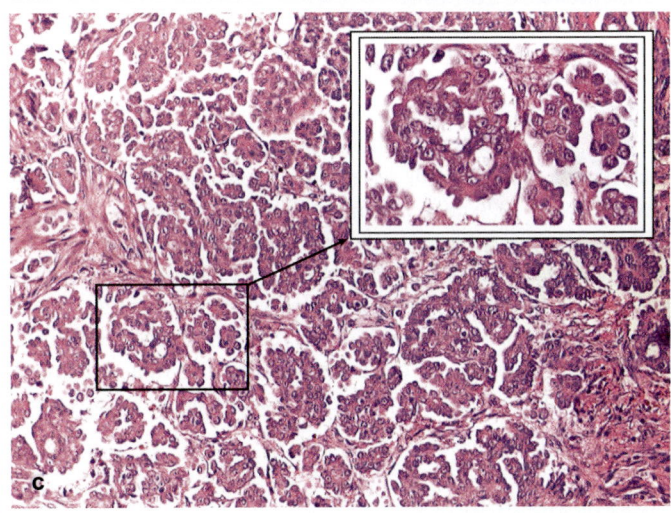

Abb. 40.7 Seröses Adenokarzinom. a Makroskopie: Schnittfläche mit einer glattwandigen Zyste im Zentrum (x). Rundliche Zysten mit papillären Proliferationen (Pfeile). Das übrige Ovar ist von soliden Tumormassen durchsetzt. **b** Histologie eines schlecht differenzierten high grade serösen Adenokarzinoms: Verbände hochgradig atypischer Tumorzellen mit Ausbildung spaltförmiger Zwischenräume (netzartiges Muster). HE, Vergr. 200-fach. **c** Histologie eines gut differenzierten low grade serösen Adenokarzinoms: Papilläre Tumorzellverbände sind von Gewebespalten umgeben. Die Kernatypien und Anzahl der Mitosen (siehe Insert) sind im Vergleich zum high grade serösen Adenokarzinom wesentlich geringer. HE, Vergr. 100-fach (Insert: HE, Vergr. 400-fach). [R398]

Tab. 40.4 Ovarialkarzinome Typ 1 und Typ 2

	Typ 1	Typ 2
Histologische Typen	Serös („low grade"), muzinös, endometrioid („low grade")	Serös und endometrioid „high grade"
Entstehungsmechanismus	Adenom → Borderline → Karzinom	De-novo-Genese
Stadium bei Diagnose	Niedrig (meist I)	Hoch (meist III)
Prognose	Günstig	Schlecht
Molekulare Veränderungen	Mutationen in den Genen *KRAS*, *BRAF*, *PTEN*, *PIK3CA* und *ARID1A*, Mikrosatelliteninstabilität	Häufig *TP53*-Mutationen

eine Metastase einer LAMN der Appendix verbergen. Auch **muzinöse Adenokarzinome** werden häufig im Stadium I diagnostiziert. Ihr Metastasierungspotenzial ist relativ gering, die Prognose sehr gut (ca. 90 % rezidivfreies Überleben). In höheren Stadien (III, IV) ist die Prognose dagegen ungünstig (< 10 % Langzeitüberleben). Bei einem muzinösen Adenokarzinom im Ovar mit höherem Tumorstadium sollte ein metastatisches Adenokarzinom aus dem Gastrointestinaltrakt ausgeschlossen werden.

Pseudomyxoma peritonei

Diese seltene Erkrankung ist durch eine intraperitoneale Ansammlung von Schleim und ein muzinöses Epithel charakterisiert. Ursprung des Pseudomyxoma peritonei sind meist Tumoren des Gastrointestinaltrakts, insbesondere der Appendix. Daneben können auch muzinöse Adenokarzinome oder seltener muzinöse Borderline-Tumoren des Ovars (assoziiert mit Teratomen) mit einem Pseudomyxoma peritonei einhergehen.

Seromuzinöse Tumoren

Unterschieden werden benigne Tumoren (Zystadenome) und Borderline-Tumoren. Die Gruppe der seromuzinösen Karzinome wurde aufgrund der schlechten Reproduzierbarkeit der histologischen und der biologischen bzw. molekularen Überlappung mit endometrioiden Karzinomen und low grade serösen Karzinomen nicht in die WHO-Klassifikation 2020 aufgenommen. Die seromuzinösen Tumoren enthalten neben muzinösen Zellen auch andere Zelltypen (serös, endometrioid), sodass die Bezeichnung „seromuzinös" nicht ganz passend ist. In älteren Klassifikationen wurden diese Tumoren als endozervikaler Subtyp der muzinösen Tumoren geführt. Biologisch ähneln die seromuzinösen den serösen Borderline-Tumoren, indem sie wie jene häufig bilateral auftreten und auch Implantate aufweisen können.

Endometrioide Tumoren

Die endometrioiden Tumoren machen weniger als 10 % der epithelialen Ovarialtumoren aus. Etwa 90 % sind Karzinome, der Rest überwiegend Borderline-Tumoren; benigne Tumoren (Zystadenome oder Adenofibrome) sind selten. Der Altersgipfel liegt um das 50. Lebensjahr. In bis zu 20 % der Fälle besteht gleichzeitig eine Endometriose der Ovarien, in etwa 10 % der Karzinome findet sich gleichzeitig ein endometrioides Karzinom des Endometriums oder eine atypische Endometriumhyperplasie. Molekulare Daten weisen darauf hin, dass der Großteil dieser Fälle Metastasen aus dem Endometrium entspricht, die meisten Fälle aber dennoch mit einer guten Prognose vergesellschaftet sind. Dem trägt auch die neue (2023) FIGO-Klassifikation der Endometriumkarzinome Rechnung.

Morphologie

Endometrioide Borderline-Tumoren sind meist einseitig. Der Tumordurchmesser beträgt überwiegend unter 10 cm, kann aber auch deutlich darüber liegen. Makroskopisch sind endometrioide Borderline-Tumoren teils zystisch, teils solide, wobei der Zysteninhalt infolge abgebauter Blutreste bräunlich oder grünlich sein kann. Histologisch sind diese Tumoren vergleichbar mit einer atypischen Endometriumhyperplasie ohne Zeichen der Invasion. Ein Teil der Tumoren weist eine ausgeprägte bindegewebige Komponente auf (Adenofibrom). Absiedelungen außerhalb der Ovarien sind selten.

Endometrioide Adenokarzinome sind meist > 10 cm im Durchmesser. Etwa 50 % werden in den Stadien I und II diagnostiziert, davon finden sich nur etwa 15 % beidseitig. Makroskopisch sind die Tumoren überwiegend solide, teils zystisch. Histologisch entsprechen sie weitgehend den endometrioiden Karzinomen des Endometriums (> Abb. 40.8b).

Prognose Die Prognose der endometrioiden Borderline-Tumoren und der Adenokarzinome im Stadium I ist sehr günstig. Aufgrund der häufig niedrigen Tumorstadien und der häufig guten Differenzierung (low grade) ist die Prognose besser als jene der serösen Karzinome.

Klarzellige Tumoren

Klarzellige Ovarialtumoren machen etwa 3 % der epithelialen Ovarialtumoren aus und sind meist Karzinome, selten Borderline-Tumoren. Gutartige klarzellige Tumoren sind eine extreme Rarität. Histologisch zeigen die Tumorzellen meist wasserhelles Zytoplasma, ähnlich wie bei klarzelligen Nierenzellkarzinomen. Typischerweise sind die Tumorzellen schuhnagel- (schuhzwecken) förmig. In einem Drittel bis zur Hälfte treten sie in Verbindung mit einer Endometriose auf. Mutationen im Gen *ARID1A* mit Verlust der Proteinexpression sind häufig. Aufgrund eines hohen Anteils von Patientinnen in fortgeschrittenen Tumorstadien (III, IV) ist die Prognose ungünstig. Deshalb gelten klarzellige Karzinome nach Definition immer als schlecht differenziert (high grade).

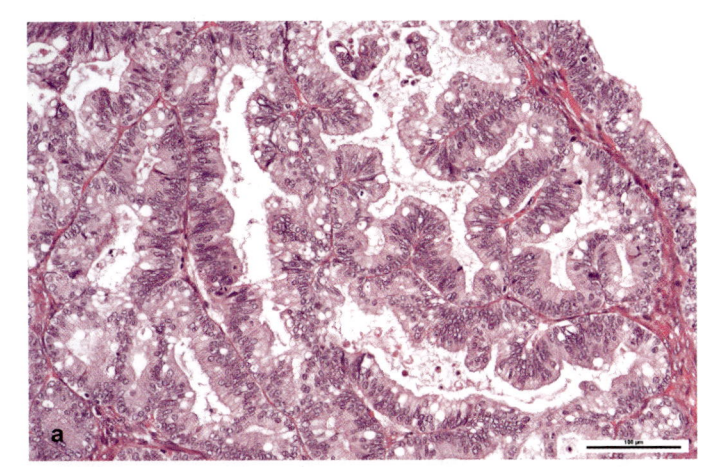

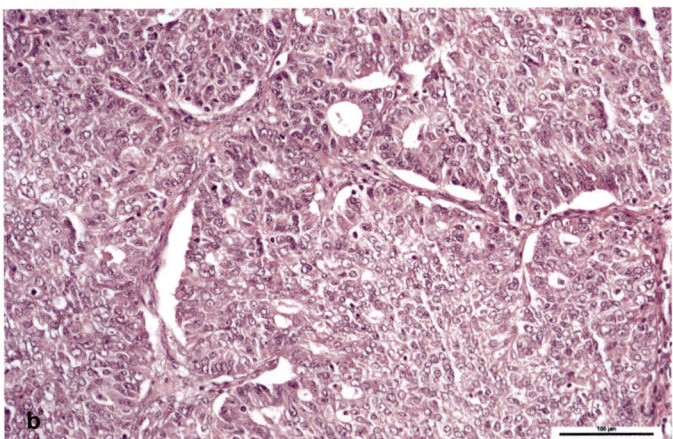

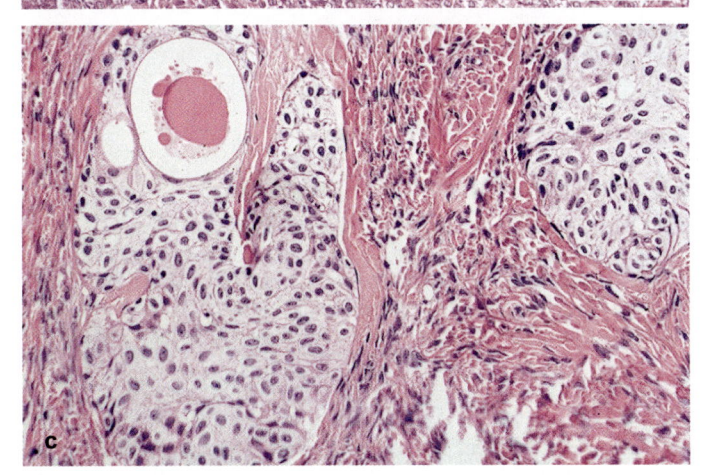

Abb. 40.8 Epitheliale Tumoren. a Muzinöses Ovarialkarzinom. Konfluent wachsende Drüsen mit schleimbildendem, hochprismatischem Epithel. HE, Vergr. 200-fach. **b Endometrioides Ovarialkarzinom** (schlecht differenziert). Solide Tumorverbände mit einzelnen endometrioiden Drüsen. HE, Vergr. 200-fach. **c Benigner Brenner-Tumor,** aufgebaut aus Verbänden eines benignen Übergangsepithels. HE, Vergr. 300-fach. [R398]

Karzinosarkom

Morphologie und Prognose dieses sehr seltenen Tumors sind dem entsprechenden Tumor des Endometriums vergleichbar (➤ Kap. 40.3.3).

Brenner-Tumoren

Die Brenner-Tumoren (benannt nach ihrem Erstbeschreiber Dr. Fritz Brenner) (➤ Abb. 40.8c) machen etwa 3 % aller epithelialen Ovarialtumoren aus und sind zu mehr als 95 % gutartig, sehr selten Borderline-Tumoren oder maligne. 10–20 % kommen beidseitig vor. Der Durchmesser schwankt von wenigen Millimetern bis > 20 cm. Histologisch bestehen sie aus einem Übergangsepithel, das bei den benignen Tumoren in Form von Nestern in einem fibrösen Stroma liegt. Gelegentlich finden sich auch kleine muzinöse Zysten. Pathogenetisch zeigen die Brenner-Tumoren einen Bezug zu den Walthardt'schen Epithelnestern.

Keimstrang-Stroma-Tumoren

Definition Die Keimstrang-Stroma-Tumoren leiten sich vom Ovarstroma ab, das wiederum von den Keimsträngen induziert wird. Sie machen 5–10 % der Ovarialtumoren aus und sind zu 85 % benigne. Der Rest besteht aus Tumoren unsicheren biologischen Verhaltens. Histogenetisch lassen sie sich den Granulosa-, Theka-, Sertoli- oder Leydig-Zellen zuordnen.

Klinische Relevanz Bei etwa zwei Drittel der Tumoren treten endokrine Symptome infolge der **Sekretion von Steroidhormonen** auf, wobei die Östrogenproduktion überwiegt. Je nach produziertem Hormon lassen sich unterschiedliche Störungen der endokrinen Regulationsmechanismen nachweisen (➤ Kap. 40.1.3). Das Alter der Patientin und die endokrine Ausgangssituation bestimmen wesentlich das klinische Erscheinungsbild.

Bei vermehrter **Östrogenproduktion** in der Postmenopause entsteht eine Endometriumhyperplasie mit Schmierblutungen. Bei prämenopausalen Frauen äußert sich die gesteigerte Östrogenproduktion mit Zyklusstörungen oder Zwischenblutungen.

Aus einer länger bestehenden Endometriumhyperplasie kann sich ein endometrioides Endometriumkarzinom entwickeln.

Bei **Sekretion von Gestagenen** oder **Androgenen** kann es zu einer sekundären Amenorrhö kommen. Bei dem seltenen Auftreten im Kindesalter lösen Keimstrang-Stroma-Tumoren mit Östrogenproduktion eine Pubertas praecox aus. Androgene-sezernierende Tumoren führen zur Androgenisierung, d. h. zum Ende der normalen weiblichen Geschlechtsentwicklung bei Auftreten im Kindesalter bzw. zum Verlust der sekundären weiblichen Geschlechtsmerkmale bei Auftreten im Erwachsenenalter.

Die meisten Keimstrang-Stroma-Tumoren produzieren **α-Inhibin,** das zur Diagnostik (Immunhistochemie) und zur klinischen Verlaufskontrolle (Serumkonzentration) herangezogen werden kann (➤ Abb. 40.9b).

Molekularpathologie

In mehr als 95 % der adulten Granulosazelltumoren findet sich eine charakteristische Missense-Mutation für den Transkriptionsfaktor *FOXL2* (p-Cys134Trp), der für die Entwicklung von Granulosazellen wichtig ist. Der Mutationsnachweis kann diagnostisch eingesetzt werden. In einem Teil der Sertoli-Leydigzell-Tumoren finden sich *DICER1*- oder *FOXL2*-Mutationen.

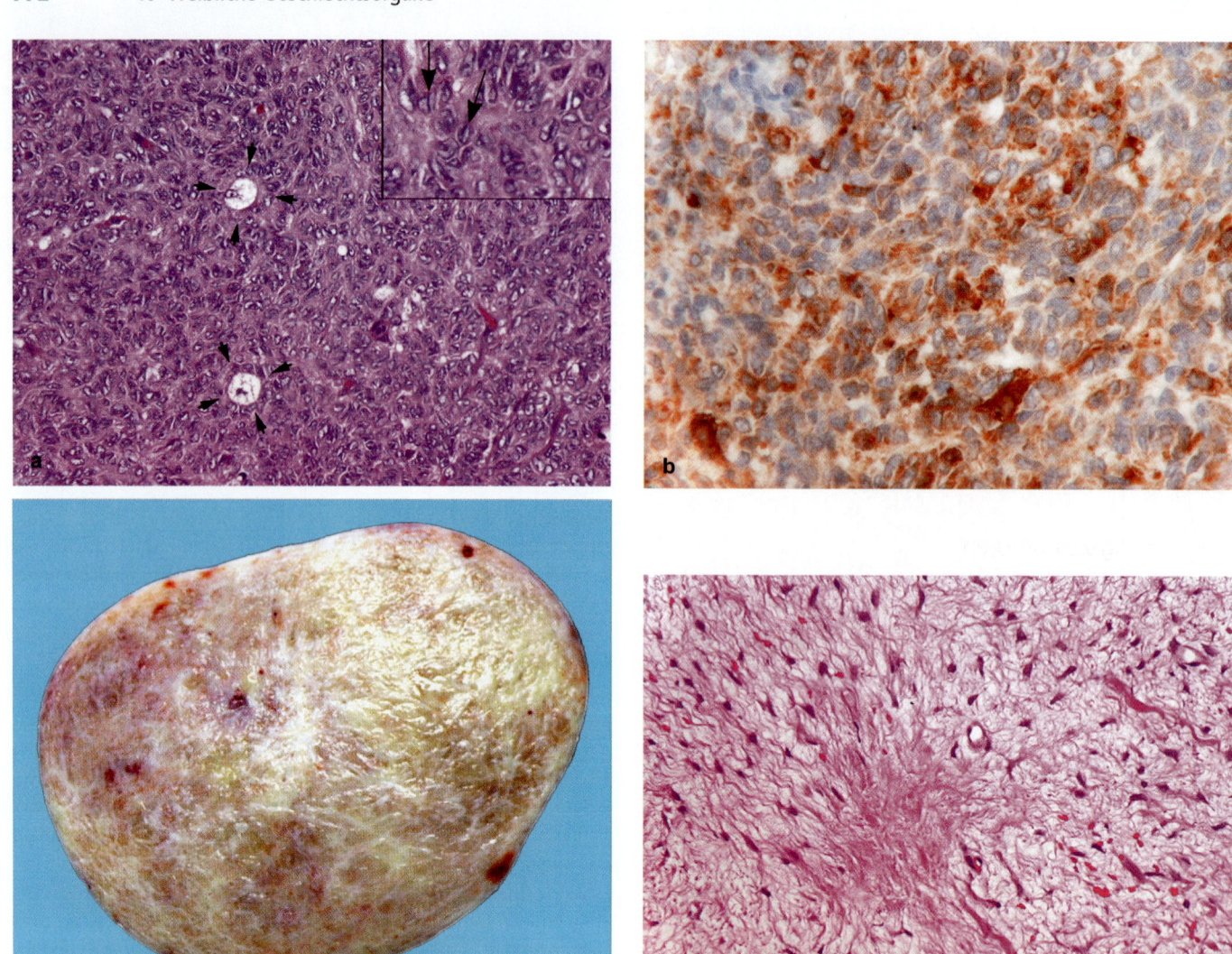

Abb. 40.9 Granulosazelltumor (a, b) und Ovarialfibrom (c, d). a Granulosazelltumor vom adulten Typ mit typischen mikrofollikulären Strukturen (Call-Exner-Körper, Pfeilspitzen). Die Zellkerne sind kaffeebohnenartig gekerbt (Pfeile im Ausschnitt) und weisen helles Chromatin auf. HE, Vergr. 300-fach. **b** Zellen des Granulosazelltumors produzieren α-Inhibin, das immunhistochemisch nachgewiesen wurde. Peroxidase-Antiperoxidase, Vergr. 300-fach. **c** Ovarialfibrom: Die Schnittfläche weist sowohl bindegewebsfaserreiche, grauweiße als auch ödematöse gelbliche Areale auf. Sie glänzt durch den Reichtum an Ödemflüssigkeit und weist frische Blutungen auf. **d** Ausschnitt aus einem ödematösen Areal desselben Ovarialfibroms. Zwischen den meist sternförmigen Fibroblasten liegen nur herdförmig kollagene Fasern. HE, Vergr. 300-fach. [R398]

Granulosazelltumor

Der Granulosazelltumor geht von den Granulosazellen aus und ist in ca. 95 % einseitig. Etwa 75 % der Tumoren treten in der Postmenopause auf. Die Prognose ist hinsichtlich des Auftretens von Rezidiven unsicher (Tumoren unsicherer Dignität).

Morphologie

Das **makroskopische** Erscheinungsbild beinhaltet solide, oft gelbliche sowie zystische Areale.

Mikroskopisch unterscheidet man den häufigeren adulten (95 %) vom seltenen juvenilen Typ. Typisch für den adulten Granulosazelltumor sind helle, kaffeebohnenartig geformte Zellkerne (> Abb. 40.9a). Beim juvenilen Typ sind die Zellkerne hyperchromatisch. Es finden sich vermehrt Mitosen, ohne dass dies ein Zeichen für Malignität ist.

Etwa 20 % des adulten Typs haben langfristig einen malignen Verlauf mit späten Rezidiven und Metastasen, oft erst 10 Jahre nach Entfernung des Tumors. Beim juvenilen Typ verläuft die Erkrankung in weniger als 5 % maligne, wobei Tumorrezidive innerhalb von 3 Jahren nach der Operation auftreten. Wie beim adulten Typ ist das Tumorstadium der wesentliche prognostische Parameter.

Tumoren der Thekom-Fibrom-Gruppe

Aufgrund von Überschneidungen und Mischformen werden diese Tumoren in einer Gruppe zusammengefasst.

Ovarialfibrome Ovarialfibrome sind die häufigsten Keimstrang-Stromatumoren. Sie sind makroskopisch grau-weiß mit fasriger Schnittfläche und bestehen aus fibroblastenähnlichen, spindeligen Zellen (> Abb. 40.9c, d). Selten können Ovarialfibrome mit Aszites und Pleuraergüssen assoziiert sein (Meigs-Syndrom). Die sehr seltenen Fibrosarkome zeigen deutliche zelluläre Atypien und Mitosen; sie können rezidivieren und metastasieren.

Thekazelltumoren Thekazelltumoren sind benigne, aus Theka- und Theka-Luteinzellen aufgebaute, z. T. endokrin aktive Tumoren, die Östrogene produzieren und bevorzugt in der Peri- und Postmenopause auftreten.

Sertoli-Leydig-Zelltumoren

Syn.: Androblastome

Sertoli-Leydig-Zell-Tumoren sind sehr selten (ca. 0,3 % aller Ovarialtumoren). Sie bestehen aus einer Mischung von Sertoli-Zellen, Leydig-Zellen und Fibroblasten. Sie können in allen Altersgruppen auftreten, finden sich aber typischerweise in der 3. Lebensdekade. Der maximale Durchmesser beträgt meist < 5 cm Durchmesser, die Schnittfläche ist gelbbraun bis grau. Man unterscheidet gut differenzierte Formen mit einer Mischung aus Tubuli, aufgebaut aus Sertoli-Zellen, Leydig-Zellen und Stroma von intermediär und schlecht differenzierten Formen, Letztere mit oft spindelzelligem, einem Sarkom ähnlichem Bau. Die gut differenzierten Tumoren sind gutartig, die intermediär und schlecht differenzierten Tumoren sind teilweise maligne und können metastasieren. Eine endokrine Manifestation durch Sekretion von Androgenen oder Östrogenen findet sich in weniger als 50 %.

Steroidzelltumoren

Diese Tumoren sind sehr selten (0,1 % der Ovarialtumoren) und aus Zellen aufgebaut, die Steroidhormone (u. a. Androgene, Kortisol) produzieren können. Die Steroidzelltumoren NOS („not otherwise specified") machen 80 % dieser Gruppe aus und sind zu einem Drittel maligne. Die Leydig-Zell-Tumoren hingegen sind benigne, wesentlich kleiner und meist im Hilus lokalisiert. Ein Teil der Fälle enthält die typischen Reincke'schen Kristalle.

Keimzelltumoren

Definition 10–20 % aller Ovarialtumoren sind den Keimzelltumoren zuzuordnen. Sie können grundsätzlich in jeder Altersstufe vorkommen, finden sich aber überwiegend im Kindes- und Adoleszenten- sowie im jungen Erwachsenenalter. Sie entwickeln sich aus omnipotenten Keimzellen. Entsprechend findet man eine große morphologische Vielfalt. Die Histologie ist identisch mit derjenigen der Keimzelltumoren des Hodens (> Kap. 39.1.6). Im Unterschied zu den Hodentumoren sind aber mehr als 95 % der Keimzelltumoren des Ovars gutartige Teratome, maligne Tumoren sind mit weniger als 5 % relativ selten.

Teratome

Teratome sind die bei weitem häufigsten Keimzelltumoren des Ovars und zu 99 % benigne. Sie sind aus unterschiedlichen Geweben ento-, ekto- und/oder mesodermaler Herkunft aufgebaut. Histologisch und biologisch lassen sich zwei Typen unterscheiden:

- **Reife Teratome** enthalten ekto-, ento- und/oder mesodermale Differenzierungsprodukte, die histologisch einen Aufbau wie das entsprechende Normalgewebe zeigen. Sonderformen sind überwiegend **monodermal differenzierte Teratome**, in denen ento- oder ektodermales Gewebe überwiegt. Typisch hierfür ist die ektodermal differenzierte **Dermoidzyste**, die in ca. 10 % der Fälle beidseitig auftritt. Die Zyste enthält reichlich Talg, Haare und abgeschilferte Plattenepithelien (> Abb. 40.10). Ein Beispiel mit entodermaler Differenzierung ist die **Struma ovarii**, die aus Schilddrüsengewebe besteht.

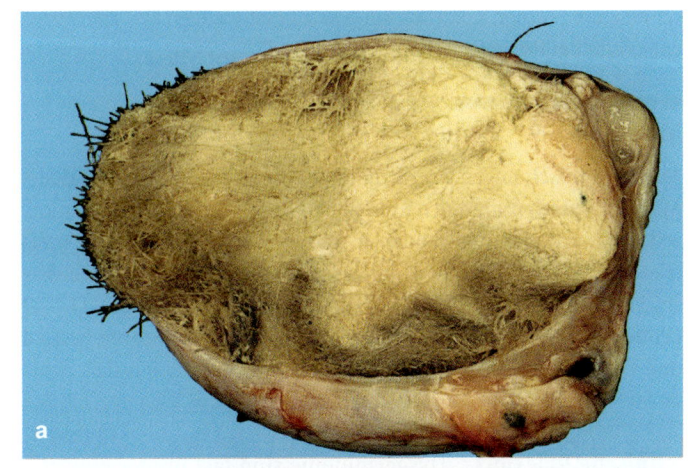

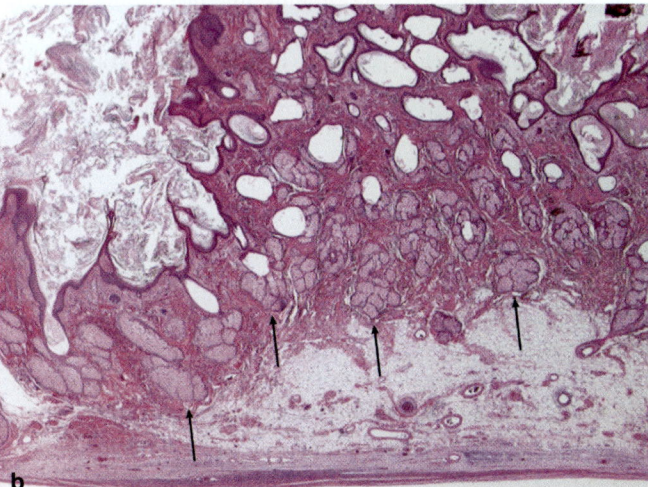

Abb. 40.10 Dermoidzyste. a Makroskopie. Typischer Aspekt der mit Talg und Haaren gefüllten Zyste. **b** Histologie. Auskleidung der Zyste mit haut- und subkutisähnlichem Gewebe mit zahlreichen Talgdrüsen (Pfeile). HE, Vergr. 20-fach. [R398]

- **Unreife Teratome** enthalten in wechselndem Ausmaß unreife Gewebestrukturen, die morphologisch embryonalem oder fetalem Gewebe entsprechen.

Makroskopisch sind reife Teratome typischerweise überwiegend zystisch und teilweise solide. Unreife Teratome hingegen sind überwiegend solide gebaut. Reife Teratome sind gutartig, unreife Teratome als potenziell maligne einzustufen. Das biologische Verhalten der unreifen Teratome, nach dem auch die Graduierung erfolgt, richtet sich nach der Menge unreifen neurogenen Gewebes. Unter der **malignen Transformation** in Teratomen versteht man die sehr seltene Entstehung eines malignen Tumors (meist Karzinom) in einem reifen Teratom.

Dysgerminom

Das Dysgerminom entspricht dem Seminom des Hodens, ist aber verglichen mit diesem selten. Dennoch stellt es mit ca. 50 % den häufigsten malignen Keimzelltumor des Ovars dar und die häufigste maligne Ovarialgeschwulst im jüngeren Lebensalter. Etwa 80 % der Tumoren manifestieren sich im Alter von 20–30 Jahren. Die Tumorzellen entsprechen unreifen primordialen Keimzellen, die meist einen XXY-Chromosomensatz enthalten. Dysgerminome sind oft mit verschiedenen Formen sexueller Entwicklungsstörungen assoziiert bzw. entstehen bei Patientinnen mit gonadaler Dysgenesie.

Morphologie

Makroskopisch zeigen Dysgerminome eine grauweiße Schnittfläche. **Mikroskopisch** finden sich in Gruppen liegende polygonale Tumorzellen mit prominenten Nukleolen, die von einem lymphozytär infiltrierten Stroma begleitet werden. Immunhistochemisch nachweisbar sind CD117 (c-Kit), PLAP (plazental alkaline phosphatase), D2–40 (Podoplanin) sowie die nukleären Transkriptionsfaktoren SALL4 und Oct-4. Aktivierende Mutationen im *KIT*-Gen finden sich in bis zu 50 % der Fälle.

Klinische Relevanz Dysgerminome sind fast immer einseitig lokalisiert. Selten können durch die Produktion von β-hCG endokrine Symptome auftreten. Durch die hohe Strahlensensibilität liegt die Heilungsrate im Stadium I bei über 95 %.

Dottersacktumor

Der Dottersacktumor (entodermaler Sinustumor) ist der zweithäufigste maligne Keimzelltumor des Ovars und der häufigste im Kindes-/Jugendalter. Er imitiert in seinem histologischen Aufbau oft Dottersackstrukturen, kann aber zahlreiche unterschiedlichen Strukturen aufweisen. Typisch sind glomerulumartige Formationen aus Tumorzellen mit einem zentralen Blutgefäß (Schiller-Duval-Körper), aber auch eine intestinale oder hepatoide Differenzierung. Immunhistochemisch können α_1-Fetoprotein (AFP), Glypican3, SALL4, Villin und CDX-2 nachgewiesen werden.

Zum Zeitpunkt der Diagnose haben sie häufig schon kavitär und/oder lymphogen bzw. hämatogen metastasiert. Mittels Chemotherapie ist heute eine 5-Jahres-Überlebensrate von etwa 50 % zu erreichen. Proteine wie AFP, α_1-Antitrypsin, Präalbumin und Transferrin, können als Serummarker für den Verlauf verwendet werden.

Embryonales Karzinom

Dies ist ein im Ovar sehr seltener, hochmaligner und rasch metastasierender Tumor, der dem embryonalen Karzinom des Hodens entspricht. Der Tumor produziert AFP und β-hCG.

Chorionkarzinom

Diese seltenen Tumoren haben eine trophoblastäre Differenzierung und produzieren β-hCG.

Metastasen

10 % aller tumorösen Vergrößerungen des Ovars sind Metastasen von Primärtumoren anderer Organe. Metastasen aus dem Genitalbereich stammen meist von Endometriumkarzinomen. Karzinome der Zervix, der Vagina und der Vulva sowie Sarkome des Uterus metastasieren selten in die Ovarien. Metastasen extragenitaler Tumoren stammen häufig aus dem Gastrointestinaltrakt (Dickdarm, Appendix, Pankreas, Magen, seltener Gallenblase und Gallenwege). Metastasen einer low grade muzinösen Neoplasie der Appendix (LAMN) können einen muzinösen Borderline-Tumor imitieren. Metastasen muzinöser Karzinome aus dem Gastrointestinaltrakt (in erster Linie Kolon, Appendix und Pankreas, seltener Magen) können muzinöse Ovarialkarzinome imitieren. Metastasen muzinöser Karzinome sind häufig bilateral und oft kleiner als 10 cm im Durchmesser. Ovarmetastasen eines Magenkarzinoms vom diffusen Typ (speziell des Siegelringzellkarzinoms) werden nach dem Erstbeschreiber als Krukenberg-Tumoren bezeichnet. Auch Mammakarzinome (v. a. lobuläre Karzinome) können im Spätstadium in die Ovarien metastasieren. Für die histopathologische Diagnostik von Metastasen ist der Einsatz der Immunhistochemie oft hilfreich, aber speziell bei der Abgrenzung gegenüber muzinösen Tumoren aus dem oberen Gastrointestinaltrakt ohne Informationen aus der Bildgebung nicht ausreichend.

40.2 Tube

40.2.1 Normale Struktur und Funktion

Die Tuben (Eileiter) entwickeln sich aus dem Müller-Gangsystem. Sie verlaufen am oberen Rand des Ligamentum latum und sind mit dem Cavum uteri verbunden. Der ampulläre Teil hat eine offene Verbindung zum Bauchraum und umfasst mit seinen Fimbrien das Ovar. Die Tubenwand enthält glatte Muskulatur, die Tubenschleimhaut ist von Flimmerepithel ausgekleidet. Nach der Ovulation wird das Ei von der Tube aufgefangen und von der Tubenperistaltik und der Flimmerbewegung des Epithels in den Uterus transportiert.

40.2.2 Fehlbildungen

Fehlbildungen sind extrem selten und meist mit Fehlbildungen des Uterus kombiniert. Sie umfassen die Aplasie, die Hypoplasie und die Atresie einer oder beider Tuben.

40.2.3 Adnexitis

Definition Entzündung der Adnexe, bei der die Entzündung der Tube (Salpingitis, Oophoritis) meist im Vordergrund steht und das Ovar häufig mit einbezogen wird. Daher wird klinisch in den meisten Fällen generell von einer Adnexitis gesprochen.

Pathogenese

Am häufigsten ist die akute unspezifische Adnexitis, die von Bakterien (meist Enterokokken, *E. coli*, daneben auch Strepto- und Staphylo- und Gonokokken) und Chlamydien verursacht wird. Die Adnexitis entsteht meist infolge einer Keimaszension vom Uterus her, seltener von außen bei Divertikulitis oder Appendizitis sowie hämatogen bei einer Sepsis.

Morphologie

Die akute Adnexitis ist in der Regel eine unspezifische eitrige Entzündung, in deren Rahmen auch Abszesse auftreten können. Die Serosa zeigt häufig Eiterbeläge als Ausdruck einer Periadnexitis (Perisalpingitis und Perioophoritis).

Klinische Relevanz Im akuten Stadium treten typische Symptome einer bakteriellen Entzündung mit Fieber und Leukozytose auf, oft auch Unterbauchschmerzen wie bei einer Appendizitis oder Divertikulitis. Auswirkungen auf die Fertilität ergeben sich insbesondere aus der Vernarbung der Tubenschleimhaut und einer Obliteration des Fimbrienendes.
Die Entzündung kann sich auf die Nachbarorgane des kleinen Beckens ausbreiten (PID, „pelvic inflammatory disease"). In schweren Fällen bildet sich ein **Tuboovarialabszess** aus. Durch Verschluss des Ostiums und Aufstau des Eiters entsteht eine **Pyosalpinx** (➤ Abb. 40.11). Im Extremfall können ein septisches Krankheitsbild und/oder septikopyämische Absiedlungen in anderen Organen entstehen. Nach Abheilung kann das Fimbrienende verkleben und dadurch eine **Saktosalpinx** entstehen, die mit seröser Flüssigkeit ausgefüllt sein kann **(Hydrosalpinx)**. Infolge Verwachsungen zwischen Fimbrienende und Ovar kann sich eine Zyste ausbilden, die als **Tuboovarialzyste** (➤ Kap. 40.1.5) bezeichnet wird. Durch Verwachsungen zwischen Ovar, Tube und Nachbarorganen kann sich auch ein **Konglomerattumor** bilden. Seltener entwickelt sich ein chronischer **Ovarialabszess.** Die wesentliche Komplikation ist die **Infertilität,** die als Spätfolge in 20–30 % der schweren Adnexitiden auftritt. Eine Tube mit postentzündlichen Veränderungen begünstigt außerdem das Entstehen einer **Tubargravidität.**

Salpingitis isthmica nodosa Hier handelt es sich um eine ätiologisch unklare, knotige Verdickung des Tubenisthmus, die aus zahlreichen, von glatter Muskulatur umgebenen Drüsen aufgebaut ist. Komplikationen sind Sterilität und Tubargravidität.
Tuberkulöse Salpingitis Die tuberkulöse Salpingitis ist heutzutage in den entwickelten Ländern selten (➤ Kap. 48.3.6).

40.2.4 Tumorartige Läsionen und Tumoren

Hydatiden

Hydatiden sind kleine, gestielte Zysten an der Eileiteroberfläche, die aus glatter Muskulatur aufgebaut und von tubenartigem Epithel ausgekleidet. Sie entstehen aus dem Müller-Gangsystem.

Tumoren

Benigne Tumoren sind sehr selten. Zu ihnen gehören der vom Mesothel stammende Adenomatoidtumor (➤ Kap. 40.3.4) sowie benigne mesenchymale Tumoren wie Leiomyome.
  Maligne Tumoren sind fast immer seröse **Karzinome.** Aufgrund der engen Beziehung und der nunmehr gemeinsamen Klassifikation werden diese gemeinsam mit den serösen Ovarialkarzinomen abgehandelt (➤ Kap. 40.1.7).

Metastasen

Tubenmetastasen stammen meist von Ovarial- oder Uteruskarzinomen.

Tubargravidität

➤ Kap. 41.2.2 (Extrauteringravidität).

40.3 Uterus

40.3.1 Normale Struktur und Funktion

Der Uterus (Gebärmutter) einer nicht schwangeren Frau hat die Größe und Form einer Birne. Er ist ein muskelstarkes Organ und besteht aus dem Uteruskörper **(Corpus uteri)** mit dem Grund **(Fundus**

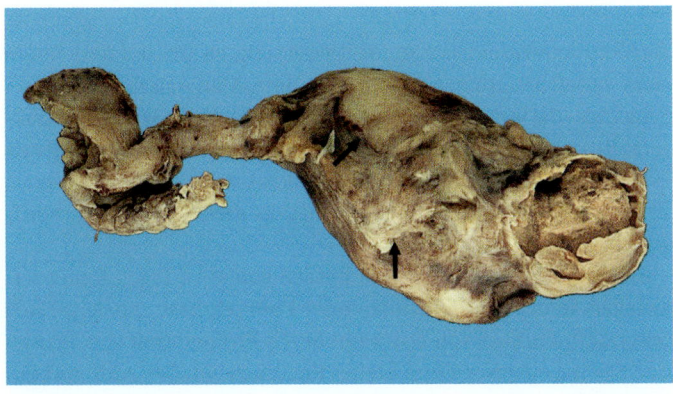

Abb. 40.11 Pyosalpinx. Deutlich ausgeweitete Tube mit Eiter im Lumen. An der Außenseite zeigt sich eine fibrinös-eitrige Perisalpingitis (Pfeile). [R398]

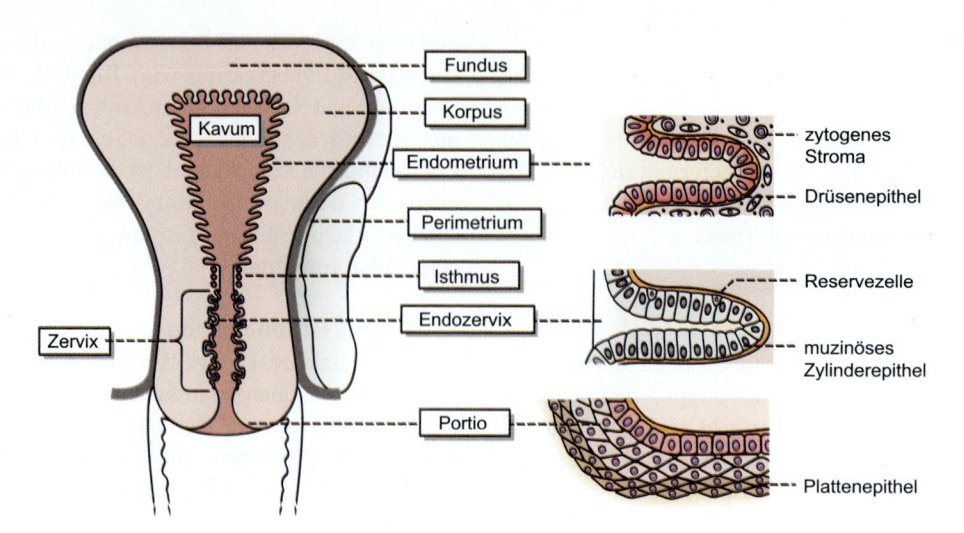

Abb. 40.12 Aufbau des Uterus. [L106]

uteri) und dem Hals (**Cervix uteri**) mit der in die Vagina ragenden Portio vaginalis (> Abb. 40.12).

Die **Portio** besteht aus der vorderen und hinteren Muttermundlippe sowie dem äußeren Muttermund. Der von der Vagina aus sichtbare Anteil der Portio wird als **Ektozervix** bezeichnet und von einem nicht verhornten, glykogenreichen Plattenepithel bedeckt. Dieses geht im Bereich des Scheidengewölbes (**Fornix vaginae**) in das ebenfalls nicht verhornte, glykogenreiche Plattenepithel der Vagina über. Der Zervikalkanal ist Teil der **Endozervix** und von einem muzinösen, hochprismatischen Epithel ausgekleidet, welches einen zähen, vor Infektionen schützenden Schleim sezerniert.

Der Zervikalkanal bildet zahlreiche Krypten aus, die fälschlicherweise auch als Drüsen bezeichnet werden, und geht am inneren Muttermund in die Gebärmutterhöhle (**Cavum uteri**) über. Dieser Übergangsbereich ist eine Engstelle und wird als Isthmus bezeichnet. Das Cavum uteri nimmt beidseits am Tubenwinkel die Mündungen der Eileiter auf. Am Corpus uteri unterscheidet man drei Wandschichten: **Endometrium** (Gebärmutterschleimhaut), **Myometrium** (Muskelschicht) und **Perimetrium** (Bauchfellüberzug).

Klinische Relevanz Das Kardinalsymptom von Uteruserkrankungen sind **Blutungsanomalien**. Die meisten Uteruserkrankungen, v. a. Neoplasien des Korpus, treten nach dem 40. Lebensjahr auf und sind gekennzeichnet durch **Zwischenblutungen** (Metrorrhagien), **verlängerte** oder **verstärkte Regelblutungen** (Menorrhagien bzw. Hypermenorrhö) sowie nach der Menopause durch das Neuauftreten von Blutungen (postmenopausale Blutungen). Metro- und Menorrhagien sind jedoch unspezifische Symptome. Erkrankungen der Zervix uteri sind mit **Kontaktblutungen** vergesellschaftet. Jede abnorme Genitalblutung muss klinisch abgeklärt werden, wobei das Hauptziel der Ausschluss eines malignen Prozesses ist. Am Ende des Abklärungsprozesses steht meist eine **Gewebeentnahme mittels Pipelle oder Kürettage (Abrasio) mit nachfolgender histologischer Untersuchung.**

40.3.2 Fehlbildungen

Fehlbildungen des Uterus sind selten (1 : 1000–5000 Geburten) und beruhen auf Anlageanomalien oder Fusionsstörungen der Müller-Gänge. Die Determinationsphasen der meisten Entwicklungsstörungen liegen in unterschiedlichen Wochen des 1. Trimenons. Mutationen des Wilms-Tumor-1(WT1)-Tumorsuppressorgens könnten dabei eine Rolle spielen.

- **Anlageanomalien** sind Agenesie oder Aplasie des Uterus.
- **Fusionsstörungen der Müller-Gänge** bzw. **Resorptionsstörungen** führen zu verschiedenen Formen eines septierten Uterus bis zur Doppelanlage (z. B. Uterus duplex, subseptus, septus) oder zu einem einhornigen Uterus (Uterus unicornis; > Abb. 40.13). Gleichzeitig können auch Fehlbildungen der Vagina auftreten. Fusions- und Resorptionsstörungen des Uterus treten bei Trisomien gehäuft auf.

Fusions- bzw. Resorptionsstörungen sind weitgehend asymptomatisch und werden daher erst nach der Pubertät entdeckt, z. B. im Rahmen von Routineuntersuchungen.

40.3.3 Endometrium

Das Endometrium besteht aus unverzweigten Drüsen und einem stark vaskularisierten, zellreichen Stroma. Man unterscheidet zwei Schichten, die lumennahe **Funktionalis** und die **Basalis**. Die Funktionalis unterliegt unter Einfluß von Östrogenen und Gestagenen zyklischen Veränderungen (> Abb. 40.14), wobei ihre Dicke je nach Zyklusphase 0–3 mm beträgt. Die Basalis dient als Regenerationsschicht und ist 1 mm breit.

Der Zyklus lässt sich in zwei Phasen von je 14 Tagen Dauer unterteilen. In der **Proliferations- oder Follikelphase** entwickelt sich unter dem Einfluss von Östradiol durch Proliferation von Drüsen und Stroma ein etwa 4 mm breites Endometrium (> Abb. 40.14a).

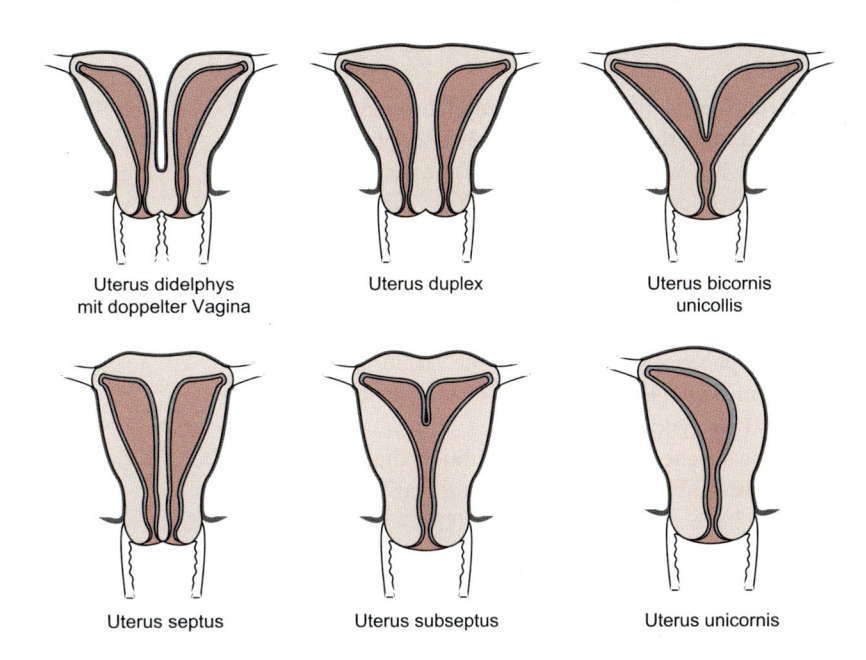

Abb. 40.13 Fehlbildungen des Uterus. [L106]

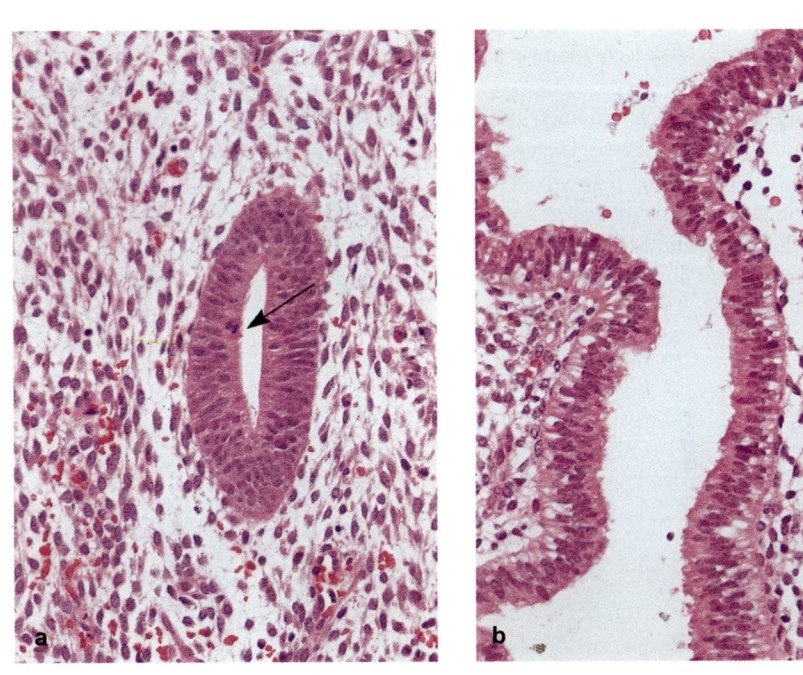

Uterus didelphys mit doppelter Vagina — Uterus duplex — Uterus bicornis unicollis — Uterus septus — Uterus subseptus — Uterus unicornis

Abb. 40.14 Proliferation/frühe Sekretion des Endometriums. a Proliferation. Gestreckte Endometriumdrüse mit pseudostratifiziertem Epithel mit Mitosen (Pfeil). HE, Vergr. 400-fach. **b Sekretion.** Gewundene Drüse, das Epithel mit retronukleären Vakuolen, die typischerweise am 1.–2. postovulatorischen Tag auftreten. HE, Vergr. 40-fach. [R398]

In der **Sekretions- oder Corpus-luteum-phase** kommt es unter dem Einfluss von Progesteron zur sekretorischen Umwandlung der Drüsen (> Abb. 40.14b) sowie zur Dezidualisierung des Stromas. Der Abfall des Progesteronspiegels führt zur Auflösung und zur Abstoßung des Endometriums in Form der **Menstruationsblutung**, wobei NK-Zellen, die früher als Körnchenzellen bezeichnet wurden, eine Rolle spielen. Infolge des Absinkens der Sexualhormone in der **Postmenopause** kommt es zur Atrophie des Endometriums, die Drüsen und Stroma betrifft.

Endometriose

Definition Unter Endometriose versteht man das ektope Auftreten von Endometrium mit Drüsen und Stroma. Die Endometriose kommt mit abnehmender Häufigkeit an folgenden Stellen vor: Ovar, Uterusligamente, rektovaginales Septum, Beckenperitoneum, Laparotomienarben und selten an Nabel, Vagina, Vulva und Darm einschließlich Appendix. Eine extraabdominale Endometriose (z. B. Lunge) ist eine ausgesprochene Rarität.

Pathogenese

Es werden folgende mögliche Erklärungen herangezogen:
- **Regurgitationstheorie:** Die Endometriose entsteht aus versprengten Endometriumanteilen im Zuge menstrueller Blutungen („retrograde Menstruation" durch die Tuben). Diese Theorie wird für die Entstehung der Endometriose im Becken angenommen.
- Vaskuläre oder lymphatische **Versprengungstheorie:** Entstehung der Endometriose aus Endometrium, das über Blut- oder Lymphbahnen verschleppt wurde. Daraus lässt sich die Anwesenheit von Endometriumläsionen in der Lunge oder in Lymphknoten erklären.

Die metaplastische Theorie oder Induktionstheorie, nach der die Endometriose direkt aus dem Zölomepithel entstehen soll, wurde in den letzten Jahren verlassen. (> Abb. 40.15).

Morphologie

Endometrioseherde sind zwischen wenigen Millimetern und einigen Zentimetern groß. Oft erscheinen sie als blaurote bis gelbbraune Knoten.

Histologisch zeigt sich endometriumartiges Gewebe bestehend aus Drüsen und Stroma, das bei längerem Bestehen durch Blutungsresiduen und Vernarbung regressiv verändert sein kann. Im Ovar sind Endometrioseherde oft zystisch verändert und können durch zyklische Blutungen dunkelbraune, oft schmierige Blutreste enthalten. Daher stammt auch die Bezeichnung „**Schokoladenzyste**".

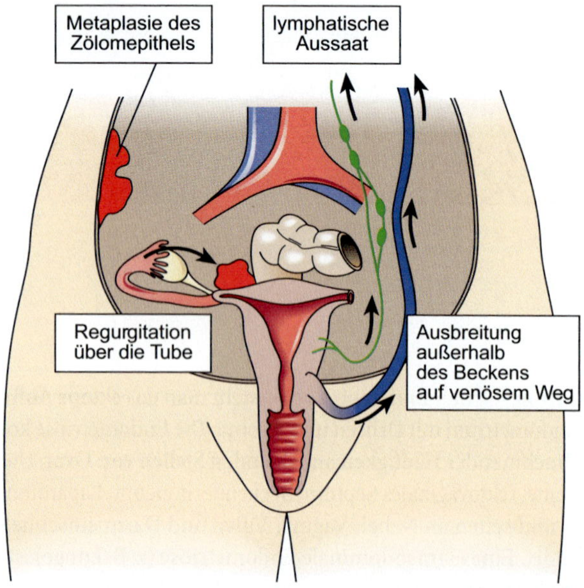

Abb. 40.15 Entstehungs- und Herkunftstheorien der Endometriose. [L106]

Klinische Relevanz Die typischen Symptome der Endometriose sind Dysmenorrhö, Dyspareunie und Beckenschmerzen. Sie werden von Blutungen und Verwachsungen im Becken verursacht: Im Zuge der Organisation der Blutungen entstehen Verwachsungen zwischen Tube, Ovarien und anderen Strukturen sowie im Cavum Douglas. Als Folge können Funktionsstörungen von Harnblase und Magen-Darm-Trakt oder Irregularitäten der Menstruation auftreten. Die Endometriose ist eine wesentliche Ursache für eine Infertilität. Selten können sich innerhalb eines Endometriosebezirks tumorartige Veränderungen und endometrioide Tumoren wie Zystadenome, Adenofibrome, Borderlinetumoren und Karzinome ausbilden.

Adenomyose

Unter Adenomyose versteht man das Auftreten von Endometriuminseln innerhalb des Myometriums. Eine Adenomyose findet sich bei 15–20 % aller Frauen.

Morphologie

Makroskopisch ist die Uteruswand bei ausgeprägter Adenomyose verdickt und von kleinen Zysten durchsetzt.

Mikroskopisch finden sich unregelmäßig strukturierte Endometriumbezirke mit oder ohne Drüsen innerhalb des Myometriums. Für die Diagnose einer Adenomyose sollte der Abstand von der endomyometranen Junktionszone mindestens 2 mm betragen.

Klinische Relevanz Die Adenomyose ist meist symptomlos, kann aber mit prä- und perimenstruellen Beschwerden, u. a. in Form von Menorrhagie, Dysmenorrhö, Dyspareunie und Beckenschmerzen, einhergehen.

Funktionsstörungen des Endometriums

Definition Zu den Funktionsstörungen des Endometriums zählen Veränderungen der Zyklusdauer, der Zyklusrhythmik sowie der Stärke und Dauer der Menstruationsblutung. Man unterscheidet Störungen der Proliferations- und der Sekretionsphase. Diesen funktionellen Veränderungen liegen meist hormonell bedingte morphologische Endometriumveränderungen zugrunde. Die häufigste Störung ist eine starke Zwischenblutung (Metrorrhagie) oder eine verstärkte Regelblutung (Menorrhagie). Eine Übersicht findet sich in > Tab. 40.5.

Ätiologie Es besteht meist ein Missverhältnis zwischen Östrogenen und Gestagenen bzw. ein genereller Mangel oder Überschuss dieser Hormone. Dies kann endogen oder exogen bedingt sein. Eine häufige Folge ist eine Infertilität.

Anovulatorische Zyklen Die **häufigste Ursache** für Funktionsstörungen des Zyklus ist das Ausbleiben der Ovulation. Die dadurch bedingte verlängerte Stimulation des Endometriums durch Östrogene führt zu einer gesteigerten Proliferation, eine sekretorische Umwandlung bleibt aus. Die Ursache für den fehlenden Eisprung ist meist unklar, generalisierte metabolische Störungen wie eine schwere Adipositas können diesen begünstigen. Seltene Ursachen sind endokrine Störungen von Hypothalamus und Hypophyse, der Schilddrüse,

Tab. 40.5 Ursachen für abnorme uterine Blutungen nach Altersgruppe

Altersgruppe	Ursachen
Vor der Pubertät	Pubertas praecox (hypothalamisch, hypophysär oder ovariell bedingt)
Adoleszenz	Anovulatorische Zyklen, Koagulopathien
Geschlechtsreifes Alter	• Schwangerschaftskomplikationen (Abortus, trophoblastäre Erkrankungen, extrauterine Gravidität) • Organische Störungen (Leiomyom, Adenomyose, Polyp, Endometriumhyperplasie bzw. -karzinom) • Anovulatorische Zyklen • Corpus-luteum-Insuffizienz
Perimenopausal	• Anovulatorische Zyklen • Organische Störungen: Leiomyom, Adenomyose, Polyp, Endometriumhyperplasie bzw. -karzinom
Postmenopausal	• Organische Störungen: Polyp, Endometriumhyperplasie bzw. -karzinom • Endometriumatrophie

der Nebennieren oder der Ovarien (Thekazell- oder Granulosazelltumor, polyzystisches Ovarialsyndrom).

Histologisch liegt eine ungeordnete Proliferationsphase vor, oft mit Zeichen einer unvollständigen sekretorischen Umwandlung sowie mit Zeichen einer Abstoßung. Bei längerer Dauer entsteht eine Endometriumhyperplasie.

Corpus-luteum-Insuffizienz Infolge Progesteronmangels kommt es zu einer Verkürzung der zweiten Zyklushälfte (Lutealphase). Sie äußert sich durch unregelmäßige ovulatorische Zyklen mit verstärkten Blutungen oder durch Amenorrhö.

Corpus-luteum-Persistenz Infolge des fehlenden Abbaus des Corpus luteum (Corpus-luteum-Persistenz) entsteht ein Progesteronüberschuss mit Sekretion von Progesteron über den 28. Zyklustag hinaus. Die Folgen sind eine gesteigerte Sekretion (sekretorische Hypertrophie) und eine verzögerte Abstoßung des Endometriums.

Veränderungen in der Peri- und Postmenopause In diesem Lebensabschnitt finden sich anovulatorische Zyklen, die zu einem relativen Überwiegen der Östrogene führen und schließlich von einer Ovarinsuffizienz mit Östrogenmangel abgelöst werden. Der Östrogenüberschuss führt im Endometrium zu einer **unregelmäßigen Proliferation,** die in eine **Hyperplasie** übergehen kann. Im Zuge des nachfolgenden Östrogenmangels bleiben die zystischen Drüsen bestehen, während sich das Stroma zurückbildet. Dadurch entsteht das histologische Bild der **zystischen Atrophie.**

Endometriumveränderungen durch Kontrazeptiva und Hormonersatztherapie Orale Kontrazeptiva bestehen aus einer Kombination von Östrogenen und Gestagenen oder nur aus Gestagenen, wobei die Hormondosis gering ist. Reine Östrogenpräparate sind in der Hormonersatztherapie wegen ihrer ungünstigen Nebenwirkungen nicht mehr auf dem Markt. Gestagenbetonte Präparate führen zu einer Inaktivität der Drüsen und einer decidua-artigen Stromaveränderung. Das Endometrium ist dabei schmal. Diese Veränderungen sind reversibel. Ähnliche Veränderungen finden sich nach Applikation eines gestagenhaltigen Intrauterinpessars (Spirale). Die Einnahme oraler Kontrazeptiva senkt das Risiko, an einem Endometrium- oder Ovarialkarzinom zu erkranken.

Tamoxifen und Endometrium Tamoxifen ist ein selektiver Modulator des Östrogenrezeptors (SERM) und wird seit den 1980er-Jahren für die endokrine Therapie von Mammakarzinomen eingesetzt. In der Mamma besteht durch Blockade des Östrogenrezeptors eine antiöstrogene Wirkung. Paradoxerweise hat Tamoxifen in der Postmenopause auf das Endometrium einen stimulierenden östrogenartigen Effekt und führt dadurch u. a. zur Ausbildung von Endometriumpolypen, erhöht aber auch abhängig von Dosis und Dauer der Einnahme das Risiko für ein Endometriumkarzinom und für Stromasarkome des Endometriums.

Endometritis

Definition Entzündung des Endometriums. Sie ist während der reproduktiven Phase und insbesondere ohne begünstigende Faktoren selten, wobei hier die Zervixbarriere eine große Rolle spielen dürfte. Bei schwerem Verlauf kann es auch zu einer Mitbeteiligung des Myometriums in Form einer Endomyometritis kommen.

Ätiologie und Pathogenese

Für die Entwicklung der akuten Endometritis sind vor allem Staphylokokken, Streptokokken, *E. coli* sowie Chlamydien und Mykoplasmen von Bedeutung. Die Entzündung entsteht meist durch Aszension, seltener durch Deszension der Keime. Es gibt eine Reihe begünstigender Faktoren (➤ Tab. 40.6)

Morphologie

Meist handelt es sich um eine unspezifische, akute eitrige oder chronische Entzündung. Für die Diagnose einer chronischen Endometritis ist das Vorhandensein von Plasmazellen entscheidend, da Lymphozyten auch im normalen Endometrium vorkommen können.

Tab. 40.6 Begünstigende Faktoren einer akuten oder chronischen unspezifischen Endometritis

Defekte Zervixbarriere
• Offener Muttermund (z. B. nach Geburt oder Abort, Intrauterinpessar) • Vorausgegangener ärztlicher Eingriff (z. B. Abrasio, Konisation) • Zervixinfektion
Reifungsstörung und Endometriumatrophie
• Peri-/Postmenopause • Exogen induzierte Gestagendominanz (z. B. hormonelle Kontrazeption) • Intrauterinpessar • Submuköses Leiomyom
Intrauterine Nekrosen
• Dysfunktionelle Blutung • Nach Geburt oder Abort • Intrauterinpessar • Polyp, submuköses Leiomyom • Karzinom
Abflussstörung
• Zervixstenose (z. B. nach Infektion, Operation, s. o.) • Zervixdeviation (z. B. Dysgenesie, Deszensus, extragenitaler Tumor)

Granulomatöse Endometritiden sind selten und finden sich vor allem bei Genitaltuberkulose, Sarkoidose oder Fremdkörperreaktion (z. B. nach Hysteroskopie).

Klinische Relevanz Hauptsymptome sind Blutungsanomalien und bei einer akuten Endometritis Fieber. Durch die Ausbreitung der Entzündung auf Myometrium und Perimetrium können eine Myometritis und eine Perimetritis entstehen. Eine Pyometra (Eiteransammlung im Cavum uteri) entwickelt sich überwiegend in der Postmenopause als Folge eines Sekretrückstaus bei narbiger Stenose bzw. Obliteration des Gebärmutterhalses. Die chronische Endometritis ist häufig symptomlos, kann aber eine Ursache für Infertilität sein.

Endometriumhyperplasie

Definition Diffuse oder fokale Verbreiterung des Endometriums entweder durch eine Vermehrung von Drüsen und Stroma oder durch eine Vermehrung der Drüsen gegenüber dem Stroma. Die Endometriumhyperplasie ist eine Erkrankung der Peri- und Postmenopause.

Pathogenese

Die Hyperplasie entsteht durch eine persistierende Stimulation des Endometriums durch Östrogene ohne Kompensation durch Gestagene. Die meisten Patientinnen weisen in der Vorgeschichte anovulatorische Zyklen oder eine Langzeit-Östrogentherapie auf oder sind adipös (endogene Östrogenproduktion durch die Aromatase des Fettgewebes). Die Ovarien können eine Follikelpersistenz aufweisen oder sind polyzystisch. Eine weitere Ursache kann in Östrogen-produzierenden Ovarialtumoren (Granulosazelltumor, Thekom) liegen.

Morphologie

Die histopathologische Klassifikation unterscheidet zwei Formen, die auf der Architektur und dem Vorhandensein zellulärer Atypien basieren (➤ Abb. 40.16):

- Die **Hyperplasie ohne Atypien** zeigt meist eine gleichmäßige Vermehrung von Drüsen und Stroma, wobei zystische Drüsen typisch sind (Schweizer-Käse-Muster; ➤ Abb. 40.17a). Seltener kommt es zu einer Vermehrung der Drüsen gegenüber dem Stroma.
- Bei der **atypischen Hyperplasie** liegen die Drüsen meist annähernd Rücken an Rücken, das dazwischenliegende Stroma ist deutlich reduziert. Zusätzlich finden sich zelluläre Atypien, die durch abgerundete, blasse Zellkerne mit deutlichen Nukleolen, vergröbertem Chromatin, meist auch vermehrtes und stärker eosinophiles Zytoplasma charakterisiert sind (➤ Abb. 40.17b). Das atypische Drüsenepithel unterscheidet sich deutlich vom Epithel normaler Drüsen in der Umgebung.

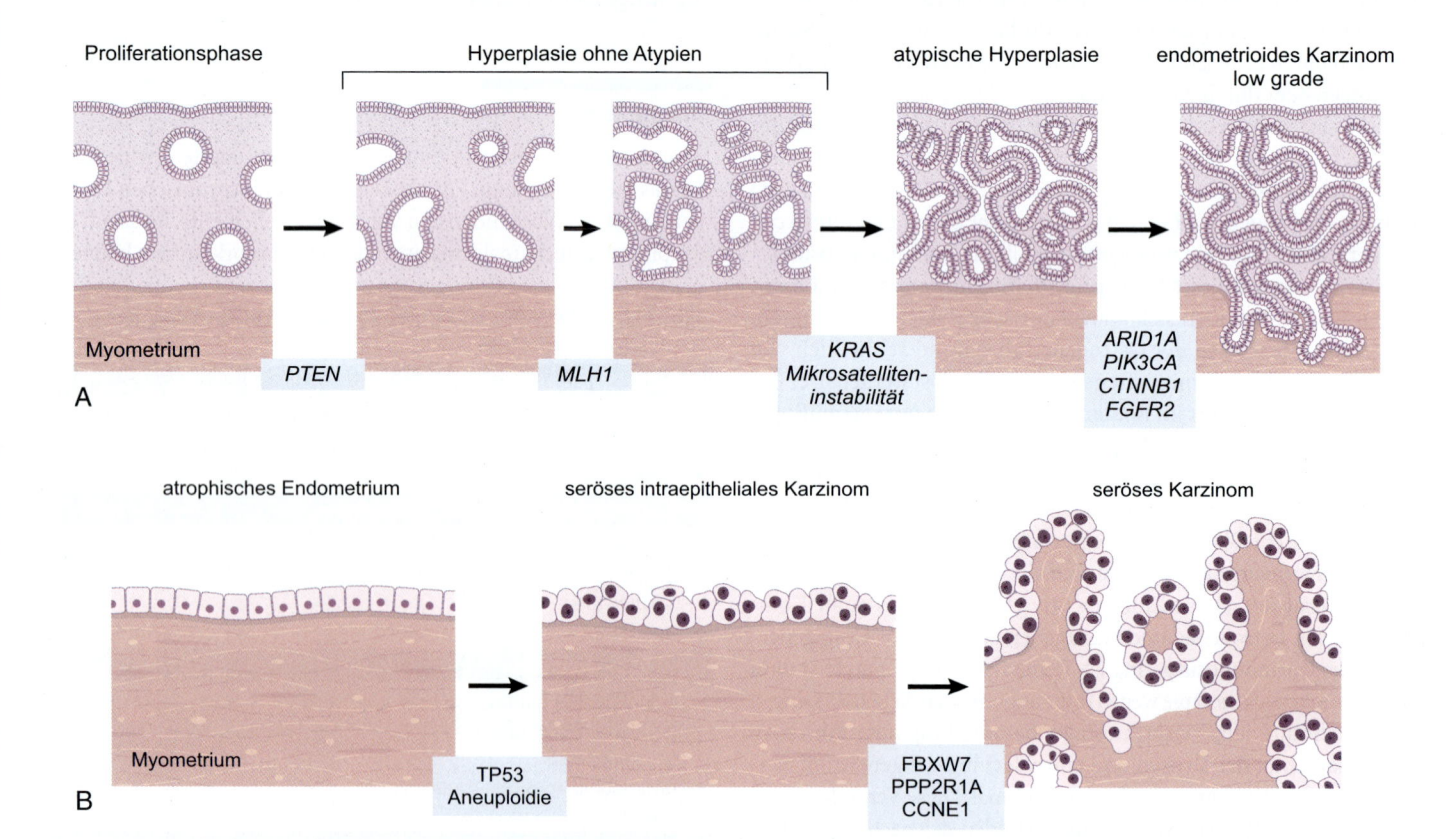

Abb. 40.16 Schematische Darstellung des pathogenetischen Modells für endometrioide (A) und seröse (B) Endometriumkarzinome. [G899]

Tumorähnliche Läsionen

Endometriumpolypen

Endometriumpolypen sind eine häufige gutartige polypöse Endometriumveränderung. Ihre Entstehung geht wahrscheinlich auf eine fokale Proliferation der Basalis zurück. Polypen finden sich v. a. in der Postmenopause.

Endometriumpolypen enthalten ein fibrosiertes Stroma mit dickwandigen Blutgefäßen und unterschiedlich dicht liegenden, zum Teil zystischen Drüsen. Sie sind meist breitbasig, können aber auch gestielt sein.

Symptome treten v. a. in Form von Blutungen auf, die unter anderem durch Nekrosen verursacht sein können. Selten entsteht eine Endometritis. Innerhalb von Polypen können eine atypische Hyperplasie oder ein Karzinom auftreten.

Endometriumkarzinom

Das Endometriumkarzinom ist neben dem Ovarialkarzinom der häufigste maligne Tumor der weiblichen Fortpflanzungsorgane und tritt meist in der Peri- und Postmenopause auf. In Europa und Nordamerika beträgt die Inzidenz ca. 10–15. Vor dem 40. Lebensjahr ist das Endometriumkarzinom selten. Eine genetische Disposition besteht in weniger als 5 % der Fälle und ist am häufigsten durch Keimbahnmutationen im Mismatch-Reparatur(MMR)-System bedingt (Lynch-Syndrom).

Pathogenese

Die Pathogenese der Endometriumkarzinome ist speziell auf molekularer Ebene komplex und unterscheidet sich für die unterschiedlichen histologischen Typen. Der Großteil der Endometriumkarzinome, meist gut differenzierte endometrioide Karzinome, entwickelt sich aus einer atypischen Hyperplasie, oft bedingt durch eine Stimulation durch Östrogene. Der Altersgipfel liegt um das 60.–65. Lebensjahr. Seltener (ca. in 10–15 %) entstehen Endometriumkarzinome auf dem Boden eines atrophen Endometriums und zeigen eine seröse, klarzellige oder gemischte Histologie. Betroffene Frauen sind im Schnitt um etwa 5–10 Jahre älter als beim endometrioiden Karzinom. Risikofaktoren sind vor allem für endometrioide Karzinome bekannt. Dazu zählen neben dem Hyperöstrogenismus eine frühe Menarche, eine späte Menopause und Nulliparität.

Auf molekularer Ebene spielen beim endometrioiden Karzinom Mutationen von *CTNNB1* (ß-catenin), *PTEN* und *KRAS*, ein defektes MMR-System sowie vor allem bei High-grade-Karzinomen *TP53*-Mutationen eine Rolle. Die Pathogenese der serösen Karzinome unterscheidet sich durch sehr häufige *TP53*-Mutationen und das Fehlen von Mutationen in *CTNNB1*, *PTEN*, *KRAS* und *POLE* (Polymerase POLE) sowie in den MMR-Proteinen von jener der endometrioiden Karzinome. Pathogene Mutationen in *POLE* finden sich vor allem in endometrioiden und undifferenzierten Karzinomen. Undifferenzierte Karzinome enthalten oft Mutationen in den *SMARC* Genen, die zum SWI/SNF Komplex gehören, der unter anderem bei der Chromatinremodellierung eine Rolle spielt. Bei Karzinosarkomen spielen *TP53*-Mutationen eine wesentliche Rolle für die molekulare Tumorgenese.

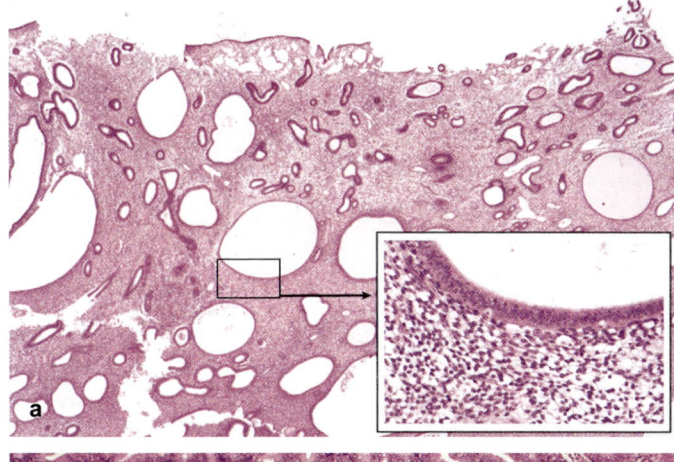

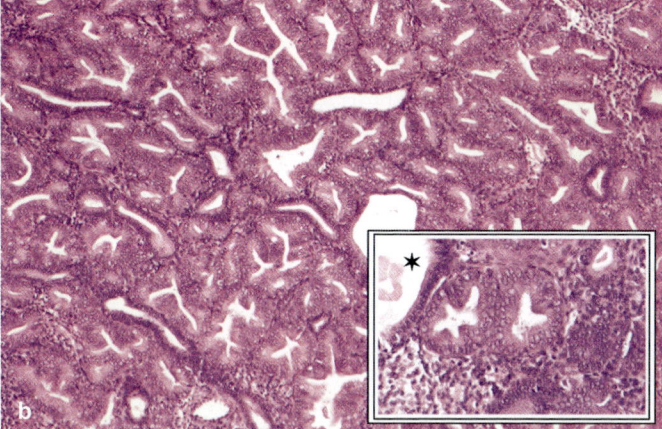

Abb. 40.17 Endometriumhyperplasie. a Endometriumhyperplasie ohne Atypien. Drüsen und Stroma sind vermehrt und stehen in einem ausgewogenen Verhältnis zueinander, die Drüsen sind zystisch erweitert. Das Drüsenepithel ähnelt jenem des Endometriums in der Proliferationsphase, Atypien fehlen (Inset). HE, Vergr. 20-fach (Inset: HE, Vergr. 200-fach). **b** Atypische Endometriumhyperplasie. Die Drüsen liegen Rücken an Rücken, der Stromagehalt zwischen den Drüsen ist deutlich reduziert. Die Zellkerne sind blasig und liegen im Vergleich zum normalen Drüsenepithel (Stern) ungeordnet. HE, Vergr. 40-fach (Inset: HE, Vergr. 200-fach). [R398]

Folgen und Komplikationen Die einzelnen Hyperplasieformen verhalten sich unterschiedlich hinsichtlich eines Übergangs in ein endometrioides Adenokarzinom. Ohne weitere Behandlung erkranken im Laufe von etwa 20 Jahren etwa 30 % der Patientinnen mit atypischer Hyperplasie an einem invasiven Karzinom, bei Patientinnen mit Hyperplasien ohne Atypien sind es dagegen weniger als 5 %. Andererseits kann sich nach Diagnose einer atypischen Hyperplasie in der Kürettage bereits in 10–40 % der Patientinnen in der darauffolgenden Hysterektomie ein endometrioides Endometriumkarzinom finden.

Klinische Relevanz Die Patientinnen leiden meist an abnormen Blutungen. Im vaginalen Ultraschall ist das Endometrium verbreitert. Eine Endometriumhyperplasie ohne Atypien kann mit Gestagenen behandelt werden, bei der atypischen Hyperplasie besteht die Therapie der Wahl in einer Hysterektomie, bei bestehendem Kinderwunsch ist eine hoch dosierte Gestagentherapie möglich.

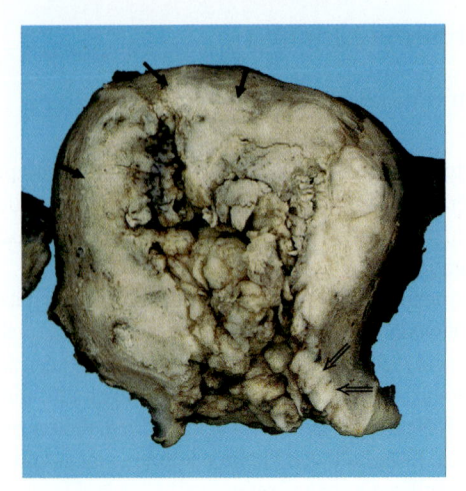

Abb. 40.18 Endometriumkarzinom. Fortgeschrittenes Karzinom mit Infiltration des Myometriums (Pfeile) und der Cervix uteri (Doppelpfeile). [R398]

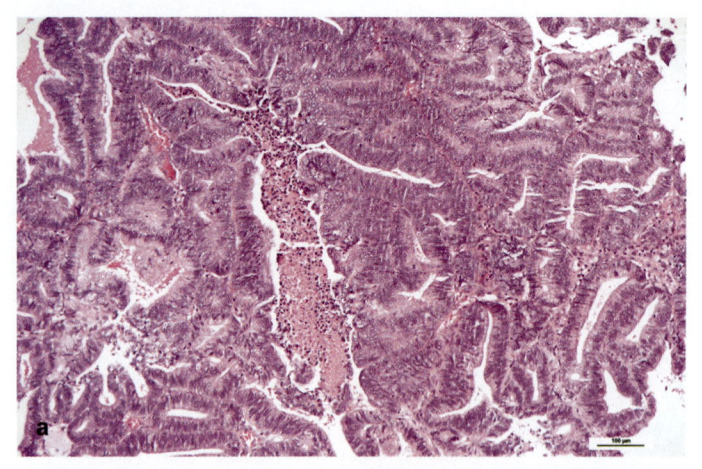

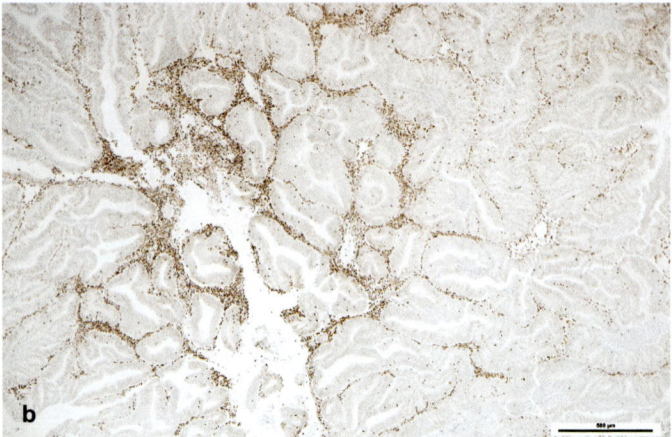

Abb. 40.19 Endometriumkarzinom (endometrioides Adenokarzinom). a Dicht gelagerte und konfluente, aus atypischem Epithel aufgebaute Drüsen. HE, Vergr. 100-fach. b Die Tumorzellen zeigen einen Verlust des MMR-Proteins MLH1 in der Immunhistochemie. Stromazellen und Lymphozyten sind positiv für MLH1. DAB, Vergr. 40-fach. [R398]

Morphologie

Makroskopisch wachsen die Tumoren überwiegend exophytisch (> Abb. 40.18). Ein kleinerer Teil ist flach und infiltriert diffus das Myometrium. Der wichtigste histologische Typ ist mit 80–90 % das **endometrioide** Adenokarzinom (> Abb. 40.19). Der Differenzierungsgrad wird durch den Anteil der drüsigen Strukturen bestimmt. Gut und mäßig differenzierte (low grade) Karzinome sind fast ausschließlich aus Drüsen aufgebaut, schlecht differenzierte (high grade) enthalten mehr als 50 % solide Anteile. Häufig findet sich eine plattenepitheliale Komponente. **Seröse** Adenokarzinome machen weniger als 10 % aus und ähneln histologisch den high grade serösen Ovarialkarzinomen.

Klarzellige Endometriumkarzinome zeigen wasserhelles oder eosinophiles Zytoplasma und eine charakteristische polygonale oder schuhnagelartige Zellform und eine meist deutliche Kernatypie.

Undifferenzierte Karzinome zeigen keine Form einer Differenzierung; wenn sie eine Komponente eines gut differenzierten endometrioiden Karzinoms aufweisen, werden sie als dedifferenzierte Karzinome bezeichnet.

Karzinosarkome sind hochmaligne gemischte Tumoren mit maligner epithelialer und mesenchymaler Komponente, die aufgrund ihrer Biologie aber als Karzinome klassifiziert werden. Beide Tumorkomponenten zeigen oft idente molekulare Veränderungen, z. B. die idente *TP53*-Mutation. Die mesenchymale Komponente kann Gewebsdifferenzierungen aufweisen, die im Uterus vorkommen (homolog), aber auch für den Uterus untypische Gewebsdifferenzierungen (heterolog), die an Tumoren aus Knorpel, Knochen, Fettgewebe oder quergestreifte Muskulatur erinnern (> Abb. 40.20).

Differenzialdiagnose Differenzialdiagnostisch kommen eine atypische Hyperplasie und Adenokarzinome der Zervix mit Ausbreitung ins Corpus uteri in Betracht.

Molekularpathologie

Die Erkenntnisse aus dem TCGA (The Cancer Genome Atlas) Projekt und aus konsekutiver Forschung haben zur Etablierung von 4 wesentlichen molekularen Subtypen geführt, die sich vor allem hinsichtlich ihrer Biologie und Prognose unterscheiden. Diese molekulare Klassifikation kann zwar für alle histologischen Typen angewendet werden, die WHO-Klassifikation 2020 hat sie derzeit aber nur für die Unterteilung der endometrioiden Karzinome vorgeschlagen. Die Charakteristika der 4 Subtypen sind der > Tab. 40.7 zu entnehmen. MMR- und p53-Status werden mittels Immunhistochemie bestimmt, *POLE*-Mutationen mittels Real-time-PCR oder Sequenzierung. Bei den POLE-Mutationen sind nur die als pathogen klassifizierten mit einem günstigen Verlauf assoziiert. Derzeit sind 12 pathogene Mutationen bekannt, von denen die 5 häufigsten in 95 % der POLE-mutierten Endometriumkarzinome vorkommen. Die molekulare Klassifikation hat für das klinische Management des Endometriumkarzinoms eine zunehmende Bedeutung, ist Bestandteil der europäischen Leitlinien und der aktuellen (2023) FIGO-Klassifikation und sollte daher konsequent durchgeführt werden.

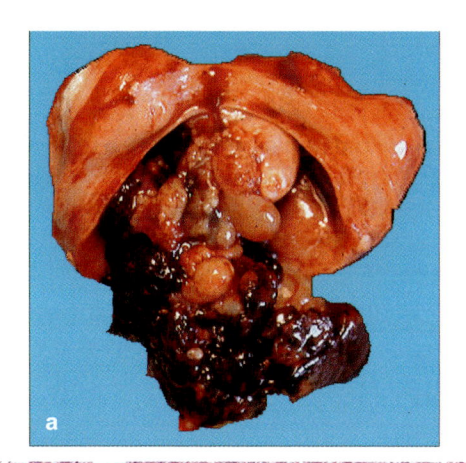

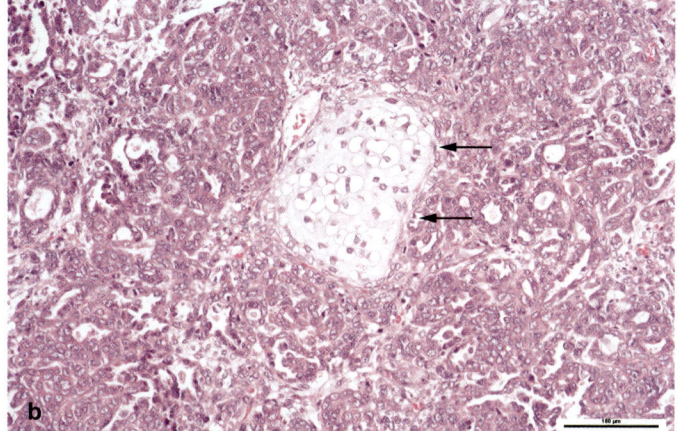

Abb. 40.20 Karzinosarkom. a Makroskopie. Das erweiterte Uteruskavum ist mit polypösen, von Nekrosen und Einblutungen durchsetzten Tumormassen ausgefüllt. **b** Histologie. Der Tumor enthält karzinomatöse und sarkomatöse (Pfeile) Anteile, letztere in Form von Knorpelgewebe. HE, Vergr. 200-fach. [R398]

Tumorausbreitung Die Tumorausbreitung verläuft meist *per continuitatem* in das Myometrium. Das Ausmaß der myometranen Infiltration ist prognostisch wichtig, da sich in der äußeren Myometriumhälfte eine größere Anzahl von Lymphgefäßen findet. Endometriumkarzinome breiten sich ferner auf Zervix und Adnexe aus oder durchbrechen die Serosa. Speziell die serösen Karzinome können sich kavitär auf das gesamte Peritoneum ausbreiten und Metastasen im großen Netz ausbilden. Seltener ist eine Metastasierung in Harnblase und Rektum. Bei einer lymphogenen Metastasierung werden zuerst die pelvinen und anschließend die paraaortalen Lymphknoten einbezogen – selten werden die pelvinen Stationen übersprungen (Skip-Metastasen). Klinisch spielen die Auffindung und Untersuchung des Sentinel-Lymphknotens bei allen Karzinomtypen eine Rolle. Ein Befall der inguinalen Lymphknoten ist selten. Hämatogene Metastasen finden sich zuerst in der Lunge.

Klinische Relevanz Die meisten Endometriumkarzinome äußern sich durch eine Genitalblutung. Der stärkste konventionelle **Prognosefaktor** ist das histologische Tumorstadium. Im Stadium I beträgt die 5-Jahres-Überlebensrate ca. 90 %, in den Stadien III und IV sinkt sie bis auf 10 %. Ebenfalls von Bedeutung sind das Alter, der histologische Typ und beim endometrioiden Karzinom der Differenzierungsgrad. Seröse und klarzellige Karzinome zeigen häufig einen aggressiven Verlauf und eine ungünstige Prognose und werden meist erst in einem fortgeschrittenen Stadium diagnostiziert. Von prognostischer Bedeutung und zunehmender Therapierelevanz ist auch der molekulare Subtyp, der bei allen Endometriumkarzinomen, zumindest aber bei schlecht differenzierten endometrioiden, undifferenzierten und klarzelligen Karzinomen im Stadium I bestimmt werden sollte. Das 5-Jahres-Überleben der *POLE*-mutierten Karzinome liegt bei mehr als 95 %, jenes der *TP53*-mutierten Karzinome unter 50 %, die Prognose der MMR-defizienten Karzinome und der NSMP-Karzinome liegt dazwischen. Die Östrogenrezeptor-positive Subgruppe der NSMP-Karzinome zeigt jedoch einen ähnlich günstigen Verlauf wie *POLE*-mutierte Karzinome. Eine kleine Subgruppe mit günstiger Prognose weist neben *POLE*-Mutationen oder einer MMR-Defizienz auch eine *TP53*-Mutation (Double-Classifier) oder alle 3 genannten genomischen Alterationen (Tripple-Classifier) auf. In dieser molekularen Konstellation sind *POLE*-Mutation bzw. MMR-Defizienz der Driver, die *TP53*-Mutation der Passenger und dies bedingt den günstigen Verlauf.

Stromatumoren und verwandte Tumoren

Definition Stromatumoren sind generell selten. Die gutartigen Stromaknoten und die niedrig malignen Stromasarkome ähneln dem Stroma der Proliferationsphase, unterscheiden sich aber durch

Tab. 40.7 Molekulare Subtypen des Endometriumkarzinoms

Molekularer Subtyp	Mismatch-Reparatur (MMR) defizient	TP53-mutiert	POLE-mutiert	No special molecular profile (NSMP)
Molekulare Charakteristika	MMR defizient, *POLE* meist Wildtyp, *TP53*-Wildtyp	*TP53* Mutation, *POLE* meist Wildtyp, MMR intakt	Pathogene *POLE*-Mutation, MMR meist intakt, *TP53* meist Wildtyp	MMR intakt, *POLE*- und *TP53*-Wildtyp
Häufigste histologische Typen	endometrioid, undifferenziert	serös, Karzinosarkom	endometrioid, undifferenziert	endometrioid, klarzellig
Häufigkeit endometrioider Karzinome nach Grad	low > high	low << high	low > high	low >> high
Stadium	häufig Stadium I	häufig Stadium >I	häufig Stadium I	häufig Stadium I
Prognose	gut/intermediär	schlecht	sehr gut	Gut/intermediär
Anteil unter allen Endometriumkarzinomen	25–30 %	15–20 %	5–10 %	45–50 %

ihr Verhalten zum Myometrium. Daneben gibt es sehr seltene hochmaligne Sarkome mit unterschiedlichem histologischem Bild.

> **Molekularpathologie**
> Stromaknoten und Low-grade-Stromasarkome weisen Fusionsgene durch Rearrangement von JAZF1 mit anderen Partnern wie SUZ12 auf. High-grade-Stromasarkome enthalten unterschiedliche charakteristische Fusionsgene, z. B. *YWHAE-NUTM2* und *ZC3H7B-BCOR,* sowie interne Tandem-Duplikationen (ITD) von *BCOR*. Diese Veränderungen haben mitunter eine diagnostische Bedeutung. Beim keimstrangartigen Tumor des Uterus finden sich Fusionen der Gene *ESR1* und *GREB1* mit verschiedenen anderen Partnern.

Stromaknoten Stromaknoten sind gutartig und unterscheiden sich von niedrig malignen Stromasarkomen durch das Fehlen einer Infiltration des Myometriums. Die Zellen sind meist klein, rund und relativ monomorph und enthalten meist nur wenigen Mitosen.

Stromasarkome des Endometriums Man unterscheidet nach der Morphologie und dem biologischen Verhalten zwei unterschiedliche Typen, mit niedrigem („low grade") bzw. mit hohem („high grade") Malignitätsgrad. Die Low-grade-Sarkome ähneln morphologisch den Stromaknoten, zeigen aber eine Infiltration des Myometriums und können sich auch über Lymphgefäße ausbreiten. Rezidive treten in Becken und Bauchhöhle auf, typischerweise erst nach 5–10 Jahren oder später. Hämatogene Metastasierung ist selten. Die Prognose ist mit einem 5-Jahres-Überleben von mehr als 90 % im Stadium I günstig. Die High-grade-Sarkome zeigen eine fibromyxoide oder eine polymorphzellige Morphologie und frühe Rezidive und Metastasen meist innerhalb der ersten 3 Jahre.

Undifferenzierte Sarkome des Uterus Undifferenzierte Sarkome des Uterus weisen keine spezielle Zelldifferenzierung auf und stellen eine Ausschlussdiagnose dar. Sie zeigen meist eine ausgeprägte Zellatypie, verbunden mit einem hohen Mitosegehalt. Sie sind sehr selten, ihre Prognose ist ungünstig. Zur exakten Diagnosestellung und Abgrenzung von anderen undifferenzierten Neoplasien sind Immunhistochemie und molekulare Diagnostik hilfreich.

Daneben können im Uterus auch andere mesenchymale Tumoren, wie Rhabdomyosarkome und Angiosarkome, vorkommen.

Keimstrangartiger Tumor des Uterus (UTROSCT)

Der keimstrangartige Tumor des Uterus (englisch: uterine tumor resembling ovarian sex cord tumor - UTROSCT) zeigt einen histologischen Aufbau, der an einen ovariellen Keimstrang-Stroma-Tumor erinnert, eine Endometriumstromakomponente fehlt aber. Die Pathogenese dieses seltenen Tumors ist unbekannt. Die keimstrangartigen Strukturen reagieren immunhistochemisch mit verschiedenen Keimstrangmarkern und Keratinen. Der Verlauf ist meist gutartig, da Rezidive aber nicht gänzlich ausgeschlossen werden können, wird dieser Tumor als niedrig maligne eingestuft.

Adenosarkom

Adenosarkome sind sehr seltene gemischte Tumoren, die aus niedrig malignem Endometriumstroma und gutartigen Drüsen bestehen. Sie imponieren als Polypen mit blattartiger Oberfläche. Eine Myometriuminvasion ist für die Diagnosestellung nicht zwingend und findet sich nur bei ca. 50 %. Rezidive kommen in ca. 20 % der Fälle vor, Metastasen in ca. 5 %. Eine Überwucherung durch ein höhermalignes Sarkom ist prognostisch ungünstig.

Metastasen

Metastasen im Uterus (Endo- oder Myometrium) sind Raritäten und machen weniger als 1 % der Malignome im Uterus aus. Meist handelt es sich um Metastasen primärer Karzinome der Ovarien, des Kolons sowie des Rektums, seltener der Mamma und des Magens. Die Tumorformationen gehen häufig von einer Peritonealkarzinose aus oder infiltrieren *per continuitatem* Endometrium und/oder Myometrium. Manifestationen im Rahmen einer hämatopoetischen Systemerkrankung (Lymphome, Leukämien) sind sehr selten.

40.3.4 Myometrium

Das Myometrium ist eine kräftige Schicht aus **glatten Muskelzellen.** Diese stehen untereinander und mit den umgebenden Bindegewebezellen in Verbindung, sodass ein funktionelles „Synzytium" entsteht. Zwischen den Muskelfasern liegt eine bindegewebige Matrix mit Fibroblasten, Kollagen, Elastin, Proteoglykanen, Blut- und Lymphgefäßen sowie Nerven.

Myometritis

Die Myometritis ist eine meist fortgeleitete akute oder chronische Entzündung des Myometriums. Ausgangspunkt der Entzündung ist in der Regel das Endometrium, seltener das Peritoneum.

Tumoren

Leiomyome

Leiomyome sind die häufigsten Tumoren des Uterus. Sie sind aus glatten Muskelzellen aufgebaut und gutartig. Etwa 95 % aller Leiomyome finden sich im Corpus uteri. Manifestationsalter ist meist das 4. oder 5. Lebensjahrzehnt. Leiomyome des Uterus finden sich bei etwa 20–30 % aller Frauen über 30. Ein Uterus mit mehreren Myomen wird als **Uterus myomatosus** bezeichnet.

Morphologie

Makroskopisch sind Leiomyome grauweiß und zeigen eine homogene, oft faserige Schnittfläche (> Abb. 40.21a).

Histologisch bestehen sie aus sich durchflechtenden Bündeln glatter Muskelzellen (> Abb. 40.21b). Mitosen sind selten, je nach Zyklusphase kann der Mitosegehalt aber ansteigen, wofür der Begriff „mitosereiches Leiomyom" verwendet wird. Die Mitosenzahl ist jedoch kein alleiniges Malignitätskriterium. Regressive Veränderungen in Form von Vernarbung, Verkalkung und Zystenbildung sind möglich.

Nach Lokalisation unterscheidet man submuköse, intramurale und subseröse Leiomyome. **Submuköse** Leiomyome können als Polypen in das Cavum uteri oder sogar in den Zervikalkanal vorragen (Myoma in statu nascendi). Sie müssen differenzialdiagnostisch von Endometriumpolypen abgegrenzt werden. **Subseröse** Myome sind meist gestielt. Myome, die in das Lig. latum ragen, werden als **intraligamentäre** Myome bezeichnet. Differenzialdiagnostisch sind Leiomyome von Leiomyosarkomen und STUMP abzugrenzen.

Molekularpathologie

Etwa 40 % aller Myome weisen molekulare Veränderungen auf, von denen die häufigsten *MED12*-Mutationen (ca. 70 %) und *HMGA1*- und -2-Rearrangements (ca. 30 %) darstellen. Ein Ausfall von Fumarathydratase (Fumarase) findet sich in weniger als 1 % der Leiomyome.

Klinische Relevanz Submuköse Leiomyome führen häufig zu Blutungen. In einer Schwangerschaft kann es zur gestörten Haftung der Plazenta und zum Spontanabort kommen. Leiomyome in der Zervix stellen ein Geburtshindernis dar. Myome *in statu nascendi* begünstigen aufsteigende Infektionen. Bei subserösen Leiomyomen kann es zur Stieldrehung und hämorrhagischen Infarzierung kommen. Sie werden unter Umständen auch als Ovarialtumoren fehlinterpretiert.

Sonderformen Die Sonderformen sind meist selten und werden wegen ihrer speziellen zellulären Differenzierung und ihrer Abgrenzung zu Leiomyosarkomen und anderen mesenchymalen Tumoren angeführt.

- **Leiomyom mit bizarren Zellkernen (Bizarres/symplastisches Leiomyom):** Dieser Typ ist durch eine meist herdförmige zelluläre Atypie mit polymorphen, hyperchromatischen Zellkernen und mehrkernigen Riesenzellen charakterisiert. Mitosen sind selten, Tumorzellnekrosen fehlen.
- **Zellreiches Leiomyom:** Dieses ist durch eine hohe Zelldichte charakterisiert, Atypien fehlen. Ein hoher Mitosegehalt wie bei einem **mitosereichen Leiomyom** kann vorkommen.
- **Adenomyome** enthalten Endometrioseherde.
- **Intravenöse Leiomyome** liegen in Uterusvenen. Sie weisen keine Malignitätskriterien auf, können sich aber jenseits des Uterus ausbreiten. Man nimmt an, dass sie von den Gefäßwänden ausgehen.
- **Epitheloide Leiomyome** sind teilweise oder zur Gänze aus epitheloiden glatten Muskelzellen aufgebaut.
- **Fumarase-defiziente Leiomyome** können durch ihre atypischen Zellkerne Leiomyomen mit bizarren Zellkernen ähneln und diagnostische Schwierigkeiten bereiten. Das Enzym Fumarase fehlt in den Tumorzellen (negative Immunhistochemie). Eine Verbindung besteht mit dem hereditären Leiomyomatose-und-Nierenzellkarzinom (HLMRCC)-Syndrom. Diese Tumoren verlaufen gutartig, ein Verlust der Fumarase in einem Leiomyosarkom ist ungewöhnlich.

Atypische glattmuskuläre Neoplasie (STUMP)

STUMP steht für die Abkürzung des englischen Begriffs „smooth muscle tumor of uncertain malignant potential". Bei diesen Tumoren sind weder die Kriterien für ein gutartiges Leiomyom noch jene für ein Leiomyosarkom erfüllt. Dies kann unter anderem durch einen erhöhten Mitosegehalt in Kombination mit Atypien oder durch nicht sicher einzuordnende Nekrosen verursacht sein. Der Verlauf kann mit Rezidiven einhergehen, Metastasen sind sehr selten. In der Praxis stellen STUMP eine Ausschlussdiagnose dar.

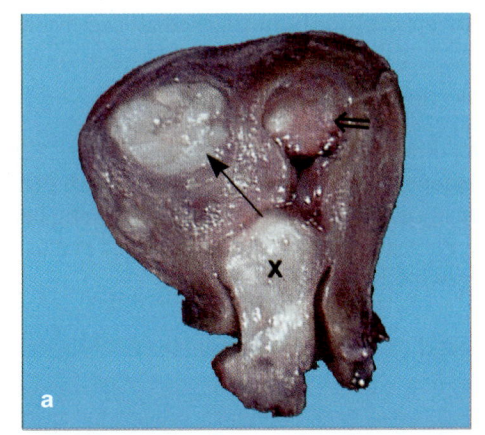

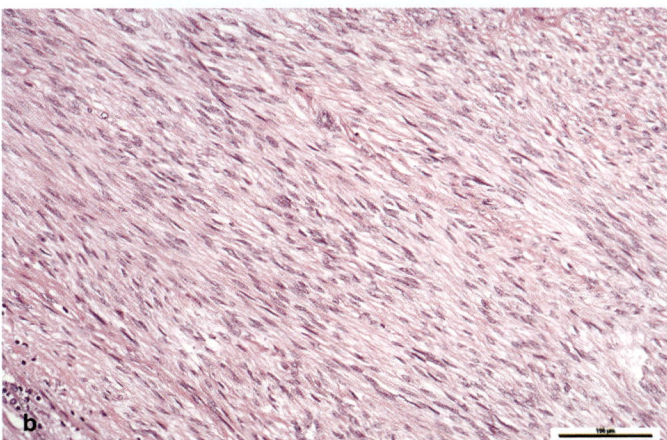

Abb. 40.21 Leiomyom. a Makroskopie. Ein intramurales (Pfeil), ein submuköses (Doppelpfeil) und ein in den Zervixkanal prolabiertes Leiomyom (x, Leiomyoma in statu nascendi). **b** Histologie. Aufbau aus reichlich spindeligen glatten Muskelzellen. HE, Vergr. 300-fach. [R398]

Leiomyosarkom

Maligner leiomyogener Tumor, der überwiegend in der Postmenopause vorkommt und im Gegensatz zu Leiomyomen sehr selten ist.

Morphologie

Makroskopisch findet man oft eine bunte Schnittfläche mit graugelben Nekrosen und eine weiche Konsistenz.
Histologische Malignitätskriterien sind zelluläre Atypien, Tumorzellnekrosen, ein hoher Mitosegehalt und Invasion in Gefäße.

Das Leiomyosarkom imponiert als schnell wachsender Tumor. Die Prognose ist mit einer 5-Jahres-Überlebensrate von etwa 20 % schlecht. Die Metastasierung verläuft überwiegend hämatogen. Seit 2009 gibt es für Leiomyosarkome ein eigenes Staging-System nach TNM (UICC).

Adenomatoidtumor

Der Adenomatoidtumor ist ein seltener, wahrscheinlich vom Mesothel ausgehender benigner Tumor, der meist nur 1–2 cm misst. Am häufigsten liegt er im Bereich der Serosa der Tube oder innerhalb des Myometriums.

Morphologie

Histologisch besteht er aus mesothelial-tubulären Proliferationen mit spaltförmigen Hohlräumen und dazwischenliegendem fibrösem Stroma. **Immunhistochemisch** lassen sich Zytokeratine und Mesothelmarker wie z. B. Calretinin und D2–40 (Podoplanin) nachweisen.

40.3.5 Cervix uteri

Reaktive Veränderungen der Transformationszone

Nach der Pubertät kann es zu einer Verlagerung der endozervikalen Schleimhaut mit Ausbildung einer Plattenepithelmetaplasie kommen. Dieser Bereich zwischen dem Plattenepithel der Ektozervix und dem Zylinderepithel der Endozervix wird auch als Transformationszone bezeichnet. Durch eine Verlegung der Mündung von Krypten (sogenannten Drüsen) können sich Retentionszysten bilden, die im Bereich der Portiooberfläche als Ovula Nabothi bezeichnet werden.

Ektopie

Syn.: Ektropion, Pseudoerosion, Eversion
Darunter versteht man eine Verlagerung endozervikaler Schleimhaut auf die vaginale Portiooberfläche (➤ Abb. 40.22). Sie entwickelt sich während der Pubertät unter dem Einfluss der weiblichen Geschlechtshormone. Nach der Menopause kommt es zur Rückverlagerung in den Zervixkanal.

Die ektropionierte Endozervikalmukosa ist graurot, das Plattenepithel der Ektozervix grauweiß (➤ Abb. 40.23a) und kann auch verhornen. Die verhornten Areale imponieren oft als betont grauweiße Flecken (Leukoplakie), die beim Lugoltest als negativ imponieren.

Metaplasie des Plattenepithels

Definition Ersatz des hochprismatischen Epithels (Zylinderepithels) der ektopen Endozervikalschleimhaut durch Plattenepithel. Die vordere Muttermundlippe ist doppelt so häufig betroffen wie die hintere. Plattenepithelmetaplasien kommen praktisch bei allen Frauen im geschlechtsreifen Alter vor.

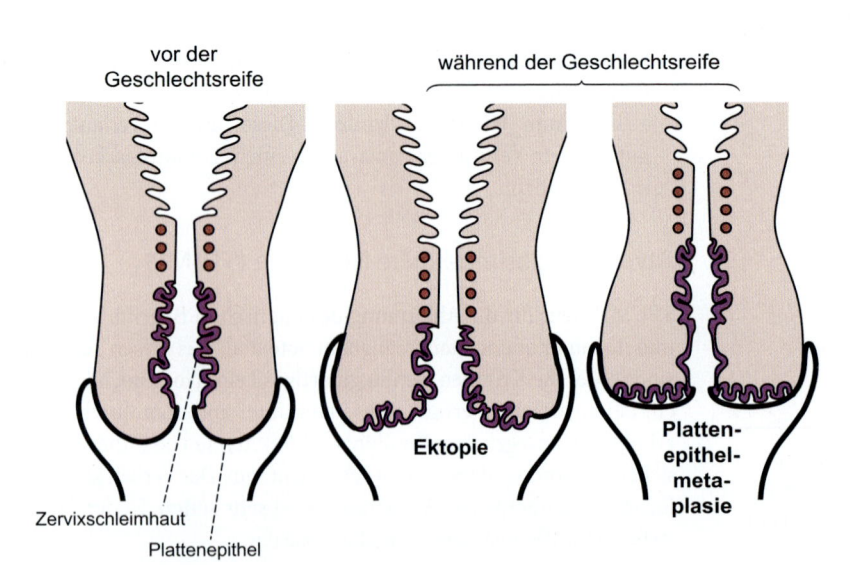

Abb. 40.22 Ektopie der Zervix. Entwicklung der glandulären Ektopie (Schema). [L106]

Ätiologie und Pathogenese

Ausgangspunkt der metaplastischen Umwandlung des Epithels sind Reservezellen (Basalzellen) des endozervikalen Drüsenepithels. Proliferation und Differenzierung werden von Östrogenen und Gestagenen angeregt. Zusätzliche Faktoren sind eine chronische mechanische und/oder chemische Reizung und rezidivierende Entzündungen. Zunächst entwickelt sich eine Basalzellhyperplasie, die zu Plattenepithel ausdifferenziert.

Morphologie

Den Entwicklungsschritten der Plattenepithelmetaplasie entsprechend lassen sich morphologisch drei Stadien unterscheiden (> Abb. 40.23):
- Reservezellhyperplasie
- Unreife Plattenepithelmetaplasie
- Reife Plattenepithelmetaplasie.

Im Stadium der **Reservezellhyperplasie** entstehen zwischen Basalmembran und endozervikalen Zylinderzellen 2 und mehr Lagen polygonaler bis isoprismatischer Zellen. Das Folgestadium der unreifen Plattenepithelmetaplasie besteht aus unreifen basalen und intermediären Zellen und ist oft von endozervikalen Zylinderzellen bedeckt.

Im Stadium der **reifen Plattenepithelmetaplasie** ist an der Oberfläche ein reguläres, nicht verhorntes Plattenepithel ausgebildet (meist reich an Glykogen), das deutlich eine Schichtung erkennen lässt und sich nicht vom originären Plattenepithel der Ektozervix unterscheidet. Da es bei diesem Prozess häufig zu einer Verlegung der endozervikalen Drüsenmündungen kommt, bilden sich unterschiedlich große **Retentionszysten,** die an der Ektozervix auch als Ovula Nabothi bezeichnet werden.

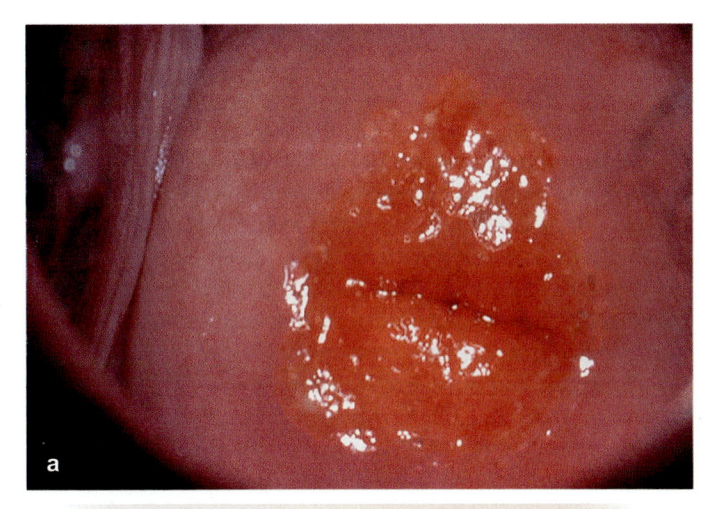

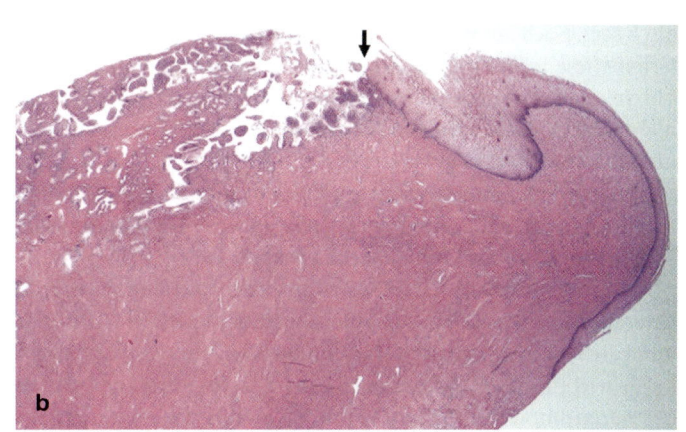

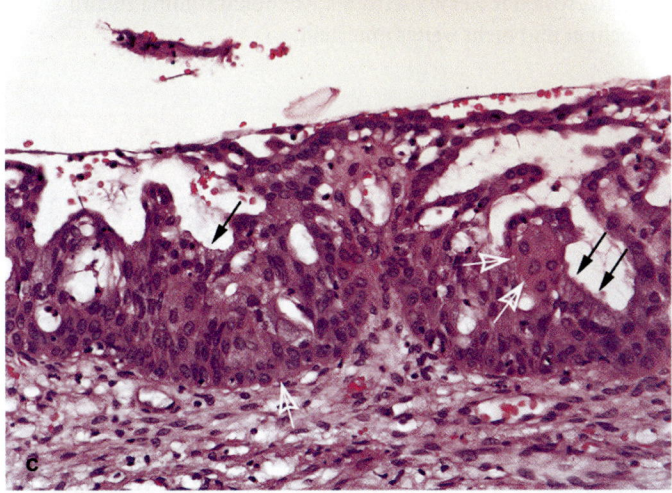

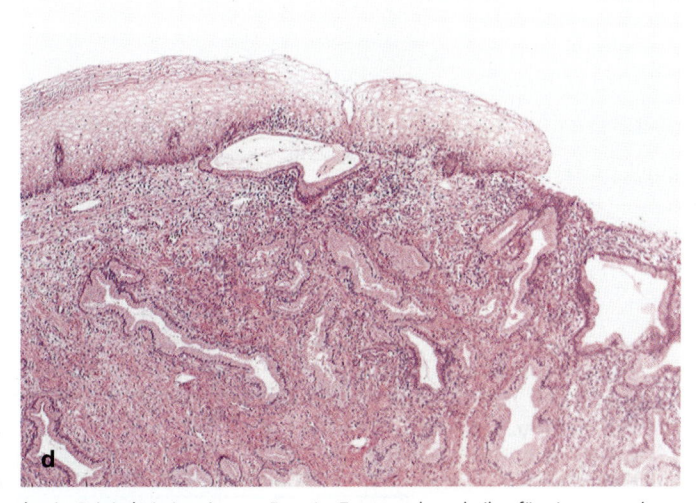

Abb. 40.23 Ektopie der Cervix uteri mit Plattenepithelmetaplasie. a Kolposkopie. Portio bei einer jungen Frau. Im Zentrum das scheibenförmig angeordnete, rötliche Zervixdrüsenfeld bedingt durch Ektopie. **b** Histologie einer Ektopie der Zervix. Die papillär gebaute Endozervikalmukosa reicht bis an die Portiooberfläche. Zwischen dem Plattenepithel der Ektozervix und dem Zylinderepithel der Endozervix besteht eine scharfe Grenze (Pfeil). HE, Vergr. 10-fach. **c** Histologie einer unreifen Plattenepithelmetaplasie der Transformationszone. Ausdruck der unvollständigen Ausreifung des Plattenepithels sind die an der Oberfläche noch reichlich vorhandenen schleimbildenden Zylinderzellen (schwarze Pfeile) neben eindeutigen Zeichen plattenepithelialer Differenzierung (weiße Pfeile). HE, Vergr. 200-fach.
d Histologie einer reifen Plattenepithelmetaplasie. Ausdifferenziertes Plattenepithel bedeckt Krypten mit hochprismatischem Epithel als Resultat einer Überkleidung der Ektopie. HE, Vergr. 40-fach. [R398]

Klinische Relevanz Die Cervix uteri ist der Untersuchung leicht zugänglich. Untersuchungsmethoden sind vor allem die **Kolposkopie** und die **Portiozytologie** (Exfoliativzytologie von Ekto- und Endozervix). Makroskopisch suspekte Areale können biopsiert und histologisch untersucht werden. Bei Fehlen eines pathologischen Befundes an der Zervixoberfläche und gleichzeitigem pathologischem Abstrich kann der Zervikalkanal kürettiert werden. Eine bewährte klinische Untersuchungsmethode ist der **Lugoltest**, beim dem mit Hilfe von Jod Glykogen in normal ausreifendem Plattenepithel der Zervix nachgewiesen wird, das in neoplastisch verändertem Epithel fehlt (Lugol-negative Areale). Zusätzlich wird der **Essigsäuretest** verwendet, bei dem sich verdickte Epithelschichten, wie unter anderem SIL/CIN, milchig weiß verfärben.

Zervizitis

Entzündungen der Zervix sind häufig und können akut oder chronisch sein. Nach ihren Ursachen unterscheidet man **infektiöse** (Bakterien wie E. coli, Streptokokken, Staphylokokken, Gonokokken, Chlamydien, Mykoplasmen, Treponemen; Viren wie Herpes) und **nichtinfektiöse** Zervizitiden (chemische Reize oder traumatisch). In den meisten Fällen einer chronischen Zervizitis gelingt kein Erregernachweis. Äußerst selten sind Manifestationen im Rahmen spezifischer Entzündungen bzw. generalisierter Erkrankungen (z. B. Tuberkulose, Morbus Crohn, Morbus Behçet).

Eine akute Zervizitis verläuft meist als eitrige Entzündung, die mit Ulzerationen einhergehen kann. Bei der chronischen Zervizitis liegt meist ein lymphoplasmazelluläres Infiltrat vor.

Die wichtigsten Komplikationen einer Zervizitis ergeben sich aus der Aszension der Entzündung mit nachfolgender Endometritis, Salpingitis und Oophoritis.

Tumorähnliche Läsionen

Drüsenhyperplasie Hierbei handelt es sich um eine meist herdförmige Vermehrung von Drüsen, die zystisch ausgeweitet sein können (zystische Hyperplasie) oder englumig erscheinen (mikroglanduläre Hyperplasie); bei letzterer ist die Abgrenzung von Adenokarzinomen wichtig.

Polypen Dabei handelt es sich um exophytisch wachsende, teils gestielte fibroepitheliale Proliferationen, meist der Endozervix, die einer umschriebenen Hyperplasie der Schleimhaut entsprechen. Die Polypen bestehen aus gefäßreichem Stroma und Drüsen (Krypten), sind oft entzündlich verändert und enthalten metaplastisches Plattenepithel. Seltener finden sich Endometriumpolypen, die durch Prolaps v. a. aus dem unteren Uterussegment, in den zervikalkanal gelangen. Zervixschleimhautpolypen sind oft asymptomatisch. Sie können aber auch exulzerieren und infarzieren und dadurch zu einer vaginalen Blutung führen.

Präkanzerosen der Zervix und humane Papillomaviren (HPV)

Der Zusammenhang zwischen HPV-Infektion und Zervixkarzinom ist wissenschaftlich gesichert. Für dessen Darstellung hat der deutsche Virologe Prof. Harald zur Hausen 2008 den Nobelpreis für Medizin und Physiologie erhalten. Invasive Zervixkarzinome entwickeln sich aus Vorstufen (Präkanzerosen), die an der Zervix uteri häufiger das Plattenepithel, seltener das Zylinderepithel betreffen. Bei den plattenepithelialen Präkanzerosen werden nach einer einheitlichen Klassifikation für den gesamten anogenitalen Bereich (LAST-Klassifikation) zwei Kategorien unterschieden, LSIL (low grade squamous intraepithelial lesion) und HSIL (high grade squamous intraepithelial lesion). Die LSIL entspricht der CIN1 (cervikale intraepitheliale Neoplasie 1), die HSIL umfasst CIN 2 und 3 (➢ Abb. 40.24). Die glanduläre Präkanzerose der Zervix wird als Adenokarzinoma in situ (AIS) bezeichnet und nicht weiter unterteilt.

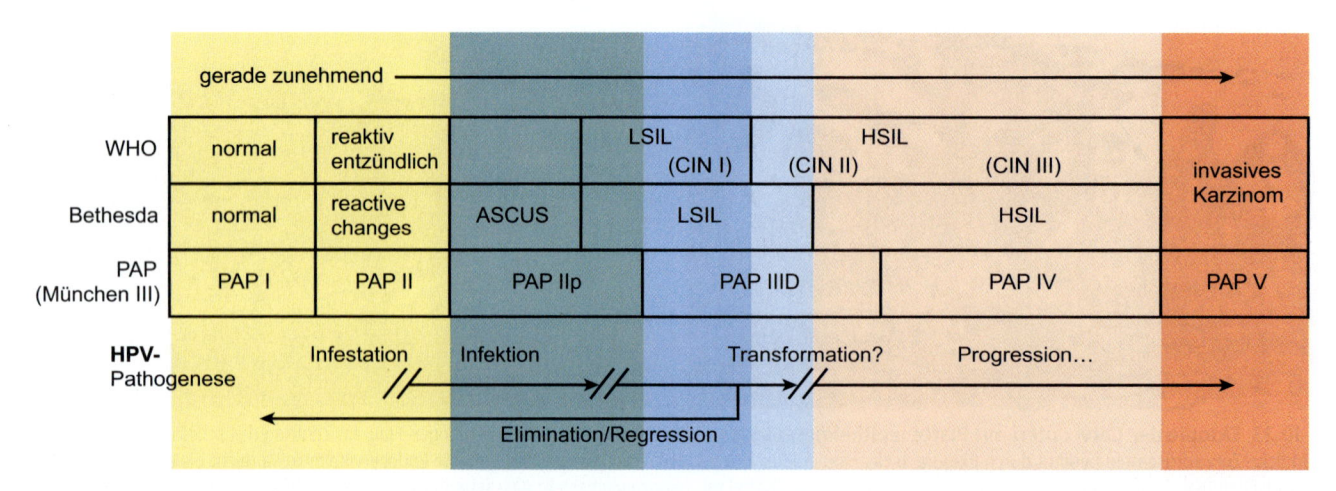

	gerade zunehmend →							
WHO	normal	reaktiv entzündlich		LSIL (CIN I)	HSIL (CIN II)	(CIN III)		invasives Karzinom
Bethesda	normal	reactive changes	ASCUS	LSIL	HSIL			
PAP (München III)	PAP I	PAP II	PAP IIp	PAP IIID	PAP IV			PAP V
HPV-Pathogenese		Infestation	Infektion		Transformation?	Progression…		
		← Elimination/Regression						

Abb. 40.24 Histo- und zytopathologische Klassifikationssysteme der zervikalen Präkanzerosen nach WHO (Histo) bzw. Bethesda und PAP (Zyto) (in vereinfachter Version, modifiziert nach C. Moll, Münsterlingen). PAP = Gruppe nach Papanicolaou (orientiert an der München-III-Klassifikation); CIN = zervikale intraepitheliale Neoplasie; ASCUS = „atypical squamous cells of undetermined significance"; LSIL = „low grade squamous intraepithelial lesion"; HSIL = „high grade squamous intraepithelial lesion"; HPV = humanes Papillomavirus. [R398]

Einteilung der HPV-Typen Papillomaviren sind weit verbreitet und gehören zur Familie der **Papovaviren.** Sie bestehen aus einem Virion mit einer Doppelstrang-DNA und einem ikosaedrischen (zwanzigflächigen) Kapsid. Man unterscheidet man die einzelnen Typen anhand der DNA-Sequenz, speziell der L1-, E6- und E7-Sequenzen.

Papillomaviren sind epitheliotrop und infizieren bevorzugt Haut und Schleimhäute. Sie verursachen charakteristische Epithelproliferationen mit Ausbildung von Papillomen, die unter bestimmten Umständen maligne transformieren können. Bisher sind mehr als 100 HPV-Typen bekannt, die in drei Gruppen eingeteilt werden:
- Mukokutane Gruppe mit Befall von Haut und Mundschleimhaut
- Epidermodysplasia-verruciformis-Gruppe
- Anogenitale Gruppe

Letztere umfasst mehr als 40 Typen. **Anogenitale** HPV-Typen werden bezüglich ihrer Assoziation mit Karzinomen in drei onkogene **Risikogruppen** eingeteilt:
- **Niedriges** onkogenes **Risiko** ohne Assoziation mit Karzinomen, jedoch mit genitalen Warzen (Kondylomen)**:** HPV-Typen 6 und 11, daneben 42, 43, 44 und 53
- **Hohes** onkogenes **Risiko** mit häufiger Assoziation mit Plattenepithel- und Adenokarzinomen: HPV-Typen 16 und 18, daneben auch 45, 56 und 58.
- **Intermediäres** onkogenes **Risiko** mit weniger häufiger Assoziation vor allem mit Plattenepithelkarzinomen: HPV-Typen 31, 33, 35, 39, 51, 52, 59 und 68.

Epidemiologie von HPV-Infektionen HPV wird insbesondere durch Geschlechtsverkehr übertragen, wobei infolge von Mikrotraumata die Basalzellen des Epithels infiziert werden und das Virus in der Folge repliziert und wieder freigesetzt wird. Bei einem kleinen Teil der gegenüber HPV exponierten Frauen kommt es zu einer Viruspersistenz speziell von Hochrisiko HPV mit kontinuierlich nachweisbarer HPV-DNA im Epithel des Genitaltrakts. Frauen mit persistierender HPV-Infektion haben ein erhöhtes Risiko, eine HSIL und in der Folge ein invasives Zervixkarzinom zu entwickeln. Allerdings entstehen weniger als 1 % aller Plattenepithelkarzinome und etwa 15 % aller Adenokarzinome der Zervix uteri unabhängig von HPV mit unbekannter Ätiologie.

25 % aller Frauen mit einem zytologisch unauffälligen Abstrich, aber nachweisbarer HPV-DNA, entwickeln innerhalb von 3 Jahren einen abnormen Abstrich, wobei in ca. 50 % eine SIL zugrunde liegt.

Immunologische Faktoren (z. B. Immunschwäche wie infolge einer Koinfektion mit HIV, Mangelernährung, Zigarettenrauchen) und der **HPV-Typ** scheinen wesentlich für die Entstehung einer Viruspersistenz zu sein. In Zigaretten enthaltene Kokanzerogene zeigen eine erhöhte Konzentration im Zervixschleim.

Mechanismen der malignen Transformation HPV produzieren die wachstumsstimulierenden und transformierenden Proteine E6 und E7. Diese werden für eine maligne Transformation benötigt. E7 interagiert mit einer Reihe von Proteinen, die den Zellzyklus beeinflussen, v. a. mit dem Retinoblastomprotein (RB), während E6 an p53 bindet. Durch die Bindung an diese Proteine wird deren normale Funktion in der Zelle ausgeschaltet. P53 wird somit bei Neoplasien der Zervix uteri inaktiviert, ohne mutiert zu sein. Bei **Hochrisiko-HPV-Typen** wie 16 und 18 kommt es im Gegensatz zu **Niedrigrisiko-HPV** (z. B. 6 und 11) zur Integration der Virus-DNA in das Genom der Wirtszelle und in der Folge zur klonalen Expansion der transformierten Epithelzellen.

HPV-Infektionen haben eine **Inkubationszeit** von wenigen Wochen bis mehrere Monate. Der erste Schritt einer HPV-Infektion besteht im Kontakt der Virionen mit Basalzellen oder unreifen metaplastischen Plattenepithelien der Transformationszone in der Folge von Mikrotraumata. Man unterscheidet zwischen einer nichtproduktiven (latenten) und einer produktiven Infektion:
- Bei einer l**atenten Infektion** verbleibt HPV-DNA als episomale Form im Kern der infizierten Zellen.
- Bei **produktiven Infektionen** wird die Virussynthese von der zellulären DNA-Synthese abgekoppelt. Große Mengen an Virus-DNA und Proteinen werden in den Intermediär- und Oberflächenzellen des Epithels vermehrt. Dadurch entstehen die typischen zytopathogenen Effekte der HPV-Infektion wie Koilozyten und Dyskeratozyten.

Später kommt es zur Integration der HPV-DNA in die chromosomale DNA. Dadurch entsteht das histologische Bild einer HSIL. Epithel mit latenter Virusinfektion zeigt dagegen keine histologischen Veränderungen.

HPV-Impfung (prophylaktische Immunisierung) Für die Impfung gegen HPV steht mittlerweile ein 9-fach-Impfstoff (Gardasil® 9) zur Verfügung. Die Impfstoffe basieren auf synthetischen virusartigen Partikeln (VLP, „virus-like particles"), die dem L1-Protein des HPV entsprechen und frei von DNA sind. Die Impfung verhindert bis zu 95–100 % aller Präkanzerosen, insbesondere SIL und weitgehend die Entstehung anderer HPV-assoziierter Tumorerkrankungen und anogenitaler Warzen. Die Impfung erzielt vor dem ersten Kontakt mit HPV, d. h. vor den ersten sexuellen Aktivitäten den größtmöglichen Nutzen. Außerdem können aber auch bereits sexuell aktive Personen von der Impfung profitieren.

Ziel der WHO ist es, dass bis zum Jahre 2030 90 % der weiblichen Bevölkerung unter 15 Jahren geimpft sind. Eine derartig hohe Durchimpfungsrate wäre für eine Eliminierung der HPV-assoziierten Erkrankungen erforderlich. Vorreiter mit einer Durchimpfung vor allem von Risikopopulationen und der jugendlichen Bevölkerung von mehr als 90 % ist Australien. Demgegenüber liegt die Durchimpfungsrate in den deutschsprachigen Ländern deutlich niedriger (in Deutschland etwa 40 % der Mädchen und 5 % der Buben, in Österreich etwa 50 % der Jugendlichen). In Deutschland empfiehlt die Ständige Impfkommission (STIKO) Impfungen ebenfalls für Mädchen und Jungen zwischen 9 und 14 Jahren und falls dies nicht erfolgt ist, bis zum 18. Lebensjahr, wobei die Krankenkassen die Kosten übernehmen. In Österreich wird im Rahmen eines nationalen Programms seit 2016 für alle Mädchen und Buben die Impfung mit dem 9-fach-Impfstoff mittlerweile bis zum 21. Lebensjahr kostenlos angeboten. In der Schweiz empfehlen das BAG und die EKIF die HPV-Impfung allen Jugendlichen im Alter von 11 bis 14 Jahren, wobei seit 2016 die Kosten zum Teil auch für männliche Jugendliche und Männer zwischen 15 und 26 Jahren im Rahmen kantonaler Impfprogramme getragen werden.

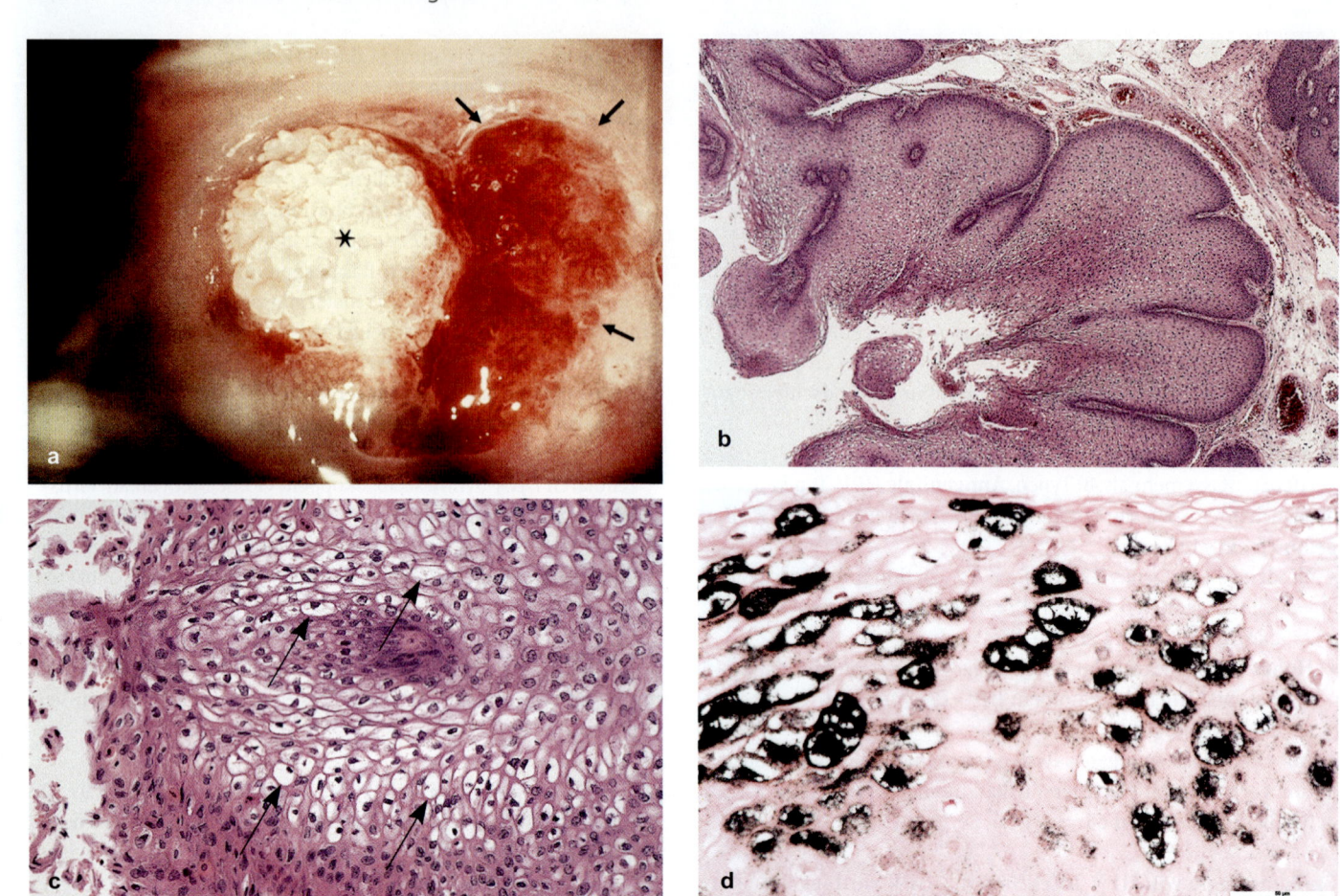

Abb. 40.25 Kondylomatöse Läsion. a Makroskopie: Um den Muttermund scheibenförmig angeordnet die ektopische Zervixschleimhaut mit scharfer Grenze zum Plattenepithel der Ektozervix (Pfeile). An der vorderen Muttermundlippe ein Condyloma acuminatum (Stern). **b** Übersicht mit deutlich verbreitertem Plattenepithel. HE, Vergr. 50-fach. **c** Stärkere Vergrößerung. Deutlich erkennbare perinukleäre Zytoplasmaaufhellung (Koilozytose; Pfeile). HE, Vergr. 200-fach. **d** In-situ-Hybridisierung. Nachweis humaner Papillomaviren (Low-risk-Typen) in einer LSIL. *HPV-In-situ-Hybridisierung. Vergr. 400-fach.* [R398]

Derzeit ist noch unklar, wie rasch sich die Impfung auf die Inzidenz des Zervixkarzinoms und seiner Vorstufen und somit auch auf die Art der Screeninguntersuchungen auswirken wird.

Kondylome

Kondylome sind durch *HPV* verursachte plattenepitheliale Proliferationen mit meist papillärem Aufbau (spitze Kondylome oder Condylomata acuminata; ➤ Abb. 40.25). Im Vergleich zur Vulva sind Condylomata acuminata an der Zervix sehr selten. Die früheren flachen Kondylome (Condyloma planum) der Zervix uteri werden als LSIL (CIN1) bezeichnet (➤ Abb. 40.24). Condylomata acuminata heilen meist spontan aus. Sie können aber rezidivieren oder über viele Jahre persistieren. Eine Progression in eine HSIL bzw. ein invasives Karzinom ist sehr selten.

SIL (squamöse intraepitheliale Läsionen)

Man unterscheidet zwei Stufen: die niedriggradige LSIL („low grade SIL") und die hochgradige HSIL („high grade SIL"). In ➤ Abb. 40.24 sind die Klassifikationen einander gegenübergestellt.

Etwa 90 % der HSIL und der daraus resultierenden Karzinome treten in der Transformationszone auf. Zwei Drittel v. a. der LSIL liegen vollständig oder teilweise auf der Portio und sind damit klinisch und kolposkopisch zu erkennen. Als Folge der postmenopausalen Retraktion der Umwandlungszone in den Zervikalkanal bestehen bei älteren Frauen ungünstigere Voraussetzungen für die Früherkennung, wobei sich in der Peri- und Postmenopause nahezu ausschließlich HSIL finden.

Morphologie

Die SIL ist durch Architekturstörung und zelluläre Atypien charakterisiert. Bei der **LSIL** finden sich ausgeprägte HPV-assoziierte Zellveränderungen in Form von Koilozyten im Bereich des oberflächlichen und des mittleren Drittels des Epithels und eine Proliferation der Zellen im Bereich des basalen Drittels mit geringen Atypien. Bei der **HSIL** besteht das Epithel überwiegend aus atypischen basaloiden Zellen mit verschobener Kern-Plasma-Relation, Hyperchromasie, vermehrter mitotischer Aktivität, vermehrter Zelldichte und Polaritätsverlust. Davon sind vor allem das basale und das mittlere Drittel, oft auch das oberflächliche Drittel des Epithels betroffen.

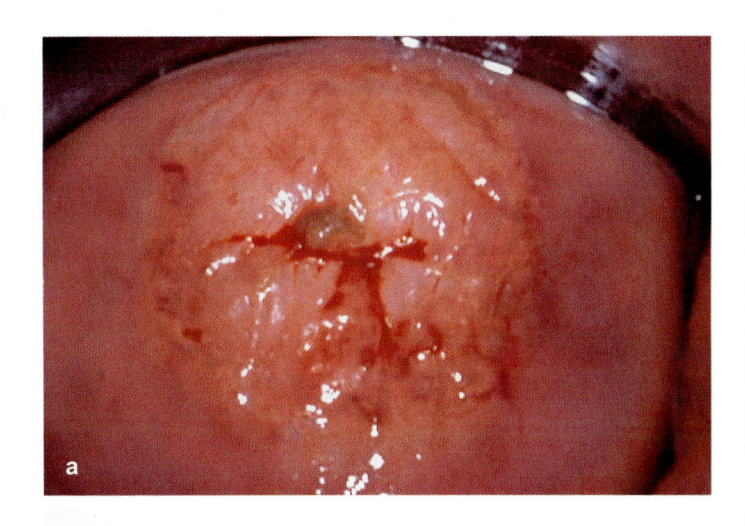

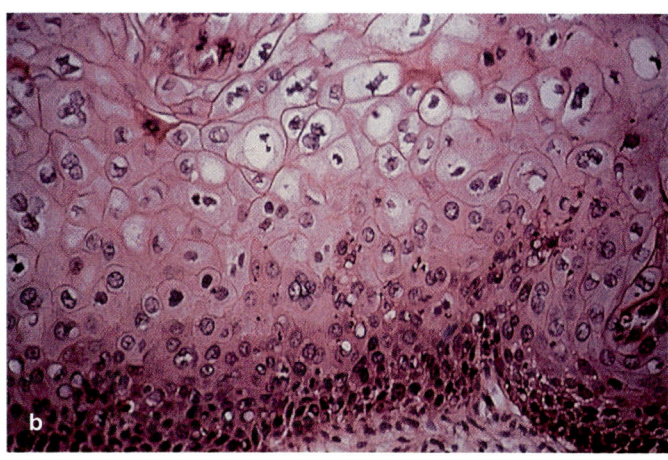

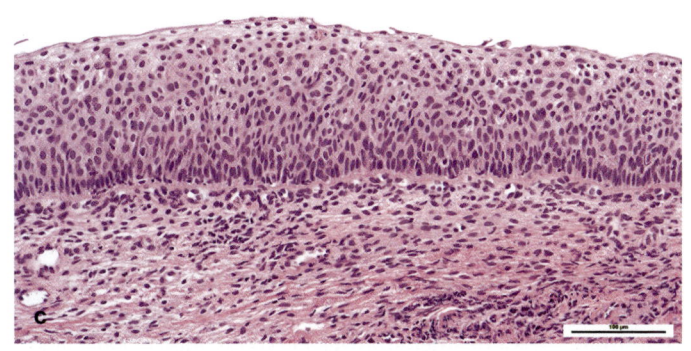

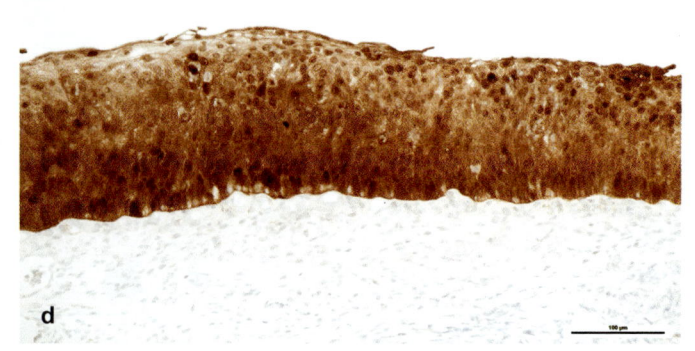

Abb. 40.26 Squamöse intraepitheliale Läsion (SIL). a Suspekter Portiobefund in der Kolposkopie: Unregelmäßiges Oberflächenrelief mit durchscheinenden „atypischen" Gefäßen, darüber stellenweise Blutauflagerungen (mikroskopisch: HSIL mit Übergang in ein invasives Zervixkarzinom). **b** LSIL mit erhaltener zonaler Gliederung des Epithels, mäßiger Verbreiterung der Basalis und teils mehrkernigen Koilozyten in der intermediären Zellschicht. HE, Vergr. 300-fach. **c** HSIL (CIN III): Die Schichtung des Epithels ist aufgehoben. In allen Schichten befinden sich neoplastische Zellen. HE, Vergr. 200-fach. **d** HSIL (CIN III): Immunhistochemischer Nachweis von p16 (diffuse starke Positivität, „Blockfärbung"). DAB, Vergr. 200-fach [R398]

Zudem findet sich eine Ausreifungsstörung des Epithels an der Oberfläche. Die drei Stufen der CIN (I–III) werden abhängig vom Ausmaß der Proliferation atypischer basaloider Zellen klassifiziert (Befall des basalen, mittleren bzw. oberflächennahen Drittels des Plattenepithels; ➤ Abb. 40.24 und ➤ Abb. 40.26). Atypische Zellen der SIL (Koilozyten bei der LSIL, atypische Basalzellen bei der HSIL) finden sich in der Abstrichzytologie und dienen auf diese Weise der Früherkennung der Läsionen.

Molekulare Analysen haben gezeigt, dass ein Teil der LSIL polyklonal, die meisten HSIL hingegen monoklonal sind. Monoklonale LSIL sind typischerweise mit High-risk-HPV-Typen, polyklonale LSIL mit Low-risk-HPV-Typen assoziiert.

Molekularpathologie

HPV kann als Tumormarker diagnostisch genutzt werden, um reaktive Epithelveränderungen ohne *HPV*-Infektion und Karzinomrisiko abzugrenzen. Da es bei einer HPV-Infektion zu einer Aktivierung von p16 in der Zelle kommt, wird p16 immunhistochemisch als Surrogatmarker verwendet. Bei HSIL findet sich eine diffuse kräftige Färbung („Blockfärbung"). Die p16 Immunhistochemie wird auch für die Unterteilung invasiver Zervixkarzinome in HPV-assoziiert und HPV-unabhängig verwendet. Die zytologische Diagnostik anhand des Zervixabstrichs ist eine wichtige Methode zur Früherkennung von Präkanzerosen und sollte zumindest bei auffälligem zytologischem Bild mit einer HPV Untersuchung (PCR-basiert, entweder durch Nachweis von HPV RNA oder von HPV DNA) unterstützt werden (➤ Abb. 40.26, ➤ Abb. 40.27).

Differenzialdiagnose Speziell die HSIL muss gegenüber reaktiven Veränderungen des Plattenepithels infolge von Entzündung und Regeneration abgegrenzt werden.

Klinische Relevanz Die SIL verläuft klinisch meist asymptomatisch. Eine LSIL kann sich in bis zu 60 % zurückbilden. Eine Persistenz findet sich in 20–40 %, eine Progression in etwa 10–15 %. Im Gegensatz dazu schreitet eine HSIL in 20–70 % zu einem invasiven Karzinom fort, in 35–70 % persistiert sie und in 20–40 % bildet sie sich zurück. Aufgrund der hohen Progressionsrate wird die **HSIL** als **obligate Präkanzerose** angesehen.

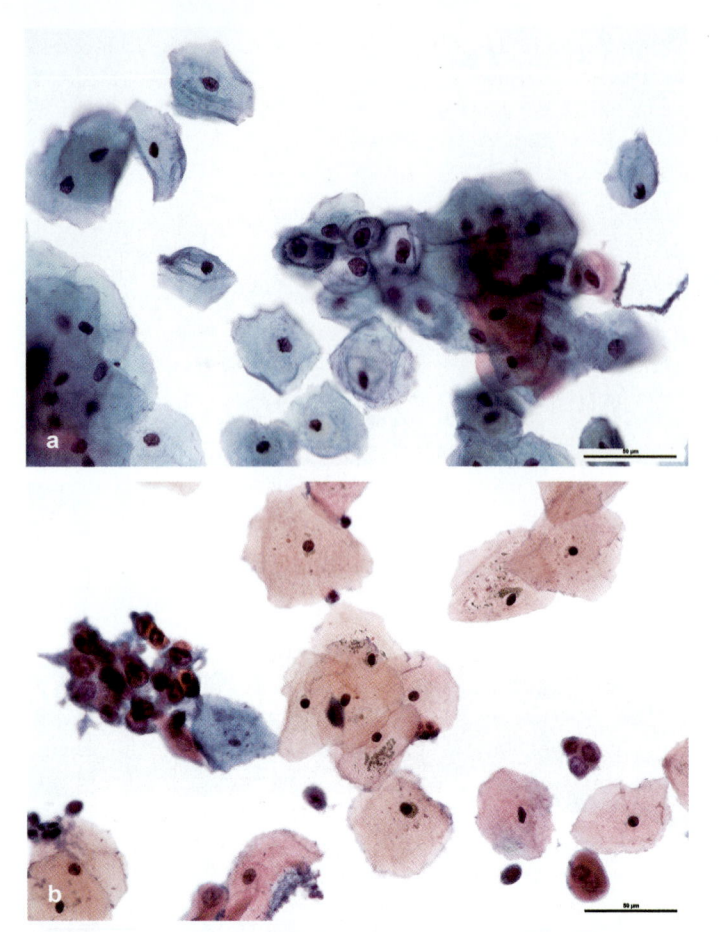

Abb. 40.27 Zytologische Abstrichpräparate von der Portio/Zervix.
a Zytologisches Bild einer LSIL (PAP IIID): Atypische Superfizialzellen des Plattenepithels mit vergrößertem, hyperchromatischem Zellkern und einer perinukleären Aufhellung (Koilozyten), daneben großleibige normale Superfizialzellen. Papanicolaou, Vergr. 400-fach. **b** Zytologisches Bild einer HSIL (PAPIV): Kleine Zellen vom basalen Typ mit verschobener Kern-Plasma-Relation und hyperchromatischem Zellkern, daneben großleibige normale Superfizialzellen. Papanicolaou, Vergr. 400-fach. [R398]

Die Standardtherapie der HSIL ist die Konisation. Nach Konisation und nachfolgenden negativen zytologischen Untersuchungen ist nur in 1–2 % mit einem HSIL-Rezidiv in der Zervix zu rechnen. Heute nimmt man an, dass es sich hierbei eher um Zweitläsionen handelt. Eine SIL während der Gravidität ist keine Indikation für einen Schwangerschaftsabbruch.

Aufgabe der Abstrichzytologie ist es, Zellen der Präkanzerosen (im wesentlichen SIL und AIS) frühzeitig zu erkennen, um die Läsionen dann histologisch zu diagnostizieren und zu entfernen und auf diese Weise die Entstehung eines invasiven Karzinoms zu verhindern. Die Zytologie ist aber als Methode der Früherkennung eines Karzinoms wenig verlässlich. Bei etwa 40–50 % aller Frauen, die an einem Zervixkarzinom erkranken und im Vorfeld zytologische Untersuchungen hatten, wurden diese nicht erkannt, beim Rest war der Abstrich negativ. Somit weist die Zytologie als alleinige Screeningmethode Unsicherheiten auf und sollte gemäß einer EU-Empfehlung aus dem Jahre 2015 durch ein auf HPV- Tests basiertes, organisiertes Screening abgelöst werden. Dabei sollte ein HPV-Test (idealerweise auf RNA-Basis) der Zytologie vorangestellt werden. Bei wiederholter Negativität für HPV kann auf ein längeres Screening Intervall (3–5 Jahre) übergegangen werden. Der HPV-Test ist aber erst ab dem 35. Lebensjahr sinnvoll, da in der Altersgruppe der unter 35-jährigen die HPV-Positivität zu hoch ist und meist ohne Vorläuferläsionen einhergeht. Deshalb wird seit dem Jahre 2020 in Deutschland in der Altersgruppe ab 35 Jahren mittels Doppelverfahren (HPV-Test und Zytologie) gescreent, vor dem 35. Lebensjahr nur mittels Zytologie. Auffällige zytologische und HPV-Test Befunde sollen mittels Kolposkopie weiter abgeklärt werden. In Österreich werden bei auffälligem zytologischem Bild, bei auffälligem klinischem bzw. kolposkopischem Zervixbefund und nach Konisation HPV-Tests zusätzlich zur Zytologie empfohlen. Vorzugsweise sollte nur mehr die Dünnschichtzytologie eingesetzt werden, da sie eine konstant höhere Qualität der Zytologie und den Einsatz zusätzlicher Untersuchungen wie HPV Test ohne neuerliche Abnahme eines Abstriches ermöglicht.

Adenocarcinoma in situ (AIS)

Das AIS ist die Präneoplasie des Adenokarzinoms. Beim AIS finden sich endozervikale Drüsen mit atypischem Epithel, aber ohne infiltratives Wachstum. In ca. 50 % der Fälle besteht gleichzeitig eine SIL. Die Therapie besteht bei jüngeren Patientinnen aus einer Konisation, bei Befall der Resektionsränder aus einer einfachen Hysterektomie.

Zervixkarzinom

Definition Etwa 75 % der invasiven Zervixkarzinome sind Plattenepithelkarzinome, etwa 20 % Adenokarzinome; weitere Arten, z. B. neuroendokrine Karzinome, sind selten.

Epidemiologie Invasive Zervixkarzinome machen 20 % der bösartigen Tumoren des weiblichen Genitaltrakts aus. Die Inzidenz liegt in den deutschsprachigen Ländern unter 10. In den letzten 40 Jahren hat die Häufigkeit des invasiven Zervixkarzinoms in Westeuropa und den USA um 50 % abgenommen, wobei die niedrigste Inzidenz in einigen skandinavischen Ländern, Österreich und der Schweiz zu finden ist. Dies ist insbesondere auf eine sehr effektive Früherkennung zurückzuführen. Es verbleibt aber dennoch eine Gruppe von Patientinnen, die trotz flächendeckenden Screenings nicht erfasst und deren Erkrankung zu spät diagnostiziert wird bzw. deren Tumoren sehr aggressiv sind und rasch wachsen. Die **Letalität** des Zervixkarzinoms übertrifft immer noch diejenige des Endometriumkarzinoms, da auch das Überleben manifest Erkrankter nicht signifikant verbessert werden konnte. Statistisch gesehen leben Frauen mit einem Zervixkarzinom häufiger in der Stadt und entstammen wirtschaftlich schlechter gestellten Bevölkerungsschichten. Eine Koinzidenz findet sich mit HIV-Infektion. Für die Entwicklung der meisten invasiven Zervixkarzinome spielt die Infektion mit spezifischen High-risk-HPV-Typen zwar eine Schlüsselrolle, benötigt aber kanzerogene Co-Faktoren (Immundefizienz, Zigarettenrauchen etc.). Weniger als 10 % der Adenokarzinome und weniger als 1 % der Plattenepithelkarzinome sind nicht mit HPV assoziiert.

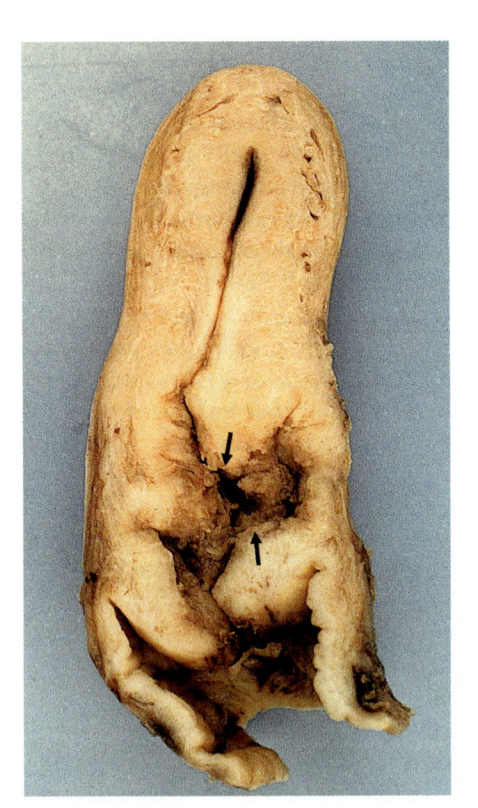

Abb. 40.28 Ausgedehntes Zervixkarzinom mit kraterförmigen Ulzerationen (Pfeile). [R398]

Morphologie

Makroskopisch bei der klinischen Untersuchung erkennbare Tumoren sind *per definitionem* zumindest dem FIGO-Stadium IB (pT1b) zuzuordnen. Meist handelt es sich um exophytisch wachsende und exulzerierte Knoten (➤ Abb. 40.28). Das FIGO-Stadium IA (pT1a) ist dagegen klinisch nicht zu erkennen.

Histologisch unterscheidet man das Plattenepithelkarzinom (verhornt und nicht verhornt) vom Adenokarzinom. Andere Malignome wie neuroendokrine Karzinome und maligne Lymphome sind sehr selten.

Sonderformen

Mikroinvasives Karzinom ist eine Bezeichnung für Karzinome im niedrigsten Stadium, gekennzeichnet durch eine Stromainvasion bis zu einer Tiefe von maximal 5 mm, unabhängig von der horizontalen Ausdehnung. Diese Tumoren sind klinisch nicht zu erkennen und werden nur mit der Kolposkopie und Histologie entdeckt. Nach der Invasionstiefe unterscheidet man zwei Subtypen:
- FIGO-Stadium Ia1 (pT1a1): Invasionstiefe maximal 3 mm
- FIGO-Stadium Ia2 (pT1a2): Invasionstiefe maximal 5 mm

Die horizontale Dimension spielt dabei keine Rolle. Die Abgrenzung der mikroinvasiven Karzinome ist von großer praktischer Bedeutung (s. u.).

Tumorausbreitung Das Zervixkarzinom infiltriert in die Zervixwand und in der Folge in die Parametrien sowie in die Vagina. Weiter fortgeschrittene Tumoren umscheiden die Ureteren (Folge: Hydroureter und Hydronephrose) und brechen in Harnblase und Rektum ein. Typischerweise metastasiert das Zervixkarzinom in die pelvinen und paraaortalen Lymphknoten sowie hämatogen in die Lunge.

Prognose Die Prognose der Plattenepithelkarzinome wird entscheidend vom (klinischen bzw. pathologischen) Tumorstadium und dem Lymphknotenstatus bestimmt. Die 5-Jahres-Überlebensrate ist im Stadium I mit 90–95 % sehr gut, sinkt aber auf 30 % im Stadium III.

Klinische Relevanz Die **Frühstadien** des Zervixkarzinoms sind asymptomatisch. Daraus ergibt sich die große Bedeutung der zytologischen Vorsorgeuntersuchung zur Früherkennung. Zu den Symptomen **fortgeschrittener Karzinome** gehören meist blutiger vaginaler Ausfluss, Kontaktblutungen, Druckgefühl und Schmerzen. Die Tumoren werden im Rahmen der gynäkologischen Untersuchung (Spekulumeinstellung der Zervix, vaginaler und rektaler Tastbefund) diagnostiziert. Die Zervix ist aufgetrieben und asymmetrisch. Bei parametraner Infiltration sind der Uterus und seine Nachbarorgane eingeschränkt beweglich. Der definitiven Diagnosestellung dienen Biopsie und Histologie.

Besonderheiten beim Adenokarzinom der Zervix

Man unterscheidet HPV-assoziierte und HPV-unabhängige Adenokarzinome, wobei erstere zumindest 80–85 % ausmachen. Zusätzlich zu viralen Faktoren werden hormonelle und hereditäre Einflüsse als Ursachen diskutiert wie die Assoziation mit dem Peutz-Jeghers-Syndrom. Ferner besteht bei den Patientinnen häufig eine ähnliche klinische Konstellation wie bei Frauen mit Endometriumkarzinom („Quartett" von Risikofaktoren: Nulligravida, Übergewicht, Hypertonie, Diabetes mellitus). Die Prognose von Adenokarzinomen der Zervix ist mit einem 5-Jahres-Überleben von 50–65 % etwas schlechter als diejenige der Plattenepithelkarzinome. Neben dem Tumorstadium spielen Alter, Wachstumsmuster und Lymphgefäßeinbrüche eine prognostische Rolle.

40.4 Vagina

Die Vagina ist ein ca. 10 cm langer muskelkräftiger Schlauch, der Uterus und äußeres Genitale miteinander verbindet. Sie umfasst mit der **Fornix vaginae** proximal die Cervix uteri und endet im **Introitus vaginae**. Die Vagina wird von einem **nicht verhornten Plattenepithel** ausgekleidet. Die Wand besteht aus einem Bindegewebsmantel mit reichlich glatter Muskulatur.

Befeuchtet wird die Vagina durch **Transsudation** und den Zervikalschleim. Drüsen sind in der Schleimhaut nicht vorhanden. **Laktobazillen** (Döderlein-Stäbchen) sorgen durch ihre Milchsäureproduktion für ein saures Scheidenmilieu **(pH 4,5)**, das einen chemischen Schutz gegen die Besiedlung mit pathogenen Keimen darstellt. Östrogene sind für die Ausreifung der Plattenepithelzellen bis zu den Superfizialzellen verantwortlich, während Progesteron die Ausreifung verhindert. Entsprechend werden in der Corpus-luteum-Phase im Vaginalabstrich überwiegend Intermediärzellen gefunden. Nach der Menopause fehlt die Ausreifung und es kommt zur Atrophie des Plattenepithels.

40.4.1 Fehlbildungen

Kongenitale Anomalien sind sehr selten. Bei einer **Aplasie** fehlt die Vagina, wobei ein Uterus entweder gar nicht oder rudimentär angelegt ist. Bei der **Atresie** ist die Vagina zwar angelegt, eine Lumenbildung fehlt aber. Eine **septierte** oder **doppelt angelegte** Vagina findet sich bei fehlender oder mangelhafter Fusion der Müller-Gänge. **Gartner-Gang-Zysten,** die sich aus dem embryonalen Wolff-Gang entwickeln, liegen als flüssigkeitsgefüllte, meist ca. 2 cm große, submuköse Zysten in der lateralen Vaginalwand.

40.4.2 Kolpitis

Entzündungen der Vagina sind relativ häufig und kommen häufiger vor der Pubertät und nach der Menopause wegen des Östrogenmangels vor. Östrogenmangel und Progesteronüberschuss haben einen negativen Einfluss auf die Regeneration und den Glykogengehalt des Plattenepithels. Dies führt zu einer verminderten Milchsäureproduktion der Döderlein-Bakterien. Folge ist die Alkalisierung des sonst sauren pH-Werts in der Scheide, was die Ansiedlung pathogener Keime begünstigt.

Häufige Infektionserreger sind das sexuell übertragene Protozoon Trichomonas vaginalis, das gramnegative Bakterium *Gardnerella vaginalis* (Haemophilus vaginalis) und schließlich Candida albicans. Kolpitiden durch pyogene Keime sind dagegen selten.

Morphologie
Makroskopisch liegt eine Entzündung der Schleimhaut mit eitrigem Exsudat vor. Hinweise auf Candida-Besiedlung sind u. a. kleine Schleimhautdefekte oder grauweiße Beläge. Bei der Trichomonadenkolpitis entstehen häufig Epithelveränderungen mit vergrößerten Zellkernen.

Klinische Relevanz   Klinische Symptome einer Kolpitis sind verstärkter vaginaler Ausfluss, Juckreiz und Brennen. Kolposkopisch zeigt die Vaginalwand Zeichen einer unspezifischen Entzündung und – bei der Candida-Kolpitis – weißliche Auflagerungen. Die *Gardnerella*-Kolpitis ist durch einen dünnen, wässrigen und übelriechenden Ausfluss gekennzeichnet, ohne dass eine Entzündung der Vaginalschleimhaut nachweisbar ist. Die Keime können häufig in zytologischen Ausstrichen nachgewiesen werden, manchmal schon vor dem Auftreten von Symptomen.

40.4.3 Tumoren und tumorartige Läsionen

Unter den malignen Tumoren sind das **Plattenepithelkarzinom**, das **klarzellige Adenokarzinom** und das **Rhabdomyosarkom** von Bedeutung. Karzinome kommen vorwiegend in der 6. und 7. Lebensdekade vor. Sie machen nur etwa 1 % der Genitaltumoren aus.

Klinisch müssen diese Tumoren von seltenen gutartigen Tumoren (Plattenepithelpapillom, Hämangiom, fibroepitheliale Polypen u. a.) und tumorartigen Läsionen (Gartner-Gang-Zyste, Endometriose, ➤ Kap. 40.3.3) abgegrenzt werden.

Plattenepithelkarzinom

Plattenepithelkarzinome machen etwa 95 % aller primären Vaginalkarzinome aus, wobei 50–75 % HPV-assoziiert sind. Die häufigste Lokalisation ist der hintere Fornix vaginae.

Das Wachstumsmuster ist **exophytisch-polypös** oder **endophytisch-ulzerierend.** Die **Ausbreitung** erfolgt frühzeitig per continuitatem in das perivaginale Gewebe mit Ummauerung und/oder Infiltration von Ureteren, Harnblase und Rektum bzw. lymphogen in die regionären (iliakalen) Lymphknoten und (selten) hämatogen in die Lunge.

Analog zur Zervix und anderen anogenitalen Lokalisationen werden die Vorstufen als squamöse intraepitheliale Läsionen (SIL) bezeichnet und in LSIL (vaginale intraepitheliale Neoplasie/VAIN1) und HSIL (VAIN 2 und 3) unterteilt. Sie sind typischerweise mit Hochrisiko-HPV assoziiert. Die Immunhistochemie mit p16 dient dem Nachweis einer Assoziation mit HPV.

Adenokarzinom

Die Adenokarzinome sind extrem selten und werden in HPV-assoziierte und verschiedene andere histologische Typen unterteilt, wobei letztere HPV-unabhängig sind und meist einen pathogenetischen Bezug haben. Endometrioide Adenokarzinome können auf dem Boden einer Endometriose entstehen, intestinale Adenokarzinome zur entwicklungsgeschichtlichen Kloake. Klarzellige Adenokarzinome wiederum haben einen iatrogenen Bezug. Frauen, deren Mütter in der Schwangerschaft Diethylstilbestrol zur Vermeidung eines drohenden Aborts erhalten haben, erkranken überwiegend im 2. und 3. Lebensjahrzehnt an diesen Karzinomen. Sie entwickeln sich wahrscheinlich aus muköses Drüsen, die unter einer Diethylstilbestrol-Therapie in Form einer Adenose vermehrt sind und als rote granuläre Areale in der Vaginalwand imponieren. Dieses Medikament ist in Europa seit mehreren Jahrzehnten nicht mehr zugelassen. Die klarzelligen Adenokarzinome wachsen meist polypös und liegen in der vorderen oberen Vaginalwand.

Embryonales Rhabdomyosarkom

Syn.: Sarcoma botryoides

Das sehr seltene embryonale Rhabdomyosarkom kommt bei Mädchen < 5 Jahren vor. Es entwickelt sich aus dem subepithelialen Stroma der Vagina und der Cervix uteri. Der Tumor wächst polypös-traubenartig (botryoid) in das Lumen und infiltriert die Vaginalwand. Er ist histologisch aus unreifen Tumorzellen aufgebaut, die Merkmale quergestreifter Muskulatur aufweisen und die Proteine Desmin, Aktin und Myosin enthalten.

Metastasen

Häufiger als primäre Tumoren sind sekundär in der Vaginalwand auftretende Metastasen v. a. von Zervix-, Vulva-, Blasen-, Urethra- und Rektumkarzinomen.

Klinische Relevanz Vaginaltumoren äußern sich durch Blutabgang und meist blutigen (fleischwasserfarbenen) vaginalen Ausfluss. Seltener treten sie durch lokale Tumorkomplikationen wie vaginale Obstruktion, Ureterobstruktion und Fisteln in Erscheinung.

40.5 Vulva

40.5.1 Normale Struktur und Funktion

Die beiden seitlich gelegenen großen Schamlippen (**Labia maiora**) gehen mit der vorderen Kommissur in den **Mons pubis** über und sind dorsal von der hinteren Kommissur begrenzt. Medial davon befinden sich die kleinen Labien (**Labia minora**) mit der ventral gelegenen **Klitoris**. In den Scheidenvorhof (**Vestibulum vaginae**) münden ventral die Urethra mit dem **Ostium urethrae externum,** dorsal die Scheide mit ihrem **Ostium vaginae.** Seitlich der Urethra liegen die beiden **paraurethralen Drüsen** (Skene-Drüsen), dorsolateral des Scheidenostiums die **Bartholin-Drüsen.** Außerdem enthält die Vulva eine große Zahl kleiner Schweißdrüsen. Mit Ausnahme der großen Schamlippen, die von behaarter Haut mit Talg- und Schweißdrüsen bedeckt sind, ist die Vulva von Schleimhaut mit nichtverhorntem Plattenepithel ausgekleidet. Der **Lymphabfluss** der Vulva verläuft über inguinale und femorale Lymphknoten, ausgenommen jener der Klitoris, der über die urethralen Lymphbahnen verläuft.

40.5.2 Fehlbildungen

Fehlbildungen sind äußerst selten und meist mit weiteren Störungen der Urogenitaldifferenzierung verbunden. Beispiele sind die Hymenalatresie, Fusionen, Überschussbildungen, Hypospadie und die Klitorishypertrophie mit Labienverschmelzung.

40.5.3 Vulvitis

Das feuchte Milieu der Vulva bietet günstige Voraussetzungen für die Ansiedlung von Erregern. Ein weites Spektrum physikalisch-chemischer Faktoren wie zu enge und zu wenig atmungsaktive Kleidung sowie mangelhafte, aber auch übertriebene Hygiene, desodorierende Sprays und mechanische Schädigungen können zu Entzündungen der Vulva führen, wobei Stoffwechselkrankheiten wie Diabetes mellitus, Avitaminosen und Urämie begünstigend wirken. Entsprechend ist die Vulvitis eine häufige Erkrankung. Ursachen und klinische Bilder sind vielfältig.

Nichtinfektiöse Vulvitis

Eine unspezifische Entzündung der Vulva geht mit Rötung, Ödem und mitunter auch Nekrosen einher, dazu zählen auch Entzündungen im Rahmen systemischer Hauterkrankungen wie Neurodermitis und Psoriasis.

Infektiöse Vulvitis

Viele pyogene Bakterien (Streptokokken, Staphylokokken, *Neisseria gonorrhoeae*) sowie Trichomonaden, Pilze und Oxyuren können eine Entzündung der Vulva hervorrufen. Die klinischen Symptome sind meist Rötung, Schwellung, Brennen und Juckreiz. Im Folgenden werden einige insbesondere sexuell übertragene Sonderformen besprochen.

Granuloma inguinale

Hierbei handelt es sich um eine von *Calymmatobacterium granulomatis* (gramnegatives Stäbchen) verursachte, durch Geschlechtsverkehr übertragene, ulzeröse Hautinfektion der Anogenitalregion.

Morphologie

Die Primärläsion beginnt als schmerzlose, ulzerierte, papulöse Läsion im Genital-, Inguinal- oder Perianalbereich, die sich auf die angrenzende Haut ausbreitet.

Histologisch findet man ein granulierendes Ulkus mit vakuolisierten Histiozyten, die die charakteristischen intrazellulären Bakterien (Donovan-Körperchen) enthalten. Von Bedeutung ist die häufig ausgeprägte Hyperplasie des Plattenepithels, die histologisch mit einem Karzinom verwechselt werden kann.

Lymphogranuloma venereum

Chlamydia trachomatis ist der sexuell übertragene Erreger des Lymphogranuloma venereum, einer Vulvitis mit ausgeprägter regionaler (inguinaler) Lymphadenitis.

Morphologie

Histologisch ist die retikulozytär-abszedierende Lymphadenitis für dieses Krankheitsbild typisch.

Klinische Relevanz Erstes Symptom ist ein schmerzloses, selbstheilendes Ulkus. Erst später entwickelt sich eine eitrige inguinale Lymphadenitis. In den entzündeten Lymphknoten kommt es zur eitrigen Einschmelzung, gelegentlich mit Ausbildung von Hautfisteln. In der Folge können Lymphabflussstörungen und eine Elephantiasis der Anogenitalregion auftreten.

Syphilis (Lues)

➤ Kap. 48.3.6.

Ulcus molle

Syn.: weicher Schanker
Dies ist eine durch *Haemophilus ducreyi* verursachte vesikulopustulöse und ulzeröse Vulvitis, die 1–3 Tage nach Infektion durch Geschlechtsverkehr auftritt.

Primärläsion ist ein ca. 2 mm großes Bläschen, aus dem sich etwa 1–2 cm große Ulzerationen entwickeln und neben der Vulva auch die Perianalregion, die Vagina und die Zervix betreffen können. Aus dem schmerzhaften Ulkus wird eitriges Sekret abgesondert. Inguinale Lymphadenitis (20 %) und Fieber sind begleitende Symptome.

Herpesvulvitis

Die Herpesvulvitis ist häufig. Sie wird meist durch *Herpes-simplex-Virus* Typ *2* hervorgerufen und sexuell übertragen. Nach einer Inkubationszeit von 3–7 Tagen finden sich an Vulva, Vagina und Zervix eine Rötung und Schwellung, später schmerzhafte kleine Bläschen mit Ulzerationsneigung. In späteren Stadien entsteht ein Ulkus, das relativ schnell abheilt.

Condyloma acuminatum

➤ Kap. 40.3.5.

Molluscum contagiosum

➤ Kap. 43.9.2.

Soorvulvitis

Die Soorvulvitis, hervorgerufen durch Candida albicans, imponiert durch Juckreiz und weißlichen Ausfluss. Ihre Entstehung wird durch Diabetes mellitus, orale Kontrazeptiva und Schwangerschaft begünstigt. Etwa 10 % aller Frauen sind asymptomatische Trägerinnen vulvovaginaler Pilze. Die Infektion führt zu Rötung und Schwellung oder zu grauweißen und gelblichen Belägen.

40.5.4 Chronische Vulvaerkrankungen

Die chronischen Vulvaerkrankungen wurden früher unter dem Begriff „Vulvadystrophie" zusammengefasst. Ihre Ätiologie ist unbekannt. Sie zeichnen sich durch einen ausgeprägten Pruritus aus.

Lichen sclerosus

Syn.: Craurosis vulvae
Dies ist eine ätiologisch ungeklärte, häufig multizentrische chronische Entzündung der Vulva, die gehäuft perimenopausal vorkommt und selten zu einem Vulvakarzinom führt. Andererseits ist der Lichen sclerosus in ca. 50 % mit einem Vulvakarzinom assoziiert. Er verläuft langsam progredient.

Morphologie
Histologische Kennzeichen sind eine Atrophie der Epidermis und der Hautanhangsgebilde sowie eine bandartige Sklerose und chronische Entzündung der Dermis.

Plattenepithelhyperplasie

Bei dieser chronischen Entzündung der Vulva ist die Ätiologie ungeklärt. Sie geht mit einem leicht erhöhten Karzinomrisiko einher. Übergänge in eine vulväre intraepitheliale Neoplasie sind aber selten.

Morphologie
Makroskopisch finden sich an den äußeren Labien erythrosquamöse Plaques.
Histologisch liegen eine bandartige lymphozytäre Infiltration der Dermis und eine Verbreiterung der Epidermis (Akanthose) mit Hyperkeratose vor.

40.5.5 Tumorähnliche Läsionen

Zysten können durch Retention von Schleim in den vestibulären Drüsen und in den Hautanhangsgebilden entstehen. Die wichtigste ist die **Bartholin-Zyste** im hinteren Abschnitt der großen Labien, die mehrere cm groß werden kann. Sie ist von einem Übergangsepithel oder einem abgeflachten Zylinderepithel ausgekleidet und kann sich durch Superinfektion mit pyogenen Bakterien entzünden, wodurch ein **Bartholin-Abszess** entsteht. Plattenepitheliale und muzinöse Zysten sowie Endometriosezysten sind selten.

40.5.6 Tumoren

Benigne Tumoren

Gutartige **epitheliale** Tumoren können im Bereich der apokrinen Schweißdrüsen (**Hidradenom**) und der ekkrinen Drüsen (**Syringom**) der Labien entstehen. Es handelt sich um meist scharf begrenzte, bis 2 cm große Knoten mit einem typischen papillär-drüsigen Aufbau. **Spitze Kondylome** der Anogenitalregion (**Condylomata acuminata**) sind gutartig, werden durch niedrig Risiko HPV verursacht, und werden nicht als Präkanzerosen eingestuft. Zu den gutartigen **Weichgewebstumoren** gehören u. a. Hämangiom, Lipom, Fibrom, Leiomyom und Granularzelltumor.

Präkanzerosen und Karzinome

Das Vulvakarzinom macht nur 3 % aller Genitaltumoren der Frau aus. Es kommt überwiegend bei Frauen über 60 Jahre vor. 85 % der Tumoren sind meist gut differenzierte, verhornte Plattenepithelkarzinome (➤ Abb. 40.29), der Rest sind Adenokarzinome (meist mit Ausgang von den Drüsen) und Melanome. Bei den Plattenepithelkarzinomen unterscheidet man den HPV-assoziierten vom HPV-unabhängigen Typ. Die HPV-assoziierten Karzinome entstehen über eine HSIL und zeigen einen Altersgipfel um das 40. Lebensjahr. Demgegenüber finden sich die HPV-unabhängigen Karzinome gehäuft nach dem 60. Lebensjahr, sind mit einem Lichen sclerosus assoziiert und entstehen oft über eine sogenannte differenzierte VIN.

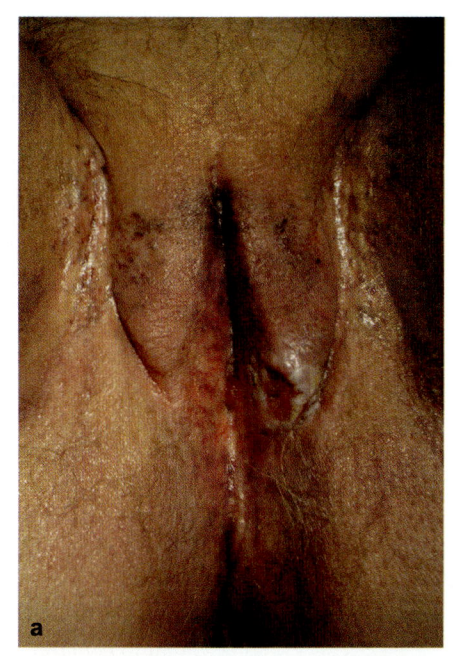

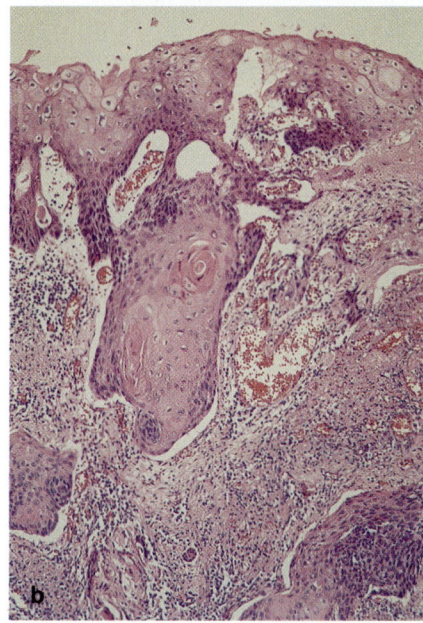

Abb. 40.29 Vulvakarzinom. a Exulzerierter Tumor im Bereich des linken Labium majus. **b** Histologie. Ausschnitt mit invasiv wachsenden atypischen Plattenepithelverbänden. HE, Vergr. 50-fach. [R398]

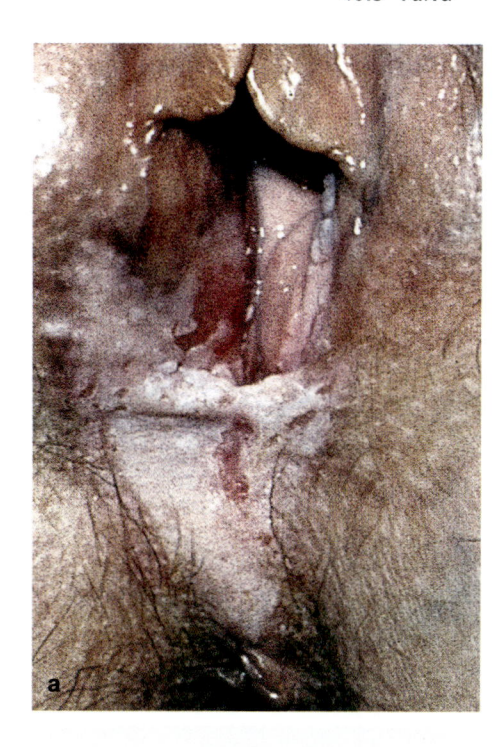

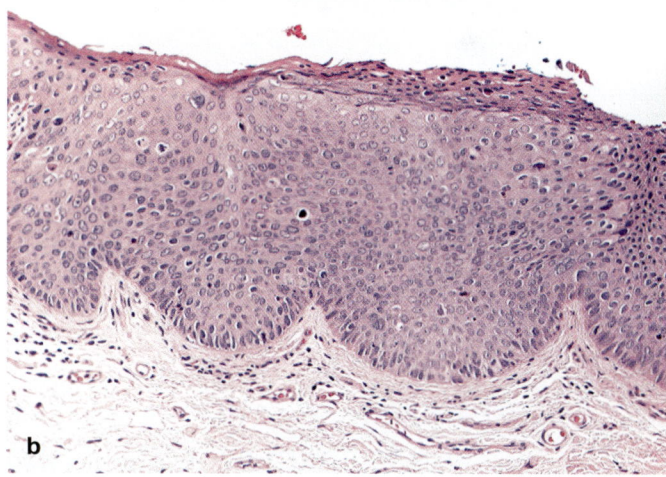

Abb. 40.30 HSIL der Vulva (VIN III) unter dem Bild einer Leukoplakie. **a** Unregelmäßige weißliche, meist leicht erhabene und indurierte Flecken der Vulva. **b** Histologie. Das gesamte Epithel besteht aus atypischen neoplastischen Zellen, welche von der Größe her Basalzellen ähneln. Die Basalmembran ist intakt. An der Oberfläche zeigt sich eine abnorme Verhornung. HE, Vergr. 200-fach. [R398]

Präkanzerosen: SIL/VIN

Die typische **Präkanzerose** des Vulvakarzinoms wird wie in anderen Bereichen des anogenitalen Bereiches als SIL bezeichnet und in LSIL (entsprechend vulväre intraepitheliale Neoplasie/VIN1) und HSIL (VIN 2 und 3) unterteilt. Sie ist mit Hochrisiko-HPV assoziiert (meist HPV 16). Insbesondere die HSIL tritt häufig (in 75 %) multifokal auf. Klinisch imponieren grauweiße (> Abb. 40.30a) oder erythematöse Flecken **(Erythroplasie Queyrat).** Andererseits können HSIL auch pigmentiert sein; nach den Näuszellnävi ist die HSIL die zweithäufigste pigmentierte Läsion der Vulva. Eine frühere Bezeichnung für die HSIL (> Abb. 40.30b) war auch **Morbus Bowen.** Eine Sonderform ist die **differenzierte VIN,** die auf dem Boden eines Lichen sclerosus entstehen kann und HPV-unabhängig ist. Sie wird als Präkanzerose des HPV-unabhängigen Plattenepithelkarzinoms eingestuft.

Die Progressionsrate einer unbehandelten HSIL zu einem invasiven Karzinom ist nicht genau bekannt, die Rezidivrate nach Exzision liegt bei etwa 30 %. In bis zu 20 % der Fälle kann eine HSIL bereits mit einem invasiven Plattenepithelkarzinom vergesellschaftet sein. Patientinnen mit HSIL sollten einer genauen Untersuchung von Vagina, Zervix, Perianalregion und Perineum unterzogen werden, da sich an diesen Stellen weitere SIL finden können.

Extramammärer Morbus Paget

Es handelt sich um ein sehr seltenes **Adenocarcinoma in situ** der Haut, das von pluripotenten Stammzellen der Epidermis oder der Adnexae ausgeht. In einem geringen Prozentsatz liegt ein begleitendes invasives Adenokarzinom vor.

Histologisch lassen sich, wie beim Morbus Paget der Mamille (> Kap. 42.5.10), große Tumorzellen in der Epidermis nachweisen, die immunhistochemisch mit Antikörper gegen Zytokeratin 7 reagieren.

Klinisch imponieren ekzematöse Hautläsionen der großen oder kleinen Labien, der Damm- und Perianalregion.

Invasives Plattenepithelkarzinom

Das invasive Plattenepithelkarzinom tritt bevorzugt an den großen Labien, der Klitoris und den kleinen Labien auf. Es können begleitende Infektionen vorliegen. Die Patientinnen leiden an Juckreiz und Schmerzen.

Morphologie

Der Tumor zeigt meist ein exophytisches Wachstum mit nachfolgender Ulzeration.

Histologisch handelt es sich je nach Entstehungspfad um gut oder mäßig differenzierte, verhornte bzw. schlecht differenzierte nichtverhornte Plattenepithelkarzinome. Eine Sonderform ist das gut differenzierte verruköse Karzinom, das nur geringe Atypien aufweist und daher diagnostische Schwierigkeiten bereiten kann.

Prognose und Therapie Die 5-Jahres-Überlebensrate liegt bei Tumoren mit maximal 2 cm Durchmesser bei 60–80 %, bei Tumoren mit Lymphknotenmetastasen bei unter 10 %. In 65 % liegen zum Zeitpunkt der Diagnose schon Lymphknotenmetastasen vor, wobei primär die inguinalen, danach die iliakalen Lymphknoten betroffen sind. Die Therapie besteht in der Vulvektomie und einer Biopsie der Sentinellymphknoten im Bereich der Leiste bzw. bei deren Befall mit Makrometastasen einer Lymphadenektomie.

KAPITEL 41

P.K. Bode, T. Menter, A.M. Müller

Schwangerschaft, Perinatalperiode und Kindesalter

41.1	Normaler Aufbau und Funktion der Plazenta	800
41.2	**Pathologie der Plazenta**	**800**
41.2.1	Plazentationsstörungen	800
41.2.2	Extrauterine Gravidität	801
41.2.3	Trophoblasterkrankungen	801
41.2.4	Mehrlingsschwangerschaften	803
41.2.5	Kreislaufstörungen	804
41.2.6	Plazentainsuffizienz	806
41.3	**Intrauterine und perinatale Infektionen**	**807**
41.3.1	Infektionswege	807
41.3.2	Bakterielle Infektionen	807
41.3.3	Protozoen und Pilze	809
41.3.4	Virale Infektionen	810
41.4	**Kongenitale Anomalien und Fehlbildungen**	**812**
41.4.1	Epidemiologie und Ursachen	812
41.4.2	Einteilung und Definitionen	812
41.4.3	Fehlbildungssyndrome	812
41.4.4	Entwicklungsstörungen des Skeletts	816

41.5	Hydrops des Fetus und der Plazenta	817
41.6	**Adaptationsstörungen des Neugeborenen**	**818**
41.6.1	Anpassungsstörungen der Lunge	818
41.6.2	Neonatale Enzephalopathie	820
41.6.3	Nekrotisierende Enterokolitis	820
41.6.4	Angeborene Lungenerkrankung	820
41.7	**Kongenitale Fehlbildungen des Kolons, Rektums und Analkanals**	**821**
41.7.1	Anorektale Atresien und Stenosen	821
41.7.2	Angeborene Störungen der kolorektalen Innervation	821
41.8	**Tumoren im Kindesalter**	**823**
41.8.1	Neuroblastom	824
41.8.2	Nephroblastom	825
41.8.3	Hepatoblastom	826
41.8.4	Pleuropulmonales Blastom (PPB)	826
41.8.5	Retinoblastom	827
41.8.6	Teratome	827
41.8.7	Langerhans-Zell-Histiozytose (LCH)	828

Zur Orientierung

Die Kinderpathologie beschäftigt sich mit der Diagnostik von Erkrankungen, die klassischerweise bei ungeborenen und geborenen Kindern auftreten. Sie umfasst somit alle krankhaften Veränderungen des Kindes ab der Konzeption, während der Schwangerschaft, der Neugeborenenperiode und des Kindes- und Jugendalters. Bei der Diagnostik von schwangerschaftsassoziierten Erkrankungen ist zu berücksichtigen, dass ca. 50 % aller Schwangerschaften bereits vor der Feststellung der Schwangerschaft enden und ca. 15 % aller diagnostizierten Schwangerschaften als Früh- oder Spätaborte. Heute haben auch vor der 28. Schwangerschaftswoche geborene Kinder bei neonataler intensivmedizinischer Betreuung eine Überlebenschance. Versterben Kinder im 3. Trimenon, d. h. nach Erreichen der Überlebensfähigkeit, unter der Geburt bzw. bis zum 7. Tag nach der Geburt, spricht man von **perinataler Mortalität.** Häufigste Ursache eines intrauterinen oder peripartalen Kindstodes ist eine Plazentainsuffizienz, gefolgt von mit dem Leben nicht vereinbaren kindlichen **Fehlbildungen,** intrauterin, unter der Geburt oder nach der Geburt erworbenen Infektionen, Adaptationsstörungen des Neonaten, z. B. **nekrotisierende Enterokolitis** (NEC), oder nicht diagnostizierte, eigentlich aber behandelbare Anlagestörungen, z. B. ein **Morbus Hirschsprung** oder angeborene **Lungenfehlbildungen.** In den Organkapiteln wird auf diese verschiedenen Entwicklungsstörungen eingegangen (ZNS: ➤ Kap. 8.3, Herz: ➤ Kap. 19.2, Niere: ➤ Kap. 37.2, ➤ Kap. 37.3 und ➤ Kap. 38.2, Erkrankungen des Gastrointestinaltrakts: ➤ Kap. 27, ➤ Kap. 28, ➤ Kap. 29, ➤ Kap. 30, ➤ Kap. 31 und ➤ Kap. 32). Angeborene sowie erworbene Erkrankungen stellen neben den typischen kindlichen Tumorerkrankungen und der Plazentadiagnostik den Hauptteil der paido (= kinder-)pathologischen Erkrankungen dar. Die meisten von ihnen sind inzwischen gut behandel- und meist auch heilbar. Dementsprechend sind Todesfälle im Kindesalter **(= Kindersterblichkeit)** heute weltweit am häufigsten durch Infektionskrankheiten und Unterernährung bedingt, seltener durch typische maligne Tumorerkrankungen des Kindesalters.

41.1 Normaler Aufbau und Funktion der Plazenta

Die Plazenta ist Ernährungs-, Stoffwechsel-, Ausscheidungs- und Oxygenierungsorgan des Feten. Sie besteht aus einem fetalen Chorion- und einem mütterlichen Dezidua-Anteil. Das Chorion wird gebildet vom extraembryonalen Mesoderm und dem Trophoblasten. Letzterer differenziert sich in den Zyto- und den Synzytiotrophoblasten. In die Zytotrophoblastproliferate (= Primärzotten) schiebt sich das extraembryonale Mesoderm. Die so entstehenden Sekundärzotten verzweigen sich unter Ausbildung von Tertiärzotten, ebenso die in die Primärzotten eingesprossenen, von der Deckplatte stammenden und über die Nabelschnur mit dem kindlichen Kreislauf kommunizierenden Zottenkapillaren. Die Zotten werden vom mütterlichen Blut umspült. Infolge der mit dem Schwangerschaftsalter zunehmenden Zottenverzweigung kommt es zu einer ständig zunehmenden Oberflächenvergrößerung der Zotten und des Kapillarnetzes. Dies gewährleistet eine für den wachsenden Feten jeweils ausreichende Diffusionsfläche zwischen maternalem (intervillösem) und fetalem Blut. Das sauerstoff- und nährstoffreiche Blut wird von der Plazenta über die Nabelschnurvene zum Kind und das kohlendioxid- und abbauproduktbeladene Blut über die zwei Nabelschnurarterien vom Kind zurück zur Plazenta geführt. Dieser Stoffaustausch ist die Hauptaufgabe der Plazenta. Weitere Aufgaben sind die Hormonproduktion und der Schutz vor mechanischen und infektiösen Schädigungen. Erfüllt die Plazenta all diese Funktionen nicht (mehr), liegt eine **Plazentainsuffizienz** vor, die das Wachstum des Fetus und seine Anpassung an das extrauterine Leben negativ beinflusst. Im Extremfall kann es zum intrauterinen oder perinatalen Kindstod kommen. Unter dem nach dem Eisprung einsetzenden Progesteroneinfluss entstehen unter Volumenzunahme aus den endometrialen Fibroblasten Deziduazellen. Sie bilden die **Dezidua** (maternaler Teil der Plazenta). Diese ist hormonell aktiv. Bei der Geburt erfolgt die Ablösung der Plazenta von der Uteruswand innerhalb der Dezidua.

41.2 Pathologie der Plazenta

Die 40 Wochen der Schwangerschaft werden in die **Embryonalperiode** (bis Ende 8. Woche; „rechnerisch": 10. Schwangerschaftswoche) und die **Fetalperiode** (9. Woche bis Geburt) unterteilt.

41.2.1 Plazentationsstörungen

Eine Störung der **Plazentation,** d. h. der qualitativen und zeitgerechten Ausbildung und Ausreifung der Plazentazotten, bezeichnet im Allgemeinen jede pathologische Plazentaveränderung, im Speziellen jedoch die nicht regelrechte Ausbildung und Reifung der Plazentazotten. Die Diagnose einer Plazentaveränderung, inkl. ihrer spezifischen Ätiologie, kann u. a. einen abnormen Schwangerschaftsverlauf oder Geburtskomplikationen erklären und hat daher ggf. auch haftungsrechtliche Bedeutung.

Placenta accreta, increta, percreta

Durch Switch des interstitiellen extravillösen Trophoblasten in einen metastabilen Zellphänotyp, der exzessiv das Myometrium invadiert und so zu einer überstarken Implantation führt, entsteht eine **Placenta accreta** (= Fehlen einer Deziduaschicht; die Chorionzotten reichen an das Myometrium heran bzw. superfizial in dieses hinein), **increta** (Zotten sind ins Myometrium eingedrungen) oder **percreta** (Zotten durchsetzen das Myometrium bis zur Serosa).

Klinische Relevanz Placenta accreta und increta führen zu Plazentalösungsstörungen. Eine Placenta percreta erfordert in der Regel eine Hysterektomie.

Placenta praevia

Ursache der **Placenta praevia** ist eine dystope Implantation der Zygote im Isthmus uteri oder am Rand des inneren Muttermundes. Dadurch überdeckt die sich entwickelnde Plazenta den Geburtskanal ganz oder teilweise. Prädisponierend sind uterine Fehlbildungen, Multiparität, Mehrlingsschwangerschaft, Vernarbungen infolge Operation, Sectio caesarea, Abrasio oder manueller Plazentalösung.

Klinische Relevanz Bei Kontraktion der Gebärmutter kann sich die Plazenta infolge der Dehnung des unteren Uterinsegments von ihrer Insertionsfläche ablösen und einreißen. Dies führt zu schmerzlosen maternalen Blutungen aus dem Intervillosum, bei Verletzung von Zottengefäßen aber auch zu fetalen (ggf. letalen) Blutungen.

Placenta bilobata und succenturiata

Implantiert sich die Blastozyste über schlecht durchbluteten Uterusarealen (z. B. über Leiomyomen, Operationsnarben, Tubenwinkel), wächst die Plazenta im Laufe ihrer Entwicklung hin zu besser durchbluteten Uterusarealen. Die Plazentaareale über den schlecht durchbluteten Uterusarealen atrophieren. Zwischen den in gut durchbluteten Arealen liegenden neu ausgebildeten Plazentaanteilen bleibt als Residuum der atrophierten, infarzierten Areale ein sehr, sehr dünner Parenchymsteg erhalten. So können besonders geformte Plazenten entstehen, z. B. eine **Placenta bilobata** (zwei Plazentalappen), **Placenta succenturiata** (= Plazenta mit ein oder mehreren satellittenartig getrennten Nebenplazenten) oder eine **Placenta anularis** (ringförmige Plazenta mit Atrophie des zentralen Plazentaanteils).

Klinische Relevanz Die in den atrophierten Plazentaabschnitten, d. h. zwischen den verschiedenen Plazentateilen liegenden ehemaligen Deckplattengefäße sind gefährdet für Kompression, Ruptur und Thrombose. Eine weitere Komplikation ist z. B. eine Retention eines der Plazentalappen nach der Geburt.

Zottenreifungsstörung

Im Laufe der Plazentaentwicklung kann es zu herdförmigen oder diffusen Störungen in der Verzweigung der Plazentazotten kommen, sodass der Entwicklungsstand der Zotten dem eines früheren Schwangerschaftsalters entspricht. Je früher es zu einer Störung der Zottenentwicklung kommt, umso ausgeprägter ist sie. Eine **Arretierung** mit Erhalt von Zottenstrukturen wie aus dem frühen 1. Trimenon findet sich z. B. bei schlecht eingestelltem Diabetes mellitus, syndromalen Erkrankungen, intrauterinen Infektionen (CMV, Parvovirus B-19, Toxoplasmose, Lues) oder fetofetalem Transfusionssyndrom. Bei einer **Zottenreifungsretardierung** sind für das Schwangerschaftsalter zu wenige **Endzotten** (= Zotten, die zahlreiche Mikrometer dünne **synzytiokapilläre Membranen** für den ungehinderten Diffusionsaustausch besitzen) ausgebildet. Dies findet man vor allem bei Übertragung (Geburt nach der 41. SSW), nach intrauteriner Infektion am Ende der Frühschwangerschaft (Röteln, EBV, Coxsackie-B-Virusinfektion) und latentem oder manifestem Diabetes mellitus.

Klinische Relevanz Diese Zottenreifungsstörung kann eine intrauterine Wachstumsverzögerung des Fetus (IUGR) oder Komplikationen vor oder unter der Geburt, bis hin zu einem intrauterinen oder perinatalen Fruchttod, erklären. Zusätzlich liefert sie Hinweise für die Betreuung der Mutter in der nächsten Schwangerschaft (z. B. engmaschigere Kontrolle ihrer Blutzuckerwerte).

Morphologie
Morphologische Grundlage der gestörten Zottenentwicklung ist eine mangelnde Entwicklung innerhalb der terminalen Chorionzottenverzweigungen. In den Endzotten sind die für den Gasaustausch notwendigen synzytiokapillären Membranen in zu geringem Maß ausgebildet (➤ Abb. 41.1).

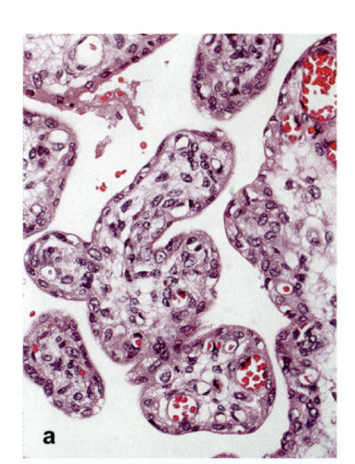

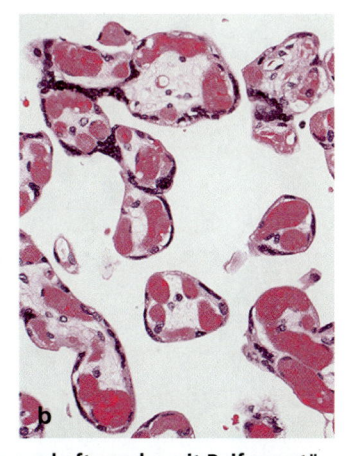

Abb. 41.1 Plazenta der 40. Schwangerschaftswoche mit Reifungsstörung aufgrund eines mütterlichen Diabetes mellitus. a Chorionzotten mit einem für dieses Schwangerschaftsalter zu großen Durchmesser, einer zu geringen Gefäßausstattung und ohne ausreichende Zahl an synzytiokapillären Membranen. **b** Normal entwickelte Plazenta der 40. Schwangerschaftswoche: Die Endzotten zeigen reichlich synzytiokapilläre Membranen und eine ausreichende Vaskularisierung. [R398]

41.2.2 Extrauterine Gravidität

Die Implantation einer befruchteten Eizelle außerhalb der Gebärmutter, d. h. in der Bauchhöhle (z. B. auf Omentum, Darmoberfläche), im Eileiter oder in der Pars intrauterina der Tuba uterina wird als Extrauteringravidität bezeichnet. Häufigste Form ist die Tubargravidität (1–2 % aller Schwangerschaften). Ursächlich ist z. B. eine gestörte Funktion des Fimbrientrichters und der Tube, akute oder stattgehabte Salpingitis mit nachfolgender stenosierender Vernarbung, tubare Endometrioseherde oder eine chirurgische Rekonstruktion nach Tubenligatur (auch ➤ Kap. 40.2).

Klinische Relevanz Wächst der Embryo in der Tubenschleimhaut heran, kann dies ab der sechsten Woche zur Tubenruptur mit ggf. lebensbedrohlichen Folgen (z. B. infolge massiver Blutungen) für die Mutter führen.

41.2.3 Trophoblasterkrankungen

Bei der Blasenmole und der Partialmole handelt es sich um eine Störung der Embryonalentwicklung.

Blasenmole

Die Blasenmole (= Schwangerschaft ohne embryonale Fruchtanlage) entsteht durch dispermische Befruchtung (= zwei Spermien befruchten eine kernlose Oozyte, nachfolgende Verschmelzung der beiden väterlichen Vorkerne und Ausbildung einer Molenanlage mit Karyotypen XX oder XY) oder eine Befruchtung einer kernlosen Oozyte durch ein Spermium und nachfolgende mitotische Teilung ohne anschließende Furchungsteilung (Karyotyp: XX). Eine YY-Zygote ist nicht entwicklungsfähig. Bei fehlendem maternalem Chromosomensatz und doppeltem paternalem Chromosomensatz sind paternalen Gene durch Imprinting inaktiviert. Dadurch entwickelt sich ausschließlich Trophoblastgewebe, aber kein Embryo. Infolgedessen fehlt eine fetale Flüssigkeitszirkulation, die die in die Molenanlage diffundierende Amnionflüssigkeit drainieren könnte. Daher schwellen die Zotten stark hydropisch an und bekommen einen bläschenhaften Aspekt. Die Blasenmole produziert aufgrund des reichlichen Trophoblastgewebes gonadotrope Hormone in einer Menge, die zu abnorm hohen Plasmawerten, insbesondere von β-hCG, führt (= laborchemisches Diagnosekriterium).

Morphologie
Makroskopisch finden sich traubenartig zusammengelagerte, durchscheinende, flüssigkeitsgefüllte Bläschen.
Histologisch zeigen sich stark blasig aufgetriebene Zotten ohne Gefäßanlagen, mit apolarer, fokal kräftiger Hyperplasie von Zyto- und Synzytiotrophoblasten (➤ Abb. 41.2).

Klinische Relevanz Blasenmolen haben ein Risiko von 15–20 %, in ein Chorionkarzinom überzugehen. Nach der histologischen Di-

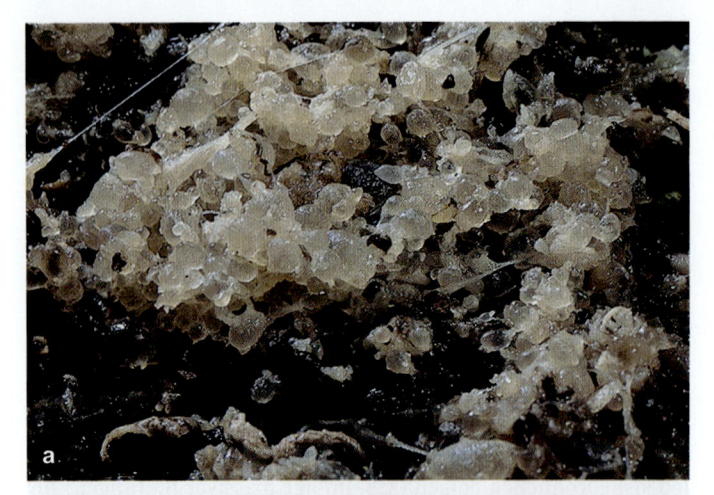

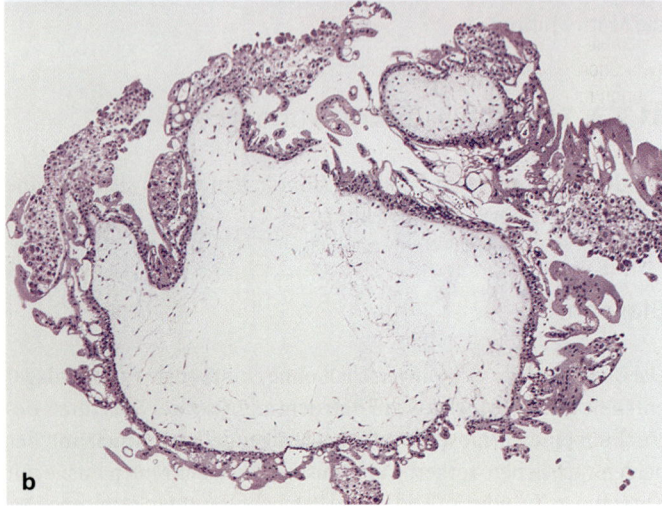

Abb. 41.2 Blasenmole. a Abradatgewebe eines Aborts mit mehreren Millimeter bis Zentimeter großen Bläschen. **b** Histologie: überschießende, sog. apolare Trophoblastproliferation auf der gesamten Zirkumferenz der Chorionzotten und myxoides Zottenstroma mit strukturlosen Hohlräumen (entsprechend den makroskopischen „Blasen"). Blutgefäße fehlen. HE, Vergr. 80-fach. [R398]

das aus im Uterus verbliebenem Trophoblastepithel entstehende Chorionkarzinom infolge eines induzierten Schwangerschaftsabbruchs, eines Spontanaborts oder einer Blasenmole. Letztere ist in mehr als 50 % Ursache eines Chorionkarzinoms.

Morphologie

Histologisch zeigen sich atypische pleomorphe Zyto- und Synzytiotrophoblastproliferationen, d. h. Proliferate der zwei für die Chorionzotten charakteristischen Zelltypen. Zotten fehlen, was ein wichtiges Diagnosekriterium darstellt (➤ Abb. 41.3). Weitere Merkmale sind der ausgeprägte Angiotropismus und ausgedehnte intratumorale Blutungen. Die großen Synzytiotrophoblastverbände sind für die β-hCG-Produktion verantwortlich, die zu exzessiven Serumwerten von > 100.000 U/l führen kann.

Klinische Relevanz Das Risiko für ein Chorionkarzinom beträgt insgesamt 1 : 150.000, nach Partialmole 1 : 1000 und nach einer Blasenmole 1 : 50. Metastasen treten am häufigsten in Lunge, Gehirn und Leber auf. Während das „syngene" Chorionkarzinom trotz Chemotherapie eine schlechte Prognose hat, ist die Rate kompletter Heilungen für das aus Trophoblastepithel entstandene Chorionkarzinom nach Chemotherapie vergleichsweise hoch. Ein Grund dürfte sein, dass Letzteres aufgrund seiner paternalen antigenen Strukturen vom mütterlichen Immunsystem besser erkannt und „attackiert" werden kann.

Chorangiom

Chorangiome sind benigne hamartomatöse **Gefäßtumoren,** die sich in 0,5–0,6 % aller Plazenten vor allem in der zweiten Schwangerschaftshälfte entwickeln. Die Ursache ist bislang unklar. Aufgrund des vermehrten Auftretens in vergleichsweise hypoxischeren Plazenta-

agnosesicherung muss bei der Patientin der β-hCG-Wert bis zum dreimaligen Nachweis des Normalwerts (1 U/l) untersucht werden.

Partialmole

Es handelt sich um eine Plazentabildungsstörung mit triploidem, überwiegend paternalem Chromosomensatz. In 90 % der Fälle entsteht dies durch zwei Spermien, die ein Ei befruchten. Histologisch finden sich nebeneinander zarte, regelrechte Zotten und stark geschwollene Zotten mit im Vergleich zur Blasenmole geringerer zirkumferenzieller Synzytiotrophoblastproliferation.

Chorionkarzinom

Im Gegensatz zu dem im Ovar aus den autochthonen Keimzellen entstehenden „syngenen" Chorionkarzinom (➤ Kap. 40.1.7) entsteht

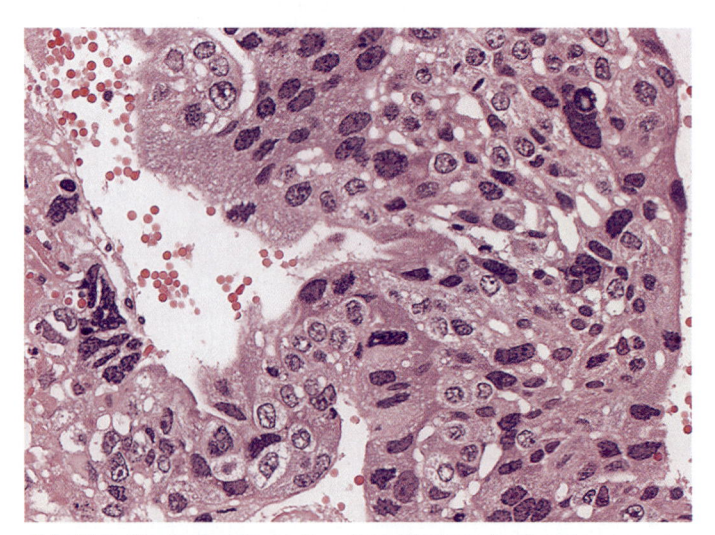

Abb. 41.3 Chorionkarzinom. Das mittels Kürettage des Uteruskavums entnommene Gewebe zeigt keine Chorionzotten, sondern einkernige Zytotrophoblasten mit klarem Zytoplasma neben synzytialen eosinophilen Zellverbänden mit Zeichen der Zellatypie. HE, Vergr. 150-fach. [R398]

Zeitpunkt der Trennung	1. – 3. Tag	4. – 7. Tag	8. – 12. Tag	13. Tag
Häufigkeit bei Eineiigkeit	25 – 30%	70 – 75%	1 – 3%	siamesische Zwillinge
Trennwand	dichorial diamnial	monochorial diamnial	monochorial monoamnial	

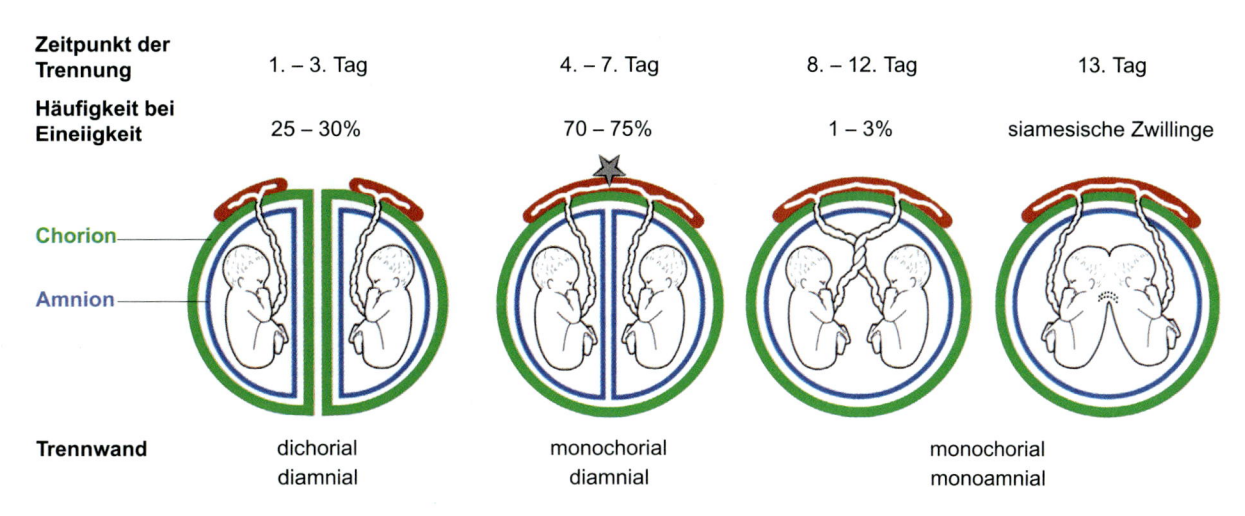

Abb. 41.4 Eineiige Zwillinge. Durch die Teilung einer befruchteten Zygote entstehen eineiige Zwillinge. Bei einer Trennung bis zum 3. Tag bildet jeder Embryo eine eigene Chorionhöhle; die Trennwand weist dementsprechend zwei Amnion- und zwei Chorionlamellen auf. Diesen Befund findet man auch bei zweieiigen Zwillingen. Bei Teilung der Zygote zwischen 3. und 8. Tag enthält die Trennwand kein Chorion mehr (monochorial-diamnial). Oft finden sich Anastomosen zwischen den Blutkreisläufen (Stern). Eine Teilung zwischen 8. und 12. Tag führt zu einer gemeinsamen Fruchthöhle (monochorial-monoamnial) mit zusätzlichen Risiken durch Nabelschnurkomplikationen, z. B. Verdrillung oder Knotenbildung. Eine Teilung nach dem 13. Entwicklungstag führt zu einer unvollständigen Teilung der Frucht, d. h. siamesischen Zwillingen. [L106]

bereichen, z. B. unter der Deckplatte oder am Plazentarand, wird ein Zusammenhang mit einer reduzierten Sauerstoffspannung diskutiert. Vier Fünftel der Chorangiome sind < 10 mm; sie können aber auch bis viele Zentimeter Durchmesser aufweisen.

Morphologie

Histologisch finden sich Aggregate dicht gelagerter Kapillaren, die von einem Trophoblastepithelsaum überkleidet werden.

Klinische Relevanz Große Chorangiome führen zu Polyhydramnion (infolge vermehrter Flüssigkeitsexsudation im Tumor und vermehrter fetaler Urinausscheidung), vorzeitiger Plazentalösung, fetaler Anämie (infolge intratumoraler Blutungen und mechanischer Erythrozytendestruktion) und fetaler Kardiomegalie (infolge AV-Shunts und ggf. fetaler kardialer Belastung). Bei größeren Chorangiomen besteht eine erhöhte Wahrscheinlichkeit für kindliche Haut- und Leberhämangiome. Gehäuft treten Chorangiome bei genetisch determinierter Wachstumsstörung, z. B. dem Beckwith-Wiedemann-Syndrom, auf. (> Kap. 41.4.3).

41.2.4 Mehrlingsschwangerschaften

Der Begriff der Mehrlingsschwangerschaft bezeichnet die Entwicklung von zwei oder mehr Kindern in einer Schwangerschaft. In der Klinik wird der Begriff jedoch nur ab drei Kindern verwendet und grenzt sich damit von der Zwillingsschwangerschaft ab. Bei Letzterer ist zu unterscheiden zwischen eineiigen (**monozygoten**) und zweieiigen (**dizygoten**) Zwillingen. Eine dizygote Zwillingsschwangerschaft resultiert aus der Befruchtung von zwei Eizellen durch zwei Spermien. Die monozygote Zwillingsanlage mit zwei voneinander getrennten Individuen entsteht bei Teilung einer Zygote in zwei Embryonalanlagen bis zum 12. Tag nach der Befruchtung (> Abb. 41.4). Eine Drillingsanlage entsteht bei weiterer Teilung nach einer Zwillingsbildung, wobei alle Varianten der Zwillingsbildung auftreten können. Sehr selten kann es bei eineiigen Feten zu einem Verkümmern des einen Fetus kommen. Verstirbt ein Zwillingsfet im 2. Trimenon und verliert dann i. R. der Mazeration Flüssigkeit, wird er papierdünn und liegt als **Fetus papyraceus** in den Eihäuten.

Monozygote Zwillinge haben abhängig vom Zeitpunkt der embryonalen Trennung gemeinsame oder getrennte **Amnion-** und **Chorionhöhlen**. Das **Amnion** ist die dünne, gefäßlose innere Eihaut. Sie bildet mit dem **Chorion** (= Zottenhaut) als mittlerer Eihautschicht und der **Dezidua** als äußerer Eihautschicht die **Fruchtblase** (> Abb. 41.4). Dizygote Zwillinge haben getrennte Chorionhöhlen (**dichoriale Geminischwangerschaft**). Bei histologischer Untersuchung der Fruchthöhlentrennwand (= **Eihautsteg**) zeigt sich choriales Gewebe. Auch monozygote Zwillinge können bei früher Teilung der Fruchtanlage eine dichoriale Plazenta entwickeln. Der Nachweis einer dichorialen Plazenta erlaubt daher keine Aussage zur Zygotie. Zeigt sich jedoch histologisch kein Chorion im Eihautsteg zwischen den beiden Fruchthöhlen, handelt es sich mit 99-prozentiger Wahrscheinlichkeit um eine **monozygote** Zwillingsschwangerschaft.

Klinische Relevanz Mehrlingsschwangerschaften sind Risikoschwangerschaften mit erhöhter maternaler Sterblichkeit, erhöhtem Risiko für eine Gestose, für Frühgeburtlichkeit, Plazentainsuffizienz mit u. a. daraus resultierender Wachstumsretardierung der Kinder im 3. Trimenon, für ein fetofetales Transfusionssyndrom und für Nabelschnurkomplikationen.

Fetofetale Transfusion

Bei der fetofetalen Transfusion handelt es sich um eine vergleichsweise seltene Durchblutungs- und Ernährungsstörung bei monochorialen Zwillingsschwangerschaften. Ursächlich ist ein unausgewogener

Blutfluss innerhalb der in monochorialen Plazenten physiologisch vorkommenden Gefäßanastomosen. Dadurch wird z. B. die arterielle Blutzufuhr in einem oder mehreren Zottenbäumchen in der Plazenta des einen Zwillings venös zum anderen Zwilling drainiert. Durch atypische Anastomosen, Blutdruckdifferenzen oder Infarkte kann es während der Plazentaentwicklung zu einer **ungleichen Blutverteilung** zwischen den Zwillingen kommen, dem sog. **fetofetalen Transfusions-Syndrom (FFTS)** (> Abb. 41.5). Gleichen sich durch mehrere Shunts diese Blutströme mengenmäßig gegenseitig aus, entwickeln sich beide Zwillinge gleichermaßen. Bei einem Ungleichgewicht wird der empfangende Zwillinge **(Akzeptor)** hypertroph und hypervolämisch, während der gebende Zwilling **(Donor)** infolge von Durchblutungs- und Ernährungsstörungen anämisch und hypotroph wird.

Klinische Relevanz Die ungleiche Blutversorgung kann für einige Wochen durch adaptatives Organwachstum der Zwillinge und jeweils unterschiedliche Flüssigkeitsausscheidung kompensiert werden. Beim **Akzeptor** entwickelt sich infolge gesteigerter Diurese oft ein Polyhydramnion. Aufgrund des erhöhten Blutvolumens kann es zu einer kardialen Belastung und bei dann ggf. kardialer Dekompensation zu einem generalisierten Ödem **(Hydrops fetalis)** kommen. Der **Donor** ist infolge verzögerten Wachstums deutlich kleiner als der Akzeptor. Durch reduzierte Urinproduktion kommt es zu Oligo- oder Anhydramnion. Bei einem FFTS ist die Wahrscheinlichkeit für einen intrauterinen Fruchttod (IUFT) für beide Zwillinge hoch. Therapeutisch gilt die intrauterine Laserablation der Gefäßanastomosen in der Plazenta derzeit als Therapie der Wahl.

41.2.5 Kreislaufstörungen

Die Blutkreisläufe von Mutter und Fetus treten in der Plazenta in engen Kontakt und sind dort funktionell aufeinander abgestimmt. Der Stoffaustausch zwischen Fetus und Mutter kann von beiden Seiten gestört sein.

Nabelschnurkomplikation

Die Nabelschnur inseriert i. d. R. zentral auf der fetalen Plazentaseite. Sie kann aber auch **marginal** (am oder sehr nahe am Plazentarand), **velamentös** (= in den Eihäuten) oder **gabelförmig** (= Aufzweigung

---

Abb. 41.5 Fetofetale Transfusion. a Monochoriale Zwillingsplazenta mit großen arterioarteriellen und venovenösen Gefäßverbindungen innerhalb der Deckplatte (Pfeile): Es kann akut zu einer Blutvolumenverschiebung kommen, wenn es bei einem der Zwillinge zu einem Blutdruckabfall im arteriellen oder venösen Gebiet kommt („akute Transfusion"). **b** Monochoriale Plazenta, bei der die Nabelschnuransätze weit auseinanderliegen und makroskopisch scheinbar keine Gefäßverbindungen zu sehen sind. Die Blutgefäße der beiden Plazentas wurden mit verschiedenen Farbstofflösungen gefüllt. **c** Ein Areal (Rahmen in b) wird von beiden Seiten arteriell mit Blut versorgt. Nach Durchströmen der Kapillaren der Chorionzotten strömt das venöse Blut nur zur einer Seite hin ab. **d** Infolge der „chronischen fetofetalen Transfusion" ist an der Basalplatte ein anämischer und ein plethorischer Anteil zu unterscheiden. [R398]

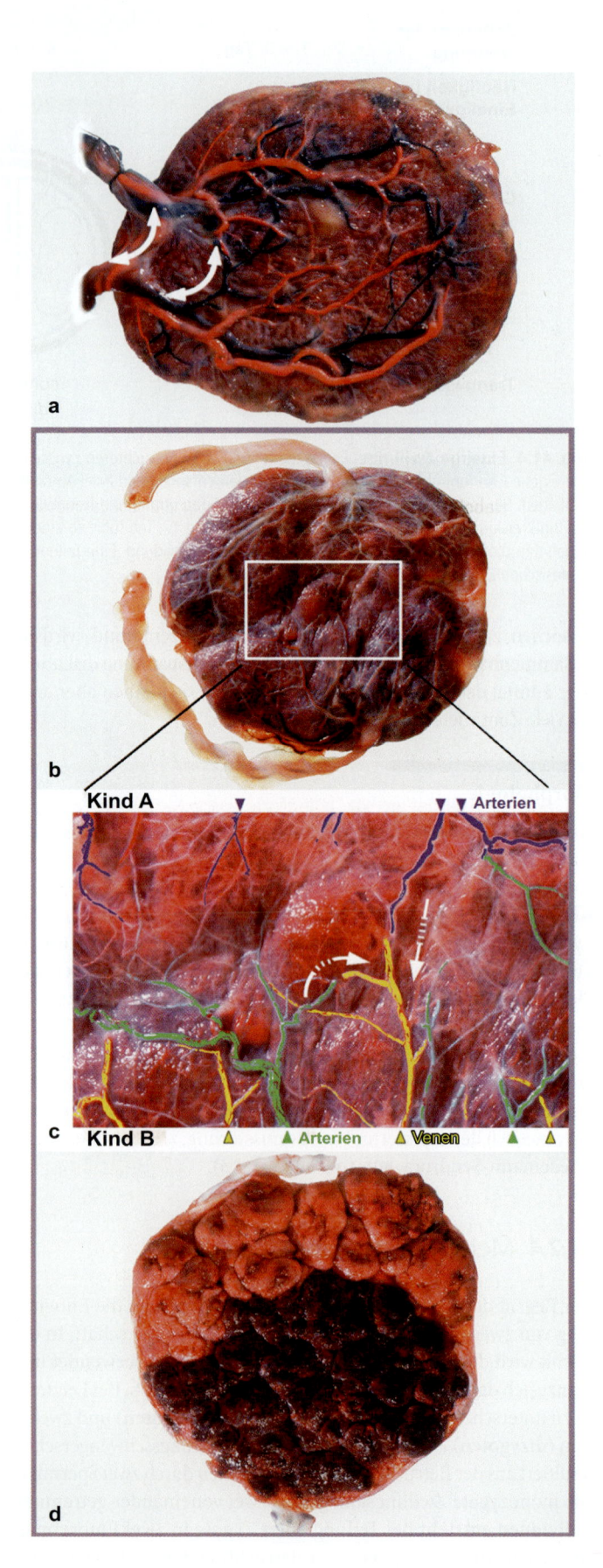

41.2 Pathologie der Plazenta

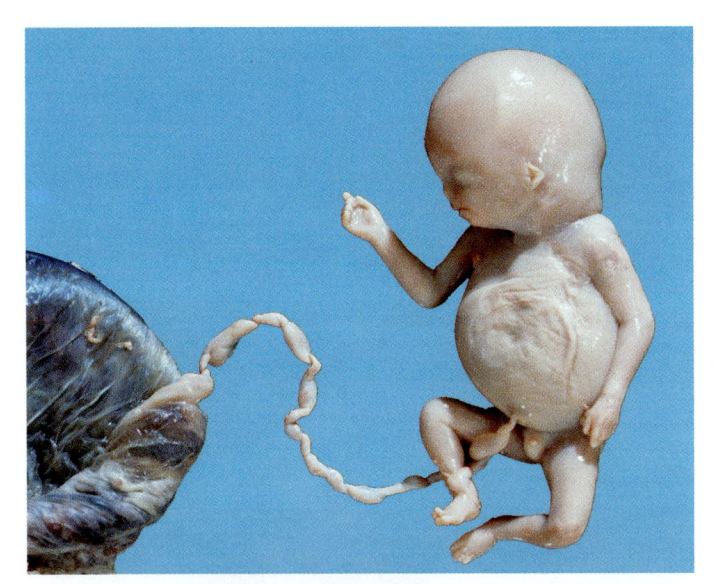

Abb. 41.6 Nabelschnurkomplikation. Nabelschnurknoten um das rechte Bein des Fetus: Ursache für eine Zirkulationsstörung im Plazentakreislauf und einen intrauterinen Fruchttod in der 16. Schwangerschaftswoche. [R398]

der Nabelschnurgefäße vor Ansatz auf der Deckplatte) inserieren. Bei Verletzung der nicht mehr durch die Wharton-Sulze geschützten Nabelschnurgefäße besteht die Gefahr des (letalen) fetalen Blutverlusts. In 0,5–1 % aller Einlings- und 8 % aller Zwillingsschwangerschaften enthält die Nabelschnur nur eine Arterie (**singuläre Umbilikalarterie, SUA**). Dies ist überzufällig häufig mit kardialen Fehlbildungen assoziiert. Die **Nabelschnurlänge** hängt ab von der Schwangerschaftswoche (in der 40. Schwangerschaftswoche: 50–60 cm), genetischen Faktoren und der fetalen Beweglichkeit. Eine kurze Nabelschnur findet sich bei hypomobilen Feten, z. B. infolge einer Skelettdysplasie oder Hirnfehlbildung. Bei sehr langer Nabelschnur können sich echte Nabelschnurknoten oder (strangulierende) Nabelschnurumschlingungen bilden (> Abb. 41.6). Diese sowie ein **Hypercoiling** (= zu starke Spiralisierung der Nabelschnur) können zu schwankender Plazentadurchblutung und Thromben in fetalen Gefäßen, im Extremfall auch zu neurologischen Entwicklungsstörungen, hypovolämischem Schock und ggf. intrauterinem Fruchttod führen. Stagnations- und Parietalthromben in den Arterien, häufiger in der Umbilikalvene nach Nabelschnurtorsion, -striktur, -hämatom oder -entzündung (**Funikulitis**) können als Appositionsthromben bis in die Nierenvenen reichen und zu Nieren- und Nebenniereninfarzierung führen.

Eine **Omphalozele** (Nabelschnurbruch, Nabelschnurhernie) ist ein Entwicklungsdefekt der vorderen Bauchwand, bei dem in der Mittellinie die abdominelle Muskulatur, Faszie und Haut im Bereich des Nabelschnuransatzes fehlen und die abdominellen Organe in die Nabelschnur hernieren. Sie hat in der Regel keinen Einfluss auf den Nabelschnurkreislauf.

Retroplazentares Hämatom und Abruptio placentae

Bildet sich durch Zerreißung von maternalen Gefäßen ein Hämatom auf der mütterlichen Seite der Plazenta, entsteht ein sog. **retroplazentares Hämatom**, das eine verfrühte umschriebene oder totale Ablösung der Plazenta von der Uteruswand bedingt. Dies wird oft auch als **Abruptio placentae** bezeichnet. Pathomorphologisch handelt es sich um eine aus der Ablösung und nachfolgenden dissoziierenden Blutung resultierende Hämatombildung innerhalb der Dezidua. Der Begriff Abruptio placentae, oft mit dem Begriff retroplazentares Hämatom synonym verwendet, bezeichnet jedoch die klinische Symptomatik der vorzeitigen Plazentalösung: akute abdominelle und ggf. in den Rücken ausstrahlende Schmerzen, vaginale Blutung und fortschreitende Uterusdilatation. Eine Plazentaablösung (Abruptio) führt zu einem retroplazentaren Hämatom. Umgekehrt kann ein retroplazentares Hämatom auch erst eine Abruptio (Plazentablösung) auslösen.

Ätiologie Ursächlich für die vorzeitige Plazentalösung sind Traumen, Amniozentese, uterine Fehlbildungen, Placenta praevia, Folsäuremangel, höhergradige Multiparität und maternale Gefäßerkrankungen. In 35 % d. F. liegt ihr eine Eklampsie und in gut 10 % d. F. eine Präeklampsie zugrunde. Dementsprechend ist insgesamt gesehen eine arterielle Hypertonie der Mutter der häufigste Grund für eine Abruptio.

Klinische Relevanz Eine komplette oder großflächige Plazentaablösung mit Hämatombildung führt über die akute Dehnung der uterinen Serosa zu einem Schmerzereignis, meist begleitet von vaginalen Blutungen und Rückenschmerzen. Ein massiver Blutverlust (> 1500 ml) kann zu einem hämorrhagischen Schock der Mutter sowie einer intrauterinen Hypoxie oder sogar Anoxie des Kindes führen. Bei Lösung von 50 % oder mehr der Plazenta ist mit einem intrauterinen Fruchttod zu rechnen. Eine umschriebene Ablösung verläuft schmerzlos und ohne vaginale Blutungen, wenn der Lösungsort nicht nahe der Zervix liegt (sog. verschleierte Ablösung). Klinisch kann eine Abruptio auch durch eine marginale Blutung, z. B. bei einer schweren aufsteigenden Infektion, vorgetäuscht werden (> Kap. 7.10).

Morphologie

Pathomorphologisches Merkmal der Abruptio placentae ist ein ausgeprägtes retroplazentares Hämatom. Frische, ca. 1–2 Stunden alte retroplazentare Hämatome sind oft nicht von den regelrechten lockeren postpartalen Blutauflagerungen zu unterscheiden. Nach einigen Stunden ist ein retroplazentares Hämatom fest adhärent. Vor allem in zentralen Plazentaabschnitten führt das Hämatom nach einigen Stunden zu einer mikroskopisch erkennbaren Kompression des angrenzenden Plazentaparenchyms. Alte Hämatome sind graubraun. Die Dezidua basalis degeneriert und wird durch das Hämatom ersetzt. Das Plazentaparenchym erscheint als infarziertes atrophes Gewebe. Bei Infarkten infolge maternaler Vaskulopathie finden sich in Deziduagefäßen oft eine Atherose (Ersatz der Gefäßwand durch Fibrin, der Intima durch Schaumzellen) und Thromben.

41.2.6 Plazentainsuffizienz

Eine Plazentainsuffizienz basiert meist auf einer Minderperfusion der Plazenta (= uteroplazentare Unterversorgung mit Minderperfusion des uteroplazentaren Bettes) oder auf einer kritischen Verminderung der plazentaren Stoffaustauschfläche, oft infolge einer Reduktion der Blutgefäße und/oder Zotten. Ursächlich können z. B. ein abnormes fetales Genom, chronische Infektionen, ungünstige Insertion der Nabelschnur, exzessive Fibrinoidablagerungen im Intervillosum (Maternal-Floor-Infarkte und Gitterinfarkte, s. u.), aber auch maternale Erkrankungen wie Präeklampsie, Lupus erythematodes oder Koagulopathien sein.

Präeklampsie, Eklampsie, HELLP-Syndrom

Die **Präeklampsie** ist ein klinisch definiertes Krankheitsbild infolge progredienter Multisystemerkrankung, das durch Hypertonie und Proteinurie oder Hypertonie und eine signifikante Endorgandysfunktion mit oder ohne Proteinurie nach der 20. Schwangerschaftswoche charakterisiert ist. Sie wurde früher als EPH-Gestose (**E**dema (engl.), **P**roteinurie, **H**ypertension) bezeichnet. **Eklampsie** bezeichnet eine Präeklampsie mit Krampfanfällen. 80 % der Präeklampsiepatientinnen erleiden ein HELLP („**h**emolysis, **e**levated **l**iver enzymes, **l**ow **p**latelets")-Syndrom. Diese schwangerschaftsassoziierte Erkrankung ist mit der Entbindung sofort beendet. Die exakten Pathomechanismen sind nicht geklärt. Zentrale Bedeutung haben der gestörte Umbau der mütterlichen endometrialen Spiralarterien und eine gestörte Trophoblasteninvasion, d. h. zwei verwandte Prozesse, die bereits jeder für sich zu einer gestörten Plazentation führen können. Normalerweise führt die trophoblastäre Gefäßarrosion zu einer trichterförmigen Aufweitung der Gefäße, aus denen das mütterliche arterielle Blut wie aus einem weiten Trichter in das Intervillosum strömen kann (➤ Abb. 41.7). Unterbleibt dies und bleiben die eröffneten Gefäße eng, ist die Plazentadurchblutung reduziert und es kommt infolge der Hypoxie zu Infarkten (➤ Abb. 41.7). Weitere ursächliche Faktoren sind Störungen im Prostaglandinstoffwechsel sowie blutdruckregulierender (endothelialer) Substanzen.

Morphologie

Wichtigste morphologische Befunde sind die deziduale Vakulopathie mit
- fehlender Invasion und ungenügender trichterförmiger Eröffnung der Spiralarterien, die ihre Muskularis behalten,
- Einlagerung von Schaumzellen in der Intima maternaler Gefäße,
- Hyalinisierung der Gefäßwand und
- Eingengung des Gefäßlumens durch Thromben.

Die von der Durchblutungsstörung nicht betroffenen **Kotyledonen** (= durch Plazentasepten definierte, miteinander unterhalb der Deckplatte kommunizierende Räume im Intervillosum) zeigen eine kompensatorisch vermehrte Gefäßausstattung der Chorionzotten. In den minderperfundierten Kotyledonen kommt es hypoxiebedingt zu Infarkten. (➤ Abb. 41.7).

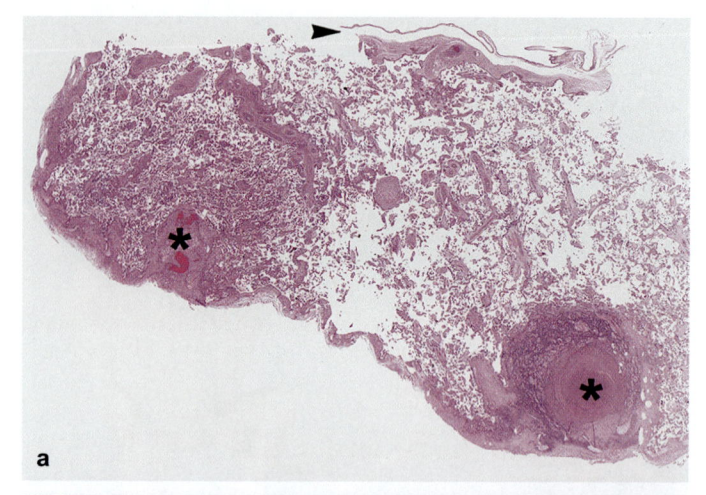

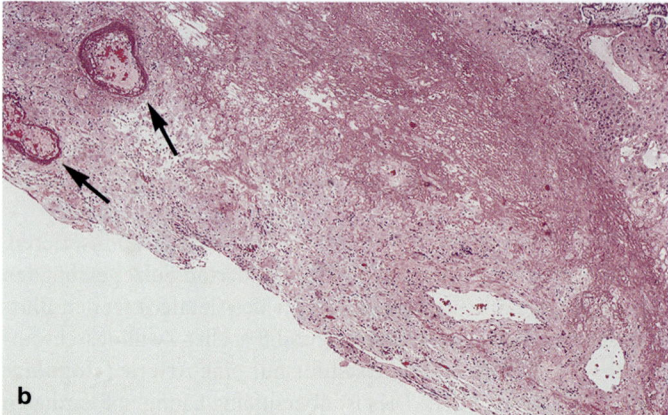

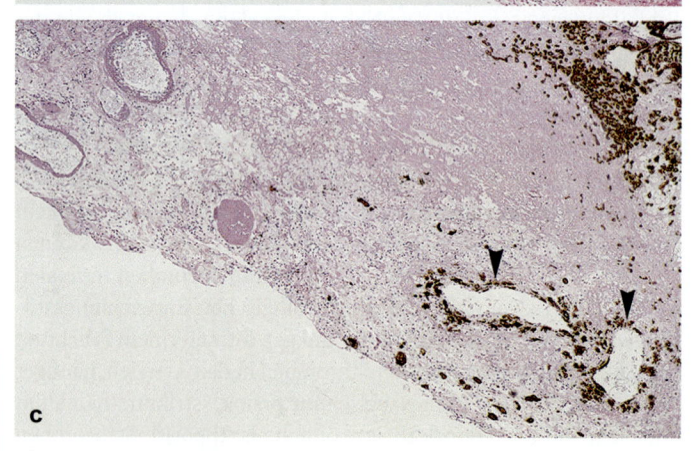

Abb. 41.7 Durchblutungsstörung der Plazenta und Pathologie der Spiralarterien. a Plazenta (Pfeilspitze zwischen Amnionepithel und Chorionplatte) mit zwei an die Basalplatte angrenzenden intervillösen Thromben (Sterne) mit angrenzenden Zotteninfarkten. HE, Vergr. 5-fach. **b** „Akute Atherose" in einer Spiralarterie (Pfeile), die über eine Verminderung des mütterlichen Blutzuflusses einen Infarkt bedingt. HE, Vergr. 100-fach. **c** Keine (physiologische) Trophoblastinvasion in die Gefäßwand bei der „akuten Atherose" (linke Bildhälfte), im Gegensatz zu einer normalen Trophoblastinvsion in Spiralarterien (Pfeilspitzen; braune Immunhistochemiefärbung für Zytokeratine des invadierenden Trophoblastepithels) in der rechten unteren Bildhälfte, Vergr. 100-fach. [R398]

Klinische Relevanz Während die Präklampsie klinisch durch Proteinurie und Hypertonie nach der 20. Schwangerschaftswoche definiert ist, treten bei der Eklampsie zusätzlich tonisch-klonische Krampfanfälle auf. Beim HELLP-Syndrom kommt es neben einem starken Blutdruckanstieg zu einer hämolytischen Anämie, einer Leberfunktionsstörung und infolge einer disseminierten intravasalen Gerinnung (DIC) zu Leber- und Nierenversagen, Lungenödem und Hirnblutungen. Intrazerebral finden sich dementsprechend intravasale Fibrinthromben und in der Niere die glomerulären und arteriolären Veränderungen der thrombotischen Mikroangiopathie. Die mütterliche Letalität beträgt 3–5 %, die kindliche 30–50 %.

Plazentainfarkt, Maternal-Floor-Infarkt und Gitterinfarkt

Plazentainfarkte bezeichnen umschriebene ischämische Plazentazottennekrosen nach Unterbrechung der arteriellen (maternalen) Blutzirkulation innerhalb des intervillösen Raumes.

Ätiologie und Pathogenese

Ursächlich ist eine starke Einschränkung oder akute Unterbrechung der Blutzufuhr, häufig in den dezidualen Gefäßen am myoendometrialen Gefäßübergang, z. B. bei Präeklampsie, chronischem arteriellem Hypertonus, Nierenerkrankungen oder (seltener) Lupus erythematodes.

Morphologie

Akute Infarkte sind dunkelrot und unscharf begrenzt. Subakute Infarkte sind gut begrenzt und von braunroter bis brauner Farbe. Chronische (alte) Infarkte sind scharf begrenzt und erscheinen grau bis grauweiß. Histologisch zeigt der akute Infarkt akute Diapedeseblutungen, die im weiteren Verlauf in eine Zottennekrose mit intervillösen Fibrinablagerungen übergeht. Abzugrenzen sind diese „klassischen" Infarkte von sog. **Maternal-Floor-Infarkten.** Dies sind basalplattenassoziierte flächenhafte irregulär begrenzte intervillöse Fibrinoidablagerungen, die zur Nekrose der umschlossenen Zotten führen. Nach aktueller Hypothese sind sie autoimmunologisch bedingt. Des Weiteren sind sog. **Gitterinfarkte** (= gitterförmig das Parenchym durchsetzende massive perivillöse Fibrinabscheidungen) abzugrenzen. Diese sind ein charakteristischer Befund bei der sog. Covid-Plazentitis. Im Gegensatz zu Infarkten anderer Organe kommt es bei Plazentainfarkten zu **keiner Organisation** der Nekrosezone, d. h. zu keiner reparativen Gefäßinvasion und zu keiner bindegewebigen Vernarbung.

Klinische Relevanz Die Auswirkungen der Plazentainfarkte hängen davon ab, wie viel Prozent des Plazentaparenchyms betroffen sind. Sind > 10 % der Plazentafläche betroffen, ist von einer Einschränkung der fetalen Oxygenierung auszugehen. Bei einem Ausfall von > 20 % des Parenchyms kann es – unabhängig vom Infarkttyp – zu einem intrauterinen Fruchttod (IUFT) kommen. Die Diagnose eines Maternal-Floor-Infarkts oder eines Gitterinfarkts ist wichtig, da beide bei Folgeschwangerschaften ein sehr hohes Rezidivrisiko haben und daher der Grund für wiederholte Aborte sein können. Dies ist bei der Beratung von Eltern für eine Folgeschwangerschaft von Bedeutung.

41.3 Intrauterine und perinatale Infektionen

Fetus und Plazenta exprimieren paternale Antigene auf den Zelloberflächen. Der Fetus stellt daher für die Mutter einen Allograft dar. Seine Abstoßung wird durch die Entwicklung einer immunologischen Toleranz der Mutter gegenüber ihrem Kind verhindert. Diese basiert auf spezifischen Antigeneigenschaften von Embryo bzw. Fetus und Plazenta sowie schwangerschaftsbedingten Alterationen des maternalen Immunsystems. So exprimiert das fetale Gewebe, das mit dem maternalen Organismus in direkten Kontakt kommt (insbesondere Synzytio- und Zytotrophoblast), nicht die **Histokompatibilitätskomplexe** HLA-A, -B und -C, sondern monomorphe **Histokompatibilitätsantigene** vom Typ **HLA-G**. Diese sind zwischen zwei Individuen der gleichen Art identisch und erfüllen antivirale, immunsuppressive sowie nichtimmunologische Aufgaben. Daneben wird die maternale zytotoxische Zellantwort durch Sekretion verschiedener plazentarer Faktoren blockiert. Auch Steroidhormone, z. B. das während der Schwangerschaft vermehrt produzierte Progesteron, wirken immunsuppressiv. Die immunsuppressive Wirkung des Progesteron, das hier eine zentrale Rolle einnimmt, wird durch das Protein PBIF (Progesterone Induced Blocking Factor) vermittelt. Die lokale Immunsuppression kann Infektionen der fetomaternalen Einheit begünstigen.

41.3.1 Infektionswege

Erreger können während der Schwangerschaft oder unter der Geburt von der Mutter auf den Fetus übertragen werden. Häufigste Ursache sind aszendierende Keime aus Vagina und Zervix, die zunächst die Fruchthöhle und später den Fetus infizieren, oder Infektionen im Geburtskanal. Maternal-hämatogene bzw. fetal-hämatogene Infektionen treten seltener auf. Ein Übergreifen einer Endometritis auf die Plazenta ist sehr selten, noch seltener greift eine Salpingitis über. Iatrogene Infektionen können infolge einer Amniozentese, Nabelschnurpunktion oder intrauterinen Transfusion auftreten. Zu unterscheiden sind eine Entzündung vom Amniontyp (Chorioamnionitis; bei aszendierender Infektion) und Entzündungen vom parenchymatösen Typ (= Infektion von Zotten und Intervillosum bei hämatogener maternaler, fetaler oder auch fortgeleiteter Infektion, ➤ Abb. 41.8).

41.3.2 Bakterielle Infektionen

In den Industrieländern nehmen > 90 % der bakteriellen Infektionen der Fruchtanlage den aszendierenden transzervikalen Weg. Klinisch spricht man von einem **Amnioninfektionssyndrom (AIS)**. Sein morphologisches Korrelat ist die **Chorioamnionitis.**

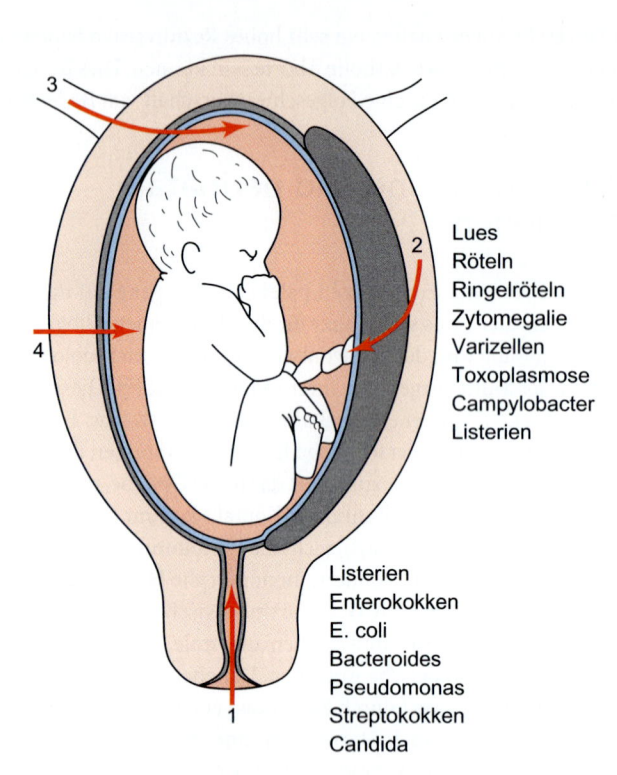

Abb. 41.8 Infektionswege bei intrauterinen Infektionen. Häufigster Infektionsweg ist die aszendierende transzervikale Infektion (1, bei Vaginitis), seltenerer Weg die hämatogene transplazentare Infektion (2, bei Bakteriämie bzw. Virämie der Mutter), deszendierende Infektionen (3, bei Salpingitis) bzw. die transabdominale Infektion (4, nach Amniozentese oder Chorionzottenbiopsie). [L106]

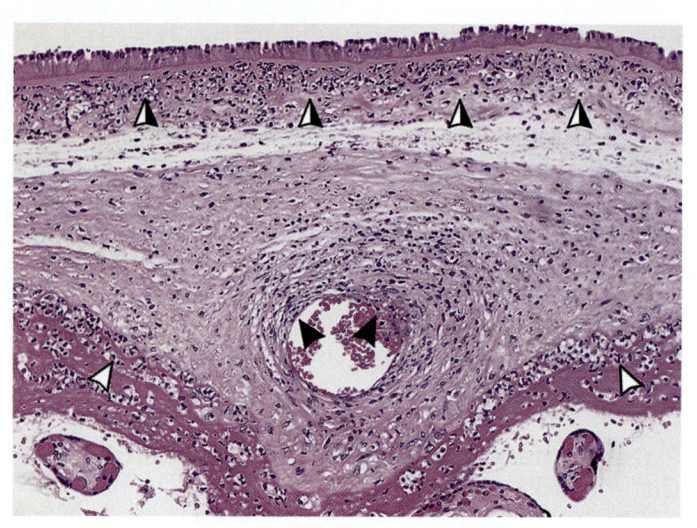

Abb. 41.9 Akute Chorioamnionitis (Amnioninfekt). Mütterliche Granulozyten aus dem intervillösen Raum durchwandern das subchoriale Fibrin und dringen in die plazentare Deckplatte ein (weiße Pfeilspitzen). Fetale Granulozyten treten aus den fetalen Deckplattengefäßen in die Deckplatte über (schwarze Pfeilspitzen). Dementsprechend finden sich im amnialen Stroma dicht gelagert Granulozyten mütterlichen und fetalen Ursprungs (schwarz-weiße Pfeilspitzen). Diese durchwandern das überkleidende Amnionepithel und gelangen so in das Fruchtwasser. HE, Vergr. 75-fach. [R398]

Chorioamnionitis

Definition Bei der Chorioamnionitis handelt es sich um eine akute granulozytäre, ggf. auch nekrotisierende, seltener chronische Entzündungsreaktion von Amnion, Deckplatte und/oder Nabelschnur auf Mikroorganismen in der Amnionflüssigkeit.

Ätiologie Ursächlich sind aszendierende, die Muttermundbarriere durchdringende Bakerien oder Mykoplasmen aus Zervix und Vagina. Agenzien können Bakterien der normalen endogenen Flora sein oder z. B. Bakterien aus dem Gastrointestinaltrakt, die die Vagina besiedeln. Dementsprechend reicht das Spektrum von grampositiven Bakterien (z. B. Entero-, Staphylokokken, anaerobe Kokken, Laktobazillen, seltener Listerien) über gramnegative Erreger (*E. coli*, Proteus, Klebsiellen), Anaerobier (z. B. Mykoplasmen, Chlamydien), Pilze wie Candida bis zu Viren (z. B. Herpesviren).

Morphologie

Im Verlauf einer Chorioamnionitis finden sich als erstes Zeichen maternale Granulozyten im subchorialen Fibrin. Diese infiltrieren im Weiteren die Deckplatte und das überkleidende Amnion. (➤ Abb. 41.9).

Klinische Relevanz Die Chorioamnionitis kann zu einem vorzeitigen Blasensprung und einer Frühgeburt führen. Die Prognose für das Frühgeborene hängt im Wesentlichen von Gestationsalter, Dauer der Chorioamnionitis bis zum Blasensprung, Pathogenität der Bakterien und Mitbeteiligung der Nabelschnurgefäße ab. Insbesondere wenn die Nabelschnur- und Deckplattengefäße mit entzündet sind, muss mit fetalen neurologischen Ausfällen bis hin zur Zerebralparese gerechnet werden. Histologisch findet sich u. a. eine periventrikuläre Leukomalazie. Ursächlich sind eine zytokininduzierte (zerebrale) Vasokonstriktion und eine direkte zytokininduzierte neuronale Schädigung, Astrogliose und/oder Hemmung der Oligodendrozytenreifung.

Campylobacter

Definition *Campylobacter jejuni*, ein gewundenes gramnegatives Stäbchenbakterium der Gattung Campylobacter, verursacht beim Menschen Campylobacter-Enteritis und ist damit einer der häufigsten Erreger blutiger Durchfälle.

Ätiologie Eine Infektion mit Campylobacter jenuni erfolgt mittels ungenügend sterilisierter Milch oder ungenügend gekochtem Geflügelfleisch und manifestiert sich als akute bakterielle Kolitis. Nur selten bildet sich eine Bakteriämie aus. Aus bislang ungeklärten Gründen kommt es jedoch bei Schwangeren häufiger zu einer Sepsis mit hämatogener Infektion des Fetus.

Morphologie

Die Plazentazotten weisen eine Infiltration durch neutrophile Granulozyten (akute Villitis) auf. In der Giemsa-Färbung, besser noch in einer Versilberung, können gewundene Stäbchenbakterien dargestellt werden.

Klinische Relevanz Die durch die mütterliche Sepsis über die Chorionzotten in die fetale Zirkulation gelangenden Bakterien führen fast immer zum intrauterinen Fruchttod; mütterliche Todesfälle sind sehr selten.

Listerien

Definition *Listeria monocytogenes* ist ein ubiquitäres grampositives bis -labiles (d. h. in der Gramfärbung manchmal blau, manchmal ungefärbt), peritrichär begeißteltes und fakultativ anaerobes Stäbchenbakterium.

Ätiologie Dieses opportunistische Bakterium kann sich bei Temperaturen von 5–10 °C gut vermehren und dadurch über infizierte (gekühlte) Nahrungsmittel wie Milch, Frischkäse, Rohmilchkäse oder Fleisch aufgenommen werden. Die Plazentainfektion erfolgt entweder **hämatogen** während der hämatogenen Phase der mütterlichen Infektion oder **aszendierend** infolge einer intestinalen Besiedlung. Die kindliche Infektion kann aber auch erst unter der Geburt durch direkten Bakterienkontakt des Fetus im Geburtskanal erfolgen. Listerien produzieren ein hämo- und lipolytisches Endotoxin. Sterben die Bakterien ab, wird das granulombildende „monozytoseproduzierende Agens" (MPA) freigesetzt.

Morphologie

In der Plazenta finden sich typische **intervillöse** Abszesse mit zentraler **Nekrose** und massenhaft neutrophile Granulozyten, die infiltrativ auf die angrenzenden Zotten übergreifen. Dies führt zu Mikro- und Makroabszessen sowie einer nekrotisierenden, d. h. zottenzerstörenden **Villitis** (= Chorionzottenentzündung). Über Zottengefäße und Nabelschnurvene kommt es – im Vergleich zu anderen Bakterien sehr rasch – zu einer fetalen Infektion. Eine fetale Sepsis kann zur weiteren, jetzt fetal-hämatogenen Infektion der Plazenta führen. Beim **Fetus** kommt es zu disseminierten **histiozytär abszedierenden Granulomen** in Leber, Nebennieren, Nieren, Knochenmark, Ileum und Thymus („Granulomatosis infantiseptica"). Durch die Ausscheidung der Erreger über den fetalen Urin wird das Fruchtwasser infiziert. Der Fetus schluckt dies und erleidet so eine **nekrotisierende Bronchitis** und fetale **Herdpneumonie** (> Abb. 41.10).

Klinische Relevanz Bei der intrauterinen hämatogenen Infektion beträgt die fetale Letalität ca. 60 %. Bei überlebenden Kindern kann die **Listerienenzephalitis** zu geistigen Entwicklungsstörungen führen. Im Geburtskanal erworbene Infektionen können zur eitrigen neonatalen **Listerienmeningitis** führen.

41.3.3 Protozoen und Pilze

Protozoen und Pilze werden über die gleichen Infektionswege wie Bakterien übertragen. Aufgrund ihrer Größe und morphologischen Charakteristika können sie bei Anwendung geeigneter Färbungen meist gut mikroskopisch diagnostiziert werden.

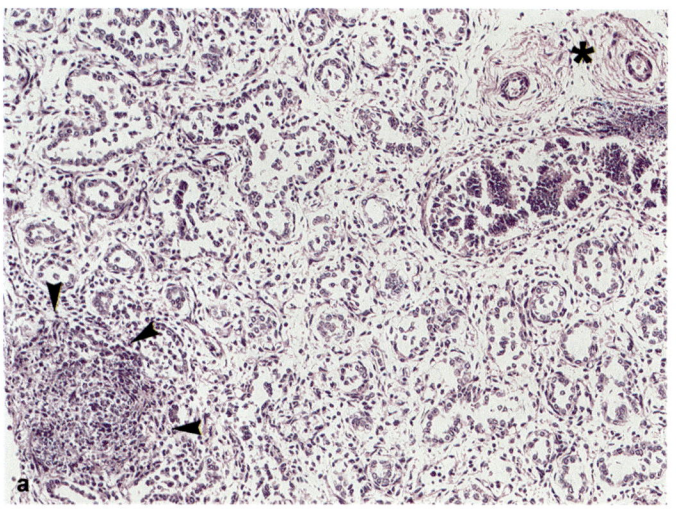

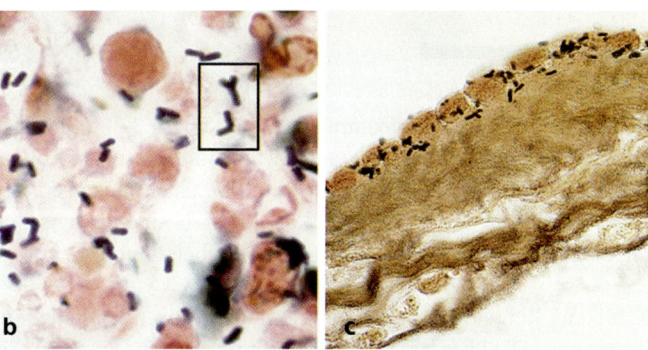

Abb. 41.10 Listerien (Granulomatosis infantiseptica). a Fetale Lunge mit erst beginnender Aufzweigung von Bronchien und begleitenden Pulmonalarterien (Stern) und granulomatösem Entzündungsherd (Pfeilspitzen). HE, Vergr. 100-fach. **b** In der Versilberungsreaktion finden sich Stäbchenbakterien in der für Listerien charakteristischen Y- und V-förmigen Lagerung (Rechteck). Warthin-Starry, Vergr. 1500-fach. **c** Zugehörige Eihaut mit der für eine Listerieninfektion typischen intrazellulären Bakterienvermehrung. Warthin-Starry, Vergr. 500-fach. [R398]

Toxoplasma gondii (Toxoplasmose)

Definition *Toxoplasma gondii* ist ein durch Verzehr von infiziertem rohem Fleisch oder Katzen auf den Mensch übertragenes Protozoon.

Ätiologie Schwangere sind nur zu ca. 40 % bereits immun. Das Infektionsrisiko während der Gravidität kann bis zu 20 % betragen. Der Erreger erreicht den Fetus transplazentar: Die Erreger können **via Endometrium** oder **hämatogen** auf den Fetus übertragen werden.

Morphologie

In der Plazenta lassen sich die Erreger als intrazelluläre **Pseudozysten** subamnial oder unter der Nabelschnuroberfläche nachweisen. Entzündungszeichen fehlen oft. Die diagnostisch beweisende Identifizierung gelingt per Immunhistochemie und/oder PCR. Beim Fetus kann es zu intrauteriner Wachstumsretardierung, Hydrops, Hepatosplenomegalie, Chorioamnionitis, Enzephalitis oder Hydrozephalus kommen.

Klinische Relevanz Der Verdacht auf eine Erstinfektion während der Schwangerschaft kann durch den Nachweis von IgM im mütterlichen Blut bestätigt werden. Die Therapie der Mutter und ein weitgehender prophylaktischer Schutz des Fetus sind – abhängig von der Schwangerschaftswoche – durch Therapie mit Spiramycin, ggf. Sulfadiazin, ggf. Clindamycin und ggf. Atovaquone möglich.

Candida (Hefepilze)

Definition *Candida albicans* ist ein häufiger opportunistischer Keim in der Vagina.
Ätiologie Die Infektion des Fetus erfolgt per Aszension. Begünstigt wird die Infektion durch Manipulationen an der Zervix (z. B. Cerclage) oder bei einer Schwangerschaft mit noch in utero liegender antikonzeptiver Spirale.

Morphologie

Neben einer eitrigen Chorioamnionitis (> Kap. 41.3.2) finden sich als Besonderheit herdförmige granulozytäre Infiltrate in den Außenschichten der Nabelschnur, in denen durch Spezialfärbungen anfärbbare Pilze liegen. Die pilzdurchwirkten Infiltrate sind häufig schon mit bloßem Auge als gelbe Flecken auf der Nabelschnur erkennbar.

Klinische Relevanz Schwere Infektionen führen bei Feten zur Pneumonie. Die Pilze lassen sich oft auch im Darm nachweisen. Bei neonataler Sepsis kann es zu Arthritis und Meningitis kommen.

41.3.4 Virale Infektionen

Konnatale Virämien werden vor allem durch Röteln-, Zytomegalie-, Herpes simplex-, Varicella-zoster- und Parvovirus B19 verursacht. Diese führen zu teils charakteristischen plazentaren und fetalen Krankheitsbildern. Bei mütterlicher Ersterkrankung während der Schwangerschaft, z. B. mit *Hepatitis-B-* und *C-*Viren findet sich meist ein uncharakteristisches Erscheinungsbild beim Neugeborenen, das die Diagnosestellung erschwert (> Kap. 33.4.1). Einige virale Infektionen führen zu einem charakteristischen fetalen Krankheitsbild und typischen pathologisch-anatomischen Veränderungen.

Von entscheidender Bedeutung für das Neugeborene sind zwei Virusinfektionen, die erst während der Geburt im „Geburtskanal" akquiriert werden.
- Das **humane Papillomavirus** (HPV, > Kap. 40.3.5) kann durch Infektion der Schleimhäute zu Papillomen in den Luftwegen des Säuglings führen. Rezidive nach Entfernung der teils größeren Papillome sind häufig. Eine chronische Infektion der tieferen Luftwege kann bereits im Adoleszentenalter zum Plattenepithelkarzinom führen.
- Bei einer **HIV-positiven** Mutter infizieren sich ca. 25 % der Kinder unter der Geburt. Wenn man die Mutter vor dem Einsetzen von Wehen und Blasensprung durch einen Kaiserschnitt entbindet und sie antiretroviral behandelt wurde, sinkt das Infektionsrisiko auf ca. 1 %.

Rubeola (Röteln)

Definition Gegen das durch Tröpfcheninfektion übertragene, hochinfektiöse einsträngige RNA-Virus aus der Familie der **Toga-Viren** besteht nach durchgemachter „Kinderkrankheit **Röteln**" bzw. aktiver Impfprophylaxe (Mädchen und Frauen zwischen 15 und 40 Jahre) lebenslange Immunität.
Ätiologie Eine mütterliche Virämie, die am 8. Tag nach Infektion beginnt und 5–7 Tage dauert, führt zu einer Erregerübertragung auf Plazenta und Fetus. Die schädigende Wirkung des (intrazellulär persistierenden) Virus beruht auf der Hemmung der mitotischen Aktivität der sich teilenden Zellen. Je jünger der Fetus zum Zeitpunkt der Infektion ist, umso schwerwiegender sind seine Schädigungen.

Morphologie

In der Plazenta findet sich eine **lymphomonozytäre Villitis**, die teils nekrotisierend, teils proliferativ erscheint. Bei fetaler Virämie kommt es nach Befall der plazentaren Endothelzellen zu einer **Endangiitis obliterans** mit daraus resultierenden Gefäßverschlüssen und Zottenstromafibrose im dahinter liegenden Versorgungsgebiet, d. h. zu den Befunden einer fetalen vaskulären Malperfusion. Beim Embryo bzw. Fetus kommt es zu Nekrobiose und Zelluntergang im Herzmuskel und dem embryonalen Innenohr, über die Hemmung der Zellproliferation zu einer Degeneration der Augenlinse. In der Leber kann es zu Verödung von Portalfeldern und konsekutiver Vermehrung kleiner Gallengänge kommen. In den knöchernen Wachstumsfugen findet sich eine reduzierte Knorpelzellproliferation.

Klinische Relevanz Anlässlich großer Epidemien konnten **sensible Zeiträume** der menschlichen **Organogenese** für einzelne Organfehlbildungen bestimmt werden, während derer bei Einwirkung einer Noxe die normale Organentwicklung gestört oder unterbrochen wird (> Abb. 41.11). Die Wahrscheinlichkeit einer angeborenen Fehlbildung beträgt bei einer Rötelninfektion im 1. Trimenon der Schwangerschaft 90 %, im 2. Trimenon 25 %. Bei Infektion in der 1.–7. SSW kommt es zur sog. **Röteln-Embryopathie** mit der Trias **Augenfehlbildungen, Innenohrschädigung und Vitium cordis** (Septierungsfehler, Pulmonalstenose, Ductus arteriosus persistens). Zwischen der 8. und 17. SSW sinkt die Fehlbildungsrate auf 8 %. Eine Infektion im 4. Schwangerschaftsmonat führt bei 10 % der Feten zu lokalen Organschäden (z. B. **konnatale Hepatitis, Myokarditis**).

Parvovirus (Ringelröteln)

Definition Das Erythrovirus *Parvovirus B19* ist ein einzelsträngiges DNA-Virus aus der Familie der Parvoviren. Es befällt ausschließlich späte Vorläuferzellen der Erythrozyten und induziert deren Apoptose. Da es keine Lipidhülle besitzt, kann es durch Desinfektionsmittel und Detergenzien nicht zerstört werden.
Ätiologie Parvoviren sind die Erreger der **„Ringelröteln"**. Infektionsgefährdet sind seronegative Frauen, die sich durch enterale und parenterale Übertragung anstecken können. Eine intrauterine, hämatogen-diaplazentare Infektion des Fetus ist in jeder Schwanger-

Wochen nach der Konzeption	1	2	3	4	5	6	7	8	9	16	38
Hirn											
Herz											
Ohr											
Augen											
Extremitäten											
Zähne											
Gaumen											
äußeres Genitale											

Abb. 41.11 Sensible Zeiträume der menschlichen Organentwicklung. Umweltbedingte Einflüsse (z. B. Alkohol, Röteln) führen vor Beginn der Organogenese zum Absterben des Keims oder – infolge kompletter Regeneration – zu keiner Schädigung (Alles-oder-Nichts-Prinzip). Während der stark vulnerablen Phase (rot) und der weniger stark empfindlichen Periode (hellrot) können Fehlbildungen entstehen (mod. nach Moore). [L106]

schaftsphase möglich. Die Virusvermehrung erfolgt in den Kernen der fetalen Erythroblasten, bedingt durch die Affinität des Parvovirus B19 zum P-Antigen auf den Erythrozyten. Infizierbare fetale Erythrozytenvorläuferzellen bilden sich ab der 10.–12. SSW. Ab diesem Zeitraum vermehrt sich das Virus in befallenen Pronormoblasten, die zu dem Zeitpunkt noch in der fetalen Leber vorkommen. Durch Zerstörung der Erythrozytenvorläuferzellen und Differenzierungshemmung der Erythroblasten entwickelt der Fetus eine schwere Anämie und nachfolgend einen **nichtimmunologischen Hydrops** (> Kap. 41.5) mit Aszites, Hydrothorax, Hydroperikard und kardialer Dekompensation.

Morphologie

Die meist deutlich vergrößerte Plazenta zeigt oft eine großräumige Zottenreifungsretardierung, fokale Zottennekrosen und eine diagnostisch wegweisende ausgeprägte intravasale Erythroblastose mit intranukleären Viruseinschlüssen in den Erythroblasten. Die Einschlüsse bestehen aus Kristallen der 20 nm großen Viruspartikel und erscheinen histologisch leuchtend rot. In Analogie zu chinesischen Lampions werden sie daher als **Lampionzellen** bezeichnet. In der fetalen Leber und Milz findet sich eine kräftige Hämosiderose, in der Leber kompensatorisch vermehrt extramedulläre Blutbildungsherde.

Klinische Relevanz Bei Infektion in den ersten 20 Schwangerschaftswochen führt die Infektion in 9 % d. F. zum Abort. In ca. 10 % d. F. kommt es zu fetalen Komplikationen wie Anämie, intrauteriner Herzinsuffizienz, nicht immunologischem Hydrops fetalis und intrauterinem Fruchttod. Eine Spontanremission des Hydrops ohne Spätschäden ist möglich. Die Virusinfektion ist selbstlimitierend. Die Diagnose der fetalen Anämie erfolgt mittels dopplersonografischer Kontrolle der A. cerebri media. Bei (durch Nabelschnurpunktion) gesicherter Anämie gelten eine oder mehrere In-utero-Bluttransfusionen als Therapie der Wahl. Beim Fetus treten die Symptome erst 2–6 Wochen, oft erst 18 Wochen nach maternaler Infektion auf. Diese „Spätmanifestation" zeigt sich häufig als virusinduzierte Vaskulitis in der Plazenta, im Feten insbesondere in der Leber (große Hämatopoeseherde infolge gesteigerter Erythrozytenproduktion) und in den Herzmuskelzellen (exprimieren das P-Antigen). Eine langfristige Überwachung der Schwangerschaft nach Infektion ist daher notwendig. Potenziell infizierte Kinder sollten postpartal bzgl. einer fetal erworbenen Myokarditis überwacht werden.

Zytomegalie

Definition Das *Zytomegalievirus*, ein doppelsträngiges DNA-Virus, führt bei den meisten immunkompetenten Personen im Laufe des Lebens zu einer Infektion mit Grippesymptomatik.

Ätiologie Sowohl bei mütterlicher Erstinfektion als auch bei der Reaktivierung einer latenten Infektion in der Schwangerschaft kann das Virus transplazentar zu einer fetalen Virämie führen. Der Schweregrad der fetalen Infektion ist sehr unterschiedlich.

Morphologie

Tritt durch die Infektion ein intrauteriner Fruchttod ein, findet sich in der Plazenta ein lymphozytäres und plasmazellulläres Infiltrat in den Chorionzotten (chronische Villitis), jedoch nur sehr selten die typischen Eulenaugenzellen (> Abb. 41.12). Die fetalen Gewebe zeigen dagegen oft sehr reichlich Eulenaugenzellen, insbesondere Speicheldrüsen, Schilddrüse, Lunge und Niere.

Klinische Relevanz Ungewöhnlich ist, dass die mütterliche Immunität (vorhandene IgG) den Fetus nicht vor einer hämatogenen Infektion schützt. 0,5–3 % der Neugeborenen sind mit dem Zytomega-

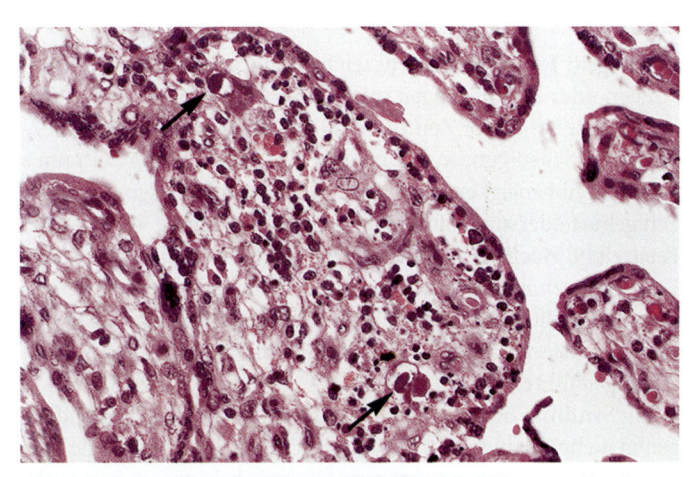

Abb. 41.12 Lymphozytäre Plazentitis (Villitis) bei Zytomegalie mit eulenaugenartigen Einschlusskörpern (Pfeile) in Stromazellen der Chorionzotten. HE, Vergr. 200-fach. [R398]

lievirus infiziert, 10 % von ihnen zeigen Symptome; davon sterben 20–30 %.

41.4 Kongenitale Anomalien und Fehlbildungen

41.4.1 Epidemiologie und Ursachen

Gene und exogene Einflüsse steuern über ein programmiertes Zusammenspiel von Differenzierungs-, Wachstums- und Apoptosevorgängen die Entwicklung des Embryos und Fetus. Ungefähr ein Drittel der kongenitalen Anomalien und Fehlbildungen ist **genetisch** bedingt. Ursächlich sind dabei **numerische Chromosomenaberrationen** (Trisomie, Monosomie, Triploidie), **strukturelle Chromosomenveränderungen** wie eine unbalancierte Translokation, Insertion, Deletion, Duplikation oder **Punktmutationen** der DNA. Dabei kann es sich um vererbte Mutationen oder Neumutationen handeln. Zu Fehlbildungen führende Umwelteinflüsse können **physikalischer** (z. B. Röntgenstrahlen), **chemischer** (z. B. Alkohol) oder **mikrobiologischer** (z. B. Rötelnviren) Natur sein.

Unter **Fehlbildungen** versteht man während der Blastogenese (4.–17. Entwicklungstag) bzw. Embryogenese entstandene dysontogenetische pathomorphologische Veränderungen des Organismus als Ganzes, einzelner Körperteile, Organsysteme, einzelner Organe oder der Gewebedifferenzierung. Die Ausprägung der Veränderungen hängt ab vom Zeitpunkt, zu dem der genetische oder exogene (teratogene) Faktor einwirkt, und ob es sich um eine für ein Organ oder Organsystem **sensible Entwicklungsphase** handelt (➤ Abb. 41.11). Aufgrund dessen kann u. U. von einem Fehlbildungsmuster auf den Schädigungszeitraum geschlossen werden. Allgemein gilt, dass eine Fehlbildung umso ausgeprägter ist, je früher eine genetische, exogene oder multifaktorielle Noxe auf ein Organ einwirkt. Von der Fehlbildung ist die **Anomalie** abzugrenzen, d. h. eine Abweichung von der Norm, die aber meist zu keinen relevanten Funktionsstörungen führt.

41.4.2 Einteilung und Definitionen

Der Begriff **Embryopathie** bezeichnet alle angeborenen Erkrankungen oder Fehlbildungen infolge Störungen während der Embryogenese. In dieser Zeit findet die Organanlage und -entwicklung statt. Schädigungen während dieses empfindlichen Zeitraums führen in Abhängigkeit von Ursache und Ausprägungsgrad zu einer Fehlgeburt oder zu Fehlbildungen. Eine Schädigung während der Fetalzeit (9. Woche bis Geburt) führt zu einer **Fetopathie**. Dabei sind Fehlbildungen im engeren Sinn nach Abschluss der Embryo-/Organogenese nicht mehr möglich. Jedoch können fetale Erkrankungen zu generalisierten oder fokalen Wachstums- und/oder Funktionsstörungen führen.

Ein **Syndrom** bezeichnet eine definierte Gruppe von Fehlbildungen in mehr als einem Entwicklungsfeld, deren chromosomale bzw. genetische oder exogen teratogene Ätiologie bekannt ist, jedoch die Pathogenese der Einzelsymptome ungeklärt ist. **Fehlbildungen** sind definiert als Anomalien eines Organs oder Körperteils durch eine primäre Anlagestörung. Ein **Entwicklungsfelddefekt** bezeichnet eine Gruppe von räumlich assoziierten Fehlbildungen, die auf eine Störung gemeinsamer Induktionsprozesse im Bereich eines einzelnen embryonalen Entwicklungsfeldes zurückgeführt werden können (z. B. Fusion der Beine bei Sirenomelie und kloakale Malformation). Eine **Assoziation** bezeichnet das statistisch überzufällig häufige Zusammentreffen von Fehlbildungen, für die bislang keine gemeinsame Ursache bekannt ist (z. B. VACTERL-Assoziation).

Von diesen primären Fehlbildungen sind folgende **sekundäre Fehlbildungen** zu unterscheiden:
- **Disruption,** d. h. Anomalie einer ursprünglich normalen Anlage durch eine oft nur sehr kurz einwirkende sekundäre exogene Störung, die die regelrechte Entwicklung unterbricht oder sogar abbricht. Häufigste Ursachen sind **virale Infektionen,** z. B. mit Zytomegalie-, Herpes-simplex-, Varicella-zoster-Virus oder Protozoen (z. B. Toxoplasma gondii), **chemische Substanzen** (z. B. Medikamente), maternaler Alkoholkonsum oder umschriebene **mangelhafte Blutversorgung.**
- **Deformität,** d. h. eine Fehlbildung durch mechanische Einflüsse auf Organe mit bereits abgeschlossener Entwicklung.
- **Sequenz,** d. h. eine Gruppe von Fehlbildungen infolge ggf. primärer oder sekundärer (disruptiver) Entwicklungsstörungen, die mehrere Organe betreffen können, z. B. die Oligohydramnion-Sequenz. Ein klassisches Beispiel dafür, dass sich durch das Fortschreiten molekulargenetischer Diagnostik Begriffe ändern, ist das DiGeorge-**Syndrom,** das früher als DiGeorge-**Sequenz** bezeichnet wurde. Dabei ging man davon aus, dass durch einen „embryonalen Unfall" in der 3. und 4. Schlundtasche die eng benachbarten Organe Thymus, Nebenschilddrüse und Aortenbogen in Mitleidenschaft gezogen wurden, sodass in der Konsequenz ein Immundefekt, eine Hypokalzämie (bei Hypoparathyreoidismus, ➤ Kap. 15.4) und ein Herzfehler auftraten. Inzwischen ist bekannt, dass die Ursache in einer hemizygoten Deletion des Chromosoms 22q11.2 liegt. Bei somit heute bekannter Ursache spricht man nicht mehr von der DiGeorge-**Sequenz,** sondern – bei bekannter Ätiologie – von einem DiGeorge-**Syndrom.**

41.4.3 Fehlbildungssyndrome

Klassische, durch eine chromosomale Trisomie bedingte Syndrome sind:
- **Pätau-Syndrom** (Trisomie 13), charakterisiert durch Gehirnfehlbildung (Holoprosenzephalie, infolge einer Teilungstörung des Gehirns in zwei Hemisphären), Gesichtsfehlbildungen (doppelte Lippen-Kiefer-Gaumenspalte, Mikroophthalmie, Lid- und Iriskolobom), postaxiale Polydaktylie, Organfehlbildungen (Herzfehlbildungen; urogenitale Fehlbildungen) und schwere psychomotorische Retardierung.
- **Edwards-Syndrom** (Trisomie 18), charakterisiert durch Wachstumsretardierung, Dolichocephalus, Mikrocephalie, typische Fazies (dreieckige Stirn, kleiner Mund, fliehendes Kinn), „Faunenohren", Gehirnfehlbildung (Holoprosencephalie, Balke-

nagenesie), Extremitätenanomalien (u. a. vergleichsweise kurzer Femur und Humerus, Flexionskotraktur der Finger, Polydaktylie, Wiegenkufenfüße) und Organfehlbildungen (Herzfehlbildungen, Hufeisenniere), Gaumenspalte.
- **Down-Syndrom** (Trisomie 21) mit variabler geistiger Behinderung, Muskelhypotonus, hypermobilen Gelenken, charakteristischer Fazies, variabel ausgeprägtem Vitium cordis sowie gastrointestinalen und/oder endokrinen Fehlbildungen.

Meckel-Gruber-Syndrom

Beim **Meckel-Gruber-Syndrom** handelt es sich um eine autosomal-rezessiv vererbte monogene Erkrankung. Bisher wurden drei Genorte kartiert (*MKS1* auf 17q, *MKS2* auf 11q und *MKS3* auf 8q).

Pathogenese

Die Pathogenese der Fehlbildungen in den verschiedenen Organen ist weitgehend unbekannt. Sie wird heute teilweise den Ziliopathien (Gruppe genetisch bedingter Erkrankungen mit Ziliendysfunktion) zugerechnet.

Morphologie

Charakterisiert wird das Syndrom durch das kombinierte Vorkommen einer zystischen Nierendysplasie (= obligates Symptom) und weiterer Symptome wie einer okzipitalen Enzephalozele, einer Dandy-Walker-Malformation, Gallengangsdysplasien, Leberzysten, Polydaktylie in etwas mehr als 10 % d. F., gebogenen Röhrenknochen und in variabler Ausprägung einer Gaumenspalte, einer Anophthalmie bzw. Mikrophthalmie, einer Ureteratresie, Herzfehlern und Fehlbildungen der Genitalien. Für die Diagnosestellung müssen mindestens zwei klassische Fehlbildungen vorliegen. Die Neugeborenen sterben oft bei der Geburt.

Beckwith-Wiedemann-Syndrom

Das in 85 % sporadisch und in 15 % familiär auftretende Beckwith-Wiedemann-Syndrom (BWS) gehört zu den **Makrosomiesyndromen**. Es wird durch Defekte auf dem kurzen Arm von Chromosom 11(11p15.5) in Form von Mikrodeletionen und Duplikationen, paternalen segmentalen uniparentalen Disomien und Imprinting-Defekte bedingt.

Morphologie

Es ist charakterisiert durch überdurchschnittliches Geburtsgewicht und (asymmetrisches) Längenwachstum, Viszeromegalie (Leber-, Milz- oder Nierenvergrößerung), Mikrozephalie, Mittelgesichtshypoplasie, Exophthalmus, Makroglossie, Omphalozele, Nierenfehlbildungen wie z. B. multizystische Nierendysplasie oder Hydronephrose, postnatale Hypoglykämie, Naevus flammeus, Auftreten von embryonalen Tumoren wie Wilms-Tumor, Hepatoblastom, Neuroblastom und Hamartomen, z. B. Hämangiome oder Chorangiome. Häufig bestehen erkennbare Gesichtszüge, die sich im Erwachsenenalter oft normalisieren. Für die Diagnose wird der Nachweis von mindestens drei charakteristischen klinischen Befunden gefordert.

Klinische Relevanz Bei V. a. ein Beckwith-Wiedemann-Syndrom sollte das Kind bzgl. einer Tumorentstehung regelmäßig überwacht werden.

Prune-Belly-Sequenz

Eine **Abflussbehinderung** des Urins in der Urethra führt im frühen Fetalalter zur Vergrößerung der Blase, Dilatation der Ureteren (Hydroureter) und häufig auch zur zystischen Nierendysplasie (Hydrozele oder Zystennieren). Ursächlich dafür ist eine subvesikale Harnablussbehinderung infolge einer **Entwicklungsstörung der Prostata,** die zu einer mangelnden Stabilität und damit zur Abknickung der Urethra führt. Dementsprechend tritt das Vollbild der Prune-Belly-Sequenz in 95 % der Fälle bei männlichen Feten auf. Weitere Veränderungen der Sequenz sind der fehlende Deszensus der Hoden und die **Hypoplasie bis Aplasie der unteren und medialen Anteile der Bauchmuskulatur.** Dies führt zur runzeligen Bauchdecke („Dörrpflaume"; ➤ Abb. 41.13).

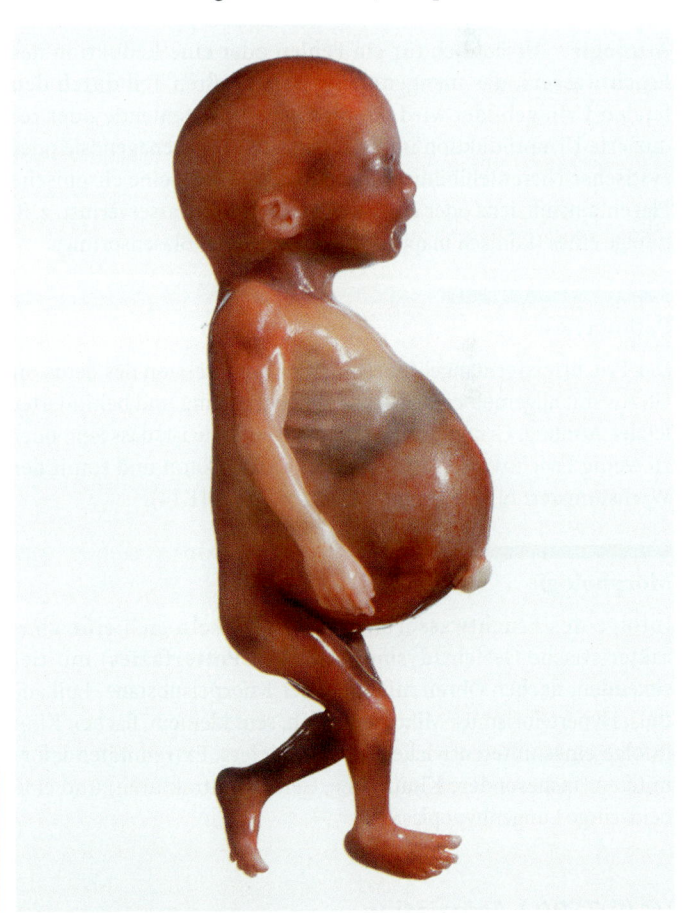

Abb. 41.13 Prune-Belly-Sequenz. Fetus der 20. Schwangerschaftswoche mit weit ausladendem Bauch, bedingt durch eine stark gefüllte Harnblase und vergrößerte dysplastische Zystennieren (aufgrund des Harnstaus). Die Hypo- bis Aplasie der Bauchmuskulatur führt bei ausgetragenen Kindern später zu einem weiten und faltigen Abdomen („prune belly", „Dörrpflaumen"-Bauch). [R398]

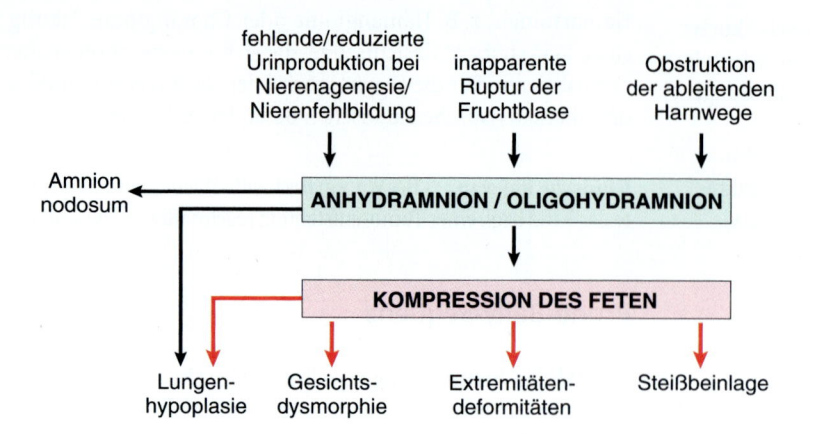

Abb. 41.14 Schematische Darstellung der Pathogenese der Oligohydramnion-Sequenz. [G899]

Oligohydramnion-Sequenz

Diese von der Kinderpathologin Edith Potter erstmals bei beidseitiger Nierenagenesie beschriebene und früher auch nach ihr benannte Sequenz bezeichnet eine sequenzielle Fehlbildung infolge des Fehlens von Fruchtwassers (= **Anhydramnion**) oder der starken Verminderung von Fruchtwasser (= **Oligohydramnion**).

Ätiologie Ursächlich für ein Fehlen oder eine Reduktion des Fruchtwassers, das mengenmäßig zum größten Teil durch den fetalen Urin gebildet wird, können sein: eine fehlende oder reduzierte Urinproduktion infolge beidseitiger Nierenagenesie oder zystischer Nierenfehlbildungen (➤ Kap. 37.3.2), eine chronische Plazentainsuffizienz oder ein chronischer Fruchtwasserverlust, z. B. infolge eines (klinisch inapparenten) vorzeitigen Blasensprungs.

Pathogenese

Der Fruchtwassermangel führt zu einer Kompression des Fetus im Uterus mit allgemeiner Bewegungseinschränkung und behinderter fetaler Atmung. Grund für die Lungenhypoplasie ist, dass kein oder zu wenig Fruchtwasser „eingeatmet" werden kann und somit der Wachstumsreiz für die Lunge entfällt (➤ Abb. 41.14).

Morphologie

Infolge des Fruchtwassermangels entwickeln sich eine charakteristische Gesichtsdysmorphie (sog. **Potterfazies**) mit tief sitzenden, flachen Ohren mit fehlender Knorpelsubstanz, Epikanthus, Hypertelorismus, Mikrogenie, d. h. sehr kleinem, flachen Kinn infolge eines unterentwickelten Unterkiefers, Extremitätendeformitäten (insbesondere Klumpfüße, Gelenkkontrakturen) und eine beidseitige Lungenhypoplasie.

VA(C)TER(L)-Assoziation

Die **VACTERL-Assoziation** (**V**ertebral anomalies, **A**nal atresia, **C**ardiac defects, **T**racheooesophageal fistula and/or **E**sophageal atresia, **R**enal and radial anomalies, **L**imb defects) ist definiert als kombiniertes Auftreten folgender angeborener Fehlbildungen: Wirbelkörperfehlbildung (60–80 % d. F.), oft gemeinsam mit Rippenfehlbildungen, Analatresie (60–90 % d. F.), Herzfehler (40–80 % d. F.), tracheo-ösophageale Fistel (50–80 % d. F.), Nierenfehlbildungen (Agenesie, Hufeisenniere, zystische oder dysplastische Nieren; 50–80 % d. F.) und Extremitätenfehlbildungen (40–50 % d. F.). Bei Letzteren handelt es sich charakteristischerweise um radiusassoziierte Anomalien einschließlich Daumenaplasie bzw. -hypoplasie. Für die Diagnose der VACTER(L)-Assoziation müssen per definitionem mindestens drei der oben genannten Fehlbildungen vorliegen. Die Ätiologie dieses sehr heterogenen klinischen Bildes ist noch unbekannt. Aufgrund familiärer Cluster werden hereditäre Faktoren nicht ausgeschlossen.

Fetales Varizellensyndrom

Bei 2–7 von 100.000 Schwangerschaften kommt es zu einer Erstinfektion der Mutter mit dem hochkontagiösen, doppelsträngigen *Varicella-zoster-Virus* aus der Herpes-Viren-Familie. Die Übertragung auf den Fetus erfolgt hämatogen diaplazentar. Mit einer kindlichen Infektion ist jedoch nur in ca. 25 % der maternalen Infektionserkrankungen zu rechnen.

Morphologie

Abhängig von der Schwangerschaftswoche führen 1–2 % aller Varizellenerkrankungen zu einer Embryo- bzw. Fetopathie. Obwohl das Virus meist nach kurzer Zeit aus den Nervenzellen eliminiert wird, ist die weitere Entwicklung abhängiger Organsysteme oft gestört. Fast immer finden sich dermatomartig entwickelte Hautläsionen, oft begleitet von einer Hypoplasie der darunterliegenden Knochen und Weichteile. Im ZNS kommt es zu einer nekrotisierenden Enzephalitis mit Verkalkungen und Kortexatrophie sowie Mikrozephalie. Lähmungen der Extremitäten sind oft dermatomassoziiert. Eine Mikrophthalmie, schwere Chorioretinitis mit Vernarbung und Kataraktbildung bedingen bei der Hälfte der betroffenen Kinder eine Erblindung (➤ Abb. 41.15).

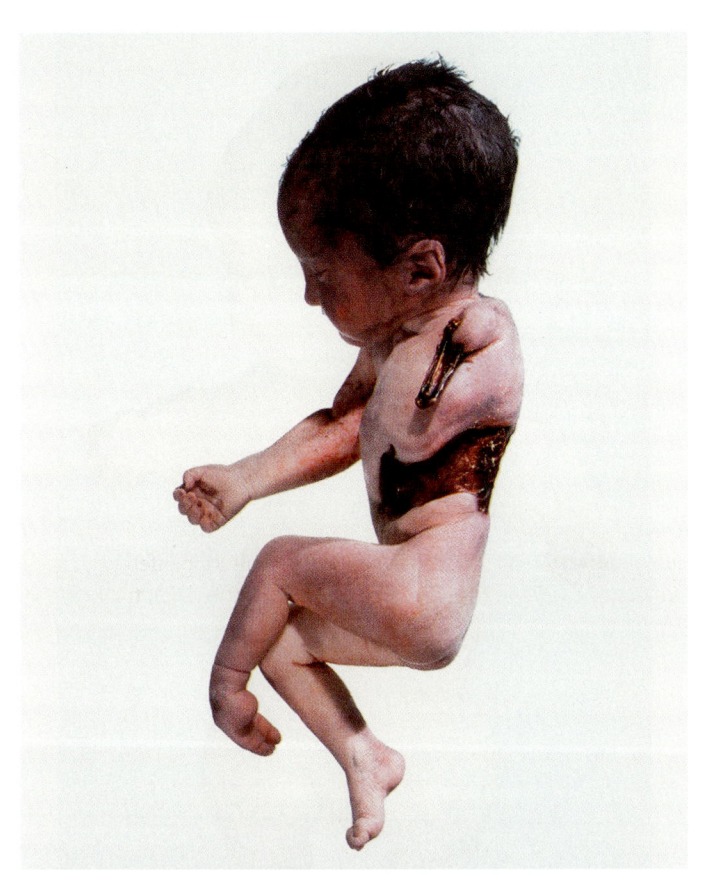

Abb. 41.15 Fetales Varizellensyndrom. Eine Varizellen-Infektion in der ersten Schwangerschaftshälfte hat zu einem Hautausschlag am rechten Arm geführt. Die Deformierung des linken Arms und mehrerer Segmente der Bauchwand ist durch infektiöse Zerstörung („Disruption") von Rückenmark und Spinalganglien der entsprechenden Segmente bedingt. [R398]

Thalidomid-Embryopathie

Die Thalidomid-Embryopathie ist ein typisches Beispiel für eine teratogene Medikamentenwirkung. Sie wurde Ende der 1950er-, Anfang der 1960er-Jahre durch Einnahme des Wirkstoffs Thalidomid (Handelsname: Contergan®) verursacht, der als Schlaf- und Beruhigungsmittel und in der Schwangerschaft bei Hyperemesis gravidarum verschrieben worden war.

Ätiologie Ursächlich ist zum einen die Blockade des Wachstumsfaktors VEGF (Vascular Endothelial Growth Factor) und dadurch die Hemmung der Vaskularisierung der embryonalen Extremitätenanlagen. Zum anderen bindet Thalidomid an den Cereblon-Ubiquitin-Ligase-Komplex, der u. a. für die Morphogenese der Gliedmaßen verantwortlich ist.

Morphologie

Thalidomid verursacht bei Einnahme im 1. Trimenon eine Dysmelie (= angeborene Fehlbildung einer oder mehrerer Gliedmaße). Typische Fehlbildungen waren eine Phokomelie (= hochgradige Verkürzung oder Fehlen der langen Röhrenknochen), besonders der oberen Extremitäten bis hin zur Insertion der Hand, z. B. an der Schulter, oder eine Extremitätenaplasie (= komplettes Fehlen von Gliedmaßen), aber auch Anotie (Fehlen der Ohrmuschel), Taubheit und Mikropthalmie.

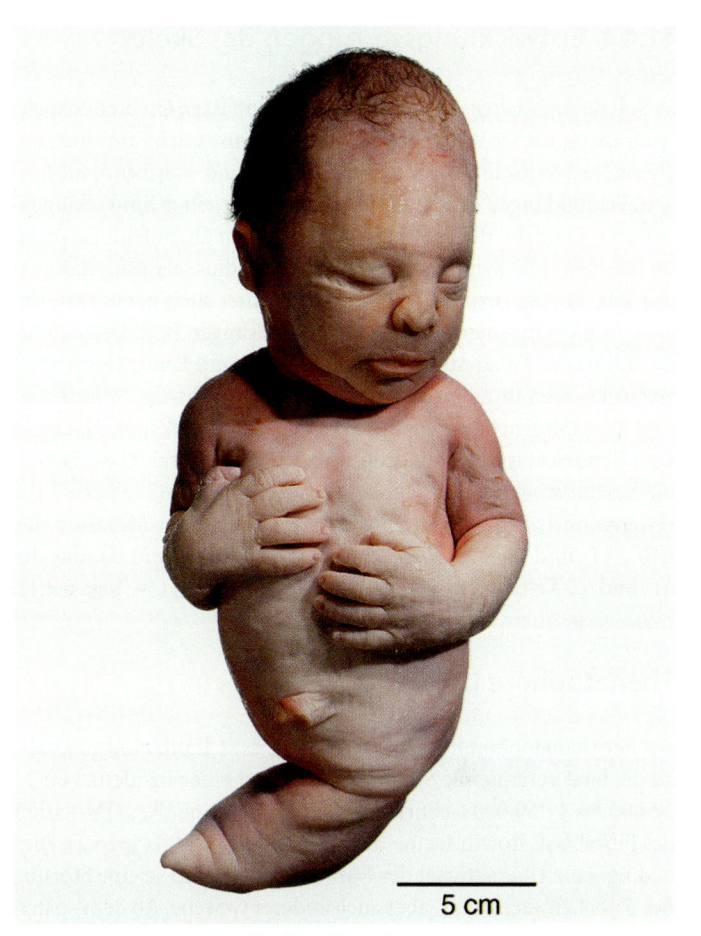

Abb. 41.16 Sirenomelie. Die charakteristische Verschmelzung der Beine ist Folge einer Durchblutungsstörung während der 6.–7. Embryonalwoche (= sensible Phase der Embryonalentwicklung). Aus der Bauchaorta geht nur eine einzelne Nabelarterie hervor, die Aa. iliacae fehlen. Die Blutgefäße der unteren Körperhälfte werden über Kollateralen gefüllt. [R398]

Sirenomelie

Bei der Sirenomelie handelt es sich um einen letalen Fehlbildungskomplex aus der Gruppe der Disruptionen. Er ist charakterisiert durch Fehlbildungen der kaudalen Körperteile mit Fusion der unteren Gliedmaße mit Ausbildung von zwei Füßen (sympodale Meerjungfrau), nur eines (gemeinsamen) Fußes (monopode Meerjungfrau) oder keinem Fuß (ektromele Meerjungfrau; ➤ Abb. 41.16). Zu den begleitenden Fehlbildungen des Urogenitalsystems gehören beidseitige Nierenagenesie, fehlende Harnabflusswege und fehlende äußere Genitalien. Daneben können ein Anus imperforatus und eine Os-sacrum- oder Os-coccygeum-Atresie vorliegen.

Die Sirenomelie tritt sporadisch auf, jedoch sind einzelne familiäre Fälle beschrieben. Als Ursache wird eine **kurzfristige Durchblutungsstörung** der unteren Körperhälfte des Embryos diskutiert, die die Entwicklung der Urogenitalorgane, des Beckens und die korrekte Induktion der Beinanlagen unterbricht. Sie ist die Extremvariante der **kaudalen Regressions-Sequenz**. Bei Letzterer handelt es sich um eine seltene angeborene Fehlbildung der unteren Wirbelsäulensegmente mit Os-coccygeum-Aplasie oder -Hypoplasie oder der unteren Lendenwirbelsäule. Ihre Inzidenz ist bei maternalem Diabetes um den Faktor 200 erhöht.

41.4.4 Entwicklungsstörungen des Skeletts

Skelettale Anomalien oder Fehlbildungen umfassen ein breites Spektrum anatomischer Veränderungen. Dabei kann es sich zum einen um Dysostosen (= lokalisierte Knochenbildungs- und -wachstumsstörungen, Fehlbildungen einzelner Knochen infolge einer Entwicklungsstörung) handeln, die zusammen mit weiteren Organfehlbildungen im Rahmen eines Syndroms auftreten (z. B. Radiusaplasie im Rahmen der VACTER-Assoziation). Daneben können auch generalisierte, genetisch determinierte Skelettbildungsstörungen (z. B. Osteochondrodysplasie: Anlagestörung des Knochen- und Knorpelgewebes) vorliegen. Sie führen zu gestörtem Knochenwachstum. Momentan sind über 450 genetisch bedingte Skelettdysplasien bekannt. Abhängig vom Gendefekt ist die Chondrogenese, die enchondrale Ossifikation, die Kalzifikation oder die Knochenresorption gestört. So beruht die **Osteogenesis imperfecta** in ca. 95 % d. F. auf einer Mutation des *COL1A1*- und des *COL1A2*-Gens (17q21.33 und 7q21.3), das die α1- und α2-Ketten des Typ-1-Kollagens synthetisiert (➤ Kap. 5.3.1).

Thanatophore Dysplasie

Bei der thanatophoren Dysplasie handelt es sich um eine generalisierte, letal verlaufende Skelettdysplasie mit einer Inzidenz von 1 : 20.000 bis 1 : 50.000 Geburten. Ursächlich ist eine (Neu-)Mutation des Fibroblast-growth-factor-receptor-3-Gens FGFR3 (4p16.3). Dies bedingt eine Überaktivität des FGFR3-Proteins und so eine Störung des Knochenwachstums, aber auch anderer Gewebe. Ab dem späten 1. Trimester sind folgende charakteristische Befunde zu erheben: Mikromelie, Makrozephalus, Ventrikulomegalie, stark mineralisierte Schädelknochen, abgeflachte Wirbelkörper, gebogene Femurknochen, sehr enger, glockenförmiger Thorax, dadurch bedingte – oft letale – Lungenhypoplasie, Hypoplasie des Mittelgesichts, Exophthalmus und eine generalisierte Muskelhypotonie. Selten finden sich zusätzlich kardiale und renale Fehlbildungen (➤ Abb. 41.17a).

Morphologie

Diagnostisch wegweisend ist eine unregelmäßig gezackte enchondrale, in der Entwicklung zeitlich verzögerte Knorpel-Knochen-Grenze in der Knochenwachstumszone. Die Ausbildung des Säulenknorpels ist vermindert, die Chondrozytenproliferation erscheint ungeordnet und die Ossifikation in Form von breit-plumpen Knochentrabekeln verfrüht (➤ Abb. 41.17b und c).

Abb. 41.17 Thanatophore Dysplasie. a Für das Gestationsalter zu kurzer Fetus mit engem Glockenthorax, zu kurzen Extremitäten und charakteristischer Krümmung der Oberschenkel. **b** Die Epiphysenfuge zeigt ein reduziertes Wachstum des Säulenknorpels (rechts) und eine vorzeitige, irreguläre Ossifikation (links). **c** Zum Vergleich: Epiphysenfuge eines gesunden Fetus. HE, Vergr. 100-fach [R398]

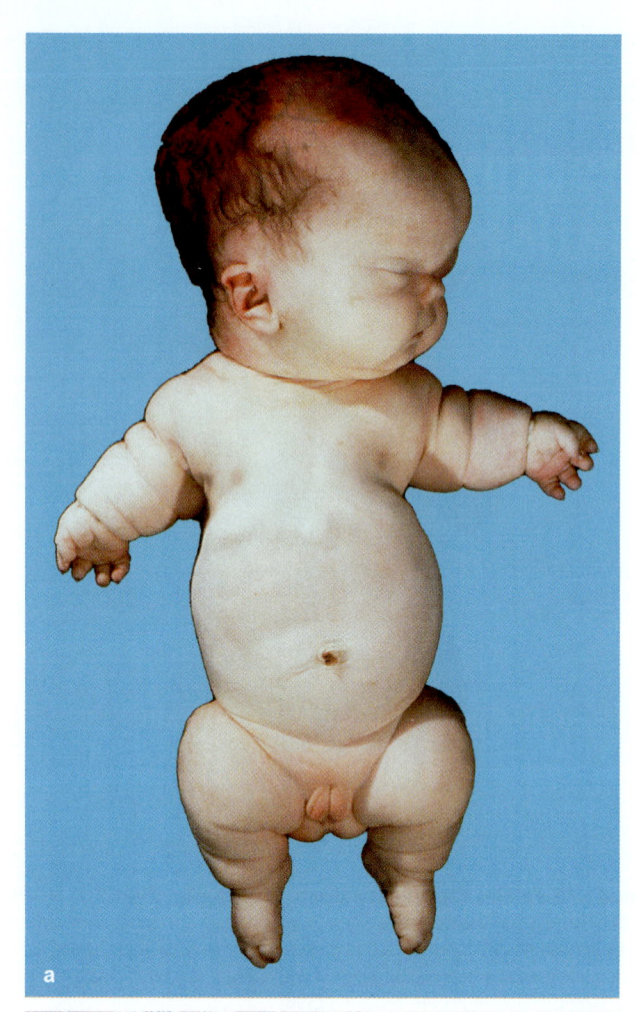

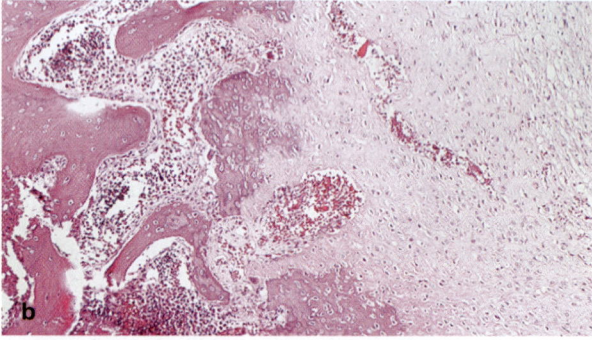

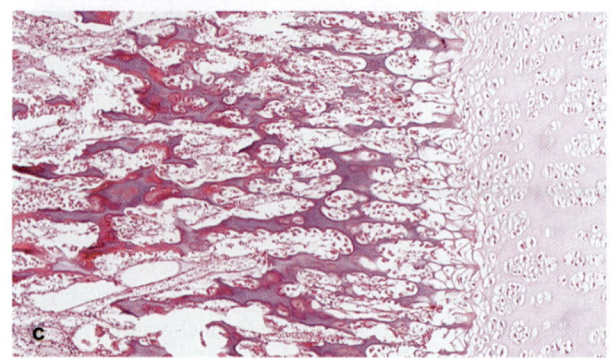

Molekularpathologie

Ursache der thanatophoren Dysplasie ist eine dominante (Neu-) Mutation im Gen für den „fibroblast growth factor receptor 3" auf dem Chromosom 4 (4p16.3).

Hypophosphatasie

Die „unspezifische" alkalische Phosphatase ist für die Mineralisierung des Skeletts unentbehrlich. Verschiedene genetische Formen des Enzymmangels führen zu **Ossifikationsdefekten** mit Verkrümmung und Frakturen der Röhrenknochen sowie Karies und vorzeitigem Zahnverlust. Das Serum der Patienten zeigt eine **Hyperkalzämie.** Bei den schweren, im Neugeborenenalter häufig bereits tödlichen Formen scheinen die Knochen auf Röntgenaufnahmen zu fehlen (es fehlt allerdings nur der Mineralgehalt).

Morphologie

Histologisch zeigen sich verbreiterte Spongiosabälkchen mit Osteoblastensäumen, die physiologische Kalkeinlagerung fehlt (➤ Abb. 41.18).

Osteopetrose

Einer Osteopetrose liegen verschiedene **Defekte beim Knochenabbau** zugrunde. Beispielsweise führt eine Homozygotie im TCIRG1-Gen auf Chromosom 11 (11q13) zum Funktionsausfall einer Protonenpumpe, die der Osteoklast (= Differenzierungsform der aus dem Knochenmark stammenden Monozyten) benötigt, um den abgeschlossenen Raum zwischen sich und der Knochenoberfläche in einen sauren pH-Wert zu verschieben. Er verliert damit die Fähigkeit, die Mikroarchitektur des Knochens herauszumodellieren. Als Folge der stark reduzierten Markräume im Knochen kommt es zur Blutbildung an anderen Orten **(extramedulläre Blutbildung).** Der mangelhafte Knochenabbau führt bei vielen Patienten zu schweren **Hypokalzämien.** Eine charakteristische lokale Komplikation ist die **Erblindung** durch Einklemmen der Nn. optici in den zu engen Canales optici der knöchernen Orbita. Therapeutisch wird deshalb eine Knochenmarktransplantation durchgeführt, nach deren Gelingen sich der radiologische Aspekt einer vermehrten Knochendichte normalisiert (➤ Abb. 41.19).

41.5 Hydrops des Fetus und der Plazenta

Definition **Hydrops fetalis** bezeichnet beim Fetus einen generalisierten vermehrten extravasalen Flüssigkeitsgehalt im Weichteilgewebe einschließlich der Haut sowie in den serösen Höhlen (Pleura, Peritoneal- und Bauchhöhle, Herzbeutel). Häufig ist er assoziiert mit einem Hydrops placentae und einem Polyhdramnion.
Ätiologie Ursächlich ist ein gestörter Flüssigkeitsaustausch zwischen intravasalem Raum und Interstitium. Dies kann vorliegen bei einem pathologisch veränderten hydrostatischen Druck (z. B. bei Vitium cordis), verändertem onkotischem Druck (z. B. bei kongenitalem nephrotischem Syndrom), veränderter Kapillarpermeabilität (z. B. Hypoxie, Anämie, Infektion) oder gestörtem Lymphabfluss (z. B. mediastinalem Teratom; ➤ Tab. 41.1). Daneben kann zwischen immunologischer und nichtimmunologischer

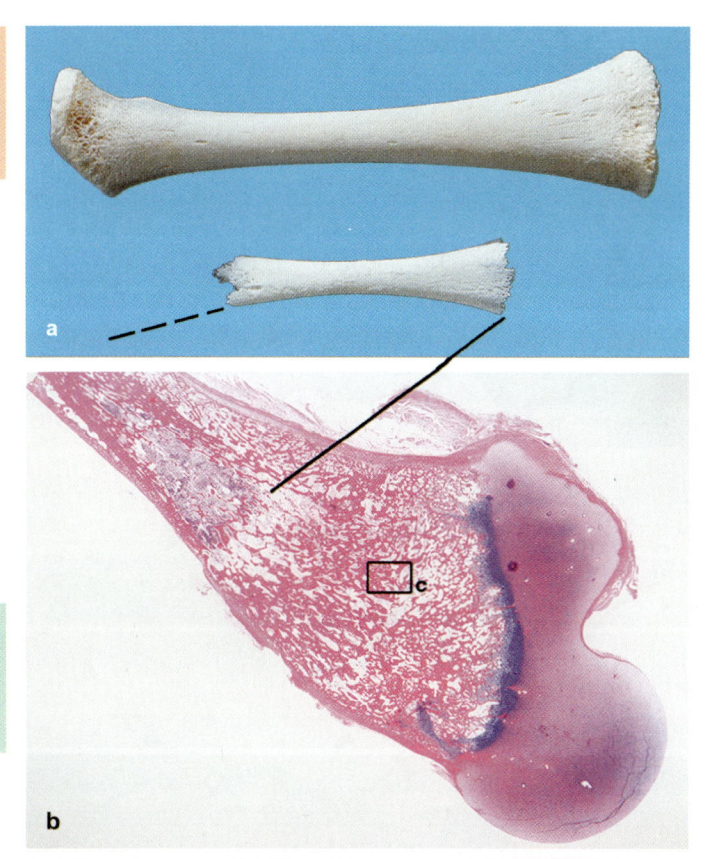

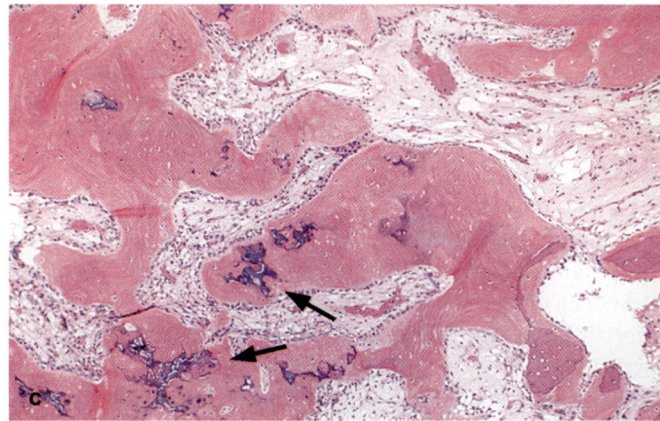

Abb. 41.18 Hypophosphatasie. a Mazerationspräparat der Tibia eines 8 Monate alt gewordenen Säuglings mit Hypophosphatasie (unten) und Vergleich zu altersentsprechendem normalem Knochen (oben). **b** Der histologische Großschnitt zeigt einen weitgehend normalen „Weichteilaspekt" des Knochens bei Hypophosphatasie (die schwarzen Linien zeigen in Bild a und b die Enden einer rudimentär kalzifizierenden Metaphyse). **c** Ausschnitt aus b. Die sonst zur histologischen Untersuchung eines Knochens notwendige Entkalkung ist nicht notwendig, da nur eine fleckförmige, geringe Mineralisierung des Osteoids besteht (Pfeile). HE Vergr. 200-fach. [R398]

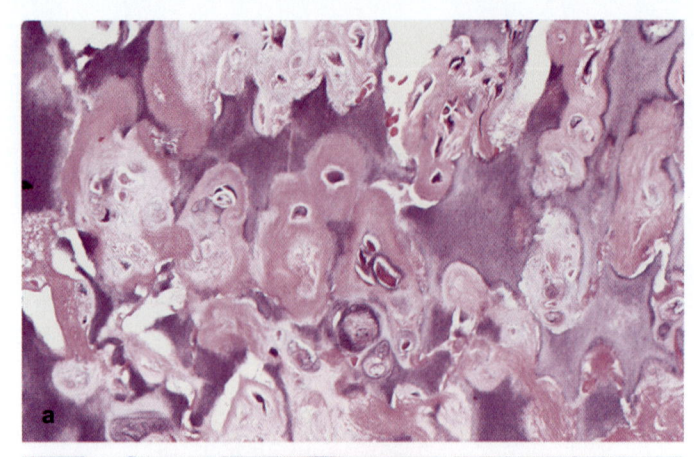

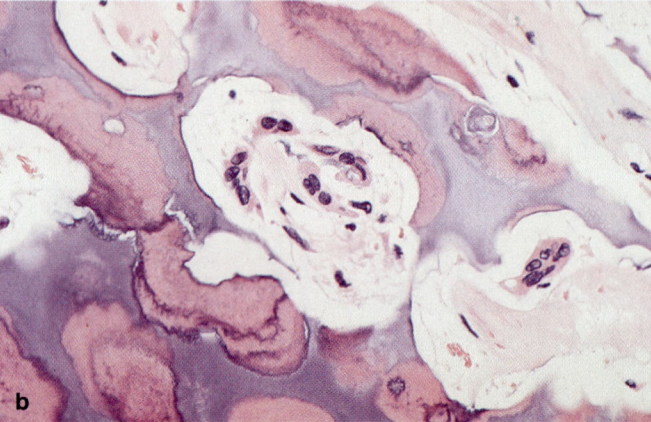

Abb. 41.19 Osteopetrose. a Eine Knochenbiopsie im Neugeborenenalter zeigt mineralisiertes Osteoid ohne klare Differenzierung von Spongiosabälkchen und Markräumen. **b** Erneute Knochenbiopsie wenige Wochen nach einer Knochenmarktransplantation; es finden sich mehrkernige Osteoklasten, die die regelrechte Knochenarchitektur herausmodellieren. HE, Vergr. 500-fach. [R398]

Ursache differenziert werden. Während früher die fetale Anämie infolge Rhesusinkompatibilität die häufigste Ursache war, sind heute Infektionen und Fehlbildungen die häufigste Ursache. Noch immer bleiben in bis zu einem Viertel der Fälle die Pathogenese und Ätiologie ungeklärt.

Klinische Relevanz Der Hydrops fetalis gilt als sog. sonografischer Softmarker (= Hinweiskriterium) für eine Chromosomenanomalie, Organfehlbildung oder eine anderweitige fetale Erkrankung. Das fetale Mortalitätsrisiko liegt bei 50–80 %.

Tab. 41.1 Ursachen des Hydrops des Fetus und der Plazenta

Anämie	• Blutgruppeninkompatibilität (Rhesus, AB0)
	• α-Thalassämie
	• Parvovirusinfektion
	• intrafetale Blutung
	• fetomaternales Transfusionssyndrom
	• fetofetales Transfusionssyndrom
	• Isoimmunisierung
	• Mikroangiopathie
kardial	• vorzeitiger Verschluss des Foramen ovale
	• Aortenisthmusstenose
	• vorzeitiger Verschluss des Ductus Botalli
	• Endokardkissendefekt
	• hypoplastischer linker oder rechter Ventrikel
	• Endokardfibroelastose
	• Tachyarrhythmie oder Bradyarrhythmie
thorakal	• kongenitale zystische adenomatoide Malformation
	• Lungensequester
	• intrathorakale Tumoren wie Teratome
	• bronchogene Zyste
	• Lymphangiektasien der Lunge
	• Zwerchfellhernie mit Lungenhypoplasie
intrauterine Infektionen	• Herpes
	• Lues
	• Toxoplasmose
	• Zytomegalie
konnatale Tumoren	• Teratome
	• Neuroblastom
	• Chorangiom
chromosomale Defekte	• Monosomie 45 X0
	• Trisomie 13, 18 und 21
	• Tetraploidie
fetale Hypomobilität	• Skelettdysplasien
	• kongenitale muskuläre Dystrophie
	• multiples Pterygium-Syndrom
Syndrome und Fehlbildungen des Urogenitaltrakts	• konnatales nephrotisches Syndrom
	• Kloakenfehlbildung
	• rezessive polyzystische Nierenerkrankung

41.6 Adaptationsstörungen des Neugeborenen

Die **Geburt** als Übergang vom intrauterinen zum extrauterinen Leben geht einher mit zahlreichen Anpassungsvorgängen, z. B. mit der Umstellung des fetalen auf den extrauterinen Kreislauf (> Kap. 19.2.2), der Entfaltung und Belüftung der Lunge oder der Umstellung des Gastrointestinaltrakts auf eine orale Ernährung. Gelingt diese Umstellung nicht (z. B. infolge Frühgeburtlichkeit), kommt es zu **Anpassungsstörungen.**

41.6.1 Anpassungsstörungen der Lunge

Infantiles Atemnotsyndrom (hyalines Membran-Syndrom)

Anpassungsstörungen der Neugeborenen-**Lungen** (fetale Atelektasen) sind heute dank einer intrauterinen Therapie bzw. der sofort nach der Geburt einsetzenden Lungenreifungsunterstützung selten. Die intrauterine Flüssigkeit, die die Lungenalveolen intrauterin füllt, wird bei Passage durch den vergleichsweise sehr engen Geburtskanal bereits teilweise herausgepresst. Der Rest wird resorbiert und die Alveolen werden durch die ersten Atemzüge entfaltet. Damit die Alveolen nicht wieder kollabieren, wird **Surfactant** benötigt, das die Oberflächenspannung der Alveolen reduziert. Dieses besteht aus Proteinen, Salzen, neutralen Lipiden und Phospholipiden, insbesondere gesättigtem Phosphatidylcholin und Phosphatidylglycerol. Das Surfactant wird ab der 28. SSW von den Pneumozyten Typ II gebildet. Dementsprechend ist es bei Frühgeborenen, insbesondere vor der 28. Schwangerschaftswoche noch nicht ausreichend vorhanden. Ein Surfactant-Mangel führt dementsprechend zu **Atelektasen,** reduziertem Gasaustausch und so zu schwerer Hypoxie und Azidose. Die Schädigung der Pneumozyten äußert sich u. a. in der Bildung **hyaliner Membranen.** Das infantile Atemnot-Syndrom stellt somit eine akute Form der respiratorischen Anpassungsstörung dar, die u. U. in die bronchopulmonale Dysplasie als chronischer Form übergeht.

Ätiologie

Ursächlich für das infantile Atemnot-Syndrom ist die bei (sehr) frühen Frühgeborenen noch unzureichende endogene Surfactantfaktor-Produktion.

Klinische Relevanz Bei drohender Frühgeburtlichkeit initiiert die pränatale Gabe von Glukokortikoiden die Surfactant-Produktion. Nachgeburtlich werden dem Frühgeborenen synthetisches Surfactant sowie ggf. Kortikoide zur Induktion der Surfactant-Produktion verabreicht. Dank dieser intensivmedizinischen Behandlung von Frühgeborenen tritt das infantile Atemnot-Syndrom (➤ Abb. 41.20a) *infolge Frühgeburtlichkeit* heute nur noch sehr selten auf.

Bronchopulmonale Dysplasie

Definition Die bronchopulmonale Dysplasie ist eine chronisch-entzündliche Lungenerkrankung, die früher vor allem als Folge der Lungenunreife bei Frühgeburtlichkeit auftrat, heute vor allem infolge **Surfactant-Dysfunktion** aufgrund einer gestörten Surfactant-Produktion oder -regulierung. Dies ist der Fall bei Mutationen in den Surfactantgenen, z. B. denen für die Surfactant-Bildung. Die im Rahmen des infantilen Atemnot-Syndroms zuvor entstandenen **hyalinen Membranen** werden im Weiteren reparativ durch Bindegewebe ersetzt. Dies führt zu einer Fibrose der Alveolarsepten und es entwickelt sich die **bronchopulmonale Dysplasie.** Bei dem früher durch Frühgeburtlichkeit bedingten infantilen Atemnot-Syndrom wurde diese diffuse Lungenschädigung zusätzlich durch die Gabe von Sauerstoff (zur Oxygenierung) und die künstliche Beatmung beschleunigt und die Fibrosebildung zusätzlich verstärkt.

Morphologie

Während bei der bronchopulmonalen Dysplasie das Bild einer diffusen Lungenfibrose im Vordergrund steht, sieht man bei einer Pneumozytenschädigung bei bestimmten Subtypen der angeborenen Surfactant-Mangel-Erkrankung eine organisierende Pneumonie (➤ Kap. 24.6).

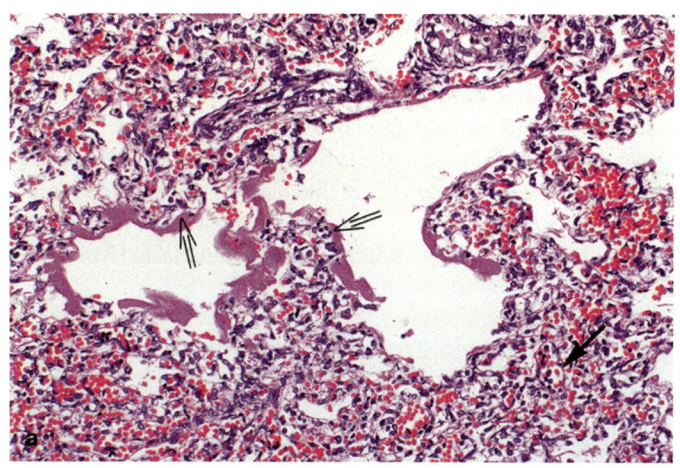

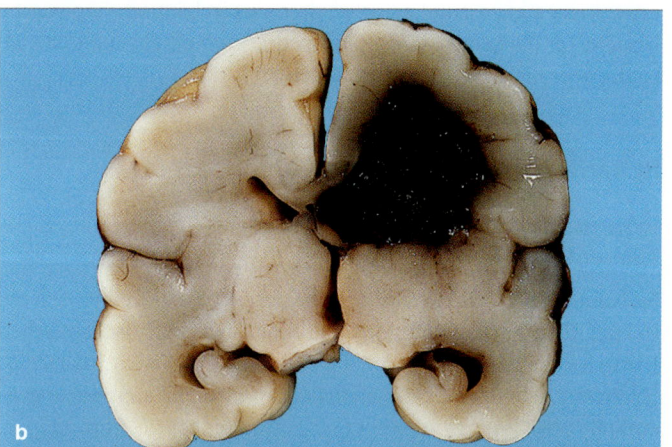

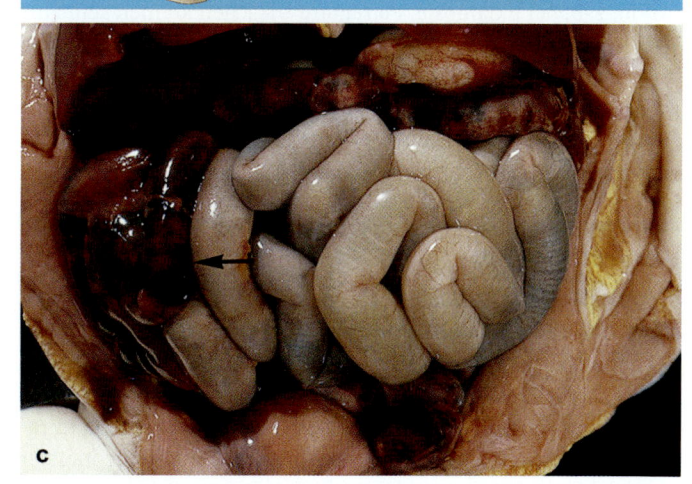

Abb. 41.20 Neonatale Adaptationsstörungen. a Infantiles Atemnot-Syndrom der Lunge. Die Alveolen sind kollabiert und atelektatisch (Pfeil). Die terminalen Bronchiolen und der Ductus alveolares dagegen sind erweitert und von breiten, eosinophilen, homogenen Membranen (Doppelpfeile) ausgekleidet. HE, Vergr. 200-fach. **b Ausgedehnte Keimlagerblutung.** Es kommt zum Durchbruch in das Ventrikelsystem und zum Einbruch in das periventrikuläre Marklager. **c Nekrotisierende Enterokolitis.** Die befallenen Darmschlingen sind dunkelrot-blutig verfärbt (Pfeil), nekrotisch und von Fibrin bedeckt. Die proximalen Dünndarmschlingen sind gebläht. [R398]

Therapie und Prognose

Bei Neonaten mit Surfactant-Dysfunktion steht die Gabe synthetischen Surfactants im Vordergrund, später – abhängig vom zugrunde liegenden Gendefekt – z. B. die systemische Gabe von Kortikosteroiden und die Lavage der Lunge und langfristig die Lungentransplantation. Für die Langzeitprognose entscheidend ist das Ausmaß der durch die Lungenfibrose mitbedingten pulmonalen Hypertonie.

41.6.2 Neonatale Enzephalopathie

Dieser Überbegriff für eine Dysfunktion des ZNS in der Neugeborenenperiode ersetzt den früher gebräuchlichen Begriff der anoxischen Enzephalopathie. Grund dafür ist, dass eine ischämisch-hypoxische Ursache für die neontale Enzephalopathie zwar oft anzunehmen ist, häufig aber nicht eindeutig belegt werden kann.

Ischämisch-hypoxische Enzephalopathie

Ätiologie

Sie kann bedingt sein durch eine Hypoxie vor, während oder nach der Geburt. Ursächlich für eine fetale, zu einem hypoxisch-ischämischen Hirnschaden führende Enzephalopathie können sein eine maternale Hypoxie (z. B. infolge eines maternalen Asthmaanfalls, einer Lungenembolie oder Pneumonie) oder eine stark reduzierte Plazentaperfusion, z. B. bei Eklampsie. Plazentare Ursachen können sein eine vorzeitige Plazentalösung, eine Nabelschnurumschlingung, ein Nabelschnurvorfall, eine Uterusruptur oder eine Plazentainsuffizienz infolge einer Zottenunreife. Fetale Ursachen können z. B. sein eine fetomaternale Blutung oder fetale Thrombosen, Infektionen oder eine neonatale Hypoglykämie.

Morphologie

Morphologisch findet sich zunächst meist ein Ödem in den Basalganglien, im Thalamus und Nekrosen im Hinterhorn der Capsula interna. Bei chronischer oder wiederholter Asphyxie findet sich eine Hemisphärenschädigung vor allem im Bereich des präsagittal Kortex. Einen Untergang weißer Substanz findet man vor allem bei intrauteriner (rezidivierender) Hypoxie, Infektionen oder neonataler Hypoglykämie. Bei akuter oder totaler Ischämie (z. B. infolge Nabelschnurvorfall oder Uterusruptur) findet man vor allem eine bilaterale symmetrische Nekrose des dorsalen Hirnstamms, die ggf. bis zu den tiefen zerebralen Kernregionen reicht. Weitere in der Regel hypoxiebedingte Befunde sind die meist kleinfleckig auftretenden Subarachnoidalblutungen.

Intraventrikuläre Blutung

Diese auch als Ventrikeleinbruchblutung, subependymale Blutung bzw. Keimlagerblutung bezeichnete Blutung tritt vor allem bei Frühgeborenen auf. Die Inzidenz ist in den letzten 30 Jahren stark zurückgegangen. Dennoch stellt diese Blutung immer noch ein Problem gerade bei sehr frühen Frühgeborenen dar.

Ätiologie

Ursprung der Blutung sind bei Frühgeborenen in der Regel die kleinen kapillären Blutgefäße im subependymalen Keimlager zwischen Nucleus caudatus und Thalamus auf Höhe des Foramen Monroi. Das Keimlager wird primär aus dem kapillären Netzwerk, das frei mit dem venösen Blutsystem kommuniziert, aber auch aus der arteriellen Zirkulation versorgt. Die Gefäße in dieser Region weisen bei Hypoxie sowie erniedrigtem venösem Blutdruck eine erhöhte Permeabilität auf. Durchbricht die Blutung die ependymale Auskleidung, bricht sie in die Seitenventrikel ein. Aufgrund der Involution des Keimlagers ab der 36. SSW treten diese Blutungen nach diesem Zeitpunkt nur noch selten auf. Ventrikeleinbruchblutungen nach diesem Zeitraum sind dann meist durch venöse Thromben im Bereich der Vena thalamostriata superior bedingt.

Klinische Relevanz Einblutungen in die Ventrikel können zu Ventrikeltamponade führen sowie im Weiteren zu einer ependymalen Reaktion und Gliose, die wiederum zu einer Aquäduktstenose oder Stenose am Foramen Monroi und so zur Verlegung des zerebrospinalen Flüssigkeitsflusses führen können (> Abb. 41.20b).

41.6.3 Nekrotisierende Enterokolitis

Die nekrotisierende Enterokolitis (NEC) ist charakterisiert durch hämorrhagische Nekrose der Mukosa und später tieferer Darmwandschichten mit nachfolgender Bakterieninvasion. Sie betrifft vor allem den Dünndarm von Frühgeborenen. In schweren Fällen kann sie zu Darmperforationen führen.

Pathogenese

Die Pathogenese ist multifaktoriell. Während man früher von einer hypoxisch-ischämischen Schädigung des unreifen Gastrointestinaltrakts ausging, diskutiert man heute ein Zusammenwirken einer erhöhten Darmwandpermeabilität, einer Bakterientranslokation, einer Zytokinkaskadenaktivierung, Schäden durch freie Radikale und einer unbalancierten Immunantwort des unreifen Darms (> Abb. 41.20c). Infolge der **Darmwandnekrose** kommt es zu einer fibrinös-eitrigen Peritonitis. Als typische Komplikation der bakteriellen Gasbildung in der Darmwand gilt die **Pneumatosis intestinalis.**

41.6.4 Angeborene Lungenerkrankung

Dieser Begriff bezeichnet anlagebedingte Erkrankungen der oberen und unteren Atemwege.

Bronchogene Zyste

Bei der bronchogenen Zyste handelt es sich um eine während der Embryonalzeit auftretende angeborene Fehlbildung des Respirationstrakts. Ursächlich ist eine abnorme Knospung des Vorderdarms während der Embryonalentwicklung. In seltenen Fällen kann sie intrapleural, kutan, kardial oder im subdiaphragmalen Retroperitoneum auftreten.

Morphologie

Es handelt sich um unilokuläre, oft mit dicklicher klarer Flüssigkeit gefüllte Zysten. Die Auskleidung besteht aus respiratorischem Epithel. In der Wandung finden sich – analog zur Bronchialwand – glatte Muskelbündel, bronchiale Drüsenfelder und Knorpelinseln. Es besteht keine Verbindung zum Tracheobronchialbaum.

Klinische Relevanz Die Zysten können durch Druck auf angrenzende Strukturen Symptome verursachen, z. B. einen fetalen Hydrops bei Druck auf kardiale Strukturen.

Zystische pulmonale Fehlbildungen der Luftwege (CPAM = Congenital Pulmonary Airway Malformation)

Bei der CPAM handelt es sich um eine hamartomatöse Lungenfehlbildung mit zystischen und adenomatösen Strukturen. Je nach Entwicklungsstand der Lunge bei Entstehung der Fehlbildung entspricht die histomorphologische Struktur der CPAM weitgehend der der Trachea, der Bronchien, der Brochiolen oder der Acini. Dementsprechend werden fünf Typen unterschieden.

Pathogenese

Die Entstehung der fünf verschiedenen Typen wird darauf zurückgeführt, dass es nach einer intrauterinen Atresie auf einer bestimmten Ebene des Trachobronchialbaums während der Lungenentwicklung zu einer Unterbrechung der Weiterentwicklung des Lungengewebes distal dieser Atresie kommt. Bei der histologischen Untersuchung findet sich die Atresie eines Lungenwegs meist nahe der chirurgischen Resektionsgrenze.

Klinische Relevanz Bei Veränderungen, die distalen Bronchien ähneln, sind Fälle mit Übergang in ein bronchioloalveoläres Karzinom beschrieben. Veränderungen der Lunge, die den distalen Azini ähneln,sind differenzialdiagnostisch von einem **pleuropulmonalen Blastom** abzugrenzen (> Kap. 41.8.4).

Kongenitales lobäres Emphysem

Der Begriff „Emphysem" ist irreführend, da hier keine Destruktion des Lungengewebes vorliegt. Vielmehr handelt es sich um eine umschriebene Überblähung von fehlgebildetem Lungengewebe mit Kompression des umgebenden Lungengewebes.

Durch eine gestörte Lungenentwicklung, insbesondere eine abnormale Interaktion zwischen embryonalem, endodermalem und mesodermalem Lungengewebe, entwickeln sich zu viele und zu große Alveolen. Ursächlich dafür sollen extrinsische und intrinsische Ursachen sein, die zu einem Kugelklappenmechanismus mit dahinter „gefangener" Luft führen, z. B. Gefäßmalformationen wie Pulmonalarterienschlingen um einen Bronchus, ein rechts liegender Ductus arteriosus Botalli mit rechtsseitig gelegener Aorta, intrathorakales Gewebe wie bronchogene Zyste oder ein Teratom.

Morphologie

Neben homogen dilatierten distalen Luftwegen und Alveolen kann auch bei normaler Bronchuszahl eine vermehrte Zahl vergrößerter Alveolen vorliegen.

Differenzialdiagnostisch ist das **William-Campell-Syndrom** abzugrenzen, bei dem ein angeborener defekter Bronchialknorpel in einem umschriebenen Lungenareal vorliegt, mit fehlendem, reduziertem oder zu weichem Bronchialknorpel auf der Subsegmentebene.

41.7 Kongenitale Fehlbildungen des Kolons, Rektums und Analkanals

41.7.1 Anorektale Atresien und Stenosen

Rektum- und **Analatresien** gehören zu den häufigsten kongenitalen Anomalien, in etwa 65 % d. F. werden sie von Fisteln (vom Rektum zur Harnblase, Harnröhre, Vagina, zum Vestibulum vaginae oder Damm) oder anderen Fehlbildungen begleitet (> Abb. 41.21). Ursache ist eine Entwicklungsstörung der Kloake, aus der Rektum und Urogenitaltrakt hervorgehen. Je nach Lage des Blindsacks bezüglich des M. levator ani unterscheidet man zwischen hohen (supralevatorischen), intermediären und tiefen (infra- oder translevatorischen) Atresien. Die Atresieform bestimmt das chirurgische Therapieverfahren und die Prognose hinsichtlich der Kontinenzherstellung.

Bei der **Analstenose** ist der Analkanal vorhanden, aber eingeengt. Häufiger als bei Fehlbildungen tritt eine Analstenose als Folgezustand bei chronischer Entzündung, Verletzungen oder nach einer Operation auf.

41.7.2 Angeborene Störungen der kolorektalen Innervation

Angeborene Innervationsstörungen sind relativ häufig und beruhen im Allgemeinen auf einer Hemmungsfehlbildung der kolorektalen Innervation. Sie manifestieren sich bereits im frühen Kindesalter als Megakolon. Nach Ausdehnung und Lage des fehlerhaft innervierten Darmsegments werden verschiedene Krankheitsbilder unterschieden.

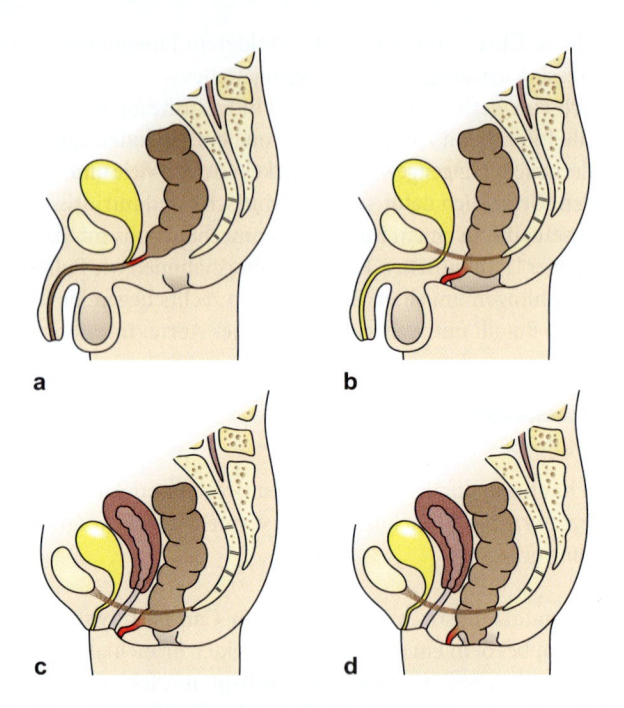

Abb. 41.21 Häufige Formen anorektaler Fehlbildungen. a Anorektale Agenesie mit rektourethraler Fistel. **b** Analatresie mit anokutaner Fistel beim Jungen. **c** Analatresie mit anovestibulärer Fistel beim Mädchen. **d** Analatresie mit anokutaner Fistel beim Mädchen. [R398]

Morbus Hirschsprung

Syn.: Megacolon congenitum

Definition Der Morbus Hirschsprung ist eine kongenitale Erkrankung, bei der die Ganglienzellen in den intramuralen Plexus (Plexus myentericus Auerbach und Plexus submucosus Meissner) des distalen Kolons fehlen (Aganglionose). Hieraus resultiert eine spastische Dauerkontraktion der Wandmuskulatur mit funktioneller Stenose des Darmlumens. Dies ist bedingt durch die spasmogene Wirkung des extramuralen Parasympathikus, der nicht durch den Plexus myentericus moduliert wird.

Epidemiologie Die geschätzte Prävalenz des Morbus Hirschsprung beträgt in Europa und den USA etwa 1 : 5000 Neugeborene. Jungen sind etwa 4-mal häufiger betroffen als Mädchen. Meist handelt es sich um eine sporadische Erkrankung. Bei 10–15 % der Betroffenen wird eine familiäre Häufung beobachtet. Die Vererbung ist meist autosomal-dominant mit inkompletter Penetranz. Bei etwa einem Drittel der Kinder liegen zusätzliche kongenitale Anomalien vor und die Hirschsprung-Erkrankung ist Teil eines genetischen Syndroms (z. B. Shah-Waardenburg-Syndrom).

Pathogenese

Die Aganglionose wird auf eine gestörte Neuroblastenmigration aus der Neuralleiste in den Darm zurückgeführt. Zusätzlich besteht häufig eine Reifungsstörung der einwandernden Neuroblasten.

Morphologie

Die Aganglionose erstreckt sich von der kaudalen Grenze des Analkanals in variabler Ausdehnung nach proximal. In etwa 20 % d. F. ist nur das Rektum betroffen, in ungefähr 60 % d. F. zusätzlich das Sigma („Short-Segment"-Aganglionose). In je 4–6 % d. F. reicht die Aganglionose bis zum Colon descendens, Colon transversum oder Zökum („Long-segment"-Aganglionose), selten bis in den Dünndarm (Jirásek-Zuelzer-Wilson-Syndrom, s. u.).

Makroskopisch ist das aganglionäre Darmsegment infolge der spastischen Dauerkontraktion hochgradig eingeengt. Proximal der funktionellen Stenose findet sich eine hypoplastische hypoganglionäre Übergangszone. Es kann sich ein Megakolon entwickeln (> Abb. 41.22), das bei etwa 15 % der Patienten eine unterschiedlich schwere, teilweise nekrotisierende Entzündung aufweist (Enterokolitis durch *Clostridium difficile*).

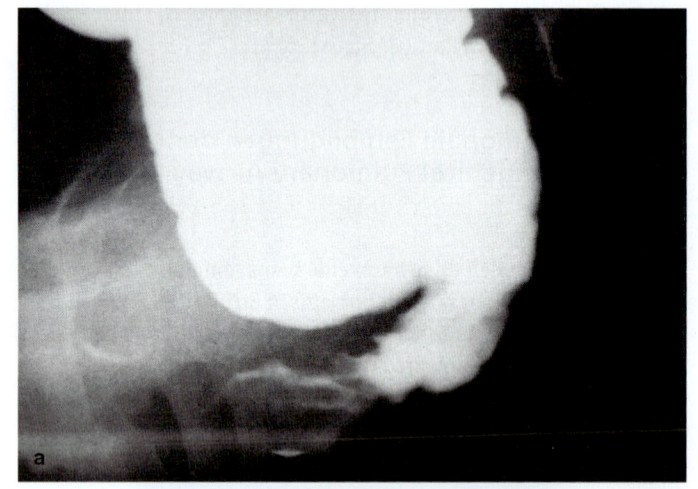

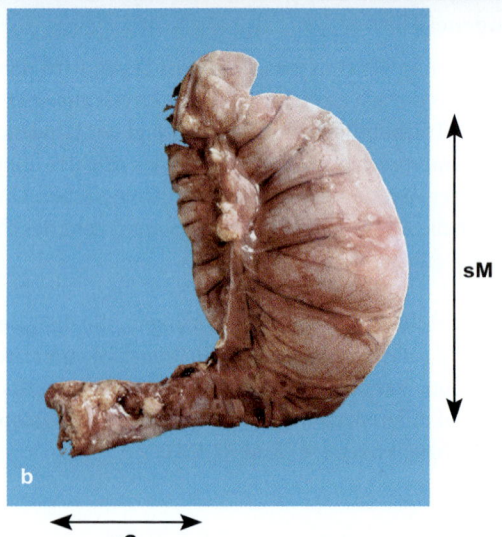

Abb. 41.22 Morbus Hirschsprung. a Präoperativer Röntgenbefund. **b** Operationspräparat: aganglionäres Segment mit funktioneller, spastischer Stenose (aganglionäres Segment, aS). Proximal der Stenose die hypoganglionäre Übergangszone mit sekundärem Megakolon (sM). [R398]

Histologisch fehlen die Ganglienzellen in der Wand des enggestellten Darmsegments. Diese Aganglionose geht mit einer Überaktivität cholinerger parasympathischer Nervenfasern in der Muscularis mucosae sowie in der Muscularis propria und aberrantem Nachweis parasympathischer Nervenfasern in der Lamina propria einher. Zusätzlich finden sich hypertrophe parasympathische Nervenfaserbündel in der Submukosa und der Plexusloge der Muscularis propria. Durch die enzymhistochemische Darstellung der Acetylcholinesterase-Aktivität (cholinerge Nerven), der Laktatdehydrogenase und/oder Succinatdehydrogenase (Ganglienzellen) und durch den Einsatz immunhistochemischer Marker (NSE und mikrotubulusassoziierte Proteine für Ganglienzellen, Calretinin für Nervenfasern) lassen sich die Veränderungen in Biopsien und Resektaten nachweisen (> Abb. 41.23; > Abb. 1.4).

Proximal des aganglionären Segments findet man gelegentlich eine hypoganglionäre Übergangszone oder eine intestinale neuronale Dysplasie (s. u.).

Molekularpathologie

Der Morbus Hirschsprung ist eine genetisch komplexe, heterogene Erkrankung. Als häufigste Ursache wurden bei etwa 50 % der familiären und 15–35 % der sporadischen Hirschsprung-Erkrankungen Keimbahnmutationen im *RET*-Gen nachgewiesen. Etwa 10 % der Patienten mit Morbus Hirschsprung haben eine Trisomie 21 und bei bis zu 15 % der Patienten mit Trisomie 21 findet sich ein Morbus Hirschsprung.

Klinische Relevanz Die Erkrankung manifestiert sich bei 90 % der Patienten im Neugeborenenalter mit fehlendem oder verzögertem Mekonium-Abgang oder im Kleinkindesalter durch chronische Obstipation. Selten wird die Diagnose erst nach dem 5. Lebensjahr oder im Erwachsenenalter gestellt, dann mit schwerer chronischer Obstipation. Ein Aufstau des Darminhalts vor der funktionellen Stenose führt im Verlauf zum Megakolon bis zum Ileus. Bei verzögerter Diagnostik kann es zu einer Perforation weiter proximalwärtiger Darmabschnitte kommen, z. B. im Zökum. Die Diagnose wird radiologisch (> Abb. 41.22a) und histologisch an nativen rektalen Schleimhautstufenbiopsien mit enzymhistochemischen und immunhistochemischen Methoden gestellt. Die Therapie besteht gegenwärtig aus einer vollständigen Resektion des aganglionären (enggestellten) sowie dilatierten hypoganglionären Darmsegments.

Hypoganglionose

Die Hypoganglionose bezeichnet eine generelle Hypoplasie der nervalen Strukturen der Darmwand mit Reduktion der Ganglien des Plexus myentericus und der Acetylcholinesterase-Aktivität der Nervenfasernetze der Muskelschichten.

Die Hypoganglionose kann einerseits als eigenständiges Krankheitsbild auftreten („isolierte" Hypoganglionose, selten), andererseits wird sie beim Morbus Hirschsprung als hypoplastisch hypoganglionäre „Übergangszone" zwischen dem distalen aganglionären Segment und der proximalen normalen Darmwand gefunden.

Totale Aganglionose

Syn.: Jirásek-Zuelzer-Wilson-Syndrom

Definition Die totale Aganglionose bezeichnet die Aganglionose des gesamten Dickdarms, d. h. die Ganglienzellen beider Plexus (Meissner und Auerbach) fehlen. Selten können auch Segmente des Ileums, des Duodenums und des Magens betroffen sein.
Epidemiologie Sie umfasst ca. 5 % aller Aganglionosen. Familiäre Häufungen wurden beschrieben. Die Letalität ist hoch (45–80 %).

Morphologie

Es besteht ein Mikrokolon ohne jegliche Peristaltik.

Die **histologischen** Veränderungen im distalen Rektum entsprechen denen des Morbus Hirschsprung. In den weiter proximal gelegenen Dickdarmabschnitten liegt eine Aganglionose ohne Vermehrung der cholinergen parasympathischen Nervenfasern vor, gefolgt von einer variablen hypoganglionären Übergangsszone des distalen Dünndarms.

41.8 Tumoren im Kindesalter

Tumoren im Kindesalter sind selten. Bei Kindern unter 18 Jahren werden in Deutschland jährlich etwa 2200 neue Krebsfälle diagnostiziert. Dies ergibt eine Inzidenzrate für Mädchen von jährlich 15,7 und für Jungen von 18,4 pro 100 000 Personen unter 18 Jahren (bei einer Bevölkerungszahl von ca. 13 Millionen dieser Altersgruppe). Maligne Tumoren sind ursächlich für ca. 10 % der Todesfälle im Alter von 1–15

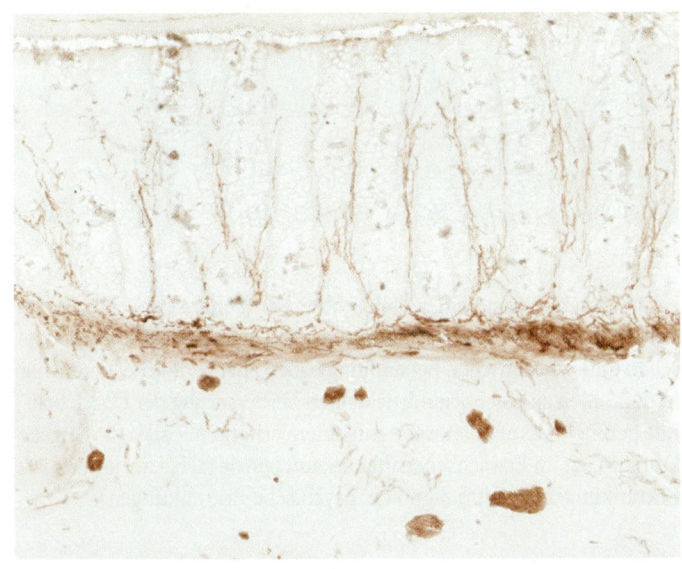

Abb. 41.23 Morbus Hirschsprung (Rektumbiopsie). Enzymhistochemische Darstellung der gesteigerten Acetylcholinesterase-Aktivität in aberranten parasympathischen Nervenfasern der Lamina propria mucosae (obere Bildhälfte) und Nachweis dicker Nervenfaserbündel in der Submukosa (unten). Vergr. 120-fach. [T1327]

Jahren, was nach den Unfällen der zweithäufigsten Todesursache im Kindesalter entspricht. Zwischen den Tumoren des Erwachsenen- und des Kindesalters bestehen große Unterschiede hinsichtlich Häufigkeit und Art. Karzinome sind beispielsweise bei Kindern sehr selten (ca. 4 %). Dagegen bilden embryonale Tumoren bei Kindern eine wichtige Gruppe und kommen bei Erwachsenen kaum mehr vor.

Beziehung zur Embryogenese Bei drei typischen Gruppen von Tumoren und tumorähnlichen Läsionen ist die Beziehung zur Embryogenese besonders deutlich:

- **Embryonale Tumoren** bestehen aus unreifen, stark proliferierenden Zellen, deren Aussehen an das Blastem des entsprechenden Organs erinnert (z. B. Retinoblastom, Medulloblastom, Nephroblastom, Neuroblastom, Hepatoblastom). Das Rhabdomyosarkom geht von undifferenzierten pluripotenten Mesenchymzellen aus und zeigt eine Differenzierung in Richtung der Skelettmuskulatur (➤ Kap. 46.3.4) **Cave: Chrondroblastom** und **Osteoblastom** sind benigne Knochentumoren und gehören trotz des ähnlichen Namens nicht zu der Gruppe der embryonalen Tumoren.
- **Teratome** sind Tumoren der Keimzellen, die Anteile aller drei Keimblätter enthalten.
- **Hamartome** sind tumorähnliche Fehlbildungen, die aus ortsständigem Gewebe aufgebaut sind.

Beziehung zu Fehlbildungen Kindliche Tumoren können im Rahmen einzelner Fehlbildungssyndrome auftreten: Nephroblastome, Nebennierenrindenkarzinome und Hepatoblastome findet man gehäuft beim **Beckwith-Wiedemann-Syndrom** (➤ Kap. 41.4.3). Leukämien und Retinoblastome treten vermehrt bei der **Trisomie 21** auf. Zwischen der Entstehung von Fehlbildungen und von Tumoren bestehen viele Analogien. Genetische Schädigungen, insbesondere Gen- und Chromosomendefekte, führen zu Störungen der Embryonalentwicklung und damit zu Fehlbildungen. Genetische Störungen während der Organogenese, die die Wachstumsregulation betreffen, können zu Tumoren führen.

Biologisches Verhalten Vor allem die **embryonalen Tumoren**, die aus kleinen, wenig differenzierten Tumorzellen aufgebaut sind, haben eine sehr hohe Proliferationsrate mit Tumorverdopplungszeiten, die meist wesentlich kürzer sind als beim Erwachsenen.

Einzelne Tumoren haben bei sehr jungen Kindern eine wesentlich bessere Prognose als bei älteren Kindern. Dies gilt insbesondere für das Neuroblastom, das sich sogar spontan zurückbilden kann.

Benigne Tumoren Diese betreffen im Kindesalter vor allem die Weichteile und die Haut. Dabei handelt es sich vorwiegend um vaskuläre Tumoren: kongenitale und infantile Hämangiome (27 %) sowie lymphatische Malformationen (14 %). Bei den Fibromatosen (20 %) gibt es mehrere für das Kindesalter typische Formen. Neurofibrome (10 %) sind die wichtigsten benignen Weichteiltumoren im Kindesalter (➤ Kap. 45.6).

Maligne Tumoren Die Häufigkeit der einzelnen Malignome im Kindesalter geht aus ➤ Tab. 41.2 hervor. Es bestehen große Unterschiede bei der Inzidenz maligner Tumoren zwischen jüngeren und älteren Kindern. 50 % der malignen Tumoren treten in den ersten 5 Jahren auf. Auf die 2. und 3. Fünfjahresperiode entfallen je ca. 25 %.

Tab. 41.2 Inzidenz maligner Tumoren im Kindesalter (pro 1 Million; Segi World Standard Population).

Malignomtyp	Jungen	Mädchen
alle Malignome	170	146
Leukämien	59	51
• akute lymphatische Leukämie	47	40
• chron. myeloproliferative Erkrankungen	1,0	1,0
Lymphome	20	11
• Hodgkin-Lymphom	7,0	5,0
• Non-Hodgkin-Lymphom	8,0	4,0
Hirntumoren	38	33
• Gliale Tumoren	16	16
• Medulloblastom	7	4
Tumoren des sympathischen Nervensystems	15	13
• Neuroblastom	15	13
• Retinoblastom	4,3	4,9
Nierentumoren	9	11
• Nephroblastom	9	10
Lebertumoren	3	2
• Hepatoblastom	2	1
Knochentumoren	6	6
• Osteosarkom	3	3
• Ewing-Sarkom	3	3
Weichteiltumoren	10	9
• Rhabdomyosarkom	6	5
• Infantiles Fibrosarkom, maligne periphere Nervenscheidentumoren u. a.	1	1
Keimzelltumoren	4	5
• intrakranial	1	1
• gonadal	2	2
• extragonadal und extrakranial	1	2
epitheliale Tumoren	2	3
Nebennierenrindenkarzinom	0,3	0,2
Schilddrüsenkarzinom	0,6	1,7
nasopharyngeales Karzinom	1	1
Melanom	0,6	0,8

Die Prognose kindlicher Malignome war früher sehr schlecht. Die modernen Methoden der kombinierten chirurgischen, radiotherapeutischen und zytostatischen Behandlung haben aber gerade bei kindlichen Malignomen zu einer beeindruckenden Verbesserung der Überlebensrate geführt, was aber teilweise mit einem erhöhten Risiko für Folgeerkrankungen im Erwachsenenalter erkauft wurde (z. B. kardiovaskuläre Erkrankungen, Zweitmalignome, psychische Erkrankungen).

41.8.1 Neuroblastom

Definition Es handelt sich um einen Tumor aus Zellen, die der Neuralleiste entstammen und bei der Bildung des sympathischen Nervensystems in einem unreifen Stadium verblieben sind

(Neuroblasten). Neuroblastome entstehen entlang des Grenzstrangs, zwei Drittel davon im Abdomen, vor allem in den Nebennieren. Neuroblastome erstrecken sich manchmal durch das Foramen intervertebrale in den Wirbelkanal hinein (wegen der Einschnürung im mittleren Drittel dann als Sanduhrgeschwulst bezeichnet).

Epidemiologie Zweithäufigster maligner solider Tumor des Kindesalters. 40 % der Tumoren treten im 1. Lebensjahr auf, insgesamt 80 % vor dem 4. Lebensjahr.

Pathogenese

Aus der Neuralleiste auswandernde Neuroblasten differenzieren sich und bilden Nebennierenmark und sympathische Ganglien. Kleine persistierende Herde von Neuroblasten sind bei 1 : 300 bis 1 : 400 aller Neugeborenen nachweisbar. Die meisten dieser Herde differenzieren nach der Geburt aus und verschwinden.

Morphologie

Neuroblastome sind graurote, weiche Tumoren, die häufig größere Blutungen, fleckförmige Nekrosen und Verkalkungen aufweisen.

Die Zellen enthalten wenig Zytoplasma, aber dichte, chromatinreiche Kerne. Eine beginnende Differenzierung führt zur Ausbildung von **Pseudorosetten** sowie einer feinfibrillären Matrix und einzelnen Ganglienzellen. Kommt es zu einer stärkeren Ausreifung und beinhaltet der Tumor reife Ganglienzellen sowie Schwann-Zellen, handelt es sich um ein **Ganglioneuroblastom.** Besteht er ausschließlich aus reifen Strukturen (Ganglienzellen, Schwann-Zellen und Neurofibrillen), wird der Tumor **Ganglioneurom** genannt und verhält sich gutartig.

Molekularpathologie

Zytogenetische Aberrationen (z. B. eine 1p-Deletion, seltener Zugewinn von 17q) kommen in Neuroblastomen häufig vor. Prognostisch ungünstig sind eine Amplifiktion des N-myc-Onkogens sowie eine 1p36-Deletion, die v. a. bei fortgeschrittenen Tumoren vorkommt.

Klinische Relevanz Laborchemisch können Neuroblastome anhand erhöhter Werte der Katecholamine und deren Metaboliten Vanillinmandelsäure und Homovanillinsäure im Urin nachgewiesen werden.
Die Prognose hängt sehr stark vom Alter ab: Säuglinge unter 1 Jahr haben eine 2-Jahre-Überlebensrate von 74 %, Kinder über 2 Jahre von nur 12 %.

41.8.2 Nephroblastom

Syn.: Wilms-Tumor

Definition Es handelt sich um einen malignen embryonalen Nierentumor, der von den Zellen des metanephrogenen Blastems ausgeht.

Epidemiologie Eines von 10.000 lebend geborenen Kindern ist betroffen. Nephroblastome sind im 1. und nach dem 5. Lebensjahr selten und haben ihren Häufigkeitsgipfel im 2.–3. Lebensjahr. Beidseitige Nephroblastome kommen in 5 % d. F. vor. Familiäre Häufungen sind bekannt.

Pathogenese

Das metanephrogene Blastem ist normalerweise nach der 36. SSW nicht mehr nachweisbar. Bei 1 : 300 aller Neugeborenen sind einzelne Herde jedoch noch bei Geburt nachweisbar. Man geht davon aus, dass sich aus solchen embryonalen Resten ein Nephroblastom entwickeln kann. Bei ca. 40 % der Wilms-Tumor-Patienten sind im umgebenden Nierengewebe derartige nephrogene Reste zu finden.

Morphologie

Nephroblastome sind große, weiche, solide Tumoren (Durchschnittsgewicht 500 g, selten bis 2 kg) mit hellgrauer Schnittfläche, vereinzelten Zysten, Nekrosen und/oder Blutungen (> Abb. 41.24a). Ein Durchbruch in das Nierenbecken ist selten, der Tumor hat jedoch eine Tendenz zum Einbruch in Nierenvenen mit Tumorzapfen bis in die V. cava inferior hinein.

Das Nephroblastom besteht aus rundlichen, zytoplasmaarmen Blastemzellen, zeigt jedoch meist auch eine epitheliale (Tubuli, glomeruloide Körperchen) und stromale Differenzierung (Fibroblasten, glatte und quer gestreifte Muskelzellen; > Abb. 41.24b). Etwa 5 % der Nephroblastome enthalten große, chromatinreiche, anaplastische Tumorzellen; die Prognose ist dann schlechter.

Das Nephroblastom muss vom gutartigen mesoblastischen Nephrom (aus blanden Spindelzellen) sowie von zwei seltenen, aber hochmalignen, v. a. im 1. Lebensjahr auftretenden Nierentumoren abgegrenzt werden: dem Klarzellsarkom der Niere (mit hellen Zellen) und dem malignen Rhabdoidtumor der Niere (mit typischen intrazytoplasmatischen Einschlüssen).

Molekularpathologie

Es sind mindestens vier Gene bekannt, die mit der Entstehung des Nephroblastoms assoziiert sind. WT1 ist ein Tumorsuppressorgen auf 11p13 und codiert für ein 80 Aminosäuren langes Protein, das mit seinen vier Zinkfingern an regulatorische DNA-Sequenzen von Wachstumsfaktoren (z. B. IGF-II, ein insulinähnlicher Wachstumsfaktor) bindet und deren Transkription unterdrückt. Bei Verlust beider Allele kommt es zu einer ungebremsten Expression dieser Wachstumsgene. Ein zweites Wilms-Tumorsuppressorgen (WT2) liegt auf 11p15, ein drittes Gen auf 16q13 und ein viertes Gen auf 17q12–q21.

Klinische Relevanz Unspezifische Beschwerden oder Bauchschmerzen sind häufig; oft werden Nephroblastome aber zufällig entdeckt. Ein tastbarer Tumor im Oberbauch ist das Leitsymptom in 85–90 % d. F. Eine Makrohämaturie findet sich nur in 5–15 % d. F. Dank der chirurgischen Behandlung, der Radiotherapie und der Zytostatikabehandlung beträgt die heutige 5-Jahres-Überlebensrate über 90 %.

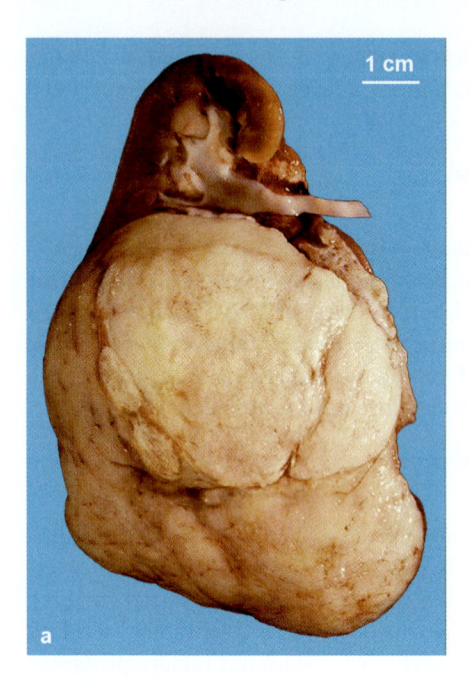

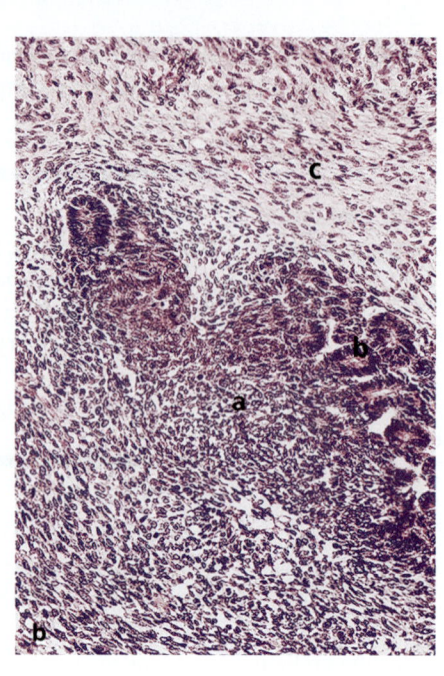

Abb. 41.24 Nephroblastom. a Großer, gut abgegrenzter, hellgrau-roter, knotig gegliederter Tumor. **b** Nephroblastom mit blastematösem, kleinzelligem Anteil (a), epithelialer, tubulärer Differenzierung (b) und stromaler, spindelzelliger Komponente (c). HE, Vergr. 75-fach. [R398]

41.8.3 Hepatoblastom

Definition Maligner, embryonaler Tumor der Leber. Er besteht aus epithelialen, aber auch mesenchymalen Tumorzellen, die den embryonalen und fetalen Leberzellen ähneln.

Epidemiologie Das Hepatoblastom ist der häufigste maligne Lebertumor im Kindesalter, tritt meist bei Kindern unter 5 Jahren auf und ist gelegentlich mit dem Beckwith-Wiedemann-Syndrom assoziiert. Es gehört zu den seltenen Malignomen.

Morphologie

Der Tumor entsteht in einer nicht zirrhotischen Leber. Er ist hellbraun, enthält oft nekrotische und blutige Areale und ist häufig sehr groß und bis über 1 kg schwer.

Die epitheliale Komponente der Hepatoblastome ist dem embryonalen oder fetalen Lebergewebe sehr ähnlich. Die Tumorzellen des fetalen Hepatoblastoms enthalten reichlich Glykogen und Neutralfette. Sie bilden unregelmäßige Stränge und Haufen, zwischen denen sich extramedulläre Blutbildungsherde und Gallekanalikuli finden. Mesenchymale Anteile des Hepatoblastoms enthalten oft Herde von Osteoid.

Klinische Relevanz Merkmale des Hepatoblastoms sind rasches Wachstum mit Hepatomegalie und Vergrößerung des Bauchumfangs. Da die Tumorzellen reichlich α-Fetoprotein bilden, kann dieses bei fast 90 % der betroffenen Kinder im Blut als Tumormarker nachgewiesen werden.

Die Prognose hängt davon ab, ob der Tumor vollständig reseziert werden kann (2-Jahres-Überlebensrate ca. 90 %) oder nicht (2-Jahres-Überlebensrate ca. 10 %).

41.8.4 Pleuropulmonales Blastom (PPB)

Definition Diese sehr seltene Tumorentität ist neben dem Karzinoidtumor der Lunge der häufigste maligne Lungentumor des Kindesalters.

Morphologie

Histologisch sind drei Typen zu unterscheiden. **Typ I** ist multizystisch aufgebaut und oft schwierig vom gesunden Lungengewebe z. B. einer CPAM abzugrenzen. Bei **Typ II** finden sich neben multizystischen Tumorarealen solide Tumorzellneste. Bei **Typ III** handelt es sich ausschließlich um solides Tumorgewebe.

Molekularpathologie

In jüngster Zeit wurden Mutationen im DICER1-Gen nachgewiesen. Diese führen zu veränderten Expressionsmustern nicht codierender Ribonukleinsäuremoleküle (miRNA).

Klinische Relevanz Aufgrund der unspezifischen Symptome wie Husten, Infektionen des oberen Respirationstrakts, Kurzatmigkeit, Brustschmerz und seltener auch Pneumothorax und der Seltenheit der Diagnose wird dieser Tumor oft erst spät diagnostiziert. Auch radiologisch ist die Differenzialdiagnose zwischen einer Pneumonie und einem PPB schwierig. Therapie und Prognose hängen von Tumorlokalisation und Tumorgröße zum Zeitpunkt der Diagnosestellung ab, von der Resektion in sano und dem Ansprechen auf die Chemotherapie.

41.8.5 Retinoblastom

Definition Maligner, embryonaler Tumor des Auges, dessen Zellen den Blastemzellen der Retina ähnlich sehen.

Epidemiologie Das Retinoblastom ist der häufigste intraokulare Tumor im Kindesalter (1 : 18.000) und kommt meist im 1.–3. Lebensjahr vor. Bei Jugendlichen und Erwachsenen ist er äußerst selten. 40 % der Retinoblastome sind hereditär, sie treten früher auf als die sporadischen Tumoren und sind häufig multipel und bilateral oder sogar trilateral (mit Hirntumor).

Morphologie

Der Tumor liegt oft seitlich in der Retina, wächst in den Glaskörper oder den Subretinalraum ein, infiltriert Choroidea und N. opticus und kann sich intrazerebral ausbreiten. Er besteht aus kleinen runden Zellen mit wenig Zytoplasma und chromatinreichen Kernen und bildet in ca. 50 % Rosetten. Verkalkungen sind häufig.

Molekularpathologie

Das Retinoblastom-Tumorsuppressorgen auf Chromosom 13q14 codiert für ein Phosphoprotein, das an die DNA bindet und die Zellteilung hemmt. Bei hereditären Tumoren wird der Funktionsverlust eines Allels in der Familie vererbt. Eine Deletion mit Verlust auch des zweiten Allels führt zur beschleunigten Zellproliferation und damit zur Entstehung des Retinoblastoms (sog. Knudson-Hypothese).

Klinische Relevanz Der rasch wachsende Tumor führt zur frühen Erblindung (amaurotisches Katzenauge). Die Prognose ist nach Enukleation des Auges gut (5-Jahres-Überlebensrate 92 %), sofern der Sehnerv nicht befallen ist. 40 % der Patienten entwickeln jedoch einen zweiten Tumor (meist Osteosarkom, Melanom, Mammakarzinom). Die Prognose des Tumors ist bei rechtzeitiger Erkennung und Therapie mit 80–90 % Überlebenschance relativ gut. Die Letalitätsrate steigt auf 65 %, wenn der Tumor über den N. opticus bzw. über die Lamina cribrosa in das Gehirn infiltriert ist.

41.8.6 Teratome

Definition Teratome sind Tumoren, die von pluripotenten Zellen (oft Keimzellen) ausgehen und Derivate aller drei Keimblätter enthalten. **Reife Teratome** bestehen aus vollständig differenziertem Gewebe. **Unreife Teratome** enthalten außerdem unvollständig ausdifferenzierte Gewebe, meist neuralrohr- bzw. neurotubulusartige Strukturen. Die sehr seltenen **Teratome mit maligner Transformation** enthalten Malignomanteile, z. B. Sarkome, Karzinomherde oder dem Ewing-Tumor ähnliche Differenzierungen.

Epidemiologie Etwa 30 % aller Tumoren bei Neugeborenen sind Teratome. Sie liegen entweder in den Gonaden oder in Strukturen der Mittellinie (z. B. Mediastinum, Nasopharynx, Hals, Perikard). Mediastinale Teratome werden hauptsächlich im jüngeren Erwachsenenalter manifest, die übrigen Teratome vor allem im Kindesalter. Angeborene Teratome finden sich meist im Hals (➤ Abb. 41.25a) oder am Steißbein.

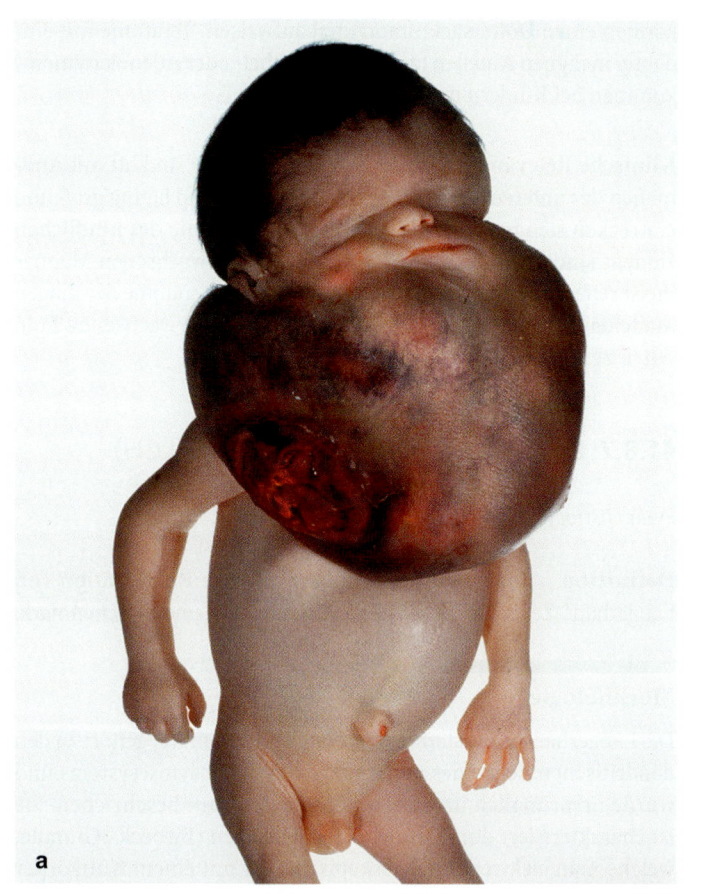

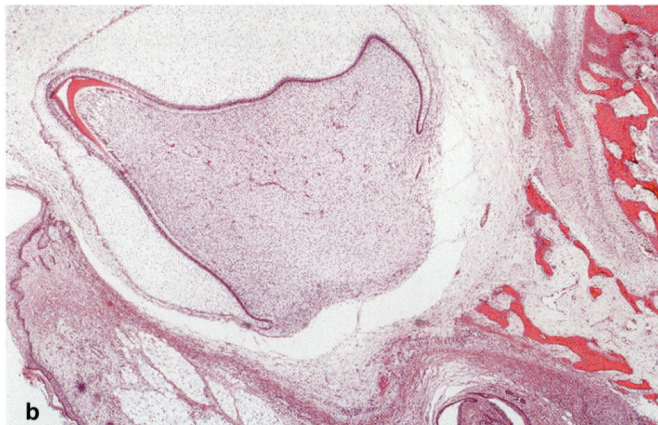

Abb. 41.25 Teratom. a Neugeborenes mit 500 g schwerem Tumor in den Halsweichteilen ohne Bezug zu den Halsorganen. **b** Histologisch finden sich eine Zahnanlage, Oberflächenepithel, Fettgewebe und Knochen. HE, Vergr. 12-fach. [R398]

Morphologie

Reife Teratome enthalten häufig zahlreiche, mit seröser Flüssigkeit oder Schleim gefüllte Zysten. Außerdem finden sich hirnähnliche Areale, aber auch Knochen, Knorpel und Fettgewebe. Beim reifen Teratom zeigen die Derivate der drei Keimblätter die Morphologie der entsprechenden reifen Gewebe (➤ Abb. 41.25b). Beim unreifen Teratom besteht der nicht vollständig ausgereifte Anteil meist aus neurotubulusartigen Strukturen. Unreife Teratome bei Kindern können einen Dottersacktumoranteil aufweisen. Teratome mit eindeutig malignen Anteilen (z. B. Plattenepithel- oder Adenokarzinom) kommen bei Kindern nur selten vor.

Klinische Relevanz   Sakrokokzygeale Teratome sind oft mit Anomalien des unteren Körperendes assoziiert. Sie sind häufig groß und erstrecken sich bis in das kleine Becken. Teratome des kindlichen Hodens sind im Gegensatz zu denjenigen des erwachsenen Mannes meist reif und haben eine gute Prognose. Ovarialteratome der jungen Mädchen sind im Gegensatz zu denjenigen der erwachsenen Frau selten zystisch und können unreif sein.

41.8.7 Langerhans-Zell-Histiozytose (LCH)

Syn.: Histiocytosis X

Definition   Tumorähnliche, unkontrollierte Proliferation von Langerhans-Zellen in Haut, Weichteilen, Knochen und Knochenmark.

Morphologie
Die Langerhans-Zelle stammt aus dem Knochenmark, gehört zu den dendritischen Zellen des mononukleären Phagozytosesystems und wurde ursprünglich im Stratum basale der Haut beschrieben. Sie ist charakterisiert durch die zytoplasmatischen (Birbeck-)Granula, welche man elektronenmikroskopisch oder mit einem Antikörper gegen Langerin nachweisen kann. Außerdem wird das CD1a-Antigen an der Zelloberfläche exprimiert und die Zellen sind S100-positiv.

Klinische Relevanz   Ein großer Teil der Patienten mit einer LCH fällt mit Papeln im Hautbereich auf. Lokalisierte und disseminierte Erkrankungen werden unterschieden. Typische Manifestationsformen einer Langerhans-Zell-Histiozytose sind:

- **Eosinophiles Granulom (solitäre Manifestation):** Dies kann alle Altersgruppen einschließlich Erwachsene betreffen. Es handelt sich um eine Ansammlung von Langerhans-Zellen mit vielen eosinophilen Granulozyten, Lymphozyten, Plasmazellen und Riesenzellen. Häufig manifestiert es sich im Knochen als solitäre Osteolyse, die sich nach Kürettage oder teils auch spontan zurückbildet.
- **Hand-Schüller-Christian-Syndrom:** Betroffen sind meist ältere Kinder. Die Infiltrate bestehen vorwiegend aus Langerhans-Zellen, liegen meist in Weichteilen und den Knochen des Schädels (Osteolysen). Bei einem Drittel der Kinder kommt es zum systemischen Befall mit Leber-, Milz-, Lungen-, Haut- und Lymphknotenbefall und schlechter Prognose.
- **Abt-Letterer-Siwe-Syndrom:** Bei diesem Syndrom bestehen die Infiltrate vorwiegend aus Langerhans-Zellen. Die Infiltrate sind generalisiert, betreffen vor allem Lymphknoten, Leber, Milz und Knochenmark. In 90 % d. F. führt die Krankheit in kurzer Zeit zum Tod.

KAPITEL 42

H. Kreipe, C. Denkert

Mamma

42.1	Normale Struktur und Funktion	829	42.5.3 Duktale Hyperplasie	832
			42.5.4 Adenose/sklerosierende Adenose	833
42.2	Fehlbildungen	830	42.5.5 Radiäre Narbe	833
			42.5.6 Papillom	834
42.3	Entzündungen	831	42.5.7 Adenomyoepitheliome	834
42.3.1	Infektiöse Mastitis	831	42.5.8 Phyllodes-Tumor	834
42.3.2	Periduktale Mastitis	831	42.5.9 Karzinome	834
42.3.3	Fettgewebsnekrosen	831	42.5.10 In-situ-Karzinome	836
			42.5.11 Invasives Mammakarzinom	839
42.4	Benigne proliferative Mammaläsionen	831	42.5.12 Sarkome und maligne Lymphome der Mamma	843
42.5	Tumoren	832	42.6 Männliche Mamma	844
42.5.1	Fibroadenom	832	42.6.1 Gynäkomastie	844
42.5.2	Adenome	832	42.6.2 Mammakarzinom des Mannes	844

Zur Orientierung

Die **weibliche Mamma** ist eine exokrine Drüse, die ihre eigentliche Funktion – die Milchsynthese – nur während der Stillzeit ausübt. Aber auch in der nicht laktierenden Mamma findet eine ständige, vom Menstruationszyklus abhängige, hormonell gesteuerte Epithelproliferation und -erneuerung statt. Aufgrund der Häufigkeit stellt das **Mammakarzinom** die wichtigste Erkrankung der Brust dar. In Deutschland erkranken jährlich etwa 75.000 Frauen an einem Mammakarzinom, die **Inzidenz** des Mammakarzinoms liegt in westlichen Industrieländern derzeit bei 70–100 pro 100.000, während es in anderen Ländern, z. B. Japan, deutlich seltener auftritt. Frauen sind ganz überwiegend, aber nicht ausschließlich betroffen (Geschlechterverhältnis 100 : 1).

Aufgrund ihrer Lage im subkutanen Fettgewebe werden die meisten Mammakarzinome von den Betroffenen selbst ertastet und bemerkt. Aber auch sehr viele gutartige Veränderungen erzeugen einen **Tastbefund** und müssen daher differenzialdiagnostisch abgegrenzt werden. Hierbei spielen bildgebende Verfahren (Röntgen bzw. Mammografie und Sonografie) sowie die **stanzbioptisch-histologische Abklärung** eine wichtige Rolle. **Vorstufen** des invasiven Mammakarzinoms rufen in der Regel keinen Tastbefund hervor, können aber in einem großen Teil der Fälle durch Mammografie entdeckt werden.

42.1 Normale Struktur und Funktion

Die Mamma entwickelt sich beim weiblichen Fetus im 2. Trimenon durch Proliferation von Basalzellen der Epidermis zu primitiven Milchgängen. Die endgültige Ausbildung findet erst mit der Pubertät statt. Unter Östrogen- und Progesteroneinwirkung kommt es zu einer arboreszierenden Aussprossung der Milchgänge und zur Bildung von Drüsenläppchen, die in der männlichen Mamma fehlen.

Der Drüsenkörper der geschlechtsreifen Frau besteht aus etwa 15–25 verzweigten, unterschiedlich großen und nicht mehr voneinander abgrenzbaren Einzeldrüsen (➤ Abb. 42.1), die in einem **fibrösen Stroma,** dem Stützgewebe, eingebettet sind, das strang- und plattenförmig von der Mamille in die Tiefe zieht und den **Fettgewebekörper** septenartig unterteilt.

Der gesamte Drüsenbaum ist lumenseitig von **Drüsenepithel** ausgekleidet. Darunter schließen sich eine **Myoepithelschicht** und an der Grenze zum Stroma eine **Basalmembran** an. Das innen gelegene

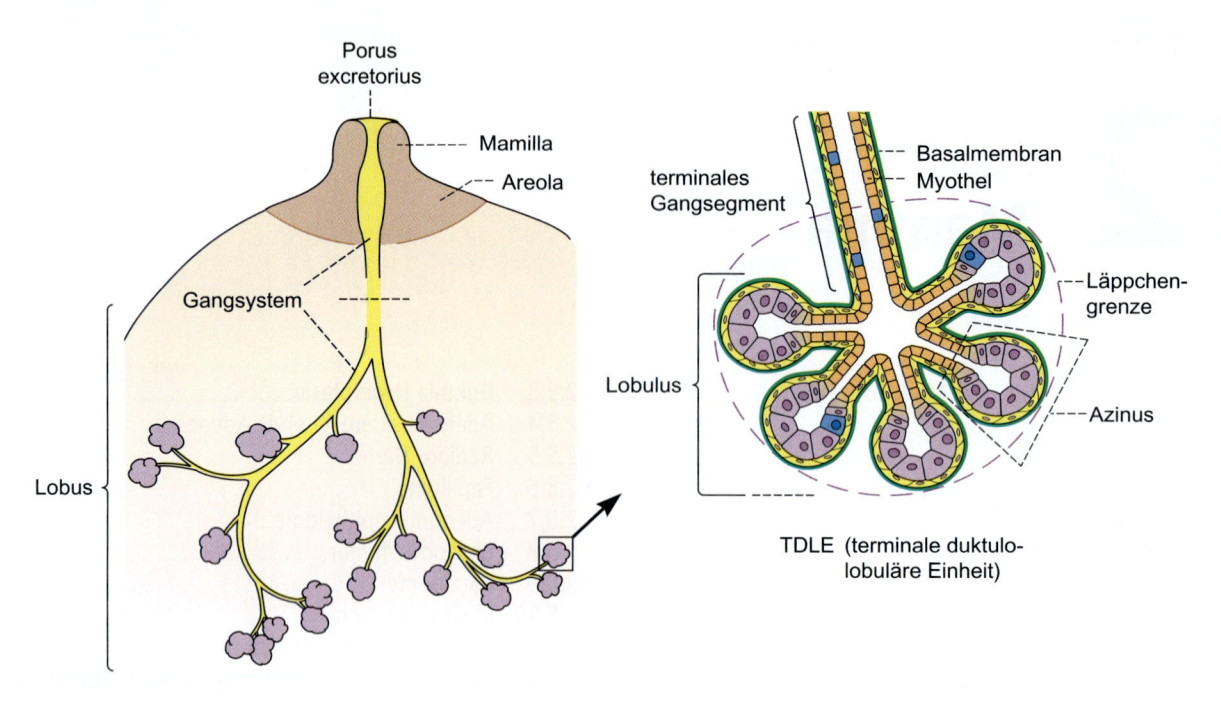

Abb. 42.1 Aufbau des Drüsenkörpers der Mamma bei der geschlechtsreifen Frau mit Darstellung einer tubulär verzweigten Einzeldrüse. Terminales Gangsegment und Läppchen (Lobuli), die als terminale duktulolobuläre Einheit (TDLE) zusammengefasst werden. Der Drüsenkörper besteht aus einem innen gelegenen luminalen Drüsenepithel (orange), einer myoepithelialen Zellschicht an der Außenseite (gelb) und einer kontinuierlichen Basalmembran (grün). [L106]

luminale Drüsenepithel unterscheidet sich durch eine Östrogen- und Progesteronrezeptorexpression sowie seine Zytokeratinausstattung von dem **basalen** rezeptornegativen und hochmolekulares Zytokeratin (Zytokeratine 5, 6, 14) sowie glattmuskuläres Aktin exprimierenden Myoepithelien. Diese umgeben netzartig das gesamte Gangsystem und sind für die Kontraktionen bei der Milchsekretion wichtig. Der Nachweis von Myoepithelien ist für die histologische Diagnostik von großer Bedeutung, da sie im Normalgewebe und in gutartigen Läsionen vorhanden sind, aber im Karzinomgewebe typischerweise fehlen.

Die **Drüsenläppchen (Lobuli)** sind in ein spezialisiertes, lockeres Bindegewebstroma eingebettet. Das terminale Gangsegment mit dem Läppchen wird als **terminale duktulolobuläre Einheit** bezeichnet. Die terminalen Gangsegmente vereinigen sich über zwischengeschaltete kleine und mittlere Gangabschnitte zu den Milchgängen (Ductus lactiferi), die dann über den Ductus excretorius in der Mamille münden (➤ Abb. 42.1).

Mit jedem **Menstruationszyklus** kommt es vor allem in der zweiten Zyklushälfte (Lutealphase) unter Progesteroneinfluss zu einer Epithelproliferation in der terminalen duktulolobulären Einheit. Am Ende des Zyklus führt der abfallende Hormonspiegel zu einem apoptotischen Zellverlust.

Während der Schwangerschaft und **Laktation** treten eine starke Proliferation und funktionelle Differenzierung des Drüsenepithels ein. Unter dem maßgeblichen Einfluss von Prolaktin produzieren und sezernieren die Epithelien der Lobuli in dieser Phase Milch. Mit dem Abstillen entfällt die hormonelle Stimulation mit der Folge einer Rückbildung der sekretorischen Differenzierung des Läppchenepithels und Größenabnahme der Läppchen durch apoptotischen Zelluntergang.

Solange die Periodik des Menstruationszyklus anhält, kommt es während der 3.–5. Lebensdekade zu einem individuell unterschiedlich ausgeprägten Umbau des Mammaparenchyms. Dieser ist durch eine Zunahme des Bindegewebsanteils im Stroma und eine zystische Deformation einzelner oder mehrerer Ausführungsgänge mit Sekretretention gekennzeichnet und wird als **fibrös-zystische Mastopathie** bezeichnet. Ursächlich wird eine unterschiedliche Hormonresponsivität einzelner Gangabschnitte angenommen. Eine von Druckschmerzhaftigkeit und Spannungsschmerzen geprägte Beschwerdesymptomatik kann begleitend auftreten. In einer stärker von diesen Umbauvorgängen betroffenen Mamma kann es eventuell sehr schwer oder unmöglich sein, ein kleineres Karzinom zu tasten.

In der **Menopause** führt das Ausbleiben der hormonellen Stimulation zu einem als Involution bezeichneten Umbau des Mammagewebes. Hierzu gehören eine Atrophie der Lobuli, eine Zylinderzellmetaplasie des luminalen Gangepithels (prismatische Zellen mit dicht gelagerten, einreihigen, basalen, hyperchromatischen, stiftförmigen Zellkernen, gelegentlich mit Verkalkungen) und ein zunehmender Ersatz des bindegewebigen Stromas durch Fettgewebe. Daher kann die menopausale Mamma mit ihrem erhöhten Anteil an strahlendurchlässigem Fettgewebe sehr viel zuverlässiger mammografisch untersucht werden als die prämenopausale Mamma mit einer hohen Röntgendichte.

42.2 Fehlbildungen

Die angeborenen Störungen der Brustanlage sind sehr selten und klinisch von untergeordneter, zumeist ausschließlich kosmetischer Bedeutung. Zu ihnen gehören:
- Überschussbildungen im Bereich des Milchstreifens:

- Ausbildung zusätzlicher Brustwarzen (Polythelie)
- Ektopes Mammagewebe ohne Brustwarze (aberrierende Mamma)
- Ausbildung zusätzlicher Mammae (Polymastie)
• Defektbildungen des Mammakörpers
  - Fehlen der Mamma (Amastie)
  - Hypoplasie der Mamma (Mikromastie)
• Fehlbildungen der Mamille und Areola (z. B. Hohlwarze)

42.3 Entzündungen

42.3.1 Infektiöse Mastitis

Definition und Ätiologie Infektiöse Erkrankung der Mamma verursacht zumeist durch Staphylokokken oder Streptokokken. Sie breitet sich kanalikulär oder über kleine Rhagaden (Mamillenhautrisse) aus. Die **Mastitis puerperalis** tritt in der Stillperiode auf und wird meist durch **Staphylokokken** aus dem Rachenraum von Mutter, Kind oder Pflegepersonal verursacht. Andere mikrobielle Infektionen wie **Tuberkulose, Lues,** Acne necroticans und **Mykosen** sind dagegen selten.

Morphologie

Bei der **durch pyogene Bakterien ausgelösten** Mastitis besteht eine abszedierende, seltener phlegmonöse Entzündung mit prädominant granulozytärer Infiltration des Mammagewebes. Bei länger bestehender Entzündung kann es zu Übergängen in chronische Verlaufsformen mit lymphoplasmazellulärem Infiltrat kommen.

Die **tuberkulöse** Mastitis ist dagegen durch zentral verkäsende Epitheloidzellgranulome gekennzeichnet. Häufiger als die tuberkulöse Mastitis, wenn auch insgesamt selten, ist mittlerweile die **idiopathische granulomatöse Mastitis,** die durch nicht verkäsende Epitheloidzellgranulome gekennzeichnet ist. Dabei kann es zu einem ausgedehnten Befall mit sehr hartnäckigem Beschwerdebild kommen.

Klinische Relevanz Die schmerzhafte **bakterielle** Mastitis zeigt mit einer Schwellung und Rötung der Brust die typischen Kardinalsymptome einer akuten Entzündung. Die Therapie besteht aus einer Antibiotikagabe, ggf. operativen Abszessdrainage. Die granulomatöse Mastitis erfordert die Abgrenzung einer infektiös-tuberkulösen von einer idiopathischen Genese.

42.3.2 Periduktale Mastitis

Syn.: plasmazelluläre Mastitis, Retentionsgalaktophoritis

Ätiologie und Pathogenese

Diese seltene, vermutlich durch einen Sekretstau ausgelöste chronische Mastitis ist durch die periduktale Lokalisation des plasmazellreichen Entzündungsinfiltrats gekennzeichnet. Die vermutete Pathogenese besteht in einer retentionsbedingten Gangektasie mit Austritt von Sekret in das periduktale Gewebe und chemisch induzierter Entzündung. Betroffen sind Frauen mittleren Alters.

Morphologie

In der Umgebung der Ausführungsgänge findet man in wechselndem Ausmaß lymphoplasmazelluläre Infiltrate. Gelegentlich kann es auch zur Ausbildung von Granulomen mit fettspeichernden Makrophagen („Schaumzellen" oder „Lipophagen"), Epitheloid- und Riesenzellen kommen. Folge ist eine zunehmende Vernarbung mit Gangdestruktion und Gangverödung. In einem Teil der Fälle entwickeln sich grobe, für dieses Krankheitsbild typische Verkalkungen.

Klinische Relevanz Typisch ist die Kombination einer tumorartigen, mitunter schmerzhaften Induration, eventuell mit Ausfluss aus der Mamille. Zur differenzialdiagnostischen Abgrenzung gegenüber einem Mammakarzinom kann die Durchführung von Stanzbiopsien mit histologischer Abklärung erforderlich sein.

42.3.3 Fettgewebsnekrosen

Ätiologie und Pathogenese Ein traumatisch bedingter Fettgewebsuntergang, der auch durch minderschwere Prellungen bewirkt werden kann, führt zu einer entzündlichen Abbaureaktion mit Makrophagen, Schaumzellen, Riesenzellen und Fibroblastenaktivierung mit Fibrose.

Morphologie

Histologisch können kleinere **frische Fettgewebsnekrosen** mit Einblutungen vorliegen. Es entsteht eine histiozytenreiche Entzündung mit Ausbildung von Lipophagen, die häufig gruppiert liegen („Lipophagengranulome"). Später entwickelt sich eine **Fibrose.** Außerdem kommen bei größeren Fettgewebenekrosen Kolliquationen mit zystischer Hohlraumausbildung (**Ölzysten**) sowie Verkalkungen vor.

Klinische Relevanz Es entsteht ein umschriebener, schmerzhafter Knoten, evtl. mit einer Retraktion der Haut. Zum Ausschluss eines Karzinoms kann eine histologische Abklärung erforderlich sein.

42.4 Benigne proliferative Mammaläsionen

Diese Erkrankungsgruppe umfasst gutartige proliferative Brustdrüsenveränderungen, die auffällig werden durch
• einen Tastbefund oder
• mammografische Auffälligkeiten (z. B. Verkalkung ≥ 0,1 mm, röntgendichter Herdbefund, Strukturveränderung).

In der Regel besitzen sie selbst keinen Krankheitswert, sondern erlangen ihre medizinische Bedeutung erst dadurch, dass sie differenzialdiagnostisch vom Mammakarzinom und seinen Vorstadien abgegrenzt werden müssen. Zu derartigen benignen Veränderungen gehören:
• Fibroadenom
• Duktale Hyperplasie
• Sklerosierende Adenose
• Radiäre Narbe

- Papillome
- Adenome und Adenomyoepitheliome

Zur differenzialdiagnostischen Abklärung werden sonografisch geleitete Stanzbiopsien oder bei nicht tastbaren Läsionen Vakuumbiopsien unter Röntgendurchleuchtung angewandt.

42.5 Tumoren

Tumoren sind die häufigste und klinisch wichtigste Erkrankung der Mamma. Der wichtigste benigne Tumor ist das Fibroadenom (> Kap. 42.5.1). Adenokarzinome machen den überwiegenden Teil der malignen Tumoren aus.

42.5.1 Fibroadenom

Das Fibroadenom ist der **häufigste Mammatumor** der prämenopausalen Frau und tritt vermehrt ab dem 20. Lebensjahr auf. Es ist fast immer gutartig, selten (< 1 %) kommen intraduktale Karzinome in einem Fibroadenom vor und sind dann zumeist auf dieses beschränkt.

Morphologie

Makroskopisch weist es die folgenden Merkmale auf:
- Zumeist ≤ 2 cm (Ausnahme seltene juvenile Riesenfibroadenome bis 10 cm vor dem 25. Lebensjahr)
- Kugelrunde Form
- Glatte Begrenzung

Histologisch besteht das Fibroadenom aus Drüsen und zellarmem Bindegewebe („Mischtumor"). Die Bindegewebsproliferation kann die eingeschlossenen Gänge zu verzweigten Epithelleisten mit spaltförmigen Restlumina komprimieren (intrakanalikuläres Wachstumsmuster) oder aber entfalten lassen, sodass das Bild von normalem Mammagewebe, allerdings ohne Lobuli, entsteht (perikanalikuläres Wachstumsmuster). Postmenopausal kann es zu regressiven Veränderungen mit meist groben Verkalkungen kommen (> Abb. 42.2).

Klinische Relevanz Leitsymptom des Fibroadenoms und der Adenome ist der palpable, gut verschiebliche Knoten, der mammografisch scharf begrenzt ist. Postmenopausal kann es zu regressiven Veränderungen mit meist groben Verkalkungen kommen. Eine histologische Abklärung ist nur bei raschem Größenwachstum und auffälliger Bildgebung notwendig.

42.5.2 Adenome

Adenome kommen im Bereich der Mamille (Adenom der Mamille) und im übrigen Drüsenkörper (tubuläres und duktales Adenom) vor. Symptomatik und Klinik entsprechen denen des Fibroadenoms (> Kap. 42.5.1). Tubuläre Adenome sind eine Variante des Fibroadenoms mit minimaler oder fehlender Stromaproliferation. Die duktalen Adenome befinden sich in einem präformierten Gang und entstehen zumeist aus umgewandelten Papillomen. Es handelt sich jeweils um gutartige Tumoren.

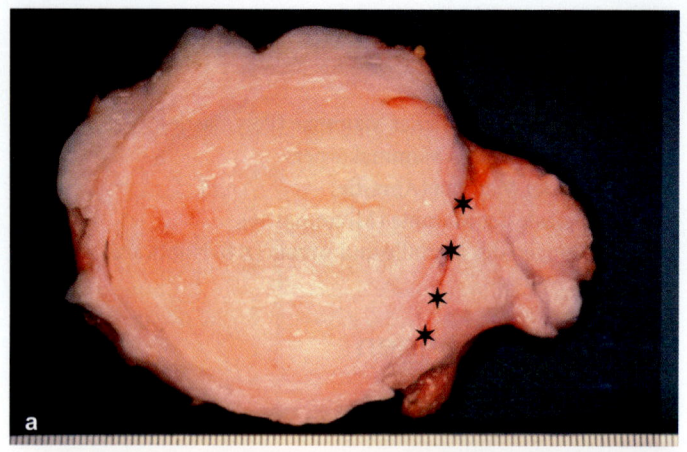

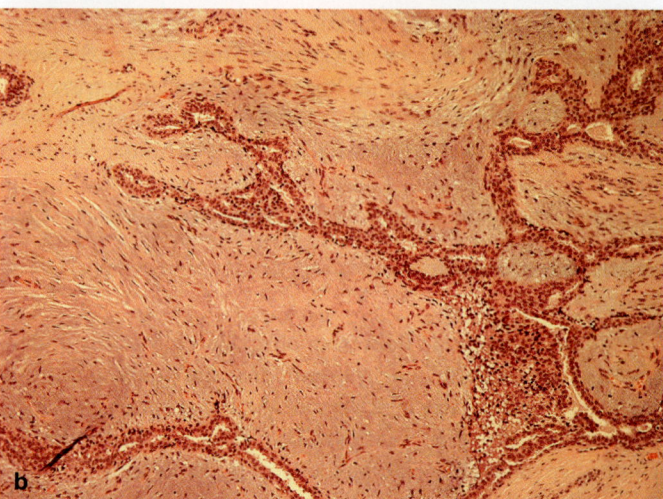

Abb. 42.2 Fibroadenom. a Makroskopischer Aspekt eines Fibroadenoms mit deutlich erkennbarer Grenze (Sterne). **b** Histologischer Aspekt aus dem Rand des Fibroadenoms, bestehend aus mesenchymalem Stroma, in dem tubuläre Drüsen liegen. HE, Vergr. 50-fach. [R398]

Morphologie

Adenome sind **histologisch** durch einen gut umschriebenen Tumor aus dicht gelagerten Gangproliferaten gekennzeichnet, die den gleichen epithelialen-myoepithelialen Aufbau zeigen wie normales Mammagewebe, aber keine Lobuli ausbilden.

42.5.3 Duktale Hyperplasie

Syn.: Epitheliose, intraduktale Hyperplasie, epitheliale Hyperplasie, „intraduktale" gewöhnliche Hyperplasie, einfache Hyperplasie

Definition Die duktale Hyperplasie ist eine benigne epitheliale Proliferation, die zu einer mehrlagigen Epithelverbreiterung in mittelgroßen und kleinen Ausführungsgängen, teils mit subtotaler Obliteration der Lumina führt. Sie ist keine Vorläuferläsion des Mammakarzinoms. Häufig geht sie mit einer periduktalen

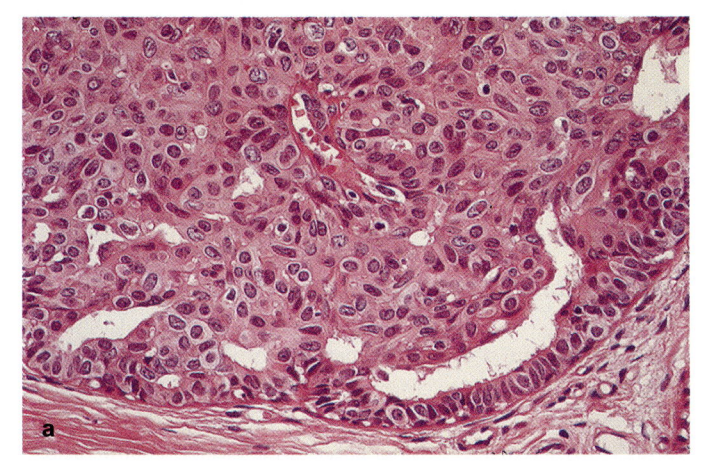

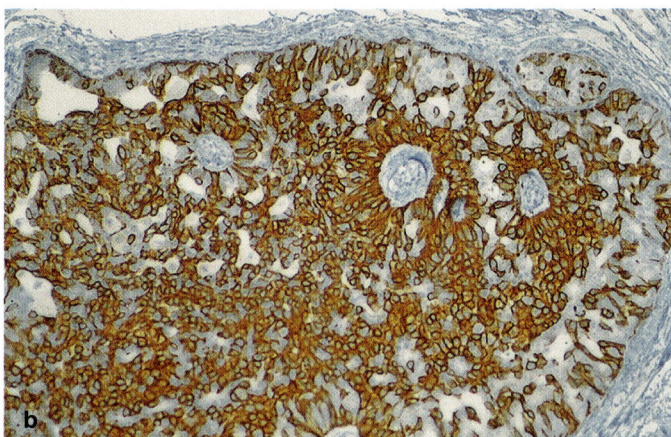

Abb. 42.3 Duktale Hyperplasie. a Ausschnitt aus einer duktalen Hyperplasie mit intraduktaler Proliferation unterschiedlich großer Zellen. Kerne oval, teilweise auch rund. Die Epithelzellen begrenzen unregelmäßige Spalträume. HE, Vergr. 320-fach. **b** Immunhistochemische Darstellung mit einem Keratin-5/14-Antikörper. Die intraduktalen epithelialen Proliferate bestehen aus einem Gemisch positiver und negativer Zellen in der Darstellung von hochmolekularem Zytokeratin (Zytokeratine 5 und 14, Immunhistochemie). [R398]

Bindegewebsvermehrung und einer zystischen Gangektasie einher, was als fibrös-zystische Mastopathie bezeichnet wird und sich klinisch durch eine diffuse, schlecht abgrenzbare Verhärtung des gesamten oder einzelner Bezirke des Drüsenkörpers äußert.

Morphologie

Makroskopisch liegt keine Tumorbildung vor, erst unter dem Mikroskop ist eine tumorförmige Zellvermehrung zu erkennen, wenn z. B. wegen einer Mikrokalkbildung eine Stanzbiopsie durchgeführt wurde.

Mikroskopisch besteht eine **gemischte epitheliale intraduktale Zellproliferation mit dicht gelagerten,** einander berührenden, teils ovalen, teils runden Zellkernen, unauffälligen Nukleolen, undeutlichen Zellgrenzen und schlitzförmigen Sekundärlumina (➤ Abb. 42.3). Immunhistochemisch sieht man in den Färbungen für hochmolekulares Zytokeratin (Zytokeratine 5, 6, 14) und den Östrogenrezeptor ein buntes, mosaikartiges Muster aus positiven und negativen Zellen.

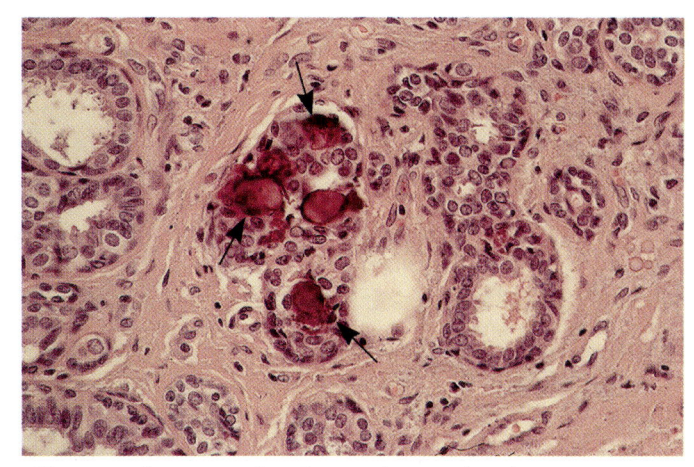

Abb. 42.4 Adenose. Histologischer Ausschnitt aus der Adenose mit gruppiert liegenden Gangproliferaten und typischen benignen psammomatösen Verkalkungen (Pfeile) in den Drüsenlumina. HE, Vergr. 400-fach. [R398]

42.5.4 Adenose/sklerosierende Adenose

Definition Gruppiert liegende benigne Proliferate kleiner und mittelgroßer Ausführungsgänge in der post-/perimenopausalen Mamma, die durch eine Sklerose einen Tastbefund und/oder durch Verkalkungen einen auffälligen mammografischen Befund hervorrufen können. Keine Vorläuferläsion des invasiven Mammakarzinoms.

Morphologie

Die duktale **Adenose** besteht aus gruppiert, aber nicht organoid angeordneten Gangproliferaten mit unterschiedlich weiten Lumina und häufig metaplastischer Epithelauskleidung (Zylinderzellmetaplasie oder apokrine Metaplasie). Lobuli fehlen. Die duktulären Formationen können lamelläre Mikroverkalkungen aufweisen, die ab 0,1 mm Größe mammografisch nachweisbar sind (➤ Abb. 42.4).

Bei der **sklerosierenden Adenose** sind die Gangproliferate uniform, englumig, dicht gelagert und in gut umschriebenen Herden mit läppchenartiger Verteilung und perifokaler Fibrose angeordnet (zu sehen als Nebenbefund in ➤ Abb. 42.5).

Die klinische Bedeutung beider Adenoseformen geht mit der Mikrokalkbildung einher, die sich mammografisch nicht immer von der bei einem intraduktalen Karzinom abgrenzen lässt, weswegen eine stanzbioptische Untersuchung erforderlich werden kann.

42.5.5 Radiäre Narbe

Die radiäre (strahlige) Narbe ist durch eine lokalisierte zellarme Faservermehrung („Narbe") mit überwiegend hyalinisierter Matrix (d. h. homogen, ohne erkennbare Faserstruktur), zentral mit erkennbaren, ungeordneten, geschlängelten bläulichen Fasern (Fibroelastose) gekennzeichnet. Um das strahlige narbige Zentrum herum sind unterschiedlich stark deformierte Ausführungsgänge gruppiert, die mit einem Karzinom verwechselt werden können. Gelegentlich ist der physiologische Aufbau der assoziierten Gangproliferate erst durch den

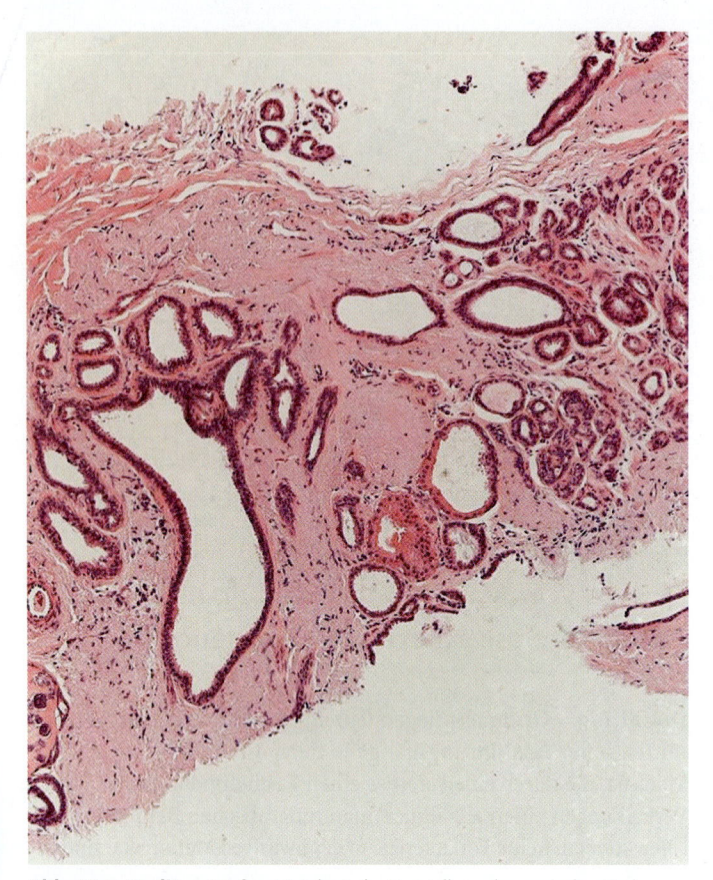

Abb. 42.5 Radiäre Narbe. Histologische Darstellung des zentralen Narbenherds mit der charakteristischen bläulich erscheinenden Interzellularsubstanz (sog. Fibroelastose) mit radiär darum angeordneten deformierten Gangproliferaten (Stanzbiopsie, HE). [R398]

immunhistochemischen Nachweis der begleitenden myoepithelialen Zelllage ersichtlich.

Da die radiäre Narbe überzufällig häufig mit einem tubulären Mammakarzinom assoziiert ist, wird eine vollständige Entfernung empfohlen. Sie fällt als Herdbefund in der Mammografie und in der Regel nicht durch einen Tastbefund auf (> Abb. 42.5).

42.5.6 Papillom

Milchgangspapillome sind auf schlanken, verzweigten, fibrovaskulären Bindegewebsstielen angeordnete intraduktale Poliferate des Gangepithels und des Myoepithels. Nach Lokalisation und Klinik unterscheidet man folgende zwei Formen:
- Zentrales Papillom der mamillennahen Gänge (zumeist solitär und > 2 mm, nicht selten assoziiert mit eventuell blutiger Mamillensekretion)
- Peripheres Papillom der Drüsenläppchen (zumeist multipel und nur mikroskopisch zu sehen, Sonderform juvenile papillomatöse Epithelhyperplasie)

Beide Erscheinungsformen sind in der Regel nicht tastbar, sondern werden durch eine Mamillensekretion oder in der Bildgebung als glatt umschriebene ovaläre Raumforderung auffällig.

Morphologie

Histologisch findet man einen papillären Tumor in zystisch erweiterten Ausführungsgängen (> Abb. 42.6). Die benignen papillären Läsionen sind vom duktalen Carcinoma in situ mit papillärem Wachstum abzugrenzen.

42.5.7 Adenomyoepitheliome

Diese gehen zumeist aus Papillomen hervor, die allerdings bei der Resektion nicht mehr nachweisbar sein können. Im Unterschied zu Papillomen proliferiert nicht nur die luminale Zellschicht mit normaler Myoepithelbegleitung, sondern auch das Myoepithel selbst. Es handelt sich um seltene Tumoren, die sich zumeist gutartig verhalten, aber auch Vorläufer für Karzinome sein können, weswegen sie komplett exzidiert werden sollten.

42.5.8 Phyllodes-Tumor

Syn.: Cystosarcoma phylloides

Definition   Seltener, fibroepithelialer, häufig großer Tumor mit einem Durchmesser von zumeist über 3 cm. Phyllodes-Tumoren neigen zu Rezidiven. Ein kleinerer Teil der Tumoren ist maligne (etwa 10 %) und kann hämatogene Metastasen in Lunge, Skelett und Leber, nicht jedoch den axillären Lymphknoten ausbilden.

Morphologie

Wie beim Fibroadenom (> Abb. 42.2) liegt ein kombiniert epitheliales und mesenchymales Proliferat vor, jedoch ist die Stromakomponente zellreicher und bildet plumpe blattförmige Sprossen aus, die epithelial überkleidet sind. Maligne Phyllodes-Tumoren verlieren die epitheliale Komponente und besitzen ein zellreiches, mitotisch aktives, atypisches Stroma, das einem Sarkom entspricht (Phyllodes-Sarkom).

Klinische Relevanz   Nicht immer sind die histopathologischen Kriterien eindeutig; dann wird von einer „Borderline"-Dignität gesprochen. Die Therapie bei allen Phyllodes-Tumoren besteht in einer auf Vollständigkeit abzielenden Resektion. An der Stanzbiopsie kann die Unterscheidung zwischen einem zellreichen Fibroadenom und einem Phyllodes-Tumor schwierig und mitunter nicht möglich sein.

42.5.9 Karzinome

Mammakarzinome sind hinsichtlich Ausbreitungsverhalten, Verlauf, Prognose und Ansprechen auf eine Therapie sehr unterschiedlich, wobei der pathologischen Tumorklassifikation die größte Bedeutung zur Erfassung dieser Heterogenität zukommt.

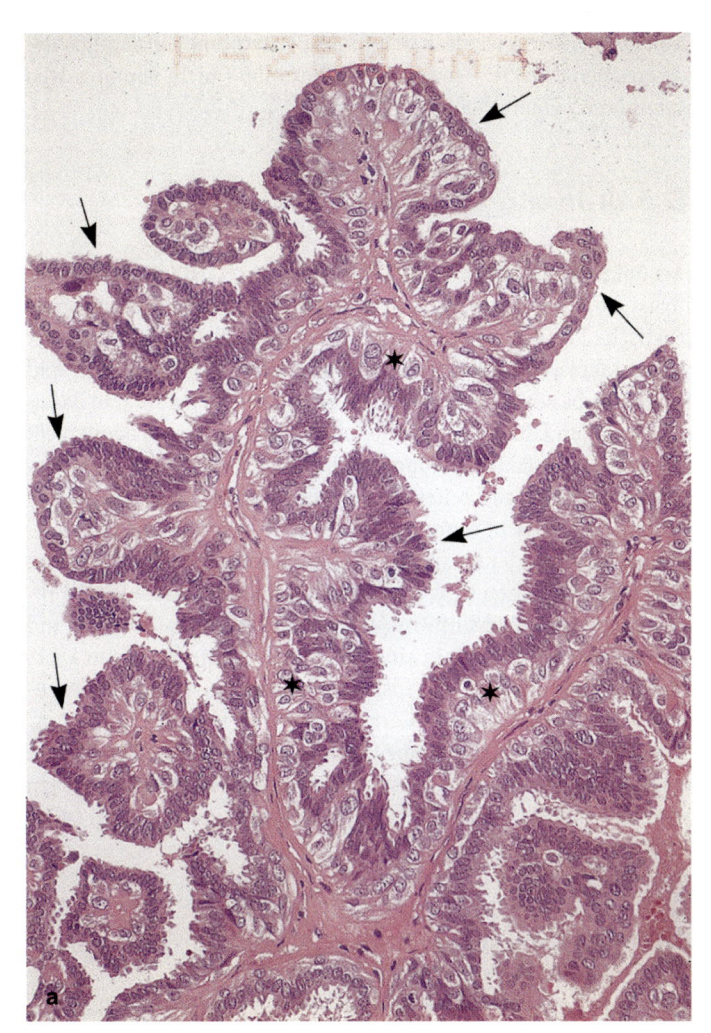

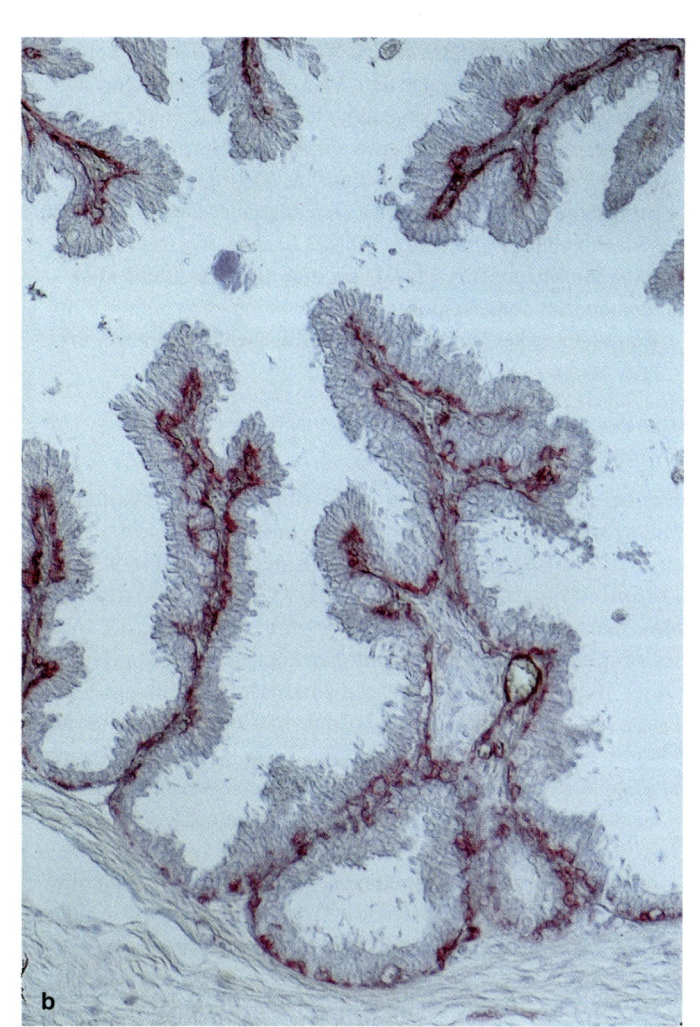

Abb. 42.6 Papillom. a Zystisch erweiterter Gang mit einem papillären Tumor. Die papillären Proliferate enthalten luminales Epithel (Pfeile) und basal liegende (helle) Myoepithelzellen (Stern). HE, Vergr. 320-fach. **b** Papillom. Immunhistochemische Darstellung der aktinpositiven myoepithelialen Zellschicht (rot) in den papillären Proliferaten. Immunhistochemie mit Darstellung des glattmuskulären Aktins. Vergr. 200-fach. [R398]

Epidemiologie Am Mammakarzinom erkranken in Deutschland ca. 75.000 Frauen jährlich, bei den Krebserkrankungen und Krebstodesursachen von Frauen steht es an erster Stelle. Die Inzidenz geht in den letzten Jahren etwas und die Sterblichkeit deutlich zurück. Der Erkrankungsgipfel liegt zwischen dem 55. und 65. Lebensjahr, wobei alle Lebensalter ab dem 20. Lebensjahr bis ins Senium betroffen sind. Auch Männer können an einem Mammakarzinom erkranken (Geschlechterverhältnis 1 : 100).

Lokalisation 50 % der In-situ-Karzinome und der invasiven Mammakarzinome entstehen im **äußeren oberen Quadranten,** je 10 % in den restlichen Quadranten und 20 % zentral im retromamillären Drüsenanteil.

Ätiologie

Im Tierreich ist eine virale Entstehung gesichert (mouse mammary tumor virus). Beim Menschen sind die Ursachen zumeist unklar. Es können aber Risikofaktoren benannt werden:

- **Genetisches Risiko:** Etwa 10 % der Mammakarzinome haben einen genetischen Hintergrund. Hinweise darauf sind ein junges Erkrankungsalter < 50 Jahre und mehr als eine erstgradige Verwandte mit einem Mamma- oder Ovarialkarzinom in der Familienanamnese. Hinter den erblichen Fällen verbergen sich verschiedene Keimbahnmutationen. Etwa ein Viertel der Fälle weist Mutationen in den DNA-Reparaturgenen *BRCA1* und *BRCA2* auf. Die zugehörigen Proteine sind für die Reparatur von DNA-Doppelstrangbrüchen über homologe Rekombination zuständig. Bei nachgewiesener Keimbahnmutation von *BRCA1* oder *BRCA2* besteht ein lebenslanges Risiko, an einem Mammakarzinom zu erkranken, von bis zu 80 %; wahrscheinlich ist die Penetranz niedriger. Betroffene Frauen können sich für eine prophylaktische Mastektomie oder ein intensiviertes Überwachungsprogramm entscheiden. Empfohlen wird die beidseitige Ovarektomie ab dem 40. Lebensjahr. Seltener von Keimbahndefekten betroffene Gene, die mit einem stark erhöhten Brustkrebsrisiko einhergehen, sind *RAD51C, RAD51D, TP53, PTEN, STK11, CDH1* und *NBN.*

- **Hormonelle Stimulation:** Eine Menarche vor dem 12. Lebensjahr bzw. Menopause nach dem 55. Lebensjahr verlängert die lebenslange Exposition gegenüber Östrogen und geht mit einem erhöhten Risiko einher. Ebenso wirken eine Hormonsubstitution in der Menopause und eine Adipositas (Östrogenproduktion im Fettgewebe). Schwangerschaften dagegen senken das Risiko, sodass Nullipara ein relativ erhöhtes Risiko aufweisen.
- **Exogene Noxen:** Hier ist insbesondere die Bestrahlung zu nennen, z. B. wegen eines thorakalen malignen Lymphoms im Kindesalter, aber auch Alkohol und Rauchen erhöhen das Brustkrebsrisiko.

Pathogenese

Wie bei anderen Neoplasien auch, sind erworbene somatische Mutationen für das Tumorwachstum der Mammaepithelien verantwortlich. Überraschend ist die enorme Vielfalt an molekularen Veränderungen. Bei mindestens 93 Genen wurden beim Mammakarzinom Treibermutationen beschrieben, die in verschiedensten Kombinationen auftreten können. Die weitaus meisten dieser Treibermutationen sind mit einer Häufigkeit im einstelligen Prozentbereich sehr selten. Zu den häufiger vorkommenden somatischen Treibergenmutationen gehören:

- Amplifikation des auf Chromosom 17q12 gelegenen *ERBB2*-Gens für den humanen epidermalen Wachstumsfaktorrezeptor 2 (HER2) in etwa 15 % der invasiven Mammakarzinome, seltener ist die aktivierende Punktmutation. Amplifikationen gehen mit einer 3- bis über 50-fachen Vervielfachung der Genkopienzahl und einer Vermehrung der 185 kD großen transmembranösen Glykoproteinmoleküle vom Tyrosinkinase-Typ von 50.000 pro Zelle auf über 1 Million einher. HER2 wird ohne einen eigenen spezifischen Liganden durch Homo- und Heterodimerisierung aktiviert.
- Amplifikation von *c-myc*
- Amplifikation von *Cyclin D1*
- Mutationen von *PIK3CA, p53, AKT1/2, GATA 3* u. a.

Gegen das Protein des amplifizierten HER2-Onkogens sind wirksame zielgerichtete Medikamente verfügbar, daher ist die Bestimmung im Tumorgewebe klinisch relevant. Gegen die übrigen Treibergene gibt es zurzeit keine zugelassenen Therapien.

Daneben sind auch Tumorsuppressorgene durch Deletion und/oder Punktmutation von Inaktivierungen betroffen:

- Von einer Inaktivierung betroffen ist in fast allen lobulären Mammakarzinomen das *CDH-1*-Gen auf Chromosom 16q22, das für das Adhäsionsmolekül E-Cadherin codiert. Mechanismen der Inaktivierung sind Punktmutationen, Deletion und Hypermethylierung. Der Verlust der Adhäsionsfähigkeit erklärt das dissoziierte Wachstum mit den typischen, einzeln liegenden Tumorzellen beim lobulären Mammakarzinom.
- Durch Mutation oder Deletion inaktiviert wird in ca. 20 % der Fälle das Tumorsuppressorgen *TP53* auf Chromosom 17p13, das für die Integrität des Genoms von besonderer Bedeutung ist (sog. guardian of the genome). Die Mutation geht mit einer primären Resistenz gegenüber einer endokrinen Therapie einher.

Von somatischen Mutationen sind die mit erblichem Brustkrebs assoziierten BRCA1/2-Gene seltener betroffen.

Bemerkenswert ist, dass sich In-Situ Karzinome hinsichtlich der genetischen Defekte – soweit bisher bekannt – nicht von invasiven Karzinomen unterscheiden.

42.5.10 In-situ-Karzinome

Das duktale Carcinoma in situ (DCIS) ist eine **Vorläuferläsion des invasiven Mammakarzinoms.** Es ist charakterisiert durch eine neoplastische Proliferation atypischer epithelialer Zellen innerhalb der duktal-lobulären Drüsenschläuche. Vom gefäßführenden Fett- und Bindegewebe sind die Tumorzellen somit durch eine intakte Basalmembran (und durch Myoepithelzellen) abgegrenzt und damit nicht metastasierungsfähig. Sie können sich allerdings innerhalb des Gangsystems der Brust ausbreiten, wobei eine Ausdehnung von mehreren Zentimetern erreicht werden kann.

Die Mehrzahl der In-situ Karzinome entwickelt sich aus Zellen der Drüsenläppchen bzw. der terminalen duktulo-lobulären Einheit. Nach dem Wachstumsmuster werden das duktale (DCIS) und das lobuläre Carcinoma in situ (LCIS) unterschieden. Beim DCIS wachsen die Tumorzellen in zusammenhängenden (kohäsiven) Zellverbänden, beim lobulären Carcinoma in situ fehlt das Adhäsionsmolekül E-Cadherin durch eine Deletion 16q, sodass die Zellen nicht mehr aneinander haften (> Abb. 42.7). In-situ-Karzinome machen etwa 20 % aller Mammakarzinome aus. Davon sind 90 % dem DCIS, 10 % dem LCIS zuzuordnen.

Duktales Carcinoma in situ (DCIS)

Syn.: Duktale Neoplasie, intraduktales Karzinom, nichtinvasives duktales Karzinom

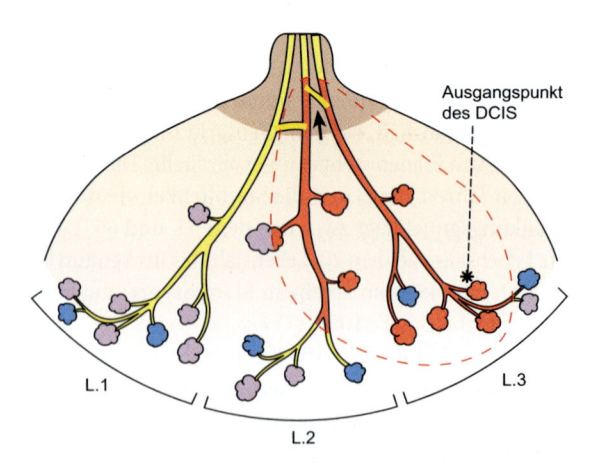

Abb. 42.7 Verteilungsmuster des lobulären und des duktalen Carcinoma in situ. Das lobuläre Carcinoma in situ (LCIS) bzw. die lobuläre intraepitheliale Neoplasie (LIN) entwickelt sich häufig multifokal (blau). Demgegenüber zeigt das duktale Carcinoma in situ (DCIS) eine meist kontinuierliche segmentale Ausbreitung in einem Drüsenlappen mit Wachstum mamillenwärts sowie in die Peripherie (rot). Darüber hinaus kann es durch Kurzschlüsse (Pfeil) zu einem Übergreifen des DCIS auf andere Lappen kommen. Der Ausgangspunkt des DCIS ist markiert. Nicht befallene Läppchen violett. [L106]

Definition Eine sich segmental innerhalb von Gängen der Brustdrüse ausbreitende, die äußere Gangbegrenzung aus Myoepithelien und Basalmembran nicht überschreitende Neoplasie. Es handelt sich um ein In-situ-Karzinom (= nichtinvasiv), dessen Zellen die Merkmale eines Karzinoms aufweisen, das allerdings nicht in das Gewebe infiltriert.

Epidemiologie Auf das DCIS entfallen etwa 20 % aller Mammakarzinome, der Häufigkeitsgipfel liegt zwischen dem 55. und 65. Lebensjahr. Mit der Etablierung von mammografischen Früherkennungsprogrammen ist seine Inzidenz (Entdeckung) stark angestiegen.

Morphologie

Die vom Gangepithel ausgehenden nichtinvasiven Neoplasien nehmen ein morphologisches Spektrum ein, an dessen Ende das DCIS steht. Früheste Formen der intraduktalen Neoplasie sind:
- Die **flache epitheliale Atypie (FEA)**, bestehend aus einer Zylinderzellmetaplasie mit geringen Kernatypien, noch nicht ausreichend für ein DCIS. Bei Auftreten in der Stanzbiopsie wird sie als Hinweis auf ein mögliches benachbartes und in der Stanzbiopsie nicht erfasstes DCIS mit der Empfehlung einer Nachbiopsie gewertet.
- Die **atypische intraduktale Hyperplasie (ADH)** unterscheidet sich vom gut differenzierten DCIS nur durch eine geringere Größenausdehnung von ≤ 2 mm.

Beim manifesten DCIS liegt eine intraduktale Epithelproliferation mit zytologischen und architektonischen Atypien vor:
- Zytologisch unterscheiden sich die DCIS von den normalen Gangepithelien durch in unterschiedlichem Ausmaß vergrößerte, abgerundete Zellkerne mit einem aufgelockerten Chromatin und prominenten Nukleolen sowie einem breiteren Zytoplasma.
- Architektonische Atypien sind die Ausbildung von cribriformen (siebartigen) Epithelformationen mit starren, rundlichen Bögen, mikropapilläre Formationen (d. h. Papillen ohne fibrovaskulären Stiel) und solide Proliferate, die obliterierend den ganzen Gang ausfüllen (➤ Abb. 42.8)
- Bei einem Teil der DCIS kommen Nekrosen hinzu, die so groß sein können, dass sie makroskopisch bereits sichtbar sind (sog. Komedonekrosen ➤ Abb. 42.8). Nekrosen neigen besonders zu dystrophen Verkalkungen, die röntgenologisch (mammografisch) zur Früherkennung ausgenutzt werden können.

Das DCIS wird nach dem **Kerngrad** in drei Grade untergliedert.
- DCIS **Grad 1** (niedriger Malignitätsgrad): enthält überwiegend Kerne, die nicht viel größer sind als die normaler Gangepithelien. Hier findet man häufiger das cribriforme und mikropapilläre Wahstumsmuster (➤ Abb. 42.8a).
- DCIS **Grad 2** (intermediärer Malignitätsgrad): Diese Gruppe umfasst Karzinome, die weder den gut noch den schlecht differenzierten Formen zuzuordnen sind.
- DCIS **Grad 3** (hoher Malignitätsgrad): polymorphe, große Tumorzellen mit großen Kernen (über 2,5 Erythrozytendurchmesser) und vesikulärem Chromatin sowie sehr großen Nukleolen (➤ Abb. 42.8b). In dieser Gruppe herrscht eher das solide Wachstumsmuster vor und Komedonekrosen (± Verkalkungen) sind besonders häufig nachweisbar.

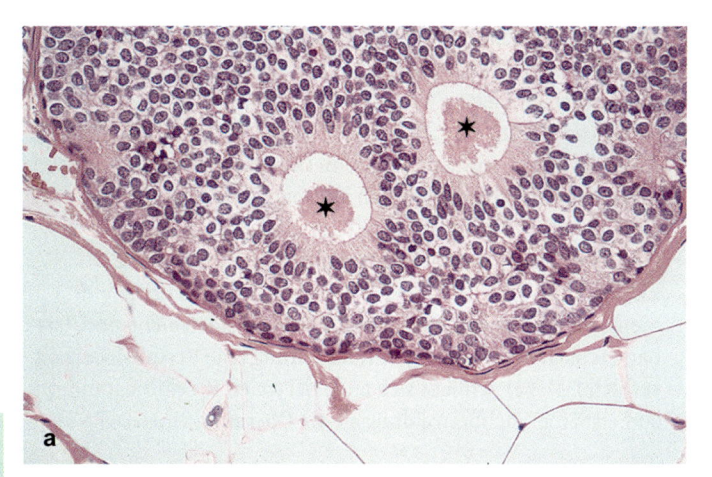

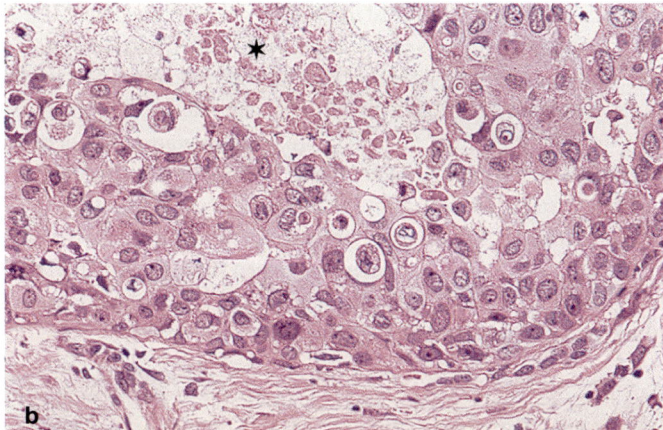

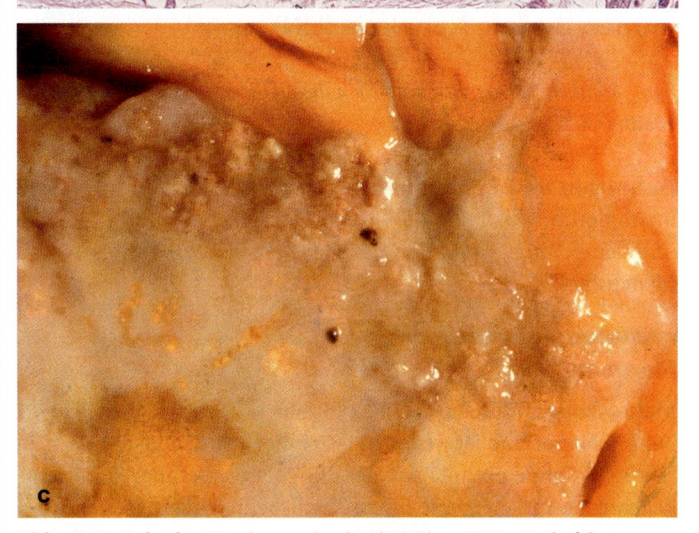

Abb. 42.8 Duktales Carcinoma in situ (DCIS). a DCIS mit **niedrigem Malignitätsgrad.** Zellen mit kleinen monomorphen, chromatindichten Zellkernen. Teilweise Ausbildung von Drüsenlichtungen mit Sekret (Sternchen). HE, Vergr. 400-fach. **b** DCIS mit **hohem Malignitätsgrad** und Komedonekrose. Große Tumorzellen mit polymorphen Kernen und prominenten Nukleolen. Im Zentrum eine Komedonekrose (Stern). **c** Makroskopisch erscheinen die Nekrosen des DCIS als gelbe Stippchen (Komedonen) auf der Schnittfläche. HE, Vergr. 400-fach. [R398]

Klinische Studien haben gezeigt, dass die **Rezidivwahrscheinlichkeit und der Übergang in ein invasives Karzinom** bei einem DCIS von drei Faktoren abhängt:
- **Kerngrad** (s. o.).
- **Ausdehnung** (Größe) des DCIS im Gangsystem. Da das DCIS nicht tast- oder makroskopisch sichtbar ist, wird seine Größe anhand von histologischen Schnitten ermittelt.
- Für die Rezidivwahrscheinlichkeit spielt der **tumorfreie Exzidatrand** eine wichtige Rolle, wobei aufgrund der dreidimensionalen Gangarchitektur und der fehlenden Sicht-und Tastbarkeit auch bei sorgfältiger Aufarbeitung eine Restunsicherheit verbleibt. Daher schließt sich auch bei freien Resektionsrändern zumeist eine Nachbestrahlung an die Operation eines DCIS an.

Klinische Relevanz Meist ist im DCIS in der Mammografie Mikrokalk nachweisbar, der als lamellierter Mikrokalk (psammomatöser Mikrokalk) oder als polymorpher Nekrosekalk vorkommt. Mikrokalk kann zwar auch bei gutartigen Epithelproliferaten vorkommen, ist aber für die Entdeckung eines DCIS im Mammogramm von herausragender Bedeutung und bildet die Grundlage der Erkennung von nichtinvasiven Frühstadien im Mammografie-Screening.
Ein DCIS muss vollständig operativ entfernt werden, weil es im Laufe der Zeit in ein invasives Karzinom übergehen kann. Da sich das DCIS im dreidimensionalen Gangsystem der Brust ausbreitet, ist häufig eine relativ ausgedehnte Operation notwendig.

Lobuläres Carcinoma in situ (LCIS) bzw. lobuläre intraepitheliale Neoplasie (LIN)

Syn.: lobuläre intraepitheliale Neoplasie (LIN), Carcinoma lobulare in situ (CLIS)

Definition und Epidemiologie Neoplastische Proliferation monomorpher dissoziierter Tumorzellen innerhalb von Läppchen und Gängen, begrenzt von der **intakten Basalmembran** (und **Myoepithelzellen**).

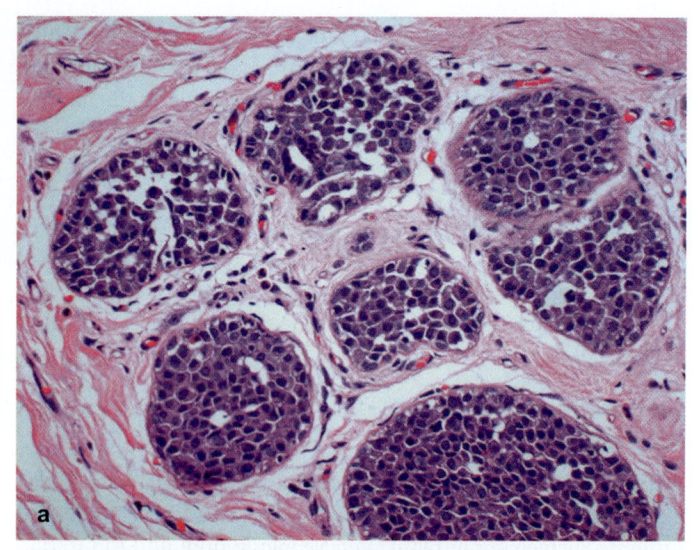

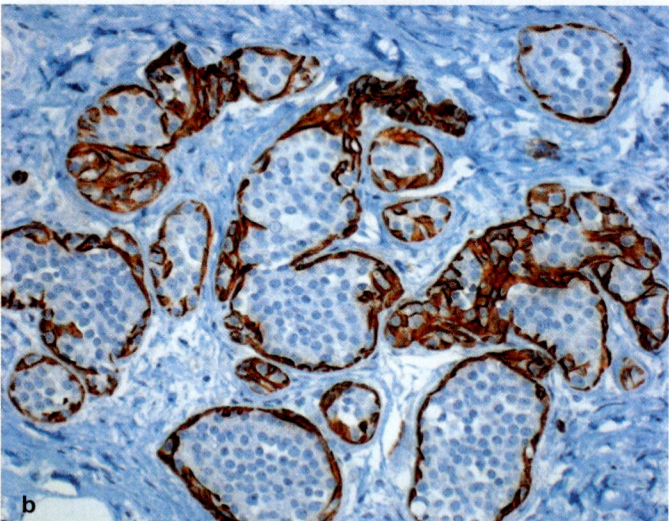

Abb. 42.9 Lobuläres Carcinoma in situ (LCIS). a Die Azini in den Drüsenläppchen (Lobuli) sind aufgetrieben und enthalten locker liegende, relativ monomorphe Tumorzellen. HE, Vergr. 350-fach. **b** Die Tumorzellen sind an der Außenseite von Myoepithel begrenzt. Immunhistochemische Darstellung von Glattmuskel-Aktin, Vergr. 320-fach. [R398]

Morphologie

Makroskopisch ruft das lobuläre In-Situ-Karzinom keinen Tumorbefund hervor und ist weder zu tasten noch zu sehen und auch zu allermeist ohne pathologischen Bildgebungsbefund. Seine Entdeckung entspricht somit einem Zufallsbefund, der bei einer Operation oder stanzbioptischen Abklärung einer anderen Auffälligkeit anfällt.

Histologisch findet man eine unterschiedlich weite Auftreibung der Azini durch diskohäsive monomorphe Epithelien mit minimaler Ausweitung der Lobuli und noch erkennbarem Azinus-Lumen (**atypische lobuläre Hyperplasie**) oder fehlendem Lumen mit deutlicher Ausweitung der Lobuli (LCIS; ➤ Abb. 42.9). Die diskohäsiven Zellen breiten sich zwischen den normalen Zellen der benachbarten Gänge aus (sog. pagetoides Wachstum).

Klinische Relevanz: Das LCIS entwickelt sich zumeist multifokal und nicht selten bilateral. Es gilt als Indikator eines ipsi- und kontralateral um den Faktor 7–12 gesteigerten Karzinomrisikos. Als resektionspflichtige Vorläuferläsion wird es nur angesehen, wenn eine starke Pleomorphie oder ausgedehnte Nekrosen ausgebildet werden. Abgesehen von diesen Sondersituationen wird betroffenen Patientinnen eine intensivierte Überwachung mit Bildgebung empfohlen.

Morbus Paget der Mamille

Der Morbus Paget stellt eine Beteiligung der Mamillenepidermis (Tumorinfiltration mit Paget-Zellen) im Rahmen eines invasiven oder nichtinvasiven Mammakarzinoms dar. Nahezu immer lässt sich ein DCIS nachweisen. In einem kleineren Teil der Fälle liegt ein invasives Karzinom vor.

Klinisch imponiert der Morbus Paget durch ein nässendes Ekzem der Mamille und des Warzenvorhofs. Bei 50 % der Patientinnen besteht ein palpabler Mamillentumor.

42.5.11 Invasives Mammakarzinom

Definition Vom Gang- und Drüsenepithel der Mamma ausgehendes invasives Karzinom, das sich häufig, aber nicht immer aus einem In-situ-Karzinom entwickelt und in die axillären Lymphknoten sowie in einem Teil der Fälle (ca. 20 % unter den gegenwärtigen Behandlungsprinzipien) auch hämatogen metastasieren kann. Die invasiven Mammakarzinome werden nach dem histologischen Typ, dem Malignitätsgrad und der Rezeptorausstattung (molekularer oder intrinsischer Typ) klassifiziert. Eine Ausnahme bildet lediglich das sogenannte **inflammatorische** Karzinom, das ausschließlich klinisch durch eine die gesamte Brust umfassende Rötung und Induration definiert ist und hinter dem sich verschiedene histologische Typen, zumeist mit einer dermalen Lymphangiosis carcinomatosa, verbergen können.

Morphologie

Der typische **makroskopische** Aspekt ist der eines strahlig begrenzten, derben Knotens mit weißlich-grauer Schnittfläche (> Abb. 42.10), evtl. mit gelben Stippchen. Bei bestimmten histologischen Typen ergeben sich andere makroskopische Erscheinungsformen (lobulär: unscharf begrenzte, schwer abgrenzbare Induration, medullär: glatt begrenzt, markig und kaum induriert)

Es werden mehr als 35 **histologische** Typen unterschieden (> Tab. 42.1). Die häufigsten und wichtigsten sind das Karzinom vom unspezifischen Typ (international als „non-special type, NST" benannt) und das lobuläre Mammakarzinom.

Für alle Mammakarzinome wird der histologische Grad bestimmt, der ein Maß für die Aggressivität des Tumors ist. Er ist für die Behandlungsplanung zumeist wichtiger als der histologische Typ.

Für die molekulare Klassifikation von Mammakarzinomen werden Hormonrezeptoren (Östrogen- und Progesteronrezeptoren), der HER2-Rezeptor und der Proliferationsmarker Ki67 bestimmt. Basierend auf der Expression dieser therapeutisch relevanten Biomarker werden sogenannte molekulare oder intrinsische Typen des Mammakarzinoms unterschieden und zur Klassifikation und Therapiesteuerung benutzt (> Abb. 42.13).

Histologische Typen des invasiven Mammakarzinoms

Karzinom vom unspezifischen Typ (invasives duktales Karzinom)

60–80 % der invasiven Mammakarzinome zeigen histologisch ein glanduläres und/oder trabekuläres oder solides Wachstumsmuster und lassen sich keinem der übrigen spezifischen Typen (> Tab. 42.1)

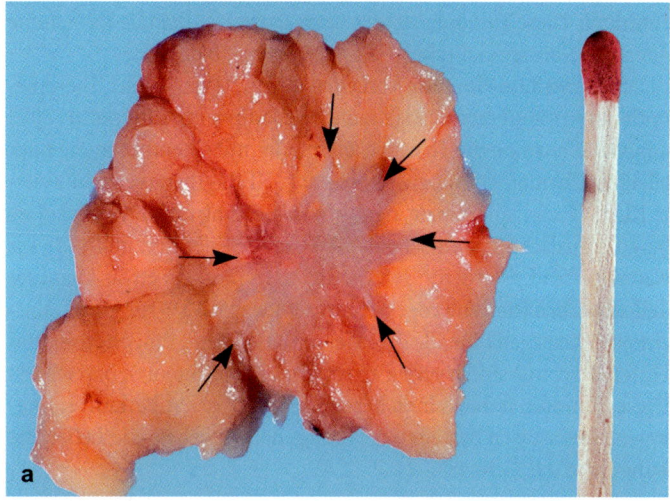

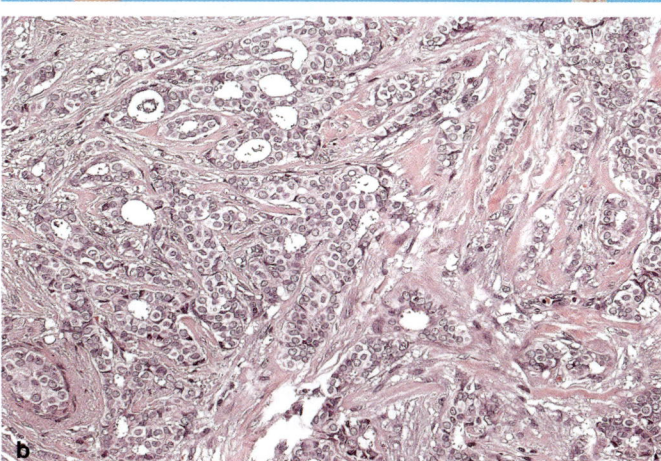

Abb. 42.10 Mammakarzinom vom unspezifischen Typ (invasives duktales Mammakarzinom). a Makroskopischer Aspekt. Typischer Befund eines invasiven Mammakarzinoms vom unspezifischen Typ mit induriertem, strahlig begrenztem Herd und weißlicher Farbe durch den Kollagenreichtum (Pfeile). **b** Histologie. Drüsig und trabekulär angeordnete Epithelverbände mit vergrößerten Zellkernen, vesikulärem Kernchromatin, prominenten Nukleolen und Mitosen. Die Tumorzellverbände umgibt eine deutliche Faservermehrung, die den indurierten Tastbefund hervorruft. HE, Vergr. 40-fach. [R398]

Tab. 42.1 Histologische Klassifikation der Mammakarzinome.

In-situ-Karzinome
• duktales Carcinoma in situ (DCIS)
• Carcinoma lobulare in situ (CLIS)/lobuläre intraduktale Neoplasie (LIN)
Invasive Karzinome
• nicht spezifischer Typ bzw. duktal-invasives Karzinom (60–80 %)*
• lobuläres Karzinom (10–15 %)
• tubuläres Karzinom (2–7 %)
• medulläres und atypisch medulläres Karzinom (5 %)
• metaplastisches Karziom (1–3 %)
• muzinöses Karzinom (1–5 %)
• seltene Formen (cribriform, papillär, neuroendokrin, vom Speicheldrüsentyp u. a.)

* prozentualer Anteil an invasiven Karzinomen

zuordnen. Diese Tumoren werden auch als invasiv-duktale Karzinome oder als „Non-special type"(NST)-Karzinome bezeichnet.

Für das weitere klinische Vorgehen und die Auswahl der Therapieoptionen (präoperative, sogenannte neoadjuvante Chemotherapie, adjuvante hormonelle Therapie allein oder mit Chemotherapie oder alleinige Chemotherapie, zusätzliche anti-HER2-Therapie) sind weitere Klassifikationsmerkmale, nämlich das Grading und der molekulare bzw. intrinsische Typ entscheidend. Etwa 75 % der Karzinome dieser Kategorie sind positiv für den Östrogenrezeptor, ein etwas kleinerer Teil zusätzlich für den Progesteronrezeptor und 15 % für HER2. Karzinome, die negativ für alle drei Marker (Östrogen-, Progesteron- und HER2-Rezeptor) sind, werden als tripel-negative Tumoren bezeichnet. Diese Tumoren haben einen besonders aggressiven Verlauf. Hämatogene Metastasen betreffen bevorzugt den Knochen, die Leber, die Lunge und das Gehirn.

Morphologie

Es handelt sich um Adenokarzinome mit glandulärem und/oder trabekulärem oder soliden Zellverbänden, die sich im Kernatypiegrad und in der Mitosehäufigkeit unterscheiden, was die Grundlage des Gradings bildet (➤ Abb. 42.10).

Invasives lobuläres Karzinom

Das invasive lobuläre Karzinom macht 10–15 % aller Mammakarzinome aus. Dieser Tumortyp weist typischerweise eine Mutation des Zelladhäsionsmoleküls E-Cadherin auf, das für den Zusammenhalt von Epithelien in normalen Drüsen verantwortlich ist. Aufgrund der verminderten Adhäsion zeigen diese Tumoren ein verstreutzelliges invasives Wachstum ohne Ausbildung von kohäsiven Zellverbänden und Drüsen. Sie sind schwerer zu tasten, und in der mammografischen Bildgebung schwerer abzugrenzen als die mehr solide wachsenden invasiv-duktalen Karzinome (➤ Abb. 42.10). Es tritt zumeist in der Menopause auf und ist häufiger bilateral als alle anderen histologischen Subtypen (bis zu 5 % der Fälle). Mehr als 95 % der lobulären Mammakarzinome sind positiv für den Östrogenrezeptor, zumeist auch für den Progesteronrezeptor und nur sehr selten (< 5 %) für HER2, das allerdings in bis zu 10 % der Fälle eine aktivierende Punktmutation betroffen aufweisen kann. Bevorzugte hämatogene Metastasierungsorte sind der Knochen, die Pleura, das Peritoneum, die Ovarien und der Gastrointestinaltrakt, während Hirnmetastasen nur äußerst selten zu beobachten sind.

Morphologie

Das invasive lobuläre Karzinom zeigt ein verstreutzelliges Wachstum mit nicht kohäsiven und einzeln liegenden Tumorzellen (➤ Abb. 42.11), die sich in Gänsemarschmuster (die Tumorzellen liegen aufgereiht hintereinander; oder in Schießscheibenmuster (die Tumorzellen bilden konzentrische Kreise um erhaltene Ausführungsgänge) anordnen können. Typisch sind wechselnd große intrazytoplasmatische Schleimvakuolen (➤ Abb. 42.11).

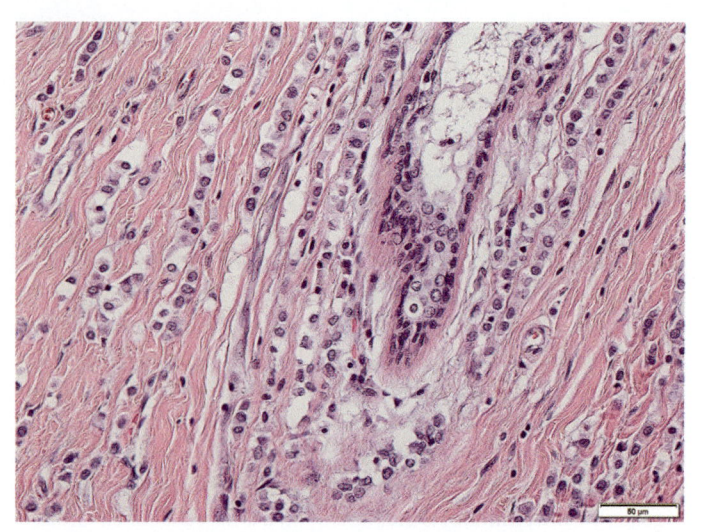

Abb. 42.11 Histologie des invasiven lobulären Mammakarzinoms. Das Karzinom umgibt einen präformierten Milchgang (erkennbar an der zweilagigen Epithelauskleidung und der dunkler erscheinenden etwas zelldichteren äußeren myoepithelialen Zelllage) und breitet sich in konzentrischen Ringen um ihn herum aus (sog. Zielschiebenformationen). Überwiegend bilden die gering kohäsiven mittelgroßen Tumorzellen einlagige Zellstränge aus (sog. Gänsemarschformationen), z.T. liegen sie auch einzeln und verstreut im Gewebe. Einzelne Tumorzellen enthalten kugelige Schleimvakuolen. HE, Vergr. 40-fach. [R398]

Weitere histologisch Typen des Mammakarzinoms

Bezeichnung und Häufigkeit der durchweg selteneren histologischen Tumortypen sind in ➤ Tab. 42.1 angegeben, wobei nur ein Teil der 35 anerkannten Entitäten wiedergegeben ist. Auch für diese, wie für das nicht spezifisch typisierbare und lobuläre Mammakarzinom gilt, dass die Auswahl der Therapieoptionen neben der Resektion durch das Grading und den intrinsische Typ entscheidend bestimmt werden.

Tubuläres Karzinom Diese Karzinom bildet in mehr als 90 % der Verbände wohlgeformte Drüsen, teils mit rechtwinkelig erscheinenden Lumina aus und weist stets ein Kerngrading von 1 auf. Die Tumoren werden selten größer als 2 cm, sind häufig mit einer radiären Narbe assoziiert. Sie metastasieren nur ausnahmsweise in die axillären Lymphknoten. Das tubuläre Karzinom ist stets stark positiv für den Östrogen- und Progesteronrezeptor und negativ für HER2. Die Prognose ist ausgesprochen gut (➤ Abb. 42.12).

Medulläres Karzinom Dieses Karzinom verdankt seinen Namen dem makroskopischen Aspekt einer glatten Begrenzung und markigen Schnittfläche ohne nennenswerte Stromabildung. Histologisch ist es durch solide Aggregate sehr großer Tumorzellen mit hochgradiger Zellatypie (G3) und synzytialem Wachstumsmuster (d. h. ohne erkennbare Zellgrenzen) sowie ein starkes begleitendes lymphoplasmazelluläres Infiltrat gekennzeichnet. Zumeist fehlen die Rezeptoren für Östrogen und Progesteron sowie HER2. Dieser Tumortyp wird häufiger bei jüngeren Patientinnen und auch Trägerinnen der BRCA1-Mutation angetroffen. Ein Teil der Fälle hat eine bessere Prognose, allerdings lassen sich diese z. Zt. nicht sicher von den sogenannten atypischen medullären Karzinomen abgrenzen, die als aus-

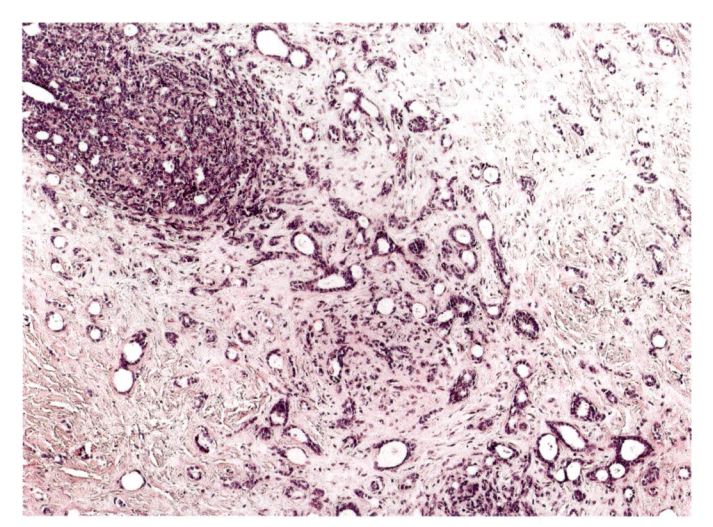

Abb. 42.12 Tubuläres Mammakarzinom. Histologie. Das tubuläre Mammakarzinom besteht zu über 90 % des Zellanteils aus ungeordneten weitlumigen Drüsen mit häufig entrundet und angedeutet rechtwinkelig erscheinenden Lumina. Die Zellkernpleomorphie ist gering, sodass vor allem die nicht organoide Anordnung und die fehlende äußere myoepitheliale Zelllage zur Erkennung beitragen. In der oberen linken Ecke ist eine gutartige sklerosierende Adenose zu ergennen, die im Gegensatz zum Karzinom englumige und gruppiert organoid angeordnete Gangproliferate aufweist. HE, Vergr. 40-fach. [R398]

gesprochen aggressiv zu gelten haben. Häufiger als bei allen anderen Entitäten werden beim atypischen medullären Mammakarzinom Gehirnmetastasen angetroffen.

Metaplastisches Karzinom Hinsichtlich des makroskopischen Erscheinungsbildes und der Rezeptorexpression sowie Prognose ähnelt dieses G3-Karzinom dem atypischen medullären Karzinom und ist histologisch durch eine zusätzliche sarkomatoide (chondroid, fibroblastenähnlich, ossär) oder plattenepitheliale Differenzierung ausgezeichnet.

Muzinöses (Gallert-)Karzinom Dieses Karzinom unterscheidet sich vom Karzinom vom unspezifischen Typ dadurch, dass in mehr als 90 % der Tumorfläche eine exzessive extrazelluläre Schleimakkumulation zu beobachten ist. Der Tumor ist zumeist gut begrenzt und bereits makroskopisch an seiner gallertigen Schnittfläche zu erkennen.

Histologische Graduierung des invasiven Mammakarzinoms

Die Aggressivität eines Mammakarzinoms spiegelt sich im Atypiegrad wider, der mit dem histologischen Grad erfasst wird. In diesen gehen gleichwertig drei Parameter ein, die jeweils in drei mit einem Punktwert versehenen Stufen (1–3) angegeben werden:
- Tubulusbildung: > 75 % der Tumorfläche (1), 10–75 % (2), < 10 % (3)
- Kernpleomorphie: gleichförmig erscheinende Kerne, ≤ 1,5-fache Größe normaler Gangepithelkerne (1), mäßige Vielgestaltigkeit der Kerne 1,5- bis 2-fache Größe normaler Gangepithelkerne (2), erhebliche Pleomorphie, vesikuläres Chromatin, prominente Nukleolen, > 2-fache Größe normaler Gangepithelkerne (3)
- Mitotische Aktivität: Anzahl der Mitosen pro Gesichtsfeld, wobei je nach Gesichtsfeldgröße unterschiedliche Grenzwerte (1–3) gelten, oder immunhistochemisch mittels des von der G1- bis zur S-Phase nukleär exprimierten Ki-67-Antigens in Prozent der Zellen mit < 15 % (1), 15 – < 25 % (2), ≥ 25 % (3)

Die Summe der Punktwerte zu den drei Parametern ergibt den histologischen Grad (bis 5 Punkte = Grad 1; 6–7 Punkte = Grad 2; 8–9 Punkte = Grad 3). Trotz aller Subjektivität der mikroskopischen Bewertung korreliert der Grad sehr gut mit der Prognose. Etwa 40–45 % der Mammakarzinome sind einem Grad 3 zuzuordnen.

Intrinsische (molekulare) Typen des invasiven Mammakarzinoms

Intrinsische (molekulare) Subtypen des Mammakarzinoms wurden auf der Grundlage von mRNA-basierten Genexpressionsprofilen definiert. In der klinischen Praxis werden sie anhand von immunhistochemisch nachgewiesenen Proteinexpressionen approximativ nachvollzogen. Unterschieden werden die folgenden Typen:
- **Luminal-A:** Östrogenrezeptorexpression in ≥ 10 %, Progesteronrezeptor ≥ 20 %, HER2-negativ, niedrige Proliferatonsfraktion (Ki67 z. B. < 15 %)
- **Luminal-B:** Östrogenrezeptorexpression in ≥ 1 %, Progesteronrezeptor ≥ 1 %, HER2-negativ, erhöhte Proliferationsfraktion (Ki67 z. B. ≥ 25 %),
- **HER2-Typ:** Überexpression von HER2 in > 10 % der Tumorzellen oder Amplifikation des HER2-Gens mit ≥ 6 Kopien in 20 benachbarten Tumorzellen (In-situ-Hybridisierung)
- **Tripel-negativer Typ:** < 1 % Östrogen- und Progesteronrzeptor, HER2-negativ oder schwach exprimiert und nicht amplifiziert, zumeist hohe Proliferationsfraktion

Insbesondere die Abgrenzung von Luminal-A- und -B-Typen ist bislang nicht allgemein festgeschrieben und wird lokal unterschiedlich gehandhabt; die oben angegebenen Ki67-Werte sind die am häufigsten benutzten. Bei Ki67 gibt es einen Graubereich zwischen ca. 15 % und 24 % markierter Zellen, in dem z. Zt. mit keiner der verfügbaren Untersuchungsmethoden eine genaue Zuordnung möglich ist. Etwa 70–80 % der Mammakarzinome sind Östrogenrezeptor-positiv und somit einem der Luminaltypen zuzuordnen, wenn sie nicht zusätzlich HER2 exprimieren.

Wie in ➤ Abb. 42.13 wiedergegeben, bestimmt die Klassifikation anhand des intrinsischen Typs die adjuvante Therapie des Mammakarzinoms, d. h. die Art der medikamentösen neben der chirurgischen Behandlung. Außer beim Luminal-A-Typ kommt bei den anderen Formen auch eine sogenannte neoadjuvante Therapie vor der Operation in Betracht. Diese hat den Vorteil, dass die Rückbildung des Tumors (Remission) anlässlich der sich anschließenden Operation genau ermittelt werden kann und damit eine wichtige prognostische Information zur Verfügung steht. Ist der Tumor komplett regredient und auch histologisch nicht mehr nachweisbar (komplette pathologische Remission), hat die Patientin eine günstige Prognose, auch wenn ein hoher Malignitätsgrad (G3) vorbestanden hat. Östrogenrezeptor-positive luminale Mammakarzinome bilden sich in der Regel unter neoadjuvanter, präoperativer Therapie nicht wesentlich zurück.

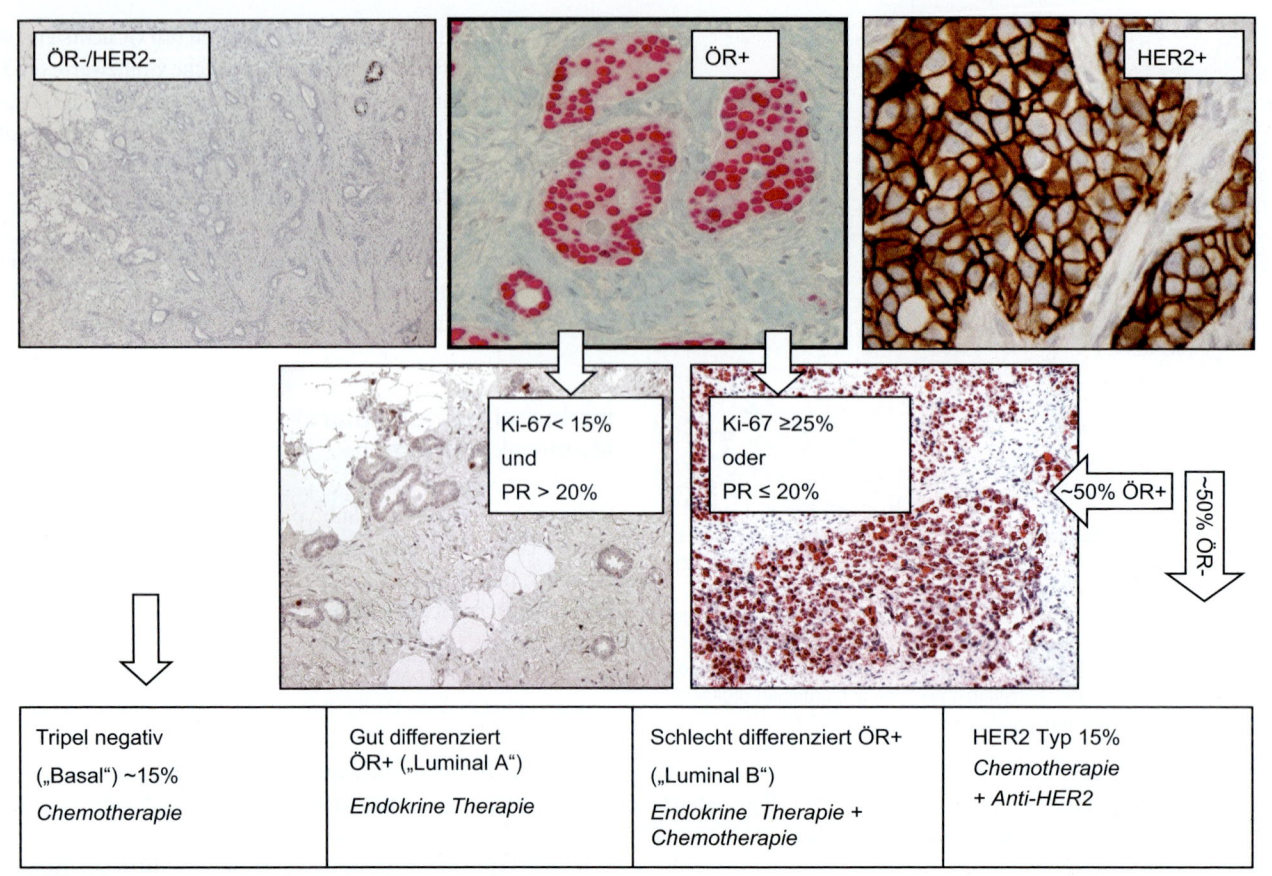

Abb. 42.13 Intrinsische Typen des Mammakarzinoms. Entsprechend ihrer Rezeptorausstattung werden Mammakarzinome in die Rezeptor-negativen, basalen oder tripel-negativen Typen sowie den HER2-Typ mit einer Überexpression und/oder Amplikation des HER2- (bzw. *ERBB2-*)Gens und den luminalen Typ unterschieden, der eine Expression des Östrogenrezeptors (ÖR) in mindestens 1 % der Zellen und zumeist auch des Progesteronsrezeptors (PR) aufweist. Der luminale Typ wird in den Subtyp A und B weiter subklassifiziert. Der Subtyp A zeigt immer eine Koexpression des Östrogen- und des Progesteronrezeptors (Letzterer in mindestens 20 % der Zellen) und weist eine geringe Proliferationsaktivität auf, die sich aus einem niedrigen Markierungsindex mit dem Antikörper Ki67 ergibt (< 15 %). Anders als der Luminal-B-Typ kann er mit einer alleinigen antihormonellen Therapie (prämenopausal mit Tamoxifen, postmenopausal mit Aromataseinhibioren) ohne zusätzliche Chemotherapie als ausreichend adjuvant behandelt angesehen werden. Der Luminal-B-Typ kann eine Expression des Progesteronrezeptors vermissen lassen oder nur in wenigen Prozent der Zellen aufweisen. Das Zellzyklus-assoziierte Ki67-Antigen wird von mehr Zellen als beim Luminal-A-Typ exprimiert, wobei keine einheitlich definierte Grenze allgemein anerkannt ist; zumeist liegt sie bei 25 %. Weitere Merkmale von Luminal-B-Tumoren sind der ausbleibende Ki67-Abfall (≤10 %) nach kurzzeitiger präoperativer endokriner Therapie oder ein erhöhtes Risiko anzeigende RNA-Expressionsprofile. Für beide nichtluminale Typen besteht eine Indikation für eine Chemotherapie; beim HER2-Typ kombiniert mit einer Anti-HER2-Therapie. [R398]

Zur Bestimmung der Wirksamkeit einer endokrinen Therapie wird zunehmend der Abfall des Ki67-Proliferationswertes (≤10 %) nach dreiwöchiger präoperativer Hormonblockade eingesetzt.

Metastasierung

Das Mammakarzinom metastasiert über den Blut- und Lymphweg. Bei der **lymphogenen** Metastasierung sind vor allem die axillären Lymphknotenstationen entlang der V. axillaris und ihrer Äste betroffen.

Als **Sentinel-Lymphknoten** (Wächter-Lymphknoten) werden die ersten in einem Lymphabfluss befindlichen Lymphknoten bezeichnet, die über eine Tracerinjektion in Tumornachbarschaft ausfindig gemacht werden (> Abb. 42.14). Die Tumorzellen erreichen diesen Lymphknoten zuerst, daher kann die sorgfältige histologische Untersuchung wichtige prognostische Informationen liefern (gesteigertes Risiko bei Lymphknotenbefall). Bei negativem Sentinel-Lymphknoten müssen keine weiteren Lymphknoten aus der Axilla entfernt werden, damit ist das Risiko eines Lymphödems als Komplikation verringert. Bei positivem Sentinel-Lymphknoten können weitere Lymphknoten entfernt werden. Auf eine komplette Axilladissektion mit Entfernen aller Lymphknoten wird zunehmend auch bei ein bis zwei befallenen Sentinel-Lymphknoten verzichtet.

Die häufigsten **hämatogenen** Metastasen werden im Skelettsystem (70 %), in der Lunge (60 %), der Leber (50 %) und dem Gehirn gefunden, wobei sich die histologischen Subtypen darin unterscheiden (s. o.). Bereits in einem frühen Stadium bei klinisch und pathologisch noch nicht fassbarer Metastasenbildung kann bei einem Teil der Fälle mit sensitiven Techniken eine sogenannte Einzelzelldissemination im Knochenmark nachgewiesen werden, deren praktisch-klinische Bedeutung aber umstritten ist. Auch bei Nachweis hämatogener Metastasen ist unter der modernen Therapie häufig ein mehrjähriges

oder atypisch medulläres Karzinom). Wichtiger sind jedoch die histologische Graduierung (G1–G3) und der intrinsische Subtyp, die bei jedem Histotyp angegeben werden müssen. Dennoch bleibt die histologische Typisierung essenziell, da der intrinsische Subtyp allein hinsichtlich der Therapieindikationen in die Irre führen kann (s. u.).

Lymph- und Blutgefäßeinbrüche Indikatoren eines erhöhten Progressionsrisikos sind die Tumoreinbrüche in Lymph- und Blutgefäßen im Randbereich des Tumors (Lymphangiosis oder Haemangiosis carcinomatosa).

Rezeptorstatus und intrinsischer Subtyp Die Expression des Östrogen- und Progesteronrezeptors sowie von HER2 werden immunhistochemisch bei jedem invasiven Mammakarzinom semiquantitativ bestimmt. Daraus und aus der Hinzuziehung des Proliferationsmarkers Ki67 ergibt sich die Klassifikation in die intrinsischen Typen. Eine günstige Prognose gilt für Luminal-A-Karzinome, eine schlechtere für Luminal-B-Tumoren, die sogar schlechter sein kann als die der ungünstigen tripel-negativen Fälle, wenn die Proliferationsaktivität (Ki67) sehr hoch ist. Der HER2-Typ hat einen aggressiven Spontanverlauf, bei zielgerichteter Therapie mit Anti-HER2-Antikörpern ist das Risiko jedoch geringer als bei tripel-negativen oder hoch proliferationsaktiven Luminal-B-Karzinomen. Die meisten tripel-negativen Tumoren besitzen eine ungünstige Prognose, es gibt jedoch einige histologische Typen, die per se ein geringes Progressionsrisiko aufweisen, auch wenn sie rezeptornegativ (tripel-negativ) sind (z. B. Tumoren vom Speicheldrüsentyp).

Ausmaß der pathologischen Remission nach neoadjuvanter Therapie Wird vor der Resektion des Mammakarzinoms eine anti-HER2- und oder Chemotherapie durchgeführt, kann der Tumor komplett verschwinden (komplette pathologische Remission), was in etwa bis zu 60 % der Fälle zu beobachten ist und eine günstige Prognose anzeigt. Bleiben invasive Tumorreste nachweisbar, zeigt das Therapieresistenz und ein damit gesteigertes Progressionsrisiko. Bei den luminalen Typen bleibt eine Komplettremission zumeist aus, der Ki67-Abfall (≤10 %) nach präoperativer endokriner Therapie ist mit einer günstigen Prognose assoziiert.

Genexpressionsprofile und Treibermutationen Zur Abgrenzung von Luminal-A- und -B-Tumoren werden RNA-basierte Genexpressionsprofile unterschiedlicher Zusammensetzung angewandt (z. B. „Recurrence Score®", „Mammaprint®", „Endopredict®"), um das individuelle Risiko und den potenziellen Nutzen einer zusätzlichen Chemotherapie abschätzen zu können. Bei den zahlreichen bekannten Treibermutationen hat gegenwärtig nur die HER2-Aktivierung durch Amplifikation eine praktische Relevanz in der Routinediagnostik.

42.5.12 Sarkome und maligne Lymphome der Mamma

Sarkome und maligne Lymphome der Mamma sind deutlich seltener als Karzinome. Zu den Sarkomen gehören u. a. das Stromsarkom, das Angiosarkom und das Leiomyosarkom. Das **Angiosarkom** ist ein hochmaligner und aggressiver Tumor, der Folge einer länger zurückliegenden Strahlentherapie wegen eines Mammakarzinoms sein kann.

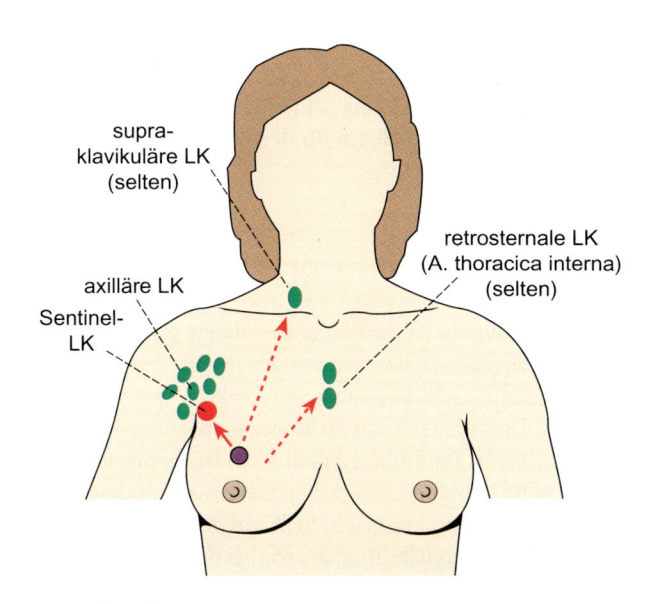

Abb. 42.14 Lymphogene Metastasierungswege des Mammakarzinoms. Mammakarzinome metastasieren überwiegend in die axillären, seltener in retrosternale Lymphknoten. Der erste im Lymphabflussgebiet befindliche Lymphknoten wird als Sentinel-Lymphknoten (Wächter-Lymphknoten) bezeichnet. Er ist meist die erste metastatische Lymphknotenabsiedlung. [L106]

Überleben möglich, sodass das metastasierte Mammakarzinom in vielen Fällen zu einer „chronischen Erkrankung" geworden ist. Beim metastasierten luminalen Typ entwickelt sich in bis zu 30 % der Fälle eine Resistenz gegenüber der endokrinen Therapie, die durch eine sekundär erworbene, aktivierende, zur autokrinen Wachstumsstimulation führenden Mutation im Östrogenrezeptorgen *ESR1* ausgelöst wird.

Prognosefaktoren

Die pathologische Gewebeuntersuchung erbringt verschiedene Informationen, die zur prospektiven Abschätzung des zukünftigen Verlaufs und des Rezidiv- bzw. Metastasierungsrisikos herangezogen werden (Prognosefaktoren). Dabei geht es um den Verlauf unter Therapie, nicht den Spontanverlauf. Ein Teil der Prognosefaktoren ist gleichzeitig prädiktiv für das Ansprechen auf bestimmte medikamentöse Therapien.

Ausbreitung („Staging") Tumorgröße und axillärer Lymphknotenbefall sind weiterhin wichtige prognostische Informationen, treten jedoch zunehmend hinter tumorbiologischen Faktoren (bzw. dem intrinsischen Typ, s. u.) zurück, indem z. B. auch bei großen Tumoren (> 2 cm) oder bei 1–2 axillären Lymphknotenmetastasen auf eine Chemotherapie verzichtet werden kann, wenn ein niedriges Grading, geringe Proliferation (Ki67) oder ein Luminal-A-Typ vorliegen.

Tumortyp und histologischer Grad Der histologische Tumortyp beinhaltet wichtige prognostische Informationen (z. B. tubuläres

42.6 Männliche Mamma

Bei der männlichen Mamma sind nur Drüsengänge, aber keine Azini ausgebildet. Von klinischer Bedeutung sind die Gynäkomastie und das seltene virile Mammakarzinom (Häufigkeit m : w = 1 : 100).

42.6.1 Gynäkomastie

Die Gynäkomastie ist eine Vergrößerung der männlichen Mamma. Bei 75 % der Patienten kommt sie beidseitig, meist asymmetrisch vor.

Pathogenese

Ursache ist meist ein Hyperöstrogenismus, der bedingt sein kann durch mangelhaften Abbau von Östrogen bei Leberzirrhose oder vermehrten Östrogenanfall, z. B. beim Klinefelter-Syndrom, bei östrogenproduzierenden Tumoren oder unter Östrogentherapie (Prostatakarzinom). Selten kommt es während der Pubertät zu einer ein- oder beidseitigen Vergrößerung der Mamma.

Morphologie

Makroskopisch findet man eine Schwellung der Mammae, die von einer **Proliferation von fibrösem Bindegewebe und Drüsengängen** hervorgerufen wird.

42.6.2 Mammakarzinom des Mannes

Das Mammakarzinom ist bei Männern **äußerst selten** und kommt nahezu ausschließlich in der zweiten Lebenshälfte vor. Bei BRCA2-Keimbahnmutation soll ein gesteigertes Risiko bestehen. Es handelt sich nahezu ausschließlich um nicht weiter spezifizierbare duktale Mammakarzinome. Die Tumoren infiltrieren frühzeitig die Haut und die Thoraxwand. Bei über 50 % der operierten Karzinome bestehen bereits Lymphknotenmetastasen. Bei Östrogenrezeptorexpression erfolgt eine antihormonelle Therapie wie bei der Frau.

KAPITEL 43

K. Glatz, B. Zelger

Haut

43.1	Normale Struktur und Funktion	845	43.5.2	Urtikaria ... 853
43.1.1	Aufbau der Haut ... 845			
43.1.2	Pathophysiologische Grundmechanismen ... 847		43.6	Vaskulitis ... 853
43.1.3	Die histologische Musteranalyse der entzündlichen Dermatosen (nach A. B. Ackerman) ... 848		43.6.1	Kutane Kleingefäßvaskulitis ... 853
43.1.4	Dermatopathologische Grundbegriffe ... 848		43.7	Dermatosen mit granulomatöser Entzündung ... 853
			43.7.1	Granuloma anulare ... 854
43.2	Entzündliche Dermatosen mit epidermaler Spongiose ... 848		43.8	Dermatosen mit Blasenbildung ... 854
43.2.1	Ekzeme ... 848		43.8.1	Intraepidermale Blasen (Pemphigusgruppe) ... 854
			43.8.2	Subepidermale Blasen (Pemphigoidgruppe) ... 854
43.3	Entzündliche Dermatosen mit Veränderung der dermoepidermalen Junktion ... 850		43.9	Infektiöse Hautkrankheiten ... 855
43.3.1	Lichen planus ... 850		43.9.1	Bakterielle Infektionen ... 855
43.3.2	Kollagenosen ... 850		43.9.2	Virusinfektionen ... 856
43.3.3	Arzneimittelreaktionen ... 850		43.9.3	Pilzinfektionen ... 858
43.4	Entzündliche Dermatosen mit psoriasiformer Epidermishyperplasie ... 851		43.10	Neoplasien ... 859
43.4.1	Psoriasis vulgaris ... 851		43.10.1	Epitheliale Neoplasien ... 859
			43.10.2	Mesenchymale Neoplasien ... 863
43.5	Entzündliche Dermatosen ohne epidermale Beteiligung ... 852		43.10.3	Melanozytäre Neoplasien ... 863
43.5.1	Lyme-Borreliose ... 852		43.10.4	Kutane Lymphome ... 865
			43.10.5	Mastozytosen ... 865

Zur Orientierung

Erkrankungen der Haut sind häufig und vielfältig (ca. 2.000 Hautkrankheiten). Ihr Spektrum reicht von harmlosen Manifestationen bis zu lebensbedrohenden Intoleranzreaktionen und Neoplasien. Viele sind auch von erheblicher psychosozialer und ökonomischer Bedeutung.

Für die histologische Beurteilung entzündlicher Dermatosen hat sich die histologische Musteranalyse von A. B. Ackerman (➤ Kap. 43.1.3) durchgesetzt. Angaben zum klinischen Bild und zu einer klinischen Verdachtsdiagnose sind für die histologische Beurteilung entzündlicher Dermatosen unverzichtbar.

43.1 Normale Struktur und Funktion

43.1.1 Aufbau der Haut

Die Haut besteht aus der epithelialen **Epidermis,** der bindegewebigen **Dermis,** dem subkutanen **Fettgewebe** und den **Hautanhangsgebilden.** Sie ist das Grenzorgan zur Umwelt und erfüllt Sinnes- (Wärme-, Schmerz- und Tastreize) und Schutzfunktionen. Schutzfunktionen ergeben sich aus der Barrierefunktion der Hornschicht (Verhinderung von Austrocknen und Eindringen von Fremdsubstanzen), mechanischem Schutz (Hornschicht, Kollagengeflecht der Dermis, subkutane Fettpolster), Thermoregulation (Haarkleid, Fettgewebe, dermaler Gefäßplexus, Schweißdrüsen), Schutz vor Ultraviolettstrahlung (Melaninpigment, Hornschicht)

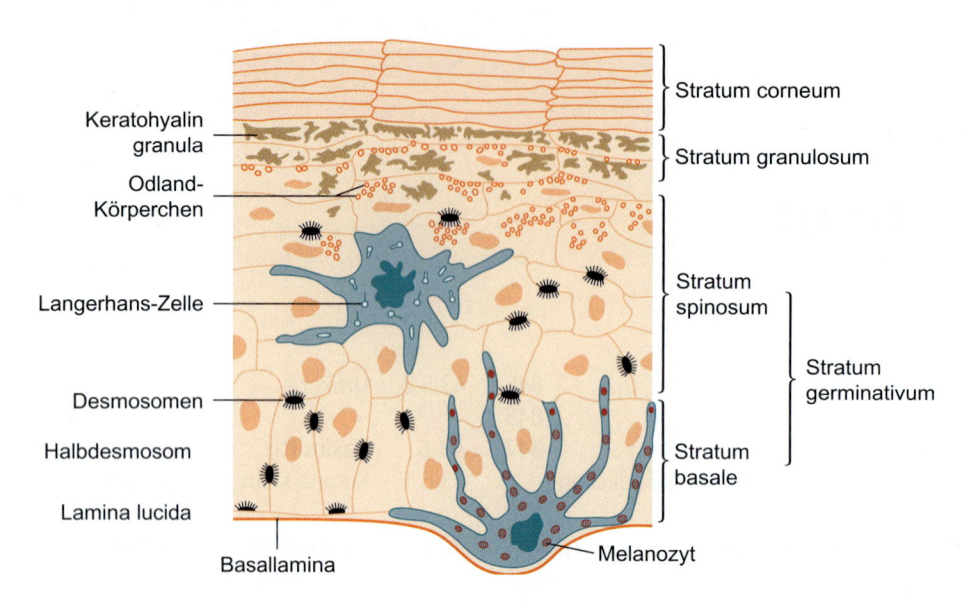

Abb. 43.1 Die Schichten der Epidermis, die symbiontischen Zellen der Haut und die wichtigsten Zellorganellen. Merkel-Zellen sind nicht dargestellt. [L231]

und Infektionsschutz (trockenes, saures Milieu der Hautoberfläche, symbiontische Hautflora, antimikrobielle Peptide). Weitere Funktionen der Haut sind die eines Immun-, Entgiftungs- und Speicherorgans.

Epidermis

Die Epidermis (> Abb. 43.1) ist ein geschichtetes, verhornendes Plattenepithel, das zu über 90 % aus **Keratinozyten** besteht. Sie sitzt mit dem **Stratum basale** der **Basallamina** auf. Darüber liegen das **Stratum spinosum** (2–5 Zelllagen) und das **Stratum granulosum** (1–3 Zelllagen). In diesem läuft eine rapide Differenzierung ab: Abplattung, Verschwinden der Zellkerne, Auftreten der stark basophilen Keratohyalinkörner und der lipidreichen Odland-Körperchen. Der Übergang in das **Stratum corneum** (Hornschicht) ist abrupt. Letztere fungiert als Permeabilitätsbarriere und besteht aus mehreren Lagen korbgeflechtartig angeordneter kernloser Hornzellen (Orthokeratose), die in (in der Aufsicht hexagonalen) verzahnten Säulen angeordnet sind. Die Keratinozyten besitzen ein Zytoskelett aus Keratinfilamenten und haften mit Desmosomen aneinander. Die Basalzellen sind an der Basallamina mit Hemidesmosomen fixiert. Verhornung und/oder Interzellularbrücken sind mikroskopische Merkmale plattenepithelialer Differenzierung.

Symbiontische Zellen der Epidermis

Melanozyten sind aus der Neuralleiste vorwiegend in die Basalschicht der Epidermis eingewanderte Zellen, die in spezifischen Organellen (Melanosomen) den UV-Filter Melanin synthetisieren und via Dendriten an die umgebenden Keratinozyten abgeben. **Langerhans-Zellen** entsprechen noch unreifen immunmodulatorischen dendritischen Zellen der Monozyten-Makrophagenreihe. Sie befinden sich suprabasal in der Epidermis und entstammen dem Knochenmark. Gemeinsam mit den dendritischen Zellen der Dermis sind sie auf Antigenprozessierung und -präsentation spezialisiert und sind Vermittler der primären Immunantwort. **Merkel-Zellen** sind in der Basalschicht ansässige neuroendokrine Zellen mit Mechanorezeptorfunktion.

Junktionszone

Die Junktionszone ist Bindeglied zwischen Epidermis und Dermis und besteht aus der elektronenhellen Lamina lucida und der elektronendichten Lamina densa (Basallamina; Hauptbestandteile Kollagen Typ IV und Laminin). Ersterer sitzen die Basalzellen mit Hemidesmosomen auf, an Letzterer sind die Fasern der Dermis verankert. Die Junktionszone ist komplex aus zahlreichen Strukturproteinen aufgebaut und viele pathologische Prozesse laufen in ihr ab.

Dermis

Die obere, dünnere **papilläre** Dermis reicht bis zum oberflächlichen horizontal verlaufenden Gefäßplexus von postkapillären Venolen und enthält die Kapillaren, aus denen die Epidermis durch Diffusion versorgt wird, sowie die Hautnerven. Sie besteht aus einem lockeren, vorwiegend aus Typ-III-Kollagen bestehenden Netzwerk. Darunter liegt die dickere **retikuläre** Dermis, die aus einem dichten Kollagennetzwerk (vorwiegend Typ I) von hoher Reißfestigkeit und Elastizität besteht. Die Fasern der Dermis (Kollagen- und elastische Fasern) sind in eine Matrix aus Proteoglykanen eingebettet, die neben der Erhaltung des Gleichgewichts im Wasser- und Elektrolythaushalt eine wesentliche Rolle bei Entwicklung, Differenzierung und Zellmigration spielt. Die Dicke der Dermis variiert beträchtlich in Abhängigkeit von der anatomischen Lokalisation (breit am Stamm, dünn im Bereich der Augenlider). Senkrecht verlaufende Arteriolen und Venolen verbinden den oberflächlichen mit dem an der Grenze zur Subkutis gelegenen tiefen, die Hautdurchblutung regulierenden, Gefäßplexus aus größeren Arteriolen und Venen.

Subkutis

Die Subkutis besteht aus in Läppchen strukturiertem und durch Bindegewebe septal gegliedertem Fettgewebe mit zu- und ableitenden Arterien und Venen.

Adnexorgane der Haut

Zu den Adnexorganen der Haut (Hautanhangsgebilde) zählen die Nägel, Haare, Talgdrüsen, apokrinen Duft- und ekkrinen Schweißdrüsen.

43.1.2 Pathophysiologische Grundmechanismen

Das Erscheinungsbild entzündlicher Hautkrankheiten ist die Folge einer Schädigung und der durch sie ausgelösten Reaktionen der Haut. Letztere können trotz der Vielgestaltigkeit der Krankheitsbilder vereinfachend auf eine begrenzte Zahl prototypischer Reaktionsabläufe zurückgeführt werden. Man unterscheidet drei funktionelle Kompartimente der Haut mit spezifischen Reaktionsweisen.

Epidermopapilläres Kompartiment

Epidermis und papilläre Dermis bilden eine reaktionsfreudige Einheit mit ausgeprägter wechselseitiger Interaktion. Die Noxen können sowohl von außen (über die Epidermis) als auch aus dem Organismus (über Hautgefäße) auftreffen, ziehen aber eine schnelle Mitreaktion des Partners nach sich. Alle Reaktionsabläufe münden in eine Regenerationsreaktion (analog der Wundheilung). Substanzverluste der **papillären** Dermis heilen narbenlos.

- **Auftreffen von Noxen auf den Gefäßplexus:** Auf ein Spektrum physikalischer, toxischer, entzündlicher, pharmakologischer oder nervöser Reize reagiert der Gefäßplexus mit einer Weitstellung (Rötung, **Erythem**). Kommt es auch zur Permeabilitätssteigerung der Gefäße, entsteht ein Ödem der papillären Dermis **(Quaddel)**. Eine stärkere Schädigung der Gefäßwand (degenerativ oder entzündlich, z. B. Immunkomplexvaskulitis) führt zum Blutaustritt **(Purpura)**.
- **Auftreffen exogener Noxen auf die Epidermis:** Prototyp ist die **Ekzemreaktion**. Bei der **toxischen Kontaktdermatitis** löst die chemische Irritation der Epidermalzellen eine unspezifische Entzündungsreaktion aus, die durch Erythem, intraepidermales Ödem **(Spongiose)** und spongiotische Blasenbildung gekennzeichnet ist. Bei der **allergischen Kontaktdermatitis** wird ein gleichartiges Bild durch antigenspezifische TH1-Lymphozyten vermittelt.
- **Schäden der Epidermis durch Noxen aus der Gefäßbahn:** Solche können durch (Auto-)Antikörper (z. B. beim Pemphigus vulgaris), Toxine (z. B. beim „staphylococcal scalded skin syndrome", ➤ Kap. 48.3.5) oder bei zellulären Immunreaktionen gegen epidermale Determinanten auftreten. Bei Letzteren unterscheidet man die **multiformeartige Reaktion** (durch zytotoxische T-Lymphozyten vermittelte Zytolyse der Epidermis, z. B. toxische epidermale Nekrolyse) und die **lichenoide Reaktion**.
- **Blasenbildung:** Blasen sind flüssigkeitsgefüllte Hohlräume innerhalb der Epidermis oder in der dermoepidermalen Junktionszone. Voraussetzung der Blasenbildung sind Kontinuitätstrennungen und das Einfließen von Gewebeflüssigkeit. Erstere können Folge der Letzteren sein (z. B. **spongiotische** Blasen), häufiger jedoch fließt Flüssigkeit in präformierte Spalten. In der Epidermis ist dies etwa bei **zytolytischen** (z. B. bei Erythema multiforme) und **akantholytischen** Blasen (Pemphigus vulgaris) der Fall. **Junktionale** Blasen können innerhalb der Lamina lucida (Pemphigoidgruppe) oder unterhalb der Basallamina entstehen (**dermolytische** Blasen, z. B. Dermatitis herpetiformis). Die anatomische Lokalisation der Blasenbildung ist ein wichtiges Merkmal zur Klassifikation bullöser Dermatosen (Bestimmung mit Histologie, Immunfluoreszenz oder Elektronenmikroskopie).
- **Leukozytäre Entzündungsreaktionen:** Diese kommen durch Freisetzung chemotaktischer Mediatoren (oft aus Mikroorganismen) zustande. Leukozytäre Entzündungen sind infolge einer Einwirkung lytischer Enzyme häufig einschmelzend; je nach anatomischer Lage entstehen **Pusteln** (intraepidermal, follikulär), **Abszesse** und **Phlegmonen** (Dermis, Subkutis). Nicht einschmelzende leukozytäre Entzündungen sind durch Erythem und Ödem (z. B. Erysipel), Hämorrhagien (z. B. septische Vaskulitis) oder Nekrosen (z. B. nekrotisierendes Erysipel) gekennzeichnet.
- **Regenerationsreaktion:** Auf Entzündungen im epidermopapillären Kompartiment reagiert die Epidermis nach kurzer Latenzzeit mit Hyperproliferation (Regeneration). Folge ist eine gesteigerte Produktion von Hornzellen (**Abschuppung**) und bei längerer Dauer eine Verdickung der Epidermis (**Akanthose**). Die teilweise oder gänzliche Zerstörung der Epidermis führt zu oberflächlichen Substanzverlusten (**Erosion**) und zum Zusammenbruch der Barrierefunktion. Folge ist eine vermehrte Durchwanderung von Gewebeflüssigkeit (**Nässen, Krustenbildung**). Letztere verändert die Homöostase der Hautoberfläche und führt zu einer Proliferation der bakteriellen Hautflora, einer Superinfektion und weiterer Entzündung.

Retikuläre Dermis

Die retikuläre Dermis ist reaktionsträge. Ihre typischen Reaktionsformen sind **Sklerosierung** (Vermehrung, Verhärtung und Schrumpfung des Kollagengewebes) und **Atrophie**. Sie ist ferner Sitz entzündlicher **Granulome** und im Gegensatz zur papillären Dermis bildet sich bei Substanzverlust eine **Narbe**.

Subkutanes Fettgewebe

Das subkutane Fettgewebe besitzt ein monotones Reaktionsmuster. Entzündliche, chemische, mechanische und andere Noxen führen zum Untergang von Fettzellen, zur Freisetzung freier Fettsäuren und heftiger Entzündung (**Pannikulitis**) mit Untergang weiterer Fettgewebes, Einschmelzung und Sklerosierung.

43.1.3 Die histologische Musteranalyse der entzündlichen Dermatosen (nach A.B. Ackerman)

Diese Methode erleichtert die Diagnostik der entzündlichen Dermatosen anhand von acht definierten histologischen Grundmustern (➤ Tab. 43.1) in Kombination mit anderen histopathologischen Veränderungen der Epidermis, der dermoepidermalen Junktionszone, der Dermis oder Subkutis (z. B. Spongiose, Grenzflächendermatitis, Granulome; ➤ Tab. 43.1).

43.1.4 Dermatopathologische Grundbegriffe

Die histologische Beurteilung der Hautbiopsie setzt die Kenntnis dermatopathologischer Grundbegriffe voraus (➤ Tab. 43.2).

Tab. 43.1 Histologische Grundmuster entzündlicher Dermatosen

Perivaskuläre Dermatitis	• oberflächliche und/oder tief dermale perivaskuläre Infiltrate aus Lymphozyten ohne/mit Granulozyten mit Spongiose (z. B. Ekzeme; ➤ Kap. 43.2.1) • mit Grenzflächendermatitis (z. B. Lichen ruber, Lupus erythematodes; ➤ Kap. 43.3.1) • mit psoriasiformer Epidermishyperplasie (z. B. Psoriasis vulgaris; ➤ Kap. 43.4.1) • ohne epidermale Beteiligung (z. B. Lyme-Borreliose; ➤ Kap. 43.5.1)
Vaskulitis	• Fibrinablagerungen und entzündliches Infiltrat in den Gefäßwänden (z. B. kutane Kleingefäßvaskulitis; ➤ Kap. 43.6.1)
Noduläre und diffuse Dermatitis	• dichtes noduläres oder diffuses entzündliches Infiltrat in der Dermis mit Granulomen (z. B. Granuloma anulare; ➤ Kap. 43.7.1)
Blasenbildende Dermatosen	• intra- oder subepidermale Blasenbildung intraepidermale Blasen (z. B. Pemphigus vulgaris; ➤ Kap. 43.8.1) • subepidermale Blasen (z. B. bullöses Pemphigoid; ➤ Kap. 43.8.2)
Pustulöse Dermatitis	• herdförmig intraepidermale Ansammlung von Leukozyten („Pusteln") in interfollikulärer Epidermis (z. B. Psoriasis pustulosa) • in follikulärem Bereich (z. B. Akne)
Perifollikulitis	• perifolliculäres entzündliches Infiltrat in der Kopfhaut (z. B. Lichen ruber planopilaris; ➤ Kap. 43.3.1)
Fibrosierende Dermatosen	• Fibrosierung der Dermis (z. B. Morphea; wird in diesem Kapitel nicht behandelt)
Pannikulitis	• septale oder lobuläre Entzündung der Subkutis (z. B. Erythema nodosum; wird in diesem Kapitel nicht behandelt)

Tab. 43.2 Histopathologische Begriffe

Begriff	Erläuterung
Akantholyse	Bläschenbildung infolge Verlust des Zusammenhalts der Epidermiszellen durch Auflösung der Interzellularbrücken (z. B. Pemphigus vulgaris)
„Ballonierung"	Auftreibung der Keratinozyten mit meist nachfolgender Akantholyse (z. B. *Herpesvirus*)
Dyskeratose	Einzelzellverhornung im Stratum basale und spinosum
Epidermotropismus	Einwandern von Zellen in die Epidermis (z. B. Mycosis fungoides)
Hypergranulose	Verbreiterung des Stratum granulosum (z. B. Lichen ruber)
Hyperkeratose	Verdickung der Hornschicht mit Kernresten (Hyperparakeratose) und ohne Kernreste (Hyperorthokeratose)
Grenzflächendermatitis	Vakuolisierung der Junktionszone (Basalzellschicht) mit apoptotischen/nekrotischen Keratinozyten (z. B. Lupus erythematodes)
Leukozytoklasie	Kerntrümmer von Granulozyten (z. B. kutane Kleingefäßvaskulitis)
Lichenoides Infiltrat	subepidermales dichtes bandförmiges, überwiegend lymphozytäres Infiltrat mit begleitender Grenzflächendermatitis (z. B. Lichen ruber)
Papillomatose	Vermehrung, Verlängerung und Verdünnung der dermalen Papillen und dadurch spiegelbildlich der Retezapfen (z. B. Verruca)
Spongiose	interzelluläres Ödem im Stratum spinosum (z. B. Ekzem)

43.2 Entzündliche Dermatosen mit epidermaler Spongiose

43.2.1 Ekzeme

Syn.: Dermatitis eczematosa
Ekzeme sind akut bis chronisch verlaufende, nichtinfektiöse Entzündungsreaktionen von Epidermis und Dermis, hervorgerufen durch eine Vielzahl exogener Noxen und endogener Reaktionsfaktoren, die durch Symptome vorwiegend der Epidermis gekennzeichnet sind (Ekzemreaktion). Ekzeme sind weltweit die häufigste Hautkrankheit. Die Haupttypen sind das Kontaktekzem, das atopische Ekzem und Sonderformen von Ekzemen (z. B. seborrhoisches und/oderasteatotisches Ekzem).

Ekzemreaktion Die Ekzemreaktion läuft beim Kontaktekzem besonders deutlich ab. Nach einmaliger Einwirkung des ursächlichen Agens reagiert die Haut in einer typischen Sequenz: Rötung (Stadium erythematosum), Auftreten spongiotischer Bläschen (Stadium vesiculosum, ➤ Abb. 43.2), nach deren Platzen folgen Nässen (Stadium madidans), seröse Krusten (Stadium crustosum) und schließlich Abschuppen (Stadium desquamativum). Diese **akute** Ekzemreaktion ist innerhalb von zwei Wochen abgeschlossen.
Eine länger dauernde oder wiederholte Exposition gegenüber der auslösenden Noxe führt zur **chronischen** Ekzemreaktion. Diese ist zusätzlich durch eine **Lichenifikation** gekennzeichnet (plaque-artige Vergröberung der Hauttextur infolge von Kratzartefakten).

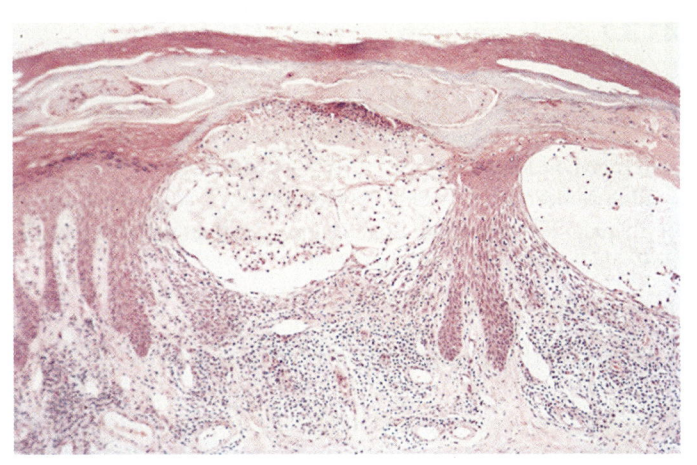

Abb. 43.2 Akute Ekzemreaktion. Spongiose und spongiotische Bläschen, intensive Rundzellinfiltrate der papillären Dermis. HE, Vergr. 25-fach. [R398]

Akute Ekzeme sind scharf auf den Einwirkungsort der Noxe begrenzt, chronische sind unscharf begrenzt und können Streuherde ausbilden.

Morphologie

Parakeratose mit Exsudateinschlüssen, Spongiose mit intraepidermaler Vesikelbildung, perivaskuläres Infiltrat aus Lymphozyten und Makrophagen mit Eosinophilen in der oberen Dermis. Die chronische Ekzemreaktion zeigt eine Hyperparakeratose, irreguläre Akanthose, geringe Spongiose und ein oberflächliches perivaskuläres Infiltrat aus Lymphozyten und Makrophagen mit wenigen Eosinophilen.

Kontaktekzem

Das Kontaktekzem beruht auf dem Kontakt der Haut mit exogenen Substanzen. Dabei sind zwei verschiedene Pathomechanismen möglich:
- Direkte Irritation (**toxisches,** syn. **irritatives** Kontaktekzem)
- Immunologische Reaktion vom Typ IV gegen ein Kontaktallergen (**allergisches** Kontaktekzem)

Die beiden Typen sind histologisch nicht unterscheidbar. Toxische Kontaktekzeme sind häufiger. Kontaktekzeme können an allen Körperstellen entstehen, am häufigsten jedoch an den Händen. Ihnen kommt große Bedeutung als Berufskrankheit zu (z. B. Maurer, Friseure, Pflegekräfte). Diagnostiziert werden Kontaktekzeme klinisch und mit der Epikutantestung.

Toxisches Kontaktekzem

Eine Exposition mit obligaten Irritanzien (z. B. Laugen, Säuren, oxidierende und reduzierende Chemikalien, pflanzliche Substanzen) bewirkt das **akute** toxische Kontaktekzem, das monomorph, oft intensiv und streng auf die Kontaktstelle beschränkt ist. Schwache Irritanzien führen bei längerer oder wiederholter Einwirkung durch Störung der Barrierefunktion zum **chronischen degenerativen** Ekzem (Schuppung, Lichenifikation u. a.). Chronische degenerative Ekzeme sind meist multifaktorieller Genese.

Allergisches Kontaktekzem

Man unterscheidet ein **akutes** und ein **chronisches** allergisches Kontaktekzem (> Abb. 43.2). Letzteres hat die charakteristische Fähigkeit zur Bildung generalisierter Streuherde. Chronische allergische Kontaktekzeme sind eine der häufigsten Ursachen von Berufsunfähigkeit.

Pathogenese

Das allergische Kontaktekzem ist eine von T-Lymphozyten vom TH1-Typ (> Kap. 4.1.4) vermittelte zelluläre Immunreaktion gegen spezifische Kontaktallergene. Voraussetzung ist die Sensibilisierung gegen ein Kontaktallergen (meist niedermolekulare Substanzen), das direkt oder nach Bindung an körpereigene Proteine als **Hapten** von den Langerhans-Zellen aufgenommen, prozessiert und nach deren Wanderung in die Lymphknoten an naive T-Lymphozyten mit dem passenden T-Zell-Rezeptor präsentiert wird (afferenter Schenkel der Immunantwort). Die aktivierten T-Zellen expandieren klonal, zirkulieren als Memory-Effektor-T-Zellen mithilfe des hautspezifischen Homing-Rezeptors CLA durch die Haut und verursachen bei Reexposition mit dem Allergen die ekzematische Entzündungsreaktion (efferenter Schenkel der Immunantwort). Die minimale Sensibilisierungsdauer beträgt bei starken Allergenen (z. B. Dinitrochlorbenzol, DNCB) 5 Tage. Andere Substanzen (z. B. Chromate) benötigen hierfür Monate bis Jahre.

Atopisches Ekzem

Syn.: endogenes Ekzem, Neurodermitis

Das atopische Ekzem ist eine häufige Ekzemform des Kindesalters (2–10 % der Säuglinge und Kleinkinder) und Teilsymptom der polygen vererbten „**atopischen Diathese**". Bei dieser kommt es zu einer polyklonalen IgE-Überproduktion, Eosinophilie und zu einer gesteigerten Histaminausschüttung. Mögliche Manifestationen sind Rhinitis, Conjunctivitis allergica, Asthma bronchiale und/oder ein atopisches Ekzem (> Abb. 43.3).

Pathogenese

Die Krankheiten des atopischen Formenkreises nehmen in den Industrieländern zu. Hypothetische Ursache ist eine zivilisationsbedingt keimarme Umgebung und eine dadurch verminderte Produktion von TH1-Zytokinen (z. B. Interferon-γ). Dadurch nimmt der protektive Effekt der Th1-Immunantworten ab zugunsten der für atopische Erkrankungen charakteristischen Th2-Antworten.

Die zelluläre Immunreaktion richtet sich vorwiegend gegen inhalative Allergene (Aeroallergene), z. B. Pollen, Hausstaubmilben. Die Antigenpräsentation wird durch allergenspezifische IgE-Antikörper potenziert, die an die an epidermalen Langerhans-Zellen exprimierten FcεI-Rezeptoren gebunden sind und Allergene „einfangen" (Allergenfokussierung). Exogene Faktoren (z. B. irritatives Milieu, Trockenheit) wirken verstärkend. Eine weitere Rolle spielt die Störung der Hautbarriere (z. B. durch Polymorphismen im Filaggrin-Gen oder durch die erhöhte Expression von Aquaporin 3 in den Keratinozyten).

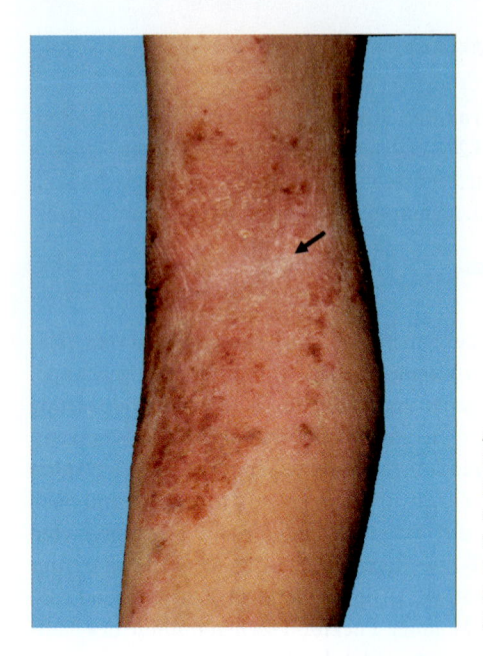

Abb. 43.3 Chronische Ekzemplaque der Ellenbeuge bei atopischem Ekzem. Mäßig scharf begrenzter Herd mit Schuppung, Krusten und Lichenifikation im Zentrum (Pfeil). [R398]

43.3 Entzündliche Dermatosen mit Veränderung der dermoepidermalen Junktion

43.3.1 Lichen planus

Syn.: Knötchenflechte
Der Lichen ruber ist eine relativ häufige, chronisch verlaufende, juckende, inflammatorische Erkrankung der Haut, der Schleimhäute und der Kopfhaut unbekannter Ursache.

Pathogenese
Eine auf die Haut begrenzte Autoimmunreaktion gegen basale Keratinozyten.

Morphologie
Das typische morphologische Bild ist eine abgeplattete, polygonale Papel von blauroter Farbe. Prädilektionsstellen sind die Beugeseiten der Extremitäten, Mund- und Genitalschleimhaut sowie Haare (Lichen planopilaris).
Histologisch sieht man eine Hyperorthokeratose, V-förmige Verbreiterung des Stratum granulosum, Akanthose mit sägezahnartig geformten Reteleisten, Grenzflächendermatitis sowie ein bandförmiges, lymphozytäres Infiltrat mit einer Beimengung von Melanophagen. In der Kopfhaut findet sich im Endstadium eine vernarbende Alopezie.

43.3.2 Kollagenosen

Kollagenosen sind diffuse Bindegewebekrankheiten. Hierzu zählen u. a. systemischer Lupus erythematodes, Dermatomyositis und Sklerodermie (➤ Kap. 4.4.4).
Eine isoliert oder als Begleitsymptom des systemischen Lupus erythematodes auftretende „Kollagenose" der Haut ist der chronisch-diskoide Lupus erythematodes (CDLE).

Chronisch diskoider Lupus erythematodes

Relativ häufige, das junge und mittlere Erwachsenenalter und das weibliche Geschlecht bevorzugende Dermatose mit chronischem, schubartigem Verlauf.

Pathogenese
Der CDLE ist eine genetisch determinierte Autoimmunkrankheit. Es wird angenommen, dass es ausgehend von einer vermehrten Apoptoseinduktion zur Triggerung einer autoimmunologischen Reaktion kommt (Keratinozyten produzieren nach Stimulation mit TNF-α oder INF-γ vermehrt IL-18-Rezeptoren auf ihrer Oberfläche; sie werden nach IL-18 Exposition vermehrt apoptotisch. Gleichzeitig wird die Produktion von IL-12 reduziert; IL-12 schützt Keratinozyten vor UV-induzierter Apoptose).

Morphologie
In lichtexponierten Regionen (Gesicht, Handrücken, seltener Kapillitium) finden sich einzelne oder wenige Herde, die durch die **Trias** Erythem, Schuppung und Atrophie gekennzeichnet sind. Im Endstadium findet sich eine Atrophie mit Verlust der Haarfollikel und der Melanozyten (zigarettenpapierartig verdünnte, weiße, haarlose „Narbe").
Histologie: Intrafollikuläre Hyperkeratose, Epidermisatrophie, Grenzflächendermatitis, oberflächliches und tiefes lymphozytäres perivaskuläres Infiltrat sowie Muzinablagerungen in der retikulären Dermis.
Immunfluoreszenz: In den Läsionen sind bandartige Ablagerungen von IgG und Komplement entlang der Junktionszone zu sehen („Lupusband").

43.3.3 Arzneimittelreaktionen

Zu den Arzneimittelreaktionen zählen das Erythema exsudativum multiforme (EEM), das Stevens-Johnson-Syndrom (SJS) und die toxische epidermale Nekrolyse (TEN). Dies sind akut lebensbedrohliche Hautreaktionen, die zu einer ausgedehnten Blasenbildung führen. Die Einteilung basiert auf dem Typ und Verteilungsmuster der Hautveränderungen (➤ Tab. 43.3).

43.4 Entzündliche Dermatosen mit psoriasiformer Epidermishyperplasie

Tab. 43.3 Einteilung schwerer Arzneimittelreaktionen.

Einteilung	EEM	SJS	TEN
Hautablösung	< 10 %	< 10 %	> 10 %
typische Kokarden	ja	–	–
Makulae	–	ja	ja

Pathogenese

Das **Stevens-Johnson-Syndrom** und die **toxische epidermale Nekrolyse** werden fast ausschließlich von Arzneimitteln ausgelöst (z. B. Sulfonamide, Hydantoine, nichtsteroidale Antiphlogistika, Allopurinol). Fälle von **Erythema exsudativum multiforme** und seltener **Stevens-Johnson-Syndrom** treten auch nach akuten viralen Infektionen auf (z. B. Herpes simplex, Mycoplasma).

Zytotoxische Effektor-T-Zellen wirken auf Keratinozyten, die virale bzw. medikamentöse Antigene exprimieren. Dadurch kommt es zur Apoptose der Keratinozyten.

Morphologie

Das **Erythema exsudativum multiforme** zeigt eine vakuolisierende Degeneration der Basalzellschicht und „Satellitenzellnekrosen" von Keratinozyten (ähnlich wie bei einer Graft-versus-Host-Reaktion finden sich apoptotische Keratinozyten, umgeben von einem Kranz zytotoxischer T-Lymphozyten), später partielle Nekrose der Basalschicht mit Blasenbildung, lymphozytäres Infiltrat und Ödem der papillären Dermis (➤ Abb. 43.4). Bei **Stevens-Johnson-Syndrom** und **toxischer epidermaler Nekrolyse** kommt zusätzlich noch eine breitflächige Nekrose der gesamten Epidermis hinzu. Das entzündliche Infiltrat ist relativ spärlich („stumme Dermis").

Klinische Relevanz

Beim **Erythema exsudativum multiforme** finden sich die typischen schießscheibenförmigen Kokarden mit elevierter Rötung, zentraler Zyanose und Blasen. Prädilektionsstellen sind Hände und Füße. Hauptsächlich betroffen sind junge Erwachsene; saisonale Häufung im Frühjahr (UV-Provokation). Das Erythema multiforme heilt innerhalb einiger Wochen spontan ab, rezidiviert aber häufig.

Das **Stevens-Johnson-Syndrom** und die **toxische epidermale Nekrolyse** präsentieren sich mit dramatischer Hautablösung („dermatologischer Notfall") und massiven Schleimhautveränderungen. Prädilektionsgebiete sind Kopf und Hals, Rumpf und Aufliegestellen. Die Haut kann leicht durch tangentialen Fingerdruck abgeschoben werden **(Nikolski-Zeichen)**, die Schleimhautläsionen wandeln sich in ausgedehnte, schmerzhafte Erosionen um. Die Krankheit ist von systemischen Symptomen ähnlich wie bei schweren Verbrennungen begleitet.

Komplikationen können sich durch einen Befall des oberen Respirationstrakts und des Ösophagus entwickeln (z. B. Bronchopneumonie). Die Letalität ist relativ hoch (je nach begleitenden Grundleiden und Qualität der Versorgung 10–100 %). Häufigste Todesursachen sind Sepsis und Herzversagen. Die Herde heilen unter Narbenbildung ab, was an den Schleimhäuten schwerwiegende Folgen haben kann: Ektropion, Trichiasis, Blindheit sowie Strikturen von Ösophagus, Vagina, Anus. Das Stevens-Johnson-Syndrom und die toxische epidermale Nekrolyse treten gewöhnlich – da meist an Medikamentenintoleranz gebunden – nur einmalig auf; bei mehrmaliger Exposition finden sich Manifestationen von steigendem Schweregrad.

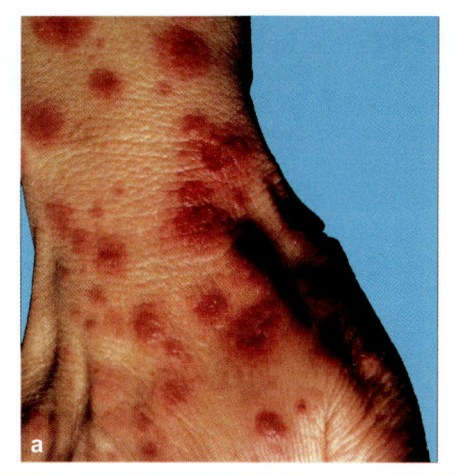

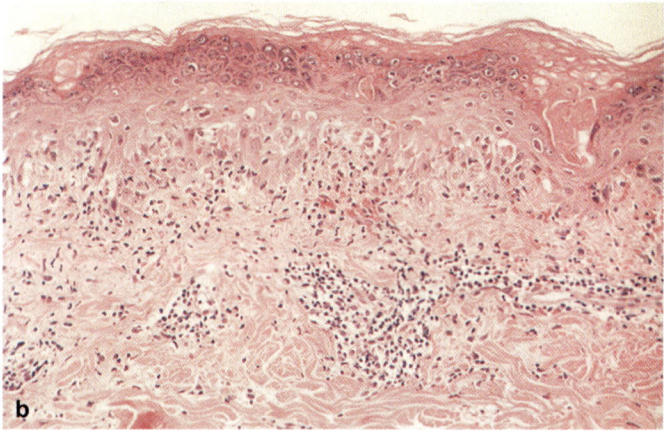

Abb. 43.4 Erythema exsudativum multiforme. **a** Multiple „Kokarden" am Handrücken (Prädilektionsstelle) mit zentraler Blasenbildung und hämorrhagischer Komponente. **b** Vakuolisierende Degeneration und Zytolyse der Basalschicht, Lymphozyteninfiltrate der papillären Dermis. HE, Vergr. 25-fach. [R398]

43.4 Entzündliche Dermatosen mit psoriasiformer Epidermishyperplasie

43.4.1 Psoriasis vulgaris

Syn.: Schuppenflechte

Die Psoriasis vulgaris ist eine chronisch rezidivierende und entzündlich-proliferative T-Zell-vermittelte Autoimmunerkrankung mit polygener Prädisposition. Die Krankheit manifestiert sich bevorzugt an Stellen geschädigter Haut. Aktivierte dendritische Zellen der Haut aktivieren autoimmune T-Zellen. Diese proliferieren und migrieren in die Epidermis, wo sie ein von Keratinozyten exprimiertes Autoantigen erkennen und IL-17 sowie IL-22 produzieren. Kennzeichnend für die häufigste Form, die Plaque-Psoriasis, sind erythematöse, charakteristisch schuppende Herde (➤ Abb. 43.5a). Die Erkrankung verläuft meist auf die Haut beschränkt, wird aber in bis zu 20 % von der manchmal schweren Psoriasisarthritis begleitet. In den westlichen Industrieländern liegt die Prävalenz der Psoriasis vulgaris bei ca. 2 %.

Die manifeste Psoriasis tritt schubartig auf. Der Verlauf ist individuell sehr verschieden. Die Erkrankung ist für den Betroffenen oft mit hohem psychosozialem Druck verbunden.

Pathogenese

Eine Fülle pathogenetischer Details ist bekannt. Ein umfassendes Konzept steht noch aus. Die psoriatische Läsion wird durch Ansammlungen von Memory-Effektor-T-Zellen (Helfer- und zytotoxische T-Zellen) getragen, die durch TH1-Zytokine (INF-γ, TNF-α) und andere proinflammatorische Mediatoren eine chronische Entzündungsreaktion mediieren und die Epidermis zur Expression von Adhäsionsmolekülen (Einwanderung neuer Entzündungszellen, darunter auch neutrophiler Granulozyten) und von Wachstumsstoffen (z. B. EGF) stimulieren. Folge ist eine gesteigerte Keratinozytenproliferation (Beschleunigung des Zellzyklus unter Einbeziehung der ruhenden G_0-Zell-Population) mit überstürzter und inkompletter Verhornung (Parakeratose).

Morphologie

Die psoriatische Läsion ist eine anfangs kleine, peripher anwachsende, kreisrunde, scharf begrenzte, ziegelfarbene Plaque mit groblamellöser, silbrig-weißer Schuppung (**Kerzenwachsphänomen**). Die tieferen Zelllagen können in toto abgehoben werden (**letztes Häutchen**), darunter kann es zu punktförmigen Blutungen (**Auspitz-Phänomen**) kommen. Die Herde sind meist symmetrisch verteilt und bevorzugen die Streckseiten der Extremitäten (Knie, Ellenbogen) und das Kapillitium (kein Haarausfall).

Histologisch sieht man eine durchgehende Hyperparakeratose mit „**Munro-Mikroabszessen**", eine gleichmäßige Akanthopapillomatose, einen Verlust des Stratum granulosum, eine Verschmälerung der suprapapillären Epidermis und in der papillären Dermis ein schütteres leukolymphozytäres Infiltrat (> Abb. 43.5b).

Molekularpathologie

Das hauptsächliche Suszeptibilitätsgen (PSORS1) liegt im HLA-Locus auf Chromosom 6p21 und HLA-Cw6 repräsentiert dabei wahrscheinlich das Suszeptibilitätsallel von PSORS1.

43.5 Entzündliche Dermatosen ohne epidermale Beteiligung

43.5.1 Lyme-Borreliose

Eine in gemäßigten Breiten relativ häufige Systeminfektion. Ihr Erreger, *Borrelia burgdorferi*, wird durch den Stich infizierter Zecken übertragen. Sie verläuft in drei Stadien: frühes-lokalisiertes Stadium (Hautmanifestation: Erythema chronicum migrans), früh-disseminiertes und spät-disseminiertes Stadium (Hautmanifestation: Acrodermatitis chronica atrophicans). Die häufigste Manifestation einer

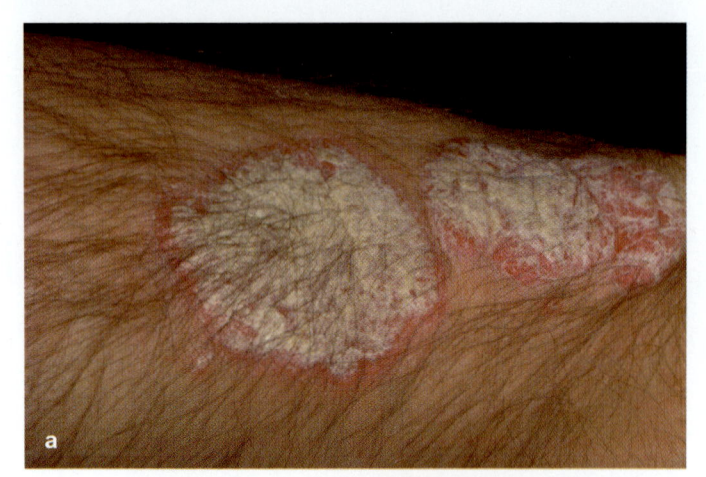

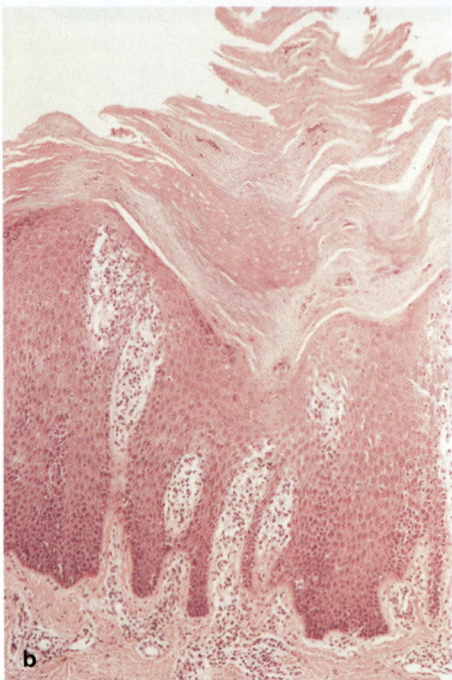

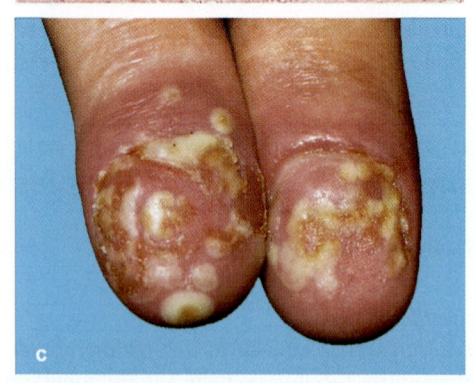

Abb. 43.5 Psoriasis vulgaris. a Runde, scharf begrenzte, erythematöse Herde mit grob lamellöser, silbrigweißer Schuppung. **b** Akanthose, Para- und Hyperkeratose, Infiltrat aus Granulozyten und Lymphozyten der papillären Dermis. HE, Vergr. 25-fach. **c** Psoriasis pustulosa. Typ der Acrodermatitis continua Hallopeau. Zahlreiche oberflächliche, konfluierende Pusteln auf geröteter Haut an den Fingerkuppen. Zerstörung der Nagelplatte. [R398]

Lyme-Borreliose ist das Erythema chronicum migrans. Typisch ist ein oberflächliches und tiefes, perivaskulär betontes lymphozytäres und plasmazelluläres Entzündungsinfiltrat.

43.5.2 Urtikaria

Syn.: Nesselsucht

Die Urtikaria umfasst eine Gruppe von Intoleranzreaktionen, die durch die Effloreszenz der **Quaddel** (Urtica) definiert sind. Eine Quaddel kommt durch Ausschüttung von Histamin und anderen Mediatoren aus den Mastzellen der Haut zustande („Degranulierung"), was viele unterschiedliche Ursachen haben kann. Die Urtikaria zählt zu den häufigsten Hautkrankheiten. Unterschieden werden immunologisch bedingte und nicht immunologisch bedingte Urtikariaformen.

Pathogenese

Die Mediatorfreisetzung (Histamin, Eikosanoide, Zytokine) durch Degranulierung der Mastzellen führt zur Weitstellung und erhöhten Permeabilität der (dermalen) Gefäße. Geschieht dies massiv und plötzlich, kann ein bedrohlicher hämodynamischer Schock entstehen (z. B. bei Anaphylaxie). Die Degranulierung kann über verschiedene Wege ausgelöst werden.

Der bekannteste Mechanismus liegt der seltenen **IgE-mediierten Urtikaria (anaphylaktoide oder Typ-I-Urtikaria)** zugrunde. Allergenspezifische IgE binden an die FcεRI der Mastzelle. Bei Hinzutreten des Allergens werden benachbarte IgE-Moleküle vernetzt („bridging"), wodurch die Degranulation angestoßen wird. Die Typ-I-Urtikaria verläuft besonders heftig und risikoreich. Wichtige auslösende Allergene sind Arzneimittel (z. B. Penizillin, Salicylate, Allergenextrakte), Seren, Nahrungsmittel (Fische, Schalentiere, gewisse Fleisch- und Obstsorten), Inhalationsallergene, Bienen- und Wespengift sowie Latex.

Eine seltenere immunologische Ursache der Urtikaria ist die immunkomplexassoziierte **Urtikaria (Typ-III-Urtikaria).** Diese ist durch besonders ausgeprägte Schwellungen, Fieber, Gelenkergüsse, Albuminurie und einen langwierigen Verlauf gekennzeichnet. Die Mediatorfreisetzung ist Folge der bei Komplementaktivierung freigesetzten Komplementkomponenten C3a und C5a. Wichtige auslösende Antigene sind Seren und Medikamente (z. B. Penicillin, Insulin).

Eine wahrscheinlich nicht seltene Ursache chronisch-rezidivierender Urtikaria ist die **Autoimmunurtikaria,** bei der Autoantikörper gegen den FcεRI gebildet werden, die die chronische Degranulation unterhalten.

Nichtimmunologische Trigger der Degranulation sind vielfältiger, als Ursache häufiger und weniger gut erforscht. Der einfachste Trigger ist die **mechanische** Degranulation (Friktion der Haut führt zur Quaddel – Urticaria factitia). Die **„physikalischen"** Urtikariaformen (Kälte-, Wärme-, Lichturtikaria) sind zum Teil nichtimmunologisch, teils durch Antikörper gegen in der betreffenden Situation gebildete Eigenantigene bedingt.

Die meisten Fälle von Urtikaria dürften durch unidentifizierte, **unspezifisch degranulierende exogene** Stoffe zustande kommen, die z. B. bei Nahrungsmittelunverträglichkeit aus dem Gastrointestinaltrakt resorbiert werden. Unspezifische Degranulatoren sind auch verschiedene **Medikamente** (z. B. Röntgenkontrastmittel).

Morphologie

Quaddeln sind flüchtige, sich innerhalb von Stunden zurückbildende, beetartige Erhabenheiten der Haut, einige Millimeter bis über handflächengroß, hellrot oder weiß (Blutleere durch besonders starkes Ödem). Häufig assoziiert sind **„Quincke-Ödeme"** (Angioödeme): teigige, tiefe, oft groteske Schwellungen in Regionen mit lockerem Bindegewebe (Gesichts- und Genitalhaut, Mundschleimhaut).

Histologisch findet man ein Ödem der papillären Dermis und perivaskuläre Lymphozyten, interstitielle Eosinophile, einzelne Neutrophile und Mastzellen.

43.6 Vaskulitis

43.6.1 Kutane Kleingefäßvaskulitis

Syn.: Leukozytoklastische Vaskulitis

Die kutane Kleingefäßvaskulitis ist ein vaskulitisches Reaktionsmuster mit Akzentuierung der Entzündung um postkapilläre Venolen der Haut und Subkutis. **Klinisch** imponieren hämorrhagische Papeln („palpable Purpura") in stauungsbetonter Verteilung (untere Extremität; Nates und Rücken bei Bettlägerigen). Die leukozytoklastische Vaskulitis ohne Zeichen einer Systemerkrankung (z. B. Hypersensitivitätsvaskulitis bei Medikamenten) ist als Einzelorganvaskulitis zu betrachten (Ausschlussdiagnose). Sie kann aber auch die Hautmanifestation systemischer Vaskulitiden darstellen (ANCA-assoziierte Vaskulitis (> Kap. 20.8.1), IgA-Vaskulitis [Purpura Schönlein-Henoch], kryoglobulinämische Vaskulitis). Häufig ist sie bedingt durch Immunkomplexe bei Infekten (Streptokokken). Die wichtigsten Differenzialdiagnosen sind septische Vaskulitis, Hyperkoagulopathien und stauungsbedingte Einblutungen in vorbestehende entzündliche Hautläsionen.

Morphologie

Histologisch meistens unauffällige Epidermis, Fibrin in/um die Gefäßwand, perivaskulär betonte Infiltrate neutrophiler Granulozyten mit Kernstaub (Leukozytoklasie), Erythrozytenextravasate.

43.7 Dermatosen mit granulomatöser Entzündung

Ansammlungen von Makrophagen (Granulome) findet man in verschiedenen Formen:
- Tuberkulide Granulome mit Nekrosen bei Tuberkulose
- Fremdkörpergranulome mit Fremdkörperriesenzellen bei verschiedensten Fremdkörpern
- Palisadengranulome um zentrales Muzin bei Granuloma anulare bzw. fibrinoide Nekrose bei Rheumaknoten
- Suppurative Granulome bei tiefen Mykosen und atypischen Mykobakteriosen
- Plasmazellhaltige Granulome bei syphilitischen Gummen, Lepra, Lyme-Krankheit und Leishmaniose
- Xanthogranulome mit Schaumzellen, meist bei Kleinkindern

- Sarkoidale Granulome mit Makrophagen ohne wesentliche andere Zell- und Gewebekomponenten bei Sarkoidose (Morbus Boeck; ➤ Kap. 4.4.6)

Klinisch imponieren Granulome in ihrer Eigenfarbe hautfarben bis apfelgeleeartig (unter Glasspateldruck), bei einer akuten Entzündung wie bei Fremdkörpern gelblich (Eiter) bis rötlich (Granulationsgewebe).

43.7.1 Granuloma anulare

Häufige, selbstlimitierte Dermatose aus ringförmig angeordneten, derben dermalen Papeln, die meist einzeln oder allenfalls in geringer Zahl auftreten. Bevorzugt findet man das Granuloma anulare im jugendlichen Alter und beim weiblichen Geschlecht. Prädilektionsstellen sind gelenknahe Hautareale (Hand- und Fußgelenke, Finger- und Zehengelenke). Als Varianten gibt es das **tiefe**, (v. a. bei Kindern), das **perforierende** (zentral exulzerierte), das **disseminierte** (zahllose exanthematisch auftretende kleine Papeln) und das **diffuse** (große Flecken bis flache Plaques) Granuloma anulare; außerdem das **Riesen-Granuloma anulare**.

Morphologie

Histologisch ist die Epidermis unauffällig. Man findet Palisadengranulome mit wenigen Riesenzellen und eine zentrale Degeneration des Kollagens mit Muzinablagerungen.

43.8 Dermatosen mit Blasenbildung

Bei den Dermatosen mit Blasenbildung handelt es sich um eine Gruppe seltener, schwerer Krankheiten, die klinisch durch Blasen und Erosionen der Haut und Schleimhäute auffallen. Neben erblich bedingten Epidermolysen (z. B. Epidermolysis bullosa simplex, junctionalis oder dystrophica) gehören v. a. die klassischen **autoimmunbullösen Dermatosen** in diese Gruppe. Je nach Spezifität der Autoantikörper gegen die Strukturproteine der Haut entstehen die Blasen entweder **intraepidermal** (Pemphigusgruppe), **junktional** (Pemphigoidgruppe) oder **subepidermal** (Epidermolysis bullosa acquisita, Dermatitis herpetiformis Duhring). Zur exakten Diagnosestellung ist daher die Bestimmung der genauen Lage der Spaltbildung mit Histologie, direkter Immunfluoreszenz, NaCl-salt-split-Technik und Antigenmapping oder Elektronenmikroskopie Voraussetzung. Die meisten Zielstrukturen sind heute molekular definiert (Nachweis durch Western-Blot).

43.8.1 Intraepidermale Blasen (Pemphigusgruppe)

Bei dieser Gruppe blasenbildender Hauterkrankungen kann man intraepidermal bindende Autoantikörper nachweisen, die zu einer **Akantholyse** in der Epidermis führen. Man unterscheidet Pemphigusformen mit **suprabasaler** (Pemphigus vulgaris und vegetans) und solche mit **subkornealer** Akantholyse (Pemphigus foliaceus und erythematodus).

Ätiologie und Pathogenese

Die Zielantigene sind Polypeptiddeterminanten der Desmosomen:
- bei Pemphigus vulgaris Desmoglein 3 (in 50 % auch Desmoglein 1)
- bei Pemphigus foliaceus Desmoglein 1

Die Autoantikörper werden an die Desmosomen gebunden und führen durch Aktivierung von Keratinozytenproteasen (ohne Komplementaktivierung) zur Akantholyse.

Diagnostik Die Diagnose wird anhand des histologischen Bildes gestellt (suprabasale bzw. subkorneale Akantholyse). Der Bestätigung dienen die **indirekte** (Nachweis zirkulierender Autoantikörper) und die **direkte Immunfluoreszenz** (Nachweis von in vivo gebundenen Autoantikörpern) sowie der Western-Blot und ELISA.

Pemphigus vulgaris

Häufigster Pemphigustyp, jährlich Inzidenz ca. 0,5/100.000. Der Häufigkeitsgipfel liegt im mittleren Erwachsenenalter.

Morphologie

„Primärläsion" ist der Kohärenzverlust innerhalb der unverändert wirkenden Haut. Durch milde Reibetraumen wird die Epidermis weggeschoben (**Nikolski-Zeichen**). Folge sind schmerzhafte, nässende Erosionen mit halskrauseartigen, randständigen Epithelfetzen, manchmal auch schlaffen, kurzlebigen Blasen (➤ Abb. 43.6). Prädilektionsstellen sind Mundschleimhaut, Intertrigo- und Aufliegestellen.

43.8.2 Subepidermale Blasen (Pemphigoidgruppe)

Die Dermatosen dieser Gruppe sind durch subepidermale Blasen und Autoantikörper gegen hemidesmosomale Strukturproteine (z. B. BP180 und BP230 bei bullösem Pemphigoid) gekennzeichnet. Morphologie und Klinik dieser Krankheiten sind sehr unterschiedlich. Die Hauptvertreter der Pemphigoidgruppe, das **bullöse Pemphigoid** (➤ Abb. 43.7) und der Herpes gestationis (bei schwangeren Frauen) präsentieren sich mit Juckreiz und prallen Blasen. Andere Vertreter wie das vernarbende Schleimhautpemphigoid weisen eine oft beträchtliche Narbenbildung auf (Konjunktiven, genitoanale Mukosa).

Diagnostik In der Histologie zeigt sich bei allen Krankheitsformen eine subepidermale Spaltbildung, in der Immunfluoreszenz eine bandartige Anfärbung der Basalmembran („Antibasalmembranantikörper"). Eine Unterscheidung zwischen der Spaltbildung ober- und unterhalb der Basallamina ist histologisch kaum möglich. Diese für Prognose und Therapie aber wichtige Unterscheidung kann durch das **Antigen-Mapping** getroffen werden (Bestimmung der Lage der angefärbten Struktur zur Basallamina, die mit Antikollagen Typ IV

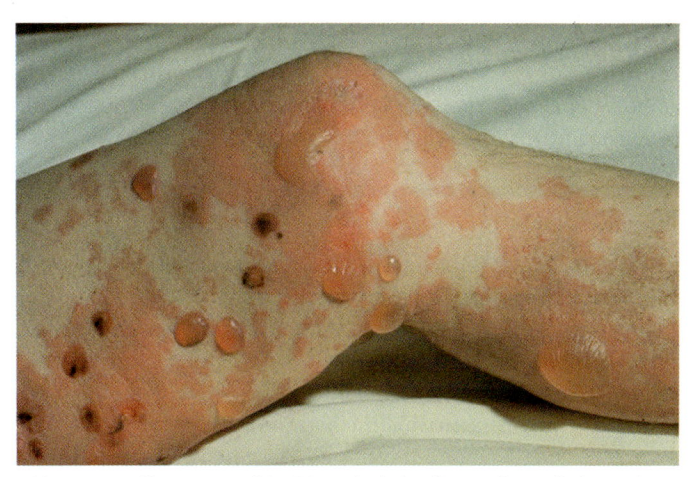

Abb. 43.7 Bullöses Pemphigoid. Multiple, konfluierende, rundliche Eryteme und teils hämorrhagische, pralle Blasen. [R398]

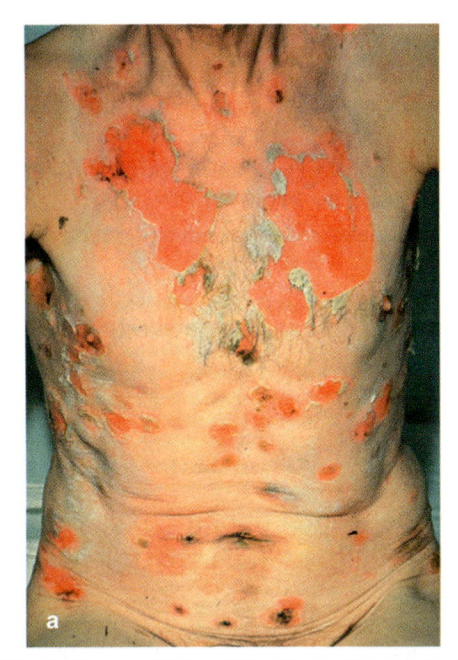

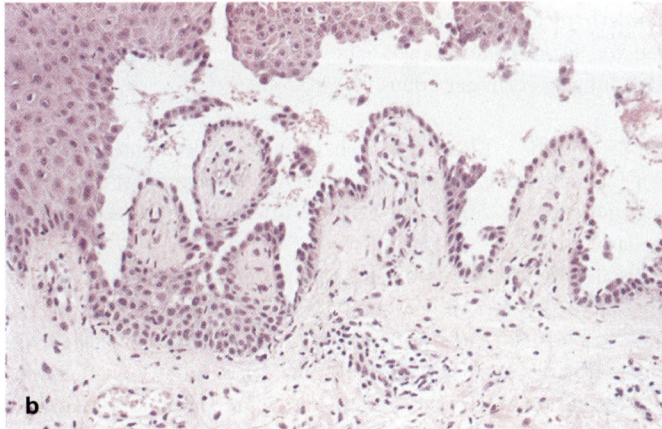

Abb. 43.6 Pemphigus vulgaris. a Multiple ausgedehnte Erosionen mit randwärts zusammengeschobenen Blasenresten. Bei Pemphigus vulgaris sind Blasen kurzlebig und prägen daher nicht das Erscheinungsbild. **b** Suprabasale Blasenbildung, akantholytische Epidermalzellen innerhalb der Blase. Die Basalschicht sitzt unverändert der Basallamina auf, da die Haftung der Basalzellen an den Hemidesmosomen durch die Pemphigusantikörper nicht beeinflusst wird. HE, Vergr. 45-fach. [R398]

dargestellt wird). Eine weitere Methode der verfeinerten Diagnostik ist der **Antigennachweis mit Western-Blot.**

43.9 Infektiöse Hautkrankheiten

Die Haut ist als Grenzorgan zur Umwelt häufiger Manifestationsort von Infektionen. Dem wirkt ein komplexes Schutzsystem entgegen. Dazu zählen das trockene und saure (pH-Wert 5,5) Oberflächenmilieu, ein Oberflächenfilm mit antibakteriellen Substanzen (freie Fettsäuren, Defensine) und symbiontische Hautkeime, die das Wachstum pathogener Keime hemmen. Die Hautoberfläche ist mit einer dichten „residenten" Keimflora aus apathogenen oder fakultativ pathogenen Keimen besetzt (vorwiegend aerobe und anaerobe Diphtheroide, *Staphylococcus albus,* Mikrokokken und der Hefepilz *Malassezia furfur),* deren Dichte und Zusammensetzung alters- und regionsspezifisch schwanken. Residente Keime befinden sich überwiegend in den Haarfollikeln. Die „transiente" Keimflora rekrutiert sich aus den Keimen der Umwelt, darunter auch pathogene Spezies. Sie wird im Regelfall von der residenten Flora verdrängt. Der antimikrobielle Schutz der Haut ist an die Unversehrtheit der Hornschicht gebunden. Ausgedehnte nässende Dermatosen wie Neurodermitis, Ichthyosen und Ulzera sind deshalb ein guter Nährboden für Keime.

43.9.1 Bakterielle Infektionen

Streptokokkeninfektionen

Infektionen durch β-hämolysierende Streptokokken sind häufig, benötigen oft nur minimale Wunden als Eintrittspforte, breiten sich schnell aus und können erhebliche Allgemeinerscheinungen verursachen.

Oberflächliche Streptokokkeninfektionen

Impetigo contagiosa (Streptokokkenimpetigo) Die Impetigo contagiosa ist eine häufige, kleinblasige, pustulierende, später honiggelbe krustige Läsion, die sich vorzugsweise im Kindesalter im Gesicht und an den Extremitäten manifestiert. Insektenstiche und Bagatelltraumen bilden oft die Eintrittspforten. Die Streptokokkenimpetigo bleibt meist auf die Haut beschränkt und heilt spontan narbenlos ab. Systemische Krankheitszeichen fehlen. Mögliche Komplikationen sind tiefe Streptokokkeninfektionen und akute Glomerulonephritis (bei „nephritogenen" Streptokokkenstämmen).

Tiefe Streptokokkeninfektionen

Erysipel Das Erysipel ist eine häufige, alle Altersklassen betreffende Streptokokkeninfektion der Lymphspalten und Lymphgefäße der papillären Dermis. Prädilektionsstellen sind Unterschenkel und

Gesicht. Häufige Eintrittspforten sind Interdigitalmykosen, periorifizielle Ekzeme und Rhagaden. Das Erysipel ist prinzipiell selbstlimitierend, doch besteht hohe Rezidivneigung. Komplikationen sind Phlegmone, Sepsis und chronisches Lymphödem.

Morphologie

Charakteristisch ist ein sich schnell zentripetal ausbreitendes, deutlich überwärmtes Erythem mit typischen flammenartigen Ausläufern (Lymphangitis). Begleiterscheinungen sind Lymphadenitis und meist hohes Fieber. Schwerere Verlaufsformen sind das hämorrhagische, das bullöse und das nekrotisierende Erysipel.

Das Erysipel ist prinzipiell selbstlimitiert, doch besteht hohe Rezidivneigung. Komplikationen sind Phlegmone, Sepsis und chronisches Lymphödem.

Phlegmone Die Phlegmone ist eine bedrohliche akute, diffus einschmelzende Infektion der tiefen Dermis und Subkutis. Sie unterscheidet sich vom Erysipel durch unscharfe Begrenzung, teigige Konsistenz (Fingerdruck bleibt bestehen) und Schmerzhaftigkeit. Sie geht von Vorläuferläsionen aus (Operationswunden, Ulzera, Erysipel) und kann zu Nekrose, Zerstörung großer Gewebepartien und Sepsis führen. Neben Streptokokken können auch andere, z. B. gramnegative Keime, Phlegmonen verursachen.

Streptokokken-toxisches Schock-Syndrom Perakutes, bedrohliches Krankheitsbild, das sich aus einem Erysipel, einer Phlegmone oder einer nekrotisierenden Fasziitis entwickeln kann. Es beruht auf der Produktion des erythrogenen Toxins A (ein Superantigen) und ist durch massive Immunaktivierung und Schock gekennzeichnet (➤ Kap. 7.10 und ➤ Kap. 48.3.5).

Staphylokokkeninfektionen

Follikuläre Pyodermien

Infektionen der Haut durch *Staphylococcus aureus* befinden sich häufig am Haarfollikel. Ihr klinisches Kennzeichen ist die Eiterung („**Pyodermie**"). Man unterscheidet die **Follikulitis** (Infektion des infundibulären Teils des Haarfollikels), das **Furunkel** (sehr schmerzhafte, abszedierende Entzündung des gesamten Follikels) und das **Karbunkel** (analog dem Furunkel, mehrere benachbarte Follikel betreffend). Dem Furunkel ähnlich ist die **Hidradenitis suppurativa** (Schweiß- oder Duftdrüsenabszesse). Komplikationen sind Lymphadenitis und Sepsis.

Nichtfollikuläre Pyodermien

Nichtfollikuläre Pyodermien umfassen im Wesentlichen die **bullöse Impetigo** (Staphylokokkenimpetigo). Sie unterscheidet sich von der Streptokokkenimpetigo durch eine stärkere Eiterung („schwefelgelbe Krusten") und größere subkorneale, akantholytische Blasen. Diese entstehen durch die Aufspaltung von Desmoglein 1 durch ein Staphylokokken-Exotoxin (Exfoliatin, eine Serinprotease). Bei massiver Produktion von Exfoliatin und hämatogener Aussaat (meist bei extrakutanen Staphylokokkeninfekten) kann bei Kindern das „**staphylococcal scalded skin syndrome**" entstehen, eine potenziell lebensbedrohliche Erythrodermie mit großflächiger Abhebung der oberen Epidermis, die Verbrühungen und der toxischen epidermalen Nekrolyse ähnelt (➤ Kap. 48.3.5).

Weitere nichtfollikuläre Pyodermien sind die **Bulla repens** (bullöse Impetigo der Akren), die **Paronychie** (Nagelbetteiterung) und das **Panaritium** (einschmelzende Entzündung der ventralen Fingerseite).

Infektionen durch gramnegative und seltene Erreger

➤ Kap. 48.3.5, ➤ Kap. 48.3.6.

Mykobakterielle Infektionen

Hauttuberkulose

Die Hauttuberkulose (➤ Kap. 48.3.6) ist heute in den westlichen Ländern, nicht aber in der Dritten Welt selten geworden (Abhängigkeit von sozioökonomischen Faktoren). In den Industrieländern ist die häufigste Form der Lupus vulgaris.

Lupus vulgaris Klassische Erscheinungsform der Hauttuberkulose. Der Lupus vulgaris entsteht bei guter Abwehrlage meist durch eine endogene, selten durch eine exogene Infektion. Prädilektionsstelle ist das Gesicht.

Typisches Merkmal ist das Lupusknötchen, ein symptomloser, kleiner, unscharf begrenzter, rötlich-brauner Fleck oder eine flache Papel. Auf Glasspateldruck (Anämisierung) erkennt man die apfelgeleeartige Eigenfarbe des entzündlichen Infiltrats. Im Sondenversuch erweist sich die Läsion als morsch (Sonde bricht ein). Durch Konfluenz und Sekundärveränderungen der Lupusknötchen kommt es zu flachen, hypertrophen, papillomatös vegetierenden oder atrophischen und vernarbenden Herden.

43.9.2 Virusinfektionen

Exanthematische Viruskrankheiten

Eine Gruppe systemischer Virusinfektionen mit hämatogener Dissemination. Die Erstexposition mit dem jeweiligen Erreger findet meist in der Kindheit statt („Kinderkrankheiten") und hinterlässt lebenslange Immunität. Es handelt sich meist um makulöse (Masern, Röteln, Ringelröteln, Infektionen mit *Coxsackie-, ECHO-* und anderen *Viren*), selten papulöse (Gianotti-Crosti-Syndrom bei z. B. *Hepatitis-B*-Infektion im Kindesalter) oder vesikulöse Exantheme (Varizellen).

Lokale Virusinfektionen

Eine Gruppe häufiger und gewöhnlich ungefährlicher Virusinfektionen, meist durch direkten Kontakt übertragen (➤ Kap. 48.2).

Humane Papillom-Virus-Infektionen

Die häufigste Virusinfektion der Haut. Klinische Manifestation sind die verschiedenen Typen der **Viruswarzen.** Aus manchen können sich im späteren Verlauf Karzinome entwickeln. Zur Erstinfektion kommt es gewöhnlich in der Kindheit. Viruswarzen heilen zwar klinisch spontan ab, doch bleiben die Viren latent erhalten. Immundefiziente Patienten können an besonders vielen und hartnäckigen Warzen leiden. Eine Immunsuppression (z. B. nach Organtransplantation) führt oft zum Wiederauftreten von Warzen.

Humane Papillom-Viren (HPV) Unterschieden werden HPV vom **Hauttyp** und solche vom **Schleimhauttyp.** Die meisten Virustypen liegen in Plasmidform vor und sind nicht zur neoplastischen Transformation der Wirtszelle fähig (**„Low-risk"-HPV**). Die **„High-risk"-HPV** werden in das Genom der Wirtszelle integriert und führen nach bis zu jahrzehntelanger Latenz zu anogenitalen Karzinomen (**Zervixkarzinom,** > Kap. 40.3.5) oder im Rahmen der **Epidermodysplasia verruciformis** (extensive HPV-Infektion bei spezifischem Immundefekt) zu Plattenepithelkarzinomen der Haut (u. a. Typen 5, 8). Die **verrukösen** Karzinome werden wahrscheinlich von den nicht zu den *„High-risk"*-HPV zählenden Typen 6 und 11 hervorgerufen.

Morphologie

Verrucae vulgares vorwiegend an Fingern und Händen sind bei Kindern weit verbreitet. Typisch sind derbe, hyperkeratotische Knoten mit papillärer Oberfläche, oft zu beetartigen Aggregaten konfluierend. **Verrucae plantares** wachsen druckbedingt mehr endophytisch. **Verrucae planae juveniles** sind fast fleckartig flach (Gesicht und Handrücken), **filiforme Warzen** solitär, zapfenartig ausgezogen (Gesicht). **Mundschleimhautwarzen** (Kinder) erscheinen als weißliche, polsterartige Beete. **Condylomata acuminata** (Feigwarzen; Erwachsene) sind oft ausgedehnte, hahnenkammartige, rötliche, papilläre Wucherungen in der Anogenitalregion. Sie werden durch Geschlechtsverkehr übertragen. Ebenso die unscheinbaren **Condylomata plana,** die als rötliche, flache Papeln des äußeren Genitales, der Zervix und der Analregion imponieren. Sie werden oft von „High-risk"-HPV ausgelöst (Vorläuferläsionen virusbedingter Anogenitalkarzinome).

Histologisch findet man eine Akanthopapillomatose und Hyperkeratose, eine fokale Parakeratose und gelegentlich eosinophile Einschlusskörperchen (> Abb. 43.8). Condylomata plana sind durch bowenoide Atypien gekennzeichnet.

„High-risk"-HP-Viren können außerdem analog zur Zervixschleimhaut auch zu Vorläuferläsionen des Plattenepithelkarzinoms im Bereich der Analschleimhaut (anale intraepitheliale Neoplasie, AIN), der perianalen Haut (perianale intraepitheliale Neoplasie, PAIN), der Vulva (vulväre intraepitheliale Neoplasie, VIN) und des Penis (penile intraepitheliale Neoplasie, PeIN) führen.

Molluscum contagiosum

Beim Molluscum contagiosum handelt es sich um warzenähnliche Hautläsionen, die von einem Pockenvirus hervorgerufen werden. Sie treten vorwiegend in der Kindheit auf, bei Erwachsenen kommen sie als genitale Kontaktinfektion vor.

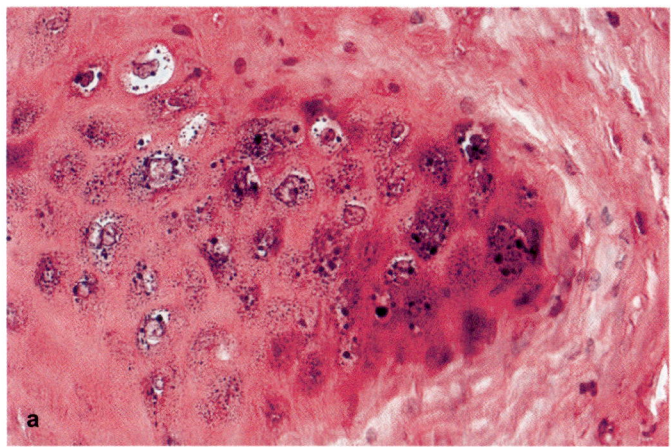

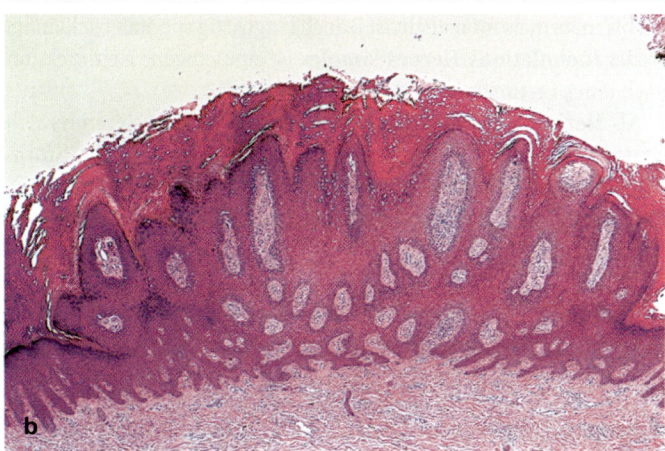

Abb. 43.8 Verruca vulgaris. a Einschlusskörperchen im Stratum granulosum und Stratum corneum. HE, Vergr. 45-fach. **b** Papillär aufgebaute hyperkeratotische Läsion. HE, Vergr. 4-fach. [R398]

Infektionen durch Viren der Herpesvirusgruppe

Herpesviren sind weltweit verbreitete, zu sehr unterschiedlichen Krankheitsbildern führende DNA-Viren. Die Gruppe umfasst u. a. *Herpesvirus hominis* (Erreger des Herpes simplex) und das *Varizella-Zoster-Virus* (> Kap. 48.2.6). Diese beiden Viren führen zu häufigen und charakteristischen Hauterscheinungen. Ihnen gemeinsam sind die Affinität zu Epidermal- und Ganglienzellen (**Epidermo-** und **Neurotropie**) und die Viruslatenz nach klinischer Abheilung.

Herpes simplex

Mit einer Durchseuchung von bis zu 75 % ist Herpes simplex eine der häufigsten Virusinfektionen des Menschen. Man unterscheidet Typ I (Erreger des **Herpes labialis**) und Typ II (Erreger des **Herpes genitalis;** durch Geschlechtsverkehr übertragen). Die beiden Typen sind serologisch, aber nicht morphologisch unterscheidbar. Typ II neigt zu schwerer verlaufenden Infektionen.

Die klinischen Bilder variieren je nach der Immunlage des Patienten. Man unterscheidet Erst-, Rezidiv- und Inokulationsmanifestationen. Nach der Erstinfektion bleiben die Herpesviren in Haut und Spinalganglien zeitlebens latent erhalten. Die Rezidivmanifestationen sind Folge ihrer Reaktivierung.

Die oft ausgedehnte **Erstinfektion** besteht aus einer heftigen Entzündung, einer regionalen Lymphadenitis, Systemzeichen und dem Befall der Schleimhäute (herpetische Gingivostomatitis, Vulvovaginitis). Besonders heftige Verläufe ergeben sich bei herpetischer Superinfektion einer Neurodermitis („Ekzema herpeticatum").

Ein **chronisch-rezidivierender Herpes simplex** tritt nur bei einem kleinen Teil der Patienten auf und verläuft deutlich milder. Er ist meist an Übergangsstellen von Haut und Schleimhaut lokalisiert (Lippen, Genitale). Die Häufigkeit von Rezidiven schwankt von einzelnen Malen bis mehrmals monatlich, ist jedoch langfristig spontan rückläufig.

Der **Inokulations-Herpes-simplex** ist eine exogene Neuinfektion nach einer Erstinfektion.

Als **Herpes vegetans** bezeichnet man eine nekrotisierende, sich langsam und unbehandelt unaufhörlich ausbreitende Verlaufsform bei schlechter Abwehrlage (Lymphome, Organtransplantation, AIDS). Komplikation: **Herpes-simplex-Sepsis** mit Meningoenzephalitis und Pneumonie.

Diagnostik Die exfoliative Zytologie aus Herpesbläschen (**Tzanck-Test**) ergibt Virusriesenzellen. Mit Immunfluoreszenz kann man zwischen den Typen I und II unterscheiden.

Morphologie

Typisch sind gruppiert stehende Bläschen auf entzündetem Grund.

Herpes-simplex- und Varizella-Zoster-Viren verursachen vergleichbare morphologische Veränderungen bestehend aus einer Ballonierung, Akantholyse und Nekrose der Keratinozyten. Im Verlauf bilden sich intraepidermale Blasen durch retikuläre Degeneration. Ballonierte, teils mehrkernige Keratinozyten zeigen häufig graublaue Kerne mit marginalisiertem Kernchromatin. (➤ Abb. 43.9).

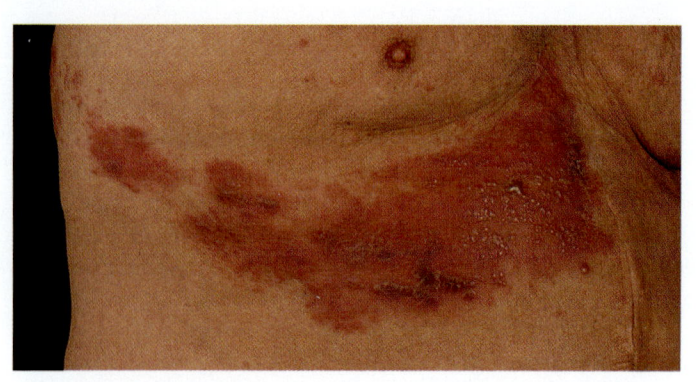

Abb. 43.10 Herpes zoster. In Gruppen stehende Bläschen auf erythematösem Grund in linearer Ausbreitung. Die einzelnen Bläschengruppen sind verschiedenen Alters (frische, pralle Bläschen mit wasserklarem Inhalt und ältere, schlaffe Bläschen mit nekrotischer Blasendecke). [R398]

Varizellen und Herpes zoster

Varizellen (Windpocken) Häufige fieberhafte, exanthematische Kinderkrankheit. Erstmanifestation der *Varizella-Zoster-Virus*-Infektion. Charakteristisch sind disseminierte Bläschen auf erythematösem Grund. Spontanheilung nach ca. zwei Wochen. Die Viren wandern den sensiblen Nerven entlang in die Spinalganglien und führen dort zur latenten Infektion.

Herpes zoster (Gürtelrose) Rezidivmanifestation der *Varizella-Zoster-Virus*-Infektion. Die Inzidenz steigt mit dem Lebensalter linear an.

Klinische Relevanz Der Herpes zoster ist eine auf ein Nervensegment beschränkte, einseitige, sehr schmerzhafte Eruption von in Gruppen stehenden Bläschen auf entzündetem Grund (➤ Abb. 43.10). Prädilektionsstellen sind Gesicht (N. trigeminus) und Rumpf. Der Hauteruption geht eine Ganglionitis voraus. Sie ist Ursache der Schmerzen und Folge der Virusreaktivierung (durch Absinken der Immunlage oder lokale Triggerfaktoren, z. B. Metastasen). Die Hautläsionen können bei schwerem Verlauf hämorrhagisch und nekrotisch werden (Herpes zoster gangraenosus). Bei schlechter Immunlage besteht die Gefahr der *Herpes-zoster*-Sepsis mit Meningoenzephalitis und Pneumonie.

43.9.3 Pilzinfektionen

Man unterscheidet **Systemmykosen mit Hautbeteiligung** (selten, vorwiegend in den Tropen, bedrohlich) und **Hautmykosen** (häufig, bei Immunkompetenten harmlos). Die Hautmykosen werden eingeteilt in:
- Dermatomykosen (Erreger: Dermatophyten)
- *Candida*-Mykosen (Erreger: Sprosspilze)
- Schimmelpilzmykosen (meist nur Superinfektion bestehender Läsionen)

Ein nahezu saprophytärer Pilzbewuchs ist die Pityriasis versicolor.

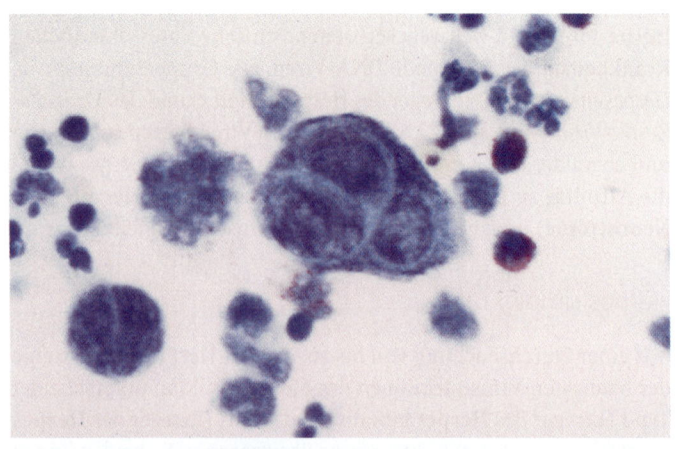

Abb. 43.9 Ein- und mehrkernige Virusriesenzellen (Tzanck-Zellen) in einem Herpes-simplex-Bläschen. Ausstrichpräparat. Giemsa, Vergr. 63-fach. [R398]

Dermatomykosen

Dermatophyten sind „keratophile" Fadenpilze mit der Fähigkeit, Keratin abzubauen. Das Erdreich ist ihr natürlicher Lebensraum. Sie vermehren sich asexuell durch Sporenbildung und sind Parasiten von Nagetieren, seltener von größeren Säugern. Etwa 40 Arten aus den drei Gattungen *Epidermophyton, Trichophyton* und *Microsporum* sind menschenpathogen. Man unterscheidet **zoophile** (Erregerreservoir Tiere, hochinfektiös, akut verlaufend und selbstlimitiert) und **anthropophile** Dermatophyten (Erregerreservoir Mensch, wenig infektiös, Verlauf chronisch und eher milde). Der Nachweis wird mikroskopisch (Nativpräparat) und in der Kultur geführt.

Epidermomykosen

Epidermomykosen sind die häufigsten Hautmykosen. Sie werden durch anthropophile Dermatophyten hervorgerufen. Diese parasitieren die Hornschicht und bewirken chronische, relativ gering entzündliche, charakteristisch randbetonte Läsionen. Prädilektionsorte sind die Intertrigoregionen (**Epidermomycosis inguinalis**) sowie Hände und Füße (**Epidermomycosis manus** bzw. **pedis**). Die häufigste Mykose überhaupt ist die **Interdigitalmykose** der Zwischenzehenräume (die Rhagaden sind häufig Eintrittspforte für das Erysipel). Differenzialdiagnosen sind Erythrasma, Ekzeme und Psoriasis.

Trichomykosen

Diese entstehen durch das Eindringen meist zoophiler Dermatophyten in die Haarfollikel und verlaufen akuter und entzündlicher als Epidermomykosen. Man unterscheidet **oberflächliche** und **tiefe** Trichomykosen.

> **Morphologie**
>
> **Oberflächliche Trichomykosen** erscheinen als scheibenförmige Herde ähnlich der Epidermomykose, weisen jedoch periphere Papeln, Bläschen und Krusten auf. In den befallenen Follikeln kommt es zum reversiblen Haarverlust.
>
> **Tiefe Trichomykosen** sind furunkel- bzw. karbunkelähnlich, heftig entzündet, abszedieren und heilen mit narbiger Alopezie ab. Prädilektionsstellen sind das Kapillitium (**Kerion Celsi;** bei Kindern) und die Bartregion (**Sycosis barbae**).

Onychomykosen

Jenseits der Lebensmitte häufige Infektionen der Zehen- und Fingernägel, meist im Rahmen einer Epidermomycosis pedis. Charakteristisch sind missfarbene, krümelige, subunguale Hornmassen. Differenzialdiagnosen: Onychodystrophie, Nagelpsoriasis.

Candida-Mykosen

Candida-Pilze sind weit verbreitete und nur fakultativ pathogene, opportunistische Hefepilze. Sie vermehren sich asexuell durch Sprossung. Das Genus *Candida* umfasst zahlreiche, aber nur etwa zehn wichtige Spezies, wovon *Candida albicans* die häufigste ist. Candida-Mykosen sind fast stets ein Zeichen von Immunschwäche („**very young, very old, very sick**"; wichtige zugrunde liegende Krankheiten sind Diabetes mellitus und AIDS) und daher ein dermatologisches Warnsymptom.

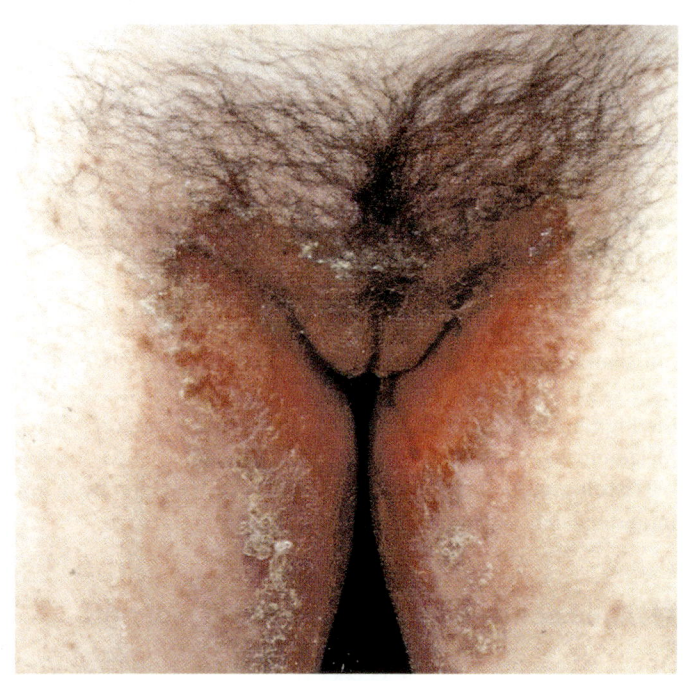

Abb. 43.11 Candidiasis der Leistenregion bei einer Patientin mit chronischer mukokutaner Candidiasis. Scharf begrenzte nässende Eryheme der Leisten, von Pusteln und Schuppenkrusten umgeben. [R398]

> **Morphologie**
>
> Die sehr vielgestaltigen klinischen Bilder lassen sich auf zwei Grundmuster zurückführen. Läsionen vom **Schleimhauttyp** (weißliche, leicht wegwischbare Beläge auf gerötetem Epithel – Myzelrasen; ➤ Abb. 27.6) und vom **Hauttyp** (oberflächliche Pusteln auf geröteter Haut, die schnell platzen und zu kreisrunden Erosionen mit peripherer Halskrause aus nekrotischer Epidermis werden; ➤ Abb. 43.11).
>
> **Mundhöhlensoor:** Eine *Candida*-Infektion der Mundhöhle findet man häufig bei Säuglingen und Greisen, bei Marasmus und schwerer Immunschwäche.

43.10 Neoplasien

43.10.1 Epitheliale Neoplasien

Primäre epitheliale Neoplasien der Haut können plattenepitheliale oder adnexale Differenzierung aufweisen (follikulär, sebazeär, apokrin, ekkrin). Die Haut ist häufig Metastasierungsort von Karzinomen innerer Organe (sekundäre epitheliale Neoplasie).

Benigne epitheliale Neoplasien der Epidermis

Verruca seborrhoica

In der zweiten Lebenshälfte sehr häufige Neoplasie der Epidermis.

Morphologie

Umfasst ein breites Spektrum von flachen bis deutlich erhabenen, scharf begrenzten hautfarben bis bräunlich-schwarzen Plaques, mit samtartiger Oberfläche und einer Größe von Millimetern bis mehreren Zentimetern. Je mehr Melaningehalt desto dunkler die Pigmentierung. Differenzialdiagnose: melanozytärer Nävus, Melanom.
Histologie: Akanthose und Papillomatose, Hyperkeratose mit infundibulären Zysten ("Hornzysten").

Maligne epitheliale Neoplasien der Epidermis

Krebsrisikofaktoren und Mechanismen der Karzinogenese ➤ Kap. 6.8 und ➤ Kap. 6.5.

Kanzerogenese der Haut Das wichtigste Kanzerogen ist das **UV-Licht.** Dies ist tierexperimentell erwiesen und wird durch zahlreiche klinische Beobachtungen bestätigt: Prädilektion der lichtexponierten Regionen (Gesicht, Handrücken), Korrelation der Karzinominzidenz mit der kumulativen Lebenszeitexposition, Seltenheit von Karzinomen bei dunkelhäutigen (melaningeschützten) Personen. Besonders gefährdet sind Menschen mit sehr heller Haut (Typ 1), Sommersprossen und rotblondem Haar.

Pathogenese

Die wichtigsten **chemischen** Kanzerogene sind Teerinhaltsstoffe. Eine wichtige kanzerogene Rolle spielen auch **humane Papilloma viren** vom „High-risk"-Typ (anogenitale Karzinome, Larynxkarzinom). Bedeutsam sind ferner **genetische Faktoren,** z. B. Defekte der DNA-Reparaturmechanismen (z. B. Xeroderma pigmentosum) oder Gendefekte bei Syndromen mit vererbbarer Tumorneigung (z. B. Basalzellnävus-Syndrom, multiples Hamartom-Syndrom). Ein für die Tumorentstehung sehr wichtiger Faktor ist eine **Immundefizienz** (Lymphome, AIDS oder iatrogen induziert).

Epitheliale frühe/In-situ-Neoplasien

Präneoplasien des Plattenepithelkarzinoms sind auf die Epidermis beschränkt. Jegliche Präneoplasie hat das Potenzial, sich zu einem invasiven Karzinom zu entwickeln. Besonders häufig geschieht dies bei immunsupprimierten Patienten.

Aktinische Keratose *Syn. solare Keratose.* Diese häufigste, langsam wachsende In-situ-Neoplasie findet sich meist multipel auf chronisch UV-geschädigter Haut (nicht behaarte Kopfhaut, Handrücken) und ist besser tastbar (kleine Rauigkeiten) als sichtbar. Der hyperkeratotische Typ bildet Hauthörner (Cornu cutaneum; ➤ Abb. 43.12), die zwischenzeitlich abfallen (nur scheinbar heilen) und erneut auftreten können. Eine Sonderform betrifft die Lippen, v. a. die Unterlippe **(aktinische Cheilitis).**

Morphologie

Histologisch findet man eine Hyperparakeratose und eine Aufhellung des Epithels. Das Stratum granulosum fehlt meist. Obligat ist eine schwere solare Elastose als Zeichen der chronischen UV-Schädigung der Haut und eine leicht-, mäßig- oder schwergradige Epitheldysplasie (Dyskeratosen und Kernatypien). Letztere wird synonym als Carcinoma in situ bezeichnet.

Morbus Bowen Polyzyklische, rötlich-erosive Herde, scharf begrenzt mit samtiger bis verruköser Oberfläche, subjektiv symptomlos. Prädilektionsstellen sind Rumpf und distale Extremitäten. An Glans oder Praeputium penis, in der Analregion oder an den Labien als **Erythroplasie Queyrat** bezeichnet. Nach Jahren kommt es zur Progression in ein invasives Plattenepithelkarzinom.

Morphologie

Die normale Schichtung der Epidermis ist aufgehoben mit starken Kernpolymorphien, reichlich Mitosen in allen Epidermislagen und dyskeratotischen Zellen („full thickness atypia"). Im Gegensatz zur aktinischen Keratose Einbezug der Follikelostien.

Differenzialdiagnosen sind die chronische Ekzemplaque (klassische Fehldiagnose), die Psoriasis und das superfizielle Basalzellkarzinom.

Invasive Formen

Plattenepithelkarzinom

Epidemiologie Das Plattenepithelkarzinom der Haut ist nach dem 4- bis 10-mal häufigeren Basalzellkarzinom der zweithäufigste Hautkrebs, beide mit weltweit steigender Inzidenz. Die Inzidenzzunahme beruht wahrscheinlich auf einer Kombination von Faktoren wie vermehrter chronischer UV-Exposition durch verändertes Freizeitverhalten und Verminderung der Ozonschicht sowie einer Erhöhung der Lebenserwartung. Die Mehrzahl der Plattenepithelkarzinome der Haut entwickelt sich auf dem Boden einer aktinischen Keratose. Männer sind bevorzugt betroffen (2 : 1). Prädilektionsstellen sind die lichtexponierten Areale wie Gesicht, alopezische Kopfhaut und Handrücken.
Plattenepithelkarzinome imponieren als schmerzlose, ulzerierte bzw. erodierte derbe Tumoren im Hautniveau oder exophytisch mit glatter, verruköser oder papillomatöser Oberfläche. Die Tumoren wachsen in der Regel langsam.
Die **Metastasierung** verläuft primär lymphogen in regionäre Lymphknoten, die bei Befall vergrößert und sehr derb imponieren. Die Prognose der Plattenepithelkarzinome korreliert mit dem

Differenzierungsgrad, dem Tumordurchmesser, der Tumordicke, dem histologischen Subtyp (aggressive Subtypen: akantholytisch, spindelzellig, pseudovaskulär, desmoplastisch, adenosquamös), dem Vorliegen einer Gefäß- oder Perineuralscheideninvasion und dem klinischen Kontext (aggressivere Verläufe bei Immunsupprimierten). Im Gegensatz zum Melanom spielen molekularpathologische Untersuchungen beim Plattenepithelkarzinom der Haut bislang keine Rolle, da nach operativer Therapie die meisten Patienten eine exzellente Prognose aufweisen und keine Systemtherapie erforderlich ist.

Morphologie

Die meisten Plattenepithelkarzinome sind mäßig differenziert. Solides Wachstum, ausgeprägte Zellatypien und fehlende Verhornung sind Zeichen einer geringen Differenzierung. Das Stroma ist häufig entzündlich infiltriert und desmoplastisch (> Abb. 43.12b). Spindelzellige Plattenepithelkarzinome kann man immunhistochemisch mit Antikörpern gegen hochmolekulare Zytokeratine von anderen spindelzelligen Neoplasien der Haut (Melanom, Leiomyosarkom, Angiosarkom, atypisches Fibroxanthom/pleomorphes dermales Sarkom) unterscheiden.

Verruköses Karzinom Seltene Sonderform des Plattenepithelkarzinoms mit hohem Differenzierungsgrad, lokal verdrängendem langsamem Wachstum und sehr geringer Metastasierungstendenz. Makroskopisch imponiert das verruköse Karzinom als großer, blumenkohlartiger endo- und exophytisch wachsender Tumor. Prädilektionsstellen sind die Mundschleimhaut und der Genitalbereich (Riesencondylom Buschke-Löwenstein). Kutane verruköse Karzinome sind selten. Es besteht eine Assoziation mit HPV, Narben, chronischen Wunden, chronischer venöser Insuffizienz und Nikotinabusus.

Keratoakanthom Das Keratoakanthom ist eine sehr schnell wachsende, gut differenzierte Variante eines verhornenden Plattenepithelkarzinoms mit spontaner Rückbildungstendenz und praktisch inexistentem Metastasierungsrisiko. Charakteristisch ist ein exophytischer Tumor mit zentralem Hornkegel, der vom angrenzenden Epithel lippenartig umfasst wird.

Benigne epitheliale Neoplasien mit Adnexdifferenzierung

Es gibt eine Vielzahl benigner und maligner Proliferationen der Haut mit Adnexdifferenzierung (Hamartome, Malformationen, Hyperplasien und Neoplasien). Einige können assoziiert sein mit erblichen Syndromen wie dem Brooke-Spiegler-Syndrom (Spiradenom, Zylindrom, Trichoepitheliom), dem Cowden-Syndrom (Trichilemmom) oder dem Muir-Torre-Syndrom (Talgdrüsentumoren, insbesondere extraokuläre), einer Variante des Lynch Syndroms. Häufig sind kutane Adnextumoren im zentrofazialen Bereich lokalisiert. Beispiele für benigne Schweissdrüsentumoren sind **Hidrozystome, Syringome, Zylindrome, Spiradenome** oder **Porome. Epidermoidzysten, Trichoblastome** oder **Trichilemmome** sind Läsionen mit follikulärer Differenzierung. **Talgdrüsenadenome** und **Sebazeome** weisen eine

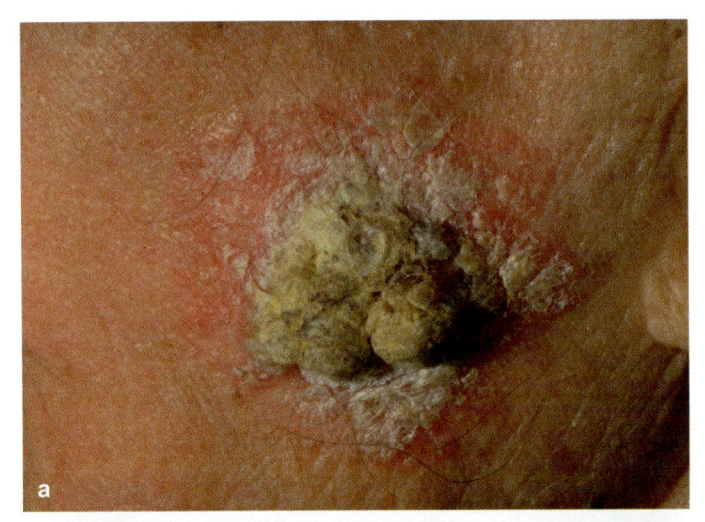

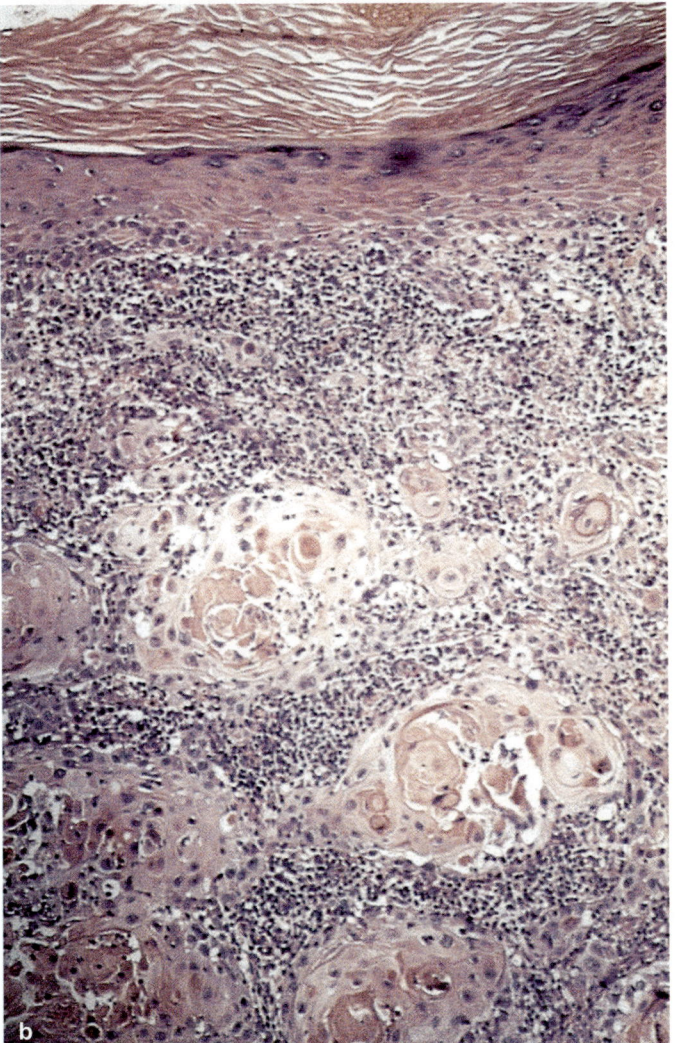

Abb. 43.12 a Aktinische Keratose mit Übergang in ein invasives Plattenepithelkarzinom. Kalkharter, schmutzigweißer, unregelmäßig verruköser Knoten. **b Histologie des Plattenepithelkarzinomanteils.** Die Dermis infiltrierende Verbände eines gut differenzierten verhornenden Plattenepithelkarzinoms mit entzündlicher Begleitreaktion. HE, Vergr. 45-fach. [R398]

Talgdrüsendifferenzierung auf und finden sich bevorzugt in talgdrüsenreichen Regionen. **Pilomatrixome** (Epithelioma calcificans Malherbe) zeigen eine Differenzierung der Haarfollikelmatrix.

Maligne epitheliale Neoplasien mit Adnexdifferenzierung

Alle benignen Adnextumoren können maligne entarten. Mit Ausnahme des Basalzellkarzinoms treten maligne Adnextumoren sehr selten auf.

Basalzellkarzinom (gemäß WHO)

Syn.: Basaliom, trichoblastäres Karzinom
Das Basalzellkarzinom ist die häufigste maligne Neoplasie des Menschen mit lokal destruktivem Wachstum, aber nur sehr geringem metastatischem Potenzial (<< 0,1 %). Als Ursprungszelle werden germinative Stammzellen der follikulo-sebazär-apokrinen Einheit postuliert. Basalzellkarzinome treten bevorzugt bei älteren Männern in lichtexponierter Gesichtshaut oder am Hals auf. 90 % der Basalzellkarzinome weisen Mutationen des PTCH- oder SMOH-Gens auf, die zu einer abnormen Aktivierung des Hedgehog-Signalwegs führen und in ausgewählten Fällen für eine gezielte Therapie mit Inhibitoren dieses Signalwegs genutzt werden können.

Morphologie

Makroskopisch zeigen sich gelb-rötliche bis hautfarbene häufig ulzerierte Knoten mit prominenten Teleangiektasien (➤ Abb. 43.13) oder schuppende rote indurierte Plaques. Alle Typen können auch Pigmentierung zeigen. Exulzerierte Basalzellkarzinome mit ausgedehnter oberflächlicher Ausbreitung werden als **Ulcus rodens**, solche mit ausgeprägter Ausbreitung in die Tiefe als **Ulcus terebrans** bezeichnet. Das **Basalzellnävus-Syndrom (Gorlin-Goltz-Syndrom)** ist ein autosomal-dominant vererbtes Neoplasie- und Fehlbildungssyndrom mit Makrozephalie, Hypertelorismus, Kieferzysten, Verkalkungen der Dura mater, Rippen- und Wirbelkörperfehlbildungen, Ovarialfibromen und multiplen Basalzellkarzinomen (im Laufe des Lebens bis zu mehreren Hunderten). Bei Gorlin-Goltz-Syndrom liegt eine Keimlinienmutation des PTCH-Gens vor.
Histologisch finden sich beim häufigen nodulären Typ solide basaloide Tumorzellproliferate mit Palisadenstellung der randständigen Kerne sowie artefizieller Spaltbildung zwischen Epithel und fibrösem oder myxoidem Stroma. Das oberflächliche Basalzellkarzinom, auf Grund seiner häufigen Lokalisation am Stamm auch als Rumpfhautbasaliom bezeichnet, besteht aus teilweise weit auseinanderliegenden Tumorzellnestern mit umgebendem Tumorstroma beschränkt auf die papilläre Dermis. Biologisch aggressive Varianten sind der mikronoduläre, der infiltrative nichtsklerodermiforme und der sklerodermiforme Subtyp mit dichtem fibrösem muzinarmem Stroma. Aggressive Varianten erfordern eine weite Exzision mit histologischer Schnittrandkontrolle, um Rezidive zu vermeiden.

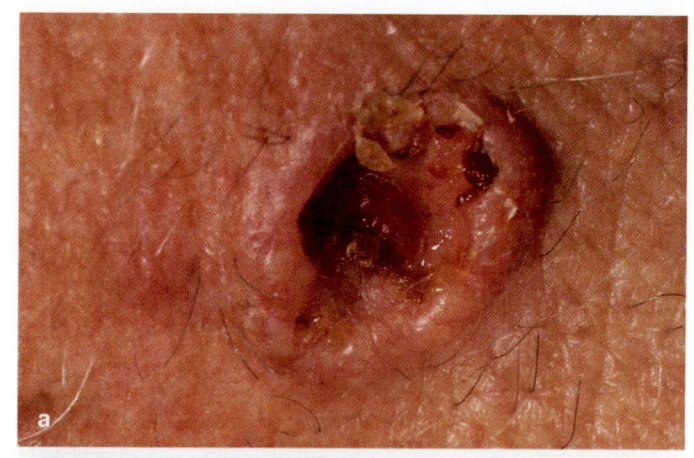

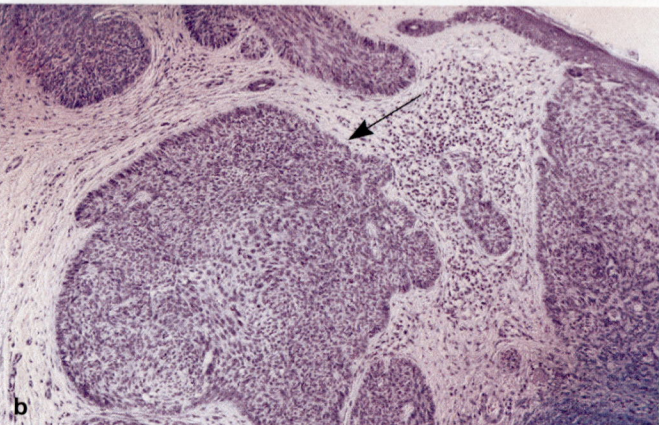

Abb. 43.13 Basalzellkarzinom. a Makroskopie. Exulzerierter rundlicher Knoten mit einem Randwall aus einzeln stehenden, durchscheinenden, hautfarbenen und mit Teleangiektasien überzogenen Papeln. **b** Histologie. Solide Infiltrate basaloider kleiner zytoplasmaarmer Tumorzellen mit peripherer Palisadenstellung der Tumorzellen. Kontakt der Tumorzellplatten mit der Epidermis. Charakteristischer Spaltartefakt zwischen Tumorinfiltraten und Tumorstroma. HE, Vergr. 100-fach. [R398]

Neuroendokrines Karzinom der Haut

Syn.: Merkel-Zell-Karzinom
Seltene, aggressive neuroendokrine Neoplasie der Haut. Rasch wachsende, bläulich livide, halbkugelige Knoten, vorwiegend im Gesicht älterer Personen. Ein Drittel der Fälle verläuft letal mit frühen Metastasen (innerhalb des 1. Jahres nach Diagnose). Metastasen treten lokoregionär im umgebenden Haut-Weichgewebe, in Lymphknoten und der Lunge auf.

Morphologie

Histologie: Klein-blau und rundzelliger Tumor mit nestförmigem, trabekulärem oder solidem Wachstumsmuster und zahlreichen Mitosen. Immunhistochemische Bestätigung: Expression neuroendokriner Marker (Synaptophysin, Chromogranin, CD56) und von Zytokeratin 20 (typisches „paranukleär dot-like" Signal). In 80 % der Fälle besteht eine Assoziation mit dem Merkelzellpolyomavirus.

43.10.2 Mesenchymale Neoplasien

Mesenchymale Neoplasien kommen in allen Differenzierungsrichtungen vor, wobei fibrozytäre (fibröses Histiozytom), vaskuläre (Hämangiome) und neurogene (Neurofibrome) die häufigsten gutartigen mesenchymalen Neoplasien sind. Zu den malignen mesenchymalen Neoplasien zählen kutane Leiomyosarkome und kutane Angiosarkome. Letztere haben auch bei guter Differenzierung eine sehr schlechte Prognose.

Dermatofibrosarcoma protuberans Die häufigste maligne mesenchymale Neoplasie der Haut ist neben dem atypischen Fibroxanthom das Dermatofibrosarcoma protuberans. Dabei handelt es sich um eine spindelzellige, fibroblastär differenzierte Geschwulst, die die Dermis und Subkutis infiltriert. Lokalrezidive sind bei knapper Exzision häufig. Metastasen treten v. a. bei entdifferenzierten Läsionen auf (fibrosarkomatös entdifferenziertes DFSP).

43.10.3 Melanozytäre Neoplasien

Melanozytäre Nävi

Melanozytäre Nävi sind sehr häufige gutartige melanozytäre Tumoren. Sie sind angeboren oder treten im Laufe des Lebens in zahlreichen Varianten auf. Bei den erworbenen unterscheidet man gewöhnliche und atypische (dysplastische) Nävi. Hellhäutige Menschen entwickeln meist schon im Kindesalter und besonders bei hoher intermittierender UV-Belastung mit Sonnenbränden zahlreiche Nävi am ganzen Körper. Erworbene Läsionen entwickeln sich von einer Lentigo simplex (vermehrte epidermale Melanozyten) zu **junktionalen** (epidermale Nester), **compound** (➤ Abb. 43.14) (epidermale und dermale Nävuszellinfiltrate) und schließlich zu rein **dermalen** Nävuszellnävi.

Extrem große (>20 cm), stark behaarte, bereits bei der Geburt bestehende Nävi bezeichnet man als „**Tierfellnävi**". Diese haben ein erhöhtes Entartungsrisiko. Sonderformen, z. B. der **Spitz-Nävus**, der **Milchleistennävus** (special site naevus), der **dysplastische Nävus** oder der **zellreiche blaue Nävus**, zeichnen sich durch einen besonderen Aufbau sowie zytologische Atypien aus und können makroskopisch und histologisch ein Melanom imitieren. Der Pigmentgehalt von Nävi ist variabel. Dementsprechend finden sich hautfarbene bis bräunlich schwarze Läsionen.

Morphologie

Histologie: Wichtige Kriterien für Benignität sind Symmetrie, fehlende zytologische Atypien, Ausreifung (Verlust der Pigmentierung, Verkleinerung der Nester und der Nävuszellen zur Tiefe hin) und fehlende mitotische Aktivität.

Melanome

Die Zahl gewöhnlicher und atypischer Nävi ist der wichtigste bekannte unabhängige Risikofaktor für die Entwicklung eines Melanoms. Insgesamt entwickelt sich aber nur in etwa einem von 3000–10.000 Nävi ein Melanom. Rund zwei Drittel der Melanome entsehen de novo. Zahlreiche **dysplastische Nävi** findet man gelegentlich familiär gehäuft (**dysplastisches Nävus-Syndrom**, BK-Mole-Syndrom, „familial atypical multiple mole melanoma syndrome" [FAMMM], **familiäres Melanomsyndrom**). Diese Patienten haben ein deutlich erhöhtes Risiko (bis zu 500-mal) für die Entwicklung eines Melanoms

In-situ-Melanome Die neoplastischen melanozytären Proliferate sind auf die Epidermis beschränkt. Metastasen treten nicht auf. In-situ-Melanome in chronisch UV-geschädigter Haut (Gesicht, Unterarme) werden auch als **Lentigo maligna** bezeichnet. Diese Tumoren können im Einzelfall über Jahre und Jahrzehnte in situ bleiben und ausgedehnte Areale befallen (über 10 cm). Differenzialdiagnosen sind flache Verrucae seborrhoicae oder solare Lentigines.

Morphologie

Histologisch findet man intraepidermal zytologisch atypische Melanozyten in irregulärer Verteilung, einzeln oder in Nestern.

Invasive Melanome Maligne Neoplasie der Haut mit melanozytärer Differenzierung und metastatischem Potenzial. Invasive Melanome sind für 90 % der Todesfälle durch Hauttumoren verantwortlich. Die jährliche Inzidenz ist in den letzten Jahrzehnten aufgrund des veränderten Freizeitverhaltens mit vermehrter UV-Exposition weltweit bei hellhäutigen Personen stark angestiegen und beträgt in gemäßigten Breiten bei Weißen derzeit 10–20/100.000. Das Lebenszeitrisiko, 1985 noch 1 : 150, beträgt derzeit 1 : 75.

Pathogenese

Neben genetischen Faktoren spielt UV-Licht eine wichtige Rolle. Dunkelhäutige Menschen entwickeln selten Melanome v. a. akral und an den Schleimhäuten. Die Inzidenz des Melanoma in situ, Typ Lentigo maligna, korreliert mit der kumulativen UV-Bestrahlung,

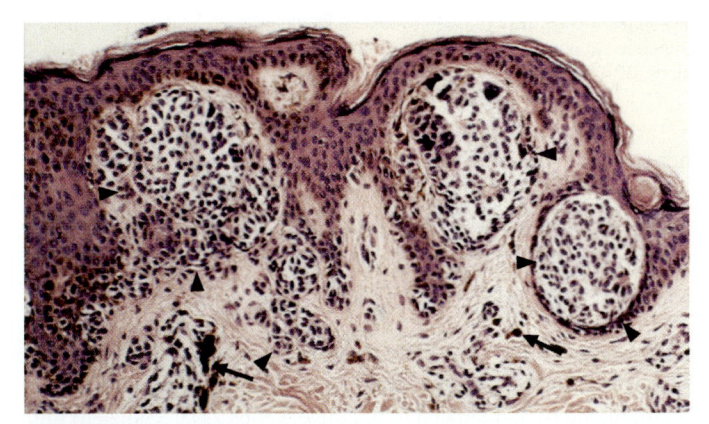

Abb. 43.14 Melanozytärer Nävus, Compound-Typ. Teils junktional innerhalb der Epidermis, teils in der Dermis gelegene Nester aus zytologisch unauffälligen Naevuszellen. Nur die Naevuszellen der oberflächlichen Nester sind pigmentiert. Die angrenzende Dermis enthält Melanophagen. Die Epidermis ist papillomatös und hat Hornzysten ausgebildet. HE, Vergr. 100-fach. [R398]

diejenige anderer Varianten (v. a. des superfiziell spreitenden Melanoms) mit der Zahl schwerer Sonnenbrände in der Kindheit.

Melanome entstehen in der Epidermis (Melanoma in situ) und wachsen außer beim nodulären Subtyp primär flächig horizontal. Erst nach Invasion der Dermis besteht in Abhängigkeit von der Tumordicke ein geringeres oder größeres Metastasierungspotenzial.

Klassifikation

Historisch werden nach klinischem und histologischem Erscheinungsbild Melanome in vier Typen eingeteilt:
- Lentigo-maligna-Melanom (LMM)
- Superfiziell spreitendes Melanom (SSM)
- Noduläres Melanom (NM)
- Akrales (akrolentiginöses) Melanom (ALM)

Melanom in chronisch UV geschädigter Haut (Lentigo-maligna-Melanom) Ist ein durch die Basalmembran durchgebrochenes in-situ-Melanom Typ Lentigo maligna.
Superfiziell spreitendes Melanom

Am häufigsten betroffen ist das mittlere Lebensalter (40–50 Jahre). SSM werden vor allem bei Personen mit hoher intermittierender UV-Belastung beobachtet. Die Inzidenzzunahme beim Melanom beruht vor allem auf der Zunahme dieses Subtyps. Prädilektionsstellen sind bei Männern der Rumpf, bei Frauen die Beine. SSM sind flache, tastbare Erhabenheiten mit oft stark ausgeprägter Unregelmäßigkeit in Kontur, Begrenzung, Farbe (Nebeneinander aller Grau-, Braun-, Schwarz-, Blau- und Rottöne, daneben Weiß als Indiz der Regression) und Oberfläche (flache und knotige Anteile); > Abb. 43.15a).

Histologisch zeigt das SSM bevorzugt eine horizontale Ausbreitung. Häufig ist eine pagetoide Durchsetzung aller Epithellagen der Epidermis durch atypische Melanozyten nachweisbar (pagetoide Durchsetzung; > Abb. 43.15b).

Noduläres Melanom Zeigt keine horizontale Wachstumsphase (per Definition reicht die epidermale Komponente weniger als drei Reteleisten über die dermale Komponente hinaus). Oft exulzerierte Knoten. Große Tumordicke, häufige Ulzeration und hohe proliferative Aktivität sind Gründe für die schlechtere Prognose dieses Subtyps.

Akrolentiginöses Melanom Tritt an den Akren auf (Finger, Zehen, palmoplantar, subungual).

Prognostische Parameter

Die wichtigsten prognostischen Parameter sind das Vorliegen hämatogener oder lymphogener Metastasen (Sentinel-Lymphknoten), Ulzeration, Anzahl dermaler Mitosen und Tumordicke. Der **Clark-Level** gibt an, welche Schicht der Haut infiltriert ist (hat an Bedeutung verloren). **Die Tumordicke nach Breslow** gibt die maximale Dicke des Melanoms in Millimetern an (von der letzten vitalen Zelle der Epidermis im Stratum granulosum bis zur tiefsten invasiven Melanomzelle; > Abb. 43.16).

Melanome mit einer maximalen Tumordicke von unter 1,5 mm werden nach der WHO als „low risk", solche mit 4 mm Dicke oder mehr als „high risk" bezeichnet, wobei bei der Beurteilung aber alle prognostischen Faktoren berücksichtigt werden müssen (Subtyp, höheres Alter, männliches Geschlecht, Lokalisation an Kopf, Nacken oder Rücken, Ulzeration, Regression, Mitosen). Im Einzelfall können durchaus auch dünne Melanome einen aggressiven Verlauf nehmen.

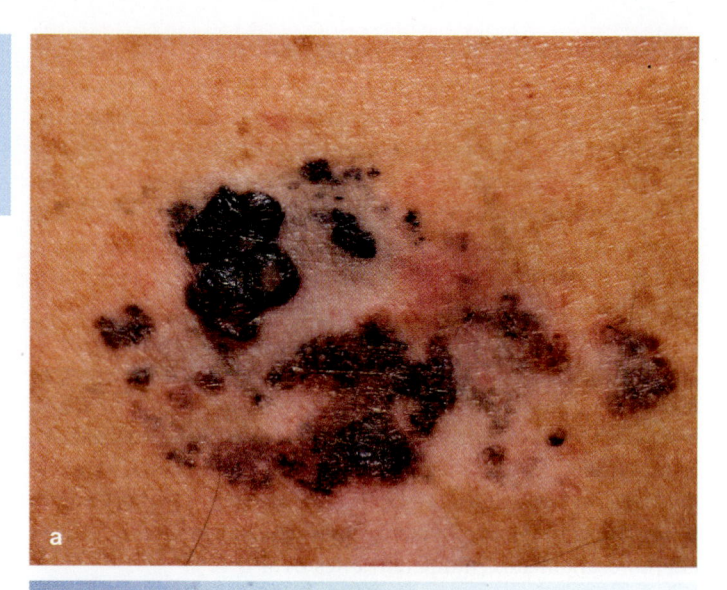

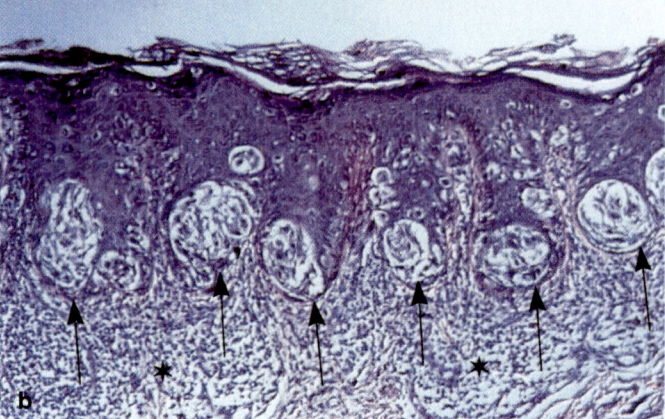

Abb. 43.15 Superfiziell spreitendes Melanom. a Makroskopie. Die Neoplasie ist unregelmäßig, polyzyklisch begrenzt, aus flach erhabenen und knotigen Anteilen aufgebaut und von scheckiger Farbe (blau, grau, schwarz, rötlich, weiß – partielle Spontanrückbildung). **b** Histologie. Ausgeprägte Asymmetrie der epidermalen und dermalen Tumorkomponente. Pagetoide Ausbreitung atypischer Melanozyten in allen Epidermislagen. Unterschiedlich große intraepidermale und dermale Nester. Dermale Komponente bestehend aus verschiedenen Tumorzellklonen mit zytologischen Atypien. Die verschiedenen Zellklone unterscheiden sich in der Menge des Zytoplasmas und im Pigmentgehalt. Spärlich tumorinfiltrierende Lymphozyten und Melanophagen im Bereich des pigmentierten Zellklons. HE, Vergr. 100-fach. [R398]

Metastasierung

Das Melanom metastasiert lokoregionär (Satelliten- oder In-transit-Metastasen in umgebendes Haut- und Weichgewebe), lymphogen (Lymphknoten), hämatogen (v. a. Lunge, Leber, ZNS, Knochen) und selten kavitär (Pleuritis, Peritonitis, Perikarditis und Meningitis melanomatosa). Es gibt Tumoren, die bevorzugt lokoregionäre Rezidive ausbilden und erst spät hämatogen metastasieren. Andere wiederum

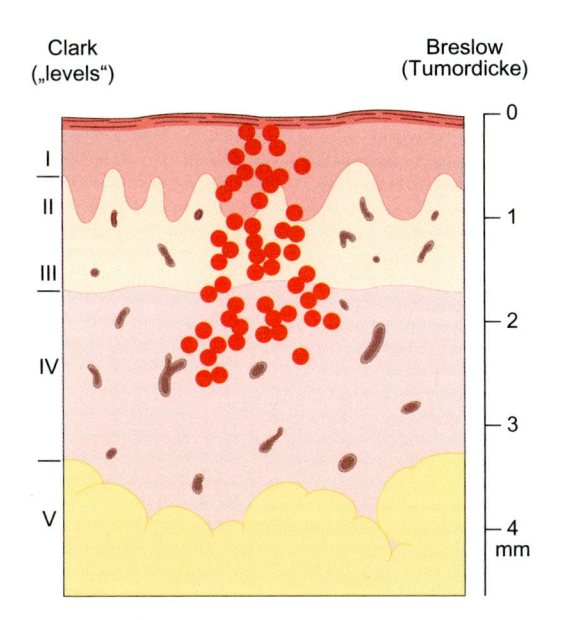

Abb. 43.16 Bestimmung der Eindringtiefe von Melanomen (als prognostischer Parameter) nach Clark und Breslow. Die Millimeterskala ist nicht maßstabgerecht (nach Fritsch, P.: Dermatologie und Venerologie. Springer 1998). [E1192, L106]

metastasieren bevorzugt in innere Organe, in Knochen oder ins Gehirn.

Weitere Melanomtypen

Neben den genannten vier Melanomtypen gibt es weitere seltene Formen. Hierzu zählen Schleimhautmelanome und Sonderformen wie das amelanotische, nävoide, spitzoide und desmoplastische Melanom.

Morphologie

Makroskopisch Klinisch hilf die ABCD Regel (**A**symmetrie, **B**egrenzung unscharf, **C**olorit inhomogen oder schwarz, **D**ynamik).

Histologisch findet man oft asymmetrische melanozytäre Läsionen mit zytologischen Atypien, fehlender Ausreifung und erhöhter dermaler proliferativer Aktivität. Die Asymmetriekriterien beziehen sich nicht nur auf die epidermale Silhouette, sondern auch auf die Pigmentierung, die Verteilung von Entzündungszellen und Regressionszonen mit Fibrose. Zahlreiche histologische Kriterien werden für die Unterscheidung von benignen und malignen melanozytären Tumoren berücksichtigt. Im einzelnen Tumor sind nie alle möglichen Malignitätskriterien nachweisbar und keines der Kriterien ist für sich allein genommen pathognomonisch für ein Melanom.

Melanozyten sind einzeln und in Nestern unregelmäßig in der Epidermis verteilt und teilweise in allen Epidermisschichten nachweisbar (pagetoide Ausbreitung). In unpigmentierten Melanomen (amelanotisch) kann die melanozytäre Differenzierung immunhistochemisch nachgewiesen werden (z. B. S100-Protein, Melan A, HMB45, SOX10).

Molekularpathologie

Genomisch lassen sich kutane Melanome einteilen in Tumoren mit BRAF-Mutation (30 %), RAS-Mutation (25 %), NF1 Mutation (25 %) oder Triple-Wildtyp (40 %). Melanome haben eine hohe Last an somatischen Mutationen und bilden zahlreiche durch T-Zellen erkennbare Neoantigene. Viele metastasierte Melanome sprechen deshalb gut an auf die Aktivierung der tumorspezifischen Immunabwehr durch Immuncheckpoint-Inhibitoren.

43.10.4 Kutane Lymphome

Mycosis fungoides

Die Mycosis fungoides ist mit 60–70 % aller Hautlymphome das häufigste primäre kutane Lymphom. Es weist eine T-Zell-Differenzierung auf, trifft Männer doppelt so häufig wie Frauen und ist eine Erkrankung der 2. Lebenshälfte. Prädilektionsstelle ist die Natesregion, gefolgt vom Rumpf. Es handelt sich um ein niedrigmalignes Lymphom mit langsamem, indolentem Verlauf. Beteiligung von Lymphknoten und inneren Organen findet man im Spätstadium (> Kap. 22.2.2).

Morphologie

Makroskopisch findet man je nach Stadium der Erkrankung verschiedene Hautveränderungen. Die Erkrankung beginnt mit exanthematischen, unregelmäßig verteilten, atrophischen, lividbraunen, oft ekzem- oder psoriasisähnlichen Flecken („Prämykose"), die über Jahre oder Jahrzehnte persistieren, langsam an Zahl und Ausdehnung zunehmen und schließlich weite Teile der Haut betreffen. Später entwickeln sich bräunlich livide, polyzyklische Flecken bis Plaques, die fokal erosiv und knotig werden und sich in Nekrosen und Ulzera umwandeln. Prädilektionsstelle ist das Gesicht („Facies leonina"). **Histologie:** Atypische Lymphozyten in der Epidermis (Epidermotropismus) mit geringer Spongiose, Ansammlungen neoplastischer Lymphozyten in der Epidermis imitieren Abszesse **(Pautrier-Mikroabszesse).** Die Lymphomzellen haben einen charakteristisch zerebriform gyrierten Zellkern **(Sézary-Zellen im Blutausstrich).** Immunhistochemisch finden sich T-Zell-Marker und in der PCR ein klonales T-Zell-Rezeptor-Rearrangement.

Klinische Relevanz Unter den zahlreichen **Sonderformen** der Mycosis fungoides ist das nicht seltene **Sézary-Syndrom** hervorzuheben – eine leukämische Verlaufsform (Lymphozytose bis zu 30.000/µl) mit Erythrodermie, diffuser Infiltration der Haut und generalisierter Lymphadenopathie. Es hat eine schlechtere Prognose als die klassische Mycosis fungoides.

43.10.5 Mastozytosen

Das Spektrum der Mastzellerkrankungen umfasst einen lokalisierten Hautbefall mit und ohne Systembefall bis zur äußerst seltenen Mastzellleukämie.

Histologisch finden sich Mastzellinfiltrate bei erweiterten Gefäßen und vermehrt basaler Pigmentierung der Epidermis (parakrine Mitreaktion).

Klinische Relevanz Klinisch imponieren bräunliche Flecken bis Papeln, die nach mechanischer Reizung aufgrund der Mastzellentleerung Quaddeln bilden (Darier-Zeichen). Die Abklärung einer Systembeteiligung ist bei jeder kutanen Mastozytose ein unabdingbarer Bestandteil der Diagnostik (Knochenmarkpunktion).

KAPITEL 44

D. Baumhoer, E. Wardelmann, W. Hartmann, B. Bode-Lesniewska

Knochen

44.1	Normale Struktur und Funktion	867	44.4	Aseptische Knochennekrosen ... 880
44.1.1	Knochenzellen	867	44.4.1	Juvenile Knochennekrosen... 881
44.1.2	Knochenbildung und -umbau	869	44.4.2	Aseptische Knochennekrosen im Erwachsenenalter 881
44.1.3	Kalziumstoffwechsel	871		
			44.5	Fraktur und Frakturheilung ... 882
44.2	Entzündliche Knochenerkrankungen	871	44.5.1	Frakturen ... 882
44.2.1	Osteomyelitis	871	44.5.2	Frakturheilung ... 882
44.2.2	Osteitis deformans	875		
			44.6	Tumoren des Knochens... 883
44.3	Generalisierte Osteopathien	876	44.6.1	Knochenbildende Tumoren... 885
44.3.1	Osteoporose	876	44.6.2	Knorpelbildende Tumoren ... 888
44.3.2	Vitamin-D-abhängige Osteopathien	879	44.6.3	Riesenzelltumor ... 890
44.3.3	Parathormonabhängige Osteopathien	880	44.6.4	Tumoren anderer Herkunft... 891
			44.6.5	Skelettmetastasen ... 894

Zur Orientierung

Die Gestalt des menschlichen Körpers wird wesentlich vom **Skelettsystem** bestimmt, das gleichzeitig Stütz- und Schutzfunktionen hat. Sein lebenslanger Umbau wird von der gekoppelten Aktivität von Osteoklasten, Osteoblasten und Osteozyten gewährleistet, die ihrerseits durch Hormone, Wachstumsfaktoren und Zytokine beeinflusst werden. Das Skelettsystem ist auch ein Stoffwechselorgan: Es spielt als Kalziumreservoir des Körpers eine entscheidende Rolle im Kalziumstoffwechsel.

Die verschiedenen **Knochenerkrankungen** haben charakteristische Altersverteilungen und können lokalisiert (mono-/oligoostotisch) oder disseminiert (polyostotisch) vorkommen. Osteoporose, Knochenmetastasen und Osteitis deformans (M. Paget) beispielsweise treten typischerweise bei älteren Patienten auf und können invalidisierend sein. Störungen der normalen Knochenentwicklung führen zu Osteochondrodysplasien. Entzündliche Erkrankungen wie Osteomyelitiden können langwierig verlaufen, einzelne Knochen schwächen oder gar angrenzende Gelenke schädigen. Die generalisierten Osteopathien wie Osteoporose, Rachitis oder Osteomalazie betreffen immer das gesamte Skelettsystem. **Zirkulationsstörungen** können zu Knochennekrosen führen, traumatische Einwirkungen, aber auch Schwächungen der Knochenstruktur zu Frakturen. Schließlich können sich im Skelett zahlreiche **Tumoren** entwickeln, deren Differenzierung zum Teil mit der Knochenentwicklung in Zusammenhang steht.

44.1 Normale Struktur und Funktion

Der Knochen hat zwei wesentliche Aufgaben zu erfüllen: die **Stütz- und Schutzfunktion** sowie die **Regulation des Kalziumstoffwechsels** (➤ Abb. 44.1). Die für die Stützfunktion erforderliche mechanische Belastbarkeit wird durch die lamelläre Architektur des Knochengewebes erreicht.

Die **Kortikalis** ist der am stärksten belastbare Bereich des Knochens. Sie zeigt einen charakteristischen Aufbau aus zylindrischen Osteonen (Havers-Systemen). Neben der Stützfunktion hat sie die Aufgabe, den Markraum nach außen abzugrenzen und das blutbildende Knochenmark, aber auch die inneren Organe und das Zentralnervensystem zu schützen. Die Spongiosa verstärkt in den belasteten Skelettabschnitten die mechanische Festigkeit (➤ Abb. 44.2).

44.1.1 Knochenzellen

Die den Knochen bildenden kubischen **Osteoblasten** (ca. 4–6 % der Knochenzellen; Lebensspanne: 1–200 Tage) entstehen aus mesenchymalen Vorläuferzellen des Knochenmarks und differenzieren sich

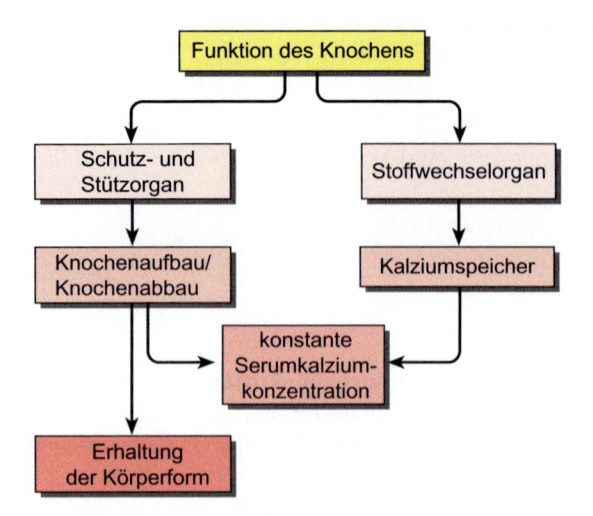

Abb. 44.1 Funktionen des Skelettsystems. [L106]

unter dem Einfluss spezifischer nukleärer Transkriptionsfaktoren (RUNX2 und Osterix; ➤ Tab. 44.1). Sie synthetisieren Kollagenfasern (v. a. Kollagen Typ I) und nichtkollagene Strukturproteine, die zusammen mit extraossär synthetisierten Proteinen die wichtigsten Bestandteile der nicht mineralisierten Knochenmatrix (**Osteoid**) darstellen (➤ Abb. 44.3). Nach Abschluss der Matrixsynthese persistiert ein Teil der Osteoblasten als inaktive, flache Zellen an der Oberfläche von Spongiosa und Kortikalis („lining cells": Lebensspanne: 1–10 Jahre).

Aus den Osteoblasten entwickeln sich **Osteozyten** (ca. 90–95 % der Knochenzellen; Lebensdauer: 1–50 Jahre), die in die Grundsubstanz eingemauert und über ihre in Canaliculi liegenden Fortsätze untereinander netzartig verbunden sind. Dieses „Osteozytensynzytium" übernimmt die Funktion eines (Mechano-)Sensors und Kommunikationssystems im Knochen, das auch den physiologischen Knochenumbau („remodeling" – s. u.) reguliert. Außerdem übernehmen Osteoblasten und Osteozyten eine zentrale Rolle im Kalzium- und Phosphatstoffwechsel, indem sie die Mineralisierung des Knochengewebes beeinflussen und für einen raschen Kalziumaustausch zur Verfügung stehen.

Demgegenüber entwickeln sich die den Knochen abbauenden, mehrkernigen **Osteoklasten** (ca. 1–2 % der Knochenzellen; Lebensdauer: 1–25 Tage) aus Zellen des mononukleären Phagozytensystems, das zur Hämatopoese gehört. Dazu treten osteoblastäre Vorläuferzellen über membranständige Liganden (CSF1 und RANKL; ➤ Tab. 44.2) in Kontakt zu Monozyten, die entsprechende Rezeptoren (CSF1R für CSF1 bzw. RANK für RANKL) besitzen. Nach der Ligand-Rezeptor-Interaktion kommt es über Signaltransduktionskaskaden zur Fusion der mononukleären Vorläufer und Differenzierung der dann mehrkernigen Zellen in aktive Osteoklasten.

Durch einen ebenfalls von Osteoblasten und ihren Vorläufern produzierten löslichen Faktor kann die RANKL/RANK-Reaktion unterdrückt werden, sodass die nachfolgende Transkriptionskaskade nicht ausgelöst wird, die zur Bildung, Differenzierung und Aktivierung der Osteoklasten führt. Dieser Decoy- oder Scheinrezeptor hemmt somit den osteoklastären Knochenabbau und „schützt" vor Knochenverlust. Er wurde deshalb Osteoprotegerin (OPG) genannt. Andere osteotrope

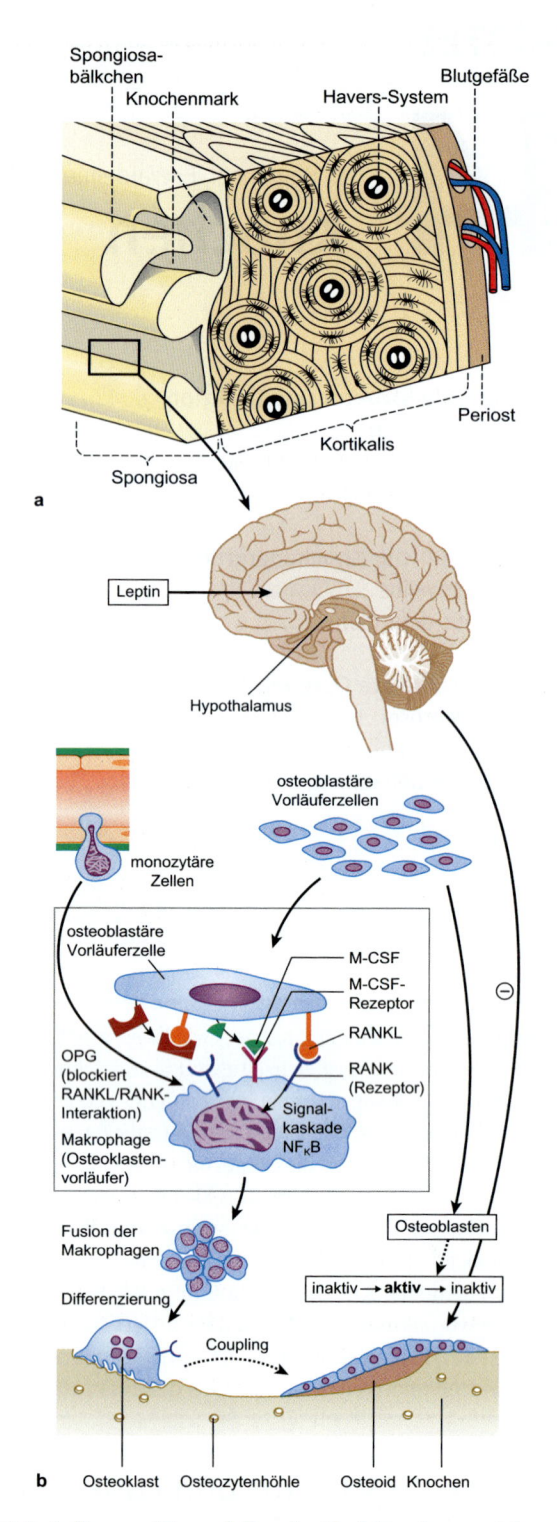

Abb. 44.2 Aufbau und Remodeling des Skelettsystems. a Schematischer Querschnitt. [L106] **b** Knochenumbau. Aktivierte Osteoklasten, die durch Fusion monozytärer Zellen entstehen, resorbieren zunächst Knochengewebe. Aus mesenchymalen Vorläuferzellen im Knochenmark hervorgegangene Osteoblasten synthetisieren dann neues Osteoid. Knochenresorption und -neubildung sind miteinander gekoppelt, wobei neben lokalen, aus der Knochenmatrix stammenden Faktoren auch systemische, u. a. über den Sympathikus vermittelte Einflüsse (Leptin) wirksam sind. CSF1 = „colony stimulating factor 1"; NFκB = „nuclear factor κB"; OPG = Osteoprotegerin; RANK = Rezeptor für RANK-Ligand; RANKL = RANK-Ligand. [L231]

44.1 Normale Struktur und Funktion

Tab. 44.1 Transkriptions- und Differenzierungsfaktoren der Knorpel- und Knochenentwicklung

RUNX2 Syn.: CBFA1	Das *RUNX2*-Gen gilt als der „Hauptschalter" der Osteoblastenentwicklung, dessen Aktivierung die Differenzierung mesenchymaler Vorläuferzellen zu Prä-Osteoblasten auslöst. Es spielt außerdem bei der Knorpelausreifung eine Rolle (Übergang von Säulenknorpel/proliferierenden Chondrozyten zu Blasenknorpel/hypertrophen Chondrozyten). RUNX2-Mutationen sind die Ursache der vorwiegend die desmale Ossifikation betreffenden kleidokranialen Dysplasie. Die drei bekannten *RUNX*-Gene sind Transkriptionsfaktoren, die Homologien zu einem Abschnitt des für die Segmentation in der Drosophila verantwortlichen Gens (runt) aufweisen. „Run" steht für „runt related protein" und „x" bezeichnet sein Vorkommen in Säugetieren. RUNX-Gene wirken als Entwicklungsregulatoren.
SP7 Syn.: Osterix	Für Osteoblasten spezifischer Transkriptionsfaktor, ohne dessen Aktivierung (durch RUNX2) der Übergang von Prä-Osteoblasten in matrixproduzierende Osteoblasten nicht möglich ist. Mutationen im *SP7*-Gen verursachen eine seltene Form der Glasknochenerkrankung (Osteogenesis imperfecta Typ XII).
SOX9	Die Aktivierung von SOX9 führt zur Aggregation/Kondensation chondrozytärer Vorläuferzellen und deren Differenzierung zu proliferierenden Chondrozyten („Knorpelmodell" der enchondralen Ossifikation). SOX9 gehört zur Proteinfamilie der „high mobility group" (HMG). HMG-Proteine besitzen eine hohe elektrophoretische Mobilität und wirken bei der architektonischen Organisation des Chromatins mit. Dadurch erzeugen sie aktive oder inaktive Chromatinabschnitte und agieren als Transkriptionsfaktoren. SOX-Gene erhielten ihren Namen wegen ihrer hohen Homologie zu Abschnitten („box") des ebenfalls zur HMG-Familie gehörenden, auf dem Y-Chromosom befindlichen SRY-Gens („sex determining region Y"; Sox = Sry bOX), das den männlichen Phänotyp determiniert.
FGF18	„Fibroblast growth factor 18" ist ein Ligand von FGFR3, wird im Perichondrium produziert, bremst nach Bindung an FGFR3 die Chondrozytenproliferation und fördert deren Differenzierung zu hypertrophen Chondrozyten.
FGFR3	Einer von 5 FGF-Rezeptoren, der eine wichtige Rolle in der Regulierung des Knorpelwachstums spielt und in proliferierenden Chondrozyten vorkommt. Seine Aktivierung führt zu einer Hemmung der Chondrozytenproliferation. Mutationen verursachen eine konstante Aktivierung, die mit Störungen des Aufbaus der Epiphysenfuge und konsekutiven, unterschiedlich schweren, teils intrauterin letalen Wachstumsstörungen und Kleinwuchs einhergehen (thanatophore Dysplasie, Achondroplasie, Hypochondroplasie).
IHH	„Indian Hedgehog" ist ein Hauptregulator der Chondrozytenproliferation und -entwicklung während der enchondralen Ossifikation und wird von prähypertrophen Chondrozyten gebildet. Es gehört zu der zuerst in der Drosophila beschriebenen Hedgehog-Familie (HH) morphogenetisch aktiver Signalproteine, die Entwicklungsprozesse regulieren. HH-Mutationen verursachen ein „stacheliges" Aussehen von Drosophila-Embryonen, woraus sich der Name des Gens ableitet („hedgehog" = Igel).
PTHLH Syn.: PTHrP	„Parathyroid hormone-like hormone" wird von zahlreichen Geweben, u.a. vom Perichondrium, als autokriner/parakriner Faktor synthetisiert und hemmt im Knorpel die Ausdifferenzierung von Chondrozyten zu hypertrophen Chondrozyten. IHH induziert die Produktion von PTHLH, das seinerseits die Synthese von IHH hemmt. PTHLH wirkt über denselben Rezeptor wie PTH (PTH/PTHLH-Rezeptor = PPR), der in prähypertrophen Chondrozyten vorkommt. Mutationen von PPR führen zu Wachstumsstörungen, die zum Teil mit Kleinwuchs einhergehen.
BMP	„Bone morphogenetic proteins" oder „growth and differentiation factors" (GDF) sind Signalmoleküle und gehören zur TGF-β-Superfamilie. Sie sind in der Lage, eine ektope Knorpel- und Knochenbildung zu induzieren und spielen über die Aktivierung von SOX9 eine wichtige Rolle bei der Kondensation mesenchymaler Zellen zu chondrozytären Vorläuferzellen, ebenso bei der Chondrozytendifferenzierung über die Aktivierung von IHH.

Faktoren wie Parathormon (PTH), aber auch „PTH-like hormone" (PTHLH), Östrogene, Glukokortikoide und 1,25 (OH)$_2$-Vitamin-D$_3$ können die Synthese von OPG oder RANKL beeinflussen. So sinkt bei Östrogenmangel die osteoblastäre OPG-Produktion und damit der „Schutz" vor Knochenverlust.

Mit dem RANK/RANKL/OPG-System steht im Mikromilieu des Knochens ein wirksames, zur TNF-Superfamilie gehörendes Zytokinsystem zur Verfügung, über das alle Aspekte der Osteoklastenfunktion (Proliferation, Differenzierung, Aktivierung und Apoptose) und damit der Knochenresorption (mit Auswirkung auf den Erhalt der Knochenmasse) reguliert werden können.

Die Osteoklasten haben viele Mitochondrien und Lysosomen mit Proteasen (wie Kathepsin K), Kollagenasen und sauren Phosphatasen. An der dem Knochen zugewandten Seite besitzen sie zahlreiche kammartige Zellmembraneinfaltungen („ruffled border"). Seitlich wird dieses Areal, unter dem die Knochenresorption stattfindet, von einer fast organellenfreien Zytoplasmazone („clear zone" oder „sealing zone") begrenzt, die sich Integrin-vermittelt an die Knochenoberfläche heftet und ein subzelluläres Reaktionskompartiment mit einem pH-Wert von ca. 4,5 begrenzt. Die pH-Wert Regulation erfolgt durch eine Protonenpumpe und Chloridkanäle.

44.1.2 Knochenbildung und -umbau

Knochen kann sich direkt aus bindegewebigem Stroma entwickeln. Diese membranäre oder **desmale Ossifikation,** die durch die Aktivierung der Transkriptionsfaktoren **RUNX2** und **Osterix** induziert wird, führt zur Bildung der flachen Knochen des Schädeldachs, großer Teile des Gesichtsskeletts und der Klavikula. RUNX2-Mutationen sind die Ursache der kleidokranialen Dysplasie, bei der es zu einer generellen Retardierung des Knochenwachstums mit Hypoplasie der Schlüsselbeine und verzögertem Fontanellenschluss kommt.

Das übrige Skelett wird größtenteils über präformierte Knorpelmodelle gebildet **(enchondrale Ossifikation),** die aus der Kondensation mesenchymaler Zellen unter dem Einfluss von SOX9 und weiterer Transkriptionsfaktoren der SOX-Familie entstehen (➤ Tab. 44.1). Ausgehend von Ossifikationszentren wird das Knorpelmodell dann sukzessiv durch Knochen ersetzt. An der Grenze zwischen Epi- und Metaphyse bleibt bis zum Wachstumsabschluss Knorpelgewebe erhalten **(Wachstums- oder Epiphysenfuge),** das für das Längenwachstum des Knochens verantwortlich ist. Dabei können mehrere zellhaltige Zonen unterschieden werden (ruhender Knorpel, Pro-

44 Knochen

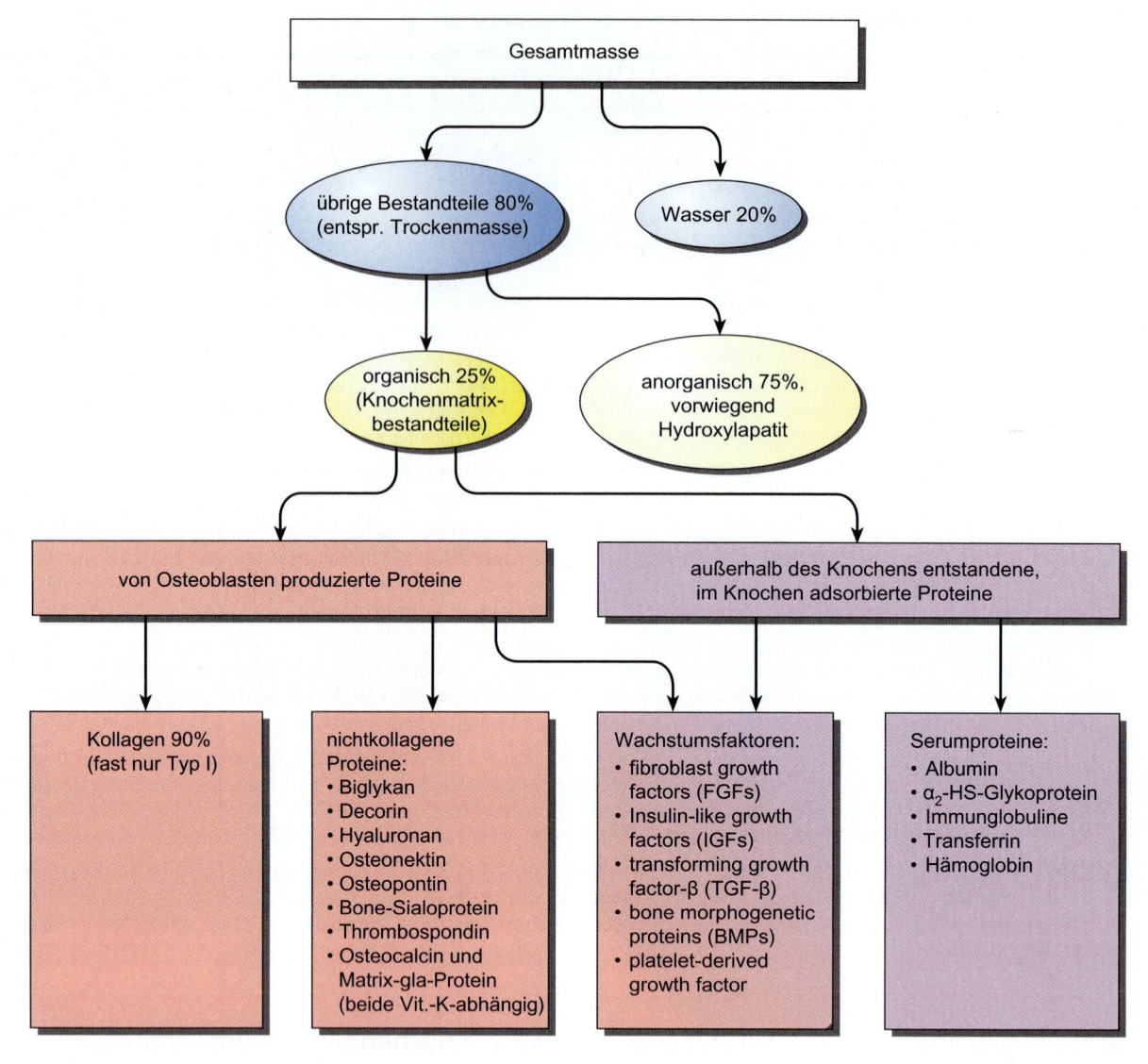

Abb. 44.3 Chemische Zusammensetzung des Knochens (gla = γ-Carboxyglutaminsäure). [L106]

Gesamtmasse
- übrige Bestandteile 80% (entspr. Trockenmasse)
- Wasser 20%

übrige Bestandteile:
- organisch 25% (Knochenmatrixbestandteile)
- anorganisch 75%, vorwiegend Hydroxylapatit

organisch:
- von Osteoblasten produzierte Proteine
- außerhalb des Knochens entstandene, im Knochen adsorbierte Proteine

von Osteoblasten produzierte Proteine:
- Kollagen 90% (fast nur Typ I)
- nichtkollagene Proteine:
  - Biglykan
  - Decorin
  - Hyaluronan
  - Osteonektin
  - Osteopontin
  - Bone-Sialoprotein
  - Thrombospondin
  - Osteocalcin und Matrix-gla-Protein (beide Vit.-K-abhängig)

außerhalb des Knochens entstandene, im Knochen adsorbierte Proteine:
- Wachstumsfaktoren:
  - fibroblast growth factors (FGFs)
  - Insulin-like growth factors (IGFs)
  - transforming growth factor-β (TGF-β)
  - bone morphogenetic proteins (BMPs)
  - platelet-derived growth factor
- Serumproteine:
  - Albumin
  - α_2-HS-Glykoprotein
  - Immunglobuline
  - Transferrin
  - Hämoglobin

Tab. 44.2 Zytokinvermittelte Osteoklastenbildung und -aktivierung.

Name	Vorkommen im Knochen	Funktion
CSF1 („colony stimulating factor 1")	Stromazellen, Osteoblasten	Überlebens-, Wachstums-, Differenzierungs- und Aktivierungsfaktor für Makrophagen und ihre Vorläufer
CSF1R („colony stimulating factor 1 receptor")	Monozyten, Makrophagen	Rezeptor für M-CSF
TNFSF11 („tumor necrosis factor receptor superfamily member 11"; Syn.: RANKL bzw. RANK-Ligand)	Osteoblasten, Osteozyten	Osteoklastendifferenzierung durch Stimulation von NFATC1
TNFRSF11A („tumor necrosis factor receptor superfamily member 11a"; Syn.: RANK)	Osteoklastenvorläufer, Osteoklasten	Rezeptor für RANK-Ligand (RANKL)
TNFRSF11B („tumor necrosis factor receptor superfamily member 11b", Syn.: OPG, Osteoprotegerin)	Osteoblasten	Decoy-Rezeptor (Scheinrezeptor), der RANKL abfängt, die Bindung an RANK verhindert und so die Osteoklastenaktivierung hemmt

Abb. 44.4 Säulenförmig angeordneter Epiphysenknorpel (Epiphyse Miniaturschwein). Die oberste Zelllage besteht aus abgeflachten, ruhenden Knorpelzellen (1), daran anschließend proliferierender Säulenknorpel (2), der in die Verkalkungszone (3) übergeht, in der die Knorpelmatrix mineralisiert (verstärkte Basophilie). An diesen mineralisierten Knorpel (4) wird Osteoid durch kubische Osteoblasten (Pfeile) angelagert (Primärspongiosa). HE, unentkalkte Kunststoffeinbettung, Vergr. 12-fach. [R398]

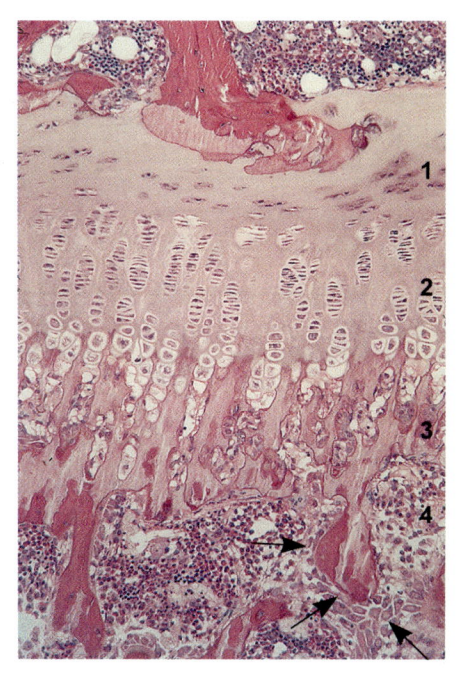

liferations- und Wachstumszone mit Säulen- und Blasenknorpel, Verkalkungszone; ➤ Abb. 44.4).

Proliferation, Wachstum und Differenzierung stehen unter dem Einfluss von IHH, FGF18, FGFR3, PTHLH und BMP (➤ Tab. 44.1). Mutationen in diesen Genen führen entsprechend zu Entwicklungsstörungen des Skeletts, den **Osteochondrodysplasien,** die mit einem **Kleinwuchs** einhergehen können (➤ Kap. 41.4.4). Nach apoptotischem Zerfall der Chondrozyten in der Verkalkungszone wird der kalzifizierte Knorpel von Osteoklasten partiell resorbiert und Osteoblasten beginnen vom Markraum aus mit der appositionellen Osteoidsynthese an und um die verbliebenen Knorpelreste. Es entsteht die zentral noch Knorpel enthaltende **primäre Spongiosa,** die anschließend wieder von Osteoklasten resorbiert und schließlich durch die **sekundäre Spongiosa** ersetzt wird.

Der **Knochenumbau** („remodeling") erfolgt an den Oberflächen der Kompakta (subperiostal, intrakortikal, endostal) und besonders der Spongiosa, die eine etwa 3-mal größere Oberfläche aufweist als die Kortikalis (➤ Abb. 44.2). Hierbei werden zunächst Osteoklasten lokal aktiviert (wahrscheinlich indirekt hormonell vermittelt oder über Signale, die sie von Osteozyten erhalten), die dann über ca. 5 Wochen Knochen resorbieren. Eine Umschaltphase verbindet die Resorption mit der Formationsphase und koppelt die Osteoklasten- und Osteoblastenaktivität aneinander („coupling"). Dies geschieht wahrscheinlich über lokale, während der Resorptionsphase aus der Knochenmatrix freigesetzte Wachstumsfaktoren der TGF-β- und IGF-Familien sowie systemisch hormonell u. a. über eine intraossäre, Leptin-vermittelte Modulation des Sympathikus mit negativer Beeinflussung der Osteoblastenaktivität über β2A-adrenerge membranständige Rezeptoren (β-2AR). Der entstandene kraterförmige Knochendefekt, die **„Howship-Lakune",** wird innerhalb von ca. 20–30 Wochen von aktiven kubischen Osteoblasten mit neu gebildetem Osteoid wieder aufgefüllt. Mit einer Zeitverzögerung von ca. 10 Tagen folgt die Mineralisierung. In der Kompakta läuft dieser Prozess etwas schneller ab (Auffüllen des Defekts mit Osteoid ca. 10 Wochen). Danach sind an der Oberfläche inaktive, abgeflachte, osteoblastäre Zellen („lining cells") zu finden (➤ Abb. 44.5). Die beteiligten Zellen werden auch als **„bone remodeling unit"** (BRU) bezeichnet, der neu gebildete Knochen als **„bone structural unit"** (BSU). Störungen im Knochenumbau können zu einer Abnahme (z. B. Osteoporose) oder Zunahme (sklerosierende Dysplasien, z. B. Osteopetrose) der Knochendichte führen.

44.1.3 Kalziumstoffwechsel

Die **Serumkalziumkonzentration** wird über eine hormonelle Steuerung konstant gehalten (➤ Kap. 15.1). **Parathormon** bewirkt eine indirekte, über die Osteoblasten via RANKL/RANK vermittelte Stimulation der osteoklastären Resorption sowie eine direkte Erhöhung der renalen tubulären Kalziumrückresorption und führt damit zu einem Anstieg des Serumkalziumspiegels. **Kalzitonin** hemmt durch direkte Wirkung auf die Osteoklasten die Kalziumfreisetzung aus dem Knochen und senkt den Kalziumspiegel. Eine wichtige Rolle spielt auch das **Vitamin D,** das in seiner dihydroxylierten Form (1. Hydroxylierungsschritt in der Leber, 2. Hydroxylierungsschritt in der Niere – daher auch Mineralisationsstörungen bei chronischen Leber- und Nierenerkrankungen) als 1,25 (OH_2)-Vitamin-D_3 die enterale Kalziumresorption und die Parathormon-vermittelte Kalziummobilisierung aus dem Knochen fördert.

44.2 Entzündliche Knochenerkrankungen

44.2.1 Osteomyelitis

Eine Osteomyelitis ist eine häufig mikrobiell verursachte Entzündung von Knochen und Knochenmark (➤ Abb. 44.6). Sie kann auf dem **Blutweg** (hämatogen, endogen) oder **per continuitatem** (exogen), z. B. nach offenen Frakturen (in bis zu 3 % der Fälle), nach orthopädisch-chirurgischen Eingriffen (z. B. 0,5–2 % nach Gelenkersatz) sowie bei Patienten mit einer Gefäßinsuffizienz (z. B. bei Diabetes mellitus nach Infektion der Fußweichteile) hervorgerufen werden. Die exogene Form ist doppelt so häufig wie die endogene. Beide Formen können einen ähnlichen Verlauf zeigen und in eine sekundäre chronische Osteomyelitis übergehen.

Besondere morphologische Manifestationen sind der metaphysär in der Spongiosa gelegene Brodie-Abszess (➤ Abb. 44.7) und sklerosierende Osteomyelitiden, die gehäuft im Kiefer beobachtet werden.

Man unterscheidet unspezifische von spezifischen Knocheninfektionen, z. B. bei Tuberkulose oder Lues (➤ Kap. 48.3.6).

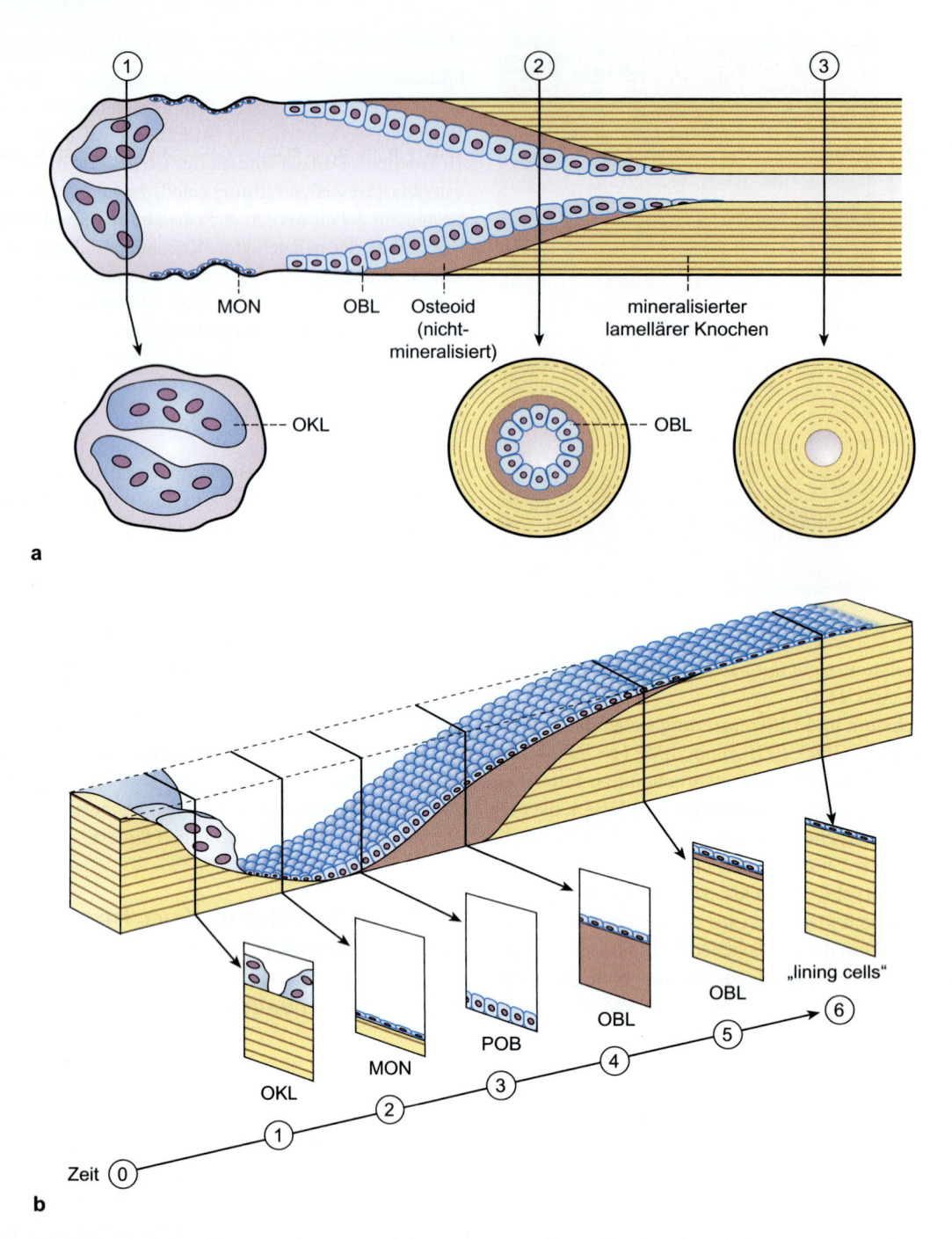

Abb. 44.5 Umbau kortikalen und lamellären Knochens. a Kortikaler Knochen. Osteoklasten (OKL) eröffnen gleichsam als „Bohrkopf" einen Kanal innerhalb der Kortikalis, dessen Wände anschließend von mononukleären Zellen (MON) ausgekleidet und geglättet werden (1). Nach einer Umschaltphase („reversal phase") wird die Wand von Osteoblasten (OBL) besetzt, die neue Knochenmatrix bilden und den in ca. 30 Tagen entstandenen Hohlraum innerhalb von etwa 70 Tagen wieder auffüllen (2). Mit einer Verzögerung von ca. 10 Tagen mineralisiert die neu gebildete Knochenmatrix. Durch die schichtweise und verzögerte Mineralisierung des Osteoids ergibt sich auf Querschnitten eine konzentrische Schichtung des neugebildeten Knochens (3). **b Spongiöser Knochen.** An trabekulärem Knochen findet der Umbau in gleicher Weise statt: Durch osteoklastären (OKL) Abbau entsteht eine Lakune (1), die anschließend von mononukleären Zellen (MON) geglättet wird (1, 2). In der folgenden Umschaltphase werden Präosteoblasten (POB) rekrutiert, die sich zu Osteoblasten (OBL) umwandeln und neues Osteoid bilden (3, 4). Dieses Osteoid wird schichtweise in die Lakune eingelagert (4, 5) und mineralisiert mit einer Zeitverzögerung von ca. 10 Tagen. Anschließend wird die Oberfläche von inaktivierten Osteoblasten („lining cells", 6) bedeckt. In der Spongiosa dauert die gesamte Umbausequenz („remodeling") ca. 200 Tage. (Nach: E. F. Eriksen: Normal and pathological remodeling of human trabecular bone: three dimensional reconstruction of the remodeling sequence in normals and in metabolic bone disease. Endocrine Rev 1986; 7: 379–408). [L106]

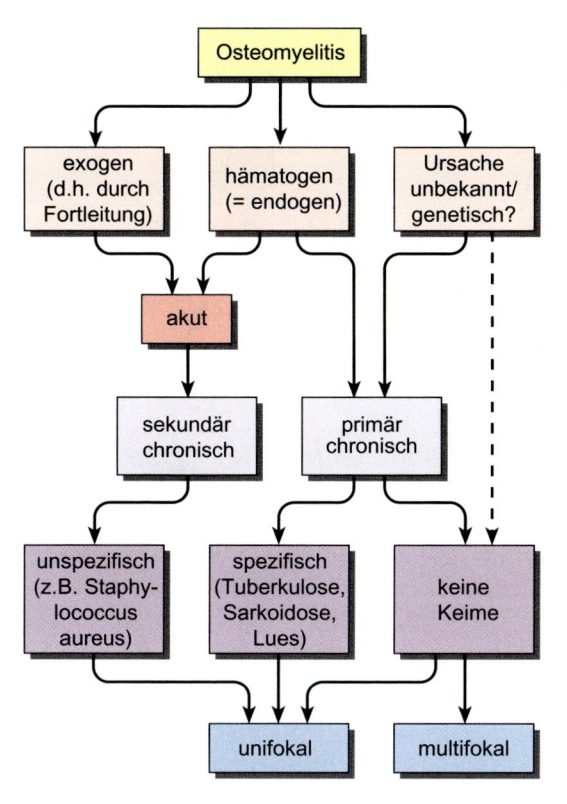

Abb. 44.6 Einteilung der Osteomyelitis nach klinisch-pathologischen Gesichtspunkten. [L106]

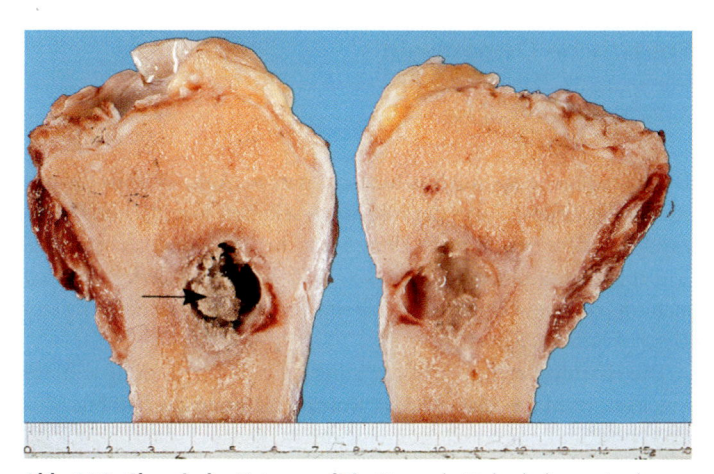

Abb. 44.7 Chronische Osteomyelitis. Längsschnitt durch die proximale Tibia. Zentraler Einschmelzungsherd mit Spongiosasequester (Pfeil) und Abszessmembran (Brodie-Abszess). [R398]

Unspezifische Osteomyelitis

Definition und Epidemiologie Die unspezifische endogene Osteomyelitis ist eine hämatogen fortgeleitete Infektionskrankheit, bei der sich der entzündliche Prozess zunächst immer im Markraum abspielt und sekundär auf den Knochen übergreift. In der Mehrzahl (80 %) sind Kinder und Jugendliche mit einer Inzidenz von etwa 4 pro 10.000 Kinder pro Jahr betroffen (Arthritiden mit einbegriffen).

Ätiologie und Pathogenese

Häufigster Erreger ist *Staphylococcus aureus* (85 %). Die meisten dieser Bakterien besitzen Rezeptoren für Knochenmatrixbestandteile, z. B. für Bone Sialoprotein und Kollagen. Sie haften am Knochen (ebenso an Implantatmaterial wie Schrauben, Platten oder Prothesen) und umgeben sich mit einem Biofilm aus Polysacchariden, der sie kaum angreifbar für Phagozyten oder Antibiotika macht. Die Keime gelangen über die Vasa nutritia in die terminalen Kapillarschlingen, deren arterielle Schenkel in stark dilatierte venöse Sinus münden, sodass eine Strömungsverlangsamung entsteht (die durch Mikrothrombenbildung nach lokalen Traumatisierungen noch verstärkt wird), welche die Ansiedlung von Bakterien begünstigt.

Morphologie

In der akuten Phase liegt ein entzündliches Exsudat aus Fibrin, neutrophilen Granulozyten und Makrophagen vor, das sich durch die Kortikalis bis unter das Periost ausdehnen kann. Über den entzündlich bedingten erhöhten Binnendruck im Markraum kommt es zu Durchblutungsstörungen und damit zu Nekrosen (Sequester) der Spongiosa, aber auch der alterierten Kortikalis. Der Sequester wird seinerseits bevorzugt von Biofilm produzierenden Keimen besiedelt und unterhält so die Entzündung. Das durch das entzündliche Exsudat abgehobene Periost verknöchert sekundär, radiologisch kann diese reaktive Periostreaktion mit der eines schnell wachsenden Knochentumors verwechselt werden. Besonders in der präantibiotischen Ära kam es häufig vor, dass die sequestrierte Kortikalis von reaktiv neu gebildetem Knochen nahezu komplett umhüllt wurde (Involucrum oder Totenlade). Die Histologie ändert sich mit der Chronifizierung der Erkrankung: Neben einer Markraumfibrose dominieren dann Lymphozyten und Plasmazellen das entzündliche Zellbild.

Klinische Relevanz Manifestationsorte der unspezifischen Osteomyelitis sind die langen Röhrenknochen (80 %), die flachen Knochen (10 %) und die kurzen Röhrenknochen (8 %). Bei der seltenen Säuglingsosteomyelitis sind Meta- und Epiphyse befallen, im Kindes- und Jugendalter (bis zum Schluss der Epiphysenfugen) die Metaphyse, im Erwachsenenalter vorwiegend die Diaphyse (➤ Abb. 44.8), aber auch die Wirbelsäule (v. a. LWS). Besonders im Säuglings- und Kleinkindesalter besteht die Gefahr eines Gelenkeinbruchs mit septischer Arthritis und nachfolgender Gelenkzerstörung.

Eine wichtige **Komplikation** ist die chronisch rezidivierende Osteomyelitis, die langwierig verlaufen kann. Außerdem kann die Entzündung durch das Periost in die Weichteile durchbrechen und zu einer kutanen Fistelbildung führen. Differenzialdiagnostisch können das **eosinophile Granulom** (Langerhans-Zell-Histiozytose, ➤ Kap. 41.8.7) histologisch und das **Ewing-Sarkom** (➤ Kap. 44.6.5) radiologisch schwer von einer akuten Osteomyelitis abzugrenzen sein.

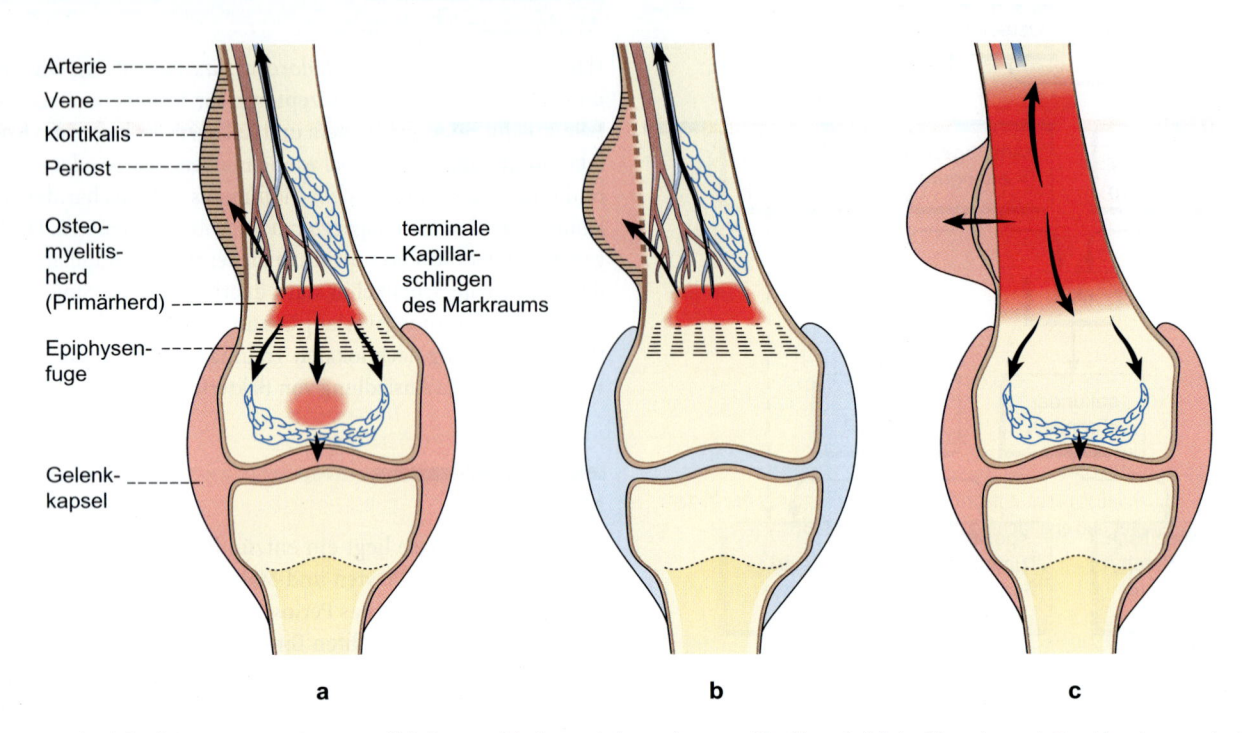

Abb. 44.8 Verlauf der hämatogenen Osteomyelitis in verschiedenen Lebensaltern. a Säugling. Befall der Metaphyse mit Durchbruch unter das Periost sowie über Fugen kreuzende Gefäße in die Epiphyse mit Durchbruch in das Gelenk. **b Kind.** Befall der Metaphyse mit sekundärem Durchbruch unter das Periost. Da perforierende Gefäße fehlen, kein Epiphysenbefall. **c Erwachsener.** Gemeinsamer Kreislauf von Meta-, Dia- und Epiphyse mit Durchbruch unter das Periost und in das Gelenk. [L106]

Chronische nichtbakterielle Osteomyelitis (CNO)

Bei dieser Form der Osteomyelitis handelt es sich um eine aseptische und sterile Entzündung, deren Ätiologie und Pathogenese bislang nicht vollständig geklärt sind. Es wird davon ausgegangen, dass durch genetische, umweltassoziierte und (auto-)immunologische Mechanismen ein Ungleichgewicht zwischen pro- und anti-inflammatorischen Zytokinen entsteht, wobei möglicherweise auch das intestinale Mikrobiom eine Rolle spielt. In das gleiche Spektrum gehören die vorwiegend bei Kindern und Jugendlichen auftretende chronisch rekurrierende multifokale Osteomyelitis (CRMO) , das sich eher im Erwachsenenalter manifestierende SAPHO Syndrom (**S**ynovitiden, **A**kne, palmoplantare **P**ustulose, **H**yperostosen und teils multifokale **O**steomyelitis) und die isolierte, sklerosierende Osteomyelitis des Unterkiefers (sog. Garré Osteomyelitis). Der klinische Verlauf ist variabel und kennzeichnet sich durch einen meist schleichenden Beginn mit Schmerzen und eine hohe Rezidivneigung. Die Erkrankungen beginnen häufig unifokal und unspezifisch, wobei andere Manifestationen oder ein multifokaler Befall erst nach Jahren bis nach Jahrzehnten hinzukommen können. **Histologisch** zeigen sich meist zellarme Markraumfibrosen mit nur spärlichen Entzündungsinfiltraten.

Spezifische Osteomyelitis

Knochentuberkulose

Die hämatogene Spondylitis tuberculosa (> Abb. 44.9) ist die mit Abstand häufigste Form der insgesamt seltenen spezifischen Osteomyelitiden. Sie betrifft meist ältere Menschen. Bei Kindern befällt die Knochentuberkulose bevorzugt das Hand- und Fußskelett. Es handelt sich um eine gewöhnlich schleichend verlaufende Entzündung mit Destruktion des Knochens.

Die **Histologie** entspricht der tuberkulösen Entzündung anderer Lokalisationen (> Kap. 48.3.6). **Komplikationen** sind Gibbus (Buckel) und Senkungsabszess entlang des M. psoas (Psoasabszess).

Knochensarkoidose

Syn.: Morbus Boeck

Die Ätiologie der Sarkoidose ist weiterhin unklar, wegen des histologischen Bildes (epitheloidzellige granulomatöse Entzündung) wird sie traditionell aber zu den spezifischen Entzündungen gezählt (> Kap. 4.4.6). Im Knochen befällt sie vorzugsweise die Mittel- und Endphalangen der Finger und Zehen und führt dort zu radiologisch

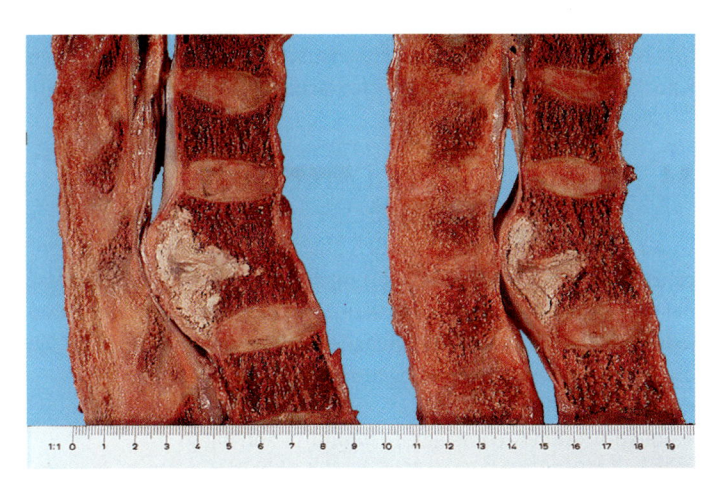

Abb. 44.9 Spondylitis tuberculosa. Schnitte durch die Lendenwirbelsäule. Blockwirbelbildung (= Verschmelzung) zweier benachbarter Wirbelkörper. Das weiß-bröckelige tuberkulöse Exsudat hat sich nach dorsal bis unter das hintere Längsband ausgebreitet und engt den Wirbelkanal ein. [R398]

charakteristischen Knochendestruktionen. Die Manifestation der Erkrankung am Skelett ist gesamthaft allerdings äußerst selten.

Andere granulomatöse Osteomyelitiden können u. a. bei Pilzerkrankungen, der Brucellose und der Melioidose beobachtet werden.

44.2.2 Osteitis deformans

Syn.: Morbus Paget

Ätiologie und Epidemiologie Die Osteitis deformans wird ihrem Namen nach zu den entzündlichen Skelettkrankheiten gerechnet, die Ätiologie ist aber weiterhin ungeklärt. Sie tritt meist nach dem 50. Lebensjahr auf, die **Prävalenz** zeigt auffällige geografische Unterschiede. Am häufigsten ist die Erkrankung bei Menschen britischer Abstammung (bis 10 % nach radiologischen Studien) und generell bei Nordeuropäern (3 % in Autopsiestudien), äußerst selten ist sie in China und Japan. Es handelt sich damit nach der Osteoporose um die häufigste Skeletterkrankung.

Der Morbus Paget ist eine lokalisierte Störung des Knochenstoffwechsels, die mit einem verstärkten Remodeling und Zugewinn an Knochenmasse einhergeht und die Integrität des Knochens schwächt. Die Erkrankung ist mehrheitlich auf einen Knochen (bzw. auf einen Abschnitt eines Knochens) beschränkt (= monoostotische Form), es können aber auch verschiedene Knochen betroffen sein (= polyostotische Form). Grundsätzlich kann jeder Knochen befallen sein; am häufigsten manifestiert sich die Erkrankung aber am **axialen Skelett** (Becken, Schädel, Wirbelsäule) und an den **langen Röhrenknochen**.

Morphologie

Röntgenmorphologisch zeigt sich in der Frühphase ein aktives lytisches Stadium („Osteoporosis circumscripta"). Es folgen ein kombiniertes Stadium und in der Spätphase ein Sklerosestadium. Typisch ist die Knochendeformierung mit Akzentuierung der Knochen-

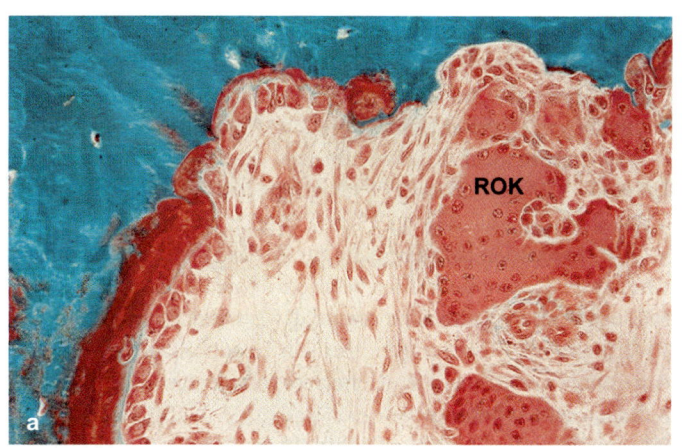

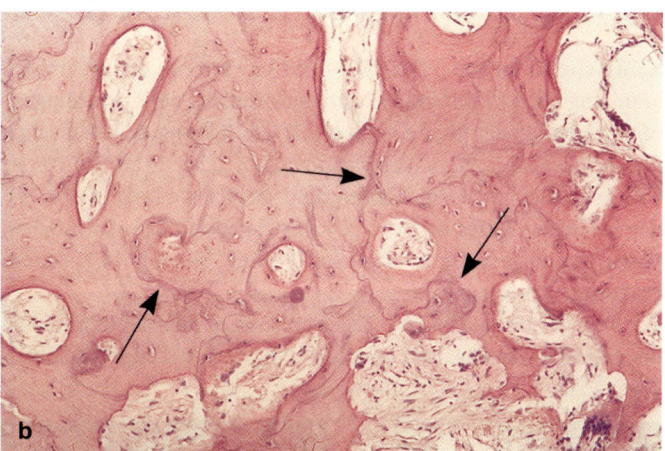

Abb. 44.10 Osteitis deformans. a Aktive Phase mit ausgeprägter osteoklastärer Knochenresorption durch teilweise bizarre Riesenosteoklasten (ROK) sowie reaktiven kubischen Osteoblastensäumen, die die Defekte mit neuem Osteoid (rot) ausfüllen. Die Markräume sind fibrosiert und enthalten vermehrt Kapillaren. Unentkalkt, Goldner-Färbung, Vergr. 80-fach. **b** In der **Spätphase** ist als Resultat des überstürzten Umbaus eine sklerosierte und mosaikartige Knochenstruktur mit irregulär angeordneten Kittlinien (Pfeile) erkennbar. Entkalkt, HE, Vergr. 25-fach. [R398]

trabekel entlang den Hauptbelastungslinien. Meist ist das Röntgenbild so charakteristisch, dass eine histologische Untersuchung nicht erforderlich ist.

Histologisch sieht man in der Frühphase eine leichte Markraumfibrose, eine erhebliche Vermehrung und Dilatation der Blutgefäße sowie als Hauptkriterium zahlreiche, erheblich vergrößerte „**Riesenosteoklasten**" mit bis zu 100 Zellkernen, die den Knochen abbauen. Anschließend kommt es kompensatorisch zur überschießenden Aktivierung großer, plumper Osteoblasten, die irregulär Faserknochen bilden, sodass schließlich der osteoanabole Effekt überwiegt und eine Vermehrung von Knochenmasse resultiert. Aufgrund der irregulären An- und Umbauvorgänge entsteht ein typisches Kittlinienmuster (**Mosaikstruktur;** ➤ Abb. 44.10).

Pathogenese

Elektronenmikroskopisch sind in den Kernen der Osteoklasten virusähnliche Einschlüsse nachgewiesen worden, immunhistochemisch ergaben sich in einzelnen Studien ebenfalls Anhaltspunkte für eine Paramyxovirusinfektion (Masern- und RS-Viren). Insbesondere RT-PCR gestützte Untersuchungen konnten größtenteils aber keine virale RNA nachweisen, sodass die infektiöse Genese des Morbus Paget weiterhin nicht sicher zu beweisen ist. Möglicherweise ist das RANKL/RANK-System an der Pathogenese beteiligt, da Stromazellen (osteoblastäre Vorläufer) aus Paget-Läsionen eine deutlich erhöhte RANKL-Expression aufweisen, die zur Bildung der Paget-typischen, sehr aktiven Riesenosteoklasten beitragen könnte. Es besteht in jedem Fall auch eine genetische Komponente, da Verwandte ersten Grades ein 10-fach erhöhtes Risiko tragen, ebenfalls zu erkranken. Genomweite Assoziationsstudien haben ferner mehrere Loci identifiziert, die mit dem Auftreten des Morbus Paget assoziiert sind (u. a. SQSTM1), einige davon mit unmittelbar funktionellem Einfluss auf das RANKL-/RANK-System.

Klinische Relevanz Bei 70–90 % der Patient verläuft die Erkrankung klinisch stumm. Sie wird meist zufällig bei einer Röntgenuntersuchung oder über eine ungeklärte Erhöhung der alkalischen Phosphatase entdeckt. Ist sie symptomatisch, stehen in bis zu 80 % der Fälle Skelettschmerzen im Vordergrund, gefolgt von Deformierungen des Schädels (15 %) und der gewichttragenden Röhrenknochen (Belastungsfolge mit anterolateraler Biegung; ➤ Abb. 44.11) sowie Frakturen (< 9 %).

Der Verlauf ist in den meisten Fällen protrahiert ohne Einschränkung der Lebenserwartung. Eine seltene (< 1 %), aber wichtige Komplikation ist die Entwicklung eines prognostisch ungünstigen sekundären Knochensarkoms, meist eines Osteosarkoms (sog. **Paget-Sarkom**).

44.3 Generalisierte Osteopathien

Unter dieser Bezeichnung werden Skelettkrankheiten zusammengefasst, die durch endokrine Störungen oder metabolische Prozesse hervorgerufen werden. Sie befallen zwar das gesamte Skelett, sind jedoch in den belasteten Knochenabschnitten stärker ausgeprägt. Zu dieser Gruppe von Erkrankungen zählen u. a.:
- Osteopenie/Osteoporose
- Rachitis und Osteomalazie (Vitamin-D-abhängig)
- Parathormon-assoziierte Knochenkrankheiten
- Renale Osteopathien

Für das Verständnis der Pathogenese von Osteopathien ist die Kenntnis des normalen Knochenumbaus („remodeling") zentral (➤ Kap. 44.1.2).

44.3.1 Osteoporose

Definition und Ätiologie Die Osteoporose ist durch einen **Verlust an Knochenmasse** gekennzeichnet, der mit einer **Mikroarchitekturstörung** einhergeht und so eine verminderte Festigkeit und erhöhte

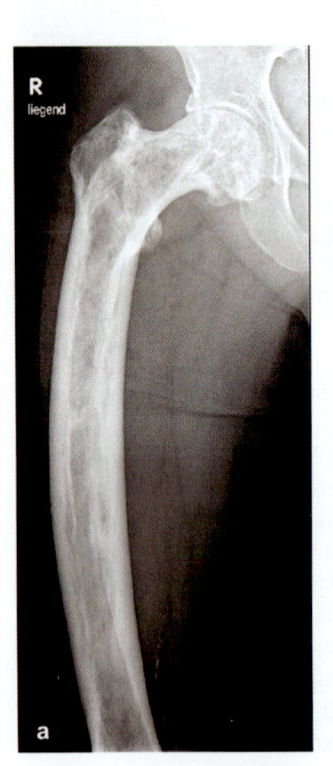

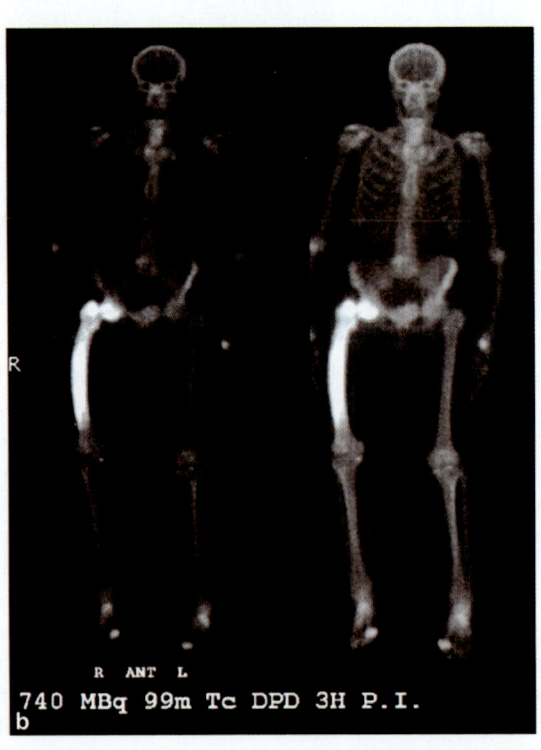

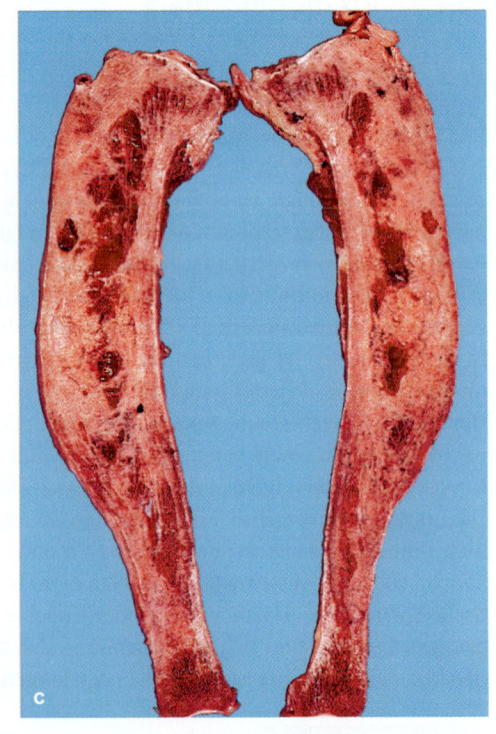

Abb. 44.11 Osteitis deformans. a Das Übersichtsbild (a. p.) zeigt eine deutliche Verbiegung des rechten Femurs einer 88-jährigen Frau. Sklerosierungen und Osteolysen verwischen die Grenzen zwischen Markraum und Kompakta. Die Kortikalis ist strähnig umgebaut und aufgeblättert. Die distalen Femurabschnitte sind typischerweise nicht betroffen. **b** Großflächige homogene Aktivitätsanreicherung in den proximalen vier Fünfteln des Femurs (die distale Epi-/Metaphysenregion ist ausgespart). Aktivitätsanreicherungen sind sowohl in der Früh- als auch in der Spätphase (nach 3 h) sichtbar. (Aufnahmen a und b: A. Nidecker, Basel). **c** Sagittalschnitt durch die Tibia. Typische Verbiegung des Knochens nach ventral (hier: außen) mit Ausbildung einer sog. Säbelscheidentibia mit grobsträhnigem Spongiosa- und Kompaktaumbau. Der distale Anteil ist typischerweise ausgespart. [R398]

Frakturanfälligkeit zur Folge hat. Das Ausmaß dieser Störungen wird von der bis etwa in der dritten Dekade erworbenen Gesamtknochenmasse bestimmt, die zu etwa 70 % genetisch festgelegt ist. Die Diagnose erfolgt durch eine Knochendichtemessung (BMD = bone mineral density), i. d. R. anhand einer „dual-energy X-ray absorptiometry" (DXA oder DEXA).

Ganz allgemein beruhen alle Formen der Osteoporose auf einem **gestörten Zusammenspiel von Osteoblasten, Osteozyten und Osteoklasten.** Nachdem die maximale Gesamtknochenmasse erreicht wurde, kommt es zu einem leichten Überwiegen des Knochenabbaus über den Knochenanbau (durchschnittlich 0,7 % Verlust an Knochenmasse pro Jahr). Die Ätiologie ist komplex und multifaktoriell, wobei u. a. eine durch oxidativen Stress mitbedingte Verkürzung der Lebensdauer der Knochenzellen ursächlich sein dürfte. Daneben spielen Änderungen der Aktivität, der Rekrutierung und der Stimulierbarkeit dieser Zelltypen eine wesentliche Rolle. Einzelne dieser Aspekte können durchaus gegensätzlich beeinflusst werden. Zahlreiche Faktoren wie Zytokine (TNF-α, INF-γ, Il-1 und Il-6), Hormone (PTH, PTHLH, 1,25 (OH)$_2$-Vitamin-D$_3$, Östrogene und Androgene) oder Wachstumsfaktoren (FGF, PDGF, IGF, TGF-β) können dabei modulierend oder auslösend wirken. So führt die postmenopausale Verminderung der Östrogenproduktion zwar zu einer gesteigerten Rekrutierung von Osteoblasten und Osteoklasten, gleichzeitig verkürzt sich aber durch gegensätzliche Effekte auf die Induktion der Apoptose die Lebensdauer der Osteoblasten, während sich diejenige der Osteoklasten verlängert. Außerdem sinkt die osteoblastäre OPG-Produktion, die RANKL-Synthese steigt jedoch. Androgene zeigen generell ähnliche Wirkungen. Zusammengenommen führen diese Effekte deshalb zu einem Verlust an Knochenmasse bzw. zu einer Osteoporose. Therapeutisch werden u. a. antiresorptive Agenzien (z. B. Bisphosphonate, RANKL Antagonisten), Östrogenrezeptor-Agonisten (z. B. Raloxifen) und osteoanabole Substanzen (z. B. Romosozumab = monoklonaler Antikörper gegen Sclerostin) eingesetzt.

Endokrine Faktoren spielen eine wesentliche Rolle für die normale Knochenbildung und die **Östrogenreduktion in der Postmenopause** ist entscheidend für die erheblich erhöhte Osteoporoseinzidenz bei Frauen. Nach neueren Konzepten lässt sich sowohl die frühe akzelerierte (postmenopausale) als auch die späte langsame (senile) Phase der Osteoporose bei Frauen, teilweise aber auch bei Männern (durch reduzierte Konversion von Androgenen zu Östrogenen) auf eine Verminderung bioverfügbarer Östrogene zurückführen. Jugendliche entwickeln sehr selten eine Osteoporose.

Außerdem können auch eine Thyreotoxikose, ein Hyperkortisolismus sowie ein längerfristiger Mangel an körperlicher Bewegung eine Osteoporose (**sekundäre Osteoporose,** ➤ Tab. 44.3) verursachen. Schwerwiegende Ernährungsstörungen mit Protein-, Kalzium- und Phosphormangel, z. B. bei der Anorexia nervosa oder bei lang dauernden Hungerzuständen, können ebenfalls zu einer Osteoporose führen.

Tab. 44.3 Einteilung der Osteoporose.

Primäre Osteoporose	• juvenile Osteoporose • postmenopausale Osteoporose • Altersosteoporose
Sekundäre Osteoporose (oft gemischte Ursachen)	• Steroidosteoporose • Inaktivitätsosteoporose • bei Hyperthyreose • bei Hypogonadismus • nach Thyroidektomie • nach Magenresektion • Medikamente

Primäre Osteoporose

Postmenopausale Osteoporose

Syn.: präsenile Involutionsosteoporose; Typ-I-Osteoporose

Epidemiologie Diese Form der Osteoporose ist wahrscheinlich die häufigste Skelettkrankheit und tritt vor allem bei Frauen jenseits des 50.–60. Lebensjahrs auf (etwa jede fünfte Frau ab dem 60. Lebensjahr ist betroffen). Insgesamt leiden ca. 7,5–10 % der Gesamtbevölkerung in Deutschland an einer Osteoporose.

Pathogenese

Neben den oben beschriebenen Mechanismen spielt hier die postmenopausal reduzierte Bioverfügbarkeit von Östrogenen die pathogenetisch zentrale Rolle. Als weitere mögliche Faktoren werden die Zunahme der Resorptionslakunentiefe, die Zunahme aktiver „Umbaueinheiten" (normal aktive Osteoklasten, weniger aktive Osteoblasten) und die bevorzugte Resorption bereits dünner Bälkchen diskutiert. Daraus resultieren schließlich Trabekelperforationen, die zu einem an der betroffenen Stelle irreversiblen Knochenverlust führen, da neuer Knochen nur an präexistenten Knochen angebaut werden kann.

Die postmenopausale Osteoporose geht mit einer Nettoresorptionserhöhung einher. Da die Umbauaktivität in der Spongiosa wesentlich höher ist als in der Kortikalis, sind die spongiosareichen Knochen wie die Wirbelkörper stärker betroffen (erhöhtes Frakturrisiko).

Morphologie

Charakteristisch ist der fortschreitende Verlust von Knochengewebe, wobei die Veränderungen im Bereich von Wirbelsäule, Brustkorb und Becken am stärksten ausgeprägt sind. Frakturen betreffen v. a. die Wirbelkörper, das Becken und den distalen Radius.

Röntgenmorphologisch stellt sich erst eine Reduktion der Knochenmasse von mehr als 30 % als verminderte Dichte des spongiösen Knochens dar. Die Knochendichte wird daher mit densitometrischen Verfahren bestimmt (DEXA-Score).

Zunächst werden die statisch am wenigsten belasteten Trabekel resorbiert sowie die Kortikalis insbesondere an der endostalen Oberfläche ausgedünnt (➤ Abb. 44.12a, b). Häufig kommt es zu Wirbelkörperkompressionsfrakturen. An der Brustwirbelsäule frak-

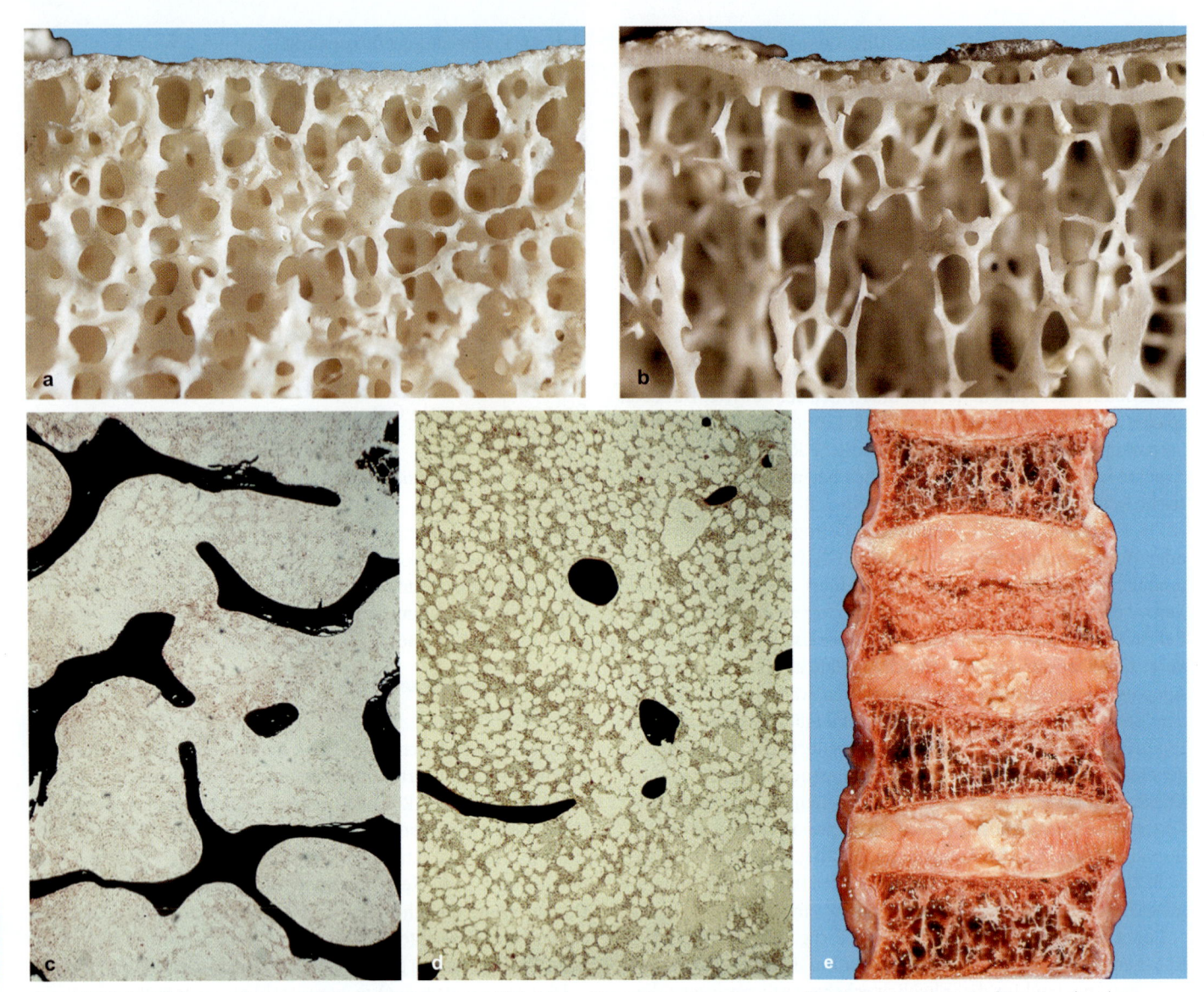

Abb. 44.12 Rarefizierung der Spongiosa bei Osteoporose. Wirbelsäulen-Mazerationspräparat. **a** und **c Normale Spongiosastruktur** eines knochengesunden jungen Erwachsenen (Makroskopie und Histologie). **b** und **d Osteoporose-Wirbel.** Die Makroskopie (b) zeigt deutlich rarefizierte horizontale Spongiosabälkchen mit Betonung der vertikalen, belasteten Abschnitte. In der Histologie (d) sind zwischen den rarefizierten Spongiosabälkchen Fettmark und blutbildendes Knochenmark zu erkennen. Von Kossa-Färbung, Vergr. 10-fach. **e Steroidosteoporose.** Fischwirbelartige Deformierung der Lendenwirbelsäule mit Kompressionsfraktur von LWK 2. Ausgeprägte Rarefizierung der Spongiosabälkchen der übrigen Lendenwirbelkörper mit deutlicher Prominenz der vertikalen, stärker belasteten Trabekel. [R398]

turieren die ventralen Wirbelkörperabschnitte entsprechend der dort stärkeren statischen Belastung und bilden **Keilwirbel.** Dies führt zu einer stärkeren Kyphose der Brustwirbelsäule.

Histologisch sieht man nach unentkalkter Kunststoffeinbettung erheblich verminderte und verschmälerte, gelegentlich perforierte oder mikrofrakturierte, oft isoliert liegende Knochenbälkchen ohne Verbreiterung der Osteoidsäume (➤ Abb. 44.12c, d).

Klinische Relevanz Kompressionsfrakturen der Wirbelkörper und Radiusfrakturen sind die häufigsten Komplikationen. Über die Zeit kann es zu einem Größenverlust von bis zu 10 cm mit und ohne Schmerzen kommen. Kalzium, Phosphat und alkalische Phosphatase im Serum sind normal.

Senile Involutionsosteoporose

Syn.: Altersosteoporose, Typ-II-Osteoporose

Definition Als Altersosteoporose wird die im höheren Lebensalter auftretende Verminderung der Knochenmasse des Skeletts bezeichnet. Diese ist mit der altersbedingten Atrophie anderer Organe zu vergleichen.

Pathogenese

Pathogenetisch handelt es sich um eine reduzierte Aktivität der Osteoblasten in Kombination mit einem leichten sekundären Hyperparathyreoidismus, der sich infolge einer nachlassenden Nierenfunktion mit verminderter Bereitstellung von Ca^{2+} entwickelt (tubulärer Ca^{2+}-Verlust sowie verminderte enterale Ca^{2+}-Resorption aufgrund reduzierter Vitamin-D-Hydroxylierung in der Niere).

Morphologie

Radiologisch ist eine diffuse Aufhellung des gesamten Skeletts nachzuweisen, die im Gegensatz zur postmenopausalen Osteoporose nicht auf das Stammskelett konzentriert ist.

Klinische Relevanz Die Krankheit bleibt lange stumm. Häufig führen erst Frakturen (v. a. Schenkelhals- und meist keilförmige Wirbelkörperfrakturen) zur Diagnose.

Sekundäre Osteoporose

Steroidosteoporose

Steroide hemmen direkt die Proteinsynthese der Osteoblasten. Daher entwickeln sich beim endogenen Hyperkortisolismus (Morbus Cushing) und dosisabhängig bei der Steroidtherapie eine Osteoporose durch Verminderung des Knochenanbaus. Die Knochenresorption wird nicht beeinflusst. Die Veränderungen sind in den Wirbelkörpern besonders ausgeprägt. Charakteristisch sind eine muldenförmige Eindellung der Grund- und Deckplatte sowie extrem dünne, unvernetzte Spongiosabälkchen. Es bilden sich sog. **Fischwirbel**. In fortgeschrittenen Stadien kommt es zu Kompressionsfrakturen der Wirbelkörper (> Abb. 44.12e).

Osteoporose bei Hyperthyreose

Die Hyperthyreose führt zwar durch direkte Aktivierung der Osteoblasten zu einer Erhöhung der Knochenbildung, die gleichzeitige Stimulation der Knochenresorption überwiegt aber, sodass eine negative Knochenbilanz entsteht. Ähnliche Befunde wurden auch nach therapeutischer Schilddrüsenhormongabe beobachtet.

Immobilisierungsosteoporose

Bei einer Immobilisierung des gesamten Skeletts oder eines Skelettabschnitts entwickelt sich nach einiger Zeit eine Knochenatrophie. Bei viermonatiger Bettruhe kommt es zu einem ca. 15-prozentigen Verlust der Knochenmasse. Ähnliche Veränderungen ergeben sich unter den Bedingungen der Schwerelosigkeit. Pathogenetisch ist dies darauf zurückzuführen, dass der normale An- und Umbau des Knochens durch die mechanische Belastung über das Osteozytensynzytium aktiviert wird. Selten kann eine Hyperkalzämie mit Hyperkalzurie und Nierensteinen auftreten.

44.3.2 Vitamin-D-abhängige Osteopathien

Zu dieser Gruppe zählen die **Rachitis** des Kleinkindes sowie die **Osteomalazie** des Erwachsenen. Beide sind histologisch durch eine Vermehrung nicht mineralisierter Knochengrundsubstanz charakterisiert, die als **Osteoidose** bezeichnet wird. Darüber hinaus beeinflusst Vitamin D positiv die Funktion und Stärke der Skelettmuskulatur (zunehmende Sturzneigung im Alter bei Vitamin-D-Mangel).

Rachitis

Epidemiologie und Ätiologie Die Rachitis ist eine Krankheit der ersten Lebensmonate, die durch eine ungenügende Vitamin-D-Zufuhr mit der Nahrung oder eine ungenügende Bildung von Vitamin D in der Haut bei fehlender Sonneneinstrahlung hervorgerufen wird. In Europa ist sie heute durch eine konsequente Vitamin-D-Gabe in den ersten Lebensmonaten praktisch eliminiert, in Gebieten mit Mangelernährung kommt die Rachitis jedoch weiterhin vor.

Pathogenese

Der Vitamin-D_3-Mangel führt zu einer verminderten Resorption von Kalzium und Phosphat aus dem Dünndarm sowie zu einer Beeinträchtigung der Synthese des Kalziumtransportproteins. Im Knorpel kommt es zu einer Reduktion der Kollagen- und Proteoglykansynthese, zu einer verminderten proteolytischen Aufspaltung der Knorpelgrundsubstanz und zu einer reduzierten Mineralisierung besonders des epiphysären Blasenknorpels und der primären Spongiosa. Dadurch wird die Knorpelresorption verzögert.

Morphologie

Die Wachstumszone insbesondere der langen Röhrenknochen ist irregulär konfiguriert und stark aufgetrieben, Säulen- und Blasenknorpelzone sind erheblich verbreitert. Der proliferierte Knorpel wird nicht abgebaut und führt zu einer Auftreibung der Wachstumsfugen (> Abb. 44.13). Das Osteoid der primären Knorpelbälkchen wird nicht mineralisiert. Dadurch entsteht eine breite Zone nicht verkalkter Grundsubstanz, das sog. **Chondroosteoid**. Auch an der Spongiosa findet sich eine ausgeprägte Osteoidose.

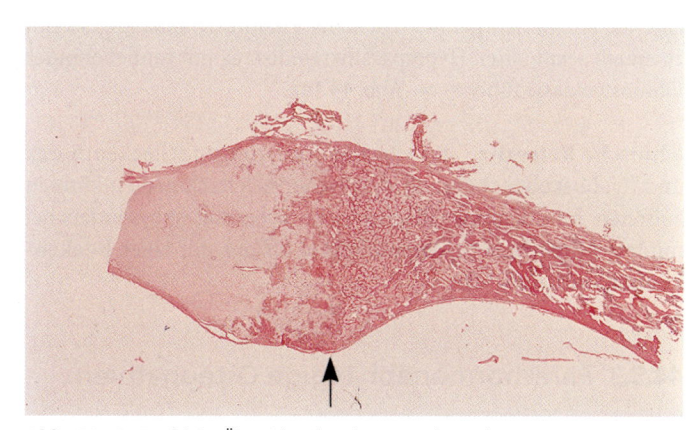

Abb. 44.13 Rachitis. Übersicht über die Knorpel-Knochen-Grenze einer Rippe. Kugelige Auftreibung der Knorpel-Knochen-Grenze mit unregelmäßiger Grenzlinie (Pfeil) zwischen Knorpel links und Knochen rechts (klinisch-makroskopisch dem rachitischen „Rosenkranz" entsprechend). Vereinzelt in den Knorpel vordringende Gefäßeinsprossungen. Völlig unregelmäßige Anordnung der an den Knorpel angrenzenden Spongiosa. HE, Vergr. 1,2-fach. [R398]

Osteomalazie

Definition und Epidemiologie Die Osteomalazie ist eine generalisierte Skeletterkrankung mit unzureichender Mineralisierung der Knochengrundsubstanz, die nach Abschluss des Skelettwachstums auftritt.

Pathogenese

Ursachen sind eine verminderte Vitamin-D-Aufnahme mit der Nahrung, eine verminderte intestinale Vitamin-D-Resorption bei Malassimilationssyndrom (z. B. bei der einheimischen Sprue, nach Dünndarm- oder Magenteilresektion, bei Gallensäuremangel oder chronischer Pankreatitis), Leber- und Nierenerkrankungen, die über eine Hydroxylierungsstörung des resorbierten Vitamins zu einer Osteomalazie führen, sowie mit dem hepatischen Vitamin-D-Stoffwechsel interferierende Medikamente, z. B. Antiepileptika. Nach einer Bestandsaufnahme aus dem Jahr 2008 muss in Deutschland bei knapp 60 % der erwachsenen Bevölkerung von einem Vitamin-D-Mangel (< 20 µg/l Calcidiol) ausgegangen werden. Definitionsgemäß spricht man bei < 30 µg/l Calcidiol von einer insuffizienten/suboptimalen Versorgung, bei < 20 µg/l von einem Mangel und bei < 10 µg/l von einem schweren Mangel.

Morphologie

Das **histologische** Charakteristikum ist die Osteoidvermehrung (**Osteoidose**). Die Trabekel sind erheblich verbreitert und bestehen überwiegend aus Osteoid. Auch die Resorptionslakunen sind mit nicht mineralisierter Grundsubstanz gefüllt. Die verminderte enterale Kalziumaufnahme (ebenfalls Vitamin-D-abhängig!) kann zu einem sekundären Hyperparathyreoidismus mit tunnelierender Fibroosteoklasie führen (➤ Abb. 44.14).

Klinische Relevanz Knochendeformierungen (Glockenthorax und Kyphoskoliose) und unspezifische Skelettschmerzen können auftreten. Eine definitive diagnostische Sicherung ist besonders bei mildem klinischem Erscheinungsbild oft nur mit einer **Beckenkammbiopsie** möglich.

44.3.3 Parathormonabhängige Osteopathien

Das Parathormon hat eine zentrale Bedeutung bei der Regulation des Kalziumstoffwechsels. Eine Überproduktion von Parathormon (Hyperparathyreoidismus) verursacht eine vermehrte Kalziummobilisierung aus dem Knochen. Man unterscheidet **primären, sekundären und tertiären Hyperparathyreoidismus** (➤ Kap. 15.3).

Klinische Relevanz Das Längenwachstum ist vermindert (**rachitischer Kleinwuchs**), die infolge mangelhafter Mineralisierung nicht voll belastbaren Röhrenknochen sind verbogen. Die ungenügende Mineralisierung der Wirbelkörper bedingt eine Verkrümmung der Wirbelsäule (**Kyphoskoliose**).

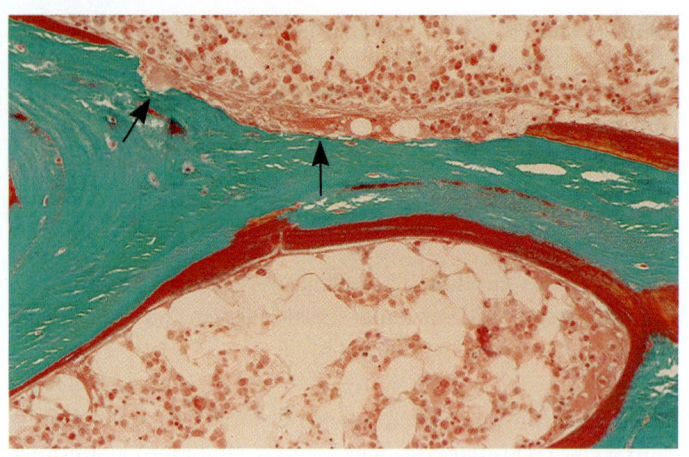

Abb. 44.14 Osteomalazie. Stark verbreiterte, rot gefärbte osteoide Säume (Oberflächenosteoidose) bei Osteomalazie. In der oberen Bildhälfte ist eine breitflächige, teils von Osteoklasten besetzte flache Resorptionslakune (Pfeile) zu erkennen, die einer gesteigerten Knochenresorption bei sekundärem Hyperparathyreoidismus entspricht (Folge der verminderten enteralen Kalziumaufnahme bei Vitamin-D-Mangel). Goldner, unentkalkte Kunststoffeinbettung, Vergr. 50-fach. [R398]

Sekundärer Hyperparathyreoidismus und renale Osteopathie

Hierbei handelt es sich um eine regulative Überfunktion der Nebenschilddrüsen als Folge einer länger dauernden Senkung des Serumkalziumspiegels, oft in Kombination mit Störungen des Vitamin-D-Stoffwechsels. Häufigste Ursache ist die **chronische Niereninsuffizienz,** in deren Folge es zu tubulärem Ca^{2+}-Verlust sowie über eine Verminderung der renalen Hydroxylierung von 25-Vitamin-D in Position 1 zu einem Mangel an 1,25-Vitamin-D_3 kommt. Das hat eine Mineralisierungsstörung sowie eine verminderte enterale Kalziumresorption mit konsekutiver Stimulation der Nebenschilddrüsen zur Folge. Daraus resultiert das morphologische Bild der **renalen Osteopathie,** das nur **bioptisch** (unentkalkte Beckenkammhistologie) in seinen verschiedenen Manifestationen erfasst werden kann. Diese bestehen aus der Kombination einer Osteoidose und einer tunnelierenden Fibroosteoklasie, d. h. einer ausgeprägten, die Knochentrabekel teilweise tunnelartig aushöhlenden Knochenresorption.

44.4 Aseptische Knochennekrosen

Die aseptischen Knochennekrosen gehen meist auf **Zirkulationsstörungen** zurück. **Ursachen** sind intraossäre Druckerhöhungen mit Störungen des venösen Abflusses, Thrombosen oder Embolien. Daneben können Nekrosen hervorgerufen werden durch Traumen, die Therapie angeborener Hüftgelenkluxationen, das Cushing-Syndrom, Steroidgaben, Tumoren, Röntgen- oder Isotopenbestrahlung, Speicherkrankheiten sowie die Caisson-Krankheit. Bei Jugendlichen ist die Ursache häufig nicht zu eruieren (idiopathische Nekrose).

Um das vielschichtige Bild der Knochennekrosen zu systematisieren, hat sich die Einteilung in die juvenile und die adulte Form bewährt. Diese können dann weiter in symptomatische und idiopathische Formen unterteilt werden.

44.4.1 Juvenile Knochennekrosen

Juvenile Knochennekrosen sind **idiopathische** Knochennekrosen, die anhand ihrer Lokalisation unterschieden werden und jeweils nach dem Erstbeschreiber benannt sind. Von der Vielzahl der Krankheitsbilder sind nur die wichtigsten und häufigsten hier aufgeführt.

Morbus Perthes

Der Morbus Perthes ist eine aseptische Knochennekrose der Epiphyse des Hüftkopfes, die meist zwischen dem 4. und 12. Lebensjahr auftritt (Inzidenz: 10 pro 10.000 Kinder) und bei Jungen 4-mal häufiger ist als bei Mädchen. Als Ursache wird eine entwicklungsbedingte Mangeldurchblutung diskutiert, bei der genetische Faktoren eine Rolle spielen (35-mal höheres Risiko für Verwandte 1. Grades). Durch den Zusammenbruch des Hüftkopfes kann sekundär eine schwere Koxarthrose entstehen.

Osteochondrosis dissecans

Als Osteochondrosis dissecans wird die intraartikuläre Absprengung eines gelenkknorpeltragenden Knochenfragments (durch eine Ermüdungsfraktur) bezeichnet, das als freier Gelenkkörper („Gelenkmaus") in das Gelenk gelangt. Am häufigsten sind Knie-, Ellenbogen- und (seltener) das Hüftgelenk von Jugendlichen betroffen.

Sonstige Formen

Weitere aseptische Knochennekrosen finden sich am Os naviculare pedis (Morbus Köhler I), am Os metatarsale II (Morbus Köhler II) und am Os lunatum der Handwurzel (Morbus Kienböck). Der Morbus Osgood-Schlatter ist eine Nekrose der Tibiaapophyse, die traumatisch oder anlagebedingt sein kann.

44.4.2 Aseptische Knochennekrosen im Erwachsenenalter

Bei den **idiopathischen** Formen ist v. a. die aseptische Nekrose des Femurkopfs häufig. Besonders eindrucksvoll ist das akute Stadium mit ausgedehnten halbmondförmigen subchondralen Knochen- und Markraumnekrosen und der konsekutiven Abscherung der Gelenkfläche (> Abb. 44.15).

Die wichtigste **sekundäre** Form ist die **Steroidnekrose** infolge einer hoch dosierten oder lang dauernden Steroidtherapie oder eines endogenen Hyperkortisolismus (Morbus Cushing). Diese Nekrosen findet man besonders am Femurkopf sowie an den langen Röhrenknochen an der Grenze zwischen Meta- und Diaphyse. Als Ursachen werden lokale Thromben bzw. Thromboembolien oder steroidbedingte Veränderungen der Venenwand mit konsekutiver Drosselung des Blutabflusses und intraossärer Druckerhöhung diskutiert.

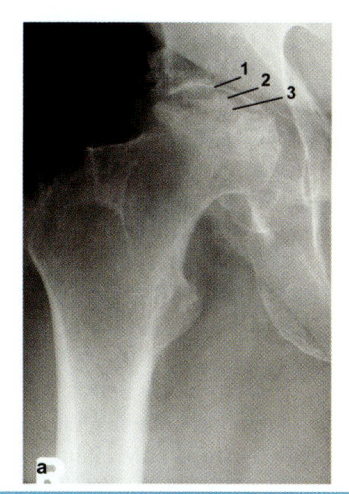

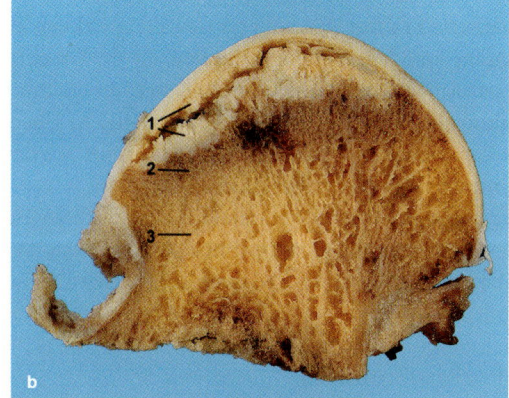

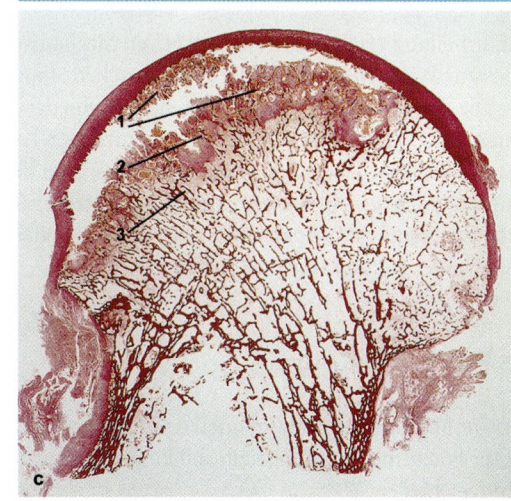

Abb. 44.15 Femurkopfnekrose. a Röntgenübersicht. Abflachung des Gelenkkopfes sowie deutliche Verdichtung der Knochenstruktur unterhalb der Gelenkfläche (1). Daran schließt sich ein schmaler Aufhellungssaum (2) an, unter dem wiederum eine verdichtete bandartige Zone (3) zu erkennen ist. **b** Auf der **Sägeschnittfläche** des Resektats erkennt man eine breite, unterhalb der Gelenkfläche liegende gelbliche Nekrosezone (1). Die Gelenkfläche selbst ist durch eine Spaltbildung vom darunterliegenden Knochen abgehoben. In der Tiefe schließt sich eine bräunlich verfärbte, bandartige Zone (2) an, die in leicht rarefizierte Spongiosa (3) übergeht. **c Großflächenschnitt.** Die subchondrale Nekrose mit Abhebung der Gelenkfläche ist deutlich zu erkennen (1). Die darunterliegende bandförmige, rötliche Zone (2) entspricht nekrotischem Knochen- und Markraumgewebe, das sekundär hypermineralisiert. Daran schließt sich eine reaktive Zone mit Markraumfibrose und Knochenneubildung (3) an. HE, Vergr. 1,2-fach. [R398]

Bei der **Taucher-** oder **Caisson-Krankheit** kommt es zu Knochennekrosen v. a. in der proximalen Humerusepiphyse oder in den Epiphysen des proximalen Femurs und der Tibia mit sekundären Arthrosen (➤ Kap. 50.1.3). In Ausnahmefällen können im Randbereich dieser Areale Sarkome entstehen (Osteosarkom, undifferenziertes pleomorphes Sarkom).

44.5 Fraktur und Frakturheilung

44.5.1 Frakturen

Eine Fraktur ist eine Kontinuitätsunterbrechung des Knochens mit Bildung von Knochenbruchstücken. Man unterscheidet folgende Arten von Frakturen:

- **Traumatische Fraktur:** Bei äußerer Gewalteinwirkung kann es zu Biegungs- und Schubkräften kommen, die die Elastizitätsgrenze des Knochens überschreiten und zu einer Fraktur führen.
- **Ermüdungsfraktur:** Eine chronische mechanische Überlastung kann zu einer Fraktur führen. Ein Beispiel hierfür ist die „Marschfraktur" der Mittelfußknochen.
- **Pathologische Fraktur:** Spontanfraktur eines pathologisch veränderten Knochens (z. B. Knochenmetastase, ➤ Kap. 44.6.7) ohne übermäßige Belastung und ohne äußere Gewalteinwirkung.

44.5.2 Frakturheilung

Unter Frakturheilung versteht man die adaptiven Mechanismen des Organismus zur Wiederherstellung der mechanischen Stabilität des Knochens. Die Art der Frakturheilung ist abhängig von der Stellung der Frakturenden. Bei optimal adaptierten Frakturenden kommt es zum direkten Durchbau des neu gebildeten Knochens über den Frakturspalt hinweg. Man spricht dann von einer **primären** Frakturheilung. Bei dehiszentem Frakturspalt bildet sich zunächst Kallusgewebe mit anschließender **sekundärer** Frakturheilung.

Primäre Frakturheilung

Bei stabiler Verbindung der Frakturenden und Fixation unter Druck kommt es zur Frakturheilung ohne Kallusbildung. Dabei werden zwei **Formen** unterschieden:

- Die **Spaltheilung** ist durch einen schmalen Spalt zwischen den Frakturenden gekennzeichnet, der innerhalb von 3–4 Wochen von Granulationsgewebe überbrückt wird. Vorläuferzellen wandeln sich (unter dem Einfluss lokaler Wachstumsfaktoren der Knochenmatrix) zu Osteoblasten um und bilden Faserknochen, der sekundär zu Lamellenknochen umgebaut wird.
- Zur **Kontaktheilung** kommt es bei direktem Kontakt zwischen den Frakturenden analog zur normalen Bildung kortikaler Osteone. Dabei schieben sich Osteoklasten aus eröffneten Havers-Kanälen in die gegenüberliegende Frakturfläche als „Bohrkopf" vor. Die nachfolgenden Osteoblasten mit begleitendem lockerem Bindegewebe und einer zentralen Kapillare tapezieren den Resorptionskanal mit Osteoid aus, sodass die Stabilität wiederhergestellt ist. Im Prinzip gleicht dieser Vorgang dem normalen Remodeling in der Kortikalis. Diese Situation liegt z. B. nach einer **Osteosynthese** vor, bei der mit Metallplatten und Schrauben die Frakturenden aufeinandergepresst werden.

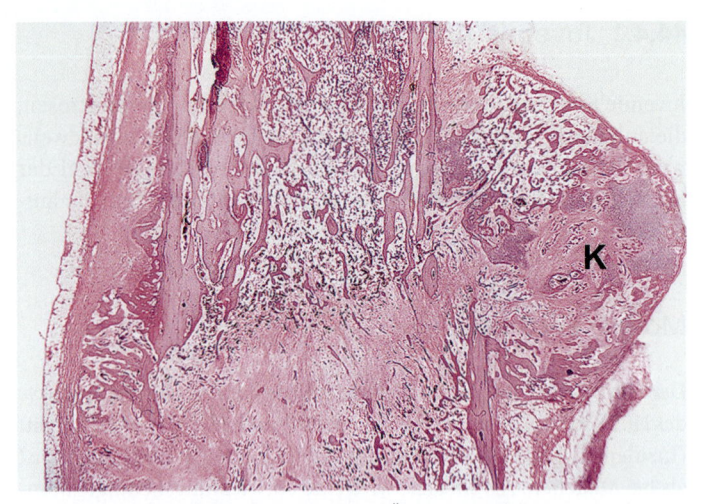

Abb. 44.16 Sekundäre Frakturheilung. Ältere Rippenfraktur mit quer zur Längsachse verlaufendem Frakturspalt, der mit Granulationsgewebe ausgefüllt ist. Die Kortikalisstümpfe sind gegeneinander verschoben und durch sekundäre osteoklastäre Knochenresorption aufgelockert. Vom Periost ausgehend erkennt man eine ausgedehnte Kallusbildung mit größeren bläulichen Knorpelbezirken (K), die sekundär enchondral ossifizieren. HE, Vergr. 1,2-fach. [R398]

Sekundäre Frakturheilung

Bei breiterem Frakturspalt verläuft die Knochenheilung in mehreren Schritten. Man spricht deshalb von sekundärer Frakturheilung. Zunächst entsteht ein **Frakturhämatom im Frakturspalt** und in den angrenzenden Weichteilen, das innerhalb von 1–2 Wochen durch Granulationsgewebe organisiert wird **(bindegewebiger Kallus).** Am frakturierten Ende wird der Knochen auf ca. 1–2 mm nekrotisch und dann osteoklastär resorbiert. Wenn die mechanischen Verhältnisse im Frakturspalt stabil sind, folgt eine desmale Faserknochenbildung **(Knochenkallus)** mit anschließender lamellärer Umwandlung.

Bei noch bestehender Beweglichkeit zwischen den Frakturenden entsteht zunächst – wohl wegen der schlechteren Blutversorgung – bradytropher Faserknorpel (➤ Abb. 44.16). Dieser Knorpelkallus wird innerhalb von 4–6 Wochen knöchern umgewandelt. Die Kortikalis an den Frakturenden ist durch zahlreiche Resorptionskanäle zunächst deutlich aufgelockert. Durch fortwährenden Knochenumbau entsteht schließlich wieder der endgültige lamelläre Knochen.

Komplikationen der Frakturheilung

- **Infektion:** Die bakterielle Infektion ist die wichtigste Komplikation von offenen und von osteosynthetisch versorgten Frakturen (➤ Kap. 44.2.1).

- **Pseudarthrose:** Bei starker Beweglichkeit der Frakturenden, ungenügender knöcherner Überbrückung oder zu früher Belastung kommt es nur zur Bildung von faserreichem Bindegewebe, das nicht in Knochenkallus umgewandelt werden kann. Ein bindegewebiger Verschluss der Markräume führt zu einem „Falschgelenk" mit zentralem Spalt und entsprechender Beweglichkeit.
- **Überschießender Kallus (Callus luxurians):** Die Kallusbildung kann sich bis weit in die angrenzenden Weichteile ausdehnen, z. B. bei Patienten mit Osteogenesis imperfecta (> Kap. 5.3.1). Folge ist eine schmerzhafte Bewegungseinschränkung. Außerdem ist die statische Funktion minderwertig.
- **Knochennekrosen:** Diese entstehen im Frakturbereich aufgrund von Durchblutungsstörungen infolge traumatischer Gefäßschäden. Ein Beispiel ist die Femurkopfnekrose nach Schenkelhalsfraktur.

44.6 Tumoren des Knochens

Die Tumoren des Skeletts können in primäre (benigne und maligne) und sekundäre Knochentumoren (Skelettmetastasen) eingeteilt werden. Skelettmetastasen sind etwa 2,5-mal häufiger als primäre maligne Knochentumoren.

Primäre Tumoren des Skeletts sind selten. Benigne Tumoren sind ca. 3- bis 4-mal häufiger als maligne. Maligne Knochentumoren machen rund 0,5 % aller malignen Tumoren aus (das Plasmozytom, das traditionsgemäß zu den Tumoren des hämatopoetischen Systems gezählt wird, ist dabei nicht berücksichtigt). Betroffen sind vor allem Kinder und Jugendliche, bei denen fast 50 % aller primären malignen Knochentumoren auftreten, vor allem das Osteosarkom und das Ewing-Sarkom. Therapieresistente und über 3 Wochen anhaltende Skelettschmerzen sind in dieser Altersgruppe deshalb immer tumorverdächtig! Bei Tumorverdacht im Erwachsenenalter müssen zunächst die sehr viel häufigeren Metastasen ausgeschlossen werden.

Primäre Knochentumoren bestehen aus neoplastisch transformierten skelettalen Vorläuferzellen, die sich osteo-, chondro- und/oder fibroblastisch differenzieren können. Zusätzlich kommen Mischdifferenzierungen vor. Damit ergeben sich **benigne und maligne knochen-, knorpel- und faserbildende Tumoren.** Weiterhin werden vaskuläre, Riesenzell-reiche, notochordale und andersartig differenzierte Knochentumoren unterschieden.

Die meisten Knochentumoren müssen mit einer **bioptischen Untersuchung** diagnostiziert werden. In die histologische Beurteilung sollte immer auch die korrespondierende **Bildgebung** (inkl. Röntgenbild in zwei Ebenen) einbezogen werden, da eine Biopsie nur einen kleinen Ausschnitt aus einem potenziell heterogen aufgebauten Tumor wiedergibt, dessen Verhalten gegenüber der Umgebung auf dem Röntgenbild (Makroskopie-Ersatz!) oft wesentlich besser ersichtlich ist. Auch Schnittbildverfahren können für eine bessere Charakterisierung hilfreich sein.

Die aktuelle WHO-Klassifikation für Knochen- und Weichteiltumoren unterscheidet **über 50 verschiedene primäre Knochentumoren.** Wesentliche Hinweise auf die jeweilige Tumorentität lassen sich bereits durch Berücksichtigung des Alters und der Lokalisation im Knochen (Epi-, Meta- oder Diaphyse) gewinnen. Wegen der Seltenheit und morphologischen Vielfalt von Knochentumoren sollte man Diagnostik und Therapie nur in Zusammenarbeit mit einem spezialisierten Zentrum und im Rahmen von Therapiestudien durchführen. Nachfolgend werden die wichtigsten Subtypen besprochen (vgl. auch > Tab. 44.4).

Tab. 44.4 Synopsis der primären Tumoren des Knochens (basierend auf Daten des Basler Knochentumor-Referenzzentrums).

Tumor, M : F, mittleres Durchschnittsalter Ø	Hauptlokalisation	Dignität	Charakteristika			Therapie
			histologisch	radiologisch	molekularpathologisch	
Osteoidosteom M : F = 2 : 1 Ø-Alter: 19 J. 80 % < 20. Lj.	Femur, Tibia, Hände und Füße (kleine Röhren-knochen)	benigne	Osteoblasten, Faserknochen, Riesenzellen	kortikale Sklerose, Nidus, < 2 cm	*FOS*-Rearrangement	Nidusentfernung (z. B. durch Radiofrequenzablation)
Osteoblastom M : F = 3 : 1 Ø-Alter: 20 J.	Wirbelsäule (35 %), Femur, Tibia	intermediär (lokal aggressiv)	Osteoblasten, Faserknochen, Riesenzellen	lytischer Herd mit sklerotischer Randzone, > 2 cm	*FOS*-Rearrangement	vollständige Tumorentfernung (z. B. Kürettage)
Konventionelles Osteosarkom M : F = 1,1 : 1 Ø-Alter: 19 J. 70 % bis 30. Lj. 50 % 10.–20. Lj.	Femur, Tibia (50 % in der Knieregion!), Humerus, Kiefer	hochmaligne	atypische, Osteoid bildende Zellen	**metaphysäre** unscharfe Sklerose und/oder Osteolyse, Periostreaktion (Spiculae)	Komplexe chromosomale Aberrationen	prä- und postoperative Chemotherapie Resektion
Osteochondrom M : F = 2 : 1 Ø-Alter: 17 J. 70 % bis 30. Lj. 50 % 10.–20. Lj.	Femur, Tibia, Humerus	benigne	Aufbau aus 3 Zonen: hyaliner Knorpel, verzerrte enchondrale Ossifikation, spongiöser Knochen	**metaphysäre** gestielte oder breitbasige, in den ortsständigen Knochen übergehende Läsion	*EXT1/2*-Mutation	chirurgische Abtragung an der Ansatzstelle
Enchondrom M : F = 0,9 : 1 Ø-Alter: 38 J. 60 % 20.–50. Lj.	Hände und Füße (ca. 60 % in den kleinen Röhrenknochen), Femur, Humerus	benigne	reifes Knorpelgewebe	lobulierte Osteolysen mit ringförmigen Verkalkungen	*IDH1/2*-Mutation (in ca. 50 % der Fälle)	lange Röhrenknochen: bei Beschwerden Kürettage, sonst nur Kontrolle; kleine Röhrenknochen: Kürettage

Tab. 44.4 Synopsis der primären Tumoren des Knochens (basierend auf Daten des Basler Knochentumor-Referenzzentrums). (*Forts.*)

Tumor, M : F, mittleres Durchschnittsalter Ø	Hauptlokalisation	Dignität	Charakteristika histologisch	radiologisch	molekularpathologisch	Therapie
Chondroblastom M : F = 2 : 1 Ø-Alter: 20 J. 75 % bis 30. Lj. 50 % 10.–20. Lj.	Femur, Tibia, Humerus	benigne	große, gut begrenzte Zellen mit Kerneinbuchtungen, chondroosteoide Matrix, Riesenzellen	scharf begrenzte, **epiphysäre**, exzentrische Osteolyse mit Sklerosesaum	*H3–3B*-Mutation	Kürettage
Chondromyxoidfibrom M : F = 1,6 : 1 Ø-Alter: 23 J. 80 % < 40. Lj. 50 % 10.–30. Lj.	Tibia, Femur, Becken, kleine Röhrenknochen	benigne	sternförmige Zellen, chromatindichte Kerne, Hyperzellularität in der Peripherie, Riesenzellen, knorpelig-myxoide Grundsubstanz	scharf begrenzte, exzentrische, lobulierte Osteolyse, **meta-/diaphysär** mit Kortikalisarrosion	*GRM1*-Rearrangement	En-bloc-Resektion
Atypischer kartilaginärer Tumor (ACT), Chondrosarkom Grad 1 M : F = 1:1 Ø-Alter: 49 J. 60 %: 20.–60. Lj.	Femur, Becken, Humerus	lokal-aggressiv (ACT) bzw. niedrigmaligne	Reifes Knorpelgewebe mit diskret gesteigerter Zellularität und lokal-aggressivem Wachstum	Expansive und unscharf begrenzte Osteolyse mit Popcorn-artigen Verkalkungen und kortikaler Arrosion, >5 cm	*IDH1/2* Mutation (in ca. 50 % der Fälle)	Kürettage bis en-bloc Resektion
Chondrosarkom Grad 2–3 M : F = 1:1 Ø-Alter: 46 J. 60 %: 20.–60. Lj.	Femur, Becken, Humerus	maligne	zelldichtes Knorpelgewebe mit nach Malignitätsgrad zunehmenden Atypien bei abnehmender chondrogener Differenzierung	expansive bis mottenfraßartige **meta-/diaphysäre** Osteolyse mit Verkalkungen und Kompaktadestruktion	*IDH1/2*-Mutation (in ca. 50 % der Fälle)	Resektion
Dedifferenziertes Chondrosarkom M : F = 1,8 : 1 Ø-Alter: 55 J. 65 % > 50. Lj.	Femur, Becken	hochmaligne	gut differenziertes Chondrosarkom mit scharfem Übergang in andere, hochmaligne und meist undifferenzierte Sarkomkomponente	gut begrenzte Osteolyse mit stippchenartiger Verkalkung, übergehend in unscharf begrenzte Osteodestruktion	*IDH1/2*-Mutation (in ca. 50–87 % der Fälle)	Resektion und ggf. Chemotherapie (schlechte Prognose)
Klarzellchondrosarkom M : F = 3,3 : 1 Ø-Alter: 36 J. 75 % < 45. Lj.	Femur, Humerus, Becken	niedrigmaligne	große, helle Zellen, kleine zentrale Kerne, herdförmig Knorpel- und Knochenmatrixbildung, Riesenzellen	**epiphysäre**, selten expansive, gut begrenzte Osteolyse	-	Resektion
Mesenchymales Chondrosarkom M : F = 0,6 : 1 Ø-Alter: 30 J.	Zu gleichen Teilen im Weichgewebe und Knochen (v. a. kraniofaszial, Thorax, Becken, Wirbelsäule)	hochmaligne	klein- und rundzelliger Tumor neben gut differenzierten Knorpelinseln	unscharfe, destruktive Osteolyse mit irregulärer Verkalkung	*HEY1-NCOA2*-Fusion	Resektion, Chemotherapie
Riesenzelltumor M : F = 1 : 1 Ø-Alter: 31 J. 55 % 20.–40. Lj.	Femur, Tibia, Wirbelsäule Becken	intermediär (lokal aggressiv, selten metastasierend)	Riesenzellen, mononukleäre Zellen, Siderin	exzentrische, unscharfe, **epi-/metaphysäre** Osteolyse	*H3–3A*-Mutation	Kürettage und ggf. Knochenzementplombe
Ewing-Sarkom M : F = 1,5. 1 Ø-Alter: 17 J. 50 % 10.–20. Lj. 90 % < 30. Lj.	Becken, Femur, Schultergürtel	hochmaligne	klein- und rundzelliger Tumor mit kleinen Nukleolen und Glykogenablagerungen, keine Faserbildung	**diaphysäre**, mottenfraßartige Osteolyse mit Abhebung des Periosts und mehrschichtiger periostaler Ossifikation (Zwiebelschalenbild)	Fusion zwischen Genen der FET- und ETS-Familie, i. d. R. *EWSR1-FLI1* oder *EWSR1-ERG*	prä- und postoperative Chemotherapie, Resektion, ggf. Bestrahlung

Tab. 44.4 Synopsis der primären Tumoren des Knochens (basierend auf Daten des Basler Knochentumor-Referenzzentrums). (*Forts.*)

Tumor, M : F, mittleres Durchschnittsalter Ø	Hauptlokalisation	Dignität	Charakteristika			Therapie
			histologisch	radiologisch	molekularpathologisch	
Chordom M : F = 2,1 : 1 Ø-Alter: 45 J. 65 % 30.–60. Lj.	Os sacrum/coccygis, BWS/LWS, Schädel (Clivus), Mittellinie	maligne	vakuolisierte (= physaliphore) Zellen, mukoide Extrazellularsubstanz	Osteolysen	Brachyury-Überexpression durch Alterationen des *TBXT*-Gens	Resektion bzw. Strahlentherapie
Fibröse Dysplasie M : F = 1,2 : 1 Ø-Alter: 24 J. 60 % < 30. Lj.	Femur, Humerus, Schädel	benigne	bindegewebiges Stroma mit irregulär verteilten Faserknochenbälkchen *ohne* Osteoblastensäume	expansive Osteolyse mit milchglasartiger Verschattung, ausgedünnte Kortikalis	*GNAS*-Mutation	Kürettage, ggf. modellierende Chirurgie
Nicht-ossifizierendes Knochenfibrom M : F = 1,6 : 1 Ø-Alter: 15 J. 85 % < 20. Lj.	Tibia, Femur, Fibula	benigne	spindelige und teils eisenspeichernde Histiozyten, Schaumzellen, Riesenzellen	exzentrische, polylobulierte und scharf begrenzte Osteolyse der **Metaphyse** langer Röhrenknochen mit Sklerosesaum	*KRAS*-, *FGFR1*- oder *NF1*-Mutation	Therapie nur bei Fraktur erforderlich, da spontane Regression
Aneurysmatische Knochenzyste M : F = 1,3 : 1 Ø-Alter: 19 J. ca. 80 % < 30. LJ	Femur, Humerus, Tibia, Becken	benigne	pseudoendothelialisierte Hohlräume, Septen mit Makrophagen, Riesenzellen, Fibroblasten und reaktiver Osteoidbildung	expansiv-exzentrische, scharf begrenzte **metaphysäre** Osteolyse mit Spiegelbildung	*USP6*-Rearrangement	Kürettage, ggf. En-bloc-Resektion

44.6.1 Knochenbildende Tumoren

Osteoidosteom und Osteoblastom

Definition, Epidemiologie und Ätiologie Osteoidosteome und Osteoblastome sind benigne knochenbildende Tumoren, denen Rearrangements des *FOS*-Gens zugrunde liegen (u. a. immunhistochemisch durch Überexpression nachweisbar). Sie machen 12–15 % aller gutartigen und ca. 5 % aller Knochentumoren aus. Beide kommen vorwiegend in den ersten 3 Lebensdekaden (Gipfel: 2. Lebensjahrzehnt) vor und zeigen eine weitgehend identische Histologie. Während das Osteoidosteom intrakortikal und vor allem an Femur und Tibia sowie im Hand- und Fußskelett lokalisiert ist, findet sich das Osteoblastom intramedullär und vorwiegend in den dorsalen Wirbelabschnitten, dem Sakrum und den langen Röhrenknochen. Der Durchmesser ist ein wichtiges Unterscheidungsmerkmal der beiden Läsionen: Osteoidosteome sind per definitionem < 2 cm, Osteoblastome für gewöhnlich 2–10 cm groß.

Morphologie

Osteoidosteom

Röntgenmorphologisch stellt sich das Osteoidosteom meist als eine kleine Aufhellung dar (sog. Nidus; ➤ Abb. 44.17a), die von einer reaktiven Sklerose umgeben ist. Das **makroskopische** Korrelat ist ein zentraler spongiöser, bräunlicher Herd, eingeschlossen von hyperostotischer Kompakta.

Histologisch besteht der Nidus aus einem Geflecht von unreifen, miteinander anastomosierenden Faserknochenbälkchen mit plumpen Osteoblasten und verstreut liegenden Osteoklasten. Der bindegewebige Hintergrund ist spindelig und gut vaskularisiert, zentral können sklerosierte Abschnitte vorkommen (➤ Abb. 44.17b).

Osteoblastom

Das Osteoblastom zeigt **radiologisch** eine mehr oder weniger scharf begrenzte Osteolyse mit zentralen Verdichtungen und makroskopisch Nidus-artiges, rotes, blutreiches oder graubraunes, bröckeliges Gewebe.

Klinische Relevanz Das **Osteoidosteom** verursacht in 80 % der Fälle heftige, vor allem nachts auftretende Schmerzen, die gut auf Salizylate ansprechen. Die Therapie besteht in der chirurgischen, u. U. auch radiofrequenzablativen Entfernung des Nidus. Die Schmerzen sind beim **Osteoblastom** deutlich geringer ausgeprägt und reagieren weniger gut auf Salizylate.

Osteosarkom

Definition und Epidemiologie Das Osteosarkom ist der häufigste **primäre maligne Knochentumor.** In Europa ist mit einer jährlichen Inzidenz von 4–5 Patienten pro 1 Mio. Einwohner zu rechnen. Betroffen sind überwiegend Jugendliche, zu 60 % Jungen. Mehr als 80 % werden vor dem 40. Lebensjahr diagnostiziert. Die meisten Osteosarkome sind hochmaligne (> 90 %) und liegen intraossär (= **konventionelle High-grade-Osteosarkome).** Prädilektionsorte sind distales Femur, proximale Tibia (Knieregion: ca. 50 %), proximaler Humerus sowie Kieferknochen. Neben speziellen histologischen Subtypen (kleinzellig und teleangiektatisch) werden noch niedrig maligne **intraossäre (zentrale low-grade) Osteosarkome** (ca.

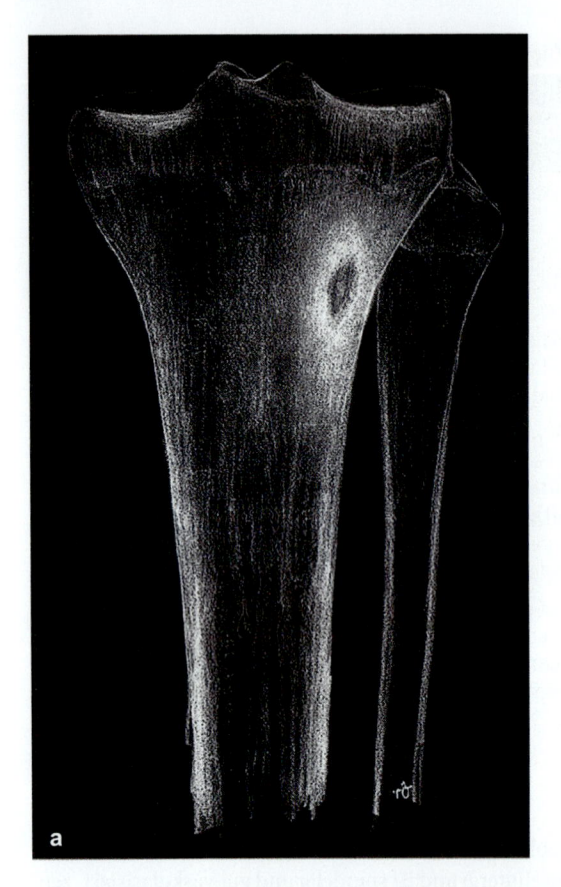

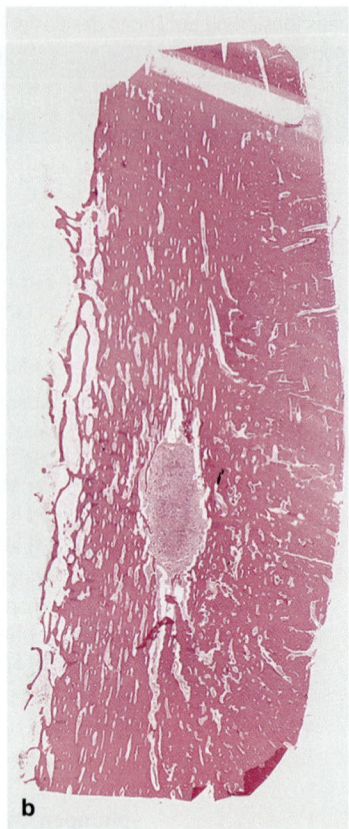

Abb. 44.17 Osteoidosteom. a Rundliche bis ovale Aufhellungszone an der lateralen Tibiametaphyse (Nidus), die von einem Sklerosesaum umgeben ist (Röntgenskizze aus Remagen et al., Handbuch der Inneren Medizin, Springer 1980). **b** Der Großflächenschnitt des Resektats zeigt die stark verdichtete Kortikalis, in deren Zentrum der transparentere Nidus zu erkennen ist. HE, Vergr. 1,2-fach. [R398]

1–2 %) und sich an der Knochenoberfläche (= **juxtakortikal**) entwickelnde Subtypen unterschieden (ca. 3–6 %). Letztere gliedern sich in **parosteale** (low-grade), **periostale** (intermediate-grade) und hochmaligne (**high-grade surface**) Osteosarkome.

Morphologie

Abhängig vom Ausmaß der Tumormatrixmineralisierung erscheint das Röntgenbild sklerotisch oder osteolytisch (➤ Abb. 44.18a–d). **Makroskopisch** wird die Metaphyse von einem grauweißen Tumor durchsetzt. Häufig besteht bereits ein großer extraskelettaler Anteil (➤ Abb. 44.18e).

Histologisch ist das High-grade-Osteosarkom durch hochatypische mesenchymale Zellen gekennzeichnet, die Tumorosteoid bilden. Sie sind oft sehr polymorph und zeigen zahlreiche, mitunter atypische Mitosen (➤ Abb. 44.18f). Neben der Bildung von Knochen (= osteoblastisch) können die Tumorzellen auch Knorpel produzieren (= chondroblastisch) oder spindelzellige Abschnitte aufweisen, die einem Fibrosarkom ähneln (= fibroblastisch). Der histologische Subtyp richtet sich nach der anteilsmäßig dominanten Komponente, definitionsgemäß muss aber zumindest fokal eine osteoblastische Differenzierung nachweisbar sein. Eine Variante ist das teleangiektatische Osteosarkom mit zahlreichen blutgefüllten Hohlräumen. Die histologischen Unterschiede haben für die Prognose keine wesentliche Bedeutung.

Die niedrig malignen zentralen Osteosarkome können histologisch oft nur schwer von gutartigen Läsionen wie der fibrösen Dysplasie abgegrenzt werden. Hier hilft das Röntgenbild, das i. d. R. einen aggressiveren Befund zeigt, sowie der Nachweis gering atypischer Zellen.

Molekularpathologie

Konventionelle High-grade-Osteosarkome kennzeichnen sich durch komplexe Karyotypen mit zahlreichen numerischen und strukturellen Aberrationen. Zu den am häufigsten mutierten Genen gehören *TP53* und *RB1*, die beide auch im Falle einer Keimbahnmutation zur Ausbildung von Osteosarkomen prädisponieren. Osteosarkome werden fast immer bereits in fortgeschrittenen Stadien und praktisch nie in Frühstadien diagnostiziert. Es handelt sich damit also nicht um einen Tumor, der sich durch eine langsame Akkumulation genetischer Aberrationen entwickelt, sondern um eine Neoplasie, die im wachsenden Skelett durch einen unbekannten Stimulus explosionsartig entsteht und wächst. Hierzu passt das Konzept der Chromothripsis als einzeitiges kataklysmisches Ereignis, bei dem es durch Zerreißen einzelner oder mehrerer Chromosomen bzw. Chromosomenabschnitte zur plötzlichen Anhäufung Hunderter bis Tausender Aberrationen kommt. Tatsächlich wurde dieses Phänomen bei Osteosarkomen erstbeschrieben. Neuere Untersuchungen konnten außerdem Störungen in der homologen Rekombination (DNA-Reparatur) bei Osteosarkomen aufzeigen. Parosteale Osteosarkome zeigen in > 80 % der Fälle Amplifikationen des *MDM2*-Gens.

Klinische Relevanz

Typisch sind belastungsunabhängige Schmerzen des befallenen Knochens (u. a. nachts), die auf eine symptomatische Behandlung nicht ansprechen. Differenzialdiagnostisch muss das Osteosarkom von der aneurysmatischen Knochenzyste,

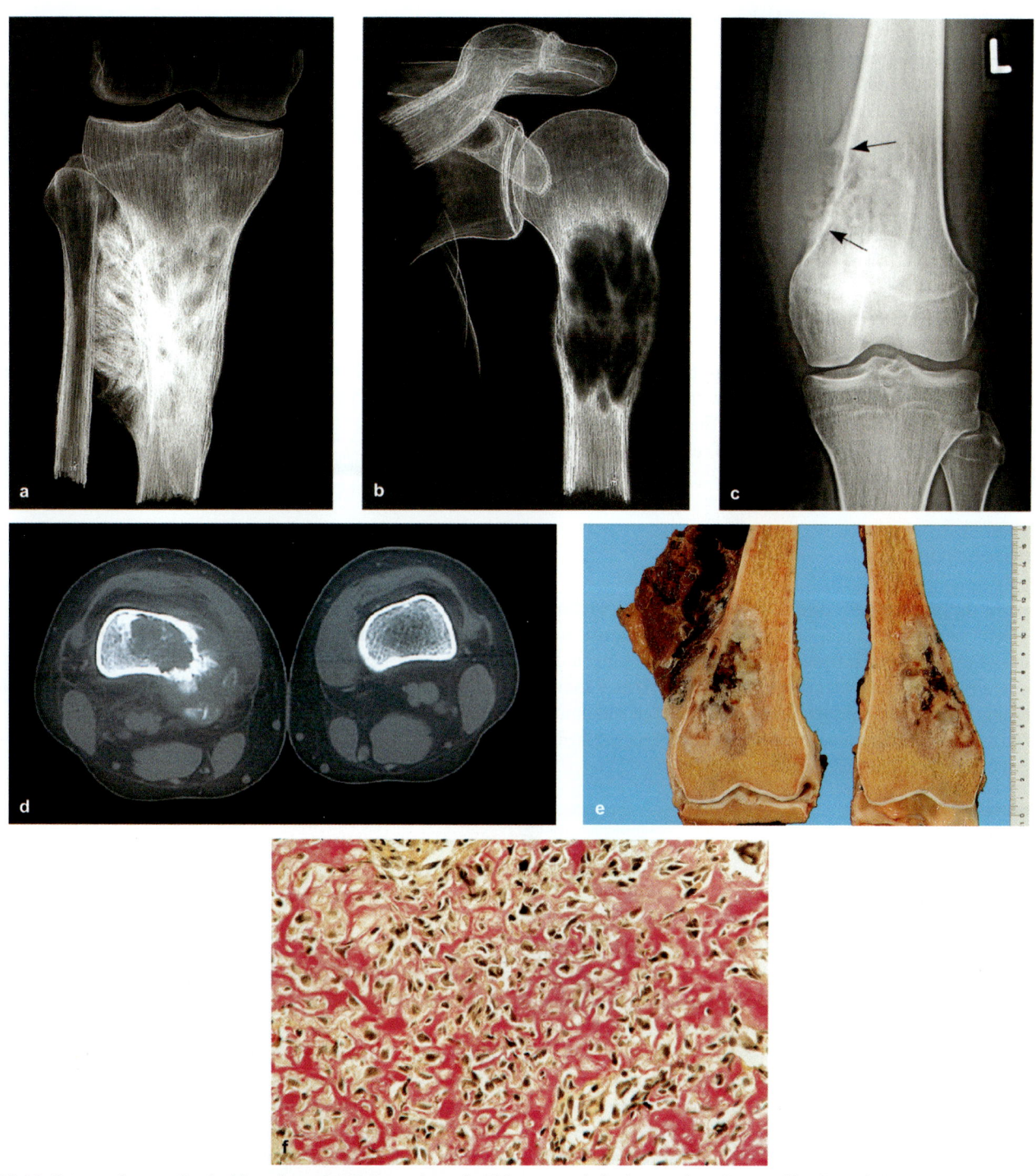

Abb. 44.18 Osteosarkom. a Stark sklerosierendes Osteosarkom der Tibiameta- und -diaphyse mit lateralem Durchbruch durch die Kompakta und Aufblätterung der medialen Kortikalis. Innerhalb des Tumors fleckförmige Aufhellungen (Röntgenskizze aus: Remagen et al., Handbuch der Inneren Medizin, Band VI, Springer 1980). **b Vorwiegend lytisches Osteosarkom** des proximalen Humerus mit unscharfer Begrenzung nach proximal. Durchbruch durch die Kortikalis nach lateral sowie medial mit hier aufgelockerter Kompakta und schwacher Periostreaktion (Röntgenskizze aus: Remagen et al., Handbuch der Inneren Medizin, Band VI, Springer 1980). **c Gemischtes, teils lytisches, teils gering sklerosierendes Osteosarkom** der linken distalen Femurmetaphyse mit Destruktion der Spongiosa. Der Tumor hat zu einer reaktiven periostalen schalenartigen Knochenneubildung geführt (medial), die zunächst die gesamte betroffene Kortikalis bedeckt hat, dann aber durch den ausbrechenden Tumor zerstört wurde. Auf diese Weise bleiben in den Randzonen dreieckförmige reaktive Knochenneubildungszonen erhalten („Codman-Dreiecke"; Pfeile). Dieser Befund findet sich häufig bei Osteosarkomen, ist aber nicht pathognomonisch. **d** CT des proximalen Femurs mit **osteolytischem Tumor.** Mediale Kortikalisarrosion, Durchbruch durch die Kompakta und irreguläre Ausbreitung in die Weichteile. Auch hier sind Verkalkungen zu erkennen (vgl. mit gesunder Gegenseite). **e Resektionspräparat** (vgl. c und d) mit intramedullärem landkartenförmigem, medial gelegenem, grauweiß-glasigem, teils gelblichem Tumorgewebe mit zentralen Einblutungen (Biopsiefolgen und Chemotherapieeffekte). Das Tumorgewebe ist durch die Kortikalis in die angrenzende resezierte Muskulatur ausgebrochen. **f Irreguläre und gitterförmige Bildung von primitivem Faserknochen** durch atypische, polymorphe Tumorzellen. Van Gieson, Vergr. 50-fach. [R398]

dem Osteoblastom und reaktiven Prozessen wie Kallusbildung und Myositis ossificans abgegrenzt werden.

Konventionelle Osteosarkome metastasieren früh und gelten zum Zeitpunkt der Diagnosestellung bereits als systemische Erkrankung. Aus diesem Grund lag die 5-Jahres-Überlebensrate nach alleiniger Resektion historisch bei nur 1–15 %. Durch die Einführung der (neo-)adjuvanten Chemotherapie im Rahmen von Therapiestudien (im deutschsprachigen Raum: **C**ooperative **O**steosarkom **S**tudie = COSS) ist das Langzeitüberleben auf ca. 60–70 % gestiegen.

44.6.2 Knorpelbildende Tumoren

Osteochondrom und Enchondrom sind häufige benigne Knorpeltumoren. Das vorwiegend in der 2. Dekade vorkommende epiphysäre Chondroblastom (< 2 %) und das meist die Tibiametaphyse betreffende Chondromyxoidfibrom (< 0,5 %) sind sehr seltene benigne Knorpeltumoren (➤ Tab. 44.4).

Osteochondrom

Definition, Epidemiologie und Ätiologie Das Osteochondrom gehört neben dem nicht ossifizierenden Knochenfibrom (➤ Kap. 44.6.6) zu den häufigsten gutartigen Neubildungen des Knochens, die in der Regel solitär, seltener auch multipel im Rahmen der autosomal-dominant vererbten **Exostosenkrankheit** vorkommt. Das Osteochondrom tritt bevorzugt in den ersten drei Lebensdekaden auf, meist beim männlichen Geschlecht.

Morphologie

Prädilektionsorte des Osteochondroms sind Femur, proximale Tibia, proximaler Humerus und Beckenknochen, jeweils gelenknah.

Röntgenmorphologisch sieht man pilzförmig gestielte oder breitbasig dem Knochen aufsitzende ossäre Strukturen, deren Basis direkt in die ortsständige Spongiosa übergeht (➤ Abb. 44.19a). Die Befunde sind typischerweise vom benachbarten Gelenk weggerichtet. **Makroskopisch** findet sich eine Kappe mit knorpeliger Oberfläche und angrenzendem spongiösem Knochen.

Histologisch geht die oberflächliche hyaline Knorpelkappe über eine Schicht irregulärer enchondraler Ossifikation in spongiösen Knochen über (➤ Abb. 44.19b, c).

Molekularpathologie

Ursächlich sind Mutationen im *EXT1*- oder *EXT2*-Gen. Da auch bei sporadisch auftretenden Osteochondromen im Bereich der Knorpelkappe Heterozygositätsverluste (LOH) bzw. Deletionen v. a. des *EXT1*-Gens nachgewiesen werden konnten, geht man davon aus, dass es sich beim Osteochondrom um eine echte Neoplasie handelt.

Klinische Relevanz Eine Therapie mit vollständiger Entfernung des Osteochondroms an der Ansatzstelle des Trägerknochens ist nur dann notwendig, wenn es zu störenden Symptomen kommt oder sich die Läsion nach Abschluss des Skelettwachstums vergrößert. Sehr selten (< 1 %) gehen aus Osteochondromen sekundäre, sog. epiexostotische Chondrosarkome hervor. Bei der insgesamt seltenen genetisch bedingten Exostosenkrankheit werden sekundäre Chondrosarkome in etwa 1–5 % der Fälle beobachtet.

Enchondrom

Definition, Epidemiologie und Ätiologie Das Enchondrom ist ein **häufiger, benigner,** im Markraum wachsender Knorpeltumor. Er findet sich bevorzugt im mittleren und höheren Lebensalter und ist vorwiegend in den kleinen Röhrenknochen der Hände (< 60 %), seltener auch im Bereich der Füße, im Femur und im Humerus lokalisiert.

Morphologie

Röntgenmorphologisch imponiert eine meta-/diaphysär gelegene osteolytische Läsion mit kreisförmigen oder popcornartigen Verkalkungen bei erhaltener, allenfalls endostal gering bogenförmig arrodierter Kortikalis.

Makroskopisch sieht man intramedullär gelegenes blass-blaues, polylobuliertes Knorpelgewebe.

Histologisch liegt ein typisches reifes Knorpelgewebe mäßiger Zelldichte vor, welches das Knochengewebe verdrängt, aber nicht destruiert.

Klinische Relevanz Enchondrome wachsen sehr langsam und sind fast immer schmerzlos. In den kurzen Röhrenknochen der Extremitäten ist die Zellularität häufig etwas erhöht und das histologische Bild wirkt unruhiger als in den langen Röhrenknochen. Die Therapie besteht aus einer sorgfältigen Kürettage.

Atypischer kartilaginärer Tumor (ACT) und Chondrosarkom

Definition, Epidemiologie und Ätiologie Abhängig von der Lokalisation werden hochdifferenzierte und mindestens lokal-aggressive Knorpeltumoren in atypische kartilaginäre Tumoren (peripheres Skelett) und Chondrosarkome Grad 1 (Wirbelsäule, flache Knochen inkl. Becken, Skapula und Schädelbasis) gegliedert. Beide Tumorarten metastasieren gemäß aktueller WHO-Klassifikation nicht, wobei dieser Aspekt kontrovers diskutiert wird. Weniger hoch differenzierte Knorpeltumoren werden unabhängig von ihrer Lokalisation als Chondrosarkom Grad 2 und 3 bezeichnet. Das Chondrosarkom ist mit etwa 15 % aller Fälle der zweithäufigste **maligne** Knochentumor, der im Erwachsenenalter – etwas häufiger bei Männern als bei Frauen – auftritt und dessen Häufigkeit mit zunehmendem Alter langsam bis zu einem Gipfel im 6. Lebensjahrzehnt ansteigt.

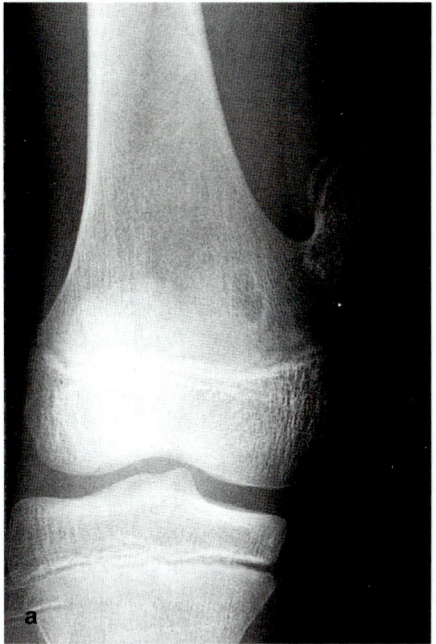

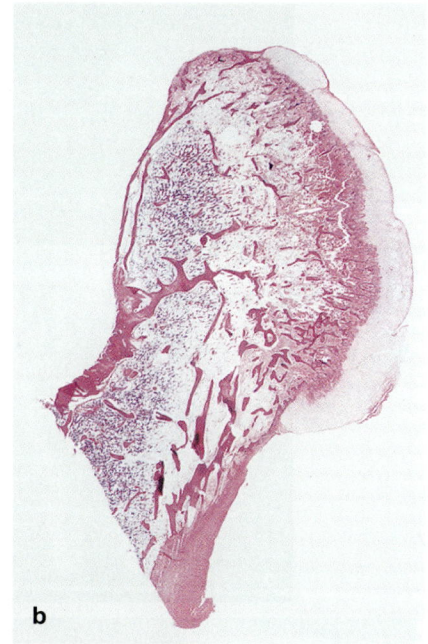

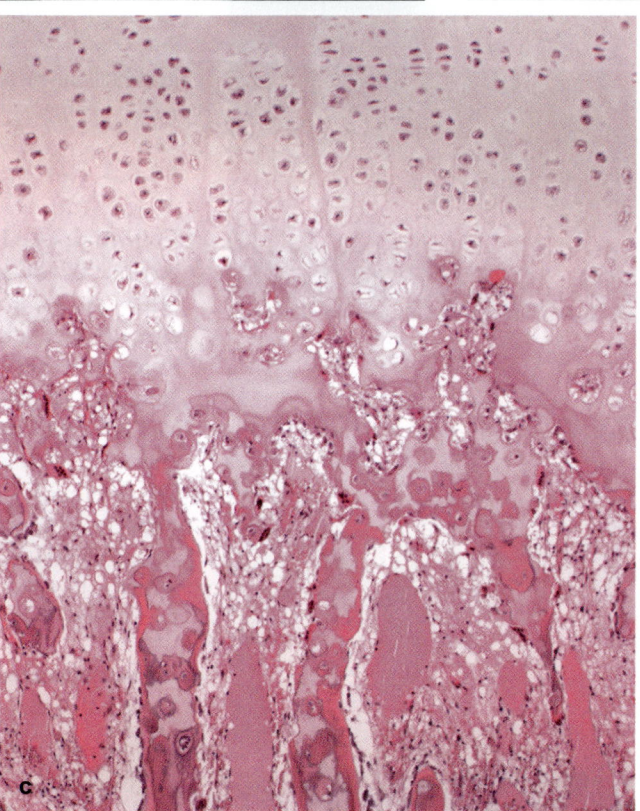

Abb. 44.19 Osteochondrom. a Röntgenübersicht, Femur. Hakenförmig konfigurierte Läsion, deren Spitze zur Diaphysenmitte zeigt. Die Basis geht in die Struktur des ortsständigen Knochens über. **b** Das Großschnittpräparat zeigt an der Oberfläche kappenartig konfigurierten hyalinen Knorpel, darunter eine schmale enchondrale Ossifikationszone, an die sich Spongiosa mit Fettmark und blutbildendem Mark anschließt. Auch histologisch fließender Übergang der Basis in den ortsständigen Knochen. HE, Vergr. 1,2-fach. **c** Histologie: Der säulenartig aufgebaute Knorpel der Kappe des Osteochondroms wird an der Basis mineralisiert und geht hier in primäre, zentral noch knorpelhaltige Spongiosa über. Die primäre Spongiosa zeigt an ihrer Oberfläche Osteoblastensäume sowie auch einzelne osteoklastäre Riesenzellen. HE, Vergr. 10-fach. [R398]

Morphologie

Röntgenmorphologisch sind irreguläre, partiell sklerotisch begrenzte Osteolysen typisch, die oft ausgedehnte Verkalkungen erkennen lassen (➤ Abb. 44.20a und b). In den langen Röhrenknochen findet sich eine Expansion der Markhöhle mit Ausdünnung, Arrosion und ggf. Durchbruch mit Periostreaktion. **Makroskopisch** entspricht das Bild dem eines Enchondroms mit graubläulichem Knorpelgewebe, das allerdings auch innerhalb der Kortikalis vorkommen kann.

Histologisch ist der Tumor wenigstens abschnittsweise zelldichter als das Enchondrom und wächst markraumausfüllend (= permeativ) und/oder osteodestruktiv (➤ Abb. 44.20c). Eine direkte Osteoid- oder Knochenbildung durch die Chondrosarkomzellen ist nicht nachweisbar. Auf der Grundlage von Kerngröße, Kernpolymorphie, Chromatinverteilung/Sichtbarkeit von Nukleolen und Matrixbeschaffenheit werden drei prognostisch relevante aber etwas unscharf definierte Malignitätsgrade unterschieden (ACT/G1: 60%, G2: 35%, G3: 5%).

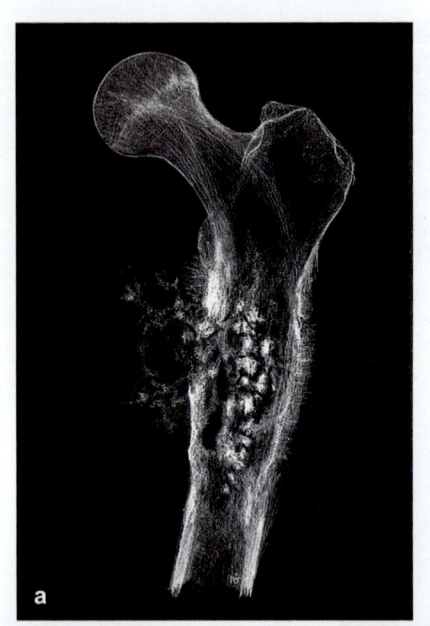

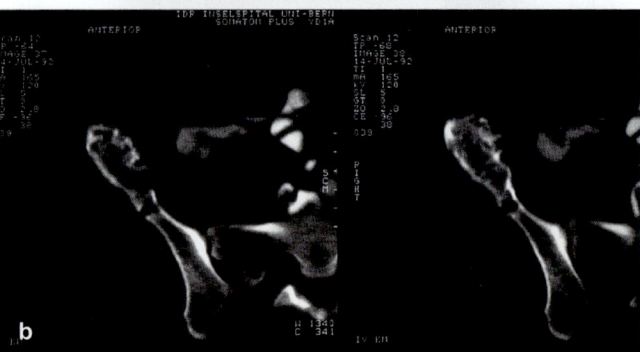

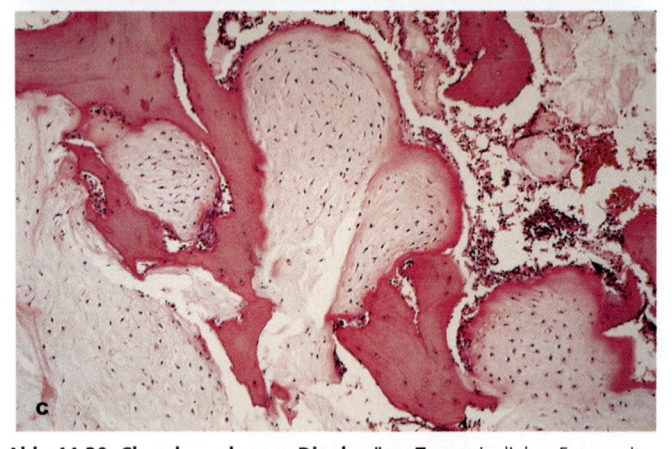

Abb. 44.20 Chondrosarkom. a Diaphysärer Tumor im linken Femur mit ausgeprägten Osteolysen und plumpen, scholligen Verkalkungen. Der Tumor ist nach medial durch die Kortikalis gebrochen und hat einen großen Weichteiltumor verursacht, der ebenfalls schollige und ringförmige Verkalkungen zeigt. Nach lateral ist die Kompakta infiltriert und dadurch hochgradig aufgetrieben (Röntgenskizze aus: Remagen et al., Handbuch der Inneren Medizin, Band VI, Springer 1980). **b Niedrig malignes Chondrosarkom** Grad I: CT des Beckens mit Destruktion der Kompakta der Beckenschaufel und fleckförmigen intraossären sowie periossären Verdichtungen. **c Atypisches Knorpelgewebe** (hell), das als Malignitätskriterium den ortsständigen Knochen (rot) zerstört hat und ein den Markraum ausfüllendes Wachstum zeigt. Gleiche Patient wie in (b). In der mittleren Vergrößerung sind in den hellen Bereichen (Tumor) zahlreiche, dicht nebeneinander gelagerte Tumorzellen zu erkennen. HE, Vergr. 40-fach. [R398]

Molekularpathologie

Enchondrome und konventionelle Chondrosarkome zeigen in ca. 50 % der Fälle Punktmutationen in den *IDH1/2*-Genen. Durch postzygotische Mutationen entstehen Krankheitsbilder mit multiplen Knorpeltumoren (M. Ollier und Maffucci-Syndrom).

Klinische Relevanz Gut differenzierte Tumoren werden wegen der geringen Symptomatik oft erst spät erkannt und metastasieren praktisch nie (s. oben). Therapeutisch reicht eine Kürettage in der Regel aus, G2- und G3-Chondrosarkome sollten aber reseziert werden.

Sonderformen des Chondrosarkoms

In bis zu 10 % der Chondrosarkome entwickelt sich ein prognostisch ungünstiges, hochmalignes **dedifferenziertes Chondrosarkom**, das neben der meist niedrigmalignen Knorpelkomponente einen Übergang in ein hochmalignes Sarkom zeigt (z. B. undifferenziertes pleomorphes Sarkom [UPS], Fibro- oder Osteosarkom). Weitere seltene Sonderformen sind das bevorzugt in der 4. Dekade vorkommende, epiphysär lokalisierte, niedrig maligne **Klarzellchondrosarkom** (< 2 %) sowie das sehr seltene (< 1 %; 2.–3. Dekade), oft auch extraskelettal auftretende, hochmaligne **mesenchymale Chondrosarkom** (> Tab. 44.4).

44.6.3 Riesenzelltumor

Definition und Epidemiologie Der Riesenzelltumor ist kennzeichnet durch zahlreiche besonders große osteoklastäre Riesenzellen, die das histologische Bild dominieren. Er macht etwa 5 % aller Knochentumoren aus. In über 50 % ist er in den Epiphysen der Knieregion, aber auch in der distalen Radiusepiphyse, im proximalen Humerus, in der distalen Tibia sowie in Becken und Kreuzbein lokalisiert. 80 % treten nach dem 20. Lebensjahr auf mit einem Altersgipfel in der 3. Lebensdekade. Vor dem 15. Lebensjahr kommen echte Riesenzelltumoren praktisch nicht vor. Die WHO zählt Riesenzelltumoren zu Tumoren mit intermediärer Dignität (lokal aggressiv, selten metastasierend). Neueren Untersuchungen zufolge weisen etwa 95 % der Riesenzelltumoren charakteristische Punktmutationen im *H3–3A*-Gen auf, deren Nachweis diagnostisch hilfreich sein kann.

Morphologie

Röntgenmorphologisch findet man eine expansive Osteolyse mit exzentrischer epi- und metaphysärer Lage, meist im reifen Skelett bei geschlossener Epiphysenfuge (> Abb. 44.21a). **Makroskopisch** liegt ein graubraunes, weiches, meist blutig imbibiertes Gewebe vor (> Abb. 44.21b).

Histologisch charakteristisch sind die auffallend großen osteoklastären Riesenzellen mit stellenweise mehr als 50 Zellkernen (> Abb. 44.21c). Die eigentliche Tumorzellpopulation wird durch mononukleäre und osteoblastisch differenzierte Zellen repräsentiert, die die *H3–3A* Mutation aufweisen. Stimuliert durch die Synthese von RANKL entwickeln sich aus den Tumorzellen die typischen und resorptionsaktiven Riesenosteoklasten.

44.6 Tumoren des Knochens

Klinische Relevanz Die Tumoren imponieren durch Schmerzen, Schwellung, Bewegungseinschränkung und/oder eine pathologische Fraktur. Eine komplette Entfernung ist notwendig. Eine alleinige Kürettage ohne zusätzliche Maßnahmen wie Ausfräsen, Kryochirurgie, Palakosplombe oder Phenolinstillation ist mit einer höheren Rezidivrate verbunden. Bei schwierig zu resezierenden Tumoren kann zunächst antiresorptiv behandelt werden (z. B. mit dem RANKL-Antikörper Denosumab), wodurch es zu einer zunehmenden Mineralisierung und ggf. Verkleinerung der Tumoren kommen kann. Histologisch nimmt die Anzahl von Riesenzellen durch die Therapie massiv ab und die Tumorzellen entwickeln einen ausgeprägter osteoblastischen Phänotyp.

44.6.4 Tumoren anderer Herkunft

Ewing-Sarkom

Definition und Epidemiologie Das hochmaligne Ewing-Sarkom ist der – nach Osteo- und Chondrosarkom – dritthäufigste (< 10 %), im Kindesalter zweithäufigste **maligne** Knochentumor. Überwiegend betroffen sind jugendliche Patienten in der 1. und 2. Lebensdekade. Manifestationsorte sind vor allem die Diaphysen der langen Röhrenknochen, Femur, Tibia und Humerus, aber auch das Becken. Seltener können Ewing-Sarkome auch primär extraossär in den Weichteilen auftreten.

Morphologie

Röntgenmorphologisch findet man oft diaphysär gelegene und permeativ imponierende Osteolysen, die die Kortikalis spindelig auftreiben und durchbrechen sowie das Periost abheben können. Hierdurch kann eine mehrschichtige, zwiebelschalenartige Periostreaktion entstehen (➤ Abb. 44.22a).

Das **histologische** Bild ist monomorph (➤ Abb. 44.22b). Es finden sich zahlreiche dicht gepackte, klein- und rundzellige Infiltrate mit lockerem Chromatingerüst und PAS-positiven Glykogenablagerungen im Zytoplasma. Mitosen sind relativ selten, eine extrazelluläre Matrix wird nicht gebildet, ein Retikulinfasergerüst fehlt weitgehend. Immunhistochemisch reagieren die Zellen mit CD99 (➤ Abb. 44.22c). Früher hat man den Nachweis von Pseudorosetten und die Expression neuroendokriner Marker zur Abgrenzung sog. peripherer neuroektodermaler Tumoren (PNET) verwendet, die heute als nicht mehr separat aufgeführte Mitglieder der Ewing-Sarkom-Familie aufgefasst werden.

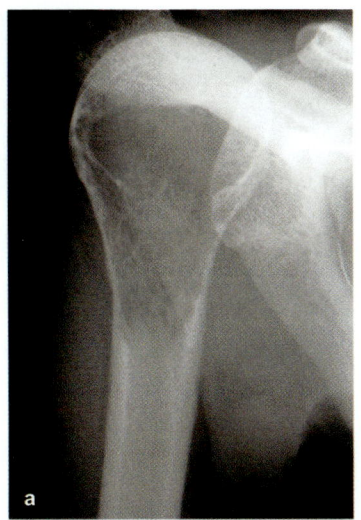

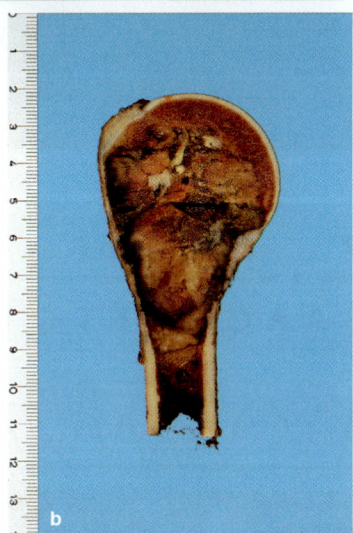

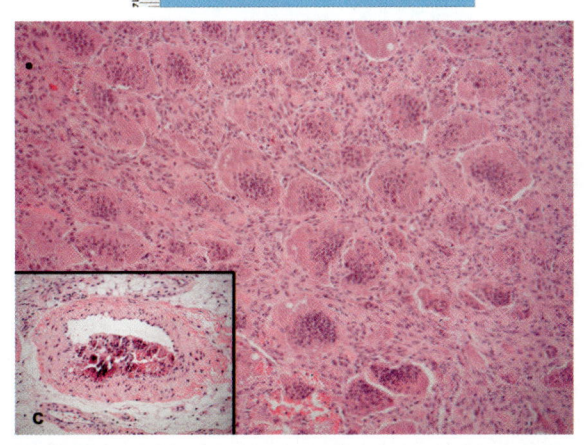

Abb. 44.21 Riesenzelltumor. a Röntgenübersicht: ausgedehnte, etwas unscharf begrenzte Osteolyse der Epi- und Metaphyse des proximalen Humerus, bis in die Diaphyse reichend. Die Kortikalis ist stark verschmälert jedoch nicht durchbrochen. **b** Sägeschnittfläche mit bräunlich verfärbtem (siderinhaltigem) Tumorgewebe, das daneben auch weißlichere, bindegewebige Areale aufweist. **c** Histologisch bestimmen zahlreiche Riesenzellen das Bild, dazwischen die eigentlich proliferierende mononukleäre Tumorzellkomponente. Gefäßinvasionen, auch in unmittelbarer Nachbarschaft des Tumors werden immer wieder beobachtet (Inset), über die es selten zur Ausbildung von Lungenmetastasen kommen kann. HE, Vergr. 40-fach. [R398]

Molekularpathologie

Das Ewing-Sarkom zeigt in 85 % der Fälle eine charakteristische chromosomale Translokation t(11; 22) (q24; q12), die einer Fusion des EWSR1-Gens, eines Transkriptionsregulators der FET-Familie, mit dem FLI1-Gen entspricht. Letzteres ist ebenfalls ein Transkriptionsregulator, der zur ETS-Familie gehört. Die anderen 15 % der Ewing-Tumoren zeigen EWSR1-Fusionen mit anderen Faktoren

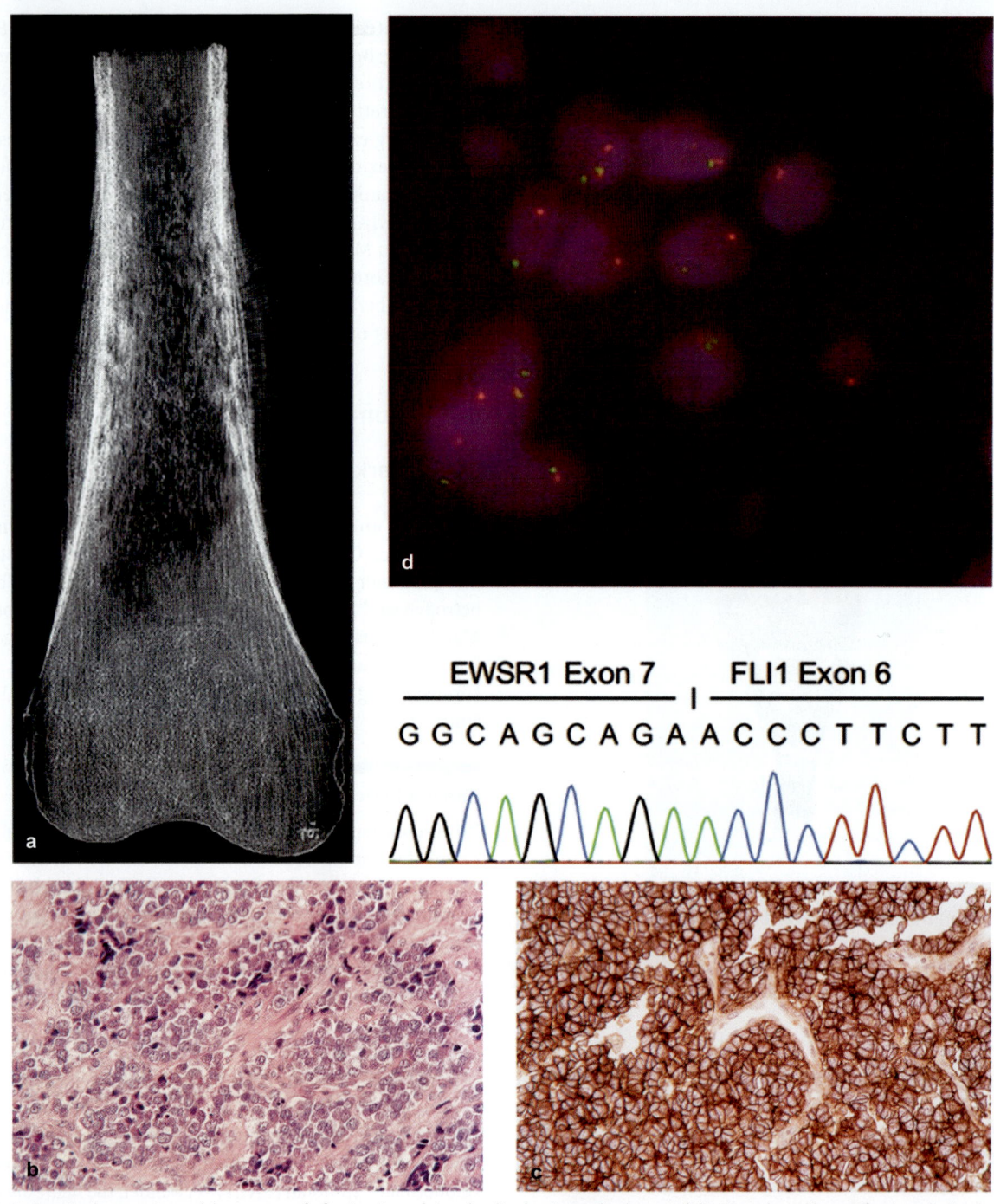

Abb. 44.22 Ewing-Sarkom. a Ausgedehnte, mottenfraßartige Destruktion der distalen Femurdiaphyse, auf die Metaphyse übergreifend, nach distal und proximal kaum abgrenzbar. Lateral (links) zwiebelschalenartige Periostreaktion, die medial (rechts) in Spiculae übergeht. Diese Spiculae (Knochenbälkchen) werden vom Periost gebildet und sind Ausdruck eines sehr schnell wachsenden Tumors (Röntgenskizze aus: Remagen et al., Handbuch der Inneren Medizin, Springer 1980). [R398]
b Histologisch zeigt das Ewing-Sarkom relativ uniforme Zellen mit schmalem, kaum abgrenzbarem Zytoplasma und allenfalls punktförmigen, kleinen Nukleolen. Die dunklen Zellelemente entsprechen Quetschartefakten des sehr druckempfindlichen Tumorgewebes. HE, Vergr. 80-fach. [R398] **c** Positive Reaktion der Tumorzellen mit CD99 (Antikörper HBA71b). Diese Reaktion ist diagnostisch hilfreich, für das Ewing-Sarkom jedoch nicht beweisend. ABC-Immunperoxidase, Vergr. 80-fach. [R398]
d Chromosomales Rearrangement in der EWSR1 break apart FISH (oben), Beleg einer EWSR1-FLI1 Genfusion in der RT-PCR. [P462]

der ETS-Familie (> Abb. 44.22d). Mit der 5. Auflage der WHO-Klassifikation für Knochen- und Weichteiltumoren werden neben dem Ewing-Sarkom auch Rundzellsarkome mit EWSR1-non-ETS-Fusionen, CIC-rearrangierte Sarkome und Sarkome mit BCOR-Alterationen unterschieden, die zuvor zur Ewing-Familie gezählt wurden. Alle Tumortypen haben charakteristische Verteilungsmuster, unterscheiden sich prognostisch und können sowohl im Knochen wie auch im Weichgewebe entstehen.

Klinische Relevanz Schmerzen sind das führende Symptom und können bereits Monate vor einer sichtbaren Schwellung auftreten. Bei alleiniger chirurgischer Therapie ist die Prognose mit einer 5-Jahres-Überlebensrate von 5–8 % nahezu infaust. Heute wird im Rahmen von Therapiestudien eine prä- und postoperative Polychemotherapie mit interkurrenter Tumorresektion und evtl. Bestrahlung durchgeführt, wodurch sich die 5-Jahres-Überlebensrate von primär nicht metastasierten Extremitätentumoren auf 60–70 %, von Ewing-Sarkomen des Beckengürtels auf ca. 40 % verbessert hat.

Chordom

Definition und Epidemiologie Das Chordom macht etwa 2 % aller malignen Knochentumoren aus und ist damit sehr selten. Es leitet sich von notochordalen Resten der Wirbelsäulenanlage ab und liegt immer in der Mittellinie, hauptsächlich im Os sacrum und der sphenookzipitalen Region der Schädelbasis. Alle Altersgruppen sind betroffen, besonders aber das mittlere und höhere Lebensalter.

Morphologie

Röntgenmorphologisch findet man lytische Läsionen mit ausgedehnter Knochendestruktion und Übergreifen auf die angrenzenden Weichgewebsstrukturen (➤ Abb. 44.23a). **Makroskopisch** ist der Tumor lobuliert, grauweiß und oft blutig imbibiert.

Histologisch sieht man bei lobulärem Aufbau hochgradig vakuolisierte (= physaliphore) Tumorzellen vor reichlich mukoider Grundsubstanz. Mitosen komen nur vereinzelt vor (➤ Abb. 44.23b). Differenzialdiagnostisch ist zu beachten, dass Chordome histologisch manchmal nur schwer von Chondrosarkomen zu unterscheiden sind. Hier helfen immunhistochemische Untersuchungen, da Chordome im Gegensatz zu Knorpeltumoren positiv sind für Zytokeratine, das epitheliale Membranantigen (EMA) und den Transkriptionsfaktor Brachyury.

Klinische Relevanz Da aufgrund der Lage an der Wirbelsäule oder der Schädelbasis der Tumor oft nicht vollständig entfernt werden kann, treten häufig Rezidive auf. In solchen und in nicht operablen Fällen kann eine Strahlentherapie (Protonentherapie) indiziert sein.

Nicht-ossifizierendes Knochenfibrom

Definition und Epidemiologie Das nicht-ossifizierende Knochenfibrom (NOF) ist der häufigste Knochentumor bei jungen Menschen, der gemäß WHO-Klassifikation in 30–40 % der Bevölkerung im Laufe des Skelettwachstums vorkommt. Die Läsionen sind klinisch meist asymptomatisch, selbstlimitierend und können einzeln oder multifokal vorkommen.

Ätiologie Nicht-ossifizierenden Fibromen liegen in > 80 % der Fälle aktivierende Mutationen im MAP-Kinase-Signalweg (KRAS, FGFR1, NF1) zugrunde.

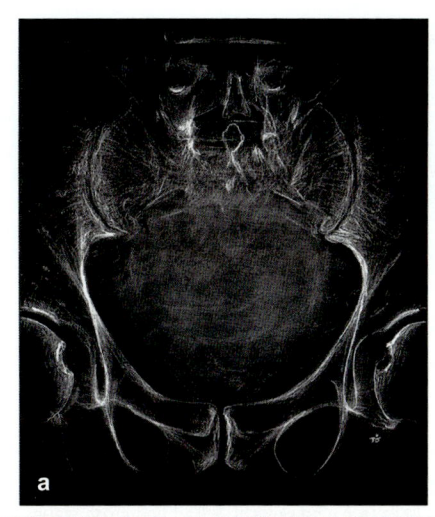

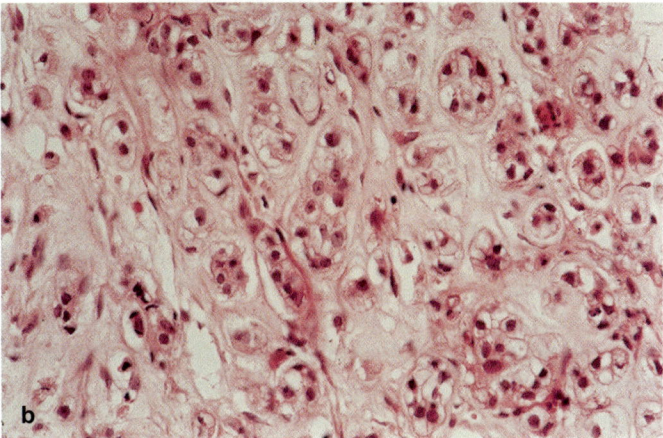

Abb. 44.23 Chordom. a Mehrere Kreuz- und Steißbeinwirbel sind durch eine flaue Osteolyse zerstört. Diese wird von einem ausgedehnten Weichteiltumor überschattet, der zu einer Erhöhung der Röntgendichte führt und die Osteolyse maskiert. Zusätzlich Überlagerungen durch Darmschlingen und Harnblasenschatten (wird deshalb oft im Frühstadium übersehen; Röntgenskizze aus Remagen et al., Handbuch der Inneren Medizin, Springer 1980). **b** Tumorgewebe aus Strängen und Nestern großleibiger zytoplasmareicher Zellen, die vakuolisiert sind und die einen kleinen, meist pyknotischen Zellkern besitzen. HE, Vergr. 80-fach. [R398]

Morphologie

Röntgenmorphologisch sieht man eine exzentrische, traubenförmige, scharf begrenzte Osteolyse in der Metaphyse der langen Röhrenknochen (➤ Abb. 44.24).

Histologisch findet man wirbelig angeordnete fibroblastäre Spindelzellen ohne Atypien. Dazwischen liegen Histiozyten, die Eisenpigment gespeichert haben, sowie Schaumzellen.

Klinische Relevanz Die Läsion präsentiert sich radiologisch meist so typisch, dass sie bereits im konventionellen Röntgenbild zuverlässig diagnostiziert werden kann und deshalb keine Biopsie zur Diagnosesicherung erfordert. Die meisten nicht-ossifizierenden Fibrome sind symptomlos und zeigen im Verlauf eine spontane Regression. Eine Behandlung ist nur bei einer zusätzlichen Fraktur erforderlich.

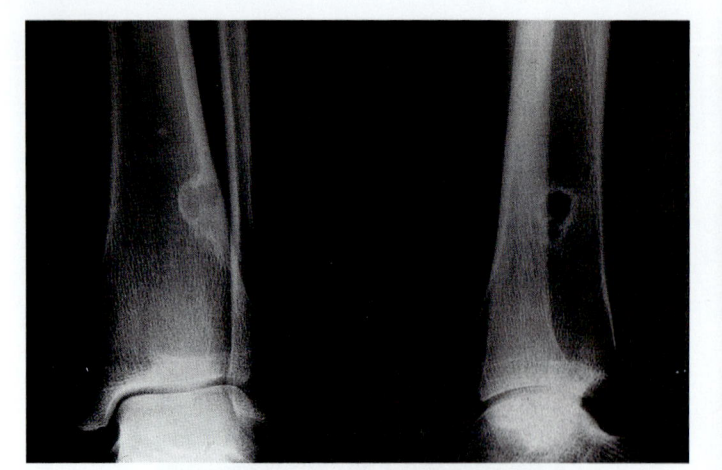

Abb. 44.24 Nicht-ossifizierendes Knochenfibrom. Röntgenbild der distalen Tibia und Fibula (a.p. und seitlich). Scharf begrenzte, traubenförmig konfigurierte, von einem Sklerosesaum umgebene Osteolyse der Meta-/Diaphyse in der distalen und lateralen Tibia. Der Knochen ist nicht aufgetrieben, die Kortikalis nicht durchbrochen. Das Röntgenbild ist sehr charakteristisch. [R398]

Fibröse Dysplasie

Definition, Epidemiologie und Ätiologie Die fibröse Dysplasie ist gemäß 5. Auflage der WHO-Klassifikation für Knochen- und Weichteiltumoren eine benigne und fibro-ossäre Neoplasie des Knochens, die durch eine postzygotische Mutation des *GNAS*-Gens entsteht. Im betroffenen Knochenabschnitt kommt es zu einer Proliferationszunahme bei gleichzeitiger Differenzierungshemmung des den betroffenen Knochen bildenden Mesenchyms. Obwohl genaue Zahlen fehlen, gehört sie sicher zu den häufigsten gutartigen Knochenläsionen, die zu weit über zwei Drittel als **monostotische**, in über 25 % als **polyostotische** (mehrere, aber nie alle Knochen befallende) Form vorkommt. Selten tritt sie im Rahmen des **McCune-Albright-Syndroms** mit Café-au-Lait-Flecken und endokrinen Störungen auf (besonders Pubertas praecox). Alle Knochen, vor allem Femur, Tibia, der (Gesichts-)Schädel und die Rippen, können betroffen sein. Die monostotische Variante wird meist zufällig im 2.–4. Lebensjahrzehnt entdeckt, während die polyostotischen, häufiger bei Mädchen auftretenden Formen, schon früher symptomatisch werden können.

Morphologie

Röntgenologisch sieht man scharf begrenzte, typischerweise milchglasartig getrübte, den Knochen teils seifenblasenartig auftreibende Osteolysen (> Abb. 44.25a).

Makroskopisch ist der Markraum mit weißlichem, derbem, manchmal pseudozystisch umgewandeltem Gewebe ausgefüllt. Die Kortikalis ist ausgedünnt.

Histologisch sieht man ein mäßig zellreiches bindegewebiges Stroma mit kleinen ovalen bis spindeligen Zellen und unauffälligen Kernen. Darin eingelagert finden sich irregulär verteilt gelegene, untereinander meist nicht anastomosierende Faserknochenbälkchen, die typischerweise keine kubischen Osteoblasten an ihrer Oberfläche besitzen (> Abb. 44.25b). Knorpelinseln können (selten) vorkommen.

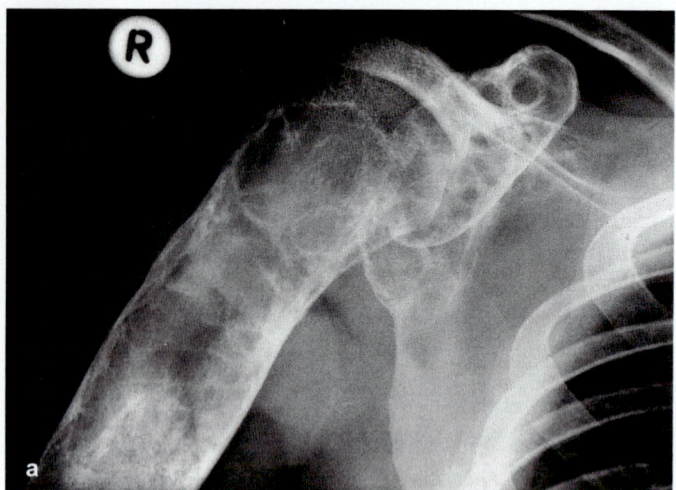

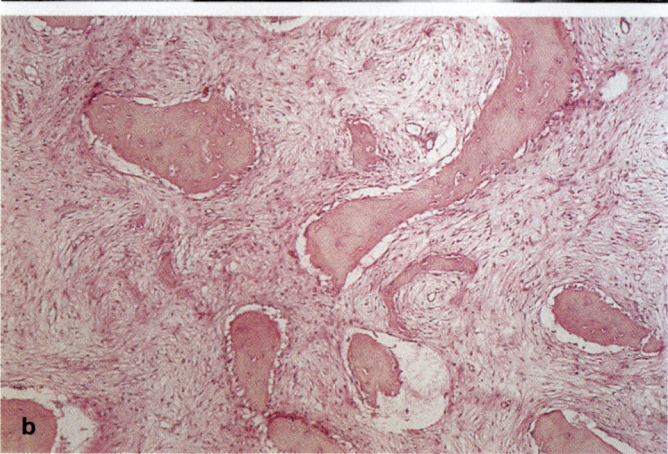

Abb. 44.25 Fibröse Dysplasie. a Röntgenübersicht: polyostotische Form mit Auftreibung des rechten proximalen Humerus sowie des Proc. coracoideus der Skapula durch blasenförmige, milchglasartige Osteolysen. Die Kompakta ist stark rarefiziert, jedoch nicht durchbrochen. **b** Histologisch erkennt man bereits in der Übersicht irregulär verzweigte, kaum untereinander anastomosierende Knochenbälkchen, die in lockeres Bindegewebe eingelagert sind. Charakteristischerweise besitzen sie keine kubischen Osteoblasten an ihrer Oberfläche. HE, Vergr. 25-fach. [R398]

Klinische Relevanz Neben Deformierungen und funktionellen Beeinträchtigungen (Kiefer) können statische Beschwerden und Ermüdungsfrakturen auftreten. Therapeutisch reichen symptomatische modellierende Maßnahmen aus. Sehr selten können sich sekundäre Sarkome entwickeln.

44.6.5 Skelettmetastasen

Nach Leber und Lunge ist das Skelett die dritthäufigste Lokalisation hämatogener Metastasen maligner Tumoren. Besonders Mamma-, Prostata-, Lungen-, Nieren- und Schilddrüsenkarzinome metastasieren oft in den Knochen. Am häufigsten ist nach szintigrafischen Untersuchungen die Wirbelsäule inkl. Becken betroffen (zusammen 50 %; einzeln 37 % bzw. 13 %), gefolgt von Thorax (30 %), Schädel (10 %), proximalem Femur und proximalem Humerus (10 %). Im Kindesalter sind Neuroblastome, Rhabdomyosarkome und Medulloblastome die häufigsten Primärtumoren bei Knochenmetastasen.

Pathogenese

Radiologisch können Metastasen osteolytisch oder osteosklerotisch sein. Oft liegen Mischformen vor. Osteolysen werden von Faktoren verursacht, die von Tumorzellen produziert werden und Osteoklasten aktivieren, z. B. PTHLH (Plasmozytom oder Mammakarzinom), das seinerseits die RANKL-Synthese steigert, gleichzeitig aber die OPG-Produktion hemmt und so zu einer vermehrten Rekrutierung und gesteigerten Aktivierung von Osteoklasten führt. TGF-β hingegen ist ein starker Osteoblastenstimulator. Es wird z. B. oft von Prostatakarzinomzellen gebildet, die zusätzlich andere, Osteoblasten-stimulierende Proteine wie „bone morphogenetic proteins" (BMP) freisetzen, die ihrerseits die Ansiedelung von Tumorzellen im Knochen begünstigen. Prostatakarzinomzellen bilden außerdem drei- bis viermal mehr OPG als normale Prostataepithelien, sodass lokal der RANKL/OPG-Quotient zugunsten von OPG und damit in Richtung Knochenanbau (Osteosklerose) verschoben wird.

Klinische Relevanz Oft machen sich Metastasen mit Schmerzen (Wirbelsäule) oder pathologischen Frakturen (Femur) bemerkbar. In etwa 10–15 % der Fälle sind sie die Erstmanifestation eines (zu diesem Zeitpunkt noch) unbekannten Primärtumors.

KAPITEL 45

E. Wardelmann, F. Dombrowski

Gelenke

45.1	Normale Struktur und Funktion	897	45.4.1 Anatomische Grundlagen	910
			45.4.2 Degenerative Veränderungen	910
45.2	Arthritis	898	45.4.3 Traumatische Sehnenruptur	910
45.2.1	Infektiöse Arthritis	898	45.4.4 Tendovaginitis stenosans	910
45.2.2	Allergische Arthritis	899	45.4.5 Karpaltunnelsyndrom	911
45.2.3	Akute rheumatische Polyarthritis	899	45.4.6 Entzündliche Erkrankungen	911
45.2.4	Chronisch entzündliche Gelenkerkrankungen	899		
45.2.5	Arthritiden durch Kristallablagerung	903	45.5 Bursen	911
			45.5.1 Entzündungen	911
45.3	Degenerative Gelenkerkrankungen	906	45.5.2 Baker-Zyste	911
45.3.1	Arthrosis deformans	906		
45.3.2	Andere Arthropathien	908	45.6 Tumoren und tumorähnliche Veränderungen	911
			45.6.1 Benigne Tumoren	911
45.4	Erkrankungen der Sehnen und Sehnenscheiden	910	45.6.2 Maligne Tumoren	912
			45.6.3 Tumorähnliche Läsionen	914

Zur Orientierung

Gelenke sind bewegliche Knochenverbindungen unterschiedlicher biomechanischer Komplexität. Sie unterliegen einer **kontinuierlichen mechanischen Belastung,** die zu Schädigungen der Gelenkflächen und der Gelenkverbindungen (Gelenkkapsel, Bandapparat) sowie zu Gelenkerkrankungen führen kann. **Gelenkerkrankungen sind sehr häufig** und äußern sich zumeist über das Leitsymptom **„Gelenkschmerz".** Ursächlich sind mehrheitlich die **chronische Polyarthritis,** die **Arthrose** und metabolische Erkrankungen, z. B. die **Gicht.** Daneben können Gelenke auch sekundär bei Erkrankungen anderer Organe beteiligt sein. Schließlich kommen im Gelenkbereich auch neoplastische Erkrankungen vor.

Die grundlegende **Diagnostik** beinhaltet neben der eingehenden Anamnese mit Erhebung des Symptomrhythmus eine klinische und serologische Untersuchung sowie die konventionelle Röntgendiagnostik. Darüber hinaus werden insbesondere zur Abklärung von Tumoren und tumorähnlichen Läsionen die CT und die MRT eingesetzt.

Zwischen primär entzündlichen (Arthritis) und primär durch Belastung verursachten, degenerativen (Arthrose) Gelenkerkrankungen bestehen enge Beziehungen, da einerseits die Entzündung zu einer Schädigung der Gelenkkomponenten führt und andererseits Belastungsschäden zu einer Entzündung der Synovialmembran führen.

45.1 Normale Struktur und Funktion

Gelenke sind bewegliche Knochenverbindungen. Die Knochenenden sind von **Gelenkknorpel** überzogen, bei dem es sich zumeist um hyalinen Knorpel handelt. Er hat „Stoßdämpferfunktion" und bewirkt eine Anpassung der Gelenkkörper aneinander. Für seine Elastizität sind Proteoglykane, für seine Festigkeit Kollagenfibrillen verantwortlich. Ernährt wird der Gelenkknorpel größtenteils aus der Synovialflüssigkeit („Synovia") und nur zu einem geringen Teil über Gefäße des subchondralen Knochens.

Die Gelenke sind von der **Gelenkkapsel** umschlossen. Diese besteht aus einem äußeren Stratum fibrosum und einer inneren Membrana synovialis. Das Stratum fibrosum enthält vorwiegend straff-faseriges kollagenes Bindegewebe (Typ-I/III-Kollagen) und ist mit Bändern verstärkt. Die Membrana synovialis („Synovialis") besteht aus einer

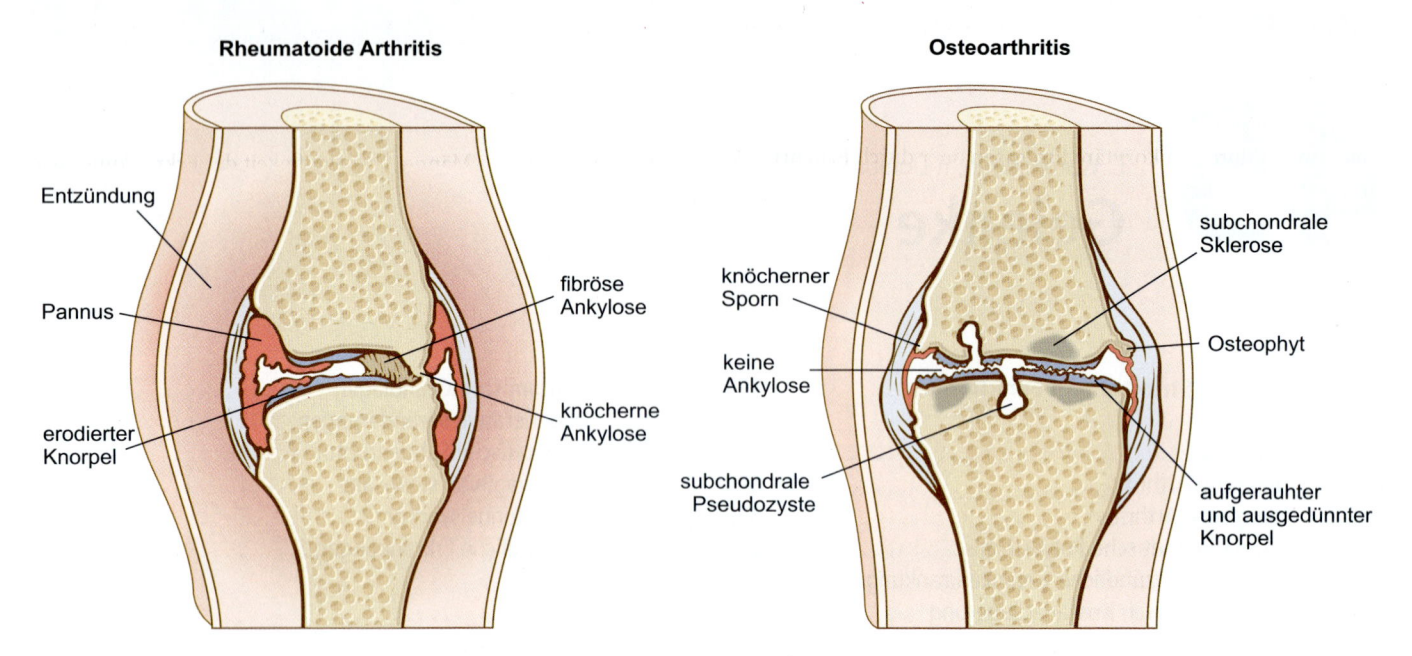

Abb. 45.1 Gegenüberstellung der morphologischen Aspekte der rheumatoiden Arthritis und Osteoarthritis. [G899]

inneren synovialen und einer äußeren subsynovialen Schicht. In einigen Gelenken ragen von Fettgewebe unterlagerte Wülste und Falten (Plicae synoviales) sowie Synovialzotten (Villi synoviales) in den Gelenkraum vor.

Die **synoviale Intima** besteht aus einer Lage synovialer Deckzellen (Synoviozyten), wobei man zwei Zellpopulationen unterscheidet: die makrophagenähnlichen Typ-A-Zellen und die fibroblastenähnlichen Typ-B-Zellen. Die **A-Zellen** sind morphologisch und funktionell dem Monozyten-Makrophagen-System zuzuordnen und haben Phagozytose- und damit auch Abwehrfunktion, während die **B-Zellen** (möglicherweise aber auch die A-Zellen) Hyaluronsäure sezernieren und damit zur Bildung der Synovialflüssigkeit in der Gelenkhöhle beitragen.

Die **Synovialflüssigkeit** (Synovia, Gelenkschmiere) ist ein Dialysat des Blutplasmas, vermischt mit Sekretionsprodukten der Synoviozyten. Sie enthält Proteine, Glukose und Hyaluronsäure. Zellen sind in der Synovia kaum vorhanden, abgesehen von abgeschilferten Synoviozyten und vereinzelten Monozyten. Die Synovialflüssigkeit sorgt für die Ernährung des Gelenkknorpels und der intraartikulären Strukturen. Daneben dient sie auch als „Schmiermittel" für eine optimale, reibungsfreie Bewegung.

Intraartikuläre Strukturen sind Disci, Menisken sowie intraartikuläre Bänder und Sehnen.

Gelenkerkrankungen sind besonders im höheren Lebensalter häufig. Es handelt sich um metabolische **(Gicht, Pseudogicht)** und insbesondere degenerative Erkrankungen **(Arthrosen)**. Seltener und teilweise bereits im Jugendalter sowie mittlerem Lebensalter treten entzündliche Erkrankungen **(Arthritiden)** auf.

45.2 Arthritis

Arthritiden sind Gelenkentzündungen, die auf infektiöse, immunologische oder chemisch-physikalische Ursachen zurückgehen. Bei Befall eines Gelenks wird von **Monarthritis,** bei Befall mehrerer Gelenke von **Polyarthritis** gesprochen. Die Erkrankungen können akut, chronisch oder rezidivierend verlaufen und entweder folgenlos abheilen oder zu bleibenden Defekten führen (> Abb. 45.1).

45.2.1 Infektiöse Arthritis

Infektiöse Arthritiden werden von Bakterien, Viren oder Pilzen hervorgerufen. Die Erreger können direkt (z. B. bei offenen Wunden), fortgeleitet von der Umgebung (z. B. bei Infektionen in der Gelenkumgebung) oder hämatogen in das Gelenk gelangen.

Akute, unspezifische, bakterielle Arthritis

Syn.: eitrige Arthritis

Definition Es handelt sich um eine exsudativ-eitrige, meist bakteriell bedingte Gelenkentzündung. Wichtigste Erreger sind Staphylokokken *(Staphylococcus aureus)*, Streptokokken, Gonokokken, *Haemophilus*, Salmonellen, *Proteus, Pseudomonas* und *Escherichia coli.*

Morphologie

Üblicherweise ist nur **ein** Gelenk betroffen. Das Gelenk ist geschwollen, gerötet und schmerzhaft. In der Synovialmembran und der Synovialflüssigkeit finden sich überwiegend neutrophile Granulozyten und Histiozyten, in geringer Anzahl Lymphozyten und Plasmazellen (eitrige Synovialitis, Pyarthros). Die Synovialis zeigt eine aktive Hyperämie, Nekrosen und aufgelagertes Fibrin. In der Folge kann es durch leukozytäre Proteasen oder durch Ernährungsstörungen zu degenerativen Veränderungen des Gelenkknorpels, zu Knorpelnekrosen und durch Übergreifen des entzündlichen Prozesses auf den Knochen zur Osteomyelitis kommen.

Lyme-Arthritis

Im Rahmen der Lyme-Borreliose (Erreger: *Borrelia burgdorferi*, übertragen durch Zecken) kommt es neben Hautveränderungen (Erythema chronicum migrans, Acrodermatitis chronica atrophicans Herxheimer) sowie kardiovaskulären und neurologischen Störungen auch zu einer Arthritis. Dabei findet sich eine unspezifische chronische Synovialitis mit lymphoplasmazellulären Infiltraten und Lymphfollikeln (auch ➤ Kap. 48.3.6).

Virale Arthritiden

Eine Reihe von Virusinfektionen (z. B. Rubeola, Parvovirus B19, Hepatitis B, Mumps, Varizellen) wird von akuten und vorübergehenden Gelenkbeschwerden (Schmerzen) begleitet. Das morphologische Substrat ist eine unspezifische lymphozytäre Infiltration der Synovialis. Pathogenetisch können dabei Antigen-Antikörper-Komplexe eine Rolle spielen.

Andere infektiöse Arthritiden

Zur Arthritis bei Infektionen mit Mykobakterien, Gonokokken und Spirochäten ➤ Kap. 48.3.6.

45.2.2 Allergische Arthritis

Bei Nahrungsmittel- und Medikamentenallergien kann es durch die Wirkung von Immunkomplexen nach Komplementaktivierung zu einer Synovialitis kommen.

45.2.3 Akute rheumatische Polyarthritis

➤ Kap. 19.4.1.

45.2.4 Chronisch entzündliche Gelenkerkrankungen

Chronische Polyarthritis (cP)

Syn.: rheumatoide Arthritis, primäre chronische Polyarthritis

Es handelt sich um eine jahrelang verlaufende (chronische) Entzündung, v. a. der Gelenke, die zu einer schweren Gelenkzerstörung führen kann. Die Prävalenz der auf den Menschen beschränkten, sehr häufigen Erkrankung liegt weltweit bei 2–3 %. Frauen sind dreimal häufiger betroffen als Männer. Die Häufigkeit der Erkrankung steigt nach dem 49. Lebensjahr an. Häufig sind die Extremitätengelenke (v. a. die kleinen Gelenke, wie die Fingergelenke) gleichzeitig und symmetrisch betroffen. Bei 31 % der Patienten sind die kleinen Gelenke initial betroffen, bei 16 % die mittleren und bei 28 % die großen Gelenke. Der Verlauf ist variabel und folgt schubweise einer proliferativen Phase, danach einer destruktiven und degenerativen Phase, um letztlich in die ausgebrannte und terminale Phase zu münden. Wie andere Erkrankungen aus dem rheumatischen Formenkreis kann die cP auch innere Organe betreffen.

Ätiologie und Pathogenese

Die primäre Ursache der cP ist noch unbekannt. Eine Schlüsselrolle kommt humoralen und zellulären immunologischen Mechanismen zu. Hierbei wird eine einmal ausgelöste Entzündung unterhalten. Als Auslöser werden bakterielle Erreger diskutiert. Als auslösende Antigene kommen sowohl exogene als auch endogene Peptide infrage, wie z. B. zitrulliniertes Protein, humanes Knorpel-Glykoprotein 39 und „heavy-chain"-bindendes Protein.

HLA-II-Moleküle präsentieren die antigenen Peptide an CD4-T-Zellen. Durch Antigen aktivierte T-Zellen stimulieren Monozyten, Makrophagen und synoviale Fibroblasten zur Produktion der Zytokine Interleukin 1, Interleukin 6 und TNF-α sowie zur Sekretion von Matrixmetalloproteinasen. Hierbei vermitteln die Oberflächensignale CD69 und CD11 sowie lösliche Mediatoren wie Interferon-γ und Interleukin 17. Interleukin 1, Interleukin 6 und TNF-α sind die wichtigsten Zytokine, die die Entzündung bei der cP stimulieren. Es sind auch die aktivierten T-Zellen, die die B-Zellen über membranvermittelte Signale zur Produktion von Immunglobulinen anregen.

Es kommt zur Freisetzung angiogenetischer Faktoren wie dem vaskulären endothelialen Wachstumsfaktor VEGF. Diese führen über die Zytokinkaskade und die Zyklooxygenase zur Neubildung von Blutgefäßen und wiederum zur Rekrutierung von Entzündungszellen. Gleichzeitig stimuliert das Rezeptor-Aktivator-NFkB-Osteoprotegerin-System (RANK/RANKL-Osteoprotegerin-System) die Ausbildung und Aktivierung von Osteoklasten. Folge ist die Resorption des subchondralen Knochens und schließlich eine schwere periartikuläre Osteoporose.

Die Entzündung ist zunächst auf das vaskularisierte Stratum synoviale beschränkt. In der Synovialis finden sich Lymphozyten und Plasmazellen, die Immunglobuline, v. a. vom Typ IgG, produzieren. Daneben sind im Kapselgewebe Immunkomplexe nachweisbar. Bei bis zu 80 % der Patienten finden sich im Serum und auch in der Synovialflüssigkeit **Rheumafaktoren.** Dabei handelt es sich um Antikörper (vorwiegend IgM, aber gelegentlich auch IgA und IgG), die gegen den Fc-Teil von körpereigenem IgG gerichtet sind. Immunkomplexe von Rheumafaktoren und IgG lassen sich in der Synovialis, in der Synovia, aber auch in extraartikulären Geweben nachweisen. Rheumafaktoren sind nicht spezifisch für diese Erkrankung, sondern finden sich auch bei nichtrheumatischen Erkrankungen wie Sarkoidose, Endokarditis,

Tuberkulose, interstitiellen Lungenkrankheiten und bei 25 % der 60- bis 89-Jährigen. Sie sind aber mit schwereren und komplizierteren Verlaufsformen der cP assoziiert.

Daneben bestehen auch Hinweise auf die Beteiligung zellulärer Immunreaktionen. Bei Patienten mit cP finden sich in der Synovialis aktivierte T-Lymphozyten (TH- und TC-Zellen). Da bei vielen Patienten Antikörper gegen **Epstein-Barr-Virus-codierte Antigene** gefunden werden, könnte diesem Virus eine Rolle bei der Pathogenese der Erkrankung zukommen. Auf eine wichtige Rolle genetischer Faktoren weisen nicht nur Familienuntersuchungen, sondern auch die Assoziation der Erkrankung mit **HLA-DRB1** hin.

Morphologie

Die Krankheit betrifft **Gelenke, Sehnen** und **Sehnenscheiden** sowie **periartikuläre Weichteile.** Gelenke und Weichteile sind geschwollen und gerötet. Die Erkrankung betrifft in 21 % nur ein Gelenk (monoartikulär), in 44 % einige (oligoartikulär) und in 35 % viele (polyartikulär) Gelenke.

Histologisch entsprechen die klassischen Veränderungen einer proliferativen Synovialitis. Die Synovialzellschicht ist hyperplastisch. In der Synovialmembran finden sich anfangs und im akuten Schub neutrophile Granulozyten, später überwiegen Lymphozyten, Plasmazellen, Makrophagen, Mastzellen und Lymphfollikel mit Keimzentren (➤ Abb. 45.2). Es kann auch zu einer fokalen Fibrinablagerung und einer fibrinoiden Nekrose in der Synovialis kommen. Folge ist eine granulierende Entzündung mit einer Verdickung der Synovialmembran und der Ausbildung ödematöser, gefäßreicher Zotten (➤ Abb. 45.3).

Das die Gelenkoberfläche bedeckende Granulationsgewebe wird als **Oberflächenpannus** bezeichnet. Durch frei werdende Enzyme (z. B. Kollagenase) und Zytokine (Interleukin-1, TNF-α), aber auch

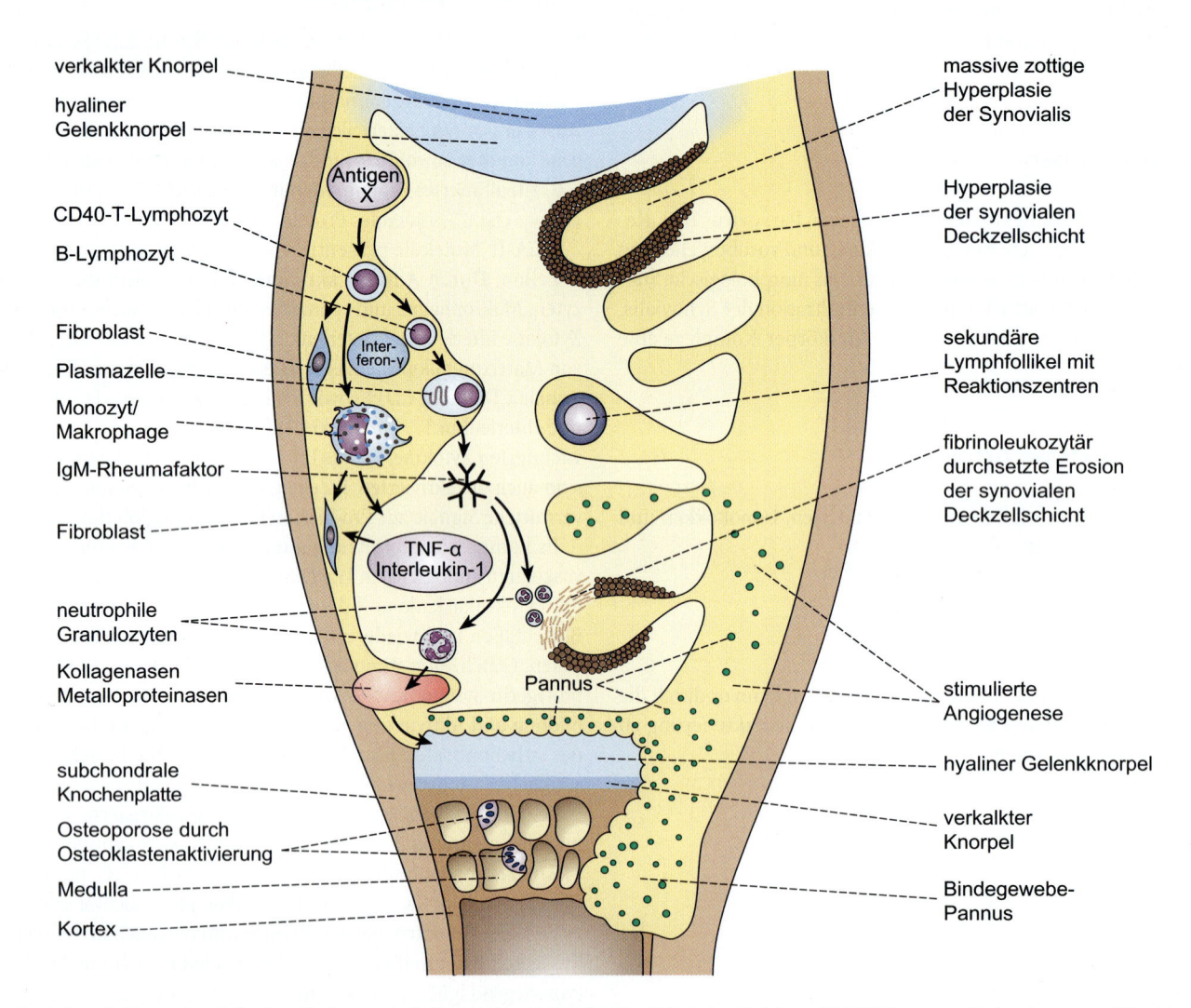

Abb. 45.2 Entwicklung der Gelenkveränderung bei chronischer Polyarthritis. Linke Seite: Aktivierte CD4-T-Zellen regen Makrophagen und Fibroblasten zur Produktion von Interleukinen und TNF-α an, sie stimulieren B-Zellen zur Sekretion von Immunglobulinen und regen die Bildung und Aktivierung von Osteoklasten an. Rechte Seite: Die Synovialmembran ist geschwollen und entzündlich infiltriert (Granulationsgewebe mit neutrophilen Granulozyten, Lymphozyten, Plasmazellen, Makrophagen, Mastzellen, Lymphfollikeln). Die synoviale Deckzellschicht ist hyperplastisch, es bilden sich Synovialzotten aus. Das Granulationsgewebe überwächst als Pannus den Gelenkknorpel und führt zur Knorpelschädigung. Nach Einwachsen in den subchondralen Knochen kann es zusätzlich zu einer Knochenzerstörung kommen. [L106]

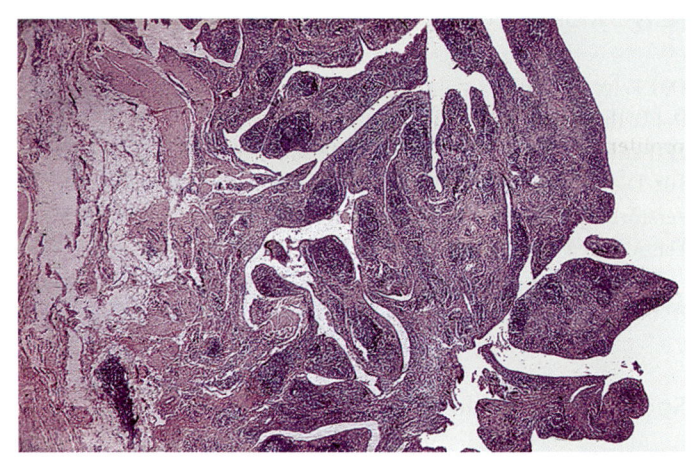

Abb. 45.3 Chronische Polyarthritis. Zottige Hyperplasie der Synovialis mit follikulär angeordneten lymphoplasmazellulären Entzündungsinfiltraten. HE, Vergr. 25-fach. [R398]

durch eine Beeinträchtigung der Knorpelernährung werden der Gelenkknorpel und der Knochen geschädigt und später zerstört (> Abb. 45.4). Schließlich wächst der Pannus auch in den subchondralen Knochen ein. Dieser wird durch aktivierte Osteoklasten resorbiert. Auch **Sehnen, Muskeln** und **periartikuläres Gewebe** werden in den Entzündungsprozess einbezogen. Spätfolgen sind eine fibröse oder knöcherne Gelenkversteifung (Ankylose) und Gelenkdeformationen.

Bei ca. 30 % der Patienten kommt es zur Ausbildung von subkutanen **Rheumaknoten,** bevorzugt am Ellenbogen und an anderen Stellen, die erhöhter Druckbelastung ausgesetzt sind (> Abb. 45.5). Sie können auch in inneren Organen (Herz, Perikard, Lunge, Gastrointestinaltrakt, Blutgefäße) vorkommen. Es finden sich bis zu 2 cm große Knoten mit zentraler fibrinoider Nekrose (bestehend aus Fibrin, Kollagenabbauprodukten und eingelagerten neutrophilen Granulozyten), umgeben von palisadenartig (radiär) angeordneten Epitheloidzellen (Histiozyten), an die peripher Lymphozyten, Plasmazellen, Fibroblasten und Makrophagen anschließen. Es handelt sich somit um eine granulomatöse Entzündung. Pathogenetisch werden Traumen mit Mikroblutungen und das Auftreten von Immunkomplexen mit nachfolgender Aktivierung von Makrophagen verantwortlich gemacht, deren Proteinasen und Kollagenasen zur Nekrose führen sollen.

Systemische Manifestationen sind bei 30 % der Patienten eine Perikarditis, ebenso eine Splenomegalie, Lymphknotenhyperplasie, normozytäre hypochrome Anämie (durch IL-1-inhibierte Erythropoese), Pleuritis, interstitielle Pneumonie und Fibrose, in 10 % eine Hepatomegalie mit Steatose und portaler Entzündung. Für die systemische Osteoporose wird neben der Steroidtherapie und körperlicher Inaktivität die Aktivierung von Osteoklasten durch Interleukine verantwortlich gemacht.

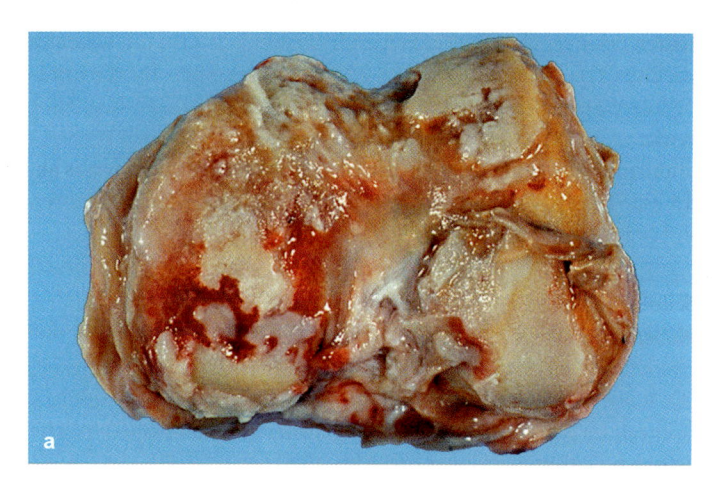

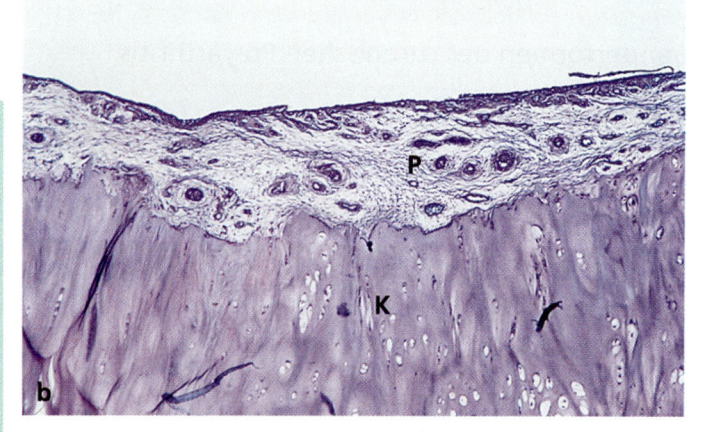

Abb. 45.4 Knorpeldestruktion bei der chronischen Polyarthritis.
a Makroskopie der pannösen Knorpeldestruktion. **b** Histologie. P = gefäßreicher Pannus, K = Knorpel. HE, Vergr. 100-fach. [R398]

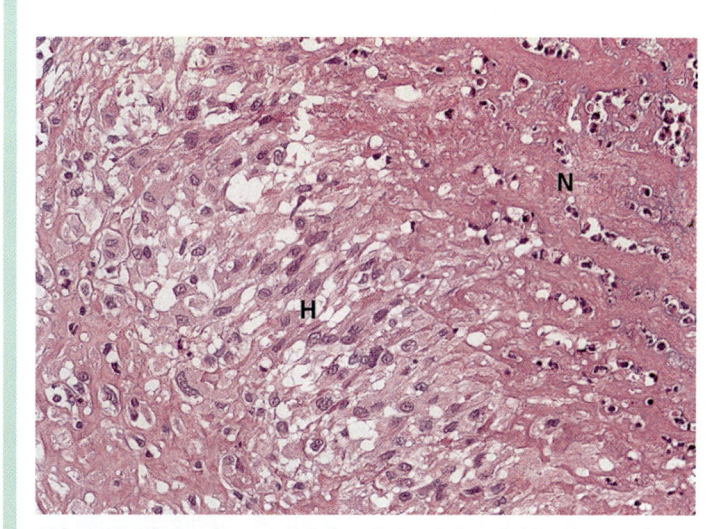

Abb. 45.5 Rheumaknoten bei chronischer Polyarthritis. Die zentrale fibrinoide Nekrose (N) ist in der Peripherie palisadenartig von Histiozyten (H) umgeben. HE, Vergr. 200-fach. [R398]

Molekularpathologie

Auf der Suche nach prädisponierenden Genloci wurde ein funktioneller Polymorphismus im Protein-Tyrosin-Phosphatase-Nonrezeptor-Typ-22-Gen (PTPN22) gefunden, der nicht nur mit rheumafaktor-positiver chronischer Polyarthritis, sondern auch mit Diabetes mellitus Typ 1 assoziiert ist. Das PTPN22-Gen codiert für die intrazelluläre Tyrosin-Phosphatase LYP, die als negativer T-Zell-Regulator wirkt.

Allerdings liegt die Konkordanz bei eineiigen Zwillingen nur bei 15–20 %, sodass man davon ausgehen muss, dass Umweltfaktoren auf prädisponierende Faktoren treffen.

Klinische Relevanz Klinischer Leitbefund ist der **Gelenkschmerz**. Neben einer symmetrischen Schwellung und Rötung der Gelenke, insbesondere der Hand, besteht eine v. a. morgendliche Gelenksteifigkeit. Als Folge der Knochen- und Knorpeldestruktion sowie der Sehnenkontraktur entwickelt sich nach langjährigem Verlauf eine typische **Ulnardeviation** der Finger (➤ Abb. 45.6).

Sonderformen der chronischen Polyarthritis

Juvenile chronische Arthritis

Syn.: Morbus Still
Diese Arthritis setzt vor dem 16. Lebensjahr ein und hält mindestens 6 Monate an. Die Inzidenz liegt bei 13,9 Neuerkrankungen pro 100.000 Kinder pro Jahr. Die Erkrankung verläuft meist seronegativ (ohne Rheumafaktoren).

Morphologisch bestehen Ähnlichkeiten zur cP des Erwachsenen. Bei einem Teil der Patienten sind nur ein oder wenige Gelenke befallen. Knie- und Sprunggelenke sind bevorzugt. Daneben werden polyartikuläre Formen mit Beteiligung vieler Gelenke beobachtet, die entweder mit oder ohne systemische Manifestationen einhergehen (z. B. Fieber über 39 °C bei 95 % der Patienten, Hautausschlag bei 88 %, Hepatosplenomegalie bei 45 %, Lymphknotenvergrößerung bei 60 %, Pleuritis, Perikarditis, Anämie, Leukozytose). Solche systemischen Manifestationen können sich auch bei der cP des Erwachsenen finden (Morbus Still des Erwachsenen). 10 % der juvenilen Patienten entwickeln eine sekundäre Amyloidose.

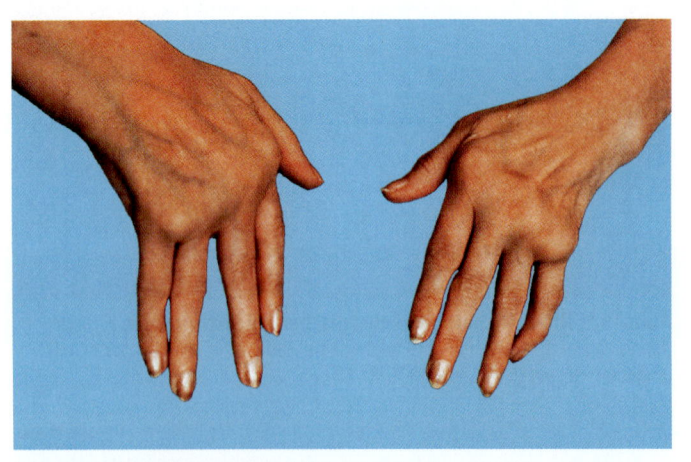

Abb. 45.6 Chronische Polyarthritis. Typische ulnare Deviation der Finger, Schwellung im Gelenkbereich (Metakarpophalangealgelenk) und Atrophie der Handmuskulatur. [R398]

Felty-Syndrom

Das Felty-Syndrom ist eine schwere Verlaufsform der chronischen Polyarthritis mit Splenomegalie und Neutropenie, die bei ca. 1 % der cP-Patienten beobachtet wird. Adulte und juvenile Formen kommen vor. Die Ursache der Neutropenie ist bislang ungeklärt. Die Gelenkzerstörungen sind bei diesen Patienten besonders stark ausgeprägt. Das Milzgewicht erreicht bis zu 2150 g. Mögliche Ursachen der Neutropenie sind eine vermehrte Margination, ein gesteigerter lienaler Abbau und eine verminderte Granulopoese. Die Mortalität ist hoch.

Spondylitis ankylosans

Syn.: Morbus Bechterew, Spondylarthritis ankylopoetica
Die Erkrankung setzt bei 80 % der meist männlichen Patienten zwischen dem 16. und 40. Lebensjahr ein, betrifft in erster Linie das Achsenskelett und führt nach 15–20 Jahren zum Spätstadium mit charakteristischer Kyphose und Ankylose der Wirbelsäule. Das Frühstadium zeigt entzündliches destruktives Granulationsgewebe der Zwischenwirbelscheiben, der Zwischenwirbelgelenke und der Sakroiliakalgelenke. An den peripheren Gelenken äußert sich die Entzündung in lymphoplasmazellulären Infiltraten und fibrinoiden Nekrosen (ähnlich der cP). Es kommt zur typischen Verknöcherung des Bandapparats und der Bandscheiben der Wirbelsäule mit brückenartiger Verbindung der Wirbelkörper und Gelenke („Bambusstabwirbelsäule"; ➤ Abb. 45.7). Außerhalb des Bewegungsapparats manifestiert sich die Erkrankung bei 25 % der Patienten als Iridozyklitis (➤ Kap. 11.10) und bei 10 % als Aortitis (➤ Kap. 20.8). 4–5 % der Erkrankten entwickeln eine sekundäre Amyloidose (➤ Kap. 47.3.3).

Psoriatische Arthritis

Bei 5–20 % der Patienten mit seit 5–10 Jahren bestehender Psoriasis, v. a. mit schwerer dermaler Manifestation (➤ Kap. 43.4.1), finden sich Arthritiden mit asymmetrischer Bevorzugung der distalen Interphalangealgelenke der Hände und Füße. Daneben können aber auch Knie-, Sakroiliakal-, Hüft- und Sprunggelenke betroffen sein. Die entzündlichen Veränderungen entsprechen weitgehend denen der cP. Im Phalangenbereich kann es zu Osteolysen, Gelenkdestruktionen und Knochenresorption kommen (mutilierende Form). Als für die psoriatische Arthritis charakteristisch wird eine „Osteoperiostitis" der Großzehe beschrieben, die radiologisch mit Knochenresorption und Spikulabildung einhergeht. 10 % der Patienten mit psoriatischer Arthritis entwickeln eine Amyloidose.

Reiter-Syndrom

Syn.: Morbus Reiter, Friesinger-Leroy-Reiter-Syndrom
Das Syndrom ist durch die Trias **seronegative Arthritis** (betroffen sind vorwiegend Gelenke der unteren Extremitäten wie Kniegelenk und Sprunggelenk), **Urethritis** und **Konjunktivitis** charakterisiert. Es tritt bevorzugt bei Männern um das 20.–30. Lebensjahr auf. Die

Inzidenz liegt bei 3,5 pro 100.000 Männer unter 50 Jahren. In etwa 50 % geht die Erkrankung mit Fieber und Entzündungen anderer Organe (Prostatitis, Keratitis, Stomatitis) oder mit psoriatiformen Hautveränderungen einher.

Die **Ätiologie** der Erkrankung ist uneinheitlich. Es finden sich epidemische und sporadische Formen. Chlamydien, Shigellen und Yersinien können bei genetischer Disposition (60–80 % der Patienten sind Träger von HLA-B27) die Erkrankung auslösen. Das Reiter-Syndrom kann auch bei HIV-Infizierten auftreten.

Morphologisch gleichen die strukturellen Veränderungen denen der cP.

Enteropathische Arthritis

Syn.: reaktive Arthritis

Diese Arthritis gehört zu den reaktiven Arthritiden, die mit einer Infektion an einem gelenkfernen Ort assoziiert und als sterile Arthritiden definiert sind. Man findet sie in peripheren und spinalen Gelenken (monoartikulär oder oligoartikulär), nach Enteritiden (durch Salmonellen, Shigellen, Yersinien, Campylobacter), aber auch bei chronisch entzündlichen Darmerkrankungen (Colitis ulcerosa, Morbus Crohn) und Morbus Whipple bei disponierten Personen (meist HLA-B27-positiv). Die Behandlung der Grunderkrankung führt oft zur Heilung der Arthritis.

Arthritiden bei generalisierten Erkrankungen

Gelenkbeteiligungen finden sich bei disseminiertem Lupus erythematodes, Sklerodermie, Polyarteriitis nodosa, Dermatomyositis, Sarkoidose, Morbus Behçet sowie anderen generalisierten Erkrankungen bekannter und unbekannter Ätiologie.

45.2.5 Arthritiden durch Kristallablagerung

Zu den Kristallarthritiden gehören als wichtigste Vertreter die Gicht, die Kalziumpyrophosphatdihydrat-Arthropathie (Chondrokalzinose, Pseudogicht) sowie die Oxalose. Dabei kommt es zu einer Ablagerung von Kristallen in Gelenkknorpel, Menisken und Synovialis, wodurch degenerative Veränderungen und Entzündungsreaktionen induziert werden.

Gicht

Syn.: Arthritis urica

Definition Die Gicht ist durch einen erhöhten Harnsäurespiegel im Serum (> 7 mg/dl beim Mann, > 6 mg/dl bei der Frau) und durch Ablagerung von Uratkristallen in Gelenken, gelenknahen Weichteilen (Tophi) und Nieren charakterisiert. Es kommt zu rezidivierenden, akuten Arthritisanfällen.

Nur wenige Personen mit Hyperurikämie entwickeln das klinische Krankheitsbild der Gicht. Das Risiko nimmt mit steigendem Serum-

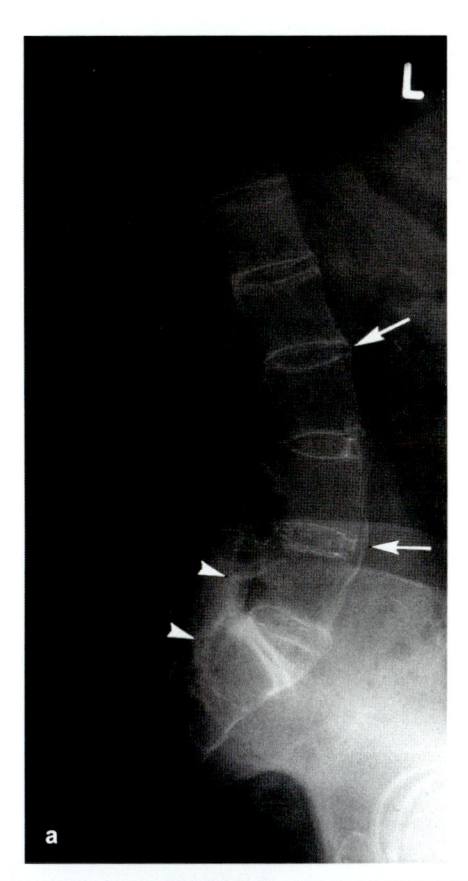

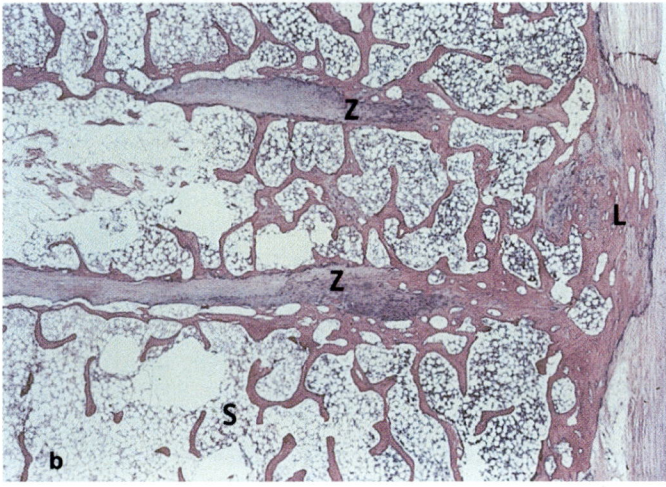

Abb. 45.7 Spondylitis ankylosans. a Seitliches Röntgenbild der unteren Lumbalwirbelsäule und der Iliosakralgelenke. Die Iliosakralgelenke sind ankylosiert (Pfeilspitzen). Schmale Syndesmophyten als Ausdruck der Verknöcherung des Anulus fibrosus ziehen von einem Wirbelkörper zum nächsten (Pfeile). Die Zwischenwirbelscheiben sind gering verbreitet und konvex geformt. Sie führen zur konkaven Verformung der Wirbelkörpergrund- und deckplatte. **b** Wirbelkörper mit verdünnten Zwischenwirbelscheiben (Z) und rarefizierten Spongiosabälkchen (S) als Hinweis auf Osteoporose werden durch das verknöcherte Längsband (L) überbrückt und verbunden (Syndesmophyten). Ergebnis ist eine starre Wirbelsäule („bambusstabartig"). HE, Vergr. 50-fach. [R398]

harnsäurespiegel zu. Männer ab dem 30. Lebensjahr sind bevorzugt betroffen.

Epidemiologie Die Prävalenz beim Erwachsenen wird mit 2–2,6 % angegeben.

Pathogenese

Man unterscheidet eine **primäre** und eine **sekundäre** Gicht. Bei der primären Gicht liegt eine Störung des Harnsäurestoffwechsels vor, während bei der sekundären Gicht eine andere Grunderkrankung eine Störung des Harnsäurestoffwechsels nach sich zieht.

Harnsäure ist ein Endprodukt des Purinstoffwechsels und entsteht überwiegend in der Leber und der Dünndarmmukosa. Purine werden entweder exogen über die Nahrung zugeführt oder im Organismus gebildet. Die gebildete Harnsäure wird zu ca. 70 % über die Niere und zu ca. 30 % über den Darm ausgeschieden (bakterielle Urikolyse). Eine **Hyperurikämie** kommt zustande durch:
- Überproduktion von Harnsäure
- Verminderte Ausscheidung von Harnsäure
- Kombination beider Mechanismen (selten)

Die **primäre Hyperurikämie** (Gicht) wird mit geringer Penetranz autosomal-dominant vererbt. Bei ca. 99 % der Patienten besteht eine Störung der renalen Harnsäureausscheidung, insbesondere der tubulären Harnsäuresekretion. Bei der Störung der renalen Harnsäureausscheidung handelt es sich um eine heterogene Krankheitsgruppe. Bei der Mehrheit dieser Patienten liegt eine Mutation des Uromodulin-Gens zugrunde.

Nur in ca. 1 % liegt eine gesteigerte endogene Harnsäuresynthese bedingt durch Enzymdefekte des Purinstoffwechsels und/oder eine gestörte Regulation vor. Bei Erwachsenen konnten Mutationen des Hypoxanthin-Guanin-Phosphoribosyltransferase-Gens (HPRT) oder des Phosphoribosyl-Pyrophosphatsynthetase-Gens nachgewiesen werden. Die Mutationen führen zu einer gesteigerten Purinsynthese durch einen Enzymdefekt der Hypoxanthin-Guanin-Phosphoribosyltransferase, eine Überaktivität der Phosphoribosylpyrophosphat-Synthetase und einen Defekt der Glukose-6-Phosphatase. Das Gen, das die HPRT codiert, liegt auf dem X-Chromosom (Xq 26-q27) und enthält 9 Exone.

Ist der Enzymdefekt der HPRT vollständig, so führt er bereits im Kindesalter zum **Lesch-Nyhan-Syndrom.** Dieses wird X-chromosomal-rezessiv vererbt und tritt mit einer Häufigkeit von 1 : 50.000 bis 1 : 100.000 auf. Die Säuglinge zeigen bei der Geburt außer einer akzentuiert gelblichen Urinverfärbung keine Symptome. 6–8 Wochen nach der Geburt stellt sich eine erhöhte Neigung zum Erbrechen ein. Schließlich kommt es ab einem Alter von 6–10 Monaten zu Hyperurikämie, Choreoathetose, Spastik, mentaler Retardierung, stark eingeschränktem Bewegungsdrang, Aggressivität und zwanghafter charakteristischer Selbstmutilation an Unterlippen und Fingern. Trotz dieses Verhaltens sollen diese Kinder oft besonders beliebt sein, da sie über einen ausgeprägten Humor verfügen und sich nach den Aggressionsattacken besonders freundlich verhalten. Die Prognose des Syndroms ist schlecht, unbehandelt versterben die Patienten in der 1. oder 2. Lebensdekade an Nierenversagen.

Die **sekundäre Hyperurikämie** ist meist bedingt durch eine Überproduktion von Harnsäure im Rahmen eines erhöhten Zellzerfalls und eines damit erhöhten Umsatzes von Nukleinsäuren (z. B. bei myeloproliferativen Erkrankungen). Eine Hyperurikämie entsteht aber auch bei verminderter renaler Ausscheidung von Harnsäure (z. B. durch Reduktion des funktionsfähigen Nierenparenchyms) oder durch Medikamente (z. B. Saluretika) oder Toxine. Letztere können eine Überproduktion und/oder verminderte Urataussscheidung über die Niere bewirken. Weitere mögliche Ursachen sind eine vermehrte Purinzufuhr mit der Nahrung, Stoffwechselstörungen (z. B. Ketoazidose bei Diabetes mellitus) und chronischer Alkoholismus.

Morphologie

Durch Ablagerung von Uratkristallen kommt es v. a. zu Schädigungen der Gelenke und der gelenknahen Kutis und Subkutis. Die neutrophilen Granulozyten phagozytieren Uratkristalle und setzen dabei lysosomale Enzyme und andere Entzündungsmediatoren mit chemotaktischer Wirkung frei. Dadurch kommt es zum schmerzhaften Gichtanfall (> Abb. 45.8).

Das bevorzugt befallene Gelenk ist das Großzehengrundgelenk, nach Häufigkeit folgen Sprung- und Fußwurzelgelenke, Hand- und Fingergelenke sowie das Kniegelenk. Zehen-, Hüft-, Schulter- und

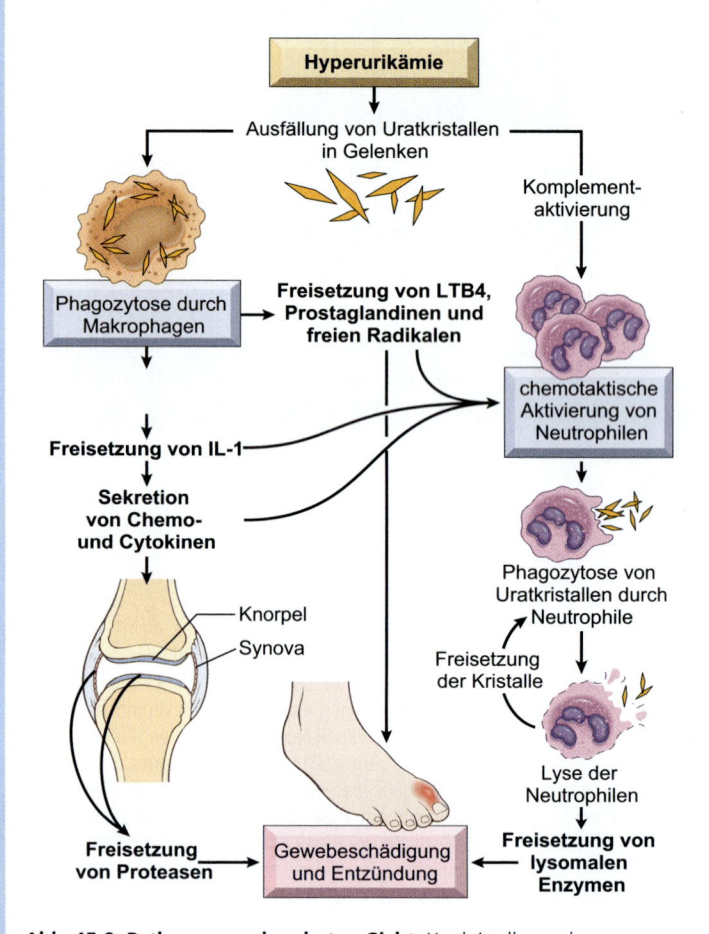

Abb. 45.8 Pathogenese der akuten Gicht. Uratkristalle werden von Makrophagen phagozytiert und stimulieren die Produktion verschiedener Entzündungsmediatoren, die die für Gicht charakteristische Entzündung auslösen. IL-1 stimuliert die Produktion von Chemokinen und anderen Zytokinen zahlreicher Zellen. LTB4: Leukotriene B4. [G899]

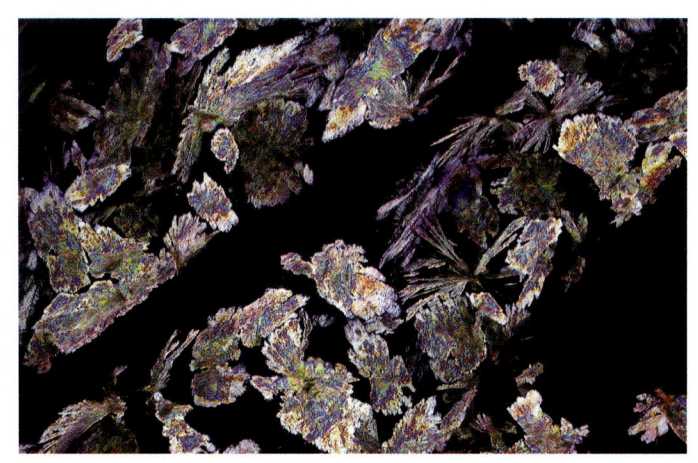

Abb. 45.9 Uratkristalle bei Gicht. Polarisationsoptisch ist die büschelförmige Anordnung der Uratkristalle besonders gut erkennbar. HE, Vergr. 200-fach. [R398]

Ellenbogengelenke sind nur selten betroffen. Bei eröffnetem Gelenk zeigen sich die Uratkristallablagerungen als weiße Stippchen im Gelenkkapselgewebe, in fortgeschrittenen Stadien als kalkähnlicher gelbweißer Belag an der Oberfläche des Gelenkknorpels (➤ Abb. 45.10).

Histologisch lassen sich im gelenknahen Bindegewebe büschelförmige Natriumuratkristalle (➤ Abb. 45.9) nachweisen. Sie sind umgeben von Histiozyten und Riesenzellen vom Fremdkörpertyp, Fibroblasten, Lymphozyten sowie neutrophilen Granulozyten (Fremdkörpergranulationsgewebe, **Tophus** ➤ Abb. 45.10 und ➤ Abb. 45.11). Die Synovialzellschicht ist hyperplastisch und mit Fibrin bedeckt. Bleibt die Erkrankung unbehandelt, kommt es zu einer Knorpel- und Knochendestruktion. Am Ende dieses Prozesses kann die Zerstörung des Gelenks stehen.

Klinische Relevanz Als Leitbefund ist beim akuten (häufig nächtlichen) Gichtanfall das periartikuläre Gewebe geschwollen, gerötet und schmerzhaft. Daraus kann sich eine deformierende chronische Arthritis entwickeln. Ferner treten subkutane Uratablagerungen (Gichttophi) sowie eine Nephrolithiasis und Uratnephropathie auf (mit Hypertonie; ➤ Kap. 37.5.4).

Kalziumpyrophosphatdihydrat-Arthropathie

Syn.: Chondrokalzinose, Pseudogicht
Diese Arthropathie entsteht durch Ablagerung von Kalziumpyrophosphatdihydrat-Kristallen in Knorpel- und Gelenkkapselgewebe. Gelangen diese Kristalle in die Synovialflüssigkeit, so können sie eine akute Arthritis mit dem klinischen Bild eines Gichtanfalls (Pseudogichtanfall) auslösen.

Pathogenese
Anorganisches Pyrophosphat entsteht bei verschiedenen Stoffwechselschritten im Organismus, z. B. bei der Protein-, Nukleotid-, Lipid- und Steroidsynthese. Die Ursache der Ablagerung ist noch

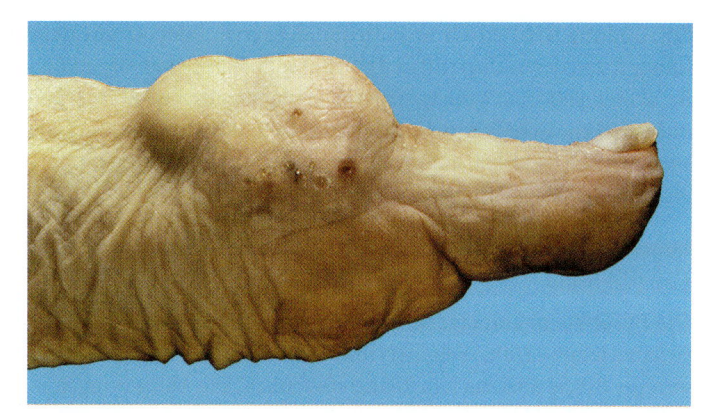

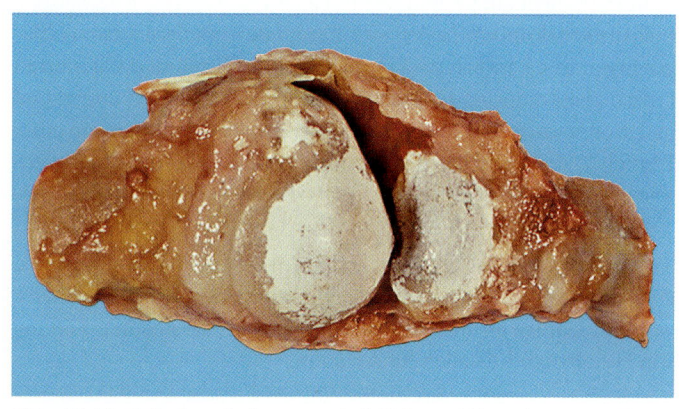

Abb. 45.10 Gelenkveränderungen bei Gicht. a Gichttophus am Großzehengrundgelenk. **b** Bei eröffnetem Gelenk erkennt man auf den Gelenkflächen einen weißen Belag von Natriumuratkristallen. [R398]

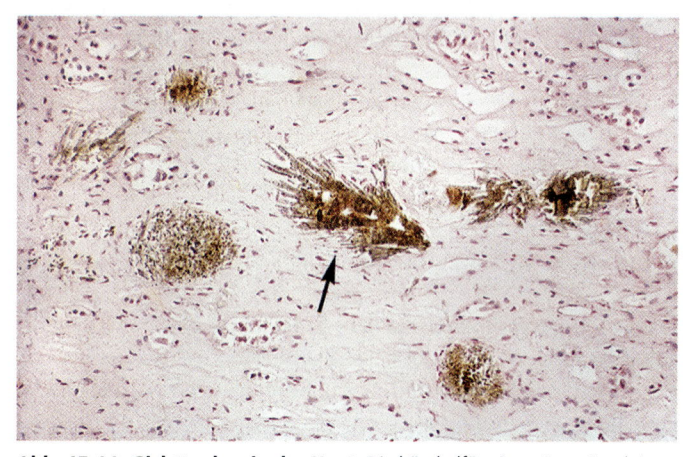

Abb. 45.11 Gichttophus in der Haut. Die büschelförmigen Harnsäurekristalle (Pfeil) liegen in einer fibrillären Proteinmatrix. Die Gichtablagerungen in den Weichteilen (Tophi) sind von Fremdkörpergranulomen mit mehrkernigen Riesenzellen umgeben. HE, Vergr. 100-fach. [R398]

nicht bekannt. Die Kristalle entstehen in unmittelbarer Assoziation zu Knorpelzellen in der Grenzzone zwischen peri- und extrazellulärer Matrix, wobei lokal erhöhte Kalziumkonzentrationen und/oder pH-Veränderungen eine Rolle spielen könnten.

Disponierende Erkrankungen sind Hypothyreose, Hyperparathyreoidismus, Diabetes mellitus, Hämochromatose, Gicht und andere Stoffwechselstörungen. Daneben wurden auch primäre (familiäre, hereditäre) und sporadische Formen beschrieben. Die

Entzündung wird durch Ausbrechen der Kristalldepots aus dem Knorpel und deren Übertritt in die Synovialflüssigkeit hervorgerufen. Bei älteren Patienten kann es auch zur asymptomatischen Ablagerung in Menisken, Gelenkknorpel, Gelenkkapsel, Bändern und Sehnen kommen (Chondrokalzinose). Die Häufigkeit der Kalziumpyrophosphatdihydrat-Ablagerungen nimmt mit dem Alter zu.

Morphologie

Die Pyrophosphatablagerungen betreffen bevorzugt die großen Gelenke (Knie-, Hüft-, Schulter- und Ellenbogengelenk), finden sich weniger häufig aber auch in kleinen Gelenken. Die Ablagerungen in hyalinem Gelenkknorpel und Meniskus sind radiologisch nachweisbar. **Lichtmikroskopisch** finden sich basophile granuläre Kristallablagerungen mit schwach positiver Doppelbrechung im polarisierten Licht im Faserknorpel der Menisken, im hyalinen Gelenkknorpel und in den Synovialzotten. Sie können in der Synovialmembran von einer Fremdkörper-Granulationsgewebsreaktion mit mehrkernigen Riesenzellen vom Fremdkörpertyp, ähnlich wie bei der Gicht, umgeben sein.

Verlauf und Prognose Bei den meisten Patienten kommt es zu einer Knorpelzerstörung mit Ausbildung einer Arthrosis deformans, wobei unklar ist, ob die Arthrose selbst zu einer sekundären Bildung von Pseudogichtkristallen führen kann.

Hydroxylapatit-Synovialitis

Die Ablagerung von basischem Kalziumphosphat (Kalziumhydroxylapatit) im Knorpel führt zur Knorpeldestruktion. Es ist allerdings unklar, ob die Kristallablagerung Ursache oder Folge des destruktiven Prozesses ist. Folge der Apatitablagerung soll die Induktion einer gesteigerten Kollagenaseaktivität sein. Die Ablagerung wird von einer villösen Hyperplasie der Synovialis begleitet.

Oxalose

Bei der seltenen primären und der sekundären Oxalose wird die Entzündung durch die Oxalatkristallablagerung im Gelenkkapselgewebe ausgelöst. Oxalatkristalle sind auch in Knorpel- und Knochengewebe enthalten (> Kap. 47.2.4).

45.3 Degenerative Gelenkerkrankungen

45.3.1 Arthrosis deformans

Syn.: Osteoarthrose

Definition Die Erkrankung ist durch eine fortschreitende Degeneration und schließlich den Verlust des Gelenkknorpels charakterisiert und äußert sich v. a. an den stärker belasteten Gelenken. In der Folge kommt es zu einer Verdichtung (Sklerose) des subchondralen Knochens und zur Bildung von Knochenauswüchsen an den Gelenkrändern (Osteophyten). Unterschieden werden primäre und sekundäre Formen.

- **Primäre Arthrosen:** Die Knorpeldegeneration tritt ohne erkennbare Ursache auf und könnte auf einen endogenen Knorpelbildungsdefekt zurückgehen. Die degenerativen Veränderungen nehmen mit dem Alter zu. Eine familiäre Häufung wird beobachtet.
- **Sekundäre Arthrosen:** Sie haben bekannte Ursachen. Mechanische Einflüsse spielen dabei eine wesentliche Rolle. Sie entwickeln sich bei übermäßiger Belastung (z. B. Übergewicht), in einem traumatisch geschädigten Gelenk, bei schlechter „Passform" der Gelenkkomponenten (z. B. bei angeborener Hüftgelenkdysplasie), bei Infektionen, Kristallablagerungen oder Gelenkblutungen.

Pathogenese

Mechanische und biochemische Faktoren spielen in der Pathogenese eine Rolle. In erster Linie handelt es sich dabei um ständig wiederholende Mikrotraumen, insbesondere bei Übergewicht und Hochleistungssport. Eine gesteigerte mechanische Belastung kann mit einer vorübergehend gesteigerten Proteoglykansynthese als Kompensationsversuch der Chondrozyten einhergehen, die dann jedoch dekompensiert. Es kommt zu einer Destruktion, einem Verlust an Matrixmolekülen und einer Degeneration der Knorpelzellen. Der wenig resistente Knorpel zeigt als Folge Fibrillationen seiner Oberfläche, die zu tiefen Fissuren werden. Von Chondrozyten und Synovialzellen freigesetzte Proteasen führen zusätzlich zur Knorpeldestruktion. Die als Reaktion auf den Knorpelabrieb entstehende Synovialitis führt zu Schmerzen und kann zusätzlich die Knorpelzerstörung durch verstärkte Freisetzung lytischer Enzyme weiter beschleunigen. Im Knorpel komm es zu Veränderungen der Knorpelmatrix (Verminderung der Proteoglykane, Destruktion des Kollagennetzwerks) sowie zu einer Zunahme des Wassergehalts.

Morphologie

Betroffen sind v. a. die großen, mechanisch besonders belasteten Gelenke – mit Bevorzugung des Kniegelenks (Gonarthrose; > Abb. 45.12), des Hüftgelenks (Koxarthrose) und des Schultergelenks (Omarthrose) – sowie den zervikalen und lumbalen Wirbelgelenken. Ellenbogen-, Hand-, Fuß-, Finger- und Zehengelenke sind weniger häufig betroffen (Ausnahme: Heberden-Knötchen in den Phalangealgelenken). Makroskopisch und radiologisch findet man eine Verschmälerung des Gelenkspalts (bedingt durch Knorpelverlust), eine Verbreiterung und Verdichtung (Sklerosierung) des subchondralen Knochens mit Pseudozystenbildung sowie eine gesteigerte Knochenneubildung in der Grenzregion zwischen Gelenkkapselansatz und Knorpel, wodurch sich Randexostosen mit einer Faserknorpelüberkleidung bilden (Osteophyten). Die morphologischen Veränderungen zeigen einen stadienhaften Verlauf (> Abb. 45.13):

- **Stadium I:** oberflächennaher Proteoglykanverlust des Knorpels und oberflächliche Knorpeleinrisse (Fissuren).
- **Stadium II:** Die Fissuren vertiefen sich und reichen bis zur Zone des radiären Knorpels. Knorpelzellen gehen zugrunde. Gleich-

45.3 Degenerative Gelenkerkrankungen

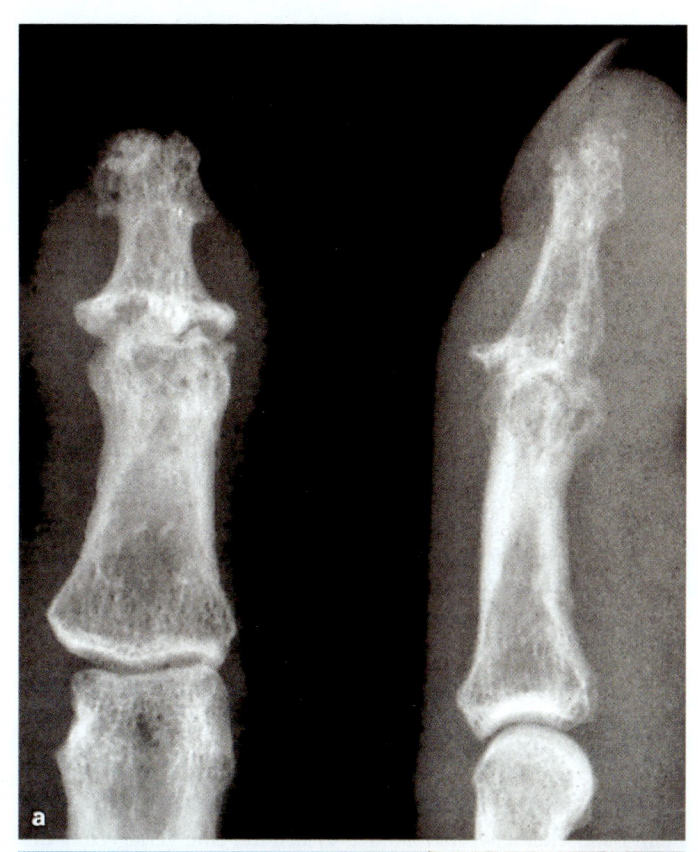

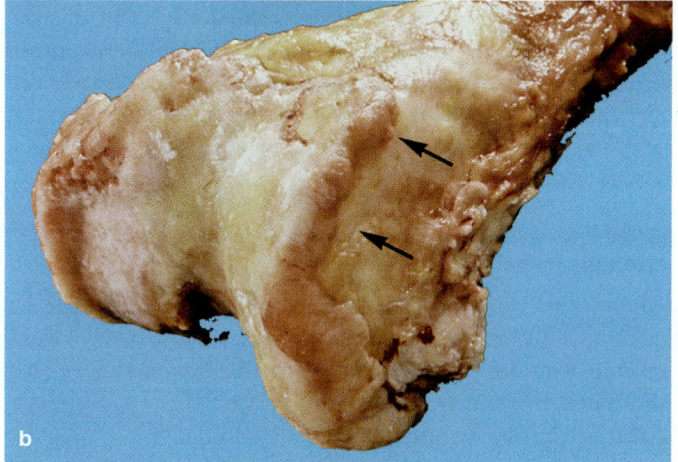

Abb. 45.12 Arthrose (Arthrosis deformans). a Finger II posteroanterior und seitlich. Die Arthrose kann auch kleine Gelenke betreffen, wie hier die distalen Interphalangealgelenke. Der Interphalangealabstand ist verschmälert, die Gelenkflächen sind unregelmäßig konfiguriert, die angrenzende subchondrale Knochenplatte zeigt eine Sklerose neben kleinen Geröllpseudozysten. Im Randbereich des Gelenks Osteophyten (Bild: H. Troeger, Basel). **b** Gonarthrose. Unregelmäßige Struktur und partielle Destruktion des Gelenkknorpels sowie Osteophyten (Pfeile). [R398]

Abb. 45.13 Entwicklung der Gelenkschädigung bei Arthrosis deformans (nach Otte, Söder und Aigner). Im Stadium I kommt es zu oberflächlichen Knorpeleinrissen, die sich in Stadium II und III vertiefen, wobei durch Ausbrechen von Knorpelstücken größere Defekte entstehen. Die subchondrale Knochenplatte wird freigelegt. Einerseits kommt es zu einem Knochenabbau, andererseits zur Verdickung und Sklerosierung des subchondralen Knochens. Durch Mikrofrakturen und Mikronekrosen entstehen subchondrale Pseudozysten im Knochen, die von verdichtetem Knochen umgeben sind (Stadium IV). Im Randbereich der Gelenke findet man durch metaplastische Knochen- und Knorpelbildung verursachte Knochenvorsprünge und Knochenzacken (Osteophyten). [L106]

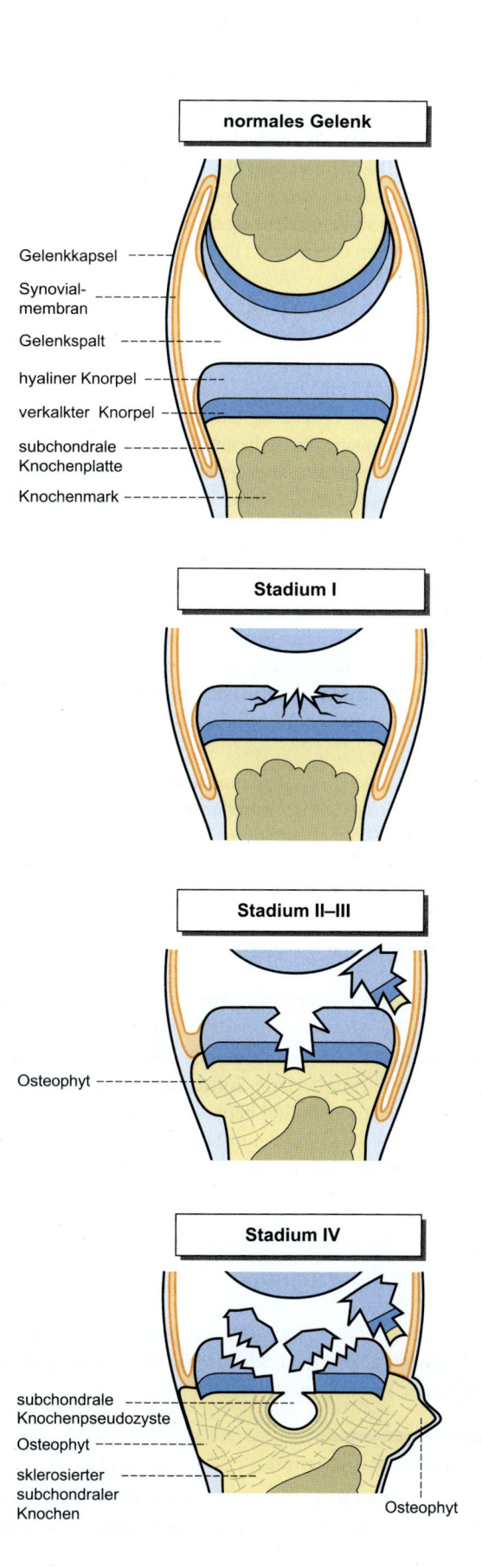

zeitig proliferieren überlebende Chondrozyten unter Ausbildung von „Brutkapseln", die von proteoglykanreichen Höfen umgeben sind. Durch den Fremdkörperreiz kommt es zur Entwicklung einer Synovialitis mit Aktivierung der Synoviozyten sowie – seltener – zur einer lymphoplasmazellulären Entzündungsreaktion.

- **Stadium III:** Die Risse werden tiefer und erreichen die tiefen Knorpelschichten. Größere Knorpelstücke brechen aus und führen zu einer weiteren Reizung der Synovialmembran. Selten können sie frei im Gelenkraum liegen (freier Gelenkkörper, „Gelenkmaus").
- **Stadium IV:** Durch den Schwund des Gelenkknorpels wird die knöcherne Deckplatte freigelegt. Von der Epiphyse und aus dem subchondralen Knochen sprossen Gefäße in den Defekt ein. Es kommt einerseits zum osteoklastischen Knochenabbau, andererseits aber auch zur Verdickung und Sklerosierung der subchondralen Knochenplatte durch die erhöhte Osteoblastenaktivität und zu einer verstärkten Bindegewebeproliferation. Außerdem wird Faserknorpel gebildet. Durch die eindringende Synovialflüssigkeit entstehen subchondrale Pseudozysten im Knochen, die mit Synovialflüssigkeit gefüllt und von reaktiv neu gebildetem Knochen umgeben sind. Später werden sie von fibrösem Narbengewebe ausgefüllt. Im Randbereich der Gelenke kommt es zu einer metaplastischen Knochen- und Knorpelbildung in der Synovialis sowie zu Osteophyten und Randzacken (Randexostosen). Bei Interphalangealgelenken werden diese Randexostosen als Heberden-Knötchen bezeichnet.

Klinische Relevanz Es entsteht eine zunehmende und schmerzhafte Bewegungseinschränkung der betroffenen Gelenke. Die Arthrose wird erst mit der Ausbildung von Osteophyten und der Verschmälerung des Gelenkspalts radiologisch fassbar.

45.3.2 Andere Arthropathien

Neuropathische Arthropathie

Bei **Tabes dorsalis** oder **Syringomyelie** (> Kap. 8.5.4) kommt es aufgrund einer verminderten Schmerzempfindlichkeit und einer Störung der Tiefensensibilität bei unbeeinträchtigter Motorik zu einer Überlastung der Gelenke mit rezidivierender Traumatisierung, Mikrofrakturen und Einblutungen. Dies führt zur Gelenkzerstörung **(Charcot-Gelenk).**

Spondylosis deformans

Die Ursache dieser Erkrankung liegt in degenerativen Veränderungen der Zwischenwirbelscheiben. 80–90 % der über 60-Jährigen weisen entsprechende Veränderungen auf.

Ätiologie und Pathogenese

Mit zunehmendem Alter vermindern sich der Protein- und Polysaccharidgehalt und erhöht sich der Anteil kollagener Fasern im Nucleus pulposus. Es resultiert ein Elastizitätsverlust, als dessen Folge es bei Belastung zu Einrissen im Anulus fibrosus und zu einer Verlagerung von Bandscheibengewebe nach lateral kommt. Durch die dadurch bedingte Überbelastung der lateralen Anteile des vorderen Längsbandes sowie durch periostale Knochenneubildung und (enchondrale) Ossifikation im verlagerten Bandscheibengewebe bilden sich Knochenwülste.

Morphologie

Es finden sich Knochenwülste seitlich des vorderen Längsbandes. Die Wirbelkörper können auch durch knöcherne Brücken verbunden sein.

Histologisch lassen sich in den Zwischenwirbelscheiben Nekrosen, Fissuren und eine Brutkapselbildung der Chondrozyten nachweisen.

Klinische Relevanz Die Randwulstbildung kann zu einer Bewegungseinschränkung der Wirbelsäule führen. In seltenen Fällen ist dadurch auch eine Kompression des Rückenmarks mit neurologischer Symptomatik möglich.

Bandscheibenvorfall

Syn.: Bandscheibenprolaps, Diskushernie
Beim Bandscheibenvorfall handelt es sich um eine Verlagerung des Nucleus pulposus und von Teilen des Anulus fibrosus über die normale Begrenzung der Bandscheibe hinaus. Die Verlagerung ist in verschiedene Regionen hinein möglich: in den Knochen des kranialen oder kaudalen Wirbelkörpers **(Schmorl-Knötchen)**, nach ventral (als Ursache der Spondylosis deformans) oder nach dorsal in den Wirbelkanal.

Ätiologie und Pathogenese

Für die Entwicklung der Schmorl-Knötchen sind eine Schwäche der knöchernen Schlussplatte der Wirbelkörper ursächlich (physiologisch am Durchtritt der Chorda dorsalis), seltener Entzündungen oder Metastasen. Der hintere und der vordere Bandscheibenprolaps entstehen durch Risse im Anulus fibrosus.

Morphologie

Schmorl-Knötchen sind bis 1 cm große, grauweiße Herde in der Spongiosa des Wirbelkörpers (> Abb. 45.14). Das verlagerte Material besteht aus degenerativ veränderten und nekrotischen Anteilen des Nucleus pulposus und Anulus fibrosus.

Schmorl-Knötchen liegen am häufigsten in der Brust- und Lendenwirbelsäule. Ein Einbruch in die untere Schlussplatte ist häufiger als in die obere. Der Bandscheibenprolaps bevorzugt die untere Lendenwirbelsäule.

Klinische Relevanz Schmorl-Knötchen bereiten meist keine Beschwerden. Es kann, insbesondere bei Befall mehrerer Wirbelkörper, eine Kyphose entstehen. Beim hinteren Bandscheibenvorfall können

45.3 Degenerative Gelenkerkrankungen

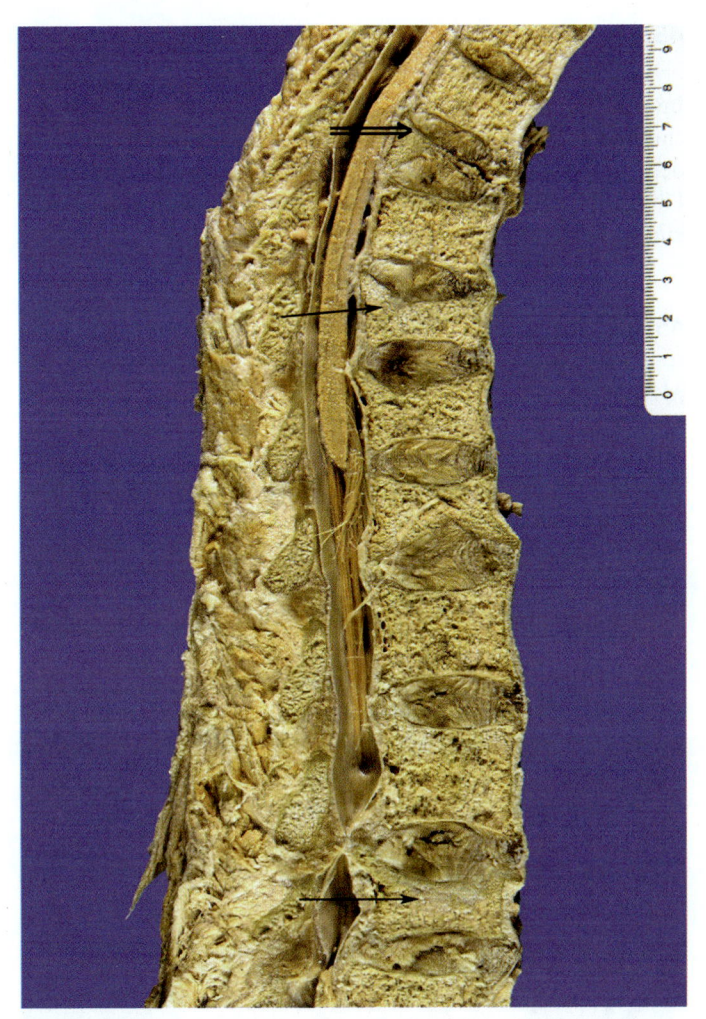

Abb. 45.14 Schmorl-Knötchen. Übersicht der Wirbelsäule des thorakolumbalen Übergangs mit Schmorl-Knötchen (Pfeile) und Kompressionsfraktur eines Wirbelkörpers (Doppelpfeil). [R398]

Schmerzen durch Druck auf die Nervenwurzeln, aber auch zu Parästhesien und Lähmungen durch eine Schädigung der Nervenwurzeln und des Rückenmarks auftreten.

Arthropathien bei generalisierten Erkrankungen

Ochronose

Bei der Ochronose fehlt das Enzym Homogentisinsäureoxidase, wodurch Phenylalanin und Tyrosin nur bis zur Homogentisinsäure abgebaut werden können. Die dadurch vermehrt anfallende Homogentisinsäure wird mit dem Urin ausgeschieden. Polymerisierte Homogentisinsäure führt zur Schwarzfärbung des Bindegewebes (> Abb. 45.15). Durch Anlagerung polymerisierter Homogentisinsäure an kollagene Fasern kommt es zu einer gesteigerten Quervernetzung und zum Elastizitätsverlust des Knorpels, der dann gegenüber Belastungen weniger resistent ist.

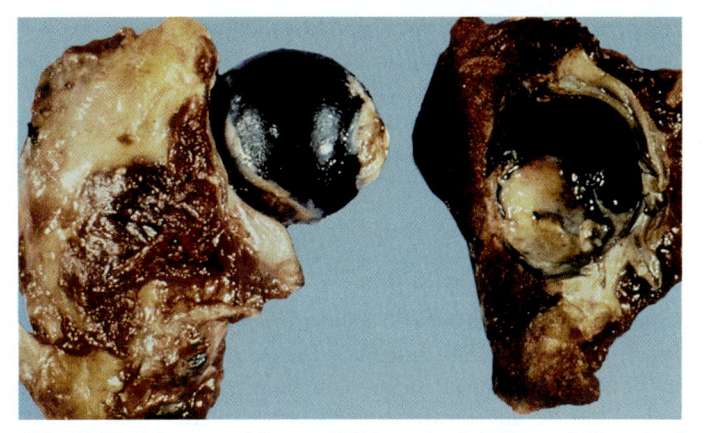

Abb. 45.15 Ochronose. Schwarze Verfärbung des Gelenkknorpels (Femurkopf und Azetabulum). [R398]

Hämophilie

Durch wiederholte Gelenkblutungen (Hämarthros) bei 80 % der Patienten mit Hämophilie (Bluterkrankheit) kommt es v. a. in größeren Gelenken (Knie-, Ellenbogen-, Hüft- und Schultergelenk) zu einer von der Synovialis ausgehenden resorbierenden Entzündung mit Sidereinlagerung in Synovialzellen und Makrophagen der Synovialmembran **(Blutergelenk)**. Im Knorpel kommt es zu degenerativen Veränderungen (sekundäre Osteoarthrose). Die Ausprägung der Arthropathie korreliert dabei mit der Aktivität der Gerinnungsfaktoren. Hämoglobin und seine Abbauprodukte sind für eine Reduktion der Knorpelproteoglykane verantwortlich, sodass der an interfibrillärer Grundsubstanz verarmte Knorpel einer mechanischen Belastung gegenüber weniger resistent ist. Bilirubin und Hämoglobin hemmen die chondrozytäre Matrixsynthese. Hämatoidinkristalle sind nach intraartikulären Blutungen auch in nekrotischen Chondrozyten nachweisbar. Die Folge kann eine fibröse Versteifung (Ankylose) von Gelenken sein.

Andere Ursachen

Arthropathien können auch in Verbindung mit Hämochromatose, Amyloidose, Akromegalie, Hyperparathyreoidismus und Diabetes mellitus auftreten.

Meniskuserkrankungen

Meniskuserkrankungen haben degenerative und traumatische Ursachen.

Meniskusdegeneration

Morphologie

Degenerative Meniskusläsionen äußern sich als mukoide oder fettige Veränderungen des Meniskusgewebes.

Histologisch findet man eine verstärkte Faserstruktur und eine Verquellung der Grundsubstanz bis zur Ausbildung von Pseudozysten mit reaktiver Knorpelzellproliferation und Ausbildung von Brutkapseln. Fettablagerungen kommen in den Zellen und in der Zwischensubstanz vor.

Folgen: Die degenerativen Veränderungen können eine Zerreißung oder einen Abriss des Meniskus bei Traumen begünstigen.

Traumatische Meniskusläsion

Darunter wird eine traumatische Zerreißung des Meniskus ohne vorangegangene degenerative Veränderungen verstanden. Meist sind Sport- oder Berufsunfälle ursächlich. Die Gefahr einer Meniskusruptur besteht insbesondere dann, wenn das gebeugte und abduzierte Kniegelenk bei außenrotiertem Unterschenkel und fixiertem Fuß plötzlich gestreckt wird.

Morphologie

Die inneren Menisken sind wesentlich häufiger betroffen als die äußeren. Am häufigsten kommt es zu Längs- oder Korbhenkelrissen.

Histologisch finden sich regressive Veränderungen (Nekrosen, Blutungen), später treten eine reparative Fibrose, Knorpelzellproliferation (Brutkapselbildung) und evtl. auch Granulations- und Narbengewebe auf.

Klinische Relevanz Bei kleinen Rissen ist eine Restitutio ad integrum möglich. Abgerissene Meniskusanteile können zwischen den Gelenkflächen eingeklemmt werden und zu einer Gelenksperre führen.

Traumatische Schäden

Durch stumpfe Gewalteinwirkung kann es zu einem Gelenkerguss oder einer Blutung in das Gelenk (Hämarthros) kommen. Durch Kapseldehnungen entstehen Distorsionen der Gelenkflächen. Bei Luxationen kommt es zu einer Verschiebung der Gelenkenden gegeneinander. Sie können zu Kapsel- oder Bänderrissen und zur Absprengung von Knochen oder Knorpelteilen führen.

45.4 Erkrankungen der Sehnen und Sehnenscheiden

45.4.1 Anatomische Grundlagen

Sehnen bestehen größtenteils aus geordneten kollagenen Fasern (Typ-I/III-Kollagen) mit dazwischenliegenden Tendozyten (spezialisierten Fibrozyten). Ernährt wird das Gewebe über Blutgefäße des Mesotendineums. Sehnenscheiden sind Gleiträume, die Synovialflüssigkeit enthalten. Sie sind mit einer Synovialzellschicht ausgekleidet. Darunter liegt lockeres, vaskularisiertes Bindegewebe.

45.4.2 Degenerative Veränderungen

Im Alter kann eine Verfettung des Sehnengewebes eintreten. Bei chronischer Überbelastung kommt es zur ödematösen Verquellung der Grundsubstanz, zur Aufsplitterung der Sehnenbündel, einem Fibrillenzerfall und fibrinoiden Nekrosen. Auch dystrophe Verkalkungen kommen vor.

45.4.3 Traumatische Sehnenruptur

Als Folge von Traumen kann es zu Sehnenabrissen kommen. Häufig betroffen sind die Achillessehne, Sehnen des Schultergelenks und des M. quadriceps. In rupturierten Sehnen findet man häufig degenerative Veränderungen, die auf vorangegangene Mikrotraumen zurückgeführt werden können.

45.4.4 Tendovaginitis stenosans

Diese mit Schmerzen und Bewegungseinschränkung einhergehende Erkrankung betrifft meist Frauen im mittleren und höheren Lebensalter. Ihr liegt eine Verdickung der Sehnenscheide (der Ringbänder von 1 auf 2–3 mm) mit Verengung des Sehnenscheidenkanals zugrunde (> Abb. 45.16). Ursache ist eine Proliferation von Blutgefäßen und Fibroblasten, wahrscheinlich infolge mechanischer Schädigungen. Ein Diabetes mellitus wird als prädisponierender Faktor angesehen.

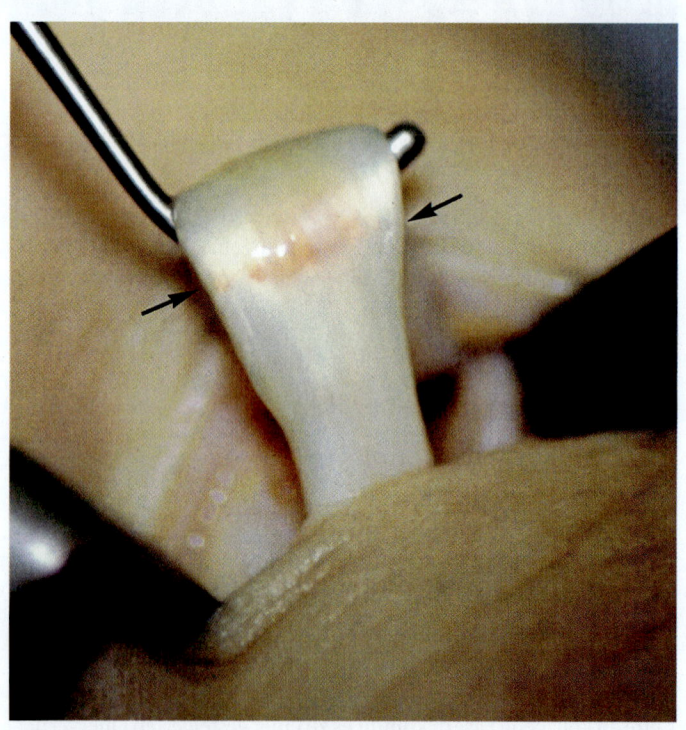

Abb. 45.16 Tendovaginitis stenosans de Quervain (intraoperative Makroaufnahme von H. Troeger, Basel). Die Sehne des M. abductor pollicis longus zeigt eine Auftreibung proximal des durch Kompression und Einengung bedingten Kalibersprungs (Pfeile). Ursache ist eine Verdickung des Ringbandes (im Bild nicht zu sehen). [R398]

Hauptlokalisationen sind die Sehnenscheiden des M. abductor pollicis longus, des M. extensor pollicis brevis, des M. flexor pollicis longus, des M. flexor digiti minimi, des M. flexor carpi radialis, des M. peroneus longus und des M. tibialis posterior.

Die morphologische Differenzialdiagnose hat die Amyloidose und Stoffwechseldefekte zu berücksichtigen.

45.4.5 Karpaltunnelsyndrom

Dieses Syndrom geht mit Schmerzen und Parästhesien der Hände und mit einer Atrophie der Daumenballenmuskulatur einher. Ursache ist eine Kompression des N. medianus im Karpalkanal durch das Lig. carpi transversum. Die Ursache ist uneinheitlich. Frakturen, Luxationen, Arthritiden, Arthrosen und Stoffwechselerkrankungen (z. B. Gicht und Amyloidose) können zu dieser Symptomatik führen. Auffällig ist das häufige Auftreten bei Frauen in der Prämenopause, was auf eine Beteiligung hormoneller Faktoren hindeutet. Mechanische Ursachen in Form von Mikrotraumen nach repetitiven Bewegungen sind als Ursache des Karpaltunnelsyndroms umstritten.

45.4.6 Entzündliche Erkrankungen

Entzündungen der Sehnen und Sehnenscheiden (Tendosynovitis) können auf bakterielle (z. B. Eitererreger, Tuberkulose) und immunologische (z. B. chronische Polyarthritis) Ursachen oder Stoffwechselstörungen (z. B. Gicht) zurückgehen. Die morphologischen Veränderungen entsprechen der jeweiligen Grunderkrankung.

45.5 Bursen

Bursen (Schleimbeutel) sind Hohlräume mit oder ohne Verbindung zu Gelenken, die mit einer Synovialmembran ausgekleidet sind. Sie befinden sich in Regionen, die Druck ausgesetzt sind. Durch wiederholte Traumen kann es zu zystischen Schwellungen kommen, die als **Hygrome** bezeichnet werden.

45.5.1 Entzündungen

Bursitiden können durch bakterielle Erreger eitriger Entzündungen (eitrige Bursitis) bedingt sein oder im Rahmen der chronischen Polyarthritis auftreten. Auch bei Gicht können Bursen entzündlich verändert sein und in ihrer Wand Gichttophi enthalten.

Bursen können wie Sehnen oder die Gelenkbinnenhaut eine rein fibrinös-exsudative Entzündungsreaktion zeigen, die mit Schwellung und Schmerzen einhergeht und meist eine chronische mechanische Reizung zur Ursache hat.

45.5.2 Baker-Zyste

Die Baker-Zyste entspricht einem Hygrom des Kniegelenks. Sie entsteht durch wiederholte Traumen meist an der Innenseite der Kniekehle. Die Baker-Zyste steht mit der Kniegelenkhöhle in Verbindung und ist mit Synovialflüssigkeit gefüllt. Sie kann eine Komplikation der Gonarthrose oder der chronischen Polyarthritis sein. Die Therapie besteht in der Exzision.

45.6 Tumoren und tumorähnliche Veränderungen

Primärtumoren der Gelenke, Sehnen, Sehnenscheiden und Bursen sind selten und fast immer gutartig. Häufiger sind tumorähnliche Veränderungen.

45.6.1 Benigne Tumoren

Gutartige Tumoren im Gelenkbereich sind Lipome, Hämangiome und Fibrome. Ferner gehört auch die pigmentierte villonoduläre Synovialitis zu den tumorösen Erkrankungen der Gelenke, nachdem eine rekurrierende genomische Aberration im neoplastischen Gewebe nachgewiesen werden konnte.

Pigmentierte villonoduläre Synovialitis/ tenosynovialer Riesenzelltumor

Zu dieser Gruppe gehören der Riesenzelltumor der Sehnenscheiden (noduläre Tendosynovialitis) und die pigmentierte villonoduläre Synovitis im eigentlichen Sinne. Es handelt sich um Proliferationen, die von den Synovialiszellen der Synovialmembran der Gelenke, Bursen und Sehnenscheiden ausgehen. Der Riesenzelltumor der Sehnenscheide ist der häufigste echte synoviale Tumor. Unterschieden werden diffuse und lokalisierte Formen, wobei letztere im Gelenk (artikulär) oder außerhalb des Gelenks (extraartikulär) liegen können. Bei den diffusen Formen ist die gesamte Synovialmembran, bei den lokalisierten nur ein Teil der Synovialis betroffen.

Typische Lokalisation der diffusen Form ist das Kniegelenk, bei der lokalisierten Variante Knie und Hände. Die Inzidenz beträgt 1,8–9,2 pro 1 Million Einwohner, die Prävalenz ca. 1 % aller Gelenkkrankheiten. Die meisten Patienten sind 30–50 Jahre alt, Frauen sind häufiger betroffen als Männer. Die Tumoren wachsen langsam über Jahre. Bei 50 % der Patienten mit der diffusen Form der Erkrankung findet sich eine Knochenarrosion. Kasuistisch sind maligne tenosynoviale Riesenzelltumoren beschrieben.

Ätiologie und Pathogenese

Die Ätiologie der Erkrankung ist unbekannt. Zytogenetische Befunde bei der diffusen Form der pigmentierten villonodulären Synovialitis sprechen für eine klonale Proliferation von Synoviozyten und damit für eine Neoplasie.

Morphologie

Makroskopisch ist die Synovialmembran braun verfärbt und zottig bis knotig gestaltet. Bei den lokalisierten Formen finden sich gelbbraune Knoten, bei der generalisierten Form ist die gesamte Synovialmembran verändert. In den Sehnenscheiden finden sich 0,5–4 cm große gelbbraune Knoten (Riesenzelltumor der Sehnenscheiden).

Histologisch zeigt sich eine zottige Hyperplasie des synovialen Gewebes. Die deckende Synovialzellschicht ist verbreitert. Darunter liegen fibroblastenähnliche Zellen, Schaumzellen (lipidspeichernde Makrophagen) und Siderophagen (siderinspeichernde Makrophagen). Eingestreut sind mehrkernige Riesenzellen vom Osteoklastentyp in unterschiedlicher Menge. Mitosefiguren können vorkommen, ebenso Gefäßeinbrüche in 1–5 % (> Abb. 45.17).

Molekularpathologie

Diffuse und lokalisierte Form zeigen in 61 % eine Translokation t(1p13; q35) mit Fusion des *CSF1*-Gens auf 1p13 mit dem *COL6A3*-Gen auf 2q35 und daraus resultierender Überexpression von CSF1 in einem Teil der läsionalen Zellen. Da nur eine Minderzahl der läsionalen Zellen die Translokation trägt, fallen entsprechende FISH-Analysen zumeist falsch negativ aus. Die Überexpression von CSF1 führt zu einer para- und autokrinen Stimulation von Makrophagen/Histiozyten, die auch den CSF1-Rezeptor exprimieren und als Folge einer Aktivierung der PI3 K- und MEK-Signalwege proliferieren. Auch bei Fällen ohne nachzuweisende *CSF1-COL3A6*-Translokation ist im Tumorgewebe eine Überexpression von CSF1-RNA oder dem CSF1-Protein nachzuweisen. In ausgedehnten und rezidivierten Fällen kann die Hemmung des CSF1-Rezeptors zu Remissionen führen, z. B. mit dem Tyrosinkinaseinhibitor Imatinib oder dem CSF1R-Inhibitor PLX-3397.

45.6.2 Maligne Tumoren

Maligne Tumoren der Gelenke, Sehnen, Sehnenscheiden und Bursen sind selten. Häufiger kommt eine sekundäre Gelenkbeteiligung durch benachbarte maligne Knochentumoren vor (> Kap. 44.6). In diesem Kapitel werden das Synovialsarkom und das Klarzellsarkom abgehandelt. Beide Tumoren treten häufig in Assoziation mit Sehnen, Sehnenscheiden, Bursen oder Gelenkkapseln auf, wenn auch eine histogenetische Beziehung zu Strukturen der Gelenke nicht belegt ist. Aufgrund dieser Lokalisation werden sie hier beschrieben, gehören aber zum System der Weichgewebstumoren (> Kap. 46.3).

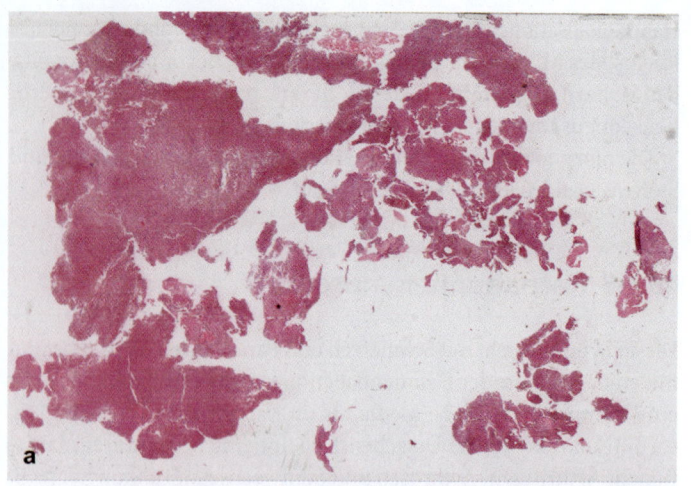

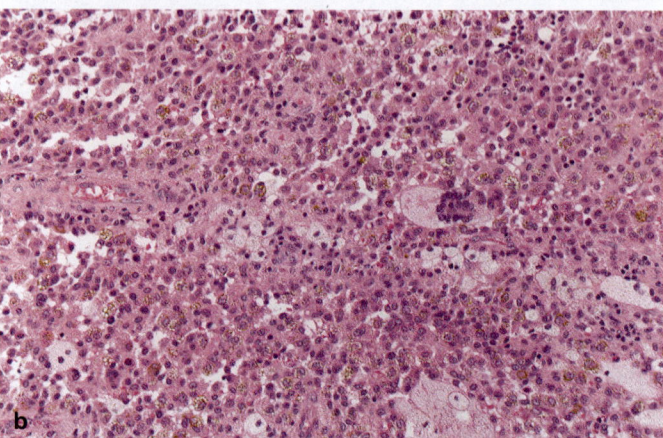

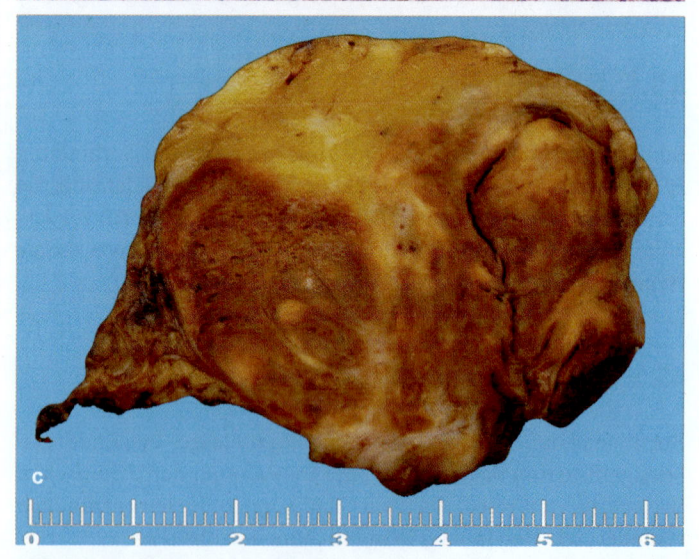

Abb. 45.17 Pigmentierte villonoduläre Synovialitis. a Diffuse Form: Die Synovialmembran zeigt eine villöse (zottige) Hyperplasie mit Hämosiderinablagerungen im Zottenstroma. HE, Vergr. 10-fach. **b** Ausgedehnte Aggregate aus histiozytären Zellen, Schaumzellen und Touton'schen Riesenzellen. HE, Vergr. 200-fach. **c** Makroskopie: bräunliche Verfärbung und plumpzottige Hyperplasie der Synovia. [R398]

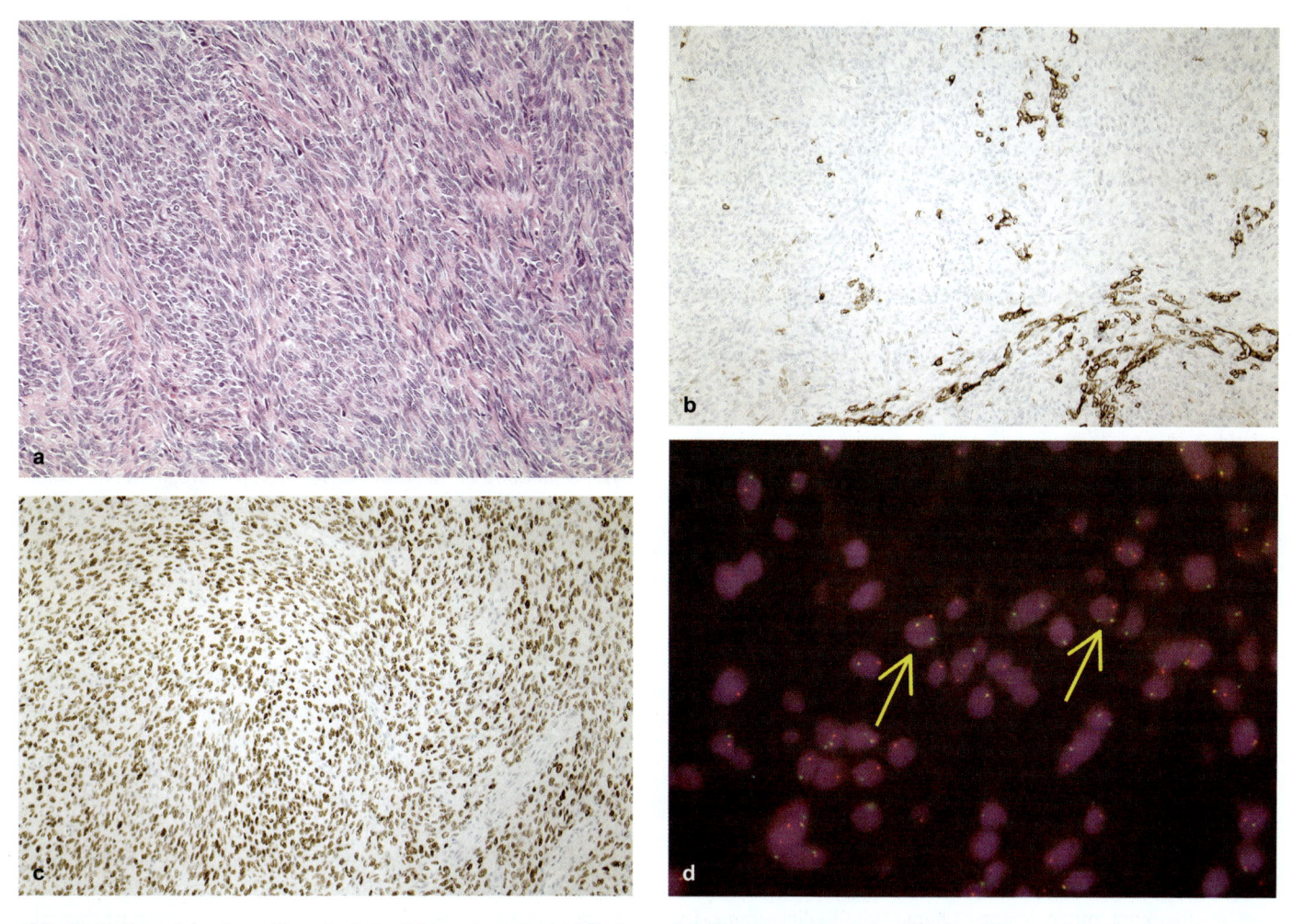

Abb. 45.18 Synovialsarkom. Monophasischer Subtyp mit relativ gleichförmigen spindeligen Tumorzellen. Immunhistochemisch exprimieren diese teilweise Zytokeratin 18 und sämtlich TLE-1. In der FISH-Untersuchung (Break-Apart-Sonde *SS18*) zeigen sich neben regelrechten Fusionsignalen (grün-gelb-rot) getrennte Rot-Grün-Signale als Zeichen eines Bruchereignisses in *SS18* (gelbe Pfeile). Vergr. 100-fach; FISH 630-fach. [R398]

Synovialsarkom

Das Synovialsarkom tritt bevorzugt im jugendlichen und jüngeren Erwachsenenalter auf. Über 70 % der Fälle treten vor dem 50. Lebensjahr auf. Bei unter 18-Jährigen machen Synovialsarkome etwa 15 % der malignen Weichgewebstumoren aus, bei über 50-Jährigen demgegenüber nur 1,6 %. Männer sind häufiger betroffen als Frauen (1,2 : 1). Die Tumoren wachsen vorwiegend in der Umgebung großer Gelenke, z. T. mit einer Assoziation zu Sehnenscheide, Bursa oder Gelenkkapsel. Weniger als 5 % dieser Tumoren liegen unmittelbar im Gelenkbinnenraum, 60 % treten an der unteren Extremität auf, davon 30 % in der Knieregion, 23 % in der oberen Extremität und ca. 10 % an Kopf und Hals. Das Synovialsarkom kommt auch in Regionen ohne Bezug zu synovialen Strukturen vor, z. B. in Abdominalwand, Pleura, Herz, Lunge, parapharyngeal sowie in der Niere. Grundsätzlich ist jede Lokalisation möglich. Die Bezeichnung „Synovialsarkom" rührt von der morphologischen Ähnlichkeit zur Synovialis in der Embryonalentwicklung her, ohne dass ein Tumorursprung von vorbestehender Synovialis belegt worden wäre. Führendes Symptom ist meist eine tief gelegene, schmerzhafte, langsam expansiv wachsende, umschriebene Raumforderung mit geringer Bewegungseinschränkung. In 15–20 % kommt es zu Knochenarrosion oder -destruktion.

Morphologie

Der Tumordurchmesser beträgt meist 3–5 cm, gelegentlich über 15 cm. Die Tumoren sind überwiegend von einer Pseudokapsel umgeben und können ausgedehnte Pseudozysten enthalten. Die Schnittfläche ist gelb bis weißgrau. Bis zu 30 % zeigen den klassischen biphasischen Aufbau aus epithelähnlichen Zellen in Strängen, Nestern oder Drüsenformationen, umgeben von zytoplasmaarmen Spindelzellen. Die mesenchymale Komponente ist rasenförmig angeordnet mit abwechselnd zellreicheren und zellärmeren, teils myxoiden oder hyalinisierten, verkalkten oder ossifizierten Arealen (> Abb. 45.18). Die Mehrzahl der Tumoren besteht fast ausschließlich aus der spindelzelligen Komponente und wird als monophasische Synovialsarkome bezeichnet. Mitosefiguren sind selten, bei schlecht differenzierten Tumoren finden sich allerdings mehr als 2/HPF („high power field"). Letztere können rund-blauzellig imponieren und ein faszikuläres oder epitheloides Wuchsmuster aufweisen. Immunhistochemisch exprimieren 99 % der Synovialsarkome Zytokeratine und/oder EMA („epithelial membrane antigen") und sind stets CD34-negativ. Als hilfreich erweist sich der Marker TLE-1 („transducer-like enhancer of split 1"), der in Synovialsarkomen stark nukleär exprimiert wird, darüber hinaus aber auch in anderen Sarkomsubtypen, z. B. im MPNST und in solitären fibrösen Tumoren, gelegentlich vorkommt. Etwas spezifischer sind hier die Antikörper gegen SSX und das Fusionsprotein SS18-SSX, sodass derartige Kreuzreaktionen hier weniger häufig beobachtet werden.

Molekularpathologie

Als spezifisch gilt die meist balancierte Translokation t(X; 18) (p11,2; q11,2) mit Fusion des *SS18 (SYT)*-Gens mit dem *SSX1*-, *SSX2*- oder sehr selten dem *SSX4*-Gen. Ein weiterer seltener Translokationstyp zeigt eine Fusion des *SS18*-Homologs *SS18L1* mit *SSX1*. Die mRNA des *SYT::SSX*-Fusionsgens kann man mit RT-PCR oder RNA-Sequenzierung an Frischgewebe oder formalinfixiertem, in Paraffin eingebettetem Gewebe nachweisen. Mittels FISH-Untersuchung kann alternativ das Bruchereignis in *SS18* nachgewiesen werden (➤ Abb. 45.18). Handelt es sich um einen monophasischen, wenig differenzierten oder ungewöhnlich lokalisierten Tumor, ist der molekularbiologische Nachweis der Translokation diagnostisch wegweisend.

Klinische Relevanz Die Therapie besteht aus der radikalen chirurgischen Resektion mit adjuvanter Chemo- und Radiotherapie. Die 5-Jahres-Überlebensrate beträgt 36–76 %, die Rezidivrate 40 %. Metastasen treten bei ca. 50 % der Patienten auf, zu 94 % in der Lunge, in 10 % auch in Lymphknoten. Ungünstige prognostische Parameter sind weniger differenzierte Tumoranteile, ein Alter über 40 Jahre sowie ein Tumordurchmesser von über 5 cm.

Klarzellsarkom der Weichteile

Es handelt sich um seltene, oft langsam wachsende Tumoren, die bevorzugt an den unteren Extremitäten in Verbindung mit Sehnen, Bändern und Aponeurosen auftreten. Fälle im Bereich von Fuß und Knöchel machen etwa 40 % aus. Der Altersgipfel liegt in der 3. und 4. Dekade. Frauen sind etwas häufiger betroffen als Männer. Ein besonderer Subtyp des Klarzellsarkoms existiert im Gastrointestinaltrakt, der mittlerweile als maligner gastrointestinaler neuroektodermaler Tumor bezeichnet wird. Der Tumor hat keine Beziehung zum gleichnamigen Klarzellsarkom der Niere, das in der Kindheit auftritt und andere genomische Aberrationen aufweist.

Ätiologie und Pathogenese

Im Gegensatz zur früheren Annahme einer histogenetischen Verwandtschaft zum Synovialsarkom wird das Klarzellsarkom der Weichteile aufgrund neuerer Untersuchungen als **neuroektodermaler Tumor mit melanozytärer Differenzierung** eingeordnet, der dem zellreichen blauen Nävus ähnlich ist. Die Tumorzellen exprimieren S-100 und SOX-10 sowie die mit der Melaninsynthese assoziierten Antigene HMB45 und Melan A.

Morphologie

Makroskopisch findet man umschriebene grauweiße, gelegentlich pigmentierte Knoten. Mikroskopisch bestehen diese aus runden oder spindeligen Zellen mit hellem, vakuolisiertem oder feingranulärem Zytoplasma und blasigen Zellkernen mit prominenten Nukleolen. Im Gastrointestinaltrakt sind häufig osteoklastäre Riesenzellen im Tumorgewebe nachweisbar.

Molekularpathologie

Über 75 % der Klarzellensarkome zeigen eine charakteristische Translokation t(12; 22) (q13; q12), die zur Fusion des *ATF-1*-Gens mit dem *EWSR1*-Gen führt und die das Klarzellensarkom als „Melanom der Weichteile" vom malignen Melanom der Haut unterscheidet. Insbesondere in den im Gastrointestinaltrakt lokalisierten Subtypen kommt alternativ die Translokation *EWSR1::CREB1* vor.

Klinische Relevanz Die Prognose ist schlecht, die 5-Jahres-Überlebensrate beträgt 54–65 %. Bevorzugter Metastasierungsort ist die Lunge, eine Metastasierung in regionale Lymphknoten ist ebenfalls häufig (bis 50 % der Patienten).

45.6.3 Tumorähnliche Läsionen

Tumorähnliche Läsionen im Gelenkbereich sind die synoviale Chondromatose, Ganglien, vaskuläre und lymphatische Malformationen.

Synoviale Chondromatose

Es handelt sich um eine knorpelige Metaplasie des Gelenkkapselgewebes mit Knorpelinseln und -knoten. Die Erkrankung tritt vorwiegend monartikulär auf und bevorzugt die großen Gelenke (Knie-, Ellenbogen-, Hüft- und Schultergelenk). Die Knoten können sich ablösen und als freie Gelenkkörper in der Synovialflüssigkeit schwimmen.

Ganglion

Definition Ganglien sind pseudozystische Veränderungen an Gelenken und Sehnenscheiden.

Ätiologie und Pathogenese

Ätiologie und Pathogenese sind bislang nicht geklärt. Man nimmt an, dass degenerative Prozesse (myxoide Degeneration) des synovialen Bindegewebes, unterstützt durch Traumen, eine Rolle spielen.

Morphologie

Makroskopisch findet man ein- und mehrkammerige Pseudozysten, die den Sehnenscheiden anhaften und mit visköser (fadenziehender) Flüssigkeit gefüllt sind (➤ Abb. 45.19). Die Hauptlokalisation ist das dorsale Handgelenk.

Mikroskopisch besteht die Pseudozystenwand aus Bindegewebe mit Fibroblasten ohne eine das Zystenlumen auskleidende Zelllage.

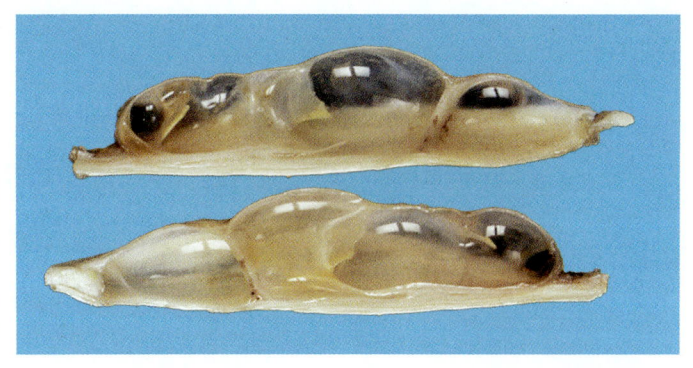

Abb. 45.19 Ganglion im Bereich der Sehnenscheide. Flüssigkeitsgefüllte Pseudozysten mit dünner, transparenter Wand. [R398]

Fibromatosen der Palmar- und Plantaraponeurosen

➤ Kap. 46.3.2.

Pathologie von Implantaten und Gelenkersatz

➤ Kap. 49.4.

KAPITEL 46

Ph. Ströbel, E. Wardelmann

Weichgewebe

- 46.1 Normale Struktur ... 917
- 46.2 Grundlagen der Weichgewebstumoren ... 917
- 46.3 Grundlagen der Klassifikation von Weichgewebstumoren ... 920
- 46.3.1 Tumoren mit lipomatöser Differenzierung ... 920
- 46.3.2 Tumoren mit (myo-)fibroblastärer und fibrohistiozytärer Differenzierung ... 923
- 46.3.3 Tumoren mit glattmuskulärer Differenzierung ... 926
- 46.3.4 Tumoren mit skelettmuskulärer Differenzierung ... 927
- 46.3.5 Tumoren mit vaskulärer Differenzierung ... 928
- 46.3.6 Sarkome ohne linienspezifische Differenzierung ... 930

Zur Orientierung

Zu den **Weichgeweben** zählen per Definition die nichtepithelialen extraskelettalen Gewebe einschließlich Muskeln, Fett und Bindegewebe. Weichgewebstumoren können überall im Körper entstehen, kommen aber vorwiegend in drei wichtigen Körperregionen vor: den Extremitäten einschließlich dem Schulter- und Beckengürtel (60 % der Fälle), in der Rumpfwand (10 %) und im HNO-Bereich (10 %) sowie im Abdomen (retroperitoneal oder viszeral, 20 %). Gutartige Weichgewebstumoren (z. B. Lipome, Uterusleiomyome) sind sehr häufig; maligne Tumoren (Sarkome) machen dagegen nur etwa 1 % aller Krebserkrankungen aus. Im Gegensatz zu Karzinomen metastasieren Sarkome vor allem hämatogen und fast nie lymphogen. Sarkome sind überwiegend Tumoren des höheren Erwachsenenalters; nur etwa 15 % kommen bei unter 15-Jährigen vor. Etwa die Hälfte der Sarkome weist rekurrente genetische Veränderungen auf, die eine große Rolle für die Biologie, Diagnose und Therapie dieser Tumoren spielen.

46.1 Normale Struktur

Definition Zu den „Weichgeweben" zählen die nichtepithelialen Gewebe des Körpers, also Bindegewebe, glatte und quer gestreifte Muskeln, Fettgewebe, Blutgefäße und periphere Nerven. Per Definition nicht zu den Weichgeweben gezählt werden dagegen die Glia im ZNS, das Stützgewebe parenchymatöser Organe wie der Leber oder Niere sowie mononukleäre phagozytierende Zellen (Histiozyten/Makrophagen).

Entwicklung Während der Embryonalperiode bildet sich aus Zellen des mittleren und des äußeren Keimblatts (dem Meso- bzw. Neuroektoderm) ein multipotentes embryonales „Bindegewebe", das Mesenchym, aus dem sich später Muskeln, Sehnen und Bänder, Fett- und Bindegewebe sowie Knorpel, Knochen und die Blutgefäße entwickeln. Neoplasien der Weich- und Stützgewebe werden demnach auch als mesenchymale Tumoren bezeichnet.

Stammzellen Mesenchymale Stammzellen kommen in allen adulten Weichgeweben vor und besitzen eine hohe Plastizität (d. h. sie können unter entsprechender Manipulation zu verschiedenen Weichgewebstypen ausdifferenzieren). Viele Weichteiltumoren besitzen Eigenschaften solcher mesenchymaler Stammzellen. Nicht selten findet sich bei Sarkomen eine Inaktivierung des WNT-Signalwegs, was die Differenzierung mesenchymaler Stammzellen blockiert und ihre Transformation begünstigt.

46.2 Grundlagen der Weichgewebstumoren

Ätiologie Die weitaus meisten Sarkome entstehen aus **unbekannter Ursache**. Es gibt weder Hinweise auf eine Änderung in der Inzidenz von Sarkomen in den letzten Jahrzehnten noch existieren merkliche geografische Unterschiede – beides indirekte Indizien dafür, dass Sarkome meist unabhängig von Umwelteinflüssen oder Ethnie entstehen. Alter ist ein wichtiger Risikofaktor, da etwa 85 % aller Sarkome bei Erwachsenen im höheren Lebensalter auftreten. Das Alter bei Diagnose ist auch prognostisch relevant, da ältere Patienten ein höheres Risiko aufweisen, an dem Tumor zu versterben.

Unter den wenigen Fällen mit **bekannter Ätiologie** spielen Bestrahlung, Viren und bestimmte genetische Erkrankungen eine wichtige Rolle:

- **Strahleninduzierte Sarkome** entwickeln sich dosisabhängig mit einer Latenz von durchschnittlich 10 Jahren, z. B. nach brusterhaltender Resektion eines Mammakarzinoms. Ihre Prog-

nose ist im Vergleich zu sporadischen Tumoren meist deutlich ungünstiger.
- Ein wichtiges Beispiel für einen **virusinduzierten Weichteiltumor** ist das Kaposi-Sarkom, ein durch das humane Herpesvirus 8 (HHV 8) verursachter maligner Tumor mit vaskulärer Differenzierung, der vor allem bei HIV-Infizierten oder seltener nach Organtransplantation vorkommt. Ein weiteres Beispiel sind EBV-assoziierte Leiomyosarkome, die gehäuft bei immunsupprimierten Patienten nach Organtransplantation oder bei HIV-Infektion auftreten.
- **Genetische Erkrankungen** mit erhöhtem Risiko für Weichteiltumoren sind vor allem die Neurofibromatose Typ 1 (NF-1-Genmutation), das Li-Fraumeni-Syndrom (TP53-Genmutation), die Familiäre adenomatöse Polypose/Gardner-Syndrom (APC-Genmutation) und die Tuberöse Sklerose (TSC1/TSC2-Genmutation).

Pathogenese

Als Regel gilt, dass maligne Weichgewebstumoren **de novo** entstehen, also nicht durch eine maligne Transformation aus sporadischen gutartigen Weichgewebstumoren hervorgehen. Diese Regel gilt nicht für Tumorsyndrome, die mit dem Auftreten multipler, zunächst gutartiger mesenchymaler Tumoren einhergehen. Ein Beispiel hierfür ist die **Neurofibromatose Typ 1,** bei der es zur Entwicklung multipler **Neurofibrome** kommt, die ein erhöhtes Risiko für einen Übergang in einen malignen peripheren Nervenscheidentumor aufweisen. Ein anderes Beispiel sind Enchondromatose-Syndrome wie der **M. Ollier** oder das **Maffucci-Syndrom,** bei denen die betroffenen Personen multiple, zunächst gutartige, intraossäre Knorpeltumoren (Enchondrome) mit deutlich erhöhtem Risiko für sekundäre **Chondrosarkome** entwickeln. Anders als bei den epithelialen Tumoren sind bei Weichgewebstumoren bislang keine den Präkanzerosen (intraepitheliale Neoplasien, Dysplasien) vergleichbaren Vorstufen bekannt. Eine Ursache für diesen wichtigen Unterschied zu den Karzinomen liegt in der Molekulargenetik von Sarkomen begründet. Sarkome fallen genetisch betrachtet in zwei Hauptkategorien:
- Sarkome mit tumorspezifischen Translokationen oder einzelnen onkogenen Mutationen (z. B. von c-KIT oder PDGFRA) und drei hauptsächlichen Wirkungsmechanismen:
  - Aberrante Expression von Transkriptionsfaktoren (z. B. WT-1 oder ATF-1)
  - Konstitutive Aktivierung von Rezeptor-Tyrosinkinasen (z. B. ALK oder KIT)
  - Konstitutive Expression von Wachstumsfaktoren (z. B. PDGFB)
- Sarkome mit komplexen genetischen Veränderungen (z. B. komplexe unbalancierte chromosomale Rearrangements mit multiplen Zugewinnen oder Verlusten chromosomaler Segmente), z. B. Leiomyosarkome, embryonale Rhabdomyosarkome und Angiosarkome

Darüber hinaus weisen viele Sarkome beider Gruppen Störungen des Retinoblastomgens (RB) und TP53 sowie häufig auch im PTEN-Signalweg auf.

Morphologie

Allen Weichgewebstumoren ist gemeinsam, dass für die korrekte Diagnose das Alter und das Geschlecht des Patienten, die genaue anatomische Lokalisation sowie ggf. Risikofaktoren (z. B. Neurofibromatose Typ 1, Z. n. Bestrahlung) unbedingt berücksichtigt werden müssen, da für viele Tumoren eine typische Alters- und Lokalisationsverteilung existiert. Es existieren weit über 110 verschiedene Subtypen, wobei sich im klinischen Alltag die meisten Fälle auf relativ wenige Entitäten verteilen. Durch die Histomorphologie im H. E.-gefärbten Schnittpräparat und die Immunhistochemie werden wichtige Wachstumsmuster (z. B. faszikulär, storiform etc.) und die linienspezifische Differenzierung (z. B. muskulär, neural etc.) nachgewiesen. Der Immunhistochemie kommt außerdem die Aufgabe zu, morphologisch ähnliche Tumoren anderer Histogenese (z. B. spindelzellige Karzinome, maligne Melanome, Lymphome oder kleinzellige neuroendokrine Tumoren) abzugrenzen. Wichtige **morphologische Typen** von Tumorzellen in Weichteiltumoren sind:
- Spindelzellig
- Klein- und rundzellig (die Zellgröße und Morphologie ähnelt Lymphozyten)
- Epitheloid (die Morphologie ähnelt Epithelzellen)
- Pleomorph/großzellig (weitgehende Entdifferenzierung)

Diese Grundcharakteristik wird ergänzt durch den Atypiegrad der Zellkerne und durch das **Wachstumsmuster** (> Abb. 46.1). Die Wachstumsmuster spielen für die histologische Diagnose und Differenzialdiagnose von Weichgewebstumoren eine große Rolle. Wichtige Wachstumsmuster sind:
- Faszikulär (in Zellbündeln und -zügen)
- Storiform (ähnlich Radspeichen von einem gedachten Zentrum ausgehend)
- Fischgrätenartig („herringbone")
- Palisadenförmig (Zellkerne parallel angeordnet)
- Alveolär (Alveolen der Lunge nachahmend mit Ausbildung weiter Hohlräume)
- Biphasisch (Spindelzellen und epitheloide Zellen nebeneinander)

Diese Grundmuster können ergänzt werden durch das Vorhandensein von Entzündungszellen (inflammatorische Komponente) oder spezifische Blutgefäßmuster, z. B. hirschgeweihartig („hämangioperizytom"-artig) oder mit bäumchenartigen Aufzweigungen. Wichtig ist daneben auch die Beschreibung der von den Tumorzellen gebildeten interzellulären Matrix (z. B. kollagen, myxoid, chondroid). Einige **Beispiele** für häufigere Tumoren, die sich anhand solcher Kriterien beschreiben und diagnostizieren lassen, sind:
- Leiomyosarkome (spindelzellig mit faszikulärem Wachstumsmuster)
- Fibrosarkome (spindelzellig mit fischgrätenartigem Wachstumsmuster)
- Maligne periphere Nervenscheidentumoren (spindelzellig oder epitheloid mit palisadenartiger Kernanordnung)
- Ewing-Sarkome (klein- und rundzellig)
- Proximale epitheloide Sarkome und epitheloide Angiosarkome sowie Synovialsarkome (häufig biphasisch, oft mit „hämangioperizytomartigen" Blutgefäßen)

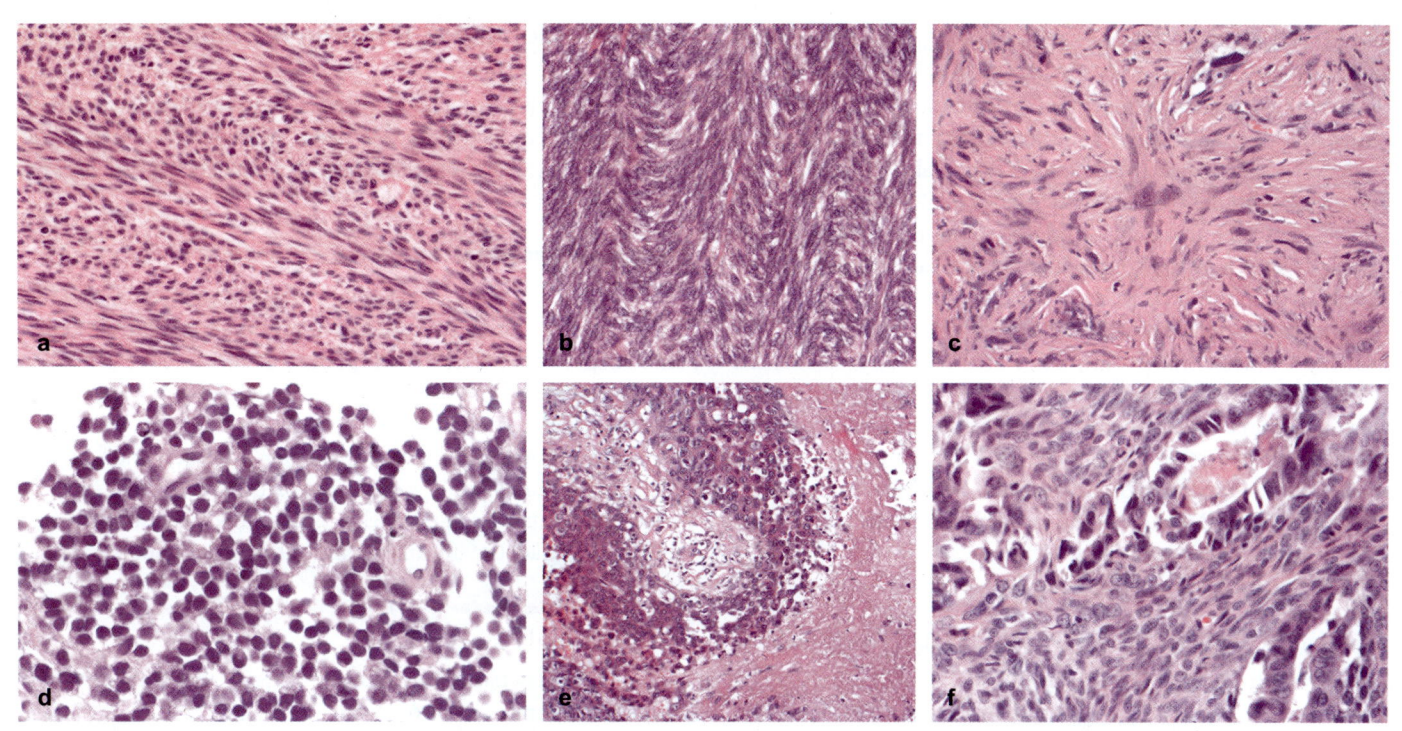

Abb. 46.1 Wachstumsmuster von Weichgewebssarkomen. a Faszikuläres Muster (z. B. Leiomyosarkom). **b** Fischgrätenartiges Muster (z. B. maligner peripherer Nervenscheidentumor). **c** Storiformes Muster (z. B. pleomorphes undifferenziertes Sarkom). **d** Klein- und rundzelliges Muster (z. B. extraskelettales Ewing-Sarkom). **e** Epitheloides Muster (z. B. Epitheloid-Sarkom). **f** Biphasisches Muster (z. B. Synovialsarkom). [R398]

TNM-Klassifikation Für die Stadieneinteilung nach TNM werden Sarkome in vier große anatomische Gruppen (1. Körperstamm und Extremitäten, 2. Retroperitoneum, 3. Kopf-Hals-Bereich, 4. Abdomen und viszerale Organe des Thorax) zusammengefasst. Innerhalb jeder Gruppe gelten jeweils etwas unterschiedliche Kriterien. Bedeutsam sind hier v. a. die Tumorgröße in Zentimetern und die Beteiligung bestimmter Organstrukturen (z. B. Serosa, Nachbarorgane etc.). Ergänzt wird das Stadium durch Angaben zu jeweils definierten regionären Lymphknotenmetastasen und Fernmetastasen. Die Bedeutung der N-Kategorie ist allerdings begrenzt, da Weichgewebssarkome im Gegensatz zu Karzinomen nur in etwa 3 % Lymphknotenmetastasen aufweisen. Eine weitere wichtige Einschränkung der TNM-Klassifikation ist die Tatsache, dass das teilweise sehr unterschiedliche biologische Verhalten bestimmter Sarkomtypen bislang nicht berücksichtigt wurde: Manche Sarkome (z. B. Angiosarkome) lassen sich nicht adäquat in der gegenwärtigen TNM-Klassifikation abbilden und sind daher explizit ausgenommen.

Grading Neben der Tumorausdehnung spielt auch die Tumorgraduierung bei der Prognoseabschätzung von Sarkomen eine zentrale Rolle. Für die Tumorgraduierung gibt es unterschiedliche **Systeme,** die u. a.
- den histologischen Tumortyp,
- die Mitoserate,
- zytologische Atypien und
- die Ausdehnung von Tumornekrosen

berücksichtigen. Da der histologische Subtyp in einigen Gradingsystemen in die Tumorgraduierung mit eingeht, sollte die Graduierung eines Sarkoms immer erst nach der genauen histologischen Diagnose erfolgen. Anders als bei epithelialen Tumoren korreliert das histologische Aussehen vieler mesenchymaler Neoplasien nicht gut mit ihrem biologischen Verhalten: Manche gutartigen oder klinisch indolent verlaufenden Prozesse weisen erhöhte Mitoseraten und/oder zytologische Atypien auf, während einige aggressive Neoplasien zytologisch harmlos aussehen. Einige Entitäten wie das Ewing-Sarkom, das Rhabdomyosarkom oder das Angiosarkom werden per Konvention nicht graduiert. Bei korrekter Anwendung korreliert die Tumorgraduierung aber stark mit der **Metastasierungswahrscheinlichkeit** und dem Gesamtüberleben (bei Grad-1-Tumoren beträgt das metastasenfreie 5-Jahres-Überleben 90 %, bei Grad-2-Tumoren 70 %, bei Grad-3-Tumoren 45 %). Das Grading liefert daher besonders für die Entscheidung für oder gegen eine Chemotherapie wertvolle Informationen: Patienten mit Grad-1-Sarkomen sollten keine Chemotherapie erhalten, während sie bei Patienten mit Grad-3-Sarkomen zur Senkung der Metastasierungshäufigkeit indiziert ist. Bei Grad-2-Sarkomen spielen bei der Entscheidung für oder gegen eine Chemotherapie weitere Faktoren, z. B. das Alter des Patienten oder der histologische Subtyp, eine Rolle: Manche Sarkome wie das Synovialsarkom gelten als chemosensitiv, während andere Typen (maligne periphere Nervenscheidentumoren, Klarzellsarkome u. a.) relativ chemoresistent sind.

Klinische Relevanz Die meisten Weichgewebssarkome der Extremitäten und der Rumpfwand sind auch bei erheblicher Größe schmerzlose Tumoren, die zunächst weder die Funktion noch das Wohlbefinden des Patienten einschränken. Basierend auf epidemiologischen Daten gilt als Faustregel, dass es sich bei oberflächlichen Tumoren > 5 cm und bei allen tiefen Tumoren (unabhängig von der Größe) mit mindestens 10%-iger Wahrscheinlichkeit um maligne Prozesse handelt. Retroperitoneale Sarkome können unbemerkt monströse Ausmaße (mehrere Kilogramm) annehmen, bevor sie entdeckt werden, während Sarkome der Kopf-Hals-Region wegen der komplexen anatomischen Situation früher auffallen. Die anatomische Lokalisation beeinflusst auch maßgeblich das therapeutische Vorgehen, da sie z. B. die Möglichkeiten für eine radikale chirurgische Resektion bestimmt. Das Risiko für Fernmetastasen hängt vom histologischen Typ und der Tumorgraduierung ab und beträgt 30–50 %. Es ist nicht abschließend geklärt, ob Lokalrezidive das Risiko für Fernmetastasen generell erhöhen; primär niedriggradige Sarkome können aber bei Lokalrezidiven zu höhergradigen Sarkomen entdifferenzieren und dabei ein höheres Metastasierungsrisiko entwickeln. Zunehmend werden für die Prognoseabschätzung und Therapieentscheidungen auch empirische Nomogramme (z. B. der sog. Sarculator) oder molekulare Tumorsignaturen verwendet.

46.3 Grundlagen der Klassifikation von Weichgewebstumoren

Weichgewebstumoren werden nach ihrer zellulären Differenzierung und nicht nach ihrer Ursprungszelle oder ihrem Ursprungsgewebe klassifiziert. Ein Rhabdomyosarkom bezeichnet also einen malignen mesenchymalen Tumor mit histologisch nachweisbarer muskulärer Differenzierung – und nicht zwingend einen von der quer gestreiften Muskulatur ausgehenden Tumor. Tatsächlich kommen Rhabdomyosarkome auch in Organen ohne quergestreifte Muskulatur (z. B. den ableitenden Harnwegen oder dem Galletrakt) vor. Viele Sarkome (z. B. das sog. Synovialsarkom oder das Ewing-Sarkom) haben auch gar keine Entsprechung in menschlichen Geweben. Die meisten der histologischen Entitätsbezeichnungen stammen noch aus der prägenomischen Ära: Neuere molekulare Daten zeigen auch bei scheinbar gleichlautenden Entitäten (z. B. embryonalen und alveolären Rhabdomyosarkomen) erhebliche molekulargenetische und klinische Unterschiede. Für die genaue Einteilung werden histologische, immunhistochemische und molekulare Kriterien verwendet. Neoplasien der Weichgewebe werden wie die epithelialen Tumoren nach ihrem biologischen Verhalten in gutartige (lokal verdrängend wachsende, nicht metastasierende) und bösartige (lokal infiltrativ wachsende und metastasierende) Tumoren unterteilt. Daneben gibt es bei verschiedenen Entitäten eine intermediäre Kategorie von Tumoren mit lokal aggressivem Wachstum und erhöhtem Rezidivrisiko, jedoch ohne Metastasierung (z. B. Desmoid-Fibromatosen), sowie eine weitere intermediäre Kategorie mit geringer Metastasierungsneigung (z. B. das Dermatofibrosarcoma protuberans oder der sog. solitäre fibröse Tumor).

46.3.1 Tumoren mit lipomatöser Differenzierung

Lipomatöse Tumoren ahmen Fettgewebe nach.

Benigne lipomatöse Tumoren (Lipome)

Lipome sind sehr häufig und entstehen meist oberflächlich im subkutanen Fettgewebe oder in den tiefen Weichgeweben (z. B. intramuskulär) als solitäre Neubildungen. Der Häufigkeitsgipfel liegt bei 40–60 Jahren.

Morphologie

Histologisch bestehen Lipome aus reifen adipozytären Zellen ohne Atypien. **Oberflächliche Lipome** sind meist gut umschrieben und weisen eine schmale bindegewebige Kapsel auf, während **intramuskuläre Lipome** unscharf begrenzt sind (erhöhtes lokales Rezidivrisiko). **Angiolipome** sind subkutan lokalisiert und kommen besonders bei jüngeren Erwachsenen vor. Sie können multipel auftreten und schmerzhaft sein. Neben reifen adipozytären Zellen sind reichlich kapilläre Gefäße mit Fibrinthromben vorhanden.

Molekularpathologie

Lipome sind genetisch heterogen mit Translokationen/Insertionen unter Beteiligung von Chromosom 12q13–15 (ca. 60 % der Fälle), Rearrangierungen von Chromosom 6p21–23 und Deletionen von Chromosom 13q. Lipome können bei unvollständiger Exzision lokal rezidivieren; eine maligne Entartung kommt nicht vor.

Spindelzell- und pleomorphe Lipome weisen zytogenetisch komplexere Veränderungen als konventionelle Lipome auf (häufig intrachromosomale Deletionen auf Chromosom 16q13) und exprimieren stark und diffus den Marker CD34. Sie kommen besonders bei älteren Männern vor, sind subkutan lokalisiert (meist im Nacken- und Schulterbereich) und besitzen eine Kapsel. Neben reifen adipozytären Zellen beobachtet man blande Spindelzellen, Kollagenfaservermehrung und ein myxoides Stroma (Spindelzell-Lipom) oder mehrkernige Tumorriesenzellen (pleomorphes Lipom).

Weitere Lipomvarianten sind das Myolipom, das chondroide Lipom, das Angiomyolipom und das Myelolipom. Das Hibernom ist ein Fettgewebstumor, der neben univakuolären Adipozyten mehr oder weniger zahlreiche braune Fettgewebszellen aufweist.

Maligne lipomatöse Tumoren (Liposarkome)

Liposarkome machen mehr als 20 % aller Sarkome im Erwachsenenalter aus. Unterschieden werden drei Subtypen, die zwar alle eine lipomatöse Differenzierung aufweisen, genetisch, morphologisch und klinisch jedoch völlig unterschiedliche Tumoren sind.

Hochdifferenzierte Liposarkome

Hochdifferenzierte Liposarkome (> Abb. 46.2) kommen zum einen in den Extremitäten (günstige Prognose), zum anderen im Retroperitoneum, der Bauchhöhle, im Samenstrang und im Mediastinum vor. Abdominelle Tumoren sind oft sehr groß und dann kaum lokal vollständig zu entfernen, sodass sie immer wieder rezidivieren und

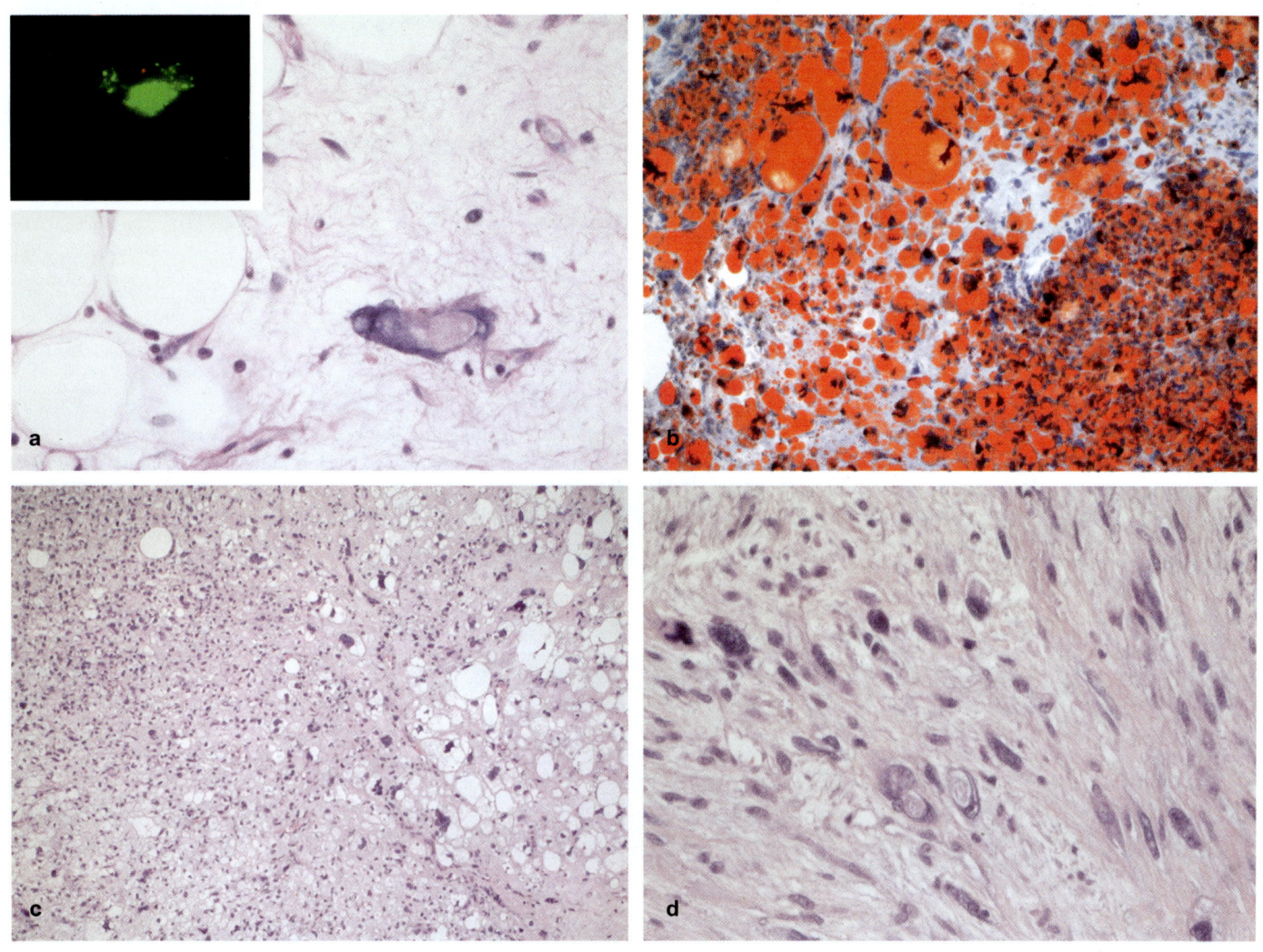

Abb. 46.2 Hochdifferenziertes/dedifferenziertes Liposarkom. a Detail aus einem hochdifferenzierten Liposarkom mit einer stark atypischen Tumorzelle vor einem lockeren fibrösen Hintergrund neben Fettzellen mit Kaliberschwankungen. Inset: High-Level-Amplifikation MDM2 in der FISH-Analyse. **b** Sudan-Färbung bei einem hochdifferenzierten Liposarkom mit ausgeprägten Kaliberschwankungen der rot gefärbten Fettzellen. **c** Übergang eines retroperitoneal lokalisierten hochdifferenzierten Liposarkoms mit noch einzelnen Fettzellen in ein fibröses und zelldichtes dedifferenziertes Liposarkom. **d** Detail aus **c** mit stark atypischen Tumorzellen ohne erkennbare lipomatöse Differenzierung, die aber morphologisch noch immer den Tumorzellen in **a** ähneln. [R398]

schließlich zum Tod des Patienten führen können. Bei Auftreten dieser Tumoren an den Extremitäten gelingt dagegen häufiger die vollständige Resektion mit dann exzellenter Prognose. Aufgrund dieser Unterschiede in der Prognose werden hochdifferenzierte Liposarkome der Extremitäten auch als „atypische lipomatöse Tumoren" bezeichnet.

Morphologie

Histologisch sind hochdifferenzierte Liposarkome gekennzeichnet durch größen- und formvariable Adipozyten mit hyperchromatischen Zellkernen, häufig auch durch Lipoblasten (Fettzellen mit hyperchromatischen Kernen und einer oder mehreren zytoplasmatischen Fettvakuolen), häufig begleitet von einem herdförmigen schütteren inflammatorischen Infiltrat. Hochdifferenzierte Liposarkome können im Verlauf ihre lipomatöse Differenzierung verlieren und werden dann als dedifferenzierte Liposarkome bezeichnet.

Molekularpathologie

Hochdifferenzierte und die von ihnen abgeleiteten dedifferenzierten Liposarkome weisen zytogenetisch überzählige Ring- und Riesenchromosomen mit Amplifikation von Chromosom 12q14–15 auf (wichtige Gene in dieser Region: *MDM2, CDK4, SAS, HMGIC, GLI1*).

Myxoide/rundzellige Liposarkome

Myxoide/rundzellige Liposarkome (➤ Abb. 46.3) machen etwa 10 % aller Sarkome im Erwachsenenalter aus. Myxoide Liposarkome sind Tumoren des jüngeren Erwachsenenalters, sie treten vor allem in den tiefen Weichgeweben der Extremitäten und der Hüfte auf.

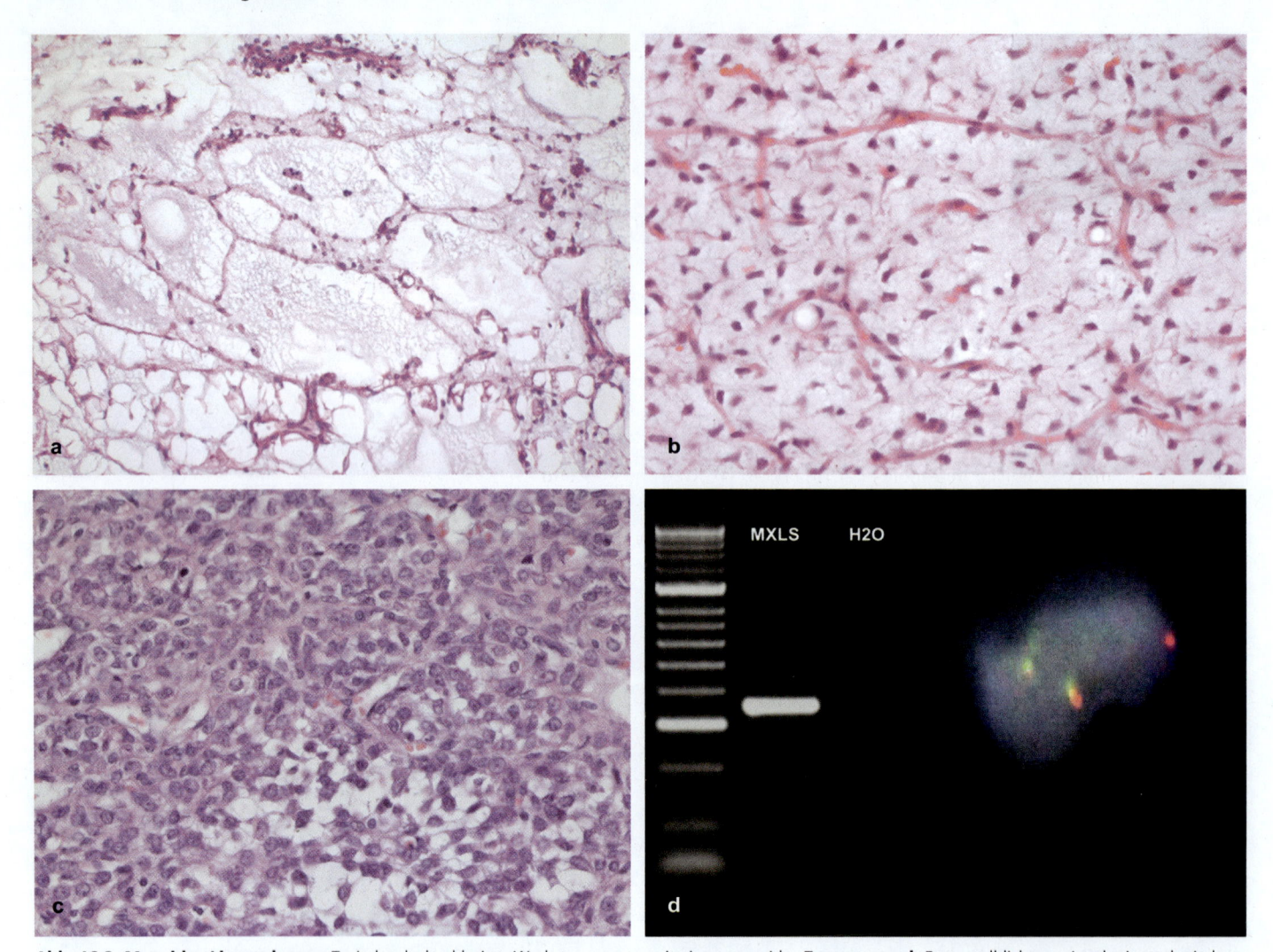

Abb. 46.3 Myxoides Liposarkom. a Typisches locker-blasiges Wachstumsmuster mit einem myxoiden Tumorstroma. **b** Etwas zelldichteres Areal mit zytologisch blanden Tumorzellkernen und einem charakteristischen „bäumchenartig verzweigten (arborisierten)" zarten kapillären Gefäßmuster. **c** Progression zu einem rundzelligen Tumorareal in einem myxoiden Liposarkom mit Verlust des myxoiden Stromas. **d** Nachweis der charakteristischen t(12; 16) Translokation mittels FISH (hier: Trennung des in normalen Zellen übereinander gelagerten roten und grünen Signals) bzw. Nachweis des *FUS/CHOP* Fusionsgen-Produkts mittels RT-PCR. [R398]

Morphologie

Myxoide/rundzellige Liposarkome bestehen aus primitiven nicht lipogenen Zellen und einem variablen Anteil kleiner Lipoblasten in einem myxoiden Stroma mit einem charakteristischen verzweigten Gefäßmuster. Ein Teil der Fälle zeigt eine Progression zu rundzelligen Tumoren mit rasenartiger Vermehrung primitiver kleiner runder Zellen ohne zwischenliegende Lipoblasten oder Stroma; solche Veränderungen sind mit einer deutlich schlechteren Prognose assoziiert.

Molekularpathologie

Zytogenetisch sind myxoide Liposarkome durch eine spezifische t(12; 16)-Translokation gekennzeichnet, die zu einem *FUS/DDIT3*-Fusionsgen führt.

Pleomorphe Liposarkome

Pleomorphe Liposarkome sind selten, treten im höheren Lebensalter auf und machen nur etwa 5 % aller Liposarkome aus.

Morphologie

Sie sind immer High-Grade-Tumoren mit einem variablen Gehalt an riesigen, pleomorphen Lipoblasten.

Molekularpathologie

Sie weisen zytogenetisch komplexe Veränderungen auf; *MDM2*-Amplifikationen wie beim hochdifferenzierten Liposarkom oder ein *FUS/CHOP*-Fusionsgen wie beim myxoiden Liposarkom sind nicht nachweisbar. Pleomorphe Liposarkome sind damit zytogenetisch eher mit anderen High-Grade-Sarkomen als mit den übrigen Liposarkomsubtypen verwandt.

46.3.2 Tumoren mit (myo-)fibroblastärer und fibrohistiozytärer Differenzierung

Tumoren dieser Kategorien machen einen sehr großen Teil aller mesenchymalen Tumoren aus. Ihr biologisches Potenzial reicht von gutartig über intermediär bis maligne.

Benigne fibroblastäre Tumoren und tumorartige Läsionen

Zu diesen Tumoren gehören das Sehnenscheidenfibrom, das Myofibrom, die Myofibromatose sowie das vorwiegend an der Vulva auftretende Angiomyofibroblastom. Die noduläre Fasziitis, die proliferative Fasziitis/Myositis und die Myositis ossificans gehören zu einer klinisch, morphologisch und molekular (*MYH9-USP6*-Genfusion v. a. bei der nodulären Fasziitis) verwandten Gruppe schnellwachsender, aber selbstlimitierender gutartiger Neubildungen, die auch bei Jugendlichen und jungen Erwachsenen auftreten.

Fibroblastäre Tumoren mit intermediärem Malignitätsgrad

Fibromatosen

Fibromatosen sind klonale fibroblastäre Proliferationen ohne Metastasierungspotenzial, jedoch mit lokal infiltrierendem Wachstum und einer hohen Rezidivneigung. Man unterscheidet superfizielle und tiefe Fibromatosen.

- Superfizielle Fibromatosen sind multifaktorielle Erkrankungen (Trauma, Diabetes, Alkohol) mit einer genetischen Prädisposition. Als Hauptformen werden die palmare Fibromatose (Morbus Dupuytren) bei vorwiegend älteren Männern und die plantare Fibromatose (Morbus Ledderhose) bei vorwiegend jüngeren Patienten beiderlei Geschlechts unterschieden. Vor allem der Morbus Dupuytren führt durch Verkürzung der Aponeurose in der Hohlhand häufig zu Kontrakturen.
- Tiefe Fibromatosen (Desmoid-Fibromatosen) (> Abb. 46.4) kommen in drei klinischen Gruppen vor:
  - Bauchwand-Desmoide: besonders bei jüngeren Frauen im Bereich der Faszie des M. rectus abdominis
  - Intraabdominelle Desmoide: besonders im Dünndarmmesenterium junger Erwachsener, oft assoziiert mit einer Spezialform der familiären adenomatösen Polypose (FAP), dem Gardner-Syndrom
  - Extraabdominelle Desmoide: bevorzugen den Gliedmaßengürtel und die proximalen Extremitäten junger Erwachsener

Morphologie

Bei **superfiziellen Fibromatosen** sind frische Läsionen histologisch durch knotige Proliferate von Spindelzellen gekennzeichnet, während ältere Läsionen deutlich zellärmer sind und von dichten Kollagenfasern dominiert werden.

Desmoid-Fibromatosen sind mäßig zellreiche spindelzellige Neoplasien mit gelegentlich storiformem Wachstumsmuster und prominenten, weit gestellten dünnwandigen Blutgefäßen.

Molekularpathologie

Ein wichtiger pathogenetischer Faktor bei der Entstehung von Desmoid-Fibromatosen scheinen Störungen im Wnt-Signalweg zu sein. So zeigt ein erheblicher Prozentsatz der Fälle entweder inaktivierende Mutationen im *APC*-Gen oder aktivierende Mutationen im *beta-Catenin*-Gen.

Klinische Relevanz Aufgrund des infiltrierenden Wachstums sind Fibromatosen schlecht vom umgebenden Gewebe abzugrenzen und rezidivieren deshalb häufig nach der operativen Entfernung, außerdem stimulieren die lokalen Wundheilungsprozesse nach einer Operation möglicherweise das Tumorwachstum. Daher sollte die Indikation zu einer chirurgischen Therapie sehr zurückhaltend gestellt werden.

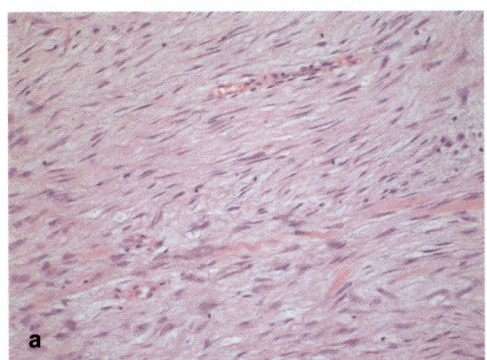

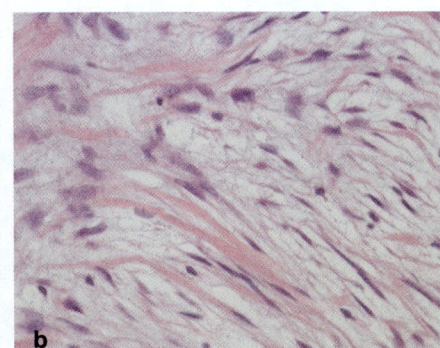

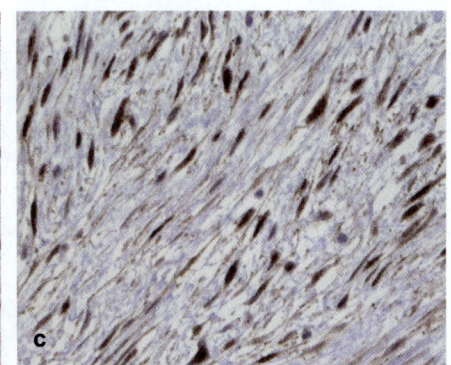

Abb. 46.4 Desmoid-Fibromatose. a, b Schlanke, spindelförmige Tumorzellen mit rundlichen oder ovalären blanden Zellkernen und dazwischengelegenen kräftigen Kollagenfasern. **c** Immunhistochemische β-Catenin-Färbung mit nukleärer Translokation des normalerweise membranös oder zytoplasmatisch lokalisierten Proteins bei einem Tumor mit *APC*-Mutation. [R398]

Solitäre fibröse Tumoren

Solitäre fibröse Tumoren (SFTs) (➤ Abb. 46.5) sind seltene Tumoren des höheren Erwachsenenalters, die in nahezu allen Organen auftreten können. Obwohl in der Mehrzahl klinisch gutartig, kommen in 10–25 % der Fälle auch aggressive Verläufe und gelegentlich auch Metastasen vor.

Morphologie

Histologisch bestehen solitäre fibröse Tumoren aus zytologisch meist blanden fibroblastären Zellen mit stark wechselndem Zellgehalt und einem faserreichen, manchmal keloidartigen Stroma mit klaffenden, schlitzartigen Blutgefäßen mit perivaskulärer Hyalinisierung. Solitäre fibröse Tumoren exprimieren meist CD34, CD99, BCL2, und STAT6.

Molekularpathologie

Solitäre fibröse Tumoren zeigen in über 50 % der Fälle eine *NAB-STAT6*-Genfusion.

Inflammatorischer myofibroblastärer Tumor

Der inflammatorische myofibroblastäre Tumor ist eine charakteristische Spindelzell-Läsion mit einem plasmazell- und eosinophilenreichen Begleitinfiltrat, das sich vor allem im Mesenterium und Omentum von Kindern und jungen Erwachsenen entwickelt. Bei Kindern zeigen sie häufig klonale chromosomale Veränderungen, die eine Aktivierung der Rezeptor-Tyrosinkinase ALK zur Folge haben. Die Tumoren neigen zu lokalen Rezidiven, Metastasen sind dagegen selten.

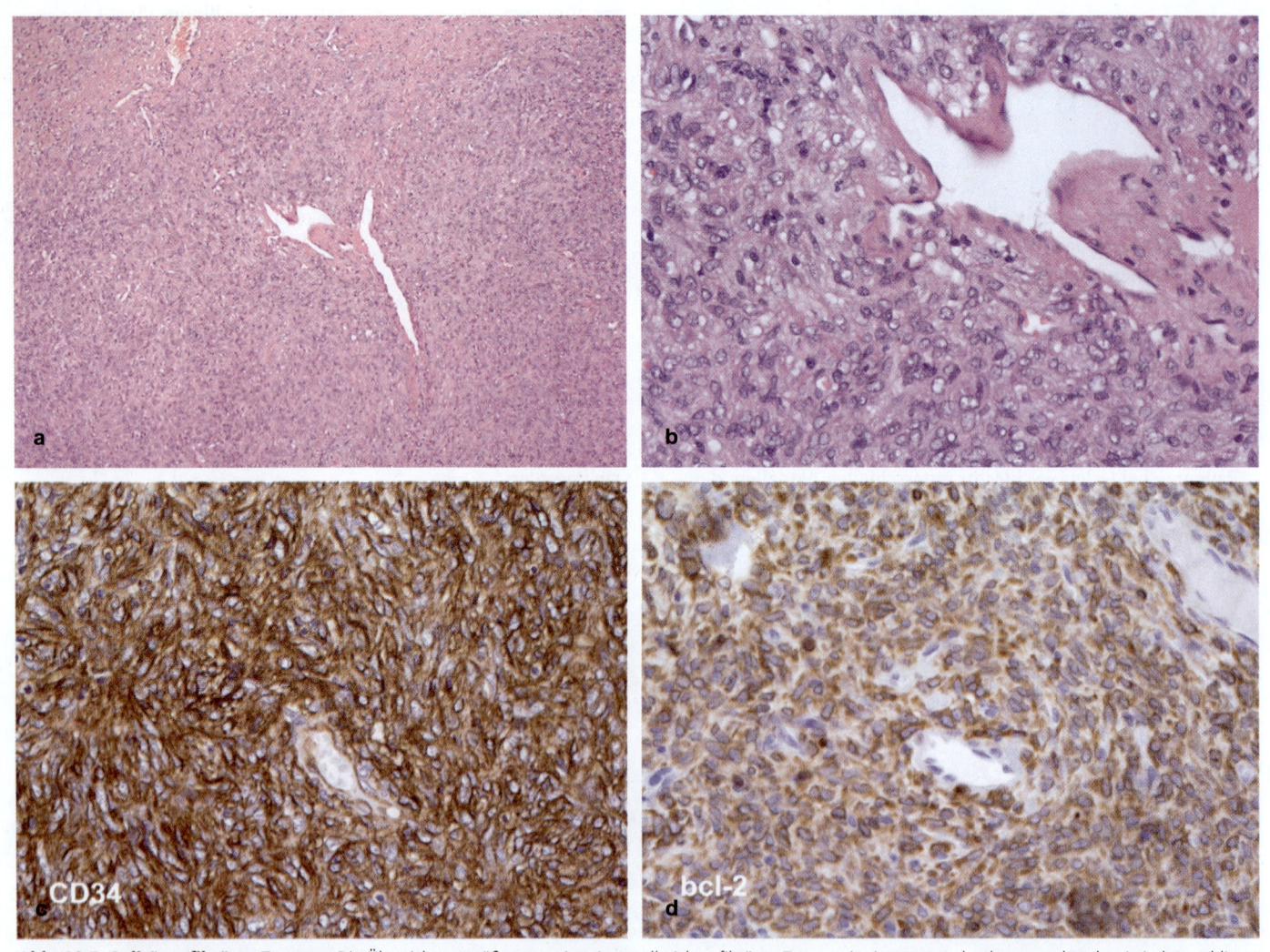

Abb. 46.5 Solitärer fibröser Tumor. a Die Übersichtsvergrößerung zeigt einen zellreichen fibrösen Tumor mit einem zentral gelegenen charakteristischen schlitzartigen dilatierten Blutgefäß. **b** Das Detail von a zeigt zytologisch blande spindelförmige Tumorzellen mit unscharf abgrenzbaren Zellgrenzen und runden kleinen Zellkernen. Um das Blutgefäß liegt eine faserreiche Bindegewebsmanschette. **c, d** Immunhistochemisch charakteristische kräftige und diffuse Expression von CD34 (c) und BCL2 (d). [R398]

Maligne fibroblastäre und fibrohistiozytäre Tumoren

Dermatofibrosarcoma protuberans (DFSP)

Das DFSP ist ein superfizielles Sarkom der Haut bei jüngeren Erwachsenen mit starker Prädilektion für die Cutis und Subkutis von Rumpf und proximalen Extremitäten. Der Tumor manifestiert sich als plaqueartige Induration, die später auch ulzerieren kann. Es besteht eine hohe lokale Rezidivneigung. Selten kommen Transformationen in einen fibrosarkomartigen High-Grade-Tumor vor, der dann auch metastasieren kann.

Molekularpathologie

DFSPs sind durch eine spezifische t(17; 22)-Translokation mit Ausbildung eines PDGFB-COL1A Fusionsgens und durch Expression von CD34 gekennzeichnet.

Adulte Fibrosarkome

Adulte Fibrosarkome bei Erwachsenen sind sehr seltene Tumoren der tiefen Weichgewebe der Extremitäten, des Rumpfes und des Kopf-Hals-Bereichs. Da verschiedene andere Sarkomtypen (z. B. Synovial-Sarkome, dedifferenzierte Liposarkome) ein fibrosarkomähnliches Wachstumsmuster aufweisen können, handelt es sich immer um eine Ausschlussdiagnose. Im Gegensatz dazu handelt es sich bei dem sog. infantilen Fibrosarkom um eine molekular klar definierte Entität des Kindesalters mit rekurrenter t(12; 15) (p13; q25) Translokation und Ausbildung einer *ETV6/NTRK*-Genfusion.

Morphologie

Histologisch sind Fibrosarkome zellreiche Tumoren mit fischgrätenartigem Wachstumsmuster der schlanken spindelförmigen Tumorzellen.

Myxofibrosarkome

Myxofibrosarkome zählen zu den häufigsten Sarkomen bei älteren Erwachsenen. Sie entstehen vor allem in den Extremitäten und hier oft in den oberflächlichen subkutanen Gewebsschichten.

Morphologie

Histologisch sind Myxofibrosarkome durch ein multinoduläres Wachstumsmuster und ein myxoides Stroma mit gewundenen Blutgefäßen gekennzeichnet. Der Zellgehalt variiert und nimmt mit dem Malignitätsgrad zu. Die Abgrenzung von High-Grade-Myxofibrosarkomen zum undifferenzierten pleomorphen Sarkom (Typ „MFH") ist häufig arbiträr.

Undifferenzierte pleomorphe Sarkome

Der Begriff undifferenziertes pleomorphes Sarkom hat die über lange Zeit gebräuchliche Bezeichnung „malignes fibröses Histiozytom/ MFH" abgelöst, weil sich gezeigt hat, dass eine große Zahl vermeintlicher „MFHs" in Wirklichkeit dedifferenzierte Liposarkome oder sogar maligne Melanome oder entdifferenzierte Karzinome darstellen und diese Tumoren keinerlei Verwandtschaft zu den myeloisch abgeleiteten Histiozyten (Makrophagen) aufweisen. Der Begriff wird für High-Grade-Sarkome mit pleomorphen Tumorriesenzellen und storiformem Wachstumsmuster (➤ Abb. 46.6) verwendet, die anhand der verfügbaren Technologien keine andere linienspezifische Differenzierung aufweisen. Hinter dem Begriff verbirgt sich also mehr ein Sammeltopf verschiedener entdifferenzierter Sarkome als eine echte Entität. Solche Tumoren treten häufig (und im Gegensatz zu den meist oberflächlich gelegenen Myxofibrosarkomen) in den tiefen Geweben der Extremitäten auf.

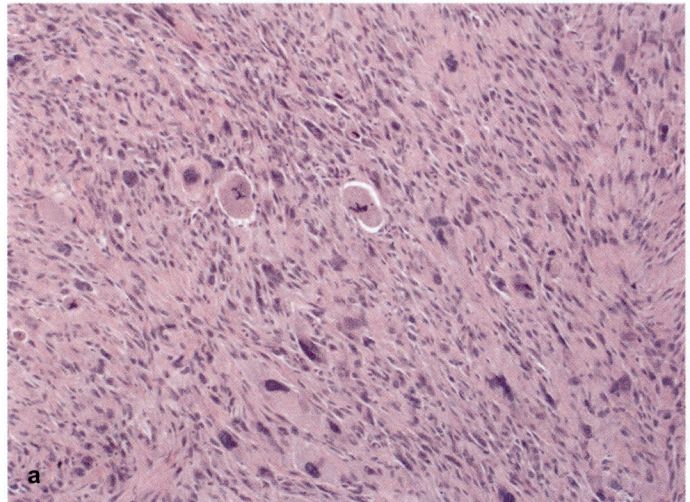

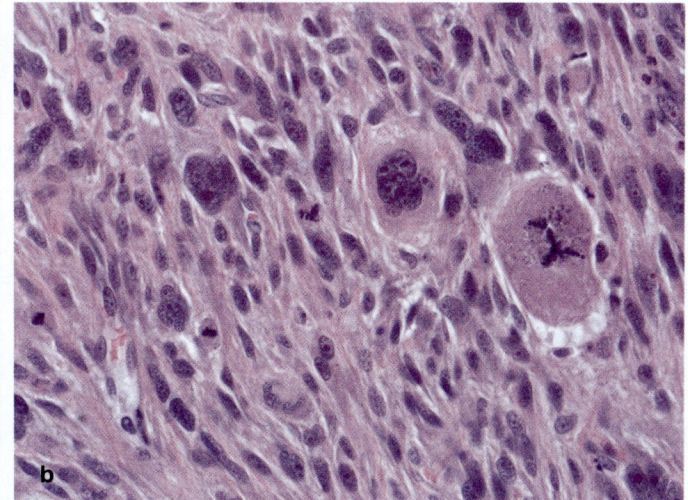

Abb. 46.6 Pleomorphes undifferenziertes Sarkom (Typ „MFH"). **a** Zelldichter spindelzelliger undifferenzierter Tumor mit ausgeprägter Kernpleomorphie der Tumorzellen und zahlreichen Tumorriesenzellen. **b** Detail von a mit einer pathologischen tripolaren Mitose sowie mehreren weiteren Mitosen in kleinen benachbarten Tumorzellen als Hinweis auf die hohe genetische Instabilität und das rasche Wachstum derartiger Tumoren. [R398]

46.3.3 Tumoren mit glattmuskulärer Differenzierung

Diese Tumoren bestehen aus Zellen, die Merkmale von glatten Muskelzellen ausgebildet haben. Die Verteilung gutartiger glattmuskulärer Tumoren (Leiomyome) folgt weitgehend dem Vorkommen glatter Muskulatur im Körper (häufig im Urogenitalbereich, vor allem Uterusleiomyome) und Magen-Darm-Trakt, seltener in der Haut, selten in den tiefen Weichgeweben. Es gibt keine Hinweise darauf, dass Leiomyome maligne entarten. Leiomyosarkome kommen ebenfalls im Urogenital- und Gastrointestinaltrakt, daneben vor allem retroperitoneal, seltener in den tiefen Weichgeweben der Extremitäten sowie in der Haut vor.

Benigne glattmuskuläre Tumoren

Leiomyome der Haut leiten sich von den Mm. arrectores pilorum ab, treten solitär und multipel auf (piläre Leiomyome) und können erhebliche Schmerzen verursachen. Eine zweite Gruppe von Leiomyomen tritt vor allem in der Genitalregion (Vulva, Scrotum, Brustwarze, Areole der Mamma) auf.

Das **Angioleiomyom** ist häufiger als das piläre Leiomyom und in der Regel solitär. Es ist meist subkutan und oft im Unterschenkelbereich lokalisiert, betroffen sind ältere Patienten. Neben glatten Muskelzellen findet man Gefäße mit verdickter muskulärer Wand.

Maligne glattmuskuläre Tumoren

50–75 % aller **Leiomyosarkome** sind intraabdominal lokalisiert. Betroffen sind vor allem ältere Frauen. Ein großer Teil der Fälle entsteht im Uterusmyometrium (uterine Leiomyosarkome), ein kleinerer Teil (extrauterine Leiomyosarkome) auch in der muskulären Wand der V. cava. Die Prognose dieser Tumoren ist ungünstig, bedingt durch die meist große Tumorausdehnung mit Infiltration von Nachbarorganen zum Zeitpunkt der Diagnose. Tumoren der tiefen Weichgewebe sind deutlich seltener, zeigen keine Geschlechtsbevorzugung und betreffen vor allem die untere Extremität. Leiomyosarkome der Haut nehmen ihren Ausgang häufig von den Streckseiten der Extremitäten. Die Prognose hängt vor allem von der Tiefenausdehnung ab (Tumoren mit Begrenzung auf die Dermis haben eine exzellente Prognose).

Morphologie

Histologisch sind Leiomyosarkome durch perpendikulär angeordnete Bündel von atypischen Spindelzellen mit stark eosinophilem Zytoplasma und ovalen länglichen Zellkernen gekennzeichnet (> Abb. 46.7). Die Diagnose beruht neben der Morphologie auch auf dem immunhistochemischen Nachweis der glattmuskulären Differenzierung (Expression von glattmuskulärem Aktin, Desmin, und h-Caldesmon).

Molekularpathologie

Leiomyosarkome sind genetisch komplexe Tumoren, bei denen aber in einer erheblichen Zahl der Fälle Mutationen des Tumorsuppressorgens *PTEN* nachweisbar sind (*PTEN* spielt auch bei der experimentellen Induktion von Leiomyosarkomen in Mausmodellen eine wichtige Rolle). Neuere Daten legen nahe, dass prognostisch relevante molekulare Subgruppen existieren, deren Bestimmung jedoch bislang keinen Eingang in die klinische Routine gefunden hat.

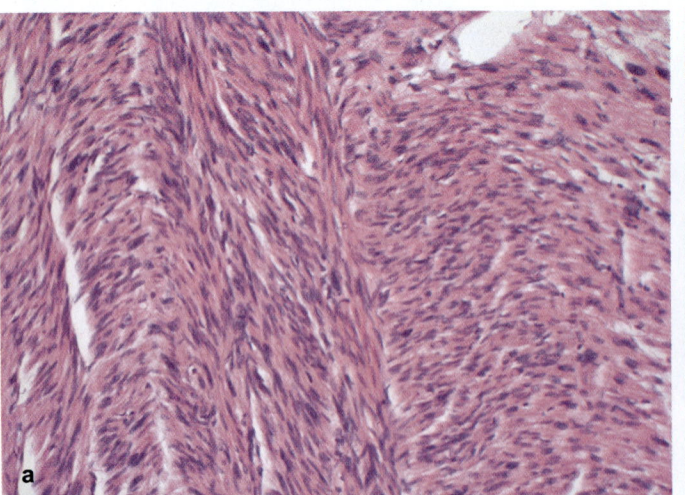

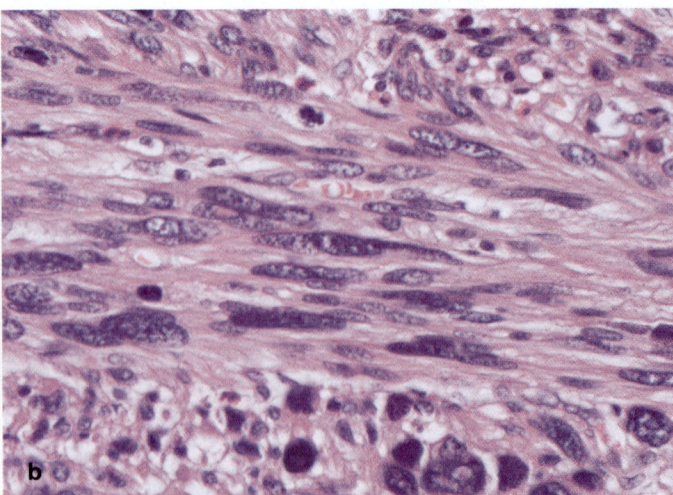

Abb. 46.7 Leiomyosarkom. a G1-Leiomyosarkom mit faszikulärem Wachstumsmuster und nur gering atypischen zigarrenförmigen Zellkernen in einem stark eosinophilen Zytoplasma. **b** G3-Leiomyosarkom mit deutlichen Kernatypien, aber noch immer erkennbarer charakteristischer Kernform und eosinophilem Zytoplasma. Die Abgrenzung gegen ein undifferenziertes pleomorphes Sarkom muss hier durch zusätzliche immunhistochemische Färbungen mit Nachweis glattmuskulärer Proteine erfolgen. [R398]

46.3.4 Tumoren mit skelettmuskulärer Differenzierung

Benigne Tumoren: Rhabdomyome

Sie treten gleichermaßen selten bei Kindern (**fetale Rhabdomyome**) und Erwachsenen (**adulte Rhabdomyome**) im Kopf-Hals-Bereich auf. **Kardiale Rhabdomyome** gehören zu den häufigeren der insgesamt seltenen Herztumoren und entwickeln sich besonders bei Säuglingen und Kindern. Sie haben eine signifikante Assoziation zur tuberösen Sklerose (> Kap. 8.10.11). **Genitale Rhabdomyome** entstehen im Vaginal- und Zervixbereich von Frauen im mittleren Lebensalter.

Maligne Tumoren: Rhabdomyosarkome

Rhabdomyosarkome sind die mit Abstand häufigsten malignen Weichgewebstumoren bei Kindern und Jugendlichen. In der Altersgruppe zwischen 0 bis 14 Jahre machen embryonale und die selteneren alveolären Rhabdomyosarkome 50 % aller Tumoren aus. Ein kleinerer Teil der Fälle kommt in einem syndromalen Zusammenhang (z. B. Beckwith-Wiedemann-Syndrom, Neurofibromatose Typ 1, Li-Fraumeni-Syndrom) vor. Wie bei anderen Weichgewebstumoren gibt es keine Hinweise darauf, dass Rhabdomyosarkome aus quergestreifter Muskulatur entstehen – sie entwickeln sich häufig in Organen ohne (z. B. Gallenwege, Harnblase) oder mit nur wenig quergestreifter Muskulatur (Nasenhöhle, Mittelohr, Vagina). Rhabdomyosarkome treten vornehmlich im HNO-Bereich, Urogenitaltrakt und Retroperitoneum sowie in den Extremitäten auf.

Unterschieden werden vier Subtypen mit unterschiedlicher Epidemiologie, Morphologie, Genetik und Prognose.

Embryonale Rhabdomyosarkome (ERMS)

ERMS (> Abb. 46.8) machen ca. 50 % aller Rhabdomyosarkome aus. Sie kommen vor allem bei präpubertären Kindern im HNO-Bereich (Orbita, Meningen) sowie im Urogenitaltrakt vor.

Morphologie

Die Histologie von ERMS ist sehr variabel mit einem Spektrum, das von Tumoren mit deutlich erkennbarer Querstreifung der Tumorzellen bis hin zu primitiven klein- und rundzelligen Tumoren reicht, deren muskuläre Differenzierung nur immunhistochemisch oder elektronenmikroskopisch nachweisbar ist. Je nach Histologie werden beim ERMS unterschiedliche Wachstumsmuster (botryoid, spindelzellig, anaplastisch) abgegrenzt.

Molekularpathologie

Zytogenetisch zeigen ERMS neben anderen Veränderungen meist einen Verlust der Heterozygotie (LOH) verschiedener Genloci auf Chromosom 11p15.5 in einer Region, die epigenetisch imprimierte Gene wie *IGF2* und Wachstumsrepressoren wie *H19*, *CDKN1C* und *HOTS* aufweist. Deregulation von *P53* und *RB1* (Retinoblastom-Gen) sind häufig.

Klinische Relevanz Mit modernen multimodalen Therapien hat sich die Überlebensrate auf über 70 % verbessert, mit besonders günstiger Prognose des botryoiden und spindelzelligen Subtyps.

Alveoläre Rhabdomyosarkome (ARMS)

ARMS treten in etwas höherem Alter als embryonale Rhabdomyosarkome und häufig in den Extremitäten und der Dammregion auf. Klinisch verhalten sie sich aggressiver.

Morphologie

ARMS sind Tumoren aus uniformen primitiven runden Zellen, die in soliden Verbänden mit zentralem Kohäsionsverlust wachsen, woraus die morphologische Ähnlichkeit zu den Alveolen der Lunge (daher der Name) resultiert. Die muskuläre Differenzierung ist rein histologisch meist schwer zu erkennen; selten finden sich einzelne Rhabdomyoblasten mit Querstreifung. Immunhistochemisch zeigen die Tumoren dagegen eine kräftige und diffuse Expression muskulärer Marker (z. B. Desmin, Myogenin, MyoD1).

Molekularpathologie

Zytogenetisch sind ARMS mit zwei rekurrenten chromosomalen Translokationen vergesellschaftet, die das Gen *FOXO1* (auf Chromosom 13q14) entweder mit *PAX3* (auf Chromosom 2q35; 70–80 %) oder seltener mit *PAX7* (auf Chromosom 1p36, 10–20 %) fusionieren. Unlängst wurde zudem eine Variante ohne diese spezifischen Translokationen entdeckt, die als „translokationsnegatives alveoläres Rhabdomyosarkom" bezeichnet wird und im Vergleich zu den translokationspositiven Tumoren möglicherweise einen anderen klinischen Verlauf nimmt.

Pleomorphe Rhabdomyosarkome

Anders als embryonale und alveoläre Rhabdomyosarkome sind pleomorphe Rhabdomyosarkome Tumoren des Erwachsenenalters, die sich zumeist in den tiefen Weichgeweben der Extremitäten entwickeln. Die Diagnose beruht vor allem auf dem immunhistochemischen Nachweis der muskulären Differenzierung. Zytogenetisch handelt es sich um komplexe Tumoren; die typischen Alterationen der beiden anderen Typen kommen nicht vor. Die Prognose ist ungünstig und die meisten Patienten mit metastasierten Tumoren versterben innerhalb von 2 Jahren.

Spindelzellige/sklerosierende Rhabdomyosarkome

Dieser Subtyp macht etwa 3–10 % der Rhabdomyosarkome aus und tritt sowohl bei Neugeborenen (kongenital) als auch bei Kindern und Erwachsenen auf, oft im HNO-Bereich. Tumoren bei Neugeborenen und kleinen Kindern weisen oft Translokationen unter Beteiligung verschiedener Gene (darunter u. a. VGLL2, NCOA2, MEIS1, EWSR1) auf und haben dann eine relativ günstige Prognose. Tumoren bei Jugendlichen und jungen Erwachsenen zeigen oft Mutationen des muskulären Differenzierungsfaktors *MYOD1* und sind deutlich ag-

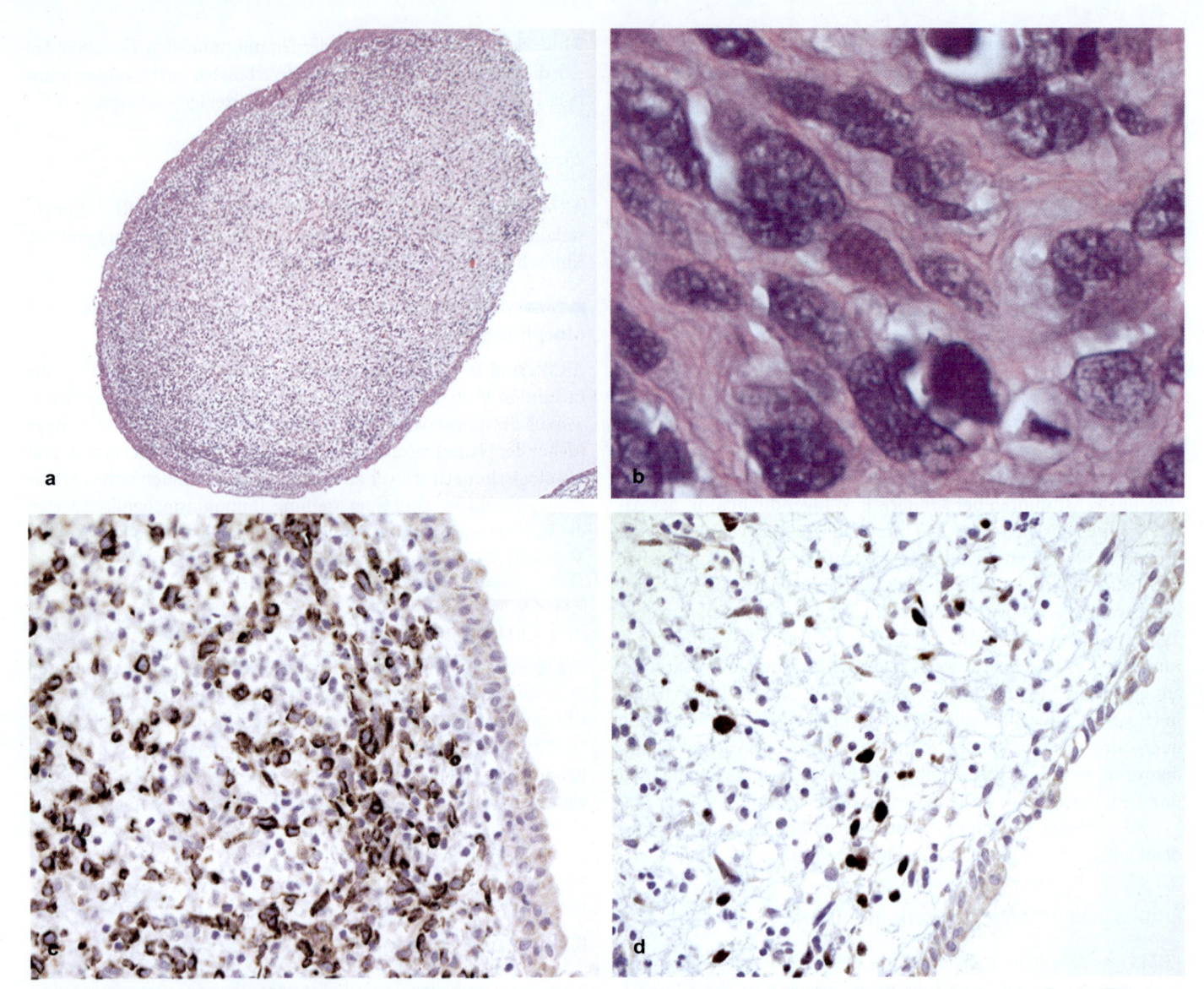

Abb. 46.8 Embryonales Rhabdomyosarkom der Nasenhöhle (botryoide Variante). **a** Die niedrige Vergrößerung zeigt die botryoide („traubenförmige") Vorwölbung des Tumors unter einer intakten Schleimhautoberfläche. **b** Bei höherer Vergrößerung zeigen sich einzelne Rhabdomyoblasten mit deutlich erkennbarer Querstreifung. **c, d** Immunhistochemisch kräftige Expression von Desmin (c, zytoplasmatische Färbung) und Myogenin (d, nukleäre Färbung). [R398]

gressiver. Tumoren bei älteren Erwachsenen zeigen häufig keine rekurrenten molekularen Veränderungen.

46.3.5 Tumoren mit vaskulärer Differenzierung

Gefäßtumoren werden untergliedert in die gutartigen Neubildungen der Blut- und Lymphgefäße (Hämangiome und Lymphangiome), die intermediäre Gruppe der Hämangioendotheliome und die bösartigen Angiosarkome. Das Kaposi-Sarkom, das ebenfalls zu den malignen Gefäßtumoren zählt, ist ein Sonderfall, da es immer mit einer HHV-8-Infektion assoziiert ist und damit einen der wenigen Weichgewebstumoren mit bekannter Ätiologie darstellt.

Benigne vaskuläre Tumoren

Hämangiome

Hämangiome zählen zu den häufigsten gutartigen Weichteiltumoren (ca. 10 % aller benignen Tumoren) und sind die häufigsten Tumoren des Kleinkindes- und Kindesalters:
- **Kapilläre Hämangiome** machen 30–40 % aller Gefäßtumoren aus. Das sog. Granuloma pyogenicum ist eine polypöse Variante des kapillären Hämangioms mit Rezidivtendenz und tritt an der Schleimhaut und an den Fingern auf.
- **Kavernöse Hämangiome** bestehen aus dilatierten, großen Blutgefäßen. Sie entwickeln sich auch in inneren Organen (z. B. in der Leber).

Klinische Relevanz Kapilläre Hämangiome treten meist früh im Kleinkindesalter auf **(infantile Hämangiome),** können innerhalb von 6–12 Monaten dramatisch größer werden, bilden sich aber in ca. 90 % bis zum Schulalter wieder zurück. Außer bei komplizierten Fällen (z. B. Verlegung der Atemwege) ist daher meist keine Therapie notwendig. Hiervon abzugrenzen sind die bereits in utero vorhandenen **kongenitalen Hämangiome,** von denen sich nur ein Teil innerhalb des ersten Lebensjahres zurückbildet und die bei Persistenz über diesen Zeitraum hinweg therapiert werden müssen.

Kavernöse Hämangiome zeigen dagegen keine Tendenz zur Spontanregression und können durch Druckatrophie auch Nachbarorgane schädigen. Sie müssen daher häufig therapiert/operiert werden. Komplikationen kavernöser Angiome sind Nekrosen, Blutungen sowie Verbrauchskoagulopathien (Kasabach-Merritt-Syndrom).

Lymphangiome

Lymphangiome sind im Vergleich zu den Hämangiomen selten. Sie sind möglicherweise eher Fehlbildungen als echte Tumoren. Man nimmt an, dass sie sich aus sequestrierten Lymphstrukturen entwickeln, die den Anschluss an die normalen Lymphbahnen verloren haben. Sie sind meist im Kopf-Hals-Bereich und der Axilla lokalisiert und sind schon bei der Geburt vorhanden. Lymphangiome können zu erheblichen funktionellen Beschwerden durch Verlegung der Atem- und Speisewege führen. Intrauterin durch Ultraschall nachgewiesene Lymphangiome können Hinweis auf ein Turner-Syndrom (45, X0) sein.

Maligne vaskuläre Tumoren

Angiosarkome

Angiosarkome sind bösartige Tumoren, deren Zellen endothelial differenziert sind und Gefäßstrukturen nachahmen. Das Spektrum von Angiosarkomen reicht von hochdifferenzierten Tumoren, die nur schwer von gutartigen oder reaktiven Läsionen abgrenzbar sind, bis hin zu undifferenzierten Tumoren, deren endotheliale Differenzierung erst immunhistochemisch erkennbar wird. Der Begriff **Hämangioendotheliom** bezeichnet eine Gruppe vaskulärer Tumoren mit überwiegend intermediärem Malignitätsgrad, d. h. erheblichem lokalem Rezidivrisiko, jedoch im Vergleich zu Angiosarkomen deutlich niedrigerer Metastasierungsneigung.

Ätiologie und Pathogenese

Angiosarkome sind als spontan auftretende Form seltene Tumoren, gehören aber zu den häufigsten strahlenassoziierten Sarkomen (das relative Risiko für ein Angiosarkom z. B. nach brusterhaltender Resektion eines Mammakarzinoms mit nachfolgender Bestrahlung steigt um den Faktor 1000). Daneben können sie auch auf dem Boden eines chronischen Lymphödems (sog. Stewart-Treves-Syndrom) und nach Exposition auf arsenhaltige Insektizide und Vinylchlorid (Kunststoffindustrie) entstehen.

Morphologie

Unter den spontanen Angiosarkomen sind die meisten in der Haut im Kopf-Hals-Bereich lokalisiert und entwickeln sich in höherem Lebensalter. Daneben können Angiosarkome aber auch in nahezu allen anderen Organen (insbesondere Leber, Milz, Schilddrüse, Knochen) vorkommen und zeigen dann in der Regel eine deutlich schlechtere Prognose.

Histologisch sind Angiosarkome durch irregulär geformte, anastomosierende Gefäßstrukturen mit dissezierendem, infiltrativem Wachstumsmuster gekennzeichnet. Die neoplastischen Endothelzellen sind vergrößert und hyperchromatisch (➤ Abb. 46.9). Immunhistochemisch lassen sich zwar Hämangio- und Lymphangiosarkome differenzieren, diese Unterteilung hat aber derzeit keine klinische Relevanz, da sich beide Typen ähnlich verhalten und zudem häufig Mischbilder existieren.

Molekularpathologie

Angiosarkome sind genetisch komplexe Tumoren mit multiplen chromosomalen Verlusten und Zugewinnen. Als konstanteste Ver-

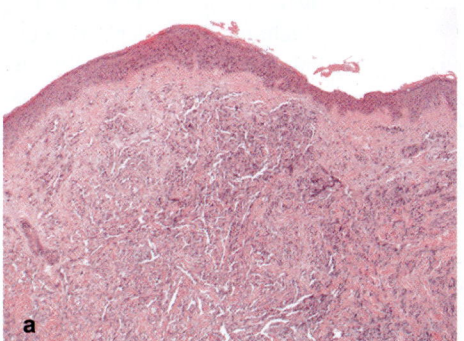

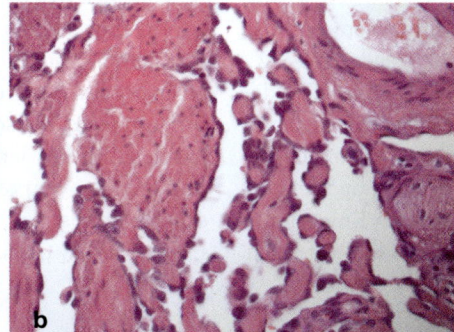

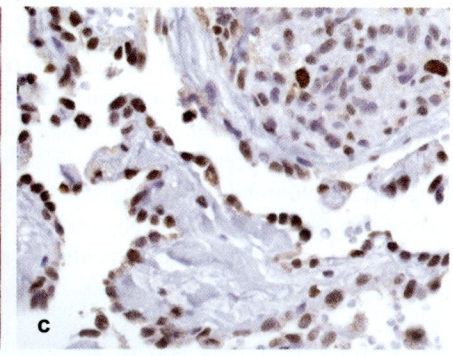

Abb. 46.9 Strahlenassoziiertes gut differenziertes Angiosarkom der Brust. a Die Übersichtsvergrößerung zeigt das unscharf begrenzte, infiltrierende Wachstumsmuster unter einer intakten Hautoberfläche. Es sind zahlreiche unregelmäßige, „dissezierende" und anastomosierende Gefäßhohlräume nachzuweisen. **b** Das Detail zeigt die abnormen Gefäßstrukturen mit atypischen, „tapeziernagelartig" vorgewölbten neoplastischen Endothelzellen. **c** Immunhistochemisch kräftige diffuse Überexpression von c-MYC bei einem Tumor mit zytogenetisch nachgewiesener High-Level-Gen-Amplifikation. [R398]

änderung zeigen strahlenassoziierte Tumoren in mindestens 70 % der Fälle High-Level-Amplifikationen des Protoonkogens *c-MYC*, die bei spontan auftretenden Tumoren nicht vorkommen.

Kaposi-Sarkom

Das Kaposi-Sarkom ist in 100 % der Fälle mit einer opportunistischen Infektion mit humanem Herpesvirus Typ 8 (HHV 8) assoziiert und ein lokal aggressiver endothelial differenzierter Tumor bei Personen mit geschwächtem Immunstatus. Vier klinisch und epidemiologisch unterschiedliche Hauptformen werden unterschieden:

- Die „klassische" Form, vorwiegend bei älteren Männern, hat einen indolenten klinischen Verlauf.
- Die endemische (afrikanische) Variante bei HIV-negativen Kindern und jungen Erwachsenen manifestiert sich üblicherweise in Form einer ausgeprägten Lymphadenopathie und kann durch Beteiligung innerer Organe sehr rasch tödlich verlaufen.
- Das iatrogene (transplantationsassoziierte) Kaposi-Sarkom tritt fast ausschließlich nach Nierentransplantation auf und kann sich nach Reduktion der Immunsuppression vollständig zurückbilden.
- Die AIDS-assoziierte Form ist die aggressivste Variante, die über ausgedehnte innere Organbeteiligung häufig tödlich verläuft. Durch die Einführung hochaktiver antiretroviraler Therapien (HAART) konnte die Mortalität in den letzten Jahren deutlich reduziert werden.

46.3.6 Sarkome ohne linienspezifische Differenzierung

In dieser „Mischgruppe" werden Tumoren erfasst, die zwar eindeutig zu diagnostizieren sind, die aber kein Normalgewebe tumorartig nachahmen und/oder keine Entsprechung in einer menschlichen Gewebeart besitzen.

Synovialsarkome

Synovialsarkome (> Abb. 46.10a) sind maligne mesenchymale Spindelzelltumoren mit einer variablen epithelialen Differenzierung (z. B. Drüsenbildung) und einer spezifischen chromosomalen t(X; 18)-Translokation. Das aus der Translokation resultierende *SS18-SSX*-Fusionsgenprodukt, das als Transkriptionsfaktor wirkt, dereguliert die Selbsterneuerungs- und Differenzierungsprogramme mesenchymaler Stammzellen. Die Bezeichnung „Synovialsarkom" ist historisch bedingt und irreführend (Synovialsarkome entstehen zwar häufig in der Nachbarschaft von Gelenken, insbesondere dem Kniegelenk, dagegen nur sehr selten in Gelenkhöhlen). Betroffen sind vor allem junge Erwachsene. Metastasen treten in etwa 40 % der Fälle in Lunge, Knochen und regionären Lymphknoten auf. Synovialsarkome zählen zu den chemosensitiven Sarkomen mit häufig gutem Ansprechen auf Chemotherapie.

Alveoläres Weichteilsarkom

Das sog. alveoläre Weichteilsarkom (> Abb. 46.10b) ist ein extrem seltener Tumor, der in der gleichen Altersgruppe wie das Synovialsarkom auftritt und bei Kindern vor allem den Kopf-Hals-Bereich, bei Erwachsenen vor allem die tiefen Weichgewebe der Hüftregion befällt. Die Bezeichnung beruht auf dem charakteristischen alveolären Wachstumsmuster der großen, epithelähnlichen eosinophilen Tumorzellen, die massenhaft PAS-positive kristalline Zytoplasmaeinschlüsse enthalten. Alveoläre Weichteilsarkome sind durch eine spezifische der17t(X; 17)-Translokation gekennzeichnet; das resultierende *ASPL/TFE3*-Fusionsgen fungiert als aberranter Transkriptionsfaktor. Alveoläre Weichteilsarkome sind sehr langsam wachsende Tumoren, die aber eine ausgeprägte Metastasierungstendenz, oft erst nach Jahren oder Jahrzehnten, aufweisen und nicht auf Chemotherapie ansprechen.

Epitheloide Sarkome

Epitheloide Sarkome (> Abb. 46.10c) sind Sarkome mit einer charakteristischen epithelähnlichen Morphologie, die sich vor allem flexorseitig im Bereich von Fingern und Händen bei jungen Erwachsenen entwickeln. Die proximale, prognostisch ungünstigere Variante befällt vor allem die proximale Hüft- und Dammregion. Bei beiden Varianten besteht eine hohe Neigung zu lokalen Rezidiven und Fernmetastasen, außerdem zählen epitheloide Sarkome zu den wenigen Sarkomen, bei denen häufiger regionäre Lymphknotenmetastasen auftreten. Zytogenetisch sind epitheloide Sarkome durch einen Verlust des Tumorsuppressorgens *INI-1* auf Chromosom 22q gekennzeichnet.

Desmoplastischer klein- und rundzelliger Tumor (DSRCT)

Der DSRCT (> Abb. 46.10d) ist ein seltener und fast immer tödlich verlaufender Weichteiltumor bei Kindern und jungen Erwachsenen, der sich normalerweise durch ausgedehnten Befall der Serosa der Bauchhöhle manifestiert. Die Verbände aus kleinen runden Tumorzellen liegen dabei in einem prominenten „desmoplastischen" Stroma. Immunhistochemisch zeigen DSRCT typischerweise gleichzeitig multiple Differenzierungen mit Expression muskulärer, epithelialer und neuraler Marker. DSRCT sind zytogenetisch charakterisiert durch eine spezifische t(11; 22)-Translokation, die zur Fusion des Ewing-Sarkom-Gens *EWS* mit dem Wilms-Tumor-Gen *WT1* führt.

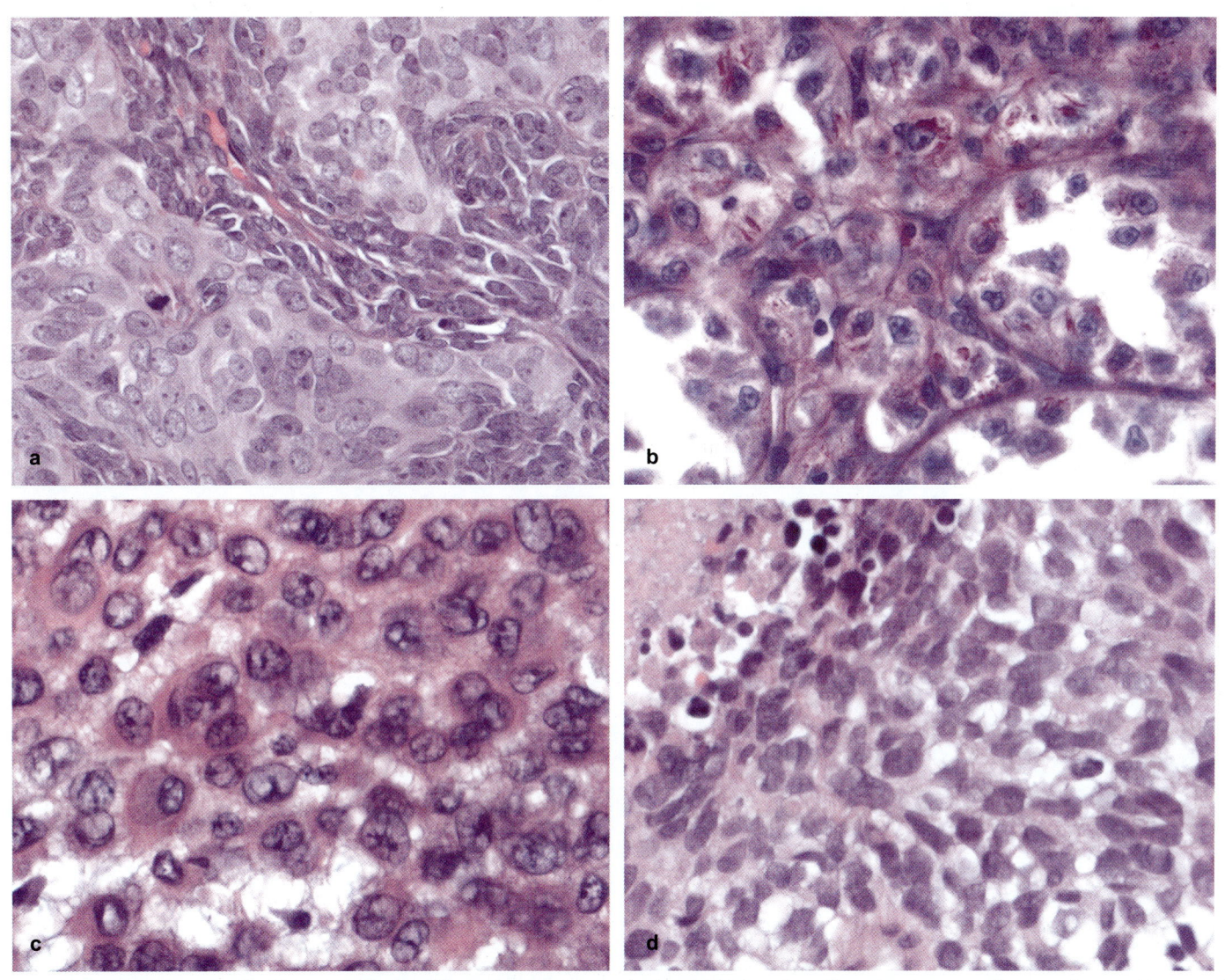

Abb. 46.10 Sarkomtypen ohne linienspezifische Differenzierung. a Synovialsarkom mit biphasischer Differenzierung mit einer breit zytoplasmatischen epithelialen Komponente neben einer in den zentralen Bildabschnitten erkennbaren kleineren spindelzelligen Komponente. **b** Alveoläres Weichteilsarkom (PAS-Färbung) mit charakteristischem „alveolärem" Wachstumsmuster und massenhaft kristallinen PAS-positiven Zytoplasmaeinschlüssen. **c** Epitheloid-Sarkom mit stark eosinophilem Zytoplasma der Tumorzellen, die morphologisch z. B. an ein Plattenepithelkarzinom erinnern. **d** DSRCT mit primitiven kleinen runden Tumorzellen, wie sie auch beim Ewing-Sarkom vorkommen können. In der linken oberen Bildecke ist eine herdförmige Tumornekrose zu sehen. [R398]

KAPITEL 47

Ch. Röcken, F. Beuschlein

Stoffwechselerkrankungen

47.1	Interaktion von Krankheitsgenen und Umwelteinflüssen	933	47.3	Durch genetische Disposition und Umwelteinflüsse bedingte Stoffwechselerkrankungen	940
47.1.1	Einteilungskriterien und Klassifikationen	934	47.3.1	Porphyrie	940
47.1.2	Angeborene vs. erworbene Stoffwechselerkrankungen	934	47.3.2	Diabetes mellitus	943
			47.3.3	Amyloidose	947
47.2	Genetisch bedingte Stoffwechselerkrankungen (geringgradige bis keine Umwelteinflüsse)	934	47.4	Erworbene Stoffwechselerkrankungen (geringgradige bis keine genetischen Einflüsse)	949
47.2.1	Mukopolysaccharidosen	935	47.4.1	Überernährung	949
47.2.2	Morbus Gaucher	936	47.4.2	Unterernährung	949
47.2.3	Glykogenosen	937	47.4.3	Vitaminmangel	950
47.2.4	Oxalose (primäre Hyperoxalurie Typ 1)	939			
47.2.5	Zystinose	940			

Zur Orientierung

Monogene Erbkrankheiten sind selten und haben Modellcharakter für die Forschung und die Therapie. Demgegenüber sind **Krankheiten, die durch die Kombination genetischer Faktoren und Umwelteinflüsse** oder **überwiegend exogen** bedingt sind, teilweise sehr häufig und belasten aufgrund der Folgeerkrankungen das Gesundheitssystem erheblich. Beispiele dafür sind der Diabetes mellitus und das Übergewicht in den Industrienationen, Unterernährung und Vitaminmangel, insbesondere bei Kindern, in Entwicklungsländern.

Bis heute sind mehr als 6000 **monogene Erbkrankheiten** bekannt. Diese meist sehr seltenen Krankheiten liefern Ausgangspunkte für die Erforschung von Gendefekten und deren Auswirkung auf die Struktur der Zelle und das Verhalten von Zellprodukten. Einige sind sog. Kandidatenkrankheiten, an denen die Entwicklung der Gentherapie vorangetrieben wird.

Zu den rein **exogen** bedingten Stoffwechselkrankheiten gehören die weitverbreiteten Vitaminmangelzustände. Der Schotte James Lind bewies 1747 experimentell die vorbeugende und heilende Wirkung von Zitrusfrüchten bei Skorbut (Vitamin-C-Mangel-Krankheit). In der britischen Flotte konnte damit ein wirkungsvoller Kampf gegen die Krankheit beginnen. Möglicherweise war das Zurückdrängen des Skorbuts bei den Seesoldaten ein wesentlicher Faktor für die Erfolge Lord Nelsons bei den Seeschlachten von Abukir (1798) und Trafalgar (1805). Auch heute – mehr als 200 Jahre später – führt eine Vitaminmangelkrankheit (Vitamin-A-Mangel) zur Invalidisierung großer Bevölkerungsgruppen in Entwicklungsländern.

47.1 Interaktion von Krankheitsgenen und Umwelteinflüssen

Die im Organismus ständig ablaufenden chemischen Umwandlungen werden als **Stoffwechsel** bezeichnet. Der Verbrauch von Molekülen (z. B. Glukose bei körperlicher Aktivität) und der plötzliche Zustrom aus der Umgebung (z. B. zuckerhaltige Getränke auf nüchternen Magen) führen zur raschen Adaptation des Stoffwechsels, wobei sehr unterschiedliche Umwelteinflüsse verarbeitet werden können. Wenn eine exogen zugeführte Substanz nur ungünstige Wirkungen hat, wird sie als Gift bezeichnet, z. B. Amanitin aus dem Knollenblätterpilz, das die RNA-Polymerase 2 blockiert. Eine „Giftwirkung" von Umweltsubstanzen oder Medikamenten kann z. B. auch entstehen, wenn Enzyme aufgrund genetischer Defekte fehlen. Beispielsweise reagieren die Erythrozyten beim genetisch bedingten Mangel des Enzyms **Glukose-6-Phosphatdehydrogenase** (G6PD) sehr empfindlich auf exogen zugeführte Oxidanzien.

Betroffene Personen sind gesund, bis sie z. B. Primaquin (ein Antimalariamittel) oder ein Sulfonamid (z. B. wegen Blasenentzündung) einnehmen. Bei G6PD-Mangel führt dies zu einer hämolytischen Anämie. Die Kenntnis eines solchen Stoffwechseldefekts hat also große praktische Bedeutung, da man die Krankheit durch einfache Vorsichtsmaßnahmen vermeiden kann. Bei Neugeborenen wird z. B. der Guthrie-Test durchgeführt, um unter anderem den genetisch bedingten Mangel an Phenylalaninhydroxylase aufzudecken. Unbehandelt würde innerhalb weniger Monate ein irreversibler neurologischer Schaden auftreten. Eine diätetische Einschränkung der Phenylalaninaufnahme kann die Krankheitssymptome verhindern (> Kap. 8.7.5).

47.1.1 Einteilungskriterien und Klassifikationen

Zum Zweck einer Systematisierung werden Stoffwechselkrankheiten gelegentlich nach **Stoffklassen** zusammengefasst. So handelt es sich z. B. bei der Hämochromatose (> Kap. 33.10.1) und beim Morbus Wilson (> Kap. 33.10.2) um pathologische Ansammlungen eines Metalls, Eisen bzw. Kupfer, im Körper.

Andere Einteilungen stellen die primär von einem Stoffwechseldefekt **betroffene Zellstruktur** in den Vordergrund. Zum Beispiel führt der Ausfall mitochondrialer Enzyme zur mangelhaften Energieversorgung aller Zellen, wobei die Symptome vorrangig die mitochondrienreiche Muskulatur und das Nervensystem betreffen. Die Blockade abbauender Stoffwechselwege führt durch Speicherung angestauter Zwischenprodukte in den Lysosomen zur Schädigung (lysosomale Speicherkrankheiten).

Neuere Einteilungen stellen die Art des Schadens auf **Genomebene** in den Vordergrund, weil dies Rückschlüsse auf das **Manifestationsalter** erlaubt. So kann das Fehlen von Transkriptionsfaktoren notwendige Entwicklungsschritte bereits in utero blockieren: Eine WT1-Mutation (> Kap. 41.8.2) verhindert die Ausbildung des männlichen Genitales sowie die Differenzierung der Nieren und bedingt Nephroblastome (Denys-Drash-Syndrom). Der Ausfall eines einzelnen Enzyms kann unmittelbar nach der Geburt durch den Mangel einer notwendigen Substanz auffallen (Hypoglykämie bei Glykogenose Typ I) oder erst später, wenn die Ansammlung einer im Stoffwechsel nicht weiter abbaubaren Substanz Störungen verursacht (z. B. Speicherung und Leberzirrhose bei Glykogenose Typ IV).

47.1.2 Angeborene vs. erworbene Stoffwechselerkrankungen

Die meisten angeborenen Stoffwechselerkrankungen folgen einem **autosomal-rezessiven** Erbgang, bei dem das vollständige Fehlen einer genetischen Information (homozygoter Zustand) einen biochemischen „Ausweg" bedingt. Während des intrauterinen Lebens wird der Defekt oft durch den Organismus der Mutter kompensiert, spätestens ab der Geburt fehlt dann das Substrat mehr und mehr oder eine nicht entfernbare Zwischensubstanz reichert sich an.

Bei 90 % aller bekannten angeborenen Stoffwechselerkrankungen handelt es sich um den Defekt nur eines einzigen Gens (**monogene** Erkrankungen). Allerdings gibt es monogene Krankheiten, bei denen viele Proteine gleichzeitig betroffen sind; solch ein **pleiotroper** Effekt ist für die Glykosylierungskrankheiten typisch. Hier modifiziert die posttranslationale Anheftung verschiedener Zuckerstrukturen an Enzymproteine die Reaktionskinetik und Lebensdauer von Proteinen („**modulators of protein function**").

Einige Erkrankungen mit sehr großer volkswirtschaftlicher Bedeutung (z. B. Diabetes mellitus Typ 1 und 2) entstehen aus der Interaktion einer genetischen Prädisposition und ungünstigen Umwelteinflüssen (> Abb. 47.1; z. B. Virusinfektion bzw. Überernährung). Die genaue Kenntnis der Zusammenhänge ermöglicht therapeutische und präventive Maßnahmen mit potenziell großem Effekt.

47.2 Genetisch bedingte Stoffwechselerkrankungen (geringgradige bis keine Umwelteinflüsse)

Die Mutation eines einzigen Gens in unserem Genom führt zu einer Krankheit, bei der es keines zusätzlichen Auslösers bedarf. Der Zeitpunkt der Manifestation und der Schweregrad der Krankheit können aber je nach Art der Mutation unterschiedlich sein. Die Kenntnis spezifischer Mutationen ermöglicht prognostische Aussagen. Umwelteinflüsse können eine modifizierende Rolle spielen.

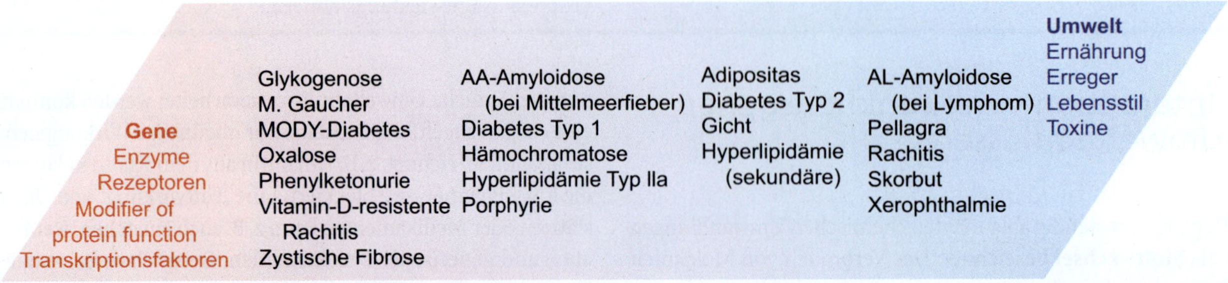

Gene Enzyme Rezeptoren Modifier of protein function Transkriptionsfaktoren	Glykogenose M. Gaucher MODY-Diabetes Oxalose Phenylketonurie Vitamin-D-resistente Rachitis Zystische Fibrose	AA-Amyloidose (bei Mittelmeerfieber) Diabetes Typ 1 Hämochromatose Hyperlipidämie Typ IIa Porphyrie	Adipositas Diabetes Typ 2 Gicht Hyperlipidämie (sekundäre)	AL-Amyloidose (bei Lymphom) Pellagra Rachitis Skorbut Xerophthalmie	Umwelt Ernährung Erreger Lebensstil Toxine

Abb. 47.1 Genetische Einflüsse (rot) und Umweltfaktoren (blau) bei der Entstehung von Stoffwechselkrankheiten. Beispiele eines unterschiedlichen Beitrags dieser ätiologischen Faktoren. [L106]

Tab. 47.1 Mukopolysaccharidosen (MPS): klinische Hinweise auf genetisch distinkte Subtypen

Typ	Benennung nach Erstbeschreiber	Enzymdefekt	Vererbungsmodus Genort	Mukopolysaccharide im Urin	Typische klinische Manifestation
I H	Pfaundler-Hurler	α-L-Iduronidase	AR, 4p16.3	DSHS	Faziale Dysmorphie, schwere Skelettdeformitäten, Hepatosplenomegalie und zunehmend ZNS-Befall mit Lernstörungen; Korneatrübung, progressive kardiorespiratorische Insuffizienz
I S	Scheie	IDUA-Gen (α-L-Iduronidase)	AR, 4p16.3	DSHS	Milde Ausprägung, degenerative Gelenkerkrankungen, normale Körpergröße
II	Hunter	LIduronatsulfat-Sulfatase	XR, Xq28	DSHS	Heterogene Ausprägung, teilweise wie MPS I-H, teilweise wie MPS I-S, kein Korneabefall
III	Sanfilippo A	Heparansulfat-N-Sulfatase	AR, 17q25.3	HS	Ausgeprägte ZNS-Beteiligung, Entwicklungsstörungen, Sprechstörungen, Verhaltensauffälligkeiten bis Demenz, geringe Leberveränderungen
	Sanfilippo B	N-Acetyl-α-D-Glukosaminidase	AR, 17q21		
	Sanfilippo C	α-Glukosaminid-Acetyltransferase	AR, 8p11		
	Sanfilippo D	N-Acetylglukosamin-6-Sulfatase	AR, 12q14		
IV	Morquio A	Galaktose-6-Sulfatase	AR, 16q24.3 AR, 3p21-pter	KS	Ausgeprägter Skelettbefall (Platyspondylie, Hüftdysplasie, Genua valga), Kleinwuchs, kein ZNS-Befall
	Morquio B	β-Galaktosidase		Ch 6-S	
VI	Maroteaux-Lamy	N-Acetylgalaktos-amin-4-Sulfatase	AR, 5q12	DS	Klinisches Bild wie MPS I, kein ZNS-Befall
VII	Sly-Thompson-Nelson	β-Glukuronidase	AR, 7q21	HS, DS	Hydrops fetalis, ähnlich MPS I
IX	Natowicz	Hyaluronidase	AR, 3p21.3		Sehr selten, Kleinwuchs, periartikuläre Verdickungen

47.2.1 Mukopolysaccharidosen

Die Interzellularsubstanz, insbesondere von Bindegewebe und Knorpel, enthält verschiedene Glykosaminoglykane, deren unvollständiger Abbau zur lysosomalen Speicherung von partiell abgebauten Molekülen führt. Den Mukopolysaccharidosen liegen mindestens 10 verschiedene Enzymdefekte zugrunde, die klinische Ausprägung ist sehr heterogen. Anhand des vorherrschenden klinischen Erscheinungsbilds werden Formen mit ausgeprägter Dysmorphie (Hurler, Hunter, Maroteaux-Lamy), Lern- und Entwicklungsstörungen bis zur Demenz (Sanfilippo) oder Skelettdysplasie (Morquio) unterschieden. (➤ Tab. 47.1).

Definition Bei der Mukopolysaccharidose **Typ I Hurler (MPS I H)** besteht Homozygotie für Punktmutationen im α-L-Iduronidase-Gen. Das völlige Fehlen des α-L-Iduronidase-Proteins verhindert den Abbau kettenförmiger Moleküle vom Typ des Dermatansulfats.
Epidemiologie Autosomal-rezessiver Erbgang mit einer Genhäufigkeit für das Allel der **MPS I H** von 1 : 150 (Erkrankungshäufigkeit ca. 1 : 100.000). Ein klinisch deutlich unterscheidbares Krankheitsbild, **MPS I Scheie (MPS I S),** mit milderem Verlauf wird durch eine Mutation im IDUA-Gen (4p16.3) bewirkt (Genhäufigkeit 1 : 400, daraus errechnet sich eine Prävalenz von 1 : 600.000), die zu partiellem Aktivitätsverlust der Alpha-L-Iduronidase führt.

Ätiologie und Pathogenese

Für den schrittweisen Abbau von Dermatan-, Heparan- und Keratansulfat sind bisher 10 verschiedene Enzyme bekannt. Fehlt ein Enzym, werden unvollständig abgebaute Moleküle in den Lysosomen von Bindegewebszellen gespeichert. Bei Mutationen, die zur MPS 1 H führen, besteht keine Restaktivität der α-L-Iduronidase. Patienten mit dem Typ MPS 1 S sind homozygot oder compound-heterozygot für eine Mutation, durch die eine neue und bei der Prozessierung vorzugsweise benutzte „splice-site" entsteht (Codierung eines Proteins ohne Enzymaktivität). Die ursprüngliche „splice-site" ist nicht zerstört, und es entstehen auch funktionstüchtige mRNAs, allerdings in stark verminderter Anzahl.

Morphologie

Bei der Geburt sind betroffene Kinder meist noch klinisch unauffällig. Da die Interzellularsubstanzen nur unvollständig abgebaut werden können, vermehren sich die Bindegewebszellen und sind schaumig vergrößert, was makroskopisch zur Vergröberung der Körperkonturen, zur Bewegungseinschränkung von Gelenken und zur Herzinsuffizienz führt. Die Patienten entwickeln eine krankheitstypische Fazies (➤ Abb. 47.2). Das gespeicherte Dermatansulfat führt im elektronenmikroskopischen Bild zu vakuolig aufgetriebenen Lysosomen; in den von der Stoffwechselstörung der Glykosaminoglykane ebenfalls betroffenen Neuronen werden sog. Zebrakörperchen gebildet.

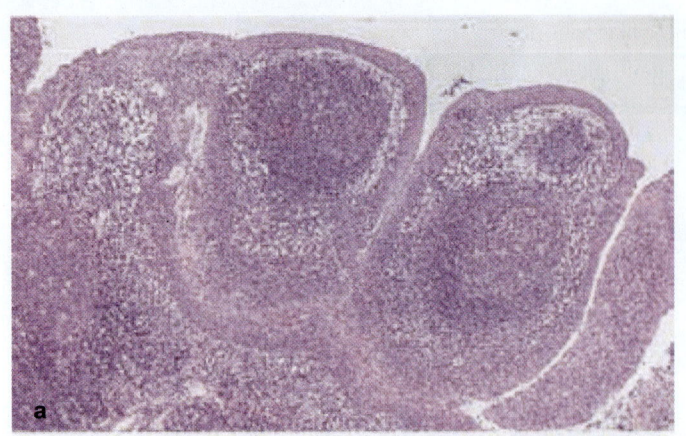

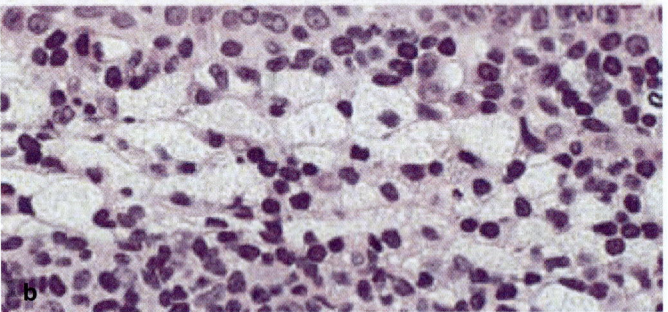

Abb. 47.2 Mukopolysaccharidose Typ I H (Pfaundler-Hurler). a Die Rachenmandeln (Adenoide) sind stark vergrößert und behindern die Atmung. Sie zeigen tiefe Krypten und einen hellen Saum zwischen lymphatischem Gewebe und Epithel. HE, Vergr. 50-fach. **b** Bei starker Vergrößerung erkennt man Rasen von schaumig transformierten Bindegewebszellen, die durch die lysosomale Speicherung von Glykosaminoglykanen hervorgerufen wird. HE, 500-fach. [R398]

Klinische Relevanz Wachstum und Entwicklung sind mit zunehmendem Alter immer stärker behindert, anfänglich aufgrund der fazialen Dysmorphie und später wegen des ZNS-Befalls und der Korneatrübung. Patienten mit MPS I H erreichen ein einfaches Sprachverständnis. Plötzliche Todesfälle treten entweder durch die zunehmende Kardiomyopathie oder durch Apnoe bei verengten Atemwegen auf. Seit einigen Jahren ist eine Therapie durch intravenöse Gabe von rekombinanter humaner α-L-Iduronidase möglich, womit sich die Prognose der Patienten wesentlich verbessert hat. Eine Enzymersatztherapie ist aktuell auch für die Behandlung von MPS II und MPS VI verfügbar.

47.2.2 Morbus Gaucher

Beim Abbau von Zellmembranen, insbesondere von gealterten Leukozyten und Erythrozyten, werden Glykolipide zu Glukozerebrosiden abgebaut. Ein Defekt/Fehlen der sauren β-Glukosidase (Glukozerebrosidase) führt zur lysosomalen Speicherung von Glukozerebrosid und konsekutiver chronischer Entzündung. Drei klinisch unterschiedliche Formen des Morbus Gaucher (Typ 1–3) werden durch verschiedene Mutationen (> 200 derzeit bekannt) am gleichen Genlokus verursacht.

Epidemiologie Autosomal-rezessiver Erbgang. Die Häufigkeit von Mutationen am Genlokus auf Chromosom 1q21 beträgt 1 : 200, woraus eine Krankheitshäufigkeit von 1 : 160.000 resultiert. In manchen jüdischen Populationen (Aschkenasim) beträgt die Genhäufigkeit 1 : 30, was zu einer Prävalenz von 1 : 3600 führt. Die adulte Form (Typ 1) des Morbus Gaucher ist die häufigste lysosomale Speicherkrankheit

Ätiologie und Pathogenese

Die Mutationen des β-Glukosidase-Gens führen mehrheitlich nicht zum kompletten Verlust der enzymatischen Aktivität des codierten Proteins, sondern zu reduzierter Aktivität. Die mit 50 % häufigste Mutation **p.N370S** (Typ 1) zeigt einen milden Verlauf und führt nicht zu Störungen am Nervensystem. Eine Speicherung findet lediglich in Zellen des retikuloendothelialen Systems statt. Demgegenüber führt die Mutation **p.L444P** im homozygoten Zustand zur schweren neuronopathischen Form (Typ 2, 3). Diese Mutation kommt bei 18 % der Patienten mit Morbus Gaucher vor. Bei der **Compound-Heterozygotie p.L444P/p.N370S** wird zwar eine relativ ausgeprägte und früh einsetzende Form der Speicherung im retikuloendothelialen System beobachtet, das Nervensystem ist jedoch nicht betroffen (nicht neuronopathisch). Bei den Aschkenasim ermittelt ein Screening für die 5 häufigsten Mutationen etwa 93 % aller Mutationen. In einer nicht jüdischen Population können mithilfe des gleichen Screenings nur 70 % aller Mutationen ermittelt werden.

Morphologie

Die Speicherung von Glykosylzeramid im retikuloendothelialen System führt in der Milz und in der Leber zur Vergrößerung von Zellen und zu einem charakteristischen Aspekt des Zytoplasmas (> Abb. 47.3); es resultiert eine Hepatosplenomegalie. Die Speicherung im Knochenmark hat eine Anämie, Thrombozytopenie und Knochenschmerzen zur Folge. Wenn sich die Krankheit früh manifestiert, kommt es zur Wachstumsretardierung.

Klinische Relevanz Das klinische Bild wird durch die Lokalisation der lipidspeichernden retikuloendothelialen Zellen bestimmt: Hepatosplenomegalie, Anämie, Thrombopenie, Knochenschmerzen, ZNS-Befall, periphere Neuropathie etc. Die Kenntnis der bei einem individuellen Patienten vorliegenden Mutation (mehrere Mutationen bei Compound-Heterozygotie) ermöglicht prognostische Aussagen zu Schweregrad und Manifestationsalter. Milde Formen sind mit einer normalen Lebenserwartung und uneingeschränkter Fertilität vereinbar; im höheren Alter können Knochenschmerzen auftreten. Bei den schweren neuronopathischen Formen (Typ 2) kommt es zu Krämpfen, Spastik und Lähmungen bereits in den ersten 3 Lebensmonaten; die Krankheit führt in den ersten 2 Lebensjahren zum Tod. Die Behandlung besteht in einer Enzymersatztherapie mit rekombinanter Glukozerebrosidase, vor allem bei schweren neuronopathischen Formen. Die Applikation von Substanzen, welche die Synthese von Glukozerebrosidase hemmen (Eliglustat), stellt bei leichteren Formen eine Alternative zur Ersatztherapie dar. Bei Kindern kann eine Knochenmarktransplantation durchgeführt werden, bei deren Gelingen die übertragenen und sich reproduzierenden Lymphozyten (Chimärismus) das fehlende Enzym (β-Glukosidase) produzieren, das von den Zellen des retikuloendothelialen Systems aufgenommen und zum Abbau der Glukozerebroside verwendet werden kann.

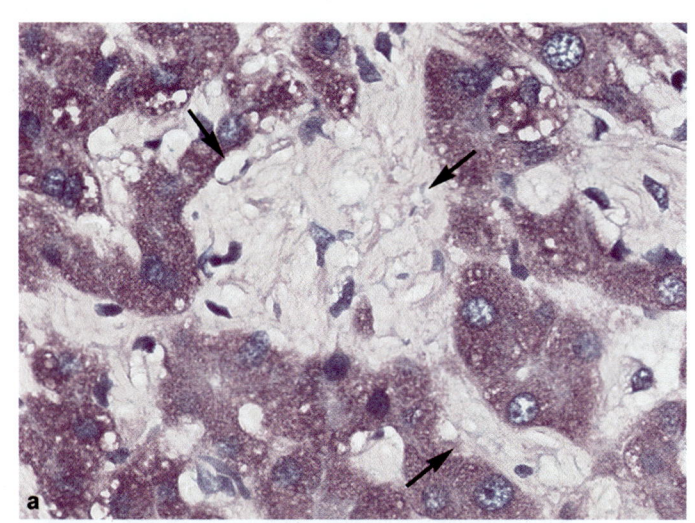

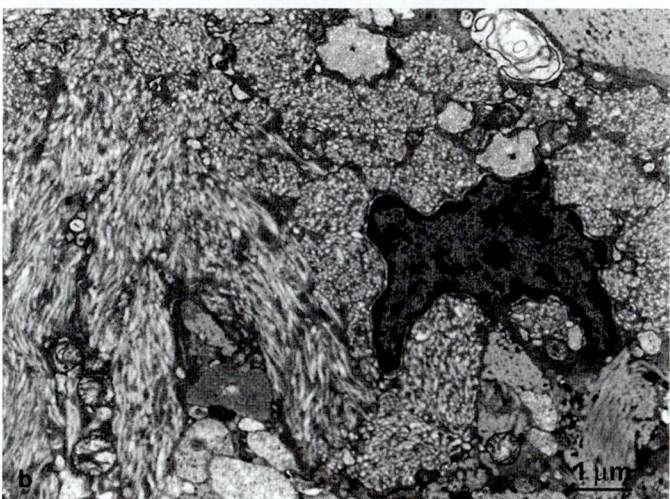

Abb. 47.3 Morbus Gaucher. a Leber; PAS-Färbung: Die Hepatozyten sind wegen ihres Glykogengehalts stark angefärbt, die Kupffer-Zellen vermehrt und vergrößert (Pfeile); der Aspekt ihres hellen Zytoplasmas wird in der Literatur häufig mit „geknitterter Seide" verglichen. HE, Vergr. 500-fach. **b** Elektronenmikroskopie einer Kupffer-Zelle mit zytoplasmatischen Zeramidtrihexosid-Einschlüssen in fischzugähnlichen Bündeln. [R398]

47.2.3 Glykogenosen

Glukose ist für die meisten Zellen die primäre Energiequelle. Für eine individuelle Zelle ist es von Vorteil, wenn sie überschüssige Glukose aus der Blutbahn aufnehmen und in eine Speicherform überführen kann. Das Speichermolekül Glykogen ist besonders reichlich in Leber und Muskulatur vorhanden. Bei korrekt aufgebautem Glykogen und funktionstüchtigen Enzymen des Glykogenabbaus kann die Leber ihre zentrale Rolle in der Glukosehomöostase spielen, und die Muskulatur besitzt einen zusätzlichen lokalen Speicher für kurzfristigen Verbrauch hoher Energiemengen. Wird Glykogen in falscher Form synthetisiert oder fehlt ein Enzym zur Rückumwandlung in Glukose, wird das (fehlerhafte) Molekül in der Zelle gespeichert und es resultieren Glykogenosen als typische Stoffwechselspeicherkrankheiten. Die Glykogenspeicherkrankheiten werden gemäß hauptsächlichem Speicherorgan auch als Leberglykogenosen (I, III, IV, VI, IXd) oder Muskelglykogenosen (II, V, VII, muskuläre Form von IX) bezeichnet.

Definition Der Defekt in einem der Enzyme, das für die Glykogensynthese oder den Glykogenabbau erforderlich ist, führt zur abnormen Akkumulation von Glykogen in verschiedenen Organen.

Epidemiologie Autosomal-rezessiver Erbgang bei den meisten Formen. Außerhalb spezieller Populationen beträgt die Gesamthäufigkeit der Glykogenosen ca. 1 : 200.000, wobei deutliche Häufigkeitsunterschiede zwischen den einzelnen Formen (Typ I – VII und IX) bestehen (> Tab. 47.2). Von den weiteren biochemisch definierten Typen sind weltweit zum Teil nur einzelne Patienten bekannt.

Ätiologie und Pathogenese

- **Typ I (von Gierke):** Durch den Mangel an Glukose-6-Phosphatase kann Glykogen in der Leber nicht mehr zu Glukose abgebaut werden, was eine Hepatomegalie bedingt. Durch den Enzymdefekt ist auch die Glukoneogenese behindert, sodass eine Hypoglykämie während Nahrungskarenz zur wichtigsten Krankheitsmanifestation wird.
- **Typ II (Pompe):** Physiologischerweise wird Glykogen im Zytoplasma gespeichert. Die genaue Erforschung der Typ-II-Glykogenose zeigte, dass ein kleiner Teil des Glykogens innerhalb der Zelle phagozytiert und intralysosomal prozessiert wird. Bei der Typ-II-Glykogenose findet man keinen Fehler im Glykogenmolekül, jedoch fehlt in allen Körpergeweben das lysosomale Enzym α-1,4-Glykosidase (saure Maltase), sodass die Krankheit durch ein korrektes, innerhalb eines bestimmten zellulären Kompartiments aber nicht mehr mobilisierbares Glykogenmolekül hervorgerufen wird. Die Typ-II-Glykogenose ist somit eine **lysosomale Speicherkrankheit**.
- **Typ III (Forbes-Cori):** Beim Abbau des Glykogens fehlt das zum „Abbau" der 1,6-Verzweigung notwendige Enzym, und es werden abnorme Glykogenmoleküle mit kurzen Seitenketten im Zytoplasma der Zelle gespeichert. Bei einigen Patienten ist nur die Leber betroffen und es bestehen keine erkennbaren Muskelsymptome (Subtyp IIIb).
- **Typ IV (Andersen):** Es fehlt das „Brancher"-Enzym, das für die zur Verzweigung des Glykogenmoleküls notwendigen 1,6-Bindungen benötigt wird. In der Leber wird ein abnormes Polysaccharid mit geringer Löslichkeit gespeichert, wobei es sich um ein Glykogenmolekül mit verminderter Anzahl von Verzweigungen handelt.
- **Typ V (McArdle):** Bei dieser Krankheit fehlt eine muskelspezifische Phosphorylase, sodass Glykogen in der Muskulatur nicht abgebaut werden kann.
- **Typ VI (Hers):** Dieser Typ fasst eine heterogene Gruppe von Leberglykogenosen zusammen, bei denen das abbauende Enzym Phosphorylase oder das aktivierende Enzym Phosphorylasekinase fehlt. Neben einem autosomal-rezessiven Erbgang wird bei einigen Subtypen eine X-gebundene Vererbung gefunden.
- **Typ VII (Tarui):** Durch den Mangel des Enzyms Phosphofruktokinase in der Muskulatur und Reduktion auch in den Erythrozyten ist der Glykogenabbau behindert.
- **Typ IX:** Diese häufigste Form der Glykogenosen wird durch einen Defekt der Phosphorylasekinase hervorgerufen. Es wurden 6 verschiedene Subtypen beschrieben, wovon die X-gebundene Leberglykogenose die häufigste ist.

Tab. 47.2 Häufigste Glykogenose-Typen (I–VII, IX)

Typ/Autor	Enzymdefekt/Genort Vererbung/relative Häufigkeit	Organbefall, Morphologie	Klinisches Erscheinungsbild	Therapie
I von Gierke > 80 Mutationen	Glukose-6-Phosphatase/ Chr. 17q21AR/25 %	Leber, Niere, Darm; in Leber auch Fetttropfen	Wachstumsretardierung, Hepatomegalie, Hypoglykämie	Stärkeinfusionen während der Nacht
II Pompe > 200 Mutationen	α-1,4-Glykosidase (saure Maltase)/ Chr. 17q23–25AR/15 %	Generalisiert lysosomal, vaskuläre Myopathie	Skelettmuskeldysfunktion, respiratorische Insuffizienz	Prävention der kardiorespiratorischen Insuffizienz, Enzymersatztherapie
III Forbes, Cori mind. 48 Mutationen	Amylo-1,6-Glukosidase (glycogen debranching enzyme)/ Chr. 1p21AR/20 %	Leber, (Muskel); in der Leber geringe Fibrose, keine Fetttropfen	Hepatomegalie Myopathie (leicht), Kardiomyopathie (mäßig), Nüchtern-Hypoglykämie, Krampfneigung, Hyperlipidämie Deutliche Unterschiede im Schweregrad der Erkrankung Nach der Pubertät Besserung der leberbedingten Symptome	Regelmäßige Glukosezufuhr
IV Andersen	Amylo-1,4–1,6-Transglukosidase (glycogen debranching deficiency)/ Chr. 3p14AR/3 %	Generalisiert Ablagerung einer amylopektinartigen, wasserunlöslichen, diastaseresistenten Substanz, besonders in der Leber; progressive Leberzirrhose	Wachstumsretardierung, Hepatosplenomegalie, Pfortaderhochdruck, Aszites, Ösophagusvarizen, Kardiomyopathie, Muskelschwäche, Hypotonie	Lebertransplantation kuriert die leberbedingten Symptome
V McArdle	Muskelphosphorylase/ Chr. 11q13AR/3 %	Skelettmuskulatur (Beginn im Erwachsenenalter)	Muskelschwäche bei Anstrengung, gefolgt von Myoglobinurie	Starke Anstrengungen meiden; Lebenserwartung ist nicht reduziert
VI Hers	Leberphosphorylasekinase/ Chr. 14q21–22 AR	Leber	Hepatomegalie, Hypoglykämie	Kohlenhydratreiche Ernährung mit häufigen Mahlzeiten; gute Prognose; Subtyp mit Phosphorylasekinase-Mangel im Herzen verläuft früh letal
VII Tarui	Phosphofruktokinase/ Chr. 12q13.3AR/1 %	Skelettmuskulatur	Muskelschwäche bei Anstrengung (Beginn im Kindesalter), hämolytische Anämie (leicht)	Starke Anstrengungen meiden
IXd	Phosphorylasekinase (6 Subtypen)/ Xp22.3-p22.1 und 16q12–13XR AR/30 %	Leber, Muskel	Hepatomegalie, Wachstumsretardierung, Muskelschwäche (wie Typ V), Hypercholesterinämie, Hypertriglyzeridämie	Häufige kohlenhydrathaltige Mahlzeiten

Morphologie

Glykogen ist wasserlöslich. Es wird bei der üblichen Formalinfixierung (4-prozentige Lösung von Formaldehyd in Wasser) zu einem großen Teil aus dem Gewebe herausgelöst und ist dann auch durch Spezialfärbungen nicht mehr nachweisbar. Ausnahme ist die Glykogenose Typ IV, bei der das Glykogen nicht wasserlöslich ist und nicht einmal durch Diastaseeinwirkung entfernt werden kann. Alle anderen Glykogenosen sind an aufgetriebenen, „leeren" Zellen zu erkennen, wobei die unterschiedlichen Typen im Schweregrad und in der Beteiligung verschiedener Organsysteme variieren und der Typ I durch zusätzliche ausgeprägte Fettspeicherung hervorsticht (➤ Abb. 47.4).

Klinische Relevanz Hepatische Glykogenosen sind charakterisiert durch eine Hepatomegalie und zum Teil schwere Hypoglykämien. Bei den muskulären und kardialen Formen stehen Muskelschwäche und Kardiomyopathie im Vordergrund. Zur Vermeidung schwerer Hypoglykämien müssen bei der Typ-I-Glykogenose während der Nacht enteral (z. B. durch die Magensonde) langsam degradierbare Kohlenhydrate (z. B. Maisstärke) appliziert werden. Damit überleben viele Patienten bei gutem Befinden bis ins Erwachsenenalter. Einige Typen (III, V, VI, VII und IX) haben einen relativ milden Spontanverlauf. Patienten mit der lysosomalen Form (Typ-II-Pompe) leiden an progressiver Kardiomyopathie und sterben häufig im 1. Lebensjahr. Seit 2006 ist eine Enzymersatztherapie mit rekombinanter α-Alglukosidase verfügbar, womit die Herzinsuffizienz verbessert und das Überleben der Patienten verlängert werden kann. Der Typ IV, der durch das besonders abnorme, unlösliche Glykogen gekennzeichnet ist, führt aus unbekannten Gründen zur Leberzirrhose und erfordert eine Lebertransplantation meist vor dem 5. Lebensjahr. Erstaunlicherweise wurde bei einigen Patienten nach der Transplantation auch eine Reduktion der Ablagerung im Myokard beobachtet, was möglicherweise auf aus dem Lebertransplantat migrierende Zellen zurückzuführen ist.

47.2.4 Oxalose (primäre Hyperoxalurie Typ 1)

Definition Ein funktioneller Defekt des nur in der Leber exprimierten Enzyms Alaninglyoxylataminotransferase (AGT) führt zu einem erhöhten Oxalsäurespiegel im Blut und stark erhöhter Ausscheidung im Urin.

Epidemiologie Der Erbgang ist autosomal-rezessiv. Das Gen ist auf Chromosom 2q36–37 lokalisiert, bisher sind 6 Mutationen beschrieben. Die Genfrequenz wird auf 1 : 500 geschätzt (Prävalenz 1 : 3 Mio.). Neben dem AGT-Defekt, der für 80 % der primären Hyperoxalurien verantwortlich ist (= primäre Hyperoxalurie Typ 1) sind 2 zusätzliche Gendefekte bekannt, die zu Störungen des Glyoxylatmetabolismus führen (primäre Hyperoxalurie Typ 2 und 3).

Ätiologie und Pathogenese

Der genetische Defekt führt dazu, dass AGT über eine falsche Adressierungssequenz im Vorläufermolekül zu den Mitochondrien statt in die Peroxisomen dirigiert wird. In den Peroxisomen ist der normale Abbauweg der Aminosäure Alanin damit nicht möglich. Das dort in einem Zwischenschritt erzeugte Glyoxylat wird daher zu Oxalat umgewandelt, das nicht weiter abbaubar ist (toxisches Stoffwechselendprodukt). Die in allen Körperflüssigkeiten erhöhte Oxalatkonzentration führt vorrangig in der Niere zur Ausfällung als Kalziumoxalat im Gewebe (Nephrokalzinose) und zur Bildung von Kalziumoxalat-Steinen im Nierenbecken und Harntrakt (Urolithiasis). Meist ist die Nierenfunktion vor dem 10. Lebensjahr so stark geschädigt, dass ohne therapeutisches Eingreifen der Tod durch Urämie eintritt.

Morphologie

Die Niere wird von zahlreichen großen Steinen durchsetzt (> Abb. 47.5).

Mikroskopisch finden sich dicht gelagerte sternförmige, lichtbrechende und im polarisierten Licht stark leuchtende Kristalle mit einer begleitenden interstitiellen Nephritis mit Bildung von Granulomen. Kristalle treten in geringerer Zahl in allen anderen Geweben auf, erstaunlicherweise nicht in der Leber. Die Ablagerungen im Knochen führen zu Schmerzen und erhöhter Brüchigkeit.

Klinische Relevanz Die Diagnose wird je nach Schweregrad der Krankheit bereits im ersten Lebensjahr aufgrund einer Nephrokalzinose und Niereninsuffizienz gestellt oder erst im Erwachsenenalter aufgrund von Nierensteinbildung. Häufig wird die Diagnose jedoch erst bei bereits fortgeschrittener Niereninsuffizienz gesichert. Im Falle einer Nierentransplantation wird wegen des primären Defekts in der Leber eine gleichzeitige Lebertransplantation angestrebt. Danach treten keine Kristalle mehr auf. Vermehrte exogene Zufuhr aus Nahrungsmitteln kann eine Oxalose nicht auslösen. In Einzelfällen ist jedoch eine Oxalose bei der Vergiftung durch Ethylenglykol (Gefrierschutzmittel) beobachtet worden.

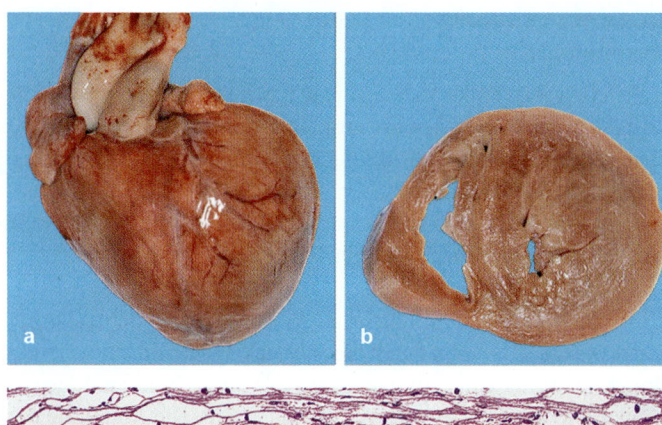

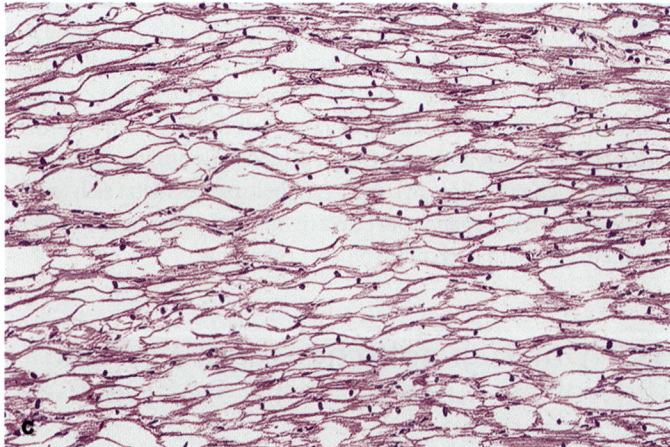

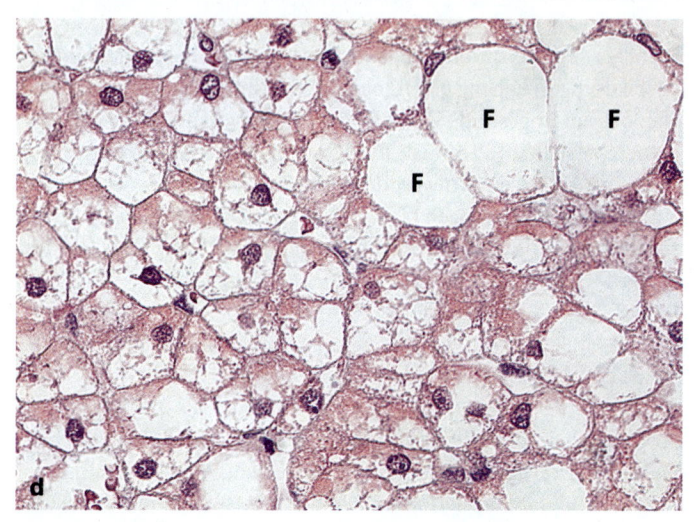

Abb. 47.4 Glykogenosen. a Bei der Glykogenose **Typ II** ist das Herz durch lysosomal gespeichertes Glykogen stark vergrößert und kugelförmig deformiert. **b** Ausgeprägte Wandverdickung des Herzens durch speicherungsbedingte Vergrößerung der Herzmuskelfasern (nicht als Folge einer Hypertrophie). **c** Die aufgetriebenen Herzmuskelfasern zeigen in der HE-Färbung ein netzförmiges Bild. Das gespeicherte Glykogen ist durch die wässrige Formalinlösung während der Fixation zum Teil herausgelöst (HE färbt Glykogen nicht an). HE, Vergr. 200-fach. **d Typ-I**-Glykogenose. Die Glykogen speichernden, stark vergrößerten Hepatozyten besitzen ein schaumiges Zytoplasma und zentralständige Kerne. Bei den davon zu unterscheidenden Fett speichernden Zellen (F) sind die Zellkerne durch Fetttropfen an den Rand der Zelle gedrängt. HE, Vergr. 500-fach. [R398]

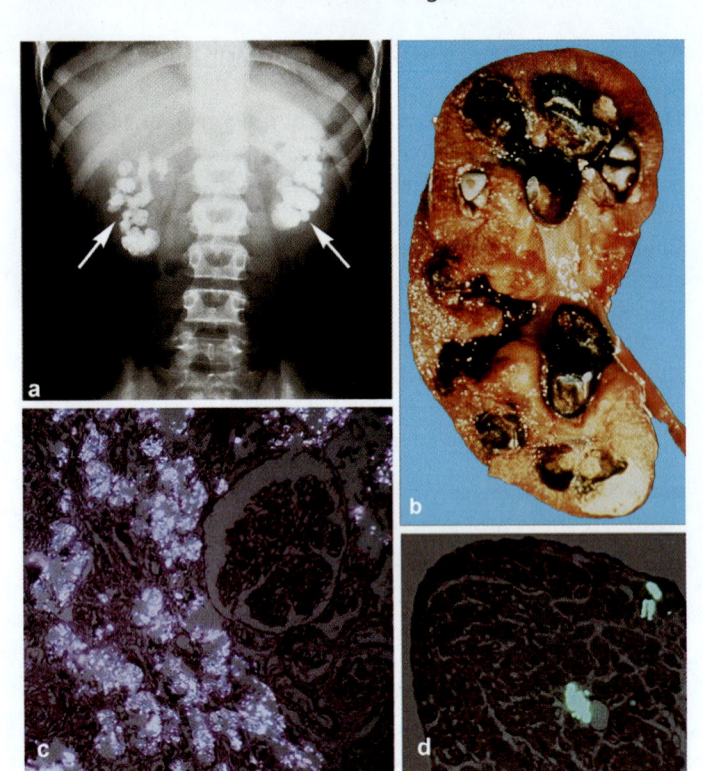

Abb. 47.5 Oxalose. a Röntgenbild (Abdomenleeraufnahme) mit kalkdichten Schatten im Bereich beider Nieren (Pfeile) im Alter von 7 Jahren. b Die anlässlich einer Nierentransplantation entfernten Eigennieren zeigen zahlreiche große Oxalatsteine im Bereich des Nierenbeckenkelchsystems. c Das Nierenparenchym ist von sternförmigen Kristallen durchsetzt, die im polarisierten Licht stark leuchten (Oxalat). HE, Vergr. 400-fach. d Kristallablagerungen auch in der Herzmuskulatur (polarisiertes Licht). HE, Vergr. 400-fach. [R398]

47.2.5 Zystinose

Definition Fehlt das Enzym Zystinosin in der lysosomalen Membran, kann Zystin nicht ausgeschleust werden und sammelt sich in den Lysosomen an (lysosomale Speicherkrankheit). Aufgrund des Manifestationsalters werden 3 Formen unterschieden: eine infantile (nephropathische), eine juvenile und eine adulte Form.

Epidemiologie Der Erbgang ist autosomal-rezessiv. Das Gen (CTNS) ist auf Chromosom 17p13 lokalisiert. Bisher sind mehr als 100 Mutationen beschrieben, die infantile Zystinose tritt bei 1 : 100.000–200.000 Kindern auf, wobei z. B. in der Bretagne deutlich höhere Inzidenzen gefunden werden.

Ätiologie und Pathogenese

Das in den Lysosomen von Zellen aller Gewebe des Organismus gespeicherte Zystin führt zu einer 10- bis 1.000-fachen Erhöhung gegenüber dem Normalgehalt und zur Kristallbildung. Kristallablagerungen in der Retina führen zu Lichtscheu und später zu Erblindung. Unbehandelt bewirken die Kristallablagerungen schon im 1. Lebensjahr eine Nierenfunktionsstörung mit terminaler Niereninsuffizienz vor dem 10. Lebensjahr.

Morphologie

In allen Geweben finden sich ungefärbt flaschengrüne, lichtbrechende Kristalle, v. a. in den Zellen des retikulohistiozytären Systems. In der Niere kommt es schon früh zu einer interstitiellen Nephritis mit Ausbildung von Schrumpfnieren.

Elektronenmikroskopisch sind tafelförmige Zystinkristalle in Lysosomen nachweisbar (➤ Abb. 47.6).

Klinische Relevanz Seit mehr als 25 Jahren ist ein Behandlungsprinzip bekannt, bei dem durch die Substanz Zysteamin, die an Zystin bindet, eine Ausschleusung aus der Zelle ohne Zuhilfenahme des (fehlenden) Enzyms Zystinosin möglich wird. Die Abnahme der Nierenfunktion kann damit stark verlangsamt und die Prognose hinsichtlich Visusstörung und Wachstumsretardierung verbessert werden. Muss eine Nierentransplantation durchgeführt werden, tritt zwar im transplantierten Organ kein Rezidiv auf (die neue Niere besitzt das fehlende Enzym), der Krankheitsprozess setzt sich jedoch in allen anderen Organen fort (Wachstumsstörung, neurologische Schäden, Myopathie, Hypothyreose, Erblindung).

47.3 Durch genetische Disposition und Umwelteinflüsse bedingte Stoffwechselerkrankungen

Diabetes mellitus und Fettstoffwechselstörungen haben in manchen Bevölkerungsgruppen epidemiologische Ausmaße angenommen, was offenbar auf ungesunde Ernährungsgewohnheiten und Bewegungsmangel zurückzuführen ist. Die (multi)genetische Prädisposition spielt dabei eine entscheidende Rolle. Bei der Pathogenese einiger Stoffwechselerkrankungen (Typ-1-Diabetes, AA-Amyloidose) werden zusätzlich virale und chronische inflammatorische Prozesse impliziert.

47.3.1 Porphyrie

Porphyrine sind komplexe ringförmige Makromoleküle mit der Fähigkeit, zentral ein Metallatom als Chelat zu binden. Der Aufbau der Ringstruktur der Porphyrine aus 8 Molekülen Glycin und 8 Molekülen Succinyl-CoA erfordert 8 verschiedene Enzyme (➤ Abb. 47.7a). Von 7 Enzymen sind genetische Defekte bekannt. Bei diesen Defekten häufen sich die Intermediärprodukte der Häm-Synthese an, die dem entsprechenden enzymatischen Schritt vorgelagert sind. Sie werden vermehrt in Harn und Stuhl ausgeschieden.

Die klinisch bedeutsamen Porphyrien zeigen einen dominanten Erbgang. Bemerkenswerterweise erkranken viele Anlageträger niemals, bei den übrigen kann die Erkrankung durch Umweltfaktoren ausgelöst oder verschlimmert werden.

Definition Die Porphyrien entstehen durch genetisch bedingte und erworbene Störungen der Aktivität von Enzymen der Häm-Biosynthese. Abhängig vom Hauptort der Defektexpression werden **hepatische** und **erythropoetische Porphyrien** unterschieden.

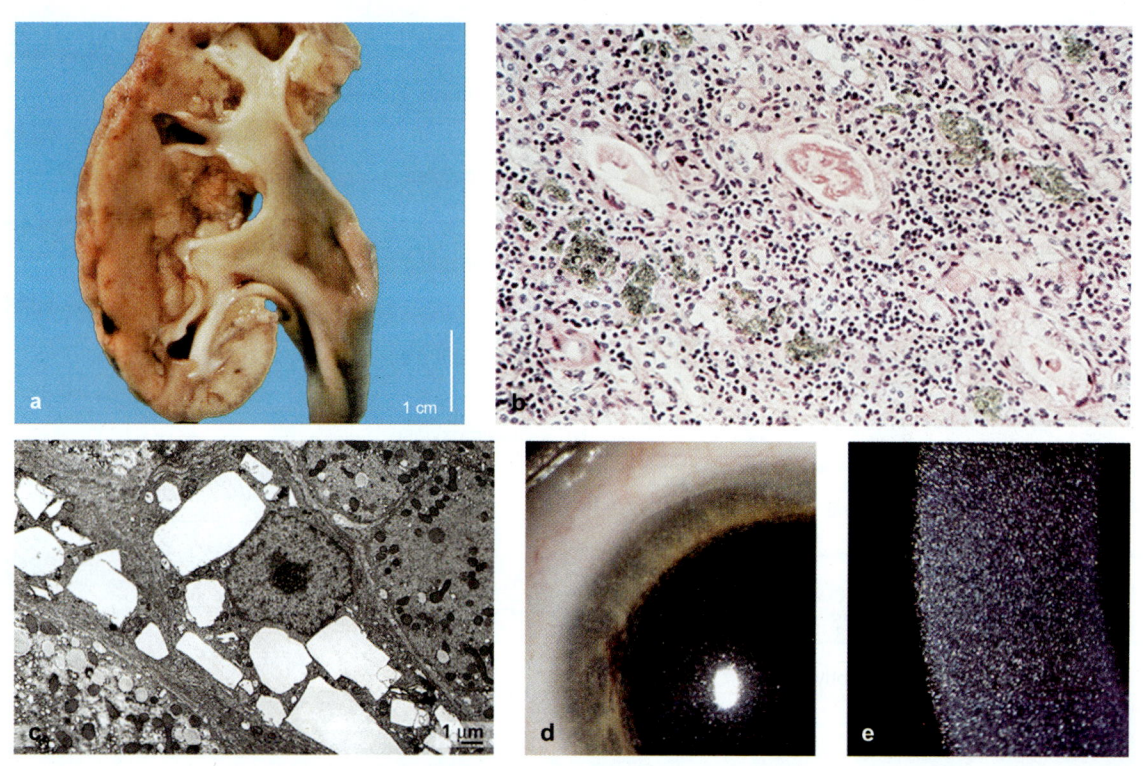

Abb. 47.6 Zystinose. a Niere eines 7-jährigen Kindes mit narbigen Einziehungen. Rinde und Mark sind nicht mehr zu unterscheiden. Keine Steine. **b** Histologisch zeigt die Niere eine ausgeprägte interstitielle Entzündung und Ansammlungen grünlicher Kristalle. HE, Vergr. 100-fach. **c** Im elektronenoptischen Bild erscheint das Zystin als tafelförmige Aussparung im Zytoplasma von Fibroblasten. **d** Im Auge eines Patienten sind neben dem Lichtreflex auf der Kornea kleine weiße Flecken zu erkennen, die Zystinkristallen entsprechen. **e** Im Spaltlampenbild erkennt man das Ausmaß der Zystinkristallablagerungen in der Kornea, die zu Visusverschlechterung und Konjunktivitis führen. [R398]

Epidemiologie

Von der Porphyrie, die durch den rezessiv bedingten Mangel an Aminolävulinsäuredehydratase bedingt ist, wurden weltweit erst wenige Patienten beobachtet. Die Prävalenz der dominant vererbten akuten intermittierenden Porphyrie beträgt in Europa 1 : 20.000, am häufigsten ist die **Porphyria cutanea tarda** mit einer Prävalenz von 1 : 10.000.

Ätiologie und Pathogenese

Bei den 3 häufigsten Formen der Porphyrie ist der Zusammenhang zwischen genetischer Konstitution und Manifestation von Krankheitssymptomen wie folgt:

Akute intermittierende Porphyrie (aus der Gruppe der akuten hepatischen Porphyrien): Bei autosomal-dominantem Erbgang führt der funktionelle Ausfall eines Allels der Porphobilinogen(PBG)-Desaminase zur 50-prozentigen Enzymreduktion. Im kaskadenförmigen Ablauf der Häm-Biosynthese wird die PBG-Desaminase nun zum geschwindigkeitslimitierenden Faktor. Klinisch gesunde Genträger weisen eine Erhöhung der Vorstufen Aminolävulinsäure (ALS) und PBG im Urin auf (> Abb. 47.7b). Eine Induktion des Enzyms ALS-Synthase durch bestimmte Medikamente (z. B. Psychopharmaka) führt zu einem weiteren Anstieg der Vorstufen, durch deren Neurotoxizität dann Krankheitssymptome ausgelöst werden (> Abb. 47.7c).

Porphyria cutanea tarda (aus der Gruppe der chronischen hepatischen Porphyrien): Es gibt erworbene Formen ohne genetische Grundlage (Typ I), während die familiären Formen (Typ II und III) einem autosomal-dominanten Erbgang folgen. Bei Manifestation der Krankheit ist die Porphyrin-Biosynthese in der Leber und in der Haut gesteigert, bei gleichzeitiger Reduktion des Enzyms Uroporphyrinogen-Decarboxylase (> Abb. 47.7a). Die vermehrten Intermediärprodukte werden durch UV-Strahlung in der Haut phototoxisch. Sowohl die sporadischen (meist in höherem Alter) als auch die genetischen (schon im jüngeren Erwachsenenalter) Formen werden durch Umweltfaktoren getriggert, insbesondere durch Alkohol, Östrogene, Eisen und chlorierte zyklische Kohlenwasserstoffe.

Erythropoetische Protoporphyrie (auch als erythrohepatische Protoporphyrie bezeichnet, aus der Gruppe der erythropoetischen Porphyrien): Wegen einer 50-prozentigen Reduktion (bei autosomal-dominantem Erbgang) des Enzyms Ferrochelatase kommt es zur Akkumulation von Protoporphyrin (> Abb. 47.7a) in Erythrozyten, Blutplasma und Stuhl. Durch Einwirkung von Sonnenlicht wird das Protoporphyrin in der Haut phototoxisch und führt bereits im Kindesalter zur Blasenbildung.

Morphologie

Die abdominalen Schmerzattacken der **akuten intermittierenden Porphyrie** haben schon häufig zu einer Laparotomie geführt, bei der sich dem Chirurgen kein makroskopischer Befund darbietet. Entnommene Gewebeproben weisen degenerative Veränderungen in den feinen Verzweigungen des autonomen Nervensystems auf (daher die Bezeichnung „neuroviszerale Symptomatik").

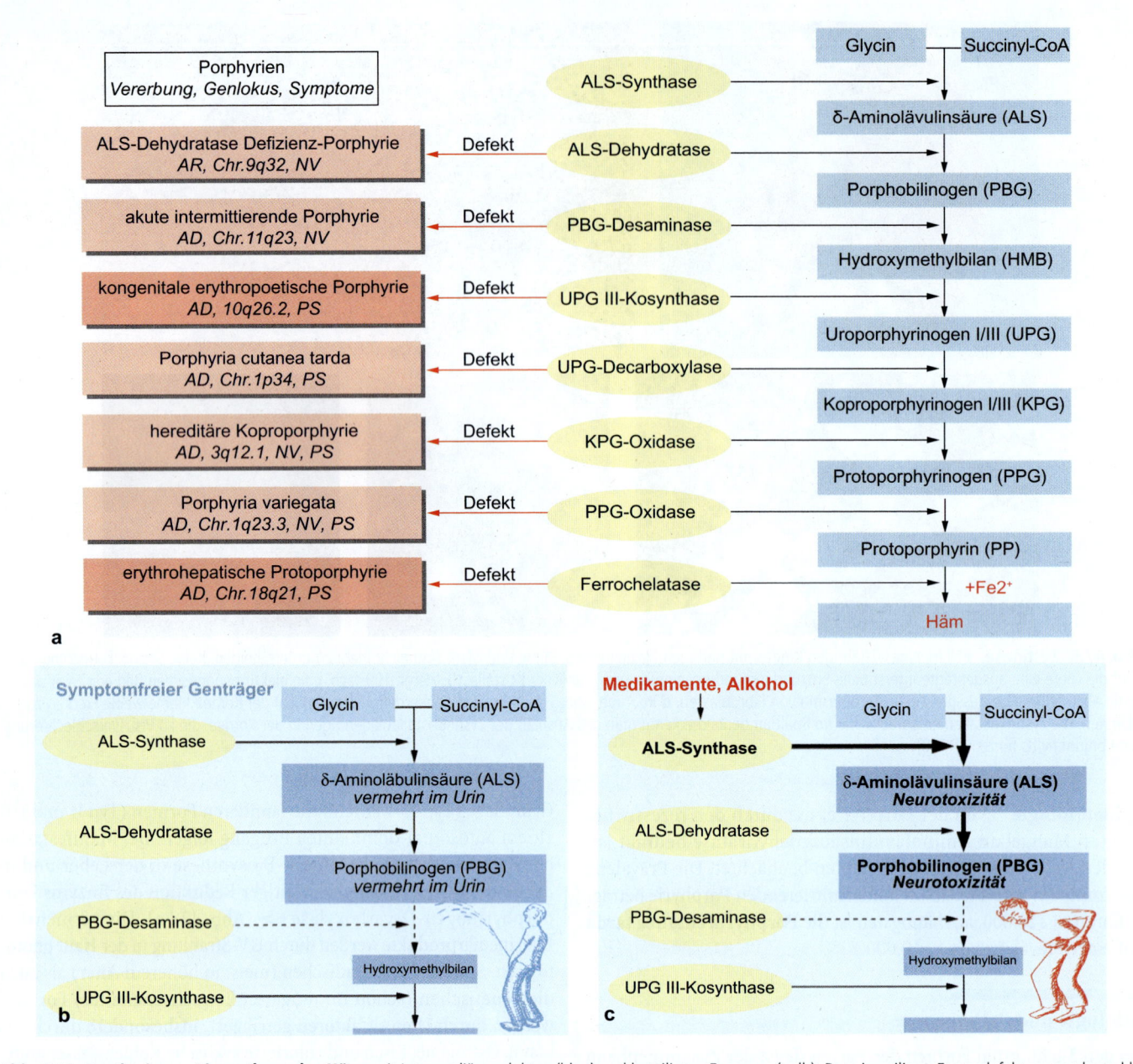

Abb. 47.7 Porphyrien. a Biosynthese des Häms mit Intermediärprodukten (blau) und beteiligten Enzymen (gelb). Dem jeweiligen Enzymdefekt zugeordnete klinische Formen der Porphyrie mit Erbgang und vorherrschender Symptomatik sowie Schwerpunkt des Enzymmangels in der Leber (hellbraun) oder in der Blutbildung (dunkelbraun). NV = neuroviszerale Symptome, PS = Photosensitivität, AR = autosomal-rezessiv, AD = autosomal-dominant. **b Akute intermittierende Porphyrie:** Imbalance des Stoffwechsels bei einem symptomlosen Träger mit vermehrter Ausscheidung von Intermediärprodukten im Urin. **c Akute intermittierende Porphyrie:** Stoffwechselveränderung während einer medikamentös ausgelösten Schmerzattacke. [L106]

Bei der **Porphyria cutanea tarda** führen die unter UV-Einwirkung in ihrer Toxizität verstärkten Porphyrine in der Haut zur Blasenbildung, die ihren Ausgangspunkt in der Lamina lucida der Basalmembran nimmt.

Die **erythropoetische Protoporphyrie** (erythrohepatische Protoporphyrie) führt zum Anstieg von freiem Protoporphyrin in der Leber, das über die Galle ausgeschieden wird. Porphyrine emittieren eine intensive rote Fluoreszenz, wenn sie mit Licht einer Wellenlänge von ca. 400 nm angeregt werden. Bei entsprechendem Verdacht ist eine Untersuchung des histologischen Schnitts im Fluoreszenzmikroskop diagnostisch indiziert (> Abb. 47.8).

Klinische Relevanz Die Neurotoxizität führt im Zentralnervensystem zu Funktionsstörungen unter dem Bild epileptischer Anfälle oder psychiatrischer Symptome (depressive Verstimmungen, Halluzinationen). Im peripheren und insbesondere autonomen Nervensystem ist das klinische Korrelat der Nervendegeneration eine abdominale Schmerzsymptomatik. Die Therapie umfasst in erster Linie die Vermeidung auslösender Stimuli (Alkohol, Medikamente, Östrogene) und bei Photosensitivität den Schutz vor Sonnenlicht. Bei Kenntnis der Krankheitsbilder der Porphyrie und entsprechendem Verdacht ist die Diagnose relativ einfach (z. B. dem Licht ausgesetzter Urin wird dunkel). Die rechtzeitig gestellte Diagnose kann die

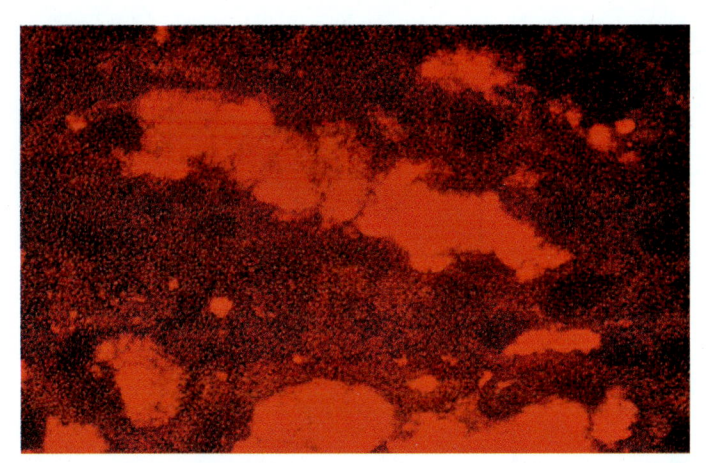

Abb. 47.8 Erythrohepatische Protoporphyrie. Der Ferrochelatase-Mangel führt zur vermehrten Ablagerung von Protoporphyrin im Lebergewebe, das im UV-Licht eine intensive Rotfluoreszenz zeigt. [R398]

Tab. 47.3 Ätiologische Klassifikation des Diabetes mellitus (ADA, 2014)

A) **Typ 1-Diabetes** (Betazellzerstörung, die meist zur absoluten Insulindefizienz führt) **A** immunologische Ursache **B** idiopathisch
A) **Typ-2-Diabetes** (vorwiegend Insulinresistenz mit relativem Insulinmangel bis vorwiegend Insulinsekretionsdefekt mit Insulinresistenz)

A) **Andere spezifische Typen**
A. Genetische Defekte der Betazellfunktion
  – Chromosom 12, HNF-1α (MODY3)*
  – Chromosom 7, Glukokinase (MODY2)
  – Chromosom 20, HNF-4α (MODY1)
  – Chromosom 13, IPF-1 (MODY4)
  – Chromosom 17, HNF-1β (MODY5)
  – Chromosom 2, NeuroD1 (MODY6)
  – Mitochondriale DNA
  – Andere
B. Genetische Defekte der Insulinwirkung, z. B. Typ-A-Insulinresistenz**, Leprechaunismus***
C. Pankreaserkrankungen, z. B. chronische Pankreatitis, zystische Fibrose, Hämochromatose
D. Endokrinopathien, z. B. Akromegalie, Morbus Cushing, Phäochromozytom
E. Durch Medikamente oder Chemikalien induziert, z. B. Glukokortikoide, Pentamidin, Thiaziddiuretika
F. Infektionen, z. B. kongenitale Röteln, Zytomegalie
G. Ungewöhnliche immunvermittelte Formen, z. B. Antikörper gegen den Insulinrezeptor, Stiff-Man-Syndrom
H. Andere gelegentlich mit Diabetes assoziierte genetische Krankheiten, z. B. Down-Syndrom, Chorea Huntington, Friedreich-Ataxie

A) **Schwangerschaftsdiabetes**

* MODY = Maturity Onset Diabetes of the Young
** Typ-A-Insulinresistenz: Funktionseinschränkung (durch Mutationen) des Insulinrezeptors mit Hyperinsulinämie und meist mäßiger Hyperglykämie als Folge
*** Leprechaunismus: in utero beginnender Wachstumsrückstand, verbunden mit extrem unterentwickeltem Fettgewebe und endokrinen Störungen

Patienten vor unnötigen Operationen bewahren. Eine porphyriebedingte Epilepsie kann durch Verabreichung bestimmter Antiepileptika noch verstärkt werden.

47.3.2 Diabetes mellitus

Definition Der Diabetes mellitus beruht auf einer Störung der Insulinproduktion und/oder -wirkung mit nachfolgender Störung des Glukose- und Lipidstoffwechsels.

Epidemiologie Der Diabetes mellitus gehört zu den häufigsten Stoffwechselerkrankungen. Im Jahre 2016 litten weltweit ca. 350 Mio. Menschen an Diabetes und nach Schätzungen der WHO soll sich diese Zahl bis zum Jahr 2030 verdoppeln. Der Grund dafür ist die zunehmende Adipositasprävalenz und der Mangel an körperlicher Aktivität, beides Faktoren, welche die Insulinresistenz fördern. Man nimmt an, dass in westlichen Industrieländern bis zu 15 % der finanziellen Aufwendungen für das Gesundheitswesen auf die Behandlung des Diabetes mellitus und dessen Folgekrankheiten entfallen.

Klassifikation Ein Diabetes mellitus wird aufgrund einer erhöhten Glukosekonzentration im Blutplasma diagnostiziert (Nüchternplasmaglukose > 126 mg/dl oder ein zufällig gemessener Wert > 200 mg/dl) oder wenn das glykolysierte Hämoglobin (HbA_{1c}) > 6,5 % beträgt. Verschiedene (seltenere) Grunderkrankungen können einen Diabetes mellitus zur Folge haben, z. B. wenn durch eine Hämochromatose oder im Rahmen einer zystischen Fibrose das endokrine Gewebe zerstört wird. In seltenen Fällen (< 5 %) ist der Diabetes auch die unmittelbare Konsequenz eines monogenen Erbleidens z. B. aufgrund einer Mutation im Gen, das für die Glukokinase codiert, oder einer Mutation des Insulinrezeptors oder von Transkriptionsfaktoren, die für die Insulinbiosynthese oder Betazellproliferation notwendig sind (➤ Tab. 47.3).

Beim **Typ-1-Diabetes** werden auf der Grundlage einer genetischen Suszeptibilität (HLA-DQ8, HLA-DR4) und nach Einwirkung von Umwelteinflüssen (Autoimmunprozess, möglicherweise ausgelöst durch eine Virusinfektion oder alimentäre Bestandteile) die insulinproduzierenden Betazellen selektiv zerstört. Deshalb erfordert die Therapie eine exogene Zufuhr von Insulin.

Beim **Typ-2-Diabetes** bleiben die Betazellen anfänglich weitgehend erhalten. Da die Muskulatur und das Fettgewebe jedoch ungenügend auf Insulin ansprechen **(Insulinresistenz)**, steigt trotz normaler oder sogar gesteigerter Insulinsekretion der Blutzuckerspiegel an. Die genetische Disposition zum Typ-2-Diabetes kommt durch den Einfluss mehrerer für die Betazellfunktion bzw. die Insulinwirkung verantwortlicher Gene zustande, und unterschiedliche Ernährungs- und Lebensstilformen sind als entscheidende Umweltfaktoren anzusehen.

Komplikationen und Folgekrankheiten Die Morbidität, die mit zunehmender Dauer der Erkrankung bei allen Diabetesformen gleichermaßen beobachtet wird, resultiert beim **Typ-1-Diabetes** vorwiegend aus der Hyperglykämie. So zeigen Nieren nichtdiabetischer Spender nach Transplantation in einen diabetischen Empfänger innerhalb von 3–5 Jahren die typischen Zeichen einer diabetischen Nephropathie, während solche Veränderungen schwinden können, wenn die Niere eines Diabetikers in einen nichtdiabetischen Empfänger transplantiert wird.

Beim **Typ-2-Diabetes** spielen neben der Hyperglykämie die mit der Insulinresistenz assoziierte Dyslipidämie, Endotheldysfunktion und Störungen des Gerinnungssystems eine wichtige Rolle in der Entstehung der Makroangiopathie.

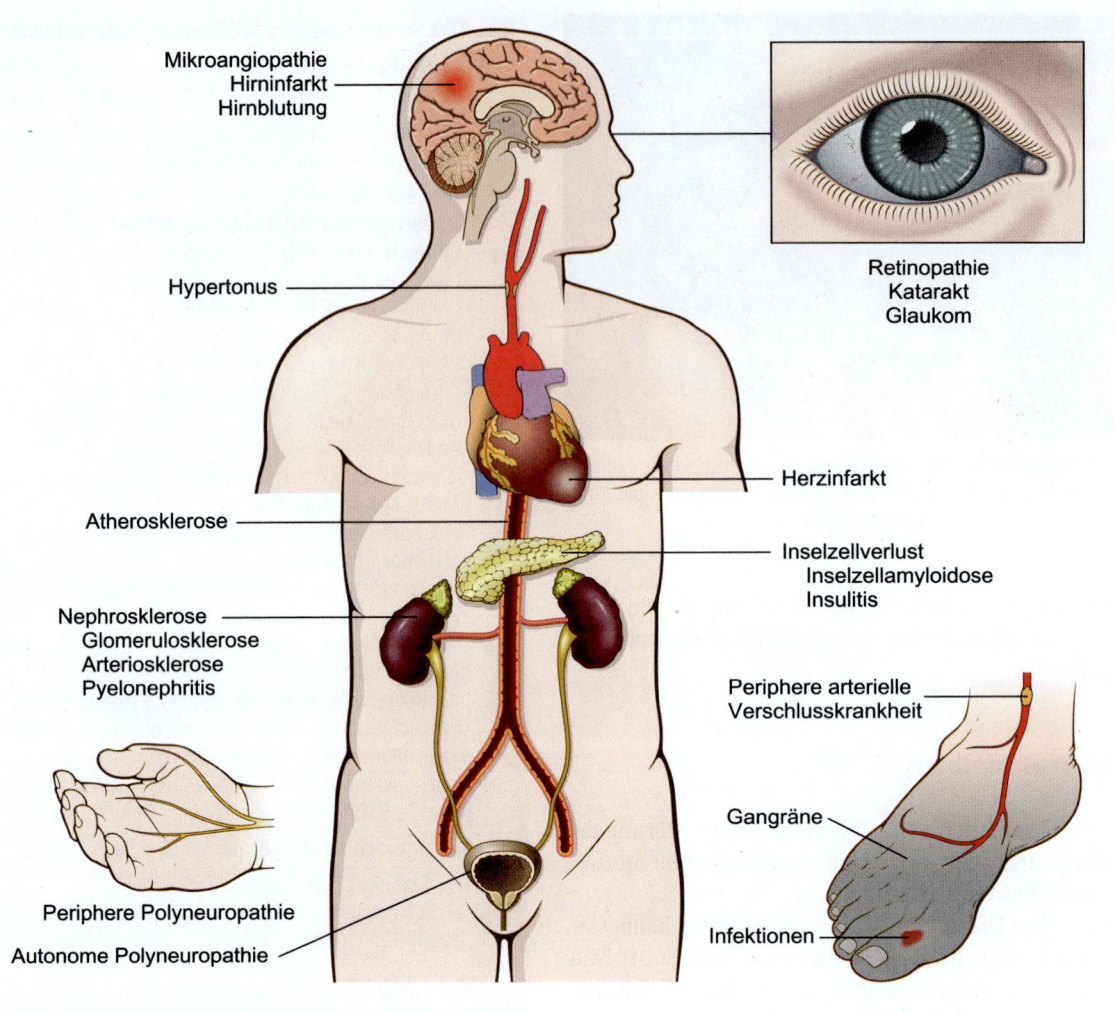

Abb. 47.9 Langfristige Komplikationen bei Diabetes mellitus. [G899]

Eine **Hyperglykämie** kann über verschiedene Mechanismen zu diabetischen Folgeerkrankungen führen (> Abb. 47.9). Am wichtigsten sind glykosylierte Proteine, die sich bilden, wenn Glukose nicht enzymatisch an die Aminogruppen von Proteinen (Albumin, Hämoglobin und Strukturproteine) angelagert wird. Diesen sog. Schiff-Basen (reversible Glykosylierung) stehen **nicht reversible Glykosylierungsendprodukte** gegenüber. Dies sind u. a. unphysiologisch stabil vernetzte Proteine, die nur in geringem Umfang abgebaut werden und z. B. in Gefäßwänden akkumulieren (> Abb. 47.10). Dies führt zur Einlagerung von Blutplasmabestandteilen, darunter auch Low-Density-Lipoproteinen, sodass der Prozess der **Atherosklerose** in kleinen und großen Blutgefäßen in Gang gesetzt wird. Die irreversiblen Produkte werden als „**a**dvanced **g**lycosylation **e**ndproducts" (AGE) bezeichnet. Sie binden auch an Rezeptoren verschiedener Zelltypen – z. B. Endothel, Makrophagen, Lymphozyten und mesangiale Zellen. Dadurch verändern sich biologische Funktionen, z. B. die Migration und Ausschüttung von Zytokinen, Endothelzellen werden stärker durchlässig oder sind an ihrer Oberfläche so verändert, dass Blut leichter koaguliert. Des Weiteren werden Fibroblasten und glatte Muskelzellen zur Proliferation angeregt.

Die **neurologischen Komplikationen** sind zum Teil durch eine intrazelluläre Toxizität der Glukose verursacht. Nervenzellen, Augenlinse, Endothel- und Nierenzellen sind insulinunabhängig, sodass ihr Glukosegehalt bei einer Hyperglykämie zunimmt. Dadurch wird das Enzym Aldose-Reduktase aktiviert, was zu einer intrazellulären Bildung und Akkumulation von Sorbitol führt. Die damit erhöhte intrazelluläre Osmolarität kann die Zelle über den Einstrom von Wasser osmotisch schädigen. Zusätzlich nimmt die intrazelluläre Konzentration des für die Funktion der Zellmembranen wichtigen Myoinositols ab.

Die diabetische **Mikroangiopathie** betrifft alle Kapillaren, manifestiert sich aber v. a. an der Niere (Glomerulopathie; > Abb. 47.10d und > Kap. 37.4.2) und am Augenhintergrund (Retinopathie; > Abb. 47.10e und > Kap. 11.9.2).

Die beschleunigte **Atherosklerose** führt bei Patienten mit Diabetes zum deutlich erhöhten Risiko für kardiovaskuläre Erkrankungen (Myokardinfarkt, Hirninfarkt oder Gangrän); Letztere betrifft besonders häufig die Zehen. Histologisch unterscheiden sich die atherosklerotischen Läsionen nicht von denjenigen des Nichtdiabetikers (> Abb. 47.10b).

Die diabetische **Polyneuropathie** beeinträchtigt in symmetrischer Form v. a. periphere sensible, weniger motorische Funktionen im Bereich der unteren Extremität. Die nach langjähriger Krankheitsdauer

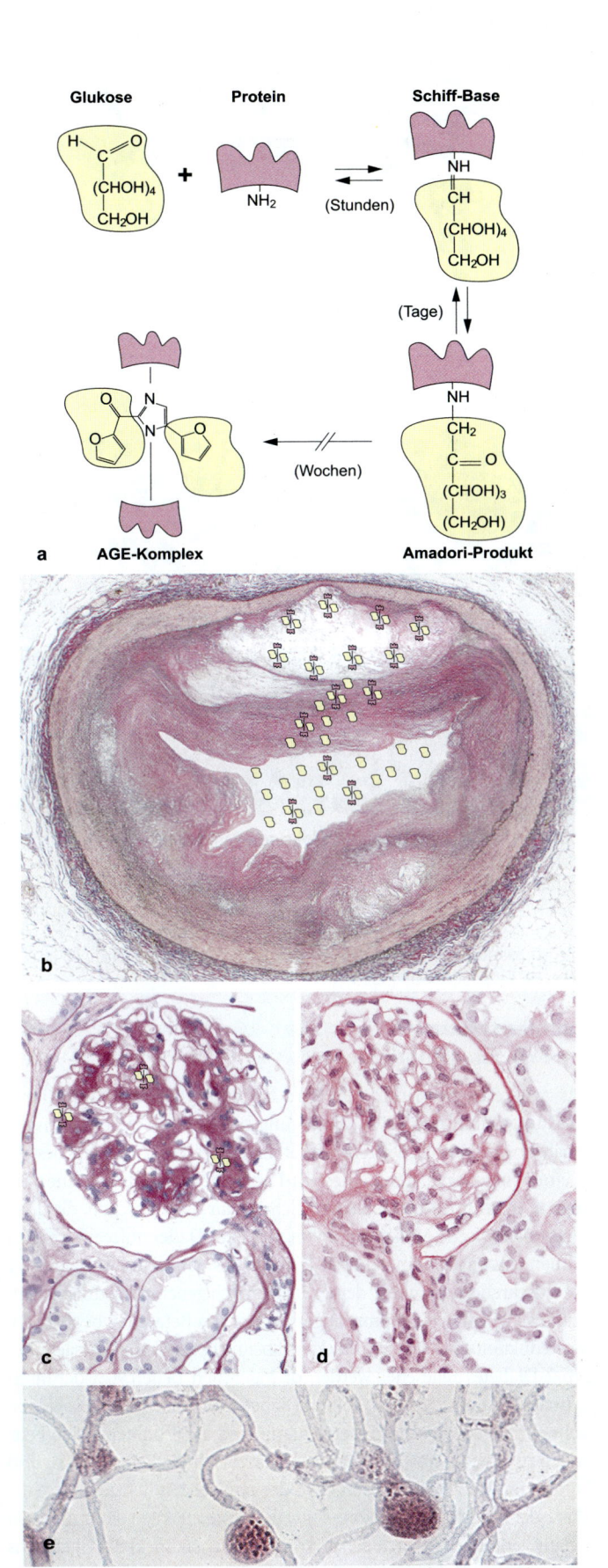

47.3 Durch genetische Disposition und Umwelteinflüsse bedingte Stoffwechselerkrankungen

auftretende **autonome Neuropathie** kann verschiedene Systeme betreffen, z. B. auch das Herz und den Gastrointestinaltrakt. Histologisch sind die betroffenen Nerven durch Entmarkung und axonale Schädigung charakterisiert.

Als weitere Läsionen werden bei Patienten mit Diabetes **Fettgewebsnekrosen** (Necrobiosis lipoidica) und **Katarakt** gesehen. Bei schlecht eingestelltem Diabetes ist das Risiko für Infektionen erhöht, was sich häufig als Pilzerkrankung der Haut (Intertrigo) bzw. Infekte der unteren Harnwege äußert.

Typ-1-Diabetes

Definition Eine selektive Zerstörung der Betazellen des endokrinen Pankreas führt zum Versiegen der Insulinproduktion. Zur Prävention einer diabetischen Ketoazidose muss Insulin verabreicht werden.

Epidemiologie Von den weltweit geschätzt 350 Mio. Diabetikern entfallen ca. 10 % auf den Typ 1. Beide Geschlechter sind gleich häufig betroffen. Die Erstmanifestation erfolgt meist während der Kindheit oder Adoleszenz. Die frühere Bezeichnung „juveniler Diabetes" ist aber nicht mehr haltbar, da der Typ-1-Diabetes auch nach dem 30. Lebensjahr, gelegentlich sogar erst im Alter auftreten kann.

Ätiologie und Pathogenese

Bei Menschen mit erhöhtem Risiko für einen Diabetes mellitus (z. B. Zwillingsgeschwister eines Erkrankten) kann man im Blut zirkulierende Autoantikörper gegen verschiedene Strukturen der pankreatischen Inselzellen (Glutamatsäuredecarboxylase, Tyrosinphophatase, Zinktransporter 8 und Insulin) finden, in einem hohen Prozentsatz schon Jahre vor dem Auftreten des Diabetes mellitus. Bei Patienten, die in der frühen Phase eines Typ-1-Diabetes starben, hat man eine lymphozytäre Insulitis beobachtet. Diese beiden Merkmale ähneln den Befunden bei einer lymphozytären (Hashimoto-)Thyreoiditis (> Kap. 14.4.2), sodass eine autoimmune Zerstörung der Betazellen angenommen wird.

Patienten mit Typ-1-Diabetes-mellitus haben ein erhöhtes Risiko für andere endokrine Autoimmunerkrankungen (lym-

Abb. 47.10 Auswirkungen eines hohen Blutzuckerspiegels. a Ein hoher Blutzucker begünstigt die chemische Reaktion von Aldol-Gruppen des Glukosemoleküls mit Aminogruppen von Proteinen; die entstandenen Schiff-Basen können sich einerseits auflösen, andererseits weiter reagieren zu Amadori-Produkten. Auch hier besteht eine Reversibilität der chemischen Reaktion. Die Bildung von „advanced glycosylation endproducts" (AGE) ist dadurch gekennzeichnet, dass die Reaktion nicht mehr reversibel ist. [L106] **b** Bei der Atherosklerose in einem Herzkranzgefäß wird die Plaquebildung durch die Ansammlung von AGE in der Media begünstigt, gefolgt von Einlagerung von Lipiden und Serumproteinen. Elastica-van Gieson, Vergr. 8-fach. **c** Mikroangiopathie in der Niere mit AGE-Komplexen in Gefäßwänden, mesangialen Ablagerungen und verdickten Basalmembranen von Tubuli (in den Basalmembranen wird das korrekte „self assembly" behindert und der Abbau verzögert). PAS, Vergr. 280-fach. **d** Glomerulus und Vas afferens einer unauffälligen Niere zum Vergleich, ebenfalls in einer PAS-Färbung. PAS, Vergr. 280-fach. **e** Diabetische Mikroangiopathie in der Retina: Ausbildung von Mikroaneurysmen nach Schwächung der Arteriolenwand und Verlust der Perizyten durch AGE-Einlagerungen. [R398]

phozytäre Thyreoiditis, Autoimmunadrenalitis, ➤ Kap. 16.1.11). In diesen Fällen spricht man von einer **polyendokrinen Insuffizienz** (➤ Kap. 18.4). Im Tiermodell kann man einen Diabetes durch die transgene Expression von HLA-Molekülen auf der Oberfläche von Betazellen erzeugen. Die natürlichen Oberflächenstrukturen der Inselzelle erhalten dadurch eine vermehrte Antigenität und werden dem Immunsystem ausgesetzt. Der genaue Mechanismus der Betazellzerstörung ist aber auch hier noch unklar.

Der Einfluss **genetischer Faktoren** ist beim menschlichen Typ-1-Diabetes nicht sehr ausgeprägt; nur etwa 30–50 % der eineiigen Zwillinge erkranken konkordant (beide Zwillinge betroffen). Es besteht aber eine klare Assoziation mit bestimmten Merkmalen des HLA DQ8/DR4-Komplexes. Die Entstehung des Autoimmunprozesses erfordert jedoch exogene Faktoren, wobei in erster Linie Virusinfektionen (Coxsackie-B-Virus, Rötelnvirus, Mumpsvirus) und Nahrungsbestandteile (Wurzelgemüse) im Verdacht stehen.

Morphologie

Bei Manifestation der Erkrankung ist der Großteil der Betazellen bereits zerstört. Die Insulitis im Frühstadium des Typ-1-Diabetes ist ein außerordentlich seltener Befund (➤ Abb. 47.11a). Da Insulin auch ein Wachstumsfaktor ist, entwickelt sich bei seinem Wegfall eine **Atrophie des exokrinen Pankreas** (Gewicht < 50 g).

Klinische Relevanz Eine klinische Symptomatik tritt erst auf, wenn ca. **80 %** der Betazellen zerstört sind. Bereits während einer stummen präklinischen Phase (Monate bis Jahre) können Autoantikörper im Blut nachgewiesen werden. So lassen sich bei 90 % der Patienten zytoplasmatische Inselzellantikörper nachweisen. Diese umfassen Antikörper gegen GAD65 (Glutamatsäuredecarboxylase), IA-2-Autoantikörper (gegen Tyrosinphosphatase) und Autoantikörper gegen den Zinktransporter (Zn8-T). 40 % der kindlichen Diabetiker haben auch Autoantikörper gegen Insulin. Diese können im Verlauf der Krankheit verschwinden.

Typ-2-Diabetes

Definition Die Ursache der Krankheit liegt in einer reduzierten Insulinantwort insulinabhängiger Gewebe (Insulinresistenz). Die Betazellen produzieren daraufhin mehr Insulin. Wenn sie die zunehmende Insulinresistenz jedoch nicht mehr kompensieren können und ihre Funktion zusätzlich durch die chronische Hyperglykämie eingeschränkt wird, entsteht der Typ-2-Diabetes.

Epidemiologie 85 % aller Diabetiker leiden an Typ-2-Diabetesmellitus; beide Geschlechter sind gleich häufig betroffen. Der Beginn ist schleichend und die meist adipösen Patienten sind in der Regel älter als 40 Jahre. Aufgrund der weltweit zunehmenden Adipositas und Bewegungsarmut wird eine zunehmende Inzidenz des Typ-2-Diabetes auch bei Jugendlichen beobachtet.

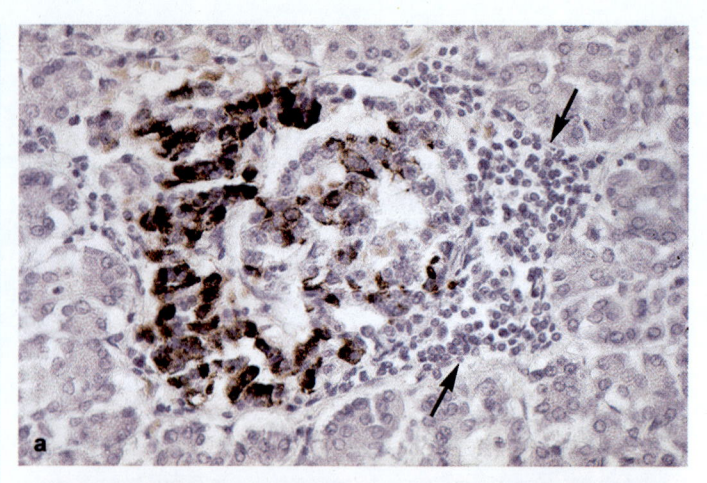

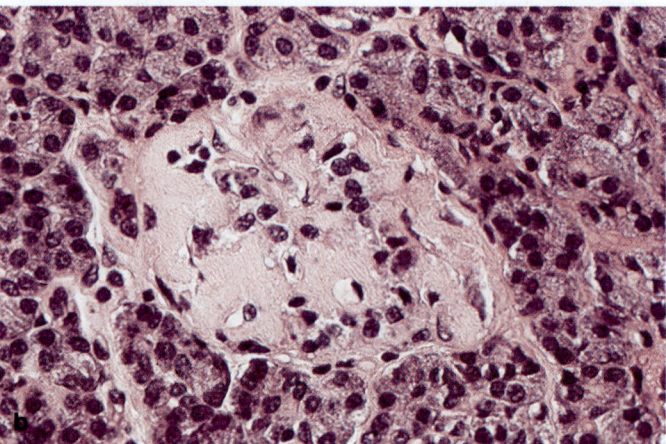

Abb. 47.11 Morphologie des endokrinen Pankreas bei Diabetes.
a Insulitis bei Typ-1-Diabetes: Die Betazellen der Inseln sind immunhistochemisch braun markiert (Insulin), bei den ungefärbten kleinen Infiltratzellen (zwischen den Pfeilen) handelt es sich um Lymphozyten. HE, Vergr. 400-fach.
b Inselamyloidose (lokalisierte AIAPP-Amyloidose) bei Typ-2-Diabetes. Lachsfarbene, strukturlose Einlagerung zwischen wenigen residuellen endokrinen Inselzellen. HE Vergr. 500-fach. [R398]

Ätiologie und Pathogenese

Das Auftreten der Krankheit wird bei entsprechender familiärer Belastung durch Adipositas, Bewegungsmangel und hyperkalorische Ernährung begünstigt. Die zentrale Pathologie des Typ-2-Diabetes besteht in einer **Insulinresistenz**. Dies wird normalerweise durch eine **vermehrte Insulinproduktion** ausgeglichen. Nur die Menschen, die diese kompensatorische Mehrproduktion nicht auf Dauer aufrechterhalten können, entwickeln einen Typ-2-Diabetes. Es wird hier ein Defekt der Insulinsekretion postuliert, der wahrscheinlich genetisch bedingt ist. Im Pankreas wird 1- bis 50-prozentiger Verlust von Betazellen beobachtet. Die Reduktion der Betazellmasse kann aber nicht als alleinige Ursache des Typ-2-Diabetes angesehen werden, da Menschen, denen 90 % der Inselzellmasse entfernt wurden, keinen Diabetes entwickelten. Es scheinen vielmehr die chronische Hyperglykämie und die erhöhten freien Fettsäuren zu sein, die eine Apoptose von Betazellen induzieren **(Gluko- und Lipotoxizität)**. Zudem ist aufgrund der reduzierten Betazellmasse die Masse der Alphazellen und konsekutiv die Plasmaglukagonkonzentration „relativ" erhöht, was durch den glykogenolytischen Effekt des Glukagons zu einer Verschlechterung der Stoffwechsellage beitragen kann.

Morphologie

Die Reduktion der Betazellen ist nur durch morphometrische Analysen der endokrinen Inseln festzustellen. Etwa 80 % der Patienten im hohen Alter weisen **Amyloidablagerungen** um die Kapillaren der Langerhans-Inseln auf. Chemisch handelt es sich dabei um das von der Inselzelle biphasisch sezernierte Protein Inselamyloid Polypeptid (IAPP), dessen physiologische Funktion bislang unbekannt ist (➤ Abb. 47.11b).

Klinische Relevanz Die beim Typ-1-Diabetes zu beobachtenden Autoantikörper gegen Inselzellen und Insulin finden sich nicht. Modellhaft lässt sich das Auftreten eines Typ-2-Diabetes durch den Einfluss mehrerer Gene im Zusammenhang mit überkalorischer Ernährung herleiten. Der Diabetes mellitus kann Teil eines sog. metabolischen Syndroms sein, zu dem außerdem Übergewicht, Fettstoffwechselstörungen und Bluthochdruck zählen („tödliches Quartett"). Einige Bevölkerungsgruppen weisen eine sehr hohe Inzidenz des Typ-2-Diabetes-mellitus auf, allerdings nur, wenn sie eine kaloriendichte „westliche" Ernährung zu sich nehmen. Daraus kann geschlossen werden, dass die diabetogene Genkonstellation unter den Bedingungen einer seltenen, unregelmäßigen und insgesamt geringen Nahrungsaufnahme Vorteile bietet, sodass sie in den genannten Populationen einer positiven Selektion unterlag.

47.3.3 Amyloidose

Definition Amyloid ist eine pathologische fibrilläre Polypeptidaggregation mit einer Cross-β-Struktur, die intra- und/oder extrazellulär auftritt. Amyloidosen sind durch Amyloidablagerung verursachte Krankheiten.
Die Bezeichnung Amyloid („stärkeartig") wurde 1854 von Rudolf Virchow gewählt, weil amyloidhaltige Gewebe bei der Behandlung mit Jodlösung die gleiche Blaufärbung zeigten wie Getreidestärke. Inzwischen weiß man, dass die Jodreaktion auf den hohen Anteil an Glykosaminoglykanen im Amyloid zurückzuführen ist.
Amyloid kann in jedem Organ und Gewebetyp gebildet und abgelagert werden. Es werden lokale oder organlimitierte von den systemischen, mehrere Organe betreffenden Formen unterschieden. Amyloid tritt sowohl sporadisch als auch familiär gehäuft auf (hereditäre Amyloidose).

Nomenklatur Die Nomenklatur des Amyloids und der Amyloidosen orientiert sich am Amyloidprotein. Das Amyloid wird mit dem Anfangsbuchstaben „A" gekennzeichnet, dem ohne Leerzeichen die Kennzeichnung des Vorläuferproteins folgt: z. B. ATTR. Das „TTR" steht für das Vorläuferprotein, das sich bei der ATTR-Amyloidose von Transthyretin ableitet. Es sind inzwischen über 42 verschiedene Proteine identifiziert worden, die Amyloid bilden können.

Epidemiologie 8 von 1 Million Menschen erkranken in Nordamerika neu an einer immunglobulinassoziierten (AL-)Amyloidose. Hereditäre Amyloidosen kommen lokal gehäuft vor, z. B. in Portugal, Nordschweden, Arao und Ogawa (Japan), mit einer Prävalenz in Portugal von bis zu 1 : 1000 Einwohner. Amyloid tritt grundsätzlich in jedem Lebensalter und bei beiden Geschlechtern auf. Männer sind häufiger betroffen als Frauen.

Ätiologie und Pathogenese

Die Ätiopathogenese des Amyloids und der Amyloidose ist multifaktoriell und weist bei den einzelnen Amyloidproteinen Besonderheiten auf. Die folgenden Faktoren beeinflussen die Entstehung und Persistenz des Amyloids: die Primär- und Sekundärstruktur des Vorläuferproteins, Keimbahnmutationen, Polymorphismen nicht amyloidogener Proteine, eine pathologisch erhöhte lokale oder systemische Konzentration des Vorläuferproteins, die Anwesenheit eines Nidus, modifizierte Proteolyse des Vorläuferproteins und verzögerter Abbau des Amyloids.

Die Amyloidosen zählen zum Formenkreis der konformationellen Krankheiten, denen eine Aggregation pathologisch gefalteter Proteine und Peptide zugrunde liegt. Diese wird auf eine **verringerte Faltungsstabilität** des Proteins/Peptids und dessen gesteigerte Neigung, mehr als einen Konformationszustand einzunehmen, zurückgeführt. Proteine und Peptide mit hoher Faltungsstabilität und schneller Proteinfaltungskinetik weisen eine geringere Aggregationsneigung auf. Die Faltungseigenschaften werden durch die Primär-, Sekundär- und Tertiärstruktur bestimmt. Die Primärstruktur hängt von der genomisch hinterlegten Aminosäuresequenz und der Aktivität von Proteasen ab. Die Protein- und Peptidfaltung wird von zahlreichen verschiedenen Zell- und Gewebebestandteilen (z. B. Chaperonen, Protein- und Salzgehalt, pH) beeinflusst.

Die **Bildung von Amyloid** verläuft zweiphasig. Nach einer langsamen Nukleationsphase, in der die ersten Aggregate gebildet werden, folgt eine schnelle Extensionsphase der Fibrillen. Die Nukleationsphase kann durch die Zugabe eines Nidus erheblich verkürzt werden. Die orale oder intravenöse Gabe eines extern hergestellten Nidus kann bei entsprechender Empfänglichkeit des Organismus (z. B. im Fall einer chronischen Entzündung; s. u.) rasch zur Bildung von Amyloid führen. Im Tiermodell ist die Transmissivität der Amyloidose mehrfach, eindeutig und bei verschiedenen Warmblütern gezeigt worden, u. a. durch intravenöse Applikation von Seide (mit hohem Cross-β-Faltblattanteil), Amyloidfribillen, amyloidhaltigen Monozyten und orale Gabe amyloidhaltiger Gänseleberpastete. Bei Menschen sind hierfür noch keine direkten Belege gefunden worden. Allerdings gibt es Hinweise, dass eine in Regression befindliche AA-Amyloidose bei Rekurrenz der chronisch entzündlichen Grunderkrankung eine rasche Progression zeigen kann. Diese entspricht der exponentiellen Extensionsphase der Amyloidbildung (s. o.) und lässt einen In-vivo-Niduseffekt der bereits vorliegenden Amyloidfibrillen vermuten.

Die folgenden Amyloidosen kommen am häufigsten vor:
- **AL-Amyloidose:** Bei der AL-Amyloidose werden intakte oder proteolytische Fragmente der Immunglobulin-Leichtketten (λ oder k) abgelagert. Der AL-Amyloidose liegt eine monoklonale Proliferation von B-Lymphozyten oder Plasmazellen zugrunde mit Sekretion pathologischer Leichtketten. Bei 90 % der Patienten ist auch im Serum ein monoklonales Immunglobulin (Bence-Jones-Protein) nachweisbar. 10 % der Patienten leiden an einem Plasmazellmyelom. Das mediane Überleben der unbehandelten AL-Amyloidose beträgt 12–18 Monate!

- **ATTR-Amyloidose:** Die nichterbliche ATTR-Amyloidose ist die häufigste Amyloidose des Seniums und betrifft vor allem das Herz und die Blutgefäße. Sie wird aber auch bei 10 % der über 50-Jährigen mit Karpaltunnelsyndrom im Retinaculum flexorum und Synovialgewebe nachgewiesen. Das retinolbindende Vorläuferprotein Transthyretin (TTR) ist ein β-Faltblatt-reiches Serumprotein mit hoher intrinsischer Neigung zur Amyloidbildung. Bei der in Deutschland am häufigsten auftretenden erblichen Amyloidose, der hereditären ATTR-Amyloidose, findet sich, anders als bei der nichterblichen Form, im **TTR**-Gen eine amyloidogene Keimbahnmutation, die zu einer Änderung der Primärstruktur des TTR-Proteins führt. Die hereditäre ATTR-Amyloidose manifestiert sich im Mittel 10–20 Jahre früher als die nichterbliche Form und befällt neben dem Herzen das Auge, den Gastrointestinaltrakt und das periphere Nervensystem (sensomotorische Amyloidpolyneuropathie).
- **AA-Amyloidose:** Bei der AA-Amyloidose wird stets ein proteolytisches Spaltprodukt des Akute-Phase-Proteins Serumamyloid A (SAA) abgelagert. Die systemische AA-Amyloidose war bis Mitte des 20. Jahrhunderts die häufigste Amyloidose-Form in Deutschland. Ihr liegt eine chronisch entzündliche Erkrankung zugrunde (z. B. rheumatoide Arthritis, Tuberkulose, familiäres Mittelmeerfieber), die zu einer dauerhaft erhöhten SAA-Serumkonzentration führt und damit zur Bildung von AA-Amyloid. In 16 % der Fälle findet sich keine Ursache (sog. idiopathische AA-Amyloidose). Die AA-Amyloidose weist noch in Ländern Osteuropas, der Dritten Welt und des Mittelmeerraums eine hohe Prävalenz auf.
- **Aβ-Amyloidose:** Das kleine β-Protein (auch: A4-Protein) wird im Hirn gebildet und kann sich dort als Amyloid ablagern (lokalisierte Amyloidose). Die zerebrale Aβ-Amyloidose (Amyloid-Plaques) ist einer der wesentlichen Befunde bei der Alzheimer-Demenz (> Kap. 8.8.2). Die Aβ-Amyloidangiopathie kann Ursache intrazerebaler Blutungen sein.

In allen Amyloidablagerungen findet sich ein Plasmaglykoprotein, das eine Homologie zum C-reaktiven Protein besitzt. Die Affinität dieser Amyloid **P-Komponente** zu Fibrillen und die zusätzliche Anlagerung von Glykosaminoglykanen scheinen die Ablagerungen zu stabilisieren (> Abb. 47.12a).

Morphologie

Bei entsprechender Ausdehnung ist die Amyloidose durch einen Verlust der Elastizität des Gewebes mit steifer, wächserner, manchmal auch speckiger Schnittfläche und erhöhter Brüchigkeit charakterisiert. Ein Befall der weißen Milzpulpa führt zum Bild der „Sagomilz" und ein homogener Milzbefall mit Betonung der roten Pulpa zum

Abb. 47.12 Systemische Amyloidose. a Pathogenese: Sehr unterschiedliche Ursachen führen zur gesteigerten Produktion von Kettenmolekülen, deren Prozessierung zu Ablagerungen mit gleichen physikalischen (z. B. färberischen) Eigenschaften führt. [L106] **b** Amyloidablagerungen in Interlobulärarterien und Glomeruli der Niere. Kongorot, Vergr. 100-fach. **c** Immunhistochemie zur Detektion der chemischen Natur des hier vorliegenden Amyloids: positive Reaktion bei Verwendung eines Antikörpers gegen Amyloidprotein A (AA-Amyloidose). Vergr. 400-fach. [R398]

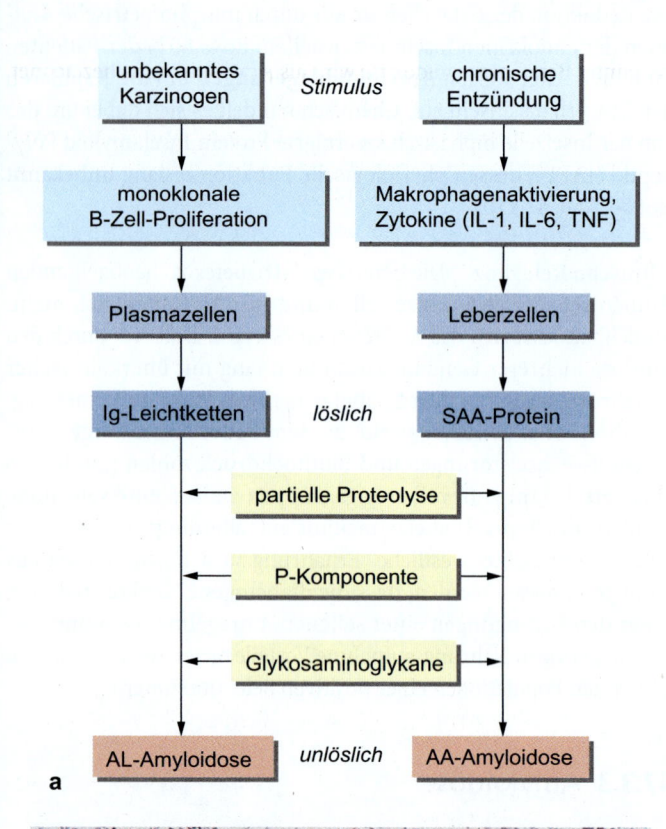

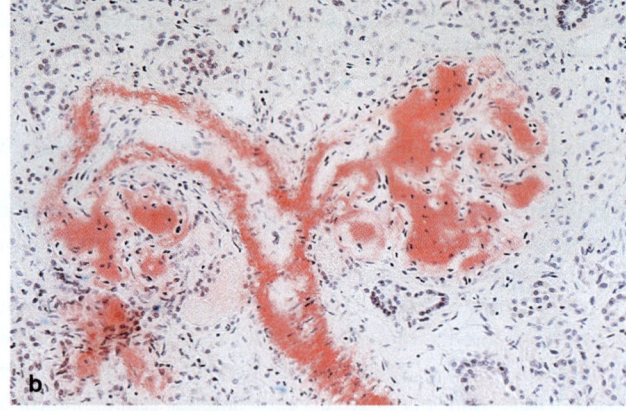

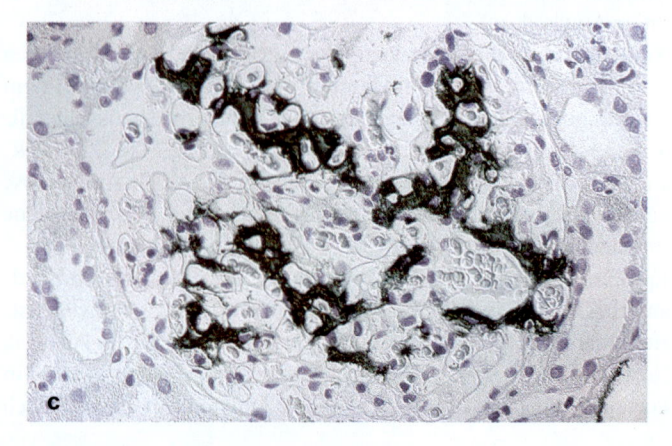

Aspekt der „**Schinkenmilz**". Kutane Manifestationen gehen mit Einblutungen einher. Ein Befall der Zunge führt zur Makroglossie mit Zahnabdrücken an den Zungenaußenkanten. Viszerale Amyloidosen können mit Organrupturen und Blutungen einhergehen. Ein ausgedehnter Befall der Schilddrüse wird als Amyloidstruma bezeichnet.

Amyloid erscheint im HE-gefärbten Schnittpräparat als homogen-eosinrote Ablagerung. In der Kongorotfärbung findet sich polarisationsoptisch eine charakteristische anomale, rotgrüngelbe Polarisationsfarbe (sog. Doppelbrechung).

Elektronenmikroskopisch besteht Amyloid aus ca. 10 nm dünnen nicht verzweigten Fibrillen von variabler Länge. Moderne biophysikalische Untersuchungen haben eine erstaunliche Polymorphie der Polypeptidaggregate innerhalb der Fibrillenstruktur nachgewiesen.

Klinische Relevanz Die Symptomatik wird von der Verteilung und der Menge des abgelagerten Amyloids beeinflusst. Das Ausmaß und Verteilungsmuster hängt von der Grunderkrankung, dem Typ des abgelagerten Amyloidproteins und dem Krankheitsstadium ab. Die verschiedenen Amyloidosen weisen eine sehr variable, oft unspezifische Klinik auf und können leicht übersehen werden. Amyloid wird nicht selten ohne vorausgehenden klinischen Verdacht erstmals vom Pathologen diagnostiziert. Eine bestimmte Konstellation klinischer Symptome kann den Verdacht auf eine Amyloidose lenken. Zu den häufigen amyloidassoziierten klinischen Symptomen zählen die Proteinurie, das nephrotische Syndrom und die Niereninsuffizienz. Weitere wichtige klinische Manifestationen sind die Makroglossie, periorbitale Blutungen, das Karpaltunnelsyndrom, die Polyneuropathie, Herzinsuffizienz und Herzrhythmusstörungen. Amyloidosen sind behandelbar. Die Therapie hängt vom Amyloidtyp ab.

47.4 Erworbene Stoffwechselerkrankungen (geringgradige bis keine genetischen Einflüsse)

Auch ➤ Kap. 50.5.
Umwelteinflüsse spielen bei Ernährungsstörungen die entscheidende Rolle, wobei es auch Überlagerungen gibt. So sind in den Entwicklungsländern Infektionen häufig der entscheidende Auslöser, wenn sich eine Mangelsituation manifestiert. Genetische Einflüsse spielen insofern eine Rolle, als einige „Mangelkrankheiten" durch Zufuhr der entsprechenden Substanz nicht zu beheben sind, weil der Patient einen spezifischen genetischen Defekt aufweist, der die Utilisation einer ausreichend vorhandenen Substanz verhindert (z. B. Vitamin-D-resistente Rachitis). Global gesehen, sind solche Patienten aber eine extreme Ausnahme.

In den USA und Europa sind hingegen über 50 % der Menschen übergewichtig.

47.4.1 Überernährung

Wenn die Kalorienaufnahme über einen längeren Zeitraum den Energieverbrauch übersteigt, werden die Energiespeicher gefüllt und das Fettgewebe vermehrt. Die Regulation der Energiebilanz erfolgt durch ein komplexes neurohumorales System (Energiebilanz ➤ Kap. 50.5.1).

Definition Aus der Formel „Körpergewicht (in kg)/Körpergröße (in m^2)" ergibt sich der BMI (Body-Mass-Index). Das Normalgewicht ist als BMI zwischen 18,5 und 24,9 kg/m^2 definiert, das Übergewicht und die 3 Grade der Adipositas sind von der WHO jeweils in 5-kg/m^2-Schritten definiert (➤ Tab. 50.5).

Epidemiologie Nach Aussagen des Bundesamts für Statistik waren im Jahr 2019 54 % der Erwachsenen in Deutschland (61 % der Männer und 47 % der Frauen) übergewichtig, mit steigender Tendenz; in der Schweiz war dies im Jahr 2022 bei 43 % (52 % der Männer und 34 % der Frauen) der Fall.

Ätiologie und Pathogenese

Die Ursache der Adipositas ist eine unausgeglichene Energiebilanz, die durch ein Missverhältnis zwischen Nahrungsaufnahme (z. B. in Form von hochkalorischen Nahrungsmitteln wie Süßgetränke) und Energieverbrauch aufgrund zunehmenden Bewegungsmangels bedingt ist. Dazu kommen familiäre Faktoren: Der genetische Einfluss wird auf ca. 30 % geschätzt. Bei adoptierten Kindern, die aus „genetisch übergewichtigen" Familien stammten, wurde festgestellt, dass sie ihre Tendenz zur Adipositas beibehielten, auch wenn sie in „normalgewichtigen" Familien aufwuchsen; ebenso war die umgekehrte Konstellation feststellbar. Eineiige Zwillinge, die unter unterschiedlichen Ernährungsbedingungen leben, haben die Tendenz, den gleichen BMI zu erreichen.

Morphologie und Komplikationen ➤ Kap. 50.5.1.

47.4.2 Unterernährung

Definition Unterernährung resultiert aus einer langfristig zu geringen Kalorienzufuhr und ist – weltweit gesehen – eine häufige Todesursache.

Epidemiologie Die UN-Ernährungsorganisation geht davon aus, dass im Jahr 2030 840 Mio. Menschen Hunger leiden werden.

Ätiologie und Pathogenese

Nach dem vorherrschenden klinischen Bild und der Ätiologie werden verschiedene Begriffe verwendet:
- **Marasmus:** Mangelnde Kalorienzufuhr aus äußeren Gründen (Hungergebiete) führt zur Abnahme des Körpergewichts durch Fettverlust und Organatrophie. Körpertemperatur und Blutdruck sind erniedrigt, bei Kindern ist das Wachstum verzögert.
- **Kwashiorkor:** Aus äußeren Gründen (Hungergebiete) erniedrigte, aber gerade noch ausreichende Zufuhr von Kalorien, verbunden mit einem kritischen Mangel an Proteinen (z. B. ausschließliche Ernährung mit Kohlenhydraten nach dem Abstillen). In der Folge kommt es zu Hypalbuminämie, Ödemen, Aszites und trophischen Störungen an Haut und Haaren (ein rötlicher Haarton ist typisch). Der Mechanismus einer gleichzeitig entstehenden Fettleber ist noch weitgehend ungeklärt.

- **Kachexie (Auszehrung):** Nicht durch äußere Bedingungen erzwungener und nicht beabsichtigter Gewichtsverlust als Folge von Erkrankungen. Eine Kachexie kann durch erhöhten Energieverbrauch, z. B. durch Hyperthyreose, bedingt sein wie auch durch Proteinverlust bei Malabsorption (z. B. Kurzdarmsyndrom). In den hoch entwickelten Gesundheitssystemen ist Kachexie am häufigsten die Folge einer progredienten Tumorerkrankung. Dabei spielen sowohl Zytokine (z. B. TNF-α) als auch vom Tumor produzierte, bislang nicht vollständig identifizierte katabole Faktoren, die Lipasen im Fettgewebe aktivieren und Proteolyse in der Skelettmuskulatur bewirken, eine Rolle.
- **Anorexie:** Eine Störung des Essverhaltens mit Ablehnung der Nahrungsaufnahme, z. T. in Verbindung mit willkürlich herbeigeführtem Erbrechen von bereits aufgenommener Nahrung, führt zur starken Reduktion des Körpergewichts. Bei der zurzeit häufig diagnostizierten „Anorexia nervosa" Jugendlicher kommt es zur Amenorrhö und Rückbildung sekundärer Geschlechtsmerkmale. Die ätiologisch im Bereich der Psychodynamik angesiedelte Störung führt zum gleichen Bild wie die Kachexie. Die Sterblichkeit ist mit 10 % hoch.

47.4.3 Vitaminmangel

Vitamine sind Bestandteile katalytischer Einheiten oder nicht eiweißartiger Bestandteil von Enzymen. Die 4 fettlöslichen und 9 wasserlöslichen Vitamine (> Tab. 47.4) werden vom menschlichen Organismus nicht oder in lediglich geringem Ausmaß gebildet und müssen mit der Nahrung zugeführt werden. Generelle Unterernährung bringt auch einen Vitaminmangel mit sich, wodurch sich die klinischen Bilder überlagern. Manche Formen einseitiger Ernährung führen zu klinisch eindeutigen Bildern (z. B. Skorbut). Einige der Erkrankungen tragen Bezeichnungen aus Sprachkreisen, in denen das ernährungsbedingte klinische Bild häufig ist, z. B. Beriberi.

(Nacht-)Blindheit, Xerophthalmie (Vitamin-A-Mangel)

Vitamin A ist ein fettlösliches Vitamin, das als Retinol (Alkohol), Retinal (Aldehyd) und Retinsäure in dunkelgrünen Blattgemüsen, gelben Gemüsen, Eiern, Butter, Fleisch und v. a. Fischleber vorkommt. Für die Resorption aus dem Darm sind Galle und Pankreasenzyme erforderlich. Ein Vitamin-A-Mangel ist an einer charakteristischen Symptomatik leicht zu erkennen und mit weltweit mehr als 200

Tab. 47.4 Vitamine: wichtigste Funktionen und Symptome bei Mangel

Vitamin	Funktion	Mangelerscheinung
Fettlöslich		
Vitamin A	Bestandteil des Sehpigments	(Nacht-)Blindheit, Xerophthalmie
	Differenzierung von Epithelien	Plattenepithelmetaplasie (Auge, Harntrakt)
	Widerstand gegen Infektionen	Infektanfälligkeit (Masernsterblichkeit erhöht)
Vitamin D	Förderung der intestinalen Absorption von Kalzium und Phosphat sowie Mineralisierung des Knochens	Rachitis bei Kindern, Osteomalazie bei Erwachsenen
Vitamin E	Wichtiges Antioxidans, Radikalfänger	Spinozerebelläre Degeneration
Vitamin K	Kofaktor in der Synthese der Gerinnungsfaktoren II, VII, IX und X in der Leber	Blutungsneigung
Wasserlöslich		
Vitamin B_1 (Thiamin)	Koenzym bei der ATP-Synthese; Integrität von Zellmembranen; wichtig für die Nervenleitung	Polyneuropathie („trockene" Beriberi-Erkrankung), Herzinsuffizienz („feuchte" Beriberi); Wernicke-Enzephalopathie (> Kap. 8.7.2)
Vitamin B_2 (Riboflavin)	Kofaktor vieler Enzyme im Intermediärstoffwechsel	Dermatitis, Schleimhautentzündung im Mund, Sehschwäche, schmerzhafte Neuropathie
Niacin (Nicotinamid)	Bestandteil der Koenzyme NAD und NADP: wichtig für Redox-Reaktionen	Pellagra (s. u.)
Vitamin B_6 (Pyridoxin)	Koenzym bei vielen Reaktionen des Intermediärstoffwechsels	Schleimhautentzündung im Mund, periphere Neuropathie
Vitamin B_{12} (Kobalamin)	Folsäuremetabolismus, DNA-Synthese	Megaloblastäre perniziöse Anämie
	Erhalt der Myelinisierung in den Rückenmarksbahnen	Degeneration von posterolateralen Rückenmarksbahnen
Folsäure	Essenziell bei der DNA-Synthese	Megaloblastäre Anämie ohne neurologische Symptome; in der Schwangerschaft gehäuftes Auftreten von Spina bifida
Pantothensäure	Bestandteil von Koenzym-A	Keine klar definierten Symptome
Biotin	Kofaktor bei Karboxylierungsreaktionen	Enzephalopathie
Vitamin C	Faktor bei Redox-Reaktionen und bei der Hydroxylierung von Kollagen	Skorbut

Mio. Betroffenen der häufigste Vitaminmangel. Vitamin A hält den Differenzierungsgrad und die Integrität von Schleimhäuten aufrecht, v. a. im Urogenitaltrakt und am Auge, wobei die molekularen Mechanismen unbekannt sind.

Klinische Relevanz Bei Vitamin-A-Mangel ist die Keratinisierung des konjunktivalen Epithels gestört, was zur Augentrockenheit (**Xerophthalmie**) führt. Im weiteren Verlauf kommt es zur Ulzeration und Erweichung der Hornhaut mit den Folgen Narbenbildung und Erblindung. Jährlich erblinden weltweit durch Vitamin-A-Mangel 250.000–500.000 Menschen (➤ Abb. 47.13). Eine Erblindung durch Vitamin-A-Mangel kann auch auf völlig anderem Weg entstehen: Das in den Stäbchen der Netzhaut vorhandene Sehpigment Rhodopsin ist für die Umsetzung des visuellen Lichtimpulses in einen elektrischen Impuls verantwortlich, v. a. bei reduzierter Lichtmenge. Retinol ist hier eine prosthetische Gruppe, die im Prozess des Sehens verschiedenen Konformationsänderungen unterliegt. Eine Frühmanifestation des Vitamin-A-Mangels ist die reversible **Nachtblindheit**. Vitamin A verbessert die **Immunabwehr.** In Regionen mit Vitamin-A-Mangel (manifestiert durch Xerophthalmie) senkt die prophylaktische Gabe von Vitamin A die Infektionsraten in der Population deutlich und insbesondere die Masernsterblichkeit wird auf die Hälfte reduziert. Allerdings ist bislang völlig unklar, an welcher Stelle im Immunsystem Vitamin A eine Rolle spielt.

Toxizität von Vitamin A Chronische Überdosierung von Vitamin A kann zu neurologischen Schäden und Leberfibrose führen. Bei Schwangeren, die wegen einer Aknetherapie hohe Dosen von Vitamin A zu sich nahmen, wurden Fehlbildungen des Embryos beobachtet.

Pellagra (Vitamin-B-Mangel)

Die Substanzen Thiamin (Vitamin B_1), Riboflavin (Vitamin B_2), Nicotinamid, Folsäure, Pantothensäure, Pyridoxin (Vitamin B_6), Biotin, Cobalamin (Vitamin B_{12}) und Pangaminsäure (Vitamin B_{15}) kommen meist gemeinsam vor (Vitamin-B-Komplex). Es handelt sich um wasserlösliche Substanzen, die insbesondere über Blattgemüse, Getreide, Leber und Milch aufgenommen und im Dünndarm resorbiert werden.

Nicotinamid ist Bestandteil verschiedener Koenzyme (NAD und NADP). Es wird zu einem kleinen Teil beim Abbau von Tryptophan im Körper gewonnen, zu einem größeren Teil mit der Nahrung (Muskelfleisch, Fisch, Hefe, Getreide) aufgenommen. Nicotinamid ist stabil gegen Hitze und Oxidanzien. Im Mais ist es in einer gebundenen, nicht resorbierbaren Form enthalten.

Klinische Relevanz Bei einer Mangelernährung (v. a. wenn Mais der Hauptnahrungsbestandteil ist) sowie bei chronischem Alkoholkonsum, lang dauernder Diarrhö oder chronischen Erkrankungen (Tuberkulose, Leberzirrhose, Tumoren) tritt die als Pellagra bezeichnete Mangelerkrankung auf. Es kommt zu Dermatitis, Diarrhö und Demenz (**3D**). Dermatitis (➤ Abb. 47.14) und Diarrhö gehen auf eine Atrophie von Haut bzw. Schleimhaut zurück. Die Demenz beruht auf einer Degeneration von Nervenzellen und -bahnen des Rückenmarks.

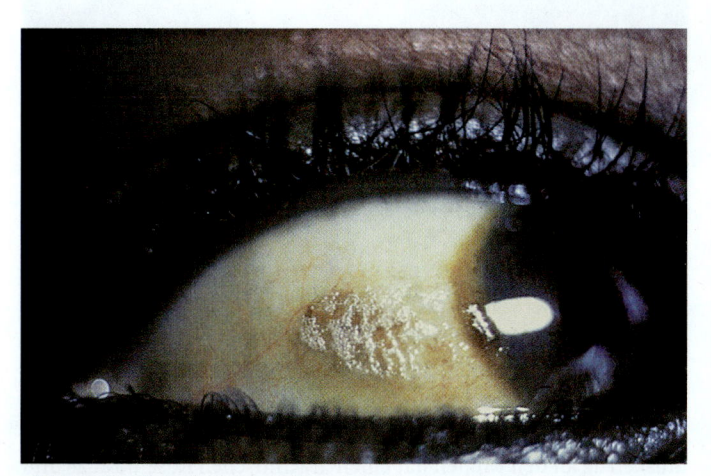

Abb. 47.13 Vitamin-A-Mangel. Auf der Hornhaut wird das feuchte Konjunktivalepithel durch ein trockenes verhornendes Plattenepithel ersetzt, was zu einem „trockenen Auge" (Xerophthalmie) führt. Neben den subjektiven Beschwerden kommt es im weiteren Verlauf zur Ulzeration und Infektion, wodurch die Hornhaut erweicht (Keratomalazie).

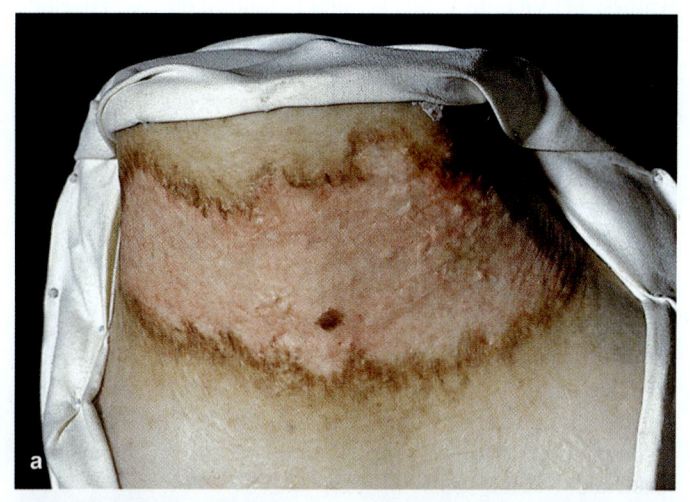

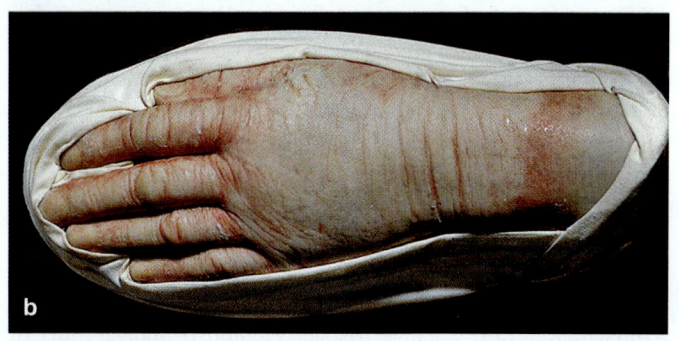

Abb. 47.14 Pellagra (Vitamin-B-Mangel). a Scharf begrenzte, depigmentierte, leicht schuppende Veränderung am Hals infolge schwerer Fehl- und Mangelernährung. **b** Die Hautveränderungen der Pellagra treten an sonnenexponierter Stelle auf und beginnen mit einem sonnenbrandartigen Erythem. (Moulagen, hergestellt von Lotte Volger um 1945 in der Dermatologischen Klinik des Universitätsspitals Zürich). [R398]

Skorbut (Vitamin-C-Mangel)

Im Unterschied zu den meisten Tierspezies kann der Mensch Vitamin C (Ascorbinsäure) nicht synthetisieren und ist auf eine exogene Zufuhr angewiesen. Vitamin C ist in den meisten Nahrungsmitteln enthalten, reagiert jedoch sensibel auf längere Lagerung oder Erhitzen.

Die Mangelkrankheit Skorbut wurde in epidemischem Ausmaß beobachtet, als zahlreiche lange Schiffspassagen üblich waren, während deren die Seeleute fast ausschließlich mit gesalzenem Fleisch und lang gelagerten Getreideprodukten ernährt wurden. Eine Prophylaxe war mit relativ einfachen Mitteln durch die Zufuhr von Zitrusfrüchten zum Speiseplan möglich – dafür aber mussten zunächst einmal die Zusammenhänge erkannt werden (siehe „Zur Orientierung").

Vitamin C ist ein Antioxidans, in seiner Wirkung vergleichbar dem Vitamin E. Dadurch wird z. B. im Darm die Oxidation von Tetrahydrofolat (Vitamin-B-Komplex) verhindert. Außerdem wird die Absorption von Eisen verbessert. Am besten bekannt ist die Rolle der Ascorbinsäure bei der Kollagensynthese. Zahlreiche Cholin- und Lysinreste müssen posttranslational hydroxyliert werden. Das dazu nötige Enzym enthält zweiwertiges Eisen, was nur in der Gegenwart von Ascorbinsäure erreicht werden kann.

Klinische Relevanz Auswirkungen einer gestörten Kollagensynthese bei Vitamin-C-Mangel sind Blutungen durch mangelnde Stabilität der Gefäßwände, die besonders häufig in der Mundschleimhaut (> Abb. 47.15), subperiostal und intrazerebral auftreten. Daneben ist die Wundheilung stark gestört, das Immunsystem behindert und über den fehlenden Schutz des Hydrofolats entsteht eine megaloblastäre Anämie.

Rachitis (Vitamin-D-Mangel)

Vitamin D kann im Körper aus Ergosterol zu Vitamin D_2 synthetisiert werden. Ergosterol ist in nennenswertem Maß in Getreide, Milchprodukten und Fisch vorhanden. Eine rein endogene Synthese von Dehydrocholesterol zu Vitamin D_3 findet in der Basalschicht der Epidermis statt, erfordert aber UV-Strahlen aus dem Sonnenlichtspektrum.

Vitamin D spielt eine zentrale Rolle in der Homöostase des Kalzium- und Phosphathaushalts (> Kap. 15.1). Die aktiven Metaboliten des Vitamin D reagieren mit spezifischen Rezeptorproteinen an der Zelloberfläche und werden in den Zellkern transportiert. In der Dünndarmschleimhaut wird die RNA-Synthese für das kalziumbindende Protein stimuliert. Das neu gebildete Transportprotein führt im Zusammenhang mit einer durch das Vitamin D bedingten Erhöhung der Permeabilität des Bürstensaums zur erhöhten Kalziumaufnahme aus dem Darm.

Klinische Relevanz Längerfristiger Vitamin-D-Mangel führt zu hypokalzämischen Krämpfen (Tetanie) und Reduktion des Mineralgehalts im Knochen. Beim **Erwachsenen** wird beim physiologischen Knochenmetabolismus im neu gebildeten Osteoid zu wenig Kalzium deponiert, sodass eine **Osteomalazie** resultiert. Deutlich schwerwiegender sind **Kinder** betroffen, da bei ihnen das Skelett

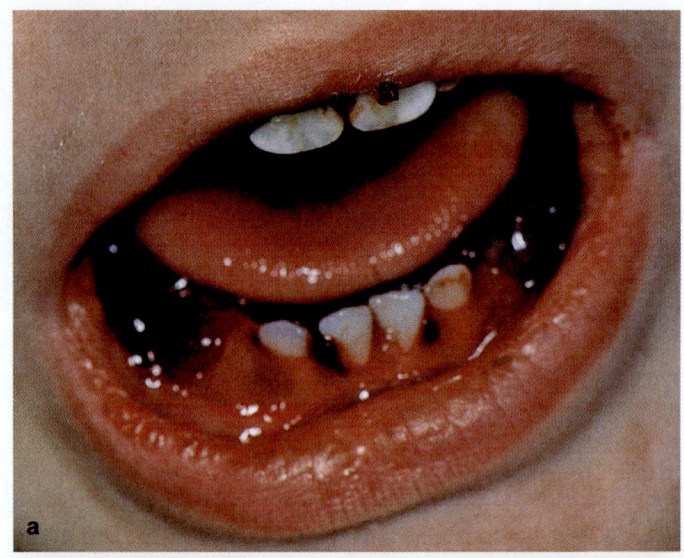

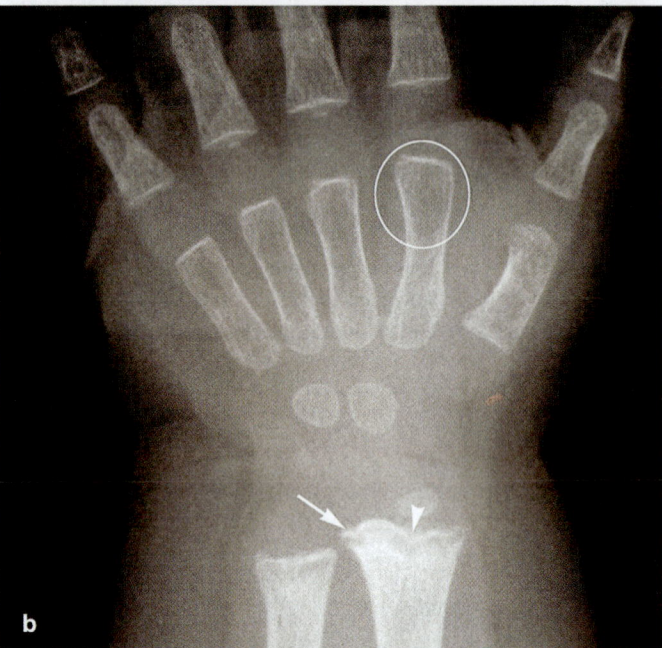

Abb. 47.15 Skorbut (Vitamin-C-Mangel). a Schwellung und Blutungen der Mundschleimhaut. **b** Röntgenbild der Hand mit Demineralisierung und verdünnter Kortikalis (milchglasartige Knochenzeichnung) der Phalangen (Kreis) und metaphysärer Spornbildung (Pfeil) sowie „Trümmerfeldzonen" in der Wachstumszone (Pfeilkopf) [R398].

noch wächst. Bei voll ausgebildetem Krankheitsbild können die Ossa parietalia des Schädels von Hand eingedrückt werden (Kraniotabes). Eine – funktionell nutzlose – überschießende Osteoidproduktion führt zu Stirnhöckern (Frons quadrata). Überschuss an Osteoidbildung und Deformierung der kostochondralen Verbindungen durch Muskelzug an den Rippen hat einen „rachitischen Rosenkranz" und eine Trichterbrust zur Folge. Die mangelnde Stabilität des Knochens führt zu einer fixierten lumbalen Lordose und Verbiegung der Beine. Prophylaxe und Therapie der **Rachitis** durch exogene Zufuhr von Vitamin D sind leicht möglich.

Selten führen umschriebene genetische Defekte zu einer **Vitamin-D-resistenten Rachitis.** Hier fehlt der Vitamin-D-Rezeptor an der Zelloberfläche (s. o.). Zur Therapie müssen sehr hohe Dosen von Vitamin D medikamentös zugeführt werden.

Überdosierung Bei Gesunden führt eine extreme, lang dauernde Überdosierung von Vitamin D zu einer Hyperkalzämie und sog. metastatischen Verkalkungen (Haut) und Ausbildung von Nierensteinen.

KAPITEL 48

G. Gorkiewicz, G. Cathomas

Erregerbedingte Erkrankungen

48.1	Wechselwirkungen zwischen Mensch und Mikroorganismen	956	48.4.2	Abwehrmechanismen	985
			48.4.3	Erkrankungen durch Pilze (Mykosen)	986
			48.4.4	Candidosen	986
48.2	Viren	957	48.4.5	Kryptokokkose	987
48.2.1	Virus-Zell-Wechselwirkung	959	48.4.6	Aspergillose	987
48.2.2	Virusinfektion	960	48.4.7	Mukormykose – Zygomykose	988
48.2.3	Abwehrmechanismen	960	48.4.8	Pneumozystose	989
48.2.4	Diagnostik einer Virusinfektion	960	48.4.9	Außereuropäische Mykosen	990
48.2.5	Erkrankungen durch RNA-Viren	960			
48.2.6	Erkrankungen durch DNA-Viren	967	48.5	Protozoen	990
			48.5.1	Abwehrmechanismen	990
48.3	Bakterien	971	48.5.2	Erkrankungen durch Rhizopoden	991
48.3.1	Morphologie von Bakterien	971	48.5.3	Erkrankungen durch Sporozoen	991
48.3.2	Aufbau eines Bakteriums	971	48.5.4	Erkrankungen durch Flagellaten	992
48.3.3	Pathogenese bakterieller Erkrankungen	972			
48.3.4	Abwehrmechanismen	973	48.6	Helminthen	993
48.3.5	Akute Erkrankungen durch Bakterien	973	48.6.1	Abwehrmechanismen	993
48.3.6	Chronische Erkrankungen durch Bakterien	980	48.6.2	Erkrankungen durch Zestoden (Bandwürmer)	994
			48.6.3	Erkrankungen durch Nematoden (Fadenwürmer)	994
48.4	Pilze	985	48.6.4	Erkrankungen durch Trematoden (Saugwürmer)	997
48.4.1	Morphologie der Pilze	985			

Zur Orientierung

Infektionskrankheiten werden durch Mikroorganismen wie Viren, Bakterien, Pilze und Parasiten oder infektiöse Makromoleküle (Viroide, Prionen) ausgelöst und sind trotz Impfungen und antimikrobieller Medikamente häufig und repräsentieren global die zweithäufigste Todesursache nach kardiovaskulären Erkrankungen. Häufigkeiten und Infektionsarten sind geografisch sehr unterschiedlich, abhängig vom Entwicklungsstand der Region und den klimatischen Verhältnissen. So stellen z. B. in Afrika Infektionskrankheiten bei Erwachsen und Kindern die häufigste Todesursache dar, wohingegen in Industrieländern vor allem ältere Personen und zunehmend immunsupprimierte Patienten betroffen sind. Zusätzlich ändert sich das Spektrum von Infektionskrankheiten durch Faktoren wie Migration, Reisetätigkeit und Klimaänderung kontinuierlich, aber auch durch Veränderung (Mutationen) der Erreger selbst. Neue Erreger treten in Erscheinung (z. B. HIV, SARS, Zikavirus) und besiegt geglaubte Erreger kehren zurück (z. B. Tuberkulose, Malaria). Zusätzlich nehmen durch den Einsatz antibiotischer Substanzen resistente Keime zu.

Im Gegensatz zu nicht übertragbaren Krankheiten können Infektionskrankheiten Menschen nicht nur individuell betreffen, sondern auch für eine ganze Population eine ernste Gefährdung darstellen. Im Extremfall können sie Epi- oder Pandemien (z. B. „Spanische Grippe", COVID-19) auslösen. Aus diesem Grund besteht für Erreger mit Epidemiegefahr eine **Meldepflicht.** Nationale und internationale Organisationen (z. B. WHO) bemühen sich, die Gefahr von Seuchen frühzeitig zu erkennen und zu bekämpfen (siehe dazu auch die jeweiligen nationalen Bestimmungen: Deutschland www.bmgs.de; Österreich www.bmgf.gv.at; Schweiz: www.bag.admin.ch/bag/de/home.html).

Der zeitliche Krankheitsverlauf bei Infektionskrankheiten ist sehr unterschiedlich und reicht von kurzen, hoch fieberhaften

Zuständen bis zu Jahre dauernden, chronischen Infektionen. Gewisse Erreger können als Langzeiteffekt eine karzinogene Wirkung entfalten (z. B. EBV, *Helicobacter pylori*). Erreger können einerseits viele verschiedene Organe befallen (z. B. pyogene Bakterien), aber auch einen hohen Organotropismus aufweisen (z. B. Hepatitis-B-Virus). Entsprechend kann die Pathologie von Infektionskrankheiten organspezifisch und/oder organübergreifend sein. Das vorliegende Kapitel basiert auf einer erregerbezogenen Systematik, behandelt aber überwiegend Erkrankungen, die für das Verständnis der Krankheitslehre wichtig sind und verweist zusätzlich auf die einzelnen Organkapitel.

48.1 Wechselwirkungen zwischen Mensch und Mikroorganismen

Den Erkrankungen durch Erreger liegt ein komplexes Wechselspiel zwischen dem infektiösen Agens und dem Wirt zugrunde. Für das Verstehen von Infektionserkrankungen ist auch das Wissen über Erregerreservoires und von Übertragungswegen wichtig. Die **Anthroponose** (griech.: anthrōpos „Mensch"; nósos „Krankheit") bezeichnet Infektionserkrankungen mit Erregern, deren einziger natürlicher Wirt der Mensch ist, während **Zoonosen** (griech.: zōon „Tier") von Tier zu Mensch übertragbare Infektionskrankheiten sind. Ein **Vektor** (lat.: „Träger") bezeichnet den Übertrager von Krankheitserregern. Der Vektor transportiert den Erreger vom Wirt auf einen anderen Organismus meist ohne selbst zu erkranken und ist oftmals für den Infektionszyklus essentiell (z. B. Anopheles-Mücke bei Malaria).

Die **Virulenz** oder **Pathogenität** eines Erregers bestimmt seine Fähigkeit, in den Organismus einzudringen und dort das physiologische Gleichgewicht zu stören und allenfalls zu einer Gewebeschädigung zu führen. Demgegenüber steht die körpereigene Abwehr, welche nicht nur vor den Erregern schützt, sondern auch durch eine überschießende Reaktion zu einem zusätzlichen Gewebeschaden führen kann.

Das Vorhandensein eines Mikroorganismus allein ist nicht gleichbedeutend mit einer Infektion bzw. Erkrankung. Der Mensch hat sich in seiner Entwicklung daran angepasst, mit vielen Mikroorganismen zu leben. Äußere und innere Oberflächen, wie die Haut, der Gastrointestinal-, Respirations- und der Urogenitaltrakt, sind physiologisch mikrobiell besiedelt. Dieses **Mikrobiom** bezeichnet die Gesamtheit der mit dem Körper assoziierten Mikroorganismen. Zu diesen gehören neben Bakterien auch Pilze, Archaea (sog. Archaebakterien), Viren, Protozoa und auch Gliederfüßer (z. B. Hautmilbe). Diese Mikroorganismen werden heute als integraler Bestandteil des Körpers verstanden und sind oft essenziell für viele Stoffwechsel- und Immunfunktionen und beeinflussen somit die gesamte Physiologie des Menschen. So schützt z. B. die Besiedlung von Haut/Schleimhäuten durch **Kommensalen** vor Kolonisierung durch Pathogene (sog. Pathogenexklusion). Dickdarmbakterien produzieren diverse Nährstoffe und auch essenzielle Vitamine (z. B. Vitamin K). Diese **symbiotische** (mutualistische) Gemeinschaft zwischen Mensch und Mikroorganismen führt zu neuen Konzepten in der Medizin. Der Mensch wird heute als sog. **Holobiont** verstanden. Wir bestehen aus humanen und mikrobiellen Zellen und die genetische Information bzw. die von den Mikroben vermittelten Eigenschaften sind zu unserem Genom komplementär. Die Pathogenese vieler chronischer Erkrankungen, z. B. Diabetes mellitus Typ II, chronische Entzündungen und Autoimmunerkrankungen, aber auch Krebsarten, wird direkt durch das Mikrobiom beeinflusst.

Von der Vielzahl von Mikroorganismen, von denen wir umgeben sind, ist nur eine Minderheit pathogen. Zur Abwehr dieser Erreger, aber auch zur Aufrechterhaltung des Gleichgewichts mit den symbiotischen Keimen, dient dem Wirt sein Immunsystem. Man unterscheidet das **angeborene Immunsystem** einschließlich der Barrieren von Haut und Schleimhäuten und das **erworbene Immunsystem** (➤ Kap. 3). Häufig ist das Immunsystem in der Lage, Erreger ohne klinische Symptome zu eliminieren oder in Schach zu halten („**stumme Infektion**"). Gelingt dies nicht, kommt es zu einer verstärkten Immunantwort und einer Gewebeschädigung mit entsprechenden klinischen Symptomen. Ist die Immunabwehr geschwächt, können Erreger, die beim Gesunden und Immunkompetenten harmlose Mitbewohner sind, zu schweren Erkrankungen führen. In diesen Fällen spricht man von **opportunistischen Infektionen.**

Der Körper reagiert mit einem eingeschränkten Repertoire an Immunreaktionen auf die vielen verschiedenen Erreger. Daher erlaubt ein gegebenes Krankheitsbild bei Infektionen häufig keinen direkten Rückschluss auf den verursachenden Erreger. Allerdings gibt die Art der Entzündung durchaus Hinweise auf den Erregertyp. So weist eine eitrige Entzündung (neutrophile Granulozyten) auf bakterielle Erreger (z. B. Staphylokokken, Streptokokken) hin, eine granulomatöse Entzündung z. B. auf Mykobakterien oder Pilze. Parasitäre Infektionen verursachen häufig eine ausgeprägte Eosinophilie (eosinophile Granulozyten), wohingegen virale Infektionen häufig mit einer lymphozytären Entzündung einhergehen.

Zur **Diagnose** von Infektionskrankheiten wird primär versucht, den Erreger zu identifizieren, um eine kausale Therapie (z. B. spezifische Antibiotika) zu ermöglichen. Klassischerweise geschieht dies über kulturelle Anzüchtung (Bakterien, Pilze), immunologische/serologische (z. B. ELISA) Verfahren (besonders bei Viren etc.) und auch durch DNA/RNA-Nachweise (z. B. PCR). Abhängig von der Erregerklasse unterscheidet sich die Anwendbarkeit der verschiedenen Nachweisverfahren. Erreger lassen sich auch mikroskopisch im Gewebe nachweisen. Dabei werden aufgrund der unterschiedlichen Größen und der Morphologie der verschiedenen Erregerklassen verschiedene Verfahren angewendet. Mit konventioneller Mikroskopie kombiniert mit histochemischen Spezialfärbungen (z. B. Gram, PAS, Ziehl-Neelsen) und Immunhistochemie werden die erregerspezifische Antigene detektiert, können Erreger im Gewebe visualisiert werden. Erreger-DNA/-RNA wird mittels In-situ-Hybridisierung nachgewiesen, Viruspartikel auch durch elektronenmikroskopische Verfahren. Der Vorteil der mikroskopischen Technik ist die gleichzeitige Erfassung der entzündlichen Reaktion und des Erregers und damit eine exakte Diagnose einer infektiösen Krankheit (➤ Abb. 48.1).

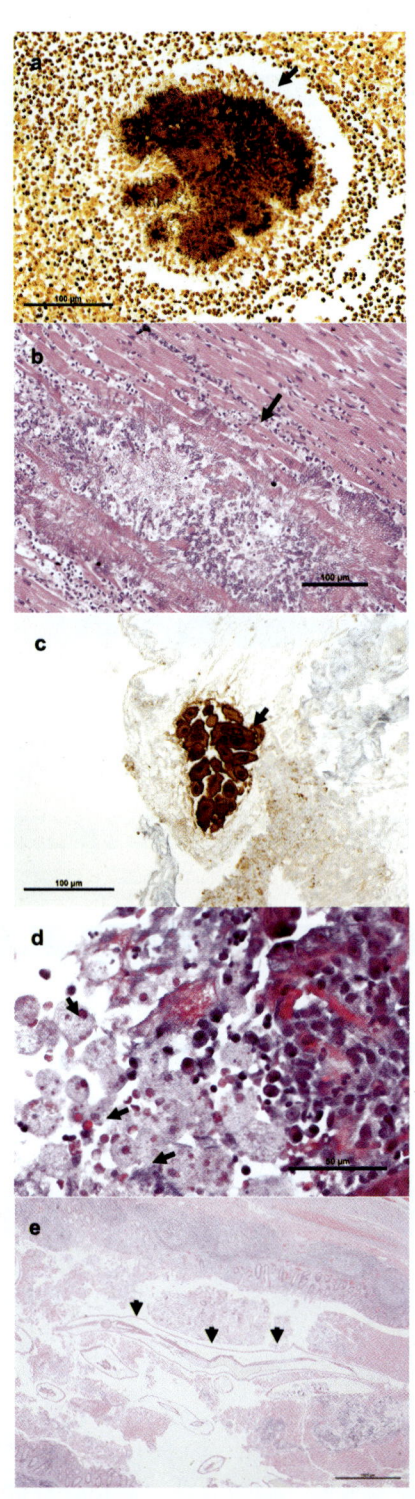

Abb. 48.1 Histopathologische Repräsentation von Bakterien, Pilzen, Viren, Protozoa und Helminthen im Gewebe. Bakterien: a *Actinomyces* (sog. Druse) aus einem Abszess umgeben von neutrophilen Granulozyten (Pfeil), Warthin-Starry, 200-fach; **Pilze: b** *Aspergillus fumigatus* (Hyphen, Pfeil) im Myokard eines immunsupprimierten Patienten, H&E, 200-fach; **Viren: c** Herpes-simplex-Virus Typ I im Plattenepithel des Ösophagus (Herpes Ösophagitis); beachte die bizarren Kernformen, die durch das Virus bedingt sind (Pfeil); Immunhistochemie; 200-fach. **Protozoa: d** *Entamoeba histolytica* im Kolon bei Amöbenruhr. Sichtbar sind phagozytierte Erythrozyten im Zytoplasma der Parasiten (Pfeile). Trichrom, 600-fach. **Helminthen: e** Nematode (Fadenwurm) im Lumen eines Appendix (Pfeile). H&E, 20-fach. [R398]

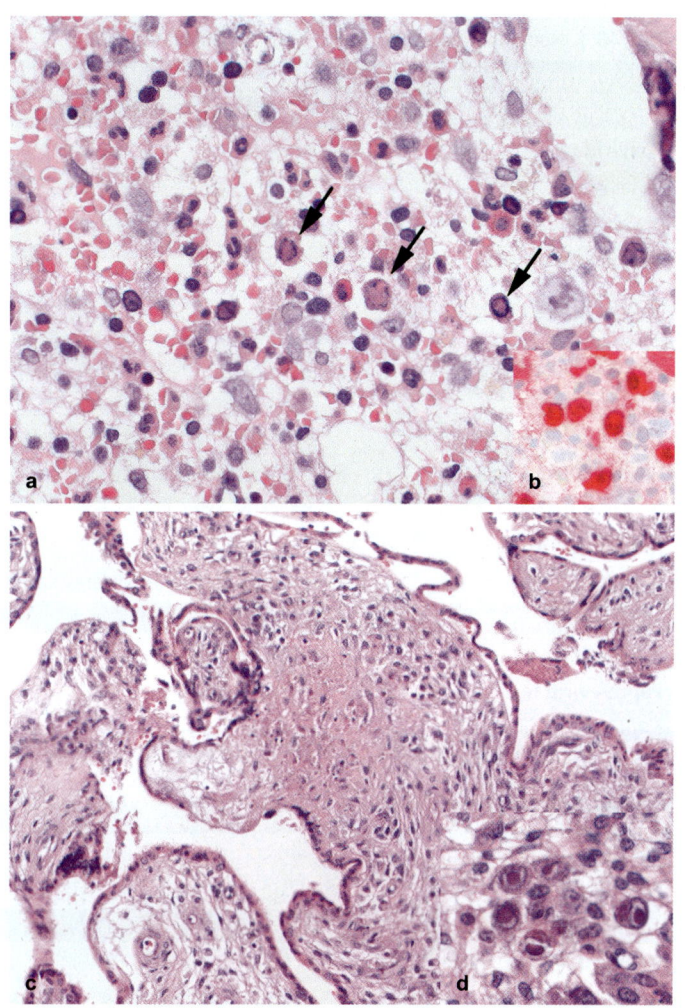

Abb. 48.2 Histologische Beispiele der Pathologie von Viruserkrankungen. a Parvovirus B 19 Infektion des Knochenmarks mit nukleären viralen Einschlüssen (Pfeile). H&E Vergr. 200-fach. **b** Immunhistochemischer Nachweis des Virusantigens im Kern (rot). Vergr. 630-fach. **c** Zytomegalovirus (CMV) Plazentitis mit Zottennekrose und geringer Begleitentzündung. H&E Vergr. 40-fach. **d** Typische vergrößerte ballonierte Stromazellen (zytomegal) mit nukleären Viruseinschlüssen (sog. „Eulenaugen"). H&E Vergr. 400-fach. [R398]

48.2 Viren

Viren sind obligat intrazelluläre Erreger ohne eigenen Stoffwechsel und somit auf die Nutzung der Syntheseleistungen der Wirtszellen angewiesen. Sie bestehen aus nur einer Nukleinsäureart, RNA oder DNA. Diese ist umgeben von einem Schutzmantel aus Protein, dem Kapsid. Das Kapsid schützt das genetische Material des Virus vor schädigenden Umweltfaktoren (Nukleasen, UV). Viele Viren besitzen außerdem eine Hüllmembran, die von der Wirtszelle (Zellmembran, Kernmembran oder endoplasmatisches Retikulum) stammt und auf der viruscodierte Proteine exprimiert sind (➤ Abb. 48.2).

Orientierend lassen sich Viren nach ihren Zielzellen in bakterienpathogene (Bakteriophagen), pflanzenpathogene sowie tier- und menschenpathogene (animale) Viren unterteilen. Die systematische Einteilung der Viren richtet sich nach Art und Struktur ihrer Nukleinsäure und dem Nukleokapsid bzw. ihrer Hülle (➤ Tab. 48.1).

Tab. 48.1 Humanpathogene Viren mit Krankheitsbeispielen

Erregergruppe	Typische Krankheitsbeispiele
Doppelstrang-DNA-Viren mit Hüllmembran	
Poxviridae	
Variolavirus	Pocken
Molluscum-contagiosum-Virus	Molluscum contagiosum
Herpesviridae	
Herpes-simplex-Viren	Typ 1: Herpes labialis
	Typ 2: Herpes genitalis
Varicella-Zoster-Virus	Windpocken, Herpes zoster (Gürtelrose)
Zytomegalievirus	Intrauterine Infektion, mononukleoseähnliche Erkrankung, Pneumonie, Enteritis, bes. bei Immunsupprimierten
Epstein-Barr-Virus	Mononucleosis infectiosa, Burkitt-Lymphom
Humanes Herpesvirus 6	Exanthema subitum
Humanes Herpesvirus 8	Kaposi-Sarkom
Hepadnaviridae	
Hepatitis B Virus	Hepatitis B, hepatozelluläres Karzinom
Doppelstrang-DNA-Viren ohne Hüllmembran	
Adenoviridae	Atemwegsinfektionen, Gastroenteritis, Keratoconjunktivitis epidemica u. a.
Papovaviridae	
• Humane Papillomaviren • Polyomviren (BKV, JCV) • MCPyV	• Verruca vulgaris, Condyloma acuminatum, cervicale intraepitheliale Neoplasie (CIN), Zervixkarzinom, u. a. • Progressive multifokale Leukenzephalopathie • Merkelzellkarzinom
Einzelstrang-DNA-Viren ohne Hüllmembran	
Parvoviridae	
Parvovirus B19	Ringelröteln, transiente Erythroblastenphtise, Hydrops fetalis
Doppelstrang-RNA-Viren ohne Hüllmembran	
Reoviridae	
Rotavirus	Säuglingsgastroenteritis
Einzelstrang-RNA-Viren mit Hüllmembran	
Togaviridae	
• Rubivirus • Chikungunya-Virus	• Röteln • Chikungunya-Fieber
Flaviviridae	
• Gelbfiebervirus • Hepatitis-C-Virus • Zikavirus • West-Nil-Virus • Dengue-Virus	• Gelbfieber, Ikterus • Hepatitis C • Kongenitale Mikroenzephalopathie • West-Nil-Fieber • Dengue-Fieber
Paramyxoviridae	
• Parainfluenzavirus • Respiratory syncytial virus • Masernvirus • Mumpsvirus	• Respiratorische Infekte • Pneumonie • Masern • Mumps
Orthomyxoviridae	
Influenza-A-, B-, C-Virus	Influenza (Grippe)
Rhabdoviridae	
Rabiesvirus	Tollwut
Retroviridae	
• HIV 1, 2 • HTLV I, II	• AIDS • T-Zell-Leukämie

Tab. 48.1 Humanpathogene Viren mit Krankheitsbeispielen (*Forts.*)

Erregergruppe	Typische Krankheitsbeispiele
Arenaviridae	
LCM-Virus	Lymphozytäre Choriomeningitis
Filoviridae	
Ebolavirus	Ebolafieber
Bunyaviridae	
• Hantaan-Virus • Puumala-Virus	• Hämorrhagisches Fieber mit renalem Syndrom • Nephropathia epidemica
Coronaviridae	
Coronaviren	• Severe acute respiratory syndrome (SARS-CoV, SARS-CoV-2) • Middle East Respiratory Syndrome Coronavirus (MERS-CoV)
Einzelstrang-RNA-Viren ohne Hüllmembran	
Picornaviridae	
• Poliomyelitisviren • Coxsackieviren • Enteroviren • Rhinoviren • Hepatitis-A-Virus	• Poliomyelitis („Kinderlähmung") • Myokarditis, Herpangina • Enteritis • „Schnupfen" • Hepatitis A
Hepeviridae	
Hepatitis-E-Virus	Hepatitis E

48.2.1 Virus-Zell-Wechselwirkung

Das Viruskapsid bzw. die Hüllmembran mit ihren Virus-spezifischen Proteinen hat die Aufgabe, über **Liganden-Rezeptor-Bindungen** die infektiöse Nukleinsäure in die Zielzelle einzuschleusen.

Kommt es zu einer Reproduktion des Virus im Wirt, spricht man von einer **produktiven Infektion**. Diese verläuft vereinfacht in 6 Schritten:

1. **Adsorption** des Virus an die Zelloberfläche über spezifische Liganden-Rezeptor-Bindungen. Dies erklärt teilweise die Wirts- und Organspezifität von Viren (z. B. das HIV-gp120-Glykoprotein bindet an CD4 auf T-Lymphozyten, EBV bindet an den Komplementrezeptor 2 [CR2] auf B-Lymphozyten).
2. **Penetration:** Einschleusung des genetischen Materials in die Wirtszelle.
3. **Entpacken:** Freisetzung der Virusnukleinsäure („Uncoating").
4. **Replikation:** virusinduzierte Synthese viraler Frühproteine, anschließend Replikation von Virusnukleinsäure, Kapsid- und Hüllmaterial (Spätproteine). Bei Retroviren erfolgt initial eine reverse Transkription und allenfalls eine Integration ins Zellgenom.
5. **Zusammenbau** der Viren aus den vorgefertigten Protein- und Nukleinsäurebestandteilen.
6. **Freisetzung** der Viren durch Exozytose, Knospung oder Zelllyse.

Die Pathologie einer Virusinfektion hängt von den Effekten der viralen Proteine und Nukleinsäuren, der Aktivität der Virusreplikation (lytisch vs. latent) sowie der Immunreaktion auf die infizierte Zelle ab:

- **Zytopathische Virusinfektion mit Virusfreisetzung und Zellzerstörung:**
  - **Irreversible Zellschädigung, Zelllyse** und **Zellnekrose** sind Folgen des durch die Virusreplikation veränderten Wirtszellstoffwechsels und der massiven Vermehrung von Viren.
  - **Riesenzellen** entstehen durch Zellfusion (Synzytium) von infizierten Wirtszellen. Dieser Prozess wird durch spezifische Virusproteine in der Zellmembran der Wirtszelle begünstigt (z. B. Masernvirus, RSV).
  - Zellbereiche, in denen eine massive Produktion von Virusbestandteilen stattfindet (Viroplasma, „virus factory"), können histologisch als **Einschlusskörper** imponieren. Die viralen Einschlüsse befinden sich entweder im Kern (Zytomegalievirus, Herpes-simplex-Virus) oder im Zytoplasma (Adenoviren). Auch Veränderungen der Kernkontur (eingefaltete Kernmembran der Koilozyten bei HPV) können zu sehr charakteristischen, teils sogar pathognomonischen lichtmikroskopischen Befunden führen. **Milchglashepatozyten** entstehen durch eine Vermehrung des endoplasmatischen Retikulums infolge massiv gesteigerter Synthese von Virusproteinen (HBs-Antigen) bei der Virushepatitis B (➤ Kap. 33.4.1).
- **Nichtzytopathische Virusinfektion mit Viruspersistenz:** DNA-Viren und – nach reverser Transkription – Retroviren können in das Zellgenom integrieren oder als freie virale Nukleinsäure in der Zelle verbleiben **(Persistenz).** Bei einer **latenten Infektion** werden keine Viren produziert. Besondere virale Genprodukte verlängern die Lebensspanne der latent infizierten Zellen (z. B. durch Unterdrückung der Apoptose) und hemmen ggf. die Aktivität zytotoxischer T-Zellen. Eine geringfügige Virusproduktion kann ohne Schädigung der Zelle ablaufen, aber zur **chronischen Entzündung** führen. Beispiele hierfür sind das Herpes-simplex-Virus (HSV) und das Varizella-Zoster-Virus (VZV) in neuronalen Zellen, das Hepatitis-B-Virus (HBV) in Leberzellen oder Epstein-Barr-Virus (EBV) in B Lymphozyten. Durch eine Schwächung der Abwehr kann es zu einer Reaktivierung der latenten Infektion mit Übergang in eine lytische/replikative Infektion

und damit zu einem **Rezidiv** kommen (z. B. Gürtelrose bei einer reaktivierten Varizella-Zoster-Virus-Infektion). Bestimmte Viren können infizierte Zellen immortalisieren. Diese Zellen werden normalerweise durch Immunzellen (zytotoxische T-Zellen, NK-Zellen) kontrolliert. Versagt diese Abwehr, können die Zellen proliferieren und ggf. durch Anhäufung weiterer Mutationen zu neoplastischen Zellen werden und Tumoren bilden (z. B. HPV; onkogene Zelltransformation, ➤ Kap. 6.2.2).

48.2.2 Virusinfektion

Eine virale Infektionskrankheit setzt die Aufnahme und Vermehrung des Virus voraus. Eintrittspforten sind typischerweise die Haut, Schleimhäute und das Blut.

Die virusbedingten Krankheitsbilder reichen von klinisch **asymptomatischen** (subklinisch) bis zu **letalen** Infektionen. Sie können **akut** oder **chronisch, latent, persistierend** oder **rezidivierend** verlaufen.

Die Infektion kann zu einer **lokalen Schädigung** mit Ausbildung eines entzündlichen Ödems und einer Hyperämie führen. Davon ausgehend kann es zum Befall des **lymphatischen Systems** mit einer Vermehrung der Viren und dem Auftreten von Viren im Blut (**Virämie**) kommen. Meist stehen klinisch Allgemeinsymptome wie Fieber, Abgeschlagenheit und Unwohlsein im Vordergrund. In einem zweiten Schritt kommt es dann oftmals zur **Infektion des Zielorgans,** die sich klinisch als Funktionsstörung des betroffenen Organs bemerkbar macht.

48.2.3 Abwehrmechanismen

Die unspezifische und die spezifische Infektabwehr führen zur Elimination virusbefallener Zellen und Viren (s. a. ➤ Kap. 3.2 und ➤ Kap. 4).

Neutrophile Granulozyten und Monozyten sind zur **Phagozytose** von virusbefallenen Zellen befähigt. Eine wichtige Funktion haben auch natürliche Killerzellen (**NK-Zellen**), die virusinfizierte Zellen Antigen-unspezifisch eliminieren können. Virus-infizierte Zellen produzieren vermehrt **Interferon** α und β. Dadurch werden die virale Transkription, Translation und Virusreifung gehemmt. Benachbarte, nicht infizierte Wirtszellen werden durch Interferone vor einer Infektion geschützt. Virusinfizierte Zellen zeigen eine verstärkte Antigenpräsentation über MHC-Proteine, welche die Bildung von Antigenspezifischen T-Zellen und die Antikörperbildung ermöglicht. Auch das Komplementsystem spielt bei der Virusabwehr (**Opsonisierung**) eine wichtige Rolle.

Die **spezifische virale Infektabwehr** setzt nach 3–5 Tagen ein. Die humoralen und zellulären Effektormechanismen richten sich sowohl gegen die Viren selbst als auch gegen virusbefallene Zellen.
- **Humorale Infektabwehr:**
  - **Neutralisierung extrazellulärer Viren** durch spezifische Antikörper (IgM und IgG, an den Schleimhautoberflächen IgA) mit Blockade „kritischer Moleküle" (z. B. Störung der Adsorption) oder mit Komplementaktivierung und Lyse von Viren.
  - **Opsonisierung extrazellulärer Viren** durch Antikörper und/oder Komplement mit anschließender Phagozytose und intrazellulärer Lyse. Bei ausbleibender Lyse kann dieser Mechanismus zu einer Infektion von Abwehrzellen (z. B. Monozyten) führen.
  - **Lyse infizierter Wirtszellen** durch antikörpervermittelte **Komplementaktivierung** über virale Antigene auf der Zelloberfläche.
- **Spezifische zelluläre Immunabwehr:**
  - Antikörperabhängige zelluläre Zytotoxizität (**ADCC**) mit Bindung über den Fc-Rezeptor mit darauffolgender Lyse virusproduzierender Zellen
  - Lyse virusbefallener Zellen durch (CD8+) zytotoxische T-Zellen (➤ Kap. 3.2.5)

Immunpathologie Die Immunantwort gegen Viren kann auf verschiedene Arten zu einer Schädigung und im schwersten Fall zum Tod führen:
- **Zelluläre Immunreaktion** mit Zerstörung infizierter Zellen. Je nach dem Ausmaß der Zellzerstörung kann es zu Funktionsstörungen bis zum Organausfall kommen (z. B. Hepatitis B).
- **Immunkomplexerkrankungen** durch zirkulierende Komplexe aus viralen Antigenen und Antikörpern (z. B. Immunkomplex-Glomerulonephritis bei chronischer Virushepatitis).
- **Immunsuppression** durch Interferenz mit Lymphozyten, antigenpräsentierenden Zellen und der Induktion suppressiver Immunreaktionen. Folge sind schwere Krankheitsverläufe, die durch opportunistische Sekundärinfektionen kompliziert werden (z. B. bakterielle oder fungale Pneumonien bei Influenza oder COVID-19).

48.2.4 Diagnostik einer Virusinfektion

Aus der klinischen Symptomatik ergibt sich häufig eine Verdachtsdiagnose. Die weitere Diagnostik umfasst (➤ Kap. 1.4):
- **Serologische Methoden** zum Nachweis von viralen Antigenen und Antikörpern.
- **Direkter Virusnachweis** im nativen Untersuchungsmaterial mit Elektronenmikroskopie (z. B. Rotaviren, Herpesviren).
- **Immunhistochemischer Nachweis** von Virusproteinen in befallenen Geweben.
- **Molekularbiologische Methoden** (z. B. DNA-/RNA-Nachweis mittels PCR). Zur Beurteilung der Viruslast sowie des antiviralen Therapieerfolgs werden **quantitative Methoden** (quantitative PCR) eingesetzt.
- **In-situ-Hybridisierung.**

48.2.5 Erkrankungen durch RNA-Viren

Picornaviren

Humanpathogene Picornaviren (pico; lat. klein) sind RNA-Viren und umfassen **Enteroviren, Hepatoviren** (*Hepatitis-A-Virus, HAV;*

Kap. 33.4.1) und **Rhinoviren**. Innerhalb der einzelnen Arten besteht eine große Typenvielfalt.

Neben inapparenten Infektionen rufen die **Enteroviren** – Coxsackieviren A und B, ECHO-Viren (enteric cytopathogenic human orphan) – unspezifische Erkrankungen oder eine Meningitis, Enzephalitis, Myo- und Perikarditis, Pleuritis (Pleurodynie), respiratorische Infekte und die „Sommergrippe" hervor.

Polioviren, die auch zu den Enteroviren zählen, sind die Erreger der „**Kinderlähmung**" (**Poliomyelitis**; Kap. 8.5.7). Nach oraler Aufnahme vermehren sich die Viren im Oropharynx, GI-Trakt und in Lymphknoten. Durch eine sekundäre Virämie erreichen die Polioviren ihre Zielzellen (motorische Neurone im Rückenmark und Kortex) mit entsprechender Klinik. Unter dem Bild einer akuten schlaffen Lähmung können auch andere Enterovirusinfektionen verlaufen.

Rhinoviren verursachen insbesondere in den Wintermonaten durch Tröpfcheninfektion Schnupfenepidemien. Ihre große Typenvielfalt (> 100) begünstigt Re-Infektionen.

Tollwut

Die Tollwut wird durch ein einsträngiges RNA-Virus, das Lyssa- oder **Rabiesvirus** verursacht. Infektionsquellen in unseren Breiten sind Füchse, Hunde und Katzen. Besonders in Asien und Afrika stellt die Tollwut eine signifikante Erkrankung dar (jährlich ca. 59.000 Todesfälle). Nach einem Biss eines infizierten Tieres vermehrt sich das Virus in der Haut und im Weichteilgewebe und gelangt über periphere Nerven, zentripetal fortschreitend (retrograder axonaler Transport) über die Spinalganglien ins Mittel- und Zwischenhirn (akute Enzephalomyelitis). Vom Zentralnervensystem gelangt das Virus über Hirnnerven in Speichel- und Tränendrüsen und wird mit deren Sekreten ausgeschieden. Klinisch dominieren die zentralnervösen Symptome wie Lähmungen, Angst, Delir, Halluzinationen und Schlaflosigkeit. Durch Lähmung der Hirnnerven besteht eine Schluckstörung. Der Anblick von Wasser verursacht Krämpfe des Pharynx (Hydrophobie) und es besteht ein stark vermehrter Speichelfluss (Hypersalivation). Geringste Umweltreize oder Geräusche führen zu „Wutanfällen" mit Schreien, Schlagen und Beißen, wodurch das hochkonzentrierte Virus potenziell übertragen wird. Bei jeder Tollwutexposition ist umgehend (innerhalb Stunden) eine postexpositionelle aktive und passive Immunisierung erforderlich, da die Erkrankung sonst sicher zum Tod führt. Jägern und Angehörigen verwandter Berufe ist eine Immunprophylaxe dringend anzuraten (Kap. 8.5.7).

Paramyxoviren

Hierzu gehören die Gattungen **Paramyxovirus** (z. B. Parinfluenza- oder Mumpsvirus), **Morbillivirus** (z. B. Masernvirus) und **Pneumovirus** (z. B. *Respiratory syncytial Virus, RSV*).

Die **Parainfluenzaviren** Typ 1–4 verursachen insbesondere bei Kindern grippeartige respiratorische Erkrankungen, wobei der Typ 1 häufig mit einem Pseudo-Krupp, der Typ 3 mit (asthmatoiden) Bronchitiden und Pneumonien einhergeht.

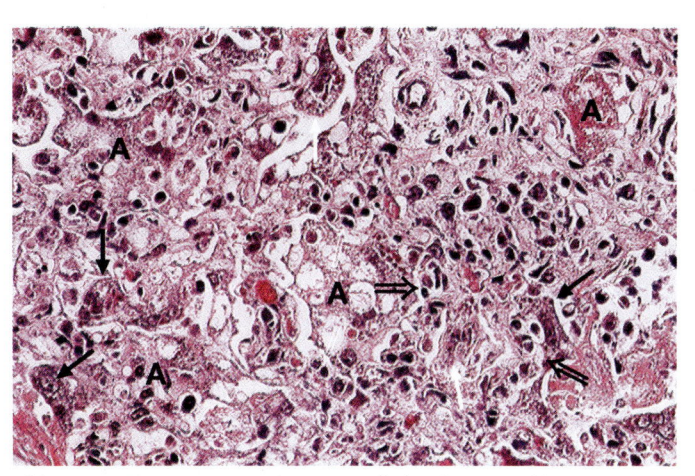

Abb. 48.3 Masernpneumonie. Interstitielle lymphomononukleäre Entzündung in den Alveolarsepten, alveoläres Ödem und einzelne Riesenzellen (Pfeile). A: Alveole, Doppelpfeile: Alveolarwand. HE, Vergr. 100-fach. [R398]

Das **Mumpsvirus** ist der Erreger der Parotitis epidemica (Ziegenpeter, Mumps). Die Viren befallen zunächst die Epithelzellen und Lymphknoten des oberen Respirationstrakts. Über eine Virämie kommt es zum Befall der Parotiden (Kap. 26.3.6).

Das **Masernvirus** ist ein hochkontagiöses Virus, das per Tröpfcheninfektion zunächst den oberen Respirationstrakt befällt (Abb. 48.3). Im Rahmen einer primären Virämie werden die T-Lymphozyten in den lymphatischen Organen befallen. Durch ein Fusionsantigen verursachen die Viren eine Fusion antigenpräsentierender Zellen zu mehrkernigen Warthin-Finkeldey-Riesenzellen. Der sekundären Virämie aus dem Replikationszyklus der Lymphozyten folgt ein Befall der Haut und Mundschleimhaut (Koplik-Flecken) mit einem sich rasch ausbreitenden Exanthem und Enanthem. Schwerwiegende **Komplikationen** der Masernerkrankung:
- Masern-Riesenzellpneumonie (oft kombiniert mit bakteriellen Superinfekten)
- Akute Masernenzephalitis (15 % Letalität und bis zu 40 % Dauerschäden)
- Subakute sklerosierende Panenzephalitis (SSPE; Slow-virus-Infektion mit Demyelinisierung und letalem Verlauf; Häufigkeit: 10:100.000 Masernerkrankungen).

Das **respiratorische Synzytialvirus (RSV)** ist weltweit Ursache akuter respiratorischer Erkrankungen. Dabei ist das Erkrankungsbild in der Regel altersabhängig. Bei Kindern zwischen 6 Wochen und 6 Monaten steht eine peripher betonte Bronchiolitis oder Bronchopneumonie (nicht selten mit bakterieller Superinfektion), bei Kleinkindern ein milderer Verlauf und bei Erwachsenen ein grippeartiger oder asymptomatischer Verlauf im Vordergrund.

Orthomyxoviren

Die Orthomyxoviren umfassen die Gattungen **Influenza** A, B und C. *Influenza-A-Viren* sind für Mensch und Tier pathogen und können zu Epi- und Pandemien führen. Infektionen mit *Influenza-B-Viren* treten besonders bei Kindern und Jugendlichen mit mildem Verlauf auf, *Influenza-C-Viren* verursachen einzelne sporadische Fälle.

Beim *Influenza-A-Virus* sind zwei in der Virushülle eingebaute Glykoproteine für die Virulenz besonders von Bedeutung. **Hämagglutinin (H)** ist für die Anheftung des Virus an die Epithelzelle des Respirationstrakts wichtig, **Neuraminidase (N)** ist für die Virusfreisetzung aus Wirtszellen notwendig. Diese Antigene sind auch für die Immunerkennung im Wirt wichtig und werden für die Typisierung der unterschiedlichen Virenstämme (z. B. in Vakzinen) herangezogen (H1-H14, N1-N9). Durch Punktmutationen verändern sich die Aminosäuresequenz und Struktur der H- und N-Antigene (Häufigkeit ca. 10^{-3}–10^{-4}), was zu einer hohen Variabilität und damit jährlichem Auftreten von neuen epidemischen Virenstämmen führt („**antigener Drift**").

Aufgrund des fragmentierten RNA-Genoms der *Influenza-A-Viren* (8 Genomsegmente) können bei Ko-Infektion eines Wirts durch unterschiedliche *Influenza-A-Virus*-Stämme neuartige Virusrekombinanten mit vollständig veränderten biologischen Eigenschaften auftreten (Reassortment). Dieser Vorgang wird als „**antigener Shift**" bezeichnet und hat in der Vergangenheit zur Ausbreitung von neuen *Influenza-A-Virus*-Stämmen in pandemischem Ausmaß geführt (z. B. „spanische Grippe" H1N1). Besonders die Rekombination von Tierstämmen (Vogelgrippe, Schweinegrippe) mit human-adaptierten Stämmen mit erhöhter Virulenz ist gefürchtet (z. B. pandemische Influenza H1N1 2009 durch Rekombination im Schwein).

Klinische Relevanz Influenzaviren können zu einer schweren hämorrhagischen oder pseudomembranösen Tracheobronchitis führen (Grippetracheitis; ➤ Abb. 48.4). Eine evtl. eintretende hämorrhagische Bronchopneumonie hat eine hohe Letalität. Besonders gefürchtet sind Superinfektionen, z. B. mit Pneumokokken, Staphylokokken und *Haemophilus influenzae,* die auch septisch verlaufen können. Weitere **Komplikationen** sind eine Peri- und Myokarditis.

Exogene Retroviren

Charakteristikum exogener Retroviren ist ihr Replikationsmodus. Die retrovirale RNA wird nach Einschleusung in die Wirtszelle von der **reversen Transkriptase** in eine doppelsträngige DNA (DNA-Provirus) umgeschrieben und in das Genom des Wirts integriert. Diese latente Infektion kann über Jahre oder Jahrzehnte stumm bleiben. Bei einer Reaktivierung wird das provirale Genom in eine einzelsträngige RNA umgeschrieben und im Zytoplasma mit Virusproteinen zum Virus komplettiert. Das Virus schnürt sich knospenartig von der Zelloberfläche ab und umgibt sich dabei mit einer zytoplasmatischen Hülle der Wirtszelle.

In der Familie der Retroviridae gibt es 7 Gattungen, von denen derzeit 2 mit je 2 humanpathogenen Retroviren von Bedeutung sind: die Gattung **Deltaretrovirus** (HTLV-1 und HTLV-2) und die Gattung **Lentivirus** (HIV-1 und HIV-2).

Deltaretrovirus

Das **Deltaretrovirus** HTLV-1 (humanes T-lymphotropes Virus) ist in Südjapan und der Karibik endemisch. Es wird durch Sexualkontakte und Blutprodukte übertragen. In den Zielzellen des Virus, CD4 + -T-Lymphozyten, bewirkt das HTLV-1 eine proliferative Störung des Zellzyklus. Nach einer Latenzzeit von vielen Jahren bewirken Mutationen in diesen T-Zellen die Transformation zu einem T-Zell-Lymphom, das sich auch in Form einer Leukämie manifestieren kann (ATL, „adult T-cell leukemia/lymphoma").

Erworbenes Immundefektsyndrom

Syn.: AIDS (acquired immunodeficiency syndrome)
Die Erreger des erworbenen Immundefektsyndroms (AIDS), die humanen Immundefizienzviren **(HIV-1** und **HIV-2),** gehören zur Subfamilie der Lentiviren. HIV-1 ist der häufigste Erreger. HIV-2 spielt in Westafrika und Indien eine Rolle. Als Ursprung von HIV-1 gilt das bei Schimpansen vorkommende Simiane-Immundefizienz-Virus (SIV), das wahrscheinlich zu Beginn des 20. Jahrhunderts auf den Menschen übertragen wurde.

Pathogenese

Die **Übertragung** verläuft meist auf sexuellem Weg (Sperma, Vaginalsekret), bei intravenösem Drogenkonsum durch „needle sharing" oder durch HIV-kontaminiertes Blut und Blutprodukte. Das Risiko in Ländern mit obligatorischer HIV-Testung von Blutspenden ist jedoch gering. Von einer HIV-positiven Mutter kann das Virus intrauterin, perinatal und mit der Muttermilch auf das Kind übertragen werden (in Afrika durch fehlende antiretrivirale Therapie bis zu 40 %).

Das HI-1- und das HI-2-Virus können grundsätzlich jede humane CD4 + -Zelle infizieren. Hierzu gehören die T-Helferzellen, aber auch

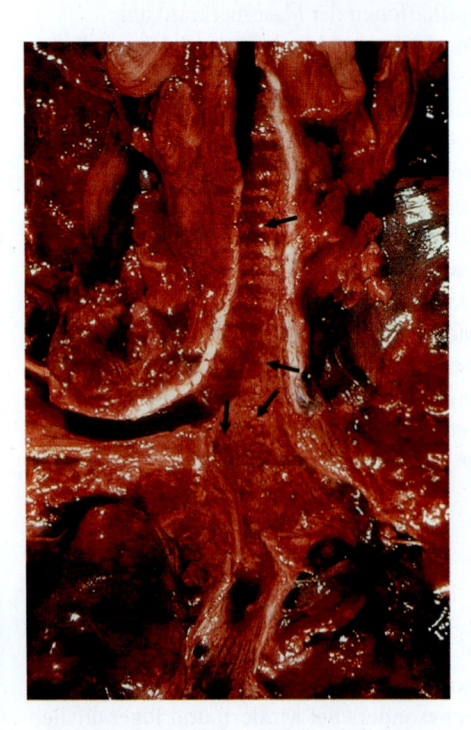

Abb. 48.4 Akute Grippetracheobronchitis. Hämorrhagische Entzündung der Tracheobronchialschleimhaut (Pfeile). [R398]

antigenpräsentierende Zellen, darunter Makrophagen, Gliazellen des ZNS sowie Langerhans-Zellen der Haut und dendritische Zellen des Darms. Neben viralen Genprodukten beeinflussen Zytokine die Virusreplikation, so wirken der Tumornekrosefaktor α (TNF-α) und die Interleukine IL-2, IL-6, IL-12 stimulierend, wohingegen Interferon α und Interferon β hemmend wirken.

Der entscheidende **Infektionsvorgang** ist die Bindung des **viralen Hüllproteins gp120** an das CD4-Antigen, den natürlichen HLA-Klasse-II-Antigen-Korezeptor. Durch die Bindung an das CD4-Molekül und weitere Korezeptoren (Chemokinrezeptoren CXCR4 auf T-Lymphozyten und CCR5 auf Makrophagen) kommt es zur Freilegung des **viralen Transmembranproteins gp41**, das als Fusionspeptid in die Zellmembran inseriert (➤ Abb. 48.5). Die Virusaufnahme kann auch über eine rezeptorvermittelte Endozytose ablaufen. Die Bindung des viralen Hüllproteins an den Fc-Rezeptor, an den Komplementrezeptor oder das mannosebindende Protein verstärken die Virusaufnahme in die Zelle.

Ein weiterer Infektionsweg ist die Verschmelzung infizierter mit nicht infizierten Zellen über **gp120** und die Ausbildung mehrkerniger Riesenzellen. Nach der primären Infektion mit Ausbreitung im lymphatischen Gewebe und einer starken Virämie mit Abfall der T-Helferzellen **(akutes retrovirales Syndrom)** kommt es in der Regel zu einer Abnahme der Viruslast und zum Übergang in ein **asymptomatisches Stadium** (klinische Latenz). Diese symptomlose Phase ist durch eine individuell unterschiedlich ausgeprägte, kontinuierliche Zerstörung der **CD4+ -T-Helferzellen** geprägt.

Das Verhältnis von latent infizierten Zellen (HIV-DNA-positiv) zu virusproduzierenden Zellen (HIV-mRNA-positiv) ist zu Beginn der symptomlosen Phase der Infektion ca. 10 : 1 und größer. Die Bildung von ca. 10^{10} Virionen/d findet überwiegend (99 %) in den CD4+ -T-Lymphozyten statt, die dabei zerstört und „aufgebraucht" werden durch:
- Zytotoxische Effekte durch das Virus
- Zytopathogene Effekte, vermittelt durch das virale Hüllprotein gp120
- Zytolyse viral infizierter Zellen durch das Immunsystem

Die schweren Störungen im adaptiven Immunsystem, z. B. Verminderung der HLA-II-restringierten Antigenpräsentation, der T-B-Zell-Kooperation sowie der Störung der T-Zell-Aktivierung, sind die Grundlage für vermehrte und schwer verlaufende **opportunistische Infektionen** und auch für **Tumorerkrankungen.**

Morphologie

Lymphadenopathie
Sie besteht aus einer frühen generalisierten Lymphknotenvergrößerung mit einer massiven **follikulären Hyperplasie** mit konfluierenden Keimzentren. Diese beruht auf einer massiven Vermehrung von Zentroblasten. Der Follikelmantelsaum wird sehr schmal, sodass die Keimzentren häufig „nackt" erscheinen (➤ Abb. 48.6). Während der Progression der Erkrankung folgt eine **Involution der Follikel** mit Verlust des Keimzentrums, Gefäßeinsprossung und Vernarbung. Schließlich kommt es zur Atrophie.

Blut
Im **Frühstadium** treten „atypische" Lymphozyten, häufig in Zusammenhang mit Fieber und einem klinischen Bild wie bei infektiöser Mononukleose auf. Patienten mit fortgeschrittener Infektion haben häufig eine Lymphozytose oder eine isolierte Thrombozytopenie. Im **Spätstadium** der Erkrankung findet sich eine Panzytopenie mit Lymphopenie. Das klinische Bild wird typischerweise durch opportunistische Infektionen geprägt.

Knochenmark
Der Zellgehalt variiert, alle 3 hämatopoetischen Reihen zeigen mehr oder weniger stark ausgeprägte Reifungsstörungen. In 50–60 % der Knochenmarkbiopsien besteht eine Plasmozytose, in 30 % finden sich reaktive Lymphozytenaggregate. Oft sind eine deutliche Mar-

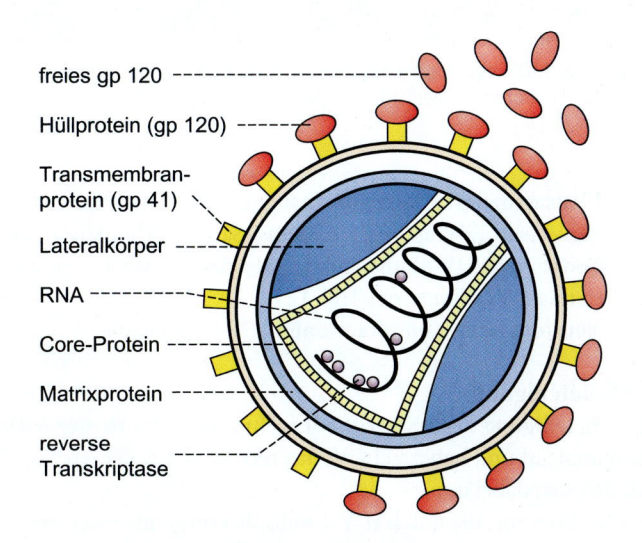

Abb. 48.5 Humanes Immundefizienzvirus (HIV). [L106]

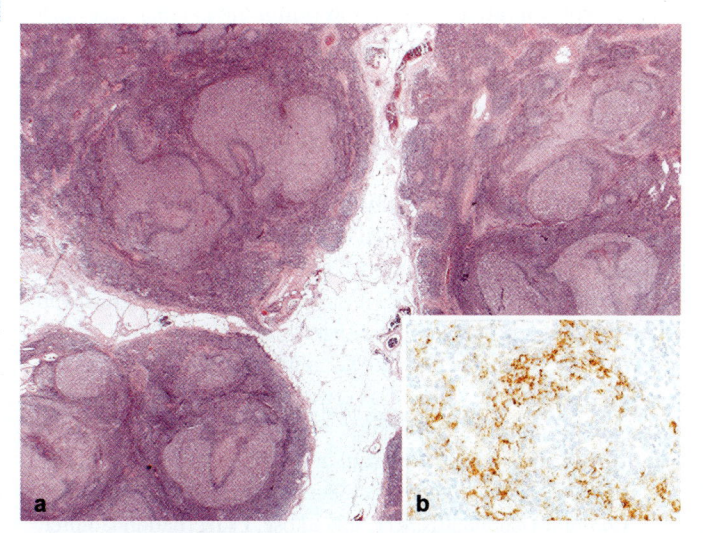

Abb. 48.6 Lymphadenopathie bei HIV-Infektion. a Sehr große, unregelmäßige Keimzentren; Vergr. 60-fach. **b** Immunhistochemischer Nachweis von viralem Protein mit Antikörpern gegen das Kapsidprotein p24; Vergr. 400-fach (freundlicherweise zur Verfügung gestellt von Sebastian Lucas, London). [R398]

kraumfibrose und ein Stromaödem nachzuweisen. Etwa 15 % der Biopsien enthalten Granulome, meist aufgrund einer Koinfektion mit atypischen Mykobakterien. Liegt ein HIV-assoziiertes malignes Lymphom vor, ist das Knochenmark häufig mitbefallen.

Stadieneinteilung

Nach der Diagnosestellung mit Antikörpernachweis (ELISA) sowie einem Bestätigungstest (z. B. Western-Blot) in 2 getrennten Blutproben sind für die weitere **prognostische Beurteilung** die Anzahl der CD4+-T-Lymphozyten/μl sowie der quantitative Nachweis viraler RNA im Blut wichtige Parameter.

Die HIV-Erkrankung läuft nach der Infektion in 3 Phasen ab – dem **akuten retroviralen Syndrom,** dem **asymptomatischen** und dem **symptomatischen chronischen Stadium,** das im Vollbild AIDS unbehandelt tödlich endet. Die Zeit zwischen der Infektion und dem Ausbruch des Vollbildes AIDS variiert mit 4,5–15 Jahren stark. Ein kleiner Anteil der Infizierten (< 5 %) ist auch nach mehr als 10 Jahren symptomlos („long-term survivors" oder „non-progressors"), die anderen entwickeln das Vollbild AIDS. Durch die lebenslang notwendige **hochaktive antiretrovirale Therapie (HAART)** kann AIDS fast vollständig verhindert werden. Dabei sinkt die Viruslast bei 95 % der Behandelten auf unter 200 Viruskopien/ml Blut, diese sind nicht mehr infektiös, womit auch die Virusweitergabe verhindert wird.

Die allgemein gebräuchliche **Stadienklassifikation** des Center for Disease Control (CDC) richtet sich nach dem klinischen Bild und nach der Anzahl an CD4+-T-Lymphozyten. Vereinfacht lässt sich der klinische Verlauf in 3 Phasen (I–III) einteilen:

I. Akutes retrovirales Syndrom (CDC-Stadium A): 2–6 Wochen nach der Erstinfektion mit Fieber, „Grippegefühl" und Nachtschweiß. Klinisch imponieren geschwollene Lymphknoten und Exantheme sowie eine Pharyngitis. Im Blut sind eine ausgeprägte Virämie, die mit einer hohen Infektiösität verbunden ist, und ein Abfall der T-Helferzellen nachweisbar. Die HIV-Antikörper können noch fehlen (diagnostisches Fenster), und bei 25 % der Fälle finden sich vermehrt mononukleäre Zellen im peripheren Blutbild.

II. Asymptomatisches Stadium (klinische Latenzphase, CDC-Stadium A): Im Verlauf von 10 Jahren und mehr kommt es zu einer kontinuierlichen Abnahme der CD4+-T-Lymphozyten und meist zur Entstehung eines **Lymphadenopathie-Syndroms (LAS,** definiert als 2 extrainguinale, über 1 cm vergrößerte Lymphknoten, die länger als 3 Monate persistieren).

III. Symptomatisches Stadium:
- **CDC-Stadium B:** gesicherte HIV-Infektion mit verschiedenen Symptomen, z. B. Nachtschweiß, Fieberschübe oder subfebrile Temperaturen, Durchfälle ohne Erregernachweis, Gewichtsverlust von über 10 % des Körpergewichts, Abgeschlagenheit, Anämie, Leukopenie, Thrombopenie und eine Verminderung der T-Helferzellen.
- **CDC-Stadium C (AIDS):** Das erworbene Immundefektsyndrom ist u. a. gekennzeichnet durch:
  – **Opportunistische Infektionen** („AIDS-definierende Infektionen"): *Pneumocystis-jirovecii*-Pneumonie, ZNS-Toxoplasmose, *Candida*-Ösophagitis, Kryptokokkose, Exazerbation latenter Virusinfektionen (CMV, HSV), progressive multifokale Leukenzephalopathie, Tuberkulose, atypische Mykobakteriosen etc. (> Abb. 48.7 und > Abb. 48.8)

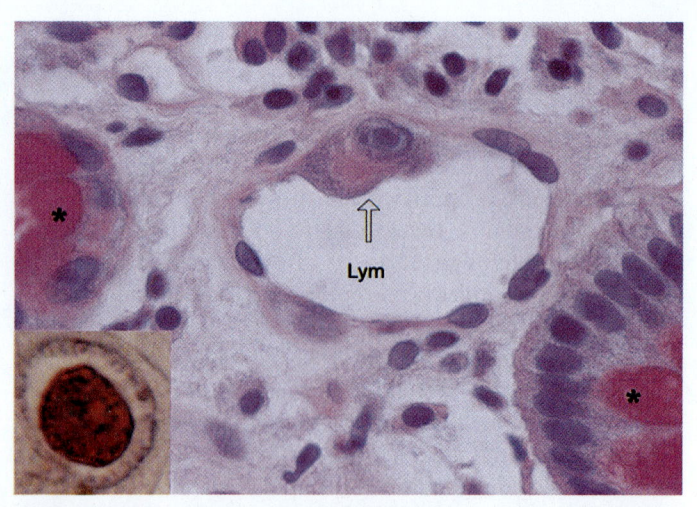

Abb. 48.7 AIDS-assoziierte Zytomegaliekolitis. Kolonbiopsie: Die Endothelzellen der Lymphgefäße (Lym) im Schleimhautstroma sind vergrößert (Pfeil) und zeigen CMV-typische Kerneinschlüsse („Eulenaugen"). Schleimhautkrypten sind mit Sternchen gekennzeichnet. PAS, Vergr. 140-fach. Inset: Immunhistochemischer Nachweis des 43 kD CMV-Antigens im Zellkern einer Endothelzelle, Vergr. 1150-fach. [R398]

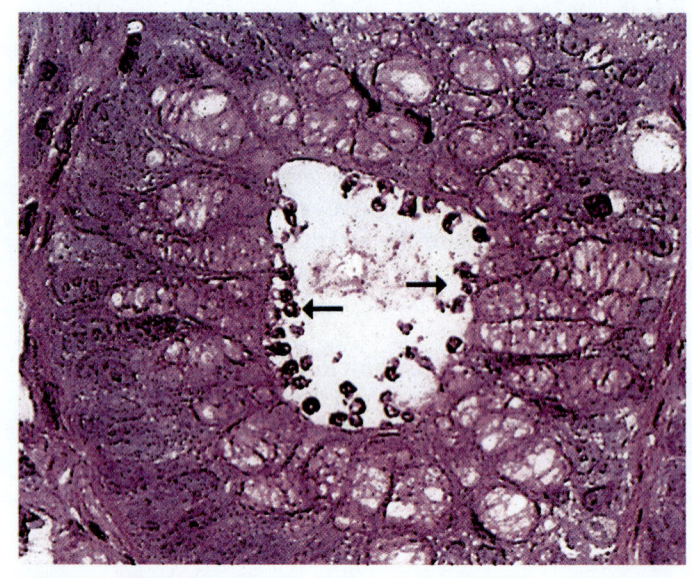

Abb. 48.8 AIDS-assoziierte Kryptosporidiose des Kolons. An der Oberfläche der Enterozyten finden sich zahlreiche Kryptosporidien (Pfeile). PAS, Vergr. 200-fach. [R398]

– **Virusassoziierte Tumoren:** maligne Lymphome (Epstein-Barr-Virus, EBV-assoziiert), Kaposi-Sarkome (humanes Herpesvirus 8, HHV-8) und anogenitale Plattenepithelkarzinome (humane Papillomviren, HPV)
– **Neurologische Komplikationen:** ZNS-Beteiligung

ZNS-Beteiligung

Eine Beteiligung des ZNS tritt bei mehr als der Hälfte der AIDS-Patienten auf und beherrscht oft das terminale Krankheitsbild. Es handelt sich dabei um:
- ZNS-Prozesse, die durch HIV-1 selbst hervorgerufen werden, insbesondere die HIV-Enzephalopathie

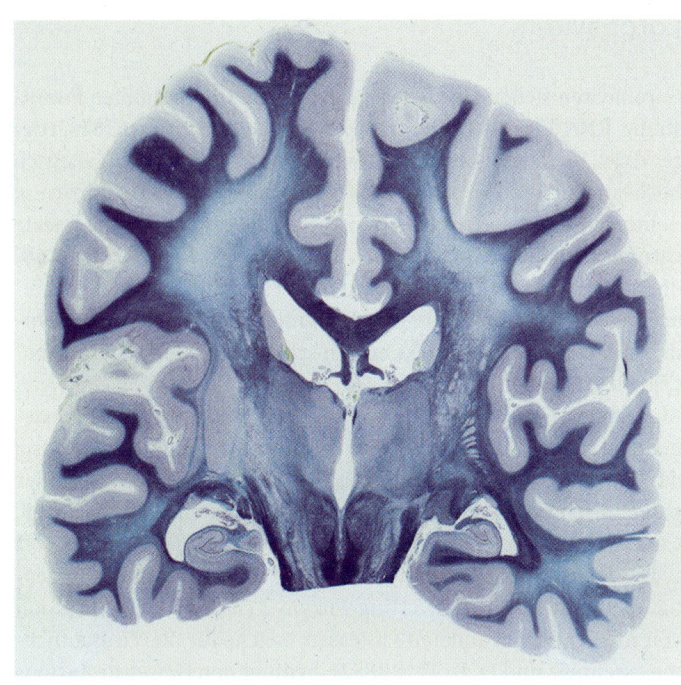

Abb. 48.9 HIV-Leukenzephalopathie mit diffuser Demyelinisierung des Marklagers beider Großhirnhemisphären. Markscheidenfärbung. Luxol-Nissl-Färbung. [R398]

- Opportunistische ZNS-Infektionen
- Primäre zerebrale B-Zell-Lymphome

Die HIV-**Leukenzephalopathie** verläuft subakut progressiv. Histologisches Kennzeichen ist die diffuse Demyelinisierung des Marklagers der Großhirnhemisphären und des Kleinhirns (➢ Abb. 48.9), wobei die kompakten Myelinbahnen (u. a. Balken, innere Kapsel) ausgespart bleiben. Ferner besteht eine reaktive Astrogliose und, besonders perivaskulär, treten typische mehrkernige Riesenzellen (Makrophagen) auf. Entzündliche Infiltrate sind selten oder fehlen.

Die häufig bei Kindern beobachtete, subakut verlaufende HIV-**Enzephalitis** ist histologisch charakterisiert durch disseminierte kleine Entzündungsherde mit lymphozytärem Infiltrat, Mikrogliareaktion, mehrkernigen Riesenzellen (Makrophagen) und gelegentlichen zentralen Nekrosen (➢ Abb. 48.10).

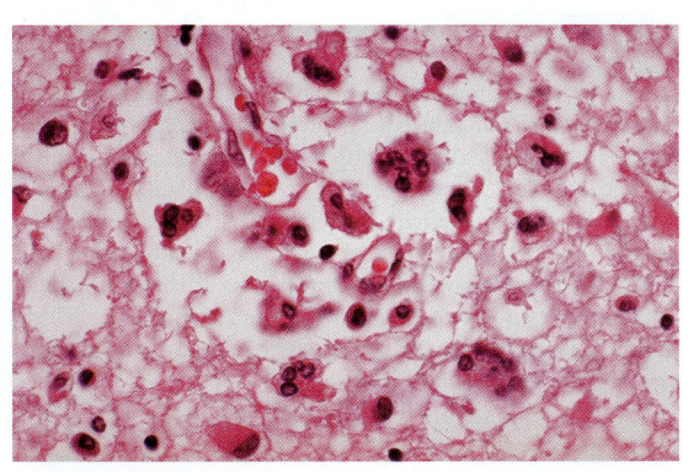

Abb. 48.10 HIV-Enzephalitis. Akkumulation mehrkerniger Makrophagen. [R398]

Bei der **HIV-Poliodystrophie** erkennt man in MRT und CT eine diffuse Großhirnwindungsatrophie. Histologisch findet sich ein Neuronenverlust ohne erkennbare Resorptionsvorgänge (Neuronophagie), jedoch eine starke Aktivierung der Astrozyten und der Mikroglia.

Die klinischen Symptome der *HIV*-Enzephalopathie werden unter dem Begriff „AIDS-Demenz-Komplex" oder „AIDS-assoziierter kognitiver/motorischer Komplex" zusammengefasst. Sie treten bei etwa 25 % aller AIDS-Patienten auf. Die Patienten entwickeln ein komplexes psychoorganisches Syndrom mit kognitiven Störungen und neurologischem Defizit, das letztlich in einer Demenz mündet.

HIV-assoziierte vakuoläre Myelopathie: Die vakuoläre Myelopathie tritt bei weniger als 5 % der AIDS-Patienten auf und ist morphologisch gekennzeichnet durch eine vakuoläre Degeneration der weißen Substanz des Rückenmarks. Der Nachweis von HIV in den betroffenen Rückenmarksegmenten gelingt selten. Die betroffenen Patienten entwickeln ein progressives Querschnittsyndrom.

Flaviviren

Vertreter der Familie der Flaviviren werden typischerweise durch Arthropoden als Vektoren übertragen. Das Frühsommermeningoenzephalitis-Virus (**FSME-Virus**) wird von einer Zeckenart, dem Holzbock (Ixodes ricinus) übertragen. Andere Vertreter dieser Virusfamilie sind bei uns vor allem in reisemedizinischer Hinsicht wichtig (**Dengue-Viren, West-Nil- Fiebervirus, Gelbfiebervirus**).

Das **Hepatitis-C-Virus** (HCV), ein einsträngiges RNA-Virus, ist als eigenständige Gattung der Familie der Flaviviren zugeordnet (➢ Kap. 33.4).

Das **Zika-Virus,** ein weiterer Vertreter der Flaviviren, erreichte 2016 das Bewusstsein der Öffentlichkeit durch eine Epidemie von Neugeborenen mit kongenitaler **Mikroenzephalopathie** in Südamerika. Übertragen wird das Virus durch Stechmücken, vor allem der Art Aedes, aber auch durch sexuellen Kontakt. Beim gesunden Erwachsenen verläuft die Infektion in 80 % asymptomatisch. In den symptomatischen Fällen kommt es zu Fieber (Zika-Fieber), Hautausschlag, Arthralgien und Konjunktivitis. Selten finden sich neurologische Symptome, z. B. ein Guillain-Barré-Syndrom. Gefürchtet ist die intrauterine Infektion mit Ausbildung eines **kongenitalen Zika-Syndroms** mit Mikroenzephalie, kraniofazialen Fehlbildungen, Augenabnormalitäten und entsprechenden neurologischen Symptomen durch den Neurotropismus des Virus (➢ Abb. 48.11).

Morphologie

In der Autopsie von Kindern mit dem kongenitalen Zika-Syndrom findet sich typischerweise eine kortikale Atrophie mit neuronalen Nekrosen und ausgedehnten Verkalkungen. Immunhistochemisch können virale Proteine in Neuronen, Endothelzellen, Gliazellen sowie den Verkalkungen nachgewiesen werden (➢ Abb. 48.11).

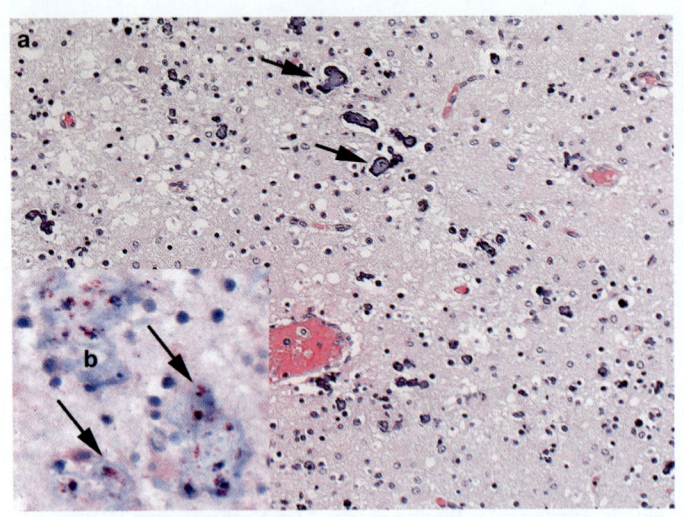

Abb. 48.11 Kongenitales Zika-Syndrom. a Kortikale Verkalkungen (Pfeile). H&E Vergr. 200-fach. **b** Immunhistochemischer Nachweis von Zika-Proteinen zusammen mit den Verkalkungen (Virusantigene rot, Pfeile). Vergr. 630-fach (freundlicherweise zur Verfügung gestellt von Sherif Zaki, USA). [R398]

Hepeviren

Hepatitis E ist der einzige humanpathogene Vertreter der Familie der Hepeviren und weltweit eine der häufigsten Ursache für eine akute Hepatitis. Die Erkrankung tritt in zwei epidemiologisch verschiedenen Situationen auf: In den wenig entwickelten Ländern kommt es meist zur fäkal-oralen Infektion, häufig durch kontaminiertes Wasser. In den Industrieländern erfolgt die Übertragung durch den Verzehr von kontaminiertem Fleisch. Die Erkrankung verläuft bei gesunden Erwachsenen meist in Form einer selbstlimitierenden Hepatitis. Ein fulminanter Verlauf mit hoher Letalität tritt bei Schwangeren auf (bis 20 %).

Bunyaviren

Die **Hantaviren** sind eine heterogene Gruppe von Einzelstrang-RNA-Viren, die vor allem als Auslöser von **hämorrhagischem Fieber** assoziiert mit akutem Lungenversagen aufgrund Lungenblutungen (Hantavirus pulmonary syndrome, Sin-Nombre Virus) und/oder akuter Niereninsuffizienz (hemorrhagic fever with renal syndrome – Hantaanvirus) bekannt sind. In Mitteleuropa endemisch ist die durch das **Puumala-Virus** ausgelöste **Nephropathia epidemica,** die durch ein akutes Nierenversagen gekennzeichnet ist. Der Erreger hat sein Reservoir in der **Rötelmaus** und wird durch Inhalation (Staub mit erregerhaltigem Kot) auf den Menschen übertragen. Die Pathogenese erklärt sich durch den Tropismus der Viren auf Endothelzellen, der zu einer Kapillarschädigung in Lunge, Niere und Herz führt. Obwohl das Puumala-Virus weniger virulent ist als das Hantaanvirus, sind tödliche Verläufe möglich.

Coronaviren

Coronaviren stellen eine heterogene Gruppe von umhüllten Einzelstrang-RNA-Viren dar, die bei verschiedenen Wirbeltieren (Säugetiere, Vögel, Reptilien, Amphibien) gefunden werden. Sie sind genetisch hochvariabel und können oftmals unterschiedliche Wirte infizieren. Beim Menschen sind neben Arten, die leichte respiratorische Infekte verursachen, vor allem **SARS-CoV, SARS-CoV-2** und **MERS-CoV,** die Erreger der schweren akuten Atemwegssyndrome (SARS, severe-acute-respiratory-syndrome; MERS, middle-east respiratory syndrome), relevant. Eine Infektion von spezifischen „Zwischenwirten" (Zibetkatze bei SARS-CoV, Dromedar bei MERS-CoV, möglicherweise Maderhund/Schleichkatze bei SARS-CoV-2) und die dabei entstehenden genetischen Veränderungen führen zu einer Adaptierung der Viren an den Menschen. Dies führte bei SARS-CoV-2 zu der pandemisch verlaufenden Erkrankung (Corona-virus disease 2019, **COVID-19**).

Das **Spike (S)-Protein** von SARS-CoV-2 bindet an den Wirtsrezeptor, das Angiotensin-Converting-Enzym 2 (**ACE2**). Die Expression von ACE2 und von anderen Proteasen, welche für die Virusaufnahme essentiell sind (z. B. TMPRSS2), bedingt den Gewebstropismus besonders auf respiratorische Epithelien, Pneumozyten (Typ II), aber auch Tubulusepithelien der Niere und den Trophoblasten der Plazenta. Durch Tröpfchen übertragen, manifestiert sich SARS-CoV-2 initial im oberen Respirationstrakt. Über eine Mikroaspiration kann die Lungenperipherie (Alveolen) infiziert werden, was zu einer Destruktion der alveolokapillären Membranen und zur Ausbildung eines diffusen Alveolarschadens (**DAD**) mit konsekutiver respiratorischer Insuffizienz führt. SARS-CoV-2 induziert eine komplexe Immundysregulation, die bei schweren Verläufen zu einer starken Zyto- und Chemokinaktivierung führt („**Zytokinsturm**"). Diese sekundären Immunreaktionen bedingen weitere Pathologien, z. B. **Thrombosen** (über Komplementaktivierung) oder das **Makrophagen-Aktivierungs-Syndrom** (MAS), die zur Beteiligung des ZNS, des Herzens und anderer Organe führen. Durch eine konsekutive Immunverarmung sind Sekundärinfektionen eine weitere Komplikation (z. B. Pilzpneumonien). Patienten mit COPD, Diabetes mellitus, KHK und Hypertonie sowie chronischer Niereninsuffizienz haben ein erhöhtes Risiko für schwere COVID-19-Verläufe.

Morphologie

Morphologisch kommt es zu einer Konsolidierung der Lunge. Sie ist flüssigkeitsreich und schwer (intraalveoläres Ödem). Histologisch beginnt die akute Phase des diffusen Alveolarschadens (exudatives DAD) neben dem Ödem mit der Ausbildung hyaliner Membranen. Zusätzlich kommt es durch Schädigung der Lungenkapillaren zu Mikrothromben und zu Blutungen. Das konsekutive **fibrotische** DAD ist durch eine Bindegewebsneubildung (als Ausdruck der *Reparatio*) mit fibrotisch verdickten Alveolarsepten und einem entzündlichen Infiltrat gekennzeichnet. Der Gasaustausch ist massiv eingeschränkt (➤ Abb. 48.12).

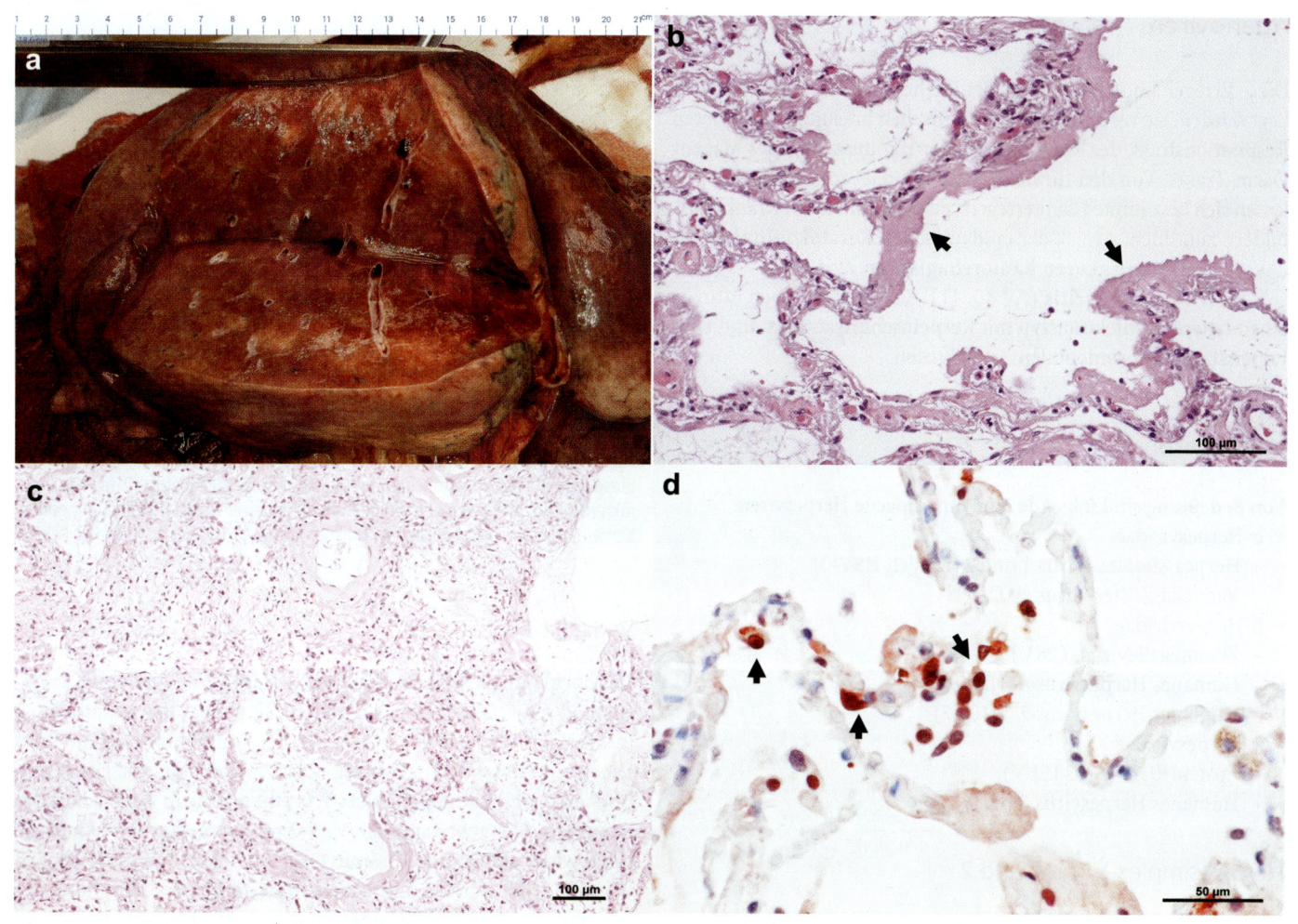

Abb. 48.12 Diffuser Alveolarschaden (DAD) bei COVID-19. a Verdichtetes inhomogen gefärbtes Lungengewebe. **b** Exudatives DAD mit hyalinen Membranen (Pfeile). H&E Vergr. 200-fach. **c** Fibrotisches DAD mit verdickten Alveolarsepten und einer schütteren Entzündung. H&E Vergr. 100-fach. **d** Immunhistochemischer Nachweis von SARS-CoV-2 in Pneumozyten (SARS-CoV-2 Nukleoprotein, Pfeile). Vergr. 400-fach. [P1330]

48.2.6 Erkrankungen durch DNA-Viren

Hepadnaviren

Hierzu gehört das humanspezifische **Hepatitis-B-Virus** (HBV; ➤ Kap. 33.4.1). Das gelegentlich mit dem Hepatitis-B-Virus klinisch assoziierte Hepatitis-Delta-Virus (HDV) ist ein Einzelstrang-RNA-Virus, das das Hepatitis-B-Virus als Helfervirus benötigt, aber nicht zu den Hepadnaviren zählt.

Papillomaviren

Die **humanen Papillomaviren (HPV)** verursachen **tumorartige Warzen** der Haut und der Schleimhäute (➤ Kap. 43.9.2). Insgesamt sind über 100 verschiedene HPV-Typen bekannt. Von besonderer Bedeutung sind die tumorassoziierten HPV-Typen (HPV 6, 11, 16, 18, 31, 33, 35, 45), die tumorigen wirken und beim Larynxpapillom, Condyloma acuminatum, den Präkanzerosen anale (AIN, HSIL) und zervikale intraepitheliale Neoplasie (CIN, HSIL) sowie bei invasiven Plattenepithelkarzinomen der Cervix uteri, des Anus und des Pharynx nachgewiesen werden (➤ Kap. 6.8.3 und ➤ Kap. 40.3.5). HPV-assoziierte Plattenepithelkarzinome zeichnen sich durch eine erhöhte Strahlensensibilität aus.

Polyomaviren

Polyomaviren können bei Patienten mit Immundefekten eine **hämorrhagische Urozystitis** (BK-Virus) sowie selten die **progressive multifokale Leukenzephalopathie** (JC-Virus, ➤ Kap. 8.5.7) hervorrufen. Nach Nierentransplantation ist die **BK-assoziierte Nephropathie** (BKVAN) des Transplantats eine Komplikation.

2008 wurde das **Merkelzellpolyomavirus** als neues humanes Tumorvirus identifiziert, welches in ca. 80 % der **Merkelzellkarzinome** gefunden wird und meist klonal in die Tumorzell-DNA integriert ist.

Adenoviren

Diese Erreger sind erstmals aus der Rachenmandel (Adenoide) isoliert worden. Sie verursachen beim Menschen Infektionen im oberen Respirationstrakt, der Konjunktiven, der Harnblase und des Magen-Darm-Trakts. Von den für den Menschen relevanten Serogruppen lassen sich bestimmte Haupterregertypen verschiedenen Krankheitsbildern zuordnen, so z. B. der **epidemischen Keratokonjunktivitis** (AV 8, 19, 37), der **akuten hämorrhagischen Zystitis** (AV 11, 21) sowie der **Gastroenteritis** (AV 40, 41). Adenoviren haben oftmals einen lytischen Infektionstyp mit Kerneinschlusskörpern und charakteristischen chromophilen Zellnekrosen.

Herpesviren

Von Bedeutung sind folgende humanpathogene Herpesviren:
- α-Herpesviridae:
  - Herpes-simplex-Virus 1 und 2 (HSV-1, HSV-2)
  - Varicella-Zoster-Virus (VZV)
- β-Herpesviridae:
  - Zytomegalievirus (CMV)
  - Humanes Herpesvirus 6 (HHV-6)
  - Humanes Herpesvirus 7 (HHV-7)
- γ-Herpesviridae:
  - Epstein-Barr-Virus (EBV)
  - Humanes Herpesvirus 8 (HHV-8)

Herpes-simplex-Virus 1 und 2

Die **HSV-Erstinfektion** verläuft meist inapparent. Die Viren gelangen über periphere Nerven retrograd zu den regionalen sensorischen Ganglien, wo sie persistieren. Durch äußere (UV-Licht, Nervenirritationen) und innere Reize (Fieber, Stress, Hormone) kommt es zur **Reaktivierung** des Virus und zu seiner neuralen Wanderung in die Peripherie. Dort findet die Virusvermehrung statt, die entweder inapparent verlaufen kann oder zu charakteristischen klinischen Symptomen führt, z. B. Herpes labialis.

HSV-1 verursacht eine Gingivostomatitis und Keratokonjunktivitis, aber auch eine meist letal endende Herpesenzephalitis (➤ Kap. 8.5.7). **HSV-2** wird überwiegend sexuell übertragen und verursacht den Herpes genitalis.

Besondere **Komplikationen** sind der Herpes neonatorum und die Reaktivierung des Virus bei immundefizienten Patienten.

Morphologie

Morphologisch liegen intraepidermale Blasen mit Entzündungsreaktion der Umgebung vor (➤ Abb. 48.13). Der Blaseninhalt ist infektiös. Die im Exsudat vorhandenen herpesinfizierten Zellen sind durch Kerneinschlüsse (Cowdry-Körper) gekennzeichnet (➤ Kap. 27.6.3, ➤ Abb. 48.1).

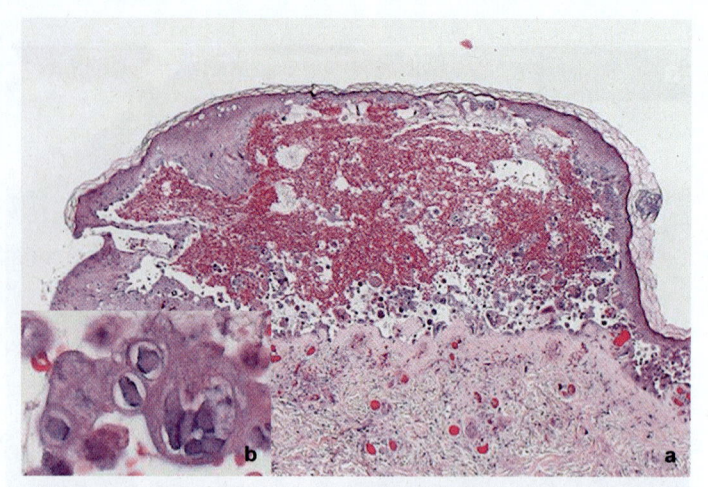

Abb. 48.13 Blasenbildende Dermatitis durch HSV. a Intraepidermale Blasenbildung mit Zellabschilferung und Einblutung. H&E Vergr. 12-fach. **b** Charakteristische infizierte mehrkernige Plattenepithelzellen mit Ballonierung und Kerneinschlüssen (Milchglaskerne, Cowdry-Körper). H&E, Vergr. 400-fach. [R398]

Varizella-Zoster-Virus

Das hochkontagiöse Varizella-Zoster-Virus (VZV) wird durch Tröpfchen oder Kontakt übertragen und befällt primär den Respirationstrakt. Nach Vermehrung in Lymphknoten und einer Virämie mit Leber- und Milzinfektion breitet es sich mukokutan aus. Die **Windpocken** – ein makulopapulöses Exanthem, das in ein vesikuläres Exanthem übergeht – sind die **VZV-Erstmanifestation**. Durch die schubweise ablaufende Virämie treten gleichzeitig Effloreszenzen verschiedener Stadien auf. Daneben besteht eine Schwellung der Lymphknoten. **Komplikationen** sind die Varizellenenzephalitis und eine interstitielle Varizellenpneumonie.

Bei einer allgemeinen Schwächung der Immunabwehr oder beim Nachlassen der spezifischen Immunität gegen VZV kommt es zum endogenen **Rezidiv** im zugehörigen Dermatom als **Herpes zoster** (Gürtelrose).

Bei immunsupprimierten Patienten, insbesondere Kindern, können sich nach einer Primärinfektion, selten nach einer Reaktivierung, schwer verlaufende Krankheitsbilder entwickeln, die unbehandelt mit einer Letalität von 10–30 % verbunden sind.

Bei einer Primärinfektion in der Frühschwangerschaft ist mit einem Schädigungsrisiko von 1 % zu rechnen. Bei Erstinfektion der Mutter um die Geburt beträgt die Häufigkeit einer **konnatalen** Varizellenerkrankung des Kindes 30 %, dessen Letalität unbehandelt 30 %.

Zytomegalie

Die **Übertragung** des humanpathogenen Zytomegalievirus (CMV) ist über Speichel, Urin, Samenflüssigkeit, Muttermilch und Blut möglich. Meist verläuft die Infektion inapparent oder als fieberhafter Infekt mit Lymphadenitis, seltener unter dem Bild einer infektiösen Mononukleose (negative EBV-Serologie).

Die **perinatale Infektion** verläuft in der Regel stumm und ohne Spätschäden. Bei einer **pränatalen Infektion** im Rahmen einer Primärinfektion der Mutter kann es zu zerebralen (Hydrozephalus, Mikrozephalus, Chorioretinitis mit periventrikulären Verkalkungen), viszeralen oder hämatologischen Krankheitsbildern (Hepatitis, Gastroenterokolitis, Anämie, Hämolyse, Thrombozytopenie) kommen. Liegt eine **Reaktivierungsinfektion** bei der Mutter im Verlauf der Schwangerschaft vor, dominieren beim Kind Hörschäden (ca. 15 %), eine verzögerte Sprach- bzw. kognitive Entwicklung.

Bei Immunsuppression kann es zu einer generalisierten CMV-Reaktivierung mit Entzündung v. a. von Leber, Lunge, Darm, Retina, Nieren, Lymphknoten und Pankreas kommen.

Histologisch ist die produktive Virusinfektion durch intranukleäre Einschlusskörper („Eulenaugenzellen") charakterisiert (➤ Abb. 48.2, ➤ Abb. 48.7; ➤ Kap. 26.3.4).

Humane Herpesviren 6 und 7

Das humane Herpesvirus 6 (HHV-6 und 7) ist der Erreger des **Exanthema subitum** (Roseola infantum). Dieses manifestiert sich in den ersten 3 Lebensjahren als „Dreitagefieber" mit einem fleckförmigen Exanthem. HHV-7 kann ebenfalls fieberhafte Erkrankungen mit Exanthem verursachen.

Tab. 48.2 Humanpathogene Bakterien mit Krankheitsbeispielen

Erregergruppe		Typische Krankheiten
Grampositive Kokken		
Staphylococcus aureus		Impetigo, Furunkel, Abszess, Sepsis, „Eitererreger", toxisches Schocksyndrom
Koagulase-negative Staphylokokken		Katheterinfektionen
Streptococcus pyogenes		Scharlach, Angina, Erysipel, „Eitererreger"
Streptococcus pneumoniae		Pneumonie
Streptococcus agalactiae		Neugeborenensepsis, Meningitis
Enterococcus sp.		Endokarditis
„Oralstreptokokken"		Endocarditis lenta, Karies
Gramnegative Kokken		
Neisseria meningitidis		Meningitis, Waterhouse-Friderichsen-Syndrom
Neisseria gonorrhoeae		Gonorrhö
Grampositive Stäbchen		
Corynebacterium diphtheriae		Diphtherie
Listeria monocytogenes		Granulomatosis infantiseptica
Actinomyces israelii		Aktinomykose
Nocardia sp.		Nocardiose
Cutibacterium acnes		Akne vulgaris
Tropheryma whipplei		Morbus Whipple
Grampositive Stäbchen (Sporenbildner)		
Bacillus anthracis		Milzbrand
Clostridium perfringens		Gasbrand
Clostridium difficile		Pseudomembranöse Kolitis
Clostridium botulinum		Botulismus
Clostridium tetani		Wundstarrkrampf
Mykobakterien (säurefeste Stäbchen)		
M. africanum		Tuberkulose
M. bovis		Tuberkulose
M. microti		Tuberkulose
M. tuberculosis		Tuberkulose
M. avium	MOTT (mycobacteria other than tuberculosis)	Lymphadenitis, Lungeninfektion
M. intracellulare		Lymphadenitis, Lungeninfektion
M. ulcerans		Buruli-Ulcus
M. marinum		Schwimmbadgranulom
M. leprae		Lepra

Tab. 48.2 Humanpathogene Bakterien mit Krankheitsbeispielen (*Forts.*)

Erregergruppe		Typische Krankheiten
Gramnegative Stäbchen		
Escherichia coli	Enerobacteriaceae	
• Enteropathogen *(EPEC)*		Säuglingsdiarrhö
• Enterotoxisch *(ETEC)*		Diarrhö, „Montezumas Rache"
• Enteroinvasiv *(EIEC)*		Blutige „ruhrartige" Diarrhö
• Enterohämorrhagisch *(EHEC)*		Hämorrhagische Kolitis, hämolytisch urämisches Syndrom (HUS)
• Uropathogen *(UPEC)*		Harnwegsinfekte
Shigella sp.		Bakterielle Ruhr
Salmonella typhi		Typhus
Salmonella paratyphi		Paratyphus
Salmonella enteriditis		Enterokolitis
Yersinia enterocolitica		Enterokolitis
Yersinia pseudotuberculosis		Lymphadenitis mesenterica
Yersinia pestis		Pest
Klebsiella pneumoniae		Pneumonie
Klebsiella pneumoniae subsp. rhinoscleromatis		Rhinosklerom
Proteus sp.		Harnwegsinfekte
Pseudomonas aeruginosa		Wundinfektionen, Otitis externa, Sepsis
Stenotrophomonas maltophilia		„Hospitalismuskeim"
Burkholderia cepacia		Bronchitis bei Mukoviszidose
Burkholderia pseudomallei		Melioidose
Brucella abortus		Brucellose (Morbus Bang)
Brucella melitensis		Maltafieber
Francisella tularensis		Tularämie (Hasenpest)
Legionella pneumophila		„Legionärskrankheit", Pneumonie
Bordetella pertussis		Keuchhusten
Haemophilus influenzae		Meningitis, Bronchitis
Haemophilus ducreyi		Ulcus molle
Coxiella burnetii		Q-Fieber, Endokarditis
Calymmatobacterium granulomatis		Granuloma inguinale
Gardnerella vaginalis		Vulvovaginitis
Gramnegative Stäbchen (komma-, spiralfömig)		
Vibrio cholerae		Cholera
Campylobacter jejuni		Enterokolitis
Helicobacter pylori		B-Gastritis, Magenkarzinom, MALT-Lymphom
Spirochäten (gramnegativ, spiralig, gekrümmt)		
Treponema pallidum		Syphilis
Treponema vincentii		Angina Plaut-Vincent
Borrelia burgdorferi		Lyme-Borreliose (Dermatitis, Arthritis, Neuritis)
Borrelia recurrentis		Läuserückfallfieber
Leptospira icterohaemorrhagiae		Morbus Weil
Obligat intrazelluläre Bakterien		
Rickettsia prowazekii		Fleckfieber
Rickettsia rickettsii		Rocky Mountain spotted fever
Ehrlichia chaffeensis		Ehrlichiose
Bartonella henselae		Katzenkratzkrankheit

Tab. 48.2 Humanpathogene Bakterien mit Krankheitsbeispielen (*Forts.*)

Erregergruppe	Typische Krankheiten
Bartonella quintana	Endokarditis, bazilläre Angiomatose, „Fünf-Tage-Fieber"
Chlamydia psittaci	„Papageienkrankheit" (atypische Pneumonie)
Chlamydia trachomatis	Trachom, Keratokonjunktivitis, Lymphogranuloma venereum
Chlamydia pneumoniae	Atypische Pneumonie
Zellwandlose Bakterien	
Mycoplasma pneumoniae	Atypische Pneumonie
Mycoplasma hominis	Urethritis

Epstein-Barr-Virus (EBV)

Das Epstein-Barr-Virus (EBV) ist ein B-lymphotropes Virus, das weltweit über 90 % der Menschen infiziert. Es wird als Tröpfcheninfektion auf den Oropharynx übertragen („kissing disease"). Dabei kommt es zu einer Infektion von B-Lymphozyten, in denen das Virus lebenslang persistiert.

Die Primärinfektion verläuft gewöhnlich asymptomatisch, sofern sie in der Kindheit stattfindet. Bei verspäteter Primärinfektion im Jugend- und frühen Erwachsenenalter kann die **infektiöse Mononukleose** (Pfeiffer-Drüsenfieber) auftreten. Diese ist eine selbstlimitierende, lymphoproliferative, fieberhafte Erkrankung, kann allerdings mit Organkomplikationen (Hepatitis, Splenomegalie mit Milzruptur, Pneumonie, Exanthemen u. a.) einhergehen. Sehr selten sind fulminante Verläufe, vorwiegend bei Patienten mit angeborenen Immundefizienzsyndromen (z. B. X-chromosomal vererbtes Lymphoproliferationssyndrom), möglich.

Eine latente EBV-Infektion ist mit dem endemischen **Burkitt-Lymphom,** dem **Nasopharynxkarzinom,** medullären Karzinomen des Magens sowie mit dem klassischen Hodgkin-Lymphomen (insbesondere vom Mischtyp) und anderen Lymphomen assoziiert (> Kap. 22.2.2). Zusätzlich kann die latente Infektion die **posttransplant lymphoproliferative Disease (PTLD)** bei Immunsuppression nach Organtransplantation hervorrufen.

Humanes Herpesvirus 8

Bei Patienten mit erworbener Immunschwäche (AIDS) ist das Herpesvirus 8 (HHV-8) für die Entwicklung von Kaposi-Sarkomen (> Kap. 46.3.5) und großzelligen B-Zell-Lymphomen mitursächlich (> Kap. 22.2.2).

48.3 Bakterien

Bakterien sind einzellige Mikroorganismen (Prokaryoten). Beginnend mit der Geburt werden die Körperoberflächen (Haut, Schleimhäute) des Menschen mit Mikroorganismen besiedelt **(Kolonisation),** die angepasst an diesen Standort als **Kommensalen (Mutualisten)** die sog. **residente „Standortflora"** bilden. **Infektionen** verursachen Bakterien mit spezifischen Virulenzfaktoren, welche die Infektionsabwehr überwinden und ihre Pathogenität zum Tragen bringen. Als **fakultativ pathogen** bezeichnet man Bakterien, die nur bei eingeschränkter Immunität bzw. nach Verschleppung (z. B. bei Verletzungen) in primär sterile Körperbereiche (z. B. Körperhöhlen, innere Organe) eine Infektion hervorrufen **(Opportunisten).**

48.3.1 Morphologie von Bakterien

Nach ihrer Gestalt werden kugelförmige (Kokken), stäbchenförmige und schraubenförmige Bakterien (Spirochäten, Borrelien) unterschieden. Einige Bakterien können umweltresistente Sporen bilden (Bazillen, Clostridien). Gestalt und Färbeverhalten der Bakterien in der Gram-Färbung erlauben eine orientierende Einteilung (> Tab. 48.2).

48.3.2 Aufbau eines Bakteriums

Bakterien besitzen ein Kernäquivalent **(Nukleoid),** das als DNA-Molekül frei im Zytoplasma liegt. Zusätzlich können Bakterien im Zytoplasma kleine ringförmige DNA-Moleküle **(Plasmide)** besitzen, auf denen z. B. Toxine, Virulenzfaktoren und Resistenzen kodiert sind. Die **Zytoplasmamembran** besteht aus einer Phospholipiddoppelschicht mit eingelagerten Membranproteinen. Außerhalb der Zytoplasmamembran besitzen Bakterien eine **Zellwand,** eine netzartige dreidimensionale Struktur, die aus einem Polymer bestehend aus dem Peptidoglykan Murein aufgebaut ist. Dieses umschließt sackartig die Bakterienzelle (Murein-Sacculus). Die Zellwände bei gramnegativen und grampositiven Bakterien unterscheiden sich deutlich in ihrem Aufbau.

Bei **gramnegativen** Bakterien besteht die Zellwand aus einer dünnen Peptidoglykanschicht, die von einer äußeren Membran aus Phospholipiden, Proteinen („outer membrane proteins", OMPs) und Lipopolysacchariden (LPS) umgeben ist. Das medizinisch wichtige LPS besteht aus einem in der Lipidschicht verankerten Phospholipid, **Lipid A,** das als **Endotoxin** der gramnegativen Bakterien beim Zerfall des Bakteriums als starkes exogenes Pyrogen wirkt (über Induktion von IL-1 und TNFα). Es ist auch ein wesentlicher Faktor in der Entstehung des septisch-toxischen Schocks (> Kap. 7.10.2). Zusätzlich bestehen LPS aus einer Kette repetitiver Oligosaccharidketten **(O-Antigene),** die beim Wirt die Bildung spezifischer Antikörper hervorruft.

Grampositive Bakterien besitzen eine einfache, nur aus einer dicken Peptidoglykanschicht bestehende Zellwand. Weitere Bestandteile sind entweder kovalent (Teichon- und/oder Teichuronsäuren) oder nicht kovalent (Lipoteichonsäuren) mit dem Murein verknüpft. Auch diese wirken beim Menschen als exogenes Pyrogen. Mit der Zellwand nicht kovalent assoziiert sind eine Reihe von Proteinen, z. B. die **M-Proteine** bei A-Streptokokken oder das **Protein A** bei *Staphylococcus aureus*. Das Peptidoglykangerüst der **Mykobakterien** weist als Besonderheit einen sehr hohen Gehalt an Lipiden auf. Dies ist der Grund für ihre **Säurefestigkeit** (Basis der **Ziehl-Neelsen-Färbung**) und ihre **hohe Resistenz** gegenüber Umwelteinflüssen. Es stellt einen wesentlichen **Virulenzfaktor** dar (> Kap. 48.3.6).

An ihrer Außenseite können Bakterien **zusätzliche Strukturen** aufweisen:
- **Kapsel** aus viskösem Material (extrazelluläre Polysaccharide) mit antiphagozytärer Eigenschaft (wesentlicher Virulenzfaktor bei z. B. Pneumokokken).
- **Flagellen** (Geißeln und Kinozilien): bewegliche Filamente aus kontraktilen Proteinen (Flagellin), die den Bakterien Mobilität verleihen (z. B. *Vibrio cholerae*).
- **Fimbrien** (Pili) als kurze, zahlreiche Proteinfilamente der Wand vieler, v. a. gramnegativer Bakterien, die für adhäsive Eigenschaften der Bakterien verantwortlich sind (z. B. uropathogene *E. coli*).
- Über **Fertilitätspili** können DNA (Plasmide) und damit Erbmerkmale zwischen Bakterien übertragen werden (Konjugation). Einige Bakterien wie z. B. Spirochäten (schraubenförmige Gestalt) und Mykoplasmen (fehlende Zellwand) haben einen abweichenden Aufbau.

48.3.3 Pathogenese bakterieller Erkrankungen

Pathogenitäts- und Virulenzfaktoren

Pathogenitäts-, Virulenz-, aber auch Resistenzfaktoren können chromosomal oder extrachromosomal (Plasmiden, Bakteriophagen) codiert sein. Von besonderer Bedeutung ist, dass diese Faktoren auch über Spezies- und Gattungsgrenzen hinweg zwischen unterschiedlichen Bakterien weitergegeben werden können (horizontaler Gentransfer). Bei der **Transformation** wird „nackte" DNA zwischen Bakterien übertragen, bei der **Transduktion** kommt es zur Übertragung bakterieller DNA durch Bakteriophagen. Bei der **Konjugation** werden Plasmiden durch Zellkontakt über Fertilitätspili weitergegeben. **Plasmide** und sog. mobile „Pathogenitätsinseln" tragen häufig Virulenzgene (für Toxine, Adhäsine, Invasine) und Resistenzgene und tragen somit direkt zur Pathogenität und zum Infektionsgeschehen bei.

Adhäsion, Invasion und Ausbreitung

Mit der Adhäsion eines Bakteriums beginnt oftmals die Infektion. Dies wird über verschiedene **Adhäsine** vermittelt, die auf der Zelloberfläche zu finden sind (Kapsel, Lipoteichonsäure, O-Antigene, Pili).

Von den Bakterien sezernierte **lytische** und **zytotoxische Enzyme** wie Proteinasen (Kollagenasen, Fibrinolysin), Phosphatasen, Nukleasen und Hyaluronidase spielen bei der **Invasion** und **Ausbreitung** im Gewebe eine Rolle. Dabei wird die lokale Pathogenität vom Enzymmuster des Erregers entscheidend mitgeprägt.

Antiphagozytäre Faktoren

Phagozytosehemmend wirken **Exotoxine** (Leukozidin und Hämolysine der Staphylokokken und Streptokokken) sowie **Oberflächenproteine** (M-Proteine der Streptokokken oder Protein A der Staphylokokken) und die **Kapsel**. Bakterien zeigen eine hohe **Variabilität ihrer Oberflächenstrukturen** (z. B. bei A-Streptokokken, Gonokokken), was zur „Überlistung" der adaptiven Immunabwehr beim Menschen führt.

Exo- und Endotoxine

Toxine als Stoffwechselprodukte bakterieller Herkunft sind häufig bereits in geringer Konzentration für die Wirtszellen toxisch und führen oftmals zu typischen Krankheitserscheinungen (z. B. Neurotoxine). Man unterscheidet **Exo-** und **Endotoxine**.

Exotoxine sind Proteine **grampositiver und gramnegativer Bakterien**, die von den Bakterien in die Umgebung sezerniert werden. Exotoxine sind stark immunogen und induzieren neutralisierende Antikörper. Durch z. B. Formalinbehandlung sind sie in nichttoxische, immunogene **Toxoide** (Impfstoffproduktion) umwandelbar. Sie haben sehr unterschiedliche Angriffspunkte und Wirkungen. Historisch wurden sie häufig nach ihrer Hauptwirkung bezeichnet, z. B. als Enterotoxine, Neurotoxine oder Hämolysine. Nach ihren **molekularen Wirkungsmechanismen** lassen sie sich in verschiedene Wirkgruppen einteilen:
- **Membranschädigende Toxine**, z. B. Phospholipase C von *Clostridium perfringens* und die Zytolysine (Hämolysine) von *Staphylococcus aureus* und *Streptococcus pyogenes*
- **Rezeptormodulierende Toxine**, z. B. die Superantigene von *Staphylococcus aureus* (Enterotoxine, Toxic-Shock-Syndrom-Toxin 1) und β-hämolysierenden Streptokokken (erythrogene Toxine A und C)
- **Internalisierte Toxine** mit intrazellulärer enzymatischer Wirkung, z. B. ADP-Ribosyltransferasen (z. B. Pertussistoxin von *Bordetella pertussis*, Diphtherietoxin von *Corynebacterium diphtheriae*, Choleratoxin von *Vibrio cholerae*)
- N-Glykosidasen (z. B. Shigatoxin von *Shigella dysenteriae*), Metallo-Proteasen (z. B. Tetanustoxin von *Clostridium tetani*), invasive Adenylatcyclasen (z. B. Ödemfaktor von *Bacillus anthracis*)

Endotoxine sind strukturelle Bestandteile der äußeren Membran der Zellwand **gramnegativer Bakterien**. Bei der Lyse der Bakterien und der Zellteilung werden die hitzestabilen **Lipopolysaccharid**-Komplexe freigesetzt. Ihr Lipid-A-Teil ist für die Toxizität verantwortlich. Endotoxine sind wenig immunogen und induzieren neutralisierende Antikörper. Sie werden z. B. über den **Toll-like-Rezeptor 4** (TLR4) erkannt und verursachen im Organismus eine Reihe von Reaktionen (> Kap. 7.10):

- Aktivierung des **Komplementsystems** (➤ Kap. 3.2.4)
- Freisetzung **lysosomaler Granula** aus neutrophilen Granulozyten
- Aktivierung und Stimulation von **Monozyten** und **Makrophagen**, u. a. mit Induktion von Mediatoren wie Tumornekrosefaktor (TNF), Interleukin 1 (IL-1), „colony stimulating factor" (CSF) oder Interferon (IFN)
- Stimulation der **Leukozytopoese**
- Aktivierung des **Kinin-** und **Gerinnungssystems** (➤ Kap. 3.2.4).

48.3.4 Abwehrmechanismen

Siehe auch ➤ Kap. 3.2 und ➤ Kap. 4.
Bei den meisten bakteriellen Infektionen hat die **angeborene** Abwehr mit den Phagen, den neutrophilen Granulozyten und Makrophagen eine wesentliche Funktion. Unterstützend wirken dabei die Opsonierung der Bakterien mit spezifischen Antikörpern, die Komplementaktivierung und die Lyse der Bakterien. Morphologisches Korrelat dieser akuten Abwehrreaktion ist die eitrige (neutrophilgranulozytäre) Entzündung.

Bei nichtinvasiven Keimen, z. B. *Vibrio cholerae* und *Corynebacterium diphtheriae,* steht die **humorale** Abwehr mit toxinneutralisierenden und die Bakterienadhäsion blockierenden Antikörpern im Mittelpunkt.

Bei obligat intrazellulären Erregern oder Mykobakterien ist die durch **T-Zellen** und **Lymphokine** bewirkte Aktivierung von Makrophagen wichtig. Dabei kommt es meist zu einer charakteristischen granulomatösen Entzündungsreaktion.

Klinische Relevanz Die meisten Bakterien (Streptokokken, Staphylokokken u. a.) verursachen **akute eitrige** Entzündungen mit unterschiedlich ausgeprägten Allgemeinsymptomen (z. B. Fieber, Tachykardie). Das Spektrum reicht von Lokalinfektionen bis zur Sepsis (➤ Kap. 7.10).
Zum Spektrum bakterieller Infektionskrankheiten gehören neben den **chronisch granulomatösen** (z. B. Tuberkulose) auch chronische lymphoplasmazelluläre Entzündungen (z. B. *Helicobacter pylori*) und Erkrankungen, die primär durch **bakterielle Toxine** verursacht werden (z. B. Tetanus, Diphtherie, Cholera).

48.3.5 Akute Erkrankungen durch Bakterien

Eitrige Infektionen werden oftmals durch **Staphylokokken, Streptokokken** und durch gramnegative Stäbchenbakterien der Familie **Enterobacteriaceae** (oftmals **nosokomiale Infektionen**) hervorgerufen.

Erkrankungen durch Staphylokokken

Staphylokokken sind grampositive Haufenkokken. Zu ihnen gehören *Staphylococcus aureus* und die weniger virulenten koagulasenegativen Staphylokokken (CNS, ➤ Abb. 48.1a).

Staphylococcus aureus

Pathogenese

Staphylococcus aureus besitzt zahlreiche **Virulenzfaktoren.** Der fibrinogenbindende **Clumping-Faktor** sowie spezifische Adhäsine dienen der Anheftung des Erregers und der Phagozytoseabwehr. Zusätzlich verfügt *S. aureus* über verschiedene **Enzyme** (Phospholipasen, Kollagenasen, Nukleasen und Hyaluronidasen), um in das Wirtsgewebe einzudringen. Zur Phagozytoseabwehr dient der Aufbau eines Fibrinschutzwalls um den Erreger mit **Plasmakoagulase** und dem **Clumping-Faktor.** Dieser Wall kann durch erregereigenes Fibrolysin (Staphylokinase) wieder aufgelöst werden. Antiphagozytär wirken auch die Kapsel sowie zytotoxische **Hämolysine** und **Leukozidine.** Das α-Hämolysin zeigt eine „dermatonekrotisierende" Wirkung, zu den Leukozidinen zählt das Panton-Valentine-Leukozidin (PVL). **Protein A** ist in der Lage, Komplement zu aktivieren, und besitzt die Eigenschaft, Antikörper über die Fc-Stücke zu binden, wodurch die Opsonisierung unterbunden wird. Die hochwirksamen **Toxine,** pyrogene Superantigentoxine (➤ Kap. 48.3.3), Enterotoxine und das Toxic-shock-syndrome-Toxin 1 sind für schwere Verläufe verantwortlich.

Klinische Relevanz *Staphylococcus aureus* ist die häufigste Ursache **eitriger Infektionen der Haut. Furunkel, Karbunkel, Pyodermie, Panaritium** und **Wundinfektionen** sind Ausdruck lokaler, von der Haut und ihren Anhangsgebilden ausgehenden Infektionen. Von hier aus können sich die Erreger weiterverbreiten und **Abszesse** und **Empyeme** (z. B. Gelenke, Pleurahöhle) ausbilden. Weitere lokale eitrig-abszedierende Entzündungen sind u. a. die **Mastitis puerperalis,** Mastoiditis, **Otitis media** und Sinusitis. *S. aureus* verursacht auch die primär hämatogene **Osteomyelitis** neben einer sekundären (postoperativen, posttraumatischen) Form. Sekundäre Infektionen können im Rahmen einer **hämatogenen Streuung** oder **Sepsis** auftreten (z. B. im ZNS, Niere, Lunge). So kann es z. B. beim Nasenfurunkel zu einer Thrombophlebitis der V. angularis kommen und durch Verschleppung erregerhaltigen thrombotischen Materials in den Sinus cavernosus zur **Meningitis** und zu **Hirnabszessen.** Selten, aber mit einer hohen Letalität verbunden sind die *S. aureus*-**Pneumonie** (➤ Abb. 48.14), die meist als sekundär abszedierende Superinfektion nach Viruspneumonien (v. a. nach Influenza) oder als nosokomiale Pneumonie bei beatmeten Patienten entsteht, und die akute ulzeropolypöse **Endokarditis** der Herzklappen.

Toxinvermittelte *Staphylococcus-aureus*-Erkrankungen

- Die **Staphylokokken-Lebensmittelvergiftung** (Enterotoxikose) wird durch hitzestabile **Enterotoxine** hervorgerufen (über kontaminierte Nahrung), die nach wenigen Stunden massives Erbrechen, Fieber sowie (seltener) eine Diarrhö verursachen. Die Gastroenteritis klingt nach 24–48 h komplikationslos ab.
- Das **toxische Schocksyndrom** („toxic shock syndrome", TSS) wird durch Freisetzung des **Toxic-shock-syndrome-Toxins 1** (TSST-1) bei fehlendem protektivem Antikörper-Titer hervorgerufen. Dieses Toxin wird nur von ca. 1 % der *S. aureus*-Stämme

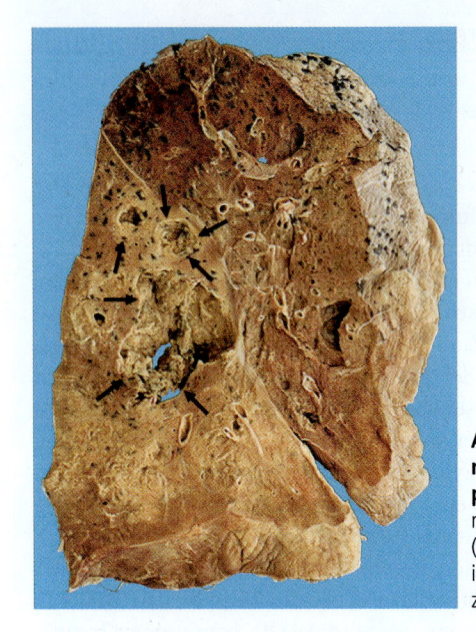

Abb. 48.14 Abszedierende Staphylokokkenpneumonie. Ausbildung mehrerer Abszesshöhlen (Pfeile). Pyogene Membran im Randbereich der Abszesshöhlen. [R398]

produziert. Das TSST-1 wirkt als „Superantigen" und führt zu massiver Zytokinfreisetzung. Die klinische Symptomatik besteht aus Fieber, Hypotonie und scharlachartigem Exanthem in der Akut- sowie Desquamation der Epidermis in der Rekonvaleszenzphase. Dabei kann es unter dem Bild eines protrahierten Schocks zum **Multiorganversagen** kommen. Ein TSS kann jedoch auch durch Enterotoxin B oder die pyrogenen (erythrogenen) Toxine A und C von *Streptococcus pyogenes* hervorgerufen werden (➤ Kap. 7.10).

- Das **Staphylococcal Scalded Skin Syndrome** (SSSS) wird durch **Exfoliativtoxine** (ETA und ETB) hervorgerufen. Die generalisierte Form (Morbus Ritter von Rittershain) kommt hauptsächlich bei Neugeborenen und Kleinkindern vor, aber auch bei immunsupprimierten Erwachsenen in Form einer großflächigen, blasenbildenden Epidermolyse mit Hautnekrose. Zur lokalisierten Verlaufsform (bullöse Impetigo, Pemphigus neonatorum) kommt es bei nur lokal wirksamer Toxinproduktion. Beim SSSS zeigt sich histologisch eine **intraepidermale Spaltbildung**.

Koagulasenegative Staphylokokken

Die zur physiologischen „Hautflora" gehörenden koagulasenegativen Staphylokokken (CNS z. B.: *S. epidermidis, S. haemolyticus,*) können bei prädisponierenden Faktoren Infektionen hervorrufen. Sie sind z. B. bei i. v. Drogenabhängigen für eine Trikuspidalklappenendokarditis sowie bei abwehrgeschwächten Patienten und Früh- und Neugeborenen für septische Krankheitsbilder verantwortlich (➤ Kap. 49.3.2). CNS besitzen die Fähigkeit, sich an Kunststoffoberflächen (Katheter, Liquorshunts, künstliche Herzklappen u. a.) anzuheften und sich dort zu vermehren. Der entstehende Biofilm aus Staphylokokken, extrazellulären „Schleimsubstanzen" und Wirtsproteinen schützt die Erreger vor der Abwehr und vor Antibiotika. Diese **Fremdkörper-assoziierten Infektionen** können zur septischen Streuung mit Abszessen in parenchymatösen Organen führen.

Erkrankungen durch Streptokokken und Enterokokken

Streptokokken und Enterokokken sind grampositive kettenbildende Kokken. Traditionelle Einteilungen beruhen auf ihrem **Hämolyseverhalten** auf Blutagarplatten in β-hämolysierende (vollständige Hämolyse), α-hämolysierende (partielle Hämolyse, Vergrünung) und nicht-hämolysierende Streptokokken sowie auf die serologische Einteilung ihres Zellwandpolysaccharids (C-Substanz) nach Lancefield (sog. Lancefield Antigen; Gruppen A bis T).

M-Proteine sind ein wesentlicher **Virulenzfaktor** der Streptokokken (Gruppen A, C und G). Sie befinden sich „fimbrienartig" an der Zelloberfläche und besitzen antiphagozytäre Eigenschaften. Die hohe Variabilität der M-Proteine führt jedoch dazu, dass nur eine stammspezifische Immunität erworben wird mit der Folge, dass Stämme mit anderen M-Typen erneut zu Erkrankungen führen können. Weitere Virulenzfaktoren sind die zytolytischen Streptolysine O und S sowie die für die phlegmonöse Ausbreitung im Gewebe verantwortlichen Enzyme, Hyaluronidase, Streptokinase und DNAsen. Die Streptokokkentoxine A und C verursachen das **Streptokokken-Toxin-Schocksyndrom**.

Streptococcus pyogenes

Streptococcus pyogenes gehört zu den pyogenen, β-hämolysierenden Streptokokken der Gruppe A und verursacht eine **akute Pharyngitis, Tonsillitis** und **Otitis media**. Weitere **lokale** Infektionen sind die Impetigo contagiosa – meist gemeinsam mit *Staphylococcus aureus* – und das **Erysipel** sowie **Phlegmone,** deren schwerste Form, die **nekrotisierende Fasziitis,** mit einem rasch progredienten Verlauf und einer hohen Letalität verbunden ist.

Eine Sonderform der Streptokokkenpharyngitis ist der **Scharlach**. Hier produzieren die Streptokokkenstämme die **erythrogenen Toxine A, B** und **C**. Neben der akuten Pharyngitis und Tonsillitis als Lokalinfektion kommt es aufgrund der Toxinwirkung zu einer **systemischen Erkrankung**. Die erythrogenen Toxine wirken wie Superantigene und stimulieren eine Zytokinkaskade mit starker Entzündungsreaktion. Typisch für diese hochfieberhafte Erkrankung ist das feinfleckige **Scharlachexanthem**. Gegen die erythrogenen Toxine entwickelt sich eine antikörpervermittelte Immunität die allerdings nur teilweise kreuzreaktiv ist, daher kann man wiederholt an Scharlach erkranken. Wichtige immunologisch bedingte **Folgeerkrankungen** eines Scharlachs bzw. eines Streptokokkeninfekts sind das **akute rheumatische Fieber** (➤ Kap. 19.4.1) mit **rheumatischer Endokarditis** (➤ Kap. 19.4.1), **akuter Glomerulonephritis,** seltener eine **Arthritis** (Knie) und eine **Chorea minor**. Diese Zweiterkrankungen werden über ein sog. **molekulares Mimikry** zwischen M-Proteinen der Streptokokken und Bindegewebsbestandteilen (kardiales Myosin, Hyaluronat) verursacht, gegen die sich Autoantikörper nach dem Primärinfekt bilden und die zu einer granulomatösen Entzündungsreaktion (**rheumatisches Granulom**) führen. Weitere Infektionen **innerer Organe** durch *Streptococcus pyogenes* sind Pneumonie, Empyem, Peritonitis, Meningitis, Arthritis und Endo- und Perikarditis (akute und subakute bakterielle Endokarditis; ➤ Kap. 19.4.1) und die Puerperalsepsis („Kindbettfieber").

Streptococcus agalactiae

Der β-hämolysierende *Streptococcus agalactiae* aus der serologischen Gruppe B ist als Erreger einer potenziell letalen Infektion von Neugeborenen von Bedeutung. Unterschieden wird ein sog. **Early-Onset-Typ** (bis zum 8. Lebenstag) mit Sepsis bzw. einer 1–6 Wochen nach Geburt auftretenden Infektion vom **Late-Onset-Typ** mit Meningitis. Weitere Erkrankungen sind Wund- und Harnwegsinfektionen, Endokarditiden, Pneumonien und Osteomyelitiden.

Streptococcus pneumoniae

Pneumokokken sind häufige Erreger einer **Pneumonie**. Früher dominierte die klassische **Lobärpneumonie**, heute dagegen die **Bronchopneumonie** (➤ Kap. 24.6.1). Im Rahmen einer septischen Streuung oder ausgehend von einer Sinusitis, Otitis media oder Mastoiditis kann es zur **Pneumokokkenmeningitis** und zum Hirnabszess kommen. Die Pneumokokkenmeningitis weist eine hohe Letalität auf. Sie ist die häufigste bakterielle Meningitis bei Patienten über 40 Jahren. Ein besonders hohes Risiko haben splenektomierte Patienten, die aus diesem Grund immunisiert werden sollten.

Vergrünende und nichthämolysierende Streptokokken

Vergrünende und nichthämolysierende Streptokokken des Mundraums sind häufige Erreger einer **Endokarditis** (> 50 %; Endocarditis lenta, ➤ Kap. 19.4.1).

Enterokokken

Enterokokken (*E. faecalis*, *E. faecium* u. a.) besiedeln physiologisch den Darm des Menschen und können zu Infektionen der Harnwege, der Herzklappen, des Peritoneums und z. B. von Operationswunden führen. Zunehmend Probleme bereiten nosokomiale Infektionen durch Vancomycin-resistente Enterokokken (VRE, Hospitalismus-Keim).

Erkrankungen durch gramnegative Kokken

In der Familie der *Neisseriaceae* sind *Neisseria meningitidis* (Meningokokken) und *Neisseria gonorrhoeae* (Gonokokken) von klinischer Bedeutung. Sie stellen sich morphologisch als Diplokokken (paarweise auftretende Kokken) dar.

Neisseria meningitidis

Neisseria meningitidis kann eine **eitrige Meningitis** mit plötzlichem Beginn und foudroyantem Verlauf verursachen. In Europa treten die meisten Meningokokkenmeningitis-Fälle sporadisch auf und werden durch Serotyp-B-Stämme verursacht. Serotyp-A- und -C-Stämme können epidemisch auftreten („Meningitisgürtel" der Sahelzone). 5–10 % der Bevölkerung sind symptomlose Träger von *N. meningitidis* im Nasopharynx. Virulenzfaktoren sind Pili, die zur Adhäsion am Epithel des Nasopharynx beitragen, eine IgA-Protease, die sekretorische IgA-Antikörper in der Schleimhaut zerstört, sowie ein Endotoxin welches zur Zytokin- und Gerinnungsaktivierung führt. Virulente Stämme dringen über die Nasenschleimhaut in das Gefäßsystem ein und führen über eine Bakteriämie zur Meningitis und **Sepsis** mit Endotoxinschock, disseminierter intravaskulärer Koagulopathie (DIC) mit schweren Hämorrhagien, Myokarditis und Nebennierenversagen (**Waterhouse-Friderichsen-Syndrom**, ➤ Kap. 7.10.2 und ➤ Kap. 16.1.11).

Neisseria gonorrhoeae

Neisseria gonorrhoeae ist der Erreger der **Gonorrhö** (Tripper), der häufigsten bakteriellen Geschlechtskrankheit. Beim Mann steht eine **eitrige Urethritis**, bei der Frau meist eine symptomarme **Zervizitis** im Vordergrund. Äußerst schmerzhaft ist eine Infektion der Bartholin-Drüsen (**Bartholinitis**).

Komplikationen bei unbehandeltem chronischem Verlauf sind bei der Frau eine Adnexitis, selten eine Peritonitis und beim Mann eine eitrige Prostatitis und Epididymitis. Gonokokken können auch ein sog. urethro-okulo-synoviales Syndrom (**Reiter-Trias**: Arthritis, Konjunktivitis, Urethritis) auslösen. Die unter der Geburt erworbene Konjunktivitis (Blennorrhoea gonorrhoica) bei Neugeborenen ist durch die Prophylaxe nach Credé (Einträufeln einer 1-prozentigen Silbernitratlösung in den Konjunktivalsack unmittelbar nach der Geburt) selten geworden.

Erkrankungen durch gramnegative Stäbchenbakterien

Enterobacteriaceae

Salmonellen *Salmonella typhi* und *Salmonella paratyphi A, B* und *C* sind die Erreger der schwer verlaufenden, systemischen typhösen Salmonellosen (**Typhus abdominalis** und **Paratyphus A, B und C**). *Salmonella enteritidis* und *Salmonella typhimurium* verursachen auf den Darm beschränkte Infektionen (**Enteritiden**, ➤ Kap. 30.7.1). Selten kommen bei den Letzteren septische Verläufe vor. Man unterteilt die Salmonellen serologisch anhand ihrer unterschiedlichen Oberflächenantigene (Kauffmann-White-Schema).

Shigellen 4 Shigellenarten werden unterschieden, deren Häufigkeit regional variiert, *Shigella dysenteriae* (Tropen und Subtropen), *Shigella boydii* (Vorderasien und Nordafrika) sowie die weltweit vorkommenden *Shigella flexneri* und *Shigella sonnei*. Shigellen sind die Erreger der **bakteriellen Ruhr** (Shigellose, ➤ Kap. 32.4.1).

Yersinien *Yersinia enterocolitica* und *Yersinia pseudotuberculosis* penetrieren als invasive Keime die Schleimhaut und verursachen **Enteritiden** und **Enterokolitiden** mit einer mesenteriellen Lymphadenitis, oft unter dem klinischen Bild einer Appendizitis (➤ Kap. 30.7.1). Protrahierte Infekte (v. a. bei Kindern) können das

Bild einer epitheloidzellig-granulomatösen mesenteriellen Lymphadenitis zeigen („Pseudoappendicitis").

Yersinia pestis ist der Erreger der **Pest,** die schon bei Verdacht melde- und quarantänepflichtig ist. Als sog. **schwarzer Tod** führte die Pest zu den verheerendsten Pandemien der Menschheitsgeschichte. Noch heute gibt es sporadische Infektionen (z. B. USA) oder kleinere Ausbrüche (z. B. Madagaskar, China, Indien). Die Pest ist eine Zoonose (Nagetiere), der Übertragungsweg zum Menschen verläuft häufig indirekt über Vektoren (z. B. **Rattenfloh**), es ist aber auch eine direkte Mensch-zu-Mensch-Ansteckung möglich. Nach dem **Übertragungsmodus** werden Bubonenpest (Beulenpest) und primäre Lungenpest unterschieden.

- **Bubonenpest:** Übertragung der Erreger direkt von erkrankten Nagetieren (v. a. Ratten) oder durch den Biss infizierter Flöhe. Die Erreger gelangen in die regionären Lymphknoten, wo sie sich vermehren und nach einer Inkubationszeit von 5–10 Tagen zu den charakteristischen, bläulich verfärbten, geschwollenen Lymphknoten (Bubonen) führen. Eine hämatogene Aussaat kann zur Absiedlung der Erreger in andere Organe führen. Beim septischen Verlauf kommt es zu einem Endotoxinschock mit disseminierter intravasaler Koagulopathie (DIC). Die hämorrhagischen Hautnekrosen führten zur historischen Bezeichnung „Schwarzer Tod". Eine Absiedlung in die Lunge hat die **sekundäre Lungenpest** mit erregerreichem, hochinfektiösem, blutigem Auswurf zur Folge.
- Die **primäre Lungenpest** wird von Pestkranken mit sekundärer Lungenpest aerogen auf andere Menschen übertragen. Die Inkubationszeit beträgt wenige Stunden bis maximal 2 Tage. Es kommt zu einer hämorrhagischen Bronchopneumonie, die zur Sepsis und aufgrund starker Toxinwirkung (z. B. toxische Herzlähmung) unbehandelt innerhalb von Stunden bis wenigen Tagen zum Tod führt.

Escherichia-coli-Stämme Darmpathogene *E.-coli-* Stämme (> Tab. 48.3) rufen im Intestinum definierte Erkrankungsbilder hervor. Es werden mehrere Gruppen abhängig von ihren genetisch kodierten Virulenzfaktoren unterschieden: **enterotoxische** *E. coli* **(ETEC), enteroinvasive** *E. coli* **(EIEC), enterohämorrhagische** *E. coli* **(EHEC)** und **enteropathogene** *E. coli* **(EPEC)** (s. a. > Kap. 30.7.1). **Uropathogene** *E. coli (UPEC)* verursachen Harnwegsinfekte.

Fakultativ pathogene Enterobacteriaceae *Klebsiella pneumoniae, Enterobacter cloacae, Proteus mirabilis, Serratia marcescens* u. a.

Diese Enterobacteriaceae gehören teils zur physiologischen Darmflora. Sie verursachen **extraintestinale,** teils eitrige Infektionen wie Harnwegsinfektionen, Pyelonephritis und Cholangitis sowie **(nosokomiale) Infektionen** (postoperative Wundinfektionen, Peritonitis, Pneumonie, Meningitis und Septikämie). Bei nosokomialen Infektionen ist mit einer erhöhten antibakteriellen Resistenz der Erreger zu rechnen. Bei Septikämien mit gramnegativen Bakterien besteht die Gefahr eines **Endotoxinschocks** (> Kap. 7.10). Bei **hämatogener** Ausbreitung können **Abszesse** in parenchymatösen Organen (z. B.: Leber) entstehen **(Septikopyämie).**

Campylobacter

C. jejuni (Huhn) und *C. coli* (Schwein) gehören zu den häufigsten bakteriellen Durchfallerregern. Diese Zoonose wird über kontaminierte Lebensmittel bzw. Wasser übertragen. Typisch ist eine akute blutige, aber selbstlimitierende Diarrhö, die durch das darmschleimhautinvasive Verhalten der Bakterien bedingt wird. Als Zweiterkrankung kann nach einer **Campylobacterenteritis** das **Guillain-Barré-Syndrom** (akute inflammatorische demyelinisierende Polyneuropathie) auftreten. Typisch ist eine aufsteigende Lähmungen mit Beginn im Bereich der Bein- und später der Armmuskulatur. Die Erkrankung entsteht durch ein **molekulares Mimikry** zwischen O-Antigenen von *C. jejuni,* die die Bildung von Autoantikörpern gegen Ganglioside der Myelinscheiden der Axone des peripheren Nervensystems induzieren. Verwandt mit Campylobacter ist das spiralisierte, ausschließlich beim Menschen vorkommende Magenbakterium *Helicobacter pylori,* der Erreger der chronischen B-Gastritis. *H. pylori* ist ein karzinogenes Bakterium (Adenokarzinom des Magens, MALT-Lymphom; > Kap. 28.7.3).

Pseudomonaden

Pseudomonas aeruginosa gilt als wichtiger Erreger von nosokomialen Infektionen. Bei Patienten mit geschwächter Abwehr kommt es u. a. zu Pneumonien, Peritonitis, Wundinfektionen und Pyelonephritis. *P. aeruginosa* produziert Pigmente (Pyozyanin, Fluoreszein), die dem charakteristisch riechenden Eiter („fruchtartig") eine blau-grünliche Färbung verleihen. *Stenotrophomonas* repräsentiert einen weiteren Erreger nosokomialer Infektionen. *Burkholderia cepacia* verursacht chronische schwerwiegende Infektionen der Lungen bei Patienten mit Mukoviszidose. *Burkholderia pseudomallei* ist der Erreger der in den Tropen vorkommenden oftmals letalen Erkrankung **Melioidose** (Pneumonie, Sepsis; Bioterrorismus-Agens).

Tab. 48.3 Infektiologische Aspekte bei darmpathogenen E.-coli-Stämmen

	EPEC	ETEC	EIEC	EHEC
Lokalisation	Jejunum/Ileum	Jejunum	Kolon	Kolon
Morphologie	Destruktion der Mikrovilli	Intakte Mukosa, Hyperämie	Entzündung, Ulzeration, Nekrosen	Destruktion der Mikrovilli, Nekrosen
Pathogenese	Adhärenz	Enterotoxine	Invasion	Shiga-Toxin-Wirkung
Klinik	Diarrhö bei Säuglingen und Kindern, Reisediarrhö	Reisediarrhö, Diarrhö bei Kindern	blutige Diarrhö	Blutige Diarrhö, hämolytisch-urämisches Syndrom (HUS), thrombotisch-thrombozytopenische Purpura

EPEC = enteropathogene E.-coli-Stämme; ETEC = enterotoxische E.-coli-Stämme; EIEC = enteroinvasive E.-coli-Stämme; EHEC = enterohämorrhagische E.-coli-Stämme

Vibrionaceae

Vibrio cholerae ist der Erreger der Cholera. Nach oraler Infektion gelangt der begeißelte Erreger in den Dünndarm, wo er an die Enterozyten bindet und über das **Choleratoxin** die Adenylatzyklase in den Enterozyten aktiviert. Das dadurch vermehrt entstehende cAMP verursacht eine Hypersekretion von Elektrolyten und Wasser ins Darmlumen, was zu „reiswasserartigen" massiven Durchfällen führt (bis 25 l/d). Durch die massive Ausscheidung wird der Erreger weiter in der Umwelt disseminiert was zu **Epidemien** führen kann (meldepflichtige Erkrankung). Aufgrund des massiven Flüssigkeitsverlusts kommt es zur Exsikkose, Hypotonie und Kreislaufversagen mit möglichem letalem Ausgang (unbehandelt bis 50%). Das Choleratoxin (Protein) ist ein klassisches A/B-Toxin wobei die B-Untereinheit für die Bindung an die Zielzelle, die A-Untereinheit für die spezifische Aktivität verantwortlich ist.

Francisella tularensis

Die durch *Francisella tularensis* hervorgerufene **Tularämie** („Hasenpest") ist eine Zoonose, die durch direkten Kontakt mit infizierten Tieren (v. a. Hasen, Nager) oder indirekt über Vektoren (Zecken, Stechmücken) bzw. kontaminiertes Wasser oder Staub übertragen wird. Abhängig von der Eintrittspforte unterscheidet man eine ulzeroglanduläre, okuloglanduläre, oropharyngeale, pneumonische oder typhoide Form der Tularämie. Der **Primäraffekt** ist zumeist ein wenig schmerzhaftes Geschwür mit begleitender Lymphadenopathie. Pneumonische oder typhoide Formen sind schwere hoch letale (10–15 %) Krankheiten, die vor allem durch die in Amerika vorkommende Subspezies *Francisella tularensis* subsp. *tularensis* hervorgerufen werden. In Europa kommt die weniger virulente *Francisella tularensis* subsp. *holarctica* vor. *F. tularensis* gilt als potenzielle Biowaffe. **Histologisch** findet man im betroffenen Gewebe epitheloidzellige Granulome mit zentralen Nekrosen (➤ Abb. 48.15).

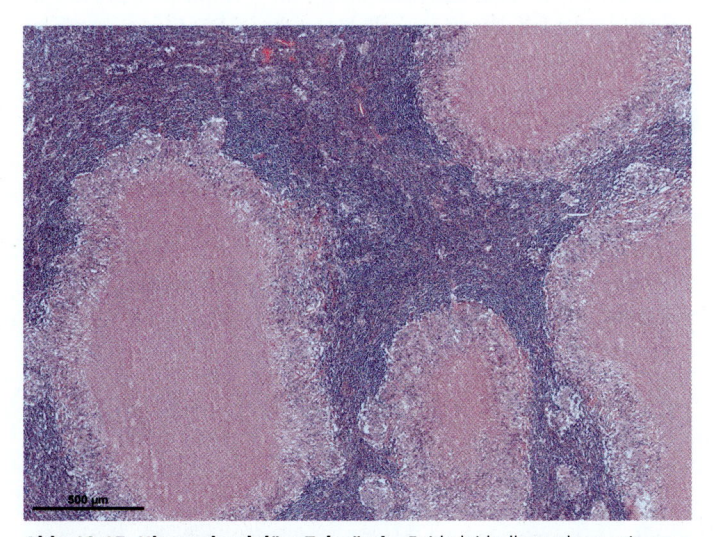

Abb. 48.15 Ulzeroglanduläre Tularämie. Epitheloidzellgranulome mit zentralen Nekrosen in einem befallenen Lymphknoten. H&E; Vergr. 40-fach. [R398]

Brucella

Es gibt vier humanpathogene Spezies (*B. abortus*, *B. melitensis*, *B. suis*, *B. canis*), die das sog. **undulierende Fieber** (**Morbus Bang** oder Maltafieber) hervorrufen. Die Brucellose ist eine Zoonose, wobei die Übertragung direkt über infizierte Tiere (Rinder, Ziegen, Schafe, u. a.) oder indirekt (z. B. Milchprodukte) erfolgen kann. Die Erreger werden über Granulozyten und Makrophagen, in denen sie nicht zerstört werden, im Körper disseminiert, was zu hohem (undulierendem) Fieber, oftmals mit Hepatosplenomegalie, führt. Typisch ist eine granulomatöse Entzündungen in den befallenen Organen.

Bordetella

Bordetella pertussis ist der klassische Erreger des **Keuchhustens.** Durch Tröpfcheninfektion gelangt der Erreger in den Respirationstrakt, wobei er sich mittels seines filamentösen Hämagglutinins an die zilientragenden respiratorischen Epithelien anhaftet. Durch zahlreiche Toxine und Virulenzfaktoren (z. B. Pertussistoxin) verursacht *B. pertussis* eine protrahiert verlaufende Erkrankung (bis zu 6 Wochen), die vor allem bei Kindern 3 typische Stadien zeigt: Stadium catarrhale, Stadium convulsivum (mit krampfartigen Hustenanfällen), Stadium decrementi.

Legionella

Legionella pneumophila ist der Auslöser der sog. **Legionärskrankheit,** einer atypischen Pneumonie mit hoher Letalität (unbehandelt bis 15 %). Bevorzugt betroffen sind Männer > 50 Jahren mit kardiovaskulären Vorerkrankungen. Die Infektion erfolgt zumeist über erregerhaltige Aerosole/Tröpfchen (z. B. beim Duschen, Luftbefeuchter).

Coxiella

Coxiella burnetii ist der Erreger des **Q-Fiebers,** das als atypische Pneumonie mit starken Kopf- und Muskelschmerzen imponiert. Coxiellen vermehren sich in Wirtszellen als obligat intrazelluläre Bakterien. Die Infektionsquelle stellt oftmals erregerhaltiger Staub dar, in dem die Bakterien monatelang überleben können. Als Erregerreservoir gelten Schafe, Ziegen und Rinder. Disseminierte und chronische Verläufe sind klinisch oftmals schwer fassbar. *C. burnetii* hat einen Tropismus auf Gefäße und kann auch eine **Endokarditis** verursachen.

Haemophilus influenzae

Apathogene (unbekapselte) *H.-influenzae*-Stämme kommen bei den meisten Menschen im Respirationstrakt vor. Die **Kapsel** stellt einen Hauptvirulenzfaktor des Bakteriums dar, der die Phagozytose verhindert. Beim Menschen am häufigsten ist *H. influenzae* Serotyp B. Es erkranken vor allem Kinder nach dem 6. Lebensmonat bis etwa zum 4. Lebensjahr; vor dem 6. Lebensmonat besteht ein „Nestschutz" über mütterliche Immunglobuline. Klinisch gefürchtet sind die **Meningitis** und die **Epiglottitis acutissima** („Krupp"). Weitere Manifestationen sind Sinusitis, Otitis media, Osteomyelitis und eine Perikarditis. Nach einer Splenektomie sind Patienten durch eine Sepsis mit *H.*

influenzae bedroht und müssen geimpft werden (**overwhelming postsplenectomy infection, OPSI**). Bei **COPD-Patienten** verursacht *H. influenzae* oftmals schwere Exazerbationen. Eine weitere Spezies ist *H. ducreyi*, der Erreger des **Ulcus molle**, einer venerisch übertragenen Erkrankung der äußeren Genitalien die von der Lues abzugrenzen ist.

Erkrankungen durch obligat intrazelluläre und zellwandlose Bakterien

Rickettsiaceae

Rickettsien werden über **Arthropoden als Vektor** (Zecken, Flöhe, Läuse) auf den Menschen übertragen. Erregerreservoire stellen u. a. Nagetiere dar. *R. prowazekii* ist der Erreger des **„Fleckfiebers"**, einer vor allem in den Weltkriegen aufgetreten Erkrankung mit Millionen Todesopfern. Die obligat intrazellulären Rickettsien vermehren sich in ihrer eukaryotischen Wirtszelle, besonders in Endothelzellen, was zu den typischen Hämorrhagien („Fleckfieber") führt. In Südamerika und Afrika tritt die Krankheit heute noch epidemisch auf.

Bartonella

Es handelt sich um parasitisch innerhalb von Endothelzellen oder Erythrozyten lebende Bakterien. Vektoren sind zumeist Insekten. *B. bacilliformis* verursacht das **Oroya-Fieber** und die Verruga peruana (**Peru-Warze**), die Überträger sind Sandmücken. *B. quintana* ist der Auslöser des **Fünf-Tage-Fiebers,** der Peliosis hepatis und der **bazillären Angiomatose,** verursacht aber auch eine **Endokarditis**. Der Überträger ist die Kleiderlaus. In Mitteleuropa am häufigsten ist *B. henselae* der Erreger der **Katzenkratzkrankheit**. Das Reservoir des Erregers ist die Hauskatze, die Übertragung auf den Menschen erfolgt über die Katze oder den Katzenfloh. Typischerweise entwickelt sich nach einem Katzenkratzer an den Extremitäten eine abszedierende und/oder granulomatöse inguinale bzw. axilläre **Lymphadenitis**.

Chlamydien

Chlamydien sind sehr kleine Bakterien, die sich durch einen für ihre Vermehrung essenziellen Zellparasitismus auszeichnen. Sie treten morphologisch in zwei Erscheinungsformen auf, als Elementarkörperchen zum Überleben außerhalb der Wirtszelle und als Initialkörperchen, die Vermehrungsform im Phagosom der Wirtszelle. *C. psittaci* ist der Erreger der **Papageienkrankheit** (Psittakose), einer **atypischen Pneumonie**. Menschen infizieren sich durch Inhalation von erregerhaltigem Staub (Vogelkot). *C. trachomatis* verursacht das **Trachom** (chronische folliküläre Keratokonjunktivitis), eine weltweit sehr häufige Augeninfektion (> 400 Millionen), die zur Erblindung führen kann (besonders in Nordafrika, vorderer Orient, Indien). Eine mildere Form ist die bei uns vorkommende **„Schwimmbadkonjunktivitis"**. Darüber hinaus verursacht *C. trachomatis* venerisch übertragene Genitalinfektionen, eine **Urethritis, Zervizitis,** das **Lymphogranuloma venereum** (inguinale granulomatöse Lymphadenitis) und bei aszendierender Infektion der Bauchhöhle die sog. **pelvic inflammatory disease** (PID). *C. pneumoniae* verursacht atypische Pneumonien.

Mykoplasmen

Mykoplasmen sind zellwandlose Bakterien (Mollicutes). *Mycoplasma pneumoniae* ist ein über Tröpfchen übertragener Erreger, der eine **Bronchitis** und **atypische Pneumonie** verursacht. Ferner können Urogenitalinfektionen (z. B. **Urethritis, Zystitis**) durch Mykoplasmen verursacht werden.

Erkrankungen durch grampositive Stäbchenbakterien

Diphtherie

Corynebacterium diphtheriae ist ein nicht sporenbildendes, grampositives, keulenförmiges Stäbchen und der Erreger der Diphtherie. Die Pathogenität beruht auf einem **Exotoxin,** (A/B Toxin). Die A-Untereinheit blockiert irreversibel die Translation in der Wirtszelle, was zum Zelltod führt. Die genetische Information für das Toxin ist auf einem sich in das Bakteriengenom integrierenden Bakteriophagen kodiert.

Man unterscheidet eine lokale Infektion von einer systemischen Intoxikation. Die **lokale Infektion** ist gekennzeichnet durch eine pseudomembranös-nekrotisierende Entzündung der Rachen-, seltener der Nasenschleimhaut mit grauweißen Belägen (**diphtherische Pseudomembranen**), Ödem und ausgeprägter Lymphadenopathie. Pseudomembranen können die Atemwege verlegen und zu akuter Atemnot führen. Die ausgeprägte Gewebeschädigung und Entzündung können zum klinischen Bild des „Cäsarenhalses" führen. Die **generalisierte Intoxikation** manifestiert sich – häufig erst nach Abklingen der akuten Infektion – als Parenchymschädigung von Herz, Leber, Niere und Nebenniere sowie mit einer Lähmung motorischer Nerven.

Listeriose

Listerien, die Erreger der Listeriose, sind grampositive Stäbchenbakterien, die fakultativ intrazellulär wachsen. Die Infektion erfolgt meist über Nahrungsmittel (u. a. unpasteurisierte Milchprodukte). *Listeria monocytogenes* verursacht bei Patienten mit geschwächter Immunabwehr **akute eitrige Entzündungen** (Meningitis, Sepsis, Endokarditis, Endometritis). Bei intaktem Immunsystem hingegen verläuft die Infektion meist asymptomatisch oder als milder fieberhafter Infekt. Nach **diaplazentarer** oder **perinataler** Infektion kommt es zum Abort oder beim Neugeborenen zu einer generalisierten Infektion mit (miliaren) Granulomen in parenchymatösen Organen (**Granulomatosis infantiseptica**).

Erkrankungen durch sporenbildende Bakterien

Milzbrand

Bacillus anthracis, ein hochinfektiöses, aerobes, grampositives, sporenbildendes Stäbchen, ist der Erreger des Milzbrands (Anthrax), einer Anthropozoonose und ein potenzielles Bioterrorismus-Agens.

Pathogenitätsfaktoren sind die phagozytosehemmende Polypeptidkapsel und der Anthraxtoxinkomplex (letales Toxin und Ödemtoxin), welche eine schwere Schädigung der Endothelien der Endstrombahn mit hämorrhagischer Entzündung verursachen. Übertragen wird der Milzbrand meist über tierische Produkte wie Wolle oder Felle. Je nach Eintrittspforte manifestiert sich der Milzbrand an der Haut mit hämorrhagischen Hautnekrosen **(Hautmilzbrand),** an der Lunge mit einer hämorrhagischen Bronchopneumonie **(Lungenmilzbrand)** oder im Darm mit einer hämorrhagischen Enteritis **(Darmmilzbrand).** Der klinische Verlauf ist geprägt vom toxischen Schock (Milzbrandsepsis) und der Schädigung des ZNS.

Clostridien

Clostridien sind anaerobe, sporenbildende, grampositive Stäbchen. Sie kommen ubiquitär vor, z. B. im Darmtrakt, sowie als Sporen im Erdboden. Die Pathogenität der Clostridien ist auf ihre **Exotoxine** (Neurotoxine, Histotoxine) zurückzuführen.

Gasbrand Der Gasbrand (Gasödem) entsteht durch Wundinfektion mit *Clostridium perfringens* (➤ Abb. 48.16). Nicht selten handelt es sich um eine Mischinfektion mit anderen aeroben und anaeroben Erregern. Unter anaeroben Wundverhältnissen kommt es innerhalb von Stunden durch die **Histotoxine** der Clostridien zu Ödembildung und rasch fortschreitenden Nekrosen unter Gasbildung (CO_2) im Gewebe (Krepitation).
Histologisch finden sich ausgedehnte Gewebsnekrosen (**Kolliquationsnekrose**). Die Toxine führen zu einem toxisch-septischen Schock mit Multiorganversagen. Typisch sind (Bagatell-)Traumen in der Anamnese. Eine traumatische Gewebeschädigung mit Minderdurchblutung (Muskelquetschung) begünstigt den raschen Verlauf. Bei Verletzungen des Dickdarms kann es auch zu endogenen Infektionen kommen (➤ Kap. 30.7.1). Aufgrund des schnellen und tödlichen Verlaufs der unbehandelten Krankheit und der Notwendigkeit einer sofortigen Therapie (u. a. **Amputation der befallenen Extremität**) muss die Diagnose unverzüglich und sicher gestellt werden (Gefrierschnittindikation). Durch eine hyperbare Sauerstofftherapie kann das Wachstum der anaeroben Clostridien gehemmt werden.

Tetanus Beim Tetanus (Wundstarrkrampf) handelt es sich um eine lokale Wundinfektion mit *Clostridium tetani*. Das Krankheitsbild wird vor allem durch das Tetanustoxin (Tetanospasmin), das sich endoneural ausbreitet, hervorgerufen. Die Blockierung von Neurotransmittern (Glycin, γ-Aminobuttersäure) im Bereich der Vorderhörner des Rückenmarks führt je nach Erkrankungsstadium zu tonischen bzw. tonisch-klonischen Krämpfen und vegetativen Störungen. Die Letalität ist von der Inkubationszeit abhängig. Je länger die Inkubationszeit ist, desto besser ist die Prognose (bei < 5 Tagen beträgt die Letalität ca. 100 %, bei 14–21 Tagen ca. 35 %). Nach meist kaum bemerkten Prodromalzeichen ist das erste charakteristische klinische Zeichen eine zunehmende tonische Lähmung der Gesichtsmuskulatur, die zu einem **Trismus** und zum Bild des **Risus sardonicus** führt. Fortschreitend werden die Nacken- und Rückenmuskulatur mit der Folge eines **Opisthotonus,** dann die Thorax- und Bauchmuskulatur befallen. Durch die Lähmung der Schlundmuskulatur und des Zwerchfells kann es zum Erstickungstod kommen. Verstärkt wird das Erkrankungsbild durch Krampfparoxysmen, die durch leichteste mechanische, optische und akustische Reize ausgelöst werden können. Der Patient ist dabei bei klarem Bewusstsein. Der besonders in Entwicklungsländern vorkommende **Tetanus neonatorum** stellt eine von der Nabelschnur ausgehende Form der Infektion dar (Letalität 85 %). Da Antikörper gegen das Tetanustoxin einen sicheren Schutz vor der Erkrankung bieten, kommen der **aktiven Grundimmunisierung** mit einem Tetanustoxoid sowie der **Postexpositionsprophylaxe** eine entscheidende Bedeutung zu.

Botulismus Der Botulismus ist eine Lebensmittelvergiftung, deren Ursache die Aufnahme von *C.-botulinum*-Toxin ist. Dieses wird in proteinhaltigen Nahrungsmitteln von *Clostridium botulinum* unter anaeroben Bedingungen gebildet. Das stark wirksame Neurotoxin verhindert die Freisetzung von Acetylcholin an den Endplatten des peripheren Nervensystems und führt zu einer schlaffen Lähmung. Die Paralyse der Atemmuskulatur kann zum Ersticken führen.

Pseudomembranöse Kolitis *Clostridioides (früher: Clostridium) difficile* verursacht durch seine Exotoxine eine schwere nekrotisierende Dickdarmentzündungen mit Ausbildung von charakteristischen **Pseudomembranen** auf der Schleimhaut. Ursache dieser nosokomialen Infektion sind Sporen von *C. difficile,* die von Patienten auf oralem Weg akquiriert werden. Durch die Verminderung der endogenen Flora durch die vorausgehende Antibiotikatherapie führt die Infektion zur Vermehrung von *C. difficile* im Darm (sog. **Antibiotikakolitis**). Als mögliche tödliche Komplikation können sich ein **toxisches Megakolon** und eine Sepsis entwickeln.

Erkrankungen durch Aktinomyzeten und Nocardien

Aktinomykose

Actinomyces israelii ist ein anaerobes, grampositives, fadenförmiges, verzweigtes Stäbchenbakterium, das zur physiologischen Mundflora

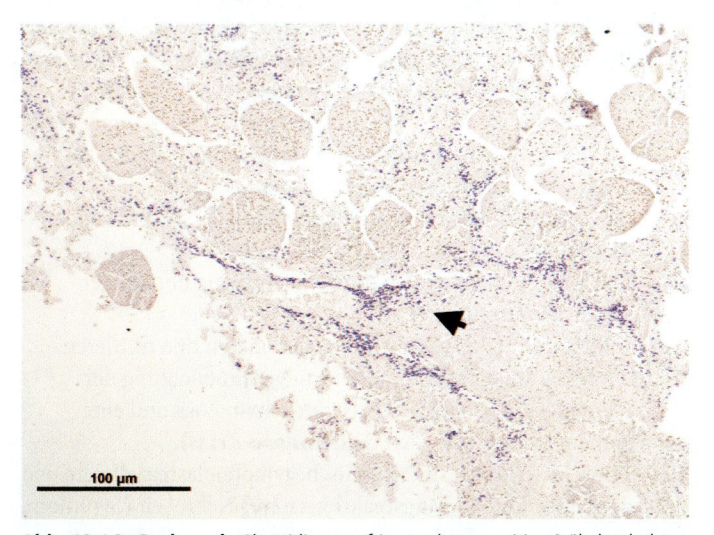

Abb. 48.16 Gasbrand. *Clostridium perfringens* (grampositive Stäbchenbakterien) im Muskelgewebe. Gram; Vergr. 200-fach. [R398]

gehört. Infektionen treten auf, wenn der Keim durch Verletzungen in tiefe Gewebeschichten gelangt. Dadurch resultiert eine eitrige Entzündung mit Bildung von Granulationsgewebe und Fisteln. Typisch ist die Bildung von **Drusen,** kleiner myzelartiger Aktinomyzetenkolonien (sog. Strahlpilz), die von einem Leukozytenwall umgeben sind und als stecknadelkopfgroße, derbe, gelbliche bis bräunliche Körnchen imponieren (➤ Abb. 48.1a). Die häufigste klinische Verlaufsform ist die **zervikofaziale Aktinomykose.**

Nokardiose

Die Nokardiose ist eine Monoinfektion durch aerobe Aktinomyzeten der Gattung *Nocardia*, insbesondere *N. asteroides*, *N. farcinica*, *N. abscessus*. Die häufigste Erkrankung ist eine **Bronchopneumonie.** Bei septischer Streuung kann es zu abszedierenden Entzündungen in anderen Organen kommen (v. a. im Gehirn).

48.3.6 Chronische Erkrankungen durch Bakterien

Syphilis (Lues)

Treponema pallidum gehört zu den Spirochäten und ist der Erreger der Syphilis (Lues), einer venerisch übertragenen generalisierten Infektion. Der Erreger ist außerhalb des Organismus kaum überlebensfähig und dringt über kleine Haut- und Schleimhautdefekte in den Körper ein. Die Erkrankung verläuft in 3 Stadien:

- **Primärstadium (Lues I):** 2–4 Wochen nach der Infektion entsteht an der Eintrittspforte (z. B. Vulva, Penis, Anus, Lippen) ein **Primäraffekt** mit einem schmerzlosen Ulkus (harter Schanker, Ulcus durum; ➤ Abb. 48.17). In diesen Läsionen sind Treponemen zumeist histologisch nachweisbar. Sie breiten sich über die Lymphwege in die regionären Lymphknoten aus und führen hier zu einer schmerzlosen Lymphknotenschwellung. Die Symptome des Primärstadiums klingen auch ohne Therapie bei fortbestehender Lymphadenopathie ab.
- **Sekundärstadium (Lues II):** Etwa 6–18 Wochen nach Infektion entwickeln sich durch eine hämatogene Aussaat ein makulopapulöses Exanthem, nässende, hochinfektiöse **Condylomata lata** sowie eine generalisierte Lymphadenopathie. Zusätzlich können Leber, Milz, Nieren, Gelenke, das Gefäßsystem sowie das Nervensystem befallen werden. Auch die Lues II kann unbehandelt in eine symptomfreie Latenzphase mit positiver Serologie übergehen.
- **Tertiärstadium (Lues III):** 2–20 Jahre nach Infektion kommt es ohne Behandlung nach jahrelangem symptomfreiem Intervall (Latenzstadium, **Lues latens**) bei 40 % der unbehandelten Syphilispatienten zu tertiären Manifestationen. Hierbei handelt es sich in je 10 % um eine **Neurosyphilis** (➤ Kap. 8.5.4) oder eine **kardiovaskuläre** Syphilis (Mesaortitis luica, ➤ Kap. 20.8.1) und in 15 % um die **gummöse** (granulomatöse) Syphilis. Letztere kann in jedem Organ auftreten.
- Die **kongenitale Syphilis** ist meist durch eine transplazentare Infektion bedingt. Bei früher fetaler Infektion kommt es zum

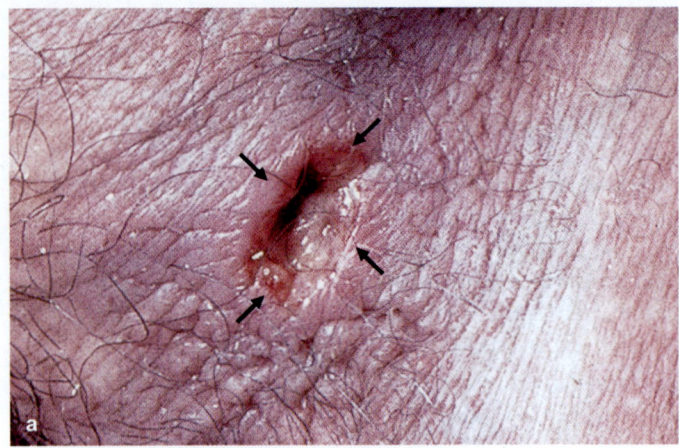

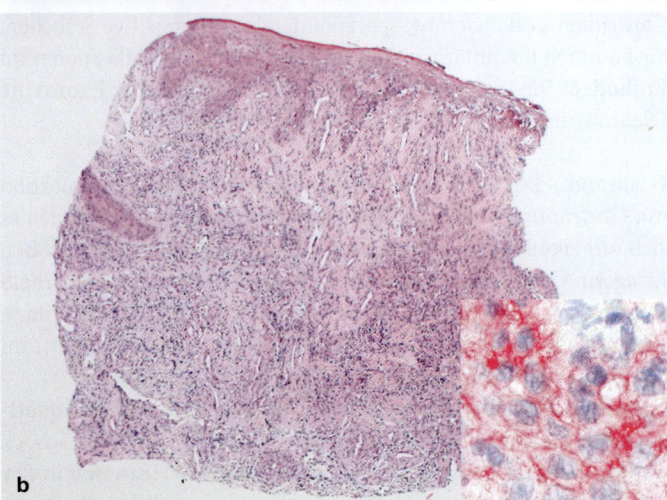

Abb. 48.17 a Syphilitisches Ulcus durum am Skrotum. Umschriebener, wie ausgestanzt wirkender Hautdefekt mit leicht erhabenem Randwall (Pfeile). **b Histologie der Syphilis. a** Dermale chronische Entzündung. **b** Immunhistochemischer Nachweis von Treponema pallidum (rote Spirochäten). Vergr. 630-fach. [R398]

Abort. Infizierte Neugeborene entwickeln meist einen Schnupfen (Coryza syphilitica) mit anschließendem makulopapulösem, flächigem Exanthem sowie einem syphilitischen Pemphigus. Spätere charakteristische Manifestationen sind die generalisierte Osteochondritis und Perichondritis mit Sattelnase und Säbelscheidentibia. Im weiteren Verlauf entwickeln sich

- eine chronisch fibrosierende Entzündung der Leber (**Feuersteinleber**),
- eine fortschreitende interstitielle Pneumonie mit Lungenfibrose (**Pneumonia alba**)
- Zahndeformitäten (Tonnenform der oberen und mittleren Schneidezähne mit halbmondförmiger Einbuchtung der Schneidekante), eine Keratitis parenchymatosa und eine Innenohrschwerhörigkeit (**Hutchinson-Trias**).

Histologische Kriterien sind chronische lymphoplasmazelluläre und granulomatöse Entzündungsreaktionen mit Nekrosen (Syphilom, Gumma) sowie eine Endarteriitis befallener Organe. Im weiteren Verlauf entstehen zunehmend Fibrosen und Vernarbungen.

Tab. 48.4 Pathogene und fakultativ pathogene Mykobakterien (Auswahl)

Langsam wachsend	
Obligat pathogen	**Fakultativ pathogen**
M. africanum, M. bovis, M. tuberculosis, M. microti, M. leprae	M. avium, M. chimaera, M. celatum, M. haemophilum, M. intracellulare, M. kansasii, M. malmoense, M. marinum, M. paratuberculosis, M. scrofulaceum, M. szulgai, M. ulcerans, M. xenopi u. a.
Schnell wachsend	
Fakultativ/obligat pathogen	
M. abscessus, M. chelonae, M. fortuitum, M. peregrinum, M. mucogenicum	

Klinische Relevanz Die Diagnose der Lues erfolgt durch den Nachweis spezifischer Antikörper, da *Treponema pallidum* kulturell nicht anzüchtbar ist, oder durch PCR. Durch die Berücksichtigung der verschiedenen Immunglobulinklassen sind Stadieneinteilung und Therapieführung möglich.

Leptospirosen

Das Reservoir von *Leptospira interrogans* ist (Ab-)Wasser, das mit infektiösem Urin von Ratten, Schweinen oder Rindern kontaminiert ist. Der Erreger dringt über kleine Hautrisse in den Körper ein. Der Krankheitsverlauf ist biphasisch mit akutem Beginn (hohes Fieber, Schüttelfrost, Myalgien, Kopfschmerzen, Augensymptome) und anschließendem Leber- und Nierenbefall, im schwersten Fall mit Oligo-/Anurie, schwerem Ikterus und generalisierten Hämorrhagien, sowie einer **lymphozytären Meningitis (Morbus Weil, Leptospirosis icterohaemorrhagica).**

Histologisch findet man ausgedehnte Tubulusnekrosen der Nieren, in der Leber eine nekrotisierende Entzündung mit überwiegend portalen Entzündungsinfiltraten, hydropischer Veränderung der Leberzellen sowie Gallethromben.

Borreliosen

Borrelia burgdorferi, Borrelia afzelii, Borrelia garinii u. a. (sog. *Borrelia-burgdorferi*-sensu-lato-Komplex) sind die Erreger der **Lyme-Borreliose,** die durch den Stich infizierter Zecken übertragen wird. Die Krankheit verläuft typischerweise in 3 Stadien (> Kap. 43.5.1 und > Kap. 45.2.1). Zunächst entsteht um die Hautinfektionsstelle das **Erythema chronicum migrans.** Durch die Ausbreitung über die Lymphwege kommt es zu einer lokalen Lymphadenitis. Nach mehreren Wochen folgt **Stadium II,** dessen Leitsymptome eine lymphozytäre Leptomeningitis und Polyneuritis sind (evtl. mit Facialisparese). Daneben treten eine lymphoplasmazelluläre Myo- und Epikarditis auf. Nach Monaten kommt es im **Stadium III** zur Acrodermatitis chronica atrophicans (Herxheimer) und zu einer chronischen Lyme-Arthritis, Polyneuropathie und Enzephalomyelitis. Aufgrund der hohen Durchseuchung in Mitteleuropa ist eine serologische Diagnostik (IgG, IgM) im chronischen Krankheitsstadium oftmals erschwert.

Borrelia recurrentis, Borrelia duttoni und einige andere Arten übertragen das epidemische Rückfallfieber (Läuserückfallfieber) bzw. das endemische Rückfallfieber (Zeckenrückfallfieber) – Erkrankungen mit wiederholt auftretendem Fieber und einer Myokarditis als schwerster Komplikation.

Mykobakteriosen

Mykobakterien sind unbewegliche, obligat aerobe Stäbchenbakterien. Sie besitzen gegenüber anderen Bakterien einen besonders hohen Anteil (bis zu 60 %) an Lipiden in der Zellwand (Wachshülle), die ihnen sowohl in der Umwelt als auch im Körper entscheidende Überlebensvorteile verschaffen.

Aufgrund der Krankheitsbilder lassen sich der *Mycobacterium-tuberculosis*-Komplex, das *M. leprae* sowie atypische oder nicht-tuberkulöse Mykobakterien (NTM oder MOTT) unterscheiden. Außerdem werden Mykobakterien nach ihrer Generationszeit in schnell wachsende (Generationszeit 1–4 h) und langsam wachsende (Generationszeit 6–24 h) Arten unterschieden. Die derzeit wichtigsten obligat bzw. fakultativ pathogen eingestuften Mykobakterienarten sind in > Tab. 48.4 zusammengefasst.

Tuberkulose

Die Tuberkulose wird von *M. tuberculosis* (99 %), seltener durch *M. bovis* (< 1 %), *M. africanum* und *M. microti* verursacht. In 90 % der Fälle geht die Infektion auf eine **Tröpfcheninfektion** durch Patienten mit einer **offenen Lungentuberkulose** zurück. Da die Erreger über Wochen auch außerhalb des Organismus überleben, ist auch eine Übertragung durch Staub möglich. Die Lebensmittelhygiene, z. B. die Pasteurisierung der Milch, hat dazu geführt, dass eine primär nahrungsmittelbedingte intestinale Tuberkulose (Darmtuberkulose) bei uns selten geworden ist. Die relativ niedrige Inzidenz der Tuberkulose in Europa, Nordamerika, Neuseeland und Australien und der Erkrankungsgipfel im Alter und bei Randgruppen täuschen leicht darüber hinweg, dass die Tuberkulose weltweit die bedeutendste Infektionserkrankung mit schätzungsweise 60 Mio. Erkrankten und jährlich 3 Mio. Todesfällen ist. Ein Drittel der Erkrankten, also 20 Mio., haben eine offene Tuberkulose und sind damit ansteckend. Der Schwerpunkt liegt in den Entwicklungsländern (Asien, Afrika, Lateinamerika), wobei hier überwiegend Kinder und junge Erwachsene betroffen sind.

Ätiologie und Pathogenese

Die Pathogenität von *M. tuberculosis* beruht wesentlich auf dem besonderen Aufbau der Zellwand, die es den Bakterien erlaubt, innerhalb der Phagosomen von Makrophagen zu überleben. Außerdem können spezielle Zellwandbestandteile die Immunantwort des Körpers beeinflussen. Hinzu kommt, dass die von den Mykobakterien hervorgerufene Immunreaktion im Gegensatz zu anderen Bakterien eine Hypersensitivitätsreaktion vom verzögerten Typ ist (Coombs-Typ IV, ➤ Kap. 4.3.1).

Mykobakterien enthalten in ihrer **Zellwand: Trehalose-Dimykolat** („cord factor"), das auf Makrophagen zytotoxisch wirkt, **Lipoarabinomannan,** ein Lipopolysaccharid, das an Makrophagenrezeptoren bindet und ihre Aktivierung durch Interferon γ verhindert und diese zur Bildung von TNFα veranlasst, sowie **Muramyldipeptid** mit diversen Effekten auf Immunzellen.

M. tuberculosis bindet Komplement und fördert damit seine Phagozytose durch Makrophagen über den Komplementrezeptor CR3. In den Phagosomen blockieren mykobakterielle Bestandteile dann die Fusion mit Lysosomen, sodass die Bakterien in diesen Organellen überleben.

Zur Bakterizidie sind die Makrophagen erst unter dem Einfluss spezifischer T-Zellen befähigt, deren Ausbildung beim immunkompetenten Individuum einen Zeitraum von 2–3 Wochen erfordert. Diese T-Zell-Reaktion vom verzögerten Typ erklärt das Muster der Gewebeschädigung, die Mechanismen der Resistenz und die Unterschiede in den Reaktionen nach Primärexposition und bei sekundärer Reaktion nach der Infektion. Durch die adaptive T-Zell-Reaktion wird die Immunantwort zeitgleich mit dem Auftreten einer positiven Tuberkulinreaktion „spezifisch".

Die Immunantwort und die direkte zytotoxische Wirkung der mykobakteriellen Zellwandbestandteile führen zur Bildung epitheloidzelliger Granulome vom Tuberkulosetyp (➤ Abb. 48.18; ➤ Kap. 3.3.1 und ➤ Kap. 3.3.3). Da überlebende Mykobakterien in dem anaeroben extrazellulären Milieu der verkäsenden Nekrose nicht weiterwachsen können, wird die Mykobakterieninfektion eingedämmt, allerdings nur unter der Voraussetzung, dass unter ständiger T-Zell-Hilfe eine effektive Abschottung durch Epitheloidzellsäume stattfindet. Das klinisch-pathologische Bild nach einer Infektion mit Mykobakterien wird daher von der individuellen Abwehrlage und dem zeitlichen Verlauf entscheidend mitbestimmt.

Stadieneinteilung der Tuberkulose

Primäre Tuberkulose Die initiale Reaktion ist durch eine unspezifische Herdpneumonie gekennzeichnet. Dieser Primärherd liegt meist in den besser belüfteten Lungenanteilen subpleural, im oberen Unter- bzw. unteren (rechten) Mittellappen („Mittelgeschosse"). Die Mykobakterien werden von den Phagozyten aufgenommen, können jedoch nicht abgetötet werden. Die infizierten Makrophagen wandern über die Lymphbahnen in die regionären Lymphknoten. Die Infektion hat damit einen zweiten Ort erreicht. Mit Einsetzen der T-Zell-vermittelten Abwehr kommt es zu einer granulomatösen Reaktion. Es bildet sich der sog. **Ghon-Primärkomplex** aus (Primär- und Lymphknotenherd). Beide Herde können im weiteren Verlauf vernarben (etwa 3 Monate), verkalken (3–5 Jahre) oder verknöchern (10 Jahre). Bei Kindern ist der Lymphknotenherd oft größer als der Lungenherd. In > 90 % der Fälle ist die Primärinfektion mit der unkomplizierten Abheilung des Primärkomplexes beendet. Die Narben des Primärkomplexes können jedoch noch über Jahre hinweg lebensfähige Mykobakterien enthalten.

Je nach Abwehrlage sowie Virulenz und Menge des Erregers kann die Primärinfektion fortschreiten **(progressive Tuberkulose).** Ausgehend vom Lungenherd kann es zur einschmelzenden Bronchopneumonie (Primärherdphthise), meist begleitet von einer Pleuritis exsudativa kommen. Erlangt die einschmelzende Entzündung Anschluss an das Bronchialsystem, kommt es zu einer Kaverne („Primärkaverne") mit bronchogener Streuung und einer **offenen Lungentuberkulose.**

Aus dem Lymphknotenherd kann sich eine **Hilustuberkulose** entwickeln (➤ Abb. 48.19).

Zur **hämatogenen Streuung** im Rahmen der Primärtuberkulose kommt es, wenn Tuberkelbakterien in die Blutbahn einbrechen, ggf. mit Lungenblutung und Bluthusten, oder aber über die Lymphwege. Je nach Immunstatus werden 3 Verlaufsformen unterschieden:
- Bei geringer Virulenz, geringer Bakterienlast und gutem Immunstatus kommt es zu einer **blande** verlaufenden **hämatogenen Frühstreuung.** So entstehen u. a. apikale Herde in den Lungenoberlappen (Simon-Spitzenherde) oder Herde in anderen Organen, z. B. Niere, Nebenniere, Tube, Knochen. Diese Herde

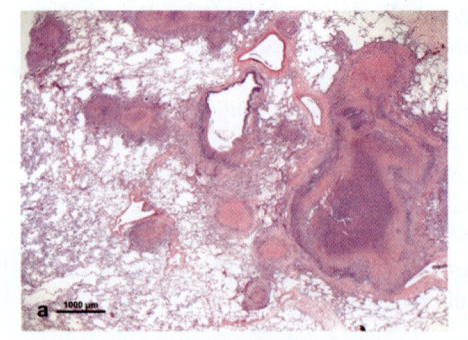

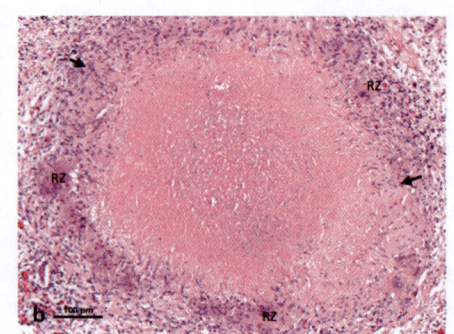

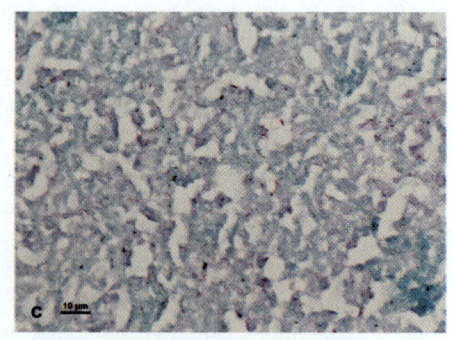

Abb. 48.18 Lungentuberkulose. a Multiple peribronchiolär angeordnete verkäsende Granulome im Lungenparenchym; H&E, 10-fach. **b** Typisches Tuberkulosegranulom (Epitheloidzellgranulom mit zentraler fibrillogranulärer „verkäsender" Nekrose). Beachte Epitheloidzellen (Pfeile) und die mehrkernigen Riesenzellen (RZ) sowie umgebende schüttere lymphozytäre Infiltrate; H&E, 100-fach. **c** In der Ziehl-Neelsen Färbung zeigen sich multiple säurefeste (rote) Stäbchenbakterien in der Nekrose; 600-fach. [R398]

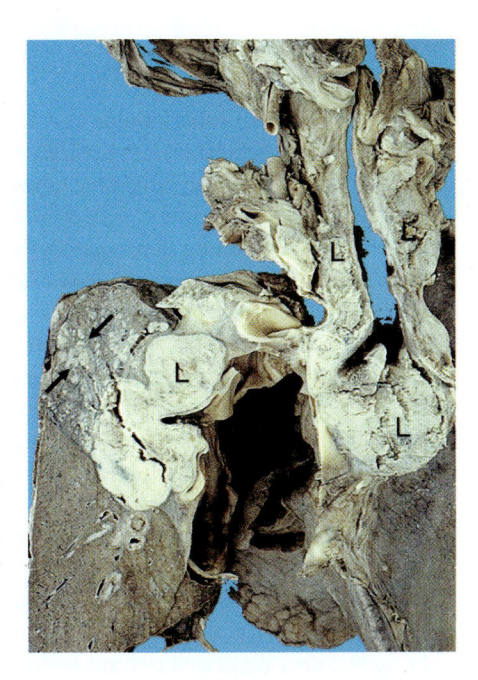

Abb. 48.19 Progressive Lymphknotentuberkulose. Deutlich vergrößerte Lymphknoten (L) mit ausgedehnten verkäsenden Nekrosen. Im linken Lungenoberlappen eine „azinös-nodöse" Lungentuberkulose (Pfeile). [R398]

Abb. 48.21 Kittniere. Ausgedehnte verkäsende Tuberkulose der Niere mit weitgehender Destruktion des Nierenparenchyms. Durch Anschluss an das Nierenbecken entstehen Tuberkulosekavernen (K). [R398]

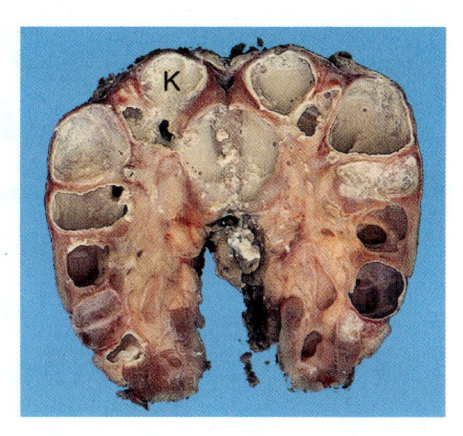

heilen meist aus, können aber später im Rahmen einer Postprimärtuberkulose erneut infektiös werden.
- Eine **Miliartuberkulose** entsteht bei unzureichender Abwehrlage und hoher Erregerlast durch eine generalisierte Streuung mit Ausbildung hirsekorngroßer (Milien) Granulome (1–2 mm) in potenziell allen Organen (> Abb. 48.20). Darüber hinaus können sich verschiedenartige Organtuberkulosen ausbilden (z. B. „Kittniere" bei Urogenitaltuberkulose (> Abb. 48.21); tuberkulöse Meningitis, > Kap. 8.5.2 und > Abb. 8.26; Knochentuberkulose, > Kap. 44.2.1 und > Abb. 44.9).
- Eine **Tuberkulosesepsis** (Landouzy-Sepsis) kann bei immungeschwächten Patienten auftreten (z. B. primäre und erworbene Immundefizienz, immunsuppressive Therapie). Der Tuberkulinhauttest ist bei diesen Patienten meist negativ. Die Bakterien vermehren sich ungehemmt in Makrophagen und überschwemmen den Organismus. Gleichzeitig produzieren die infizierten Makrophagen große Mengen an TNF-α, was zu Gewebeschäden führt. Die Patienten entwickeln einen septischen, zumeist tödlichen Schock.

Postprimäre Tuberkulose Eine postprimäre Tuberkulose kann durch **Reinfektion** (Sekundärinfektion) oder durch **Exazerbation alter Herde** auftreten (z. B. alters-, erkrankungs- oder therapiebedingte Veränderungen der Immunabwehr, Unterernährung – „Hungertuberkulose"). Diese können entsprechend der Abwehrlage entweder eher proliferativ-granulomatös oder aber vorwiegend exsudativ-käsig verlaufen. Häufig betroffene Organe sind Lunge, Nieren, Nebennieren und Skelett.

Diagnostik der Tuberkulose

Der besondere Wandaufbau der Mykobakterien führt dazu, dass sich die Erreger nicht mit den klassischen Färbungen anfärben lassen, jedoch mit der **Ziehl-Neelsen-Färbung** („säurefeste Stäbchen"; > Abb. 48.22 und > Kap. 1.6.3). Diese kann auch an zytologischem Material angewendet werden (z. B. Magensaftaspirat). Eine Artdiagnose bedarf der kulturellen Anzüchtung auf festen oder flüssigen Nährmedien mit anschließender Differenzierung (Biochemie, Sequenzierung, > Kap. 1.6.10). Da Tuberkulosebakterien eine lange Generationszeit haben, dauert der kulturelle Nachweis einige Wochen. Mittels Polymerase-Ketten-Reaktion (**PCR**) kann *M. tuberculosis* aus dem Probenmaterial (Lavage, Sputum, Gewebe etc.) nach wenigen Stunden nachgewiesen werden. Die zunehmende Resistenzentwicklung gegenüber Tuberkulostatika (**Multi Drug Resistant TB, MDR-TB**) macht eine Resistenztestung unabdingbar.

Atypische Mykobakteriosen

Alle Mykobakterien, die nicht die klassischen Tuberkuloseerreger sind, werden als atypische oder nichttuberkulöse Mykobakterien (**mycobacteria other than tuberculosis, MOTT**) zusammengefasst (> Abb. 48.22, > Tab. 48.4). Von medizinischer Bedeutung sind z. B.: *M. avium, M. intracellulare, M. kansasii, M. fortuitum, M. ulcerans, M. marinum*. Eine Infektion setzt lokale Schädigungen (Lunge, Haut) oder eine Störung insbesondere der T-Zell-abhängigen

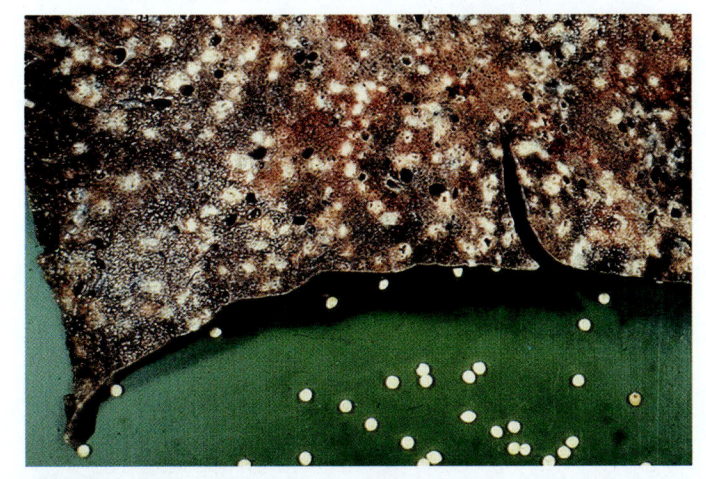

Abb. 48.20 Akute Miliartuberkulose. Ausschnitt der Lunge mit hirsekorngroßen tuberkulösen Infiltraten. Zum Größenvergleich Hirsekörner neben dem Präparat. [R398]

48 Erregerbedingte Erkrankungen

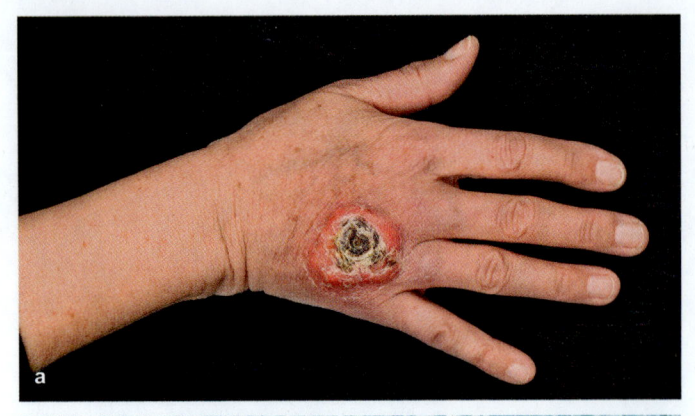

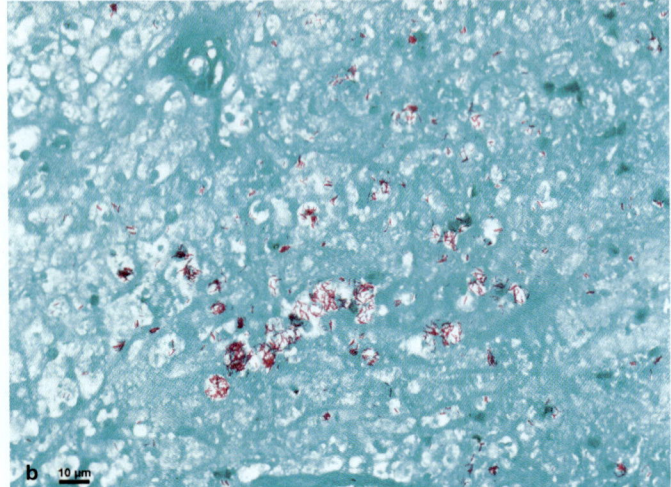

Abb. 48.22 Infektion der Haut durch atypische Mykobakterien (*M. ulcerans*). **a** Tumorartige Hautläsion am Handrücken (freundlicherweise zur Verfügung gestellt von L. Cerroni, Graz). **b** In der Ziehl-Neelsen Färbung sind massenhaft säurefeste Stäbchen (rot) nachweisbar; Vergr. 400-fach. [R398]

Immunität voraus. Die Erreger können bei Kindern typischerweise **Lymphadenitiden** hervorrufen. Meist bildet sich eine granulomatöse Entzündung mit chronisch protrahiertem Verlauf. Bei Immundefekten (z. B. AIDS, nach Chemotherapie) kann es auch zu generalisierten Infektionen (z. B. Meningitis) kommen.

Lepra

Mycobacterium leprae ist der Erreger der Lepra, einer chronisch granulomatösen Infektionskrankheit, die durch eine extrem lange Inkubationszeit (3–12 Jahre) sowie durch 2 verschiedene Krankheitsverläufe gekennzeichnet ist.

Pathogenese

M. leprae ist ein obligat intrazelluläres Pathogen, das einen Tropismus auf Makrophagen und Schwannsche Zellen besitzt. Dies und eine optimale Replikation bei 32 °C erklärt die bevorzugte Infektion der Haut bzw. auch der Hautnerven. Durch eine reduktive Evolution (Verkleinerung des Genoms) ist *M. leprae* abhängig vom Wirtsstoffwechsel, um zu überleben.

Morphologie und Symptomatik

Man unterscheidet die **tuberkuloide** und die **lepromatöse** Verlaufsform. Bei intakter zellulärer Immunität entwickeln sich Epitheloidzellgranulome mit zentraler Verkäsung (tuberkuloide Lepra). Eine unzureichende T-Zell-Antwort führt dagegen zu einer fortschreitenden histiozytären Entzündung (lepromatöse Lepra). Die **Borderline-Form** stellt eine Variante zwischen diesen beiden Formen dar.

- Die **tuberkuloide Form** ist die benigne Variante der Lepra. Erreger sind in den Makrophagen und den Läsionen meist nur vereinzelt nachweisbar. Es kommt zu hypopigmentierten, anästhetischen Maculae mit Einbeziehung der Schweißdrüsen und der peripheren Nervenstränge.
- Bei der **lepromatösen Form** fehlt eine ausreichende Immunreaktion der T-Lymphozyten. Die „verfetteten" Makrophagen (Schaumzellen) sind überfrachtet mit Erregern. Es liegen zahlreiche derbe Infiltrate der Haut (Leprome) vor. Insbesondere an der Nasen-, Mund- und Rachenschleimhaut entstehen tiefe Ulzera. Für das Spätstadium charakteristisch sind das Löwengesicht, Lähmungen und Anästhesien der peripheren Nerven, die zu Mutilationen (➤ Abb. 48.23) führen. In ca. 80 % der Fälle ist ein Erythema nodosum nachzuweisen. Die Lymphknoten sind bei allen Formen der Lepra vergrößert.

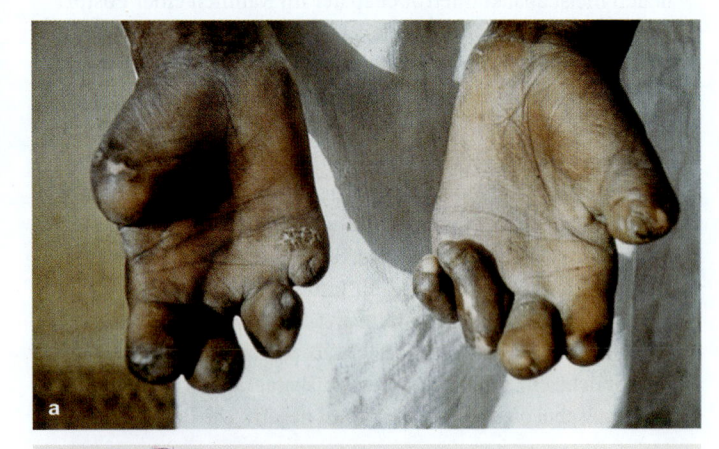

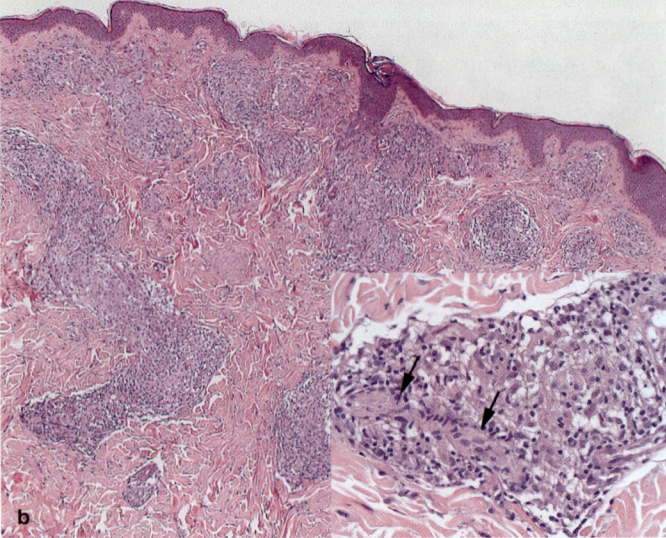

Abb. 48.23 a. Krallenhand bei Lepra im Spätstadium. b. Hautbiopsie einer Lepra. a Strangförmige granulomatöse Entzündung der Dermis; Vergr. 25-fach. **b** Bildausschnitt zeigt die granulomatöse Entzündung entlang der Nervenfasern (Pfeile); Vergr. 400-fach. [R398]

Diagnose
Aus dem klinischen Bild und dem Nachweis der Erreger aus Hautveränderungen und Nasensekret in der Ziehl-Neelsen-Färbung oder mittels PCR.

Tropheryma whipplei

Tropheryma whipplei ist der Erreger des Morbus Whipple. Am Morbus Whipple erkranken bevorzugt Männer (Geschlechtsratio 3:1), typischerweise ca. ab dem 50 Lebensjahr. *T. whipplei* kann auch in der Zahnplaque von Gesunden gefunden werden. Wahrscheinlich erfolgt die Aufnahme des Erregers bei vulnerablen Personen im oberen Dünndarm. Dort werden die Bakterien von Makrophagen phagozytiert und verursachen einen Lymphstau. Dadurch wird die Nährstoffaufnahme durch die Darmwand gestört und es kommt zum Malabsorptionssyndrom. Histologisch typisch ist eine herdförmige Zottenatrophie im Duodenum mit Anhäufungen von PAS-positiven Makrophagen in der Lamina propria, die den phagozytierten Erreger darstellen (> Abb. 30.17, > Abb. 30.18 und > Abb. 30.19). Der chronische Infektionsverlauf ist durch eine Arthritis, Endokarditis und ZNS-Absiedelung charakterisiert. Dabei fehlt oftmals eine Dünndarmbeteiligung, was die Diagnose erschwert. Unbehandelt verläuft der Morbus Whipple tödlich.

48.4 Pilze

Pilze (Myces, Fungi) sind chlorophylllose, eukaryotische Organismen mit einer Zellwand. Sie decken ihren Energiebedarf durch den Abbau höhermolekularer organischer Substanzen (Heterotrophie).
In der Humanmedizin werden 4 Krankheitsformen durch pathogene Pilze unterschieden:
- **Mykosen** sind Infektionen.
- **Mykoallergosen** sind allergische Erkrankungen, bei denen Pilzbestandteile auslösende Allergene sind.
- **Mykotoxikosen** sind Vergiftungen durch Mykotoxine (z. B. Aflatoxin, Fusariotoxin), die als Stoffwechselprodukte der Pilze teils auch kanzerogene Wirkung besitzen.
- **Myzetismus** ist eine Vergiftung durch den Genuss giftiger Pilze (z. B. Knollenblätterpilz).

48.4.1 Morphologie der Pilze

Einige Pilze wachsen mit Pilzfäden (**Hyphen**), die sich verzweigen können und je nach Differenzierungsgrad septiert oder unseptiert sind. Durch das verzweigte Wachstum entsteht ein Geflecht, das **Myzel** (> Abb. 48.24). Eine andere Wachstumsform ist die **Zellsprossung**, bei der ausgehend von einer Öffnung in der Zellwand eine Tochterzelle entsteht. Hefepilze (engl.: yeast) wachsen in Form der Zellsprossung (sog. **Sprosspilze**), dazu gehören u. a. die Gattungen *Candida* und *Cryptococcus*. Bei manchen Candida-Arten entstehen durch Längenwachstum der Tochterzellen sog. **Pseudohyphen** bzw. ein **Pseudomyzel** (> Abb. 48.24). Dimorphe Pilze können sowohl als Myzel als auch Sprosspilz wachsen (z. B. *Histoplasma capsulatum*). Pilze vermehren sich durch **Sporen,** wobei ein geschlechtlicher oder ein ungeschlechtlicher Vermehrungszyklus vorkommt. Viele medizinisch relevante Pilze vermehren sich durch ungeschlechtliche Sporen (Konidien), die je nach Art und Gattung oft auf speziellen Strukturen (Konidiophoren) gebildet werden.

Für die medizinische Diagnostik hat sich die Einteilung im **DHS-System** bewährt, wobei Dermatophyten, Hefe- und Schimmelpilze unterschieden werden (> Tab. 48.5).

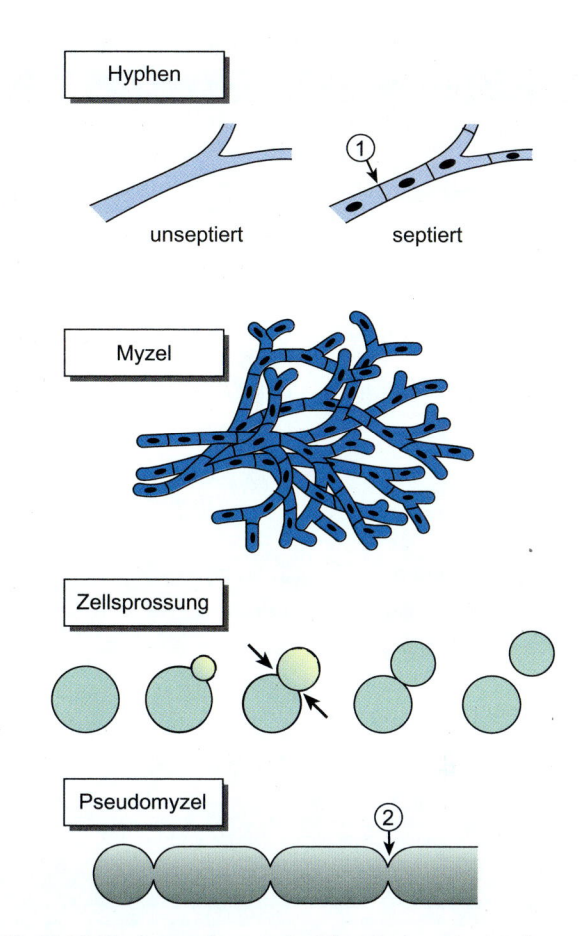

Abb. 48.24 Wachstumsformen der Pilze. Hyphen, Myzel, Zellsprossung und Pseudomyzel. [L106]

48.4.2 Abwehrmechanismen

Pilzinfektionen betreffen vor allem immunsupprimierte Patienten, spezielle Pilzinfektionen (Dermatophyten) treten besonders im Kindesalter (Dermatophyten; „Unreife des Immunsystems") oder bei hormonellen Umstellungen des Körpers (z. B. Schwangerschaft) auf. Spezifische Erkrankungen (z. B. Diabetes mellitus Typ 2), Malnutrition und die Therapie mit gewissen Medikamenten (z. B. Glukokortikoide) erhöhen die Empfänglichkeit für eine Pilzinfektion. Eine besondere Bedeutung bei der Immunabwehr gegen Pilze haben neutrophile Granulozyten, Makrophagen und das erworbene (adaptive) Immunsystem. Daher prädisponieren Lymphome oder AIDS zu einer Infektion mit z. B. *Cryptococcus neoformans* (> Kap. 48.4.5).

Tab. 48.5 Erreger von Mykosen im DHS-System nach Rieth (Auswahl)

Gruppe	Gattung	Art
Dermatophyten	Trichophyton	T. rubrum T. mentagrophytes T. verrucosum T. quinckeanum T. violaceum T. schoenleinii
	Microsporum	M. audouinii M. canis M. gypseum
	Epidermophyton	E. floccosum
Hefen	Candida	C. albicans C. glabrata C. tropicalis C. parapsilosis C. krusei
	Cryptococcus	Cr. neoformans
	Trichosporon	T. asahii
	Saccharomyces	
Schimmelpilze	Aspergillus	A. fumigatus A. flavus A. niger A. terreus
	Penicillium	
	Scopulariopsis	S. brevicaulis
	Geotrichum	G. candidum
	Mucor	Mucorales
	Absidia	
	Rhizopus	
	Histoplasma	
	Coccidioides	
	Blastomyces	
	Paracoccidioides	

Eine Leukopenie, z. B. nach Stammzelltransplantation, prädisponiert zu einer Mykose (invasive Aspergillose, Mukormykose).

48.4.3 Erkrankungen durch Pilze (Mykosen)

Eine Mykose wird durch das parasitäre Wachstum des Pilzes im lebenden Gewebe hervorgerufen. Je nach Lokalisation unterscheidet man **oberflächliche, subkutane** und **tiefe** Mykosen.

Oberflächliche Mykosen Infektionen der Haut, Nägel und Haare sowie der Schleimhautoberflächen (➤ Kap. 27.6.5, ➤ Kap. 30.7.3 und ➤ Kap. 43.9.3).

Subkutane Mykosen Sie entstehen in der Regel auf dem Boden von Verletzungen oder bei immunsupprimierten Patienten. Wesentliche Erreger sind Dematiaceae (Schwärzepilze), die mit braun pigmentierten Hyphen im Gewebe wachsen. Eine Infektion der Subkutis kann auf den Knochen übergreifen. Diese Form der Mykose kommt häufig in den Tropen vor und verläuft oft chronisch („Myzetom", „Madura-Fuß").

Tiefe Mykosen Können einzelne Organe betreffen und/oder generalisieren. Sie sind in Europa meist opportunistische Erkrankungen bei prädisponierenden Faktoren. In der Reihenfolge ihrer Häufigkeit handelt es sich bei den **generalisierten Mykosen** um Candidosen, Aspergillosen, Kryptokokkosen und Mukormykosen. Generalisierte Organmykosen enden häufig letal (➤ Abb. 48.1b).

48.4.4 Candidosen

Erreger der Candidose sind Hefen der Gattung *Candida,* zu der mehr als 150 Arten gehören (*C. albicans, C. tropicalis, C. glabrata, C. parapsilosis, C. krusei*). Die Haut und der Verdauungstrakt können physiologisch von *Candida* kolonisiert sein (in ca. 25 % der Fälle sind bei Gesunden Hefen im Mund-Rachen-Raum oder im Anorektalbereich nachweisbar).

Pathogenese

Liegt eine Prädisposition vor, entsteht eine lokale, tiefe oder systemische Infektion ausgehend von der natürlichen Flora der Haut und/oder der Schleimhäute. Der Erreger ändert dabei seinen Stoffwechsel (Virulenz). Dabei spielen **Exoenzyme** (Proteinasen, Phosphomonoesterasen, Phospholipasen) und **Zellwandproteine** als Adhäsine eine wichtige Rolle (➤ Kap. 27.6.5). Spezifische angeborene Immundefekte erhöhen die Empfänglichkeit für Candidainfektionen (z. B. septische Granulomatose, Leukozyten-Adhäsionsdefizienz, APECED-Syndrom, IFN-γ, IL-17- und CARD9-Mutationen).

Morphologie

Je nach Art stellen sich Pilze histologisch als PAS-positive Sprosszellen oder langgestreckte Zellen (Hyphen, Peudohyphen) dar. Während bei der akuten disseminierten Pilzinfektion Nekrosen und Abszesse im Vordergrund stehen, kommt es bei chronisch disseminierten Verläufen eher zur Granulombildung (➤ Abb. 48.1).

Klinische Relevanz Bestimmte Hefen (z. B. *Candida albicans*) verursachen bei einer Kolonisation auf Wundflächen aufgrund ihrer zytopathischen Wirkung **Wundheilungsstörungen,** ohne jedoch notwendigerweise eine Mykose auszulösen.
Die *Candida*-**Pneumonie** zeigt das Bild einer Herdpneumonie. Die **hepatolienale** Candidose ist eine Sonderform der chronisch disseminierten Candidosen bei einer Knochenmarksaplasie. Bei der *Candida*-**Sepsis** handelt es sich in den meisten Fällen um eine vom Darmtrakt ausgehende endogene Infektion bei prädisponierten Patienten. Besteht eine Einschränkung der zellulären Immunabwehr, kommt es zu einer Pilzsepsis mit Absiedlung in verschiedene Organe, bevorzugt in Lunge, Leber, Nieren (80 %), Gehirn (50 %) und Herz (50 %; ➤ Abb. 48.25). Der Einbruch von Hefen in die Gefäßbahn im Rahmen einer sekundären *Candida*-Pneumonie ist ein weiterer Infektionsweg einer *Candida*-Septikämie. Die Letalität der *Candida*-**Sepsis** ist hoch (ca. 38 %).

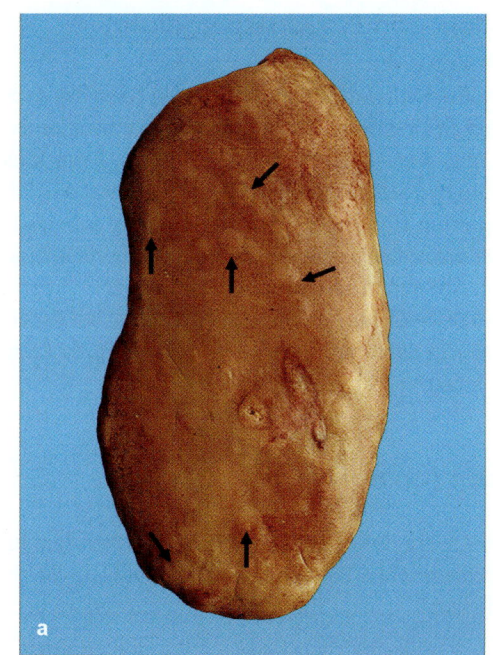

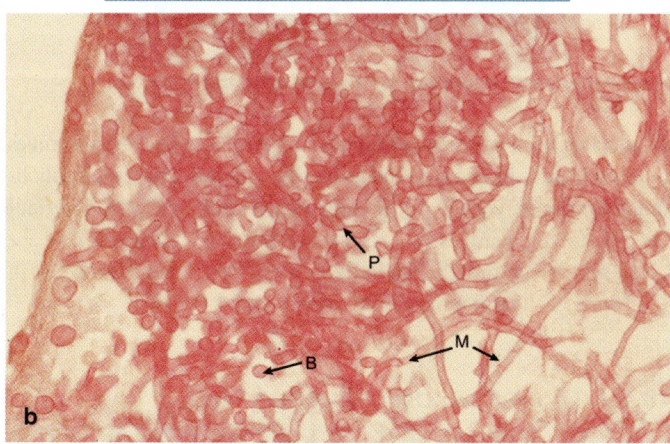

Abb. 48.25 Candidose. a Candida-Sepsis mit Befall der Niere. Nierenoberfläche mit zahlreichen septikopyämischen Pilzherden (Pfeile). **b** Histologisches Präparat der Niere mit Blastokonidien (B), Pseudomyzel (P) und echtem Myzel (M) von *Candida albicans*. [R398]

48.4.5 Kryptokokkose

Cryptococcus neoformans ist ein größenvariabler (2–20 μm) Hefepilz mit einer Schleimkapsel. Er ist der Erreger der Kryptokokkose. Vogelkot, verunreinigtes Erdreich und Staub sind das Erregerreservoir.

Wichtigster prädisponierender Faktor ist eine Störung der spezifischen zellulären Immunität, z. B. bei AIDS (➤ Kap. 48.2.5 und ➤ Abb. 48.26). Formen:

- **Lokalisierte Lungenkryptokokkose:** Die Kryptokokken gelangen aerogen in die Lungen, wo sie bei entsprechend prädisponierten Patienten meist kleine, asymptomatische Pilzherde ohne nennenswerte Abwehrreaktion des Organismus bilden. Die primäre Infektion der Lunge wird in der Regel nicht bemerkt und verläuft unter den Zeichen eines milden pulmonalen Infekts (Husten, evtl. Fieber). Es kann (u. a. bei inhalativer Kortikoidtherapie) zu einer Streuung mit granulomatöser Entzündung und Nekrosen kommen (➤ Abb. 48.26b).
- **Generalisierungsstadium:** Es kommt zur Dissemination mit überwiegender Manifestation im ZNS, typischerweise als **Meningoenzephalitis,** die mit einer hohen Letalität verbunden ist. Erreger und/oder Kapselantigen lassen sich im Liquor nachweisen (➤ Abb. 48.26a). Bei ca. 5 % der ZNS-Manifestationen finden sich tumorartige, raumfordernde Herde (bei partiell eingeschränkter zellulärer Immunabwehr ➤ Kap. 8.5.5).

Bei der Dissemination kann es auch zum Befall von Haut (10–15 %), Skelettsystem (5–10 %) und anderen Organen kommen. Symptomatik und Verlauf der generalisierten Kryptokokkose werden durch die ZNS-Beteiligung bestimmt.

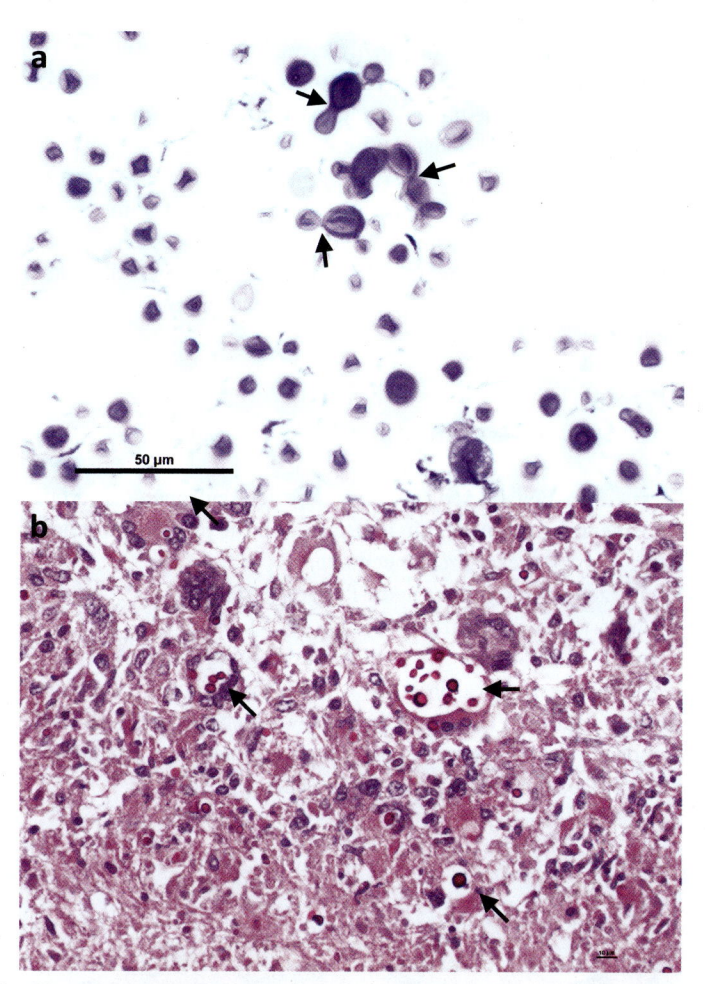

Abb. 48.26 Kryptokokkose. a Liquorzytologie bei Kryptokokkenmeningitis. Zellsprossung (Pfeile). Giemsa, Vergr. 600-fach. **b** Kryptokokken in Riesenzellen (Pfeile) bei einer granulomatösen Pneumonie. PAS, Vergr. 400-fach. [R398]

48.4.6 Aspergillose

Die Aspergillose ist eine opportunistische Pilzerkrankung, die durch Schimmelpilze der Gattung *Aspergillus* hervorgerufen wird. Der Erreger wächst in Form etwa 3 μm gleichmäßig breiter, septierter und verzweigter Hyphen, die ein Myzel mit Fruchtköpfen bilden. Das bekannteste Mykotoxin ist das **Aflatoxin,** das karzinogen (Leberkarzinom) wirkt. Die häufigsten humanpathogenen Arten sind *A. fumigatus, A. niger, A. flavus* und *A. terreus.*

Die Aspergillose ist eine klassische Inhalationsmykose. Erkrankungen der Lunge und der Nasennebenhöhlen stehen im Vordergrund. Prädispositionsfaktoren sind Alkoholismus, Diabetes mellitus, Leukopenie und Kortisontherapie. Bei immunsupprimierten Patienten kann es zu einer Absiedlung in innere Organe kommen mit einer Letalität von 45 % und mehr.

Akute invasive pulmonale Aspergillose

Dieses Krankheitsbild tritt insbesondere bei Neutropenie und/oder bei Patienten mit Knochenmarkaplasie auf. Die invasive pulmonale Aspergillose ist gekennzeichnet durch:
- Einwachsen der Erreger in die Pulmonalarterien
- Hämorrhagische Infarkte (> Abb. 48.27)
- Hämatogene Streuung in Gehirn, Gastrointestinaltrakt oder andere Organe in ca. 30 % (> Abb. 48.1b).

In allen befallenen Organen finden sich thrombotisch bzw. thromboembolisch verschlossene Gefäße mit verzweigten Pilzmyzelien und meist ausgedehnten, teils hämorrhagischen Nekrosen.

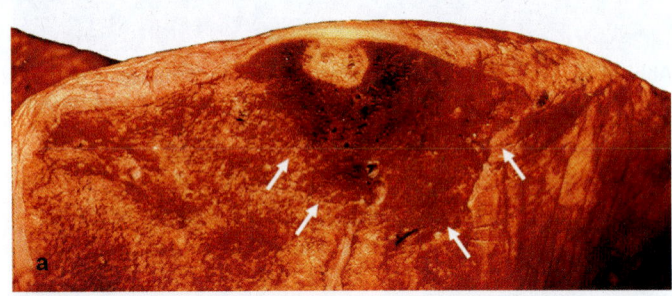

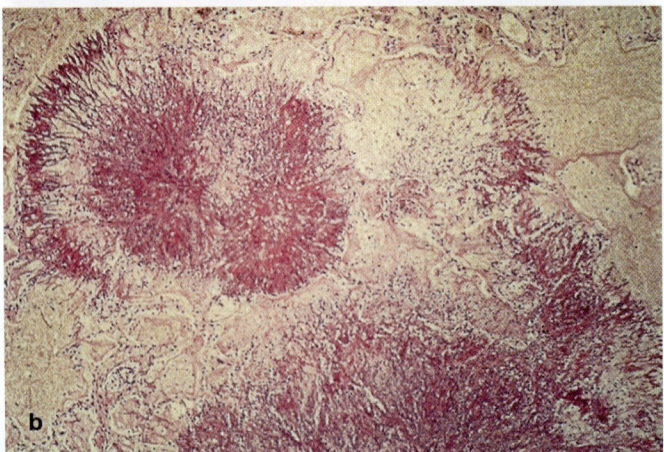

Abb. 48.27 Pulmonale Aspergillose. a Hämorrhagische Infarkte der Lunge (Pfeile), subpleuraler bronchopneumonischer Herd. H&E, Vergr. 10-fach. **b** Histologisches Präparat mit typischem Wachstum (Hyphen) von Aspergillus. H&E, Vergr. 20-fach. [R398]

Aspergillom und Pseudoaspergillom

Ein **Aspergillom** entspricht der lokalisierten Form der Aspergillose. Sie kann bei chronischem Verlauf Quelle für eine allergisch-bronchopulmonale Aspergillose sein (ABPA, s. u.). Beim **klassischen Aspergillom** handelt es sich um ein Konglomerat aus Pilzhyphen in präformierten Höhlen (z. B. Kieferhöhle), in tuberkulösen Kavernen oder Bronchiektasen. **Aggressive, invasiv** verlaufende Aspergillomformen führen in 50–80 % der Fälle zu einer Gefäßarrosion mit teilweise lebensbedrohlicher Blutung. Oftmals ist bei Aspergillomen eine chirurgische Sanierung (Resektion) notwendig, da Antimykotika nicht zum Infektionsort gelangen.

Sinunasale Aspergillosen

Sinunasale Aspergillosen manifestieren sich unter dem klinischen Bild einer chronischen Polyposis der Nebenhöhlen. Sie sollten vor einer immunsuppressiven Therapie ausgeschlossen werden (Infektionsherd für invasive Aspergillosen bei Knochenmarksaplasie).

Allergische Formen der Aspergillose

Bei der allergisch-bronchopulmonalen Aspergillose (ABPA) kommt es zu einer immunologischen Reaktion, die sich aus Überempfindlichkeitsreaktionen vom Typ I, III und IV zusammensetzt. Im Verlauf der Erkrankung kann es zu fortschreitenden Bronchiektasen und zur Lungenfibrose kommen. Bei Patienten mit zystischer Fibrose ist in 4–15 % der Fälle mit einer APBA zu rechnen.

48.4.7 Mukormykose – Zygomykose

Unter dem Begriff der **Mukormykose** werden Erkrankungen durch Schimmelpilze der Ordnung Mucorales (z. B. *Mucor, Rhizopus, Absidia*) zusammengefasst. Prädisponiert sind v. a. Diabetiker, knochenmarktransplantierte und immunsupprimierte Patienten sowie Patienten unter Hämodialyse.

In der Kultur und im Gewebe sind diese Pilze durch breite (10–25 μm im Durchmesser), wenig septierte oder unseptierte, irregulär verzweigte Hyphen gekennzeichnet (> Abb. 48.28).

Die Mukorazeen haben eine starke Gefäßaffinität. Ihr Einbruch in die Blutbahn führt zu Hämorrhagien, ischämischen Nekrosen und metastatischer Streuung. Therapeutisch ist oftmals eine chirurgische Entfernung des Herds indiziert (neben der antimykotischen Therapie).

Die häufigste Manifestationsform ist die **rhinozerebrale Mukormykose,** gefolgt von der generalisierten Mukormykose. Pulmonale, abdominale und kutane Mukormykosen kommen im Rahmen einer Generalisierung vor.

Akute rhinozerebrale Mukormykose

Ausgehend von der Nase oder den Nasennebenhöhlen kommt es zu einem invasiven Wachstum der Erreger mit Einbruch in Gefäße,

48.4 Pilze

Orbita, Auge und Gehirn. Ischämie und Hämorrhagien begünstigen das Auftreten einer schnell voranschreitenden Nekrose des Infektionsgebiets. Die Letalität einer rhinozerebralen Mukormykose liegt bei 70–100 %.

48.4.8 Pneumozystose

Die Pneumozystose ist eine Pneumonie (> Abb. 48.29), die besonders bei immunsupprimierten Personen (z. B. bei AIDS) auftritt und wird durch *Pneumocystis jirovecii* (früher *P. carinii*) verursacht ist. Dabei handelt es sich um einen ubiquitär vorkommenden, fakultativ pathogenen Erreger (> Kap. 24.6.2 und > Abb. 48.26), dessen Morphologie protozoenähnlich ist, der taxonomisch aber den Pilzen zugeordnet wird.

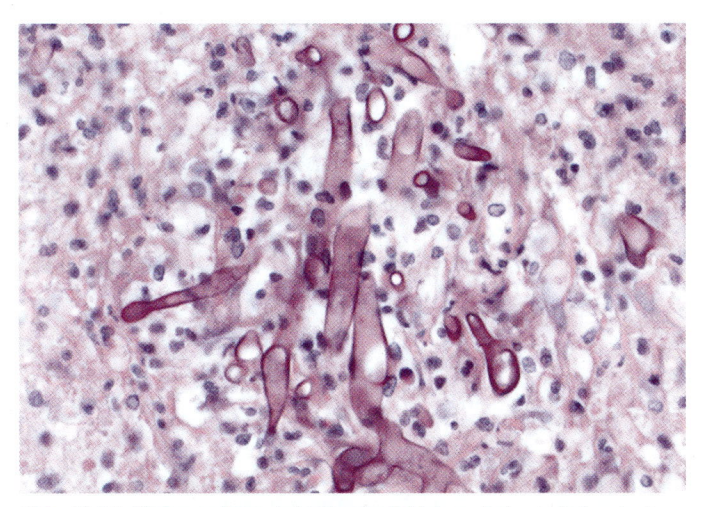

Abb. 48.28 Mukormykose. Infektion durch Mukor mit den typischen breiten, wenig oder unseptierten, irregulär verzweigten Hyphen. Granulozytäre Begleitentzündung. PAS, Vergr. 630-fach. [R398]

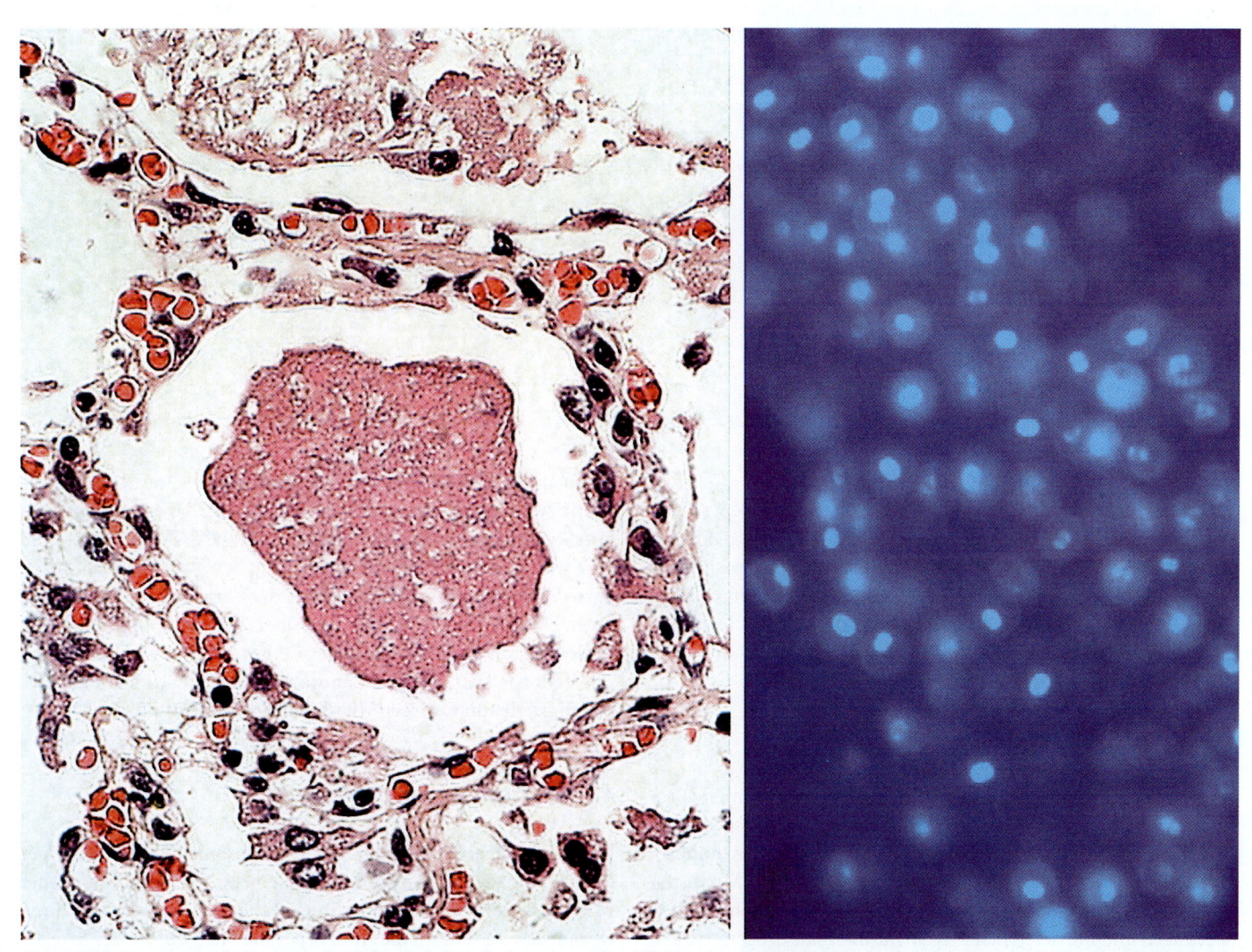

Abb. 48.29 Pneumocystis-Pneumonie. Links: Typisch sind schaumige eosinophile Exsudate im Alveolarraum. Die Erreger befinden sich intraalveolär, das entzündliche Infiltrat liegt dagegen im Interstitium. HE, Vergr. 270-fach (mit freundlicher Genehmigung von pathologie-online.de). **Rechts:** Bronchoalveoläre Lavage (BAL) mit typisch in Nestern gelagerten *Pneumocystics-jirovecii*-Zellen. Doppelkommastruktur im Zellinneren. Calcofluor-White-Färbung. Vergr. ca. 1000-fach. [R398]

Tab. 48.6 Wichtige außereuropäische Mykosen. Infektionsweg: aerogen, keine Übertragung von Mensch zu Mensch

Erkrankung	Gattung/Art	Endemiegebiete	Klinisch-pathologische Korrelationen
Blastomykose	*Blastomyces* *B. dermatitidis*	• Gebiete des Ostens und des Mittleren Westens der USA bis nach Kanada • Mittel-, Südamerika • Teile Afrikas	• Epitheloidzellige Granulome • Chronische Eiterungen • Fibrosierung • Nekrosen
Klinik: akute pulmonale Infektion (grippeähnlich), gefolgt von „Metastasierungen" in die Haut (Mikroabszesse, Fistelbildung, papillomatöse Läsionen), ferner in Knochen (25–50 %), Urogenitalsystem (5–20 %), ZNS (3–10 %), Leber, Milz u. a.			
Kokzidioidomykose	*Coccidioides* *C. immitis*	• Südwesten Nordamerikas • Mittel- und Südamerika	• Eiterungen • Epitheloidzellige Granulome • Fibrose • Verkalkung
Klinik: asymptomatischer oder grippeähnlicher Verlauf (ca. 60 %), nach 1–3 Wo. Fieber, Pneumonie, Pleuritis, Erythema nodosum, Arthralgien, Disseminierung selten, aber in alle Organe möglich (< 1 %)			
Histoplasmose	*Histoplasma* *H. capsulatum*	• Zentralregion Nordamerikas, Mittel- und Südamerika • Afrika • Australien • Südostasien, insbes. Indien, Malaysia	• Befall des RES • Intrazellulär in Makrophagen • Epitheloidzellige Granulome • Fibrose • Verkalkung
Klinik: primäre Form: Lungeninfektion ähnlich Tuberkulose mit Primärkomplex; in 99 % Spontanheilung; disseminierte Form: bei Immunsuppression (z. B. AIDS); chronische Form: chronisch obstruktive Form, Fibrose, Granulomatose u. a.			
Afrikanische Histoplasmose	*H. capsulatum var. dubosii*	Afrika, v. a. Zentralbereiche	• Granulome • Eiterungen • Aggregate von Riesenzellen • Kettenbildung (4–5) der Hefezellen
Klinik: destruktive granulomatöse Prozesse kutan, subkutan und im Bereich der Knochen und Lymphknoten.			
Parakokzidioidomykose	*Paracoccidioides* *P. brasiliensis*	Süd- und Mittelamerika	• Mikroabszesse • Epitheloidzellige Granulome • Chronische Eiterungen • Mikroabszesse • Nekrosen • Fibrosierung • „Steuerradformation" der Erreger
Klinik: Geschwüre in Oropharynx, Gingiva mit Zahnverlust; primär benigne pulmonale Form; progressive Form: bei Immunsupprimierten; chronischer Befall der Lymphknoten, Leber, Milz u. a.			

48.4.9 Außereuropäische Mykosen

Die **Blastomykose**, die **Kokzidioidomykose**, die **Parakokzidioidomykose** sowie die **Histoplasmose** kommen in Europa nur bei Personen vor, die sich in den Endemiegebieten der Erkrankung aufgehalten haben oder deren besondere berufliche Exposition einen direkten Infektionsweg beinhaltet (➤ Tab. 48.6).

48.5 Protozoen

Protozoen sind einzellige, eukaryotische Mikroorganismen (Protisten). Die humanpathogenen Arten werden traditionsgemäß in 4 Gruppen eingeteilt (➤ Tab. 48.7): Die **Rhizopoden (Amöben), Flagellaten, Ziliaten** und **Sporozoen,** zu denen auch die Mikrosporidien zählen. Protozoen werden häufig fäkal-oral oder von Insekten übertragen und infizieren den Magen-Darm-Trakt, Urogenitaltrakt, die Lunge oder befinden sich im Blut. Der Lebenszyklus der meisten Protozoen weist unterschiedliche Zustandsformen auf (**Trophozoiten:** vegetative zumeist bewegliche Lebensform; **Gameten:** reife weibliche und männliche Geschlechtsformen; **Zysten:** umweltresistente Dauerform bzw. Übertragungsform zwischen Wirten). Ein Teil des Entwicklungszyklus kann in spezifischen Vektoren (z. B. Stechmücken und Wanzen) oder in der Umwelt stattfinden, bevor sich nach Infektion eines Wirts der Entwicklungszyklus der Parasiten schließt. Einen guten Überblick und Informationen über „parasitäre" Erkrankungen findet man in der Datenbank des Center for Disease Control and Prevention (CDC) „**DPDx – Laboratory Identification of Parasites of Public Health Concern**" (www.cdc.gov/dpdx/az.html).

48.5.1 Abwehrmechanismen

Bei Plasmodien, Sporozoiten und Trypanosomen lösen Antikörper gegen Protozoenantigene und Komplement eine Schädigung oder Lyse der Erreger im Blut oder in Gewebeflüssigkeiten aus. Durch Opsonisierung fördern die Antikörper die Phagozytose der Erreger. Andererseits können Antikörper die Adhäsionsmoleküle auf Zellen des Wirtsorganismus besetzen und so die Anlagerung der Erreger an die Wirtszellen sowie deren weitere Ausbreitung im Wirt verhindern.

Tab. 48.7 Beispiele humanpathogener Parasiten (Protozoen und Helminthen)

Erreger	Erkrankung
Protozoen	
Entamoeba histolytica	Amöbenruhr, Amöbenleberabszess
Naegleria fowleri	Meningoenzephalitis
Acanthamoeba	Keratitis (Kontaklinsenträger)
Trypanosomen-Arten	Schlafkrankheit (afrikanische Trypanosomiasis), Chagas-Krankheit (amerikanische Trypanosomiasis)
Leishmanien-Arten	Kutane, mukokutane und viszerale Leishmaniose
Giardia intestinalis	Enteritis und Diarrhö
Plasmodien-Arten	Malaria (verschiedene Formen)
Trichomonas vaginalis	Entzündungen des Urogenitaltrakts
Toxoplasma gondii	Toxoplasmose
Kryptosporidien	Enteritis und Diarrhö
Helminthen	
Zestoden (Bandwürmer)	
Taenia solium	Schweinebandwurm, Zystizerkose
Taenia saginata	Rinderbandwurm
Echinococcus granulosus	Hundebandwurm, zystische Echinokokkose
Echinococcus multilocularis	Fuchsbandwurm, alveoläre Echinokokkose
Nematoden (Fadenwürmer)	
Ascaris lumbricoides	Ascariose, eosinophile Pneumonie
Trichinella spiralis	Trichinellose, intestinale Beschwerden, Myositis
Trichuris trichiura	Trichuriose (Peitschenwurmbefall)
Stongyloides stercoralis	Strongyloidose, Dermatitis, eosinophile Pneumonie
Enterobius vermicularis	Oxyuriasis (Madenwurm), Enterobiose
Filarien (Fadenwürmer)	
Wucheria bancofti, Brugia malayi	Lymphödem, „Elephantiasis"
Loa loa	Dermatitis, Konjunktivitis
Onchocerca volvulus	Onchozerkose, Hautenzündungen, „Flussblindheit"
Trematoden (Saugwürmer)	
Schistosomen-Arten	Bilharziose mit Befall von Leber und Harnblase, Plattenepithelkarzinom der Harnblase
Trichobilharzia-Arten	Zerkarien-Dermatitis
Fasciola hepatica (großer Leberegel)	Cholangitis, Gallengangskarzinom

Zelluläre Immunmechanismen sind v. a. bei intrazellulären Protozoen (Trypanosomen, Leishmanien) von Bedeutung und umfassen die Aktivierung von Makrophagen durch T-Lymphozyten über verschiedenste Lymphokine mit Verstärkung der makrophagozytären Abtötungsmechanismen. Eosinophile Granulozyten besitzen spezifische antiparasitäre Proteine.

48.5.2 Erkrankungen durch Rhizopoden

Amöbiasis

Syn.: Amöbenruhr
➤ Abb. 32.4, ➤ Abb. 48.1d und ➤ Kap. 32.4.1.

48.5.3 Erkrankungen durch Sporozoen

Malaria

Plasmodien sind die Erreger der Malaria. Man unterscheidet verschiedene Malariaformen, die von unterschiedlichen Plasmodien-Arten hervorgerufen werden:
- Malaria tropica: *Plasmodium falciparum*
- Malaria tertiana: *Plasmodium vivax*
- Malaria-tertiana-ähnliches Krankheitsbild: *Plasmodium ovale*
- Malaria quartana: *Plasmodium malariae*

In fast allen tropischen und vielen subtropischen Ländern ist die Malaria verbreitet, derzeit jedoch nicht in Europa, Nordamerika und Australien. Herdgebiete gibt es ferner an der nordafrikanischen Küste, in der Türkei sowie in den mittelasiatischen Staaten.

Pathogenese

Endwirt der Malariaerreger sind die Stechmückenweibchen der Gattung *Anopheles*, in deren Darm der geschlechtliche Entwicklungszyklus der Erreger abläuft. Am Ende der Entwicklung gelangen die **Sporozoiten** in die Speicheldrüse der Mücke. Beim Stich werden sie dann mit dem Speichel in die Gefäßbahn des Menschen übertragen. Eine erste ungeschlechtliche Vermehrungsphase findet in Leberzellen und im retikuloendothelialen System (RES) statt **(exoerythrozytäre Schizogenie).** Wenn befallene Leberzellen zerfallen, werden Tochterparasiten (Merozoiten) frei, die Erythrozyten befallen. In der Folge laufen Teilungszyklen in den Erythrozyten ab **(erythrozytäre Schizogenie),** die nach einer Anfangsphase artspezifisch rhythmisch synchronisiert werden. Nach einigen Teilungszyklen der Parasiten kommt es zur Lyse der Erythrozyten und es werden **Merozoiten** und ihre Stoffwechselprodukte frei, u. a. pyrogene Substanzen. Das führt zum typischen Wechselfieber (ausgenommen bei der Malaria tropica), zu Anämie und Thrombopenie. Einige Merozoiten differenzieren sich zu **Gametozyten** (Makro- und Mikrogametozyten) und werden beim Stich eines Anophelesweibchens wieder aufgenommen, wo sie sich geschlechtlich vermehren. Ursache von Rezidiven bei Infektionen mit *P. vivax* oder *P. ovale* ist die Ausbildung von Hypnozoiten (Ruhestadien in Leberzellen), bei *P. malariae* eine Persistenz des Erregers in Erythrozyten.

Der **lebensbedrohliche Verlauf** der **Malaria tropica** ist u. a. durch die *Plasmodium-falciparum*-bedingte Ausbildung von sog. **knobs** an der Erythrozytenoberfläche bedingt. Diese führen durch die verstärkte Adhäsion an die Endothelzellen zu Gefäßverschlüssen mit nachfolgender Ischämie, besonders im Gehirn (zerebrale Malaria), in Herz, Leber, Milz, Niere, Nebenniere und dem Knochenmark (➤ Abb. 48.30).

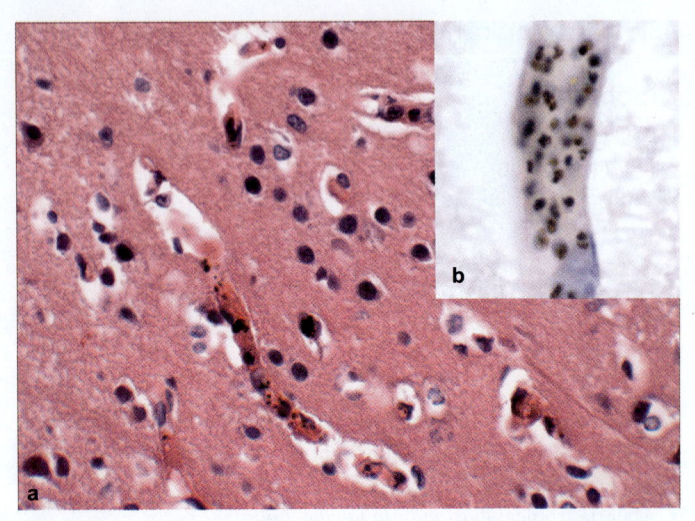

Abb. 48.30 Zerebrale Malaria (*P. falciparum*). **a** Gehirn mit zahlreichen Blutgefäßen mit Malaria-Parasiten. **b** Detaildarstellung mit intravaskulären Parasiten, gut erkennbar ist das dunkle Malaria-Pigment (Hämozoin). HE, Vergr. 400-fach. [R398]

Klinische Relevanz Die Malaria ist geprägt von Zirkulationsstörungen (Mikroinfarkte), Gewebehypoxie und Diapedeseblutungen. In Erythrozyten, Parasiten und RHS kann es zur Ablagerung von schwarzem Malariapigment (➤ Abb. 48.30) kommen, dieses entspricht dem von den Parasiten abgebauten Hämoglobin.

Die **Malaria tropica** hat den schwersten klinischen Verlauf mit nicht selten letalem Ausgang. Komplikationen sind:

- **Zerebrale Malaria:** schwerwiegendste Komplikation, führt zu Störungen des Bewusstseins bis zum Koma mit neurologischen Symptomen (Krämpfe, Lähmungen)
- **Hämoglobinurie** (historischer Begriff: Schwarzwasserfieber"): massive intravasale Hämolyse mit konsekutiver Niereninsuffizienz (Hämoglobinurie mit Nekrosen der Tubulusepithelien), Erythrozytophagozytose, Ikterus und hämorrhagische Diathese

Schwere Verläufe der Malaria tropica mit zentralen Komplikationen haben eine Mortalität von 20–50 %. Bei der Malaria tertiana und quartana steht das Fieber im Vordergrund, Todesfälle sind selten.

Diagnose Nur der mikroskopische Nachweis im gefärbten „dicken Tropfen" (20- bis 40-fache Anreicherung) oder im Blutausstrich sichert die Diagnose einer akuten Malaria. Serologische Techniken sind nicht zur Diagnostik einer akuten Malaria geeignet.

Toxoplasmose

Diese Erkrankung wird durch *Toxoplasma gondii* verursacht, einen obligat intrazellulären Parasiten. Das Wirtsspektrum der Toxoplasmen ist breit. Sie vermehren sich geschlechtlich im Darm der Katze. Der Mensch infiziert sich über die sehr widerstandsfähigen, an der Luft gereiften, mit dem Katzenkot ausgeschiedenen Oozysten. Eine weitere Infektionsmöglichkeit ist der Verzehr von rohem Fleisch (Schweinehack).

Nach oraler Aufnahme und Penetration durch die Darmwand befallen die Parasiten zunächst die Zellen des RES und können in Blut, Lymphknoten und evtl. Liquor nachgewiesen werden. Sie vermehren sich in den Zellen des Wirtsorganismus, bis dieser zugrunde geht oder eine Immunreaktion einsetzt. Dabei bildet der Erreger Gewebezysten insbesondere im Gehirn und in der Muskulatur aus, in denen er zumeist persistiert.

Klinische Relevanz In der Regel führt die Toxoplasmainfektion bei einer effektiven Immunabwehr zu keinen nennenswerten Krankheitszeichen. Die Parasiten selbst können aber in Gewebezysten überleben und bedingen eine infektgebundene Immunität.

Selten entwickelt sich bei immunkompetenten Personen, vorzugsweise am Hals, eine schmerzlose **Lymphknotenschwellung.** Histologisch findet sich in den vergrößerten Lymphknoten das Bild einer kleinherdigen epitheloidzelligen Lymphadenitis (sog. Piringer-Kuchinka-Lymphadenitis; ➤ Abb. 22.5, ➤ Kap. 22.2.1).

Bei immundefizienten Patienten (HIV) kann es zu einer Reaktivierung der Toxoplasmainfektion kommen. Typisch ist dabei die **Toxoplasma-Enzephalitis** (➤ Abb. 8.29; ➤ Kap. 8.5.6).

Eine **konnatale Toxoplasmose** kann nur bei einer Erstinfektion der Schwangeren während der Gravidität entstehen. Das Risiko einer fetalen Schädigung hängt vom Infektionszeitpunkt während der Schwangerschaft ab und ist im 3. Trimenon am höchsten (➤ Kap. 41.3.3). Es entwickelt sich eine **Enzephalitis** mit der Trias: Hydrozephalus, Chorioretinitis und intrazerebrale Verkalkungen.

48.5.4 Erkrankungen durch Flagellaten

Leishmaniose

Unter dem Begriff „Leishmaniasis" (Leishmaniose) werden von Leishmanien (intrazelluläre Protozoen) hervorgerufene chronische Infektionserkrankungen zusammengefasst. Vektoren sind Sandmücken (Phlebotomus, Lutzomyia). Folgende Erkrankungen sind zu unterscheiden:

- **Kutane Leishmaniosen** der **alten Welt** (Orientbeule, Alleppo-Beule, Delhi-Beule): Erreger sind *Leishmania tropica, L. infantum* und *L. major* u. a. im Mittelmeerraum, in der Sahelzone und in Ostindien. An der Einstichstelle bildet sich zuerst eine Papel, danach ein oft schmerzloses Geschwür aus (mit begleitender regionärer Lymphadenitis).
- **Kutane** und **mukokutane Leishmaniosen** der **neuen Welt in Lateinamerika** (Chicleros-Ohrgeschwür, Espundia, Uta) werden hervorgerufen durch den *Leishmania-brasiliensis*-Komplex und dem *L.-mexicana*-Komplex sowie durch *L. peruviana.*
- Die **viszerale Leishmaniose** (Kala-Azar; Hindi „Schwarze Haut") wird hervorgerufen durch *L. donovani* im Mittelmeerraum, in Teilen Afrikas, Asiens und Lateinamerikas.

Pathogenese

Die Erreger vermehren sich in Zellen des retikuloendothelialen Systems (RES) von Darm, Leber, Milz, Lymphknoten und Knochenmark (intrazellulärer Parasitismus). Manifeste Infektionen setzen häufig Defekte der zellulären Immunität voraus.

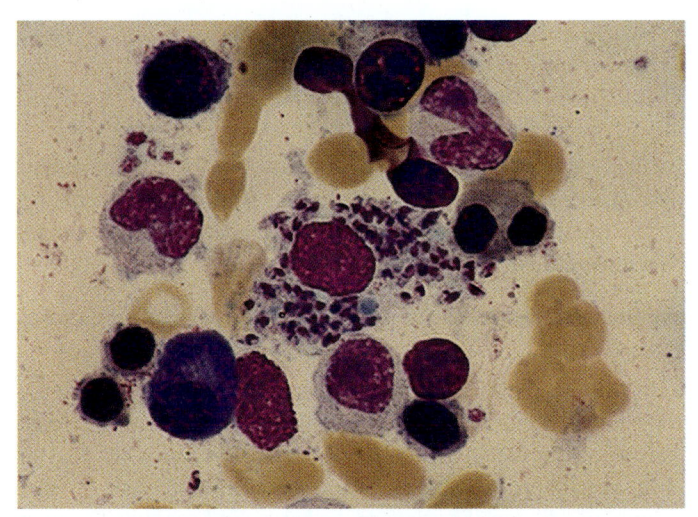

Abb. 48.31 Leishmaniose im Knochenmarkausstrich. Makrophage mit zahlreichen intrazytoplasmatischen Leishmanien (Amastigote). Giemsa, Vergr. 1000-fach. [R398]

Morphologie

Im Vordergrund steht eine ausgeprägte Splenomegalie, gelegentlich auch eine Hepatomegalie. Die Zellen des RES enthalten reichlich Erreger (sog. Amastigote = „unbegeißelte" Parasitenformen). Es imponiert eine ausgeprägte Vermehrung von Histiozyten, die teilweise das Bild einer granulomatösen Entzündung annehmen. Für die Diagnostik der Leishmaniose ist eine Knochenmarkpunktion mit dem Nachweis der Erreger in Makrophagen möglich (➤ Abb. 48.31).

Klinische Relevanz Bei der **viszeralen Leishmaniose** (Kala-Azar) stehen die Störungen des RES im Vordergrund. Im Verlauf der Erkrankung kommt es zu Fieber, Hepatosplenomegalie und durch Verdrängung des Knochenmarks zunehmend zu einer Anämie, Granulozytopenie und Thrombopenie. Wie die meisten Infektionskrankheiten wird auch die Häufigkeit der Leishmaniose von sozioökonomischen Faktoren mitbestimmt. Ein aktuelles Beispiel ist das deutliche Ansteigen von Leishmaniosefällen, nachdem der Erreger unter Geflüchteten aus dem Syrienkrieg verbreitet war.

Trypanosomiasis

Die wichtigsten Erkrankungen durch Flagellaten der Gattung *Trypanosoma* sind die **Schlafkrankheit** (afrikanische Trypanosomiasis) sowie die **Chagas-Krankheit** (amerikanische Trypanosomiasis).

Schlafkrankheit Die Schlafkrankheit wird durch *Trypanosoma brucei* subsp. *rhodesiense* oder *Trypanosoma brucei* subsp. *gambiense* verursacht. Vektoren sind tagaktive Glossinen **(Tsetsefliege)**, die in Ost-, West- und Zentralafrika vorkommen. Die Krankheit ist durch Immunevasion des Erregers durch Antigenwechsel bedingt und persistiert daher oft jahrelang. Die Erkrankung verläuft in 3 Stadien, wobei die Infektion des ZNS (**meningoenzephalitisches Stadium**) den Krankheitsausgang bedingt (Kopfschmerzen, Schlafstörungen, fortschreitende neurologische Symptome bis hin zum Koma).

Chagas-Krankheit Hierbei handelt es sich um eine von *Trypanosoma cruzi* hervorgerufene Erkrankung. Als Vektoren fungieren blutsaugende Raubwanzen *(Triatomidae)*, die v. a. in Mittel- und Südamerika vorkommen. Übertragen werden die Erreger nicht beim Stich, sondern durch den beim Blutsaugen abgesetzten Wanzenkot, der in Haut- und Schleimhautläsionen eindringt. Dies führt lokal zu einer oftmals schmerzlosen Schwellung/Ulkus (sog. Chagom). Der Erreger zeigt einen Tropismus auf Muskelzellen und kann eine Kardiomyopathie mit Herzwandaneurysmen und konsekutiven Herzrhythmusstörungen (bei Befall des Reizleitungssystems) verursachen. Ein gastrointestinaler Befall äußert sich häufig in Form eines Megaösophagus oder Megakolons.

Giardiasis

Syn.: Lambliasis
Giardia intestinalis infiziert den Dünndarm und kann das klinische Bild eines Malabsorptionssyndroms verursachen (➤ Abb. 48.1j und ➤ Kap. 30.7.4).

Trichomoniasis

Trichomonas vaginalis wird venerisch übertragen und verursacht typischerweise eine Kolpitis, seltener eine Prostatitis (➤ Kap. 40.4.2, ➤ Kap. 39.4.2).

48.6 Helminthen

48.6.1 Abwehrmechanismen

Die Größe der Helminthen sowie deren spezifische Entwicklungszyklen (mit unterschiedlichen Haupt- und Zwischenwirten) und das Ausbreitungsverhalten im Wirt bestimmen die Pathologie von Wurmerkrankungen. Humanmedizinisch relevant ist auch, ob der Mensch als Endwirt oder Fehlwirt fungiert. Siehe dazu auch die Datenbank des Center for Disease Control and Prevention (CDC) „DPDx – Laboratory Identification of Parasites of Public Health Concern" (www.cdc.gov/dpdx/az.html).

Bei vielen Parasitosen steht die Immunantwort auf den Parasiten und weniger die direkte Zerstörung von Wirtsgewebe durch den Wurm oder die Wirkung von Toxinen im Vordergrund der Pathologie. Wesentliche Träger der zellulären Infektabwehr sind eosinophile und neutrophile Granulozyten sowie Makrophagen. Ihre Vermehrung, Differenzierung und Aktivität werden durch Mediatoren von T-Lymphozyten und Mastzellen beeinflusst. Ergänzt wird diese Abwehr durch spezifische Antikörper und das Komplementsystem. Morphologisches Korrelat einer antihelminthischen Abwehrreaktion ist eine an eosinophilen Granulozyten reiche Entzündung mit Granulationsgewebebildung, die den Parasiten „einzukapseln" versucht.

48.6.2 Erkrankungen durch Zestoden (Bandwürmer)

Für eine Reihe von Zestoden kann der Mensch End- oder Zwischenwirt sein. Während im Fall des **Endwirts** die geschlechtsreifen Würmer im Dünndarm meist ohne besondere klinische Symptomatik leben, kann es als **Zwischenwirt** zu einer vielfältigen klinischen Symptomatik durch den Befall von „Larven" als Gewebsparasiten kommen.

Erreger und Epidemiologie Bandwürmer besitzen bei all ihren spezifischen Unterschieden einen übereinstimmenden strukturellen Aufbau. Sie bestehen aus dem Kopf (**Skolex**), einer anschließenden Proliferationszone und der folgenden Gliederkette (**Strobila**) mit ihren einzelnen Gliedern (**Proglottiden**). Ein eigenes Darmsystem fehlt den Proglottiden, die Nahrungsaufnahme erfolgt über die Körperoberfläche aus dem Darminhalt des Wirts. Die Proglottiden sind insbesondere im Endabschnitt von den Geschlechtsorganen des Wurms ausgefüllt. Bei den beim Menschen vorkommenden Bandwürmern handelt es sich um Hermaphroditen (Zwitter).

Zystizerkose (Taeniasis)

Pathogenese

Die vom **Endwirt (Schwein)** ausgeschiedenen Eier von *Taenia solium* enthalten in der Regel eine **Larve** (Oncosphaera), die nach oraler Aufnahme durch den **Fehl-/Zwischenwirt** Mensch über die Blutbahn in parenchymatöse Organe wie Gehirn, Auge und Muskulatur gelangt. Hier wird aus der Larve eine infektionsfähige Finne (Cysticercus), wobei der Skolex des späteren Bandwurms in die Finnenblase eingestülpt ist (Protoscolex). Hierdurch entstehen 15–20 mm große Zysten (Zystizerken).

Der Genuss von finnenhaltigem, unzureichend erhitztem Schweinefleisch führt beim Menschen im Dünndarm zur Ausstülpung des Skolex und zum Heranwachsen des adulten Wurms im Verlauf einiger Wochen (Taeniasis). Die Würmer bleiben über Jahrzehnte lebensfähig.

Morphologie

Im Randbereich der Zysten entwickelt sich zunächst eine lymphoplasmazelluläre und eosinophile Entzündung, die vernarbt und eine bindegewebige Kapsel ausbildet.

Klinische Relevanz Das klinische Bild der Zystizerkose wird von der Anzahl und der Lokalisation der Zystizerken bestimmt. Bei Befall des ZNS und der Augen kann die klinische Symptomatik Sehstörungen, Hirndruckzeichen, Krampfanfälle und eine Querschnittssymptomatik umfassen.

Echinokokkose

Zystische Echinokokkose

Bei der zystischen Echinokokkose handelt es sich um eine Erkrankung durch **Larven** von *Echinococcus granulosus* (**Hundebandwurm**), bei der Mensch als **Fehlwirt** fungiert (d. h. im Menschen kommt nur die Finne, nicht der adulte Wurm vor).

Pathogenese

Echinokokkeneier befinden sich in hundekotverschmutzten Nahrungsmitteln sowie im Fell und an der Schnauze. Nach oraler Aufnahme der Eier gelangen diese in das Duodenum, wo die Oncosphaera-Larve schlüpft und die Darmwand durchdringt. Über Lymph- und Blutgefäße gelangen die Larven in Leber (60 %), Lunge (25 %) und weitere Organe. Dort entwickeln sich **zystenförmige Larven** (Finnen, **Hydatiden**). Der Durchmesser dieser Zysten kann 20 cm und mehr betragen (➤ Abb. 33.20). Ihre äußere Schicht wird vom Bindegewebe des Wirts, ihre innere Schicht von einer laminierten Membran (Cuticula) sowie einer Keimschicht aus lebendem Wurmgewebe gebildet (➤ Abb. 48.32). Ausgehend von der Keimschicht kommt es zur Knospung mit Bildung von Brutkapseln, in denen mehrere Kopfanlagen neuer Bandwürmer (**Protoscolices**) entstehen.

Klinische Relevanz Die mechanische Verdrängung durch die Zysten in den betroffenen Organen ergibt das klinische Bild, das wie ein Tumor imponieren kann. Dies macht oft eine chirurgische Sanierung erforderlich.

Alveoläre Echinokokkose

Die Infektion mit dem **kleinen Fuchsbandwurm** (*Echinococcus multilocularis*) wird u. a. vom Fuchs auf den Menschen als **Fehlwirt** durch die orale Aufnahme von Eiern übertragen. Die Finnen entwickeln sich überwiegend in der Leber und rufen die alveoläre Echinokokkose hervor. Es kommt bevorzugt in der Leber, aber auch in anderen Organen zu einem infiltrativen Wachstum vieler kleiner Zysten, die schlauchartig miteinander verbunden sind und das Wirtsgewebe destruieren (➤ Abb. 33.21).

Klinische Relevanz Die Klinik ist von der Raumforderung und Destruktion des Gewebes bestimmt und geht bei Leberbefall mit Ikterus und Splenomegalie einher. Über eine „Metastasierung" können andere Organe mitbetroffen werden. Die chirurgische Sanierung ist oftmals schwierig.

48.6.3 Erkrankungen durch Nematoden (Fadenwürmer)

Infektionen durch die zweigeschlechtlichen Würmer aus der Gruppe der Nematoden finden entweder oral oder perkutan statt. Der typische

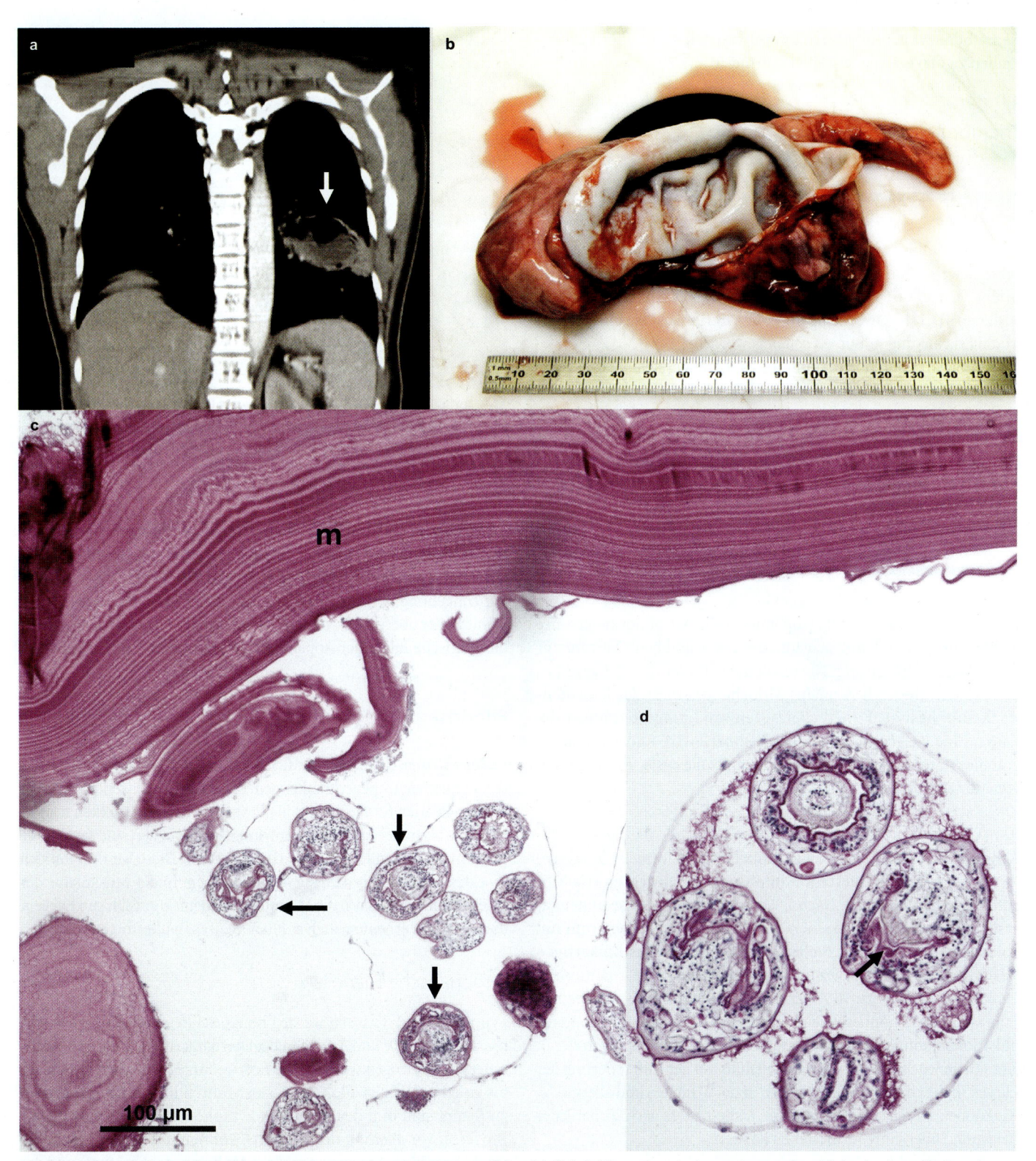

Abb. 48.32 Zystische Echinokokkose. a Thorax-CT mit zystischer Lungenläsion (Pfeil). **b** Eröffnete Zyste im Lungenlappen. Gut sichtbar ist die weiße Parasitenmembran (Cuticula). **c** Laminierte Membran (m) der Zyste und massenhaft Parasitenvorstufen (Protoscolices; Pfeile). PAS, Vergr. 100-fach. **d** Detailansicht mehrerer Protoscolices mit Rostellum (lat. Schnäbelchen als Haftstruktur des Bandwurms; Pfeil). PAS, Vergr. 100-fach. [P1330]

Trichinellose

Pathogenese

Die Trichinellose ist eine Zoonose durch *Trichinella spiralis*. Der Erreger weist eine ausgesprochen geringe Wirtsspezifität auf. Die Infektion verläuft über ungenügend erhitztes Fleisch (Muskeltrichinen). Durch konsequente Kontrollmaßnahmen (Trichinenschau) ist die Erkrankung in Europa selten geworden.

Die im Darm durch Verdauungsprozesse freigesetzten Larven entwickeln sich in 5–7 Tagen zu adulten Würmern. Die Paarung erfolgt an der Darmmukosa und befruchtete Weibchen setzen dort lebende Larven frei, die über den Lymph- und Blutweg vorzugsweise in die **quergestreifte Muskulatur** gelangen, wo sie sich in Muskelfasern einbohren, Zysten bilden und spiralig aufgerollt zu einer Größe von 1 mm Durchmesser heranwachsen.

Morphologie

Die parasitierte Muskelzelle (sog. nurse cells) stirbt normalerweise nicht ab und dient dem Wachstum der Larve und beim Verzehr zur deren Weiterverbreitung. Normalerweise findet man 1 Larve pro Muskelzelle, die auch vermehrt Mitochondrien für das Parasitenwachstum besitzt. Eine dicke Zystenwand umgibt zumeist die Larve. Eine ausgeprägte lymphoplasmozelluläre und eosinophilgranulozytäre Entzündungsreaktion umgibt die Zyste, die im Verlauf von Monaten verkalkt.

Klinische Relevanz Nach einer Inkubationszeit (meist 5–7 Tage) treten bei massiver Infestation intestinale Beschwerden (Gastroenteritis, Durchfälle) auf. Nach 1 Woche kommt es bei beginnender systemischer Infektion zu einem toxisch-allergischen Syndrom mit kolikartigen Schmerzen, Fieber, urtikariellen und asthmaartigen Beschwerden sowie zu einem Gesichtsödem. Eine eosinophile Leukozytose (in bis zu 90 % der Fälle) tritt in der 2.–3. Woche auf. Eine akute Pneumonie sowie myokardiale und neurologische Komplikationen können zu einem letalen Ausgang führen. Nach der 3. Krankheitswoche geht das Krankheitsbild mit der Entzystierung der Larven in die chronische Phase über, in der Myalgien und allergische Reaktionen als dauerhafte Symptome, insbesondere nach körperlicher Belastung, über Jahre fortbestehen können.

Oxyuriasis

Der Madenwurm (*Enterobius vermicularis*) verursacht die auch in Mitteleuropa weitverbreitete Erkrankung der **Enterobiose**. Der Mensch ist Hauptwirt, die adulten Würmer leben im Dickdarm. Die

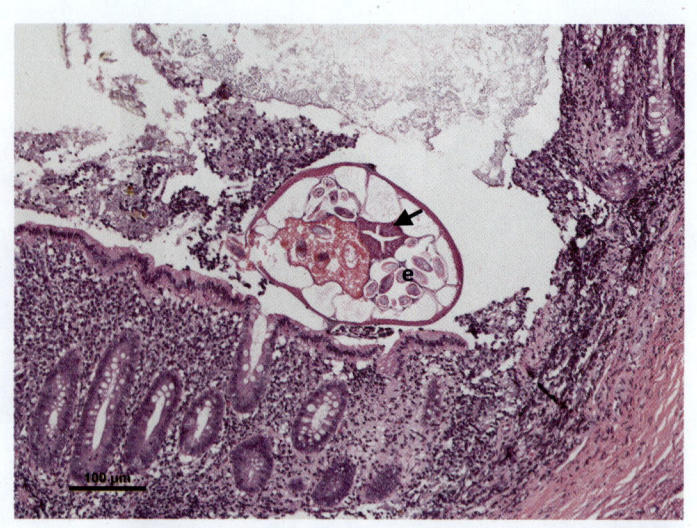

Abb. 48.33 Oxyuriasis der Appendix vermiformis. Appendixquerschnitt mit einem adulten weiblichen Madenwurm. Gut sichtbar sind der Darmtrakt (Pfeil) und der Uterus mit Eiern (e). H&E, Vergr. 100-fach. [P1330]

Weibchen wandern zum Anus und legen dort perianal ihre Eier ab, was zu Pruritus and Kratzen führt. Dies führt v. a. bei Kindern zu einer oralen **Autoinfektion**. Die klebrigen Wurmeier bleiben auch in der Umgebung, z. B. auf Spielzeug oder Bettzeug haften und können somit weiter übertragen werden (Kontaktinfektion). Oxyurien können das klinische Bild einer Appendizitis verursachen (> Abb. 48.33).

Filariosen

Fadenwürmer (Filarien), die sich im Gewebe absiedeln, sind die Erreger typischer Tropenerkrankungen. Bis auf die Onchozerkose sind die adulten Filarien für die Symptomatik verantwortlich. **Insekten** fungieren als Überträger und Zwischenwirte. Die Weibchen sind vivipar, sie gebären also lebende Larven (**Mikrofilarien**). Diese werden von den Insekten bei der Blutmahlzeit aufgenommen. In der Muskulatur der Insekten entwickeln sich die Mikrofilarien zu infektionsfähigen **Larven**, die bei einem erneuten Stich auf den Menschen übertragen werden.

Lymphatische Filariosen

Lymphatische Filariosen werden hauptsächlich von den Arten *Wuchereria bancrofti* und *Brugia malayi* hervorgerufen, die durch Stechmücken übertragen werden. Die Entzündungsreaktionen auf die oft bis zu 10 cm langen adulten Würmer führen in den Lymphgefäßen zu Lymphstau und begleitendem Lymphödem. Durch fibrotische Prozesse, vor allem in der Subkutis, können unförmige bis monströse Vergrößerungen insbesondere der Beine, des Skrotums und der Mammae auftreten (**Elephantiasis tropica**).

Loiasis

Eine entzündliche Schwellung im Unterhautgewebe (Calabar-Schwellung) ruft die im subkutanen Bindegewebe wandernde Filarie „**Loa**

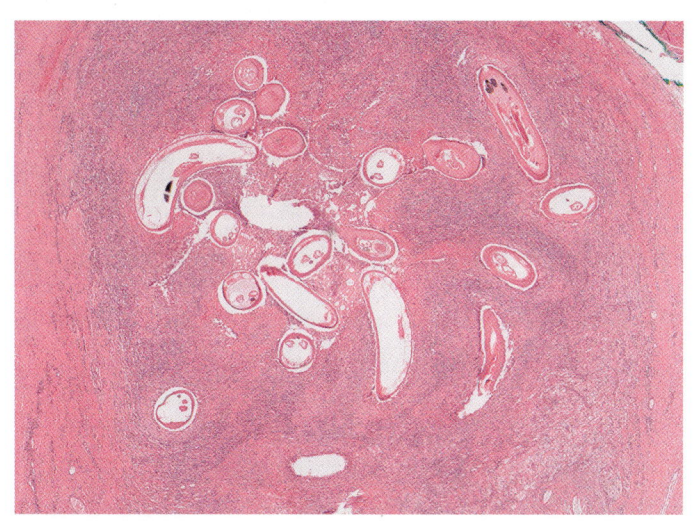

Abb. 48.34 Onchozerkom. Fibrotisch abgekapselter und entzündlich demarkierter Knoten mit zahlreichen Anschnitten (quer und längs) von adulten Würmern. H&E, Vergr. 25-fach. [R398]

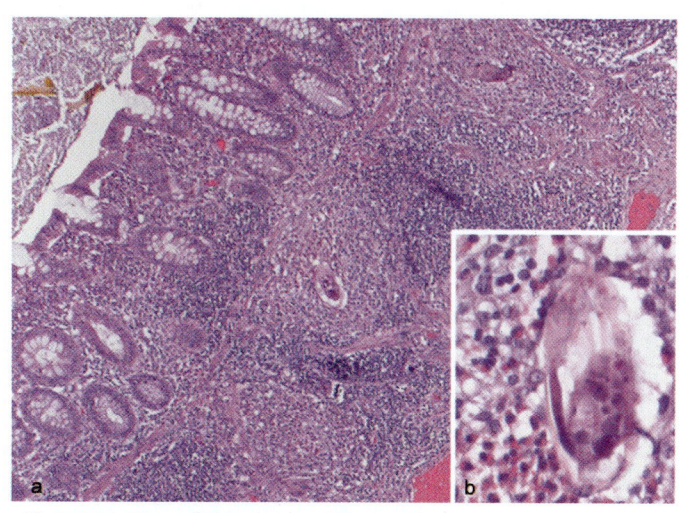

Abb. 48.35 Appendizitis durch Schistosomiasis. a Appendixwand mit Eiern von Schistosomen (*Schistosoma mansoni*) mit einer granulomatösen Umgebungsentzündung. H&E, Vergr. 60-fach. **b** Parasitenei, umgeben von eosinophilen Granulozyten. H&E, Vergr. 630-fach. [R398]

loa" hervor. Überträger sind Bremsenarten. Die wandernden Würmer (Wanderfilarien) sind nicht auf die Haut beschränkt, sondern können auch Konjunktiven und innere Organe befallen. Das Innere des Auges wird von dieser in Zentralafrika und im östlichen Teil Westafrikas auftretende Filarienart – anders als bei der Onchozerkose – jedoch nicht befallen.

Onchozerkose

Die Onchozerkose (**Flussblindheit**) wird von *Onchocerca volvulus* hervorgerufen und durch Kriebelmücken übertragen. Die bis zu 70 cm langen adulten Weibchen liegen aufgeknäuelt in derben, haselnuss- bis walnussgroßen Bindegewebeknoten (Onchozerkome, ➤ Abb. 48.34) in der Subkutis. Ihre zu Millionen ausgeschiedenen Mikrofilarien, die sich in der Subkutis fortbewegen, rufen die Krankheitserscheinungen hervor. Neben einem starken Juckreiz kommt es bei chronischem Verlauf zu Atrophie, Hyperkeratose und Depigmentierung der Haut (**Onchodermatitis**) sowie zu Lymphadenopathien und Lymphstau, die zu einer genitalen Elephantiasis führen können. Die Mikrofilarien verursachen auch **Augenentzündungen** (sklerosierende Konjunktivitis, Keratitis, Iridozyklitis, Optikusatrophie) mit Einsprossungen von Gefäßen und Bindegewebe, welche zur Erblindung (**Flussblindheit**) führen.

48.6.4 Erkrankungen durch Trematoden (Saugwürmer)

Schistosomiasis

Syn.: Bilharziose

Die Schistosomiasis gehört zu den weltweit häufigsten Wurmerkrankungen. Sie wird hervorgerufen von Schistosomen (Pärchenegel). *Schistosoma haematobium* ist Erreger der regional begrenzten **Harnblasenbilharziose**, die zur Entstehung eines Plattenepithelkarzinoms der Harnblase führen kann. *Schistosoma mansoni* (➤ Abb. 48.35), *S. japonicum*, *S. intercalatum* und *S. mekongi* rufen die **Darmbilharziose** hervor.

Pathogenese

Für die Pathogenese entscheidend sind weniger die in den Venen parasitierenden, 1–2 cm langen Würmer, sondern die massenhaft in Blasen- bzw. Darmwand abgesetzten Eier. Diese gelangen über den Blutweg in Leber und Lunge sowie in andere Organe. Dort rufen sie eine starke entzündliche Reaktion hervor und führen zu Granulomen und Fibrosen. In der Leber kann es durch die entstehende periportalen Fibrose zu einer portalen Hypertonie kommen.

KAPITEL 49

F.A. Offner, R.M. Bohle

Fremdmaterialimplantate

49.1	Allgemeine Reaktionsmuster nach Fremdmaterialimplantation............... 999	49.3.2	Herzklappenprothesen..................... 1001
49.2	Blutgefäße, Liquordrainage............... 1000	49.4	Gelenke................................ 1003
49.3	Herz................................... 1001	49.5	Mamma................................ 1003
49.3.1	Schrittmacher........................... 1001	49.6	Bauchwand............................. 1004

Zur Orientierung

Schwerwiegende Funktionsstörungen – häufig verbunden mit erheblichen Schmerzen – können durch Implantation von Prothesen aus Kunststoffen, Metalllegierungen oder denaturierten Organteilen einzelner Tierspezies behandelt werden. Zu den heute am häufigsten implantierten Ersatzmaterialien gehören:
- Metalle und Kunststoffe zum Zahnersatz oder Ersatz von Augenlinsen
- Metalllegierungen und Keramik zur endoprothetischen Behandlung von Hüftgelenk- oder Kniegelenkarthrosen (Cox- bzw. Gonarthrosen)
- Gitterförmige, selbst expandierende Metall- (Nitinol-) und Kunststoffstents zur Therapie der koronaren Herzkrankheit, von Aortenaneurysmen oder von Stenosen des Bronchialsystems, des Ösophagus und der Gallengänge
- Kunststoffe zum Ersatz von Blutgefäßen, zum rekonstruktiven oder kosmetischen Organaufbau der Mamma oder zum Verschluss von Bauchwandbrüchen (Hernien)

Die stark gestiegene durchschnittliche Lebenserwartung hat dazu geführt, dass altersbedingte degenerative Veränderungen des Herz-Kreislauf- und Skelettsystems zugenommen haben. In vielen Fällen können sie durch operative und endovaskuläre Maßnahmen mit Fremdmaterialimplantaten kompensiert werden.

49.1 Allgemeine Reaktionsmuster nach Fremdmaterialimplantation

Implantierte Fremdkörper führen immer zu einer biologischen Reaktion. Sie ist stark abhängig von der sog. Biokompatibilität des Fremdmaterials:
- Als chirurgische **Nahtmaterialien** werden heute vielfach Kunststoffe und biologische Produkte verwendet, die im Organismus aufgelöst bzw. durch Makrophagen vollständig abgebaut werden können.
- Bei Einschaltung von Fremdmaterial in den Blutkreislauf – **Gefäßprothesen/Herzklappen** – ist meist eine blutgerinnungshemmende Therapie notwendig.
- Nach Einsatz von **Gelenkprothesen** können Partikel des Implantationsmaterials durch Abrieb- und/oder Korrosionsprozesse in das periartikuläre Gewebe gelangen und Fremdkörperreaktionen hervorrufen. Die Untersuchung von Synovialisgewebe und Knochenstrukturen ergibt daher wichtige Informationen zu besonderen Reaktionsmustern der Weichteil- und Knochenstrukturen auf die vorwiegend metallischen Fremdkörper.
- Beim Einsatz von **Gefäßprothesen** sind überschießende Gewebereaktionen mit Entwicklung einer hyperplastischen Neointima oder z. B. eine fehlende endothelähnliche Innenauskleidung möglich. Die Aufarbeitung entsprechender Gefäßpräparate nach Stent-Implantation gibt wichtige Hinweise auf die Pathogenese dieser Reaktionen. Aus den morphologischen Befunden zu Explantaten mit Restenosen als Folge einer z. B. überschießenden Myofibroblastenproliferation resultieren wichtige Informationen für die Entwicklung und Produktion von Stents und für evtl. zusätzlich notwendige Behandlungsmethoden.

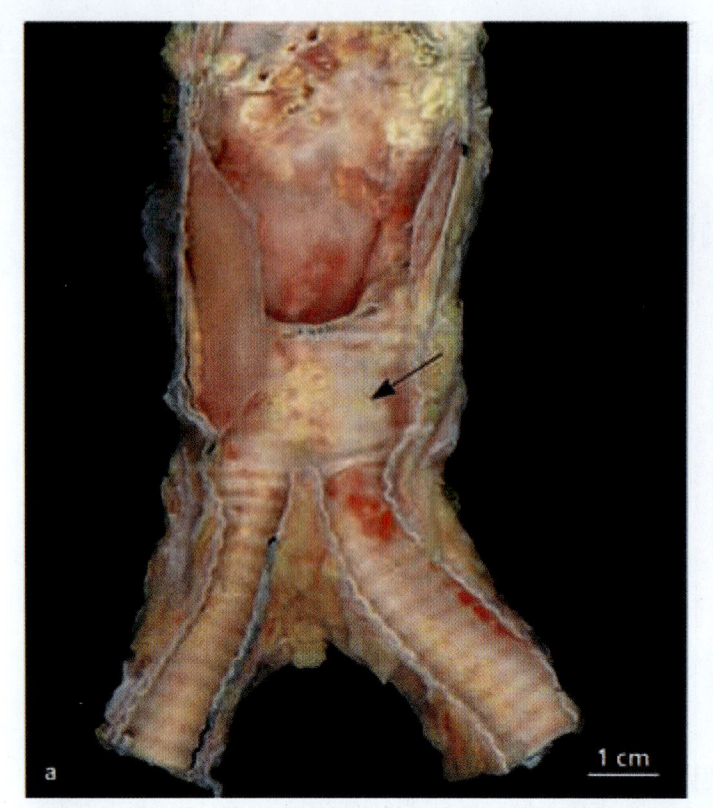

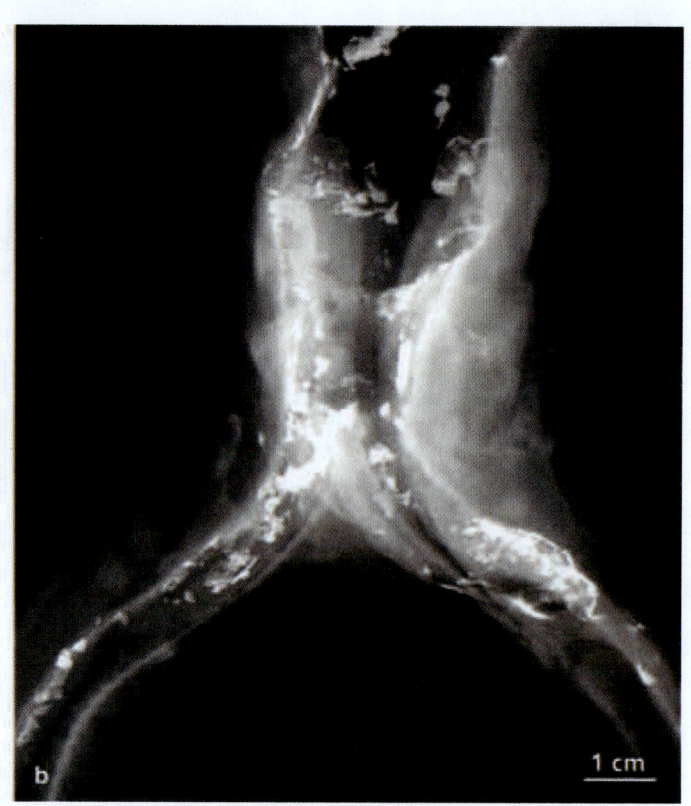

Abb. 49.1 Aortobifemorale Kunststoff-Bypass-Prothese bei verschließender Atherosklerose der Beckenarterien. a Fibrinreicher Parietalthrombus im Bereich der „Neointima" (Pfeil). **b** Im Röntgenbild ist die erhebliche verkalkende Atherosklerose in den dorsal des Bypasses verbliebenen Abschnitten von Aorta und Iliakalgefäßen zu sehen. [R398]

- Die Dokumentation körpereigener Gewebereaktionen auf **Implantate bei Brustrekonstruktionen** oder Bauchwandverstärkungen im Rahmen der Hernienchirurgie sind auch unter Berücksichtigung möglicher Fragestellungen zu Regressansprüchen von Patienten von Bedeutung.

Besonders bedeutsam ist der **Nachweis von Implantatinfektionen.** Erreger, die an die Oberfläche von Implantaten gelangen, bilden hier sog. Biofilme, die sehr resistent gegen Antibiotika sind und so meist die chirurgische Entfernung der infizierten Implantate erzwingen. Erreger in Form von Biofilmen sind mikrobiologisch auch schwer kultivierbar. Daher gelingt der Nachweis einer Implantatinfektion häufig nur histologisch durch den Nachweis von Infiltraten neutrophiler Granulozyten bzw. mittels molekularpathologischer Methoden (Nachweis von Erreger-DNA).

49.2 Blutgefäße, Liquordrainage

Gefäßprothesen werden bevorzugt im Bereich der Aorta, Becken- und Beinarterien eingesetzt. Sie bestehen vorwiegend aus Dacron (Polyethylenterephthalat) und PTFE (Polytetrafluorethylen) und dienen der Überbrückung (Bypass) oder dem Ersatz atherosklerotischer, hochgradig stenosierter oder erweiterter (Aortenaneurysmen) Arterienabschnitte (➤ Abb. 49.1). Eingesetzt werden sie auch bei der Anlage arteriovenöser Shunts, z.B. für wiederholte Dialysebehandlungen bei Niereninsuffizienz und als ventrikuloperitoneale oder -atriale Shunts zur Therapie des Hydrozephalus.

Einheilungsphasen von Gefäßprothesen

Einheilungsphasen und Reaktionsmuster auf intravasal implantierte Kunststoff- und Metallprothesen – Stents – sind entscheidend von der Grunderkrankung abhängig (in der Regel fortgeschrittene atherosklerotische Läsionen). Voraussetzung für eine ausreichende Erweiterung von Stenosen, z.B. der Koronargefäße durch einen Metallstent, ist eine mindestens noch sektorförmig erhaltene Dehnbarkeit des entsprechenden Gefäßabschnitts. Im Idealfall kann die luminale Oberfläche von Neo-Endothelzellen ausgekleidet werden.

Das **Reaktionsmuster** auf die Implantation von Kunststoffgefäßen lässt sich in drei Phasen unterteilen (➤ Abb. 49.2):
- **Phase 1 (Frühphase):** Bis zu 2 Wochen nach Implantation wird die Prothese von Granulationsgewebe, bestehend aus Histiozyten, mehrkernigen Riesenzellen, proliferierenden Bindegewebszellen, Myofibroblasten und neu gebildeten Blutgefäßen, umgeben. Zellen des Granulationsgewebes wachsen zwischen den gestrickten oder gewebten Kunststofffibrillen der Prothese bis zur luminalen inneren Oberfläche vor und bilden extrazelluläre Matrix. Gleichzeitig gelangen aus dem Blutstrom Eiweißsubstanzen und Zellen zwischen das Maschenwerk der Prothese.
- **Phase 2 (Organisationsphase):** Bis zu 1 Monat nach Implantation dominiert eine fortschreitende bindegewebige Einscheidung des Fremdmaterials. Im äußeren bindegewebigen Prothesenmantel bleibt eine oft erhebliche zelluläre Fremdkörperreaktion bestehen. Der luminale innere Mantel wird auch als **Neointima** bezeichnet. Entwicklung, Kontinuität und Zusammensetzung des inneren Mantels sind stark von örtlichen Kreislauffaktoren,

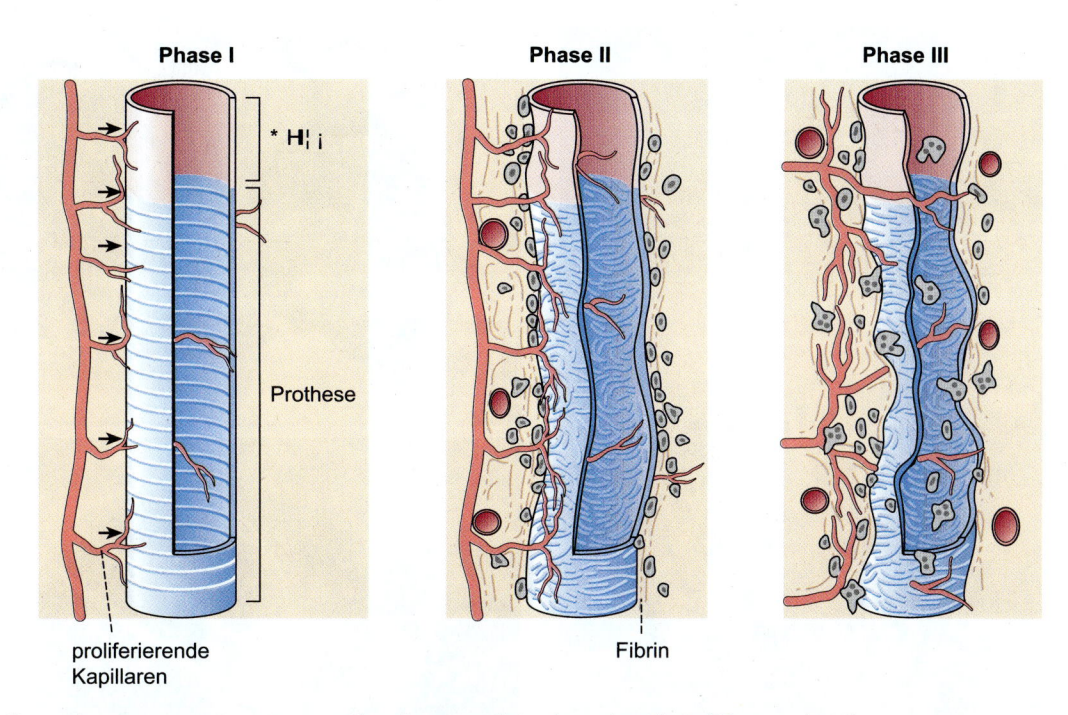

Abb. 49.2 Einheilungsphasen von porösen Kunststoffprothesen nach Implantation als Gefäßersatz. [L106]

Strömungsanomalien, z. B. verursacht durch thrombogene Wandunregelmäßigkeiten und Gerinnungsstörungen, abhängig.
- **Phase 3 (Spätphase):** Nach 6 Monaten bis zu vielen Jahren wird bei ausreichender Durchbauung der Prothese im Regelfall ein weitgehend stabiler Zustand erreicht (> Abb. 49.1; > Abb. 49.2). Der definitive Einbau der Prothese geht allerdings mit dem Verlust ihrer Elastizität einher. Dies ist bedingt durch die bindegewebige Durchsetzung des Kunststoffs, aber auch durch Materialermüdung und langsame Degradation der elastischen Kunststoffbestandteile.

Komplikationen

Während der verschiedenen Einheilungsphasen können thrombotische Verschlüsse, Frühstenosen, sog. Intimahyperplasien und regressive Prothesenveränderungen bis hin zu echten Prothesenaneurysmen entstehen. Nicht selten kommt es im Bereich von Koronarstents durch fortbestehende Fremdkörperreaktion erneut zu Stenosen.

49.3 Herz

49.3.1 Schrittmacher

Batterien von Herzschrittmachern werden im Regelfall in den Weichteilen der Thoraxwand implantiert. Die durch das venöse System über die obere Hohlvene und den rechten Vorhof bis in den rechten Ventrikel eingeführten Schrittmachersonden werden bis in das subendokardiale Myokard vorgeschoben. Sie sind an ihrer Spitze mit feinen Häkchen versehen. Dort kommt es zu einer kleinherdigen, narbigen, festen Verankerung der Sondenspitzen. Im Verlauf des Katheters durch Vorhof- und Venenregionen bilden sich strangförmige,

vom Endokard ausgehende **Fibrosierungen,** die zu einer partiellen Fixierung der Schrittmachersonden führen können (> Abb. 49.3).

49.3.2 Herzklappenprothesen

Typen

In den USA werden jährlich ca. 30.000 Herzklappen implantiert – mechanische Klappen und sog. Bioprothesen:
- **Mechanische Prothesen:** Die aus pyrolytischem Karbon bestehenden Klappen sind über Bügel an einem Klappenring aus Metalllegierungen, z. B. Kobaltchrom, befestigt. Das Metall ist mit Polyestermanschetten ummantelt. Nach Form und Funktion werden u. a. Kippscheiben- oder Zweischeibenprothesen eingesetzt (> Abb. 49.4).
- **Bioprothesen:** Verwendet werden Herzklappen von Schweinen nach Glutaraldehydfixierung oder auch körpereigenes Material, z. B. vom Perikard. Das biologische Material wird auf vorgefertigte Rahmen mit basalen Metallringen und pfeilerartigen Kunststoffbögen befestigt. Bioprothesen zum Ersatz der Aortenklappenfunktion werden heute sehr häufig über Gefäßkatheter (Transcatheter Aortic Valve Implantation; **TAVI**) eingesetzt.

Verlauf und Komplikationen

Mechanische Prothesen erfordern eine lebenslange Hemmung der Blutgerinnung, um Funktionsstörungen der Klappen durch die Anlagerung thrombotischen Materials sowie daraus resultierende Embolien im großen Kreislauf zu verhindern (> Abb. 49.5). Funktionsstörungen können auch auftreten, wenn die eingenähten Metall- oder Kunststoffringe in der Klappenebene ausreißen (sog.

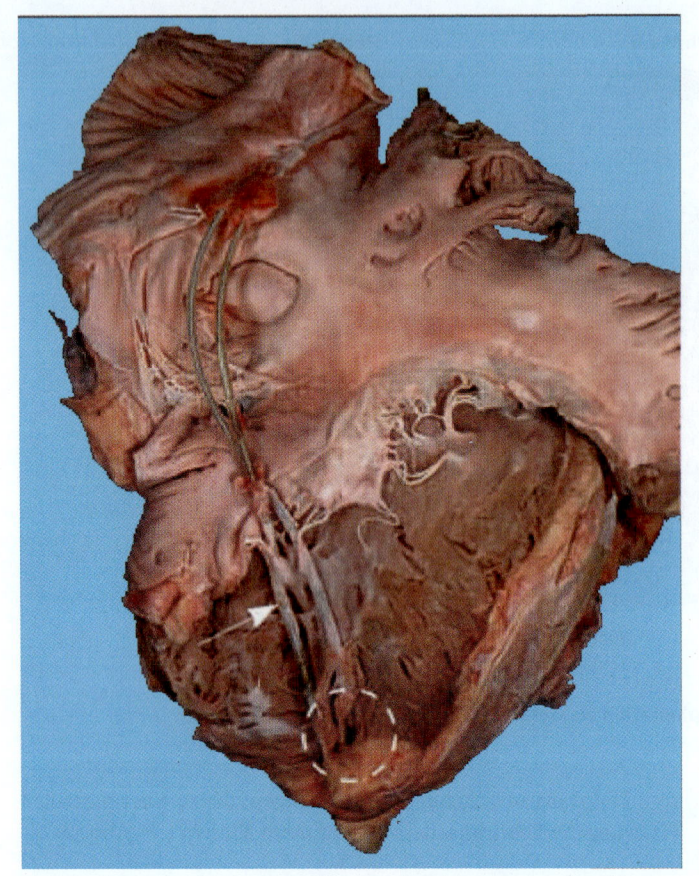

Abb. 49.3 Zwei Herzschrittmachersonden im eröffneten rechten Herz. Fest im Myokard eingeheilte Katheterspitzen (Markierung). Teilweise (graue) fibröse Umscheidung der Katheter im Bereich von Ventrikel und Trikuspidalklappe (Pfeil). Frischer Thrombus an Anheftungsstellen im Vorhof oberhalb der Fossa ovalis (Doppelpfeil; 77-jähriger Mann). [R398]

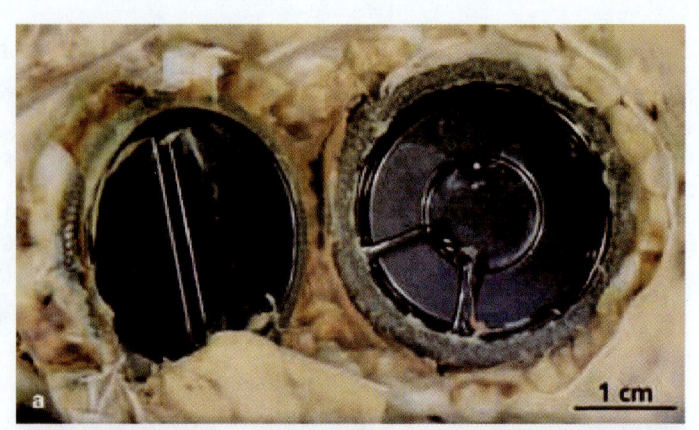

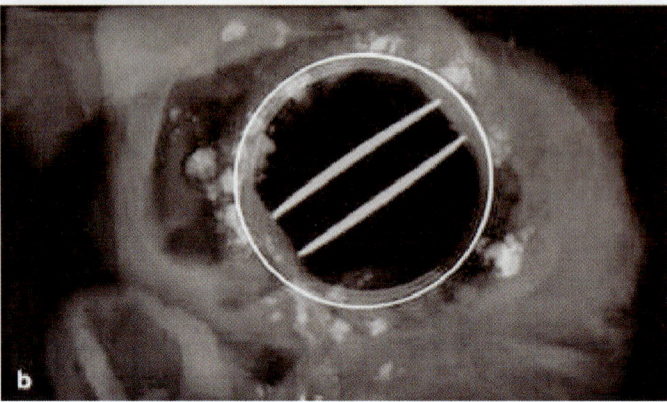

Abb. 49.4 Herzklappenprothesen. a Mechanische Herzklappenprothesen 2 Jahre nach Operation mit einer Kippscheibenprothese als Ersatz der Aortenklappe (links) und einer Scheibenprothese in Mitralklappenposition (rechts) bei einem 71-jährigen Mann. **b** Röntgenbild einer geöffneten Zweischeibenprothese aus dem Aortenklappenbereich. [R398]

paravalvuläres Leck). Derartige Defekte treten v. a. dann auf, wenn an den Klappenringen (Anulus fibrosus) ausgedehnte Verkalkungen (Klappenringsklerose) vorliegen.

Bei **Bioprothesen** können die durch die vorausgegangene Glutaraldehydfixierung partiell denaturierten Kollagenfasern verkalken. Wegen dieser teilweise sehr ausgedehnten und schon nach wenigen Jahren einsetzenden Verkalkungen werden Bioprothesen bevorzugt bei älteren Patienten implantiert. Verschleiß, Klappenschrumpfung, Pfeilerausrisse am Rahmen und Klappenperforationen können zur Klappeninsuffizienz führen (> Abb. 49.6). Über thrombotische Auflagerungen mit Bakterienbesiedlung sind Klappenentzündungen auch im biologischen Fremdmaterial möglich.

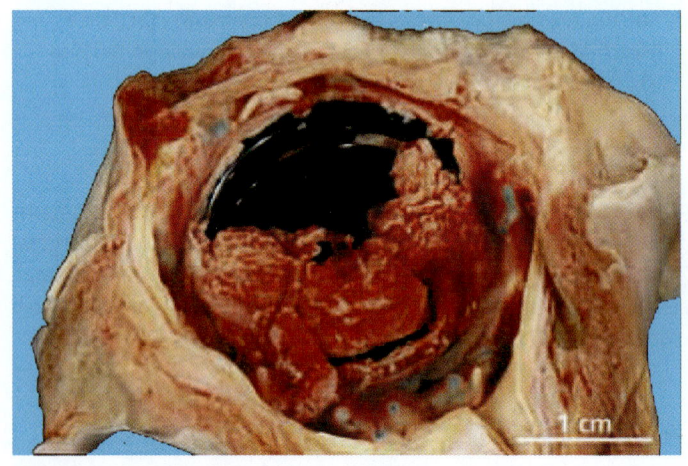

Abb. 49.5 Thrombotische Auflagerungen mit starken Funktionseinschränkungen einer mechanischen Aortenklappenprothese 6 Monate nach Operation (58-jähriger Mann). [R398]

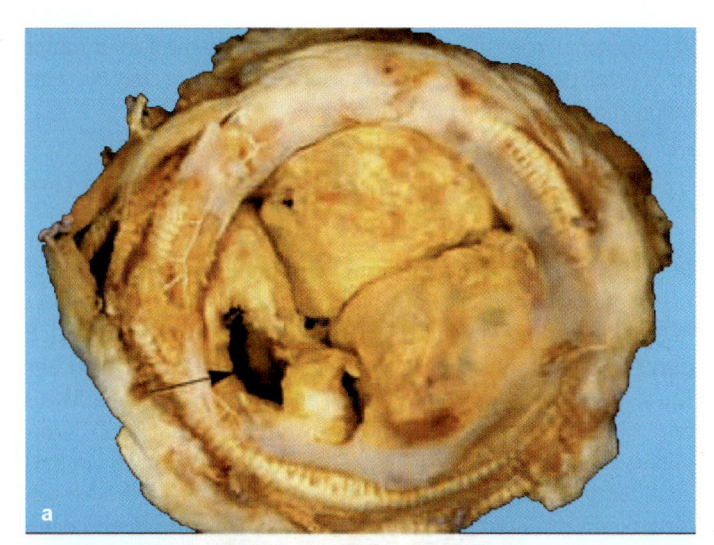

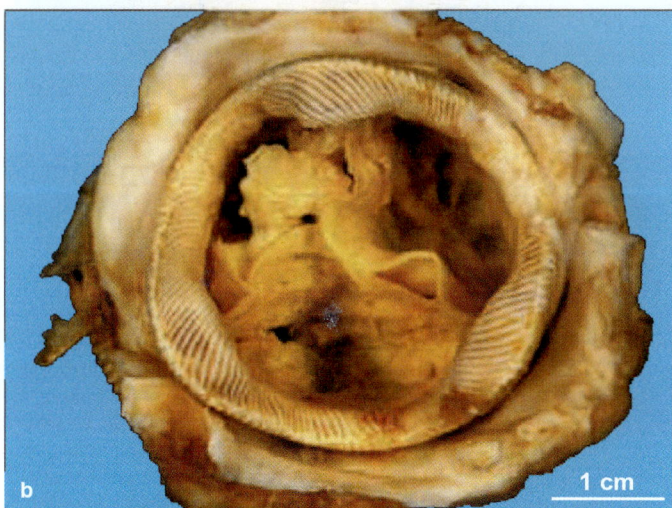

Abb. 49.6 Insuffiziente Bioprothese (Aortenklappe eines Schweins) als Ersatz der Mitralklappe 11 Jahre nach Implantation. Fibrose (grau) am Klappenring-Kunststoffmantel. Massive graugelbe Verkalkungen aller Taschen. Aufsicht von oben. Entzündliche Perforation der Tasche links durch eine bakterielle Infektion (Pfeil). [R398]

49.4 Gelenke

Endoprothetischer Gelenkersatz

Schwerwiegende Arthrosen oder entzündliche Gelenkveränderungen, vor allem der Hüft- oder Kniegelenke, werden immer häufiger durch Implantation von Fremdmaterial behandelt. Bevorzugt werden Prothesen aus Stahl, Titan-Aluminium-Vanadium-Legierungen oder Molybdänlegierungen, die mit Kunststoffkomponenten (Polyethylen) verbunden sind, verwendet (➤ Abb. 49.7).

Fixation

Die Fixation der Implantate erfolgt durch Einzementierung mit Polymethylmetacrylat oder „zementfrei" durch Einwachsen des umliegenden Knochengewebes in spezielle poröse Implantatoberflächen. Nach Einzementierung entwickeln sich innerhalb weniger Tage zunächst

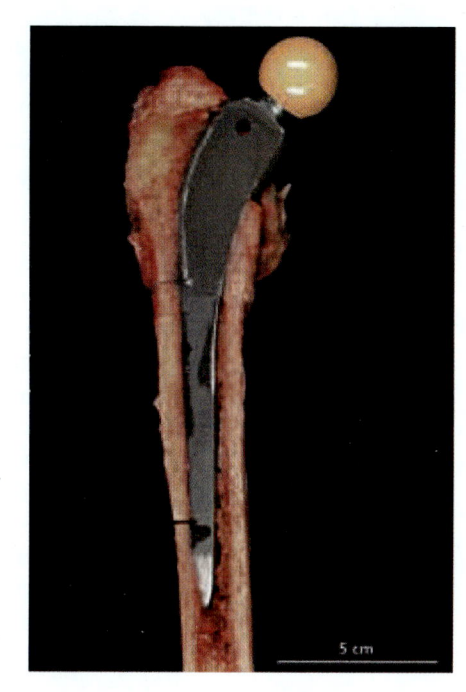

Abb. 49.7 Totalendoprothese der Hüfte (TEP) mit Prothesenkopf aus Porzellan und Metallschaft im eröffneten Markraum des Oberschenkels. Operation 3 Wochen vor dem Tod infolge rezidivierender Lungenembolien (66-jähriger Mann). [R398]

Granulationsgewebe und schließlich eine chronisch entzündlich infiltrierte bindegewebige Pseudomembran, die das Implantat umgibt.

Komplikationen

Lockerungen sind die häufigste Ursache für ein Implantatversagen und erfordern einen Wechsel des Implantats. Verantwortlich sind der progrediente Abrieb von Implantatbestandteilen und/oder Mikrobewegungen zwischen Implantat und Knochen mit verstärkter Knochenresorption. Selten kommt es zur **Implantatinfektion** (meist *Staphylococcus epidermidis* oder *Staphylococcus aureus*). Durch mechanischen Abrieb und Korrosionsprozesse gelangen im Lauf der Zeit Abriebpartikel (Metalle, Zement, Polyethylen) in das periartikuläre Gewebe. Sie finden sich im Interstitium, in Histiozyten oder Riesenzellen. Gelegentlich rufen sie **granulomatöse Pseudotumoren** hervor.

Typische Komplikationen nach Hüftprothesen sind **Verknöcherungen** in den periartikulären Weichteilen unter dem Bild der heterotopen Ossifikation.

49.5 Mamma

Implantate

Implantate werden zur Brustrekonstruktion (nach Amputation) oder aus kosmetischen Gründen zum Brustaufbau (Mammaaugmentation) eingesetzt. Die Außenhülle der Implantate besteht aus Silikon (Silikonelastomer), die Füllung aus Silikongel oder Kochsalzlösung. Die Implantation erfolgt entweder unter den M. pectoralis (retromuskulär) oder unter das Brustdrüsengewebe (retroglandulär).

Am Implantationsort kommt es zunächst zu einer entzündlichen Infiltration durch Makrophagen und Lymphozyten, danach zu zunehmender Fibrosierung mit Ausbildung einer das Fremdmaterial umschließenden Bindegewebsmembran („Kapsel").

Komplikationen

Infektionen (meist durch Staphylokokken) treten selten und in der Regel unmittelbar postoperativ auf. Plötzliche oder kaum merkbare („stille") Rupturen können zur Schrumpfung des Implantats und zum Austritt des Füllmaterials in das umgebende Gewebe mit konsekutiver Ausbildung von Fremdkörpergranulomen führen. Ursache für Rupturen sind Alterungsprozesse der Silikonhülle, Traumen oder Kapselkontrakturen. Letztere ist die häufigste Komplikation (4–8 %) und führt je nach Schweregrad zu einer erheblichen Verfestigung und Deformierung der Brust. Weitere Nebenwirkungen sind eine Druckatrophie des Brustdrüsengewebes oder eine Galaktorrhö. Sehr selten entwickeln sich im Bereich der Kapsel, meist viele Jahre nach der Implantation, anaplastische großzellige Lymphome. Dieser Tumor ist der einzige, der bislang als Tumorfolgeerkrankung einer Implantation von Kunststoffen betrachtet wird.

49.6 Bauchwand

In der Hernienchirurgie werden zur Verstärkung der Bauchwand immer häufiger chirurgische Kunststoffnetze aus Polypropylen, Polyester oder Polytetrafluorethylen (PTFE) verwendet. Nach Implantation durchwächst Granulationsgewebe das maschenförmige Netz aus Kunststofffibrillen. Es dient dann als bindegewebig durchbaute Membran zur Verstärkung von Weichteilstrukturen (➤ Abb. 49.8). Komplikationen umfassen Mesh-Infektionen (oft durch *Staphylococcus epidermidis*) oder Verlagerungen und Schrumpfungen des Netzes, die zu narbigen Kontrakturen oder Einrollungen führen und dann korrigierende Operationen erfordern.

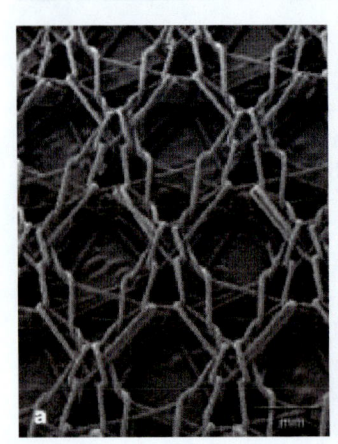

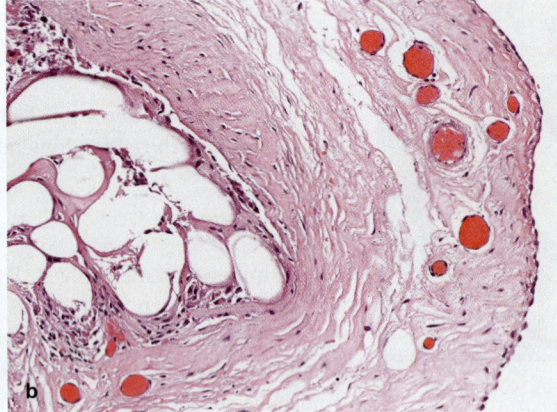

Abb. 49.8 Explantiertes Polypropylen-Mesh.
a Polypropylen-Mesh im Rasterelektronenmikroskop. [R398] **b** Die mikroskopische Struktur des grobporigen Polypropylen-Netzes ist als Abdruck im Gewebe erkennbar. Das Netz ist bindegewebig durchbaut und fest integriert. Oberflächlich zeigen sich peritoneale Mesothelzellen. Die Explantation erfolgte aufgrund einer Verlagerung des Meshs (66-jähriger Mann). [P1388]

KAPITEL 50

A. Tannapfel, I.S. Feder

Umweltbedingte Erkrankungen

50.1	Schäden durch physikalische Einwirkungen .. 1005	50.3.4	Medikamente............................1016
50.1.1	Mechanische Einwirkungen...................1005		
50.1.2	Schäden durch Temperaturänderungen 1007	50.4	Umweltbedingte Tumorerkrankungen 1017
50.1.3	Schäden durch Änderungen des atmosphärischen Drucks 1008	50.5	Ernährungsbedingte Schäden 1017
50.1.4	Schäden durch elektromagnetische Energie...... 1009	50.5.1	Überernährung und Fettsucht 1018
		50.5.2	Unterernährung und Kachexie 1018
50.2	Umweltbedingte Schäden der Lunge und der Atemwege 1010	50.5.3	Schadstoffe in der Nahrung 1018
50.2.1	Obstruktive Atemwegserkrankungen...........1010	50.6	Schäden durch Tabakrauchen 1019
50.2.2	Pneumokoniosen 1010	50.7	Schäden durch Alkohol..................... 1019
50.3	Schäden durch chemische Einwirkungen 1015	50.8	Schäden durch illegale Drogen 1019
50.3.1	Umweltgifte...............................1015	50.8.1	Schäden durch Rauschmittel: allgemeine
50.3.2	Luftverschmutzung.........................1015		Auswirkungen 1020
50.3.3	Nanopartikel 1016		

Zur Orientierung

Krankheiten sind mit nur wenigen Ausnahmen eine Folge von Interaktionen zwischen Genotyp bzw. Phänotyp des Individuums und dessen Umwelt. Umweltbedingte Schäden im engeren Sinn („environmental and occupational diseases") umfassen Folgen der Umweltverschmutzung, schädigender Lebensgewohnheiten und/oder schädigender Einflüsse am Arbeitsplatz:

- Unter den **umweltbedingten Schäden** lassen sich Erkrankungen durch physikalische Einwirkungen, ferner durch toxisch-irritative, fibrosierende und allergisierende sowie kanzerogene Noxen unterscheiden. Charakteristisch für umweltbedingte Schäden ist eine langfristige Belastung durch vergleichsweise niedrige Schadstoffdosen, nicht selten überlagert durch kurzfristige Konzentrationserhöhungen.

- **Schädigende Lebensgewohnheiten** werden zusehends häufiger und nehmen teilweise bedrohliche Ausmaße an. Sie bestehen vor allem im Tabakrauchen und dem Konsum von Alkohol und Drogen sowie Fehlernährung. Sie werden die Kosten des Gesundheitswesens drastisch und nachhaltig beeinflussen.
- Erkrankungen, die nach den Erkenntnissen der medizinischen Wissenschaft durch **Einwirkungen am Arbeitsplatz** verursacht oder wesentlich mitverursacht werden, werden durch den Gesetzgeber festgelegt und sind in der Berufskrankheiten-Verordnung (BKV) aufgelistet. Von den Trägern der gesetzlichen Unfallversicherung, den Berufsgenossenschaften, werden sie als Berufskrankheiten entschädigt.

50.1 Schäden durch physikalische Einwirkungen

Der menschliche Organismus ist vielen unterschiedlichen physikalischen Einwirkungen ausgesetzt. Dazu gehören mechanische Einwirkungen, Änderungen der Temperatur, des atmosphärischen Drucks und die Einwirkungen durch elektromagnetische Energie.

50.1.1 Mechanische Einwirkungen

Bei den Folgen der Einwirkung von mechanischen Kräften muss differenziert werden, ob große Kräfte kurzzeitig oder schwächere Kräfte langfristig auf den Organismus einwirken. Bei den schwächeren Kräften kann es sich zum einen um eine rhythmische Einwirkung in Form von Schwingungen handeln; hierzu gehören im weiteren

Sinne auch die Einwirkungen von Schallwellen. Zum anderen kann die Einwirkung weitgehend statisch bzw. in Form einer Überbeanspruchung gegeben sein.

Kurzfristige Einwirkungen großer Kräfte

Definition und Ätiologie Große Krafteinwirkung auf den menschlichen Organismus erfolgt üblicherweise im Rahmen von Unfällen. In der **Arbeitswelt** ereignen sich allein in Deutschland jährlich fast 1 Mio. Unfälle (2021: 977.070 Arbeits- und Wegeunfälle), davon fast 800 mit tödlichem Ausgang (2021: 737 Arbeits- und Wegeunfälle mit Todesfolge). Die Zahl der Unfälle im häuslichen Umfeld bzw. während der Freizeit ist wesentlich höher und wird auf mehr als 5 Mio. geschätzt. Unter umweltmedizinischen Aspekten sind hier insbesondere **Verkehrsunfälle** zu nennen, die allein in Deutschland jedes Jahr mehrere Tausend Menschen das Leben kosten (2021: 2562), darunter 49 Kinder unter 15 Jahren.

Morphologie

Morphologisch fassbare Folgen der Einwirkung großer Kräfte sind Gewebezerreißungen bzw. -zerstörungen mit nachfolgender Blutung aus den eröffneten Gefäßen. Bei lokalisierter Krafteinwirkung können verschiedene Formen von Wunden entstehen, abhängig von der übermittelten Energie, von der betroffenen Oberfläche und vom Charakter des betroffenen Gewebes:

- **Abschürfung (Schürfwunde):** Durch Reibung oder Quetschung wird die Epidermis flächenhaft abgelöst, wobei der Defekt bis in das Korium reichen kann.
- **Lazeration (Rissquetschwunde):** Durch Dehnung, stumpfes Trauma oder durch komprimierte Gase entsteht diese Wunde mit unregelmäßigen, unterminierten Wundrändern.
- **Kontusion (Quetschung):** Die Haut ist nicht verletzt, aber in subkutanen Gewebeschichten finden sich Blutungen und andere Schädigungen.
- **Schnittwunde:** Scharfe, schneidende Gegenstände verursachen diese Wunde mit glatten Wundrändern.
- **Stichwunde:** Sie wird durch spitze Gegenstände erzeugt.
- **Schusswunde:** Form und Größe dieser Wunde hängen vom Geschoss bzw. den Geschosssplittern ab, von der Energie, mit der sie auftreffen, und der Schussentfernung.
- **Fraktur (Bruch):** Ein adäquates Trauma kann zu Frakturen führen. Lässt sich eine Fraktur dagegen auf ein nicht adäquates Trauma zurückführen, spricht man von pathologischen Frakturen. Ursache ist eine verringerte Knochenfestigkeit (Osteoporose, osteolytische Knochenmetastasen).

Einwirkung stumpfer Gewalt

Definition und Ätiologie Die einmalige oder wiederholte stoßartige stumpfe Gewalteinwirkung tritt vor allem im beruflichen Kontext auf. Sie kann Arterien oder Nerven schädigen, z. B. wenn Handwerker ihre Hände als Schlagwerkzeug benutzen.

Pathogenese

Beim Hypothenar-Hammer-Syndrom (kleiner Fingerballen) und Thenar-Hammer-Syndrom (Daumenballen) kommt es durch die wiederholte Krafteinwirkung zu einer Verletzung der inneren Blutgefäße der Hand. Die daraus resultierende Durchblutungsstörung führt zu typischen Beschwerden wie Taubheit, Kraftlosigkeit, Kältegefühl und Schmerzen. Oft haben die Betroffenen aber auch keine Beschwerden, wenn durch Anastomosen die verletzen Gefäße durch umliegende Gefäße versorgt werden.

Beim Karpaltunnel-Syndrom werden durch mechanische Kompression Nerven geschädigt.

Einwirkung von Schwingungen

Definition und Ätiologie Längerfristig wirken Schwingungen (Vibrationen oder Erschütterungen) fast ausschließlich im Rahmen beruflicher Tätigkeit auf den Körper ein. Gefährdet sind z. B. Gabelstaplerfahrer und Bauarbeiter bei der Benutzung vibrierender Arbeitsgeräte, z. B. eines Bohrhammers. Im privaten Bereich wird die Wohnnähe zu Bahngleisen oder Windrädern diskutiert.

Pathogenese

Bei **lokalisierter** Einwirkung von Schwingungsbelastungen, vor allem im Hand-Arm-Bereich, führen diese insbesondere bei anlagebedingter verminderter Leistungsfähigkeit der Gelenke zu vorzeitigen Abnutzungsreaktionen und zu Schäden an Gefäßen und peripheren Nerven. **Ganzkörperschwingungen** hingegen wirken sich in erster Linie auf die Wirbelsäule aus. Dort kommt es durch die mechanische Überbeanspruchung in den blutgefäßlosen Zwischenwirbelscheiben zu einer Reduktion der druckabhängigen Flüssigkeitsverschiebungen mit nachfolgender Laktatakkumulation und pH-Verschiebung zu sauren Werten. Dadurch wird ein Milieu erzeugt, das die Enzyme der Zytolyse aktiviert, reparative Prozesse hemmt und damit degenerative Veränderungen einleitet bzw. beschleunigt.

Morphologie

Lokalisierte Einwirkungen von Schwingungen führen zu einer vorzeitigen Arthrose (➤ Kap. 45), insbesondere des Ellenbogen- und Handgelenks. Daneben kommt es zu einer Hypertrophie der Gefäßmuskulatur.

Folgen von **Ganzkörperschwingungen** sind degenerative Wirbelsäulenveränderungen, insbesondere im Bereich der Lendenwirbelsäule.

Klinische Relevanz Die Funktionsstörungen der Gefäße und Nerven bei lokaler Einwirkung äußern sich klinisch in anfallsartigen, durch Kälteeinfluss begünstigten, örtlich begrenzten Durchblutungs- und Sensibilitätsstörungen (vibrationsbedingtes vasospastisches Syndrom, traumatisches Raynaud-Phänomen). Ganzkörperschwingungen verursachen an der Wirbelsäule ein lokales Lumbalsyndrom oder mono- bzw. polyradikuläre Wurzelsyndrome („Ischias").

Lärm

Definition und Ätiologie Unter „Lärm" versteht man eine unerwünschte Schalleinwirkung. Nach den Ergebnissen verschiedener sozialpsychologischer Erhebungen klagt etwa jeder dritte, in Großstädten sogar jeder zweite Einwohner über eine Beeinträchtigung seines Wohlbefindens durch Umweltlärm. Als Hauptstörquelle steht dabei der Straßenverkehrslärm im Vordergrund, gefolgt von Flug- und Gewerbelärm. Daneben werden insbesondere bei Jugendlichen auch Schäden durch Schalleinwirkung (Diskotheken) beobachtet.

Pathogenese

Eine physiologische Wirkung von Schallreizen besteht in der Beeinflussung vegetativer Areale im Zwischenhirn im Sinne einer ergotropen Reaktion. Auf diesem Wege beeinflussen übermäßige Schallreize (Lärm) u. U. die Funktion des autonomen Nervensystems.

Darüber hinaus können Schallwellen eine **Schallempfindungsschwerhörigkeit** verursachen. Dabei spielt nicht nur die Lärmintensität, sondern auch die Frequenz des Schalls eine Rolle. Geräusche, bei denen Frequenzen über 1000 Hz vorherrschen, und schlagartige Geräusche hoher Intensität (Impulslärm) sind für das Gehör besonders gefährlich.

Morphologie

Ist das Gehör langfristig Schallwellen von 90 dB(A) ausgesetzt, ermüden zunächst die Sinneszellen der unteren Schneckenwindung. Im späteren Stadium entsteht ein Dauerschaden durch Stoffwechselerschöpfung und Zelltod (**Lärmschwerhörigkeit**). Nach etwa 15–20 Jahren sind bei andauernder Lärmexposition alle durch Lärm zerstörbaren Zellen abgestorben.

Demgegenüber bewirkt das akute **Knalltrauma**, das klassischerweise durch den Mündungsknall bei Schusswaffengebrauch in Ohrnähe hervorgerufen wird, mit seinem sehr hohen, aber kurzzeitigen (< 2 ms) Schalldruck einen umschriebenen Haarzelluntergang im Innenohr am Übergang von der ersten zur zweiten Schneckenwindung.

Einwirkung statischer Kräfte bzw. Überbeanspruchung

Definition und Ätiologie Eine einseitige, lang andauernde mechanische Beanspruchung kann besonders bei fehlender oder gestörter Anpassung Erkrankungen zur Folge haben. Dabei kann es sich um chronische Druckbelastungen (z. B. von Schleimbeuteln oder Kniegelenken), ständig sich wiederholende einseitige Bewegungsabläufe (z. B. am Computerarbeitsplatz, beim Tennisspielen oder beim Spielen von Musikinstrumenten) oder Haltungsschäden bei mangelnder Bewegung bzw. ungenügendem körperlichem Training handeln.

Morphologie

Die einseitige mechanische Beanspruchung führt über Mikrotraumen zu rezidivierenden Blutungen, nachfolgender Bildung von Granulationsgewebe und schließlich zu Vernarbungen. Typische Folgen sind Tendovaginitis (= Entzündung der Sehnenscheiden), Periostosen an Sehnenansätzen (Epikondylitis), Bursitiden bzw. Schleimbeutelhygrome und degenerative Veränderungen von Menisken, Bändern, Gelenkkapseln und Zwischenwirbelscheiben. Die isolierte chronische Druckbelastung hat eine Atrophie der belasteten Abschnitte zur Folge, ggf. mit kompensatorischer Hypertrophie anderer Areale.

Diese Folgeerkrankungen sind die häufigste Ursache für krankheitsbedingte Arbeitsausfälle.

50.1.2 Schäden durch Temperaturänderungen

Als homöothermes (= mit gleichbleibender Körpertemperatur trotz äußerer Temperaturschwankungen) Lebewesen ist der menschliche Organismus nicht an größere Temperaturschwankungen angepasst. Bei fehlenden Schutzmechanismen entstehen thermische Zellschädigungen bei Gewebetemperaturen von mehr als 5 °C über und von mehr als 15 °C unter der Normaltemperatur. Der Schweregrad hängt von der Temperatur und der Dauer der Einwirkung ab sowie davon, ob die Temperaturänderung lediglich lokal wirksam ist oder den Gesamtorganismus betrifft. Die Haut ist das bei lokalem Temperatureinfluss am häufigsten geschädigte Organ.

Hitze (Hyperthermie, Verbrennung)

Bei länger dauernder Erwärmung auf 40–45 °C kommt es zu einer Gewebeschädigung als Folge des gesteigerten Zellstoffwechsels. Temperaturen zwischen 45 und 50 °C führen innerhalb von Minuten, Temperaturen über 50 °C innerhalb von Sekunden zu Verbrennungen. Die Einwirkung von 70 °C führt sehr schnell zu Nekrosen.

Morphologie

Lokalreaktionen: In den Frühphasen der Hyperthermie erweitern sich die Gefäße und ihre Permeabilität nimmt zu. So entstehen Ödeme, an der Haut entwickeln sich Blasen. Die thermisch geschädigten Zellen werden nekrotisch (Koagulationsnekrose): Das Kollagen verliert dabei seinen fibrillären Charakter und wird homogen. Es kommt zu einer aseptischen Entzündungsreaktion, die durch eine sekundäre Bakterienbesiedlung kompliziert werden kann (> Abb. 50.1). Nach dem Ausmaß der Schädigung lassen sich an der Haut drei Verbrennungsgrade unterscheiden (> Tab. 50.1).

Als **„Hitzschlag"** wird die Folge einer Überwärmung des Organismus durch erhöhte Wärmeproduktion oder verminderte Wärmeabgabe verstanden. Die morphologisch fassbaren Veränderungen sind weitgehend unspezifisch.

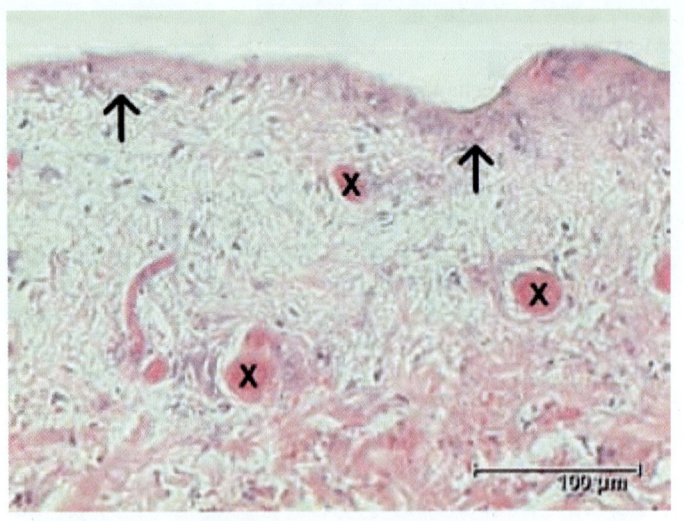

Abb. 50.1 Verbrennung der Haut. Drei Tage alte Verbrennung III. Grades mit Verlust der Kernanfärbbarkeit der Epidermis (Pfeil), Verquellung der kollagenen Fasern und Thrombose der Gefäße (X) des Coriums. 66 Jahre alte Frau. Vergr. 198-fach. [R398]

Tab. 50.1 Hautveränderungen in Abhängigkeit vom Verbrennungsgrad

Grad	Veränderung	Folgen
I	Rötung, Schwellung	Restitutio ad integrum
II	Blasenbildung	Restitutio ad integrum
III	Nekrose	Narbenbildung/Notwendigkeit einer Transplantation

Die Folgen sind:
- Endothelschädigung
- Disseminierte intravasale Gerinnung
- Ausbildung hyaliner Thromben
- Perivaskuläre Blutungen
- Zellschäden in Gehirn, Leber, Herz und Nieren

Kälte (Hypothermie, Erfrierung)

Übersteigt die Wärmeabgabe längerfristig die endogene Wärmeproduktion, kommt es bei einem Absinken der Körperkerntemperatur unter 36 °C zu einer Störung der Organfunktionen (Unterkühlung bzw. Hypothermie). Demgegenüber bezeichnet man eine schwere lokale Unterkühlung von Körperteilen als Erfrierung (Congelatio).

Morphologie

Erfrierungen beginnen im Bereich der Gefäßendstrombahnen und führen durch Schädigung des Kapillarendothels zu erhöhter Gefäßpermeabilität, Vasodilatation und exsudativer Entzündung. Anders als bei Verbrennungen tritt bei Erfrierungen keine Eiweißkoagulation auf. Durch aggregierte Erythrozyten kann es zu einem Verschluss von Gefäßlumina mit anschließender Nekrose kommen. Es werden drei Schweregrade der Congelatio unterschieden (➤ Tab. 50.2).

Tab. 50.2 Hautveränderungen in Abhängigkeit vom Erfrierungsgrad

Grad	Veränderung	Folgen
I	weiße Haut, Gefühllosigkeit	Restitutio ad integrum
II	subepidermale Blasenbildung	Restitutio ad integrum
III	Nekrose	Narbenbildung

50.1.3 Schäden durch Änderungen des atmosphärischen Drucks

Der menschliche Organismus ist an einen konstanten atmosphärischen Druck von 1013,25 Hektopascal (1013,25 hPa = 1,01325 bar) adaptiert. Doch innerhalb bestimmter Grenzen kann er sich auch an einen höheren (z. B. beim Tauchen mit Druckkammern) oder niedrigeren Druck (z. B. Andenbewohner, Mount Everest 325 hPa, Bergsteiger, Zugspitze 692,8 hPa) gewöhnen. Schäden treten auf, wenn dem Organismus nicht genügend Zeit bleibt, sich an den geänderten Druck zu adaptieren.

Pathogenese

Plötzliche starke Druckänderungen, z. B. Explosionen, bestehen aus einer initialen Verdichtungsphase mit nachfolgendem sehr schnellem Druckabfall. Die Verdichtung kann Lungengewebe und Blutgefäße zerreißen und eine letal verlaufende Luftembolie verursachen. Die plötzliche Gasausdehnung in der Phase des Druckabfalls führt oft zu schweren Mittelohrschäden mit Zerreißung des Trommelfells und zu ausgedehnten Läsionen im Innenohr mit nachfolgenden akuten und chronischen Hör- und Gleichgewichtsstörungen.

Ein nicht explosionsartiger, aber zu schneller Übergang vom Normal- zum **Überdruck,** beispielsweise beim Einschleusen in den Caisson (Senkkasten) und beim Abstieg im Wasser, führt dazu, dass der Druckausgleich in Ohrtuben, Stirn- und Kieferhöhlen unvollständig bleibt. Als Folge treten akute Kopf- und Ohrenschmerzen auf.

Bei höherem Druck sind Gase, insbesondere Stickstoff, verstärkt gelöst. **Fällt der Druck rasch ab,** können die Gase nicht langsam entweichen. Dies geschieht z. B., wenn ein Flugzeug in große Höhen steigt (der Druck fällt von 1013 hPa auf 191 hPa in 13 km Seehöhe) oder wenn Druckluftarbeiter mit dem Caisson oder Taucher in ihren Anzügen zu schnell auftauchen. Die autochthone Stickstoffentbindung, d. h. das Freiwerden von Stickstoff innerhalb der Zellen, kann vorübergehende oder andauernde Gesundheitsschäden hervorrufen. Beim Vollbild der **Dekompressionskrankheit,** auch Dysbarismus, Taucherkrankheit oder **Caissonkrankheit** genannt, bilden sich Gasblasen in Blut und Gewebe, die zu heftigen Schmerzen in Gelenknähe, zu Lähmungen, schwerer Dyspnoe und Herzmuskelschwäche führen können. Die bedrohlichste Komplikation stellt die nach Ruptur von Lungenvenen auftretende Luftembolie dar, die sog. **arterielle Gasembolie.** Letal verlaufende Luftembolien können bei Einsatz von Atemgeräten mit Überdruck bereits beim Auftauchen aus geringen Tiefen von ca. 5 m auftreten. Als **chronische Folgen** zeigen sich neben neurologischen Symptomen und Herzbeschwerden aseptische Knochennekrosen bevorzugt im Bereich der proximalen Humerusepiphyse und in den Epiphysen der Tibia und des proximalen Femur (Morbus Perthes) mit nachfolgender Arthrose (➤ Kap. 44.4.2).

50.1.4 Schäden durch elektromagnetische Energie

Zu den Schäden durch elektromagnetische Energie sind im weiteren Sinne Folgezustände nach Einwirkung elektrischen Stroms und von elektromagnetischen Wellen zu rechnen. Bei Letzteren muss man unterscheiden, ob sie durch ionisierende Strahlen oder Strahlen niedrigerer Energie, z. B. Licht- oder UV-Strahlen (= **U**ltraviolett-Strahlen), induziert werden.

Elektrischer Strom

Eine Schädigung des menschlichen Organismus ist gewöhnlich Folge eines Stromunfalls oder seltener eines Blitzschlags. Die schädigende Wirkung hängt ab von der Stromart (Wechselstrom ist gefährlicher als Gleichstrom), der Stromstärke und der Spannung, dem Weg und der Dauer des Stromflusses sowie der Kontaktfläche (> Abb. 50.2).

Die Gewebeschädigung entsteht einerseits durch direkte **Stromeinwirkung** auf die Zellmembran, was ein Herzkammerflimmern mit Herzstillstand, aber auch zentralnervöse Ausfälle bis hin zum Versagen des Atemzentrums und einen neurogenen Schock auslösen kann (> Kap. 7.10). Andererseits entstehen durch die Umwandlung von elektrischer Energie in Hitze (elektrothermischer Effekt) in Abhängigkeit von Energiestärke und Dauer der Einwirkung ausgedehnte Verbrennungen, die letztlich über einen septisch-toxischen Schock (> Kap. 7.10.1) zum Tod führen können.

Ein **Blitzschlag** kann einem Stromstoß von 1 Mrd. Volt entsprechen. Neben Verbrennungen und den Auswirkungen auf Herz, Atmung und Muskulatur sind durch den hohen Luftdruck Frakturen und Zerreißungen von Gefäßen und abdominalen Organen möglich.

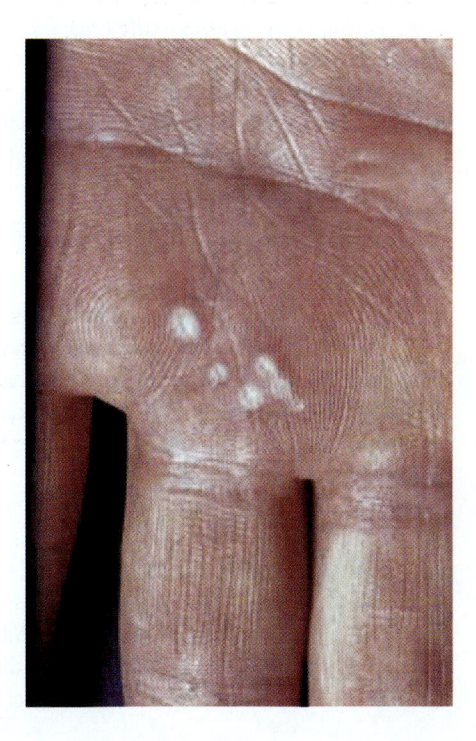

Abb. 50.2 Strommarken. [R398]

Strahlen

Elektromagnetische Strahlen bzw. Wellen sind sich mit Lichtgeschwindigkeit wellenförmig ausbreitende elektromagnetische Felder, die bei der beschleunigten Bewegung elektrischer Ladungsträger (bes. Elektronen) entstehen. Das Spektrum reicht von den energiearmen langwelligen Radiowellen über die Infrarotstrahlung, das sichtbare Licht, die Ultraviolettstrahlung bis zu den Röntgen- und γ-Strahlen. Der menschliche Organismus ist nicht nur den Licht- und UV-Strahlen, sondern auch ionisierenden Strahlen, z. B. der kosmischen Strahlung, ständig ausgesetzt. Elektromagnetische Strahlen sind daher ein universeller Umweltfaktor.

Energiearme Strahlen

Die energiearmen Strahlen umfassen den Frequenzbereich von 10 kHz bis 300 GHz. Technisch werden diese elektromagnetischen Wellen vorwiegend als Radiowellen und für die Funktechnik (z. B. Mobilfunk, Bluetooth, WLAN, GSM, UMTS, LTE), die höherfrequenten Mikrowellen (300 MHz bis 300 GHz) auch zur Erwärmung (z. B. von Lebensmitteln) verwendet.

Grundlage der biologischen Wirkung ist die Absorption dieser Strahlung mit Polarisationen auf atomarer und molekularer Ebene. Dabei muss zwischen der **thermischen** Wirkung (bei der Mikrowellenbehandlung auch therapeutisch eingesetzt) und der **nichtthermischen Wirkung**, z. B. durch Ladungsverschiebungen an Zellmembranen, unterschieden werden.

Klinische Relevanz Insbesondere seit der weiten Verbreitung der Mobilfunktechnik werden denkbare gesundheitliche Folgeschäden intensiv diskutiert, z. B. Schlafstörungen, Kopfschmerzen, allgemeine gesundheitliche Beschwerden und Beeinflussung der kognitiven Leistungsfähigkeit, ferner der Tumorentstehung (Hirntumoren, Akustikusneurinomen oder Augentumoren) und akuter Wirkungen auf Embryonen bzw. Kinder. Bislang haben sich trotz umfangreicher Untersuchungen keine eindeutigen Hinweise auf gesundheitliche Auswirkungen der gegenwärtig in der Umwelt auftretenden elektromagnetischen Felder ergeben. Dabei ist zu berücksichtigen, dass Langzeitergebnisse bei der vergleichsweise neuen Technik zurzeit noch nicht vorliegen können und subtile Effekte nur schwer nachzuweisen sind.

Licht und UV-Strahlen

Da elektromagnetische Strahlen umso energiereicher sind, je höher ihre Frequenz ist, kommt den Licht- und insbesondere den **UV-B-Strahlen** im Hinblick auf ihren krank machenden Effekt besondere Bedeutung zu. Licht- und UV-Strahlen dringen dabei nur wenig in die Haut ein und verursachen direkte Schäden an den äußeren Körperschichten, insbesondere an der Haut. Bei dunkelhäutigen Menschen hat das vermehrte Vorkommen von Melaninpigment in Epidermiszellen eine schützende Wirkung, während wenig pigmentierte Personen (hellhäutig, blond oder rothaarig) der UV-Schädigung in stärkerem Maße unterliegen. Von Bedeutung sind vor allem die aktinische Keratose sowie maligne Hauttumoren (> Kap. 43.10.1).

Ionisierende Strahlen

Definition und Ätiologie Neben der ubiquitären, wenn auch regional unterschiedlich intensiven natürlichen (z. B. der terrestrischen und kosmischen) Strahlung ist in den Industrieländern zusätzlich eine Exposition durch künstlich erzeugte Strahlung gegeben. Letztere kann massiv auf den Menschen einwirken, gewöhnlich im Rahmen von Unfällen (Tschernobyl, Fukushima) bzw. beim militärischen Einsatz der Kernenergie (Atombombe), oder es kann eine vergleichsweise schwächere chronische Exposition (z. B. aus Kernkraftwerken, Atommüllendlagern) gegeben sein. Aber auch das natürlich vorkommende radioaktive Gas Radon scheint ein krebsauslösender Faktor zu sein. Dieses Gas soll für etwa 1900 Todesfälle pro Jahr in Deutschland verantwortlich sein.

Pathogenese

Strahlungsenergie erzeugt entweder direkt oder indirekt (durch Bildung freier, hochreaktiver Radikale) Läsionen, besonders der DNA. Diese haben entweder den sofortigen Zelltod, den reproduktiven Zelltod oder Mutationen zur Folge, wobei Letztere maligne Tumoren (➤ Kap. 6) und Erbschäden verursachen. Darüber hinaus können Spätschäden infolge einer Strahlenvaskulopathie auftreten. Diese entsteht durch die strahleninduzierte Permeabilitätssteigerung der Endothelien mit nachfolgender Insudation von Blutplasma in das subendotheliale Gewebe. Das Plasma stimuliert die Fibroblasten zur vermehrten Produktion von kollagenen Fasern und Proteoglykanen. Dies führt zu einer irreversiblen hochgradigen stenosierenden Intimafibrose mit nachfolgenden chronischen Durchblutungsstörungen (➤ Abb. 50.3).

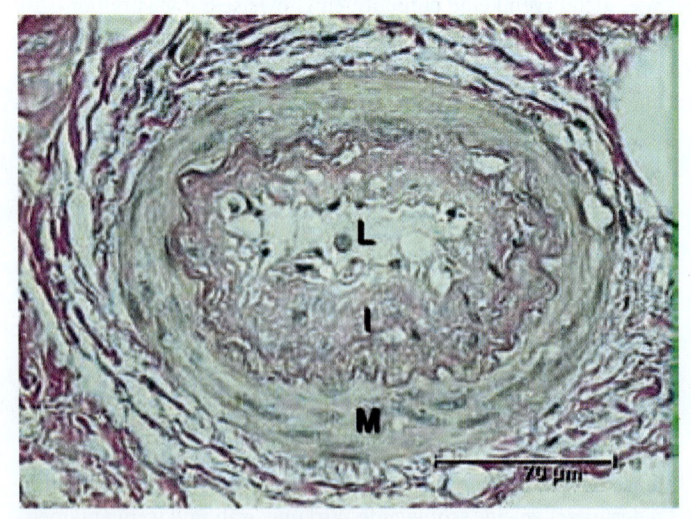

Abb. 50.3 Chronische Strahlenvaskulitis. Hochgradige Einengung der Gefäßlichtung (L) durch eine konzentrische Fibrose der Intima (I), umgeben von einer unveränderten Media (M). 51-jähriger Mann mit radiogenem Ulkus. Elastica-van Gieson, Vergr. 307-fach. [R398]

Morphologie

Nach Bestrahlung des gesamten Körpers kann sich eine Strahlenkrankheit ausbilden, deren Symptome zunächst Abgeschlagenheit und Übelkeit sind. Je höher die Strahlenexposition war, desto früher und intensiver setzen die Symptome ein. Erst nach einer gewissen Latenzzeit treten in Abhängigkeit von der Strahlenbelastung Symptome der durch die Bestrahlung geschädigten Organe hinzu.

50.2 Umweltbedingte Schäden der Lunge und der Atemwege

Die Atemwege des Erwachsenen werden täglich von 15.000–20.000 l Luft durchströmt. Der Gasaustausch findet auf einer Fläche von ca. 80 m² statt, die über die Atmung unmittelbar mit der Umwelt in Berührung kommt. Dies erklärt die zentrale Bedeutung des Respirationstrakts bei den umweltbedingten Schäden (auch ➤ Kap. 23, ➤ Kap. 24 und ➤ Kap. 25).

50.2.1 Obstruktive Atemwegserkrankungen

Häufigste Folge umweltbedingter inhalativer Schadstoffbelastungen sind obstruktive Atemwegserkrankungen. Sie sind meist allergisch bedingt, seltener auf die chemisch-irritativen bzw. toxischen Wirkungen der Schadstoffe zurückzuführen.

Ätiologie Für die Entstehung obstruktiver Atemwegserkrankungen sind neben den wichtigsten Faktoren, dem **Rauchen** und der **Allergenexposition** (z. B. Pollen), auch die Folgen der Luftverschmutzung von Bedeutung. **Ozon** (O_3; bildet sich aus O_2 unter Einfluss von Autoabgasen und UV-Strahlung) und die Allergenexposition bei Atopikern wirken synergistisch, **Stickoxide** (NO_x), z. B. aus Autoabgasen begünstigen Allergien. Eine Inhalation von Schwefeldioxid (SO_2; Heizungs- und Industrieabgase) führt in hohen Konzentrationen direkt zu einer Atemwegsobstruktion. In belasteten Ballungsräumen, Industrieregionen und verkehrsreichen Wohngebieten sind Allergien und bronchiale Hyperreagibilität daher häufiger.

Pathogenese

In Abhängigkeit von der allergenen Potenz des Schadstoffs sowie der Dauer, Häufigkeit und Konzentration des inhalativen Allergeneinstroms können disponierte Personen Antikörper bilden, z. B. Immunglobulin E. Nach erneutem inhalativem Kontakt kommt es zu einer spezifischen Allergie, meist vom Typ der Sofortreaktion, seltener vom verzögerten Typ (➤ Kap. 4.3.1).

50.2.2 Pneumokoniosen

Pneumokoniosen sind **Staubinhalationsschäden** der Lungen durch lungengängige Fremdpartikel. Sie entstehen durch in der Luft befindliche anorganische oder organische Partikel (sog. Schwebestäube) mit einem maximalen aerodynamischen Durchmesser von 3,5 μm. Größere Staubpartikel werden aufgrund der Trägheitskräfte im Schleim des Nasen-Rachen-Raums (Partikel > 15 μm) bzw. des Tracheobronchialbaums (Partikel > 3,5 μm) aufgefangen, von den Zilien der Flimmerepithelien mundwärts geführt und dann verschluckt oder ausgehustet. Kleinere Partikel können bis tief in die Alveolen vordringen und dort Krankheiten auslösen. Ultrafeine Partikel, Staubpartikel mit einem Durchmesser < 0,1 μm (sog. Nanopartikel), werden wegen ihrer kleinen Masse in den Alveolen im Luftstrom bewegt und teils wieder ausgeatmet, teils können sie heftige Entzündungen auslösen oder direkt in die Blutbahn übertreten. Mögliche Gesundheitsrisiken sind derzeit Gegenstand intensiver Forschungsbemühungen.

Schwebestäube, die in den Alveolen deponiert und nicht von den Alveolarmakrophagen eliminiert werden, können zu akuten oder chronischen Schädigungen des Lungengewebes führen. Diese Lungenveränderungen sind, je nach Zusammensetzung der Stäube, gekennzeichnet

- durch generalisierte bzw. knotig-granulomatöse Bindegewebeneubildungen,
- durch allergische Reaktionen bzw. entzündliche Prozesse und ihre Folgen sowie
- bei sog. inerten Stäuben durch reaktionslose bzw. nahezu reaktionslose Ablagerungen in den Lungen.

Sind die Reinigungsmechanismen überlastet (sog. Overload-Phänomen), können auch inerte Stäube krankhafte Veränderungen zur Folge haben.

Pneumokoniosen infolge organischer Stäube

Die Lungenveränderungen nach Inhalation organischer Partikel beruhen meist auf allergischen Reaktionen und führen zum Bild einer exogen-allergischen Alveolitis. Wesentlich seltener wird eine irritativ-toxische Wirkung beobachtet, z. B. durch Einatmen von Staub ungereinigter Rohbaumwolle oder nicht gehecheltem Flachs (Byssinose).

Exogen-allergische Alveolitis

Definition und Ätiologie Exogen-allergische Alveolitiden sind Entzündungen im Bereich der Alveolen, die durch eingeatmete Antigene, meist von **Schimmelpilzen,** verursacht werden. Risikofaktoren im häuslichen Bereich sind hohe Raumfeuchtigkeit, verunreinigte Klimaanlagen, aber auch Haustiere wie Tauben oder Wellensittiche. Im beruflichen Umfeld ist vornehmlich der Umgang mit verschimmelten Materialien wie Heu oder Getreide (Farmerlunge, Drescherlunge) potenziell gefährlich.

Pathogenese

Nach Antigenexposition kommt es bei entsprechender Disposition vorwiegend im Alveolarbereich zu einer Überempfindlichkeitsreaktion (> Kap. 4.3.1).

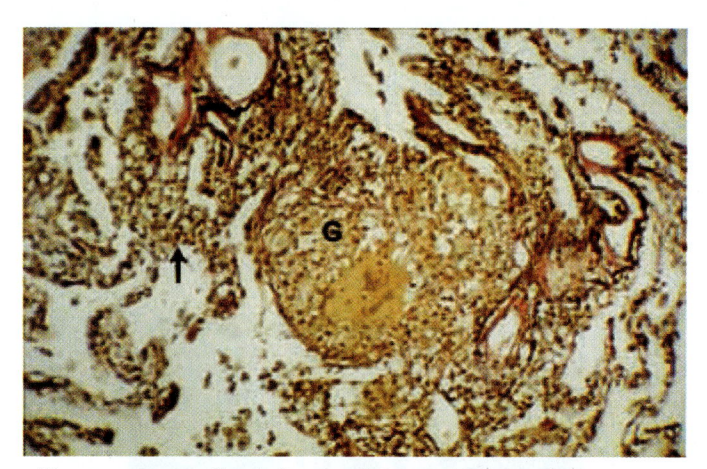

Abb. 50.4 Exogen-allergische Alveolitis. Lymphoplasmazelluläre interstitielle Pneumonie (Pfeil) mit riesenzellhaltigem Granulom (G) in der Wand eines Bronchiolus. 47-jähriger Landwirt mit Exposition gegenüber schimmeligem Heu. Elastica-van Gieson, Vergr. 180-fach. [R398]

Morphologie

Histologisch handelt es sich bei der exogen-allergischen Alveolitis um eine lymphoplasmazelluläre interstitielle Pneumonie mit begleitender granulomatöser Bronchiolitis. Die typischerweise kleinen Granulome bestehen aus Epitheloid- und Fremdkörperriesenzellen (> Abb. 50.4). Bei chronischem Verlauf geht die Erkrankung in eine interstitielle Lungenfibrose über.

Asthma

Definition und Ätiologie Beim Asthma kommt es zu Entzündungen im Bereich der Bronchien durch eingeatmete Allergene wie z. B. Pollen, Tierhaarschuppen oder Chemikalien. Die Krankheit beginnt oft im Jugendalter und verläuft meist chronisch. Als häufigste Erkrankung aus dem beruflichen Umfeld ist das Bäckerasthma bei einer Allergie auf Mehlstaub zu nennen.

Pathogenese

Die Entzündungsreaktion führt zu einer bronchialen Hyperreaktivität mit Schleimhautödem, übersteigerter Sekretproduktion und einer endobronchialen Obstruktion.

Morphologie

Morphologisch-histologisch ergibt sich die typische Asthmatrias aus Eosinophilie der Entzündungszellen gekoppelt mit einer Verbreiterung der Basalmembran und Becherzellhyperplasie des Epithels.

Pneumokoniosen infolge anorganischer Stäube

Die Folgeveränderungen nach Inhalation anorganischer Stäube beruhen meist auf einer Bindegewebeneubildung. Dabei können z. T. typische morphologische Befunde erhoben werden. So ist z. B. die

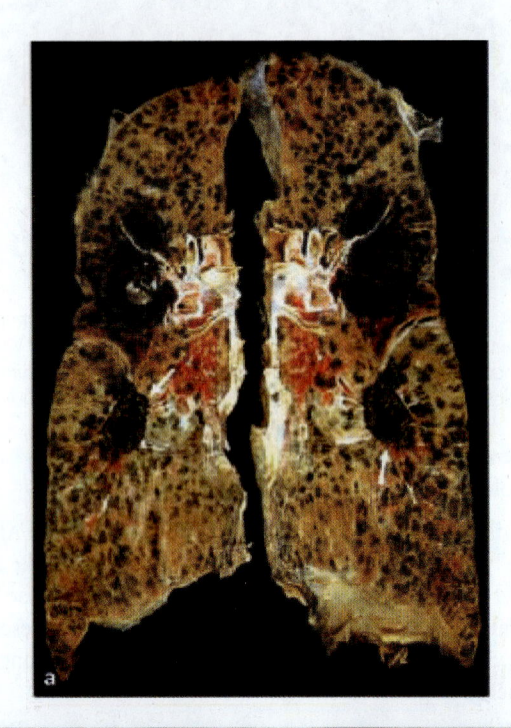

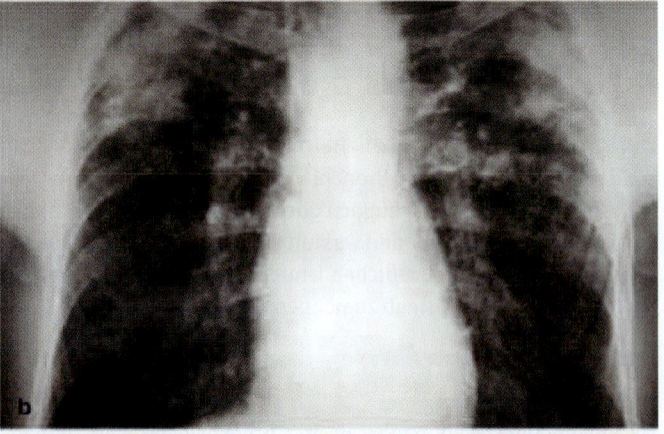

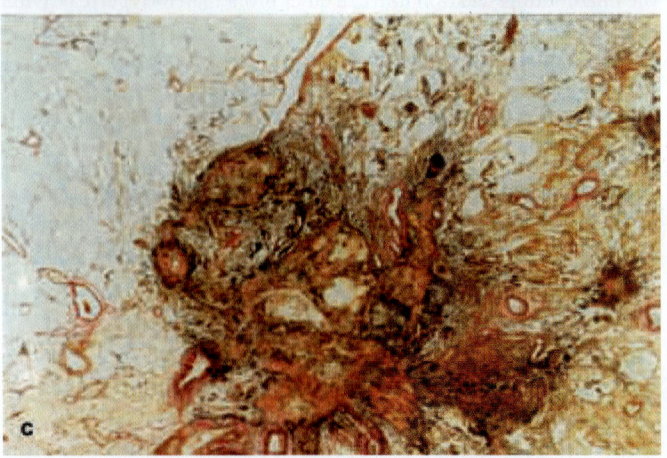

Silikose durch hyalinschwielige Granulome mit eingelagerten Quarzpartikeln und die Asbestose durch eine septale Fibrose mit eingelagerten Asbestkörpern charakterisiert. Durch zunehmende Arbeitsschutzmaßnahmen sind die Berylliose, Hartmetallpneumokoniose und Zahntechnikerpneumokoniose selten geworden. Inkorporierte Stäube können im Rasterelektronenmikroskop näher typisiert und so einem Krankheitsbild zugeordnet werden. Mit der energiedispersiven Röntgenmikroanalyse ist eine Elementanalyse möglich. Grundsätzlich ist zu berücksichtigen, dass nicht selten Begleitfaktoren und nicht die im Vordergrund stehende Staubkomponente für die Fibrose verantwortlich sind.

Silikose

Definition und Ätiologie Die Quarzstaublungenerkrankung (Silikose) ist eine **progrediente noduläre Lungenfibrose** infolge der Einwirkung lungengängigen quarzhaltigen Staubes. Die manifestiert sich meistens mit einer Betonung in den oberen Lungenabschnitten. Eine Gefährdung ist insbesondere bei der Gewinnung, Be- und Verarbeitung von quarzhaltigen Materialien und Stein gegeben. Betroffene Berufsgruppen sind z. B. Bergleute, Steinmetze, Sandstrahler und Arbeiter in der keramischen Industrie. Die Silikose ist die am längsten bekannte und anerkannte Berufskrankheit. Wesentlich häufiger als reine Quarzstaubexpositionen sind **Mischstaubexpositionen**, z. B. die gleichzeitige Kohlenstaubeinwirkung im Kohlebergbau. Die Folge ist eine **Anthrakosilikose**.

Pathogenese

In den Alveolarbereich gelangter Quarzstaub wird von Makrophagen phagozytiert. Diese können den Staub nicht abbauen, gehen zugrunde und setzen eine chronische Entzündung in Gang, die je nach Kieselsäuregehalt unterschiedlich stark ist und mit einer hyalinisierenden Fibrose einhergeht. Dieser Prozess wird durch verschiedene Mischstaubkomponenten modifiziert.

Morphologie

Makroskopisch finden sich die Granulome in Frühstadien symmetrisch in den Mittelgeschossen der Lunge. Werden die Staubpartikel über die Lymphwege eliminiert, lassen sich gleichartige Veränderungen in den Hiluslymphknoten nachweisen. Mit fortschreitender Schwielenbildung kommt es zu narbigen Einengungen des Bronchialbaums und einem perifokalen Narbenemphysem (> Abb. 50.5c).

Abb. 50.5 Silikose bzw. Anthrakosilikose. a Zwei korrespondierende Lungenschnittflächen mit einer schwergradigen Anthrakosilikose. Bis 5 cm große, zentral erweichte und über die Bronchien entleerte anthrakosilikotische Schwielen in den Mittelgeschossen (Pfeile). **b** Thorax-Röntgenaufnahme im a. p. Strahlengang. Schwergradige Silikose mit flächenhaften, nahezu symmetrischen Verschattungen in den seitlichen Oberfeldern sowie kleineren Fleckschatten in den Ober- und Mittelgeschossen beider Lungen. Begleitende Hilusvergrößerung. **c** Mittelgroßknotige Anthrakosilikose mit einer 2,1 cm großen, subpleuralen Mischstaubschwiele, begleitendem Narbenemphysem und Pleuraeinziehung. Elastica-van-Gieson, Vergr. 3,6-fach. [R398]

Histologisch finden sich konzentrisch aufgebaute **Granulome**. Sie bestehen aus einem hyalinisierten Zentrum und einem schmalen Saum eines zellreichen Faserbindegewebes, in dem sich reichlich sog. **Staubzellen** nachweisen lassen. Die Granulome können zu größeren Schwielen konfluieren (➤ Abb. 50.5a, b).

Pathologisch-anatomisch wird das Ausmaß quarzstaubinduzierter Lungenveränderungen durch Zuordnung in die Stadien 0 bis III beschrieben. Demgegenüber hat sich klinisch-radiologisch die vom **I**nternational **L**abor **O**ffice vorgeschlagene Einteilung (sog. **ILO-Klassifikation**) durchgesetzt. Diese verzichtet auf eine allgemeine Angabe zum Schweregrad, stattdessen wird eine formelhafte Kurzbezeichnung silikotischer Herde bezüglich der Größenordnung, der Verbreitung in den verschiedenen Lungenfeldern und in der Anzahl der Herdbildungen in Bezug auf einen Standardfilm angegeben. So bezeichnet man
- kleine rundliche Herdbildungen in Abhängigkeit von der **Größe** mit **p** (< 1,5 mm), **q** (1,5–3 mm) bzw. **r** (3–10 mm),
- in der **Form** unregelmäßige Herdbildungen mit **s** (< 1,5 mm), **t** (1,5–3 mm) bzw. **u** (3–10 mm) und
- größere **Schwielen** mit **A** (1–5 cm), **B** (5 cm bis ⅓ Lunge) bzw. **C** (> ⅓ Lunge).

Die Streuung wird in zwölf Stufen von 0/– über ½ bis 3/+ wiedergeben. Zusätzliche Befunde wie z. B. Pleurabefunde, ein Emphysem oder eine Tuberkulose werden gleichfalls mit Symbolen belegt.

Asbestassoziierte Lungen- und Pleuraerkrankungen

Asbest ist ein Sammelbegriff für faserförmige Silikate. Sie bestehen aus einem Siliziumoxidgitter, in das Elemente wie z. B. Eisen und Magnesium eingelagert sind. Dabei grenzt man Amphibol-Asbeste (z. B. Krokydolith = Blauasbest), die aus starren, im Gewebe stabilen Fasern bestehen, von Serpentin-Asbest (Chrysotil = Weißasbest) ab, der aus biegsamen Fasern besteht und dazu neigt, sich in die Elementarfibrillen aufzuspleißen. Aufgrund ihrer besonderen physikalischen und chemischen Eigenschaften haben insbesondere Blau- und Weißasbest bis in die 1970er-Jahre hinein breite Verwendung gefunden, z. B. im Isolier- und Baugewerbe sowie im Fahrzeugbau. Asbeststaub gilt als eindeutig fibrogener und kanzerogener Arbeitsstoff und ist seit 1993 in Deutschland verboten. Seine Gefährlichkeit beruht auf der Faserdimension und Fasergeometrie sowie dessen Biopersistenz. Eine Gefährdung ist heute noch vor allem durch Staubemission vorhandener asbesthaltiger Materialien gegeben, z. B. bei der Asbestentsorgung. In einigen Gegenden kommen Asbest bzw. asbestartige Mineralien wie Erionit auch in der natürlichen Umgebung vor, z. B. in Kappadokien in der Türkei.

Als **Asbest-Inhalationsfolgen** finden sich in der Lunge die Asbestose und das asbestassoziierte Bronchialkarzinom, in der Pleura u. a. die „Asbestpleuritis", Pleuraplaques und das maligne diffuse Mesotheliom. Die Latenzzeit zwischen dem Beginn der Asbestexposition und dem ersten Auftreten von Symptomen ist lang und beträgt z. B. für das Mesotheliom 40–60 Jahre (➤ Kap. 6.8.1, ➤ Kap. 25.4).

Asbestose
Definition   Die Asbestose ist eine progrediente unterlappenbetonte septale Lungenfibrose infolge Asbeststaubinhalation. Für den Schweregrad der Erkrankung sind neben der Asbestart, der Dauer und der Intensität der Exposition und der Latenzzeit auch individuelle Faktoren sowie eine mögliche familiäre Disposition verantwortlich.

Morphologie
Die Asbestose ist eine interstitielle septale Lungenfibrose. In den Fibrosierungsarealen lassen sich regelmäßig Asbestkörper nachweisen. Das sind vom Organismus mit einer eisenhaltigen Proteinhülle perlschnurartig ummantelte Asbestfasern, gewöhnlich von Amphibol-Asbesten. Die Definition der Asbestose ist in den sog. Helsinki-Kriterien von 1997, aktualisiert im Jahr 2014, festgelegt.

Die früheste Veränderung ist die **Minimalasbestose** (Asbestose Grad I nach der angloamerikanischen Nomenklatur). Sie beinhaltet den lichtmikroskopischen Nachweis minimaler Fibrosierungsherde um die Bronchioli respiratorii und die begleitenden Gefäße mit Einstrahlung bis maximal in die direkt angrenzenden Alveolarsepten sowie in diesen Arealen eingelagerte Asbestkörper. Dabei reicht der zufällige (einmalige) Nachweis eines einzelnen Asbestkörpers zur Diagnosestellung einer Minimalasbestose nicht aus. Sofern eine Fibrose vorliegt, kann der Asbestnachweis alternativ auch über die Quantifizierung der Asbestbelastung im Lungengewebe nach Kaltveraschung in einem erfahrenen Referenzlabor geführt werden. Ein staubanalytischer Grenzwert für die Minimalasbestose ist nicht definiert.

Das Spektrum der Asbestose reicht über verschiedene Schweregrade der Fibrose bis zum Vollbild einer sog. **Wabenlunge** (Asbestose Grad IV nach der angloamerikanischen Nomenklatur). Die Veränderungen sind in beiden Lungen gewöhnlich symmetrisch ausgebildet. Die subpleurale Region der mittleren und unteren Lungenabschnitte ist in der Regel am stärksten betroffen (➤ Abb. 50.6).

„Asbestpleuritis"
Definition   Nach einer Latenzzeit von nicht selten weniger als 10 Jahren nach dem Beginn der Asbestexposition treten rezidivierende, andererseits sich aber spontan zurückbildende, meist einseitige Ergüsse auf, die zu einer progredienten Verschwartung der Pleura mit Obliteration des Spalts führen können.

Morphologie
Es handelt sich um fibrinreiche Ergüsse, die praktisch keine Entzündungszellen enthalten. Eine spezifische Morphologie gibt es nicht. Entscheidend für die Diagnose ist der Ausschluss anderer Ergussursachen, insbesondere tuberkulöser, traumatisch-entzündlicher und tumoröser Pleuraveränderungen.

Pleuraplaques
Definition   Pleuraplaques sind umschriebene hyaline Pleuraverdickungen. In den westlichen Industrieländern lässt sich bei über 80 % der Patienten mit Plaques eine frühere Asbestexposition nachweisen. Sie gelten daher als pathognomisch für eine stattgehabte Asbestexposition auch im versicherungsrechtlichen Sinne.

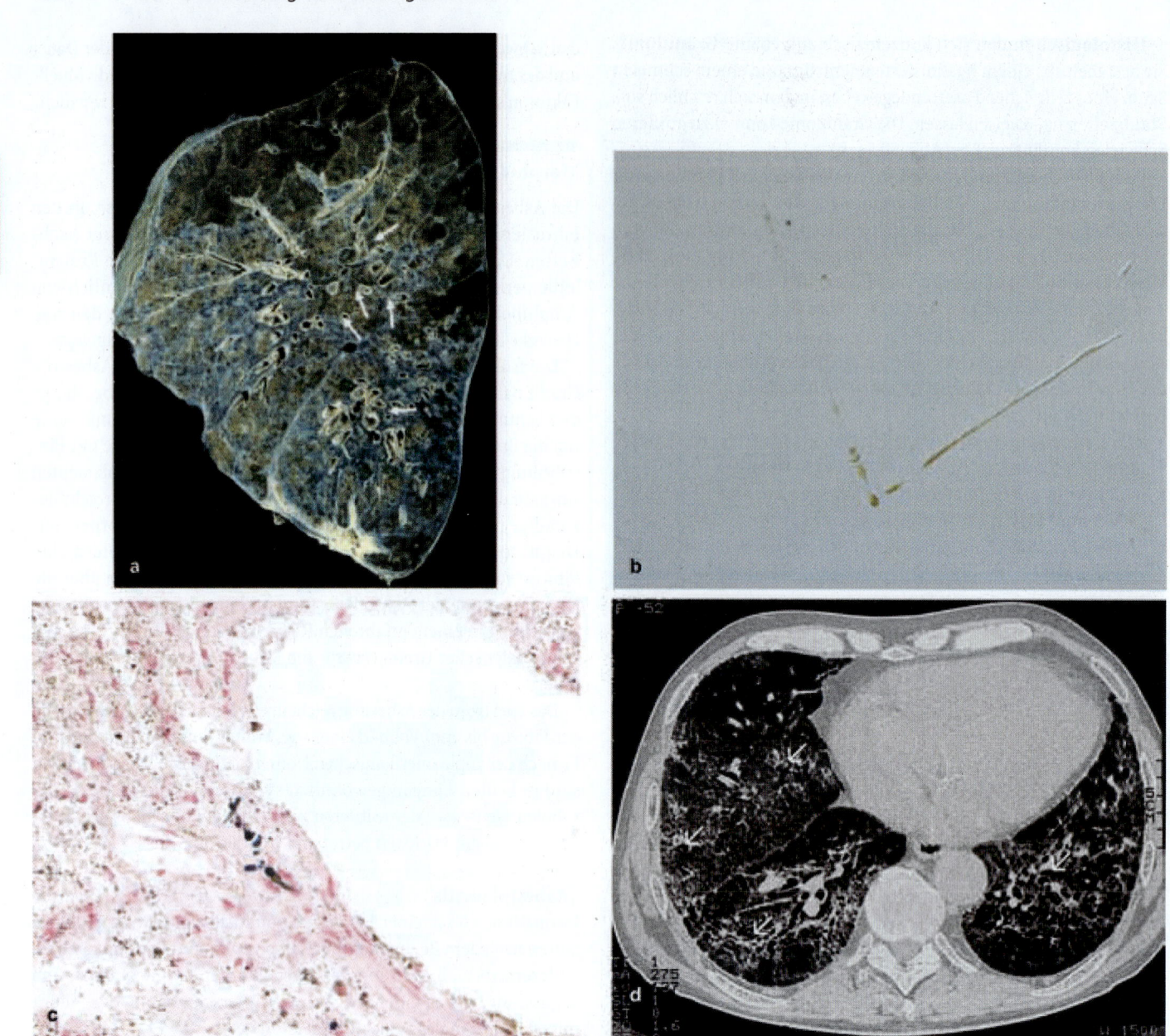

Abb. 50.6 Asbestose. a Lungenschnittfläche mit einer fortgeschrittenen Asbestose bei einem 58-jährigen Asbestweber. Schwergradige Lungenfibrose mit wabenartigem Umbau (Pfeile) in den Mittel- und Untergeschossen der Lunge. Begleitende diffuse Pleuraverdickung mit charakteristischen krähenfußartigen Pleuraeinziehungen. [R398] **b** Typischer Asbestkörper im Lungenstaub nach Lungenkaltveraschung mit Zentralfaser und umgebender Proteinhülle. Millipore-Filter, Vergr. 400-fach. [T973] **c** Asbestkörperchen im Lungengewebe mit Fibrose. Eisenfärbung, Vergr. 200-fach. [T973] **d** Computertomografische Aufnahme. Irregulär verdickte bronchovaskuläre Strukturen (Pfeile) mit Ausweitung der terminalen Lufträume unter dem Bild der sog. Honigwabenlunge. [T973]

Morphologie

Plaques treten gewöhnlich multipel, bilateral und symmetrisch rippenparallel im Bereich der Pleura parietalis bzw. im Bereich des Centrum tendineum des Zwerchfells auf. **Makroskopisch** sind sie tafelbergartig erhaben und lokal scharf begrenzt. Ihre Oberfläche ist glatt und weiß, zentral können sie verkalken. Zumeist treten sie im Bereich der Unterlappen auf. Davon zu unterscheiden ist die apikale Pleurakuppenschwiele der Pleura visceralis, die oft mit zunehmendem Alter gebildet wird und keine typische Asbestläsion darstellt.

Histologisch besteht die verbreiterte Pleura aus breiten, oberflächenparallel angeordneten, gewellt verlaufenden, sich Korbgeflecht artig durchflechtenden hyalinisierten Faserbündeln unter Ausbildung blätterteigartig geschichteter Lamellen mit dazwischenliegenden lanzettförmigen Hohlräumen (> Abb. 50.7).

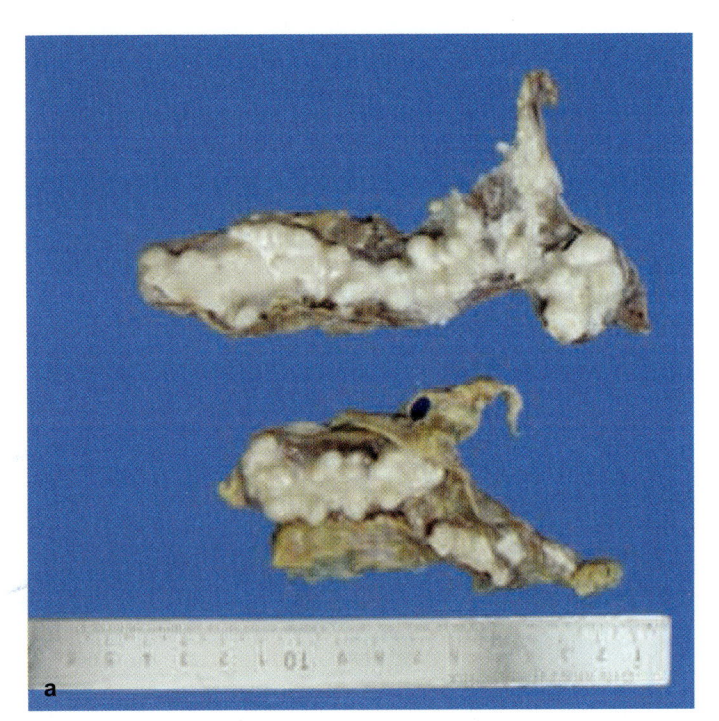

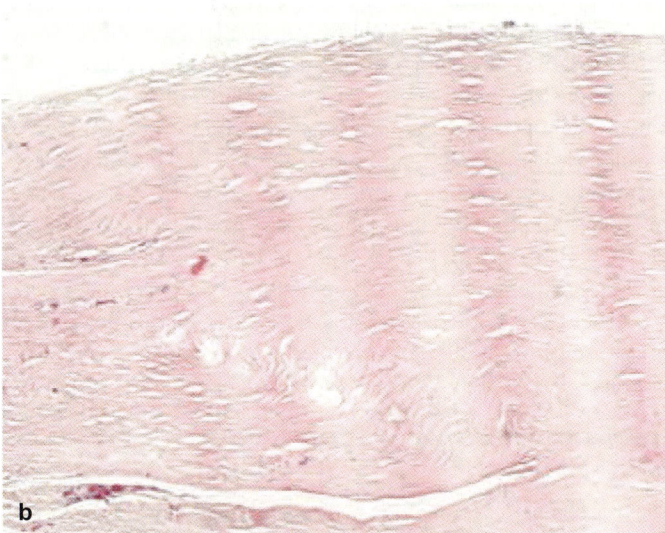

Abb. 50.7 Pleuraplaques. a Makroskopischer Aspekt hyaliner Plaques der Pleura parietalis mit rippenparalleler Anordnung der inselartigen, grauweißen, knorpelähnlichen Pleuraverdickungen. **b** Zugehöriges histologisches Bild mit nahezu zellfreiem kollagenem Bindegewebe, breiten, gewellt verlaufenden Faserbündeln und dazwischenliegenden spaltförmigen Hohlräumen. HE, Vergr. 50-fach. [T973]

50.3 Schäden durch chemische Einwirkungen

Definition und Ätiologie Chemische Stoffe können mit Zellen bzw. Zellbestandteilen reagieren, die Zellfunktion stören und ggf. einen Zelluntergang bewirken. Voraussetzungen hierfür sind der unmittelbare Kontakt zwischen Noxe und Zielgewebe, eine ausreichend lange Einwirkzeit und eine ausreichend hohe lokale Konzentration. Letztere ist im Gewebeverband nur dann gewährleistet, wenn der Stoff gelöst und resorbiert werden bzw. das Gewebe durchdringen und in die Zellen eintreten kann.

Die Zahl der chemischen Schadstoffe und damit der Gefahrenquellen ist in der modernen Industriegesellschaft unüberschaubar groß geworden. So waren im Jahr 1978 ca. 4 Mio. chemische Verbindungen bekannt. Von diesen wurden damals etwa 40.000–50.000 auch tatsächlich genutzt. Seither sind pro Jahr etwa 300.000 neue Verbindungen hinzugekommen, von denen etwa 500–1000 Anwendung finden, insgesamt derzeit also ca. 50.000–80.000. Entsprechend hat das Institut für Arbeitsschutz der DGUV (IFA) im Jahr 2021 70.963 Analysen von Gefahrstoffen und biologischen Stoffen durchgeführt.

50.3.1 Umweltgifte

Halogenierte, nicht nur chlorierte Kohlenwasserstoffe wie das **Dioxin** (Tetrachlordibenzo-p-dioxin, TCDD) sind sehr toxische synthetische Umweltgifte. Es handelt sich um stark lipophile und muttermilchgängige Substanzen, die in geringen Mengen bei der Herstellung zahlreicher chemischer Verbindungen wie Herbiziden, Insektiziden, Fungiziden und Imprägniermitteln entstanden sind und bei Massenunfällen in chemischen Betrieben zu schweren Vergiftungen geführt haben (z. B. Seveso). Die Emission ist durch strenge Auflagen stark zurückgegangen, doch durch ihre Langlebigkeit findet man sie auch heute noch in Böden und Sedimenten.

Wesentlichster Indikator einer Intoxikation ist die sog. **Chlorakne,** eine nicht ganz korrekte, etwas verharmlosende Bezeichnung. Dabei handelt es sich um eine Hyperkeratose der Haarfollikel (sog. Komedonen) besonders des Gesichts mit nachfolgender Ruptur, Vernarbung sowie sekundärer Zystenbildung. Ferner treten Hyperpigmentierungen, Konjunktivitis und, als Ausdruck der Systemschädigung, eine **Porphyria cutanea tarda** auf. Neben Leberschäden können auch Nieren-, Lungen- und ZNS-Schädigungen, Fettstoffwechselstörungen, koronare Herzkrankheit, Magen-Darm-Beschwerden, Schädigung der Nasen- und Rachenschleimhäute bis zur Nekrose auftreten.

Über Risiken und deren Vermeidung informiert das Bundesinstitut für Risikobewertung.

50.3.2 Luftverschmutzung

Luftschadstoffe aus Feinstaub, Diesel- und Benzinabgasen, Verbrennungsrückstände, Abrieb von Reifen oder Straßenbelag, private Emissionen oder anderen Schadstoffen wie polyzyklische aromatische Kohlenwasserstoffe (PAK), Schwermetalle, Blei führen zu Allergien, Asthma und anderen Lungenbeschwerden sowie Krebs.

Nach Berechnungen des Umweltbundesamtes gibt es in Deutschland ca. 40.000 vorzeitige Todesfälle, für die eine Feinstaubbelastung verantwortlich gemacht wird. 11–14 % gehen dabei auf kardiopulmonale Erkrankungen zurück und 17–20 % auf Lungenkrebs (www.euro.who.int/__data/assets/pdf_file/0004/276772/Economic-cost-health-impact-air-pollution-en.pdf und www.umweltbundesamt.de/themen/gesundheit/belastung-des-menschen-ermitteln/umweltbedingte-krankheitslasten#umweltbedingte-krankheitslasten-eine-methode-mit-potenzial). Während die Umweltverschmutzung in

Entwicklungsländern ein großes Problem darstellt, geht die Belastung in den Industrieländern durch strenge Regelungen stark zurück. Laut Umweltbundesamt erreichte z. B. die Feinstaubbelastung in Deutschland zu Beginn der 1990er-Jahre im Jahresmittel um 50 µg/m³ und ist im Jahr 2021 auf 15 µg/m³ gesunken und soll weiter fallen. Auch die Belastung durch Benzol (z. B. an Tankstellen) wurde durch moderne Schutzsysteme drastisch reduziert.

In der ESCAPE-Studie werden seit 2006 die Zusammenhänge zwischen Lungenkrebs und Luftverschmutzung untersucht. Insgesamt gilt, je geringer die Luftverschmutzung, desto niedriger ist auch das Lungenkrebsrisiko.

50.3.3 Nanopartikel

Nanopartikel spielen in unserer Umwelt eine zunehmende Rolle. In Cremes, Kleidung, Farben und Arzneistoffen werden die zur Verbesserung der Produkteigenschaften eingesetzt. Nanopartikel sind Partikel in der Dimension von wenigen Nanometern. Durch ihre winzige Größe sind sie lungengängig und können sogar über die Haut aufgenommen werden, was man sich z. B. bei Arzneimitteln zunutze macht. Statt gespritzt kann ein Medikament aufgrund der neuen Technologie als Spray oder über die Haut verabreicht werden. Natürlich gelangt so nicht nur das Medikament, sondern auch die Partikel in den Körper. Viele Experten sehen die neuen Produkte daher kritisch. Bisher gibt es keine aussagefähigen Daten, um allgemeine Gesundheitsrisiken oder Krebsrisiken der Nanopartikel zu beurteilen.

50.3.4 Medikamente

Bei der Antwort des Organismus auf die Verabreichung von Medikamenten lassen sich vorhersehbare und nicht vorhersehbare Reaktionen unterscheiden. Im Vordergrund stehen Leberschädigungen (➤ Kap. 33), aber auch Schädigungen des hämatopoetischen Systems, der Haut, des Blutgefäßsystems und des Nervengewebes.

Die **vorhersehbaren Reaktionen** entsprechen einer verstärkten pharmakologischen Wirkung des Medikaments und stehen in Abhängigkeit vom pharmakologischen Wirkungsmechanismus sowie von Resorption, Verteilung im Organismus und Exkretion. Die Schädigung kann entweder direkt (primäre Wirkung) oder indirekt nach metabolischer Konversion erfolgen (sekundäre Wirkung).

Bei den (bisher) **nicht vorhersehbaren Reaktionen** handelt es sich um Schädigungen an unterschiedlichen Organen, die nur bei vereinzelten Menschen auftreten, nicht dosisabhängig und im Tierversuch nicht reproduzierbar sind. Es kann sich dabei einerseits um toxische Wirkungen handeln, andererseits kommen genetisch oder immunologisch determinierte Mechanismen infrage. Hinsichtlich der genetischen Ursachen wurden bereits mehrere Genpolymorphismen identifiziert, die den Metabolismus der Substanzen oder deren Wirkung beeinflussen. Dadurch kann die Substanzwirkung verstärkt werden, oder es können abnorme Stoffwechselprodukte als Antigene wirken und Immunreaktionen der Typen I und III hervorrufen. Die systematische Suche nach derartigen genetischen Faktoren, die die Wirkung von Arzneimitteln beeinflussen (Pharmakogenomik), sollte zukünftig einen gezielteren („individuellen") Einsatz von Medikamenten zulassen und „nicht vorhersehbare" Reaktionen minimieren.

Es kann auch zu einer **Beeinträchtigung der protektiven Mechanismen** kommen (z. B. Verminderung von Glutathion). Dies ist z. B. bei einer Reihe von Hepatotoxinen (z. B. Paracetamol) der Fall. Bei direkt zytotoxisch wirksamen Substanzen kommt es zu einer direkten Interaktion des Toxins mit Zellkomponenten.

Pathogenese

Den Schädigungen durch chemische Einwirkungen können unterschiedliche Prozesse zugrunde liegen. So verursachen Säuren eine **Koagulationsnekrose** mit Verschorfung des Gewebes. Laugen bewirken zwar gleichfalls eine Eiweißdenaturierung, jedoch eine **Kolliquationsnekrose** mit Verflüssigung und Auflösung des Gewebes.

Ein Beispiel für eine schädigende Wirkung mittels **Enzymblockade** ist das Blei. Es bindet an Sulfhydrylgruppen von Enzymen der Hämsynthese, verhindert so den Einbau des Eisens in das Häm-Molekül, vor allem der mitochondrialen Cytochrome, und hemmt damit die Zellatmung. Demgegenüber bindet α-Amanitin selektiv an die RNA-Polymerase II in den Leberzellkernen und hemmt die Transkription und damit die Protein- und Lipoproteinsynthese. DDT (= Dichlor-Diphenyl-Trichlorethan) führt hingegen über eine mikrosomale **Enzyminduktion** zu einem vermehrten Umbau von Vitamin D in gallefähige Metaboliten, die ausgeschieden werden, sodass es zu einem Vitamin-D- und damit zu einem Kalziummangel kommt.

Andere chemische Substanzen entfalten ihre Wirkung durch **Interaktion mit Hämoglobin,** so z. B. Kohlenmonoxid (CO). Dieses bindet mit hoher Affinität an Hämoglobin. Das so gebildete Carboxyhämoglobin (COHb) fällt für den O_2-Transport aus und behindert zudem die Freisetzung von O_2 aus Oxyhämoglobin mit hierdurch bedingter Hypoxidose. Die Wirkung von Tetrachlorkohlenstoff (CCl_4) beruht auf der **Bildung von Radikalen,** die über eine Peroxidation von Membranlipiden zu einer u. U. letalen Zellschädigung führen (➤ Kap. 2).

Morphologie

Die morphologischen Befunde nach chemischen Einwirkungen sind abhängig vom Schädigungsmechanismus der jeweiligen Substanz sowie deren Zielorgan. Anders als bei den Pneumokoniosen muss dieses mit der jeweiligen Eintrittspforte nicht identisch sein. So werden einzelne Noxen zwar über die Atemwege oder die Haut aufgenommen, aufgrund ihrer Lipotropie entfalten sie dann aber im Zentralnervensystem ihre Wirkung. Beispiele sind die Halogenkohlenwasserstoffe.

Andere weitgehend inerte Noxen werden durch den Organismus erst in Giftstoffe umgebaut. So ist CCl_4 selbst nicht toxisch. Erst durch Metabolisierung in der Leber wird das sehr kurzlebige Radikal CCl_3· gebildet, das für die Schädigung verantwortlich ist. Auch bei der chemischen Kanzerogenese werden vielfach die in den Organismus aufgenommenen Prokanzerogene erst nach metabolischer Konversion in das Kanzerogen umgewandelt (➤ Kap. 6.8). Aufgrund der Vielzahl an Giftstoffen ist in den meisten Fällen ohne ergänzende anamnestische Angaben ein Rückschluss vom morphologischen Schädigungsmuster auf die verursachende Noxe nicht möglich (➤ Tab. 50.3).

Tab. 50.3 Fünf wichtige Umweltgifte: Expositionsmodus, Zielorgane, morphologisch/klinische Veränderungen und Pathogenese

Noxe	Exposition	Zielorgan	Morphologie/Klinik	Pathogenese
Tabakinhaltsstoffe	Genussgift	Atemwege	chronisch obstruktive Lungenerkrankung, Karzinome	abhängig vom Inhaltsstoff, u. a. Kanzerogene und Kokanzerogene, toxisch-irritativ, Interaktion mit Hämoglobin
		Herz, Gefäße	Atherosklerose, Herzinfarkt	
		Magen	Gastritis, Ulkus	
		Embryo/Fetus	Abort, kindliche Hypotrophie, Fehlbildungen	
Alkohol	Genussgift		**akut**	Hemmung der neuronalen Aktivität, Metabolit Acetaldehyd hemmt die ribosomale und die mitochondriale Proteinsynthese
		ZNS	evtl. Hirnödem	
		Leber	Verfettung, Nekrosen	
		Magen	akute Gastritis, akutes Ulkus	
			chronisch	
		Leber	Verfettung, Hepatitis, Zirrhose	
		Herz	Kardiomyopathie	
		Nervensystem	Wernicke-Enzephalopathie, periphere Neuropathien	
		Magen	chronische Gastritis, Ulkus	
Blei	**beruflich** Bleigewinnung, -verarbeitung, Akkumulatoren, Bleiglas, **nicht beruflich** Wasser aus Bleirohren/Altlasten, Luftverschmutzung, Flugbenzin	Blut	mikrozytäre, hypochrome Anämie mit basophiler Tüpfelung	Blockierung sulfhydrylhaltiger Enzyme
		Nervensystem	Hirnödem, Demyelinisierung	
		Niere	interstitielle Nephritis, Fanconi-Syndrom	
Kohlenmonoxid	Abgase, defekte Verbrennungsanlagen		**akut**	Bindung an Hämoglobin, Verdrängung von O_2, Behinderung der O_2-Freisetzung
		Blut	hellrotes Blut, hellrote Leichenflecken	
			chronisch	
		ZNS, Leber, Niere, Herz	Zeichen der chronischen Hypoxie	
α-Amanitin	Pilzvergiftung	Leber	akute, gelbe Leberdystrophie	Blockierung der RNA-Polymerase II
		Niere	Nekrose der Tubulusepithelien	

50.4 Umweltbedingte Tumorerkrankungen

Definition und Ätiologie Bösartige Tumoren, an deren Entstehung physikalische und chemische Noxen aus der häuslichen oder beruflichen Umwelt einen zumindest maßgeblichen Anteil haben („Umweltverschmutzung"), gelten als umweltbedingt.
Wichtigster Einzelfaktor ist wahrscheinlich das inhalative Tabakrauchen, weitere wichtige Noxen sind u. a. intensive UV-Strahlung, Nitrosamine, Mykotoxine und Radon. 2020 wurden 231.271 Krebssterbefälle in Deutschland registriert (www.krebsdaten.de/Krebs/DE/Content/Publikationen/Kurzbeitraege/Archiv2021/2021_6_Todesursachenstatistik_krebssterblichkeit.html), ca. 1900 Krebserkrankungen lassen sich auf berufliche Einflüsse zurückführen.

Pathogenese

Der Angriffspunkt des Kanzerogens und die nachfolgenden Prozesse variieren in Abhängigkeit von der jeweiligen Noxe, teils auch in Abhängigkeit vom Zielorgan (➤ Kap. 6).

Morphologie

Während der **histologische** Tumortyp praktisch immer für die Noxe unspezifisch ist, ist der Manifestationsort vom Kanzerogen und vom Aufnahmemodus abhängig (➤ Tab. 50.4). Wie bei den meisten umweltbedingten Schäden sind auch bei den bösartigen Tumoren die **Atmungsorgane** der Hauptmanifestationsort.

50.5 Ernährungsbedingte Schäden

Definition Eine ernährungsbedingte Erkrankung liegt vor, wenn
- die Erkrankung durch Ernährungsgewohnheiten mit verursacht wurde.
- der Erkrankung durch Vermeiden von Fehlernährung vorgebeugt werden kann.
- die Erkrankung durch Ernährungsmaßnahmen behandelt werden kann.

Dabei ist die Ernährungsabhängigkeit einzelner Krankheiten unterschiedlich zu bewerten. Vitaminmangelkrankheiten werden in der Regel allein durch Fehlernährung verursacht. Hingegen sind an

Tab. 50.4 Manifestationsort bösartiger Tumoren und ggf. Tumortyp in Abhängigkeit vom Kanzerogen und vom Aufnahmemodus

Kanzerogen	Aufnahmemodus	Tumorlokalisation bzw. Tumortyp
aromatische Amine	perkutan, inhalativ	Harnwege (Zweittumor: Lunge)
Asbest	inhalativ	Lunge, seröse Häute (diffuses Mesotheliom)
Benzol	inhalativ	Leukämien, maligne Lymphome
Chrom-VI-Verbindungen	inhalativ	Atemwege, besonders Lungenkrebs
Hartholzstäube	inhalativ	Nase, Nasennebenhöhlen (Adenokarzinome)
Nickel, -verbindungen	inhalativ	Atemwege
Vinylchlorid	inhalativ, perkutan	Leber (Hämangiosarkom)
ionisierende Strahlen	inhalativ, oral, perkutan	Atemwege, hämatopoetisches System, Schilddrüse, Knochen, Lunge, Mamma, Leber u. a.
UV-Strahlen	kutan	Haut (Plattenepithelkarzinome, Melanome)

Tab. 50.5 WHO-Klassifikation des Gewichts

BMI	Bezeichnung
< 18,5 kg/m²	Untergewicht
18,5–24,9 kg/m²	Normalgewicht
25,0–29,9 kg/m²	Übergewicht
30,0–34,9 kg/m²	Adipositas Grad I
35,0–39,9 kg/m²	Adipositas Grad II
> 40 kg/m²	Adipositas Grad III

Erkrankungen des Herz-Kreislauf-Systems auch genetische Faktoren, Bewegungsmangel, Rauchgewohnheiten u. a. beteiligt. Zu den ernährungsabhängigen Erkrankungen zählen z. B. Diabetes mellitus, Gicht, Fettstoffwechselstörungen, Struma, Anämien, Karies, Osteoporose, Lebensmittelinfektionen, Hypertonie, Atherosklerose, ischämische Herzerkrankung, Schlaganfall, bösartige Neubildungen der Speiseröhre, der Leber, des Dickdarms, des Magens und anderer Organe.

50.5.1 Überernährung und Fettsucht

Definition und Ätiologie Unter einer Fettsucht (Adipositas) versteht man eine im Vergleich zur Norm vermehrte Ablagerung von Depotfett. Da es schwierig ist, den Fettanteil des Körpers zu ermitteln, hat sich der **Body-Mass-Index** (BMI) zur Abschätzung des Körperfettanteils weltweit durchgesetzt. Der BMI errechnet sich als Quotient aus dem Körpergewicht in Kilogramm und dem Quadrat der Körpergröße in Metern (Einheit kg/m², auch ➤ Kap. 47.4.1). Auf ihm basiert die Klassifikation der WHO für Erwachsene (➤ Tab. 50.5), nach der im Jahr 2013 ca. die Hälfte der erwachsenen deutschen Bevölkerung (61,5 % der Männer und 43,4 % der Frauen) übergewichtig waren.

Bei den 10-jährigen Kindern müssen über 30 % als übergewichtig angesehen werden.

Pathogenese

Eine Fettsucht ist Folge einer **gestörten Energiebilanz,** wobei die Energiezufuhr durch die Nahrungsaufnahme größer ist als der Energieverbrauch. Untersuchungen an Zwillingen, die bei der Geburt getrennt wurden, sprechen dafür, dass neben der übermäßigen Energiezufuhr bzw. dem Bewegungsmangel auch genetische Faktoren für die Entwicklung einer Adipositas von Bedeutung sind. Auf Stoffwechselebene spielen dabei Hormone und hormonähnliche Stoffe wie Adiponectin und Leptin eine Rolle.

Übergewicht und Bewegungsmangel verstärken das sog. **metabolische Syndrom,** das im Vorfeld eines Typ-2-Diabetes auftritt und durch eine angeborene, in der Muskulatur lokalisierte Unterempfindlichkeit gegenüber dem körpereigenen Insulin gekennzeichnet ist. Die Insulinresistenz beim metabolischen Syndrom führt zur Entwicklung einer kompensatorischen Hyperinsulinämie, Dyslipoproteinämie mit Hypertriglyzeridämie und Abfall des HDL-Cholesterins, Stammfettsucht, Hypertonie, Gerinnungsstörungen mit früher Atherosklerose und ersten Störungen der Glukosetoleranz (➤ Kap. 47).

Morphologie

Das vermehrte Depotfett erscheint gewöhnlich geschlechtsspezifisch verteilt, d. h. beim Mann im Bereich der vorderen Bauchwand, des Rückens und des Nackens (= Falstaff-Typ), bei der Frau an den Hüften, den Oberarmen, den Oberschenkeln und dem Gesäß (= Rubens-Typ). **Histologisch** findet sich eine Hypertrophie der Fettzellen, ihre Zahl bleibt bei Erwachsenen hingegen weitgehend konstant.

50.5.2 Unterernährung und Kachexie

Definition und Ätiologie Die Weltgesundheitsorganisation (WHO) geht von einem Untergewicht aus, wenn der BMI eines Erwachsenen unter 18,5 kg/m² beträgt (➤ Kap. 47.4.2). In den westlichen Industrieländern ist Untergewicht weitaus weniger verbreitet als Übergewicht, dabei sind Frauen häufiger als Männer betroffen (2013 0,7 % der Männer und 3,3 % der Frauen in Deutschland). Eine Unterernährung, insbesondere aber eine **Kachexie** (= Auszehrung), tritt häufig als Krankheitskomplikation auf, z. B. bei Tumorleiden und Malassimilationssyndromen (➤ Kap. 30.6). Nicht zu unterschätzen sind aber auch Essstörungen wie **Anorexia nervosa.** (= Magersucht) und **Bulimia nervosa** (regelmäßige Essanfälle mit gesteigertem Gewichtsbewusstsein), die auch mit Untergewicht verbunden sein können. Besonders anfällig sind 10- bis 25-jährige Mädchen bzw. Frauen, von denen 2,3 % manifest von einer Anorexia nervosa betroffen sind.

50.5.3 Schadstoffe in der Nahrung

Schadstoffe gelangen vor allem über die Landwirtschaft und als Dünger, Pestizide und Fungizide in die Nahrungskette und das

Trinkwasser. Seit den 1970er- und 1980er-Jahren ausgelöst durch das Waldsterben ist die Umweltbelastung in das öffentliche Bewusstsein gerückt. Seitdem spielt der Umweltschutz eine bedeutende Rolle. Die Emission von Schadstoffen und die Ausbringung von Giften unterliegen strengen behördlichen Kontrollen. Kontaminierte Böden dürfen nicht für den Anbau von Lebensmitteln genutzt werden. Die Umweltbelastung ist durch solche und andere Schutzmaßnahmen deutlich zurückgegangen.

Nicht nur die Lebensmittel selber können Schadstoffe enthalten, auch durch die Zubereitung und Lagerung können gesundheitliche Risiken entstehen.

50.6 Schäden durch Tabakrauchen

Das inhalative Tabakrauchen, gewöhnlich mittels Zigaretten, ist die Lebensgewohnheit mit den stärksten negativen Auswirkungen auf die Gesundheit der Bevölkerung und die Gesamtsterblichkeit. Pro Jahr sterben in Deutschland etwa 110.000–140.000 Menschen an den Folgen des Tabakkonsums. Insgesamt ist die Zahl der Raucher seit 2001 rückläufig.

Pathogenese

Tabakrauch ist ein komplexes Gemisch aus über 4800 unterschiedlichen chemischen Substanzen, die teils gasförmig, teils an Tabakrauchpartikel gebunden vorliegen:

- Hochpotente Kanzerogene, z. B. polyzyklische Kohlenwasserstoffe, aromatische Amine, Nitrosamine, Arsen sowie kanzerogene Metallverbindungen wie Cadmium, Chrom und das radioaktive Polonium 210, Asbest
- Toxisch-irritative Substanzen, z. B. Formaldehyd, Blausäure, Stickoxide (NO_x) und Ammoniak
- Kohlenmonoxid (= CO), das infolge der Bildung von COHb zur Hypoxie führt
- Nikotin, ein auf vegetative Ganglien wirkendes Alkaloid, u. a. mit Einfluss auf das Herz-Kreislauf-System

Bei der Bewertung dieser Inhaltsstoffe ist zu berücksichtigen, dass sie miteinander in Wechselwirkung treten und sich gegenseitig verstärken können.

50.7 Schäden durch Alkohol

Nach dem inhalativen Tabakrauchen stellt der Konsum von Alkohol (Ethanol) das wichtigste Suchtproblem dar. Psychische Veränderungen und Verhaltensstörungen durch Alkohol waren im Jahr 2012 die zweithäufigste Entlassungsdiagnose bei vollstationären männlichen Patienten. Gesteigerter und chronischer Alkoholkonsum kann zu einer Vielzahl von Gesundheitsstörungen und Krankheiten vor allem der Leber aber auch Krebs führen. Etwa 74.000 Menschen sterben in Deutschland jährlich vorzeitig an den Folgen des Alkoholkonsums. 9,5 Mio. Menschen in Deutschlang konsumieren regelmäßig Alkohol, ca. 1,3 Mio. Menschen gelten als abhängig. Nach der DEGS1-Studie des Jahres 2013 haben 68 % der Jugendlichen schon Alkohol getrunken, etwa jeder zehnte Jugendliche konsumiert regelmäßig mindestens 1 × pro Woche Alkohol. Als **Maß für den Alkoholkonsum** hat sich der Pro-Kopf-Verbrauch reinen Alkohols etabliert. Deutschland nimmt mit ca. 11,8 l reinem Alkohol (als Bier, Spirituosen, Wein oder Sekt) pro Person/Jahr einen der vorderen Plätze in Europa ein. Die tolerierbare obere Alkoholzufuhrmenge (TOAM), bei der gesundheitsschädigende Konsequenzen für die Mehrheit der Bevölkerung unwahrscheinlich ist, liegt für den erwachsenen Mann bei 20–24 g und für die erwachsene Frau bei 10–12 g Alkohol am Tag.

Pathogenese

Alkohol wird rasch und nahezu vollständig über die Magen- und Dünndarmschleimhaut aufgenommen. Über das Blut verteilt er sich im gesamten Körperwasser einschließlich dem des Zentralnervensystems. Abhängig von der aufgenommenen Menge ist in 1–2 Stunden das Maximum der Blutkonzentration erreicht. Aufgrund seiner einfachen chemischen Struktur kann Alkohol praktisch jede Körperzelle erreichen und durch Diffusion über die Zellmembran in das Zellinnere gelangen.

Neben unbedeutenden Anteilen, die über die Lungen und die Nieren ausgeschieden werden, wird der Alkohol zu ca. 90 % in der Leber oxidativ metabolisiert (> Kap. 33.5). Ein chronischer Alkoholkonsum geht gewöhnlich auch mit einer chronischen Unter- und Fehlernährung einher – Mangelzustände an Eiweißen, Vitaminen und Spurenelementen sind die Folge. Ursachen sind die Ernährungsumstellung, ferner alkoholinduzierte Veränderungen des Dünndarms mit nachfolgender Malabsorption.

50.8 Schäden durch illegale Drogen

Unter Rauschgiften („illegalen Drogen") versteht man in der Rechtsprechung eine Gruppe von Substanzen unterschiedlicher Herkunft, Zusammensetzung und Wirkung, deren Herstellung und Handel unter Strafe gestellt ist. Überwiegend handelt es sich um Rauschmittel (Betäubungsmittel), also Stoffe, die eine direkte Wirkung auf das zentrale Nervensystem besitzen. Die Verwendung der Rauschgifte kann zur Abhängigkeit führen.

Drogenabhängigkeit ist definiert als
- ein zwanghaftes Verlangen nach Einnahme der Substanzen, um einen angenehmen psychischen Zustand zu erreichen bzw. einen unangenehmen zu vermeiden (**psychische Abhängigkeit**).
- das körperliche Angewiesensein auf eine fortlaufende Zufuhr der Giftstoffe, wobei die Dosis nicht selten permanent erhöht wird (**physische Abhängigkeit**).

Pathogenese

Entsprechend der großen Heterogenität der Rauschgifte finden sich in Abhängigkeit von den unterschiedlichen Wirkungen verschiedene Reaktions- und Schädigungsmuster. Die Rauschmittel werden in folgende Gruppen eingeteilt: Morphintyp, Barbiturat- und Alkoholtyp, Kokaintyp, Cannabistyp, Kathtyp, Halluzinogentyp und Opiatantagonisttyp.

50.8.1 Schäden durch Rauschmittel: allgemeine Auswirkungen

Unter- und Fehlernährung

Die psychische und ggf. auch physische Abhängigkeit von der regelmäßigen Zufuhr steigender Rauschmitteldosen hat zur Folge, dass die Nahrungszufuhr eine untergeordnete Bedeutung erlangt. Hinzu kommt, dass viele Rauschmittel eine Störung intellektueller Funktionen und einen Verlust an Realitätsorientierung zur Folge haben, einige dämpfen zudem das Hungergefühl.

Infektionen

Bereits die Unter- bzw. Fehlernährung begünstigt Infektionen. Einige Rauschgifte, z. B. Cannabisprodukte (Haschisch, Marihuana), führen zudem zu einer Immunabwehrschwäche. Bei Rauschgiften, die intravenös oder subkutan appliziert werden (z. B. Heroin), infizieren sich die Konsumenten vielfach über kontaminierte Kanülen.

Pulmonale Fremdkörpervaskulitis

Sie entsteht durch die intravenöse Injektion von Substanzen, die nicht für die parenterale Applikation bestimmt sind. Von Drogensüchtigen werden nicht selten Medikamente in Wasser aufgelöst und injiziert. Zudem werden speziell Opiate häufig von Händlern „gestreckt". So gelangen unlösliche Stoffe, Füll- und Bindemittel wie Talk und Stärke in den Kreislauf und werden in die peripheren Lungengefäße embolisiert, wo sie zu multiplen Fremdkörpergranulomen führen (> Abb. 50.8).

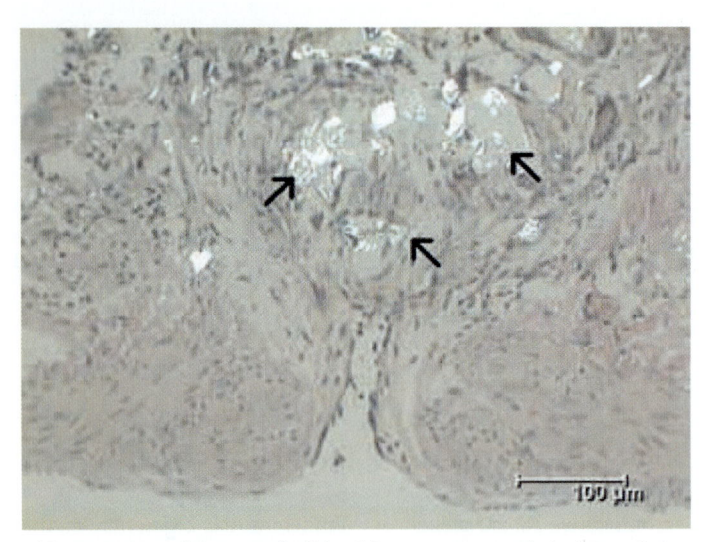

Abb. 50.8 Fremdkörpervaskulitis. Ablagerungen von polarisationsoptisch doppelt brechenden Kristallen in der Wand einer peripheren Pulmonalarterie. 42 Jahre alter Mann mit chronischem i. v. Drogenabusus. Elastica-van-Gieson. Vergr. 130-fach. [R398]

PRÄVENTION UND INFORMATION

Präventionsmaßnahmen vor umweltbedingten Erkrankungen betreffen vor allem die Verringerung der Emission sowie die Meidung der Exposition durch geeignete Schutzmaßnahmen.
Ansprechpartner für weitere Informationen zu Umweltbelastungen und Lebensmitteln sind Verbraucherorganisationen sowie Behörden der Länder des Bundes oder Europas:
- EFSA: europäische Behörde für Lebensmittelsicherheit
- ECHA: europäische Chemikalienbehörde
- Bundesministerium für Umwelt, Naturschutz, Bau und Reaktorsicherheit
- Bundesinstitut für Risikobewertung
- Bundesamt für Verbraucherschutz und Lebensmittelsicherheit

Die Vermeidung von Umweltbelastungen am Arbeitsplatz sowie die Anwendung geeigneter präventiver Maßnahmen ist Aufgabe der Berufsgenossenschaften und Unfallversicherungsträger. Der Dachverband der Deutschen Gesetzlichen Unfallversicherung (DGUV) ist ebenso Ansprechpartner bei Fragen wie die Bundesanstalt für Arbeitsschutz und Arbeitsmedizin (BAUA).

Register

Symbole
3,4-Benzpyren 168
5α-Reduktase
– Intersexualität 742
5q-Syndrom 439
11β-Hydroxylase-Mangel
– adrenogenitales Syndrom 348
– Klinik 348
– Nebennierenrinde 342
17-Hydroxylase-Mangel
– adrenogenitales Syndrom 348
– Klinik 348
21-Hydroxylase-Mangel
– adrenogenitales Syndrom 348
– Klinik 348
– Nebennierenrinde 342
„Molluscum contagiosum 857
„Neurotoxizität
– Methotrexat (MTX) 249
„Virusinfektion
– exanthematische 856
α-1,4-Glykosidase-Defekt 938
α1-Antitrypsin
– Lungenemphysem 494
α1-Antitrypsin-Gen 119
α$_1$-Antitrypsin-Mangel 494
– Lungenemphysem 494
– autosomal-rezessive Vererbung 125
– Elastinveränderungen 39
– Proteinfaltungserkrankungen 40
α1-Fetoprotein
– hepatozelluläres Karzinom 673
– Keimzelltumor 774
α-Actinin IV 715
α-Aktin
– Marker 12
α-Amanitin 1017
α-Fetoprotein
– Hepatoblastom 826
– Marker 12
– Tumormarker 174
α-Glukosaminid-Acetyltransferase-Defekt 935
α-Granula
– Thrombozyten 188
α-Inhibin 772
α-L-Iduronidase-Defekt 935
α-Strahlung 171
α-Synuclein-Gen 257
α-Thalassämie 431
β-Amyloid
– Vorläuferprotein 254
β-Galaktosidase-Defekt 935
β-Glukosidase-Defekt 936
β-Glukuronidase-Defekt 935
β-HCG
– Dysgerminome 774
– Immunzytologie 751
– Keimzelltumor 774
– Seminom 748
β-Strahlung 171
β-Thalassämie 431
Δ-F508-Mutation 125
γ-Strahlung 170

A
A. cerebri anterior
– Infarkt 215
AA-Amyloidose 719
Abdomen, akutes
– Peritonitis 696
Aberration
– chromosomale *siehe* Chromosomenaberration
abl-Protein
– chromosomale Translokation 154
– Onkogene 150
Aβ-Peptid 254
Abscheidungsthrombus 191
– arterielle Thrombose 192
Abszess
– Amöbiasis 615
– Appendizitis 606
– chronische Entzündung 66
– eitrige Entzündung 63
– Entzündungsfolge 63
– Gehirn 234, 235
– Leber 653, 660
– Lunge 509
– Milz 474
– perianaler 634
– perityphlitischer 607, 696
– Pyelonephritis 722
– septische Kardiomyopathie 400
– subphrenischer 696
– Toxoplasmose 237
Abwehr *siehe* Immunantwort
Acanthosis nigricans
– Paraneoplasie 173
accidental cell death (ACD) 29
Acetylcholinesterase
– Enzymhistochemie 12
– enzymhistochemischer Nachweis 9
– Morbus Hirschsprung 823
Achalasie 562
ACTH
– Hyperkortisolismus 342
– Nebennierenrindenhyperplasie 342
Adaptation
– Gesundheit 4
– Zellen 22
ADCC (antibody-dependent cellular cytotoxicity) 93
Addison-Krankheit 349
Addison-Krise 349
ADEM (akute disseminierte Enzephalomyelitis) 245
Adenocarcinoma in situ (AIS) 792
Adenohypophyse
– Überfunktion 307
– Unterfunktion 310
Adenokarzinom 137, 520
– ableitende Harnwege 737
– Appendix 608
– Cervix uteri 793
– Cholangiokarzinom 673
– duktales 558, 690
– Dünndarm 604
– endometrioides 782
– Gallenblase 683
– kolorektales 626, 627

– Lunge 526
– Lymphknotenmetastase 145
– Magen 580
– muzinöses 137
– Niere 728
– Ösophagus 569
– Ovar 768, 770
– Pankreas 690, 691
– papilläres 135
– schleimbildendes 138
– Tumorklassifikation 135
Adenom 136
– autonomes 323
– Dünndarm 604
– Duodenum 585
– follikuläres 325, 326
– Gallengang 671
– Hypophyse 307
– kolorektales 624–627, 631
– Magen 580
– Mamma 832
– Nebennierenrinde 343, 344, 346
– nephrogenes 736
– pleomorphes 554
– Schilddrüse 326
– toxisches 323
– tubuläres 136
– Tumorklassifikation 135
Adenomatoidtumor 754, 786
Adenomatosis coli 631
Adenom-Karzinom-Sequenz 627
– Duodenum 585
– intraduktale papillär-muzinöse Neoplasie 692
Adenomyoepitheliom 834
Adenomyom 785
– Prostata 756
Adenomyose 778
Adenosin
– Blutgerinnung 188
Adenosin-Deaminase-Defekt 116
Adenoviren
– Enteritis 602
– Pneumonie 510
Adenovirus 968
Aderhaut 294
– malignes Melanom 294
ADH (antidiuretisches Hormon)
– Herzinsuffizienz 181
Adhäsion
– Entzündung 49
– Lymphozytenzirkulation 84
Adhäsionsmoleküle 51
Adipositas 1018
– Varizen 426
– WHO-Klassifikation 1018
Adnexitis 775
ADPKD (autosomal-dominante polyzystische Nierenerkrankung) 707
Adrenalin
– Phäochromozytom 350
– Schock 200
Adrenoleukodystrophie 251

Affinitätsreifung 82
– B-Lymphozyten 86
Aflatoxin
– hepatozelluläres Karzinom 672
– Kanzerogene 167
AFP (α-Fetoprotein)
– Marker 12
– Tumormarker 174
Agammaglobulinämie
– X-chromosomale 114
Aganglionose
– Morbus Hirschsprung 822
AGE (advanced glycosylation endproducts) 944
– Atherosklerose 411
Agenesie
– anorektale 822
– Balken 225
– Leber 639
– Nebenschilddrüsen 334
– Pankreas 685
– Schilddrüse 315
– Thymus 476
– Uterus 776
Agyrie 226
AIDS (acquired immunodeficiency syndrome)
– CDC-Stadien 964
– Mundschleimhaut 538
AIN (anale intraepitheliale Neoplasie) 634
AIRE-Gen 366
Akantholyse
– Definition 848
– Pemphigus 854
Akanthose 847
– Ekzem 849
– Leukoplakie 540
– Lichen ruber 850
– Psoriasis vulgaris 852
– Warzen 857
Akrodermatitis
– continua Hallopeau 852
Akrosklerose 109
Aktin
– Heterotopie 226
– kongenitale Myopathie 282
– Muskelfaser 279
– Tumormarker 174
Aktinomykose
– zervikofaziale 980
Aktinomyzeten
– Morbus Whipple 601
Aktivierungsweg
– alternativer 57
– klassischer 57
– lektinvermittelter 57
Akustikusneurinom 278
Akustikusneurofibromatose
– bilaterale 270
Alagille-Syndrom 644
AL-Amyloidose 719
– Plasmozytomniere 721
Alaninglyoxylataminotransferase-Defekt 939
Albinismus
– Melaninpigment 37
Albumin
– Bilirubinstoffwechsel 640
– Ödementstehung 186
Alcianblau-PAS-Färbung 7

Aldosteron
– 21-Hydroxylase-Mangel 348
– Hyperaldosteronismus 346
– Linksherzinsuffizienz 184
– Nebennierenrinde 340
ALK1 (activin receptor-like kinase type 1)
– pulmonale Hypertonie 504
Alkaptonurie
– Melaninpigment 37
Alkohol
– Pro-Kopf-Verbrauch 1019
– Umweltgifte 1017, 1019
– Zufuhrmenge 1019
Alkoholabusus
– Embryopathie 249
– Großhirnatrophie 247
– Kardiomyopathie 398
– Kleinhirnatrophie 247
– Mundhöhlenkarzinom 541
– Ösophaguskarzinom 569
– Pankreatitis 686, 688
– zentrale pontine Myelinolyse 248
ALL (akute lymphoblastische Leukämie) 448
Allergie 92
Allotransplantation 98
Alopezie
– Lichen ruber 850
Alport-Syndrom 719
ALPS (autoimmunes lymphoproliferatives Syndrom) 104
ALS (amyotrophe Lateralsklerose) 259
Alter
– Arteriolosklerose 416
– Einflussfaktoren 18
– Veränderungen 40
Altern 40
Altersappendizitis 606
Altersatrophie
– Gehirn 23
Alterskatarakt 290
Altersverteilung
– maligne Tumoren 146
Aluminium
– Dialyse-Enzephalopathie 252
Alveolarmakrophagen
– Lungenstauung 503
– Metallose 518
– Stauungslunge 503
Alveolarproteinose 517
Alveolarschaden, diffuser 510
Alveolen
– Alveolarproteinose 517
Alveolitis
– exogen allergische 517, 526
– exogen-allergische 96
Alzheimer-Erkrankung
– Down-Syndrom 254
– Trisomie 21 254
Alzheimer-Erkrankung 253, 254, 256
– Amyloidkaskade-Hypothese 254
– neuritische Plaques 257
– Neurofibrillenveränderungen 257
Ameloblastom 547
Amenorrhö 763
Amine
– aromatische 166, 168
– biogene 55
– vasoaktive 55

Aminosäurenstoffwechsel
– ZNS-Schädigung 251
AML (akute myeloische Leukämie) 445
– Subtypisierung 446
Ammonshornsklerose 260
Amöbenabszess
– Kolon 615
– Leber 653
Amöbenkolitis 615
Amöbenruhr 614
Amöbiasis 614, 991
Amotio retinae 292
Amplifikation
– N-MYC 155
– Onkogene 154
Amputationsneurom 274
Amsterdam-Kriterien 629
Amylo-1,6-Glukosidase-Defekt 938
Amylo-1,4–1,6-Transglukosidase-Defekt 938
Amyloid
– Amyloidose 947
– Doppelbrechung 949
Amyloid Precursor Protein 254
Amyloidangiopathie, zerebrale 253
Amyloidose 947
– Dickdarm 623
– Inselzellen 946
– Konjunktiva 288
– Milz 475
– Morbus Bechterew 902
– Morbus Still 902
– Neuropathie 275
– Niere 719
– Nomenklatur 947
– Proteinfaltungserkrankungen 40
Analatresie 822
Analfissur 634
Analkanal 612
– Mukosaprolaps-Syndrom 624
Analkarzinom 635
Anämie 430
– AML 445
– aplastische 432
– Bildungsstörung 430
– Eisenmangel- 436
– Hämoglobinsynthesestörung 430
– hämolytische 433–435, 475
– hyperchrome 431
– hypochrome 430
– Infekte 433
– kongenitale dyserythropoetische 433
– Kugelzellen- 434
– mechanisch bedingte 436
– megaloblastäre 431
– myelodysplastisches Syndrom 440
– Paraneoplasie 173
– perniziöse 431, 539, 574
– refraktäre 440, 441
– Sichelzellen- 434, 435
– Tumor 174
Anaphylatoxin 45
Anaplasie
– maligner Tumor 134
Anästhetika
– Tubulopathie 720
Androgene
– adrenogenitales Syndrom 347
– Biosynthese 341
– Virilisierung 347

Androgenrezeptor
- Prostatakarzinom 758
Anergie
- Autoimmunität 103
- B-Zell-Toleranz 90
- T-Zell-Toleranz 91, 105
Aneuploidie
- maligner Tumor 134
Aneurysma 418
- arteriovenöses 420
- atherosklerotisches 414, 418
- dissecans 387, 419
- echtes 418
- entzündliches 420
- falsches 418
- Herzwand 394
- Hirnbasisarterien 218
- kongenitales 419
- mykotisches 420
- Thrombose 190
Aneurysmaruptur 218
- Rezidivblutung 219
Anfall
- Epilepsie 259
- Gicht 721
- Raynaud-Phänomen 110
Angina
- pectoris 388
Angiogenese
- chronische Entzündung 67
- Tumoren 161
- Wundheilung 72
Angiogenese-Inhibitor 144
Angiogenese-Stimulator 144
Angiom
- arteriovenöses 219
- kapilläres 219
- kavernöses 219
- teleangiektatisches 219
Angiomyolipom 732
Angioödem 853
Angiosarkom 476, 929
- Leber 657, 674
Anisokaryose
- maligner Tumor 134
Anisonukleose
- maligner Tumor 133, 134
Anitschkow-Zelle 69, 380
Ankyloglossie 537
Anomalie
- Gallenblase 679, 680
- kongenitale 812
- Pankreas 685
- Penis 759
Anoxie
- Infarkt 195
ANP (atriales natriuretisches Protein) 368
Anschoppung, Lobärpneumonie 508
Anthrakose
- Zelleinschlüsse 36
Antibasalmembran-Antikörper-Glomerulonephritis 708
Antibiotika
- Osteomyelitis 873
- Tubulopathie 720
Anti-DNA-Antikörper 107
Anti-DNA-Topoisomerase 107
Anti-Donor-Antikörper 728

Anti-dsDNA-Antikörper
- systemischer Lupus erythematodes 107
Antiepileptika
- interstitielle Nephritis 723
Antigen
- karzinoembryonales 12, 173, 331
- onkofetales 12, 173
- prostataspezifisches 12, 174
- tumorassoziiertes 165
- Überempfindlichkeitsreaktion 91
Antigen-Antikörper-Komplex
- Typ-III-Überempfindlichkeitsreaktion 96
Antigen-Antikörper-Komplex-Erkrankung 92
Anti-Histon-Antikörper 107
- systemischer Lupus erythematodes 107
Anti-Jo1 107
Antikoagulanzien
- interstitielle Nephritis 723
Antikörper
- alloreaktive 98
- antimitochondriale, primär biliäre Cholangitis 660
- antinukleärer 107
- Aufbau 80
- Autoimmunhepatitis 651
- B-Lymphozyten 77
- Charakterisierung 81
- erworbenes Immunsystem 80
- Immunhistochemie 12
- Typhus abdominalis 599
- Typ-II-Überempfindlichkeitsreaktion 94
- Überempfindlichkeitsreaktion 91
- Virusinfektion 960
Antiphlogistika
- nichtsteroidale 621
Antiphlogistikum
- nichtsteroidales 720
Antiphospholipid 107
Antiphospholipid-Antikörper-Syndrom 108
Anti-Ribonukleoprotein 107
AntiRNP 107
Anti-Smith-Antigen 107
Antithrombin-III-Mangel
- Thrombose 190
Antizentromer 107
Antizipation 122
Antrum mastoideum 299
Anulozyt 430, 431
Anulus fibrosus
- Bandscheibenvorfall 908
- Schmorl-Knötchen 908
- Spondylosis deformans 908
Aorta
- Fallot-Tetralogie 373
- Koarktation 376
- reitende 375
- Transposition der großen Arterien 373
Aortendissektion 419
- Typen 419
Aortenisthmusstenose
- Hypertonie 198
Aortenklappe 368
- degenerative Veränderungen 384
- infektiöse Endokarditis 383
- Prothese 1002
Aortenklappeninsuffizienz 387
- Lungenödem 186
Aortenklappenstenose 181, 386
- Lungenödem 186

APC-Gen 147, 632
- Medulloblastom 266
APECED (autoimmune polyendocrinopathy ectodermal dystrophy syndrome) 104
- T-Zell-Toleranz 105
Aphthe 537
- Bednar-Aphthe 538
- habituelle 538
- Morbus Behçet 537
- Morbus Crohn 619
Aplasie
- Nebenschilddrüsen 334
- Schilddrüse 315
- Thymus 476
- Uterus 776
Apoptose
- Ablauf 31, 159
- Aktivierung 157
- HE-Färbung 32
- Immunsystem 91
- Immuntoleranz 104
- p53-Protein 157, 158
- Tumorwachstum 142
- Unterschied Nekrose 35
Apoptoseresistenz 157
APP (Amyloid Precursor Protein) 254
Appendikopathie, neurogene 607
Appendix 605
- Anatomie 605
- Fehlbildungen 605
- Ganglioneuromatose 365
- Mukozele 608
- neuroendokrine Neoplasie 357
- Tumoren 608
Appendixkarzinoid
- Tumorklassifikation 135
Appendizitis
- Entzündung 52
- rezidivierende 607
- ulzerophlegmonöse 606
APS1 (autoimmune polyendocrinopathy syndrome, type 1) 104
Aquaeductus vestibuli 299
Aquaporin 2
- Diabetes insipidus 311
Arachidonsäurederivate
- Entzündung 56
Arbovirus-Enzephalitis 241
Arcus
- lipoides 289
ARDS (acute respiratory distress syndrome) 203
ARMS (alveoläre Rhabdomyosarkome) 927
Array-Technologie 14
Arrhythmie
- dilatative Kardiomyopathie 396
- hypertrophe obstruktive Kardiomyopathie 396
- Mitralklappenprolaps 386
- plötzlicher Herztod 402
Arsen
- Neurotoxizität 247
- toxischer Leberschaden 657
Arteria
- appendicularis 606
- basilaris 215, 217, 218
- carotis 422
- carotis interna 215, 218, 232
- cerebri anterior 218
- cerebri media 214, 215, 217–219

– cerebri posterior   212, 215, 218
– choroidea anterior   215
– communicans anterior   218
– communicans posterior   218
– hepatica   638, 663, 665
– ileocolica   591
– inferior posterior cerebelli   215
– lusoria   563
– meningea media   229
– mesenterica superior   591, 592
– pulmonalis   368, 373
– renalis   706, 726
– subclavia   563
– temporalis   422
– vertebralis   215, 230
Arteria pulmonalis   505
Arterien   408
– Aneurysmen   418
– Vaskulitis   420
– Wandaufbau   408
Arteriendissektion, atherosklerotische   419
Arteriitis
– granulomatöse   422
– Hoden   743
– Nierentransplantatabstoßung   727
Arteriolen   408
– Hyalinose   416
Arteriolonekrose   417
Arteriolosklerose
– Niere   725
– ZNS-Erkrankungen   217
Arteriosklerose   410
– Arteriolonekrose   417
Arthritis   898
– allergische   899
– infektiöse   898
– Kristallablagerung   903
– psoriatische   902
– reaktive   903
– seronegative   902
– urica   903
– virale   899
Arthropathie
– Hämophilie   909
– neuropathische   908
– Ochronose   909
Arthrose
– primäre   906
– Schwingungen   1006
– sekundäre   906
Arthrosis
– deformans   906
Arthus-Reaktion   97
Arzneimittelreaktion
– Einteilung   851
– schwere   850
Asbest
– Erkrankungen   1013
– Kanzerogene   167
Asbestpleuritis   1013
Aschoff-Geipel-Knötchen   380
Aschoff-Zelle   69, 380
ASD (Atriumseptumdefekt)   371
Aspergillose   987
– allergisch-bronchopulmonale (ABPA)   988
– Aspergillom   988
– pulmonale   988
– sinunasale   988

Aspergillus
– Endokarditis   383
– Transplantation   102
– Vaskulitis   425
Asservierung   7
Asteroidkörper   111
Ästhesioneuroblastom   483
Asthma bronchiale   498
Astrozytom   261
– anaplastisches   263
– autokrines Wachstum   151
– diffus infiltrierendes   262
– Epidemiologie   261
– Häufigkeit bei Kindern   824
– myc-Überexpression   153
– niedriggradiges   262, 263
– pilozytisches   261, 295
– Tumorklassifikation   135
– Veränderungen der Intermediärfilamente   38
Aszites   698
Ataxia teleangiectasia
– Recombination-Repair   159
Ataxie
– spinozerebrale   257–259
Atelektase
– primäre   493
– sekundäre   493
Atemnotsyndrom
– akutes   203
– infantiles   510
Atemnotsyndrom, infantiles   818
Atemwege
– Fehlbildung   820
– obere   481
– umweltbedingte Schäden   1010
Atemwegserkrankung
– obstruktive   1010
Atherom   414
– Aneurysma   418
Atherosklerose
– Aneurysma   418
– Definition   410
– Epidemiologie   410
– Hoden   743
– koronare Herzkrankheit   387
– Niere   725
– Nierenarterie   724
– Pathogenese   411
– Risikofaktoren   410, 411
– zerebrale Ischämie   213
Ätiologie   4
ATN (akute Tubulusnekrose)   719
Atopie   92
ATP7B-Gen   669
Atresie
– anorektale   821
– Dünndarm   588
– Formen   588
– Gallengang   676
– membranöse   588
– Ösophagus   562
– Vagina   794
Atriumseptumdefekt
– Typ I   371
– Typ II   371
Atrophia
– bulbi   296

Atrophie
– Adaptation   23
– braune   23, 36
– chronisch diskoider Lupus erythematodes   850
– dentorubrale pallidoluysiale   257
– Gehirn   256
– Golgi-Apparat   38
– Herz   24
– Hypophyse   310
– Muskel   279
– Nebennierenrinde   342
– olivopontozerebellare (OPCA)   258
– retinale   291
– Thymus   476
– Tractus corticospinalis   259
Attacke
– transitorische ischämische   214
Atypie
– maligner Tumor   132, 133
– Tumordiagnostik   175
Auerbach-Plexus
– Aganglionose   823
Auerbach-Plexus, Morbus Hirschsprung   822
Auer-Stäbchen   446
Augapfel
– Schrumpfung   296
Auge   285
– Bindehauterkrankungen   287
– Glaskörpererkrankungen   291
– Hornhauterkrankungen   288
– Konjunktivitis   287
– Linsenerkrankungen   290
– Meningeom   295
– Metastasen   295
– Netzhauterkrankungen   291
– Retinoblastom   827
– Sarkoidose   112
– Vorderkammererkrankungen   290
Augenhöhle   296
– Entzündung   296
– Myositis   296
– Tumoren   296
Augenlid   286
– Entzündungen   286
– Tumoren   287
– Xanthelasmen   286
Auricula   299
Ausbildung   6
Auspitz-Phänomen   852
Autoantigen   77
– Zöliakie   595
Autoantikörper
– Autoimmunerkrankungen   106, 107
– Autoimmungastritis   573
– Myasthenia gravis   478
– paraneoplastische Enzephalomyelopathie   246
– Pemphigoid   854
– perniziöse Anämie   431
– Typ-1-Diabetes   945, 946
Autodigestion
– Pankreatitis   686
Autoimmun-Adrenalitis   349
– Nebennierenrindenatrophie   342
– Nebennierenrindeninsuffizienz   349
– pluriglanduläre endokrine Insuffizienz   366
Autoimmunerkrankung   103, 105
– Agammaglobulinämie   114
– Antiphospholipid-Antikörper-Syndrom   108

– Autoantikörper 107
– chronisch diskoider Lupus erythematodes 850
– chronische Entzündung 66
– Dermatomyositis 110
– Gastritis 573
– gemischte Bindegewebekrankheit 111
– Gewebeschädigung 106
– Lichen ruber 850
– Milz 474
– Morbus Basedow 322
– Myasthenia gravis 478
– polyklonale Lymphozytenaktivierung 105
– Polymyositis 111
– primär biliäre Cholangitis 660
– Sarkoidose 111
– Sklerodermie 110
– Spektrum 106
– ZNS 243
Autoimmunhämolyse 95
Autoimmunität 103
– Überempfindlichkeitsreaktion 91
– Verlust 104
Autoimmunsyndrom
– pluriglanduläres 366
Autoimmunthyreoiditis 317, 318
– Autoimmunerkrankungen 104
– Feinnadelpunktat 324
– pluriglanduläre endokrine Insuffizienz 366
Autoimmunurtikaria 853
Autophagozytose
– Lysosomen 38
Autopsie 6
Autosomen
– Monosomie 128
– rezessive-Vererbung 124
– Trisomie 128
Avidin-Biotin-Technik 9
AV-Kanal 372
AV-Klappe 379
AV-Knoten
– Erregungsleitungsstörung 378
AVSD (atrioventrikulärer Septumdefekt) 372
Axon
– Waller-Degeneration 274
Azidose
– Schock 201
Azinus 490
– Leber 638
Azinuszellkarzinom 557
– Pankreas 692
Azofarbstoff
– Kanzerogene 166

B

Backwash-Ileitis 617, 618
Baker-Zyste 911
Bakterien
– Arthritis 898
– gramnegative 507
– grampositive 507
– Phagozytose 53, 54
– Spezialfärbung 7
Bakterienruhr 614
Bakterium
– Abwehrmechanismen 973
– Adhäsion 972
– Aufbau 971, 972
– Endotoxine 972

– Exotoxine 972
– gramnegatives 971
– grampositives 971
– Infektionen 969, 971
– Morphologie 971
– Virulenzfaktoren 972
Bakterizide
– Phagozytose 52
BAL (bronchoalveoläre Lavage) 526
Balanitis
– plasmazelluläre 760
Balkenblutung 232
– traumatische 232
Balkenmangel 225
Ballonierung
– Definition 848
Balo-Krankheit 245
BALT (bronchusassoziiertes lymphatisches System) 514
Bambusstabwirbelsäule 902, 903
Bandscheibenvorfall 908
Bandwürmer
– Enteritis 603
Banff-Klassifikation
– Lebertransplantatabstoßung 678
– Nierentransplantatabstoßung 727
Bannayan-Ruvalcaba-Riley-Syndrom 631, 633
Bantu-Siderose 668
Barrett-Karzinom 567
Barrett-Mukosa 567
– Histologie 567
– intraepitheliale Neoplasie 568
– Refluxösophagitis 565
Bartonella 978
Basalis
– Endometrium 776
Basalmembran
– Alport-Syndrom 719
– Angiogenese 67
– diffuse membranoproliferative Glomerulonephritis 713, 714
– diffuse membranöse Glomerulonephritis 712
– Entzündung 45
– Kapillaren 409
– kollagene Kolitis 621
– Merosinopathie 282
– Nephron 705
– pathologische Veränderungen 39
– Pemphigus 95
Basalzellkarzinom
– UV-Strahlung 171
Basalzellkarzinom-Syndrom 545
Basalzellnävus-Syndrom 266
Basensubstitution 119
Bauchwand
– Fremdmaterialimplantation 1004
Bauchwassersucht 698
Bauhin-Klappe
– Appendix 605
BAX-Gen 157
bcl2-Protein
– Apoptose 158
B-CLL (chronische lymphozytische Leukämie des B-Zell-Typs) 449
BCR::ABL-Fusionsgen 441
Becker-Muskeldystrophie 280
Beckwith-Wiedemann-Syndrom 813
– Chorangiom 803

Bednar-Aphthe 538
Belegzelle
– Autoimmungastritis 573, 574
– diffuse Hyperplasie 578
– Duodenitis 583
Bence-Jones-Proteine
– AL-Amyloidose 947
– multiples Myelom 447
– Plasmozytomniere 721
Benzo-a-pyren, Bronchialkarzinom 519
Beriberi 251
Berliner-Blau-Reaktion 7
Bernard-Soulier-Syndrom 437
Bethesda-Kriterien 629
Bethlem-Muskeldystrophie 283
Biermer-Addison-Syndrom 431
Bilharziom 734
Bilharziose
– Urothelkarzinom 737
– Urozystitis 734
Bilirubin 640
– Enzephalopathie 223
– freies 641
– konjugiertes 640
– Neugeborenenikterus 675
– Pigmentsteine 682
– primär biliäre Cholangitis 661
– Stoffwechsel 640
– tubuläre Speicherung 721
– unkonjugiertes 641
– Zelleinschlüsse 37
Bilirubin-Albumin-Komplex 640
Bindegewebe
– Pathologie 39
– Spezialfärbung 7
Bindegewebserkrankung
– Ehlers-Danlos-Syndrom 123
Bindehaut 287
– Degenerationen 288
Biopsie 5
Biotin 950
BK-Mole-Syndrom 863
Blase
– akantholytische 847
– dermolytische 847
– intraepidermale 854
– junktionale 847
– spongiotische 847
– subepidermale 854
Blasenbildung 847
– Arzneimittelreaktion 850
– Dermatosen 854
– Erythema exsudativum multiforme 851
– Pemphigus vulgaris 855
Blasenekstrophie
– Epispadie 759
Blasenkarzinom
– autokrines Wachstum 151
Blasenmole
– Trophoblasterkrankung 801
Blasten
– Hodgkin-Lymphom 461
Blastom
– pleuropulmonales 826
– Retina 293
– Tumorklassifikation 141
Blastomykose 990
blebs (Apoptose) 32

Blei
- chemische Schäden 1017
- Neurotoxizität 247
- Umweltgifte 1017
Blephara 286
Blinddarm *siehe* Appendix
Blitzschlag 1009
Bloom-Syndrom
- Recombination-Repair 159
Blotting-Verfahren 14
Blutausstrich
- Eisenmangelanämie 431
- Haarzellenleukämie 449
- Kugelzellenanämie 434
Blutausstrich:perniziöse Anämie 432
Blutergelenk 909
Blutgefäße 407
- Entzündung 51
- Prothesen 1000
- Zelltypen 408
Blutgerinnung
- disseminierte intravasale 200, 203, 204
- Störungen 187
- Thrombose 190
Blutgerinnungsfaktoren
- Verbrauchskoagulopathie 204
Blutgerinnungskaskade 188, 189
- endogenes System 188
- exogenes System 188
- Verbrauchskoagulopathie 205
Blutgerinnungsstörung
- intrakraniale Blutung 219
- Purpura cerebri 220
Blutgerinnungssystem
- Entzündung 57
Blut-Hirn-Schranke
- Alkohol 246
- Hirnödem 210
Blutplättchen *siehe* Thrombozyten
Blutstauung
- Lungen 503
- Magen 572
- Mesenterialvenen 593
- Milz 473
- portale 473
Blut-Testis-Schranke 741
Blutung 189
- epidurale 229
- intrakraniale 219
- intraretinale 291
- intraventrikuläre 820
- intrazerebrale 217
- Magen 572
- Ösophagus 566
- präretinale 291
- punktförmige 189
- subdurale 229
- subependymale 220, 221, 820
- subretinale 291
- uterine 778
Blutungsanämie 436
Blutverlust
- Anämie 436
- Schock 200
B-Lymphozyten
- Affinitätsreifung 82, 86
- AL-Amyloidose 947
- Antikörper 77

- Autoimmunität 103
- Entwicklung 83
- Entzündung 49
- erworbenes Immunsystem 80
- Hypermutation 86
- Migration 85
- naive 83
- periphere Differenzierung 85
- Reifung 82
- Rezeptorvielfalt 82
- Rezirkulation 83
- T-Zell-Hilfe 85
BMP (bone morphogenetic proteins) 869
BMPR1A-Gen 633
BMPR-2 (bone morphogenetic protein receptor type II)
- pulmonale Hypertonie 504
Body-Mass-Index
- Überernährung 949
- WHO-Klassifikation 1018
Bogen, romanischer 181, 183
Borderline-Tumor 766
- endometrioider 770
- seröser 767
Borrelia
- burgdorferi 899
Borrelia burgdorferi
- Myositis 284
Borreliose
- Erythema chronicum migrans 981
- Lyme- 981
Borrmann-Klassifikation 580
Botulismus 979
BPH (benigne Prostatahyperplasie) 755
BPI (bactericidal permeability increasing protein) 54
Bradykinin
- Entzündung 58
BRCA
- Ovarialkarzinom 766
Brenner-Tumor 771
Brodie-Abszess 871, 873
Bronchialkarzinom 519
- Klassifikation 520
- kleinzelliges 526, 527
- nichtkleinzelliges 527
- Operabilität 525
- TNM-System 525
Bronchiektasen 497
- angeborene 497
- erworbene 497
Bronchien
- Erkrankungen 496
Bronchiolitis 496
- respiratorische (RB) 502
- respiratorische m. interstitieller Lungenerkrankung (RB-ILD) 502
- respiratorische (RB) 502
Bronchitis
- Bronchiektasen 497
Bronchopneumonie 507
Bronzediabetes 668
BRU (bone remodeling unit) 871
Brückeninfarkt 215
Brunner-Drüsen
- Duodenum 583
Brutkapsel 908
BSE (bovine spongiforme Enzephalopathie) 242

BSU (bone structural unit) 871
B-Symptome
- angioimmunoblastisches T-Zell-Lymphom 470
- Hodgkin-Lymphom 463
BTK-Gen
- Agammaglobulinämie 114
Budd-Chiari-Syndrom 665
Buerger-Erkrankung 425
Bulbus, Schrumpfung 296
Bunyavirus 966
Burkitt-Lymphom 468
- onkogene DNA-Viren 169
Bursa 911
- Baker-Zyste 911
- Entzündung 911
- synoviales Sarkom 913
Bursitis 911
- Überbeanspruchung 1007
Bürstenschädel 431
Byler-Erkrankung 643
Byssinose 1011
B-Zell Prolymphozyten-leukämie 449
B-Zell-Defizienz 114
B-Zell-Lymphom
- AL-Amyloidose 719
- blastisches 467, 468
- extranodales 467
- kleinzelliges 464
- mediastinales großzelliges 468
- onkogene DNA-Viren 169
- Ursprung 464
- WHO-Klassifikation 464
- ZNS 469
- Zytopathologie 465
B-Zell-Reaktion
- monozytoide 458, 460
- polymorphe 469
B-Zell-Rezeptor 80
B-Zell-Toleranz 90

C
C3b-Rezeptor
- Phagozytose 52
CA-125 (Tumormarker) 174
CA-15–3 (Tumormarker) 174
CA-19–9 (Tumormarker) 174
Cadherine
- Tumorinvasion 162
Caissonkrankheit
- Luftembolie 195
Call-Exner-Körperchen 772
Calpain 3
- Gliedergürteldystrophie 282
Calpainopathie 282
Calymmatobacterium granulomatis
- Granuloma inguinale 795
Campylobacter
- coli 601, 614
- -enteritis 976
- enteropathische Arthritis 903
- Guillain-Barré Syndrom 976
Cancer-testis-Antigen 165
Candida
- albicans 794, 796, 859
- Transplantation 102
Candida-Mykose 859
Candida-Pneumonie 986
Candida-Sepsis 986, 987

Candidiasis 538
– Pneumonie 509
Candidose 986
Caput medusae 667
Carboxyhämoglobin 1016
Carcinoma in situ
– maligner epithelialer Tumor 138
– Mammakarzinom 836
Carney-Komplex 752
Carney-Triade 524
Caroli-Krankheit 640
Carotis-Sinus-cavernosus-Fistel 232
CAR-T-Zelltherapie 450
Caspase
– Apoptose 32
– Inflammasom 54
– Zytotoxizität 89
Cast-Nephropathie 721
Cavum tympani 299
CD4-positive T-Lymphozyten
– Sklerodermie 110
CD4-T-Lymphozyten
– chronische Polyarthritis 900
– Colitis ulcerosa 618
– Morbus Crohn 619
– Typ-IV-Überempfindlichkeitsreaktion 95
CD8-T-Lymphozyten
– Transplantatabstoßung 98
– Tumorüberwachung 103
– Typ-IV-Überempfindlichkeitsreaktion 95
CD34
– Lymphozytenrolling 84
CD40L
– Hyper-IgM-Syndrom 115
CD95/Fas
– Apoptoseaktivierung 157
CDK (zyklinabhängige Proteinkinase) 153
CDLE (chronisch diskoider Lupus erythematodes) 850
CEA (karzinoembryonales Antigen)
– medulläres Karzinom 331
– Tumormarker 173
CEL (chronische Eosinophilenleukämie) 444
Cellulae mastoideae 299
Central Core Disease 281
Cervix uteri 786, 788, 790
CFTR-Protein
– zystische Fibrose 125
Chagas-Krankheit
– Myokarditis 400
Chalazion 286
Chalcosis bulbi 296
Chaperone
– Proteinfaltungserkrankungen 40
Chediak-Higashi-Syndrom
– Lysosomenveränderungen 38
Cheilitis, aktinische 540, 860
Chemokine
– Endothel-Leukozyten-Interaktionen 50
– Homing 165
– Lymphozytenzirkulation 84
– Metastasierung 165
Chemokin-Rezeptor-Theorie 165
Chemotaxis
– Entzündung 56
– positive 52
Chiari-Malformation
– Typ II 225

Chlamydia trachomatis
– Konjunktivitis 287
– Lymphogranuloma venereum 795
Chlamydien 978
– Adnexitis 775
– Prostatitis 755
– Reiter-Syndrom 903
Choanalpolyp 482
Cholangiokarzinom
– mikrobielle Kanzerogene 169
Cholangiolithiasis 680
Cholangitis
– chronische nichteitrige destruierende 660
– primär sklerosierende 673
– sekundär sklerosierende 662
Cholecystitis
– phlegmonosa 682
– ulcerosa 682
Choledochuszyste 679
Cholelithiasis 680
Cholera 600
Choleragen 600
Cholestase
– Choledochusverschluss 681
– extrahepatische 643
– intrahepatische 643
– Maldigestion 594
Cholesteatom 300
Cholesterin
– Atherosklerose 410
– Cholesterinsteine 681
– Hyperlipoproteinämien 411
– Zelleinschlüsse 36
Cholesterinembolie 195
– Mesenterialarterien 591, 592
Cholesterolose 683
Cholezystitis
– akute 682
– chronische 682
Cholezystokinin 354
Cholezystolithiasis 680
Chondroblastom 883
Chondrodermatitis
– nodularis chronica helicis 300
Chondrokalzinose 905
Chondrom
– Tumorklassifikation 135
Chondromatose
– synoviale 914
Chondromyxoidfibrom 883
Chondrosarkom 883
– dedifferenziertes 883
– mesenchymales 883
– Sonderformen 890
Chorangiom
– Trophoblasterkrankung 802
Chordom 269, 883
Chorea Huntington 40, 122, 256
Chorioamnionitis 808
– Candida albicans 810
Chorioidea 294
Chorioiditis 294
Choriongonadotropin
– humanes 748, 774
Choriongonadotropin, humanes
– Immunzytologie 751
– Tumormarker 174

Chorionhöhle
– Zwillinge 803
Chorionkarzinom 774
– Trophoblasterkrankung 802
– Tumorklassifikation 135
Chorionzotten
– Chorionkarzinom 802
– Zytomegalie 811
Chromogranin A
– neuroendokrine Neoplasie 358
Chromosom
– 1 262, 351, 536, 825, 912, 927, 936, 938
– 2 155, 927, 939, 943
– 3 156, 268, 731, 938
– 4 707, 817, 935
– 5 147, 148, 156, 632, 935
– 6 77, 706, 852, 920
– 7 125, 379, 731, 943
– 8 155
– 9 155, 259, 268, 441, 738
– 10 148, 362, 633
– 11 148, 156, 355, 356, 362, 813, 817, 825, 938
– 12 747, 920, 935, 938, 943
– 13 148, 148, 155, 156, 268, 827, 920, 943
– 14 155, 669, 935, 938
– 16 156, 268, 707, 825, 836, 935
– 17 148, 156, 157, 266, 268, 731, 738, 825, 836, 935, 938, 940, 943
– 18 128, 156, 356, 633
– 19 262
– 20 943
– 21 128, 253
– 22 148, 155, 156, 268, 441, 812
– X 114, 226, 935
– Y 745
Chromosom:Philadelphia- 441
Chromosomenaberration 128
– AML 445
– Down-Syndrom 128
– Edwards-Syndrom 128
– Herzfehler 369
– Monosomie 128
– numerische 128
– Pätau-Syndrom 128
– Trisomie 128
Chromosomenanomalie
– Hydrops fetalis 818
Chromosomensatz
– haploider 129
Chromothripsis 886
Chromotrop-Anilinblau-Färbung 7
Churg-Strauss-Syndrom
– mesenteriale Durchblutungsstörung 593
Chylothorax 530
CIN (zervikale intraepitheliale Neoplasie) 138, 788
Cisplatin
– Neurotoxizität 250
CJD (Creutzfeldt-Jakob-Erkrankung)
– Morphologie 243
– Prion-Erkrankungen 242
– Proteinfaltungserkrankungen 40
Clark-Level 864
Claudicatio intermittens
– intestinale 592
– Thrombangiitis obliterans 425
Clostridien 979
– Fournier-Gangrän 759

Clostridium
– difficile 621
Clustering 14
CML (chronisch myeloische Leukämie)
– Philadelphia-Chromosom 154
– Punktmutationen 155
– Splenomegalie 475
– Translokation 155
CML (chronische myeloische Leukämie) 441
CNL (chronische Neutrophilenleukämie) 444
Cochlea 299
Codman-Dreieck 887
COL3A1-Gen
– Ehlers-Danlos-Syndrom 123
Colitis
– cystica profunda 623
– ulcerosa 616–618, 903
c-onc 149, 150
Condyloma acuminatum 634
Condylomata
– acuminata 760, 790, 796, 857
– plana 790, 796, 857
Contrecoup 231
Contusio bulbi 296
Contusio cerebri 230
Coombs-Test, hämolytische Anämie 435
Coombs-Typen 91
COP (cryptogenic organising pneumonia) 513, 514
COPD (chronische obstruktive Lungenerkrankung) 500
Cor pulmonale 506
– chronisches 199
Cornea
– guttata 289
Coronavirus 966
Corpus
– albicans 762
– luteum graviditatis 762
– luteum menstruationis 762
Corpus-albicans-Zyste 764
Corpus-luteum-Insuffizienz 779
Corpus-luteum-Persistenz 779
Corpus-luteum-Zyste 764
Cotton-Wool-Herd 291
Councilman-Körper 649
– Apoptose 32
Courvoisier-Zeichen 684
Cowden-Syndrom 631, 633
Cowdry-Körper 968
Coxsackievirus
– Enteritis 602
– Hepatitis 650
CPAM (Congenital Pulmonary Airway Malformation) 821
Craurosis vulvae 796
CREST-Syndrom 109
– Autoantikörper 107
Creutzfeldt-Jakob-Erkrankung 244
– Morphologie 243
– Prion-Erkrankungen 242
– Proteinfaltungserkrankungen 40
Crigler-Najjar-Syndrom 642
CRMO (chronische rekurrierende multifokale Osteomyelitis) 874
Cronkhite-Canada-Syndrom 633
CRPC (kastrationsresistentes Prostatakarzinom) 759
CTFR (cystic fibrosis transmembrane conductance regulator) 644

Cushing-Syndrom 346
– Paraneoplasie 173
Cyanocobalaminmangel 251
Cyclitis 294
Cystadenoma lymphomatosum 555
Cytidin-Deaminase 87
Cytokine Release Syndrome, CRS 451
C-Zelle
– Kalzitonin 315
– medulläres Karzinom 331

D

Dakryoadenitis 296
Dandy-Walker-Malformation 225
Darier-Zeichen 849
Darmerkrankung, chronisch entzündliche 615
– Colitis ulcerosa 616
– Morbus Crohn 619
– pathogenetische Mechanismen 616
Darminfarkt
– hämorrhagischer 196
– ischämische Kolitis 613
Darmverschluss siehe Ileus
Darmwandbruch 700
DCIS (duktales Carcinoma in situ) 836
– Verteilungsmuster 836
DCM (dilatative Kardiomyopathie) 396
Decoy-Rezeptor 870
Dedifferenzierung 22
Degeneration
– Ganglien 915
– Gelenke 906
– hepatolentikuläre 668
– Makula 293
– Meniskus 910
– Pyramidenseitenstrangbahn 259
– Sehnen 910
– Überbeanspruchung 1007
Del-Castillo-Syndrom 746
Dellwarze
– Augenlid 286
Demenz
– frontotemporale 255
Demyelinisierung
– Blei 247
– nephrogene Enzephalopathie 252
– Tractus corticospinalis 259
– zentrale pontine Myelinolyse 248
Dense-Deposit-Erkrankung 714
Dermalsinus 224
Dermatitis
– Dermatomyositis 110
– diffuse 848
– Ekzeme 848
– noduläre 848
– perivaskuläre 848
– pustulöse 848
Dermatofibrosarcoma protuberans 863, 925
Dermatomykose 859
Dermatomyositis 110
– Autoantikörper 107
– Myositiden 283
– Paraneoplasie 173
Dermatophyten 859
Dermatose
– Blasenbildung 848, 854
– entzündliche 848, 850, 853
– fibrosierende 848

– histologische Grundmuster 848
– Musteranalyse 848
Dermis 846
– Ekzem 848
– papilläre 846, 847, 853
– Phlegmone 856
– retikuläre 846, 847
– stumme 851
Dermoidzyste
– Mundboden 537
– Tumorklassifikation 141
Desmin
– Tumormarker 174
Desmoid-Fibromatose 923
Desmoplasie
– Pankreas 691
DFSP (Dermatofibrosarcoma protuberans) 925
Diabetes
– insipidus
– – hereditärer neurohypophysärer 311
– – renaler 311
– mellitus 36, 369, 416, 910, 943, 945, 946
Diagnostik
– postmortale 6
Dialyse-Enzephalopathie 252
Diapedese
– Entzündung 52
Diarrhö
– Cholera 600
– Colitis ulcerosa 618
– Laktasemangel 594, 595
– Morbus Crohn 619
– reiswasserähnliche 601
Diastematomyelie 224
Diathese
– hämorrhagische 190, 204
Dickdarm
– Aganglionose 823
– Amyloidose 623
– Divertikel 612
– Endometriose 631
– Fehlbildungen 821
– Pneumatosis intestinalis 623
– tumorartige Läsionen 624
Diethylstilböstrol 166, 168
Dieulafoy-Läsion 572, 577
Differenzierung
– Adenokarzinom 137
– benigner Tumor 132
– maligner Tumor 134
– Plattenepithelkarzinom 137
– Sarkome 141
– Zellen 22
DIG (disseminierte intravasale Gerinnung) 204
– Pathogenese 205
– Schock 200
DiGeorge-Syndrom 115, 477
– Herzfehler 369
– inkomplettes 477
Dihydrotestosteron (DHT)
– Intersexualität 742
DIP (desquamative interstitielle Pneumonie) 502
Diphenylhydantoine
– interstitielle Nephritis 723
Diphtherie 978
– Myokarditis 400
Diploidie, uniparentale 129
Diskushernie 908
Disomie, uniparentale 121, 129

Disse-Raum 638
Divertikel
– Dickdarm 612
– Meckel- 588, 589
– Ösophagus 563
Divertikulose
– Sigma 612, 613
DLBCL (diffuse large B-cell lymphoma) 483
DNA
– Genom 117
– Mitose 19
DNA-Amplifizierung 15
DNA-Mismatch-Repair 159
DNA-Reparaturgene 159
DNA-Replikation 21
DNA-Sequenzanalyse-Verfahren 15
DNA-Viren
– Erkrankungen des Nervensystems 239
– Hauterkrankungen 857
– onkogene 169
Döderlein-Stäbchen 793
– Kolpitis 794
Donovan-Körperchen 795
Dopamin
– Neuroblastom 351
Doppelbrechung
– Amyloid 949
Dot-Blotting 14
Dottersacktumor
– Keimzelltumoren 774
– Tumorklassifikation 135
Doublecortin 226
Douglas-Abszess
– Peritonitis 696
Down-Syndrom 128
– Alzheimer-Erkrankung 253
Drift, antigener 962
DRPLA (dentorubrale pallidoluysiale Atrophie) 257
Druck
– atmosphärischer 1008
– hydrostatischer 45, 185, 187, 201, 426
– kolloidosmotischer 185–187
– osmotischer 186, 187
Druckatrophie
– benigner Tumor 132
Druckerhöhung
– intrakraniale 212
Druckhypertrophie
– Aortenklappenstenose 387
Drüsenhyperplasie
– Cervix uteri 788
Drüsenkörperzyste 578
DSRCT (desmoplastischer klein- und rundzelliger Tumor) 930
DTH (delayed type hypersensitivity) 95
Dubin-Johnson-Syndrom 642
Duchenne-Muskeldystrophie 280
Ductus
– arteriosus Botalli 371, 375, 376
– choledochus 681, 684
– cysticus 681, 684
– deferens 754
– epididymidis 752
– lactiferi 830
– omphaloentericus 588
Ductus-thyreoglossus-Zyste 315

Dünndarm
– Anatomie 587
– Atresie 588
– Duodenum 583
– Fehlbildungen 588
– Ileum 587
– Invagination 590
– Jejunum 587
– Malassimilation 594
– Pneumatosis intestinalis 623
– Tumoren 603
Dünndarminfarzierung 197
Duodenum 583
– Adenom-Karzinom-Sequenz 585
– Fehlbildung 583
– Hormonbildung 354
– neuroendokrine Neoplasie 356, 363
– Tumoren 585
Duodenumkarzinom 585
Dupuytren-Kontraktur
– Tumorklassifikation 140
Durchflusszytometrie 11
dying-back 274
Dynein
– Mikrotubuliveränderungen 38
Dysbarismus 1008
Dysferlin
– Gliedergürteldystrophie 282
Dysferlinopathie 282
Dysfibrinogenämie 664
Dysfunktion
– endotheliale 409, 411, 416
– kardiale 394, 398
Dysgerminom 774
– Tumorklassifikation 135
Dyskeratose 848
Dysphagia lusoria 563
Dysplasie
– anale plattenepitheliale 634
– anhidrotische ektodermale 126
– arteriohepatische 676
– Barrett-Mukosa 567
– bronchopulmonale 511, 819
– fibromuskuläre 198, 726
– fibröse 883
– gastrale 580
– histologische Kriterien 540
– kolorektale Adenome 625
– maligner epithelialer Tumor 138
– Ösophagus 567
– thantophore 816
– Thymus 477
– Tumorentstehung 149
Dysrhaphie 223
– kraniale 223
– spinale 223
Dystelektase 492
Dystroglykanopathie 283
Dystrophie
– intrauterine 128
– Kornea 289
– myotone 257
Dystrophin
– Duchenne-Muskeldystrophie 280
– Muskelfaser 279

E
EAA (exogen allergische Alveolitis) 517
E-Cadherin
– Mammakarzinom 836
– Tumorinvasion 144, 162
Echinococcus
– granulosus 654
Echinokokkose
– alveoläre 994
– zystische 994
ECL-Zell-Hyperplasie 579
Edwards-Syndrom 128
Effektormechanismus
– Gewebeschädigung 55
– humoraler 54
– zellulärer 55
EHEC (enterohämorrhagische E. coli) 976
EIEC (enteroinvasive E. coli) 976
– Enteritis 601
Eierstock 762
Eihaut 803
Eileiter 774
– Fehlbildung 774
– Tumoren 775
Einklemmung
– Hernie 701
Einschlusskörperchenmyositis 281
Einwirkung
– chemische
– – Luftverschmutzung 1015
– – Medikamente 1016
– – Nanopartikel 1016
– – Umweltgifte 1015
– mechanische 1005
– physikalische 1005
Einzelzellnekrose 62
Eisenmangelanämie 431, 436
Eisenspeicherkrankheit, hereditäre 667
Eisenüberschuss
– Hämosiderin 37
Eiter 61
– Meningitis 62
Eiweiß
– tubuläre Speicherung 721
Ekchymose 189
Eklampsie 807
Ekstrophie
– Harnblase 734
Ektopie
– Cervix uteri 786
– Nebennierenrinde 341
– Schilddrüse 315
– Speicheldrüse 536
– Talgdrüse 537
Ektozervix 787
Ektropium 286
Ekzem 848
– Morbus Paget 839
Ekzema herpeticatum 858
ELAM (endothelial-leukozytäres Adhäsionsmolekül) 51
Elastase
– α1-Antitrypsin-Mangel 125
Elastin
– pathologische Veränderungen 39
Elastizitätshochdruck 197
Elastoderma 39
Elastofibroma dorsi 39

Elastolyse, Störung 39
Elastose, aktinische solare 39
Elektronenmikroskopie 11
– enterochromaffine Zelle 354
– Kupffer-Zelle 937
– Morbus Whipple 602
– Neuropathie 275
– Zystinose 941
Elektroneurografie 274
Embolie 193
– Fett 194
– Fruchtwasser 195
– Luft 195
– Lunge 505
– septische 194
– Tumorzellen 195
Embryonalperiode 800
Embryopathie
– alkoholische 249
Emigration
– Entzündung 51, 52
Emphysem
– bullöses 495
– Einteilung 494
– juveniles 494
– kongenitales lobäres 821
– seniles 494
– zentroazinäres 495
– zentrolobuläres 494
Empyem
– eitrige Entzündung 62, 63
– Gallenblase 681
– Pleura 530, 531
– subdurales 234
Encephalomyelitis disseminata 244
Enchondrom 883, 888
Endocarditis
– marantica 381
– parietalis fibroplastica Löffler 381, 382, 397
– thrombotica 381
– thrombotica Libman-Sacks 381
– ulceropolyposa 383, 388
– verrucosa rheumatica 380
Endokarditis 379
– Aortenklappeninsuffizienz 387
– Herzklappenfehler 384
– infektiöse 384
– kardiale Thrombose 192
– Karzinoidsyndrom 381
– nichtinfektiöse 380
– Paraneoplasie 173
– systemischer Lupus erythematodes 108
Endokrinopathie
– autoimmune 366
– Ovar 763
– paraneoplastische 172, 173
Endometrioid
– Häufigkeit 767
Endometriose 777
– Dickdarm 631
Endometriosezyste 765
Endometritis 779
– begünstigende Faktoren 780
Endometrium 776
– Funktionsstörung 778
– Stromatumoren 783
– tumorartige Läsion 781

Endometriumhyperplasie 779
– Klassifikation 781
Endometriumkarzinom 781
Endometriumpolyp 781
Endomyokard
– Biopsie 395, 401
– dilatative Kardiomyopathie 397
– Myokarditis 399
– restriktive Kardiomyopathie 397
Endomyokardbiopsie
– Anabolikamissbrauch 399
– Dallas-Klassifikation 401
– dilatative Kardiomyopathie 397
– hypertrophe obstruktive Kardiomyopathie 395
Endomyometritis 779
Endophlebitis obliterans hepatica 666
Endoskopie
– allergieassoziierte Kolitis 621
– antibiotikainduzierte Kolitis 622
– Barrett-Mukosa 567
– eosinophile Ösophagitis 566
– Magenulkus 576
– Ösophagitis 565
– Ösophaguskarzinom 569
Endothel
– Blutgerinnung 188
– Entzündung 45
– Leukozyteninteraktion 50
– Schock 201
– Thrombose 190
– Zellen 408
Endotheldysfunktion 409
Endothelitis
– Lebertransplantatabstoßung 678
– Nierentransplantatabstoßung 727
Endothel-Leukozyten-Interaktion 49
Endothelzelle 408
– Entzündung 46
Endotoxine
– Schock 200, 202
Endozervix 787
Enolase
– neuronenspezifische 174
Entamoeba histolytica
– Amöbenruhr 614
Entartung
– Erythroplakie 540
– hyperplastischer Polyp 624
Entartungsrisiko
– kolorektale Adenome 625
Entdifferenzierung 22
– maligner Tumor 134
Enteritis
– bakterielle 599
– Helminthen 603
– Pilze 602
– Protozoen 603
– virale 602
– Yersinien 601
Enterobacteriaceae
– Escherichia coli 976
Enterokokken 975
– Endokarditis 383
– Erkrankungen 974
– Pyelonephritis 722
Enterokolitis
– medikamentenassoziierte 621
– nekrotisierende 820

– NSAR-assoziierte 621
– strahleninduzierte 622
Enteropathie
– glutensensitive 595
Entmarkung
– multiple Sklerose 245
– multiple Sklerose (MS) 245
– parainfektiöse Enzephalomyelitis 245
Entropium 286
Entspannungsatelektase 493
Entwicklungsstörung
– ZNS 222
Entwicklungstheorie
– klonale 142
Entzündung
– Ablauf 44
– ableitende Harnwege 734
– abszedierende 62
– akute 44, 45
– Augenlider 44
– Ausbreitungswege 64
– Bursa 911
– chronische 44, 66–68, 149
– Effektormechanismen 54
– eitrige 52, 61, 63
– Endothelzellen 46
– exsudative 59
– fibrinöse 60, 62
– Formen 59
– Gallenblase 682
– Gallenwege 683
– gangränöse 62
– Gesichtshaut 44
– hämatogene Ausbreitung 65
– hämorrhagische 61
– histiozytenreiche 66
– Hoden 743
– interstitielle 727
– kontinuierliche Ausbreitung 64
– lymphogene Ausbreitung 64
– lymphozytäre 64
– Mediatoren 55
– nekrotisierende 62
– portale 678
– pseudomembranös-nekrotisierende 60
– pseudomembranös-nichtnekrotisierende 60
– seröse 59
– spezifische 68
– Stickstoffmonoxid 56
– systemische Auswirkung 65
– ulzeröse 62
– vernarbende 71
– Zellen 46
– zelluläre Reaktionen 49
– Zytokine 56
Enzephalitis
– Arbovirus- 241
– Herpes-simplex-Virus 210
– Masern 245
– paraneoplastische 246
– progressive Paralyse 236
Enzephalomalazie
– Hirninfarkt 214
Enzephalomyelitis
– akute disseminierte 245
– parainfektiöse 245
– postinfektiöse 245
– Tollwut 961

Register

Enzephalomyelopathie
- paraneoplastische 246

Enzephalo-Myelo-Radikulopathie
- Methotrexat (MTX) 249

Enzephalomyopathie, mitochondriale 284

Enzephalopathie
- bovine spongiforme 242
- Dialyse 252
- hepatische 252
- hypoxische 204
- infantile subakute nekrotisierende 284
- ischämisch-hypoxische 820
- metabolische 251, 252
- multizystische 222
- neonatale 820
- portosystemische 664
- renale 252
- spongiforme 244

Enzephalozele 223

Enzym
- degradierendes 162
- Kanzerogene 167

Enzymhistochemie 12

Eosinophilenleukämie, chronische 441, 444

Eosinophilie
- chronische Eosinophilenleukämie 444
- Entzündung 65
- Myokarditis 399

EPEC (enteropathogene E. coli) 976

Ependymitis
- eitrige 234

Ependymom 264
- Epidemiologie 261

Epidemiologie 17
- Prävention 17
- Tumoren 146

Epidermis 846
- Akanthose 847
- Blasenbildung 847
- Ekzem 848
- Neoplasien 860
- Pathophysiologie 847

Epidermomykose 859

Epidermophyton 859

Epidermotropismus 865
- Definition 848

Epiduralhämatom 229

Epikard 403

Epikondylitis
- Überbeanspruchung 1007

Epilepsie 259
- Temporallappen- 260

Epipharynx 483

Epiphysenfuge
- thanatophore Dysplasie 816

Episkleritis 289

Epithelioma calcificans Malherbe 862

Epithel-Mesenchym-Transition 144, 145
- Entzündung 61

Epitheloidzelle
- Epitheloidzellgranulom 70
- granulomatöse Entzündung 69
- Sarkoidose 111

Epitheloidzellgranulom 69, 70
- Nierentuberkulose 724
- Pseudotuberkulose-Typ 474
- Splenitis 474

Epitop 77

Epstein-Barr-Virus
- chronische Polyarthritis 899
- Hepatitis 650
- Kanzerogenese 169
- Nachweis 103
- onkogene DNA-Viren 169
- Transplantation 103
- ZNS-Infektion 239, 240

Epstein-Barr-Virus (EBV) 971
- Hodgkin-Lymphom 462

Epulis 544

erbB2
- Überexpression 151
- Wachstumsfaktorrezeptor 151

ErbB2-Protein
- Tumorantigene 165

Erbgang 121
- autosomal dominanter 123
- autosomal rezessiver 124
- autosomal-dominanter 122, 123
- autosomal-rezessiver 124, 125
- mitochondrialer 127
- X-chromosomal-dominanter 127
- X-chromosomaler 125–127

Erdheim-Gsell-Medianekrose 417

Erfrierung 1008

Erguss 185
- hämorrhagischer 189

Erkrankung
- degenerative 259
- demenzielle 253
- erregerbedingte 955
- genetische 117
- lymphoproliferative 103, 469
- neurodegenerative 253, 254, 256, 258, 259
- neuroimmunologische 243

Erkrankungsrisiko 17

ERMS (embryonale Rhabdomyosarkome) 927, 928

Ermüdungsfraktur 882

Ernährung
- Kanzerogenese 168
- Schadstoffe 1018

Erosion
- Colitis ulcerosa 617
- Magen 576
- Refluxösophagitis 565

Erreger
- Enteritiden 599

Erregungsbildungsstörung 377

Erregungsleitungsstörung 378
- akzessorische Bündel 378

Eruptionszyste 545, 546

Erysipel 855

Erythem
- Candidiasis 859
- chronisch diskoider Lupus erythematodes 850
- fliederfarbenes 110
- schmetterlingsförmiges 108
- Streptokokkeninfektion 856

Erythema
- exsudativum multiforme 850

Erythroblastopenie 433

Erythroblastophthise 433

Erythron
- hämolytische Anämie 435

Erythroplakie 540
- Larynx 486

Erythroplasie Queyrat 860

Erythropoese 428
- Anämie 430
- megaloblastäre 432
- myelodysplastisches Syndrom 440
- nichtneoplastische Störungen 430
- Polycythaemia vera 442
- Sichelzellenanämie 435

Erythropoetinmangel
- Anämie 433

Erythrozyt
- Kugelzellenanämie 434
- myelodysplastisches Syndrom 439
- schießscheibenartiger 430
- Sichelzellenanämie 435

Erythrozyten
- Entzündung 45
- Heinz-Innenkörper 434
- Lungenstauung 503
- Milz 471

ESCAPE-Studie 1016

Escherichia coli
- Enteritis 601
- Pyelonephritis 722

E-Selektin
- Endothel-Leukozyten-Interaktionen 51

ESPGHAN-Kriterien 596

ETEC (enterotoxische E. coli) 976
- Enteritis 601

Eulenaugen
- Zytomegalie 811

Ewing-Sarkom 883
- Häufigkeit bei Kindern 824

Exfoliativzytologie 9
- Tumordiagnostik 175

Exotoxine
- Vibrio cholerae 600

Exsudat
- entzündliches 71
- Entzündung 45, 52
- fibrinöses 60
- leukozytäres 61
- Ödem 185

Exsudation
- Schock 203

Exsudatmakrophagen
- Entzündung 52

Extrauteringravidität 801

Extravasation
- Metastasierung 164

F

Facies, leonina 865

Fadenpilze 859

Fadenwürmer
- Enteritis 603

Faktor, plättchenaktivierender 45, 56, 188

Fallot-Tetralogie 373

Falstaff-Typ 1018

Falxmeningeom 267

Fanconi-Anämie
- Recombination-Repair 159

FAP (familiäre adenomatöse Polypose) 631, 632
- attenuierte 631
- Drüsenkörperzyste 578
- Duodenaladenome 585

Farmerlunge
- Typ-III-Überempfindlichkeitsreaktion 97

Fas-Ligand
– Zytotoxizität 89
fatty streaks 414
Fazialisparese
– Parotistumor 554
Fehlbildung
– ableitende Harnwege 733
– Mamma 830
– Ovarien 763
– Röteln 810
– Uterus 776
– Vagina 794
– ZNS 222, 224
Fehlbildungssyndrom 812
– Tumoren 824
Feinnadelbiopsie 9
– Schilddrüse 324
– Tumordiagnostik 175
Felty-Syndrom 902
Feminisierung
– adrenale 347
Femoralhernie 700
Ferrochelatase-Mangel 943
Ferroportin 668
Fett
– tubuläre Speicherung 721
Fettembolie 194
– Mesenterialarterien 592
– zerebrale Ischämie 213
Fettgewebe
– subkutanes 847
Fettgewebsnekrose 34
– Pankreatitis 686, 688
Fettleber
– Schwangerschaft 677
Fettsäurestoffwechsel
– Fettlebererkrankung 659
– Myopathie 284
Fettstoffwechselstörung
– Arcus lipoides 289
– Atherosklerose 410
Fettsucht 1018
FFI (familiäre tödliche Insomnie) 242
FGF18 869
FGF (Fibroblastenwachstumsfaktor)
– Tumorangiogenese 144
FGFR-3 869
Fibrin
– Regeneration 71
– Spezialfärbung 7
– Wundheilung 71
Fibrinfärbung 7
Fibrinogen
– fibrinöse Entzündung 60
– Leberversagen 664
Fibrinolyse 188, 189
– Entzündung 57
– Verbrauchskoagulopathie 205
Fibrinringgranulom 653
Fibroadenom
– Mamma 832
Fibroblasten
– chronische Entzündung 67
– Neurofibrom 269
Fibroblastenwachstumsfaktor
– Onkogene 150
– Tumorangiogenese 144

Fibroelastose
– Elastinveränderungen 39
Fibrom
– Mundhöhle 539
– Tumorklassifikation 135, 139
Fibromatose 923
– aggressive 140
– Desmoid- 923
– Tumorklassifikation 140
Fibronektin
– Blutgerinnung 188
– Wundheilung 71
Fibroosteoklasie 335
Fibrosarkom
– adultes 925
– Häufigkeit bei Kindern 824
– Paraneoplasie 173
– Tumorklassifikation 135
Fibrose
– interstitielle 395, 397, 400, 727
– Knochenmark 439
– Lungenstauung 503
– Nierenparenchym 723
– Pankreatitis 688
– Peritonitis 697
– retroperitoneale 698
– Schrumpfniere 726
– seröse Entzündung 60, 61
– Splenomegalie 472
– zystische 125
Fibrose cardiaque 666
fibrös-zystische Mastopathie 833
Fieber
– Entzündung 65
– rheumatisches 69, 105
FIGO-Stadien
– Zervixkarzinom 793
Filariose
– Loiasis 996
– lymphatische 996
– Onchozerkose 997
FISH (Fluoreszenz-In-situ-Hybridisierung)
– MEN 1 362
Fistel
– anokutane 822
– anovestibuläre 822
– Entzündungsfolge 63
– ösophagotracheale 562
– perianale 634
– perirektale 634
– rektourethrale 822
– Tumorwachstum 171
Fixationsanomalie
– Dünndarm 588
Flaschenkaries 544
Flavivirus 965
FLNA-Gen 226
Flügelfell 288
fluid lung 504
Fluoreszenz-In-situ-Hybridisierung 14
– MEN 1 362
– Nierenzellkarzinom 731
– Urothelkarzinom 739
Flüssigkeitsverlust
– Schock 200
FMD (fibromuskuläre Dysplasie) 726

Follikel
– Lymphknoten 87
– papilläres Karzinom 329
– Struma 316
Follikelreifung 762
Follikelzyste 764
Follikulitis 856
Folsäure 950
Folsäuremangel
– Anämie 431, 432
– Ursachen 432
Foramen
– ovale 371
Fordyce-Zustand 537
Forschung 6
Fortbildung 6
fos-Protein
– Onkogene 150
Foveolarepithel
– foveoläre Metaplasie 580
– Helicobacter-pylori-Gastritis 574
– Hyperplasie 578
– Morbus Ménétrier 578
FOXP3-Transkriptionsfaktor
– fehlerhafte T-Zell-Toleranz 105
Fragiles-X-Syndrom
– Trinukleotidexpansion 257
– X-chromosomale Vererbung 126
Fraktur
– pathologische 171
– Schädel 229
Frakturheilung 882
– primäre 882
– sekundäre 882
Frameshift-Mutation 120
Frataxin 259
Fremdantigen 77
– Typ-IV-Überempfindlichkeitsreaktion 95
Fremdkörper
– episkleraler 290
– implantierter 999
Fremdkörperembolie 195
Fremdkörpergranulom 69, 70
– Drogenabusus 1008
– Gichttophus 905
– Silikonimplantat 1004
– Spermagranulom 754
Fremdkörperreaktion
– chronische Entzündung 66
– Gelenkprothese 999
Fremdkörperriesenzelle
– Spermagranulom 754
– Uratnephropathie 720
Fremdkörpervaskulitis 1020
Fremdmaterialimplantation 999
– Bauchwand 1004
– Blutgefäße 1000
– Gelenke 1003
– Herz 1001
– Mamma 1003
– Reaktionsmuster 999
Friedreich-Ataxie 258
– Trinukleotidexpansion 257
Friesinger-Leroy-Reiter-Syndrom 902
Frons quadrata 952
Fruchthöhlentrennwand 803
Fruchtwasserembolie 195

Frühgeburt
– Chorioamnionitis 808
Frühkarzinom
– Magen 580
– Tumorklassifikation 139
Frühsommer-Meningoenzephalitis-Virus (FSME) 965
FSGN (fokal sklerosierende Glomerulonephritis) 715
FSGS (fokale segmentale Glomerulosklerose) 715
FTLD (frontotemporale Lobärdegenerationen) 255
Fuchs-Endothel-Dystrophie 289
Fukutin-related protein
– Gliedergürteldystrophie 282
Fundusdrüsenpolyp 578
Funktionalis
– Endometrium 776
Furunkel 63, 856
FUS/TLS-Gen 259
Fusionsgene 154

G

G0-G1-Übergang 20
G2-M-Übergang 21
gain of function 151
Galaktose-6-Sulfatase-Defekt 935
Galle
– Bestandteile 679
Gallefluss
– Cholestase 642
Gallenblase
– Anomalien 679, 680
– Entzündung 682
– Tumoren 683
Gallengänge
– extrahepatische 676
– intrahepatische 639
Gallengangläsion
– Lebertransplantatabstoßung 678
Gallengangsadenom 671
Gallengangsmikrohamartom 639, 640
Gallengangsverlustsyndrom
– Lebertransplantatabstoßung 678
Gallensäureverlustsyndrom
– Maldigestion 594
Gallensteine
– Pigmentsteine 681
Gallenwege
– extrahepatische 683
– intrahepatische 638, 659
Gallert-Atrophie 439
GALT (gut-associated lymphoid tissue) 455, 456
Gammopathie
– monoklonale 448, 465
Gamna-Gandy-Knötchen 473
Gangliogliom 265
Ganglion 915
Ganglioneuroblastom 351
Ganglioneurom 351
– MEN 2 363
Ganglioneuromatose
– MEN 2 365
Gangrän 35
– Entzündungsfolge 63
– feuchte 63
– Lunge 509
Gänsegurgel-Arterie 416
Gänsehautgastritis 575

Gänsemarschmuster
– invasives lobuläres Mammakarzinom 840
– invasives lobulläres Mammakarzinom 840
GAP (GTPase-aktivierendes Protein) 152
Gardnerella vaginalis
– Kolpitis 794
Gardnerella-Kolpitis 794
Gardner-Syndrom 631
Gasbrand 979
Gasödem 979
gastric inhibitory polypeptide 354
Gastrin 354
– Immunhistochemie 363
Gastrinom 363
Gastritis 572
– autoimmune 580
– chemisch-reaktive 580
– granulomatöse 575
– Klassifikation 572
Gastroenteritis 600
Gastrointestinaltrakt
– lymphatisches Gewebe 456
– MALT-Lymphom 467
– Schock 204
– Sklerodermie 110
GCNIS (In-situ-Keimzellneoplasie 748
G-CSF (Granulozyten-koloniestimulierender Faktor) 428
GDF (growth and differentiation factors) 869
Gebärmutter 775
Geburt
– Blutzirkulation 370
Gedächtniszelle
– B-Lymphozyten 83
– Lymphknoten 87
– T-Lymphozyten 83, 84, 89
Gefäß 407
– Zelltypen 408
Gefäßfehlbildung
– ZNS 218
Gefäßhaut 293
Gefäßintima
– Lipidflecken 414
– Riesenzellarteriitis 422
– Takayasu-Arteriitis 422
Gefäßläsion
– Tumorwachstum 171
Gefäßmedia
– Aneurysma 419
– Aortendissektion 419
– Mönckeberg-Sklerose 416
– Riesenzellarteriitis 422
– Takayasu-Arteriitis 422
Gefäßprothese 1000
– Einheilung 1000, 1001
Gefäßspasmus
– zerebrale Ischämie 213
Gefäßverschluss
– arterieller 591
– mesenterialer 592
– Myokardinfarkt 390
Gefrierschnitt
– Schnellschnittuntersuchung 10
Gefügedilatation 182
Gehirn
– Altersatrophie 23
– Altersveränderung 253
– Schock 204
Gehirnerschütterung 228

Gelbfiebervirus
– Hepatitis 645
Gelenk 897
– Endoprothese 1003
– Sarkoidose 112
– Struktur 897
– systemischer Lupus erythematodes 108
Gelenkerkrankung
– degenerative 906
Gelenkkapsel
– synoviales Sarkom 913
Gelenkmaus 908
Gemischte Bindegewebekrankheit 111
– Autoantikörper 107
Gen 118
Gene
– Krebsentstehung 150
– Mutation 119
Genetik
– Tumorepidemiologie 147
Genexpressionsanalyse 14
Genom
– DNA-Reparaturgene 159
– PI-Locus 125
– Prägung 120
– Störungen 118
– Struktur 117
– Umwelt 118
Gerinnsel, postmortales 192
Gerinnung siehe Blutgerinnung
Gerinnungsthrombus
– venöse Thrombose 192
Gerlach-Klappe 606
Gerstenkorn 286
Gerstmann-Sträussler-Scheinker-Erkrankung 242
Geschlecht
– Einflussfaktoren 17
Geschlechtschromosomen
– numerische Aberration 128
– X-chromosomale Vererbung 125
Geschlechtsorgane
– männliche 741, 752, 754, 755, 759
– weibliche 761, 762, 774, 775, 793
Geschlechtsverteilung
– maligne Tumoren 146
Gesundheit
– WHO-Definition 3
Gewalteinwirkung, stumpfe 1006
Gewebe
– Altern 40
– Asservierung 7
– Regeneration 22
– Verkalkung 39
Gewebehomeostase 30
Gewebehypoxie
– Schock 201
Gewebenekrose
– Entzündung 62
Gewebeschädigung
– Autoimmunerkrankung 106
– Effektormechanismen 55
Gewebestammzelle 143
Gewebethromboplastin
– Blutgerinnung 188
– Verbrauchskoagulopathie 205
Gicht
– Anfall 905
– Arthritis 903

– Gelenkveränderungen 904
– Ohr 300
– Uratnephropathie 720
Gichtniere 720
Gichttophi 905
– Großzehengrundgelenk 904
– Haut 904
– Ohr 300
– Uratnephropathie 720
Giemsa-Färbung 7
Gingivahyperplasie 544
Gingivitis 544
GIST (gastrointestinaler Stromatumor) 582
GJB1 (Gap-junction-Protein-beta 1) 276
Glandula
– intestinalis 587
– parotis 112, 550, 553, 554
– pinealis 265
– sublingualis 554
– submandibularis 550, 554
Glandula parotis 554
Glanzmann-Nägeli-Syndrom 437
Glaskörper 291
Glaukom 296
– Optikusatrophie 295
– phakolytisches 291
Gleithernie, ösophagogastrale 564
Gliedergürteldystrophie 282
Glioblastom 262, 263
– Epidemiologie 261
– genetische Veränderungen 262
– Kanzerogene 166
– Tumorklassifikation 135
Glioblastoma multiforme 263
Gliom
– Auge 295
– gutartiges 135
Glomerulonephritis 424, 707
– Ausbreitungsmuster 709
– diffuse 710–712, 714, 717, 718
– diffuse extrakapilläre 718
– fokal nekrotisierende 717
– Hypertonie 198
– IgA-Nephritis 711
– Klassifikation 709
– membranproliferative 9
– mikroskopische Polyangiitis 424
– primäre 710
– rapid progressive 717
– sekundäre 718
– Syndrome 710
– systemischer Lupus erythematodes 107
– Typ-III-Überempfindlichkeitsreaktion 97
Glomerulopathie 718
– diabetische 718
Glomerulosklerose
– diabetische 718
– fokale segmentale 715
– noduläre 719
Glomerulus 705, 716
– pathologische Veränderungen 709
– Poststreptokokken-Glomerulonephritis 710
Glukagon 354
Glukagonom 360
Glukokortikoide
– Biosynthese 341
– Knochenregulation 869
Glukose-6-Phosphatase-Defekt 904, 938

Glukose-6-Phosphat-Dehydrogenase-Mangel
– Anämie 434
Glukozerebrosidase-Defekt 936
Glutaraldehyd
– Elektronenmikroskopie 12
Glutenunverträglichkeit 595
Glykogen
– Glykogenose 937
– Spezialfärbung 7
– tubuläre Speicherung 721
– Zelleinschlüsse 36
Glykogenakanthose 565, 566
Glykogenfärbung 7
Glykogenose 937
– Zelleinschlüsse 36
Glykolyse
– Tumorzellen 160
Glykoproteine
– Endothel-Leukozyten-Interaktionen 51
GM-CSF (Granulozyten-Makrophagen-koloniestimulierender Faktor) 428
Golgi-Apparat
– Fragmentierung 38
– pathologische Veränderungen 38
Gonadenstroma
– Tumoren 751
Gonokokken 975
– Adnexitis 775
Goodpasture-Syndrom 95
– Autoimmunerkrankungen 104
– diffuse extrakapilläre Glomerulonephritis 718
Good-Syndrom 479
Gorlin-Goltz-Syndrom 862
Gorlin-Syndrom 266
Graaf-Tertiärfollikel 762
Grading 5
– Tumordiagnostik 175
Graft-versus-Host-Reaktion 98, 100
– Knochenmarktransplantation 102
Graft-versus-Leukemia-Effekt 102
Gram-Färbung 7
Granula
– Thrombozyten 188
Granularzelltumor
– Ösophagus 570
Granulationsgewebe
– chronische Entzündung 66–68
– Entstehung 68
– Gefäßprothesen 1000
– Wundheilung 72
Granulom
– chronische Entzündung 68
– gemischtzelliges 69
– granulomatöse Lungenerkrankung 514
– Knochenmark 438
– Leber 654, 656
– Lungensarkoidose 516
– primär biliäre Cholangitis 661
– rheumatisches 380
– Sarkoidose 111
– Silikose 1013
– subakute granulomatöse Thyreoiditis 317
– Typen 69, 70
– Typ-IV-Überempfindlichkeitsreaktion 97
– Uratnephropathie 720
– Urozystitis 734
Granuloma
– anulare 854

Granuloma inguinale 795
Granulomatose
– m. Polyangiitis (GPA) 424
Granulomatosis infantiseptica 809
Granulomer 188
Granulomzelle 69
Granulopoese 428
– chronische myeloische Leukämie 441, 442
– myelodysplastisches Syndrom 440
Granulosazelltumor 772
Granulozyt
– Leukozytenadhäsionsdefekt 436
– myelodysplastisches Syndrom 439
– neutrophiler 432
– Pelger-Huet-Anomalie 436
Granulozyten
– basophile 47, 92
– eosinophile 47
– Neutropenie 437
– neutrophile 12, 47, 51, 54, 56, 59, 72
Granulozytose 65
Granzym B
– Apoptose 32
Gravidität, extrauterine 801
Grenzflächendermatitis 848
Grenzzonenhepatitis 651
Grocott-Färbung 7
Großhirnatrophie
– Alkoholabusus 247
– Mangan 247
– Quecksilber 247
Großhirnrinde
– tuberöse Sklerose 270
GSS (Gerstmann-Sträussler-Scheinker-Erkrankung) 242
Guillain-Barré-Syndrom 277
– molekulares Mimikry 105
Gumprecht-Kernschatten 449
Gürtelrose 858
Gynäkomastie 844
– Leydig-Zell-Tumor 752
– Sertoli-Zell-Tumor 752
G-Zelle
– diffuse Hyperplasie 579
– Duodenitis 583
G-Zell-Hyperplasie
– Autoimmungastritis 574

H

H2O2-Halogenid-Peroxidase-System 54
Haarzellenleukämie 449, 465
– Immunphänotyp 465
– Zytopathologie 465
Haematocephalus internus
– subependymale Blutung 221
Haemophilus
– influenzae 486
Haemophilus influenzae 977
Hagelkorn 286
Hals
– Lymphknoten 485
Halsfistel 484
Halszyste 484
Hämangioblastom
– Kleinhirn 271
Hämangioendotheliom
– Tumorklassifikation 135

Hämangiom 863, 928
– Kindesalter 824
– Leber 674
– Milz 476
– Mundhöhle 539
– zerebelläres 173
Hämangiosarkom
– Tumorklassifikation 135
Hämarthros 909
Hamartin 270
Hämaskos 699
Hämatokornea 289
Hämatom
– epidurales 229
– intramurales 420
– intrazerebrales 231
– subdurales 229
Hämatopoese 428
– AML 445
Hämatoserothorax 530
Hämatothorax 530
Hämatoxylin-Eosin-Färbung 7
Hämochromatose
– autosomal-rezessive Vererbung 125
– Hämosiderin 37
– hereditäre 667
– sekundäre 668
Hämodynamik
– Thrombose 190
Hämoglobin
– Blutergelenk 909
– glykolysiertes 943
– Konstellationen 431
– Synthesestörungen 430
– Typen 430
Hämoglobinsynthese
– Thalassämie 430
Hämolyse
– extravaskuläre 435
– fetale 811
Hämophilie
– Arthropathie 909
– X-chromosomale Vererbung 126
Hämorrhagie
– Atherosklerose 414
Hämosiderin
– Linksherzinsuffizienz 185
– pigmentierte villonoduläre Synovialitis 912
– Zelleinschlüsse 37
Hämosiderose
– Hämosiderin 37
Hämostase 188
– primäre 188
Hapten 77
Harnblase
– Ekstrophie 734
– Harnwegsinfekt 734
– Urozystitis 734
Harnblasenkarzinom 737
– Kanzerogene 166
– mikrobielle Kanzerogene 169
Harnsäure
– Arthritis urica 903
– nephrogene Enzephalopathie 252
– Uratnephropathie 720
Harnsäureinfarkt 720
Harnstauung
– obstruktive Nephropathie 723

Harnsteine 735
– Zusammensetzung 735
Harnstoff
– nephrogene Enzephalopathie 252
Harnwege
– ableitende 733, 735, 736
Harnwegsinfekt 734
Hashimoto-Thyreoiditis 317, 318
– Autoimmunerkrankungen 104
– Feinnadelpunktat 324
– pluriglanduläre endokrine Insuffizienz 366
Haubenmeningitis 233, 234
Hauptzellhyperplasie
– Nebenschilddrüsen 336
Haut 845
– Adnexorgane 847
– Aufbau 845
– bakterielle Infektionen 855
– Dermis 846
– Epidermis 846
– Erfrierungsgrade 1008
– Hämochromatose 668
– Infektionen 855
– Kanzerogenese 860
– Lymphome 865
– Mycosis fungoides 471
– Pellagra 951
– Sarkoidose 111
– Sklerodermie 110
– Subkutis 847
– systemischer Lupus erythematodes 108
– Verbrennungsgrade 1008
– Virusinfektion 856
Häutchen, letztes 852
Hautmykose 858
Hauttuberkulose 856
Havers-System 867
HBcAg 646, 648
HBsAg 646, 648
– Spezialfärbung 7
HCG (humanes Choriongonadotropin)
– Dysgerminome 774
– Immunzytologie 751
– Keimzelltumor 774
– Seminom 748
– Tumormarker 174
HCL (Haarzellleukämie) 449
HCM (hypertrophe Kardiomyopathie) 395
Heat-Shock-Proteine
– Proteinfaltungserkrankungen 40
Heerfordt-Syndrom 112, 551
HE-Färbung
– Apoptose 32
– Nekrose 33
Heilung
– per primam intentionem 72
– vollständige 71
Heinz-Innenkörper 434
Helicobacter pylori
– Duodenitis 583
– Kanzerogenese 169
– Magen 574
– MALT-Lymphom 467
– mikrobielle Kanzerogene 170
HELLP-Syndrom 806, 807
Helminthen 991
– Abwehrmechanismen 993
– Echinokokkose 994

– Enteritis 603
– Nematoden (Rundwürmer) 994
– Trematoden (Saugwürmer) 997
– Zestoden (Bandwürmer) 994
– Zystizerkose (Taeniasis) 994
Hemiparese
– Hirninfarkt 215
Hepadnavirus 967
Heparansulfat-N-Sulfatase-Defekt 935
Hepatisation 508
Hepatitis
– akute 649, 650
– alkoholische 40
– chronische 650
– fulminante 650
– granulomatöse 654
– lobuläre 650
– Schwangerschaft 677
– Synopse 645
Hepatitis A 645
Hepatitis B 646
– chronische 651
– diffuse membranoproliferative Glomerulonephritis 714
– fulminante 647
– Glomerulonephritis 708
– onkogene DNA-Viren 169
– prolongierte 647
Hepatitis C 647, 965
– chronische 651
– diffuse membranoproliferative Glomerulonephritis 714
– hepatozelluläres Karzinom 672
Hepatitis D
– chronische 651
Hepatitis E 648
Hepatitisviren
– Kanzerogenese 169
– onkogene DNA-Viren 169
Hepatoblastom 826
– Häufigkeit bei Kindern 824
– Tumorklassifikation 135
Hepatomegalie
– Rechtsherzinsuffizienz 183
Hepatozyten
– Cholestase 643
HER2
– Mammakarzinom 836
HER-2/neu
– Tumorantigene 165
Herdenzephalitis, hämatogene 235
Hernia
– accreta 701
– funiculi umbilicalis 700
– inguinalis 699
– umbilicalis 700
Hernie
– äußere 699
– Hiatus oesophagus 564
– innere 700
– intraabdominelle 700
– Komplikationen 701
– Kunststoffnetz 1004
Herpes
– genitalis 857
– labialis 857
– simplex 238, 796, 857
– zoster 239, 537, 858

Herpesösophagitis 565
Herpes-simplex-Virus 968
– Ösophagitis 565
– Transplantation 102
Herpesviren
– Kaposi-Sarkom 103
– onkogene DNA-Viren 169
– ZNS-Infektion 239
Herpesvirus 968
– Hepatitis 650
Herpesvirus, humanes (HHV) 969, 971
Herpesvulvitis 796
Hertwig-Wurzelscheide 542
Herz 367
– Alters- 368
– Anatomie 368
– Atrophie 24
– Entwicklung 369
– Fehlbildungen 369
– Gewicht 368
– Hypertrophie 24
– Maße 368
– Schock 203
– Schrittmacher 1001
– Sklerodermie 110
– systemischer Lupus erythematodes 108
– Tumoren 404
– Volumenbelastung 182
Herzbeutelerguss 403
Herzfehler
– Fallot-Tetralogie 373
– Häufigkeit 369
– hypoplastisches Linksherzsyndrom 375
– Transposition der großen Arterien 373
Herzfehlerzelle 503
Herzinfarkt siehe Myokardinfarkt
Herzinsuffizienz
– akute 183
– chronische 183
– Circulus vitiosus 181
– mesenteriale Durchblutungsstörungen 593
– Thrombose 190
– Ursachen 183
Herzklappe
– Endocarditis ulceropolyposa 383
– Entzündungen 382
– Prothese 1001, 1002
– Verkalkung 39
Herzklappenfehler
– erworbene 384
Herzkrankheit
– koronare 387, 388, 390, 402
Herz-Kreislauf-Stillstand
– globale zerebrale Ischämie 215
Herztod, plötzlicher 402
Heterodisomie 121
Heterotopie 24, 226
– Niere 704
Heterozygotenvorteil
– autosomal rezessive Vererbung 125
Heymann-Nephritis 711
HHV 8 (humanes Herpesvirus 8)
– Kanzerogenese 169
– Kaposi-Sarkom 103
– onkogene DNA-Viren 169
Hiatushernie 564
hibernating myocardium 389
Hidradenitis suppurativa 856

HIF-1 (hypoxieinduzierbarer Faktor 1)
– Glykolyse 160
HIF-1α (hypoxieinduzierbarer Faktor 1α)
– Tumorangiogenese 161
Hirnabszess 234
Hirnbasisaneurysma 218
Hirnbasisarterie
– Atherosklerose 213
Hirndurchblutungsstörung
– perinatale 220
Hirngewebenekrose
– periventrikuläre Leukomalazie 221
– Status lacunaris 217
– zerebrale Hypoxie 216
Hirninfarkt 213, 214
– hämorrhagischer 214
– inkompletter 214
– posttraumatischer 232
– Stadien 214
Hirnödem 210
– Alkoholabusus 246
– Formen 210
– generalisiertes 211
– hyposmotisches 210
– interstitielles 210, 211
– nephrogene Enzephalopathie 252
– perifokales 211
– vasogenes 211
– zytotoxisches 211
Hirnstammgliom 263
Hirntod
– Kriterien 5
– Massenverschiebung 212
Hirntumor 260
– Astrozytom 261
– Häufigkeit bei Kindern 824
– primärer 260
– sekundärer 260
– WHO-Klassifikation 260
His-Bündel 378
Histamin
– Typ-I-Überempfindlichkeitsreaktion 92
– Urtikaria 853
– vasoaktive Amine 55
– Vasodilatation 45
Histiozyten
– Fremdkörpergranulom 70
– granulomatöse Entzündung 69
– Sinuskatarrh 458
Histiozytom
– fibröses 135, 863
Histokompatibilitätsantigen 78
Histologie
– benigner Tumor 133
– maligner Tumor 133
– Tumordiagnostik 175
Histoplasmose 990
Hitzeschaden 1007
Hitzschlag 1007
HIV
– Kanzerogenese 169
HIV-Infektion 962
– Mundschleimhaut 538
– Stadieneinteilung 964
– zystische lymphoide Hyperplasie 553
H-Kette
– Rezeptorvielfalt 82

HLA-Allel
– Autoimmunerkrankung 104
HMSN (hereditäre motorisch-sensorische Neuropathie) 276
HMWK (high-molecular-weight kininogen) 57
HNPCC (hereditäres kolorektales Karzinom ohne Polypose) 628
HOCM (hypertrophe obstruktive Kardiomyopathie) 395
Hoden 741
– Arteriitis 743
– Atherosklerose 743
– Deszensus 741
– Entzündung 743
Hodentumor 747
– Risikofaktoren 747
– Tumormarker 751
– WHO-Klassifikation 747
Hodgkin-Lymphom 459, 461
– Epstein-Barr-Virus (EBV) 462
– Häufigkeit bei Kindern 824
– onkogene DNA-Viren 169
– Stadieneinteilung 463
– Typen 462
Hodgkin-Zelle 461, 462
Holoprosenzephalie 224
Home-Mittellappen 755, 756
Homing 165
Homogentisinsäureoxidase-Defekt 909
Homozygotisierung 129
Honigwabenlunge 513
– Asbestose 1013
– interstitielle Pneumonie 513
Hordeolum 286
Hormon
– antidiuretisches 181
– gastrointestinales 354
– Marker 12
– pankreatisches 354
Hormonbildung
– ektope 173
Hormonsekretion
– Paraneoplasie 172
Hormonsynthese
– Kalzitonin 315
– Schilddrüse 314
Hornhaut
– Auge 288
– Degenerationen 289
– Dystrophien 289
Hornhautbanddegeneration 289
Horton-Arteriitis 422
Host-versus-Graft-Reaktion 98
Howell-Jolly-Körperchen 432
Hoxgen 706
HPV (humane Papillomaviren)
– Condyloma acuminatum 760
– Typen 789
HPV (humane Papillomviren)
– anale intraepitheliale Neoplasie 634
– bowenoide Papulose 634
– Hautinfektion 857
– Mundhöhlenkarzinom 541
– Mundschleimhaut 539
– onkogene DNA-Viren 169
HSAN (hereditäre sensorisch-autonome Neuropathie) 276
HSR (homogenous staining regions) 155

HTLV (humanes T-Zell-Leukämie-Virus)
– Kanzerogenese 169
– malignes Lymphom 461
– Myelopathie 241
– ZNS-Infektion 239
Humps 710, 711
HUS (hämolytisch-urämisches Syndrom) 438
Hyalin
– alkoholisches 658
Hyalinose
– fokale segmentale Glomerulosklerose 715
– Mönckeberg-Sklerose 416
– Nierenarteriolosklerose 725
Hyalomer 188
Hyaluronidase
– eitrige Entzündung 61
Hybridisierungsmethode 14
Hydatide 775
Hydranenzephalie 221
Hydrocephalus
– communicans 227
– hypersecretorius 227
– internus 252
– occlusus 227
Hydronephrose 723
– Ureterfehlbildung 734
Hydroperikard 403
Hydrops
– fetalis 818
– Gallenblase 681
– placentae 817, 818
Hydrosalpinx 775
Hydrothorax
– Sero- 530
Hydroureter 723
Hydroxylapatit-Synovialitis 906
Hydrozephalus 227
– Formen 227
Hygrom 911
Hyperaldosteronismus
– Hypertonie 198
– sekundärer 347
Hyperämie 184
– aktive 184
– Entzündung 45
– Mesenterialvenen 593
– passive 184, 503
Hyperbilirubinämie
– Dubin-Johnson-Syndrom 642
– Kernikterus 222
Hypercholesterinämie
– familiäre 123
Hypergastrinämie 355
Hypergranulose 848
Hyper-IgM-Syndrom 87
Hyperinsulinismus 355
Hyperkaliämie
– Addison-Krise 349
– adrenogenitales Syndrom 348
– Schock 201
– Schockniere 720
Hyperkalzämie
– Hyperparathyreoidismus 336
– Nephrokalzinose 720
– Paraneoplasie 173
– Verkalkung 39

Hyperkeratose
– Definition 848
– Psoriasis vulgaris 852
– Warzen 857
Hyperkoagulabilität
– Antiphospholipid-Antikörper-Syndrom 109
Hyperkortisolismus 342
– Hypertonie 198
Hyperlipoproteinämie
– Klassifikation 411
Hyperlipoproteinämie Typ IIa
– autosomal-dominante Vererbung 123
Hypermenorrhö 776
Hypermutation
– B-Lymphozyten 86
– Immunglobuline 87
– somatische 82
Hyperoxalurie 939
Hyperparakeratose
– Ekzem 849
– Leukoplakie 540
– Psoriasis vulgaris 852
Hyperparathyreoidismus 880
– nephrogene Enzephalopathie 252
– Paraneoplasie 173
– sekundärer 335, 880
– Verkalkung 39
Hyperplasie
– Adaptation 23
– Endometrium 779, 781
– fokale foveoläre 578
– follikuläre 457
– Gingiva 544
– glanduläre 578
– Magenschleimhaut 577
– Milz 473
– Nebennierenrinde 342, 343, 347
– Nebenschilddrüsen 363
– noduläre regenerative 671
– papilläre mesotheliale 698
– Parakortikalzone 457
– Prostata 755
– pseudoepitheliomatöse 567
– Sinus 458
– Thymus 477
– zystische lymphoide 553
Hyperplasie, primäre
– Nebenschilddrüsen 334
Hyperprolaktinämie 309
Hypersplenismus 472
Hyperthermie 1007
Hyperthyreose 320
– autoimmune 321
– Hypertonie 198
– Osteoporose 879
– Ursachen 321
Hypertonie 197
– Arteriolosklerose 416
– endokrine 198
– essenzielle 197
– kardiovaskuläre 198
– Komplikationen 198
– neurogene 198
– portale 572, 593, 663, 664, 680
– pulmonale 199, 372, 504, 518
– renale 198
– sekundäre 198
– ZNS-Erkrankungen 216

Hypertrophie
– Adaptation 23
– exzentrische 180, 182
– Golgi-Apparat 38
– Herz 24, 180
– Kardiomyopathie 395
– konzentrische 180, 181
Hyperurikämie
– Arthritis urica 903
– sekundäre 904
Hypochlorid 54
Hypogammaglobulinämie
– gewöhnliche variable Immundefizienz 114
Hypoganglionose 823
Hypoglykämie
– Paraneoplasie 173
Hypogonadismus 310, 745
– hypergonadotroper 746, 763
– posttestikulärer 746
– prätestikulärer 745
Hypokaliämie
– Hyperaldosteronismus 347
Hyponatriämie
– adrenogenitales Syndrom 348
– Paraneoplasie 173
– zentrale pontine Myelinolyse 248
Hypopharynx 484
– Tumor
–– benigner 485
–– epithelialer 485
Hypophosphatasie 817
Hypophyse 310
– Hyperkortisolismus 342
– Portalsystem 306
– Regelkreis 307
– Überfunktion 307
– Unterfunktion 306
Hypophysenadenom 307
– MRT 308
Hypophysenapoplexie 308
Hypophysenatrophie 310
Hypophysenhinterlappen 306
– Erkrankungen 310
Hypophysennekrose 310
Hypophysentumor
– hormonproduzierender 307
Hypophysenvorderlappen 305
– Überfunktion 307
– Unterfunktion 310
Hypoplasie
– Balken 225
– Niere 704, 706
– Thymus 477
Hypopyon 288, 289
Hypospermatogenese 746
Hyposphagma 296
Hyposplenismus 472
Hypothalamus
– Hyperkortisolismus 342
– Regelkreis 307
Hypothenar-Hammer-Syndrom 1006
Hypothermie 1008
Hypothyreose 319
– Ursachen 320
Hypovolämie
– Schock 200
Hypoxanthin-Guanin-Phosphoribosyl-transferase-Defekt 904

Hypoxanthin-Guanin-Phosphoribosyl-
 transferase-Gen 904
Hypoxie
– Infarkt 195
– Schock 201
– Zellschädigung 26
– zerebrale 221

I

IBM (inclusion body myositis) 283
ICAM (intercellular adhesion molecule) 51
– Endothel-Leukozyten-Interaktionen 51
Icterus
– e graviditate 677
– in graviditate 677
– neonatorum 675
IgA-Defizienz
– isolierte 114
IgA-Nephritis 711, 713
– primäre 713
– sekundäre 713
IgM
– Hyper-IgM-Syndrom 115
IgM-Antikörper
– humorale Immunität 90
IKBKAP (IkappaB kinase associated
 protein) 276
Ikterus
– Klassifikation 641
– Pankreaskarzinom 691
Ileitis
– Backwash-Ileitis 617
– retrograde 618
Ileum 587
– Hormonbildung 354
– Morbus Crohn 619
– neuroendokrine Neoplasie 357
Ileus
– mechanischer 590
– paralytischer 591, 592
– Peritonitis 696
Immobile-Zilien-Syndrom 747
– Mikrotubuliveränderungen 38
Immobilisierungsosteoporose 879
Immunantwort
– humorale 90
– spezifische 84
– zelluläre 960
Immundefekt
– erworbener 116
– schwerer kombinierter 115
Immundefekterkrankung 112
– Stadieneinteilung 964
Immundefektsyndrom 962
Immundefizienz
– B-Zell-vermittelte 114
– gewöhnliche variable 114
– T-Zell-vermittelte 115
Immunfluoreszenzmarkierung
– Durchflusszytometrie 11
Immunglobuline
– Eigenschaften 81
– Hyper-IgM-Syndrom 115
– monoklonale 448
Immunhistochemie 12
– Amyloid 948
– duktale Hyperplasie 833
– Durchflusszytometrie 11

– Gastrin 363
– Kalzitonin 364
– Mamma-Papillom 835
– Protein S-100 365
– Synaptophysin 363
– Tumordiagnostik 175
Immunhyperthyreose 322
Immunität
– humorale 90
– zelluläre 90
Immunkomplexe
– diffuse membranoproliferative Glomerulonephri-
 tis 714
– diffuse membranöse Glomerulonephritis 712
Immunkomplexerkrankung
– Farmerlunge 97
– Glomerulonephritis 97
– Lupus erythematodes 97
– Serumkrankheit 97
– Vaskulitis 97
Immunkomplex-Glomerulonephritis 708
– diffuse membranöse Glomerulonephritis 711
– Typ-III-Überempfindlichkeitsreaktion 96
Immunkomplexreaktion 94
Immunorgan 79
Immunreaktion
– allergische 93
– anaphylaktische 92
– antikörpervermittelte 92–94
– IgE-vermittelte 92, 93
– immunkomplexbedingte 92, 94
– pathologische 75
– zellulär bedingte 92
– zellvermittelte 95
– zytotoxische T-Zell-vermittelte 95
Immunsystem
– angeborenes 76, 79
– Apoptose 91
– Aufbau 76
– Erregerabwehr 956
– erworbenes 76, 80, 112, 113
– Fehlleistungen 91
– Primärantwort 90
– Sekundärantwort 90
– Toleranz 90
– Zellen 79
Immuntoleranz
– Verlust 104
Impetigo
– bullöse 856
– Staphylokokken 856
Impfmetastase 146
Implantation
– Fremdmaterial 999
Imprinting 121
Incontinentia pigmenti
– X-chromosomale Vererbung 127
Indian Hedgehog 869
Induktionstheorie 778
Infarkt 195
– anämischer 195, 196
– Gehirn 214
– hämorrhagischer 196, 591
– Milz 196, 473
– Plazenta 807
– Speicheldrüse 552
– Zahn- 665

Infarzierung
– hämorrhagische 196, 197, 613, 724
– venöse 216
Infektion
– bakterielle 233, 599, 807, 855
– Bursa 911
– Diagnostik 956
– intrauterine 807
– mykobakterielle 856
– Nervensystem 233
– opportunistische 615, 956
– parasitäre 237, 653
– perinatale 807
– posttraumatische 232
– Rauschmittel 1020
– Transplantation 102
– virale 238, 856
Infertilität
– Adnexitis 775
– Endometriose 778
– männliche 745
Infiltrat
– lichenoides 848
Inflammasom 53, 54
Inguinalhernie 699
Inkarzeration
– Hernie 701
Inklusionszyste 765
INK-Protein 153
Inokulations-Hauttuberkulose 856
Inokulations-Herpes-simplex 858
In-situ-Hybridisierung
– Epstein-Barr-Virus 103
– ERBB2-Amplifikation 152
– HPV-Infektion 790
– JC-Virus 240
– Nierenzellkarzinom 731
In-situ-Keimzellneoplasie 748
Insomnie
– familiäre tödliche 242
Insuffizienz
– Aortenklappen 387
– Mitralklappe 385
– zerebrovaskuläre 214
Insulin 354
– Fettlebererkrankung 659
– Immunhistologie 9
– immunhistologischer Nachweis 9
Insulinom
– Hypoglykämie 355
– Tumorklassifikation 135
Insulinresistenz
– Typ-2-Diabetes 947
Insulitis
– Typ-1-Diabetes 946
Integrine
– Endothel-Leukozyten-Interaktionen 52
Interferon
– Atherosklerose 411
– Tumorangiogenese 144
– Virusinfektion 960
Intermediärfilamente
– Marker 12
– pathologische Veränderungen 38
Interphase 20
Intimafibrose
– Nierentransplantatabstoßung 728
Intimaverdickung 410

Intravasation
- Metastasierung 163
Intrinsic-Faktor
- Vitamin-12-Mangel 431
- Vitamin-B$_{12}$-Mangel 431
Invagination 589, 590
- Typen 589
Invasion
- Auflösung von Zell-Zell-Kontakten 162, 164
- Degradation 162
- maligner Tumor 132
- mikroinvasives Karzinom 139
- molekulare Mechanismen 162
- Tumoren 144
Involucrum 873
Involutionsosteoporose
- senile 878
Inzidentalom 343
Inzidenz 17
- Definition 18
- maligne Tumoren 147
IPEX (immune dysfunction polyendocrinopathy, X-linked) 104
IPF (idiopathic pulmonary fibrosis) 513
IPMN (intraduktale papillär-muzinöse Neoplasie) 692
IRDS (infantiles respiratorisches Atemnotsyndrom) 510
Iris 293
- Gefäßerkrankungen 293
- Rubeosis 293
Irisnävus 293
Iritis 293
- granulomatöse 293
- nichtgranulomatöse 293
Ischämie 195
- absolute 195
- Entzündung 45
- Infarkt 195
- relative 195
- Transplantation 102
- Zellschädigung 26
- zerebrale 213, 214, 221
Isodisomie 121
Isoniazid
- Myokarditis 399
Isospora
- Enteritis 603
Ito-Zelle
- Leberfibrose 662
ITP (idiopathische thrombozytopenische Purpura)
- Milz 475
IUGR (intrauterine Wachstumsverzögerung des Fetus) 801

J

JAG1-Gen 644
JAK-3-Kinase
- SCID 116
JC-Virus
- ZNS-Infektion 239
Jejunum 587
- Hormonbildung 354
- neuroendokrine Neoplasie 357
Jodmangel
- follikuläres Karzinom 327
Jodmangelstruma 315
Junktionszone 846

K

Kachexie 174
Kalk
- Spezialfärbung 7
Kalkfärbung 7
Kallikrein-Kinin-System
- Entzündung 57
Kälteagglutininkrankheit 436
Kälteschaden 1008
Kalzitonin
- Immunhistochemie 364
- medulläres Karzinom 330, 331
- Tumormarker 174
Kalzium
- Knochenstoffwechsel 871
- Parathormon 333
Kalzium-Bilirubinat-Stein 682
Kalziumhydroxylapatit 906
Kalziumoxalat-Kalziumphosphat-Stein 736
Kalziumpyrophosphatdihydrat-Arthropathie 905
Kammerwasserabfluss 290
Kanzerogene 166
- chemische 166
- mikrobielle 168
- Nierenbeckenkarzinom 732
- Strahlen 170
- Tabakrauch 1019
Kanzerogenese
- chemische 167
- Ernährung 168
- Haut 860
- kolorektale 149
Kapillare
- Flüssigkeitsstrom 185, 186
Kapillaren
- Wandaufbau 408
Kaposi-Sarkom 103, 918, 930
- mikrobielle Kanzerogene 169
- Mundschleimhaut 542
Kardiomyopathie 394
- anabole Steroide 398
- Anabolika 398
- dilatative 396, 397
- erworbene 398
- hypertrophe 395
- Klassifikation 394
- nichtklassifizierbare 398
- Phäochromozytom 350
- plötzlicher Herztod 402
- primäre 395
- sekundäre 398
Karies 544
Karpaltunnelsyndrom 911, 1006
Kartagener-Syndrom
- Hypogonadismus 747
- Mikrotubuliveränderungen 38
Karunkel
- Urethra 736
Karyolyse 37
- Nekrose 33
Karyorrhexis 37
Karyotyp 45,X 129
Karyotyp 47,XXX 129
Karyotyp 47,XXY 128
Karyotyp 47,XYY 128
Karzinogene
- Urothelkarzinom 737

Karzinogenese
- mikro-RNAs 161
Karzinoid 355, 524
Karzinoidsyndrom
- Endokarditis 381
- neuroendokrine Neoplasie 357
- Paraneoplasie 173
Karzinom
- adenoid-zystisches 558
- adenosquamöses 691
- ampullär 684
- anaplastisches 137, 330
- Cervix uteri 792
- Dünndarm 604
- Duodenum 585
- embryonales 141, 774
- Endometrium 781, 782
- ex pleomorphes Adenom 559
- follikuläres 325, 327
- Gallenblase 684
- gering differenziertes 329
- kolorektales 159, 625, 626, 628
- Mamma 834
- medulläres 325, 330, 331
- mikroinvasives 139
- muzinöses 137
- nasopharyngeales 824
- Nebennierenrinde 344, 345
- neuroendokrines 355
- onkozytäres 329
- papilläres 325, 328
- Peritoneum 697
- präinvasives 138
- Vulva 796
Karzinosarkom 137
- Endometrium 784
Kasai-Operation 676
Katarakt 290
Katarrh
- seröse Entzündung 59
Katecholamine
- Biosynthese 350
- Paraganglien 350
Katzenauge
- amaurotisches 827
Katzenkratzkrankheit 460
Kehlkopfkrebs 487
Kehlkopfpapillom 486
Keimbahnmutation
- Tumorepidemiologie 147
Keimlagerblutung 820
Keimstrang-Stroma-Tumor 771
- Granulosazelltumor 772
Keimzelle
- Chromosomenaberrationen 128
- Hypogonadismus 745
Keimzellmosaik 118
Keimzelltumor 748
- Häufigkeit bei Kindern 824
- intrakranialer 266
- nicht seminomatöse 749
- Seminome 748
- Tumorklassifikation 135, 141
Keimzentrum
- Lymphknoten 87, 458
- progressiv transformiertes 459

Keloid
– Ohr 300
– Wundheilungsstörung 73
Kent-Bündel 379
Keratin
– Veränderungen der Intermediärfilamente 39
Keratitis 288
– bakterielle 288
– dendritica 289
– mykotische 288
– virale 289
Keratoconjunctivitis epidemica 287
Keratokonus 289
Keratose
– Ösophagus 567
Keratozyste 545
Kerckring-Falten 587
Kerion Celsi 859
Kernatypie
– Grading 175
– seröses Adenokarzinom 769
Kernchromatin 37
Kerneinschlüsse 37
Kernhyperchromasie
– maligner Tumor 134
Kernikterus 222
Kern-Plasma-Relation 37
– maligner Tumor 134
Kernpolymorphie
– Keimzellneoplasie 748
– maligner Tumor 134
Kernpyknose 37
– Nekrose 33
Kernschwellung, degenerative 37
Kerzenwachsphänomen 852
KHK (koronare Herzkrankheit) 387
– Angina pectoris 388
– Komplikationen 389
– Koronararterienbefunde 390
– plötzlicher Herztod 402
Ki-67-Antigen 142
Kieferzyste 544, 546
Kikuchi-Lymphadenitis 457, 460
Kimmelstiel-Wilson-Glomerulosklerose 719
Kinine
– Kallikrein-Kinin-System 58
– Vasodilatation 45
Kininogen
– hochmolekulares 57
KIT-D816V-Mutation
– Mastozytose 445
Klappeninsuffizienz
– Endocarditis ulceropolyposa 383
Klappenringsklerose 1002
Klarzellchondrosarkom 883
Klarzellsarkom 914
Klassifikation
– myeloproliferative Neoplasie 441
– Tumoren 135
Klatskin-Tumor 684
Klebsiellen
– Myokarditis 399
– Pneumonie 508
Kleinhirn
– Arnold-Chiari-Malformation 225
– Dandy-Walker-Malformation 225
– Hämangioblastom 271
– hypertensive Massenblutung 218

– Medulloblastom 266
– olivopontozerebellare Atrophie 258
– paraneoplastische Degeneration 246
– pilozytisches Astrozytom 261
Kleinhirnatrophie
– Alkoholabusus 247, 248
– Quecksilber 247
Kleinhirndruckkonus 212
Kleinsasser-Tumor 558
Klinefelter-Syndrom 128
– Hoden 746
Knochen 867
– Bildung 869
– Frakturen 882
– Funktion 867
– Sarkoidose 112
– Spezialfärbung 7
– Zellen 867
Knochenerkrankung
– entzündliche 875
Knochenfibrom
– nichtossifizierendes 883
Knochenmark
– ALL 448
– B-CLL 449
– chronische myeloische Leukämie 441, 442
– Erythropoese 428
– Fibrose 439
– Gallert-Atrophie 439
– Granulopoese 428
– Hämatopoese 428
– hämolytische Anämie 435
– malignes Lymphom 447
– Mastozytose 444
– Monopoese 428
– Myelom, multiples 447
– Nekrose 438
– Neoplasien 141
– Plasmazellmyelom 447
– Polycythaemia vera 442
– Polyglobulie 436
– primäre Myelofibrose 443
– Thrombopoese 428
Knochenmark:akute myeloische Leukämie 445
Knochenmarktransplantation 450
– Graft-versus-Host-Reaktion 101, 102
Knochennekrose
– aseptische 880, 881
– Femurkopf 881
– juvenile 881
– Steroide 881
Knochensarkoidose 874
Knochentuberkulose 874
Knochentumor 883
– Häufigkeit bei Kindern 824
– primärer 883
Knochenzyste, aneurysmatische 883
Knorpeltumor
– Enchondrom 888
Knötchenflechte 850
Knoten
– heißer 323
– solitärer 323
Knotenstruma 316
– toxische 323
Knudson-Hypothese 827

Koagulationsnekrose 33
– chemische Schäden 1016
– Gehirn 250
– Leukenzephalopathie bei Methotrexat (MTX) 249
– Milzinfarkt 473
– Myokardinfarkt 390
– Niereninfarkt 724
Koagulopathie
– intrakraniale Blutung 219
Koarktation
– Aorta 376
Kobalamin 950
Kohlenhydrate
– Zelleinschlüsse 36
Kohlenmonoxid
– Umweltgifte 1017
Kohlenmonoxidvergiftung
– zerebrale Hypoxie 216
Kohlenstaub (Zelleinschlüsse) 36
Kohlenwasserstoffe
– aromatische 166, 168
– chemische Schäden 1015
– polyzyklische 519, 1019
– polyzyklische aromatische (PAK) 1015
Kohn-Poren 491
Koilozyt 790
Koilozytose
– Cervix uteri 790
Kokarde
– Erythema exsudativum multiforme 851
Kokzidioidomykose 990
Kolitis 614
– allergieassoziierte 621
– Amöbiasis 615
– antibiotikainduzierte 621, 622
– Colitis ulcerosa 616
– infektiöse 614
– ischämische 613
– kollagene 621
– lymphozytäre 621
– medikamentenassoziierte 621
– mikroskopische 619
– neutropenische 622
– NSAR-assoziierte 621
– pseudomembranöse 621, 622
– strahleninduzierte 622
Kollagen(stoffwechsel)
– Dermis 846
– Osteogenesis imperfecta 124
– Sehnen 910
– Vitamin C 952
– Wundheilung 71
Kollagen-Gastritis 575
Kollagenose 850
Kolliquationskatarakt 291
Kolliquationsnekrose 33, 34
– chemische Schäden 1016
– Hirninfarkt 214
– Infarkt 196
Kolobom 293
Kolon 611
– Colitis ulcerosa 616
– HNPCC 628
– Hormonbildung 354
– Melanosis coli 622
– Morbus Crohn 619
– neuroendokrine Neoplasie 357

– Polyposis coli 147
Kolonkarzinom 625, 627
– Adenokarzinom 627
– autokrines Wachstum 151
– hämatogene Metastasierung 145
– muzinöses 628
– Punktmutationen 155
– RAS-Mutation 152
– Telomeraseaktivität 159
– Tumormarker 174
Kolopathie, ischämische 613
Kolpitis 794
Kolposkopie
– CIN 791
Komedonekrose 837
Kommunikation
– interzelluläre 305
Komplementaktivierung
– Poststreptokokken-Glomerulonephritis 710
– Typ-III-Überempfindlichkeitsreaktion 95, 96
Komplementfaktoren
– Permeabilitätssteigerung 45
– vasoaktive Amine 56
– Wirkung 59
Komplementsystem
– Aktivierung 58
– alternativer Weg 57
– Entzündung 57
– klassischer Weg 57
– lektinvermittelter Weg 57
– Mediatoren 60
– Schock 202
Kompressionsatelektase 493
Kompressionsileus 591
Kondition
– präkanzeröse 135, 148
Konditionierung
– Stammzelltransplantation 450
Kondylom
– Cervix uteri 790, 796
– zervikale intraepitheliale Neoplasie 790
Kongorot-Färbung 7
Konjunktiva 287
– Degenerationen 288
Konjunktivitis 287
– diffuse unspezifische 287
– folliküläre 287
– granulomatöse 287
– membranöse 287
– papilläre 287
– Reiter-Syndrom 902
Kontaktdermatitis 847
Kontaktekzem 848, 849
– allergisches 849
– irritatives 849
– toxisches 849
Kontraktur 73
Kontrazeptiva
– Endometriumveränderungen 779
– Soorvulvitis 796
Kontusion
– kortikale 231
Kopfsteinpflasterrelief, Morbus Crohn 620
Koplik-Flecken 538, 961
Korezeptor
– Lymphozyten 85

Kornea 288
– Degeneration 289
– Dystrophie 289
– Kayser-Fleischer-Kornealring 669
Koronararterien 368
– koronare Herzkrankheit 387
Koronarinsuffizienz 388
Koronartod, akuter 402
Kortikalis
– Ewing-Sarkom 891
– Osteitis deformans 876
Kortisol
– adrenogenitales Syndrom 347
– Hyperkortisolismus 342
– Wirkungen 340
Kostmann-Syndrom 437
KOT (keratozystischer odontogener Tumor) 545
Koteinklemmung 701
Koxarthrose 906
Kraniopharyngeom 268
Kraniotabes 952
Krankheit
– Ätiologie 4
– Definition 4
– Diagnostik 5
– Einflussfaktoren 17
– erworbene 4
– genetisch bedingte 4
– kongenitale 4
– Pathogenese 5
Krankheitsrisiko 17
Kreatinin
– nephrogene Enzephalopathie 252
Krebsentstehung 149
– Zwei-Treffer-Hypothese 156
Krebsgene 150
Krebsnabel 674, 675
Krebsstammzelle 143, 144
Kreislaufzentralisation 201
Kretinismus 319
Krise
– hämolytische 433
– hyperkalzämische 336
– thyreotoxische 323
Kropf 315
Krusten
– Ekzem 850
– Pyodermien 856
Kryptenabszess
– Colitis ulcerosa 617, 618
– Gastroenteritis 600
– Kolitis 614
Kryptitis
– Gastroenteritis 600
Kryptokokkose 987
Kryptorchismus
– Hodentumor 747
– Hypogonadismus 745
Kugelzellenanämie 434
Kunstlinse 291
Kunststoff-Bypass-Prothese 1000
Kupffer-Zelle 638
– Bilirubinstoffwechsel 640
– Hepatitis 649
– Leishmaniose 653
– Morbus Gaucher 937
Kuru-Plaques 243
Küttner-Tumor 552

L
LAD (Leukocyte Adhesion Deficiency) 51
Laennec-Zirrhose 663
Laktasemangel 595
Laktatdehydrogenase
– Enzymhistochemie 12
Lamblia intestinalis 603
Lamin
– Gliedergürteldystrophie 282
– Veränderungen der Intermediärfilamente 39
Laminin-2 715
Langerhans-Zelle 828
– Kontaktekzem 849
– Langerhans-Zell-Histiozytose 828
Langerhans-Zell-Histiozytose 501, 828
Langhans-Riesenzelle
– Lungensarkoidose 516
– Sarkoidose 111
Lärmschaden 1007
Laryngitis
– akute 486
– chronische 486
Larynkarzinom 487
Larynx 485
– Entzündungen 486
– Fremdkörper 486
– Ödem 486
– Papillom 487
– Tumor
–– benigner 486
–– maligner 487
– Tumoren 486
Läsion
– präkanzeröse 135
– sessile serratierte 609
– tumorähnliche 624, 670, 698, 736, 781, 788, 914
– tumorartige 525
Latenzzeit
– Einflussfaktoren 18
Lateralsklerose, amyotrophe
– Golgi-Apparat 38
– Proteinfaltungserkrankungen 40
– Veränderungen der Intermediärfilamente 38
Lateralsklerose, amyotrophe (ALS) 259
Lavage, bronchoalveoläre (BAL) 526
Laxanzien, Melanosis coli 622
LCIS (lobuläres Carcinoma in situ) 836, 838
LDL („low density lipoproteins")
– Atherosklerose 413
LDL (low density lipoproteins)
– Atherosklerose 411
Leber 638
– Anatomie 638
– Fehlbildungen 639
– Funktion 639
– Metastasen 674
– Primärtumoren 667
– Schock 204, 665
– Transplantation 677
– tumorähnliche Läsionen 670
– Zyste 639, 640
Leberabszess 653
– cholangitischer 660
Lebererkrankung
– entzündliche 645
– Folgezustände 662
– Kindesalter 674

Leberfibrose
– Fettlebererkrankung 658
– kongenitale 639
Lebergewebe
– ektopes 639
Leberinfarkt
– Nekrose 34
Leberkarzinom
– Kanzerogene 166
– mikrobielle Kanzerogene 169
Leberlappen, akzessorischer 639
Leberphosphorylasekinase-Defekt 938
Leberschaden
– toxischer 655
Lebersche hereditäre Optikusneuropathie 127
Lebersinusoid 638
Lebertoxin
– Alkohol 657
Lebertumor
– embryonaler 826
– Häufigkeit bei Kindern 824
Leberversagen 664
Leberzelle
– Fettlebererkrankung 659
– Fettleberhepatitis 657, 658
Leberzellkarzinom
– Aflatoxin 167
– Paraneoplasie 173
– Tumormarker 174
Leberzellnekrose
– chronische Hepatitis 651
Leberzirrhose
– Cholangiokarzinom 673
– Fettlebererkrankung 658
– hepatozelluläres Karzinom 671
– Kindesalter 677
– makronoduläre 663
– mikronoduläre 663
– Prostatakarzinom 757
– sekundär-biliäre 660
– Thrombose 190
Lederhaut 289
Leichengerinnsel 192
Leichtkettenamyloidose 721
Leiomyom 784, 926
– intravenöses 785
– Tumordignität 133
– Tumorklassifikation 135
Leiomyosarkom 786
– Tumordignität 133
– Tumorklassifikation 135
Leishmaniose 992
– Pathogenese 992
Leistenbruch 699, 700
– direkter 699
– indirekter 699
Leistenhernie 699, 700
Lektin
– Mannose-bindendes 57
Lentigo-maligna-Melanom 864
Leptomeningitis
– purulenta 233
Leptospirose 653, 981
– interstitielle Nephritis 723
Lesch-Nyhan-Syndrom 904
Letalität
– Definition 18
Leucine-rich-repeat-kinase-2-Gen 257

Leukämie
– akute lymphoblastische 448
– akute myeloische 445
– B-Zell Prolymphozyten- 449
– chronisch lymphozytische 464, 465
– chronisch myeloische 154, 155
– chronische lymphozytische 449
– chronische myeloische 441
– chronische myelomonozytäre 441
– Haarzellen- 449
– Häufigkeit bei Kindern 824
– ionisierende Strahlen 170
– juvenile myelomonozytäre 441
– Kanzerogene 166
– mikrobielle Kanzerogene 169
– Mundschleimhaut 539
– Tumorklassifikation 135
Leukämie:akute myeloische 445
Leukämie:chronische myeloische 441
Leukenzephalopathie
– Arsen 247
– disseminierte nekrotisierende 249
– progressive multifokale 240
Leukodystrophie
– metachromatische 252
Leukomalazie 221
Leukoplakie
– Portioektopie 786
– präkanzeröse 139
– Stimmband 487
– verruköse 540
– vulväre intraepitheliale Neoplasie 797
Leukotriene
– Arachidonsäurederivate 56
Leukozyten
– Endothel-Leukozyten-Interaktionen 50
– Entzündung 46, 56
– Marker 12
– Transmigration 52
– Zirkulation 79
Leukozyteninteraktion
– Entzündung 50
Leukozytenrollen
– Entzündung 49
Leukozytenselektin 51
Leukozytoklasie 848
Leukozytose
– AML 445
– chronische Neutrophilenleukämie 444
– Entzündung 65
– neutrophile 436
Lewy-Körperchen 257, 258
Lewy-Körperchen-Demenz
– Parkinson-Erkrankung 257
Leydig-Zelle
– Klinefelter-Syndrom 746
– Tubulusfibrose 746
Leydig-Zell-Tumor 751, 752
LFA (leukozytenfunktionsassoziiertes Molekül) 51
LGMD (limb girdle muscular dystrophy) 282
Libman-Sacks-Endokarditis
– systemischer Lupus erythematodes 108
Lichen
– planopilaris 850
– sclerosus 796
Lichenifikation
– Ekzem 850

Lidspaltenfleck 288
L-Iduronatsulfat-Sulfatase-Defekt 935
Lieberkühn-Krypten 587
Li-Fraumeni-Syndrom
– Tumorepidemiologie 148
– Tumorsyndrome 268
Lingua
– geographica 537
– plicata 537
Linksherzdilatation 181
Linksherzinsuffizienz
– akute 183
– chronische 184
– Lungeninfarkt 196
– Ödementstehung 186
– pulmonale Hypertonie 199
– Ursachen 183
Linksherzsyndrom, hypoplastisches 375
Linksverschiebung 65
Linksversorgungstyp 392
Linse 290
Linsenluxation 290
Linsentrübung 290
LIP (lymphoid interstitial pneumonia) 513, 514
Lipide
– Spezialfärbung 7
– Zelleinschlüsse 35
Lipidfleck
– Atherosklerose 411, 413
– Morphologie 414
Lipofuszin
– Granula 38
– Zelleinschlüsse 36
Lipoidnephrose 715
Lipoidose
– Gallenblase 683
Lipom 140, 920
– Tumorklassifikation 135
Lipophagengranulom 831
Liposarkom 140, 920
– hochdifferenziertes 920, 921
– myxoides 921
– pleomorphes 922
– Tumorklassifikation 135
Lippen-Kiefer-Gaumen-Spalte 536
Liquifikationsnekrose
– Pankreatitis 687
Liquorfistel 233
Liquorpunktat
– Morbus Whipple 603
Lissenzephalie 226
Listeriose 978
Littré-Hernie 700
Lobärdegenerationen, frontotemporale (FTLD) 255
Lobärpneumonie 507
– Stadien 508
Lobektomie 525
Lochkern 37
Locus Kiesselbachii 481
Löffler-Endokarditis 381, 382
Löfgren-Syndrom 112, 516
Loiasis 996
Lokomotion
– Tumorzelle 163
Long-segment-Aganglionose 822
loss of function 155

Lösungsmittel
- Kanzerogene 166
- Tubulopathie 720
Löwengesicht 865
L-Selektin
- Endothel-Leukozyten-Interaktionen 51
Luftembolie 195
- Druckschaden 1008
Luftverschmutzung
- Benzin 1015
- Diesel 1015
- Feinstaub 1015
Lugano-Klassifikation, Hodgkin-Lymphom 463
Lunge 489
- Anthrakose 36
- Fehlbildung 820
- Funktion 492
- Karzinoid 524
- Kreislaufstörungen 503
- MEN 1 362
- Metastasen 525
- Sarkoidose 111, 112, 515
- Sklerodermie 110
- systemischer Lupus erythematodes 108
- umweltbedingte Schäden 1010
Lungenatelektase, herdförmige 493
Lungenembolie 193, 505, 506
- fulminante 193
- rezidivierende 506
Lungenemphysem 493
- bullöses 495
- Einteilung 494
- juveniles 494
- seniles 494
- zentroazinäres 495
- zentrolobuläres 494
Lungenerkrankung
- angeborene 820
- chronische obstruktive 500
- entzündliche 506
- granulomatöse 514
- metallinduzierte 518
- raucherbedingte 500
- Zytopathologie 526
Lungenfell 529
Lungenfibrose 512
- Asbestose 1013
- idiopathische 513
- interstitielle 513, 1013
- Silikose 1012
Lungengangrän 509
Lungenhämosiderose
- Linksherzinsuffizienz 184
Lungenhypoplasie
- thanatophore Dysplasie 816
Lungeninfarkt
- hämorrhagischer 196
Lungenkarzinom
- adenosquamöses 523
- autokrines Wachstum 151
- genetische Untersuchung 525
- großzellig neuroendokrines 524
- großzelliges 522
- ionisierende Strahlen 170
- Kanzerogene 166
- Karzinoid 524
- Klassifikation 520
- kleinzelliges 154, 523, 526, 527

- Komplikationen 520
- myc-Überexpression 153
- nichtkleinzelliges 527
- Operabilität 525
- Organotropismus 164
- Paraneoplasie 173
- Punktmutationen 155
- sarkomatoides 523
- TNM-System 525
- Tumormarker 174
- Wachstumsfaktorrezeptor 151
- Wachstumsmuster 521
Lungenmykose
- Erreger 507
Lungenödem 504
- Linksherzinsuffizienz 186
- Lungenstauung 503
- Ursachen 504
Lungenparenchymerkrankung, diffuse 509
Lungenstauung 503
- akute 503
- chronische 503
Lungentuberkulose 515
Lungentumor
- benigner 524
- maligner 526
Lungenversagen
- akutes 203
Lupus
- pernio 112
- vulgaris 856
Lupus erythematodes
- chronisch diskoider 850
- generalisierter 97, 104, 107
- medikamenteninduzierter 107
Lupusband 850
Lupusglomerulonephritis 108
Lupusknötchen 856
Lupusnephritis 108
Lyme-Arthritis 899
Lyme-Borreliose 852
Lyme-Disease 277
Lymphadenitis 456
- akute 456
- chronische 456
- dermatopathische 459
- epitheloidzellige 459
- granulomatöse 97, 457, 459
- Katzenkratzkrankheit 460
- Kawasaki-Erkrankung 423
- Lymphogranuloma venereum 795
- pseudotuberkulöse 460
- retikulozytär-abszedierende 457
- Sarkoidose 112, 459
- Sinushistiozytose 458
- spezifische 456
- Toxoplasmose 460
Lymphadenopathie
- rheumatoide Arthritis 458
Lymphangiektasie, intestinale 593
Lymphangiom 929
- Kindesalter 824
- Tumorklassifikation 135
Lymphangiosarkom
- Tumorklassifikation 135
Lymphangiosis carcinomatosa 145
Lymphangitis
- Streptokokkeninfektion 856

Lymphfollikel
- Hyperplasie 457
- Lymphknoten 87
- Milz 471
Lymphgefäß 409
- Ödementstehung 187
Lymphknoten 87, 454
- Entzündung 50, 456
- Hals 485
- Sarkoidose 111, 112
- TNM-Klassifikation 177
Lymphknotenmetastase 145
Lymphknotensyndrom, mukokutanes 423
Lymphoblasten
- ALL 448
lymphocyte predominant cells 463
Lymphödem
- Erysipel 856
Lymphom 141
- bcl2-positives 158
- benignes 458
- chromosomale Translokation 154
- follikuläres 465, 466
- Häufigkeit bei Kindern 824
- hochmalignes 141
- immunoblastisches 465
- Kanzerogene 166
- kleinzelliges lymphozytisches 465
- kutanes 865
- lymphoblastisches 465, 468, 469
- lymphoplasmozytisches 465
- lymphozytisches 464
- malignes 331, 447, 460, 461, 539, 582, 630, 752, 843
- mikrobielle Kanzerogene 169
- myc-Überexpression 153
- Nase 483
- niedrigmalignes 141
- Paraneoplasie 173
- plasmozytisches extramedulläres 466
- Tonsillentumoren 485
- Tumorklassifikation 135
- zentroblastisches 465
- ZNS 268, 269
Lymphopoese, Störungen 437
Lymphozyten
- B-Typ 49
- Durchflusszytometrie 11
- Entzündung 57
- intraepitheliale 596, 597
- Korezeptor 85
- naive 83
- Reifung 81
- Rezeptorvielfalt 82
- Rezirkulation 83
- Rolling 84
- T-Typ 49
- Zirkulation 83
Lymphozytenaktivierung
- polyklonale 105
Lymphozytopenie 437
Lymphozytose 437
- B-CLL 449
- Entzündung 65
Lynch-Syndrom 123, 628
Lyonisierung
- Hämophilie 126
Lyse
- Lobärpneumonie 508

Lysosomen
– pathologische Veränderungen 38

M

Mac (macrophage antigen alpha polypeptide) 51
mad-Protein 153
Magen 571
– Adenom 580
– Blutung 572
– Fehlbildungen 572
– Hormonbildung 354
– Lipidinseln 572
– maligne Lymphome 582
– MEN 1 362
– mesenchymale Tumoren 582
– Motilitätsstörung 572
– neuroendokrine Neoplasie 356
– Tumoren 580
Magenerosion 576
Magenfrühkarzinom 580
Magenheterotopie
– Meckel-Divertikel 588, 589
Magenkarzinom 580
– autokrines Wachstum 151
– diffus-anaplastisches 581
– diffus-siegelringzelliges 581
– Helicobacter pylori 170
– Invasion 162
– ionisierende Strahlen 170
– Kanzerogene 166
– Klassifikation 580
– maligner Tumor 134
– mikrobielle Kanzerogene 169
– onkogene DNA-Viren 169
– Tumormarker 174
– Wachstumsfaktorrezeptor 151
Magenschleimhaut
– aggressive Faktoren 576
– Defekte 576
– Erosion 576
– Gastritis 572
– Heterotopie 562
– Hyperplasien 577
– Metaplasien 579
– Polyp 578
– protektive Faktoren 576
– Ulkus 576
Magenulkus 64, 576
– Blutung 572
– chronische Entzündung 68
– hepatogenes 576
– kallöses 577
– Komplikationen 577
MAK (membranattackierender Komplex)
– Entzündung 57, 59
– Typ-II-Überempfindlichkeitsreaktion 94
Makroglossie
– Amyloidose 949
Makrophagen
– Alveolen 491
– angeborenes Immunsystem 79
– Entzündung 48, 67
– Regeneration 71
– Sternenhimmelbild 457
– Typ-IV-Überempfindlichkeitsreaktion 95
– Virushepatitis 650
– Wundheilung 72

Makroskopie
– benigner Tumor 133
– maligner Tumor 133
– Methoden 7
Makuladegeneration 293
Malabsorption 594
– Laktase 594
Malakoplakie 623, 624
Malaria 991
– diffuse membranoproliferative Glomerulonephritis 714
– Pathogenese 991
– quartana 991
– tertiana 991
– tropica 991
Malariapigment 653
Malassez-Epithelrest 542
Malassezia
– furfur 855
Malassimilation 594
– Malabsorption 594
– Maldigestion 594
– Zöliakie 595
Maldescensus testis 742
Maldigestion 594
– hepatobiliäre 594
– pankreatogene 594
Mallory-Denk-Körper 658
– Veränderungen der Intermediärfilamente 39
Mallory-Weiss-Syndrom 572
Malrotation
– Appendix 605
– Dünndarm 588
MALT (mukosaassoziiertes lymphatisches Gewebe) 455
– Agammaglobulinämie 114
– Lymphom 467
Mamma
– benigne proliferative Läsionen 831
– Fibroadenom 135
– Fremdmaterialimplantation 1003
– männliche 844
– Phylloidtumor 135
– weibliche 829, 830, 832–834
Mammakarzinom 834
– Amplifikation 154
– autokrines Wachstum 151
– Carcinoma in situ 836
– Chemokinrezeptoren 165
– erbB2-Überexpression 151
– Invasion 162
– invasives 839
– invasives duktales 839
– invasives lobuläres 840
– ionisierende Strahlen 170
– Klassifikation 839
– maligner Tumor 134
– Männer 844
– medulläres 840
– Metastasierung 842
– Morbus Paget 838
– Onkogene 151
– Paraneoplasie 173
– Perikarditis 403
– Recombination-Repair 160
– Tumormarker 174
– Verkalkung 39
– Wachstumsfaktorrezeptor 151

MANEC (mixed adenoneuroendocrine carcinoma) 609
Mangan 247
Mantelzelllymphom 467
– Immunphänotyp 465
– Zytopathologie 465
Mantelzone
– Lymphknoten 87
Marfan-Syndrom
– Aortendissektion 419
– autosomal-dominante Vererbung 123
– Erdheim-Gsell-Medianekrose 417
Marginalzone 455
Marginalzonenlymphom 467
– extranodales 467
– Immunphänotyp 465
Margination
– Entzündung 49
– Felty-Syndrom 902
– Leukozytenzirkulation 79
Marker, immunhistologischer 12
Markraumfibrose
– myelodysplastisches Syndrom 439
– primäre Myelofibrose 443
Markscheide
– Demyelinisierung 274
– Nervenfasern 273
– tomakulöse Verdickung 276
Marsh-Typen 596
Maschendrahtfibrose 658, 662
Masern
– Enzephalitis 245
– Komplikationen 961
– Mundschleimhaut 538
Masernvirus
– Osteitis deformans 876
– Pneumonie 510
– ZNS-Infektion 239
Massenblutung
– hypertensive 217
Massenverschiebung 212
– transtentorielle 212
Mastitis 831
– infektiöse 831
– periduktale 831
– plasmazelluläre 831
– tuberkulöse 831
Mastopathie
– fibrös-zystische 833
Mastozytose 444, 866
– Klassifikation 441
– kutane 445
– systemische 445
– WHO-Klassifikation 445
Mastzelle
– Entzündung 47
– Komplementfaktoren 59
– Typ-III-Überempfindlichkeitsreaktion 95
– Typ-I-Überempfindlichkeitsreaktion 92
– Urtikaria 853
Mastzellsarkom 445
Maßzahl, epidemiologische 18
Maternal-Floor-Infarkt 807
Matrixmetalloproteinase 162
– chronische Polyarthritis 899
– seröse Entzündung 61
max-Protein 152
MBL (Mannose-bindendes Lektin)

– Entzündung 57
MBP (major basic protein) 54
MCN (muzinös-zystische Neoplasie) 692
M-CSF (Makrophagen-koloniestimulierender Faktor) 428
MDR3 (multidrug resistance protein 3) 644
MDS (myelodysplastisches Syndrom) 441
Meatus
– acusticus externus 299
Meckel-Divertikel 588, 589
Meckel-Gruber-Syndrom 813
Mediakalzinose 416
Medianekrose, idiopathische 417
Mediasklerose Mönckeberg 416
Mediatoren
– Endothel-Leukozyten-Interaktionen 51
– Entzündung 46, 55
– Plasma 57, 60
– Typ-I-Überempfindlichkeitsreaktion 92
– zelluläre 55
Mediaverkalkung Typ Mönckeberg 416
Medikamente
– chemische Schäden 1016
– toxischer Leberschaden 655
Medulloblastom 266
– Epidemiologie 261
– Häufigkeit bei Kindern 824
– Tumorklassifikation 135
Medusenhaupt 219
Meerrettichperoxidase 9
Megakaryozyt 430
– Polycythaemia vera 442
Megakaryozyten
– chronische myeloische Leukämie 441
– essenzielle Thrombozythämie 443
– primäre Myelofibrose 443
Megakolon, toxisches 618
Megaloblast
– myelodysplastisches Syndrom 440
Mehrlingsschwangerschaft 803
Mehrschritt-Theorie, Krebsentstehung 149
Meibom-Karzinom 287
Meigs-Syndrom 773
Meiose
– Chromosomenaberrationen 128
Meissner-Plexus
– Aganglionose 823
– Morbus Hirschsprung 822
Mekoniumileus 591
Melanin
– Färbung 7
– Zelleinschlüsse 36
Melanom
– akrolentiginöses 864
– amelanotisches 865
– autokrines Wachstum 151
– Häufigkeit bei Kindern 824
– invasives 863
– Klassifikation 864
– malignes 135, 171, 288, 294, 542
– Metastasierung 864
– noduläres 864
– Stadieneinteilung 864
Melanom der Weichteile 914
Melanosis
– coli 622, 623
– conjunctivae 288
Melanozyten 846
– Melanom 865

MELAS (mitochondrial encephalomyopathy, lactic acidosis, and stroke-like episodes) 284
Membran
– alveolokapilläre 492
– hyaline 510, 512
Membrana tympanica 299
Membransyndrom
– hyalines 203
MEN (multiple endokrine Neoplasie)
– medulläres Karzinom 331
– Punktmutationen 155
– Tumorepidemiologie 148
– Typ 1 362
– Typ 2 362, 365
– Tyrosinkinaserezeptor 152
Meningeom 266, 267
– Auge 295
– parasagittales 267
– präpontines 267
– sporadisches 267
– Tumorklassifikation 135
Meningeosis carcinomatosa 268
Meningeosis lymphomatosa 268
Meningeosis melanomatosa 268
Meningeosis neoplastica 268
Meningitis
– eitrige 62
– luetische 236
– tuberkulöse 235
Meningoenzephalitis
– Frühsommer- 241
– Meningokokken 975
Meningozele 224
Meniskuserkrankung 909
Menorrhagie 776
Merkelzell-Polyomavirus 169
Merkel-Zell-Tumor 357, 862
Merosinopathie 282
MERRF (myoclonic epilepsy with ragged red fibers) 284
Merseburger Trias 322
Mesangiumzelle
– IgA-Nephritis 713
Mesenterialarterienverschluss 591
Mesenterialvenenthrombose 593
Mesothelien
– Pneumothorax 530
Mesotheliom
– Peritoneum 697
– Pleura 533
– Tumorklassifikation 135
Metalle
– Lungenerkrankungen 518
– Neurotoxizität 247
Metallose 518
Metaplasie
– Cervix uteri 786
– foveoläre 580
– gastrale 24, 580, 620
– Hashimoto-Thyreoiditis 319
– intestinale 567, 579
– Magenschleimhaut 579
– pseudopylorische 580
– synoviale Chondromatose 914
Metastase
– Auge 295
– Eileiter 775
– Myometrium 784

– Nebennierenrinde 344
– Ovar 774
– Schilddrüse 331
– Skelettsystem 894
– TNM-Klassifikation 177
– Vagina 794
– ZNS 268
Metastasierung 144
– Analkarzinom 635
– Chorionkarzinom 802
– Endometriumkarzinom 783
– Epithel-Mesenchym-Transition 144
– hämatogene 145, 146, 842
– kavitäre 146
– Kolonkarzinom 628
– lymphogene 145, 842
– Magenkarzinom 582
– maligner Tumor 132, 133
– Mammakarzinom 842
– Melanom 864
– molekulare Mechanismen 163
– Mundhöhlenkarzinom 541
– Nierenzellkarzinom 729
– Organotropismus 164
– Ösophaguskarzinom 569
– Ovarialkarzinom 767
– Tumorembolie 195
Metastasierungskaskade 163, 164
Methoden 6
Methotrexat
– Leukenzephalopathie (MTX) 249
Methotrexat (MTX)
– Leukenzephalopathie 250
– Neurotoxizität 249
Metrorrhagie 776
MFN2 (Mitofusin 2) 276
MGUS (monoklonale Gammopathie unbestimmter Signifikanz) 448
MHC (major histocompatibility complex) 77, 78
MHC-Klasse-II-Moleküle 78
MHC-Klasse-I-Moleküle 78
– T-Lymphozyten 89
MHC-Restriktion 82
Michaelis-Gutmann-Körperchen 624
Migration
– B-Lymphozyten 85
– transendotheliale 79
Migrationsstörung 225
– Agyrie 226
– Heterotopie 226
– Polymikrogyrie 227
Mikroabszess
– Epitheloidzellgranulom 69
– Hirnparenchym 235
– Splenitis 474
Mikroangiopathie
– diabetische 719
– diabetische Retnopathie 292
– hypertensive 217
– thrombotische 725
Mikroembolie
– Lunge 193
Mikrokarzinom
– papilläres 329
Mikromegakaryozyt 442
Mikroorganismen
– Spezialfärbung 7
mikro-RNAs 160, 161

Mikroskopie 7
– Schnellschnittuntersuchung 10
– Zellschädigung 29
Mikrothrombus
– hyaliner 192, 205
– Schock 203
– Transplantatabstoßung 98
– Verbrauchskoagulopathie 205
Mikrotubuli
– pathologische Veränderungen 38
Milchgang 830
Milchgangpapillom
– Tumorklassifikation 135
Milchglasaspekt 325
Milchglas-Hepatozyten
– chronische Hepatitis 651
Miliartuberkulose 516
Miller-Dieker-Syndrom 226
Milz 455, 471
– Abszess 474
– Amyloidose 475, 948
– Anatomie 471
– Blutversorgung 473
– Fehlbildungen 472
– Hyperplasie 473
– Kreislaufstörungen 473
– lymphatische Komponente 455
– Tumoren 475
– Zyste 476
Milzbrand 978
Milzinfarkt 196, 473
Milzruptur 473
Milzvenenthrombose 473
Mimikry, molekulares 105
– Helicobacter-pylori-Gastritis 574
– parainfektiöse Enzephalomyelitis 245
Minimalasbestose 1013
Minimal-Change-Nephropathie 715
Minimalläsion, glomeruläre 715–717
mini-transplant 450
Mischtumor 135
Mitochondrien
– pathologische Veränderungen 37
Mitochondrium
– Hyperoxalurie 939
Mitose 19
Mitosefigur
– maligner Tumor 134
– pigmentierte villonoduläre Synovialitis 914
– synoviales Sarkom 914
Mitosephase 20
Mitosezahl
– Grading 175
mitosis promoting factor 21
Mitralklappe
– degenerative Veränderungen 384
– Endocarditis ulceropolyposa 383
– infektiöse Endokarditis 383
– Ringverkalkung 386
Mitralklappeninsuffizienz
– Endocarditis ulceropolyposa 383
– Lungenödem 186
– Mitralklappenprolaps 386
Mitralklappenprolaps 386
Mitralklappenstenose
– Lungenödem 186
Mittelohrentzündung 300

Mixed Connective Tissue Disease
– Autoantikörper 107
Miyoshi-Myopathie 282
Molekularbiologie
– Techniken 14
Molekulargewicht
– Immunglobuline 81
Molekularpathologie
– Krebsentstehung 149
– Techniken 14
Molluscum contagiosum
– Augenlid 286
Mönckeberg-Sklerose 416
Mononeuropathie 274
Mononukleose
– infektiöse 474, 723
Mononukleose-Hepatitis 650
Monopoese 428
Monosomie 128
– Turner-Syndrom 129
Monosomie-7-Syndrom 439
Monozyten
– angeborenes Immunsystem 79
– Entzündung 48
– Leukozytenzirkulation 79
– Wundheilung 72
Monozytopenie 437
Monozytopoese
– Störungen 437
Monozytose 437
Morbus
– Addison 349
– Alzheimer 38, 40
– Andersen 938
– Basedow 104, 321
– Behçet 537
– Berger 711
– Bowen 634, 860
– Castleman 458
– Crohn 619, 620, 903
– Cushing 879, 881
– Forbes 938
– Gaucher 936
– Glanzmann 437
– Heck 539
– Hers 938
– Hirschsprung 822
– Hodgkin 141
– Hunter 935
– Köhler I 881
– Köhler II 881
– Ledderhose 140
– Maroteaux-Lamy 935
– McArdle 938
– Ménétrier 578
– Menière 303
– Morquio 935
– Osgood-Schlatter 881
– Paget 635, 798, 838, 875
– Parkinson 37, 38, 40
– Perthes 881
– Pfaundler-Hurler 935
– Pick 256
– Pompe 938
– Sanfilippo 935
– Scheie 935
– Schilder 245

– Sly-Thompson-Nelson 935
– Still 902
– Tarui 938
– von Gierke 938, 939
– von Recklinghausen 268
– Whipple 601, 903
– Wilson 289
Morgagni-Kugel 291
Mortalität
– Definition 18
– maligne Tumoren 146
Mosaik, numerisches 129
Motilin 354
Motilitätsstörung
– Magen 572
Mottenfraßnekrose 651
MPN (myeloproliferative Neoplasie) 440
– Klassifikation 441
MPS (mononukleäres Phagozytensystem)
– Typ-III-Überempfindlichkeitsreaktion 94
MPZ (myelin-protein zero) 276
MS (multiple Sklerose) 245
– Autoimmunerkrankungen 104
– Varianten 245
MTMR2 (myotubularin related protein 2) 276
M-Typ-Phospholipase-A2-Rezeptor 711
Mukoepidermoidkarzinom 556
Mukopolysaccharidose 935
– Zelleinschlüsse 36
Mukormykose
– rhinozerebrale 988
Mukosaprolaps-Syndrom 623, 624
Mukoviszidose
– Hypogonadismus 747
Mukoviszidose siehe Fibrose, zystische
Mukozele
– Appendix 608
Müller-Gang
– Eileiter 774
– Parovarialzyste 765
– Vaginafehlbildung 794
Müller-Mischtumor, maligner 138, 771
Multiple Sklerose (MS) 104, 244, 245
– Varianten 245
Mumpsvirus 650
Mundhöhle 536
– Anomalien 536
– Fehlbildung 536
Mundhöhlenkarzinom
– Metastasierung 541
– verruköses 541
Mundhöhlensoor 859
Mundschleimhaut
– Erythroplakie 540
– Kaposi-Sarkom 542
Munro-Mikroabszess 852
Muscle-Eye-Brain-Disease 283
Muscularis mucosae
– Aganglionose 823
– Duodenalulkus 584
– Magenerosion 576
– Magenulkus 576
– Morbus Hirschsprung 823
– Mukosaprolaps-Syndrom 624
Muskatnussleber 666
Muskelatrophie
– neurogene 279

Muskeldystrophie 280
– Becker-Typ 280
– distale 282
– Duchenne 126
– Duchenne-Typ 280
– fazio-skapulo-humerale 282
– Kardiomyopathie 398
– kongenitale 282
– myopathische Veränderungen 280, 281
– okulo-pharyngeale 282
– Trinukleotidexpansion 257
– X-chromosomale 280
Muskelerkrankung
– neurogene Muskelatrophie 279
– primäre 280
Muskelfaser
– Muskeldystrophie 280
Muskelphosphorylase-Defekt 938
Muskulatur
– Dermatomyositis 110
– Sklerodermie 110
Mutation
– Gene 119
– somatische 118
Mutatorphänotyp 159
Muzine
– Spezialfärbung 7
Myasthenia gravis 478
– Autoimmunerkrankungen 104
– Paraneoplasie 173
– Thymom 479
Myasthenie
– Paraneoplasie 173
myb-Protein
– Onkogene 150
Mycobacterium avium intracellulare 615
Mycobacterium leprae
– Pathogenese 984
– Symptomatik 984
Mycosis fungoides 865
myc-Protein
– Funktion 152
– Onkogene 150
Myelin
– Nervenfasern 273
– segmentale Demyelinisierung 275
– tomakulöse Verdickung 276
Myelinolyse
– zentrale pontine 248, 249
Myelinovoide 275
Myelinscheide
– Demyelinisierung 274
– tomakulöse Verdickung 276
Myeloblast 428
Myelofibrose
– primäre 441
Myelom
– multiples 719
Myelom, multiples 447
Myelomeningoradikulitis
– Definition 233
Myelomeningozele 224
Myelomniere 447
Myeloperoxidase 54
Myelose
– funikuläre 251
Mykobakterien
– Spezialfärbung 7

Mykobakteriose 981
– atypische 983
Mykobakterium
– Abwehrmechanismen 973
Mykoplasmen 978
– Prostatitis 755
Mykose
– Blasto- 990
– Histoplasmose 990
– Kokzidioido- 990
– Lunge 507
– Parakokzidioido- 990
Myofibrille 279
– Myokardinfarkt 391
Myofibroblasten
– chronische Entzündung 67
– seröse Entzündung 61
– Wundheilungsstörung 73
Myokard im Winterschlaf 389
Myokardfibrose
– Angina pectoris 389
Myokardinfarkt
– Komplikationen 393
– Lokalisation 392
– Morphologie 390
– Narbe 391
– Nekrose 33
– Perikarditis 403
– subendokardialer 392
– Verlauf 391
Myokarditis 398
– chronische 402
– Diphtherie 400
– kardiale Thrombose 192
– Linksherzdilatation 181
– lymphozytäre 64
– plötzlicher Herztod 402
– virale 400
Myokardnekrose
– Infarkt 390
Myom
– kardiales 405
– Uterus 784
Myometritis 784
Myometrium 784
– Metastasen 784
– Tumoren 784
Myopathie
– kongenitale 281, 283
– medikamenteninduzierte 284
– metabolische 284
– mitochondriale 281, 284
– myofibrilläre 283
– toxische 284
– tubuläre 389
Myositis 111, 283
– autoimmun bedingte 283
– immunmediierte nekrosierende 283
– Orbita 296
Myotubularin
– kongenitale Myopathie 282
Myozytolyse, kolliquative 389
Myxödem 319
– prätibiales 322
Myxofibrosarkom 925
Myxom
– kardiales 404
– odontogenes 548

N

Nabelhernie 700
Nabelschnur
– Komplikation 804
Nabelschnurbruch 700, 805
Nabelschnurhernie 805
N-Acetyl-α-D-Glukosaminidase-Defekt 935
N-Acetylgalaktosamin-4-Sulfatase-Defekt 935
N-Acetylglukosamin-6-Sulfatase-Defekt 935
Nachtblindheit 950
NADPH-Oxidase 54
Nanopartikel 1016
Narbe
– Entzündungsfolge 63
– Myokardinfarkt 392
– radiäre 833
Narbenemphysem 494, 495
Narbenhypertrophie
– Wundheilungsstörung 73
Narbenneurom 274
Nase
– äußere 481
– innere 481
– Tumor
–– benigner 482
–– epithelialer 482
–– maligner 483
Nasenbluten 481
Nasenhöhlenkarzinom 166
Nasopharynx 483
– Entzündung 483
– Tumor
–– maligner 483
Natürliche-Killer-Zelle
– Autoimmunhämolyse 95
– Entzündung 47
– Typ-II-Überempfindlichkeitsreaktion 94
Nävus
– Iris 293
Nävus-Syndrom
– dysplastisches 863
Nävuszellnävus 294
– Augenlid 287
– Konjunktiva 288
Nebenhoden 752
Nebenhöhlen 481
Nebenniere 339, 340
– Nebennierenmark 350
– Nebennierenrinde 339
– Paraganglien 350
– Phäochromozytom 350, 351
Nebenniereninsuffizienz
– pluriglanduläre endokrine Insuffizienz 366
Nebennierenmark 350
– Tumoren 350
Nebennierenrinde 339
– Adenom 343, 344, 346
– Atrophie 342
– Ektopie 341
– Fehlbildungen 341
– Hyperkortisolismus 342
– Hyperplasie 342, 343
– Karzinom 344, 345
– Metastasen 344
– Tumoren 343
– Überfunktionssyndrom 345
– Unterfunktionssyndrom 348

Nebennierenrindeninsuffizienz
- primäre 348
- Waterhouse-Friderichsen-Syndrom 348
Nebennierenrindenkarzinom
- Häufigkeit bei Kindern 824
Nebennierenrindenkrise 348
Nebenschilddrüsen 333
- Adenom 334, 335
- Entwicklung 333
- Karzinom 334
- MEN 2 363
Nebenzelle 571
Nebulin
- kongenitale Myopathie 282
Nekrolyse
- toxische epidermale 850
Nekrose
- Defektheilung 35
- Entzündung 62
- fibrillogranuläre 33, 34
- fibrinoide 33, 34, 900, 901
- Gehirn 250
- Glioblastom 264
- hämorrhagische 687, 688
- hämorrhagische Infarzierung 196
- HE-Färbung 33
- Hirngewebe 221
- Hypophyse 310
- ischämische 35
- käsige 33, 34
- Knochenmark 438
- Leberinfarkt 34
- Myokardinfarkt 33
- Pankreatitis 687
- retinale 291
- subendokardiale 203
- Tumor 132
- Tumorstroma 144
- Typen 33
- Unterschied Apoptose 35
Nekrose-Fibrose-Sequenz 688
Nematoden
- Enteritis 603
Nematoden (Rundwürmer) 994
- Filariosen 996
- Trichinellose 996
Neoplasie
- duktale 836
- hämatologische 141, 173
- intraepitheliale 138, 139, 149, 540, 568, 618, 624, 634, 690, 788, 794, 797
- intrakranielle 260
- Knochenmark 141
- lobuläre 838
- mesenchymale 863
- multiple endokrine 148, 152, 331
- muzinös-zystische 692
- myeloproliferative 440
- neuroendokrine 356, 357, 523
- papillär-muzinöse 692
- solid-pseudopapilläre 693
Nephrin 715, 716
Nephritis
- Hyperoxalurie 939
- interstitielle 721, 723, 939, 940
Nephroblastom 732, 825
- Häufigkeit bei Kindern 824
- Tumorepidemiologie 148
- Tumorklassifikation 135

Nephrohydrose 723
Nephrokalzinose 720
Nephrolithiasis 735
- Nierenbeckenkarzinom 732
Nephron 705
Nephropathie
- diabetische 718
- obstruktive 723
Nervenbiopsie
- N. suralis 274
Nervensystem
- autonomes 1007
- peripheres 273
- zentrales 210, 222, 233, 236
Nervus
- medianus 911
- oculomotorius 212
- opticus 295
- trigeminus 238, 858
- vestibulocochlearis 278
Nerz-Enzephalopathie 242
Nesidioblastose 355
Netzdegeneration 645
Netzhaut 291
Netzhautablösung 292
Netzhautspaltung 293
Neugeborene
- Alveolarproteinose 517
- Atemnotsyndrom 510
- Ikterus 675
- Morbus Hirschsprung 822
- multizystische Enzephalopathie 222
- periventrikuläre Leukomalazie 221
- subependymale Blutung 220
- Zystenniere 706
Neuraminidase 600
Neurinom 270, 277
- Akustikusneurofibromatose 270
- Mundhöhle 539
Neuritis 277
- immunpathologisch bedingte 277
- nervi optici 295
Neuroblastom 824
- Amplifikation 154
- Häufigkeit bei Kindern 824
- myc-Überexpression 153
- Nebennierenmark 351
- Onkogene 151
- Tumorklassifikation 135
- Tumormarker 174
Neurodermitis 849
Neurofibrom 269, 270
- Kindesalter 824
- Tumorklassifikation 135
Neurofibromatose
- Neurinom 278
- Tumorepidemiologie 148
- Typ 1 268
- Typ 1 (NF1) 270
- Typ 2 268
Neurofibromatose Typ 1 (NF1) 269
Neurofibromin 269
Neurofilament
- Tumormarker 174
Neurohypophyse
- Erkrankungen 310
Neurom
- Appendix 608
- traumatisches 274

Neuromyelitis
- optica 245
Neuronopathie
- Arsen 247
- Thallium 247
Neuropathie
- Amyloidose 275
- entzündliche 277
- hereditäre 275, 276
- hypertrophe 276
- metabolische 277
- Reaktionsmuster 274
- toxische 277
Neurosyphilis 236
Neurotensin 354
Neurotoxizität
- Alkoholabusus 246
- Cisplatin 250
- ionisierende Strahlen 250
- Metalle 247
- Vitaminmangel 250
- Zytostatika 249
Neurotransmitter
- Marker 12
Neurozytom, zentrales 265
Neurulationsstörung 224
Neutropenie 437
Neutrophilenleukämie
- chronische 441, 444
NF1-Tumorsuppressorgen 269
Niacin 950
Niacinmangel 251
Nidus
- Osteoidosteom 886
Niere 703
- Adenokarzinom 728
- Amyloidose 719
- Arenie 704
- Arteriolosklerose 725
- Atherosklerose 725
- Aufbau 704
- Basalmembran 704
- Durchblutung 704
- Hyperoxalurie 940
- Hypoplasie 706
- Onkozytom 728
- Schock 204
- Sklerodermie 110
- systemischer Lupus erythematodes 107, 108
- Transplantation 726
- Tubulopathien 719
- Tumoren 728
- Zystinose 941
Nierenadenom 728
Nierenarterienstenose
- Atherosklerose 724
- Hypertonie 198
Nierenbecken
- Fehlbildungen 733
Nierenbeckenkarzinom 732
Nierendysplasie
- polyzystische 707
Nierenerkrankung
- glomeruläre 707
Niereninfarkt 724
Niereninsuffizienz
- Zystenniere 707
Nierenkarzinom
- Paraneoplasie 173

Nierensteine 735
Nierentuberkulose 724
Nierentumor
– embryonaler 825
– Häufigkeit bei Kindern 824
– mesenchymaler 732
Nierenversagen
– akutes 719, 720
– diabetische Glomerulopathie 718
Nierenzellkarzinom 728
– buntes Bild 729
– Chemokinrezeptoren 165
– chromophobes 730, 731
– klarzelliges 730
– Metastasierung 729
– Molekularpathologie 731
– papilläres 730, 731
– Risikofaktoren 729
– Sammelrohrkarzinom 731
– Subtypen 730
– Xp11-Translokationskarzinom 732
Nierenzyste
– solitäre 706
Nikolski-Zeichen 851
Nikotinabusus
– Kanzerogene 166
– Ösophaguskarzinom 569
Nitrosamine
– bakterielle Umwandlung 168
– Bronchialkarzinom 519
– Kanzerogene 166
Nizza-Klassifikation 504
NK/T-Zell-Lymphom 469
– Einteilung 469
– extranodales 471
– primär leukämisches 469
– primär nodales 470
– reifzelliges 469
NK-Zelle
– angeborenes Immunsystem 79
– Autoimmunhämolyse 95
– Entzündung 47
– Typ-II-Überempfindlichkeitsreaktion 94
Nocardia abscessus 980
Nocardia farcinica 980
Nokardiose 980
NOMI (nichtokklusive mesenteriale Ischämie) 593
Non-A-Non-B-Non-C-Non-E-Hepatitis 649
Non-Hodgkin-Lymphom 463
– B-Zell-Reihe 465
– Häufigkeit bei Kindern 824
– kleinzelliges B-Zell-Lymphom 464
– lymphozytisches Lymphom 464
– Prognose 461
– WHO-Klassifikation 464
Noradrenalin
– Phäochromozytom 350
– Schock 200
Normoblast 430
– myelodysplastisches Syndrom 440
Northern-Blotting 14
Noxe
– chronische Entzündung 66
– Nekrose 33
– Zellschädigung 25
NSIP (nonspecific interstitial pneumonia) 513, 514
NSKT (nicht seminomatöser Keimzelltumor) 749

nuclear grooves 325
nuclear grooving 329
Nucleotide-Excision-Repair 159
Nucleus
– caudatus 256
– pulposus 908
Nukleolus
– Hodgkin-Zelle 462
– pathologische Veränderungen 37
Nukleotide
– Genom 117
Null-Adenom 310
NYHA-Klassifikation 183

O

Oberflächenpannus 900
Oberflächenpapillom
– seröses 767
Obstruktion
– ableitende Harnwege 735
Obstruktionsatelektase 493
Obstruktionsileus 591
Obturationsileus 591
Ochronose 909
Ödem 185
– chronische Entzündung 67
– Entstehung 185
– Entzündung 45
– hyposmotisches 210
– interstitielles 210
– Larynx 486
– Lunge 504
– Pathogenese 187
– perivaskuläres 51
– seröse Entzündung 59
– vasogenes 210, 211
– zytotoxisches 211
Odontogenese 542
Odontom 548
Offenwinkelglaukom 296
Ohr 299
– Anatomie 299
– äußeres 299
Okklusionsileus 591
Olfaktoriusmeningeom 267
Oligodendrogliom 264
– Epidemiologie 261
Oligodendrozyt
– Myelin 273
Oligohydramnion-Sequenz 814
Oligurie
– Schockniere 720
Omarthrose 906
Onchozerkose 997
onion bulbs 275
Onkogene 149
– Aktivierungsmechanismen 154
– Kanzerogene 167
– virale 149, 150
– zelluläre 149, 150
Onkoproteine 151
– Signaltransduktionskette 152
– Transkriptionsfaktoren 152
– Tyrosinkinaserezeptor 152
– Wachstumsfaktoren 151
– Wachstumsfaktorrezeptoren 151
Zyklen 153
Onkornaviren 169

Onkozyten
– Mitochondrienveränderungen 38
Onkozytom 556, 728, 729
– Molekularpathologie 732
Onychomykose 859
Oophoritis 775
OP (organising pneumonia) 513
OPCA (olivopontozerebellare Atrophie) 258
Ophthalmie
– sympathische 296
Ophthalmoplegie
– chronisch progressive externe 284
Opsoklonus-Syndrom
– paraneoplastisches 246
Optikusatrophie 295
Orbita 296
– Myositis 296
– Tumoren 296
Orbitaphlegmone 296
Orceinfärbung 7
Orchitis 743
– virale 744
Organ
– Altern 40
– lymphatisches 79, 81, 83, 454
Organfehlbildung
– Hydrops fetalis 818
Organisation
– Heilung 71
Organotropismus, Tumoren 164
Oropharynx 484
– Tumor
– – benigner 485
– – epithelialer 485
Orthomyxovirus 961
Ösophagitis 564
– Candida albicans 565
– eosinophile 566
– Herpes-simplex-Virus 565
– Reflux 564
– Verätzung 565
Ösophagotrachealfistel 562
Ösophagus 561
– Blutungen 566
– Divertikel 563
– Fehlbildungen 562
– Perforation 566
– Plattenepithelkarzinom 568, 569
– Ruptur 566
– Tumoren 567
Osteoarthrose 906
Osteoblasten
– Knochenumbau 872
– Osteitis deformans 876
– Osterix 869
– Prostatakarzinom 758
– Runx-2-Gen 869
Osteoblastom 883, 885
Osteochondrom 883
Osteochondrosis dissecans 881
Osteodystrophie
– hereditäre 337
Osteogenesis imperfecta
– autosomal-dominante Vererbung 123, 124
Osteoid
– Hepatoblastom 826
Osteoidosteom 883, 885

Osteoklasten
- chronische Polyarthritis 900
- Knochenumbau 871, 872
- Knochenzellen 870
- Osteitis deformans 875
- Osteopetrose 818
- Regulation 869
- Remodeling 868
Osteolyse
- Chondrosarkom 890
- Chordom 893
- fibröse Dysplasie 894
- Knochenfibrom 894
- Myelom, multiples 448
Osteom
- Tumorklassifikation 135
Osteomyelitis
- chronische nichtbakterielle 874
- spezifische 874
Osteomyelofibrose 443
Osteopathie
- generalisierte 876
- parathormonabhängige 880
- renale 880
Osteopetrose 817
Osteophyt 906, 907
Osteoporose
- Einteilung 877
- postmenopausale 877
- primäre 877
Osteoporosis
- circumscripta 875
Osteoprotegerin 868, 870
Osteosarkom 883, 885
- autokrines Wachstum 151
- Häufigkeit bei Kindern 824
- Tumorklassifikation 135
Osterix 869
Ostitis, multiplex Jüngling 112
Ostium-primum-Defekt 371
Ostium-secundum-Defekt 371
Östrogene
- Feminisierung 347
- Hypogonadismus 745
- Knochenregulation 869
- Osteoporose 877
- Prostatakarzinom 757
- Vagina 793
Otitis, media 300
Otitis externa 299
Otitis externa maligna 299
Otosklerose 301
Ovar 762
- Borderline-Tumor 766
- epitheliale Zysten 765
- Fehlbildungen 763
- Funktionsstörung 763
- Übergangszelltumor 771
- Zystadenom 136
Ovarialfibrom 772, 773
Ovarialkarzinom
- Amplifikation 154
- endometrioides 770
- Genetik 766
- klarzelliges 770
- Onkogene 151
- Recombination-Repair 160
- seröses 768

- Stadieneinteilung 767
- Tumormarker 174
- Typen 769
- Wachstumsfaktorrezeptor 151
Ovarialtumor 765
- epithelialer 765
- muzinöser 769
- primärer 765
- seröser 767
Ovarialzyste
- nichtneoplastische 764
Overlap-Syndrom
- Granulomatose m. Polyangiitis (EGPA), eosonophile 424
Overload-Phänomen 1011
Ovula Nabothi 786, 787
Oxalatstein 940
Oxalose 906, 939
Oxyuren
- Vulvitis 795
Oxyuriasis 996

P
p53-Protein 157, 158
- Funktionsverlust 157
- Tumorantigene 165
- Zervixkarzinom 169
p53-Tumorsuppressorgen
- Astrozytom 262
- Glioblastom 263
- Hodentumor 747
- Keimbahnmutationen 271
- Tumorreplikation 160
- Urothelkarzinom 738
PAF (plättchenaktivierender Faktor)
- Blutgerinnung 188
- Entzündung 45
- zelluläre Mediatoren 56
PAFAH1B1-Gen 226
Palpebrae 286
PAMP (pathogen-associated molecular patterns) 49, 52
Pancreas
- anulare 685
- divisum 685
Panenzephalitis
- subakute sklerosierende 245
PanIN (pankreatische intraepitheliale Neoplasie) 691
Pankreas
- Azinuszellkarzinom 692
- exokrines 686, 690
- Hämochromatose 667, 668
- Hormonbildung 354
- neuroendokrine Neoplasie 357
- Typ-1-Diabetes 946
Pankreasinsuffizienz 594
Pankreaskarzinom 690
- autokrines Wachstum 151
- Paraneoplasie 173
- Punktmutationen 154
- RAS-Mutation 152
- Tumormarker 174
Pankreatitis 686
- Nekrose 34
Pankreatoblastom 693
Panmyelopathie 433
Panmyelose, Polycythaemia vera 442

Pannikulitis 847, 848
Pannus 900, 901
- corneae 289
Pantothensäure 950
Panzerherz 393
Papanicolaou-Färbung 7
Papilla Vateri
- Tumoren 693
Papillarmuskelabriss 385
Papillom 136
- Augenlid 287
- Kehlkopf 486
- Konjunktiva 288
- Larynx 487
- Mamma 834
- Ösophagus 567
Papillomatose 848
Papillomaviren 789
Papillomavirus 967
- Condyloma acuminatum 760
Papillomviren
- bowenoide Papulose 634
- Hautinfektion 857
- Kanzerogenese 169
- Mundhöhlenkarzinom 541
- Mundschleimhaut 539
Papulose, bowenoide 634
Paraganglien 350
Paragangliom 351
Paragranulom, noduläres 463
Parainfluenzavirus
- Pneumonie 510
Parakeratose
- Ekzem 849
- Psoriasis vulgaris 851
Parakortikalzone
- dermatopathische Lymphadenitis 459
- Hyperplasie 457
Paralyse
- progressive 236
Paramyxoviren
- Osteitis deformans 876
Paraneoplasie 172
- Enzephalomyelopathien 246
- hämatologische 173
Paraösophagealhernie 564
Paraparese
- tropische spastische 241
Parathormon 333
- Knochenregulation 869
- Osteopathie 880
Paratubalzyste 765
Parenchymembolie 195
Parinaud-Syndrom 265
Parkin-Gen 257
Parkinson-Erkrankung 258
- Lewy-Körperchen-Demenz 257
Parkinsonismus
- symptomatischer 258
Parkinson-Syndrom
- postenzephalitisches 258
Parodontium 543
- Erkrankungen 544
Parotis
- Sarkoidose 112
- Uveo-Parotis-Syndrom 112
Parotitis epidemica 551
Parovarialzyste 765

Partialmole
- Trophoblasterkrankung 802
Parvovirus
- intrauterine Infektion 810
Pätau-Syndrom 128
Pathogenese 5
Pathologie
- Aufgaben 3
- Bindegewebe 39
- Diagnostik 5
- digitale 11
- Epidemiologie 17
- Forschung 6
- Makroskopie 7
- Methoden 6
- Mikroskopie 7
- Zellorganellen 37
Pauci-Immun-Glomerulonephritis 717
Paukenhöhle 299
Pautrier-Mikroabszess 865
Pautrier-Pseudoabszess 471
PBIF (Progesterone Induced Blocking Factor) 807
PCR (Polymerasekettenreaktion) 15
PDGFRA-Gen 582
PECAM (platelet endothelial cell adhesion molecule) 51
Pellagra 251, 951
Pemphigoid, bullöses 854
Pemphigus
- Typ-II-Überempfindlichkeitsreaktion 95
- vulgaris 104, 854
Penis 759
- Priapismus 759
Penizillin
- interstitielle Nephritis 723
- Myokarditis 399
Peptid YY 354
Perfusionsischämie
- Mesenterialarterien 593
Periadnexitis 775
Pericarditis
- constrictiva 404
Perichondritis 300
Peridivertikulitis, Dickdarm 613
Perifollikulitis 848
Perikard 403
Perikarderguss 403
- Herzbeuteltamponade 403
Perikarditis 403
- bakterielle 403
- Myokardinfarkt 393
- systemischer Lupus erythematodes 108
- tuberkulöse 403
Perineurium
- Waller-Degeneration 274
Perioophoritis 775
Periostreaktion
- Ewing-Sarkom 891, 892
periphere Toleranzinduktion 477
Perisalpingitis 775
Perisplenitis 474
Peritonealabszess 696
Peritonealkarzinose 697
- Metastasierung 146
Peritoneum 695
- Mesotheliom 697
- parietale 695
- Pseudomyxom 697

- retroperitoneale Fibrose 698
- Tumoren 697
- viscerale 695
- Zysten 698
Peritonitis
- abakterielle 696
- akute 696
- chronische 696
- sklerosierende 696
- sterkorale 696
- tuberkulöse 697
Perizyten, Kapillaren 409
Perjodsäure-Schiff-Reaktion 7
Permeabilitätssteigerung
- Entzündung 45, 46
Peroxisom
- Hyperoxalurie 939
- pathologische Veränderungen 38
Petechien
- Purpura cerebri 220
Peutz-Jeghers-Polyp 630
Peutz-Jeghers-Syndrom 631, 632
Peyer-Plaques 455
- Typhus abdominalis 600
Peyronie-Krankheit 760
Pfeiffer-Zelle 459
Pfortader
- hämatogene Metastasierung 145
- Leber 665
- Portalfeld 638
- Verschluss 665
- Zirkulationsstörung 665
Pfortaderembolie 193
Pfortaderthrombose, portale Hypertonie 666
PGA (pluriglanduläres Autoimmunsyndrom) 366
Phagosombildung
- Phagozytose 52
Phagosomen 38
Phagozytensystem
- mononukleäres 94
Phagozytose
- Bakterien 53, 54
- Entzündung 52
Phakomatose 269
Phäochromozytom 350, 351
- Hypertonie 198
- MEN 2 363
- Tumorklassifikation 135
- Tumormarker 174
Pharyngitis 484
Phenylketonurie
- Herzfehler 369
Philadelphia-Chromosom 154, 441
Phlebosklerose 426
Phlegmone 856
- eitrige Entzündung 61, 63
- Orbita 296
Phosphatase
- alkalische 817
Phosphofruktokinase-Defekt 938
Phosphoribosyl-Pyrophosphatsynthetase-Gen 904
Phosphotransferasemangel
- Golgi-Apparat 38
PHPV (primärer hyperplastischer persistierender Glaskörper) 291
Phthisis bulbi 297
Phyllodes-Tumor 834
Picornavirus 960

PI-Gen 669
Pigment
- anthrakotisches 36
- Bilirubin 37
- Dubin-Johnson-Syndrom 642
- Hämosiderin 37
- Lipofuszin 36
- Melanin 36
- Zelleinschlüsse 36
Pigmente
- Spezialfärbung 7
Pigmentierung
- Haut 349
- korneale 289
Pigmentstein 681
Pilze 985
- Enteritis 602
- Morphologie 985
- Spezialfärbung 7
- Vulvitis 795
Pilzinfektion 985
- Abwehrmechanismen 985
- Aspergillose 987
- Candidosen 986
- Haut 858
- Leber 654
- Mukormykose 988
- Mykosen 986
-- außereuropäische 990
-- DHS-System 986
- Pneumozystose 989
- ZNS 237
Pineoblastom 265
Pineozytom 265
Pinguecula 288
Piringer-Lymphadenitis 457, 458
PKD1-Gen 707
PKD2-Gen 707
PKD (polyzystische Nierenerkrankung) 706
Plaques
- atherosklerotische 414, 415
- fibröse 411
- multiple Sklerose (MS) 245
- plötzlicher Herztod 402
Plasmamediatoren
- Entzündung 57
Plasmamediatorsystem 60
Plasmaproteine
- Entzündung 65
Plasmazelle 430
- AL-Amyloidose 947
- atypische 447
- Endometritis 780
- Lymphknoten 87
- Lymphozytenzirkulation 84
Plasmazellhyperplasie 457
Plasmin
- Fibrinolyse 188
- Regeneration 71
Plasmozytom 447
- AL-Amyloidose 719
- extramedulläres 466
- Plasmazellmyelom
-- extramedulläres 539
- Tumorklassifikation 135
- Tumormarker 174
Plasmozytomniere 721
Plättchenselektin 51

Plattenepithelhyperplasie
- Vulva 796
Plattenepithelkarzinom 136, 522
- ableitende Harnwege 737
- Analkarzinom 635
- Augenlid 287
- basaloides 541
- Cervix uteri 792
- Haut 166, 171
- Lunge 523, 526
- Mundhöhle 540
- Ösophagus 568, 569
- Stimmband 487
- Vagina 794
- verhornendes 137
- verruköses 137
- Vulva 798
Plattenepithelmetaplasie 25
- Cervix uteri 786
Plattenepithelpapillom
- Tumorklassifikation 135
Plazenta
- monochoriale 804
- Thromben 806
Plazentainfarkt 807
Plazentainsuffizienz 806
Plazentitis, lymphozytäre 811
Pleiotropie
- Zytokine 85
Pleura 529
- Metastasen 532, 533
- parietalis 529
Pleuraempyem 509, 531
Pleurakarzinose
- Metastasierung 146
Pleuramesotheliom
- Asbest 167
- Kanzerogene 166
Pleuratumor
- benigner 532
Pleuritis
- Asbest 1013
- fibrinöse 531
- serofibrinöse 531
Plexus
- myentericus 822
- pampiniformis 743
- submucosus 822
Plexuspapillom 265
PMF (primäre Myelofibrose) 443
PML (progressive multifokale Leukenzephalopathie) 240
PMP (peripheres Myelinprotein) 276
PNET (peripherer neuroektodermaler Tumor) 891
Pneumatosis intestinalis 623
Pneumocystis, carinii 102
Pneumokokken
- Lobärpneumonie 507
- Myokarditis 399
- Pneumonie 507
Pneumokoniose 518, 1010
- anorganische Stäube 1011
- Asbestose 518
- organische Stäube 1011
- Silikose 518
Pneumonektomie 525

Pneumonie 506
- alveoläre 507
- ambulant erworbene 507
- exogen-allergische Alveolitis 1011
- granulomatöse 515
- hämorrhagische 508
- interstitielle 509, 512, 513, 518
- karnifizierende 71
- Klassifikationen 506
- Legionellen 508
- lobuläre 507
- nosokomiale 507
- organisierende 513
- Pneumokokken 507
- primäre 507
- Pseudomonas aeruginosa 507
- sekundäre 507
- Staphylokokken 508
- Streptococcus pneumoniae 507
Pneumoperitoneum 699
Pneumothorax 530
Pneumozystose 989
Pneumozyten
- interstitielle Pneumonie 510
Podocalyxin 716
Podocin 715, 716
Podozyten
- glomeruläre Minimalläsion 716, 717
- Niere 704
Poikilozytose
- Sichelzellenanämie 435
Poliomyelitis 240
- akute 241
Poliomyelitisviren
- ZNS-Infektion 239
Polyangiitis
- mikroskopische 424
Polyarteriitis nodosa
- Hypertonie 198
- mesenteriale Durchblutungsstörung 593
Polyarthritis
- chronische 902
Polycythaemia vera 441, 442
Polyglobulie 436
Polyhdramnion 817
Polymerasekettenreaktion 15
Polymikrogyrie 227
Polymorphismus 120
Polymyalgia rheumatica 422
Polymyositis 111
- Myositiden 283
Polyneuropathie 274
Polyomaviren
- onkogene DNA-Viren 169
- Transplantation 103
Polyomavirus 967
Polyp
- Cervix uteri 788
- Endometrium 781
- hamartomatöser 630
- hyperplastischer 578, 624
- juveniler 630
- lymphoider 630
- Magenschleimhaut 578
- Nasenschleimhaut 482
Polypeptid
- pankreatisches 354

Polyploidie
- Kernvergrößerung 37
- maligner Tumor 134
Polypose 631
- adenomatöse 631
- Cronkhite-Canada-Syndrom 633
- familiäre adenomatöse 578, 585, 631, 632
- hamartomatöse 631
- hereditäre 631
- hyperplastische 630, 633
- juvenile 631, 633
- lymphomatöse 630
- MUTYH-assoziierte 631, 632
Polyposis coli
- Tumorepidemiologie 147, 148
Polypropylen-Mesh 1004
Polyradikuloneuropathie
- demyelinisierende 277
Polyzystin-1 707
Polyzystin-2 707
Polyzythämie
- Paraneoplasie 173
Pons
- Arnold-Chiari-Malformation 225
- hypertensive Massenblutung 217
Popcorn-Zelle 463
Porphyrie 940
- Proto- 941
Porphyrin 940
Portalfeld
- Cholangitis 660
Portio
- zervikale intraepitheliale Neoplasie 790
Portioektopie 786
Porzellangallenblase 682
postinflammatorische meatale Fibrose 301
Postkardiotomiesyndrom 404
Postmenopause
- Endometriumhyperplasie 781
- Endometriumveränderungen 779
Post-partum-Nekrose 310
Poststreptokokken-Glomerulonephritis 710, 711
Potter-Nierendysplasie 706
PPB (pleuropulmonales Blastom) 826
Prädisposition
- genetische 147
Präeklampsie 807
Präexzitationssyndrom 379
Prä-Golgi-Intermediate 38
Präkallikrein
- Entzündung 57
Präkanzerose 135
- Barrett-Mukosa 567
- fakultative 135, 634
- kolorektale Adenome 624
- Mundhöhle 539
- obligate 631
- Tumorepidemiologie 148
- zervikale 788, 790
Prävalenz 17
- Definition 18
- maligne Tumoren 146
Prävention 4
prb-Protein 155
Primäraffekt, Appendizitis 606
Primärharn 704
Primärprävention 17

Primärtumor
– TNM-Klassifikation 177
Prinzmetal-Angina, koronare Herzkrankheit 387
Prionen
– Vermehrung 243
Prion-Erkrankung 242
Prion-Gen 243
Prion-Protein
– infektiöses 243
Proerythroblast 430
Progesterone Induced Blocking Factor 807
programmed cell death (PCD) 30
Prokanzerogen 167
Prolaktinom
– klinische Relevanz 309
– Tumorklassifikation 135
Proliferationskatarakt 291
Prolymphozytenleukämie 449
Promyelozyt 430
Prosenzephalon
– Differenzierungsstörungen 224
Prostaglandine 45, 56
Prostata
– Adenomyom 756
– Entwicklung 755
– Entzündung 755
– hyperplastische Knoten 755
– Zonen 755
Prostatahyperplasie
– benigne 755
– myoglanduläre 756
Prostatakarzinom
– Grading 758
– hämatogene Metastasierung 145
– kastrationsresistentes 759
– Organotropismus 164
– Paraneoplasie 173
– Tumormarker 174
Prostataphosphatase
– saure 174
prostatic osteoblastic factor 758
Prostatitis 755
Prostazyklin
– Blutgerinnung 188
– Entzündung 56
Proteasen
– neutrale 56
– saure 56
Protein S-100
– Immunhistochemie 365
Proteine
– Faltungserkrankungen 40
– Zelleinschlüsse 36
Proteinkinase
– zyklinabhängige 153
Protein-Tyrosin-Phosphatase-Nonrezeptor-Typ-22-Gen 901
Prothese
– Gefäße 999, 1000
– Gelenk 999, 1003
– Herzklappe 1001
– mechanische 1002
Prothrombinzeit
– Leberversagen 664
Protoonkogen
– Knochenzellen 870

Protozoen 990, 991
– Abwehrmechanismen 990
– Amöbiasis 991
– Einteilung 990
– Enteritis 603
– Leberinfektion 653
Provirus 170
PRR (pattern-recognition receptor) 52
– angeborenes Immunsystem 76
Prune-Belly-Sequenz 813
PSA (prostataspezifisches Antigen)
– Tumormarker 174
Psammomkörper
– papilläres Karzinom 329
P-Selektin
– Endothel-Leukozyten-Interaktionen 51
Pseudodivertikel
– Ösophagus 563
– Sigma 613
Pseudodivertikulose, intramurale 563
Pseudo-Gaucher-Zelle 441
Pseudogicht 905
Pseudogichtanfall 906
Pseudo-Hermaphroditismus 742
Pseudo-Hypoparathyreoidismus 337
Pseudokapsel
– Nierenzellkarzinom 729, 730
– Prostata 755
Pseudo-Kerneinschluss 37, 329
Pseudo-Klinefelter-Syndrom 746
Pseudomembran
– antibiotikainduzierte Kolitis 622
– fibrinöse Entzündung 60
Pseudomonas
– Epididymitis 753
Pseudomonas aeruginosa 507
Pseudomyxoma
– peritonei 697, 770
Pseudopapille
– Morbus Basedow 321
Pseudophakos 291
Pseudopubertas, praecox 347
Pseudorosette
– neuroblastische 266
– perivaskuläre 264
Pseudorosette, neuroblastische 266
Pseudostrumafelder 722
Pseudozyste
– Ganglien 915
– Hirnparenchym 238
– Nebennierenrinde 342
– Pankreatitis 686, 687
– periventrikuläre Leukomalazie 221
– pilozytisches Astrozytom 261
– Speicheldrüsen 553
– synoviales Sarkom 914
– Toxoplasmose 237
Psoriasis
– pustulosa 852
– vulgaris 851
PSS (progressive systemische Sklerose) 109
PTCH-Gen 266
PTEN-Gen 633
Pterygium
– colli 129
– Konjunktiva 288

PTHLH (PTH-like hormone)
– Knochenmetastasen 895
– Knochenregulation 869
PTHrP (parathyroid hormone-related protein) 869
PTLD (Posttransplantations-lymphoproliferative Erkrankung) 103
pTNM-Klassifikation 177
Pubertas
– praecox 763
Pulmonalklappenstenose, Fallot-Tetralogie 373
Pulpa
– Milz 471
Pulpahyperplasie
– bunte 457
– pseudotuberkulöse Lymphadenitis 460
Pulpitis 544
– radikuläre Zyste 547
Pulsionsdivertikel 563
Punktionszytologie
– Tumordiagnostik 175
Punktmutation
– Onkogenaktivierung 154
Purin-Nukleotid-Phosphorylase-Defekt 116
Purpura 189
– cerebri 220
– Entstehung 847
– idiopathische thrombozytopenische 438, 475
– palpable 853
– Schönlein-Henoch 592
Purpura Schönlein-Henoch
– mesenteriale Durchblutungsstörung 592
PVL (periventrikuläre Leukomalazie) 221
Pyelektasie 723
Pyelonephritis
– akute 721, 722
– aszendierende 723
– chronische 722
– Hypertonie 198
– Refluxnephropathie 723
Pyodermie
– follikuläre 856
– nichtfollikuläre 856
Pyometra 779
Pyomyositis 284
Pyonephrose
– Nierenbeckenkarzinom 732
Pyozephalus 234
Pyridoxin 950
Pyridoxinmangel 251
Pyrogene
– endogene 65
– exogene 65
Pyrophosphat 906
Pyrosequenzierung 16
Pyruvatkinasemangel, Anämie 434

Q

Q-Fieber 653
Quaddel
– Entstehung 847
– Urtikaria 853
Quarzstaublungenerkrankung 1012
Quecksilber
– Neurotoxizität 247
Quincke-Ödem 853

R

RAAS (Renin-Angiotensin-Aldosteron-System) 340
- Herzinsuffizienz 181, 182
- Schock 201
RAB7 (small GTP-ase late endosomal protein) 276
Rabies 241
- postvakzinale Enzephalomyelitis 245
- ZNS-Infektion 239
Rachenmandel 483
Rachitis 879, 952
Radikulitis
- Tabes dorsalis 236
Radionekrose 250
ragged red fibers 281
RANKL
- Knochenzellen 870
RANKL/RANK-System
- Osteitis deformans 876
Ranula 553
Ranvier-Schnürring 273
Rappaport-Azinus 638
RAS-Gen
- Punktmutation 154
- Tumorentstehung 152
- Wirkung 153
ras-Protein 150
- Signaltransduktion 152
- Transkriptionsfaktoren 153
Rauchen
- Atherosklerose 411
- Bronchiolitis 496
- desquamative interstitielle Pneumonie (DIP) 502
- Kanzerogene 166
- Langerhans-Zell-Histiozytose 501
Raumforderung
- intrakraniale 212
- radiogene ZNS-Schädigung 250
Rauschmittel
- Schäden 1020
Raynaud-Phänomen 109
rb1-Protein
- Funktion 157
- Zellzyklus 156
- Zervixkarzinom 169
reactive oxygen species 26
Rechtsherzhypertrophie
- Fallot-Tetralogie 373
- pulmonale Hypertonie 199
- Vorhofseptumdefekt 372
Rechtsherzinsuffizienz
- akute 183
- chronische 184
- Hyperämie 185
- Mesenterialvenenstauung 593
- Stauungsleber 666
- Thrombose 190
- Ursachen 183
Rechtsversorgungstyp 392
Recombination-Repair 159
Reed-Sternberg-Zelle 141
Reed-Tumor 863
Reepithelisierung 71, 72
Reflux
- duodenogastraler 575
- duodenogastroösophagealer 564
- gastroösophagealer 564
- vesikoureteraler 723, 733

Refluxnephropathie 723
Refluxösophagitis 564
- Barrett-Mukosa**b 567
Regelkreis
- neuroendokriner 306
Regenbogenhaut 293
Regeneration 71
- Wundheilung 72
- Zellen 22
regulated cell death (RCD) 29
Reinnervation
- neurogene Muskelatrophie 280
Reiter-Syndrom 902
- Bakterienruhr 614
Reizfibrom 539
Reizleitungssystem, Störungen 376
Rekombination
- somatische 82
Rektum 611
- Amyloidose 623
- Colitis ulcerosa 618
- Endometriose 631
- Fehlbildungen 821
- Hormonbildung 354
- neuroendokrine Neoplasie 357
Rektumkarzinom 625, 627
Rektumulkus, solitäres 623
Remission 5
Renin-Angiotensin-Aldosteron-System 340
- Herzinsuffizienz 181
- Schock 201
Reparation 71
- Wundheilung 72
Reservezellhyperplasie
- Cervix uteri 787
Residualzyste 546
Resorptionsatelektase 493
respiratory burst 53
Restitutio ad integrum 71
Rete testis 753
Retentionsösophagitis 566
Retentionspneumonie 496
Retikulum, endoplasmatisches 24, 38
Retina 291
Retinitis
- pigmentosa 292
Retinoblastom 293, 826
- Häufigkeit bei Kindern 824
- Pathogenese 156
- Prognose 827
- Tumorepidemiologie 148
- Tumorklassifikation 135
- Tumorsyndrome 268
Retinoblastomgen 155
Retinoblastomprotein
- Zellteilung 20
Retinoblastom-Tumorsuppressorgen 827
Retinopathia proliferans 292
Retinopathie, diabetische 292
Retinoschisis 293
RET-Protoonkogen
- medulläres Karzinom 331
- MEN 2 363
Retrovirus 962
Reye-Syndrom 676
Rezeptor
- Marker 12

Rezeptorvielfalt
- Lymphozyten 82
Rhabdomyom 405, 927
- Tumorklassifikation 135
Rhabdomyosarkom 754, 927
- alveoläres 927
- embryonales 927
- Häufigkeit bei Kindern 824
- pleomorphes 927
- spindelzelliges/sklerosierendes 927
- Tumorklassifikation 135
Rhesus-Inkompatibilität 95
Rhesus-Isoagglutinine
- hämolytische Anämie 435
Rheumafaktoren
- chronische Polyarthritis 899
Rheumaknoten 900
- Granulome 69
Rhinitis
- akute 482
- chronische 482
Rhombenzephalon
- Fehlbildungen 225
Riboflavin 950
Riboflavinmangel 251
Richter-Hernie 700
Richter-Transformation 465
Rickettsien 978
- Q-Fieber 653
Riedel-Struma 319
Riesenfaltenmagen 578
Riesengranula
- Phagozytosedefekt 54
Riesenzelle
- Epitheloidzellgranulom 70
- Fremdkörpergranulom 69, 70
- Gichttophus 905
- Glioblastom 264
- granulomatöse Entzündung 69
- Herpesösophagitis 565
- Hodgkin-Lymphom 461
- Hypertrophie 23
- Masernvirus 961
- mehrkernige 912
- Riesenzelltumor 891
- synzytiotrophoblastische 748
- Typ-IV-Überempfindlichkeitsreaktion 97
- Viren 28
Riesenzellepulis 545
Riesenzellgranulom, peripheres 544
Riesenzellhepatitis 675, 676
Riesenzelltumor 883, 890
- Sehnenscheiden 911
- tuberöse Sklerose 270
Rindenprellungsherd 231
Ringelröteln
- intrauterine Infektion 810
Ringmelanom 294
Rippenfell 529
RNA-Viren
- Erkrankungen des Nervensystems 239
- onkogene 165, 169
- Tumorentstehung 149
RNA-Virus
- Picornaviren 960
Rolling
- Entzündung 49, 50
- Lymphozytenzirkulation 84

Röntgenbild
- Atherosklerose 1000
- Herzklappenprothese 1002
ROS (reactive oxygen species) 26
Rosenkranz 879
- rachitischer 952
Rosenthal-Faser 38, 261
Rotationsanomalie Dünndarm 588
Röteln
- interstitielle Nephritis 723
- intrauterine Infektion 810
Rötelnvirus
- Hepatitis 650
- Herzfehler 369
Rotor-Syndrom 642
RSV (respiratory syncytial virus)
- Pneumonie 510
Rubens-Typ 1018
Rubeola
- intrauterine Infektion 810
Rubeosis iridis 292, 293
Ruhr
- katarrhalische 614
- pseudomembranös-nekrotisierende 614
- rote 614
- ulzeröse 614
- weiße 614
RUNX-2-Gen 869
Ruptur
- Herzwand 393
- Ösophagus 566
- Plaque 389
Ryanodinrezeptor
- kongenitale Myopathie 282

S
Sackniere
- hydronephrotische 723
Sagomilz 475
Saktosalpinx 775
Salmonellen
- enteropathische Arthritis 903
Salmonellose 599
Salpingitis 775
- isthmica nodosa 775
- tuberkulöse 775
Salz-und-Pfeffer-Muster 325
Salzverlustsyndrom 348
Samenblase 754
- Agenesie 754
- Tumoren 754
Samenleiter 752
- Entzündung 753
- Hypogonadismus 746
Samenstrang 752
- Rhabdomyosarkom 754
Sammelrohrkarzinom 731
Sanduhrgeschwulst 825
Sarcoma botryoides 794
Sarkoglykan
- Gliedergürteldystrophie 282
Sarkoidose 111
- bronchoalveoläre Lavage 526
- Knochen 874
- Lunge 515
- Lymphadenitis 459
- Mundschleimhaut 539
- Myokarditis 399
- Pneumonie 516

- Sialadenitis 552
- ZNS 236
Sarkom
- epitheloides 930
- Mamma 843
- myeloisches 445
- synoviales 913
- Tumorklassifikation 140
- Tumormarker 174
- undifferenziertes pleomorphes 925
Sarkomer 279
Satellitenzellnekrose 851
Sauerstoffintermediärprodukte 26
Sauerstoffmangel
- Zellschädigung 26
Sauerstoffsuperoxid 54
Saugwürmer
- Enteritis 603
SCA (seröses Zystadenom) 691
SCD (sudden cardiac death) 402
Schädelbasistumor 268
Schädelfraktur 229
Schädel-Hirn-Trauma (SHT) 228
- Balkenblutung 232
- Carotis-Sinus-cavernosus-Fistel 232
- Commotio cerebri 228
- Contusio cerebri 230
- Epiduralhämatom 229
- Formen 228
- gedecktes 228
- intrazerebrales Hämatom 231
- ischämische Läsionen 232
- Liquorfistel 233
- offenes 228
- posttraumatische Infektion 232
- Schädelfraktur 229
- Schussverletzung 232
- Subarachnoidalblutung 230
- Subduralhämatom 229
Schaden
- alkoholbedingter 1019
- drogenbedingter 1019
- druckbedingter 1008
- elektromagnetische Energie 1009
- physikalischer 1005
- tabakbedingter 1019
- temperaturbedingter 1007
Schanker
- harter 760
- weicher 795
Scharlach
- interstitielle Nephritis 723
Schaumann-Körper 111
Schaumzelle
- Atherosklerose 411, 416
- chronische Entzündung 68
- Morphologie 414
- pigmentierte villonoduläre Synovialitis 914
- Stippchengallenblase 683
- Xanthelasmen 286
Schenkelbruch 700
Schenkelhernie 700
Schilddrüse 313
- Anomalien 315
- Ektopie 315
- Entwicklung 313
- Entzündungen 316
- Hormonsynthese 314
- Knoten 323

- Metastasen 331
- Tumor 324–331
Schilddrüsenadenom
- benigner Tumor 134
Schilddrüsenkarzinom
- Häufigkeit bei Kindern 824
- ionisierende Strahlen 171
- MEN 2 363
- papilläres 152
- Punktmutationen 155
- Tumormarker 174
Schilder-Krankheit 245
Schiller-Duval-Körper 774
Schinkenmilz 475
Schistosoma
- Kanzerogenese 169
Schistosomiasis 997
Schleimbeutel 911
Schleimgranulom 553
Schlingennekrose
- diffuse extrakapilläre Glomerulonephritis 718
Schmidt-Syndrom 366
Schmorl-Knötchen 908
Schneider-Papillom 482
Schnellschnittuntersuchung 10
Schnupftabakprostata 756
Schock 199
- anaphylaktischer 200
- endokriner 200
- hämorrhagischer 200
- hypovolämischer 200, 201
- kardiogener 200, 201
- Klassifikation 200
- Leber 665
- neurogener 200
- Organveränderungen 203
- Pathogenese 200
- peritonealer 696
- septischer 202
- septisch-toxischer 200, 202
Schocklunge 203
Schocknieren 204, 719
Schock-Syndrom
- Streptokokken-toxisches 856
Schokoladenzyste 765, 778
Schornsteinfegerkrebs 760
Schrittmacher 1001
Schrotschussschädel 447, 448
Schrumpfgallenblase 682
Schrumpfniere 726
- Pyelonephritis 722
- vaskuläre 724
Schuppenflechte 851
Schuppung
- chronisch diskoider Lupus erythematodes 850
- Psoriasis vulgaris 852
Schussverletzung
- Schädel-Hirn-Trauma (SHT) 232
Schwammniere 706
Schwangerschaft
- Lebererkrankung 677
- Varizen 426
Schwangerschaftscholestase 644
Schwangerschaftsdiabetes
- Klassifikation 943
Schwangerschaftsfettleber 677
Schwangerschaftsnephropathie
- Hypertonie 198

Schwannom 277, 539
– Epidemiologie 261
– Tumorklassifikation 135
Schwann-Zelle
– Neurinom 277
– Neurofibrom 269
– onion bulbs 275
– segmentale Demyelinisierung 275
Schwartz-Bartter-Syndrom 310
Schweißtest
– zystische Fibrose 125
Schweizer-Käse-Muster 398
SCID (severe combined immunodeficiency disease) 115
Scrapie 242
Segelklappe
– Entwicklung 369
Segmentkerniger
– eosinophiler 430
– neutrophiler 430
Sehnenerkrankung 910
Sehnenruptur 910
Sehnenscheide
– synoviales Sarkom 913
Sehnenscheidenerkrankung 910
– entzündliche 911
– Karpaltunnelsyndrom 911
– Riesenzelltumor 911
– Tendovaginitis 910
Sehnerv 295
– Entzündung 295
Sekretin 354
sekundäre Hämostase 188
Selbstantigen 77
– Autoimmunerkrankung 104
Selbsttoleranz
– Überempfindlichkeitsreaktion 91
Selektin
– endotheliales 51
– Endothel-Leukozyten-Interaktionen 50, 51
Selektion
– T-Lymphozyten 82
Seminom 748
– Hodentumoren 747
– Tumorklassifikation 135, 141
Senkniere 704
sentinel node 145
– Melanom 864
Sentinel-Lymphknoten 843
Sepsis 65
– Waterhouse-Friderichsen-Syndrom 348
Septikopyämie 65
Septum
– secundum 371
Septumdefekt
– atrioventrikulärer 372
Sequenz
– Prune-Belly- 813
Sequester
– Osteomyelitis 873
Sero-Hydrothorax 530
Serotonin
– Entzündung 45, 55
– neuroendokrine Neoplasie 357
Sertoli-Leydig-Zelltumor 773
Sertoli-Zell-Tumor 752
Serumamyloid A 948
Serumkrankheit
– Typ-III-Überempfindlichkeitsreaktion 97

Sézary-Syndrom 865
Sézary-Zelle 865
shaken baby syndrome 229
Sheehan-Syndrom 310
Shift, antigener 962
Shigellen
– Bakterienruhr 614
– enteropathische Arthritis 903
– Reiter-Syndrom 903
Shigellose 614
Short-segment-Aganglionose 822
Shunt-Hyperbilirubinämie 642
Sialadenitis 550
– autoimmune 551
– bakterielle 550
– chronisch sklerosierende 552
– granulomatöse 551
– lymphozytäre 552
– virale 551
Sialolithiasis 550
Sicca-Syndrom 550
– Graft-versus-Host-Reaktion 101
– Sialadenitis 551
Sichelzellenanämie 434, 435
– Blutausstrich 435
Siderophagen
– chronische Entzündung 68
Siderose 668
– Blutung 190
Siegelringzellkarzinom 137, 138
Sigma
– Divertikulose 612, 613
– Endometriose 631
Signalkaskade
– Apoptoseaktivierung 157
Signaltransduktion
– Tumorentstehung 152
Signalvermittlung
– intrazelluläre 150
SIL (squamöse intraepitheliale Läsion) 790
Silber-Methenamin-Färbung 9
Silikonimplantat 1003
Silikose 1012
SIN (squamöse intraepitheliale Neoplasie) 540
Sinus
– Milz 471
– urogenitalis 759
Sinushistiozytose 458
Sinusitis 482
Sinusknoten, Erregungsbildungsstörung 377
Sinusoid (Leber) 638
Sinustumor
– entodermaler 774
Sinus-venosus-Defekt 371
Sirenomelie 815
SIRS (systemic inflammatory response syndrome) 65
Sitosterolämie 644
Sjögren-Syndrom
– Autoantikörper 107
Skelettdysplasie 816
Skelettsystem
– Arthritis 898
– chronische Polyarthritis 899
– Gelenke 897
– generalisierte Osteopathien 876
– Knochen 867
– Metastasen 894
– Morbus Bechterew 902

– Rachitis 879
– Remodeling 868
– Sklerodermie 110
– Tumoren 883
Sklera 289
Skleritis 289
Sklerodermie 110
– Autoantikörper 107
– Nierengefäße 110
Sklerose
– fokale segmentale Glomerulosklerose 715
– hepatoportale 666
– konzentrische 245
– multiple 104
– multiple (MS) 244, 245
– – akute 245
– progressive systemische 109
– tuberöse 268, 270
Skorbut 933, 952
Skrotalhernie 699
Skrotum 759
SLE (systemischer Lupus erythematodes) 107
– Typ-III-Überempfindlichkeitsreaktion 97
Slot-Blotting 14
SMAD4/DPC4-Tumorsuppressorgen 633
Small airways disease 497
SNUC (sino-nasal undifferentiated carcinoma) 483
SOD1-Gen 259
Sofortreaktion 92
Somatostatin 354
Sonografie
– Schilddrüsenknoten 324
Soor
– Mundhöhle 859
– Vulvitis 796
Soorösophagitis 565, 566
Soorvulvitis 796
Southern-Blotting 14
SOX-9 869
– Knochenbildung 869
SPC-Zelle 601
Speicheldrüse 549
– Bauprinzip 549
– Ektopie 536
– Fehlbildungen 550
– Karzinom 151
– Sklerodermie 110
– Zysten 553
Speicheldrüseninfarkt 552
Speicheldrüsenkarzinom
– duktales Adenokarzinom 558
Speicheldrüsentumor 554
– adenoid-zystisches Karzinom 558
– Adenokarzinom 558
– Azinuszellkarzinom 557
– Karzinom ex pleomorphes Adenom 559
– Klassifikation 554
– Onkozytom 556
– sekretorisches Speicheldrüsenkarzinom 557
– Warthin-Tumor 555
Speichelgangkarzinom 558
Speicherkrankheit
– lysosomale 38, 251, 936, 940
Spermagranulom 754
Spermatozoen
– Spermagranulom 754
Spermienantikörper 744
Spezialfärbung 7

Sphärozyt
- Kugelzellenanämie 434
Sphärozytose, hereditäre 434
Spiculae
- Ewing-Sarkom 892
Spina
- bifida 223, 224
Spirochäten
- Spezialfärbung 7
Spitz-Nävus 863
Splenitis 474
- granulomatöse 474
Splenomegalie 472
- CML 475
- Hodgkin-Lymphom 475
- Ursachen 472
Spondylarthritis ankylopoetica 902
Spondylitis
- ankylosans 903
- tuberculosa 874
Spondylosis
- deformans 908
Spongiosa
- Knochenumbau 871
- Osteochondrom 889
- Rachitis 879
Spongiose 847
- Definition 848
- Ekzem 849
spongy myocardium 398
Spontanpneumothorax 530
Sporozoen
- Malaria 991
- Toxoplasmose 992
Sprue 598
- tropische 598
SPTLC1 (serine palmitoyltransferase, long chain base subunit 1) 276
src-Protein
- Onkogene 150
SRY-Gen 742
Stabkerniger, neutrophiler 430
Stadieneinteilung
- Tumordiagnostik 175
Staging 5
- Tumordiagnostik 175
Stammbaum
- autosomal-dominante Vererbung 122
- X-chromosomale Vererbung 126
Stammganglien
- hypertensive Massenblutung 217
- Kernikterus 222
- Morbus Wilson 669
- Status lacunaris 217
- zerebrale Hypoxie 216
Stammzelle
- Determination 21
- Differenzierung 21
- embryonale 21
- hämatopoetische 450
- mesenchymale 140
- multipotente 21
- pluripotente 21
Stammzelltransplantation 450
- allogene 450
- autologe 450
- nichtmyeloablative allogene 450
Staphylococcal Scalded Skin Syndrome (SSSS) 974

Staphylococcus
- albus 855
- aureus 551
Staphylococcus aureus
- Erkrankungen 973
Staphylokokken
- Adnexitis 775
- Endokarditis 383
- Erkrankungen 973
- koagulasenegative 974
- Mastitis 831
- Myokarditis 399
- Pleuraempyem 531
- Pneumonie 507
- Vulvitis 795
Staphylokokkenimpetigo 856
Star
- grauer 290
- grüner 296
Starling-Gesetz 185
Stase
- Thrombose 190
Status
- lacunaris 217
Stauung
- Milz 473
- portale 473
Stauungslunge 503
- chronische 503
Stauungsmilz, portale 667
Stauungsniere 724
Steatohepatitis 658
Steatose 658
Stenose
- Aortenklappe 386
- Dünndarm 588
- Mitralklappe 385
- Ösophagus 562
- Trachea 499
- Tumorwachstum 171
Stent
- Einheilung 1000
- Implantation 394
Sternberg-Reed-Zelle 461
Steroidosteoporose 879
Steroidzelltumor 773
Stevens-Johnson-Syndrom 850
Stickstoffmonoxid
- Blutgerinnung 188
- Entzündung 56
- Zellschädigung 27
Stickstoffoxid
- Schock 203
Stimmbandpolyp 486
Stoffwechselerkrankung
- angeborene 934
- erworbene 949
- genetisch bedingte 934
- Klassifikationen 934
- Leberschädigung 667
- Morbus Wilson 668
- Neuropathien 277
Stomatitis 537
- herpetica 537
Störung
- polyglanduläre 361
Strachan-Syndrom 251

Strahlen
- elektromagnetische 170, 1009
- energiearme 1009
- ionisierende 170, 250, 445
- Kanzerogene 170
- ultraviolette 171, 1009
Strahlenkaries 544
Strahlenkrankheit 1010
Strahlenvaskulitis 1010
Strangulationsileus 591
Straßenbahnschienen-Phänomen 715
Stratum
- granulosum 852
Streptococcus
- mutans 544
- pneumoniae 975
Streptokokken
- β-hämolysierende 484
- Adnexitis 775
- Endokarditis 380, 383
- Erkrankungen 974
- Glomerulonephritis 708
- Hautinfektionen 855
- Mastitis 831
- Poststreptokokken-Glomerulonephritis 710
- Sialadenitis 551
- Vulvitis 795
Streptokokkenimpetigo 855, 856
Streptokokken-Toxin-Schock-Syndrom 856
Streptomycin, Myokarditis 399
Strickleiterphänomen 192
Stromaknoten
- Endometrium 783
Stromatumor
- gastrointestinaler 582
Stromschaden 1009
Struma 315, 322
- Abklärung 323
- diffuse 316
- eisenharte 319
- Hashimoto-Thyreoiditis 318
- lymphomatosa 318
- ovarii 141
Strumakarzinoid 357
STUMP (atypische glattmuskuläre Neoplasie) 785
Subarachnoidalblutung
- Aneurysmaruptur 218
- traumatische 230
Subduralhämatom 229, 230
- chronisches 230
Subileus 590
Subkutis 847
- Phlegmone 856
Substantia
- nigra 257, 258
Substanz
- alkylierende 166
- anorganische 166
- biologische 166
- organische 166
Substanz P
- neuroendokrine Neoplasie 358
Sudan-Fettfärbung 7
Sulfonamide
- interstitielle Nephritis 723
- Myokarditis 399
Sulfonylharnstoff-Rezeptor 355

Superoxid
– Zellschädigung 27
Surfactant
– Alveolarproteinose 517
– infantiles respiratorisches Atemnotsyndrom 510
Sycosis barbae 859
Synaptophysin
– Immunhistochemie 363
Syndrom
– adrenogenitales 198, 347
– hämolytisch-urämisches 438
– hepatorenales 664
– myelodysplastisches 440
– nephrotisches 173, 190, 347
– paraneoplastisches 172–174, 190
– spinozerebellares 251
Synovialis
– chronische Polyarthritis 900
– Hydroxylapatit-Synovialitis 906
– Hyperurikämie 904
– Sehnenscheiden 910
Synovialitis
– chronische Polyarthritis 900
– pigmentierte villonoduläre 911
Synovialsarkom 913, 930
Synoviozyten 898
Synovitis
– pigmentierte villonoduläre 911
Synzytium 784
– Virusinfektion 959
Syphilis 980
– meningovaskuläre 236
– Nervensystem 236
– Neuro- 980
– Pneumonia alba 980
– progressive Paralyse 236
– Tabes dorsalis 236
Syringomyelie
– Arthropathie 908
System
– lymphatisches 141, 453, 456
– mononukleäres phagozytisches 79
– neuroendokrines 305
Systematrophie, multiple (MSA-P) 258
S-Zelle 354

T
Tabak
– Leukoplakie 540
– Umweltgifte 1017
Tabakrauchen
– Atherosklerose 411
– koronare Herzkrankheit 387
– Mundhöhlenkarzinom 541
– Schäden 1019
Tabaksbeutelmund 110
Tabes dorsalis 236
– Arthropathie 908
– Hinterstrangdegeneration 259
Takayasu-Arteriitis 422
Talgdrüse
– Ektopie 537
Tamoxifen
– Endometriumveränderungen 779
Tangier-Syndrom 410
Targetzelle 431
– Sichelzellenanämie 435
Taschenklappe 368
Tätowierung

– Zelleinschlüsse 36
Taucherkrankheit 1008
– Luftembolie 195
TBG (thyroxinbindendes Globulin) 314
TCIRG1-Gen 817
TDLE (terminale duktulolobuläre Einheit) 830
TDP-43-Gen 259
Telomerase
– Funktion 160
– Tumorentstehung 159
– Zellteilungsfähigkeit 40
Telomere
– Teilungsfähigkeit 158
– Tumorentstehung 160
– Zellteilungsfähigkeit 40
Temporallappen
– Gangliozytom 265
– Herpes-Enzephalitis 238
Temporallappenepilepsie 260
Tendosynovialitis
– noduläre 911
Tendosynovitis 911
Tendovaginitis
– stenosans 910
– Überbeanspruchung 1007
Teratom 827
– Hoden 750
– Ovar 773
– reifes 141
– sakrokokzygeales 828
– Tumorklassifikation 135, 141
– unreifes 141
Tertiärprävention 17
Testosteron
– Intersexualität 742
– Prostatakarzinom 757
Tetrajodthyronin
– Synthese 314
Tetrazykline, Myokarditis 399
TGF (transformierender Wachstumsfaktor)
– Knochenmetastasen 895
– Tumorangiogenese 144
Thalamus
– hypertensive Massenblutung 217
Thalamus-Hand 215
Thalassämie 430
– Minor-Form 431
Thalidomid-Embryopathie 815
– Herzfehler 369
Thallium
– Neurotoxizität 247
Theka-Luteinzelle 762
Theka-Zelltumor 773
T-Helferzelle 87
Thenar-Hammer-Syndrom 1006
Thiamin 950
– Wernicke-Enzephalopathie 248
Thiaminmangel 251
Thrombangiitis obliterans 425
Thrombasthenie 437
Thromboembolie 193
– arterielle 194
– gekreuzte 194
– Mesenterialarterien 591
– paradoxe 194
– Pulmonalarterie 506

– venöse 193
– zerebrale Ischämie 213
Thrombolyse 192
Thrombophlebitis 192
Thromboplastin
– Schock 201
Thrombopoese 428
– Störungen 437
Thrombose 190
– Antiphospholipid-Antikörper-Syndrom 109
– arterielle 192
– kardiale 192, 193
– Koronararterien 390
– Mesenterialarterien 591
– Milzvenen 473
– Myokardinfarkt 390
– Nierenarterie 724
– Pathogenese 190, 191
– venöse 192, 193
– venöse Infarzierung 216
– Virchow-Trias 190
– zerebrale Ischämie 213
Thrombospondin
– Blutgerinnung 188
Thromboxan A2
– Entzündung 56
– Thrombose 190
– Thrombozyten 188
Thrombozyten
– Entzündung 45, 47
– essenzielle Thrombozythämie 443
– Hämostase 188
– myelodysplastisches Syndrom 439
– Thrombose 190
– Verbrauchskoagulopathie 204
Thrombozytenwachstumsfaktor
– Onkogene 150
Thrombozythämie, essenzielle 441, 443
Thrombozytopenie 438
– AML 445
Thrombozytose 438
Thrombus 190
– Atherosklerose 411, 414
– Embolie 192
– hyaliner 204
– Organisation 192
– Verkalkung 192
Thymitis, lymphofollikuläre 477
Thymom 478
– Klassifikation 478
– Paraneoplasie 173
Thymus 476
– Anatomie 476
– DiGeorge-Syndrom 115
– Entzündungen 477
– Fehlbildungen 476
– Hyperplasie 477
– Hypoplasie 477
– MEN 1 362
– Tumoren 478
– Zyste 480
Thymusdysplasie 477
Thymusgewebe
– akzessorisches 477
– ektopes 477
Thymushyperplasie, lymphofollikuläre 477
Thyreoglobulin
– Hypothyreose 320
– Tumormarker 174

Thyreoiditis 316, 317
- lymphozytäre 68, 104
- Riedel-Struma 319
- subakute granulomatöse 317
TIA (transitorische ischämische Attacke) 214
Tierfellnävus 863
TIMP (tissue inhibitors of metalloproteinase) 61, 162
Tinnitus 303
tissue remodeling 48
TLR (toll like receptors) 52
T-Lymphozyten
- Autoimmunität 103
- autoreaktive 91
- CD4-positive 87, 88, 90
- CD8-positive 87, 89
- Entwicklung 83
- Entzündung 49
- erworbenes Immunsystem 81
- infektiöse Mononukleose 459
- Korezeptoren 86
- naive 83
- periphere Differenzierung 87
- Reifung 82
- Rezeptorvielfalt 82
- Rezirkulation 83
- Sarkoidose 112
- SCID 116
- spezifische Immunantwort 85
- Thymus 476
- Transplantatabstoßung 98
- Typ-IV-Überempfindlichkeitsreaktion 95
- T-Zonen-Hyperplasie 457
- Überempfindlichkeitsreaktion 91
- Virenbefall 27
TMA (thrombotische Mikroangiopathie) 725
TNF (Tumornekrosefaktor)
- chronische Polyarthritis 899
- Kachexie 174
- Tumorangiogenese 144
TNM-Klassifikation 176
- klinische 176
- pathologische 176
TOAM (tolerierbare obere Alkoholzufuhrmenge) 1019
Tocopherolmangel 251
Tod 5
- biologischer 5
- klinischer 5
Todeszeichen 5
Toleranz
- immunologische 90
Toleranzinduktion, periphere 477
Tollwut 961
Tonsilla pharyngea 483
Tonsillitis 484
- hyperplastische 484
- lacunaris 484
Torsion
- Ovar 763
Totalendoprothese
- Hüfte 1003
Totenflecke 5
Totenlade 873
Totenstarre 5
Toxizität
- Vitamin A 951
Toxoplasma gondii 809

Toxoplasmose 809, 992
- Lymphadenitis 460
- Myokarditis 400
- zerebrale 237
Trachea
- Erkrankungen 499
- Stenose 499, 500
Tracheobronchomalazie 496
Tracheomalazie 496
Trachom 287
TRAK 321
Traktionsdivertikel 563
Tränendrüse
- Entzündung 296
- Sklerodermie 110
Transdifferenzierung 22
Transformationszone
- Uterus 786
- zervikale intraepitheliale Neoplasie 790
Transfusion, fetofetale 803
Transfusionszwischenfall 95
Transglutaminase 595
Transkriptionsfaktor
- Ewing-Sarkom 891
- Knochenentwicklung 869
- Onkogene 150
- Osterix 869
- p53-Protein 157
- RUNX-2-Gen 869
- Tumorentstehung 152
Translokation
- chromosomale 154, 155
- Ewing-Sarkom 891
- Klarzellsarkom 914
- pigmentierte villonoduläre Synovialitis 914
- Plasmazellmyelom 447
- Synovialsarkom 914
Transmigration
- Endothel-Leukozyten-Interaktionen 50
- Lymphozytenzirkulation 84
Transplantatabstoßung
- akute 98, 726, 727
- chronische 99, 727, 728
- hyperakute 98
Transplantatglomerulopathie 728
Transplantation
- allogene 98
- autologe 98
- hämatopoetische Stammzellen 450
- Leber 677
- Niere 726
- Risiken 102
- syngene 98
Transposition der großen Arterien 373
Transsudat
- Entzündung 45
- Ödem 185
Trematoden
- Enteritis 603
Trematoden (Saugwürmer)
- Oxyuriasis 996
- Schistosomiasis 997
Trichinellose 996
Trichinose
- Myositis 284
Trichomonaden
- Vulvitis 795
Trichomonas
- vaginalis 794

Trichomykose 859
- oberflächliche 859
- tiefe 859
Trichophyton 859
Trichterbrust 952
Triglyzeride
- Fettlebererkrankung 658
- Hyperlipoproteinämien 411
- toxischer Leberschaden 655
- Zelleinschlüsse 35
Trijodthyronin
- Synthese 314
- Wirkung 315
Trinukleotidexpansion
- Antizipation 122
- erbliche Erkrankungen 257
Triploidie 129
- Urothelkarzinom 738
Trisomie 128
- 13 (Pätau-Syndrom) 128, 369
- 18 (Edwards-Syndrom) 128, 369
- 21 (Down-Syndrom) 128, 369, 536
Trisomie 13 812
Trisomie 18 812
Trisomie 21 253, 813
- Alzheimer-Erkrankung 253
Trisomie X 129
TRKA (Tyrosinkinase-A-Rezeptor) 276
Tropheryma whipplei 985
Trophozoit 615
Tropomyosin
- kongenitale Myopathie 282
Truncus
- pulmonalis 379
Trypanosomiasis 993
- afrikanische 993
- amerikanische 993
- Chagas-Krankheit 993
- Schlafkrankheit 993
TSH-Rezeptor
- Mutationen 323
TSTA (tumor-specific transplantation antigen) 165
TTF (thyroid-transcription factor) 320
Tuba
- auditiva 299
Tube 774
Tuberkulom
- ZNS 235
Tuberkulose 981
- Epitheloidzellgranulom 515
- Haut 856
- Hilus- 982
- Hoden 744
- käsige Nekrose 34
- Kehlkopf 486
- Knochen 874
- Lunge 515
- Miliar- 983
- Niere 724
- Peritonitis 697
- Pleuritis 531
- postprimäre 983
- primäre 982
- Sepsis 983
- Urozystitis 734
- Verkalkung 39
- ZNS 235
Tuboovarialzyste 765
- seminiferi 744, 748

Tubuli seminiferi 744, 748
Tubulitis
– Nierentransplantatabstoßung 727
– Transplantatabstoßung 726
Tubulopathie 719
– akute ischämische 719
– akute toxische 720
– ischämisches Nierenversagen 719
– Nephrokalzinose 720
– toxisches Nierenversagen 720
– Uratnephropathie 720
Tubulusatrophie
– Nierentransplantatabstoßung 727
– Schrumpfniere 728
Tubulusschaden
– Transplantatabstoßung 726
Tumor
– Appendix 608
– benigner 132, 133, 294, 539, 554, 728, 824
– brauner 335
– Definition 132
– Dignität 132
– Dünndarm 603
– Duodenum 585
– Eileiter 775
– embryonaler 266
– endokriner 172
– Epidemiologie 146
– epithelialer 135–139, 603, 604, 625, 728, 737, 766, 824
– epithelialerZ 136
– Genexpressionsanalyse 14
– Glandula pinealis 265
– hämatologischer 135, 141
– Herz 404
– Hirn- 260
– Hoden 747
– intrakranialer 261
– Kindesalter 823, 824, 826, 827
– Klassifikation 135
– Knochen 883
– knochenbildender 548, 885
– knorpelbildender 888
– kolorektaler 624
– Lunge 519
– Magen 580
– maligner 132–134, 148, 728, 732, 824
– Mamma 832
– mesenchymaler 135, 139, 140, 539, 582, 585, 604, 674, 698, 732
– Milz 475
– Myometrium 784
– Nebennierenmark 350
– Nebennierenrinde 343
– Nekrose 132
– neuroektodermaler 135
– neuroendokriner 135, 173, 585, 608, 609
– nichtepithelialer 331, 629
– odontogener 547
– Organotropismus 164
– Ösophagus 567
– Ovar 765
– Pankreas 690
– paratestikulärer 754
– Peritoneum 697
– Progression 132
– Regression 132
– renaler 728

– Replikationspotenzial 160
– Schädelbasis 268
– Schilddrüse 325
– Speicheldrüsen 554
– systemische Auswirkung 172
– Transplantation 103
– Vagina 794
– Volumenverdopplungszeit 143
– Vulva 796
– Wachstum 132
– Weichgewebe 917
– Zellzahlverdopplungszeit 142
– ZNS 260, 261
tumor dormancy 144
Tumoranämie 174
Tumorangiogenese 144, 161
Tumorantigen 165
Tumorembolie 194
Tumorembolus 171
Tumorentstehung 149
Tumorerkrankungen
– hereditäre 122
Tumorimmunität 165
Tumorinvasion 144
– Auflösung von Zell-Zell-Kontakten 162, 164
– Epithel-Mesenchym-Transition 144
– Lokomotion 163
– molekulare Mechanismen 162
Tumorkachexie 174
Tumorklassifikation
– Blastome 141
– epithelialer Tumor 136
– hämatologische Neoplasien 141
– Keimzelltumor 141
– mesenchymaler Tumor 139
Tumorlysesyndrom 451
Tumormarker 173
Tumornekrose 171
Tumornekrosefaktor
– chronische Polyarthritis 899
– Kachexie 174
– Tumorangiogenese 144
Tumorpathologie 132
– Dignität 132
– Epidemiologie 146
– Klassifikation 135
– Metastasierung 144
– molekulare Mehrschritt-Theorie 149
– Präkanzerose 135
– Tumorprogression 132
– Tumorregression 132
– Tumorwachstum 132
Tumorprogression
– Glykolyse 160
– klonales Wachstum 142
– molekulare Mehrschritt-Theorie 149
– Onkogene 149
Tumorregression
– Angiogenese 144
Tumorrezidiv
– maligner Tumor 133
Tumorstammzelle 142–144
– Tumorentstehung 149, 163
Tumorstroma 144
Tumorsuppressorgen
– Kanzerogene 167
– Medulloblastom 266
– Menin 361

– Nephroblastom 825
– TP53 157
Tumorsuppressorgene 123, 155
Tumorthrombus 171
Tumorwachstum 142
– endophytisches 139, 140
– epithelialer Tumor 139
– exophytisches 139, 140
– Formen 140
– Funktionsstörungen 171
– Kinetik 143
– klonale Entwicklungstheorie 142
– klonales 142
– monoklonales 142
– ulzeröses 139, 140
Tumorzelle
– autokrines Wachstum 151
– Glykolyse 160
– Lokomotion 163
– Metastasierung 163
– Organpräferenz 165
– Telomerase 159
Tumorzellenembolus 164
TUNEL-Reaktion
– Apoptose 32
Tunica
– vaginalis 753, 754
Turcot-Syndrom 266, 631
Turner-Syndrom 129
– Aortenisthmusstenose 376
– Herzfehler 369
Two-Hit-Hypothese 155
Typ-1-Diabetes 943, 945
– Klassifikation 943
Typ-2-Diabetes 946
– Klassifikation 943
Typhus
– abdominalis 599
– interstitielle Nephritis 723
Typ-III-Überempfindlichkeitsreaktion 94, 96
– Farmerlunge 97
– Glomerulonephritis 97
– Serumkrankheit 97
Typ-II-Überempfindlichkeitsreaktion 93, 94
– Goodpasture-Syndrom 95
– Pemphigus 95
– Rhesus-Inkompatibilität 95
– Transfusionszwischenfall 95
– Transplantatabstoßung 98
Typ-I-Überempfindlichkeitsreaktion 92, 93
– Typ-I-Urtikaria 853
Typ-IV-Überempfindlichkeitsreaktion 95, 97
– Transplantatabstoßung 98
– verzögerter Typ 95
Tyrosin
– Melaninpigment 36
Tyrosinkinase
– Agammaglobulinämie 114
Tyrosinkinaserezeptor
– Tumorentstehung 152
Tyrosin-Phosphatase 901
Tzanck-Test 858
T-Zell-Aktivierung 89
T-Zell-Antwort
– dendritische Zellen 48
T-Zell-Defizienz 115
T-Zelle
– zytotoxische 32, 64, 98, 960

T-Zell-Leukämie
– Paraneoplasie 173
T-Zell-Lymphom 469
– extranodales 471
– Haut 471
– HTLV-1 962
T-Zell-Rezeptor 80, 81
– Histokompatibilitätsantigene 77
– Korezeptor 86
T-Zell-Toleranz 90
– fehlerhafte 105
– periphere 91
T-Zone, Lymphknoten
– Hyperplasie 457

U

Überbeanspruchung 1007
Überdehnungsemphysem 495
Überempfindlichkeitsreaktion 91
– Kolitis 621
– Typ I 92
– Typ II 92
– Typ III 92
– Typ IV 92
Überernährung
– Fettlebererkrankung 659
Überfunktionssyndrom
– Nebennierenrinde 345
Überleben
– Definition 18
Übersichtsfärbung 7
UDP-Glukuronyltransferase
– Crigler-Najjar-Syndrom 642
UDP-Glukuronyltransferase-System 640
UGT1-Gen 642
UIP (usual interstitial pneumonia) 513, 514
Ulcus
– molle 760
– rotundum 577
– serpens 288
– ventriculi 64, 576
Ulkus
– hepatogenes 576
– kallöses 577
– Magen 576, 577
– radiogenes 1010
– Typhus abdominalis 600
Ullrich-Muskeldystrophie 283
Ullrich-Turner-Syndrom 763
Umweltgift 1015
Unfall
– mechanische Einwirkung 1006
Unkushernie 212
Unterernährung 949
– Rauschmittel 1020
Unterfunktionssyndrom
– Nebennierenrinde 348
UPD (uniparentale Disomie) 121, 129
Urachuspersistenz 734
Urachuszyste 734
Uratnephropathie 720
Ureaplasma urealyticum
– Orchitis 744
Ureter
– Fehlbildungen 733
Urethra
– Apenie 759
– Epispadie 759

– Fehlbildungen 734
– Hypospadie 759
– Obstruktion 735
Urethralkarunkel 736
Urethritis
– Reiter-Syndrom 902
Urocystitis
– cystica 736
Urogenitaltrakt
– neuroendokrine Neoplasie 357
Urogenitaltuberkulose 724
Urolithiasis 735
Uromodulin-Gen 904
Uroporphyrinogen-Decarboxylase-Defekt 941
Urothelkarzinom 137, 737, 738
– Nierenbecken 732
– papilläres 739
– Tumorklassifikation 135
Urothelpapillom 136
– Tumorklassifikation 135
Urozystitis
– akute 734
– chronische 734
Urtikaria 853
– IgE-mediierte 853
– immunkomplex-assoziierte 853
Uterus 775
– Aufbau 775
– Fehlbildungen 776, 777
– myomatosus 784
– Myome 784
– Transformationszone 786
Uteruskarzinom
– Paraneoplasie 173
Uvea 293
Uveitis
– anterior 293
– Autoimmunerkrankungen 104
– intermedia 294
– Morbus Behçet 537
– posterior 294
Uveo-Parotis-Syndrom 112
UV-Licht
– Kanzerogenese 860
– Melanom 864
UV-Strahlen 1009
UV-Strahlung 171
– Kanzerogenese 170

V

Vagina 793
– Adenokarzinom 794
– Aplasie 794
– Entzündung 794
– Fehlbildungen 794
– Plattenepithelkarzinom 794
– Tumoren 794
Vaginalkarzinom
– Kanzerogene 166
VAIN (vaginale intraepitheliale Neoplasie) 794
– maligner epithelialer Tumor 138
Van-der-Woude-Syndrom 536
Van-Gieson-Elastin-Färbung 7
Varicella-Zoster-Virus (VZV) 968
– Zytomegalie 968
Varikozele
– Hypogonadismus 745

Varizella-Zoster-Virus
– Stomatitis 537
– Varizellen 858
– ZNS-Infektion 239
Varizellen 858
– Stomatitis 537
Varizellensyndrom, fetales 814
Varizen 426
– Risikofaktoren 426
Vasektomie
– Spermagranulom 754
Vaskulitis 420, 853
– d. kleine Gefäße 423
– d. mittelgroßen Gefäße 422
– granulomatöse 424
– Haut 848
– immunkomplexvermittelte 97
– leukozytoklastische 853
– Lungensarkoidose 516
– mesenteriale Durchblutungsstörung 592
– paraneoplastische 425
– primäre 420
– sekundäre 425
– strahlenbedingte 1010
– variabler Gefäße 425
Vasodilatation
– Entzündung 45
– Schock 203
Vasopressin-V2-Rezeptor
– Diabetes insipidus 311
VCAM (vascular adhesion molecule) 51
VEGF (vascular endothelial growth factor)
– Glioblastom 264
– Tumorangiogenese 144
Vena
– cava inferior 145
– cava superior 370
– cerebri magna 216
– gastrica dextra 667
– mesenterica superior 588
– portae 145, 665
Venen
– Varizen 426
– Wandaufbau 408
Venenstein 192
Venenthrombose
– Paraneoplasie 173
– Varizen 411
Venenverschlusskrankheit 665
Venole
– postkapilläre hochendotheliale 84
Ventilationsstörung
– obstruktive 492
– restriktive 492
Ventrikeleinbruchblutung 820
Ventrikelseptumdefekt
– perimembranöser 373
– Transposition der großen Arterien 373
Verätzungsösophagitis 565
Verbrauchskoagulopathie 204
– Pathogenese 205
– Schock 203
Verbrennung 1007
Vererbung 121
– autosomal rezessive 124
– autosomal-dominante 122, 123
– autosomal-rezessive 124, 125
– maternale 127

– mitochondriale 127
– X-chromosomale 125–127
Verkalkung
– Atherosklerose 414
– dystrophische 39
– Mamma-Adenose 833
– metastatische 39
– Nephrokalzinose 720
Verruca
– plana juvenilis 857
– plantaris 857
– seborrhoica 860
– vulgaris 857
Verschlussaspermie 746
Verschlusshydrozephalus 265
Vestibulum 299
Vibrio cholerae
– Cholera 600
Villitis
– Campylobacter jejuni 808
– Zytomegalie 811
Vimentin
– Tumormarker 174
VIN (vulväre intraepitheliale Neoplasie) 797
– maligner epithelialer Tumor 138
Vinca-Alkaloide
– Neurotoxizität 249
Vinylchlorid
– toxischer Leberschaden 657
VIPom 360
Virchow-Trias 190
Viren
– Zellschädigung 27
Virilisierung
– 11β-Hydroxylase-Mangel 348
– 21-Hydroxylase-Mangel 348
– adrenale 347
Virus 957
– humanpathogenes 958
Virushepatitis
– akute 649, 650
– chronische 650, 652
– Synopse 645
– Typ B 646, 647
– Typ C 647
– Typ D 648
Virusinfektion 960
– Abwehrmechanismen 960
– chronische
– – HBV 959
– – VZV 959
– Diagnostik 960
– Haut 856
– latente 962
Virusmyokarditis 400, 402
– Dallas-Klassifikation 401
Virus-Zell-Wechselwirkung 959
Vita reducta 5
Vitamin 950
Vitamin A 950
– Toxizität 951
Vitamin B_1 950
Vitamin B_2 950
Vitamin B_6 950
Vitamin B_{12} 950
Vitamin C 950
– Wundheilungsstörung 73

Vitamin D 950
– Osteomalazie 880
– Rachitis 879
Vitamin E 950
Vitamin K 950
Vitamin-A-Mangel 950
Vitamin-B_{12}-Mangel
– Anämie 431
– Ursachen 431
Vitamin-B-Mangel 951
Vitamin-C-Mangel 933, 952
Vitamin-D-Mangel 952
Vitaminmangel 950
– Neurotoxizität 250
Vitium
– arteriovenöses 371
– venoarterielles 373
VLA (very large antigen) 51
Volumenhochdruck 197
v-onc 149, 150
Von-Hansemann-Zelle 624
Von-Hippel-Lindau-Erkrankung 268, 271
Von-Willebrand-Faktor
– Thrombose 190
Vorhofmyxom 404
Vorhofseptumdefekt
– Typ I 371
– Typ II 371
Vulva
– Anatomie 795
– Fehlbildungen 795
– Plattenepithelhyperplasie 796
– tumorartige Läsionen 796
– Tumoren 796
Vulvadystrophie 796
Vulvakarzinom 797
– mikrobielle Kanzerogene 169
Vulvitis 795
– Herpes simplex 796
– infektiöse 795
– nichtinfektiöse 795
– Soor- 796
– Ulcus molle 795

W
Wabenlunge
– Asbestose 1013
Wachstum
– Tumor 132
Wachstumsfaktor
– autokriner 151
– Entzündung 47
– hämatopoetischer 428, 450
– Insulin 946
– Knochenumbau 871
– Onkogene 150
– Osteoporose 877
– Stammzellen 21
– Struma 316
– transformierender 144
– Tumorinvasion 162
– Tumorstroma 144
– vaskulärer endothelialer 144, 899
Wachstumsfaktorrezeptor
– epidermaler 150
– Onkogene 150, 151
Wächter-Lymphknoten 145, 842, 843
Wadenvenenthrombose 190
Walker-Warburg-Syndrom 283

Wallenberg-Syndrom 215
Waller-Degeneration 274
Warburg-Effekt 160
Warthin-Finkeldey-Riesenzellen 961
Warthin-Starry-Färbung 7
Warthin-Tumor 554, 555
Wasserstoffperoxid 54
– Zellschädigung 27
Waterhouse-Friderichsen-Syndrom 348
Weichgewebe
– Klarzellsarkom 914
– Struktur 917
– synoviales Sarkom 913
– Tumoren 917
Weichgewebstumor
– alveoläres Weichteilsarkom 930
– Angiosarkome 929
– benigne fibroblastäre Tumoren 923
– benigne lipomatöse 920
– epitheloide Sarkome 930
– fibrohistiozytäre Tumoren 925
– Fibromatosen 923
– Grading 919
– Hämangiome 928
– Häufigkeit bei Kindern 824
– inflammatorischer myofibroblastärer Tumor 924
– Kaposi-Sarkom 930
– Klarzellsarkom 914
– Klassifikation 920
– Lipom 920
– Liposarkom 920
– Lymphangiome 929
– maligne fibroblastäre Tumoren 925
– maligner lipomatöser 920
– solitäre fibröse Tumoren 924
– synoviales Sarkom 913
– Synovialsarkome 930
– TNM-Klassifikation 919
Weichteilsarkom, alveoläres 930
Weiterbildung 6
Wernicke-Enzephalopathie 248, 251
Wernicke-Korsakow-Syndrom 248
WHO-Klassifikation
– Appendixtumoren 608
– B-Zell-Lymphome 464
– Dünndarmtumoren 603
– Gewicht 1018
– Hodentumoren 747
– Kardiomyopathie 394
Widerstandshochdruck 197
Widerstandshypertonus
– Folgen 198
Williams-Beuren-Syndrom, Herzfehler 369
Wilms-Tumor 732, 825
– Tumorklassifikation 135
Wilms-Tumor-Gen 715
Windkesselhypertonie 198
Windpocken 858
Winkelblock 290
– sekundärer 290
Winkelblockglaukom 296
Wiskott-Aldrich-Syndrom 115
Wolff-Gang
– Gartner-Gang-Zyste 794
– mesonephrische Zysten 765
– Niere 704
Wolff-Parkinson-White-Syndrom 379
WT1-Tumorsuppressorgen 825
Wunddehiszenz 73

Wundheilung 71, 72
- Komplikationen 73

X

Xanthelasmen
- Augenlid 286

Xanthindehydrogenase
- Sauerstoffintermediärprodukte 27

X-Chromosom
- Erbgänge 125
- Inaktivierung 120
- Karyotyp 47,XXY 128

Xenotransplantation 98

Xeroderma pigmentosum
- Nucleotide-Excision-Repair 159
- Tumorepidemiologie 147, 148
- UV-Strahlung 171

Xerophthalmie 950, 951

Xerostomie 550

Xp11-Translokationskarzinome 732

Y

Y-Chromosom
- Karyotyp 47,XYY 128

Yersinia
- enterocolitica 456, 601, 614

Yersinien
- enteropathische Arthritis 903
- Reiter-Syndrom 903

Young-Syndrom 747

Z

Zahnalveole 543
Zähne 542
Zahnhalteapparat 543
- Erkrankungen 544
Zahnkaries 544
Z-Allel 125
ZAP-70-Kinase
- SCID 116
Zelldifferenzierung 21
- Beeinflussung 22
- Mechanismen 21
Zelle
- Altersveränderungen 40
- Asservierung 7
- dendritische 48, 79, 86, 458
- Einschlüsse 35
- Entdifferenzierung 22
- enterochromaffine 354
- Entzündung 46
- erworbenes Immunsystem 80
- Funktionsstörung 25
- Immunsystem 79
- Knochen 867
- Mikrodissektion 15
- neuroendokrine 579
- Regeneration 22
- symbiontische 846
- Transdifferenzierung 22
- tumorinitiierende 143
- Verkalkung 39
- Zytopathologie 8
Zellen
- follikuläre dendritische 49
Zellkern
- Atypie 133
- Einschlüsse 37

- Genom 117
- pathologische Veränderungen 37
- Pyknose 37
Zellödem 26, 38
Zellorganelle
- Einschlüsse 35
- Pathologie 37
Zellpolymorphie
- CIN 138
- maligner Tumor 134
Zellproliferation 19
Zellschädigung 25
- Apoptose 32
- chemische Substanzen 28
- genetische Defekte 28
- Mechanismen 26
- Medikamente 28
- Membranschädigung 26
- physikalische Faktoren 28
- Viren 27
Zellteilung 19
Zelltod
- akzidenteller 29
- programmierter 157
- progrmmierter 30
- regulierter 29, 30
Zellverlustrate
- Tumorwachstum 142
Zellweger-Syndrom 251
- Peroxisomenveränderungen 38
Zellzuwachs
- Tumorwachstum 142
Zellzyklus 20
- p53-Protein 157, 158
- rb1-Protein 156
- Zykline 153, 154
Zentralarterienverschluss 292
Zentralisation
- Schock 200
Zentralvenenverschluss 292
Zentroblasten
- B-Zone 454
- B-Zonen-Hyperplasie 457
- follikuläres Lymphom 466
Zentrozyten
- B-Zone 454
- follikuläres Lymphom 466
Zervixkarzinom 792, 793
- mikrobielle Kanzerogene 169
- onkogene DNA-Viren 169
- Tumordiagnostik 175
Zervizitis 788
Zestoden
- Enteritis 603
Zestoden (Bandwürmer) 994
Ziehl-Neelsen-Färbung 7
Zielscheibenformation
- invasives lobuläres Mammakarzinom 840
Zika-Virus 965
Ziliarkörper 294
- Entzündungen 294
Zilien
- Mikrotubuliveränderungen 38
Ziliendyskinesiesyndrom 38
Zitelli-Nävus 863
ZNS-Lymphom
- primäres 268

Zöliakie 595
- kollagene 598
- Marsh-Typen 596
- refraktäre 598
Zollinger-Ellison-Syndrom 360
- Duodenitis 584
- Magenulkus 576
Zona
- fasciculata 342
- glomerulosa 342
- reticularis 342
Zottenhaut 803
Zottenreifung
- Störung 801
Zuckergussmilz 474
Zwei-Treffer-Hypothese 156
Zwiebelschalen
- Schwann-Zelle 276
- segmentale Demyelinisierung 275
Zwillinge
- zweieiige 803
Zwillingsschwangerschaft 803
Zwölffingerdarmt siehe Duodenum
Zykline
- Bedeutung 154
- Onkoproteine 153
- Tumorentstehung 153
Zystadenofibrom
- Ovar 767
- Tumorklassifikation 135
Zystadenokarzinom
- Tumorklassifikation 135
Zystadenom
- Ovar 136, 767
- Pankreas 691
- Tumorklassifikation 135
Zyste
- bronchogene 821
- Cholesteatom 301
- Ductus-thyreoglossus-Zyste 315
- dysontogenetische 546
- Entamoeba histolytica 614
- epitheliale 765
- Follikel 764
- follikuläre 545, 546
- funktionelle 764
- gingivale 546
- Hydatiden 775
- Kiefer 544, 546
- Leber 639
- lymphoepitheliale 550
- mediane 315
- Milz 476
- Müller-Epithel 765
- nasoalveoläre 546, 547
- nichtodontogene 546
- Niere 706, 707
- paramesonephrische 765
- Peritoneum 698
- radikuläre 546, 547
- Thymus 480
- Toxoplasmose 237
- Urachus 734
Zystenniere
- Erwachsene 707
- Neugeborene 706
- Prune-Belly-Sequenz 813
Zystinose 940

Zystinstein 736
Zystizerkose (Taeniasis) 994
Zytokine
– chronische Polyarthritis 899
– Entzündung 56
– Morbus Crohn 619
– Osteoporose 877
– Pleiotropie 85
– spezifische Immunantwort 84
– Typ-I-Überempfindlichkeitsreaktion 92
– Typ-IV-Überempfindlichkeitsreaktion 95
– T-Zell-Aktivierung 89
Zytokinsturm 451
Zytologie
– Färbungen 7
– Herpesviren 858
– Lungendiagnostik 527
– Tumordiagnostik 175

Zytomegalie 968
– Eulenaugen 964
– intrauterine 811
– subependymale 240
– zerebrale 240
Zytomegalievirus
– Transplantation 102
– Zellschädigung 27
– zerebrale Zytomegalie 240
– ZNS-Infektion 239
Zytopathologie 8
– Lungenerkrankungen 526
Zytoplasma
– Altersveränderungen 40
– Einschlüsse 35
– Fettvakuolen 35
– homogenisiertes 38
– schaumiges 36

Zytoskelett
– Alzheimer-Erkrankung 254
– Dystrophinkomplex 279
– Keratozyten 846
Zytostatika
– interstitielle Pneumonie 510
– Kanzerogene 167
– Neurotoxizität 249
– Tubulopathie 720
Zytotoxizität
– antikörperabhängige zelluläre 93
– antikörpervermittelte 93, 277
– Transplantatabstoßung 98
Zytotrophoblast
– Chorionkarzinom 802

Lehrbuch und Atlas in einem: Histologie lernen und verstehen!

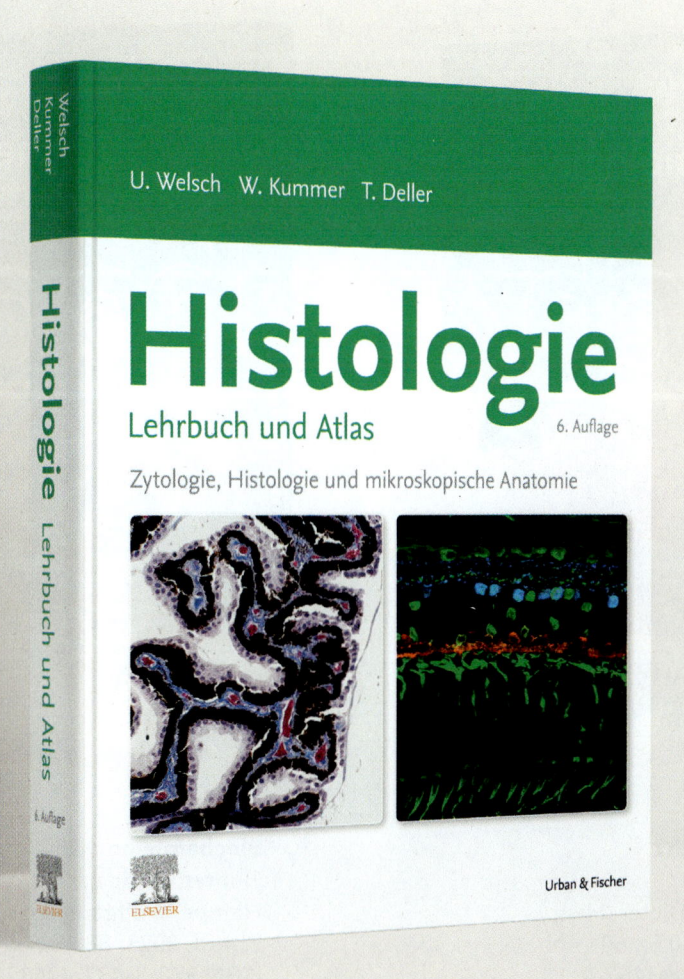

Melden Sie sich für unseren Newsletter an unter www.elsevier.de/newsletter

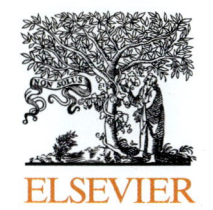

Diesen und viele weitere Titel sowie die aktuellen Preise finden Sie in Ihrer Buchhandlung vor Ort und unter **shop.elsevier.de**

Ein starkes Team für optimalen Lernerfolg!

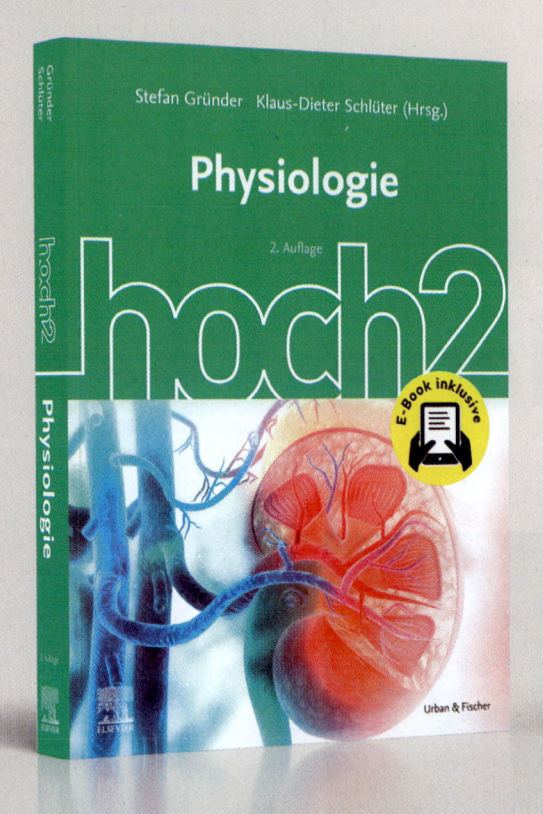

Physiologie hoch2
Gründer, Stefan /
Schlüter, Klaus-Dieter (Hrsg.)
2. Aufl. 2023. 760 S., 604 Abb.
ISBN 978-3-437-43462-4

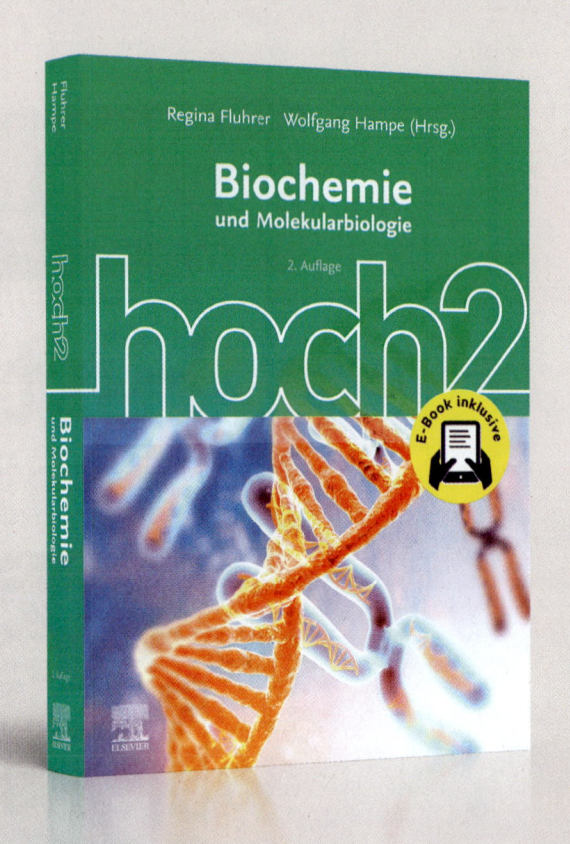

Biochemie hoch2
Fluhrer, Regina /
Hampe, Wolfgang (Hrsg.)
2. Aufl. 2023. 860 S., 661 Abb.
ISBN 978-3-437-43432-7

Melden Sie sich für unseren Newsletter an unter
www.elsevier.de/newsletter

Diese und viele weitere Titel sowie die aktuellen Preise finden Sie in Ihrer Buchhandlung vor Ort und unter shop.elsevier.de

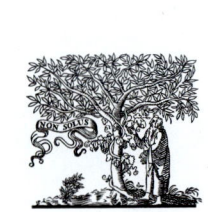

ELSEVIER